SISSON/GROSSMAN

anatomia dos animais domésticos

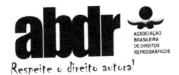

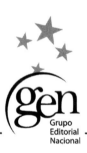

O GEN | Grupo Editorial Nacional – maior plataforma editorial brasileira no segmento científico, técnico e profissional – publica conteúdos nas áreas de ciências da saúde, exatas, humanas, jurídicas e sociais aplicadas, além de prover serviços direcionados à educação continuada e à preparação para concursos.

As editoras que integram o GEN, das mais respeitadas no mercado editorial, construíram catálogos inigualáveis, com obras decisivas para a formação acadêmica e o aperfeiçoamento de várias gerações de profissionais e estudantes, tendo se tornado sinônimo de qualidade e seriedade.

A missão do GEN e dos núcleos de conteúdo que o compõem é prover a melhor informação científica e distribuí-la de maneira flexível e conveniente, a preços justos, gerando benefícios e servindo a autores, docentes, livreiros, funcionários, colaboradores e acionistas.

Nosso comportamento ético incondicional e nossa responsabilidade social e ambiental são reforçados pela natureza educacional de nossa atividade e dão sustentabilidade ao crescimento contínuo e à rentabilidade do grupo.

Volume 1

SISSON / GROSSMAN
---

anatomia dos animais domésticos

ROBERT GETTY, D.V.M., Ph.D.
*Late Distinguished Professor and Head,
Department of Veterinary Anatomy,
Iowa State University*

QUINTA EDIÇÃO

Sob a coordenação editorial de
CYNTHIA ELLENPORT ROSENBAUM, B.S.
N. G. GHOSHAL, G.V.Sc., D.T.V.M.,
Dr. Med. vet., Ph.D.
DANIEL HILLMANN, D.V.S., Ph.D.

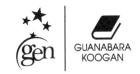

Os autores e a editora empenharam-se para citar adequadamente e dar o devido crédito a todos os detentores dos direitos autorais de qualquer material utilizado neste livro, dispondo-se a possíveis acertos caso, inadvertidamente, a identificação de algum deles tenha sido omitida.

Título do original em inglês
Sisson and Grossman's The Anatomy of the Domestic Animals
Copyright © 1975 by
W.B. Saunders Company

Direitos exclusivos para a língua portuguesa
Copyright © 1986 by
EDITORA GUANABARA KOOGAN LTDA.
Uma editora integrante do GEN | Grupo Editorial Nacional

Reservados todos os direitos. É proibida a duplicação ou reprodução deste volume, no todo ou em parte, sob quaisquer formas ou por quaisquer meios (eletrônico, mecânico, gravação, fotocópia, distribuição na internet ou outros), sem permissão expressa da Editora.

Travessa do Ouvidor, 11
Rio de Janeiro – RJ – CEP 20040-040
Tel.: (21) 3543-0770/(11) 5080-0770 | Fax: (21) 3543-0896
www.grupogen.com.br | faleconosco@grupogen.com.br

CIP-BRASIL. CATALOGAÇÃO NA FONTE
SINDICATO NACIONAL DOS EDITORES DE LIVROS, RJ

G335s

Getty, Robert, 1916-1971
Sisson & Grossman: anatomia dos animais domésticos / Robert Getty; [tradução Alzido de Oliveira... et al.]. - [Reimpr.]. - Rio de Janeiro: Guanabara Koogan, 2019.
2v:il.

Tradução de Sison and Grossman's. The anatomy of the domestic animals, 5th ed.
Inclui bibliografia e índice
ISBN 978-85-277-1438-9

1. Anatomia veterinária. 2. Animais domésticos - Anatomia. I. Sisson, Septmus, 1865-1924. II. Grossman, James Daniels, 1884-1961. III. Título. IV. Título: Anatomia dos animais domésticos.

08-0893.

CDD: 636.0891
CDU: 619:611

07.03.08   07.03.08   005630

Tradução

ALZIDO DE OLIVEIRA
— Ex-Professor Titular de Anatomia da Universidade Federal Rural do Rio de Janeiro, RJ
— Professor Titular de Anatomia da Universidade Federal de São Carlos, São Paulo

ARY DE MELLO LEITE
— Professor Adjunto e Livre Docente em Anatomia da Universidade Federal Fluminense, Niterói, RJ
— Professor Titular de Anatomia das Faculdades Integradas Estácio de Sá, Rio de Janeiro, RJ
— Médico Veterinário

CARLOS CHEREM
— Professor Adjunto do Departamento de Morfologia da Universidade Federal Fluminente, Niterói, RJ
— Professor Assistente da Faculdade de Medicina da Fundação Benedito Pereira Nunes, Campos, RJ
— Médico Veterinário do Ministério da Agricultura
— Serviço de Inspeção de Produto Animal, RJ

JORGE MAMEDE DE ALMEIDA
— Professor Assistente de Histologia do Departamento de Morfologia do Instituto Biomédico da Universidade Federal Fluminense, Niterói, RJ
— Professor Titular de Histologia Humana I e II da Faculdade de Ciências Médicas de Nova Iguaçu, RJ
— Professor responsável pelas disciplinas de Histologia II e III, Embriologia II e Citologia — Departamento de Morfologia do Instituto Biomédico da Universidade Federal Fluminense, Niterói, RJ

NADJA LIMA PINHEIRO
— Professora Assistente de Histologia e Embriologia da Universidade Gama Filho, Rio de Janeiro, RJ
— Professora Assistente de Histologia e Embriologia da Universidade Federal Rural do Rio de Janeiro, RJ

NEWTON DA CRUZ ROCHA
— Professor Assistente do Departamento de Fisiologia do Instituto Biomédico da Universidade Federal Fluminense. Niterói, RJ
— Médico Veterinário
— Pós-graduação em Bioquímica
— Mestrado em Fisiopatologia da Reprodução Animal

PEDRO DOMINGUES LANZIERI
— Professor Titular de Histologia e Embriologia da Escola Médica do Rio de Janeiro da Universidade Gama Filho, Rio de Janeiro, RJ
— Regente de Histologia e Embriologia do Curso de Medicina Veterinária da Universidade Federal Rural do Rio de Janeiro, RJ

RAUL CONDE
— Professor Titular de Anatomia Humana da Universidade Federal de Goiás
— Ex-Professor Titular de Anatomia dos Animais Domésticos da Escola de Veterinária da Universidade Federal de Minas Gerais
— Ex-Professor Titular de Anatomia dos Animais Domésticos da Universidade Federal de Goiás

WALKER ANDRÉ CHAGAS
— Livre Docente de Histologia e Embriologia
— Professor Adjunto do Departamento de Morfologia da Universidade Federal Fluminense, Rio de Janeiro, RJ
— Professor Titular de Histologia, Embriologia e Biologia da Faculdade de Odontologia de Nova Friburgo, RJ
— Professor Adjunto da Universidade Gama Filho, Rio de Janeiro, RJ

Capa
NANCI MONTEIRO

*Este livro é dedicado
à memória do Dr. Robert Getty;
seja ele uma homenagem adequada.*

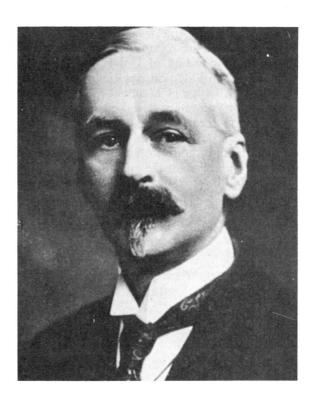

SEPTIMUS SISSON,
D.V.Sc., S.B., V.S.

Septimus Sisson, Professor de Anatomia Comparativa no College of Veterinary Medicine, The Ohio State University, filho de George e Mary (Arnott) Sisson, nasceu em 2 de outubro de 1865, em Gateshead, Inglaterra. Veio para a América em 1882. O Dr. Sisson recebeu o certificado de V.S. (Cirurgião Veterinário) em 1891, do Ontario Veterinary College, Toronto, Canadá; o grau de S.B. (Bacharel em Ciências) em 1898, da University of Chicago; e, em 1921, a University of Toronto concedeu-lhe o grau de D.V.Sc. Durante 1905 e 1906, foi aluno de Anatomia, em Berlim e Zurique.

Casou-se em 5 de outubro de 1892 com Katherine Oldham, de Manhattan, Kansas, que reside em Long Beach, Califórnia.

O Dr. Sisson foi professor de anatomia no Ontario Veterinary College de 1891 a 1899; Professor Associado de Ciência Veterinária e Zoologia, no Kansas State Agricultural College, em 1899; e Professor de Zoologia, em 1900. Em 1901, transferiu-se para The Ohio State University, como Professor Associado de Medicina Veterinária, cargo que manteve até 1903, quando foi nomeado Professor de Anatomia Comparativa.

Dentre seus trabalhos publicados destacam-se uma tradução: The Horse; A Pictorial Guide to its Anatomy, da Anatomie der Tiere für Künstler, de Ellenberger-Baum; Text-book of Veterinary Anatomy, The Anatomy of the Domestic Animals, Report of the Committee on Revision of Veterinary Anatomical Nomenclature, Veterinary Dissection Guide, e muitos artigos para periódicos técnicos. A perfeição e precisão de seus trabalhos colocam-nos acima de todas as outras obras em idioma inglês.

Foi o introdutor da injeção intravascular de formalina, ou outro líquido endurecedor, através do qual a forma e a topografia naturais dos órgãos moles dos principais animais domésticos poderiam ser determinadas. Usou a técnica primeiramente no Kansas State Agricultural College, em 1899, em pequenos animais e na The Ohio State University, em 1901, em grandes animais.

Foi membro da American Association for the Advancement of Science; da American Association of Anatomists; da American Veterinary Medical Association; da American Association of University Professors; membro e ex-presidente da Ohio State Veterinary Medical Association e da Society of Sigma Xi. Foi também membro da Kinsman Lodge of F. and A.M., Columbus, Ohio. Recebeu o cargo de Tenente-Coronel do Veterinary Reserve Corps do Exército Americano, em janeiro de 1924.

Dr. Sisson era modesto e tímido, mas conservou ideais mais elevados para a profissão que abraçou. Lia muito, gostava de viajar, apreciava somente a melhor música, e era um exímio fotógrafo. Foi um bom professor e pesquisador entusiasta de anatomia. Sua mente analítica bem treinada e sua habilidade rara na manipulação técnica permitiram-lhe investigar o desconhecido com uma precisão e perfeição atingidas por poucos pesquisadores no setor de anatomia.

A profissão veterinária, a Universidade e a Nação sofreram uma perda profunda com a morte do Dr. Sisson, em Berkeley, Califórnia, em 24 de julho de 1924.

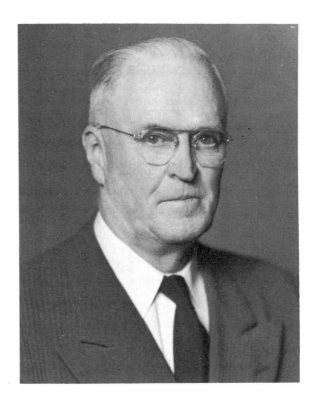

JAMES DANIELS GROSSMAN,
G.Ph., D.V.M.

James Daniels Grossman, Ex-Professor e Chefe do Departamento de Anatomia Veterinária, do College of Veterinary Medicine, The Ohio State University, nasceu em 16 de junho de 1884, em Jackson Center, Pennsylvania. Lecionou nas escolas públicas em Knox County, Ohio, de 1905 até 1909. Estudou no Starling-Ohio Medical College, onde em 1911 obteve seu diploma de Farmacologia. Recebeu seu grau de D.V.M. (Doutor em Medicina Veterinária) em 1914, da The Ohio State University.

O Dr. Grossman casou-se com Lillie Carr em 4 de agosto de 1915, em Ostrander, Ohio.

Ingressou no corpo de professores da Iowa State University como instrutor do Departamento de Anatomia do College of Veterinary Medicine, em setembro de 1914. Depois, tornou-se Professor Assistente e Professor Associado, até chegar a Chefe em Exercício do Departamento, durante a Primeira Guerra Mundial. Em novembro de 1919, voltou à Ohio State University, como Professor de Anatomia Veterinária, para trabalhar com o Dr. Septimus Sisson. Assumiu a direção do Departamento de Anatomia em 1929 e permaneceu no cargo até sua aposentadoria, em 1954, quando se tornou Professor Emérito.

Seus trabalhos editados consistem em muitos artigos periódicos veterinários, um guia de dissecção para a dissecção de animais na posição de pé, ao invés de na "posição invertida", duas revisões da Anatomia dos Animais Domésticos e um guia de dissecção do camelo.

Após a aposentadoria, mudou-se para um pequeno sítio avícola próximo a Westerville, Ohio. Então surgiu-lhe a oportunidade de ir à Índia, durante dois anos, como membro da equipe contratada da The Ohio State University, da Missão de Colaboração Técnica, onde desenvolveu trabalho junto aos anatomistas das quatorze faculdades organizadas de Medicina Veterinária e Pecuária. Durante a sua permanência na Índia, o Dr. Grossman ensinou os métodos de embalsamar os espécimes mediante a injeção intravascular de líquidos de embalsamamento e demonstrou as técnicas de dissecção para o estudo dos órgãos e tecidos *in situ*. Foi responsável pela organização que resultou posteriormente na formação de três novas escolas de veterinária na Índia e era muito amado pelo povo daquele país.

Serviu ainda como Vice-Presidente da American Veterinary Medical Association e Presidente da American Association of Veterinary Anatomists; participou ativamente em The Ohio State Veterinary Medical Association e nos trabalhos do escotismo; foi Mestre da University Lodge of F. and A.M., da Jurisdição de Columbus do Scottish Rite, do Aladdin Temple e da Acacia Fraternity. Recebeu o prêmio Gamma da Omega Tau Sigma, foi membro da Sigma Xi e Phi Zeta, e foi membro titular do Faculty Club of The Ohio State University. Foi também membro da Primeira Igreja Evangélica Unida de Westerville, Ohio.

Ao que tudo indica, por ocasião de sua aposentadoria, o Dr. Grossman havia sido professor de um décimo de todos os veterinários dos Estados Unidos. James D. Grossman morreu, de forma acidental e imprevista, em 25 de maio de 1961, em Istambul, Turquia, interrompendo, assim, sua vida ainda muito produtiva, que através dos anos muito contribuiu para a profissão veterinária. Deixou a esposa, Lillie Carr Grossman, um filho e uma filha. Suas várias contribuições para a medicina veterinária são perpétuas.

Foi privilégio meu estudar e trabalhar sob a direção do Dr. James D. Grossman, como aluno e como colega. Ele não só foi um excelente professor e cientista dedicado, como também um homem de elevados ideais e integridade. Um sentimento de respeito e consideração transmitia-se imediatamente aos alunos que estudavam sob sua orientação.

Foi com grande orgulho e emoção que aceitei o desafio de revisar este texto clássico, quando convidado pelo Dr. Grossman, antes de sua morte imprevista. Meu único desejo e esperança é que esta quinta edição, inteiramente revisada, o tivesse deixado orgulhoso e satisfeito com o resultado dos esforços de todos aqueles que contribuíram para a sua execução.

É com prazer que agradeço as sugestões valiosas e os estímulos da Sra. J. D. Grossman — não só uma amiga pessoal maravilhosa, mas também uma amiga da profissão veterinária. Ela serviu com distinção, como membro, historiadora e Presidente da Women's Auxiliary of the American Veterinary Medical Association, e através dos anos tomou parte ativa em funções auxiliares, faltando apenas a seis reuniões nacionais, em 50 anos consecutivos. Como a Sra. Grossman foi a companheira permanente e parceira do Dr. Grossman, espera-se que esta edição sirva como uma homenagem verdadeira para ambos.

R. GETTY
Maio de 1966
Ames, Iowa

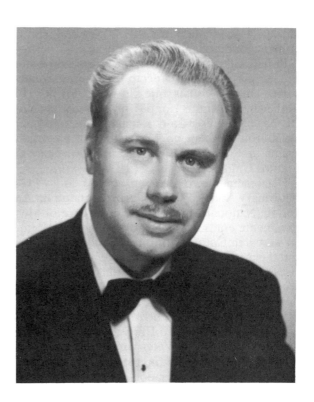

**ROBERT GETTY,
D.V.M., M.S., Ph.D.**

Robert Getty nasceu em 10 de novembro de 1916, em Cincinnati, Ohio, e morreu em 18 de fevereiro de 1971, em Ames, Iowa. Recebeu o diploma de Doutor em Medicina Veterinária da Ohio State University em 1940, o diploma de Mestre em Ciência da Iowa State University em 1945, e o diploma de Doutor em Filosofia da Iowa State University em 1949. Foi admitido como instrutor na Iowa State University em 1941 e tornou-se chefe do Departamento de Anatomia Veterinária em 1951. Durante a sua carreira trabalhou como veterinário praticante, inspetor de alimentos e sanitarista municipal.

Robert Getty foi um dos professores mais destacados e devotados do College of Veterinary Medicine. Desde o início de sua carreira como professor, em 1941, ministrou ensinamentos para essencialmente todos os alunos do Currículo de Veterinária e de Ciência Animal na Iowa State University. Além de ensinar anatomia, e de seu curso e texto sobre "Anatomia Aplicada", seu elevado padrão de desempenho na orientação dos alunos do primeiro ano do curso de veterinária contribuiu significativamente para prepará-los para a vida profissional. Durante sua carreira, recebeu a Citação ao Professor da Associação de Ex-Alunos da Iowa State University, foi nomeado Professor Eminente da Iowa State University e recebeu o prêmio Ex-Aluno Eminente do Estado de Ohio.

A instrução a nível de pós-graduação foi uma parte muito importante das atividades docentes do Dr. Getty. Os alunos em busca de treinamento avançado em Anatomia vieram de pelo menos 14 países diferentes para estudar sob sua orientação. O Dr. Getty foi não apenas um produtivo pesquisador individual, mas participou de pesquisas com muitos outros cientistas, incluindo colegas de todas as Faculdades da Iowa State University e seus próprios alunos de pós-graduação.

Foi, porém, o seu trabalho pioneiro na gerontologia veterinária que o tornou mais conhecido. Ele, com certeza, foi um dos primeiros a estudar as modificações da idade nos animais domésticos, e era considerado uma autoridade mundial neste campo (veja o Cap. 2 em *Methods of Animal Experimentation,* editado por W. I. Gay e publicado pela Academic Press, 1973). Seu trabalho atraiu a atenção na área de medicina humana, onde possui muitas aplicações.

Robert Getty foi pioneiro na utilização de auxílios didáticos visuais. Desenvolveu em seu próprio departamento uma impressionante biblioteca de filmes, vídeo-teipes e outros auxílios visuais, que são utilizados nos cursos de anatomia. Sua experiência e conhecimento neste campo foram reconhecidos, e foi nomeado para diversas comissões nacionais para o desenvolvimento de materiais visuais nas ciências da saúde. Colaborou também no planejamento, na organização e na administração do Programa de Eletrônica Biomédica na Iowa State University, o primeiro desse tipo nos Estados Unidos.

Nacionalmente, o Dr. Getty atuou como Presidente da American Association of Veterinary Anatomists e foi representante da American Veterinary Medical Association na National Audiovisual Conference of Medical and Allied Sciences. Trabalhou ativamente em outras facetas da American Veterinary Medical Association, servindo no Research Council durante 15 anos e como Presidente do National Motion Picture and Television Committee. Foi membro do Veterinary Medicine Review Committee of N. I. H. Também esteve afiliado à American Association for Advancement of Science, à Gerontological Society, à American Veterinary Medical Association, à New York Academy of Sciences, Sigma Xi, Phi Zeta, Phi Kappa Phi, Gamma Sigma Delta, à American Association of Anatomists e à American Public Health Association.

Internacionalmente, o Dr. Getty serviu como Primeiro Vice-Presidente da International Association of Veterinary Anatomists e tornou-se Presidente da Seção VII, "Organa Sensuum" do International Committee on Veterinary Anatomical Nomenclature da World Association of Veterinary Anatomists. Também participou no planejamento de congressos mundiais sobre fertilidade e esterilidade. Diversos professores visitantes e alunos de outros países solicitaram e receberam treinamento especial em métodos de ensino, técnica e pesquisa sob a orientação do Dr. Getty.

O Dr. Getty foi autor ou co-autor de seis livros de texto, diversos dos quais foram traduzidos no estrangeiro; colaborou em mais oito livros e em mais de 130 publicações científicas. Auxiliou na produção de seis filmes e 10 vídeo-teipes, que ainda são utilizados mundialmente. Além disso, apresentou inúmeros trabalhos em reuniões científicas, durante sua carreira.

Um dedicado professor e motivador de pessoas, Robert Getty dirigiu 33 graus avançados em anatomia (tanto macro como microscópica) e esteve envolvido em muitos outros trabalhos de pesquisa, particularmente no campo dos processos de envelhecimento.

Como ex-aluno e colega de trabalho do Dr. Getty, e como membro do conselho executivo e Presidente da American Veterinary Medical Association, posso atestar a dedicação desse homem à sua profissão e a todos os campos relacionados.

JOHN B. HERRICK

COLABORADORES

DICK M. BADOUX, Ph.D., Reader in Biomechanics, Anatomisch Instituut, Faculteit der Diergeneeskunde, Rijksuniversiteit Utrecht, 141 Bekkerstraat, Utrecht, The Netherlands: *Biomecânica*.

JULIAN J. BAUMEL, Ph.D., Professor of Anatomy, School of Medicine, Creighton University, Omaha, Nebraska 68178; Chairman, International Committee on Avian Anatomical Nomenclature: *Coração e Vasos Sangüíneos das Aves* e *Sistema Nervoso*.

HORST-DIETER DELLMANN, Docteur-Vétérinaire, Habil (Ph.D.), Professor of Veterinary Anatomy, College of Veterinary Medicine, University of Missouri, Columbia 65201: Co-autor *Sistema Nervoso Central de todos os mamíferos domésticos e Geral*.

LIBERATO, J. A. DiDIO, M.D., D.Sc., Ph.D., Professor, Department of Anatomy, Medical College of Ohio at Toledo 43614: Dean of Graduate Studies, Chairman, Department of Anatomy: *Variações Anatômicas e Esplancnologia Geral*.

CHARLES DAVID DIESEM, D.V.M., M.Sc., Ph.D., Professor of Veterinary Anatomy, College of Veterinary Medicine, The Ohio State University, Columbus 43210: *Olho de todos os mamíferos domésticos e Geral*.

CYNTHIA RUTH ELLENPORT (Mrs. Irving Rosenbaum), B.S., 5308 Adams St., Hollywood, Fla. 33021: *Introdução Geral, Aparelho Urogenital, Baço, Ouvido, Órgãos do Olfato e do Gosto; Tegumento Comum do Suíno; Sistemas Digestivo e Urinário do Carnívoro, Ouvido, Órgãos do Olfato, Vomeronasais e do Gosto; Editora do livro.*

M. A. EMMERSON, D.V.M., M.S., Dr. Med. Vet. (Zürich), Professor Emeritus (formerly Professor and Head), Department of Obstetrics and Radiology, College of Veterinary Medicine, Iowa State University, Ames: Diplomat American College of Veterinary Radiology; Home address, 111 Lynn Ave., Ames, Iowa 50010; *Anatomia na Radiologia*.

ALAN FEDUCCIA, Ph.D., Associate Professor, Department of Zoology, University of N. Carolina, Chapel Hill 27514: *Osteologia das Aves*.

SHAM S. GANDHI, B.V.Sc. and A.H., M.S., Ph.D., Assistant Professor, Department of Pharmacology, St. Louis University School of Medicine, St. Louis, Missouri 63104: *Ouvido do Ruminante e Suíno*.

ROBERT GETTY, D.V.M., M.S., Ph.D., Late Distinguished Professor and Head, Department of Veterinary Anatomy, Iowa State University, Ames: *Osteologia Geral, Articulações, Coração e Vasos Sangüíneos, Linfáticos, Sistema Nervoso; Osteologia Eqüina (exceto cabeça óssea), Músculos do Ruminante; co-autor Sistema Linfático de todos os mamíferos (exceto caprino) e Nervos Cranianos de todos os mamíferos; dirigiu pesquisas a nível de M.S. e Ph.D. nas áreas de sistema nervoso periférico e autônomo, suprimento arterial para varias partes do corpo e sistema linfático.*

NANI G. GHOSHAL, G.V.Sc., D.T.V.M., Dr. Med. vet., Ph.D., Professor of Veterinary Anatomy, Department of Veterinary Anatomy, Pharmacology and Physiology, College of Veterinary Medicine, Iowa State University, Ames 50010: *Coração e Artérias (exceto Cérebro); Nervos Espinhais e Autonômicos Abdominal e Caudal de todos os mamíferos domésticos; co-autor, Sistema Linfático do Caprino; revisou Eqüino e Músculos do Ruminante (exceto cabeça); Osteologia revisada (exceto cabeça) de todos os mamíferos domésticos; atuou como consultor em muitos aspectos do livro, particularmente nas áreas de nomenclatura, traduções do idioma alemão e referências bibliográficas.*

HUGO P. GODINHO, D.V.M., M.S., Ph.D., Associate Professor of Veterinary Anatomy, Universidade Federal de Minas Gerais, Instituto de Ciências Biológicas, Belo Horizonte, M.G., Brasil: Co-autor, *Nervos Cranianos de todos os mamíferos domésticos*.

xv

ROBERT E. HABEL, D.V.M., M.Sc., M.V.D., Professor of Anatomy, and Head of Department, New York State College of Veterinary Medicine, Cornell University, Ithaca 14853: *Ruminante — Introdução, Sistema Digestivo, Diafragma Pélvico e Ramos da Aorta Abdominal para o Trato Digestivo; Sistema Digestivo Geral e parte de Esplancnologia Geral revisados.*

WILLIAM CURRIE DOUGLAS HARE, M.A.(h.c.), B.Sc., Ph.D., D.V.M. & S. M.R.C.V.S., formerly Professor of Anatomy and Head of Laboratories of Anatomy, School of Veterinary Medicine and Graduate School of Arts and Sciences, University of Pennsylvania, Philadelphia; currently, Research Scientist and Head, Diseases of Cattle Section, Animal Diseases Research Institute, Animal Pathology Division, Health of Animals Branch, Canada Department of Agriculture, 801 Fallowfield Rd., Ottawa, Ont. K2H 8P9: *Seios Paranasais em Geral e Sistema Respiratório; Sistema Respiratório de todos os mamíferos domésticos e ilustrações para a Osteologia Radiográfica do Carnívoro.*

JOHN B. HERRICK, B.S., D.V.M., M.S., Professor and Extension Veterinarian, Cooperative Extension Service, Kildee Hall, Iowa State University, Ames 50010: *Prefácio e Esboço Biográfico do Dr. Robert Getty.*

DANIEL J. HILLMANN, D.V.M., Ph.D., Associate Professor of Veterinary Anatomy and Fine Structure and Director of Instructional Resources Division, Veterinary Administration, School of Veterinary Medicine, Louisiana State University, Baton Rouge 70803: *Osteologia (Cabeça Óssea) do Cavalo e Suíno; Osteologia revisada (Cabeça Óssea) do Ruminante; desenhou várias novas ilustrações e orientou o desenho de muitas outras; atuou como consultor em muitos aspectos do livro, particularmente com relação às ilustrações e formato.*

ANTHONY STUART KING, Ph.D., B.Sc., M.R.C.V.S., Professor and Head of Veterinary Anatomy, University of Liverpool, Brownlow Hill and Crown Street, P.O. Box 147, Liverpool L69 3BX, United Kingdom; formerly Chairman, International Committee on Avian Anatomical Nomenclature: *Introdução das Aves, Sistema Respiratório, Aparelho Urogenital e Sistema Linfático; co-autor, Cavidades Celômicas das Aves e Mesentérios; desenhou muitas das ilustrações originais referentes às Aves.*

ALFRED M. LUCAS, A.B., Ph.D., Research Professor, Department of Poultry Science, Michigan State University, East Lansing 48824; Formerly Project Leader, U.S.D.A. Avian Anatomy Investigations; formerly Chairman, International Committee on Avian Anatomical Nomenclature: *Tegumento das Aves.*

ROBERT CHARLES McCLURE, D.V.M., Ph.D., Professor of Veterinary Anatomy, College of Veterinary Medicine, University of Missouri, Columbia 65201: Co-autor, *Sistema Nervoso Central de todos os mamíferos domésticos e Geral.*

JOHN SCOTT McKIBBEN, B.S., D.V.M., M.S., Ph.D., Professor of Veterinary Anatomy and Histology, Auburn University, Auburn, Alabama 36830: *Autonômicos Cervical e Torácico de todos os mamíferos domésticos.*

JOHN McLELLAND, B.V.M.S., M.V.Sc., Ph.D., M.R.C.V.S., Lecturer, Department of Anatomy, Royal (Dick) School of Veterinary Studies, University of Edinburgh, Edinburgh, Scotland: *Sistema Digestivo das Aves, Olho, Ouvido, Órgãos do Olfato e do Gosto; Co-autor, Cavidades Celômicas das Aves e Mesentérios.*

B. S. NANDA, B.V.Sc. and A.H., Ph.D., Professor and Head of Veterinary Anatomy and Histology, College of Veterinary Science, Punjab Agricultural University, Ludhiana, Punjab, India: *Suprimento Sangüíneo para o Cérebro de todos os mamíferos domésticos.*

WAYNE H. RISER, D.V.M., M.S., Dr. Med. vet., M.A. (Hon.), Research Assistant and Professor, School of Veterinary Medicine, University of Pennsylvania, Philadelphia 19104; Affiliate Staff Alfred I. duPont Institute and Consultant Army Bio-Sensor Research: *Introdução do Carnívoro.*

JAMES R. ROONEY, A.B., D.V.M., M.S., Professor of Veterinary Pathology, New Bolton Center, School of Veterinary Medicine, University of Pennsylvania, Philadelphia 19348: *Introdução do Eqüino.*

LAMBIT I. SAAR, Dr. Med. vet., Associate Professor of Veterinary Anatomy, University of Guelph, Ontario Veterinary College and Veterinarian, Canada Department of Agriculture, Health of Animals Branch; home address, 4020 — 40th Ave., N.W., Calgary, Alberta, Canada: Co-autor, *Sistema Linfático de todos os mamíferos domésticos (exceto caprino), incluindo Sistema Linfático Geral.*

LORENZ E. ST. CLAIR, D.V.M., M.S., Ph.D., Professor of Anatomy, College of Veterinary Medicine, University of Illinois, Urbana 61801: *Músculos e Dentes em Geral; Dentes de todos os mamíferos domésticos e Músculos do Carnívoro.*

S. SISSON: *tudo o que não foi atribuído a outros autores.*

COLABORADORES   xvii

WILLIAM P. SWITZER, D.V.M., M.S., Ph.D., Associate Dean for Research and Professor of Veterinary Microbiology and Preventive Medicine, Iowa State University, College of Veterinary Medicine, Ames 50010: *Introdução do Suíno.*

KUSMAT TANUDIMADJA, D.V.M., M.S., Ph.D., Senior Lecturer, Veterinary Anatomy Division, Department of Zoology, Faculty of Veterinary Medicine, Bogor Agricultural University (I.P.B.), Bogor, Indonesia: Co-autor, *Sistema Linfático do Caprino.*

JAMES C. VANDEN BERGE, Ph.D., Assistant Professor of Anatomy, Indiana University School of Medicine, Northwest Regional Center for Medical Education, Gary 48823: *Músculos das Aves.*

WALTER GEORGE VENZKE, D.V.M., M.S., Ph.D., Professor and Chairman, Department of Veterinary Anatomy, Assistant Dean and Secretary, College of Veterinary Medicine, The Ohio State University, 1900 Coffey Rd., Columbus 43210: *Endocrinologia de todas as espécies domésticas, incluindo o Timo de todos os mamíferos domésticos e comentários gerais.*

C. J. G. WENSING, D.V.M., Ph.D., Reader in Veterinary Anatomy and Embryology, Anatomisch Instituut, Faculteit der Diergeneeskunde, Rijksuniversiteit Utrecht, 141 Bekkerstraat, Utrecht, The Netherlands: *Cavidades Celômicas em Geral e Túnicas Serosas, e Testículos Descidos em Geral.*

SHEILA SINCLAIR WHITE B.V.M.S., Ph.D., D.A., M.R.C.V.S., Lecturer in Anatomy, University of Glasgow, Scotland: *Laringe das Aves.*

PREFÁCIO DO EDITOR

Em 1958, quando o Dr. Getty assinou o contrato com o Dr. Grossman e a Saunders para revisar a quarta edição da Anatomia dos Animais Domésticos de Sisson e Grossman, ele idealizou uma Anatomia completa de cada um dos mamíferos domésticos (eqüino, bovino, ovino, caprino, suíno, canino e felino) e das aves domésticas. Desejava que o material para cada espécie fosse auto-sustentado, diferentemente da maioria dos outros textos de Anatomia, basicamente comparativos. Como as edições anteriores de Sisson e Grossman concentraram-se principalmente no eqüino, com apenas as diferenças principais das outras espécies anotadas, isto queria dizer mais trabalho do que era fisicamente possível para um indivíduo. Portanto, o Dr. Getty também projetou uma apresentação abalizada, utilizando os conhecimentos de muitas das maiores autoridades mundiais.

Além disso, em 1957, a primeira reunião da International Association of Veterinary Anatomists nomeou uma Comissão Internacional sobre a Nomenclatura Anatômica Veterinária, composta, dentre outros, pelos Drs. Getty, Habel e Venzke. Assim, o Dr. Getty idealizou a quinta edição de Sisson e Grossman como abrangendo a nova nomenclatura internacional aceita.

À exceção dos eqüinos, havia falta de informações detalhadas e completas na literatura sobre a maioria das espécies domésticas (uma anatomia do cão estava então sendo preparada pelo Dr. M. E. Miller). Após recrutar diversas autoridades que seriam responsáveis pela redação de diversas partes do texto, o Dr. Getty estimulou seus alunos de pós-graduação e os colegas que estavam interessados na anatomia macroscópica a se concentrarem nas áreas dos sistemas nervosos autônomo e periférico, no suprimento arterial às várias partes do corpo e no sistema linfático. Desta forma, a maioria do material desta edição baseia-se em pesquisa original.

O Dr. Getty percebeu também a importância de boas ilustrações como apoio para o texto, especialmente numa disciplina como a Anatomia. São particularmente importantes hoje em dia porque o tempo é um problema crítico na maioria das escolas veterinárias do mundo, e por causa da considerável massa de informações que necessita ser transferida para o aluno numa área tão básica quanto a Anatomia. Assim, mantivemos aproximadamente 670 ilustrações das edições anteriores e adicionamos mais de 1.000 novas ilustrações. A todos os capítulos foram adicionadas bibliografias da literatura mundial. Uma classificação zoológica para cada espécie também foi incluída.

Quando o Dr. Getty faleceu, no início de 1971, a principal parte do livro já estava organizada, e em diversas fases de redação. Contudo, foi necessário recrutar mais colaboradores para abranger áreas tais como a parte avícola, que o próprio Dr. Getty planejara escrever. Além disso, a primeira edição da nomenclatura internacional (*Nomina Anatomica Veterinaria* [*N.A.V.*]) havia sido publicada em 1968 e a segunda edição estava por ser finalizada numa reunião no verão de 1971 e publicada em 1973. A nomenclatura da espécie avícola ainda não havia sido formalizada, exceto em redações muito preliminares. Com o fito de incorporar o máximo possível da nova nomenclatura, e para finalizar aquelas partes ainda não terminadas, era óbvio que a publicação do livro teria que ser adiada.

O Dr. Getty havia deixado correspondência solicitando que no caso de sua morte "Cynthia Ellenport sirva na qualidade de editora e coordenadora de todo o material não terminado, trabalhando junto aos Drs. Nani G. Ghoshal e Daniel J. Hillmann", todos há muito ligados à revisão da obra. Assim, desde o falecimento do Dr. Getty, os detalhes técnicos de edição, leitura de provas, coordenação, correspondência etc. ficaram sob a responsabilidade de Cynthia Ellenport, com assessoria profissional e apoio dos Drs. Ghoshal e Hillmann. O Dr. Ghoshal também assumiu a responsabilidade pela redação de muitas das partes não acabadas, tais como o coração de todos os mamíferos domésticos, e pela revisão de diversas partes que não estavam totalmente prontas, tais como a miologia do eqüino e dos ruminantes e a osteologia (exceto o crânio) de todos os mamíferos domésticos, além de ser o autor das partes sobre angiologia e neurologia, nas quais havia trabalhado durante a vida do Dr. Getty. O Dr. Hillmann também assumiu a responsabilidade pela modificação e o aprimoramento de muitas das lâminas originais usadas nas edições anteriores de Sisson e Grossman, bem como pela revisão de várias partes do texto, especialmente a osteologia do crânio dos vários mamíferos domésticos.

Estamos cientes de que algumas partes do livro não estão completas em todos os detalhes. Além disso, o tempo não nos permitiu atualizar toda a nomenclatura à luz da N.A.V. de 1973. Contudo, muito material novo foi adicionado a esta edição. Esperamos ter produzido uma edição útil, da qual o Dr. Getty se sentiria orgulhoso.

CYNTHIA (ELLENPORT) ROSENBAUM

PREFÁCIO DA EDITORA

Não é preciso dizer que um trabalho desta magnitude é produto de muitos esforços individuais. Nenhum desses esforços, entretanto, pode ser considerado completo sem a atenção contínua e perceptiva da pessoa ou pessoas que assumiram a incumbência geral por sua união e integração com o todo.

Essa foi a responsabilidade do Dr. Robert Getty, tão bem assumida após sua inesperada morte, em 1971, pela Srta. Cynthia R. Ellenport e por seus colegas Dr. N. G. Ghoshal e Dr. Daniel Hillmann.

A Srta. Ellenport assumiu a responsabilidade integral pela união e coordenação final de todo o manuscrito, pelo término das partes do manuscrito originalmente iniciadas pelo Dr. Getty e pelos inúmeros detalhes envolvidos na revisão das provas de ilustrações e de texto.

O Dr. Ghoshal, além da autoria de partes substanciais do manuscrito original, forneceu assessoria indispensável durante todo o processo.

O Dr. Hillmann colaborou de diversas maneiras como autor e como assessor. Além disso, criou ou modificou muitas das ilustrações usadas no texto, contribuição que, todos esperamos, virá aliviar a tarefa dos alunos e tornará o livro ainda mais funcional. Como editora deste trabalho clássico devemos muito a todos estes colaboradores pacientes e dispostos, que tornaram possível esta quinta edição. Desejamos particularmente reconhecer o extraordinário desempenho da Srta. Ellenport, do Dr. Ghoshal e do Dr. Hillmann durante os últimos anos do desenvolvimento deste livro, virtualmente novo.

PREFÁCIO DA QUINTA EDIÇÃO

A anatomia não é um tópico morto. É parte viva da constante pesquisa científica. E também a base para todo o conhecimento biológico.

Esta edição revista da Anatomia dos Animais Domésticos de Sisson e Grossman foi capitaneada pelo Dr. Robert Getty, que faleceu em 18 de fevereiro de 1971. Por ocasião de sua morte, a maioria do texto estava terminada e 99 por cento das ilustrações estavam completos.

O Dr. Robert Getty, enquanto revisava este texto, atuou como Presidente da Seção sobre "Organa Sensuum" do International Committee on Veterinary Anatomical Nomenclature, da World Association of Veterinary Anatomists. Através dessa comissão, foi formulada e publicada uma nomenclatura anatômica definida e autorizada. E o resultado desses esforços foi incorporado neste texto.

A quinta edição do texto apresenta um novo formato, no qual cada espécie é considerada como uma entidade distinta. As primeiras quatro edições consideraram o eqüino como o animal básico e descreveram as outras espécies de modo comparativo. Nesta edição, o material — tanto ilustrativo como de texto — para as outras espécies foi grandemente aumentado. O novo formato foi introduzido para que o texto se tornasse mais útil para os estudantes de todo o mundo. Neste formato, o aluno pode concentrar-se numa espécie específica, pois todos os seus sistemas estão incluídos numa única seção. Uma das assertivas básicas do Dr. Getty era a de que para conhecermos as mudanças fisiológicas e patológicas temos que conhecer o normal. Esta filosofia é transmitida ao aluno e reforça o fato de que "Anatomia" é um tópico vivo.

Uma revisão desta dimensão não pode ser realizada por uma pessoa apenas. Os alunos de pós-graduação do Dr. Getty, através de suas teses, contribuíram para esta revisão, como também muitos anatomistas de renome em todo o mundo.

A Srta. Cynthia R. Ellenport, o Dr. Daniel J. Hillmann e o Dr. Nani G. Ghoshal contribuíram grandemente para o texto e terminaram a revisão após a morte do Dr. Getty.

Dedicada ao Dr. Robert Getty e aos muitos outros que colaboraram para o conhecimento da anatomia dos animais domésticos e, conseqüentemente, para o bem-estar do homem, esta edição revisada é a comprovação de um padrão científico de excelência.

JOHN B. HERRICK

AGRADECIMENTOS

O término deste trabalho teria sido impossível sem os esforços extraordinários de muitas pessoas que lhe dedicaram, sem reservas, tempo e conhecimentos. Naturalmente, muito dependi do julgamento profissional dos Drs. Ghoshal e Hillmann quanto ao formato, ilustrações, nomenclatura, extensão do material a ser adicionado etc. Muitas pessoas (Drs. Baumel, Feduccia, Lucas, McKibben, McLelland e Vanden Berge) graciosamente concordaram em colaborar em partes do livro que o Dr. Getty havia originalmente pretendido escrever ele próprio, e trabalharam sob o encargo adicional de prazos curtos. Sem seu auxílio, especialmente nas partes referentes às aves, o livro estaria longe de um texto anatômico completo. Os colaboradores que já estavam compromissados com o Dr. Getty e que já haviam apresentado seu material (pelo menos numa primeira redação) foram muito pacientes com o novo editor. Além disso, o editor dependeu muito da assessoria dos Drs. Habel e King. Fomos muito afortunados pelo fato de muitos de nossos colaboradores serem membros ou do International Committee on Veterinary Anatomical Nomenclature ou do International Committee on Avian Anatomical Nomenclature.

O Dr. Feduccia tem em apreço o tempo despendido pelos Drs. Andrew Berger e Malcolm Jollie na revisão dos capítulos sobre a osteologia avícola. O Dr. Hare gostaria de agradecer a seus ex-colegas, Drs. J. Ellis Croshaw Jr., Donald G. Lee, Donald A. Ab e Professor Thomas N. Haviland, por seus conselhos e apoio. O Dr. St. Clair deseja agradecer ao Dr. A. H. Safanie pelas valiosas sugestões quanto aos Padrões do Desenvolvimento Muscular Esquelético, e ao Dr. T. Calislar por sugestões sobre a Miologia dos Carnívoros.

Muitas pessoas ajudaram a produzir as novas ilustrações para esta edição: o Dr. Hillmann tanto desenhou quanto supervisionou o desenho de muitas das ilustrações; outros artistas da Iowa State University foram o Sr. Santiago B. Plurad, Srta. J. Mathewson, Dr. R. Hamm, Sr. M. Menke, Sr. R. La Follette, Sr. L. Enser, Sr. R. Cherkas, Sr. R. Billiar, Sras. Ruth Loomis e M. Newson. O Dr. McLelland gostaria de agradecer a C. W. Daniel pelas Figuras 63-5, 6, 7 e 8. O Dr. St. Clair deseja agradecer a seu artista, Srta. Judy Hufschmitt. Os Drs. Dellmann e McClure desejam agradecer ao Dr. Phillip D. Garrett pelos desenhos das medulas espinhais e ao Dr. Hillmann pelas ilustrações do cérebro. O Dr. Diesem deseja agradecer à Sra. Diana Walker Gilmore, sob a orientação e supervisão de Batvin Kramer, pelas ilustrações oculares. O Dr. Wensing deseja agradecer ao Sr. H. Schifferstein pelo trabalho de arte. O Dr. Tanudimadja agradece à Srta. Lu Ann Arney, ao Sr. Garry Kleppe e à Sra. Stephen W. Stoneberg pelo trabalho de arte.

Desejamos agradecer à Sra. Elizabeth A. Windsor, Chefe do Departamento de Referência, Biblioteca, Iowa State University, por todo o seu auxílio na verificação de referências e na obtenção de periódicos de outras fontes.

Temos em grande apreço o apoio de vários institutos aos quais nossos colaboradores estão associados. Reconhecemos, com agradecimento, a cooperação de todos os periódicos e editores que nos concederam permissão para usar várias ilustrações.

A colaboração, apoio e paciência da equipe da W. B. Saunders Company tornou nosso trabalho possível.

Por fim, desejamos agradecer a nossas famílias: Sr. e Sra. Benjamin S. Ellenport, pela paciência demonstrada durante quatro anos de trabalho fatigante e continuado;

Irwing Rosenbaum, o recém-casado, sem cuja paciência e auxílio os últimos estágios do livro teriam sido grandemente retardados; Chhanda (esposa) e Nupur (filha) Ghoshal, e Nancy (esposa) e Pamela (filha) Hillmann, por sua paciência e compreensão pelas muitas noites e fins de semana que cederam para este trabalho.

SUMÁRIO

Nota: A letra grega fi (φ) colocada após certas entradas indica tratar-se de termos não oficiais e diferentes daqueles publicados na *Nomina Anatomica Veterinaria* de 1973.

GERAL

Capítulo 1
INTRODUÇÃO 3
C. R. Ellenport

Anatomia na Radiologia 5
M. A. Emmerson

Variação Anatômica 14
L. J. A. DiDio

Capítulo 2
OSTEOLOGIA 19
R. Getty (Seios Paranasais por W. C. D. Hare)

Capítulo 3
SINDESMOLOGIA 33
R. Getty

Capítulo 4
MIOLOGIA 38
L. E. St. Clair

Capítulo 5
BIOMECÂNICA 47
D. M. Badoux

Capítulo 6
ESPLANCNOLOGIA 80
L. J. A. DiDio

Cavidades Celômicas e Túnicas Serosas 83
C. J. G. Wensing

Geral 94
S. Sisson

Capítulo 7
APARELHO DIGESTÓRIO 100
S. Sisson (Dentes por L. E. St. Clair)

Capítulo 8

SISTEMA RESPIRATÓRIO 108
W. C. D. Hare

Capítulo 9

APARELHO UROGENITAL 136
C. R. Ellenport

Capítulo 10

ENDOCRINOLOGIA 140
W. G. Venzke

Capítulo 11

CORAÇÃO E OS VASOS SANGÜÍNEOS 153
R. Getty

Capítulo 12

SISTEMA LINFÁTICO 163
L. I. Saar e R. Getty

Baço 166
C. R. Ellenport

Timo 167
W. G. Venzke

Capítulo 13

SISTEMA NERVOSO 168
R. Getty

Central 186
H. D. Dellmann e R. C. McClure

Capítulo 14

ÓRGÃOS DOS SENTIDOS E TEGUMENTO COMUM

Órgão da Visão 207
C. Diesem

Ouvido 223
C. R. Ellenport

Órgão do Olfato 224
C. R. Ellenport

Órgão do Gosto 224
C. R. Ellenport

Tegumento Comum 225
S. Sisson

EQÜINO

INTRODUÇÃO 231
J. R. Rooney

Capítulo 15
OSTEOLOGIA 233
R. Getty (Cabeça Óssea por D. J. Hillmann)

Capítulo 16
ARTICULAÇÕES 324
S. Sisson

Capítulo 17
MÚSCULOS 350
S. Sisson

Capítulo 18
SISTEMA DIGESTIVO 424
S. Sisson (Dentes por L. E. St. Clair)

Capítulo 19
SISTEMA RESPIRATÓRIO 466
W. C. D. Hare

Capítulo 20
APARELHO UROGENITAL 491
S. Sisson

    Órgãos Urinários 491

    Genitais Masculinos 497

    Genitais Femininos 507

Capítulo 21
ENDOCRINOLOGIA 515
W. G. Venzke

Capítulo 22
CORAÇÃO E ARTÉRIAS 518
N. G. Ghoshal (Suprimento Sangüíneo para o Cérebro por B. S. Nanda)

Capítulo 23
SISTEMA LINFÁTICO 579
L. I. Saar e R. Getty

    Baço 589
    S. Sisson

xxx   SUMÁRIO

Timo 591
W. G. Venzke

Capítulo 24

SISTEMA NERVOSO 592

Central 592
H. D. Dellmann e R. C. McClure

Periférico

Nervos Cranianos 608
H. P. Godinho e R. Getty

Nervos Espinhais 620
N. G. Ghoshal

Autônomo 642
J. S. McKibben e N. G. Ghoshal

Capítulo 25

ÓRGÃOS DOS SENTIDOS E TEGUMENTO COMUM 657

Órgão da Visão 657
C. Diesem

Ouvido 672
S. Sisson

Órgão do Olfato 680
S. Sisson

Órgão do Gosto 680
S. Sisson

Tegumento Comum 681
S. Sisson

RUMINANTE

INTRODUÇÃO 691
R. E. Habel

Capítulo 26

OSTEOLOGIA 693
S. Sisson

Capítulo 27

ARTICULAÇÕES 736
S. Sisson

Capítulo 28

MÚSCULOS 740
R. Getty (Ouvido por S. S. Gandhi e Diafragma Pélvico por R. E. Habel)

Capítulo 29

SISTEMA DIGESTIVO 807
R. E. Habel (Dentes por L. E. St. Clair)

Capítulo 30

SISTEMA RESPIRATÓRIO 859
W. C. D. Hare

Capítulo 31

APARELHO UROGENITAL 879
S. Sisson

    Órgãos Urinários 879

    Genitais Masculinos 881

    Genitais Femininos 887

Capítulo 32

ENDOCRINOLOGIA 896
W. G. Venzke

Capítulo 33

CORAÇÃO E ARTÉRIAS 900
N. G. Ghoshal (Suprimento Sangüíneo para o Cérebro por B. S. Nanda; Ramos da Aorta Abdominal por R. E. Habel)

Capítulo 34

SISTEMA LINFÁTICO

    Bovino 960
    L. I. Saar e R. Getty

    Ovino 977
    L. I. Saar e R. Getty

    Caprino 982
    K. Tanudimadja e N. G. Ghoshal

    Baço 996
    S. Sisson

    Timo 997
    W. G. Venzke

Capítulo 35

SISTEMA NERVOSO

    Central 998
    H. D. Dellmann e R. G. McClure

Periférico

Nervos cranianos

Bovino 1012
H. P. Godinho e R. Getty

Ovino 1024
H. P. Godinho e R. Getty

Caprino 1037
H. P. Godinho e R. Getty

Nervos espinhais 1052
N. G. Ghoshal

Autônomo 1078
J. S. McKibben e N. G. Ghoshal

Capítulo 36

ÓRGÃOS DOS SENTIDOS E TEGUMENTO COMUM

Órgão da Visão 1106
C. Diesem

Ouvido 1128
S. Sisson e S. S. Gandhi

Tegumento Comum 1131
S. Sisson

Órgão do Olfato 1134
S. Sisson

Órgão do Gosto 1134
S. Sisson

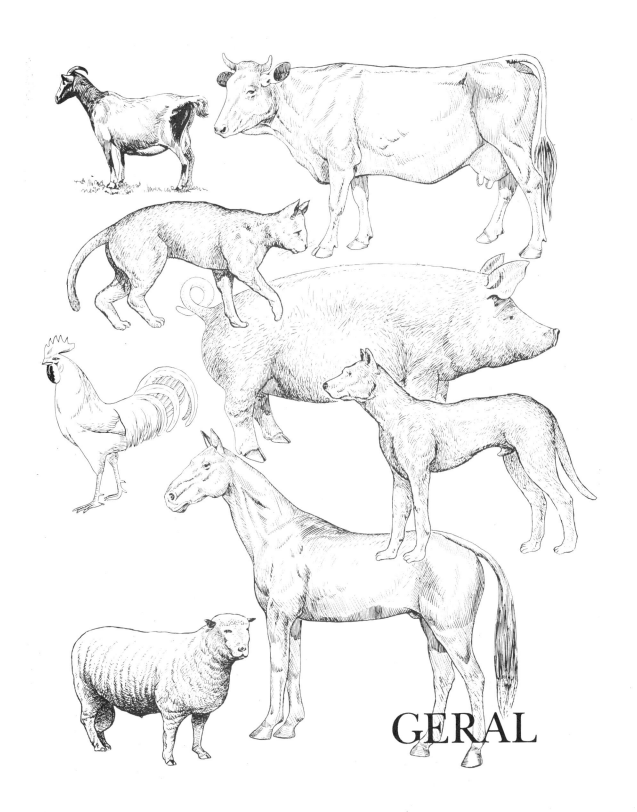

GERAL

CAPÍTULO 1

INTRODUÇÃO GERAL

C. R. Ellenport

De acordo com Vesalius (1543), a **anatomia** "deve ser corretamente considerada como a base sólida de toda a arte da medicina e como a sua introdução essencial". Deve-se entender também que a anatomia apresenta uma grande parte da terminologia médica ao estudante.

A anatomia é o ramo da biologia que lida com a forma e a estrutura dos organismos. Está, portanto, em íntima relação com a fisiologia, que estuda as funções do organismo.

Etimologicamente a palavra **anatomia** significa separação ou desassociação de partes do corpo. No período inicial de seu desenvolvimento, a anatomia era uma simples ciência descritiva, baseada em observações realizadas a olho nu e com o uso de instrumentos simples de dissecação — bisturi, pinça e outros. Naquela época o termo expressava adequadamente a natureza do objeto de estudo. Mas com a expansão do objetivo da ciência e com o crescimento dos conhecimentos anatômicos, tornaram-se necessárias subdivisões e novos termos foram introduzidos, para designar áreas específicas e métodos de trabalho. Com a introdução do microscópio, e seus acessórios, tornou-se possível estudar detalhes mais finos da estrutura de minúsculos organismos até então desconhecidos. Este campo de pesquisa desenvolveu-se rapidamente na ciência da **anatomia microscópica** ou **histologia**, como é convencionalmente distinguida da **anatomia propriamente dita** ou **macroscópica.** Da mesma forma, o estudo das transformações que os organismos sofrem durante o desenvolvimento, logo obteve suficiente importância para ser considerado, em termos práticos, como um ramo separado, conhecido como **embriologia.** A aplicação deste termo é geralmente limitada às fases iniciais do desenvolvimento, quando são formados os tecidos e órgãos. O termo **ontogenia** é usado para designar o desenvolvimento total do indivíduo. A história ancestral ou **filogenia** das espécies é constituída pelas modificações evolutivas que sofreu, mostradas pelos registros geológicos.

A **anatomia comparada** é a descrição e a comparação das estruturas dos animais, e estabelece os critérios para a sua classificação. Através deste processo — sendo objeto de estudo inclusive formas extintas — tem sido possível demonstrar a inter-relação genética de vários grupos de animais e elucidar o significado de muitas peculiaridades de estrutura, que de outra maneira seriam obscuras. As deduções relacionadas às leis gerais sobre forma e estrutura, que derivam dos estudos de anatomia comparada,

constituem a ciência chamada **morfologia** ou anatomia filosófica. Contudo, o morfologista lida somente com os dados anatômicos que são necessários para formar a base para as suas generalizações. O conhecimento anatômico necessário para a prática médica e cirúrgica é, evidentemente, de caráter diferente e precisa incluir muitos detalhes que não são de interesse particular para o morfologista.

A **anatomia especial** é a descrição da estrutura de um simples tipo ou espécie, por exemplo, antropotomia, hipotomia.

A **anatomia veterinária** é o ramo que lida com a forma e a estrutura dos principais animais domésticos. É geralmente estudada tendo em vista a formação profissional e, portanto, é de caráter altamente descritivo.

São utilizados três métodos principais de estudo — o sistemático, o topográfico e o aplicado. Este livro usa a abordagem **sistemática,** onde o corpo é visto como constituído de sistemas de órgãos ou aparelhos que são semelhantes em origem e estrutura e estão associados na realização de certas funções. As divisões da anatomia sistemática são: (1) **osteologia,** descrição do esqueleto (ossos e cartilagem), cujas funções são apoiar e proteger as partes macias do corpo; (2) **sindesmologia,** descrição das junturas, cujas funções são dar mobilidade aos segmentos dos ossos rígidos e mantê-los unidos através de fortes faixas fibrosas, os ligamentos; (3) **miologia,** descrição dos músculos e estruturas acessórias que funcionam para colocar os ossos e as articulações em movimento; (4) **esplancnologia,** descrição das vísceras (incluindo os aparelhos digestivo, respiratório e urogenital, o peritônio e as glândulas endócrinas); (5) **angiologia,** descrição dos órgãos da circulação (coração, artérias, veias, linfáticos e baço); (6) **neurologia,** descrição do sistema nervoso; sua função é controlar e coordenar todos os outros órgãos e estruturas; (7) **órgãos do sentido,** que põem o indivíduo em contato com o meio ambiente, e (8) **tegumento comum,** que funciona principalmente como um revestimento protetor do corpo, como uma parte importante do sistema regulador de temperatura, voltado para as sensações e com poderes limitados de excreção e absorção.

"Ainda que a aquisição e a organização do conhecimento anatômico seja fácil para os iniciantes, quando aprendido por sistemas, os estudantes dos campos de medicina precisam estar sempre atentos para aprender as relações das várias partes, para com cada uma e com a superfície do corpo, porque o propósito final de seus estudos é visualizá-los em espécimes vivos. Em adição à dissecção do corpo, o estudo da anatomia topográfica é apoiado pelo estudo da anatomia da superfície, da anatomia seccional e da anatomia radiológica" (Goss, 1966).

O termo **anatomia topográfica** designa os métodos pelos quais as posições relativas das várias partes do corpo são rigorosamente determinadas. Pressupõe um conhecimento bem sedimentado de anatomia sistemática. As considerações sobre os fatos anatômicos e suas relações com a cirurgia, o diagnóstico físico e outros ramos práticos são denominadas **anatomia aplicada**.

TERMOS TOPOGRÁFICOS

Para que a posição e a direção das partes do corpo sejam indicadas precisamente, empregam-se certos termos descritivos que precisam ser conhecidos desde já. Assumimos, na explicação destes termos, que sejam aplicados a um quadrúpede na sua posição ereta normal (Fig. 1-1). A superfície orientada em direção ao plano de apoio (solo) é denominada **ventral** e a superfície oposta, **dorsal**; os relacionamentos das partes nesta direção são denominados de forma correspondente. O **plano mediano** longitudinal divide o corpo em metades similares. Uma estrutura ou superfície que está mais próxima do plano mediano do que uma outra é chamada **medial** (ou interna) a ele, e um objeto ou superfície que está mais distante do plano medial do que um outro é chamado **lateral** (ou externo) a ele. Os planos paralelos ao medial são **sagitais**. **Planos transversos** ou segmentares cortam o eixo mais longo do corpo perpendicularmente ao plano mediano, ou um órgão ou membro em ângulos retos ao seu eixo mais longo. Um **plano frontal** é perpendicular aos planos mediano e transversal. O termo também é usado em referência a partes dos membros ou de vários órgãos cortados no mesmo sentido. O lado do corpo mais próximo à cabeça é denominado **cranial** e o mais próximo à cauda, **caudal;** as relações de estruturas com respeito ao eixo longitudinal do corpo são denominadas em conformidade. Com respeito às partes da cabeça, os termos correspondentes são **rostral** e **caudal**. Certos termos são usados em sentido especial quando aplicados aos membros. **Proximal** e **distal** expressam distâncias relativas das partes em relação ao eixo longo do corpo. Abaixo do carpo os termos usados são **dorsal** e **palmar** e abaixo do tarso, **dorsal** e **plantar**. Os termos **superficial** e **profundo** (*profundus*) são úteis para indicar distâncias relativas a partir da superfície do corpo.

NOMENCLATURA (NAV, 1972)

"Até 1895 não havia acordo geral sobre a nomenclatura da anatomia humana ou veterinária. Cada nação possuía seu próprio sistema de terminologia, ainda que houvesse uma base comum que se estendia através da história. Muitas estruturas possuíam nomes diferentes em diferentes países e muitas eram denominadas com o nome da pessoa que havia feito a sua primeira descrição. Em muitos casos o mesmo órgão estava associado com os nomes de diferentes anatomistas em países diferentes." A partir daquela data tem havido diversas Nomina Anatomicas; a primeira Nomina Anatomica Veterinaria internacional foi publicada em 1968 (veja NAV 1968 e 1972 para a sua história e membros).

"Os seguintes princípios, que estão, em grande parte, de acordo com os da N.A., têm servido como guias no trabalho do Comitê Internacional sobre Nomenclatura Anatômica Veterinária (C.I.N.A.V.):

"1. Fora um número muito limitado de exceções, cada estrutura anatômica deve ser designada por um único termo."

"2. Cada termo deve estar em latim na lista oficial, mas os anatomistas de cada país estão livres para traduzir os termos oficiais do latim para a língua de ensino."

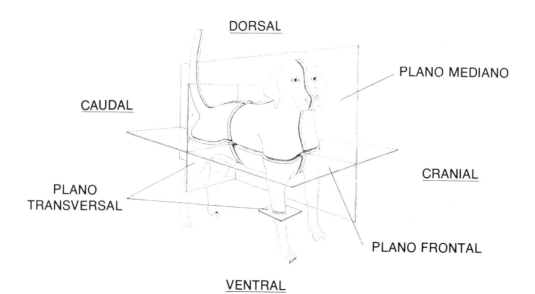

Figura 1-1. Termos de posição e direção.

INTRODUÇÃO GERAL

"3. Cada termo deve ser, dentro do possível, o mais curto e simples."

"4. Os termos devem ser fáceis de ser relembrados e devem possuir, acima de tudo, valores instrutivos e descritivos."

"5. Estruturas que estão muito relacionadas topograficamente devem possuir nomes similares; por exemplo, artéria femoral, veia femoral, nervo femoral."

"6. Os adjetivos diferenciais devem ser geralmente opostos, como maior e menor, superficial e profundo."

"7. Os termos derivados de nomes próprios (epônimos) não devem ser usados."

"Com respeito aos termos de direção, as seguintes regras foram adotadas depois de longas deliberações: os termos cranial e caudal aplicam-se ao pescoço, ao tronco, à cauda e aos membros, tão distais quanto sejam da extremidade do antebraço e da perna. Os termos dorsais e palmares são usados para as mãos e dorsais e plantares para os pés. Na cabeça, os termos rostral, caudal, dorsal e ventral são preferidos, com os termos anterior, posterior, superior e inferior usados para poucas localizações, como o globo ocular, as pálpebras e ouvido interno. Medial e lateral são usados em todo o corpo, exceto que axial e abaxial designam os lados dos dedos nos mamíferos domésticos, excluindo-se o cavalo."

"Nenhuma nomenclatura científica pode ser considerada completa e permanente enquanto houver pesquisa em seu campo. Pesquisa em anatomia geral dos animais domésticos é realizada ativamente em todo o mundo e tem sido acelerada pelo interesse nos problemas não abordados pela NAV. Espera-se, portanto, que sejam necessárias freqüentes revisões."

BIBLIOGRAFIA

Goss, C. M. 1966. Gray's Anatomy of the Human Body. 28th ed., Lea & Febiger, Philadelphia.

Lint, J. G. de. 1926. Atlas of the History of Medicine. I. Anatomy. Lewis, London.

Nomina Anatomica. 1966. 3rd ed. Excerpta Medica Foundation, Amsterdam.

Nomina Anatomica Veterinaria. 1968. World Association of Veterinary Anatomists, Vienna.

Nomina Anatomica Veterinaria. 1973. 2nd ed. World Association of Veterinary Anatomists. Vienna.

Singer. C. 1957. A short history of anatomy and physiology from the Greeks to Harvey. Dover. New York.

Vesalius. A. 1543. De Humani Corporis Fabrica (The workings of the human body).

ANATOMIA NA RADIOLOGIA

M. A. Emmerson

A IMPORTÂNCIA DA ANATOMIA PARA O RADIOLOGISTA

"Para ser proficiente no campo da diagnose radiológica temos que estar familiarizados com a anatomia radiográfica."

SCHEBITZ E WILKENS

O QUE É A ANATOMIA RADIOGRÁFICA?

O **posicionamento apropriado** do paciente é de grande importância para o radiologista veterinário, a fim de obter a melhor radiografia possível.* A melhor radiografia ainda é difícil de ser interpretada; a radiografia fraca é quase impossível de ser interpretada com precisão. Desta forma, para se obter uma excelente radiografia, para fins diagnósticos, o paciente tem que estar adequadamente posicionado. A aquisição de conhecimentos anatômicos tridimensionais é, portanto, necessária para que se seja científico ao invés de depender da sorte para a obtenção da melhor chapa de raios X.

O tratamento das lesões internas de órgãos específicos com energia radiante (terapia de raios X, por exemplo) exige que o radiologista conheça a **posição do órgão** que está doente, e aproximadamente sua **profundidade abaixo da superfície** do corpo, para que receba o efeito máximo do feixe de raios X adequadamente direcionado.

Caso venham a ser usados implantes de energia radiante, tais como sementes de radon ou agulhas

---

*No animal vivo, não é possível colocar o filme de raios X no plano frontal ou mediano (veja a Fig. 1-1). Portanto, o feixe de raios X terá que passar inteiramente através da cabeça, pescoço, peito, abdome, pelve e cauda antes de atingir a sensiva emulsão do filme de raios X. Quando o feixe de raios X passa de lado a lado, ou de cima para baixo, o posicionamento é designado conforme segue:
Entrada à esquerda — saída à direita; lateral esquerda-direita.
Entrada à direita — saída à esquerda; lateral direita-esquerda.
Entrada nas costas — saída sobre a linha; dorsoventral.
Entrada sobre a linha — saída nas costas; ventrodorsal.
Para os apêndices, o uso do "plano transversal" não é suficiente.

Os seguintes termos de posicionamento são de uso comum:
Entrada anterior (cranial) — saída posterior (caudal); vista anterior-posterior.
Entrada posterior (caudal) — saída anterior (cranial); vista posterior-anterior.
Entrada lateral — saída medial; vista lateromedial.
Entrada medial — saída lateral; vista mediolateral.
A terminologia usada para orientar o interpretador de vistas oblíquas sobre radiografias terá que ser relegada ao estudo "em profundidade" da radiologia veterinária.

de rádio ou de cobalto, a **adequada colocação** destes materiais no órgão doente requer conhecimentos anatômicos quanto ao órgão, bem como conhecimento da patologia da condição da doença. A anatomia é básica para o sucesso na diagnose e no tratamento das doenças dos animais quando se usa a energia radiante.

POR QUE A ANATOMIA PRIMEIRO?

Torna-se logo óbvio, para a pessoa que se prepara para a carreira nas ciências médicas, que o conhecimento da morfologia normal do corpo e a designação adequada das estruturas — através de nomenclatura aceita tanto local quanto universalmente — é fundamental para o aprendizado, para a comunicação, e, eventualmente, nas contribuições para o avanço da ciência médica. As doenças, muitas das quais são descobertas no início através de exames de raios X ou fluoroscópicos, são muitas vezes designadas por pelo menos uma parte de seu nome anatômico (por exemplo, osteíte, nefrite, artrite, com o osso, órgão ou articulação específica incluída na designação). Que confusão caótica não seria se todos tivessem nomes diferentes para os órgãos do corpo, as doenças, ou as anormalidades anatômicas!

Portanto é axiomático que a **anatomia** seja básica e fundamental para o desenvolvimento, a aplicação e o avanço de todas as disciplinas da ciência médica e da saúde, incluindo a radiologia.

O QUE É RADIOLOGIA?

Por definição, a radiologia é o ramo da ciência médica que lida com a aplicação diagnóstica e terapêutica da energia radiante, incluindo raios roentgen, o rádio, e isótopos radioativos.*

Todas as utilizações da energia radiante na medicina, tais como a radiografia, a fluoroscopia, a terapia através de raios X e as utilizações terapêuticas ou investigativas dos isótopos radioativos, estão incluídas na Ciência da Radiologia.

O QUE É RADIOLOGIA VETERINÁRIA?

A radiologia veterinária é o ramo da radiologia que lida principalmente com as aplicações diagnósticas e terapêuticas da energia radiante nas doenças de todos os animais que por direito estão sob a jurisdição do veterinário.† Isto inclui todas as espécies domésticas, animais de zoológicos e espécies exóticas utilizadas na pesquisa e normalmente designadas como animais de laboratório (Medicina de Animais de Laboratório).

Além dos raios roentgen, as fontes mais comumente usadas de energia radiante em medicina veterinária são o rádio ou sementes ou agulhas de radon, placas ou agulhas de cobalto 60 (incluindo o fio) e os aplicadores beta.

---

*Das exigências do Conselho Americano de Radiologia para o certificado em radiologia.

†Definição modificada do Conselho Americano de Radiologia para satisfazer exigências da Medicina Veterinária.

O QUE É O RADIOLOGISTA?

O radiologista é qualquer pessoa qualificada por treinamento nas ciências médicas e na física radiológica para usar a energia radiante nas áreas de diagnose, terapia e pesquisa da medicina.

O QUE SÃO RAIOS ROENTGEN OU "RAIOS X"?

Os raios X foram descobertos em 1895 por Wilhelm Conrad Roentgen, um físico alemão (Emmerson, 1952). A história da descoberta dos raios X é uma das mais fascinantes na história da ciência. Os raios X são ondas eletromagnéticas ou acúmulos de energia na forma de ondas que se deslocam a 186.000 milhas por segundo. O comprimento de onda dos raios roentgen é extremamente curto. Os comprimentos de onda utilizados nas diagnoses médicas veterinárias são de 0,1 a 0,5 Å Os raios gama são fisicamente idênticos aos raios X curtos, mas são emitidos por determinados elementos radioativos. O conceito de importância para o estudante de anatomia é que o feixe de raios X é tão minúsculo que pode passar **através dos átomos** dos tecidos de um animal e que apenas determinadas partes do feixe de raios X serão "paradas" ou "absorvidas" pelos eléctrons, prótons ou nêutrons em órbita nos tecidos expostos. Desta forma, é importante que o radiologista veterinário aprenda anatomia em três dimensões.

Exemplo: À sua frente há um cão anestesiado. Você recebe um daqueles antiquados alfinetes de chapéus de senhoras e é solicitado a empurrá-lo, de ponta, através do tórax, da esquerda para a direita, entre a quarta e a quinta costelas, a meio do caminho entre o ligamento supra-espinhoso e o esterno. Embora você não possa realmente ver a ponta do alfinete penetrar e emergir de cada estrutura, você deverá ser capaz de visualizar em sua mente (doravante citada como seu "olho de raios X") cada estrutura que o alfinete atravessa até emergir no lado direito do peito. Agora imagine, literalmente, milhões de alfinetes passando através do peito. É isto o que faz o feixe de raios X quando se tira uma "chapa de raios X" ou radiografia do peito de um cão.

COMO OS RAIOS X MANIFESTAM SUA PRESENÇA?

Os raios X manifestam sua presença, pelo menos, de quatro modos diferentes: (1) efeito fotográfico; (2) efeito fluorescente; (3) efeito biológico; e (4) efeito ionizante.

EFEITO FOTOGRÁFICO. Os raios X penetram na matéria sólida; os de ondas de comprimento mais curtas possuem um maior poder de penetração e são conhecidos como "raios duros". Na sua passagem através da matéria, os raios X são absorvidos, sua quantidade dependendo do número atômico e da densidade da substância absorvedora. O osso, dado o seu teor de cálcio, absorve raios X muito mais facilmente do que os tecidos moles do corpo. Os raios que penetram no corpo fragmentam os cristais de brometo de prata, na emulsão de um filme de raios X, de modo que, ao serem revelados, estes são rapidamente reduzidos ao "preto" da prata metálica. A isto denomina-se radioluscência. Os raios absorvidos por determinados tecidos (por exemplo, o osso) não alteram os cristais de brometo de prata que são dissolvidos e removidos no processo de fixação, deixando o filme claro; desta forma, diz-se que o osso é

INTRODUÇÃO GERAL

radiopaco. Entre estes dois extremos temos muitas gradações de opacidade, de modo que o filme totalmente processado torna-se agora um registro fotográfico da capacidade de penetração dos raios X em uma determinada parte do corpo. Este registro é denominado um radiograma ou **radiografia***, esquiagrama ou **esquiagrafia***, roentgenograma ou **roentgenografia,** ou, pelo leigos de **chapa de raios X.***

EFEITO FLUORESCENTE. Quando o feixe de raios X atinge uma cartolina forrada com determinados cristais, ela faz com que esses cristais fluoresçam ou emitam luz visível. As variações da quantidade de feixes de raios X que atingem os cristais fazem com que a imagem surja no exame fluoroscópico.

EFEITO BIOLÓGICO. Deve-se lembrar que os raios X são sempre destrutivos para os seres vivos. Quando a destruição do tecido vivo não for maior do que possa ser reparado, muito pouca reação dos tecidos é observada. Na pele não pigmentada, a primeira reação visível é a vermelhidão ou **eritema;** o sinal seguinte é a queda dos pêlos, ou **depilação;** e, finalmente, vem a morte do tecido ou **queimadura por raios X.** A irradiação por raios X, de todo o corpo, altera a contagem sangüínea, é letal em altas doses e pode causar mutações dos genes em doses menores. Doses repetidas de raios X são acumulativas. **A exposição desnecessária aos raios X deve ser religiosamente evitada.**

EFEITO IONIZANTE. O último método de detectar a presença de raios X é o método de ionização. Determinados gases recebem e retêm uma carga elétrica conhecida. Quando um dispositivo tal como um medidor "r", ou medidor roentgen, for colocado em um feixe de raios X, as ondas eletromagnéticas removem ou neutralizam a carga elétrica contida, de modo que a perda de carga pode ser mensurada. Tal dispositivo é usado para calibrar ou determinar

---

*Os termos marcados com um asterisco (*) são os mais comumente ouvidos ou usados.

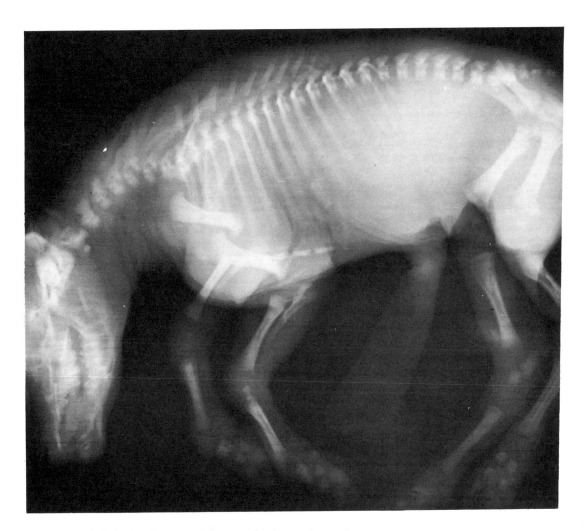

Figura 1-2. Feto de bovino imediatamente após o segundo trimestre de gestação.
Note a homogeneidade da densidade dos tecidos moles. Somente as estruturas calcificadas estão realçadas. O bezerro não possui nem ar inspirado (pulmões e traquéia invisíveis) nem alimento deglutido (nenhum gás no estômago, intestinos, cólon ou reto). É difícil ver-se o diafragma (separando o peito e o abdome).

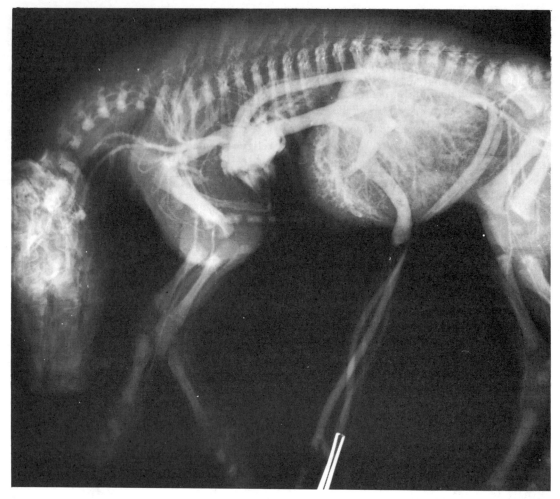

Figura 1-3. Feto de bovino; o mesmo da Fig. 1-2, porém no sistema circulatório foi injetado através das artérias umbilicais um meio radiopaco.

Note o efeito que o sistema circulatório possui na delineação do tórax e do abdome. A circulação fetal está bem ilustrada. Ainda não há nenhum ar nem gás nos tratos respiratório ou digestivo.

a quantidade de raios X, produzidos por um determinado aparelho e usado para tratar de tumores e outras doenças. A unidade de mensuração é o roentgen, designado por um "r" minúsculo.

O roentgen,* é uma dose de exposição de radiação X ou gama, tal que a emissão corpuscular associada por 0,001293 g de ar produz, no ar, íons carregando uma unidade eletrostática de quantidade de eletricidade de qualquer sinal.

COMO PODE A RADIOLOGIA AJUDAR-ME NA ANATOMIA?

A pressão de conhecimentos sempre crescentes, na medicina veterinária e outras ciências do setor de saúde, tem sido um estímulo para o reexame dos métodos de ensino da anatomia e de outras disciplinas profissionais. Uma resposta superficial a tal pressão é a de reduzir o tempo e o conteúdo dos cursos de anatomia. Entretanto, as fronteiras em expansão, no campo clínico e outros relacionados muito provavelmente não serão servidas pelo ensino **reduzido** de anatomia, embora seja altamente provável que avanços possam ser realizados na eficiência da apresentação da anatomia. Para ser eficaz, a anatomia terá que ser ensinada e aprendida como uma disciplina tridimensional, para que o praticante (ou cientista de animais de pesquisa, se for o caso) seja capaz de visualizar as modificações (patológicas ou outras) que se realizam no corpo com vida. Embora a mesa de dissecção seja provavelmente o melhor lugar para se aprender a anatomia tridimensional, o exame fluoroscópico e radiográfico de determinadas estruturas ou órgãos pode muito contribuir para a precisão da "foto mental" a ser desenvolvida pelo aluno. Por exemplo, é muito mais exata a determinação das tensões trabeculares em um osso, através da radiografia, do que pela serragem do osso ao meio. Um outro exemplo é o notável melhoramento, no conceito mental do

---
*U.S. Dept. of Commerce, 1960, 1961.

INTRODUÇÃO GERAL

aluno, com relação ao suprimento sangüíneo de um órgão ou espécime específico que pode ser obtido pela injeção, no sistema vascular, de uma tintura radiopaca e a realização de sua radiografia (Figs. 1-2 e 3). Ambos os exemplos apresentados criam uma imagem mental mais precisa e contribuem grandemente para a eficiência de apresentação e na conservação de tempo.

Mais ainda, a anatomia radiográfica é uma ferramenta essencial para o praticante e o auxilia muito a visualizar anormalidades do corpo em vida, não prontamente acessíveis a olho nu. Seria muito vantajoso para o veterinário neófito se os seus instrutores, nas ciências médicas veterinárias básicas, soubessem mais sobre as doenças e as anomalias encontradas na prática, fase da medicina veterinária que ainda exige mais homens-hora do que qualquer outro campo reconhecido. Ser capaz de associar determinadas áreas ou regiões anatômicas com os males de animais, de ocorrência mais comum, é mais desejável para o estudante do que a dependência na memorização. Muitos instrutores, com considerável experiência de ensino, podem lembrar-se de alunos que podiam citar quase literalmente o texto ou anotações, mas que, ao serem questionados um pouco mais, eram incapazes de reconhecer a estrutura que foram solicitados a descrever. Tal "conhecimento", que é pura memorização, obviamente não é conhecimento algum. A anatomia útil é a anatomia visual; o quadro das estruturas e as relações que podem ser visualizadas mentalmente, e não as palavras utilizadas para descrever a estrutura. Os raios X ajudam a desenvolver o quadro mental, ou melhor ainda, "o olho de raios X".

COMO PODE A ANATOMIA AJUDAR-ME NA RADIOLOGIA?

Para ser proficiente na interpretação radiográfica (diagnose radiográfica ou de raios X), é preciso primeiro ter algum conhecimento sobre a anatomia da região que foi objeto dos raios X. Três elementos ou compostos encontrados no corpo sadio e normal resultam nas "sombras" de raios X vistas na chapa. Eles são: (1) Ar — na boca, nariz, seios paranasais, traquéia, pulmões, estômago, intestino delgado de indivíduo em amamentação, cólon e reto. (2) Água — no sangue (ela é a resposta para a densidade dos grandes vasos sangüíneos) e órgãos cheios de sangue, tais como o fígado, o baço e os rins e a bexiga cheia de urina. Os fluidos fetais no útero grávido aumentam a densidade desse órgão em relação à do estado não grávido. E, por último, são observadas sombras no estômago ou intestino delgado logo após a ingestão de fluidos. (3) Minerais — de principal significação é o cálcio encontrado nos ossos e, às vezes, no músculo e no epitélio dos indivíduos mais velhos. Isto é normalmente, mas nem sempre, atribuível a algum ferimento ou doença anterior.

Torna-se perfeitamente evidente, então, que um conhecimento prévio da anatomia é absolutamente necessário para se interpretar as valiosas informações diagnósticas disponíveis no exame radiográfico ou fluoroscópico de um animal. Uma compreensão precisa da morfologia dos ossos e articulações, suas diferenças e sua idade, é primordial para a interpre-

tação precisa de uma radiografia. As variações no suprimento sangüíneo de determinados órgãos (Figs. 1-4 e 5, A a E) ajudam o radiologista diferenciar entre o normal e o patológico. A inflamação é a reação do tecido vivo à irritação. Ela é acompanhada por aumento no suprimento sangüíneo ou o sintoma cardial, "rubor" ou "vermelhidão". A menos que o radiologista tenha alguma idéia do suprimento sangüíneo, conhecido como normal a uma parte, não será capaz de diagnosticar corretamente a inflamação dessa parte quando ela for atingida por algum processo de doença.

Pode-se ver, desta forma, que a anatomia é um conhecimento básico essencial para o radiologista consciente, e que a radiologia pode ser um grande auxiliar para o anatomista e para o aluno de anatomia na obtenção do "olho de raios X" das várias estruturas anatômicas, de modo que ele não precise lembrar-se de palavras memorizadas.

O QUE E COMO DEVO ESTUDAR?

Infelizmente, o aprendizado de anatomia muitas vezes é considerado como um feito de memória pura. É bem certo que para começar, precisamos memorizar determinados assuntos, e depois usar repetidamente o que memorizamos a fim de retê-los. Muitas pessoas, que são geralmente tidas como bons anatomistas, não alegariam possuir memórias particularmente boas. Na verdade, o estudo da anatomia deve ser direcionado no sentido da aquisição de uma boa compreensão do assunto e não na lembrança total de uma massa de minúcias. Qualquer clínico pode assegurar que os detalhes anatômicos de que se lembra são bastante limitados àqueles que ele usa com bastante freqüência. A vantagem de ter-se conhecido outrora mais fatos situa-se, principalmente, nos conhecimentos gerais aos quais esta aquisição leva, a saber: (1) capacidade de compreender o fundamental e não a anatomia detalhada envolvida nos problemas clínicos particulares; e (2) facilidade relativa de reaprender e expandir os nossos conhecimentos em um determinando campo, caso seja necessário.

O falecido Professor Harry Lewis Foust*, em determinada ocasião, declarou a este escritor que "uma pessoa nunca aprenderá demais, que é melhor haver aprendido algo que nunca será usado do que de repente precisar de alguma coisa que nunca aprendeu".

Como a anatomia á uma **ciência visual,** em que as descrições verbais são sempre inadequadas, seu aprendizado requer a observação cuidadosa, de preferência repetidamente e de perspectivas diferentes. Na anatomia grosseira, então, o principal estudo terá que ser efetuado na sala de dissecção, onde o repetido trato e revisão é possível. Diferentes perspectivas podem ser obtidas através da correlação do que é observado na chapa de raios X ao que é efetivamente observado no espécime dissecado.

Exceto para fins de comunicações, ao prestar um exame ou na conversa com os colegas, a anatomia

---

*Comunicação Pessoal — Harry Lewis Foust, ex-chefe do Departamento de Anatomia Veterinária, Iowa State University, Ames, 1927 a 1951.

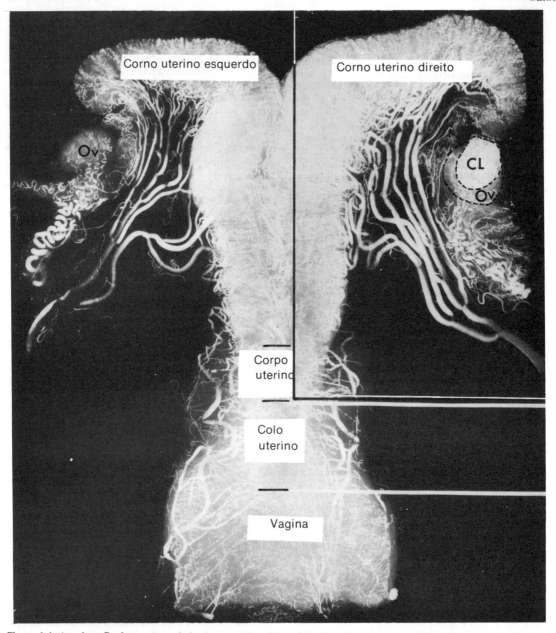

Figura 1-4. Arteriografia de um útero de bovino (espécime fresco injetado), vista dorsoventral, 9,5 dias após o início do estro, ilustrando a magnitude do suprimento sangüíneo (hemodinâmica) aos órgãos reprodutivos da fêmea, especialmente ao ovário em funcionamento.

O corno uterino direito foi o corno grávido para o primeiro e único bezerro desta vaca. A delineação retangular representa a área reproduzida na Fig. 1-5 A até E.

útil é a anatomia visual; o quadro de estruturas e relações que podem ser observados no "olho da mente" ou no "olho de raios X", e não as palavras utilizadas para descrever a estrutura.

QUANDO A ANATOMIA POUCO ATRAENTE SE TORNA ESPETACULAR?

A estrutura que dá a uma massa de protoplasma sua eventual beleza artística é denominada esqueleto. O esqueleto é composto de ossos e articulações.

O veterinário neófito começa seu treinamento profissional pela osteologia — o estudo dos ossos — e sindesmologia — o estudo das articulações e dos ligamentos. O aluno iniciante recebe uma "caixa de ossos" e é solicitado a estudá-los. Isto pode tornar-se pouco atraente, a menos que ele possa receber demonstração de uma apresentação interessante daquele osso ou articulação, em uma chapa de raios X. Um osso, por seu teor de cálcio e elevada radiopacidade, normalmente é a característica mais marcante de uma radiografia. Poucos iniciantes em

Figura 1-5. Área útero-ovariana direita de uma vaca. Vista dorsoventral.

A, Quatro horas após o início do "cio" (estro). O folículo de Graaf está bem delineado pelas arteríolas, e o meio de contraste da parte central do folículo é provavelmente decorrente da ruptura, por pressão, da arteríola do *cumulus oophorus*. Os pólos do ovário aparecem ligeiramente mais densos do que o folículo devido ao maior suprimento sangüíneo e ao aumento associado do líquido intercelular. Note a natureza helicoidal e o maior tamanho da artéria útero-ovariana e seus ramos. As setas indicam a camada vascular subserosa, bem definida; a camada vascular miometrial é muito definida, as arteríolas são de forma helicoidal e ocorrem circunferencialmente ao redor do corno uterino.

B, Três dias e um quarto após o início do cio (pós-estro). O folículo rompeu-se, liberando o óvulo, e o desenvolvimento inicial de um "corpo amarelo" ou *corpus luteum* (CL) de crescimento muito rápido com um rápido crescimento da vascularização pode ser observado. Graus de vascularização e crescimento, atingidos em apenas 30 horas após a ovulação. Note o tamanho e a natureza tortuosa da artéria útero-ovariana e seus ramos. Isto é comparável ao plexo pampiniforme do macho.

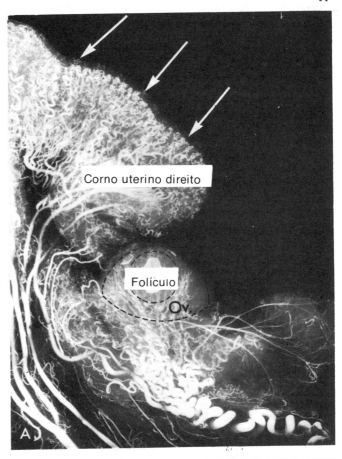

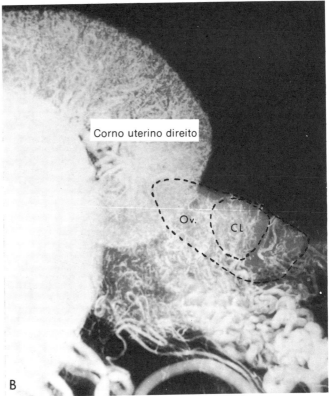

(A ilustração continua na página seguinte.)

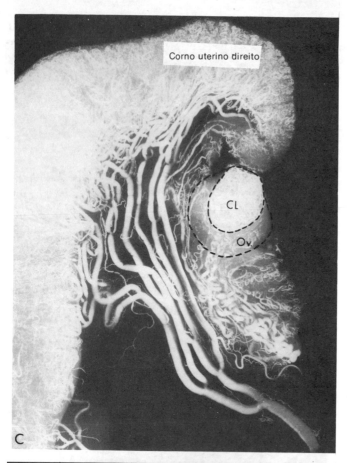

Figura 1-5. Área útero-ovariana direita de uma vaca, vista dorsoventral *(Continuação).*

C, Nove dias e meio após a vinda do cio (início do diestro). Área retangular aumentada da Fig. 1-4. Note o tamanho e o número de vasos sangüíneos para o corpo lúteo e dentro dele (CL). O corpo lúteo atingiu seu tamanho máximo e doravante tornar-se-á melhor organizado e gradativamente regridirá, até não mais existir formação de novos folículos. Um método de superar a "ausência de cio" ou anestro é a extirpação manual do corpo lúteo através do reto. É perigoso extirpar um "corpo amarelo" ou corpo lúteo neste estágio do ciclo, por causa de uma possível hemorragia fatal. Deve-se esperar até que o corpo lúteo mostre sinais de organização e regressão e/ou até que haja certeza de que o animal não está grávido. A extirpação manual do corpo lúteo antes do sétimo mês de gravidez normalmente resulta em aborto.

D, Dezesseis dias e um quarto após o início do cio (diestro tardio). A artéria útero-ovariana e seus ramos são de tamanho menor, menos tortuosos e de menor número, apesar da aparente persistência do suprimento sangüíneo do corpo lúteo (CL). Entretanto, o corpo lúteo está mostrando sinais de organização e regressão. Algumas arteríolas e capilares foram substituídos por fibroblastos, o que é evidenciado pela maior radiodensidade do "corpo amarelo". Como o corpo lúteo regride, ele perde seu poder de evitar novo desenvolvimento folicular; assim, agora não há necessidade de extirpá-lo manualmente para iniciar o "cio" ou estro.

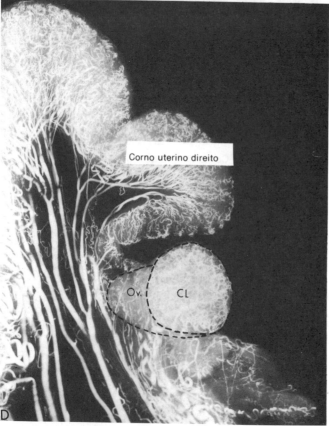

(A ilustração continua na página seguinte.)

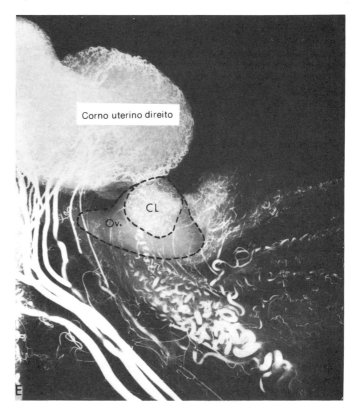

Figura 1-5. Área útero-ovariana direita de uma vaca. Vista dorsoventral *(Continuação).*

E, Oito horas após o início do proestro. Note a redução pronunciada no tamanho do corpo lúteo, do ciclo anterior. Também há uma redução notável no tamanho, tortuosidade e número de ramos da artéria útero-ovariana. Este corpo lúteo perdeu o seu poder inibitório, pois um folículo de Graaf estava presente no ovário esquerdo e a hemodinâmica estava mudando para a área útero-ovariana esquerda. O corpo lúteo acima continuará a regredir. Seus vasos sangüíneos serão substituídos por fibroblastos e, eventualmente, só haverá presença de tecido de cicatrização branco. Todo o tecido luteínico terá sido removido e a estrutura agora será conhecida como "corpo branco" ou *corpus albicans*.

anatomia percebem que os exames de raios X do sistema esquelético atualmente representam cerca de 50 por cento dos casos em pequenos animais e cerca de 95 por cento dos casos em grandes animais, apresentados na radiologia clínica. Exames esqueléticos em cães são os procedimentos costumeiros para diagnosticar doenças ortopédicas, tais como a displasia do cotovelo ou do quadril, pan-osteíte eosinofílica, osteocondrite dissecante e as fraturas mais comuns. Exames de cavalos claudicantes incluem, rotineiramente, as radiografias dos dedos e membros em particular. A extensão da "podridão dos cascos" no gado é mais facilmente determinada através de uma ou duas radiografias. Para se interpretar adequadamente estes males ortopédicos, primeiramente é necessário conhecer a aparência de um osso normal e como ele vai aparecer em uma boa radiografia. Visões oblíquas de um osso, ou visões em que os pequenos ossos cárpicos ou társicos estão superpostos são de interpretação muito difícil, a menos que tenhamos desenvolvido nosso "olho de raios X", estudado a morfologia distinta de cada um dos pequenos ossos, e depois ser capaz de visualizá-los, mentalmente, em sua perspectiva apropriada.

Muitas doenças de desenvolvimento envolvem o esqueleto, de uma maneira ou de outra. Portanto, é imperativo que o aluno aprenda os conceitos básicos da formação dos ossos (osteogênese), e entenda por que os ossos possuem a capacidade de se remodelar para suportarem determinadas tensões neles exercidas.

As articulações são absolutamente essenciais para a locomoção. A aparência radiográfica de uma articulação é quase tão impressionante quanto a de um osso. O denominado "espaço articular" inclui todas as estruturas entre as placas de osso subcondral de dois ossos adjacentes. Elas são a cartilagem articular, a sinóvia, a gordura intracapsular, os ligamentos e meniscos, em determinadas articulações, que o aluno de anatomia tem obrigação de aprender.

Determinadas variações ósseas no esqueleto são devidas a mudanças evolutivas. Um dos esqueletos mais simples para se começar a estudar é o das espécies de um único dedo (solípedes) (Fig. 15-22). É muito mais fácil de se estudar o dedo simples e maior do cavalo e extrapolar-se para as espécies com vários dedos, do que começar com as espécies menores e com vários dedos, em especial, radiograficamente. No feto eqüino observado na Fig. 15-22, notamos os grandes espaços, radioluscentes, entre os ossos longos, as vértebras, e os ossos da pelve. Pelo que foi dito até agora, você explicaria a razão por que estas extensas áreas radioluscentes do feto não podem ser demonstradas no adulto da mesma espécie? **Tenha certeza de que você sabe sua anatomia.** Ela é a base sobre a qual todas as demais disciplinas médicas veterinárias são construídas. Ela é a base da medicina veterinária, sua vocação escolhida.

Para você, o aluno: Estude anatomia de todas as diferentes maneiras que você puder pensar além da memorização, de modo que sob circunstâncias normais, bem como nas crises "de vida ou morte" você possa imaginar um quadro preciso daquela parte do corpo que lhe é solicitado tratar, mecânica ou quimicamente, por causa de doença.

BIBLIOGRAFIA

Anson, B. J. (ed.) 1966. Morris Human Anatomy. 12th ed. New York, P. Blakeston Division, McGraw Hill Book Co.

Emmerson, M. A. 1952. X-ray therapy of some small animal diseases. Proc. Book Am. Vet. Med. Assoc., 89th Annual Convention, Atlantic City, June 23-26.

Gardner, E., D. J. Gray and R. O'Rahilly. 1969. Anatomy: A Regional Study of Human Structure. 3rd ed., Philadelphia, W. B. Saunders Co.

Goodwin, P. N., E. H. Quimby and R. H. Morgan. 1970. Physical Foundations of Radiology. 4th ed., New York, Harper and Row.

Hollinshead, W. H. 1967. Textbook of Anatomy. 2nd ed., New York, Hoeber Medical Division, Harper and Row.

Morgan, J. P. 1972. Radiology in Veterinary Orthopedics. Philadelphia, Lea and Febiger.

Pansky, B. and E. House, 1969. Review of Gross Anatomy. 2nd ed., London, The Macmillan Co.

Reuber, H. W. and M. A. Emmerson. 1959. Arteriography of the internal genitalia of the cow. J. Am. Vet. Med. Assoc., 134:101-109.

Schebitz, H. and H. Wilkens. 1968. Atlas der Röntgenanatomie von Hund und Pferd. Berlin, Paul Parey.

U.S. Dept. of Commerce. 1960. Protection against radiation from sealed gamma sources. Handbook #73 of the National Council for Radiation Protection. National Bureau of Standards.

U.S. Dept. of Commerce. 1961. Medical X-ray protection up to 3 million volts. Handbook #76 of the National Council for Radiation Protection, National Bureau of Standards.

Woodburne, R. T. 1968. Essentials of Human Anatomy. 4th ed., London, Oxford University Press.

VARIAÇÃO ANATÔMICA

L. J. A. DiDio

A anatomia é a ciência que lida com a estrutura dos organismos. Para fins de ensino, a anatomia grosseira pode ser limitada ao estudo a olho nu, auxiliado pela dissecção, da arquitetura (estrutura macroscópica) dos animais adultos normais (ou plantas). Um estudo abrangente da anatomia inclui um conjunto de várias ciências relacionadas, e é feito sob o nome genérico de **morfologia,** o estudo da forma.

A estrutura e a arquitetura ou características morfológicas dos animais não são uniformes, e portanto, não podem ser padronizadas. Por exemplo, há muitas diferenças na pele das mesmas espécies. Mesmo no indivíduo, existem diferenças entre órgãos bilaterais (ossos, músculos, articulações, víscera, vasos, nervos). É um dito anatômico que as variações são os resultados mais "constantes". Entretanto, é possível estabelecer um padrão médio ou normal para qualquer grupo principal de animais, e reconhecer os desvios do padrão.

Em cada grupo principal de organismos há um plano geral de organização. As variações nos detalhes do plano geral são as características da espécie; além do mais, é possível um plano constitucional através do qual um indivíduo pode ser separado de outro.

O plano geral de construção baseia-se em princípios morfológicos: (1) zigomorfismo; (2) metamerismo; (3) tubulação; e (4) estratificação.

1. De acordo com o princípio de **zigomorfismo,** cada animal pode ser dividido em metades direita e esquerda ou antímeros (partes ou pares opostos). A simetria bilateral grosseira não subsiste após um estudo preciso e detalhado (Guldberg, 1897). Órgãos pares ou homotípicos (dois órgãos, sendo um em cada lado do corpo), tanto superficiais (olhos, orelhas, tetas) como profundos (ovários, testículos, rins), apresentam ligeiras diferenças de tamanho, localização e relações. Os órgãos ímpares (estrutura mediana unilateral ou única) também contribuem para esta assimetria; fígado no lado direito, baço no esquerdo e o coração predominantemente desviado para a esquerda. A esta assimetria morfológica bilateral deve ser acrescida uma assimetria funcional (predominância do uso de um lado ou do outro: indivíduos direitos ou canhotos; a ovulação nos bovinos ocorre mais freqüentemente no ovário direito). Variações unilaterais são duas vezes mais freqüentes do que nas estruturas bilateralmente simétricas.

2. O princípio de **metamerismo** dirige a homologia seriada (segmentar); isto é, os órgãos ou estruturas dispostos de acordo com uma série linear longitudinal. Estas estruturas (por exemplo, vértebras, costelas, membros torácicos e pélvicos) são denominadas homodinâmicas; elas são encontradas em uma sucessão craniocaudal de segmentos semelhantes do corpo. Nesta disposição, um tipo de polaridade (presença de pólos) pode ser reconhecido; no pólo cranial, encontra-se uma concentração do sistema nervoso, enquanto que em certos animais, como no homem, o pólo oposto ou caudal é rudimentar. O metamerismo é melhor visto em embriões e torna-se menos evidente nos adultos; ele pode ser traçado principalmente no esqueleto, músculo, vasos e no sistema nervoso.

O plano metamérico envolve o mesoderma dorsal (somitos) e é reconhecível no tronco e no pescoço. Na cabeça, o mesoderma ventral determina a disposição de estruturas tais como os arcos branquiais (branquiomerismo). Na região faríngea, cinco arcos branquiais podem ser encontrados. Eles são assim denominados porque correspondem aos arcos que sustentam as brânquias (guelras) dos peixes.

3. O princípio de **tubulação** determina a presença de um tubo dorsal e ventral no corpo dos vertebrados. Do eixo de apoio do corpo, a coluna vertebral, arcos ósseos são emitidos em ambos os lados para formar um tubo estreito dorsal ou neural e um grande tubo ventral ou visceral. O primeiro contém o sistema nervoso e estruturas relacionadas, e o último contém parte das vísceras. Estes dois tubos estão circundados por um outro composto de pele e

INTRODUÇÃO GERAL

músculos. Sabe-se que muitas vísceras e vasos, por sua vez, são tubos cilíndricos.

4. O princípio de **estratificação** governa a disposição dos órgãos e suas partes em camadas (ectoderma, mesoderma e endoderma) que são formadas nos primeiros estágios de desenvolvimento.

No adulto, a pele *(tegumento comum)* é formada por uma camada externa de epiderme composta de diversas camadas ou *estratos (córneo, lúcido, granuloso, espinhoso e basal),* seguida de uma camada mais profunda de *cório* (derme) e pela camada mais profunda, a *tela subcutânea* (com a túnica areolar, fáscia superficial e túnica lamelar). Profundamente à *tela subcutânea,* a fáscia muscular circunda músculos dispostos em camadas. Na maioria, os músculos originam-se, inserem-se, circundam, ou formam camadas entre ossos (músculos intercostais). Os ossos estão cobertos por uma camada de periósteo, e são formados por uma *substância externa compacta,* dentro da qual há uma *substância esponjosa* e em muitos, uma parte central não calcificada, a *cavidade medular.* Os ossos também podem formar compartimentos (por exemplo, o crânio) ou grades (por exemplo, o tórax) e eles protegem, respectivamente, os órgãos do sistema nervoso central e as vísceras.

Nos vasos, três camadas são reconhecidas: *túnica externa, túnica média* e *túnica íntima.* Na maioria das vísceras, paredes semelhantes são denominadas *túnica serosa, túnica muscular* e *túnica mucosa.* Por sua vez, cada uma destas túnicas é formada por subdivisões de camadas denominadas membranas.

É evidente que o estudo da anatomia se restringe a determinados padrões inerentes aos animais, e que devem ser esperados desvios desses padrões, tanto quantitativos como qualitativos.

Na anatomia comparada, a palavra **homologia** refere-se a estruturas idênticas, que possuem a mesma origem e localização em animais diferentes (membros torácicos de um cavalo e asas de uma ave). O termo **analogia** indica apenas identidade de função (asas de insetos; pulmões de aves e guelras de peixes). Órgãos homólogos não possuem necessariamente a mesma função. Estes conceitos auxiliam na compreensão das variações e de seu significado morfológico.

Normal, em medicina veterinária e humana, quer dizer sadio. Em anatomia, pode apresentar conotações diferentes: (1) pode ser a estrutura mais freqüente (mais de 50 por cento) sob o ponto de vista estatístico; (2) pode ser a estrutura mais adequada para realizar atividades ótimas, sob as exigências fisiológicas. Estrutura e função estão intimamente inter-relacionadas em todos os níveis, desde o macroscópico até o microscópico; assim, "a forma é a imagem plástica da função" (Ruffini, 1929) em cada fase e em cada momento. Sob o ponto de vista evolutivo, é difícil acreditar em uma estrutura permanente e sem função; e (3) pode ser a "melhor" estrutura como um resultado da seleção natural, sob o ponto de vista idealista.

Atualmente, o ponto de vista estatístico prevalece; assim, mesmo sem recurso às porcentagens, o normal é a forma estrutural mais freqüente. Ela é o ponto de partida para a identificação de variações, anomalias e monstros.

Normal pode ser considerado como indicativo de estrutura regular. Às vezes implica correção porque o anormal pode significar deformidade. Muitas vezes não é encontrada uma clara linha divisória entre a anatomia e a patologia para se estabelecer distinção entre uma estrutura normal e outra anormal (ou patológica).

Ligeiros desvios do padrão morfológico normal de um órgão são denominados **variações***. O órgão desviado é considerado como sendo apenas uma **variante.** O desvio pode ser um aumento no número de partes (por exemplo, um músculo com um número superior à média de feixes), uma redução de partes, ou uma modificação de formato. Uma distinção é normalmente feita entre a modificação de forma (normal) e a alteração de forma (patológica).

Órgãos rudimentares em um animal são os que possuem um desenvolvimento melhor ou completo em outra espécie. Eles às vezes podem atingir desenvolvimento completo nos primeiros estágios do animal, e depois tornar-se hipertrofiados ou atrofiados.

A variabilidade dentro dos limites das espécies é a regra. Por exemplo, há uma espécie *Homo sapiens* (não um "homem" ideal, mas simplesmente homens), uma espécie *Canis familiaris* (não o "cão" e sim "cães"). Em outras palavras, a espécie não é fixa, mas dentro de seus limites há uma variabilidade de suas características. Naturalmente ocorrem mutações nos genes que, por sua vez, produzem modificações nas estruturas controladas por aqueles genes.

O nível da observação influencia a identificação das variações. Tanto mais próxima seja a observação, tanto mais eficaz será o reconhecimento de diferenças, e, conseqüentemente, variações.

Variações podem ser encontradas nos desvios de: (1) holotopia, a relação entre o órgão e o corpo como um todo; (2) sintopia, a relação da estrutura e seus órgãos adjacentes imediatos; (3) idiotopia, a relação das partes de um órgão entre si; (4) histotopia, a relação das camadas, túnicas ou tecidos de um órgão entre si (Pernkopf, 1953).

As estruturas normais são relativamente constantes. Às vezes a estrutura apresenta disposições diferentes com porcentagens iguais de ocorrência, causando, destarte, dificuldade na designação do padrão típico. Por exemplo, nos caninos, a veia mesentérica caudal sempre conduz para a veia mesentérica cranial (100 por cento), mas ela é uma tributária independente (50 por cento ± 9,1) ou é formada pelo recebimento da veia ileocecocólica (50 por cento ± 9,1) (Oliveira, 1956). Quando uma estrutura aparece em apenas 1 a 2 por cento da população, ela é denominada **raridade.**

Por esses critérios, os vasos sangüíneos e linfáticos são mais variáveis do que os nervos, músculos, ossos ou ligamentos.

---

*Desta forma, variação normal é redundância.

Um grave desvio do padrão normal, acompanhado pela alteração ou depreciação da função, é denominado **anomalia;** por exemplo, o lábio leporino, o palato fendido ou a costela cervical no homem.

Uma anomalia grave, incompatível com a vida, é denominada monstruosidade, um monstro. Tais malformações são tratadas na teratologia. O progresso na medicina, principalmente na cirurgia, tornou possível a sobrevivência de crianças nascidas com anomalias, que de outra forma deveriam ter sido consideradas como monstruosidades. Por outro lado, alguns medicamentos administrados durante a gestação causaram o aparecimento de malformações nos recém-nascidos. A planta *Veratrum californicum,* comumente denominada heléboro falsa induz a uma malformação congênita .do tipo ciclópia, nos carneiros, quando ingerida pela ovelha no início da gestação (Binns et al., 1963; 1964).

Além das chamadas "variações individuais" existem **fatores gerais de variação,** a saber: (1) idade; (2) sexo; (3) raça; (4) biótipo; (5) evolução; e (6) meio ambiente. Estes fatores são responsáveis pelo aparecimento de variações em todos os sistemas do corpo.

1. **Idade.** Além das bem conhecidas diferenças de tamanho entre os animais recém-nascidos e adultos, que podem resultar na idéia errônea de que o recém-nascido é meramente uma miniatura do adulto, existem variações particulares microscópicas e macroscópicas devidas à idade. (O timo cresce até a maturidade sexual, e depois torna-se um órgão atrofiado em período relativamente curto, de acordo com a espécie.) Até que se conheçam especificamente as mudanças que ocorrem do nascimento até a senilidade, não se pode apreciar o chamado normal (Getty e Ellenport, 1974). Algumas variações dependentes da idade do indivíduo são bem conhecidas: (a) abrasão, modificação do formato da coroa do incissivo nos eqüinos, bovinos e carnívoros; (b) presença de números maiores de anéis nos cornos dos bovinos velhos; (c) pêlos brancos na cabeça dos eqüinos idosos; (d) afilamento da borda rostral da mandíbula dos eqüinos idosos; (e) perda da elasticidade cutânea, principalmente nos caninos e bovinos idosos; (f) redução da bolsa cloacal na ave adulta; (g) redução no tamanho do seio para-anal nos caninos adultos etc.

2. **Sexo.** O dimorfismo sexual é facilmente reconhecível em todas as espécies de animais domésticos. Caracteres e diferenças sexuais secundárias, em muitos órgãos estão presentes, além daquelas do sistema genital. Por exemplo, a pelve óssea da fêmea adulta é bastante diferente daquela do macho. Os dentes caninos são bem desenvolvidos no eqüinos; eles normalmente deixam de irromper nas éguas e, quando presentes, são vestigiais (3 a 4 por cento das éguas possuem caninos maxilar e mandibular, 20 a 30 por cento possuem apenas caninos mandibulares, e 6 a 7 por cento possuem apenas caninos maxilares). Outras variações sexuais são: (a) o tubérculo púbico dorsal é bem desenvolvido nos machos, principalmente nos bovinos, e subdesenvolvido nas fê-

meas e machos castrados; (b) a plumagem das aves é mais longa e mais rica, no colorido, nos machos do que nas fêmeas; (c) a altura das fêmeas (principalmente nas peruas e galinhas) é menor do que a dos machos; (d) a crista e a barbela são menores nas fêmeas do que nos machos; (e) uma espora está presente nos machos *(Gallus gallus domesticus).*

3. **Raça.** Do ponto de vista genético uma raça de animais pode ser considerada "como uma população que difere significativamente de outras populações com relação à freqüência de um ou mais dos genes que possui" (Villee et al., 1963). De acordo com os mesmos autores, a raça "pode ser definida fenotipicamente como uma população cujos membros, embora variando individualmente, são distinguidos como um grupo por uma determinada combinação de características morfológicas e fisiológicas que partilham por causa de sua descendência comum".

Pode-se colecionar milhares de animais da mesma espécie, embora se ignore seu relacionamento; alguns podem ser ou não parentes próximos ou distantes, outros poderão não ter nenhuma ligação por parentesco. A curva de variação para a altura de uma tal população da espécie *Canis familiaris* não pode ser válida para cada uma das numerosas raças incluídas. Há muito tempo foi reconhecido que as espécies de *Linnaeus* compreendiam vários grupos diferentes de unidades secundárias — as raças ou espécies elementares (Guyénot, 1950). Naturalmente, as diferenças entre esses grupos são atribuídas ao fator racial de variação. De modo que, em cada espécie, é possível utilizar várias características por todo o corpo para se identificar determinadas linhagens de animais ou raças do homem. Exemplos de variações de raça são: (a) a barbela existente no *Bos indicus* e ausente ou rudimentar em *Bos taurus;* (b) a prega prepucial umbilical presente em *Bos indicus* e fracamente desenvolvida em *Bos taurus;* (c) a corcova presente em *Bos indicus* e ausente no *Bos taurus;* (d) a prega prepucial longa e pendular em *Bos indicus* e a curta e não pendular em *Bos taurus;* (e) a ausência de corno em três raças de *Bos taurus* (angus mocho, Hereford mocho, shorthorn mocho); (f) a direção dos chifres: vertical em *Bos indicus* (Nelore), para cima e do tipo lira no Guzerá, para baixo, para fora e para trás no Gir; a aurícula (do ouvido externo) é pequena, móvel, longa e pendente em *Bos indicus,* exceto no Nelore, que apresenta uma curta e móvel semelhante a (maioria) *Bos taurus;* (h) a aurícula (do ouvido externo), os ossos da face, o número de vértebras, a cor e a disposição do pêlo são diferentes em três raças de porcos; (i) o delineamento dorsal, a forma e o perfil do esqueleto da cabeça, a altura, o comprimento e o peso nas raças de eqüinos; (j) a cabeça (dolicocéfala no Colie e no cão de caça russo; mesocéfala no setter; braquiocéfala nos Boston terrier e no Pequinês), a altura (membros longos no greyhound; membros curtos no basset e no dachshund), a linha dorsal, o delineamento do corpo, a aurícula (da orelha externa) diferem nas raças de caninos.

INTRODUÇÃO GERAL

4. **Biótipo.** A anatomia constitucional está relacionada com os atributos físicos do corpo. Isto pertence especialmente às proporções de suas partes, conforme exemplificado pelo baixo, alto, gordo ou magro. Em outras palavras, pertence a seu biótipo ou constituição.*

O biótipo, em sua conotação geral, refere-se às características pertinentes morfológicas, bioquímicas, fisiológicas, psicológicas e patológicas (incluindo a psiquiátrica) e às tendências do indivíduo. Ela sobrepõe-se ao padrão biológico da personalidade além de determinar características tais como saúde e longevidade.

A construção física do corpo humano é determinada pela hereditariedade e influenciada pelo meio ambiente. A anatomia constitucional trata apenas das características morfológicas do biótipo. Usando-se um método de biometria, três grupos principais podem ser identificados entre os muitos de transição em toda raça e em ambos os sexos: longitipo, braquitipo e mediotipo. As diferenças entre o mesmo órgão nos tipos extremos — longitipo e braquitipo — são mais notáveis do que as demonstradas pelas raças e sexo.

5. **Evolução.** Num processo evolutivo muito longo, a espécie *Homo sapiens* aumentou de altura, enquanto sua constituição tornou-se menos maciça (Villee et al., 1963). Sua capacidade cranial também aumentou, os ressaltos ósseos acima das aberturas orbitárias diminuíram, sua cabeça tornou-se "ortometópica" (tendência para uma fronte vertical, mais pronunciada nas mulheres). Os cavalos são um bom exemplo de ortogênese, isto é, evolução de linha reta: do *Eohippus* ou *Hyracotherium* (pequenos animais primitivos, que viveram no período Eoceno) mudanças ocorreram no tamanho e forma, documentadas principalmente por esqueletos e dentes fósseis, através do Oligoceno *(Miohippus)*, Mioceno *(Merychippus)*, Plioceno *(Pliohippus)* até o Pleistoceno Recente *(Equus)*.

6. **Meio Ambiente.** O desenvolvimento de caracteres econômicos (rendimento de leite, conformação da carne) depende do meio ambiente (suprimento alimentar etc.) em que o animal é criado e mantido (Hammond, 1947). Uma melhoria na forma e qualidades dos carneiros Welsh para consumo foi conseguida através de melhores pastagens e de cruzamentos seletivos.

Variabilidade e Seleção. A seleção e o cruzamento de animais que mostram variabilidade em qualquer estrutura parece aumentar a variação (Hammond, 1952). Por exemplo, o cruzamento de carneiros que ocasionalmente possuem quatro tetas (ao invés de apenas duas) levou a uma raça com seis tetas (Bell e Bell, 1923). Cruzando-se animais que exibem um número de vértebras e costelas maior do que nas linhagens normais, podem ser obtidos corpos mais longos.

Variações Específicas: Estas são características morfológicas de determinadas espécies, conforme segue: (a) divertículo suburetral da vaca (não encontrado nas éguas, cadelas e porcas); (b) divertículo prepucial do porco; (c) fossa uretral do cavalo; (d) ausência da vesícula biliar no cavalo; (e) presença da bolsa gutural no cavalo; (f) ausência de incisivos maxilares nos ruminantes; (g) presença do osso do pênis no cão; (h) ossificação da cartilagem do septo interatrial nos bovinos velhos; (i) presença de fibras musculares no ligamento sesamóide proximal do bovino jovem; (j) ossificação da esclera das aves adultas; (k) membrana nictitante, ou terceira pálpebra, integralmente desenvolvida nos coelhos e aves, parcialmente desenvolvidas no cavalo, menos desenvolvida no bovino, e rudimentar nos cães e no homem.

Em termos amplos, de acordo com Guyénot (1950), há dois tipos de variações: (1) somáticas ou "somações" que aparecem no corpo ou soma dos animais e não são hereditários; e (2) germinativas ou mutações que ocorrem nas células germinativas e são hereditárias. Estas podem causar o aparecimento de novas formas e já interpretaram, e ainda interpretam, um papel na evolução em contraste com as somações.

De acordo com Fischer (1952), as chamadas variações anatômicas são devidas a pares isolados de genes e não transmitidas isoladamente através da hereditariedade. Entretanto, a variabilidade é transmitida hereditariamente, dependendo de fatores poliméricos do genoma geral. A conformação individual das variações é suprida, em sua maioria, pelo denominado risco do desenvolvimento (Fischer).

---

*Constituição (do latim "cum" e "statuere") implica a idéia de correlação entre determinadas proporções das partes do corpo.

BIBLIOGRAFIA

Bell, A. G. and M. G. Bell. 1923. Saving the six-nippled breed. J. Heredity 14:99–111.

Binns, W., L. F. James, J. L. Shupe and G. Everett. 1963. A congenital cyclopian-type malformation in lambs induced by maternal ingestion of a range plant, *Veratrum californicum.* Amer. J. Vet. Res. 24:1164–1175.

Binns, W., L. F. James and J. L. Shupe. 1964. Toxicosis of *Veratrum californicum* in ewes and its relationship to a congenital deformity in lambs. Ann. N.Y. Acad. Sci. 3:571–576.

Bruni, A. C. and U. Zimmerl. 1951. Anatomia degli Animali Domestici. Milano, Casa Editr. Vallardi, 2nd ed.

Castaldi, L. 1931. Compendio Pratico di Anatomia Umana. Napoli, Casa Editr. Idelson.

Fischer, E. 1952. Ueber das Wesen der anatomischen Varietaeten. Z. f. menschl. Vererbungs.-und Konstit. lehre 31:217–242.

Getty, R. and C. R. Ellenport. 1974. Chapter 2 *in* W. I. Gay (ed.): Methods of Animal Experimentation, Vol. 5, New York, Academic Press.

Guldberg, G. A. 1897. Études sur la Dyssymétrie Morphologique et Fonctionnelle chez l'Homme et les Vertébrés Supérieures. Christiania, H. Aschehoug & Co.

Guyénot, E. 1950. La variation. 2nd ed., Paris, G. Doin et Cie., Éditr.

Hammond, J. 1947. Animal breeding in relation to environmental conditions. Biol. Rev., 22:195–213.

Hammond, J. 1952. Farm animals. Their Breeding, Growth, and Inheritance. 2nd ed., London, E. Arnold & Co.

Oliveira, A. 1956. Pesquisas anatomicas sobre o modo de formação e confluencia das "raizes" do tronco da *vena portae* e sobre as zonas de afluencia da *vena gastricq sinistra* e da *dextra* do *Canis familiaris*. Chairmanship thesis, Anatomy of Domestic Animals, Esc. Nac. Veterin., Univ. Rural, Rio de Janeiro, Brazil.

Pernkopf, E. 1953. Anatomia Topografica Humana (versión 2a. ed. alemana, J. L. Puente-Dominguez). Barcelona, Edit. Labor.

Ruffini, A. 1929. Fisiogenia. Milano, Casa Editr. Vallardi.

Schaeffer, J. P. 1953. Morris' Human Anatomy. 11th ed., New York, Blakiston Co.

Villee, C. A., W. F. Walker and F. E. Smith. 1963. General Zoology. Philadelphia, W. B. Saunders Co.

Woodburne, R. T. 1965. Essentials of Human Anatomy. 3rd ed. New York, Oxford Univ. Press.

CAPÍTULO 2

OSTEOLOGIA GERAL*

R. Getty

O termo **esqueleto** é aplicado para a armação de estruturas duras que suporta e protege os tecidos moles dos animais. Em anatomia descritiva dos animais mais evoluídos na escala zoológica ele é comumente restrito aos ossos e cartilagens, embora os ligamentos que os unem possam muito bem ser incluídos.

Em zoologia o termo é usado num sentido muito mais compreensivo e inclui todo o suporte mais duro e estruturas de proteção. Quando as estruturas duras estão situadas externamente, elas formam um **exoesqueleto,** derivado do ectoderma. Exemplos disto são as conchas e coberturas quitinosas de muitos invertebrados, as escamas de peixes, os cascos de tartarugas e as penas, pêlos e cascos dos vertebrados mais evoluídos. O **endoesqueleto** (com o qual nos ocuparemos) é envolvido pelos tecidos moles. Ele é derivado do mesoderma, com exceção da notocorda ou esqueleto axial primitivo, que é de origem endodérmica.

O esqueleto pode ser dividido inicialmente em três partes: (1) axial, (2) apendicular, e (3) esplâncnico.

O **esqueleto axial** compreende a coluna vertebral, costelas, esterno e crânio.

O **esqueleto apendicular** inclui os ossos dos membros.

O **esqueleto esplâncnico** ou **visceral** consiste de certos ossos desenvolvidos na substância de alguma das vísceras ou órgãos moles, como exemplo, o *osso do pênis* do cão e o *osso do coração* do boi e carneiro.

O número dos ossos do esqueleto de um animal varia com a idade, dependendo da fusão,durante o crescimento,de elementos esqueléticos que estão separados no feto ou no indivíduo jovem. Em adultos da mesma espécie, ocorrem variações numéricas constantes, por exemplo, o tarso do cavalo pode consistir de seis ou sete ossos e o carpo de sete ou oito; em todos os mamíferos domésticos, o número de vértebras caudais (coccígeas), varia consideravelmente.

Os ossos *(ossa)* são comumente divididos em quatro classes de acordo com sua forma e função. (Esta classificação não é totalmente satisfatória; alguns ossos, por exemplo, as costelas, não são claramente classificados, e outros podem ser variavelmente classificados).

Ossos longos *(ossa longa).* Os ossos longos são tipicamente de forma cilíndrica alongada com extremidades alargadas. Eles aparecem nos membros, onde atuam como colunas de suporte e como alavancas. A parte cilíndrica, designada diáfise ou corpo *(corpus),* é tubular e limita a cavidade medular *(cavum medullare),* que contém a medula óssea.

Ossos planos *(ossa plana).* Os ossos planos são expandidos em duas direções. Eles proporcionam suficiente área para inserção dos músculos e protegem os órgãos que cobrem. Esta classificação inclui a escápula e muitos ossos do crânio. Os ossos planos consistem de duas lâminas de osso compacto com osso esponjoso e medula óssea interpostos. A camada esponjosa nos ossos do crânio é designada **diploë.**

Ossos curtos *(ossa brevia).* Os ossos curtos, como os do carpo e tarso, apresentam dimensões algo similares no comprimento, largura e espessura. Sua principal função parece ser aquela de difusão da concussão. Os ossos sesamóides, que são desenvolvidos nas cápsulas de algumas articulações ou em tendões, podem ser incluídos neste grupo. Eles diminuem a fricção ou mudam a direção dos tendões ou aumentam a força de alavanca (alavancagem*) para os músculos e tendões.

Ossos irregulares. Este grupo incluiria ossos de forma irregular, como as vértebras e os ossos da base crânica; eles são medianos e ímpares. Suas funções são várias e não tão claramente especializadas como aquelas das classes precedentes.

ESTRUTURA DOS OSSOS

O osso é uma substância viva com vasos sangüíneos, vasos linfáticos e nervos. Ele cresce, e está sujeito à doença, e quando fraturado cicatriza. Torna-se mais delgado e mais fraco pelo desuso e hipertrofia-se para suportar o peso aumentado. Os ossos têm uma estrutura orgânica de tecido fibroso e células. Sais inorgânicos proporcionam rigidez aos ossos e os tornam opacos aos raios X.

Os ossos funcionam como uma armação do corpo e como alavancas para os músculos e inserções de músculos, proporcionam proteção para algumas vísceras (como coração, pulmões, encéfalo e medula espinhal), contêm a medula óssea que está relacionada com a formação de células sangüíneas e reserva de mineirais (como cálcio e fósforo). Ele é considerado um **órgão hematopoiético**, pois ele é a fonte de eritrócitos, hemoglobina, granulócitos e plaquetas.

A origem do osso foi, e ainda é, um fascinante estudo. Biólogos, filósofos, antropólogos e mesmo teólogos têm discutido e estudado a origem dos ossos através dos tempos. É necessário um pouco de

---

*Para funções mecânicas e relações veja detalhes no Cap. 5, Bioestática e Biodinâmica.

reflexão para realizar e apreciar a importante contribuição e significado do osso para o corpo animal e humano.

Quando estamos estudando anatomia estamos interessados no que é normal. Entretanto, a dor é freqüentemente a principal manifestação de doenças que afetam um osso. As investigações de Trueta (1968) sobre a origem do osteoblasto, a osteogênese em paleontologia, o mecanismo de calcificação, a esclerose e dor no osso, as forças mecânicas e a forma do osso, o crescimento e as glândulas endócrinas e as vitaminas e o crescimento seriam interpretadas e além disso estudadas em detalhes. A influência direta de pressões e contrapressões, e as forças mecânicas atuando sobre o osso e o sistema esquelético e as mecânicas de locomoção são descritas em detalhe neste livro no Cap. 5. A pesquisa sobre a ultra-estrutura e a função do osso tem sido extensa desde 1958 (McLean).

A arquitetura do osso pode ser melhor estudada por meio de cortes longitudinais e transversos de espécime que foi macerada logo após remoção da maior parte da matéria orgânica. Estes mostram que o osso consiste de uma camada externa de **substância compacta** densa, na qual está a **substância esponjosa** mais frouxamente arranjada. Em ossos longos típicos, a diáfise está escavada para formar a **cavidade medular** (Fig. 2-1).

A **substância compacta** difere grandemente em espessura em várias situações, de conformidade com as pressões e tensões para as quais o osso está sujeito. Nos ossos longos ela é mais espessa na ou próxima da parte média da diáfise e adelgaça-se para as extremidades. Nas últimas, a camada é muito delgada; ela é especialmente densa e lisa nas superfícies articulares. Espessamentos circunscritos são encontrados em pontos que estão sujeitos à pressão ou tração especiais. O osso compacto é composto especialmente de substância intersticial calcificada, **matriz óssea**, depositada em camadas chamadas **lamelas**. Uniformemente espalhadas em todas as partes da substância intersticial do osso há cavidades, chamadas **lacunas**. Estas cavidades estão ocupadas por uma célula óssea ou **osteócito**. Das lacunas irradiam-se finas passagens tubulares em todas as direções. Estas penetram na substância intersticial das lamelas e são chamadas **canalículos**. Estas ramificações canaliculares anastomosam-se àquelas de lacunas adjacentes e assim formam um sistema contínuo de cavidades ou vias que são essenciais à nutrição das células ósseas. Por outro lado, as **células cartilagíneas** obtêm sua nutrição através da matriz hialina gelatinosa. A deposição de sais de cálcio na substância intersticial do osso reduz sua permeabilidade e, portanto, a necessidade de canais vasculares. A grande maioria das lamelas de osso compacto é arranjada concentricamente em torno dos canais vasculares longitudinais. Estas unidades cilíndricas de estrutura são chamadas **sistema de Havers** ou **osteônio**. Elas variam de tamanho e em secção transversa os sistemas haversianos aparecem como anéis concêntricos em torno de uma abertura circular.

Os canais vasculares no osso compacto são orientados em relação à estrutura lamelar do osso circundante. Os canais longitudinais no centro dos sistemas de Havers são chamados **canais haversianos** ou **canais nutrícios**. Eles contêm um ou dois vasos sangüíneos e estão unidos a outros, e comunicam-se com a cavidade medular e com a superfície via canais transversos, **canais de Volkmann**. Os últimos não são circundados pelos arranjos lamelares concêntricos mas atravessam o osso em um ângulo perpendicular ou oblíquo às lamelas. Os vasos sangüíneos do periósteo e endósteo comunicam-se com aqueles dos sistemas haversianos via canais de Volkmann.

A **substância esponjosa** consiste de delicadas lâminas ósseas e espículas que correm em várias direções e entrecruzam-se (Fig. 2-2). Estas são definitivamente dispostas de acordo com as solicitações mecânicas, tanto que os sistemas de lâminas de pressão e tensão podem ser reconhecidos de conformidade com as linhas de pressão e o puxar dos tendões e ligamentos, respectivamente. Os intervalos entre as lâminas são ocupados por medula óssea e são designados **espaços medulares**. A substância esponjosa forma a massa dos ossos curtos e das extremidades dos ossos longos; nos últimos, ela não está restrita às

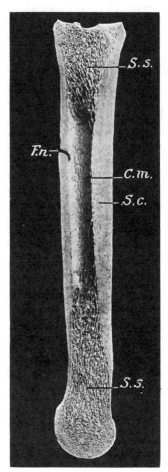

Figura 2-1. Secção sagital do grande osso metatársico de cavalo (direito).

C.m., Cavidade medular; F.n., forame nutrício; S.c., substância compacta; S.s., substância esponjosa. Note a maior espessura da substância compacta da parte proximal da diáfise.

extremidades mas estende-se também em uma distância variável ao longo da diáfise. Alguns ossos contêm espaços aéreos na substância compacta ao invés de osso esponjoso e medula óssea e, por isso, são chamados **ossos pneumáticos**. As cavidades são designadas **seios** e são limitadas por membranas mucosa; eles comunicam-se indiretamente com o ar exterior. Em certas situações as duas camadas compactas dos ossos planos não estão separadas por osso esponjoso, mas fundem-se entre si; em alguns casos deste tipo o osso é tão delgado que se torna translúcido, ou pode sofrer absorção, produzindo, neste caso, uma falha.

Os ossos planos da abóbada craniana e lados são compostos de uma camada externa de substância compacta, a **lâmina externa**, uma camada interna de osso muito denso, a **lâmina interna** ou **tábua vítrea**, e entre estas uma variável quantidade de osso esponjoso, aqui designado **diploë**.

O **periósteo** é a membrana que reveste a superfície externa do osso, exceto onde ele está coberto por cartilagem. É uma lâmina de tecido conectivo especializado que é dotado de potência osteogênica. A lâmina perióstica está ausente naquelas áreas das epífises dos ossos longos que são cobertas por cartilagem articular. O periósteo consiste de uma lâmina externa fibrosa protetora e uma lâmina interna celular osteogênica. Durante o crescimento ativo, a lâmina osteogênica é bem desenvolvida, mas depois torna-se muito reduzida. A lâmina fibrosa varia muito de espessura, sendo, em geral, mais espessa em situações de exposição. A aderência do periósteo ao osso também difere grandemente em vários locais; ele é freqüentemente muito delgado e facilmente destacável onde é espessamente coberto por tecido muscular que tem pouca ou nenhuma inserção. O grau de vascularização depende da atividade do periósteo.

O **endósteo** é uma membrana fibrosa delgada que limita a cavidade medular e os canais haversianos maiores (canal nutrício do osso).

A **medula óssea** (*medulla ossium*) ocupa os interstícios do osso esponjoso e a cavidade medular dos ossos longos. Há duas variedades no adulto — vermelha e amarela. No indivíduo jovem há somente **medula óssea vermelha** (*medulla ossium rubra*), mas depois esta é substituída na cavidade medular por **medula óssea amarela** (*medulla ossium flava*). A medula óssea vermelha contém muitos tipos de células características e é uma substância formadora de sangue, enquanto que a amarela é praticamente tecido adiposo ordinário. A medula óssea amarela é formada por trocas regressivas na medula óssea vermelha, incluindo infiltração gordurosa e degeneração das células características; logo, encontramos formas de transição ou estágios no processo. Em indivíduos idosos ou mal nutridos a medula óssea pode sofrer degeneração gelatinosa, resultando na formação de medula óssea gelatinosa. A medula óssea rubra persiste no esterno por toda a vida e, logo, este é um local ideal para aspiração e exame (Calhoun, 1954 a e b, 1955).

VASOS E NERVOS. Os ossos são ricamente supridos por **vasos sangüíneos**. É costume reconhecer dois grupos de artérias — as **periósticas** e as **medulares**. As primeiras ramificam-se no periósteo e emitem inúmeros pequenos ramos que entram em diminutas aberturas (canais de Volkmann) na superfície e atingem os canais de Havers (nutrícios) da substância compacta. Outros ramos entram nas extremidades dos ossos longos e suprem o osso esponjoso e sua medula óssea. No caso dos ossos maiores — e especialmente os ossos longos — a grande **artéria nutrícia** ou **medular** (*arteria nutricia*) entra no chamado forame nutrício, passa num canal através da substância compacta e ramifica-se na medula óssea. Pequenos ramos dos vasos periostais também suprem o osso compacto da diáfise. Os vasos metafisários e epifisários que provêm de artérias próximas das articulações, **artérias articulares,** suprem o osso esponjoso e medula óssea das extremidades do osso.

Estudos clínicos, experimentais e histológicos (Gardner, Gray e O'Rahilly, 1969) indicam que a corrente sangüínea através da substância compacta de ossos adultos normais é no sentido superficial; em outras palavras, do sistema arterial medular para os capilares da substância compacta, daí aos capilares do periósteo e às inserções musculares. As **veias** maiores do osso esponjoso, como regra, não acompanham as artérias, mas emergem principalmente próximo das superfícies articulares. No osso elas são desprovidas de válvulas. Os **vasos linfáticos** existem como canais perivasculares no periósteo e nos canais de Havers da substância compacta. Eles também formam uma delicada rede subperióstica da qual procedem os vasos maiores, freqüentemente em companhia de veias. Espaços linfáticos existem na periferia da medula óssea.

Fibras nervosas acompanham os vasos sangüíneos do osso. Algumas das fibras são vasomotoras,

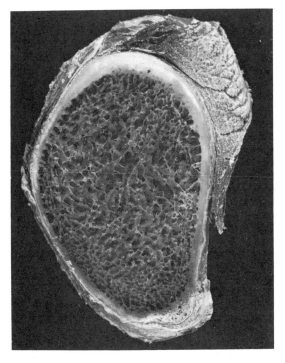

Figura 2-2. Secção transversa do úmero esquerdo de cavalo.

mas outras são sensitivas para o periósteo. O periósteo é especialmente sensível ao arrancamento ou tensão. Algumas terminações encapsuladas no periósteo são proprioceptivas e provavelmente estão relacionadas à mediação de posição ou sensibilidade muscular.

DESENVOLVIMENTO E CRESCIMENTO DO OSSO

O primitivo esqueleto embrionário consiste de cartilagem e tecido fibroso nos quais os ossos desenvolvem-se. O processo é designado **ossificação** ou **osteogênese** e é elaborado essencialmente pelas células produtoras de osso, chamadas **osteoblastos.** "Qualquer célula que tem a propriedade de depositar uma matriz que calcifica-se, sem morrer no processo, é um osteoblasto" (Trueta, 1968). É costume, portanto, designar como **ossos membranosos** aqueles que são desenvolvidos em tecido fibroso e como **ossos cartilagíneos** aqueles que são pré-formados em cartilagem. Os principais ossos membranosos são aqueles da abóbada e lados do crânio e muitos dos ossos da face. Os ossos cartilaginosos compreendem, por conseguinte, a maior parte do esqueleto. Correspondentemente, distinguimos **ossificação intramembranosa** e **endocondral.** O processo em que o osso que se forma diretamente no primitivo tecido conjuntivo é chamado de ossificação intramembranosa, e no osso formado em cartilagem preexistente é chamado de ossificação intracartilaginosa ou endocondral. Ossificação intramembranosa é a forma mais simples de formação óssea. A ossificação intracartilagínea envolve os mesmos processos da formação óssea intramembranosa, mas ela é precedida por um período inicial de erosão cartilagínea e remoção, antes do início da deposição óssea. Detalhes destes dois processos podem ser encontrados em qualquer livro-texto de histologia ou embriologia. Os ossos da base do crânio, coluna vertebral, pelve e extremidades são chamados ossos cartilagíneos porque são formados primeiro por cartilagem hialina. O crescimento em comprimento dos ossos longos depende de ossificação endocondral. Entretanto, seu crescimento em diâmetro é o resultado da deposição de nova membrana óssea debaixo do periósteo. "A formação de osso compacto da diáfise de um osso longo é quase inteiramente o produto de ossificação intramembranosa subperióstica" (Bloom e Fawcett, 1968).

Na **ossificação intramembranosa,** o processo inicia-se em um definido **centro de ossificação** (*punctum ossificationis*), onde os osteoblastos circundam-se com uma deposição de osso. O processo estende-se deste centro para a periferia do futuro osso, desta forma produzindo uma rede de trabéculas ósseas. As trabéculas rapidamente espessam-se e fundem-se, formando uma lâmina óssea que é separada dos ossos adjacentes por tecido fibroso persistente. A parte superficial do tecido original torna-se periósteo; sobre a face profunda deste, camadas sucessivas de osso perióstico são formadas pelos osteoblastos até que o osso atinja sua espessura definitiva. O aumento na circunferência resulta da ossificação do tecido fibroso circunjacente, que continua a crescer até o osso atingir seu tamanho definitivo.

Na **ossificação endocondral** o processo é fundamentalmente o mesmo, mas não tão simples. Os osteoblastos migram da face profunda do pericôndrio ou periósteo primitivo para a cartilagem e provocam a calcificação da matriz ou substância fundamental primitiva da última. Os vasos invadem a área de calcificação e os condrócitos sucumbem e desaparecem, formando as primitivas cavidades medulares que são ocupadas pelos processos do tecido osteogênico. Está por conseguinte formada uma espécie de rede de trabéculas calcárias sobre a qual o osso é estruturado pelos osteoblastos. Ao mesmo tempo, o osso pericondral é formado pelos osteoblastos do periósteo primitivo. A cartilagem calcificada é erosada e absorvida pelas grandes células chamadas **osteoclastos** e é substituída por osso depositado pelos osteoblastos. Os osteoblastos também executam a função de absorção do osso primário, originando as cavidades medulares; assim, no caso dos ossos longos, o osso esponjoso central primitivo é grandemente absorvido para formar a cavidade medular do corpo e persiste principalmente nas extremidades. A destruição da parte central e formação do osso subperióstico continua até o corpo do osso ter completado seu crescimento.

Cada osso longo consiste de um corpo e duas extremidades. O corpo é conhecido como **diáfise** e as extremidades do osso longo são conhecidas por **epífises.** As extremidades das epífises de um osso longo em crescimento são ambas inteiramente cartilaginosas ou, se a ossificação epifisária iniciou, são separadas do corpo pelos discos epifisários cartilagíneos. A parte do corpo próxima do disco epifisário contém a zona de crescimento e osso neoformado, e é chamada **metáfise.** O tecido ósseo da metáfise e da epífise é contínuo no adulto. Na superfície articular das epífises dos ossos longos, a delgada camada cortical de osso compacto é coberta por uma camada de cartilagem hialina, a **cartilagem articular.**

Um osso longo típico é desenvolvido a partir de **três** centros primários de ossificação: um, que aparece primeiro, para a diáfise ou corpo, e um para cada epífise ou extremidade. Muitos ossos têm centros secundários a partir dos quais os processos ou apófises desenvolvem-se (Figs. 3-1 e 15-27, 28, 37, 89 e 90).

O esboço precedente é considerado para os ossos em crescimento, exceto quanto ao comprimento. Aumento no comprimento pode ser brevemente explicado como segue: a provisão para a continuidade da ossificação de ambas as extremidades da diáfise é feita por uma camada de cartilagem de crescimento ativo — **cartilagem epifisária** — que se interpõe entre a diáfise e a epífise. É evidente que quanto mais tempo esta cartilagem persiste e cresce, novo osso pode continuar sendo formado a suas expensas e o aumento de comprimento é possível. Quando a cartilagem epifisária cessa o crescimento, ela sofre ossificação, o osso é consolidado e o aumento em comprimento não mais é possível. Esta fusão ocorre completamente em períodos definidos nos vários ossos e é importante conhecer a época normal em que ela ocorre, pelo menos nos ossos maiores dos membros, particularmente para a própria interpretação da anatomia radiográfica. No

OSTEOLOGIA GERAL

caso dos ossos membranosos, o aumento em circunferência é proporcionado pela ossificação e formação de novo tecido fibroso circundante.

Após os ossos terem atingido seu tamanho completo, o periósteo torna-se relativamente reduzido e inativo no que concerne à sua camada osteogênica; a função osteogênica pode ser estimulada por várias causas, como é bem visto na cicatrização de fraturas e a ocorrência de alongamento ósseo.

Profundas mudanças ocorrem no esqueleto após o nascimento e durante o período de crescimento os ossos são muito mais plásticos do que se supõe. No potro recém-nascido, por exemplo, é evidente que os ossos metacárpico e metatársico são relativamente longos, e a escápula e úmero curtos; também que, em geral, as diáfises dos ossos longos são delgadas em comparação com as extremidades. As várias proeminências são muito menos pronunciadas do que no adulto, e a maior parte dos acidentes menores está ausente, dando aos ossos uma relativa aparência lisa. O período de crescimento pode ser considerado como terminado com a união das extremidades e diáfises dos ossos longos e a fusão das partes de outros ossos. Durante a vida adulta, as trocas esqueléticas processam-se mais lentamente; elas incluem a acentuação das proeminências e depressões maiores e o aparecimento das menores. Estes acidentes secundários são principalmente relacionados às inserções dos músculos, tendões e ligamentos, ou são produzidos pela pressão exercida por várias estruturas sobre os ossos. Na idade avançada, a ossificação invade mais ou menos extensivamente as cartilagens e as inserções dos tendões e ligamentos. Trocas senis, consistindo de diminuição da matéria orgânica e rarefação do tecido ósseo, tornam os ossos quebradiços e sujeitos à fratura.

PROPRIEDADES QUÍMICAS E FÍSICAS DO OSSO

O osso seco consiste de **matéria orgânica** e **inorgânica** na relação de aproximadamente 1:2. A matéria orgânica dá flexibilidade e elasticidade, e a matéria mineral endurece o tecido ósseo. A remoção da matéria orgânica pelo calor não muda a forma geral de um osso, mas reduz o seu peso para cerca de um terço e o torna muito frágil. Por outro lado, a descalcificação, embora não afete a forma e tamanho do osso, torna-o mole e flexível. A matéria orgânica (osseína) quando fervida produz gelatina. A parte orgânica do osso consiste principalmente de uma proteína chamada colágeno ósseo ou osseína. O osso mesmo é um tipo de tecido conjuntivo altamente especializado que é duro e branco e contém células peculiares a ele. A dureza do osso é devida à deposição de sais minerais na matriz orgânica mole. Em adição ao conteúdo aquoso, o osso consiste de dois principais componentes: (1) a trama orgânica e (2) os sais minerais inorgânicos (cinza óssea). Entre as fibras colágenas é encontrado um fluido, parecendo um fluido tecidual, uma substância amorfa. A tabela seguinte representa a composição, em 100 partes, de osso de boi de qualidade média:

Gelatina	33,30
Fosfato de cálcio	57,35
Carbonato de cálcio	3,85
Fosfato de magnésio	2,05
Carbonato e cloreto de sódio	3,45
	100,00

O osso morto e fresco tem uma cor branca amarelada; quando macerado ou fervido, e clareado, ele é branco. O peso específico do osso compacto fresco é de cerca de 1,9. Ele é muito duro e resistente à pressão. Sua resistência à compressão é em torno de 1.239 kg/cm², e sua força de tensão é em média de 914,4 kg/cm², consideravelmente mais elevada do que a do carvalho branco.

BIBLIOGRAFIA

Bloom, W., and D. W. Fawcett. 1968. A Textbook of Histology. 9th ed. Philadelphia, W. B. Saunders Company.

Calhoun, M. L. 1954a. A cytological study of costal marrow. I. The adult horse. Am. J. vet. Res. 15:181-196.

Calhoun, M. L. 1954b. A cytological study of costal marrow. II. The adult cow. Am. J. vet. Res., 15:395-404.

Calhoun, M. L. 1955. A cytological study of costal marrow. III. Hemograms of the horse and cow. Am. J. vet. Res. 16:297-303.

Campbell, J. R. 1968, Radiology of the epiphysis. Vet. Radiology 9:11-20.

Evans, F. G. 1957. Stress and Strain in Bones: Their Relation to Fractures and Osteogenesis. Springfield, Ill., Charles C Thomas.

Gardner, E., D. J. Gray and R. O'Rahilly. 1969. Anatomy. A Regional Study of Human Structure. 3rd ed. Philadelphia, W. B. Saunders Company.

Hughes, H. 1952. The factors determining the direction of the canal for the nutrient artery in the long bones of mammals and birds. Acta anat. 15:261.

McLean, F. C. 1958. The ultrastructure and function of bone. Science 127:451-456.

McLean, F. C., and M. R. Urist. 1955. Bone: An Introduction to the Physiology of Skeletal Tissue. Chicago. University of Chicago Press.

Phemister, D. B. 1935. Bone growth and repair. Ann. Surg. 102:261.

Rodahl, K., J. T. Nicholson and E. M. Brown. 1960. Bone as a Tissue. New York, McGraw-Hill Book Co.

Smith, R. N. 1968. The developing skeleton. Vet. Radiology 9:30-36.

Steindler, A. 1955. Kinesiology. Springfield, Ill., Charles C Thomas.

Trueta, J. 1968. Studies of the Development and Decay of the Human Frame. Philadelphia, W. B. Saunders Company.

Weinmann, J. P., and H. Sicher. 1947. Bone and Bones: Fundamentals of Bone Biology. St. Louis, The C. V. Mosby Co.

O leitor notará que nem todo osso é descrito neste capítulo; somente aqueles complicados, ou que requeiram explicação ou definição devida a NAV (1968) nomenclatura, assim como aqueles que formam um padrão similar que é aplicável aos mamíferos enumerados neste texto. Esta disposição foi seguida em ordem para evitar redundância entre as espécies.

COLUNA VERTEBRAL

A **coluna vertebral** é formada por uma série de ossos chamados **vértebras.** Ela consiste de uma cadeia mediana, ímpar, de ossos irregulares que estendem-se do crânio à extremidade da cauda. No adulto, certas vértebras fundem-se para formar uma simples massa óssea com a qual o cíngulo pélvico articula-se. As vértebras assim fundidas são designadas **vértebras fixadas** (ou "falsas"), distinguidas das **vértebras móveis** (ou "verdadeiras").

A coluna vertebral é subdividida para descrição em cinco regiões, que são designadas de acordo com a parte do corpo na qual as vértebras estão situadas. Assim, as vértebras são denominadas **cervicais, torácicas, lombares, sacrais** e **caudais** (coccígeas). A primeira vértebra na região torácica caudal ou lombar que tem sua apófise espinhosa perpendicular ao corpo da vértebra é chamada vértebra anticlinal. As espinhas das vértebras precedentes são inclinadas caudalmente. O número de vértebras em uma dada espécie é perfeitamente constante para cada região, exceto na última, tanto que a **fórmula vertebral** pode ser expressa (para o cavalo, por exemplo) como se segue:

$$C_7 T_{18} L_6 S_5 Ca(Cy)_{15-21}$$

As vértebras em uma dada região têm características através das quais elas podem ser distinguidas daquelas de outras regiões, e as vértebras individualmente têm características especiais que são mais ou menos claramente reconhecíveis. Todas as vértebras típicas têm um plano estrutural comum, que pode de início ser compreendido. Uma vértebra consiste de **corpo, arco** e **processos** (Fig. 2-3).

O **corpo** da vértebra *(corpus vertebrae)* é a massa mais ou menos cilíndrica sobre a qual as outras partes estão formadas. As extremidades cranial *(extremitas cranialis [caput vertebrae])* e caudal *(extremitas caudalis [fossa vertebrae])* estão inseridas nas vértebras adjacentes por discos fibrocartilaginosos intervertebrais e são usualmente convexas e côncavas, respectivamente. A superfície dorsal é aplanada e entra na formação do **canal vertebral** enquanto que a face ventral é limitada lateralmente e está em relação com vários músculos e vísceras. Na região torácica, o corpo apresenta dois pares de facetas *(foveae costales)* nas extremidades, para articulação com a parte das cabeças de dois pares de costelas.

O **arco** está formado sobre a face dorsal do corpo. Ele consiste originalmente de duas metades laterais, cada uma das quais é constituída de um pedículo ventral e uma lâmina dorsal. O **pedículo** forma a parte lateral do arco e está cortado cranialmente e caudalmente pelas **incisuras vertebrais** *(incisura vertebralis cranialis, caudalis).* As incisuras de duas vértebras adjacentes formam os **forames intervertebrais** para a passagem dos nervos espinhais e vasos; em algumas vértebras, entretanto, há completos forames ao invés de incisuras. As **lâminas** completam o arco dorsalmente, unindo-se uma com a outra medialmente na raiz da apófise espinhosa. Suas bordas são rugosas para a inserção do *ligamento amarelo*.

O corpo e o arco formam um anel ósseo que envolve o forame vertebral; a série de anéis vertebrais, com os ligamentos que os unem, fecha o canal vertebral que contém a medula espinhal e seus envoltórios e vasos.

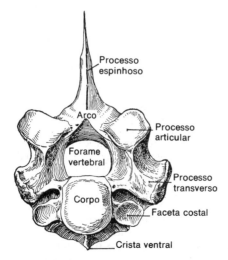

Figura 2-3. Primeira vértebra torácica de cavalo.
(Desenho ilustrativo da estrutura das vértebras.)

Os **processos articulares,** dois craniais *(processus articulares [zygapophysis] craniales)* e dois caudais *(processus articulares [zygapophysis] caudales),* projetam-se das bordas do arco. Eles apresentam superfícies articulares adaptadas àquelas das vértebras adjacentes; a superfície restante é rugosa, para inserções muscular e ligamentar.

O **processo espinhoso** ou espinha é simples e projeta-se dorsalmente do meio do arco. Ele varia muito de forma, tamanho e direção em diferentes vértebras. Este processo proporciona inserção a músculos e ligamentos.

Os **processos transversos** são dois, e projetam-se lateralmente dos lados do arco ou da junção do arco com o corpo. Na região cervical, os processos transversos da terceira à sexta vértebras cervicais apresentam uma porção cranial e caudal. A formação é referida como **processo costal** (Fig. 2-3), que é o homólogo da costela na região torácica. A parte caudal, ou processo transverso verdadeiro, sai do arco vertebral caudal ao forame transverso. Os processos transversos são perfurados pelo **forame transverso** que, nas seis primeiras vértebras, dá passagem à artéria e veia vertebrais e a um plexo de nervos simpáticos. O processo transverso da sétima vértebra cervical é desprovido de um forame transverso e os processos transversos são unicúspides, exceto no homem e no porco, que apresentam um forame. Na região torácica, cada um apresenta uma faceta para articulação com o tubérculo de uma costela *(fovea costalis transversalis).* Eles também dão inserção a músculos e ligamentos.

Algumas vértebras também apresentam uma **crista ventral, tubérculo ventral** ou um **arco hemal.**

Processos mamilares são encontrados, em muitos animais, nas vértebras torácicas caudais e lombares craniais, entre os processos transversos e articulares craniais ou sobre os últimos.

Processos acessórios, quando presentes, estão situados entre os processos transversos e articulares caudais.

Os corpos das vértebras estão unidos ou articulados por meio de **discos intervertebrais** fibrocartilaginosos. Para a embriologia da coluna vertebral e notocorda o estudante deverá recorrer aos textos clássicos de embriologia. Entretanto, será mencionado que a notocorda é um suporte axial transitório em torno do qual os segmentos da coluna vertebral são desenvolvidos. A notocorda atrofia-se e finalmente desaparece, mas a porção que fica nos centros dos discos intervertebrais persiste por toda a vida como parte do *núcleo pulposo* central dos discos. O conhecimento deste fato é importante por causa dos problemas clínicos originados de discos intervertebrais herniados, especialmente em pequenos animais (veja Bibliografia).

DESENVOLVIMENTO. As vértebras desenvolvem-se por ossificação na cartilagem que circunda a notocorda e formam os lados do canal neural (Figs. 2-4, 5, 6 e 7). Há **três centros primários** de ossificação, um para o corpo e um para cada lado do arco. **Centros secundários** aparecem mais tarde para o vértice do processo espinhoso (exceto na região cervical), para as extremidades dos processos transversos e para as delgadas lâminas epifisárias nas extremidades do corpo. Os três centros primários e as delgadas lâmi-

OSTEOLOGIA GERAL

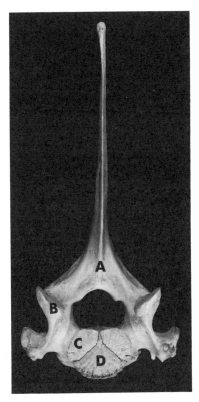

Figura 2-4. Primeira vértebra torácica de porco. Vista cranial.
A, processo espinhoso; B, processo articular; C e D, corpo; A, B, C, representam áreas formadas do arco neural e D do centrum; todos os outros termos descritivos são aplicados à vértebra adulta. O corpo de uma vértebra adulta inclui parte do arco neural e centrum, e logo o arco vertebral é menos extenso do que o arco neural.

nas epifisárias constituem os cinco centros normais de desenvolvimento, para todas as vértebras típicas; entretanto, o padrão de ossificação varia em diferentes regiões da coluna vertebral. Quando a ossificação inicia-se em cada vértebra cartilaginosa, há freqüentemente um centro no *centrum* e um em cada metade do arco neural (Arey, 1966; Gardner, Gray e O'Rahilly, 1969). O crescimento inicia-se em três direções — em direção central, para circundar a notocorda e formar o corpo vertebral, em direção dorsal, para circundar o tubo neural e formar o arco neural ou vertebral, e ventrolateralmente para formar os processos costais ou primórdios das costelas.

Às vezes há, de início, dois centros para o corpo, que logo fundem-se. O processo de ossificação estende-se dos centros laterais para formar não somente as partes correspondentes do arco, mas também os processos e uma parte do corpo próxima à raiz do arco. No cavalo e boi o corpo e arco estão fundidos ao nascimento ou unem-se logo após, mas as epífises não se fundem até que o crescimento seja completado. No porco, carneiro e cão o corpo e arco estão unidos por cartilagem ao nascer *(sincondrose neurocentral)*, mas fundem-se nos primeiros meses.

COSTELAS

As **costelas** *(costae)* são ossos alongados, encurvados, que formam o esqueleto das paredes laterais do tórax. Elas estão dispostas em série aos pares que correspondem em número às vértebras torácicas. Cada uma articula-se dorsalmente com duas vérte-

bras e é prolongada ventralmente por uma cartilagem costal. Aquelas que articulam-se com o esterno por meio de suas cartilagens são designadas **costelas esternais** (ou verdadeiras) *(costae verae)*; as restantes são as **costelas asternais** (ou falsas) *(costae spuriae)*. As últimas costelas da série que têm suas extremidades ventrais livres e não inseridas a uma cartilagem adjacente são chamadas **costelas flutuantes** *(costae fluctuantes)*. Os intervalos entre as costelas são chamados **espaços intercostais**.

As costelas de diferentes partes da série variam muito em comprimento, curvatura e outras características. Uma costela típica (o termo é aqui empregado, como é comum em anatomia descritiva, para designar somente a parte óssea da costela [*os costale*]; morfologicamente, ela inclui também a parte cartilaginosa) consiste de um **corpo** e duas **extremidades**.

CARTILAGENS COSTAIS

As **cartilagens costais** são hastes de cartilagem hialina em continuidade às costelas. Aquelas das costelas esternais articulam-se com o esterno, enquanto que aquelas das costelas asternais estão superpostas e inseridas umas às outras por tecido elástico, para formar o **arco costal**. As cartilagens das costelas flutuantes não estão inseridas àquelas adjacentes.

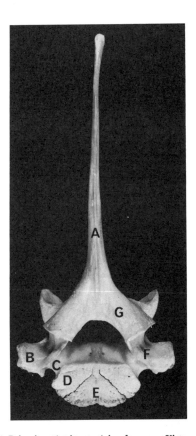

Figura 2-5. Primeira vértebra torácica de porco. Vista caudal.
A, processo espinhoso; B, processo transverso; C, incisura vertebral; D e E, corpo; F, pedículo; G, lâmina; F e G, arco vertebral. A, B, C, D, F, G, formado do arco neural; E, do centrum.

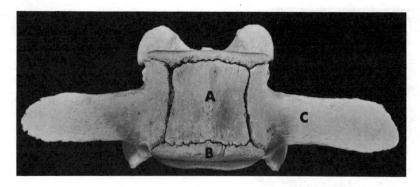

Figura 2-6. Vértebra lombar de porco. Vista ventral.
A, Corpo; B, lâmina epifisária cranial; C, processo transverso.

ESTERNO

O **esterno** (ou osso do peito) é um osso segmentado mediano que completa o esqueleto do tórax ventralmente e articula-se com as cartilagens das costelas esternais lateralmente. Ele consiste de um número variável de segmentos ósseos (*sternebrae*), dependendo da espécie, unidos por meio de cartilagem no indivíduo jovem. Sua forma varia com aquela do tórax em geral e com o desenvolvimento das clavículas nos animais em que estes ossos estão presentes. Sua extremidade cranial, o **manúbrio esternal** (*presternum*), é especialmente afetada pelo último fator, sendo larga e forte quando as clavículas são bem desenvolvidas e articulam-se com ela (como no homem), e relativamente pequena e comprida lateralmente quando elas estão ausentes (como no cavalo), ou rudimentar (como no cão). As cartilagens do primeiro par de costelas articulam-se com ela. O **corpo** ou mesoesterno (*corpus sterni*) apresenta lateralmente, na junção dos segmentos, facetas côncavas (*incisurae costales*) para articulação com as cartilagens das costelas esternais. A extremidade caudal ou última estérnebra (*metasternum*) apresenta o **processo xifóide**. A **cartilagem xifóide** (*cartilago xiphoidea*) estende-se caudalmente do processo xifóide. Ela é delgada e larga, como no cavalo e boi, ou estreita e curta, como no cão.

TÓRAX

O **esqueleto do tórax** compreende as vértebras torácicas, dorsalmente, as costelas e cartilagens costais, lateralmente e o esterno, ventralmente. A **cavidade torácica** assemelha-se em forma a um cone truncado irregular; ela é comprimida lateralmente, especialmente cranialmente, e a parede dorsal ou teto é muito mais longa do que a parede ventral ou assoalho. A **abertura cranial** ou entrada é limitada pela primeira vértebra torácica, dorsalmente, o primeiro par de costelas e cartilagens costais, lateralmente, e o manúbrio do esterno, ventralmente. A **abertura caudal** é limitada pela última vértebra torácica, o último par de costelas, os arcos costais e a parte cranial da cartilagem xifóide.

Pode-se notar aqui que o diafragma (que forma a divisão entre as cavidades torácica e abdominal) não segue os arcos costais em sua inserção caudal, tanto que as costelas caudais entram também na formação da parede abdominal.

OSSOS DO MEMBRO TORÁCICO
(*OSSA MEMBRI THORACICI*)

O membro torácico consiste de quatro segmentos principais, a saber; cíngulo escapular, braço, antebraço e mão.

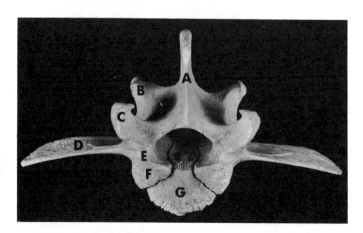

Figura 2-7. Vértebra lombar de porco. Vista cranial.

A, Processo espinhoso; B, processo articular caudal; C, processo mamilar; D, processo transverso; E, pedículo; F e G, corpo. A porção entre E e A é a lâmina.

OSTEOLOGIA GERAL

O **cíngulo escapular** *(cingulum membri thoracici)*, quando completamente desenvolvido, consiste de três ossos — a **escápula** (ou osso do ombro), o **coracóide** (no galo) e a **clavícula** (ou osso do pescoço). Nos mamíferos domésticos somente a escápula, um osso grande, plano, é bem desenvolvido e o pequeno elemento coracóide funde-se com ela, enquanto que a clavícula está ausente ou é um pequeno rudimento encravado no músculo braquiocefálico. Não há, portanto, articulação do ombro com o esqueleto axial.

O cíngulo escapular é completamente desenvolvido nas aves e nos mamíferos inferiores (monotremata). Nos mamíferos mais superiores, o coracóide está reduzido ao processo coracóide da escápula e o desenvolvimento da clavícula está de conformidade com a função do membro. Assim, em quadrúpedes típicos como o cavalo e o boi, nos quais os membros anteriores são usados somente para suporte e locomoção, a clavícula está ausente. Outros animais que usam estes membros para agarrar, escavar, trepar etc., (por exemplo, homem, macacos, toupeiras), têm clavículas bem desenvolvidas que unem a escápula ao esterno.

O **braço** *(brachium)* tem um único osso longo, o **úmero** (ou osso do braço). A extremidade distal do úmero consiste do **côndilo umeral***, **epicôndilo medial** e **epicôndilo lateral.** Os termos *capitulum umeral* e *tróclea umeral* são usados para o homem, cão e gato. O *capitulum umeral* é a pequena área articular lateral da extremidade distal que articula-se com a cabeça do rádio. O termo *tróclea umeral* é aplicado à porção maior em forma de polia no homem, cão e gato, localizada medialmente. Entretanto, no cavalo, ruminantes e suíno o termo *tróclea umeral* pode ser usado encerrando ambos os côndilos, medial e lateral. O termo côndilo umeral inclui a superfície articular, as fossas radial e do olécrano. A fossa radial é o termo preferido para o antigo termo "fossa coronóide", visto que a cabeça do rádio entra nesta depressão; somente no homem e no gato o processo coronóide da ulna é acomodado em uma fossa separada (fossa coronóide) medial à fossa radial (Figs. 15-33 e 34).

No **antebraço** *(antebrachium)* há dois ossos, o **rádio** e a **ulna.** Estes variam quanto ao tamanho e mobilidade. No cavalo e boi os dois ossos estão fundidos e a parte distal do membro é fixada na posição de pronação. O rádio está colocado cranialmente e suporta o peso. A ulna é bem desenvolvida somente

---
*O termo *côndilo umeral* (NAV) é referido a toda a extremidade distal do osso dividido em côndilos medial e lateral.

em sua parte proximal, que forma uma alavanca para os músculos extensores do cotovelo. No porco, a ulna é o maior e mais longo dos dois ossos, mas ela está intimamente unida no lado caudal do rádio. No cão, a ulna é também bem desenvolvida e uma pequena extensão de movimento é possível entre os dois ossos.

A **mão,** tal como no homem, consiste de três subdivisões, a saber, o **carpo, metacarpo** e **dedos.**

O **carpo,** homólogo do pulso do homem, tem um grupo de ossos pequenos, os *ossos do carpo.* Estes são tipicamente em número de oito e estão dispostos em duas fileiras transversas — uma proximal e uma distal. Os ossos da fileira proximal, designados do lado radial ao ulnar (isto é, mesolateralmente), são os **ossos cárpicos radial, intermédio, ulnar** e **acessório.** Os ossos da fileira distal são designados, numericamente, na mesma direção, como **primeiro, segundo, terceiro** e **quarto ossos cárpicos.** O Quadro 2-1 indica os ossos cárpicos presentes nas diferentes espécies; o Quadro 2-2 enumera os sinônimos para os vários ossos.

O **metacarpo** tem tipicamente cinco ossos metacárpicos *(ossa metacarpalia I a V)*, um para cada dedo; eles são ossos longos e são designados numericamente do lado radial ou ulnar (isto é, mesolateralmente). Esta disposição ocorre no cão, ainda que o primeiro metacárpico seja muito menor do que os outros e o segundo e quinto sejam um tanto reduzidos. Além disso, uma redução ocorreu em outros animais, resultando nas formas perissodáctila e artiodáctila. No cavalo, o primeiro e quinto metacárpicos estão ausentes, o terceiro é o grande osso metacárpico que suporta e carrega o único dedo, enquanto que o segundo e quarto são muito reduzidos. Nos artiodáctilos (por exemplo, boi, carneiro, porco) o terceiro e quarto são os metacárpicos principais e sustentam os dedos bem desenvolvidos; eles estão fundidos no boi e carneiro. Os outros são variavelmente reduzidos ou ausentes, como apontado nas descrições especiais nos capítulos específicos.

Os **dedos,** tal como no homem, são tipicamente cinco, em número. Eles são designados numericamente do lado radial ao ulnar, em correspondência aos metacárpicos. O número total está presente no cão. No boi e porco o terceiro e quarto são bem desenvolvidos e suportam o peso, enquanto o segundo e quinto são reduzidos. O cavalo atual tem

Quadro 2-1. *Ossos Cárpicos Presentes em Diferentes Espécies*

Osso	Eqüino	Bovino	Ovino	Caprino	Suíno	Canino	Felino
Cárpico radial	X	X	X	X	X	X	X
Intermediorradial						X	X
Cárpico intermédio	X	X	X	X	X		
Cárpico ulnar	X	X	X	X	X	X	X
Cárpico acessório	X	X	X	X	X	X	X
Primeiro cárpico	(inconstante)				X	X	X
Segundo cárpico	X				X	X	X
Terceiro cárpico	X				X	X	X
Quarto cárpico	X	X	X	X	X	X	X
Segundo e terceiro cárpicos		X	X	X			

Quadro 2-2. *Sinônimos Usados para os Ossos do Carpo* (Ossa Carpi)

NAV (1968)	Nomina Anatomica (1966) e Alternativa NAV (1968)	Gray (Goss, 1966)	McFadyean (1953)
Os carpi radiale	os scaphoideum	escafóide ou navicular	escafóide ou cárpico radial
Os carpi intermedioradiale [os scapholunatum] (Ca)			
Os carpi intermedium	os lunatum	lunado ou semilunar	lunado ou intermédio
Os carpi ulnare	os triquetrum	triangular ou cuneiforme	cuneiforme ou cárpico ulnar
Os carpi accessorium	os pisiforme	pisiforme	acessório ou pisiforme
Os carpale I	os trapezium	trapézio ou multangular maior	trapézio
Os carpale II	os trapezoideum	trapezóide ou multangular menor	trapezóide
Os carpale III	os capitatum	capitato ou magno	magno
Os carpale IV	os hamatum	hamato ou unciforme	unciforme
Os carpale II et III (Ru) [os trapezoideocapitatum]			

O quadro acima, de sinônimos em uso comum, é anexado para comparação com aqueles usados em anatomia humana. O osso central do carpo é omitido, embora ele não seja um elemento separado nos animais aqui considerados.

um único dedo, o terceiro de seus ancestrais penta-dáctilos. O esqueleto de cada dedo completamente desenvolvido consiste de três **falanges** e alguns ossos sesamóides. A **falange proximal** (primeira) articula-se com o correspondente osso metacárpico, proximalmente, e com a **falange média** (segunda), distalmente. A **falange distal** (terceira) está incluída no casco ou unha e é modificada para conformar-se ao último. Os **ossos sesamóides** são desenvolvidos ao longo do curso de tendões ou nas cápsulas articulares nos pontos onde há pressão aumentada. Dois sesamóides proximais aparecem na face flexora da articulação metacarpofalângica e formam uma polia para o tendão flexor. O sesamóide distal está, semelhantemente, colocado entre o tendão flexor digital profundo e a articulação entre as falanges média e distal; ele está ausente no cão, que tem um pequeno sesamóide na face extensora da articulação metacarpofalângica, e freqüentemente também na articulação interfalângica proximal.

São registrados numerosos casos de ocorrência de dedos supernumerários (hiperdactilismo) no cavalo e outros animais (Sis e Getty, 1968). Em alguns porcos, por outro lado, os dois dedos principais são fundidos, e a condição (sindactilismo) parece ser herdada.

OSSOS DO MEMBRO PÉLVICO (OSSA MEMBRI PELVINI)

O membro pélvico, como o torácico, consiste de quatro segmentos, como se segue, o **cíngulo pélvico, coxa, perna** e **pé.**

O **cíngulo pélvico** (*cingulum membri pelvini*) consiste do **osso do quadril** que junta-se ao do lado oposto, ventralmente, na **sínfise pélvica** e articula-se muito firmemente com o sacro, dorsalmente. Os dois ossos do quadril, juntos com o sacro e as primeiras vértebras caudais, constituem a **pelve óssea.** Sua parede dorsal ou teto é formada pelo sacro e primeiras vértebras caudais e a parede ventral ou assoalho pelos ossos pube e ísquio. As paredes laterais são formadas pelos ílios e parte acetubular dos ísquios. A falta no esqueleto aqui é suprida no estado fresco pelos largos ligamentos sacrotuberais e músculos semimembranosos (Fig. 16-15).

A **abertura cranial** ou entrada da pelve é limitada pela **linha terminal,** que é formada pela base do sacro dorsalmente, as **linhas arqueadas** (iliopectíneas), lateralmente, e o **pecton do pube,** ventralmente.

OSSO DO QUADRIL (Figs. 15-70, 71 e 74). O osso coxal, do quadril ou osso inominado, é o maior dos ossos planos. Ele consiste primariamente de três partes, o **ílio, ísquio** e **pube,** os corpos dos quais ajuntam-se para formar o **acetábulo,** uma grande cavidade cotilóide que se articula com a cabeça do fêmur. Estas partes estão fundidas no adulto, mas é conveniente descrevê-las separadamente (elas serão descritas em detalhe nos respectivos capítulos específicos). A união das três partes ocorre e circunda uma cavidade articular em forma de taça designada acetábulo. O ílio é a porção expandida que se estende do acetábulo em direção cranial e está situada na parede lateral da pelve; o ísquio estende-se do acetábulo em direção caudal e está situado na parte caudal da parede ventral da pelve; e o pube estende-se do acetábulo em direção medial ao osso do lado oposto até a sínfise púbica e está situado na parte cranial (do assoalho) da pelve.

O **ílio** é divisível em duas partes, o **corpo** (*corpus ossis ilii*) e a **asa** (*ala ossis ilii*). O corpo entra na formação do acetábulo e é contínuo com a face pélvica do ísquio e pube. A asa é a grande porção expandida que apresenta duas faces, uma crista e duas espinhas. A face externa ou glútea (*facies glutea*) é lisa, profundamente côncava e limitada pela crista e as espinhas dorsal e ventral. A face é cruzada por um número variável de linhas glúteas, dependendo da espécie. A face interna ou pélvica (*facies sacropelvina*) da asa está limitada pela crista, a linha arqueada e as espinhas dorsal e ventral. A parte externa (ilíaca) da

OSTEOLOGIA GERAL

face pélvica do ílio é lisa e está cruzada por sulcos vasculares, enquanto a porção interna é rugosa e desigual e apresenta a porção auricular *(facies auricularis),* assim chamada por sua aparência com a forma da orelha. Esta porção ventral articula-se com uma face similar do lado do sacro. A porção dorsal, conhecida como **tuberosidade ilíaca,** é elevada e rugosa para inserção do ligamento sacro-ilíaco dorsal. A **crista do ílio** é parecida com um arco no contorno geral, comumente encurvada, convexa ou côncava, dependendo da espécie; por exemplo, ela é côncava no boi e cavalo e convexa no cão, porco e homem. A crista une as tuberosidades coxal e sacral — projeções rugosas variáveis em seu desenvolvimento e forma, dependendo das espécies. Em algumas espécies (homem, cão e gato) a tuberosidade sacral está separada por uma incisura em espinhas ilíacas dorsais, cranial e caudal.

O **ísquio** (ou *ischii*) forma a parte caudal do osso do quadril ou coxa e entra na formação do acetábulo, forame obturatório e sínfise pélvica. Ele é divisível em um **corpo** e um **ramo*.** O **corpo** *(corpus os ischii)* entra na formação do acetábulo e fica lateral ao forame obturatório. A **tabula** é a porção aplanada que fica caudal ao ramo e corpo, excluindo o tuber. O **tuber isquiático** é uma protuberância rugosa, freqüentemente triangular, que serve como uma área da qual saem músculos. Os detalhes das várias porções do ísquio serão descritos nos respectivos capítulos específicos.

O **pube** é divisível em um **corpo** e um **ramo cranial** e **caudal.** Ele estende-se do ílio e ísquio, lateralmente, à sínfise púbica, medialmente. Sua borda caudal limita a parte cranial do forame obturatório. O **corpo** *(corpus ossis pubis)* é espesso e entra na formação do acetábulo. O ramo cranial estende-se do corpo ao plano mediano onde ele encontra com o do lado oposto para formar a sínfise púbica. O ramo caudal caminha caudalmente da porção medial do ramo cranial. Ele torna-se estreito à medida que se dirige caudalmente para unir-se ao ramo do ísquio ao longo do forame obturatório. Sua face externa é rugosa para a origem de músculos, por exemplo, o grácil. Sua face interna é lisa e dá origem, por exemplo, ao obturatório interno. A borda cranial do pube dá inserção ao tendão pré-púbico. (Detalhes de outras inserções musculares e proeminências serão discutidos nos respectivos capítulos específicos.)

O **acetábulo** é uma cavidade cotilóide (em forma de taça) que aloja a cabeça do fêmur. Ele orienta-se ventrolateralmente e consiste de uma parte articular e uma não articular. A parte articular *(facies lunata)* é semilunar e está interrompida internamente por uma depressão rugosa não articular, a **fossa acetabular.** A parte medial da borda é correspondentemente interrompida pela **incisura acetabular** *(incisura acetabuli).*

Um completo conhecimento da osteologia normal do quadril é essencial para uma conveniente interpretação de anatomia radiográfica, especialmente

*De acordo com a Nomina Anatomica (1966), ramus ossis ischii designa a parte que foi chamada ramus symphysialis pelos anatomistas veterinários no passado. Conseqüentemente, o termo qualificativo symphysialis é agora desnecessário pois há somente um ramo, o primeiro ramus acetabularis, que está incluído no corpo.

no cão, por causa da prevalência de displasia do quadril (veja Bibliografia).

O **esqueleto da coxa** *(skeleton femoris)* é composto do **fêmur** (ou osso da coxa, que se articula com o acetábulo, proximalmente, e a patela e a tíbia, distalmente) e da patela. A **patela** é um osso curto que se articula com a tróclea da extremidade distal do fêmur; ela é considerada como um osso sesamóide grande intercalado no tendão do músculo quadríceps femoral.

O **esqueleto da perna** *(skeleton cruris)* compreende dois ossos, a saber, a **tíbia** e a **fíbula.** A tíbia é um osso longo, grande e prismático que suporta e articula-se distalmente com o talus (osso társico tibial). A fíbula está situada ao longo da borda lateral da tíbia, da qual está separada pelo espaço interósseo da perna. Ela é muito mais delgada do que a tíbia e não se articula com o fêmur. No porco e cão ela possui um corpo completo e duas extremidades, porém no cavalo e boi é muito reduzida e, além disso, modificada.

O **esqueleto do pé** *(skeleton pedis),* o homólogo do pé humano, consiste de três subdivisões, a saber, o **tarso, metatarso** e **dedos.**

O **tarso** (ou jarrete) contém um grupo de ossos curtos, os *ossa tarsi,* em número de cinco a sete nos diferentes animais (Quadros 2, 3 e 4). A fileira proximal consiste de dois ossos, o **talus** e **calcâneo** (társicos tibial e fibular); o primeiro está situado no lado tibial (medial) e tem uma tróclea para articulação com a extremidade distal da tíbia; o último, situado no lado fibular (lateral), tem um processo, o túber calcanear que projeta-se proximalmente e em direção plantar, e constitui uma alavanca para os músculos que estendem a articulação do jarrete. A fila distal consiste de quatro ossos quando sete elementos társicos estão presentes, como no porco e cão. Eles são melhor designados, numericamente, como **primeiro társico, segundo társico** etc. O **társico central** está interposto entre as fileiras.

Os **ossos metatársicos** e dos **dedos** parecem, em geral, com aqueles das correspondentes regiões do membro torácico; as características diferenciais serão anotadas nos respectivos capítulos específicos.

CRÂNIO

O **crânio** constitui um meio de proteção para o encéfalo, os órgãos dos sentidos especiais (visão, olfato, audição, equilíbrio e gustação), as aberturas para as passagens de ar e alimentos e os maxilares e mandíbulas, incluindo os dentes para a mastigação (Fig. 15-114). O termo "cranium" (ossos do crânio) é às vezes indicado para os ossos que alojam e protegem o encéfalo separados da mandíbula e ossos da face. A NAV (1968) divide o crânio em ossos crânicos *(ossa cranii)* (occipital, interparietal, basiesfenóide, pré-esfenóide, pterigóide, temporal, parietal, frontal, etmóide e vômer) e faciais *(ossa faciei)* (nasal, concha nasal ventral, maxilar, lacrimal, incisivo, palatino, zigomático, mandíbula e hióide). Vários autores classificam estes diferentemente. Para evitar alguma possível confusão na classificação decidimos não fazer tal distinção neste texto.

A maior parte dos ossos do crânio é plana, desenvolvida em membranas; aqueles ossos da base crâ-

Quadro 2-3. *Ossos Társicos Presentes em Diferentes Espécies*

Osso	Eqüino	Bovino	Ovino	Caprino	Suíno	Canino	Felino
Talus	X	X	X	X	X	X	X
Calcâneo	X	X	X	X	X	X	X
Társico central	X				X	X	X
Primeiro társico	ocasionalmente separado	X	X	X	X	X*	X
Segundo társico	ocasionalmente separado				X	X	X
Terceiro társico	X				X	X	X
Quarto társico	X				X	X	X
Primeiro e segundo társicos	X						
Segundo e terceiro társicos		X	X	X			
Quartocentral (central mais quatro)		X	X	X			

*Miller et al. (1964) mencionam que ele está às vezes fundido distalmente com o primeiro osso metatársico.

nica podem ser classificados como irregulares e são desenvolvidos em cartilagem. Somente dois formam articulações móveis permanentes com outras partes do crânio. A **mandíbula** (ou osso maxilar inferior) forma articulações sinoviais com os ossos temporais, e o **osso hióide** está inserido ao último por hastes de cartilagem. As articulações imóveis localizadas entre a maioria dos ossos do crânio são chamadas **suturas.** Elas tomam a aparência de linhas irregulares chamadas linhas de sutura, no crânio de animais jovens. Com o evoluir da idade, muitas das suturas desaparecem por fusão óssea entre os ossos adjacentes.

O crânio apresenta numerosos forames, canais e fissuras através dos quais os nervos crânicos e vasos sangüíneos entram e saem.

Seios Paranasais*

Os **seios paranasais** são cavidades encontradas no interior de alguns dos ossos do crânio. Uma completa descrição destas cavidades será encontrada nos capítulos específicos. As paredes dos seios são compostas de osso compacto e são limitadas por um muco periósteo (mucoendósteo) que é contínuo com a membrana mucosa que limita a cavidade nasal. O mucoperiósteo sustenta um epitélio ciliado pseudo-estratificado colunar contendo também glândulas, mas estas são em número menor do que na cavidade nasal, e de natureza totalmente serosa. No porco,

*Por W.C.D. Hare. Veja também o Cap. 8 para função, suprimento sangüíneo e nervoso.

Quadro 2-4. *Sinônimos para os Ossos Társicos* (Ossa Tarsi)

NAV (1968)	Nomina Anatomica (1966) e Alternativa NAV (1968)	Gray (Goss, 1966)	McFadyean (1953)
Talus	talus	talus, astrágalo, tornozelo	talus ou társico tibial
Calcaneus	calcaneus	calcâneo	calcâneo ou társico fibular
Os tarsi centrale	os naviculare	navicular, escafóide	escafóide ou central
Os tarsale I	os cuneiforme mediale	cuneiforme medial, primeiro ou interno	primeiro társico
Os tarsale II	os cuneiforme intermedium	intermédio, segundo ou cuneiforme médio	segundo társico
Os tarsale III	os cuneiforme laterale	lateral, terceiro ou cuneiforme externo	grande ou terceiro
Os tarsale IV	os cuboideum	cubóide	cubóide
Os tarsale I et II [os cuneiforme mediointermedium]			
Os tarsale II et III [os cuneiforme intermediolaterale]			
Os centroquartale [os naviculocuboideum]			

O quadro acima, de sinônimos em uso comum, é anexado para comparação com aqueles usados em anatomia humana.

OSTEOLOGIA GERAL

cão e gato, as conchas etmoidais projetam-se no seio frontal e estão cobertas por uma membrana mucosa tipo olfatório. No cavalo e gato, as conchas etmoidais estendem-se ao seio esfenoidal e estão cobertas por uma membrana mucosa tipo olfatório. A drenagem dos seios é auxiliada pela ação ciliar do epitélio.

Os seios paranasais desenvolvem-se como uma expansão da cavidade nasal e, por isso, todos eles drenam diretamente ou indiretamente na cavidade nasal. As comunicações dos seios paranasais com a cavidade nasal e de um com o outro são sujeitas a considerável variação de espécie. Elas podem ser divididas em dois grupos principais, de acordo com seus locais de drenagem: um grupo drena para o meato nasal médio e o outro grupo drena para a parte dorsocaudal da cavidade nasal.

No cavalo, os seios maxilar, frontal e palatino estão em comunicação com a cavidade nasal através da abertura nasomaxilar. A abertura nasomaxilar é uma abertura estreita em forma de fenda, localizada na parte caudal do meato nasal médio ao nível do quarto e quinto dente molar. A abertura está coberta do lado nasal pela projeção da concha nasal dorsal. Lateralmente a parte rostral da abertura comunica-se com o seio maxilar rostral e a parte caudal da abertura abre-se no seio maxilar caudal. Devido à abertura ser muito estreita, qualquer saliência de sua membrana mucosa limítrofe será causa de obstrução, logo interferindo na drenagem dos seios. O seio esfenoidal comunica-se com a cavidade nasal através do meato etmoidal. Ele pode também abrir-se no meato nasal médio através da abertura nasomaxilar por intermédio dos seios palatino e maxilar.

No boi, os seios maxilares, suas extensões palatinas e os seios lacrimais drenam na cavidade nasal através da abertura nasomaxilar. A abertura nasomaxilar comunica-se com o meato nasal médio ao nível do quarto ou quinto dente molar. No carneiro e cabra, o seio lacrimal não drena por meio da abertura nasomaxilar. Ele também drena em um meato etmoidal através de uma abertura separada, ou comunica-se amplamente com o compartimento lateral do seio frontal. Os seios restantes no ruminante, ou sejam o frontal e esfenoidal, abrem-se no fundus da cavidade nasal através de aberturas individuais nos meatos etmoidais.

No porco, só o seio maxilar drena na parte caudal do meato nasal médio através da abertura nasomaxilar. Os seios frontal, lacrimal e esfenoidal drenam por vias separadas nos meatos etmoidais, embora o seio lacrimal possa comunicar-se com a parte rostrolateral do seio frontal.

No cão e gato, o seio maxilar é substituído por um recesso maxilar que se abre através de uma ampla abertura no meato nasal ventral ao nível do quarto dente molar no cão e ao nível do terceiro dente molar no gato. O seio frontal drena nos meatos etmoidais, como faz o seio esfenoidal, que está presente somente no gato.

Em todas as espécies, as aberturas dos seios frontal e lacrimal nos meatos etmoidais são pequenas e qualquer projeção de sua membrana mucosa limitante pode causar obstrução.

BIBLIOGRAFIA

Allen, D. T., and L. H. Dewhurst. 1968. Diagnosis and signs of intervertebral disc prolapse in the dog. Anim. Hosp. 4:164–170.

Arey, L. B. 1966. Developmental Anatomy. A Textbook and Laboratory Manual of Embryology. 7th ed. Philadelphia, W. B. Saunders Company.

Barone, R. 1966. Anatomie Comparée des Mammifères Domestiques. Tome Premier. Osteologie. Lyon, Laboratoire d'Anatomie Ecole Nationale Vétérinaire.

Belot, P., P. C. Blin, P. Botreau-Roussel and C. Labie. 1960. Les protrusions des disques intervertébraux chez le chien par comparaison avec les lesions analogues de l'homme. d'Economie Méd. Anim., 1 année, n. 1, pp. 25–41.

Bruni, A. C., and U. Zimmerl. 1951. Anatomia Degli Animali Domestici. 2nd ed. Vol. 1. Milano, Casa Editrice Dotter Francesco Vallardi.

Burt, J. K., V. S. Myers, D. J. Hillmann and R. Getty. 1968. The radiographic locations of epiphyseal lines in bovine limbs. J.A.V.M.A. 152:168–174.

Carlson, W. D. 1967. Veterinary Radiology. 2nd ed. Philadelphia, Lea & Febiger.

Clark, E. R., and E. L. Clark. 1942. Microscopic observations on new formation of cartilage and bone in the living mammal. Am. J. Anat. 70(2):167–200.

Cornevin, M. M. Ch., and F.-X. Lesbre. 1891. Caractères osteologiques différentiels de la chèvre et du mouton. J. Med. Vet. Zootech. 42:451–462; 529–541.

Coventry, M. B., R. K. Gormley and J. W. Kernohan. 1945. The intervertebral disc; its microscopic anatomy and pathology. J. Bone Joint Surg. 27:105; 233; 460.

Gardner, E., D. J. Gray and R. O'Rahilly. 1969. 3rd ed. Philadelphia, W. B. Saunders Company.

Goss, C. M. (ed.). 1966. Anatomy of the Human Body by Henry Gray. 28th ed. Philadelphia, Lea & Febiger.

Habel, R. E., R. B. Barrett, C. D. Diesem and W. J. Roenigk. 1963. Nomenclature for radiologic anatomy. J.A.V.M.A. 142(1):38–41.

Hoerlein, B. F. 1953a. Intervertebral disc protrusion in the dog. I. Incidence and pathological lesions. Am. J. vet. Res. 14:260–269.

Hoerlein, B. F. 1953b. Intervertebral disc protrusion in the dog. II. Symptomatology and clinical diagnosis. Am. J. vet. Res. 14: 270–274.

Hoerlein, B. F. 1953c. Intervertebral disc protrusion in the dog. III. Radiological diagnosis. Am. J. vet. Res. 14:275–286.

Hoerlein, B. F. 1956. Further evaluation of the treatment of disc protrusion paraplegia in the dog. J.A.V.M.A. 129:495–502.

Kovan, D. J. 1964. A practitioner's experience with the management of the calcified disc in the dog. Vet. Med./Small Anim. Clin. 59:918–919.

Leonard, E. P. 1960. Orthopedic Surgery of the Dog and Cat. Philadelphia, W. B. Saunders Company.

McFadyean, J. 1953. Osteology and Arthrology of the Domesticated Animals. 4th ed. (edited by H. V. Hughes and J. W. Dransfield). London, Baillière, Tindall and Cox.

McLean, F. C., and W. Bloom. 1940. Calcification and ossification calcification in normal growing bone. Anat. Rec. 78(3):333–359.

Morgan, J. P. 1968. Congenital anomalies of the vertebral column of the dog: A study of the incidence and significance based on a radiographic and morphologic study. Vet. Radiology 9:21–29.

Murray, P. D. F. 1936. Bones; A Study of the Development and Structure of the Vertebrate Skeleton. London, Cambridge University Press.

Nomina Anatomica. 1966. Excerpta Medica Foundation, Amsterdam.

Nomina Anatomica Veterinaria. 1968. International Committee on Veterinary Anatomical Nomenclature. Vienna, printed by Adolf Holzhausen's Successors.

Olsson, S.-E. 1964. Diagnosis of canine spinal lesions. Mod Vet. Pract. 45:30–44.

Piermattei, D. L., and R. G. Greeley. 1966. An Atlas of Surgical Approaches to the Bones of the Dog and Cat. Philadelphia, W. B. Saunders Company.

Pohl, L. 1911. Das Os penis der Carnivoren einschliesslich der Pinnipedia. Jen. Ztschr. Naturw. 47:115–160.

Riser, W. H. 1961. Juvenile osteoporosis (osteogenesis imperfecta) — a calcium deficiency. J.A.V.M.A. 139:117–119.

Riser, W. H. 1963. A new look at developmental subluxation and dislocation. Hip dysplasia in the dog. J. Small Anim. Pract. 4:421–434.

Riser, W. H. 1969. The nature of canine hip dysplasia. J. Am. Anim. Hosp. Assoc., February, 11–20.

Riser, W. H., R. S. Brodey and J. F. Shirer. 1968. Osteodystrophy in mature cats: A nutritional disease. J. Am. Vet. Radiology Soc. 9:37–46.

Riser, W. H., D. Cohen, S. Lindquist, J. Mansson and S. Chen. 1964. Influence of early rapid growth and weight gain on hip dysplasia in the German shepherd dog. J.A.V.M.A. 145:661–668.

Riser, W. H., M.J. Deubler and J. F. Shirer. 1965. Differentiation of congenital hip dysplasia from other disorders of the canine hip. Anim. Hosp. 1:77–97.

Riser, W. H., L. J. Parkes and J. F. Shirer. 1967. Canine craniomandibular osteopathy. J. Am. Vet. Radiology Soc. 8:23–31.

Riser, W. H., and J. F. Shirer. 1966. Hip dysplasia: Coxafemoral abnormalities in neonatal German shepherd dogs. J. Small Anim. Pract. 7:7–12.

Ruth. E. B. 1947. Bone Studies, I. Fibrillar structure of adult human bone. Am. J. Anat. 80(1):35–53.

Saint-Cast, Y. 1958. Contribution à l'étude de l'ossification du carpe et du tarse. Thèse pour le Doctorat Vétérinaire Ecole Nationale Vétérinaire d'Alfort. Paris. Imprimerie R. Foulon.

Schnelle. G. 1945. Radiology in Canine Practice. Evanston, Ill., The North American Veterinarian, Inc.

Schnelle. G. B. 1963. Radiography of the canine intervertebral disc. Scientific Proceedings A.V.M.A., 164–167.

Sis, R. F., and R. Getty. 1968. Polydactylism in cats. Vet. Med./Small Anim. Clinic 63:948–951.

Slijper, E. J. 1946a. Length and direction of neural spines of domestic animals. Tijdschrift voor Diergeneeskunde 71(17): 677–687.

Slijper, E. J. 1946b. Comparative biologic-anatomical investigations on the vertebral column and spinal musculature of mammals. Kon. Ned. Akad. Wet. Verh (Tweede Sectie) 42(5):1–128.

Smith, R. N. 1960. Radiological observations of the limbs of young greyhounds. J. Small Anim. Prac. 1(2):84–90.

Smith, R. N., and J. Allcock. 1960. Epiphysial fusion in the greyhound. Vet. Rec. 72(5):75–79.

Wilcox, K. R. 1965. Conservative treatment of thoracolumbar intervertebral disc disease in the dog. J.A.V.M.A. 147:1458–1460.

CAPÍTULO 3

SINDESMOLOGIA (ARTROLOGIA) GENERALIDADES*

R. Getty

Uma **articulação** ou **juntura** é formada pela união de dois ou mais ossos ou cartilagens por outro tecido (Figs. 3-1 e 2). Osso é a parte fundamental da maioria das articulações; em alguns casos um osso e uma cartilagem, ou duas cartilagens, formam uma articulação. O meio de união é o tecido fibroso principalmente ou cartilagem, ou uma combinação de ambos. A união das partes do esqueleto por músculo (*sinsarcose*φ), como na inserção do membro torácico do cavalo, não será considerada neste capítulo.

As articulações podem ser classificadas: (a) anatomicamente, de acordo com o seu modo de desenvolvimento, a natureza do meio de união e a forma das faces articulares; (b) fisiologicamente, em relação à liberdade e ao grau de movimento ou à ausência de mobilidade nelas; e (c) por uma combinação das características das duas anteriores.

As articulações variam quer quanto à estrutura como quanto à disposição dos seus elementos e freqüentemente são caracterizadas por funções particulares. Entretanto, elas apresentam certas características quer estruturais como funcionais que podem classificá-las em três tipos: (a) **articulação fibrosa** — anteriormente denominada sinartrose; (b) **articulação cartilaginosa** — anteriormente denominada anfiartrose; e (c) **articulação sinovial** — anteriormente denominada diartrose.

ARTICULAÇÕES FIBROSAS

Neste grupo os segmentos estão unidos por tecido fibroso de tal modo que praticamente impedem os movimentos; assim, elas são freqüentemente denominadas articulações fixas ou articulações imóveis. Não apresentam cavidade articular. A maioria destas articulações é temporária em razão do meio de união ser invadido pelo processo de ossificação, resultando numa sinostose. As principais classes de articulações deste grupo são as seguintes:

(1) Sutura (Fig. 15-135). Este termo aplica-se às articulações da cabeça na qual os ossos adjacentes são intimamente unidos por tecido fibroso — os ligamentos suturais. Em muitos casos as bordas dos ossos apresentam irregularidades que se engrenam formando a *sutura serrata*, e.g., a sutura interfrontal. Em outros casos as bordas são biseladas e se superpõem por meio da *sutura escamosa,* e.g., a articulação entre as porções escamosas dos ossos temporal e parietal. Se as bordas dos ossos são planas ou levemente enrugadas, o termo *sutura plana* (harmônica) é aplicado à articulação, e.g., a sutura internasal, ou entre as porções horizontais dos ossos palatinos. O termo *sutura folheada* não está divulgado ainda, embora esteja catalogado na NAV (1968): Miller et al. (1964) a definem como "uma articulação cuja borda de um dos ossos encaixa-se numa fissura ou reentrância do osso adjacente. Onde se exige uma extrema estabilidade dos ossos, formam-se as suturas folheadas."

(2) Sindesmose. Neste tipo o meio de união é constituído ou de tecido fibroso branco ou de tecido elástico ou mesmo uma mescla de ambos. Os exemplos ocorrem nos corpos dos metarcapianos (do cavalo) e nas inserções das cartilagens costais entre si. Numa sindesmose quando os ossos em justaposição estão unidos por tecido fibroso como na fusão dos corpos do rádio e ulna e da tíbia e fíbula do cavalo, o meio de união original com a idade sofre um processo de ossificação denominado sinostose.

(3) Gonfose. Este termo é algumas vezes aplicado para a implantação dos dentes nos alvéolos. A gonfose não é corretamente considerada uma articulação, em absoluto, visto que os dentes não fazem parte do esqueleto.

ARTICULAÇÕES CARTILAGINOSAS

Os ossos das articulações estão unidos por fibrocartilagens ou cartilagem hialina, ou uma combinação de ambas. O número e a espécie de movimento estão condicionados pela forma das partes articulares e pela quantidade e pela flexibilidade do meio de união. Classificam-se nos seguintes tipos:

(1) Sincondrose (Articulações de Cartilagem Hialina). Este tipo de articulação (algumas vezes denominada de articulação cartilaginosa primária) é um tipo temporário, visto que a cartilagem converte-se em osso antes da idade adulta. A cartilagem hialina que une os ossos é uma porção persistente de esqueleto cartilaginoso do embrião. As epífises e a diáfise de um osso longo estão unidas por

---

*Para relações e funções mecânicas veja pormenores no Cap. 5, "Bioestática e Biodinâmica".

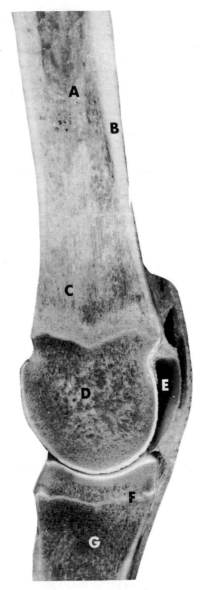

Figura 3-1. Secção sagital da extremidade distal do terceiro metacarpiano e extremidade proximal da falange proximal do potro de seis meses de idade.

A, Diáfise do terceiro metacarpiano; B, substância compacta (cortical); C, substância esponjosa; D, epífise distal do terceiro metacarpiano; E, cavidade articular; F, lâmina de cartilagem epífisediafisária da extremidade proximal da falange proximal; G, diáfise da falange proximal.

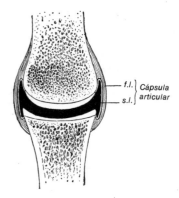

Figura 3-2. Diagrama da secção de uma articulação sinovial.

f.l., Camada fibrosa, *s.l.*, membrana sinovial da cápsula articular. As cartilagens articulares são em branco, os ossos estão pontilhados e a cavidade articular em negro.

uma placa epifisária cartilaginosa nos animais jovens (Figs. 3-1, 3 e 4). A fusão óssea ocorre na fase adulta, e a articulação desaparece. A maioria das articulações de cartilagem hialina é substituída por osso quando cessa o crescimento. Exemplos deste tipo incluem as placas epifisárias, a porção basilar do occipital com o corpo do esfenóide (basisfenóide), a articulação entre as partes petrosa e estiloídea do osso temporal através da cartilagem timpanicoióidea, a junção costocondral e a sincondrose intermandibular.

(2) Sínfise (Articulações Fibrocartilaginosas). Estas articulações (também denominadas de articulações cartilaginosas secundárias ou mesmo referidas como anfiartroses) representam articulações nas quais os ossos contidos estão unidos por fibrocartilagem durante alguma fase de sua existência. Articulações fibrocartilaginosas incluem a sínfise pélvica, estérnebras e articulações entre os corpos das vértebras. Uma limitada e variável quantidade de movimentos pode existir nestes tipos de articulações.

ARTICULAÇÕES SINOVIAIS

Este grupo de articulações, também conhecido como articulações diartrodiais, é caracterizado pela presença de uma cavidade articular com uma membrana sinovial na cápsula articular e por sua mobilidade. São igualmente denominadas articulações móveis ou verdadeiras. Uma articulação simples é aquela formada por duas superfícies articulares: uma articulação composta forma-se com várias superfícies articulares. As seguintes estruturas entram na sua formação:

(1) Superfície Articular. As faces articulares *(facies articulares)* são na maioria dos casos lisas, e variam muito quanto à forma. São constituídas de tecido ósseo denso especial, que difere histologicamente da substância compacta ordinária. Em certos casos a superfície acha-se interrompida por cavidades não articulares denominadas fossas ou fossetas sinoviais.

(2) Cartilagem Articular. As cartilagens articulares, geralmente do tipo hialino, revestem as superfícies articulares dos ossos. Elas variam em espessura nas diferentes articulações: são mais espessas naquelas que estão sujeitas a maior pressão e atrito. Comumente elas tendem a acentuar a curvatura do osso, i.e., numa superfície côncava a parte periférica é a mais espessa, ao passo que numa articulação convexa, é a parte central. As cartilagens articulares não são vascularizadas, são muito lisas e apresentam uma tonalidade azulada no estado fresco. Elas diminuem

SINDESMOLOGIA (ARTROLOGIA) GENERALIDADES

os efeitos dos abalos e reduzem grandemente a fricção.

(3) Cápsula Articular. A cápsula articular (Fig. 3-1) é, na sua forma mais simples, um tubo (manguito) cujas extremidades estão inseridas ao redor das superfícies articulares. Compõe-se de duas camadas — uma externa constituída de tecido fibroso, e uma interna, a camada ou membrana sinovial. A camada fibrosa, também denominada ligamento capsular, insere-se quer junto às margens das superfícies articulares como a uma variável distância delas. Sua espessura varia muito em diferentes casos: em certos pontos ela é extremamente espessa, e algumas vezes nela se desenvolve cartilagem ou osso; em outros pontos ela é praticamente ausente, e a cápsula então consiste apenas da membrana sinovial. Os tendões que ultrapassam uma articulação podem substituir parcialmente a camada fibrosa; nestes

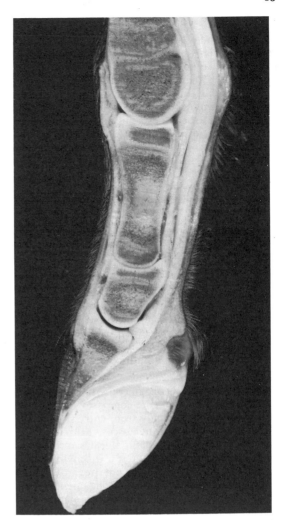

Figura 3-4. Secção sagital das falanges do potro.

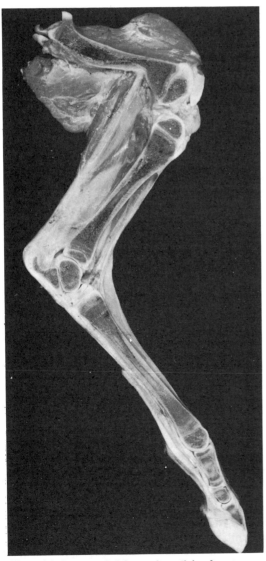

Figura 3-3. Secção sagital do membro pélvico do potro.

casos a face profunda do tendão está forrada pela membrana sinovial. Partes da cápsula podem igualmente sofrer um espessamento e deste modo formarem-se ligamentos que não são dissociados, exceto artificialmente, do restante da cápsula. A membrana sinovial reveste a cavidade articular exceto sobre as cartilagens articulares, detendo-se normalmente pela sua periferia. Ela é uma delgada membrana ricamente suprida por uma complicada rede de vasos e nervos. Freqüentemente forma pregas e vilosidades que se projetam para dentro da cavidade articular. As pregas contêm coxins de gordura e apresentam, em muitos pontos, massas adiposas fora da cápsula preenchendo interstícios que, nas várias fases do movimento articular, alteram sua forma e posição. A membrana sinovial secreta um líquido, a sinovia, que lubrifica a articulação; ela assemelha-se à clara de ovo, mas apresenta uma tonalidade amarelada. Também serve para transportar material nutritivo para a cartilagem hialina articular. A composição química da sinovia é similar ao líquido tissular. De acréscimo, contém albumina, mucina e sais e é alcalina. Nela comumente existem células derivadas da membrana sinovial, porções de células, células que sofreram degeneração gordurosa, partículas de cartilagem articular etc. Em muitos pontos a membrana forma fundos de sacos extra-articular, que facilitam os movimentos de músculos e tendões.

A cavidade articular está enclausurada pela membrana sinovial e pelas cartilagens articulares. Normalmente ela contém apenas uma quantidade suficiente de sinovia para lubrificar a articulação.

O estudante pode ter uma falsa concepção da cavidade articular que pode resultar de dissecações e diagramas nos quais dá impressão de existir uma cavidade real de considerável extensão. Uma idéia correta da íntima aposição das partes componentes da articulação é obtida do estudo de peças congeladas e de cortes sagitais (Fig. 3-4). Por outro lado, é instrutivo examinar articulações nas quais se tenha praticado injeções de modo a distender a cápsula (Fig. 16-17). Observa-se então que a cavidade é freqüentemente de muito maior potencial de extensão do que se possa imaginar e que a cápsula é com freqüência muito irregular na forma, isto é, apresenta uma variedade de saculações.

Os elementos citados até agora são constantes e necessários em todas as articulações sinoviais. Outras estruturas que entram na constituição das articulações são os ligamentos, discos e meniscos articulares, e cartilagens marginais.

(4) Ligamentos. Os ligamentos são fortes cintas ou membranas, geralmente compostos de tecido fibroso branco, que unem os ossos entre si (Fig. 3-4). Eles são praticamente inelásticos. Entretanto, em poucos casos, e.g., o ligamento nucal, são compostos de tecido elástico. Podem ser subdivididos, de acordo com sua posição, em peri ou extra-articulares e intra-articulares. Os ligamentos extra-articulares estão freqüentemente fusionados com a cápsula fibrosa ou fazendo parte dela; em outros casos eles são perfeitamente distintos. Os que estão situados nos lados de uma articulação denominam-se ligamentos colaterais. Rigorosamente falando, ligamentos intracapsulares, embora dentro da cápsula fibrosa, não estão dentro da cavidade articular; a membrana sinovial reflete-se sobre eles. Aqueles que põem em conexão direta com superfícies ósseas opostas denominam-se ligamentos interósseos. Em muitos pontos, músculos, tendões e espessamento da fáscia funcionam como ligamentos e aumentam a segurança da articulação. A pressão atmosférica e a coesão desempenham uma considerável parte na manutenção das superfícies articulares em aposição.

(5) Discos e Meniscos Articulares. Estes elementos são placas de fibrocartilagem ou tecido fibroso denso embutidos entre as cargilagens articulares; eles dividem a cavidade articular parcial ou completamente em dois compartimentos. Tornam mais congruentes certas superfícies articulares, permitem maior amplitude e variedade de movimento e diminuem a concussão.

(6) Cartilagem Marginal. A cartilagem marginal é um anel de fibrocartilagem que rodeia a borda de uma cartilagem articular. Amplia a cavidade e contribui na prevenção de fraturas da borda articular.

VASOS E NERVOS. As artérias formam anastomoses ao redor das grandes articulações e fornecem ramos para as extremidades dos ossos e para a cápsula articular. A membrana sinovial possui uma emaranhada rede de capilares: esta rede forma alças ao redor das bordas das cartilagens articulares, mas normalmente não penetram nelas. As veias formam plexos. A membrana sinovial é igualmente bem suprida de vasos linfáticos. As fibras nervosas são especialmente numerosas na membrana sinovial e ao seu redor, e existem terminações nervosas especiais, que interferem nos impulsos proprioceptivos (sentido particular) bem como fibras dolorosas. Fibras vasomotoras e vasos sensoriais servem para controlar os vasos sangüíneos.

A estabilidade é um atributo necessário da articulação, visto que certos tipos de movimento ativo ocorrem nas articulações sinoviais. Normalmente fala-se de um movimento de deslizamento, de movimentos angulares e movimentos rotatórios. Os vários tipos de movimentos freqüentemente se combinam e podem produzir uma variedade infinita, e raramente uma articulação possui um único movimento. Movimentos passivos são produzidos por forças externas tal como a gravidade ou por movimento indireto de alguma outra articulação.

Movimento de deslizamento é o tipo mais simples de ação que pode ocorrer e é representado por uma superfície resvalando sobre outra.

Movimentos angulares podem ser **flexão** e **extensão** ou **abdução** e **adução**. A flexão ocorre quando um ângulo entre dois ossos diminui, enquanto que **extensão** significa um estiramento que ocorre numa articulação quando o ângulo entre os ossos aumenta. Com referência a articulações das partes distais dos membros, parece aconselhável o emprego dos termos flexão dorsal e flexão palmar ou plantar. Igualmente os termos flexão dorsal e flexão ventral são aplicados aos correspondentes movimentos da coluna vertebral. O significado do termo flexão lateral quando aplicado para coluna vertebral é evidente. Todos estes movimentos são ao redor de eixos que são aproximadamente transversal ou vertical. Os movimentos de depressão, elevação e transversal da mandíbula incluem-se nesta categoria. **Abdução** ocorre quando uma parte afasta-se do plano longitudinal mediano do corpo ou um dedo afasta-se do eixo do membro. Na **adução** a parte movimenta-se em direção ao plano longitudinal mediano do corpo ou dos dedos movem-se em direção ao eixo do membro.

Circundução é a forma de movimento que ocorre quando o eixo descreve um espaço cônico; a base do cone é descrita pela extremidade distal do osso e o vértice está na cavidade articular. No homem tal movimento é facilmente executado, porém nos quadrúpedes é possível somente num grau limitado.

Quanto à **rotação,** por questão de conveniência, este tipo está reservado para indicar a rotação de um segmento ao redor do eixo longitudinal do outro segmento que constitui a articulação. É observado tipicamente na articulação atlantoaxial.

SINDESMOLOGIA (ARTROLOGIA) GENERALIDADES

O leitor perceberá que todo o movimento está limitado pelos ligamentos colaterais e acessórios, extra e intracapsulares, meniscos e discos, músculos e mecanismos físicos e biológicos. Para maiores detalhes vide Cap. 5.

As articulações sinoviais podem ser classificadas pelos seus eixos de movimentos. Esta classificação utiliza-se da existência de três eixos.

Um exemplo de **articulação uniaxial** (um eixo de rotação) é a **articulação dobradiça** ou **gínglimo**, e.g., a de cotovelo na qual o eixo é transversal. Flexão e extensão são seus movimentos principais. Numa articulação pivô ou **trocóide** o movimento é ao redor de um eixo longitudinal, e envolve um pivô e.g., a articulação atlantoaxial.

O movimento pode ser **biaxial**, isto é, ao redor de dois eixos horizontais em ângulos retos entre si. Nesta forma de articulação, a circundução é permitida, isto é, um cone é descrito quando executamos movimentos de flexão, abdução, extensão e adução, mas não o de rotação axial. Neste tipo de articulação, **condilar,** um côndilo e uma superfície articular ovóide estão contidos numa cavidade elíptica. Embora se assemelhe a uma articulação dobradiça, ela permite mais movimentos, e.g., a articulação do joelho. Numa **articulação elipsóide** a superfície articular assemelha-se a uma elipse. É também uma articulação biaxial; a articulação antebraquiocarpiana é um exemplo. As superfícies articulares são mais longas numa direção e em ângulos retos para a outra. Numa **articulação selar** as superfícies são reciprocamente côncavo-convexa ou em sela de montaria, representando um tipo de articulação biaxial. Flexão, extensão, abdução, adução e circundução podem ser executadas, mas não a rotação axial. A articulação carpometacarpiana do polegar é citada como um exemplo no homem e as articulações interfalângicas no cão.

Quando o movimento é **multiaxial,** são permitidas a circundução e a rotação axial. Uma **articulação de esfera** e **cavidade** ou **esferoidal** (enartrose) proporciona uma articulação universal. A superfície esferóide de uma articulação move-se dentro de um "receptáculo" de outro osso segundo três eixos. As articulações do ombro do quadril incluem-se nesta classificação.

Uma articulação que produz um simples movimento de deslizamento ou resvalo, é uma **articulação plana** (artrodia) na qual as superfícies ósseas justapostas são aproximadamente planas, e.g., as dos ossos carpianos e as dos pequenos ossos tarsianos. O movimento consiste de deslizamento de uma superfície sobre outra com limitação do movimento produzida por uma cápsula fibrosa justa.

BIBLIOGRAFIA

Barnett, C. H., D. V. Davies and M. A. MacConnaill. 1961. Synovial Joints: Their Structure and Mechanics. Springfield, Ill., Charles C Thomas.

Bressou, C., and O. Vladutiu. 1940. Sur la mécanogenèse du cartilage articulaire. Bull. Acad. Vét. France 13:1-4.

Bressou, C., and O. Vladutiu. 1948. Sur la mécanogenèse du cartilage articulaire Femoro-Rotulien. Bull. Acad. Vét. France 21: 261-267.

Florentin, P., 1959. Architecture des dispositifs de glissement annexés aux tendons. Rec. Méd. Vét. 135:521-530.

Gardner, E. 1950. Physiology of moveable joints. Physiol. Rev. 30:127-176.

Gardner, E. 1953. Physiological mechanisms in moveable joints. Am. Acad. Orth. Surg. 10:251-261.

Gardner, E. 1962. Structure and function of joints. J.A.V.M.A. 141:1234-1236.

Komarek, V. 1955. The contribution to anatomy of the joints in the limbs of the horse. Sbornik Zivocisna Vyroba 28:835-846.

Kunzel, E. 1955. Rippenknorpelgelenke bei Schaf und Ziege. Anat. Anz. 102:25-28.

Kunzel, E. 1961. Atypische Gelenkentwicklung. Anat. Anz. 110: 67-79.

Lange, K. 1960. Die Entwicklung der Rippenknorpelgelenke beim Schwein. Anat. Anz. 108:172-201.

MacConnaill, M. A. 1950. The movements of bones and joints. The synovial fluid and its assistants. J. Bone Joint Surg. 32B:244.

Miller, M. E., G. C. Christensen and H. E. Evans. 1964. Anatomy of the Dog. Philadelphia, W. B. Saunders Company.

Nomina Anatomica Veterinaria. 1968. Vienna, World Assoc. Vet. Anat.

Nickel, R., and P. Langer. 1953. Zehengelenke des Rindes. Berliner u. Munch. tierärztl. Wochen. 14:237.

O'Rahilly, R. 1957. The development of joints. Irish J. Med. Sci. 6th Ser (382):456-461.

Paatsama, S. 1952. Ligament Injuries in the Canine Stifle Joint, a Clinical and Experimental Study. Thesis, Helsinki, Finland.

Schroeder, E. F., and G. B. Schnelle. 1941. Veterinary radiography; the stifle joint. No. Am. Vet. 22:353-360.

Van Pelt, R. W. 1965. Comparative arthrology in man and domestic animals. J.A.V.M.A. 147:958-967.

Walmsley, T. 1928. The articular mechanism of the diarthroses. J. Bone Joint Surg. 10:40.

CAPÍTULO 4

MIOLOGIA GERAL*

L. E. St. Clair

Nos organismos multicelulares, as células musculares possuem as propriedades de contratilidade e condutividade. Sua disposição sugere que elas sejam denominadas de fibras ao invés de células. A contração do citoplasma de uma célula alongada, como uma fibra, pode efetuar uma substancial redução no comprimento da célula.

O tecido muscular é classificado, tanto morfológica como funcionalmente, como liso (involuntário, não estriado), cardíaco (involuntário, estriado) ou esquelético (voluntário, estriado).

O **músculo liso** ocorre principalmente como massas de células, de formato fusiforme, nas paredes dos órgãos ocos e vasos sangüíneos, bem como em determinadas glândulas, no baço, no globo ocular e nos folículos pilosos. As contrações são fracas mas sustentadas e, na maioria dos casos, rítmicas. A ação não está sob o controle da vontade.

As fibras do **músculo cardíaco** possuem estriações transversais e estão dispostas em massas irregulares, com as extremidades de determinadas fibras entrando em contato com os lados de outras. As contrações ocorrem involuntariamente.

O **músculo esquelético** consiste em feixes de fibras multinucleadas. Cada fibra contém miofibrilas dispostas longitudinalmente em uma matriz de sarcoplasma que está limitada por uma fina membrana, o **sarcolema.** Os núcleos (até diversas centenas por fibra) estão dispostos perifericamente. A fibra parece ser estriada transversalmente devido à alteração dos miofilamentos espessos e finos das miofibrilas. As fibras normalmente não se estendem por todo o comprimento do músculo. Elas terminam ao afixarem-se ao tecido conjuntivo investidor, embora algumas delas possam ser dispostas mais ou menos de extremidade a extremidade. Algumas fibras parecem ser escuras (vermelhas); outras são claras (brancas). As contrações das fibras escuras são tônicas, sendo sustentadas por períodos relativamente prolongados, mas com pouca força. As fibras claras, por outro lado, contraem-se fasicamente, a amplitude das contrações aumentando até um pico e depois sendo seguida por relaxamento. A cor do músculo nos mamíferos depende das proporções dos dois tipos entrelaçados de fibras. Os músculos que sustentam o corpo, em posição de pé, tenderiam a possuir uma preponderância de fibras escuras.

Ao redor de cada fibra, externamente ao sarcolema, há uma fina camada de tecido conjuntivo (**endomísio**). Cada feixe de fibras (**fascículo**) está circundado por uma maior quantidade de tecido conjuntivo (**perimísio**). A camada externa ao redor de todo o músculo é o **epimísio** (Fig. 4-1). Os elementos do tecido conjuntivo do músculo são contínuos com o tecido conjuntivo pelo qual o músculo se insere no esqueleto ou em outros músculos. O tecido conjuntivo distribuído no músculo ou em seu redor varia do denso até o frouxo na sua consistência. As membranas de tecido conjuntivo que separam os músculos uns dos outros e os firmam na posição são denominadas de **fáscia**. Normalmente a camada definitiva que investe os grupos de músculos e que envia septos intermusculares é a fáscia profunda. Uma camada mais frouxamente agrupada próxima à pele é a fáscia superficial. A fáscia profunda muitas vezes possui mais de uma camada e varia na espessura, dependendo de sua localização. Massas consolidadas de tecido conjuntivo, nas extremidades do músculo, formam tendões que se inserem no perióstio, do qual se estendem pequenos processos para dentro de depressões em áreas ásperas do osso. O tendão normalmente é mais fino do que o músculo. As áreas musculares de inserção são normalmente mais lisas, mas podem ser representadas por linhas indistintas. As inserções tendinosas poderão produzir proeminências ósseas. Sulcos são formados quando os tendões passam sobre superfícies ósseas. Estes, naturalmente, refletem a adaptação da estrutura e da função e são relativamente constantes entre os indivíduos da mesma espécie.

As fibras musculares podem possuir uma disposição paralela, os feixes sendo perpendiculares, oblíquos ou horizontais em relação ao músculo como um todo. Quando as fibras paralelas inserem-se no tendão em ângulo, o músculo é **penado.** A disposição poderá ser **unipenada, bipenada** ou **multipenada.** As fibras de um músculo fusiforme convergem sobre um tendão nas duas extremidades do músculo (Fig. 4-2). A parte mais espessa do músculo é o *ventre*. A presença de um tendão intermediário produz dois ventres, tornando o músculo digástrico. Os músculos podem ter uma ou ambas as extremidades divididas, ou podem ser separados longitudinalmente ou até obliquamente. Alguns músculos contêm interseções tendíneas. A quantidade e disposição do tecido conjuntivo varia de um músculo para outro, bem como de região para região. Faixas tendinosas são numerosas em determinados músculos, mas podem quase não ser observadas em outros.

---

*Para as funções e relações mecânicas, veja os detalhes no Cap. 5.

MIOLOGIA GERAL

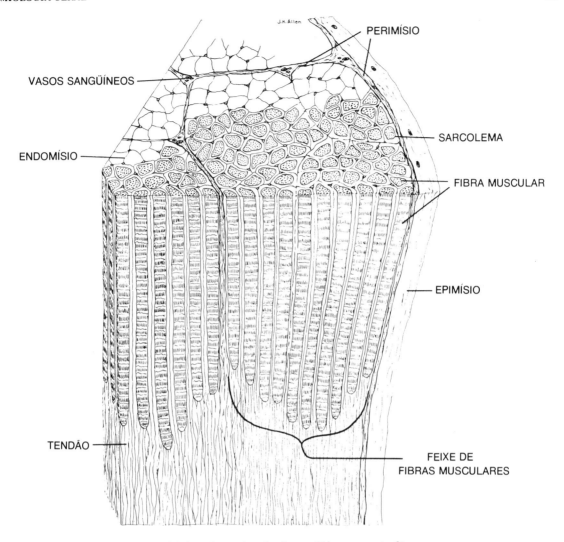

Figura 4-1. Organização do músculo esquelético com seu tendão.

Novas fibras em um músculo esquelético não são formadas após o nascimento. O crescimento no tamanho do músculo é produzido pelo aumento no tamanho das fibras existentes, as quais aumentam ainda mais com o exercício. Quando partes dos músculos são destruídas, o reparo prossegue com a substituição por tecido conjuntivo. O peso corporal pode aumentar pela deposição de gordura dentro e entre as fibras musculares. Quando o suprimento do nervo eferente a algum músculo for destruído, o músculo se atrofia e, a menos que o nervo se regenere sem grandes demoras, as fibras musculares são substituídas por tecido conjuntivo. Os músculos ativos são ricamente supridos por vasos sangüíneos; músculos atrofiados têm uma aparência pálida.

Cada músculo esquelético é suprido por feixes de fibras nervosas que se separam, de modo variável, fora e dentro das partes mais profundas do músculo (Fig. 4-3). Os nervos podem se originar de um ou de vários segmentos da medula espinhal, dependendo da extensão do músculo ou grupo de músculos. Grupos de músculos antagônicos são normalmente supridos por nervos diferentes, embora os nervos possam surgir dos mesmos segmentos da medula espinhal. Por meio da ramificação de seu axônio, uma célula nervosa motora supre muitas fibras musculares, cada ramo formando uma terminação em uma fibra muscular. A célula, seu axônio e as fibras musculares por ela supridas constituem uma unidade motora. Alguns músculos possuem mais fibras musculares por unidade motora do que outros. Músculos com muitas unidades motoras, por um dado número de fibras musculares, são capazes de ação mais precisa. Os grandes músculos possuem menos unidades motoras, cada uma com muitas fibras musculares.

Na maioria dos músculos, próximo às junções com o tendão, há fusos neuromusculares. O fuso contém uma ou mais fibras, cada uma suprida de grandes fibras nervosas sensoriais. O estiramento do músculo é registrado através do fuso muscular, resultando em um aumento reflexo no tônus muscular.

A força total exercida por uma contração muscular é a soma das forças exercidas por suas fibras

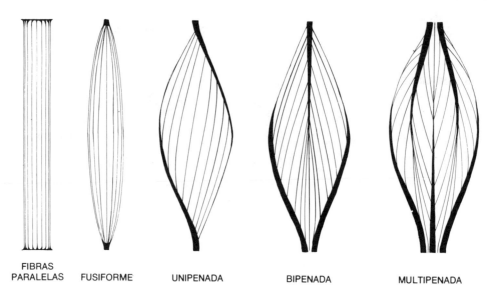

FIBRAS PARALELAS FUSIFORME UNIPENADA BIPENADA MULTIPENADA

Figura 4-2. Várias disposições de fibras musculares esqueléticas.

individuais. Cada fibra se contrai até seu limite máximo, reduzindo seu comprimento de um terço à metade. Uma seção transversal composta através de todas as suas fibras determina a força potencial de um músculo. Músculos com fibras longas produzem uma gama relativamente grande de movimentos. Isto é ainda mais realçado quando os fascículos são longos. Fibras penadas curtas reduzem o volume relativo do músculo, e, embora permitindo apenas movimentos limitados, aumentam a força muscular. Um músculo poderá conter áreas de fibras dispostas de modo penado e áreas de longas fibras paralelas, dependendo da gama de movimentos produzidos pelas partes do músculo.

Com a finalidade de produzir movimentos esqueléticos o músculo terá que cruzar pelo menos uma articulação. Determinados músculos, por associação com a fáscia superficial e com firme ancoragem cutânea, movem a pele. Outros músculos circundam as aberturas naturais como **esfíncteres.** Eles podem, realmente, estar dispostos como paredes de tubos ou cavidades, para agirem como **constritores.** Os músculos articulares fazem com que as membranas sinoviais não sejam pinçadas entre as superfícies de ossos articulantes. A afixação do músculo, que permanece mais estacionária durante o movimento, é denominada de **origem;** a outra, a **inserção.** Nos membros, a afixação proximal é a origem, a afixação distal a inserção. O tendão do músculo poderá ser tão longo que a origem e a inserção estão separadas por diversas articulações. O músculo pode originar-se de uma fáscia larga e inserir-se por um único tendão. O músculo poderá cobrir toda uma região, com feixes surgindo e se inserindo em todo o seu comprimento. Quase toda a superfície de osso poderá servir como área de afixação. Muitas diferentes disposições de músculo podem ser encontradas no corpo do mamífero.

As fibras do tendão entrelaçam-se, permitindo a uniforme distribuição das forças de qualquer parte do músculo. Nos pontos de inserção, as fibras do tendão tendem a se espalhar. Isto permite que partes sucessivas da área de inserção assumam a força total de tração, à medida que o ângulo do tendão e do osso torna-se mais agudo (Fig. 4-4).

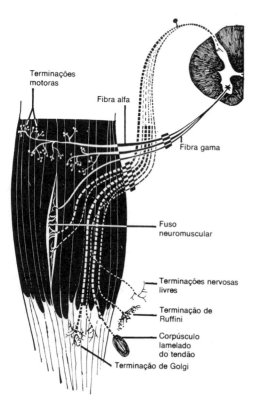

Figura 4-3. Representação esquemática de um músculo e seu suprimento nervoso.

(De Gardner, E.; D. J. Gray e R. O'Rahilly: Anatomy, 1960.)

MIOLOGIA GERAL

Nos membros, a afixação distal do tendão está normalmente próxima à extremidade proximal do osso. Isto auxilia os ligamentos a manterem os ossos em aposição na articulação. A contração de um músculo, assim localizado, produz uma excursão relativamente rápida e extensa da extremidade distal do osso. Quando a inserção abrange uma área maior e não está tão próxima a parte proximal do osso, o movimento é mais poderoso, porém mais lento e menos extenso. Os músculos com largas afixações e curtas distâncias entre a origem e a inserção são adaptados para a força, às custas da velocidade e gama de movimento.

Os movimentos produzidos por mudanças no alinhamento dos ossos são de extensão, flexão, rotação, abdução, adução e circundução. Diversos músculos ou grupos de músculos normalmente combinam seus esforços. O movimento característico numa articulação é produzido pelos **agonistas.** Os músculos que se opõem a esse movimento são **antagonistas.** A ação de um músculo ou de um grupo de músculo sobre a articulação depende de sua localização em relação à articulação. Os músculos **extensores** estão situados no lado de uma articulação onde a contração irá alinhar os ossos ou endireitar o membro. Os músculos **flexores** cruzam a superfície onde o menor ângulo entre os ossos está sendo formado. A principal ação de um músculo que atravessa diversas articulações é determinada pela posição do músculo com referência a cada uma das articulações. Uma ou mais articulações atravessadas por um agonista podem ser fixadas ou estabilizadas por determinados músculos, enquanto o movimento é produzido em outra articulação. Os músculos menores, normalmente localizados ao redor de uma articulação, agem em fixação. Em determinados animais, músculos que são representados por faixas tendinosas podem modificar a ação de outros músculos. A ação usual de um músculo, conforme determinada por sua posição em relação à articulação, pode mudar na locomoção. O músculo bíceps da coxa estende a bacia, flexiona o joelho e estende o jarrete quando o membro é levantado do solo. Entretanto, quando o pé está colocado firmemente, o músculo bíceps da coxa torna-se um extensor do joelho.

O músculo esquelético está em um estado contínuo de contração mínima através da ação reflexa que produz o equilíbrio e a prontidão para a ação. Este estado de tônus resulta da contração máxima de um pequeno número de fibras. Quando a função de um músculo é perdida, são feitos ajustes para permitir que outros músculos produzam a ação desejada. Cada movimento do corpo é realizado pelo envolvimento de muitos grupos de músculos. A suavidade e a extensão da ação são controladas sinergicamente. O músculo antagonista gradativamente relaxa à medida que o agonista se contrai. Os **sinergistas** em um movimento podem tornar-se os antagonistas de outro.

Os tendões estão unidos ao membro por **ligamentos anulares** *(retináculos).* Quando há muito movimento ou mudança na direção do empuxe sobre uma articulação, o tendão é circundado por uma bainha sinovial *(vagina synovialis tendinis).* Quando o movimento for limitado mas existir pressão contra uma parte do osso, ocorre uma **bolsa sinovial** *(bursa synovialis)* entre o tendão e o osso (Fig. 4-5). A superfície do osso ou as partes do tendão que entram em contato com o osso podem tornar-se cartilaginosas. Bolsas podem desenvolver-se subcutaneamente nos pontos de pressão. O divertículo da membrana sinovial da articulação pode investir determinados tendões situados especialmente próximos da articulação. A **bainha sinovial do tendão** é regularmente constituída como se a bolsa estivesse enrolada ao redor do tendão formando um tubo, um lado em contato com o tendão, o outro em contato com as estruturas vizinhas. Como as partes interna e externa são contínuas, a parte de ligação é dobrada, constituindo o **mesotendão** (Fig. 4-6). Este mais ou menos desaparece, quando o movimento e a pressão são grandes, ou pode ser representando por filamentos (**vínculas**). Mais de um tendão pode ocupar a mesma bainha.

Associados a determinados tendões há pequenos ossos de formatos variados denominados **ossos sesamóides.** Eles deslizam em sulcos sobre proeminências para mudarem a direção do empuxe dos tendões. Eles também protegem os tendões nesses pontos.

A fáscia profunda é escassa sobre os músculos planos do tronco, exceto onde ela fornece origem a determinados músculos ou onde ela é modificada pela adição do tecido elástico para sustentar a víscera abdominal. Quando a fáscia fornece origem ou inserção aos músculos, ela pode parecer uma lâmina espessa. Uma lâmina especialmente espessa de tecido conjuntivo que age nessa capacidade é denominada **aponeurose.** A fáscia superficial está muitas vezes carregada de gordura e associada em determinadas áreas com o músculo cutâneo. Entre as lâminas de tecido conjuntivo consolidado e entre estas e os músculos, há um tecido conjuntivo areolar muito frouxamente agrupado, que fornece um meio para o deslizamento dos músculos e tendões. O tecido areolar espalhado ao redor de um tendão foi designado o **paratendão.** Como resultado da compressão, as células na superfície do tendão tornam-se a **membrana sinovial.** O pólo proximal da bainha sinovial contém uma prega fusiforme que, ao deslizar ao longo do tendão, torna possível que a bainha

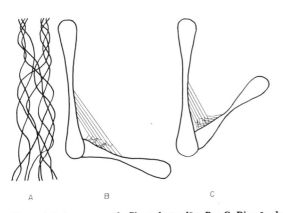

Figura 4-4. A, esquema de fibras do tendão. B e C, Direção do empuxe das fibras na flexão.

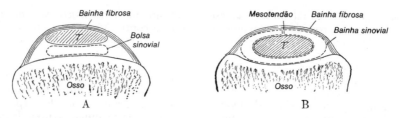

Figura 4-5. Diagramas de secções transversais da Bolsa Sinovial (A) e da Bainha Sinovial (B); T, Tendão.
Nas duas, o saco sinovial está representado, para fins de compreensão, como se fosse um tanto distendido.

permaneça como uma cavidade fechada enquanto permite o movimento livre do tendão. Isto não ocorre no pólo distal; conseqüentemente, o mesotendão é muito mais longo na área proximal da bainha. Tecido conjuntivo fino (**endotendão**) estende-se entre as fibras do tendão. Vasos sangüíneos invadem o mesotendão e o endotendão. Nos pontos de atrito em que o tendão assemelha-se a uma cartilagem, não existe, virtualmente, nenhum vaso sangüíneo.

A posição e a função dos músculos, de partes dos músculos ou de grupos de músculos estão modificadas em diferentes classes de mamíferos (Fig. 4-7). Esta é uma adaptação evolutiva à atividade (veja o Cap. 5). Partes de um músculo ou do músculo em si podem estar ausentes em um gênero ou espécie em particular. Uma parte pode ser representada de forma diferente ou pode deslocar-se para outro grupo muscular. À medida que o número de dígitos é reduzido, alguns dos músculos desaparecem ou são representados como ligamentos (Fig. 4-8). Isto pode ser acompanhado do estado polidáctilo para o estado monodáctilo à medida que ocorre uma perda gradativa ou mudança na forma do músculo. Uma adaptação funcional é refletida tanto no esqueleto como na musculatura. A posição do membro torácico nos quadrúpedes torna a clavícula desnecessária. As partes dos músculos que se inserem na clavícula, nos primatas, são representadas pelos músculos próximos dos outros animais. A parte distal curta da espinha escapular nos *Equidae* está refletida nas novas disposições dos músculos que normalmente ali se fixam. Os músculos da mastigação são compostos diferentemente naqueles animais com movimentos mastigatórios de lado para lado, ao invés dos movimentos associados à mordedura e ao dilaceramento da carne. Nos animais em que o músculo tríceps do braço tem que constantemente atuar contra a força da gravidade, sua inserção estende-se por todo o comprimento da escápula em contraste com a sua inserção estreita nos primatas (Fig. 4-9). Os tendões que substituem partes de músculos muitas vezes servem para fixar articulações na posição de extensão. Ligamentos elásticos sustentam a cabeça de animais de pasto e auxiliam na sustentação da parede abdominal. Nos ungulados, em que o poder de girar o antebraço foi perdido, os músculos supinadores e pronadores estão ausentes ou servem como extensores ou flexores dos carpos e dígitos. As modificações na estrutura e na função de uma parte de um membro pode não fazer com que um músculo que se desenvolveu como extensor venha a servir como flexor.

Alguns músculos não se inserem no osso, mas sim nos músculos contralaterais, na linha média, como na parede abdominal, no diafragma e na faringe. Outros podem afixar-se ao tecido conjuntivo em uma estrutura macia, como na bochecha, que se torna rígida quando da contração muscular.

Nas relações da nomenclatura faz-se uma tentativa de se reter os nomes básicos, embora determinados músculos tenham sido modificados. Os nomes dos músculos são normalmente baseados em alguma característica estrutural ou funcional. Eles podem ser expressões de formato ou da direção das fibras, posição ou relação de um músculo ao outro, ação, inserção, consistência, localização, número de divisões ou uma combinação de diversas características. O nome é expresso em latim com a declinação e terminação de casos apropriados. Na Nomina Anatomica Veterinaria oficial (NAV, 1973) os músculos são dispostos de acordo com as regiões.

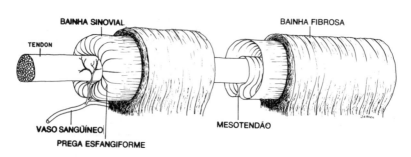

Figura 4-6. Um tendão com suas bainhas sinovial e fibrosa.

MIOLOGIA GERAL

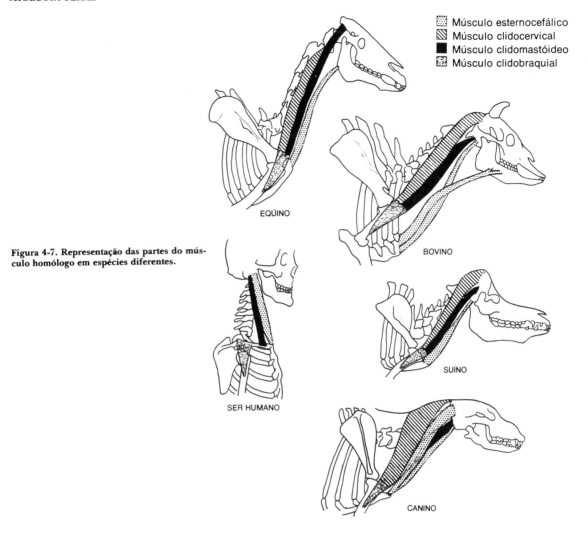

Figura 4-7. Representação das partes do músculo homólogo em espécies diferentes.

As estruturas sinoviais associadas aos músculos e tendões estão incluídas.

PADRÕES DE DESENVOLVIMENTO DOS MÚSCULOS ESQUELÉTICOS

O metamerismo, embora um tanto mascarado, é aparente na organização dos somitos. As células do miótomo de cada somito migram ventralmente para formar miômeros. Cada miômero separa-se em um epímero dorsal e um hipômero ventral, menores. Os músculos do epímero são supridos pelo ramo dorsal e os do hipômero pelo ramo ventral do nervo espinhal. Os processsos transversos da vértebra marcam as separações entre os dois grupos. O epímero desenvolve os músculos epaxiais, que consistem em um grupo dorsal composto de músculos intervertebrais profundos e uma parte ventral que constitui os músculos longos do pescoço e das costas. O hipômero dá origem aos músculos hipaxiais (flexores profundos da coluna vertebral) e aos músculos das paredes torácica e abdominal. Uma extensão ventral do hipômero origina os músculos abdominais ventrais e os músculos dos apêndices. Alguns destes podem desenvolver-se do mesoderma somático local ou regional.

A diferenciação do sistema muscular para formar o plano de disposição dos músculos no adulto envolve determinadas possibilidades. Poderá haver mudanças na direção das fibras musculares nos miômeros, subdivisão longitudinal, subdivisão tangencial, fusão de partes, migração de primórdios ou degeneração de partes de músculos a serem substituídas por tecido conjuntivo.

As células mesenquimais proliferam entre os arcos branquiais e fornecem origem aos músculos branquioméricos. Nesta parte do corpo, onde os somitos estão ausentes, os arcos branquiais são identificados com determinados nervos cranianos. Os músculos do primeiro arco mandibular ou branquial circundam a mandíbula. Eles incluem os que fecham a mandíbula mais o milo-hióideo, ventre rostral do digástrico, tensor do véu palatino e o tensor do tímpano. O nervo motor deste arco é a parte mandibular do nervo trigêmeo. A maioria dos músculos neste grupo está envolvida em um duro envoltório de fáscia. Os músculos do segundo arco

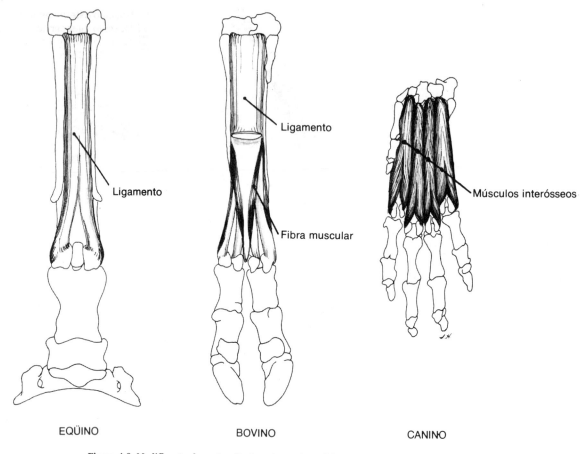

Figura 4-8. Modificação dos músculos interósseos à medida que o número de dígitos é reduzido.

branquial ou hióideo são inervados pelo nervo facial. Os músculos centrais deste grupo incluem os músculos estilo-hióideo, o músculo occipito-hióideo, o ventre caudal do digástrico e o estapédio. São derivados secundários do arco hióideo os músculos miméticos, incluindo os músculos cutâneos regionais. O nervo do terceiro arco é o nervo glossofaríngeo. Os músculos incluem o estilofaríngeo, o cerato-hióideo e alguns dos músculos constritores faríngeos. Os arcos quatro e seis são inervados pelo nervo vago e nervos acessórios. O nervo vago inerva a laringe, a faringe, o esôfago estriado e a maior parte do palato mole. As fibras bulbares do nervo acessório contribuem para o nervo vago. A parte espinhal supre os músculos esternocefálico, omotransversal, trapézio e o músculo clidocefálico do músculo braquiocefálico. O trapézio e as partes deste grupo, a ele ventral, subdividiram a mesma lâmina embrionária. Permanece na cabeça algum mesoderma de origem somítica. Este é o mesoderma pré-óptico do qual se desenvolve a musculatura do olho; ele envolve o terceiro, quarto e sexto nervos cranianos e os miótomos occipitais que originam os músculos da língua. Estes são supridos pelo nervo hipoglosso.

As massas musculares epaxiais e hipaxiais retêm sua segmentação miótoma original, cada digitação representando um miômero. O músculo longo, por exemplo, tem quase o comprimento da coluna vertebral. O grupo psoas tem, caudalmente a ele, o músculo sacrocaudal ventral e, cranialmente, o músculo longo do pescoço e depois o grupo de músculo retoventral da cabeça. Os músculos das

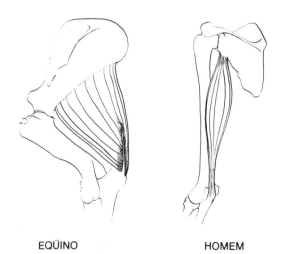

Figura 4-9. Modificação do músculo tríceps do braço quando o antebraço é usado ao ficar em pé.

MIOLOGIA GERAL

paredes abdominal e torácica mostram segmentação em suas distintas digitações. Os músculos escalenos são continuações seriadas dos músculos intercostais. O músculo intertransversal ventral e o músculo reto lateral da cabeça continuam adiante e cranialmente. O músculo reto abdominal contém inscrições transversais da segmentação. Estas podem ser vistas até nos músculos infra-hióideos e, concebivelmente, estão presentes no músculo genio-hióideo. Estes músculos são inervados pelos nervos espinhais colocados segmentarmente (e o nervo hipoglosso).

Os músculos apendiculares são derivados diretos de determinados miômeros axiais. Existe uma íntima correspondência entre os membros torácico e pélvico quanto às partes esqueléticas. Esta homologia seriada é, pelo menos, sugerida no sistema muscular. Isto é especialmente verdadeiro, distalmente ao cotovelo e ao joelho. Há muito mais músculo extrínseco associado ao membro torácico do que ao membro pélvico. Estes são segmentarmente supridos por nervos. Os grupos de músculos intrínsecos recebem nervos dos troncos nervosos que formam os plexos braquial e lombossacral. Pode-se deduzir que o músculo tríceps do braço e o músculo quadrado da coxa correspondem nos dois membros. Também as partes fibrosas distais do músculo bíceps do braço e as contribuições do músculo bíceps da coxa ao tendão calcâneo comum são homólogas. Entretanto, nas partes distais dos membros, onde a homologia seriada é certa, o músculo flexor carpirradial do carpo e o músculo ulnar correspondem ao músculo tibial caudal e soleogastrocnêmio. O músculo extensor radial do carpo e o músculo ulnar correspondem ao músculo tibial cranial e ao músculo perônio. Os flexores, os extensores, os abdutores e os adutores mais distais são semelhantes, na posição, nos membros torácico e pélvico. Isto, naturalmente, pressupõe a crença dos sintropistas que não vêem nenhuma inversão da parte distal de qualquer dos membros. Os músculos originais das superfícies dorsal e ventral permanecem em sua posição primária e podem ser comparados nos dois membros. Na parte distal de cada membro os músculos dorsais tornam-se extensores, e os ventrais, flexores.

Os nervos do plexo braquial, que suprem os músculos do ombro, tendem a ser formados de troncos nervosos mais craniais do que aqueles que suprem os músculos dos dígitos. Os músculos craniais e mediais da coxa são supridos por nervos que surgem cranialmente aos que vão para o restante do membro.

A musculatura do membro torácico consiste em duas massas principais. Uma é o grupo dos nervos suprascapular-axilar-radial; a outra está no campo dos nervos musculocutâneo, mediano e ulnar. Na primeira massa estão os músculos profundos da superfície lateral do ombro. O músculo grande dorsal, o músculo redondo maior e o músculo subscapular estão em uma linha caudal à articulação do ombro. Lateralmente a eles encontram-se os músculos redondo menor e o deltóideo. Um segmento deste último constitui o clidobraquial. Mais distalmente encontram-se aqueles músculos que possuem tendência a manter as articulações fechadas contra a gravidade. Eles são o grupo extensorsupinador, que é uma continuação daqueles músculos (tríceps) que ocupam o ângulo caudal ao úmero. A outra massa de músculos consiste essencialmente nos músculos craniais do braço (coracobraquial, braquial, bíceps do braço) e, mais distalmente, os flexores-pronadores. Também há dois grupos principais de músculos extrínsecos que flanqueiam o espaço axilar. O primeiro consiste nos músculos rombóideo e serrátil ventral, que surgem no tronco e inserem-se na parte proximal da escápula. Eles são supridos por nervos, segmentarmente, ao nível do plexo braquial. Os peitorais constituem a outra massa de músculos extrínsecos. Eles estão segmentarmente supridos e através do eixo musculocutâneo. O tronco cutâneo é uma extensão das partes caudais dos músculos peitorais.

No membro pélvico os músculos craniais da coxa, no campo do nervo femoral, e os músculos mediais da coxa supridos pelo nervo obturador estão representados cranialmente no plexo lombossacral. O nervo isquiático é composto. Na realidade, os nervos glúteos cranial e caudal e mesmo a parte fibular surgem com o componente principal, o nervo tibial. Desta forma os grupos musculares correspondem aos campos destes troncos primários. O nervo que inerva os músculos glúteos é o nervo glúteo cranial. Entretanto, o músculo glúteo superficial e a parte cranial do músculo bíceps da coxa pertencem ao nervo glúteo caudal. O nervo fibular vai para os músculos cranial e dorsal do membro pélvico. Todos os outros músculos do membro pélvico são supridos pelo componente tibial. Os nervos para os grupos musculares no arco isquial são formados muito caudalmente no plexo.

Em vários mamíferos e outros vertebrados alguns músculos ou grupos de músculos são enfatizados, enquanto outros são reduzidos, de acordo com a representação funcional. Entretanto, os padrões de desenvolvimento muscular são mantidos.

BIBLIOGRAFIA

Basmajian, J. V. 1967. Muscles Alive. 2nd ed. Baltimore, The Williams & Wilkins Co.

Bintliff, S., and B. E. Walker. 1950. Radioautographic study of skeletal muscle regeneration. Am. J. Anat. 106:233–245.

Bourne, G. H. (ed.). 1960. The Structure and Function of Muscle. (3 vols.) New York, Academic Press.

Comer, R. D. 1956. An experimental study of the "laws" of muscle and tendon growth. Anat. Rec. 125:665–682.

Dickerson, J. W. T., and E. M. Widdowson. 1960. Chemical changes in skeletal muscle during development. Biochem. J. 74:247–257.

Duchenne, G. B. 1959. Physiology of Motion. (Translated and edited by E. B. Kaplan.) Philadelphia, W. B. Saunders Company.

Evans, F. G. 1961. Biomechanical Studies of the Musculo-skeletal System. Springfield, Ill., Charles C Thomas.

Fox, M. W. 1963. The development and clinical significance of muscle tone and posture in the neonate dog. Am. J. vet. Res. 24: 1232–1239.

Gallaudet, B. B. 1931. A Description of the Planes of Fascia of the Human Body. New York, Columbia University Press.

Gardner, E., D. J. Gray and R. O'Rahilly. 1960. Anatomy: A Regional

Study of Human Structure. 2nd ed. Philadelphia, W. B. Saunders Company.

Getty, R. 1964. Atlas for Applied Veterinary Anatomy. 2nd ed. Ames, Iowa State University Press.

Goss, C. M. 1944. The attachment of skeletal muscle fibers. Am. J. Anat. 74:259–290.

Goss, C. M. 1963. On the anatomy of muscles for beginners by Galen of Pergamon. Anat. Rec. 145:477–502.

Gregory, W. K., and C. L. Camp. 1918. Studies in comparative myology and osteology, no. 3. Bull. Am. Mus. Nat. Hist. 38:447–563.

Haines, R. W. 1932. The laws of muscle and tendon growth. J. Anat. 66:478.

Hoyle, G. 1958. The Nervous Control of Muscular Contraction. New York, Cambridge University Press.

Keith, A. 1948. Human Embryology and Morphology. 6th ed. Baltimore, The Williams & Wilkins Co., pp. 611–632.

Miller, M. E., G. C. Christensen and H. E. Evans. 1964. Anatomy of the Dog. Philadelphia, W. B. Saunders Company.

Nomina Anatomica Veterinaria. 1968. Vienna, Printed by Adolf Holzhausen's Successors.

Nomina Anatomica Veterinaria. 1973. International Committee on Veterinary Anatomical Nomenclature. 2nd ed.

Patten, B. M. 1968. Human Embryology. 3rd ed. New York, McGraw-Hill Book Co., Inc., pp. 238–255.

Pogogeff, I. A., and M. R. Murray. 1946: Form and behavior of adult mammalian skeletal muscle in vitro. Anat. Rec. 95:321–335.

Rodahl, K., and S. Horvath. 1962. Muscle as a Tissue. New York, McGraw-Hill Book Co., Inc.

Safanie, A. H. Unpublished data.

Singer, E. 1935. Fasciae of the Human Body and Their Relations to the Organs They Envelop. Baltimore, The Williams & Wilkins Co.

Slijper, E. J. 1946. Comparative biologic anatomical investigations on the vertebral column and spinal musculature of mammals. Kon. Ned. Akad. Wet., Verh. (Tweede Sectie) 42:1–128.

Wilder, H. H. 1924. History of the Human Body. New York, Henry Holt Co., pp. 217–285.

Windle, B. C. A., and F. G. Parsons. 1897. On the myology of the terrestrial carnivora. Part I. Muscles of the head, neck and forelimb. Proc. Zool. Soc. London, p. 370.

Windle, B. C. A., and F. G. Parsons. 1898. On the myology of the terrestrial carnivora. Part II. Proc. Zool. Soc. London, p. 152.

Windle, B. C. A., and F. G. Parsons. 1901. On the muscles of the ungulata. Proc. Zool. Soc. London, p. 656.

Wright, W. G. 1928. Muscle Function. New York, Paul B. Hoeber, Inc.

CAPÍTULO 5

BIOSTÁTICA E BIOMECÂNICA GERAIS

D. M. Badoux

CONSIDERAÇÕES PRELIMINARES

FINALIDADE E SUBDIVISÕES DA BIOMECÂNICA

A **biomecânica** estuda e analisa as forças e acelerações que atuam sobre os organismos vivos, valendo-se, tanto quanto possível, de uma variedade de técnicas especializadas e avançadas (Contini e Drillis, 1966).

Os animais estão sujeitos às mesmas leis e regras físicas que os corpos inanimados; logo, a subdivisão da biomecânica é análoga à da mecânica física em duas subdisciplinas: biodinâmica e biostática.

A **biodinâmica** se subdivide em biocinemática e biocinética. A **biocinemática** analisa os movimentos sem levar em conta as forças que os determinam. A análise cinematográfica dos movimentos dos membros de um cavalo em marcha é um bom exemplo. A **biocinética** estuda as alterações no movimento causadas por um sistema não equilibrado de forças e determina a força necessária para produzir qualquer alteração desejada de movimento — a análise das forças nas pernas de um cão ao correr é um bom exemplo disto. A **biostática** trata de forças, e seu equilíbrio, que atuam sobre os animais e seus órgãos em estado de repouso ou em movimento, em velocidade uniforme e em linha reta. O estudo das forças que atuam num cavalo em pé serve de exemplo.

A biomecânica, não obstante ser um poderoso instrumento para análise de movimentos e características estruturais de animais, falha em explicar a grande variedade de adaptação na construção do corpo do animal. Um animal esforça-se para sobreviver e manter-se em seu ambiente natural; isto depende de adaptações às exigências apresentadas pelo habitat, algumas das quais de natureza mecânica. Considere a relação predador-presa. Algumas vezes os predadores devem desenvolver grande habilidade para agarrar sua presa; isto simplesmente requer adaptações mecânicas definidas no aparelho locomotor. O animal necessita dos órgãos dos sentidos bem desenvolvidos para atrair e localizar a presa; precisa de garras e dentes apropriados para matar; e especialmente contar em sua constituição com os sistemas circulatório, respiratório, excretor e neuro-hormonal em perfeitas condições. Logo, claro está que um fator que estabelece um limite

para a interpretação mecânica da constituição de um animal é o resultado perfeitamente equilibrado das inúmeras adaptações morfológicas às exigências sobre ele, entre as quais fatores mecânicos desempenham um papel secundário; em outras palavras, **o animal tem uma constituição harmônica** que se aplica ao ser como um todo tão bem como suas partes constituintes.

Ao lado dessas considerações de natureza biológica geral, deve-se enfatizar que a biomecânica tem certo valor na prática veterinária. Há uma "biomecânica intuitiva" que tem sido desenvolvida durante longos anos de experiência no ajuste e ferração corretiva de cavalos; este conhecimento empírico necessita de confirmação experimental. Torna-se evidente que muitas perturbações e afecções traumáticas, e sua terapia, no sistema locomotor têm uma base mecânica, de maneira que um conhecimento básico dos processos mecânicos, no animal vivo, é de grande vantagem para o estudante e o médico veterinário. Desta forma, o que se segue pensa-se ser uma introdução ao estudo da biomecânica. (Para informação mais detalhada sobre os diversos assuntos, o leitor deve recorrer freqüentemente a livros e trabalhos específicos.)

DIAGRAMAS DE FORÇAS E VETORES

Força é alguma causa que produz ou tende a produzir uma mudança no estado real de repouso de um corpo ou de seu movimento uniforme numa linha reta, e é completamente especificada quando as particularidades seguintes são conhecidas: (1) Sua grandeza (expressa em quilogramas, kg, ou Newtons, N[1 kg = 10 N]); (2) seu ponto de aplicação; e (3) sua linha de ação. Uma quantidade física cuja linha de ação deve ser estabelecida a fim de se ter uma especificação completa é chamada uma quantidade **vetor**. Assim, uma força de 5 kg atuando num ponto 0 de um corpo em 45 graus com a horizontal seria representada por uma linha de cinco unidades de comprimento onde uma unidade representa 1 kg, como está na seta mostrada na Fig. 5-1.

Um corpo está em **equilíbrio** se as forças que nele se aplicam também estão em equilíbrio. Assim, se duas forças iguais e opostas, F_1 e F_2, são aplicadas em um ponto 0 de um corpo, ambas na mesma linha reta, elas estarão em equilíbrio assim como o

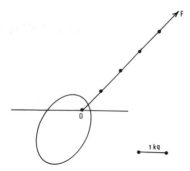

Figura 5-1. Uma força, F, atuando em um ponto, O, de um corpo em 45 graus com a horizontal.

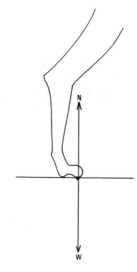

Figura 5-3. O peso, W, de um animal é neutralizado pela reação normal, N.

corpo (Fig. 5-2). Para toda força deve haver uma força igual, mas oposta — "para cada ação há uma reação" é um princípio simples desta regra. O termo reação é freqüentemente usado para distinguir a resistência oferecida por um certo corpo a outro ao qual é aplicada a força. Um exemplo de termo pode ser mostrado na **reação**, N, do solo ao peso, W, transmitida pelas pernas do animal (Fig. 5-3).

A única força que pode ser substituída por um certo número ou sistema de forças sem alterar o efeito sobre o corpo é chamada a **resultante**, R, do sistema, portanto, $\Sigma F = R$.

Para achar a resultante, R, de duas forças que se cruzam, F_1 e F_2 (Fig. 5-4), partimos na direção em que F_1 atua, OA em uma escala apropriada; e na direção em que F_2 atua, OB na mesma escala. Basta completar o paralelogramo, OBCA, e traçar sua diagonal, OC; esta representa, R, a grandeza sendo medida pelo comprimento de OC na mesma escala. F_1 e F_2 são as **componentes** de R. Com freqüência, é útil num problema traçar as componentes de uma certa força em lugar de usar a própria força. Estas componentes são comumente tiradas ao longo de duas linhas que se cruzam em 90 graus na linha da força dada. Assim, dada R (Fig. 5-5) atuando em O e duas linhas, OA e OB se cruzando em O, em 90 graus, as componentes são encontradas estabelecendo OC igual a R e completando o paralelogramo de forças OBCA que, neste caso, é um retângulo. F_1 igual a OA, e F_2 igual a OB serão as **componentes retangulares** de R.

O **efeito final** de certo número $F_1 \ldots F_n$ de forças uniplanares (Fig. 5-6) atuando em algum ponto pode ser mostrado pelas componentes tiradas de cada força ao longo de dois eixos retangulares, OX e OY, os quais se encontram no ponto de intersecção. Tirando-se componentes ao longo de OX e OY, nós temos ao longo OX, $F_1 \cos \alpha_1$, $F_2 \cos \alpha_2$, $F_3 \cos \alpha_3 \ldots F_n \cos \alpha_n$ ao longo de OY, $F_1 \sen \alpha_1$, $F_2 \sen \alpha_2$, $F_3 \sen \alpha_3 \ldots F_n \sen \alpha_n$ e $\Sigma F \cos \alpha = R_x$ e $\Sigma F \sen \alpha = R_y$ de maneira que $R_x^2 = \sqrt{R_x^2 + R_y^2}$. Para equilíbrio, R_x e R_y devem ser zero.

O **momento** de uma força, F, é a tendência desta força a girar o corpo no qual ela atua próximo a um eixo dado, O (Fig. 5-7). O momento é o produto da grandeza da força e o comprimento de uma perpendicular baixada do eixo de rotação para a linha de ação da força. Assim, na Fig. 5-7 o momento de F perto de O é $(F \times d)$ kg.

O **sentido** do momento é determinado com referência à direção de rotação dos ponteiros de um relógio — para a direita ou ao contrário. O **momento resultante** é a soma algébrica dos momentos perto do eixo do corpo; até o ponto em que a rotação tenha início, o momento será zero e o corpo estará em equilíbrio. Um corpo está em equilíbrio com respeito à rotação estabelecida quando a soma dos momentos aplicados para a direita é igual à soma dos momentos ao contrário.

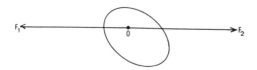

Figura 5-2. Duas forças iguais e opostas, F_1 e F_2, mantêm o equilíbrio de um corpo no ponto O.

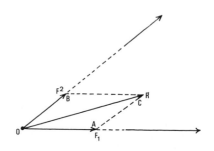

Figura 5-4. Adição do paralelogramo de forças.
OC (R) é a resultante de OA (F_1) e OB (F_2).

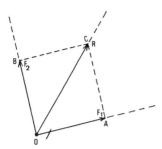

Figura 5-5. Componentes de uma força.
A força OC (R) é decomposta nas componentes OA (F_1) e OB (F_2).

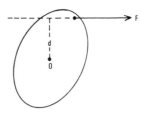

Figura 5-7. O momento de uma força, F, em um ponto, O, de um corpo é dado por (F × d) kg.

A **resultante de duas forças paralelas** (Fig. 5-8) tem as seguintes propriedades:
1. É igual à soma ou à diferença das forças dadas de acordo com o sentido quer elas sejam iguais ou desiguais: $R = F_1 \pm F_2$.
2. É paralela às forças dadas e atua muito próximo à maior se estas são de sentido igual e mais afastada da força maior se de sentido desigual.
3. As distâncias perpendiculares da linha da resultante às forças dadas são inversamente proporcionais às forças dadas; logo;

$$\frac{F_1}{F_2} = \frac{b}{a}$$

Duas forças iguais de sentido oposto não podem ser substituídas por uma única resultante; o nome **binário** ou par de forças é dado para este sistema. Se d é a distância perpendicular ou **braço** entre as linhas das forças, o momento do binário é (F × d) kg (Fig. 5-9).

Podemos aplicar estes princípios mecânicos básicos à ação dos músculos. Um músculo consiste de um número de fibras contráteis dispostas entre revestimentos simples ou complexos de tecido conjuntivo. As fibras se dispõem mais ou menos paralelas de superfície a superfície de maneira que o comprimento da porção contrátil do músculo corresponde aproximadamente ao comprimento de uma fibra isolada. Este tipo de músculo é denominado de **fibras paralelas**. Em um músculo **penado** as fibras dispõem-se obliquamente em direção ao tendão. As fibras são ora **penadas paralelas** ou **penadas radialmente**, produzindo um arranjo em forma de leque. O ângulo entre a fibra e a direção do tendão móvel é chamado **ângulo de penação**, α; este varia dentro de um músculo e aumenta regularmente durante a contração.

Nós começamos nossas considerações pela análise da força exercida por um músculo monoarticular simples de fibras paralelas equilibrando uma junta em dobradiça (Fig. 5-10). O equilíbrio na junta entre os dois segmentos do membro requer que a resultante, R, da força muscular, F, e o peso, W, do segmento, B, passe através do centro de rotação (o **hipomóclio**, H) da junta. A linha de ação da resultante das forças exercidas pelas fibras paralelas individuais do músculo pode ser representada por uma linha reta que liga os pontos de origem e inserção de maneira que a direção da força muscular é facilmente determinável.

A grandeza de F está em função da área fisiológica de secção transversal, D, tomada em ângulos

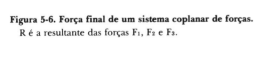

Figura 5-6. Força final de um sistema coplanar de forças.
R é a resultante das forças F_1, F_2 e F_3.

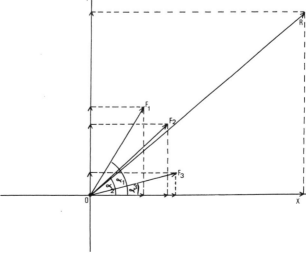

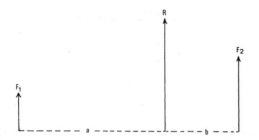

Figura 5-8. A resultante R de duas forças paralelas, F_1 e F_2, é igual à soma de F_1 e F_2, e $F_1 \times a = F_2 \times b$.

retos nas fibras em repouso; logo, $F = (f \times D)$ kg (1) em que f representa a unidade de contratilidade, estimada em 10 kg por cm².

O cálculo é mais complicado se o músculo é penado (Fig. 5-11). A força resultante, F, exercida por um grupo de fibras pode ser decomposta em duas componentes, a componente atuando ao longo do tendão, F_t, resulta de $F_t = f \times F \cos \alpha$ kg (2) em que α é o ângulo de penação no tempo em que a força é exercida.

O cálculo tem que ser executado para cada grupo separado de fibras e a força final $F_{net} = F_{t_1} f \cos \alpha_1 + F_{t_2} f \cos \alpha_2 \ldots F_{tn} f \cos \alpha_n$.

Para músculos muito pequenos um método pode ser seguido de outro que parte da consideração que o peso, W, do músculo é o produto do comprimento das fibras, b, a secção transversal, D, e o peso específico, C; portanto,

$$W = D \times b \times C \text{ de maneira que } D = \frac{W}{C \times b} \quad (3)$$

O peso específico, C, tem que ser previamente calculado para o material em consideração e resulta de

$$C = \frac{W}{D \times b} \quad (4)$$

O valor C = 1,00 é uma boa aproximação.

Substituindo (3) em (1), obtém-se:

$$F = \frac{f \times W}{C \times b} = \frac{10 \times W}{b}$$

ou, exprimindo a fórmula em unidades MKS,

$$F = \frac{10^5 \times g \times W}{b \times C} \text{ Newton} \quad (5)$$

na qual g é a constante de gravidade, W a massa em quilogramas, b o comprimento das fibras expresso em metros e C o peso específico em quilogramas por metro cúbico.

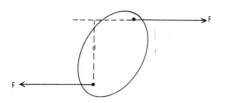

Figura 5-9. Duas forças iguais, paralelas e opostas, F, F, constituem um binário exercendo um momento F.d. kg.

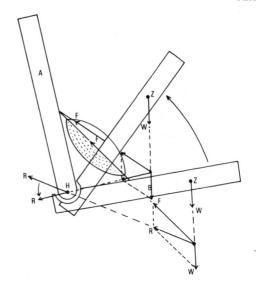

Figura 5-10. O equilíbrio desta junta em dobradiça requer que a resultante, R, do peso, W, de B e a força muscular, F, passem através do hipomóclio, H, do sistema.

O **trabalho**, K, de um músculo é o produto da força muscular, F (em Newton), e a excursão do tendão, s (em metros); logo, $K = F \times s$ joules. (6) Desde que a força se altera durante a contração, o cálculo será baseado sobre uma média ou a relação será integral. Se a excursão do tendão sobre a distância, AB, é dividida em um número infinito de porções menores, Δs, e a força atua em um ângulo, α, no tendão central (que é agora o caso em um músculo penado), então

$$K = \lim_{\Delta s \to 0} F_1 \Delta s_1 \cos\alpha_1 = \int_A^B F \cos\alpha \, ds \quad (7)$$

e um deve oferecer a aproximação

$$K = 1/2 (\cos \alpha + \cos \alpha_1) F_s \times s \text{ joules} \quad (8)$$

em que α e α_1 são os ângulos de penação no início e no fim da contração, F_s a força das fibras isoladas, e s a excursão do tendão.

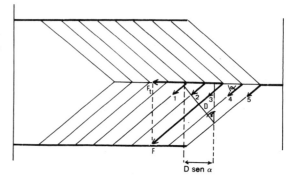

Figura 5-11. A força no tendão central do músculo penado é dada por F_t para cada grupo de fibras. D sen α é a projeção da secção transversal fisiológica das fibras 1 a 5 no tendão central.

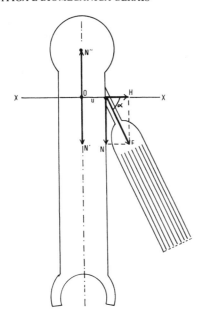

Figura 5-12. Músculo exercendo uma força, F, no eixo de um osso longo.

Os esforços no osso são determinados pelas componentes da força dividida pela área de secção transversal XX.

A **potência de produção**, P, é o trabalho realizado em uma contração, dividido pelo tempo gasto no encurtamento; o resultado é expresso em Watts:

$$P = \frac{K \text{ (em joules)}}{t \text{ (em segundos)}} \text{ Watts} \qquad (9)$$

(Exercícios muito úteis sobre estes assuntos podem ser encontrados em Williams e Lissner, 1967.)

ESFORÇO E TENSÃO

Seja F a força exercida em um ângulo, α, por um tendão sobre um osso (Fig. 5-12). Esta força pode ser decomposta em uma força **normal**, $N = F \operatorname{sen} \alpha$, atuando ao longo da superfície do osso e uma força **cortante**, $H = F \cos \alpha$, que atua perpendicularmente na superfície do osso. Seja XX um plano perpendicular ao eixo maior do osso, sua secção com o osso tendo uma área de **um** centímetro quadrado. O material em XX está sob a ação das **forças de tensão** e a reação do material do osso sobre esta tensão é chamada **esforço**. A força, N, é equivalente a uma força paralela igual, N', no centro, O, da secção e um binário, NN", tendo um momento $N \times u$. Aparentemente, a secção está sob tensão normal, N, sob tensão cortante, H, e suporta uma tendência fletora, M_b, como resultado do binário. O esforço em XX é constituído como segue:

1) Há um esforço normal, $\sigma_n = \frac{N}{a}$ kg por cm^2,

que é ora um esforço de **compressão** ou de **tensão**, dependendo do sentido da força de tensão. No caso em consideração a seta aponta ao longo de XX; logo, σ é um esforço de tensão.

2) Há um esforço **cortante**, $\tau = \frac{H}{a}$ kg por cm^2.

3) O momento fletor, $M_b = N \times u$, determina um esforço de **compressão** no lado direito e um esforço de **tensão** no lado esquerdo do osso; ambos são superpostos sobre e sob o esforço (1). A intensidade do esforço resultante do binário varia com a magnitude de u.

A combinação do esforço (1) e (3) em XX está graficamente representado na Fig. 5-13. Informação mais detalhada sobre a importância do esforço e tensão nos tecidos do sistema locomotor pode ser encontrada em Evans (1957, 1961), Frost (1967) e Frankel e Burstein (1970).

SISTEMA LOCOMOTOR (OSSO-MÚSCULO-JUNTA)

A situação representada na Fig. 5-12 é bastante comum, visto que há uma tensão permanente variando em magnitude sobre os componentes do sistema locomotor. Admite-se um número de adaptações a estas tensões, sendo tal a construção do aparelho locomotor que as forças de tensão são produzidas tão próximas quanto possível aos eixos centrais dos ossos, ao passo que o esforço é distribuído tanto quanto possível sobre uma extensa área.

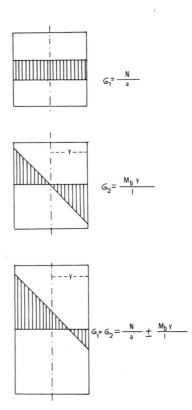

Figura 5-13. Representação gráfica do esforço.

Na figura de cima o esforço é normal, $\frac{N}{a}$; na do meio é esforço de tensão no lado esquerdo e esforço de compressão no lado direito; na figura de baixo o esforço é combinação das figuras de cima e do meio.

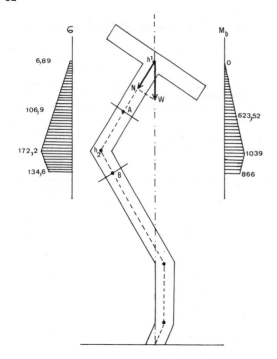

Figura 5-14. Coluna sólida sob uma carga central W.

O esforço máximo é 172,2 kg por cm² e o momento fletor máximo é 1.039 kg cm.

Explicaremos estas características por uma análise de um esquema do membro pélvico. A Fig. 5-14 representa um esquema do membro pélvico esquerdo (vista lateral) construído como uma coluna única, sem articulações, suportando um peso, W, de 100 kg. Seja a coluna sólida, medindo 4 cm de diâmetro, então a superfície de uma secção transversal, a, é $\pi r^2 = 3,14 \times 2^2 = 12,56$ cm². O eixo central da porção superior forma um ângulo de 30 graus com a vertical através h_1; logo, a força normal, $N = 100 \cos 30° = 86,6$ kg. O esforço de compressão em h_1 é $\frac{N}{a} = \frac{86,6}{12,56} = 6,89$ kg/cm². O cálculo do esforço em uma secção dada através de um ponto, A, resulta do fato de que é composto de duas componentes — o esforço de compressão normal, $\frac{N}{a}$, e o esforço superposto devido a um binário fletor, M_b, de $86,6 \times 7,2 = 623,52$ kg cm. O esforço total na secção pode ser calculado de $\frac{N}{a} \pm \frac{M \times y}{I}$, em que y constitui a distância (2 cm) entre o eixo central da coluna e o perímetro e I o momento de inércia, definido como a integral da área de cada elemento infinito da secção multiplicado pelo quadrado da distância ao centróide. No caso de uma secção sólida circular, $I = 1/4\, \pi r^4 = 1/4 \times 3,14 \times 2^4 = 12,56$ cm⁴. O esforço em A, h_2 e B é calculado de acordo com este método.

No esquema da Fig. 5-15 há uma junta do quadril e do joelho e duas forças, t_1 e t_2, a primeira representando o músculo reto femoral e a segunda a parte monoarticular do bíceps femoral. O equilíbrio do joelho requer que a soma dos momentos em torno de h_2 seja zero; portanto, $100 \times 12 = 4 \times t_1$, então t_1 é 300 kg; a força em t_2 é calculada pela aplicação do mesmo princípio em torno de h_1: $t_1 \times 4 = t_2 \times 10$; logo, $t_2 = 120$ kg. A resultante, R, de W, t_1 e t_2, é 475 kg, passa por h_1 e concorre com o eixo central do fêmur. O esforço de compressão é

$$\frac{475}{12,56} = 37,81 \text{ kg por cm}^2.$$ O esforço nos níveis de

A, h_2 e B é computado de acordo com o método descrito no primeiro esquema. A comparação dos resultados dos cálculos revela um aspecto muito importante da função de um músculo: a redução de intensidade do esforço devido a sua ação como "força". Neste caso, a tensão do fêmur aumenta de 86,6 para 475 kg, mas o momento fletor perto de A diminui de 632,52 para 463 kg cm e o esforço de 106,09 para 104,4 kg por cm²; em h_2 a diminuição é até mais evidente; o esforço diminui de 172,2 para 30,7 kg por cm².

O **efeito estático** dos músculos é mais claramente demonstrado. O conceito funcional de um músculo é freqüentemente identificado com um tipo de movimento mais ou menos definido, porém tem sido demonstrado que os músculos não induzem somente movimentos, mas (como uma conseqüência de seu ponto de origem e inserção) regulam também a intensidade de esforço nos ossos.

O **número de músculos** que atravessa uma junta tem também uma influência demonstrável sobre o momento fletor e esforço nos ossos, como pode ser

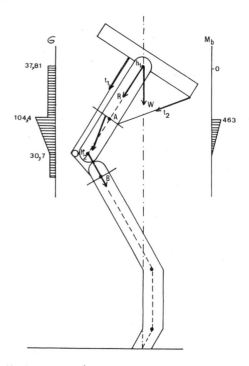

Figura 5-15. A soma de duas forças (músculos), t_1 e t_2, reduz o esforço (104,4 kg/cm²) e o momento fletor (463 kg cm).

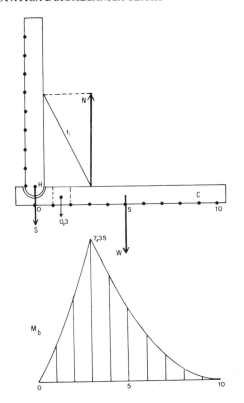

Figura 5-16. Equilíbrio do antebraço, C, na junta, H, por uma força, N.

O gráfico dos momentos fletores mostra um pico de 7,35 kg cm na secção 3.

ilustrado pela seguinte consideração: Na Fig. 5-16 um esquema da junta do cotovelo indica que a força, t_1, é representada por um flexor do cotovelo, dito, o músculo braquial. Admite-se que o braço inferior suportando um peso, W, de 3 kg seja dividido em 10 segmentos, pesando cada um 0,3 kg. A magnitude da componente retangular, N, da força em t_1 resulta da aplicação da lei dos momentos perto de h: $3 \times 5 = N \times 3$, de modo que $N_1 = 5$ kg. Visto que o equilíbrio requer que a soma das forças para cima se iguale à das forças para baixo, a reação (S) na junta do cotovelo é $5 - 3 = 2$ kg. O cálculo do momento fletor, M_b, próximo às secções de 1 a 10 inclusive pode ser encontrado no Quadro 5-1. Há aparentemente uma elevação de 7,35 kg cm na secção 3.

Na Fig. 5-17 uma segunda força, t_2, representando o músculo extensor radial do carpo é anexada ao esquema. As componentes perpendiculares, N_1 e N_2, das forças em t_1 e t_2 são 2 e 1,5 kg, respectivamente, de modo que a reação (S) na junta é $3,5 - 3,0 = 0,5$ kg. Os momentos fletores são encontrados no Quadro 5-2. Os momentos fletores nas secções de 1 a 5 inclusive são menores do que no esquema anterior; aparentemente **a ocorrência de dois músculos atravessando a mesma junta diminui a tendência fletora nos ossos nos quais eles se inserem.**

Os momentos fletores podem ser também reduzidos por uma inserção em leque do músculo no osso. Na Fig. 5-18 um músculo exerce uma tração, F, de 12 kg em um osso. O equilíbrio requer que a reação em A seja 7,2 e em B, 4,8 kg. Os momentos fletores nas várias secções podem ser encontrados no Quadro 5-3.

Na Fig. 5-19 o músculo tem uma inserção em leque e a tração líquida de 12 kg é subdividida em cinco trações de 2,4 kg cada uma. Os correspondentes momentos fletores são encontrados no Quadro 5-4. Estes demonstram o efeito moderado da expansão de inserção sobre uma maior área de superfície óssea.

Acabamos de ver que a distribuição mais favorável do esforço se dá quando a carga está sobre o eixo do osso e quando o esforço é distribuído sobre uma área tão extensa quanto possível. Este pode ser produzido pela ação de músculos, mas também por uma alteração da curvatura do eixo do osso. Isto resulta de uma intensificação desigual da deposição óssea nas zonas epifisárias que determina uma diferença de crescimento em comprimento; o mecanismo está diretamente relacionado com a distribuição do esforço na cartilagem epifisária. A Fig. 5-20 demonstra a relação entre a posição da carga e a distribuição do esforço numa secção. No caso de uma carga axial, N (A), o esforço de compressão é distribuído igualmente sobre a secção: $\sigma = \dfrac{N}{a}$ kg por cm². Em B, a carga é excêntrica e o esforço resulta de $\sigma = \dfrac{N}{a} \pm \dfrac{M_b y}{I}$ em que $M_b = N \times u$. A somação dos esforços no último caso mostra que há esforço de compressão no lado direito e esforço de tensão no lado esquerdo da secção. No caso C, há esforço zero na direita e o dobro da intensidade média no lado esquerdo da secção. Aparentemente esta é a condição limite na qual $\dfrac{N}{a} = \dfrac{M_b y}{I}$. No caso de uma secção sólida circular com o raio, r, $a = \pi r^2$ e $I = 1/4\, \pi r^4$, enquanto $y = r$; logo,

$$\frac{N}{\pi r^2} = \frac{N \times u \times r}{1/4\, \pi r^4}$$

de modo que $u = 1/4\, r$. A parte central da secção, com raio $u = 1/4 r$, é o **núcleo** da secção; **se a carga**

Quadro 5-1. *Momentos Fletores da Junta do Cotovelo*

Secção	M_b (em kg cm)
0 (2 × 0)	0
1 (2 × 1) + (0,3 × 0,5)	2,15
2 (2 × 2) + (0,6 × 1)	4,60
3 (2 × 3) + (0,9 × 1,5) − (5 × 0)	7,35
4 (2 × 4) + (1,2 × 2) − (5 × 1)	5,40
5 (2 × 5) + (1,5 × 2,5) − (5 × 2)	3,75
6 (2 × 6) + (1,8 × 3) − (5 × 3)	2,40
7 (2 × 7) + (2,1 × 3,5) − (5 × 4)	1,35
8 (2 × 8) + (2,4 × 4) − (5 × 5)	0,60
9 (2 × 9) + (2,7 × 4,5) − (5 × 6)	0,15
10 (2 × 10) + (3 × 5) − (5 × 7)	0

Quadro 5-2. *Momentos Fletores da Junta do Cotovelo com dois Músculos Passando por Ela*

Secção	Mb (em kg cm)
0 (0,5 × 0)	0
1 (0,5 × 1) + (0,3 × 0,5)	0,65
2 (0,5 × 2) + (0,6 × 1)	1,60
3 (0,5 × 3) + (0,9 × 1,5) − (2 × 0)	2,85
4 (0,5 × 4) + (1,2 × 2) − (2 × 1)	2,40
5 (0,5 × 5) + (1,5 × 2,5) − (2 × 2)	2,25
6 (0,5 × 6) + (1,8 × 3) − (2 × 3) − (1,5 × 0)	2,40
7 (0,5 × 7) + (2,1 × 3,5) − (2 × 4) − (1,5 × 1)	1,35
8 (0,5 × 8) + (2,4 × 4) − (2 × 5) − (1,5 × 2)	0,60
9 (0,5 × 9) + (2,7 × 4,5) − (2 × 6) − (1,5 × 3)	0,15
10 (0,5 × 10) + (3 × 5) − (2 × 7) − (1,5 × 4)	0

é aplicada dentro deste núcleo, há somente esforço de compressão na secção; se a carga atua acima de 1/4 r (caso B), há esforço de tensão (−) no lado esquerdo e esforço de compressão (+) no lado direito da secção.

É um fato estabelecido que o aumento do esforço na cartilagem epifisária conduz, dentro de certos limites, a uma intensificação na formação de osso no local de máxima intensidade do esforço. Este

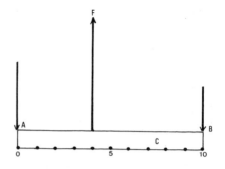

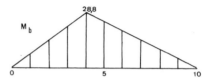

Figura 5-18. Um osso longo, C, sob uma força, F, que atua no ponto 4.

O gráfico dos momentos fletores tem um pico de 28,8 kg cm na secção 4.

mecanismo desempenha um papel importante na formação do eixo central de um osso ou de uma parte dele perto da linha de ação da carga. O resultado deste processo é ilustrado na Fig. 5-21 — o crescimento diferencial mostra as dobras características no eixo central nas extremidades proximal e distal dos ossos longos.

O mecanismo acima discutido — diminuição de momentos fletores e esforços pela atividade muscular adaptada e crescimento diferencial — reduz o efeito dos binários deformantes, tanto quanto possível, porém a análise biostática do esqueleto revela que a maioria dos ossos longos suporta, contudo, uma moderada tendência fletora. Pode ser facilmente demonstrado que uma construção **cavitária** exibe uma estrutura mais econômica. Considere as duas secções transversais, AB e CD (Fig. 5-22), de uma barra sólida. Depois da flexão, como é mostrado em A'B' e C'D', elas não estarão paralelas, a camada de material em A'C' sendo estendida e

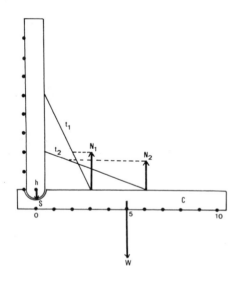

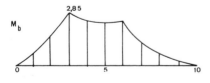

Figura 5-17. Equilíbrio do antebraço, C, na junta, h, por duas forças, N₁ e N₂.

O gráfico dos momentos fletores mostra um pico de 2,85 kg cm na secção 3.

Quadro 5-3. *Redução dos Momentos Fletores por uma Inserção em Leque*

Secção	Mb (em kg cm)
0 (7,2 × 0)	0
1 (7,2 × 1)	7,2
2 (7,2 × 2)	14,4
3 (7,2 × 3)	21,6
4 (7,2 × 4) − (12 × 0)	28,8
5 (7,2 × 5) − (12 × 1)	24,0
6 (7,2 × 6) − (12 × 2)	19,2
7 (7,2 × 7) − (12 × 3)	14,4
8 (7,2 × 8) − (12 × 4)	9,6
9 (7,2 × 9) − (12 × 5)	4,8
10 (7,2 × 10) − (12 × 6)	0

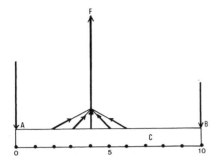

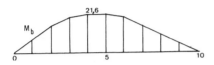

Figura 5-19. Um osso longo, C, sob uma força, F, exercida por um músculo em leque.

O gráfico dos momentos fletores é suavemente encurvado e tem um pico de 21,6 kg cm.

aquela em B'D' sendo comprimida. A linha, EF, representa a interseção com a camada de material que não é estirada nem encurtada durante a flexão; esta linha que não sofre tensão ou esforço longitudinal é denominada **linha neutra**. Evidentemente que a estrutura mais econômica de uma secção será aquela em que praticamente todo o material alcance a intensidade máxima do esforço. Assim, para resistir economicamente a um momento fletor que produz esforço, muitas das áreas de secção transversal **estarão colocadas à distância máxima da linha neutra**, como em ossos longos.

Tendo discutido os princípios mecânicos principais que governam as características morfológicas dos ossos, devemos prestar atenção nas juntas. Para detalhes de função, estrutura e perturbações de juntas sinoviais, vide Barnett et al. (1961) e Rooney (1969) para aspectos veterinários.

A tensão exercida sobre ossos pelo peso e contração muscular é transmitida de um osso para outro através de áreas de contato que estão localizadas nas superfícies articulares. Estas superfícies são cobertas com cartilagem articular e lubrificadas por líquido sinovial. Tanto a cartilagem como o líquido têm sido objeto de numerosas investigações acerca de suas propriedades físicas. (Uma bem documentada é a de Wright, 1969.) Os limites deste capítulo permitem-nos apreciar apenas alguns princípios biomecânicos que governam a transmissão das forças nas juntas.

Quando uma força, F, é aplicada perpendicularmente a uma superfície (Fig. 5-23A) há somente uma reação vertical, N. Quando a força atua em um ângulo, α, ela tem uma componente, $H = F \cos$

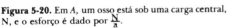

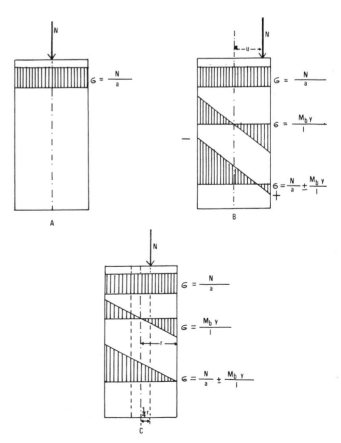

Figura 5-20. Em A, um osso está sob uma carga central, N, e o esforço é dado por $\frac{N}{a}$.

Em B, a carga tem uma excentricidade, u, e o esforço resultante é a soma do esforço induzido pela carga, N $\frac{(N)}{a}$, e do esforço induzido pelo binário $N \times u \frac{(Mby)}{I}$. Em C, a carga tem uma excentricidade, $u = 1/4\ r$; neste caso $\frac{N}{a} = \frac{Mby}{I}$, há esforço zero no lado direito e o dobro da intensidade média no outro.

Quadro 5-4. *Redução dos Momentos Fletores por uma Inserção em Leque*

Secção	Mb (em kg cm)
0 (7,2 × 0)	0
1 (7,2 × 1)	7,2
2 (7,2 × 2) − (2,4 × 0)	14,4
3 (7,2 × 3) − (2,4 × 1) − (2,4 × 0)	19,2
4 (7,2 × 4) − (2,4 × 2) − (2,4 × 1) − (2,4 × 0)	21,6
5 (7,2 × 5) − (2,4 × 3) − (2,4 × 2) − (2,4 × 1) − (2,4 × 0)	21,6
6 (7,2 × 6) − (2,4 × 4) − (2,4 × 3) − (2,4 × 2) − (2,4 × 1) − (2,4 × 0)	19,2
7 (7,2 × 7) − (2,4 × 5) − (2,4 × 4) − (2,4 × 3) − (2,4 × 2) − (2,4 × 1)	14,4
8 (7,2 × 8) − (2,4 × 6) − (2,4 × 5) − (2,4 × 4) − (2,4 × 3) − (2,4 × 2)	9,6
9 (7,2 × 9) − (2,4 × 7) − (2,4 × 6) − (2,4 × 5) − (2,4 × 4) − (2,4 × 3)	4,8
10 (7,2 × 10) − (2,4 × 8) − (2,4 × 7) − (2,4 × 6) − (2,4 × 5) − (2,4 × 4)	0

α; a reação, S, da superfície sobre esta força é chamada resistência de atrito ou **atrito** (Fig. 5-23*B*). A proporção com que S se soma à reação vertical, N, varia com o material e é chamada o **coeficiente de atrito**, f. O atrito, S, é dado por S = f × N, que N é a reação normal sobre a componente perpendicular da força. Em juntas sinoviais normais, f é muito pequeno (0,008). Suponha que a força, F, é 200 kg; o atrito, S, é então 200 × 0,008 = 1,6 kg. Desde que f = tan ψ, em que ψ é o ângulo entre a vertical e a resultante, R, de S, e N, ψ é somente 30'. Tridimensionalmente, isto quer dizer que para evitar forças cortantes entre as superficiais articulares, o limite de inclinação da linha de ação da força para com a vertical é dado por um cone com um ângulo pico de 1 grau. Se a inclinação da força é muito grande as superfícies articulares tendem a deslizar uma na outra e podem determinar eventualmente rupturas nos tecidos vizinhos. Deslocamentos dos componentes das juntas podem ser evitados por fortes ligamentos colaterais (Fig. 5-23*C*), cápsulas articulares ou eminências condilares centrais (Fig. 5-23*D*) tais como os verticillus nos metacarpos e metatarsos.

Um segundo fator de importância mecânica é a posição da carga em relação ao eixo momentâneo de rotação. (A interseção deste eixo com uma secção sagital é chamado o hipomóclio.) Se os movimentos possíveis em uma junta compreendem rotação e translação e se as superfícies articulares desviam-se grandemente de uma curva geométrica simétrica, a posição do hipomóclio será diferente para cada porção infinita do perfil articular. A maior das curvaturas das superfícies articulares se aproxima da forma semi-esférica ideal, a menor do número de eixos momentâneos de rotação; o limite (teórico) é aquele que o hipomóclio coincide com o ponto médio da secção semicircular. Em algum caso, o equilíbrio requer que a resultante de todas as forças operantes passe pelo centro momentâneo de rotação. Tirando os efeitos do baixo coeficiente de atrito e as solicitações para estabelecimento do equilíbrio, está claro que **a tolerância do desvio da linha de ação da força nas juntas é diretamente proporcional ao grau de curvatura das superfícies articulares.**

O conhecimento da distribuição do esforço sobre as superfícies articulares é de direta importância para todas as investigações sobre a relação entre condições anormais de trabalho e distúrbios

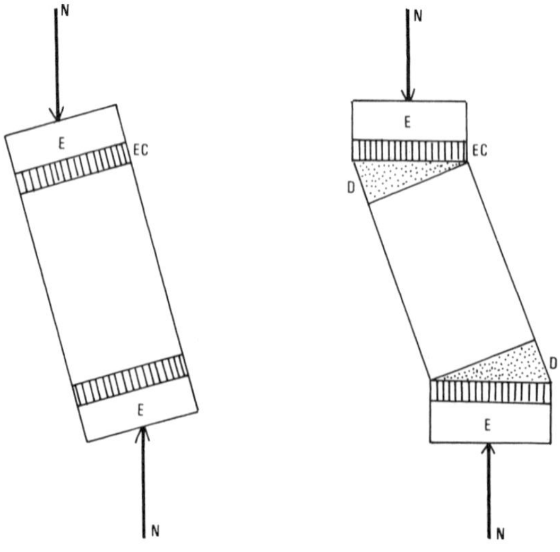

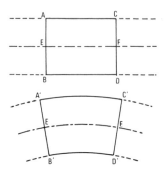

Figura 5-21. Um osso longo sob uma carga oblíqua, N.
A intensificação de deposição óssea, D, na zona epifisária, EC, determina dobra típica ao longo do eixo do osso; a zona epifisária é orientada em ângulos retos para a carga.

Figura 5-22. O quadrilátero ABCD da figura superior foi transformado pela flexão em A'B'C'D' na figura inferior. O material foi estendido em A'C' e comprimido em B'D'. A linha neutra EF não é estendida nem encurtada.

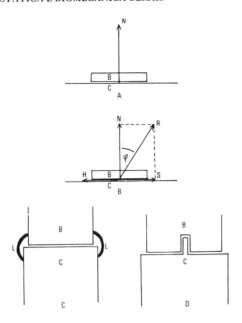

Figura 5-23. Em *A*, N é a reação sobre a força exercida por um corpo, B, sobre, C; em *B*, o corpo, B, exerce a força, H, sobre o corpo, C, a qual é neutralizada pela resistência ao atrito, S. R é a resultante de S e N que atua sob um ângulo, ϕ, com a linha de trabalho N. Em *C*, o deslizamento do corpo, B, sobre C pode ser evitado por ligamentos, L. Em *D*, o deslizamento do corpo, B, sobre C pode ser evitado por uma crista central (verticillus) em C.

funcionais na cartilagem articular. O método de cálculo é um tanto complicado e acima do objetivo deste capítulo. (Vide Pauwels, 1965, para o homem, e Badoux, 1970 a 1971, para a junta do cotovelo do eqüino e articulação mandibular do cão.)

Em geral, os mais elevados valores de esforço são encontrados nas partes das cartilagens que revestem o que está mais perto da linha de ação da carga resultante.

Não obstante numerosas investigações levadas a efeito sobre a relação entre o esforço, fadiga do material da junta e artroses, nenhuma evidência em contrário tem sido posta em discussão para uma relação direta e causal entre fatores puramente mecânicos e doenças nas juntas.

BIOMECÂNICA DE ESTRUTURAS MICROSCÓPICAS

MÉTODOS

Do ponto de vista da estática, os ossos são barras maciças ou cavitárias sujeitas a uma moderada tendência fletora e a cargas excêntricas. Partindo desta concepção, algumas características peculiares da estrutura microscópica do aparelho locomotor podem ser explicadas. Demonstrou-se que é possível calcular a quantidade de esforço em secções planas dadas. Estes métodos, todavia, são muito demorados e consomem tempo; não surpreende que técnicas para visualizar a direção e a intensidade dos esforços tenham sido investigadas.

Em um dos métodos usados, modelos de borracha de ossos naturais são cobertos com uma fina película de estearina ou parafina. Quando estes modelos estão sujeitos a cargas que determinem subseqüentes deformações, a película mostra fissuras características. As linhas de ação dos esforços principais (de tensão e de compressão) podem ser traçadas em ângulos de 45 graus na direção das séries de fissuras. É também possível usar preparações originais em lugar de modelos. Além destas preparações largamente utilizadas e de técnicas de membranas "envernizadas", há um método excelente que parte do conhecimento de que materiais transparentes específicos (vidro, plexiglass, celulóide e resinas artificiais de fenol-formolaldeído — conhecidas comercialmente com os nomes de Dekorit, Bakelite etc.) tornam-se birrefringentes quando são submetidos a cargas. O modelo feito de um destes materiais é colocado sob tensão em uma armação metálica de um polariscópio (Fig. 5-24) e disposto entre dois filtros de polarização, o polarizador (P) e o analisador (A) (Fig. 5-25). Uma onda polarizada plana (P) é enviada para o modelo (M) e sua ação birrefringente decompõe a onda em duas componentes que são colineares com as direções dos esforços principais, σ_1 e σ_2. Linhas ao longo cuja diferença, $\sigma_1 - \sigma_2$, têm um valor constante aparecem através do analisador como zonas coloridas, isocromáticas (Fig. 5-26) e a **direção** dos esforços principais é indicada por linhas escuras isóclinas. A imagem resultante, contudo, é a visualização do esforço de compressão e de tensão numa secção plana de um modelo homogêneo da correspondente secção da preparação (para detalhes, vide Coker e Filon, 1957).

O **método da linha da fenda** representa um outro tipo de investigação. Pequenos furos são feitos com uma agulha na superfície de osso descalcificado ou em cartilagem articular. As fissuras menores são posteriormente coradas; algumas **vezes** elas exibem um molde regular que segue o curso de fibras colágenas, se a organização do osso é ou não haversiana (contagem de osteônios). Alguns investigadores acreditam que o molde é essencialmente funcional; as fibras colágenas (ou eventualmente os osteônios) estão dispostas de acordo com as linhas da ação dos principais esforços induzidos pelas cargas fisiológicas normais. Outros, enfim, acreditam que o molde não tem base funcional, mas especialmente uma mera base **morfológica** (Ruangwit, 1967).

ESTRUTURA DA CAMADA CORTICAL (SUBSTÂNCIA ÓSSEA COMPACTA) DOS OSSOS

A camada cortical dos ossos, especialmente em exemplares jovens, pode consistir de pequenas unidades estruturais conhecidas como osteônios. Estes são formados de um número de lamelas concêntricas em torno de um canal de Havers e estão reunidos por uma substância intermediária fibrilar. O método da linha de fenda demonstra que os osteônios são orientados com seu longo eixo paralelo ao eixo maior do osso e, também, paralelo às fibras colágenas periostais que são estendidas durante o crescimento do osso em comprimento. Quando um

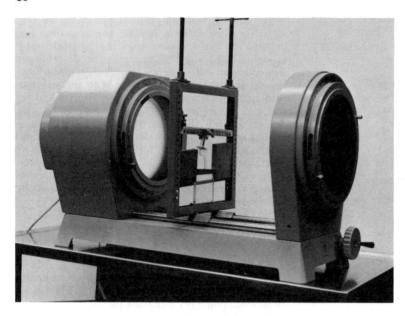

Figura 5-24. Polariscópio.

osso suporta uma carga central as linhas de ação do esforço de compressão induzido se dirigem paralelamente ao seu eixo maior. Por conseguinte, pode-se concluir que a direção dos osteônios coincide com as linhas de esforço de compressão ou, em outras palavras, que eles revelam um padrão **trajetorial**. Esta suposição, contudo, é essencialmente incorreta. Demonstramos anteriormente que ossos, especialmente os longos, estão sujeitos a moderada flexão e sob carga excêntrica; logo, as linhas de trabalho do esforço principal não se dirigem paralelamente ao eixo maior, mas mostram arcos característicos, cujos ápices estão voltados para as epífises. Há uma diferença fundamental entre a direção da linha de trabalho dos esforços causados pelo crescimento, a qual se orienta paralelamente ao eixo maior do osso, e aquela causada pela carga normal, que revela ogivas características. A direção em que os osteônios se orientam é um fenômeno diretamente relacionado com os processos de crescimento, podendo ser visualizada pelo método da linha de fenda, mas que não tem implicação funcional.

ESTRUTURA DA SUBSTÂNCIA ESPONJOSA DOS OSSOS

A distribuição da **densidade relativa** da substância esponjosa, isto é, o número de barras ou traves por unidade de área de secção transversal, determina se a substância esponjosa exibe ou não uma estrutura econômica, ou seja, se é construída de acordo com os princípios de arquitetura esquelética, cuja **resistência máxima é alcançada com o**

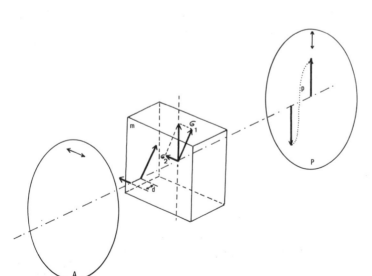

Figura 5-25. Representação esquemática do polariscópio.

A onda polarizada, p, deixa o polarizador, P, e entra no modelo, m. Aí é decomposta em duas componentes ao longo das linhas de trabalho dos esforços principais δ_1 e δ_2. As propriedades birrefringentes do material causam um desvio de fase, d.

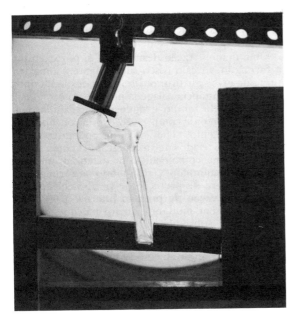

Figura 5-26. Isocromasia em um modelo de fêmur de mamífero.

uso mínimo de material. A direção das traves esponjosas em relação às linhas de trabalho das forças operantes revela se elas mostram um **padrão trajetorial**; se elas coincidem com as linhas de esforço de compressão e de tensão. Estes princípios são claramente demonstráveis na construção da extremidade proximal do fêmur. A Fig. 5-27 representa a situação mecânica em um fêmur de mamífero sujeito a carga em um plano transversal. O equilíbrio requer que a resultante, R_t, do peso, W, e as forças, F_1 e F_2, exercidas pelos músculos glúteos e adutores passem através do hipomóclio, h, da junta do quadril. O vetor, R_t, pode ser decomposto em uma componente, $H = R_s \cos \alpha$, causando esforço de compressão e uma componente cortante, $H = R_t$, sen α, que determina esforço cortante no colo do fêmur. A mesma consideração se aplica ao corpo do osso. O peso é transmitido pela margem superior do acetábulo sobre a cabeça do fêmur e esta carga tem seu valor máximo no ponto de interseção de sua linha de trabalho e a margem do acetábulo. Em conseqüência, a densidade da substância esponjosa é muito maior naquela área específica sob a superfície acetabular. A magnitude do esforço normal e cortante no colo do fêmur varia de acordo com a secção transversal que é levada em consideração; isto é, os valores do esforço em secções da região do trocanter maior são diferentes quando comparados àqueles dos níveis mais proximais do colo. Uma análise densitométrica detalhada dessas várias regiões leva à conclusão de que a distribuição da densidade relativa da esponjosa está diretamente relacionada com a intensidade do esforço e que a substância esponjosa exibe realmente uma estrutura econômica.

Com relação até que ponto a direção das traves esponjosas é comprometida, a análise fotoelástica do esforço demonstra que em moldes da extremidade proximal do fêmur de vários mamíferos há uma certa semelhança entre o curso dos isóclinos e o das traves (Kummer, 1959). Em geral, um feixe bem desenvolvido de traves nasce do lado medial da camada cortical do colo. Um segundo feixe, que é geralmente menos desenvolvido, se origina da zona cortical lateral do corpo, passa pela base do trocanter maior e faz interseção em ângulos retos com o primeiro feixe. Este arranjo indica que a substância esponjosa na extremidade proximal do fêmur tem uma disposição trajetorial. O mesmo fenômeno é visto em vários outros elementos do esqueleto, de modo que pode admitir-se que estes princípios são de validade geral na arquitetura de todo o esqueleto. A orientação da direção das traves esponjosas obedece ao mecanismo antes mencionado de crescimento diferencial (Fig. 5-21) para suportar carga axial, de modo que sua construção requer um mínimo de material.

BIOMECÂNICA DA CARTILAGEM ARTICULAR

A cartilagem articular é um material composto que consiste de uma parte celular, os condrócitos, e uma matriz intercelular constituída de fibras colágenas imersas em uma substância fundamental contendo mucopolissacarídios. Na cartilagem normal existem três zonas; na **superficial**, superfície de sustentação, longos feixes paralelos de fibras colágenas se dirigem em certas direções preferenciais; na matriz da zona **intermediária**, as fibras são espiraladas e dispostas em um retículo aberto. Na zona **profunda**, o retículo é mais estreito e as fibras se irradiam para a superfície. Em geral, os feixes colágenos têm uma forma de grampo de cabelo; os arcos dos grampos formam os feixes na zona superficial, a assim chamada camada tangencial, que se estende paralelamente à superfície articular.

Quando se analisa esta estrutura com o método da linha de fenda, nota-se que as fissuras formam um arranjo que coincide com o curso das fibras na camada tangencial. Pesquisa fotoelástica em moldes de gelatina da cartilagem articular de escápula humana demonstra que as fibras nesta camada se dispõem na direção da maior extensão a fim de terem uma disposição trajetorial (Pauwels, 1965). Esta extensão é perpendicular ao esforço de compressão causado pela pressão da cabeça do úmero contra a superfície articular da escápula. Testes de carga levados a efeito com a cartilagem articular sugerem que a zona superficial estabelece, em adição a uma superfície lisa de contato, um efeito da difusão da carga. A zona intermediária parece atuar como área de deformação e armazenamento de energia, e a zona mais profunda liga o tecido ao osso adjacente.

RELAÇÃO ENTRE MORFOGENIA E BIOMECÂNICA

A morfogenia causal, isto é, a relação entre o tipo de esforço e o desenvolvimento de várias sortes de tecidos de sustentação é um assunto muito debatido. Velhas teorias postulavam que em tecidos de sustentação o esforço era especificamente desenvolvido; o esforço de tensão induziria à formação

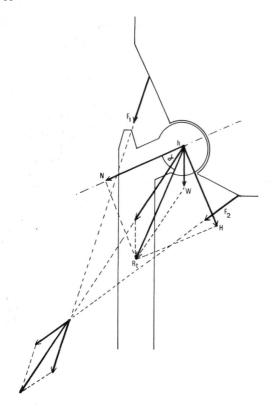

Figura 5-27. Equilíbrio da junta do quadril, h, em um plano transversal.

A resultante, Rt, do peso, W, e as forças F₁ e F₂ (músculos glúteos e adutores) passam através de h e podem ser decompostas em uma força normal, N, e uma força cortante, H.

de tecido conjuntivo; um esforço de compressão ou um esforço de compressão alternado com um de tensão conduziriam ao desenvolvimento de osso; e finalmente, o esforço cortante promoveria a formação de cartilagem. Pauwels (1965) questiona se uma célula mesenquimatosa indiferenciada está apta a distinguir entre os vários tipos de esforço inicial. Como resultado de todos os tipos de esforço, a célula apresentará alteração de forma — achatada numa direção e estendida perpendicularmente em outra. As micelas de proteína na substância intercelular das células mesenquimatosas podem ter uma **orientação paralela** à direção da extensão principal assim como podem formar a base material das fibrilas colágenas. Estas fibrilas evitam a ulterior deformação dos corpos celulares e formam uma armação protetora contra lesões mecânicas. Se a direção da extensão permanece inalterada, pode haver deposição de tecido ósseo na substância colágena, como acontece nos longos tendões dos pés de várias espécies de pássaros. Sob certas circunstâncias, a célula mesenquimatosa está, todavia, apta a sustentar esforço mecânico intensivo; no caso de uma simples pressão hidrostática, pode causar uma intensa proliferação de células dentro da armação protetora das fibrilas colágenas. Pauwels considera que a resposta experimental de células parenquimatosas à pressão hidrostática seja a formação de substância cartilaginosa, com grande aumento do volume da célula, processo que resulta finalmente em ossificação endocondral.

Uma demonstração desta teoria é, por exemplo, a formação do calo ósseo subseqüente a uma fratura que exibe estruturas diferentes nos lados opostos — há substância colágena no lado da ocorrência do esforço de tensão e material cartilaginoso no lado do esforço de compressão. Nesta concepção há dois fundamentos separados que podem induzir à formação de tecidos de sustentação: (1) uma **alteração de forma** combinada com extensão linear da célula mesenquimatosa, resultando na formação de uma estrutura de proteção de fibrilas colágenas, e (2) uma **elevação da pressão interna** (pressão hidrostática) sem mudança de forma, que induz à formação de substância cartilaginosa. Estes tipos de tecidos de sustentação podem se ossificar sob condições de absoluto repouso mecânico.

BIOMECÂNICA DO CORPO DOS MAMÍFEROS

ARQUITETURA DO TRONCO

Eixo do Corpo

O eixo do corpo dos vertebrados consiste de várias ordens de tecidos (osso, cartilagem e tecido conjuntivo) com uma larga variedade de características físicas, cuja variação estrutural é bem limitada e está aquém de séries filogenéticas. Isto se deve a que os vertebrados inferiores são meramente aquáticos, de modo que a melhor construção econômica de seu aparelho locomotor está diretamente relacionada com as propriedades físicas do habitat — o corpo é impulsionado para cima por uma força ascendente igual ao peso da água que desloca.

Em vertebrados terrestres superiores, a situação mecânica é diferente; aqui o eixo do corpo, além de sustentar o peso do mesmo (gravitação), deve, também, transmitir a potência de locomoção dos membros pélvicos. Portanto, nos vertebrados terrestres, na construção do eixo do corpo, há a incorporação de um compromisso entre as direções vetoriais das forças gravitacional e propulsora; a construção deve estar em condições de resistir às cargas deformantes absorvendo tanto quanto possível os impactos na direção da linha de trabalho da resultante de todas as forças propulsoras.

Autores clássicos (citados em Slijper, 1946, e Kummer, 1959) comparavam a construção do eixo do corpo àquela de vários tipos de pontes, mas tal hipótese não resiste a um profundo exame mecânico.

O moderno ponto de vista é representado pela teoria do "arco e corda". Esta estabelece que o eixo do corpo consiste de uma série de elementos rígidos (vértebras) que, juntos aos discos intervertebrais, formam um arco com curvatura variável. A curvatura é momentaneamente estabilizada pelos ligamentos intrínsecos da coluna vertebral e pode sofrer variação pela ação de três séries de "cordas" musculares com tensão ajustável (Fig. 5-28). A **corda dorsal** — músculos epaxiais (1) — revestem

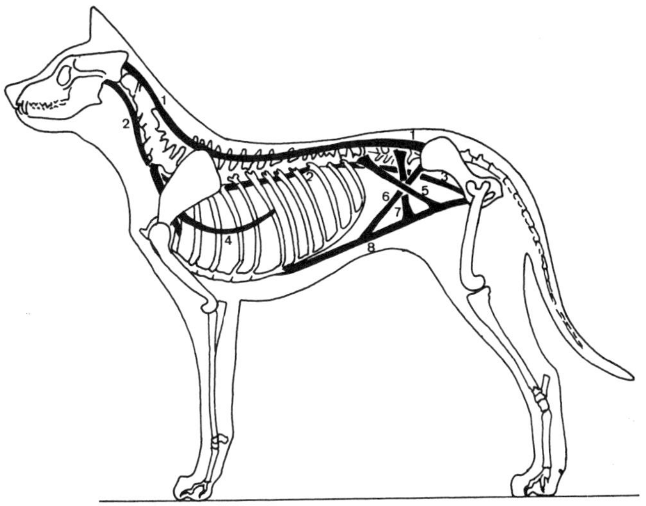

BIOSTÁTICA E BIOMECÂNICA GERAIS

Figura 5-28. Arquitetura muscular do tronco de mamíferos.
1. Epaxial;
2. Hypaxial;
3. Grupo do psoas;
4. Escaleno;
5. Oblíquo externo do abdome;
6. Oblíquo interno do abdome;
7. Transverso do abdome;
8. Reto do abdome.

os lados dorsal e dorsolateral do arco e tendem a endireitá-lo; a **corda ventral** ocorre em dois níveis. O primeiro, **corda interrompida**, está situada a rigor contra a face ventral das vértebras nas regiões cervical e torácica cranial — Longo do pescoço (2) e Longo da cabeça (2) — e nas regiões torácica caudal, lombar e sacral — grupo dos psoas (3); portanto, uma porção curta na região de transição toracolombar é desprovida de músculos. O segundo, **corda ininterrupta**, compreende os músculos oblíquos (5, 6), transverso (7) e reto abdominal (8) e é indiretamente inserida no arco pela interposição do esqueleto torácico anteriormente e dos ossos pélvicos posteriormente. Os músculos do primeiro nível flexionam as duas regiões do arco por eles revestido ventralmente; em colaboração com as correspondentes divisões dos músculos epaxiais, estabilizam a curvatura dessas regiões. Os músculos do segundo nível são responsáveis principalmente pela flexão do arco na região toracolombar, que determina a formação, por exemplo, de uma giba característica no lombo de um gato sentado; sua ação é também relevante na extensão e flexão intermitente desta região durante o andamento a galope (Fig. 5-29).

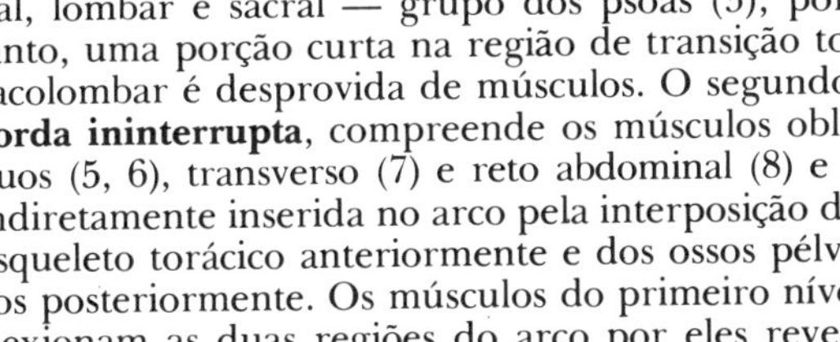

A ação do arco e da corda é, também, claramente demonstrada no animal morto — o lombo só pode ser completamente estendido quando os músculos abdominais são cortados.

Em cães jovens há uma determinada curva da coluna vertebral que é transformada em uma curvatura dorsal quando a musculatura abdominal é corretamente desenvolvida, de maneira a aumentar a tensão elástica na corda ventral.

A transmissão da tensão do tórax à coluna vertebral é mecanicamente um tanto desfavorável (juntas muito móveis entre vértebras, costelas e esterno). A primeira costela, contudo, é um pouco curta e sua função costovertebral é um tanto imóvel. Ademais, o músculo escaleno (Fig. 5-28, n.º 4) fixa firmemente a parte anterior do tórax às vértebras cervicais. A morfologia dos órgãos torácicos e a necessidade de movimentos respiratórios determinam este tipo inevitável de construção; é um bom exemplo da estrutura do animal.

O mais vantajoso aspecto mecânico no conceito formal é de que o tronco está estaticamente equilibrado em si mesmo, de modo que não exerce tensão em direção crânio-caudal nos pontos de sustentação — nas cinturas peitoral e pélvica. Além disso, a construção mostra um alto grau de adaptação a variações de carga. O lombo de um cavalo não se curva sob o peso de um cavaleiro, mas tende a curvar-se em uma direção dorsal como resultado do aumento da tensão nos cordões ventrais. Supõe-se que quando um animal quadrúpede se levanta com facilidade, a elasticidade intrínseca dos discos intervertebrais e ligamentos mantém a coluna vertebral em um estado de equilíbrio instável e que somente ligeira atividade muscular ou mesmo nada é exigido para manter esta postura. A mais leve soma de contração muscular produzindo uma força que supere esta elasticidade intrínseca é suficiente para vencer o equilíbrio e produzir flexão ou extensão do arco.

As forças musculares atuando na coluna vertebral produzem um ou mais dos seguintes tipos de movimentos:

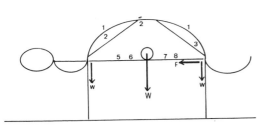

Figura 5-29. Estrutura em arco e corda do tronco de mamíferos.
O arco representa a coluna vertebral, seus ligamentos e músculos espinhais (1); a corda consiste de um plano separado (músculos hypaxiais e grupo do psoas, 2 e 3) e um plano não separado (músculos abdominais, 5, 6, 7 e 8). Nos pontos de sustentação, são transmitidas as forças de gravitação (w,w) e de propulsão (F).

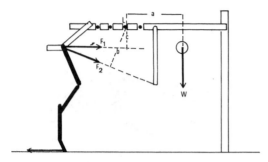

Figura 5-30. Equilíbrio da junta intervertebral, L.

A força de propulsão, F_1, e a força exercida pelo músculo reto do abdome, F_2, exercem os momentos $F_1 \times c$ e $F_2 \times b$ os quais são neutralizados por $W \times a$.

1) Flexão longitudinal em um plano vertical que tende a flexionar ou estender o lombo.
2) Flexão transversal em um plano horizontal que tende a encurvar o tronco para o lado direito ou esquerdo.
3) Torção ao redor de um eixo horizontal longitudinal rodando vértebras adjacentes.
4) Vertical cortante.
5) Transversal cortante.
6) Compressão ou tensão longitudinal do esqueleto axial.

Enquanto 4, 5 e 6 são mais ou menos passivamente opostos pelas propriedades físicas do material envolvido, no caso da flexão e torção o movimento é neutralizado pelos ligamentos e ativamente controlado pelos músculos. O controle muscular é efetuado por músculos **intrínsecos** (hypaxiais e epaxiais) e **extrínsecos**.

No último caso, se o membro pélvico exerce uma força, F_1 (Fig. 5-30), contra a junta do quadril que passa ventralmente a uma certa junta intervertebral, L, seu momento tem uma relação sobre a soma dos momentos de todas as forças atuantes perto daquela junta. A aplicação da lei dos momentos perto de L conduz a $(W \times a) = (F_2 \times b)$ em que F_2 é a tensão nos músculos abdominais. Se o

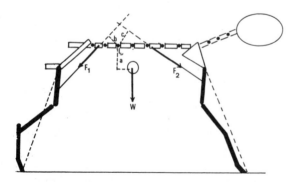

Figura 5-31. As pernas atuam como suportes inclinados.

A tensão sobre os músculos abdominais é aumentada pelos momentos, $F_2 \times c$ e $F_1 \times b$, dos retratores do membro torácico e os protratores do membro pélvico.

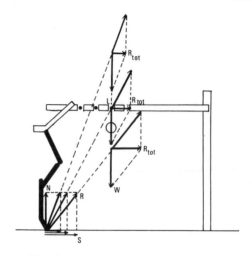

Figura 5-32. Relação entre o atrito no pé e o equilíbrio em uma junta intervertebral, L.

Se R_{tot} passa dorsalmente pela junta, ela experimenta estender a espinha, se ela passa ventralmente experimenta flexionar o lombo e se passa através de L seu momento é zero.

membro pélvico exerce uma força horizontal com direção cranial, F_1, contra o acetábulo, seu momento perto de L é $-(F_1 \times c)$ e a soma dos momentos perto de L é $(W \times a) = (F_1 \times c) + (F_2 \times b)$. Assim, pela contração dos músculos retratores do membro pélvico, o animal pode aliviar a tensão imposta pelo peso do corpo sobre seus músculos abdominais.

Quando os pés estão estendidos para fora do centro de gravidade do corpo (Fig. 5-31), a tensão nos músculos abdominais é correspondentemente aumentada pelos momentos $(F_1 \times b)$ e $(F_2 \times c)$, do retrator do membro torácico e os protratores do membro pélvico. Visto que o grau de extensão do membro é parcialmente determinado pelo montante de atrito entre o pé e o solo, deve haver uma relação entre a reação no pé e a tensão imposta na musculatura do lombo. Isto é ilustrado na Fig. 5-32 onde R é a reação no pé composta por N (reação normal) e S (atrito); R_{tot} é a resultante de R e W (peso dos quartos-traseiros); R passa ora dorsalmente ou ventralmente de ou através de uma certa junta intervertebral, L, dependendo da magnitude de S. Em consequência, R_{2tot} tem um momento negativo perto de L e tende a flexionar o lombo; R_{1tot} tem um momento positivo perto de L e tenta estender a espinha. Se R_{tot} passa através de L, o momento é zero.

Há uma relação definida entre a forma dos corpos vertebrais e a tensão imposta sobre eles pelas forças exercidas pelos músculos intrínsecos e extrínsecos. As dráfises e as epífises dos corpos vertebrais adquirem sua forma definitiva no período pós-natal. No nascimento a coluna vertebral consiste de um número de elementos rígidos — diáfises — e um número correspondente de "zonas apropriadas" intercaladas das quais têm origem as epífises, anéis fibrosos e núcleos pulposos. A forma definitiva destas zonas é determinada pela intensidade de ossificação, e esta, em torno, depende da distribuição do esforço sobre secções planas das zonas epifisárias. O centro de rotação entre duas vértebras adjacentes está no núcleo pulposo e o equilíbrio requer que a força resultante passe por aquele centro. Isto significa que em condições normais os corpos vertebrais estão sob compressão central; isto se reflete na montagem concomitante das traves no osso esponjoso e as linhas do esforço de compressão principal. Com referência ao que foi dito acerca da excentricidade da carga, pode ser mostrado que a excentricidade máxima do núcleo pulposo dentro do disco intervertebral, durante a flexão ou extensão da espinha, é um quarto do raio da secção transversal do corpo vertebral quer em direção ventral ou dorsal (Badoux, 1965, 1968 a e b, 1969).

A **região cervical** é uma área de particular interesse. Do ponto de vista mecânico a cabeça e pescoço de um mamífero representam uma viga pesada fixada em sua posição com um fim. A arquitetura da área é comparável a um arco e corda invertido; o arco é representado pelas vértebras cervicais, seus curtos ligamentos e músculos hypaxiais; a corda, pelos músculos epaxiais, e sustentada pelo ligamento da nuca.

Em pequenos animais, a força dos músculos epaxiais é suficiente para manter a cabeça e pescoço na posição, mas no cão e ungulado há um ligamento da nuca bem distinto. A presença deste ligamento está parcialmente associada com o comprimento absoluto do pescoço e o tamanho da cabeça, mas há também uma relação entre o grau de desenvolvimento do ligamento e o tamanho absoluto do animal. Quando o tamanho do corpo aumenta com, digamos, um fator x, a força muscular, em função da área de secção transversal, aumenta no quadrado (x^2) mas o peso do corpo no cubo (x^3). Visto que o momento da força exercida pelos músculos cervicais epaxiais perto da junta intervertebral entre C_7 e Th_1 é igual ao peso da cabeça vezes a distância perpendicular entre o vetor daquele peso e a dita junta intervertebral, este momento aumenta na quarta potência, enquanto a força muscular aumenta no quadrado. Todavia, um ligamento da nuca bem distinto ocorre também em chevrotênios muito pequenos (*Tragulidae*) o que complica a relação entre o tamanho absoluto do animal e o desenvolvimento do ligamento.

Tórax e Mecanismo de Suspensão do Ombro

Em dissertação anatômica, é prática comum considerar o tórax e a cintura do ombro, na relação mecânica entre o mecanismo de suspensão do membro torácico e a parede torácica.

A multiplicidade de funções dos movimentos ventilatórios do tórax — proteção do coração e pulmões, fixação anterior dos músculos do segundo nível na construção do arco e da corda, área de inserção dos músculos do ombro — leva a admitir um compromisso estrutural. Em todos os mamíferos domésticos, a clavícula é ora notadamente reduzida ou inteiramente ausente, tanto que a reunião sinsarcótica da escápula à parede lateral do tórax está apta a suportar somente forças de tensão concor-

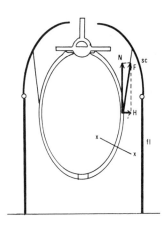

Figura 5-33. Mecanismo de suspensão da cintura do ombro em secção transversal.

A força, F, no serrátil pode ser decomposta em uma componente, horizontal (H) e uma vertical (N); ambas as componentes induzem uma tendência fletora acerca de uma secção, xx, da costela. sc, Escápula; fl, membro anterior.

rentes com a direção da resultante das forças exercidas pelos principais músculos entre a escápula e o tronco. Forças dirigidas ventrodorsalmente — a reação sobre o peso — atuando na junta escápulo-humeral são sustentadas pela contração proporcionada do músculo serrátil ventral; as digitações de sua parte torácica se inserem sobre os corpos das sete, oito ou nove primeiras costelas. As componentes lateral (H) e vertical (N) da força do serrátil, F, tentam encurvar a costela (Fig. 5-33), que tem um momento de resistência contra a flexão, T, dado por $T = \dfrac{I}{y}$, em que I representa o momento de inércia da secção da costela ao nível de inserção do serrátil e y a distância do eixo neutro ao perímetro. O cálculo de T para as 18 costelas do cavalo (Badoux, 1967) mostra um pico distinto na sexta costela e um bem menor na primeira costela. O valor um tanto elevado na primeira costela pode ser explicado pela influência exercida pelo escaleno agindo como um fixador anterior na construção do arco e da corda. A inserção do serrátil na face serrátil da escápula estende-se quase verticalmente acima da sexta costela; isto significa que no animal em pé a componente vertical da força do serrátil induz a um esforço fletor muito grande naquela área; em conseqüência, T tem seu maior valor nas costelas daquela região. A distinção entre a posição e peso de costelas verdadeiras e as mais caudais livremente móveis "ventilatórias" ou falsas costelas é evidenciada pelas suas qualidades mecânicas.

ARQUITETURA DAS CINTURAS E MEMBROS

O mecanismo de suspensão dos membros torácico e pélvico tem lugar nas cinturas; a cintura torácica é uma sinsarcose e a pélvica, junta sacroilíaca, é quase imóvel.

A distribuição da carga sobre os membros está inicialmente relacionada com a localização do centro de gravidade, que é determinado como

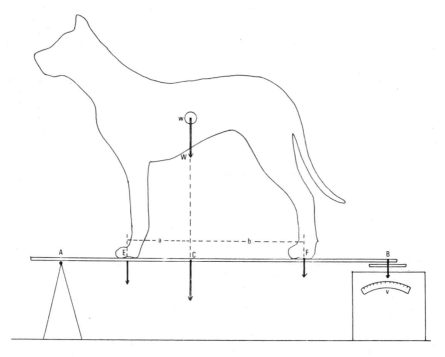

Figura 5-34. Determinação da posição do centro de gravidade, w.
(Vide explicação no texto.)

segue (Fig. 5-34): o animal em pé sobre uma plataforma, AB, de comprimento conveniente, digamos 3 m; W é o peso do animal que é previamente determinado; w é o centro de gravidade; C o ponto de interseção da linha de trabalho de W e AB; v o peso indicado pela balança. Evidentemente AC: AB = v: W; logo, $AC = \frac{AB \times v}{W}$; AB = 3 m; supondo que v = 6 kg e W = 14 kg, então AC = 1,28 m. Em conseqüência, EC e CF podem ser medidos; sendo EC = 35 cm e CF = 45 cm.

A reação em $E = \frac{b}{a + b} \times W = 7,875$ kg (56,25%) e em $F = \frac{a}{a + b} \times W = 6,125$ kg (43,75%).

A localização do centro de gravidade tem sua relação sobre o tipo de sustentação. Na Fig. 5-35, A, B, C e D representam os pontos de contato entre o pé e o solo de um mamífero quadrúpede, vistos de cima. Se o centro de gravidade (w) está localizado dentro do triângulo, ABE, o animal pode erguer ora seu pé traseiro direito ou esquerdo; visto que, em ambos os casos, o tronco é sustentado pelos pés, A, B e C ou A, B e D, o centro de gravidade situa-se dentro desses triângulos. Se o centro de gravidade está dentro do triângulo CDE, o animal pode erguer ora o pé dianteiro esquerdo ou o direito, visto que, em ambos os casos, o centro de gravidade está localizado dentro do triângulo BCD ou ACD; isto explica por que um cavalo pode afastar um membro posterior da sustentação sem perder sua estabilidade; enquanto levanta um membro anterior transfere o centro de gravidade para os quartos traseiros. A situação é fundamentalmente alterada quando o animal começa a se movimentar (Fig. 5-36). No animal **em pé**, a distribuição de W entre o membro anterior e o posterior é dada por $W\left(\frac{b}{a + b}\right)$ e $W\left(\frac{a}{a + b}\right)$, onde a e b são as distâncias do centro de gravidade ao ombro e quadril, respectivamente (Fig. 5-36). Se os músculos retratores do membro pélvico exercem uma força dirigida posteriormente, F, há uma força igual e oposta de atrito,

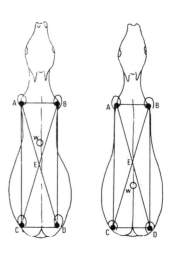

Figura 5-35. Na figura da esquerda o centro de gravidade, w, está dentro do triângulo ABE e o animal pode elevar C ou D. Na figura da direita o centro de gravidade, w, está dentro do triângulo CDE e o animal pode elevar A ou B.

BIOSTÁTICA E BIOMECÂNICA GERAIS

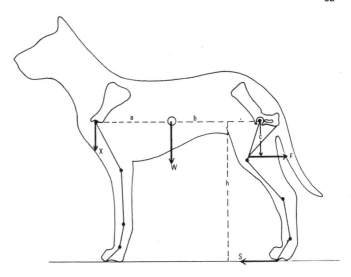

Figura 5-36. Os músculos retratores do membro pélvico exercem uma força, F, e seu momento, F.c, é neutralizado por S × h.

O equilíbrio na cintura torácica requer que X × (a + b) seja = S × h, assim como $X = \frac{S \times h}{(a + b)}$. A reação final na cintura, portanto, é $W \frac{b}{(a + b)} - \frac{S \times h}{(a + b)}$ e no quadril $W \frac{a}{(a + b)} + \frac{S \times h}{(a + b)}$.

S, que tem um momento, + (S × h), perto do quadril e do ombro, onde h é a altura entre o solo e o quadril e o ombro. O equilíbrio requer que aí atue a força, X, no ombro; seu momento perto do quadril é – Xx (a + b) que deve ser igual a + (S × h); logo, $X = \frac{S \times h}{a + b}$. A reação final no ombro é, em conseqüência, $W \frac{b}{a + b} - \frac{S \times h}{a + b}$. A mesma consideração aplicada ao quadril conduz à reação total $W \frac{a}{a + b} + \frac{S \times h}{a + b}$. Disto resulta que a contração dos retratores dos membros pélvicos reduz o peso a ser conduzido pelos membros anteriores (um automóvel que parte rapidamente inclina notavelmente o eixo traseiro).

A história evolutiva da estrutura dos **membros de mamíferos** pode estar delineada com a dos *Theromorpha* Triássicos, um grupo de transição entre répteis e mamíferos primitivos. Nos répteis, os elementos estilopodiais estando em posição transversal, a face ventral do corpo pode entrar em contato com o solo, e os componentes das juntas do cotovelo e joelho estão em ângulo reto. Nos *Theromorpha* já havia uma certa elevação do corpo e isto é acentuado em animais atuais nos quais há uma maior ou menor distância entre a face ventral do corpo e o solo. Os ossos longos dos membros dos mamíferos estão mais ou menos no mesmo plano (coplanar) e tão perto quanto possível do tronco, de modo que os membros podem ser mecanicamente interpretados como um sistema de alavanca elástica. O equilíbrio de juntar isoladas numa cadeia de ossos que atuam como um suporte em virtude da ação de músculos intrínsecos e extrínsecos foi anteriormente tratado — a resultante de todas as forças atuantes deve passar através do momentâneo hipomóclio. Em alguns casos, o equilíbrio envolve um osso sesampóide (Fig. 5-37); provavelmente uma das funções do último é aumentar o momento do músculo de modo que a estabilização da junta é possivelmente feita com um consumo mais baixo de energia muscular.

Até o ponto em que a **função estática** das reuniões dos membros e cinturas é envolvida, há duas situações possíveis:

1) Os membros atuam como **colunas verticais** de modo que o ponto de suporte nos pés está verticalmente abaixo do ponto de aplicação do peso no ombro e na junta do quadril (Fig. 5-38*A*).

2) Os membros atuam como suportes inclinados de modo que ambos os pontos se colocam em linha reta sob uma inclinação com a vertical (Fig. 5-38*B*).

Em ambos os casos as juntas intrínsecas nos membros estão a alguma distância da linha de trabalho do peso, W, de modo que este tem um maior ou menor momento perto destas juntas e sua estabilização envolve a ação dos próprios músculos, os quais devem exercer momentos iguais, porém opostos. Demonstramos antecipadamente que a resultante do peso e força muscular não coincidem perfeitamente com o eixo maior dos ossos, de maneira que estes estão sujeitos à moderada flexão.

Cinturas, Elementos Estilopodiais e Zeugopodiais dos Membros Torácicos e Pélvicos

O **mecanismo de suspensão do ombro** foi anteriormente relatado (pág. 63). A observação da topografia muscular em torno da **escápula** revela uma certa simetria de músculo ao redor da espinha desse osso, e não é muito difícil descobrir que estes músculos, especialmente na face lateral, exercem um número de binários funcionais que tendem a neutralizar as rotações da escápula produzidas pelas várias manipulações do membro torácico. No animal em pé, o momento da reação normal, N, na junta do ombro, tende a girar o ângulo ventral (glenoidal) da escápula crânio-dorsalmente em torno do ponto de rotação, H, na *face serrátil*. Uma ação combinada do peitoral profundo (P) e parte cervical do trapézio (T) assistida possivelmente por fibras do grande dorsal (L) forma um binário que produz um momento neutralizante (Fig. 5-39). No caso de uma retração do braço e junta do ombro pelo peitoral profundo e grande dorsal, o ângulo ventral da escápula é puxado caudoventralmente — um binário de equilíbrio pode ser estabelecido pela parte torácica do trapézio e músculo omotransverso. O arranjo simétrico dos músculos ao redor da espinha da escápula sugere um curso concorrente da resultante das forças musculares e a espinha. A escápula consiste de uma lâmina mais ou menos plana e um sulco, de modo que em uma secção transversal em ângulos retos para a espinha a estrutura pode ser comparada a uma viga em T com uma borda horizontal e outra vertical de dimensões variáveis. O cálculo mostra que no cavalo e cabra a localização do eixo neutro está dentro da lâmina enquanto em espécies bípedes ele é de uma extensão maior ou menor, situado na espinha da escápula. Isto implica em que a tendência fletora seja reduzida em quadrúpedes, e vem demonstrar que grande parte do peso do corpo é conduzida pelos membros torácicos (Badoux, 1967).

Sobre a construção do húmero e de ossos do antebraço não é necessário qualquer observação; os

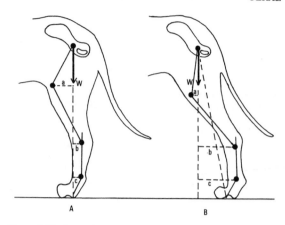

Figura 5-38. O membro atua como um suporte vertical (A).

O peso, W, tem os momentos $+ (W \times a)$, $- (W \times b)$ e $- (W \times c)$ próximo às juntas. Em B o membro atua como um suporte inclinado e os momentos de W são, em consonância, alterados.

princípios morfogenéticos fundamentais de sua arquitetura foram previamente apresentados.

A **junta do cotovelo** mostra uma clara concordância em todos os animais domésticos. Um estudo da junta do cotovelo, no cavalo, mostrou que os seus componentes sustentam grandes variações em esforço de compressão durante as fases da marcha normal (Fig. 5-40) (Badoux, 1969). O esforço máximo (6,238 kg por cm^2) na cartilagem articular no fim do galope, i.e., quando a junta está em extensão máxima, é cerca de 900 vezes maior do que na fase de rotação (7,3 kg por cm^2).

A conexão entre o **eixo da pelve e o do corpo** é estabelecida na junta sacroilíaca que é uma sindesmose no jovem e uma sinostose em exemplares velhos; logo, é difícil dizer em que extensão a estabilidade na junta é afetada pelas propriedades das estruturas intra-articulares ou pela ação dos ligamentos e músculos circunvizinhos. Do ponto de vista filigenético, a junta sacroilíaca pode ser consi-

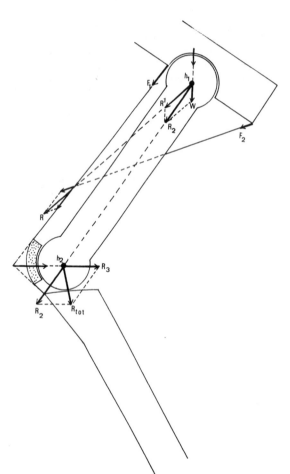

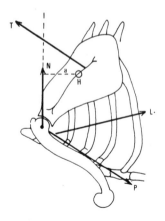

Figura 5-37. Equilíbrio numa articulação em dobradiça envolvendo um osso sesamóide.

R$_{tot}$ é a resultante da pressão do sesamóide, R$_3$, e a resultante, R$_2$, do peso e o extensor F$_1$ e o extensor F$_2$.

Figura 5-39. A reação normal, N, no ombro tem um momento, N × a, próximo do ponto de suspensão da escápula em h. Este é neutralizado pelo "binário" muscular (cervical) trapézio (T), peitoral profundo (P), auxiliado eventualmente por fibras do grande dorsal (L).

BIOSTÁTICA E BIOMECÂNICA GERAIS

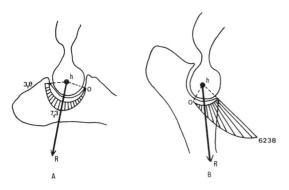

Figura 5-40. Distribuição do esforço na junta do cotovelo do cavalo.

Na figura da esquerda, fase de rotação; na da direita, fim da fase de impulso.

derada como perfeitamente móvel, e a questão surge de como ela é estabilizada. Em mamíferos quadrúpedes domésticos a junta do quadril situa-se caudo-ventralmente à junta sacroilíaca (Fig. 5-41). A reação no teto do acetábulo, N, tem um momento de + (N × a) na junção sacroilíaca que tende a rodar o osso pélvico em uma direção para a direita no eixo sacroilíaco. Isto pode ser evitado pela contração dos músculos abdominais, especialmente do reto do abdome, desde que o momento muscular, − (F × b), iguale-se a + (N × a). A natureza sinartroidal da coluna vertebral lombar torna possível que sob a influência do peso, W, uma rotação alternativa tenha lugar — o giro para a direita da divisão sacral da coluna vertebral em torno da junta sacroilíaca pelo momento (W × c). Isto pode ser evitado por uma tensão própria, T, nos ligamentos entre o sacro e as vértebras caudais em um lado e a borda dorsal do ísquio no outro, exercendo um momento (T × d). O efeito estabilizante de ligamentos e músculos em torno da junta sacroilíaca promove o desenvolvimento de uma união sinostótica entre os dois ossos e reduz ou mesmo suprime o esforço de torção na junta.

A pelve apresenta implicações estáticas de interesse em um **plano transverso** (Fig. 5-42). Vistos desta direção os ossos pélvicos formam duas metades mais ou menos encurvadas que estão fixadas dorsalmente ao sacro e ventralmente unidas na sínfise pélvica. A posição mútua das juntas sacroilíaca e acetabular determina o sentido e a intensidade do esforço na sínfise; em parte, esta posição depende da largura do sacro. Se as projeções verticais dos pontos médios das juntas sacroilíacas caírem para o lado medial do acetábulo, o peso parcial do corpo, 1/2 W, atuando na junta sacroilíaca e a reação correspondente, N, no teto do acetábulo, constitui um binário que tende a rodar os ossos pélvicos ventralmente para fora; portanto, a sínfise sustenta força e o tecido nela presente está sob esforço de tensão. Quando as juntas sacroilíaca e acetabular situam-se verticalmente uma abaixo da outra há esforço zero na sínfise; quando a largura entre os tipos de asa do sacro é maior do que entre as juntas do quadril, a sínfise está sob esforço de compres-

são. Na maioria dos casos a sínfise está sob esforço de tensão.

A região pélvica como um todo mostra uma construção claramente compromissada. No **animal em pé** (Fig. 5-43A) a posição mais favorável do osso da pelve é tal que o eixo maior do ílio (il) faz ângulos retos com o eixo longitudinal da coluna vertebral (vc); logo, o ângulo sacroilíaco mede 90 graus. Então o momento da reação, N, do fêmur contra o teto dorsal do acetábulo na junta sacroilíaca é zero. No **animal andando** (Fig. 5-43B), contudo, esta posição é imprópria. O momento da força de propulsão, F, na junta sacroilíaca é o produto da força e sua distância perpendicular à junta. Quando o ângulo sacroilíaco é 0 grau, isto é, quando os eixos do ílio e a coluna vertebral são concorrentes, o momento é zero, de modo que não ocorre distorção na junta. Aparentemente, as exigências estáticas e dinâmicas são conflitantes (ângulo sacroilíaco de 90 graus versus 0 grau), mas um fator adicional tem que ser considerado — o ângulo sacroilíaco é uma medida para o "diâmetro real" (td) entre o sacro e a borda pélvica através do qual o feto passa no nascimento. Quando este ângulo é 90 graus, a passagem tem sua dimensão máxima. Em conclusão pode-se dizer que os requerimentos biostáticos, biodinâmicos e obstétricos devem ser satisfeitos na construção da região pélvica; logo, não deve ser surpresa achar-se ângulos sacroilíacos de 70 a 75 graus em grandes ungulados, de 15 a 40 graus em pequenos ungulados e carnívoros, e freqüentemente com menos de 10 graus em mamíferos muito menores (Slijper, 1946).

Os princípios que governam a construção dos ossos longos dos membros pélvicos já foram discutidos, mas alguns detalhes que são característicos para a maioria dos animais domésticos devem todavia ser apreciados. As **juntas do joelho do eqüino e do bovino** podem funcionalmente ser consideradas como um ginglino no qual os movimentos são teoricamente limitados à rotação em um plano. Na verdade, esta condição ideal não é atendida e os movimentos caudal e cranial dos côndilos do fêmur sobre o platô tibial envolvem um giro ao redor de seu eixo longitudinal. Este giro é um acompanha-

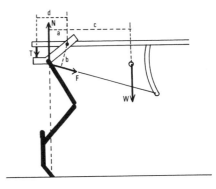

Figura 5-41. Equilíbrio da junta sacroilíaca.

O momento dos músculos abdominais, F × by, equilibra o momento do peso, W × c, e aquele da reação normal, N × a. O momento, T × d, dos ligamentos pélvicos é igual a W × c.

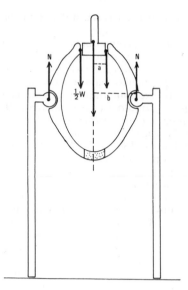

Figura 5-42. Esforço na sínfise pélvica, secção transversal.
A distância entre as juntas do quadril é maior do que aquela entre as juntas sacroilíacas; logo, N × b é maior do que 1/2 W × a, e a sínfise está sob esforço de tensão.

mento da rotação ao redor de um eixo vertical na flexão e extensão que é conhecido como **rotação em conjunto**. O giro é produzido tendo em vista que o contorno de cada côndilo não é circular, mas espiral e pela pequena e constante diferença entre os raios dos côndilos medial e lateral do fêmur. Isto significa que durante a extensão os côndilos femorais giram cranialmente sobre a superfície articular tibial conduzindo com eles os meniscos. Quando o fêmur se aproxima da posição de extrema extensão ele sofre uma rotação para dentro e os ligamentos colaterais medial e lateral tornam-se consecutivamente tensos e previnem dano na junta. Esta rotação para dentro é um dos estágios importantes no

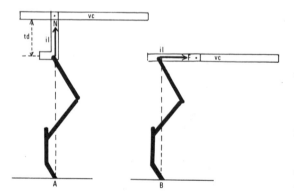

Figura 5-43. Se o eixo maior do ílio (il) está em ângulos retos com a coluna vertebral (vc), o momento da reação normal no acetábulo é zero e o diâmetro real (td) da saída da pelve tem sua dimensão máxima. Na figura da direita o ílio é concorrente com a coluna vertebral e o momento da força de propulsão, F, próximo da junta sacroilíaca é zero.

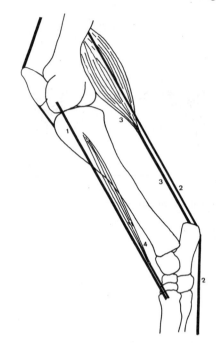

Figura 5-44. Aparelho recíproco no membro posterior do cavalo. valo.
1. Fibular terceiro;
2. Flexor superficial dos dedos;
3. Gastrocnêmio;
4. Tibial anterior.

mecanismo de bloquêis patelar. Os ligamentos têm uma influência limitante sobre os movimentos visto que eles determinam um bom ajuste nos componentes ósseos da junta e sua atividade é auxiliar a dos ligamentos cruzados. A construção dos pontos momentâneos de rotação do contorno condilar admite claramente a análise acima (Rathor, 1968).

No **cavalo** os complementos do mecanismo patelar do **aparelho recíproco** e ambas as construções formam junto com o aparelho suspensor do pé o mecanismo de apoio que habilita o animal relaxar seus membros pélvicos. O aparelho recíproco consiste do músculo fibular terceiro (1) na face dorsal e do músculo flexor superficial dos dedos (2) na face plantar da perna (Fig. 5-44). Ambos os músculos coordenam movimentos das juntas do joelho e do jarrete. Em razão da pequena quantidade de tecido muscular, sua ação é relacionada principalmente com a estática. O papel do mais potente músculo plantar crural, o gastrocnêmio (3) é um tanto difícil de apreciar neste esquema funcional. Sua origem e inserção coincidem funcionalmente com aquelas do tendão do flexor superficial dos dedos, que é uma parte intrínseca do aparelho recíproco; logo, o efeito dinâmico da contração do gastrocnêmio é anulado pela resistência oferecida pelo tendão do fibular terceiro. Uma análise do membro pélvico do cavalo revela que a função do gastrocnêmio é antes estática do que dinâmica e que este músculo pela sua contração reduz o esforço na tíbia (Badoux, 1970B). Quando um peso de 100 kg é aplicado na cabeça do fêmur (Fig. 5-45A), uma força de 100 kg no flexor superficial dos dedos é suficiente para equilibrar a junta tarsotibial; a resultante do peso e a força flexora é de 190 kg e, por questão de equilíbrio, passa pelo centro de rotação da junta. O esforço na parte proximal da tíbia é 41,31 kg por cm². Se o gastrocnêmio contribui com uma força de 150 kg dentro deste esquema funcional (Fig. 5-45B), a força resultante na junta tarso-tibial é duplicada para 380 kg, mas o esforço na parte proximal da tíbia cai de 41,31 para 33,86 kg por cm², demonstrando claramente o efeito do gastrocnêmio sobre a intensidade de esforço na tíbia.

Elementos Autopodiais dos Membros Torácicos e Pélvicos

A conformação do carpo e mão e do tarso e pé oferece finos exemplos de adaptação aos modos específicos de postura e movimento. Muito pouco se sabe acerca da biomecânica do carpo e do tarso em animais domesticados, porém é oportuno considerar os grupos do carpo e do tarso como formando simples sistemas mecânicos com os quais as filas metacárpicas e metatársicas estão distalmente articuladas. No plano sagital a posição mútua dos elementos na fila é mantida pela ação de um sistema extensor dorsal e flexor plantar, este sendo auxiliado por uma camada profunda de músculos intrínsecos e ligamentos (aponeurose plantar); obviamente, temos aqui o problema do equilíbrio de uma série de juntas sucessivas: primeira e segunda interfalângica, metatarso e metacarpofalângica. Na posição fixa tanto como andando a face plantar da fila está sempre mais intensamente sujeita a maior peso do que a dorsal. A presença de calosidades dérmicas sobre a

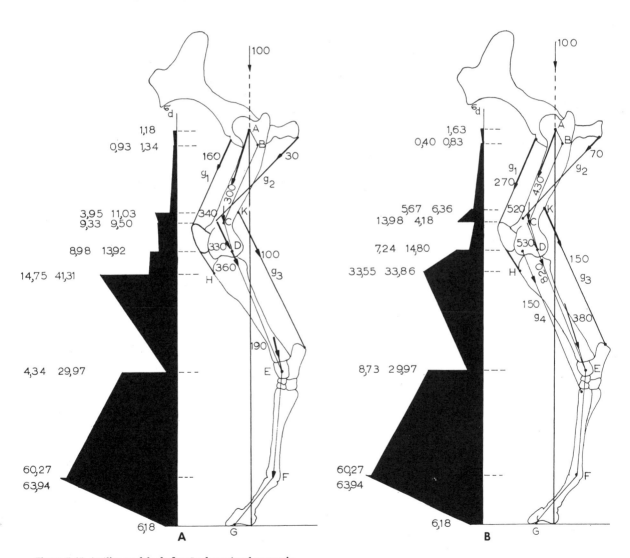

Figura 5-45. Análise-modelo da função dos músculos crurais.

A. A perna está sob uma carga de 100 kg, o equilíbrio em E requer uma força de 100 kg no flexor superficial dos dedos, g₃, o esforço máximo na tíbia no nível H é 41,31 kg/cm².

B. Um aumento da força em g₃ para 150 kg (= 100 kg do flexor superficial dos dedos e 50 kg do gastrocnêmio) requer uma tensão de 150 kg no fibular terceiro, g₄. O esforço máximo na tíbia no nível H é reduzido para 33,86 kg/cm². (De Badoux, 1970b.)

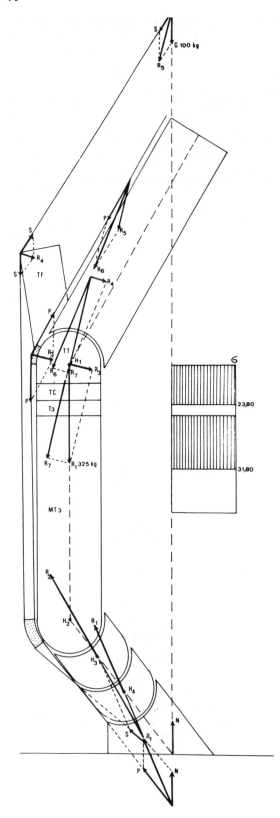

primeira evidencia que esta face está apta a sustentar cargas mais pesadas do que a face dorsal. Assim, os momentos que produzem flexão dorsal são maiores do que aqueles que iniciam a extensão e, em conseqüência, o grupo de músculos flexores é mais desenvolvido do que o de estensores.

A **mão** e o **pé** sustentam forças em três direções principais — dorso-palmar ou dorso-plantar, crânio-caudal e médio-lateral. O equilíbrio da seqüência de juntas interfalângicas e metacarpo e metatarso-falângicas é representado na Fig. 5-46. Aparentemente a magnitude da reação normal, N (= G = 100 kg), determina inicialmente a grandeza relativa das forças resultantes que passam pelos hipomóclios sucessivos. O perfil (semi) circular das superfícies articulares distais dos componentes das filas faz supor uma grande tolerância no desvio do peso, variando da direção crânio-caudal para dorso-plantar ou dorso-palmar. Esta elevada tolerância não é encontrada na direção médio-lateral, o grau de curvatura no sentido transversal é notavelmente menor e, em conseqüência, um desvio menor na direção do peso pode resultar na ocorrência de uma componente cortante que deve ser refletida por um sulco medial (verticillus) ou por estruturas periarticulares.

O diagrama vetor da **junta interfalângica em carnívoros** vigorosamente fletida merece especial atenção (Fig. 5-47). O tendão flexor passa no meio e os ligamentos anulares distais na face plantar das falanges proximal e média. Há uma prega no curso do tendão em sua passagem pelos ligamentos e a este soma-se uma força, $R_2 = F_1 \cos \alpha$ ao diagrama vetor. O equilíbrio da junta interfalângica proximal pode então envolver a ação do flexor superficial dos dedos, F_2. A falange média pode ser comparada a uma viga fixada em suas extremidades; o eixo do osso, especialmente no delgado pé de carnívoros, é encurvado para facilitar a linha de trabalho do peso perto do eixo.

A **mecânica da junta interfalângica distal do cavalo** é de certa importância em vista da patogênese do navicular. No estado de **repouso** o tendão do flexor profundo passa sobre a face flexora do osso e exerce uma força, $2F \cos \alpha$, na face plantar do osso navicular que passa pelo centro de rotação da junta; o osso navicular é centralmente comprimido. Durante a **locomoção** o tendão flexor desliza sobre a superfície flexora — em direção distal no fim e em direção proximal no começo do galope. Sob condições normais o coeficiente de atrito entre o tendão e o revestimento cartilaginoso do osso navicular é tão baixo que o peso resultante tem uma inclinação muito pequena com a normal. De fato, o curso das traves na substância esponjosa do osso navicular tem

---

Figura 5-46. Equilíbrio nas juntas interfalângicas, H_4 e H_3.

R_1 é a resultante da reação normal, N, e a força, P, no flexor profundo dos dedos. R_2 é a resultante de R_1 e a força S do flexor superficial dos dedos. Quando N é 100 kg, a força final, R_1, na junta tarso-tibial é 325 kg, e esta força é aplicada axialmente para os elementos do tarso e metatarso. O esforço de compressão é 23,80 nos ossos do tarso e 31,80 kg/cm² nos do metatarso.

BIOSTÁTICA E BIOMECÂNICA GERAIS

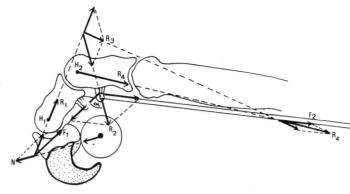

Figura 5-47. Equilíbrio das juntas interfalângicas nos carnívoros quando fletidas.

R₁ é a resultante da reação normal, N, de um corpo contra as unhas e a força F₁ no flexor profundo dos dedos. R₄ é a resultante de R₁, F₂ (força do flexor superficial dos dedos) e R₂, a força resultante no ligamento anular da falange proximal.

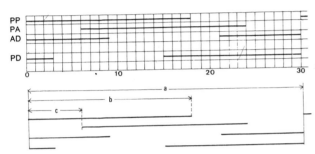

Figura 5-48. Gráfico de uma fórmula de andamento.

Na figura superior os períodos de contato entre os quatro pés e o solo são expressos por linhas cheias, os números correspondem aos quadros de ilustração do movimento. Na figura inferior a duração de contato de cada pé é expressa como uma percentagem do intervalo da passada: $\frac{100 \times b}{a}$; a relação das batidas dianteiras para as traseiras é descrita como a percentagem do intervalo da passada que a batida de uma pata dianteira tem atrás da pancada da pata traseira ipsilateral; logo, $\frac{100 \times c}{a}$

Figura 5-49. Os tipos principais de progressão e as subvariações; o animal está supostamente se movendo da esquerda para a direita.

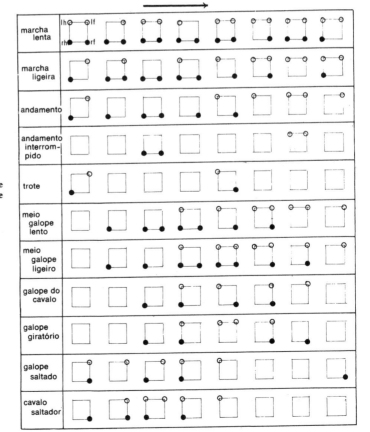

direção radial para o centro da junta e em conseqüência ele é concorrente com a direção do peso (Wintzer, 1964; Badoux, 1966c).

LOCOMOÇÃO

A **cinemática** da locomoção dos vertebrados é baseada em um número de técnicas especializadas, cuja enumeração escapa ao objetivo deste capítulo. Uma análise cinematográfica dos andamentos de uma larga variedade de animais levou Hildebrand (1959, 1962 e 1965) a desenvolver um execelente método que caracteriza o tipo de locomoção por uma assim chamada **fórmula de andamento** (Fig. 5-48). Todos os andamentos simétricos podem ser expressos por dois parâmetros — a **duração do contato** de cada pé é expressa como uma percentagem do intervalo da passada, e a **relação** das **batidas dianteiras** para as **traseiras** é descrita como a percentagem do intervalo da passada que a batida de uma pata dianteira tem atrás da pancada da pata traseira do mesmo lado do corpo. Há teoricamente 164 possíveis fórmulas de batidas das quais os animais usam realmente cerca de 118. Há seis andamentos naturais com subvariações que podem ser diferençados (Fig. 5-49).

MARCHA. Este tipo de locomoção é comum para todos os mamíferos quadrúpedes; em todas as fases deste andamento o corpo é sustentado por três membros. Em velocidade crescente, o corpo é alternativamente sustentado por três ou dois membros laterais ou diagonais de modo que os movimentos do membro mostram determinado modelo diagonal. Este andamento é mais estável visto que a projeção do centro de gravidade situa-se dentro do triângulo de sustentação. Este modelo é filogeneticamente muito antigo; Gray (1944, 1968) tem mostrado que ele está assentado em um modelo reflexo claramente definido.

O **trote lento** pode ser interpretado como uma marcha acelerada e revela uma seqüência diagonal de movimentos do membro enquanto o corpo é sustentado por duas ou três pernas. Se aumenta a velocidade, uma curta fase flutuante se alterna com a fase durante a qual o animal é sustentado por duas pernas. Em ambos os tipos de locomoção, acima registrados, a sustentação é estável.

ANDAMENTO. No **andamento lento** o corpo é alternativamente sustentado por dois ou três membros diagonais ou laterais. Em velocidade crescente, contudo, um modelo lateral substitui o diagonal, de modo que este tipo de locomoção é menos estável do que a marcha ou trote visto que o centro de gravidade é desviado em direção lateral. Este tipo de locomoção é encontrado em camelos, elefantes e grandes espécies de ursos. Se a velocidade aumenta, o andamento gradualmente se altera em:

ANDAMENTO INTERROMPIDO. Durante cerca da metade de cada fase deste passo o corpo está flutuando; alternativamente ele é sustentado por um ou dois membros laterais durante a outra fase. Este é o tipo natural de locomoção em camelos e girafas, embora possa ser visto casualmente em cavalos e cães.

GALOPE SALTADO. Este tipo mostra as seguintes fases: patas traseiras em contato com o solo (membros traseiros completam um passo e impulsionam o corpo para frente enquanto o lombo é endireitado) — a fase de flutuação; descansando sobre os membros dianteiros (os membros dianteiros completam um passo e impulsionam o corpo para frente enquanto o lombo é fletido, os membros traseiros são protraídos sob o corpo); o animal descansa em seus membros traseiros, e assim por diante. O lombo mostra um endireitamento e curvatura característica que requer uma grande mobilidade na parte média da coluna vertebral, de modo que a musculatura espinal deve ser bem desenvolvida. É o tipo rápido de locomoção em quase todos os roedores, carnívoros e porcos.

O **galope do cavalo** é caracterizado depois da fase flutuante pelos membros entrando em contato e abandonando o solo na seguinte ordem; traseiro esquerdo, traseiro direito e dianteiro esquerdo, dianteiro direito (galope direito). Não há praticamente movimentos do lombo. Este é o tipo rápido de locomoção no cavalo, búfalo, bovino, cabra, carneiro e veado.

Cinética

No animal em pé a resultante da força motriz horizontal é zero; se por qualquer motivo uma força resultante orientada cranialmente na horizontal é exercida contra a margem cranial do acetábulo, o animal começa a se mover. Os músculos apendiculares intrínsecos e extrínsecos contribuem para o im-

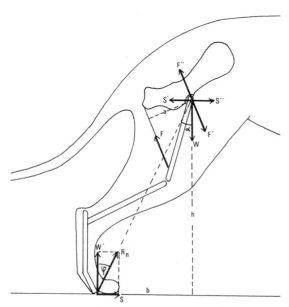

Figura 5-50. Os binários atuando sobre a perna em retração completa.

Os retratores exercem uma força, F, com um momento, F × a, próximo à junta do quadril, que é neutralizada por um binário, SS', com um momento, S × h. O terceiro binário é aquele exercido pelo peso, W × b. A reação final, Rn, é a resultante de W' e S e passa através da junta.

BIOSTÁTICA E BIOMECÂNICA GERAIS

pulso para frente. A **retração e protração** são principalmente produzidas pelos músculos extrínsecos que se inserem proximalmente ao cotovelo e joelho, mas também pela ação de músculos intrínsecos que, pela mudança da angulação de várias juntas, contribuem também para a dupla habilidade dos membros como **suportes e alavancas.**

Se os músculos retratores do membro pélvico (grupo do tendão de Aquiles e glúteo superficial) exercem uma força, F, esta tem um momento $+ (F \times a)$ acerca da junta do quadril (Fig. 5-50); esta força pode ser substituída por um binário, FF', com um momento $+ (F \times a)$ que tende a girar o membro para a direita e outra, F'', que pressiona a cabeça do fêmur contra o teto do acetábulo. O binário $+ (F \times a)$ deve ser neutralizado por um binário igual, SS', com um momento $(S \times h)$, onde h é a altura do acetábulo em relação ao solo e S a resistência ao atrito no pé. S pode ser substituída pelo binário, SS', e uma força de propulsão para frente, S''. Aparentemente $(F \times a)$ $= S \times h$ e $S = SS'' = -S' = \dfrac{F \times a}{h}$. O terceiro binário que atua sobre o mecanismo é WW', no qual W é o peso conduzido pelo membro e W' = N é a reação normal. A reação final, R_n, do solo contra o pé é a resultante de W' e S. Por questões de equilíbrio R_n deve passar pelo centro de rotação da junta do quadril. Neste caso $\alpha = \psi$, onde α é a inclinação do eixo mecânico do membro adiante da vertical e a tangente de α não pode exceder o coeficiente de atrito, $f = tg\psi = \dfrac{W'}{S}$. Prova experimental mostra que um animal com coxins plantares pode exercer um maior impulso para frente do que um com cascos, suportando ambos o mesmo peso e estando em pé no mesmo tipo de solo (Badoux, 1964b).

Quando o animal sai da condição de repouso sofre distúrbio do equilíbrio de suas forças verticais. Demonstrou-se anteriormente (Fig. 5-36) que na largada a reação total na pata dianteira é $W \dfrac{b}{a + b}$ $- \dfrac{S \times h}{a + b}$ e na pata traseira $W \dfrac{a}{a + b} + \dfrac{S \times h}{a + b}$, fazendo supor que há um deslocamento do peso dos membros anteriores para os posteriores. No caso extremo, ou seja, quando o peso total está sobre os membros posteriores, $S = \dfrac{W \times b}{h}$. O que foi dito leva às seguintes conclusões:

1) A redução do peso sustentado pelos membros torácicos diminui seu poder de propulsão, visto que seu impulso horizontal é diretamente relacionado com a força de atrito que, em volta, é proporcional ao restante do peso sobre o membro. Um mamífero apressado tentando partir rapidamente com os membros torácicos corre o risco de escorregar no solo. Um animal partindo com os membros pélvicos não enfrenta este risco.

2) Se o binário exercido pelos retratores do membro pélvico ultrapassa $W \times b$, o eixo do corpo pode rodar para cima nas juntas dos quadris durante movimentos para frente. Isto significa que pelo ajuste da postura do corpo, a força exercida pelos retratores, até que a linha de trabalho da reação total nos pés passe através ou na frente do centro de gravidade, o animal pode saltar para frente.

3) Em todos os animais cujo centro de gravidade normalmente situa-se na parte caudal do corpo, um esforço relativamente ligeiro dos retratores dos membros pélvicos é suficiente para levantar o membro torácico do solo; então o corpo roda para cima até que o centro de gravidade se situe verticalmente acima dos pontos de apoio das patas posteriores.

Os princípios dinâmicos pelos quais os membros exercem uma força propulsora são essencialmente os mesmos princípios estáticos pelos quais o corpo é sustentado. Em ambos os casos um membro pode funcionar como um **suporte** ou uma **alavanca.** Se o eixo mecânico (a linha reta entre a junta do quadril ou a do ombro e o ponto de contato no solo) de um membro é **retraído,** o membro pode atuar como um suporte propulsor, contanto que a componente horizontal da reação total no pé seja maior do que as forças dispersas exercidas pelos outros membros. Quando o pé está no solo e o eixo mecânico está **protraído,** o membro atua como um freio. Visto que durante um ciclo locomotor completo o membro é alternativamente retraído e protraído, sua potência propulsora é primeiramente positiva e depois negativa.

A força exercida pelos retratores expõe membros e corpo a binários iguais e opostos e, se o pé é impedido de escorregar ao longo da pista, o efeito final é impulsionar o corpo para frente, porém, ao mesmo tempo, forçá-lo a descer em um eixo transverso horizontal. Consequentemente a coordenação de esforço do membro deve ser tal que a **resultante de todas as forças propulsoras atue através do centro de gravidade** do corpo de modo que o momento da primeira perto daquele centro seja zero e o corpo esteja livre de alguma tendência a subir, cair, descer ou rolar.

A força propulsora total de um membro é a soma de sua ação como suporte e como alavanca, e isto significa que há uma **componente vertical** exercida pelo membro contra o corpo, a qual afeta o momento fletor total acerca de cada uma das juntas intervertebrais, e a **componente horizontal** que exerce a força propulsora. Logo, quando o membro atua como alavanca propulsora, o esforço dos retratores atuando caudalmente ao acetábulo tende a flexionar o dorso, especialmente nas regiões sacral e lombar. Uma flexão semelhante é causada na região torácica pelos protratores do membro torácico, se estes músculos atuam como freios. Por outro lado, se os retratores do membro torácico estão agindo contra a ação frenante dos protratores do membro pélvico, o lombo tende a curvar-se. Visto que na maioria dos tetrápodes os músculos dos membros pélvicos são mais potentes do que aqueles dos membros torácicos, os músculos epaxiais, especialmente aqueles da região lombar, devem responder com contração vigorosa quando o animal está se movendo rapidamente para frente. A rigidez do tronco durante a locomoção é produzida por uma contração reciprocamente correspondente da musculatura sublombar e abdominal epaxial e hypaxial de acordo com a construção do arco e da corda.

A determinação exata da reação total entre os pés e o solo no animal andando foi levada a cabo no gato (Manter, 1938) e no cão, cabra e carneiro (Barclay, 1953). Manter mostrou que durante o período de um ciclo locomotor completo de um gato andando sobre uma plataforma, com movimento lento, os membros pélvicos tendem a puxar o corpo para frente contra a resistência dos membros torácicos. Quando o membro torácico está em contato com o solo em posição protraída há um período muito curto durante o qual os retratores estão em atividade, porém em grau insuficiente para neutralizar inteiramente a ação frenadora do membro como suporte. Até que a retração esteja quase completa, a força frenadora dos protratores é muito maior do que a força motriz do membro que atua como suporte sob o impulso dos extensores intrínsecos e, conseqüentemente, o membro como um todo está atuando como freio. Durante as fases finais de retração a força motriz ultrapassa a potência frenadora dos protratores. O efeito geral dos músculos extrínsecos é o de atuar como freios sobre o membro funcionando como suporte.

Condições semelhantes existem nos membros pélvicos, porém aqui a força dos retratores durante as fases de protração pode ser mais do que suficiente para compensar o efeito frenador do membro funcionando como suporte. Durante os períodos de retração, a força dos protratores é relativamente menor, de modo que o membro pode atuar como poderoso suporte propulsor. Logo, num ciclo locomotor completo os membros torácicos atuam como freios enquanto os membros pélvicos propelem o corpo.

As observações de Barclay (1953) são muito importantes visto que elas informam sobre a relação entre as forças exercidas pelos membros e as fases específicas de seus movimentos. Em todos os animais examinados o impulso vertical máximo foi alcançado quando o eixo mecânico do membro estava aproximadamente na vertical. As forças horizontais são comparativamente menores; os retratores entram rapidamente em ação depois que o pé está em contato com o solo, e eles agem até que o eixo do membro passe à vertical; a partir deste momento, os protratores tornam-se ativos.

Finalmente pode-se notar que, não obstante o fato de que há uma grande variação no padrão de movimentos no animal, os princípios básicos que encontramos até agora são relativamente poucos e todos baseados nas três leis do movimento de Newton. A **primeira lei** estabelece que um corpo continua em seu estado de repouso ou movimento uniforme em linha reta exceto no ponto em que é compelido por forças nele aplicadas a mudar aquele estado. A verdade da primeira parte da proposição é incontestável; um cavalo em pé permanece em repouso a menos que comece a mover-se por um esforço (= força) muscular. A segunda parte da lei pode ser exemplificada considerando um cão que salta sobre uma grade. O corpo deixa o solo com uma velocidade de, digamos, V metros por segundo, e se não houvesse gravitação e resistência atmosférica, o animal continuaria seu curso perpetuamente em linha reta. Sob a influência da gravitação e resistên-

cia atmosférica ele segue uma curva quase parabólica e finalmente aterra no outro lado da grade.

A **segunda lei** estabelece que a mudança do momento por unidade de tempo é proporcional à força aplicada e tem lugar na direção daquela força. Uma implicação biomecânica disto é que quando um cavalo exerce uma força propulsora, F, a velocidade, V, conferida ao animal é proporcional à magnitude da força e o período de tempo, T, durante o qual ela atua, e inversamente proporcional à massa, M, do corpo; logo, $V = \frac{F \times T}{M}$. A velocidade do corpo é aumentada pelo valor $\frac{F}{M}$ para cada segundo para o qual a força é aplicada de modo que a aceleração, A, é $\frac{F}{M}$. Se o cavalo volta a parar sob a influência de uma força reprimida constante, F (atrito entre as patas e o solo), a energia cinética total do cavalo é dissipada quando o animal se move numa distância, s, antes dele vir a parar, de modo que $F \times s = 1/2$ MV^2 ou $s = \frac{M \times V^2}{2F}$

A **terceira lei** estabelece que forças sempre ocorrem aos pares e que cada par consiste de duas iguais e opostas — para cada ação corresponde sempre uma reação igual e contrária. A implicação deste conhecido princípio é o mais importante conceito na análise da locomoção animal, e diz que quando um animal sujeita seu corpo a uma força propulsora para frente, o solo exerce uma força igual, mas contrária, para trás contra o animal; em outras palavras, o animal se move para frente porque o solo resiste aos movimentos dos membros em relação ao corpo.

BIOMECÂNICA DA CABEÇA

O crânio dos mamíferos — a base da cabeça — é um quebra-cabeças tridimensional complicado quanto a componentes funcionais. Durante o desenvolvimento embrionário, estes componentes se desenvolvem como entidades morfológicas mais ou menos independentes e incongruentes, as quais se tornam secundariamente unidas, formando um corpo inteiramente confluente. O crânio oferece um fino exemplo de estrutura comprometida no sentido de que todos os componentes tenham sua própria função, a qual torna-se secundariamente integrada a uma unidade multifuncional. As funções são duplicadas:

FUNÇÃO PROTETORA. A cápsula crânica encerra e protege partes importantes do sistema nervoso central e órgãos dos sentidos. De acordo com o princípio mínimo-máximo de arquitetura esquelética, isto significa que o crânio pode ter uma forma esférica, visto que entre todos os corpos de igual volume a esfera tem a menor área de superfície e por conseguinte requer um uso mínimo de material. O crânio cerebral de fetos e animais recém-nascidos se aproxima de certo modo desta situação.

FUNÇÃO ESTÁTICA. Os componentes devem ser capazes de resistir às forças deformantes sobre eles impostas por forças externas exercidas pelos músculos mastigadores e nucais; estas forças aumentam rapidamente em razão do crescimento pós-natal. A construção ideal neste caso é uma estrutura com espaço técnico que garanta uma máxima resistência

BIOSTÁTICA E BIOMECÂNICA GERAIS

contra tensões deformantes. A unidade básica de tal estrutura é o tetraedro; sua seção plana é um triângulo.

A forma real e a arquitetura do crânio do mamífero são o resultado de uma combinação de ambos os requerimentos sobre os quais o efeito de um crescimento alométrico diferente dos componentes é superposto.

Organização Estrutural

O fato supremo que governa inicialmente a morfologia do crânio cerebral é o nível de desenvolvimento dos grandes hemisférios cerebrais. No período extra-uterino, contudo, a conformação do crânio é enormemente remodelada pelas exigências mecânicas impostas sobre sua estrutura pelos mús-

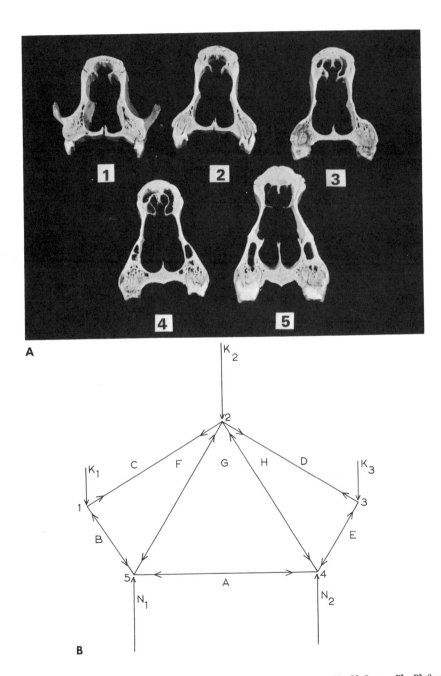

Figura 5-51. *A*, Cinco secções através do crânio de varão selvagem, *Sus scrofa scrofa*. 1 entre P^1 e P^2, 2 entre P^2 e P^3, 3 entre P^3 e P^4, 4 entre P^4 e M^1 e 5 entre M^1 e M^2. O molde estático básico de todas as secções é triangular, o reforço dos ângulos da estrutura é causado pelo septo interalveolar e nas secções 4 e 5 as paredes do canal infra-orbitário atuam como barras adicionais na estrutura. *B*, Uma estrutura plana generalizada sob as cargas K_1 e K_3 (componentes de K_2), exercidas pelas forças mastigadoras e as reações N_1 e N_2 na dentição. As barras A, B, F, H e E estão sob compressão, as barras C e D sob tensão. Este tipo de estrutura é equivalente à secção 5. (De Badoux, 1968c.)

culos mastigadores e nucais. Com referência aos músculos mastigadores, sabe-se que o músculo temporal é o mais importante da mastigação, estando localizado na face lateral da caixa cerebral. Os tamanhos do cérebro e do corpo são relativamente independentes — espécies menores freqüentemente têm largas cápsulas cerebrais; grandes espécies do mesmo plano evolutivo podem possuir uma pequena caixa cerebral. O tamanho do crânio facial, contudo, está razoavelmente bem correlacionado ao tamanho do corpo — mandíbulas grandes requerem músculos grandes; daí, uma discrepância pode se desenvolver em espécies com uma grande estatura e caixa cerebral relativamente pequena, em que a parede da cápsula cerebral não fornece área adequada de superfície para acomodar a origem dos músculos mastigadores. A ampliação desta área pode se dar por duas vias:

1) Os ossos planos que formam o crânio cerebral são intensamente pneumatizados, um processo que começa do seio frontal. A tábua interna mostra o contorno inicial do cérebro; a lâmina externa é totalmente independente de modo que a forma externa da caixa cerebral não reflete o contorno do cérebro.

2) A área de origem dos músculos temporais, de ambos os lados, é ampliada pelo desenvolvimento das cristas sagital e nucal. Os músculos de ambos os lados se encontram na abóbada craniana no plano mediano e caudalmente se unem na origem dos músculos nucais. A ossificação local na separação fibrosa dá origem às pequenas elevações denteadas na superfície do crânio, como no cavalo, ou a elevadas e marcadas cristas, como no crânio de cão de raças dolicocéfalas.

A análise morfológica de crânios de cão e porco mostra que as cristas externas bem como os reforços internos estão dispostos num modelo tridimensional que exibe uma notável semelhança com uma estrutura de espaço técnico (Badoux, 1964a, 1968c) (Fig. 5-51A e B). Basicamente, a combinação das entidades estruturais incongruentes — esfera e tetraedro — conduz ao aparecimento de "espaços mortos" entre as zonas marginais de contato de ambos os componentes que contêm os seios paranasais. É um fato realmente surpreendente que o seio maxilar, o recesso maxilar e os seios frontais e seus anexos sejam encontrados exatamente naquelas áreas. O mesmo se aplica ao complexo seio esfenoidal e sacos aéreos que estão situados na área de transição entre o crânio facial e a base do neurocrânio. Há cento e oitenta anos de controvérsia na interpretação da função dos seios paranasais (Blanton e Biggs, 1969), porém em nossa opinião investigações anatômicas comparativas apuradas (vistas in Hofer, 1965) sustentam a idéia de que as **cavidades** dos seios não têm função; suas **paredes,** contudo, são importantes, visto que ligam basicamente componentes incongruentes e suavizam os contornos de áreas de transição, transmitindo também forças — principalmente mastigatórias — de uma região funcional para outra.

Aparelho Mastigatório

O plano geral para análise mecânica do mecanismo da maxila é considerar a mandíbula como uma viga, encurvada na junta têmpora-mandibular e livre para mover-se num plano sagital (carnívoros) e/ou horizontal (herbívoros). Quando um animal tritura o alimento entre os dentes o sistema muda, podendo a mandíbula agora ser considerada como uma viga sustentada pela reação dos molares superiores na face rostral e por aqueles da fossa mandibular na face caudal; a mandíbula é mantida nesta posição momentânea pelos músculos da mastigação. Funcionalmente falando, músculos da mastigação, no sentido mais amplo, são todos os músculos que se originam da mandíbula ou nela se inserem; logo, incluem também a musculatura facial. De fato os músculos temporal, masseter e pterigoideum lateral e medial prevalecem tanto na produção de forças mastigadoras que os outros podem ser omitidos.

Em um certo estado de equilíbrio, as forças resultantes devem passar pelo hipomóclio da junta têmpora-mandibular. Estas forças são: (1) o peso da mandíbula e partes carnosas nela inseridas [em comparação com a força mencionada abaixo (2) o peso é tão pequeno que pode ser omitido sem causar um erro grave em cálculos mecânicos]; (3) a reação dos elementos da arcada dental superior sobre a inferior, que é uma reação sobre (4) a força exercida pelos músculos da mastigação. Para uma análise específica dos músculos da mastigação, recomenda-se um excelente estudo feito por Schumacher (1961).

O esquema funcional há pouco esboçado habilita-nos a explanar vários aspectos morfológicos característicos do aparelho mastigatório. Permita-nos supor que em uma **secção transversal** ambas as superfícies de oclusão dos dentes inferiores e superiores sejam paralelas (Fig. 5-52). A força vertical, F, exercida pelo elemento inferior é refletida para cima por N, a resistência de seu antagonista superior. Visto que a força está em ângulos retos com a superfície de oclusão não há componente lateral e, em consequência, a região entre y e z, materialmente representada pelo palato duro, não está sujeita à flexão. Em verdade, esta situação é hipotética visto que a superfície de oclusão se inclina para ou do plano mediano. (A situação em **herbívoros** é re-

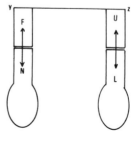

Figura 5-52. Oclusão dental em secção transversal.
O elemento inferior, L, exerce uma força, F, sobre o elemento superior, U; a reação é N.

BIOSTÁTICA E BIOMECÂNICA GERAIS

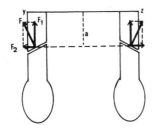

Figura 5-53. Situação de oclusão em herbívoros.

A pressão mastigatória, F, pode ser decomposta nas componentes F_1 e F_2; F_2 tem um momento $F_2 \times a$ próximo de yz que tenta flexionar yz em uma direção ventral (convexidade ventral).

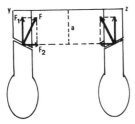

Figura 5-54. Situação de oclusão em omnívoros.

F_2 tem um momento $F_2 \times a$ próximo de yz e tenta flexionar yz em uma direção dorsal (concavidade ventral).

presentada na Fig. 5-53.) A força mastigatória, F, atuando em ângulos retos com a superfície de oclusão pode ser decomposta em duas componentes, F_1, atuando verticalmente e perpendicularmente em yz, e F_2, paralela com yz. Ambas as forças, F_2, do lado esquerdo e direito são iguais e opostas; isto significa que elas têm um momento ($F_2 \times a$) no ponto médio de yz; em conseqüência, elas tendem a flexionar yz em uma direção (convexa ventral). A Fig. 5-54 representa a situação em **omnívoros** e é a imagem especular da Fig. 5-53; assim, as forças, F_2, tentam flexionar YZ em uma direção dorsal. A situação em **carnívoros,** nos quais a face lingual do quarto pré-molar superior e a face labial do primeiro molar inferior constituem as lâminas efetivas de corte, é idêntica àquela de herbívoros. Deve-se realçar que em ruminantes há um revezamento parcial no contato momentâneo entre os molares superiores e inferiores e a diferença na distância transversal entre os molares superiores e inferiores é tal que aí ocorre uma pronunciada anisognatia. Não obstante este fato, há um contato bilateral entre os molares superiores e inferiores, pelo menos durante a fase final de cada ciclo mastigatório.

Uma análise biomecânica do mecanismo cortante do cão (Fig. 5-55) (Badoux, 1964a) revela que a linha de ação do músculo masseter, M, cruza quase em ângulos retos a linha que une os dentes cortantes (C) e a junta têmporo-mandibular (D). A linha de trabalho do músculo temporal (T), contudo, forma um ângulo agudo com este eixo, e sua força tem uma componente horizontal (H), causando um impulso em D (componente de retração), que encontra sua reação no processo retroarticular. Uma comparação dessas características em cães de raças dolicocéfalas e braquicéfalas indica que a inclinação da linha de trabalho do músculo temporal aumenta nas raças dolicocéfalas e braquicéfalas de modo que a componente de retração nas últimas é menor do que nas primeiras, enquanto que a componente vertical (N) em raças braquicéfalas é deslocada para a região do dente cortante. Em raças dolicocéfalas a face bucal do primeiro molar inferior e a face labial do quarto pré-molar superior formam as lâminas efetivas de corte. O encurtamento da maxila superior, causado também por braquignatia superior como em crânios de boxer e bulldog ou por braquicefalia como no pequinês, tem duas conseqüências sobre a oclusão:

1) O efeito cortante é parcialmente perdido, visto que a largura da região maxilar não é proporcional à distância transversal entre os ramos da mandíbula. Esta desproporção determina uma fenda lateral entre os eixos de corte dos dentes cortantes na oclusão central.

2) Em conseqüência, a dissolução do alimento em pedaços, neste caso, é possível por uma aumentada ação da parte pós e pré-setorial da dentição que mostra uma oclusão normal (ou por um aumento

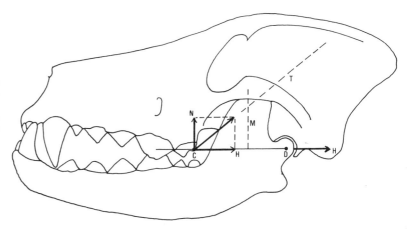

Figura 5-55. Representação esquemática das forças exercidas pelos músculos masseter (M) e temporal (T).

A última pode ser decomposta numa componente normal, N, e uma componente de retração, H.

relativo da força muscular causando um grande momento entre os eixos de corte) ou por uma maior mobilidade da mandíbula na direção lateral que coloque os eixos de corte novamente em contato um com o outro. Investigações em 68 boxers indicaram que o terceiro pré-molar e primeiro e segundo molar na maxila superior e primeiro e segundo molar na maxila inferior exibiam desgaste muito intenso, enquanto o quarto molar da maxila superior mostrava somente traços moderados de desgaste. Na oclusão central o paraconídio e metaconídio do primeiro molar inferior estavam em contato com a superfície oclusal muito gasta do terceiro pré-molar superior, enquanto as superfícies oclusais do primeiro e segundo molar superior e o primeiro molar inferior encontravam-se inteiramente normais. Além disso, a raça mostrava uma distinta mobilidade lateral na maxila inferior que era acompanhada por uma grande componente horizontal do músculo pterigóideo medial.

A construção da mandíbula como um todo oferece interessantes aspectos biomecânicos. Os elementos dentais contralaterais na maxila inferior não têm conexão óssea direta em seu plano transverso próprio, de modo que a tensão exercida pelas forças mastigatórias é imposta sobre a área relativamente pequena da sínfise mandibular. No tipo herbívoro de oclusão há uma torção devida aos momentos opostos perto dos corpos mandibulares esquerdo e direito; em omnívoros nós encontramos uma situação inversa. Além desta torção, a maxila inferior sustenta uma tensão fletora nela imposta por uma componente vertical da força mastigatória. Trataremos destas duas tensões sucessivamente.

Uma análise mecânica da **torção** (Fig. 5-56) revela que o montante de torção em uma **barra sólida,** expressa por p (em radianos), é proporcional ao comprimento da barra e inversamente proporcional à

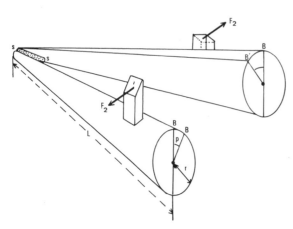

Figura 5-56. Representação esquemática da torção da sínfise mandibular, ss, em um herbívoro.

A força, F_2 (vide Fig. 5-53), e sua reação no elemento superior induzem torção no ramo mandibular de maneira que uma linha sB é alterada na posição sB', a torção pode ser expressa por p (em radianos).

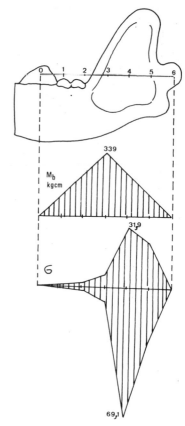

Figura 5-57. Os momentos fletores e esforços na parte caudal da mandíbula do cão.

quarta potência de seu diâmetro (D = 2 × 4); assim, $p = f \times \frac{L}{D^4}$, em que f indica a intensidade do esforço cortante na superfície. No caso de um **tubo oco,** p resulta de $p = f \times \frac{L}{(D_1^4 - D_2^4)}$, em que D_1 e D_2 indicam os diâmetros externo e interno do tubo. Logo, se compararmos a resistência à torção por unidade de área de secção transversal de um tubo oco com aquela de uma barra sólida de igual diâmetro, obtemos:

$$\frac{\text{oca} \quad p = f \times \frac{L}{(D_1^4 - D_2^4)}}{\text{sólida} \quad p = f \times \frac{L}{D_1^4}} = 1 + \frac{(D_2)^4}{(D_1)^4}$$

que tende para a razão-limite, 2, como D_1 se aproxima de D_2, isto é, no caso de um tubo oco fino. Assim, a construção efetiva (oca) do corpo da mandíbula é bastante compreensiva do ponto de vista do princípio máximo-mínimo de construção. A posição fixa das recíprocas extremidades rostrais intensifica a torção nos corpos; encontramos isto somente onde ambos os corpos estão rostralmente unidos na sínfise **sinostótica** (ss, na Fig. 5-56) *(Perissodáctilos).*

BIOSTÁTICA E BIOMECÂNICA GERAIS

Uma união sindesmótica é encontrada em roedores e ruminantes e freqüentemente em carnívoros; nos últimos, há três juntas iguais no próprio crânio — têmporo-mandibular esquerda e direita e junta sinfisária.

Um cálculo do esforço de compressão e tensão induzido pela **flexão** durante os movimentos mastigatórios na maxila inferior do cão (Badoux, 1971) em sete sucessivas secções transversais da parte caudal da maxila inferior indica um pico de 31,9 kg por cm² (esforço de tensão) e 69,1 kg por cm² (esforço de compressão) no centro do ramo. Uma análise cinesiológica da junta têmporo-mandibular, nas mesmas espécies, demonstra que a maior força na junta e a posição bem ajustada ocorre quando a mandíbula se aproxima da adução completa. O mais alto valor do esforço de compressão ocorre na parte central da superfície condilar.

BIBLIOGRAFIA

Badoux, D. M. 1964a. Lines of action of masticatory forces in domesticated dogs. Acta Morphologica Neerlando-Scandinavica 5: 347–360.

Badoux, D. M. 1964b. Friction between feet and ground. Nature (Lond.) 202(4929):266–267.

Badoux, D. M. 1965. A contribution to the study of the body axis in mammals with special reference to domesticated dog. Proc. Kon. Ned. Akad. Wetensch., Amsterdam, Series C 68:374–390.

Badoux, D. M. 1966a. Framed structures in the mammalian skull. Acta Morphologica Neerlando-Scandinavica 6:239–250.

Badoux, D. M. 1966b. Statics of the mandible. Acta Morphologica Neerlando-Scandinavica 6:251–256.

Badoux, D. M. 1966c. Mechanics of the autopodium of the horse, a practical application of photoelastic research. Tijdschrift voor Diergeneeskunde 91:1207–1232.

Badoux, D. M. 1967. The functional anatomy of the shoulder region in some mammals (biostatics of a synsarcosis). Proc. Kon. Ned. Akad. Wetensch., Amsterdam, Series C 70:256–271.

Badoux, D. M. 1968a. On the relation between the shape of the intervertebral discs and the frequency of hernia nuclei pulposi in domesticated dogs. Proc. Kon. Ned. Akad. Wetensch., Amsterdam, Series C 71:1–10.

Badoux, D. M. 1968b. Some notes on the curvature of the vertebral column with special reference to mammals. Acta Morphologica Neerlando-Scandinavica 7:29–40.

Badoux, D. M. 1968c. Cremona-diagrams of framed structures in the skull of Canis familiaris and Sus scrofa scrofa. Proc. Kon. Ned. Akad. Wetensch., Amsterdam, Series C 71:229–244.

Badoux, D. M. 1969. Biostatics of the cervical vertebrae in domesticated dog. Proc. Kon. Ned. Akad. Wetensch., Amsterdam, Series C 72:478–490.

Badoux, D. M. 1970a. Some biomechanical aspects of the elbow joint in the horse during the normal gait. Proc. Kon. Ned. Akad. Wetensch., Amsterdam, Series C 73:35–47.

Badoux, D. M. 1970b. The statical function of some crural muscles in the horse. Acta Anatomica 75:396–407.

Badoux, D. M. 1972. Some notes on the stress in the caudal part of the lower jaw in domesticated dog. Proc. Kon. Ned. Akad. Wetensch., Amsterdam, Series C, 75:34–43.

Barclay, O. R. 1953. Some aspects of the mechanics of mammalian locomotion. J. Exp. Biol. 30:116–120.

Barnett, C. H., D. V. Davies and M. A. MacConaill. 1961. Synovial Joints: Their Structure and Mechanics. Springfield, Ill., Charles C Thomas.

Blanton, L. B., and N. L. Biggs. 1969. Eighteen hundred years of controversy: the paranasal sinuses. Am. J. Anat. 124:135–147.

Coker, E. G., and L. N. G. Filon. 1957. A Treatise on Photoelasticity. Cambridge, University Press.

Contini, R., and R. Drillis. 1966. Kinematic and kinetic techniques in biomechanics. In Alt, F.: Advances in Bioengineering and Instrumentation. New York, Plenum Publishing Corporation.

Evans, F. G. (ed.). 1957. Stress and Strain in Bones. Springfield, Ill., Charles C Thomas.

Evans, F. G. (ed.). 1961. Biomechanical Studies of the Musculoskeletal System. Springfield, Ill., Charles C Thomas.

Evans, F. G. (ed.). 1966. Studies on the Anatomy and Function of Bone and Joints. Berlin, Springer Verlag.

Frankel, V. H., and A. H. Burstein. 1970. Orthopaedic Biomechanics. Philadelphia, Lea & Febiger.

Frost, H. M. 1967. An Introduction to Biomechanics. Springfield, Ill., Charles C Thomas.

Gray, J. 1944. Studies in the mechanics of the tetrapod skeleton. J. Exp. Biol. 20:88–117.

Gray, J. 1968. Animal Locomotion. London, Weidenfeld & Nicolson, Ltd.

Hildebrand, M. 1959. Motions of the running cheetah and horse. J. Mammalogy 40:481–495.

Hildebrand, M. 1962. Walking, running and jumping. Am. Zoolog. 2:151–155.

Hildebrand, M. 1965. Symmetrical gaits of horses. Science 150: 701–708.

Hildebrand, M. 1966. Analysis of the symmetrical gaits of tetrapods. Folia Biotheoretica 6:9–22.

Hofer, H. 1965. Die Morphologische Analyse des Schädels. In G. Herberer (ed.): Menschliche Abstammungslehre. Stuttgart, Fischer Verlag.

Kummer, B. 1959. Bauprinzipien des Säugerskeletes. Stuttgart, Georg Thieme Verlag.

Manter, J. T. 1938. The dynamics of quadrupedal walking. J. Exp. Biol. 15:522–530.

Pauwels, F. 1965. Gesammelte Abhandlungen zur funktionellen Anatomie des Bewegungsapparates. Berlin, Springer Verlag.

Rathor, S. S. 1968. Clinical aspects of the functional disorders of the equine and bovine femoro-patellar articulation with some remarks on its biomechanics. Ph.D. Thesis. Utrecht, Veterinary Faculty.

Rooney, J. R. 1969. Biomechanics of Lameness in Horses. Baltimore, The Williams & Wilkins Company.

Ruangwit, U. 1967. The split-line phenomenon and the microscopic structure of bone. Am. J. Phys. Anthrop. 26:319–329.

Schumacher, G. H. 1961. Funktionelle Morphologie der Kaumuskulatur. Jena, Fischer Verlag.

Slijper, E. J. 1946. Comparative biologic-anatomical investigations on the vertebral column and spinal musculature of mammals. Kon. Ned. Akad. Wet., Verh., Tweede Sectie 42:1–128.

Williams, M., and H. R. Lissner. 1967. Biomechanics of Human Motion. Philadelphia, W. B. Saunders Company.

Wintzer, H. J. 1964. Zur Podotrochlitis Chronica Aseptica des Pferdes. Ph.D. Thesis, Utrecht, Veterinary Faculty.

Wright, V. (ed.). 1969. Lubrication and Wear in Joints. London. Sector Publishing Ltd. Distributed by J. B. Lippincott.

CAPÍTULO 6

ESPLANCNOLOGIA GERAL

CONSIDERAÇÕES GERAIS

L. J. A. DiDio

As vísceras são normalmente consideradas como sendo os órgãos incluídos na esplancnologia. A raiz *splanchnon* significa órgão interno (as entranhas), que corresponde ao primeiro conceito de viscus (isto é, singular de víscera). Assim, após conhecer o significado da palavra "esplancnologia" poderemos identificar as vísceras (DiDio, 1948). Entretanto, o termo "esplancnologia" tem sido usado tanto num sentido restrito como lato, e portanto uma autoridade poderá considerar como vísceras alguns órgãos que outra poderá excluir.

No sentido restrito, esplancnologia inclui apenas os órgãos pertencentes aos sistemas que mantêm a vida do indivíduo e garantem a continuidade da espécie. Os sistemas de manutenção são o digestivo, o respiratório e o urinário; o da reprodução, o sistema genital. O sistema digestivo trata dos alimentos; o sistema respiratório, dos gases. O sistema urinário remove os resíduos, como também o fazem os dois outros sistemas, para manter o equilíbrio metabólico e, conseqüentemente, o da vida em si. Os sistemas genitais masculino e feminino perpetuam a espécie.

No sentido lato, a esplancnologia compreende todos os sistemas incluídos no sentido restrito, bem como os órgãos do sistema vascular (baço, coração) e o sistema endócrino.

A palavra "esplancnologia", de acordo com Stieve (1939), deveria ter sido suprimida da terminologia anatômica oficial, visto que sua definição rigorosa é difícil e porque os órgãos do corpo estão incluídos em sistemas que a tornariam dispensável. Entretanto, a Comissão Internacional de Nomenclatura Anatômica (1966), bem como a Comissão Internacional sobre a Nomenclatura Anatômica Veterinária (1968), decidiram manter o termo, e sob o título "*Esplancnologia*" estão relacionados os sistemas digestivo, respiratório, urogenital e endócrino. As mesmas comissões incluíram *viscus (víscera)* entre os termos genéricos.

ARQUITETURA FUNCIONAL DAS VÍSCERAS

As vísceras podem ser definidas em termos anatômicos: são órgãos com ou sem uma cavidade, sempre circundados por camadas especiais e, se ocos, forrados por elas. Quer oca ou sólida, em sua maioria, as vísceras são proeminentes nas cavidades do corpo.

Como regra, as vísceras ocas (Fig. 6-1) possuem uma grande cavidade, enquanto que as vísceras parenquimatosas podem ou não ser formadas por massas de túbulos. As vísceras típicas seguem princípios estruturais de tubulação e estratificação. São órgãos ocos com paredes constituídas por várias camadas, e estão mais ou menos intimamente relacionados com os sacos peritoneal, pleural e pericárdico. A maioria das vísceras possui camadas (túnicas) conforme segue: serosa, muscular e mucosa.

CAMADA EXTERNA. A camada externa de uma víscera pode ser denominada *túnica serosa* (com *tela subserosa*), *adventícia*, cápsula ou *túnica fibrosa* ou *túnica albugínea*, como são encontrados em diferentes órgãos. A *túnica serosa* é o peritônio visceral, a pleural visceral ou o pericárdio visceral (epicárdio). Esta é a lâmina desses sacos que cobre a víscera e se continua com a porção parietal da membrana de nome semelhante: peritônio para o intestino, pleura para os pulmões e pericárdio para o coração. No caso do útero, é denominado perimétrio. Uma víscera pode não estar relacionada aos sacos serosos, e então terá a camada externa formada por tecido conjuntivo; por exemplo, a parte cervical do esôfago (*túnica adventícia*) e a glândula tireóide (*cápsula fibrosa*). O rim tem, além de sua cápsula fibrosa, uma cápsula externa adiposa.

A *tela subserosa*, formada por tecido conjuntivo frouxo, está localizada entre a camada serosa e a camada muscular, e permite a ocorrência de modificações fisiológicas no volume da cavidade visceral.

CAMADA MÉDIA. A camada seguinte, profundamente à camada externa, é a *túnica muscular*, formada por fibras musculares lisas, estriadas ou cardíacas. É a responsável pelos movimentos das paredes, como estas agem sobre o conteúdo da cavidade. A ação das paredes sobre o conteúdo pode ser compressão ou propulsão. Musculatura circular pode bloquear a entrada ou a saída da cavidade de um órgão.

As musculaturas lisa e estriada podem ser encontradas juntas em ambas as extremidades do trato alimentar, no esôfago e no canal anal. Os caninos possuem fibras musculares estriadas em todo o esôfago, enquanto que no homem a transição entre a musculatura estriada e a lisa não é nem acentuadamente demarcada nem é bem conhecida em sua localização.

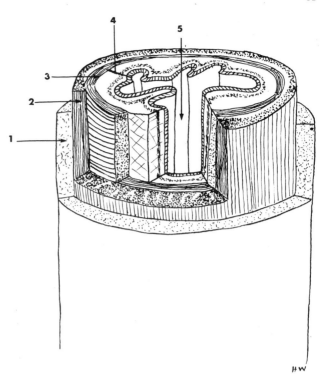

Figura 6-1. Desenho de uma víscera típica.

Os cortes realizados na parede apresentam sua camada mucosa (com a tela submucosa), a túnica muscular (com fibras longitudinais externas e fibras circulares internas) e a túnica serosa (com a tela subserosa).

A musculatura lisa tende a ser contínua, formando camadas extensas, enquanto que as fibras musculares estriadas têm a tendência de estar dispostas como músculos individuais. No intestino, uma disposição espiralada das fibras pela passagem de fibras longitudinais a circulares foi descrita há muito tempo, mas foi recentemente negada por Elsen e Arey (1966). Fibras musculares espiraladas são encontradas no *ducto deferente*. Uma disposição lamelar foi descrita para o miométrio *(túnica muscular do útero)*. No intestino grosso, a camada longitudinal externa é espessada em determinadas espécies, para formar faixas denominadas tênias. Tais faixas são reduzidas no esôfago e no estômago e, às vezes, no apêndice vermiforme, (nas espécies que possuem um apêndice). A musculatura pode ser muito espessa ao redor de todo o reto e no canal anal ou ao nível do piloro (DiDio e Anderson, 1968). Os piloros (normalmente denominados esfíncteres) são mecanismos para abrir e fechar orifícios (orifício anal, por exemplo) ou canais (esofagogástrico, gastroduodenal, íleo terminal). Os piloros possuem diferenciações especiais da musculatura longitudinal *(músculo dilatador,* Rüdinger, 1879; Klaussner, 1880; Horton, 1928; Plenk, 1932) e musculatura circular ou oblíqua *(músculo esfíncter)*, responsável pela abertura e pelo fechamento (obliteração) do lúmen de uma víscera. (Fig. 6-2). Atuam em perfeito equilíbrio funcional, de modo que quando um componente se contrai seu oponente se relaxa e vice-versa. Desta maneira, todas as transições entre a abertura integral e o fechamento podem ser obtidas de acordo com as necessidades fisiológicas de cada víscera. Na junção faringo-esofágica e ao nível do canal anal, almofadas venosas especiais auxiliam os músculos esfíncteres na obliteração do lúmen e em realizar uma passagem lisa e suave do conteúdo (Elze e Beck, 1918; Stieve, 1928, 1930; DiDio, 1957, 1970; Rodrigues, 1963; DiDio e Anderson, 1968).

Algumas vísceras possuem ligações musculares com vísceras vizinhas, como a observada entre a traquéia e o esôfago no homem. Em determinadas partes do corpo, a musculatura extrínseca poderá, em determinadas condições, exercer uma ação sobre as vísceras (por exemplo, o diafragma sobre o esôfago, o músculo levantador do ânus sobre o canal anal).

CAMADA INTERNA. A camada interna é a *túnica mucosa;* que forra as vísceras, e compreende a *lâmina própria da mucosa,* a *lâmina muscular da mucosa* e a *tela submucosa.*

A túnica mucosa foi assim denominada porque pode produzir muco, que fornece uma camada viscosa para a superfície relacionada com o lúmen da víscera.

A tela submucosa forra a superfície profunda da *túnica muscular.* Consiste essencialmente em tecido conjuntivo, que é denso onde a tela está intimamente aderente à mucosa lisa, como é encontrado nas vísceras que não apresentam grande variação de volume durante diferentes estágios funcionais. Entretanto, se a cavidade visceral modificar muito e repetidamente em suas fases fisiológicas, o tecido conjuntivo da tela é frouxo e a mucosa é pregueada. Este é um dos muitos exemplos de adaptação do tecido conjuntivo à função do órgão.

Os outros componentes da mucosa são o epitélio, a lâmina própria, a lâmina muscular da mucosa e as estruturas linfóides.

O epitélio do sistema digestivo atua na secreção e na absorção. Possui glândulas unicelulares ou pluri-

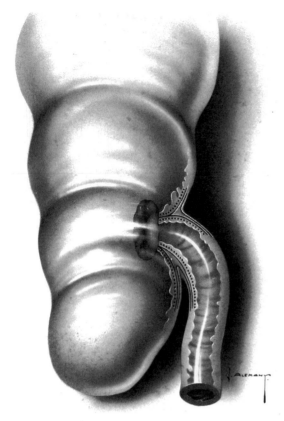

Figura 6-2. Cadela adulta (12,5 kg). Desenho da junção entre os intestinos delgado e grosso.

A superfície ventral do intestino foi diafanizada; a papila ileal pode ser observada. Foi feito um corte frontal no íleo terminal e em porções adjacentes do ceco e do cólon ascendente, demonstrando que suas camadas musculares circulares penetram na parede das papilas ileais. As camadas longitudinais de cada porção do intestino estão subdivididas em dois grupos de fascículos: o *superficial* sendo ileocecal e ileocólico, que estabelecem a continuidade no fundo da papila ileal, nas superfícies cranial e caudal da junção; e o *profundo*, que penetra axialmente entre as camadas musculares circulares da papila. Externamente à musculatura, há a túnica serosa e internamente, a túnica mucosa. (Cortesia do Dr. A. S. Queiroz.)

celulares. Além destas glândulas murais, há as glândulas extramurais, tais como as glândulas salivares, o fígado e o pâncreas, que também se originaram da parede do sistema digestivo. Todas estas glândulas, quer na túnica mucosa em si ou localizadas fora do intestino, secretam sucos digestivos. Essas secreções recebem nomes especiais, de acordo com a víscera responsável pela sua secreção, por exemplo, saliva, suco gástrico, bile e suco pancreático.

A lâmina própria constitui a estrutura ou o esqueleto da mucosa, desempenhando essencialmente um papel de suporte.

A lâmina muscular da mucosa é composta de uma a três camadas de fibras musculares lisas. De acordo com sua localização, estas camadas podem estar misturadas, formando uma rede ou uma teia, ou estar dispostas como fascículos espiralados. Na transição esofagogástrica, a lâmina é espessada e pode auxiliar o músculo esfíncter no fechamento da entrada do estômago (Pannese, 1954).

As estruturas linfóides incluem os nodos linfáticos solitários e os agregados do intestino e as tonsilas das regiões orofaríngea e nasofaríngea.

Quando observada de sua superfície interna, a camada mucosa apresenta pregas temporárias ou permanentes que aumentam sua superfície. Pregas temporárias podem ser encontradas no intestino e na bexiga urinária. Pregas permanentes podem ser inerentes à própria mucosa (pregas intrínsecas) ou causadas por diferentes estruturas (pregas extrínsecas), conforme segue: (1) o *tórus tubal* (faringe) é produzido pela proeminência do *óstio faríngeo da tuba auditiva* e pelo tecido linfóide *(tonsila tubal)*; (2) a *prega longitudinal do duodeno* pode ser causada pela proeminência do *ducto colédoco*; (3) a *papila ileal* φ é produzida pela proeminência do íleo terminal entre o ceco e o cólon ascendente, limitando assim essas duas partes do intestino grosso; (4) a prega espiral do ducto cístico é causada pela mucosa e, pelo menos em parte, pela muscular; (5) às pregas circular e longitudinal da mucosa no *canal cervical do útero* são formadas pela cérvix.

De acordo com sua relação ao eixo longo da víscera, as pregas da mucosa podem ser longitudinais, oblíquas, espiraladas ou transversais. Exemplos: (1) longitudinais, oblíquas e transversais, conforme podem ser encontradas no estômago; (2) espiralada, que pode ser completa, como no ducto cístico, ou incompleta, como no reto; (3) transversal completa, como são as pregas circulares do intestino delgado, ou transversais incompletas, como o são as pregas semilunares do cólon.

BIBLIOGRAFIA

DiDio, L. J. A. 1948. Generalidades sôbre a Esplancnologia. Conceito de víscera. Rev. Med. 32:187-198.

DiDio, L. J. A. 1957. Piloros do sistema digestorio. An. Fac. Med. Univ. M. Gerais, 17:5-120.

DiDio, L. J. A. 1970. Synopsis of Anatomy. C. V. Mosby Co., St. Louis, Missouri.

DiDio, L. J. A. and M. C. Anderson. 1968. The "Sphincters" of the Digestive System. Williams and Wilkins, Baltimore.

Elsen, J. and L. B. Arey. 1966. On spirality in the intestinal wall. Am. J. Anat. 118:11-20.

Elze, C. and K. Beck. 1918. Die venösen Wundernetze des hypopharynx. Zeitschr. f. Ohrenheilk. 77:185-194.

Horton, B. T. 1928. Pyloric musculature, with special reference to pyloric block. Am. J. Anat. 41:197-226.

International Anatomical Nomenclature Committee. 1966. Nomina Anatomica. Amsterdam, Excerpta Medica Foundation.

Klaussner, F. 1880. Studien über die Muskelanordnung am Pylorus der Vertebraten. Stuttgart.

Nomina Anatomica Veterinaria. 1968. International Committee on Veterinary Anatomical Nomenclature. Vienna. Printed by Adolf Holzhausen's Successors.

Pannese, E. 1954. Sulla muscularis mucosae dell'esofago umano. Monit. Zool. Ital. 62:146-153.

Plenk, H. 1932. Der Magen. In: von Möllendorff, W. Handbuch der mikroskopischen Anatomie des Menschen. Berlin, Verlag von J. Springer, Bd. 5, T.2.

Rodrigues, H. 1963. Pesquisas anatomicas sôbre os plexos venosos submucosos faringo-esofagicos no Homem. Chairmanship thesis, Anatomy, Fac. Med. Univ. Juiz de Fora, Minas Gerais, Brazil.

Rüdinger, 1879. Über die Muskelanordnung im Pförtner des Magens und am Anus. Allgem. Wiener Mediz. Zeit. 1:2-3 and 2:9-10.

Stieve, H. 1928. Über die Bedeutung venöser Wundernetze für den Verschluss einzelner Öffnungen des menschlichen Körpers. Deutsch. mediz. Woch. 54:87-90.

Stieve, H. 1930. Über den Verschluss des menschlichen Afters. Zeit, f. mikr. anat. Forsch. 21:642-653.

Stieve, H. 1939. Nomina Anatomica. Jena, G. Fischer, 2, Aufl.

CAVIDADES CELÔMICAS E TÚNICAS SEROSAS

C. J. G. Wensing

Uma das características mais marcantes da anatomia dos mamíferos é a divisão da cavidade do corpo em dois compartimentos — **torácico** e **abdominal** — pelo diafragma. Os órgãos nas duas cavidades, a torácica e a abdominal, bem como as paredes desses espaços, estão cobertos por uma túnica serosa, delgada, úmida e transparente, consistindo numa lâmina externa de células mesoteliais, sustentadas por uma delgada camada interna de tecido areolar em que uma quantidade variável de gordura está incluída. A forração das paredes das cavidades é denominada túnica serosa parietal, enquanto a camada de cobertura dos órgãos das cavidades torácica e abdominal é denominada túnica serosa visceral. As partes parietal e visceral estão ligadas pelas túnicas serosas intermédias, denominadas pelos órgãos aos quais estão inseridas (por exemplo, mesentério, mesocólon, mesovário, ligamento pulmonar).

As partes intermédia e visceral das túnicas serosas não só fornecem um mecanismo de suspensão elástico e adaptável, como também formam um trajeto para o sangue e vasos linfáticos e nervos que fornecem a vascularização e a inervação desses órgãos. A superfície livre das túnicas serosas é lisa, e está lubrificada por uma pequena quantidade de fluido seroso. Assim, as vísceras podem deslizar na parede das cavidades ou uma sobre a outra com a quantidade mínima possível de atrito.

Do ponto de vista da prática veterinária, pode ser suficiente que o aluno esteja familiarizado com a topografia geral das túnicas serosas, mas logo será evidente que as particularidades anatômicas intrincadas dessas estruturas no adulto só podem ser adequadamente compreendidas pelo estudo de sua ontogênese.

DESENVOLVIMENTO DAS CAVIDADES CELÔMICAS

O **mesoderma intra-embrionário** aparece num estágio inicial e torna-se organizado em mesoderma da **placa paraxial, intermediário e lateral** (Fig. 6-3): aqui estamos preocupados apenas com este último. Pequenas fendas intercelulares logo aparecem nesta porção e, pela sua extensão e coalescência, criam o espaço celômico, uma cavidade que subdivide a placa lateral em lâminas interna e externa (Fig. 6-4).

A lâmina externa permanece associada com o **ectoderma** e forma com ele a **somatopleura** da qual as estruturas da parede lateral e ventral do corpo se desenvolvem (Fig. 6-5); a lâmina interna circunda e abarca o tubo endodérmico e com isto constitui a **esplancnopleura** (Fig. 6-6). Parte da lâmina esplâncnica interna do mesoderma se estende da vizinhança do intestino primitivo até a parede corporal, e suas ligações posteriores formam os mesentérios e outras inserções do intestino adulto e seus derivados. Uma divisão simultânea do **mesoderma extra-embrionário** origina uma **cavidade celômica extra-embrionária** e, pelo aumento desses espaços, os espaços celômicos intra e extra-embrionários tornam-se confluentes por algum tempo, unindo-se um ao outro ao redor do pedículo vitelino (Fig. 6-5). O estrato superficial de mesoderma que circunda a cavidade celômica se diferencia para formar a túnica serosa, que posteriormente se divide nas **partes peritoneal, pleural e pericárdica**. O mesoderma esplâncnico forma deste modo uma partição mediana, que divide incompletamente o celoma intra-

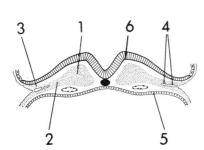

Figura 6-3. Corte transversal esquemático através de um embrião de aproximadamente 19 dias, apresentando a diferenciação do mesoderma em suas placas componentes paraxial, intermediária e lateral.

As primeiras cavidades intercelulares são visíveis na placa lateral.

1. Mesoderma paraxial;
2. Mesoderma intermediário;
3. Mesoderma da placa lateral;
4. Fendas intercelulares;
5. Endoderma;
6. Ectoderma.

(De Langman, 1963.)

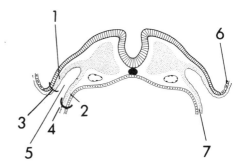

Figura 6-4. Corte semelhante ao da Fig. 6-3, através de um embrião de aproximadamente 20 dias.

A placa lateral está dividida nas camadas mesodérmicas esplâncnica e somática que forram as cavidades celômicas intra-embrionárias.

1. Mesoderma somático;
2. Mesoderma esplâncnico;
3. Somatopleura;
4. Esplancnopleura;
5. Celoma intra-embrionário;
6. Parede da cavidade amniótica;
7. Parede da vesícula vitelina.

(De Langman, 1963.)

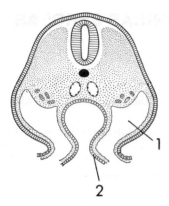

Figura 6-5. Corte transversal de um embrião de 21 dias na região do mesonefro.

As cavidades celômicas intra-embrionárias comunicam-se com o celoma extra-embrionário.
1. Celoma intra-embrionário;
2. Endoderma da vesícula vitelina.

(De Langman, 1963.)

embrionário em **sacos direito e esquerdo** (Fig. 6-6). As partes dorsal e ventral da partição são conhecidas respectivamente como o **mesentério dorsal primivo** e o **mesentério ventral**. O mesentério ventral primitivo está ausente em todo o intestino, caudalmente ao ducto biliar, exceto ao nível da cloaca. Porções sucessivas dos mesentérios são denominadas de acordo com as partes do intestino que sustentam, e termos especializados tais como mesogástrio ventral, mesoduodeno dorsal, e assim por diante, não exi-

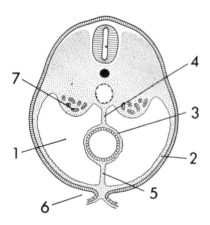

Figura 6-6. Corte semelhante ao da Fig. 6-5, no final da quarta semana.

As camadas mesodérmicas esplâncnicas estão fundidas na linha média e formam uma túnica de dupla camada entre os celomas intra-embrionários direito e esquerdo.
1. Celoma intra-embrionário;
2. Somatopleura (mesoderma somático + ectoderma);
3. Esplancnopleura (mesoderma esplâncnico + endoderma);
4. Mesentério dorsal primitivo;
5. Mesentério ventral primitivo;
6. Cavidade amniótica;
7. Túbulos mesonéfricos.

(De Langman, 1963.)

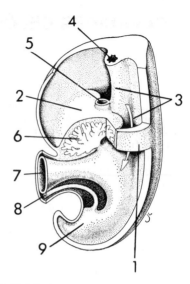

Figura 6-7. Modelo de uma porção de um embrião humano de aproximadamente 5 semanas.

Partes da parede corporal e do septo transverso foram removidas para apresentar os canais pleurais, ligando as cavidades pericárdica e peritoneal. Os cordões hepáticos penetram no mesênquima do septo transverso.

1. Parede corporal;
2. Septo transverso;
3. Canal pleuroperitoneal;
4. Intestino anterior;
5. Seio venoso;
6. Cordões hepáticos;
7. Ducto vitelino;
8. Úraco;
9. Cloaca.

(De Langman, 1963.)

gem definição individual. Essas seções separadas dos mesentérios primitivos são extremamente modificadas durante o desenvolvimento posterior; as mais importantes dessas modificações são descritas nos parágrafos posteriores.

Tórax

A princípio, não há nenhuma divisão entre o tórax e o abdome. O coração (no mesentério ventral) reflete-se caudalmente com a formação da prega da cabeça; o desenvolvimento do fígado no mesentério ventral continua. O coração e o fígado logo se separam um do outro por uma partição, o *septo transverso* (Figs. 6-7 e 8), que se origina da parede corporal em sua junção com o mesentério ventral. Este septo é o primeiro a surgir daquelas estruturas que irão posteriormente se unir para isolar a seção pericárdica da cavidade celômica. O septo transverso constitui-se na parte ventral do diafragma do adulto. A parte da cavidade celômica que se situa cranialmente ao septo transverso está agora mais ainda subdividida em porções dorsal e ventral. A porção dorsal posteriormente forma as **cavidades pleurais,** mas neste estágio ela ainda está em livre comunicação com a cavidade abdominal através dos **canais pleurais** (Fig. 6-7); a parte ventral torna-se a **cavidade pericárdica**.

O isolamento da cavidade pericárdica ocorre pelo crescimento de duas cristas, surgindo a cada lado da parede dorsolateral do corpo, onde a veia cardinal comum (ducto de Cuvier) salienta-se no interior do canal pleural quando este dobra para penetrar no seio venoso do coração (Figs. 6-9 e 10). A parte cranial de cada crista é conhecida como a **membrana pleuropericárdica** e a parte caudal como a **membrana pleuroperitonease** por causa de seus destinos distintos posteriores. As membranas pleuropericárdicas se estendem craniomedialmente, encontram-se e fundem-se uma com a outra e com o mesentério ventral e, assim, completam a separação da cavidade pericárdica do restante do celoma (Fig. 6-10). As membranas pleuroperitoneais possuem um formato triangular e estendem-se medialmente de suas inserções na parede lateral do corpo; fundem-se com a margem livre do septo transverso e assim continuam no sentido da parede corporal dorsal. A abertura entre as cavidades pleural e peritoneal, em cada lado, torna-se progressivamente menor, e afinal se fecha. Um diafragma completo foi então estabelecido (Fig. 6-8).

Os pulmões desenvolvem-se concorrentemente como crescimentos ventrais do intestino anterior e, assim, desde o início são investidos pelo mesoderma esplâncnico, que se torna no adulto a **pleura pulmonar.** À medida que os primórdios do pulmão aumentam, eles deslocam ventralmente as inserções das túnicas pleuropericárdicas, de modo que a cavidade pericárdica se torna progressivamente mais limitada em sua extensão para a parte medial do futuro tórax. Quando as membranas pleuropericárdicas atingem sua posição final elas se inserem na parede corporal ventral, bem como se fundem ventralmente uma com a outra. Aquelas seções que se situam cranial e caudalmente ao coração fundem-se

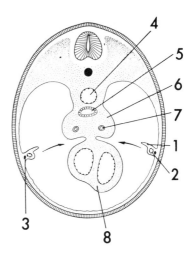

Figura 6-9. Representação esquemática apresentando as membranas pleuropericárdicas e sua relação com as veias cardinais comuns.

1. Membrana pleuropericárdica;
2. Veia cardinal comum;
3. Nervo frênico;
4. Aorta;
5. Esôfago;
6. Primórdio do pulmão;
7. Brônquio;
8. Coração.

(De Langman, 1963.)

uma com a outra, e o coração fica assim completamente contido dentro de um saco seroso fechado (Fig. 6-11). A camada superior original (dorsal) da membrana pleuropericárdica forma a **pleura pericárdica** do adulto. Por este processo a divisão do tórax numa metade direita e esquerda é conseguida. Ficará claro que o septo que agora divide o tórax possui uma origem composta: a parte dorsal corresponde ao mesentério dorsal original do intestino anterior, e a parte ventral é provida pela fusão das túnicas pleuropericárdicas.

Estamos agora na posição de compreender a localização dos **nervos frênicos** e da **veia cava caudal.** O coração nos embriões jovens se desenvolve no pescoço e a musculatura que invade o septo transverso para suprir a parte muscular do diafragma origina-se dos miótomos cervicais caudais. Os nervos frênicos que inervam este músculo são ramos das divisões ventrais dos nervos cervicais correspondentes, e quando o diafragma migra caudalmente, são levados juntamente com ele. Os nervos estão incorporados nas membranas pleuropericárdicas e em sua descida passam primeiro lateralmente, mas são levados para uma posição mais medial pelo crescimento para o interior e pela fusão das membranas. A parte cranial do **nervo frênico esquerdo** encontra sua última posição no mediastino ventral, e onde cruza o coração ele se situa entre a pleura pericárdica e o pericárdio fibroso. Alcança o diafragma na parte pós-cardíaca do mediastino ventral. O percurso do **nervo frênico direito** é semelhante na parte pré-cardíaca; caudal a esta parte está incluído na prega da veia cava. Esta prega desenvolve-se da membrana pleuropericárdica direita, onde a mesma é reforçada pela inclusão da veia cava, e quando a prega é movida ventralmente pelo crescimento do pulmão, em sentido ventral, esta parte resiste ao des-

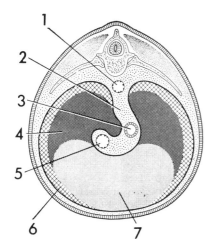

Figura 6-8. Representação esquemática do diafragma definitivo, indicando a origem dos vários componentes (segundo Broman).

1. Aorta;
2. Mesentério dorsal;
3. Esôfago;
4. Canal pleuroperitoneal fechado;
5. Veia cava caudal;
6. Componentes musculares da parede torácica;
7. Septo transverso.

(De Langman, 1963.)

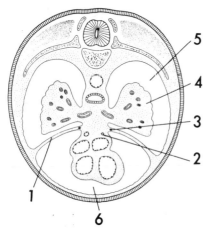

Figura 6-10. Diagrama semelhante em estágio posterior de desenvolvimento que o da Fig. 6-9, apresentando a divisão da cavidade torácica na cavidade pericárdica e duas cavidades pleurais.

Note a expansão dos pulmões para o interior das cavidades pleurais (modificado segundo Clara).

1. Membrana pleuropericárdica;
2. Veia cardinal comum;
3. Nervo frênico;
4. Pulmão;
5. Cavidade pleural;
6. Cavidade pericárdica.

(De Langman, 1963.)

locamento; permanece como uma crista denteando a parte ventrocaudal do pulmão direito (Fig. 6-12). A parte caudal do nervo frênico direito corre em associação com a veia.

Como o coração está localizado no mediastino ventral ficará claro que os grandes vasos que penetram e deixam o coração estão incluídos no mediastino. A parte torácica do timo e os nodos linfáticos mediastinais também estão localizados neste septo. A origem da bolsa infracardíaca, que se situa à direita do esôfago no mediastino caudal, será explicada posteriormente. Uma prega, o *ligamento pulmonar,* é formada em cada lado onde a pleura mediastinal passa para o pulmão.

Abdome

Os mesentérios inseridos ao trato gastrintestinal estão inevitavelmente envolvidos nos processos que transformam o intestino originalmente simples no estômago dilatado e no intestino alongado e enovelado do adulto. A forma final de ambos os órgãos é característica para cada espécie, e os processos do desenvolvimento variam nos detalhes de um animal para outro; apesar disso, as características principais são comuns a todos.

A parte mais complicada desses processos se relaciona com a formação da **bolsa do omento,** que pos-

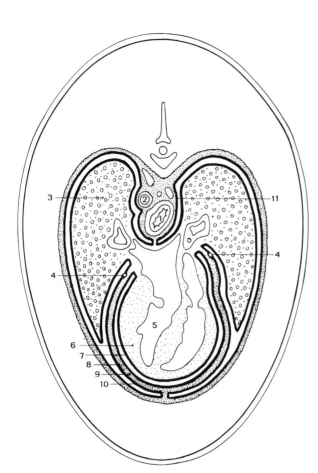

Figura 6-11. Corte transversal da cavidade torácica de cão na região do mediastino cardíaco.

1. Esôfago;
2. Aorta;
3. Pulmão;
4. Nervo frênico;
5. Ventrículo esquerdo;
6. Miocárdio;
7. Epicárdio;
8. Pericárdio;
9. Tecido conjuntivo entre o saco pericárdico e a pleura pericárdica;
10. Pleura pericárdica;
11. Mediastino pleural.

ESPLANCNOLOGIA GERAL

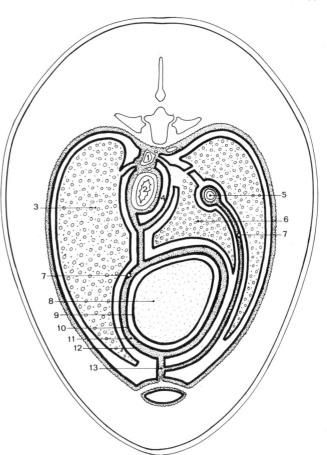

Figura 6-12. Corte transversal da cavidade torácica de cão na região do mediastino pós-cardíaco.

1. Aorta;
2. Esôfago;
3. Pulmão;
4. Bolsa infracardíaca;
5. Veia cava caudal;
6. Lobo acessório do pulmão direito;
7. Nervo frênico;
8. Miocárdio;
9. Epicárdio;
10. Pericárdio;
11. Tecido conjuntivo;
12. Pleura pericárdica;
13. Ligamento frenicopericárdico;

sui uma tríplice origem é em parte formada por cavitação e parcialmente por dobramento. Iremos descrever a origem dos três componentes consecutivamente.

PRIMEIRO COMPONENTE. O primeiro componente se origina de uma série de fendas que aparecem no interior do mesogástrico dorsal; por sua extensão e coalescência, formam uma única cavidade, que logo atravessa até a superfície do mesogástrico no lado direito. Por esta época, o crescimento diferencial do mesogástrio dorsal faz com que ele se saliente para a esquerda, e mais uma escavação dentro da espessura do mesogástrio dorsal forma uma cavidade ou bolsa de tamanho considerável que é penetrada pela cavidade peritoneal no lado direito. Esta bolsa é conhecida como o **recesso mesentério-entérico** (Fig. 6-13).

SEGUNDO COMPONENTE. A segunda divisão se origina de modo semelhante a partir de cavidades separadas que se desenvolvem dentro de uma parte mais cranial do mesentério, ao nível da futura cárdia. Formam os **recessos pneumo-entéricos direito e esquerdo.** O recesso esquerdo logo desaparece; o direito persiste e torna-se confluente com o recesso mesentério-entérico (Fig. 6-13).

TERCEIRO COMPONENTE. O terceiro componente deriva do crescimento do fígado. Este órgão desenvolve-se como um crescimento ventral do intestino, caudalmente ao piloro, e se estende para o interior do mesentério ventral, onde se divide nos lobos direito e esquerdo. Estes logo se tornam muito grandes para serem contidos no mesentério e portanto projetam-se para o interior da cavidade peritoneal, de cada lado. O lobo direito cresce mais rapidamente do que o esquerdo e se estende dorsal, cranial e caudalmente. Sua expansão interrompe uma parte da cavidade celômica que está limitada entre o estômago e o lobo direito do fígado. Este é o **recesso hepatoentérico** que forma o vestíbulo da bolsa do omento. Ele se comunica com o recesso caudal da bolsa do omento (mesentérico-entérico) sobre o lado dorsal do estômago e com a cavidade peritoneal sobre o lado dorsal do fígado (Fig. 6-13).

O estômago primitivo sofre crescimento diferencial, equivalente a uma **rotação,** ao redor de seu eixo longitudinal, que leva sua superfície originalmente dorsal para a esquerda, enquanto uma **flexão** simultânea, no plano horizontal, leva o piloro para a direita e o aproxima da cárdia. A bolsa do omento, que estava inicialmente disposta longitudinalmente, agora adquiriu uma posição transversal caudal ao estômago (Figs. 6-14 e 15).

A extensão dorsal do diafragma, aproximadamente por esta época, isola o ápice do recesso pneumoentérico direito e este persiste como um saco seroso fechado situado à direita do esôfago,

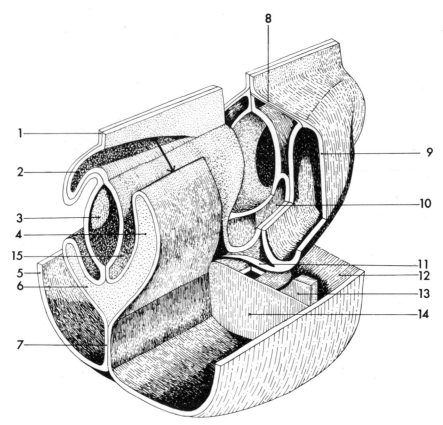

Figura 6-13. Desenho esquemático da formação de recesso.

1. Mesentério dorsal;
2. Recesso mesentérico-entérico;
3. Intestino;
4. Lobo direito do fígado;
5. Parede corporal;
6. Lobo esquerdo do fígado;
7. Mesentério ventral;
8. Ligamento pulmonar dorsal;
9. Pleura pulmonar;
10. Bolsa infracardíaca (recesso pneumato-entérico direito);
11. Ligamento pulmonar ventral;
12. Túnica pleuropericárdica (fechada);
13. Túnica pleuroperitoneal (cortada);
14. Septo transverso;
15. Recesso hepato-entérico.

(De Badoux e Wensing, 1965.)

dentro do mediastino; é geralmente conhecido como bolsa infracardíaca (Fig. 6-12).

O processo caudado do fígado, nos mamíferos domésticos, cresce caudalmente ao longo da veia cava, invadindo o vestíbulo do omento e formando o limite craniodorsal de sua entrada, o **forame epiplóico.**

O limite caudal do forame é formado por uma parte do mesentério dorsal, conforme segue: o mesogástrio dorsal está inserido no estômago ao longo da curvatura maior; quando ele atinge a superfície dorsal do início do duodeno, uma parte dobra caudalmente e se continua pelo mesoduodeno. A segunda parte ou prega, originada no ângulo agudo entre o mesogástrio dorsal e o mesoduodeno, forma o limite caudal do forame epiplóico. Esta prega é contínua com o omento menor.

O limite ventral do forame é formado pela borda livre do omento menor da seguinte maneira: o mesogástrio ventral é dividido em duas partes pela invasão do fígado. A parte que se estende entre o fígado e a parede corporal e o diafragma é convertida nos **ligamentos hepáticos.** A parte entre o fígado e o intestino forma o **omento menor.** Este consiste em ligamento hepatogástrico, até a curvatura menor do estômago, e o ligamento hepatoduodenal que contém a veia porta, a artéria hepática e o ducto biliar comum. O mesentério ventral primitivo é ausente entre o ligamento hepatoduodenal e o ligamento médio da bexiga. Com as mudanças na posição do estômago, o omento menor situa-se no limite ventral do forame epiplóico.

O mesogástrio dorsal sofre um grande alongamento em seu percurso desde sua raiz na origem da artéria celíaca até sua inserção em todo o percurso da curvatura maior do estômago. Este enchimento faz com que ele se dobre sobre si mesmo na extensão caudal e forme um saco, o **omento maior.** Este saco está sempre em colapso, e sua cavidade, o recesso caudal da bolsa do omento, é apenas uma cavidade em potencial. O omento maior está situado entre as paredes corporais ventral e esquerda e os intestinos.

ESPLANCNOLOGIA GERAL

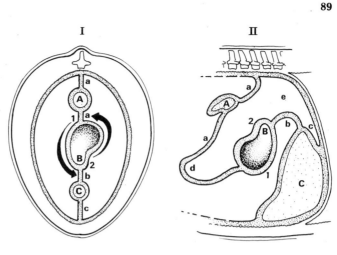

Figura 6-14. Esquema da rotação do estômago e desenvolvimento do omento maior.

I. Corte transversal do estágio inicial de desenvolvimento do estômago.

II. Secção sagital (após rotação completa do estômago).

A. Baço no mesentérico dorsal;
B. Estômago;
C. Fígado;
a. Mesentério dorsal (mesogástrio), omento maior;
b. Omento menor;
c. Ligamentos do fígado;
d. Bolsa do omento;
e. Abertura para a bolsa do omento;
1. Curvatura maior e
2.' Curvatura menor do estômago.

Suas próprias paredes são, portanto, parietal e visceral. O corpo e o lobo esquerdo do pâncreas se desenvolvem na substância do omento maior próximo à sua origem da parede corporal dorsal; esta parte do omento maior secundariamente se funde com o mesocólon transverso e com várias partes do intestino grosso, dependendo da espécie.

O baço se desenvolve na superfície externa da parte esquerda do omento maior, próximo ao estômago, e posteriormente supera em crescimento sua área de origem de modo que está essencialmente inserido ao longo de seu hilo. A parte do omento maior entre o estômago e o baço é denominada ligamento gastresplênico *(ligamento gastrolienal)*. Adesões do omento maior dorsal no baço formam inserções para o diafragma *(ligamento frenicolienal)* e para o rim esquerdo *(ligamento lienorrenal)*.

A bolsa do omento é uma cavidade, estando apenas o recesso caudal da mesma inteiramente circundado pelo omento maior. A outra parte da bolsa do

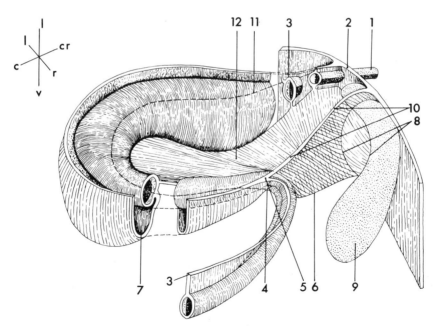

Figura 6-15. Desenho esquemático de um estômago simples com suas ligações mesentéricas.

1. Esôfago;
2. Diafragma;
3. Mesentério dorsal;
4. Ponto em que a curvatura maior recupera sua posição dorsal;
5. Ponto divisório do mesentério dorsal;
6. Transição do 10 dentro do 12;
7. Bolsa do omento;
8. Forame epiplóico;
9. Lobo caudado do fígado;
10. Segunda parte do mesentério dorsal (forma o limite caudal do forame epiplóico);
11. Curvatura maior;
12. Omento menor.

(De Badoux e Wensing, 1965.)

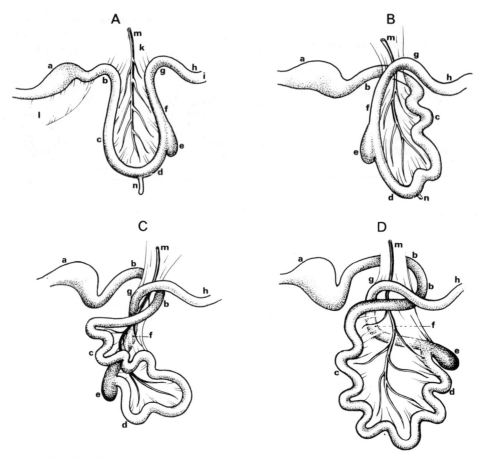

Figura 6-16. Esquema da rotação intestinada do embrião de animal doméstico; lado esquerdo.

A. Alça primitiva;
B. Rotação de 180°;
C. Rotação de 270°;
D. Rotação de 360°;

a. Estômago;
b. Duodeno;
c. Jejuno;
d. Íleo;
e. Ceco;
f. Cólon ascendente;
g. Cólon transverso;
h. Cólon descendente;
i. Cloaca;
k. Mesentério dorsal;
l. Mesentério ventral;
m. Artéria mesentérica cranial;
n. Pedículo vitelino.

omento é seu vestíbulo, circundado pelo fígado, omento menor, estômago e, caudodorsalmente, pela parte inicial do omento maior abaixo de sua origem.

Já foi dito que o mesentério dorsal sofre mudanças radicais durante o processo de alongamento e torções do trato intestinal. O intestino médio primitivo forma uma alça que se dependura do teto do abdome e passa, através do umbigo, para o interior do celoma extra-embrionário (Fig. 6-16). Esta alça e a seguir gira ao redor de um eixo vertical, que corresponde aproximadamente à posição da artéria mesentérica cranial. A torsão do mesentério dorsal, no formato de um leque, produz a **raiz mesentérica cranial**. Naquelas espécies em que o cólon descendente também é grandemente alongado (por exemplo, no eqüino) encontramos uma **raiz mesentérica caudal** adicional ao redor da origem da artéria mesentérica caudal. O desenvolvimento posterior, tanto do omento maior como dos mesentérios, pode ser grandemnte complicado por fusão secundária de superfícies apostas e pelas características especiais da anatomia visceral que são características das diferentes espécies domésticas. A mais notável dessas variações, na anatomia do adulto, é causada pelo enorme desenvolvimento do estômago, nos ruminantes, e do ceco, no eqüino. Estes órgãos se expandem até realizarem contato com o teto do abdome, e a adesão de membranas e a obliteração do espaço peritoneal interveniente suprem-nos de uma extensa ligação direta com a parede corporal.

Iremos agora considerar os mesentérios do **trato urogenital.** No embrião mais jovem, no chamado estágio indiferente de desenvolvimento, não há diferença anatômica ente o macho e a fêmea. Neste estágio há, para cada lado do mesentério dorsal, um espessamento sagital, a **crista urogenital,** que contém o **mesonefro** e o ducto mesonéfrico (ducto de Wolff) que corre no sentido da cloaca (Fig. 6-17). A

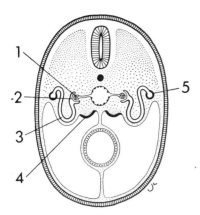

Figura 6-17. Corte transversal da região torácica inferior de um embrião de 5 semanas, apresentando um estágio inicial na formação de um túbulo excretor mesonéfrico.

Note o aparecimento da crista gonadal.

1. Glomérulo;
2. Cápsula de Bowman;
3. Ducto mesonéfrico;
4. Crista genital;
5. Ducto mesonéfrico.

(De Langman, 1963.)

ligação, um tanto atenuada, da crista urogenital com a parede corporal dorsal forma o **mesentério urogenital.** Esta crista e mesentério são denominados "urogenital" porque a gônada aparece como um engrossamento do peritôneo sobre a parte média da superfície medial do mesonefro. A gônada torna-se mais saliente ao aumentar e os sulcos, que demarcam suas bordas medial e lateral, aprofundam-se até ser formado um mesentério gonadal definitivo como um segmento medial do mesentério urogenital. Todo o apoio da gônada no teto abdominal é denominado **mesovário** ou **mesórquio,** de acordo com o sexo.

As partes caudais das duas cristas urogenitais se encontram e se fundem na linha média, mas cada uma está unida à parede corporal ventrolateral por uma cunha de mesoderma (na continuação caudal do mesentério da gônada) que também contribui para o suporte do sistema reprodutor. A porção do mesentério gonadal que se situa cranialmente à interseção é, como já foi frisado, um segmento do mesentério urogenital; ele decai quando seguido cranialmente e auxilia a circundar um recesso (aberto ventralmente) no interior do qual a gônada se projeta. Este recesso persiste como a **bolsa ovariana** da fêmea ou como a **bolsa testicular** (*seio epididimário*) do macho. Um engrossamento da margem livre da parte cranial do mesentério gonadal constitui-se no **ligamento próprio da gônada,** ovariano ou testicular (Fig. 6-18).

A massa de mesênquima, naquela parte do mesentério da gônada que se situa caudalmente ao cruzamento, interpreta um papel importante na descida da gônada. Esta migração não é muito notável nas fêmeas das espécies domésticas, mas entre elas é mais considerável na ovelha e na vaca, nas quais o ovário desce no sentido da entrada pélvica.

Esta estrutura mesenquimal é posteriormente identificada como o **ligamento redondo do útero.** A parte caudal do mesentério urogenital se converte no **ligamento largo do útero** que insere o útero às paredes abdominal e pélvica. No adulto, o mesentério gonadal aparece como um segmento do ligamento largo (mesossalpinge, mesométrio) (Fig. 6-18).

A descida da gônada masculina é bem mais notável e leva o testículo de sua posição original, no abdome, para dentro do escroto, uma bolsa formada pela pele. Em sua descida, o testículo segue um trajeto que é determinado pela parte caudal do mesentério gonadal e pela massa de mesênquima, o **gubernáculo,** que é formado dentro desta estrutura e orienta o testículo para seu local de repouso no escroto. Inicialmente, nos embriões, o mesentério gonadal parece terminar na região do ânulo inguinal profundo, onde seu peritônio de cobertura se une com aquele que forra a parte adjacente da parede abdominal. O centro mesenquimal, entretanto,

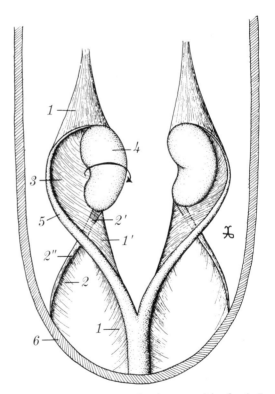

Figura 6-18. Desenho esquemático dos mesentérios dos órgãos reprodutores; fêmea (termos masculinos entre parênteses).

1. Mesentério urogenital;
1'. Ligamento largo do útero (prega do ducto deferente);
2. Mesentério gonadal;
2'. Ligamento gonadal próprio = ligamento próprio do ovário (ligamento próprio do testículo)
2". Ligamento genito-inguinal = ligamento redondo do útero (gubernáculo — ligamento caudal do epidídimo);
3. Bolsa ovariana (testicular);
4. Ovário (testículo);
5. Tuba uterina (ducto deferente);
6. Parede abdominal.

A seta indica a rotação do ovário (testículo) direito para expor a bolsa ovariana (testicular).

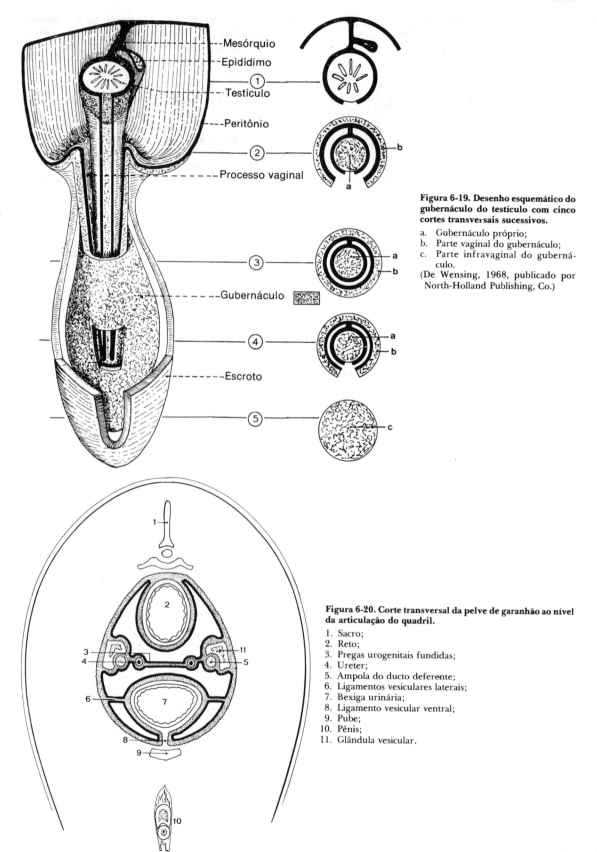

Figura 6-19. Desenho esquemático do gubernáculo do testículo com cinco cortes transversais sucessivos.

a. Gubernáculo próprio;
b. Parte vaginal do gubernáculo;
c. Parte infravaginal do gubernáculo.

(De Wensing, 1968, publicado por North-Holland Publishing, Co.)

Figura 6-20. Corte transversal da pelve de garanhão ao nível da articulação do quadril.

1. Sacro;
2. Reto;
3. Pregas urogenitais fundidas;
4. Ureter;
5. Ampola do ducto deferente;
6. Ligamentos vesiculares laterais;
7. Bexiga urinária;
8. Ligamento vesicular ventral;
9. Pube;
10. Pênis;
11. Glândula vesicular.

ESPLANCNOLOGIA GERAL

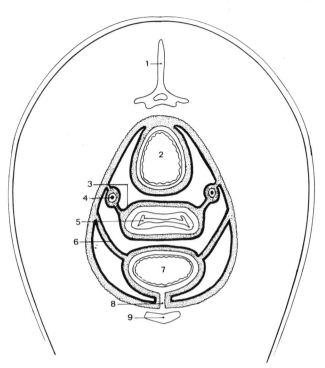

Figura 6-21. Corte transversal da pelve de égua ao nível da articulação do quadril.

1. Sacro;
2. Reto;
3. Pregas urogenitais fundidas;
4. Ureter;
5. Vagina;
6. Ligamentos vesiculares laterais;
7. Bexiga urinária;
8. Ligamentos vesiculares ventrais;
9. Pube.

pode ser seguido para o interior do canal inguinal, e neste estágio termina numa expansão entre o músculo oblíquo interno do abdome em diferenciação e o músculo oblíquo externo do abdome. Posteriormente se estende além do ânulo inguinal superficial, no sentido do futuro escroto.

O saco peritoneal que circunda o testículo do adulto tem sua origem numa evaginação do peritônio que cobre a crista genital dentro da substância do gubernáculo. A cavidade formada desta maneira é o processo vaginal (Fig. 6-19).

É importante observar que a parte extra-abdominal do gubernáculo não está ligada ao escroto em desenvolvimento. Muitas autoridades continuam a asseverar que ele é o local de ancoragem da extremidade do gubernáculo na parede do escroto e que permite que o gubernáculo puxe o testículo do abdome. É necessária outra explicação sobre a descida do testículo (veja o Cap. 9).

O rim em funcionamento no adulto (metanefro) e o ureter se originam em parte de um crescimento do ducto mesonéfrico. O rim e a parte cranial do ureter estão localizados retroperitonealmente, enquanto que a parte caudal do ureter corre através da prega urogenital. A bexiga do adulto se origina da parte caudal do seio urogenital e possui um ligamento médio que é o remanescente do mesentério ventral original do intestino anterior. Está sustentada lateralmente por dois ligamentos, os **ligamentos vesicais laterais esquerdo e direito** (Figs. 6-20 e 21).

BIBLIOGRAFIA

Arey, L. B. 1966. Developmental Anatomy. W. B. Saunders Co., Philadelphia.

Badoux, D. M. and C. J. G. Wensing. 1965. De bursa omentalis en adnexa bij herkauwers en vleeseters (The omental bursa and adnexa in ruminants and carnivores). Tijdschrift Diergeneeskunde 90: 687-697.

Bromann, I. 1904. Die Entwickelungsgeschichte der Bursa omentalis und ähnlicher Rezessbildungen bei den Wirbeltieren. J. F. Bergmann, Wiesbaden.

Langman, J. 1963. Medical Embryology. Williams and Wilkins Co., Baltimore.

Nickel, R., A. Schummer and E. Seiferle. 1960. Lehrbuch der Anatomie der Haustiere. I. Eingeweide. Paul Parey, Berlin.

Patton, B. M. 1953. Human Embryology. McGraw-Hill Book Co., Inc. New York.

Tuchmann, Pr. Duplessis. 1967. Embryologie, Travaux pratiques – Enseignement dirige, l'annee, 2. Masson and Cie, Paris.

Wensing, C. J. G. 1968. Testicular Descent in Some Domestic Mammals. I. Anatomical Aspect of Testicular Descent. Proceedings Koninkl. Nederl. Akademie van Wetenschappen, Series C, 71, no. 4, Amsterdam.

Zietzschmann, O. and O. Krolling. 1955. Lehrbuch der Entwicklungsgeschichte der Haustiere. Paul Parey, Berlin.

S. Sisson*

As vísceras dos sistemas digestivo, respiratório e urogenital consistem fundamentalmente em um tubo ou trato que está forrado com **túnica mucosa** e que se comunica com o exterior em uma extremidade ou nas duas. Assim, o epitélio das túnicas mucosas é contínuo com a epiderme em diversas aberturas naturais. Além desta parte fundamental, precisam ser consideradas agregações de células secretoras conhecidas como glândulas, tecido muscular, túnicas fibrosas, túnicas serosas, vasos e nervos.

TÚNICAS MUCOSAS. As túnicas mucosas variam muito na espessura, coloração e outras características. Em muitos locais, elas formam **pregas** *(plicae mucosae)*, que podem ser temporárias ou permanentes. Em outros lugares elas formam **cristas** *(rugae)*. Com determinadas exceções são umedecidas por uma secreção viscosa, o **muco**, que é derivado das glândulas ou de células caliciformes do epitélio. A túnica consiste em duas partes distintas: o **epitélio**, que forma a superfície livre e é protetor e secretor, e a **lâmina própria**, uma camada de tecido conjuntivo que contém e sustenta as ramificações periféricas dos vasos e nervos. A túnica mucosa está ligada às estruturas circundantes por **tecido submucoso** areolar *(tela submucosa)*. Em muitos locais há uma camada de músculo liso, *muscular da mucosa*, na parte mais profunda da túnica mucosa. Em muitas situações a túnica própria apresenta numerosas elevações conhecidas por papilas. Quando estas são pequenas (microscópicas), não modificam a superfície da túnica mucosa, pois o epitélio nivela as depressões entre elas; mas quando as papilas são grandes (macroscópicas), possuem características superficiais conspícuas, sendo denominadas, de acordo com seu formato, como sendo cônicas, folheadas etc.

GLÂNDULAS. O termo glândula é normalmente compreendido como significando uma agregação de células epiteliais, a secreção das quais é lançada na superfície livre da túnica ou carreada no fluxo linfático ou sangüíneo; estas últimas são conhecidas como **glândulas sem ductos** ou glândulas de secreção interna. (Mas glândulas unicelulares são reconhecidas nas formas inferiores e, nas formas superiores, as células caliciformes de muitas túnicas mucosas possuem a mesma função). As glândulas são divididas conforme seu formato em duas classes principais, as **tubulares** e as **alveolares**, podendo cada uma delas ser **simples** ou **composta**; entretanto, muitas reúnem as características de ambos os tipos e são denominadas **túbulo-alveolares** ou **alveolotubulares**. A glândula tubular simples é uma depressão cilíndrica forrada por epitélio que é contínuo com o da túnica mucosa circundante, da qual originalmente desenvolveu-se como um segmento. A parte mais profunda de tal glândula é denominada **fundo**, e neste ponto o epitélio é diferenciado e assumiu a função secretora. A parte mais superficial, que conduz a secreção até a superfície, é denominada **ducto**; nele o epitélio assemelha-se mais ou menos intimamente ao da superfície circundante. Muitas glândulas são microscópicas, enquanto outras são grandes órgãos. As maiores são compostas de subdivisões conhecidas como **lóbulos**, estes mantidos juntos por **tecido interlobular** areolar; cada lóbulo possui seu ducto, e pela união desses ductos forma-se um *ducto excretor*, através do qual passa a secreção. Algumas glândulas consistem em divisões de ordem maior que são conhecidas como **lobos**; estes podem ser separados por camadas de tecido conjuntivo *(septos interlobares)* ou por **fissuras** *(incisuras interlobares)*.

Não há nenhum relacionamento entre o tamanho de uma glândula e o número de seus ductos excretores. Assim, a maior glândula, do corpo, o fígado, possui um único ducto excretor, enquanto que algumas glândulas pequenas possuem muitos.

O grupo de **glândulas sem ductos** consiste em glândulas de secreção interna ou **glândulas endócrinas**. Estas glândulas se originam, no embrião, através da invaginação de uma lâmina epitelial da mesma maneira que as glândulas que possuem um ducto bem desenvolvido, mas a ligação com a superfície epitelial posteriormente desaparece, de modo que suas secreções deixam a glândula ao passarem para o sangue ou vasos linfáticos que as suprem. Seus produtos são levados para todas as partes do corpo ou podem sair pela ruptura da estrutura glandular (ovário). As seguintes glândulas compreendem este grupo: tireóide, paratireóides, adrenais (supra-renais), hipófise, corpo pineal *(epiphysis cerebri)*, gônadas, ilhotas de Langerhans do pâncreas e o fígado.

TECIDO MUSCULAR. Em sua maioria, os órgãos ocos estão providos de uma **túnica muscular**, externamente à túnica mucosa. Em grande parte é composta de estratos de músculo liso, mas, em determinados locais — e especialmente na vizinhança das aberturas naturais —, consiste em músculo estriado. Alguns dos órgãos sólidos contêm tecido muscular em sua cápsula ou estroma.

TÚNICAS FIBROSAS. Muitas vísceras estão circundadas por uma *túnica fibrosa*. No caso das glândulas, essa túnica envoltória normalmente é denominada **cápsula**. Outras túnicas de caráter semelhante são conhecidas como *túnica albugínea* ou *túnica adventícia;* a primeira consiste essencialmente em tecido fibroso branco e denso, enquanto esta última normalmente contém muitas fibras elástica e são de textura mais frouxa.

TÚNICAS SEROSAS. São túnicas delgados que forram as cavidades do corpo e mais ou menos cobrem a superfície externa das vísceras. (As túnicas serosas formam sacos fechados, exceto na fêmea, em cujo caso as tubas uterinas se abrem no interior da cavidade peritoneal e também se comunicam indiretamente com o exterior.) Elas incluem o peritônio, no abdome, e a pleura e as camadas parietal e visceral do pericárdio, no tórax. Sua superfície livre é formada por um **mesotélio** de células planas; é lisa, brilhante e umedecida por uma película de fluido, reduzindo deste modo o atrito. A superfície externa está, na maioria dos locais, ligada a estrutura coberta por **tecido subseroso** areolar *(tela subserosa)*, que muitas vezes contém gordura. A parte que forra a

---

*Revisto por R. E. Habel

ESPLANCNOLOGIA GERAL

parede de uma cavidade é denominada camada parietal, enquanto que a camada visceral é que forma a túnica serosa das vísceras. Camadas duplas que ligam as vísceras com a parede ou uma à outra são, em geral, denominadas pregas serosas ou ligamentos serosos, mas muitos termos especiais estão em uso e serão mencionados posteriormente.

CAVIDADE TORÁCICA

A **cavidade torácica** é a segunda, quanto ao tamanho, das três cavidades corporais. No formato, é um tanto cônica truncada, muito comprimida lateralmente em sua parte cranial, e com a base cortada muito obliquamente. A parede dorsal, ou teto, é formada pelas vértebras torácicas e pelos ligamentos e músculos relacionados. As paredes laterais são formadas pelas costelas e músculos intercostais. A parede ventral, ou assoalho, é formada pelo esterno, cartilagens das costelas esternais e pelos músculos a elas ligados. A parede caudal, formada pelo diafragma, é muito oblíqua e fortemente convexa. A abertura cranial ou entrada é relativamente pequena e de formato estreito e oval. É limitada dorsalmente pela primeira vértebra torácica e lateralmente pelo primeiro par de costelas e ocupada pelos músculos longo do pescoço, traquéia, esôfago, vasos, nervos e nodos linfáticos.

Um septo longitudinal, o mediastino, se estende da parede dorsal até as paredes ventral e caudal e divide a cavidade em duas câmaras laterais. Cada uma dessas câmaras é forrada por uma túnica serosa denominada pleura, e denominada cavidade pleural (para detalhes sobre a pleura, veja o Cap. 8). O mediastino, em sua maior parte, não é mediano na posição, como poderia ser inferido de seu nome; isto está correlacionado com o fato de que o maior órgão nele contido, o coração, está posicionado mais no lado esquerdo do que no direito; conseqüentemente, a cavidade pleural direita e o pulmão são maiores do que o esquerdo. Praticamente todos os órgãos do tórax estão no espaço mediastínico, entre as pleuras, com exceção dos pulmões. A parte em que o coração e o pericárdio estão situados, juntamente com a parte a eles dorsal, normalmente é chamada de espaço mediastínico médio; as partes cranial e caudal a este ponto são denominados, respectivamente, de espaços mediastínicos cranial e caudal.

CAVIDADE ABDOMINAL

A **cavidade abdominal,** a maior cavidade do corpo, está separada da cavidade torácica pelo diafragma e se continua caudalmente com a cavidade pélvica. A linha de demarcação entre as cavidades abdominal e pélvica é conhecida como a linha terminal, ou borda da pelve; é formada dorsalmente, pela base do sacro, lateralmente pelas linhas arqueadas (iliopectíneas) e ventralmente pelas bordas craniais dos ossos púbicos.

A cavidade possui formato ovóide, mas é um tanto comprimida lateralmente. Seu eixo longo se estende obliquamente do centro da entrada da pelve até a parte esternal do diafragma. Seu diâmetro dorso-ventral é maior na primeira vértebra lombar, enquanto seu maior diâmetro transversal é um pouco mais próximo da pelve.

A **parede dorsal,** ou teto, é formada pelas vértebras lombares, músculos lombares e parte lombar do diafragma.

As **paredes laterais** são formadas pelos músculos abdominais oblíquos e transversos, pela fáscia abdominal, partes craniais dos ílios com os músculos ilíacos, pelas cartilagens das costelas asternais e partes das costelas caudais que estão abaixo da inserção do diafragma.

A **parede ventral** ou assoalho consiste em dois músculos retos, aponeuroses dos músculos oblíquo e transverso, fáscia abdominal e cartilagem xifóide.

A **parede cranial** é formada pelo diafragma, profundamente côncavo, aumentando assim, grandemente, o tamanho do abdome à custa do tórax.

As paredes musculares estão forradas por uma camada de fáscia, distingüidas em partes diferentes como: (1) fáscia diafragmática, (2) fáscia transversa, (3) fáscia ilíaca e (4) a camada profunda da fáscia toracolombar (lombodorsal).

O tecido subseroso une a fáscia e o peritônio. É tecido areolar, contendo quantidades variáveis de gordura. Ele envia lâminas para o interior das várias pregas peritoneais.

O peritônio, túnica serosa que forra a cavidade, será descrito posteriormente.

As paredes abdominais no adulto são perfuradas por cinco aberturas. Elas são os três forames do diafragma e os canais inguinais. No feto, há também a abertura umbilical. Esta transmite o úraco, um tubo que liga a bexiga ao alantóide; as duas artérias umbilicais, que conduzem o sangue do feto para a placenta; e a veia umbilical, que devolve o sangue da placenta para o fígado do feto. Após o nascimento, o orifício é fechado por tecido fibroso, deixando uma cicatriz, o umbigo, que é mais ou menos distintamente visível na linha ventral mediana num plano transversal aproximadamente tangente à extremidade ventral da última costela.

A cavidade contém a maior parte dos órgãos digestivos e urinários, parte dos órgãos genitais internos, numerosos nervos, vasos sangüíneos, vasos linfáticos e nodos linfáticos, o baço, as glândulas adrenais e determinados vestígios fetais.

Para fins topográficos, o abome está dividido, por planos imaginários, em nove regiões. O mais cranial dos dois planos transversais passa através da borda caudal do arco costal. O plano transversal caudal passa através do nível da tuberosidade coxal. O plano sagital passa na metade da distância entre a linha média e a tuberosidade coxal. Os dois planos transversais dividem o abdome em três zonas, uma caudal à outra, a saber: a zona abdominal cranial, a zona abdominal média e a zona abdominal caudal. Elas estão subdivididas pelos dois planos sagitais, conforme indicado no Quadro 6-1. Das três zonas transversais, a zona abdominal cranial é a maior, estendendo-se cranialmente até o diafragma. A zona abdominal caudal é a menor, e termina na entrada pélvica.

Outros termos regionais úteis são sublombar, diafragmático e inguinal. Os primeiros dois não exigem explicações. As **regiões inguinais** (direita e es-

Quadro 6-1. *Regiões Abdominais*

Regiões abdominais originadas por planos transversais	Regiões abdominais originadas por planos sagitais		
Abdominal cranial	Hipocondríaca esquerda	Xifóide	Hipocondríaca direita
Abdominal média	Abdominal lateral esquerda	Umbilical	Abdominal lateral direita
Abdominal caudal	Inguinal esquerda	Púbica	Inguinal direita

querda) situam-se cranial ao ligamento inguinal. O **flanco** *(latus)* é a parte da parede lateral que é formada apenas de estruturas macias. A depressão triangular em sua parte dorsal é denominada **fossa paralombar;** é limitada dorsalmente pela borda lateral do músculo longíssimo, ventralmente pela borda dorsal do músculo oblíquo interno do abdome e rostralmente pela última costela.

A CAVIDADE PÉLVICA

A **pelve** é a parte caudal do tronco. Encerra a **cavidade pélvica,** que se comunica cranialmente com a cavidade abdominal, sendo a linha de demarcação a linha terminal ou a borda pélvica.

A **parede dorsal,** ou teto, é formada pelo sacro e pelas primeiras vértebras caudais (coccígeas). As **paredes laterais** são formadas pelas partes dos ílios, caudais às linhas arqueadas (iliopectíneas) e pelo ligamento sacrotuberal. A **parede ventral,** ou assoalho, é formada pelos ossos pube e ísquio. O limite da **saída** é formado pela terceira vértebra caudal (coccígea) dorsalmente, pelo arco isquiático ventralmente, e pelas bordas caudais do ligamento sacrotuberal e músculos semimembranáceos lateralmente, desta forma encerrando o **períneo**. A saída é fechada pela **fáscia perineal;** consiste em camadas superficial e profunda, e estão inseridas ao redor da margem da saída e centralmente aos órgãos da saída — o ânus e seus músculos, a vulva (na fêmea) e a raiz do pênis (no macho).

A cavidade contém o reto, partes dos órgãos genitais internos e urinários, alguns remanescentes fetais, vasos e nervos. É forrada pela **fáscia pélvica** e, em parte, pelo peritônio.

O PERITÔNIO

O **peritônio** é a fina túnica serosa que forra a cavidade abdominal e a cavidade pélvica (em parte) e cobre, em extensão maior ou menor, as vísceras nelas contidas (Figs. 6-22, 23 e 24). No macho, é um saco inteiramente fechado, mas, na fêmea, possui duas pequenas aberturas; elas são os óstios abdominais das tubas uterinas, os quais em suas outras extremidades se comunicam com o útero, e assim indiretamente com o exterior. A **cavidade peritoneal** é somente potencial, pois suas paredes opostas estão normalmente separadas pela fina película de fluido seroso (secretado pela túnica), que age como lubrificante.

A superfície livre da túnica possui uma aparência brilhante e é muito lisa. Isto é devido ao fato de ser esta superfície formada por uma camada de células mesoteliais planas e ser umedecida pelo fluido peritoneal. O atrito é assim reduzido ao mínimo durante os movimentos das vísceras. A superfície externa do peritônio está relacionada ao tecido subseroso, que o insere na parede abdominal ou nas vísceras.

A fim de compreender a disposição geral do peritônio, poderíamos imaginar a cavidade abdominal como estando vazia e forrada por uma camada simples de peritônio, denominada **camada parietal.** Poderemos imaginar ainda os órgãos como começando a se desenvolver no tecido subseroso, aumentando e migrando para o interior da cavidade abdominal em extensão variável. Ao fazê-lo, empurram o peritônio, produzindo introversão do saco simples e formando pregas que as ligam com a parede ou uma com a outra. As vísceras recebem assim uma cobertura completa ou parcial de peritônio, denominada **camada visceral.** Em realidade, este conceito diagramático não é preciso para o intestino, pois o endoderma primitivo está presente antes das cavidades celômicas começarem a se formar pela cavitação do mesoderma lateral (ver as páginas 87 e 88). As pregas de ligação são denominadas **omentos mesentéricos, ligamentos,** etc. Contêm uma quantidade variável de tecido conjuntivo, gordura e nodos linfáticos, e fornecem um trajeto para os vasos e nervos das vísceras. Algumas contêm músculo liso. Um omento é uma prega inserida no estômago. Há dois deles — o **omento menor** e o **omento maior,** que passa da parede abdominal dorsal até a curvatura maior do estômago e do baço. Ele não

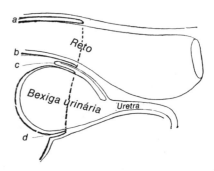

Figura 6-22. Diagrama de corte sagital da pelve masculina para demonstrar a disposição do peritônio.
a. Fossa pararretal (bolsa sacrorretal) contínua lateralmente com:
b. Bolsa retogenital;
c. Bolsa vesicogenital;
d. Bolsa pubovesical.
A linha lateral de reflexão do peritônio está pontilhada.

ESPLANCNOLOGIA GERAL

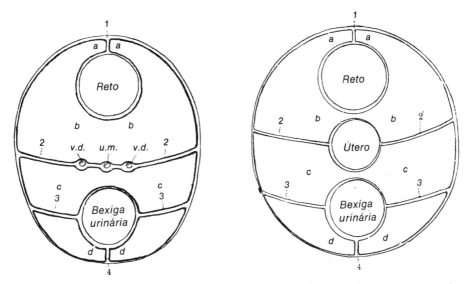

Figura 6-23. Corte transversal esquemático para demonstrar a disposição do peritônio pélvico no macho.

Figura 6-24. Corte transversal esquemático para demonstrar a disposição do peritônio pélvico na fêmea.
(Veja as indicações da figura anterior. São as mesmas (N. do T.).)

a, b. Bolsa retogenital;
c. Bolsa vesicogenital;
d. Bolsa pubovesical;
1. Mesorreto;
v.d. Ducto deferente;

2. Pregas genitais no macho, ligamentos largos do útero na fêmea;
3. Ligamentos laterais da bexiga;
4. Ligamento médio da bexiga.
u.m. Útero masculino.

passa diretamente de um órgão para o outro, mas forma um extenso saco frouxo (Figs. 6-25 e 26). O **mesentério** é uma prega que insere o jejuno e o íleo na parede dorsal do abdome (Fig. 6-27). O **mesocólon** insere o cólon na parede dorsal do abdome. Nomes específicos são aplicados às pregas peritoneais inseridas nas diversas porções do tubo digestivo, tais como o mesoduodeno, o mesorreto etc. **Ligamentos** são pregas que passam entre as vísceras que não sejam partes do tubo digestivo ou ligam-nas à parede abdominal. O termo também é aplicado às pregas que inserem partes do trato digestivo à parede abdominal, mas que não contém seus vasos sangüíneos e nervos. Alguns (por exemplo, os liga-

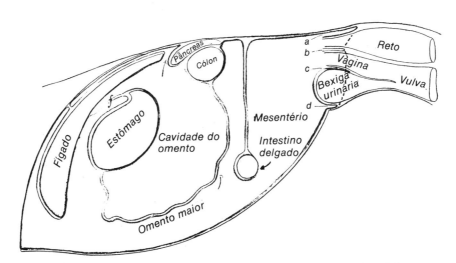

Figura 6-25. Diagrama da disposição geral do peritônio (égua) em traçado sagital.

a. Fossa pararretal (bolsa sacrorretal), contínua com:
b. Bolsa retogenital;
c. Bolsa vesicogenital;
d. Bolsa pubovesical;
e. Omento menor;

A seta aponta para o forame epiplóico.

mentos lateral e coronário do fígado) são reforçados por tecido fibroso; outros (por exemplo, os ligamentos largos do útero) também contêm tecido muscular liso.

Os detalhes do peritônio abdominal estão descritos nos capítulos sobre as diversas espécies.

O **peritônio pélvico** é contínuo cranialmente com o do abdome. Forra a cavidade caudalmente por uma distância variável e a seguir é refletido sobre as vísceras, e de um órgão para outro. Podemos, portanto, distinguir uma parte cranial (peritoneal) e outro caudal (retroperitoneal) da cavidade. Ao longo da linha dorsal média, ele forma uma continuação do mesocólon, o **mesorreto,** que insere a parte peritoneal do reto ao teto. Nos animais em condições razoáveis, uma quantidade considerável de gordura subserosa e retroperitoneal é encontrada nas paredes e nos diversos interstícios.

No macho, a disposição geral do peritônio, neste ponto, é a seguinte: Caso seja seguido ao longo da parede dorsal, ele é refletido do sacro sobre o reto, formando o peritônio visceral. O ponto em que a reflexão ocorre é bastante variável e aparentemente

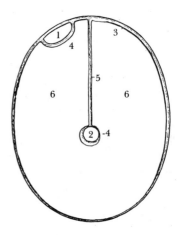

Figura 6-27. Corte transversal diagramático do abdome.

Disposição do peritônio quando reduzido à sua forma mais simples. A linha preta externa indica a parede corporal.

1. Órgão (por exemplo, rim) em contato com a parede;
2. Órgão (por exemplo, intestino delgado) distante da parede;
3. Peritônio parietal;
4. Peritônio visceral;
5. Mesentério;
6. Cavidade peritoneal.

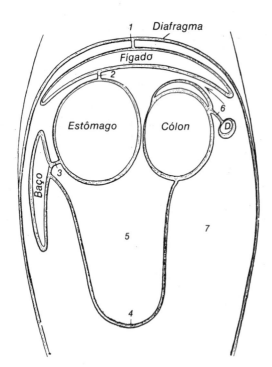

Figura 6-26. Diagrama do peritônio abdominal, em traçado frontal (ou horizontal).

D. *Duodeno;*
1. Ligamento falciforme;
2. Omento menor;
3. Ligamento gastro-esplênico;
4. Omento maior;
5. Cavidade do omento;
6. Mesoduodeno;
7. Cavidade peritoneal geral.

A seta indica o forame epiplóico. O pâncreas, cranial ao cólon, não está demarcado.

depende essencialmente da quantidade de fezes no reto. Quando o intestino está muito cheio, a reflexão poderá ser ligeiramente caudal ao promontório; quando está vazio, a reflexão poderá ser na extremidade caudal do sacro. Lateralmente, está refletido de modo semelhante. Se o reto for levantado, observar-se-á que o peritônio passa da sua superfície ventral e forma uma prega transversal que se situa entre o reto e a bexiga (Fig. 20-9). É a **prega genital.** Sua parte livre côncava passa em cada lado para o interior do canal inguinal. A camada ventral desta prega está refletida sobre a superfície dorsal da bexiga. Assim, é formada uma bolsa entre o reto e a prega genital, a **bolsa retogenital** *(excavatio rectogenitalis),* e uma outra entre a prega genital e a bexiga, a **bolsa vesicogenital** *(excavatio vesicogenitalis).* A prega genital contém o ducto deferente, parte das glândulas vesiculares e o útero masculino (um remanescente fetal). Se a bexiga for agora levantada, observar-se-á que o peritônio passa de sua superfície ventral sobre o assoalho pélvico, formando a **bolsa pubovesical** *(excavatio pubovesicalis).* Ao passar da bexiga para a parede pélvica, o peritônio forma no plano mediano o **ligamento médio da bexiga.** Ele também passa de cada lado da bexiga para a parede pélvica lateral e forma o **ligamento lateral da bexiga;** este ligamento contém em sua borda o chamado **ligamento redondo da bexiga** — a artéria umbilical parcialmente ocluída, que é um grande vaso no feto. No feto e no potro recém-nascido, estas três pregas peritoneais estendem-se até o umbigo, em conformidade com o percurso das artérias umbilicais e do úraco, que está incluído na prega média. Quando a bexiga se torna um órgão pélvico, os ligamentos laterais conformam-se com a mudança e terminam no vértice da bexiga. O ligamento médio

ESPLANCNOLOGIA GERAL

ainda pode ser seguido até o umbigo. É um remanescente do mesentério ventral primitivo.

Na fêmea, a disposição é modificada pela presença do útero; a prega genital é aumentada de modo a encerrar o útero e uma pequena parte da vagina. Ela forma duas pregas extensas, os **ligamentos largos do útero,** que inserem aquele órgão aos lados da cavidade pélvica e à parte lombar da parede abdominal (Fig. 20-19). Assim, ele divide completamente a cavidade peritoneal pélvica em compartimentos dorsal e ventral — a **bolsa retogenital** e a **bolsa vesicogenital.** O peritônio é refletido do assoalho da pelve sobre o colo da bexiga, formando uma rasa **bolsa pubovesical**.

CAPÍTULO 7

APARELHO DIGESTÓRIO GERAL*

S. Sisson†

O aparelho digestório (*apparatus digestorius*) consiste dos órgãos diretamente relacionados na recepção e digestão dos alimentos, sua passagem através do corpo e a expulsão da parte não absorvida. O aparelho digestório estende-se dos lábios até ao ânus e apresenta as seguintes divisões: boca, faringe, canal alimentar e órgãos acessórios — dentes, língua, glândulas salivares, fígado e pâncreas.

O **canal alimentar** é um tubo que se estende da faringe até ao ânus. Ele possui um revestimento completo de túnica mucosa, externamente ao qual há uma camada muscular contínua. A parte abdominal do tubo é em grande parte coberta por uma túnica serosa — o peritônio visceral. O canal consiste dos seguintes segmentos consecutivos: esôfago, estômago, intestino delgado e intestino grosso.

A BOCA

A **boca**‡ *(cavum oris)* é a primeira parte do aparelho digestório. Está limitada lateralmente pelas bochechas *(buccae);* dorsalmente pelo palato *(palatum);* ventralmente, pelo corpo da mandíbula e pelos músculos milo-hióideos; e caudalmente, pelo palato mole. A entrada para a boca *(rima oris)* é fechada pelos lábios.

A cavidade da boca está subdividida em duas partes pelos dentes e processos alveolares. O espaço externo a este e circundado pelos lábios e bochechas é denominado de vestíbulo da boca *(vestibulum oris)*. No estado de repouso as paredes desta cavidade estão em contato e o espaço está praticamente obliterado. Sua existência torna-se muito evidente na paralisia facial, quando o alimento tende a coletar-se nele lateralmente, estufando as bochechas. O espaço entre os dentes e processos alveolares é denominado a cavidade da boca propriamente dita *(cavum oris proprium)*. Quando os dentes estão em contato, ela comunica-se com o vestíbulo apenas pelos espaços interdentários e pelos intervalos existentes caudalmente aos últimos dentes molares. Caudalmente ela comunica-se com a faringe através do **ádito da faringe.**

A **túnica mucosa da boca** *(tunica mucosa oris)* é contínua na margem dos lábios com o tegumento comum e caudalmente com o revestimento mucoso da faringe. Durante a vida ela é essencialmente de coloração cor-de-rosa, mas pode ser mais ou menos pigmentada.

Os **lábios** *(labia oris)* são duas pregas musculo-membranáceas que circundam o orifício da boca. Seus ângulos de união *(anguli oris s. commissurae labiorum)* estão situados próximo ao primeiro dente molar e são arredondados. Cada lábio apresenta duas superfícies e duas bordas. A superfície externa é coberta pela pele, que apresenta números variáveis de pêlos tácteis além do pêlo fino ordinário nas diferentes espécies. O lábio superior apresenta um filtro mediano, o inferior uma proeminência arredondada, o queixo *(mentum)*. A superfície interna está coberta por túnica mucosa que é comumente mais ou menos pigmentada. As pequenas papilas na superfície apresentam em suas extremidades as aberturas dos ductos das glândulas labiais. Pequenas pregas de túnica mucosa que passam do lábio para a gengiva formam o **frênulo do lábio maxilar** e do **lábio mandibular.** A borda livre do lábio é densa e sustenta, em determinadas espécies, pêlos curtos e muito duros. A borda inserida é contínua com as estruturas circundantes.

ESTRUTURA. Os lábios são cobertos externamente pela pele e revestidos por túnica mucosa; entre elas há tecido muscular, glândulas, vasos e nervos. A pele situa-se diretamente sobre os músculos, muitas fibras dos quais estão nela inseridos. As **glândulas labiais** formam uma massa compacta nas comissuras; elas são numerosas no lábio superior, havendo menos no lábio inferior. A túnica mucosa é muitas vezes pigmentada e se reflete sobre os ossos das mandíbulas para formar as gengivas.

VASOS E NERVOS. As artérias são derivadas das artérias labiais maxilar e mandibular. As veias desembocam essencialmente para a veia linguofacial. Os vasos linfáticos vão para os nodos linfáticos mandibulares. Os nervos sensoriais procedem do nervo trigêmeo, e os nervos motores do nervo facial.

As **bochechas** formam os lados da boca e são contínuas rostralmente com os lábios. Estão inseridas nas bordas alveolares dos ossos das mandíbulas.

Língua

A **língua,** situada no assoalho da boca entre os ramos da mandíbula, está sustentada essencialmente num tipo de tipóia formado pelos músculos milo-

---

*Para considerações gerais sobre as vísceras, terminologia e conceitos embriológicos, veja os detalhes no Cap. 6, Cavidades Celômicas e Túnicas Serosas.

†Baseado em S. Sisson e revisto por R.E. Habel com a parte sobre os dentes por L.E. St. Clair.

‡O termo *boca* é comumente usado para significar quer a cavidade ou então a entrada para a mesma.

hióideos. Com as mandíbulas cerradas ela ocupa totalmente a cavidade oral propriamente dita e desta forma possui o formato para se adaptar na forma da cavidade oral. Sua parte caudal, a raiz, está inserida ao osso hióideo, palato mole e na faringe. Apenas a superfície dorsal desta parte está livre, e inclina-se ventral e caudalmente. A parte média, o corpo, possui três superfícies. A superfície dorsal, *dorsum lingua*, é ligeiramente arredondada, livre em seu todo, e, quando a boca está fechada, encontra-se em contato com o palato exceto no espaço glosso-epiglótico. As superfícies laterais são quase planas em sua maior parte, mas rostralmente tornam-se arredondadas e mais estreitas. A superfície ventral está relacionada ao músculo gênio-hióideo e ao músculo milo-hióideo. O ápice ou extremidade é livre, possui o formato de espátula e apresenta superfícies superior e inferior e uma borda arredondada.

ESTRUTURA. A língua consiste de: (1) túnica mucosa, (2) glândulas, (3) músculos e (4) vasos e nervos. A **túnica mucosa** apresenta numerosas papilas — filiformes, fungiformes, valadas, folhadas e cônicas. As **papilas filiformes** são projeções finas e semelhantes a filamentos. As **papilas fungiformes** são maiores e facilmente observadas; elas são arredondadas na extremidade livre, que é sustentada por um colo. Elas ocorrem principalmente na parte lateral da língua, mas também são encontradas distribuídas sobre o dorso. As **papilas valadas** são encontradas na parte caudal do dorso. Elas são arredondadas, mais largas em sua superfície exposta do que em sua superfície inserida, e estão mergulhadas numa depressão que é limitada por uma parede anular. Sua superfície livre é tuberculada, isto é, sustenta pequenas papilas secundárias arredondadas. As **papilas folhadas** estão situadas imediatamente rostral aos arcos palatoglossais do palato mole, onde formam uma eminência arredondada. As últimas três variedades são cobertas com papilas microscópicas secundárias e são supridas de corpúsculos gustativos.

FUNÇÃO. A língua é muito móvel; ela apresenta diferenças na estrutura de acordo com sua utilização variada para a espécie. Suas funções são múltiplas: para o ingresso de alimentos sólidos e líquidos (lamber e sugar); como um importante órgão táctil; e como portador dos órgãos do sabor; para apreender, separar e saborear o alimento. Ela toma uma parte definitiva no ato da mastigação e deglutição e pode ser utilizada para a limpeza da pele e da camada de pêlos.

Dentes

L. E. St. Clair

Em sua forma mais primitiva nos vertebrados, os **dentes** aparecem como estruturas cônicas situadas em fileiras opostas na cavidade oral. Nos mamíferos cada dente consiste de uma parte encaixada na mandíbula e uma parte exposta acima da gengiva. Este tipo de inserção dentária é denominado tecodonte em oposição aos tipos acrodontes e pleurodontes encontrados nos animais inferiores em que os dentes estão na borda ou lado da mandíbula.

Um dente simples consiste de uma **coroa** (Fig. 7-1) que se projeta além do alvéolo e uma **raiz** contida no alvéolo com um **colo** ou área de união entre eles. No interior do dente há uma **cavidade pulpar** contendo material macio e incluindo vasos e nervos que passam através de um forame no ápice da raiz. Alguns dentes possuem diversas raízes.

Quando os dentes são formados eles irrompem na mandíbula e na gengiva. Quando um dente simples irrompeu e a oclusão com o conjunto oposto ocorreu, a coroa gradativamente diminui por atrito. A raiz, que era aberta no início, fecha-se, e pouca ou nenhuma substância é adicionada.

As superfícies são designadas conforme segue: A superfície livre é a face oclusal ou, às vezes nos ungulados, a face mesial. O lado a seguir no vestíbulo oral é a face vestibular. Muitas vezes as faces vestibulares dos dentes incisivos e caninos são denominadas labiais, e as faces vestibulares dos pré-molares e molares, a face bucal. A face interna é a face lingual. Os lados em contato com os dentes vizinhos na mesma mandíbula são as faces de contato. A face de contato no sentido da linha média na arcada pode ser citada como a face mesial; a face para fora, a superfície distal.

Em alguns animais a face oclusal do dente é denteada para formar um infundíbulo ou colo e não há constricção entre a coroa e a raiz. Na realidade, a coroa pode ser tida como estendendo-se para dentro do alvéolo, a raiz sendo representada como a parte mais profundamente mergulhada (Fig. 18-7). Poderá haver diversas raízes. O dente avança do alvéolo no sentido da cavidade oral. Uma altura de coroa exposta mais ou menos constante é mantida pelo atrito. Exceto por um ligeiro aumento no comprimento das raízes ao se fecharem, não é adicionada substância ao dente e ele então é reduzido no comprimento na medida em que o animal fica mais velho. O alvéolo é preenchido com osso na medida em que o dente cresce para fora. O formato, conforme corte transversal observado em determinados dentes, muda de uma extremidade para a outra ao ser o dente extrudado do alvéolo. Isto permite um meio de determinação da idade do animal pelo formato das partes expostas dos dentes. Nos dentes de raízes verdadeiramente abertas, é constantemente adicionada substância na extremidade da raiz e o comprimento do dente é controlado pelo atrito ao avançar do alvéolo.

A dentição dos mamíferos domésticos é classificada como **heterodonte**, pois há diversos grupos de dentes, cada um possuidor de determinadas características adaptadas a funções específicas. Os dentes incisivos cortam, os caninos apreendem e rasgam, os pré-molares e molares rasgam ou, na maioria dos casos, prensam os alimentos. A maioria desses animais são **difiodontes** no sentido de que possuem um conjunto temporário de dentes que irrompe no princípio da vida e é substituído por um conjunto permanente.

O conjunto temporário de dentes consiste de incisivos, caninos e pré-molares. Eles são substituídos por dentes permanentes das mesmas designações. Os molares não são precedidos por dentes temporários e, assim, são parte do conjunto permanente.

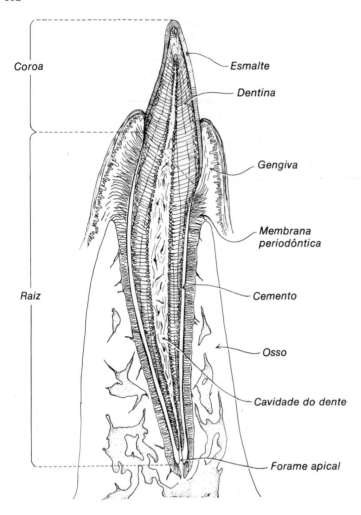

Figura 7-1. Vista longitudinal do dente com seus tecidos de sustentação.

Entretanto, os dentes temporários e os molares também foram classificados como **dentes primários.** Os que substituem os dentes temporários foram designados como **dentes secundários.**

DENTES PERMANENTES

Os **incisivos** são mais rostrais na posição, seguidos pela ordem dos **caninos, pré-molares** e **molares.** Os pré-molares e os molares podem ser considerados em conjunto como os **dentes molares.** Geralmente, há três incisivos, um canino, quatro pré-molares e três molares em cada mandíbula em cada lado. Este número varia um tanto de acordo com a espécie. As letras I, C, P e M seguidas por um superescrito ou subscrito numérico são empregadas como designações abreviadas dos dentes, como M^1 ou P_2. A fórmula dentária que indica o número de dentes em cada grupo acima e abaixo, a começar com os incisivos e terminando com os molares, seria

$$2\left(I\frac{3}{3} - C\frac{1}{1} - P\frac{4}{4} - M\frac{3}{3}\right) = 44$$

para o animal placentário primitivo.

Os dentes incisivos estão presentes em quase todos os grupos de mamíferos; contudo, os incisivos superiores estão ausentes em vários ungulados. Os dentes caninos são proeminentes nos carnívoros mas são de tamanho reduzido, podendo até estar ausentes em determinados ungulados. Eles estão ausentes nos roedores. Os dentes molares retêm quase seu número completo e são achatados para trituração (isto é, molariformes) nos ungulados. Nos roedores eles são molariformes mas podem ser reduzidos no número. Nos carnívoros a única prova de achatamento ocorre em partes dos molares. Os dentes molares dos ungulados de dedos ímpares do pé sustentam cristas nas faces oclusais (lofodonte). Nos ungulados de dedos pares do pé estas superfícies podem ser arredondadas (bunodonte) ou incluem crescentes (selenodonte).

A redução evolucionária nos pré-molares permanentes é evidenciada em muitas espécies e aparentemente progride do rostral ao caudal. No caso dos molares o último dente é o primeiro a ser afetado. Os dentes caninos são mais proeminentes nos carnívoros. O dente canino inferior na maioria dos ruminantes movimentou-se para a posição incisiva, e o primeiro pré-molar ou movimentou-se para a frente até a posição anterior do dente canino ou desapareceu. O dente canino superior pode estar presente em determinadas espécies ou pode haver desaparecido, como ocorreu com todos os incisivos superiores. Os dentes molares são uniformes e especialmente molariformes nos ungulados. Os pré-molares possuem superfícies monocrescênticas e são muito menores do que os molares nos ungulados de dedos pares no pé.

DENTES DECÍDUOS

Os dentes decíduos também são conhecidos como dentes temporários ou dentes de leite. Os incisivos e os caninos decíduos são semelhantes, em geral, aos dentes permanentes que os substituem, exceto que são menores do que estes. Nos carnívoros o último pré-molar decíduo é semelhante ao primeiro dente molar. Os dentes molares permanentes e decíduos são semelhantes nos ungulados de dedos ímpares no pé, mas nos ungulados de dedos pares no pé os pré-molares decíduos são semelhantes aos molares e são um tanto diferentes dos pré-molares permanentes. A molarização aparentemente afeta primeiro os molares, depois os pré-molares decíduos e, finalmente, os pré-molares permanentes.

No padrão básico há apenas três pré-molares decíduos. Morfologicamente eles são em número de 2, 3 e 4; desta forma, o pré-molar permanente mais rostral não substitui um pré-molar decíduo. A fórmula dentária básica para os dentes decíduos é:

$$2\left(Di\frac{3}{3} - Dc\frac{1}{1} - Dp\frac{3}{3}\right) = 28$$

Esta fórmula está sujeita a substancial variação como resultado da redução no número e na posição dos dentes permanentes. Os roedores são monofiodontes no sentido de que apenas um conjunto de dentes aparece durante a vida do animal.

As mandíbulas do animal jovem só precisam se acomodar aos pequenos dentes do conjunto decíduo. Na medida em que a mandíbula cresce, os dentes permanentes maiores irrompem, incluindo os molares. Os pré-molares decíduos, às vezes, são chamados de molares decíduos.

Os mamíferos jovens normalmente nascem sem dentes ou com apenas alguns que acabaram de irromper. Nenhum dente surge por diversas semanas nos carnívoros. São necessários diversos anos para que nos eqüinos e nos bovinos irrompam todos os dentes permanentes. O primeiro dente molar é um dos primeiros dentes permanentes a aparecer, enquanto o rompimento do último molar pode ser bastante tardio. A colocação dos dentes permanentes em relação aos dentes decíduos correspondentes varia em diferentes espécies. Contudo, a pressão dos dentes permanentes irrompidos faz com que as raízes dos dentes temporários desapareçam gradativamente.

ESTRUTURA DOS DENTES
(Figs. 7-1 e 7-2)

Os principais componentes dentários são o **esmalte** e a **dentina.** O esmalte, que é a substância mais dura do corpo, forma uma fina camada sobre a superfície do dente. Ele é quase destituído de substância orgânica e consiste de cristais de apatita e de fosfato de cálcio. A maior parte do dente é formada pela dentina, que é semelhante ao osso na composi-

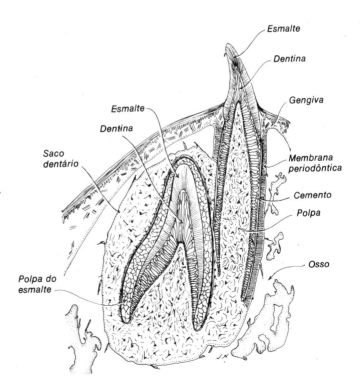

Figura 7-2. Dente permanente em desenvolvimento substituindo o dente temporário.

ção, mas difere estruturalmente no sentido de que ela contém numerosos túbulos paralelos. Uma substância menos rígida, o **cemento,** que se assemelha à dentina e ao osso, grosseiramente, cobre apenas as raízes dos dentes simples, mas nos outros ele pode estender-se sobre a coroa. Localizada centralmente está a cavidade do dente.

Os canalículos dentários no dente recentemente irrompido convergem no sentido da polpa de modo regular. Esta é a dentina primária. Na medida em que os dentes se desgastam, a dentina é exposta na face mesial. A cavidade do dente estaria, com o tempo, exposta na superfície se não houvesse uma proliferação de dentina secundária para diminuir a cavidade. Naturalmente, a constante diminuição da cavidade do dente é especialmente importante nos dentes com raízes abertas quando os mesmos estão constantemente avançando do alvéolo e sendo desgastados. Por causa de sua dureza, o esmalte desgasta-se a uma taxa mais lenta do que a dentina. Isto torna a face oclusal dos dentes trituradores especialmente áspera e, naturalmente, auxilia na eficiência da trituração. Na medida em que o dente se desgasta, a dentina secundária aparece na face oclusal como um ponto mais escuro, que foi chamado de estrela dentária. Na medida em que o dente em avanço é encurtado pelo atrito, o infundíbulo com seu anel de esmalte interno gradativamente desaparece. Como a extremidade oral da cavidade do dente está ligeiramente mais próxima da face oclusal do que a parte mais profunda do infundíbulo, a dentina secundária aparece como a estrela dentária um pouco antes do infundíbulo ter desaparecido (dente composto).

DESENVOLVIMENTO

O dente é circundado por tecidos de sustentação consistindo do cemento, de **membrana periodôntica** *(periodontium),* do osso alveolar e da gengiva. O cemento pertence tanto ao dente como aos tecidos de sustentação. Durante sua vida o dente passa por estágios de crescimento, calcificação, erupção e atrito. O engrossamento epitelial ao longo da margem livre da mandíbula em desenvolvimento é chamado de lâmina dentária e produz o órgão do esmalte que, por sua vez, produz o esmalte. A dentina e a polpa são produzidas pela **papila dentária,** um derivado mesenquimal. O cemento, a membrana periodôntica e o osso alveolar são formados a partir do saco dentário mesenquimal. A membrana periodôntica com seu cemento adjacente ancora o dente no alvéolo de modo que permite ligeiro movimento. O osso pode ser muito esponjoso e o movimento substancial, em determinados casos.

Na medida em que a mandíbula aumenta, o órgão de esmalte de cada molar por sua vez surge por uma extensão da lâmina dentária. O restante do dente é formado do mesênquima adjacente. Brotos da lâmina dentária estendem-se profundamente e internamente ao germe do dente dos dentes decíduos como uma lâmina secundária para formar os órgãos de esmalte dos dentes permanentes.

Após o dente haver irrompido não há nenhum outro aumento de tamanho, exceto que a raiz adiciona uma pequena quantidade de substância que fecha sua cavidade, exceto por um forame para os vasos e nervos. Contudo, nos dentes de raízes abertas, é adicionada substância continuamente. Os dentes incisivos dos roedores possuem raízes abertas. Em alguns animais os dentes caninos possuem raízes abertas. Quando os dentes são desgastados um de encontro ao outro, o esmalte está ausente nas superfícies opostas.

MORFOLOGIA

As proeminências projetantes na coroa são chamadas de **cúspides.** Elas formam um padrão que é específico para a espécie. Cada cúspide ou cone pode ser identificado especificamente para uma combinação de prefixos e sufixos. Protocones, paracones, metacones e hipocones são encontrados nos molares superiores (Fig. 18-25). O sufixo **-ula** indica um cone menor; **-estilo,** uma crista vertical; e **cíngulo,** uma crista marginal horizontal. O sufixo **-ide** é adicionado aos termos aplicáveis às cúspides dos dentes inferiores. Eles são protoconide, paraconide, metaconide, hipoconide e entoconide (Figs. 7-3 e 18-28).

A configuração básica do molar superior é a de um triângulo reto (trígono) com duas cúspides — paracone e metacone — ao longo da margem lateral e protocone no ápice. Este último é medial e rostral. Cônulos podem ocorrer entre as cúspides. O molar inferior possui uma área triangular (trigônide) parecida com a do molar superior, exceto que o protoconide é lateral e o paraconide e metaconide, mediais. Quando os dentes superior e inferior se unem na oclusão, cada dente inferior é um tanto medial e rostral a seu dente superior correspondente. Uma

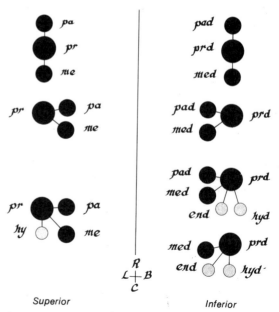

Figura 7-3. Evolução dos molares.

end, Entoconide; hy, hipocone; hyd, hipoconide; me, metacone; med, metaconide; pa, paracone; pad, paraconide; pr, protocone; prd, protoconide.

APARELHO DIGESTÓRIO GERAL

extensão caudal (talonide) do trigonide fornece oclusão apropriada e é composta de um hipoconide lateral e um entoconide medial. O protocone está em contato com a bacia do talonide. Este padrão apresenta três cúspides superiores principais e cinco cúspides inferiores. Os pré-molares tendem a ser mais simplificados. Os caninos são cônicos e os incisivos são essencialmente cônicos.

Aproximadamente no meio de cada arcada de dentes molares nos carnívoros há um dente de corte especialmente grande, o **sectório,** que é modificado, mas retém o padrão típico de cúspide. Na medida em que os dentes molares tornam-se mais molariformes eles tendem a ser quadrados em corte transversal. Uma quarta cúspide, hipocone, é adicionada ao molar superior no canto medial e caudal. O formato quadrado é atingido no molar inferior pela perda do paraconide.

No pré-molar o protocone não se movimenta para dentro. O dente sectório possui uma cúspide rostromedial denominada deuterocone. Uma segunda cúspide que corresponde ao metacone do molar é adicionada caudalmente ao protocone e é chamada de tritocone. O pré-molar torna-se mais como um molar quando um quarto elemento é adicionado ao ângulo caudomedial. Ele é chamado tetratocone e corresponde ao hipocone do molar.

No pré-molar inferior pequenas cúspides basais são adicionadas rostral e caudalmente ao protoconide. O pré-molar inferior, em última instância, contém cinco cúspides.

Um espaço notável entre os dentes de uma arcada é denominado um diastema. Ele normalmente ocorre entre os incisivos e pré-molares e é especialmente desenvolvido quando o dente canino está ausente.

Nos animais em que a mandíbula superior é curta (braquicefálico), todos os espaços entre os dentes desaparecem. Na realidade, os dentes podem tornar-se orientados transversalmente ou podem até sobreporem-se aos dentes adjacentes. Em tais casos poderá haver uma redução no número de dentes molares superiores.

Glândulas Salivares

Este termo normalmente está limitado aos três pares de grandes glândulas situadas nos lados da face e da parte adjacente do pescoço — a glândula parótida, a glândula mandibular e a glândula sublingual. Seus ductos abrem-se na boca.

A **glândula parótida** é assim chamada pela sua proximidade ao ouvido. Ela está situada essencialmente no espaço caudal ao ramo da mandíbula. O **ducto parotídeo** surge da confluência de numerosos pequenos ductos excretórios e se abre no vestíbulo da boca.

A **glândula mandibular** estende-se da fossa atlantal até ao osso basi-hióideo de modo que ela está coberta parcialmente pela glândula parótida, parcialmente pela mandíbula inferior. O **ducto mandibular** é formado pela união de pequenas radículas que emergem ao longo da borda côncava.

A **glândula sublingual** está situada sob a túnica mucosa da boca, entre o corpo da língua e o ramo da mandíbula. Em todas as espécies, exceto no eqüino, há duas glândulas — monostomática e polistomática. A **glândula sublingual monostomática** (ausente no eqüino) possui apenas um ducto excretório, o ducto sublingual maior. A **glândula sublingual polistomática** consiste de um número relativamente grande de pequenos lobos glandulares individuais e assim está equipada com um número correspondente de pequenos ductos excretórios, os ductos sublinguais menores, que se abrem lateralmente à língua e dentro do recesso sublingual lateral.

FARINGE

A **faringe** é um saco musculomembranoso que pertence em comum aos tratos digestório e respiratório. Ela possui um formato aproximadamente afunilado, a grande parte rostral unindo a boca e a cavidade nasal, enquanto a extremidade pequena continua pelo esôfago. O ar e os alimentos passam através da cavidade faríngea. O ar, durante a respiração, passa de um sentido rostrodorsal para caudoventral e vice-versa, enquanto durante a entrada dos alimentos, o bolo alimentar terá um trajeto rostroventral para caudodorsal através da cavidade faríngea. Portanto, as passagens de ar e de alimentos cruzam-se na cavidade faríngea, e é a tarefa da faringe direcionar adequadamente o ar e os alimentos para evitar o engasgamento durante a passagem dos alimentos através deste espaço.

CANAL ALIMENTAR
Esôfago

O esôfago é um tubo musculomembranoso que se estende da faringe até o estômago. Em seu percurso ele apresenta diversos desvios; para a esquerda no pescoço, para a direita do arco aórtico e dorsalmente à bifurcação da traquéia.

Estômago

O **estômago** é a grande dilatação do canal alimentar, caudal ao diafragma, que intervém entre o esôfago e o intestino delgado. Ele armazena alimentos temporariamente e os digere quimicamente. A estrutura do estômago é determinada pelo meio de vida e pela alimentação das várias espécies; assim, o eqüino, o suíno e os carnívoros possuem um estômago simples e o ruminante um estômago complexo. Uma outra distinção é feita de acordo com a natureza do revestimento interior do estômago. Um estômago inteiramente revestido por uma mucosa glandular coberta por uma única camada de epitélio cilíndrico é encontrado no carnívoro; um estômago em que uma mucosa desprovida de glândulas revestida por epitélio estratificado pavimentoso, estendendo-se do cárdia para revestir a primeira parte do estômago, é encontrado no suíno, no eqüino e no ruminante. Esta parte do estômago é chamada de pré-estômago *(proventrículo)* e varia de tamanho desde uma pequena zona ao redor da cárdia no suíno até três grandes compartimentos — o rúmen, o retículo e o omaso — nos ruminantes. A parte glandular nos ruminantes é um compartimento distinto, o abomaso.

Intestino Delgado

O **intestino delgado** é o tubo que liga o estômago ao intestino grosso. Ele tem início no piloro e termina na junção do cólon com o cécum. A primeira parte é denominada de duodeno e está inserida por uma curta prega peritoneal, o mesuduodeno, enquanto o restante está inserido pelo mesentério e é dividido em partes denominadas de jejuno (o maior segmento do intestino delgado) e o íleo. A linha de demarcação é arbitrariamente fixada na borda livre da prega ileocecal. Há um acentuado aumento da espessura da parede no sentido da parte terminal. Outras diferenças serão notadas nas descrições das espécies. O duodeno está intimamente relacionado posicionalmente ao fígado (ao qual está ligado pelo ligamento hepatoduodenal e do qual recebe o ducto biliar) e o pâncreas (do qual recebe o ducto pancreático).

ESTRUTURA. A parede consiste de quatro camadas — serosa, muscular, submucosa e mucosa. A **serosa** é completa, exceto na borda mesentérica, onde os vasos e nervos atingem os intestinos. A **camada muscular** consiste de uma camada longitudinal externa e uma camada circular interna, esta última sendo a mais espessa. A **camada submucosa** é uma camada de tecido areolar no qual os vasos e nervos se ramificam. Ela também contém as glândulas duodenais e as bases dos nódulos linfáticos solitário e dos agregados nodulares. A **camada mucosa** é lisa e aveludada. Na abertura ileocecal a camada mucosa projeta-se ligeiramente para a cavidade do cécum, formando a valva ileocecal. A superfície livre está profusamente ocupada por vilos, pequenas projeções de túnica mucosa que podem ser bem observadas ao se colocar um fragmento da membrana mucosa na água. Cada um contém um vaso linfático central (quilífero), e ao redor deste um plexo de capilares, tecido conjuntivo e fibras musculares lisas. Eles são agentes importantes na absorção do conteúdo do intestino. O epitélio é cilíndrico, com muitas células caliciformes. Sob a membrana basal há uma camada de fibras musculares lisas, a *lâmina muscular da mucosa*. As glândulas do intestino delgado são de dois tipos: As **glândulas intestinais** estão presentes em todo o intestino delgado; elas são glândulas tubulares simples que se abrem entre os vilos. As **glândulas duodenais** são glândulas túbulo-alveolares ramificadas, situadas na submucosa, de modo que seus ductos atravessam a muscular da mucosa e a túnica mucosa. (Elas eram anteriormente conhecidas como as glândulas de Brunner.) Tecido linfóide ocorre na forma de nódulos distintos que estão espalhados ou então são encontrados em grupos. No primeiro caso são denominados **nódulos solitários;** no último, **agregados nodulares.**

Intestino Grosso

O **intestino grosso** estende-se da terminação do íleo até ao ânus. É dividido em cécum, cólon e reto. O **cécum** é um saco cego com uma abertura para dentro do início do cólon. O **cólon** começa no orifício cecocólico e termina no reto ao nível da entrada pélvica. (Não há nenhuma linha natural de demarcação entre o cólon e o reto; o plano da entrada pélvica é selecionado como a divisão por conveniência de descrição.) O **reto** é a parte terminal dos intestinos; ele estende-se da entrada pélvica até ao ânus.

O canal intestinal atua na decomposição e absorção de substâncias dos alimentos que são necessários para o funcionamento e construção corporal. Parte dessas substâncias (carboidratos, gorduras e proteínas) necessitam ser convertidas por meio de processos fermentativos numa forma adequada para absorção. As enzimas necessárias são supridas pelo pâncreas, fígado e glândulas intestinais. Parte da decomposição química nos herbívoros é obtida por microrganismos que estão sempre presentes no estômago (ruminante) ou no canal intestinal (eqüino). O peristaltismo é produzido pela camada muscular do intestino e está sob a influência reguladora do sistema nervoso autônomo. Ele promove a mistura necessária para a digestão química, avançando o conteúdo intestinal, e, finalmente, o transporte dos constituintes não digeridos dos alimentos, as fezes. O intestino delgado atua na digestão e absorção química e o intestino grosso na reabsorção da água e na excreção. Contudo, no eqüino, a digestão bacteriana e a absorção também ocorrem no intestino grosso.

ÂNUS

O **ânus** é a parte terminal do canal alimentar. Está situado abaixo da raiz da cauda. É coberto externamente por um tegumento que é fino, isento de pêlos, e suprido de numerosas glândulas sebáceas e sudoríparas. Seu lúmen, o canal anal, é fechado, exceto durante a defecação, pela contração dos músculos do esfíncter e pregas do revestimento mucoso. A túnica mucosa da zona cutânea externa é clara e coberta com um espesso epitélio estratificado pavimentoso. A disposição muscular é a seguinte: O **esfíncter interno do ânus** é o engrossamento terminal da camada circular do intestino. O **esfíncter externo do ânus** é um largo anel de fibras musculares estriadas fora do esfíncter interno. Algumas fibras estão inseridas na fáscia caudal (coccígea) acima, outras no centro perineal abaixo (Figs. 22-40 e 41). Sua ação é a de fechar o ânus.

VASOS E NERVOS. O suprimento sangüíneo provém das artérias pudendas internas e as veias drenam na veia pudenda interna. Os vasos linfáticos vão para os nodos linfáticos anais. Os nervos vêm dos nervos pudendos e dos retais caudais.

PÂNCREAS

O **pâncreas** está situado transversalmente na parede dorsal do abdome. Ele assemelha-se na aparência às glândulas salivares, mas é mais macio, e seus lóbulos estão mais frouxamente unidos.

Como uma glândula digestiva o pâncreas forma enzimas ou seus precursores que decompõem as gorduras, os carboidratos e as proteínas. Além dessas secreções, o aparelho insular do pâncreas sintetiza insulina e glucagon, hormônios que desenvolvem papel de importância no metabolismo do açúcar do corpo. O aparelho insular é representado por acumulações de células epiteliais que são os locais da formação dos hormônios. Estas células não secretam para os ductos excretórios das glândulas, mas os

APARELHO DIGESTÓRIO GERAL

hormônios são distribuídos para o sangue através de uma densa rede capilar. O não funcionamento do aparelho insular causa o diabetes.

FÍGADO

O **fígado** é a maior glândula no corpo. Ele está situado obliquamente na superfície abdominal do diafragma. Ele é mantido na posição, em grande parte, pela pressão das outras vísceras e por sua íntima aplicação e inserção ao diafragma. O fígado é dividido, por fissuras, em lobos.

ESTRUTURA. O fígado está coberto por uma camada serosa externa e uma camada fibrosa mais profunda. A camada serosa cobre a glândula, exceto na inserção do pâncreas e na fissura portal; ela se reflete para formar os ligamentos e o omento menor. A camada fibrosa é, em geral, delgada; ela emite lâminas para o interior dos ligamentos e também trabéculas para dentro da glândula. Na fissura portal ela é contínua com o abundante tecido conjuntivo que circunda os vasos e ductos e os acompanha nos espaços-porta da substância da glândula. A substância da glândula é composta do parênquima e do tecido intersticial. O parênquima é composto de lóbulos poligonais, mantidos juntos por pequena quantidade de tecido conjuntivo interlobular. Os lóbulos são compostos das células hepáticas poligonais, um delicado retículo, do canalículo biliar, de um plexo de grandes capilares denominados sinusóides e de uma veia central. A consistência do fígado é firme-elástico, sendo, contudo, maleável e adapta-se in situ a seus arredores. Ela adere ao diafragma.

FUNÇÃO. A função mais aparente do fígado é a secreção da bile, embora esta seja apenas uma das numerosas tarefas deste órgão. Ele é um importante órgão de armazenamento, para amido e glicogênio, o qual sintetiza dos carboidratos que recebe do intestino através da veia porta. É também capaz de armazenar gordura e proteína. Executa ainda funções excretórias através das quais sintetiza os produtos de decomposição da proteína contendo nitrogênio e ácido úrico para a uréia, que são excretados através dos rins. Na vida embrionária o fígado participa da hematopoiese, mas posteriormente remove os produtos da decomposição dos glóbulos vermelhos provenientes do baço. Ele também remove substâncias indesejáveis do sangue e as detoxifica.

Ducto Biliar

Os **ductos biliares** se unem para formar o ducto hepático. Este corre no ligamento hepatoduodenal como o *ducto colédoco* após receber o ducto excretório da vesícula biliar, o ducto cístico (exceto no eqüino, que não possui uma vesícula biliar). Ele então continua até a parte inicial do duodeno, onde se abre nas papilas duodenais.

Vesícula Biliar

A **vesícula biliar** (não encontrada no eqüino) tem formato de pêra. Um lado do colo e parte do corpo estão fortemente fundidos ao fígado. Onde não está fundida ao fígado, ela possui um revestimento peritoneal. Durante períodos de repouso digestivo ela serve como um órgão de armazenamento para a bile. Recebe o fluxo de bile através do **ducto cístico** que está ligado ao ducto hepático. Desta forma, a bile pode fluir através do ducto cístico em ambas as direções.

BIBLIOGRAFIA

Babkin, B. P. 1950. Secretory Mechanism of the Digestive Glands. New York, Paul B. Hoeber, Inc.

Benzie, D., and A. T. Phillipson. 1957. The Alimentary Tract of the Ruminant. Springfield, Ill., Charles C Thomas.

Code, C. F. 1967 and 1968. Handbook of Physiology. Section 6: Alimentary Canal. Vols. 1–5. Washington, D.C., American Physiological Society.

Dougherty, R. W., R. S. Allen, W. Burroughs, N. L. Jacobson and A. D. McGilliard (eds.). 1965. Second International Symposium on the Physiology of Digestion in the Ruminant. London, Butterworth & Co., Ltd.

Dougherty, R. W., K. J. Hill, F. L. Campeti, R. C. McClure and R. E. Habel. 1962. Studies of pharyngeal and laryngeal activity during eructation in ruminants. Am. J. Vet. Res. 23:213–219.

Elias, H., and H. Popper. 1955. Venous distribution in livers. A.M.A. Archives Path. 59:332–340.

Fabisch, H. 1954. Topographisch-anatomische und verdauungsmotorische Untersuchungsergebnisse der Ruminalen Palpation beim Rind. Wiener Tierarztliche Monatsschrift 41:328–349.

Florentin, P. 1953. Anatomie topographique des viscères abdominaux du boeuf et du veau. Revue de Médecine Vétérinaire 104:464.

Florentin, P. 1955. Anatomie topographique des viscères abdominaux du mouton et de la chevre. Revue de Médecine Vétérinaire 106:657.

Glass, G. B. J. 1968. Introduction to Gastrointestinal Physiology. Englewood Cliffs, New Jersey, Prentice-Hall, Inc.

Habel, R. E. 1956. A study of the innervation of the ruminant stomach. Cornell Vet. 46:555–628.

Hightower, N. C. 1962. The digestive system. Ann. Rev. Physiol. 24:109.

Kowalczyk, T., W. G. Hoekstra, K. L. Puestow, I. D. Smith and R. H. Grummer. 1960. Stomach ulcers in swine. J.A.V.M.A. 137:339–344.

Larson, L. M., and J. A. Bargen. 1963. Physiology of the colon. Arch. Surg. 27:1–50.

Murphey, H. S., W. A. Aitken and G. W. McNutt. 1926. Topography of the abdominal viscera of the ox. J.A.V.M.A. 68:1–24.

Rasanen, T. 1962. On the function of mast cells in the gastric mucosa. Acta Path. Microbiol. Scand. (Suppl.) 154:201–3.

Smith, R. N. 1954. The arrangement of the ansa spiralis of the sheep colon. J. Anat. 88:246–249.

Smith, R. N. 1957. The pattern of the ansa spiralis of the sheep colon. Brit. Vet. J. 113:501–503.

Symposium on some aspects of the normal and abnormal circulation of the liver. 1953. Proc. Staff Meet. Mayo Clin. 28:217–248.

Tamate, H. 1956. The anatomical studies of the stomach of the goat. I. The post-natal development of the stomach with special reference to the weaning and prolonged suckling. Tohoku J. Agri. Res. 7:209–229.

Tamate, H. 1957. The anatomical studies of the stomach of the goat. II. The post-natal changes in the capacities and the relative sizes of the four divisions of the stomach. Tohoku J. Agri. Res. 8:65–77.

Tamate, H., A. D. McGilliard, N. L. Jacobson and R. Getty. 1962. Effect of various dietaries on the anatomical development of the stomach in the calf. J. Dairy Sci., 45:408–420.

Tamate, H., A. D. McGilliard, N. L. Jacobson and R. Getty. 1964. The effect of various diets on the histological development of the stomach in the calf. Tohoku J. Agri. Res. 14:171–193.

Wass, W. M. 1965. The duct systems of the bovine and porcine pancreas. Am. J. vet. Res. 26:267–272.

Weber, J. 1958. The basophilic substance of the gastric chief cells and its relation to the process of secretion. Acta Anat. 33(suppl. 31):9–78.

Wilkens, H. 1956. Zur Topographie der Verdauungsorgane des Schafes unter besonderer Berucksichtigung von Funktionszustanden. Zentral. Veterinar. Med. 3:803–816.

CAPÍTULO 8

SISTEMA RESPIRATÓRIO GERAL

W. C. D. Hare

A respiração foi definida como o processo ou processos químico e osmótico pelos quais uma planta ou um animal absorve oxigênio e elimina os produtos (especialmente dióxido de carbono) formados pelas atividades oxidativas dos tecidos.

O sistema respiratório* consiste de uma parte condutora, uma parte respiratória e um mecanismo de bombeamento pelo qual o ar alternativamente é puxado para dentro (inspiração) e expelido (expiração) do sistema.

A **parte condutora** é a parte através da qual o ar passa para atingir a parte respiratória, onde ocorre o efetivo intercâmbio de oxigênio para os produtos da oxidação. Ela compreende o nariz, a cavidade nasal, parte da faringe, a laringe, a traquéia e, dentro dos pulmões, os brônquios e bronquíolos, até aos bronquíolos respiratórios. Ocasionalmente, a cavidade oral serve como um trajeto para o ar que passa de e para a faringe, e desta para os pulmões.

A **parte respiratória** compreende os bronquíolos respiratórios, os ductos alveolares, os sacos alveolares e os alvéolos pulmonares.

Os componentes essenciais do aparelho de bombeamento são: (1) os dois sacos pleurais que abarcam os pulmões e formam câmaras de vácuo ao redor deles, (2) o esqueleto do tórax, às vezes conhecido por caixa torácica, e seus músculos associados, e (3) o diafragma. Os movimentos da caixa torácica e do diafragma resultam numa alteração no volume torácico. Este, por sua vez, afeta a pressão negativa dentro dos sacos pleurais e, como resultado, o ar é conduzido ou expelido dos pulmões.

Os **seios paranasais,** cuja função não é verdadeiramente conhecida, são cavidades encontradas no interior dos ossos da maxila, frontal, esfenóide e etmóide (descrições completas podem ser encontradas nos capítulos sobre osteologia). Eles são revestidos por túnica mucosa respiratória e comunicam-se quer direta ou indiretamente com a cavidade nasal.

Além de sua função respiratória, o **sistema respiratório** está relacionado com a **produção da voz,** papel em que a laringe desempenha parte importante. O sistema respiratório também está relacionado com a provisão de firme base contra a qual os músculos abdominais podem construir um aumento na pressão intra-abdominal e, em determinadas espécies, contra a qual os músculos extrínsecos do ombro podem agir. A laringe também desempenha

importante papel nestas funções porque, na primeira, ela atua como uma válvula na retenção do ar nos pulmões após a inspiração; na última, ela impede que o ar entre nos pulmões após a expiração.

O **sistema respiratório** também está associado ao **sistema olfatório.** Parte da túnica mucosa nasal contém as células sensoriais olfatórias e é conhecida como a região olfatória.

A primeira parte do verdadeiro percurso respiratório* é a **cavidade nasal.** A cavidade nasal está contida, em grande parte, dentro do nariz e é dividida em duas **metades laterais,** direita e esquerda, por um **septo mediano.** Ocupando espaço dentro das cavidades nasais encontram-se as conchas nasais (ossos turbinais), e abrindo-se para fora das cavidades nasais estão os **seios paranasais.** As cavidades nasais comunicam-se com o exterior através das **narinas** e com a faringe através das coanas (narinas caudais). Dentro da cavidade nasal, o ar inspirado é aquecido e umedecido de modo que os intercâmbios gasosos possam ser facilitados dentro dos pulmões, a olfação é melhorada na região olfatória da cavidade nasal e a ação ciliar é mantida.

NARIZ (nasus)

Um nariz proeminente, que se projeta do restante da face, tal como é observado no homem, não é observado nos animais domésticos. Nos animais domésticos o nariz está incorporado ao esqueleto da face e estende-se do nível transverso dos olhos até a extremidade rostral da cabeça. Externamente, as seguintes partes do nariz podem ser reconhecidas: dorsalmente, o *dorso do nariz;* lateralmente, as regiões laterais do nariz; e rostralmente, a extremidade do nariz, ou o ápice, que sustenta as duas narinas. A parede exterior do nariz consiste de uma camada mais externa de pele, uma camada média de músculo, e uma camada mais interna de osso ou, na região rostral, de cartilagem. A pele do nariz, exceto aquela da extremidade, sustenta curtos pêlos ou lanugem. A camada muscular média compreende os músculos faciais que agem sobre as narinas e o lábio superior. Os ossos que formam a **parede dorsal** do nariz são os **ossos nasal e frontal,** e os que formam as paredes laterais são os **ossos incisivo, maxilar, lacrimal e zigomático.**

A margem óssea formada pela borda rostral dos ossos incisivo e nasal é conhecida como a **abertura óssea** do nariz. Rostralmente à abertura óssea, a pa-

---

*Para as considerações viscerais gerais, terminologia e conceitos embriológicos, veja os detalhes no Cap. 6, Cavidades Celômicas e Mesentérios.

---

*Em determinadas espécies ocorre a respiração pela boca.

SISTEMA RESPIRATÓRIO GERAL

rede do nariz é sustentada por extensões cartilaginosas, dorsal e ventral, do septo nasal. A **cartilagem do septo nasal**·subdivide-se, ao longo de toda sua borda dorsal e ao longo da parte rostral de sua borda ventral (palatina), para formar placas cartilaginosas dorsal e ventral, em cada lado. Estas placas dorsal e ventral são conhecidas, respectivamente, como as **cartilagens lateral dorsal e lateral (parietal) ventral do nariz.** No ruminante as placas dorsal e ventral não se encontram completamente e desta forma deixam uma pequena parte, de cada uma das paredes laterais do nariz, sem sustentação. No eqüino as cartilagens laterais dorsal e ventral são estreitas e, conseqüentemente, as paredes laterais do nariz estão sem sustentação rostral a **incisura naso-incisiva** (o ângulo formado pelos ossos nasal e incisivo).

A extremidade, ou o ápice, do nariz apresenta as duas narinas que formam as entradas para a cavidade nasal. O formato das narinas varia nas diferentes espécies, como o faz a estrutura cartilaginosa ou óssea que as sustenta e mantém abertas. A extremidade rostral do septo nasal cartilaginoso forma a sustentação mediana para as narinas. No suíno o septo cartilaginoso é substituído pelo **osso rostral** com o formato de cunha. A sustentação dorsal para cada narina é fornecida em todas as espécies, exceto no eqüino, pela continuação rostral da cartilagem lateral dorsal. No bovino há uma incisura, e no suíno uma fissura, que separa a parte rostral do resto da cartilagem lateral. As sustentações ventral e lateral para cada narina são supridas em todas as espécies, exceto no eqüino, por uma **cartilagem acessória lateral.**

A cartilagem acessória lateral é de formato de âncora no ruminante, cão e gato, e de formato de sovela no suíno. No ruminante a cartilagem acessória lateral é uma continuação da parte rostral da cartilagem lateral dorsal. No cão e no gato a cartilagem acessória lateral é uma continuação da cartilagem lateral ventral; no suíno ela está inserida na parte ventral do *osso rostral*.

No eqüino a sustentação cartilaginosa para as narinas está disposta um tanto diferentemente. As cartilagens laterais dorsal e ventral são muito estreitas e não desempenham qualquer papel na sustentação das narinas. Ao invés disso, duas **cartilagens alares,** no formato de vírgulas, estão colocadas transversalmente costa a costa e inseridas, na extremidade rostral do septo nasal cartilaginoso, por tecido conjuntivo. A parte dorsal de cada cartilagem alar possui a forma de uma **placa ou lâmina curva;** a parte ventral tem a forma de uma **barra,** estreita e achatada, ou **corno.** As cartilagens alares sustentam as narinas dorsal, medial e ventralmente.

Além das cartilagens mencionadas, em cada lado há uma **cartilagem nasal acessória medial.** Ela está situada na prega alar e inserida na concha nasal ventral e na cartilagem lateral ventral (exceto no eqüino).

As narinas, quando não dilatadas, são do formato de uma vírgula no eqüino, bovino, cão e gato, de formato de fenda no ovino e no caprino, e redonda no suíno. A extremidade espessa da vírgula está situada quer ventromedial ou medialmente, e a extremidade delgada quer dorsolateral ou lateral-

mente. A parte estreita da abertura é semelhante a uma fenda no cão e no gato, e semelhante a um sulco no ruminante, onde ela se situa entre a túnica mucosa que cobre a cartilagem lateral dorsal e a pele que cobre a cartilagem acessória lateral e conhecida como o **sulco alar.** Os limites da narina são conhecidos como as **asas lateral e medial.** As asas encontram-se dorsal e ventralmente para formarem as **comissuras** ou **ângulos.**

No eqüino, uma terceira prega, a **prega alar,** surge da superfície medial do ângulo dorsal da narina não dilatada e de formato crescêntico ou da superfície lateral da narina dilatada e redonda, e estende-se caudalmente da lâmina da cartilagem alar para tornar-se contínua com a prega da túnica mucosa na extremidade rostral da concha nasal ventral. Ela contém e é sustentada pela cartilagem acessória medial e divide a narina numa **narina falsa** dorsal e uma **narina verdadeira** ventral. A narina falsa conduz para uma bolsa·cega, de pele, denominada **divertículo nasal;** a narina ventral conduz para o interior da cavidade nasal. Quando a narina está inteiramente dilatada, a narina falsa é ocultada pela lâmina da cartilagem alar ao entrar em contato com o ângulo dorsal da narina.

Em todas as espécies, exceto no eqüino, a pele ao redor e entre as narinas aparece notavelmente diferente daquela que cobre o restante do órgão, e em algumas dessas espécies, ela estende-se para dentro do lábio superior. No ovino, caprino, cão e gato, a pele que forma a parte brilhosa do nariz é conhecida como o **plano nasal.** No suíno a pele cobre a superfície e uma estreita faixa ao redor da borda do focinho e é conhecida como o **plano rostral.** No bovino a pele estende-se dentro do lábio superior e forma o **plano nasolabial.** O *plano nasal* é completamente destituído de pêlos, como o é o *plano nasolabial,* exceto por uma borda de pêlos com seios nas margens laterais. O *plano rostral* possui alguns pêlos curtos e finos e, ao redor das bordas, pêlos com seios. No eqüino, a pele ao redor e entre as narinas é coberta por finos pêlos curtos intercalados com alguns pêlos com seios.

A superfície da pele está subdividida em áreas, por pequenos sulcos, no ruminante, suíno e cão. Este relevo superficial é característico para o animal individual e permanece constante com a idade, de modo que impressões podem ser usadas para fins de identificação de modo semelhante às impressões digitais, usadas para a identificação do homem. No gato a superfície da pele é levantada em pequenos tubérculos. No ruminante e no suíno a superfície da pele é mantida úmida pela secreção de glândulas serosas que se abrem nas profundezas dos sulcos. No cão e no gato estas glândulas da pele estão ausentes e a pele é mantida úmida através das secreções das glândulas serosas na túnica mucosa do septo nasal, das glândulas nasais laterais e das glândulas lacrimais.

O **philtrum,** ou sulco mediano, que divide o lábio superior, é bem desenvolvido no ovino, caprino, cão e gato, e estende-se dorsalmente dentro do *plano nasal.*

As narinas e o vestíbulo da cavidade nasal podem ser dilatados pela ação dos músculos dilatadores do nariz e determinados músculos do lábio superior. Esta dilatação ocorre durante a inspiração, a fim de reduzir as chances de obstrução do fluxo de ar. A contração das narinas ocorre no final da expiração e é particularmente observável no eqüino durante a respiração forçada.

VASOS E NERVOS. As narinas e a área que as circunda são altamente vascularizadas. Em cada lado as principais **artérias** que suprem a área são: as artérias nasais lateral e dorsal, a artéria labial maxilar, a artéria esfenopalatina, a artéria infra-orbitária, a artéria etmoidal e a artéria palatina maior. Numerosas anastomoses ocorrem entre os ramos destas artérias e conduzem a um intricado padrão de artérias, veias e capilares. O sangue é drenado da área pelas **veias** da cavidade nasal e da face. Os **vasos linfáticos** que drenam a área passam para os nodos linfáticos parotídeos e mandibulares.

Os impulsos sensoriais das narinas e da área circundante são levados pelos **nervos infra-orbitários.** Os impulsos motores para a área são conduzidos pelos ramos dos **nervos faciais.**

CAVIDADE NASAL

A cavidade nasal estende-se das narinas até as *coanas.*

LIMITES. Uma descrição detalhada dos limites esqueléticos da cavidade nasal será encontrada na descrição do crânio, e assim os referidos limites serão aqui simplesmente resumidos. O teto, ou parede dorsal, é formado pelas cartilagens laterais (parietais) dorsais, pelos ossos nasais e parte dos ossos frontais. O assoalho, ou parede ventral, que também forma o teto da cavidade oral, é formado pelas cartilagens laterais (parietais) ventrais e por partes dos ossos incisivo, maxilar e palatino. As paredes laterais, irregulares, são formadas pelas partes laterais das cartilagens laterais (parietais) dorsal e ventral e por partes dos ossos incisivo, maxilar, palatino, etmóide e lacrimal. O limite caudal da parte caudodorsal da cavidade, ou fundo, é formado pela placa cribriforme do osso etmóide.

A cavidade é dividida em metades direita e esquerda pelo septo nasal mediano. As metades eram anteriormente denominadas fossas, mas atualmente o termo *cavidade nasal* refere-se a toda a cavidade ou a uma das metades, dependendo do contexto. As partes caudal e ventral do septo são ósseas e formadas pela placa perpendicular do osso etmóide e pelo vômer, respectivamente; juntamente, eles formam a parte óssea. O restante do septo é composto de cartilagem hialina e é conhecido como a parte cartilaginosa. Nos animais mais idosos uma ossificação parcial da cartilagem pode ocorrer. A borda dorsal do septo nasal está relacionada aos ossos frontal e nasal, e rostralmente ela é expandida em cada lado para formar as cartilagens laterais dorsais. A borda ventral do septo enquadra-se dentro do estreito sulco do vômer. No ruminante o vômer não se articula com o assoalho da cavidade nasal caudal ao nível do terceiro dente molar superior; no cão e no gato ele não se articula com o assoalho da cavidade nasal caudal ao nível do quarto dente molar superior, de modo que nestas espécies a metade caudal da cavidade nasal não é dividida ventralmente.

Os limites das *coanas* são formados pela borda caudal dos processos palatinos dos ossos palatinos, ventralmente, pelas placas perpendiculares dos ossos palatinos, lateralmente, e pelo vômer e corpo do osso presfenóide, dorsalmente. No eqüino e no suíno o vômer divide a coana em duas *coanas.* As *coanas* marcam a divisão entre a parte caudoventral da cavidade nasal e a parte nasal da faringe (nasofaringe).

No suíno, no cão e no gato uma placa horizontal de osso, a lâmina basal do osso etmóide, separa a parte dorsal caudal da parte ventral caudal da cavidade nasal.

CONCHAS NASAIS. Uma grande parte de cada cavidade nasal (direita e esquerda) é ocupada pelas *conchas* nasais (ossos turbinais). Uma descrição integral desses ossos, que apresentam especificidade de espécies, será encontrada na descrição do crânio. Sucintamente, as conchas nasais possuem uma lamela basal que está inserida na parede lateral da cavidade nasal. Das lamelas basais uma ou mais lamelas espirais surgem e curvam quer dorsal ou ventralmente para formarem recessos que estão em ampla comunicação com a cavidade nasal.

As conchas nasais projetam-se mesialmente quase até ao septo nasal. A concha nasal dorsal, o osso etmoturbinal mais dorsal, é o mais longo em todas as espécies. Ele ocupa a parte dorsal da cavidade e estende-se da placa cribriforme do osso etmóide até a extremidade rostral (vestíbulo) da cavidade nasal. A concha nasal ventral, que ocupa a parte ventral da cavidade nasal, é mais curta e, em geral, mais larga do que a concha nasal dorsal. Em todas as espécies, exceto no eqüino, ela está limitada à metade rostral da cavidade nasal; no eqüino ela estende-se caudalmente até ao nível da *coana.* As conchas etmoidais (etmoturbinais) ocupam a parte caudal da cavidade nasal. No ruminante, no cão e no gato o osso etmoturbinal que se situa imediatamente ventral à concha nasal dorsal, isto é, a concha nasal média, é grandemente aumentado e estende-se rostralmente de modo que sua extremidade rostral situa-se entre as conchas nasais dorsal e ventral.

A projeção das conchas nasais dentro da cavidade nasal produz quatro meatos, ou passagens, através da cavidade nasal. O meato dorsal é a passagem entre o teto da cavidade nasal e a concha nasal dorsal. O meato médio é a passagem entre a concha nasal dorsal e a concha nasal ventral. A entrada rostral ao meato médio é denominada o átrio do meato médio. No ruminante, cão e gato, a extremidade caudal do meato médio está dividida, em canais dorsal e ventral, pela concha nasal média. O meato ventral é uma passagem maior localizada entre a concha nasal ventral e o assoalho da cavidade nasal. O meato comum é uma passagem paramediana estreita situada entre o septo nasal e as conchas nasais. Ele estende-se do teto até ao assoalho da cavidade nasal e liga-se aos meatos dorsal, médio e ventral. As passagens entre os ossos etmoturbinais são denominadas de meatos etmoidais.

A parte rostral da cavidade nasal, imediatamente dentro das narinas, é denominada de vestíbulo. A parte caudal da cavidade nasal, que conduz para dentro da parte nasal da faringe, é conhecida como o meato nasofaríngeo.

SISTEMA RESPIRATÓRIO GERAL

A cavidade nasal, o septo nasal, e ambas as superfícies das conchas nasais e ossos etmoturbinais são revestidos por tûnica mucosa que está, em sua maior parte, firmemente inserida nos tecidos subjacentes. Contudo, a túnica mucosa que cobre as conchas nasais continua rostralmente além das conchas nasais, ao longo da parede lateral da cavidade, no sentido da narina e na forma de pregas. A **prega reta** estende-se rostralmente da concha nasal dorsal. A **prega alar** estende-se rostralmente da concha nasal ventral e circunda a cartilagem acessória medial da narina. (No eqüino ela circunda a cartilagem acessória medial com o formato de um S e estende-se até a lâmina da cartilagem alar.) Além das pregas reta e alar, também há uma prega nasal ventral denominada **prega basal.** No eqüino esta prega é formada pela túnica mucosa que cobre a parte nasal do osso incisivo; ela pode ser observada na parede lateral que se estende rostralmente da extremidade rostral da concha nasal ventral até ao assoalho do vestíbulo. Ela contém o ducto nasolacrimal. No ruminante, suíno, cão e gato a prega ventral surge da parede lateral do meato ventral. Essencialmente, a prega ventral consiste de uma prega de túnica mucosa contendo uma rede venosa.

A túnica mucosa do vestíbulo possui um epitélio estratificado pavimentoso, moderadamente pigmentado. A *lâmina própria* contém muitas glândulas serosas e está ancorada ao tecido subjacente por uma firme submucosa que contém muitos vasos sangüíneos e nervos. Próximo à narina a túnica mucosa continua com a pele externa. No eqüino a pele externa continua tanto dentro do vestíbulo como do divertículo nasal. Ela encerra pêlos delgados e macios e contém glândulas sebáceas e tubulares.

O restante da cavidade nasal está dividido em regiões respiratória e olfatória, de acordo com o tipo de epitélio que a cobre. A área respiratória pode ser distinguida da área olfatória pela aparência macroscópica da túnica mucosa. A túnica mucosa da área respiratória possui uma coloração cor-de-rosa avermelhada, e a da área olfatória varia na cor em decorrência dos grânulos de pigmento no epitélio. Ela aparece amarelada no eqüino, bovino e ovino; marrom oliva no caprino; marrom no suíno; e cinzenta no cão e no gato. Em geral, a túnica mucosa olfatória está limitada à parte dorsal caudal da cavidade nasal onde ela cobre os ossos etmoturbinais e a parte caudal adjacente da concha nasal dorsal.

A túnica mucosa respiratória possui um epitélio pseudo-estratificado cilíndrico ciliado. Na região do vestíbulo, o epitélio modifica-se primeiro em um tipo estratificado cilíndrico e a seguir, no tipo pavimentoso do vestíbulo. O epitélio pseudo-estratificado cilíndrico ciliado estende-se caudalmente dentro do meato nasofaríngeo e da parte nasal da faringe; ele também é encontrado revestindo a traquéia e os brônquios e é característico para as passagens respiratórias. O epitélio respiratório contém numerosas células caliciformes. Profundamente ao epitélio há uma *lâmina própria* fibroelástica frouxa que contém glândulas tubuloacinares (túbulo-alveolares), a maioria das quais são serosas, mas algumas das quais são mucosas e mistas. A *lâmina própria* também contém nódulos linfáticos. Profundamente à *lâmina própria* há uma submucosa colágena que está firmemente unida com o periósteo ou pericôndrio subjacente. A submucosa contém grandes troncos vasculares e, em determinadas áreas, volumosos plexos venosos, os plexos cavernosos da concha, que são erécteis. Estes plexos venosos são bem desenvolvidos em qualquer lado do septo nasal e especialmente ao longo de sua borda ventral, na superfície ventral e na extremidade apical da concha nasal ventral, na prega alar e na prega basal.

A túnica mucosa olfatória é mais espessa do que a túnica mucosa respiratória e sustenta um epitélio pseudo-estratificado não ciliado sem células caliciformes. Três tipos de células são encontradas no epitélio olfatório, a saber, as células de sustentação ou sustentaculares, as células basais e as células olfatórias. As células olfatórias são células nervosas bipolares especializadas, projetadas para captarem os odores. Cada célula nervosa (olfatória) possui duas finas extensões não mielínicas. Uma extensão projeta-se através de uma larga camada anuclear superficial dentro de uma vesícula olfatória na superfície do epitélio; a outra estende-se dentro da submucosa onde une-se às extensões das outras células olfatórias para formar os tratos olfatórios. A *lâmina própria* da túnica mucosa olfatória contém glândulas tubulo-acinares (tubulo-alveolares) (de Bowman) que produzem secreções serosas, mucosas ou mistas. Pigmento é encontrado nas células sustentaculares, nas células secretórias das glândulas, e em algumas das células basais. A finalidade da pigmentação da túnica mucosa olfatória não é conhecida. A submucosa da região olfatória não é tão vascularizada quanto a da região respiratória.

GLÂNDULAS NASAIS LATERAIS. Em todas as espécies, exceto no bovino, há uma glândula nasal lateral em cada cavidade nasal. Esta é uma glândula serosa de proporções microscópicas. O corpo da glândula está localizado no seio maxilar no suíno, dentro ou na entrada do recesso maxilar no cão e no gato, na entrada para o seio maxilar da cavidade nasal, a abertura nasomaxilar, no eqüino, ovino e caprino. O ducto da glândula, que é revestido por epitélio estratificado, abre-se no meato nasal médio próximo à narina, na região da prega reta, ou na extremidade desta, exceto no eqüino, onde ela abre-se mais adiante caudalmente na superfície lateral da parte ventral da prega reta, ao nível do primeiro ou segundo dente molar.

DUCTO INCISIVO. O ducto incisivo, ou nasopalatino, é um ducto bilateral que liga a cavidade nasal com a cavidade oral. Sua abertura nasal está situada no assoalho da cavidade nasal ao nível do ângulo dos dentes. Ele desemboca na cavidade oral ao nível das papilas incisivas, exceto no eqüino, onde a extremidade oral é cega. A túnica mucosa do ducto incisivo sustenta um epitélio estratificado não ciliado e contém glândulas tubulares, serosas e mistas, e nódulos linfáticos. Ela é parcialmente circundada por uma camada de cartilagem hialina.

ÓRGÃO VOMERONASAL. O órgão vomeronasal (comumente conhecido como o órgão de Jacobson) consiste de um par de divertículos tubulares, cegos, forrado com membrana mucosa e situado no assoalho da cavidade nasal em ambos os lados do septo nasal e relacionado com os processos palatinos do osso incisivo e com o vômer.

Cada tubo abre-se no ducto incisivo do lado ipsilateral por meio de um pequeno orifício, o ducto vomeronasal, que está ligado ao corpo do tubo por um pequeno canal. O corpo do tubo estende-se caudalmente até ao nível do segundo ao quarto dente molar. Nos grandes animais ele possui aproximadamente 20 cm de comprimento; nos pequenos animais ele mede de 2 a 7 cm de comprimento. A túnica mucosa do tubo sustenta um epitélio cilíndrico ciliado na parede lateral do tubo e um tipo epitélio olfatório mais espesso na parede medial. A *lâmina própria* contém glândulas serosas que se abrem no tubo.

Nos grandes animais os divertículos estão circundados por um fino tubo cartilaginoso ou por uma cápsula óssea derivada do vômer. No cão os divertículos são cobertos por uma placa cartilaginosa apenas em suas superfícies medial e ventral; as superfícies dorsolaterais são abertas e estão relacionadas aos espaços vasculares. No gato os divertículos estão completamente circundados por cartilagem, exceto no sentido de suas extremidades caudais onde a disposição da cartilagem e os espaços vasculares são o mesmo que no cão.

O órgão vomeronasal é comumente tido como funcionando como um órgão para determinar o sabor dos alimentos na boca por olfação, em distinção à determinação do sabor por gustação na língua (Young, 1950). Esta suposição é provavelmente correta nos carnívoros. Eles normalmente comem rapidamente e deglutem seu alimento, e podem desejar saborear a carne de sua presa, pois ela é diferente do odor do corpo, para fins de digestão (Negus, 1958). Nos animais herbívoros, ele provavelmente serve como um órgão olfatório acessório.

ÓSTIO NASOLACRIMAL. O óstio nasolacrimal é a abertura externa do ducto nasolacrimal e está localizado no vestíbulo da cavidade nasal. No eqüino ele abre-se no assoalho do vestíbulo próximo à junção da túnica mucosa com a pele ou aproximadamente 5 cm caudal à comissura ventral da narina. Pode haver uma ou duas aberturas acessórias mais adiante caudalmente. No ruminante o óstio está localizado na parede lateral do vestíbulo, na superfície lateral da prega alar. No suíno, cão e gato muitas vezes há dois óstios. No suíno um óstio funcional está situado no meato nasal ventral na extremidade caudal da concha nasal ventral, e um segundo óstio, com um ducto rudimentar, pode estar presente no vestíbulo na superfície ventral da prega alar. No cão e no gato o óstio principal está localizado na parede lateral da narina ventralmente à prega alar, mas pode haver um segundo óstio abrindo-se dentro do meato nasal ventral na extremidade caudal da concha nasal ventral.

VASOS E NERVOS. O sangue é conduzido para a cavidade nasal essencialmente pela artéria esfenopalatina e pelos ramos etmoidais da rede etmoidal na fossa olfatória. Contribuições menores são feitas pela artéria palatina maior e pelos ramos das artérias que suprem a narina.

O sangue é drenado da cavidade nasal pelas veias esfenopalatina, etmoidal e palatina, e pelas veias da face.

A mucosa nasal é extremamente vascular, particularmente na parte respiratória da cavidade, com as veias sendo mais numerosas e de maior capacidade do que as artérias. A disposição é projetada para permitir a regulagem da quantidade de sangue que passa e é acomodado dentro da mucosa nasal, de modo que a cavidade nasal possa adequadamente realizar suas funções (Dawes e Prichard, 1953).

Os vasos linfáticos da metade rostral da cavidade drenam para os nodos linfáticos mandibulares, e os da metade caudal da cavidade drenam para os nodos linfáticos retrofaríngeos.

O suprimento nervoso sensorial ordinário para a cavidade nasal é feito pelos primeiros dois ramos do nervo trigêmeo. O nervo etmoidal, que é derivado do nervo oftálmico através do nervo nasociliar, supre a parte dorsal caudal da cavidade, a concha nasal dorsal, as partes adjacentes do septo nasal e o teto da cavidade nasal. O nervo palatino maior, que é derivado do nervo maxilar através do nervo pterigopalatino (esfenopalatino), supre o assoalho da cavidade nasal. O nervo nasal caudal, que também é derivado do nervo maxilar através do nervo pterigopalatino, supre a concha nasal ventral, os meatos nasais médio e ventral, a parte correspondente do septo nasal e o órgão vomeronasal. Os ramos nasais internos, que são derivados do nervo maxilar através do nervo infra-orbitário, suprem o vestíbulo da cavidade.

O suprimento nervoso parassimpático é feito através de fibras pré-ganglionares do nervo petroso maior (superficial) do nervo facial. O nervo petroso maior é unido pelo nervo petroso profundo que conduz fibras nervosas simpáticas do plexo carótico interno. O nervo conjunto é conhecido como o nervo do canal pterigóide (nervo vidiano) e que termina no gânglio pterigopalatino (esfenopalatino). As fibras parassimpáticas fazem sinapse no gânglio pterigopalatino, e as fibras simpáticas o atravessam diretamente. Tanto as fibras simpáticas como as parassimpáticas são distribuídas para a cavidade nasal juntamente com o nervo palatino maior e nervo nasal caudal. Outras fibras nervosas simpáticas atingem a cavidade nasal ao longo das paredes arteriais. O suprimento parassimpático é vasodilatador e secretomotor. O suprimento simpático mantém o tônus vasoconstritor; a estimulação aumentará a vasoconstrição.

O nervo relacionado com o sentido especial do olfato é o primeiro nervo cranial ou olfatório. Cada nervo olfatório consiste de aproximadamente 20 feixes de fibras nervosas. As fibras nervosas são os processos não mielínicos centrais dos neurônios olfatórios primários (células olfatórias) na mucosa olfatória. Fibras também contribuem, para os nervos olfatórios, pelas células olfatórias no epitélio do órgão vomeronasal.

FUNÇÕES.* Uma função da cavidade nasal é a olfação. Os animais dependem do sentido do olfato em extensão bem maior do que o homem, e alguns animais são mais dependentes de seu sentido de olfato para a sobrevivência do que outros. Os animais com um bom sentido de olfato são chamados macrosmáticos, os animais com fraco sentido de olfato são chamados microsmáticos, e os animais sem nenhum sentido de olfato são chamados anosmáticos.

---

*Para uma discussão completa veja Negus, 1958.

O grau em que o sentido de olfato é desenvolvido está diretamente relacionado ao número de estímulos olfatórios recebidos. Isto, por sua vez, depende do (1) tamanho da área olfatória sobre a qual estes estímulos podem ser recebidos, (2) a eficiência com a qual os odores podem ser levados para a área olfatória e serem nela retidos, e (3) dos odores estando presentes em forma adequada e em quantidades suficientes para criar um estímulo.

O tamanho da área olfatória varia. Nas espécies macrosmáticas os ossos etmoturbinais são mais numerosos e sua disposição é mais complexa, de modo que sua área superficial é aumentada. Os etmoturbinais também podem estender-se dentro do seio frontal e/ou do seio esfenoidal. Na maioria das espécies macrosmáticas as correntes de ar normais atingem apenas a parte rostral da área olfatória. Mas, pelo aumento da velocidade das correntes de ar, por exemplo, ao fungar, o ar também pode atingir as partes caudais da área olfatória. Além disso, em muitas espécies macrosmáticas a mucosa olfatória está recuada, por exemplo, pelo desenvolvimento de uma lâmina basal ou pela extensão dos etmoturbinais e sua cobertura de mucosa olfatória para dentro dos seios, de modo que a área olfatória está no caminho do ar inspirado mas é desviado pelo ar expirado. Para que um odor seja percebido as moléculas olfatórias devem estar em solução salina e em quantidade suficiente para atingir o limite olfatório. O ar inspirado é umedecido ao passar sobre a parte respiratória da cavidade nasal, e a superfície do epitélio olfatório é mantida úmida por secreções glandulares.

Duas outras funções da cavidade nasal são o preparo do ar inspirado para respiração e a filtração do ar inspirado.

Para que os intercâmbios respiratórios de oxigênio e dióxido de carbono ocorram, os epitélios dos sacos aéreos e alvéolos precisam estar cobertos por uma fina película de umidade. O epitélio é mantido úmido parcialmente por transudação dos capilares pulmonares, mas também pela manutenção de umidade relativa do ar próxima de 100 por cento nas passagens distais aos bronquíolos terminais. A temperatura do ar inspirado é gradativamente aumentada até atingir a temperatura do corpo na parte distal da árvore bronquial. À medida em que aumenta a temperatura do ar, também aumenta sua capacidade de conduzir água. Parte deste aquecimento e umedecimento do ar inspirado ocorre na parte respiratória da cavidade nasal. Ao controlar a quantidade de sangue na mucosa nasal, o efeito de aquecimento e o efeito de umedecimento devido à secreção das glândulas podem ser controlados.

A filtração do ar inspirado é conseguida pela captação das partículas de poeira e bactérias, sua remoção por ação ciliar, e a inibição ou destruição das bactérias por lisozimas presentes na mucosa nasal. Partículas estranhas têm maior probabilidade de serem capturadas se o epitélio superficial for úmido e se a umidade relativa do ar for elevada. A ação ciliar não pode ser mantida se o epitélio estiver seco, e a presença das lisozimas depende da secreção do muco. Em todas estas ações, o aquecimento e o umedecimento do ar pela mucosa respiratória nasal desempenham papel de importância.

DESENVOLVIMENTO DAS NARINAS E DA CAVIDADE NASAL. No início do desenvolvimento os discos ou placódios olfatórios aparecem na superfície ventrolateral da cabeça. Os discos olfatórios a seguir ficam deprimidos para formar as fossetas olfatórias. Cada fosseta olfatória é flanqueada por processos nasais medial e lateral. As fossetas olfatórias a seguir tornam-se mais profundas, não só pelo crescimento dos processos nasais, mas também pela extensão das próprias depressões. Eventualmente, as fossetas abrem-se na cavidade oral. As aberturas externas são conhecidas como as narinas, e as aberturas para dentro da cavidade oral como *coanas*. O septo nasal é formado a partir dos processos nasais mediais. Quando as metades do palato fundem-se no plano mediano, a cavidade nasal fica separada da cavidade oral e o septo nasal funde-se com o palato. As conchas nasais desenvolvem-se de pregas na parede lateral de cada cavidade nasal.

ANATOMIA COMPARATIVA DA CAVIDADE NASAL. Na maioria dos peixes as cavidades nasais são representadas por um par de bolsas localizadas rostralmente na cabeça sem qualquer comunicação com a boca, e são puramente olfatórias na função. Contudo, no peixe pulmonado, uma comunicação com o teto da boca é estabelecida e está associada com a respiração pulmonar quando ele está fora da água. Nestes últimos peixes as cavidades nasais possuem uma função respiratória e uma função olfatória. Nos anfíbios e répteis, nos quais a respiração através do nariz torna-se um hábito estabelecido, a mesma comunicação oral existe e, além disso, um vestíbulo nasal e uma concha nasal normalmente estão presentes.

Um órgão vomeronasal é encontrado em muitos répteis e anfíbios. Em alguns deles ele é relativamente grande, indicando que realiza importante função nessas espécies.

SEIOS PARANASAIS. Os detalhes dos seios paranasais estão descritos sob a parte de Osteologia. O seio frontal é suprido pela artéria etmoidal. Os seios esfenoidal e maxilar são supridos por ramos da artéria esfenopalatina. O sangue dos seios é conduzido por tributários das veias etmoidal e esfenopalatina. A linfa dos seios drena para os nodos linfáticos retrofaríngeos.

O seio frontal é suprido por ramos do nervo frontal, do nervo etmoidal e, no eqüino, do nervo infratroclear. O seio maxilar é suprido pelo nervo infraorbitário. Os seios esfenoidal e palatino são supridos por ramos do nervo maxilar.

Várias funções foram atribuídas aos seios paranasais. Uma função olfatória pode ser atribuída aos seios frontal e esfenoidal quando eles possuem extensões do epitélio olfatório. O seio maxilar pode representar o espaço que se tornou necessário na maxila para o desenvolvimento e crescimento dos dentes molares e subseqüentemente não é necessário ou juntamente com o seio palatino ele pode representar o espaço dentro da parte facial do crânio não exigido para a cavidade nasal. A finalidade das extensões supracraniais do seio frontal é de explicação mais difícil, mas uma explicação possível é que elas contribuem para a proteção do crânio naquelas espécies que atacam com a cabeça ao lutarem. (Para um relato detalhado veja Negus, 1958.)

LARINGE

A laringe é o órgão que liga a parte caudal da faringe com a traquéia. Ela evoluiu de um simples esfíncter muscular que é encontrado no assoalho da faringe dos peixes que possuem vesículas de ar, ou pulmões, e que serve para vedar a traquéia da faringe para impedir que a água penetre na vesícula de ar ou pulmão. Nos mamíferos a laringe foi grandemente modificada. Ela ainda serve como uma valva para impedir que materiais estranhos penetrem na traquéia. Além disso, ela foi modificada para permitir mudanças no tamanho da glote para a livre entrada do ar, para o controle da respiração e, em determinadas espécies, para a regulação da pressão intratorácica. A laringe também é usada como um mecanismo para a fonação.

A passagem da laringe, ou cavidade da laringe, revestida por túnica mucosa, é mantida viável pelo esqueleto cartilaginoso da laringe, que consiste de algumas cartilagens, pares e simples, que se articulam umas com as outras. As cartilagens são movimentadas por determinados músculos laríngeos, e desta forma, o tamanho da glote, uma parte da cavidade, pode ser alterado. Também encontram-se associados às cartilagens laríngeas ligamentos que podem ser tensionados ou relaxados pelas ações dos músculos.

CARTILAGENS DA LARINGE

As cartilagens da laringe são a cricóide, tireóide, epiglótica, aritenóide, corniculada e cuneiforme. As primeiras três são simples, as últimas três são pares. A cartilagem cricóide, a cartilagem tireóide e as partes principais das cartilagens aritenóides são compostas de cartilagem hialina e podem tornar-se ossificadas. As cartilagens epiglótica, corniculada e cuneiforme são compostas de cartilagem elástica. A cartilagem epiglótica pode ser parcial ou totalmente substituída por tecido adiposo.

CARTILAGEM CRICÓIDE. A cartilagem cricóide tem formato semelhante a anel de formatura — o termo *cricóide* é derivado da palavra grega *krikos,* que significa *anel.* Ela consiste de uma placa dorsal chamada lâmina e uma parte ventral mais estreita denominada arco.

A lâmina tem uma crista sagital mediana flanqueada por duas depressões rasas em sua superfície dorsal. Em cada lado da borda rostral da lâmina há uma pequena faceta convexa oval para articulação com a cartilagem aritenóide do lado correspondente. Em cada uma das bordas laterais da lâmina, no sentido da borda caudal da cartilagem, há uma pequena faceta côncava para articulação com o corno caudal da cartilagem tireóide. A borda caudal da cartilagem cricóide marca a extremidade caudal da laringe e está relacionada ao primeiro anel da traquéia, ao qual está ligada pelo ligamento cricotraqueal. O arco, e em determinadas espécies a lâmina da cartilagem cricóide são palpáveis no animal vivo.

CARTILAGEM TIREÓIDE. O termo *tireóide* é derivado da palavra grega *thyreoeides,* que significa *formato de escudo.* A cartilagem tireóide consiste de duas placas quadriláteras, direita e esquerda, que são fundidas ventralmente. As partes fundidas das lâminas formam o corpo da cartilagem tireóide. Em algumas espécies o corpo apresenta uma proeminência ventral arredondada, a proeminência laríngea; no homem esta proeminência e conhecida na linguagem comum como o *pomo-de-adão* (gogó). Incisuras rostral e caudal podem estar presentes nas bordas rostral e caudal, respectivamente, do corpo da cartilagem tireóide. Na superfície lateral de cada lâmina há uma crista baixa conhecida como a linha oblíqua. A borda dorsal de cada lâmina é estendida rostralmente (exceto no suíno) e caudalmente para formar o corno rostral e o corno caudal. Uma fissura é formada entre o corno rostral e a borda rostral da lâmina. Esta fissura pode ser convertida num forame por tecido fibroso que liga o corno com a borda rostral da lâmina. O corno rostral articula-se com o osso tíreo-hióideo. O corno caudal articula-se com a mais caudal das duas facetas na lâmina da cartilagem cricóide.

A cartilagem tireóide está situada rostralmente à cartilagem cricóide. Articulando-se com a cartilagem cricóide do modo em que o faz, a disposição da cartilagem tireóide com a cartilagem cricóide assemelha-se um tanto à de uma escavadeira à frente de um trator.

CARTILAGENS ARITENÓIDES. O termo *aritenóide* é derivado da palavra grega *arytenoides,* que significa *formato de concha.* Contudo, cada cartilagem é mais semelhante a uma pirâmide trilaterada do que a uma concha. O ápice da pirâmide aponta rostralmente e a base defronta-se caudalmente. A superfície externa da cartilagem apresenta duas superfícies, uma defrontando-se dorsal e a outra lateralmente. Estas superfícies são separadas na base da cartilagem por uma proeminência, o processo muscular, ao qual os músculos crico-aritenóideos estão inseridos. Estendendo-se rostralmente do processo muscular há uma baixa crista que separa a superfície dorsal da superfície lateral. A superfície interna da cartilagem aritenóide é representada pela superfície medial lisa, que é coberta pela túnica mucosa da laringe. As superfícies medial e lateral encontram-se ao longo da borda ventral da cartilagem. Na base da cartilagem a borda ventral forma o ângulo que é conhecido como o processo vocal. O processo vocal supre uma área de inserção para o ligamento vocal. As superfícies medial e dorsal encontram-se ao longo da borda dorsomedial da cartilagem. No suíno e no cão o ângulo formado entre a borda dorsomedial e a base é estendido para formar uma projeção definitiva. A base da cartilagem aritenóide apresenta uma pequena faceta côncava para articulação com a faceta na borda cranial da lâmina da cartilagem cricóide.

As cartilagens aritenóides estão situadas em ambos os lados da metade dorsal da cartilagem cricóide e rostral a ela, e medialmente às partes dorsais das lâminas da cartilagem tireóide.

CARTILAGENS CORNICULADAS. O termo *corniculado* é derivado da palavra latina *corniculum,* que é um diminutivo de *cornu,* que significa *corno* e, em realidade, as cartilagens corniculadas possuem o formato de um par de cornos de caprino. Cada cartilagem corniculada está inserida, por sua base, ao ápice da cartilagem aritenóide correspondente e curva-se dorsal, caudal e medialmente de modo que

SISTEMA RESPIRATÓRIO GERAL

os ápices das duas cartilagens corniculadas ficam aproximados. No suíno os ápices estão fundidos. Vistas em conjunto as cartilagens corniculadas são semelhantes ao lábio de uma jarra. As cartilagens corniculadas estão ausentes no gato.

CARTILAGEM EPIGLÓTICA. A epiglote consiste da cartilagem epiglótica, que forma a estrutura cartilaginosa, com uma túnica mucosa de cobertura. O termo *epiglote* é derivado do prefixo grego *epi* que significa *sobre*, e a palavra grega *glottis* que quer dizer *abertura da laringe*, de acordo com os Dicionários Médicos de Dorland e de Stedman. A epiglote está situada caudalmente à raiz da língua e osso basi-hióide, e rostralmente às cartilagens tireóide e aritenóide. Durante a deglutição, a epiglote é deslocada caudalmente de modo que ela cobre a glote e impede substâncias estranhas de penetrarem na traquéia; daí, a derivação de seu nome.

A cartilagem epiglótica tem o formato de uma folha de elmo e apresenta duas superfícies, a lingual e laríngea, duas bordas, uma base e um ápice. A superfície lingual é côncava em seu comprimento, convexa transversalmente, e defronta-se no sentido da raiz da língua. A superfície laríngea é convexa em seu comprimento, côncava transversalmente, e defronta-se dorsocaudalmente. A base da cartilagem epiglótica está relacionada à superfície interna, ou dorsal, da parte cranial do corpo e lâminas da cartilagem tireóide às quais está inserida pelo ligamento tireoepiglótico. A largura da cartilagem é reduzida na base e forma o cabo ou *pecíolo*. O ápice da cartilagem epiglótica é pontiaguda no eqüino, caprino, cão e gato, e arredondada no bovino, ovino e suíno. Ele está relacionado dorsalmente com a parte caudal do palato mole.

CARTILAGENS CUNEIFORMES. As cartilagens cuneiformes estão presentes apenas no eqüino e no cão. O termo *cuneiforme* quer dizer *semelhante a uma cunha* e é derivado da palavra latina *cuneus* que significa *cunha*.

No eqüino a cartilagem cuneiforme de fato assemelha-se a uma cunha. Ela articula-se com a borda lateral da base da cartilagem epiglótica e projeta-se caudodorsalmente. Sua extremidade livre fornece uma inserção para o ligamento vestibular.

No cão as cartilagens cuneiformes articulam-se com os ápices das cartilagens aritenóides correspondentes e projetam-se rostroventralmente no sentido da epiglote. Cada cartilagem cuneiforme é semelhante à parte terminal dos cornos (galhos) do alce, com um ramo correndo dorsalmente e o outro apontando ventralmente. O ramo ventral fornece uma inserção para o ligamento vestibular. A borda rostral da cartilagem cuneiforme está ligada à cartilagem epiglótica por tecido conjuntivo.

ARTICULAÇÕES, LIGAMENTOS E MEMBRANAS

A **articulação cricotireóidea** é uma articulação sinovial em todos os animais, exceto nos ruminantes, nos quais ela é uma articulação fibrosa. Há uma articulação em cada lado entre o corno caudal da cartilagem tireóide e a mais caudal das duas facetas articulares na lâmina da cartilagem cricóide. O principal movimento é a rotação da cartilagem tireóide ao redor do eixo horizontal que passa através de ambas as articulações.

A **articulação crico-aritenóidea** é uma articulação sinovial entre a faceta côncava na base da cartilagem aritenóide e a faceta convexa na borda rostral da lâmina da cartilagem cricóide. Os principais movimentos são uma dobra dorsoventral e concomitante deslizamento da cartilagem aritenóide sobre a cartilagem cricóide, e uma rotação da cartilagem aritenóide ao redor de um eixo perpendicular através da articulação. Como resultado desses movimentos os processos vocais das cartilagens aritenóides são movimentados quer lateral ou medialmente, assim alargando ou estreitando a *rima da glote*.

A **articulação tíreo-hióidea** é formada entre o osso tíreo-hióide e o corno rostral da cartilagem tireóide, exceto no suíno. Nesta última espécie o corno rostral está ausente e o osso tireo-hióide situa-se na superfície lateral da lâmina da cartilagem tireóide ao qual está inserido por tecido conjuntivo. A articulação tíreo-hióidea é uma articulação sinovial no eqüino, uma articulação fibrosa nos ruminantes e uma articulação cartilaginosa no cão e no gato.

As articulações entre as cartilagens corniculada e aritenóide, as cartilagens aritenóide e cuneiforme (cão), e as cartilagens epiglótica e cuneiforme (eqüino) são cartilaginosas.

O **ligamento hio-epiglótico** é um ligamento elástico que se estende da parte basal da superfície lingual da cartilagem epiglótica até ao osso basi-hióide. No suíno este ligamento está estendido lateralmente em cada lado e liga as bordas da cartilagem epiglótica ao osso tíreo-hióide.

O **ligamento tíreo-epiglótico** é um ligamento elástico que liga a base da cartilagem epiglótica com o corpo e/ou as lâminas da cartilagem tireóide. A forma que este ligamento assume varia nas diferentes espécies. No suíno, cão e gato o ligamento forma uma delgada faixa larga que se estende da borda da base da cartilagem epiglótica até a borda rostral do corpo e, no suíno, às bordas rostrais das lâminas da cartilagem tireóide. No eqüino a parte central da faixa está ausente de modo que o ligamento forma duas faixas estreitas, que se estendem, uma em cada lado, da base da cartilagem epiglótica até as superfícies internas das lâminas da cartilagem tireóide. Nos ruminantes o ligamento é uma faixa bem desenvolvida, cujas fibras originam-se ao longo de toda a largura da base da cartilagem epiglótica e convergem até sua inserção na superfície dorsal da parte caudal da borda da cartilagem tireóide.

A **túnica tíreo-hióidea** é uma lâmina de tecido conjuntivo que se estende das bordas rostrais das lâminas e corpo da cartilagem tireóide até as bordas caudais dos ossos tíreo-hióide e basi-hióide. A parte ventral desta túnica pode estar espessada, em cujo caso é denominada de **ligamento tíreo-hióideo.**

O **ligamento crico-aritenóideo** é uma curta faixa fibrosa que se estende da superfície ventral da lâmina da cartilagem cricóide até a superfície medial da cartilagem aritenóide. Ela passa sobre a superfície medial da articulação crico-aritenóidea.

O **ligamento aritenóideo transverso** é uma faixa fibrosa que se estende entre os ângulos dorsomediais das duas cartilagens aritenóides e emitem finas fibras de ligação para a borda rostral da lâmina da cartilagem cricóide. No suíno e no cão uma pequena peça cartilaginosa, a **cartilagem interaritenóide**, situa-se no ligamento aritenóideo transverso.

O **ligamento cricotireóideo** é um ligamento elástico que liga a borda rostral do arco da cartilagem cricóide à borda caudal das lâminas e com o corpo da cartilagem tireóide. A parte ventral deste ligamento é particularmente forte e em determinadas espécies é conhecida como a **túnica cricotireóidea.** No suíno a parte ventral do ligamento estende-se rostralmente sobre a superfície dorsal do corpo da cartilagem tireóide e está inserida próximo a sua borda rostral. Fibras elásticas são destacadas da superfície interna das partes laterais do ligamento cricotireóideo ao nível da cartilagem cricóide. Estas fibras passam rostralmente, medial às lâminas tireóideas e formam uma túnica elástica na camada submucosa da túnica mucosa laríngea.

O **ligamento vocal** é um ligamento elástico que está presente em qualquer dos lados e estende-se do processo vocal da cartilagem aritenóide até a superfície dorsal do corpo da cartilagem tireóide e/ou ao ligamento cricotireóideo. A relativa largura do ligamento vocal varia nas diferentes espécies. Ele é largo no eqüino e nos ruminantes e estreito no cão e no gato. No suíno o ligamento vocal é dividido longitudinalmente pelo ventrículo lateral em duas faixas estreitas — rostral e caudal.

O **ligamento vestibular** (ventricular) em cada lado é uma faixa fibrosa situada rostralmente ao ligamento vocal. O ligamento vestibular está ausente no gato. Sua forma e inserções variam nas outras espécies.

No eqüino o ligamento vestibular é uma forte faixa que liga a cartilagem cuneiforme e a parte adjacente da cartilagem epiglótica à superfície lateral e borda ventral da cartilagem aritenóide. As fibras do ligamento vestibular correm paralelas às do ligamento vocal.

Nos ruminantes as fibras do ligamento vestibular estão dispostas na forma de um leque. Ventralmente, elas possuem uma larga área de inserção na parte basal da borda lateral da cartilagem epiglótica e uma área ao longo de todo o comprimento do corpo da cartilagem tireóide. Dorsalmente, as fibras estão inseridas numa pequena área na superfície lateral da cartilagem aritenóide, imediatamente dorsal ao processo vocal.

No suíno o ligamento vestibular em si é representado por uma curta faixa estreita que liga a base da cartilagem epiglótica com a borda ventral e a superfície lateral da cartilagem corniculada ou com a superfície lateral da cartilagem aritenóide. Além do ligamento vestibular há fibras, em cada lado, que ligam a borda ventral da cartilagem aritenóide ao aspecto medial da lâmina da cartilagem tireóide.

No suíno o ligamento vestibular é uma curta faixa estreita que se estende da projeção ventral da cartilagem cuneiforme até o corpo da cartilagem tireóide.

O **ligamento cricotraqueal** é um ligamento elástico que liga a borda caudal da cartilagem cricóide à borda cranial do primeiro anel traqueal.

MÚSCULOS DA LARINGE

A musculatura da laringe pode ser dividida nos músculos extrínsecos e nos músculos intrínsecos. Os músculos extrínsecos são os que movimentam a laringe como um todo; os músculos intrínsecos são os que movimentam as cartilagens da laringe em relação uma com a outra.

Músculos Extrínsecos

Os músculos extrínsecos podem ser subdivididos naqueles que podem movimentar a laringe rostralmente e os que podem movimentá-la caudalmente. O primeiro grupo inclui o músculo tíreo-hióideo, o hio-epiglótico, o músculo estiló-hióideo, o músculo milo-hióideo, o músculo gênio-hióideo, o músculo digástrico, o músculo estilofaríngeo e o músculo palatofaríngeo. O segundo grupo inclui o músculo esternotireóideo, o músculo esterno-hióideo, e o músculo omo-hióideo (quando presente). Apenas aqueles músculos que estão inseridos na laringe serão aqui considerados.

O **músculo tíreo-hióideo** é um músculo par. Ele está inserido em cada lado na superfície lateral da lâmina da cartilagem tireóide, imediatamente rostral à inserção do músculo esterno-tireóideo, e ao osso tíreo-hióideo. No eqüino e nos ruminantes o músculo também está inserido ao osso basi-hióideo. O músculo tíreo-hióideo pode ser considerado como sendo a continuação rostral do músculo esternotireóideo.

Ação: Se o osso hióideo estiver fixo, o músculo tíreo-hióideo levará a laringe rostralmente. Se o osso hióideo não estiver fixo, o músculo agirá em conjunto com o músculo esternotireóideo, o músculo omo-hióideo e o músculo esterno-hióideo para movimentar o osso hióideo e a raiz da língua caudalmente.

Suprimento nervoso: O nervo hipoglosso.

O **músculo hio-epiglótico** está inserido na superfície rostral da cartilagem epiglótica próximo de sua base e ao osso basi-hióideo. Em determinadas espécies, incluindo os ruminantes, o cão e o gato, o músculo é bífido. Este músculo pode ser visto como a continuação caudal do músculo hioglosso até a epiglote.

Ação: Aproximar o osso basi-hióideo da epiglote.

Suprimento nervoso: O nervo hipoglosso.

O **músculo esternotireóideo** é um músculo par. Ele origina-se do manúbrio do esterno e está inserido dentro da superfície da lâmina da cartilagem tireóide, imediatamente caudal à inserção do músculo tíreo-hióideo. No suíno o músculo esternotireóideo possui partes ventral e dorsal. A parte dorsal está inserida na laringe conforme descrito acima. A parte ventral está inserida na borda rostral da lâmina da cartilagem tireóide.

Ação: Movimentar a laringe caudalmente.

Suprimento nervoso: Primeiro e segundo nervos cervicais por meio da *alça cervical*.

Músculos Intrínsecos

O **músculo cricotireóideo** é um músculo par. Ele origina-se do sulco lateral e da borda caudal do arco da cartilagem cricóide e está inserido dentro da borda caudal da superfície lateral da lâmina tireóide

SISTEMA RESPIRATÓRIO GERAL

e dentro do corno caudal da cartilagem tireóide. No eqüino camadas fibrosas medial e lateral podem ser distinguidas neste músculo. As fibras musculares correm rostrodorsalmente.

Ação: Os músculos cricotireóideos agem sobre as articulações cricotireóideas para aproximar as partes ventrais das cartilagens tireóide e cricóide. Esta ação aumenta a distância entre o corpo da cartilagem tireóide e o processo vocal da cartilagem aritenóide. Como resultado os ligamentos e cordões vocais são estirados e assim tensionados. A ação também tende a aduzi-los. Os músculos cricotireóideos estão em contração tônica durante a respiração e assim ajudam a manter a glote aberta. Eles contraem ativamente durante a fonação e relaxam durante a deglutição (Negus, 1949).

Suprimento nervoso: Nervo laríngeo cranial.

O **músculo crico-aritenóideo dorsal** é um músculo par. Suas fibras originam-se na superfície dorsal, da borda caudal, e da crista mediana da lâmina da cartilagem cricóide e correm rostrolateralmente para se inserirem dentro do processo muscular e área adjacente da cartilagem aritenóide. No cão as fibras que surgem da crista mediana estendem-se rostralmente até a borda caudal do músculo tíreo-aritenóideo e correm lateralmente no sentido de sua inserção. Nos ruminantes as fibras superficiais do músculo estão associadas ao músculo longitudinal da parede esofágica.

Ações: Os músculos crico-aritenóideos dorsais movimentam o processo muscular das cartilagens aritenóides dorsal e caudalmente e, ao mesmo tempo, giram as cartilagens aritenóides lateralmente. Esta ação aumenta a distância entre o corpo da cartilagem tireóide e os processos vocais, movimentando estes últimos lateralmente. Como resultado, os ligamentos vocais e seus cordões são estirados, tensionados, e abduzidos, de modo que a *rima da glote* é aberta. Esta ação também tensionará as pregas ariepiglóticas naquelas espécies em que elas estejam presentes.

Suprimento nervoso: Nervo laríngeo recorrente.

O **músculo crico-aritenóideo lateral** é um músculo par. Suas fibras originam-se da borda rostral da parte lateral do arco da cartilagem cricóide e passam dorsalmente para se inserirem dentro da cartilagem aritenóide ipsilateral na região de seu processo muscular.

Ação: Os músculos crico-aritenóideos laterais deslocam os processos musculares das cartilagens aritenóides ventralmente. Como resultado os processos vocais são movimentados medialmente e a *rima da glote* é estreitada.

Suprimento nervoso: Nervo laríngeo recorrente.

O **músculo aritenóideo transverso** é um músculo simples. Suas fibras surgem da crista entre as superfícies dorsal e lateral de uma cartilagem aritenóide e passam transversalmente através da superfície dorsal da laringe para se inserirem dentro da crista entre as superfícies dorsal e lateral da cartilagem aritenóide oposta.

Ação: O músculo aritenóideo transverso é normalmente descrito como um músculo que age como constritor da laringe ao atuar com o músculo tíreo-aritenóideo e o músculo crico-aritenóideo lateral para deslocar as cartilagens aritenóides juntamente e

aduzir as pregas vocais. Contudo, parece que o músculo aritenóideo transverso também poderia agir em apoio ao músculo crico-aritenóideo dorsal. O músculo aritenóideo transverso está inserido na superfície externa das cartilagens aritenóides e, ao se contrair, poderia levar as margens dorsomediais das cartilagens aritenóides a se juntarem. Esta ação envolveria um deslizamento dorsal e um movimento de inclinação das cartilagens aritenóides na cartilagem cricóide e uma abdução dos processos vocais com o alargamento concomitante da *rima da glote*.

Suprimento nervoso: Nervo laríngeo recorrente.

O **músculo tíreo-aritenóideo** é um músculo par. Suas fibras originam-se essencialmente da superfície dorsal do corpo e parte adjacente da lâmina da cartilagem tireóide. Algumas fibras também surgem da base da cartilagem epiglótica nos ruminantes e no gato e da parte ventral do ligamento cricotireóideo no eqüino, ruminantes e gato. As fibras correm numa direção mais ou menos dorsal e se inserem dentro da superfície lateral e do processo muscular da cartilagem aritenóide. No cão as fibras também estão inseridas na superfície lateral da cartilagem cuneiforme. Em todas as espécies a parte caudal do músculo tíreo-aritenóideo está relacionada à superfície lateral do ligamento vocal. Juntamente, o ligamento e o músculo formam a base da prega vocal. No eqüino e no cão o músculo tíreo-aritenóideo está dividido em duas partes distintas, uma parte rostral que é conhecida como o **músculo vestibular*** e uma parte caudal que é conhecida como o **músculo vocal.** No eqüino o músculo vocal e o músculo vestibular estão separados pelo ventrículo lateral que conduz para o interior de uma bolsa de túnica mucosa (sáculo laríngeo).[†] O músculo vocal situa-se lateralmente ao ligamento vocal e juntamente eles formam a base da prega vocal. O músculo vestibular situa-se lateralmente ao ligamento vestibular; juntamente eles formam a base da prega vestibular. No cão o ventrículo lateral e o sáculo laríngeo estão situados rostral e medialmente ao músculo vestibular; conseqüentemente o músculo vestibular não entra na formação da prega vestibular. No suíno o ventrículo lateral situa-se entre as duas partes do ligamento vocal, e o sáculo laríngeo está coberto lateralmente pelo músculo tíreo-aritenóideo. Nos ruminantes e no gato não há nenhum ventrículo lateral, apenas uma depressão rasa, ou fossa, na parede rostralmente à prega vocal. No eqüino algumas fibras musculares estendem-se da cartilagem aritenóide até a superfície medial da lâmina da cartilagem tireóide entre seus cornos cranial e caudal. Este músculo foi denominado o **músculo tíreo-aritenóideo acessório** por Sagara (1958).

Ação: Os músculos tíreo-aritenóideos deslocam as superfícies mediais das cartilagens aritenóides no sentido da linha média (adução) e reduzem a largura da *rima da glote*.

---

*A NAV considerou aconselhável utilizar os termos *ligamento vestibular* e *prega vestibular* preferencialmente a *ligamento e prega ventriculares*. Desta forma, para fins de consistência, o músculo ventricular foi denominado, neste texto, de músculo vestibular.

†O termo *sáculo da laringe* foi deletado da nomenclatura veterinária. Contudo, devido a considerações clínicas, os autores acham que este termo deve ser mantido.

Suprimento nervoso: Nervo laríngeo recorrente.

Os três últimos nervos formam o que é denominado a *cinta esfinctérica* da laringe.

RESUMO DAS AÇÕES DOS MÚSCULOS INTRÍNSECOS DA LARINGE. Os músculos cricotireóideos tensionam os ligamentos vocais ao aproximarem as partes ventrais das cartilagens cricóide e tireóide, desta forma aumentando o diâmetro dorsoventral da glote. Esta ação também tem o efeito de aduzir as pregas vocais.

O músculo tíreo-aritenóideo, o músculo aritenóideo transverso e o músculo crico-aritenóideo lateral aduzem os processos vocais das cartilagens aritenóides e estreitam a *rima da glote*.

O músculo crico-aritenóideo dorsal e possivelmente o músculo aritenóideo transverso abduzem os processos vocais e, ao mesmo tempo, movimentam os processos dorsalmente de modo que a *rima da glote* é alargada e os ligamentos vocais são tensionados.

TÚNICA MUCOSA DA LARINGE. A túnica mucosa da laringe é contínua rostralmente com a da laringofaringe e com a traquéia caudalmente. A túnica mucosa está firmemente inserida às estruturas subjacentes sobre a superfície laríngea da cartilagem epiglótica, sobre os ligamentos vocais, e sobre a superfície interna da cartilagem cricóide. Em outros pontos ela está frouxamente inserida nas estruturas subjacentes. Em cada lado a cobertura de túnica mucosa do ligamento vocal e a parte do músculo tíreo-aritenóideo associado com o ligamento vocal constituem o que é denominado de prega vocal.

No eqüino e no cão a túnica mucosa que cobre o ligamento vestibular, a cartilagem cuneiforme e, no eqüino, o músculo vestibular constitui uma prega conhecida por prega vestibular. A prega vestibular não é formada nas outras espécies, seja porque o ventrículo lateral está ausente ou porque ele tem localização diferente.

No eqüino e no cão a túnica mucosa em ambos os lados forma uma prega que se estende da borda lateral da cartilagem epiglótica até o ápice da cartilagem aritenóide e até a cartilagem corniculada. Esta prega é conhecida como a prega ari-epiglótica. No gato as cartilagens corniculadas estão ausentes de modo que esta prega passa para a cartilagem cricóide, e é conhecida como a prega crico-epiglótica. No eqüino e no cão a cartilagem cuneiforme situa-se dentro da prega e ajuda a sustentá-la. Nos ruminantes e no suíno, em cujas espécies a epiglote é relativamente grande, a túnica mucosa em ambos os lados forma uma prega, a prega epiglótica lateral, que passa caudalmente da borda lateral da cartilagem epiglótica e une-se com a prega do lado oposto sobre a superfície dorsal das cartilagens aritenóide e cricóide. Nas espécies com pregas crico-epiglótica ou epiglótica lateral, o estreito espaço entre a prega e a cartilagem aritenóide ou a cartilagem corniculada do mesmo lado é chamado de seio lateral do vestíbulo.

No eqüino, suíno e cão há um embolsamento bilateral da túnica mucosa que origina o ventrículo lateral e o sáculo laríngeo. O ventrículo lateral forma a entrada do sáculo laríngeo, que é semelhante a uma bolsa. No eqüino e no cão os ventrículos laterais estão situados nas paredes laterais do vestíbulo entre as pregas vocal e vestibular. No suíno os ventrículos laterais estão situados nas paredes laterais da glote, entre as partes rostral e caudal do ligamento vocal. No eqüino os sáculos laríngeos situam-se entre o músculo vocal e o músculo vestibular, limitado lateralmente pelas lâminas da cartilagem tireóide. No cão os sáculos laríngeos situam-se entre as cartilagens cuneiformes e as lâminas da cartilagem tireóide, limitada caudalmente, e em parte lateralmente, pelos vestibulares. No suíno os sáculos laríngeos estendem-se rostralmente até as lâminas da cartilagem tireóide, limitada lateralmente pelo músculo tíreo-aritenóideo e medialmente pelas fibras de tecido conjuntivo que se estendem das bordas ventrais das cartilagens aritenóides.

No suíno, e às vezes no eqüino, há um pequeno embolsamento mediano da túnica mucosa no assoalho do vestíbulo da laringe. Este embolsamento é conhecido como o ventrículo médio.

A túnica mucosa da laringe sustenta um epitélio estratificado pavimentoso caudalmente até e, inclusive, a margem rostral das pregas vocais. Caudalmente a este nível o epitélio é pseudo-estratificado cilíndrico ciliado. Os sáculos laríngeos são revestidos por um epitélio estratificado pavimentoso no suíno e no cão, e por um epitélio pseudo-estratificado cilíndrico ciliado no eqüino. Corpúsculos gustativos foram reportados na parte laríngea do epitélio epiglótico nos ruminantes, suíno, cão e gato. Sua presença não foi reportada no eqüino.

A *lâmina própria* da mucosa contém muitas fibras elásticas, bem como glândulas serosas, mucosas e mistas, e quantidade considerável de tecido linfático, incluindo nódulos linfáticos. Os nódulos linfáticos são especialmente numerosos nos ruminantes. A submucosa é delgada exceto em alguns locais, notadamente sobre a base do epiglote. Os vasos sangüíneos formam um grosseiro plexo submucoso profundo ou pericondrial, uma rede média, estreita periglandular, e uma densa malha subepitelial. A túnica mucosa que cobre os ligamentos vocais é relativamente avascular. Os linfáticos formam uma rede profunda e superficial. Terminações nervosas sensoriais estão presentes no epitélio e nos corpúsculos gustativos.

CAVIDADE DA LARINGE

A cavidade da laringe liga a laringofaringe à traquéia. A entrada para a cavidade é conhecida como o ádito da laringe. Ela está situada obliquamente e orienta-se rostrodorsalmente. Está limitada rostroventralmente pelo ápice e borda superior da epiglote; lateralmente, pela prega ari-epiglótica, a prega crico-epiglótica ou pela prega epiglótica lateral (dependendo da espécie); e dorsocaudalmente, pela prega interaritenóidea.

A parte da cavidade entre a entrada (ádito) da laringe e o nível das pregas vocais é denominada de vestíbulo. No homem o limite caudal do vestíbulo é demarcado pela prega vestibular, mas como as pregas vestibulares não são desenvolvidas em certas espécies parece lógico denotar as pregas vocais como o limite caudal do vestíbulo. As partes da estrutura da laringe que formam os limites do vestíbulo são: rostralmente, a epiglote; ventralmente, o corpo da cartilagem tireóide; lateralmente, a prega ari-epiglótica, a prega crico-epiglótica, ou a prega epiglótica lateral, a cartilagem corniculada e a cartilagem cuneiforme quando presentes, a superfície medial da cartilagem aritenóide e o ligamento vestibular; e dorsalmente, a prega interaritenóidea de túnica mucosa que cobre a superfície ventral do músculo aritenóideo transverso.

No eqüino e no cão as paredes laterais do vestíbulo contêm os ventrículos laterais. No gato, os ventrículos laterais não estão presentes, mas há fossas que possuem o efeito de formarem pregas vestibulares. No suíno e às vezes no eqüino há um ventrículo médio no assoalho do vestíbulo, na base da epiglote. Quando as pregas vestibulares estão presentes, o espaço entre elas é conhecido como a *rima do vestíbulo*.

A parte da cavidade laríngea limitada pelas pregas vocais, os processos vocais, e as áreas adjacentes das superfícies mediais das cartilagens aritenóides é conhecida como a *rima da glote*. A *rima da glote* é a parte mais estreita da cavidade laríngea. A parte ventral da *rima da glote* é conhecida como a parte intermembranácea pois está localizada entre as pregas vocais. A parte dorsal é conhecida como a parte intercartilaginosa por estar localizada entre as cartilagens aritenóides. O formato e o tamanho da *rima da glote* são alterados pelas ações dos músculos laríngeos.

O termo *glote* refere-se àquela parte da laringe que compreende as pregas vocais, os processos vocais das cartilagens aritenóides e a *rima da glote*. No suíno os ventrículos laterais estão situados nas paredes laterais da glote.

O compartimento caudal do ádito da laringe está localizado caudalmente à *rima da glote*, e é limitado pelo ligamento cricotireóideo e pela superfície interna da cartilagem cricóide. Ele é homólogo à cavidade infraglótica do homem.

O limite caudal, ou saída, da laringe é formado pela margem caudal da cartilagem cricóide.

VASOS E NERVOS. A laringe é suprida bilateralmente em todas as espécies de animais domésticos pela artéria laríngea cranial e por um ramo laríngeo caudal da artéria tireóidea cranial. A drenagem venosa é feita para a veia jugular externa por meio das veias laríngeas. Os vasos linfáticos drenam para os nodos linfáticos retrofaríngeos mediais e para os nodos linfáticos cervicais profundos.

A laringe é suprida pelos nervos laríngeos caudal e cranial. A túnica mucosa do vestíbulo da laringe é inervado pelos ramos laríngeos internos dos nervos laríngeos craniais. Os nervos laríngeos craniais são ramos dos nervos vagos. O nervo laríngeo cranial penetra na laringe ao passar entre a cartilagem tireóide e o osso tíreo-hióideo. Este nervo também encerra fibras parassimpáticas para as glândulas da laringe e fibras simpáticas para os vasos sangüíneos. A túnica mucosa da laringe caudalmente ao vestíbulo e as pregas vocais é inervada por ramos dos nervos laríngeos recorrentes (caudais). O nervo laríngeo recorrente também encerra fibras simpáticas, derivadas da alça *subclávia*. O músculo cricotireóideo é suprido pelo ramo externo do nervo laríngeo cranial com células de origem no *núcleo ambíguo*. Todos os demais músculos intrínsecos da laringe são supridos pelo nervo laríngeo recorrente. As fibras no nervo laríngeo recorrente que conduzem impulsos motores para os músculos laríngeos surgem no *núcleo ambíguo* do nervo acessório.

FUNÇÕES. Na discussão introdutória da laringe foi feita citação ao fato de que a laringe é um órgão que se tornou modificado durante sua evolução para realizar diversas funções. É apropriado nesta ocasião considerar, em maiores detalhes, como a laringe realiza essas funções. (Para um relato completo veja Negus, 1949.)

O Papel da Laringe na Olfação. A importância do sentido do olfato para os animais já foi citada em relação à cavidade nasal. A laringe auxilia na olfação ao ajudar a assegurar que o ar inspirado, com seus odores, atingirá as terminações nervosas olfatórias da mucosa nasal. Os animais dependentes de um forte sentido de olfato para sua existência possuem um palato mole bem desenvolvido e uma epiglote bem desenvolvida. A aproximação dos dois virtualmente elimina a entrada de ar através da cavidade oral.

O Papel da Laringe na Deglutição. A laringe evoluiu do esfíncter muscular simples que serve para bloquear a traquéia da faringe nos peixes com vesículas de ar ou pulmões. Nos mamíferos a laringe ainda serve como uma valva para impedir a entrada de material estranho dentro da traquéia durante a deglutição.

O ato de engolir é descrito em ligação com o sistema digestivo, e será suficiente aqui dizer que os dois movimentos principais que afetam a laringe são os seguintes:

1. O ádito da laringe é estreitado ou fechado pelo relaxamento dos músculos cricotireóideos, que permite a redução do diâmetro dorsoventral da cavidade laríngea e o estreitamento da *rima da glote*.

2. A laringe é deslocada rostralmente no sentido da base da língua pela contração do músculo hioglosso, o músculo gênio-hióideo, o músculo hioepiglótico e o músculo tíreo-hióideo. Quando ocorre esta ação, a epiglote é empurrada caudalmente pela base da língua e chega a sobrepor-se à entrada laríngea.

Quando um bolo sólido é engolido, ele passa mais ou menos diretamente da base da língua, sobre a epiglote, e para dentro do esôfago. Contudo, quando material semilíquido ou líquido é deglutido, ele é direcionado para os lados da epiglote e passa ao longo de canais laterais na laringofaringe para atingir o esôfago. Cada canal lateral é limitado lateralmente pela parede lateral da laringofaringe; medialmente pela prega ari-epiglótica, a prega crico-epiglótica ou a prega epiglótica lateral da laringe, dependendo da espécie; e dorsalmente pelas pregas palatofaríngeas da faringe. Os canais laterais são bem desenvolvidas nos herbívoros, em cujas espécies grandes quantidades de alimentos semisólidos são deglutidos.

O Papel da Laringe na Respiração. A laringe deve prover, quando assim for necessário, um caminho livre para o ar que passe para dentro ou para fora dos pulmões. Primeiro, já foi citado na descrição da cavidade da laringe que a entrada da laringe está posicionada obliquamente, orientando-se rostrodorsalmente. Esta disposição indica que a entrada da laringe está em linha com o nasofaringe, desta forma reduzindo a possibilidade de obstrução ao fluxo de ar. Segundo, a *rima da glote* é capaz de ser alargada e estreitada, um fato que permite seja controlada a quantidade de ar que entra ou deixa os pulmões. O movimento dos músculos que altera o tamanho da glote está sob o controle do centro respiratório. O centro recebe impulsos aferentes da laringe através dos nervos vagos e envia impulsos eferentes através dos nervos vago e acessório. A influência obstrutora da glote na corrente aérea pode afetar a distribuição do ar dentro dos pulmões, controlar o volume de ar em relação às necessidades dos intercâmbios respiratórios e alterar o efeito da bomba respiratória na circulação. Quando a glote está inteiramente aberta, a *rima da glote* deve ter tamanho suficiente para deixar passar todo o ar exigido para o máximo intercâmbio respiratório. Foi demonstrado matematicamente que o comprimento da parte intercartilaginosa da *rima da glote* deve ter sete décimos do diâmetro dorsoventral da glote a fim de obter o alargamento máximo da *rima da glote*. Todas as espécies domésticas possuem cartilagens aritenóides relativamente longas, com o eqüino aproximando-se do ótimo. Além disso, o eqüino, o suíno e o cão possuem sáculos laríngeos que podem auxiliar no suprimento da abertura máxima da *rima da glote*.

A lesão em um dos nervos laríngeos recorrentes resultará na paralisia de todos os músculos intrínsecos da laringe exceto no músculo cricotireóideo no lado ipsilateral. A prega vocal, neste caso, move-se medialmente, como resultado da ação sem oposição do músculo cricotireóideo e interfere com a passagem do ar através da *rima da glote*. A lesão em um dos nervos laríngeos recorrentes ocorre com relativa freqüência no eqüino e é reconhecida por um ruído inspiratório, que é mais pronunciado na inspiração forçada. A condição é conhecida como hemiplegia laríngea e o animal como um *roncador*. A inflação do ventrículo lateral e do sáculo laríngeo tem probabilidades de contribuir ainda mais à obstrução.

O Papel da Laringe na Regulação da Pressão Intratorácica.
Em determinados mamíferos a laringe é projetada como uma valva de entrada para impedir que o ar atinja os pulmões; em outros ela é projetada como uma valva de saída para impedir que o ar saia dos pulmões; em outros ainda, ela é projetada tanto como uma valva de entrada como de saída; ainda em outro grupo ela é projetada nem como valva de entrada nem como de saída. A laringe age como uma valva de entrada pela aproximação das pregas vocais e como uma valva de saída pela aproximação das pregas vestibulares.

De modo geral, os animais com uma valva de entrada eficiente são aqueles que usam os membros superiores para subir. A fim de obter a contração máxima dos músculos que retraem os membros superiores, a caixa torácica terá que estar fixa na posição expiratória. As espécies domésticas com uma laringe projetada como uma valva de entrada são o gato, no qual a laringe é capaz de resistir a uma pressão inspiratória de 100 mm Hg, e o cão, em que a valva é menos eficiente.

O desenvolvimento da laringe como uma valva de saída é mais uma vez projetada para fornecer uma caixa torácica fixa. Nenhuma das espécies domésticas é capaz de usar a laringe como uma valva de saída. A manobra Valsalva no homem é o exemplo melhor conhecido desta situação.

O Papel da Laringe na Fonação.
Embora a laringe seja comumente tida como a *caixa da voz*, ela evoluiu para outras finalidades e depois adaptou-se para a fonação. Há muitos animais que não possuem voz mas ainda assim possuem uma laringe. Há outros que possuem uma laringe mas produzem sons por outros meios. Contudo, a laringe de fato constitui um órgão com grande potencial para a produção do som. O sentido do som (isto é, audição) é produzido pela tradução das ondas aéreas no ouvido em impulsos nervosos no córtex cerebral. As ondas aéreas são produzidas ao se fazer o ar vibrar. A laringe, com suas pregas vocais que podem ser controladas por ação muscular em relação à tensão e posição, é admiravelmente adaptada para a produção de ondas aéreas. Nos ruminantes as pregas vocais são planas e, portanto, vibradores um tanto ineficazes, mas acredita-se que as vibrações das pregas epiglóticas laterais desempenhem um importante papel na produção do som. As vibrações produzidas na laringe são amplificadas e modificadas pelo efeito ressonante da traquéia, da árvore bronquial, da faringe e das cavidades nasal e/ou oral.

Talvez seja apropriado citar aqui que os caprinos e os cães podem ser emudecidos pela remoção cirúrgica de parte de cada um dos cordões vocais. O tecido cicatrizante resultante faz com que o tecido remanescente das pregas venha a aderir às estruturas subjacentes e impede que as pregas vibrem no fluxo aéreo.

DESENVOLVIMENTO. A laringe, a traquéia e os pulmões desenvolvem-se como um crescimento mediano, chamado de sulco laringotraqueal, do assoalho da faringe ao nível do sexto arco visceral. O endoderma origina o epitélio de revestimento e suas glândulas associadas. O mesênquima circundante dá origem às outras estruturas da laringe.

As cartilagens aritenóide e cricóide e os músculos intrínsecos da laringe, exceto o músculo cricotireóideo, são derivados do mesênquima relacionado ao sexto arco visceral. A cartilagem tireóide é derivada do tecido mesenquimatoso do quarto arco. O músculo cricotireóideo é desenvolvido da musculatura que circunda o intestino anterior. A epiglote se desenvolve do mesênquima nas extremidades ventrais do terceiro e do quarto arcos.

O desenvolvimento de todos os músculos intrínsecos, exceto o músculo cricotireóideo, do sexto arco e o desenvolvimento do músculo cricotireóideo da musculatura do intestino anterior explicam a inervação do primeiro pelo nervo laríngeo recorrente (nervo acessório) e a do último pelo nervo laríngeo cranial (vago).

EVOLUÇÃO. A laringe primeiro evolui como um esfíncter muscular na parede do canal alimentar. Este esfíncter circunda a extremidade proximal do tubo que conduz para dentro da vesícula de ar ou os pulmões do peixe. Neste tipo muito simples de laringe não há nenhum mecanismo para a abertura ativa da laringe. O estágio seguinte na evolução da laringe é representado pelo desenvolvimento de fibras musculares que irão dilatar a laringe. Placas cartilaginosas laterais, representando as futuras

SISTEMA RESPIRATÓRIO GERAL

cartilagens aritenóides e parte da futura cartilagem cricóide, são desenvolvidas a seguir para a inserção das fibras musculares dilatadoras de modo que uma ação dilatadora na margem da glote pode ser facilitada. Esta disposição é observada nas lagartixas e nas salamandras. O desenvolvimento importante seguinte é o de uma cartilagem cricotireóide fundida da qual as fibras musculares dilatadoras tomam origem e para dentro da qual as fibras musculares esfinctéricas são inseridas. Este estágio está representado no jacaré. Finalmente, nos mamíferos, uma articulação aparece entre os componentes cricóide e tireóide da cartilagem cricotireóide. Este desenvolvimento facilita a abertura e o fechamento da abertura laríngea. Ao mesmo tempo as cartilagens aritenóides tornam-se de comprimento reduzido, e o músculo esfinctérico torna-se dividido para formar o músculo tíreo-aritenóideo, o músculo crico-aritenóideo lateral e o músculo aritenóideo transverso.

CAVIDADE TORÁCICA

A cavidade torácica é uma das três principais cavidades do corpo. Ela contém os dois pulmões, cada um em seu saco pleural, o coração em seu pericárdio, e diversos outros órgãos e estruturas importantes. Sua forma é grosseiramente semelhante a de um cone com uma base inclinada. O ápice do cone está localizado cranialmente à entrada torácica ou abertura cranial. A entrada torácica é de contorno oval e está limitada dorsalmente pela primeira vértebra torácica, lateralmente pelo primeiro par de costelas e suas cartilagens costais, e ventralmente pelo manúbrio do esterno. A base elíptica é representada pela saída torácica, caudalmente localizada, ou abertura caudal. Ela é limitada dorsalmente pela última vértebra torácica, lateralmente pelas últimas costelas ao longo da linha de inserção do diafragma e pela parte cranioventral do arco costal, e ventralmente pela cartilagem xifóide do esterno. A saída é coberta pelo diafragma que, portanto, separa as cavidades torácica e abdominal. O diafragma tem o formato de um domo, com sua superfície convexa direcionada no sentido da cavidade torácica; conseqüentemente, a cavidade torácica não é tão ampla quanto o exame do esqueleto nos levaria a supor. O limite dorsal da cavidade torácica é formado pelos corpos das vértebras torácicas, os discos intervertebrais associados e o ligamento longitudinal ventral, as costelas lateralmente até a seus ângulos e o músculo longo do pescoço. O limite lateral é formado pelos eixos das costelas, as cartilagens costais das costelas esternais, e os músculos intercostais. O limite ventral é formado pelo esterno e pelo músculo transverso do tórax.

A cavidade torácica varia de formato, dependendo da espécie e da raça, particularmente no caso do cão. A proporção entre a profundidade da cavidade (diâmetro sagital) e a largura da cavidade (diâmetro transverso) é conhecida como o índice torácico. O formato da cavidade também é alterado durante cada ciclo respiratório, pois durante a inspiração o volume da cavidade precisa ser aumentado para permitir que o ar seja levado para dentro dos pulmões. Esta alteração no formato ocorre essencialmente pelo movimento do diafragma e, em grau menor, pelos movimentos das articulações do esqueleto torácico.

O diafragma é o músculo mais importante da respiração. Quando ele se contrai, a curvatura de seu domo é reduzida e sua parte central movimenta-se caudalmente. Como resultado, o volume da cavidade torácica é aumentado e o ar é levado para dentro dos pulmões.

Nos animais que não os Equidae, a inspiração e a expiração são esforços de uma única fase (Amoroso et al., 1964). Nos eqüinos a inspiração e a expiração são normalmente esforços de duas fases (McCutcheon, 1951), torácico e abdominal-diafragmático (Gillespie, 1965), que se tornam de fase única com esforços respiratórios acentuados como taxa maior de respiração (Amoroso et al., 1964; Gillespie, 1965; McCutcheon, 1951) ou enfisema (Gillespie, 1965), e no animal jovem (Amoroso et al., 1964). Contudo, foi reportado que na respiração aumentada o esforço dual ainda existe se o trato respiratório e as pressões de inspiração intrapleural foram tomadas (McCutcheon, 1951).

A gama de movimento de qualquer uma das articulações torácicas é pequena. Durante a respiração quiescente, os movimentos são mais ou menos confinados às articulações associadas às costelas caudais; entretanto, durante a respiração forçada ou expiração forçada, os movimentos podem envolver todas as articulações torácicas. O movimento da primeira costela é muito limitado. O movimento existente ocorre como uma rotação da costela ao redor do eixo longitudinal de seu colo. Isto resulta num movimento cranial ou caudal da extremidade esternal da costela e, conseqüentemente, do esterno. Este tipo de movimento foi chamado o movimento do *cabo da bomba*. O movimento das outras costelas esternais ocorre ao redor de dois eixos. Como na primeira costela, um movimento ocorre como uma rotação ao redor do eixo longitudinal do colo e resulta num movimento cranial ou caudal da extremidade esternal da costela. Quando a extremidade esternal da costela movimenta-se cranialmente, o ângulo entre o eixo da costela e sua cartilagem costal é aumentado. Isto faz com que o esterno movimente-se cranioventralmente e, como resultado, produza um ligeiro aumento no diâmetro sagital da cavidade torácica. O outro movimento das costelas esternais ocorre como uma rotação da costela ao redor do eixo que passa através de seu ângulo e da extremidade esternal. Isto leva a um movimento cranial ou caudal do meio do eixo da costela. Este tipo de movimento foi chamado de movimento de *alça de balde*. As costelas têm o formato e estão posicionadas de modo tal que quando a metade dos eixos é levada cranialmente, o diâmetro transversal da cavidade torácica é aumentado. O movimento das costelas esternais depende de um movimento de deslizamento da costela na articulação costotransversa numa direção craniodorsal durante a inspiração que resulta num movimento dorsocraniolateral do arco costal. O movimento dorsocraniolateral coincide com a contração do diafragma e, como ele alarga a distância entre as inserções costais dos lados opostos, aumenta o efeito da contração diafragmática.

As mudanças que ocorrem no volume torácico são equivalentes ao volume de ar que penetra ou deixa os pulmões.

MÚSCULOS DA RESPIRAÇÃO. Durante a inspiração em repouso, os músculos ativos são o diafragma e os músculos intercostais associados com as últimas costelas. A expiração em repouso, contudo, é um processo passivo e é dependente em grande parte da elasticidade e tensão superficial do pulmão (Clements et al., 1958; Pattle, 1958, 1965) e da elasticidade da caixa torácica.

Durante a inspiração forçada, os músculos escalenos contraem-se para fixar ou levar cranialmente a primeira ou as primeiras, costelas, conforme seja o caso. Ao mesmo tempo, a contração dos músculos intercostais movimenta toda a caixa torácica cranialmente. Na inspiração extrema, os músculos extensores da espinha também se contraem para endireitar a coluna vertebral.

Durante a expiração forçada as costelas caudais são levadas caudal e medialmente pela contração dos músculos abdominais e do músculo retrator das costas. Simultaneamente, a ação dos músculos intercostais desloca as costelas restantes caudalmente.

FÁSCIA ENDOTORÁCICA. A cavidade torácica está revestida por uma camada de tecido conjuntivo frouxo, a fáscia endotorácica. Esta camada de fáscia cobre as superfícies ventrais dos corpos das vértebras torácicas e o músculo longo do pescoço; as superfícies internas das costelas, suas cartilagens costais, e os músculos intercostais, a superfície dorsal do esterno e o músculo transverso do tórax e a superfície torácica do diafragma, onde ela é conhecida como a fáscia frenicopleural. No plano mediano, ou próximo a ele a fáscia endotorácica é refletida das superfícies dorsal e ventral da cavidade para formar a lâmina mais ou menos sagital de fáscia que se constitui no tecido conjuntivo do mediastino. Esta camada de fáscia divide a cavidade torácica em compartimentos direito e esquerdo. Na entrada torácica, a fáscia endotorácica é contínua com a fáscia cervical profunda, e assim existe a possibilidade de que um processo séptico localizado numa estrutura profunda, a fáscia cervical profunda, possa espalhar-se para dentro da cavidade torácica.

Estrutura. A fáscia endotorácica é composta de tecido conjuntivo fibrelástico. A espessura da fáscia e as proporções de fibras colágenas para fibras elásticas variam de uma localização para outra e de uma espécie para outra.

A fáscia que cobre as superfícies internas das costelas e os músculos intercostais é bem desenvolvida e contém uma alta proporção de fibras elásticas; ela é mais espessa onde cruza os espaços intercostais do que onde ela é aplicada às costelas em si. A fáscia frenicopleural é muito delgada. Na entrada torácica a fáscia endotorácica é espessada para dar apoio à

cupula pleurae e é conhecida pelos anatomistas humanos como a túnica suprapleural.

MEDIASTINO

Rigorosamente falando, o termo *mediastino* quer dizer uma partição, mas, na prática, o termo significa o intervalo entre os dois sacos pleurais. Como foi citado na descrição da fáscia endotorácica, as reflexões dorsal e ventral da fáscia no plano mediano ou próximo dele dividem a cavidade torácica em dois compartimentos. Cada um desses compartimentos é revestido por pleura de modo que dois sacos pleurais estão presentes, cada um contendo uma cavidade pleural. O mediastino, portanto, estende-se da entrada torácica até o diafragma e está limitado dorsalmente pela coluna vertebral, ventralmente pelo esterno e lateralmente pelos sacos pleurais. Geralmente falando, ele se situa no plano mediano, mas pode ser deslocado para um lado pela pressão dos pulmões. Com exceção dos pulmões, da veia cava caudal e do nervo frênico direito, todas as estruturas e órgãos contidos na cavidade torácica situam-se no mediastino. É convencional dividir o mediastino em três partes: uma cavidade mediastinal cranial localizada cranialmente ao coração; uma cavidade mediastinal média contendo o coração e as outras estruturas que ocupam o mesmo nível transversal; e uma cavidade mediastinal caudal localizada caudalmente ao coração. O mediastino pode ser ainda subdividido em partes dorsal e ventral num plano frontal que passa através das raízes dos pulmões.

PLEURA

A pleura é uma delgada túnica serosa, brilhante e escorregadia, que está disposta na forma de dois sacos denominados de sacos pleurais. A área entre os sacos pleurais é conhecida como o espaço mediastinal, que contém outras estruturas ou então o mediastino, que é representado, em determinadas partes da cavidade torácica, pelos sacos pleurais localizados em aposição um ao outro. Cada saco é invaginado em sua superfície mediastinal por um pulmão, de modo que praticamente toda a superfície do pulmão, incluindo as fissuras interlobares, está intimamente investida por pleura. O termo pleura pulmonar, ou visceral, é o termo usado para descrever a pleura que cobre os pulmões, e o termo pleura parietal refere-se à pleura que forma o resto do saco. O espaço entre as pleuras parietal e pulmonar forma a cavidade pleural. Normalmente, tudo que a cavidade pleural contém é uma película de fluido seroso de espessura capilar. Esta fina película permite que as pleuras parietal e pulmonar deslizem facilmente uma contra a outra durante a respiração.

A pleura parietal é subdividida, de acordo com a região da cavidade torácica com a qual está associada, na pleura costal, na pleura diafragmática e na pleura mediastinal. A parte relacionada ao pericárdio é chamada de pleura pericárdica. Cranialmente, a pleura parietal forma uma bolsa cega que se estende até ou além da entrada torácica e para dentro da região cervical. Esta bolsa cega forma o que é conhecido como a pleura cervical ou a cú-

SISTEMA RESPIRATÓRIO GERAL

pula da pleura. Deve-se notar que a subdivisão da pleura conforme descrito é mais ou menos arbitrária e que as várias partes são contínuas umas com as outras.

A pleura costal está frouxamente inserida na fáscia endotorácica que cobre as costelas, as cartilagens costais, o esterno, e os músculos associados. Próximo das inserções costais do diafragma, a pleura costal é refletida sobre a fáscia frenicopleural que cobre o diafragma e torna-se a pleura diafragmática. A linha ao longo da qual esta reflexão ocorre é conhecida como a linha diafragmática de reflexão pleural. A linha diafragmática de reflexão pleural, que é muito importante do ponto de vista clínico, indica a divisão funcional entre as cavidades torácica e abdominal. A parte da cavidade pleural dentro do ângulo agudo formado por esta reflexão é denominada de recesso costodiafragmático.

A pleura mediastinal está relacionada ao mediastino. Ela é formada pelas reflexões da pleura costal ao nível da coluna vertebral e do esterno e pelas reflexões da pleura diafragmática. A linha ventral de reflexão da pleura costal sobre o mediastino é chamada de linha esternal de reflexão pleural, e a parte da cavidade pleural dentro do ângulo formado por esta reflexão é denominado de recesso costomediastinal. A pleura mediastinal está refletida sobre a superfície do pulmão e continua com a pleura pulmonar. A parte cranial desta reflexão investe de perto as superfícies dorsal, cranial e ventral da raiz do pulmão. Caudal à raiz do pulmão, contudo, a pleura mediastinal está refletida sobre a superfície do pulmão como duas lâminas quase horizontais. Estas lâminas, que ligam as pleuras pulmonar e mediastinal, estendem-se caudalmente das superfícies dorsal e ventral da raiz do pulmão; elas convergem no sentido uma da outra ao se aproximarem do diafragma e tornam-se contínuas com a pleura diafragmática. Desta forma, a disposição da pleura nesta área é tal que a superfície caudal da raiz do pulmão e uma área triangular da superfície mediastinal do pulmão caudal ao hilo não estão intimamente investidas pela pleura. As duas lâminas convergentes de pleuras formam em conjunto que é denominado ligamento pulmonar.

A veia cava caudal e o nervo frênico direito não se situam dentro do mediastino em si. Ao invés disso, situam-se entre os lobos acessório e diafragmático do pulmão direito circundados numa prega especial da pleura parietal do saco pleural direito que é chamado de *prega da veia cava*. Caudalmente, a *prega da veia cava* está destacada da pleura diafragmática onde a veia cava caudal penetra a cavidade torácica no *forame da veia cava*. Na medida em que a veia cava caudal continua cranialmente no sentido do coração, a *prega da veia cava* é refletida, primeiro da parte mais cranioventral da pleura diafragmática e depois da pleura mediastinal. O termo recesso mediastinal é utilizado para a parte da cavidade pleural direita situada entre o mediastino e a *prega da veia cava*. Ele contém o lobo acessório do pulmão direito.

Uma pequena bolsa de tamanho variável revestida por túnica serosa é freqüentemente encontrada situada no mediastino caudal ventral à aorta e para a direita do esôfago. Esta bolsa, que já foi de-nominada *cavidade serosa do mediastino* e que é homóloga à bolsa infracardíaca no homem, é formada durante o desenvolvimento da bolsa omental e se desliga do restante do peritônio pelo diafragma em desenvolvimento. Nos répteis não há diafragma, e esta bolsa permanece em comunicação com a cavidade peritoneal.

ESTRUTURA. A pleura é uma túnica serosa e, como tal, consiste de mesotélio situado numa fina lâmina de tecido conjuntivo, a *lâmina própria*. O mesotélio consiste de camada celular simples pavimentosa. As células pavimentosas são às vezes descritas como repousando numa membrana basal, mas esta é de observação difícil. A lâmina de tecido conjuntivo consiste de feixes colágenos entrelaçados e planos, misturados com uma malha de tecido elástico, uma disposição que fornece a elasticidade que é obviamente necessária na pleura. A espessura da lâmina de tecido conjuntivo varia de uma espécie para a outra e é maior na pleura pulmonar do que na pleura parietal. No eqüino e no cão, por exemplo, a pleura mediastinal é fenestrada ou então tão fina que freqüentemente é impraticável considerar clinicamente os sacos pleurais como compartimentos distintos porque, se há qualquer diferença significativa na pressão entre os sacos, a pleura mediastinal decompõe-se, permitindo a livre comunicação entre eles.

VASOS E NERVOS. O suprimento sangüíneo para a pleura parietal é derivado essencialmente dos vasos intercostais, dos vasos torácicos internos e dos vasos frênicos. Os vasos linfáticos drenam essencialmente para os nodos linfáticos aórticos torácicos adjacentes, embora alguma drenagem ocorra para dentro de nodos linfáticos abdominais e adjacentes.

A pleura pulmonar é suprida pelos vasos bronquiais no eqüino, bovino, ovino, suíno e no homem, e pelas artérias pulmonares no cão, gato e no primata (McLaughlin et al., 1961). É interessante notar que, nas espécies em que o suprimento é dos vasos bronquiais, a pleura pulmonar é relativamente espessa e os septos interlobulares são bem desenvolvidos, enquanto nas espécies em que o suprimento é das artérias pulmonares, a pleura pulmonar é fina e os septos interlobulares estão ausentes ou são indistinguíveis.

A pleura pulmonar é drenada pelas veias pulmonares.

Os vasos linfáticos são numerosos. A maioria deles drena para os nodos linfáticos no hilo do pulmão. Entretanto, alguns na pleura que cobre os lobos diafragmáticos do pulmão passam através dos ligamentos pulmonares e drenam para os nodos linfáticos mediastinais caudais ou nodos linfáticos abdominais adjacentes ao diafragma (Zietzschmann et al., 1943). Alguns dos vasos linfáticos pleurais podem anastomosar-se com os vasos linfáticos intrapulmonares.

A pleura costal e as partes periféricas da pleura diafragmática são supridas pelas fibras nervosas sensoriais dos nervos espinhais torácicos. A pleura mediastinal e as partes centrais da pleura diafragmática são supridas por fibras nervosas sensoriais do nervo frênico. A pleura parietal é muito sensível. A irritação da pleura costal produzirá dor localizada. A irritação das partes da pleura diafragmática supridas pelos nervos espinhais torácicos causa uma dor difusa nas áreas lombar ou abdominal. A irritação das partes da pleura diafragmática supridas pelo nervo frênico causará dor referida, normalmente, na região do pescoço ou ombro.

A pleura pulmonar é insensível. Contudo, ela contém fibras nervosas. Algumas destas fibras são derivadas da parte simpática do sistema nervoso autônomo e são vasomotoras na função. Outras são derivadas da parte parassimpática do sistema nervoso autônomo e são de função desconhecida.

TRAQUÉIA

A traquéia é um tubo flexível, cartilaginoso e membranoso que se estende da laringe, pelo pescoço abaixo, através da cavidade mediastinal cranial até o mediastino médio. Ela bifurca-se imediatamente dorsal à base do coração, ao nível da quinta vértebra torácica, nos brônquios principais direito e esquerdo. Para fins descritivos, a traquéia é dividida em duas partes, a cervical e a torácica, de acordo com a região do corpo que atravessa. Nos Artiodactyla, a parte torácica da traquéia emite um brônquio, o brônquio traqueal, para o lobo apical do pulmão direito, ao nível do terceiro par de costelas. A traquéia é essencialmente uma estrutura mediana, mas próximo de sua bifurcação ela é empurrada ligeiramente para o lado direito do plano mediano pelo arco aórtico, que está relacionado ao seu lado esquerdo imediatamente cranial ao brônquio principal esquerdo. No pescoço, a traquéia está circundada pela fáscia cervical profunda; no tórax ela é circundada pela fáscia mediastinal.

As relações da traquéia são numerosas e variadas. Elas estão tabuladas em termos gerais no Quadro 8-1, e são descritas com maiores detalhes nos capítulos sobre as espécies.

ESTRUTURA. A parede da traquéia é composta de quatro lâminas principais. De dentro para fora elas são a lâmina mucosa, a lâmina submucosa, a lâmina musculocartilaginosa e a adventícia.

A mucosa forma numerosas pregas longitudinais baixas. Ela é revestida por um epitélio pseudoestratificado cilíndrico ciliado que contém numerosas células caliciformes e repousa numa membrana basal. Os cílios do epitélio batem cranialmente e movimentam as secreções mucosas e as partículas de matérias estranhas no sentido da laringe. A *lâmina própria* é uma lâmina fibrosa relativamente delgada. Ela é separada da submucosa por uma membrana fibrelástica que consiste de fibras elásticas longitudinais dentro de uma estrutura colágena. Nódulos linfáticos verdadeiros são observados comumente na mucosa e, além disso, podem ser observadas agregações de linfócitos.

A submucosa é rica em fibras elásticas e também contém células adiposas. Muitas pequenas glândulas tubulares seromucosas (glândulas traqueais) que se abrem no lúmen do tubo são encontradas na submucosa. Algumas destas glândulas também são encontradas nas camadas mais profundas da *lâmina própria* entre os anéis cartilaginosos na lâmina musculocartilaginosa. Elas são mais numerosas nas paredes ventral e lateral da traquéia.

A lâmina musculocartilaginosa é composta das placas cartilaginosas, tecido fibrelástico e pelo músculo traqueal. As placas cartilaginosas são compostas de cartilagem hialina circundada pelo pericondro. Nos grandes animais herbívoros, canais vasculares são consistentemente encontrados dentro das placas cartilaginosas. Nos animais idosos as placas podem tornar-se calcificadas e ossificadas. As placas cartilaginosas são dobradas de modo que elas possuem grosseiramente o formato de ferradura com a abertura dorsalmente orientada. O formato exato varia com as espécies e, em determinadas espécies, com a região da traquéia. Ela provavelmente também difere no animal vivo e embalsamado, pois há uma diferença no formato das traquéias a fresco e fixadas. Embora a maioria das placas esteja separada uma da outra, este nem sempre é o caso, e é possível encontrar placas adjacentes fundidas. A abertura dorsal de cada placa cartilaginosa é preenchida por tecido conjuntivo e pelo músculo traqueal, que é composto de fibras musculares lisas dispostas de modo circular. A área é chamada de parte membranácea da traquéia. Na maioria das espécies o músculo traqueal está inserido no interior das placas, mas no cão e no gato ele está inserido exteriormente nas placas. As placas são mantidas juntas por tecido fibrelástico que está inserido em suas bordas cranial e caudal e forma os ligamentos anulares da traquéia. A primeira placa cartilaginosa está inserida na cartilagem cricóide da laringe pelo ligamento cricotraqueal.

A adventícia é uma lâmina de tecido conjuntivo que se une à lâmina musculocartilaginosa e com o tecido conjuntivo que circunda a traquéia.

O comprimento da traquéia e o número de placas cartilaginosas no órgão variam tanto em uma espécie como de uma espécie para outra. No eqüino e nos ruminantes há de 48 a 60 placas; no cão, de 42 a 46 placas; no gato, de 38 a 43 placas; e no suíno, de 32 a 36 placas.

A traquéia possui determinadas exigências que foram muito sutilmente satisfeitas em sua estrutura. Primeiro, a traquéia tem que funcionar como um tubo rígido ou entraria em colapso quando os pulmões se expandissem; a rigidez é suprida pelas placas cartilaginosas. Segundo, a traquéia tem que ser capaz de expansão para que possa acomodar qualquer aumento no volume do ar que passa de e para os pulmões. A traquéia é capaz desta expansão porque: (1) a cartilagem hialina possui uma determinada flexibilidade inerente; (2) as placas cartilaginosas são incompletas dorsalmente; (3) a túnica mucosa forma pregas longitudinais; e (4) há considerável quantidade de tecido elástico na submucosa. Terceiro, a traquéia tem que capturar e remover as partículas finas de matéria estranha admitidas com o ar inspirado. As partículas são capturadas no muco pegajoso secretado pelas glândulas traqueais e células caliciformes e depois removidas pela ação do batimento dos cílios. Quarto, toda a traquéia precisa ser tanto flexível quanto extensível para dar margem para os movimentos da cabeça e do pescoço e da laringe. A flexibilidade é conseguida porque a cartilagem que fornece a rigidez está presente na forma de placas mantidas juntas por ligamentos fibrelásticos, ao

SISTEMA RESPIRATÓRIO GERAL

Quadro 8-1. *Relações da Traquéia*

	Nível	Dorsal	Esquerdo	Direito	Ventral
Parte Cervical	Cranial	Músculos longos do pescoço	Glândulas tireóide e para-tireóide Músculo esternotireóideo e músculo omo-hióideo (quando presentes)	Glândulas tireóide e parati-reóide Músculo esternotireóideo e músculo omo-hióideo (quando presentes)	Istmo da glândula tireóide Músculo esterno-hióideo Timo (quando presente) Veia ima tireóidea (quando presente)
			Dorsolateralmente, as artérias carótidas comuns, as veias jugulares internas (quando presentes), os troncos nervosos vagossimpáticos e os nervos laríngeos recorrentes		
	Médio	Músculos longos do pescoço	Esôfago Músculo esternocefálico Nodos linfáticos cervicais profundos médios Tronco linfático jugular	Músculo esternocefálico Nodos linfáticos cervicais profundos médios Tronco linfático jugular	Músculo esternotireóideo Timo (quando presente) Veia ima tireóidea (quando presente)
			Dorsolateralmente, as artérias carótidas comuns, as veias jugulares internas (quando presentes), os troncos nervosos vagossimpáticos e os nervos laríngeos recorrentes		
	Caudal	Músculos longos do pescoço	Esôfago Nodos linfáticos cervicais profundos caudais	Nodos linfáticos cervicais profundos caudais	Músculo esternotireóideo e músculo esternocefálico Timo (quando presente) Veia ima tireóidea (quando presente)
			Lateralmente, as artérias carótidas comuns, as veias jugulares internas (quando presentes), as veias jugulares externas, os troncos nervosos vagossimpáticos e os nervos laríngeos recorrentes		
Parte Torácica	Vértebras torácicas 1 a 3	Músculos longos do pescoço	Esôfago Nervo laríngeo recorrente esquerdo Nervo vago esquerdo Ducto torácico	Lobo apical do pulmão direito Vasos costocervical e vertebral Nervo vago direito Tronco simpático direito Gânglio cervical médio direito Nervos cardiossimpáticos direitos	Artérias carótidas comuns Artéria braquiocefálica Veia cava cranial Nodos linfáticos mediastinais craniais
	Vértebras torácicas 4 a 5	Músculos longos do pescoço Esôfago	Arco aórtico Tronco braquiocefálico	Veia ázigos	Veia cava cranial Tronco pulmonar e artéria pulmonar direita Nervo laríngeo recorrente esquerdo

invés de na forma de uma lâmina contínua, deste modo permitindo o dobramento do tubo. Esta disposição das placas cartilaginosas ligadas por ligamentos fibreslásticos também permite que o tubo seja estendido pelo esticamento dos ligamentos.

VASOS E NERVOS. A parede traqueal é suprida por ramos das artérias carótidas comum e as artérias bronco-esofágicas.

O sangue é drenado por tributários das veias jugulares e veias bronco-esofágicas.

Os vasos linfáticos drenam para os nodos linfáticos adjacentes, a saber, o cervical, esternal, mediastinal e traqueobronquial.

A traquéia é suprida pelo sistema nervoso autônomo. O nervo vago emite fibras parassimpáticas pré-ganglionares tanto diretamente como por meio dos nervos laríngeos recorrentes. Estas fibras entram em sinapse na parede da traquéia e as fibras pós-ganglionares são distribuídas para o músculo liso e para as glândulas. Sua função é a de causar a constricção do músculo e a secreção das glândulas.

As fibras simpáticas pós-ganglionares do tronco simpático e do gânglio cervical médio também passam para a parede da traquéia. Sua função é oposta à das fibras parassimpáticas.

Os impulsos das terminações nervosas sensoriais situados na mucosa são levados por fibras que se unem ao nervo vago. A estimulação dessas terminações causa dor e tosse e. se extrema, poderá interferir com a respiração.

A BIFURCAÇÃO DA TRAQUÉIA. A traquéia bifurca-se nos brônquios principais direito e esquerdo ao nível da quinta costela ou do quinto espaço intercostal. A bifurcação movimenta-se ventrocaudalmente durante a inspiração e dorsocranialmente durante a expiração. A posição da bifurcação também é influenciada pelos movimentos da laringe, por exemplo, na deglutição. Projetando-se no lúmen da traquéia, em sua bifurcação, há uma crista côncava e vertical que se estende entre as paredes dorsal e ventral que separa a extremidade cranial do brônquio principal direito daquela do brônquio principal esquerdo. A crista é denominada *traquéia*. A túnica mucosa que cobre a carina está revestida pelo epitélio estratificado pavimentoso. A carina da traquéia normalmente é sustentada por uma peça de cartilagem, a cartilagem da carina. Esta cartilagem pode ser derivada da cartilagem traqueal mais distal, das cartilagens bronquiais direita ou esquerda proximal ou de uma combinação das duas. Se a carina não possuir sustentação cartilaginosa ela é conhecida como carina membranosa. O músculo traqueal também contribui para a sustentação da carina da traquéia, porque algumas de suas fibras que estão associadas com as duas ou três cartilagens traqueais distais convergem no sentido da carina da traquéia na forma de uma faixa.

O brônquio principal direito surge da traquéia a um ângulo mais oblíquo do que o esquerdo. O ângulo formado entre os brônquios é denominado de ângulo de bifurcação. De acordo com von Hayek (1960), no homem o ângulo de bifurcação está aumentado quando a largura do tórax aumenta ou quando o diafragma é levantado (isto é, movimenta-se cranialmente), e diminuído quando a largura do tórax diminui, o diafragma é abaixado (isto é, movimenta-se caudalmente) ou a laringe é levantada. Nas preparações fixas o ângulo de bifurcação tende a ser menor do que seria no animal vivo.

A bifurcação da traquéia recebe seu suprimento sangüíneo das artérias bronquiais. Ela é uma área relativamente mais vascular do que as áreas vizinhas da traquéia ou dos brônquios principais.

PULMÕES

Os pulmões direito e esquerdo são os órgãos da respiração em que o sangue é oxigenado e deles são removidos os produtos gasosos do metabolismo tecidual, essencialmente o dióxido de carbono. Os pulmões estão localizados na cavidade torácica, e cada pulmão está livre para se movimentar, pois está invaginado num saco pleural e inserido apenas por sua raiz e pelo ligamento pulmonar.

A palavra *lung* (pulmão em inglês) vem da palavra anglo-saxônica *lungen*, que significa leve (no peso); em determinadas partes do mundo da fala inglesa, os pulmões ainda são citados na terminologia comum, particularmente no comércio de carnes, como *lights*. A palavra latina para pulmão é *pulmo* e é dela que o adjetivo pulmonar é derivado.

Os pulmões normais são órgãos elásticos, mas eles sempre contêm quantidade considerável de ar. Conseqüentemente eles são de peso leve e flutuam na água. Eles são macios e esponjosos ao tato e crepitam ao serem apertados. Os pulmões de um feto ou de um animal recém-nascido, que ainda não respirou, são mais firmes ao tato e não flutuarão na água. Da mesma forma, pulmões que estão cheios de fluido como resultado de um processo de doença não flutuarão.

Os pulmões sadios de animais vivos em áreas rurais são de coloração cor-de-rosa claro, enquanto os de animais que vivem em áreas urbanas são acinzentados na coloração e muitas vezes aparecem com manchas cinza-escuras; esta diferença é devida a impregnação do tecido pulmonar pela poeira atmosférica. Se os pulmões não são removidos logo após a morte, um pulmão geralmente é de cor-de-rosa mais profundo do que o outro, como resultado da hipostase do sangue. Em determinadas espécies a superfície do pulmão parece estar subdividida em várias áreas poligonais irregulares. Elas representam os lóbulos pulmonares que serão descritos posteriormente.

Os pulmões são moldados ao formato da cavidade torácica e os demais conteúdos torácicos. Conseqüentemente, quando um pulmão é endurecido *in situ* pelo embalsamamento, ele retém as impressões e marcações das estruturas adjacentes. Por exemplo, normalmente há impressões para as costelas, coração, esôfago e vários vasos sangüíneos e nervos.

No animal normal o pulmão direito é invariavelmente maior e mais pesado do que o pulmão esquerdo, embora a extensão desta diferença varie com as espécies. Cada pulmão apresenta para descrição uma base (superfície diafragmática), um ápice, duas superfícies (costal e medial), e três bordas (dorsal, ventral e basal).

A base, ou superfície diafragmática, de cada pulmão está relacionada à superfície torácica e convexa do diafragma. Ela é côncava, e mais acentuadamente côncava no pulmão direito do que no esquerdo, em conformidade com a posição mais cranial do domo direito do diafragma.

O ápice de cada pulmão é cranial e ocupa o espaço formado pela *cúpula da pleura*.

A superfície costal está relacionada às costelas e cartilagens costais, e em alguns casos ao esterno.

A superfície medial é menos extensa do que a superfície costal e possui duas partes, uma parte vertebral e uma parte mediastinal. A parte vertebral está relacionada aos corpos das vértebras torácicas. A parte mediastinal está relacionada ao mediastino e às estruturas ali contidas. Nela o coração com seu pericárdio produz uma impressão bem acentuada, a impressão cardíaca, que é mais profunda no pulmão direito do que no esquerdo. Dorsal ou caudodorsalmente à impressão cardíaca há uma área do pulmão que não é coberta pela pleura e que contém os brônquios, os vasos sangüíneos e linfáticos e os nervos que penetram ou deixam o pulmão. Esta área é denominada hilo do pulmão, e as estruturas que penetram e deixam o órgão constituem a raiz do pulmão. Caudalmente ao hilo há uma pequena área de tecido pulmonar que não é coberta pela pleura. Esta área é limitada dorsal e ventralmente pelas linhas de reflexão do ligamento pulmonar.

A borda ventral é pontiaguda e irregular. Ela forma o limite ventral entre a superfície costal e a parte mediastinal da superfície medial. A borda ventral estende-se para dentro do recesso costomediastinal. Ao nível do coração, a borda ventral é denteada para formar a incisura cardíaca. A profundidade desta incisura varia, mas ela permite que o coração em seu pericárdio esteja em contato com a parede torácica, embora através da pleura.

A borda dorsal é espessa e arredondada. Ela forma o limite dorsal entre a superfície costal e a parte vertebral da superfície medial.

SISTEMA RESPIRATÓRIO GERAL

A borda basal separa a superfície diafragmática (base do pulmão) das superfícies costal e medial. A parte que separa a superfície diafragmática da superfície costal é pontiaguda e estende-se para dentro do recesso costodiafragmático, embora ela nunca ocupe integralmente o recesso. A parte da borda basal que separa a superfície diafragmática da superfície medial é arredondada.

Talvez seja apropriado destacar aqui que no animal vivo a área do pulmão disponível para exame clínico de rotina é uma tanto menor do que o todo. Em termos gerais, ela está na área triangular limitada cranialmente por uma linha desenhada do ângulo caudal da escápula até o olécrano, dorsalmente pela borda lateral dos músculos epaxiais, e caudoventralmente por uma linha que liga o olécrano com o limite dorsal no penúltimo espaço intercostal.

Caracteristicamente os pulmões são subdivididos em partes relativamente grandes chamadas lobos pulmonares por fissuras ou denteações na borda ventral. Um lobo pulmonar pode ser definido como uma grande parte do tecido pulmonar que é ventilado por um grande brônquio surgido ou de um brônquio principal ou da traquéia e que está separado dos lobos adjacentes por fissuras interlobares. A extensão a que as fissuras são desenvolvidas varia com as espécies, e embora um padrão relativamente constante seja observado dentro de qualquer espécie dada, variações individuais de fato ocorrem. Estas variações podem envolver uma redução na profundidade de uma fissura, até ao ponto em que ela está inteiramente ausente, em cujo caso, naturalmente, a aparência externa do pulmão é alterada consideravelmente. Em outros casos, fissuras normalmente ausentes podem ser desenvolvidas.

Em todas as espécies domésticas, exceto no eqüino, o pulmão direito possui quatro lobos,* a saber, um lobo apicalϕ (cranial), um lobo médio (cardíaco), um lobo acessório (intermediário), e um lobo diafragmáticoϕ (caudal). No eqüino a fissura entre os lobos médio e diafragmático normalmente não é desenvolvida, de modo que externamente o pulmão direito possui apenas três lobos, a saber, um lobo apical, um lobo acessório e um lobo diafragmático. Em todas as espécies domésticas o pulmão esquerdo possui dois lobos, um lobo apicalϕ (apicocardíaco) (cranial) e um lobo diafragmáticoϕ (caudal). Contudo, a composição do lobo apical varia nas espécies diferentes. Em todas as espécies, exceto no eqüino, a área designada como o lobo apical parece na superfície consistir de duas partes que correspondem aos lobos apical e médio do pulmão direito, e em alguns dos livros de textos mais antigos eles são chamados de lobos. Entretanto, ambas as partes são ventiladas por um único brônquio que surge do brônquio principal esquerdo, e por esta razão toda a área é considerada como sendo um único lobo com segmentos cranial e caudal.*

É provável que a finalidade da disposição lobar dos pulmões seja a de permitir que os mesmos se expandam eficazmente durante a inspiração e assim ocupem o espaço tornado disponível pelas alterações no tamanho e no formato da cavidade torácica. Em qualquer espécie o grau de lobação e a profundidade das fissuras são provavelmente determinados pelo desenvolvimento inicial dos pulmões (Flint, 1906-7) e pelos seguintes fatores que determinam o formato disponível para expansão: (1) o formato do tórax, bem como as alterações que ocorrem na curvatura do diafragma e nos diâmetros sagital e transversal da cavidade torácica durante a respiração (Bressou, 1946; Rouviere e Cordier, 1946; Serova, 1950); (2) a taxa de crescimento do animal (Bressou, 1946); e (3) o tamanho e o formato dos outros órgãos e estruturas torácicas.

RAIZ DO PULMÃO. A raiz do pulmão, que ancora o pulmão à traquéia e ao coração, situa-se aproximadamente ao nível horizontal da junção dos terços dorsal e médio do diâmetro sagital da cavidade torácica, oposta à quinta costela e espaço intercostal.

Cada raiz é formada pelas estruturas que penetram e deixam o pulmão no hilo; a saber, o brônquio principal, os vasos pulmonares, os vasos bronquiais, os vasos linfáticos e os nervos. Além disso, nodos linfáticos traqueobronquiais estão associados com a raiz. As estruturas que formam a raiz estão todas mergulhadas em tecido conjuntivo, e a raiz está coberta por pleura exceto em sua superfície caudal, onde a pleura estende-se caudalmente em duas lâminas para formar o ligamento pulmonar.

Dentro do mediastino, a traquéia e os brônquios principais situam-se dorsalmente à base do coração e aos vasos pulmonares, e esta relação é mantida na raiz. A artéria pulmonar, que possui uma parede mais espessa do que as veias pulmonares, situa-se entre o brônquio e as veias pulmonares. A artéria bronquial é um pequeno vaso que se situa na superfície dorsal do brônquio principal. As veias bronquiais, quando presentes, e os nervos pulmonares, estão localizados ao redor dos brônquios principais.

ARQUITETURA INTERNA. Os pulmões podem ser considerados como sendo construídos na estrutura de uma árvores bronquial. O termo *árvore bronquial* é usado por causa da aparência arborescente dada pela ramificação dos brônquios e dos bronquíolos.

Os brônquios principais originam os brônquios relativamente grandes que ventilam os lobos pulmonares; eles são denominados brônquios lobares. Na subordem Artiodactyla o lobo apical do pulmão direito é ventilado pelo brônquio traqueal, que surge diretamente da traquéia.

---

*A terminologia da NAV é a seguinte:

  Lobo cranial
    Parte cranial
    Parte caudal
  Lobo médio
  Lobo caudal
  Lobo acessório

Os termos apical e diafragmático foram mantidos neste texto. Como em todas as espécies, exceto no homem e no eqüino, o lobo apical está dividido em segmentos cranial e caudal pela fissura cardíaca. Acredita-se que os termos da NAV, parte cranial-cranial e parte cranial-caudal, poderiam levar à confusão.

---

*Os termos da NAV *parte cranial* e *parte caudal*, estritamente falando, são segmentos bronquiopulmonares e, desta forma, são citados neste texto como segmentos ao invés de partes.

Cada brônquio lobar origina brônquios que ventilam áreas independentes relativamente grandes dentro do lobo, conhecidas como segmentos broncopulmonares. O brônquio que supre um segmento é chamado de brônquio segmentar; é um ramo da terceira ordem, a primeira sendo um brônquio principal, e a segunda um brônquio lobar.

Os brônquios segmentares, por sua vez, originam brônquios que ventilam áreas independentes relativamente grandes dentro de um segmento, conhecidas como subsegmentares. Esses brônquios são chamados de brônquios subsegmentares. As divisões bronquiais continuam até que o diâmetro do tubo é reduzido até entre 0,5 e 1,0 mm. Neste nível, as placas cartilaginosas desaparecem e o tubo é chamado de bronquíolo.

A estrutura da parede bronquial varia com o tamanho do brônquio, de modo que três tipos estruturais de brônquios, grandes, médios e pequenos, podem ser reconhecidos. Deve ser percebido, contudo, que estes três tipos passam de um para o outro sem qualquer linha de demarcação acentuada. Em termos gerais, os brônquios principais direito e esquerdo, e a primeira parte dos brônquios lobares diafragmáticos são classificados como brônquios grandes. Os brônquios apicais, médios e acessórios lobares e os brônquios segmentares são classificados como médios e os restantes são classificados como pequenos brônquios. As mesmas quatro camadas principais que estavam presentes na traquéia estão presentes nos brônquios, a saber, uma mucosa, uma submucosa, uma camada musculocartilaginosa e uma adventícia.

A mucosa consiste do epitélio, de uma membrana basal e da *lâmina própria*. O epitélio é um epitélio pseudo-estratificado cilíndrico ciliado que contém células caliciformes. O epitélio contém três a quatro fileiras de núcleos nos grandes brônquios. O número de fileiras nucleares é gradativamente reduzido na medida em que os tubos ficam menores, e no bronquíolo o epitélio consiste de uma única camada de células cilíndricas ou cúbicas. Também estão presentes no epitélio bronquiolar numerosas células caliciformes e, particularmente nos pontos de divisão dos brônquios e bronquíolos, grandes células arredondadas com um citoplasma de coloração fraca. Estas células poderão ser quimiorreceptoras (Krahl, 1962). A *lâmina própria* consiste de uma delicada rede de fibras reticulares, uma frouxa rede de fibras elásticas dispostas longitudinalmente e algumas fibras colágenas. Imediatamente abaixo da membrana basal há uma rica rede capilar. A mucosa dos brônquios maiores está quase isenta das pregas longitudinais, mas enquanto os tubos ficam menores, as pregas se tornam mais pronunciadas.

A submucosa é uma lâmina lamelar frouxa que permite à túnica mucosa deslizar contra a lâmina musculocartilaginosa. A submucosa é melhor desenvolvida nos grandes brônquios e torna-se progressivamente mais delgada distalmente. No grande brônquio, a submucosa é mais forte, onde ela está relacionada às placas cartilaginosas; e aqui, ela contém as glândulas bronquiais.

A camada musculocartilaginosa é externa à submucosa. Nos grandes brônquios ela consiste de placas cartilaginosas no formato de ferradura com músculo disposto transversalmente entre as extremidades dorsais das placas, como na traquéia. Nos brônquios médios as placas cartilaginosas são menores e de formato irregular, e os feixes musculares formam uma camada muscular circular completamente fechada dentro da lâmina cartilaginosa. Nos pequenos brônquios as placas cartilaginosas são ainda menores e menos numerosas, e os feixes musculares são mais delgados e estão dispostos em dobras helicoidais cruzadas. Como na bifurcação da traquéia, nos pontos de divisão dos brônquios é formada uma carina divisória que é sustentada por uma peça de cartilagem com formato de sela. Os espaços entre as placas cartilaginosas são preenchidos por tecido fibrelástico, que serve para manter as placas cartilaginosas na posição mas fornece flexibilidade e extensibilidade. Entre a camada muscular e a camada que contém as placas cartilaginosas e o tecido fibrelástico, há uma lâmina de tecido conjuntivo frouxo que contém glândulas bronquiais túbulo-alveolares e mucosserosas, tecido adiposo e numerosos vasos e nervos. As glândulas bronquiais estendem-se do nível da traquéia até os pequenos brônquios, e no gato até os bronquíolos terminais. Elas são especialmente numerosas nos brônquios de tamanho médio. Os ductos das glândulas passam através da túnica mucosa e abrem-se no lúmen do tubo.

Von Hayek (1960) reporta haver encontrado divertículos na túnica mucosa dos pequenos brônquios e bronquíolos no pulmão humano. Os divertículos penetram na lâmina muscular e alguns deles repousam de encontro a uma parede alveolar; outros entram em contato com um vaso linfático. Em muitos deles a extremidade cega é vedada por tecido linfático. Von Hayek dá a designação coletiva de tonsila pulmonar a estes órgãos.

A transição de pequenos brônquios para bronquíolos ocorre quando as placas cartilaginosas desaparecem. Neste ponto o diâmetro do tubo está entre 0,5 a 1,0 mm. Normalmente há três ou quatro divisões bronquiolares antes que o último dos bronquíolos seja atingido, o qual possui um revestimento contínuo de células cúbicas ciliadas e é conhecido como um bronquíolo terminal.

As camadas musculares nos bronquíolos são relativamente espessas e a disposição espiral é mais íngreme. Com exceção do gato, as glândulas bronquiais estão ausentes nos bronquíolos. É interessante, do ponto de vista funcional, notar que o epitélio ciliado estende-se mais adiante distalmente do que ocorre com as glândulas, desta forma assegurando que coleções de muco não causarão um bloqueio.

Os bronquíolos terminais demarcam o fim da parte condutora da árvore bronquial. A parte da árvore bronquial distal aos bronquíolos terminais está relacionada, em parte ou no todo, com o intercâmbio gasoso e está sujeita a alguma modificação por espécie. Portanto, uma descrição da disposição mais completa, conforme encontrada no pulmão humano, será primeiro fornecida; isto será seguido por uma descrição das modificações que ocorrem nas diferentes espécies.

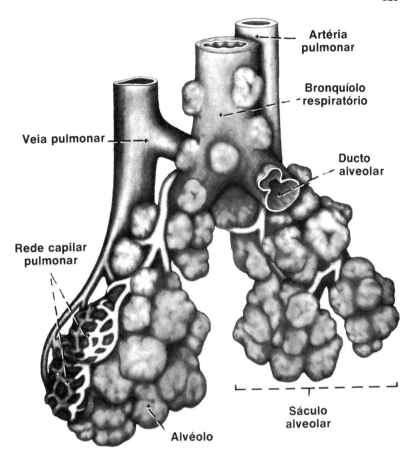

Figura 8-1. Parte de uma unidade respiratória apresentando em parte o relacionamento entre os vasos sangüíneos pulmonares e um bronquíolo respiratório, um ducto alveolar e os alvéolos.

Cada bronquíolo terminal divide-se em dois bronquíolos respiratórios. Um bronquíolo respiratório (Fig. 8-1) é caracterizado pela presença de alvéolos simples e semelhantes a sacos que se abrem de suas paredes e por um epitélio de revestimento que é formado parcialmente por células cúbicas e parcialmente por células achatadas. Os bronquíolos respiratórios podem sofrer duas outras divisões dicotômicas, de modo que três ordens de bronquíolos respiratórios podem ser reconhecidas. Entretanto, existe considerável variação na modalidade de ramificação dos bronquíolos respiratórios e no número de ordens presentes.

Geralmente cada terceira ordem de bronquíolo respiratório emite alguns ductos alveolares dos quais surgem os sacos alveolares e os alvéolos. Contudo, os ductos alveolares podem surgir de um bronquíolo respiratório de primeira ordem, ou de segunda ordem, ou às vezes até de uma quarta ordem.

No eqüino, bovino, ovino, caprino e suíno, os bronquíolos respiratórios estão muitas vezes ausentes, e os ductos alveolares surgem da divisão dos bronquíolos terminais. Quando os bronquíolos respiratórios estão presentes, eles possuem alguns ramos alveolares, imediatamente proximal ao ponto de divisão nos ductos alveolares.

No cão, diversas gerações, ou ordens, de bronquíolos respiratórios estão presentes. Estes bronquíolos respiratórios apresentam considerável ramificação alveolar. Os bronquíolos respiratórios de última ordem abrem-se quer dentro dos ductos alveolares ou dentro dos sacos alveolares.

No gato normalmente só há uma geração (mas ocasionalmente duas) de bronquíolos respiratórios. Estes se abrem diretamente dentro de sacos alveolares que possuem numerosas subdivisões.

Os alvéolos são espaços aéreos muito pequenos com paredes finas. A parede de um alvéolo consiste de uma rede de uma só camada de capilares livremente sustentada por numerosas fibras reticulares e algumas fibras elásticas. Os alvéolos são revestidos por uma lâmina muito fina (0,2 μ) de epitélio alveolar contínua sustentada por uma membrana basal. As paredes dos capilares consistem de uma lâmina de endotélio sustentada por uma membrana basal. A difusão do oxigênio e dióxido de carbono ocorre através do epitélio alveolar, da membrana basal do epitélio alveolar, da membrana basal do endotélio capilar e do endotélio capilar. Estas quatro camadas são muitas vezes citadas como a membrana alveolar ou barreira hemato-alveolar.

Alvéolos adjacentes comunicam-se através de pequenas aberturas, redondas a ovais nos septos interalveolares, denominadas poros alveolares (de Kohn). Os poros alveolares ocupam espaços na rede capilar; eles possuem um diâmetro de aproximadamente 10 μ nos pulmões que foram fixados no estado distendido. Deve-se notar que os poros não são tão grandes no pulmão esvaziado e que a inflamação dos tecidos pulmonares, edema ou coleções de líquidos possuem a tendência de bloquear os poros alveolares.

Além das comunicações interalveolares acima, comunicações bronquiolar-alveolares foram notadas nos pulmões do homem, do gato, do coelho e dos ovinos (Krahl, 1959), e provavelmente também existem nos pulmões de outras espécies.

O pulmão é composto de várias unidades estruturais e funcionais de tamanho variado mas sempre crescentes. Começando pela unidade menor, unidades cada vez maiores são construídas pela agregação de unidades menores até que são obtidos os lobos. Cada unidade é suprida por uma parte da árvore bronquial com seus vasos sangüíneos e nervos acompanhantes.

Há alguma diferença de opinião quanto ao que constitui a menor unidade pulmonar, às vezes chamada de lóbulo primário. Alguns autores consideram que a menor unidade é ventilada por um ducto alveolar, enquanto outros acreditam que ela é ventilada por um bronquíolo respiratório e suas divisões. Os termos *ácino* e *racemo* também foram usados para descrever pequenas unidades pulmonares de tamanhos variados relacionados com o intercâmbio gasoso (Giese, 1957). A atual tendência é não definir a menor unidade pulmonar e, como resultado, o termo lóbulo primário está caindo em desuso. Tendo em vista as variações das espécies que ocorrem na disposição da parte distal da árvore bronquial, não será feita nenhuma tentativa aqui de definir a menor unidade estrutural. Contudo, deve ser apreciado que tal unidade existe, e talvez um conceito útil seja o de olhar sobre a área que é ventilada pela primeira divisão da árvore bronquial tendo uma função respiratória como *uma unidade respiratória* independente de se a divisão que a ventila é um bronquíolo respiratório de primeira, segunda ou terceira ordem ou um ducto alveolar.

A segunda maior unidade a ser descrita é o lóbulo secundário. Como o termo lóbulo primário caiu em desuso, o termo lóbulo pulmonar, sem qualquer adjetivo qualificativo numérico, é muitas vezes·usado para referir-se a esta unidade de estrutura. Também existe alguma diferença de opinião sobre o que constitui um lóbulo pulmonar. O conceito original do lóbulo, e que é comumente mantido hoje em dia, foi o de que ele era uma parte grosseiramente piramidal de tecido pulmonar cuja base subpleural estava delineada na superfície do pulmão pelos septos interlobulares de tecido conjuntivo que se estenderam para dentro do pulmão e separaram lóbulos adjacentes um do outro. Cada lóbulo pulmonar é composto de várias unidades menores e é ventilado por um bronquíolo que penetra no ápice do lóbulo. Naquelas espécies em que os septos interlobulares são bem desenvolvidos, o tecido conjuntivo dos septos é contínuo com a bainha de tecido conjuntivo do bronquíolo e seus vasos acompanhantes. Em determinadas espécies, por exemplo, no cão e no gato, os septos interlobulares não são desenvolvidos e é impossível identificar os lóbulos ao examinar a superfície do pulmão.

Um conceito alternativo do lóbulo pulmonar está baseado na disposição da árvore bronquial, mas aqui novamente há uma diferença de opinião. Felix (1928) declara que a cartilagem não está presente ao longo dos percursos dentro do lóbulo, mas que ela está presente no tubo de suprimento. Reid (1958) é da opinião que este conceito permite uma variação muito larga no tamanho do lóbulo e sugere que o lóbulo deve ser redefinido como o aglomerado de três a cinco bronquíolos terminais e seu tecido respiratório associado situado na extremidade de um caminho bronquial. Ela frisa que tal definição facilita o reconhecimento de uma unidade que possui aplicação prática nos estudos macroscópicos, microscópicos e broncográficos do pulmão. Este último conceito parece possuir considerável mérito, mas até receber aceitação mais ampla, o conceito original do lóbulo pulmonar como a menor parcela de tecido pulmonar representado na superfície do pulmão será mantido a fim de evitar confusão.

Uma unidade estrutural maior do pulmão é o segmento broncopulmonar. Ele foi definido como uma parte relativamente grande de pulmão que é ventilado por um brônquio emitido de um brônquio lobar. É, portanto, uma subdivisão de um lobo. Os segmentos são normalmente separados um do outro por planos de tecido conjuntivo, denominados septos intersegmentares, que se estendem para dentro do tecido pulmonar da pleura. Naquelas espécies em que os septos são bem desenvolvidos é possível separar os segmentos pela decomposição dos planos de tecido conjuntivo. Estará claro pela definição que é em grande parte uma questão de opinião sobre ‘quantos’ segmentos estão presentes em qualquer lobo dado. Concordância internacional foi atingida sobre o número de segmentos e sua nomenclatura para o pulmão humano, mas nenhum acordo destes foi atingido, por ora, para os pulmões dos animais domésticos. Portanto, propõe-se aderir tão próximo quanto possível ao esquema segmentar e nomenclatura estabelecida para o homem dividindo-se os lobos em segmentos que são aproximadamente do mesmo tamanho relativo daqueles reconhecidos no pulmão humano e pelo uso da nomenclatura existente, sempre que possível, modificada para se adequar ao quadrúpede (Quadro 8-2).

A maior unidade estrutural do pulmão é o lobo e ele é composto de dois ou mais segmentos broncopulmonares.

EFEITOS DOS MOVIMENTOS RESPIRATÓRIOS SOBRE A ÁRVORE BRONQUIAL. Na inspiração os brônquios e bronquíolos dilatam e aumentam de comprimento, os ductos alveolares dilatam-se, e os sacos alveolares aumentam de tamanho, com os alvéolos tornando-se mais semelhantes a um disco ao invés de uma taça. A recuperação desses movimentos é realizada essencialmente pelo tecido elástico da árvore bronquial, mas a tensão superficial do fluido que umedece a parede alveolar desempenha um papel importante na capacidade retráctil do pulmão. Esta tensão superficial é controlada por um *surfactante* lipoprotéico que está armazenado nas células alveolares e que descarregado mistura-se ao fluido que umedece a parede alveolar (Pattle, 1965).

SISTEMA RESPIRATÓRIO GERAL

VASOS

O sangue que deve ser oxigenado deixa o ventrículo direito do coração e passa para o tronco pulmonar. O tronco pulmonar divide-se nas artérias pulmonares direita e esquerda, que suprem os pulmões direito e esquerdo, respectivamente. Os tecidos dos pulmões são nutridos pelo sangue conduzido pelos vasos bronquiais. A maior parte do sangue dos pulmões é devolvida ao coração pelas veias pulmonares. As veias pulmonares são mais espessas, mais resistentes e mais elásticas do que a maioria das veias sistêmicas a fim de suportarem as modificações das pressões intrapulmonares. Diferentemente das veias sistêmicas, as veias pulmonares não se anastomosam exceto próximo da periferia do pulmão. As veias pulmonares não possuem valvas, de modo que uma maior pressão no átrio esquerdo é seguida por uma pressão maior nas veias pulmonares. Exceto no eqüino, o sangue das paredes dos grandes brônquios, a pleura pulmonar na região do hilo, e os nodos linfáticos hilares, é transportado pelas veias bronquiais para a veia ázigos direita ou esquerda ou então para as veias intercostais. No eqüino as veias bronquiais estão ausentes e estas estruturas são drenadas pelas veias pulmonares.

Artérias Pulmonares

O tronco pulmonar surge do *cone arterial* do ventrículo direito e curva-se dorsal, caudalmente e para a direita. Ele está relacionado cranialmente com a aurícula direita, caudalmente com a aurícula esquerda e à direita do arco aórtico. O tronco pulmonar bifurca-se no lado esquerdo da bifurcação traqueal. A artéria pulmonar direita cruza para a direita do plano mediano, ventralmente a bifurcação traqueal, e penetra o pulmão direito no hilo, ventral ao brônquio principal direito. Naquelas espécies em que um brônquio traqueal está presente, a artéria pulmonar direita emite um ramo apical que passa ventralmente à traquéia e penetra no pulmão direito ventralmente ao brônquio lobal apical. A artéria pulmonar esquerda passa caudalmente e para a esquerda de sua origem na bifurcação do tronco pulmonar e penetra no pulmão esquerdo ao nível do hilo, cranioventralmente ao brônquio principal esquerdo. As artérias pulmonares direita e esquerda curvam-se ao redor das su-

Quadro 8-2. *Lobos e Segmentos Broncopulmonares nos Animais Domésticos*

Lobos e segmentos broncopulmonares		Espécies						
		Eqüino	Bovino	Ovino	Caprino	Suíno	Cão	Gato
PULMÃO DIREITO								
Lobo apical*	Segmento cranial	+	+	+	+	+	+	+
	Segmento caudal	+	+	+	+	+	+	+
Lobo médio	Segmento dorsal	−	+	+	+	+	+	+
	Segmento ventral	−	+	+	+	+	+	+
Lobo diafragmático*	Segmento médio	+	−	−	−	−	−	+
	Segmento basal ventral	+	+	+	+	+	+	+
	Segmento basal lateral	+	+	+	+	+	+	+
	Segmento basal dorsal	+	+	+	+	+	−	−
	Segmento basal medial	−	−	+	+	+	−	−
	Segmento dorsal cranial	+	+	+	+	+	+	
	Segmento dorsal médio	+	−	−	−	−	−	−
	Segmento dorsal caudal	+	+	+	+	+	+	+
Lobo acessório	Segmento dorsal	+	+	+	+	+	+	+
	Segmento ventral	+	+	+	+	+	+	+
PULMÃO ESQUERDO								
Lobo apical*	Segmento cranial	+	+	+	+	+	+	+
	Segmento caudal	+	+	+	+	+	+	+
Lobo diafragmático*	Segmento médio	+	−	−	−	−	−	+
	Segmento basal ventral	+	+	+	+	+	+	+
	Segmento basal lateral	+	+	+	+	+	+	+
	Segmento basal dorsal	+	+	+	+´	+	+	+
	Segmento basal medial	−	−	+	+	−	−	−
	Segmento dorsal cranial	+	+	+	+	+	+	+
	Segmento dorsal médio	+	−	−	−	−	−	−
	Segmento dorsal caudal	+	+	+	+	+	+	+

*A terminologia da NAV é a seguinte:

    Lobo cranial
      Parte cranial
      Parte caudal
    Lobo médio
    Lobo caudal
    Lobo acessório

Os termos apical e diafragmático foram mantidos neste texto. Como em todas as espécies, exceto no homem e no eqüino, o lobo apical está dividido em segmentos cranial e caudal pela fissura cardíaca, acredita-se que os termos da NAV parte cranial-cranial e parte cranial-caudal poderiam levar à confusão.

perfícies laterais dos brônquios principais para atingirem as superfícies dorsolaterais de seus brônquios lobares diafragmáticos respectivos. A artéria direita passa dorsalmente ao brônquio lobar médio direito, e a artéria esquerda dorsalmente ao brônquio lobar apical esquerdo.

Os ramos das artérias pulmonares acompanham os brônquios e os bronquíolos e terminam nas redes capilares que circundam os ductos alveolares, sacos alveolares e alvéolos. No cão e no gato, ramos das artérias pulmonares também suprem a pleura. As artérias pulmonares situam-se nas bainhas de tecido conjuntivo dos brônquios e bronquíolos, onde são parcialmente circundadas por vasos linfáticos. Como regra geral, elas devem ser encontradas na superfície cranial dos brônquios que correm transversalmente ou obliquamente ao eixo longitudinal do pulmão, na superfície lateral dos brônquios que correm caudalmente paralelos ao eixo longitudinal do pulmão, e na superfície medial dos brônquios que correm cranialmente paralelos ao eixo longitudinal do pulmão.

Veias Pulmonares

As veias pulmonares coletam o sangue arterial da verdadeira parte respiratória do pulmão, e o sangue venoso da pleura visceral e dos brônquios. As veias pulmonares drenam para o átrio esquerdo do coração. A disposição das veias pulmonares dentro dos pulmões, diferentemente da das artérias pulmonares, está sujeita a alguma variação entre as espécies e parece estar dependente da disposição da parte terminal da árvore bronquial e do grau de desenvolvimento dos septos interlobulares. As veias estão mergulhadas em tecido conjuntivo e são normalmente acompanhadas por vasos linfáticos.

Nos pulmões dos bovinos, ovinos, caprinos e suínos, os bronquíolos respiratórios ou são fracamente desenvolvidos ou então estão ausentes, de modo que as unidades respiratórias individuais são relativamente pequenas e os septos interlobulares são bem desenvolvidos. As veias pulmonares nestes pulmões formam um padrão em que seguem relativamente de perto os brônquios e são normalmente encontradas no lado oposto de um brônquio para a artéria. Elas também recebem tributárias que correm nos septos interlobulares e intersegmentares e drenam as áreas adjacentes do tecido pulmonar (McLaughlin et al., 1961).

Nos pulmões dos eqüinos a disposição da parte terminal da árvore bronquial é semelhante à do bovino, ovino, caprino e suíno, mas os septos interlobulares não são completamente desenvolvidos. Nas partes periféricas dos pulmões, as veias pulmonares estão razoavelmente relacionadas em proximidade à árvore bronquial e situadas no local oposto da árvore em relação as artérias. Nas partes centrais dos pulmões, contudo, as veias pulmonares seguem um percurso mais independente até ao hilo e são encontradas situadas entre os segmentos até serem atingidos os brônquios lobares, quando mais uma vez estão intimamente relacionadas aos brônquios (McLaughlin et al., 1961).

No cão e no gato, os bronquíolos respiratórios são bem desenvolvidos e, conseqüentemente, cada unidade respiratória é relativamente maior. A pleura é delgada e os septos interlobulares são fracamente desenvolvidos. As veias pulmonares não estão intimamente relacionadas com os ramos da árvore bronquial, exceto pelos brônquios lobares, mas localizadas mais ou menos eqüidistantes dos brônquios e bronquíolos vizinhos e recebem tributárias de cada um deles (McLaughlin et al., 1961).

Artéria Bronco-Esofágica

Os ramos bronquiais direito e esquerdo (artérias) surgem quer da artéria bronco-esofágica ou então independentemente da aorta ou das primeiras artérias intercostais. Ramos são supridos para as estruturas da área, incluindo a bifurcação traqueal, os nodos linfáticos pulmonares e a pleura pulmonar na região do hilo. Os ramos bronquiais direito e esquerdo penetram no pulmão ao nível do hilo na superfície dorsal do brônquio principal respectivo. Os ramos bronquiais seguem de perto a árvore bronquial, circulando ao redor e suprindo toda a parede dos brônquios e dos bronquíolos. Ramos (*vasa vasorum*) são emitidos para as paredes das artérias pulmonares e para as veias pulmonares e, com exceção do cão e do gato, verdadeiras anastomoses bronquiais arteriopulmonares podem ser observadas ao nível dos bronquíolos terminais. A distribuição periférica dos ramos bronquiais varia nas diferentes espécies.

No bovino, caprino, ovino e suíno, em cujas espécies os septos interlobulares são bem desenvolvidos, os ramos arteriais deixam os ramos bronquiais e, após suprirem os septos interlobulares, progridem para o tecido conjuntivo subpleural onde formam uma rica rede de vasos. Estes vasos anastomosam-se com os ramos pleurais que surgem dos ramos bronquiais na região do hilo. Os ramos bronquiais terminam nas partes distais dos bronquíolos terminais num leito capilar comum com as artérias pulmonares.

No eqüino os ramos bronquiais são distribuídos para os septos interlobulares e para o tecido conjuntivo subpleural como no bovino, ovino, caprino e suíno (McLaughlin et al., 1961). Contudo, além dos ramos bronquiais associados com a árvore bronquial, há ramos bronquiais que seguem as artérias pulmonares e suprem sangue arterial para o leito capilar alveolar. O leito capilar alveolar também recebe sangue arterial bronquial através dos ramos bronquiais que acompanham a árvore bronquial e através de ramos na pleura e nos septos interlobulares.

No cão e no gato, em cujas espécies os septos interlobulares são fracamente desenvolvidos ou estão ausentes, os ramos bronquiais não emitem ramos para o tecido conjuntivo interlobular, e não suprem a pleura, exceto por uma pequena área ao redor do hilo. Deve ser lembrado que os ramos das artérias pulmonares suprem o restante da pleura. Os ramos bronquiais terminam num leito capilar em comum com as artérias pulmonares ao nível dos bronquíolos respiratórios.

Veias Bronquiais

As veias bronquiais drenam o sangue das paredes dos grandes brônquios. Elas se comunicam livre-

SISTEMA RESPIRATÓRIO GERAL

mente dentro dos pulmões com as veias pulmonares e fora dos pulmões com o sistema venoso ázigos. As valvas presentes nestas veias direcionam o fluxo sangüíneo no sentido das veias sistêmicas. As veias bronquiais também drenam os nodos linfáticos e a pleura na região do hilo do pulmão. Elas estabelecem anastomoses com vasos que drenam estruturas mediastinais nesta vizinhança. As veias bronquiais estão ausentes nos eqüinos.

Von Hayek (1960) mantém o ponto de vista de que os vasos sangüíneos, em geral, devem ser considerados como estruturas de sustentação possuidoras de resistência à tensão e que as artérias, quando cheias sob pressão, são resistentes à flexão. Ele é de opinião de que as artérias pulmonares podem ser consideradas como estruturas flexíveis e elásticas que são resistentes à tensão e à flexão e assim servem como sustentações para o pulmão, e que as veias pulmonares podem ser consideradas como estruturas que resistem à tensão. O referido autor destaca que o percurso das artérias segue de perto o dos brônquios e bronquíolos, pois os brônquios e os bronquíolos também são relativamente resistentes à flexão quando cheios de ar sob pressão atmosférica.

Drenagem Linfática

Os vasos linfáticos do pulmão podem ser divididos em dois grupos, os superficiais e os profundos. Os vasos linfáticos superficiais situam-se no tecido conjuntivo subpleural, formam uma extensa rede e possuem numerosas valvas. Os vasos linfáticos profundos são encontrados dentro do pulmão situados no tecido conjuntivo peribronquial e perivascular associados com a árvore bronquial, com as artérias e veias pulmonares. Eles podem ser seguidos distalmente até aos alvéolos e possuem relativamente poucas valvas. Numerosas anastomoses unem os vasos linfáticos profundos e dentro dos septos interlobulares os vasos linfáticos profundos também anastomosam-se com os vasos linfáticos superficiais.

A direção do fluxo linfático tanto nos vasos superficiais como profundos se faz no sentido dos nodos linfáticos pulmonares e traqueobronquiais. Alguns dos vasos superficiais associados com os lobos diafragmáticos drenam para os nodos linfáticos mediastinais caudais. A linfa nos vasos profundos pode passar através dos nodos linfáticos pulmonares antes de atingir o hilo do pulmão. Os nodos linfáticos pulmonares estão localizados dentro dos ângulos de divisão dos brônquios lobares dos brônquios principais e dos brônquios segmentares dos brônquios lobares. Tecido linfóide adicional é encontrado nas divisões dos brônquios menores e dos bronquíolos. Se o fluxo linfático nos linfáticos profundos for bloqueado, a linfa é conduzida para o hilo pelos vasos superficiais. Caso ocorra fusão das pleuras pulmonar e parietal devido a processos inflamatórios, a drenagem linfática dos pulmões para os nodos linfáticos sistêmicos pode ocorrer através dos vasos linfáticos da pleura parietal.

Suprimento Nervoso

Os nervos vago, simpático, e possivelmente o frênico, fornecem ramos pulmonares para formarem os plexos pulmonares que estão relacionados com as raízes dos pulmões. Cada plexo pulmonar pode ser dividido em partes dorsal e ventral. A parte dorsal está relacionada à superfície dorsal do brônquio principal, e a parte ventral com os vasos pulmonares. Dentro do pulmão o plexo pulmonar desdobra-se em ramos finos que se tornam associados com a árvore bronquial e os vasos sangüíneos. Microscopicamente estas fibras nervosas podem ser seguidas até a periferia do pulmão e até sua cobertura pleural. Grupos de células ganglionares parassimpáticas estão presentes nos plexos, especialmente na região dos brônquios. Gânglios bronquiais também são encontrados associados com os grandes, médios e pequenos brônquios, e com os bronquíolos. Os gânglios estão localizados extracondralmente e, nos grandes e pequenos brônquios, também são encontrados subcondralmente e externamente á lâmina muscular. Muitos desses gânglios são encontrados em associação íntima com as glândulas bronquiais. No gato os gânglios bronquiolares foram demonstrados na adventícia e na submucosa.

Impulsos efetores são conduzidos ao longo de fibras parassimpáticas pré-ganglionares até as células ganglionares intrapulmonares e daí até o músculo liso e as glândulas da árvore bronquial, onde produzem efeitos bronquioconstritores e secretomotores. Há uma possibilidade que alguns desses impulsos possam ser conduzidos para dentro do pulmão através de fibras parassimpáticas pós-ganglionares que se originam nas células ganglionares localizadas no tronco vagal. Acredita-se que os impulsos conduzidos através de algumas das fibras parassimpáticas causam a vasodilatação dos vasos pulmonares.

Impulsos sensoriais são conduzidos através tanto de percursos parassimpáticos como simpáticos. Em geral, os percursos parassimpáticos conduzem impulsos iniciados pelas terminações nervosas sensoriais na árvore bronquial. Estes são das modalidades de dor e toque e os impulsos dos receptores de estiramento. Os percursos simpáticos conduzem impulsos iniciados por terminações nervosas sensoriais na pleura visceral. Estas são a modalidade de dor e impulsos dos receptores de estiramento.

Os percursos parassimpáticos também conduzem impulsos iniciados em receptores pressores localizados na lâmina subendotelial das veias pulmonares e no que se acredita ser quimiorreceptores localizados no *glomus pulmonale* (Krahl, 1962), que está localizado na parede dorsal do tronco pulmonar próximo à sua bifurcação.

Os receptores de estiramento são estimulados pelo estiramento dos pulmões durante a inspiração e estão relacionados ao controle reflexo da respiração. A estimulação das terminações nervosas sensoriais localizadas na túnica mucosa bronquial trará como conseqüência o ato reflexo da tosse. Os quimiorreceptores e os pressores detectam mudanças na pressão e composição química do sangue e estão relacionados com o controle reflexo da circulação sangüínea e da respiração.

DESENVOLVIMENTO

O epitélio da traquéia e da árvore bronquial é de origem endodérmica. Ele é derivado do sulco laringotraqueal original que aparece na parede ventral do intestino primitivo imediatamente caudal às bolsas faríngeas. O sulco laringotraqueal aprofunda-se e sua parte caudal separa-se do intestino anterior para formar uma traquéia tubular que se situa ventralmente ao esôfago e mais ou menos paralela a este.

A traquéia tubular cresce caudalmente no sentido da cavidade torácica. Em sua extremidade caudal desenvolvem-se duas pequenas expansões semelhantes a brotos. Estes brotos são o início dos brônquios principais direito e esquerdo. Os brônquios principais direito e esquerdo alongam-se, com o brônquio direito estendendo-se mais direta e caudalmente do que o esquerdo. Os brônquios principais ramificam-se de modo monopodial e originam os brônquios lobares e os brônquios segmentares do lobo diafragmático. Ao mesmo tempo em que os brônquios lobares estão sendo formados a partir dos brônquios principais, o brônquio traqueal aparece da parede lateral direita da traquéia naquelas espécies em que ele é desenvolvido.

Os brônquios lobares e segmentares, por sua vez, crescem e se ramificam até que a árvore bronquial é formada. A ramificação tende a ser dicotômica até que a parte distal da árvore bronquial é atingida, quando então torna-se irregular.

O tecido conjuntivo, a cartilagem, e os músculos da traquéia e da árvore bronquial são formados do mesênquima que circunda o crescimento traqueal e os brotos bronquiais.

À medida que os brotos bronquiais crescem e os pulmões se desenvolvem, eles se deslocam lateralmente para dentro do celoma em ambos os lados e dorsalmente ao coração. O mesoderma esplâncnico, que é empurrado à frente do pulmão em desenvolvimento, forma a lâmina mesotelial da pleura pulmonar, e a mesênquima imediatamente subjacente torna-se o tecido conjuntivo subpleural.

Aproximadamente ao mesmo tempo em que os brotos dos brônquios principais direito e esquerdo estão se desenvolvendo, as artérias pulmonares direita e esquerda começam a desenvolver-se como ramos caudais dos lados direito e esquerdo do sexto arco aórtico. Na maioria das espécies estes ramos permanecem separados, mas no suíno eles fundem-se proximalmente, embora retendo seu estado par, distalmente. As artérias direita e esquerda tornam-se associadas com os brônquios principais respectivos e continua a crescer e a ramificar-se juntamente com a árvore bronquial em desenvolvimento.

As veias pulmonares aparecem ligeiramente depois do que as artérias pulmonares. As veias direita e esquerda drenam por um tronco comum para dentro da parte dorsal do átrio esquerdo. Como as artérias pulmonares, as veias pulmonares também se desenvolvem na medida em que a árvore bronquial está se desenvolvendo.

O desenvolvimento dos pulmões pode ser dividido em três fases consecutivas. Na primeira fase, os brônquios e os bronquíolos são desenvolvidos. Na segunda fase, os bronquíolos respiratórios são formados. E na terceira fase, os ductos alveolares e alguns dos alvéolos são formados. Aproximando-se o final da segunda fase, capilares começam a aparecer em associação com os alvéolos, e durante a terceira fase o pulmão torna-se um órgão altamente vascularizado.

Uma vez iniciada a respiração o ar é conduzido para dentro dos pulmões e os alvéolos aumentam enormemente.

RESPIRAÇÃO

O processo respiratório é controlado reflexamente pelos centros respiratórios do pedúnculo cerebral. Os centros recebem impulsos dos mecanismos quimiorreceptores na corrente sangüínea arterial chamados de corpos carótido e aórtico, e de um possível mecanismo quimiorreceptor denominado *glomus pulmonale* (Krahl, 1962), que reage ao sangue venoso misturado. O conceito clássico é que os centros respiratórios também são estimulados diretamente pelo sangue arterial.

Os centros respiratórios também recebem impulsos das terminações sensoriais nos pulmões e da pleura que são estimuladas pelo estiramento durante a inspiração.

Em resposta a estes impulsos, os centros respiratórios enviam impulsos para os músculos respiratórios e controlam reflexamente a freqüência e a profundidade da respiração. A atividade dos centros respiratórios pode ser consideravelmente modificada por centros mais elevados, quer voluntariamente ou em estados emocionais, mas sua função reflexa não pode ser suprimida completamente.

A finalidade da respiração é o intercâmbio de gases e, nos animais terrestres, esta função é realizada nos pulmões. O intercâmbio depende de três fatores: ventilação, difusão e fluxo sangüíneo nos vasos pulmonares.

A ventilação é o processo cíclico de inspiração e expiração pelo qual o oxigênio é levado no ar inspirado para os alvéolos e o dióxido de carbono é removido dos pulmões no ar expirado. A eficiência da ventilação depende do volume de ar inspirado e da igualdade da distribuição do ar para os alvéolos.

Mudanças de volume dentro do pulmão estão relacionadas a mudanças de volume dentro da cavidade torácica e vice-versa, de modo que qualquer consideração de ventilação terá que incluir tanto o tórax como os pulmões e suas estruturas associadas. Lesões quer no tórax como nos pulmões poderão interferir na ventilação.

Em sua forma mais simples, o relacionamento entre os pulmões e o tórax pode ser assemelhado ao de um balão de borracha (pulmões) que está aberto ao ar e encerrado dentro de uma câmara exterior (tórax) que pode ser aumentada por forças externas. Se a câmara exterior for aumentada, o ar será levado para dentro do balão de modo que a pressão no espaço entre o balão e a câmara exterior permanece a mesma. Se as forças que fizeram com que a câmara exterior aumentasse forem removidas, o balão retornará a seu tamanho anterior por causa do retrocesso elástico da borracha. No corpo animal, a inspiração é um processo ativo. Impulsos dos centros respiratórios fazem com que os músculos inspiratórios contraiam-se, desta forma aumentando o tamanho da cavidade torácica e aumentando o seu volume. Isto produz uma queda temporária na pressão intratorácica de modo que o ar é

SISTEMA RESPIRATÓRIO GERAL

levado para dentro dos pulmões e se traduz num aumento no volume pulmonar. Durante a inspiração, os tecidos elásticos da traquéia, a árvore bronquial, a pleura e as paredes torácicas são estiradas e colocadas sob tensão, de modo que a energia potencial criada pela contração dos músculos inspiratórios é armazenada nestes tecidos elásticos. Quando os músculos relaxam, os tecidos elásticos retraem-se, reduzindo os volumes da cavidade torácica e dos pulmões a seu valor anterior. Este é o ato expiratório normal, que é um processo passivo que não exige nenhuma atividade muscular esquelética. As forças coesivas que existem entre as pleuras parietal e pulmonar desempenham um importante papel no processo de ventilação. As pleuras parietal e pulmonar são separadas pela cavidade pleural, mas no estado normal isto resume-se apenas a um espaço capilar ocupado por fluido seroso. A tensão superficial desta delgada camada líquida serosa mantém as duas camadas pleurais juntas, permitindo que elas deslizem facilmente uma contra a outra, mas exigindo força considerável para separá-las. Contudo, a introdução de ar para dentro da cavidade pleural, ou o acúmulo de fluido dentro dela, removerá a tensão superficial e assim interfere com a ventilação do pulmão. Conforme foi dito anteriormente, a tensão superficial do fluido nos alvéolos também ajuda na retração do pulmão.

Difusão é o processo pelo qual o oxigênio e o dióxido de carbono passam através da barreira hemato-alveolar, quer dizer, através do epitélio alveolar e sua membrana basal, e do endotélio capilar e de sua membrana. Qualquer interferência com o processo de difusão afetará a função respiratória do pulmão.

Finalmente, qualquer interferência com a circulação pulmonar afetará a transferência do oxigênio e do dióxido de carbono de e para os pulmões, respectivamente.

BIBLIOGRAFIA

Amoroso, E. C., P. Scott and K. G. Williams. 1964. The pattern of external respiration in the unanesthetized animal. Proc. Roy. Soc. (Lond.) (B), *159*:325–347.

Bressou, C. 1946. De Morphologie der Longen. Vlaam. diergeneesk, Tijdschr. *15*:119–126.

Clements, J. A., E. S. Brown and R. P. Johnson. 1958. Pulmonary surface tensions and the mucus lining of the lungs: Some theoretical considerations. J. Applied Physiol. *12*:267–278.

Dawes, J., and M. Prichard. 1953. Studies on the vascular arrangements of the nose. J. Anat. *87*:311–322.

Felix, W. 1928. Anatomie der Lungen. *In* Sauerbruch, F.: Chirurgie der Brustorgane. Volume 1, p. 1. Berlin,. Springer-Verlag.

Flint, J. M. 1906-7. The development of the lungs. Am. J. Anat. 6:1.

Giese, W. 1957. Acinus und Lobulus der Lunge. Zentralbl. f. Allgem. Path. u Path. Anat. *97*:233–242.

Gillespie, J. R. 1965. Factors affecting the pulmonary mechanics of the normal and emphysematous horse. Proc. Symp. Acute Bovine Emphysema, P1–P11, Laramie, Wyoming.

Hayek, H. von. 1960. The Human Lung (Translation by Vernon E. Krahl.) New York, Hafner Publishing Co., Inc.

Krahl, V. E. 1959. Microscopic anatomy of the lungs. Am. Rev. Resp. Dis., *80*:24–44.

Krahl, V. E. 1962. The glomus pulmonale: Its location and microscopic anatomy. Ciba Foundation Symposium on Pulmonary Structure and Function, p. 53–76. Boston, Little, Brown and Company.

McCutcheon, F. H. 1951. The mammalian breathing mechanism. J. Cell Comp. Physiol. *37*:467–476.

McLaughlin, R. F., W. S. Tyler and R. O. Canada. 1961. A study of the subgross, pulmonary anatomy in various mammals. Am. J. Anat. *108*:149–165.

Negus, V. 1949. The comparative anatomy and physiology of the larynx. London, William Heinemann, Ltd.

Negus, V. 1958. The comparative anatomy and physiology of the nose and paranasal sinuses. Edinburgh and London, E. & S. Livingstone, Ltd.

Pattle, R. E. 1958. Properties, function, and origin of the alveolar lining. Proc. Roy. Soc. (Lond.) (B) *148*:217–240.

Pattle,. R. E. 1965. Surface lining of lung alveoli. Physiol. Rev. *45*:48–79.

Reid, L. 1958. The secondary lobule in the adult human lung, with special reference to its appearance in bronchograms. Thorax *13*:110–115.

Rouviere, M., and G. Cordier. 1946. Les raisons des scissures. Loi de fissuration. C. R. de L'Asso. des Anatomistes Lisbonne (Ref. Bressou, C., 1946).

Sagara, M. 1958. A comparative anatomical study of the laryngeal muscles in mammals. Igaku Kenkyu (Acta Medica), 28(9): 3333–3355.

Serova, E. W. 1950. A new anatomical classification of the structure of the lungs. Probl. Tuberc. (Moscow), 2:37.

Young, J. Z. 1950. *In* The Life of Vertebrates. Oxford, Clarendon Press, p. 331.

Zietzschmann, O., E. Ackernecht and H. Grau. 1943. Ellenberger and Baum's Handbuch der vergleichenden Anatomie der Haustiere. 18th ed. Berlin, Springer-Verlag.

CAPÍTULO 9

APARELHO UROGENITAL GERAL

C. R. Ellenport

O aparelho urogenital inclui dois grupos de órgãos, o **urinário** e o **genital.** Embriologicamente e anatomicamente, os dois sistemas estão intimamente ligados. Ambos desenvolvem-se a partir de uma crista mesodérmica comum, ao longo da parede caudal da cavidade abdominal; os ductos excretórios de ambos os sistemas penetram inicialmente em uma cavidade comum, a **cloaca.** Os órgãos urinários elaboram e removem o principal fluido excretório, a **urina.** Os órgãos genitais servem para a formação, o desenvolvimento e a expulsão dos produtos das glândulas **reprodutivas.** Nos vertebrados superiores os dois aparelhos são independentes, exceto na parte terminal, que constitui um trato urogenital e inclui a vulva na fêmea e a maior parte da uretra no macho.

ÓRGÃOS URINÁRIOS (ÓRGÃOS UROPOÉTICOS)

Os **órgãos urinários** são os rins, os ureteres, a bexiga urinária e a uretra.

RINS. Os **rins** são as glândulas que secretam a urina; são de coloração vermelha-marrom, e estão situados contra a parede dorsal do abdome, estando, na maioria dos animais, quase simetricamente colocados em ambos os lados da espinha. Eles regulam a concentração hídrica e salina do corpo e também removem substâncias estranhas do sangue. Uma quantidade extremamente grande de sangue flui constantemente através dos rins. Seu formato varia desde o de feijão até o de coração (rim direito do eqüino). Somente no bovino é o rim lobulado. O **hilo renal** é a porção deprimida através da qual passam a artéria, veia, nervos, vasos linfáticos e os ureteres. O hilo conduz ao **seio renal** que acomoda a pelve renal. A **pelve renal** é distinta em cada espécie. Ela está ausente no bovino. No bovino os ureteres unem-se no seio e assumem o papel da pelve renal dos outros animais. A pelve renal recebe a urina dos ductos papilares e transmite a urina aos ureteres. Os rins são retroperitoneais e estão parcial ou completamente (dependendo da espécie e do estado de nutrição) cobertos por uma cápsula de gordura.

Os rins estão cobertos por uma **cápsula** de tecido conjuntivo que consiste em uma rede fibrosa colágena com uma pequena quantidade de fibras elásticas. A cápsula mergulha no hilo e forra o seio renal. A cápsula pode ser facilmente separada do rim. O rim consiste em um **córtex** externo e uma **medula** interna. O córtex é de coloração avermelhada-marrom e é granular. Ele está pontilhado por diminutos pontos escuros, os corpúsculos do rim, cada um consistindo na origem dilatada de um túbulo renal com um tufo invaginado de capilares (glomérulos) por ele circundados. A medula projeta-se dentro da pelve renal ou cálices renais, com uma ou mais papilas. As papilas são os ápices das pirâmides renais.

Túbulos renais (Fig. 9-1). O parênquima ou a substância própria do rim é composto de pequenos **túbulos renais** ou uriníferos, que estão muito próximos uns dos outros e possuem um percurso complicado. Cada túbulo tem início numa dilatação ou cápsula *(cápsula do glomérulo),* de parede fina e esférica, que é invaginada para receber um tubo de capilares denominados de um **glomérulo;** estas duas estruturas constituem um **corpúsculo do rim;** os corpúsculos são visíveis como diminutos pontos vermelhos ou escuros na parte convoluta do córtex. Depois deles há um colo curto e estreito, além do qual o túbulo torna-se largo e convoluto, formando o **túbulo contorcido proximal,** e penetra na porção irradiada do córtex. Ela a seguir estreita-se gradativamente e penetra na zona intermediária; tornando-se muito estreito e quase reto, desce por distância variável dentro da medula, dobra acentuadamente sobre si mesmo e retorna ao córtex, formando assim a **alça de Henle,** com seus segmentos ascendente e descendente. Na parte convoluta do córtex, ele alarga-se e torna-se tortuoso, constituindo o **túbulo contorcido distal.** A seguir o túbulo estreita-se, penetra em um raio medular e abre-se, com outros túbulos, dentro de um **túbulo coletor,** que é reto; o túbulo coletor passa axialmente através de uma pirâmide, e une-se, com outros túbulos coletores, para formar os **ductos papilares,** relativamente grandes, que se abrem na pelve renal.

Estroma. O tecido intersticial forma um retículo em todo o comprimento, que sustenta os túbulos e os vasos sangüíneos. Ele é muito rarefeito no córtex, mas é muito mais abundante na medula, na qual aumenta de quantidade no sentido da pelve.

URETERES. Os **ureteres** começam na pelve renal (seio renal no bovino) e terminam na bexiga urinária.

BEXIGA URINÁRIA. A **bexiga urinária** difere na forma, no tamanho e na posição, dependendo de seu grau de enchimento. Ela é um saco ovóide ou piriforme, situado no assoalho pélvico quando vazia ou quase vazia. Na fêmea, entre o reto e a bexiga urinária, encontra-se a prega genital contendo o útero. Não é possível palpar a bexiga urinária pelo reto, no macho. No meio do vértice (ápice) há uma massa de tecido cicatricial, um vestígio do úraco que

APARELHO UROGENITAL GERAL

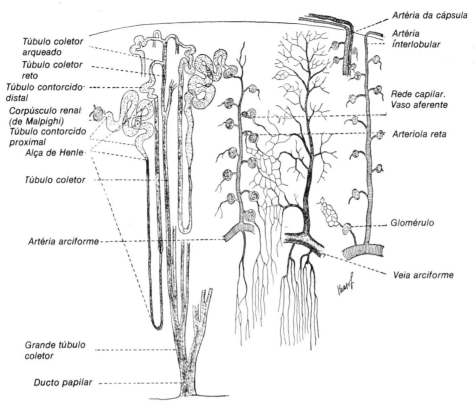

Figura 9-1. Esquema diagramático dos túbulos uriníferos e dos vasos sangüíneos do rim.
Desenhado, em parte, das descrições de Golubew (Böhm, Davidoff e Huber).

no feto forma uma ligação tubular entre a bexiga e o alantóide. A bexiga essencialmente está fixada no local por três pregas peritoneais, os ligamentos médio e lateral. O ligamento redondo, um vestígio da grande artéria umbilical fetal, está contido nos ligamentos laterais. Há um esfíncter de músculo liso no colo da bexiga.

URETRA. A **uretra** expele a urina do corpo. Ela apresenta diferenças sexuais distintas. No macho pode ser descrita em duas partes: a primeira porção tem início no colo da bexiga urinária, no orifício uretral interno, e vai até o colículo seminal; esta porção é uma passagem apenas para a urina. No colículo seminal os produtos dos órgãos genitais também penetram, e ela é, desta forma, uma passagem urogenital deste ponto até sua terminação na extremidade da glande do pênis. A segunda porção será descrita com os órgãos genitais. Na fêmea a uretra também tem início na bexiga urinária, no orifício uretral interno, e abre-se na borda entre a vagina e o vestíbulo vaginal, no orifício uretral externo.

ÓRGÃOS GENITAIS*

Em ambos os sexos os órgãos genitais compreendem os órgãos sexuais primários, ou gônadas, os órgãos reprodutivos acessórios e os órgãos genitais externos e copulatórios. As gônadas são órgãos pares. Elas normalmente estão localizadas dentro da cavidade abdominal, mas no macho dos mamíferos a posição dos testículos é variável e pode tornar-se um órgão extra-abdominal.

Os órgãos reprodutivos acessórios são embriologicamente derivados de dois tubos especializados, os ductos mesonéfrico (wolffiano) e o paramesonéfrico (mulleriano), respectivamente. O primeiro é o canal excretório do mesonefro, uma agregação de túbulos néfricos mesodérmico que forma o rim nos vertebrados primitivos, mas que nos vertebrados superiores age apenas como um órgão excretório durante uma fase inicial e transitória da vida embrionária. O metanefro (que forma o rim definitivo) substitui o mesonefro. Alguns dos túbulos inferiores bem como o ducto dos mesonefros persistem, entretanto, e eventualmente formam o aparelho excretório permanente da gônada masculina. Um brotamento dorsal do ducto mesonéfrico forma o ureter do rim permanente.

No macho os túbulos mesonéfricos persistentes alinham-se com o testículo e tornam-se os dúctulos

*De Parkes, 1956.

eferentes, enquanto o ducto mesonéfrico desenvolve-se no epidídimo, no ducto deferente, e suas dilatações terminais, na ampola e na vesícula seminal. Tanto o canal espermático como o urinário abrem-se no seio urogenital, que é derivado do segmento ventral da cloaca primitiva.

Na fêmea, o ducto mesonéfrico, embora presente, permanece insignificante, e é o ducto paramesonéfrico que fornece a base do trato reprodutivo. Ele está ligado, em termos de desenvolvimento, ao ducto mesonéfrico, mas diferencia-se independentemente na tuba uterina (de Fallopio), no segmento uterino e parte da vagina.

ÓRGÃOS GENITAIS MASCULINOS

Os órgãos genitais masculinos são (1) os dois testículos, as glândulas reprodutivas essenciais (onde se realiza a produção de espermatozóides e da testosterona) com suas coberturas e anexos; (2) o epidídimo (que acumula e transporta os espermatozóides); (3) o ducto deferente, o ducto dos testículos; (4) as glândulas seminais (vesículas seminais no eqüino); (5) a próstata, um órgão musculoglandular; (6) as duas glândulas bulbouretrais (ou de Cowper); (7) a uretra masculina, um canal que transmite as secreções reprodutivas e urinárias; (8) o pênis, o órgão copulatório masculino. As glândulas seminais (vesículas), a próstata e as glândulas bulbouretrais, lançam suas secreções dentro da uretra, onde elas se misturam com o fluido secretado pelos testículos; assim, são muitas vezes denominadas de glândulas sexuais acessórias.

Os testículos estão situados na região pré-púbica, circundados num divertículo do abdome denominado de **escroto.** O epidídimo está aderente à borda inserida do testículo. Esta é a borda através da qual a glândula está suspensa no escroto pelo cordão espermático. A cauda do epidídimo continua pelo ducto deferente e está inserida na extremidade caudal do testículo pelo ligamento do epidídimo, formado por uma curta prega espessa da túnica vaginal.

O ducto deferente liga-se à parte pélvica da uretra.

FUNÍCULO ESPERMÁTICO

O **funículo espermático** tem início no ânulo inguinal profundo, onde suas partes constituintes se reúnem, estende-se oblíqua e ventralmente através do canal inguinal, passa sobre o lado do pênis, e termina na borda inserida do testículo. Ele consiste nas seguintes estruturas:

(1) Da artéria testicular; (2) das veias testiculares, que formam o plexo pampiniforme ao redor da artéria; (3) dos linfáticos, que acompanham as veias; (4) do plexo testicular de nervos autônomos, que correm com a artéria; (5) do ducto deferente e da artéria e veia; (6) de feixes de tecido muscular liso ao redor dos vasos (antigo músculo cremaster interno); e (7) da camada visceral da túnica vaginal.*

DESCIDA DO TESTÍCULO. † A migração do testículo de sua posição original intra-abdominal no sentido da área escrotal é realizada pelo gubernáculo. O gubernáculo é uma estrutura mesenquimal que, antes do início da migração testicular, estende-se do pólo caudal do testículo até a área inguinal. A parte caudal situa-se dentro do canal inguinal e sua extremidade, que se estendendo apenas através da abertura inguinal externa, está invaginada de modo crescente pela cavidade peritoneal. A parte caudal do gubernáculo expande-se grandemente pelo aumento dos componentes celulares e extracelulares. Este crescimento causa a expansão desta parte além da abertura inguinal externa, no sentido da área escrotal.

A expansão da parte caudal (extra-abdominal) do gubernáculo causa tração sobre a parte mais proximal (intra-abdominal) e o puxa distalmente. À medida que a parte que estava anteriormente dentro do abdome escapa do canal, por sua vez ela intumesce à medida que o processo é repetido, e o testículo é gradativamente levado no sentido do ânulo inguinal interno.

O processo pode ser comparado ao enchimento de um balão no formato de uma pêra — do qual o colo e a parte adjacente estão circundados dentro de uma passagem restrita, enquanto a parte fúndica situa-se livremente. O enchimento do balão distende a parte que não está confinada e, ao aumentar a pressão que ela exerce sobre a margem da abertura, puxa a parte proximal do canal empurrando e esticando o colo, que está preso pela sua extremidade proximal. A evaginação em forma de crescente da cavidade peritoneal segue a expansão do gubernáculo e, como conseqüência, o processo vaginal é formado antes do testículo sair do abdome.

O transporte do testículo através do canal inguinal parece ser muito rápido e é provavelmente causado por um repentino aumento da pressão intra-abdominal.

A fase final na descida do testículo ocorre pela regressão do gubernáculo, especialmente do centro do gubernáculo, o qual, circundado pela evaginação peritoneal em forma de crescente, regride acentuadamente, e finalmente resulta no ligamento testicular próprio e no ligamento da cauda do epidídimo.

A retenção de um ou de ambos os testículos na cavidade abdominal ou no canal inguinal (a condição conhecida como criptorquidismo) não é uma anormalidade rara em diversas espécies domésticas. O processo vaginal e outros remanescentes do desenvolvimento gubernacular estão então normalmente presentes no canal inguinal e muitas vezes estendem-se além dele. A condição resulta na hipoplasia do testículo, com grave regressão do epitélio germinal.

Há indicações claras de que diversas formas de criptorquidismo são causadas pelo desenvolvimento anormal do gubernáculo. Isto pode significar um desenvolvimento anormal no local, na direção ou na extensão.

---

*Ocasionalmente, os clínicos incluem a camada parietal e as estruturas situadas fora dela, a saber o músculo cremaster (externo) e os vasos e o nervo genitofemoral.

---

†Esta descrição de Wensing, da descida do testículo, é uma explicação plausível deste fenômeno (veja Wensing, 1968).

APARELHO UROGENITAL GERAL

A hérnia inguinal, especialmente no suíno jovem, é muitas vezes causada pelo desenvolvimento excessivo do gubernáculo.

GLÂNDULAS GENITAIS ACESSÓRIAS

As **glândulas vesiculares** (vesícula seminal no eqüino) são órgãos glandulares pares que estão ausentes no carnívoro e que, portanto, não se acredita serem essenciais para a reprodução. Elas produzem uma ejaculação pesada. As **glândulas prostáticas** ou seus equivalentes são encontradas em quase todos os mamíferos. Há dois tipos — o disseminado (uma coleção difusa de glândulas uretrais que não penetra no músculo uretral voluntário que circunda a parte pélvica da uretra e que funciona durante a micção e a ejaculação), que ocorre no ovino e no caprino, e o lobulado (eqüino e canino); o touro e o porco possuem uma próstata que reúne as características de ambos os tipos. O par de **glândulas bulbouretrais** está ausente no cão e é muito pequeno no gato. As glândulas genitais acessórias podem ser palpadas retalmente.

PARTES GENITAIS EXTERNAS

O **pênis** está inserido na superfície externa do corpo, a cloaca está fechada, e um saco escrotal é desenvolvido. O seio urogenital é um canal fechado para a passagem do esperma e da urina. A posição do pênis parece ser determinada pelo desenvolvimento do períneo, apenas secundariamente pelo escroto, e situada cranialmente ao escroto. O pênis e o escroto podem ser curtos e intimamente inseridos, ou longos e mais pendentes (carnívoros, eqüinos e artiodáctilos). A parte livre ou distal do pênis está normalmente oculta dentro de uma invaginação de pele do abdome inferior, o saco prepucial, do qual ele emerge apenas durante a ereção. Nos animais como o touro, esta bainha é muito longa e firmemente inserida à parede da barriga, e o pênis está completamente oculto. A glande no pequeno ruminante está esticada em um longo processo filiforme, que contém a uretra (carneiro). Ela está coberta por diminutos espinhos córneos nos carnívoros. O carnívoro também possui um reforço ósseo, o **osso do pênis** (Parkes, 1956). Há dois tipos de pênis — um em que o tecido conjuntivo predomina sobre o tecido erétil, formando uma consistência compacta (ruminante e suínos), e o outro em que o tecido erétil predomina (eqüino e canino), formando um órgão macio e compressível no estado de repouso. A porção genital da uretra masculina tem início no colículo seminal e atravessa o pênis para terminar no orifício uretral externo. Esta porção transmite tanto a urina como o sêmen e é assim uma passagem urogenital.

ÓRGÃOS GENITAIS FEMININOS

Os órgãos genitais femininos são (1) os dois ovários, as glândulas reprodutivas essenciais, nas quais os óvulos são produzidos; (2) as tubas uterinas (de Fallopio), que conduzem os óvulos para o útero e nas quais a fertilização ocorre; (3) o útero, no qual o ovo se desenvolve; (4) a vagina, uma passagem dilatável através da qual o feto é expelido do útero; (5) o vestíbulo vaginal, o segmento terminal do trato genital, dentro do qual se abre a uretra; (6) a vulva, o limite caudal; (7) o clitóris, o homólogo do pênis; e (8) as glândulas mamárias, que são em realidade glândulas da pele, mas que estão tão intimamente associadas funcionalmente com os órgãos reprodutivos que são normalmente descrita juntamente com os mesmos.

Nos ruminantes, apesar de grau considerável de fusão externa, a cavidade uterina comum é muito pequena, e os dois úteros permanecem separados por um fino septo, na linha média. Na porca este septo é menor, aumentando assim o tamanho da cavidade comum, enquanto nos carnívoros apenas persiste uma curta espora septal. Na égua não há nenhum vestígio de um septo mediano, e o tamanho da cavidade interna corresponde externamente à parte fundida do "corpo" do útero. Entretanto, a condição par primitiva ainda é refletida pela presença de duas tubas uterinas (Parkes, 1956.)

A **vagina**, o órgão copulatório feminino, está situada na cavidade pélvica entre o reto, dorsalmente, e a bexiga urinária e a uretra, ventralmente.

A aparência definitiva da genitália externa da fêmea depende do grau de desenvolvimento do clitóris, da uretra e do vestíbulo vaginal. Nas fêmeas carnívoras maduras o clitóris retém sua proeminência embrionária. Ele pode até conter cartilagem (felino). O vestíbulo da vagina pode ser circundado por pregas soltas de pele ou lábios. Elas são bem desenvolvidas nos carnívoros, ungulados e primatas (lábio menor). Somente os primatas possuem verdadeiros lábios maiores (Parkes, 1956).

As **glândulas mamárias,** uma das principais características dos mamíferos, estão presentes em ambos os sexos, mas atingem desenvolvimento integral somente na fêmea. Elas são em par e ocorrem na região peitoral, torácica ou inguinal, ou em todas as três. A gata, a cadela e a porca possuem diversos pares de glândulas, numa fileira que se estende do peito inferior até a virilha. No ruminante e na égua as glândulas dos dois lados estão parcialmente fundidas, na região púbica, para formar um úbere. A maioria dos animais domésticos possuem glândulas múltiplas, correspondendo ao número de suas crias (Parkes, 1956).

BIBLIOGRAFIA

Parkes, A. S. 1956. Marshall's Physiology of Reproduction. Vol. I, Part I, Third ed., Little, Brown and Co., Boston, Mass.

Sisson, S. 1921. The Anatomy of the Domestic Animals. Second ed., W. B. Saunders Co., Philadelphia.

Wensing, C. J. G. 1968. Testicular descent in some domestic mammals. I. Anatomical aspects of testicular descent, Kon. Ned. Akad. v. Wetensch. Amsterdam. Series C 71:423–433.

Wensing, C. J. G. 1973. Abnormalities of testicular descent. Proc. Kon. Akad. Wetensch. C, 76:373–381.

Wensing, C. J. G., and B. Colenbrander. 1973. Cryptorchidism and inguinal hernia. Proc. Kon. Akad. Wetensch., C, 76:489–494.

CAPÍTULO 10

ENDOCRINOLOGIA GERAL*

W. G. Venzke

Este sistema do organismo é constituído de glândulas endócrinas ou sem ductos *(glandulae sine ductibus)* que elaboram secreções internas ou hormônios. O termo endócrinas (do grego *endon*, dentro; *krino*, segregar) refere-se principalmente às glândulas sem ductos cujas secreções ou hormônios são absorvidos diretamente na corrente sangüínea e não liberadas num sistema de ductos. Este sistema difere de outros sistemas orgânicos porque as glândulas endócrinas estão amplamente distribuídas por todo o organismo e não há continuidade anatômica entre as glândulas, exceto num nível fisiológico. Nem todos os órgãos sem ductos possuem caráter endócrino. Por exemplo, a medula óssea, as tonsilas, os linfonodos e o baço são órgãos sem ductos, mas não são considerados como constituídos de células secretórias que secretam hormônios.

Algumas das glândulas endócrinas existem como órgãos isolados, outras estão contidas em outro órgão. Tais glândulas com dupla função são classificadas como exócrinas (do grego *exo*, fora; *krino*, segregar) e endócrinas. Um tecido glandular no órgão origina secreções internas ou hormonais, enquanto que o outro tecido parenquimatoso elabora secreções, que são excretadas através de um ducto, ou excreta estruturas morfológicas.

O termo hormônio (do grego *hormon*, estimular ou ativar) refere-se à secreção do tecido glandular endócrino. Um hormônio pode ser definido como um integrador químico orgânico, formado pelo tecido glandular endócrino num órgão ou em parte do corpo e transferido a uma distância de seu local de produção pelo sangue, pela linfa ou pelas fibras nervosas para outro órgão ou parte do corpo que ele excita ou inibe.

O termo paratormônio (do grego *para*, ao lado de; *hormon*, ativar) é usado para descrever substâncias químicas, como o dióxido de carbono, que exercem influências excitatórias ou inibitórias sobre certos órgãos ou tecidos. Metabólitos ou paratormônios são sinônimos que não se ajustam bem à definição de hormônios.

As glândulas endócrinas estão sujeitas a distúrbios funcionais. Sob o ponto de vista fisiológico, as glândulas endócrinas funcionam, inicialmente, como integradoras dos diversos tecidos relacionados com processos metabólicos. O sistema nervoso funciona de modo oposto, uma vez que a função inicial é a integração para o ajustamento das atividades musculares. Os hormônios são secretados normalmente pelas glândulas endócrinas em quantidades extremamente diminutas, especialmente quando comparados com as secreções das glândulas exócrinas. Entretanto, uma glândula endócrina pode exibir hiperfunção ou hipofunção, afetando a fisiologia de outros órgãos, tecidos ou glândulas do corpo.

O problema mais básico a ser solucionado na fisiologia endócrina é uma elucidação da maneira exata pela qual os diversos hormônios excitam ou inibem células e tecidos. Os hormônios atuam, provavelmente, acelerando ou retardando as maneiras pelas quais as enzimas influenciam as reações intercelulares.

As glândulas que constituem o sistema endócrino são a hipófise, a pineal, a tireóide, as paratireóides, o timo, as ilhotas pancreáticas (de Langerhans), as adrenais (supra-renais) e as gônadas (testículos e ovários). O fígado, do mesmo modo que o pâncreas, tem função tanto endócrina quanto exócrina e é descrito com o sistema digestivo.

HIPÓFISE (Glândula Pituitária)

Esta glândula foi identificada primeiro pelos anatomistas antigos e medievais, mas foi considerada um órgão rudimentar de pequeno significado no animal. Durante o século atual foi descoberto que um sistema endócrino fisiologicamente funcionante é dependente de uma **hipófise** hígida. O termo hypophysis (que em grego significa coisa pequena que cresce em meio a outras maiores) foi empregado pela primeira vez por Solmmering e é mais apropriado do que o termo "pituitário". Galeno e os anatomistas da Idade Média acreditavam que a hipófise funcionava como um órgão secretório por meio de absorção e perda de fluido cerebral, e que o elaborava na cavidade da nasofaringe. Esta crença resultou no termo pituitário (do latim, lodo ou fleuma), o qual é muito insatisfatório para os conhecimentos atuais sobre a glândula.

A hipófise é uma glândula pequena que ocupa uma depressão central, chamada fossa hipofisária da sella turcica, no corpo do osso basisfenóide. Esta glândula complexa é encontrada em todos os vertebrados.

A glândula diferencia-se, embriologicamente, a partir do ectoderma que reveste o teto da cavidade do estomodeu e de uma evaginação ventral do ectoderma neural do assoalho do diencéfalo. Por conse-

---

*Para considerações gerais sobre as vísceras, terminologia e conceitos embriológicos veja detalhes no Cap. 6, Cavidades Celomáticas e Membranas Serosas.

ENDOCRINOLOGIA GERAL

guinte, a glândula está constituída de dois tipos diferentes de tecidos que contribuem para o aparecimento a grosso modo dos dois grandes lobos hipofisários.

As duas grandes visões da hipófise são a adeno-hipófise (lobo anterior) e a neuro-hipófise (lobo posterior). A *parte distal* constitui a parte principal da adeno-hipófise. A neuro-hipófise está ligada ao hipotálamo por meio da haste neural, a *parte infundibular (infundibulum)*. A *parte distal* estende-se dorsalmente a uma certa distância, formando uma fina camada de células epiteliais ao redor do infundíbulo, constituindo a parte adeno-hipofisária infundibular. A *pars distalis* está separada da neuro-hipófise por uma fenda intraglandular ou um lúmen residual (da bolsa de Rathke). A parede caudal da fenda é conhecida como *parte intermédia da adeno-hipófise.*

Do ponto de vista microscópico a adeno-hipófise é constituída de cordões ou grupos de células epiteliais que podem ser coradas diferencialmente em granulares acidófilas, granulares basófilas e agranulares cromófobas. A neuro-hipófise compõe-se de células chamadas pituicitos que possuem características de células neurogliais.

A parte distal secreta vários hormônios, que são denominados somatotropina, gonadotropina, tirotropina, adrenocorticotropina e prolactina. O hormônio somatotrópico (STH) é um hormônio que promove o crescimento regulando o crescimento e a diferenciação do sistema esquelético. Os hormônios gonadotrópicos são o hormônio foliculoestimulante (FSH), que regula o crescimento e a diferenciação dos folículos ovarianos, bem como a espermatogênese, e o hormônio estimulante da célula intersticial (ICSH) ou hormônio luteinizante (LH), que regula o crescimento e o desenvolvimento do corpo lúteo, em seguida à ovulação, e estimula as células intersticiais testiculares (de Leydig) a produzir testosterona.

O hormônio tireotrópico (TSH) estimula e mantém a fisiologia da glândula tireóide.

O hormônio adrenocorticotrópico (ACTH) estimula e mantém a fisiologia do córtex da glândula adrenal.

A prolactina está relacionada com a iniciação da secreção do leite pelos adenócitos da glândula mamária, a iniciação da secreção de progesterona pelo corpo lúteo (efeito luteotrópico) em animais roedores, e no ser humano é biologicamente similar à somatotropina.

A parte intermédia nos animais inferiores, como os anfíbios, secreta o hormônio estimulante dos melanócitos (MSH). Na rã este hormônio relaciona-se com a dispersão dos grânulos pigmentares escuros nos melanócitos epidérmicos.

Dois tipos distintos de hormônios têm sido extraídos e diferenciados quimicamente na neuro-hipófise. O primeiro denomina-se hormônio antidiurético (ADH) porque diminui a quantidade de urina excretada. Denomina-se também vasopressina ou pitressina, uma vez que é capaz de aumentar a pressão sangüínea. O segundo hormônio secretado é a ocitocina ou pitocina, que causa contrações da musculatura uterina e das células mioepiteliais da glândula mamária (ejeção do leite).

Geralmente o suprimento sangüíneo para a hipófise é fornecido pelas artérias carótida interna e do polígono arterial cerebral. A drenagem venosa é feita geralmente em torno dos seios cavernoso e intracavernoso.

A glândula recebe fibras nervosas do plexo carotídeo e dos núcleos localizados no hipotálamo. As fibras nervosas dos núcleos convergem para formar o trato hipotalâmico-hipofisário que caminha no infundíbulo e sobre a neuro-hipófise e nela.

A hipófise é encapsulada pela dura-máter, exceto onde está ligada ao assoalho do diencéfalo pelo infundíbulo. Uma prega da dura-máter semelhante a uma prateleira estende-se em torno do infundíbulo.

GLÂNDULA TIREÓIDE

A **glândula tireóide** foi assim denominada por Thomas Wharton em 1656 com base na forma (do grego *thyreos,* um escudo oblongo, mais *eidos,* forma). A glândula tireóide está presente em todos os vertebrados. Sua principal função como uma glândula de secreção interna é sintetizar, armazenar e liberar hormônios que se relacionam com a regulação da atividade metabólica.

Embriologicamente o epitélio da glândula tireóide tem origem a partir do revestimento endodérmico do assoalho do intestino faríngeo ao nível do primeiro par de bolsas faringeanas. A glândula aparece inicialmente como um divertículo endodérmico distinto, o divertículo tireoidiano. Este brotamento ventral na linha média do intestino faríngeo permanece ligado por um istmo estreito, o ducto tireoglosso. Como conseqüência do desenvolvimento progressivo, o ducto torna-se uma haste sólida de células e eventualmente se parte, deixando apenas uma indentação superficial na parte posterior da língua, o *forame cego.* O saco tireoidiano logo se torna um maciço celular. Torna-se bilobulado, consistindo em um lobo direito e outro esquerdo num estágio inicial do desenvolvimento quando se liberta da haste atrofiada. Em algumas espécies de animais um istmo permanece e estende-se através da face ventral da traquéia ligando os dois lobos laterais. Nos lobos celulares sólidos originam-se cavidades descontínuas. Estas constituem os folículos tireoidianos, que eventualmente encerram um colóide. Novos folículos originam-se a partir destes por meio de brotamentos ou através da organização de células parafoliculares. O tecido conjuntivo da cápsula e o tecido intersticial vascular são derivados do mesênquima envolvente.

O tecido tireoidiano ectópico não é raro e pode desenvolver-se em qualquer ponto ao longo do trajeto descendente, desde a raiz da língua até a posição normal da tireóide. Ocasionalmente um tecido tireoidiano ativo pode existir no mediastino, estendendo-se caudalmente até o diafragma.

Histologicamente a glândula está revestida por duas cápsulas. A cápsula é parte do fáscia cervical profundo. A cápsula mais interna que reveste a tireóide é a verdadeira cápsula. O tecido conjuntivo fibroelástico dos septos estende-se da cápsula para o parênquima glandular. Este tecido estabelece uma sustentação interna e contém vasos sangüíneos, linfáticos e nervos. O tecido conjuntivo dos septos tende a dividir a glândula em dois lobos indistintos.

O folículo é a unidade estrutural e contém uma secreção armazenada que se denomina colóide. Os folículos variam em tamanho e forma. Geralmente são irregulares, podendo ter forma arredondada ou tubular.

Na glândula normal o epitélio folicular é do tipo cúbico baixo. Sob estimulação o epitélio pode tornar-se colunar. As células parafoliculares ocupam o espaço entre os folículos e a membrana basal que os circunda.

Copp e colaboradores (1962) apresentaram evidências para a liberação de um fator hipocalcêmico após grande perfusão das glândulas tireóide e paratireóide do cão. O novo hormônio foi denominado calcitonina, uma vez que o relacionaram com o controle dos níveis de cálcio nos líquidos corporais ou o "tono" do nível de cálcio. Acreditou-se inicialmente que a calcitonina era sintetizada e liberada pelas paratireóides (Copp e Henze, 1964), mas trabalhos posteriores mostraram que o hormônio era liberado de células da glândula tireóide de mamíferos (Foster e colaboradores, 1964; Care, 1965). Hirsch e colaboradores (1963) extraíram um potente fator hipocalcêmico da tireóide do rato e o denominaram tireocalcitonina.

Atualmente há evidências de que um tipo especial de célula parafolicular, denominado célula "clara" ou célula "C", da tireóide de mamíferos é a fonte de tireocalcitonina (TCT) (Care, 1968). Bussolati e Pearse (1967) têm demonstrado através de técnicas de imunofluorescência que os anticorpos da cobaia para purificar a tireocalcitonina da cobaia estavam presentes nas células "C" e não nas células foliculares da tireóide.

A tireocalcitonina é liberada em resposta à elevação dos níveis de cálcio no plasma sangüíneo (hipercalcemia); causa uma diminuição dos níveis de cálcio no plasma sangüíneo e, freqüentemente, do fosfato. A tireocalcitonina age reduzindo os níveis de cálcio no plasma sangüíneo através de uma redução rápida da reabsorção salina do osso (Klein e colabs., 1967).

As células parafoliculares da tireóide de mamíferos ou células "C" desenvolvem-se a partir dos corpos ultimobranquiais (Pearse e Carvalheira, 1967). Os corpos ultimobranquiais formam-se como glândulas foliculares pares a partir do assoalho do quarto par de bolsas branquiais. Alguns autores preferem dizer que os corpos ultimobranquiais têm origem no quinto par de bolsas branquiais. Nos mamíferos o tecido ultimobranquial que se forma associa-se intimamente à glândula tireóide e se diferencia em células "C". Nos peixes, nos anfíbios, nos répteis e nas aves o tecido ultimobranquial diferencia-se em glândulas ultimobranquiais distintas (Copp e colabs., 1967).

O colóide que ocupa os folículos consiste em um complexo iodoproteína chamado iodotireoglobulina. O colóide é um produto de armazenagem do epitélio secretório.

Do ponto de vista filogenético, a tireóide é uma antiga estrutura anatômica que mais tarde se verificou estar sob o controle da *parte distal*. Admite-se universalmente agora que a *pars distalis* controla a atividade tireoidiana através da secreção do hormônio tireotrópico ou hormônio tireoestimulante (TSH).

A síntese do hormônio tireoidiano envolve inicialmente a captação do iodeto inorgânico circulante pelas células foliculares da tireóide. Este processo inicia-se logo que o iodeto cai na circulação a partir do trato digestivo. O iodeto captado pelo epitélio folicular da tireóide é logo oxidado, passando a iodo livre por meio de uma ou mais enzimas.

A etapa seguinte na produção do hormônio tireoidiano envolve a conversão do iodo livre em iodo ligado à proteína. O aminoácido tireosina sofre iodação no interior das células epiteliais dos folículos. Dentro da tireóide, a tireosina é transformada em monoiodotireosina ou diiodotireosina. Duas moléculas de diiodotirosina podem conjugar-se, com perda de uma parte da cadeia, para formar uma molécula de tetraiodotironina ou tireoxina. Também é possível a conjugação da monoiodotirosina com a diiodotirosina para formar a triiodotireonina. Talvez ocorra perda de iodo da tetraiodotireonina para a formação da triiodotireonina. Em qualquer caso, estes compostos iodados são armazenados nos folículos como uma grande molécula, a iodotireoglobulina.

A liberação dos hormônios tireoidianos na glândula deve ocorrer através da ruptura enzimática da molécula de tireoglobulina em frações solúveis tais como a tireoxina. A tireoxina é capaz de se difundir através da célula tireoidiana para o sangue circulante.

Tecido Tireoidiano Acessório

Voith (1910) demonstrou, recentemente, a presença de **tecido tireoidiano acessório** em todos os cães estudados, quer antes da tireoidectomia, quer dentro de duas semanas a 65 semanas após a tireoidectomia.

O tecido tireoidiano acessório é mais freqüentemente encontrado nos bordos ventral, cranial e caudal da laringe, lateralmente à traquéia e na porção cranial do mediastino. Nos cães estudados por Voith, cada um tinha pelo menos uma tireóide acessória na área cardíaca, e 86 por cento destes cães apresentavam uma tireóide acessória sobre o arco aórtico ou muito próxima dele. O tecido tireoidiano acessório desenvolve-se adjacente ao basi-hióide em sete dos oito cães estudados. O tecido tireoidiano acessório foi encontrado em alguns cães entre o átrio e o ventrículo e na junção coronariana.

Voith demonstrou que o tecido tireoidiano acessório funcionante pode não se desenvolver até a remoção da tireóide principal. Enquanto um tecido acessório se desenvolve dentro de duas semanas, o outro não é capaz de exibir capacidade de concentração de iodo distingüível até a 65.ª semana.

GLÂNDULAS PARATIREÓIDES

Sandström, em 1880, descreveu pela primeira vez pequenos corpos epiteliais como glândulas paratireóides (do grego *para*, ao lado de) devido a sua localização em relação à tireóide. Inicialmente as pequenas glândulas paratireóides eram consideradas tecidos tireoidianos acessórios. Gley, em 1891, demonstrou seu funcionamento isoladamente. Embriologicamente estas glândulas são tidas como estruturas que se desenvolvem separadamente da tireóide. Nos animais existem comumente quatro glândulas paratireóides, um par cranial ou externo e um par caudal ou interno. As glândulas paratireóides são encontradas em todos os animais além dos peixes, mas podem variar bastante, tanto em número quanto em localização. Algumas paratireóides podem estar agregadas à tireóide, ao timo ou às glândulas salivares mandibulares (Shelling, 1935). Nas aves estas glândulas localizam-se intratoracicamente. As glândulas (ou glândula) caudais ou internas podem localizar-se caudalmente até o mediastino. Geralmente elas estão espalhadas pelos tecidos adiposo e conjuntivo da região cervical caudal aos lobos tireoidianos. As paratireóides, via de regra, são corpos epiteliais achatados, ovalados ou piriformes, que medem 5 a 12 mm de comprimento e 3 a 6 mm de largura.

Do ponto de vista fisiológico, as glândulas paratireóides estão relacionadas com o metabolismo do cálcio e do fósforo. Elas são essenciais à vida, porquanto animais paratireoidectomizados não tratados estão destinados a morrer com tetania hipocalcêmica aguda.

Embriologicamente as paratireóides originam-se dos divertículos dorsais do terceiro e quarto pares de bolsas branquiais. Cada divertículo se espessa constituindo um maciço celular endodérmico que origina dois pares de glândulas diferenciadas que se destacam da mucosa faríngea. Estes corpos epiteliais são denominados, embriologicamente, paratireóides III, ou glândulas craniais ou externas, e paratireóides IV, ou glândulas caudais ou internas.

Histologicamente as paratireóides diferenciam-se em maciços e cordões de células epiteliais, entre os quais se encontram dispersos inúmeros vasos sangüíneos pequenos. Cada glândula é envolta por uma cápsula de tecido conjuntivo que envia septos para o parênquima glandular, que dividem cada glândula em dois lóbulos imperfeitos.

Há muito pouca literatura a respeito dos tipos celulares do parênquima das paratireóides de animais domésticos. As células principais observadas possuem um núcleo pequeno, redondo e vesicular. Estas células são de pequeno tamanho e têm um citoplasma claro, pálido, no qual se pode demonstrar por métodos histoquímicos mitocôndrias, aparelho de Golgi, glicogênio e lipídios. Acredita-se que estas células produzem um único princípio ativo chamado paratormônio. Existem estudós cujas evidências não são convincentes para demonstrar que estas células são controladas por secreções da *parte distal*.

As células oxífilas, que aparecem tardiamente durante o período da vida, têm sido descritas nas glândulas de primatas e de bovinos (Levine, 1928). São maiores do que as células principais, seu citoplasma é granular, fortemente eosinofílico, e seu núcleo é pequeno e contraído. Tais células podem ser resultantes do envelhecimento das células principais.

GLÂNDULAS ADRENAIS*

A primeira descrição anatômica das glândulas supra-renais *(adrenais)* foi feita por Eustachius em 1563. A importância funcional destas glândulas foi demonstrada inicialmente por Addison em 1855. As glândulas adrenais são um par de órgãos endócrinos compostos e achatados, localizados no tecido retroperitoneal ao longo dos pólos craniais medianos dos rins. Um corte transversal macroscópico de uma glândula não corada mostra que ela está constituída de um córtex que é diferente da medula. O córtex apresenta-se cor-de-carne, creme ou amarelo-brilhante dependendo de seu conteúdo lipídico. As adrenais de ruminantes e de suínos têm cor-de-carne por causa do seu pequeno conteúdo lipídico. No cavalo, no cão, no gato e na galinha o córtex é creme ou amarelo-brilhante devido ao seu elevado conteúdo lipídico. A medula tem cor marrom-avermelhada por causa da presença de abundância sangüínea nas veias medulares.

Embriologicamente cada glândula tem uma dupla origem e, na realidade, contém duas glândulas endócrinas combinadas dentro de um envoltório constituído por uma cápsula de tecido conjuntivo. O córtex tem origem mesodérmica, enquanto que a medula é derivada do tecido ectodérmico cromafim. O córtex inicia o seu desenvolvimento muito cedo no embrião. Inicialmente observa-se um local de proliferação de células a partir do mesoderma esplâncnico em ambos os lados da base do mesentério dorsal próximo aos pólos craniais dos mesonefros. Estas células acumulam-se no mesênquima subjacente e pouco a pouco vão se organizando em cordões. Com o desenvolvimento progressivo, estes cordões constituem o primórdio do córtex adrenal. Após este desenvolvimento ocorre uma migração de células que invadem o primórdio do córtex e se diferenciam em medula, constituindo esta porção recém-formada e a cortical um só órgão, que logo é envolto por uma cápsula de tecido mesenquimatoso.

As células cromafins da medula das adrenais migram da crista neural no período em que os gânglios simpáticos estão se formando. Algumas destas células, em vez de se diferenciarem em células nervosas, diferenciam-se em células glandulares da medula das adrenais capazes de produzir secreção interna (adrenalina).

A cápsula das glândulas adrenais é constituída de tecido conjuntivo denso disposto irregularmente. É rara a ocorrência de trabéculas que partem da cápsula e penetram o parênquima cortical até à medula. Quando tais trabéculas ocorrem, as células corticais são vistas envolvendo-as na medula. A trama intersticial do córtex e da medula consiste em tecido conjuntivo areolar reticular.

O córtex apresenta, microscopicamente, três zonas celulares distintas, chamadas zona glomerular, zona fasciculada e zona reticular. A *zona glomerular* (multiforme) é uma zona celular subcapsular estreita que se caracteriza pela presença de cordões enrodilhados ou grupos de células. Nos bovinos maduros tem aproximadamente $350\,\mu$ de espessura.

---

*Em relação aos quadrúpedes o termo "glândulas adrenais" tem maior preferência que o termo posicional "glândulas supra-renais".

Nos ruminantes e no cavalo as células desta zona parecem ser colunares achatadas. Nas outras espécies domésticas as células tendem a ser poliédricas. Acredita-se atualmente que esta zona celular produza o hormônio mineralocorticóide chamado aldosterona. Os mineralocorticóides estimulam os rins a liberarem potássio e reterem sódio.

A *zona fasciculada* consiste em cordões alongados de células poliédricas, anastomosados entre si. Estes cordões celulares são intensamente banhados por sangue sinusoidal. Esta zona mede aproximadamente 3 mm no animal bovino adulto e tem a função de produzir hormônios glicocorticóides que promovem inicialmente a gliconeogênese. São conhecidos dois glicocorticóides secretados pelas glândulas adrenais: a corticosterona e a hidrocorticosterona ou cortisol. A *zona fasciculada* está sob o controle do hormônio adrenocorticotrópico (ACTH) da *pars distalis*.

A *zona reticular* está constituída de células menores, mas semelhantes àquelas encontradas na *zona fasciculada*. As células dispõem-se em cordões celulares irregulares, anastomosados entre si, que seguem um padrão reticular. Os sinusóides estão situados entre os cordões celulares. Esta zona é considerada como fonte de hormônios sexuais masculinos e femininos.

Os métodos histoquímicos aplicados ao parênquima da medula das supra-renais permitem a identificação de dois tipos de células, uma contendo adrenalina e outra contendo noradrenalina. A medula das adrenais contém células grandes que se coram em castanho com os fixadores que contêm sais de cromo. Devido a esta reação as células medulares são referidas como células cromafins. A reação que leva à coloração resulta da oxidação e polimerização das catecolaminas.

A noradrenalina é considerada o principal transmissor humoral das fibras nervosas adrenérgicas e é importante na manutenção do tono vasomotor e da pressão sangüínea. A adrenalina está relacionada com o metabolismo dos carboidratos e a movimentação do sangue para órgãos importantes num esforço para ajustar o meio interno do corpo no período de stress.

Em galinhas, os tecidos cortical e medular não existem como duas áreas distintas. Não há um córtex ou uma medula definida na constituição da glândula adrenal das aves.

ILHOTA PANCREÁTICA

O **pâncreas** é um órgão com dupla função nos animais em que a porção principal da glândula produz uma secreção exócrina relacionada com a digestão, e grupos de células dispersos, chamados ilhotas pancreáticas (de Langerhans) *(insulae pancreatis)*, produzem secreções endócrinas, os hormônios insulina e glucagon, o qual é um hormônio hiperglicêmico e glicogenolítico (HGH).

Embriologicamente as ilhotas originam-se a partir de brotamentos do sistema de ductos em desenvolvimento no pâncreas. As primeiras ilhoras aparecem como brotos únicos dos ductos pancreáticos. Após o desenvolvimento elas crescem formando massas complexas esféricas, ovóides ou irregulares, que medem 40 a 200 μ de diâmetro. Há maior número de ilhotas na cauda que na cabeça do pâncreas. As ilhotas são geralmente encontradas no interior do lóbulo parenquimatoso, estando algumas no tecido conjuntivo interlobular e outras ligadas aos ductos exócrinos; os ductos, entretanto, não recebem secreção delas.

Do ponto de vista microscópico o pâncreas encontra-se revestido por uma fina cápsula de tecido conjuntivo areolar e reticular. Grupos de fibras reticulares que partem da cápsula formam septos ou trabéculas que envolvem ácinos. Fibras reticulares delicadas penetram no tecido intersticial que separa grupos de células ou cada célula.

O parênquima das ilhotas consiste em tipos diferentes de células, quanto à tintofilia, que formam cordões irregulares, anastomosados entre si, ou se apresentam dispersas isoladamente. As células do tipo A ou alfa constituem cerca de 20 por cento da totalidade e estão dispersas nas ilhotas. Caracterizam-se por possuírem um núcleo arredondado e uma massa citoplasmática cujo revestimento lhes proporciona uma forma ovalada. Os grânulos citoplasmáticos são acidófilos. Acredita-se normalmente que as células alfa secretam o hormônio hiperglicêmico e glicogenolítico (HGH) que tem efeito oposto ao da insulina (Sutherland e de Duve, 1948).

As células B ou beta do parênquima das ilhotas caracterizam-se por terem contorno poliangular, núcleo arredondado e limites citoplasmáticos pouco perceptíveis. Elas constituem aproximadamente 75 por cento da totalidade celular das ilhotas. Os grânulos secretórios são fortemente basófilos e parecem ser de mucoproteínas. As células beta secretam o hormônio chamado insulina. O mecanismo de ação da insulina parece estar relacionado com o aumento da atividade da enzima hexoquinase, facilitando a utilização da glicose pelos tecidos. O nível de glicose no sangue parece ser o fator primário que controla a determinação da atividade secretória da célula beta.

As células D ou delta têm sido descritas nas ilhotas de primatas e do cão. Nas ilhotas pancreáticas do cão estas células constituem cerca de 5 por cento da totalidade celular destas estruturas. Sugerindo-se que elas representam células alfa velhas (Gomori, 1941). As células delta são caracterizadas pelo fato de conterem no citoplasma inúmeros grânulos pequenos.

As células F têm sido descritas nos processos uncinados do pâncreas do cão. As células contêm núcleo lobulado e grânulos secretórios.

O suprimento sangüíneo das ilhotas é grande. Os capilares formam uma rede próximo à periferia de cada ilhota e drenam para o centro das ilhotas.

A inervação das ilhotas não é bem descrita. Foi descoberto que o tecido pancreático transplantado e separado de qualquer suprimento nervoso é capaz de continuar a produzir insulina. Há evidências de que as fibras parassimpáticas do nervo vago direito podem estimular a produção de insulina. Complexos neurinsulares, ou combinações de células ganglionares e células das ilhotas, têm sido descritos, mas seu significado ainda não está bem determinado.

TESTÍCULOS

Os **testículos** são responsáveis pela manutenção da reprodução nos machos sexualmente maduros. Esta função é executada por dois mecanismos interligados, porém distintos. Inicialmente a secreção interna dos testículos é responsável pela indução próxima ao desenvolvimento dos caracteres sexuais secundários que distinguem o macho sexualmente maduro, prepara e mantém a fisiologia dos órgãos genitais acessórios (vesículas seminais, próstata e glândulas bulbouretrais), do mesmo modo que sua secreção pode transportar espermatozóides através do trato genital, e auxilia na manutenção da espermatogênese. Em segundo lugar, os túbulos seminíferos dos testículos são responsáveis pelas atividades morfológicas e genéticas que resultam na produção de espermatozóides. A função endócrina dos testículos está sob o controle dos hormônios gonadotrópicos secretados pela hipófise.

As gônadas desenvolvem-se em associação íntima com o sistema urinário. Elas se originam como um espessamento semelhante a sulcos, os sulcos gonadais, sobre a face ventral e medial dos grandes mesonefros. Os sulcos consistem em mesoderma revestido por uma única camada de células mesoteliais. A camada mesotelial é, na realidade, o peritônio, o qual recobre os mesonefros e outros órgãos, inclusive o abdome. Com o desenvolvimento progressivo o mesotélio que reveste as gônadas modifica-se, espessando-se, e algumas das células diferenciam-se em células germinativas primordiais.

Se as gônadas se desenvolvem num testículo, as células germinativas primordiais migram para o mesênquima que as reveste e formam maciços celulares a partir dos quais os túbulos seminíferos se diferenciam. As células germinativas dos túbulos seminíferos eventualmente produzem espermatozóides. O tecido mesenquimal intersticial entre os túbulos ocasionalmente diferencia-se em células especializadas capazes de secretar hormônios sexuais masculinos ou andrógenos.

Se as gônadas se desenvolvem num ovário, as células germinativas primordiais da camada germinativa que reveste o ovário migram para o mesênquima, que as reveste, e lá, através de um processo de crescimento e maturação, desenvolvem-se em folículos primários, secundários e, finalmente, vesiculares contendo óvulos.

Microscopicamente os túbulos seminíferos contorcidos dos testículos de animais adultos são constituídos de células epiteliais envoltas por uma membrana basal. As células que revestem os túbulos são de dois tipos: células do epitélio germinativo e células de sustentação (de Sertoli).

As células germinativas primordiais ou espermatogônias são encontradas junto à membrana basal. Cada espermatogônia prolifera dando origem a dois espermatócitos primários e cada um destes, por sua vez, origina dois espermatócitos secundários. Cada espermatócito secundário origina duas espermátides. As espermátides prendem-se às células sustentaculares (de Sertoli), aparentemente, para servirem de fonte de nutrição. Eventualmente as espermátides amadurecem passando a espermatozóides, os quais são armazenados no ducto epididimário.

As células sustentaculares dos túbulos seminíferos são alongadas e colunares, estando apoiadas na membrana basal que reveste os túbulos. Estas células dispõem-se radialmente entre as células germinativas e se estendem da membrana basal ao lúmen dos túbulos. Em comparação com a população de células germinativas as células sustentaculares estão em menor número.

O tecido intersticial dos testículos é muito escasso e consiste em tecido conjuntivo frouxo areolar e reticular. Sabe-se que as fibras reticulares e a substância intercelular amorfa constituem a membrana basal que envolve os túbulos. As células grandulares intersticiais (de Leydig), que são originárias do mesênquima, ocorrem em agregados de tamanho variável entre os túbulos. Estas células têm forma poliédrica e núcleo esférico. Seu citoplasma contém gotículas lipídicas, que são andrógenos (por exemplo, testosterona), e colesterol, sendo este um precursor da testosterona.

Regulação da Função dos Testículos

A diferenciação das espermatogônias dentro dos túbulos seminíferos é iniciada pelo hormônio foliculoestimulante (FSH) da hipófise. Acredita-se então que a espermatogênese e a produção de andrógeno pelos testículos ocorram em algumas etapas independentemente; mostrou-se, através de um trabalho experimental, que o andrógeno é necessário para completar a espermatogênese (Walsh e colabs., 1935; Smith, 1944). Assim, o hormônio foliculoestimulante por si só não pode causar o desenvolvimento completo dos espermatozóides. Para o completo desenvolvimento dos espermatozóides nos túbulos seminíferos, a testosterona deve ser secretada simultaneamente; a testosterona parece ser necessária para a maturação final. Uma vez que as células intersticiais (de Leydig) dos testículos secretam testosterona, é óbvio que elas devem ser reguladas. Aceita-se normalmente que o hormônio estimulante das células intersticiais (ICSH) produzido pela adeno-hipófise mantém e regula estas células glandulares. Presumivelmente as células sustentaculares (de Sertoli) são estimuladas pelo hormônio foliculoestimulante. Considera-se que as células sustentaculares secretam estrogênio ou hormônio sexual feminino. Em resumo, a espermatogênese e a produção de estrogênio pelos testículos são controladas pelo hormônio foliculoestimulante, enquanto que a secreção de testosterona pelas células glandulares intersticiais (de Leydig) é controlada pelo hormônio estimulante das células intersticiais produzido na hipófise.

Atualmente existem pontos de vista conflitantes a respeito da regulação recíproca da hipófise e dos testículos com relação aos hormônios gonadotrópicos hipofisários. Este autor acha, de um modo geral, que o hormônio estimulante das células intersticiais (ICSH) estimula a produção de testosterona pelas células glandulares intersticiais dos testículos e que a testosterona, por sua vez, inibe ou suprime a secreção de ICSH que ocorre na hipófise. Uma reciprocidade similar existe entre o hormônio foliculoestimulante (FSH) e o estrogênio produzido pelas células sustentaculares (de Sertoli) dos túbulos seminíferos. Acredita-se também que o excesso de andrógeno que se faz à espermatogênese pode diminuir a produção de FSH feita pela hipófise. Uma quantidade demasiadamente excessiva de testosterona pode, também, causar a destruição dos túbulos seminíferos.

Apesar de o córtex adrenal e os ovários serem capazes de secretar compostos androgênicos, a principal fonte de hormônio sexual masculino corresponde às células intersticiais dos testículos. Um andrógeno é qualquer substância que pode estimular e promover o desenvolvimento da atividade dos órgãos masculinos acessórios e das características sexuais secundárias. A testosterona secretada pelos testículos promove o desenvolvimento e a manutenção da integridade histológica e fisiológica dos órgãos genitais acessórios (vesículas seminais, próstata e glândulas bulbouretrais). O escroto e o pênis têm um crescimento que depende de estimulação pela testosterona. A testosterona é responsável por caracteres sexuais secundários, como a crina no garanhão, o som forte do animal macho e a grande crista do frango, e causa um comportamento agressivo nos animais de sexo masculino na época do acasalamento. A testosterona age sobre o metabolismo geral causando a retenção de nitrogênio, a qual está associada com um aumento da síntese protéica. Em comparação com os mineralocorticóides adrenocorticais, a testosterona causa uma menor retenção de sódio, cloreto, potássio, fósforo inorgânico e água. A testosterona tem efeitos importantes sobre o metabolismo ósseo, uma vez que promove a deposição da matriz protéica no osso, causa a retenção de cálcio e fósforo e promove o fechamento epifisário. Deste modo deve-se supor que a testosterona estimula o crescimento ósseo limitando ainda o comprimento dos ossos longos ao promover o fechamento epifisário.

As funções germinativas e endócrinas dos testículos contribuem na produção e emissão do sêmen. A ereção do pênis e a ejaculação dependem de reflexos nervosos controlados através dos centros nervosos da região lombossacra da medula espinhal e de um nível fisiológico de andrógeno no sangue. O mecanismo exato pelo qual a testosterona participa destas funções reprodutivas ainda não é bem conhecido.

OVÁRIOS

Os **ovários** sob a influência dos hormônios gonadotrópicos hipofisários, conduzem ao ciclo estral dos animais de sexo feminino. Em primeiro lugar, os ovários são responsáveis pelo crescimento e maturação das células sexuais femininas ou ovócitos. Em segundo lugar, os ovários funcionam como glândulas endócrinas, a fim de secretarem os hormônios sexuais femininos, chamados estrógenos, que são necessários para que o trato reprodutor e a genitália acessória estejam em condições de receber o macho, e para que haja meio favorável à fertilização. Em terceiro lugar os estrógenos servem para promover e manter as características sexuais secundárias. Em quarto lugar, os ovários são capazes de desenvolver uma glândula endócrina temporária, o *corpo lúteo*, que secreta o hormônio chamado progesterona,

responsável pela preparação do endométrio para a implantação e nutrição do zigoto. A progesterona também contribui para o desenvolvimento da glândula mamária. Finalmente, o corpo lúteo produz outro hormônio que se denomina relaxina; tal hormônio relaciona-se com a preparação da genitália e das estruturas ligamentosas para o processo de parto.

A vida reprodutiva das fêmeas consiste em uma série de ciclos estrais durante o período em que as células sexuais femininas são preparadas para a ovulação e o útero é preparado para receber um zigoto. Se a fertilização das células sexuais femininas não ocorre, o ciclo é repetido.

Um comentário sucinto a respeito da embriologia dos ovários é encontrado na discussão dos testículos.

Do ponto de vista microscópico, os ovários consistem em duas zonas distintas: o córtex e a medula. O córtex ovariano é revestido por um epitélio germinativo (mesotelial) cúbico baixo. Nas cadelas e nas camundongas, um corte nos ovários após o proestro, o estro ou o metaestro mostra vários cordões de ovócitos que proliferam internamente em direção à medula ovariana, provenientes do epitélio germinativo. Este conjunto de observações põe em dúvida a teoria de que uma fêmea é capaz de nascer com todos os ovócitos e possuí-los para sempre. Parece evidente, nestas espécies de animais, que as novas células germinativas primordiais se diferenciam a partir do epitélio germinativo a cada estro. Imediatamente abaixo do epitélio germinativo, no ovário em repouso, localiza-se um tecido conjuntivo areolar, rico em células, a *túnica albugínea*. Esta camada tem cerca de $100\ \mu$ de espessura, mas se rompe com o crescimento dos folículos ovarianos, do corpo lúteo e o aumento da atividade ovariana. O tecido conjuntivo cortical mais interno é do tipo frouxo, areolar e reticular. O córtex é constituído de folículos ovarianos em diferentes estágios de desenvolvimento, corpo lúteo em diferentes estágios de desenvolvimento e desintegração e tecido conjuntivo ovariano intersticial.

A medula ovariana, a zona mais interna dos ovários, contém um tecido conjuntivo frouxo, areolar, que, freqüentemente, apresenta fibras musculares lisas. As células musculares lisas são contínuas com o mesovário, mesossalpinge e mesométrio. Inúmeros vasos sangüíneos de grande calibre, vasos linfáticos e nervos são observados nesta zona. A *rede do ovário* localiza-se também na medula ovariana. Esta consiste em canais irregulares e cegos revestidos por um epitélio do tipo cúbico.

A estrutura histológica dos vários estágios dos folículos ovarianos em desenvolvimento requer descrição mais detalhada.

O primeiro estágio do desenvolvimento de um folículo ovariano maduro é a formação de um folículo primário. O folículo primário cosiste em uma ovogônia de aproximadamente $20\ \mu$ de diâmetro, envolta por uma camada de células foliculares achatadas ou várias camadas de células foliculares poliédricas. Estas células que envolvem a ovogônia eventualmente constituem-se em células da *membrana granulosa*. Grupos destes folículos primários ocorrem inicialmente na *túnica albugínea* ou imediatamente abaixo do estroma ovariano do córtex. Estes

ENDOCRINOLOGIA GERAL

folículos não parecem estar sob a influência do hormônio foliculoestimulante produzido pela hipófise.

O estágio subseqüente na maturação do folículo ovariano é o folículo secundário. Este é um folículo maduro no qual as células foliculares se acumulam em torno da ovogônia, que agora se denomina ovócito primário, e contém um antro ou espaço cheio de líquido que se desenvolve em meio às células foliculares. O desenvolvimento do folículo secundário é estimulado pelo hormônio foliculoestimulante produzido na hipófise.

Dependendo das espécies de animais, o ovócito maduro pode medir de 150 a 300 μ de diâmetro. Situa-se excentricamente no folículo e, geralmente, no lado oposto à superfície do ovário. O ovócito primário localiza-se numa massa de células foliculares chamada cúmulo oóforo, *disco prolígero* ou acúmulo germinativo.

O ovócito primário caracteriza-se por possuir um núcleo esférico, centralmente situado, e que contém uma cromatina difusa disposta em rede, além de um nucléolo proeminente. O citoplasma envolvente é circundado por uma membrana osmótica chamada membrana plasmática. Uma membrana vitelina ou membrana de fertilização envolve a membrana plasmática. Envolvendo a membrana plasmática há uma camada glicoprotéica que se denomina *zona pelúcida*. Acredita-se que ela seja secretada pelas células da corona radiata envolvente. Esta camada de células colunares dispostas radialmente, a *corona radiata*, que recobre a *zona pelúrica*, liga-se ao cúmulo oóforo, o qual se liga ao ovócito no folículo.

Irradiando-se a partir do *cúmulo oóforo* estão as células foliculares, que revestem a cavidade folicular ou antro e que, em conjunto, formam a *membrana granulosa*. A *membrana granulosa* secreta o líquido folicular contido no antro. Este líquido contém um alto teor de estrogênio. O hormônio gonadotrópico da hipófise estimula a produção de estrogênio.

Uma membrana basal delgada, também conhecida por membrana vítrea, está situada além da *membrana granulosa*.

As tecas interna e externa localizam-se além da membrana basal. A *teca interna* localiza-se imediatamente depois da membrana basal. Esta camada constitui-se de diversas camadas de células epitelióides alongadas. O citoplasma destas células contém lipídio. Estas células parecem fibroblastos modificados que produzem estrogênio e progesterona. Localizam-se num tecido conjuntivo fino areolar e reticular. Esta camada é altamente vascularizada e contém uma importante rede de vasos linfáticos.

A *teca externa* consiste em uma fina camada de tecido conjuntivo frouxo areolar. Como resultado de um artefato de pressão, as células e as fibras da teca externa dispõem-se concentricamente em torno da *teca interna*.

Uma vez ocorrida a produção de *líquido folicular* em quantidade considerável e estando o folículo suficientemente maduro, pronto para ovular, ele é chamado folículo vesicular (folículo de De Graaf). Em geral, um corpúsculo polar é formado através de uma divisão desigual do ovócito primário junto da *zona pelúcida* antes de sua eliminação do folículo ovariano.

O crescimento e o desenvolvimento dos folículos ovarianos de mamíferos dependem do hormônio foliculoestimulante, mas o hormônio luteinizante se faz necessário à completa maturação. O hormônio luteinizante atua junto com o hormônio foliculoestimulante sobre o folículo primário para aumentar o crescimento pré-ovulatório e a secreção de estrogênio. O aumento do nível de hormônio luteinizante no sangue resulta na ovulação e na proliferação de células da membrana granulosa e da teca interna para a formação do corpo lúteo.

Ovulação

Quando o folículo atingiu o máximo de maturação e desenvolvimento pode-se notá-lo facilmente fazendo saliência na superfície do ovário, onde as saliências apresentam-se como se fossem enormes bolhas mais escuras ou mais vasculares do que as referentes aos outros folículos que não estão prontos para ovular. No folículo que está por ovular ocorre uma intumescência pré-ovulatória, na qual há um aumento máximo, que resulta numa protuberância cônica chamada estigma. Nesta área as camadas da teca e da *membrana granulosa* tornam-se muito delgadas. Durante este período as modificações dentro do folículo resultam na liberação do ovócito secundário junto com o *cúmulo oóforo*. O ovócito secundário, circundado pelas células do *cúmulo oóforo* e da *corona radiata*, flutua livre no *líquido folicular*. Mais tarde o estigma se rompe, e o ovócito secundário é extrusado com as células circundantes e com o *líquido folicular*. Este processo é dito ovulação. Pode ocorrer uma ligeira hemorragia resultante da ruptura dos capilares. Dentro de minutos ocorre um tampão gelatinoso no ponto em que o folículo se rompeu. Na égua a ovulação só se realiza na cavidade de ovulação.

Formação do Tecido Lúteo

Após a ovulação as células da *membrana granulosa* e da *teca interna* sofrem hipertrofia e hiperplasia, o que resulta na formação do *corpo lúteo*. Imediatamente após a ovulação a *teca interna* e a *membrana granulosa* tornam-se acentuadamente pregueadas, quando o folículo se contrai devido à liberação do *líquido folicular*. As células da *membrana granulosa* iniciam uma atrofia nutricional até que esta camada se torne vascularizada. Uma vez que esta camada recebe um suprimento sangüíneo renovado, as células se hipertrofiam e aumentam em número. Estas células denominam-se agora células grânulo-luteínicas; as células da teca interna são chamadas células tecoluteínicas. O suprimento sangüíneo renovado tem origem nos capilares que invadem as células grânulo-luteínicas a partir da teca interna envolvente e transporta o conteúdo lipídico das células da teca interna. As células luteínicas caracterizam-se por serem grandes e de forma poliédrica, com um núcleo volumoso, redondo e central; seu citoplasma contém vacúolos que variam em tamanho e número. Os vacúolos contêm colesterol e progesterona. Vacúolos grandes indicam uma degeneração celular. Tais células diminuem rapidamente de tamanho exatamente antes do estro. Um corpo lúteo velho

Funções dos Estrógenos

A função básica dos estrógenos é causar a proliferação celular, especialmente nos órgãos reprodutores e naqueles relacionados com a reprodução. Os estrógenos produzem espessamento do endométrio, aumento de tamanho das glândulas uterinas e aumento do suprimento de sangue arterial para os tecidos uterinos; estimulam a proliferação das células do miométrio, as contrações rítmicas uterinas, o desenvolvimento da mucosa e a atividade da trompa, além de produzirem o crescimento do epitélio vaginal e, em algumas espécies, espessamento e cornificação da mucosa vaginal. Causam também o desenvolvimento do extenso sistema de ductos da glândula mamária e a deposição de gordura nos tecidos mamários.

O metabolismo é intensamente influenciado pelos estrógenos. Os estrógenos causam um aumento da atividade osteoblástica. Causam inicialmente a união das epífises com as extremidades dos ossos longos. Entretanto, os estrógenos inibem o crescimento ósseo e limitam o crescimento dos ossos longos através do fechamento epifisário. Os estrógenos são hormônios protéicos anabólicos. Levam à retenção de água pelo tecido conjuntivo, além da retenção de nitrogênio, cálcio, fósforo e sódio. Há muitos outros efeitos dos estrógenos sobre o corpo do animal, mas a limitação do espaço disponível aqui não permite tais comentários.

A progesterona secretada pelo corpo lúteo promove mudanças secretórias no endométrio e torna possível a implantação do zigoto. A progesterona inibe a contratibilidade do miométrio e promove o desenvolvimento do padrão alveolar dos lóbulos da glândula mamária.

A progesterona afeta o metabolismo estimulando o catabolismo protéico e aumentando a excreção de sódio e cloreto pelos rins. Tanto o estrogênio quanto a progesterona afetam a secreção dos hormônios gonadotrópicos hipofisários.

Hormônios Gonadotrópicos e o Ciclo Ovariano

Mencionou-se anteriormente que o ciclo ovariano inclui o crescimento dos folículos ovarianos, a ovulação, a formação do corpo lúteo e sua degeneração antes de surgir outro período de estro. O ciclo ovariano é regulado por uma seqüência específica de hormônios gonadotrópicos secretados pela hipófise. Estes hormônios gonadotrópicos são reconhecidos, isoladamente, como hormônio foliculoestimulante, hormônio luteinizante ou estimulante da célula intersticial e prolactina ou hormônio luteotrópico. Cada um destes hormônios influencia, por sua vez, o ciclo ovariano.

A cada início do ciclo estral a parte distal secreta hormônio foliculoestimulante. Este hormônio estimula a proliferação das células da teca interna e provavelmente das células da membrana granulosa. Apenas aqueles folículos que amadureceram a ponto de desenvolverem um antro é que respondem. Através da atividade do hormônio foliculoes-

timulante, um ou mais folículos atinge o estágio de folículo vesicular em cada ciclo estral. O hormônio foliculoestimulante não leva ao desenvolvimento do folículo além do estágio de folículo vesicular. Depois o desenvolvimento do folículo vesicular é dependente do hormônio luteinizante ou estimulante da célula intersticial.

Muito depois de o hormônio foliculoestimulante iniciar o crescimento dos folículos, a hipófise começa a secretar o hormônio estimulante da célula intersticial que leva à proliferação das células da teca interna e, possivelmente, também das células da granulosa. Esta estimulação combinada causa a secreção de estrogênio pelas células da teca interna e, provavelmente, pelas células da membrana granulosa. Isto resulta num desenvolvimento rápido dos folículos.

Em todas as espécies de animais domésticos, exceto a vaca, a ovulação ocorre durante o estro. Acredita-se que a ovulação ocorra coincidindo com o pico de produção do hormônio estimulante da célula intersticial pela hipófise. Assim, é provável que haja um certo balanceamento do hormônio foliculoestimulante na circulação antes de ocorrer o fenômeno da ovulação. No caso da vaca, a ovulação ocorre umas 10 a 14 horas após o estro. Isto tem sido explicado pelo fato de que a vaca é mais sensível aos níveis de estrogênio, e o sistema nervoso central torna-se insensível após um período de estro de 10 a 13 horas. Então, a vaca sai do estro ainda que o folículo não esteja completamente maduro a ponto de ovular ou não. Contudo durante este período a hipófise é estimulada, e a secreção de hormônios continua. Quando o balanceamento adequado dos hormônios foliculoestimulante e estimulante da célula intersticial é alcançado, a ovulação deverá ocorrer ainda que não estejam presentes sinais de estro.

O hormônio estimulante da célula intersticial é também responsável pela formação do corpo lúteo. O hormônio é responsável pela transformação das células da teca e da granulosa em células luteínicas. Estimula também a vascularização para a teca interna antes da ovulação e inicia o aumento do suprimento sangüíneo no desenvolvimento do corpo lúteo após a ovulação. O corpo lúteo não é capaz de secretar quantidades significantes de progesterona em roedores, até ele ficar sob a influência da prolactina ou hormônio luteotrópico. A prolactina tem efeito luteotrópico apenas na rata. Seu efeito luteotrópico não tem sido demonstrado especialmente na vaca, na porca, na ovelha e nos primatas. A opinião do autor é que o LH mantém a função do corpo lúteo, de modo diferente do que se verifica nos roedores (ratas e camundongas) e nas outras espécies de animais.

Como no caso dos testículos, há um relacionamento funcional entre o ovário e adeno-hipófise. Acredita-se geralmente que os estrógenos inibem a produção de hormônio foliculoestimulante e estimula a síntese e a liberação de hormônio foliculoestimulante pela hipófise. Há outros autores que sugerem outras alternativas para explicar a interação entre os ovários e a hipófise. Uma vez que toda a exatidão a respeito do inter-relacionamento funcional não tem sido estabelecida, pode-se apenas fazer uso de um esboço teórico como uma possível expli-

ENDOCRINOLOGIA GERAL

cação do relacionamento fundamental entre os ovários e a hipófise.

A relaxina é um outro hormônio que é secretado pelo corpo lúteo e tem sido isolado do soro de éguas, porcas, cadelas e gatas grávidas. A relaxina foi descoberta inicialmente no soro sangüíneo de coelhas grávidas. Notou-se que,quando a relaxina era administrada num animal virgem em estro ou ooforotectomizado, cobaias sensibilizadas com estrogênio, ela causava um relaxamento dos ligamentos pélvicos (Hisaw, 1926, 1927, 1929). As diversas funções da relaxina nas diversas espécies de mamíferos não estão inteiramente esclarecidas.

Em 1930 foi descoberto por Cole e Hart que o sangue das éguas entre o quadragésimo e o centésimo quarto dias de gestação contém quantidades significantes de hormônio gonadotrópico. Este hormônio gonadotrópico eqüino é formado provavelmente na porção endometrial do útero gravídico e é denominado, via de regra, gonadotropina do soro de éguas grávidas (PMSG) por ser encontrado somente no sangue e não na urina da égua grávida. O soro de égua grávida quando injetado numa rata sexualmente imatura deverá produzir tanto efeito estimulador do folículo quanto efeito estimulador da célula intersticial. Pequenas doses do soro injetado em ratas hipofisectomizadas produzem predominantemente um efeito estimulador do folículo nos ovários. Doses elevadas do hormônio geralmente produzem efeito estimulador da célula intersticial, ovolução e, freqüentemente, luteinização.

A gonadotropina eqüina na égua grávida aparentemente serve para estimular a formação de corpo lúteo acessório. Normalmente na égua o corpo lúteo da ovulação é incapaz de manter a gravidez além da metade de um mês ou de um mês. Na égua grávida a gonadotropina é produzida pelo útero neste período, estimulando os ovários da égua a formarem grandes folículos. Muitos destes folículos ovulam e alguns tornam-se luteinizados sem que haja ovulação; assim, constitui-se uma nova etapa de formação do corpo lúteo acessório. Este, por sua vez, geralmente é funcionante durante 180 dias de gestação. Durante os estágios terminais da gestação na égua não permanece nenhum tecido luteínico ovariano. É provável que o corpo lúteo acessório mantenha a gravidez até que a produção de progesterona pela placenta alcance um nível suficiente para ser responsável pela manutenção da gestação.

Notou-se que tanto o estrogênio quanto a progesterona são secretados pela placenta durante a gravidez. Ainda não está definitivamente estabelecido quais as células que produzem os hormônios. Nos bovinos há evidências de que o nível de estrogênio urinário aumenta durante a gestação e cai repentinamente quando a placenta é destacada. Similarmente tem sido demonstrado que o nível de progesterona aumenta durante a gestação na ovelha grávida e gradativamente caem os níveis de progesterona após se destacar a placenta.

GLÂNDULA PINEAL

A **glândula pineal** (ou *epiphysis cerebri*) é um pequeno órgão situado numa depressão ao nível da linha média do corpo entre o tálamo e colículo ventral do cérebro.

A glândula pineal surge inicialmente como uma simples camada de células ependimárias que se desenvolve como uma evaginação do teto do diencéfalo. Com o desenvolvimento progressivo do embrião, o órgão assume uma aparência de estrutura glandular com um arranjo tubular de suas células. Estas células não formam tecido nervoso. O mesênquima penetra entre os túbulos, originando um septo conjuntivo.

A observação histológica mostra que a glândula pineal é envolta por uma cápsula formada pela pia-máter. Em várias espécies de animais nota-se a presença de trabéculas de tecido conjuntivo areolar delgado que dividem o órgão em lóbulos. A lobulação da pineal nos bovinos e em cães não é nítida, uma vez que as trabéculas não são numerosas. As células ependimárias parecem formar a cápsula do órgão no local de ligação do pedúnculo com o terceiro ventrículo.

O tecido intersticial é constituído principalmente pelas células neurogliais. Seus prolongamentos citoplasmáticos podem estar misturados com as fibras reticulares.

O parênquima consiste em um tipo de célula, freqüentemente chamada célula principal. Esta caracteriza-se por possuir um núcleo arredondado e vesicular, além de um citoplasma homogêneo e ligeiramente acidófilo. O citoplasma de cada célula é alongado ou ovóide com saliências bulbares. Freqüentemente as células parenquimatosas estão grupadas de modo a formarem folículos, especialmente nos animais jovens. Algumas fibras musculares estriadas têm sido observadas no corpo pineal de novilhos.

O principal suprimento sangüíneo é a artéria cerebral profunda, um ramo do ramo comunicante cranial da carótida interna. A artéria cerebral profunda de cada lado termina em três ramos para formar a *rede pineal*. A principal drenagem venosa é o seio longitudinal ventral que está intimamente associado com o pedúnculo e o corpo do órgão. Fibras não-mielinizadas aparecem no estroma do órgão. Estas fibras são provavelmente simpáticas quanto à sua origem e caminham pelo órgão através da artéria cerebral profunda.

Estudos recentes indicam que a pineal funciona como um transdutor neuroendócrino. A pineal está envolvida com o controle das mudanças gonadais no rato quando o animal é submetido à escuridão ou luz contínua. Uma hidroxiindol, chamada melatonina, tem sido isolada da pineal. A melatonina tem sido encontrada apenas na pineal e é sintetizada a partir da serotonina através da ação catalítica da enzima hidroxiindol-oximetil transferase (HIOMT). A escuridão promove a síntese e a liberação de melatonina na pineal, enquanto que a luz suprime a ação catalítica da HIOMT e, por sua vez, inibe a síntese de melatonina. A luz contínua aplicada aos ratos induz uma redução no peso da pineal com evidência de inatividade de suas células.

Acredita-se geralmente que a luz percebida pela retina inicia impulsos que a atravessam via trato óptico acessório ventral com destino ao trato hipotalâmico tegumentar e que são então transmitidos à medula espinhal torácica, influenciando, por conseguinte, o gânglio cervical cranial. Fibras do gânglio cervical cranial seguem os vasos sangüíneos terminando sobre as células da pineal onde a taxa de síntese e a liberação de melatonina se alteram. A melatonina provavelmente atua sobre o hipotálamo mediante controle da síntese e liberação dos fatores de liberação do hormônio gonadotrópico.

MUCOSA INTESTINAL

A mucosa do antro do estômago secreta o hormônio chamado gastrina na corrente sangüínea, onde ele passa para as glândulas fúndicas e estimula estas glândulas a liberarem grandes quantidades de suco gástrico (Komarov, 1942a e b). As substâncias gordurosas, que passam do estômago para o duodeno, estimulam as células da mucosa a secretarem o hormônio chamado enterogastrona. Este hormônio, na circulação entérica, é conduzido ao estômago, onde diminui a motilidade gástrica, aumenta a contração do piloro e, desse modo, diminui a taxa de esvaziamento do estômago (Lim e colabs., 1934). O hormônio denominado enterogastrona facilita a digestão de substâncias gordurosas no intestino delgado através do controle da taxa de esvaziamento do estômago. Sabe-se que as gorduras requerem mais tempo para a digestão do que outros constituintes nutritivos (Farrell e Ivy, 1926; Feng e colabs., 1929).

Após a entrada de quimo no duodeno, minutos depois ocorre a secreção de suco pancreático. O quimo extrai o hormônio polipeptídico chamado secretina do revestimento da mucosa do duodeno (Greengard e Stein, 1941; Klein, 1932). O hormônio é absorvido na corrente vascular sangüínea e circulado para as células glandulares do pâncreas. O hormônio chamado secretina estimula as células acinosas do pâncreas a secretarem um material rico em conteúdo de bicarbonato, mas não causa a produção de muita enzima pancreática. Entretanto parece que o efeito da secretina é estimular a produção de uma secreção pancreática fluida e alcalina que serve para neutralizar o conteúdo gástrico quando este transita do estômago para o duodeno.

Outro hormônio, a pancreozimina (Greengard, 1948), pode ser extraído da mucosa do intestino delgado pelos mesmos fatores (Thomas e Crider, 1941) que promovem a liberação de secretina.

O hormônio chamado pancreozimina é absorvido pela corrente vascular e circulado para a porção acinosa do pâncreas, onde causa a liberação de enzimas pancreáticas nos ácinos. A pancreozimina produz o mesmo efeito sobre as células acinosas do pâncreas, bem como a estimulação do nervo vago no pâncreas. Contudo, é provável que a estimulação do nervo vago e a pancreozimina controlem sinergicamente a produção de enzimas pancreáticas pelas células acinosas.

Quando os nutrientes gordurosos e ácidos chegam ao intestino delgado a partir do estômago, um hormônio é absorvido na circulação sangüínea e passa para a vesícula biliar. A colecistoquinina (Snapke e colabs., 1948) aumenta a toxicidade da musculatura da vesícula biliar e, como resultado, o esfíncter muscular do ducto colédoco sofre relaxamento. Acredita-se geralmente que o peristaltismo no duodeno deve promover esvaziamento da vesícula biliar, uma vez que cada onda peristáltica inibe o esfíncter de Oddi, permitindo que a pressão dentro da vesícula biliar force a bile no duodeno. Assim, por outro lado, quando a bile adicional é necessária para a digestão de gorduras, a colecistoquinina influencia o fluxo na vesícula biliar.

BIBLIOGRAFIA

Textos Gerais

Barrington, E. J. W. 1963. General and Comparative Endocrinology. Oxford, Clarendon Press.
Danowski, T. S. 1962. Clinical Endocrinology. Vol. I. Pineal, Hypothalamus, Pituitary and Gonads. Baltimore, The Williams & Wilkins Company.
Gorbman, A., and H. A. Bern. 1962. A Textbook of Comparative Endocrinology. New York, John Wiley & Sons, Inc.
Grollman, A. 1947. Essentials of Endocrinology. 2nd ed. Philadelphia, J. B. Lippincott Co.
Nalbandov, A. V. 1961. Comparative physiology and endocrinology of domestic animals. Rec. Prog. Hormone Res. 17:119.
Pincus, G., and K. V. Thimann (eds.). 1948–64. The Hormones: Physiology, Chemistry and Applications. Vols. 1 to 5. New York, Academic Press, Inc.
Turner, C. D. 1966. General Endocrinology. 4th ed. Philadelphia, W. B. Saunders Company.
von Euler, U. S., and H. Heller (eds.). 1963. Comparative Endocrinology. Vols. 1 and 2. New York, Academic Press, Inc.

Hipófise

Harris, G. W. 1955. Neural Control of the Pituitary Gland. London, Edward Arnold, Ltd.
Harris, G. W., and B. T. Donovan (eds.). 1966. The Pituitary Gland. Vol. 1. Berkeley, University of California Press.
Rinehart, J. F., and M. G. Farquhar. 1955. The fine vascular organization of the anterior pituitary gland. An electron microscopic study with histochemical correlations. Anat. Rec. 121:207–239.

Tireóide

Bussolati, G., and A. G. E. Pearse. 1967. Immunofluorescent localization of calcitonin in the "C" cells of pig and dog thyroid. J. Endocr. 37:205–209.

Care, A. D. 1965. Secretion of thyrocalcitonin. Nature (Lond.) 205: 1289–1291.
Care, A. D. 1968. Significance of the thyroid hormones in calcium homeostasis. Fed. Proc. 27:153–155.
Copp, D. H., E. C. Cameron, B. A. Cheney, A. G. F. Davidson and K. G. Henze. 1962. Evidence for calcitonin – a new hormone from the parathyroid that lowers blood calcium. Endocrinology 70:638–649.
Copp, D. H., D. W. Cockcroft and Y. Kueh. 1967. Ultimobranchial origin of calcitonin. Hypocalcemic effect of extracts from chicken glands. Canad. J. Physiol. Pharm. 45:1095–1099.
De Robertis, E. 1949. Cytological and cytochemical bases of thyroid function. Ann. N. Y. Acad. Sci. 50:317–335.
Foster, G. V., A. Boghdiantz, M. A. Kumar, E. Glock, H. A. Soliman and I. MacIntyre. 1964. Thyroid origin of calcitonin. Nature 202:1303–1305.
Hirsch, P. F., G. F. Gauthier and P. L. Munson. 1963. Thyroid hypocalcemic principle and recurrent laryngeal nerve injury as factors affecting the response to parathyroidectomy in rats. Endocrinology 73:244–252.
Klein, D. C., H. Morii and R. V. Talmage. 1967. Effect of thyrocalcitonin, administered during peritoneal lavage, on removal of bone salts and their radioisotopes. Proc. Soc. Exp. Biol. Med. 124: 627–633.
Means, J. H. 1937. The Thyroid and Its Diseases. Philadelphia, J. B. Lippincott Company.
Pearse, A. G. E., and A. F. Carvalheira. 1967. Cytochemical evidence for an ultimobranchial origin of rodent thyroid C cells. Nature (Lond.) 214:929–930.
Schultze, A. B., and C. W. Turner. 1945. The determination of the rate of thyroxine secretion by certain domestic animals. Res. Bull No. 392, University of Missouri College of Agriculture, Agricultural Experiment Station, Columbia, pp. 3–89.

ENDOCRINOLOGIA GERAL

Soffer, L. J. 1958. Diseases of the Endocrine Glands. 2nd ed. Philadelphia, Lea & Febiger.

Voith, V. L. 1970. Accessory thyroids of the dog. M. S. Thesis. Columbus, The Ohio State University.

Wharton, T. 1656. Cited by H. D. Rolleston. 1936. The Endocrine Organs in Health and Disease. London, Oxford University Press.

Wolstenholme, G. E. W., and E. C. P. Millar. 1957. Regulation and mode of action of thyroid hormones. Ciba Foundation Colloquia on Endocrinology, Vol. 10. pp. 1-311.

Paratireóides

Albright, F., and E. C. Reifenstein, Jr. 1948. The Parathyroid Glands and Metabolic Bone Disease: Selected Studies. Baltimore, The Williams & Wilkins Company.

Copp, D. H., and K. G. Henze. 1964. Parathyroid origin of calcitonin — evidence from perfusion of sheep glands. Endocrinology 75: 49-55.

Gley, E. 1891. Sur les functions du corps thyroide. Comp. rend. Soc. Biol. 43:841-2.

Grafflin, A. L. 1940. Cytological evidence of secretory activity in the mammalian parathyroid gland. Endocrinology 26:857-859.

Greep, R. O. 1948. The chemistry and physiology of the parathyroid hormone. In Pincus, G., and K. V. Thimann (eds.). The Hormones. New York, Academic Press, Inc.

Levine, M. 1928. Oxyphile cells in the parathyroid glands of the cow and steer. Anat. Rec. 39:293-297.

Sandström, I. 1879-80. On a new glandule in man and several other mammals. Translation by C. M. Seipel. Upsala Lakaref. Forh. 15:444. Baltimore, The Johns Hopkins Press.

Shelling, D. H. 1935. The parathyroids in health and disease. St. Louis, The C. V. Mosby Co.

Supra-Renal

Addison, T. 1855. On the constitutional and local effects of disease of the supra-renal capsules. London, S. Highley.

Eustachius, B. 1563. Opuscula Anatomica. Libellus de Renibus Venet.

Hartman, F. A., and K. A. Brownell. 1949. The Adrenal Gland. Philadelphia, Lea & Febiger.

Lever, J. D. 1955. Electron microscopic observations on the adrenal cortex. Am. J. Anat. 97:409-429.

Nicander, L. 1952. Histological and histochemical studies on the adrenal cortex of domestic and laboratory animals. Acta Anat. 14 (suppl. 16):1-88.

Swann, H. G. 1940. The pituitary-adrenocortical relationship. Physiol. Rev. 20:493-521.

Ilhota Pancreática

Bencosme, S. A. 1955. The histogenesis and cytology of the pancreatic islets in the rabbit. Am. J. Anat. 96:103-136.

Bencosme, S. A., and E. Liepa. 1955. Regional differences of the pancreatic islet. Endocrinology 57:588-593.

Bencosme, S. A., and D. C. Pease. 1958. Electron microscopy of the pancreatic islets. Endocrinology 63:1.

de Duve, C. 1953. Glucagon — the hyperglycaemic glycogenolytic factor of the pancreas. Lancet 265:99-104.

Gomori, G. 1939. Studies on the cells of the pancreatic islets. Anat. Rec. 74:439-455.

Gomori, G. 1941. Observations with differential stains on human islets of Langerhans. Am. J. Path. 17:395-406.

Grodsky, G. M., and P. H. Forsham. 1966. Insulin and the pancreas. Ann. Rev. Physiol. 28:347-380.

Hard, W. L. 1944. The origin and differentiation of the alpha and beta cells in the pancreatic islets of the rat. Am. J. Anat. 75:369-394.

Jaffe, F. A. 1951. A quantitative study of the islets of Langerhans in the rabbit. Anat. Rec. 111:109-121.

Stetten, De W., Jr. 1955. The hormones of the islets of Langerhans. In Pincus, G., and K. V. Thimann (eds.). The Hormones. Vol. 3, p. 175. New York, Academic Press, Inc.

Sutherland, E. W., and C. de Duve. 1948. Origin and distribution of the hyperglycemic-glycogenolytic factor of the pancreas. J. Biol. Chem. 175:663-674.

Thomas, T. B. 1937. Cellular components of the mammalian islets of Langerhans. Am. J. Anat. 62:31-54.

Wasserman, P., and I. A. Mirsky. 1942. Immunological identity of insulin from various species. Endocrinology 31:115-118.

Wharton, G. K. 1932. The blood supply of the pancreas, with special reference to that of the islands of Langerhans. Anat. Rec. 53: 55-76.

Gônadas

Allen, E., and E. A. Doisy. 1923. Ovarian hormone: Preliminary report on its localization, extraction and partial purification, and action in test animals. J.A.M.A. 81:819-821.

Claesson, L., and N. A. Hillarp. 1947. The formation mechanism of oestrogenic hormones. I. The presence of an oestrogen-precursor in the rabbit ovary. Acta Physiol. Scand. 13:115-129.

Claesson, L., and N. A. Hillarp. 1947. The formation mechanism of oestrogenic hormones. II. The presence of the oestrogen-precursor in the ovaries of rats and guinea pigs. Acta Physiol. Scand. 14:102-119.

Cole, H. H., and P. T. Cupps. 1959. Reproduction in Domestic Animals. New York, Academic Press, Inc.

Cole, H. H., and C. H. Hart. 1930. The potency of blood serum of mares in progressive stages of pregnancy in effecting the sexual maturity of the immature rat. Am. J. Physiol. 93:57-68.

Coppedge, R. L., and A. Segaloff. 1951. Urinary prolactin excretion in man. J. Clin. Endocr. 11:465-476.

Corner, G. W. 1938. The sites of formation of estrogenic substances in the animal body. Physiol. Rev. 18:154-172.

Emmens, C. W. 1942. The differentuation of oestrogens from preoestrogens by the use of spayed mice possessing two separate vaginal sacs. J. Endocr. 3:174-177.

Frank, R. T. 1940. The sex hormones, their physiologic significance and use in practice. J.A.M.A. 114:1504-1512.

Gaunt, R., and H. W. Hays. 1938. The life-maintaining effect of crystalline progesterone in adrenalectomized ferrets. Science 88:576-577.

Grady, H. G., and D. E. Smith (eds.). 1963. The Ovary. Baltimore, The Williams & Wilkins Company.

Heard, R. D. H. 1949. The metabolism of the estrogens. Part 1. Rec. Progr. Hormone Res. 4:25-42.

Heard, R. D. H., and J. C. Saffran. 1949. The metabolism of the estrogens. Part 2. Rec. Progr. Hormone Res. 4:43-63.

Hisaw, F. L. 1926. Experimental relaxation of the pubic ligament of the guinea pig. Proc. Exp. Biol. Med. 23:661-663.

Hisaw, F. L. 1927. Experimental relaxation of the symphysis pubis of the guinea pig. Anat. Rec. 37:126 (abstract).

Hisaw, F. L. 1929. The corpus luteum hormone. I. Experimental relaxation of the pelvic ligaments of the guinea pig. Physiol. Zool. 2:59-79.

McDonald, L. E. 1969. Veterinary Endocrinology and Reproduction. Philadelphia, Lea & Febiger, Chapter 10.

McKerns, K. W. (ed.). 1969. The Gonads. New York, Appleton-Century-Crofts, Educational Division Meredith Corp.

Marrian, G. F. 1949. Some aspects of progesterone metabolism. Rec. Progr. Hormone Res. 4:3-24.

Nalbandov, A. V. 1958. Comparative reproductive physiology of domestic animals, laboratory animals and man. San Francisco, W. H. Freeman & Company.

Pollock, W. F. 1942. Histochemical studies of the interstitial cells of the testis. Anat. Rec. 84:23-29.

Roberts, S. J. 1971. Veterinary Obstetrics and Genital Diseases. 2nd ed. Ithaca, New York, The author.

Smith, G. V., and O. W. Smith. 1936. The urinary excretion of estrogenic and gonadotropic hormones during menstrual cycles, the period of conception and early pregnancy. New Eng. J. Med. 215:908-914.

Smith, P. E. 1944. Maintenance and restoration of spermatogenesis in hypophysectomized rhesus monkeys by androgen administration. Yale J. Biol. Med. 17:281-287.

Velardo, J. T. (ed.). 1958. The Endocrinology of Reproduction. New York, Oxford University Press.

Walsh, J., W. K. Cuyler and D. R. McCullagh. 1935. The physiologic maintenance of the male sex glands. The effect of androtin on hypophysectomized rats. Am. J. Physiol. 107:508-512.

Zarrow, M. X. 1968. The hormones of reproduction. In Hafez, E. S. E. (ed.). Reproduction in Farm Animals. 2nd ed., Philadelphia, Lea & Febiger, pp. 3-26.

Glândula Pineal

Blin, R. C., and C. Maurin. 1956. Macroscopic anatomy of the pineal body of domestic animals. Rec. Med. Vet. 132:36-53.

Fiske, V. M., J. Pound and J. Putnam. 1962. Effects of light on the weight of the pineal organ in hypophysectomized, gonadectomized, adrenalectomized and thiouracil-fed rats. Endocrinology 71:130.

Kitay, J. I., and M. D. Altschule. 1954. The Pineal Gland: A Review of the Physiologic Literature. Published for the Commonwealth Fund by Harvard University Press, Cambridge.

Palkovits, M., and P. I. Foldvari. 1963. Effect of the subcommissural organ and the pineal body on the adrenal cortex. Endocrinology 72:28-32.

Reiss, M., R. H. Davis, M. B. Sideman, I. Mauer and E. S. Plichta. 1963. Action of pineal extracts on the gonads and their function. J. Endocr. 27:107-118.

Reiter, R. J., and F. Fraschini. 1969. Endocrine aspects of the mammalian pineal gland: A review. Neuroendocrinology 5:219-255.

Santamarina, E. 1952. An endocrine function of the pineal gland. Ph.D. dissertation. Columbus, The Ohio State University.

Wurtman, R. J., J. Axelrod and D. E. Kelly. 1968. The Pineal. New York, Academic Press, Inc.

Wurtman, R. J., and F. Anton-Tay. 1969. The mammalian pineal as a neuroendocrine transducer. Rec. Progr. Hormone Res. 25:493.

Mucosa Intestinal

Farrell, J. I., and A. C. Ivy. 1926. Studies on the motility of the transplanted gastric pouch. Am. J. Physiol. 76:227-228.

Feng, T. P., H. C. How and R. K. S. Lim. 1929. On the mechanism of the inhibition of gastric secretion by fat. Chinese J. Physiol. 3:371-378.

GERAL

Greengard, H. 1948. Hormones of the gastrointestinal tract. *In* Pincus, G., and K. V. Thimann (eds.). The Hormones. Vol. 1, pp. 201. New York, Academic Press, Inc.

Greengard, H., and I. F. Stein. 1941. Assay of secretin. Proc. Soc. Exp. Biol. Med. 46:149–151.

Huxley, J. S. 1935. Chemical regulation and the hormone concept. Biol. Rev. 10:427–441.

Klein, E. 1932. Gastric secretion. II. Studies in a transplanted gastric pouch without Auerbach's plexus. Arch. Surg. 25:442–457.

Komarov, S. A. 1942a. Studies on gastrin. I. Methods of isolation of a specific gastric secretagogue from the pyloric mucous membrane and its chemical properties. Rev. Canad. Biol. 1:191–205.

Komarov, S. A. 1942b. Studies in gastrin. II. Physiological properties of the specific gastric secretagogue of the pyloric mucous membrane. Rev. Canad. Biol. 1:377–401.

Lim, R. K. S., S. M. Ling and A. C. Liu. 1934. Depressor substances in extracts of the intestinal mucosa. Purification of enterogastrone. Chinese J. Physiol. 8:219–236.

Pincus, G. 1952. Some basic hormone problems. J. Clin. Endocrinol. Metabol. 12:1187–1196.

Snapke, W. J., M. H. F. Friedman and J. E. Thomas. 1948. The assay of cholecystokinin and the influence of vagotomy on the gall bladder response. Gastroenterology 10:496–501.

Thomas, J. E., and J. O. Crider. 1941. The pancreatic secretagogue action on products of protein digestion. Am. J. Physiol. 134: 656–663.

CAPÍTULO 11

GENERALIDADES SOBRE O CORAÇÃO E OS VASOS SANGÜÍNEOS

R. Getty

Angiologia é a descrição dos órgãos da circulação do sangue e da linfa — o coração e vasos, incluindo o baço e o timo. O **coração** é o órgão central muscular oco que funciona como uma bomba de sucção e pressão: as diferenças de pressão causadas pela sua contração e relaxamento, principalmente, determinam a circulação do sangue e da linfa. Está situado no meio do espaço mediastínico do tórax e contido em um saco fibrosseroso — o **pericárdio.** Os vasos são tubulares e percorrem quase todas as partes do corpo. São denominados, de acordo com o seu conteúdo, vasos sangüíneos ou linfáticos. Apesar do sistema linfático drenar para as veias, tornando os dois sistemas interdependentes, existem suficientes diferenças, para tornar aconselhável descrições dos mesmos em capítulos separados. O sistema linfático é descrito no capítulo seguinte.

SISTEMA CARDIOVASCULAR

O sistema cardiovascular consiste em: (1) **coração** *(cor);* (2) **artérias,** que conduzem sangue *(sanguis)* do coração para os tecidos; (3) **capilares** *(vas capillare),* tubos microscópicos nos tecidos, que permitem as trocas necessárias entre o sangue e os tecidos; e (4) **veias,** que conduzem o sangue de volta ao coração.

Coração e Pericárdio

O tamanho e a anatomia do **coração** variam nas diferentes espécies, fatos que serão descritos nos seus respectivos capítulos. Contudo, algumas considerações gerais podem ser feitas. O coração é uma poderosa bomba situada dentro do **saco pericárdico.** A parede do coração é considerada por muitos autores, incluindo embriologistas (Arey, 1968; Langman, 1969), como sendo composta de três camadas de fora para dentro: **epicárdio, miocárdio e endocárdio.** O termo "epicárdio" é aplicado à camada visceral *(lamina visceralis)* do pericárdio seroso, que está firmemente ligado ao músculo cardíaco; o miocárdio representa o músculo cardíaco e o endocárdio é o revestimento endotelial liso das cavidades do coração. O coração e o seu saco pericárdico estão situados dentro do mediastino.

PERICÁRDIO

O **pericárdio** é o saco fibrosseroso que envolve o coração e, em parte, os grandes vasos conectados com ele. Sua forma é, geralmente, similar àquela do coração. A **lâmina fibrosa** *(pericardium fibrosum)* é relativamente fina, mas forte e inelástica. Está ligada dorsalmente aos grandes vasos da base do coração e é contínua, em parte, com o músculo *longus colli* longo do pescoço. Está firmemente ligada, ventralmente, ao meio da metade caudal da superfície torácica do esterno pelo forte **ligamento esternopericárdico** no bovino, eqüino e suíno e nos carnívoros pelo ligamento frenopericárdico ao diafragma. A lâmina serosa *(pericardium serosum)* é um saco fechado, circundado pelo pericárdio fibroso e invaginado pelo coração. É lisa e brilhante e contém uma pequena quantidade de líquido seroso claro, o líquido pericárdico, na cavidade pericárdica. Semelhante a outras membranas, ela pode ser descrita como consistindo em duas partes, parietal e visceral. A **parte parietal** *(laminas parietalis)* reveste a lâmina fibrosa à qual está intimamente ligada. A **parte visceral** *(lamina visceralis)* cobre o coração e parte dos grandes vasos, sendo por isto também denominada **epicárdio.** O pericárdio seroso é composto de um tecido conjuntivo membranoso, rico em fibras elásticas, e sua superfície livre está coberta por uma camada de células mesoteliais.

O pericárdio está coberto pela parte pericárdica da pleura mediastinal e é atravessado, lateralmente, pelos nervos frênicos. Suas superfícies laterais estão relacionadas, principalmente, com os pulmões, mas a parte ventral está parcialmente em contato com a parede torácica.

A extensão do contato do pericárdio com a parede lateral do tórax, que é denominada, clinicamente, como **área superficial cardíaca,** é determinada pelo encaixe cardíaco do pulmão.

A extensão do encaixe cardíaco varia nas diferentes espécies e é descrita nos seus respectivos capítulos.

As duas partes do pericárdio seroso são contínuas uma com a outra na linha de reflexão sobre os grandes vasos. Estes estão cobertos, em graus variáveis pela lâmina visceral. Os troncos aórtico e pulmonar estão envolvidos por uma bainha completa comum até à bifurcação do último. A membrana passa por dentro entre o tronco pulmonar e a aurícula esquerda e continua entre a aurícula direita e a aorta, deste modo formando o **seio transverso do pericárdio.** A veia cava caudal é coberta pela direita e, ventralmente, por uma distância de 2,5 cm ou um

153

pouco mais. As veias pulmonares, praticamente, não têm cobertura serosa. O epicárdio está estreitamente aderente ao tecido muscular do coração, mas está ligado aos vasos por tecidos areolar e gordura e, deste modo, é facilmente dissecado deles.

CORAÇÃO

O tamanho, forma e posição do coração varia entre e dentro das espécies. (Os detalhes destas variações serão discutidos nos capítulos dedicados a cada espécie.) O **coração** ocupa a maior parte do espaço mediastínico médio. Sua forma é comparável à de um cone irregular e algo achatado. Está ligado pela sua base aos grandes vasos e o restante inteiramente livre dentro do pericárdio. Tem posição assimétrica. O eixo maior (do meio da base ao ápice) é dirigido ventrocaudalmente. O coração é considerado como tendo ápice, base, duas superfícies e duas bordas. A **base** está orientada dorsalmente, e sua parte mais alta situa-se, aproximadamente, na junção dos terços dorsal e mediano do diâmetro dorsoventral do tórax. É formado pelos átrios direito e esquerdo. As veias cavas cranial e caudal e as veias pulmonares entram pela base. O **ápice** situa-se, centralmente, dorsal ao esterno. A **borda (direita) cranial** é fortemente convexa e curvada ventral e caudalmente; a maior parte é paralela ao esterno. A **borda (esquerda) caudal** é muito mais curta e é, aproximadamente, vertical. As superfícies, atrial (direita, diafragmática) *(facies atrialis)* e auricular (esquerda, esternocostal) *(facies auricularis)* são convexas e marcadas pelos sulcos que indicam a divisão do coração em quatro câmaras, os dois átrios dorsalmente e os dois ventrículos, ventralmente. Internamente os átrios estão separados pelo septo interatrial.

O **septo interventricular** é a parte que separa as cavidades dos dois ventrículos. Está situado obliquamente, de modo que uma superfície, a que é convexa, está voltada cranialmente e para a direita e é saliente para dentro do ventrículo direito; a outra face, a que está voltada para dentro do ventrículo esquerdo, é côncava e voltada caudalmente para a esquerda. A maior parte do septo é espessa e muscular, mas uma pequena parte é fina e membranosa. Esta última situa-se entre o vestíbulo aórtico de um lado e o ventrículo e o átrio direito do outro. Comumente a cúspide septal da valva atrioventricular direita (tricúspide) está ligada ao lado direita da parte dorsal do septo membranoso. A parte do septo dorsal à valva é denominada **septo atrioventricular.** Este septo pode ter falha no fechamento, deixando um defeito subaórtico ou forame interventricular. A parte muscular do septo forma a saliência do septo interventricular e é formada pelo miocárdio dos dois ventrículos no ponto onde ficam contíguos um ao outro.

O tamanho e forma do coração variam de acordo com o grau da sua contração e relaxação (sístole e diástole). Em indivíduos que foram sangrados e conservados por injeção intravascular de solução de formol, o lado direito é, usualmente, fixado em diástole enquanto que o esquerdo fica, mais ou menos, fortemente contraído.

O **sulco coronário** (atrioventricular) indica a divisão entre o átrio e os ventrículos. Ele circunda quase completamente o coração mas está interrompido na origem do tronco pulmonar. Ele circunda o coração entre os **ventrículos** direito e esquerdo em direção ao ápice e o átrio que está na base. O sulco contém os vasos arterial e venoso que suprem o coração. A linha de separação entre os dois ventrículos é marcada pelo sulco **interventricular paraconal** (longitudinal esquerdo) sobre a superfície auricular* (esquerda, esternocostal — N.A.) e pelo **sulco interventricular subsinuoso** (longitudinal direito) sobre a superfície atrial* (diafragmática, direita — N.A.). Os sulcos interventriculares correspondem ao septo entre os ventrículos. O sulco interventricular paraconal é de posição cranial esquerda. Ele começa no sulco coronário, caudalmente à origem do tronco pulmonar, e desce quase paralelo à borda caudal. O sulco interventricular subsinuoso é de posição caudal direita. Ele começa ao nível do sulco coronário ventral no término da veia cava caudal e dirige-se para o ápice. Os sulcos são ocupados pelos vasos coronários e uma quantidade variável de gordura.

Átrio Direito

O **átrio direito** forma a parte cranial direita da base do coração e situa-se dorsalmente ao ventrículo direito. Consiste em um seio venoso das cavas, no qual se abrem as veias e uma **aurícula** (também denominada apêndice auricular). Esta última é um divertículo cônico que se curva ao redor e à direita da superfície cranial da aorta, seu fundo cego aparecendo sobre o lado esquerdo cranial da origem da artéria pulmonar; é a parte mais cranial do coração e é uma bolsa cega com forma de orelha. O seio venoso das cavas é a parte da cavidade entre as duas veias cavas e o óstio atrioventricular.

Existem cinco óstios principais no átrio direito. O óstio da **veia cava cranial** está situado na parte dorsal. O óstio da **veia cava caudal** está situado na parte caudal. O **seio coronário** abre-se ventralmente à veia cava caudal; o orifício está provido com uma pequena valva semilunar. A pequena veia coronária tem um óstio separado, em alguns casos, junto ao seio coronário. Os forames das veias mínimas são pequenos orifícios de veias que se abrem diretamente dentro da cavidade do átrio. O **óstio atrioventricular direito** situa-se na parte ventral e conduz ao ventrículo direito. Somando-se aos óstios anteriores existem vários pequenos orifícios das veias cardíacas parvas que se ocultam nas depressões entre os músculos pectíneos.

Do mesmo modo que as demais cavidades do coração os átrios estão revestidos com uma membrana brilhante, o **endocárdio.** Suas paredes são lisas, exceto no átrio direito e na aurícula, onde são percorridas, em várias direções, por saliências musculares dos **músculos pectíneos.** Pequenas faixas estendem-se entre alguns dos espaços delimitados pelos músculos pectíneos. Estes terminam, dorsalmente, sobre uma crista encurvada, a **crista terminal,** que indica a junção do primitivo seio venoso do embrião com o átrio propriamente dito e corresponde ao **sulco terminal,** externamente.

---

*Figs. 22-1 e 2 justificam a escolha dos termos pela NAV (1968) "atrial" para a superfície direita e "auricular" para a esquerda.

GENERALIDADES SOBRE O CORAÇÃO E OS VASOS SANGÜÍNEOS

Os óstios das veias cavas são avalvulares. Uma ponte, a **crista intervenosa** (tubérculo), eleva-se ventrocranialmente da parede dorsal bem cranial à abertura da veia cava caudal; a crista tende a dirigir o fluxo do sangue da veia cava cranial para o óstio atrioventricular. A **fossa oval** é um divertículo na parede septal, no ponto de entrada da veia cava caudal, limitada, lateralmente, por uma margem côncava. A fossa é o remanescente de uma abertura no septo, o **forame oval,** através do qual os dois átrios comunicam-se no feto.

Ventrículo Direito

O **ventrículo direito** constitui a parte cranial direita da massa ventricular. Ele forma quase toda a borda cranial do coração mas não alcança o ápice, que é formado, inteiramente, pelo ventrículo esquerdo. É algo triangular em seu contorno e tem a forma de um crescente, em corte transversal. Sua base está conectada, amplamente, com o átrio direito com o qual se comunica por meio do óstio atrioventricular direito; mas sua parte esquerda projeta-se para cima e forma o **cone arterial,** do qual se origina o tronco pulmonar. Abrindo-se sua cavidade vê-se que o óstio atrioventricular e a cavidade do cone arterial estão separados por uma espessa saliência, a **crista supraventricular.** O eixo da cavidade, tomado do cone arterial ao ápice, forma uma espiral curvada à direita ventrocaudalmente. A parede septal é convexa voltada, obliquamente, cranial e para a direita.

O **óstio atrioventricular direito** é oval. Ele é guarnecido pela **valva atrioventricular direita** (tricúspide); das três largas cúspides desta valva, uma, a cúspide angular, está entre o óstio atrioventricular e o cone arterial, outra é septal e a terceira cúspide de parietal situa-se na borda direita. Pequenas cúspides intermediárias estão interpostas entre as maiores. As bordas periféricas das cúspides estão ligadas ao anel fibroso do óstio atrioventricular. As bordas centrais são irregulares e voltadas para o ventrículo; elas dão inserção às **cordas tendinosas.** As superfícies auriculares são lisas. As superfícies ventriculares são rugosas e fornecem inserção a ramos entrelaçados das cordas tendinosas. As valvas são dobras do endocárdio, enrijecidas por tecido fibroso e na periferia, também, por fibras musculares. As cordas tendinosas estão ligadas, ventralmente, aos três **músculos papilares** que se projetam da parede ventricular; dorsalmente, dividem-se em ramos que estão inseridos nas superfícies ventriculares e nas bordas livres das valvas. Cada cúspide da valva recebe as cordas tendinosas de dois músculos papilares. Destes últimos, dois estão situados no septo e o terceiro e maior origina-se da parede cranial.

O **óstio pulmonar** é circular e no cume do cone arterial. Está guarnecido pela **valva pulmonar,** composta de três cúspides semilunares, direita, esquerda e intermediária. A borda periférica convexa de cada cúspide está aderida ao anel fibroso da junção do tronco pulmonar e o cone arterial. A borda central é livre e côncava. Cada cúspide consiste em uma camada de endocárdio na sua superfície ventricular, uma continuação da camada interna do tronco na superfície arterial e uma camada inter-

mediária de tecido fibroso. A borda do cone arterial forma três arcos com os ângulos ou cornos projetando-se, intermediáriamente, de modo que todas as cúspides se juntem; opostamente a cada cúspide, o tronco forma uma bolsa, o seio do tronco pulmonar. Cada seio é denominado por sua cúspide correspondente; os espaços entre as cúspides e as paredes dos vasos são denominados **seios pulmonares.**

As paredes do ventrículo (exceto no cone arterial) apresentam cristas e faixas musculares, denominadas **trabéculas carnosas.** Estas são de três tipos, a saber, (1) cristas ou colunas em relevo; (2) **músculos papilares,** projeções cônicas algo achatadas, contínuas na base, com a parede e originando as cordas tendinosas para as valvas atrioventriculares direitas; e (3) **trabéculas septomarginais** que se estendem do septo à parede oposta. Estas últimas são parcialmente musculares, parcialmente tendinosas e variáveis em diferentes indivíduos. A mais forte delas está, geralmente, localizada num ponto médio entre a base e o ápice e estende-se do septo à base do músculo papilar lateral (Fig. 22-6). Acredita-se que elas evitem uma distensão exagerada.

Átrio Esquerdo

O **átrio esquerdo** forma a parte caudal da base do coração. Situa-se caudalmente ao tronco pulmonar e à aorta e dorsalmente ao ventrículo esquerdo. A **aurícula** estende-se lateral e cranialmente sobre o lado esquerdo, e sua ponta, em fundo de saco cego, é caudal à origem do tronco pulmonar. As **veias pulmonares,** geralmente em número de sete ou oito, abrem-se no átrio caudalmente ao mesmo e do lado direito. A cavidade atrial é lisa, com exceção da aurícula, na qual os músculos pectíneos estão presentes. Em alguns casos há uma depressão na parede septal oposta à fossa oval, circundada, dorsalmente, por uma prega que é remanescente da valva do forame oval do feto. O **óstio atrioventricular esquerdo** está situado ventrocranialmente; ele geralmente parece menor do que o direito devido à contração do ventrículo no indivíduo morto. As aberturas das pequenas veias do coração são encontradas nas depressões formadas pelos músculos pectíneos. O número e a disposição das veias pulmonares são variáveis em diferentes espécies e dentro delas.

Ventrículo Esquerdo

O **ventrículo esquerdo** forma a parte caudal esquerda da massa ventricular. Ele é mais regularmente cônico do que o ventrículo direito e sua parede é muito mais espessa, exceto no ápice. Ele forma todo o contorno caudal da parte ventricular e do ápice do coração. Sua base é amplamente contínua com o átrio esquerdo com o qual ele se comunica por meio do óstio atrioventricular esquerdo, mas sua parte cranial abre-se na luz da aorta. A cavidade, geralmente, parece menor do que a do ventrículo direito, no indivíduo morto, por causa da grande contração da sua parede. É quase circular em corte transversal.

O **óstio atrioventricular esquerdo** é quase circular e está guarnecido pelas valvas **atrioventriculares esquerdas** (bicúspide, mitral). As cúspides das valvas são largas e mais espessas do que as do lado direito do coração. A grande cúspide septal (anterior) (Fig. 22-7) separa o óstio atrioventricular do vestíbulo aórtico. O outro é parietal (posterior) e entre ele e a cúspide septal existem, geralmente, cúspides acessórias.

O **óstio aórtico** está orientado dorsal e levemente cranial (Figs. 22-8 e 9). É guarnecido pela **valva aórtica** composta de três cúspides semilunares. As cúspides são direita, esquerda e caudal (septal). Elas são similares às das valvas pulmonares, porém muito mais fortes e espessas. As bordas livres de cada uma contêm um nódulo central de tecido fibroso. Estendendo-se de cada lado do nódulo existe uma área em crescente, estreita, denominada lúnula que é carente de tecido fibroso.

As cordas tendinosas são menos numerosas e maiores do que as do ventrículo direito. As faixas e trabéculas são variáveis.

ESTRUTURA DO CORAÇÃO. A parede do coração consiste principalmente de um peculiar músculo estriado, o **miocárdio,** que está coberto, externamente, pela parte visceral do pericárdio seroso, ou **epicárdio,** e está revestido internamente pelo **endocárdio.**

O **epicárdio** está, em geral, estreitamente aderido à parede muscular, mas frouxamente aderido aos vasos coronários e à gordura subepicárdica associada. Consiste de uma camada de células poligonais pavimentosas, dispostas sobre uma membrana de fibras colágenas e elásticas.

O **miocárdio** consiste de planos de fibras orientadas de modo um pouco complexo. O tecido muscular do átrio é separado, quase completamente, dos ventrículos pelos anéis fibrosos ao redor dos óstios ventriculares.

Nos átrios os feixes musculares dispõem-se naturalmente em dois grupos — superficial e profundo. Os primeiros são comuns a ambos os átrios; os últimos, especiais de cada um. As **fibras superficiais** ou **comuns,** na maioria das vezes, começam e terminam nos anéis atrioventriculares, mas algumas penetram no septo interatrial. Os **feixes profundos** ou **especiais** por sua vez também formam dois grupos. Fibras em alças passam sobre o átrio de anel a anel, enquanto que fibras anulares ou espirais circundam as extremidades das veias que se abrem nos átrios, nas aurículas e na fossa oval.

A parede muscular dos ventrículos é muito mais forte do que a dos átrios. A do ventrículo esquerdo é, de um modo geral, três vezes mais espessa do que a direita, mas é fina no ápice. As **fibras superficiais** inserem-se por cima nos anéis fibrosos atrioventriculares e dirigem-se em espiral, em direção ao ápice. Nele, dobram-se sobre si mesmas e retornam, profundamente, para terminarem em um músculo papilar do ventrículo oposto àquele do qual se originaram. As alças assim constituídas formam um verticilo, o **vórtex do coração.** As fibras profundas, embora aparentem ser próprias de cada ventrículo, na realidade tem sido demonstrado serem comuns a ambos. Seu arranjo é espiraliforme. Começam em algum lado, curvam-se ao redor da parede daquele ventrículo, então passam através do septo para o lado oposto e curvam-se ao redor do outro ventrí-culo. Há uma camada de fibras profundas que está confinada à parte basal do ventrículo esquerdo, onde está ligada ao anel atrioventricular esquerdo.

Quatro **ânulos fibrosos** circundam os óstios nas bases dos ventrículos. Os ânulos fibrosos atrioventriculares separam a musculatura atrial daquela dos ventrículos. Aqueles que circundam as origens dos troncos pulmonar e aórtico são denteados em conformidade com as bordas de aderência das valvas. O ânulo fibroso aórtico contém do lado direito uma placa de cartilagem, que, freqüentemente, torna-se mais ou menos calcificada em animais velhos. Algumas vezes uma placa menor está presente do lado esquerdo.

O **endocárdio** reveste as cavidades do coração e é contínuo com a camada interna dos vasos que entram e saem do órgão. Sua superfície livre é lisa e brilhante e está formada por uma camada de células endoteliais. Estas repousam sobre uma fina camada de tecido fibroelástico, o qual está ligado com o endocárdio por um tecido elástico subendocárdio contendo vasos e nervos.

SISTEMA DE CONDUÇÃO DO CORAÇAO

O coração deve, alternadamente, contrair-se e relaxar-se de modo a bombear e receber o sangue. A contração e o relaxamento alternado é um fenômeno inerente ao músculo. O coração começa a contrair-se, ritmicamente, no embrião, antes que os nervos o alcancem. Na vida pós-natal, contudo, ele é regulado pelo sistema nervoso autônomo. A ritmicidade é devida ao sistema de condução, o qual consiste no nó sinoatrial, o nó atrioventricular, o fascículo atrioventricular e os ramos terminais condutores das fibras de Purkinje. As fibras do músculo cardíaco, todas interligadas uma com a outra, formam uma "massa funcional de natureza sincicial". As contrações rítmicas intrínsecas são devidas ao músculo cardíaco modificado que forma o sistema de condução. Entretanto, mesmo que o sistema de condução entre o átrio e os ventrículos seja destruído, os ventrículos e átrios retêm um inato poder de contratibilidade espontânea, mas com ritmos diferentes.

O **nó sinoatrial** (nó S-A; sinusal) é uma massa minúscula de músculo cardíaco modificado denominado de "marca-passo" do coração. Está localizado na crista terminal (Fig. 22-4) ao nível da junção da veia cava cranial com a aurícula direita. É difícil identificá-lo em dissecções grosseiras, mas é prontamente discernível, histologicamente. No homem o nó pode ser localizado seguindo o percurso da artéria do nó sinusal até ele (Gardner, Gray e O'Rahilly, 1969, Cap. 15). As fibras do nó misturam-se com a musculatura atrial. Embora o nó seja suprido pelas fibras autônomas, acredita-se que a musculatura atrial seja responsável pela condução do impulso até o nó atrioventricular.

O **nó atrioventricular** (A-V) é menor do que o nó S-A e situa-se próximo ao óstio do seio coronário. Está localizado sob o endocárdio na parede septal do átrio direito a poucos milímetros cranioventralmente ao óstio do seio coronário. Do mesmo modo que o nó S-A, é formado por uma rede de fibras musculares cardíacas especializadas. É identificado por sua conexão com o fascículo atrioventricular.

GENERALIDADES SOBRE O CORAÇÃO E OS VASOS SANGÜÍNEOS

No homem, um ramo especial da artéria coronária, seja direita ou esquerda, supre-o junto com as fibras nervosas autônomas (Gardner, Gray e O'Rahilly, 1969).

O **fascículo atrioventricular** é um grupo de fibras especializadas que começa no nó A-V e acompanha a parte membranosa do septo interventricular sob o endocárdio. O tronco divide-se em ramos direito e esquerdo. O ramo ou fascículo direito continua sob o endocárdio em direção ao ápice para alcançar a parede ventricular direita, a trabécula septomarginal e os músculos papilares. Suas fibras formam um plexo subendocárdico de fibras de Purkinje na parede do ventrículo direito e no septo interventricular. O ramo ou fascículo esquerdo também se dirige para a região subendocárdica, ao longo da superfície do septo. Abre-se em leque na parede septal e resolve-se em fibras condutoras de Purkinje, que são distribuídas pelo ventrículo esquerdo, as trabéculas septomarginais e os músculos papilares. Os dois fascículos e seus ramos estão envolvidos por bainhas fibrosas que os separam ou isolam do miocárdio adjacente. Os fascículos ramificados* são vistos com mais facilidade em preparações frescas do que nas embalsamadas. As bainhas também circundam as fibras de Purkinje. Estas fibras condutoras terminais continuam com o tecido nodal bem como com o músculo cardíaco regular e podem ser prontamente identificadas com o auxílio do microscópio.

SUPRIMENTO SANGÜÍNEO

O coração recebe sangue venoso de três fontes. A **veia cava cranial** traz sangue da cabeça, pescoço, apêndices torácicos e tórax. A **veia cava caudal** coleta o sangue venoso do abdome, pelve e apêndices pélvicos. O átrio direito recebe sangue venoso proveniente do miocárdio por meio do **seio coronário.** Quando o sangue retorna ao coração através de veias do corpo, ele entra no átrio direito de onde é impulsionado para dentro do ventrículo direito. É bombeado para os pulmões por meio do tronco pulmonar, que tem sua origem no ventrículo direito. As artérias pulmonares cedem gás carbônico e absorvem oxigênio. O sangue oxigenado nos pulmões retorna, por meio das veias pulmonares, ao átrio esquerdo, que o impulsiona para o ventrículo esquerdo. O ventrículo esquerdo bombeia o sangue através da aorta e artérias sistêmicas através dos capilares, e este retorna ao coração pelas veias.

Artérias

As artérias supridoras do coração são as **artérias coronárias** direita e esquerda que se iniciam nos seios aórticos direito e esquerdo. Elas ocupam os sulcos coronários (atrioventricular) e interventricular. É difícil descrever um padrão geral que seja aplicável a todas as espécies tratadas neste texto e, conseqüentemente, as diferenças e semelhanças serão fornecidas ao leitor nos capítulos respectivos a cada espécie. Como regra geral, pode ser estabelecido que a artéria coronária esquerda supre mais

partes do coração do que a direita. Nos nossos animais domésticos a artéria septal pode estar ausente, ser ímpar ou par. Christensen (1962) estabeleceu que as artérias septais suprem menos sangue ao sistema interventricular do que os ramos descendentes das artérias coronárias direita e esquerda. No porco e no cavalo o ramo interventricular subsinoso (ramo caudal descendente) é um ramo da artéria coronária direita. No cão e ruminantes o ramo interventricular subsinoso origina-se no ramo circunflexo da artéria coronária esquerda. No gato ele pode surgir de outra fonte. Em todas as espécies estudadas por Christensen (1962) (eqüino, ovino, bovino, canino e suíno) o ramo interventricular paraconal (ramo cranial descendente) era um ramo da artéria coronária esquerda. Christensen (1962) estabeleceu que em todas as espécies aproximadamente 60 a 80% do sangue do septo interventricular vêm de ramos da artéria coronária cranial descendente e o restante de artérias caudais descendentes e ramos adjacentes das artérias circunflexas e marginais. Conhecimento do detalhado suprimento sangüíneo para o coração e, em particular, o suprimento para o sistema de condução cardíaco dentro do septo interventricular são de extrema importância, particularmente quando surgem oclusões.

Deste modo, o coração é suprido pelas artérias coronárias direita e esquerda. A artéria coronária direita atravessa a parte direita do sulco coronário e divide-se em um ramo interventricular subsinuoso (que desce pelo sulco interventricular subsinuoso) e um ramo que passa, caudalmente, pelo sulco coronário. A artéria coronária esquerda divide-se em um ramo interventricular paraconal que desce pelo sulco interventricular paraconal e um ramo circunflexo que percorre o sulco coronário esquerdo. Vasos septais e ramos intermediários também suprem a musculatura cardíaca.

Veias

O coração é drenado por numerosas **veias**. Muitas destas veias são tributárias do seio coronário que, por sua vez, abre-se no átrio direito. Outras drenam diretamente para as câmaras cardíacas. As veias do coração, em muitos casos, acompanham as artérias, embora elas não sejam denominadas pelos mesmos nomes. O ponto terminal principal das veias é o **seio coronário,** um curto e largo tronco que se abre dentro do átrio direito, ventral à abertura da veia cava caudal (Fig. 22-4). É o dilatado ponto terminal da grande veia coronária que se situa no sulco coronário ventral à veia cava caudal e dorsal aos ramos terminais da artéria circunflexa esquerda (Fig. 22-10). Ascende no sulco interventricular paraconal ao lado do ramo interventricular paraconal da artéria coronária esquerda. Retorna caudalmente no sulco coronário e curva-se ao redor da borda esquerda do coração para juntar-se, no lado direito, ao seio coronário. Ela recebe tributárias provenientes de ambos os ventrículos e do átrio esquerdo. Um pouco antes do seio coronário ela recebe a veia marginal esquerda.

A veia média do coração (Fig. 22-10) sobe pelo sulco interventricular subsinuoso em companhia do ramo interventricular subsinuoso da artéria coroná-

---

*Eles podem ser demonstrados injetando-se as bainhas de tecido conjuntivo com tinta da Índia, solução de Lugol ou outras preparações apropriadas de corante.

ria direita para juntar-se ao seio coronário. Em alguns casos, ela está pareada. Recebe tributárias de ambos os ventrículos.

A pequena veia do coração começa próxima ao ânulo pulmonar (Fig. 22-11) e recebe pequenos vasos do átrio e ventrículo direito ao dirigir-se para a direita no sulco coronário na companhia da artéria coronária direita. Abre-se no seio coronário próximo do final do sulco interventricular sobre o lado direito no cão. No cavalo os vasos abrem-se no átrio direito próximo do sulco coronário nos espaços entre os músculos pectíneos.

As veias cardíacas mínimas eram antigamente conhecidas como as veias Tebesianas. São diminutos canais que se iniciam no miocárdio e abrem-se diretamente nas câmaras. A maioria abre-se no átrio. Comunicam-se com o plexo capilar do miocárdio, bem como as arteríolas e vênulas do miocárdio. Podem, algumas vezes, levar sangue para o miocárdio, embora sejam denominadas de veias.

A veia oblíqua do átrio esquerdo é uma pequena veia no cão e cavalo que se situa caudalmente no átrio esquerdo sob a aurícula esquerda. Termina no seio coronário e é considerada como sendo remanescente da veia cardinal comum esquerda do embrião e uma parte da veia cardinal cranial esquerda.

Existem alguns pequenos vasos, as veias cardíacas direitas que drenam o ventrículo direito e atravessam o sulco coronário para terminarem diretamente no átrio direito.

Os retornos venosos do septo interventricular do coração do cavalo, boi, ovelha, porco, cão, gato, frango e peru foram descritos, detalhadamente, por McKibben e Christensen (1964). Estes autores estabeleceram que "uma veia septal acompanha a artéria septal e drena a área suprida por ela nos bovinos ovinos, cães e gatos". Encontraram duas ou três veias septais acompanhando as múltiplas artérias septais no cavalo. No seu estudo de 36 cavalos o seio coronário era, geralmente, ausente. Cães e gatos têm curtos seios coronários, mas bovinos, ovinos e suínos têm relativamente longos seios conforme McKibben e Christensen (1964).

Linfáticos

Os **vasos linfáticos** do coração consistem em dois plexos: um, superficial, que é adjacente ao pericárdio visceral, e um profundo ventral ao endocárdio. O profundo abre-se na superfície onde os vasos linfáticos percorrem os sulcos interventriculares e coronários. Os eferentes formam troncos coletores direito e esquerdo. O tronco esquerdo sobe pelo sulco interventricular paraconal e o direito pelo sulco interventricular subsinuoso. Os troncos terminam nos linfonodos traqueobrônquicos.

NERVOS CARDÍACOS E GÂNGLIOS RELACIONADOS A ELES

Os **gânglios** e **nervos** seguintes estão relacionados com a inervação extrínseca do coração nos animais domésticos. (A apresentação está baseada nos trabalhos de McKibben, 1966; e McKibben e Getty 1968a e b; 1969a, b, c e d; 1970). Gânglios torácicos encontrados, bilateralmente, ao longo dos troncos simpáticos em cada espaço intercostal caudal ao gânglio

cervicotorácico contribuem para a inervação simpática do coração por meio dos nervos cardíacos torácicos. Um gânglio cervicotorácico situa-se na superfície lateral do músculo longo do pescoço (geralmente entre o primeiro e segundo espaços intercostais). Geralmente é formado do cervical caudal e do primeiro ao quarto gânglios torácicos, dependendo das espécies. Nervos cardíacos cervicotorácicos são identificados por seu ponto de origem ganglionar; por exemplo, os nervos cardíacos cervicotorácicos caudais ventrais. As alças subclávia direita e esquerda são formadas pelos ramos cranial e caudal; partindo cada um de um gânglio cervicotorácico e estendendo-se, cranialmente, de cada lado da artéria subclávia correspondente. Estes ramos reúnem-se nos gânglios vertebrais de cada lado, próximos das superfícies mediais das artérias vertebral ou costocervical. Os gânglios vertebrais assim localizados são, geralmente, gânglios independentes; contudo eles podem fundir-se com os gânglios cervicotorácicos ou seu correspondente gânglio cervical caudal, em alguns casos, do lado esquerdo. Nervos (cardíacos) vertebrais não estão presentes em algumas espécies mas predominam em outras. O gânglio cervical médio é constantemente notado como um gânglio francamente visível independente, em ambos os lados, somente na cabra. Localizado bem cranial ao gânglio vertebral, ao longo do tronco simpático, quando presente, este gânglio pode contribuir para os nervos cardíacos cervicais médios. O gânglio cervical cranial, localizado ao lado da artéria carótida interna, ventral à bolha timpânica, aparentemente não contribui para os nervos cardíacos cervicais craniais no coração dos animais domésticos. Gânglio intermediário pode ocorrer ao longo do tronco simpático nos ramos interganglionares, nos ramos comunicantes ou nos troncos e raízes principais dos nervos espinhais. No gato, um inconstante gânglio intermediário localizado no ramo caudal da alça subclávia da nervos cardíacos intermediários para o coração. Um grande gânglio cardíaco adicional do triângulo intervascular esquerdo foi constantemente identificado na área limitada pela aorta, artéria pulmonar e veias ázigos esquerda no boi, ovelha e porco. Isto corresponde aos gânglios de Wrisberg conforme descrito por Hardesty (1933) no homem. Gânglios interneuronais acessórios foram notados, ocasionalmente, no trajeto de vários nervos cardíacos.

A **inervação parassimpática** do coração é suprida pelos nervos vagos e laríngeos recorrentes. Os nervos vagos cardíacos originam-se do vago, cranialmente à origem dos nervos recorrentes laríngeos, e são denominados nervos cardíacos vagais craniais. Aqueles que se originam caudalmente à origem dos nervos laríngeos recorrentes são denominados nervos cardíacos vagais caudais. Nervos cardíacos recorrentes ϕ nascem nos nervos laríngeos recorrentes.

Os nervos ora comentados têm sido denominados cardíacos porque o principal órgão por eles suprido é o coração. Contudo, ramos diretos destes nervos ou originários de plexos cardíacos passam para outras partes, incluindo os grandes vasos, esôfago, traquéia, pulmões, timo, linfonodos, diafragma, pericárdio e vasos que deixam a cavidade torácica.

GENERALIDADES SOBRE O CORAÇÃO E OS VASOS SANGÜÍNEOS

Ramos simpáticos e parassimpáticos de nervos cardíacos tornam-se entrelaçados em uma área ventral à bifurcação da traquéia, caudolateralmente ao arco da aorta e ao redor dos ramos do tronco pulmonar e suas bifurcações. Esta área é denominada de **plexo cardíaco**. Tem extensões ao longo das artérias coronárias, penetram nos átrios e acompanham as artérias pulmonares até os pulmões. Divisões neste plexo são relativamente artificiais. Ablação neural regional tem sido empregada para desnervar o coração (Cooper et al., 1961) para prevenir seqüelas afetando outros órgãos, o que ocorre nas ganglioectomias. Observações feitas em animais domésticos por McKibben (1966) indicam que a interrupção das fibras autônomas para os pulmões também ocorre na ablação regional, embora não tão completamente quanto na ganglioectomia.

Deste modo, os nervos cardíacos são representados pelos ramos dos nervos vagos e simpáticos.

As longas fibras vagais pré-ganglionares têm suas células na estrutura inervada, principalmente o coração. As células ganglionares formam grupos tanto no epicárdio como no miocárdio, particularmente no átrio e próximo aos nodos A-V e S-A. Alguns estão, também, presentes nos ventrículos e veias próximas. Embora as fibras musculares especializadas dos nós sinoatrial e atrioventricular sejam bem supridas pelos nervos, as fibras musculares cardíacas são desprovidas de terminações nervosas (Gardner, Gray e O'Rahilly, 1969).

As fibras simpáticas pré-ganglionares originam-se dos segmentos torácicos craniais da medula espinhal e fazem sinapse nos gânglios cervical, torácico e vertebral. Fibras simpáticas pós-ganglionares alcançam o coração pelos nervos cardíacos.

As fibras pós-ganglionares de ambos os sistemas suprem os nós sinoatrial e atrioventricular bem como os vasos coronários.

Fibras sensitivas retornam pelas fibras anastomóticas e, deste modo, um aumento de pressão dentro do coração e seus vasos pode resultar num efeito reflexo de abaixamento da pressão do sangue e uma diminuição no ritmo do coração. Seccionamento dos ramos comunicantes para os nervos espinhais correspondentes geralmente suprime a dor cardíaca (Gardner, Gray e O'Rahilly, 1969).

Embora o coração seja suprido por fibras nervosas do sistema nervoso autônomo e fibras sensitivas eferentes pelos nervos vagos e os troncos simpáticos, o coração pode ser transplantado e funcionará sem um suprimento nervoso extrínseco. Entretanto, um detalhado conhecimento do suprimento sangüíneo e inervação do coração é um pré-requisito para um adequado entendimento do ciclo cardíaco, hemodinâmica do fluxo sangüíneo, fisiologia e patologia circulatórias, circulação cerebral, anormalidades da circulação e interpretação apropriada de eletrocardiogramas.

Vasos Sangüíneos

Os vasos sangüíneos estão divididos em **pulmonar** e **sistêmico**. O **tronco pulmonar** conduz o sangue do ventrículo direito do coração aos pulmões, onde ele é arteriolizado, e retorna pelas **veias pulmonares** para o átrio esquerdo do coração, do qual ele passa para o ventrículo esquerdo. As **artérias sistêmicas** conduzem o sangue do ventrículo esquerdo para todo o corpo, daí retornando pelas **veias cavas** ao átrio direito e passando ao ventrículo direito. (Deve-se notar, contudo, que os pulmões também recebem sangue arterial através das artérias brônquicas. Este sangue retorna, principalmente, senão exclusivamente, pelas veias pulmonares ao átrio esquerdo.)

O termo **sistema porta** é muitas vezes aplicado para a veia porta e suas tributárias que vêm do estômago, intestino, pâncreas e baço. A veia entra no fígado, onde ela se ramifica como uma artéria, de modo que o sangue neste sistema subsidiário passa através de um segundo conjunto de capilares (no fígado) antes de ser conduzido ao coração pelas veias hepáticas e veia cava caudal.

Um **corpo cavernoso** é uma estrutura erétil que consiste, essencialmente, em espaços sangüíneos intercomunicantes delimitados por músculo liso e tecido fibroelástico. Estes espaços (*cavernae*) são revestidos com endotélio e contêm sangue. Alguns são comparáveis a capilares bastante alargados, pois minúsculas artérias abrem-se neles e eles são drenados pelas veias; outros estão intercalados no percurso de veias. Distensão das cavernas com sangue produz ampliação e endurecimento do corpo cavernoso, fato que é denominado ereção.

As paredes dos vasos são supridas com sangue por numerosas arteríolas, denominadas **vasa vasorum**. Estas originam-se de ramos das artérias por elas supridas ou de artérias adjacentes, ramificam-se na túnica externa e entram, também, na camada média. Os **nervos** dos vasos consistem em fibras mielinizadas e amielínicas. São derivados do sistema nervoso autônomo seja diretamente ou por meio de nervos cerebroespinhais. Formam plexos ao redor dos vasos nos quais as fibras passam, principalmente, para o tecido muscular da túnica média. São denominados nervos vasomotores por causa da sua função.

Muitas partes do corpo requerem um suprimento maior de sangue apenas intermitentemente; deste modo, um meio de controle para variações locais é a **anastomose arteriovenosa**. Uma arteríola pode dirigir-se diretamente para uma vênula, sem capilares intermediários, assim formando uma derivação do sangue de um conduto para outro. O vaso de desvio tem uma bem desenvolvida parede muscular que pode fechar completamente o canal, assim forçando o sangue a passar para um leito capilar adjacente. A presença de anastomoses arteriovenosas nos intestinos permite que o sangue evite os capilares, exceto quando necessário, como, por exemplo, durante a digestão. Estas anastomoses são também abundantes na pele onde estão envolvidas na regulação da temperatura.

A circulação é controlada, deste modo, pelos vasos sangüíneos que, por sua vez, são regulados por fatores nervosos e humorais. As fibras eferentes dos vasos sangüíneos fazem parte do sistema nervoso autônomo. São chamadas vasomotoras e estão distribuídas, amplamente, como nervos simpáticos. Sua estimulação afeta o calibre da luz dos vasos que, por sua vez, podem elevar ou abaixar a pressão sangüínea. Fibras vasomotoras dos nervos parassimpáticos estão limitadas aos nervos pélvicos e alguns ramos dos nervos cranianos. O funcionamento destes vasos autônomos é controlado pelos centros superiores.

O controle humoral é mediado pela epinefrina, que é secretada pela medula da adrenal. Noradrenalina é também liberada nas terminações das fibras eferentes nas paredes das artérias e capilares. A ação das duas substâncias químicas é similar, principalmente na contração do músculo liso.

Receptores sensíveis às mudanças do oxigênio e gás carbônico estão localizados nas paredes de certos vasos sangüíneos. Receptores de pressão estão localizados, também, em determinadas áreas, por exemplo, o arco aórtico, seios carotídeos etc. Quando estes receptores são estimulados pelo aumento da pressão, conexões centrais, reflexamente, efetuam o abaixamento da pressão do sangue e uma diminuição do ritmo do coração. Algumas fibras aferentes da dor podem, também, ser encontradas nos vasos sangüíneos.

O **seio carotídeo,** uma discreta dilatação da porção terminal da artéria carótida comum e da artéria carótida interna na sua origem da carótida comum ou da artéria carótida interna somente (no homem), é um órgão importante para a regulação da pressão sangüínea sistêmica. Terminações nervosas especiais no órgão, em suas paredes modificadas, respondem aumentando ou diminuindo a pressão sangüínea, e através de um arco reflexo, provavelmente, pela via do ramo carotídeo do nervo glossofaríngeo, conduz o estímulo para a medula, o qual resulta em aumento ou diminuição do ritmo dos batimentos do coração (Goss, 1966). De acordo com Nielsen (1968) somente o seio carotídeo do cão e do cavalo corresponde ao do homem.

Os **corpos** (paraórticos) **aórticos** são similares aos corpos carotídeos. Eles têm sido encontrados em mamíferos e provavelmente ocorrem no homem. O corpo aórtico direito está situado na junção das artérias subclávia direita e carótida comum direita. O corpo esquerdo está situado no ângulo entre a artéria subclávia esquerda e a aorta. As fibras aferentes juntam-se aos ramos cardíacos do vago (Goss, 1966).

A **hemodinâmica** do fluxo sangüíneo bem como o **envelhecimento** das paredes dos vasos sangüíneos têm direto e indireto relacionamento sobre o funcionamento normal de tecidos e órgãos, e isto deve constituir o quadro vascular normal de modo a se poder apreciar os aspectos patológicos e fisiológicos. Estudo do sistema cardiovascular em animais, particularmente em relação à aterosclerose e envelhecimento, tem indicado muitas similaridades entre o homem e os animais (Getty, 1965, 1966a e b; Getty e Ellenport, 1974).

Artérias

As **artérias** podem ser classificadas com base na sua estrutura, tal como: (1) grande calibre ou elástica, (2) calibre médio ou muscular e (3) pequeno calibre ou arteríolas. Muitos dos grandes vasos, tais como a aorta, tronco braquiocefálico e artéria carótida comum, possuem considerável quantidade de fibras elásticas em suas paredes. As artérias musculares possuem, em maior quantidade, músculo liso e, freqüentemente, representam os ramos e continuação das artérias elásticas. As arteríolas são as menores divisões das artérias. Elas apresentam uma pe-

quena luz e suas paredes consistem, amplamente, em músculo liso. As arteríolas são de considerável importância na regulação do fluxo do sangue através do leito capilar. Os capilares compreendem uma rede de anastomótica de minúsculos tubos, cuja parede consiste em uma única camada de células endoteliais. A parede dos capilares permite a passagem de oxigênio e materiais nutrientes.

As **artérias,** geralmente, dividem-se em ângulo agudo, dando ramos cada vez mais finos. Em alguns casos, ramificam-se em ângulo reto e, em outros, é **recorrente,** isto é, ruma em direção oposta àquela onde se originou. A intercomunicação de ramos de artérias adjacentes é denominada **anastomose.** Mais comumente as conexões são feitas por uma rede de numerosos ramos minúsculos que constituem um **plexo vascular.** Relativamente, grandes ramos comunicantes ocorrem em certos lugares, podendo ser transversais ou em forma de **arcos.** Uma extensa rede de vasos é denominada rede vascular. **Artérias terminais** ou **finas** são aquelas que formam redes isoladas, isto é, não se anastomosam com as artérias adjacentes, tais como as artérias interlobulares do rim. Uma **rede admirável** é uma rede intercalada no curso de uma artéria. Um **vaso colateral** é aquele que segue um curso próximo e similar àquele do vaso principal.

Alguns vasos suprem limitadas áreas de tecidos ou órgãos, como a artéria da retina do olho. Elas são chamadas **artérias anatômicas terminais.** As anastomoses são tão pobres que se elas forem ocluídas são incapazes de manter adequado suprimento sangüíneo para a parte afetada.

ESTRUTURA DAS ARTÉRIAS. A parede consiste em três túnicas. A **túnica externa** ou adventícia consiste, principalmente, em tecido conjuntivo fibroso. Na parte mais profunda existem algumas fibras elásticas e em algumas artérias existem também fibras musculares lisas longitudinais. A **túnica média** é composta de fibras musculares lisas e elásticas em artérias de médio calibre. Em vasos pequenos há, principalmente, tecido muscular e, nos grandes troncos, tecido elástico, quase exclusivamente. A **túnica interna** ou **íntima** consiste em uma camada de células endoteliais apoiadas sobre uma membrana elástica. A **bainha dos vasos** é uma condensação de tecido conjuntivo circundante e está aderida, mais ou menos estreitamente, à túnica externa.

TRONCO PULMONAR

O **tronco pulmonar** parte do cone arterial do lado esquerdo da base do ventrículo direito. Ele se curva dorsal, caudal e medialmente e divide-se caudalmente ao arco da aorta, em artérias pulmonares direita e esquerda. Está relacionado, cranialmente, à aurícula direita, caudalmente à aurícula esquerda e, medialmente, à aorta. Está envolvido, juntamente com a última, por uma bainha comum originária da camada visceral do pericárdio seroso. Próximo da bifurcação ele está conectado com o arco da aorta por uma faixa fibrosa — o **ligamento arterial** (Fig. 22-1), um remanescente do amplo **ducto arterial —** que conduz, no feto, grande parte do sangue da artéria pulmonar para a aorta. Há uma depressão

GENERALIDADES SOBRE O CORAÇÃO E OS VASOS SANGÜÍNEOS

no interior da artéria que corresponde ao ponto de inserção do ligamento arterial que, em alguns casos, apresenta uma pequena luz. O tronco é bulboso em sua origem e forma três bolsas, os **seios do tronco pulmonar,** que correspondem às cúspides da valva pulmonar. Além deste ponto ele diminui gradualmente de calibre.

A **artéria pulmonar direita** é mais comprida e um pouco mais calibrosa do que a esquerda. Ela passa sobre a parte cranial do átrio esquerdo e debaixo da bifurcação do hilo do pulmão direito e entra no último, ventralmente, ao brônquio direito. No pulmão passa para o lado ventrolateral do brônquio e acompanha-o até a base do órgão. Seus ramos correspondem às ramificações dos brônquios. A **artéria pulmonar esquerda** é muito curta. Passa caudalmente e penetra no pulmão ventralmente ao brônquio esquerdo. Seus ramos dentro do pulmão estão dispostos de modo semelhante aos da artéria direita.

ARTÉRIAS SISTÊMICAS

A **aorta** é o principal tronco arterial sistêmico. Ela começa na base do ventrículo esquerdo e é quase mediana na sua origem. Sua primeira parte, a **aorta ascendente,** passa dorsocranialmente entre o tronco arterial pulmonar, à direita sobre os átrios esquerdo e direito. Curva-se então abruptamente caudodorsalmente, inclina-se um pouco para a esquerda, formando o **arco aórtico.** Depois de passar caudalmente ao longo das impressões ventrais dos corpos das vértebras e entre os pulmões, atravessa o hiato aórtico e penetra na cavidade abdominal, onde se situa, ventralmente, aos corpos das vértebras e o psoas menor, junto ao plano mediano esquerdo. Termina dividindo-se nas artérias ilíacas externa e interna e a artéria sacra mediana.

O calibre da aorta é maior na sua origem quando, então, é denominada de **bulbo da aorta.** Aí ela forma três dilatações semelhantes a bolsas, os **seios aórticos.** Estes correspondem às cúspides da valva aórtica, e as artérias coronárias começam nos seios caudal e cranial esquerdo.

A aorta descendente pode ser dividida em partes torácica e abdominal. A **aorta torácica** (Figs. 22-12 e 13) situa-se dentro do pericárdio até o ponto de inserção do ligamento arterial e está envolvida, junto com o tronco pulmonar, por um prolongamento do epicárdio. Além deste ponto, ela fica situada entre os dois sacos pleurais. Ela é cruzada à direita pelo esôfago e traquéia e à esquerda pelo nervo vago esquerdo. O nervo laríngeo recorrente esquerdo dobra-se ao redor da concavidade do arco, lateralmente ao lado medial, e a veia ázigos direita e o ducto torácico situam-se ao longo da parte dorsal da sua face direita. A traquéia causa o seu desvio para a esquerda, porém mais adiante ela torna-se mediana. A **aorta abdominal** (Fig. 22-34) está relacionada dorsalmente às vértebras lombares, ao ligamento longitudinal ventral e ao músculo psoas menor esquerdo; no hiato aórtico está relacionada à cisterna do quilo. À sua direita ela é caudal à veia cava, e à esquerda, ao rim esquerdo e ureter. Os ramos das artérias aortas torácica e abdominal serão descritos, detalhadamente, nos capítulos específicos referentes às espécies.

Veias

As **veias** são, de um modo geral, arranjadas do mesmo modo que as artérias mas são, usualmente, de maior calibre. Quando uma veia acompanha uma artéria ela é denominada **veia acompanhante** ou **veia satélite** e é, geralmente, homônima daquela; em muitos lugares duas veias acompanham uma artéria. O tronco venoso primário não acompanha as artérias, e muitas veias superficiais percorrem cursos independentes. Elas se anastomosam bem mais freqüentemente do que as artérias, e numerosos ramos comunicantes são muito comuns. **Plexos venosos** ocorrem em muitos lugares. Algumas veias que são envolvidas por densas membranas, e percorrem geralmente sulcos ósseos, são denominadas **seios venosos;** sua parede consiste somente em endotélio; exemplo destes são os seios da dura-máter do cérebro. Uma veia que ligue um destes seios com veias externas do crânio é denominada uma **emissária.**

ESTRUTURA DAS VEIAS. As paredes das veias são semelhantes, estruturalmente, às das artérias, porém muito mais finas, de modo que as veias colapsam mais ou menos completamente quando vazias, enquanto que as artérias não. A **túnica média** é muito fina e consiste largamente em tecido fibroso comum com pouco músculo liso. A **túnica interna** (íntima) é também menos elástica do que nas artérias. Em muitas veias esta camada forma **valvas** semilunares, cujas bordas livres estão orientadas na direção do coração. Elas são muito numerosas nas veias da pele e das extremidades (exceto nos pés) enquanto que em muitas veias das cavidades do corpo e das vísceras elas estão ausentes ou ocorrem somente quando elas se abrem em outras veias mais calibrosas ou onde duas veias se juntam.

Produtos de desgaste e dióxido de carbono saem dos tecidos através das finas paredes de veias denominadas **vênulas.** As vênulas coletam sangue procedente dos leitos capilares. Elas juntam-se umas com as outras para formar veias que são mais numerosas do que as artérias. Geralmente têm parede muito fina e seus diâmetros são, geralmente, maiores do que os das artérias correspondentes. A túnica média é relativamente pobre em músculo liso e tecido elástico. Nas grandes veias a túnica externa (adventícia) é espessa e contém algumas fibras elásticas e musculares lisas. As veias profundas geralmente acompanham as artérias; as veias superficiais, freqüentemente, são independentes delas.

As **veias** muitas vezes possuem **valvas** ao longo do seu trajeto, permitindo fluxo em uma única direção. As valvas consistem em dobras do revestimento interno dos vasos que geralmente formam duas cúspides embora, ocasionalmente, uma única ou até três cúspides podem estar presentes. As bordas livres das cúspides são orientadas para o coração. Valvas são encontradas em muitas veias do corpo, particularmente nas veias dos apêndices (membros apendiculares). Elas impedem o retorno do sangue dentro das veias dos membros e cabeça quando a pressão está aumentada no tórax ou abdome.

A maior parte do sangue do corpo retorna ao coração por meio das **veias cavas.** Contudo, vários caminhos alternativos são possíveis, tais como o **sistema ázigos,** o **sistema vertebral** e o **sistema porta.** As várias modalidades de retorno venoso serão descritas em detalhes nos capítulos das espécies.

BIBLIOGRAFIA

Arey, L. B. 1968. Human Histology. 3rd ed. Philadelphia. W. B. Saunders Company.

Brecher, G. A., and P. M. Galletti. 1963. Functional anatomy of cardiac pumping. Chapter 23 in Handbook of Physiology, Section 2, Vol. II, edited by W. F. Hamilton. Washington, D.C., American Physiology Society, pp. 759–798.

Christensen, G. C. 1962. The blood supply to the interventricular septum of the heart – A comparative study. Am. J. vet. Res. 23:869–874.

Coakley, J. B., and K. T. Summerfield. 1959. Cardiac muscle relations of the coronary sinus, the oblique vein of the left atrium and the left precaval vein in mammals. J. Anat. 93:30–35.

Cooper, T., J. W. Gilbert, R. D. Bloodwell and J. R. Crout. 1961. Chronic extrinsic cardiac denervation by regional neural ablation: Description of the operation, verification of the denervation and its effects on myocardial catecholamines. Circ. Res. 9:275–281.

Davies, F. 1942. The conducting system of the vertebrate heart. Brit. Heart J. 4:66–76.

Fitzgerald, T. C. 1961. Anatomy of cerebral ventricles of domestic animals. Vet. Med. 56:38–45.

Gardner, E., D. J. Gray and R. O'Rahilly. 1969. Anatomy. 3rd ed. Philadelphia, W. B. Saunders Company.

Getty, R. 1965. The gross and microscopic occurrence and distribution of spontaneous atherosclerosis in the arteries of swine. *In* J. C. Roberts, Jr., and R. Straus (eds.): Comparative Atherosclerosis. New York, Hoeber Medical Division, Harper and Row, Chapter 2, pp. 11–20, plus colored Atlas, pp. 6–11.

Getty, R. 1966a. Gerontological studies in the dog and hog – their implications and applications. Adding Life to Years (Bulletin of the Institute of Gerontol. University of Iowa, Iowa City) 13(4, suppl. 4):3–7.

Getty, R. 1966b. Histomorphological studies in the dog and hog as related to aging. Proceedings of the Colloquium on Radiation and Ageing. Semmering, Austria, June 23–24, 1966. London, Taylor and Francis, Ltd., pp. 245–276.

Getty, R., and C. R. Ellenport. 1974. Laboratory animals in aging studies. *In* Gay, W. I. (ed.): Methods of Animal Experimentation. Vol. V. New York, Academic Press. pp. 41–179.

Goss, C. M. 1966. Gray's Anatomy of the Human Body. 28th ed. Philadelphia, Lea and Febiger.

Hardesty, I. 1933. The nervous system. *In* Jackson, C. M. (ed.): Morris' Human Anatomy, 9th ed. Philadelphia, W. B. Saunders Company, pp. 825–1127.

Keith, A., and M. Flack. 1907. The form and nature of the muscular connections between the primary division of the vertebrate heart. J. Anat. Physiol. 41:172–189.

Langman, J. 1969. Medical Embryology. 2nd ed. Baltimore, The Williams & Wilkins Co.

Mall, F. P. 1911. On the muscular architecture of the ventricles of the human heart. Am. J. Anat. 11:211–266.

McKibben, J. S. 1966. A comparative morphologic study of the cardiac innervation of domestic animals. M.S. Thesis, Iowa State University, Ames.

McKibben, J. S., and G. C. Christensen. 1964. The venous return from the interventricular septum of the heart: A comparative study. Am. J. vet. Res. 25:512–517.

McKibben, J. S., and R. Getty. 1968a. A comparative morphologic study of the cardiac innervation in domestic animals. I. The canine. Am. J. Anat. 122:533–544.

McKibben, J. S., and R. Getty. 1968b. A comparative morphologic study of the cardiac innervation in domestic animals. II. The feline. Am. J. Anat. 122:545–554.

McKibben, J. S., and R. Getty. 1969a. Innervation of heart of domesticated animals: Horse. Am. J. vet. Res. 30:193–202.

McKibben, J. S., and R. Getty. 1969b. Innervation of heart of domesticated animals: Pig. Am. J. vet. Res. 30:779–789.

McKibben, J. S., and R. Getty. 1969c. A study of the cardiac innervation in domestic animals: Cattle. Anat. Rec. 165:141–152.

McKibben, J. S., and R. Getty. 1969d. A comparative study of the cardiac innervation in domestic animals: Sheep. Acta Anat. 74:228–242.

McKibben, J. S., and R. Getty. 1970. A comparative study of the cardiac innervation in domestic animals: The goat. Anat. Anz. 126:161–171.

Nielsen, E. H. 1968. Sinus Caroticus. Copenhagen, Stougaards Forlag.

Nomina Anatomica Veterinaria. 1968. World Association of Veterinary Anatomists, Vienna.

Robb, J. S., and R. C. Robb. 1942. The normal heart (anatomy and physiology of the structural units). Am. Heart J. 23:455–467.

Ross, L. L. 1957. A cytological and histochemical study of the carotid body of the cat. Anat. Rec. 129:433–447.

Rushmer, R. F., D. K. Crystal and C. Wagner. 1953. The functional anatomy of ventricular contraction. Circ. Res. 1:162–170.

Streeter, D. D., H. M. Spotnitz, D. P. Patel, J. Ross and E. H. Sonnenblick. 1969. Fiber orientation in the canine left ventricle during diastole and systole. Circ. Res. 24:339–347.

Weiss, D. L., and R. Linde. 1960. Stretch capacity of the component layers of the aortic wall. I. Normal vessels. Arch. Path. 70:124–126.

Witter, R. L. 1959. A comparative study of the gross and microscopic anatomy of the carotid body in six species. Mich. State U. Vet., Fall, pp. 12–18.

Zimmerman, J. 1967. New concepts of the anatomy of the mitral and aortic valves. *In* Bailey, C. P., S. Gollub and A. G. Shapiro (eds.): Rheumatic and Coronary Heart Disease. Philadelphia, J. B. Lippincott Co., pp. 63–72.

CAPÍTULO 12

SISTEMA LINFÁTICO EM GERAL

L. I. Saar e R. Getty

A **linfa** é o líquido que está presente nos capilares, vasos, ductos e troncos linfáticos e ainda nos sinusóides dos linfonodos. Os vasos linfáticos e linfonodos, os quais estão envolvidos na condução da linfa, constituem o **sistema linfático.** O termo "sistema vascular linfático" inclui os capilares linfáticos, os vasos, os ductos, os troncos e seus conteúdos, mas não os linfonodos.

O tecido linfático consiste de linfócitos de vários tamanhos, encaixados no estroma e sustentados por uma rede de fibras reticulares, composta de feixes de fibras colágenas associadas com células reticulares.

A expressão "sistema linfático" inclui, num sentido amplo, os aspectos descritivos e funcionais das estruturas do tecido linfático e aqueles do sistema linfático. O termo linfáticos (aplicado apenas na sua forma plural, de acordo com Ham, 1969) é limitado aos vasos linfáticos.

Vasos Linfáticos

Os **vasos linfáticos** têm início como terminações cegas, semelhantes a *dedos de luva,* como capilares de paredes finas, no tecido conjuntivo. Eles formam uma rede capilar tridimensional, a qual flui para vasos linfáticos coletores mais calibrosos, ductos linfáticos e troncos. Posteriormente, o conteúdo desses grandes troncos e ductos, a **linfa,** penetra na veia cava anterior na entrada do tórax.

Os vasos linfáticos de paredes muito finas não são visíveis a olho nu. Com o auxílio de alguns corantes tipo tinta da Índia, azul de toluidina (T-1824) ou azul da Prússia, o trajeto dos vasos linfáticos pode ser demonstrado e estudado macroscopicamente.

Em certas regiões, devido à falta de tecido conjuntivo, os vasos linfáticos estão ausentes. Estas áreas incluem as porções parenquimatosas de órgãos como o fígado, baço, amígdalas e linfonodos. (Goldberg, 1958, descreveu alguns vasos linfáticos no baço, particularmente na cápsula e trabéculas.) Os vasos linfáticos não são encontrados também na medula óssea, sistema nervoso central (exceto nas meninges), cordão umbilical, membranas embrionárias, cartilagem hialina, camada epitelial da pele, córnea, cristalino e humor vítreo do olho.

Os **capilares linfáticos** consistem de um tubo endotelial, encaixado no tecido conjuntivo com extremidades cegas arredondadas ou ligeiramente alargadas. Comparados aos capilares sangüíneos, os capilares linfáticos carecem de membrana basal envoltória, uma membrana de pericitos. De acordo com

Ham (1969), este fato provavelmente justifica em parte sua capacidade para absorver macromoléculas dos líquidos tissulares e exsudatos inflamatórios mais rapidamente do que os capilares sangüíneos. Os pequenos vasos linfáticos (exceto os capilares) possuem uma fina capa de tecido conjuntivo. Os vasos linfáticos, um pouco maiores (100 a 200 · de diâmetro) podem, de acordo com Carleton e Florey (1927), conter fibras musculares lisas sustentadas por tecido conjuntivo, o qual contém fibras elásticas. Nos ductos e troncos linfáticos maiores (ducto torácico, cisterna do quilo) três camadas podem ser distinguidas. A íntima (endotélio), a média (fibras de músculos lisos dispostos oblíqua e circularmente) e a adventícia (tecido conjuntivo no qual algumas fibras musculares lisas correm obliquamente e longitudinalmente).

Todos os vasos linfáticos, exceto os capilares, contêm numerosas **válvulas.** As válvulas comumente têm dois folhetos; nos vasos linfáticos menores, freqüentemente uma válvula, semelhante a uma dobra, está presente. Algumas dessas válvulas maiores podem ter algumas fibras musculares, que ajudam ativamente o movimento da linfa na direção centrípeta.

Em geral, tem sido observado que a linfa passa pelo menos uma vez através dos sinusóides do linfonodo antes de entrar no sistema venoso. Entretanto, diversos autores têm relatado que às vezes pequenos vasos linfáticos podem entrar nas veias, sem passar primeiro através de um linfonodo (McClure e Silvester, 1909; Bartels, 1909; Baum, 1911, 1922; Job, 1915; Mahorner et al., 1927; Polonskaja, 1934; Sugimura et al., 1959).

Linfa

A **linfa** é um líquido claro e incolor, exceto nos vasos intestinais onde, após a digestão, ela é de cor leitosa e é denominada quilo. A composição química da linfa se assemelha muito com a do plasma. As concentrações de proteínas são maiores na linfa proveniente do fígado e menores na linfa vinda da pele. A quantidade de graxa neutra na forma de quilomícrons depende do grau de absorção de gorduras do trato alimentar (para dados exatos concernentes à formação e composição da linfa ver Yoffey e Courtice, 1970 e Rusznyák et al., 1967).

A **linfa** nos vasos linfáticos é quase inerte. O movimento da linfa da periferia para o centro é afetado por gradientes de pressão efetuados principalmente

163

por forças estranhas ao sistema linfático. Normalmente a pressão tecidual (osmótica) é maior do que a pressão na luz dos capilares linfáticos. A pressão linfática nos vasos, entretanto, aumenta e a linfa se move centripetamente para a região, cuja pressão é menor. Quando o tecido está em "repouso" a tensão intersticial e a pressão dentro dos vasos linfáticos estão muito próximas; nestas condições há muito pouco fluxo de linfa nos vasos. Através de massagem, movimentos passivos ou atividade muscular, o fluxo linfático pode aumentar. Os movimentos respiratórios também propiciam uma ação bombeadora, a qual tem um efeito na propulsão da linfa, proveniente das cavidades torácica e abdominal; a pressão abdominal é transformada em pressão efetiva sobre a cisterna do quilo e assim aumenta a velocidade do fluxo linfático. Adicionalmente a pressão negativa intratorácica e a aspiração torácica durante a inspiração têm um efeito sobre a entrada da linfa no sistema venoso. O fluxo linfático do intestino é grandemente influenciado pelos movimentos peristálticos. A disposição anatômica dos vasos sangüíneos e linfáticos melhora o movimento da linfa para frente; um aumento na pressão sangüínea (pressão de filtração) ou um aumento na permeabilidade dos capilares sangüíneos aumenta a pressão da linfa, nos vasos linfáticos. Outras vias adicionais de aumento do ritmo de movimento da linfa, são: a congestão venosa, condições patológicas (por exemplo, inflamação, edema de origem renal), aumento da temperatura corporal ou local dos tecidos e tecidos lesados. O fluxo linfático, também pode ser afetado pela anestesia, por causa da falta de tônus e de contração muscular, por uma modificação na freqüência ou intensidade de respiração e por alteração na tensão dos vasos sangüíneos. Várias drogas, tais como: cloreto de sódio, glicose, acetilcolina e também uma transfusão de plasma sangüíneo, podem aumentar a velocidade do fluxo linfático.

Estruturas do Tecido Linfático

O tecido linfático difuso ou tecido linfocítico está associado com o tecido conjuntivo no qual um grande número de linfócitos de vários tamanhos está situado. A extensão e quantidade de tecido linfático difuso varia de acordo com a idade do animal, "ativação" antigênica dos linfócitos e condições patológicas. As concentrações de linfócitos que aparecem como pequenos linfonodos, normalmente não visíveis a olho nu, estão freqüentemente localizadas no tecido difuso. Esses nódulos de tamanho entre uma cabeça de alfinete e de uma ervilha (linfonodos solitários) são normalmente encontrados subepitelialmente nas membranas mucosas e são numerosos no trato intestinal.

Os linfonodos solitários podem se juntar para formarem agregados de linfonodos rodeados por uma cápsula delgada de tecido conjuntivo (**placas de Peyer**) na região ileocecal do trato intestinal (no suíno, ocorre também no jejuno). A extensão das placas de Peyer varia grandemente entre as diferentes espécies e indivíduos da mesma espécie. No cavalo as placas de Peyer ocorrem em maior número, mas são menores, comparadas com algumas maiores (até 3 ou 4 cm de comprimento) presentes nos suí-

nos e bovinos (Grau e Boessneck, 1960). Nos carnívoros apenas uns poucos pequenos agregados de linfonodos estão presentes. Além disso, na submucosa do estômago do suíno (na região do cárdia) estão alguns agregados de tecido linfático rodeados por fina cápsula de tecido conjuntivo.

As **amígdalas** são agregados de tecido linfático na boca (raiz da língua, palato mole e região faríngea). Estas estruturas, semelhantes a órgãos, estão localizadas subepitelialmente na submucosa e estão rodeadas por uma cápsula de tecido conjuntivo. Elas têm forma e tamanho variáveis, típicos das diferentes espécies. As amígdalas só têm vasos linfáticos eferentes e não aferentes. (A localização das amígdalas nas várias espécies está descrita nos capítulos do sistema digestivo.)

Os **linfonodos** (Fig. 12-1) estão intercalados no curso dos vasos linfáticos. Eles apresentam um acúmulo de tecido linfático cercado por fibras elásticas e músculo liso contendo uma cápsula de tecido conjuntivo, da qual as trabéculas e septos passam para o parênquima do linfonodo. Próximo do centro do linfonodo essas trabéculas se tornam distintas e formam uma rede de tecido conjuntivo. Abaixo da cápsula fibrosa e ao redor das trabéculas e septos se estende um sistema muito complexo de **sinusóides linfáticos** que separam o tecido conjuntivo do parênquima linforreticular (tecido linfático). Os sinusóides linfáticos são contornados com endotélio (reticuloendotélio). O seio sob a cápsula é chamado de *seio marginal* e aqueles que rodeiam o septo e trabéculas são *sinus intermediários*. Os sinusóides semelhantes a labirintos na substância medular (no parênquima) são *sinus medulares*, que se juntam e formam o *sinus terminal* no hilo do linfonodo. Os vasos linfáticos que carreiam linfa para o linfonodo são chamados **aferentes**. Eles entram no *sinus marginal*. Os vasos linfáticos **eferentes** retiram a linfa do linfonodo. Eles começam no *sinus terminal*. No suíno e também no elefante a situação é inversa — os vasos aferentes penetram no centro do linfonodo e os vasos eferentes têm início na periferia do linfonodo.

No linfonodo, o parênquima (tecido linfático) enche os espaços entre os septos e trabéculas. Em linfonodos corados pela hematoxilina-eosina, o parênquima parece ser mais claro no centro e mais escuro na periferia. As secções mais escuras se devem a núcleos densamente agrupados dos linfócitos, corados em azul, indicando que estas células têm pouco citoplasma.

Ao longo do córtex (periferia) os linfócitos se grupam em pequenos nódulos linfáticos agregados com centros mais brilhantes. Estes centros são classificados como centros de *reação* ou centros *germinais,* indicando que os nódulos linfóides solitários no parênquima do linfonodo estão aumentados como resultado de uma ação de um antígeno patogênico ou natural. Essas agregações densas de tecido linfóide (nódulos), dos quais alguns têm centros de reação, são estruturas temporárias; seu número e tamanho flutuam. Não há centros de reação em animais nascidos *livres de germes* através de cesariana. Entretanto, em animais expostos a doenças ou que tenham sido imunizados, os centros de reação desenvolvem-se e se tornam numerosos e grandes; assim a

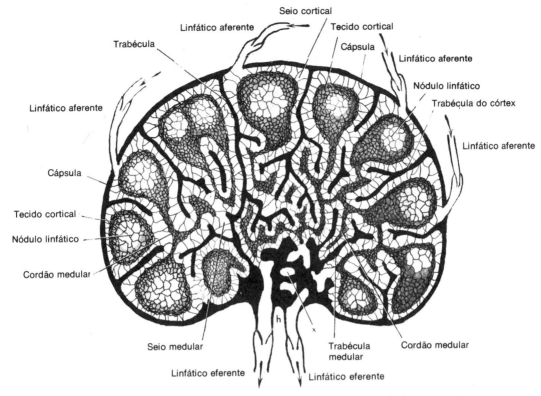

Figura 12-1. Diagrama do linfonodo, mostrando vasos linfáticos aferentes e eferentes com válvulas.
As setas indicam a direção do fluxo da linfa. As trabéculas corticais se originam na cápsula e dividem o córtex em câmaras. As trabéculas medulares são contínuas com aquelas do córtex. x, Vasos linfáticos no tecido conjuntivo denso no hilo, h. Os vasos sangüíneos não são mostrados. (De Bloom, W., e Fawcett, D. W: A Textbook of Histology, Ninth Ed. Philadelphia, W. B. Saunders Co., 1968.)

presença de *centros de reação* parece estar relacionada com antígenos e com o aumento da produção de linfócitos. No suíno e no elefante os centros de reação (germinais) estão localizados mais centralmente no linfonodo porque os vasos linfáticos aferentes terminam nesta região. Em animais mais velhos a quantidade de tecido linfático diminui, e assim, a densidade dos nódulos linfóides e o número e tamanho dos centros de reação são menos proeminentes.

Um grande número de linfócitos é formado no tecido linfático dos linfonodos; eles entram nos vasos linfáticos eferentes. Os vasos sangüíneos do linfonodo entram no hilo e são distribuídos ao tecido linfático ao longo do septo e trabéculas. (Para maiores informações sobre a função do tecido linfático, a formação de linfócitos e linfa sob condições normais e patológicas, consulte Yoffey e Courtice, 1970; Rusznyák et al., 1967; Bloom e Fawcett, 1968; e Ham, 1969.)

Os linfonodos variam grandemente em tamanho, sendo alguns microscópicos, outros com alguns centímetros de comprimento. Em geral, entretanto, em ruminantes e carnívoros muito freqüentemente linfonodos únicos, de vários centímetros de comprimento, estão presentes. (No bovino os linfonodos do jejuno podem atingir 60 a 100 cm de comprimento [Grau, 1943].) No suíno existe, freqüentemente, até meia dúzia de linfonodos envolvidos, formando um grupo de linfonodos. No cavalo os grupos de linfonodos são compostos freqüentemente de um grande número (até diversas dúzias) de linfonodos desde uns poucos milímetros até dois centímetros de tamanho.

Um aglomerado de pequenos linfonodos, como são mais comumente encontrados no cavalo e no suíno, são considerados como um linfonodo. Isto inclui também aqueles casos em que um ou mais destes pequenos linfonodos está ligeiramente separado do grupo principal. Entretanto, quando dois ou mais aglomerados de linfonodos são encontrados e eles podem ser claramente distinguidos um do outro se considera, cada um, um linfonodo.

Um **centro linfático** é um linfonodo ou um grupo de linfonodos que ocorrem constantemente na mesma região do corpo e recebe vasos aferentes de regiões semelhantes em todas as espécies. Os linfonodos de mamíferos são agrupados nos seguintes centros linfáticos:

Cabeça — Mandibular, parotídeo e retrofaríngeo
Pescoço — Cervical superficial e profundo
Membro anterior — Axilar
Cavidade torácica — Torácico dorsal e ventral, mediastínico e bronquial
Paredes pélvica e abdominal — Lombar, iliossacral, inguinofemoral e isquiático
Membro posterior — Ileofemoral e poplíteo
Vísceras abdominais — Celíaco, mesentérico cranial e caudal

Nódulos Hemáticos

Nódulos hemáticos são órgãos de tecidos linfáticos distintos com uma única morfologia. Eles diferem dos linfonodos em cor e na ausência de vasos linfáticos aferentes e eferentes. Os nódulos hemáticos são vermelho-escuros ou marrom-escuros e normalmente não maiores do que uma ervilha. Seu tamanho varia de 1 a 20 mm de diâmetro (Folse et al., 1971).

A ocorrência de nódulos hemáticos em mamíferos foi estabelecida definitivamente apenas em ruminantes (bovinos, ovinos e caprinos). Os linfonodos vermelho-escuros (linfonodos parotídeos) dos suínos têm sido tomados por engano como sendo nódulos hemáticos; entretanto, a coloração parece ser o resultado da lesão mecânica (pressão sangüínea) do revestimento endotelial dos pequenos vasos sangüíneos e dos sinusóides linfáticos durante o processo de abate. Além disso, após uma lesão, contusão, doses tóxicas de medicamentos, irradiação de raios X ou agentes nocivos, as hemácias podem penetrar nos vasos linfáticos e assim aparecerem nos sinusóides linfáticos.

Os nódulos hemáticos são numerosos nos ruminantes. Eles ocorrem especialmente ao longo do curso da aorta, na fissura porta e em associação com os linfonodos jejunais. No bovino eles são encontrados sob o músculo trapézio, próximo dos linfonodos cervicais superficiais e sob a pele da parte superior do flanco e em outros locais, menos freqüentemente. Ocasionalmente nódulos hemáticos individuais estão intimamente associados com linfonodos e raramente estão encaixados completamente nestes últimos. O número total de nódulos hemáticos encontrados em três bezerros variou de 127 a 259 (Folse et al., 1971).

A cápsula do nódulo hemático é composta de tecido conjuntivo fibroso e contém poucas células musculares lisas. Os nódulos hemáticos têm um seio periférico, bem desenvolvido, que contém sangue. Deste, os seios secundários se estendem ao interior do nódulo e formam um sistema intercomunicante de espaços sangüíneos. Não há divisão nítida em parênquima cortical e medular do tecido linfático. O tecido linfático nos nódulos hemáticos consiste de nódulos linfáticos com centro de reação. Os nódulos linfáticos não estão relacionados com arteríolas como no baço. Nos nódulos hemáticos não há evidência de eritropoiese, mielopoiese ou eritrofagocitose (Folse et al., 1971).

Os nódulos hemáticos, tal como o baço, estão interpostos na circulação sangüínea. Seu significado funcional, entretanto, não está claro.

BIBLIOGRAFIA

Bartels, P. 1909. Das Lymphgefäss-System. *In* von Bardeleben, K. Handbuch der Anatomie des Menschen. Vol. 3, Part 4. Jena, Verlag Gustav Fischer.

Baum, H. 1911. Können Lymphgefässe ohne einen Lymphknoten passiert zu haben in dem Ductus thoracicus einmünden? Z. Infektionskrankh. 9:303–306.

Baum, H. 1922. Über die Einmündung von Lymphgefässen in der Leber in das Pfortadersystem. Verhandl. d. Anat. Gesellsch. 31:97.

Bloom, W., and D. W. Fawcett. 1968. A Textbook of Histology. 9th ed. Philadelphia, W. B. Saunders Company.

Carleton, H. M., and H. W. Florey. 1927. The mammalian lacteal: Its histological structure in relation to its physiological properties. Proc. R. Soc. Biol. 102:110.

Folse, G., A. Beathard, R. B. Marshall, J. C. Fish, H. E. Sarles, A. R. Remmers, Jr., and S. E. Ritzmann. 1971. Characterization of the bovine hemal node. J. Reticuloendothel. Soc. 10:461–481.

Goldberg, G. M. 1958. Lymphatics of the spleen. J. Anat. 92:310–314.

Grau, H. 1943. *In* Ellenberger, W., and H. Baum. Handbuch der Vergleichenden Anatomie der Haustiere. 18th ed. Berlin, Springer-Verlag.

Grau, H., and J. Boessneck. 1960. Handbuch der Lymphapparat. *In* Kükenthal, W. Handbuch der Zoologie 8(part 25):1–74. Walter de Gruyter and Co., Berlin.

Ham, A. W. 1969. Histology. 6th ed. Philadelphia, J. B. Lippincott Company.

Hebel, R. 1960. Untersuchungen über das Vorkommen von lymphatischen Darmkrypten in der Tunica submucosa des Darmes von Schwein, Rind, Schaf, Hund und Katze. Inaug. Diss., University of Munich, Germany.

Job, T. T. 1915. The adult anatomy of the lymphatic system in the common rat (*Epimys novegicus*). Anat. Rec. 9:447–458.

Kampmeier, O. F. 1969. Evolution and Comparative Morphology of the Lymphatic System. Springfield, Ill., Charles C Thomas.

Mahorner, H. R., H. D. Caylor, C. F. Schlotthauer and J. de J. Pemberton. 1927. Observations on the lymphatic connections of the thyroid gland in man. Anat. Rec. 36:341–348.

McClure, C. F. W., and C. F. Silvester. 1909. A comparative study of the lymphatica-venous communications in adult mammals. I. Primates, Carnivora, Rodentia, Ungulata and Marsupialia. Anat. Rec. 3:534–551.

Miyakawa, M. 1959. The lymphatic system of germfree guinea pigs. Ann. N. Y. Acad. Sci. 78:221–236.

Polonskaja, R. 1934. Die Lymphgefässe der Schilddrüse und ihr zusammenhang mit dem Venensystem. Fol. Anat. Jap. 12:311–317.

Rusznyák, I., M. Foldi and G. Szabo. 1967. Lymphatics and lymph circulation. 2nd ed. London, Pergamon Press.

Sugimura, M., N. Kudo and K. Takahata. 1959. Studies on the lymphonodi of cats IV. Jap. J. Vet. Res. 7:27–51.

Yoffey, J. M., and F. C. Courtice. 1970. Lymphatics, Lymph and the Lymphomyeloid Complex. New York, Academic Press, Inc.

BAÇO

C. R. Ellenport

O **baço** está localizado na região hipogástrica esquerda. É macio, altamente vascularizado, de cor vermelho-vivo ou violáceo. Não é essencial à vida. O baço e a medula óssea estão principalmente interpostos no curso da corrente sangüínea. Eles têm dupla função, reagindo imunologicamente, bem como hematopoieticamente — sendo a função da medula óssea mais hematopoiética e a do baço mais

SISTEMA LINFÁTICO EM GERAL

imunológica. O baço contém massas linfóides-organizadas (Yoffey & Courtice, 1970.)

O baço filtra sangue, remove ferro da hemoglobina, produz linfócitos e anticorpos e armazena e libera sangue com uma alta concentração de glóbulos (Gardner, Gray & O'Rahilly, 1969). Seu tamanho e peso variam durante a vida e sob diferentes condições.

O baço tem uma estrutura reticular suspensa dentro de uma outra, colágena, consistindo de uma **cápsula** espessa no **hilo,** onde ela está unida a dobras do peritônio e onde as artérias entram e as veias saem. A cápsula penetra no órgão sob a forma de trabéculas. A estrutura reticular preenche os espaços entre a cápsula, hilo e trabéculas e forma, com as células presentes, o tecido esplênico. Este é composto de **polpa branca** (folículos linfáticos) e **vermelha** (sinusóides venosos). As artérias estão intimamente ligadas com a polpa branca e as veias com a polpa vermelha (Bloom e Fawcett, 1968).

O baço é suprido pela **artéria esplênica** e é drenado pela **veia esplênica.** Ele possui um tipo de circulação aberta na qual o sangue flui lentamente através da polpa e banha a rede de sinusóides. O fluxo através da polpa é controlado por contração e relaxamento ritmados individuais ou de grupos de arteríolas (Goss, 1966). As menores veias se unem para formar outras maiores; elas não acompanham as artérias mas entram nas bainhas trabeculares e eventualmente emergem do hilo como veia esplênica. As veias têm numerosas anastomoses, enquanto que as artérias raramente o fazem (Goss, 1966). Os **linfócitos** formados no baço entram na circulação sangüínea. Os vasos linfáticos estão presentes apenas na cápsula e trabéculas maiores. Eles drenam para linfonodos adjacentes (Gardner, Gray & O'Rahilly, 1969).

Muitas das fibras **nervosas** são pós-ganglionares simpáticas para músculos lisos da cápsula, trabéculas e vasos esplênicos na polpa. Umas poucas fibras sensitivas estão presentes no plexo esplênico (Gardner, Gray & O'Rahilly, 1969).

BIBLIOGRAFIA

Bloom, W., and D. W. Fawcett. 1968. A Textbook of Histology. 9th ed. Philadelphia, W. B. Saunders Company.

Gardner, E., D. J. Gray and R. O'Rahilly. 1969. Anatomy. 3rd ed. Philadelphia, W. B. Saunders Company.

Goss, C. M. (ed.) 1966. Gray's Anatomy of the Human Body. 28th ed. Philadelphia, Lea & Febiger.

Yoffey, J. M., and F. C. Courtice. 1970. Lymphatics, Lymph and the Lymphomyeloid Complex. New York, Academic Press, Inc.

TIMO

W. G. Venzke

O **timo** é um órgão bem desenvolvido existindo durante a última fase do período pré-natal e no início da vida pós-natal em estado fisiológico muito ativo. Após a maturidade sexual do animal o órgão sofre marcada involução, infiltração de gordura e degeneração amilóide, mas nunca desaparece de todo. Se uma procura minuciosa do tecido conjuntivo no local do timo é realizada em animais velhos, pequenos agregados de tecido tímico ativo poderão ser encontrados.

O timo se origina de um crescimento sacular ventral da terceira e quarta bolsas branquiais. A terceira bolsa é a maior fonte de tecido tímico, mas em embriões mais velhos a quarta bolsa rudimentar pode ser identificada. A estrutura tubular, par, começa a se transformar em cordões celulares sólidos que logo se diferenciam em massas sinciciais de células satélites. Os agregados de timócitos vistos no timo são o resultado de infiltrações originárias do sincício, por linfócitos e pela produção de timócitos dentro do parênquima do timo, pelas células do retículo.

Histologicamente a cápsula e o septo do timo consistem de tecido conjuntivo areolar frouxo. O tecido intersticial do parênquima contém umas poucas fibras de tecido conjuntivo reticular, muitas das quais parecem estar concentradas ao redor dos vasos sangüíneos.

O parênquima do timo consiste de um córtex bem desenvolvido e medula. O córtex se caracteriza pela presença de grande número de células semelhantes a pequenos linfócitos, chamados timócitos. Umas poucas células reticulares primitivas de origem endodérmica ocorrem espalhadas no córtex do timo.

O parênquima de cada lobo está subdividido em lóbulos que variam em tamanho, dependendo da espécie, de 5 a 15 mm de largura. Um grande número de lóbulos está interligado em grau variável através da continuidade de suas porções medulares. A medula contém muitas células reticulares primitivas e células agranulocíticas com citoplasma abundante consideradas células reticulares primitivas hipertrofiadas. Mielócitos eosinófilos e células plasmáticas são normalmente observadas. Na medula se observam caracteristicamente os corpúsculos de Hassal. Estas estruturas variam em diâmetro desde 30 até 100 μ. Sua periferia consiste de poucas camadas de células epiteliais dispostas concentricamente. Internamente estas células epiteliais estão mortas ou alteradas pois seus núcleos estão picnóticos e apresentam cariorrexia. Normalmente a porção central do corpúsculo consiste de queratina e material hialino inerte.

CAPÍTULO 13

GENERALIDADES SOBRE O SISTEMA NERVOSO

R. Getty

Por um dever de consciência e, por conveniência própria, o sistema nervoso pode ser dividido em um número de segmentos ou porções, os quais não são distintos nem anatômica, nem fisiologicamente. Entretanto, para comodidade de descrição e discussão, as seguintes definições são propostas: O **sistema nervoso central** pode ser definido como constituído do cérebro e medula espinhal; o **sistema nervoso periférico** inclui nervos e gânglios que são conectados com o sistema nervoso central.

O **sistema nervoso periférico** é formado pelos **nervos craniais** e **espinhais** e o chamado **sistema nervoso autônomo** é parte componente de ambos os nervos. O sistema nervoso periférico, deste modo, inclui os nervos craniais e espinhais, seus gânglios e porções periféricas do sistema nervoso autônomo. Estes nervos efetuam a relação do corpo com o ambiente exterior e são geralmente referidos como parte somática do sistema nervoso, sendo amplamente voluntários, e estão sob o controle da musculatura estriada.

O termo "**sistema nervoso autônomo**" refere-se às partes do sistema nervoso que regulam as estruturas viscerais, involuntárias e autônomas in natura, e desta forma encontram-se incluídos a regulação do músculo cardíaco, músculos lisos e glândulas. A classificação **"eferente visceral geral"** é aplicada para esta porção do sistema nervoso. Em geral, o sistema nervoso autônomo é amplamente integrado com processos de secreção, digestão, excreção, contração dos músculos lisos e reprodução que tenham função visceral. Certas reações viscerais não alcançam o nível consciente, considerando-se então que de resto são vagas e escassamente localizadas. A sensibilidade tátil está praticamente ausente. À temperatura é apreciada somente em certas áreas, sobretudo no esôfago, estômago, cólon e reto. Por outro lado, a distensão ou espasmo muscular das paredes da víscera ou vasos sangüíneos pode produzir sofrimento agudo. Conseqüentemente, pode ser enfatizado mais uma vez que a divisão do sistema nervoso em porção somática e visceral é conveniente sob o ponto de vista funcional, porém isto não implica dois sistemas anatomicamente distintos. Os centros cerebrais superiores, por exemplo, regulam as duas funções somáticas e viscerais. Reflexos viscerais podem ser iniciados por impulsos passando através de fibras aferentes somáticas chegadas de um só receptor. Reciprocamente trocas viscerais podem conceder

ação para o movimento ativo somático. A transmissão de impulsos do sistema nervoso central para a víscera sempre envolve dois neurônios diferentes, desiguais, de distinto músculo estriado que é diretamente inervado por axônios de neurônios localizados centralmente. Entretanto, pode ser enfatizado que o sistema nervoso autônomo tem por finalidade funções de cooperação com o sistema nervoso central. A locação específica das células de origem no interior do cérebro e a medula espinhal pode ser descrita em detalhe em seção posterior.

O NEURÔNIO

O **neurônio** é composto do corpo celular em conjunto com seus processos, os **dendritos** e **axônios** (Fig. 13-1). Os processos dos neurônios que conduzem os impulsos a distância do corpo celular são chamados axônios ou axocilindros. O neurônio geralmente tem um só axônio que emerge do corpo celular ou do lado oposto daquele em que o dendrito condutor penetra. Os dendritos são processos que conduzem impulsos favoráveis ao corpo celular. A maior parte dos neurônios tem muitos dendritos e deste modo são classificados como células multipolares. Os neurônios do cérebro, medula espinhal e gânglios autônomos são multipolares. Os neurônios dos gânglios espinhais e o gânglio de certos nervos craniais são unipolares, isto é, eles estão somente nos processos. Estes processos dividem-se em dois ramos, um dos quais conduz impulsos das terminações sensitivas favoráveis ao corpo celular e adicional que por sua vez transporta estes impulsos para o cérebro ou medula espinhal. O gânglio interno da orelha, da retina do olho e da membrana mucosa olfatória tem neurônios, os quais possuem dois processos e são classificados como bipolares. Um processo conduz próximo e o outro a distância do corpo celular.

O **corpo celular** do neurônio é variável em configuração e contém um pequeno núcleo e nucléolo central com citoplasma caracterizado por grânulos coloridos, substância cromofílica ou corpo de Nissl. (Para maiores detalhes do corpo celular, o leitor deve recorrer a livros de histologia.) O termo "neurofibra" é freqüentemente usado para incluir um axônio e seus vários revestimentos. A fibra nervosa mielinizada apresenta revestimento mielinizado, considerando-se uma fibra não-mielinizada aquela que carece de revestimento mielinizado. A substân-

GENERALIDADES SOBRE O SISTEMA NERVOSO

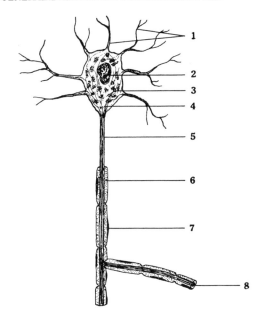

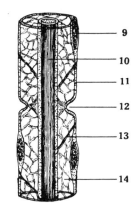

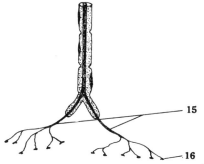

Figura 13-1. Diagrama esquemático de um neurônio típico (célula e processos).

1, Dendritos (aferente — sensorial);
2, Núcleo;
3, Corpo de Nissl;
4, Neurofibrilas;
5, Cilindro-eixo;
6, Bainha de mielina;
7, Núcleo do neurolema (células de Schwann);
8, Colateral;
9, Núcleo do neurolema;
10, Cilindro-eixo com neurofibrilas;
11, Neurolema;
12, Istmo do nódulo (nódulo de Ranvier);
13, Incisão mielínica (fissura de Schmidt-Lanterman);
14, Bainha de mielina (reticular);
15, Ramos terminais (eferente — motor);
16, Placa terminal.
(Segundo Getty, 1953.)

cia cinzenta do sistema nervoso central contém corpos celulares e fibras que, em sua maior parte, são não-mielinizados. Entretanto, a substância branca contém um grande número de fibras mielinizadas e poucas células nervosas. Se um axônio é destruído e o corpo celular permanece intacto é possível à fibra nervosa sobreviver. Entretanto, o retorno completo da função é variável, dependendo da extensão da lesão. Se o neurônio ou citon é destruído novas células não são formadas (Cajal, 1928; Sperry, 1945; Guth, 1956; Windle, 1956; Bowne, 1959). As fibras nervosas que conduzem impulsos para as estruturas têm uma variedade de finais especiais. Os finais sensoriais são chamados **receptores;** os finais motores também terminam em uma variedade de vias. (Para detalhes da histologia das terminações nervosas, o leitor deve recorrer a livros de histologia.) Junções neuronais são referidas como **sinapses** e representam contigüidade sem continuidade; em outras palavras, a transmissão ocorre sem continuidade protoplásmica.

SISTEMA NERVOSO PERIFÉRICO

O **sistema nervoso periférico** é composto de um número variável de nervos espinhais, dependendo das espécies, e 12 nervos craniais, a ser discutido posteriormente. Ele consiste em fibras, gânglios e órgãos terminais.

A distribuição de nervos espinhais será discutida nas seções especiais; entretanto, de maneira geral pode ser efetuada. Cada **nervo espinhal** está ligado à medula espinhal por dois ramos, um **ramo ventral** ou **motor** e um **ramo dorsal** ou **sensorial**. O ramo ventral *(raízes ventrais)* deixa a superfície ventral da medula espinhal sob a forma de pequenas raízes ou filamentos *(fila radicularia),* que geralmente se combinam em um feixe próximo ao forame intervertebral. O ramo dorsal *(raízes dorsais)* é maior do que o ramo ventral porque forma grande número de pequenas raízes. Os ramos dorsais e ventrais unem-se imediatamente além do gânglio espinhal para formar o nervo espinhal, que emerge através do forame intervertebral. O gânglio espinhal (Fig. 13-2) está localizado no ramo dorsal do nervo espinhal e está usualmente colocado próximo ou no forame intervertebral imediatamente por fora da dura-máter, porém esta localização pode ser exceção.

Os ramos dorsais do nervo espinhal depois de emergirem do forame intervertebral são menores, em regra, do que a divisão ventral. Nesse ponto estão certas exceções cervical e caudal (coccígea). Os ramos dorsais são geralmente divididos em ramos medial *(rami mediales)* e lateral *(rami laterales)*, que vão suprir os músculos e a pele da parte dorsal do pescoço e tronco (Fig. 13-3). Os ramos ventrais dos nervos espinhais são, na maior parte, maiores do que as divisões dorsais. Eles suprem as partes ventral e lateral do tronco e todas as partes dos membros. Na região torácica eles permanecem independentes um do outro, porém nas regiões cervical inferior, lombar e sacral os ramos ventrais misturam-se para formar plexos dos quais nervos periféricos emergem. Como um princípio geral, cada nervo espinhal que penetra contribui para a formação de vários nervos, e cada nervo periférico contém fibras deri-

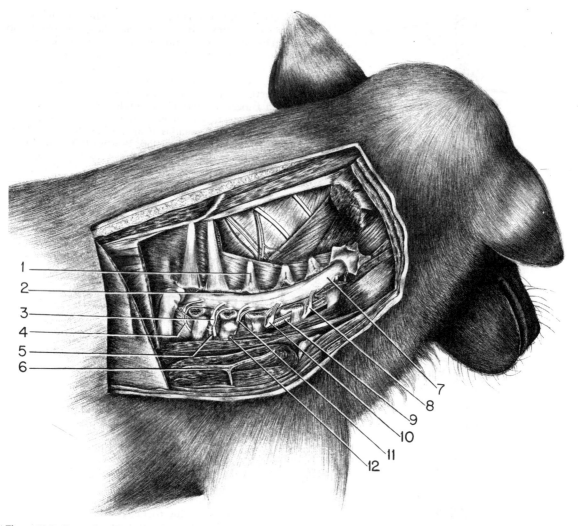

Figura 13-2. Corte efetuado na dissecação ilustrando a área cirúrgica e distribuição dos ramos dorsal e ventral do nervo espinhal formando a origem do plexo braquial no cão.

(Notar que a hemilaminectomia foi realizada nas três últimas vértebras cervicais e nas duas primeiras torácicas expondo a medula espinhal envolvida pelas meninges. Notar também o pequeno tamanho do espaço epidural no cão.)

1, Processo espinhoso da sétima vértebra cervical;
2, Espaço epidural (negro);
3, Gânglio do ramo dorsal do oitavo n. espinhal;
4, Primeiro n. espinhal torácico;
5, A. cervical profunda;
6, Escápula (corte);
7, Medula espinhal com meninges;
8, Gânglio do ramo dorsal do quinto n. espinhal cervical;
9, A., v. e n. vertebral (simpático);
10, Gânglio do ramo dorsal do sexto n. espinhal cervical;
11, Gânglio do ramo dorsal do sétimo n. espinhal cervical;
12, A. cervical superficial.

vadas de nervos espinhais diversos. Cada nervo tem um tipo de distribuição que reporta um segmento ou dermátomo. Fibras sensoriais do nervo espinhal suprem um dermátomo. As fibras nervosas em um nervo espinhal suprem mais do que um músculo. Por causa da mistura de fibras nervosas e plexos é impossível determinar a distribuição dermatomal sem experimentação fisiológica.

Cada nervo periférico é uma coleção de fibras nervosas que possui vários componentes funcionais. Ele pode ser classificado de acordo com a função. As **fibras eferentes** ou **motoras** conduzem impulsos do sistema nervoso central (cérebro e medula espinhal) para os músculos e outros órgãos. As **fibras aferentes** ou **sensoriais** conduzem impulsos para o sistema nervoso central. Estes impulsos iniciam-se na estimulação de órgãos terminais sensoriais.

Cada nervo espinhal tem os seguintes componentes funcionais: ele consiste em fibras capazes de conduzirem impulsos **aferentes somáticos** e **viscerais** e **eferentes somáticos** e **viscerais**. As fibras **gerais somáticas aferentes** que (chegam) transmitem impulsos recebidos do mundo exterior e suprem o corpo com informações concernentes ao meio am-

GENERALIDADES SOBRE O SISTEMA NERVOSO

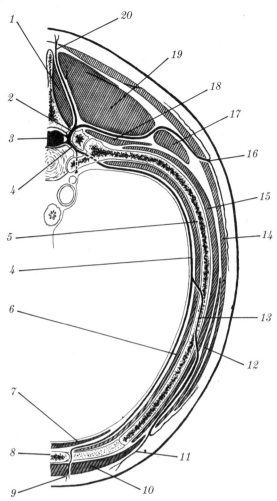

Figura 13-3. Disposição típica do nervo torácico no espaço intercostal do porco ao nível da sexta costela.

1, Multífido (dorsal);
2, Ramo dorsal;
3, Medula espinhal;
4, Ramo ventral (nervo intercostal);
5, Sexta costela;
6, Intercostal interno;
7, Torácico transverso;
8, Esterno;
9, Ramo cutâneo ventral (ramo mamário medial);
10, Peitoral profundo;
11, Ramo mamário lateral;
12, Serrato ventral torácico;
13, Ramo cutâneo lateral;
14, Latíssimo dorsal;
15, Intercostal externo;
16, Ramo lateral de 2;
17, Iliocostal torácico;
18, Elevador da costela;
19, Longo torácico;
20, Ramo medial de 2.
(Segundo Gandhi, 1966.)

biente. Desta maneira, sensações podem ser **exteroceptivas,** como a dor, a temperatura, o tato e a pressão. Também o mesmo acontece com os sentidos especiais como a visão, o som e o gosto, que se fazem através de certos nervos craniais. Impulsos **proprioceptivos,** referidos como sensações proprioceptivas, se iniciam por estimulação e atividade do movimento muscular, movimento das junturas, tendões e mais profundamente o tecido somático. Impulsos proprioceptivos dizem respeito à coordenação muscular e sensibilidade profunda. Em adição, certos impulsos proprioceptivos são recebidos por fibras excedentes inervadoras da língua e olho. Fibras **gerais viscerais aferentes, interoceptores,** transportam impulsos das vísceras, glândulas, vasos sangüíneos e membranas mucosas. As fibras aferentes de um nervo espinhal típico, tanto somático quanto visceral, são processos de células do gânglio espinhal que penetram na medula espinhal através do ramo dorsal.

As **fibras eferentes** podem ser divididas em **somaticomotoras** e **visceromotoras.** As fibras **gerais somáticas eferentes** levam impulsos motores para o músculo esquelético (estriado, voluntário) e as fibras **gerais viscerais eferentes** (autônomo) e suprem o tecido glandular e músculos da boca.

Os **nervos craniais** apresentam fundamentalmente os mesmos componentes do nervo espinhal típico, porém, em adição, contêm fibras que servem à sensibilidade especial e têm outras classificações especiais. Em adição para os quatro tipos de fibras que estão presentes no nervo espinhal, elas podem conter: fibras **especiais eferentes** viscerais (EEV), as quais suprem músculos derivados embriologicamente relacionados com os branquiômeros. Estes músculos são estriados, e são principalmente associados com atividades viscerais dos sistemas digestivo e respiratório. Os músculos da mastigação se originam do primeiro arco branquial, e são inervados por fibras do núcleo motor do nervo trigêmeo. Os músculos da expressão facial são derivados do segundo arco e são inervados por fibras do núcleo motor do nervo facial. Os músculos da laringe e faringe têm origem do terceiro, quarto e quinto arcos branquiais. Eles são supridos pelo glossofaríngeo, vago e porção medular do nervo acessório por meio de fibras que se originam no núcleo ambíguo. O gosto e o olfato são sensações especiais também associadas com funções viscerais. As fibras que inervam os botões do gosto e mucosa olfatória são deste modo chamadas **aferentes especiais viscerais** (AEV). Fibras do gosto seguem centralmente no facial, glossofaríngeo e vago e penetram no trato solitário na medula oblonga. As fibras gerais viscerais aferentes das vísceras abdominais e torácicas e da faringe e laringe também penetram no trato solitário. À visão, a audição e o equilíbrio são sensações especiais relatadas como atividades somáticas, e suas fibras são chamadas **aferentes somáticas especiais** (ASE). Deste modo, **sete** diferentes tipos de fibras podem ser encontrados em nervos craniais, porém não contêm nervo simples, todos os sete tipos de nervos variam consideravelmente em sua composição funcional. A Fig. 13-4 ilustra os componentes funcionais dos nervos craniais e a posição dos respectivos núcleos de origem ou terminação no cérebro médio. O Quadro 13-1 enumera o nome, componentes funcionais e área de distribuição dos nervos craniais nos animais domésticos.

As fibras eferentes somáticas são processos das células da haste ventral, as quais deixam a medula espinhal através do ramo ventral. Fibras eferentes viscerais, processos de células da massa intermediolateral (células da haste lateral), também deixam a medula espinhal através dos ramos ventrais. Eles reúnem as fibras pré-ganglionares do sistema simpático e a parte sacral do sistema parassimpático.

Estas fibras pré-ganglionares conduzem impulsos motores para músculos involuntários e vísceras e impulsos secretores para glândulas. As terminações detalhadas das vias aferentes somáticas, bem como as fibras aferentes viscerais da medula espinhal e cérebro, devem ser estudadas na parte de sistema nervoso central, onde o texto é detalhado em livros de neurologia.

Koch (1970) descreve a parte espinossacral do sistema nervoso parassimpático compreendendo células parassimpáticas localizadas na base da haste dorsal, nas células dorsais da haste intermediolateral, sem interrupção em toda a medula espinhal. As fibras pré-ganglionares parassimpáticas deixam a medula espinhal junto como ramo dorsal e são sinapsadas no gânglio espinhal. Todos os nervos periféricos, entretanto, recebem uma contribuição de fibras pós-ganglionares parassimpáticas servindo como vasodilatador, nervo secretor para as glândulas cutâneas, fibras visceromotoras para os eretores dos pêlos etc. Somente em certos segmentos da região sacral as fibras pré-ganglionares parassimpáticas ininterruptamente penetram nos ramos ventrais dos nervos sacrais.

Autônomo

Com certas exceções, os neurônios autônomos externos do sistema nervoso central estão distribuídos agregados e são conhecidos como gânglios, o **gânglio autônomo.** Alguns destes gânglios estão localizados ao longo do lado ventrolateral do corpo das vértebras; esta série de gânglios (vertebral) com as fibras nervosas interganglionares longitudinais constituem o duplo **tronco simpático.** Outros gânglios autônomos *(ganglia plexuum autonomicorum)* são incorporados nos plexos nervosos *(plexus autonomici)* localizados na proximidade do tórax, víscera abdominal e pélvica ou no interior de suas paredes; no passado o termo geral gânglios colateral ou prevertebral podia ser usado para outros gânglios que se encontram ao longo do tronco simpático. Os gânglios da divisão craniossacral são localizados perifericamente, e são designados como **gânglios periféricos** ou **gânglios terminais,** sendo que estes últimos estão usualmente localizados na estrutura inervada. Ainda outros são localizados na região cefálica em relação a certos nervos craniais.

Os neurônios eferentes viscerais gerais incluídos no sistema nervoso autônomo têm seus corpos celulares dentro do sistema nervoso central (cérebro ou medula espinhal) e outros, externamente. Desta forma o primeiro neurônio localizado no cérebro ou medula espinhal apresenta axônio delicado mielinizado e é referido como fibra pré-ganglionar que passa para algum gânglio autônomo onde ocorre a sinapse. Geralmente um axônio não-mielinizado do gânglio autônomo passa como fibra pós-ganglionar para o efetor visceral. Dada uma definição do sistema nervoso autônomo propositadamente pode ser excluída a inervação sensitiva da víscera, desde que esta possa ser classificada separadamente como aferente visceral. Podemos dizer que esta definição não é universalmente aceita, muitos autores preferem incluir aferentes viscerais como parte do autônomo. Entretanto, neste texto a classificação **"eferente visceral geral"** pode ser aplicada ao sistema nervoso autônomo. Estruturalmente cada porção do sistema nervoso autônomo consiste em dois neurônios em cadeia. O primeiro neurônio tem seu corpo celular na coluna eferente visceral do cérebro ou medula espinhal. O corpo celular do segundo neurônio está localizado no gânglio ou gânglios externamente ao cérebro e medula espinhal. O primeiro neurônio na

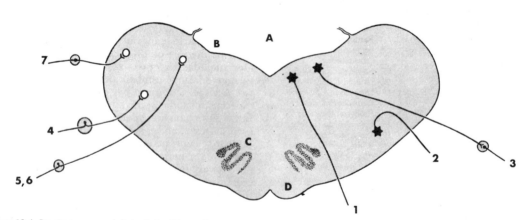

Figura 13-4. Secção transversal da medula oblonga demonstrando os sete tipos funcionais de fibras dos nervos cranianos.

(No lado direito estão as fibras eferentes e seus núcleos de origem. [★] No lado esquerdo estão as fibras aferentes e seus núcleos de terminação [O].)

- *1,* Eferente somática geral (ESG);
- *2,* Eferente visceral especial (EVE);
- *3,* Eferente visceral geral (EVG);
- *4,* Aferente somática geral (ASG);
- *5,6* Aferente visceral geral (AVG) e aferente visceral especial (AVS);
- *7,* Aferente somática especial (ASE);
- *A,* Quarto ventrículo;
- *B,* Sulco limitante (limite entre os núcleos motor e sensorial);
- *C,* Núcleo olivar caudal;
- *D,* Pirâmide.

GENERALIDADES SOBRE O SISTEMA NERVOSO

cadeia é designado como um **neurônio-pré-ganglionar,** enquanto que o segundo neurônio não está na cadeia e estende-se dos gânglios para o efetor e é chamado de **neurônio pós-ganglionar.**

A inervação autônoma, **simpática e parassimpática,** regula ou ajusta a ação da víscera por ser geralmente de ação oposta. A porção parassimpática representa a parte craniossacral do sistema autônomo, a qual consiste em fibras pré-ganglionares que emergem do cérebro médio com certos nervos cranianos e as fibras pré-ganglionares da parte sacral da medula espinhal. As fibras pré-ganglionares do sistema parassimpático fazem sinapse próximo ou no interior dos órgãos inervados. Desta forma as fibras pré-ganglionares são freqüentemente longas, enquanto que as fibras pós-ganglionares são muito curtas. Isto é um contraste no sistema simpático no qual as fibras pré-ganglionares são usualmente curtas e as fibras pós-ganglionares são relativamente longas.

Visto que o sistema autônomo é freqüentemente dividido com base farmacológica ou funcional, pode ser mencionado que o parassimpático usualmente estimula atos para preservar o corpo, isto é, ele torna mais lento o coração, constrita a pupila, aumenta os peristaltismos e esvazia a bexiga e o reto. O sistema simpático, por outro lado, freqüentemente serve para proteger o corpo nas crises. Ele maneja as respostas de retirada ou combate. Sua estimulação causa a dilatação da pupila, aumenta o batimento do coração, eleva a pressão sangüínea e incrementa a circulação sangüínea para os músculos somáticos. A respiração está aumentada e, ao mesmo tempo, o peristaltismo está inibido. O efeito geral da estimulação simpática é o mesmo de uma injeção de adrenalina na corrente sangüínea. Uma substância epinefrínica, como a noradrenalina, é liberada na maioria das terminações pós-ganglionares simpáticas; tais fibras são chamadas adrenérgicas. A maioria das fibras simpáticas para os músculos da boca e glândulas sudoríparas da pele, entretanto, é colinérgica. A acetilcolina é liberada para as terminações da maioria dos neurônios efetores parassimpáticos e atos como uma transmissão para terminais pós-ganglionares parassimpáticos. Tais fibras são chamadas colinérgicas. A atividade parassimpática é mais específica, discreta e local, enquanto que os efeitos simpáticos são mais amplamente propagados.

O sistema nervoso autônomo, funcional e fisiologicamente, é uma atividade reflexamente regulada e influenciada por uma grande variedade de impulsos sensitivos. Por exemplo, os receptores na víscera cujas fibras são aferentes, mielinizadas ou não-mielinizadas, seguem centralmente através do sistema nervoso autônomo via, porém, simpática e parassimpática, e pode influenciar altos centros. Todas as fibras têm seus corpos celulares nos gânglios cerebroespinhais. Estas seguem pelos nervos simpáticos, são processos periféricos de células ganglionares do tórax e parte superior dos gânglios espinhais lombares. Os nervos parassimpáticos também contêm muitos aferentes viscerais. As fibras aferentes viscerais são importantes para reflexos viscerais e viscerossomáticos medianamente levados, sem interrupção, da medula para o cérebro médio. Eles

podem permanecer subconscientes dando origem a sensações viscerais. A dor visceral segue principalmente através de fibras dos nervos simpáticos, enquanto que fibras vagais dizem respeito principalmente ao visceromotor específico, vasomotor e reflexos secretórios. Tem sido determinado que tanto o simpático como o parassimpático, porções do sistema nervoso autônomo, estão sob o controle direto do hipotálamo. Os atos tardios têm uma integração central com o sistema nervoso autônomo (Beattie e colaboradores, 1930; Crosby e colaboradores, 1962).

DIVISÃO SIMPÁTICA (Fig. 13-5)

A porção do sistema nervoso autônomo cujas fibras pré-ganglionares saem dos ramos ventrais dos nervos espinhais localizados na região toracolombar é chamada de **divisão toracolombar** ou **simpática.** Os axônios pré-ganglionares da divisão simpática têm sua origem em pequenas células da massa intermediolateral da haste cinzenta da medula espinhal no tórax e região lombar superior. As fibras deixam cada nervo espinhal com um ou mais ramos comunicantes (branco), os quais se juntam ao tronco simpático. Estes gânglios localizados ao longo da cadeia simpática ou tronco têm sido chamados de gânglios paravertebrais. Eles são segmentalmente arranjados, exceto na região cervical, e o tronco estende-se da cabeça até a cauda. Este tronco está localizado no lado ventrolateral do corpo das vértebras nas regiões torácica e lombar, e é constituído de um cordão de cada lado, sendo os mesmos formados por fibras nervosas simpáticas pré-ganglionares e pós-ganglionares. O tronco simpático continua caudalmente nas regiões sacral e caudal (coccígea) e cranialmente na região cervical através do tronco vagossimpático. Cada tronco termina no gânglio cervical cranial, do qual fibras pós-ganglionares suprem a região cefálica. Os gânglios formam dilatações no tronco simpático oposto, na maioria dos nervos espinhais, e são designados de acordo com a região, como, por exemplo, gânglios lombares, gânglios torácicos etc.

O ramo comunicante branco conduz fibras pré-ganglionares dos nervos espinhais para estes gânglios. O ramo comunicante cinzento, não-mielinizado, passa dos gânglios superiores dos nervos espinhais às fibras pós-ganglionares de distribuição periférica. Os termos "branco" e "cinzento" designam a presença predominante ou ausência de mielina nas fibras nervosas. A localização dos gânglios ao longo dos maiores vasos sangüíneos abdominais e em plexos *(ganglia pexuum autonomicorum)* serve às vísceras abdominais e pélvicas. Outros gânglios estão espalhados dentro da víscera *(ganglia autonomica)* e estão situados mais perifericamente no tórax, cavidades abdominal e pélvica. As fibras pré-ganglionares deixam a região toracolombar, fazendo sua sinapse nos gânglios vertebrais ou nos gânglios colaterais. (Os detalhes da distribuição simpática no tórax, regiões abdominal e pélvica são descritos em detalhes nas seções, por espécies, neste livro. Veja também o Quadro 13-1, que relaciona plexos autônomo das regiões torácica e abdominal.)

Os gânglios terminais são geralmente pequenos e localizados na estrutura inervada. As fibras pré-

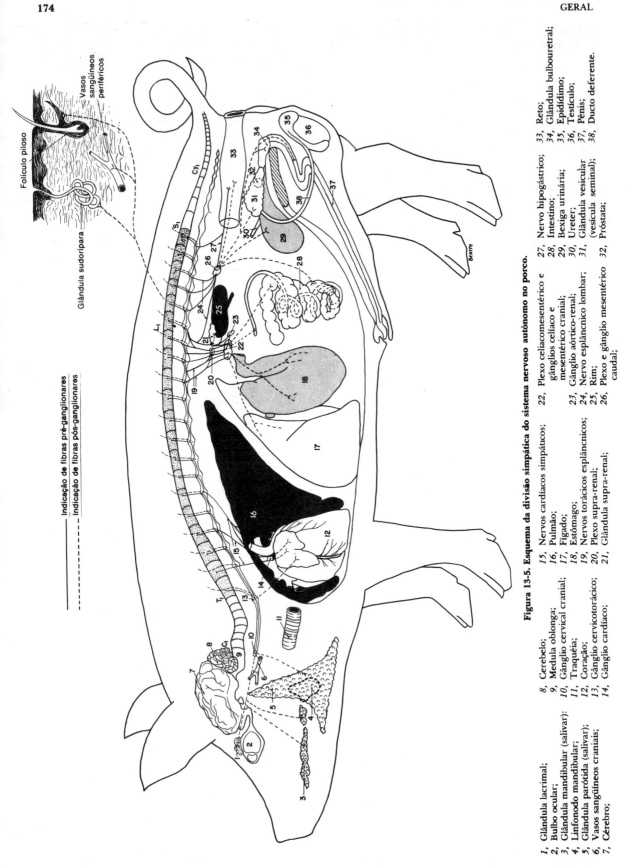

Figura 13-5. Esquema da divisão simpática do sistema nervoso autônomo no porco.

1, Glândula lacrimal;
2, Bulbo ocular;
3, Glândula mandibular (salivar);
4, Linfonodo mandibular;
5, Glândula parótida (salivar);
6, Vasos sangüíneos craniais;
7, Cérebro;
8, Cerebelo;
9, Medula oblonga;
10, Gânglio cervical cranial;
11, Traquéia;
12, Coração;
13, Gânglio cervicotorácico;
14, Gânglio cardíaco;
15, Nervos cardíacos simpáticos;
16, Pulmão;
17, Fígado;
18, Estômago;
19, Nervos torácicos esplâncnicos;
20, Plexo supra-renal;
21, Glândula supra-renal;
22, Plexo celiacomesentérico e gânglios celíaco e mesentérico cranial;
23, Gânglio aórtico-renal;
24, Nervo esplâncnico lombar;
25, Rim;
26, Plexo e gânglio mesentérico caudal;
27, Nervo hipogástrico;
28, Intestino;
29, Bexiga urinária;
30, Ureter;
31, Glândula vesicular (vesícula seminal);
32, Próstata;
33, Reto;
34, Glândula bulbouretral;
35, Epidídimo;
36, Testículo;
37, Pênis;
38, Ducto deferente.

GENERALIDADES SOBRE O SISTEMA NERVOSO

ganglionares originadas na massa intermediolateral do H cinzento da medula espinhal fazem sinapse no tronco simpático em diversos (paravertebral) gânglios ou deixam a cadeia sem uma sinapse e passam para os gânglios colaterais onde eles sinapsam. As fibras pós-ganglionares originadas nos gânglios do tronco simpático passam para os nervos espinhais dos segmentos correspondentes e podem ser distribuídas na pele como fibras vasomotoras, fibras secretoras (para as glândulas sudoríparas) e fibras motoras para os músculos lisos da pele (fibras piloromotoras). As fibras pós-ganglionares dos gânglios cervicais craniais (Figs. 35-24, 26, 29 e 35) vão para a região da cabeça. Axônios de outros neurônios pós-ganglionares podem terminar em áreas glandulares, músculo cardíaco ou músculos lisos.

DIVISÃO PARASSIMPÁTICA (Fig. 13-6)

Os principais gânglios autônomos na região da cabeça estão localizados em relação ao nervo oculomotor e algumas divisões do nervo trigêmeo. Eles são anatômica e funcionalmente conectados com o cérebro por meio de fibras pré-ganglionares. Os axônios pré-ganglionares parassimpáticos deixam o tronco cerebral como parte dos nervos craniais III, VII, IX e X. O sistema parassimpático é a parte **craniossacral** do sistema nervoso autônomo, e contém fibras eferentes viscerais gerais, as quais se originam no núcleo de certos nervos craniais e porção sacral da medula espinhal. O fluxo cranial inclui fibras dos nervos oculomotor, facial, glossofaríngeo e vago. (Estes nervos estão descritos, em detalhes, na seção de nervos craniais de cada capítulo das espécies.) Os primeiros três nervos mencionados são distribuídos para a região da cabeça, enquanto que o nervo vago (X) supre de fibras autônomas as regiões cervical, tórax e vísceras abdominais, como a parte caudal do colo transverso. As fibras pré-ganglionares parassimpáticas que deixam a medula espinhal como parte dos ramos ventrais dos nervos sacrais são descritas, em detalhe, em nervos sacrais e plexos pélvicos de cada espécie.

A região da cabeça recebe fibras simpáticas dos gânglios cervicais craniais (Fig. 13-7), que passam para as fibras pós-ganglionares por meio da **carótida interna;** alcançam os nervos craniais e seguem os vasos sangüíneos ou diretamente juntando-se aos quatro últimos nervos craniais. Eles passam através do gânglio ciliar do nervo oculomotor sem fazer sinapse. Os nervos ciliares curtos suprem o dilatador da pupila, órbita, músculos palpebrais e tarsais e os vasos do bulbo ocular (Gardner e colaboradores, 1969).

Em resumo, pode-se afirmar que os principais gânglios autônomos (Fig. 13-8) na região cefálica são anatômica e funcionalmente conectados com o cérebro médio através de suas fibras pré-ganglionares iniciando-se nos vários nervos craniais.

O **gânglio ciliar,** apesar de estar localizado próximo ao término da divisão ventral do nervo oculomotor, recebe fibras pré-ganglionares do núcleo visceromotor ou núcleo de Edinger-Westphal do cérebro médio. Fibras pós-ganglionares suprem a inervação motora do esfíncter da pupila e músculos ciliares do olho através dos nervos ciliares curtos, os quais começam no gânglio ciliar. Estes nervos ciliares curtos também emitem fibras pós-ganglionares simpáticas para o músculo dilatador da pupila e fibras sensitivas para a córnea, íris e corpo ciliar.

O **gânglio ótico** (Fig. 35-31) é um falso e pequeno corpo estrelado situado próximo à superfície medial da divisão mandibular do nervo trigêmio imediatamente externo ao forame oval. Varia de localização nas diferentes espécies e pode consistir em muitos pequenos corpos. Ele é lateral à porção cartilaginosa da tuba auditiva. O nervo petroso menor contém fibras pré-ganglionares dos núcleos salivares inferiores localizados na medula oblonga, principalmente através do nervo glossofaríngeo. Ocorre sinapse no gânglio ótico, e fibras pós-ganglionares (fibras secretomotoras) têm sua origem no gânglio ótico e são distribuídas para a glândula parótida através da comunicação com o ramo auriculotemporal do nervo mandibular do trigêmio. Fibras simpáticas também atravessam o gânglio ótico sem fazer sinapse.

Os nervos parassimpáticos do facial passam através do grande nervo petroso, que é um nervo misto contendo fibras sensorais e fibras parassimpáticas, através do nervo do canal pterigóide para fazer sinapse no gânglio pterigopalatino. As fibras pós-ganglionares dos gânglios enviam fibras para as pequenas glândulas da membrana mucosa da cavidade nasal, faringe e palato, bem como da glândula lacrimal. Outros axônios pré-ganglionares começam no núcleo salivar inferior e deixam o cérebro médio como parte intermédia do nervo facial. Eles fazem parte da corda do tímpano, que posteriormente une-se ao lingual do mandibular. As duas fibras aferentes e pré-ganglionares penetram no gânglio mandibular através de delgado ramo do nervo lingual. Ocorre sinapse no gânglio mandibular, e fibras pós-ganglionares chegam às glândulas sublingual e maxilar.

O **gânglio pterigopalatino** (Figs. 13-9 e 35-19 e 30), que está localizado na fossa pterigopalatina, recebe fibras pré-ganglionares, as quais são componentes do nervo facial através do nervo do canal pterigóide do nervo petroso maior. As fibras simpáticas atravessam o gânglio, porém não fazem sinapse, e são derivadas do plexo carotídeo interno; elas são pós-ganglionares do gânglio cervical cranial.

Deverá ser também enfatizado que outros gânglios estão associados com os nervos craniais autônomos. O **gânglio geniculado** do facial, o **gânglio distal (petroso)** do glossofaríngeo e os **gânglios proximal (jugular)** e **distal (nodoso)** do nervo vago são intimamente associados com os nervos craniais autônomos. Todos estes gânglios são atravessados por fibras pré-ganglionares e incluem neurônios aferentes, os quais são funcionalmente relatados como nervos autônomos. Entretanto, tendo em vista os dados disponíveis no momento, estes gânglios, como os outros gânglios cerebroespinhais, podem ser considerados como compreendendo somente células ganglionares sensitivas. Investigações efetuadas em anos recentes têm demonstrado centros viscerais não somente no hipotálamo, porém também na medula, cérebro médio e córtex cerebral (Woodburn, 1969). Os neurônios pré-ganglionares do sistema nervoso parassimpático tendem a seguir os

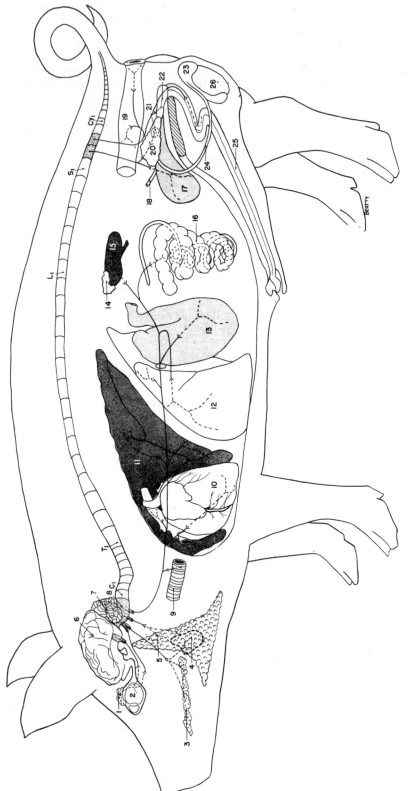

Figura 13-6. Esquema da divisão parassimpática do sistema nervoso autônomo no porco.

1, Glândula lacrimal;
2, Bulbo ocular;
3, Glândula mandibular (salivar);
4, Linfonodo mandibular;
5, Glândula parótida (salivar);
6, Cérebro;
7, Cerebelo;
8, Medula oblonga;
9, Traquéia;
10, Coração;
11, Pulmão;
12, Fígado;
13, Estômago;
14, Glândula supra-renal;
15, Rim;
16, Intestinos;
17, Bexiga urinária;
18, Ureter;
19, Reto;
20, Glândula vesicular (vesícula seminal);
21, Próstata;
22, Glândula bulbouretral;
23, Epidídimo;
24, Ducto deferente;
25, Pênis;
26, Testículo.

——— Indicação de fibras pré-ganglionares
- - - - Indicação de fibras pós-ganglionares

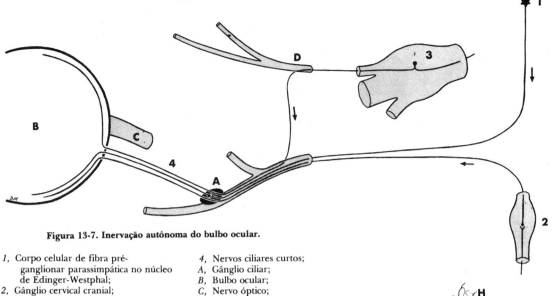

Figura 13-7. Inervação autônoma do bulbo ocular.

1, Corpo celular de fibra pré-ganglionar parassimpática no núcleo de Edinger-Westphal;
2, Gânglio cervical cranial;
3, Gânglio trigeminal;
4, Nervos ciliares curtos;
A, Gânglio ciliar;
B, Bulbo ocular;
C, Nervo óptico;
D, Nervo nasociliar.

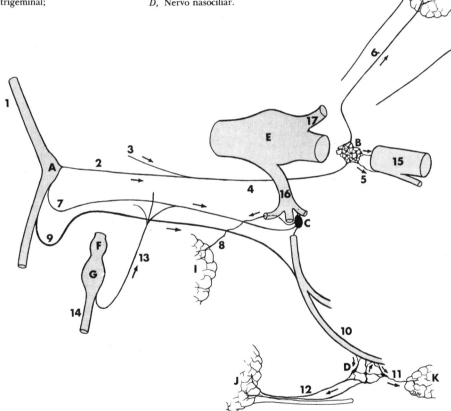

Figura 13-8. Conexões parassimpáticas dos nervos facial, glossofaríngeo e trigêmeo.

1, N. facial;
2, N. petroso maior;
3, N. petroso superficial;
4, N. do canal pterigóide;
5, Ramos eferentes para as glândulas nasal e bucal;
6, Ramo eferente para a glândula lacrimal;
7, Ramo comunicante do n. facial para o n. petroso menor;
8, Ramos eferentes para a glândula parótida;
9, Corda do tímpano;
10, N. lingual;
11, Ramos eferentes para a glândula sublingual;
12, Ramos eferentes para a glândula mandibular;
13, N. timpânico formando com 7 o nervo petroso menor;
14, N. glossofaríngeo;
15, N. maxilar;
16, N. mandibular;
17, N. oftálmico;
A, Gânglio geniculado;
B, Gânglios pterigopalatinos;
C, Gânglio óptico;
D, Gânglios mandibulares;
E, Gânglio trigeminal;
F, Proximal e
G, Gânglios distal do n. glossofaríngeo;
H, Glândula lacrimal;
I, Glândula parótida;
J, Glândula mandibular;
K, Glândula sublingual.

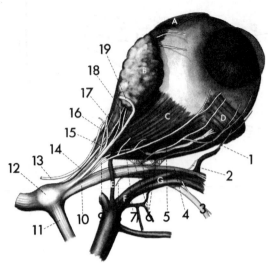

Figura 13-9. Aspecto lateral de estruturas orbitais do ovino, aspecto superficial.

1, Ramo ventral do n. oculomotor;
2, Ramo malar;
3, N. palatino maior;
4, Ramo alveolar maxilar caudal;
5, Ramo zigomático-facial acessório;
6, Gânglios pterigopalatinos;
7, Ramo conectante para o n. oculomotor;
8, N. do canal pterigóide;
9, Ramo zigomaticofacial;
10, N. maxilar;
11, N. mandibular;
12, Gânglio trigeminal;
13, N. troclear;
14, N. oculomotor;
15, Ramo muscular do n. oftálmico;
16, Ramo do seio frontal;
17, N. frontal;
18, N. lacrimal;
19, Ramo zigomaticotemporal;
A, Levantador da pálpebra superior;
B, Glândula lacrimal;
C, Reto lateral;
D, Oblíquo ventral;
E, A. oftálmica externa;
F, A. maxilar;
G, A. palatina maior.
(Segundo Godinho, 1968.)

nervos espinhais em sua distribuição periférica, terminando finamente em gânglios periféricos pequenos ou terminais próximo ou nas estruturas inervadas. Algumas fibras caminham junto ao hilo da glândula ou ao gânglio terminal e podem ser localizadas entre as camadas musculares do órgão inervado. Deste modo, a submucosa e o gânglio mientérico do trato gastrintestinal são coleções terminais de modo semelhante às células ganglionares. Neurônios pós-ganglionares são absolutamente curtos no sistema nervoso autônomo, particularmente como os relatados para o parassimpático. Os detalhes dos gânglios craniais, bem como aqueles no interior do tórax, regiões abdominal e pélvica, podem ser discutidos nas seções sobre espécies.

Nervos Craniais

A classificação atual de 12 pares de **nervos craniais** tem sido geralmente aceita por séculos. Ela foi primeiramente proposta pelo estudante de medicina alemão S. T. Joemnerring, há quase dois séculos. Ela tem interesse em mostrar que a prática na designação dos nervos craniais como par numerado data do tempo de Galeno (cerca de 130-201 d.C). Para uma detalhada história da numeração dos nervos craniais, o leitor deve reportar-se a Rucker (1966).

Em geral, 12 pares de nervos craniais são hoje descritos em animais. Entretanto, **nervos terminais** são fibras nervosas delicadas que se estendem do septo nasal, através da lâmina crivosa do osso etmóide, e finalmente juntam-se na face medial do bulbo olfatório e estria olfatória medial.

Diferentes grupos de fibras nervosas penetram no telencéfalo em adição aos nervos olfatório e terminais. Estas fibras começam no órgão vomeronasal como **nervo vomeronasal**, cursa obliquamente dorsal e caudal e se grupam em dois ou três principais troncos. O posterior atravessa a lâmina crivosa em companhia das fibras do olfatório e nervos terminais. Depois, entrando no crânio, ele se encurva nitidamente ao redor da margem dorsal do bulbo olfatório e alcança a área do bulbo olfatório acessório onde ele penetra. Tem sido sugerido que o sistema vomeronasal (o qual inclui o órgão vomeronasal, o nervo vomeronasal e o bulbo olfatório acessório) tem funções adicionais ao sistema olfatório. O vomeronasal e nervos terminais são conhecidos por estar presentes em todos os animais domésticos.

O **nervo terminal** foi primeiro descrito por Pinkus (1894) no Protopterus. Desde então ele foi descrito em grande número de peixes, anfíbios, roedores, ungulados, carnívoros, primatas e outros mamíferos. Para uma descrição detalhada no cão e gato o leitor deve procurar o trabalho de McCotter (1913). Em literatura recente o filamento nervoso cursa o órgão vomeronasal dorsal e caudal através da submucosa do septo nasal e atravessa a lâmina crivosa do bulbo olfatório, onde apresenta os **nervos vomeronasais**. O nervo terminal foi considerado por McCotter (1913) por ser um nervo ganglionado conectado com os nervos vomeronasais de um lado e com o cérebro anterior do outro, havendo por aí degradação das relações morfológicas em mamíferos, como é descrito para o nervo terminal de formas inferiores. Kuntz (1950) informa que em toda classe de vertebrados um delgado nervo ganglionado conhecido como o nervo terminal é associado com o nervo olfatório. Células ganglionares ocorrem associadas com as fibras do nervo terminal, particularmente próximo ao bulbo olfatório. No homem elas formam um agregado conhecido como gânglio terminal. De acordo com Larsell (1918), este gânglio inclui os neurônios sensoriais e motores; entretanto, relações funcionais não são conhecidas plenamente. Vários autores têm sugerido que o nervo terminal possui fibras pré e pós-ganglionares, provavelmente para os vasos sanguíneos da mucosa nasal. Tem sido também sugerido que as fibras podem conduzir fibras aferentes viscerais e fibras sensitivas cutâneas do septo nasal (Crosby e colaboradores, 1962).

Os **nervos craniais** ou cerebrais compreendem 12 pares, os quais são designados de cranial ou caudal numericamente e por nome (Quadro 13-1). Os nervos saem do cérebro e emergem da cavidade cranial através de várias aberturas ou forames no crânio (Fig. 24-12).

GENERALIDADES SOBRE O SISTEMA NERVOSO

NERVO OLFATÓRIO (I)

Os **nervos olfatórios** ou nervos da olfação são representados por um número de feixes ou fibras nervosas, as quais são processos centrais de células neuroepiteliais na membrana mucosa olfatória do nariz. Elas formam uma rede plexiforme na membrana mucosa da concha dorsal nasal e do septo nasal, e dirigem-se caudalmente como fibras aferentes viscerais especiais para passar através dos forames da lâmina crivosa do osso etmóide. As fibras estão envolvidas por uma bainha de tecido conectivo derivado do tecido da dura, aracnóide e pia-máter. Depois de passar através dos forames elas terminam no bulbo olfatório, onde fazem sinapse. Intimamente associados com os nervos olfatórios estão os nervos terminais e vomeronasal (Fig. 13-10).

NERVO ÓPTICO (II)

O **nervo óptico** é o nervo da visão e consiste principalmente em axônios de processos centrais de células na lâmina ganglionar da retina. As fibras nervosas da retina convergem na direção da papila óptica ou disco como fibras aferentes somáticas especiais e penetram na coróide e capa ou camada esclerótica por meio de pequenos forames da lâmina crivosa da esclera para emergir como nervo óptico. Desenvolvendo-se, o nervo óptico pode ser considerado como um trato de fibras que conecta a retina com o cérebro. O nervo dirige-se caudalmente em direção ao cérebro e passa através do canal óptico (forame) e junta-se ao nervo do lado oposto para formar o **quiasma óptico.** O nervo óptico está envolvido na órbita por três camadas ou capas, as quais são contínuas com as três meninges. Ele está relacionado com o músculo retrator do bulbo na órbita. Do quiasma as fibras continuam no trato óptico para o corpo geniculado lateral e cérebro médio. Depois passando o quiasma, ambas cruzam e descruzam fibras que compõem os tratos ópticos. O número de fibras do nervo óptico está relacionado com a importância e atividade do sistema visual nas várias espécies. Nos animais nos quais a visão é o senso mais importante, o nervo óptico contém um grande número de fibras.

NERVO OCULOMOTOR (III)

O **nervo oculomotor** é o principal nervo motor (eferente somático geral) para os músculos oculares e supre todos os músculos do bulbo ocular, exceto o oblíquo dorsal, o reto lateral e o retrator do bulbo. Ele também contém fibras autônomas (eferente visceral geral) para o músculo ciliar e o esfíncter da pupila, bem como fibras proprioceptivas (aferente somática geral) para os músculos extrínsecos do olho. Ele tem origem por várias raízes da parte medial do cérebro médio para o pedúnculo cerebral próximo à fossa interpeduncular. A origem profunda das fibras do nervo oculomotor é no núcleo motor do nervo oculomotor, situado na substância cinzenta do soalho do aqueduto mesencefálico (cerebral) na região rostral dos colículos. Ele atravessa o seio cavernoso e deixa a cavidade cranial através da fissura orbital (forame) ou forame orbital redondo, dependendo das espécies. Depois emerge e

divide-se primeiro em dois ramos — dorsal e o ventral. Os detalhes de seu curso podem ser descritos nas diversas espécies. O núcleo oculomotor tem duas partes — um grande núcleo somático e um pequeno núcleo autônomo. O núcleo autônomo é conhecido como o núcleo de Edinger-Westphal.

O nervo oculomotor contém fibras eferentes para a musculatura lisa composta dos músculos ciliares e esfíncter da pupila do bulbo ocular. As fibras pré-ganglionares têm início nas células do núcleo de Edinger-Westphal, as quais estão localizadas na parte rostral do núcleo oculomotor no tegmento do cérebro médio. De acordo com Stromberg (Miller e colaboradores, 1964), o núcleo de Edinger-Westphal é ímpar no cão. As fibras pré-ganglionares estendem-se da divisão ventral do nervo oculomotor para o gânglio ciliar, onde elas formam sinapse. As fibras pós-ganglionares passam por meio dos curtos nervos ciliares para o olho, onde elas penetram na esclera para alcançar os músculos, os quais regulam a curvatura da lente e o esfíncter da íris. Estimulação destas fibras eferentes viscerais diminuem o diâmetro da pupila. O ramo motor parassimpático (*radix oculomotoria* — ramo curto) do gânglio provém do ramo da divisão ventral do nervo oculomotor.

Duas comunicações são comumente chamadas ramos do gânglio: (1) a comunicação com o nervo nasociliar (*r. communicans cum n. nasociliari*) (longo ramo; ramo sensorial) une-se ao ângulo dorsal caudal do gânglio e contém fibras sensoriais, as quais atravessam os nervos ciliares curtos em seu caminho para a córnea, íris e corpo ciliar, não formando sinapses no gânglio; (2) a comunicação com o simpático (ramo simpático) (*r. sympathicus ad ganglion ciliare*) é um filamento delgado do plexo cavernoso e freqüentemente está unido ao nervo nasociliar. Ele contém fibras pós-ganglionares do gânglio cervical cranial, as quais passam através do gânglio ciliar não formando sinapse para alcançar o músculo dilatador da pupila e os vasos sangüíneos.

Os ramos do gânglio são os **nervos ciliares curtos,** de seis a dez filamentos delicados, os quais deixam a parte anterior do gânglio em dois feixes: superior e inferior. Eles dirigem-se anteriormente com as artérias ciliares em um sinuoso curso; um grupo acima e o outro abaixo do nervo óptico, e são acompanhados pelos nervos ciliares longo do nasociliar. Penetram na esclera na parte posterior do bulbo, passam anteriormente formando delicadas estrias na superfície da esclera, e são distribuídos no corpo ciliar, íris e córnea. As fibras pós-ganglionares parassimpáticas suprem os músculos ciliares e esfíncter da pupila. Os nervos ciliares curtos também levam fibras pós-ganglionares simpáticas para o músculo dilatador da pupila e fibras sensoriais para a córnea, íris e corpo ciliar (Goss, 1966).

O **gânglio ciliar** (Fig. 35-32 e Quadro 13-2) está situado no ramo ventral do nervo oculomotor, no término de sua origem. Ele possui usualmente 3 a 4 mm de comprimento, é melhor localizado seguindo-se o nervo em direção ao músculo oblíquo ventral por detrás de sua origem. O gânglio recebe: (1) um ramo comunicante para o nervo nasociliar (*r. communicans cum n. nasociliari*), o qual contém fibras sensoriais para o bulbo ocular (estas fibras não esta-

180 GERAL

Quadro 13-1. *Nervos Craniais dos Animais Domésticos*

Nome do nervo cranial	Componentes funcionais	Área de distribuição	Comentários
I. Olfatório	AVS	Mucosa olfatória	Fibras nervosas envolvidas pelas meninges quando elas passam através dos forames da lâmina cribriforme para terminar no bulbo olfatório
II. Óptico	ASE	Retina	Envolvido por extensões das meninges do bulbo ocular para o canal óptico
III. Oculomotor	ESG	Todos os músculos extrínsecos do bulbo, exceto o reto lateral, oblíquo dorsal e retrator do bulbo	Fibras motoras para músculos extrínsecos do olho; conduz fibras parassimpáticas
	ASG	Propriocepção dos músculos extrínsecos do bulbo, exceto o reto lateral, oblíquo dorsal e retrator do bulbo	
	EVG	Fibras pré-ganglionares para o gânglio ciliar e fibras pós-ganglionares para os músculos ciliares e esfíncter da pupila	
IV. Troclear	ESG	Músculo oblíquo dorsal	Fibras motoras para músculos extrínsecos do olho
	ASG	Propriocepção do músculo oblíquo dorsal	
V. Trigêmeo	ASG	Pele da face, conjuntiva e membrana mucosa do nariz e boca, dentes, chifres, olhos e músculos da mastigação (propriocepção)	
	EVE	Músculo da mastigação, ventre rostral do digástrico, tensor do tímpano, tensor do véu do palatino e músculos milióideos	
VI. Abducente	ESG	Músculos reto lateral e retrator do bulbo	Fibras motoras para músculos extrínsecos do olho
	ASG	Propriocepção dos músculos reto lateral e retrator do bulbo	
VII. Facial	ASG	Propriocepção dos músculos da expressão facial	Conduz fibras parassimpáticas
	EVG	Fibras pré-ganglionares para os gânglios (a) mandibular e (b) pterigopalatino; fibras pós-ganglionares para as glândulas (a) mandibular e sublingual (salivar) e glândulas (b) lacrimal e nasal	
	AVG	Estruturas profundas da face	
	AVE	Músculos da expressão facial e cutâneos da face, ventre caudal do digástrico, estilióideo e estapédico	
	AVS	Botões gustativos dos dois terços rostrais da língua	
VIII. Vestíbulo coclear (antigamente chamado auditivo, acústico ou estatoacústico)	ASE	Canais semicirculares (propriocepção) e cóclea da orelha interna (exterocepção)	Fibras distribuídas em feixes; partes vestibular e coclear envolvidas em bainha dural
IX. Glossofaríngeo	ASG	Pele do meato acústico interno	Conduz fibras parassimpáticas
	EVG	Fibras pré-ganglionares para o gânglio óptico e fibras pós-ganglionares para a glândula parótida	
	AVG	Seio carotídeo e mucosa faríngea	
	EVE	Músculo estilofaríngeo caudal	
	AVS	Botões gustativos do terço caudal da língua	

GENERALIDADES SOBRE O SISTEMA NERVOSO

Quadro 13-1. *Nervos Cranais dos Animais Domésticos* (Continuação)

Nome do nervo cranial	Componentes funcionais	Área de distribuição	Comentários
X. Vago	ASG	Pele do meato acústico externo	Conduz fibras parassimpáticas
	EVG	Fibras pré-ganglionares para os gânglios terminais dos plexos (a) cardíaco, (b) pulmonar, (c) esofágico, (d) mientérico e (e) das submucosas; fibras pós-ganglionares, (a) coração, (b) músculos lisos e glândulas da traquéia e brônquios, (c) musculatura lisa do esôfago e glândulas, (d) musculatura lisa do canal alimentar para o colo médio, e (e) glândulas da parede do canal alimentar para o colo médio	
	AVG	Faringe, canal alimentar para colo médio; laringe, traquéia e brônquios; coração, arco da aorta e seio carotídeo	
	EVE	Músculos da laringe, faringe e palato (exceto músculos estilofaríngeo cranial, tensor do véu do palatino e tireoióideo)	
	AVS	Botões gustativos da epiglote	
XI. Acessório	EVE	Músculos trapézio e esternocefálico	
	ASG	Propriocepção para os dois últimos músculos	
XII. Hipoglosso	ESG	Músculos da língua e genio-hióideo	Músculos extrínsecos da língua
	ASG	Propriocepção da musculatura da língua	

belecem sinapse no gânglio); (2) um ramo parassimpático ou motor *(radix oculomotoria)* do ramo ventral do nervo oculomotor, o qual consiste em fibras parassimpáticas pré-ganglionares começando nas células do núcleo parassimpático do nervo oculomotor (também conhecido como núcleo de Edinger-Westphal), o qual está localizado no cérebro médio e termina no núcleo motor do nervo oculomotor (as fibras fazem sinapse no gânglio, e as fibras pós-ganglionares se servem dos nervos ciliares curtos [*nn. ciliares breves*] para atingirem e inervarem o músculo esfíncter da pupila e músculos ciliares) e (3) fibras simpáticas *(r. sympathicus ad ganglion ciliare)* do gânglio cervical cranial. Estas fibras se servem do plexo carotídeo da artéria carótida interna ao nível do seio cavernoso, e passam para o nervo oculomotor. Elas atravessam o gânglio ciliar sem sinapse e, através dos nervos ciliares curtos, alcançam o bulbo ocular, onde inervam os vasos sangüíneos e o músculo *dilatador da pupila* (Fig. 35-28). Do gânglio ciliar separam-se raízes que se unem com ramos dos nervos oftálmico e maxilar e do gânglio pterigopalatino, formando o **plexo ciliar.** Do gânglio ciliar saem cinco ou oito delicados nervos ciliares curtos, os quais possuem, até certo grau, curso flexuoso ao longo do nervo óptico. Eles penetram na esclera, próximo à entrada do nervo óptico, e dirigem-se anteriormente entre a esclera e a coróide até atingir

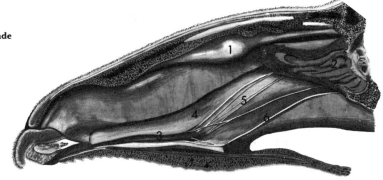

Figura 13-10. Vista lateral da cavidade nasal de carneiro.
1, Concha nasal dorsal;
2, Etmoturbinato;
3, Órgão vomeronasal;
4, Septo nasal;
5, 6, Nervos terminais.

Quadro 13-2. *Associação de Gânglios Parassimpáticos e Nervos Cranianos*

Núcleos parassimpáticos	Fibras pré-ganglionares	Gânglio	Distribuição
III Nervo	Ramo ventral do III nervo	Ciliar	Músculos ciliares e esfíncter
IV Nervo	Corda do tímpano	Mandibular	Glândulas mandibular, sublingual e lingual
VII Nervo	Nervo petroso maior	Pterigopalatino	Glândulas lacrimal, nasal e palatina
IX Nervo	Nervo timpânico e nervo petroso menor	Óptico	Glândula parótida
X Nervo	Nervo vago	Terminal	Músculo cardíaco, via respiratória, trato gastrintestinal e glândulas

a circunferência da íris. Aqui os ramos dos nervos adjacentes anastomosam-se para formar o plexo circular, cujos filamentos chegam ao corpo ciliar, íris e córnea.

NERVO TROCLEAR (IV)

O **nervo troclear** é o menor dos nervos craniais. Ele supre o músculo oblíquio dorsal do bulbo ocular, e seu nome advém da troclea ou polia deste músculo. As fibras do nervo,que se iniciam no núcleo da substância cinzenta no soalho do aqueduto cerebral caudalmente ao núcleo oculomotor, **decussam** *(decussatio nervorum trochlearium)* no plano médio e emergem na parte caudal do cérebro médio próximo ao colículo inferior. Ele é o único nervo cranial a emergir da superfície dorsal do cérebro médio. Ele contém fibras motoras somáticas (eferente somática geral) e também contém conexões proprioceptivas (aferente somática geral).

NERVO TRIGÊMEO (V)

O **nervo trigêmeo** é o maior dos nervos craniais. Ele está conectado com a parte lateral do cérebro por um grande ramo sensorial e um pequeno ramo motor. Contém fibras sensoriais somáticas, motoras e proprioceptoras. Ele é sensorial para os músculos cutâneos da cabeça, cavidades nasal e oral, incluindo a língua. A fibra motora (eferente visceral especial) (EVE) é um termo aplicado para os nervos que passam externamente aos músculos que têm sua origem na área do arco branquial, mais propriamente dos miotomos cefálicos. Os miotomos cefálicos têm origem nos músculos extrínsecos do olho e extrínsecos da língua e, deste modo, os nervos que inervam estes músculos dão origem à classificação GSE. O componente eferente somático está, desta forma, composto de fibras motoras para os músculos de origem me-

tamérica na cabeça. Os músculos da mastigação têm sua origem no primeiro arco branquial do embrião, e o nervo trigêmeo envia fibras motoras para os músculos da mastigação. Os principais núcleos sensoriais e uma longa e delgada porção caudal dos núcleos do trato espinhal do nervo trigêmeo, que chegam constantemente na substância gelatinosa de Rolando da medula espinhal, são descritos, em detalhes, no sistema nervoso central.

O **ramo sensorial** *(radix sensoria)* expande-se ao longo da superfície plana do **gânglio trigeminal** (semilunar) (Fig. 13-11),o qual contém as células de origem da maioria das fibras sensoriais (aferente somática geral). O gânglio está situado no forame lácero e dá origem a três grandes divisões (Figs. 13-12 e 35-33) — **nervos oftálmico, maxilar** e **mandibular.** As fibras do ramo sensorial têm início no gânglio como axônios das células ganglionares. As fibras dos nervos que se estendem perifericamente do gânglio são dendritos das células. As fibras do ramo sensorial penetram na parte dorsal (tegmento) da ponte e dividem-se em ramos rostral e caudal, os quais terminam próximo às células do núcleo do trato espinhal do nervo trigêmeo. Este núcleo estende-se da ponte em direção à medula espinhal cervical. As conexões centrais da parte sensorial do nervo trigêmeo são muito extensivas, e são discutidas no sistema nervoso central.

O· **ramo motor** *(radix motoria)* estende-se rostralmente abaixo do ramo sensorial e o gânglio trigeminal e está incorporado com o nervo mandibular. Estas fibras começam principalmente no núcleo motor, que está situado na ponte próximo ao núcleo sensorial; poucas destas fibras aproximam-se do núcleo do lado oposto e cruzam a rafe. Outras fibras, as quais constituem o trato mesencefálico, começam nas células do núcleo do trato mesencefálico do nervo trigêmeo localizado na outra parte da substância cinzenta central do cérebro médio e porção

GENERALIDADES SOBRE O SISTEMA NERVOSO

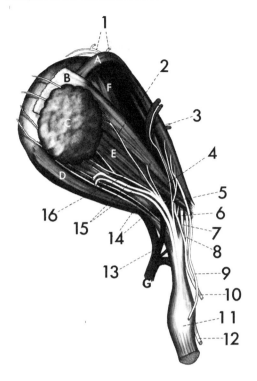

formado por fibras de origem do nervo facial. Conexões centrais são discutidas no sistema nervoso central.

NERVO FACIAL (VII)

O **nervo facial** tem um complicado curso no osso temporal. Ele tem dois ramos de dimensões diferentes. O longo é o ramo motor; o curto é chamado **nervo intermediário** e contém fibras sensoriais especiais do gosto e fibras parassimpáticas. O facial é o nervo motor para os músculos da expressão facial. A parte sensorial supre os dois terços rostrais da língua com gosto, parte do meato acústico externo, palato mole e faringe adjacente com sensações sensoriais gerais. A parte parassimpática supre fibras secretomotoras para as glândulas lacrimais, nasais, palatinas e salivares. As duas porções do nervo facial saem do cérebro juntas com o nervo vestibulococlear para penetrar no meato acústico interno. O nervo facial separa-se deste último nervo para seguir um curso independente em canal próprio, o canal facial. No promontório, na parede medial da orelha média, o nervo expande-se sob a forma de **gânglio geniculado**. Este é um gânglio sensorial do nervo facial; os

Figura 13-11. Aspecto dorsal de estruturas orbitais de caprino, vista superficial.

1, N. infratroclear;
2, N. frontal;
3, N. etmoidal;
4, Ramo para o seio frontal;
5, Ramo muscular;
6, Ramo dorsal do n. oculomotor;
7, N. nasociliar;
8, Ramo ventral do n. oculomotor;
9, N. troclear;
10, N. oculomotor;
11, Gânglio trigeminal;
12, N. abducente;
13, Ramo maxilar;
14, Ramo zigomaticofacial;
15, Fascículos medial e lateral do ramo zigomaticotemporal;
16, N. lacrimal;
A, Oblíquo dorsal;
B, Levantador da pálpebra superior;
C, Glândula lacrimal;
D, Reto lateral;
E, Reto dorsal;
F, Retrator do bulbo.
(Segundo Godinho, 1968.)

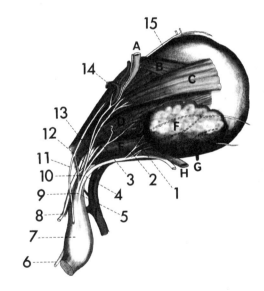

rostral da ponte. O ramo motor contém proprioceptores, bem como fibras motoras que se unem ao nervo mandibular.

NERVO ABDUCENTE (VI)

O **nervo abducente** emerge do cérebro médio entre a ponte e a medula oblonga. Ele contém fibras motoras somáticas (eferente somática geral) para o retrator do bulbo e o músculo *reto lateral*. "O nervo provavelmente contém fibras proprioceptoras (aferente somática geral) do núcleo mesencefálico do trigêmeo" (Goss, 1966). O núcleo deste nervo é constantemente homólogo com os dos nervos oculomotor e hipoglosso.

As fibras do nervo abducente são axônios de grandes células multipolares do núcleo abducente, as quais estão situados abaixo do soalho do quarto ventrículo. O núcleo está situado no interior do laço

Figura 13-12. Aspecto dorsal de estruturas orbitais do ovino, vista superficial.

1, N. lacrimal;
2, N. frontal (emergindo de 4);
3, Ramo do seio frontal;
4, Ramo zigomaticotemporal;
5, N. maxilar;
6, N. abducente;
7, N. trigêmeo;
8, N. oculomotor;
9, N. olftálmico;
10, Tronco comum para 3 e 13;
11, N. troclear;
12, N. nasociliar;
13, Ramo muscular de 9;
14, Ramo etmoidal;
15, N. infratroclear;
A, V. orbital dorsal;
B, Oblíquo dorsal;
C, Levantador da pálpebra sup.;
D, Reto dorsal;
E, Reto lateral;
F, Glândula lacrimal;
G, A. lacrimal;
H, V. orbital lateral;
I, A. maxilar
(Segundo Godinho, 1968.)

processos centrais deste gânglio unipolar alcançam o cérebro médio através do nervo intermediário.

A maioria dos processos periféricos passa para os botões do gosto dos dois terços rostrais da língua através dos **nervos corda do tímpano e lingual.** Outras fibras passam através dos nervos palatino menor e petroso maior para o palato mole, e um pequeno número junta-se ao ramo auricular do vago. O nervo petroso maior se inicia no gânglio geniculado e une-se com o nervo petroso profundo para formar o nervo do canal pterigóide (nervo vidiano). O nervo petroso maior contém fibras parassimpáticas e sensoriais. As últimas fibras do nervo intermediário tornam-se o ramo motor do gânglio pterigopalatino. Os gânglios pterigopalatinos estão localizados na fossa pterigopalatina e podem ser observados juntos com os ramos do nervo maxilar. Eles são gânglios parassimpáticos relacionados principalmente com impulsos secretomotores do facial. O ramo parassimpático dos gânglios pterigopalatinos é o **nervo petroso maior,** e sua continuação representa o **nervo do canal pterigopalatino.** As fibras são pré-ganglionares parassimpáticas, e partem do cérebro médio através do nervo intermediário.

O nervo petroso menor é freqüentemente chamado de ramo simpático do gânglio pterigopalatino; entretanto, representa meramente a comunicação entre o gânglio e o sistema simpático. Ele contém fibras pós-ganglionares do gânglio simpático cervical cranial através do plexo carotídeo que passam através dos gânglios pterigopalatinos sem fazer sinapse. Acompanha os ramos do nervo pterigopalatino até à membrana mucosa da cavidade nasal e palato. O nervo facial é distribuído na musculatura derivada do segundo arco branquial e é classificado como EVE. As fibras AVE e EVG representam o nervo intermediário. As EVG (parassimpático pré-ganglionar) são secretomotoras para as glândulas salivares e as glândulas da cavidade nasal e glândula lacrimal. Os corpos celulares das fibras EVG estão localizados no núcleo salivar inferior. As fibras estão distribuídas pelos nervos da corda do tímpano e petroso maior e ramos para os gânglios sublingual, mandibular e pterigopalatino. O gânglio geniculado contém corpos celulares que representam fibras nervosas sensoriais transportando os impulsos AV e AVE. Os processos periféricos dos nervos sensoriais estão distribuídos através da corda do tímpano e feixes do gosto dos dois terços rostrais da língua. Deste modo, o nervo facial é um nervo misto contendo cinco diferentes tipos de fibras.

NERVO VESTIBULOCOCLEAR (VIII)

O **nervo vestibulococlear** recebe fibras aferentes da orelha interna, as quais têm a classificação ASE. O nervo tem sua origem na face lateral da medula caudalmente à origem do nervo facial. Ele percorre lateralmente o meato acústico interno. No meato, divide-se em dois nervos ou dois grupos de fibras: a **parte vestibular,** a qual participa do equilíbrio, e a **parte coclear** da audição. O nervo vestibular divide-se em vários ramos, os quais são distribuídos para a mácula do utrículo e sáculo e para a crista ampular dos canais semicirculares. As fibras come-

çam nas células bipolares no **gânglio vestibular.** O nervo coclear tem início nas células bipolares do **gânglio espiral** e processos periféricos, e estão distribuídos no órgão espiral (órgão de Corti).

NERVO GLOSSOFARÍNGEO (IX)

O **nervo glossofaríngeo** é um nervo misto e, como o nome faz subentender, está distribuído na língua e faringe. Suas fibras sensoriais são ambas viscerais e somáticas; e suas fibras motoras, geral e eferente visceral especial. As fibras aferentes somáticas suprem a membrana mucosa da faringe e porção caudal da língua. As aferentes viscerais especiais suprem os botões gustativos da parte caudal da língua. As aferentes viscerais gerais chegam ao seio carotídeo e ao corpo carotídeo através dos pressorreceptores e quimiorreceptores presentes nestas estruturas. As fibras eferentes viscerais especiais suprem caudalmente o estilofaríngeo, e as eferentes viscerais gerais são, principalmente, secretomotoras para a glândula parótida. O nervo apresenta dois gânglios — um **proximal** (jugular) e um **distal** (petroso). Estes dois gânglios contêm corpos celulares de fibras aferentes. As células nervosas de origem possuem fibras parassimpáticas pré-ganglionares (EVG), situadas na parte superiorϕ do núcleo salivar. Os dois gânglios não são sempre inteiramente visíveis nos animais domésticos.

O **nervo timpânico** (nervo de Jacobson) é um ramo do nervo glossofaríngeo. Este nervo envia fibras parassimpáticas para a glândula parótida através do gânglio óptico, e fibras sensoriais para a membrana mucosa da orelha média. O nervo timpânico origina-se no gânglio distal. Ele penetra na cavidade timpânica através do pequeno canal timpânico na porção petrosa do osso temporal. Auxilia o **plexo timpânico** em companhia dos **nervos caroticotimpânicos,** os quais representam o plexo carotídeo dos nervos simpáticos que também penetram na cavidade timpânica.

O **nervo petroso menor** (*n. petrosus minor*) é uma continuação do nervo timpânico após o plexo. O plexo existe na superfície do promontório, o qual é uma proeminência formada pela cóclea na parede interna ou medial da orelha média. O nervo petroso menor termina no gânglio óptico como seu ramo visceromotor ou parassimpático. No canal facial ele está unido por um filamento ao gânglio geniculado do nervo facial.

NERVO VAGO (X)

O **nervo vago** (Figs. 35-22 e 23) é o maior e mais extensamente distribuído dos nervos cranianos. Ele tem distribuição extensiva na cabeça, pescoço, tórax e abdome. Supre as fibras aferentes e eferentes para a faringe e laringe, e comunica-se livremente com o gânglio simpático e ramos. Apresenta fibras somáticas, aferentes viscerais e aferentes viscerais especiais e gerais; a última fornece inervação motora para a musculatura derivada dos três últimos arcos branquiais. As fibras somáticas sensoriais suprem a pele da superfície caudal da orelha externa e do meato acústico externo. Elas são representadas por **ramos auriculares** do nervo vago. As fibras aferentes viscerais gerais suprem a membrana mucosa da faringe,

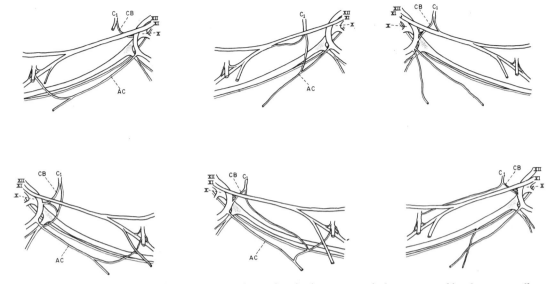

Figura 13-13. Variações da alça cervical e ramo comunicante do primeiro nervo cervical para o nervo hipoglosso em ovelha.

AC, Alça cervical;
C_1, Ramo ventral do primeiro n. cervical;
CB, Ramo comunicante de C_1 para o n. hipoglosso;

X, N. vago;
XI, N. acessório;
XII, N. hipoglosso.
(Segundo Godinho, 1968.)

laringe, brônquios, pulmões, coração, esôfago, estômago, intestinos e outras vísceras. As eferentes viscerais gerais (parassimpáticas) são fibras nervosas pré-ganglionares que estão distribuídas para o coração e suprem os músculos lisos e glândulas do esôfago, estômago, traquéia, brônquios, trato biliar e mais as vísceras intestinais e abdominais. Fibras eferentes viscerais especiais suprem os músculos voluntários da laringe e faringe. O nervo vago emerge da medula oblonga e passa através do forame jugular. No forame o nervo apresenta um **gânglio proximal** (jugular) e ventralmente ao forame ele apresenta o **gânglio distal** (nodoso). Células ganglionares sensoriais unipolares estão presentes em ambos os gânglios, o proximal e distal; entretanto, gânglios distintos não estão sempre presentes em todos os animais domésticos. Ventralmente ao gânglio distal o nervo vago está ligado ao tronco simpático para tornar-se **tronco vagossimpático,** o qual atravessa a bainha carótida em direção inferior ao pescoço e entra no tórax; além disso o curso do nervo difere nos dois lados do corpo.

NERVO ACESSÓRIO (XI)

O **nervo acessório** consiste em duas partes que diferem em origem e função. Ele é formado pela união da porção cranial e caudal. O ramo cranial (*radices craniales*) emerge da medula oblonga, enquanto que ramos espinhais (*radices spinales*) emergem do lado da medula espinhal entre C_3 e C_7, dependendo das espécies. As células de origem estão na coluna ventral da substância cinzenta da medula espinhal, e os ramos espinhais unem-se para formar o tronco que ascende no canal vertebral para entrar na cavidade cranial através do forame magno, onde ele está unido por diversas raízes na medula oblonga. Ele entra no forame jugular caudal juntamente com o nervo vago. A porção cranial ou bulbar junta-se ao nervo vago próximo do gânglio caudal do nervo vago. A porção cranial do nervo acessório contém fibras motoras para músculos esqueléticos, e é considerada como uma parte do nervo vago por vários autores (Pearson e colaboradores 1964).

A porção espinhal, ou ramo external do nervo acessório, está distribuída pelo músculo trapézio e porções do braquiocefálico e músculos esternocefálicos, dependendo das espécies.

NERVO HIPOGLOSSO (XII)

O **nervo hipoglosso** é o nervo motor da língua. Ele emerge através do forame hiploglosso. Supre fibras para os músculos extrínsecos e intrínsecos da língua. Anastomoses ocorrem com ramos do nervo lingual. Ele se conecta com variável número de nervos cervicais, dependendo das espécies (Fig. 13-13). "Os ramos do nervo hipoglosso para a língua (*rr. linguales*) são conceituados igualmente por conterem fibras sensoriais proprioceptoras com células de origem nos ramos ganglionares do primeiro (embora presente) e segundo nervos cervicais dorsais" (Goss, 1966).

BIBLIOGRAFIA

Beattie, J., G. R. Brow, and C. N. L. Long. 1930. Physiological and anatomical evidence for the existence of nerve tracts connecting the hypothalamus with spinal sympathetic centres. Proc. Roy. Soc. B 106:253–275.

Bowne, J. G. 1959. Neuroanatomy of the brachial plexus of the dog. Ph.D. Thesis, Iowa State University, Ames.

Breazile, J. E., R. L. Kitchell and Y. Naitoh. 1963. Neural bases of pain in animals. Proc. 15th Res. Conf. Am. Meat Inst. Found. U. of Chic., pp. 53–65.

Cajal, S. R. 1928. Degeneration and Regeneration of the Nervous System. Translated and edited by R. M. May. London, Oxford University Press.

Cauna, N. 1959. The mode of termination of sensory nerves and its significance. J. Comp. Neurol. 113:169–210.

Crosby, E. C., T. Humphrey, and E. W. Lauer. 1962. Correlative Anatomy of the Nervous System. New York, The Macmillan Co.

Gandhi, S. S. 1966. Cutaneous Nerves of the Trunk of the Domestic Pig, with Special Reference to the Spinal Nerves. M.S. Thesis, Iowa State University, Ames.

Gardner, E., D. J. Gray and R. O'Rahilly. 1969. Anatomy: A Regional Study of Human Structure. 3rd ed. Philadelphia, W. B. Saunders Company.

Getty, R. 1953. Veterinary Anatomy: Illustrated Lecture Outline for Agricultural Science Students. Minneapolis, Burgess Publishing Co.

Godinho, H. P. 1968. A comparative anatomical study of the cranial nerves in goat, sheep and bovine; their distribution and related autonomic components. Ph.D. Thesis, Iowa State University, Ames.

Goss, C. M. 1966. Gray's Anatomy of the Human Body. 28th ed. Philadelphia, Lea & Febiger.

Guth, L. 1956. Regeneration in mammalian peripheral nervous system. Physiol. Rev. 36:441–478.

Hamburger, V. 1957. The life history of a nerve cell. Am. Sci. 45: 263–277.

House, E. L., and B. Pansky. 1967. A Functional Approach to Neuroanatomy. 2nd ed. New York, Blakiston Division, McGraw-Hill Book Co., Inc.

Johnston, J. B. 1914. The nervus terminalis in man and mammals. Anat. Rec. 8:185–198.

Kitchell, R. L. 1964. Pain – Its evaluation in animals. Proc. Symp. Electroanesth., Colorado State Univ.

Kitchell, R. L., B. Campbell, T. A. Quilliam and L. L. Larson. 1955.

Neurological factors in the sexual behavior of domestic animals Proc. Book Am. Vet. Med. Assoc. 92nd Annual Meeting, Min neapolis Aug. 15–18, pp. 177–189.

Koch, T. 1970. Lehrbuch der Veterinäri-Anatomie. Band III, 2nd ed. Jena Gustav Fisher Verlag.

Kuntz, A. 1950. A Text-book of Neuro-anatomy. 5th ed. Philadelphia Lea & Febiger.

Larsell, O. 1918. Studies on the nervus terminalis: Mammals. J. Comp. Neurol. 30:3–68.

Larsell, O. 1950. The nervus terminalis. Ann. Otol., Rhinol. Laryng. 59:414–438.

Larsell, O. 1951. Anatomy of the Nervous System. 2nd ed. New York, Appleton-Century-Crofts, Inc.

McCotter, R. E. 1912. The connection of the vomeronasal nerves with the accessory olfactory bulb in the opossum and other mammals. Anat. Rec. 6:299–318.

McCotter, R. E. 1913. The nervus terminalis in the adult dog and cat. J. Comp. Neurol. 23:145–152.

Meyling, H. A. 1953. Structure and significance of the peripheral extension of the autonomic nervous system. J. Comp. Neurol. 99:485–543.

Miller, M. E., G. C. Christensen and H. E. Evans. 1964. Anatomy of the Dog. Philadelphia, W. B Saunders Company.

Mitchell, G. A. G. 1953. Anatomy of the Autonomic Nervous System. Edinburgh, E. & S. Livingstone, Ltd.

Nomina Anatomica Veterinaria. 1968. World Association of Veterinary Anatomists, Vienna.

Pearson, A. A., R. W. Sauter and G. R. Herrin. 1964. The accessory nerve and its relation to the upper spinal nerves. Am. J. Anat. 114:371–391.

Pinkus, F. 1894. Über einen noch nicht beschriebenen Hirnnerven des Protopterus annectens. Anat. Anz. 9:562–566.

Rucker, C. W. 1966. History of the numbering of cranial nerves. Mayo Clinic. Proc. 41:453–461.

Sperry, R. W. 1945. The problem of central nervous reorganization after nerve regeneration and muscle transposition. Quart. Rev. Biol. 20:311–369.

Windle, W. F. 1956. Regeneration of axons in the vertebrate central nervous system. Physiol. Rev. 36:427–440.

Woodburne, R. T. 1969. Essentials of Human Anatomy. 4th ed. New York, Oxford University Press.

Yntema, C. L., and W. S. Hammond. 1947. The development of the autonomic nervous system. Biol. Rev. 22:344–359.

SISTEMA NERVOSO CENTRAL

H.-D. Dellmann *e* R. C. McClure

O sistema nervoso central compreende a **medula espinhal** e o **cérebro,** os quais estão envolvidos pelas **meninges.** As meninges são constituídas de três membranas; elas são, de fora para dentro: (1) a dura-máter, (2) a aracnóide e (3) a pia-máter.

O cérebro desenvolve-se da parte rostral do **tubo neural.** Durante o primitivo desenvolvimento embriológico ele está subdividido no **prosencéfalo,** rostralmente, e no **rombencéfalo,** caudalmente.

A parte rostral do prosencéfalo é o **telencéfalo,** e pode ser subdividido filogeneticamente no velho **rinencéfalo e núcleos da base** e o **pálio,** situado dorsalmente. A parte mais caudal do prosencéfalo, que ocupa a parte central no cérebro completamente desenvolvido, é o **diencéfalo.** O rombencéfalo, no cotovelo, é inicialmente subdividido em duas partes: o **mesencéfalo** rostral, que está ao nível do aqueduto mesencefálico, e a parte caudal, que continua para ser chamado de **rombencéfalo.** O rombencéfalo subseqüentemente divide-se em **metencéfalo,** que consiste em ponte e o **cerebelo,** e o **mielencéfalo** ou

medula oblonga. As divisões do cérebro são sumarizadas no Quadro 13-3.

MEDULA ESPINHAL *(Medulla spinalis)*

A **medula espinhal** é aquela parte do sistema nervoso central caudal ao cérebro que está contida no canal vertebral. A porção cranial da medula espinhal é contínua com a medula oblonga do cérebro ao nível do forame magno do crânio. Nos diferentes animais domésticos a parte final caudal da medula espinhal varia em relação com a última vértebra lombar e o sacromédio. Um corte seccional da medula espinhal apresenta tamanho e forma variadas nos diferentes níveis do canal vertebral.

A medula espinhal tem um **sulco mediano dorsal** longitudinal raso estendendo-se em todo o comprimento. O sulco mediano dorsal divide a porção dorsal da medula espinhal em duas metades. O **septo mediano dorsal** estende-se ventralmente do sulco

Quadro 13-3. *Origem das Principais Porções do Cérebro*

Segmentos iniciais	Segmentos primários	Segmentos secundários	Derivados principais	Cavidades
Prosencéfalo	Prosencéfalo (Vesícula rostral)	Telencéfalo	Pálio / Rinencéfalo / Corpo estriado	Ventrículos laterais
		Diencéfalo	Epitálamo / Tálamo / Hipotálamo	Terceiro ventrículo
Rombencéfalo	Mesencéfalo (Vesícula média)	Mesencéfalo	Tecto / Tegmento / Substância negra / Pedúnculo cerebral	Aqueduto mesencefálico (aqueduto cerebral)
	Rombencéfalo (Vesícula caudal)	Metencéfalo	Ponte / Cerebelo	Quarto ventrículo
		Mielencéfalo	Medula oblonga	

mediano dorsal para a substância intermédia central onde se localiza o canal central. O **sulco dorsolateral** é raso e através dele raízes dorsais dos nervos espinhais entram na medula espinhal. O **funículo dorsal** é a porção da medula espinhal localizada entre o sulco mediano dorsal e o sulco dorsolateral. Ele está dividido em duas partes pelo **sulco dorsolateral** no lado cranial da parte torácica e da parte cervical da medula espinhal. A porção medial do funículo dorsal é o **fascículo grácil**, e a porção lateral é o **fascículo cuneiforme**.

A **fissura mediana** ventral estende-se ao longo da superfície ventral da medula espinhal. Ela separa os dois funículos ventrais na linha média em duas partes. A saída das raízes ventrais dos nervos espinhais caracteriza a extensão lateral do **funículo ventral**. Um muito raso e indistinto sulco lateral ventral ou ranhura está às vezes presente onde as raízes ventrais dos nervos espinhais saem da medula espinhal. O **funículo lateral** está localizado na superfície lateral da medula espinhal entre a entrada das raízes dorsais, na medula espinhal, e a emergência das raízes ventrais da medula espinhal.

A medula espinhal está dividida em **partes: cervical, torácica, lombar, sacral** e **caudal** ou coccígeana. As partes mencionadas correspondem às áreas da medula espinhal nas quais os nervos espinhais cervical, torácico, lombar, sacral e caudal ou coccígeano estão conectados.

A medula espinhal pode ser dividida em **segmentos.** O segmento da medula espinhal é aquela parte da medula onde um par de raízes do nervo espinhal entra e sai da medula espinhal. O segmento da medula espinhal é denominado de acordo com o par de nervo espinhal conectado com ele (por exemplo, o terceiro segmento da medula espinhal [L3] é a parte da medula espinhal onde as fibras das raízes do terceiro nervo espinhal lombar entram e saem da medula espinhal). O terceiro cervical caudal e o segundo segmento cranial torácico da medula espinhal são largos em diâmetro e formam o **enlargamento cervical** *(intumescentia cervicalis)*. Este enlargamento é devido ao aumento do número de células nervosas e fibras nesta área, as quais são mencionadas no plexo braquial e nos músculos do membro

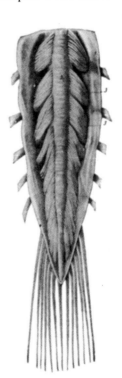

Figura 13-14. Cauda eqüina de cavalo.

1, Dura e aracnóide dividida e refletida;
2, Medula espinhal;
3, Ramos dorsais, nervos espinhais.
(Segundo Ellenberger, 1908.)

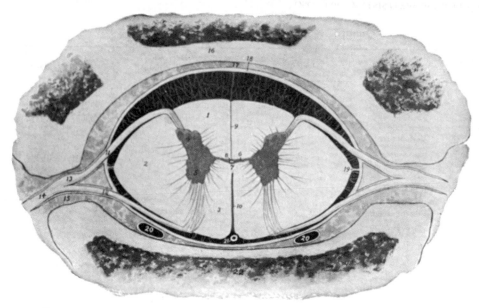

Figura 13-15. Corte transversal da medula espinhal, in situ, ampliado e em parte esquemático.

1, Funículo dorsal;
2, Funículo lateral;
3, Funículo ventral;
4, Coluna dorsal;
5, Coluna ventral;
6, Comissura cinzenta;
7, Comissura branca;
8, Canal central;
9, Septo dorsal;
10, Fissura ventral;
11, Ramo dorsal;
12, Ramo ventral;
13, Gânglio do ramo dorsal;
14, N. espinhal;
15, Forame intervertebral;
16, Arco da vértebra;
17, Espaço epidural;
18, Dura-máter (representada por uma pequena parte grossa);
19, Ligamento denteado;
20, Plexo venoso vertebral interno ventral;
21, A. espinhal ventral;
22, Corpo da vértebra.

As cavidades subdural e subaracnóide (negro) são atravessadas por delicadas trabéculas. A outra parte da aracnóide e a pia-máter não aparecem.

torácico. O **enlargamento lombar** (*intumescentia lumbalis*) ocorre nos últimos três lombares e primeiros dois ou três segmentos da medula espinhal, os quais são associados com o plexo lombossacral e membro pélvico.

A extremidade caudal da medula espinhal é cônica no ponto caudal dos segmentos lombares e é referida como o **cone medular**. No cone um fino filamento não nervoso da pia-máter, o **filo terminal**, estende-se caudalmente no saco dural. O filo terminal torna-se incorporado ao filo da dura-máter espinhal (*filum durae matris spinalis*) ao final da cauda do saco dural.

A porção caudal da medula espinhal e os ramos dos nervos espinhais estão imóveis; porque eles relembram a cauda de cavalo, são, algumas vezes, chamados de **cauda eqüina** (Fig. 13-14). Durante o primitivo desenvolvimento os segmentos da medula espinhal são reunidos ao nível do forame intervertebral. Posteriormente, como a coluna vertebral aumenta no comprimento mais do que a medula espinhal, os ramos nervosos são obrigados a um curso caudal ao longo do lado da medula espinhal, com o intervalo entre a origem do nervo espinhal e seus forames intervertebrais de saída aumentados.

A chamada retrogressão da medula espinhal é mais assinalada nas regiões caudais lombar e sacral. No homem a retrogressão da medula espinhal é tão grande que o fim da medula espinhal é aproximadamente na junção da primeira e segunda vértebra lombar. Nos diferentes animais domésticos elas variam da última vértebra lombar até ao nível sacral médio.

A medula espinhal pode ser dividida em duas partes (Fig. 13-15): a substância cinzenta, localizada profundamente, a qual é predominante nos corpos celulares dos nervos, e a substância branca, na qual fibras nervosas predominam, e está localizada superficialmente. O **canal central** é remanescente da cavidade do tubo neural embriônico na medula espinhal.

SUBSTÂNCIA CINZENTA (*substantia grisea*). A **substância cinzenta** da medula espinhal está distribuída em colunas que se estendem em toda a extensão da medula espinhal. A substância cinzenta da medula espinhal em corte transversal tem a forma da letra H. A protuberância dorsal de cada lado é a **haste dorsal** (*cornu dorsale*). A protuberância ventral é a **haste ventral** (*cornu ventrale*). As hastes dorsais e ventrais são grandes enlargamentos cervical e lombossacral da medula espinhal porque um grande número de células nervosas estão associadas com a musculatura dos membros. A **substância intermédia central** é a substância cinzenta que circunda o canal central. A substância cinzenta dorsal e ventral ao canal central é chamada de **comissuras cinzentas** dorsal e ventral (*comissurae griseae*) e contém um grande número de fibras nervosas, particularmente na comissura dorsal. A substância intermédia central é contínua com a **substância intermédia lateral**, que está localizada entre as hastes cinzentas dorsal e ventral. A **haste lateral** (*cornu laterale*) é a projeção lateral da substância intermédia lateral, e é proeminente na parte toracolombar da medula espinhal. A haste cinzenta dorsal está revestida ou capeada pela substância cinzenta do ápice da haste dorsal (*apex cornus dorsalis*) e a *substância gelatinosa*. Na área cervical cranial a haste cinzenta dorsal e a substância gelatinosa são contínuas com o núcleo espinhal do nervo trigêmeo. Uma projeção lateral, o **núcleo cervical lateral**, estende-se na parte dorsal da haste cinzenta dorsal, na área cervical cranial. O **núcleo torácico**, antigamente chamado o núcleo dorsal ou coluna de Clark, está localizado na junção do lado medial da haste com a substância cinzenta intermédia central nas porções torácica e lom-

GENERALIDADES SOBRE O SISTEMA NERVOSO

bar cranial da medula espinhal. Na parte cervical da medula espinhal, exceto nos dois segmentos caudais, o núcleo motor do nervo acessório está localizado na face lateral da substância intermédia lateral. Os axônios das células nervosas do núcleo seguem lateralmente através da substância branca e emergem na face lateral da medula espinhal. As fibras emergem e voltam-se para formar o ramo espinhal do décimo primeiro nervo cranial, o nervo acessório.

SUBSTÂNCIA BRANCA (*substantia álba*). A **substância branca** está dividida em três principais regiões pela entrada dorsal e emergência das raízes dos nervos espinhais. A região entre o sulco mediano dorsal e septo na linha média e as raízes dorsais e haste cinzenta dorsolateral é o **funículo dorsal**. A porção entre as raízes dorsal e ventral dos nervos espinhais limitada medialmente pela substância cinzenta das hastes dorsal, lateral e ventral é o **funículo lateral**. O **funículo ventral** está entre as raízes ventral e a fissura mediana ventral. A porção dorsal da direita e funículo esquerdo reúnem-se na linha média e formam a comissura branca. A substância branca do funículo é mais ou menos dividida em feixes ou grupos de fibras que estão firmemente associadas funcionalmente. Os feixes ou grupos são denominados como os tratos ou fascículos. Em muitos casos os nomes de tratos indicam a origem e a terminação de fibras nele. Por exemplo, o trato rubroespinhal chega ao núcleo rubro e termina na medula espinhal, e o trato espinocerebelar chega à medula espinhal e termina no cerebelo. Os sistemas de tratos ou fibras enumeradas abaixo são desenvolvidos em diferentes graus nas diversas espécies de animais domésticos e, em alguns casos, são pouco conhecidos ou somente avaliáveis incompletamente em literatura. As maiores diferenças conhecidas podem ser mencionadas nas diferentes espécies, como elas são descritas.

O **funículo dorsal** está dividido em duas partes principais: o fascículo grácil que se estende da parte caudal da medula espinhal para a medula oblonga e o fascículo cuneiforme que se estende da porção média do tórax da medula espinhal para a medula oblonga. O **funículo lateral** é constituído dos seguintes tratos descendentes ou sistema de fibras: o trato piramidal lateral, fibras tectoespinhais laterais, o trato reticuloespinhal lateral e o trato dorsolateral, os quais estão localizados no profundo sulco dorsolateral e contêm fibras nervosas descendentes, bem como fibras ascendentes. Os seguintes tratos ascendentes ou sistemas de fibras são encontrados no funículo lateral: tratos espinocerebelar dorsal e ventral, trato espinotetal e trato espinotalâmico. O **funículo ventral** tem sistemas de fibras ascendentes e descendentes: fascículo longitudinal medial com as partes comissuroespirthal e reticuloespinhal, o trato piramidal ventral, o trato vestibuloespinhal e o trato espinotalâmico. Os *fascículos próprios* são constituídos por fibras nervosas, as quais estão localizadas adjacentes à substância cinzenta e cursa entre segmentos adjacentes ou entre alguns segmentos da medula espinhal.

CÉREBRO

O **cérebro** (*encéfalo*) (Figs. 13-16 e 17) é a parte rostral enlargada do sistema nervoso central, e está situado na cavidade cranial. Ele está rigorosamente adaptado nesta cavidade em área e forma; deste modo, um certo grau de alteração endocrinal reflete na forma e área do cérebro.

Por instrutivo propósito e para conveniente descrição das principais relações anatômicas, o cérebro pode ser subdividido em tronco cerebral, cérebro e cerebelo. O tronco cerebral está situado na parte basal do cérebro e recoberto por outras duas partes. O cérebro, que é a parte maior do encéfalo, está separado do cerebelo, localizado caudalmente, por uma profunda fissura (*fissura transversa cerebri*) e subdividido em duas metades simétricas, os hemisférios, por uma fissura longitudinal. Os hemisférios têm numerosas depressões (*sulci cerebri*) e circunvoluções (*gyri cerebri*) em suas superfícies.

A maior parte dos nervos craniais emerge da superfície basal do cérebro. O décimo segundo (hipoglosso) nervo começa no sulco lateral ventral na linha ao longo da parede lateral da pirâmide, na porção caudal da medula oblonga. É quase impossí-

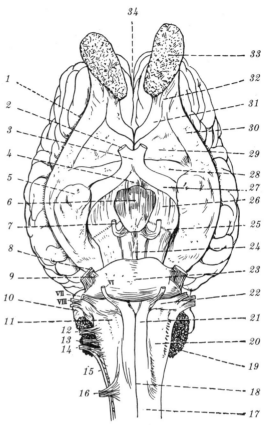

Figura 13-16. Croqui da base do cérebro de cavalo.

1, Sulco rinal lateral, parte rostral;
2, N. óptico;
3, Quiasma óptico;
4, Túber cinéreo;
5, Lobo piriforme, parte caudal;
6, Hipófise;
7, N. oculomotor;
8, N. trigêmeo, ramo sensorial;
9, N. trigêmeo, ramo motor;
10, Cerebelo;
11, Tubérculo facial;
12, N. glossofaríngeo;
13, N. vago;
14, N. acessório;
15, N. acessório, ramo espinhal;
16, N. hipoglosso;
17, Medula espinhal;
18, Fissura mediana e decussação das pirâmides;
19, Plexo coróide do quarto ventrículo;
20, Medula oblonga;
21, Pirâmide;
22, Corpo trapezóide;
23, Ponte;
24, Fossa interpeduncular;
25, Trato peduncular transverso;
26, Pedúnculo cerebral;
27, Trato óptico;
28, Giro diagonal;
29, Lobo piriforme, parte rostral;
30, Trato olfatório lateral;
31, Trato olfatório medial;
32, Pedúnculo olfatório;
33, Bulbo olfatório;
34, Fissura longitudinal;
VI, N. abducente;
VII, N. facial;
VIII, N. vestibulococlear.

vel se separar os seus ramos do décimo nervo (vago) e o nono nervo (glossofaríngeo). Todos seus ramos originam-se no sulco lateral dorsal, quase na linha da parede lateral da medula oblonga. O ramo quase caudal do nervo vago mistura-se com o ramo espinhal do nervo acessório que é o último nervo rostral a estender-se ao longo da parede da medula

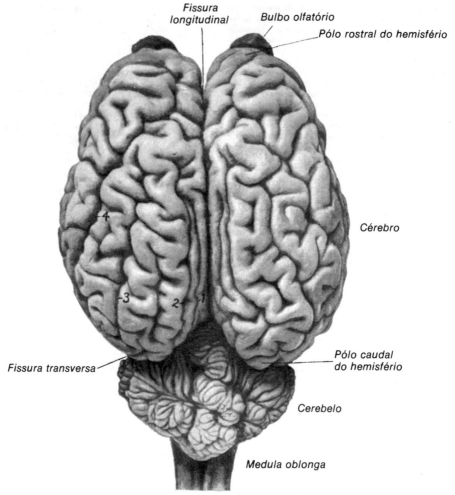

Figura 13-17. Cérebro de cavalo; vista dorsal, aproximadamente 5/7 do tamanho natural. Endurecido in situ
1, Sulco endomarginal;   *2*, Sulco marginal;   *3*, Sulco ectomarginal;   *4*, Sulco supra-silviano.

oblonga. O ramo quase caudal do vago tem sido referido como o ramo cranial (medular) do nervo acessório. Foi mostrado que as fibras nestes ramos compõem o ramo laríngeo recorrente do vago; ele deve ser considerado como ramo do nervo vago. O oitavo nervo (vestibulococlear) se origina a poucos milímetros caudolateralmente do sétimo nervo (facial), na extremidade lateral do corpo trapezóide. O sexto nervo (abducente) emerge entre a parede lateral da pirâmide e a parede caudal do corpo trapezóide. O quinto nervo (trigêmeo) começa na parte lateral da ponte e é composto de dois ramos, o ramo sensorial e o ramo motor. O quarto nervo (troclear) chega ao ponto rostral do véu medular rostral na face dorsal do tronco cerebral e emerge entre a ponte e o cérebro. O terceiro nervo (oculomotor) começa na fossa intercrural. O segundo nervo (óptico)* aparece na superfície ventral entre o lobo piriforme e o pedúnculo cerebral (pedúnculos). O primeiro nervo (olfatório) emerge com numerosas e pequenas fibras das superfícies ventral e lateral do bulbo olfatório. (Para maiores detalhes veja a seção sobre nervos craniais.)

O **tronco cerebral** consiste na continuação da medula espinhal, isto é, a *medula oblonga*, seguida rostralmente pela ponte, orientada transversalmente, e o mesencéfalo. Dorsalmente identifica-se a **fossa rombóide** ao nível da ponte e a medula oblonga. Esta fossa representa o soalho do quarto ventrículo, o qual está limitado lateralmente pelos pedúnculos cerebelares. Rostralmente a ele estão os corpos quadrigêmeosφ (colículos rostral e caudal) e o tálamo.

Rombencéfalo

MEDULA OBLONGA
(Mielencéfalo)

Rostralmente estende-se da médula, que é discutível, em virtude do relativo desenvolvimento e ta-

---

*Como o olho é parte do cérebro, ele pode ser referido por sua conexão nervosa com o resto do cérebro como o "trato óptico"; concordando com a Nomina Anatomica e a N.A.V., o termo errôneo "nervo óptico" será mantido.

GENERALIDADES SOBRE O SISTEMA NERVOSO

manho de fibras transversas da ponte entre as diferentes espécies; o grande desenvolvimento ocorre no homem. Na medula oblonga as partes mais proeminentes que se distinguem caudalmente à ponte constituem as **pirâmides,** dois feixes de fibras orientadas longitudinalmente que progressivamente desaparecem em direção ao início da medula espinhal. A este nível a maior parte dessas fibras cruzam para o lado oposto; este cruzamento, da maior parte, é chamado **decussação das pirâmides.** As pirâmides estão separadas pela continuação da **fissura mediana ventral** da medula espinhal e são limitadas lateralmente pelo **sulco lateral ventral.** O trato de fibras transverso caudal à ponte é o **corpo trapezóide** *(corpus trapezoideum),* que passa profundamente pela pirâmide onde suas fibras cruzam a linha média. Os nervos craniais VII e VIII originam-se na extremidade lateral do corpo trapezóide. O VI nervo cranial emerge no ângulo formado pela borda caudal do corpo trapezóide e a borda lateral da pirâmide. O tubérculo facialɸ está localizado em idêntica situação, e limitado lateralmente pelo sulco dorsolateral. A extensão deste sulco é praticamente limitada pelo tubérculo facial e mais caudalmente, no mesmo nível, pela origem dos nervos craniais IX, X e XI; ele começa imperceptivelmente em virtude da presença das fibras arqueadas superficiais, que se dirigem dorsolateralmente ao sulco lateroventral.

A medula oblonga experimenta uma considerável e rápida troca do modelo microscópico da medula espinhal da porção caudal para a rostral. Nesse ponto se dá uma grande troca na distribuição de substância cinzenta e uma pequena troca na substância branca que é aparente e, então, muitos tratos e fascículos podem ser facilmente identificados da medula espinhal para a medula oblonga e vice-versa.

Microscopicamente a medula oblonga e a porção tegmental do metencéfalo e mesencéfalo contêm a também chamada *formação reticular* rombencefálica. A formação reticular contém neurônios que são associados com funções viscerais e somáticas. Todos os nervos craniais, exceto o olfatório e óptico, começam ou terminam no interior do tronco encefálico e na formação reticular. A formação reticular constitui uma grande porção do tronco encefálico e é uma mistura de substância cinzenta e branca. Como o nome indica, a substância cinzenta preenche muito do espaço entre as fibras da substância branca e, em corte transversal ao microscópio, ela aparece reticulada. As vias motoras e sensoriais sofrem um significante rearranjamento em virtude de passarem através do tronco cerebral no seu caminho para a medula espinhal. O cerebelo tem extensiva conexão com o tronco cerebral e estruturas no interior da formação reticular.

Na descrição seguinte das estruturas principais da **formação reticular medular,** a **formação reticular pontina** é também incluída por causa da sua similaridade e continuidade com a medula. As substâncias cinzenta e branca podem ser consideradas separadamente. As conexões anatômicas e funcionais e muitas estruturas não têm sido completamente pesquisadas em animais domésticos.

SUBSTÂNCIA CINZENTA. O **núcleo** motor ou **eferente** dos nervos hipoglosso, abducente, vago*, glossofaríngeo e facial é localizado na medula oblonga, e o núcleo motor dos nervos abducente e trigêmeo está situado na junção da medula oblonga e metencéfalo. (Para detalhes adicionais veja também a discussão de nervos craniais.)

O **núcleo hipoglosso** *(nucleus motorius n. hypoglossi)* é contínuo com a coluna ventral da medula espinhal. O núcleo hipoglosso está localizado lateral e ventralmente onde o canal central abre-se no quarto ventrículo; ele é ventral ao trígono hipoglosso do assoalho

do quarto ventrículo. Os axônios das células nervosas no núcleo dirigem-se ventralmente através da formação reticular, e emergem no sulco ventrolateral e em situação lateral à pirâmide.

O **núcleo abducente** *(nucleus motorius n. abducentis)* está localizado na posição similar, abaixo 1 cm, diretamente rostral à porção final rostral do núcleo hipoglosso. Ele está localizado ventralmente ao joelho do nervo facial no soalho do quarto ventrículo, na junção do mielencéfalo e metencéfalo. Os axônios das células nervosas no núcleo abducente dirigem-se ventralmente através da formação reticular, e emergem através do sulco lateroventral na extremidade caudal do corpo trapezóide.

O **núcleo parassimpático** ou motor dorsal do **nervo vago** está localizado lateralmente ao núcleo hipoglosso. Ele estende-se mais distante rostralmente do que o núcleo hipoglosso, e está por baixo do trígono vagal no quarto ventrículo. O **núcleo parassimpático do nervo glossofaríngeo** continua rostralmente ao núcleo parassimpático do nervo vago.

O **núcleo ceruleus** está localizado no *locus ceruleus* e é considerado o núcleo de origem de algumas fibras eferentes do nervo facial. As fibras são distribuídas através do nervo petroso superficial para o gânglio pterigopalatino e através do qual as glândulas lacrimal e nasal recebem o suprimento nervoso.

O **núcleo ambíguo** *(nucleus motorius nn. vagi et glossopharyngei)* é, antes de tudo, difusa coleção de células nervosas localizadas ventromedialmente ao trato espinhal e ao núcleo do nervo trigêmeo, na formação reticular. Ele é contínuo com a coluna lateral cinzenta da medula espinhal cervical caudalmente, e estende-se rostralmente ao nível da extensão do núcleo parassimpático do nervo glossofaríngeo. A porção caudal do núcleo ambíguo é denominada o núcleo motor do nervo acessório quando se considera as raízes caudais do nervo vago como ramo bulbar do nervo acessório. Os axônios das células nervosas no núcleo ambíguo dirigem-se dorsolateralmente e ligam-se às fibras do núcleo parassimpático do glossofaríngeo e nervo vago para emergir através do indistinto sulco dorsolateral na face lateral da medula oblonga.

O **núcleo facial** *(nucleus motorius n. facialis)* está localizado lateralmente às pirâmides e caudalmente ao corpo trapezóide. Axônios das células nervosas no núcleo facial dirigem-se dorsomedialmente e passam dorsalmente sobre o núcleo abducente, neste caso lateroventralmente, para emergirem próximo ao final lateral do corpo trapezóide. A porção motora das fibras nervosas passando sobre o núcleo abducente é chamada de joelho do nervo facial e está localizada ventralmente ao colículo facial no soalho do quarto ventrículo.

O **núcleo motor do nervo trigêmeo** está localizado imediatamente rostral e dorsalmente ao núcleo facial e ao núcleo dorsal do corpo trapezóide (oliva rostral). Ele é profundo às fibras transversas da ponte, e os axônios dos neurônios no núcleo dirigem-se rostral e lateralmente através das fibras transversas da ponte, para formar o ramo motor do nervo trigêmeo.

Os núcleos associados com as fibras **aferentes** dos nervos vago, glossofaríngeo, vestibulococlear, facial e trigêmeo estão localizados na medula oblonga e porção tegmental da ponte.

O **núcleo do trato solitário** está em situação paralela aos núcleos parassimpáticos dos nervos vago e glossofaríngeo. Ele está localizado lateralmente e estende-se aproximadamente na mesma extensão rostrocaudalmente. O núcleo do trato solitário recebe fibras aferentes participantes do sentido do gosto e aferentes viscerais que penetram no tronco cerebral através dos nervos vago, glossofaríngeo e facial. O núcleo envolve o trato solitário, o qual é composto de muitas fibras aferentes dos nervos craniais acima mencionados. O enlargamento da porção rostral do núcleo do trato solitário é ocasionalmente chamado de núcleo gustatório porque ele recebe as "fibras do gosto" dos nervos craniais VII e IX.

O **núcleo do trato espinhal do nervo trigêmeo** é um núcleo muito extenso e pode ser dividido em três partes, a parte caudal ou descendente, a parte interpolar e a parte rostral. O núcleo espinhal do nervo trigêmeo estende-se do núcleo sensorial pontino do nervo trigêmeo para a coluna ou haste dorsal da medula espinhal na junção da medula espinhal e medula oblonga. Ele encontra-se profundamente no trato espinhal do nervo trigêmeo e recebe fibra aferente terminal que diz respeito à dor, temperatura e sensibilidade tátil, a qual penetra no trato dos nervos trigêmeo, facial, glossofaríngeo e vago.

Os **núcleos vestibulares** são em número de quatro e recebem a maior parte das fibras aferentes da porção vestibular do nervo vestibulococlear. Os núcleos são localizados na porção dorsolateral da ponte e medula oblonga. O núcleo vestibular caudal ou descendente está na face dorsomedial do trato espinhal e núcleo do nervo trigêmeo e medial para o pedúnculo cerebelar caudal. O núcleo

---

*O ramo mais caudal do nervo vago é às vezes chamado de ramo cranial (medular) do nervo acessório. As fibras no ramo são distribuídas perifericamente como ramos do nervo vago.

vestibular caudal é largo nas suas porções pontina e medular rostral. Os núcleos vestibulares medial e lateral estão situados imediatamente rostrais ao núcleo vestibular caudal e medial no pedúnculo cerebelar caudal. O núcleo vestibular rostral é rostrodorsal ao núcleo vestibular medial e lateral e medial ao pedúnculo cerebelar caudal quando ele se volve dorsalmente no cerebelo.

Os **núcleos cocleares** estão associados com a porção coclear do nervo vestibulococlear quando ele penetra no tronco cerebral, na junção pontino-medular. O núcleo coclear dorsal *(tuberculum acusticum)* está situado na face lateral e dorsal do pedúnculo cerebelar caudal e aparece como uma continuação do nervo coclear. O núcleo coclear ventral está localizado na junção da porção coclear ventral do VII nervo cranial e no corpo trapezóide.

Outros núcleos de tamanho considerável existentes na medula que não estão também diretamente associados com os nervos craniais são o núcleo peri-hipoglossal, o grácil, dorsalmente, o núcleo cuneato medial e lateral, o complexo de núcleos olivares, os núcleos do funículo lateral e corpo trapezóide. O **núcleo peri-hipoglosso** inclui: o *núcleo intercalado*, o qual está localizado entre o núcleo parassimpático do vago e núcleo hipoglosso; o *núcleo prepósito do nervo hipoglosso* que está localizado rostralmente ao núcleo hipoglossal e entre ele e os núcleos abducentes de Roller (núcleo sublingual), que está imediatamente adjacente, de modo ventral, no final da porção rostral do núcleo hipoglossal, nas fibras do nervo hipoglosso. O **núcleo grácil** está localizado ventralmente ao fascículo grácil e estende-se rostral à medula espinhal na junção de um ponto situado caudolateral do óbex. Ele está contínuo caudalmente com a substância cinzenta da medula espinhal em cada lado da linha média e está dorsal à porção final caudal do núcleo parassimpático do nervo vago. O **núcleo cuneato medial** fica situado ventralmente ao fascículo cuneato e lateralmente ao núcleo grácil. Ele é largo e estende-se mais rostralmente do que o núcleo grácil. O núcleo cuneato estende-se rostralmente ao núcleo cuneato até aproximadamente ao nível do óbex.

O **núcleo cuneato lateral** é lateral do núcleo cuneato medial e estende-se mais rostralmente do que o caudalmente. O núcleo cuneato rostral estende-se próximo ao nível da porção final rostral do núcleo hipoglosso. O núcleo do complexo olivar está localizado dorsolateralmente à pirâmide realmente na porção rostral de sua decussação. O núcleo olivar (inferior ou oliva caudal), como seu nome indica, é chamado oliva, por não ser muito igualmente como no homem. Núcleos olivares acessórios da oliva não são prontamente distinguíveis nos animais domésticos, nem é o hilo olivar também bem desenvolvido.

O **núcleo do funículo lateral** (núcleo reticular lateral) está localizado ventralmente ao núcleo caudal ou descendente do nervo trigêmeo de modo profundo ao trato espino cerebelar dorsal e ventral e fibras arqueadas externas. As fibras do nervo hipoglosso passam ao longo da borda medial do núcleo do funículo lateral. O **núcleo dorsal do corpo trapezóide** (núcleo olivar rostral) está localizado dorsalmente às fibras transversas do corpo trapezóide, rostralmente ao núcleo facial, na junção do corpo trapezóide. Ele recebe colaterais ou terminais das fibras cocleares secundárias dos núcleo cocleares homolaterais e controlaterais dorsais. Cada núcleo dorsal do corpo trapezóide origina fibras que formam a maior porção do lemnisco lateral de ambos os lados. O **núcleo ventral do corpo trapezóide** é esparso e difuso no corpo trapezóide. Ele serve como um centro relé das vias auditivas entre fibras do corpo trapezóide e suas fibras, as quais percorrem o lemnisco lateral.

SUBSTÂNCIA BRANCA. A **substância branca** ou sistema de fibras não tem sido estudada em detalhes ou muito plenamente. Esta é a causa por que é efetuado o sumário das estruturas principais, as quais são facilmente distinguíveis em preparações para estudo microscópico.

A **pirâmide** está localizada lateralmente a fissura mediana ventral e, após passar através da porção ventral da ponte, emerge na superfície ventral do corpo trapezóide. As pirâmides são visíveis na superfície ventral da medula oblonga na extremidade caudal da ponte. Sua decussação se efetua justamente na porção rostral, na junção da medula oblonga com a medula espinhal.

O **trato piramidal**, situado no início da extremidade da ponte, divide-se em pequenos fascículos que passam através do núcleo pontino. O trato corticopontino, que é paralelo ao trato piramidal na ponte, termina no núcleo pontino. A parte corticomedular do trato piramidal, separada da parte principal do trato corticoespinhal, tem seu curso caudal através da ponte e medula oblonga. O trato corticomedular (corticobulbar) é composto de dois grupos de fibras: um grupo constituído por fibras corticonucleares, as quais terminam no núcleo motor dos nervos craniais, e outro, constituído

por fibras corticorreticulares, as quais terminam nas várias áreas da formação reticular. As fibras corticomedulares cursam dorsalmente e lateralmente o trato piramidal, na formação reticular.

As fibras corticoespinhais do trato piramidal efetuam cruzamento no final caudal da medula oblonga formando a decussação piramidal. Como as fibras corticoespinhais efetuam decussação, elas cruzam a linha média e se dirigem dorsolateralmente para penetrar na porção dorsomedial da medula espinhal, deste modo desaparecendo na superfície ventral da junção medula oblonga-medula espinhal.

O **trato rubroespinhal** está localizado ventralmente ao núcleo espinhal do nervo trigêmeo na maior parte da extensão da ponte e medula oblonga. O trato rubroespinhal chega ao núcleo rubro do mesencéfalo. O trato ducussa imediatamente à porção caudal do núcleo rubro, dirige-se caudolateralmente e passa no lado dorsolateral do núcleo motor dos nervos trigêmeo e facial. Na porção caudal da medula oblonga o trato rubroespinhal dirige-se superficialmente dorsomedialmente e chega à parte do funículo lateral da medula espinhal.

A porção caudal da supérfície dorsal da medula oblonga está subdividida em duas metades simétricas pelo **sulco mediano dorsal,** como continuação do sulco mediano dorsal da medula espinhal. Adjacente a ele está o funículo dorsal, que está limitado lateralmente pelo sulco lateral dorsal. A este nível o funículo dorsal enlarga-se consideravelmente e passa lateralmente, formando dois pequenos tubérculos. O tubérculo medial é o tubérculo do núcleo grácil, e o tubérculo lateral é o tubérculo do núcleo cuneiforme. Estes tubérculos estão situados ao término do respectivo fascículo da medula espinhal.

Rostromedialmente, os funículos divergem formando a parede lateral da porção caudal da fossa rombóide onde estão os **pedúnculos cerebelares caudais** ou corpos restiformes *(corpora restiformia).* A porção rostral da fossa rombóide está limitada lateralmente pelos **pedúnculos cerebelares rostrais** *(brachium conjunctivum).* O soalho da fossa rombóide está dividida, na linha sagital média, pelo **sulco mediano,** em duas metades quase triangulares, e lateralmente um outro sulco indistinto, o **sulco limitante,** divide cada metade em porções lateral e medial. Paramedialmente, na porção caudal, encontra-se uma pequena eminência; o *trígono do nervo hipoglosso.* Lateral a ele mais uma eminência cinzenta, o *trígono do nervo vago,* que corresponde essencialmente ao núcleo motor dorsal do nervo vago. Em virtude do aspecto cinza, esta parte tem sido chamada de *área cinérea.* Ainda mais lateralmente, adjacente ao pedúnculo cerebelar caudal e lateral ao sulco limitante, encontra-se proeminência convexa que se estende rostralmente para a borda caudal do pedúnculo cerebelar rostral e que corresponde ao núcleo vestibular inferior. Ela é a *eminência do núcleo vestibular medial* e está prolongada lateralmente pela porção do nervo coclear que passa acima do pedúnculo cerebelar caudal. Na pequena parte rostral da fossa rombóide o espaço entre o *sulco limitante* e o *sulco mediano* é ocupado pela *eminência medial;* parte da elevação é causada pelo nervo facial curvando-se ao redor do núcleo de origem do nervo abducente. Entre o sulco limitante e o pedúnculo cerebelar rostral existe o *locus ceruleus,* que corresponde ao *nuclei cerulei* inferior.

Metencéfalo

Ponte

Ocupando aproximadamente o centro do tronco cerebral encontramos a **ponte.** Ela está situada entre

GENERALIDADES SOBRE O SISTEMA NERVOSO

a medula oblonga e o pedúnculo cerebral e tem uma larga protuberância fibrosa na face ventral do rombencéfalo. Lateralmente a protuberância fibrosa decresce consideravelmente e continua no pedúnculo cerebelar médio *(brachium pontis)*.

A descrição da anatomia microscópica da ponte pode ser limitada à sua parte ventral, porque a estrutura da parte dorsal da ponte é semelhante, em conjunto, à da medula oblonga com a qual continua.

A parte ventral da ponte consiste essencialmente em tratos de fibras que cruzam a linha média em direção transversa e circundam a irregularidade organizada dos núcleos pontinos. As fibras transversas são cruzadas pelo fascículo que se estende longitudinalmente *(fibrae corticopontinae, tractus pyramidales)* e subdivide estes tratos de fibras em lâmina ventral *(fibrae pontis superficiales)* e lâmina dorsal *(fibrae pontis profundae)*.

Algumas das fibras transversas profundas e superficiais originam-se nos núcleos pontinos, passam através destes núcleos e, longitudinalmente, seguem as pirâmides e penetram no pedúnculo cerebelar médio. Na medula do cerebelo elas divergem e se distribuem constituindo, no córtex, radiação cerebelar *(fibrae pontocerebellares)*.

Os **tratos corticoespinhais** ou **piramidais** orientados longitudinalmente estão separados em numerosos pequenos feixes pelas fibras transversas pontinas. Algumas colaterais do trato corticoespinhal findam no interior dos núcleos pontinos. Outras fibras longitudinais têm seu lugar próprio no trato corticopontino e no fascículo corticomedular, que se originam em várias partes do córtex cerebral e terminam nos núcleos pontinos.

Os **núcleos pontinos** são irregularmente distribuídos entre as fibras transversas profundas e concentrados na parte média dorsal da lâmina dorsal. Por causa de suas múltiplas conexões com fibras ascendentes e descendentes, estes núcleos são importantes reléses-estações entre o córtex cerebral e o córtex dos hemisférios cerebelares.

Cerebelo (Fig. 13-17)

O **cerebelo,** que se desenvolve da parte dorsal do rombencéfalo, é a parte simétrica, ímpar, do cérebro, com uma superfície extremamente irregular. Ele está localizado na parte caudal da cavidade cranial.

O cerebelo origina-se da fundida placa alar chamada *lâmina cerebelar*φ. Ele cobre a fossa rombóide e continua no véu medular rostral, rostralmente, e na lâmina tecta da tela coróide caudalmente. Em vertebrados inferiores as partes laterais desta placa são relatadas na formação vestibular. Uma parte média ímpar do cerebelo recebe da medula espinhal e medula oblonga impulsos exteroceptivos e proprioceptivos. Como a manutenção do equilíbrio torna-se mais complicada nos vertebrados superiores, os impulsos proprioceptivos tornam-se mais importantes para o equilíbrio e orientação; neste a parte média do cerebelo e suas fibras aferentes aumentam consideravelmente em área ou número.

O cerebelo dos mamíferos é caracterizado pelo fato de que no neocerebelo* os dois hemisférios cerebelares são adicionados do paleocerebelo*, que recebe fibras espinocerebelares e vestibulares.

Como a área desta última parte é muito reduzida em mamíferos, o neocerebelo torna-se largo e mais complicado paralelamente às necessidades de movimentos mais complicados do sistema musculoesquelético. Este desenvolvimento está também correlacionado com o desenvolvimento dos núcleos olivar (caudal) e os núcleos pontinos. Concorrentemente, fibras eferentes diretas, que são bem desenvolvidas nos vertebrados inferiores, tornam-se menos importantes, enquanto que as conexões com o núcleo cerebelar (ou núcleos), cujos axônios vão para a formação reticular do tegmento, tornam-se mais desenvoldidas.

O cerebelo está situado caudalmente aos hemisférios cerebrais, e parcialmente coberto por eles e separados dos mesmos pela tenda ou *tentório do cerebelo*. O cerebelo é composto de duas metades simétricas laterais, os **hemisférios cerebelares,** e uma parte medial, o *vermis*. Fissuras de várias profundidades subdividem toda a superfície cerebelar em um considerável número de folhas semelhantes a lâminas *(folha recebelar)*. Grupos de lâminas são separadas por fissuras profundas que subdividem o órgão em lobos e lóbulos.

O **córtex** *(cortex cerebelli)* consiste em duas distintas lâminas: a lâmina molecular *(stratum moleculare)* e a lâmina granular *(stratum granulosum)*. Externamente, muito fibrosa, a lâmina molecular contém dois tipos de células nervosas, células em cesto e células estreladas. As células em cesto são pequenas células situadas no interior da lâmina molecular ou dispersas entre as células de Purkinje. Os dendritos das células em cesto estão distribuídos na lâmina molecular, e seus axônios passam horizontalmente ao longo das diversas células de Purkinje. Algumas colaterais terminam no interior da lâmina molecular, e a maioria termina no arranjamento das células em cesto, em torno do pericarion das células de Purkinje. As pequenas células estreladas situadas na porção externa da lâmina molecular são delgadas, principalmente os dendritos horizontais, e têm os axônios conectados com os dendritos das células de Purkinje. As células estreladas são largas, longas e ramificadas. O axônio divide-se em pequenas colaterais que são conectadas com o pericarion e os longos dendritos das células de Purkinje.

As longas células de Purkinje são as mais proeminentes células da junção das lâminas molecular e granular. As células na base da lâmina granular têm a forma semelhante a uma pêra e enviam dois longos dendritos à lâmina molecular, onde eles se ramificam para formar uma densa rede fibrosa que é orientada no plano perpendicular em uma direção longitudinal da folha cerebelar. Os axônios também originam-se das células basais, passam através da lâmina granular na qual se tornam mielinizados e entram na medula oblonga. Eles dirigem-se diretamente através da lâmina granular. O axônio dá algumas colaterais que estabelecem contato com as células de Purkinje adjacentes.

A lâmina granular consiste principalmente em células granulares menores. Os ramos terminais de seus dendritos são localizados no interior do glomérulo, onde são predominantemente conectados com fibras musgosas. Os axônios das células granulares chegam à lâmina molecular onde se dividem em "T" perpendicular à ramificação dos dendritos das células de Purkinje com os quais estabelecem contato. Os dendritos das células granulares que têm curto axônio ramificam-se na lâmina molecular, em plano perpendicular ao dendrito das células de Purkinje, enquanto que os axônios contatam com dendritos das pequenas células granulares no interior do glomérulo.

Os glomérulos cerebelares são as terminações do dendrito das pequenas células granulares e os axônios das longas células granulares com curtos axônios, bem como as fibras musgosas. As últimas fibras mencionadas são fibras aferentes da medula oblonga e medula espinhal, cujos numerosos ramos findam no glomérulo.

As três lâminas do cerebelo, considerando entre as duas mencionadas uma lâmina, contêm fibras trepadeiras que entram na lâmina granular via medula, passam através da pericelular das células em cesto das células de Purkinje e envolvem seus dendritos. Elas predominantemente representam terminações dos sistemas espinocerebelar e vestibulocerebelar.

O centro ou **corpo medular** *(corpus medullare)* do cerebelo contém diferentes tipos de fibras. Partes adjacentes e mais distantes do córtex cerebelar são

---

*O paleocerebelo é comum a todos os vertebrados, enquanto que o neocerebelo é uma nova aquisição dos mamíferos; seu desenvolvimento está relacionado com movimentos unilaterais independentes.

conectadas, por associação, com fibras intrínsecas. As fibras extrínsecas aferentes e eferentes são de várias origens, e são representadas pelas fibras musgosas e trepadeiras. As fibras eferentes originam-se do córtex cerebelar e núcleo, e conectam o cerebelo com várias partes do cérebro.

O centro ou corpo medular envolve simetricamente e na profundidade três núcleos cerebelares: o núcleo fastigial, o núcleo dentado ou denteado ou cerebelar lateral e o *núcleo interpósito*. O núcleo fastigial está situado na medula do vérmis, e está separado dele em contrapartida por somente uma fina ou diminuta lâmina fibrosa. O núcleo está conectado por ponte celular com o núcleo interpósito lateralmente e com o núcleo vestibular rostroventrolateralmente. O núcleo interpósito, por causa de seu relacionamento íntimo com núcleo lateral, torna-se difícil de se separar deste último. O núcleo dentado ou lateral (assim chamado por seu contorno muito irregular no homem) é um sólido núcleo conectado medialmente com núcleo interpósito e envolve lateralmente as fibras pedunculares.

CONEXÕES DE FIBRAS. *Fibras Aferentes.* Os **sistemas de fibras eferentes** são, de modo idêntico, direta (fibras trepadeiras) ou indiretamente (fibras musgosas e células granulares) conectados com as células de Purkinje, que constituem a origem das vias eferentes. Os axônios das células de Purkinje terminam no interior dos núcleos cerebelares, com exceção daqueles originados nas células de Purkinje, do lobo flocolonodular. Estes juntam-se diretamente no núcleo terminal do nervo vestibular. As fibras aferentes espinhais entram no cerebelo através dos tratos espinocerebelares ventral e dorsal. O trato dorsal passa através do pedúnculo cerebelar caudal homolateral e termina no interior da parte rostral do vérmis, bem como no declive, pirâmide e úvula. O trato ventral dirige-se através da medula do cerebelo até ao nível da ponte, cursa rostralmente em torno do ramo do nervo trigêmeo e penetra no cerebelo através do pedúnculo cerebelar rostral para terminar nos lobos caudal e rostral do vérmis. Originando fibras na medula oblonga (núcleo cuneato lateral [Monakow]), o tegmento, texto, núcleo do trato espinhal do nervo trigêmeo e núcleos olivar acessórios formando vários tratos de fibras que terminam em diferentes partes do cerebelo.

Os núcleos pontinos projetam fibras em todas as partes do cerebelo, exceto o flóculo, nódulo e língula. São extremamente importantes vias motoras do neoencéfalo, são muito bem desenvolvidos e atingem o cerebelo através do pedúnculo cerebelar medial. Fibras de origem vestibular direta projetam-se no lobo floculonodular, a úvula e língula e alguns dos núcleos cerebelares. Estas fibras são acompanhadas por fibras secundárias que se originam no núcleo terminal do nervo vestibular.

Fibras Eferentes. As **fibras eferentes** cerebelares são subdivididas em trato corticonucleares e vias que conectam os núcleos cerebelares com as outras partes do sistema nervoso central. Os tratos corticonucleares são representados pelos axônios das células de Purkinje, os quais terminam no núcleo cerebelar e vestibular lateral.

Aproximadamente metade das fibras eferentes do núcleo fastigial, no pedúnculo cerebelar caudal, é contralateral na origem. Referidas como um feixe em gancho (*fascículo uncinato),* estas fibras giram dorsolateralmente em redor ou em torno do pedún-

culo cerebelar rostral e terminam no interior do núcleo vestibular e na formação reticular da medula oblonga. As fibras homolaterais diretas terminam, principalmente, no núcleo vestibular. A outra parte das fibras eferentes termina na medula oblonga.

A maioria das fibras eferentes do núcleo interpósito e o núcleo lateral saem do cerebelo através do pedúnculo cerebelar rostral. Depois fazem a decussação e constituem fibras descendentes, terminando no núcleo reticular do tegmento e outros núcleos da medula oblonga. As fibras ascendentes terminam no núcleo rubro do mesencéfalo e na substância cinzenta periventricular, bem como nos núcleos talâmicos ventrolaterais e outros núcleos talâmicos e o pálido (*globus pallidus).*

ASPECTOS FUNCIONAIS. Amplas investigações recentes no cerebelo têm mostrado que, a despeito da uniforme organização do córtex cerebelar, existe — em menor parcela, no lobo rostral e parte dos hemisférios cerebelares — localização somatotópica cerebelar. Em outros trabalhos, certas partes do cerebelo estão relacionadas com certas partes do organismo. Deste modo, a cauda e as extremidades caudais são, por instantes, representadas na língula, no lobo central e na parte rostral do cúlmen; a extremidade torácica é representada nas partes média e caudal do cúlmen. O lobo floculonodular recebe impulsos exclusivamente do aparelho vestibular, e estes impulsos são transmitidos para o núcleo terminal do nervo vestibular e para o núcleo reticular do tegmento medular. Além do mais, está completamente estabelecido que o órgão espiral (órgão de Corti) e o olho são representados em certas partes do cerebelo.

Em resumo, o cerebelo supervisiona e regula todos os movimentos voluntários; determina a extensão dos movimentos pela coordenação dos músculos envolvidos nestes movimentos. Supervisiona e influencia os movimentos involuntários que são necessários para restabelecer e manter o equilíbrio. Finalmente, ele está envolvido na manutenção do tono muscular normal.

Mesencéfalo

O **mesencéfalo** não é uma unidade funcional ou estrutural sob o ponto de vista filogenético ou ontogenético. Entretanto, para descrição, por razões topográficas, ele pode ser descrito como uma seção separada. O mesencéfalo (cérebro médio) é a parte relativamente pequena do cérebro que está situada entre a medula oblonga e a ponte caudalmente, e o diencéfalo rostralmente. Ele é composto de **tecto, tegmento, substância negra** e **pedúnculo cerebral.** O mesencéfalo é atravessado longitudinalmente por estreito canal, o **aqueduto mesencefálico** (cerebral) que conecta o quarto ventrículo com o terceiro ventrículo. O mesencéfalo pode ser subdividido em derivativos das placas alar e basal e partes mesencefálicas basais.

A parte do mesencéfalo que se desenvolve da placa alar torna-se o tecto ou *lâmina do tecto,* que é o ponto de terminação das fibras ópticas nos vertebrados inferiores; deste modo, ele é muitas vezes referido como o *tecto óptico.* Entretanto, esta função torna-se menos importante em vertebrados superio-

GENERALIDADES SOBRE O SISTEMA NERVOSO

res. O núcleo motor dos nervos troclear e oculomotor e a formação reticular do tegmento mesencefálico, uma parte da formação reticular rombencefálica, estão situados naquela parte do mesencéfalo que é derivada da placa basal. Finalmente, no lado basal do tegmento, o pedúnculo mesencefálico cerebral está anexo ao mesmo tempo à substância negra e desenvolve-se entre o tegmento e pedúnculo cerebral.

Tecto

O **tecto mesencefálico** é representado pela *lâmina do tecto* que consiste em quatro grandes eminências rostrais e caudais *(colliculi rostrales et caudales)* cujas superfícies são arredondadas e estão separadas uma da outra por ranhuras transversais e sagitais. Eles estão conectados com os corpos geniculados pelo *braço dos colículos rostral e caudal.*

A área originária da placa alar compreende os colículos rostral e caudal, o núcleo terminal do tracto mesencefálico do nervo trigêmeo e parte da substância cinzenta central. Os **colículos caudais** são envolvidos em suas superfícies por uma delgada lâmina de substância branca e um pequeno número de células difusas que compõem o grupo que constitui o colículo caudal. Conectados por uma comissura *(commissura colliculorum caudalium)*, os colículos caudais representam os núcleos terminais *(nucleus colliculi caudalis)* por parte das fibras do lemnisco lateral, as quais são homolaterais e contralaterais. Além disso, eles fornecem fibras que, juntamente com fibras lemniscais diretas, passam através do braço do colículo caudal indo ao corpo geniculado medial. Os **colículos rostrais** são mais diferenciados do que os colículos caudais. Eles estão divididos em algumas lâminas: o *estrato zonal do colículo rostral*, uma delgada lâmina superficial, uma lâmina celular mais densa, o *estrato cinzento do colículo rostral*, e, finalmente, três lâminas mais ou menos distintas, brancas *(strata medullaria [superficial, média e profunda] colliculi rostralis)* misturadas com substância cinzenta. O estrato superficial consiste em fibras aferentes do córtex cerebral. A lâmina média recebe fibras aferentes da retina, da medula espinhal e do lemnisco medial, e envia fibras eferentes ao tálamo. A lâmina profunda consiste, predominantemente, em fibras eferentes que conectam o tecto com a medula oblonga e a medula espinhal.

O **núcleo mesencefálico do nervo trigêmeo** *(nucleus tractus mesencephalici n. trigemini)* está situado entre o trato mesencefálico deste nervo e a substância cinzenta central, a qual está levemente denteada neste nível. As células nervosas que se expandem nas áreas adjacentes são envolvidas por um denso plexo de fibras nervosas.

O **aqueduto** cerebral ou **mesencefálico** está envolvido por uma substância cinzenta periventricular ou central *(substantia grisea centralis)*, que deriva das placas alar e basal. Rostralmente a substância cinzenta central continua na substância cinzenta central diencefálica; causalmente ela continua em estrutura similar da ponte e locus ceruleus. As células que contribuem para as fibras nervosas parassimpáticas do nervo oculomotor são grupadas nos núcleos acessórios ou parassimpático (Edinger-Westphal) do

nervo oculomotor, as quais são rostrais ao núcleo motor do nervo. Estes núcleos são envolvidos em reflexos pupilar e de acomodação.

O maior sistema de fibras aferentes e eferentes dos colículos rostral e caudal pode ser antecipadamente mencionado em companhia dos nervos troclear e oculomotor. A descrição dos nervos mesencefálicos é incompleta sem as fibras aferentes do trato mesencefálico do nervo trigêmeo, que se dirige ventrolateralmente aos mesmos núcleos. Estas fibras levam impulsos sensoriais primários do gosto (propriocepção), os quais são transmitidos do núcleo do trato mesencefálico para o núcleo motor do nervo trigêmeo.

Os colículos caudais recebem suas fibras aferentes do núcleo dorsal via lemnisco lateral. Os colículos rostrais recebem fibras do córtex cerebral, da medula espinhal, da formação reticular, do núcleo rubro-negro e da retina. As fibras eferentes dos colículos caudais passam através do braço caudal indo ao corpo geniculado medial, onde existem conexões fibrosas menos importantes com outras partes do mesencéfalo. As principais fibras eferentes dos colículos rostrais formam dois feixes de fibras que estabelecem conexões com a formação reticular da medula oblonga e neurônios motores da medula espinhal. Eles levam impulsos de origem óptica e acústica que regulam e influenciam certos movimentos do corpo.

Pedúnculo Cerebral

Dois grossos cordões de fibras brancas, o **pedúnculo cerebral** (pedúnculos), emergem rostralmente à ponte. Os pedúnculos são separados pela **fossa interpeduncular.** Esta fossa caudal ao corpo mamilar *(corpus mamillare)* está perfurada por numerosos vasos sangüíneos e é, por esta razão, chamada de **substância perfurada caudal.** O pedúnculo cerebral diverge ao nível da origem do terceiro par cranial (oculomotor) onde uma faixa de fibra transversa, o trato crural transverso, pode ser vista. Uma identificação pouco importante da superfície crural é efetuada pelo sulco crural *(sulcus medialis cruris cerebri).*

Substância Negra

A **substância negra** é um amplo núcleo escuro situado justamente entre as fibras do pedúnculo cerebral. As primeiras células da substância negra aparecem rostralmente à ponte; o núcleo, aumentado consideravelmente em área, decresce novamente próximo à parte rostral do mesencéfalo. Medialmente o núcleo estende-se como uma estreita fita de células entre o pedúnculo cerebral e o lemnisco medial, e estabelece relações com o núcleo intercrural. A maioria das células da substância negra contém uma variada porção de grânulos, a melanina, a qual dá ao núcleo sua aparência negra característica.

Tegmento

O **núcleo motor do nervo oculomotor** está situado na posição paramediana ventral do aqueduto mesencefálico e está intimamente relacionado com a substância cinzenta central. Dizem que o núcleo é composto de diversas subdivisões, cada uma delas supostamente enviando fibras para somente um dos músculos estriados extra-oculares, recebendo estes nervos suprimento do nervo oculomotor. O **núcleo motor do nervo troclear** está situado na parte caudal do tegmento mesencefálico na parte lateral do fascículo longitudinal medial. Rostralmente este núcleo pode ser seguido a nível do núcleo motor do nervo oculomotor, o qual está sempre dorsomedial a ele. As fibras exclusivamente motoras do nervo troclear contornam lateralmente a substância cinzenta central ao nível do trato mesencefálico do nervo trigêmeo, voltam-se caudalmente muito rapidamente e trocam sua direção para dorsomedial. As fibras então cruzam (*decussatio nervorum trochlearium*) o véu medular rostral e emergem caudolateralmente ao colículo caudal.

O núcleo interpeduncular ou intercrural é representado pela massa celular difusa entre os dois pedúnculos e o lemnisco medial, respectivamente. Rostralmente à ponte ele é bem desenvolvido e gradualmente desaparece em direção ao corpo mamilar.

Os núcleos do tegmento mesencefálico incluem o núcleo presticial, o núcleo precomissural e o núcleo intersticial. O núcleo rubro ou núcleo vermelho é um grande núcleo redondo no centro do tegmento entre a substância negra e o núcleo motor do nervo oculomotor. O núcleo rubro origina-se rostralmente à ponte; seu pólo caudal coincide aproximadamente com o pólo caudal do núcleo motor do nervo oculomotor. As fibras do nervo oculomotor passam através deste pólo. O núcleo rubro consiste em duas partes: a filogeneticamente velha, parte magnocelular, ocupa as partes caudal e média do núcleo. A parte filogeneticamente jovem, parvocelular, forma a parte rostral do núcleo. Seu desenvolvimento está relacionado com o desenvolvimento do córtex frontal e os hemisférios cerebelares.

O núcleo reticular do tegmento consiste em alguns grupos de células multipolares, que são distribuídas entre fibras mielinizadas reticuladas.

A formação reticular é conectada com partes adjacentes do cérebro (hipotálamo, tálamo, ponte, medula oblonga) por tratos de fibras numerosas e pequenas. Ela é um importante centro de coordenação para reações motoras reflexas, e é capaz de inibição ou estimulação da atividade motora cortical. Ela também influencia o córtex cerebral através do diencéfalo.

Em adição, o tegmento contém também outros sistemas de fibras. A continuação mesencefálica do lemnisco medial é, antes de tudo, um largo trato de fibras, na extremidade ventromedial da substância negra, abaixo da superfície ventral do mesencéfalo.

O lemnisco lateral ocupa uma posição muito superficial dorsolateral da substância negra e suas fibras são visíveis na superfície do trígono lemniscal. As fibras do lemnisco lateral terminam no interior do homo e contralateral colículo caudal, e no corpo geniculado medial.

Os pedúnculos cerebelares rostrais estão situados lateralmente abaixo do colículo caudal. Eles convergem e cruzam no interior do tegmento ventral para a substância cinzenta central (*decussatio pedunculorum cerebellarium rostralium*); muitas das fibras terminam no interior do núcleo rubro.

Muito complexo e importante trato de fibras, o **fascículo longitudinal medial** é ventral à substância cinzenta central, no término da linha média, e é muito menos evidente na parte mais rostral do **mesencéfalo**. O fascículo longitudinal medial conecta o aparelho vestibular com o núcleo motor troclear e o oculomotor, bem como os neurônios espinhais e medulares, que são responsáveis pelos movimentos da cabeça e pescoço.

O **fascículo longitudinal dorsal** é um pequeno feixe. Ele começa dorsolateralmente ao fascículo longitudinal medial e é topograficamente relacionado entre ele e a substância cinzenta central. Ele é um feixe composto de diversos sistemas de fibras descendentes e ascendentes.

O núcleo rubro recebe fibras aferentes de muitas outras partes do cérebro (formação reticular, tálamo, tecto mesencefálico, cerebelo, hipotálamo, córtex cerebral), as quais estão envolvidas, principalmente, em reflexos motores. As fibras eferentes do núcleo rubro dirigem-se para a medula espinhal (*tractus rubrospinalis* [Monakow]; imediatamente após saírem do núcleo, estas fibras formam a decussação tegmental ventral, cruzando para o lado contralateral e o tecto mesencefálico. A parte parvocelular do núcleo vermelho envia fibras ao tálamo e à medula oblonga (*tractus tegmenti centralis*).

A substância negra recebe fibras aferentes do corpo estriado, o hipotálamo (corpos mamilares) e, provavelmente, do córtex cerebral. As fibras eferentes para a ponte estão situadas no interior do pedúnculo cerebral, enquanto que as para a formação reticular estão localizadas no tegmento.

Prosencéfalo

DIENCÉFALO

O **diencéfalo** pode ser subdividido em derivações da placa alar e basal, que são separadas pelo sulco hipotalâmico no adulto. A parte dorsal do diencéfalo, de origem na placa alar, consiste em epitálamo e tálamo. O tálamo é bem desenvolvido no cérebro de mamíferos, e representa a função de relé e estação de controle entre cérebro médio e medula espinhal de um lado e telencéfalo do outro. O epitálamo tem uma importância menos considerável em mamíferos do que em vertebrados inferiores. O hipotálamo é a porção do diencéfalo derivada da placa basal, e é a parte mais importante do cérebro para regulação e controle da maior parte das funções autônomas (temperatura, circulação, metabolismo da água, funções endócrinas, fome e outras). O subtálamo é envolvido no sistema extrapiramidal motor.

O **epitálamo**, que é a parte dorsocaudal mediana do diencéfalo, inclui a *estria habenular do tálamo*, o núcleo habenular, as habênulas, a comissura habenular e a comissura caudal. A *estria habenular do tálamo* contém fibras aferentes do núcleo habenular de origem olfatória e hipocampal e o corpo amigdalóide, as quais terminam no núcleo homolateral ou, depois de cruzar a comissura habenular, em um contralateral. O núcleo habenular, um pequeno núcleo na origem da habênula, envia fibras eferentes para a formação reticular do mesencéfalo, para o núcleo intercrural (*fasciculus retroflexus* [Meynert]) e para o tecto mesencefálico. Os dois núcleos são conectados pela comissura habenular, que também contém fibras cruzadas dos sistemas de fibras aferentes e eferentes. Contínuo com as habênulas está o corpo pineal (*grânula pineal*), um corpo cônico que se situa entre os colículos rostrais. A comissura caudal é um grande sistema de fibras que não somente conecta os núcleos diencefálicos pretectais de ambos os lados, mas também outros núcleos diencefálicos e mesencefálicos. Na superfície ventral da comissura caudal encontramos o órgão subcomissural, íntimo do epêndima, e células gliais subjacentes. Este órgão faz parte do grupo de órgãos circunventriculares.*

A superfície dorsorrostral do cérebro médio é representada pelos dois **tálamos** que aderem, na linha média, para formar a aderência intertalâmica. Os tálamos são convexos, com superfície relativamente

---

*Certas áreas do cérebro cujas estruturas diferem fundamentalmente de outras partes do sistema nervoso central são referidas como um órgão circunventricular.

GENERALIDADES SOBRE O SISTEMA NERVOSO

plana, ovóides e rostrolateralmente relacionados com o nucleocaudado, do qual são separados por estreita cinta de fibras, a *estria terminal*.

A parte mais larga do diencéfalo, o tálamo, é recoberta, na sua superfície, por uma delgada lâmina de fibras *(stratum zonale)* que está conectada com as estruturas brancas lateroventrais adjacentes (tracto óptico, cápsula interna, pedúnculo cerebral). Ela é limitada ventralmente pela cápsula interna que emite fibras radiantes de feixes que dão um aspecto reticular na zona marginal. O tálamo é subdividido por lâminas medulares em um considerável número de núcleos estrutural e funcionalmente diferentes, os quais podem ser agrupados em rostral, medial e lateral. O grupo rostral está situado nas partes rostral e dorsal do tálamo a nível do tubérculo rostral. O grupo medial consiste principalmente em núcleo largo, o núcleo dorsomedial talâmico. O grupo lateral é o mais largo dos três grupos e consiste em diversos núcleos que, por sua vez, podem ser subdivididos em um grupo dorsal *(nucleus lateralis dorsalis)* e um ventral *(nucleus lateralis caudalis)*. O pulvinar em animais domésticos não é geralmente discernível macroscopicamente, porém microscopicamente ele é representado pelo núcleo pulvinar situado entre o núcleo talâmico dorsolateral e o corpo geniculado lateral. Cada um dos mencionados núcleos é o ponto de terminação de um sistema de fibras aferentes, e é a origem de fibras eferentes que terminam em áreas corticais ou são restritas ao cérebro médio. Os núcleos talâmicos são também interconectados por numerosas fibras. Antecipadamente todos os núcleos descritos parecem ter conexões de fibras corticais, enquanto que o núcleo acessório do corpo geniculado e alguma possibilidade de grupos celulares dispersados no interior da *lâmina medular interna do tálamo* podem ser relatados no cérebro médio.

As duas proeminências caudolaterais são referidas como os corpos geniculados lateral e medial *(corpora geniculata laterale et mediale)*, as quais são muitas vezes descritas como metatálamo. Elas podem ser subdivididas em núcleos principal e acessório. O núcleo principal do corpo geniculado lateral é um grande núcleo que ocupa uma parte considerável da superfície dorsolateral do tálamo e é caracteristicamente distribuído em lâminas. Ele é o núcleo terminal da maior parte das fibras ópticas. O núcleo acessório localizado mais rostralmente não recebe nenhuma fibra óptica direta, porém é exclusivamente conectado com os núcleos do cérebro médio (colículos rostrais e outros).

O núcleo principal do corpo geniculado medial é pequeno e localizado mais caudoventromedialmente; ele age como uma estação de relé para todo o impulso cortical acústico. O núcleo acessório é muito pequeno, e antes de tudo um núcleo indefinido, localizado ventromedialmente em relação ao núcleo principal.

Por causa da sua topografia, a área diencefálica, que está situada ventralmente ao sulco hipotalâmico, é muitas vezes designada como o hipotálamo. Entretanto, esta designação é incorreta, porque ela cobre duas partes que são funcional, ontogênica e estruturalmente diferentes: o subtálamo e o hipotálamo.

O **subtálamo** consiste em alguns núcleos de significância funcional, no entanto essa significância funcional é obscura nos animais domésticos. O núcleo subtalâmico (Luysi) é um núcleo ricamente vascularizado, localizado ventralmente à *zona incerta* e medialmente ao pálido, do qual ele é separado por fibras telencefálicas descendentes.

Microscopicamente o **hipotálamo**, em sua parte rostral, estende-se além, e ele está limitado pelo trato óptico e quiasma óptico. Ele inclui uma área imediatamente rostral a estas estruturas, área pré-óptica, que é parte da região hipotalâmica rostral. Esta região mistura-se na região hipotalâmica intermediária ou tuberal que, entretanto, é seguida caudalmente pela região hipotalâmica caudal. Ao lado desta subdivisão puramente topográfica, o hipotálamo pode ser subdividido em hipotálamo mielinizado e não-mielinizado com base no número de fibras nervosas mielinizadas e na diferenciação funcional destas partes. O hipotálamo mielinizado consiste nos corpos mamilares; o resto do hipotálamo é o hipotálamo não-mielinizado.

O hipotálamo rostral inclui o núcleo pré-óptico, o núcleo hipotalâmico rostral, o núcleo paraventricular e outro menos importante, o núcleo supra-óptico. Este último núcleo magnocelular é conectado com a neuro-hipófise por distintos feixes de fibras que terminam, predominantemente, na parte distal da neuro-hipófise. As

células e axônios deste sistema hipotálamo neuro-hipofisal contêm grânulos neurossecretórios. As áreas hipotalâmicas caudal e intermediária (não incluindo os núcleos mamilares) incluem um considerável número de núcleos, da mesma forma como os núcleos tuberais laterais, o dorso medial e o núcleo ventromedial do hipotálamo, o núcleo infundibular, os quais formam um anel ao redor da entrada, na extensão do terceiro ventrículo, no infundíbulo (recesso neuro-hipofisário) e alguns outros núcleos periventriculares laterais. Conexões neurovasculares entre estes núcleos e a hipófise são responsáveis pela regulação hipotalâmica das funções adeno-hipofisais. Numerosas outras conexões põem em ligação o hipotálamo com o córtex cerebral, com outras partes do diencéfalo, com regiões caudais do cérebro médio e a retina.

O hipotálamo mielinizado é representado pelo corpo mamilar, que consiste em núcleo mamilar lateral e medial no outro lado da linha média. Ele recebe numerosas fibras aferentes corticais e olfatórias. O mais evidente é o fórnix, que termina no interior do corpo mamilar e fornece fibras eferentes para o tegmento *(tractus mamillo-tegmentalis* [Gudden] e *pedunculus mamillaris)*. Nesse ponto não são diretas as conexões entre o corpo mamilar e a hipófise.

A área rombóide, que está localizada entre o quiasma óptico *(s. chiasma fasciculorum opticorum)*, o trato óptico e os divergentes pedúnculos rostrais para a substância perfurada caudal, representa a superfície ventral do hipotálamo. Por causa da sua cor branca na parte caudal do hipotálamo, o corpo mamilar pode ser claramente distinguido na parte rostral do tubérculo cinza *(tuber cinereum)*. A hipófise *(glândula pituitária)* está situada na porção ventral do hipotálamo e cobre o corpo mamilar e parte da fossa intercrural.

Conexões de Fibras e Funções

Os numerosos núcleos e conexões de fibras do diencéfalo indicam antes de tudo o complexo natural das funções diencefálicas, que são complicadas pelas relações morfológicas com o órgão endócrino, a hipófise.

Todo o sistema sensorial, com a exceção das fibras olfatórias, tem terminal talâmico; deste modo ele é uma região que é interposta entre o telencéfalo de um lado e o cérebro médio e medula espinhal do outro. Ele medeia atividade iniciada por estímulo sensorial (exteroceptivo, proprioceptivo e enteroceptivo) antes de ele chegar ao córtex. Todo o estímulo eferente cortical passa direta ou indiretamente através do tálamo, que garante uma regulação automática destas funções.

O tálamo é um importante centro de coordenação e integração que combina e compara os diferentes impulsos que chegam. Todas as partes do sistema motor extrapiramidal são, cada uma, direta ou indiretamente conectadas com o tálamo, que automaticamente regula os movimentos do organismo. Reflexos de defesa, por exemplo, são formados no tálamo.

O núcleo principal do corpo geniculado medial é muito importante para impressões acústicas, já que todos os impulsos do órgão espiral, para que sejam percebidos, devem passar através deste núcleo. O colículo caudal disputa uma parte similar na função acústica.

É quase impossível ele ser considerado parte da complexidade funcional do hipotálamo pelos livros de morfologia. A parte destes grupos de células é direta ou indiretamente relacionada (através do sistema porta hipofisário) com a adeno e neuro-hipófise, como vias de fibras diretas, e deste modo para todo o sistema endócrino. Nesse lugar estão outras regiões que não são primariamente interessadas na regulação de funções endócrinas, porém com aquelas funções autonômicas centrais. As partes laterodorsal e caudal do hipotálamo podem ser caracterizadas como uma zona ergotrópica ou dinamogênica que ativam as atividades energéticas do organismo. As partes lateral e rostral do hipotálamo podem ser chamadas as zonas trofotropicaendofiláticas, que servem à economia do organismo. Estimulação da zona ergotrópica incrementa a velocidade do pulso e a pressão sangüínea e a conduta para a dilatação da pupila, enquanto a estimulação da zona trofotrópica causa efeitos opostos, como a contração da bexiga urinária, um incremento da velocidade das contrações peristálticas intestinais, defecação e transpiração.

Estes efeitos nunca ocorrem como um sinal de reação para estimulação, porém são sempre combinados. Entretanto, é altamente improvável que certas funções possam ser localizadas exclusivamente no interior de determinados núcleos. Reações autonômicas são estritamente correlatadas com reações motoras. Estimulação da zona ergotrópica não resulta somente em reações simpáticas, porém também em reações emocionais relatadas, sobretudo, como agressivamente diretas com respeito ao ambiente. O conhecimento morfológico desta conduta é até agora desconhecido; entretanto, parece concebível que também o fórnix ou áreas adjacentes dos corpos mamilares interferem nestes mecanismos.

As zonas ergotrópicas e trofotrópicas formam uma unidade sinergética funcional que provavelmente cooperam com outras estruturas do sistema nervoso central, sobretudo com o córtex rinencefálico, tálamo e formação reticular. Drogas e/ou a liberação da adrenalina na glândula supra-renal são capazes de alterar o balanço autonômico hipotalâmico para produzir também sintonização simpático ou parassimpático; deste modo ele depende do balanço autonômico hipotalâmico, quer seja por estímulos voltados para efeitos simpáticos ou parassimpáticos.

Além deste mecanismo regulador nervoso, o hipotálamo exerce uma muito fechada supervisão sobre todo o sistema endócrino através da adeno (e possível também a neuro) hipófise. O mais espetacular mecanismo é certamente o controle hipotalâmico do ciclo feminino e das funções sexuais masculinas, produção de ACTH, balanço hídrico e osmorregulação (diabetes insipidus), contração uterina, lactação, metabolismo dos carboidratos e lipídios, regulação da temperatura, o alimento que entra e a função tireóide; todas estas são igualmente dependentes da integridade dos centros hipotalâmicos. O controle hipotalâmico das diferentes funções adeno-hipofisárias está relacionado por hormônios que são liberados nas alças capilares na neuro-hipófise proximal e alcançam efetivamente os capilares sinosoidais da adeno-hipófise através do sistema porta hipofisário. Na adeno-hipófise estes hormônios seletivamente influenciam vários tipos de células que secretam seus hormônios específicos.

Os centros hipotalâmicos que produzem os hormônios liberando-os, na oportunidade, estão sob a influência de outros núcleos hipotalâmicos e ou estruturas extra-hipotalâmicas. O hipotálamo é uma via final comum onde os centros de integração e coordenação constituem centros que possuem certas funções independentes; entretanto, suas atividades estão sujeitas a mudanças sob a influência de estímulos externos e internos.

TELENCÉFALO

O **telencéfalo** consiste em dois hemisférios cerebrais e suas interconexões. Os hemisférios apresentam substância cinzenta e branca. A formação pode ser secundariamente subdividida em subcortical cinzenta (núcleos basais [gânglios*] ou núcleos telencefálicos) e córtex superficial. Muitos sistemas de fi-

*Os mais clássicos livros ingleses usam o termo "gânglios basais".

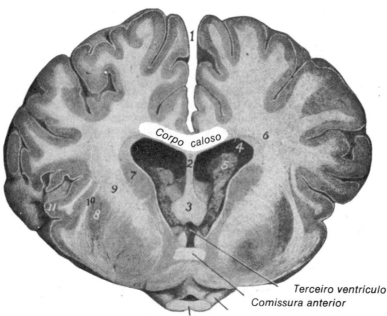

Figura 13-18. Corte transversal de cérebro de cavalo, aproximadamente em tamanho natural.

O corte passa através do quiasma óptico e é observado de frente.
1, Fissura longitudinal;
2, Septo telencefálico (pelúcido);
3, Coluna do fórnix;
4, Ventrículo lateral;
5, Plexo coróide;
6, Substância branca do hemisfério;
7, Núcleo caudado;
8, Putâmen;
9, Cápsula interna;
10, Cápsula externa;
11, Ínsula.

GENERALIDADES SOBRE O SISTEMA NERVOSO

bras que constituem a massa branca dos hemisférios cerebrais estão entre os núcleos basais e o córtex superficial. Estas subdivisões são, ambas, estrutural e funcionalmente relatadas.

Os **hemisférios** são subdivididos em uma parte basal e uma dorsal. A parte basal consiste em uma região septal, medialmente localizada, compreendendo o núcleo septal e um mais lateral em relação com o núcleo basal. Estes núcleos basais (Fig. 13-18), em torno, são subdivididos em uma parte lateral, o *corpo estriado (núcleo caudado e putâmen)* e a parte medial que é relatada como bulbo olfatório. A cinta diagonal de Broca, bem como os tratos olfatórios lateral e medial, e a substância perfurada rostral estão também incluídos na parte basal do telencéfalo. A parte dorsal envolve a parte basal semelhante a um revestimento e é referida como o pálio do córtex. Comparada com o neopálio, o paleopálio e o arquipálio são insuficientemente desenvolvidos.*

A superfície basal ou ventral *(facies basilares* dos hemisférios cerebrais com o lobo piriforme proeminente estão situadas lateralmente ao pedúnculo cerebral e ao hipotálamo. Rostralmente ao quiasma óptico, os hemisférios estão separados pela fissura longitudinal. Duas longas e elípticas massas de superfície irregular, na parte mais rostral da superfície basal, são referidas como **bulbos olfatórios.** Separados dos hemisférios pelo sulco rinal lateral e medial, estes bulbos continuam caudalmente no pequeno, porém largo, trato, o **pedúnculo olfatório,** que liga o bulbo olfatório com os hemisférios. Este trato de fibra é dividido em três componentes: o **trato olfatório lateral, intermediário** e **medial.** Somente os tratos olfatórios lateral e medial são estruturas proeminentes; o trato olfatório intermédio é imperceptível e, depois de um curso muito curto, penetra na extremidade rostral da massa da substância cinzenta, a parte rostral do lobo piriforme. O trato olfatório medial desaparece na fissura longitudinal no lado medial de cada um dos hemisférios. O trato olfatório lateral curva-se lateralmente e circunda o lobo piriforme. Então esse trato é direcionado medialmente e desaparece na superfície occipital dos hemisférios. Exatamente relacionados com os tratos e pedúnculos olfatórios estão os correspondentes giros (*φgyrus olfactorius communis, φgyrus olfactorius medialis* e *gyrus olfactorius lateralis*).

A ampla e irregularmente área triangular (parte rostral do lobo piriforme) entre os tratos olfatórios lateral e medial e o giro diagonal do rinencéfalo é referida como o **trígono olfatório.** Na porção caudal do trígono olfatório está o tubérculo olfatório. Este tubérculo é perfurado por numerosas aberturas para a passagem de pequenos vasos sangüíneos e, por esta razão, é chamado de substância perfurada rostral.

A parte medial da superfície basal dos hemisférios é caracterizada por uma profunda depressão, a fossa cerebral lateral *(vallecula [fossa] lateralis cerebri),* que continua na fissura silviana e contém a artéria cerebral média. As superfícies lateral e dorsal dos hemisférios não são separadas por uma pronunciada linha de demarcação e, no entanto, são referidas como superfície dorsolateral ou superfície convexa. A face da superfície medial está separada uma da outra por uma prega da dura-máter, a *foice do cérebro.* Elas são claramente visíveis somente na linha média longitudinal em seção através do cérebro. Em adição, para alguns, o sulco e giro, que bem podem ser descritos posteriormente, essas estruturas são aparentes: a mais importante e proeminente estrutura é o **corpo caloso,** uma comissura inter-hemisférica, que é composta de um corpo *(truncus corporis callosi),* caudalmente ao esplênio e rostralmente ao joelho e ao rostro. Ventralmente ao corpo caloso e ligado a ele pelo estreito septo telencefálico está o fórnix, cujos diferentes componentes podem ser descritos posteriormente. As outras estruturas que são vistas ventralmente acima não estão relacionadas com os hemisférios e são descritas com a superfície dorsal do cérebro médio.

As duas extremidades dos hemisférios são referidas como **pólos rostral** ou frontal e **caudal** ou occipital. O pólo rostral é bilateralmente comprimido, convexo e parcialmente coberto pelo bulbo olfatório. O pólo caudal é muito mais largo do que o rostral. Apresenta a superfície ventromedial plana e é separado do cerebelo pelo *tentório do cerebelo* e está relacionado com os colículos rostral e caudal e o corpo pineal.

O crescimento da superfície do neopálio em animais superiores conduz ao desenvolvimento de numerosos giros e sulcos, cujo número depende do tamanho e grau de evolução do animal. (Pequenos animais geralmente têm uma superfície neopálica lisa, e eles são lissencefálicos; grandes animais têm uma superfície extremamente pregueada, e eles são girencefálicos.)

Três diferentes áreas corticais, o paleocórtex, arquiocórtex e neocórtex (isocórtex), refletem as idades filogenéticas do pálio (paleopálio, arquipálio, neopálio). O neopálio é o mais desenvolvido e, ao mesmo tempo, a grande área dos hemisférios dos animais domésticos; o córtex e o neocórtex são caracterizados por estruturas basicamente uniformes. Ele é geralmente referido como um isocórtex oposto ao alocórtex que envolve o paleopálio e o arquiopálio. Macroscopicamente é muitas vezes possível distinguir a estriação característica do isocórtex que é causada pelo arranjamento laminado das células nervosas do córtex.

Basicamente o **rinencéfalo** pode ser subdividido em duas partes, o paleopálio e o arquipálio. O paleopálio consiste em bulbo olfatório, tratos e pedúnculo olfatórios e as áreas corticais correspondentes, bem como o tubérculo olfatório. Esta parte dos hemisférios está especialmente bem desenvolvida em animais com um bom senso olfatório (animais macrosmáticos, sobretudo carnívoros); ele está reduzido em animais microsmáticos ou é quase ou completamente ausente em animais anosmáticos (em mamíferos aquáticos, por exemplo). A despeito da

---

*O neopálio dá ao cérebro dos mamíferos uma aparência característica; ele é muito pobremente desenvolvido em mamíferos primitivos (monotremas e marsupiais) e alcança seu mais intenso desenvolvimento em forma superior. Em relação a este desenvolvimento, a parte filogeneticamente velha do pálio (paleopálio, parte velha do pálio, na posição dorsolateral; arquipálio, em vertebrados superiores, na posição dorsomedial) torna-se reativamente sem importância.

manifesta diferença de tamanho em vários animais, sua estrutura e organização permanece antes de tudo uniforme. O arquipálio, na superfície medial dos hemisférios, não apresenta encurvamento, porém se desenvolve progressivamente juntamente com as regiões frontal e occipital do neopálio. O hipocampo, giro dentado, giro fasciolar e a delgada lâmina de substância cinzenta na superfície dorsal do corpo em continuação torna-se o arquipálio.

Claramente a função do cérebro não é somente relacionada com o número e morfologia das células nervosas, as fibras de conexão têm igualmente papel importante. Estas conexões fibrosas, no interior do cérebro, podem ser classificadas em três grupos: as fibras comissurais, que são fibras situadas entre os dois hemisférios; fibras de associação, que permanecem no interior do hemisfério e áreas diferentes interconectadas e, finalmente, fibras de projeção, que estabelecem conexões entre o córtex e os núcleos subcorticais. Estas fibras formam a substância branca dos hemisférios. Seu arranjamento, antes de tudo, é irregular, no interior do pálio, onde elas aparentemente suportam as circunvoluções cerebrais. Podem ser facilmente visualizadas por remoção da substância cinzenta superficial.

Por causa de seu tamanho as fibras comissurais podem ser facilmente dissecadas. A grande comissura, o corpo caloso, relaciona-se com o neopálio; a comissura rostral é parte do paleopálio, e a comissura fornical (*hipocampo*) é relatada no arquipálio.

As fibras de associação (*fibrae arcuatae cerebri*) são as que conectam áreas corticais no mesmo lado do cérebro. Elas podem ser subdivididas em dois grupos: curtas e longas.

As **fibras curtas de associação** podem ser facilmente demonstradas depois de removida a substância cinzenta superficial; elas conectam giros adjacentes e têm a forma de U, sendo muitas vezes referidas como curtas fibras arcuadas. Como estas fibras são primariamente confinadas no córtex, elas são freqüentemente designadas como fibras intracorticais de associação.

As **fibras longas de associação** ou longas fibras arcuadas conectam áreas mais distantes do hemisfério. Elas podem ser subdivididas naquelas que são restritas a um lobo hemisférico, as fibras intralobares de associação, e naquelas que conectam lobos diferentes, denominadas de fibras de associação interlobares. No cavalo, as fibras de associação interlobares são, antes de tudo, difíceis se não impossíveis de serem demonstradas grosseiramente, por causa de seu percurso no interior da substância branca, e são muitas das vezes citadas como fibras de associação subcortical. Sua topografia é relativamente pouco desenvolvida e caracterizada pela dificuldade em serem dissecadas. Entretanto, as fibras longas de associação interlobares são mais facilmente demonstradas, apesar de que elas são muito menos desenvolvidas do que no cérebro humano.

Um grande feixe é o **cíngulo.** Ele se origina a nível da área precomissural (na menor massa, anatomicamente), gira em torno do joelho do corpo caloso e é visto como um feixe abaixo, no interior, do giro límbico. Ele passa ao redor do esplênio, penetra na circunvolução hipocampal, formando a maior parte de sua substância branca, e pode ser acompanhado, como dois ramos, no corpo amigdalóide e no hipocampo.

O **feixe arcuado** (*fasciculus arcuatus*) conecta a área frontal com as regiões temporal, occipital e parietal, formando um arco fechado ao redor da ínsula.

As regiões frontal e occipital do hemisfério são conectadas pelo **feixe occipitofrontal ventral** (*fasciculus occipitofrontalis ventralis*), que está na posição mais superficial do que o feixe arcuado que, como ele, está localizado ventralmente à cápsula externa, putâmen e globo pálido.

O **fascículo uncinado** é fortemente encurvado ao nível da fossa lateral; ele conecta as regiões do lobo frontal e temporal.

O **fascículo occipitofrontal dorsal** está localizado ventralmente a outra extremidade do corpo caloso ao longo da borda dorsal do núcleo caudado e conecta a região cortical frontal com o córtex temporal e occipital.

O sistema de fibras de projeção consiste em vias aferente e eferente conectando o pálio com partes profundas do cérebro e medula espinhal. A maior parte das fibras de projeção está concentrada entre o núcleo caudado e tálamo dorsomedialmente e entre o putâmen e o globo pálido ventrolateralmente, formando a cápsula interna. Nessa região as fibras radiadas nos hemisférios passam externamente, cruzando uma e outra. Daqui, os vários sistemas de fibras estão regularmente arrumados.

As fibras de projeção podem ser subdivididas, mais ou menos arbitrariamente, de acordo com seu comprimento, em curtas e longas, e de acordo com a direção de condução de seus impulsos em centrífuga e centrípeta ou sistema corticofugal e corticopetal.

O córtex cerebral forma um sistema semelhante a pequeno elo com o hipotálamo, globo pálido, corpo estriado e subtálamo.

O fórnix já foi descrito; ele conecta o hipocampo com os corpos mamilares.

A radição auditiva (*radiatio acustica*) da cápsula interna consiste em fibras talamocorticais com chegada no corpo geniculado medial, e termina no córtex auditivo, que é supostamente situado na parte medial do giro ectosilviano.

A radição óptica originada no corpo geniculado lateral passa através da parte caudal da cápsula interna (algumas vezes referidas como parte retrolenticular) e termina na superfície mediocaudal do hemisfério, de frente para a fissura transversa. Este é também encontrado na superfície lateral do hemisfério ao nível do giro sagital.

Fibras corticotalâmicas e fibras que rumam na direção oposta originam a radiação talâmica que conecta o tálamo com quase todo o neocórtex. Estas fibras são predominantemente concentradas na região mais interna da parte dorsal da cápsula interna e mostram uma certa concentração em direção ao tálamo.

Até onde o sistema de projeção nos interessa subsiste uma subdivisão de acordo com o fato de que estas fibras ou rumam em vias diretas ou alcançam os neurônios eferentes através de um relé retransmissor (parece ser apropriada). O trato corticoespinhal ou piramidal é o mais importante entre o primeiro grupo de sistemas eferentes de projeção direta. Ele origina-se na quase totalidade da superfície dorsal da metade rostral do córtex cerebral na porção rostral dos giros supra-silviano e ectossilviano. As fibras concentradas em torno da cápsula interna passam através da parte caudal do joelho, atingem o terço médio do pedúnculo cerebral e continuam na pirâmide da medula oblonga. As fibras corticonucleares têm essencialmente uma origem similar. Elas passam através da cápsula interna ao nível de seu joelho, atingem a parte medial do pedúnculo cerebral e cruzam para o lado oposto antes de terminar no núcleo motor dos nervos crânicos. Outras fibras, fibras corticorreticulares, terminam no núcleo da formação reticular do tegmento. As fibras do sistema de projeção eferente indireto não podem ser demonstradas grosseiramente; elas originam-se em diferentes partes do córtex, passam através da cápsula interna e terminam em diferentes níveis do tronco cerebral (corpo estriado, globo pálido, hipotálamo, formação reticular, núcleo rubro, núcleo negro etc.) e o cerebelo.

O córtex recobre toda a superfície do cérebro, com exceção da lâmina epitelial do plexo coróide. Diferenças regionais são notadas na espessura e na estrutura da substância cinzenta cortical. O córtex consiste principalmente em células nervosas e fibras nervosas dispostas em camadas características, paralelas à superfície do pálio.

O **neocórtex** (isocórtex)*, a despeito do arranjo quase uniforme de suas células e fibras nervosas em seis ou mesmo sete camadas, mostra consideráveis variações estruturais regionais. Somente em algumas áreas corticais encontramos a disposição típica em seis camadas totalmente presentes (isocórtex homotípico), enquanto em outras, certas camadas se misturam (isocórtex heterotípico). Cada área cortical tem seu próprio arranjo característico de células e fibras nervosas. Infelizmente nosso conhecimento da distribuição destas áreas no cavalo ainda é muito rudimentar, tornando difícil, nos dias de hoje, fazer subdivisão do isocórtex baseada em uma anatomia microscópica.

As seis camadas de células nervosas do isocórtex estão dispostas como segue: a lâmina molecular (*lamina plexiformis*ɸ *s. zonalis*) é a camada mais superficial e consiste principalmente em fibras nervosas e células neurogliais contendo poucas células nervosas. A lâ-

---

*O córtex neopalial é referido como isocórtex ou córtex homogenético.

GENERALIDADES SOBRE O SISTEMA NERVOSO

mina granular externa contém numerosas células nervosas pequenas (células granulares). A lâmina piramidal externa é composta predominantemente de células piramidais, cujo tamanho aumenta da parte externa para a interna. A camada seguinte é a lâmina granular interna, caracterizada por uma multitude de pequenas células nervosas (granular). Ela é seguida pela lâmina piramidal interna que contém células piramidais muito grandes (células gigantes de Betz). A camada mais interna é representada pela lâmina multiforme que, por sua vez, poderá ser subdividida em duas lâminas, a superficial com células nervosas polimórficas e piramidais; e a profunda, com um reduzido número de pequenas células nervosas.

Este quadro esquemático do isocórtex deve ser completado pela descrição da localização das fibras nervosas. As fibras são divididas em duas classes, a tangencial e a radial. As fibras tangenciais seguem muito proximamente o padrão descrito para as lâminas de células nervosas e são paralelas à superfície cerebral. Na lâmina molecular numerosas fibras nervosas tangenciais formam a camada tangencial. A lâmina seguinte é chamada de camada desfibrada porque ela contém muito poucas fibras nervosas. Ela é seguida ao nível da lâmina piramidal externa pela supra-estriada, ou lâmina de Bechterew, e, ao nível da camada granular interna, pela banda externa de Baillarger. A quinta camada pode ser subdividida em duas subcamadas. A mais externa, com poucas fibras (lâmina interestriada), e a sublâmina interna com mais fibras, que é referida como a banda interna de Baillarger. A última lâmina, que corresponde à camada multiforme, consiste em sublâmina externa, a lâmina infra-estriada *(lâmina substriadaφ)* com somente poucas fibras, e a sublâmina interna *(lâmina limitanteφ)*, que é caracterizada pela densa disposição das fibras nervosas. As fibras radiais estão distribuídas em feixes perpendiculares na superfície do córtex cerebral. Elas representam fibras de projeção e associação, tanto aferentes como eferentes, que contribuem em parte para as lâminas de fibras tangenciais.

O alocórtex* mostra um arranjo fundamental diferente, já que ou é quase impossível reconhecer nele lâminas celulares definidas ou somente duas camadas de células estão presentes. Pelo fato de haver pronunciadas diferenças seria prudente discuti-las juntamente com as várias partes do alocórtex.

Os primeiros neurônios da via olfatória estão localizados dentro da membrana mucosa olfatória da cavidade nasal (incluindo o órgão vomeronasal). Estas células nervosas são bipolares e seus axônios passam através da lâmina crivosa do osso etmóide para entrar no bulbo olfatório. Imediatamente sob a superfície do bulbo olfatório estas células formam uma camada fibrosa superficial (lâmina da *fila olfatória)*, que é seguida pela lâmina da glomérula olfatória em direção ao interior do bulbo olfatório. Estas glomérulas são constituídas pelas terminações de numerosos axônios nervosos e dos ramos dendríticos de inúmeras células mitrais. Também os dendritos das células mitrais podem penetrar no interior da lâmina molecular da camada plexiforme externa. Esta camada é formada pelas células granulares externas e seus processos, que ajudam a formar a *glomérula olfatória*, e os processos das células granulares, os quais estão localizados na lâmina granular interna (em contraste com a lâmina granular externa que pode algumas vezes ser observada entre a lâmina molecular e a lâmina da *glomérula olfatória)*. A camada de células mitrais situa-se profundamente em relação à lâmina molecular. Os axônios das células mitrais passam desta lâmina para o trato olfatório; mandam colaterais para as camadas granular interna e molecular. A lâmina granular interna, finalmente, contém os axônios das células mitrais e células granulares cujos axônios se estendem na lâmina molecular. As células mitrais representam o segundo neurônio da via olfatória, enquanto as células granulares e as colaterais das células mitrais fornecem o reforço de impulsos.

O centro olfatório secundário é representado pelo núcleo olfatório rostral, que ocupa parte do bulbo olfatório e começa entre o hipocampo (medialmente), lobo piriforme (lateralmente), tubérculo olfatório e núcleo caudado (caudalmente). O tubérculo olfatório bem desenvolvido consiste em três camadas celulares e recebe fibras aferentes de diferentes tratos, especialmente do intermediário.

O **trato olfatório lateral** termina a nível da região piriforme rostral e caudal da fossa lateral, enquanto o medial termina na região precomissural. Estas áreas, constituindo o córtex olfatório primá-

rio, são estações relés secundárias. Elas são conectadas com o corpo amigdalóide através da zona diagonal e da estria terminal, que também conecta o complexo amigdalóide com o septo telencefálico, o hipocampo, o giro uncinado e para-hipocampal e o giro do cíngulo através do fórnix. Estes centros são conectados com o córtex olfatório secundário.

O **corpo** ou complexo **amigdalóide** *(corpus amygdaloideum)* (Fig. 13-19) que consiste em vários núcleos bem definidos, está conectado com a área precomissural através da estria terminal. No hipocampo as lâminas corticais são extremamente modificadas; além da lâmina molecular mais superficial existem somente mais duas lâminas, a lâmina celular piramidal e a lâmina polimorfa. A superfície ventricular do hipocampo é coberta por uma camada de fibras nervosas, o álveo. O giro dentado é também composto de três camadas.

O **hipocampo** recebe **fibras aferentes** do córtex olfatório secundário, da área precomissural e do hipocampo heterolateral através da comissura hipocampal. As fibras eferentes são originadas da camada de células piramidais e do álveo e concentradas na fímbria, a qual continua no fórnix. O fórnix é primariamente destinado para o corpo mamilar. Parcialmente as fibras fornicais cruzam na decussação supramamilar; aqui, algumas fibras deixam o fórnix e seguem para o tegmento mesencefálico. Ao longo de seu curso através do hipotálamo, o fórnix dá origem a algumas fibras para a área pré-óptica. Outras fibras deixam o fórnix exatamente acima da comissura rostral e passam para a área precomissural. Algumas fibras podem ser observadas na *estria medular do tálamo*, através da qual elas alcançam o núcleo habenular.

O **corpo mamilar** (Fig. 13-19), que recebe fibras aferentes do tegmento através do pedúnculo do corpo mamilar, está conectado com o tálamo através do trato mamilotalâmico.

Esta curta descrição mostra que há múltiplas conexões entre fibras do rinencéfalo e outras áreas, especialmente o hipotálamo, o que explica as inter-relações funcionais entre áreas autonômicas e olfatórias. Ao mesmo tempo o papel olfatório do hipocampo não deve ser superenfatizado. Investigações experimentais mostraram que praticamente todo impulso originado de órgãos sensoriais e de órgãos internos chegam ao hipocampo, que pode ser considerado então uma região integradora para esses impulsos.

O fato de que os impulsos alcançam o córtex (paleocórtex) diretamente sem passar através do tálamo constitui outro aspecto único do sistema olfatório.

A descrição do padrão microscópico do telencéfalo pode ser completada com o **corpo estriado**, que consiste no núcleo caudado e putâmen. A estrutura microscópica do corpo estriado é principalmente caracterizada pela presença de dois tipos de células nervosas: grandes e pequenas. As células nervosas pequenas aparentemente recebem todas as fibras aferentes e dão origem aos impulsos para as grandes células nervosas, que estão conectadas com o globo pálido. As fibras aferentes são de origem cortical, talâmica, hipotalâmica e mesencefálica (substância negra, tegmento); as fibras eferentes terminam no globo pálido, tegmento, substância negra e hipotálamo.

Estaria fora do objetivo deste livro oferecer uma descrição concisa das várias funções do córtex cerebral e de todo o telencéfalo. Algumas delas foram mencionadas juntamente com as descrições morfológicas; outras são tratadas em outras seções. Outras ainda, mais complexas e bem conhecidas somente no homem, não poderiam ser incluídas neste livro. Para informação adicional consulte as referências bibliográficas.

Ventrículos (Fig. 13-20)

Devido ao crescimento das paredes do tubo neural, a larga e uniforme cavidade que existe no início do desenvolvimento do tubo neural é consideravelmente estreitada durante o desenvolvimento embriológico. As cavidades internas do cérebro são referidas como ventrículos e caudalmente oferecem continuidade com o canal central da medula espinhal.

O quarto ventrículo está localizado entre o cerebelo e a medula oblonga; o terceiro ventrículo se localiza no diencéfalo e envolve a adesão intertalâmica; os dois ventrículos laterais (ou primeiro e segundo ventrículos) são encontrados dentro dos dois

---

*O córtex do paleopálio e o arquipálio é referido como alocórtex ou córtex heterogenético.

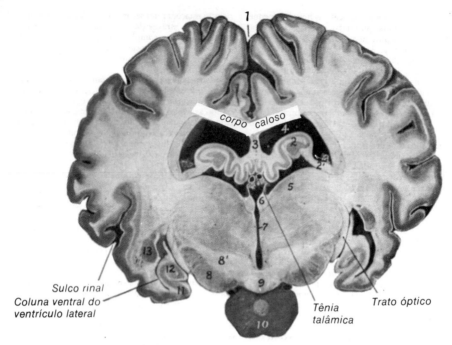

Figura 13-19. Corte transversal do cérebro de cavalo, tamanho natural.

O corte passa através da parte caudal do terceiro ventrículo e é observado por detrás.

1, Fissura longitudinal;
2, Hipocampo;
2', Fímbria;
3, Septo telencefálico (pelúcido);
4, Ventrículo lateral;
5, Tálamo;
6, Habênula;
7, Terceiro ventrículo;
8, Pedúnculo cerebral;
8', Hipotálamo;
9, Corpo mamilar;
10, Hipófise;
11, Lobo piriforme, parte caudal;
12, Parte final do hipocampo;
13, Corpo amigdalóide.

Entre a parte superior da tênia talâmica está o plexo coróide do terceiro ventrículo e abaixo deste estão as veias cerebrais internas.

hemisférios cerebrais. Os ventrículos são preenchidos com o fluido cerebroespinhal e comunicam-se através das duas aberturas do quarto ventrículo (foramina de Luschka) com a cavidade subaracnóide. A abertura mediana (forame de Magendie) e a abertura do ventrículo terminal da medula espinhal são de existência questionável nos animais domésticos comuns.

O **quarto ventrículo** é uma cavidade razoavelmente grande situada entre a fossa rombóide ventralmente, os pedúnculos cerebelares lateralmente, os véus medulares rostral e caudal, e o cerebelo dorsalmente. Rostralmente ele continua no aqueduto mesencefálico; caudalmente ele está fechado no canal central da medula oblonga e da medula espinhal. O soalho do quarto ventrículo, a fossa rombóide, é a grande depressão rombóide na parte dorsal da medula oblonga circundada pelos pedúnculos cerebelares rostral e caudal. A parte caudal do soalho do quarto ventrículo consiste no véu medular caudal, que é ligado às bordas mediais do pedúnculo cerebelar caudal e da superfície ventral do cerebelo. Após a remoção do véu medular, o que resta de suas ligações com os pedúnculos cerebelares são a tênia do quarto ventrículo e o *obex*, a porção caudal do véu dorsal na abertura do canal central da medula. Durante o desenvolvimento embrionário a superfície originalmente plana do véu medular caudal torna-se pregueada pela sua associação com o plexo coróide do quarto ventrículo que invagina para dentro do ventrículo. A parte rostral do soalho do ventrículo é formada pelo véu medular rostral; ele é ligado lateralmente aos pedúnculos cerebelares rostrais e ventralmente aos colículos caudais da lâmina do tecto. O centro do tecto é uma extensão dorsal profunda do quarto ventrículo entre as terminações rostral e caudal do *vérmis do cerebelo*. As paredes laterais do quarto ventrículo são formadas caudalmente pelos pedúnculos cerebelares caudais. Caudalmente ao pedúnculo cerebelar caudal, quando ele se torce dorsalmente para entrar no cerebelo, está o recesso lateral do quarto ventrículo. Caudalmente, no fim das paredes laterais do quarto ventrículo e acima da entrada do canal central, existe uma pequena área sulcada, a *área postrema*, um órgão circunventricular.

O **aqueduto mesencefálico** (cerebral) (aqueduto de Sylvius) conecta o quarto ventrículo com o terceiro ventrículo. Ele é um ducto estreito que chega ao extremo ventral do quarto ventrículo e fecha no terceiro ventrículo sob a comissura caudal. Ele é levemente dilatado ao nível do colículo caudal. Suas paredes são ladeadas por células ependimárias que estão bastante modificadas sob a comissura caudal para formar outro órgão circunventricular, o órgão comissural, que é grosseiramente visível como uma protuberância no aqueduto. Obstruções do aqueduto apresentam conseqüências funcionais espetaculares, já que a circulação normal do líquido cerebroespinhal está bloqueada e o plexo coróide não pára de produzi-lo (hidrocefalia).

O **terceiro ventrículo** é uma estrutura em forma de anel situada no diencéfalo ao redor da adesão intertalâmica. Em sua parte dorsal ou mais elevada, o teto é constituído da camada epitelial, no topo da qual o plexo coróide do terceiro ventrículo está localizado. Este plexo invagina a lâmina para o terceiro ventrículo. A *tela coróide do terceiro ventrículo* (lâmina epitelial mais a pia-máter que cobre o plexo coróide) estende-se caudalmente dorsal ao corpo pineal para formar o recesso suprapineal. Outro recesso, o recesso pineal, é uma invaginação do terceiro ventrículo no corpo pineal justamente sobre a comissura caudal. Na parte mais inferior, ventral do quiasma óptico, a *lâmina terminal cinzenta* é evaginada para formar o recesso supra-óptico ou óptico. Caudal ao quiasma óptico, aproximadamente a meio caminho entre ele e o corpo mamilar, o recesso neuro-hipofisial ou infundibular estende-se para dentro do infundíbulo, a parte proximal da neuro-hipófise. A *lâmina terminal cinzenta* ocupa os dois terços inferiores da parede ventral do terceiro ventrículo. No seu centro esta lâmina forma outro órgão circunventricular, o órgão vascular da lâmina terminal *(organum vasculosum laminae terminalis griseae)*. O terço superior da parede ventral do terceiro ventrículo é representado pela comissura rostral e o fórnix. O terceiro ventrículo comunica-se com cada ventrículo lateral através do forame interventricular, uma tenda situada entre a parede rostral e a parede lateral de superfície lisa e levemente convexa do terceiro ventrículo. O plexo coróide do terceiro ventrículo é contínuo com o plexo coróide do ventrículo lateral e está invaginado na parte dorsal destas aberturas.

Os **ventrículos laterais** (Fig. 13-19) estão situados dentro dos hemisférios cerebrais. Eles são estruturas simétricas alongadas. Na linha média eles são separados pelo septo telencefálico, enquanto caudalmente eles divergem e terminam a nível do lobo piriforme. De acordo com o conceito clássico, os ventrículos laterais podem ser subdivididos em três partes: a parte central ao nível do foramina interventricular e o septo telencefálico; uma haste ou corno rostral *(cornu rostrale)* e uma haste ou corno temporal *(cornu temporale)*, os quais se prolongam para a parte central ventral e caudalmente. Com o corpo caloso e parte de sua radiação removida, o soalho da parte central do ventrículo lateral é visível. Ele consiste ventralmente no núcleo caudado e no hipocampo caudalmente. O hipocampo está envolvido rostrolateralmente por um delgado trato de fibras brancas, a fímbria, e sua superfície ventricular está coberta pelo álveo. A fímbria, e sua superfície ventricular, está coberta pelo álveo. A fímbria bem como a profunda depressão que separa o nucleocaudado e o hipocampo geralmente não são vistas por causa do plexo coróide que recobre o ventrículo lateral. Praticamente não há parede lateral porque o núcleo caudado e a radiação do corpo caloso se encontram formando um ângulo muito agudo. A parede medial na sua parte rostral é representada pelo septo telencefálico, caudalmente pela fusão do fórnix com o corpo caloso. Rostralmente o ventrículo lateral se estreita e, ao nível do joelho do corpo caloso e da porção ventral da cabeça do núcleo caudado, continua como um divertículo do corno ventral para dentro do bulbo olfatório. Caudalmente ele continua no lobo temporal. Não há limite entre as partes central e caudal do ventrículo lateral. A

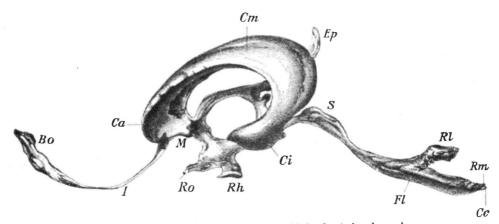

Figura 13-20. Vista lateral do esboço das cavidades do cérebro de cavalo.

Bo, Cavidade do bulbo olfatório, comunicando-se através de I com o ventrículo lateral;
Ca, Corno rostral;
Ci, Corno ventral;
Cm, Corpo do ventrículo lateral;
Cc, Início do canal central da medula espinhal;
Ep, Recesso suprapineal, abaixo está o pequeno recesso infrapineal (não é visível);
Fl, Proeminência correspondente ao sulco limitante;
M, Forame interventricular que conecta o ventrículo lateral com o terceiro ventrículo;
Rh, Recesso infundibular e hipofisário;
Rl, Recesso lateral;
Rm, Recesso caudal do quarto ventrículo;
Ro, Recesso óptico;
S, Aqueduto mesencefálico.
(Segundo Ellenberger e Baum, 1908.)

curvatura do ventrículo corresponde exatamente à curvatura do hipocampo.

Os **plexos coróides** são processos em forma de decos, pequenas maçanetas pediculadas, bolas, pregas ou cristas de tecido que projetam ou invaginam para a luz ventricular (Fig. 13-18). Eles estão presentes em todos os quatro ventrículos e são de considerável importância na função do sistema nervoso central. Durante o desenvolvimento do cérebro certas partes mantêm caracteres primitivos e camadas iônicas. Essas lâminas ependimárias associam-se com tecido conectivo frouxo e plexos capilares da piamáter e se amoldam no sistema ventricular onde formam o plexo coróide. Durante o desenvolvimento, o teto do terceiro ventrículo, parte da parede medial dos hemisférios e parte caudal do teto do quarto ventrículo são cobertos por lâminas ependimárias. A lâmina ependimal do quarto ventrículo é ligada aos pedúnculos cerebelares caudais (corpos restiformes) e ao véu medular caudal; a do terceiro ventrículo insere-se ao nível das duas *estrias habenulares do tálamo* e continua na lâmina ependimal do ventrículo lateral invaginado dorsalmente no forame interventricular. Aqui ele se expande entre a fímbria e a estria terminal.

Microscopicamente os plexos coróides são recobertos por um epitélio cuboidal simples com microvilosidades em forma de clava, com ou sem cílios, seguido por uma membrana basal e uma espessa lâmina de tecido conectivo frouxo que envolve os capilares. Os plexos coróides produzem o líquido cerebroespinhal que preenche os ventrículos cerebrais e cavidades subaracnóides. Entretanto, ainda há questões levantadas a respeito dos processos que ocorrem nas células ependimais dos plexos coróides e que resultam na formação deste fluido.

MENINGES

As **meninges** são membranas fibrosas que envolvem e protegem o cérebro e a medula espinhal (Fig. 13-21). Existem três membranas: a dura-máter, aracnóide e pia-máter. A dura-máter é, algumas vezes, referida como paquimeninge devido à sua forte natureza fibrosa. A aracnóide e pia-máter são conectadas, e juntas são chamadas de leptomeninge devido à sua fina e delicada natureza. Por motivos didáticos as meninges podem ser divididas em meninges espinhais, que envolvem a medula espinhal, e meninges craniais, que envolvem o cérebro.

MENINGES ESPINHAIS

DURA-MÁTER ESPINHAL. A dura-máter espinhal é uma membrana que está separada do periósteo da vértebra pela cavidade epidural. A cavidade epidural é preenchida com gordura e contém o plexo venoso vertebral interno primeiramente chamado seio venoso vertebral longitudinal. A dura-máter espinhal é um longo tubo cilíndrico ao redor da medula espinhal. Extensões tubulares laterais cobrem os ramos dos nervos espinhais e os acompanham nos forames intervertebrais. Como os ramos dorsal e ventral juntam-se para formar o nervo espinhal, a dura-máter forma uma bainha única que é contínua com o epineuro do nervo espinhal. Esses tubos de dura-máter estão firmemente fixados no periósteo ao redor do forame intervertebral e, então, ajudam a segurar a dura-máter e a medula espinhal no canal

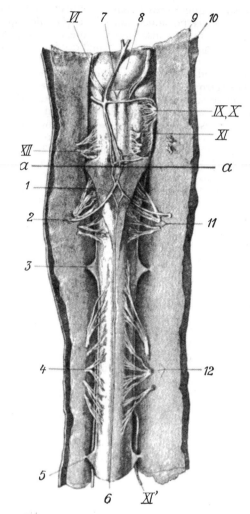

Figura 13-21. Vista ventral da medula oblonga e primeiro e segundo segmentos da medula espinhal do cavalo; as membranas estão incisadas e refletidas.

1, Ligamento suspensório aracnóide;
2, A. cerebroespinhal dir. (vertebral);
3,5, Digitações do ligamento denticulado;
4, Borda livre do ligamento denticulado;
6, A. espinhal ventral;
7, A. basilar;
8, Ponte;
9, Aracnóide;
10, Dura-máter;
11, 12, Feixes dos ramos ventrais do primeiro e segundo nervos cervicais;
VI, N. abducente;
IX, X, Nervos glossofaríngeo e vago;
XI, N. acessório;
XI', N. acessório, ramo espinhal;
a, Linha entre a medula oblonga e a medula espinhal.
(Segundo Ellenberger e Baum, 1908.)

espinhal. Cranialmente, no forame magno, a dura-máter espinhal é contínua com a lâmina meningeal da dura-máter cranial. Caudalmente, na área sacral, a dura-máter espinhal se adelgaça na forma de um cone e forma o silo da dura-máter espinhal que se une ao periósteo do corpo da sétima

GENERALIDADES SOBRE O SISTEMA NERVOSO

ou oitava vértebra caudal. O filo ajuda a segurar ou ancorar o saco dural e medula espinhal caudalmente.

A cavidade entre a dura-máter e aracnóide é a cavidade subdural, que contém uma quantidade muito pequena de fluido. No animal vivo normal a **cavidade subdural** é uma fenda capilar porque o líquido cerebroespinhal na cavidade subaracnóide pressiona a membrana aracnóide contra a superfície interna da dura-máter. No cadáver a porção do líquido cerebroespinhal é perdida por difusão, e a membrana aracnóide não é mantida contra a dura-máter; a cavidade subdural aparenta ser muito maior.

ARACNÓIDE ESPINHAL. A aracnóide espinhal é um tubo fino, quase transparente, que envolve a medula espinhal e, como a dura-máter, possui extensões tubulares que cobrem os ramos dos nervos espinhais. A aracnóide espinhal é contínua com a aracnóide cranial ao nível do forame magno. Caudalmente, a aracnóide espinhal forma um saco em forma de cone que se ajusta ao saco também em forma de cone da dura-máter espinhal. A aracnóide está conectada com a pia-máter por tecido conectivo trabeculado que passa através da cavidade subaracnóide.

A **cavidade subaracnóide** é uma cavidade entre a aracnóide e a pia-máter. A cavidade é atravessada por trabéculas que conectam a aracnóide com a pia-máter. A cavidade subaracnóide envolve as raízes dos nervos espinhais. Ela é preenchida com o líquido cerebroespinhal que tem a função de amortecer os choques traumáticos sofridos pela medula. A cavidade subaracnóide é alargada na área da cauda eqüina, nas regiões caudais, lombar e sacral, para formar a cisterna lombar. O líquido cerebroespinhal pode ser obtido da cisterna por punção lombar.

PIA-MÁTER ESPINHAL. A pia-máter espinhal é uma lâmina altamente vascularizada que está firmemente aderida à medula espinhal e aos ramos dos nervos espinhais. Ela é contínua com a pia-máter cranial ao nível do forame magno. A pia-máter é contígua com a membrana neuroglial da medula espinhal. Os vasos sangüíneos cobrem a superfície da medula espinhal na pia-máter e dão ramos que penetram na medula espinhal envolvidos pela pia-máter para formar o tecido conectivo perivascular.

O **ligamento denteado** é uma condensação da pia-máter no lado lateral da medula espinhal a meio caminho entre os ramos dorsal e ventral dos nervos espinhais. A face lateral do ligamento denteado é livre, exceto pelas projeções em forma de dentes que se ligam à aracnóide e dura-máter na junção dos segmentos da medula espinhal e entre os sucessivos nervos espinhais. A ligação mais cranial está unida à dura-máter no forame magno, enquanto a mais caudal se situa na região lombar. O ligamento denteado serve para manter a medula espinhal centralmente na cavidade subaracnóide, dentro do tubo da dura-máter.

MENINGES CRANIAIS

DURA-MÁTER CEREBRAL (*dura mater encephali*). A dura-máter de cavidade cranial está intimamente unida com o endósteo da cavidade cranial. A dura-máter consiste em duas membranas, uma externa ou camada endosteal, e uma interna ou camada meningeal, que estão intimamente unidas. A dura-máter ou camada meningeal está separada do endósteo (ou lâmina endosteal) no lugar onde os seios venosos cranianos se localizam entre eles. A dura-máter é contínua com as bainhas dos nervos cranianos nos forames, através dos quais os nervos penetram ou saem da cavidade cranial, e com a dura-máter espinhal no forame magno. A dura-máter cranial tem três pregas internas ou processos que separam partes do cérebro. Elas são: a foice do cérebro, o tentório cerebelar e o diafragma da sela.

Foice do Cérebro. A foice do cérebro é a prega de dura-máter dorsal, sagital média, em forma de uma foice que se estende para a frente entre os hemisférios cerebrais. Ela está ligada à crista galli rostralmente e se junta ao tentório do cerebelo caudalmente. Na linha mediana convexa dorsal as duas lâminas da foice do cérebro estão separadas pelo seio venoso sagital dorsal. O seio sagital dorsal está coberto dorsalmente pelo endósteo e osso. Na junção da foice do cérebro com o tentório do cerebelo o seio venoso encontra o seio sagital dorsal caudodorsalmente. A borda ventral da foice do cérebro está 1 a 2 cm dorsal ao corpo caloso e não contém o seio sagital ventral como no homem.

Tentório do Cerebelo. O tentório do cerebelo é a divisão transversal entre o cerebelo e os pólos occipitais dos hemisférios cerebrais. A borda côncava interna é livre e forma o entalhe ou chanfradura tentorial (*incisura tentorii*), que parcialmente circunda o mesencéfalo. O tentório do cerebelo é ligado ventrolateralmente ao sulco dorsomedial da parte petrosa do osso temporal e contém uma parte do seio venoso petroso dorsal. O tentório do cerebelo une-se ao diafragma da sela (dorsum sellae) e forma uma porção do teto sobre os seios venosos cavernosos. Na junção do tentório do cerebelo com o endósteo dos ossos parietal e occipital o seio venoso transverso está localizado entre as lâminas do tentório e do endósteo.

Diafragma da Sela. O diafragma da sela é uma folha horizontal da dura-máter que recobre a sela túrcica. Ela separa a hipófise da superfície ventral do diencéfalo. Possui uma abertura para a parte infundibular da hipófise. Os seios venosos cavernoso e intercavernoso são cobertos pelas porções periféricas do diafragma da sela.

ARACNÓIDE CEREBRAL (*arachnoidea encepahli*). A aracnóide cerebral é uma fina membrana muito delicada, situada entre a dura-máter e a pia-máter. Ela está conectada com a pia-máter por fino tecido conectivo trabecular que passa através da cavidade subaracnóide. A aracnóide cerebral não se estende aos sulcos na superfície do cérebro. Em certas regiões a aracnóide cerebral está separada da pia por uma considerável distância para assim formar a cisterna subaracnóide. As principais cisternas são: (1) *cisterna cerebelomedular*, algumas vezes referida como a *cisterna magna*, localizada no ângulo formado pela superfície caudal do cerebelo e a superfície dorsal da medula oblonga; ela comunica-se com o quarto ventrículo através da abertura lateral do mesmo e caudalmente com a cavidade subaracnóide espinhal; (2)

cisterna da fossa lateral do cérebro, localizada sobre a área da fissura cerebral lateral; e (3) *cisterna quiasmática,* localizada rostralmente ao quiasma óptico e entre o pedúnculo cerebral do mesencéfalo. As *cisternas quiasmática* e *interpeduncular* juntas algumas vezes são referidas como *cisterna basal.*

A cavidade subaracnóide cranial é preenchida com o líquido cerebroespinhal e é contínua com a cavidade subaracnóide espinhal no forame magno. A cavidade subaracnóide cranial comunica-se com o quarto ventrículo pelas suas aberturas laterais e, se presente, abertura mediana. A aracnóide cranial tem pequenas projeções, vilosidades aracnoideanas, que se projetam através da dura-máter para os seios venosos, particularmente o sagital dorsal. A maioria das vilosidades são microscópicas em tamanho, entretanto, dilatações das vilosidades podem ocorrer em grandes animais, particularmente cavalos, formando granulações aracnóides (Pacchioni). Muito do líquido cerebroespinhal passa da cavidade subaracnóide para o seio venoso via vilosidades aracnoideanas.

PIA-MÁTER CEREBRAL *(pia mater encephali).* A pia-máter é uma delgada membrana de tecido conectivo aderida intimamente ao cérebro. Ela recebe as tra-béculas aracnóides e forma a parede profunda da cavidade subaracnóide. A pia-máter é altamente vascularizada e estende-se profundamente nos sulcos do hemisfério cerebral e nas folhas do cerebelo. Os vasos sangüíneos quando penetram no tecido nervoso são envolvidos pela pia-máter e pelos espaços perivasculares (Virchow-Robin).

A pia-máter da fissura coróide dos ventrículos laterais e do soalho do terceiro e quarto ventrículos é referida como a tela coróidea dos respectivos ventrículos. Os vasos da pia-máter são modificados — aumentados em número e tortuosidade — e com a tela coróidea a lâmina epitelial (epêndima) se projeta na cavidade ventricular formando o plexo coróide dos respectivos ventrículos.

Os plexos coróides do ventrículo lateral projetam-se de sua fissura coróide e continuam com o plexo coróide do terceiro ventrículo no forame interventricular. O plexo coróide do quarto ventrículo tem duas partes em forma de L que se estendem lateralmente através da abertura lateral na cavidade subaracnóide, perto dos nervos vestibuloco-clear, e caudalmente a nível da junção da ponte e medula a curta distância de cada lado da linha média.

BIBLIOGRAFIA

Ackerknecht, E. 1943. Das Nervensystem. *In* Ellenberger and Baum's Handbuch der vergleichenden Anatomie der Haustiere, edited by O. Zietzschmann, E. Ackerknecht, and H. Grau. 18th ed. Berlin, Springer-Verlag, pp. 809–978.

Ariëns Kappers, C. U., J. Huber and E. Crosby. 1936. The Comparative Anatomy of the Nervous System of Vertebrates Including Man. New York, The Macmillan Company.

Barone, R. 1962. In Tagand and Barone's Anatomie des Équidés Domestiques. Tome III, Fasc. 1. Nérvaxe et méninges. Lyon, Laboratoire d'Anatomie, Ecole Nationale Vétérinaire.

Barone, R. 1963. Observations sur le faisceau cortico-pontique chez les équidés. Sté des Sciences Vétérinaries et de Médecine comparée de Lyon 65:135–140.

Barone, R. 1965. Observations sur de faisceau rubro-spinal des Équidés. Bull. Assoc. Anat. 50ᵉ Reunion, Lausanne, pp. 115–121.

Barone, R. 1966. Les voies déscendantes dans le nérvaxe des Équidés. Bull. Acad. Vét. France 39:135–141.

Barone, R., and J. Doucet. 1964. Recherches sur la morphologie et la topographie de la substance grise dans le bulbe rachidien du boeuf. Ann. Biol. Anim. Bioch. 4:307–343.

Barone, R., B. S. Nanda and A. N. Kramandlidis. 1965. Observations sur le cortex cérébral frontal chez quelques mammifères Domestiques. Bull. Assoc.-Anat. 50ᵉ Réunion, Lausanne, pp. 122–134.

Barone, R. and L. Ruet. 1956-57. La morphogénèse de l'encéphale chez le Cheval. Bull. Soc. Sc. Vet. Lyon 5:368–388.

Breazile, J. E. 1967. The cytoarchitecture of the brain stem of the domestic pig. J. Comp. Neurol. 129:169–188.

Breazile, J. E., and R. L. Kitchell. 1968a. Ventrolateral spinal cord afferents to the brain stem in the domestic pig. J. Comp. Neurol. 133:363–372.

Breazile, J. E., and R. L. Kitchell. 1968b. A study of fiber systems within the spinal cord of the domestic pig that subserve pain. J. Comp. Neurol. 133:373–382.

Breazile, J. E., B. C. Swafford and D. R. Biles. 1966. Motor cortex of the horse. Am. J. Vet. Res. 27:1605–1609.

Breazile, J. E., B. C. Swafford and W. D. Thompson. 1966. Study of the motor cortex of the domestic pig. Am. J. Vet. Res. 27:1369–1373.

Braun, A. 1950. Der segmentale Feinbau des Rückenmarks des Pferdes. Acta Anat. Suppl. 12.

Dexler, H. 1904. Beiträge zur Kenntnis des feineren Baues des Zentralnervensystems der Ungulaten. Morph. Jahrb. 32:288–289.

Diepen, R. 1962. Der Hypothalamus. *In* v. Möllendorff's Handbuch der mikroskopischen Anatomie des Menschen. IV/7. Berlin, Springer-Verlag.

Ellenberger, W. 1908. Leisering's Atlas of the Anatomy of the Horse and the Other Domestic Animals. 2nd ed. Chicago, Alexander Eger.

Ellenberger, W., and H. Baum. 1908. Handbuch der Vergleichenden Anatomie der Haustiere. Berlin, von August Hirschwald.

Fankhauser, R. 1962. Untersuchungen über die arachnoidalen Zotten und Granulationen bei Tieren. Schweizer Arch. Tierheilk. 104:13–34.

Fitzgerald, T. C. 1961. Anatomy of the cerebral ventricles of domestic animals. Vet. Med. 56:38–45.

Getty, R. 1963. Epidural Anesthesia in the Hog – Its Technique and Applications. Scientific Proceedings of the 100th Annual Meeting, A.V.M.A., pp. 88–98.

Goller, H. 1958. Topographie und segmentaler Feinbau des Rückenmarkes des Schafes (Ovis aries). Anat. Anz. 105:26–88.

Goller, H. 1962. Segmentquerschnitte des Rinderrückenmarkes. Zbl. Vet. Med. 9:943–960.

Goller, H. 1965. Zur Zytoarchitektonik der Medulla oblongata des Rindes. Zbl. Vet. Med. A 12:538–40.

Innes, J. R. M., and L. Saunders. 1962. Comparative Neuropathology. New York, Academic Press, Inc.

Jansen, J., and A. Brodal. 1958. Das Kleinhirn. *In* v. Möllendorff's Handbuch der mikroskopischen Anatomie des Menschen. IV/1. Berlin, Springer-Verlag.

Lim, R. K. S., C. Liu and R. L. Moffit. 1960. A Stereotaxic Atlas of the Dog's Brain. Springfield, Ill., Charles C Thomas.

McFarland, W. L., P. J. Morgane and M. S. Jacobs. 1969. Ventricular System of the brain of the dolphin, *Tursinops truncatus,* with comparative anatomical observations and relations to brain specialization. J. Comp. Neurol. 135:275–367.

Palmer, A. C. 1965. Introduction to Animal Neurology. Philadelphia, F. A. Davis.

Schaltenbrand, G., and E. Dorn. 1955. Plexus und Meningen-Saccus Vasculosus. *In* v. Möllendorff's Handbuch der mikroskopischen Anatomie des Menschen, IV/2. Berlin, Springer-Verlag.

Seiferle, E. 1957. Zur Rückenmarkstopographie von Pferd und Rind. Zschr. Anat. 30:775–786.

Singer, M. 1962. The Brain of the Dog in Section. Philadelphia, W. B. Saunders Company.

Starck, D. 1965. Embryologie. Stuttgart, Georg Thieme.

Thiel, G. 1941. Die Topographie der Rückenmarkssegmente des Hundes. Inaug. Diss., Hannover.

Tindal, J. S., G. S. Knaggs and A. Turvey. 1968. The forebrain of the goat in stereotaxic coordinates. J. Anat. (Lond) 103:457–469.

Verhaart, W. J. C. 1962. The pyramidal tract – its structure and functions in man and animals. World Neurology 3:43–52.

Verhaart, W. J. C., and M. R. Sopers-Jurgens. 1957. Aspects of the comparative anatomy of the mammalian brain stem. Acta morphol. Neerland.-Scand. 1:246–256.

Welento, J. 1964. Structure and topography of the diencephalon. nuclei of the pig. Ann. Univ. Mariae Curie-Sklod.-Lublin, 19: 125–188.

Yoshikawa, T. 1967. Atlas of the Brains of Domestic Animals. University Park, Pennsylvania, Pennsylvania State University Press

CAPÍTULO 14

GENERALIDADES SOBRE ÓRGÃOS SENSORIAIS E INTEGUMENTO COMUM

O ÓRGÃO DA VISÃO

C. Diesem

O **órgão da visão** dos vertebrados compreende algumas estruturas: o bulbo ocular *(bulbus oculi),* o nervo óptico, as pálpebras *(palpebrae),* glândulas, o tecido que preenche a órbita e os ossos que formam a órbita, todos devem ser considerados, bem como as estruturas que partem do olho para o sistema nervoso central.

A órbita é o alicerce para o órgão da visão e suas partes componentes; então ela vai ser discutida em primeiro lugar e depois, em ordem seqüencial, as outras estruturas serão descritas como são observadas pelos anatomistas ou cirurgiões.

A ÓRBITA

As partes componentes da **órbita** óssea foram descritas nos capítulos de osteologia. A forma da órbita e sua profundidade determinam a aparência do olho no animal vivo. A forma orbital determina a extensão do campo visual do animal e é a proteção oferecida ao olho e tecidos adjacentes.

Como a órbita separa o olho do crânio, ela determina a rota que os vasos sangüíneos e nervos vão seguir em seu curso do cérebro para o olho. As perfurações através dos ossos da órbita são chamadas forames ou fissuras. Estes forames ou fissuras podem estar separados em úmas espécies e fusionados em outras. Essa fusão é a causa de alterações no curso seguido por um vaso ou nervo particular nas várias espécies. Nós usualmente esperamos encontrar os seguintes forames ou fissuras em todas as espécies: orbital, rostral e caudal alar, oval, supra-orbital, etmoidal, lacrimal, maxilar, esfenopalatino, redondo e palatino. Como um exemplo da fusão que ocorre no boi, o forame orbital e o *forame redondo* fusionam-se para formar o *forame orbitorredondo.* O forame orbital é alongado no homem e em alguns dos animais domésticos; no entanto, ele pode ser referido como fissura orbital. Por outro lado, no cavalo, ele é redondo e freqüentemente referido como um forame. Pode haver uma variação em alguns dos pequenos forames nas duas órbitas do mesmo indivíduo. Entretanto, os forames descritos usualmente têm uma quase constante posição em cada espécie.

Os ossos que formam a órbita no cavalo são o frontal, zigomático, lacrimal, maxila, esfenóide (basi e pre), palatino e temporal. Estes ossos podem ser suplementados ou podem não estar envolvidos na formação da órbita em cada espécie de animais domésticos.

A variação de ossos da órbita não é confinada à variação de forames. Os processos e relações de ossos podem ser alterados como indicado pela variação do processo zigomático do osso frontal. No cavalo ele contata o arco zigomático, fazendo então um círculo ósseo completo ao redor do olho. O processo zigomático (supra-orbital) do osso frontal não contata o arco zigomático no cão e gato, porém uma faixa de fáscia, o ligamento orbital, completa o arco orbital para fornecer alguma proteção ao conteúdo orbital. A periórbita pode unir-se ao ligamento orbital onde o osso não circunda completamente o olho.

A inserção dos músculos extra-oculares é encontrada nas proximidades do forame óptico no fundo da órbita. O oblíquo ventral pode ter sua origem mais medialmente na órbita em relação aos outros músculos extra-oculares. O oblíquo dorsal tem relação com a parede orbital medial devido ao fato de que ele passa ao redor da cartilagem troclear de modo semelhante à passagem de uma corda ao redor da polia. Este arranjamento é referido como uma tróclea e provavelmente se deve ao fato de que o nervo que supre as fibras motoras para este músculo é chamado de nervo troclear. A inserção na parede medial da órbita é usualmente rostroventral ao processo zigomático do osso frontal. Em animais idosos a cartilagem pode ossificar e formar uma passagem óssea para o tendão deste músculo.

A localização da órbita determina a posição do olho em relação à linha média e a relação que ele tem com o olho oposto. O gado e a maioria dos ruminantes têm seus olhos localizados na região lateral do crânio, enquanto o cão e o gato têm seus olhos localizados na região rostrolateral do crânio. Há uma distância menor entre os eixos visuais dos olhos do gato do que entre os eixos visuais do boi (Fig. 14-1).

Os eixos da órbita e o do bulbo ocular podem ser confundidos; por isso, a representação diagramática

207

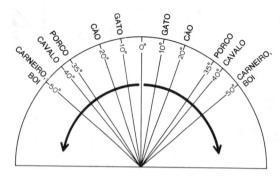

Figura 14-1. Comparação do ângulo formado pelos eixos ópticos de diferentes espécies de animais domésticos.
(Adaptado de Prince e colaboradores, 1960.)

(Fig. 14-2) é dada para mostrar a relação destes eixos. Outra (Fig. 14-1) mostra os ângulos entre os olhos das diferentes espécies de animais domésticos. O eixo orbital é a linha do ápice ao centro da abertura externa da órbita. O eixo visual é a linha do centro da área mais sensitiva da retina para o objeto visualizado. Os pontos centrais das curvaturas anterior e posterior do bulbo ocular são denominados, respectivamente, pólos anterior e posterior. O eixo óptico é a linha do pólo posterior do bulbo ocular que passa pelo centro da córnea.

A relação entre a órbita e os seios deve ser considerada do ponto de vista clínico. Os seios maxilar e frontal do boi e cavalo são contínuos e, como resultado, infecções nos seios podem envolver a órbita. O seio maxilar do gato não tem íntimo contato com a órbita, porém infecções envolvendo os dentes molares podem infectar a órbita. O cão tem uma glândula zigomática localizada ventralmente à órbita, e infecções envolvendo esta glândula podem espalhar-se para a órbita ou para as estruturas confinadas por este osso.

ÓRGÃOS OCULARES ACESSÓRIOS

Os **órgãos acessórios** são: a fáscia orbital e músculos, as pálpebras e conjuntiva e o aparelho lacrimal.

A Pálpebra e a Conjuntiva

A **pálpebra** controla a entrada da órbita que é delineada pela borda orbital. Ela protege o olho, previne o ressecamento da córnea pela distribuição da secreção lacrimal e contém glândulas que ajudam a lubrificação da córnea e especialmente a margem palpebral. A pálpebra também desempenha o papel de dirigir as lágrimas em direção à região nasal do bulbo ocular.

A superfície externa da pálpebra é coberta por pêlos nos animais domésticos, e isto impede a visão da pele que recobre a pálpebra. As glândulas sebáceas e tubulares do epitélio superficial da pálpebra na maioria dos animais domésticos são reduzidas em número. O porco é uma exceção, já que ele tem numerosas glândulas sebáceas e sudoríparas (Prince e colaboradores, 1960). A porção média da pálpebra contém as fibras do músculo orbicular do olho. Estas fibras são estriadas e encontradas como feixes do músculo dispersos no tecido conectivo destas lâminas. Posterior ao orbicular do olho, fibras na *pálpebra superior* são encontradas nas fibras terminais do elevador da pálpebra superior. As fibras do músculo auxiliam a elevação da pálpebra, porém elas não alcançam sua borda livre.

Entre o músculo e a fáscia da porção central da pálpebra e a conjuntiva encontramos a lâmina do tecido conectivo e tecido glandular. O tecido conectivo é composto de fibras colágenas densas e tende a circundar o tecido glandular nesta parte da pálpebra. Esta estrutura é chamada de **tarso**; ela é menos desenvolvida em animais domésticos do que no homem. Novamente a exceção a esta regra é encontrada no porco, no qual o tarso é espesso e onde uma porção pode ser encontrada próxima à base palpebral. Este tecido colágeno envolve as **glândulas tarsais**, que se esvaziam na margem palpebral. Estas glândulas podem ser vistas em um exame grosseiro, em alguns animais. Se houver infecções nessas glândulas elas se alargam e são referidas como terçol. Há nódulos sebáceos ao redor de cada ducto; sua secreção impede a passagem das lágrimas sobre as bordas palpebrais para a face. A espessura do tarso pode variar na superfície superior ou inferior da pálpebra. Profundamente em relação à lâmina tarsal está a lâmina epitelial, que é uma parte da conjuntiva.

A **pálpebra** tem pêlos especiais associados com suas margens e que são chamados **cíclios**. O número de cílios varia com as espécies; eles são menores em diâmetro e mais curtos na *pálpebra inferior*. Os cílios podem estar ausentes na pálpebra inferior de carnívoros e suínos (Prince e colaboradores, 1960). Feixes de fibras musculares podem estender-se do tarso até os folículos dos cílios. Estes feixes de músculo são

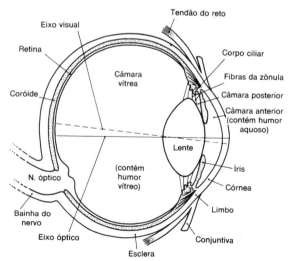

Figura 14-2. Diagrama do bulbo ocular demonstrando os eixos do olho.

Adaptado de Walls, Gordon L., The Vertebrate Eye. The Cranbrook Press, Bloomfield Hills, Michigan.

GENERALIDADES SOBRE ÓRGÃOS SENSORIAIS E INTEGUMENTO COMUM

chamados φ *arrectores ciliorum.* Eles não são encontrados em carnívoros, porém o são em ruminantes. Longos pêlos táteis individuais estão também ausentes sobre a superfície da pálpebra inferior ou superior de animais domésticos.

Existem vários grupos de glândulas localizados na pálpebra em adição às glândulas tarsais previamente mencionadas. Há glândulas sudoríparas e sebáceas que podem ser achadas perto da base ciliar. As glândulas sudoríparas *(glandulae ciliares)* são às vezes referidas como glândulas de Moll e as glândulas sebáceas como glândulas de Zeis. Em adição, existem glândulas de Krause (Prince e colaboradores, 1960) *(glandulae conjunctivales).* Glândulas sudoríparas e sebáceas podem também ser encontradas sob o epitélio da superfície anterior da pálpebra.

O espaço entre as pálpebras é a **fissura palpebral** *(rima palpebrarum).* Quando o olho está fechado o intervalo entre as pálpebras é uma fenda; quando ele está aberto o intervalo tem uma forma biconvexa. As pontas da fissura são os **ângulos** ou os cantos, e elas são designadas como **medial** e **lateral.** O ângulo lateral do olho torna-se mais arredondado com o olho aberto, enquanto o ângulo medial continua estreito; ele pode tomar a forma de um "U", com a porção fechada medialmente. O recesso nasal entre as pálpebras é chamado **lago lacrimal.** A proeminência pigmentada, **carúncula lacrimal**, encontra-se no ângulo medial; alguns pequenos cílios acham-se projetando da carúncula lacrimal, e a mucosa pode ser vermelha ou marrom-escuro em cor, dependendo da espécie e da cor do corpo do animal. O ponto de junção entre a pálpebra superior e inferior são as **comissuras, medial** e **lateral.** A margem livre é pigmentada em alguns animais; a margem posterior *(limbus palpebralis posterioris)* é a margem onde o ducto da glândula tarsal se abre. O eixo longo dessas glândulas está em ângulo reto com a margem palpebral e pode melhor ser visto por eversão da pálpebra. A margem anterior *(limbus palpebralis anterioris)* apresenta cílios.

As pálpebras são movidas por dois grandes grupos musculares, os que fecham as pálpebras e aqueles que as abrem. O músculo orbicular do olho, que já foi previamente mencionado como fazendo parte da lâmina média das pálpebras, puxa as pálpebras juntas quando se contrai. Este músculo circunda a órbita completamente agindo como um esfíncter. A abertura palpebral não forma uma estrutura circular devido aos dois ligamentos palpebrais que se estendem do orbicular do olho nas proximidades da comissura para as margens medial e lateral da órbita. Isto assegura que as fibras superiores e inferiores fazem a contração e são mais importantes para o fechamento das pálpebras. O orbicular do olho pode destacar algumas fibras que passam por trás do saco lacrimal e formam a *parte lacrimal* do músculo (músculo de Horner). Os movimentos das pálpebras não são iguais. Em algumas espécies de mamíferos a pálpebra superior pode mover-se a uma considerável distância enquanto a pálpebra inferior se mantém estacionária; já em aves domésticas a pálpebra inferior é a que se movimenta enquanto a superior fica estacionária.

A elevação das pálpebras é completada por ação de músculo liso e contração do elevador da pálpebra superior e ação de músculo liso com contração do malar na pálpebra inferior. A característica destas fibras musculares do elevador ou malar é que elas correm na direção vertical e sua ação ou movimento é para exercer força na direção quase perpendicular à linha de tração das fibras orbiculares. A abertura e o fechamento da pálpebra superior são suplementados por alguns músculos superficiais na área da margem orbital. Os animais não movem as sobrancelhas *(pili supraorbitales)* em ação expressiva facial como é visto no homem. A contração do músculo orbicular do olho no fechamento das pálpebras pode deprimir a sobrancelha. A presença do *elevador do ângulo medial do olho* bem sob a pele pode causar algum enrugamento da pele ao redor da margem orbital. A sobrancelha não se move ordinariamente com o piscar dos olhos, porém ela se moverá com o fechamento forçado do olho.

O **elevador da pálpebra superior** levanta a pálpebra superior. O nervo oculomotor o supre. Ele pode ser auxiliado por músculo liso em algumas espécies que recebem inervação de fibras simpáticas. Este músculo liso é referido como músculo de Müller *(m. orbitalis)* no homem, e as fibras ficam por baixo das do músculo elevador. O músculo orbicular do olho é inervado pelo 7.º nervo (nervo facial). Alguns investigadores acham que o terceiro, nervo oculomotor, pode ser envolvido, porém isto não foi comprovado (Adler, 1965). Os movimentos da pálpebra inferior pelo malar são usualmente o resultado de impulsos motores que se originam do nervo facial. Então clínicos defendem o bloqueio do 7.º nervo durante uma cirurgia nas pálpebras do globo ocular. Um outro músculo que pode desempenhar uma parte no movimento da sobrancelha é o frontal. Este músculo é bem desenvolvido em alguns animais domésticos como o boi, suíno e cão; seu suprimento nervoso motor é feito pelo nervo facial.

A **terceira pálpebra** *(palpebra tertia)* está situada no ângulo medial do olho. Ela é formada por uma peça de cargilagem irregular em forma de T do tipo hialina ou elástica, coberta por uma prega de **conjuntiva** *(plica semilunaris conjunctivae, φ membrana nictitans).* A **cartilagem** está intimamente associada com tecido glandular que lembra o tecido da glândula lacrimal. A forma da cartilagem hialina ou elástica determina a forma da terceira pálpebra. A borda livre da cartilagem e a membrana nictante são paralelas à haste horizontal do T. A superfície convexa (palpebral) da cartilagem é a superfície mais perto das pálpebras, enquanto a superfície côncava (bulbar) da cartilagem está mais perto da córnea. A superfície côncava permite à terceira pálpebra acomodar-se à convexidade do bulbo ocular. A porção aderida da cartilagem pode ser constritada ou afilada de modo que ela se assemelha a uma chave na qual a glândula e a mucosa aderem. A parte constritada da cartilagem da terceira pálpebra no porco e no gado assemelha-se mais a uma âncora do que a um triângulo.

O tecido glandular superficial também é chamado de glândula nictante; a parte mais profunda do tecido entre a cartilagem e a córnea é também chamada de glândula harderiana. Sabe-se ser mais desenvolvida no porco e em alguns ruminantes selvagens. No porco esta porção profunda da glândula é separada da porção superficial maior e ela produz realmente uma depressão na parede orbital medial. A secreção glandular profunda é mista, enquanto a secreção do tecido glandular superficial é serosa no cavalo e gato, mista no gado, carneiro e o cão e mucosa no porco (Trautmann e Fiebiger, 1957). O melhor método de diferenciação destas glândulas é por técnicas histoquímicas (Prince e colaboradores, 1960).

A terceira pálpebra pode não ser visível nos olhos de algumas espécies; entretanto, se pressão manual for feita no bulbo ocular ou se o bulbo ocular é puxado para a órbita pela ação do músculo retrator do bulbo, a terceira pálpebra irá mover-se sobre uma parte da face nasal da superfície corneal. O movimento da terceira pálpebra neste caso é produzido pela pressão do bulbo ocular contra o tecido adiposo intra-orbital; então, a pressão produzida no tecido adiposo desempenha um papel em forçar a terceira pálpebra sobre a superfície corneal. O movimento da terceira pálpebra nos pássaros é produzido por músculos bem desenvolvidos, porém o gato é o único animal doméstico estudado até o momento que apresenta fibras musculares na terceira pálpebra; considera-se que estas fibras não são um fator em qualquer movimento extensivo da terceira pálpebra; na verdade, estas fibras desempenham um papel na retração da terceira pálpebra (Prince e colaboradores, 1960).

A conjuntiva que recobre a terceira pálpebra contém células linfóides dispersas e numerosos nódulos linfóides. A borda livre da terceira pálpebra pode ser pigmentada e mostra um suprimento vascular bem desenvolvido.

A conjuntiva liga as pálpebras ao bulbo ocular; ela se estende da superfície mais interna como conjuntiva palpebral e então se reflete da pálpebra superior e inferior formando pregas que são chamadas de **fórnices** do olho. A conjuntiva continua do fórnix superior ou inferior como conjutiva bulbar do bulbo ocular e se liga próximo ao limbo. O **limbo** do bulbo é o ponto de junção entre a esclera e a córnea. A porção da conjuntiva que passa para o bulbo é chamada de conjuntiva bulbar. A conjuntiva cria então a barreira membranosa entre a pálpebra e o bulbo, que impede o acesso de objetos, macroscópicos ou microscópicos, à área atrás do bulbo.

A conjuntiva pode inflamar-se e, como resultado, inchar até o ponto de se estender por baixo da margem da pálpebra. No olho normal a conjuntiva pode ser vista virando-se a pálpebra superior ou inferior. A membrana possui uma cor rósea ou vermelho-pálida devido à vascularização do tecido. Os vasos sangüíneos que suprem a conjuntiva são ramos da artéria, bem como os que carreiam são ramos das veias, chamadas de artérias e veias ciliares anteriores.

A conjuntiva pode conter tecido lacrimal acessório para ajudar na manutenção de umidade na superfície da córnea. Em adição, esta lâmina de tecido composta por uma *lâmina própria* colagenosa e uma lâmina de epitélio estratificado pode ter algumas glândulas tubuloacinares (tubuloalveolares), e em alguns animais nódulos linfáticos podem estar dispersados na conjuntiva. A área mais vascularizada da conjuntiva é a porção palpebral, assim como a área

próxima ao fórnix; os vasos não são tão numerosos na área do limbo.

A conjuntiva que recobre a terceira pálpebra foi mencionada previamente. A inervação da conjuntiva das pálpebras superior e inferior pode variar. A porção bulbar da conjuntiva recebe sua inervação dos nervos ciliares, e a conjuntiva palpebral recebe sua inervação dos nervos lacrimal, supratroclear ou infratroclear.'

Aparelho Lacrimal

A **glândula lacrimal** está localizada na região dorsolateral da órbita. Ela usualmente está bem envolvida em tecido adiposo comprimido, sendo côncava no lado bulbar e convexa na superfície orbital. A glândula é lobulada e tem uma cor rósea no animal vivo. Esta glândula pode ser dividida em duas porções, uma associada às pálpebras e outra situada ventralmente ao processo zigomático (supra-orbital) ou ao ligamento orbital. A glândula lacrimal pode variar de uma espécie para outra.

A glândula se abre por meio de 10 a 15 ductos excretórios, o número variando com a espécie. O ducto excretório se abre na superfície da conjuntiva bulbar perto do fórnix superior. A secreção desta glândula em suínos é mucosa. Células dando uma reação mucina também são encontradas em carneiro, cabra e no cão (Trautmann e Fiebiger, 1957). As células excretórias da glândula podem conter gotículas de gordura.

A glândula superficial da terceira pálpebra também pode executar uma parte na secreção lacrimal. Seus ductos excretórios se abrem na superfície bulbar da membrana nictante. A glândula superficial e a profunda têm sido diferenciadas pela posição; também, a secreção de ambas as glândulas varia em diferentes espécies, assim como seus ductos excretórios são encontrados descarregando na mesma área. As reações histoquímicas da glândula seromucóide (Harder) e da glândula superficial são idênticas de acordo com Paule (1957). Por outro lado, a secreção da glândula profunda em diferentes espécies pode ser (1) lipoidal, (2) mucosa, (3) seromucóide ou (4) mista. A função aparente dessas glândulas associadas com a terceira pálpebra é similar àquela da glândula lacrimal, desprezando as leves diferenças morfológicas.

Em adição à mencionada secreção lacrimal existem **glândulas lacrimais acessórias** espalhadas particularmente nos fórnices conjuntivais de alguns animais. A secreção, depois que passa no bulbo ocular, tem que sair. A rota de escape é provida pelos **ductos lacrimais** *(canaliculi lacrimales)*, **saco lacrimal** e **ducto nasolacrimal,** os quais convergem os fluidos oculares para a narina.

Os **pontos lacrimais** são encontrados na margem livre das pálpebras. Podem aparecer em uma área levemente elevada ou papila com uma depressão central ou abertura para a origem do ducto lacrimal. Eles estão a poucos milímetros do ângulo nasal da pálpebra. O ducto lacrimal vai da pálpebra superior e inferior para o saco lacrimal. O **saco lacrimal** é a origem mucosa do canal nasolacrimal que está cercado por osso ou descansa numa depressão óssea. Este alargamento da porção proximal do ducto na-

GENERALIDADES SOBRE ÓRGÃOS SENSORIAIS E INTEGUMENTO COMUM 211

solacrimal pode ocupar a fossa situada na superfície orbital do osso lacrimal.

O ducto nasolacrimal estende-se da superfície orbital do osso lacrimal através da maxila para a cavidade nasal ou região da narina. A porção proximal do ducto nasolacrimal está cercada por osso, porém a porção mais distal pode estar cercada ou envolvida por cartilagem ou membrana mucosa; de fato, o ducto pode não estar completo, porém pode ter uma falha em sua parede em algumas espécies animais (como, por exemplo, o cão [Martin e Schauder, 1938]). O ducto se abre na parede ou soalho da narina externa de alguns animais, porém ele não atinge esta distância em outras espécies. As lágrimas podem ser descarregadas na cavidade nasal e, se em quantidade excessiva, podem fluir para a narina externa.

A parede do saco lacrimal pode estar coberta com epitélio estratificado no cavalo, porém no porco ela pode ter epitélio transitório. Nódulos linfáticos são encontrados ao longo do ducto, assim como células mucosas.

O fluido que lubrifica a córnea e a conjuntiva e, eventualmente, deixa o olho pelo ducto nasolacrimal, é uma mistura da secreção de várias glândulas: lacrimal, lacrimais acessórias, glândulas superficiais e profundas associadas à terceira pálpebra, glândulas sebáceas e sudoríparas. A secreção normal encontrada na superfície da córnea contém cloreto de sódio, agente bactericida (lisozima) e algumas proteínas em um meio líquido. A secreção das glândulas tarsal e sebácea localizadas perto dos cílios tem a função de impedir que as lágrimas escorram sobre as pálpebras para a face.

O fluxo de fluido no canal lacrimal é devido ao fenômeno de capilaridade e ao alargamento da porção dorsal do saco quando as pálpebras estão fechadas e ao alargamento da porção ventral do saco quando elas estão abertas. Este alargamento pode produzir uma pressão negativa. O saco lacrimal se alarga pela ação do músculo orbicular do bulbo ocular e ligamento palpebral medial (Adler, 1965).

Os nervos para a glândula lacrimal são: um ramo da divisão oftálmica do 5.º nervo, fibras simpáticas do plexo carotídeo e do gânglio esfenopalatino e fibras do 7.º nervo. Estudos da inervação não foram completados para animais domésticos, e o atual método de controle da formação da lágrima não é conhecido (Adler, 1962).

Periórbita e Fáscia Orbital

Numerosos textos mencionam a **fáscia** do olho e a maneira pela qual o conteúdo orbital é envolvido por este tecido. A fáscia externa forma um cone que cerca o conteúdo da órbita. Esta outra lâmina (*fasciae musculares*) começa na periferia do forame óptico e estende-se para frente até às pálpebras; ela manda septos entre os músculos do bulbo ocular. Esta fáscia está justamente sob a periórbita e é fina (Zietzschmann e colaboradores, 1943).

A segunda ou lâmina intermediária da fáscia (*fasciae musculares*) tem sua origem na vizinhança do forame óptico e da fissura orbital. Ela consiste em duas lâminas: a lâmina externa cercando ou encerrando os músculos do bulbo ocular e juntando com a lâmina superficial da fáscia. A lâmina externa também irradia para a fáscia da pálpebra. A lâmina interna cobre a superfície do músculo em forma de cone e se apóia sobre a superfície interna dos músculos. Ela então se projeta entre eles para se juntar à outra lâmina de fáscia. Ambas as lâminas então formam a bainha do músculo fascial. A lâmina interna da segunda lâmina fascial passa sobre a esclera e termina na borda corneal.

A lâmina mais profunda da fáscia (*vagina bulbi*) ou terceira lâmina é chamada de cápsula de Tenon. Esta lâmina pode ser traçada da área do limbo sobre o bulbo e cerradamente sobre o músculo retrator do bulbo para o forame óptico. A fáscia ocular envia um septo nasal e temporal para os fascículos ópticos. Estes se reúnem para formar a *vagina externa do nervo óptico*. Entre a lâmina profunda e o bulbo subsiste um espaço, o *espaço episcleral*, que permite ao bulbo adequada liberdade de movimento. Este continua no espaço supravaginal ao redor do nervo óptico.

Existem grandes depósitos de tecido adiposo entre a periórbita e a parede orbital (*corpus adiposum orbitae*). Estes podem estender-se além do limite da órbita óssea e ser encontrados na vizinhança da tuberosidade maxilar. Esta é chamada adiposidade extra-orbital. Existem também depósitos extensos de tecido adiposo entre os músculos e as lâminas fasciais, os quais são chamados gordura intra-orbital.

Músculos Bulbares

Os olhos dos animais domésticos se movem dentro de suas órbitas e este movimento resulta da ação de **músculos extra-oculares** (*musculi bulbi*). Todos os animais domésticos, com exceção de espécies aviárias, têm os mesmos músculos extra-oculares. Entretanto, o tamanho dos músculos, o ponto exato de união e a exata inervação podem mostrar algumas pequenas diferenças.

Os músculos retos são: **retolateral, retomedial, retodorsal** e **retoventral**. Estes músculos têm sua origem perto do ápice da órbita e, quando se contraem, movem o bulbo ocular na mesma direção geral como seus nomes indicam. Em adição, a rotação do bulbo ocular ao redor do eixo óptico é auxiliada pelo **músculo oblíquo.** A ação dos músculos oblíquos varia para algum grau, dependendo de se o bulbo ocular está rodado medial ou lateralmente. Os oblíquos dorsal e ventral movem o bulbo ocular para cima e para baixo, quando o globo está rodado medialmente, e no sentido horário ou anti-horário, quando ele está rodado lateralmente (Cogan, 1948); mas o empuxo dos músculos é sempre em um plano fixado.

Movimentos simultâneos dos dois olhos na mesma direção são **movimentos conjugados.** Movimento dos dois olhos em sentidos opostos é chamado de **movimento não conjugado.** Movimentos disjuntivos ou não conjugados no plano horizontal são chamados convergência ou divergência, e, no plano vertical, sem convergência.

Um outro músculo encontrado nos animais domésticos, porém não no homem, é o **músculo retrator do bulbo.** Este músculo consiste em quatro feixes de fibras. O músculo tem sua origem ao redor do forame óptico e se insere na região posterior do bulbo ocular. Ele é capaz de retrair o bulbo ocular para dentro da órbita quando suas fibras se contraem. A inervação para este músculo é suprida pelo nervo abducente.

O músculo chato situado dorsalmente ao reto dorsal e que se estende do forame óptico para a pálpebra superior é o elevador da pálpebra superior. Este músculo pode ser fino na parte de trás da órbita. Quando ele se insere na pálpebra superior torna-se quase largo, porém se mantém fino. O nervo motor que supre este músculo é o oculomotor. Quando o músculo se contrai, a pálpebra superior é levantada.

Os músculos extra-oculares são estriados, porém podem diferir da maioria dos músculos esqueléticos por serem mais sensíveis a drogas do grupo do curare e colina e por serem suscetíveis a alterações do mecanismo da acetilcolina (Cogan, 1948). Estes músculos extra-oculares diferem dos músculos esqueléticos por possuírem uma maior percentagem de fibras nervosas para as fibras musculares, aproximadamente 1:10, e por terem um suprimento sangüíneo mais rico, permitindo então mais rápidos movimentos dos bulbos oculares e maior resistência à fadiga. Algumas placas neurais nos músculos extra-oculares são similares às dos outros músculos em forma de pé, porém há também terminações em forma de cacho de uva que são encontradas no terço de inserção do músculo. Essas terminações são peculiares aos animais superiores (Cogan, 1948).

Algumas terminações neurais nos músculos extra-oculares são espirais e chamadas "espirais finais de Daniel". Acredita-se que sejam sensoriais, e provavelmente recebem impulsos proprioceptivos. Estes nervos espirais finais têm sido observados em homem, gado, gnu de rabo branco, cabra, carneiro, porco, girafa e chimpanzé, porém eles estão ausentes nos músculos do bulbo ocular do gato, cão, coelho, urso e símio (Adler, 1965).

BULBO OCULAR

A porção mais intrincada do olho é o **bulbo ocular** (*bulbus oculi*). Esta estrutura recebe raios luminosos, transforma-os em impulsos nervosos e transmite-os aos centros superiores no cérebro. O bulbo está protegido por muitas estruturas previamente mencionadas e pode ser dividido em três lâminas de tecido quando cuidadosamente dissecado: a lâmina externa de fibras (*tunica fibrosa bulbi*), que consiste em córnea e esclera; a lâmina vascular média (*tunica vasculosa bulbi*), também chamada úvea, é a lâmina nutriente e inclui a íris, corpo ciliar e coróide; a lâmina mais interna do bulbo ocular é uma modificação do tecido nervoso chamada de lâmina nervosa (*tunica interna bulbi*) e consiste em retina. Esta lâmina mais interna tem algumas áreas não sensitivas associadas com a íris e o corpo ciliar. Estas áreas são chamadas de *parte irídica da retina* e de *parte ciliar da retina*, respectivamente. As lâminas do bulbo envolvem um espaço preenchido com estruturas que ajudam a refratar os raios luminosos convergindo os raios vindos de vários objetos na porção propriamente sensitiva da retina (*parte óptica da retina*). Os raios luminosos são convergidos ou divergidos por intermédio do líquido existente nas câmaras anterior e posterior do bulbo ocular, da lente (cristalino) e pelo humor vítreo, uma substância gelatinosa. A córnea também desempenha uma parte na refração da luz.

TÚNICA FIBROSA

ESCLERA. A **esclera** é composta principalmente de fibras colágenas e algum tecido elástico; ela pode conter algumas células pigmentadas dispersadas entre fibroblastos. A esclera é ligada à fáscia (cápsula de Tenon) por uma lâmina de tecido vascular conectivo frouxo referida como episclera (*lamina episcleralis*). As fibras na esclera podem se entrelaçar mesmo quando correm na mesma direção. Pode haver divisão de fibras, e elas podem formar uma esclera mais espessa em algumas áreas do que em outras.

A área criviforme da esclera pode ser mais fina do que algumas outras porções da esclera. Ela está localizada na região posterior do bulbo ocular onde as fibras colágenas formam uma malha e são penetradas por fibras do nervo óptico. Os vasos vindos ou indo para a coróide também penetram nesta lâmina mais externa do bulbo ocular. Os curtos vasos ciliares entram perto da porção criviforme da esclera perto do nervo óptico. Os vasos ciliares anteriores entram entre o ponto de inserção do músculo e o limbo do bulbo ocular. Atrás do equador do bulbo ocular as veias do vórtex podem ser vistas deixando o bulbo ocular. Estas veias estão situadas em um plano que passa posterior ao equador do bulbo ocular. Elas estão aproximadamente eqüidistantes entre si no seu ponto de emergência e são em número de quatro.

A esclera serve como o ponto de inserção para o músculo reto, e ele cobre a maior parte do bulbo. Ele forma um anel escleral (*anulus sclerae*) ou um afinamento perto da junção da córnea com a esclera. Este anel de tecido conectivo está dentro da esclera e foi descrito como sendo bem desenvolvido em carnívoros (Trautmann e Fiebiger, 1957). Anterior ao anel escleral e ainda dentro da esclera está a borda anelada formada de tecido elástico e fibras colágenas. Esta borda anelada é pobremente desenvolvida em suínos, carnívoros e no homem. O plexo de veias que corresponde ao canal de Schlemm no homem é encontrado entre estas duas porções espessadas da esclera; o plexo é chamado de *plexus venosus sclerae*.

CÓRNEA. A **córnea** é virtualmente uma continuação da esclera; a córnea é transparente enquanto a esclera é opaca. Em adição, a córnea não tem vascularização (sangüínea), exceto na periferia, porém possui um bem desenvolvido plexo nervoso.

A córnea consiste em cinco lâminas de tecido. A mais externa é o epitélio corneal (*epithelium anterius corneae*), que consiste em cinco a 20 lâminas de células. As células epiteliais da córnea podem apresentar espaços linfáticos entre elas nas fileiras mais posteriores. A sensibilidade da córnea é devida ao fato de que grande número de terminações nervosas livres são encontradas nesta lâmina de tecido.

A próxima membrana encontrada é a membrana limitante externa (*lamina limitans anterior*) ou membrana de Bowman. A membrana pode não ser distinta em todas as espécies. Ela é mais intimamente

GENERALIDADES SOBRE ÓRGÃOS SENSORIAIS E INTEGUMENTO COMUM

ligada à substância própria e é considerada como uma parte daquela porção da córnea.

A substância própria é a parte lamelar da córnea. Ela é composta de lamelas fibrilares. As fibras são pequenas na substância própria, e as fibras da lamela são entrelaçadas para produzir firme coesão. Na mole substância cementante entre as lamelas há células corneais planas e fixas. Estas células têm processos que as conectam entre si através de canalículos. Nervos também são encontrados distribuídos na substância própria.

A membrana limitante interna (*lamina limitans posterior*) ou membrana de Descemet é uma membrana homogênea razoavelmente espessa e vítrea, relacionada a tecido elástico. A membrana pode ter protuberâncias perto de sua periferia.

A lâmina mais interna da córnea é a lâmina endotelial (*endothelium camerae anterioris*); esta consiste em uma lâmina única de células aplainadas com o núcleo paralelo à membrana limitante interna; ela está em contato direto com o humor aquoso da câmara anterior.

As finas fibras nervosas corneais são originárias do plexo pericorneal que tem sua derivação nas fibras escleral, episcleral e conjuntival. Os ramos deste plexo perderam sua mielina. Parte das fibras forma um plexo sob a membrana limitante externa, enquanto as outras fibras formam um plexo sob a membrana limitante interna e servem à substância própria. Podem existir alguns feixes da conjuntiva que suprem vasos sangüíneos ao redor da periferia corneal.

A **junção corneoscleral** ou **limbo** é o ponto onde as fibras opacas e onduladas da esclera encontram as fibras transparentes e mais regularmente arranjadas da córnea. A junção, quando visualizada numa seção sagital, aparece como uma linha oblíqua com a borda de corte da esclera acomodada por fora da córnea. O epitélio corneal passa para a conjuntiva nesta junção, porque a conjuntiva bulbar está ancorada perto do limbo. O tecido próximo à junção é pigmentado, e em todas as espécies domésticas, exceto solípedes, células pigmentadas podem ser encontradas entre as lamelas corneais.

A curvatura da córnea pode ter um raio diferente da curvatura do restante do bulbo ocular. Este fato é aparente em gado e em alguns das raças braquicefálicas de cães, quando o bulbo parece protudir da órbita.

A curvatura da córnea e a forma arredondada do bulbo ocular são mantidos pelo humor aquoso nas câmaras anterior e posterior do bulbo. Ambas câmaras são anteriores à lente. A maior câmara do bulbo que é posterior à lente está preenchida com o humor vítreo. Entretanto, o volume de humor vítreo e a pressão que ele mantém nas lâminas envolventes do bulbo ocular são relativamente constantes. Em contraste, o fluxo do humor aquoso varia e, como resultado, a pressão intra-ocular varia dentro de certos limites normais. Esta pressão do humor aquoso é controlada pela passagem de fluido do bulbo ocular perto do ângulo formado pela íris e córnea. Perto deste ângulo é encontrada uma estrutura fibrosa frouxa chamada de ligamento pectinado. Este ligamento é considerado um remanescente do tecido que conecta a íris com a córnea. Este

tecido é formado por uma malha trabecular. Os espaços contêm fluido ou são capazes de conter fluido, e são conectados, por canais, ao plexo venoso escleral. Em alguns dos primatas o plexo venoso pode ser um vaso único referido como o canal de Schlemm (*sinus venosus sclerae*). Os espaços na rede trabecular são chamados "espaços de Fontana". A porção mais larga destes espaços é uma lâmina escleral; entretanto, há algumas fibras uveais finas que começam nesta malha.

A produção do fluido aquoso parece ter sua origem nos processos ciliares ou no tecido que os forma. O aquoso contém água, porém ele tem um pequeno conteúdo protéico. O vítreo é uma geléia cuja origem não é totalmente compreendida.

TÚNICA VASCULAR

A lâmina média do bulbo ocular se situa na túnica fibrosa e consiste em três porções maiores: a coróide, o corpo ciliar e a íris. Esta lâmina é também chamada de **úvea** ou capa uveal. O corpo ciliar e a coróide estão ligados à esclera. A íris se projeta da periferia do bulbo ocular e parcialmente divide a câmara posterior da câmara anterior; a última é anterior à lente. A úvea é caracterizada pela presença de vasos sangüíneos e células pigmentadas. As fibras nervosas são encontradas em todas as porções, exceto na área da íris (Trautmann e Fiebiger, 1957).

CORÓIDE. A **coróide** é composta de fibras elásticas, vasos sangüíneos orientados em lâminas e tecido conectivo pigmentado. Há duas lâminas distintas de vasos encontradas em exame microscópio da coróide. O arranjo das lâminas de fora para dentro é como se segue.

A supracoróide, que conecta a coróide à esclera, é uma membrana frouxa e escura, composta de fibras elásticas e tecido conectivo pigmentado; este é o responsável pela cor escura. As lamínulas desta lâmina são separadas da esclera por espaços linfáticos pericoroidais. A membrana é particularmente aderente à esclera, onde o nervo óptico penetra, mas não tão aderente no ponto de entrada dos vasos ciliares.

A última lâmina é a lâmina vascular; ela contém os grandes vasos sangüíneos. É a lâmina mais espessa da coróide. A lâmina contém tanto veias quanto artérias. As artérias têm suas origens nos vasos ciliares, e as veias começam nos capilares da lâmina coroidecapilar e convergem para os quatro ou seis vórtices, indo formar as veias vorticais.

O **tapetum** (*tapetum lucidum*) (φ *tapetum choroideae*) começa entre a lâmina de vasos e a lâmina capilar. Esta lâmina é capaz de refletir a luz e quando os olhos são examinados ela aparece com um verdemetálico, laranja, amarelo ou marrom. Uma reflexão do tapetum é responsável pela aparência dos olhos dos animais quando vistos em luz branda. O tapetum no cavalo e ruminantes é fibroso, enquanto nos carnívoros (cão e gato) é celular. O tapetum fibroso é composto de feixes de fibras que podem ser onduladas e com um arranjamento concêntrico. Entretanto, o tapetum celular consiste em 10 ou 15 lâminas de células planas, irregularmente pentagonais ou hexagonais. O tapetum no homem e no porco é substituído por um retículo fino e fibroso com alguns vasos no seu interior. O fundo do olho de animais que não têm tapetum aparece laranja, devido à reflexão de vasos coroidais. A parte mais inferior do fundo não mostrará uma cor metálica quando a luz reflete no tapetum porção superior do fundo. Usualmente a cor vista no fundo inferior é marrom-escuro ou verde-escuro devido ao aumento da pigmentação. Vasos passam através do tapetum de uma lâmina vascular para a outra.

A última lâmina mais interna é a lâmina capilar *(lamina choroidocapillaris)* que é feita de capilares embebidos na matriz homogênea pigmentada. Uma lâmina vítrea se inicia entre a lâmina capilar e o epitélio pigmentado da retina. Esta membrana é desenvolvida em diferentes graus, dependendo das espécies; ela pode ser chamada de membrana vítrea *(lamina basalis)*.

CORPO CILIAR. O **corpo ciliar** começa na *ora ciliaris retinae*,* que é uma borda distinta limitando a transformação de retina sensitiva para retina não sensitiva. O corpo ciliar conecta a coróide com a periferia da íris. Ele tem a forma de um triângulo estreito, cuja base é proxima à íris quando vista em corte meridional. A superfície interna origina os processos ciliares. O músculo ciliar se encontra na outra superfície. O anel ciliar *(orbiculus ciliaris)* é a porção posterior do corpo ciliar. Ele é a continuação da coróide e é distinguido dela pela falta da lâmina capilar. Pregas meridionais no anel ciliar tornam-se mais altas e mais grossas quando eles passam em direção à lente. Eles eventualmente formam·os processos ciliares quando alcançam a periferia do cristalino. O tecido do anel ciliar passa para dentro do tecido da coroa ciliar, a porção do corpo ciliar mais perto da lente que serve como suporte para os processos ciliares.

A coroa ciliar é uma placa basal que continua do anel ciliar em direção à lente. Ela é fibrilar e contém muitos vasos sangüíneos dispostos radialmente. Existem células pigmentadas de tecido conectivo dispersas neste tecido. Os **processos ciliares** começam de sua superfície mais interna. Eles são as projeções primeiro notadas no anel ciliar e que se projetam para a frente a partir das pregas meridionais. São cristas fibroelásticas que alcançam sua maior altura na periferia da lente. Eles contêm grande número de vasos sangüíneos, na sua maioria veias contínuas com a lâmina de vasos na coróide. Estes processos correm na direção ântero-posterior. Eles são recobertos, em sua superfície interna, pela matriz homogênea ou matriz brilhante, que começa na superfície interna da última coróide para as células retinais. Dentro desta membrana duas lâminas de células retinais continuam para a superfície interna dos processos ciliares. Essas lâminas não são sensitivas. A lâmina mais externa pode ser pigmentada, e a lâmina mais interna de células não é pigmentada. As

---

*No homem a linha é finamente serrilhada e é chamada de *ora serrata*.

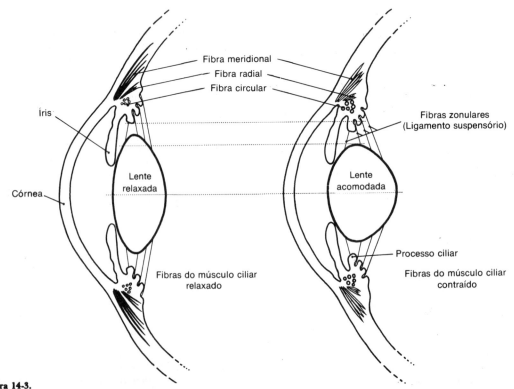

Figura 14-3.
Vista esquerda mostrando a posição da lente e fibras do músculo ciliar relaxado quando o bulbo ocular está acomodado para a visão a distância. Vista direita mostrando a posição da lente e fibras do músculo ciliar contraído quando o bulbo ocular está acomodado para objetos próximos. (Adaptado de Prince e colaboradores, 1960.)

GENERALIDADES SOBRE ÓRGÃOS SENSORIAIS E INTEGUMENTO COMUM

células que se estendem da *fora ciliaris retinae* para a periferia da íris são chamadas *partes ciliares da retina.*

Os processos ciliares, desde que eles contêm tantos vasos sangüíneos, pensa-se que são fontes do humor aquoso que preenche as câmaras anterior e posterior do bulbo ocular.

Os processos ciliares podem ser vistos muito distintamente se o bulbo ocular for seccionado no equador e a parte posterior do bulbo e o corpo vítreo forem removidos. Estes processos ciliares variam em número em diferentes espécies, porém pode haver 100 ou mais no cavalo. Eles irradiam em direção à lente em todas as direções quando é vista em uma seção equatorial do bulbo ocular.

Um exame cuidadoso destes processos mostra que eles não se inserem diretamente na periferia da cápsula da lente. Em vez disso, fibras filamentosas, chamadas fibras zonulares, começam entre os processos ciliares e se inserem perto da borda da lente. Estas finas fibras serão vistas se tentarmos livrar a lente do corpo ciliar. Elas transmitem movimento do corpo ciliar para a lente e ocasionam a mudança na forma da lente. As fibras zonulares não têm habilidade para contrair, mas parecem estar sob tensão o tempo todo.

O **músculo ciliar** repousa sobre a superfície externa do corpo ciliar e dentro da esclera. Nos animais domésticos o músculo ciliar consiste em três porções de músculo liso. As várias porções do músculo não são tão distintas como o são em primatas, e algumas porções podem estar pobremente desenvolvidas. Esta falta da musculatura ciliar é responsável pela inabilidade para acomodar a visão para perto e longe.

As fibras mais externas correm em direção ântero-posterior *(fibrae meridionales)*. Essas fibras estão mais próximas à esclera e são as fibras musculares responsáveis pela tensão na coróide ou por puxar o corpo ciliar para frente quando se contraem. Este músculo pode ser referido como o músculo de Brücke. As fibras estendem-se do anel ciliar para a base da íris; elas são encontradas em todos os animais domésticos.

O próximo grupo de fibras estende-se do anel escleral para dentro e se irradiam em direção à cavidade do bulbo. Essas fibras são pobremente desenvolvidas nos animais domésticos e podem estar ausentes em cortes histológicos. Se, presentes, elas são chamadas de porção radiada ou reticular do músculo ciliar.

As fibras mais internas *(fibrae circulares)* circundam o bulbo e são paralelas ao equador do bulbo ou ao limbo corneoescleral. O cavalo, porco e carnívoros têm estas fibras, porém elas podem ser encontradas somente na porção nasal do corpo ciliar do cavalo (Trautmann e Fiebiger, 1957).

A ação do músculo ciliar na lente não é direta (Fig. 14-3). As fibras zonulares estão sob tensão. Quando os olhos localizam objetos distantes a lente está relativamente plana, e somente as fibras zonulares exercem sua tração na periferia da cápsula da lente para manter a curvatura da lente no mínimo. Quando objetos próximos são examinados por um animal, a lente se torna mais convexa. Isto é conseguido através da contração do músculo ciliar que retesa a coróide, traciona-a para frente e permite o relaxamento das fibras zonulares e da cápsula da lente, tornando-o mais convexo. A elasticidade interna da lente é um importante fator neste processo de acomodação. Em animais idosos a lente é menos úmida e menos elástica. Nesse caso, mesmo que os músculos ciliares se contraiam, a convexidade da lente não pode aumentar; então a lente não se torna mais convexa, e nesse caso o animal não pode acomodar a visão para objetos próximos.

ÍRIS. A **íris** é a porção mais anterior da úvea; ela é um diafragma que se estende do corpo ciliar e se situa anterior à lente. A íris tem ventralmente uma margem livre *(margo pupilaris)* que forma uma abertura elíptica *(pupilla)* para a transmissão dos raios de luz para a porção posterior do bulbo ocular. A íris é banhada pelo humor aquoso nas suas superfícies anterior e posterior. O espaço entre a superfície anterior da lente e a superfície posterior da íris é chamado de câmara posterior do bulbo *(camera posterior bulbi)*. O espaço entre a superfície anterior da íris e a superfície posterior da córnea é chamado de câmara anterior do bulbo *(camera anterior bulbi)*. A comunicação entre as câmaras anterior e posterior é feita através da pupila.

A íris consiste nas porções uveal e retinal. A porção uveal tem uma membrana mesenquimal que cobre sua superfície anterior; isto também constitui a parede posterior da câmara anterior do bulbo. Progressivamente a partir da anterior para a posterior, a última lâmina encontrada é uma lâmina condensada de tecido estromal contendo células pigmentadas densas, ramificadas, que se anastomosam. Esta é a lamela estromal anterior.

A última lâmina é a lâmina estromal vascular *(stratum pigmenti iridis)*, que contém muitas células pigmentadas, a maioria das quais extensivamente ramificadas. O estroma é frouxo, exceto no cavalo, boi e porco; ela contém fibras elásticas. Os vasos e nervos são envolvidos por um denso estroma. As lâminas pigmentadas estão ausentes em albinos das várias espécies. As artérias nesta lâmina formam dois círculos de vasos. O círculo externo é o *círculo arterioso irídico maior* e o círculo interno é o *círculo arterioso irídico menor*.

A íris também contém alguns músculos lisos, o *m. sphincter pupillae* e o *m. dilatador pupillae*. O músculo esfíncter começa no estroma da íris próximo à margem pupilar e consiste em fibras musculares lisas. As fibras são concêntricas em animais com pupila redonda, porém em animais com pupila oval elas se interceptam nos ângulos agudos das duas comissuras. O músculo esfíncter da íris é usualmente mais forte do que o músculo dilatador. As fibras nervosas para o músculo esfíncter originam-se do ramo motor do terceiro nervo. Quando as fibras se contraem elas reduzem o tamanho da pupila. O músculo dilatador é suprido por fibras simpáticas. As lâminas da porção uveal da íris são o epitélio, lamela estromal anterior e estroma vascular.

A porção retinal da íris é feita de duas lâminas. A lâmina muscular anterior contém o *músculo dilatador da pupila*. As células musculares nesta lâmina são arrumadas radialmente ao redor da pupila e, quando se contraem, dilatam a pupila. A porção nuclear das células é pigmentada e está situada na porção posterior da fibra (Trautmann e Fiebiger, 1957).

A superfície posterior da íris é feita de uma lâmina de células pigmentadas que é a porção mais anterior da retina. Estas células são chamadas de *parte irídica da retina.* As células pigmentadas da lâmina média da íris ou estroma dão ao olho sua cor. Entretanto, se estas células não são pigmentadas, então as células pigmentadas na lâmina posterior da íris são encontradas e conferem cor azul ao olho. No gato o colorido dourado é devido à pigmentação difusa amarela das células estromais. Se todas as lâminas são livres de pigmento, a íris pode tomar uma coloração rósea ou vermelha.

A margem superior da **pupila** no cavalo e no burro ou jumento pode ter muitas massas escuras de tamanho variável. Pode haver massas menores na margem pupilar inferior. Estas são chamadas *φ corpora nigra* ou *granula iridica* e são compostas de uma armação de células pigmentadas. Estas células são uma continuação do estroma pigmentado da íris. Pode haver vasos nestas massas granulares. Pequenos grânulos podem ser vistos ao redor da borda da pupila de ruminantes que são uma eversão de células da lâmina pigmentada.

Muitos textos de oftalmologia discutem o ângulo da íris devido aos vasos e espaços localizados nesta área particular e o relacionamento destes espaços com o fluxo do humor aquoso. O ângulo da íris é o recesso formado pela junção da córnea, esclera, corpo ciliar e borda ciliar da íris.

TÚNICA NERVOSA

RETINA. A **retina** é a lâmina mais interna do bulbo ocular. Ela é uma evaginação bilateral do prosencéfalo, a primitiva vesícula óptica. A vesícula óptica mantém-se ligada ao cérebro pelo pedúnculo óptico. A taça óptica que se desenvolve posteriormente mantém-se ligada ao cérebro pela haste óptica, o futuro nervo óptico. No adulto esta túnica consiste em epitélio pigmentado e a própria retina. A retina, no adulto, se estende da entrada do nervo óptico até à margem da pupila. A porção posterior da retina que contém os elementos nervosos é chamada de *parte óptica da retina.* Esta porção da retina se estende para a frente, para a *ora ciliaris retinae (ora serrata* no homem), que é a linha de ligação da retina à coróide. Neste ponto anterior a retina não contém elementos nervosos. A retina não sensitiva que cobre o corpo ciliar é chamada de *parte ciliar da retina,* e a que cobre a íris é chamada de *parte irídica da retina.* As duas porções anteriores da retina são formadas por duas lâminas de células epiteliais. A lâmina mais interna de células não é pigmentada, enquanto a lâmina mais externa de células é continuação da lâmina pigmentada da *parte óptica da retina.*

O ponto de entrada do nervo óptico na porção posterior do bulbo ocular aparece como uma área redonda ou oval que é branca em cor. Deve ser reconhecida também pela maneira na qual os vasos sangüíneos se irradiam dela. Esta área é denominada a **papila óptica** *(discus nervi optici).* Sua exata localização encontrada quando se examina o bulbo ocular pode variar de uma espécie para outra. O centro da papila pode ser uma ligeira depressão.

Além da papila óptica outra área pode ser encontrada que é muito sensível a detalhes. Esta área é usualmente lateral à papila óptica, e é chamada de **mácula.** Esta estrutura pode ser amarela em algumas espécies; alguns autores referem-se a ela como a mácula lútea. Não há uma fossa ou depressão central bem definida na mácula de animais domésticos. Há uma redução de bastonetes nesta área, porém usualmente não há completa ausência de bastonetes no centro da mácula nem redução no número de células da outra lâmina retinal, como ocorre no homem. A mácula é usualmente uma área redonda lateral ao disco óptico em todos os animais domésticos. Além disso, pode haver um traço que se estende da mancha arredondada através da retina. Na área com o traço pode haver um aumento em gânglio e célula bipolar. A área redonda da sensibilidade à luz serve na visão binocular. A área redonda da sensibilidade à luz serve na visão binocular. No cavalo, gado e porco o traço é visto em olhos, sendo provavelmente usado em visão monocular (Trautmann e Fiebiger, 1957).

A anatomia do **fundo ocular,** a porção do bulbo visto com exame oftalmoscópico, vai variar entre indivíduos e entre várias espécies. Algumas das variações notadas são: (1) cor de fundo; (2) presença do tapetum; (3) visibilidade dos vasos coroidais; (4) presença de variado número de áreas maculares; (5) padrão vascular retinal; (6) posição e forma do disco; (7) presença de pigmento e sua distribuição; (8) disposição de fibras nervosas opacas.

A histologia da retina é muito complexa para ser discutida em espaço limitado; entretanto, é geralmente aceito que a retina contém dez lâminas de tecido. Estas lâminas de fora para dentro são:

1. *Epitélio Pigmentado.* Estas células de forma poligonal usualmente são retiradas de outras lâminas da retina quando se corta o bulbo em secções. Os grânulos pigmentários são capazes de se mover para a porção externa da célula quando o bulbo é exposto à luz e de se mover para dentro do corpo celular quando o bulbo é protegido da luz. As células pigmentadas são muito aderentes à lâmina coróide. Usualmente os grânulos pigmentados são reduzidos em concentração ou não são encontrados nas células que se estendem sobre o tapetum.

2. *Lâmina de Célula Visual.* Estas células são os receptores do estímulo luminoso e iniciam o mecanismo da visão. Há dois tipos de células nesta lâmina: os bastonetes e os cones. Os bastonetes são segmentados, mas sua região externa é realmente um bastonete. Estas células são mais sensíveis à luz do que o são os cones, porém elas não são tão sensíveis para a cor. Acredita-se que os bastonetes são utilizados na visão noturna, já que eles funcionam melhor com baixa luminosidade. Os cones assim são denominados devido à forma volumosa do segmento externo. A forma celular varia muito em diferentes espécies dos animais e ela não pode ser utilizada em todas as espécies para diferenciar cones e bastonetes. Os cones não contêm púrpura visual como é verdadeiro nos bastonetes. Os pássaros diurnos e répteis têm muito mais cones do que bastonetes, e é este tipo de conhecimento que leva à teoria de

GENERALIDADES SOBRE ÓRGÃOS SENSORIAIS E INTEGUMENTO COMUM

duas funções para as células da lâmina visual da retina.

3. **Membrana Limitante Externa.** Esta é a membrana de suporte para as células e possivelmente auxilia a manter as células em posição.

4. **Lâmina Nuclear Externa.** Esta lâmina aparentemente contém o núcleo dos cones e bastonetes. Ela é mais espessa na porção da retina onde os bastonetes são mais numerosos, e fina onde os cones predominam.

5. **Lâmina Plexiforme Externa.** Esta é uma lâmina da sinapse entre os axônios dos bastonetes e cones e os dendritos das células bipolares.

6. **Lâmina Nuclear Interna.** Esta lâmina contém células bipolares e células horizontais que possivelmente auxiliam na integração de impulso. Tem sido descrito que esta lâmina tem mais células bipolares quando a camada de células visuais contém principalmente cones. A lâmina é fina e não contém tantas células quando ela está relacionada a uma porção da lâmina visual que tem muitos bastonetes.

7. **Lâmina Plexiforme Interna.** Esta lâmina é outra área para sinapse entre a lâmina bipolar e a lâmina das células ganglionares.

8. **Lâmina Celular Ganglionar.** Esta lâmina é formada por corpos celulares das células ganglionares. Os dendritos da célula ganglionar estão na lâmina plexiforme interna; a célula ganglionar pode receber impulsos de mais do que uma célula bipolar, porém usualmente um axônio é originado para continuar os impulsos na via aferente visual para o cérebro. As fibras originadas nestas células terminarão nos centros visuais subcorticais do sistema nervoso central.

9. **Fibras Nervosas da Lâmina Óptica.** Esta é somente uma lâmina de axônios das células ganglionares que estão passando da célula ganglionar para a papila óptica e então depois através da parede do bulbo para a *área crivosa da esclera.*

10. **Membrana Limitante Interna.** A ponta anterior das fibras começa na membrana limitante externa e os corpos de suas células nervosas terminam na lâmina nuclear interna. Estas fibras são estruturas-suporte para a retina.

Estas numerosas lâminas podem ser notadas histologicamente, porém suas zonas funcionais consistem em três lâminas de células nervosas: os cones e bastonetes, as células bipolares e células ganglionares; há zonas de sinapses entre elas chamadas lâminas plexiformes. O estímulo luminoso tem de passar através da pupila e atravessar todas as lâminas da retina antes de poder estimular os bastonetes e cones. Então, o impulso, depois de estimular os bastonetes ou cones, atravessa as várias lâminas retinais até alcançar o nervo óptico e, eventualmente, o cérebro. Este tipo de retina é encontrado nos vertebrado e é chamado uma retina invertida.

A **área crivosa da esclera** (φ *lamina cribrosa*) é a área atravessada pelas fibras do nervo óptico que deixam o bulbo. As fibras convergem para a papila óptica, virando-se então para fora para passar através da coróide e da esclera. A papila óptica não produz resposta; as imagens não podem ser vistas nesta área, sendo ela então chamada de "ponto cego" do bulbo. As fibras da esclera formam uma estrutura em forma de peneira para permitir a penetração das fibras nervosas na parede do bulbo. A coróide é composta de tecido glial. A esclera tem tanto tecido glial como tecido conectivo formando a rede para as fibras nervosas. Astrócitos podem suportar as fibras nervosas que passam da papila óptica. As fibras nervosas não se tornam mielinizadas até que elas passem através da área criviforme. O nervo óptico está também envolvido por meninges, continuando com as lâminas meningeais do cérebro. As fibras individuais estão envolvidas por células gliais.

A dura-máter está ligada à aracnóide pelo septo. A aracnóide é composta de duas lâminas do endotélio que estão, por sua vez, em contato com a pia-máter que envolve o nervo óptico. A pia-máter é a mais vascular das coberturas meningeais do nervo óptico. Drogas injetadas na área orbital podem ganhar acesso aos espaços intermeníngeais e subseqüentemente alcançar o cérebro. Agentes anestésicos injetados na área orbital podem seguir esta rota e causar paralisia ou morte se eles alcançam áreas vitais do sistema nervoso central. A mielinização das fibras do nervo óptico pode não ocorrer até após o nascimento. Até que ocorra mielinização destas fibras a atividade visual é prejudicada.

CÂMARAS DO BULBO OCULAR

A **câmara anterior** do bulbo ocular *(camera anterior bulbi)* é encoberta na frente pela córnea e por trás pela íris e pela lente. Ela comunica-se através da pupila com a **câmara posterior** do bulbo ocular *(camera posterior bulbi);* esta é um pequeno espaço anular, triangular em secção transversa, que é envolvido na frente pela íris, atrás pela parte periférica da lente e seus ligamentos e, externamente, pelos processos ciliares. As câmaras são preenchidas pelo **humor aquoso**. A **câmara vítrea** *(camera vitrea bulbi)* está situada entre a lente e a retina e contém o **corpo vítreo**.

MEIOS REFRATIVOS DO BULBO OCULAR

CÓRNEA. A **córnea** foi previamente descrita; ela é considerada como sendo uma das mais importantes estruturas na refração dos raios luminosos.

HUMOR AQUOSO. O **humor aquoso** preenche as câmaras anterior e posterior do bulbo ocular. Ele é produzido na área dos processos ciliares e escapa fluindo ao redor da margem pupilar para a câmara anterior. O fluido então sai através do espaço no ângulo da íris para o plexo venoso escleral. Este fluido tem uma densidade diferente da densidade da esclera; então, ele também é um meio refrativo para o bulbo ocular.

O humor aquoso contém cloreto de sódio, traços de uréia, glicose uma pequena quantidade de proteína e tem um índice refrativo de aproximadamente 1,3. Elementos celulares não estão normalmente presentes.

LENTE. A **lente** é um corpo biconvexo, transparente, que está situado anterior ao corpo vítreo e em contato parcial com a superfície posterior da íris. Sua periferia, o equador da lente, é quase redonda. A superfície anterior e a superfície posterior podem não ter o mesmo raio de curvatura em todos os animais domésticos. A superfície posterior repousa na fossa do corpo vítreo (*fossa hyaloidea*). Os pontos centrais das superfícies são os pólos anterior e posterior, e a linha que os une é o eixo da lente. A substância da lente é envolvida por uma membrana elástica transparente, a cápsula da lente. Ela consiste em uma substância macia (*cortex lentis*) e uma porção central densa, o núcleo da lente. A espessura da cápsula da lente varia, a porção anterior é usualmente mais espessa do que a posterior, enquanto a cápsula é mais espessa perto do equador da lente.

As fibras zonulares parecem emergir das células das *pars ciliares retinae* que cobrem os processos ciliares do corpo ciliar. Estas fibras se inserem próximas ao equador da lente. Em alguns animais as fibras mais largas vão para a cápsula da lente em frente do equador, formando a lâmina anterior da zônula. As fibras mais finas vão para a superfície posterior da lente, formando então uma lâmina zonular posterior. As fibras terminam em processos em forma de escova que se misturam na cápsula. A cápsula posterior toca o corpo vítreo e forma então a membrana vítrea (ligamento capsular hialóide). Este ligamento deve ser removido da cápsula da lente se esta é removida em cirurgia de catarata. Senão, a cápsula da lente é danificada e parte do tecido da lente pode permanecer na área entre a íris e o corpo vítreo.

A lente é uma estrutura formada de células e seus processos, que são realmente as fibras da lente. As células posteriores da lente usualmente formam as primitivas fibras da lente durante o desenvolvimento embriológico. A lente retirada de um animal após o nascimento tem células epiteliais (*epithelium lentis*), porém elas aparecem sob a lâmina epitelial anterior da cápsula. As células são cuboidais perto do eixo ântero-posterior da lente, porém quando alcançam o equador tornam-se colunares e são arrumadas em fileiras meridionais. Elas formam as fibras da lente que correm paralelamente umas às outras em direção ântero-posterior. As fibras da lente **são** mantidas unidas com uma substância amorfa **cementante**. Próximo aos pólos da lente as pontas **das** fibras são unidas pelo cemento. Os acúmulos **desta** substância formam a sutura da lente (*radii lentis);* estas suturas se encontram de tal maneira que **elas** formam um padrão em forma de Y que alguns **autores** denominam como a estrela da lente. Estas estrelas da lente estão presentes nas superfícies anterior e posterior. As fibras que emergem próximas do centro de uma estrela terminam nas terminações livres dos raios de outra estrela, e vice-versa. Por causa deste arranjo as fibras individuais passam eqüidistantes ao redor da lente.

As fibras da lente estão continuamente sendo formadas e arrumadas em lamínulas concêntricas; a **lente pode ser reduzida em tamanho por despren-**dimento das lâminas, de maneira semelhante ao **desprendimento das lâminas de uma cebola. O inte-**rior da lente não é tão prontamente separado como **a periferia porque as fibras perderam seus núcleos e** estão comprimidas numa massa que é referida como o núcleo da lente. Com o envelhecimento do indivíduo o conteúdo de água da lente diminui e, como resultado, a lente não pode permitir a tensão ou o relaxamento da cápsula; sua curvatura não pode variar muito quando o animal tenta acomodar a visão para um objeto distante. Se uma espécie animal possui habilidade para acomodar, verifica-se que indivíduos mais jovens podem acomodar melhor do que os idosos da mesma espécie.

A lente, com a ajuda da córnea, é responsável pela inversão da imagem do objeto visto na retina do olho. A lente provavelmente tem dois índices de refração; o núcleo ou a porção mais comprimida central tem um índice refratário diferente do da periferia.

A mudança da forma da lente é dependente da ação do músculo ciliar que, por sua vez, transmite sua ação para a cápsula da lente por meio das fibras zonulares. O controle deste mecanismo foi mencionado previamente. A lente no adulto não contém vasos ou nervos.

O **corpo vítreo** na câmara vítrea é uma massa gelatinosa contendo proteína e uma grande quantidade de água. Há um número de finas fibras transparentes (*stroma vitreum)* que, na superfície, são condensadas em uma membrana vítrea (hialóide) (*membrana vitrea)*. Esta membrana toca a superfície posterior da lente e pode aderir a ela. O corpo vítreo pode conter alguns leucócitos isolados. O corpo vítreo no gado, porco e carnívoros pode conter um remanescente da artéria hialóide do feto. Este remanescente pode ser chamado de canal hialóideo. Textos de anatomia humana o chamam de canal de Cloquet. O corpo vítreo ocupa o espaço entre o cristalino e a retina e adere à retina. O índice refrativo é 1,3 nas espécies em que foi estudado.

VASOS E NERVOS

O sistema vascular do bulbo ocular de animais domésticos mostra variação do visto em homem e alguns dos primatas. O maior **suprimento sangüíneo** na maioria de animais domésticos é da artéria oftálmica externa que começa no ramo maxilar da artéria carótida externa.

A artéria maxilar entra na área orbital passando por baixo do arco zigomático ou próximo à articulação temporomandibular. Esta artéria pode passar através do canal alar, como o faz no cavalo e cão, ou este canal ósseo pode estar ausente, como no boi. A artéria oftálmica externa começa na maxilar no canal alar ou rostralmente ao seu ponto de emergência. Em adição à artéria oftálmica externa, a artéria maxilar origina o esfenopalatino, a artéria palatina maior e a artéria palatina menor. Variação na origem dos vasos palatinos vai ser notada em diferentes espécies.

A artéria maxilar é continuada pela artéria infraorbital. Antes de terminar ela origina a artéria malar, que é encontrada na área orbital ventromedial onde supre a pálpebra inferior, a glândula nictante

GENERALIDADES SOBRE ÓRGÃOS SENSORIAIS E INTEGUMENTO COMUM

e o tecido ao redor da margem orbital. A artéria malar substitui a artéria facial, que supre as pálpebras e área orbital nos primatas.

A artéria oftálmica externa supre os seguintes ramos: lacrimal, ciliar longo posterior, ciliar curto posterior, supra-orbital, muscular, etmoidal externo, ϕ infratroclear e supratroclear (suínos, N.A.V.). A artéria oftálmica externa pode anastomosar-se com a artéria oftálmica interna em muitos animais domésticos (Fig. 14-4).

A artéria oftálmica interna é um pequeno vaso quando comparada com a oftálmica externa. Ela se anastomosa com a oftálmica ou um de seus ramos depois de emergir da cavidade cranial. A oftálmica interna passa através do forame óptico para entrar na órbita.

Os menores vasos ciliares se originam da artéria ciliar; o vaso ciliar longo posterior se origina próximo à área criviforme da esclera e se dirige para frente na parede coroidal externa para a porção anterior do olho. O vaso ciliar longo posterior usualmente consiste no ramo medial e ramo lateral. Eles correm para a frente, usualmente no plano horizontal, para o corpo ciliar e a íris. A curta artéria ciliar começa de ambos ramos medial e lateral da artéria posterior longa ciliar e supre a coróide e a retina. A artéria ciliar longa posterior corre na área supracoróide. As artérias ciliares longas posteriores se originam de um ramo comum que é chamado o ϕ *ramus bulbi* por alguns autores. Este ramo então se divide nas artérias ciliares longas posteriores, consistindo em artéria ciliar temporal posterior e artéria ciliar nasal posterior.

O suprimento sangüíneo para a coróide é feito principalmente pela curta artéria ciliar. O vaso tem sido descrito como constituído de três lâminas, de acordo com o tamanho. A lâmina mais externa tem o vaso mais largo e é chamada lâmina vascular. A última lâmina não é distinta em animais e é supostamente feita de vasos com tamanho intermediário. A lâmina mais interna da coróide contém pequenos capilares e é chamada a lâmina coroidocapilar. O limite interno desta lâmina é a lâmina terminal (*lamina basalis;* glassy lamina; lâmina de Bruch).

O sangue venoso deixa a coróide via veias vórtices que, por sua vez, terminam na veia oftálmica. Há usualmente quatro veias vórtices que retiram o sangue do bulbo ocular (Fig. 14-5).

Os vasos sangüíneos da retina começam nas artérias ciliares, principalmente na artéria ciliar curta. Há uma artéria central que entra na retina no centro do disco óptico em primatas. Nos animais domésticos podemos ver um número de pequenas artérias penetrando na lâmina retinal de todos os lados do disco óptico. Embora a artéria central não possa ser encontrada em dissecação grosseira de todas as espécies, estudos histológicos revelam evidência da presença de uma artéria central nos primeiros estágios da vida do indivíduo. Há considerável variação no padrão vascular de cada espécie. Isto se torna

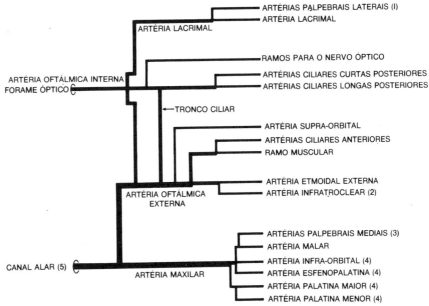

Figura 14-4. Diagrama do suprimento para as estruturas oculares.

(Adaptado de Prince e colaboradores, 1960.)

(1) Pode ter origem na artéria temporal superficial, em carnívoros

(2) Visto nas espécies eqüinas

(3) Pode não suprir a porção média dos bulbos oculares em todas as espécies

(4) Ramos terminais da artéria maxilar e não associados com a órbita

(5) O canal alar não está presente em todas as espécies de animais domésticos

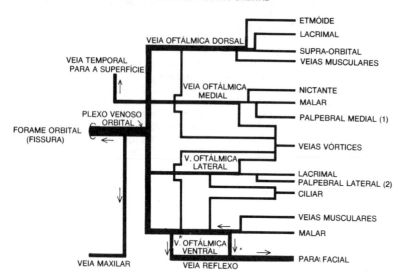

Figura 14-5. Diagrama da drenagem venosa das estruturas oculares.
(Adaptado de Prince e colaboradores, 1960.)

(1) Pode ir da veia malar para a facial em algumas espécies
(2) Pode ir para a veia transversa facial ou temporal superficial em algumas espécies

aparente quando o fundo óptico é examinado com um oftalmoscópio. A espécie que aparenta ter um padrão vascular retinal rudimentar realmente tem uma retina que obtém muito de sua nutrição da lâmina coroidocapilar. Pode haver uma rede capilar que une as redes arteriais e venosas na retina. A retina é drenada por veias que podem ser vistas deixando a lâmina do fundo retinal na área do disco óptico. As veias parecem ter um mais largo diâmetro do que as artérias, e elas são usualmente menos tortuosas em seu curso. A cor dos dois tipos de vasos difere, sendo a veia de um vermelho mais escuro do que a artéria, em animais vivos.

A artéria ciliar longa posterior usualmente forma o maior e o menor círculos arteriais na íris da maioria das espécies. A artéria ciliar anterior vem para a porção anterior do bulbo ocular próximo ao ângulo da íris, porém ela tem sua origem, em muitos casos, nas artérias musculares que suprem os músculos retos.

A esclera não é muito vascularizada, porém ela é perfurada por um número de vasos sangüíneos, e alguns deles, assim como a curta artéria ciliar, podem suprir a porção posterior da esclera. A porção anterior da esclera está relacionada com a conjuntiva e recebe seu suprimento sangüíneo de ramos da artéria ciliar anterior que supre a conjuntiva. Em algumas espécies a esclera recebe sangue dos vasos palpebrais e da artéria lacrimal.

A córnea no olho normal é avascular, senão ela não seria transparente. Se a córnea está ferida ou irritada, vasos sangüíneos migram da periferia do olho para a córnea. A maioria destes vasos tem sua origem em vasos da conjuntiva ou em vasos que suprem a conjuntiva, assim como a artéria ciliar anterior.

A **drenagem venosa** no bulbo ocular varia com cada espécie. As principais rotas que o sangue venoso segue são: (1) da órbita para a veia maxilar, entrando então na veia jugular externa; (2) através das veias que passam da órbita para a frente e se esvaziam na veia malar, veia angular do olho ou a veia facial e depois na linguofacial, veia maxilar externa e finalmente na veia jugular externa; (3) da órbita através das veias que passam pelos forames orbital, óptico ou redondo, indo então para o seio venoso cranial. Este sangue flui caudalmente e deixa o crânio pelas veias que passam através do canal temporal, o forame magno ou o forame condilóide. Estas veias unem os seios vertebrais e o sangue retorna da cabeça via os seios venosos ou ele pode passar da base do crânio via os vasos occipitais para a veia jugular externa. A veia jugular interna não é bem desenvolvida em muitos dos animais domésticos, com exceção do porco e cão. No entanto, a veia jugular externa carrega a maior parte do sangue da cabeça e órbita.

O **suprimento nervoso** para a órbita é derivado de muitos dos nervos cranianos. O trigêmeo é provavelmente o maior contribuinte da inervação das estruturas orbitais se excluirmos a retina e sua inervação pelo nervo óptico. A porção oftálmica do nervo trigêmeo é o ramo mais importante da inervação da órbita e de seu conteúdo. Ele entra na órbita através do forame orbital (Fig. 14-6).

O nervo oftálmico é um ramo do nervo trigêmeo e é composto de fibras sensoriais. Ele origina o nervo lacrimal, que começa no oftálmico antes que este surja do forame orbital.

1. O ramo zigomaticotemporal tem um ramo que se anastomosa com o ramo zigomático do nervo maxilar. Esta é provavelmente a rota que fibras simpáticas e parassimpáticas seguem para alcançar a glândula lacrimal (Prince e colaboradores, 1960). Nos animais que possuem chifre, o ramo cornual é um ramo do ramo zigomaticotemporal. O ramo cornual

não está na órbita, porém ele se situa caudalmente, cruza a fossa temporal e supre o chifre próximo à sua base. A inervação motora para a glândula lacrimal é feita por intermédio de fibras parassimpáticas da área do núcleo do 7.º par cranial e se une ao nervo lacrimal através do ramo anastomótico do nervo zigomático (Prince e colaboradores, 1960). Fibras simpáticas também têm sido traçadas do gânglio cervical cranial para a glândula (Prince e colaboradores, 1960).

2. O nervo supra-orbital começa perto do ponto onde o nervo lacrimal deixa o nervo oftálmico. Ele pode ser chamado de nervo frontal. A diferença na terminologia usada por alguns autores é que o nervo é chamado supra-orbital se ele passa através do canal supra-orbital, e frontal se passa sobre a margem da órbita e vai para o tecido na região frontal da cabeça sem passar através do forame supra-orbital. Rostralmente os ramos deste nervo passam para a pálpebra superior e a pele da testa.

3. A continuação do nervo oftálmico é o nasociliar. Este nervo usualmente divide-se no infratroclear e nos ramos etmoidais. Estes dois ramos são normalmente do mesmo tamanho. O nervo etmoidal usualmente passa através do forame etmoidal para se dispersar eventualmente na membrana mucosa da cavidade nasal.

(a) O nervo infratroclear passa ventralmente à tróclea para o oblíquo dorsal. As fibras do nervo, quando ele está presente, vão para o canto medial (ângulo), membrana nictante e uma porção do sistema lacrimal. Este nervo não é encontrado em todos os animais (Prince e colaboradores, 1960).

(b) O nervo etmoidal continua medialmente do nervo nasociliar. Ele toma um curso tortuoso, porém deixa a órbita e entra na área etmoidal. Realmente, muito pouca inervação é suprida para a órbita por este nervo.

A segunda porção do nervo trigêmeo é o nervo maxilar, que emerge do crânio através do *forame redondo* ou através do *forame orbitorredondo* formado, em algumas espécies, pela fusão de dois forames. Este nervo origina então o nervo pterigopalatino (esfenopalatino) que, por sua vez, pode produzir os ramos palatinos maior e menor. A porção maior deste nervo ou seus ramos vão para o palato ou a mucosa nasal. Entretanto, este nervo é mencionado porque seu gânglio recebe fibras dos nervos profundo petroso e superficial petroso que carrega fibras do 7.º nervo cranial (facial). Estes ramos podem unir-se e formar o nervo do canal pterigóide (nervo vidiano) que passa então através do canal pterigóide e carrega algumas fibras parassimpáticas e motoras. As fibras pós-ganglionares do gânglio pterigopalatino podem ir para a glândula lacrimal. O restante vai para a membrana mucosa do nariz, palato mole, boca e lábios. Esta porção do nervo maxilar tem um papel relativamente menor no suprimento nervoso

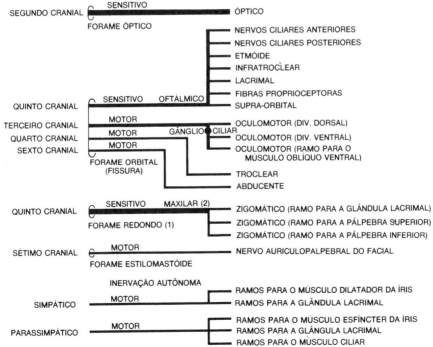

Figura 14-6. Diagrama da inervação das estruturas oculares.
(Adaptado de Prince e colaboradores, 1960.)

para a órbita e suas estruturas. As fibras simpáticas pós-ganglionares começando no gânglio cervical cranial podem também ser distribuídas via ramos do nervo maxilar.

O nervo óptico entra na órbita através do forame óptico. Ele pode ser acompanhado por um ramo da artéria e veia oftálmica interna. Ele entra no bulbo ocular e suas fibras se distribuem a todas as porções da retina. O nervo é considerado sensorial. As fibras do nervo conduzem os impulsos da retina para altos centros do cérebro. O nervo óptico deve ser considerado como o trato do cérebro.

O nervo oculomotor (terceiro nervo cranial) entra na órbita através do forame orbital ou do forame orbitorredondo, formado pela fusão dos forames orbital e redondo. O nervo divide-se em ramos ventral e dorsal. O ramo dorsal supre então o elevador da pálpebra superior e o reto dorsal. O nervo para cada músculo reto pode formar diversos pequenos ramos antes de entrar no músculo. O ramo ventral do oculomotor se divide em três ramos que suprem fibras motoras para o reto ventral, reto medial e oblíquo ventral.

O gânglio ciliar e seus ramos parassimpáticos, simpáticos e sensoriais não são tão distintos nos animais domésticos como eles o são no homem. Um gânglio pode usualmente ser encontrado ao longo do curso do ramo ventral do nervo oculomotor e dorsalmente ao reto ventral; o ramo comunicante entre o gânglio e o nervo oculomotor pode usualmente ser traçado. De acordo com Duke-Elder (1961), este ramo conectante do terceiro nervo tem fibras parassimpáticas. As fibras sensoriais e fibras simpáticas são difíceis de traçar no gânglio ciliar. Em alguns casos no homem e mamíferos superiores as fibras sensoriais podem conectar diretamente com o ramo nasociliar do nervo oftálmico. No gato as fibras simpáticas contornam o gânglio ciliar e encontram o nervo ciliar curto distal ao gânglio (Duke-Elder, 1961). Entre os mamíferos o gânglio ciliar pode geralmente ser representado por mais de um grupo de células, e células ganglionares esparsas não são tão incomuns no curso do nervo oculomotor. Na maior parte dos animais superiores tanto as células autônomas como as sensoriais ocorrem no gânglio (Duke-Elder, 1961).

As células que dão origem à maioria das fibras sensoriais que passam do gânglio ciliar ou do nervo nasociliar provavelmente estão localizadas na córnea. As fibras simpáticas para a estrutura ciliar passam distalmente ao plexo cavernoso (Duke-Elder, 1961).

O nervo troclear passa para a órbita através do forame orbital e supre fibras motoras para o oblíquo dorsal. Este nervo é usualmente traçado sem muita dificuldade no músculo que passa ao redor da troclea e então se liga ao bulbo ocular.

O nervo abducente também entra na órbita através do forame orbital e então se dirige para o reto lateral para supri-lo. Nos animais domésticos o músculo retrator do bulbo é encontrado. O suprimento para os ramos deste músculo é provido pelo nervo abducente. O nervo oculomotor já foi descrito e supre o retrator do bulbo, de acordo com Zietzschmann e colaboradores (1943), porém nossas

dissecações não concordaram com este achado. O livro americano de anatomia não descreveu o nervo oculomotor como sendo fonte de fibras motoras para o músculo retrator do bulbo em animais domésticos. O homem não possui um músculo retrator do bulbo.

O nervo facial supre o orbicular do olho e, quando presente, o malar. As técnicas para cirurgia ocular sugerem o bloqueio do 7.º nervo de maneira a reduzir o movimento dos olhos. Este nervo não supre fibras motoras para as outras estruturas na órbita. As fibras musculares involuntárias encontradas nas pálpebras de alguns animais são fibras que começam no músculo orbicular do olho. O suprimento nervoso para essas fibras é tido como originado de nervos simpáticos.

Os músculos e nervos que controlam a pupila são o músculo esfíncter, suprido pelos nervos parassimpáticos, e o músculo dilatador, suprido pelos nervos simpáticos. Miose resulta da contração das fibras do esfíncter, e contração das fibras do dilatador produz midríase. O suprimento nervoso parassimpático e simpático para o bulbo ocular é feito através de centros tanto fora como dentro do sistema nervoso central.

O centro parassimpático para a pupila fora do sistema nervoso central é o gânglio ciliar. O centro simpático para o bulbo ocular fora do sistema nervoso central é o gânglio cervical cranial. Os principais centros subcorticais dentro do sistema nervoso central para miose são o núcleo pretectal do hipotálamo e o núcleo de Edinger-Westphal do terceiro nervo cranial. Os centros da midríase são um grupo de células do hipotálamo. No cérebro, a miose é controlada nas vizinhanças do centro oculomotor, porém a midríase é representada pela maioria do córtex restante (Cogen, 1948).

BIBLIOGRAFIA

Adler, F. H. 1962. Textbook of Ophthalmology. Philadelphia, W. B. Saunders Company.

Adler, F. H. 1965. Physiology of the Eye and Clinical Application. St. Louis, The C. V. Mosby Co.

Bloom, W., and D. W. Fawcett. 1962. A Textbook of Histology. Philadelphia, W. B. Saunders Company.

Cogan, D. G. 1948. Neurology of the Ocular Muscles. 1st ed. Springfield, Ill. Charles C Thomas.

Davis, D. D., and H. E. Story. 1943-44. Carotid circulation in the domestic cat. Publications of Field Museum of Natural History 28:5-47.

Duke-Elder, Sir S. 1961. System of Ophthalmology. Vol. II. The Anatomy of the Visual System. St. Louis, The C. V. Mosby Co.

Krölling, O., and H. Grau. 1960. Lehrbuch der Histologie und Vergleichenden Mikroskopischen Anatomie der Haustiere. 10th ed. Berlin, Paul Parey.

Martin, P., and W. Schauder. 1938. Anatomie der Haustiere. Stuttgart, Verlag von Schickhardt and Ebner.

Paule, W. J. 1957. The Comparative Histochemistry of the Harderian Gland. Dissertation. Columbus, The Ohio State University.

Prince, J. H., C. D. Diesem, I. Eglitis, and G. L. Ruskell. 1960. Anatomy and Histology of the Eye and Orbit in Domestic Animals. Springfield, Ill., Charles C Thomas.

Trautmann, A., and J. Fiebiger. 1957. The Histology of Domestic Animals. Translated by Habel, R. E., and E. L. Biberstein. 1957. Ithaca, New York, Comstock Publishing Associates.

Walls, G. L. 1942. The Vertebrate Eye and Its Adaptive Radiation. Bloomfield Hills, Michigan, Cranbrook Institute of Science.

Zietzschmann, O., E. Ackernecht and H. Grau. 1943. Ellenberger-Baum: Handbuch der vergleichenden Anatomie der Haustiere. 18th ed. Berlin, Springer-Verlag.

ORELHA*

C. R. Ellenport

A **orelha** (*organum vestibulocochleare [auris]*) é o órgão da **audição** e **equilíbrio.** Ela é dividida em três partes: externa, média (cavidade timpânica) e interna.

DESENVOLVIMENTO. O primeiro indício da **orelha interna** aparece logo depois do bulbo ocular como um espessamento do ectoderma, a placa óptica, sobre a região do cérebro posterior. A placa óptica se invagina e forma a goteira óptica. A abertura da goteira é então fechada e a vesícula auditiva (otocisto) é formada. Da vesícula um componente ventral origina o sáculo e ducto coclear e um componente dorsal forma o labirinto membranoso (utrículo, canais semicirculares e ducto endolinfático). No início o labirinto membranoso está embebido em mesênquima que é convertido posteriormente em uma concha de cartilagem que se ossifica com uma forma de labirinto ósseo que se envolve totalmente o labirinto membranoso. Entre a cápsula cartilaginosa e as estruturas epiteliais está um estrato do tecido mesodermal que é diferenciado em três lâminas, viz., uma externa, formando o forro periosteal do labirinto ósseo, uma interna, em contato direto com as estruturas epiteliais, e uma intermediária, consistindo em tecido gelatinoso. Pela absorção posteriormente deste tecido os espaços perilinfáticos são desenvolvidos. O modíolo e a lâmina espiral óssea da cóclea não são pré-formados na cartilagem, porém são ossificados diretamente do tecido conectivo.

A **orelha média** se desenvolve da primeira bolsa faríngeal. A cobertura entodermal da terminação dorsal desta bolsa está em contato com o ectoderma do correspondente sulco faríngeal; a membrana timpânica é formada pela extensão do mesoderma entre estas duas lâminas. Proliferação das pontas dorsais do primeiro e segundo arcos faríngeais forma condensações que se tornam os precursores cartilaginosos dos pequenos ossos da orelha.

A **orelha externa** se desenvolve do primeiro sulco branquial. A parte mais inferior deste sulco estende-se para dentro como um tubo em forma de funil, que se desenvolve na porção cartilaginosa e em uma pequena parte do teto da porção óssea do meato. Uma lâmina epitelial estende-se para baixo e para dentro ao longo da parede inferior da primitiva cavidade timpânica; pela divisão desta lâmina são produzidas a parte interna do meato e a lâmina cutânea da membrana timpânica. O pavilhão auricular ou pina é desenvolvido pela diferenciação gradual de tubérculos que aparecem ao redor da margem do primeiro sulco branquial.

ORELHA EXTERNA†

A **orelha externa** (*auris externa*) consiste no pavilhão auricular ou pina e o meato acústico externo. Ele conduz o som para a orelha média e serve para proteger a orelha média e interna. O pavilhão **auricular** projeta-se da cabeça e serve para coletar as vibrações do ar pelas quais o som é produzido; nos mamíferos domésticos, diferentemente do homem, o pavilhão auricular por intermédio de músculos auriculares pode ser virado em diferentes posições. O **meato acústico externo** continua para dentro a partir da base do pavilhão auricular e conduz vibrações para a cavidade timpânica.

ORELHA MÉDIA

A **orelha média** ou **cavidade timpânica** (*auris media [cavum tympani]*) é um espaço irregular no osso temporal, preenchido com ar, que é levado a ele a partir da parte nasal da faringe através do tubo auditivo. Ela contém uma cadeia de três minúsculos ossos (martelo, bigorna e estapédico) que formam uma ponte para transmitir as vibrações oriundas da orelha externa (comunicadas pela membrana timpânica) através da cavidade da orelha interna.

O **martelo,** assim denominado pela sua semelhança com um martelo, é ligado à membrana timpânica e consiste em cabeça, pescoço e extremidade ou cabo e três processos: manúbrio e processos rostral e lateral.

A **bigorna** recebeu este nome pela sua semelhança com uma bigorna, porém ela é mais parecida com um pré-molar com duas raízes, que diferem em comprimento e são amplamente separadas uma da outra. A bigorna está localizada entre o martelo e o estapédico e conectada por delicada juntura. Ela consiste em corpo e dois ramos: curto e longo.

O **estapédico,** assim chamado por sua semelhança com um estribo, consiste em cabeça, pescoço, dois ramos e uma base, e está ligado à janela oval ou vestibular.

A **juntura** incudomaleolar é uma diartrose em forma de sela; ela está envolvida por uma cápsula articular, e a cavidade articular está incompletamente dividida em dois por um disco articular em forma de cunha ou menisco. A juntura icudostapedial é uma enartrose envolvida por uma cápsula articular.

Os ossículos são conectados com as paredes da cavidade timpânica por **ligamentos.**

Os **músculos** da cavidade timpânica são o **tensor do tímpano** e o **estapédico.** O tensor do tímpano traciona a membrana timpânica na direção medial aumentando então sua tensão. O estapédico empurra a cabeça do osso estapédico caudalmente, inclinando a base e possivelmente aumentando a tensão do fluido na orelha interna. Ambos os músculos reduzem as oscilações dos ossículos, protegendo a orelha interna de injúria por um ruído alto.

A **membrana mucosa** da cavidade timpânica é contínua com a da faringe através da tuba auditiva. Ela apresenta um epitélio cubóide que se torna do tipo respiratório (colunar ciliado pseudo-estratificado) na parte cartilaginosa da tuba auditiva.

---

*Baseado em Goss (1966) e Langman (1969).

†Encontrado somente em mamíferos.

Reveste os ossículos auditivos e os músculos e nervos contidos na cavidade timpânica, forma a lâmina medial da membrana timpânica e a lâmina lateral da membrana timpânica secundária e está refletida no antro timpânico e nas células que ela segue. Ela forma várias pregas que se estendem da parede da cavidade timpânica para os ossículos. Estas pregas separam cavidades em forma de saco e oferecem ao interior do tímpano uma aparência de favo-de-mel.

ORELHA INTERNA

A **orelha interna** *(auris interna)* recebe a última distribuição do nervo acústico. Ela é chamada de labirinto devido à complexidade de sua forma; consiste em duas partes: o labirinto ósseo, uma série de cavidades na parte petrosa do osso temporal, e o labirinto membranoso, uma série de sacos membra-

nosos comunicantes e ductos contidos na cavidade óssea.

O **labirinto ósseo** consiste em três partes: o **vestíbulo, canais semicirculares e cóclea.** Estas são concavidades ósseas revestidas por periósteo; elas contêm um fluido claro, a **perilinfa,** na qual o labirinto membranoso está suspenso.

O **labirinto membranoso** está alojado nas cavidades ósseas e tem a mesma forma geral destas; ele é, entretanto, consideravelmente menor e parcialmente separado da parede óssea por um fluido, a perilinfa. Em alguns lugares ele é fixado às paredes da cavidade. O labirinto membranoso contém fluido, a **endolinfa.** Ramificações do nervo acústico estão distribuídas em suas paredes. No vestíbulo ósseo o labirinto membranoso quase não preserva a forma da cavidade óssea, porém consiste em dois sacos membranosos, o **utrículo** e o **sáculo.**

ÓRGÃO DA OLFAÇÃO*

C. R. Ellenport

As terminações sensoriais para a olfação estão localizadas no nariz *(organum olfactus),* que é descrito nos capítulos sobre aparelho respiratório, já que sua maior função é de passagem para o ar.

As terminações sensoriais olfatórias são o sentido menos especializado dos sentidos especiais. Elas são células epiteliais modificadas espalhadas pelo epitélio colunar da membrana mucosa da concha nasal dorsal. As células sensoriais são conhecidas como células olfatórias, e outras células epiteliais, como células de suporte; embora o epitélio pareça pseudo-estratificado, as células de suporte não são ciliadas, e não há células em forma de taça.

As células olfatórias são bipolares em forma, com uma pequena quantidade de citoplasma envolvendo um grande núcleo esférico. Os finos processos periféricos ou superficiais estendem-se para a superfície da membrana epitelial e originam-se sob a superfície, em tufo de processos muito finos conhecidos

como pêlos olfatórios. O processo central ou profundo penetra na membrana basal e, no tecido conectivo subjacente, une-se a processos vizinhos para formar os feixes de fibras não-mielinizadas dos nervos olfatórios. Numerosas glândulas tubulares ramificadas de secreção serosa (glândulas de Bowman) mantêm a membrana protegida com umidade e estão misturadas com os feixes nervosos no tecido subepitelial.

Os feixes de fibras nervosas formam um plexo na submucosa e são finamente coletados em numerosos nervos que passam através das aberturas na placa crivosa do osso etmóide como o ramo olfatório. As fibras nervosas terminam fazendo sinapse com processos das células mitrais nos glomérulos do bulbo olftatório.

ÓRGÃO VOMERONASAL

O órgão vomeronasal é descrito no Cap. 8 (Sistema Respiratório Geral).

*Baseado em Goss, 1966.

ÓRGÃO DO GOSTO*

C. R. Ellenport

Os órgãos periféricos da gustação *(organum gustus)* estão no **botão gustativo** (gustatory caliculi); eles requerem uma superfície úmida, são distribuídos sobre a língua e ocasionalmente em partes adjacen-

tes. São ninhos esféricos ou ovóides de células embebidas no epitélio escamoso estratificado e estão presentes em grande número nos lados da papila valada e em menor extensão nas paredes opostas da fossa redonda ao seu redor. Eles também são encontrados sobre os lados e atrás da língua, especialmente nas papilas fungiformes, e também nas papi-

*Baseado em Goss, 1966.

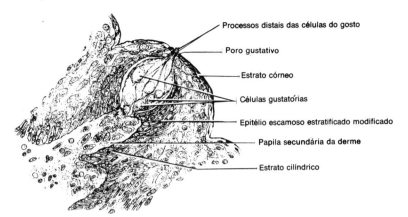

Figura 14-7. Botão gustativo isolado na papila foliada.

las foliadas. Estão profusamente sobre a fímbria lingual e ocasionalmente presentes na superfície oral do palato mole e na superfície caudal da epiglote.

Cada botão gustativo (Fig. 14-7) ocupa uma cavidade ovóide que se estende através da espessura do epitélio. Ele tem duas aberturas, uma na superfície e outra na membrana basal. As células dentro do botão são de três tipos: gustatório (Tipo I de Murray e Murray, 1970, consistindo em mais de dois terços de células), células de suporte (tipo II de Murray e Murray, 1970, constituindo 15 a 30 por cento) e células basais (Tipo IV de Murray e Murray, 1970, confinadas ao terço inferior do botão). Murray e Murray (1970) descreveram uma célula adicional que eles classificaram como receptor gustatório (Tipo III) e que constitui 10 a 15 por cento de células dentro do botão. As células de suporte são alongadas, estendendo-se entre a membrana basal e a superfície; elas formam um invólucro externo para o botão gustativo, arrumadas como varas de um tonel de madeira, e estão espalhadas através do botão entre as células gustatórias. Essas ocupam a porção interior do botão; elas são fusiformes, com um grande núcleo redondo central. O pêlo gustatório, um delicado processo em forma de um pêlo, protubera através do poro gustatório, uma abertura na superfície da terminação periférica de cada célula gustatória. A terminação central da célula gustatória não é no axônio, como no caso da célula olfatória, porém é mantida no botão gustatório onde tem íntimo contato com muitas terminações finas de nervos que passam para o botão através de uma abertura na membrana basal. Os nervos são mielinizados até que alcancem os botões gustatórios, porém perdem sua cobertura logo que entram em um botão. Murray e Murray (1970) estabeleceram que a descrição de botões foliados é quase literalmente a mesma que das papilas valadas, enquanto há diferenças consistentes nos botões de papilas fungiformes.

TEGUMENTO COMUM
S. Sisson

O **tegumento comum** é a cobertura protetora do corpo, e é contínuo nas aberturas naturais com as membranas mucosas dos tratos digestivo, respiratório e urogenital. Ele consiste em **pele** *(cutis)*, juntamente com certos apêndices ou modificações destes, como cabelo, chifres, penas e daí por diante. Contém ramificações periféricas de nervos sensoriais e é um importante órgão sensorial. É o principal fator da regulação da temperatura corporal, e por intermédio de suas glândulas desempenha um importante papel na secreção e excreção. Algumas das modificações dos chifres ou apêndices são usadas como órgãos de preensão ou armas.

A espessura da pele varia nas diferentes espécies, em diferentes partes do corpo de alguns animais e também com a procriação, sexo e idade. A cor também varia muito, porém isto é mascarado na maioria dos lugares pela cobertura dos pêlos ou lã. A pele é, em geral, altamente elástica e resistente.

Pregas permanentes da pele *(plicae cutis)* ocorrem em certas situações, e em alguns locais há **bolsas** cutâneas ou **divertículos** *(sinus cutanei)*.

A pele é ligada às partes subjacentes pelo **tecido subcutâneo** ou **subcútis** *(tela subcutanea)*. Esta consiste em tecido conectivo contendo fibras elásticas e gordura. Quando a gordura forma uma lâmina de considerável espessura ela é chamada de **panículo adiposo**. Sobre uma considerável parte do corpo e subcútis contém músculo estriado, o **músculo cutâneo;** em algumas regiões as fibras do músculo estão inseridas na pele, e suas contrações crispam a pele ou produzem pregas temporárias (ele foi descrito no capítulo Miologia). A quantidade de tecido subcutâneo varia enormemente; em alguns lugares ele é abundante, de modo que a pele pode ser levantada consideravelmente; em outra situação é praticamente inexistente, e a pele está intimamente aderente às estruturas subjacentes. **Bolsa subcutânea** sempre se desenvolve sobre as partes proeminentes do esqueleto onde ocorre muita pressão ou fricção, e.g., no olecrânio, coxa, tuberosidade calcânea.

ESTRUTURA. A pele consiste em dois estratos distintos, viz., uma lâmina epitelial superficial, a **epiderme**, e uma lâmina profunda de tecido conjuntivo, o **cório**. A **epiderme** é um epitélio estratificado não-vascular de espessura varida. Apresenta aberturas das glândulas subcutâneas e dos folículos pilosos, e sua superfície profunda é adaptada ao cório*. Ela pode ser dividida em uma parte seca, dura, superficial, o *estrato córneo*, e uma parte profunda, úmida, macia, o **estrato germinativo**. As células da última contêm pigmento, e com sua proliferação compensam a perda por descamação da parte superficial do **estrato córneo**. Em muitas áreas do corpo outras subdivisões em estratos são evidentes em seções transversais preparadas apropriadamente. O **cório** consiste essencialmente em fibras brancas e elásticas de percepção de tato. Ele é bem suprido por vasos e nervos e contém as glândulas cutâneas, os folículos pilosos e músculo liso. A parte mais profunda do cório, a **túnica própria**, consiste em uma rede relativamente frouxa de feixes, e na maioria dos locais não há uma linha clara de demarcação entre ela e a subcútis. A parte superficial, o **estrato papilar**, é de textura fina e não possui gordura. Sua face superficial é envolvida densamente com proeminências cônicas em forma de agulha, as **papilas**, que estão situadas nas depressões correspondentes da epiderme. Elas contêm novelos vasculares e nervos ou, em certas situações, terminações nervosas especiais.†

As **glândulas** da pele *(glandulae cutis)* são principalmente de dois tipos: sudoríferas e sebáceas. As **sudoríferas** ou **glândulas do suor** *(glandulae sudoriferae)* consistem em um tubo, cuja parte secretória mais inferior é enrolada na parte profunda do cório ou na subcútis para formar uma bola redonda ou oval *(corpus glandulae sudoriferae)*. O ducto excretório *(ductus sudoriferus)* passa quase diretamente através do cório, porém possui um curso mais ou menos tortuoso através da epiderme e se abre no folículo piloso ou por um poro em forma de funil *(porus sudoriferus)* na superfície da pele. As **glândulas sebáceas** *(glandulae sebaceae)* são em grande parte associadas aos pêlos dentro dos folículos nos quais elas se abrem. Seus tamanhos variam muito e são, em geral, em proporção inversa ao do pêlo. As maiores são facilmente vistas a olho nu e aparecem como pequenos corpos pálidos, amarelos ou marrons. Em certas situações (e.g., lábios, vulva, ânus, prepúcio) elas são independentes dos pêlos e bem desenvolvidas. Quanto à forma, podem ser alveolares ramificadas,

alveolares simples ou mesmo tubulares. Elas secretam uma substância gordurosa, o **sebo cutâneo**, que serve como uma proteção contra a umidade e pode também (por seus constituintes aromáticos) desempenhar um papel importante na vida sexual dos animais.

Os dois tipos de glândulas descritos são aqueles mais largamente distribuídos, porém existem muitos tipos especiais. Algumas destas devem ser vistas como glândulas sudoríferas modificadas, e.g., as glândulas nasolabiais do boi, as glândulas do focinho do porco e as glândulas do coxim digital do cavalo. Outras, e.g., as glândulas tarsais dos olhos, são sebáceas modificadas. Ainda outras não foram classificadas satisfatoriamente. Alguns desses tipos especiais foram referidos em capítulos anteriores e outros irão receber atenção na descrição especial que se segue. As glândulas mamárias são glândulas cutâneas altamente modificadas, que estão íntima e funcionalmente associadas com os órgãos genitais, e foram descritas com os últimos.

VASOS E NERVOS. As **artérias** da pele vêm da subcútis, onde se comunicam livremente. Na parte mais profunda do cório elas formam um plexo, e outra rede é formada sob a papila. Pequenos vasos do plexo profundo vão para as glândulas sebáceas e sudoríferas, e o plexo subpapilar envia finos ramos para a papila, folículos pilosos e glândulas sebáceas. As **veias** formam dois plexos, um sob a papila e outro na junção do cório e subcútis. Os **vasos linfáticos** formam os plexos subpapilar e subcutâneo.

Os **nervos** variam muito em número em diferentes partes da pele. As fibras terminais tanto findam livres na epiderme e em certas partes do cório como formam corpúsculos microscópicos especiais de diversos tipos.

APÊNDICES DA PELE

Os chamados apêndices da pele são modificações da epiderme e compreendem os pêlos, cascos, unhas, chifres etc.

Os **pêlos** *(pili)* recobrem quase toda superfície do corpo de mamíferos domesticados, e algumas partes que à primeira vista parecem ser desprovidas de pêlo apresentam, em inspeção apurada, pêlos muito finos e esparsos. Os pêlos estão constantemente sendo desprendidos e respostos, porém em certos períodos, no cavalo, por exemplo, eles caem em grande número, constituindo o abrigo do pêlo. É comum distinguir-se os pêlos ordinários (the coat), que determinam a cor do animal, de uma variedade especial encontrada em alguns lugares. Entre estes estão os longos **pêlos tácteis** *(pili tactiles)* ao redor das pálpebras, narinas e olhos; os **cílios**; o **traço** da orelha externa; e as **vibrissas** das narinas. Outras estruturas especiais vão ser notadas nos capítulos das espécies. Os pêlos são dirigidos de tal maneira a formar mais ou menos definidos **pêlos distribuídos** *(flumina pilorum)*, e em certos pontos estes convergem para formar **vórtices** *(vortices pilorum)*.

A parte dos pêlos acima da superfície da pele é a **lança** *(scapus pili)*, enquanto a **raiz** *(radix pili)* está situada em uma depressão chamada **folículo piloso** *(folliculus pili)*. Uma **papila** vascular *(papila pili)* se projeta no fundo do folículo e é coberta pela terminação expandida do ramo, o **bulbo** do pêlo *(bulbus*

---

*Para prevenir um possível equívoco, pode ser estabelecido que a epiderme é primitivamente a matriz do cório, e que as glândulas e seus folículos são invaginações da epiderme.

†As papilas são mais desenvolvidas onde a epiderme é mais densa e os pêlos são pequenos ou ausentes. Em certas partes do corpo (ânus, vulva, prepúcio, escroto, olhos etc.) o cório contém pigmento em suas células de tecido conectivo.

GENERALIDADES SOBRE ÓRGÃOS SENSORIAIS E INTEGUMENTO COMUM

pili). Os folículos pilosos estendem-se obliquamente dentro do cório a uma profundidade variada; no caso dos longos pêlos tácteis eles alcançam o músculo subjacente. A maioria dos folículos possui pequenos músculos lisos conhecidos como os **eretores do pêlo**; estes estão ligados à superfície externa da parte inferior do folículo em ângulo reto, e suas contrações causam ereção do pêlo e compressão das glândulas sebáceas, uma ou mais das quais se abrem para dentro do folículo.

Os pêlos são compostos de células epidermais e consistem (de fora para dentro) em três partes: a **cutícula** é composta de células córneas, escamosas que estão dispostas como as telhas de um telhado; o **córtex** consiste em células córneas fusiformes que estão arrumadas muito próximas e contêm pigmento; a **medula** é a parte central de células cúbicas

ou poliédricas e contém alguns pigmentos e espaços aéreos.

Os folículos pilosos, sendo invaginações da pele, são compostos de uma parte epidermal central e uma lâmina periférica que corresponde em estrutura ao cório. O folículo dos pêlos tácteis têm paredes notavelmente espessas que contêm seios venosos entre suas lâminas externa e interna. Em ungulados os seios são atravessados por trabéculas e assumem o caráter de tecido cavernoso ou erétil.

Os **cascos**, **unhas**, **chifres** e outras estruturas córneas consistem em células epidermais intimamente agrupadas que sofreram cornificação. Em estrutura eles devem ser comparados aos pêlos agregados por intervenção das células epidermais. Eles cobrem um cório especializado, do qual o estrato germinativo deriva sua nutrição.

BIBLIOGRAFIA

Appleberg, B. 1958. Species differences in taste qualities mediated through the glossopharyngeal nerve. Acta Physiol. Scand. 44: 129–137.

Beidler, L. M., I. Y. Fishman and C. W. Harriman. 1955. Species differences in taste response. Am. J. Physiol. 181:235.

Carpenter, J. A. 1956. Species differences in taste preference. J. Comp. Physiol. Psychol. 49:139.

Goss, C. M. (ed). 1966. Gray's Anatomy of the Human Body. 28th ed. Philadelphia, Lea & Febiger.

Hayashi, T. (ed). 1967. Olfaction and Taste. II. Oxford, Pergamon Press.

Hopkins, A. E. 1926. The olfactory receptors in vertebrates. J. Comp. Neurol. 41:253–289.

Langman, J. 1969. Medical Embryology. 2nd ed. Baltimore, The Williams & Wilkins Co.

Liljestrand, G., and Y. Zotterman. 1954. The water taste in mammals. Acta Physiol. Scand. 32:291–303.

Matthews, L. H., and J. Knight. 1963. The Senses of Animals. London, Museum Press Limited.

Montagna, W. 1956. The Structure and Function of Skin. New York, Academic Press, Inc.

Murray, R. G., and A. Murray. 1970. The anatomy and ultrastructure of taste endings. *In* Wolstenholme, G. E. W. and J. Knight (eds). Taste and Smell in Vertebrates. London, J. & A. Churchill, Ltd., p. 3–25.

Parker, G. H. 1922. Smell, Taste, and Allied Senses in the Vertebrates. Philadelphia, J. B. Lippincott Company.

Pfaffmann, C. (ed). 1969. Olfaction and Taste. New York, The Rockefeller University Press.

Rothman, S. 1954. Physiology and Biochemistry of the Skin. Chicago, University of Chicago Press.

Zotterman, Y. 1956. Species differences in water taste. Acta Physiol. Scand. 37:60–70.

Zotterman, Y. (ed). 1963. Olfaction and Taste. Oxford, Pergamon Press.

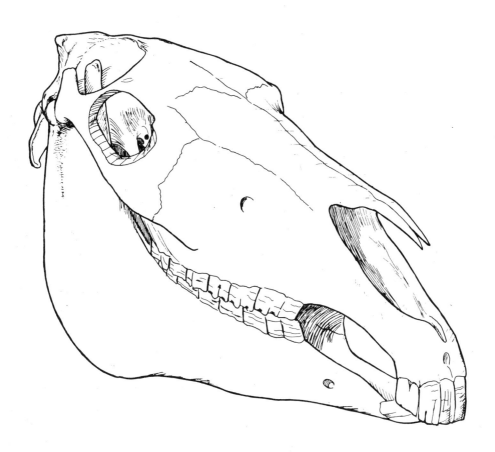

Classe:	*Mammalia*
Subclasse:	*Theria*
Infraclasse:	*Eutheria*
Ordem:	*Perissodactyla*
Subordem:	*Hippomorpha*
Família:	*Equidae*
Subfamília	*Equinae*
Gênero:	*Equus*
Espécie:	*caballus*

EQÜINO — INTRODUÇÃO

J. R. Rooney

A história da humanidade tem sido, em grau considerável, a de técnicas cada vez mais sofisticadas para aumentar seus próprios poderes físicos frágeis. Desde os dias em que andava com uma carga às costas, o homem progrediu até aviões gigantescos e explosivos de megatons.

Durante grande período da história humana a principal fonte de força e amplificação da velocidade foi o cavalo. Sem ele o decurso da história humana poderia ter sido diferente. No mínimo, a carga da brigada ligeira teria sido abortada!

O advento da máquina a vapor e o motor de combustão interna marcaram o término da era da força-cavalo. Nas partes mais desenvolvidas do mundo os hidrocarbonetos do motor de combustão interna substituíram o estrume do cavalo como o principal poluente das cidades.

Embora os cavalos virtualmente não sejam mais usados como fonte de velocidade e força para a guerra, transporte e trabalho, eles tiveram uma surpreendente renascença na crescente indústria de diversões.

Enquanto o cavalo outrora suprira um meio de aliviar o peso do trabalho humano, ele atualmente fornece um meio para o desfrute do lazer tornado possível pela liberação do peso do trabalho.

A profissão veterinária bem pode dever sua existência ao cavalo, pois seu cuidado era a principal preocupação dos fundadores da profissão. Embora atualmente os veterinários trabalhem numa variedade quase desnorteante de campos, o cavalo mantém sua posição como uma de nossas principais preocupações profissionais.

A evolução do cavalo tem sido claramente documentada. Parece óbvio que este animal desenvolveu-se como uma máquina locomotora altamente especializada, adaptada para a viagem por longas distâncias e a velocidades moderadas e com a capacitação adicional de velocidades bastante altas por curtas distâncias.

O terceiro metacarpiano alongado e os ossos do metatarso foram combinados com um agrupamento de músculo na extremidade proximal do membro para suprir um longo braço de alavanca com poderosos músculos "impulsores". A longa alavanca fornece um passo maior por unidade de trabalho muscular do que no animal com pernas relativamente curtas. Estes longos braços de alavanca, contudo, não são bem adaptados para o desenvolvimento de força, e o grande cavalo de tiro precisou depender de seu grande peso para movimentar cargas de uma maneira mecânica bastante ineficiente.

Vários músculos foram reduzidos no tamanho, e outros estão ligados a estruturas tendoligamentosas que dão um grau acentuado de automaticidade à junção da perna inferior. Os chamados ligamentos bloqueador e suspensório são exemplos disso. Os pequenos músculos — interósseos, lumbricais — permanecem normalmente relegados à categoria de "rudimentares"; sua função, se houver, é desconhecida. Contudo, temos que questionar se eles, de fato, não possuem nenhuma função.

Os grandes pulmões e tórax do cavalo, de modo semelhante, refletem uma adaptação locomotora, por suprirem um volume de ar muito grande para a eficiente corrida de longa distância. Embora a função ou funções das bolsas guturais sejam desconhecidas, elas podem representar um mecanismo de alívio de pressão nas vias aéreas do animal que movimenta grandes volumes de ar.

Embora o ruminante possua um eficiente sistema digestivo bacteriológico como resultado de modificações gástricas, o eqüino adaptou seu grande intestino para esta finalidade. Uma simples inspeção indica que o intestino grosso, desajeitado e volumoso fora do corpo, está singularmente adaptado para contornos lisos e aerodinâmicos quando *in situ*.

O potencial do eqüino na medicina comparativa está virtualmente inexplorado. Como uma máquina locomotora altamente especializada, entretanto, o eqüino oferece uma riqueza de possibilidades e oportunidades para estudos de biomecânica, neurologia, fisiologia do exercício e fisiologia cardiovascular, para citar apenas algumas.

Quer se considere os eqüinos como ferramentas de pesquisas ou como clientela, a estrutura é a base sobre a qual todo o resto precisa ser construído. Os estudos do que, quando, onde e como da medicina eqüina só podem ser realizados dentro de uma base anatômica inteiramente desenvolvida e abrangente. A esta meta dedica-se este volume.

CAPÍTULO 15

OSTEOLOGIA EQÜINA

R. Getty* (com Cabeça Óssea por D. J. Hillmann)

O esqueleto do cavalo consta de 205 ossos,como se indica na tabela seguinte:

Coluna vertebral	54
Costelas	36
Esterno	1
Cabeça (incluindo ossículos do ouvido)	34
Membros torácicos	40
Membros pélvicos	40
	205

Nesta enumeração considera-se que o número de vértebras caudais (coccígeas) é 18, o temporal e os coxais não estão divididos em partes, considera-se o número normal de elementos do carpo e do tarso com inclusão dos sesamóides.

COLUNA VERTEBRAL

A fórmula vertebral do cavalo é $C_7 T_{18} L_6 S_5 Ca_{15-21}$.

Na linha média dorsal acham-se as séries de **processos espinhosos,** que são cristas baixas na região cervical, à exceção da segunda e da sétima vértebras. Atingem o máximo de altura na quarta e quinta vértebras torácicas e diminuem até a décima quinta ou décima sexta torácicas. Caudal a esta, elas são aproximadamente iguais em altura até a última lombar e primeira sacral, que são um pouco mais baixas. A segunda espinha sacral é mais ou menos tão alta quanto a lombar média; caudal a esta, elas encurtam-se um tanto rapidamente à altura e desaparecem até a terceira caudal. A **inclinação** caudal das vértebras é mais acentuada na segunda torácica e diminui desde a sexta ou sétima até a décima sexta, que é vertical e denominada **vértebra anticlinal** ou **diafragmática.** Caudal a esta vértebra tornam-se um pouco inclinadas cranialmente até atingir o sacro; neste ponto ocorre uma mudança brusca para inclinação caudal de modo que se forma um considerável ângulo interespinhoso.

De cada lado dos processos espinhosos acha-se um sulco que aloja os músculos profundos da coluna. O assoalho do sulco é formado pelas lâminas dos arcos vertebrais e processos articulares. É largo na região cervical e se estreita progressivamente na região torácica.

Observada de perfil, a coluna apresenta uma série de curvaturas. Quando a cabeça e o pescoço se acham numa posição ordinária natural, a parte cranial da coluna cervical forma uma curva suave, côncava ventralmente. A parte caudal e a primeira vértebra torácica formam uma curva mais pronunciada em direção oposta. Na junção das regiões cervical e torácica ocorre uma acentuada mudança de direção, formando um ângulo ou uma projeção ventral. Na segunda vértebra torácica inicia uma suave curva côncava ventralmente. Esta prolonga-se até a junção lombossacral, onde existe uma mudança de direção e, por isto, um promontório. O sacro apresenta uma variável curvatura ventral, muito pouco pronunciada, que continua de forma muito acentuada na região caudal. Observa-se que uma linha traçada através dos vértices dos processos espinhosos das vértebras não corresponde às curvas mencionadas formadas pelos seus corpos.

O **canal vertebral** apresenta curvaturas que correspondem às dos corpos vertebrais. Seu diâmetro varia extraordinariamente em diversos pontos. Seu maior diâmetro está no atlas, que contém o dente do áxis, bem como a medula espinhal e o espaço suficiente para permitir extensos movimentos. É muito mais reduzido no áxis. Ele alarga-se consideravelmente na junção das regiões cervical e torácica para acomodar o alargamento cervical da medula espinhal. Além deste ponto estreita-se ou é bem menor ao meio da região torácica do que em qualquer dos pontos anteriores; isto está correlacionado ao tamanho reduzido da medula espinhal e aos movimentos muito limitados da coluna nesta região. Mais além da metade da região lombar novamente se amplia consideravelmente para acomodar o alargamento lombar da medula espinhal. Seu calibre diminui muito rapidamente do segundo segmento sacral para trás e o canal deixa de ser completo na quarta vértebra caudal.

---

*Este capítulo foi publicado por C. R. Ellenport e, à exceção da parte referente ao crânio, foi revisto por N. G. Ghoshal.

233

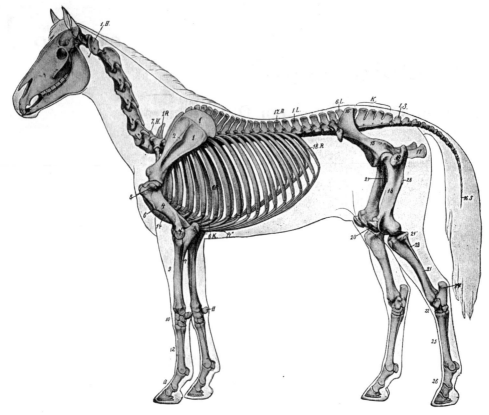

Figura 15-1. O esqueleto do cavalo com o esboço do contorno do corpo.

1.H., Atlas; *7.H.*, sétima vértebra cervical; *1.R.*, primeira vértebra torácica; *17.R.*, décima sétima vértebra torácica; *1.L.*, primeira vértebra lombar; *6.L.*, sexta vértebra lombar; *K*, sacro; *1.S.*, primeira vértebra caudal; *16.S.*, décima sexta vértebra caudal; *6.R.*, sexta costela; *6.K.*, cartilagem costal; *18.R.*, última costela; 1, escápula; 1', cartilagem da escápula; 2, espinha da escápula; 4, úmero; 4', epicôndilo lateral do úmero; 5, tubérculo maior do úmero; 6, tuberosidade deltóidea; 7, corpo da ulna; 8, olécrano; 9, rádio; 10, carpo; 11, osso acessório do carpo; 12, metacarpo; 13, falanges; 14, esterno; 14", cartilagem xifóide; 15, ílio; 16, tuberosidade coxal; 16', tuberosidade sacral; 17, ísquio; 18, fêmur (corpo); 19, trocanter maior; 20, patela; 21, tíbia (corpo); 21', côndilo lateral da tíbia; 22, tarso; 23, fíbula; 24, tuberosidade do calcâneo; 25, metatarso; 26, falanges; 27, trocanter menor do fêmur; 28, terceiro trocanter do fêmur. A patela está colocada muito mais baixo. (De Ellenberger et al., 1911.)

Os diâmetros vertical e transverso do canal vertebral dos vários pontos são apresentados na tabela seguinte. As mensurações foram feitas num cavalo de porte médio; elas representam o aumento de largura e altura ao meio da vértebra e estão expressas em centímetros.

VÉRTEBRA	C1	C2	C4	C7	T10	L3	L6	S1	S5
Transverso	5,2	2,6	2,6	3,5	2,3	2,4	4,0	4,0	1,8
Vertical	4,2	2,5	2,1	2,5	1,7	1,8	2,5	2,1	1,5

Os **processos articulares** são muito largos e separados no pescoço, muito reduzidos e mais próximos entre si no dorso, mais largos e estreitos na região lombar.

Os **processos transversos** são longos e proeminentes no pescoço e formam o limite lateral de um sulco ventral ocupado pelos músculos longos do pescoço. No dorso são curtos e fortes e se caracterizam pelas facetas para os tubérculos das costelas. Na primeira vértebra torácica esta faceta é larga, profundamente côncava e situada quase imediatamente por fora da cavidade para a cabeça da costela, nas vértebras torácicas seguintes é cada vez menor e mais plana, gradualmente vem se posicionar caudal à cavidade para a cabeça da costela, com a qual se fusiona na última e freqüentemente também na penúltima vértebra torácica. Os processos na região lombar apresentam uma forma característica de lâmina alongada. Na região sacral acham-se fusionadas para formar as asas e as partes laterais do sacro. Na região caudal apresenta de início um tamanho relativamente considerável, porém sofrem uma rápida redução e desaparecem na quinta ou na sexta vértebra.

As cavidades para as cabeças das costelas diminuem progressivamente em tamanho e profundidade da primeira à última.

Os **processos mamilares** são geralmente distintos da décima quarta à décima sétima vértebras torácicas. Cranialmente a estas eles fusionam-se com os processos transversos e caudalmente com os processos articulares craniais.

O comprimento da coluna vertebral (incluindo os discos intervertebrais) num cavalo de porte médio é aproximadamente 2,7 m. Os comprimentos relativos parecem variar mais nas regiões cervical e

OSTEOLOGIA EQUINA

torácica. Os seguintes comprimentos médios das várias regiões foram obtidos pelas mensurações de vários animais: cervical, 70 cm; torácica, 86 cm; lombar, 34 cm; sacral, 20 cm; caudal 60 cm. Os valores percentuais são aproximadamente 26, 32, 12,5, 7,5 e 22.

Vértebras Cervicais

As **vértebras cervicais** são em número de sete (Figs. 15-2 e 3).

A primeira vértebra cervical (atlas) e a segunda (áxis) são extraordinariamente modificadas em consonância com as funções especiais de suportar e movimentar a cabeça. A sexta e a sétima apresentam características especiais, mas não diferem grandemente do padrão. Com exceção da primeira, são cubóides e maciças e mais longas do que as vértebras das outras regiões; decrescem de tamanho da segunda até a última. A **terceira, quarta** e **quinta** possuem as seguintes características:

O **corpo** é longo quando comparado com os das demais vértebras. A **face ventral** apresenta uma **crista ventral** mediana, que se torna mais proeminente cada vez mais caudalmente com um tubérculo na sua extremidade caudal; esta crista separa duas superfícies côncavas. A **face dorsal** exibe uma área central lisa, estreita na parte média das vértebras e larga em ambas as extremidades; dá inserção ao ligamento longitudinal dorsal. Em ambos os lados desta área observa-se um sulco que aloja a veia espinhal longitudinal. Estes sulcos laterais acham-se em conexão quase ao meio desta face com outro sulco menos profundo que apresenta vários pequenos orifícios através dos quais emergem veias da substância esponjosa dos corpos das vértebras. A **extremidade cranial,** ou cabeça, possui uma face articular oval que se dirige para adiante e para baixo; é fortemente convexa e mais larga dorsalmente do que ventralmente. A **extremidade caudal** é mais larga e apresenta uma cavidade cotilóide aproximadamente circular.

O **arco** é largo e forte. Consiste de duas partes; a parede dorsal ou teto é formado pelas lâminas e as paredes laterais pelos pedículos. É perfurado de ambos os lados por um forame que se comunica com o forame transverso. As chanfraduras vertebrais nos pedículos são largas.

Os **processos articulares** são largos. Suas faces articulares são extensas, de contorno oval e levemente côncavo; as faces apresentam direção dorsomedial; a caudal, direção ventrolateral. O restante da superfície é muito áspero para inserções de ligamentos e de músculos. Uma crista une os processos articulares do mesmo lado na quarta e na quinta vértebras; na terceira, não alcança o processo cranial.

Os **processos transversos** são largos e planos. Cada um deles origina-se por duas raízes, uma do arco e outra do corpo; entre ambas existe o **forame transverso** através do qual passam os vasos vertebrais e um nervo. O processo divide-se lateralmente no ramo cranial e outro caudal, e ambos são espessos e ásperos para inserções musculares.

O **processo espinhoso** apresenta a forma de uma crista baixa que se alarga caudalmente e se acha em conexão com os processos articulares caudais por meio de rugosidades.

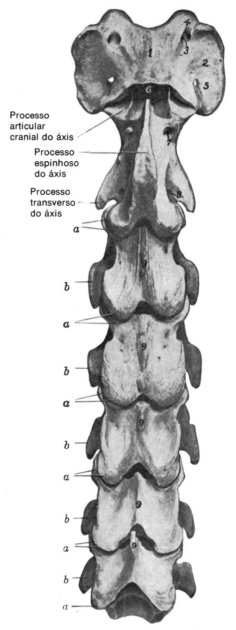

Figura 15-2. Vértebras cervicais do cavalo; vista dorsal.

a, Processos articulares; *b,* processos transversos; *1,* arco dorsal do atlas; *2,* asa do atlas; *3,* forame vertebral lateral do atlas; *4,* forame alar do atlas; *5,* forame transverso do atlas; *6,* dente do áxis; *7,* forame vertebral lateral do áxis; *8,* forame transverso do áxis; *9,* processos espinhosos.

A **sexta vértebra cervical** (Fig. 15-4) apresenta as seguintes características distintivas: é mais curta e mais larga do que a quinta. O **arco** é largo, particularmente caudal. Os **processos articulares** são mais curtos, mais espessos e mais separados; cada um deles une-se com o correspondente processo cranial por uma crista espessa. O **processo espinhoso** é menos rudimentar, com cerca de 1,5 cm de altura.

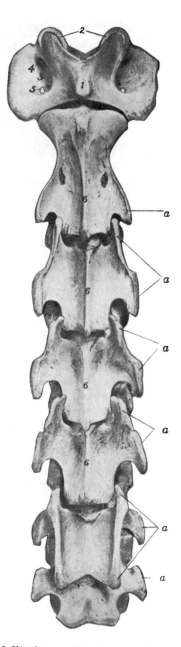

Figura 15-3. Vértebras cervicais do cavalo; vista ventral.

a, Processos transversos; *1*, tubérculo ventral do atlas; *2*, cavidades articulares craniais do atlas; *3*, fossa atlântica; *4*, forame alar; *5*, forame transverso; *6*, crista ventral.

Os **processos transversos** apresentam três ramos; a lâmina ventral é espessa, quase uma placa sagital, que forma com a do lado oposto e o corpo um amplo sulco ventral; os outros ramos correspondem ao de uma vértebra típica, porém são curtos e mais espessos. O **forame transverso** é largo; ventral a sua extremidade caudal existe uma fossa. A **crista ventral** é pequena e menos proeminente caudalmente. O terceiro ramo do processo transverso e a fossa estão algumas vezes ausentes ou reduzidos num dos lados.

A **sétima** vértebra cervical (Fig. 15-5) é prontamente diferenciada pelas seguintes características; é mais curta e mais larga do que as demais. O **corpo** é achatado dorsoventralmente e largo, especialmente caudal; neste apresenta uma **faceta** *(fovea costalis caudàlis)* de cada lado para articulação com parte da cabeça da primeira costela. O **arco** e suas chanfraduras nos pedículos são grandes. Os **processos articulares craniais** são mais largos e mais extensos do que o par caudal. O **processo espinhoso** tem uma altura de quase 3 cm. O **processo transverso** é indivisível e comumente não apresenta forame. A crista ventral é substituída por um par de tubérculos. Em alguns animais existe um grande forame transverso de um lado ou, mais raramente, em ambos.

ATLAS

A primeira vértebra cervical é referida como **atlas,** já que, no homem, suporta o globo da cabeça e denominou-se de Atlas, que, de acordo com a mitologia grega, suportava os céus (Gardner et al., 1963; Goss [Gray's Anatomy], 1959). É uma vértebra decididamente atípica na forma e na estrutura (Fig. 15-6). O corpo e o processo espinhoso estão ausentes. Tem a forma de um forte anel, do qual se projetam lateralmente duas lâminas curvas que são os processos transversos ou asas. O anel encerra um forame vertebral muito amplo e consiste de duas massas laterais coligadas pelos arcos dorsal e ventral.

As **massas laterais** apresentam duas **cavidades articulares craniais** *(fovea articulares craniales)* ovais e profundas, que recebem os côndilos occipitais; acham-se separadas dorsalmente por uma larga chanfradura e ventralmente por uma chanfradura estreita. A borda lateral é também chanfrada e uma depressão triangular não articular ocorre na parte medial de cada cavidade. As **faces articulares caudais** *(fovea articulares caudales)* têm uma forma parecida com uma sela de montaria; elas confluem-se na parte ventral do arco, mas estão muito separadas

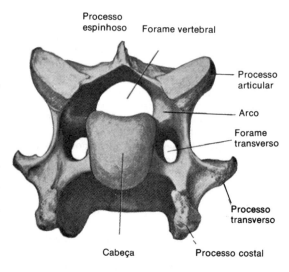

Figura 15-4. Sexta vértebra cervical do cavalo; vista cranial.

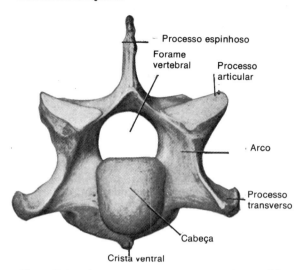

Figura 15-5. Sétima vértebra cervical do cavalo; vista cranial.

dorsalmente e não se adaptam às formas das correspondentes faces articulares do áxis.

O **arco dorsal** apresenta um **tubérculo dorsal** mediano e é côncavo ventralmente. Está perfurado de cada lado próximo a sua borda cranial pelo **forame vertebral lateral.*** A borda cranial é profundamente chanfrada; a borda caudal é delgada e côncava.

O **arco ventral** é mais espesso, mais estreito e menos encurvado de que o dorsal. Na sua face ventral acha-se o **tubérculo ventral,** no qual se insere o tendão terminal do músculo longo do pescoço. A face dorsal apresenta caudalmente uma superfície articular côncava transversalmente, a **fossa odontóide,** na qual se apóia o processo odontóide do áxis. Cranial a esta existe uma escavação rugosa transversa e uma crista para inserção do ligamento longitudinal é a origem do ligamento do ápice do dente, *ligamentum apicis dentis,* que passa cranialmente à parte basal do osso occipital.

As **asas** são processos transversos modificados. São grandes placas encurvadas que se projetam ventrolateral e caudalmente das massas laterais. A face dorsal é côncava. Entre a face ventral da asa e a massa lateral existe uma cavidade, a **fossa atlantal;** nela existe um forame que se abre no canal vertebral. A borda é espessa e rugosa; sua posição pode ser reconhecida no animal vivo. Dois forames perfuram cada asa. O cranial é o **forame alar,** que está em conexão com o forame vertebral lateral por um pequeno sulco; o caudal é o **forame transverso.**

Desenvolvimento. O atlas ossifica-se por **quatro centros,** dois para o arco ventral e um de cada lado para a massa lateral, asa e metade do arco dorsal. Ao nascer, o osso compõe-se de três peças — o arco ventral e duas partes laterais, que estão separadas por uma camada de cartilagem na linha mediana

dorsal e por duas camadas ventrolateralmente. Estas partes estão comumente fusionadas ao redor dos 6 meses.

ÁXIS

A segunda vértebra cervical denomina-se **áxis** ou epistrofeus porque é o eixo ao redor do qual a primeira vértebra cervical gira; o áxis (Fig. 15-7) é a mais longa das vértebras e se caracteriza pela presença do dente.

A extremidade cranial do **corpo** apresenta centralmente o **dente** ou processo odontóide; este possui uma face articular convexa ventralmente para a articulação com o arco ventral do atlas e duas depressões rugosas dorsalmente para inserção do ligamento longitudinal. Contornando este processo encontram-se os **processos articulares craniais** modificados, cujas faces articulares apresentam a forma de sela de montaria, confundindo-se ventralmente com a face articular do mencionado processo. A extremidade caudal apresenta a cavidade cotilóide comum. A crista ventral assemelha-se àquela de uma vértebra típica.

O **arco** apresenta, num animal jovem, uma chanfradura de cada lado da borda cranial, que se converte no forame vertebral lateral por um ligamento que se ossifica mais tarde. Um sulco que se estende ventral e caudalmente do forame assinala a posição do ramo ventral do segundo nervo espinhal cervical. A borda caudal apresenta as chanfraduras usuais.

Os **processos articulares** são típicos.

Os **processos transversos** são pequenos, simples e projetados caudalmente. O **forame transverso** é estreito.

O **processo espinhoso** é muito largo e rombudo. Sua borda livre é rugosa, espessa-se caudalmente e continua com os processos articulares caudais por meio de duas cristas. Suas faces laterais são côncavas e rugosas para inserção muscular.

Desenvolvimento. O áxis apresenta **seis** ou **sete centros** de ossificação. Em adição aos cinco usuais, um ou dois centros aparece para o processo odon-

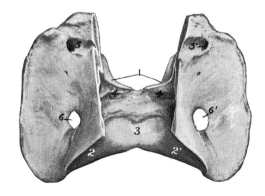

Figura 15-6. Atlas do cavalo, vista dorsal depois de removido o arco dorsal.

1, Cavidades articulares craniais; *2, 2',* faces articulares caudais; *3,* face articular ventral do arco para o dente do áxis; *4,* crista transversa; *5, 5',* forames alares; *6, 6',* forames transversos.

---

*A N.A.V. denomina "forame vertebral lateral" para substituir o antigo termo "forame intervertebral", visto que no caso do atlas e do áxis o forame não se acha entre duas vértebras como sugere o termo *inter.*

tóide, que é considerado como o corpo do atlas deslocado. Um núcleo caudal ao processo odontóide, que permanece distinto até os três ou quatro anos de idade, é considerado como a cabeça do áxis.

Vértebras Torácicas

As **vértebras torácicas** são comumente em número de 18 no cavalo, mas às vezes ocorrem 19 (Stecher, 1959) e raramente 17. Como características regionais observamos as faces para as articulações com as costelas e o tamanho e a forma dos processos espinhosos. As vértebras intermediárias da série são as mais típicas e apresentam os seguintes aspectos:

Os **corpos** são curtos e contraídos ao meio. As extremidades são alargadas e possuem faces articulares que não são muito fortemente encurvadas; a superfície cranial é convexa e a caudal, côncava. Sobre a parte dorsal de cada lado existem facetas **costais, cranial e caudal,** que com as das vértebras adjacentes e os discos intervertebrais formam soquetes para a cabeça das costelas.

Os **arcos** são estreitos. Suas chanfraduras caudais são relativamente largas e freqüentemente se convertem em forames.

Os **processos articulares** são pequenos. Os processos craniais são, de fato, representados somente por duas facetas ovais na parte cranial do arco que se orientam quase diretamente para cima. Os processos caudais emergem da base do processo espinhoso; suas facetas voltam-se quase diretamente para baixo.

Os **processos transversos** são curtos, espessos, com a extremidade livre tuberosa. Cada um deles possui uma faceta para a circulação com o tubérculo da correspondente costela.

O **processo espinhoso** é longo e estreito e dirigido para cima e para trás. A borda cranial é delgada; a caudal é mais larga e sulcada. O ápice é alargado e rugoso.

A **primeira vértebra torácica** (Fig. 15-8) apresenta as seguintes características específicas: o **corpo** é largo, achatado dorsoventralmente. Cranialmente apresenta uma cabeça semelhante ao das vértebras cervicais e caudalmente uma cavidade um tanto mais profunda do que qualquer outra vértebra torácica. Duas largas **facetas caudais** são encontradas de cada lado e uma crista ventral bem acentuada. O **arco** é largo e forte e possui grandes chanfraduras caudalmente. Os **processos articulares** são muito mais largos do que das demais vértebras torácicas e assemelham-se em muito com os da sétima vértebra cervical. Os **processos transversos** são curtos e espessos, e cada um apresenta, na sua face ventral, uma faceta larga e côncava para articulação com o tubérculo da primeira costela. O processo espinhoso é encurvado caudalmente e termina em ponta. Seu comprimento é de 8 a 10 cm comumente. Esta vértebra pode ser confundida à primeira vista com a última cervical, mas é facilmente identificada pela presença de três facetas costais de cada lado e pelo comprimento do processo espinhoso.

A **última vértebra torácica** distingue-se pela ausência do par caudal de facetas costais, e a confluência do par cranial com as facetas dos processos transversos.

A posição das outras vértebras da série pode ser determinada no mínimo, aproximadamente, pelos seguintes dados: (1) os corpos diminuem gradualmente em comprimento e em largura até o meio da região e depois aumentam paulatinamente. Suas facetas costais tornam-se menores e menos côncavas da primeira à última. A crista ventral diminui em três ou quatro vértebras de ambas as extremidades da região. (2) Os processos transversos diminuem em tamanho e estão dispostos cada vez mais ventralmente em direção caudal. Suas facetas costais tornam-se menores e mais baixas na posição; na última (e algumas vezes na vértebra precedente também) ela se fusiona com a faceta costal do corpo. A parte dorsal não articular do processo gradualmente torna-se mais claramente definida e, nas últimas quatro ou cinco, forma um **processo mamilar** distinto. (3) Os processos espinhosos aumentam em comprimento até a terceira e quarta e então gradualmente diminuem até a décima quinta, além da qual mantêm o mesmo comprimento. A inclinação

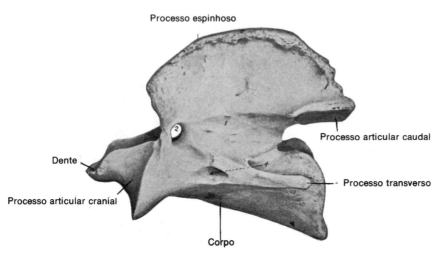

Figura 15-7. Axia do cavalo, vista esquerda.

1, Arco; *2*, forame vertebral lateral; *3*, chanfradura caudal; *4*, forame transverso.

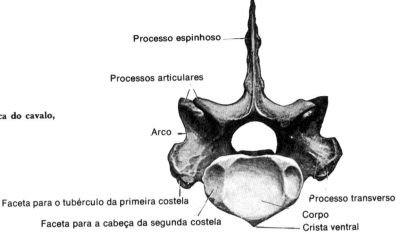

Figura 15-8. Primeira vértebra torácica do cavalo, vista caudal.

caudal é mais pronunciada na segunda; a décima sexta é vertical (vértebra anticlinal); e as duas últimas estão direcionadas um pouco cranialmente. As espinhas mais longas (i.e., aquelas da cernelha) são as mais espessas e apresentam seus ápices engrossados, os quais permanecem mais ou menos cartilaginosos; as outras são mais em forma de lâminas e estão superpostas por um grosso lábio. A segunda espinha é mais de duas vezes mais larga do que a primeira. As extremidades da quarta e da quinta vértebras formam comumente o ponto mais alto da cernelha.

Desenvolvimento. Existem **seis** ou **sete centros** de ossificação, três para o corpo, dois para o arco e um para o processo espinhoso; alguns desses últimos têm um centro adicional para o ápice.

A ocorrência de uma décima nona vértebra provida de costelas não é raro. Em tal caso pode haver somente cinco vértebras lombares típicas.

Vértebras Lombares

As **vértebras lombares** são usualmente em número de seis no cavalo; entretanto, cinco vértebras também têm sido encontradas no cavalo doméstico, burro, cavalo árabe, cavalo de Przewalski, asno e mula (Stecher 1961a, 1961b, 1962; Zietzschmann, et al., 1943; Sanson, 1868; e Brown, 1936). São caracterizados pelo seu tamanho, pelas formas dos processos transversos.

Os **corpos** das três primeiras vértebras são semi-elípticos em seção transversal e apresentam uma crista ventral distinta. A partir da quarta vértebra eles se tornam mais largos e mais achatados e a crista ventral se reduz.

Os **arcos** das três primeiras vértebras lombares são quase iguais em tamanho e se assemelham aos da última vértebra torácica; caudal a isto aumentam em largura e altura. As chanfraduras caudais sobre os pedículos são mais profundas do que as craniais.

Os **processos articulares craniais** são fusionados com os processos mamilares e apresentam superfícies côncavas dorsalmente para articulação com o par caudal da vértebra precedente.

Os **processos articulares caudais** projetam-se distintamente do arco na base do processo espinhoso e apresentam faces articulares convexas ventralmente e se encaixam nas superfícies côncavas do par cranial da vértebra seguinte.

Os **processos transversos** são lâminas alongadas e achatadas dorsoventralmente, que se projetam lateralmente e podem estar levemente inclinados dorsal ou ventralmente; seu comprimento aumenta até a terceira ou quarta, e então diminuem até a última. O primeiro, ou os dois primeiros, comumente curva-se um pouco caudalmente, e os dois últimos apresentam-se decididamente em direção cranial. Os processos da quinta vértebra exibem uma faceta oval côncava na parte medial da borda caudal para a articulação com o sexto processo; este por sua vez oferece uma faceta convexa na borda cranial e uma superfície côncava mais larga em sua borda caudal para a articulação com a asa do sacro. Às vezes, o

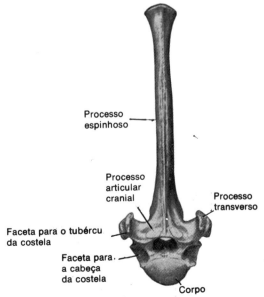

Figura 15-9. Sétima vértebra torácica do cavalo, vista cranial.

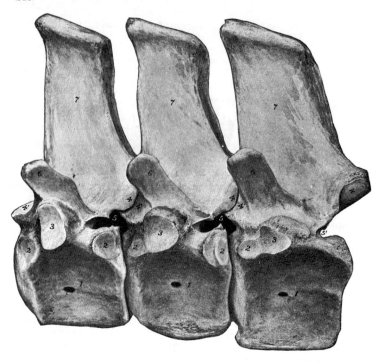

Figura 15-10. Três últimas vértebras torácicas do cavalo, vista esquerda.

1, Corpo; *2*, facetas para a cabeça da costela; *3*, facetas para o tubérculo da costela; *4*, *4'*, processos articulares; *5*, *5'*, forames intervertebrais; *6*, processo mamilar; *7*, processo espinhoso.

quinto processo possui uma pequena faceta para articulação com a quarta. A porção medial do sexto processo é espessa e a porção lateral é mais delgada, mais estreita e encurvada cranialmente (Fig. 15-12). A porção medial do quinto também está algo espessada. As extremidades mediais das faces articulares dos processos transversos são recortadas por incisuras que formam forames pela aposição com o sacro.

Os **processos espinhosos** assemelham-se aos das duas últimas vértebras torácicas. Geralmente apresentam a mesma altura, porém pequenas diferenças são comuns, a largura diminui nas três últimas.

Desenvolvimento. É semelhante ao das vértebras torácicas. As extremidades dos processos transversos permanecem cartilaginosas por algum tempo após a ossificação completa da vértebra.

Os **processos transversos** desta região são considerados equivalentes ao próprio processo transverso mais o elemento costal; daí resulta o termo distintivo, **processo costal,** ser usado para designar o homólogo costal. É comum a ocorrência de uma costela em conexão com o processo transverso da primeira vértebra lombar. Em outros casos existe um prolongamento costiforme do processo. A redução do número para cinco vértebras tem sido observada com freqüência, e pode ou não estar compensada por uma vértebra torácica adicional. Em casos muito raros é mencionada a existência de sete vértebras lombares, embora com o número normal de vértebras torácicas. Algumas vezes ocorre a existência de uma vértebra anômala com características mistas de vértebra torácica e vértebra lombar na junção das duas regiões.

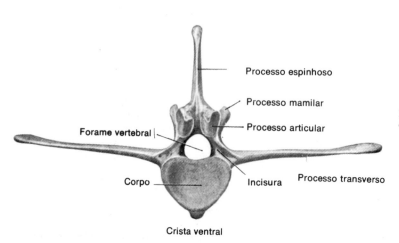

Figura 15-11. Segunda vértebra lombar do cavalo; vista caudal.

OSTEOLOGIA EQÜINA

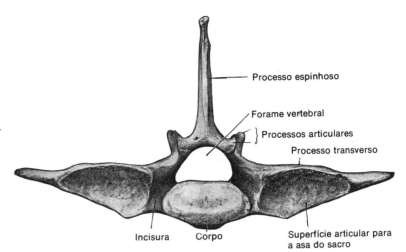

Figura 15-12. Última vértebra lombar do cavalo; vista caudal.

Sacro

O **sacro** (Figs. 15-13 e 14) é normalmente formado pela fusão de cinco vértebras e é convenientemente descrito como um osso simples. Entretanto seu número no cavalo doméstico, no cavalo de Przewalski e no pônei de Shetland algumas vezes atinge quatro ou seis. No caso da mula e do asno tem sido relatado seis e mesmo sete vértebras sacrais (Stecher, 1962). O sacro é de forma triangular e está encaixado entre os ílios, com os quais se articula muito firmemente de ambos os lados. Seu eixo longitudinal é levemente curvo e ligeiramente oblíquo, de tal modo que a extremidade caudal é um pouco mais elevada do que a cranial. Ele apresenta duas faces, duas bordas, uma base e um vértice.

A **face dorsal** apresenta centralmente as cinco espinhas sacrais *(processus spinosi),* que estão direcionadas dorsal e caudalmente e (com exceção da primeira) possuem extremidades tuberosas que são algumas vezes bífidas.

A primeira espinha é relativamente delgada e estreita e não é tão alta como o ângulo do íleo (tuberosidade sacral). A segunda é mais robusta e comumente mais larga e mais alta; o comprimento e altura diminuem até a última. As bases das espinhas nos animais idosos freqüentemente se fusionam.

De cada lado das espinhas existem sulcos nos quais encontram-se quatro **forames sacrais dorsais;** os ramos dorsais dos nervos espinhais sacrais emergem através deles. De cada lado destes forames observa-se uma série de tubérculos representativos da fusão dos processos transversos das vértebras sacrais que formam a **crista sacral lateral.** Em cavalos mais idosos as espinhas dorsais podem fusionar para formar a **crista sacral mediana.**

A **face pélvica** é côncava em toda sua extensão e é larga cranial e estreita caudalmente. A curvatura é variável e mais pronunciada na égua do que no garanhão. Ela é assinalada por quatro **linhas transversas** mais ou menos distintas que indicam a delimitação dos corpos das vértebras. Nas extremidades destas linhas estão os **forames sacrais pélvicos** (ventrais) que são maiores do que as séries dorsais e diminuem em diâmetro da primeira à última; eles transmitem os ramos ventrais dos nervos espinhais sacrais.

Os forames sacrais dorsais e pélvicos comunicam-se com o canal sacral e em conjunto equivalem aos forames intervertebrais usuais, i.e., das demais vértebras.

As bordas laterais são rugosas, espessas cranialmente e delgadas caudalmente.

A **base** está direcionada cranialmente e é relativamente muito larga. Apresenta centralmente o corpo do primeiro segmento sacral, que é largo transversalmente, achatado dorsoventralmente e tem uma face arredondada que se articula com a última vértebra lombar por meio de um disco intervertebral. A margem ventral projeta-se levemente, formando o **promontório.** De cada lado do corpo existe uma chanfradura lisa que, com a correspondente da última vértebra lombar, forma um grande forame para a passagem do ramo ventral do último nervo espinhal. Dorsal ao corpo está a entrada do canal sacral, flanqueada por um par de **processos articulares** craniais, que se projetam dorsal e cranialmente do arco e têm faces côncavas medialmente para a articulação com as correspondentes da última vértebra lombar. As partes laterais da base, as **asas,** são sólidas massas prismáticas com extremidades pontiagudas. Cada uma apresenta cranialmente uma larga face oval ligeiramente convexa para articulação com o processo transverso da última vértebra lombar. Caudalmente existe uma área oval alongada que se volta dorsolateralmente; esta é a **face auricular,** que se articula com o ílio; é levemente côncava em sua extensão e algo rugosa e irregular. O restante da face dorsal da asa é rugosa para inserção ligamentosa, enquanto a face ventral é lisa.

O **vértice** é o aspecto caudal da última vértebra sacral e é muito pequeno. Ele representa a face caudal elíptica achatada do corpo, dorsal ao qual se acha a abertura caudal triangular do canal sacral, encimada pela última espinha sacral. Existe um par de chanfraduras estreitas entre o arco e o corpo, dorsal

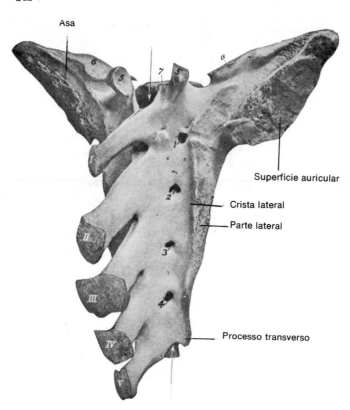

Figura 15-13. Sacro do cavalo; vista dorsolateral.

I-V, Processos espinhosos; *1-4*, forames sacrais dorsais; *5, 5'*, processos articulares; *6*, faces das asas para articulação com os processos transversos da última vértebra lombar; *7*, corpo da primeira vértebra sacral. As setas indicam o canal sacral.

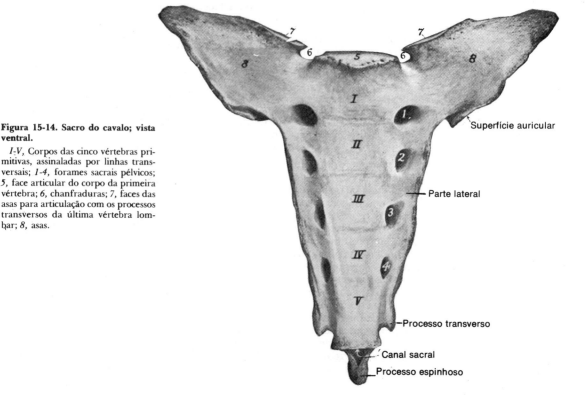

Figura 15-14. Sacro do cavalo; vista ventral.

I-V, Corpos das cinco vértebras primitivas, assinaladas por linhas transversais; *1-4*, forames sacrais pélvicos; *5*, face articular do corpo da primeira vértebra; *6*, chanfraduras; *7*, faces das asas para articulação com os processos transversos da última vértebra lombar; *8*, asas.

OSTEOLOGIA EQUINA

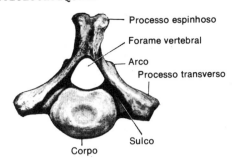

Figura 15-15. Primeira vértebra caudal do cavalo; vista caudal.

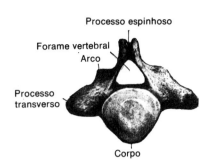

Figura 15-16. Segunda vértebra caudal do cavalo; vista caudal.

ao qual podem ocorrer rudimentos de processos articulares caudais.

O **nome canal** sacral é aplicado àquela porção do canal vertebral que atravessa o sacro. Sua parte cranial é larga e tem a forma de um triângulo, cujos ângulos são arredondados; sua largura é aproximadamente duas vezes sua altura. Em direção caudal o canal estreita-se rapidamente e a abertura caudal é pequena e também triangular.

A **parte lateral** do sacro representa as asas, a face auricular e a tuberosidade sacral.

Desenvolvimento. As várias vértebras sacras ossificam-se de modo típico. Nos animais domésticos ainda não foram encontrados centros separados para os elementos costais das partes laterais. A fusão inicia-se cranialmente e é comum não se completar até a idade adulta. As partes laterais unem-se antes dos corpos. É algo curioso que as partes epifisiais dos segmentos adjacentes unam-se umas com as outras antes que se fusionem com a parte principal dos corpos. Não é raro encontrar-se alguns corpos com fusão incompleta mesmo nos animais adultos.

Vértebras Caudais

As **vértebras caudais** (coccígeas) (Figs. 15-15 e 16) são muito variáveis em número, porém 18 podem ser tomadas como a média. Da primeira à última elas gradualmente se tornam reduzidas em tamanho e, com exceção de umas poucas no início da série, consistem somente de corpos. As três primeiras apresentam corpos que são algo achatados dorsoventralmente, contraídos ao meio, e apresentam faces articulares elípticas e convexas em ambas as extremidades. A face ventral exibe um sulco mediano (*sulcus vasculosus*) para a artéria caudal (coccígea) mediana. O arco é pequeno e triangular; está formado por duas lâminas planas que são prolongadas para formar uma espécie de processo espinhoso com um ápice espesso e freqüentemente duplo. Não apresentam chanfraduras craniais. Processos articulares funcionais não estão presentes, mas comumente ocorrem pequenos rudimentos do par cranial. Os processos transversos são placas relativamente largas que se projetam horizontalmente para a lateral. Mais caudalmente o arco torna-se incompleto dorsalmente e logo desaparece; os processos transversos gradualmente diminuem e as vértebras ficam reduzidas a bastões cilíndricos de tamanho decrescente. A última apresenta uma extremidade pontiaguda.

Variações. Na opinião de estudiosos assegura-se que seu número varia de 15 a 25. Nos animais idosos a primeira está freqüentemente fusionada com o sacro e algumas vezes com a segunda. O arco da terceira pode apresentar-se aberto.

TÓRAX

O **tórax** ósseo do cavalo é notavelmente comprimido lateralmente na sua face cranial, mas caudalmente alarga-se grandemente. A **abertura cranial** ou entrada do tórax (Fig. 15-17) é oval e muito estreita; no cavalo de porte médio sua maior largura é de cerca de 10 cm e sua altura de 18 a 20 cm. A **parede ventral** ou o assoalho está em torno de 40 cm de comprimento e a **parede dorsal** ou teto entre 95 a 100 cm. A altura no último segmento do esterno atinge 45 cm — mais do que duas vezes a abertura cranial; isto é devido à obliquidade e a divergência do teto e do assoalho. A maior largura da abertura caudal é de cerca de 50 a 60 cm. Os espaços intercostais (medidos em seus centros) apresentam cerca de 3 cm de largura em média. O primeiro é estreito, e até o quarto ou quinto aumentam. Mais caudal e gradualmente diminuem até as duas ou três últimas, onde então voltam a aumentar.

Costelas

As **costelas** (*costae*) (Figs. 15-18 e 19) são ossos alongados e curvos que formam o esqueleto das paredes laterais do tórax. Elas estão dispostas seriadamente aos pares, que correspondem em número ao das vértebras torácicas. Existem normalmente 18 pares de costela no cavalo, mas uma décima nona costela de um lado ou de ambos não é incomum. Cada uma delas se articula dorsalmente com duas vértebras contíguas e ventralmente prolonga seu comprimento através da cartilagem costal. Aquelas que se articulam com o esterno por meio de suas cartilagens (8 pares) são denominadas **costelas verdadeiras** ou costelas esternais *(costae verae);* as restantes são denominadas **falsas costelas** ou costelas asternais *(costae spuriae).* Costelas da extremidade das séries, que apresentam suas extremidades ventrais livres e não se inserem numa cartilagem adjacente, são denominadas **costelas flutuantes.** Os intervalos entre as costelas são denominados **espaços intercostais.**

Costelas de diferentes partes das séries variam grandemente em comprimento, curvatura e outras características. Entretanto consideraremos como uma costela típica a do centro das séries, e em seguida notaremos suas diferenças principais.

Uma costela típica (o termo é empregado aqui como é usual em anatomia descritiva, para designar somente a parte óssea da costela; morfologicamente, inclui-se também a parte cartilaginosa) consiste de um corpo e duas extremidades. O **corpo** ou diáfise em forma de lâmina varia em comprimento, largura e curvatura nas diferentes costelas. A curvatura não é uniforme mas se acentua até um certo ponto, denominado ângulo da costela, que é mais pronunciado no terço dorsal e assinalado por uma crista rugosa (um distinto ângulo, escassamente, pode ser dito que exista no osso). A parte ventral é torcida e inclina-se medialmente, de modo que quando uma costela é colocada com sua parte lateral sobre uma mesa a extremidade ventral mantém-se elevada. A **face lateral** é convexa no seu comprimento e também transversalmente; sua parte cranial é, entretanto, sulcada longitudinalmente. A **face medial** é lisa, côncava em sua extensão e arredondada de um lado a outro. O **sulco costal,** situado caudalmente, é muito distinto dorsalmente e desaparece próximo do centro; ele suporta os vasos intercostais dorsais e o nervo intercostal, no mínimo em direção às extremidades dorsais. As **bordas cranial** e **caudal** são finas e cortantes em algumas costelas, arredondadas em outras.

A **extremidade vertebral** consiste de cabeça, colo e tubérculo. A **cabeça** é a extremidade real da costela e é arredondada e algo alongada. Apresenta duas facetas convexas *(facies articularis capitis costae),* cranial e caudal, para articulação com os corpos de duas vértebras torácicas adjacentes, com exceção da primeira, que se articula com a sétima cervical e a primeira torácica, e o disco intervertebral; estas facetas são separadas por um sulco para inserção do ligamento intra-articular da cabeça da costela. O **colo** une a cabeça ao corpo e é rugoso dorsal e cranialmente. Varia de comprimento e de diâmetro. Sua face lateral é rugosa; a medial, é lisa. O **tubérculo** projeta-se caudalmente na junção do colo com o corpo; possui uma faceta *(facies articularis tuberculi costae)* para articulação com o processo transverso da vértebra caudal das duas com as quais a cabeça se articula. O tubérculo gradualmente se aproxima da cabeça nas costelas caudais e eventualmente fusiona-se com ela.

A **extremidade ventral** é comumente ligeiramente alargada e rugosa na junção com a cartilagem costal (articulação costocondral).

A **primeira costela** (Fig. 15-20) distingue-se facilmente. É a mais curta e o corpo alarga-se grandemente em direção à extremidade ventral. Na parte ventral da borda cranial apresenta uma impressão lisa por onde contornam os vasos axilares; dorsal a isto existe comumente um pequeno tubérculo que indica o limite ventral da origem do músculo escaleno médio. O suco costal está ausente. A cabeça é larga e exibe duas facetas desiguais, que se encontram em ângulo agudo cranialmente; a menor delas volta-se cranialmente e se articula com a última vértebra cervical; a maior delas volta-se medialmente e se articula com a primeira vértebra torácica. O colo é espesso e muito curto. O tubérculo é maior do que das demais costelas e apresenta uma extensa faceta articular que é convexa em toda sua extensão. A extremidade ventral é mais larga do que das demais costelas; é espessa e muito larga e está voltada um pouco cranialmente.

A **última costela** é a mais delgada e mais regularmente encurvada. Comumente é um pouco mais longa do que a segunda. A faceta do tubérculo conflui-se com a faceta da cabeça. (Este aspecto, entretanto, é comum na décima sétima também e pode ocorrer na décima sexta.)

A posição das outras costelas da série pode ser determinada aproximadamente pelas seguintes características: o comprimento aumenta da primeira até a décima e décima primeira e daí então diminui. A largura aumenta um tanto até a sexta e a seguir reduz-se. A borda cranial é fina e cortante da segunda a oitava e após torna-se espessa e arredondada. O sulco da face lateral é distinto da quarta até a oitava, inclusive. A curvatura aumenta de grau rapidamente da segunda até a sétima, ele mantém-

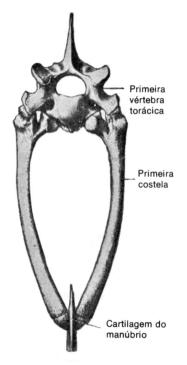

Figura 15-17. Abertura cranial do tórax do cavalo. (Segundo Schmaltz, 1901.)

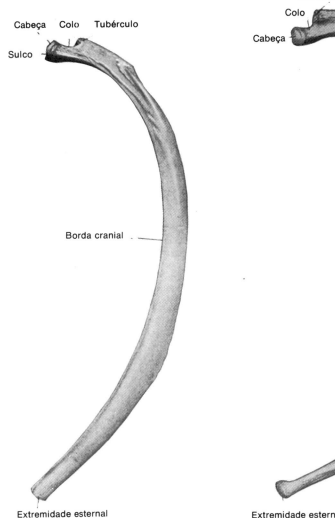

Figura 15-18. Oitava costela esquerda do cavalo; vista lateral.

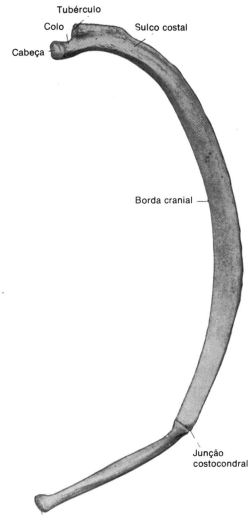

Figura 15-19. Oitava costela direita e sua cartilagem costal do cavalo; vista medial.

se aproximadamente o mesmo até a décima sexta e depois decresce muito perceptivelmente. Quanto à direção dorsoventral, a primeira costela inclina-se um pouco cranialmente e a segunda é quase vertical; as demais inclinam-se caudalmente em graus cada vez mais acentuados, de modo que um plano transverso tangente às extremidades ventrais do último par de costelas incide sobre a terceira vértebra lombar. A **cabeça** e o **tubérculo** diminuem de tamanho da primeira à última. Suas posições relativas alteram-se em razão do tubérculo da primeira costela estar quase diretamente lateral à cabeça; nos demais o tubérculo gradualmente se coloca caudal a ela. O **colo** é mais longo nas costelas mais longas e se acha ausente nas duas ou três últimas. O **forame costotransverso** forma-se entre o colo e o processo transverso.

Desenvolvimento. As costelas formam-se por cartilagens que se ossificam por **três centros:** um para o corpo (e extremidade ventral), um para a cabeça e outro para o tubérculo; o terceiro centro está ausente em algumas das costelas caudais.

Variações. A ocorrência de uma décima nona costela de um lado ou de ambos não é rara. Geralmente seu desenvolvimento é imperfeito e muito variável. Em muitos casos constitui-se de uma mera tira de cartilagem em conexão por tecido fibroso com o processo transverso da primeira vértebra lombar; em outros casos é bem desenvolvida e pode estar fusionada com o processo transverso lombar; outras vezes ainda pode estar unida a uma vértebra que pode ser torácica ou lombar ou a uma vértebra de aspecto ambíguo. Com freqüência é flutuante, mas pode estar inserida na décima oitava cartilagem costal. A redução em número é pouco freqüente. Em casos raros a primeira costela (incluindo sua cartilagem) está imperfeitamente desenvolvida e não alcança o esterno. Fusões parciais de costelas adjacentes são outras anomalias que podem ocorrer.

Cartilagens Costais

As **cartilagens costais** (Fig. 15-21) são barras de cartilagem hialina que prolongam as costelas. Aquelas das costelas verdadeiras articulam-se com o es-

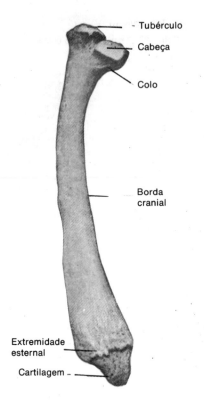

Figura 15-20. Primeira costela esquerda do cavalo; vista medial.

A primeira cartilagem costal apresenta um comprimento de 3 a 3,5 cm. A extremidade dorsal é muito larga e espessa. A extremidade esternal é curta. O primeiro par articula-se entre si bem como com o esterno. As cartilagens das outras costelas esternais aumentam progressivamente em comprimento e se tornam mais arredondadas. A extremidade esternal é mais alargada e apresenta uma faceta convexa elíptica para articulação com o esterno. As cartilagens das costelas esternais são longas, delgadas e pontiagudas; elas se sobrepõem e inserem-se entre si por meio do tecido elástico formando o arco costal, como se descreveu acima. A nona está muito firmemente inserida à oitava; ela e as duas seguintes são as mais longas e depois diminuem progressivamente de tamanho. Exceto no caso da primeira, a cartilagem não mantém a direção da costela, mas forma com ela um ângulo aberto cranialmente que aumenta em grau da segunda à última. Uma ossificação mais ou menos extensa das cartilagens costais é um fato comum, principalmente das costelas esternais.

Esterno

O **esterno** do cavalo apresenta forma algo parecida com uma canoa; é comprimido lateralmente, à exceção de sua parte caudal, que é achatada dorsoventralmente. Está encurvado e inclinado obliquamente de modo que a extremidade caudal acha-se cerca de 15 a 20 cm mais ventral do que cranial.

A **face dorsal** apresenta a forma de um triângulo isósceles muito estreito com o vértice cranialmente. É côncavo longitudinalmente e aplanado transversalmente.

As **faces laterais** são convexas dorsalmente, levemente côncavas ventralmente e diminuem em ex-

terno e as das falsas costelas superpõem-se e inserem-se entre si por meio de tecido elástico para formar o **arco costal**. As cartilagens das costelas flutuantes não se inserem nas adjacentes.

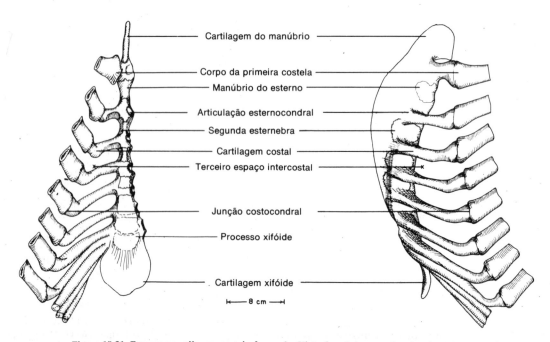

Figura 15-21. Esterno e cartilagens costais do cavalo. Vista dorsal, à esquerda; vista lateral, à direita.

tensão caudalmente. Cada uma apresenta na sua parte dorsal sete **chanfraduras costais,** com as quais se articulam as extremidades esternais das cartilagens costais da segunda a oitava, inclusive. Estas chanfraduras estão situadas em série nas articulações interesternebrais. As primeiras quatro são de forma elíptica, com o diâmetro vertical maior, e estão separadas por intervalos regulares. As outras são progressivamente menores, mais circulares e mais próximas umas das outras. A área ventral a estas chanfraduras dá inserção aos músculos peitorais.

As **bordas dorsolaterais** separam as partes dorsal e lateral. Elas dão inserção aos ramos laterais do ligamento esternal.

A **borda ventral** forma a proeminente **crista** do esterno, semelhante a uma quilha e que pode ser palpável no animal vivo; caudalmente ela desaparece gradualmente.

A **extremidade cranial** ou **manúbrio** pode ser perfeitamente sentida no sulco ventral do peito. Ele consiste de um prolongamento cartilaginoso comprimido lateralmente, comumente denominado de **cartilagem do manúbrio,** cartilagem cariniforme. Suas faces laterais são planas e fornecem inserções aos músculos do peito e do pescoço. A borda ventral é arredondada e continua caudalmente com o corpo do osso. A borda dorsal é côncava e tem uma chanfradura articular ao primeiro par de cartilagens costais.

A **extremidade caudal** está formada pela **cartilagem xifóide.** Esta é uma fina lâmina presa cranialmente ao último segmento ósseo, o **processo xifóide,** por um colo estreito relativamente espesso, se expande caudal e lateralmente numa forma mais ou menos circular. Sua face dorsal é côncava e sustenta a inserção do diafragma. A face ventral é convexa e fornece inserções para o músculo transverso abdominal e a linha branca. A borda livre é muito delgada.

Desenvolvimento. O esterno cartilaginoso está formado pela fusão medialmente de duas barras laterais que reúnem as extremidades ventrais das oito ou nove primeiras cartilagens costais; primitivamente não é segmentado. O manúbrio ossifica-se por um único centro, porém os centros para os outros segmentos parecem ser primitivamente pares. O esterno jamais se ossifica completamente. Ao nascer, o esterno do cavalo consiste de sete segmentos ósseos denominados estérnebras, que estão unidos pelas cartilagens interesternebrais. As duas últimas estérnebras fusionam-se no segundo mês, porém as demais normalmente não se unem completamente mesmo em idade avançada. As estérnebras consistem de osso esponjoso muito vascularizado recoberto por uma fina lâmina de substância compacta. O esterno adulto deste modo consiste de uma cartilagem persistente de considerável extensão, ou seja, as cartilagens interesternebrais, a crista ventral e as extremidades; nos animais idosos estas partes sofrem uma ossificação parcial.

APÊNDICES

O conhecimento minucioso da anatomia, quer da osteologia quer da radiologia, dos membros é essencial para a perfeita interpretação das claudicações e outras afecções dos membros. Conseqüentemente, sempre que possível, deverão ser exibidos radiogramas e tabelas para ressaltar os centros de ossificação maiores (Quadros 15-1 e 15-3) e os tempos de fusão diáfise-epifisária (Quadros 15-2 e 15-4). Por outro lado deve ter-se sempre em mente que os ossos variam muitíssimo de acordo com a idade, sexo, de um animal para outro e de espécie para espécie. Variações individuais são atribuídas a uma

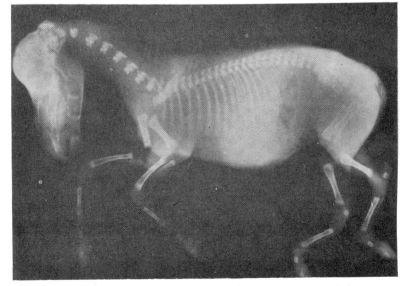

Figura 15-22. Feto de eqüino de 165 dias de gestação revelando a ossificação das diáfises, mas não as epífises dos ossos longos.

Nota-se em evidência o calcâneo (tarso fibular).

Quadro 15-1. *Tempos Aproximados do Aparecimento dos Centros de Ossificação do Apêndice Torácico do Cavalo**

Osso	Tempo de aparecimento (dias de gestação)	Osso	Tempo de aparecimento (dias de gestação)
Escápula		**Outros ossos carpianos**	290-330 dias
Extremidade proximal	9-12 meses pós-parto	**Metacarpiano III**	
Corpo	60-70 dias	Epífise proximal	270-330 dias
Tubérculo supraglenóide e processo coracóide	140-170 dias	Diáfise	70-80 dias
Parte cranial da cavidade glenóide	325 dias após nascer	Epífise distal	265-290 dias
		Metacarpiano II e IV	
Úmero		Epífise proximal	final da gestação
Epífise proximal	290-310 dias	Diáfise	90-110 dias
Tubérculo maior	315-335 dias	Epífise distal	após nascer
Diáfise	60-70 dias		
Epífise distal	290-315 dias	**Sesamóides proximais**	290-330 dias
Epicôndilo medial	315-335 dias		
		Falange proximal	
Rádio		Epífise proximal	290-320 dias
Epífise proximal	315-335 dias	Diáfise	75-85 dias
Diáfise	60-70 dias	Epífise distal	265-310 dias
Epífise distal	265-295 dias		
		Falange média	
Ulna (cúbito)		Epífise proximal	290-335 dias
Epífise proximal	330 dias após nascer	Diáfise	120-155 dias
Diáfise	65-75 dias	Epífise distal	310-330 dias
Processo estilóide (fusiona com a epífise distal do rádio)	330 dias logo após nascer	**Sesamóide distal**	325 dias após o nascer ou logo após
		Falange distal	
		Cápsula proximal	final da gestação
Acessório do carpo	250-290 dias	Corpo	85-135 dias

*Compilado pelos Drs. V. S. Myers, Jr., W. C. Bergin e M. M. Guffy de exames radiográficos de mais de 50 embriões e fetos variando em idade de 30 a 335 dias de gestação.

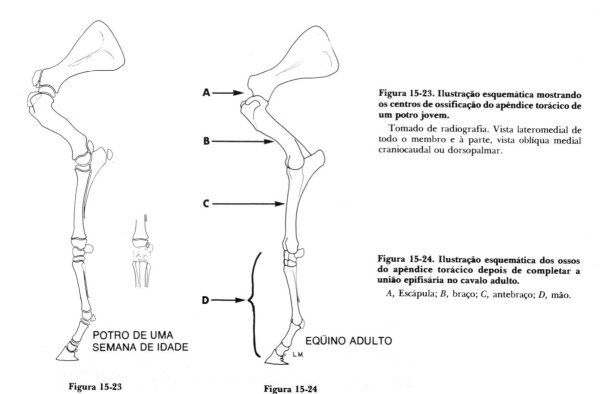

Figura 15-23. Ilustração esquemática mostrando os centros de ossificação do apêndice torácico de um potro jovem.

Tomado de radiografia. Vista lateromedial de todo o membro e à parte, vista oblíqua medial craniocaudal ou dorsopalmar.

Figura 15-24. Ilustração esquemática dos ossos do apêndice torácico depois de completar a união epifisária no cavalo adulto.

A, Escápula; *B*, braço; *C*, antebraço; *D*, mão.

POTRO DE UMA SEMANA DE IDADE

EQÜINO ADULTO

Figura 15-23

Figura 15-24

Quadro 15-2. *Dados sobre a Ossificação do Membro Torácico do Cavalo*

| Osso | Tempos de fusão epifisária, anatomicamente (determinados em animais sem raça definida) | | | Tempos de fusão epifisária, radiograficamente (determinados de radiografias) | | | | Variação (das colunas à esquerda) | Macro e/ou micro exames |
	Bruni e Zimmerl (1951)	Rooney (1963) (após Zietzschmann e Krolling)	Lesbre (1897)	Tohara (1950)	Schmidt (1960)	Myers e Emmerson (1966) Potro	Potranca		Myers e Getty*
Escápula									
Proximal†	------	------	------	------	------	------	------	------	após 3 anos antes de 1 ano
Distal	9-12 meses	10 m-1 ano	10 m-1 ano	------	algum tempo antes de 18 meses	não determinado exatamente	não determinado exatamente	9-18 meses	
Úmero									
Proximal	3 1/2 anos	cerca de 3 1/2 anos	cerca de 3 1/2 anos	------	?	27 meses	26 1/2 meses	26-42 meses	mais de 36 meses
Distal	15-18 meses	15-18 meses	15-18 meses	------	antes de 1 ano	14 meses	15 meses	11-18 meses (pode ser mais cedo)	15-34 meses
Rádio									
Proximal	15-18 meses	15-18 meses	15-18 meses	------	antes de 1 ano	14 meses	14 meses	11-18 meses	14-25 meses
Distal	3 1/2 anos	cerca de 3 1/2 anos	cerca de 3 1/2 anos	------	3 anos	24 meses	24 meses	24-42 meses	22-36 meses
Ulna (cúbito)									
Proximal	3 1/2 anos	cerca de 3 1/2 anos	cerca de 3 1/2 anos	------	?	27 meses	30 meses	27-42 meses	mais de 36 meses
Distal (processo estilóide)	2-3 meses	?	2-3 meses	------	antes de 4 meses	9 meses	6 1/2 meses	2-9 meses	6-12 meses (algo mais de 4 anos)
Metacarpiano III									
Proximal	antes de nascer	------	------	------	------	nada visto depois de nascer	nada visto depois de nascer	antes de nascer	antes de nascer
Distal	15 meses	10-12 meses	15 meses	17-18 meses	6 meses	7 meses	7 1/2 meses	6-18 meses	6-15 meses
Falange proximal									
Proximal	12-15 meses	12-15 meses	12-15 meses	9-10 meses	6 meses	9 meses	7 1/2 meses	6-15 meses	6-15 meses
Distal	antes de nascer	1 semana pós-parto	algumas semanas após nascer	ao nascer	------	1 mês	antes de nascer	antes de nascer até 1 mês	antes de nascer até 1 mês pós-parto
Falange média									
Proximal	10-12 meses	10-12 meses	10-12 meses	7-8 meses	6 meses	8 meses	7 1/2 meses	6-12 meses	6-15 meses
Distal	antes de nascer	1 semana pós-parto	algumas semanas após nascer	------	------	nada presente depois de nascer	nada visto depois de nascer	antes de nascer a 1 semana pós-parto	antes de nascer
Falange distal									
Proximal	------	última fase da gestação	------	------	------	nada visto depois de nascer	nada visto depois de nascer	nada presente última fase da gestação	cápsula de cartilagem vista que ossificou-se antes de nascer

*Dados originais (não publicados, 1967).

† Centro de ossificação (determinado de radiografias de animais sem raça definida, Getty and Myers, 1967) e não documentado anteriormente nos trabalhos dos melhores autores. (Veja Figs. 15-27 e 28.)

variedade de circunstâncias. No caso do cavalo de nutrição pobre, a presença ou ausência de parasitas intestinais, a condição nutricional da égua que amamenta sua cria, além de outros fatores podem, em conjunto, contribuir na conformação, marcas e aparência final dos ossos, bem como o desaparecimento da lâmina de cartilagem diáfise-epifisária. Os pormenores essenciais da anatomia radiológica foram discutidos no Cap. I, Generalidades.

A Fig. 15-22 apresenta a ossificação das diáfises mas não das epífises dos ossos longos de um feto eqüino de 165 dias de gestação. Entretanto, é de interesse observar que pelo tempo que o feto eqüino atingiu o final da gestação, a maioria dos centros de ossificação já se estabeleceu, como o revelado pelos Quadros 15-1 e 15-3. Tal fato está em contraste com o homem, no qual o aparecimento dos centros de ossificação normalmente se desenvolve em datas muito mais tardias (Gardner et al., 1969).

Os apêndices serão descritos em dois grandes tópicos, Ossos do Membro Torácico e Ossos dos Membros Pélvicos.

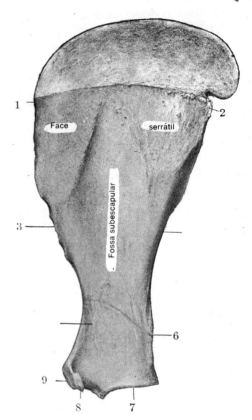

Figura 15-26. Escápula direita do cavalo; face costal.

1, Ângulo cranial;
2, ângulo caudal;
3, borda cranial;
4, borda caudal;
5, colo;
6, sulco vascular;
7, cavidade glenoidéia;
8, processo coracóide;
9, tubérculo supraglenoideu (tuberosidade escapular).

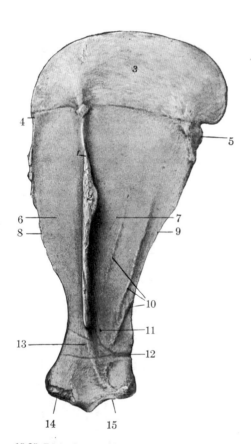

Figura 15-25. Escápula esquerda do cavalo; vista lateral.

1, Espinha;
2, tuberosidade da espinha;
3, cartilagem;
4, ângulo cranial;
5, ângulo caudal;
6, fossa supra-espinhosa;
7, fossa infra-espinhosa;
8, borda cranial;
9, borda caudal;
10, linhas musculares;
11, forame nutrício;
12, sulco vascular;
13, colo;
14, tubérculo supraglenoideu (tuberosidade da escápula);
15, cavidade glenóidea.

OSSOS DO MEMBRO TORÁCICO

O membro torácico do cavalo é composto de quatro segmentos principais (Figs. 15-23 e 24): o **cíngulo** (cinturão) **escapular**, o **braço** (úmero), o **antebraço** (rádio e ulna) e a **mão** (carpo, metacarpo e dedos [falanges e ossos sesamóides]). Os tempos de aparecimento dos centros de ossificação e os tempos de fusão epifisária de cada osso, que compõem estes quatro segmentos, estão especificados nos Quadros 15-1 e 15-2.

Cíngulo Escapular (Torácico, Peitoral)

O cíngulo (cinturão) escapular consiste da **escápula**, que é um osso plano, largo e bem desenvolvido, que apresenta um pequeno processo coracóide fusionado. O cavalo é desprovido de clavícula; entretanto, ocasionalmente uma pequena barra tendinosa, a intersecção clavicular (considerada por alguns autores como um vestígio da clavícula), pode ser encontrada implantada no músculo braquiocefálico na ponta da espádua.

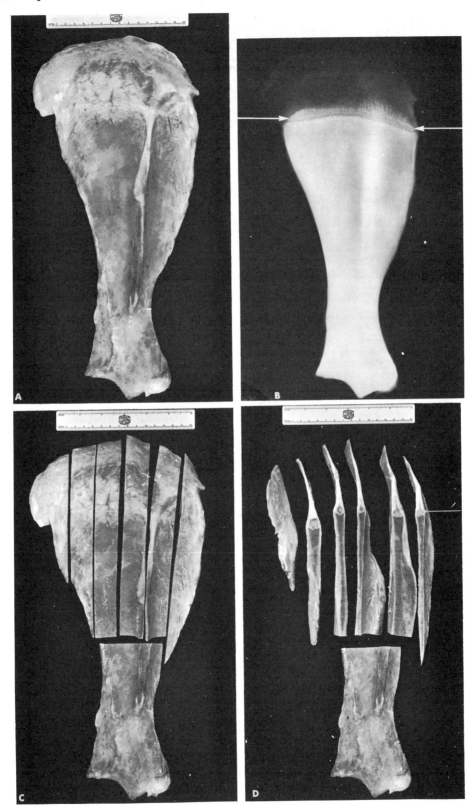

Figura 15-27. Escápula direita de um pônei Hackney de 3 anos de idade.

A, Escápula intata; B, radiograma de A (a seta aponta para o centro separado não fusionado nesta idade, com a borda dorsal da escápula embaixo); C, secções longitudinais da extremidade proximal de A; D, secções de C girado de 90° para revelar o centro proximal de ossificação (seta).

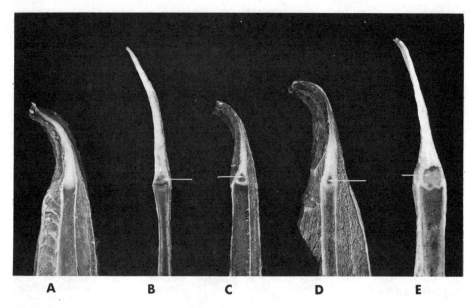

Figura 15-28. Secções longitudinais das extremidades proximais de escápulas eqüinas tomadas em ângulos retos (veja a Fig. 15-27) para mostrar o centro de ossificação proximal.

A, Seis meses de idade, nenhum centro proximal de ossificação observou-se na cartilagem nesta idade; *B,* 11 meses de idade; centro de ossificação evidente (seta); *C,* 18 meses de idade, centro de ossificação evidente (seta); *D,* 24 meses de idade, centro de ossificação evidente (seta); *E,* 36 meses de idade, centro de ossificação evidente (seta). O centro proximal une-se à borda dorsal (vertebral) da escápula nos animais mais idosos.

ESCÁPULA

A **escápula** é um osso plano que está situado na parte cranial da parede lateral do tórax; seu eixo longitudinal estende-se obliquamente desde a quarta espinha torácica até a extremidade ventral da primeira costela. É levemente encurvada e inclina-se lateralmente para adaptar-se à forma da parede torácica. É de contorno triangular e apresenta duas faces, três bordas e três ângulos (Figs. 15-25 e 26).

A **face lateral** acha-se dividida em duas fossas pela **espinha da escápula**, que se estende desde a borda dorsal até o colo do osso, onde desaparece. A extremidade livre da espinha é espessa, rugosa e, em sua maior parte, subcutânea. Um pouco dorsal ao seu centro existe a proeminência variável, a **tuberosidade da espinha,** na qual se insere o músculo trapézio. A **fossa supra-espinhosa** está situada cranial à espinha e à **fossa infra-espinhosa** caudalmente. A primeira é a menor das duas; é lisa e está ocupada pelo músculo supra-espinhoso. A fossa infra-espinhosa aloja o músculo infra-espinhoso; é larga e lisa em sua parte dorsal, mais estreita ventralmente, onde está marcada por várias linhas rugosas para inserção muscular; próximo ao colo localiza-se o forame nutrício, e um pouco mais ventral observa-se um sulco vascular.

A **face costal** é escavada longitudinalmente pela **fossa subescapular;** esta ocupa quase a totalidade da parte ventral da área que acomoda o músculo subescapular, mas se estreita dorsalmente e separa duas áreas triangulares rugosas, *facies serrata,* na qual se insere o músculo serrato ventral. No terço ventral existe um sulco vascular com vários ramos.

A **borda cranial** é convexa e rugosa dorsalmente, côncava e lisa ventralmente.

A **borda caudal** é levemente côncava. É espessa e rugosa no seu terço dorsal, delgada no terço médio, e se espessa outra vez ventralmente.

A **borda dorsal** suporta a **cartilagem escapular.** No animal jovem esta borda do osso é espessa e escavada por impressões nas quais se encaixa a cartilagem. A cartilagem é a parte não ossificada da escápula fetal. Sua borda ventral acomoda-se nas impressões e elevações do osso. Ela se adelgaça em direção à borda livre, que é convexa e se coloca ao longo das espinhas vertebrais. Cranialmente, ela continua o contorno do osso, mas, caudalmente,

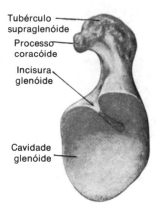

Figura 15-29. Escápula esquerda do cavalo; vista da extremidade ventral.

OSTEOLOGIA EQÜINA 253

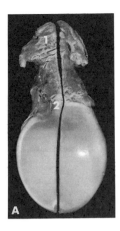
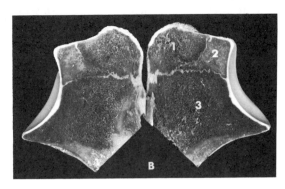

Figura 15-30. *A*, Extremidade distal da escápula (face articular) de uma potranca árabe de 4 meses de idade. Observar o corte sagital. *B*, Secção sagital de *A* revelando os centros de ossificação.

1, Tubérculo supraglenoideu e processo coracóide; 2, parte cranial da cavidade glenoidéia; 3, centro para o colo e parte caudal da cavidade glenoidéia.

forma uma projeção arredondada. A parte ventral da cartilagem sofre ossificação com um centro separado (Fig. 15-27) que é primeiramente visto em animais de mais de um ano de idade (Fig. 15-28). A borda dorsal fusiona-se com este centro nos animais idosos.

O **ângulo cranial** encontra-se na junção das bordas cranial e dorsal e se acha em oposição à segunda espinha torácica. É relativamente delgado e se aproxima a um ângulo reto.

O **ângulo caudal** é espesso e rugoso; está em oposição à extremidade vertebral da sétima costela, e sua posição pode ser facilmente reconhecida no animal vivo.

O **ângulo ventral** ou glenóide une-se ao corpo do osso pelo **colo da escápula**. É alargado, especialmente em direção sagital. Ele suporta a **cavidade glenóide** para a articulação com a cabeça do úmero. A cavidade é de contorno oval, com sua márgem seccionada cranialmente pela **chanfradura glenóide**, e é arredondada lateralmente; imediatamente dorsal a sua parte caudolateral apresenta um tubérculo para a inserção do tendão do músculo re-

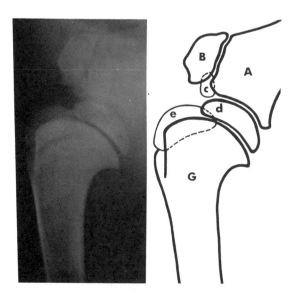

Figura 15-31. Radiograma mediolateral da escápula direita de um potro Shetland de um dia de idade *(esquerda)*; e cópia com indicação *(direita)*.

A, Corpo da escápula; B, epífise do tubérculo supraglenoideu e processo coracóide; c, epífise da parte cranial da cavidade glenoidéia; d, epífise proximal do úmero; e, epífise do tubérculo maior do úmero; G, diáfise do úmero. (De Myers e Burt, 1966.)

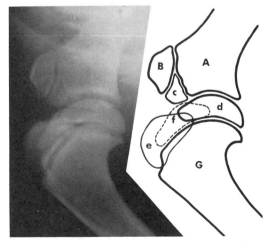

Figura 15-32. Radiograma mediolateral da escápula direita de um potro Shetland de quatro semanas de idade (mesmo animal da Fig. 15-31) *(esquerda)*; e cópia com indicação *(direita)*.

A, Corpo da escápula; B, epífise do tubérculo supraglenoideu e processo coracóide; c, epífise da parte cranial da cavidade glenoidéia; d, epífise proximal do úmero; e, epífise do tubérculo maior do úmero; f, tubérculo menor começando a ossificar-se do mesmo centro de d; G, diáfise do úmero. (De Myers e Burt, 1966.)

dondo menor. O **tubérculo supraglenóide** *(tuber scapulae)* é uma grande proeminência rugosa cranialmente, na qual se insere o tendão de origem do músculo bíceps braquial; do seu lado medial projeta-se o pequeno **processo coracóide,** do qual se origina o músculo coracobraquial (Fig. 15-29). O tubérculo supraglenóide forma a ponta da espádua no cavalo.

Desenvolvimento. A escápula apresenta **quatro centros** de ossificação (Quadro 15-1): um para extremidade proximal (Figs. 15-27 e 28), um para o corpo do osso, um para o tubérculo supraglenóide e processo coracóide conjuntamente e outro para a parte cranial da cavidade glenóide (Fig. 15-30). A extremidade proximal da escápula ossifica-se após o nascimento e une-se ao corpo algum tempo após o terceiro ano. Embora tenha-se descrito que a tuberosidade da espinha apresentasse um centro de ossificação separado, nenhum foi visto nos animais com 6, 11, 18, 24 e 34 meses de idade por Myers e Getty, nem por Zietzschmann et al. (1943). Os dois centros da extremidade distal da escápula fusionam-se bem como com a parte principal do osso próximo ao fim do primeiro ano (Quadro 15-2). Radiogramas e traçados musculares da escápula direita do potro de Shetland (Figs. 15-31 e 31') e do mesmo potro com quatro semanas (Figs. 15-32 e 32') revelam os mesmos centros de ossificação como descrito acima.

Nos animais idosos a substância esponjosa desaparece na parte central de ambas as fossas, de modo que esse aí consiste de uma fina lâmina de substância compacta. Uma considerável ossificação da cartilagem é comum, as bordas tornam-se muito mais rugosas, as linhas musculares são mais pronunciadas e uma cavidade medular pode aparecer no colo. Muita variação ocorre quanto às dimensões e inclinação. A relação média entre o comprimento e a largura (índice escapular) é aproximadamente de 1:0,5, porém em muitos casos a base é relativamente mais larga. A inclinação sobre o plano horizontal varia de 60 a 70 graus. O processo coracóide excepcionalmente alcança um comprimento de cerca de 2,5 a 3 cm e o forame nutrício principal pode achar-se na borda caudal ou na fossa subescapular.

Braço

ÚMERO

O **úmero** (Figs. 15-33 e 34) é um osso longo que se estende do ombro proximalmente, onde se articula com a escápula, até ao cotovelo distal e caudalmente, onde se articula com o rádio e a ulna (cúbito), respectivamente. Dirige-se obliquamente, distal e cau-

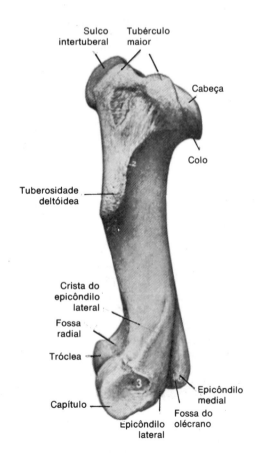

Figura 15-33. Úmero esquerdo do cavalo; vista lateral.
1, Área rugosa na qual se insere o tendão do músculo infra-espinhoso; 2, linha curva; 3, depressão para inserção do ligamento lateral.

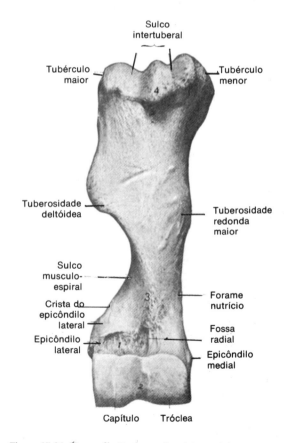

Figura 15-34. Úmero direito do cavalo; vista cranial.
1, Área rugosa para inserção do extensor carporradial e extensor digital comum; 2, fossa sinovial; 3, crista umeral; 4, tubérculo intermediário.

OSTEOLOGIA EQÜINA

dalmente, formando um ângulo de aproximadamente 55 graus com o plano horizontal. Compõe-se de um corpo e duas extremidades.

O **corpo** ou diáfise é irregularmente cilíndrico e tem uma aparência de ter sofrido uma torção. Pode ser descrito como tendo quatro faces. A **face lateral** é lisa e encurvada espiralmente formando o **sulco musculoespiral** (*sulcus musculi brachialis*), que contém o músculo braquial; o sulco é contínuo com a face caudal proximal e distalmente faz um giro cranialmente. A **face medial** é aproximadamente reta em sua extensão e arredondada de ambos os lados, e se confunde com as faces cranial e caudal. Justamente proximal ao seu centro acha-se a **tuberosidade redonda maior** na qual se insere o tendão, conjunto dos músculos grande dorsal e redondo maior. O forame nutrício encontra-se no terço distal desta face. A **face cranial** é triangular, larga e lisa proximalmente e estreita e rugosa distalmente. Está separada da face lateral por uma borda distinta, a **crista do úmero,** que apresenta próximo ao seu centro a **tuberosidade deltóide,** na qual se insere o músculo deltóide. Próximo a este acidente está uma pequena proeminência, a **tuberosidade redonda menor,** que recebe a inserção do músculo redondo menor. Desta última deriva uma linha rugosa que se curva proximal e caudalmente para a face lateral do colo e dá origem à cabeça lateral do músculo tríceps braquial. Distal à tuberosidade, a borda inclina-se cranialmente, torna-se menos saliente e termina na fossa radial. A **face caudal** é arredondada de um lado a outro e lisa.

A **extremidade proximal** (Fig. 15-35) consiste de cabeça, colo, duas tuberosidades e sulco intertuberal. A **cabeça** apresenta uma face articular convexa quase circular, que é cerca de duas vezes mais extensa do que a cavidade glenóide da escápula, com a qual se articula. Cranial à cabeça acha-se uma fossa, na qual existem vários forames de passagem para vasos sangüíneos. O **colo** está bem definido caudalmente, porém nas demais partes está praticamente ausente.* O **tubérculo maior** (tuberosidade lateral) está situado craniolateralmente e consiste de duas partes; a parte cranial forma o limite lateral do sulco intertuberal e dá inserção ao ramo lateral do músculo supra-espinhoso. A parte caudal concede inserção à porção curta do músculo infra-espinhoso; sua face lateral está revestida de cartilagem, sobre a qual passa o tendão principal deste último músculo para inserir-se na área rugosa triangular distal à face cranial (*facies m. infraspinati*). O **tubérculo menor** (tuberosidade medial) é menos saliente e consiste de partes cranial e caudal; a parte cranial forma o limite medial do sulco intertuberal e fornece proximalmente a inserção para o ramo medial do músculo supra-espinhoso e, distalmente, para o músculo temporal ascendente; a parte caudal dá inserção ao músculo subescapular. O **sulco intertuberal** ou **bicipital** está situado cranialmente; está limitado pelas partes craniais de ambos os tubérculos, e está subdividido por um tubérculo intermediário ou crista. O sulco está recoberto no estado de fresco por cartilagem e aloja o tendão de origem do músculo bíceps braquial. Imediatamente distal ao tubérculo intermediário existe uma pequena fossa na qual se abrem vários forames.

A **extremidade distal** (Fig. 15-36) ou **côndilo umeral**† consiste de **epicôndilos medial** e **lateral,** e das fossas do olécrano e radial. A extremidade distal apresenta uma face oblíqua para articulação com o rádio e com a ulna (cúbito), e que consiste medialmente da **tróclea** (côndilo medial) e lateralmente do **capítulo** (côndilo lateral). A tróclea é muito mais

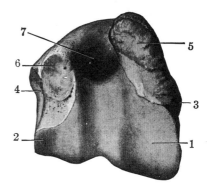

Figura 15-36. Extremidade distal (côndilo umeral) do úmero esquerdo do cavalo; vista da extremidade.

1, Tróclea; 2, capítulo; 3, parte do epicôndilo medial no qual se insere o ligamento colateral medial; 4, depressão na qual o ligamento colateral lateral se insere; 5, 6, áreas de inserção dos músculos flexores e extensores do carpo e do dedo; 7, fossa olecrânica.

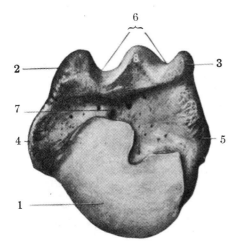

Figura 15-35. Extremidade proximal do úmero esquerdo do cavalo; vista da extremidade.

1, Cabeça; 2, 3, partes craniais e 4, 5, partes caudais dos tubérculos maior e menor; 6, sulco intertuberal; 7, fossa; 8, tubérculo intermediário.

---

*Este é o chamado colo cirúrgico (*collum chirurgicum*). O colo anatômico (*collum anatomicum*) é, entretanto, indicado pela ligeira depressão que separa o contorno da cabeça e ambos os tubérculos e dá inserção à cápsula articular.

†Na N.A.V. o termo *condylus humerii* relaciona toda a extremidade distal do osso que não é mais dividido em côndilos medial e lateral (Nomina Anatomica Veterinaria, 1968).

larga e está cruzada por um sulco sagital na parte cranial do qual comumente existe uma fossa sinovial. Caudalmente, o sulco estende-se proximalmente e atinge a fossa do olécrano consideravelmente proximal ao restante da face articular. Esta parte articula-se com a chanfradura troclear da ulna. A porção lateral ou capítulo é muito menor e está situada um pouco mais distalmente e mais caudalmente dando uma aparência oblíqua à extremidade. A fossa **radial** está situada cranialmente, proximal ao sulco sobre a tróclea; fornece parte da origem do músculo extensor carporradial; lateral a esta existe uma depressão rugosa que dá origem ao músculo extensor digital comum.

Caudalmente, e proximal à tróclea, encontram-se duas cristas espessas, os epicôndilos. O **epicôndilo medial** é mais saliente; dá origem aos músculos flexores do carpo e do dedo e exibe um tubérculo para inserção do ligamento colateral medial da articulação do cotovelo. O **epicôndilo lateral** oferece lateralmente a **crista epicondilóide,** que forma aqui o limite lateral do sulco musculoespiral e dá origem ao músculo extensor carporradial. Distal a este acidente encontra-se uma escavação rugosa na qual se insere o ligamento colateral lateral da articulação do cotovelo. A borda distal do epicôndilo presta inserção ao músculo ulnar lateral. Entre os epicôndilos acha-se a profunda **fossa do olécrano,** na qual se projeta o processo ancôneo da ulna.

Desenvolvimento. O úmero ossifica-se de **cinco** ou **seis centros,** i.e., três centros primários para o corpo e extremidades e centros secundários para o tubérculo maior (Fig. 15-37) e o epicôndilo medial (Fig. 15-38), respectivamente. A extremidade proximal do úmero fusiona-se com o corpo no decurso do 26.º ao 42.º mês e a extremidade distal entre o décimo e o décimo oitavo mês. A ordem de união epifisária da extremidade distal do úmero é variável e foi descrita por Myers e Emmerson (1966). Um centro separado para a tuberosidade deltóide não foi observado em animais de 6, 11, 18 e 24 meses de idade por Myers e Getty nem por Zietzschmann et al. (1943) (Quadro 15-2). Radiogramas e registros gráficos da escápula direita e do cotovelo num potro Shetland de 4 semanas de idade revelam centros de ossificação como descrito acima (Figs. 15-31, 31'; 32, 32'; 39, 39'; e 40, 40').

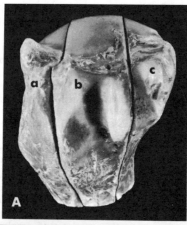

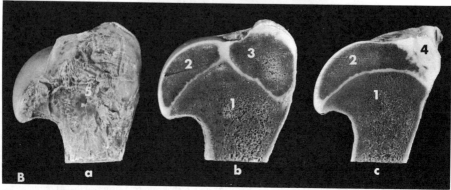

Figura 15-37. *A,* Vista cranial da extremidade do úmero direito (potro de dois meses de idade). Notar as secções sagitais a, b, c. *B,* Secções sagitais (a, b, c) de *A,* revelando os centros de ossificação.

1, Diáfise;
2, epífise proximal;
3, tubérculo maior;
4, tubérculo menor ossificando-se do mesmo centro de 2;
5, face lateral.

OSTEOLOGIA EQUINA

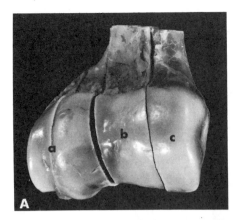

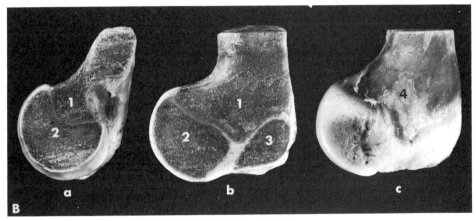

Figura 15-38. *A,* Extremidade distal do úmero direito (potro de dois meses de idade). Notar as secções sagitais a, b, c. *B,* Secções sagitais (a, b, c) de *A,* revelando os centros de ossificação.

1, Diáfise;
2, epífise distal;
3, epicôndilo medial;
4, face medial.

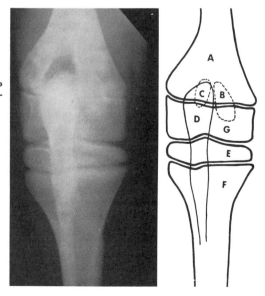

Figura 15-39. Radiograma craniocaudal do cotovelo direito de um potro Shetland de 4 semanas de idade *(esquerda);* **e cópia com indicação aparente** *(direita).*

A, Diáfise do úmero;
B, epífise do epicôndilo medial do úmero;
C, epífise proximal da ulna (tuberosidade olecrânica);
D, diáfise da ulna;
E, epífise proximal do rádio;
F, diáfise do rádio;
G, epífise distal do úmero.
(De Myers e Burt, 1966.)

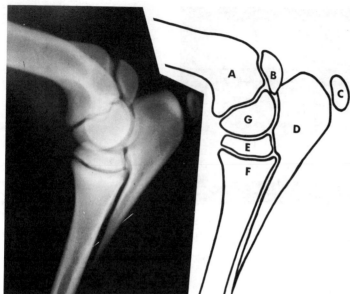

Figura 15-40. Radiograma lateromedial do cotovelo direito do potro Shetland de quatro semanas de idade *(esquerda)*; e cópia com indicação *(direita)*.

A, Diáfise do úmero;
B, epífise do epicôndilo medial do úmero;
C, epífise proximal da ulna (tuberosidade do olécrano);
D, diáfise da ulna;
E, epífise proximal do rádio;
F, diáfise do rádio;
G, epífise distal do úmero.
(De Myers e Burt, 1966.)

Antebraço

RÁDIO

O **rádio** é o mais longo dos dois ossos do antebraço do cavalo. Estende-se numa direção vertical desde o cotovelo, onde se articula com o úmero, até o carpo. É ligeiramente curvo com a convexidade cranial. Consiste de um corpo e duas extremidades (Figs. 15-41 e 42).

O **corpo** ou diáfise é encurvado em toda sua extensão, algo achatado craniocaudalmente e alargado em suas extremidades. Apresenta para descrição duas faces e duas bordas. A **face cranial** é lisa, ligeiramente convexa longitudinalmente e arredondada transversalmente. A **face caudal** é conseqüentemente côncava em sentido longitudinal e aplanada em sentido transversal. Na sua parte proximal apresenta um sulco liso pouco profundo, que concorre com a ulna na formação do **espaço interósseo do antebraço** *(spatium interosseum antebrachii);* o forame nutrício encontra-se na parte distal do sulco. Mais distal existe nos animais jovens uma área triangular estreita e rugosa na qual se insere a ulna (cúbito) por meio dos ligamentos interósseos; no adulto os dois ossos fusionam-se nesta área. Uma variável elevação rugosa distal ao centro e próximo à borda medial dá inserção ao ligamento acessório do músculo flexor digital superficial. A **borda medial** é levemente côncava em seu comprimento e em sua maior parte é subcutânea; na sua extremidade proximal existe uma área lisa para inserção do tendão do músculo braquial, e logo após uma pequena área rugosa distal dá inserção àquele músculo e ao ligamento medial longo da articulação do cotovelo. A **borda lateral** é mais acentuadamente curva, mas não apresenta nenhuma característica digna de menção.

A **cabeça** ou **extremidade proximal** é achatada craniocaudalmente e larga transversalmente. Apresenta a **circunferência articular** umeral, que se adapta à correspondente da extremidade distal do úmero; está cruzada por uma crista sagital que separa a **fóvea capitular** e termina cranialmente num lábio proeminente. Logo distal à borda caudal, e separadas por uma depressão, existem duas facetas côncavas para articulação com a ulna, e entre estas e o espaço interósseo existe uma área quadrilátera rugosa na qual os dois ossos estão unidos por um ligamento interósseo. No lado medial da face dorsal encontra-se a **tuberosidade radial,** na qual se insere o tendão do músculo bíceps braquial. A **tuberosidade medial** é contínua com a precedente eminência e dá inserção ao ligamento medial curto da articulação do cotovelo. A **tuberosidade lateral** é mais saliente; permite a inserção do ligamento colateral lateral do cotovelo e aos músculos extensor digital comum e extensor digital lateral.

A **tróclea** ou **extremidade distal** (Fig. 15-43) é também comprimida craniocaudalmente. Apresenta a **face articular carpiana,** que consiste de três partes. A **faceta medial** *(processus styloideus medialis)* é a mais longa, quadrilátera, côncavo-convexa craniocaudalmente e se articula com o osso carporradial; a **faceta intermediária** é algo similar na forma porém menor, e se articula com o osso intermediário do carpo; a **faceta lateral** *(processus styloideus lateralis)* é menor, convexa e se articula distalmente com o osso acessório do carpo. A **face cranial** apresenta três sulcos rasos, separados por cristas. A crista média é vertical e dá passagem ao tendão do músculo extensor corporradial; a crista lateral é semelhante e contém o tendão do músculo extensor digital comum; a crista medial é pequena e oblíqua e aloja o tendão do músculo abdutor longo do primeiro dedo. A **face caudal** está cruzada por uma crista transversa rugosa, distal a qual encontram-se três depressões. De cada lado existe a tuberosidade que dá inserção ao ligamento colateral; a tuberosidade lateral está assinalada por um sulco vertical pequeno para passagem do tendão do músculo extensor digital lateral.

OSTEOLOGIA EQÜINA

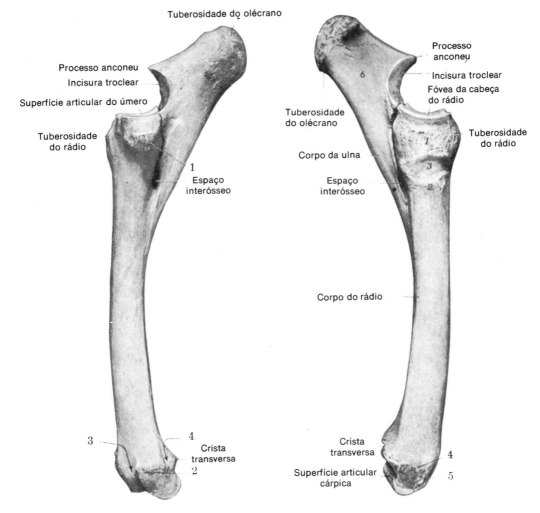

Figura 15-41. Rádio e ulna esquerdos do cavalo; vista lateral.
1, Tuberosidade para inserção do ligamento colateral lateral da articulação do cotovelo e dos extensores digital comum e lateral;
2, tuberosidade para inserção do ligamento colateral lateral da articulação do carpo;
3, sulco para o tendão do extensor digital comum;
4, sulco para o tendão extensor digital lateral.

Figura 15-42. Rádio e ulna esquerdos do cavalo; vista medial.
1, Tuberosidade para inserção da parte curta do ligamento colateral medial do cotovelo;
2, proeminência para a parte longa do mesmo;
3, sulco para a extremidade do músculo braquial;
4, tuberosidade para inserção do ligamento colateral medial da articulação do carpo;
5, sulco oblíquo para o tendão do abdutor longo do dedo I;
6, olécrano.

Desenvolvimento. O rádio ossifica-se por **quatro centros**, i.e., um para o corpo, dois para as extremidades e um para o processo estilóide lateral (Figs. 15-39, 39'; 40, 40'; 44, 44'; 45, 45'; e 46, 46'). O último deles ossifica-se durante o último mês de gestação e apresenta comumente um sulco completamente separado ao nascimento. O processo estilóide lateral fusiona-se com a epífise distal do rádio durante o primeiro ano, mas fusões incompletas foram relatadas por Myers (1965) em animais de mais de 4 anos de idade. A linha de fusão entre o processo estilóide lateral (epífise distal) da ulna (cúbito) e a epífise distal do rádio está freqüentemente assinalada por um sulco distinto na face articular carpiana no adulto (Fig. 15-46). No entanto a epífise distal original da ulna está completamente separada da epífise distal do rádio no animal jovem (Fig. 15-47).

Até os sete meses de idade o processo estilóide lateral não está ainda completamente unido à epífise distal do rádio (Fig. 15-48). A epífise proximal comumente une-se com o corpo entre o décimo primeiro e o décimo oitavo mês. A epífise distal do rádio une-se com a diáfise ou corpo entre o vigésimo segundo e o quadragésimo segundo mês. (Quadro 15-2).

ULNA

A **ulna** (Figs. 15-41 e 42) do cavalo é um osso longo reduzido em posição caudal ao rádio, com o qual está parcialmente fusionado no adulto.

O **corpo** ou diáfise é de aspecto trifacetado e adelgaça-se para a extremidade distal. A **face cra-**

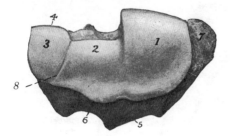

Figura 15-43. Extremidades distais do rádio e da ulna esquerdos do cavalo; vista da extremidade.

1, 2, 3, 4, Facetas que se articulam com os ossos, carporradial, intermédio do carpo, carpoulnar e acessório do carpo, respectivamente; 5, sulco do tendão do extensor carporradial; 6, sulco para o tendão do extensor digital comum; 7, tuberosidade para inserção do ligamento colateral medial da articulação do carpo; 8, sulco articular entre o processo estilóide lateral e a epífise distal do rádio.

Figura 15-44. Radiograma medial oblíquo craniocaudal e dorsopalmar do carpo direito de um potro Shetland de duas semanas de idade *(esquerda);* e cópia com indicação *(direita).*

A, Diáfise do rádio;
B, epífise distal do rádio;
C, processo estilóide (epífise distal primitiva da ulna);
D, terceiro osso metacarpiano;
E, pequenos metacarpianos;
F, ossos carpianos.
(De Myers e Burt, 1966.)

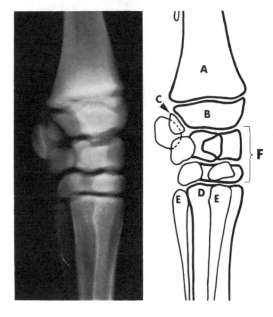

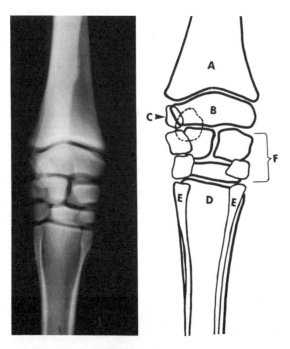

Figura 15-45. Radiograma craniocaudal e dorsopalmar do carpo direito de um potro Shetland de duas semanas de idade *(esquerda);* e cópia com indicação *(direita).*

A, Diáfise do rádio;
B, epífise distal do rádio;
C, processo estilóide (epífise distal primitiva da ulna);
D, terceiro metatarsiano;
E, pequenos metatarsianos;
F, ossos carpianos.
(De Myers e Burt, 1966.)

OSTEOLOGIA EQÜINA 261

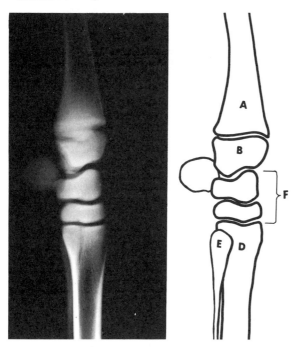

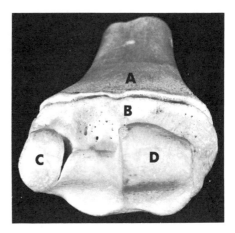

Figura 15-48. Extremidade distal do rádio esquerdo de um potro puro-sangue de sete meses de idade.

A, Diáfise; B, Epífise distal; C, processo estilóide lateral (observar a fusão incompleta entre B e C); D, processo estilóide medial.

Figura 15-46. Radiograma lateromedial do carpo direito de um potro Shetland de duas semanas de idade *(esquerda)*; **e cópia com indicação** *(direita)*.

A, Diáfise do rádio; B, epífise distal do rádio; C, terceiro metacarpiano; E, pequeno metacarpiano; F, ossos carpianos. (De Myers e Burt, 1966.)

nial está aplicada à face caudal do rádio e distal ao espaço interósseo os dois ossos estão fusionados no adulto. A face que entra na formação do espaço interósseo é lisa e comumente apresenta um pequeno forame nutrício de direção proximal. Proximal ao espaço, a face cranial é rugosa e está fixada ao rádio por um ligamento interósseo que é usualmente permanente. A **face medial** é lisa e ligeiramente côncava. A **face lateral** é aplanada. As **bordas lateral**

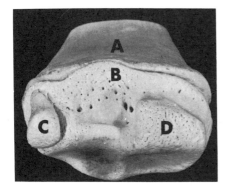

Figura 15-47. Extremidade distal do rádio esquerdo de um potro Shetland de três semanas de idade.

A, Diáfise; B, epífise distal; C, processo estilóide lateral (epífise distal primitiva da ulna) completamente separada da epífise distal do rádio; D, processo estilóide medial.

e **medial** são finas e cortantes, exceto no espaço interósseo. A borda caudal é levemente côncava e arredondada em sua extensão. A extremidade distal é pontiaguda e normalmente ultrapassa distalmente a metade do rádio. É comumente prolongada por um cordão fibroso até o processo estilóide lateral do rádio, mas esta formação pode estar substituída em parte e inteiramente por uma tira de osso.

O **olécrano (extremidade proximal)** constitui a maior parte do osso. Projeta-se proximal e algo caudalmente na parte caudal da extremidade distal do úmero e forma um braço de alavanca para os músculos extensores do cotovelo. A **face medial** é côncava e lisa. A **face lateral** é convexa e rugosa proximalmente. A borda cranial apresenta ao meio uma projeção pontiaguda, o **processo ancôneo** ou *bico* que se prolonga na **chanfradura troclear**. Esta última é de contorno triangular, côncava proximodistalmente, convexa transversalmente, e se articula com o úmero; na sua parte distal apresenta uma fossa sinovial extensa. Imediatamente distal à chanfradura existem duas facetas convexas *(processus coronoideus medialis, lateralis)*, que têm suas correspondentes facetas na parte caudal da cabeça ou extremidade proximal do rádio. A **borda caudal** é quase reta e é espessa e arredondada. A extremidade livre ou vértice é uma tuberosidade rugosa, a **tuberosidade do olécrano,** que dá inserção aos músculos tríceps braquial, tensor da fáscia antebraquial e ancôneo.

A primitiva **epífise distal**, como estabelecido anteriormente, fusiona-se com o rádio e constitui o **processo estilóide lateral**.

Desenvolvimento. A ulna, ou cúbito, ossifica-se por **dois centros, viz.,** um para o olécrano (tuberosidade) e um para o corpo (Figs. 15-39, 39' e 40, 40'). A epífise distal original da ulna (Fig. 15-47, 48, 49, 49') apresenta um centro de ossificação separado ao nascimento que se une com a extremidade distal do rádio, normalmente durante o primeiro ano de vida e é descrita com aquele osso. No embrião a ulna

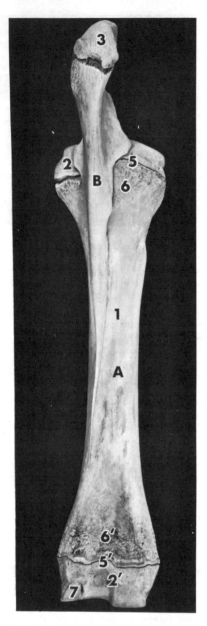 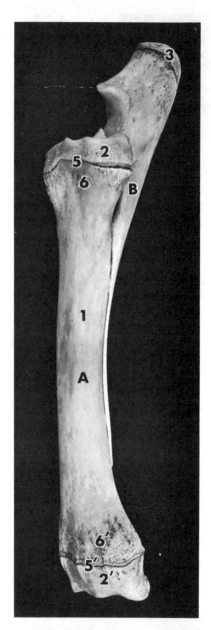

Figura 15-49 e 49'. Linhas epifisárias do rádio e da ulna esquerdos numa potranca árabe de 11 meses de idade.
A, Rádio;
B, ulna;
1, diáfise (corpo);
2, epífise proximal; 2', epífise distal;
3, tuberosidade do olécrano da ulna (epífise proximal);
5, lâmina de cartilagem epífise-diafisária proximal; 5', lâmina de cartilagem de epífise-diafisária distal;
6, extremidade proximal da diáfise (observar a aparência porosa do osso imaturo); 6', extremidade distal da diáfise;
7, epífise distal da ulna (processo estilóide lateral).

cartilaginosa estende-se em todo o comprimento do antebraço, mas sua extremidade distal no adulto pode estar reduzida a uma fina tira fibrosa ou calcificada ou mesmo pode desaparecer inteiramente. Em alguns casos uma variável tira fibrosa remanescente se ossifica. Morgan (1965) encontrou notáveis desigualdades na forma e na extensão da ossificação da extremidade distal da ulna. Mais de dois terços dos 85 cavalos estudados por ele apresentavam pelo menos uma ulna calcificada na parte distal do antebraço. A epífise proximal (tuberosidade olecraniana) permanece sem fusionar-se (Figs. 15-49, 49') dos vinte e sete aos quarenta e dois meses (Quadro 15-2). A cavidade medular parece ocorrer constantemente no adulto (Fig. 15-50) — contrariamente ao estabelecido por alguns autores.

OSTEOLOGIA EQÜINA

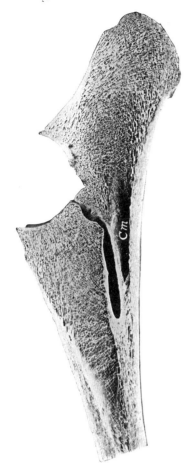

Figura 15-50. Secção sagital da parte proximal da ulna e do rádio do cavalo.

Cm, cavidade medular da ulna.

carpiano para os tendões dos flexores pelo retináculo dos flexores, que se estende transversalmente do osso acessório do carpo para o lado medial. A **face proximal** é mais larga medialmente e é elevada dorsalmente, côncava palmarmente; é inteiramente articular e adapta-se à face articular carpiana do rádio. A **face distal** é também articular e irregularmente facetada, adaptando-se às faces dos ossos metacarpianos; cada um dos ossos distais comumente articula-se com dois ossos metacarpianos, mas algumas vezes o terceiro permanece sobre o terceiro metacarpiano somente. As **faces medial** e **lateral** são ambas irregulares e rugosas, das quais a primeira é a mais larga. Com a exceção do acessório, ulnar e segundo, cada osso se articula com dois da outra camada.

Desenvolvimento. Todos os ossos carpianos desenvolvem-se de centros de ossificação separados.

OSSO CARPORRADIAL. O **osso carporradial** é o maior da camada proximal: é um tanto comprimido transversalmente e claramente sextavado. A **face proximal** é convexa dorsalmente, côncava palmarmente e articula-se com a faceta medial da tróclea ou

Mãos

OSSOS CARPIANOS

O **carpo** consiste de sete a oito **ossos carpianos** (Figs. 15-51 a 55) dispostos em duas camadas, proximal ou antebraquial e distal ou metacarpiana. Os nomes (abreviados) e a disposição relativa dos ossos do carpo esquerdo estão indicados abaixo.

Medial	Fileira Proximal:				Lateral
	Radial	Intermediário	Ulnar	Acessório	
	Fileira Distal:				
	Primeiro	Segundo	Terceiro	Quarto	

Os ossos do carpo, excluindo o acessório, formam uma massa quadrangular irregular, cuja largura é cerca de duas vezes o diâmetro dorsopalmar. A **face dorsal** é convexa de um lado ao outro, deprimida ao longo da linha de junção das duas fileiras e proeminente distalmente. A **face palmar** é em geral ligeiramente convexa, porém muito irregular. Forma com o osso acessório do carpo o **sulco carpiano** (*sulcus carpi*), que no estado de fresco está recoberto e liso pelo ligamento palmar; converte-se no **canal**

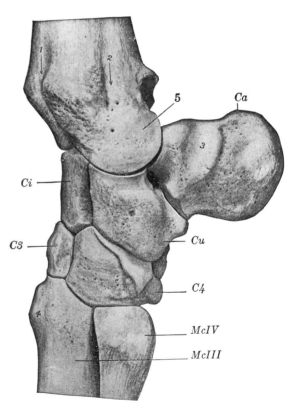

Figura 15-51. Carpo esquerdo do cavalo com partes dos ossos adjacentes; vista lateral.

Ci, Intermédio do carpo; *Cu,* carpo ulnar; *Ca,* carpo acessório; *C3,* terceiro carpiano; *C4,* quarto carpiano; *McIII, McIV,* ossos metacarpianos; 1, sulco para o tendão do extensor digital comum; 2, sulco para o tendão do extensor digital lateral; 3, sulco para o tendão longo do ulnar lateral; 4, tuberosidade metacarpiana; 5, extremidade distal primitiva da ulna (processo estilóide), que é fusionada com o rádio e relacionada como parte deste último.

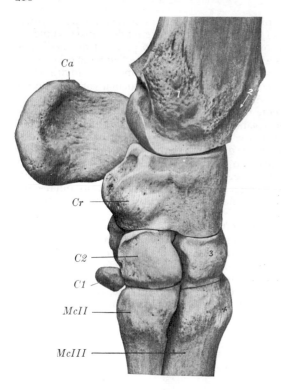

Figura 15-52. Carpo esquerdo do cavalo, com partes dos ossos adjacentes; vista medial.

Cr, Carporradial; *Ca*, acessório do carpo; *C1*, primeiro carpiano; *C2*, segundo carpiano; *McII, McIII*, ossos metacarpianos; 1, tuberosidade do rádio para inserção do ligamento colateral medial do carpo; 2, sulco para o tendão do abdutor longo do dedo I; 3, terceiro carpiano; 4, tuberosidade metacarpiana.

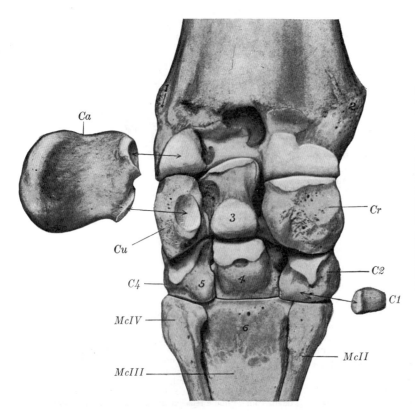

Figura 15-53. Carpo esquerdo do cavalo, com partes dos ossos adjacentes; vista palmar.

O acessório e o primeiro carpiano foram removidos de sua posição natural e suas conexões articulares indicadas por setas. *Cr*, Carporradial; 3, intermédio do carpo; *Cu*, carpo ulnar; *Ca*, acessório do carpo; *C1*, primeiro carpiano; *C2*, segundo carpiano; 4, terceiro carpiano; *C4*, quarto carpiano; 1, sulco para o tendão extensor digital lateral; 2, tuberosidade do rádio para o ligamento colateral medial da articulação do carpo; 5, tubérculo palmar do quarto carpiano; 6, área rugosa sobre o grande metacarpiano para inserção do músculo interósseo; *McII, McIII, McIV*, ossos metacarpianos.

OSTEOLOGIA EQÜINA

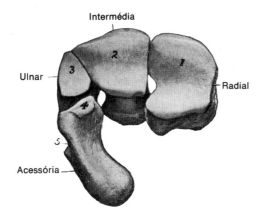

Figura 15-54. Fileira proximal do carpo esquerdo do cavalo, vista proximal.

1-4, Facetas articulares correspondentes àquelas da Fig. 15-43; 5, sulco para o tendão do ulnar lateral.

extremidade distal do rádio. A **face distal** é também convexa dorsalmente e côncava palmarmente; articula-se com o segundo e terceiro ossos carpianos. A **face lateral** apresenta facetas proximal e distal na parte dorsal para articulação com o osso intermediário; entre estas facetas e palmar a elas, a face é escavada e rugosa. A **face dorsal** é rugosa e ligeiramente convexa. As **faces medial** e **palmar** são rugosas e apresentam tubérculos para inserção de ligamentos.

OSSO INTERMEDIÁRIO DO CARPO. O **osso intermediário do carpo** tem a forma algo parecida a uma cunha, mais largo dorsalmente do que palmarmente. A **face proximal** apresenta a forma de sela de montaria e articula-se com a faceta média da tróclea do rádio. A **face distal** é menor, convexa dorsalmente, côncava palmarmente e articula-se com o terceiro e quarto ossos carpianos. A **face medial** apresenta facetas proximal e distal para articulação com o carporradial e entre elas é escavada e rugosa. A **face lateral** é similar à precedente e articula-se com o carpo ulnar (carpo cubital). A **face dorsal** é rugosa e ligeiramente convexa. A **face palmar** suporta uma tuberosidade na sua parte distal.

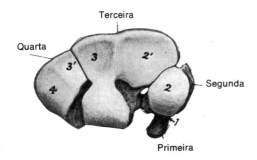

Figura 15-55. Fileira distal do carpo esquerdo do cavalo; vista proximal.

1, Articulação do primeiro carpiano com o segundo; 2, 2', facetas para o carporradial; 3, 3', facetas para o intermédio do carpo; 4, facetas para o carpo ulnar.

OSSO CARPO ULNAR. O **osso carpo ulnar** é o menor e o mais irregular da fileira proximal. A **face proximal** é côncava e adapta-se à parte distal da faceta lateral da tróclea do rádio. A **face distal** é oblíqua e ondulada para articulação com o quarto carpiano. A **face medial** apresenta facetas proximal e distal para articulações com o osso intermediário. As **faces dorsal** e **lateral** são contínuas, convexas e rugosas. A face palmar é oblíqua e apresenta uma faceta côncava para articulação com o osso acessório do carpo: distal à faceta existe um tubérculo.

OSSO ACESSÓRIO DO CARPO. O **osso acessório do carpo** está em posição palmar ao osso carpo ulnar e à parte lateral da tróclea do rádio. É discóide e apresenta para descrição duas faces e uma circunferência. A **face medial** é côncava e forma a parede lateral do sulco carpiano. A **face lateral** é convexa e rugosa; cruza esta face um sulco liso para um tendão em direção distal oblíqua, ligeiramente em posição dorsal. A **borda dorsal** apresenta duas facetas: a proximal é côncava e articula-se com a parte caudal da faceta lateral da tróclea do rádio: a faceta distal é convexa e articula-se com o osso carpo ulnar. O restante da periferia do osso é arredondado e rugoso.

O osso acessório do carpo não suporta diretamente peso e pode ser considerado como um osso sesamóide interposto no curso dos tendões dos flexores ulnar do carpo e ulnar lateral, que lhes permite agir com vantagem mecânica. A borda palmar fornece inserção para o retináculo flexor, que completa o canal carpiano para os flexores dos dedos e principalmente para os vasos sangüíneos e nervos que suprem a região distal.

PRIMEIRO OSSO CARPIANO. O primeiro osso carpiano é um osso pequeno e inconstante, que apresenta o tamanho e a forma aproximada de uma ervilha. Acha-se incluído na parte distal do ligamento colateral medial do carpo, palmar ao segundo osso carpiano. Este osso parece estar ausente em ambos os lados em cerca da metade dos casos; em um bom número de animais acha-se presente somente num dos lados. Seu tamanho varia desde um minúsculo nódulo até uma massa discóide ou cilíndrica de 12 a 15 mm de comprimento. Em casos excepcionais articula-se com o segundo carpiano e com o segundo metacarpiano: em outros casos somente com o primeiro, porém na maioria dos animais não apresenta nenhuma faceta articular.

SEGUNDO OSSO CARPIANO. O **segundo osso carpiano** é o menor dos ossos constantes da fileira distal. Sua forma é irregularmente hemisférica. A **face proximal** apresenta uma faceta convexa, que continua com a **face palmar** e articula-se com o carporradial. A **face lateral** dirige-se obliqua, lateral e dorsalmente e suporta três facetas para articulação com o terceiro osso carpiano. As **faces dorsal** e **medial** são contínuas e apresentam uma tuberosidade na qual se insere o ligamento colateral. A **face distal** é articular e consiste numa faceta larga e aplanada para o segundo metatarsiano (metatarsiano medial), e uma pequena faceta para o terceiro metacarpiano (grande metacarpiano). Em alguns animais este osso exibe uma pequena faceta na parte distal da face palmar que se articula com o primeiro carpiano.

TERCEIRO OSSO CARPIANO. O **terceiro osso carpiano** é em muito o maior dos ossos da fileira distal. Ocupa mais de dois terços da largura desta fileira. É aplanado proximodistalmente e é duas vezes mais

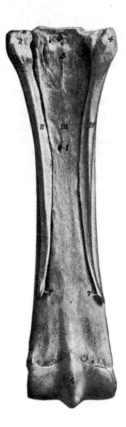

Figura 15-56. Metacarpianos direitos do cavalo; vista palmar.

1, Forame nutrício do grande metacarpiano (terceiro); 2, 3, 4, extremidades proximais; 5, face para inserção do músculo interósseo; 6, crista sagital da extremidade distal do grande metacarpiano; 7, 7', extremidades distais dos pequenos metacarpianos (segundo e quarto); II, III, IV ossos metacarpianos.

largo dorsal do que palmarmente. A **face proximal** consiste de duas facetas separadas por uma crista dorsopalmar; a faceta medial é côncava e articula-se com o carporradial; a faceta lateral — para o carpiano intermediário — é côncava dorsal e convexa palmarmente, onde ela invade a face palmar. A **face distal** é ligeiramente ondulada e articula-se quase inteiramente com o terceiro ou grande metacarpiano, mas comumente apresenta uma pequena faceta oblíqua do lado medial para o segundo metacarpiano e há comumente uma depressão não articular lateralmente. A **face medial** dirige-se palmar e medialmente e apresenta três facetas para articulação com o segundo carpiano, entre as quais é escavada e rugosa. A **face lateral** tem três facetas para articulação com o quarto carpiano e é deprimida e rugosa ao meio. A **face dorsal** é convexa e está cruzada por uma crista rugosa transversal. A **face palmar** é relativamente pequena e arredondada; sua parte proximal é invadida em cima pela face articular proximal, distal à qual é rugosa.

QUARTO OSSO CARPIANO. O **quarto osso carpiano** assemelha-se a uma cunha e é facilmente distinguido do segundo carpiano pelo seu maior tamanho e seu tubérculo palmar. A **face proximal** articula-se com o intermediário e o carpo ulnar; é convexa e encurva-se lateralmente palmar e distal, invadindo as faces lateral e palmar. A **face distal** suporta duas facetas mediais para o terceiro ou grande metacarpiano e uma faceta lateral para o quarto ou lateral. A **face medial** apresenta três facetas para articulação com o terceiro carpiano, entre as quais é escavada e rugosa. A **face dorsal** é convexa e rugosa. A **face lateral** é pequena, estando invadida em cima pela fossa articular proximal. A **face palmar** oferece um tubérculo em sua parte distal.*

OSSOS METACARPIANOS

Três **ossos metacarpianos** estão presentes no cavalo. Destes, somente um, o terceiro ou grande metacarpiano, é completamente desenvolvido e suporta um dedo; os outros dois, o segundo e o quarto, são muito reduzidos e são comumente denominados pequenos metacarpianos (Figs. 15-56 e 57).

TERCEIRO OU GRANDE METACARPIANO. O **terceiro metacarpiano** é um osso longo e muito forte que se situa verticalmente entre o carpo e a falange proximal. Consiste de um corpo e duas extremidades.

O **corpo** ou diáfise é semicilíndrico e apresenta duas faces e duas bordas. A **face dorsal** é lisa, convexa transversalmente e aproximadamente retilínea em seu comprimento. A **face palmar** é um pouco convexa transversalmente e, com os pequenos metacarpianos, forma um amplo sulco que aloja o ligamento suspensor. Ambos os lados de seus dois terços proximais são rugosos para inserção dos metacarpianos lateral e medial. O forame nutrício localiza-se na junção dos terços proximal e médio. A parte distal é mais larga e aplanada. As **bordas**, **lateral** e **medial**, são algo arredondadas.

A base ou **extremidade proximal** oferece uma **face articular** ondulada adaptada à fileira distal dos ossos carpianos. A maior parte suporta o terceiro osso carpiano; a parte lateral oblíqua, separada da precedente por uma crista, articula-se com o quarto carpiano e uma pequena faceta para o segundo carpiano e é comumente encontrada no ângulo mediopalmar. De cada lado há uma chanfradura sepa-

---

*Este osso é provavelmente equivalente ao quarto e quinto carpianos em conjunto, no qual cinco elementos carpianos estão presentes na fileira distal.

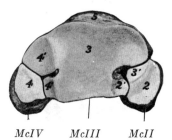

Figura 15-57. Extremidades proximais dos metacarpianos esquerdos do cavalo; vista da extremidade..

2, 2', Facetas para o segundo carpiano; 3, 3', facetas para o terceiro carpiano; 4, 4', facetas para o quarto carpiano; 5, tuberosidade metacarpiana; McII, McIII, McIV metacarpianos.

rando duas pequenas facetas que se articulam com as extremidades proximais dos pequenos metacarpianos. Para o lado medial da **face dorsal** apresenta-se a tuberosidade metacarpiana, na qual se insere o músculo extensor carporradial. A **face palmar** é rugosa para inserção do ligamento suspensor.

A cabeça ou **extremidade distal** apresenta uma **face articular** para a falange proximal e os ossos sesamóides proximais. É composta de dois côndilos separados por uma crista sagital; o côndilo medial é ligeiramente maior. Em cada lado desta extremidade existe uma pequena fossa encimada por um tubérculo para inserção dos ligamentos colaterais da articulação metacarpofalangena do potro.

O grande metacarpiano é um dos mais potentes ossos do esqueleto. Sua substância compacta é especialmente espessa dorsal e medialmente. A cavidade medular estende-se mais para ambas as extremidades do que na maioria dos ossos longos do cavalo e, deste modo, existe menos substância esponjosa.

PEQUENOS OSSOS METACARPIANOS. O **segundo** e **quarto metacarpianos** estão situados um de cada lado da face palmar do grande metacarpiano e formam os lados do sulco metacarpiano. Cada um deles consiste de um corpo e duas extremidades.

O **corpo** ou diáfise possui três lados e afunila-se para a extremidade distal. É variavelmente encurvado com a convexidade voltada para a linha média do membro. A face de inserção é aplanada e rugosa e está inserida ao grande metacarpiano por um ligamento interósseo, exceto próximo a sua extremidade distal. A **face dorsal** é lisa e arredondada transversalmente na parte proximal, sulcada distalmente. A **face palmar** é lisa e côncava de uma extremidade a outra, exceto distalmente, onde forma uma extremidade arredondada.

A base ou **extremidade proximal** é relativamente larga. No caso do metacarpiano medial normalmente apresenta duas facetas proximalmente que suportam o segundo e o terceiro ossos carpianos; o metacarpiano lateral apresenta uma única faceta para articulação com o quarto osso carpiano. Cada um deles apresenta também duas facetas para articulação com o grande metacarpiano e no restante de sua extensão é rugoso para inserção de ligamentos e músculos. O metacarpiano medial pode apresentar uma pequena faceta palmarmente para o primeiro osso carpiano, quando presente.

A **extremidade distal** é normalmente um pequeno nódulo que se projeta a uma variável extensão nos diferentes indivíduos e é facilmente percebida no animal vivo. Está situada entre os dois terços e três quartos do comprimento inferior da região.

Os pequenos metacarpianos variam muito em comprimento, espessura e curvatura. Na maioria dos casos o metacarpiano medial é mais longo; em outros animais o metacarpiano lateral é o mais longo ou não há diferença substancial. Ocasionalmente a curvatura é muito pronunciada, de tal modo que a extremidade distal causa uma saliente projeção. Esta extremidade é muito variável em tamanho e pode ser um mero botão; em outros casos, especialmente nos grandes cavalos de tração, pode apresentar um prolongamento que é considerado como um vestígio do esqueleto do dedo.

Desenvolvimento. O terceiro metacarpiano ossifica-se por três centros, a saber, um para o corpo e um para cada extremidade (Fig. 15-18). O centro proximal foi encontrado por Myers e Getty em fetos de 298 a 316 dias em exames histológicos usando o corante de von Kossa. O centro proximal, que se une com o corpo antes do nascimento, é difícil de demonstrar-se radiograficamente, mas pode ser observado. Küpfer (1931) comprovou indícios de uma epífise proximal do terceiro metacarpiano num feto de jumenta de 74 cm, mas nenhuma outra evidência foi achada, de acordo com Zietzschmann et al. (1943), que estabelecem que o terceiro metacarpiano ossifica-se somente por dois centros. A epífise distal do grande metacarpo une-se com a diáfise ou corpo entre o sexto e oitavo meses (Quadro 15-2). Os pequenos metacarpianos provavelmente se ossificam por três centros. Existe uma pequena ponta cartilaginosa na extremidade distal em cada um dos pequenos metacarpianos que se calcifica com a idade. É provável que os pequenos metacarpianos tenham centros proximais num curto tempo no final da gestação, visto que Myers e Getty observaram cápsulas cartilaginosas nas suas extremidades proximais.

OS DEDOS DA MÃO

No cavalo o dedo da mão consiste de **três falanges** e **ossos sesamóides** (Figs. 15-59 a 61).

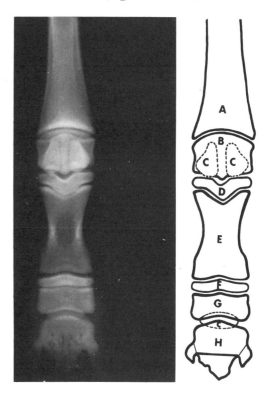

Figura 15-58. Radiograma dorsopalmar da pata dianteira direita de um potro Shetland de duas semanas de idade *(esquerda)*; **e cópia com indicação** *(direita)*.

A, Diáfise do terceiro metacarpiano;
B, epífise distal do terceiro metacarpiano;
C, ossos sesamóides;
D, epífise proximal da falange proximal;
E, diáfise da falange proximal;
F, epífise proximal da falange média;
G, diáfise da falange média;
H, falange distal.
(De Myers e Burt, 1966.)

Os remanescentes fósseis dos ancestrais dos existentes *equidae* ilustram de modo muito evidente a redução que ocorreu nos ossos metacarpianos e dos dedos. O mais primitivo ancestral do cavalo conhecido, o *eohippus* do Baixo *eocene*, tinha quatro metacarpianos bem desenvolvidos, cada um dos quais portava um dedo; o primeiro metacarpiano era pequeno. As formas intermediárias demonstram a gradual evolução da raça desde este primitivo animal, que era do tamanho aproximado do gato doméstico. Há razões para se acreditar que as formas mais primitivas tivessem cinco dedos; o cavalo da atualidade tem somente um dedo, consistindo de três falanges mais os ossos sesamóides.

Falanges e Sesamóides

FALANGE PROXIMAL. A **falange proximal** ou primeira falange *(os compedale)* é um osso longo e está situado entre o grande metacarpiano e a falange média. Sua posição está direcionada oblíqua, distal e dorsalmente, formando um ângulo de cerca de 55 graus com o plano horizontal nos membros bem formados. Consiste de um corpo e duas extremidades.

O **corpo** ou diáfise é mais largo e muito mais espesso proximal do que distalmente e apresenta duas faces e duas bordas. A **face dorsal** é lisa e convexa transversalmente. A **face palmar** é aplanada e apresenta uma área rugosa triangular *(trigonum phalangis proximalis)*, delimitada por cristas que se iniciam nas tuberosidades proximais e convergem distalmente; esta área fornece inserção para os ligamentos sesamoidianos distais. As **bordas, medial e lateral,** são arredondadas e possuem uma área rugosa ou um tubérculo nas suas partes médias.

A base ou **extremidade proximal** é relativamente larga. Apresenta uma face articular adaptada à extremidade distal do grande metacarpiano, que consiste de duas cavidades articulares separadas por um sulco sagital; a cavidade medial é um pouco mais larga do que a lateral. De cada lado existe uma tuberosidade aguçada para inserção de ligamentos. A face dorsal apresenta uma ligeira elevação para inserção dos tendões dos extensores.

A cabeça ou **extremidade distal** é menor, especialmente em seu diâmetro dorsopalmar. Sua face para a articulação com a falange média consiste de um sulco sagital raso separando dois côndilos; o côndilo medial é ligeiramente mais largo e os dois estão separados por uma chanfradura. De cada lado, imediatamente proximal à margem da face articular, existe uma depressão sobreposta por um tubérculo, e em ambos os acidentes acha-se inserido o ligamento colateral. Em posição palmar a cada tubérculo existe uma impressão áspera para inserção do tendão do músculo flexor digital superficial.

Desenvolvimento. A falange proximal ossifica-se por **três centros.** A união da epífise distal com a

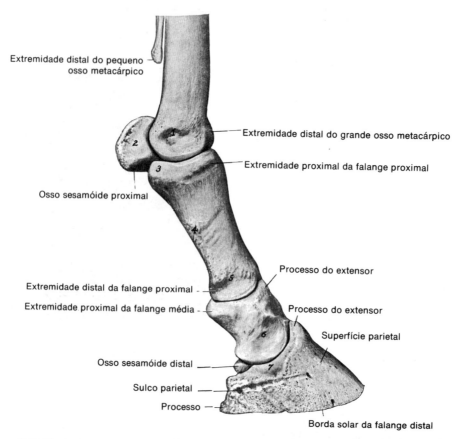

Figura 15-59. Esqueleto do dedo e parte distal do metacarpo do cavalo; vista lateral.
1-7, Eminências e depressões para inserção de ligamentos. Cartilagem da falange distal removida.

OSTEOLOGIA EQÜINA

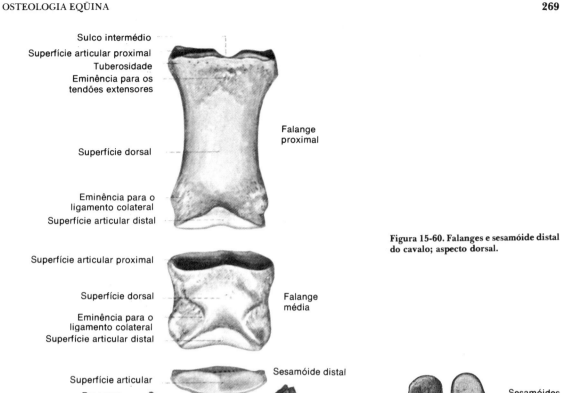

Figura 15-60. Falanges e sesamóide distal do cavalo; aspecto dorsal.

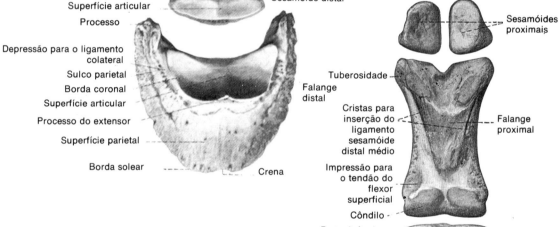

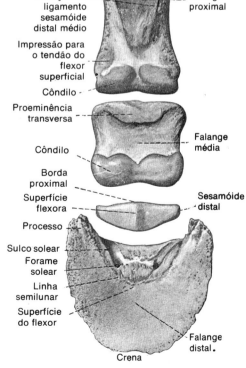

Figura 15-61. Ossos digitais do membro torácico do cavalo; aspecto palmar.

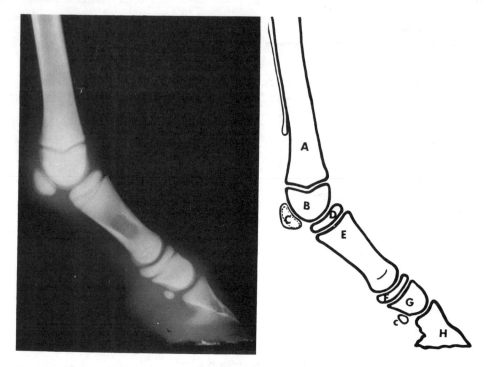

Figura 15-62. Radiograma lateromedial da pata dianteira direita do potro Shetland de duas semanas de idade *(esquerda);* e cópia com indicação *(direita).*

A, Diáfise do terceiro metacarpiano;
B, epífise distal do terceiro metacarpiano;
C, ossos sesamóides;
D, epífise proximal da falange proximal;
E, diáfise da falange proximal;
F, epífise proximal da falange média;
G, diáfise da falange média;
H, falange distal. Observar a delgada abertura da linha epifisária distal da falange proximal.
(De Myers e Burt, 1966.)

diáfise ou corpo é completada mesmo antes do nascimento ou dentro do primeiro mês de vida (Figs. 15-62, 15-62' e 15-63). A linha epifisária proximal da falange proximal fusiona-se entre o sexto e o décimo quinto mês. (Figs. 15-62 e 63) (Quadro 15-2).

A falange proximal contém uma pequena cavidade medular distal ao centro do corpo.

FALANGE MÉDIA. A **falange média,** ou segunda falange *(os coronale),* está situada entre as falanges proximal e distal, e sua direção corresponde à da primeira. É achatada dorsopalmarmente e sua largura é maior do que sua altura. Pode ser descrita como possuindo quatro partes.

A base ou **face proximal** apresenta duas cavidades articulares separadas por uma crista baixa e se articula com a falange proximal. O centro de sua borda dorsal é elevado e rugoso dorsalmente *(processus extensorius)* para inserção do tendão do músculo extensor digital comum. Sua borda palmar é espessa e evertida; no estado de fresco sua parte central está recoberta de cartilagem, sobre a qual ultrapassa o tendão do músculo flexor digital profundo. Em cada lado existe uma eminência na qual o ligamento colateral e o ligamento do músculo flexor digital superficial estão inseridos.

A cabeça ou **face distal** articula-se com a falange distal e o osso sesamóide distal. Ela assemelha-se um tanto com a cabeça da falange proximal, porém é mais extensa e prolonga-se mais sobre as faces dorsal e palmar.

A **face dorsal** é convexa transversalmente e lisa em seu centro; de cada lado de sua parte distal existe uma depressão rugosa sobreposta por uma tuberosidade e em ambos os acidentes inserem-se ligamentos.

A **face palmar** é lisa e aplanada. As bordas que separam as faces dorsal e palmar são côncavas proxima distalmente e arredondadas dorsopalmarmente.

Desenvolvimento. A falange média ossifica-se com a falange proximal por **três centros,** de acordo com Zietzschmann et al. (1943). A fusão dá-se antes do nascimento para a extremidade distal e ocorre entre o sexto e o décimo segundo mês para a extremidade proximal (Figs. 15-62, 62 e 63 e Quadro 15-2).

FALANGE DISTAL (Figs. 15-64 e 65). A **falange distal** ou **terceira falange** *(os ungulares)* acha-se indiretamente envolvida pelo casco, do qual toma a forma de um modo geral. Apresenta ao exame três faces, três bordas e três ângulos.

A **face articular** volta-se em direção proximal e palmarmente e está principalmente adaptada à cabeça da falange média, mas uma área estreita e aplanada *(facies articularis sesamoidea)* ao longo da borda palmar articula-se com o sesamóide distal. A

OSTEOLOGIA EQÜINA

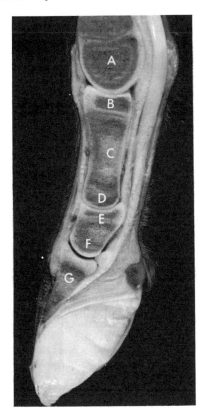

Figura 15-63. Lâmina de cartilagem epífise-diafisária e centros de ossificação para as falanges e epífise distal do metacarpo de um feto de 300 dias.

A, Epífise distal do metacarpo; B, epífise proximal da falange proximal; C, diáfise da falange proximal; D, epífise distal da falange proximal; E, epífise proximal da falange média; F, epífise distal da falange média; G, falange distal.

borda coronária ou **proximal** apresenta uma eminência central, o **processo do extensor,** no qual se insere o tendão do músculo extensor digital comum. De cada lado encontra-se uma depressão para inserção do ligamento colateral.

A **face parietal** ou **dorsal** inclina-se distal e dorsalmente. O ângulo de inclinação com o plano horizontal é de aproximadamente 45 a 50 graus dorsal-mente. Lateralmente, a altura diminui e a inclinação torna-se mais abrupta, especialmente no lado medial. Transversalmente, a curvatura é quase semicircular. Esta face rugosa e porosa, assemelhando-se algo com a pedra-pomes, está perfurada por numerosos forames de vários tamanhos, e uma série dos mais largos ocorre na borda solar e ou em suas proximidades. De cada lado dorsalmente o **sulco parietal** dirige-se do ângulo par terminar num dos forames mais largos. No estado fresco esta face está coberta pelo corium da parede do casco. A **borda solar** é delgada, cortante e irregularmente fissurada; existe comumente uma larga incisura dorsal *(crena marginis solearis)* (Figs. 15-60 e 15-61).

A **face solar** é arqueada e dividida em duas partes desiguais por uma linha curva rugosa, a **linha semilunar.** A área mais larga dorsal à linha *(planum cutaneum)* tem a forma de meia-lua e é côncava e relativamente lisa; corresponde à sola do casco. A parte palmar à linha é muito menor e de forma semilunar; está relacionada com o tendão do músculo flexor digital profundo e por isso é denominada **face flexora.** Apresenta uma área central proeminente e rugosa, e de cada lado acha-se o **sulco solar** que se dirige para o **forame solar.** Estes forames orientam-se para o **canal solar** (semilunar) no interior do osso, e do qual partem pequenos canais que se encaminham para os vários forames da face parietal. O tendão do flexor digital profundo está inserido na linha semilunar e na área central rugosa palmar a ela. Os sulcos solares e os forames transmitem as terminações das artérias digitais palmares (próprios) para o canal solar, onde elas se encontram e formam o arco terminal, do qual partem ramos através dos canais do osso e emergem pelos forames para a face parietal.

Os **processos palmares** (angulares) são massas prismáticas que se projetam palmarmente de cada lado; o medial é usualmente o menor. Cada um está dividido por uma chanfradura em partes proximal e distal ou então perfurado por um forame ou canal que se dirige para o sulco parietal. A borda dorsal suporta uma cartilagem.

As **cartilagens** da falange distal *(cartilago ungularis medialis, lateralis)* são lâminas rombóides encurvadas que se superpõem aos ângulos de cada lado. São relativamente largas e se estendem acima da margem do casco o suficiente para serem palpáveis. (Fig. 25-28). A **face lateral** é convexa e a **medial** côncava.

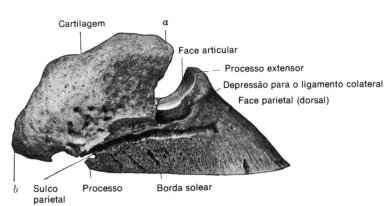

Figura 15-64. Falange distal do cavalo; vista lateral.

a, b, Extremidades dorsal e palmar da cartilagem.

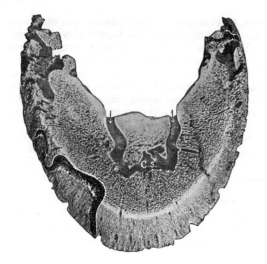

Figura 15-65. Secção da falange distal do cavalo.
A secção incide aproximadamente paralela à face solar e se abre no canal solar *(C.s.)*. Forames solares indicados por setas.

A borda proximal é sinuosa e delgada; a distal é mais espessa e está em parte inserida no processo palmar (angular). A extremidade dorsal prende-se aos lados da falange média por ligamentos. A extremidade palmar encurva-se em direção à do lado oposto no talão e está perfurada por inúmeros forames para passagem de veias.

O tamanho e a forma dos processos palmares variam muito nos diferentes animais. No potro recém-nascido a parte distal do ângulo é uma pequena projeção pontiaguda. Mais tarde o processo de ossificação invade a parte distal da cartilagem a uma distância variável. Em alguns casos a maior parte da cartilagem ossifica-se — uma condição vulgarmente denominada *osso lateral*. Nos indivíduos jovens a cartilagem é do tipo hialino, porém mais tarde evolui para o tipo fibroso.

Desenvolvimento. Um casquete cartilaginoso foi observado na extremidade proximal da falange distal de um feto com 300 dias por Myers e Getty (Fig. 15-63). Este casquete ossifica-se antes do nascimento. A falange distal tem sido descrita como tendo um único centro de ossificação (Zietzschmann et al., 1943).

Estrutura. O interior do osso está perfurado por inúmeros canais para vasos, a maioria dos quais se irradia do canal solar para a face parietal; estes não são canais para vasos nutrícios do osso, mas sim transmitem artérias para o corium do casco. Espessas camadas de substância compacta encontram-se nas faces articular e flexora bem como no processo extensor, i.e., nos pontos de maior pressão e tração.

OSSOS SESAMÓIDES. Os dois ossos **sesamóides proximais** estão situados em posição palmar à extremidade distal do grande metacarpiano e estão intimamente ajustados à falange proximal por potentes ligamentos. Cada um deles apresenta a forma de uma pirâmide de três lados. A **face articular** adapta-se à correspondente parte da extremidade distal do grande metacarpiano. A **face flexora** é aplanada e oblíqua; no estado fresco está recoberta por uma camada de cartilagem que também preenche o intervalo entre as bordas opostas dos dois ossos e forma um sulco liso para o tendão do músculo flexor digital profundo. A **face lateral** *(facies m. interossei)* é côncava e dá inserção à parte do ligamento suspensório; está separada da face flexora por uma borda evertida. A **base** é distal e fornece inserção para os ligamentos sesamoidianos distais. O **ápice** é proximal e arredondado.

O **sesamóide distal** ou **osso navicular** tem a forma de lançadeira e está em situação palmar à junção das falanges média e distal. Seu eixo longitudinal é transversal e possui duas faces, duas bordas e duas extremidades. A **face articular** direciona-se proximal e distalmente; consiste de uma eminência central, flanqueada por áreas côncavas e articula-se com a cabeça da falange média. A **face flexora** está dirigida distal e palmarmente. Assemelha-se à face articular na forma, porém é mais extensa e nem tão lisa. No estado fresco está recoberta com cartilagem e o tendão do flexor digital profundo desliza-se sobre ela. A **borda proximal** é larga e sulcada no seu centro, mas estreita e arredondada de cada lado. A **borda distal** apresenta dorsalmente uma faceta estreita para articulação com a falange distal. Palmar a esta borda existe um sulco que contém inúmeros forames relativamente grandes e está limitada palmarmente por uma proeminente margem. As extremidades são obtusas.

Desenvolvimento. Cada um deles ossifica-se através de um **único centro**.

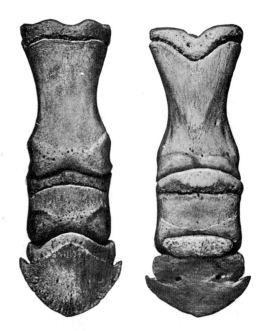

Figura 15-66 *(esquerda)*. **Falanges de um potro recém-nascido; vista dorsal.**
Cartilagens da falange distal removidas.

Figura 15-67 *(direita)*. **Falanges e sesamóide distal de um potro recém-nascido; vista palmar.**
Cartilagens da falange distal removidas.

OSTEOLOGIA EQÜINA

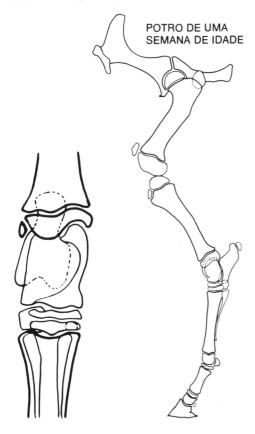

Figura 15-68. Ilustração esquemática mostrando os centros de ossificação do membro pélvico de um potro jovem.

Tomado de radiografia. Vista lateromedial (membro inteiro) e vista plantarodorsal (anexa).

OSSOS DO MEMBRO PÉLVICO

O membro pélvico, como o torácico, consiste de quatro segmentos (Figs. 15-68 e 69): o **cíngulo pélvico,** a **coxa** (fêmur e patela), a **perna** (tíbia e fíbula) e o **pé** (tarso, metatarso e dedos [falanges e ossos sesamóides]). Os tempos de aparecimento dos centros de ossificação e os tempos de fusão epifisária de cada osso que compõe estes quatro segmentos estão catalogados nos Quadros 15-3 e 15-4.

Cíngulo Pélvico (Pelve Óssea)

O **cíngulo** ou **cintura pélvica** consta dos ossos coxais (osso coxal de cada lado), o sacro e as três primeiras ou mais vértebras caudais.

Os coxais (direito e esquerdo) formam uma articulação cartilaginosa ao longo da linha mediana ventral (sínfise pélvica). A **sínfise pélvica,** por sua vez, consiste das **sínfises púbica** e **isquiática** (Figs. 15-70 e 71).

OSSO COXAL

O **osso coxal** (Fig. 15-72), ou osso da anca, é o maior dos ossos planos. Compõe-se primitivamente de três partes, **ílio, ísquio** e **púbis,** que se reúnem para formar o **acetábulo,** uma grande cavidade cotilóide que se articula com a cabeça do fêmur. Estas partes fusionam-se ao redor de um ano de idade, mas é conveniente descrevê-las separadamente.*

Desenvolvimento. Cada parte do osso coxal ossifica-se de um centro principal (Figs. 15-73 e 73'). O centro para o ílio primeiro aparece próximo ao acetábulo, seguido prontamente por um para a crista e tuberosidade do coxal do ílio, a tuberosidade e borda caudal do ísquio, a parte acetabular do púbis. Os ramos sinfisários do púbis e do ísquio comumente unem-se entre si antes do nascimento, porém os três ossos não se fusionam até o início do segundo ano. As partes epifisárias fusionam-se com a massa principal do osso dos quatro e meio aos cinco anos de idade (Quadro 15-4).

O ramo cranial do púbis ossifica-se por um centro separado. É muito distinto num embrião de 3 meses e é freqüentemente chamado de osso acetabular *(os acetabuli)*. Martin (1912) afirma que o ílio tem um centro para a parte acetabular, um para o corpo e asa e um terceiro para a crista. Ele também declara que existe um centro especial para a parte acetabular do ísquio e um núcleo transitório na parte sinfisária do púbis.

---

*Os termos adequados, falando-se rigorosamente, para esses ossos são ílio, ísquio e púbis, porém os nomes citados acima já estão sancionados pelo uso corrente.

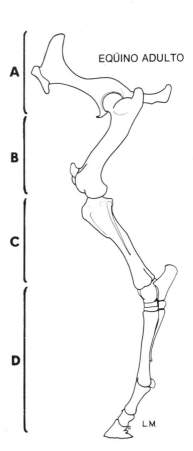

Figura 15-69. Ilustração esquemática dos ossos do apêndice pélvico do cavalo adulto depois da completa união epifisária.

A, Pelve;
B, Coxa;
C, Perna;
D, Pé.

Quadro 15-3. *Tempos Aproximados de Aparecimento dos Centros de Ossificação dos Membros Pélvicos do Cavalo**

Osso	Tempo de aparecimento (dias de gestação)
Fêmur	
Epífise proximal	230-300 dias
Trocanter maior	230-300 dias
Diáfise	60-70 dias
Epífise distal	220-245 dias
Patela	325 dias ao nascer
Tíbia	
Epífise proximal	265-300 dias
Tuberosidade tibial	290-320 dias
Diáfise	60-70 dias
Epífise distal	280-300 dias
Fíbula	
Epífise proximal	Logo após o nascimento
Diáfise	Após o nascimento
Epífise distal (maléolo lateral da tíbia)	325 dias até logo após nascer
Calcâneo (osso tarsofibular)	
Corpo	130-155 dias
Tuberosidade calcânea (tuber calcis)	325 dias até logo após nascer
Talus (tarsotibial, astrágalo)	250-275 dias
Outros ossos tarsianos	290-335 dias

Os **ossos metatarsianos,** os **sesamóides** e as **falanges** do membro pélvico ossificam-se, aproximadamente, ao mesmo tempo dos seus homólogos do membro torácico.

*Compilado pelos Drs. V. S. Myers, Jr., W. C. Bergin e M. M. Guffy de exames radiográficos de mais de 50 embriões e fetos, com idades variando entre 30 a 335 dias de gestação.

Ílio

O **ílio** é a maior das três partes e apresenta duas faces e três bordas. A parte mais larga do osso é a **asa.** Sua **face glútea** direciona-se dorsolateral e caudalmente. É larga e côncava cranialmente, estreita e convexa caudalmente. A parte mais larga está cruzada pela encurvada **linha glútea,** que se estende desde o centro da borda medial até a tuberosidade coxal. Esta face dá inserção aos músculos glúteos médio e profundo.

A **face sacropélvica** apresenta direção oposta; é convexa e consiste de duas partes distintas. A parte medial triangular (face ilíaca) é rugosa para inserção de ligamentos e oferece uma faceta irregular, a **face auricular,** para articulação com o sacro. A parte lateral quadrilátera é, em geral, lisa e compõe-se da **asa** e do **corpo.** A porção estreita do osso denomina-se corpo ou diáfise; é trifacetada de forma prismática. Sua face lateral é convexa e rugosa e presta-se para inserção do músculo glúteo profundo. Sua face sacropélvica é lisa e está sulcada pelos vasos e nervo obturadores. A face ventral está cruzada por sulcos vasculares, ventral aos quais há uma área rugosa, que está delimitada medialmente pelo tubérculo do psoas. Está cruzada pela **linha arqueada** ou iliopectínea, que se inicia ventral à face auricular e continua sobre o corpo do osso até atingir a borda cranial do púbis. A linha está interrompida por ranhuras para os vasos iliacofemorais, e ventral a estes encontra-se o **tubérculo do psoas,** que recebe a inserção do músculo psoas menor. O músculo ilíaco está inserido na face lateral da linha arqueada.

A **borda cranial** ou **crista** é espessa e rugosa.

A **borda medial** é profundamente côncava. Sua parte média forma a chanfradura isquiática maior e está unida caudalmente com a espinha isquiática.

A **borda lateral** é côncava e, em sua maior parte, rugosa. Sua parte cranial está cruzada pelos sulcos para os vasos iliolombares, que continuam na face sacropélvica. O **forame nutrício** acha-se normalmente situado na parte caudal desta borda ou em suas proximidades.

O ângulo medial denomina-se tuberosidade sacral; encurva-se dorsalmente e um pouco caudalmente em relação à primeira espinha sacral e determina aqui o ponto mais alto do esqueleto. É um pouco espessada e rugosa.

O ângulo lateral, tuberosidade coxal, forma a base da ponta da anca. É uma massa quadrangular larga, estreita no seu centro e alargada nas extremidades, onde apresenta um par de tuberosidades. É muito rugoso para inserções musculares.

O **acetábulo** é uma cavidade articular hemisférica ou soquete composto pela junção do ílio, púbis e ísquio. A **articulação coxofemoral** está formada pela cabeça do fêmur neste soquete. **Duas depressões** (*area lateralis, medialis, m. recti femoris*) dorsal e cranial ao acetábulo dão inserção aos tendões de origem do músculo reto femoral.

Ísquio

O **ísquio** forma a parte caudal da parede ventral ou assoalho da pelve óssea. Inclina-se um pouco ventral e medialmente, porém é praticamente horizontal na direção longitudinal. O ísquio é irregularmente quadrilátero e pode ser descrito como tendo duas faces, quatro bordas e quatro ângulos. Também consiste de um corpo, um ramo, uma tuberosidade e uma tábula.

A **face pélvica** é lisa e ligeiramente côncava transversalmente. Apresenta a tábula, que é uma porção aplanada irregularmente quadrilátera em posição caudal ao ramo e ao corpo e inclui a tuberosidade.

A **face ventral** aproximadamente plana é uma grande parte rugosa para inserção do músculo abdutor da coxa.

A **borda cranial** forma a margem caudal do forame obturador.

A **borda caudal** é espessa e rugosa. Inclina-se medial e cranialmente para unir-se à borda do lado oposto, formando assim o **arco isquiático.**

A **borda medial** une-se ao osso do lado oposto na sínfise isquiática.

A **borda lateral** é espessa e arredondada, porém côncava na sua extensão; forma a **chanfradura isquiática menor.**

Quadro 15-4. *Dados sobre a Ossificação do Membro Pélvico do Cavalo*

| Osso | Tempos de fusão epifisária, anatomicamente (determinados em animais sem raça definida) | | | Tempos de fusão epifisária, radiograficamente (determinados de radiografias) | | | Variação (das colunas à esquerda) | Macro e/ou micro-exames |
	Bruni e Zimmerl (1951)	Rooney (1963) (segundo Zietzschmann e Krolling)	Lesbre (1897)	Schmidt (1960)	Myers e Emmerson* Potro†	Potranca†		Myers e Getty*
Ílio, Ísquio, Púbis	10-12 meses	10-12 meses	10-12 meses	——————	——————	——————	10-12 meses	——————
Centros secundários para a crista, tuberosidade coxal do íleo, tuberosidade isquiática e parte acetabular do púbis	4 1/2-5 anos	——————	4 1/2-5 anos	——————	——————	——————	4 1/2-5 anos	——————
Fêmur								
Proximal	3 anos	3-3 1/2 anos	3-3 1/2 anos	não determinado	——————	——————	36-42 meses	36 meses ou mais tarde
Distal	3 1/2 anos	3 1/2 anos	3 1/2 anos	antes de 2 anos	2 1/2 meses	22 meses	21 1/2-42 meses	23-36 meses
Tíbia								
Proximal	3 1/2 anos	——————	3 1/2 anos	não conhecido	36 meses	38 meses	3 1/2 anos	36-44 meses
Distal	2 anos	——————	2 anos	nada exatamente	17 1/2 meses	17 meses	17-24 meses	17-18 meses
Fíbula								
Proximal	3 1/2 anos	?	——————	não determinado	——————	——————	3 1/2 anos	variável
Distal (maléolo lateral da tíbia)	3 meses	2 anos	3-5 meses	cerca de 3 meses	——————	——————	3-24 meses	3-8 meses
Calcâneo (osso tarsofibular)								
Proximal	3 anos	3 anos	3 anos	não determinado	19 1/2 meses	20 meses	19-36 meses	22-36 meses
Osso abaixo do tarso‡								

*Dados originais (não publicados, 1967).
†Todos os achados foram determinados.
‡Os tempos de fusão abaixo do tarso são semelhantes àqueles abaixo do carpo.

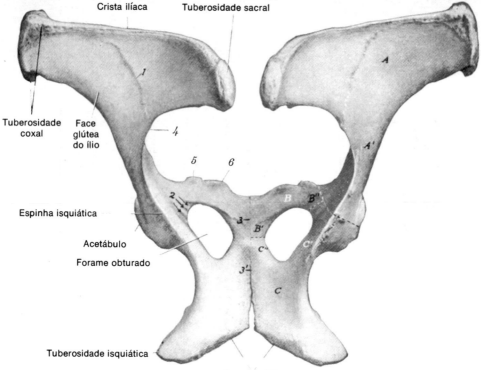

Figura 15-70. Osso coxal do cavalo; vista dorsal.

A, Asa; A', corpo do ílio; B, ramo cranial (acetabular) e B', ramo caudal (sinfisário) do púbis; B", corpo do púbis; C, tábula, C', corpo do ísquio (antigamente ramo acetabular ou copro); C", ramo (sinfisário) do ísquio; 1, linha glútea; 2, sulcos para vasos e nervo obturadores; 3, sínfise púbica; 3', sínfise isquiática 3 + 3', conjunto da sínfise pélvica; 4, chanfradura isquiática maior; 5, eminência iliopúbica; 6, tubérculo púbico. Linhas pontilhadas indicam a separação primitiva de três ossos.

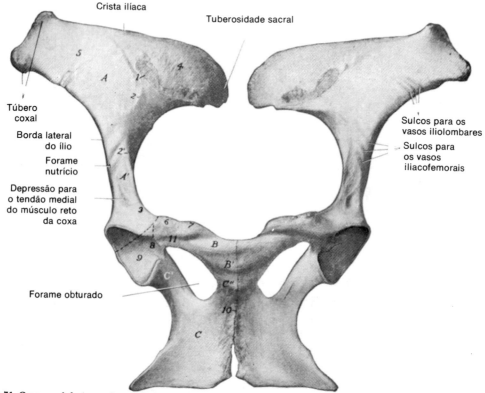

Figura 15-71. Osso coxal da égua; vista ventral.

A, Asa, A', corpo do ílio; B, ramo cranial (acetabular), B', ramo caudal (sinfisário) do púbis; C, tábula; C', corpo (antigamente ramo acetabular, diáfise), C", ramo (sinfisário) do ísquio, 1, face auricular; 2 + 3, linha arqueada (iliopectínea); 2', tubérculo psoas; 4, tuberosidade ilíaca; 5, parte ilíaca da face sacropélvica do ílio; 6, eminência iliopúbica; 7, tubérculo púbico; 8, fossa acetabular; 9, face articular do acetábulo (*facies lunata*); 10, sínfise pélvica; 11, sulco púbico. Linhas pontilhadas indicam a divisão primitiva do osso coxal.

OSTEOLOGIA EQÜINA

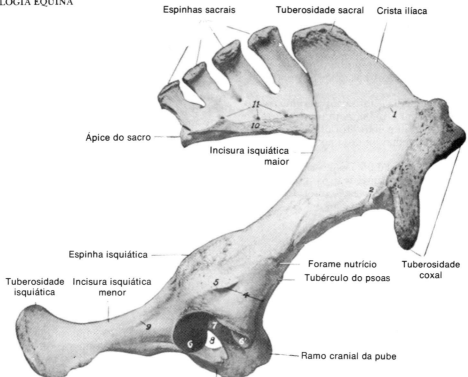

Figura 15-72. Osso coxal direito e sacro do cavalo; vista lateral direita.
1, Linha glútea; 2, impressão da artéria iliolombar; 3, impressão da artéria iliacofemoral; 4, depressões para inserções de tendões de origens do músculo retofemoral; 5, crista na qual se inserem o tendão lateral do músculo retofemoral e o capsular; 6, 6', face articular do acetábulo *(facies lunata)*; 7, fossa acetabular; 8, forame obturador; 9, linha para inserção do músculo gêmeo; 10, parte lateral do sacro; 11, forames sacrais dorsais.

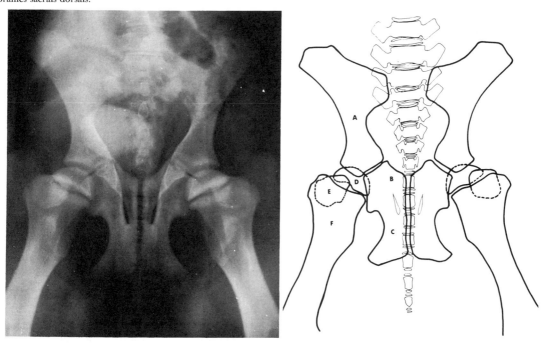

Figura 15-73. Radiografia ventrodorsal da pelve de um potro Shetland de 4 semanas de idade *(esquerda)* **e cópia com indicação** *(direita)*.

A, Ílio;
B, ísquio;
C, púbis;
D, cabeça do fêmur;
E, epífise do trocanter maior;
F, diáfise do fêmur.
(De Myers e Burt, 1966.)

O ângulo craniolateral do corpo* reúne os dois ossos no acetábulo, do qual forma mais da metade.

O **corpo** acha-se lateral ao forame obturatório. Dorsalmente compõe parte da espinha isquiática e medialmente apresenta sulcos para os vasos obturatórios.

O ângulo craniomedial (sinfisário) ou **ramo** *(ramus ossis ischii)* une-se com o púbis, com o qual forma o limite medial do forame obturatório.

O ângulo caudomedial junta-se ao seu oposto na sínfise.

O ângulo caudolateral é uma espessa massa trifacetada, a **tuberosidade isquiática;** os músculos bíceps femoral e semitendinoso estão inseridos na sua face ventral.

Púbis

O **púbis** é a menor das três partes do osso coxal. Forma a parte cranial do assoalho pélvico e pode ser descrito como tendo um corpo, duas faces, três bordas e dois ramos; estes são denominados ramos cranial e caudal ou sinfisário.

A **face pélvica** é convexa no animal jovem e no garanhão; côncava e lisa na égua e comumente no macho castrado também.†

A **face ventral** é convexa e rugosa em sua maior parte para inserção muscular. Próxima à borda cranial está cruzada pelo sulco púbico, cuja parte medial está ocupada por uma veia calibrosa. A parte lateral do sulco *(sulcus ligamenti accessorii femoris)* está ocupada pelo **ligamento acessório** e se dirige para a chanfradura acetabular.

A **borda cranial** é delgada na sua parte medial (exceto no animal jovem e no garanhão) e forma a linha pectínia do púbis. Lateralmente apresenta a rugosa **eminência iliopúbica,** além da qual ela continua com a linha arqueada. Próximo à sínfise há uma eminência variável, o **tubérculo púbico ventral.**

Preuss e Budras (1969) afirmam que a eminência iliopúbica inclui tanto o tubérculo psoas quanto o tubérculo pectíneo nos animais domésticos.

A **borda medial** une-se com o osso oposto na sínfise púbica. Sua porção cranial é muito espessa no animal jovem e no garanhão, porém na égua, e comumente também no animal castrado, adelgaça-se com o avanço da idade.

A **borda caudal** forma a margem cranial do forame obturatório e está marcada lateralmente pelo **sulco obturatório.**

O ramo cranial une-se ao ílio e ao ísquio no acetábulo.

O ramo caudal une-se ao ísquio com o qual forma o limite interno do forame obturatório.

---

*Antigamente denominado ramo acetabular, cuja parte mais estreita tem sido referida como corpo ou diáfise do osso.

†A face pélvica do púbis é muito variável. Na égua e em machos que foram castrados muito jovens os dois ossos púbicos formam uma depressão central de profundidade e curvatura variáveis. Esta depressão está delimitada caudalmente por duas linhas ou cristas oblíquas e convergentes, nas quais o músculo obturador interno está inserido. Não raramente pequenas eminências podem estar presentes ao longo da sínfise.

Acetábulo

O **acetábulo** é uma cavidade cotilóide que aloja a cabeça do fêmur. Dirige-se ventrolateralmente e compõe-se de uma parte articular e outra não articular. A **parte articular** *(facies lunata)* tem a forma de crescente e está voltada internamente por uma depressão rugosa não articular, a **fossa acetabular.** A parte medial do rebordo do acetábulo está igualmente fendida pela **chanfradura acetabular** e que no estado de fresco converte-se no forame pelo ligamento acetabular transverso e permite a passagem dos **ligamentos acessório e redondo da cabeça do fêmur.**

Forame Obturador

O **forame obturador** está situado entre o púbis e o ísquio no assoalho da pelve. É de contorno oval, o eixo maior está dirigido craniolateralmente. Sua margem está sulcada craniolateralmente pelo nervo e pelos vasos obturadores.

Pelve

A **pelve óssea** (Fig. 15-74) é composta pelos ossos coxais, o sacro e as três primeiras vértebras caudais. A **parede dorsal** ou **teto** está formada pelo sacro e pelas três primeiras vértebras caudais, e a **parede ventral** ou **assoalho** *(solum pelvis osseum)* pelo púbis e pelo ísquio. As **paredes laterais** são formadas pelos ílios e pela parte acetabular dos ísquios. A deficiência do esqueleto nesta parte está compensada no estado de fresco por largo ligamento sacrotuberal e pelo músculo semimembranoso.

A **abertura cranial** ou **entrada** da pelve está limitada pela **linha terminal** (Figs. 15-75 e 76) que se compõe da base do sacro dorsalmente, da linha arqueada lateralmente e crista pectínea do púbis ventralmente. É quase circular na égua, semi-elíptica no garanhão, e sua posição volta-se obliquamente, ventral e cranialmente. Apresenta dois diâmetros principais. Um deles, o **conjugado** ou **diâmetro** sacropúbico, é tomado do promontório sacral até a extremidade cranial da sínfise. O **diâmetro transverso** é mensurado na maior abertura, isto é, exatamente dorsal ao tubérculo psoas.

A **abertura caudal** ou **saída** da pelve é muito menor e muito incompleta no esqueleto. Está delimitada dorsalmente pela terceira vértebra caudal e ventralmente pelo arco isquiático; no estado de fresco lateralmente acha-se completada pelo largo ligamento sacrotuberal e pelo músculo semimembranoso, e deste modo circunscrevendo o períneo.

O **eixo** da pelve é uma linha imaginária traçada através dos centros das aberturas e da própria cavidade da pelve.

Diferenças Sexuais. Existem notáveis diferenças na pelve quanto ao tamanho e à forma nos dois sexos. A média do diâmetro conjugado na égua é de 23 a 24 cm e no garanhão é de 18,75 cm. O **diâmetro transverso** da entrada é aproximadamente o mesmo do que o conjugado na égua, mas no garanhão é de cerca de 20 cm. A **obliqüidade da entrada** ou **inclinação da pelve** é maior na fêmea; a diferença está indicada pelo fato de que o **plano vertical** *(diameter verticalis)* da crista pectínea atinge o quarto seg-

OSTEOLOGIA EQÜINA

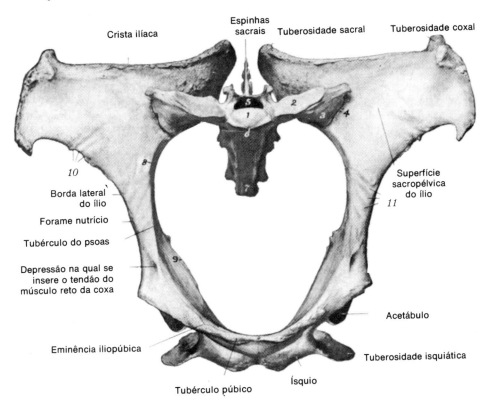

Figura 15-74. Ossos pélvicos da égua, observados cranioventralmente.

1. Corpo do primeiro segmento sacral;
2. face da asa do sacro para articulação com idêntica face do processo transverso da última vértebra lombar;
3. asa do sacro;
4. articulação sacroilíaca;
5. canal sacral;
6. promontório;
7. vértice do sacro;
8, linha arqueada (iliopectínea);
9, espinha isquiática;
10, sulco para os vasos iliolombares;
11, sulcos para os vasos iliacofemorais; área rugosa ventral à tuberosidade sacral é a área da tuberosidade ilíaca para inserção dos ligamentos sacroilíacos.

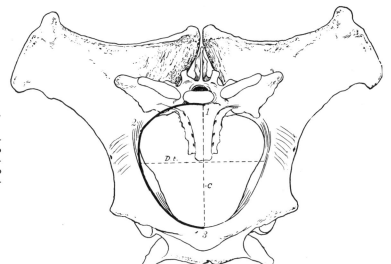

Figura 15-75. Ossos pélvicos do garanhão; vista cranial.

C, Conjugado; D. t., diâmetro transverso da entrada da pelve; 1, promontório sacral; 2, linha arqueada (iliopectínea) lateralmente; 3, tubérculo pectíneo do púbis ventralmente, 1 + 2 + 3, linha terminal.

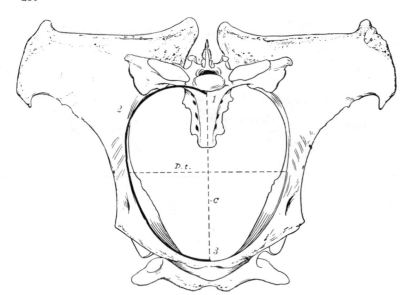

Figura 15-76. Ossos pélvicos da égua; vista cranial.

C, Conjugado; D. t., diâmetro transverso da entrada da pelve; 1, promontório sacral; 2, linha arqueada (iliopectínea) lateralmente; 3, tubérculo pectíneo do púbis ventralmente, 1 + 2 + 3, linha terminal.

mento sacral na fêmea e o segundo no macho. A **abertura caudal** também é mais larga na fêmea, porque seu **arco isquiático** é cerca de um terço mais largo do que o do garanhão. A **cavidade** é muito mais espaçosa na fêmea; o diâmetro transverso entre os centros das espinhas isquiáticas gira em torno de 20 cm na égua e 15 cm no garanhão. A parte púbica do **assoalho** da fêmea é côncava e acha-se consideravelmente mais ventral do que a parte isquiática, que é larga e quase plana. No garanhão o púbis é muito espesso medialmente, e esta parte do assoalho é convexa; a parte isquiática é relativamente estreita e côncava transversalmente. Na fêmea os **forames obturadores** são correspondentemente mais largos. No macho o ílio é mais curto, especialmente em relação ao seu corpo, e a chanfradura isquiática maior é mais profunda e mais estreita. A pelve do animal castrado, quando a cirurgia foi feita antes da puberdade, assemelha-se à da égua; aliás, as características do macho parecem resistir a uma grande alteração.

Coxa

FÊMUR

O **fêmur** (Figs. 15-77 e 78), ou osso da coxa, é o maior e o mais pesado dos ossos longos. Estende-se de modo oblíquo, distal e cranialmente, articulando-se proximalmente com o acetábulo e distalmente com a tíbia e a patela. Sua inclinação sobre o plano horizontal situa-se entre 70 e 80 graus. Apresenta para o exame um corpo e duas extremidades.

O **corpo** ou diáfise é, em geral, cilíndrico, mas é aplanado caudalmente e mais largo proximal do que distalmente. As **faces, cranial, medial** e **lateral**, são contínuas e fortemente convexas transversalmente; na parte proximal freqüentemente existe uma linha média vertical rugosa, mas às vezes estas faces são lisas. Estão envolvidas pelo músculo quadríceps femoral. A **face caudal** é larga, plana e lisa no seu quarto proximal. Distalmente a esta parte, lateralmente existe uma elevação rugosa (*tuberositas m. bicipitis*) para inserção do tendão femoral do músculo bíceps femoral e medialmente uma linha rugosa recebe a inserção do músculo quadrado femoral. O terço médio é mais estreito e rugoso para inserção do músculo adutor. Imediatamente distal a esta área, um sulco oblíquo cruza esta face, indicando a posição dos vasos femorais. A **borda medial** apresenta na sua parte proximal o **trocanter menor,** uma crista espessa e rugosa na qual acha-se inserido o tendão comum do músculo iliopsoas. Deste acidente parte uma linha rugosa curva até a parte cranial do colo e indica o limite caudal de inserção do músculo vasto medial. Uma área estreita e rugosa próxima ao meio desta borda dá inserção ao músculo pectíneo e o **forame nutrício** geralmente localiza-se imediatamente cranial a este acidente. A **tuberosidade supracondilóide medial** está situada ventral ao sulco para os vasos femorais e dá origem à cabeça medial do músculo gastrocnêmio. A **borda lateral** é proeminente na sua parte proximal e apresenta, na junção dos terços médio e proximal, o **terceiro trocanter;** este processo é encurvado cranialmente e apresenta uma aresta espessa na qual se insere o tendão do músculo glúteo superficial. Na parte distal acha-se a **fossa supracondilóide,** na qual se origina o flexor digital superficial; está limitado lateralmente por uma borda espessa e rugosa, a **tuberosidade supracondilóide lateral,** na qual tem origem a cabeça lateral do músculo gastrocnêmio.

A **extremidade proximal** (Fig. 15-79) é larga e consiste da cabeça, colo e trocanter maior. A **cabeça** está colocada do lado medial e em posição medial, proximal e um pouco cranialmente. É aproximadamente hemisférica e articula-se com o acetábulo. É escavada medialmente por uma **profunda chanfradura** (*fovea capitis femoris*) na qual se inserem os ligamentos acessório e redondo da cabeça do fêmur. A face articular está circundada por uma margem distinta. O **colo** é mais distinto cranial e medial-

OSTEOLOGIA EQÜINA

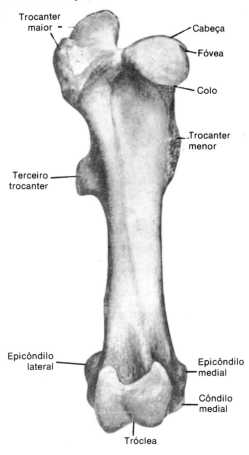

Figura 15-77
Figura 15-77. Fêmur direito do cavalo; vista cranial.

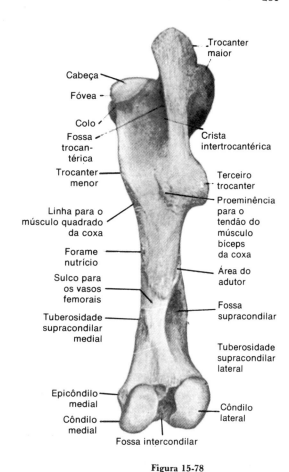

Figura 15-78
Figura 15-78. Fêmur direito do cavalo; vista caudal.

mente. O **trocanter maior** está situado lateralmente e apresenta três aspectos. A **parte cranial** ou convexidade está situada em oposição à cabeça e se eleva um pouco proximal ao nível desta última; dá inserção ao músculo glúteo profundo e no estado de fresco sua face lateral está revestida de cartilagem, sobre a qual passa o tendão do glúteo médio para inserir-se na crista que se encontra distal e caudal à convexidade: A **parte caudal** ou vértice acha-se separada da parte cranial por uma **chanfradura** *(incisura trochanterica);* está situada caudal ao plano da cabeça e se eleva a muito maior altura. Fornece inserção a parte do músculo glúteo médio. Sua borda caudal continua distalmente como **crista trocantérica** *(crista intertrochanterica),* que forma a parede lateral da **fossa trocantérica.** Na área côncava medial à convexidade são encontrados vários forames.

A **extremidade distal** (Fig. 15-80) é larga em ambas as direções e compreende a tróclea cranialmente e dois côndilos caudalmente. A tróclea consiste de duas cristas separadas por um sulco e forma uma extensa face para articulação com a patela. É muito assimétrica; a crista medial *(tuberculum trochleae femoris)* é muito mais larga, mais proeminente e se estende mais alto do que a crista lateral, e as duas convergem distalmente. Os **côndilos, medial** e **lateral,** estão separados por uma profunda **fossa intercondilóide** e se articulam com os côndilos da tíbia e os meniscos da articulação do joelho. A crista liga cada côndilo com a parte distal da crista da correspondente tróclea. A fossa intercondilóide aloja a eminência intercondilóide da tíbia e os ligamentos cruzados da articulação do joelho, que aí se inserem.

Os côndilos dispõem-se obliquamente com seus eixos maiores direcionados distal, cranial e medialmente. A face articular do côndilo lateral é mais fortemente convexa transversalmente do que a do medial, e a crista que a une com a tróclea é muito mais estreita.

O **epicôndilo medial** é uma proeminência arredondada da face medial da extremidade distal, na qual se acham inseridos o ligamento colateral e o músculo adutor. O correspondente **epicôndilo lateral** é menos distinto; apresenta uma impressão onde se insere o ligamento lateral, distal e caudal ao qual existe uma depressão *(fossa m. poplitei)* no qual se origina o músculo poplíteo. Entre o côndilo lateral e a tróclea está a **fossa do extensor,** no qual se origina o tendão comum dos músculos extensor digital longo e fibular terceiro.

Desenvolvimento (Quadro 15-3). A extremidade proximal apresenta dois centros (Figs. 15-73 e 15-

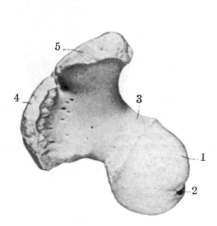

Figura 15-79. Extremidade proximal do fêmur direito do cavalo; vista da extremidade.

1, Cabeça; 2, fóvea; 3, colo; 4, 5, partes cranial e caudal do trocanter maior.

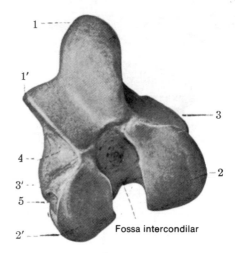

Figura 15-80. Extremidade distal do fêmur direito do cavalo; vista da extremidade.

1, 1', Cristas medial e lateral da tróclea; 2, 2', côndilos medial e lateral; 3, 3', epicôndilos medial e lateral; 4, fossa extensora; 5, depressão para origem do músculo poplíteo.

73'), um para a cabeça e outro para o trocanter maior. A extremidade do terceiro trocanter também apresenta um centro de ossificação separado. O corpo do fêmur e a extremidade distal ossificam-se por centros separados (Figs. 15-81 e 81'). Os centros proximais fusionam-se com o corpo aos três anos e meio, a extremidade distal entre 21 e 42 meses (Quadro 15-4).

PATELA

A **patela** (Figs. 15-82 e 83) é um osso sesamóide largo que se articula com a tróclea do fêmur. Apresenta para descrição duas faces, duas bordas, uma base e um ápice ou vértice.

A **face** livre, **cranial,** é quadrilátera, convexa e rugosa para inserção muscular ou ligamentosa.

A **face articular** também é quadrilátera, porém muito menos extensa. Apresenta uma crista rugosa vertical, que corresponde ao sulco da tróclea do fêmur e separa duas áreas côncavas. Destas, a medial é muito mais larga e não se adapta perfeitamente à correspondente crista da tróclea; no estado de fresco, entretanto, ela se torna mais completa e congruente devido a uma fibrocartilagem acessória encurvada.

Na posição natural de estação somente uma área transversa da face articular de cerca de 1,25 cm de largura acha-se em contato com o fêmur. Esta área da patela acha-se junto à borda distal e se articula com a correspondente do fêmur, que está 2,5 cm ou menos distal à borda proximal da tróclea.

As **bordas medial** e **lateral** convergem para o vértice distalmente e cada uma forma um ângulo com a base. A borda medial e a adjacente parte da margem caudal da base (processus cartilagineus) dão inserção à **fibrocartilagem da patela.**

A **base** direciona-se proximal e caudalmente, é convexa transversalmente, côncava craniocaudalmente.

O **ápice** forma uma ponta romba de direção distal.

Desenvolvimento. A patela ou rótula desenvolve-se como um osso sesamóide de um centro (primário) num núcleo cartilaginoso no tendão do músculo quadríceps femoral.

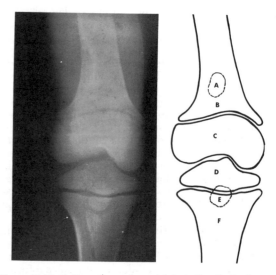

Figura 15-81. Radiografia caudocranial do joelho direito de um potro puro-sangue de 4 dias de idade (esquerda); **e cópia com indicação** (direita).

A, Patela; B, diáfise do fêmur; C, epífise distal do fêmur; D, epífise proximal da tíbia; E, epífise da tuberosidade tibial; F, diáfise da tíbia. (De Myers e Burt, 1966.)

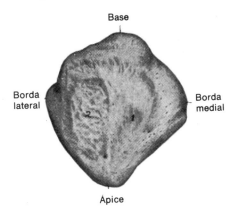

Figura 15-82. Patela direita do cavalo, vista cranial.

1, Área de inserção do ligamento patelar médio; 2, área de inserção do ligamento patelar lateral e do músculo bíceps femoral.

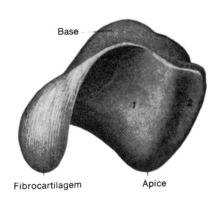

Figura 15-83. Patela direita do cavalo; vista caudal.

1, Parte medial; 2, parte lateral da face articular.

Perna

TÍBIA

A **tíbia** (Figs. 15-84, 85 e 86) é um osso longo que se estende obliquamente, distal e caudalmente da soldra ou babilha, ao jarrete. Articula-se proximalmente com o fêmur, distalmente com o tarso e lateralmente com a fíbula. Possui um corpo e duas extremidades.

O **corpo** ou diáfise é largo e trifacetado proximalmente, torna-se menor e achatado em direção sagital distalmente, mas alarga-se na extremidade distal. Apresenta para descrição três faces e três bordas. A **face medial** é larga proximalmente, onde apresenta proeminências rugosas para inserção do ligamento medial e dos músculos sartório e grácil; distalmente é mais estreita, convexa de uma borda a outra e subcutânea. A **face lateral** é lisa e um pouco em espiral. É larga e côncava no seu quarto proximal distal ao qual torna-se mais estreita e convexa e volta-se gradualmente para a parte cranial do osso; próximo à extremidade distal alarga-se um pouco, torna-se plana e direciona-se cranialmente. A **face caudal** é aplanada e está dividida em partes pela rugosa **linha poplítea**, que se dirige obliquamente da parte proximal da borda lateral para o meio da borda medial. A área triangular proximal à linha está ocupada pelo músculo poplíteo, ao passo que a área distal está assinalada por linhas rugosas nas quais se insere o músculo flexor digital profundo; as linhas desaparecem distalmente, onde a face é lisa e plana.

O **forame nutrício** está situado ou sobre a linha poplítea ou próximo dela. A **borda cranial** é muito proeminente no seu terço proximal, formando a crista da tíbia; distal, reduz-se a uma linha que termina numa pequena elevação próxima à extremidade distal do osso. A face medial da crista apresenta uma proeminência rugosa para inserção do tendão do músculo semitendinoso. A **borda medial** é arredondada em sua metade proximal, e aí se encontra um tubérculo no qual se insere o músculo poplíteo. A parte distal é uma linha rugosa bem distinta nos ossos. A **borda lateral** é côncava em sua parte proximal e concorre com a tíbia na formação do **espaço interósseo** da perna; uma impressão lisa indica o curso dos vasos tibiais e craniais através do espaço na parte cranial da perna. Próximo ao meio do osso a borda divide-se e inclui uma estreita face triangular.

A **extremidade proximal** (Fig. 15-87) é larga e trifacetada. Apresenta duas eminências articulares, os côndilos medial e lateral. Ambos apresentam uma conformação semelhante à sela de montaria para articulação com os correspondentes côndilos do fêmur e seus meniscos. A **eminência intercondiliana** ou espinha é uma proeminência central, e em cujos lados prolongam-se as faces articulares; consiste de uma parte medial elevada e uma parte lateral mais baixa *(tuberculum intercondylare laterale mediale)*. Cranial e caudalmente à eminência intercondiliana acham-se as fossas intercondilianas nas quais estão inseridos o ligamento cruzado cranial e os meniscos. Os côndilos estão separados caudalmente pela profunda **chanfradura poplítea** e sobre seu lado medial existe um tubérculo para inserção do ligamento cruzado caudal. O côndilo lateral apresenta uma saliente margem lateral, distal à qual existe uma **faceta** para articulação com a fíbula. Uma eminência cranial larga é a tuberosidade da tíbia. Está assinalada cranialmente por um sulco *(sulcus tuberositatis tibiae)*, cuja parte distal dá inserção ao ligamento medial da patela e se acha flanqueado por áreas rugosas para inserção dos ligamentos patelares lateral e medial. Uma **chanfradura semicircular lisa** *(sulcus extensorius)* separa a tuberosidade tibial do côndilo lateral e permite a passagem do tendão comum de origem dos músculos extensor digital longo e fibular terceiro.

A **extremidade distal** (Fig. 15-88) é muito menor do que a proximal; é de forma quadrangular e mais larga medialmente do que lateralmente. Apresenta uma **face articular** *(cochlea tibiae)* que se adapta à tróclea do astrágalo *(talus)* e consiste de dois sulcos separados por uma crista. A crista e os sulcos estão

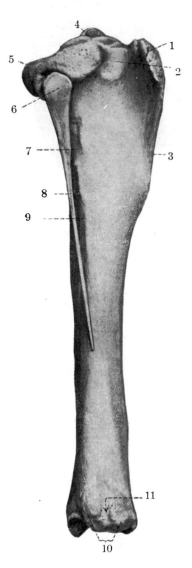

maléolo lateral é mais largo e está assinalado por um sulco vertical para passagem do tendão do extensor digital lateral.

Desenvolvimento. (Quadro 15-3). A tíbia (Figs. 15-89 e 90) apresenta normalmente três centros de ossificação e centros suplementares para a tuberosidade tibial (Figs. 15-81, 15-81', 15-91 e 15-91') e para o maléolo lateral (Figs. 15-89 e 92). Este último é realmente a extremidade distal da fíbula; ao nascimento é um fragmento separado, e uma linha de

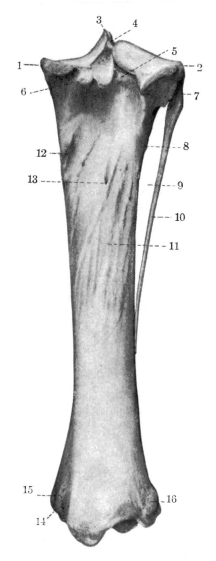

Figura 15-84. Tíbia e fíbula direitas do cavalo; vista lateral.

1, Tuberosidade;
2, sulco extensor;
3, borda cranial;
4, eminência intercondilar;
5, côndilo lateral;
6, cabeça da fíbula;
7, impressão dos vasos tibiais craniais;
8, corpo da fíbula;
9, borda lateral da tíbia;
10, maléolo lateral;
11, sulco para o tendão do extensor digital lateral.

direcionados oblíqüa, cranial e lateralmente e estão limitados de cada lado pelos maléolos, nos quais se inserem os ligamentos colaterais da articulação do jarrete. Uma fosseta sinovial rasa normalmente se acha presente no centro da crista articular. O sulco lateral é mais largo e mais raso do que o medial; está freqüentemente assinalado por uma linha ou sulco que indica a primitiva delimitação entre a tíbia e a fíbula. O **maléolo medial** é o mais proeminente dos dois e forma o limite cranial de um sulco *(sulcus malleolaris)* para o tendão do flexor digital longo. O

Figura 15-85. Tíbia e fíbula direitas do cavalo; vista caudal.

1, Côndilo medial;
2, côndilo lateral;
3, eminência intercondilar;
4, fossa para o ligamento cruzado cranial;
5, chanfradura poplítea;
6, tubérculo para ligamento cruzado caudal;
7, cabeça da fíbula;
8, impressão vascular;
9, espaço interósseo;
10, corpo da fíbula;
11, linhas musculares;
12, tubérculo;
13, forame nutrício;
14, linha poplítea;
15, maléolo medial;
16, sulco para o tendão extensor digital longo;
17, maléolo lateral.

OSTEOLOGIA EQÜINA

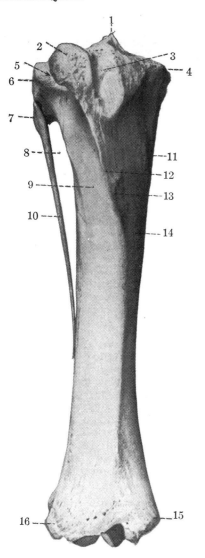

Figura 15-86. Tíbia e fíbula direitas do cavalo; vista cranial.

1, Eminência intercondilar; 2, tuberosidade; 3, sulco para o ligamento patelar médio; 4, côndilo medial; 5, sulco extensor; 6, côndilo lateral; 7, cabeça da fíbula; 8, espaço interósseo; 9, face lateral da tíbia; 10, corpo da fíbula, 11, impressão para inserção do músculo grácil; 12, borda cranial; 13, proeminência para inserção do músculo semitendinoso; 14, face medial da tíbia; 15, maléolo medial; 16, maléolo lateral.

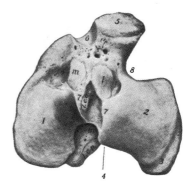

Figura 15-87. Extremidade proximal da tíbia direita do cavalo; vista da extremidade.

1, Côndilo medial; 2, côndilo lateral; 3, sulco sobre 2 para tendão poplíteo; 4, chanfradura poplítea; 5, tuberosidade; 6, sulco para o ligamento patelar médio; 7, tubérculos intercondilares laterais; 8, sulco extensor; l.c.a., l.c.p., depressões para inserção dos ligamentos cruzados cranial e caudal; 1, m., depressões para inserções dos meniscos.

FÍBULA

A **fíbula** (Figs. 15-84, 85, 86) do cavalo é um osso longo reduzido, situado ao longo da borda lateral da tíbia.

O **corpo** ou **diáfise** é uma haste delgada que forma o limite lateral do espaço interósseo da perna; sua extremidade distal geralmente termina em ponta na metade a dois terços distais da borda lateral da tíbia.

A cabeça ou **extremidade proximal** é relativamente larga e achatada transversalmente. Sua **face medial** apresenta uma área estreita *(facies articularis capitis fibulae)* ao longo da borda proximal para articulação com o côndilo lateral da tíbia. A **face lateral** é rugosa e dá inserção ao ligamento colateral lateral da articulação do joelho. Apresenta as bordas cranial e caudal arredondadas.

A **extremidade distal** está fusionada com a tíbia, constituindo o maléolo lateral.

união comumente é bem invisível no sulco articular no animal adulto (Fig. 15-88, n.º 3). A fusão da epífise distal primitiva da fíbula com a epífise distal da tíbia ocorre durante o primeiro ano. Na extremidade proximal, a tuberosidade tibial fusiona-se com a epífise proximal durante o segundo ano, seguida rapidamente pela união da epífise proximal com a diáfise ou corpo. A união da tuberosidade tibial ao corpo não é completa até algum tempo entre o trigésimo sexto e quadragésimo segundo mês. A extremidade distal fusiona-se com o corpo durante o segundo ano (Quadro 15-4).

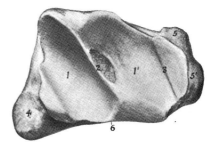

Figura 15-88. Extremidade distal da tíbia direita (e fíbula) do cavalo; vista da extremidade.

1, 1', Sulcos articulares; 2, crista intermediária e fossa sinovial; 3, linha de fusão da extremidade distal primitiva da fíbula com a tíbia; 4, maléolo medial; 5, 5', maléolo lateral; 6, borda cranial.

EQUINO

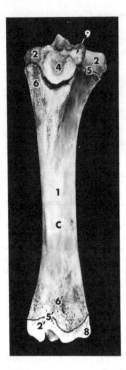
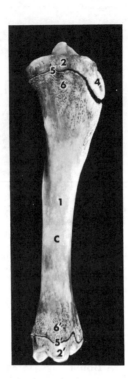

Figuras 15-89 e 90. Linhas epifisárias da tíbia esquerda em uma potranca árabe com 11 meses de idade.

C, Tíbia; 1, diáfise (corpo); 2, epífise proximal; 2', epífise distal; 4, tuberosidade tibial; 5, lâmina de cartilagem epífise-diafisária proximal; 5', lâmina da cartilagem epífise-diafisária distal; 6, extremidade proximal da diáfise (observar a aparência porosa do osso imaturo); 6', extremidade distal da diáfise; 8, epífise distal da tíbia (maléolo lateral); 9, seta para a lâmina de cartilagem. Notar 2 e 4 completamente fusionados sobre o lado medial e fusionados incompletamente do lado lateral.

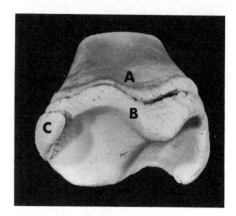

Figura 15-92. Extremidade distal da tíbia de um potro de 3 semanas de idade.

A, Diáfise; B, epífise distal; C, epífise do maléolo lateral (epífise distal primitiva da fíbula completamente separada da epífise distal da tíbia).

Desenvolvimento (Quadro 15-3). O desenvolvimento da tíbia assemelha-se com o da ulna. A cartilagem embrionária da fíbula estende-se por todo o comprimento da tíbia mas não se articula com o fêmur. No adulto a porção distal está reduzida a uma fina haste fibrosa ou calcificada, e a sua epífise distal primitiva transforma-se no maléolo lateral da tíbia (Fig. 15-88). Três ou mais centros de ossificação têm sido descritos (Quadro 15-4). Uma falha na fíbula freqüentemente pode ser observada (Figs. 15-93 e 93').

Zeskov (1959) encontrou falhas na ossificação da fíbula em 63 de 100 cavalos de 1 a 5 anos de idade e em 33 de 100 cavalos entre 16 e 20 anos de idade. Uma observação sobre 400 cavalos constatou uma progressiva ossificação do osso até os 15 anos de idade. Cerca de 85 por cento destas falhas estavam localizados na região da cartilagem epifisária proximal e outros 15 por cento ocorriam na região diafisária.

Ocasionalmente, todo corpo da tíbia desenvolve-se como uma reversão à condição dos ancestrais do Mioceno do cavalo. Radiografias de fíbulas isoladas de cavalos idosos freqüentemente revelam vários graus de ossificação (Fig. 15-94).

Pé

OSSOS DO PÉ

O **tarso** (Figs. 15-95 a 98) ou jarrete do cavalo geralmente compõe-se de seis ossos curtos, mas excepcionalmente pode apresentar sete. Estão dispostos em duas fileiras — proximal e distal.

TARSO TIBIAL. O osso **tarso tibial** (astrágalo) (Fig. 15-99) é o osso medial da fileira proximal. E de forma extremamente irregular mas pode ser considerado como oferecendo seis faces para descrição.

As **faces proximal** e **dorsal** são contínuas e formam a tróclea para articulação com a extremidade

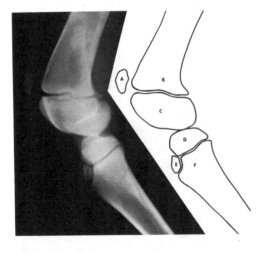

Figura 15-91. Radiografia lateromedial do joelho direito de um potro puro-sangue de 4 dias de idade *(esquerda);* **e cópia com indicação** *(direita).*

A, Patela; B, diáfise do fêmur; C, epífise distal do fêmur; D, epífise proximal da tíbia; E, epífise da tuberosidade da tíbia; F, diáfise da tíbia. (De Myers e Burt, 1966.)

OSTEOLOGIA EQÜINA

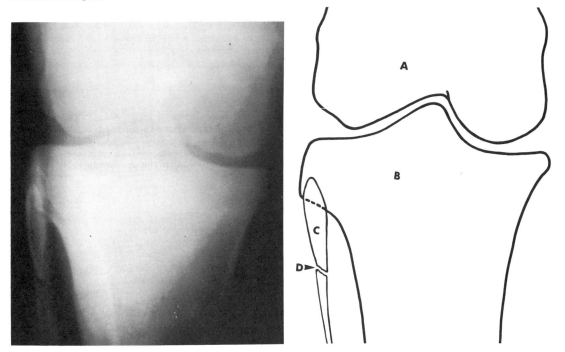

Figura 15-93. Radiografia caudocranial do joelho esquerdo de um cavalo puro-sangue castrado de 4 anos de idade *(esquerda)*; e cópia com indicação *(direita)*.

A, Extremidade distal do fêmur; *B*, extremidade proximal da tíbia; *C*, extremidade proximal da fíbula; *D*, falha fibular. (De Myers e Burt, 1966.)

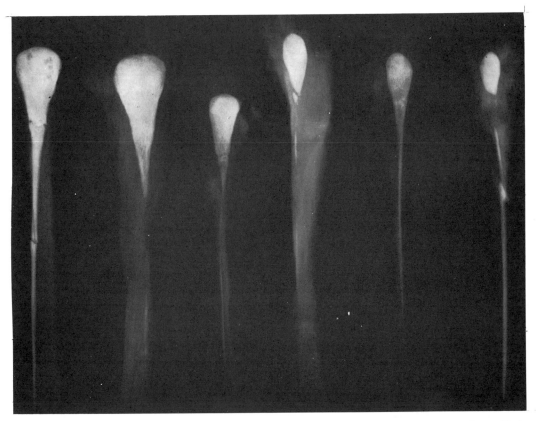

Figura 15-94. Radiografia de fíbulas isoladas de cavalos idosos (9 a 13 anos) ilustrando vários graus de ossificação fibular.

A, Nove anos; *B*, 13 anos; *C*, 10 anos; *D*, 10 anos; *E*, 9 anos; *F*, 10 anos.

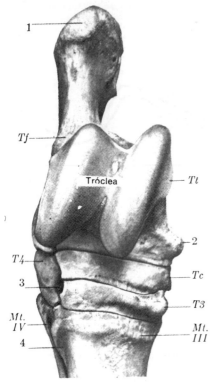

Figura 15-95. Tarso direito e parte proximal do metatarso do cavalo; vista dorsal.

Tc, Central do tarso; Tf, calcânea (tarso fibular); Tt, talos (tarso tibial); T3, terceiro tarsiano; T4, quarto tarsiano; 1, tuberosidade calcânea; 2, tuberosidade distal do talus; 3, canal vascular; 4, sulco para a artéria metatarsiana dorsal III; Mt, III, IV, ossos metatarsianos.

Figura 15-96. Tarso direito e parte proximal do metatarso do cavalo; vista plantar.

Tc, Central do tarso; Tf, calcâneo (tarso fibular) (corpo); Tt, talus (tarso tibial); T1, primeiro tarsiano (fusionado com o segundo); T3, terceiro tarsiano; T4, quarto tarsiano; 1, tuberosidade calcânea; 2, sulco tarsiano para o tendão do flexor digital profundo; 3, tuberosidade proximal do talus; 4, tuberosidade distal do talus; 5, sustentáculo; 6, canal vascular; Mt. II, III, IV, ossos metatarsianos.

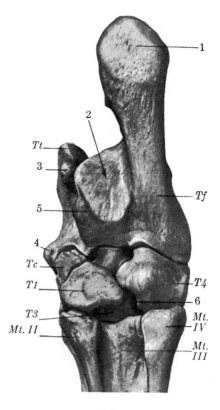

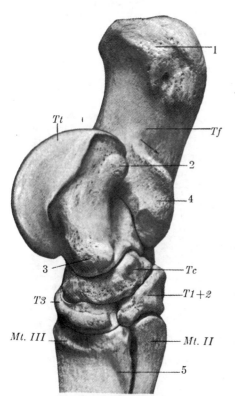

Figura 15-97. Tarso direito e parte proximal do metatarso do cavalo; vista medial.

Tc, Central do tarso; Tf, calcâneo (tarso fibular); Tt, talus (tarso tibial) (tróclea); T1 + 2, primeiro e segundo tarsianos fusionados (a linha pontilhada indica a divisão entre os dois elementos); T3, terceiro carpiano; 1, tuberosidade calcânea; 2, 3, tuberosidade proximal distal do talus; 4, sustentaculum; 5, sulco para a veia metatarsiana dorsal III; Mt, II, III, metatarsianos. A seta indica o curso do tendão flexor digital no sulco tarsiano.

OSTEOLOGIA EQÜINA

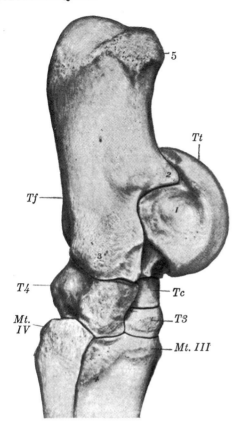

Figura 15-98. Tarso direito e parte proximal do metatarso do cavalo; vista lateral.

Tc, Central do tarso; Tf, calcâneo; Tt, tróclea do talus; T3, terceiro tarsiano; T4, quarto tarsiano; 1, depressão para inserção do ligamento colateral lateral; 2, processo coracóide; 3, proeminência para inserção do ligamento colateral lateral; 4, sulco para a artéria metatarsiana dorsal III; 5, tuberosidade calcânea; Mt, III, IV, ossos metatarsianos. A seta aponta para o canal vascular.

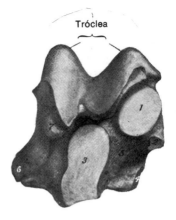

Figura 15-99. Talus direito do cavalo; vista plantar.

1-4, Facetas para articulação com o calcâneo; 5, fossa; 6, tuberosidade distal; 7, tuberosidade proximal.

fossa rugosa na qual se insere o ligamento colateral lateral.

CALCÂNEO. O **calcâneo** (osso tarso fibular) (Fig. 15-100) é o maior dos ossos do jarrete. É alongado, aplanado transversalmente e forma uma alavanca para os músculos extensores da articulação do jarrete.

O calcâneo é alargado em sua extremidade proximal e forma a **tuberosidade do calcâneo** *(tuber calcanei)** ou *ponta do jarrete*; a parte plantar desta eminência dá inserção ao tendão do gastrocnêmio, enquanto que dorsalmente e de cada lado fornece inserção aos tendões dos músculos flexor digital su-

---

*Antigamente denominado *tuber calcis*.

distal da tíbia *(cochlea tibiae)*. A tróclea consiste de duas cristas oblíquas com um sulco profundo entre elas; estas cristas encurvam-se em espiral em direção dorsal, distal e lateral, formando um ângulo de 12 a 15 graus com o plano sagital. Normalmente há uma fosseta sinovial rasa no sulco. A **face distal** *(facies articularis navicularis)* é convexa dorsoplantarmente e em sua maior parte articula-se com o osso central do tarso; lateralmente, possui uma faceta oblíqua para o quarto osso do tarso e um sulco não articular interrompe o centro desta face. A **face plantar** *(facies articularis calcaneae)* é oblíqua e extremamente irregular; apresenta quatro facetas para articulação com o calcâneo; as facetas estão separadas por áreas rugosas escavadas e a **fossa** mais larga *(sulcus tali)* forma com a correspondente do calcâneo uma cavidade denominada seio do tarso. A **face medial** apresenta em sua parte distal uma grande tuberosidade e sobre a sua parte proximal uma pequena tuberosidade para inserção do ligamento colateral medial da articulação do jarrete (curvilhão). A **face lateral** é menor que a medial e está assinalada por uma ampla

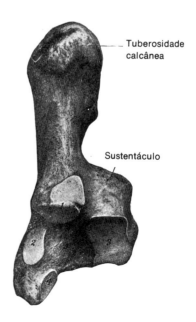

Figura 15-100. Calcâneo direito do cavalo; vista dorsal.

1-4, Facetas para articulação com o talus; 5, fossa.

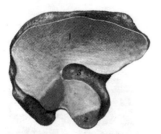

Figura 15-101. Osso central do tarso direito do cavalo; face proximal.

1, Face articular para o talus; 2, faceta para o calcâneo; 3, depressão não articular.

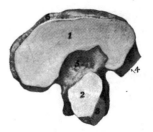

Figura 15-103. Terceiro tarsiano direito do cavalo; face proximal.

1, 2, Facetas para o central do tarso; 3, 4, facetas para o quarto tarsiano; 5, depressão não articular; 6, crista dorsal.

perficial, bíceps, femoral e semitendinoso. A **extremidade distal** *(facies articularis cuboidea)* apresenta uma faceta côncava para articulação com o quarto osso tarsiano. A **face medial** *(facies articularis talares)* exibe na sua parte distal um processo robusto, o **sustentáculo do talão** que se projeta medialmente. O processo apresenta dorsalmente uma faceta larga, oval, ligeiramente côncava para a articulação com o tarso tibial e às vezes distalmente uma pequena face articular para o osso central do tarso. Sua face plantar forma, com a face medial lisa do corpo, um sulco para o tendão do músculo flexor digital profundo *(sulcus tend. m. flex. digiti I longus)*. Sua face medial apresenta uma proeminência na parte distal para inserção do ligamento colateral medial. A **face lateral** do corpo é aplanada, exceto distalmente, onde se observa uma proeminência rugosa para inserção do ligamento colateral lateral. A **borda distal** é côncava longitudinalmente, lisa e arredondada na sua parte proximal. Aproximadamente em seu centro existe uma projeção em forma de ponta obtusa, o **processo coracóide**, que apresenta facetas nas suas faces medial e distal para articulação com o tarso tibial e uma rugosidade lateralmente para inserção ligamentosa. Distal a estas acham-se mais duas facetas para o tarso tibial e uma extensa **fossa** rugosa *(sulcus calcanei)*, que concorre na formação do seio do tarso. A **borda plantar** é reta e larga e se amplia um pouco mais em cada extremidade; é rugosa e dá inserção ao ligamento plantar longo.

OSSO CENTRAL DO TARSO. O osso central do tarso (Fig. 15-101) é irregularmente quadrilateral e está situado entre o tarso tibial proximalmente e o ter-

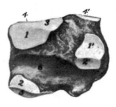

Figura 15-104. Quarto tarsiano direito do cavalo; face medial.

1, 1', Facetas para o central do tarso; 2, facetas para o terceiro tarsiano; 3, faceta para o talus; 4, 4', facetas para o calcâneo; 5, faceta para o grande metatarsiano; 6, sulco que concorre com o central e o terceiro tarsiano na formação do canal vascular do tarso.

ceiro tarsiano distalmente. E aplanado proximodistalmente e pode ser descrito como tendo duas faces e quatro bordas. A **face proximal** é côncava dorsoplantarmente, e quase toda ela articula-se com o tarso tibial: uma depressão não articular interrompe a parte lateral e às vezes apresenta uma faceta para o calcâneo no ângulo plantar. A **face distal** é convexa e está cruzada por um sulco não articular, que separa facetas para a articulação com o terceiro mais o primeiro e segundo fusionados ossos tarsianos. As **bordas dorsal** e **medial** são contínuas, convexas e rugosas. A **borda plantar** oferece duas proeminências separadas por uma incisura. A **borda lateral** é oblíqua e suporta facetas para articulação com o quarto tarsiano, entre as quais é escavada e rugosa.

PRIMEIRO E SEGUNDO OSSOS TARSIANOS. O **primeiro** e **segundo ossos tarsianos** (Fig. 15-102) estão normalmente fusionados no cavalo, constituindo um osso de forma muito irregular, situado na parte medioplantar da fileira distal, distal ao osso central e plantar ao terceiro tarsiano. É o menor dos ossos do tarso e pode ser descrito como exibindo quatro faces e duas extremidades. A **face medial** direciona-se plantar e medialmente, é convexa e dá inserção ao ligamento colateral medial; ela apresenta uma impressão para inserção do tendão medial (cuneon) do músculo tibial cranial. A **face lateral** está assinalada por uma profunda incisura que indica a divisão entre o primeiro e o segundo elementos tarsianos; exibe uma faceta para o terceiro tarsiano. A **face proximal** é côncava e possui duas facetas para articulação com o osso central do tarso; está separada da face medial por uma borda proeminente. A **face distal** é larga dorsalmente, onde se articula com o

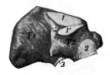

Figura 15-102. Primeiro e segundo (fusionados) tarsianos direitos do cavalo; face lateral.

T1, T2, Primeiro e segundo tarsianos; 1, 1', face articular para o central do tarso; 2, faceta para o terceiro tarsiano; 3, faceta para o pequeno metatarsiano medial. A separação entre os dois ossos (quando presentes) está indicada até a extensão visível por linha pontilhada entre 1 e 1'.

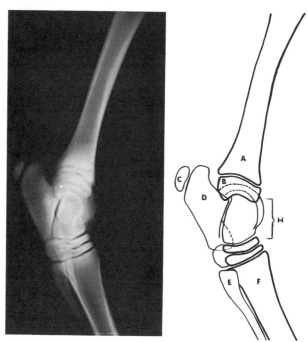

Figura 15-105. Radiografia lateromedial do jarrete direito de um potro Shetland de duas semanas de idade *(esquerda);* **e cópia com indicação** *(direita).*

A, Diáfise da tíbia; B, epífise distal da tíbia; C, epífise da tuberosidade calcânea; D, massa principal do calcâneo; E, pequeno metatarsiano; F, terceiro metatarsiano; H, ossos tarsianos. (De Myers e Burt, 1966.)

grande metatarsiano e o pequeno metatarsiano medial. A **extremidade dorsal** apresenta uma crista ou tubérculo. A **extremidade plantar** é uma borda obtusa.

Em alguns casos o primeiro e segundo ossos tarsianos permanecem separados — uma notável reversão à condição do primitivo ancestral do cavalo.

TERCEIRO OSSO TARSIANO. O **terceiro tarsiano** (Fig. 15-103) assemelha-se ao osso central, porém é menor e de contorno triangular. Está situado entre o osso central proximalmente e o grande metatarsiano *distalmente.* Possui duas faces e três bordas.

A **face proximal** é côncava e está cruzada por uma depressão não articular que se divide em duas facetas desiguais; articula-se com o osso central do carpo. A **face distal** é ligeiramente convexa e apóia-se sobre o grande metatarsiano; apresenta uma extensa escavação rugosa central. A **borda dorsal** é

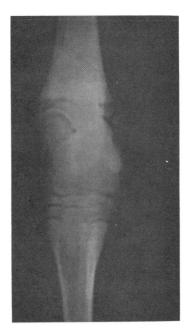 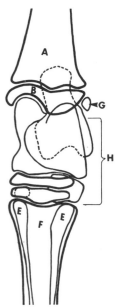

Figura 15-106. Radiografia plantarodorsal e caudocranial do jarrete direito de um potro Shetland de duas semanas de idade *(esquerda);* **e cópia com indicação** *(direita).*

A, Diáfise da tíbia; B, epífise distal da tíbia; E, pequenos metatarsianos; F, terceiro metatarsiano; G, epífise do maléolo lateral da tíbia (epífise distal primitiva da fíbula); H, ossos tarsianos. (De Myers e Burt, 1966.)

convexa e apresenta uma crista arredondada na sua parte medial. A **borda medial** é profundamente chanfrada e oferece uma pequena faceta para o primeiro e segundo ossos tarsianos fusionados. A **borda lateral** está também dividida por uma incisura em duas partes e suporta duas facetas diagonalmente opostas para articulação com o quarto tarsiano. Em alguns casos há uma faceta para o pequeno metatarsiano.

QUARTO OSSO TARSIANO. O **quarto osso tarsiano** (Fig. 15-104) é um osso lateral da fileira distal e sua altura se iguala à dos ossos central do tarso e terceiro tarsiano juntos. É de formato cubóide e apresenta seis faces.

A **face proximal** é convexa transversalmente e se articula principalmente com o calcâneo e numa pequena extensão com o astrágalo. A **face distal** apóia-se sobre o grande metatarsiano e sobre o pequeno metatarsiano lateral. A **face medial** suporta quatro facetas para articulação com os ossos central

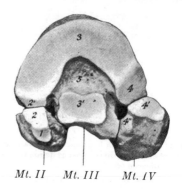

Figura 15-108. Extremidades proximais dos metatarsianos direitos do cavalo; vista da extremidade.

1, Faceta para o primeiro tarsiano; 2, 2', facetas para o segundo tarsiano; 3, 3', facetas para o terceiro tarsiano; 4, 4', 4'', facetas para o quarto tarsiano; 5, depressão não articular. Compare com a Fig. 15-57.

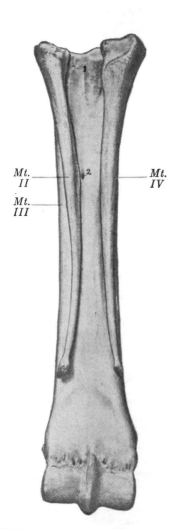

Figura 15-107. Ossos metatarsianos direitos do cavalo; vista plantar.

1, Área rugosa para inserção do m. interósseo; 2, forame nutrício. Compare com a Fig. 15-56.

do tarso e terceiro tarsiano. Está dividida dorsoplantarmente por um sulco liso que, pela aposição com os ossos adjacentes, forma o **canal do tarso** para a passagem do ramo do vaso perfurante proximal. As **faces dorsal, lateral** e **plantar** são contínuas e rugosas. Na parte plantar uma tuberosidade dá inserção ao ligamento plantar longo.

Desenvolvimento (Quadro 15-3). O calcâneo desenvolve-se por dois centros de ossificação, viz. um para a massa principal do osso e outro para a extremidade proximal (Fig. 15-105 e 105'). A extremidade proximal fusiona-se com a massa principal do calcâneo entre o décimo nono e o trigésimo sexto mês (Quadro 15-4). O primeiro e segundo ossos tarsianos apresentam dois centros separados, mas normalmente fusionam-se antes do nascimento. Todos os outros tarsianos desenvolvem-se por um único centro de ossificação (Figs. 15-106 e 15-106').

OSSOS METATARSIANOS

Os **ossos metatarsianos** (Fig. 15-107), três em número, apresentam a mesma disposição geral dos ossos metacarpianos, porém oferecem algumas diferenças importantes. A direção deles é ligeiramente oblíqua, distal e um pouco dorsal.

O **terceiro** ou **grande metatarsiano** é cerca de um sexto mais longo do que o correspondente metacar-

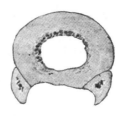 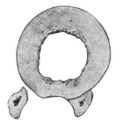

Figuras 15-109 *(esquerda)* e **110** *(direita)*. **Secções transversais do metacarpiano e do metatarsiano esquerdos.**

As secções foram feitas um pouco proximal à metade dos ossos.

piano; num animal de porte médio a diferença é de cerca de 5 cm. O corpo ou **diáfise** é mais cilíndrico e quase circular em secção transversal, exceto na sua parte distal. Na parte proximal de sua face lateral existe um sulco que está direcionado oblíqua, plantar e distalmente e que continua com o sulco formado pela aposição com o quarto metatarsiano ou metatarsiano lateral; indica o curso da terceira artéria metatarsiana dorsal. Uma impressão rasa na mesma posição do lado medial assinala a passagem da veia correspondente. O **forame nutrício** está relativamente mais alto do que no osso metacarpiano. A base ou **extremidade proximal** (Fig. 15-118) é muito mais larga dorsoplantarmente do que a do osso metacarpiano. Sua face articular (facies articularis tarsea) é ligeiramente côncava e está assinalada por uma depressão central larga e não articular, continuada lateralmente por uma incisura profunda. A maior parte da superfície articula-se com o terceiro tarsiano, mas há uma faceta lateral para o quarto metatarsiano e normalmente uma pequena faceta em posição plantar e medialmente para os ossos tarsianos primeiro e segundo fusionados. Do lado plantar existem dois pares de facetas para articulação com o segundo e quarto metatarsianos. A face dorsal é cruzada por uma crista rugosa para inserção do músculo tibial cranial, que se torna mais larga e se volta distalmente para o lado lateral, plantar ao sulco vascular. A tróclea ou extremidade distal assemelha-se muitíssimo com a correspondente extremidade do osso metacarpiano (Figs. 15-109 e 110).

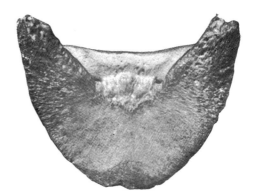

Figura 15-112. Falange distal do membro pélvico do cavalo.

Em alguns casos a parte distal do corpo apresenta-se um pouco encurvada plantarmente. A tróclea estende-se ligeiramente mais alta plantarmente do que no caso do osso metacarpiano. O grande metatarsiano é, além disto, de construção muito mais robusta do que o metacarpiano. A camada de substância compacta é muito mais espessa ao meio do corpo do osso, especialmente dorsal e medialmente.

O **segundo** e **quarto metatarsianos** são um pouco mais longos do que o correspondente metacarpiano. O **quarto metatarsiano** (lateral) é relativamente maciço, especialmente na sua parte proximal. A base ou extremidade proximal é larga e saliente e oferece uma ou duas facetas proximalmente para o quarto tarsiano e duas dorsomedialmente para articulação com o grande metatarsiano; nas demais partes é rugosa para inserção. O **segundo metatarsiano** (medial) é muito mais delgado do que o quarto, particularmente na sua base. Apresenta duas facetas proximalmente para o primeiro e segundo tarsianos fusionados e, às vezes, uma para o terceiro tarsiano e, dorsolateralmente, duas facetas para o terceiro metatarsiano.

Desenvolvimento. Os ossos metatarsianos desenvolvem-se do mesmo modo que os ossos metacarpianos (Quadro 15-3 e Figs. 15-105, 105', 106 e 106').

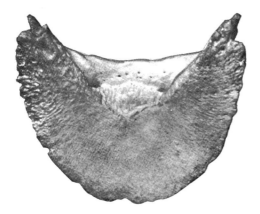

Figura 15-111. Falange distal do membro torácico do cavalo.

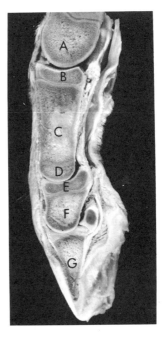

Figura 15-113. Lâmina de cartilagem epífise-diafisária e centros de ossificação para falanges e epífises distais do metatarso de um feto de 317 dias de gestação.

A, Epífise distal do metatarso; B, epífise proximal da falange proximal; C, corpo da falange proximal; D, epífise distal da falange proximal; E, epífise proximal da falange média; F, epífise distal da falange média; G, falange distal.

DEDOS

Falanges e Ossos Sesamóides

O eixo das **falanges** do membro pélvico forma com o plano do solo um ângulo que é 5 graus maior do que o do membro torácico; as principais diferenças na forma e no tamanho dos ossos são as seguintes:

FALANGE PROXIMAL. A **falange proximal** (primeira falange) é um pouco menor, mais larga proximalmente e mais estreita distalmente.

FALANGE MÉDIA. A **falange média** (segunda falange) é mais estreita e ligeiramente mais longa.

FALANGE DISTAL. A **falange distal** (terceira falange) (Figs. 15-111 e 112) é mais estreita, e o ângulo de inclinação da face parietal é um pouco maior (cerca de 5 graus); a face plantar é mais côncava e os processos plantares são menos proeminentes e mais próximos entre si. O termo plantar substitui o palmar na designação das correspondentes características.

SESAMÓIDES. Os **sesamóides proximais** são um pouco menores, à exceção da espessura, em relação aos membros torácicos. O sesamóide distal é mais estreito e mais curto.

Desenvolvimento. A falange do membro pélvico desenvolve-se do mesmo modo que as falanges do membro torácico (Quadro 15-3). As falanges proximal e média ossificam-se por três centros, todos eles observados antes do nascimento por Myers e Getty (Fig. 15-113).

CRÂNIO

D. J. Hillmann

OSSO OCCIPITAL

O **osso occipital** está situado na parte caudal do crânio, do qual forma a parede caudal e parte da parede ventral ou base (Figs. 15-114 a 116).

Sua parte mais baixa está perfurada centralmente pelo **forame magnum,** uma larga abertura quase circular, onde a cavidade cranial une-se ao canal vertebral. O forame está delimitado lateral e dorsalmente pelas **partes laterais** do osso e ventralmente pela **parte basilar.** Acima das partes laterais — porém não participando na formação do forame magnum — acha-se a **parte escamosa** (Fig. 15-117).

As **partes laterais** apresentam os **côndilos occipitais,** que se articulam com o atlas. Os côndilos estão dispostos obliquamente, afastados dorsalmente e separados ventralmente por um pequeno intervalo. A face articular está encurvada tão abruptamente na direção dorsoventral de modo a formar uma crista rombuda. A face cranial é côncava e lisa. Lateral ao côndilo acha-se o **processo jugular** (paramastóide), uma robusta lâmina de osso que se projeta ventral e caudalmente; sua face lateral é convexa e rugosa para inserções musculares; sua face medial é côncava de um extremo a outro. Entre a raiz desse processo e o côndilo encontra-se a depressão lisa, a **fossa condilar ventral;** na parede medial desta fossa acha-se o **canal do hipoglosso,** que transmite o nervo do mesmo nome.

A **parte basilar** é uma robusta barra mais ou menos prismática, que se estende rostralmente da margem ventral do forame magnum. É larga e achatada caudalmente, mais estreita e espessa rostralmente. A face ventral é arredondada. A face cranial é côncava e lisa; sua parte caudal suporta a medula oblonga (bulbo) e sua parte rostral apresenta uma cavidade rasa na qual repousa a ponte. As bordas laterais são finas e cortantes e formam a margem medial da **fissura petrooccipital** e do **forame rasgado.** A extremidade rostral apresenta, no animal jovem, uma área semicircular plana e de aspecto corroído que está unida ao corpo do basisfenóide por uma camada de cartilagem; no adulto ocorre uma completa fusão. Na parte ventral da junção estão os **tubérculos musculares** (basilares) para inserção dos músculos retoventral da cabeça e longo da cabeça (Fig. 15-138).

A **parte escamosa** é uma massa algo quadrilátera situada dorsal às partes laterais, das quais permanece distinta até os dois anos. A **face externa** é cruzada por uma crista muito proeminente, a **crista nucal;** a sua parte central é espessa, de direção transversa, e forma o ponto mais alto do crânio quando a cabeça está na posição normal; lateralmente torna-se mais delgada e continua ventral e rostralmente para unir-se à crista temporal.* A crista nucal divide a face em duas partes muito desiguais; a porção dorsal é a menor (*planum parietale*) e apresenta um crista mediana que é a parte caudal da **crista sagital externa (crista parietal); a porção ventral à crista** (*planum nuchale*) é maior e apresenta uma eminência central, a **protuberância occipital externa,** na qual se insere a parte funicular do ligamento nucal. A **face interna** é côncava e apresenta uma depressão central profunda e duas laterais mais rasas que se adaptam à face do cerebelo (Fig. 15-118). Na junção com o osso interparietal, o occipital lança uma projeção transversa, a **protuberância occipital interna.**

A **borda parietal** está unida por suturas com os ossos parietal e interparietal. A **borda mastóidea** une-se à parte petrosa do osso temporal. A parte basilar está em contato com o corpo basisfenóide por meio de cartilagens (no animal jovem). Os côndilos articulam-se com o atlas.

---

*A crista nucal desta descrição é equivalente à protuberância occipital externa e à linha nucal superior do homem; tem sido comumente denominada de crista occipital, mas não é a equivalente àquele aspecto do crânio humano. Uma linha curva um pouco mais ventral, que continua nos processos jugulares, representa a linha nucal inferior do homem.

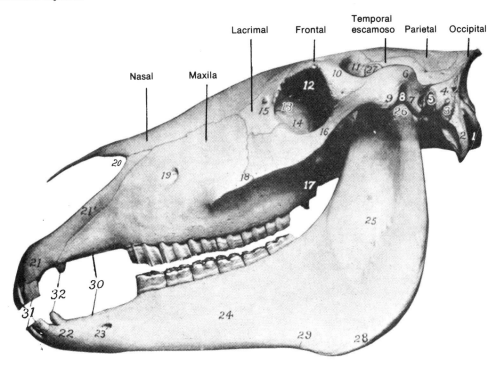

Figura 15-114. Crânio do cavalo; vista esquerda.
1, Côndilo occipital; 2, processo jugular; 3, processo mastóide; 4, processo occipital da parte escamosa do osso temporal; 5, meato acústico externo ósseo; 6, processo zigomático do temporal; 7, processo retroarticular; 8, fossa mandibular da parte escamosa do temporal; 9, tubérculo articular do temporal; 10, processo zigomático do frontal; 11, parte temporal do frontal; 12, parte orbital do frontal; 13, fossa para o sacro lacrimal; 14, face orbitária do lacrimal; 15, processo lacrimal rostral; 16, processo temporal do zigomático; 17, tuberosidade maxilar; 18, crista facial; 19, forame infra-orbitário; 20, chanfradura nasoincisiva; 21, corpo do osso incisivo; 21', processo nasal do 21; 22, parte incisiva do corpo da mandíbula; 23, forame mental; 24, parte molar do corpo da mandíbula; 25, ramo da mandíbula; 26, processo condilar da mandíbula; 27, processo coronóide da mandíbula; 28, ângulo da mandíbula; 29, incisura para os vasos faciais; 30, margem interalveolar; 31, dentes incisivos; 32, dentes caninos.

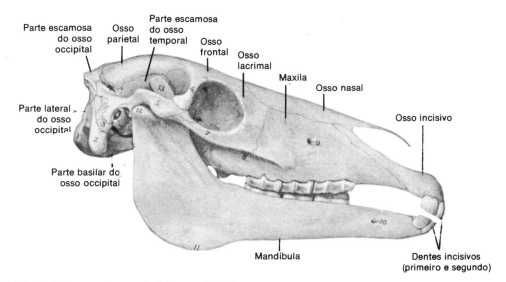

Figura 15-115. Crânio de potro de cerca de dois meses de idade.
Esta figura ilustra diferentes aspectos do crânio de um potro jovem em comparação com o do animal adulto mostrado na Fig. 15-114. 1, Côndilo occipital; 2, processo jugular; 3, processo mastóide; 4, meato acústico externo; 5, processo zigomático do temporal; 6, processo zigomático do frontal; 7, processo temporal do zigomático; 8, crista facial; 9, forame infra-orbitário; 10, forame mental; 11, ângulo da mandíbula; 12, processo condilar da mandíbula; 13, processo coronóide da mandíbula.

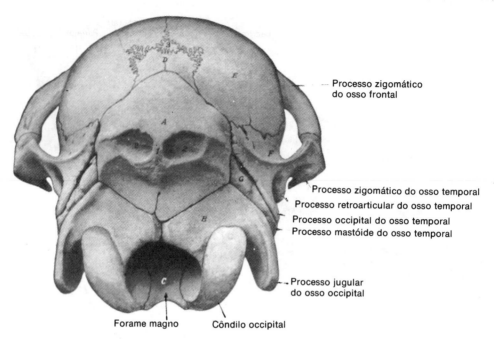

Figura 15-116. Crânio de um potro recém-nascido; vista caudal.

Partes, A, escamosa, B, lateral e C, basilar do occipital; D, osso interparietal; E, parietal; F, parte escamosa do temporal; G, parte petrosa do temporal; 1, protuberância occipital externa; 2, depressões nas quais se inserem os tendões dos músculos semi-espinhais da cabeça; 3, interparietal.

DESENVOLVIMENTO. O occipital ossifica-se em cartilagem por quatro centros e consiste, ao nascer, de quatro peças como foi descrito acima. As partes laterais unem-se com a parte basilar aos três para quatro meses e com a parte escamosa no segundo ano, quando então o osso se consolida.

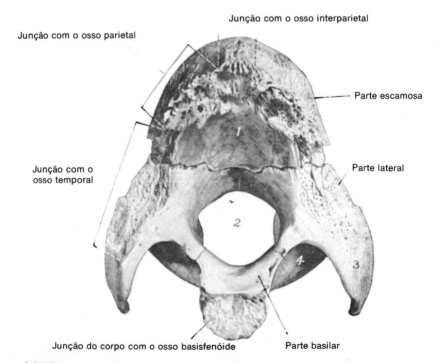

Figura 15-117. Osso occipital do potro; vista rostral.

1, Depressão da parte escamosa para o cerebelo; 2, forame magnum; 3, processo jugular; 4, fossa condiloidéia.

OSTEOLOGIA EQÜINA

A sutura lambdoidal (parieto-occipital) e sincondrose esfeno-occipital se obliteram normalmente em torno do quinto ano. A sutura occipitomastóidea ossifica-se parcialmente nos animais velhos.

OSSO ESFENÓIDE

O **osso esfenóide** está situado na base do crânio e a sua parte central acha-se rostral à parte basilar do occipital. Ao nascer, consiste de duas peças distintas, o basisfenóide e o pré-esfenóide (Figs. 15-119, 120, 136, 138, 139, 141 e 142).

Basisfenóide

O **basisfenóide** é composto de um corpo, um par de asas e um par de processos. O corpo articula-se caudalmente com a parte basal do occipital e rostralmente com o pré-esfenóide; as asas articulam-se lateralmente com a parte escamosa do temporal, rostralmente com o pré-esfenóide e caudalmente com o parietal; o processo pterigoideu articula-se rostromedialmente com o palatino e medialmente com o pterigóide.

O **corpo** está situado medialmente; é cilíndrico, mas achatado dorsoventralmente. A extremidade caudal é plana e une-se à parte basilar do occipital; dorsalmente na linha de junção existe uma ligeira elevação transversa, a crista esfeno-occipital, e ventralmente acham-se os tubérculos musculares. Rostralmente está unido ao corpo do pré-esfenóide. Sua face externa é convexa em direção transversa. A

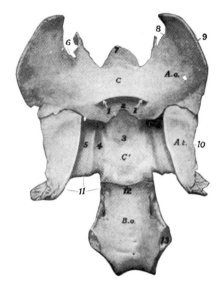

Figura 15-119. Esfenóides e parte basilar do occipital de um potro recém-nascido; vista dorsal.

A.o., Asa do pré-esfenóide; A.t., asa do basisfenóide; B.o., parte basilar do occipital; C, corpo do pré-esfenóide; C', corpo do basisfenóide; 1, canais ópticos; 2, sulco óptico *(sulcus chiasmatis)*; 3, fossa hipofisária; 4, sulco para o seio cavernoso; 5, sulco para o nervo maxilar; 6, chanfradura que concorre na formação do forame etmoidal; 7, rostrum esfenoidal; 8, junção com a lâmina criviforme do etmóide; 9, junção com o frontal; 10, junção com a parte escamosa do temporal; 11, margem do forame lácero; 12, crista esfeno-occipital; 13, junção da parte basilar do occipital com a parte lateral.

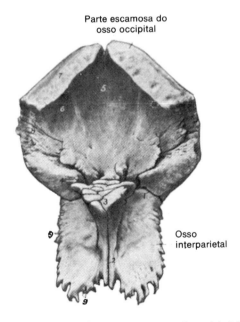

Figura 15-118. Interparietal e parte escamosa do occipital de um potro recém-nascido; vista ventral.

1, Junção do interparietal com a parte escamosa do occipital; 2, sutura sagital; 3, processo tentorial ósseo; 4, sulco transverso para o seio temporal; 5, depressão para o vermis cerebelar; 6, depressão para o hemisfério do cerebelo; 7, junção da parte escamosa com a parte lateral do occipital; 8, junção do occipital com a parte petrosa do temporal; 9, junção do interparietal com o parietal.

face cerebral apresenta uma **sela túrcica** reduzida (o dorso da sela e os processos clinóides não existem) na qual encontra-se uma depressão central, a **fossa hipofisária,** para a hipófise.

As **asas** do basisfenóide estendem-se lateralmente e um pouco dorsalmente do corpo; são menores do que as asas do pré-esfenóide e apresentam contorno irregularmente quadrilátero. A **face temporal** contribui na formação da fossa infratemporal e suporta o processo pterigóide na sua parte rostral; na junção com o corpo existe um pequeno sulco que se dirige rostralmente para o canal pterigóide. A **face cerebral** apresenta, na junção com o corpo, dois *sulcos* longitudinais. O sulco lateral *(sulcus m. maxilaris)* é o mais largo e dirige-se rostralmente para o forame redondo; ele aloja o nervo maxilar. O sulco medial conduz ao forame orbital e contém o seio cavernoso da dura-máter. O sulco mais externo está delimitado lateralmente por uma delgada crista saliente na qual se acha um pequeno sulco para o nervo troclear. O restante da face é côncavo e suporta o lobo piriforme do cérebro. A borda dorsal une-se à parte escamosa do temporal na sutura esfenoescamosa. A **borda rostral** junta-se dorsalmente à asa do pré-esfenóide, e ventral a este é livre e forma a **crista pterigoidéia.** A crista prolonga-se sobre o processo pterigoideu; em cima ou embaixo de sua parte mais alta há comumente uma pequena abertura, o **cànal troclearφ,** que transmite o nervo troclear. Imediatamente caudal à crista está o **pequeno forame alar,** através do qual emerge a artéria temporal profunda cranial proveniente do canal alar do processo pterigoideu. A **borda caudal** forma o limite rostral do forame rasgado; ela apresenta três **incisuras** que são, do medial para caudolateral, a **carotídea** (variavelmente dupla), a **oval** e a **espinhosa** (que transmitem a artéria carótida interna, o nervo mandibular e a artéria meníngea média, respectivamente). O ângulo de junção das bordas dorsal e caudal articula-se com o parietal.

Os **processos pterigoideus** originam-se das asas e do corpo do basisfenóide. Eles projetam-se ventral e rostralmente e curvam-se lateralmente na parte mais baixa. A raiz está perfurada pelo **canal alar** que transmite a artéria maxilar. Desse canal parte um ramo que se dirige dorsal e rostralmente para se abrir no pequeno forame alar *(foramen alare parvum)*. A **face lateral** é côncava e está assinalada por linhas para inserção muscular. A **face medial** é convexa; está amplamente encoberta pelas partes sobrepostas dos ossos palatino e pterigóide.

O **canal pterigoideu** prolonga o sulco observado na face ventral da asa do basisfenóide na sua junção com o corpo. Estende-se rostral e dorsalmente entre a raiz do processo pterigoideu, pré-esfenóide e pterigóide e abre-se na parte caudal da fossa pterigopalatina. Transmite o nervo do canal pterigoideu.

Pré-Esfenóide

O **pré-esfenóide** é composto de um corpo e um par de asas. O corpo articula-se com o basisfenóide caudalmente, com o etmóide rostrodorsalmente, com o vômer rostroventralmente e com o palatino rostrolateralmente; as asas articulam-se com o frontal dorsolateralmente e com as asas do basisfenóide caudalmente.

O **corpo** está situado medialmente, é curto e une-se caudalmente ao basisfenóide. Sua parte rostral está encoberta numa grande extensão pelo vômer e pelo pterigóide. A face cerebral apresenta os seguintes aspectos: (1) Rostralmente existe uma parte aplanada e elevada *(jugum sphenoidale)* que está parcialmente subdividida por uma elevação mediana em duas áreas laterais ligeiramente côncavas; esta parte tem uma margem livre delgada caudalmente, que recobre a entrada dos canais ópticos. A crista mediana é denominada **rostro esfenoidal;** ela encaixa-se numa incisura da lâmina cribiforme do etmóide e une-se à crista gali. (2) Logo após caudal e em nível mais inferior existe uma depressão transversa lisa, o **sulco óptico** *(sulcus chiasmatis)*, no qual repousa o quiasma óptico. (3) De cada extremidade deste sulco o **canal óptico** passa em direção rostrolateral e abre-se na órbita através do **forame óptico**. A extremidade rostral do corpo é expandida e une-se

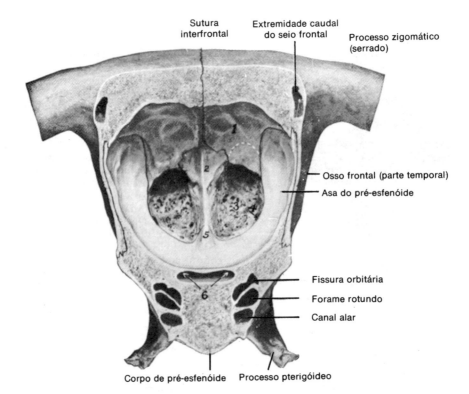

Figura 15-120. Secção transversal do crânio do cavalo. A secção incide justamente rostral ao côndilo do temporal e é observada caudalmente.

1, Face interna do frontal; 2, crista galli; 3, lâmina criviforme; 4, forame etmoidal; 5, espinha do basisfenóide; 6, canais ópticos. Linha pontilhada abaixo de 1 indica o limite da parte encoberta da fossa etmoidal.

OSTEOLOGIA EQÜINA

aos ossos etmóide e palatino; é escavada e forma os seios esfenoidais. Estas cavidades estendem-se caudalmente até o sulco óptico e são normalmente contínuas rostralmente com as cavidades nas partes verticais do palatino;* elas acham-se separadas por um septo completo que nem sempre é mediano.

As **asas** do pré-esfenóide encurvam-se dorsolateralmente dos lados do corpo. Sua **face cerebral** é côncava e está assinalada por impressões digitais pelos gírus do cérebro. A face lateral é convexa e está largamente encoberta pela superposição da asa do basisfenóide e pela parte escamosa dos ossos temporal e frontal; uma estreita parte dela (*facies orbitalis*) permanece descoberta sobre a parede medial da cavidade orbitária na incisura esfenoidal do frontal. A **borda dorsal** une-se com o frontal na sutura esfenofrontal. A **borda rostral** junta-se ao etmóide na sutura esfenoetmoidal; na sua parte ventral coopera com o etmóide e o frontal na formação do **forame etmoidal. A borda caudal** está sobreposta pela asa do basisfenóide e pela parte escamosa do temporal. A raiz da asa está perfurada pelo **canal óptico.** Imediatamente ventral e caudal a este último (i.e., sob a raiz) acha-se a **fissura orbitária.** Ventral a esta e comumente dela separada por uma delgada lâmina óssea freqüentemente incompleta, acha-se uma abertura mais larga, o **forame redondo,** que está delimitado externamente pela raiz do processo pterigoideu. Dorsolateral à fissura orbitária encontra-se o **canal troclear**φ do basisfenóide.

DESENVOLVIMENTO. O esfenóide ossifica-se em cartilagem, e na infância consiste de duas partes distintas, o pré-esfenóide e o basisfenóide. O primeiro desenvolve-se por dois centros, um para cada asa; o segundo apresenta três centros, um para o corpo e um para cada asa. Os processos pterigoideus ossificam-se pelos centros das asas do basisfenóide. No potro recém-nascido a parte dorsal não ossificada da asa do pré-esfenóide encaixa-se numa fenda do frontal (Fig. 15-125).

ETMÓIDE

O **etmóide** acha-se rostral ao corpo e às asas do pré-esfenóide. Projeta-se rostralmente entre as partes orbitárias dos frontais e entra na formação das cavidades, cranial, nasal e paranasal. Também une-se ao vômer, pré-esfenóide e palatino.† Consiste de quatro partes — lâmina cribriforme, dois labirintos e a lâmina perpendicular (Figs. 15-120, 132, 141, 142 e 146).

A **lâmina cribriforme** (*lamina cribrosa*) é uma porção em forma de peneira entre as cavidades cranial e nasal. Sua margem une-se às asas do pré-esfenóide lateralmente, ao seu corpo ventralmente e à lâmina

interna dos frontais dorsalmente. Sua **face cerebral** está dividida em duas partes por uma crista mediana, a **crista gali** (crista etmoidal), que pode ser tomada como uma projeção intracranial da lâmina perpendicular. Cada metade forma uma profunda cavidade oval, a **fossa etmoidal,** que aloja o bulbo olfatório. A lâmina é perfurada por numerosos pequenos orifícios para passagem dos filamentos do nervo olfatório, e de cada lado encontra-se um orifício muito mais largo, o **forame etmoidal. A face nasal** é convexa. Rostralmente está fixada no labirinto etmoidal e no plano mediano continua-se com a porção extracranial da lâmina perpendicular.

A **lâmina perpendicular** (*lamina perpendicularis*) é mediana e forma a parte caudal do septo nasal. Suas faces laterais são aproximadamente planas, mas estão marcadas ventralmente por alguns sulcos e cristas que correspondem aos adjacentes endoturbinados. As faces são revestidas pela membrana mucosa nasal. Rostralmente é irregular e continua com a cartilagem do septo nasal. Caudalmente projeta-se na cavidade cranial como crista gali. Dorsalmente articula-se com os frontais e lateralmente prolonga-se na lâmina tectorial. Rostroventralmente se encaixa no sulco do vômer; caudoventralmente continua lateralmente com a lâmina basal.

Fixada à lâmina cribriforme e projetando-se rostralmente no fundo da cavidade nasal, localiza-se o **labirinto etmoidal** (massa lateral). É uma estrutura muito complexa, cujo arranjo somente pode ser compreendido por uma descrição verbal e exame de secções transversais (Fig. 15-121). O labirinto consiste de um grande número de delicados ossos em forma de rolo, os etmoturbinados, que são envolvidos dorsal, lateral e ventralmente, bem como inseridos, na **lâmina papirácea**φ, delgada lâmina óssea muito fina. A face externa da lâmina papirácea é convexa, defronta-se com os seios frontais, maxilares e palatinos e apresenta sulcos paralelos rostrocaudalmente que correspondem internamente às origens dos etmoturbinados. Caudolateralmente, a lâmina papirácea está inserida na face interna da parede medial da cavidade orbitária, onde passa a receber o nome de **lâmina orbitária.** Dorsalmente a lâmina papirácea continua medialmente com a lâmina perpendicular e lateralmente com a lâmina orbitária. Esta parte forma o teto do labirinto etmoidal e é nomeado como **lâmina tectorial.** Ventralmente, a lâmina papirácea une-se à lâmina perpendicular medialmente e lateralmente continua com a lâmina orbitária. Esta parte forma o assoalho do labirinto e é designada como **lâmina basal.** Os **etmoturbinados** prendem-se na face interna da lâmina papirácea e projetam-se no fundo da cavidade nasal. No cavalo, seis destes, os **endoturbinados** (I-VI), estendem-se quase até a lâmina perpendicular e formam uma superfície plana interrompida (as interrupções são devidas aos meatos etmoidais). Também se projetando da lâmina papirácea entre os endoturbinados, mas não se estendendo tão medialmente, encontram-se de 21 (Sisson, 1910) a 31 (Paulli, 1900) **ectoturbinados.** Entre os endoturbinados e os interpostos ectoturbinados acham-se espaços, os **meatos etmoidais,** que são contínuos com os meatos nasais dorsal e médio.

---

*A cavidade assim formada pode ser denominada seio esfenopalatino. O seio esfenoidal pode ser uma cavidade separada que se comunica somente com os meatos etmoidais ventrais; esta disposição existe em cerca de um terço dos casos de acordo com Paulli (1900).

†Em virtude de estar situado profundamente e pelo fato de que não se pode separá-lo dos ossos vizinhos, o etmóide deve ser estudado por meio de adequadas secções sagitais e transversais do crânio.

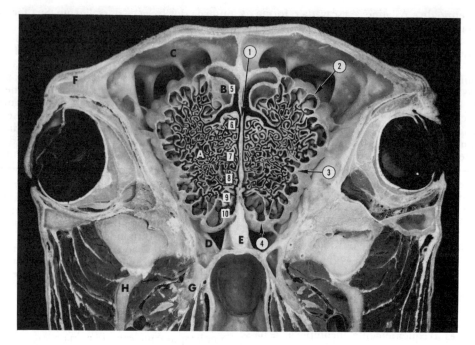

Figura 15-121. Secção transversa através da cabeça do cavalo ao nível das cavidades orbitárias; face rostral da secção.

A, Labirinto etmoidal; B, seio da concha nasal dorsal; C, seio frontal; D, seio esfenopalatino; E, vômer; F, processo zigomático do frontal; G, palatino; H, mandíbula; 1, lâmina perpendicular; 2, lâmina tectorial; 3, lâmina orbitária; 4, lâmina basal; 2, 3, 4, lâmina papirácea; 5, concha nasal dorsal (endoturbinado I); 6, concha nasal média (endoturbinado II); 7-10, endoturbinados II-VI, respectivamente. (Fotografado por Hillmann.)

Uma descrição muito simplificada de cada etmoturbinado (Fig. 15-122) compara-se a uma lâmina do osso primitivamente aplanada do qual se projeta, aproximadamente em ângulos retos, um número variável de enrolados e ou ondulações. No estado de fresco os etmoturbinados estão recobertos com membrana mucosa.

Dorsoventralmente, os endoturbinados são:

O **endoturbinado I**, a **concha nasal dorsal**, é o maior. De forma mais ou menos cilíndrica, porém achatado transversalmente, afunila-se nas suas extremidades. Acha-se inserido na face nasal do osso frontal e continua rostralmente, inserindo-se na crista etmoidal do osso nasal. Está dividido por um septo em partes rostral e caudal. Em secção transversal a **parte rostral** dá a aparência de estar enrolada ventralmente uma vez e meia (Fig. 15-143). Entretanto, esta aparência é o resultado da **bula terminal** (bula conchal) formada durante o desenvolvimento da cavidade nasal. Esta bula mais tarde é subdividida em um número variável (2 a 7) (Espersen, 1953) de pequenas e independentes **células** que se comunicam com o recesso do meato nasal médio formado pelo processo enrolado. A **parte caudal** é escavada e forma o volumoso **seio conchal dorsal.** Caudolateralmente acha-se em franca comunicação com o seio frontal (Fig. 15-144). A face medial é aplanada e está separada do septo nasal por um estreito intervalo, o **meato nasal comum.** Outra estreita passagem, o **meato nasal dorsal,** separa a parte dorsal do teto da cavidade nasal. O espaço entre a face ventral e a concha nasal ventral constitui o **meato nasal médio.** A extremidade caudal é pequena e une-se à lâmina cribriforme e ao labirinto etmoidal.

O **endoturbinado II** é muito menor e é denominado concha nasal média; seu seio, o **seio conchal médio,** é pequeno e comunica-se lateralmente com o seio maxilar, mas não diretamente com a cavidade nasal.

Os **endoturbinados III** a **VI** diminuem em tamanho, respectivamente.

DESENVOLVIMENTO. O etmóide desenvolve-se em cartilagem de cinco centros, dois para cada labirinto etmoidal e um para a lâmina perpendicular; esta última ossificação estende-se até a lâmina cribriforme. Ao nascer, as lâminas, perpendicular e cribriforme, são cartilaginosas. Com o tempo a ossificação se completa e o etmóide passa a estar unido com os ossos adjacentes de tal modo que não se pode separá-lo intacto para estudo.

INTERPARIETAL

O **osso interparietal** está localizado centralmente entre a parte escamosa dos ossos occipital e parietal. É comumente descrito como um osso simples, embora se ossifique de dois centros laterais principais, e com freqüência é distintamente par em crânios de potros jovens (Figs. 15-116, 118, 135, 140 e 141).

A face externa, **face parietal,** é quadrilátera plana e lisa no potro muito jovem; mais tarde apresenta medialmente a crista sagital externa. A face interna, **face cerebral,** apresenta um processo trifacetado que se projeta ventral e rostralmente na cavidade

OSTEOLOGIA EQÜINA

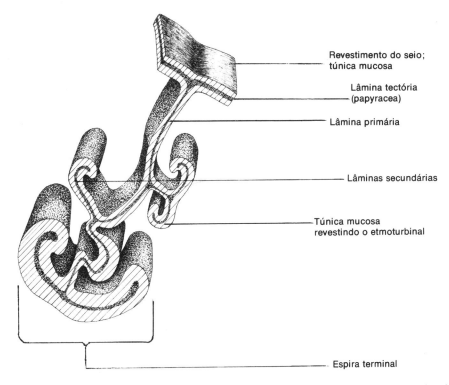

Figura 15-122. Esquema aumentado de uma secção transversa de uma estrutura com pormenores de um endoturbinado típico.

craniana entre os hemisférios cerebrais e o cerebelo; apresenta três faces côncavas e três bordas agudas. As bordas laterais fazem parte do processo tentorial ósseo e a borda rostral dá inserção à foice do cérebro. Caudal à base da protuberância existe um sulco transverso para o seio comunicante da duramáter. A **borda caudal** é espessa; une-se com a parte escamosa do occipital. As bordas **lateral** e **rostral** estão unidas com os parietais.

DESENVOLVIMENTO. O interparietal ossifica-se em membranas de dois centros laterais principais. Fusiona-se primeiro com os parietais, um pouco mais tarde com o occipital, mas o período no qual esta união ocorre é muito variável.

PARIETAIS

Os dois **parietais** formam a maior parte do teto do crânio; eles unem-se na linha mediana formando a **sutura sagital.** O parietal articula-se com os ossos, interparietal, occipital, frontal, temporal e o basisfenóide. É de contorno quadrilátero e apresenta duas faces e quatro bordas (Figs. 15-114, 116, 123, 124, 135, 140 e 141).

A **face externa** é convexa e está assinalada por uma linha encurvada mais ou menos proeminente, a **crista sagital** (parietal) **externa;** esta é mediana em sua parte caudal e é contínua com a crista do mesmo nome sobre o interparietal e occipital; rostralmente se encurva lateralmente e continua com a linha temporal. A face lateral *(planum temporale)* entra na formação da fossa temporal e é rugosa para inserção do músculo temporal.

A **face interna** (cerebral) é côncava. Apresenta numerosas impressões digitais, bem como cristas que correspondem respectivamente às circunvoluções (giros) e aos sulcos do cérebro. Existem também sulcos mais profundos para as artérias meníngeas. Variavelmente ao longo da borda caudal há um sulco para o seio sagital dorsal. No aspecto caudal existe uma projeção medial que contribui para a formação do **tentório ósseo do cerebelo.**

A **borda rostral** une-se ao frontal na **sutura coronal** (parietofrontal).

A **borda occipital** (caudal) encontra-se com o occipital na **sutura lambdoidal** (parieto-occipital). Abaixo desta junção o parietal encurva-se para dentro e concorre com o temporal na formação do **meato temporal.** Um **sulco transverso** põe em conexão este meato com o sulco sagital.

A **borda interparietal** (medial) é espessa e serreada. Une-se com a do lado oposto em grande parte na **sutura sagital** (em animal jovem) e encontra-se com o interparietal na sua parte caudal. A linha de união dos dois parietais está assinalada internamente por uma variável **crista sagital interna.**

A **borda escamosa** (lateral) é biselada e está encoberta pela parte escamosa do temporal, formando a **sutura escamosa.** O ângulo esfenoidal une-se ao ângulo caudal da asa do basisfenóide.

DESENVOLVIMENTO. Cada parietal ossifica-se em membrana por um único centro. No potro jovem a parte central do osso é mais convexa do que no adulto e forma uma proeminência semelhante à acentuada tuberosidade parietal da criança de tenra idade; a crista sagital externa não se apresenta e a

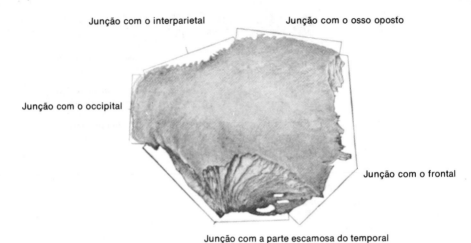

Figura 15-123. Parietal direito de um potro recém-nascido; vista dorsolateral.

face externa é lisa. A sutura sagital normalmente se oblitera aos quatro anos, a lambdoidal aos cinco anos e a escamosa dos doze aos quinze anos.

FRONTAIS

Os **ossos frontais** estão situados nos limites do crânio e da face, entre os parietais caudalmente e os nasais rostralmente. Eles também se articulam com o etmóide, lacrimal, asa do pré-esfenóide, palatino, maxila e a parte escamosa e processo zigomático do temporal. Cada frontal é irregularmente quadrilátero e consiste de partes escamosa, nasal e orbitária (Figs. 15-114, 120, 125, 132, 135, 136, 140, 141 e 146).

A **parte escamosa do frontal** forma a base da testa. Sua face externa é aproximadamente plana, lisa e subcutânea; está separada da fossa temporal pela **linha temporal** (crista frontal externa). A **face interna** entra na formação da cavidade nasal rostralmente e da cavidade cranial caudalmente, onde apresenta impressões digitais para circunvoluções cerebrais. As **lâminas externa** e **interna** do frontal separam-se (Fig. 15-141) e deste modo delimitam um grande espaço vazio, que é parte do **seio frontal**. A lâmina externa estende-se rostralmente e associa-se com os ossos nasal e lacrimal. A **lâmina interna** encurva-se ventral e rostralmente e une-se com a lâmina cribriforme do etmóide. Além disto ela

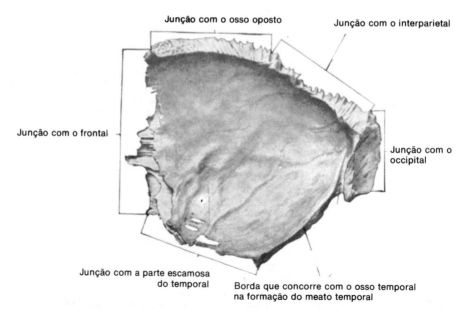

Figura 15-124. Parietal direito de um potro recém-nascido; face cerebral.
A seta indica o sulco transverso.

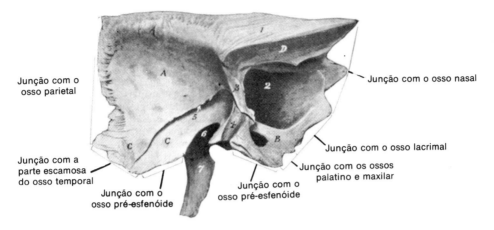

Figura 15-125. Frontal esquerdo de um potro recém-nascido; vista ventromedial.

A, Face interna; B, parte orbitária; C, parte temporal; D, junção com o etmóide; 1, sutura interfrontal; 2, seio frontal; 3, crista na qual a lâmina criviforme do etmóide se insere; 4, sulco para artéria etmoidal; 5, fissura na qual a asa do pré-esfenóide se encaixa; 6, chanfradura esfenoidal; 7, processo zigomático.

inclina-se dorsalmente* e junta-se com a lâmina externa na sutura nasofrontal.

A **parte nasal** forma uma cunha pontuda entre os dois ossos nasais; lateralmente também forma uma cunha pontiaguda menor entre os ossos nasal e lacrimal.

O **processo zigomático** do frontal é uma projeção ventrolateral e caudal formando uma ponte entre a parte escamosa do frontal e o processo zigomático do temporal. O processo separa parcialmente a órbita da fossa temporal; sua raiz está perfurada pelo **forame supra-orbital** ou apresenta em seu lugar uma incisura na sua borda rostral; sua face dorsal é convexa, ao passo que a face orbitária é côncava e lisa e dá formação a uma fossa rasa para a glândula lacrimal.

A **porção orbitária** forma a maior parte da parede medial da cavidade orbitária. Está separada da parte escamosa por uma crista proeminente, que é parte da margem supra-orbitária. Sua **face orbitária** é côncava e lisa e apresenta dorsalmente uma pequena fóvea troclear, que está encoberta por uma pequena tira de cartilagem, ao redor da qual o músculo oblíquo-dorsal do olho reflete-se. A borda ventral articula-se com a porção perpendicular do palatino e concorre com a asa do pré-esfenóide na formação do forame etmoidal. A borda rostral articula-se com o lacrimal e variavelmente com a maxila. A **face interna** dirige-se para o seio frontal e numa pequena extensão acha-se unida ao labirinto do etmóide.

A **parte temporal** está separada da parte orbitária pela profunda **chanfradura esfenoidal**, a qual está obliterada pela asa do pré-esfenóide. Sua face lateral compõe parte da parede interna da fossa temporal. A **face medial** está em grande parte encoberta pela asa do pré-esfenóide, mas parte dela dirige-se para a cavidade cranial e apresenta impressões digitais.

As principais conexões do frontal são as seguintes: (1) a borda sagital (medial) une-se com a do lado oposto na **sutura interfrontal**. (2) A borda nasal encontra-se com o nasal e com o lacrimal nas suturas **frontonasal** e **frontolacrimal**. (3) Lateralmente, forma a **sutura esfenofrontal** com a asa do pré-esfenóide e também junta-se com o palatino e com o maxilar nas suturas **frontopalatina** e **frontomaxilar**. (4) A borda parietal (caudal) defronta-se com o parietal na **sutura coronal** e articula-se na parte ventral desta com a parte escamosa do temporal na **sutura escamosa**. (5) A extremidade do processo zigomático une-se com o processo zigomático do temporal.

DESENVOLVIMENTO. Cada frontal ossifica-se em membrana de um centro que aparece na raiz do processo zigomático. No potro recém-nascido existe uma fenda entre a lâmina cranial e as lâminas orbitária e temporal que recebe a parte dorsal não ossificada da asa do pré-esfenóide.

TEMPORAIS

O **temporal** forma a maior parte da parede lateral do crânio. Acha-se situado entre o occipital caudalmente, o parietal dorsalmente, o frontal rostralmente e o basisfenóide ventralmente. Também se articula com o côndilo mandibular e com o hióide; o processo zigomático une-se ao zigomático e ao maxilar. No cavalo jovem consiste de três partes distintas, escamosa, timpânica e petrosa (Figs. 15-114, 126, 127, 128, 129, 135, 136, 138 e 141).

A **parte escamosa**, a maior, articula-se com todos os ossos acima mencionados, com exceção do hióide, ao passo que as porções timpânica e petrosa acham-se interpostas entre o occipital, parietal e hióide e mais a parte escamosa. A parte escamosa do temporal é uma lâmina em forma de concha com duas faces e quatro bordas.

A **face cerebral** do temporal é côncava e está amplamente encoberta pelos ossos vizinhos, mas sua

---

*Aqui o seio frontal está em comunicação com outros seios paranasais (veja o tópico Seios Paranasais).

parte central é livre e apresenta impressões digitais e sulcos vasculares.

A **face temporal** é convexa e entra na formação da fossa temporal. Da sua parte ventral projeta-se o **processo zigomático,** que forma o limite lateral da fossa temporal. O processo de início dirige-se lateralmente, e é largo e aplanado dorsoventralmente. Depois volta-se em direção rostral, torna-se mais estreito e everte-se de modo que suas faces passam a medial e lateral. Sua extremidade rostral é pontiaguda e associa-se ao processo temporal do zigomático, com o qual constitui o arco zigomático. A parte rostral estreita apresenta uma face lateral convexa e uma medial côncava. Sua borda dorsal tem uma área rugosa para articulação com o processo zigomático do frontal; caudalmente é sinuosa e continua com a crista temporal. Sua borda ventral é larga e rugosa. Sua parte caudal é larga e apresenta no seu lado ventral uma face para articulação com o côndilo da mandíbula. Esta face consiste de um tubérculo alongado transversalmente, o **tubérculo articular** (anteriormente denominado côndilo do temporal); caudal a ele acha-se a fossa mandibular (antigamente cavidade glenóide). A fossa está limitada caudalmente pelo **processo retro-articular** (antigamente pós-glenóide), cuja face rostral é articular. Caudal a este processo existe uma fossa na qual constata-se o **forame retro-articular** (pós-glenóide), que é a abertura externa do meato temporal.

O **processo occipital** emerge da parte caudal da escama. Sua face lateral apresenta a crista temporal, que forma neste ponto o limite lateral da fossa temporal. A face medial constitui o limite externo do meato temporal e, no restante, justapõe-se à porção petrosa. Divide-se em dois ramos, dorsal e ventral; o ramo dorsal reúne-se com o occipital, enquanto que o ramo ventral encurva-se ventralmente, caudal ao meato acústico externo ósseo, e se superpõe ao processo mastóide.

A **borda parietal** (dorsal) da parte escamosa do temporal articula-se com o parietal, formando a sutura escamosa. A borda esfenoidal (ventral) une-se à asa do basisfenóide na fissura escamosa. A borda frontal (rostral) junta-se com o frontal na sutura escamosofrontal, e a caudal com o occipital e a parte petrosa do temporal.

A **parte petrosa** do temporal está colocada entre o occipital caudalmente e o parietal rostrodorsalmente, a parte timpânica, laterorrostralmente e é encoberta pela parte escamosa do temporal lateralmente. É de formato irregular.

A **face medial** dirige-se para a fossa cerebelar do crânio. É côncava e lisa, mas irregular. Em sua parte ventral observa-se a entrada de um pequeno canal, o **meato acústico interno,** que transmite os nervos facial e vestibulococlear.

A entrada para o meato é denominada **poro acústico interno.** O fundo do meato está dividido por uma crista em duas fossas. Na fossa dorsal encontra-se a origem do canal facial, que se encurva através do osso e se abre externamente no forame estilomastoideu; dá passagem ao nervo facial (sétimo par craniano). A fossa ventral apresenta pequenos forames para passagem de fibras de nervo vestibulococlear (oitavo par cranial).

Caudal ao meato e próximo à margem caudal da face encontra-se a abertura externa em forma de fenda do **aqueduto vestibular,** encoberta por uma escama óssea. Ventral ao aqueduto vestibular existe uma estreita fissura, o orifício do **canal coclear.**

A **face rostral** dirige-se dorsal e rostralmente. A maior parte articula-se com o parietal, mas uma pequena porção medial dirige-se para a fossa cerebral do crânio. Uma borda cortante, a **crista petrosa** *(crista partis petrosae),* separa esta face da medial. Oposto à crista, projetando-se lateroventralmente, acha-se o **teto do tímpano,** que se interpõe entre as partes escamosa e timpânica.

A **face occipital** (caudal) é ligeiramente côncava e está afixada na parte lateral do occipital. Separando a face occipital da face lateral apresenta-se uma robusta protuberância, o **processo mastoideu.** Esse processo projeta-se ventralmente no intervalo entre o processo occipital e a parte escamosa do temporal e a raiz do processo jugular do occipital. É cruzado por um sulco que se dirige para o forame mastoideu, do qual se estende rostralmente um canalículo até o meato temporal.

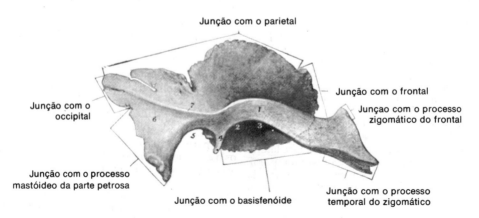

Figura 15-126. Parte escamosa do temporal direito de um potro recém-nascido; vista lateral.

1, Processo zigomático; 2, fossa mandibular; 3, tubérculo articular; 4, processo retroarticular; 5, chanfradura timpânica; 6, processo occipital; 7, crista temporal.

OSTEOLOGIA EQÜINA

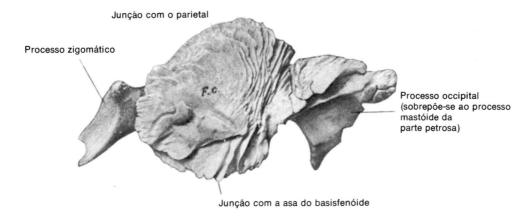

Figura 15-127. **Parte escamosa do temporal direito de um potro recém-nascido; vista medial.**
F.c. Face cerebral.

No animal intato a face lateral está oculta pela porção timpânica e é descrita com o ouvido médio (ver Cap. 25).

A **face ventral** forma o limite lateral da fissura petro-occipital. Ela é muito irregular e apresenta muitos aspectos importantes. O **processo estilóide** é uma curta haste que se projeta ventral e rostralmente da parte ventral da base do meato acústico externo ósseo, encaixado num tubo ósseo; está em conexão com o osso estiloióide através de uma barra de cartilagem, a timpano-hióide. O **forame estilomastoideu** localiza-se entre os processos estilóide e mastoideu; constitui a abertura externa do canal facial, através do qual emerge o nervo facial.

O **ápice** da parte petrosa do temporal projeta-se dorsal e caudalmente entre a parte escamosa e temporal e o occipital.

A **parte timpânica** é lateral à porção petrosa e apresenta o seguinte; o aspecto mais proeminente é o meato acústico externo ósseo, que faz protrusão pela incisura timpânica da parte escamosa do temporal. A abertura é denominada poro do **meato acústico externo ósseo**. Ele dá inserção à cartilagem anular da orelha. O meato está direcionado lateral e dorsalmente; seu lume, o **meato acústico externo**, conduz à cavidade timpânica (ouvido médio) no crânio seco, mas está separado dela, no estado natural, pela membrana timpânica.

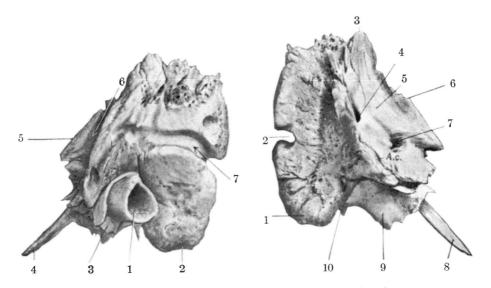

Figura 15-128 *(esquerda)*. **Partes petrosa e timpânica do temporal esquerdo do cavalo; vista lateral.**
1, Meato acústico externo; 2, processo mastóide; 3, processo estilóide; 4, processo muscular; 5, crista petrosa; 6, sulco que concorre na formação do meato temporal; 7, sulco para artéria meníngea caudal.

Figura 15-129 *(direita)*. **Partes timpânica e petrosa do temporal esquerdo do cavalo; vista caudomedial.**
1, Processo mastóide; 2, chanfradura que concorre com o occipital na formação do forame mastóide; 3, ápice; 4, abertura do ducto vestibular; 5, face medial; 6, crista petrosa; 7, meato acústico interno; 8, processo muscular; 9, bula timpânica; 10, ponto para o forame estilomastóide; A.c., abertura do canal coclear.

A **bula timpânica** é uma eminência muito pouco desenvolvida no cavalo em relação aos outros animais. É de posição rostromedial à base do processo jugular do occipital; sua parede é delgada e encerra uma cavidade que é parte do tímpano. O **processo muscular** é uma espinha aguda que se projeta ventral e rostralmente da bula timpânica; dá origem aos músculos tensor e elevador do véu palatino. Lateral à raiz deste processo acha-se a pequena **fissura petrotimpânica** para passagem do nervo corda do tímpano. O tubo auditório ósseo (de Eustáquio) é um semicanal medial à raiz do processo muscular; dirige-se para o tímpano.

DESENVOLVIMENTO. As partes, escamosa e timpânica, do temporal desenvolvem-se em membrana. A parte petrosa está desenvolvida na cápsula cartilaginosa do ouvido. Consiste de osso muito denso que contém o labirinto ou ouvido interno e forma a parede medial do tímpano.

Os ossículos auditórios e o interior da parte petrosa do temporal são descritos na parte sobre órgãos da audição.

O **meato temporal** (canal) é a continuação do sulco transverso observado na base da protuberância occipital interna. Está direcionado ventral, rostral e algo lateralmente, e abre-se externamente rostral à raiz do meato acústico externo ósseo. Está limitado lateralmente pela parte escamosa do temporal, pela parte petrosa caudalmente e pelo parietal rostral e medialmente. Vários forames pequenos provenientes dele abrem-se na fossa temporal. Contém uma grande veia, a veia dorsal cerebral, continuação do seio transverso da dura-máter.

VÔMER

O **vômer** é um osso mediano que participa da formação da parte ventral do septo nasal. Encaixa-se no sulco do processo palatino da maxila. É composto de uma fina lâmina que está fendida de modo a formar um sulco estreito, o **sulco septal,** no qual estão encaixadas a parte perpendicular da lâmina do etmóide e a cartilagem do septo. Ele se inicia na extremidade rostral como um sulco raso que aumenta em profundidade em direção caudal. No seu ponto mais alto articula-se com o etmóide. Imediatamente após diminui em profundidade. Na parte mais caudal de sua extensão apresenta um par de asas laterais que se articulam rostrolateralmente com o palatino, caudolateralmente com o pterigóide e caudalmente com o pré-esfenóide (Fig. 15-138). As faces laterais estão recobertas pela membrana mucosa nasal durante a vida. A borda ventral é delgada e livre no seu terço caudal e divide as coanas medialmente; no restante de sua extensão é mais larga e está apoiada na crista nasal do palatino e do maxilar. A extremidade rostral acha-se dorsal às extremidades dos processos palatinos do osso incisivo.

DESENVOLVIMENTO. O vômer é duplo primitivamente e se ossifica de um centro de cada lado na membrana que cobre a cartilagem do septo nasal; as duas lâminas então se fusionam ventralmente e formam um sulco.

MAXILAS

As **maxilas** (maxilares) são os principais ossos da queixada superior e suportam os dentes molares superiores. Estão situadas na porção lateral da face e se articulam com quase todos os ossos faciais bem como com o frontal e o temporal. Para descrição, cada um deles pode ser dividido num corpo e três processos — alveolar, zigomático e palatino.

O **corpo** apresenta quatro faces.

A **face facial** (lateral) do corpo é um pouco côncava rostralmente e convexa caudalmente. No cavalo jovem a parte rostral da face é nitidamente convexa sobre as partes encaixadas dos dentes prémolares. Quando estes últimos completam sua erupção a face aplana-se e torna-se côncava nos animais idosos. A forma dos dentes subjacentes pode ser indicada pelas cristas *(juga alveolaria),* e algumas vezes em cavalo jovem pode haver falhas no osso nesta parte sobre os dentes. Na sua parte caudal há uma crista horizontal, a **crista facial;** num crânio de tamanho médio sua extremidade rostral está a cerca de 3 a 4 cm dorsal ao terceiro ou quarto molar e continua caudalmente com o osso zigomático. A cerça de 5 cm dorsal e um pouco cranial à extremidade rostral da crista acha-se o **forame infra-orbitário,** que é a abertura do canal infra-orbital.

O maxilar é sulcado rostrodorsalmente para articulação com o processo nasal do incisivo e biselado caudodorsalmente para articulação com os ossos nasal e lacrimal (Fig. 15-130).

O **processo alveolar** é, em sua maior parte, espesso e apresenta seis grandes cavidades, os **alvéolos dentários,** para os dentes molares. Os alvéolos estão separados por septos interalveolares transversos. Freqüentemente há um pequeno alvéolo para o primeiro pré-molar *(dente de lobo)* junto ao primeiro grande molar. No fundo dos alvéolos existem pequenos orifícios para passagem de vasos e nervos. Mais adiante, rostralmente, o processo estreita-se e forma parte do **espaço interalveolar** ou **interdental** *(margo interalveolaris).* Caudal ao último alvéolo encontra-se uma tuberosidade que é mais proeminente no adulto.

A extremidade rostral é pontiaguda e une-se ao osso incisivo e forma com ele o alvéolo para o dente canino.

A face caudal ou **face pterigopalatina** do maxilar apresenta uma proeminência, a tuberosidade maxilar. Medial à tuberosidade encontra-se um profundo recesso no qual localizam-se três forames. O dorsal em forma de crescente, o **forame maxilar,** dirige-se para o canal infra-orbital. O **forame esfenopalatino** perfura a parede medial do recesso e se abre na cavidade nasal. O forame ventral, **forame palatino maior,** é a entrada do canal palatino maior.

O **processo zigomático** projeta-se caudalmente, dorsolateral à tuberosidade maxilar; está encoberto dorsalmente pelo processo temporal do zigomático e dorsomedialmente reúne-se ao processo zigomático do temporal. É escavado e vai formar o assoalho do seio maxilar caudal (vide pág. 319).

Uma pequena lâmina encurvada, a **face orbital** do corpo, estende-se medialmente do processo zigomático formando uma pequena parte da parede ventral da órbita.

O **processo palatino** projeta-se como um escudo da parte ventral da face medial do corpo e forma a maior parte da base do palato duro. Sua face palatina é levemente côncava transversalmente e apresenta ao longo da sua parte lateral o **sulco palatino** *(sulcus palatinus)*. Caudalmente este sulco continua ao longo da face medial do processo palatino e concorre como osso palatino na formação do **canal palatino maior,** que conduz os vasos e os nervos palatinos. Nos animais idosos existem algumas impressões correspondentes com as cristas e veias do palato. A borda medial une-se com a sua oposta para formar a **sutura palatina mediana;** do lado nasal suporta a **crista nasal** que forma, com o processo do lado oposto, um sulco para o vômer. A borda caudal junta-se com a porção horizontal do palatino na **sutura palatina transversa.** Variável número de **pequenos forames** perfura o processo. Sua face nasal é lisa e côncava transversalmente; na sua parte rostral, junto à borda medial, existe um sulco raso no qual se situa o órgão vomeronasal.

A **face nasal** do corpo é côncava dorsoventralmente; forma a maior parte da parede lateral da cavidade nasal (Fig. 15-130). Sua parte dorsal é cruzada oblíqua, rostral e ventralmente pelo raso **sulco lacrimal,** que contém o ducto nasolacrimal; no adulto a parte caudal do sulco converte-se no canal lacrimal, que é contínuo com aquele da face profunda do osso lacrimal. Ventral ao sulco encontra-se a **crista conchal** (crista turbinada), que suporta a concha nasal ventral. Mais ventralmente e paralelo à crista conchal acha-se o processo palatino. Caudalmente, a superfície é rugosa para articulação com o palatino; esta área é cruzada por um sulco que concorre com outro sobre o palatino na formação do **canal palatino.** A parte caudal do osso é escavada e forma parte do seio maxilar.

O **canal infra-orbital** está localizado na extremidade dorsal à lâmina profunda do maxilar, quando ele forma o assoalho do seio maxilar (veja pág. 319). Este canal inicia-se caudalmente no forame maxilar, estende-se dorsomedial às raízes dos dentes molares numa direção rostral e termina no forame infra-orbitário. No máximo do comprimento das raízes o canal assume um curso arciforme que gradualmente se aplana com a idade e o desenvolvimento, quando as raízes dos dentes se encurtam. O canal transmite os vasos e o nervo infra-orbitários. No seu trajeto ele separa incompletamente o seio maxilar caudal em porções medial e lateral; delimita medialmente o seio maxilar rostral. Localizado na porção rostral do canal infra-orbitário acha-se a origem do **canal alveolar** (maxilo-incisivo) que está dirigido rostralmente, dorsal às raízes dos dentes pré-molares e se introduzindo no osso incisivo. Ele transmite vasos e nervos para os dentes.

DESENVOLVIMENTO. A maxila ossifica-se em membrana ventral e lateral à cápsula nasal cartilaginosa. Apresenta um centro principal e um suplementar na região dos dentes caninos temporários (Martin, como citado em Sisson, 1910).

INCISIVOS

Os **ossos incisivos** (pré-maxilares) formam a parte rostral da mandíbula superior e suportam os dentes incisivos. Cada um deles articula-se com o osso do lado oposto, com o nasal, a maxila e o vômer. Cada incisivo consiste de um corpo e de processos, alveolar, nasal e palatino (Figs. 15-114, 131, 132 e 135).

O **corpo** é a parte rostral espessa. Sua **face labial** é convexa e lisa e está relacionada com o lábio superior. A **face palatina** é côncava e comumente apresenta um forame ligeiramente caudal ao seu centro. A face medial é rugosa e une-se ao osso oposto; está assinalada por um sulco encurvado, que forma, com o do lado oposto, o **canal interincisivo.**

O **processo alveolar** é encurvado e espesso onde se observam três profundos alvéolos para os dentes incisivos; caudal ao terceiro alvéolo torna-se delgado e livre, formando parte do espaço interalveolar. No animal jovem, do lado da face palatina, caudal a cada dente, acha-se um pequeno forame.

O **processo nasal** projeta-se caudal e dorsalmente do corpo, formando aí parte da parede lateral da cavidade nasal. As duas faces, nasal e facial, são lisas e arredondadas. A borda dorsal é livre, espessa e lisa; concorre com a margem livre do osso nasal na

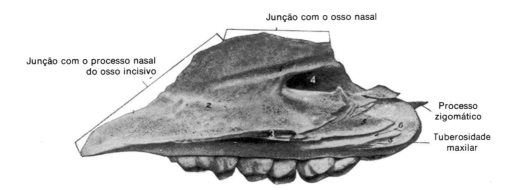

Figura 15-130. Maxila direita do potro recém-nascido; vista medial.
1, Sulco lacrimal; 2, crista conchal; 3, processo palatino; 4, seio maxilar; 5, área de articulação com o palatino; 6, sulco que concorre com o sulco do palatino para formarem o canal palatino maior.

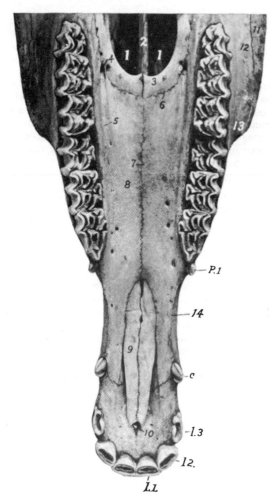

Figura 15-131. Mandíbula superior do cavalo de cerca de quatro anos e meio; vista ventral.

1, Coanas; 2, vômer; 3, parte horizontal do palatino; 4, forame palatino maior; 5, sulco palatino; 6, sutura palatina transversa; 7, sutura palatina mediana; 8, processo palatino da maxila; 9, processo palatino do incisivo; 10, canal interincisivo; 11, zigomático; 12, maxila; 13, extremidade rostral da crista facial; 14, espaço interalveolar; C, dente canino; I.1-3, dentes incisivos; P.1, primeiro pré-molar ou dente de *lobo*. A abertura lateral para o 9 é a fissura palatina.

formação da **chanfradura naso-incisiva**. A borda ventral é denteada e une-se ao maxilar; na sua extremidade rostral forma com este último o alvéolo para o dente canino permanente.* A extremidade caudal encaixa-se no intervalo entre os ossos nasal e maxilar.

O **processo palatino** é uma fina lâmina que forma a parte rostral da base do palato duro. Sua face nasal apresenta uma crista longitudinal que participa com a do lado oposto na formação de um sulco para cartilagem septal; lateral à crista há um sulco para o órgão vomeronasal. A face palatina é plana. A borda medial é serreada e encontra-se com a do lado

---
*O alvéolo para o dente canino temporário acha-se comumente formado apenas na maxila.

oposto na incisura interincisiva. A borda lateral acha-se separada da maxila e do processo nasal pela **fissura palatina**. A extremidade caudal ajusta-se no intervalo entre o vômer e o processo palatino da maxila.

DESENVOLVIMENTO. O osso incisivo ossifica-se de um único centro. A fusão dos dois ossos completa-se ao final do terceiro ou início do quarto ano.

PALATINOS

Os **ossos palatinos** estão situados em ambos os lados das **coanas** (narinas caudais) e formam a parte caudal do palato duro. Cada um deles articula-se com o osso do lado oposto, com a maxila, pterigóide, basisfenóide, vômer, pré-esfenóide, etmóide e frontal e ocasionalmente com o lacrimal. Cada um apresenta-se com aspecto distorcido de modo a formar uma lâmina horizontal e outra perpendicular (Figs. 15-131, 132, 136 e 138).

A **lâmina horizontal** é uma placa estreita que forma a parte caudal do palato duro. Apresenta **faces nasal** e **palatina** lisas. A borda medial encontra-se com sua oposta na fissura palatina mediana e do lado nasal da qual acha-se a **crista nasal**. A borda rostral une-se com o processo palatino da maxila na sutura palatina transversa e forma com ela o **forame palatino maior**. A borda caudal é côncava e livre; dá inserção à aponeurose do palato mole.

A **lâmina perpendicular** é mais extensa e forma a maior parte da parede lateral das coanas. A **face nasal** é na maior parte de sua extensão côncava e lisa, mas apresenta uma estreita área rugosa na qual o osso pterigóide se justapõe. Ventral a este o osso encurva-se lateralmente, formando o **processo piramidal** (pterigoideu). A **face maxilar** apresenta três áreas para consideração. A mais extensa articula-se com o maxilar; é rugosa e está cruzada por um sulco que concorre com o homólogo do maxilar na formação do **canal palatino maior**. Caudal a este observa-se uma parte lisa que participa da formação da **fossa pterigopalatina**. A área rugosa ventral a esta é sobreposta pelo processo pterigoideu do basisfenóide. A borda dorsal está perfurada pelo **forame esfenopalatino**. Caudal ao forame as lâminas interna e externa do osso se separam para incluir parte do **seio esfenopalatino**. A lâmina mais interna encurva-se medialmente para articular-se com o vômer. A lâmina mais externa junta-se com o maxilar frontal e a asa do basisfenóide; igualmente pode se unir com o lacrimal.

DESENVOLVIMENTO. O osso palatino ossifica-se em membrana de um único centro.

PTERIGÓIDES

Os **ossos pterigóides** são lâminas encurvadas, estreitas e encurvadas, situadas de cada lado das coanas (Figs. 15-132, 136, 138 e 139). Cada um possui duas faces e duas extremidades. A face medial é lisa e forma parte da parede das coanas. A face lateral articula-se com o palatino, vômer e basisfenóide, concorrendo com este último na formação do canal pterigoideu. A extremidade ventral é livre, voltada ligeiramente para a lateral e constitui o **hâmulo pterigoideu**, que é sulcado externamente e forma uma

OSTEOLOGIA EQÜINA

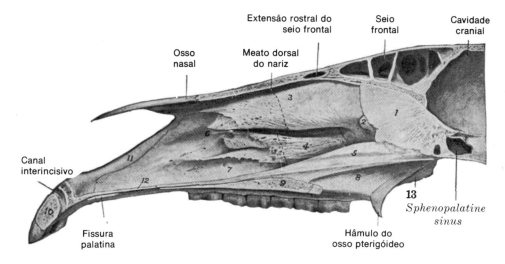

Figura 15-132. Parte da secção sagital do crânio do cavalo.
1, Lâmina perpendicular do etmóide; 2, concha nasal média (endoturbinado II); 3, concha nasal dorsal (endoturbinado I); 4, concha nasal ventral; 5, vômer; 6, meato nasal médio; 7, meato nasal ventral; 8, parte perpendicular do palatino; 9, processo palatino da maxila; 10, corpo do osso incisivo; 11, processo nasal do osso incisivo; 12, processo palatino do osso incisivo; 13, processo pterigóide do palatino. Linhas pontilhadas indicam os septos entre as partes rostral e caudal de 3 e 4.

polia ao redor da qual se reflete o tendão do músculo tensor do véu palatino.

DESENVOLVIMENTO. O pterigóide ossifica-se em membrana de um único centro.

NASAIS

Os **ossos nasais** estão em posição rostral aos ossos frontais e formam a maior parte do teto da cavidade nasal. Cada um deles articula-se com o do lado oposto, com o incisivo, maxila, lacrimal e frontal. Possui um contorno triangular alongado, mais largo caudalmente e mais pontiagudo rostralmente (Figs. 15-114, 132, 135, 145 e 146).

A **face externa** (facial) é lisa e convexa transversalmente; o perfil do contorno é ligeiramente ondulado, comumente, com uma depressão próxima ao seu centro e uma variável área proeminente rostralmente.

A **face interna** (nasal) é lisa e côncava de um lado a outro. Aproximadamente em seu centro apresenta a **crista etmoidal**, que é paralela à borda medial e sustenta a concha nasal dorsal. A maior parte da face volta-se para a cavidade nasal, porém sua parte caudal, lateral à crista etmoidal, participa na formação do **seio frontal;** esta última área está assinalada por uma crista oblíqua que corresponde ao septo entre as partes rostral e caudal da concha nasal dorsal.

A borda medial é retilínea e junta-se com a do lado oposto na sutura internasal.

A borda lateral é irregular. Seu terço rostral é livre e concorre com o processo nasal do osso incisivo na formação da **chanfradura naso-incisiva**. Caudal a esta une-se à extremidade do processo nasal do incisivo, à maxila e ao lacrimal, formando as suturas naso-incisiva, nasomaxilar e nasolacrimal.

A maior parte da extremidade é biselada e encaixa-se no sulco sobre a borda dorsal do processo nasal do incisivo, da maxila e do lacrimal.

A extremidade caudal ou base é biselada e superpõe-se ao frontal, formando a sutura fronto-nasal.

A extremidade rostral ou ápice é pontiaguda e fina.

DESENVOLVIMENTO. Cada osso nasal ossifica-se em membrana, através de um único centro. A sutura internasal não desaparece completamente mesmo em idade avançada. Em alguns casos o seio frontal estende-se rostralmente na parte caudomedial do nasal.

LACRIMAIS

Os **ossos lacrimais** estão localizados na parte rostral da órbita e estendem-se rostralmente sobre a face até a borda caudal do maxilar (Figs. 15-114, 135, 136, 145 e 146). Articulam-se dorsalmente com os ossos frontal e nasal, ventralmente com o zigomático e maxilar, rostralmente com a maxila e caudalmente com o frontal. As várias suturas assim formadas são designadas pela combinação dos nomes dos ossos.

A **face orbitária** é de contorno triangular, lisa e côncava; toma parte na formação medial e rostral da parede da órbita. Próximo à margem orbitária apresenta uma fossa afunilada *(fossa sacci lacrimalis)*, que representa a entrada para o **canal lacrimal;** esta fossa é ocupada pelo saco lacrimal, que é a origem dilatada do duto nasolacrimal. Caudal a esta acha-se uma depressão na qual tem origem o músculo oblíquo ventral do olho. A **face facial** é mais extensa e apresenta forma de um pentágono irregular. É ligeiramente convexa e lisa no potro, aplanada no adulto. Comumente ostenta o pequeno **processo la-**

crimal rostral, que está situado cerca de 2 cm da margem orbital; esta margem é côncava, rugosa dorsalmente e lisa ventralmente. A **face nasal** dirige-se para os seios frontal e maxilar. É côncava e muito irregular e é cruzada quase horizontalmente pelo canal lacrimal.

DESENVOLVIMENTO. Cada um deles ossifica-se de um único centro.

ZIGOMÁTICOS

Os **ossos zigomáticos** (malares) estão localizados entre o lacrimal dorsalmente e a maxila ventral e rostralmente. O processo temporal articula-se com o processo zigomático do temporal. Cada um deles é de contorno irregularmente triangular (Figs. 15-114 e 135 a 138). O processo frontal não existe no cavalo.

A **face lateral** (facial) é lisa, ligeiramente convexa, larga rostralmente e estreita caudalmente. Na sua parte ventral apresenta a crista facial, que se prolonga rostralmente com a crista similar da maxila e caudalmente com o processo zigomático do temporal; a crista é rugosa ventralmente, onde o músculo masseter acha-se inserido.

A **face orbitária** é muito menor do que a face lateral, da qual está separada pela côncava margem infra-orbitária. É de aspecto côncavo e liso e forma parte da parede ventral e rostral da órbita.

A **face nasal** é côncava e dirige-se para o seio maxilar. No potro jovem uma parte considerável desta face articula-se com a maxila.

A extremidade caudal apresenta o **processo temporal,** que é biselado dorsalmente e está encoberto pelo processo zigomático do osso temporal.

DESENVOLVIMENTO. Cada zigomático ossifica-se em membrana através de um ou dois centros.

CONCHAS NASAIS VENTRAIS
(Figs. 15-132 e 144 e 19-4)

A **concha nasal ventral** é mais curta e menor do que a dorsal. Está inserida na crista conchal da maxila e consta, como a concha dorsal, de uma parte rostral e outra caudal, separadas por um septo transverso. A **parte rostral** é similar àquela da concha dorsal, exceto por estar enrolada dorsalmente. Do mesmo modo a bula está dividida por septos formando celas que se comunicam com o meato nasal médio. A **parte caudal** da concha nasal ventral é escavada e forma o extenso **seio conchal ventral.** A parte principal do seio está situada dentro da própria concha; estende-se dorsolateralmente, envolvida pela delgada parede da bula (bula conchal). O seio maxilar rostral comunica-se, sobre o canal infra-orbital, numa direção caudomedial, com o seio conchal ventral (Fig. 19-6) via **abertura conchomaxilar.** A existência da bula reduz a abertura nasomaxilar que se acha imediatamente dorsal a ela. A face ventral do seio acha-se separada do assoalho da cavidade nasal pelo **meato nasal ventral,** que é muito mais largo do que as outras passagens nasais.

DESENVOLVIMENTO. A concha nasal ventral ossifica-se em cartilagem através de um único centro.

MANDÍBULA

A **mandíbula,** ou maxila inferior, é o maior osso da face. Compõe-se de duas metades ao nascimento que se unem durante o segundo ou terceiro mês e é usualmente descrita como um osso único. Suporta os dentes inferiores e, pelo processo condilar de ambos os lados, articula-se com a porção escamosa do temporal. Consiste de um corpo e dois ramos verticais (Figs. 15-114, 115, 133 e 139).

O **corpo** é a parte horizontal espessa que apresenta os dentes. É composto de uma **parte incisiva** e outra molar. A parte incisiva apresenta duas faces e uma borda. A face lingual é lisa e ligeiramente côncava; em vida é recoberta pela membrana mucosa, e a ponta da língua repousa sobre ela. A face labial é convexa e está relacionada com o lábio inferior. Está marcada por um sulco mediano que indica a primitiva posição da sínfise mandibular. A encurvada

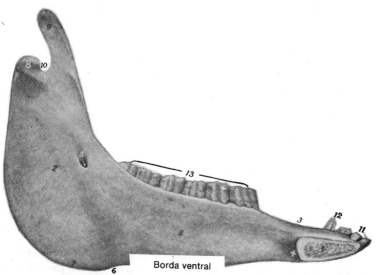

Figura 15-133. Metade esquerda da mandíbula do cavalo; vista medial.

1, Parte incisiva; 2, parte molar do corpo; 2', vômer; 3, borda interalveolar; 4, depressão para inserção do músculo genióide; 5, forame mandibular; 6, chanfradura para vasos faciais; 7, ângulo; 8, processo condilar; 9, processo coronóide; 10, chanfradura mandibular; 11, dentes incisivos; 12, dente canino; 13, dentes molares.

borda alveolar apresenta seis alvéolos para os dentes incisivos e um pouco mais caudalmente dois outros alvéolos para os dentes caninos no macho; na égua estes dentes estão comumente ausentes ou são pequenos.

A **parte molar** estende-se caudalmente da parte incisiva e diverge para circundar o **espaço mandibular.** Suporta os dentes molares inferiores. Apresenta duas faces, duas bordas e duas extremidades. A face lateral é lisa e levemente convexa de uma extremidade a outra; na junção com a parte incisiva apresenta o **forame mental,** que é a abertura externa do canal mandibular. A face medial é lisa e apresenta uma depressão longitudinal rasa no seu centro; dorsal a esta freqüentemente existe uma tênue **linha miloidéia** para inserção do músculo do mesmo nome. Na parte ventral da junção com a parte incisiva há uma pequena fossa para inserção dos músculos genioglosso e genióide. A borda dorsal ou alveolar rostralmente forma a parte do **espaço interalveolar,** que é delgado. Caudal a esta é espessa e escavada por seis alvéolos para os dentes molares inferiores. No potro jovem existe comumente um pequeno alvéolo, vestígio do primeiro pré-molar *(dente de lobo),* junto do primeiro grande alvéolo pré-molar. A borda ventral é aproximadamente retilínea; é espessa e arredondada no cavalo jovem, tornando-se mais estreita e cortante nos animais idosos. Na sua parte caudal existe uma impressão lisa *(incisura vasorum facialium),* onde os vasos faciais e ducto carotídeo contornam o osso.

O **ramo** é a parte vertical da mandíbula que é alargada e oferece inserção a poderosos músculos. A face lateral é algo côncava e apresenta certo número de linhas rugosas para inserção do músculo masseter. A face medial é côncava e está marcada nas partes ventral e caudal por linhas rugosas para inserção do músculo pterigoideu medial. Rostral ao seu centro acha-se o **forame mandibular,** que é o orifício caudal do canal mandibular. O canal encurva-se ventralmente e passa rostralmente abaixo dos dentes molares, abrindo-se externamente no forame mental; ele é continuado na parte incisiva do corpo do osso por um pequeno canal, o **canal alveolar,** que conduz os vasos e os nervos para os dentes incisivos e caninos. Caudal à incisura para os vasos faciais a borda ventral encurva-se bruscamente em direção dorsal formando o **ângulo** da mandíbula. Esta parte é espessa e apresenta duas extremidades ásperas, separadas por um espaço intermediário considerável; próximo ao processo condilar, torna-se mais estreita. A extremidade articular compreende o **processo coronóide** rostralmente e o **processo condilar** caudalmente, que se acham separados pela **chanfradura mandibular,** através da qual passa o nervo para o músculo masseter. O processo coronóide é delgado transversalmente e levemente encurvado medial e caudalmente. Projeta-se dorsalmente na fossa temporal e fornece inserção para o músculo temporal. O processo condilar da mandíbula acha-se num nível muito mais ventral do que a extremidade do processo coronóide. Sua **cabeça** *(caput mandibular)* alonga-se transversalmente, articula-se com a parte escamosa do temporal por meio de um disco articular. A parte ventral à cabeça é o **colo** *(collum mandibulae);* na sua parte rostromedial existe uma depressão, a **fóvea pterigóidea,** na qual o músculo pterigoideu lateral está inserido. A parte média do ramo consiste de uma larga extensão de uma única lâmina de substância óssea compacta que pode estar tão delgada de modo a apresentar-se translúcida em alguns pontos.

DESENVOLVIMENTO. A mandíbula desenvolve-se por dois centros principais no tecido conectivo que reverte a dupla cartilagem de Meckel. Ao nascimento consiste de duas metades simétricas que se reúnem na sínfise mediana. Comumente a fusão ocorre no segundo ou terceiro mês.

ALTERAÇÕES ETÁRIAS. Estão largamente associadas ao crescimento e mais tarde com a redução dos dentes. No cavalo jovem, no qual os dentes são longos, em sua maior parte encaixados no osso, a parte incisiva do corpo da mandíbula é espessa e fortemente encurvada; quando os dentes são expulsos dos alvéolos, torna-se aplanada e mais estreita. No cavalo jovem a parte molar do corpo também é espessa; mais tarde torna-se mais delgada, especialmente na sua parte ventral. No animal idoso são mais pronunciados o ângulo, a impressão para os vasos faciais rostrais a este e as linhas para inserção das camadas tendinosas dos músculos masseter e pterigoideu.

HIÓIDE (Fig. 15-134)

O **osso hióide** está situado principalmente entre os ramos da mandíbula, mas sua parte dorsal estende-se algo mais caudalmente. Está inserido no processo estilóide da parte pétrosa nos temporais por barras de cartilagem, o **timpanoióide,** e suporta a raiz da língua, a faringe e a laringe. Consiste de várias partes.

O **basióide** (corpo) é uma curta barra transversal, comprimida dorsoventralmente. A face dorsal é côncava e lisa em seu centro e apresenta em cada extremidade uma faceta convexa ou tubérculo para articulação com o ceratoióide. A face ventral é apla-

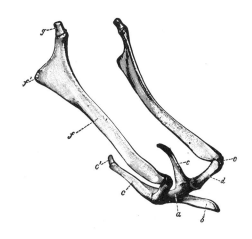

Figura 15-134. Osso hióide do cavalo; observado rostrolateralmente.

a, Basióide; b, processo lingual; c, tireóide; c', cartilagem de c; d, ceratoióide; e, epióide; f, estiloióide; f', ângulo estiloióide; g, timpanoióide. (De Ellenberger e Baum, 1908.)

nada e levemente rugosa para inserção muscular. A borda rostral exibe medialmente o processo lingual. A borda caudal é côncava e lisa em seu centro e sustenta de cada lado o tiroióide. O basióide, processo lingual e tiroióide estão fusionados e podem ser comparados a uma espora ou a uma forquilha de cabo muito curto.

O **processo lingual** projeta-se rostral e medialmente do basióide, e está encaixado na raiz da língua durante a vida. É comprimido lateralmente e apresenta uma extremidade livre de ponta obtusa. As faces laterais são ligeiramente côncavas. A borda dorsal é delgada e irregular e a ventral é espessa e áspera.

Os **tiroióides** (que correspondem aos grandes cornos do homem) estendem-se caudal e dorsalmente das partes laterais do basióide. São comprimidos lateralmente (exceto na sua junção com o basióide) e a extremidade caudal apresenta um curto prolongamento cartilaginoso que está ligado ao corno rostral da cartilagem tireóidea da laringe.

Os **ceratoióides** (pequenos cornos) são curtas hastes que se dirigem dorsal e rostralmente de cada extremidade do corpo. Cada um deles apresenta as extremidades ligeiramente alargadas e a parte média um pouco mais estreita. A extremidade ventral apresenta uma pequena faceta côncava que se articula com o basióide. A extremidade dorsal articula-se com o estiloióide ou com o epióide quando presente.

Os estilóides* são as partes mais longas do osso. Estão direcionados dorsal e caudalmente e se acham dorsalmente em conexão com a base da parte petrosa dos temporais. Cada um deles é uma lâmina delgada, de cerca de 18 a 20 cm de extensão, ligeiramente encurvada em seu comprimento, de modo que a face lateral é côncava e a medial, convexa; ambas são lisas. As bordas são delgadas. A extremidade dorsal é larga e forma dois ângulos; um articular, está em conexão por meio de uma barra de cartilagem, o **timpanóide,** com o processo estilóide da parte petrosa do temporal; o outro, ângulo muscular, é algo espessado e áspero para inserção muscular. A extremidade ventral é pequena e se articula com o ceratoióide ou com o epióide.

Os **epióides**† são pequenas peças em formato de cunha ou nódulos interpostos entre os ceratoióides e os estiloióides. São elementos normalmente transitórios que se unem com os estiloióides no animal adulto.

DESENVOLVIMENTO. O osso hióide ossifica-se na cartilagem do segundo e do terceiro arcos branquiais. Cada parte tem um centro independente, à exceção do processo lingual, que se ossifica por extensão do basióide. No potro há um núcleo separado em cada extremidade do basióide que se interpõe entre ele e o tiroióide; articula-se com o ceratoióide. A parte rostral do processo lingual pode apresentar-se como uma peça separada.

---

*Estes correspondem aos grandes cornos previstos neste texto nas edições anteriores.

†Estes correspondem aos cornos médios citados neste texto nas edições anteriores.

O CRÂNIO EM CONJUNTO

O crânio do cavalo apresenta, como um todo, a forma de uma longa pirâmide de quatro lados, cuja base está em posição caudal. Entretanto é conveniente excluir a mandíbula e o hióide da presente consideração.

A **face dorsal** ou **frontal** (Fig. 15-135) está constituída pelos ossos, parte escamosa do occipital, interparietal, parietal, frontal, nasal e incisivo. Pode ser dividida nas regiões parietal, frontal, nasal e incisiva. A **região parietal** estende-se da crista nucal à sutura coronal. Está marcada medialmente pela **crista sagital externa,** que se bifurca rostralmente, cujos ramos se tornam contínuos com as **linhas temporais.** Estas linhas curvam-se lateralmente para cada lado da raiz do processo zigomático. A **região frontal** é a parte mais larga da face, é lisa e quase plana. Está delimitada rostralmente pela sutura frontonasal. De cada lado projeta-se a raiz do **processo zigomático,** perfurada pelo **forame supra-orbitário.** A **região nasal** é convexa de um lado a outro, larga caudalmente e estreita rostralmente. Seu perfil em alguns casos é aproximadamente reto; em outros apresenta-se ondulado, com uma variável depressão bem marcada próxima do seu centro e na extremidade rostral. A **região incisiva** oferece a abertura **nasal óssea** e o **canal interincisivo.**

A **face lateral** (Fig. 15-114) pode ser dividida em regiões cranial, orbital e maxilar.

A **região cranial** apresenta a **fossa temporal,** o arco zigomático e a parte externa da porção petrosa do temporal. A fossa temporal é limitada medialmente pela crista sagital externa e linhas temporais, lateralmente pela crista temporal e arco zigomático e caudalmente pela crista nucal. Suas partes dorsal e média são rugosas, para inserção do músculo temporal. Em suas partes ventral e caudal observam-se vários pequenos forames que se comunicam com o meato temporal. A fossa é contínua rostralmente com a cavidade orbitária. O **arco zigomático** está constituído pelos processos zigomáticos do temporal, do zigomático e do maxilar. Sua face ventral apresenta o **tubérculo articular** e a fossa mandibular para articulação com a mandíbula inferior por intermédio do disco articular. Caudal à fossa mandibular encontra-se o **processo retroarticular** e caudal a este abre-se o **meato temporal.** O **meato acústico externo ósseo** projeta-se externamente através de uma profunda chanfradura na margem ventral da parte escamosa do temporal, ventral à crista temporal. Um pouco mais caudal situa-se o **processo mastoideu,** que está cruzado na sua parte dorsal por um sulco para a artéria meningéia caudal (Fig. 15-128).

A **região orbitária** compreende a órbita e a fossa pterigopalatina. A **órbita** é uma cavidade que envolve o bulbo ocular com seus músculos, vasos e nervos associados a ele. Ela é diretamente contínua caudalmente com a fossa temporal. O **eixo** da órbita, tomado do forame óptico ao centro da entrada da cavidade está direcionado rostral, lateral e ligeiramente dorsal. A **parede medial** é completa e extensa. É côncava e lisa e está formada pelo frontal, lacrimal e pela asa do pré-esfenóide. No extremo da sua parte rostral acha-se a fossa para o saco lacrimal.

OSTEOLOGIA EQÜINA 313

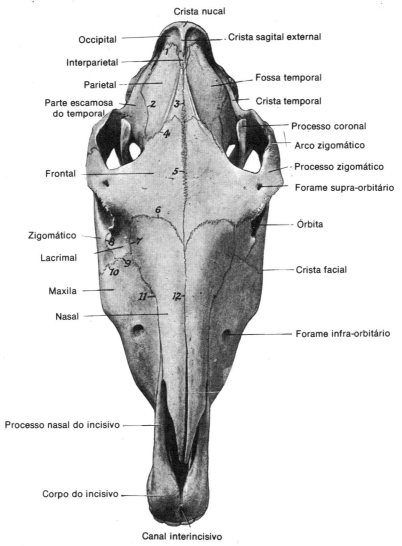

Figura 15-135. Crânio do cavalo; vista dorsal.

1, Sutura lambdoidal; 2, sutura escamosa; 3, sutura sagital; 4, sutura coronal; 5, sutura interfrontal; 6, sutura frontonasal; 7, sutura nasolacrimal; 8, sutura lacrimozigomática; 9, sutura lacrimomaxilar; 10, sutura zigomaticomaxilar; 11, sutura nasomaxilar; 12, sutura internasal.

Caudal a este existe uma pequena depressão na qual se origina o músculo oblíquo ventral; neste ponto a lâmina que separa a órbita do seio maxilar é muito fina. A **parede dorsal** está constituída pelo frontal e, numa pequena extensão, pelo lacrimal. Ela apresenta o forame supra-orbitário que perfura a raiz do processo zigomático. A **parede ventral** é muito incompleta e está formada pelo zigomático, pelo processo zigomático do temporal e numa pequena extensão pela maxila. A **parede lateral** é o processo zigomático. No extremo de sua parte caudal depara-se com um **grupo de forames orbitários**. Quatro estão situados rostral à crista pterigoidéia. Destes, o mais dorsal é o **forame etmoidal**, que transmite os vasos e nervo etmoidais. O **forame óptico** situa-se um pouco mais ventralmente e mais afastado caudalmente; conduz o nervo óptico. Justamente ventral ao óptico acha-se a **fissura orbitária** que dá passagem aos nervos, ramo oftálmico do trigêmeo, oculomotor, abducente e freqüentemente o troclear; comumente existe um canal muito pequeno na crista para o nervo troclear. O **forame redondo** é ventral à fissura orbitária da qual está separado por uma fina lâmina; dá passagem ao nervo maxilar ramo do trigêmeo. O **canal alar** abre-se em comum com o forame redondo e a abertura rostral do canal pterigoideu também aí se encontra. O **pequeno forame alar** está justamente caudal à crista pterigoidéia e no mesmo nível da fissura orbitária. Representa a abertura dorsal de um canal que vem do canal alar e através dele emerge a artéria temporal profunda cranial. A **entrada** da cavidade orbitária está circunscrita por um anel ósseo completo, que é aproximadamente circular. Sua

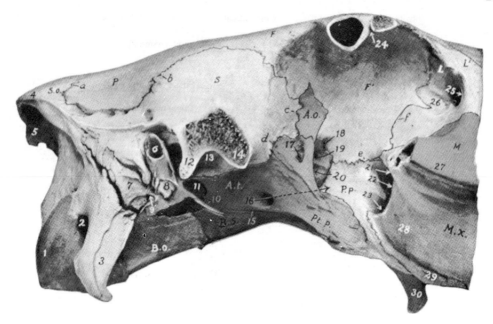

Figura 15-136. Regiões cranial e orbital do crânio do cavalo; vista lateral.

O arco zigomático e o processo zigomático do osso temporal foram removidos. S.o., parte escamosa do occipital; P, parietal; S, parte escamosa do temporal; B.o., parte basilar do occipital; B.s., corpo do basisfenóide; A.t., asa do basisfenóide; A.o., asa do pré-esfenóide; Pt.p., processo pterigóide do basisfenóide; P.p., parte perpendicular do palatino; F.F, partes escamosa e orbitária do frontal; L, L', partes orbitária e facial do lacrimal; M, zigomático; M.x., maxila; a, sutura lambdoidal; b, sutura escamosa; c, d, sutura esfenoescamosa; e, sutura frontopalatina; f, sutura frontolacrimal; 1, côndilo occipital; 2, fossa condiloidéia; 3, processo jugular; 4, crista nucal; 5, protuberância occipital externa; 6, meato acústico externo; 7, processo mastóide; 8, processo estilóide; 9, forame estilomastóide; 10, processo muscular; 11, forame lácero; 12, processo retroarticular; 13, fossa mandibular; 14, tubérculo articular; 15, sulco para o n. do canal pterigóide; 16, forame alar caudal (trajeto do canal alar indicado pela seta); 17, forame alar menor; 18, forame etmoidal; 19, canal óptico; 20, fissura orbitária; 21, forame maxilar; 22, forame esfenopalatino; 23, forame palatino maior; 24, forame supra-orbitário (aberto); 25, fossa para o saco lacrimal; 26, fossa da origem do músculo oblíquo ventral do olho; 27, crista facial; 28, tuberosidade maxilar; 29, parte mais caudal da borda alveolar; 30, hâmulo do pterigóide.

margem infra-orbitária é lisa e arredondada; sua margem supra-orbitária é rugosa e irregularmente fissurada. Durante a vida a cavidade é completada pela periórbita, uma membrana fibrosa cônica, cujo ápice está inserido ao redor do canal óptico. Ventral à cavidade orbitária situa-se a **fossa pterigopalatina.** Sua parede está formada pelo processo pterigoideu, a parte perpendicular do palatino e a tuberosidade maxilar. Seu profundo recesso rostral contém três forames. O dorsal é o **forame maxilar** que é a entrada do canal intra-orbitário que transmite os vasos e o nervo infra-orbitários. O **forame esfenopalatino** perfura a parede medial do recesso e transmite vasos e nervos do mesmo nome para a cavidade nasal. O forame ventral, o **palatino maior,** transmite a artéria e o nervo palatinos maiores. A parte dorsal da fossa é lisa e está cruzada pela artéria e o nervo maxilares. A parte ventral é especialmente rugosa para inserção do músculo pterigoideu lateral, mas é cruzada rostralmente por um sulco liso no qual a veia palatina se desliza. No extremo da parte caudal observa-se pequena abertura do canal pterigoideu.

A **região maxilar** está constituída principalmente pela maxila, como também pelo incisivo e partes faciais do lacrimal e do zigomático. Seu contorno é aproximadamente triangular, com a base caudal, e oferece dois aspectos principais. A **crista facial** estende-se rostralmente da margem ventral da órbita e termina abruptamente num ponto a cerca de 3 a 3,5 cm dorsal ao terceiro ou quarto molar;* seu aspecto ventral é rugoso para inserção do músculo masseter. O **forame intra-orbitário** está situado num plano transverso a cerca de 2 a 3 cm rostral à extremidade da crista e a cerca de 5 cm dorsal a ele. O forame abre-se rostralmente e através dele emergem a artéria e o nervo infra-orbitários. A face sobre os dentes pré-molares varia grandemente com a idade, em conformidade com o tamanho das partes encaixadas do dente. No cavalo jovem a superfície nesta parte é fortemente convexa, a lâmina externa do osso é fina ou mesmo incompleta em alguns pontos e a forma dos dentes está indicada por eminências (*juga alveolaria*). No animal idoso a superfície é côncava em razão da extrusão dos dentes do osso. A curva ventral do osso incisivo é pronunciada no animal jovem e muito discreta no animal idoso. Em alguns crânios existe uma distinta depressão a uma pequena distância rostral da órbita; neste ponto origina-se o músculo elevador próprio do lado superior.

---

*Esta relação varia com a idade. No potro recém-nascido a parte caudal do segundo dente, no cavalo jovem a parte caudal do terceiro dente, no animal idoso o quarto acha-se ventral à extremidade da crista, normalmente.

OSTEOLOGIA EQÜINA

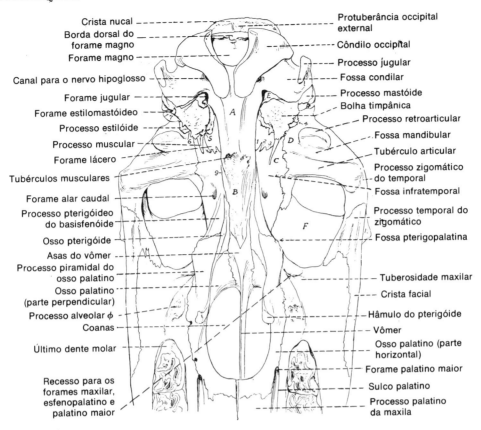

Figura 15-137. Linha mostrando a metade caudal da base do crânio do cavalo sem a mandíbula. (Chave para Fig. 15-138.)

A, Parte basilar do occipital; B, corpo do basisfenóide; C, asa do basisfenóide; D, parte escamosa do temporal; E, parte petrosa temporal; F, parte orbitária do frontal; 1, 2, incisura da carótida; 3, incisura oval; 4, orifício externo do meato temporal, oculto; 5, tubo auditório ósseo (de Eustáquio); 6, fissura petrotimpânica; 7, meato acústico externo; 9, canal pterigóide; 10, processo zigomático.

A **face ventral** ou **basal**, exclusiva à mandíbula, consiste de regiões cranial, coanal e palatina.

A **região cranial** estende-se rostralmente ao vômer e aos processos pterigoideus (Fig. 15-138). Na sua extremidade caudal acha-se o **forame magno**, flanqueado pelos **côndilos occipitais**. Lateral a estes encontra-se a **fossa condiloióidea**, na qual se observa o **canal do hipoglosso**, que transmite o nervo hipoglosso e a veia condiloidéia. Mais lateralmente estão os **processos jugulares** do occipital. Estendendo-se rostral e centralmente projeta-se uma barra prismática formada pela parte basilar do occipital e o corpo do basisfenóide; na junção destas partes localizam-se tubérculos para inserção dos músculos reto ventral da cabeça e longo da cabeça. Lateralmente, a parte basilar do occipital está delimitada pela fissura petroccipital e o forame lácero rostralmente. Rostral a estes, a região torna-se muito larga em razão da extensão lateral dos **processos zigomáticos**, que apresentam ventralmente o tubérculo articular e a **fossa mandibular** para articulação com a mandíbula. Além disto o processo volta-se rostralmente e une-se ao processo temporal do zigomático, completando o arco zigomático e a área para inserção do músculo masseter. De cada lado do corpo do basisfenóide acha-se a **fossa infratemporal**, formada pela asa e raiz do processo pterigoideu do basisfenóide. Está limitada rostralmente pela crista pterigoidéia, que a separa da órbita e da fossa pterigopalatina. Nela acha-se o **canal alar**, que transmite a artéria maxilar. Um pouco mais ventral observa-se a entrada no **canal pterigoideu.**

A **região coanal** apresenta o orifício faringeu da cavidade nasal. Este é de contorno elíptico e está dividido medialmente na sua profundidade pelo vômer nas duas **coanas**. Está delimitado rostral e lateralmente pelos ossos palatino e pterigoideu e caudalmente pelo vômer. Está flanqueado pelo processo hamular do pterigoideu. O plano de abertura é aproximadamente horizontal e o comprimento é cerca de duas vezes a largura.

A **região palatina** compreende um pouco mais da metade do comprimento total da base do crânio (Fig. 15-131). O palato duro é côncavo transversalmente bem como no seu comprimento na parte rostral. É constituído pelos processos palatinos do incisivo e do maxilar e pelas lâminas horizontais dos palatinos. Está circunscrito rostral e lateralmente pelas partes alveolares da maxila e do incisivo. O **espaço interalveolar** é aquela parte do arco na qual

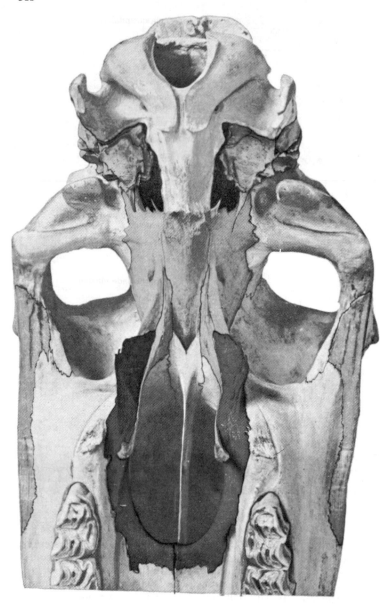

Figura 15-138. Face ventral do crânio do cavalo, metade caudal sem a mandíbula. O crânio está ligeiramente inclinado.

Chave na Fig. 15-137.

os alvéolos estão ausentes. Caudal ao último alvéolo localiza-se uma tuberosidade, e medial a esta observa-se um sulco para a veia palatina. Sobre a linha média estende-se a **sutura palatina mediana**. Na linha de sutura, um pouco caudal aos incisivos centrais, encontra-se o **canal interincisivo** através do qual corre a artéria palatolabial. De cada lado, paralelo à parte alveolar do maxilar, constata-se o sulco palatino, que aloja os vasos e nervo palatinos. Este sulco continua através do forame palatino maior com o canal palatino maior, que está situado entre o maxilar e o palatino. A **fissura palatina** é o intervalo estreito ao longo da margem lateral do processo palatino do incisivo; no estado de fresco está obliterado pela cartilagem vomeronasal. De cada lado do palato acham-se disseminados vários pequenos forames palatinos menores. A **sutura palatina transversa** encontra-se a cerca de 1,5 cm da borda caudal. Esta última acha-se oposta ao quinto molar no adulto e é côncava e livre.

A **face nucal** ou **occipital** está formada pelo osso occipital. É de contorno trapezoidal, mais larga ventral do que dorsalmente, côncava dorsoventralmente, convexa transversalmente. Acha-se separada da face dorsal pela **crista nucal**. Ventral à crista observam-se duas áreas rugosas para inserções dos músculos semi-espinhais da cabeça. Um pouco mais ventral nota-se uma eminência central, a **protuberância occipital externa**, na qual se insere o ligamento nucal. Na sua parte mais ventral, centralmente encontra-se o **forame magno**. Este acha-se delimitado lateralmente pelo **côndilo occipital**, lateral ao qual projeta-se o **processo jugular**.

O **ápice** do crânio é composto pelos corpos do incisivo e da mandíbula, suportando os dentes incisivos.

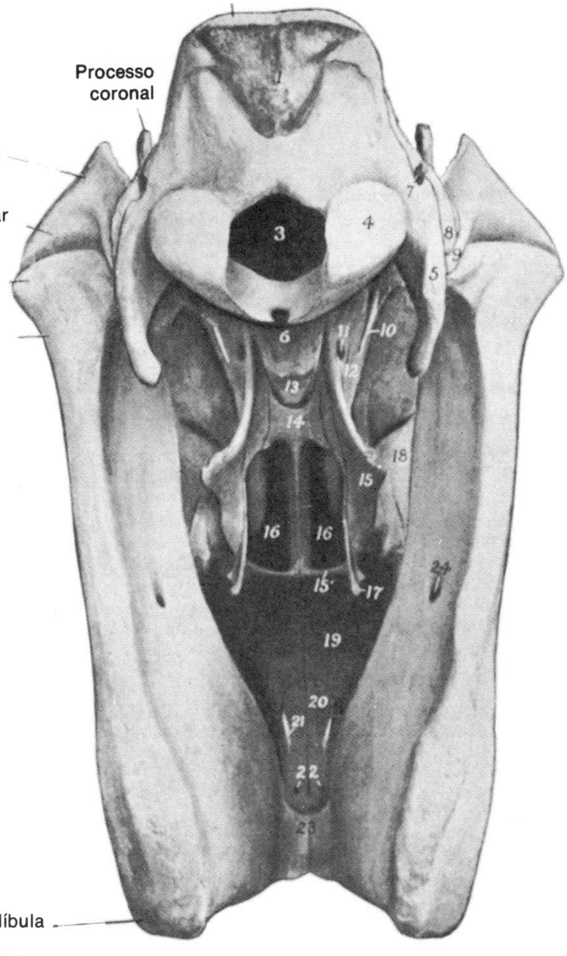

OSTEOLOGIA EQÜINA

317

Figura 15-139. Crânio do cavalo; vista caudal. O osso hióide foi removido.

1, Protuberância occipital externa; 3, forame magnum; 4, côndilo occipital; 5, processo jugular; 6, parte basilar do occipital; 7, forame mastóide; 8, processo mastóide; 9, processo retroarticular; 10, processo muscular no temporal; 11, forame alar caudal; 12, processo pterigóide do basisfenóide; 13, corpo do basisfenóide; 14, vômer; 15, 15', partes perpendicular e horizontal do palatino; 16, coanas; 17, hâmulo do pterigóide; 18, tuberosidade maxilar; 19, processo palatino da maxila; 20, processo palatino do incisivo; 21, fissura palatina; 22, forames; 23, corpo da mandíbula; 24, forame mandibular.

Cavidade Cranial

A cavidade cranial encerra o cérebro, com suas membranas e vasos. É relativamente pequena e de contorno ovóide.

A **parede dorsal** ou **teto** (*calvaria*) (Fig. 15-140) é formada pela parte escamosa do occipital e mais o interparietal, parietais e frontais. Sobre a linha média observa-se a **crista sagital interna,** que alcança a crista galli rostralmente e fornece inserção à foice do cérebro. Caudalmente a crista está interrompida pela projeção rostral da **protuberância occipital interna.** Em continuação a esta, reúnem-se os **processos tentoriais** dos ossos interparietais, occipital e parietal para formar o **tentório cerebelar ósseo** e, de suas extremidades rostrais agudas, oferecem inserção ao tentório cerebelar membranoso. Caudal a este o teto é sulcado centralmente pelo lobo médio ou vermis do cerebelo. **Sulcos transversos** passam da base da protuberância para os meatos temporais. A parte rostral do teto é escavada pelo seio frontal. 'A parte occipital é muito espessa e robusta. O teto está assinalado por impressões digitais e sulcos vasculares.

A **parede lateral** (Fig. 15-141) é constituída principalmente pelos ossos temporal e frontal, bem como pela asa do pré-esfenóide. É cruzada obliquamente pela **crista petrosa,** que concorre com a margem do parietal e a protuberância occipital interna na divisão da cavidade em compartimento cerebral e cerebelar. Caudal à crista existe uma depressão para os hemisférios do cerebelo. Caudal a esta observam-se o meato acústico interno e as aberturas do aqueduto vestibular e do canal coclear. As paredes laterais são marcadas por impressões digitais e sulcos vasculares.

A **parede ventral, assoalho** ou **base interna** do crânio (Fig. 15-142) pode ser considerada como formada por três fossas. A **fossa cranial rostral** suporta as partes frontal e olfatória do cérebro. Está composta principalmente pelo pré-esfenóide e situa-se a um nível mais elevado do que a fossa média. Rostralmente a fossa está dividida medialmente pela **crista galli,** lateral a qual se encontram as profundas **fossas etmoidais** para os bulbos olfatórios. O **forame etmoidal** perfura a parede cranial do lado lateral das fossas etmoidais. Um pouco mais caudalmente, a parte central da superfície é ligeira-

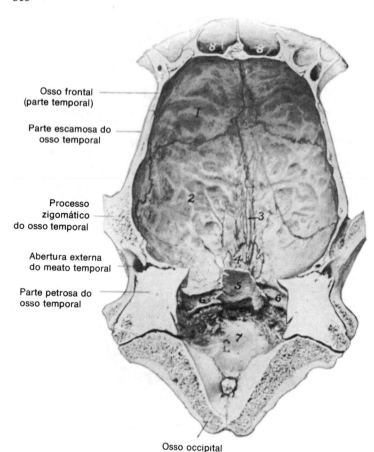

Figura 15-140. Teto do crânio do cavalo.
1, Frontal (lâmina interna); 2, parietal; 3, crista sagital interna; 4, interparietal; 5, processo tentorial ósseo; 6, 6', sulcos para os seios transversos; 7, depressão para o vermis cerebelar; 8, 8', seios frontais.

mente elevada e está flanqueada por depressões rasas que suportam os tratos olfatórios. Caudalmente existe uma placa óssea arqueada que acoberta a entrada dos canais ópticos; a margem desta placa óssea e as bordas caudais das asas do pré-esfenóide podem ser tomadas como a linha de demarcação entre as fossas cranial rostral e média. A **fossa cranial média** é a parte mais espaçosa da cavidade. Estende-se caudalmente até as cristas esfenoccipital e petrosa, correspondendo assim com o basisfenóide. No seu centro situa-se a **fossa hipofisária** na qual se aloja a hipófise. De cada lado estendem-se dois sulcos — o medial endereça o seio cavernoso e os nervos oftálmico, oculomotor e abducente para a fissura orbitária; o sulco lateral conduz ao forame redondo dando passagem ao nervo maxilar. Lateral aos sulcos ocorre uma depressão para o lobo piriforme do cérebro. A **fossa cranial caudal** corresponde à parte basilar do occipital; contém a medula oblonga, ponte e cerebelo. Rostralmente existe uma depressão mediana, a impressão pontina. A superfície caudal a esta é côncava transversalmente e inclina-se de modo suave ventralmente para o forame magno; ela suporta a medula oblonga. De cada lado observam-se o **forame jugular** (que transmite os nervos glossofaringeu, vago e acessório e a veia cerebral ventral) e o **canal do hipoglosso**.

A **parede rostral** ou **nasal** (Fig. 15-120) está formada pela lâmina criviforme do etmóide, que separa o crânio da cavidade nasal. É perfurada por numerosos pequenos forames para a passagem dos feixes do nervo olfatório.

Cavidade Nasal

A **cavidade nasal** é uma passagem longitudinal que se estende através da parte dorsal da face. Está dividida em duas metades, direita e esquerda, por um **septo nasal** mediano. As **paredes laterais** são formadas por partes do maxilar, incisivo, parte perpendicular do palatino, conchas nasais e etmóide. Esta parede é cruzada obliquamente pelo **canal lacrimal** e o **sulco** para o **ducto nasolacrimal** e a sua parte caudal é perfurada pelo **forame esfenopalatino**. A **parede dorsal** ou **teto** é constituída pelos ossos frontal e nasal, que formam uma proeminência mediana na sua junção. É côncava transversalmente e aproximadamente retilínea longitudinalmente, exceto na sua parte caudal onde se encurva ventralmente. A **parede ventral** ou **assoalho** é formada pelos processos palatinos do incisivo e do maxilar e as partes horizontais do palatino. É mais larga, porém consideravelmente mais curta do que o teto. É côncava transversalmente e aproximadamente horizontal de rostral para caudal, exceto em seu terço caudal onde apresenta uma ligeira declividade. A parte rostral exibe um sulco mediano para a cartilagem do septo e um sulco para o órgão vome-

OSTEOLOGIA EQÜINA

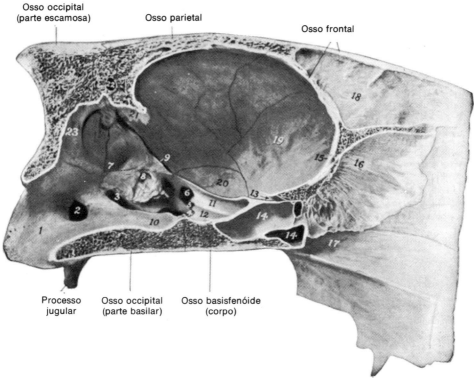

Figura 15-141. Secção sagital do crânio do cavalo.

1, Parede lateral do forame magnum; 2, canal do hipoglosso; 3, forame jugular; 4, 5, incisura da carótida; 6, incisura oval; 7, fossa cerebelar; 8, meato acústico interno; 9, crista petrosa; 10, impressão pontina; 11, sulco para o n. maxilar; 12, sulco para o seio cavernoso; abaixo de 12 está a fossa hipofisária; 13, canal óptico; 14, seio esfenopalatino; 15, crista galli; 16, lâmina perpendicular do etmóide; 17, vômer; 18, septo interfrontal; 19, asa do pré-esfenóide; 20, asa do basisfenóide; 21, processo tentorial ósseo; 22, sulco para o seio transverso; 23, impressão do vermis. A pequena linha-guia do frontal indica a lâmina externa (lâmina); a linha-guia maior indica a lâmina interna.

ronasal de cada lado. Caudalmente se apresenta uma elevação mediana, a **crista nasal,** na qual o vômer se insere. Lateral ao processo palatino do incisivo observa-se a **fissura palatina.** O **septo nasal ósseo** é constituído pela lâmina perpendicular do etmóide caudalmente e pelo vômer ventralmente (Fig. 15-132). No estado de fresco o septo nasal é completado por cartilagem (Fig. 18-1) e recoberto por membrana mucosa.

As conchas nasais dividem cada metade da cavidade nasal em três **meatos.** O **meato nasal dorsal** é uma estreita passagem entre o septo e a concha nasal dorsal. Ele termina na lâmina cribriforme do etmóide. O **meato nasal médio** é o espaço compreendido entre as conchas nasais dorsal e ventral. Na sua parte caudal comunica-se lateralmente com os seios rostral e caudal do maxilar através da estreita **abertura nasomaxilar.** O **meato nasal ventral** é o canal ao longo do assoalho que está encoberto pela concha nasal ventral; é o mais espaçoso dos meatos e estabelece direta comunicação entre as narinas e o meato nasal faríngeu. O **meato nasal comum,** contínuo a cada um dos outros meatos, acomoda-se no estreito espaço entre o septo nasal e a face medial das conchas nasais dorsal e ventral.

A **abertura nasal óssea** está delimitada pelos ossos incisivos e nasais.

A extremidade caudal, ou **fundos,** é separada da cavidade cranial pela lâmina cribriforme do etmóide e é amplamente ocupada pelos labirintos etmoidais.

Seios Paranasais

Em comunicação direta ou indiretamente com a cavidade nasal, da qual são considerados como divertículos, existem seis pares de seios conchais — dorsal (pág. 300), médio (pág. 300) é ventral (pág. 301), maxilar, frontal e esfenopalatino.

SEIO MAXILAR

O **seio maxilar** é o maior de todos. Sua parede lateral é formada pela maxila, lacrimal e zigomático. É limitado medialmente pela maxila, concha nasal ventral, canal infra-orbital e numa pequena extensão pelo labirinto etmoidal. Estende-se caudalmente até a um plano transverso rostral à raiz do processo zigomático e seu limite rostral está indicado aproximadamente por uma linha traçada da extremidade rostral da crista facial até o forame infra-orbitário. Seu limite dorsal corresponde a uma linha traçada caudalmente do forame infra-orbitário paralelo à crista facial. A parede ventral ou assoalho é constituída pela parte molar da maxila; é muito irregular

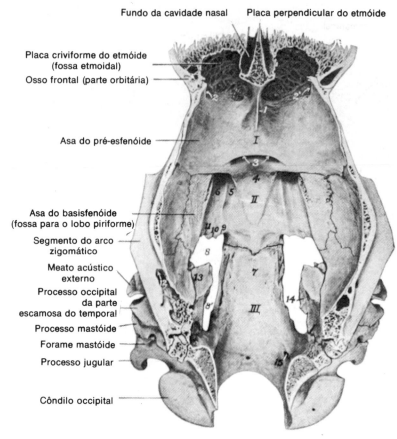

Figura 15-142. Assoalho do crânio do cavalo.

I, II, III, Fossas rostral, média e caudal do crânio; 1, crista galli; 2 e 2', forames etmoidais esquerdo e direito; 3, canais ópticos; 4, fossa hipofisária; 5, sulco para o seio cavernoso; 6, sulco para o n. maxilar; 7, parte basilar do occipital; 8, forame lácero; 8', forame jugular (abaixo) e fissura petro-occipital (acima); 9, 10, chanfraduras da carótida; e 11, chanfradura oval da asa do basisfenóide; 12, meato temporal; 13, parte petrosa do temporal; 14, meato acústico interno; 15, canal hipoglosso.

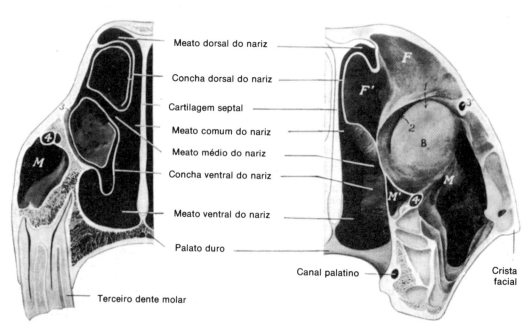

Figura 15-143. Parte da secção transversa da região nasal do crânio do cavalo. A secção incide a cerca de 2 cm rostral à crista facial e observada rostralmente.

M, Seio maxilar rostral; 3, sulco lacrimal; 4, canal infra-orbitário.

Figura 15-144. Parte da secção transversal do crânio do cavalo. A secção incide justo rostral ao ângulo medial e observado caudalmente.

B, Bula conchal; F, seio frontal; F', seio conchal dorsal; F + F', seio conchofrontal; M, seio maxilar caudal; M', seio conchal ventral; 1, abertura frontomaxilar; 2, abertura nasomaxilar; 3', canal lacrimal; 4, canal infra-orbitário.

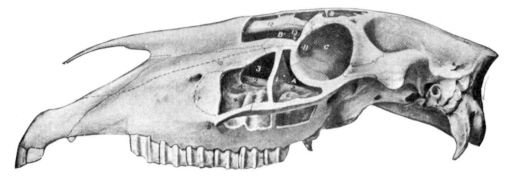

Figura 15-145. Crânio do cavalo jovem; vista lateral, com os seios esculpidos.

A, Seio maxilar caudal e A' seio maxilar rostral; B, seio frontal; B', seio conchal dorsal; C, órbita; 1, septo entre A e A' (compare a disposição com a Fig. 16-146); 2, canal infra-orbitário; 3, seio conchal ventral; 4, 5, 6, molares 1, 2 e 3, respectivamente (revestido por uma delgada lâmina de osso); 7, limite rostral do seio maxilar rostral no animal idoso; 8, forame infra-orbitário; 9, extremidade rostral da crista facial; 10, curso do ducto nasolacrimal; 11, fossa para o saco lacrimal; 12, reflexão óssea do meato nasal dorsal quando observado de dentro do seio conchofrontal (ver Fig. 15-144); 13, seta indicando o local da abertura frontomaxilar.

e está cruzada por lâminas ósseas dispostas em várias direções. Os três últimos dentes molares projetam-se para dentro da cavidade numa extensão que varia com a idade; eles estão recobertos por uma fina lâmina de osso. A cavidade está subdividida em duas por um **septo oblíquo** *(septum sinuum maxillarium)* em seios maxilares rostral e caudal. A margem lateral do septo está comumente a cerca de 5 cm da extremidade rostral da crista facial; deste ponto projeta-se em direção medial, caudal e dorsalmente. A parte

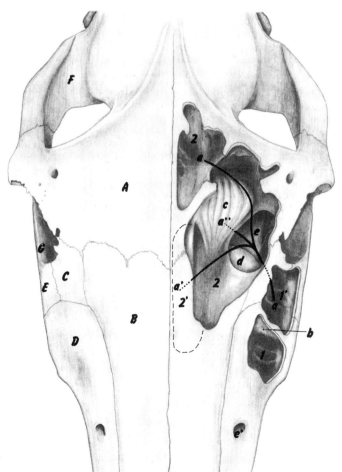

Figura 15-146. Crânio de um cavalo jovem; vista dorsal, com seios esculpidos do lado direito.

A, Frontal; B, nasal; C, lacrimal; D, maxila; E, zigomático; F, temporal; G, órbita; 1, seio maxilar rostral; 1', seio maxilar caudal; 2, seio frontal; 2', seio conchal dorsal (linhas interrompidas indicam a extensão do seio); 2 + 2', seio conchofrontal. Linhas contínuas indicam as várias comunicações entre os seios; a até a, comunicação do seio maxilar caudal via abertura frontomaxilar com seio frontal; a até a', comunicação do seio maxilar caudal via abertura frontomaxilar com seio conchal dorsal; a até a'', comunicação do seio maxilar caudal com seio esfenopalatino ventral para o labirinto etmoidal; b, septo do seio maxilar; c, labirinto etmoidal; d, bula conchal ventral; e, canal infra-orbitário; e', forame infra-orbitário.

dorsal do septo (formada pela extremidade caudal da concha nasal ventral) é muito delicada e normalmente cribriforme.

A posição e o modelo do septo são variáveis. Freqüentemente está mais afastado rostralmente — em alguns casos mesmo mais longe rostralmente do que a extremidade rostral da crista facial. Excepcionalmente, está muito mais próximo da órbita do que estabelecido acima. No estado recente, i.e., quando recoberto pela membrana mucosa em ambas as faces, é quase sempre completo, mas em casos muitos excepcionais existe uma abertura de variável tamanho na parte dorsal. Na mula, o septo pode estar parcial ou inteiramente ausente.

O **seio maxilar rostral** é limitado medialmente pelo canal infra-orbitário. Comunica-se com o meato nasal médio por uma estreita passagem, a **abertura nasomaxilar** *(apertura nasomaxillaris),* situada na sua parte mais elevada. Sobre o canal infra-orbitário este seio comunica-se com a parte caudal da concha nasal ventral através da **abertura conchomaxilar.**

O espaçoso **seio maxilar caudal** está parcialmente dividido pelo canal infra-orbitário sobre o qual se abre livremente no seio esfenopalatino. Comunica-se medialmente com o seio conchal médio. Dorsalmente comunica-se com o seio ventral através da larga e oval **abertura frontomaxilar,** situada ao nível do canal lacrimal ósseo e a parte correspondente da parede medial da órbita (Fig. 15-144); o orifício apresenta comumente cerca de 4 a 5 cm de comprimento por 2 a 3 cm de largura. Justamente rostral a este e encoberto por uma fina lâmina, observa-se a fenda da **abertura nasomaxilar,** pela qual o seio abre-se na parte caudal do meato nasal médio.

Os dados estabelecidos acima referem-se à disposição normal no animal adulto. No potro o seio maxilar está amplamente ocupado pelos dentes em desenvolvimento. Em cavalos de seis a sete anos de idade o seio maxilar está preenchido em larga escala pelas partes encaixadas dos dentes. Quando os dentes vão desencaixando-se para compensar os desgastes, a cavidade torna-se cada vez mais livre até que em idade avançada somente pequenas raízes projetam-se do assoalho, revestidas por uma camada de osso. Outros fatos relacionados serão abordados na descrição dos dentes. Em casos excepcionais a parte caudal da concha nasal ventral é menor do que o normal, produzindo uma grande abertura nasomaxilar. A abertura frontomaxilar é de tamanho variável.

SEIO FRONTAL

O **seio frontal** é de aspecto grosseiramente triangular, com a base sobre a linha média separada do lado oposto por um completo septo *(septum sinuum frontalium).* Seu ápice está direcionado lateralmente para dentro do processo zigomático do frontal (Fig. 15-135). No cavalo maduro, o limite rostral do seio rostral está a um ponto onde a relação paralela do dorso do nariz diverge para a região frontal ou, em outras palavras, ao nível de um plano transverso que passa aproximadamente ao meio entre a margem rostral da órbita e o forame infra-orbitário ou mais ou menos ao nível do quinto dente molar superior. Caudalmente ele se estende entre as lâminas interna e externa do frontal. Atinge seu limite caudal ao nível de um plano transverso disposto ligeiramente rostral à articulação temporomandibular, porém não alcançando a sutura coronal. Seu teto está composto pelos ossos frontal, lacrimal e nasal. Projetando-se para o assoalho observa-se a face convexa do labirinto etmoidal. O seio frontal acha-se subdividido por um número de lâminas incompletas *(lamellae intrasinusales)* em divertículos intercomunicantes pouco profundos (Figs. 15-121, 132 e 146). Em contraste com outros animais domésticos, no cavalo o seio frontal oferece uma extensa comunicação com o seio conchal dorsal numa direção rostromedial. Os dois seios conjuntamente são, deste modo, referidos como **seio conchofrontal.** Os seios combinados estão em ampla comunicação com o seio maxilar caudal através da **abertura frontomaxilar.** Esta larga abertura oval acha-se no assoalho do seio conchofrontal, retrolateral ao labirinto etmoidal (Figs. 15-145 e 146).

SEIO ESFENOPALATINO
(Figs. 15-132 e 141)

O **seio esfenopalatino** consiste de duas partes que se comunicam normalmente sobre o labirinto etmoidal. A parte esfenoidal (caudal) está escavada no corpo do pré-esfenóide. A parte palatina (rostral) situa-se entre as duas lâminas da parte perpendicular do osso palatino, ventral ao labirinto etmoidal e delimitada medialmente pelo vômer; comunica-se livremente com o seio maxilar caudal. O septo entre os seios direito e esquerdo não é normalmente mediano na parte esfenoidal. Em quase um terço dos casos (segundo Paulli, 1900) as partes esfenoidal e palatina acham-se separadas por um septo transverso e a parte esfenoidal, por conseguinte, comunica-se somente com os meatos etmoidais.

BIBLIOGRAFIA

Brown, W. R. 1936. The Horse of the Desert. New York, The Darrydale Press.

Bruni, A. C., and U. Zimmerl. 1951. Anatomia degli Animali Domestici. Vol. 1, Milano, Casa Editrice Dottor Francesco Vallardi.

Ellenberger, W., and H. Baum. 1908. Handbuch der Vergleichenden Anatomie der Haustiere. Berlin, von August Hirschwald.

Ellenberger, W., H. Baum and H. Dittrich. 1911. Das Pferd, Handbuch der Anatomie der Tiere für Kunstler. Leipzig, Bd. I. T. Weicher.

Espersen, G. 1953. Cellulae conchales hos hest og aesel. Nord. Vet.-Med. 5:573–608.

Gardner, E., D. J. Gray and R. O'Rahilly. 1963. Anatomy. 2nd ed., Philadelphia, W. B. Saunders Co.

Gardner, E., D. J. Gray and R. O'Rahilly. 1969. Anatomy. 3rd ed., Philadelphia, W. B. Saunders Co.

Goss, C. M. (ed.). 1959. Gray's Anatomy of the Human Body. Philadelphia, Lea and Febiger.

Habel, R. E., R. B. Barrett, C. D. Diesem and W. J. Roenigk. 1963. Nomenclature for radiologic anatomy. J. Am. Vet. Med. Assoc. 142:38–41.

Hughes, H. V., and J. W. Dransfield (eds.). 1953. McFadyean's Osteology and Arthrology of the Domesticated Animals. 4th ed., London, Bailliere, Tindall and Cox.

Küpfer, M. 1931. Beiträge zum Modus der Ossifikationsvorgänge in der Anlage des Extremitätenskelettes bei den Equiden... Natur-

OSTEOLOGIA EQÜINA

forschenden Gesellschaft Mémoires de la Société Helvétique des Sciences Naturelles 67:1–352.

Lesbre, M. F.-X. 1897. Contribution à l'étude de l'ossification du squellette des mammifères domestiques. Annales de la Société d'Agriculture Sciences et Industrie de Lyon, 5:1–106.

Martin, P. 1912. Lehrbuch der Anatomie der Haustiere. Band I. Verlag von Schickhardt und Ebner, Stuttgart.

Morgan, J. P. 1965. Radiographic study of the distal ulna of the horse. J. Am. Vet. Radiology Soc. 6:78–81.

Myers, V. S., Jr. 1965. Confusing radiologic variations at the distal end of the radius of the horse. J. Am. Vet. Med. Assoc. 147:1310–1312.

Myers, V. S., Jr., and J. K. Burt. 1966. The radiographic location of epiphyseal lines in equine limbs. Proc. 12th annual convention of Am. Assoc. Equine Practitioners. December, pp. 21–39.

Myers, V. S., Jr., and M. A. Emmerson. 1966. The age and manner of epiphyseal closure in the forelegs of two arabian foals. J. Am. Vet. Radiology Soc. 7:39–47.

Nomina Anatomica Veterinaria. 1968. Vienna, World Association of Veterinary Anatomists.

Paulli, S. 1900. Über die Pneumaticität des Schädels bei den Säuge-thieren. Morph. Jahrb. Anat. Entwick. 28:147–251 and 483–564.

Preuss, F. and K.-D. Budras. 1969. Zur Homologie des Hüfthöckers und anderer Knochenpunkte des Darmbeins. Berl. Munch. Tierarztl. Wochensch. 82:141–143.

Rooney, J. R. 1963. *In* Equine Medicine and Surgery, pp. 407–409. J. F. Bone, E. J. Catcott, A. A. Gabel, L. E. Johnson and W. F. Riley, eds. Wheaton, Ill., Am. Vet. Publications, Inc.

Sanson, A. 1868. Mémoire Sur la nouvelle détermination d'un type spécifique de race Chevaline. J. de l'Anat. de la Physiol. 5:225–268.

Schmaltz, R. 1901. Atlas der Anatomie des Pferdes. Part I. Das Skelett des Rumpfes und der Gliedmassen. Berlin, Verlag von Richard Schoetz.

Schmidt, G. 1960. Epiphysen und Apophysen in der Röntgeno-logischen Darstellung in den Vorder- und Hinterextremitäten der Fohlen. Hannover, Inaugural-Dissertation.

Sisson, S. 1910. A Textbook of Veterinary Anatomy. Philadelphia, W. B. Saunders Co.

Stecher, R. M. 1959. The Przewalski horse: notes on variations in the lumbo-sacral spine. Proc. first International Symposium on Przewalski Horse, Prague, September 5–8. Zoological Garden.

Stecher, R. M. 1961a. Ankylosing lesions of the spine. J. Am. Vet. Med. Assoc. 138:248–255.

Stecher, R. M. 1961b. Numerical variation in the vertebrae of the Prjevalsky horse. Mammilia 25:192–194.

Stecher, R. M. 1962. Anatomical variations of the spine in the horse. J. Mammalogy 43:205–219.

Tohara, S. 1950. Radiographical studies on the ossification of leg-bones of horses. Japanese J. Vet. Sci. 12:1–12.

Zeskov, B. 1959. A study of discontinuity of the fibula in the horse. Am. J. Vet. Res. 20:852.

Zietzschmann, O., E. Ackernecht and H. Gray (eds.). 1943. Ellen-berger and Baum. Handbuch der Vergleichenden Anatomie der Haustiere. 18th ed., Berlin, Springer Verlag.

CAPÍTULO 16

ARTICULAÇÕES DO EQÜINO

S. Sisson

ARTICULAÇÕES E LIGAMENTOS DAS VÉRTEBRAS

As vértebras móveis formam dois conjuntos de articulações, a saber: as formadas pelos corpos e as formadas pelos processos articulares das vértebras adjacentes. Associados a estes há ligamentos que unem os arcos e os processos; alguns destes são especiais, isto é, limitados a uma única articulação, enquanto outros são comuns, isto é, estendem-se ao longo de quase toda a coluna vertebral ou uma considerável parte da mesma. As articulações entre o atlas e o áxis e entre o atlas e o crânio exigem considerações separadas.

ARTICULAÇÃO DOS CORPOS

Elas são sínfises (anfiartroses), formadas pela junção das extremidades dos corpos de vértebras adjacentes. As **superfícies articulares** na região cervical consistem de uma cavidade na extremidade caudal do corpo da vértebra cranial, e uma convexidade correspondente ou colo da vértebra seguinte. Nas outras regiões as superfícies são bem mais achatadas. Os meios de união são:

DISCOS INTERVERTEBRAIS (FIBROCARTILAGENS). Cada um deles ocupa o espaço entre os corpos de duas vértebras adjacentes, às quais está intimamente inserido. Os discos são mais finos no meio da região torácica, mais espessos nas regiões cervical e lombar, e mais espessos ainda na região caudal. Cada disco consiste de um **ânulo fibroso** periférico e um **núcleo pulposo** macio central.

O ânulo fibroso consiste de lâminas de tecido fibroso e fibrocartilagem que passam obliquamente entre as duas vértebras e alternam na direção, formando uma disposição semelhante a um X. A parte central do ânulo é cartilaginosa em sua grande parte, e gradativamente assume o caráter do núcleo pulposo. Este é muito elástico e está comprimido, de modo que ele destaca-se consideravelmente da superfície, das seções: ele consiste de fibras brancas e elásticas, células de tecido conjuntivo e outras células peculiares, transparentes e claras, de variados tamanhos. Ele é um remanescente do notocordo. Há cavidades articulares nas articulações cervicais, naquelas entre a última vértebra cervical e a primeira vértebra torácica, e entre a última vértebra lombar e o sacro.

LIGAMENTO LONGITUDINAL VENTRAL. Este ligamento situa-se na superfície ventral dos corpos das vértebras e dos discos intervertebrais, ao qual ele está firmemente inserido. Começa a ser distinto um pouco caudal no centro da região torácica, e é a princípio uma estreita faixa fina. Mais adiante e caudalmente, ele torna-se gradativamente mais espesso e mais largo, e termina na superfície pélvica do sacro ao espalhar-se e unir-se ao periósteo. Ele é mais forte na região lombar, onde os tendões do pilar do diafragma fundem-se com ele.

LIGAMENTO LONGITUDINAL DORSAL. Este ligamento situa-se no assoalho do canal vertebral do áxis até o sacro. Ele é estreito no centro dos corpos vertebrais, e alarga-se sobre os discos intervertebrais, aos quais ele se insere muito firmemente.

Este ligamento está em relação com as veias espinhais, em cada lado, e no centro de cada vértebra com uma veia anastomótica transversa que passa sob ele.

ARTICULAÇÕES DOS ARCOS

Cada vértebra típica apresenta dois pares de processos articulares, que formam articulações sinoviais com as duas vértebras adjacentes. As **superfícies articulares** são extensas, quase planas, e ovais na região cervical, pequenas e planas na região torácica, enquanto na região lombar as superfícies craniais são côncavas e as caudais convexas. A **cápsula articular** é forte e ampla na região cervical, em conformidade com o grande tamanho e maior mobilidade destas articulações no pescoço. Nas regiões torácica e lombar a cápsula é pequena e ajustada. Estas articulações são planas no pescoço e dorso, e trocóides na região lombar.

Associadas a estas articulações há os **ligamentos flavos** que ligam os arcos de vértebras adjacentes. Eles são membranáceos e consistem essencialmente de tecido elástico.

O **ligamento supra-espinhal** estende-se medialmente do osso occipital até o sacro. Caudal à cernelha ele consiste de um forte cordão de tecido fibroso branco inserido nos vértices das espinhas vertebrais (Fig. 16-1). No pescoço e cernelha ele está muito modificado para formar o ligamento da nuca, que requer uma descrição mais extensa.

O **ligamento da nuca** é um poderoso aparelho elástico, cuja principal função é a de auxiliar os músculos extensores da cabeça e do pescoço. Se estende do osso occipital até as espáduas (Fig. 16-2), onde ele é diretamente contínuo à parte toracolombar do ligamento supra-espinhal. Consiste de duas partes — o funículo da nuca e a lâmina da nuca. O **funículo da nuca** surge da protuberância occipital externa e se insere aos vértices das espinhas vertebrais

ARTICULAÇÕES DO EQÜINO

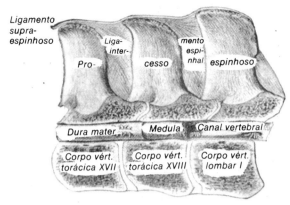

Figura 16-1. Secção sagital das duas últimas vértebras torácicas e a primeira vértebra lombar, apresentando os ligamentos e o cordão espinhal (medula).
(De Schmaltz, 1901.)

subligamentosa supraspinalis) está mais comumente sobre a segunda espinha torácica, onde há um espaço entre o funículo e a lâmina da nuca que é ocupado além deles por gordura e tecido conjuntivo frouxo. Outras bolsas irregulares muitas vezes ocorrem sobre as espinhas mais altas.* Uma outra bolsa pode estar presente na espinha do áxis (bolsa sublingamentosa caudal da nuca); esta se localiza entre o funículo da nuca e a grande digitação inserida no áxis. No pescoço o funículo da nuca consiste, em sua maior parte, de duas faixas intimamente aplicadas e inseridas uma na outra. Próximo às espáduas, e nela, ela alarga-se grandemente, formando uma expansão de aproximadamente 12 a 15 cm de largura, cujas margens laterais são finas e dobram ventralmente sobre os músculos trapézio e rombóide. Caudal às espinhas mais altas ele torna-se mais estreito e mais fino, e continua pela parte toracolombar, branca e fibrosa.** Uma massa de gordura e tecido elástico situa-se sobre o ligamento caudalmente até as espáduas. Ele varia grandemente em quantidade

nas espáduas. Na inserção occipital ele é achatado lateralmente e tem cerca de 3 cm de altura, mas rapidamente muda para um formato arredondado, diminuindo a sua altura a aproximadamente à metade. No adulto duas bolsas são normalmente encontradas sob ele. A **bolsa atlantal** (*bursa subligamentosa nuchalis cranialis*) situa-se entre o ligamento e o arco dorsal do atlas. A **bolsa supra-espinhal** (*bursa*

---

*Nos exemplares da sala de dissecção estas bolsas e as estruturas adjacentes são comumente o local de mudanças patológicas. Elas parecem ser o ponto de partida de "poll evil" e "fistulous withers". Bolsas subcutâneas podem ser encontradas sobre os ligamentos na espádua.

**Não existe nenhuma linha de demarcação entre o ligamento da nuca e a parte toracolombar do ligamento supra-espinhal, pois a mudança da estrutura elástica para a estrutura fibrosa branca é gradativa.

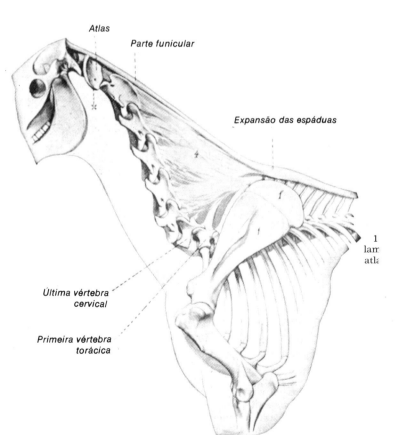

Figura 16-2. Ligamento da nuca do eqüino.
1, Escápula; 1', cartilagem da escápula; 4, parte lamelar do ligamento da nuca; x, asa do atlas. (De Ellenberger e Baum, 1908.)

em exemplares diferentes, e é mais desenvolvido nos garanhões das raças de tiro, nas quais ele forma a base da chamada "crista". A **lâmina da nuca** consiste de duas lâminas separadas medialmente por uma camada de tecido conjuntivo frouxo. Cada lâmina é formada de digitações que surgem da segunda e terceira espinhas torácicas e do funículo da nuca. As digitações são direcionadas ventral e cranialmente, e terminam nas espinhas das vértebras cervicais, exceto a primeira e a última. A digitação que está inserida na espinha do áxis é muito espessa e forte. Caudal a isto elas diminuem em tamanho e força; a última, que está inserida na sexta vértebra cervical, é bastante fina e fraca, ou pode estar ausente.

Os **ligamentos interespinhais** se estendem entre as espinhas de vértebras contíguas (Fig. 16-1). Na região cervical elas são faixas estreitas e elásticas; nas regiões torácica e lombar elas consistem de fibras brancas direcionadas oblíqua, ventral e caudalmente, exceto a primeira torácica, que é elástica, e suas fibras correm ventral e cranialmente.

Os **ligamentos intertransversais** são membranas que ligam processos transversos adjacentes na região lombar.

ARTICULAÇÕES INTERTRANSVERSAIS

Estas articulações sinoviais (peculiares aos eqüinos) são formadas pelos processos transversos da quinta e sexta vértebras lombares e entre esta e as asas do sacro. Uma articulação semelhante entre o quarto e o quinto processos lombares está freqüentemente presente. As **superfícies articulares** possuem um formato oval alongado, sendo a superfície cranial côncava e a caudal convexa. A **cápsula** é muito ajustada, e está reforçada ventralmente.

ARTICULAÇÕES SACRAIS E CAUDAIS

Nos potros os corpos das cinco vértebras sacrais formam articulações que se assemelham um tanto às da parte caudal da região lombar. Estas articulações são invadidas muito cedo pelo processo de ossificação, de modo que a consolidação do sacro normalmente está completa, ou quase completa, aos três anos.

As vértebras caudais estão unidas por discos intervertebrais relativamente espessos e bicôncavos. Ligamentos especiais não estão presentes, mas há uma bainha contínua de tecido fibroso. O movimento nesta região é extenso e variado. Nos cavalos velhos a primeira vértebra caudal está muitas vezes fundida ao sacro.

MOVIMENTOS DA COLUNA VERTEBRAL

Os movimentos da espinha, com exclusão daqueles da articulação atlanto-axial, são de flexões dorsais, ventrais e laterais e de rotação. A gama de movimento em uma única articulação é pequena, mas o somatório dos movimentos é considerável. Os movimentos são mais livres nas regiões cervical e caudal. A rotação é extremamente limitada nas regiões torácica e lombar.

ARTICULAÇÃO ATLANTO-AXIAL (Fig. 16-3)

Esta é uma articulação trocóide ou de gonzo de um caráter um tanto peculiar. As **superfícies articulares** são: (1) nas massas laterais do atlas, duas facetas de formato um tanto semelhante a uma sela, que estão separadas por uma larga incisura dorsalmente e uma incisura estreita ventralmente; (2) no áxis, superfícies recíprocas no formato de sela, que se estendem sobre o dente e são confluentes em sua superfície ventral. Deve-se observar que as superfícies articulares não se adaptam perfeitamente uma a outra, de modo em dado momento que apenas áreas limitadas estão em contato.

A cápsula de articulação está inserida ao redor das margens das superfícies articulares. Ela é frouxa e suficientemente ampla lateralmente para permitir extenso movimento. Há um reforço membranáceo da cápsula *(membrana tectoria)* dorsalmente. Há uma fina faixa fibrosa branca que surge do tubérculo ventral do atlas e se insere por dois ramos na espinha ventral do áxis.

Os **ligamentos interespinhais** consistem de duas faixas elásticas que se estendem do arco dorsal do atlas até a espinha do áxis.

O **ligamento longitudinal** é curto, muito forte, e um tanto semelhante a um leque. Estende-se da su-

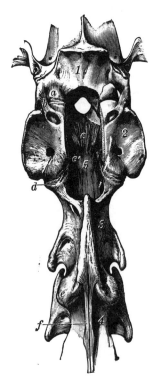

Figura 16-3. Articulações atlanto-occipital e atlanto-axial do eqüino; vista dorsal após a remoção do arco dorsal do atlas.

a, Cápsula da parte esquerda da articulação atlanto-occipital; b, ligamento lateral da mesma; c, ligamento longitudinal; c', ligamento do ápice do dente; d, cápsula articular atlanto-axial; e, cápsula articular da articulação entre o áxis e a terceira vértebra cervical; f, ligamento interespinhal: 1, osso occipital; 2, atlas; 3, áxis; 4, terceira vértebra cervical; 5, ligamento longitudinal. (De Ellenberger e Baum, 1908.)

perfície dorsal côncava e áspera do dente, alarga-se cranialmente, e se insere na áspera área transversa na superfície interna do arco ventral do atlas. O ligamento do ápice do dente está representado por um feixe fino situado em cada lado do ligamento longitudinal e estendendo-se cranialmente do ápice do dente, inserindo na parte basilar do osso occipital no forame magno. Este representa um remanescente do notocórdio e nem sempre pode ser distinto do ligamento longitudinal.

Barone (1968) considera que o ligamento do ápice do dente inclui fibras representando os ligamentos alar e transverso das outras espécies.

MOVIMENTOS. O atlas e a cabeça giram sobre o áxis; o eixo de rotação passa através do centro do corpo desta última vértebra.

ARTICULAÇÃO ATLANTO-OCCIPITAL (Fig. 16-3)

Esta articulação pode ser classificada como um gínglimo. As **superfícies articulares** desta articulação são: (1) No atlas, duas cavidades ovais profundas; (2) os côndilos correspondentes do osso occipital.

As superfícies articulares são oblíquas, chegando muito próximas ventralmente da linha mediana, mas separadas dorsalmente por um considerável intervalo. Uma área áspera triangular corta a parte medial de cada uma das superfícies articulares do atlas.

Há duas **cápsulas articulares** espaçosas, que às vezes comunicam-se ventralmente, especialmente nos animais idosos.

A **membrana atlanto-occipital dorsal** estende-se do arco dorsal do atlas até a margem dorsal do forame magno. Ela está unida às cápsulas e contém muitas fibras elásticas.

A **membrana atlanto-occipital ventral** estende-se do arco ventral do atlas até a margem ventral do forame magno. Ela é mais estreita e mais fina do que a membrana dorsal, e também funde-se às cápsulas articulares.

Os **ligamentos laterais** são duas faixas curtas que estão parcialmente unidas às cápsulas. Cada uma está inserida na borda da asa do atlas próximo ao forame intervertebral, e na superfície lateral do processo jugular do osso occipital.

MOVIMENTOS. Eles são essencialmente de flexão e de extensão. Um pequeno movimento oblíquo lateral também é possível.

ARTICULAÇÕES DO TÓRAX

ARTICULAÇÕES COSTOVERTEBRAIS (Fig. 16-4)

Cada costela típica forma duas articulações com a coluna vertebral, uma por sua cabeça, e uma por seu tubérculo.

A **articulação da cabeça da costela** é uma articulação trocóide ou rotatória, formada pela junção da cabeça da costela com os corpos de duas vértebras adjacentes e o disco intervertebral. As duas facetas na cabeça da costela estão separadas por um sulco não articular, e correspondem às duas facetas côncavas dos corpos vertebrais. A cápsula articular é bastante ajustada, e está coberta pelos ligamentos acessórios, que são os seguintes: (1) o **ligamento radiado** que se estende ventralmente do colo da costela para espalhar-se nos corpos vertebrais e no disco intervertebral. (2) O **ligamento intra-articular** (conjugal) — ausente na primeira articulação — está inserido no sulco da cabeça da costela, passa transversalmente dentro do canal vertebral e divide-se sob o ligamento longitudinal dorsal em dois ramos: um deles se insere no corpo da vértebra cranial; o outro (lig. intercapital) continua por cima até a cabeça da costela oposta e também está inserido no disco intervertebral. A cavidade articular é dividida em dois compartimentos pelo ligamento intra-articular.

A **articulação costotransversal** está formada pela faceta existente no tubérculo da costela e a do processo transverso da vértebra. Elas são articulações planas. A cápsula é reforçada pelo **ligamento costotransversal**, uma faixa forte e distinta que surge no processo transverso e termina na parte não articular do tubérculo. É coberto pelo músculo levantador das costelas, e começa a ser bastante distinto na quinta articulação. Além disso, há uma forte faixa que cruza a articulação dorsalmente e se insere na vértebra acima da faceta costal e no colo da costela.

A cavidade para a cabeça da primeira costela é formada pelas facetas côncavas nos corpos da última vértebra cervical e da primeira vértebra torácica. O ligamento intra-articular está ausente, mas o ligamento costotransversal é curto e forte. O ligamento radiado é muito forte e consiste de duas partes. No caso das últimas duas ou três costelas as articulações da cabeça das costelas e das

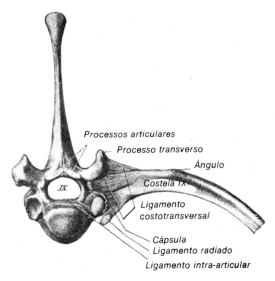

Figura 16-4. Articulação costovertebral; vista cranial. (De Schmaltz, 1901.)

EQÜINO

articulações costotransversais são confluentes, e as estruturas macias são correspondentemente modificadas.

MOVIMENTOS. O principal movimento é a rotação ao redor de um eixo que liga os centros da cabeça e o tubérculo da costela. O movimento é muito limitado na parte cranial da série de articulações, mas muito considerável na parte caudal.

No caso da primeira costela, o movimento é evidentemente muito limitado. A faceta para o tubérculo da costela é profundamente côncava e o eixo de rotação é quase transversal, de modo que o movimento é essencialmente de direção sagital. Mais adiante e caudalmente as facetas nos processos transversos tornam-se planas, e o eixo de rotação gradativamente aproxima-se de uma direção longitudinal. Isto, em relação à mobilidade das extremidades ventrais das costelas asternais e, com sua elasticidade, permite um grande aumento na amplitude do movimento que é essencialmente transversal, o efeito sendo de alargar (principalmente) o diâmetro transversal do tórax.

ARTICULAÇÕES COSTOCONDRAIS

As articulações costocondrais são fibrosas. A costela tem uma superfície côncava que recebe a extremidade convexa da cartilagem. Elas são unidas pela continuidade do forte periósteo e o pericôndrio.

ARTICULAÇÕES ESTERNOCOSTAIS

Estas articulações sinoviais são formadas pelas cartilagens das costelas verdadeiras e o esterno. As extremidades articulares das cartilagens (exceto a primeira) são um tanto aumentadas, e apresentam superfícies de curvatura cilíndrica. As **superfícies articulares** do esterno para o primeiro par de cartilagens estão colocadas muito próximas na borda dorsal da cartilagem do manúbrio; as outras sete estão colocadas lateralmente nas junções dos segmentos. As **cápsulas** são fortes e ajustadas; o primeiro par de articulações tem uma cápsula comum, e as cartilagens articulam-se uma com a outra medialmente. As

extremidades ventrais do primeiro par de cartilagens articulam-se com o esterno e uma com a outra; dorsal a isto elas estão firmemente inseridas uma na outra por tecido fibroso denso, que se prolonga cranialmente ao longo da margem dorsal da cartilagem do manúbrio e continua caudalmente com o ligamento esternal. Cada uma das outras cápsulas é reforçada dorsalmente pelo **ligamento esternocostal radiado,** composto de fibras radiadas que se unem com o ligamento do esterno. Faixas interarticulares podem estar presentes. O movimento é de rotação ao redor de um eixo quase vertical, exceto no caso do primeiro par de articulações.

A oitava e a nona cartilagens costais estão firmemente unidas por tecido fibroso. O ligamento costo-xifóideo insere a nona cartilagem costal na cartilagem xifóide. As cartilagens restantes estão um tanto frouxamente inseridas entre si por tecido elástico.

ARTICULAÇÕES DO ESTERNO (SINCONDROSES ESTERNAIS)

No potro recém-nascido os sete segmentos ósseos são unidos por cartilagem persistente (*sincondroses interesternebrais*). Os dois últimos segmentos coalescem dentro de poucas semanas após o nascimento. Nos animais idosos há uma ossificação mais ou menos pronunciada da cartilagem interesternebral, que pode levar a fusão de segmentos adjacentes, especialmente caudalmente. O **ligamento do esterno** situa-se na superfície torácica do esterno (Fig. 17-18). Ele se origina no primeiro segmento, e divide-se oposto à segunda articulação esternocostal em três partes. O ramo mediano passa caudalmente e espalha-se no último segmento e a cartilagem xifóide (Fig. 17-18). Os ramos laterais — mais espessos e mais largos — situam-se ao longo das bordas laterais, dorsais às articulações esternocostais, e terminam na cartilagem da oitava costela; eles estão cobertos pelo músculo transverso do tórax.

ARTICULAÇÕES DO MEMBRO TORÁCICO

Na ausência da clavícula, o membro torácico não forma nenhuma articulação com o tronco, no qual está inserido por músculos. O movimento do ombro sobre a parede torácica é essencialmente o de rotação ao redor de um eixo transversal que passa através da escápula, caudal à parte dorsal da espinha.

ARTICULAÇÃO UMERAL

A **articulação umeral** ou **do ombro** é formada pela junção da extremidade distal da escápula com a extremidade proximal do úmero. As **superfícies articulares** são: (1) na escápula, a cavidade glenóidea; (2) no úmero, a cabeça. Ambas as superfícies são aproximadamente esféricas e de curvatura semelhante, mas a superfície umeral é aproximadamente duas vezes mais extensa que a da escápula.

A **cápsula articular** é suficientemente ampla para permitir que os ossos sejam separados em aproximadamente 2 a 3 cm; mas isto requer uma conside-

rável força, a menos que penetre ar dentro da cavidade articular. A camada fibrosa não está inserida na margem das superfícies articulares, mas a uma distância de 1 a 2 cm das mesmas. Está reforçada cranialmente por dois ligamentos gleno-umerais, elásticos e divergentes, que surgem no tubérculo supraglenóide e terminam nas tuberosidades do úmero. Uma almofada de gordura está interposta entre a cápsula e o tendão do músculo bíceps do braço. O lábio glenoidal não é bem desenvolvido, sendo reduzido a uma faixa que cobre a cavidade glenoidal.

Os músculos e tendões ao redor da articulação fornecem uma notável segurança, de modo que muito raramente ocorre o deslocamento. A grande extensão da cabeça do úmero também é de importância neste particular.

Os principais músculos que estão inseridos ao redor da articulação e agem como ligamentos são: lateralmente, o músculo supra-

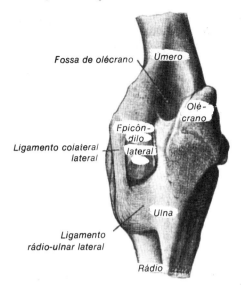

Figura 16-5. Articulação cubital esquerda do eqüino; vista caudal. A cápsula foi removida.
(De Schmaltz, 1901.)

espinhal, o músculo infra-espinhal, e o músculo redondo menor; medialmente, o músculo subescapular; cranialmente, o músculo bíceps do braço e o músculo supra-espinhal; caudalmente, o músculo tríceps do braço. Fibras do músculo braquial estão inseridas na borda ventral da parte caudal da cápsula articular, e evidentemente iriam tensioná-la. Em certos casos a cavidade articular comunica-se com a bolsa bicipital ou intertuberal.

MOVIMENTOS. Embora ela seja uma articulação tipicamente esferóide na estrutura, é capaz de vários movimentos que caracterizam esta articulação, os principais movimentos normais são os de flexão e extensão. Na posição de repouso o ângulo formado caudalmente entre a escápula e o úmero é de aproximadamente 120º a 130º; na flexão ele está reduzido para aproximadamente 80º, e na extensão ele é aumentado para aproximadamente 145º. A adução e a abdução são muito restritas, a primeira sendo limitada essencialmente pelo músculo infra-espinhal e a última pelo músculo subescapular e a baixa inserção do músculo peitoral superficial. A rotação é um tanto mais livre, mas não é superior a 33º, quando todos os músculos são removidos (Martin, 1904).

ARTICULAÇÃO DO COTOVELO
(Fig. 16-5)

A **articulação do cotovelo** é um gínglimo formado entre a extremidade distal do úmero e as extremidades proximais do rádio e da ulna.

As superfícies articulares são: (1) a superfície troclear do úmero; (2) a fóvea correspondente da cabeça do rádio e a crista na extremidade proximal do rádio, juntamente com a incisura troclear da ulna.

A superfície articular do côndilo não se estende sobre a parte caudal da extremidade, mas o sulco que recebe a incisura troclear da ulna estende-se dentro da fossa do olécrano. Na parte cranial do sulco há uma fossa sinovial. A superfície da pequena cabeça é bem menor do que a da tróclea, e está subdividida em duas partes desiguais por um sulco raso. Na parte inferior da incisura troclear e na parte adjacente da crista do rádio encontram-se fossas sinoviais.

A **cápsula articular** é extremamente fina caudalmente, onde forma uma bolsa na fossa do olécrano sob o músculo anconeu e uma amolfada de gordura. Cranialmente, ele está reforçado por fibras oblíquas, e em cada lado ele funde-se aos ligamentos colaterais. Ela também está aderida aos tendões dos músculos que surgem da extremidade distal do úmero ou terminam na extremidade proximal do rádio. A **membrana sinovial** envia prolongamentos para as pequenas articulações rádio-ulnares proximais e também bolsas, distalmente, sob as origens dos flexores do dígito e do músculo ulnar lateral. Há dois ligamentos colaterais.

O **ligamento colateral medial** está inserido proximalmente a uma eminência no epicôndilo medial do úmero, e divide-se em duas partes: a longa parte superficial termina na borda medial do rádio, imediatamente distal ao nível do espaço interósseo; a curta parte profunda está inserida dentro na tuberosidade medial do rádio.

O **ligamento colateral lateral** é curto e forte. Está inserido, proximalmente, em uma depressão no epicôndilo lateral do úmero, e distalmente na tuberosidade lateral do rádio, imediatamente distal à margem da superfície articular.

MOVIMENTOS. Esta articulação é um gínglimo típico, os únicos movimentos sendo os de flexão e extensão ao redor de um eixo que passa através das inserções proximais dos ligamentos colaterais. Na

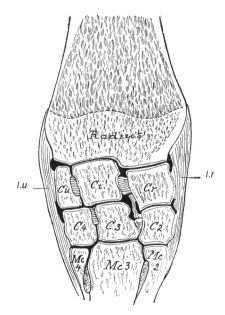

Figura 16-6. Secção frontal das articulações cárpicas do eqüino (lado direito).

Ci, Cárpica intermediária; Cr, cárpica radial; Cu, cárpica ulnar; C2, cárpica II; C3, cárpica III; C4, cárpica IV; l.r, ligamento colateral medial; l.u, ligamento colateral lateral; Mc2, metacárpico II (medial); Mc3, metacárpico III (grande); Mc4, metacárpico IV (lateral). A linha epifisária distal do rádio está pontilhada.

posição de pé o ângulo articular (cranialmente) é de aproximadamente 150°. A extensão do movimento é de aproximadamente 55° a 60°. A completa extensão é essencialmente evitada pela tensão dos ligamentos colaterais e do músculo bíceps do braço. (O eixo do movimento é ligeiramente oblíquo, de modo que na flexão o antebraço é levado um tanto lateralmente.)

ARTICULAÇÕES RÁDIO-ULNARES

No potro o eixo da ulna está inserido no rádio, proximal e distalmente ao espaço interósseo pelo **ligamento interósseo do antebraço**. Distal ao referido espaço, os dois ossos tornam-se fundidos antes do animal atingir a idade adulta. Proximal ao espaço o ligamento normalmente persiste, mas pode sofrer ossificação mais ou menos em idade avançada. O **ligamento rádio-ulnar** (ligamento transversal ou arciforme) consiste de fibras que passam proximal ao espaço interósseo, desde cada borda do eixo da ulna para a superfície caudal do rádio. A **articulação rádio-ulnar proximal,** formada por duas pequenas facetas convexas na ulna e as correspondentes facetas na superfície caudal da extremidade proximal do rádio, está incluída na cápsula da articulação do cotovelo e não exige consideração em separado. A extremidade distal da ulna funde-se precocemente com o rádio (**articulação radio-ulnar distal**) e é, portanto, considerada normalmente como uma parte deste.

MOVIMENTO. Não é apreciável, encontrando-se o antebraço fixo na posição de pronação.

ARTICULAÇÕES DA MÃO

ARTICULAÇÕES CÁRPICAS
(Fig. 16-6)

Estas articulações consideradas em conjunto constituem todas as articulações entre os ossos cárpicos. Consistem de três articulações principais, a saber: (1) A **articulação antebraquicárpica** formada pela extremidade distal do rádio (radiocárpica) e da ulna (ulnocárpica) e a fileira proximal do carpo; (2) a **articulação intercárpica** formada entre as duas fileiras do carpo, que inclui as articulações mediocárpica e a articulação do osso acessório do carpo; (3) a **articulação carpometacárpica,** formada entre a fileira distal do carpo e as extremidades proximais dos ossos metacárpicos. As articulações proximal e média podem ser consideradas como gínglimos, embora não sejam típicos ou puros exemplos de articulações de gonzo. A articulação distal é plana. Além disso, há articulações planas formadas entre ossos adjacentes da mesma fileira. Todos eles formam uma articulação composta com numerosos ligamentos. As superfícies articulares foram descritas no capítulo sobre Osteologia.

A **cápsula articular** pode ser considerada, no que concerne a parte fibrosa, como sendo comum a todas as três articulações. Ela se insere próximo à margem da superfície articular do rádio proximalmente e ao metacarpo distalmente; sua face profunda também está inserida, em grau considerável, aos ossos cárpicos e aos pequenos ligamentos. Sua parte dorsal, o **retináculo extensor** (ligamento dorsal do carpo), é frouxa, exceto durante a flexão, e auxilia na formação dos canais fibrosos para os tendões extensores. Sua parte palmar, o **ligamento cárpico palmar,** é muito espessa e densa, e está intimamente inserida nos ossos cárpicos. Ele aqui nivela as irregularidades do esqueleto, e forma a parede dorsal lisa do canal cárpico. Ele continua distalmente formando o **ligamento acessório** (moderador inferior ou subcárpico) que se une ao tendão do flexor digital profundo aproximadamente no meio do metacarpo, e bem pode ser considerado com a porção cárpica (tendinosa) daquele músculo.

A **membrana sinovial** forma três sacos correspondentes às três articulações. O **saco radiocárpico** é o mais volumoso; ele inclui as articulações formadas pelo osso cárpico acessório, bem como aquelas entre os ossos cárpicos proximais até aos ligamentos interósseos. O **saco intercárpico** envia extensões proximal e distalmente entre os ossos de duas fileiras até aos ligamentos interósseos; entre o terceiro e quarto ossos cárpicos ele se comunica ao **saco carpometacárpico**. Este último é de extensão muito limitada e é intimamente aplicado aos ossos; ele cir-

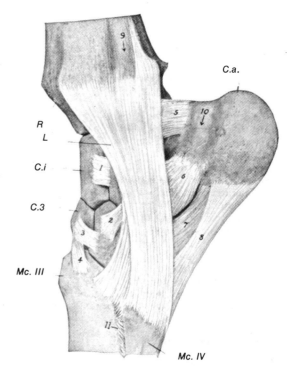

Figura 16-7. Articulações cárpicas esquerdas do eqüino; vista lateral. A cápsula articular foi removida.

C.a, Osso cárpico acessório; C.i, osso cárpico intermédio; C.3, osso cárpico III; L, ligamento colateral lateral; Mc, III e IV, ossos metacárpicos III e IV; R, extremidade distal do rádio; 1, 2, e 3, ligamentos intercárpicos dorsais; 1, ligando o cárpico ulnar e o intermédio; 2, ligando o ulnar e o quarto cárpico; 3, ligando o quarto e terceiro cárpico; 4, ligamento carpometacárpico dorsal (ligando o terceiro osso cárpico e o osso metacárpico); 5, ligamento acessório-ulnar; 6, ligamento acessório-ulnar do carpo; 7, ligamento acessorioquartal; 8, ligamento acessoriometacárpico; 9, sulco para o tendão extensor digital lateral; 10, sulco para o tendão do músculo ulnar lateral; 11, ligamento metacárpico interósseo.

ARTICULAÇÕES DO EQÜINO

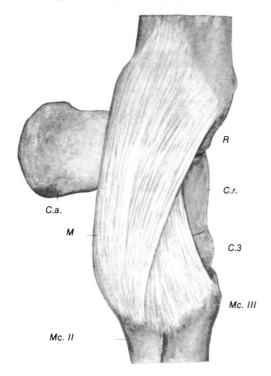

Diversos curtos ligamentos especiais ligam dois ou mais ossos adjacentes; somente o mais distinto deles será descrito aqui.

O osso acessório do carpo está ligado aos ossos adjacentes por três ligamentos (Fig. 16-7). O ligamento proximal (acessório-ulnar) é uma curta faixa que se estende do osso acessório do carpo, dorsalmente até o sulco em sua face lateral e se insere na extremidade distal do rádio, palmarmente ao sulco para o tendão extensor digital lateral. Uma faixa média liga o acessório com o ulnar do carpo (acessoriocarpo-ulnar). O ligamento distal consiste de duas fortes faixas que passam da margem distal do osso acessório até o quarto osso cárpico (acessorioquartal) e a extremidade proximal do quarto osso metacárpico (acessoriometacárpico); estas faixas transmitem a ação dos músculos que estão inseridos no osso acessório do carpo. Os outros ossos da fileira proximal são ligados por dois ligamentos dorsais (Fig. 16-9), cujas direções são transversais, e dois ligamentos interósseos. Um ligamento oblíquo passa de uma eminência na superfície palmar do osso radial do carpo até uma pequena depressão existente do rádio medial à faceta para o osso acessório do carpo (Fig. 16-10).

Dois ligamentos ligam as fileiras proximal e distal, palmarmente. O ligamento medial une o osso radial do carpo ao segundo e terceiro ossos do carpo, e o ligamento lateral insere o ulnar ao terceiro e quarto ossos do carpo.

Os ossos da fileira distal estão ligados por dois fortes ligamentos dorsais transversais e dois ligamentos interósseos.

Há quatro ligamentos carpometacárpicos. Dois ligamentos dorsais oblíquos ligam o terceiro osso do carpo com o grande osso metacárpico. Dois ligamentos interósseos passam distalmente dos ligamentos interósseos da fileira distal para terminarem em depressões existentes nas superfícies opostas das extremidades proximais dos ossos metacárpicos. Ligamentos palmares ligam o segundo e o terceiro ossos do carpo ao metacarpo. Outros ligamentos

Figura 16-8. Articulações cárpicas esquerdas do eqüino; vista medial. A cápsula articular foi removida.

C.a, Osso cárpico acessório; C.r, osso cárpico radial; C.3, terceiro osso cárpico; M, ligamento colateral medial; Mc II, Mc III, ossos metacárpicos; R, rádio.

cunda a articulação carpometacárpica, e também lubrifica as partes inferiores das articulações entre os ossos cárpicos distais e as articulações intermetacárpicas.

O **ligamento colateral lateral do carpo** está inserido proximalmente ao processo estilóide lateral do rádio (Fig. 16-7). Sua longa parte superficial se insere distalmente à extremidade proximal do quarto osso metacárpico, essencialmente, mas algumas fibras terminam no terceiro osso metacárpico. Um canal para o tendão extensor digital lateral separa uma curta faixa profunda que termina no osso cárpico ulnar. Outras fibras profundas ligam o osso cárpico ulnar ao quarto osso cárpico e o quarto osso cárpico ao metacarpo.

O **ligamento colateral medial do carpo** é, em geral, semelhante ao anterior, mas é mais forte e mais largo distalmente (Fig. 16-8). Ele está inserido proximalmente ao processo estilóide medial do rádio e termina distalmente nas extremidades proximais do terceiro e segundo ossos metacárpicos. Alguns fascículos profundos são destacados para os ossos radial e segundo cárpico. O primeiro osso cárpico, quando presente, está normalmente incluído na parte palmar da extremidade distal do ligamento. A parte palmar do ligamento está fundida ao retináculo flexor (ligamento transversal do carpo), e concorre na formação de um canal para o tendão do músculo flexor radial do carpo.

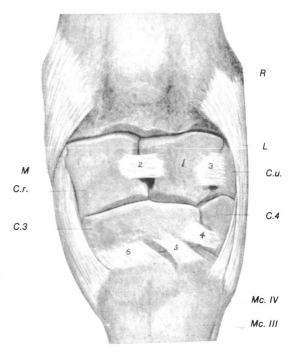

Figura 16-9. Articulações cárpicas esquerdas do eqüino; vista dorsal. A cápsula articular foi removida.

C.r, Osso cárpico radial; C.u, osso cárpico ulnar; C.3, terceiro osso cárpico; C.4, quarto osso cárpico; L, ligamento cárpico colateral lateral; M, ligamento cárpico colateral medial; Mc.III, Mc.IV, ossos metacárpicos; R, processo estilóide lateral do rádio, 1, osso cárpico intermédio; 2, 3, e 4, ligamentos intercárpicos dorsais; 5, 6, ligamentos carpometacárpicos dorsais.

especiais curtos foram descritos, mas alguns deles pelo menos são artefatos.

MOVIMENTOS. Considerando a articulação como um todo, os movimentos essenciais são de flexão e extensão. Na posição de pé, a articulação está estendida. Quando a articulação está flexionada, ligeiro movimento transversal e de rotação podem ser produzidos por manipulação. A parte dorsal da cápsula está, naturalmente, tensa durante a flexão, a parte palmar durante a extensão.

Todo o movimento praticamente ocorre nas articulações radiocárpica e intercárpica, cujas superfícies articulares estão amplamente separadas dorsalmente durante a flexão, mas permanecem em contato palmarmente. A fileira distal permanece em contato com o metacarpo. Os ossos intermédios e ulnar do carpo movimentam-se juntos como uma só peça, mas o radial não se movimenta tanto quanto o intermédio, de modo que os ligamentos dorsal e interósseo que se ligam a estes ossos tornam-se tensos e oblíquos na direção.

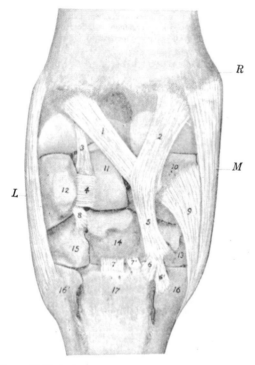

Figura 16-10. Articulações cárpicas esquerdas do eqüino; vista palmar. O osso cárpico acessório e a cápsula foram removidos.

L, ligamento cárpico colateral lateral; M, ligamento cárpico colateral medial; R, extremidade distal do rádio; 1, 2, 3, ligamentos radiocárpicos palmares; 1, 2, ligando o osso cárpico radial e o rádio; 3, ligando o osso cárpico intermédio ao rádio; 4, 5, 8, ligamentos intercárpicos palmares; 4, ligando o osso intermédio e o cárpico acessório; 5, ligando o radial e o segundo cárpico; 6, 6', 7, 7', ligamentos carpometacárpicos palmares; 6, 6', ligando o segundo osso cárpico e o metacárpico; 7, 7', ligando o terceiro osso cárpico e o osso metacárpico; 8, ligando o osso cárpico ulnar e o terceiro e quarto ossos cárpicos; 9, parte curta profunda do ligamento cárpico colateral medial; 10, 11, 12, ossos cárpicos radial, intermédio e ulnar; 13, 14, 15, segundo, terceiro e quarto ossos cárpicos; 16, 16', 17, ossos metacárpicos. (Dos ligamentos palmares anteriores, 1, 3, e 8 são distintos da cápsula.)

ARTICULAÇÕES INTERMETACÁRPICAS

As pequenas articulações formadas entre as extremidades proximais dos ossos metacárpicos estão incluídas pela cápsula articular do carpo, conforme descrito acima. As superfícies opostas dos eixos dos ossos estão intimamente unidas por um **ligamento inter-ósseo do metacarpo,** que muitas vezes sofre ossificação mais ou menos extensa.

ARTICULAÇÃO METACARPOFALÂNGICA
(Fig. 16-11)

A **articulação do boleto** é um gínglimo formado pela junção da extremidade distal do grande osso metacárpico (terceiro), a extremidade proximal da falange proximal e os ossos sesamóides proximais.

SUPERFÍCIES ARTICULARES. A superfície articular do terceiro osso metacárpico apresenta uma curvatura aproximadamente cilíndrica, mas está dividida em duas partes, ligeiramente desiguais, por uma crista sagital. Ela é recebida dentro de um encaixe formado pela falange proximal distalmente e os dois ossos sesamóides, juntos com o ligamento metacarpo-intersesamóideo palmarmente. Este último é uma massa de fibrocartilagem em que os ossos sesamóides estão em grande parte inseridos. Ele se estende proximal ao nível dos sesamóides, e é sulcado para receber a crista do osso metacárpico; sua superfície palmar forma um sulco liso para o tendão flexor digital profundo.

A **cápsula articular** está inserida ao redor da margem das superfícies articulares. Ela é espessa e ampla palmarmente, onde uma bolsa está interposta entre ela e os tendões extensores digitais, mas estes também estão inseridos na cápsula. Palmarmente ela forma uma fina bolsa de paredes delgadas que se estende proximalmente entre o osso metacárpico e o ligamento suspensório, aproximadamente tão alto quanto o ponto de bifurcação deste último.* A cápsula é reforçada por dois ligamentos colaterais.

Os **ligamentos colaterais** estão parcialmente divididos em duas camadas: a **camada superficial** surge da eminência no lado da extremidade distal do grande osso metacárpico, e passa diretamente para a área rugosa distal à margem da superfície articular da falange proximal; a **camada profunda**, mais curta e bem mais forte, surge na depressão no lado da extremidade distal do osso metacárpico, e passa oblíqua, distal e palmarmente para se inserir na superfície abaxial do osso sesamóide e na extremidade proximal da falange proximal.

A cápsula é ainda mais reforçada por uma camada de fibras oblíquas que passam sobre o ligamento colateral em cada um dos lados e terminam no tendão extensor digital e na extremidade proximal da falange proximal. Ela bem pode ser considerada como fáscia ao invés de ligamento.

MOVIMENTOS. Eles são de flexão e extensão, passando o eixo do movimento através das inserções proximais dos ligamentos colaterais. Na posição or-

---

*Esta bolsa está, em parte, presa por uma camada de tecido elástico que surge por dois ramos da parte distal da superfície palmar do eixo do grande osso metacárpico e termina no ligamento metacarpointersesamóideo.

ARTICULAÇÕES DO EQUINO

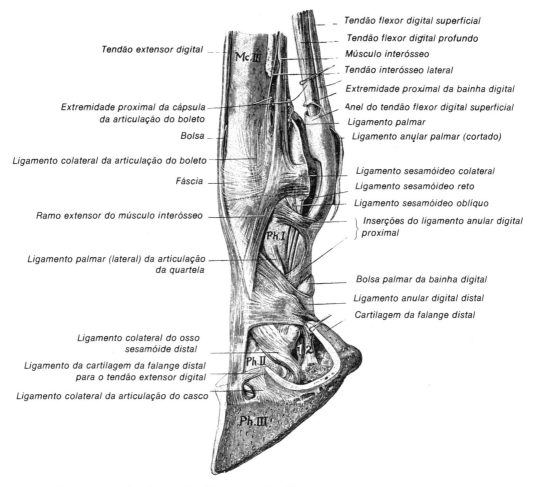

Figura 16-11. Ligamentos e tendões da parte distal do membro do eqüino.

Mc. III, Grande osso metacárpico; Ph. I, falange proximal; Ph. II, falange média; Ph. III, falange distal; 1, tendão flexor digital profundo; 2, cinta da falange proximal até a almofada digital. (De Schmaltz, 1911.)

dinária de pé a articulação está em estado de flexão dorsal parcial, sendo o ângulo articular (dorsal) de aproximadamente 140°. (No membro pélvico, ele é aproximadamente o 5° maior.) A diminuição deste ângulo (às vezes denominado de "superextensão") é normalmente muito limitada por causa da resistência oferecida pelo aparelho sesamoideano, mas ela varia consideravelmente de valor em diferentes exemplares. A flexão palmar está limitada apenas pelo contato dos calcanhares com o metacarpo. Durante a flexão palmar, é possível um pequeno movimento de abdução, adução e rotação.

LIGAMENTOS SESAMÓIDEOS (Fig. 16-11)

Sob este título serão descritos diversos ligamentos importantes que estão ligados aos ossos sesamóides e formam um tipo de **aparelho de sustentação** ou de apoio.

Os **ligamentos metacarpo-intersesamóideos** não só ocupam o espaço entre os ossos sesamóides e os unem, mas também estendem-se proximais a eles, entrando na formação da superfície articular da articulação do boleto. Outros fatos com relação a eles já foram fornecidos acima.

Os **ligamentos sesamóideos colaterais,** lateral e medial, surgem na superfície abaxial de cada osso sesamóide, passam dorsalmente e dividem-se em dois ramos, um dos quais termina na depressão existente na extremidade distal do terceiro osso metacárpico, e o outro na eminência existente na extremidade proximal da falange proximal. Eles são parcialmente cobertos pelos ramos do ligamento suspensório ou sesamóideo superior.

O **tendão interósseo** ou **ligamento suspensório*** situa-se em grande parte no sulco metacárpico, onde ele tem a forma de uma larga faixa espessa. Ele está proximalmente inserido na parte proximal da superfície palmar do grande osso metacárpico e na fileira distal de ossos cárpicos. No quarto distal do

---

*Este também é conhecido como o ligamento sesamóideo superior; ele é aqui descrito em deferência ao costume e por causa de sua função ligamentosa.

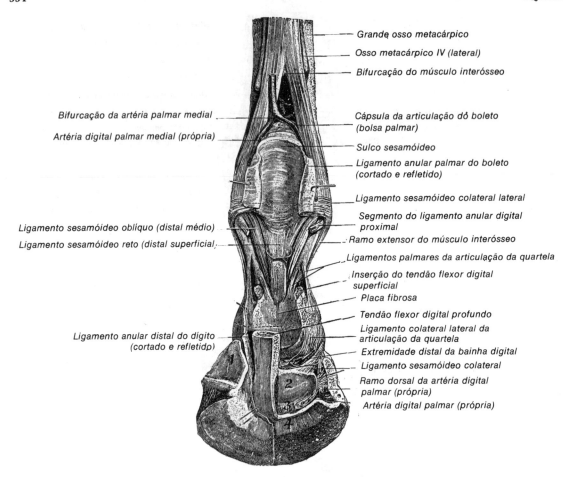

Figura 16-12. Dissecação profunda da parte distal do membro torácico direito do eqüino, apresentando articulações e ligamentos; vista palmar.

1, Cartilagem da falange distal; 2, superfície flexora do osso sesamóide distal; 3, ligamento ímpar sesamóideo distal; 4, inserção do tendão flexor digital profundo. Pequenas setas apontam para as aberturas feitas nas cápsulas das articulações da quartela e do casco (De Schmaltz, 1911).

metacarpo ele divide-se em dois ramos divergentes. Cada ramo passa para a face abaxial do sesamóide correspondente, no qual uma parte considerável está inserida. O restante continua obliqua, distal e dorsalmente para a superfície dorsal da falange proximal, onde se une com o tendão extensor digital; há uma bolsa entre este ramo extensor e a extremidade proximal da falange proximal. Este ligamento possui considerável elasticidade, e é na realidade o músculo interósseo (médio) altamente modificado. Consiste essencialmente de tecido tendinoso, mas contém uma quantidade variável de tecido muscular estriado, especialmente em sua parte profunda e nos animais jovens. Sua principal função é a de sustentar o boleto, isto é, evitar a excessiva flexão dorsal da articulação quando o peso recai sobre o membro. Os ramos que se unem ao tendão extensor digital comum limitam a flexão palmar das articulações interfalângicas em determinadas fases de movimento.

Os **ligamentos sesamóideos distais** são em número de três (Figs. 16-12 e 16-13). O **ligamento sesamóideo reto** (superficial) é uma faixa plana e é um tanto mais larga proximalmente do que distalmente. Está inserido proximalmente às bases dos ossos sesamóides e do ligamento palmar, distalmente à fibrocartilagem complementar da extremidade proximal da falange média. O **ligamento sesamóideo oblíquo** (médio) é triangular, com margens espessas e arredondadas e uma fina porção central. Sua base está inserida nos ossos sesamóide e ligamento palmar, e sua face profunda à área rugosa triangular na superfície palmar da falange proximal. Os **ligamentos sesamóideos cruzados** (profundos) consistem de duas finas camadas de fibras que surgem na base dos ossos sesamóides, cruzam um ao outro, e terminam na eminência oposta na extremidade proximal da falange proximal.

Os dois **ligamentos sesamóideos curtos** são melhor observados pela abertura da articulação dorsalmente e empurrando os ossos sesamóides palmarmente; eles estão cobertos pela membrana sinovial. São cintas curtas que se estendem da parte dorsal da base dos ossos sesamóides para fora e para

ARTICULAÇÕES DO EQÜINO

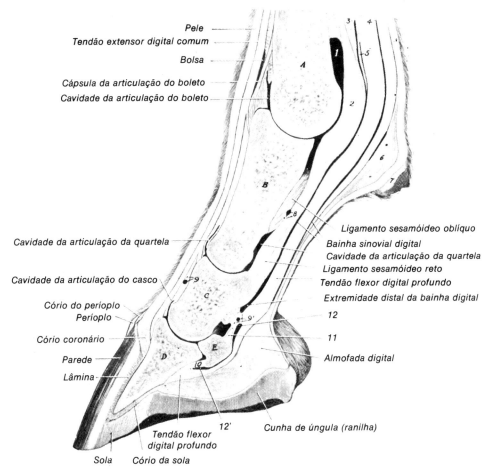

Figura 16-13. Secção sagital do dígito e parte distal do metacarpo do eqüino.

A, Osso metacárpico; falanges; B, proximal, C, média, e D, distal; E, osso sesamóide distal; 1, recesso palmar da cápsula da articulação do joelho; 2, ligamento palmar; 3, 4, extremidade proximal da bainha sinovial digital; 5, anel formado pelo tendão flexor digital superficial; 6, tecido fibroso subjacente ao esporão; 7, esporão; 8, 9, 9', ramos dos vasos digitais; 10, ligamento sesamóideo ímpar; 11, ligamento sesamóideo colateral; 12, 12', extremidades proximal e distal da bolsa podotroclear. Por um lapso, o tendão flexor digital superficial (atrás de 4) não está marcado.

dentro, respectivamente, até a margem palmar da superfície articular da falange proximal.

Os ligamentos sesamóideos distais podem ser considerados como continuações digitais dos interósseos, achando-se os ossos sesamóides intercalados neste notável aparelho de sustentação, pelo qual o boleto é sustentado e o efeito dos choques diminuído.

ARTICULAÇÃO INTERFALÂNGICA PROXIMAL
(Fig. 16-11)

A articulação da quartela é um gínglimo formado pela junção da extremidade distal da falange proximal e a extremidade proximal da falange média.

As **superfícies articulares** são: (1) Na falange proximal, duas áreas convexas ligeiramente desiguais, com um sulco raso intermediário; (2) na falange média, uma superfície correspondente, completada palmarmente por uma lâmina de fibrocartilagem.

A **cápsula articular** tem um encaixe apertado dorsalmente e nos lados, onde ela une-se ao tendão extensor digital e aos ligamentos colaterais, respectivamente. Palmarmente forma proximalmente uma pequena bolsa e está reforçada pelo ligamento sesamóideo reto e os ramos do tendão flexor digital superficial.

Há dois ligamentos colaterais e quatro ligamentos palmares.

Os **ligamentos colaterais** são faixas muito curtas e fortes que estão inseridas proximalmente na eminência e depressão existente em cada lado da extremidade distal da falange proximal, e distalmente na eminência que se encontra em cada lado da extremidade proximal da falange média. A direção dos ligamentos é aproximadamente vertical e, portanto, não corresponde ao eixo digital.

Os **ligamentos palmares** consistem de um par central e faixas lateral e medial que estão inseridas distalmente na margem palmar da extremidade proximal da falange média e na sua fibrocartilagem complementar. Os ligamentos lateral e medial estão inseridos proximalmente no meio das bordas da falange proximal, o par central mais distalmente e na margem da área rugosa triangular.

Estes ligamentos estão muito comumente engrossados como resultado de inflamação crônica, e depois neste caso não estão bem definidos. Os ligamentos centrais unem-se distalmente aos ramos do tendão flexor digital superficial e ao ligamento sesamóideo reto.

MOVIMENTOS. Eles são muito limitados, e consistem em flexão e extensão. O eixo do movimento passa transversalmente através da extremidade distal da falange proximal. Na posição de pé a articulação está estendida. Uma pequena flexão palmar é possível, e nesta posição ligeira flexão lateral e medial e rotação podem ser produzidas por manipulação. A flexão dorsal é evitada pelos ligamentos sesamóideos lateral, palmar e reto.

ARTICULAÇÃO INTERFALÂNGICA DISTAL

A articulação da úngula é um gínglimo formado pela junção das falanges média e distal e o osso sesamóide distal.

SUPERFÍCIES ARTICULARES. A superfície articular da extremidade distal da falange média é convexa na direção sagital, e côncava transversalmente. A superfície articular da falange média inclina-se bruscamente, proximalmente e dorsalmente; sua parte central é proeminente, e é ladeada por duas cavidades glenóideas. Está completada palmarmente pela superfície articular do osso sesamóide distal (navicular).

CÁPSULA ARTICULAR. Ela está inserida ao redor das margens das superfícies articulares. Dorsalmente e nos lados ela é tensa e está unida com o tendão extensor e os ligamentos colaterais, respectivamente. Ela forma, palmarmente, uma considerável bolsa que se estende proximalmente até próximo o meio da falange média, onde se acha separada por uma membrana fibrosa da bainha sinovial digital. Em cada lado pequenas bolsas projetam-se (especialmente durante a flexão palmar) contra as cartilagens da falange distal imediatamente palmar aos ligamentos colaterais.*

LIGAMENTOS. Os **ligamentos colaterais** são cintas curtas e fortes que estão inseridas proximalmente nas depressões existentes em cada lado na parte dis-

---

*Isto deve ser notado em consideração com a ressecção da cartilagem ou outras operações que se realizam nesta vizinhança.

tal da falange média, sob cobertura da cartilagem da falange distal (Fig. 16-11). Eles alargam-se distalmente e terminam nas depressões existentes em cada lado do processo extensor e nas extremidades dorsais das cartilagens.

Os **ligamentos sesamóideos colaterais** (suspensório navicular) são cintas fortes e um tanto elásticas que formam uma espécie de aparelho suspensório para o osso sesamóide distal. Eles estão inseridos próximo às depressões em cada lado da extremidade distal da falange proximal e aqui estão parcialmente unidos aos ligamentos colaterais da articulação da quartela. Eles estão direcionados oblíqua, distal e palmarmente, e terminam essencialmente nas extremidades e borda proximal do osso sesamóide distal, mas destacam um ramo para a superfície axial de cada cartilagem e ângulo da falange distal.

O **ligamento úngulo-sesamóideo ímpar** reforça a cápsula distalmente. Ele é uma forte camada de fibras que se estende da borda distal do osso sesamóide distal até a superfície flexora da falange distal.

MOVIMENTOS. Os movimentos essenciais são flexão e extensão. Na posição de pé a articulação está estendida. Durante a flexão palmar ligeiros movimentos de rotação e lateral podem ser produzidos por manipulação. A flexão dorsal é muito limitada.

A flexão dorsal parece ser impedida principalmente pelo tendão flexor digital profundo, pois nos casos de ruptura deste último o dedo dobra para cima. A mobilidade da parte palmar do encaixe para a falange média (formado pelo osso sesamóide distal) diminui o efeito dos choques quando o peso repousa sobre o pé.

LIGAMENTOS DAS CARTILAGENS DA FALANGE DISTAL

Além dos ligamentos acima citados, que inserem as cartilagens nas extremidades do osso sesamóide distal, há três ligamentos em cada lado que inserem as cartilagens nas falanges.

Uma cinta elástica mal definida passa da parte média da borda da falange proximal até a parte superior da cartilagem (condrocompedais), destacando um ramo para a almofada digital.

Uma cinta curta e forte liga a extremidade dorsal da cartilagem à eminência rugosa existente na falange média dorsal à inserção do ligamento colateral da articulação da úngula (condrocoronal).

A borda inferior da cartilagem está coberta, em parte, por fibras que a inserem no ângulo da falange distal (condro-ungular).

ARTICULAÇÕES DO MEMBRO PÉLVICO

ARTICULAÇÃO SACROILÍACA

Esta articulação sinovial é formada entre as superfícies auriculares do sacro e do ílio. Estas superfícies não são lisas no adulto, mas estão demarcadas por eminências e depressões recíprocas e cobertas por uma fina camada de cartilagem. A cavidade articu-

lar é uma simples fenda, e está, muitas vezes, cruzada por cintas fibrosas.

A **cápsula articular** tem encaixe muito apertado e está inserida ao redor das margens das superfícies articulares. Está reforçada pelo **ligamento sacroilíaco ventral**, que circunda a articulação; este ligamento é extremamente forte dorsalmente onde

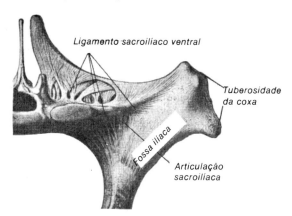

Figura 16-14. Articulação sacroilíaca esquerda do eqüino; vista cranial.
(Adaptada de Schmaltz, 1901.)

ocupa o ângulo entre o ílio e a asa do sacro; ele consiste essencialmente de fibras quase verticais (Fig. 16-14).

Os movimentos não são apreciáveis no adulto sendo a estabilidade e não a mobilidade a principal finalidade desta articulação. O ângulo formado pelo longo eixo do ílio, no plano horizontal, varia de 30° a 40°.

Ligamentos da Cintura Pélvica (Fig. 16-15)

Os seguintes ligamentos podem ser considerados como acessórios à articulação sacroilíaca, embora não sejam diretamente ligados a ela:

O **ligamento sacroilíaco dorsal** é uma forte cinta que está inserida na tuberosidade sacral, e nos vértices das espinhas sacrais. Uma outra parte deste ligamento é uma lâmina triangular e espessa que está inserida cranialmente na tuberosidade sacral e na parte adjacente da borda medial do ílio, dorsalmente a incisura isquiática maior e ventralmente até a borda lateral do sacro. Une-se ao ligamento sacrotuberal largo e caudalmente à fáscia caudal.

O **ligamento sacrotuberal largo** é uma extensa lâmina quadrilátera que completa a parede pélvica lateral. Sua borda dorsal está inserida na borda do sacro e nos processos transversos da primeira e segunda vértebras caudais. Sua borda ventral está inserida na espinha e na tuberosidade isquiática. Entre este ela alcança a borda lateral do ísquio e completa o **forame isquiático menor**. A borda cranial é côncava, e completa o **forame isquiático maior**. A borda caudal está fundida à porção vertebral do músculo semimembranáceo.

O forame isquiático menor é fechado, exceto onde o tendão do músculo obturador interno e uma veia passam através dele, por uma lâmina fibrosa delgada emitida do ligamento sacrotuberal largo.

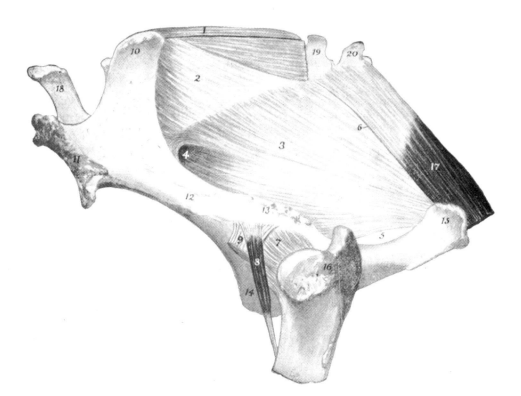

Figura 16-15. Ligamentos pélvicos e articulação do quadril do eqüino.

1, 2, Ligamento sacroilíaco dorsal; 3, ligamento sacrotuberal largo; 4, forame isquiático maior; 5, forame isquiático menor; 6, linha de inserção do septo intermuscular entre o músculo bíceps da coxa e o músculo semitendinoso; 7, cápsula da articulação do quadril; 8, músculo capsular; 9, tendão de origem lateral do músculo reto da coxa; 10, tuberosidade sacral; 11, tuberosidade da coxa; 12, eixo do ílio; 13, espinha isquiática; 14, púbis; 15, tuberosidade isquiática; 16, trocanter maior; 17, músculo semimembranáceo; 18, quinta espinha lombar; 19, 20, primeira e segunda vértebras caudais.

O ligamento iliolombar é uma lâmina triangular que se insere nas extremidades dos processos transversos lombares à superfície ventral do ílio, ventralmente a inserção do músculo longo (Fig. 17-17).

SÍNFISE DA PELVE

A **sínfise da pelve** é formada pela junção dos ossos pélvicos (os coxae) na linha mediana ventral. No eqüino jovem os ossos estão unidos por uma camada de cartilagem *(lâmina intercatilagínea intercoxal);* no adulto ela é gradativamente substituída por osso, começando o processo na porção púbica (**sínfise púbica**) e estendendo-se caudalmente, mas comumente, aos ísquios (**sínfise isquiática**) estão em parte não fundidos. A união é reforçada, dorsal e ventralmente, por tecido fibroso branco. Uma faixa transversal também cobre a borda cranial do púbis (ligamento púbico cranial), e outras fibras (ligamento arqueado isquiático) estendem-se através no arco isquiático. Nenhum movimento apreciável ocorre mesmo antes da ocorrência da sinostose.

Membrana Obturatória

A **membrana obturatória** é uma fina camada de tecido fibroso que cobre o forame obturador, deixando, entretanto, uma passagem (canal obturatório) para os vasos e nervo obturadores.

ARTICULAÇÃO DO QUADRIL

A **articulação do quadril**, esferoidal, é formada pela extremidade proximal do fêmur e o acetábulo.

SUPERFÍCIES ARTICULARES. A cabeça do fêmur apresenta uma superfície articular quase hemisférica, que continua, em uma curta distância, na superfície proximal do colo. Ela é mais extensa do que a cavidade que a recebe. É atravessada medialmente por uma incisura profunda para a inserção do ligamento da cabeça do femur e os ligamentos acessórios. O acetábulo é uma cavidade cotilóide típica. Sua superfície articular tem a forma de uma meia lua, sendo profundamente atravessada medialmente pela incisura e fossa acetabulares.

O acetábulo resulta mais profunda pela existência de um anel de fibrocartilagem, o **lábio acetabular** (Fig. 17-37), que está inserido na margem óssea; aquela parte do ligamento que cruza a incisura é denominada de **ligamento transverso do acetábulo**.

A **cápsula articular** é espaçosa. Ela está inserida ao redor da margem do acetábulo e no colo do fêmur. É mais espessa lateralmente.

A inserção no fêmur ocorre a aproximadamente 1 cm da margem da superfície articular, exceto proximalmente, onde 2 a 3 cm do colo é intracapsular. Uma fina cinta oblíqua, correspondendo na direção ao músculo capsular, reforça a parte craniolateral da cápsula; isto parece ser o homólogo do muito forte ligamento iliofemoral do homem. A cápsula é muito fina sob o iliopsoas, e adere ao músculo. Sua parte fibrosa está perfurada medialmente pelo ligamento acessório e o ligamento da cabeça do fêmur e os vasos articulares.

O **ligamento da cabeça do fêmur** (ligamento redondo) é uma curta e forte faixa que está inserida no sulco púbico próximo à incisura acetabular, se dirige para fora, e termina na incisura na cabeça do fêmur (Fig. 22-43).

O **ligamento acessório do fêmur** não ocorre em outros animais domésticos à exceção dos eqüinos. Ele é uma forte faixa destacada do tendão sinfisial dos músculos abdominais (Fig. 22-43). Está direcionado lateral, caudal e dorsalmente, passa através da incisura acetabular, dorsalmente ao ligamento transverso do acetábulo, e termina caudalmente, ao ligamento na incisura da cabeça do fêmur. A origem do músculo pectíneo é perfurada pelo ligamento, que fornece inserção a muitas fibras deste músculo.

A **membrana sinovial** é refletida sobre as partes intracapsulares destes ligamentos e cobre a fossa acetabular. Uma bolsa também se estende da incisura acetabular, por distância variável ao longo do sulco púbico, acima do ligamento acessório do fêmur.

MOVIMENTOS. Esta articulação é capaz de todos os movimentos de uma articulação esferoidal, a saber: flexão, extensão, abdução, adução, rotação e circundução. A maior gama de movimento é de flexão e extensão. Quando de pé, em repouso, a articulação está parcialmente flexionada, o ângulo articular (cranialmente) sendo de aproximadamente 115°. Os outros movimentos ocorrem em grau bastante limitado na ação normal. A abdução parece ser impedida pela tensão do ligamento da cabeça do fêmur e ligamento acessório do fêmur. O ligamento acessório é tensionado tão prontamente pela rotação interna da coxa que este movimento é quase nulo.

ARTICULAÇÃO DO JOELHO

A **articulação do joelho** é a maior e mais elaborada de todas as articulações (Figs. 16-16 a 16-20). Considerada como um todo, ela pode ser classificada como um gínglimo, embora não seja um exemplo típico deste grupo. Em realidade ela consiste de duas articulações — a femoropatelar e a femorotibial.

Articulação Femoropatelar

A **articulação femoropatelar** é formada entre a tróclea do fêmur e a superfície articular da patela.

SUPERFÍCIES ARTICULARES. A tróclea consiste de duas cristas ligeiramente oblíquas, com um sulco largo e profundo entre elas. A crista medial é a maior das duas, especialmente em sua parte proximal, que é larga e arredondada. A crista lateral é bem mais estreita e mais regularmente curva; sua parte proximal situa-se aproximadamente 2,5 cm caudal a um plano frontal tangente ao plano medial. A superfície articular da patela é bem menor do que a da tróclea. Ela é completada medialmente por uma placa suplementar de fibrocartilagem (fibrocartilagem parapatelar), que se curva sobre a crista medial da tróclea. Um estreito segmento de cartilagem é encontrado também ao longo da borda lateral. A cartilagem articular na tróclea cobre completamente ambas as superfícies da crista medial, mas estende-se apenas em uma curta distância na superfície lateral da crista externa.

CÁPSULA ARTICULAR. É fina e muito espaçosa. Na patela ela está inserida ao redor da margem da superfície articular, mas no fêmur a linha de inserção está a uma distância variável da superfície articular.

ARTICULAÇÕES DO EQÜINO

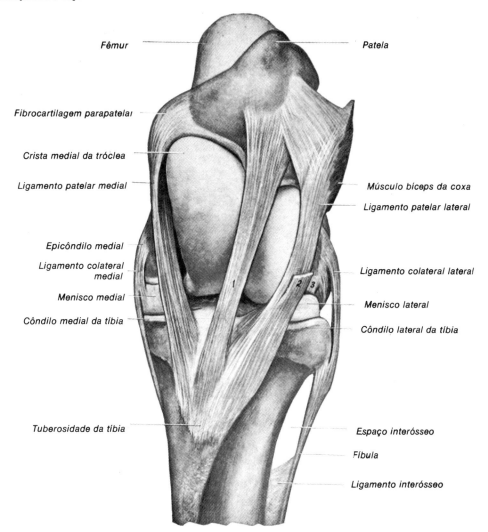

Figura 16-16. Articulações do joelho esquerdo do eqüino; vista cranial. As cápsulas foram removidas.
1, Ligamento patelar médio; 2, segmento da fáscia lata; 3, segmento do tendão comum do músculo extensor longo dos dedos e do músculo fibular terceiro.

No lado medial ela está a 2,5 cm ou mais da cartilagem articular; no lado lateral e proximalmente a cerca de 1 cm da referida cartilagem. Forma um fundo de saco proximalmente sob o músculo quadríceps da coxa, por uma distância de 5 a 7,5 cm; uma almofada de gordura separa a cápsula do músculo. Distal à patela ela está separada dos ligamentos patelares por uma espessa almofada de gordura (*corpo adiposo infrapatelar*), mas distalmente está em contato com as cápsulas femorotibiais. A cavidade articular é a mais extensa do corpo. Normalmente comunica-se com o saco medial da cavidade articular femorotibial por intermédio de uma abertura em forma de fenda situada na parte mais baixa da crista medial da tróclea. Uma comunicação semelhante, normalmente menor, com o saco lateral da cápsula femorotibial é muitas vezes encontrada na parte mais inferior da crista lateral.

A comunicação medial raramente está ausente nos eqüinos adultos, mas tem probabilidades de passar despercebida em função do fato de estar coberta por uma prega valvular da membrana sinovial. Ele tem aproximadamente 1 cm de largura, e situa-se sob a estreita área articular que liga a tróclea e o côndilo medial. A comunicação lateral ocorre em 18 a 25 por cento dos casos, de acordo com Ellenberger e Baum (1908). Em casos raros ela é maior do que a interna. É instrutivo distender esta cápsula e desta forma obter uma idéia de sua capacidade potencial e relações (Fig. 16-17).

LIGAMENTOS. Os **ligamentos femoropatelares,** lateral e medial, são duas finas cintas que reforçam a cápsula em cada lado. O ligamento lateral é razoavelmente visível; se origina do epicôndilo lateral do fêmur imediatamente proximal ao ligamento colateral lateral, e termina na borda lateral da patela. O ligamento medial é mais fino e não se diferencia facilmente da cápsula; ele surge próximo ao epicôndilo medial e termina na fibrocartilagem parapatelar.

Os **ligamentos patelares** são três cintos muito fortes que inserem a patela na tuberosidade da tíbia. O **ligamento lateral da patela** estende-se da parte late-

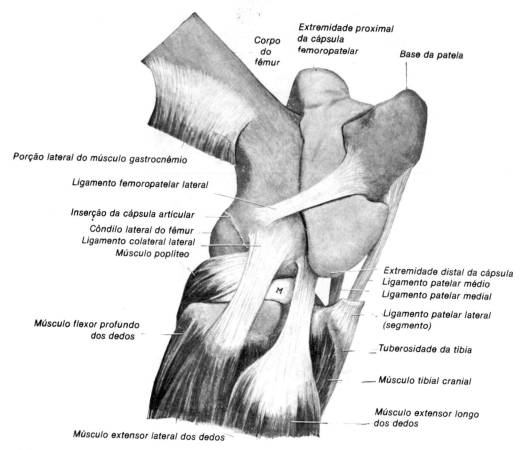

Figura 16-17. Articulação do joelho direito do eqüino; vista lateral.

A cápsula femoropatelar foi preenchida com gesso e a seguir removida, depois de o molde haver secado. A cápsula femorotibial e a maior parte do ligamento patelar lateral foram removidos. M, Menisco lateral.

ral da superfície cranial da patela até a parte lateral da tuberosidade da tíbia. Ele recebe um tendão forte do músculo bíceps do braço e também parte da fáscia lata. O **ligamento intermédio da patela** estende-se da parte cranial do ápice da patela até a parte distal do sulco na tuberosidade da tíbia; uma bolsa está interposta entre o ligamento e a parte proximal do sulco; uma bolsa menor ocorre entre a parte proximal do ligamento e o ápice da patela. O **ligamento medial da patela** é distintamente mais fraco que os outros; está inserido proximalmente na fibrocartilagem parapatelar e termina na tuberosidade da tíbia, no lado medial do sulco. Está unido com a aponeurose comum do músculo grácil e do músculo sartório, e sua parte proximal fornece inserção para fibras do músculo vasto medial. Estes denominados ligamentos são, na realidade, os tendões de inserção dos músculos quadríceps e bíceps da coxa e transmitem a ação deste último para a tíbia; também exercem uma função semelhante para os outros músculos que se inserem neles, conforme foi citado acima.

Deve ser notado que as inserções proximais estão mais distanciadas do que as inserções distais, de modo que os ligamentos convergem distalmente. O ligamento medial é especialmente oblíquo. O ligamento intermédio está mais profundamente colocado do que os demais, e portanto não pode normalmente ser percebido tão distintamente no animal vivo. O ligamento lateral é em grande parte o tendão da parte cranial do músculo bíceps da coxa, mas ele também fornece inserção para o músculo tensor da fáscia lata por meio desta, que se une a ele. A fibrocartilagem, na opinião do autor, é para ser considerada como parte do ligamento intermédio da patela ao invés de parte da patela; ela não é visível superficialmente.

Articulação Femorotibial

A **articulação femorotibial** é formada entre os côndilos do fêmur, a extremidade proximal da tíbia e os meniscos articulares interpostos ou cartilagens semilunares.

SUPERFÍCIES ARTICULARES. Os côndilos do fêmur são ligeiramente oblíquos na direção. A superfície articular do côndilo lateral é mais fortemente curva do que a do côndilo medial; este último conflui distalmente com a crista medial da tróclea, enquanto a crista estreita que liga o côndilo lateral à tróclea é normalmente não articular. As superfícies, em forma de selas, dos côndilos da tíbia não se adaptam aos côndilos femorais, e estão em contato apenas com uma pequena parte deles.

ARTICULAÇÕES DO EQÜINO

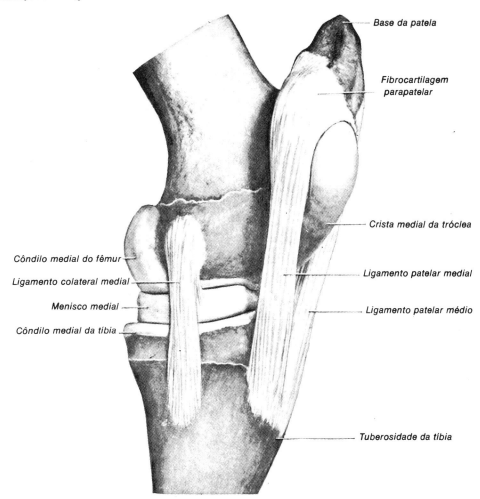

Figura 16-18. Articulação do joelho do eqüino; vista medial. As cápsulas foram removidas.

Os **meniscos, lateral e medial** (Fig. 16-21), são placas de fibrocartilagem em forma de meia lua que permitem a adaptação das superfícies articulares. Cada uma tem uma superfície côncava proximal adaptada ao côndilo do fêmur e uma superfície distal que se encaixa no côndilo correspondente da tíbia. O menisco lateral não cobre a parte lateral e caudal do côndilo da tíbia, sobre o qual desliza o tendão de origem do músculo poplíteo. A borda periférica é espessa e convexa, a borda central muito fina e côncava. As extremidades fibrosas ou ligamentos estão inseridos na tíbia, cranial e caudalmente à espinha. O menisco lateral tem uma terceira inserção por meio de uma cinta oblíqua *(ligamento meniscofemoral)* que passa da extremidade caudal até a parte caudal da fossa intercondilóide do fêmur.

Os ligamentos do menisco medial, cranial e caudal estão inseridos cranial e caudalmente na eminência medial da espinha da tíbia. O ligamento cranial do menisco lateral está inserido cranialmente na eminência lateral da espinha. O ligamento caudal bifurca-se; o ramo inferior está inserido na incisura poplítea e o superior (ligamento meniscofemoral) em uma pequena fossa na parte caudal extrema da fossa intercondilóide.

A **cápsula articular** está inserida na margem da superfície articular da tíbia, mas no fêmur a linha de inserção está, em sua maior parte, aproximadamente a 1 cm da margem articular. Ela também está inserida nas bordas convexas dos meniscos e nos ligamentos cruzados. Ela é fina cranialmente, onde consiste praticamente só da camada sinovial. É muito mais forte caudalmente; aqui ela é reforçada pelo que poderia ser considerado como o ligamento poplíteo oblíquo. Este é uma forte cinta plana que surge do fêmur logo lateral a origem da porção medial do músculo gastrocnêmio, e se estende distalmente até a borda caudal do côndilo medial da tíbia; é mais largo distal do que proximalmente. Há dois sacos sinoviais, que correspondem à natureza dupla das superfícies articulares; eles normalmente não se comunicam, e cada um está parcialmente dividido, pelo menisco, em um compartimento proximal e um distal. O saco medial forma um fundo proximal, aproximadamente 1 cm sobre o côndilo do fêmur. O saco lateral investe o tendão de origem do músculo poplíteo, formando também um fundo distal, aproximadamente 7,5 cm por baixo do músculo fibular terceiro e o músculo extensor longo dos dedos. Con-

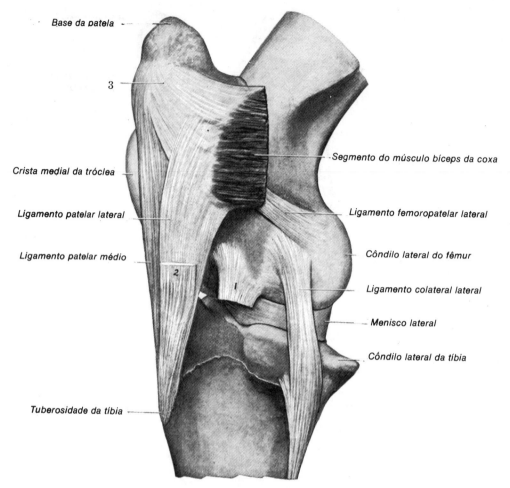

Figura 16-19. Articulação do joelho esquerdo do eqüino; vista lateral. As cápsulas foram removidas.

1, Segmento do tendão de origem do músculo extensor longo dos dedos e do músculo fibular terceiro; 2, segmento da fáscia lata; 3, inserção patelar do músculo bíceps da coxa e do ligamento patelar lateral.

forme foi declarado acima, o saco lateral às vezes comunica-se com a cavidade articular femoropatelar, e o saco medial normalmente faz o mesmo no adulto.

LIGAMENTOS. Há quatro destes — dois colaterais e dois cruzados.

O **ligamento colateral medial** está inserido proximalmente ao proeminente epicôndilo medial do fêmur, e distalmente em uma área rugosa distal a margem do côndilo medial da tíbia.

O **ligamento colateral lateral** é um tanto mais espesso; surge da depressão superior no epicôndilo lateral, e termina na cabeça da fíbula. Ele cobre o tendão de origem do músculo poplíteo, uma bolsa estando interposta entre os dois; uma outra bolsa está presente entre a parte inferior do ligamento e a margem do côndilo lateral da tíbia.

Os **ligamentos cruzados** são duas faixas fortes e arredondadas situadas essencialmente na fossa intercondilar do fêmur, entre os dois sacos sinoviais. Eles cruzam um ao outro um tanto na forma de um X, e são denominados de acordo com suas inserções tibiais (Fig. 16-22). O **ligamento cruzado cranial** se origina na fossa central da espinha tibial, estende-se proximal e caudalmente e termina na parede lateral da fossa intercondilóide. O **ligamento cruzado caudal** é medial ao anterior, e é um tanto maior. Ele está inserido em uma eminência na incisura poplíteal da tíbia, é direcionado proximal e cranialmente, e termina na parte cranial da fossa intercondilar do fêmur.

Pode-se acrescentar que estes ligamentos não se situam num plano sagital, mas estão um tanto enlaçados um com o outro: a rotação para fora da perna desenlaça e afrouxa os ligamentos.

MOVIMENTOS. Os principais movimentos da articulação do joelho como um todo são de flexão e extensão. Na posição ordinária de pé o ângulo articular (caudalmente) é de aproximadamente 150°. A flexão é apenas limitada pelo contato da perna com a coxa, se o jarrete também estiver flexionado. A extensão é incompleta, isto é, o fêmur e a tíbia não podem ser colocados em linha reta. A rotação é limi-

ARTICULAÇÕES DO EQÜINO

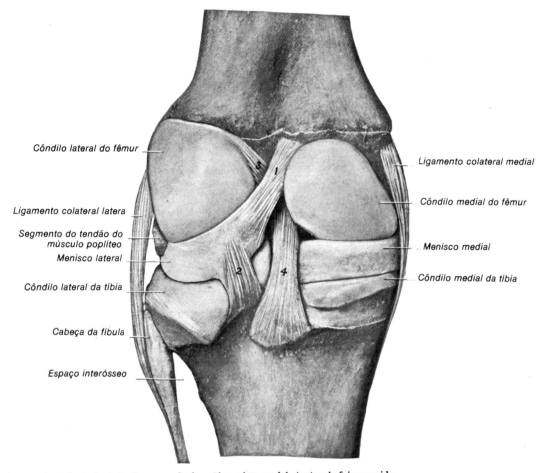

Figura 16-20. Articulação do joelho esquerdo do eqüino; vista caudal. A cápsula foi removida.

1, Ligamento meniscofemoral do menisco lateral; 2, ligamento caudal do menisco lateral; 3, ligamento cruzado cranial; 4, ligamento cruzado caudal.

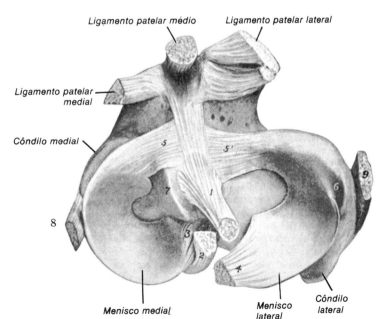

Figura 16-21. Extremidade proximal da tíbia direita com os meniscos etc.

1, 2, Ligamentos cruzados cranial e caudal; 3, ligamento caudal do menisco medial; 4, ligamento meniscofemoral do menisco lateral; 5, 5', ligamentos craniais dos meniscos; 6, sulco para o tendão poplíteo; 7, espinha da tíbia; 8, 9, ligamentos colaterais medial e lateral.

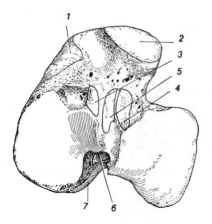

Figura 16-22. Extremidade proximal da tíbia direita do eqüino, com áreas de inserção ligamentosa.

1, 2, Ligamentos patelares medial e lateral; 3, 4, ligamentos craniais dos meniscos; 5, ligamento cruzado cranial; 6, ligamento caudal do menisco medial; 7, ligamento cruzado caudal.

tada, sendo mais livre durante a semiflexão. A patela desliza na tróclea femoral proximalmente na extensão e distalmente na flexão.

A extensão é impedida essencialmente pela tensão dos ligamentos cruzados e colaterais. Na extensão extrema, que é acompanhada por ligeira rotação para fora da perna, a patela pode ser empurrada proximalmente e para dentro de modo que sua fibrocartilagem engancha-se sobre a extremidade superior da crista medial da tróclea, mas ela não irá permanecer ali a menos que seja mantida na posição. Quando a pressão é suprimida, a base da patela inclina-se cranialmente e a cartilagem situa-se sobre a parte mais proeminente da crista troclear. Durante a flexão, que é acompanhada por ligeira rotação para dentro da perna, os côndilos do fêmur e os meniscos deslizam caudalmente na tíbia; o movimento do côndilo lateral e do menisco é maior do que o do côndilo medial. Na flexão extrema, os ligamentos cruzados caudal e patelar estão tensos; os outros ligamentos estão relaxados. O movimento da patela é de deslizamento com coaptação, isto é, partes diferentes das superfícies articulares opostas entram em contato sucessivamente. Na posição ordinária de pé a área efetiva de contato da patela e o fêmur é surpreendentemente pequena; ela é um segmento de aproximadamente 12 a 15 mm de largura. Na patela ele corresponde exatamente com a borda distal da superfície articular e está apenas 3 a 5 mm distante dele. No fêmur a área é de aproximadamente 2,5 cm medialmente e de cerca de 2 cm lateralmente distal à margem proximal da superfície articular troclear. A área para a fibrocartilagem está na parte proximal da superfície medial da crista medial da tróclea; ela é oval e tem aproximadamente 3 cm de altura e 2 cm de largura.

ARTICULAÇÕES TIBIOFIBULARES

A **articulação tibiofibular proximal** é formada pela cabeça da fíbula ao articular com uma faceta semilunar logo distal à margem externa do côndilo lateral da tíbia. A cápsula articular é forte e muito ajustada. O eixo da fíbula está inserido na borda lateral da tíbia pela **membrana interóssea da perna**; ela é perfurada aproximadamente 2,5 cm de sua extremidade proximal por uma abertura que permite a passagem de vasos tibiais craniais para a superfície cranial da tíbia. Um cordão fibroso normalmente estende-se da extremidade distal do eixo da fíbula para o maléolo lateral. Este é a extremidade distal da fíbula que se fundiu com a tíbia (articulação tibiofibular distal). Nenhum movimento apreciável ocorre nesta articulação.

ARTICULAÇÕES DO PÉ

ARTICULAÇÃO TÁRSICA

A **articulação do tarso** ou **do jarrete** é uma articulação composta formada por diversas articulações (Figs. 16-23 a 16-26). Elas são: (1) A articulação tarsocrural; (2) as articulações intertársicas; e (3) a articulação tarsometatársica.

A **articulação tarsocrural** é um gínglimo típico formado pela tróclea do tálus e a superfície correspondente da extremidade distal da tíbia. As cristas e sulcos destas superfícies estão direcionados obliquamente dorsal e para fora formando um ângulo de aproximadamente 12º a 15º com o plano sagital. A superfície troclear tem aproximadamente o dobro da extensão da tíbia, e suas cristas têm uma curvatura espiral. As outras articulações são planas, com superfícies articulares e ligamentos de natureza tal a permitir somente uma quantidade mínima de movimentos de deslizamento.

Como no caso das articulações cárpicas, é conveniente descrever primeiro a cápsula e ligamentos comuns, que são os mais importantes na prática, e depois considerar muito sucintamente os ligamentos especiais.

A parte fibrosa da cápsula articular está inserida ao redor da margem da superfície articular tibial, proximalmente e as superfícies metatársicas, distalmente; ela também está inserida, em parte, nas superfícies dos ossos que cobre e se une aos ligamentos colaterais. Sua parte dorsal é um tanto fina; na distensão da cápsula, como na alifafe, sua parte dorsomedial, que não está presa pelos tendões que passam sobre a articulação, forma uma tumefação flutuante sobre a crista medial da tróclea. A parte plantar (ligamentos plantar e tarsometatársico) é muito espessa distalmente, e está intimamente inserida nos ossos társicos. Ela é, em parte, cartilaginosa, e forma uma superfície lisa para o tendão flexor digital profundo. A parte proximal forma uma bolsa proximalmente plantar à extremidade distal da tíbia, por uma distância de aproximadamente 5 cm; neste ponto ela é delgada. Continua distalmente para formar o **ligamento acessório** (subtársico ou frenador) que se une ao tendão flexor digital profundo aproximadamente no meio do metatarso.

Há quatro **sacos sinoviais:** (1) O **saco tibiotársico** lubrifica a articulação proximal, e é bem maior e mais importante.* (2) O **saco intertársico proximal** forra as articulações formadas pelo tálus e calcâneo, proximalmente, e o osso társico central e o quarto osso társico, distalmente; ele se comunica dorsalmente com o saco tibiotársico. (3) O **saco intertársico distal** lubrifica as articulações formadas entre o osso társico central e os ossos situados distalmente e em cada lado. (4) O **saco tarsometatársico** lubrifica as articulações formadas entre os ossos társicos e me-

---

*É esta parte da cápsula que está essencialmente envolvida na distensão por excesso de fluido na cavidade articular (como na alifafe).

ARTICULAÇÕES DO EQÜINO

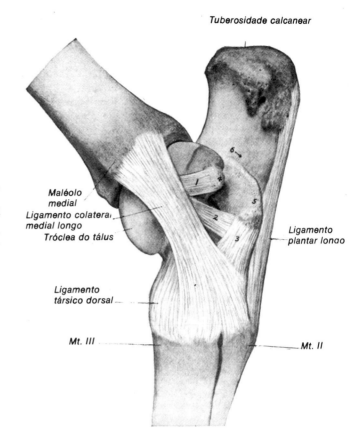

Figura 16-23. Articulação do jarrete direito do eqüino; vista medial. A cápsula foi removida.

1, 2, Ramos da parte curta do ligamento colateral medial; 3, ligamento tarsometatársico plantar; 4, tuberosidade proximal do tálus; 5, sustentáculo do tálus; 6, sulco para o tendão flexor digital profundo; Mt.II, Mt.III, ossos metatársicos.

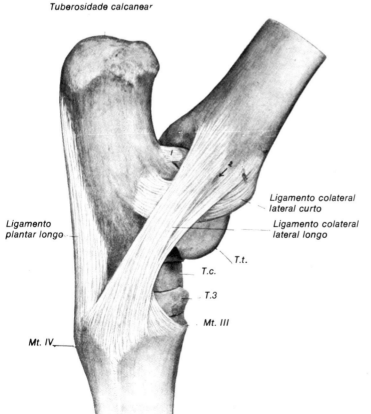

Figura 16-24. Articulação do jarrete direito do eqüino; vista lateral. A cápsula foi removida.

1, Ligamento ligando a crista lateral do tálus ao processo coracóide do osso calcâneo; 2, sulco para o tendão extensor digital lateral; Mt.III, Mt.IV, ossos metatársicos; T.c, osso társico central; T.t, crista lateral da tróclea do tálus; T.3, terceiro osso társico.

tatársicos, aqueles entre as extremidades proximais dos ossos metatársicos, e aqueles formados pelo terceiro osso társico com os ossos em qualquer dos lados.

LIGAMENTOS COMUNS. O **ligamento colateral lateral** consiste de duas cintas distintas que se cruzam uma a outra. O **ligamento colateral lateral longo** é superficial: ele surge na parte caudal do maléolo lateral, está direcionado quase em linha reta e distalmente, e inserido no osso calcâneo e quarto társico e também no terceiro e quarto ossos metatársicos. Ele forma um canal para o tendão extensor digital lateral. O **ligamento colateral lateral curto** é mais profundo; ele surge na parte cranial do maléolo lateral, está direcionado essencialmente caudal, e termina na escavação rugosa existente na superfície lateral do tálus e na superfície adjacente do calcâneo.

O **ligamento colateral medial** também consiste de duas partes que se cruzam entre si. O **ligamento colateral medial longo** é superficial; ele surge na parte caudal do maléolo medial, torna-se mais largo distalmente e está inserido na tuberosidade distal do tálus, no terceiro e segundo ossos metatársicos e na superfície dos ossos társicos distais aos quais cobre. O **ligamento colateral medial curto** situa-se essencialmente sob a cobertura do ligamento longo. Ele estende-se da parte cranial do maléolo medial, corre caudal e um tanto distalmente e divide-se em dois ramos; um destes termina na tuberosidade proximal da superfície medial do osso do tálus, o outro no sustentáculo do tálus.

O **ligamento plantar do tarso** é uma faixa plana e muito forte que cobre a parte lateral da superfície plantar do tarso. Está inserido na superfície plantar do osso calcâneo e quarto osso társico e na extremidade proximal do quarto osso metatársico.

O **ligamento dorsal do tarso** (talocentrodistometatársico) é uma lâmina triangular que está inserida proximalmente na tuberosidade distal da face medial do tálus, e espalha-se distalmente no osso central e no terceiro osso társico, e nas extremidades proximais do terceiro e segundo ossos metatársicos, inserindo-se em todos eles.

LIGAMENTOS ESPECIAIS. Um número considerável de faixas curtas, que ligam ossos adjacentes do tarso

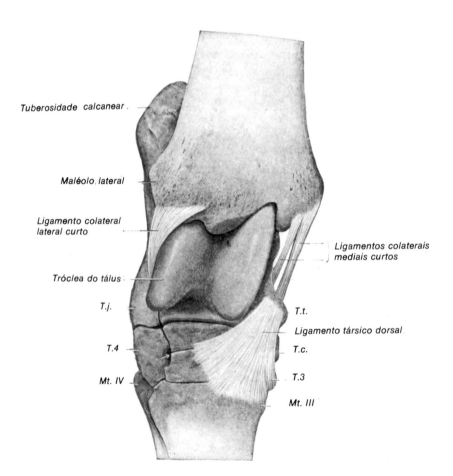

Figura 16-25. Articulação do jarrete direito do eqüino. Visto da superfície dorsal e um pouco lateralmente, após a remoção da cápsula articular e os ligamentos colaterais longos.

Mt. III, Mt. IV, Ossos metatársicos; T.c, osso társico central; T.f, osso calcâneo (extremidade distal); T.t, tálus (tuberosidade distal); T.3, crista do terceiro osso társico; T.4, quarto osso társico. A seta aponta para o canal vascular.

ARTICULAÇÕES DO EQÜINO 347

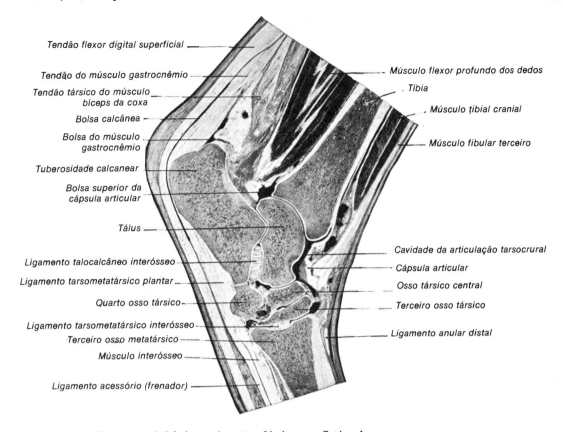

Figura 16-26. Secção sagital do jarrete do eqüino. Ligeiramente flexionado.
A secção foi realizada um pouco lateralmente, de modo que o tendão flexor digital profundo não é observado.

e do metatarso, é descrito por vários autores; alguns destes são bastante distintos; outros são de isolamento difícil. A maioria deles não é de importância suficiente para justificar a descrição detalhada.

(1) O tálus e o calcâneo estão unidos por quatro cintas (ligamentos astragalocalcâneos). O ligamento medial estende-se do sustentáculo do tálus até a sua parte adjacente, unindo-se ao ligamento colateral curto. O ligamento lateral estende-se do processo coracóide do calcâneo até a parte adjacente da crista lateral da tróclea. O ligamento proximal estende-se da margem plantar da tróclea até ao calcâneo. O ligamento interósseo está profundamente colocado no seio társico entre os dois ossos, e está inserido nas áreas rugosas das superfícies opostas.

(2) Os pequenos ossos estão inseridos uns aos outros conforme segue: o osso central e o terceiro osso társico estão unidos por um ligamento interósseo e um ligamento dorsal oblíquo. O osso central e o quarto osso társico estão unidos por um ligamento interósseo e um ligamento transversal lateral. O terceiro e quarto ossos társicos estão ligados de modo semelhante. O terceiro osso társico está unido por um ligamento interósseo (intercuneiforme) ao primeiro e segundo ossos társicos (fundidos); estes estão ligados ao quarto osso társico por um ligamento transversal plantar.

(3) Os pequenos ossos estão ligados à fileira proximal conforme segue: o osso central está inserido no tálus por intermédio dos ligamentos plantar e interósseo e ao calcâneo por uma curta cinta oblíqua. O quarto osso társico está inserido no calcâneo por ligamentos interósseo e plantar. O primeiro e segundo ossos társicos (fundidos) estão ligados ao calcâneo por um ligamento plantar.

(4) Os ossos társicos distais estão ligados ao metatarso por ligamentos tarsometatársicos, que não são distintos dos ligamentos comuns, exceto no caso do ligamento interósseo entre o terceiro osso társico e o osso metatársico.

MOVIMENTOS. Eles são de flexão e extensão, que ocorrem na articulação tarsocrural. Os movimentos entre os ossos társicos, e entre estes e o metatarso, são tão limitados ao ponto de serem desprezíveis no que concerne a ação da articulação como um todo. Na posição de pé, o ângulo articular (dorsalmente) é de aproximadamente 150°. A extensão completa é evitada pela tensão dos ligamentos colaterais. A flexão é impedida somente pelo contato do metatarso com a perna, desde que a articulação do joelho também esteja flexionada. Devido ao fato de que o eixo do movimento é ligeiramente oblíquo, a parte distal do membro desvia-se um tanto para fora durante a flexão. Os ligamentos colaterais longos estão tensos na extensão da articulação, os curtos na flexão. Os movimentos da articulação do jarrete terão que corresponder aos do joelho por causa das faixas tendinosas existentes dorsal e palmarmente (fibular terceiro e flexor superficial dos dedos), que se estendem da parte distal do fêmur até ao tarso e o metatarso.

As **articulações intermetatársica, metatarsofalângica e interfalângica** não diferem em nenhuma relação material de seus equivalentes no membro torácico.

ARTICULAÇÕES DO CRÂNIO

ARTICULAÇÃO TEMPOROMANDIBULAR

Esta articulação sinovial é formada entre o ramo da mandíbula e a parte esquamosa do osso temporal, em ambos os lados.

As **superfícies articulares** são de formato e tamanho desiguais. A superfície articular na parte esquamosa do osso temporal é concavoconvexa, e seu eixo maior está direcionado para fora e um tanto rostralmente: ela consiste de um tubérculo articular rostralmente e uma fossa mandibular, que se continua sobre o processo retro-articular caudalmente. A mandíbula apresenta um processo condilar transversalmente alongado.

O disco articular está colocado entre as superfícies articulares, as quais ele torna congruente. Suas superfícies estão moldadas sobre as superfícies temporal e mandibular, respectivamente, e sua circunferência está inserida na cápsula articular; ele, desta forma, divide a cavidade articular nos compartimentos superior e inferior, sendo o primeiro o mais amplo.

A **cápsula articular** é forte e tensa. É reforçada por dois ligamentos. O **ligamento lateral** estende-se obliquamente através da parte rostral da superfície lateral da cápsula, da qual não é distintamente separável. O **ligamento caudal** é uma cinta elástica que está inserida dorsalmente no processo retro-articular, e ventralmente em uma linha na face caudal do colo da mandíbula.

MOVIMENTOS. Os movimentos essenciais ocorrem ao redor de um eixo transversal que passa através de ambas as articulações. Associada a esta ação articular há um ligeiro movimento de deslizamento, na abertura e fechamento da boca. Quando a boca está fechada, o côndilo da mandíbula situa-se sob a fossa mandibular. Quando a mandíbula é deprimida, o côndilo movimenta-se rostralmente sob a eminência articular do osso temporal, levando o disco consigo. Na protrusão e retração do maxilar inferior o movimento de deslizamento, que foi descrito, ocorre sem a rotação articulada do côndilo. Estes movimentos são semelhantes em ambas as articulações. Nos movimentos transversais (conforme normalmente realizados na mastigação) a ação consiste de rotação dos côndilos ao redor de um eixo vertical, enquanto o disco desliza rostralmente em um lado e caudalmente no outro.

JUNÇÕES FIBROSAS DO CRÂNIO

A maior parte dos ossos do crânio está unida aos ossos adjacentes por **suturas**; alguns são unidos por cartilagem. A diferença no meio de união depende do fato de que a maior parte desses ossos se desenvolve a partir da membrana, mas alguns são pré-formados na cartilagem. A maioria destas articulações é temporária, e se oblitera, em diferentes períodos, durante o desenvolvimento e o crescimento. Sua importância situa-se no fato de que, enquanto persistirem, o crescimento contínuo é possí-

vel. São normalmente designados de acordo com os ossos que entram em sua formação; por exemplo, esfeno-escamosa, frontonasal etc.

A descrição detalhada destas suturas não possui suficiente valor clínico para justificar um grande acréscimo às declarações feitas no estudo da osteologia, neste particular. A obliteração ou fechamento das suturas, entretanto, é digna de rápida menção. As suturas craniais estão todas normalmente fechadas aos sete anos, mas somente o ápice da parte petrosa do osso temporal se fusiona com o osso occipital e a parte esquamosa do osso temporal. A maioria das suturas faciais está praticamente fechada aos dez anos, embora a completa sinostose possa ser retardada alguns anos ou mesmo não ocorrer; a sutura nasal, por exemplo, normalmente persiste mesmo na idade avançada, no que se relaciona a sua parte rostral.

As principais **sincondroses** são: (1) a sincondrose entre a parte basilar do osso occipital e o corpo do osso basisfenóide (esfeno-occipital); (2) a sincondrose entre o osso presfenóide e o osso basisfenóide (intersfenóide); (3) as sincondroses entre as partes do osso occipital (escamolateral e intra-occipital basilateral). A primeira se ossifica aos quatro ou cinco anos, a segunda aos três anos, e o osso occipital está consolidado aos dois anos.

A **sincondrose intermandibular** se ossifica do primeiro ao sexto mês.

ARTICULAÇÕES HIÓIDEAS

A **articulação temporo-hióide** é uma sindesmose em que o ângulo articular da extremidade dorsal do osso estilo-hióide está inserida, por uma curta barra de cartilagem, ao processo estilóide da parte petrosa do osso temporal. A cartilagem (artro-hióide) tem aproximadamente 1 a 1,5 cm de comprimento. O movimento essencial é articular, o eixo de movimento passando transversalmente através de ambas as articulações.

Uma articulação cartilaginosa é formada pela junção da extremidade ventral do osso estilo-hióide com a extremidade dorsal do osso cerato-hióide. Eles estão unidos por um segmento muito curto de cartilagem, na qual normalmente há um pequeno nódulo de osso no animal jovem. Este nódulo, o epi-hióide, normalmente está fundido ao estilo-hióide no adulto. O principal movimento é também aqui articular, aumentando ou diminuindo o ângulo entre o osso estilo-hióide e o osso cerato-hióide.

Uma articulação sinovial é formada pela junção de cada osso cerato-hióide com o osso basi-hióide. O osso cerato-hióide tem uma faceta côncava que se articula com a faceta convexa existente em cada extremidade da superfície dorsal do osso basi-hióide. A cápsula é suficientemente ampla para permitir movimentos consideráveis, que são essencialmente em forma de gonzo.

Os movimentos do osso hióide são devidos essencialmente aos atos da mastigação e da deglutição. Neste último as partes ventrais do osso hióide são movimentadas rostral e dorsalmente, levando com eles a raiz da língua e a laringe, e retornando depois a sua posição anterior.

BIBLIOGRAFIA

Barone, R. 1968. Anatomie Comparée des Mamiferes Domestiques. Tome II: Arthrologie et Myologie, Lyon, Laboratoire D'Anatomie École Nationale Veterinaire.

Ellenberger, W. and H. Baum. 1908. Handbuch der Vergleichenden Anatomie der Haustiere. Berlin, von August Hirschwald.

Gardner, E. 1962. Structure and function of joints. J.A.V.M.A. *141*:1234.

Komarek, V. 1955. The contribution to anatomy of the joints in the limbs of the horse. Sbornik Zivocisna Vyroba *28*:835–846.

Martin, P. 1904. Lehrbuch der Anatomie der Haustiere. Band II. Stuttgart, Verlag von Scheckhardt and Ebner.

Schebitz, H. and F. Englehardt. 1963. The radiological study of the carpal joint in the horse. Tierarztl. Umsch. *18*:416–418.

Schmaltz, R. 1901. Atlas der Anatomie des Pferdes. Part I. Berlin, Verlag von Richard Schoetz.

Schmaltz, R. 1911. Atlas der Anatomie des Pferdes. Part 2. Berlin, Verlag von Richard Schoetz.

Stecher, R. M. 1962. Lateral facets and lateral joints in the lumbar spine of the horse – a descriptive and statistical study. Am. J. Vet. Res. 23:939–947.

Tagand, R. and R. Barone. 1951. Anatomie des Équidés Domestiques. Fascicule III: Arthrologie. École Nationale Veterinaire de Lyon.

Van Pelt, R. W. 1960. Arthrocentesis of the equine carpus. Vet. Med. 55:30–34.

Van Pelt, R. W. 1962. Intra-articular injection of the equine carpus and fetlock. J.A.V.M.A. *140*:1181–1191.

Van Pelt, R. W. 1962. Anatomy and physiology of articular structure. Vet. Med. 57:135–143.

CAPÍTULO 17

MÚSCULOS DO EQÜINO

S. Sisson*

O **músculo cutâneo** é uma fina camada muscular desenvolvida na fáscia superficial. Ele está intimamente aderente em grande parte à pele, mas possui muito pouca afixação ao esqueleto. Ele não cobre o corpo todo, e pode ser convenientemente dividido nas partes facial, cervical, omobraquial e abdominal.

A parte facial, o **músculo cutâneo da face e lábios,** consiste em uma camada muscular fina e normalmente incompleta, que se estende sobre o espaço mandibular e o músculo masseter. Uma parte distinta dele passa rostralmente para o ângulo da boca e une-se ao músculo orbicular da boca. Esta parte retrai o ângulo da boca.

A parte cervical, o **músculo cutâneo do pescoço,** está situada ao longo da região ventral do pescoço (Fig. 17-9). Ela surge da cartilagem do manúbrio e uma rafe fibrosa mediana. As fibras são direcionadas cranialmente e divergem da rafe para os lados do pescoço de modo penado. Ela é espessa em sua origem esternal, mas adelgaça-se cranial e lateralmente. No lado do pescoço ela está afixada à fáscia cervical superficial, que atua como sua aponeurose. Ela está relacionada profundamente ao músculo esternocefálico, ao músculo braquiocefálico (em parte), e à veia jugular externa. Alguns feixes estendem-se sobre a glândula parótida, e, nos animais bem desenvolvidos, ela é contínua com a parte facial. Tanto o músculo cutâneo da face como o músculo cutâneo do pescoço compreendem o **platisma.**

A parte omobraquial, o **músculo cutâneo omobraquial,** cobre a superfície lateral do ombro e braço. Suas fibras têm início ao nível da tuberosidade da espinha da escápula e estendem-se até a parte proximal do antebraço. A maioria de suas fibras são verticais mas, caudalmente, elas tornam-se oblíquas e continuam pela parte abdominal.

A parte abdominal, o **músculo cutâneo do tronco,** cobre uma grande parte do corpo caudalmente ao ombro e braço, um tanto caudal e profundamente a borda caudal da cabeça longa do músculo tríceps do braço. Suas fibras são em grande parte longitudinais. Ele é parcialmente contínuo cranialmente com o músculo cutâneo omobraquial. Um fino tendão dele passa cranialmente com o músculo peitoral ascendente até o tubérculo menor do úmero e também se une com o tendão do músculo grande dorsal (Fig. 22-24). Caudalmente ele forma uma prega, a

qual, coberta pela pele, forma a prega do flanco (Fig. 17-22), e termina na fáscia acima do joelho. Dorsalmente a parte mais alta do músculo está aproximadamente no meio do dorso, onde ela está apenas a 5 cm da linha mediana dorsal. Daqui, a borda dorsal desce até a prega do flanco. Ventralmente os dois músculos dos lados opostos estão mais ou menos a um palmo de distância na região umbilical. Mais adiante cranialmente eles divergem, para superporem-se ao músculo peitoral ascendente apenas em pequena extensão. Aqui o músculo cutâneo está intimamente aderente aos músculos peitorais e contém a veia torácica externa. Caudalmente eles divergem para a prega do flanco. O músculo é em geral intimamente aderente à pele; sua contração voluntária encolhe a pele, desta forma livrando-se dos insetos ou outros irritantes.

FÁSCIA E MÚSCULOS DA CABEÇA

Os músculos da cabeça (*mm. capitis*) podem ser divididos em quatro grupos: (1) os músculos superficiais, incluindo o músculo cutâneo e os dos lábios, bochechas, narinas, pálpebras e ouvido externo; (2) os músculos orbitários; (3) os músculos mandibulares; (4) os músculos hióides.

A **fáscia superficial** forma uma camada quase contínua, mas é muito reduzida ao redor dos orifícios naturais, por exemplo, a boca, as narinas, os olhos etc. Ela contém um número de finas fibras musculares superficiais, de modo que é preciso ter cuidado na remoção da pele. Sobre os ossos frontal e nasal a fáscia quase se une com o perióstio externo.

A **fáscia profunda** é de interesse especial em três regiões. A **fáscia temporal** cobre o músculo temporal, e está inserida na linha temporal medialmente, e no processo zigomático lateralmente. A **fáscia bucal** cobre o músculo bucinador e a parte livre da superfície bucal da parte alveolar do corpo da mandíbula. Ela está afixada à crista facial, e caudalmente forma uma faixa (*φraphe pterygomandibulare*) que se estende do hâmulo do osso pterigóide até a borda alveolar da mandíbula, caudal ao último dente molar. Ela é diretamente contínua com a **fáscia faríngea,** que está afixada aos ossos tiro-hióide e estilo-hióide, e à cartilagem tireóide da laringe; ela cobre as paredes laterais da faringe, e une-se dorsalmente à rafe mediana dos músculos constritores desta.

O **músculo cutâneo da face** foi descrito acima.

---

*Editado por C. R. Ellenport e revisado por N. G. Ghoshal.

MÚSCULOS DO FOCINHO, NARINAS, LÁBIOS E BOCHECHAS

O **músculo lateral do nariz** (Figs. 17-1, 2 e 3) está situado ao longo das margens da fissura nasomaxilar, e pode ser considerado como consistindo em partes dorsal e ventral.

A **parte dorsal** é uma fina camada que se situa ao longo da borda dorsal da fissura nasomaxilar. Suas fibras surgem do osso nasal e passam lateral e ventralmente para a cartilagem parietal e a parte adjacente da parede lateral mole da cavidade nasal.

A **parte ventral** é muito mais espessa e situa-se ao longo da borda ventral da fissura nasomaxilar. Ela surge do processo nasal do osso incisivo e da parte adjacente da maxila, e suas fibras curvam-se medialmente para terminar nos prolongamentos cartilaginosos das conchas nasais (essencialmente a concha ventral) e na parede lateral do vestíbulo da cavidade nasal (Fig. 19-3). Alguns feixes passam do corno da cartilagem alar áté à asa lateral da narina.

Ação: Dilatar o vestíbulo da cavidade nasal, girar as cavidades conchais lateralmente, e auxiliar na dilatação da narina.

Relações: Superficialmente, com a pele, fáscia, divertículo nasal, músculo levantador do lábio maxilar, músculo levantador nasolabial e a artéria nasal lateral da artéria facial; profundamente, com o osso nasal, a cartilagem parietal, a' maxila, o incisivo, a túnica mucosa nasal e o ramo alveolar maxilar rostral do nervo infra-orbitário.

Suprimento Sangüíneo: Artérias facial e palatolabial.

Suprimento Nervoso: Nervo facial.

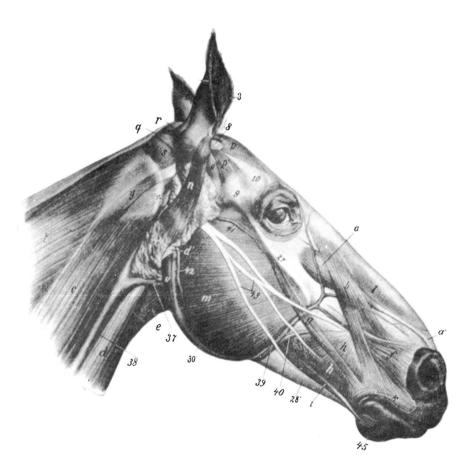

Figura 17-1. Músculos da cabeça do eqüino; vista lateral. **O músculo cutâneo foi removido.**

a, Músculo levantador do lábio maxilar; a', tendão de a; b, músculo levantador nasolabial; c, músculo braquiocefálico; d, músculo esternocefálico; d', tendão de d; e, músculo omo-hióideo; f, músculo canino; g, músculo zigomático; h, músculo bucinador; i, músculo depressor do lábio mandibular; k, músculo orbicular da boca; l, músculo lateral do nariz (parte dorsal); m, músculo masseter; n, músculo parotidoauricular; o, músculo zigomático-auricular; p, músculo interescutular; p', músculo frontoescutular (parte temporal); q, músculo cervicoauricular médio; r, músculo cervicoauricular superficial; s, músculo oblíquo cranial da cabeça; t, músculo esplênio cervical; v, parte occipitomandibular do ventre caudal do músculo digástrico; x, asa do atlas; y, tendão mastóide do músculo braquiocefálico; 2, borda caudal, e 3, borda rostral do ouvido externo; 8, cartilagem escutiforme; 9, arco zigomático; 10, gordura orbitária; 18, articulação temporomandibular; 27, crista facial; 28', parte molar do corpo da mandíbula; 30', ângulo da mandíbula; 37, veia linguofacial; 38, veia jugular externa; 39, veia facial; 40, ducto parotídeo; 41, veia facial transversa; 42, veia massetérica; 43, nervo facial; 44, glândula parótida; 45, queixo; Por um lapso o ramo bucal dorsal do nervo facial é apresentado cruzando sobre, ao invés de sob, o músculo zigomático. (De Ellenberger et al., 1911.)

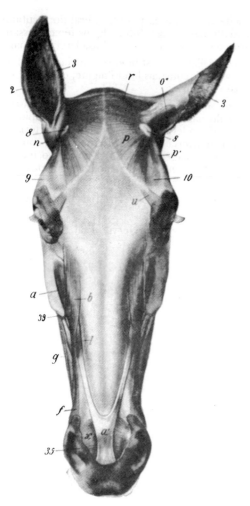

Figura 17-2. Músculos da cabeça do eqüino; vista dorsal. O músculo cutâneo foi removido.

a, Músculo levantador do lábio maxilar; a' tendão comum de a com o músculo oposto; b, músculo levantador nasolabial; f, músculo canino; g, músculo zigomático; l, músculo lateral do nariz; n, músculo parotidoauricular; o", músculo escutuloauricular superficial; p, músculo interescutular; p', músculo frontoescutular (parte temporal); r, músculo cervicoauricular superficial; u, músculo levantador do ângulo medial do olho; x, músculo dilatador apical do nariz; 2, borda caudal e, 3, borda rostral do ouvido externo; 8, cartilagem escutiforme; 9, arco zigomático; 10, fossa supraorbitária; 35, asa medial da narina, contendo a lâmina da cartilagem alar; 39, veia facial. (De Ellenberger et al., 1911.)

O músculo anterior não dilata a denominada "narina falsa" ou divertículo nasal, como é comumente declarado. Ele age na parede lateral do vestíbulo da cavidade nasal de modo a puxá-la lateralmente, desta forma tendendo a contrair, mais do que dilatar, o divertículo nasal. A parte espessa do músculo ventral, que está afixada à cartilagem da concha nasal, possui um efeito semelhante. Quando a narina está inteiramente dilatada, a chamada "narina falsa", isto é, a entrada ao divertículo nasal, está fechada. A dilatação do divertículo nasal não é produzida por ação muscular.

O **músculo canino** (anteriormente denominado músculo dilatador lateral do nariz) (Figs. 17-1, 2 e 3), um fino músculo triangular, situa-se na região nasal lateral, e passa entre os dois ramos do músculo levantador nasolabial.

Origem: A maxila, próximo à extremidade rostral da crista facial.

Inserção: A asa lateral da narina.

Ação: Dilatar as narinas.

Estrutura: O músculo possui um tendão adiposo de origem, passa entre os dois ramos do músculo levantador nasolabial, e espalha-se na asa lateral da narina. As fibras ventrais unem-se um tanto com o músculo orbicular do olho.

Relações: Superficialmente, com a pele, fáscia e o ramo labial do músculo levantador nasolabial; profundamente, com a maxila e o ramo nasal do músculo levantador nasolabial.

Suprimento Sangüíneo: Artéria facial.

Suprimento Nervoso: Nervo facial.

O **músculo dilatador apical da narina** (transverso do nariz) (Fig. 17-3) é um músculo singelo, quadrilátero, que se situa entre as narinas. Ele consiste em duas camadas.

Inserções: Camada superficial, as faces superficiais das lâminas das cartilagens alares; camada profunda, as bordas convexas do corno das mesmas.

Ação: Dilatar as narinas.

Estrutura: Ele é composto de fibras musculares transversas, que se unem ventralmente com o músculo orbicular do olho.

Relações: Superficialmente, com a pele, a fáscia e a expansão tendinosa do músculo levantador do lábio maxilar; profundamente, com as cartilagens alares, a extremidade do septo nasal e a artéria palatolabial.

Suprimento Sangüíneo: Artéria palatolabial.

Suprimento Nervoso: Nervo facial.

O **músculo levantador nasolabial** (Figs. 17-1, 2 e 3), um músculo fino, situa-se diretamente sob a pele, e essencialmente na superfície lateral da região nasal.

Origem: Os ossos frontal e nasal.

Inserção: (1) O lábio maxilar e a asa lateral da narina; (2) a comissura dos lábios.

Ação: (1) Levantar o lábio maxilar e a comissura; (2) dilatar a narina.

Estrutura: O músculo surge por uma fina aponeurose. O ventre também é fino, e divide-se em dois ramos, entre os quais passa o músculo canino. O ramo dorsal atinge a narina e o lábio maxilar, unindo-se ao músculo canino; o ramo ventral é bem menor, e une-se um tanto na comissura labial com o músculo orbicular do olho e o músculo bucinador.

Relações: Superficialmente, com a pele, a fáscia e o músculo canino (em parte); profundamente, com o músculo levantador do lábio maxilar, o músculo canino (em parte), o músculo bucinador, ramos dos vasos e nervo facial, e a artéria e nervo infraorbitários.

Suprimento Sangüíneo: Artéria facial e artéria palatolabial.

Suprimento Nervoso: Nervo facial.

O **músculo levantador do lábio maxilar** (Figs. 17-1, 2 e 3) situa-se na superfície dorsolateral da face, parcialmente coberto pelo músculo anterior.

Origem: Os ossos lacrimal, zigomático e maxilar em sua junção.

Inserção: O lábio maxilar, por um tendão comum com seu acompanhante do lado oposto.

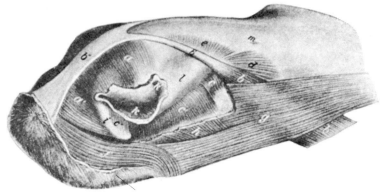

Figura 17-3. Músculos labiais maxilar e nasal do eqüino.

a, a', Músculo dilatador apical do nariz; b, músculo levantador do lábio maxilar; b', tendão de b; b", tendão comum de ambos os músculos levantadores do lábio maxilar; c, c', c", d, parte ventral e, e, parte dorsal do músculo lateral do nariz; f, músculo orbicular da boca; g, músculo levantador nasolabial; (parte do qual foi removida); h, músculo canino (a parte terminal foi removida); i, corno da cartilagem alar; k, narina; k' comissura dorsal da narina; l, divertículo nasal; m, osso nasal. (De Ellenberger e Baum, 1914.)

Ação: Agindo com o do lado oposto, elevar o lábio maxilar. Esta ação, se conduzida a seu limite máximo, resulta na eversão do lábio. Na ação unilateral o lábio é puxado dorsalmente e lateral ao músculo que agir.

Estrutura: O músculo tem um curto e fino tendão de origem. O ventre é a princípio achatado, mas torna-se mais estreito e mais espesso, depois afunila-se sobre o divertículo nasal, para terminar em um tendão. Os tendões dos dois músculos unem-se sobre as cartilagens alares das narinas, formando uma expansão que se espalha na substância do lábio maxilar.*

Relações: Superficialmente, com a pele, o músculo levantador nasolabial e vasos angulares do olho; profundamente, com o músculo lateral do nariz, o músculo dilatador apical do nariz, e a artéria e nervo infra-orbitários.

Suprimento Sangüíneo: Artéria facial.

Suprimento Nervoso: Nervo facial.

O **músculo depressor do lábio mandibular** (Figs. 17-1 e 4) situa-se na superfície lateral da parte molar da mandíbula, ao longo da borda ventral do músculo bucinador.

Origem: A borda alveolar da mandíbula próxima ao processo coronal e a tuberosidade maxilar, em comum com o músculo bucinador.

Inserção: O lábio mandibular.

Ação: Deprimir e retrair o lábio mandibular.

Estrutura: O tendão de origem e o ventre são fundidos ao músculo bucinador rostralmente até o primeiro dente pré-molar. Deste ponto, rostralmente, o ventre é distinto e arredondado, terminando em um tendão que se espalha no lábio mandibular, unindo-se ao músculo orbicular da boca e ao músculo do lado oposto.

Relações: Superficialmente, com a pele, o músculo masseter, os vasos faciais e o ducto parotídeo; profundamente, com a mandíbula e a artéria labial mandibular.

Suprimento Sangüíneo: Artéria facial.

Suprimento Nervoso: Nervo facial.

O **músculo orbicular da boca** (Figs. 17-1 e 3) é o músculo esfíncter da boca. Ele consiste em duas partes: labial e marginal. A primeira é contínua com os outros músculos que convergem nos lábios. Ela situa-se entre a pele e a túnica mucosa dos lábios, e está intimamente aderente à primeira. A maioria das fibras da parte marginal correm paralelas às bordas livres dos lábios e não possuem afixação direta ao esqueleto.

Ação: Fechar os lábios.

Suprimento Sangüíneo: Artérias facial, metoniana e palatolabial.

Suprimento Nervoso: Nervo facial.

O **músculo bucinador** (Figs. 17-1 e 4), na parede lateral da boca, estende-se do ângulo da boca até a tuberosidade maxilar, um tanto dorsal ao músculo depressor do lábio mandibular.

Origem: A superfície lateral da maxila acima do espaço interalveolar e dos dentes molares; a borda alveolar da mandíbula no espaço interalveolar, e também caudalmente onde ele dobra dorsalmente para o processo coronóide; a rafe pterigomandibular φ.

Inserção: O ângulo da boca, unindo-se ao músculo orbicular da boca.

Ação: Achatar as bochechas, pressionando, desta forma, o alimento entre os dentes; também, retrair o ângulo da boca.

Estrutura: Duas camadas podem ser reconhecidas. A **camada superficial (parte bucal)** estende-se do ângulo da boca até o músculo masseter. Ele é incompletamente penado, possuindo uma rafe longitudinal na qual a maior parte das fibras musculares convergem. As fibras dorsais são direcionadas ventral e caudalmente, as ventrais dorsal e caudalmente. A **camada profunda (parte molar)** consiste principalmente em fibras longitudinais. Ela une-se, em parte, com a camada superficial do músculo orbicular do olho; possui uma pequena afixação tendinosa ao processo coronóide caudalmente, e é unida ventralmente ao músculo depressor do lábio mandibular.

Relações: Superficialmente, com a pele e a fáscia, o músculo zigomático, o músculo levantador nasolabial, o músculo canino, as glândulas bucais dorsais, o ducto parotídeo, os vasos faciais e ramos do nervo facial; profundamente, com a túnica mucosa da boca e as glândulas bucais ventrais.

Suprimento Sangüíneo: Artérias facial e bucal da artéria maxilar.

---

*Em raros casos um ramo é emitido da borda ventral do músculo. Ele passa rostralmente e termina no tecido subcutâneo na extremidade caudal do divertículo nasal.

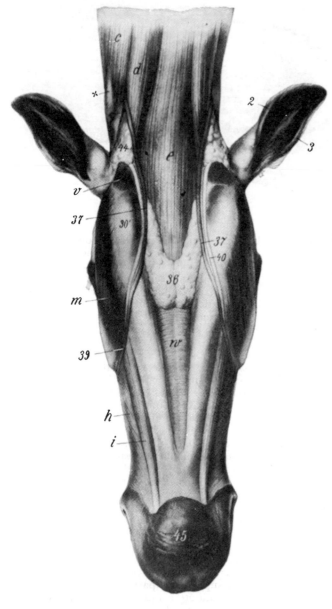

Figura 17-4. Regiões mandibular e laríngea do eqüino, após a remoção da pele e do músculo cutâneo da face.

c, Músculo braquiocefálico; d, músculo esternocefálico; e, músculo omo-hióideo e músculo esterno-hióideo; h, músculo bucinador; i, músculo depressor do lábio mandibular; m, músculo masseter; v, parte occipitomandibular do ventre caudal do músculo digástrico; w, músculo milo-hióideo; x, asa do atlas; 2, borda caudal; e 3, borda rostral do ouvido externo; 30', ângulo do maxilar; 36, nodos linfáticos mandibulares; 37, veia facial; 39, continuação rostral de 37; 40, ducto parotídeo; 44, glândula parótida; 45, proeminência do queixo.

Suprimento Nervoso: Nervo facial.

O **músculo zigomático** (Fig. 17-1) é um músculo muito fino, situado imediatamente sob a pele da bochecha.

Origem: A fáscia que cobre o músculo masseter abaixo da crista facial.

Inserção: A comissura dos lábios, unindo-se ao músculo bucinador.

Ação: Retrair e elevar o ângulo da boca.

Estrutura: Muscular, com uma fina origem aponeurótica.

Relações: Superficialmente, com a pele; profundamente, com o músculo bucinador.

Suprimento Sangüíneo: Artéria facial.

Suprimento Nervoso: Nervo facial.

O **músculo incisivo maxilar** situa-se sob a túnica mucosa do lábio maxilar.

Origem: A borda alveolar do osso incisivo do segundo dente incisivo até o segundo dente pré-molar.

Inserção: O lábio maxilar.

Ação: Deprimir o lábio maxilar.

O **músculo incisivo mandibular** está disposto no lábio mandibular do mesmo modo que o músculo anterior está disposto no lábio maxilar.

Origem: A borda alveolar da mandíbula do segundo dente incisivo até um ponto próximo ao primeiro dente pré-molar.

Inserção: A pele do lábio mandibular e a proeminência do queixo.

Ação: Elevar o lábio mandibular. Os dois músculos incisivos trazem juntos os lábios, concorrendo, com o músculo orbicular da boca, na apreensão de alimentos.

MÚSCULOS DO EQÜINO

O **músculo mentoniano** está situado na proeminência do queixo. Suas fibras surgem de cada lado do corpo da mandíbula e estão inseridas na pele do queixo. Ele está misturado à gordura e traves de tecido conjuntivo em que as raízes dos pêlos tácteis estão encaixadas. Ele eleva e enruga a pele ao qual está afixado.

MÚSCULOS DAS PÁLPEBRAS E DO GLOBO OCULAR
(Figs. 25-2, 6, 8 a 11)

O **músculo orbicular do olho** é um músculo esfíncter elíptico e plano, situado nas pálpebras e ao seu redor.

Afixações: A principal afixação é na pele das pálpebras, mas alguns feixes estão afixados ao ligamento palpebral no canto medial e ao osso lacrimal.

Ação: Fechar as pálpebras.

Estrutura: Ele consiste em duas partes: palpebral e orbitária — a parte na pálpebra superior sendo muito mais larga do que na pálpebra inferior.

Suprimento Nervoso: Ramo auriculopalpebral do nervo facial.

O **músculo corrugador do supercílio** é um músculo muito fino e pequeno, que surge sobre a raiz do processo zigomático e espalha-se na pálpebra superior, unindo-se com o músculo orbicular do olho (Fig. 17-2).

Ação: Auxilia o levantamento da pálpebra superior ou, especialmente nas condições patológicas, o enrugamento da pele.

Suprimento Nervoso: Nervo auriculopalpebral do nervo facial.

O **músculo malar** é um músculo muito fino, que varia muito em diferentes animais. Ele estende-se da fáscia rostral à órbita até a pálpebra inferior.

Ação: Deprimir a pálpebra inferior.

Suprimento Nervoso: Nervo facial.

Os músculos anteriores recebem seu suprimento sangüíneo das artérias facial, facial transversa, supra-orbitária e infra-orbitária.

O **músculo levantador da pálpebra superior,** um músculo plano e delgado, está quase inteiramente dentro da órbita (Fig. 25-8). Ele surge na crista pterigóide, passa rostral e dorsalmente ao músculo retodorsal, ventralmente à glândula lacrimal, e termina em um fino tendão na pálpebra superior.

Ação: Elevar a pálpebra superior.

Suprimento Sangüíneo: Artéria oftálmica.

Suprimento Nervoso: Nervo oculomotor.

Os **músculos retos** são designados de acordo com sua posição como **retodorsal, retoventral, retomedial** e **retolateral.** Os músculos são semelhantes a faixas, surgem próximos uns aos outros ao redor do forame óptico e divergem à medida que passam no sentido do bulbo do olho. Ao atingirem o bulbo eles terminam em finos tendões que estão inseridos dentro da esclera, anteriormente ao equador do olho. O músculo retolateral é inervado pelo nervo abducente; os demais pelo nervo oculomotor.

O **músculo retrator do ângulo do olho** circunda quase inteiramente o nervo óptico e é incompletamente dividido em quatro divisões que são semelhantes aos quatro músculos retos. Eles surgem ao redor do forame óptico e estão inseridos dentro da esclera, posteriormente aos músculos retos. O músculo retrator do ângulo do olho está intimamente relacionado à fáscia do bulbo do olho; os componentes do músculo retrator do ângulo do olho são parcialmente embainhados com esta fáscia. Ele é inervado pelo nervo abducente.

O **músculo oblíquo dorsal** é o mais longo e mais estreito dos músculos bulbares. Ele surge próximo ao forame etmóide e passa rostralmente, medial ao músculo retomedial. Sob a raiz do processo zigomático ele é refletido a um ângulo quase reto ao redor da troclea que está afixada à parede medial rostral da órbita. Uma bolsa é encontrada entre a troclea e o músculo. O músculo então dobra lateral e rostralmente e termina em um fino tendão que passa entre o músculo retodorsal e o músculo retolateral, aproximadamente 1,5 cm caudal à margem da córnea. Ele é inervado pelo nervo troclear.

O **músculo oblíquo ventral** é largo e bem mais curto do que os músculos retos. Ele surge na parede medial da órbita na pequena depressão (fossa muscular) caudal à fossa lacrimal, passa ventralmente ao músculo retoventral e se insere na esclera, próximo à margem ventral do músculo retolateral. Ele é inervado pelo nervo oculomotor.

A ação dos músculos retodorsal e retoventral é a de girar o globo ocular ao redor de um eixo transversal, movendo o vértice da córnea dorsal e ventralmente, respectivamente. O movimento é em relação ao bulbo do olho, não em relação à cabeça. De maneira semelhante, os músculos retomedial e retolateral giram o bulbo do olho ao redor de um eixo longitudinal; o músculo oblíquo dorsal eleva a extremidade lateral da pupila, enquanto o músculo oblíquo ventral a abaixa. O músculo retrator, como um todo, puxa o bulbo do olho caudalmente, e suas partes podem, separadamente, reforçar os músculos retos correspondentes. Os quatro músculos retos agindo em conjunto retraem o bulbo do olho.

Os movimentos efetivos do bulbo do olho não são de modo algum tão simples quanto possa ser deduzido das declarações gerais anteriores. Praticamente todos os movimentos são produzidos pelas ações coordenadas de diversos músculos, envolvendo combinações que são bastante complexas e de difícil análise com precisão. Maior complicação é causada pelo fato de que os músculos retos não estão inseridos em distâncias iguais do equador, e os eixos de rotação dos músculos oblíquos não correspondem ao eixo longitudinal do bulbo do olho. Mais de um músculo poderá estar envolvido na movimentação do bulbo do olho numa ocasião determinada; como resultado, o movimento poderá ser ligeiramente alterado caso os músculos que puxam sobre o globo ocular exerçam seu empuxe em direções diferentes.

MÚSCULOS DO OUVIDO
(Figs. 17-5 e 6)

Os músculos auriculares podem ser subdivididos em dois conjuntos, a saber, (a) músculos extrínsecos, que surgem na cabeça e parte adjacente do pescoço, e movem o ouvido externo como um todo, e (b) músculos intrínsecos (descritos com o ouvido no Cap. 25), que estão limitados à aurícula. Neste particular a cartilagem pode ser considerada como uma cartilagem sesamóide intercalada no percurso de alguns dos músculos.

Músculos Auriculares Rostrais

O **músculo escútulo-auricular superficial** (ventral) surge na parte lateral da face superficial da cartilagem escutiforme e termina na base da cartilagem da concha com o músculo zigomático auricular. O músculo escútulo-auricular superficial (médio) surge da parte caudal da superfície profunda da cartilagem escutiforme e está inserido no dorso da cartilagem da concha, próximo à parte ventral de sua borda rostral, e dorsal e caudalmente ao músculo anterior. Ele recebe um segmento do músculo cervicoescutular. O músculo escútulo-auricular superficial (dorsal) é um fino segmento que é destacado do músculo interescutular sobre a borda medial da cartilagem escutiforme. Ele termina na superfície rostral da parte ventral do dorso da cartilagem da concha. Estes músculos, em geral, levantam o ouvido e giram a abertura rostralmente.

O **músculo escútulo-auricular superficial acessório** é uma estreita faixa que é em grande parte coberta pelo músculo escútulo-auricular superficial (dorsal). Ele surge do prolongamento caudal e da parte adjacente da face superficial da cartilagem escutiforme, e está inserido na superfície convexa da cartilagem da concha, medialmente ao músculo escútulo-auricular superficial (dorsal), os dois cruzando um ao outro a um ângulo agudo. Ele puxa a concha rostralmente e gira a abertura lateralmente.

O **músculo escútulo-auricular profundo,** dois em número, cruzam-se um ao outro e estão situados sob a cartilagem escutiforme e a base da concha. O **músculo escútulo-auricular profundo maior** é o mais forte dos músculos auriculares. Ele é plano e tem aproximadamente 2,5 cm de largura, surge da face profunda da cartilagem escutiforme e passa caudalmente para terminar na parte mais proeminente da base da concha e ventralmente a ela *(eminentia conchae)*. Ele gira principalmente a concha, de modo que a abertura é girada caudalmente. O **músculo escútulo-auricular profundo menor** situa-se entre a base da concha e o músculo anterior, e é melhor observado quando este último é cortado e refletido. Ele é plano e tem aproximadamente 2,5 cm de comprimento, surge da parte caudal da face profunda da cartilagem escutiforme e do músculo cervicoescutular, e passa ventral, caudal e lateralmente, inserindo-se na base da concha sob a cobertura do músculo anterior. Ele auxilia na rotação do ouvido, de modo que a abertura está direcionada rostralmente.

O **músculo frontoescutular** compreende as partes temporal e frontal, que surgem do arco zigomático e da parte frontal da linha temporal, e estão inseridas dentro das bordas lateral e rostral da cartilagem escutiforme, respectivamente.

O **músculo zigomático-escutular** é uma fina folha muscular situada subcutaneamente sobre o músculo temporal. Suas fibras surgem do arco zigomático e da linha temporal, e convergem para a cartilagem escutiforme. Agindo como um todo ele fixa a cartilagem escutiforme, de modo que os músculos que surgem sobre esta agem eficientemente na concha.

O **músculo zigomático-auricular** surge do arco zigomático e da fáscia parotídea, e é inserido na face lateral da base da cartilagem da concha parcialmente ventral e parcialmente dorsal à inserção do músculo parotidoauricular.

Músculos Auriculares Dorsais

O **músculo interescutular** surge da parte parietal da linha temporal, sobre a qual ele é, em parte, contínuo com o músculo do lado oposto. Suas fibras convergem para a borda medial da cartilagem escutiforme. Ele causa a adução e uma posição simétrica

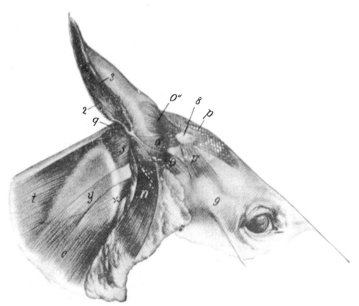

Figura 17-5. Ouvido externo e seus músculos, no eqüino; vista lateral.

O músculo cervicoauricular superficial foi removido. 2, Borda caudal, e 3, borda rostral do ouvido externo; 8, cartilagem escutiforme; 9, arco zigomático; n, músculo parotidoauricular; o, músculo zigomático-auricular; o', o'', músculo escutuloauricular superficial; p, músculo interescutular; p', músculo frontoescutular (parte temporal); q, músculo cervicoauricular médio; s, músculo oblíquo cranial da cabeça; t, músculo esplênio cervical; y, tendão do músculo braquiocefálico; x, asa do atlas. (De Ellenberger et al., 1911.)

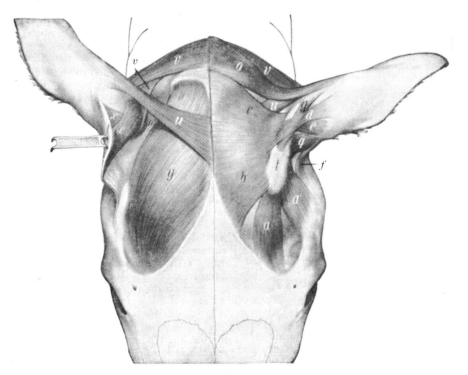

Figura 17-6. Músculos do ouvido externo do eqüino; vista dorsal.
No lado direito, partes dos músculos superficiais foram removidas e a cartilagem escutiforme foi virada caudalmente para revelar os músculos mais profundos. a, Parte frontal, e a', parte temporal do músculo frontoescutular; b, músculo interescutular; c, músculo cervicoescutular; d, e, músculo escutuloauricular superficial; f, músculo zigomático-auricular; g, músculo escutuloauricular superficial acessório; o, músculo cervicoauricular superficial; q, músculo escutuloauricular superficial; t, cartilagem escutiforme; u, músculo parietoauricular; v, músculo cervicoauricular médio; w, músculo cervicoauricular profundo; x, w', músculo escutuloauricular profundo (maior e menor); y, músculo temporal. (De Ellenberger et al., 1911.)

dos ouvidos; também age diretamente na cartilagem auricular, pois o músculo escútulo-auricular superficial (dorsal) é, na realidade, uma inserção na concha do músculo interescutular.

O **músculo parietoauricular** é plano e triangular; ele surge da parte parietal da linha temporal sob a cobertura do músculo cervicoescutular, corre lateral e um pouco caudalmente, e está inserido, por um tendão plano, na parte ventral da superfície convexa da concha, sob a cobertura do músculo cervicoauricular superficial. Ele aduz a concha e a inclina rostralmente.

Músculos Auriculares Caudais

O **músculo cervicoescutular** não é bem definido pelo interescutular. Ele surge da crista da nuca e está inserido na borda medial da cartilagem escutiforme.

O **músculo cervicoauricular superficial** é uma fina folha triangular. Ele é largo em sua origem na crista da nuca e na parte adjacente do ligamento da nuca, e torna-se mais estreito à medida que passa lateralmente para se inserir no lado medial da superfície convexa da concha. Ele é essencialmente um adutor da cartilagem auricular, e direciona a abertura lateralmente.

O **músculo cervicoauricular médio** surge no ligamento da nuca, parcialmente por baixo e parcialmente caudal ao músculo anterior. Ele está direcionado lateralmente e inserido na superfície caudolateral da base do ouvido, parcialmente sob a cobertura do músculo parotidoauricular. Ele dobra a abertura lateralmente e, agindo com o músculo parotidoauricular, inclina o ouvido no sentido da cabeça.

O **músculo cervicoauricular profundo** surge sob o músculo cervicoauricular médio e passa ventral e lateralmente, para se inserir na parte mais ventral da superfície convexa da concha, parcialmente sob a cobertura da glândula parótida. Ele tende a direcionar a abertura ventral e lateralmente.

Músculos Auriculares Ventrais

O **músculo parotidoauricular** é um músculo semelhante a uma cinta que se situa na glândula parótida. Ele é fino e largo em sua origem da fáscia, na parte ventral da glândula parótida, e torna-se um tanto mais estreito e mais espesso à medida que ascende; está inserido na cartilagem de concha, logo ventral ao ângulo de junção de suas bordas, puxa o ouvido ventral e caudalmente, e age com o músculo cervicoauricular médio em "puxar as orelhas para trás".

MÚSCULOS DA MANDÍBULA (MÚSCULOS DA MASTIGAÇÃO)

Os músculos deste grupo são em número de seis no eqüino. Eles surgem da maxila e do crânio, e estão todos inseridos na mandíbula.

O **músculo masseter** (Figs. 17-1 e 4) estende-se do arco zigomático e da crista facial sobre a parte larga do ramo mandibular. Ele tem formato semi-elíptico.

Origem: Por um forte tendão do arco zigomático e a crista facial.

Inserção: A superfície lateral da parte larga do ramo da mandíbula.

Ação: Sua ação é a de promover a aproximação das mandíbulas. Agindo em um só lado, ele também leva a mandíbula no sentido do lado em que se contrai o músculo.

Estrutura: A porção superficial do músculo, em sua parte dorsal, é coberta por uma forte e brilhante aponeurose, e diversos cruzamentos tendinosos parcialmente dividem o músculo em camadas. As fibras da parte superficial têm origem apenas no zigomático e na maxila, e divergem um pouco quanto à sua inserção, que se localiza próximo à espessa borda ventral da mandíbula. As fibras da parte profunda surgem de toda a área de origem, e passam diretamente à borda da mandíbula; deverá ser notado que uma pequena parte, próximo à articulação temporomandibular, não está coberta pela parte superficial. As duas camadas só são separáveis dorsal e caudalmente; nas outras partes elas estão fundidas.

Relações: Superficialmente, com a pele e o músculo cutâneo, a glândula parótida, os vasos facial tranverso e o massetérico, e o nervo facial; profundamente, com o ramo da mandíbula, os músculos bucinador e depressor do lábio mandibular, glândulas bucais dorsais, vasos e nervos bucais, e o seio da veia facial transversa que une a veia facial na borda rostral do músculo. Os vasos faciais e o ducto parotídeo correm ao longo da borda rostral do músculo, mas o ducto, no entanto, inclina-se rostralmente ao redor no centro da borda e deixa o músculo.

Suprimento Sangüíneo: Artéria facial transversa e ramo massetérico.

Suprimento Nervoso: Nervo mandibular.

O **músculo temporal** (Fig. 17-6) ocupa a fossa temporal.

Origem: A parte áspera da fossa temporal e as cristas que a limitam.

Inserção: O processo coronóide da mandíbula, ao qual cobre.

Ação: Essencialmente a de levantar a mandíbula, agindo com o músculo masseter e o músculo pterigóideo medial.

Estrutura: A superfície do músculo é coberta com uma brilhante aponeurose, e cruzamentos tendinosos fortes são encontrados em sua substância. A borda medial do músculo é bastante fina, mas à medida que as fibras convergem no sentido da área muito menor de inserção, o músculo alcança quase 2,5 cm de espessura. Ele funde-se parcialmente com o músculo masseter.

Relações: Superficialmente, com a cartilagem escutiforme, o músculo auricular rostral e gordura auricular e orbitária; profundamente, com a fossa temporal e os vasos e nervos temporais profundos.

Suprimento Sangüíneo: Artéria temporal superficial e artéria temporal profunda, e a artéria meníngea caudal.

Suprimento Nervoso: Nervo mandibular.

O **músculo pterigóideo medial** (Fig. 17-7) ocupa a superfície medial do ramo da mandíbula, numa posição semelhante à do músculo masseter, lateralmente.

Origem: A crista formada pelos processos pterigóides dos ossos basisfenóide e palatino.

Inserção: A superfície medial côncava da parte larga do ramo da mandíbula e o lábio medial da borda ventral.

Ação: Agindo em conjunto, levantar a mandíbula, agindo em um só lado, produzir também o movimento lateral da mandíbula.

Estrutura: O músculo pode ser dividido em duas partes. A parte principal é medial, e suas fibras são, em sua maioria, de direção vertical. Ela contém muito tecido tendinoso (septos). A parte menor é lateral à anterior, e suas fibras são direcionadas ventral e caudalmente.

Relações: Lateralmente, com o ramo da mandíbula, o músculo pterigóideo lateral, vasos e nervo alveolares mandibulares, e os nervos milo-hióide e lingual; medialmente, com o osso tireo-hióide, a faringe, a laringe, o músculo tensor do véu palatino, o músculo milo-hióideo, o músculo digástrico e o músculo estilo-hióideo, a bolsa gutural, os vasos faciais, o nono e o décimo segundo nervos, a glândula mandibular, os ductos mandibular e parotídeo, e os nodos linfáticos mandibular e retrofaríngeo.

Suprimento Sangüíneo: Artérias alveolar mandibular e maxilar e o ramo massetérico.

Suprimento Nervoso: Nervo mandibular.

O **músculo pterigóideo lateral** é consideravelmente menor do que o músculo anterior, e está situado lateralmente à sua parte dorsal.

Origem: A superfície lateral do processo pterigóide do osso basisfenóide.

Inserção: A superfície medial do pescoço, a parte medial da borda rostral do condilo da mandíbula e o disco articular.

Ação: Agindo em conjunto, puxar a mandíbula rostralmente; agindo em um só lado, movimentar a mandíbula também no sentido do lado oposto ao músculo que age. Esta última ação é devida ao fato de que a origem está mais próxima ao plano mediano do que a inserção.

Estrutura: O músculo é quase que inteiramente muscular, e as fibras são quase longitudinais na direção. Algumas delas estão inseridas na borda do disco articular.

Relações: Lateralmente, com a articulação temporomandibular e o músculo temporal; medialmente, com o músculo pterigóideo medial e o músculo tensor do véu palatino. A artéria maxilar cruza a face ventral do músculo e mergulha entre ele e o músculo tensor do véu palatino. O nervo mandibular situa-se na superfície ventral, e o nervo bucal perfura a origem do músculo.

Suprimento Sangüíneo: Artéria maxilar e artéria alveolar mandibular.

Suprimento Nervoso: Nervo mandibular.

O **músculo digástrico** (Figs. 17-1, 4 e 7) é composto de dois ventres fusiformes e achatados, unidos

MÚSCULOS DO EQÜINO

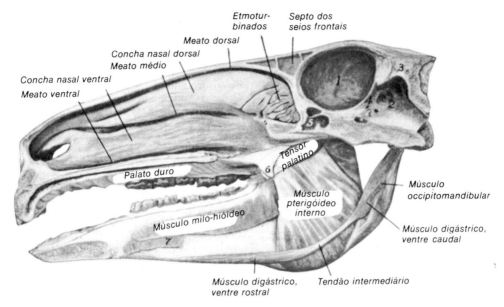

Figura 17-7. Secção sagital da cabeça do eqüino, apresentando a região pterigomandibular profunda e as cavidades nasal e cranial.

1, Compartimento cerebral, e 2, compartimento cerebelar da cavidade cranial; 3, tenda óssea; 4, tenda do cerebelo; 5, seio esfenoidal; 6, hâmulo do osso pterigóide (tendão do músculo tensor do véu palatino seccionado curto na borda rostral do hâmulo); 7, parte superficial rostral do músculo milo-hióideo. A túnica mucosa olfatória está sombreada. Ao ler músculo tensor do palato leia-se músculo tensor do véu palatino, e para músculo pterigóideo interno leia-se músculo pterigóideo medial.

por um tendão redondo. A parte **occipitomandibular** do ventre caudal estende-se do processo jugular do osso occipital até a borda caudal da mandíbula; ele é coberto pela glândula parótida.

Origem: O processo jugular do osso occipital.

Inserção: A superfície medial da borda ventral da parte molar do corpo da mandíbula.

Ação: Ele auxilia na depressão da mandíbula e abertura da boca. Se a mandíbula for fixada e ambos os ventres contraem-se, o osso hióide e a base da língua são levantados, como na primeira fase da deglutição.

Estrutura: O ventre caudal passa ventral e rostralmente, e é sucedido por um pequeno tendão arredondado que perfura o tendão de inserção do músculo estilo-hióideo, e é provido de uma bainha sinovial. A parte occipitomandibular contém uma boa quantidade de tecido tendinoso. O ventre rostral é maior e termina por finos feixes tendinosos.

Relações: O ventre caudal está relacionado, superficialmente, com a glândula parótida, o tendão do músculo esternocefálico e a expansão fibrosa que o liga ao tendão do músculo braquiocefálico; profundamente, com a bolsa gutural, a artéria carótida externa, os nervos glossofaríngeo e hipoglosso, a faringe e a glândula mandibular. O tendão intermediário está em contato, lateralmente, com o músculo pterigóideo medial, a glândula e o ducto mandibular, e a artéria facial. O ventre rostral situa-se no espaço mandibular, entre a parte molar da mandíbula e o músculo milo-hióideo; os vasos sublinguais correm ao longo de sua borda dorsal.

Suprimento Sangüíneo: Artéria carótida externa e artéria sublingual.

Suprimento Nervoso: Nervo facial e nervo mandibular.

MÚSCULOS LINGUAIS
(Figs. 18-1, 4, 5 e 30)

Os músculos linguais podem ser divididos em intrínseco e extrínseco. A musculatura intrínseca consiste, não em músculos distintos, mas em sistemas de fibras que correm longitudinal, vertical e transversalmente, unindo-se aos músculos extrínsecos, que são os seguintes:

O **músculo estiloglosso** é um músculo longo e fino que se situa ao longo da parte lateral da língua.

Origem: Por um tendão fino da superfície lateral do osso estilo-hióide, próximo à articulação com o músculo cerato-hióideo.

Inserção: Próxima à ponta da língua pela união com seu acompanhante do lado oposto e com a musculatura extrínseca.

Ação: Retrair a língua. A contração unilateral também puxaria a língua no sentido do lado do músculo que age.

Uma pequena faixa muscular às vezes surge no osso tireo-hióide e termina no tendão ou origem do músculo estiloglosso. Em determinados casos, uma faixa semelhante surge mais elevada, com e sobre o músculo hioglosso.

O **músculo hioglosso** é um músculo largo e plano, um tanto mais espesso do que o anterior. Ele situa-se na parte lateral da raiz e do corpo da língua, parcialmente sob a cobertura do músculo estiloglosso.

Origem: Da superfície lateral do osso hióide, do processo lingual até a extremidade oral dos ossos estilo-hióideo e tireo-hióideo. As fibras passam obliquamente, rostral e dorsalmente e, em sua maioria, dobram no sentido do plano mediano do dorso da língua.

Ação: Retrair e deprimir a língua.

Relações: Sua face profunda está relacionada ao músculo genioglosso.

Pode ser possível reconhecer neste músculo três partes, que corresponderiam ao baseoglosso, o ceratoglosso e o condroglosso do homem.

O **músculo genioglosso** é um músculo semelhante a um leque, que se situa paralelo ao plano mediano da língua. Ele é separado do músculo do lado oposto por uma camada de gordura e tecido areolar.

Origem: Da superfície medial da mandíbula logo caudal à sínfise.

Estrutura: Do tendão as fibras passam de forma irradiada, algumas curvando-se rostralmente até a ponta, outras passam no sentido do dorso, e as demais no sentido da raiz da língua; algumas fibras passam da extremidade caudal do tendão até os ossos basi-hióide e cerato-hióide.

Ação: O músculo, como um todo, é um depressor da língua, e especialmente de sua parte média; quando ambos os músculos agem, um sulco mediano é formado no dorso. As fibras caudais projetam a língua, as fibras médias a deprimem e as fibras rostrais retraem sua ponta.

Em determinados casos há um pequeno músculo anômalo que surge por um tendão delicado com o músculo genioglosso e que está inserido caudalmente com o gênio-hióideo.

MÚSCULOS HIÓIDES
(Figs. 17-4 e 7)

Este grupo consiste em oito músculos, um dos quais, o músculo hióideo transverso, é único.

O **músculo milo-hióideo,** juntamente com o do lado oposto, forma uma espécie de tipóia entre a parte molar da mandíbula, no qual a língua está sustentada.

Origem: A superfície medial da borda alveolar da mandíbula.

Inserção: (1) Uma rafe fibrosa mediana estendendo-se da sínfise do osso hióide; (2) O processo lingual, o osso basi-hióide, e o osso tiro-hióide.

Ação: Ele levanta o assoalho da boca, a língua e o osso hióide.

Estrutura: Cada músculo consiste em uma fina lâmina curva, as fibras passando ventralmente de sua origem e depois curvando no sentido de rafe mediana. Ele é essencialmente muscular, e é mais espesso caudalmente. Entre este músculo e o omo-hióideo há um cruzamento tendinoso ao qual ambos os músculos estão afixados.

Relações: Na superfície dos músculos estão a parte molar da mandíbula, o músculo pterigóideo medial, o músculo digástrico e os nodos linfáticos mandibulares. A superfície profunda está em contato com a túnica mucosa da boca, o músculo estiloglosso, o músculo hioglosso e o músculo genioglosso, a glândula e os vasos sublinguais, o ducto mandibular, e os nervos lingual e hipoglosso. A veia sublingual passa através da parte caudal.

Suprimento Sangüíneo: Artéria sublingual.

Suprimento Nervoso: Ramo milo-hióideo do nervo mandibular.

O **músculo estilo-hióideo** é um músculo delgado e fusiforme, possuindo uma direção quase paralela à do osso tireo-hióide. (Fig. 18-4).

Origem: O ângulo muscular da extremidade dorsal do osso tireo-hióide.

Inserção: A parte rostral do osso tireo-hióide.

Ação: Ele puxa a base da língua e a laringe dorsal e caudalmente.

Estrutura: Ele surge por um tendão fino e curto e possui um ventre fusiforme. O tendão de inserção é perfurado para a passagem do tendão intermediário do músculo digástrico, havendo neste ponto uma pequena bainha sinovial.

Relações: Superficialmente, com o músculo pterigóideo medial e a glândula parótida; profundamente, com a bolsa gutural, a faringe, a artéria carótida externa e a artéria maxilar, e o nervo hipoglosso.

Suprimento Sangüíneo: Artéria carótida externa.

Suprimento Nervoso: Nervo facial.

Em casos raros uma disposição anômala está presente em que o músculo estilo-hióideo não está inserido ao osso tireo-hióideo, mas é contínuo com o tendão intermediário do músculo digástrico, e nenhum anel fibroso é formado. O ventre caudal do músculo digástrico é inserido essencialmente no osso tireo-hióideo, mas também envia um delicado segmento tendinoso para o tendão intermediário.

O **músculo occípito-hióideo** é um pequeno músculo triangular, que se situa no espaço entre o processo jugular e o osso tireo-hióideo.

Origem: O processo jugular do osso occipital.

Inserção: A extremidade dorsal e a borda ventral do osso tireo-hióide.

Ação: Deslocar caudalmente a extremidade ventral do osso tireo-hióide.

Estrutura: O músculo é um tanto triangular, suas fibras sendo mais longas à medida que se aproxima da borda ventral. Ele une-se ao ventre caudal do músculo digástrico.

Relações: Superficialmente, com a glândula parótida; profundamente, com a bolsa gutural.

Suprimento Sangüíneo: Artéria occipital.

Suprimento Nervoso: Nervo facial.

O **músculo gênio-hióideo** é um longo músculo fusiforme, que se situa sob a língua, em contato com o do lado oposto (Figs. 18-5 e 30).

Origem: Uma pequena depressão na superfície medial da parte molar da mandíbula, próximo à sínfise.

Inserção: A extremidade do processo lingual do osso hióide.

Ação: Puxa o osso hióide e a língua rostralmente.

Estrutura: O músculo surge por um tendão curto, que é sucedido pelo ventre, composto de longos feixes de fibras paralelas.

Relações: Ventralmente, com o músculo milo-hióideo; dorsalmente, com o músculo hioglosso, o músculo estiloglosso, o músculo genioglosso, a glândula sublingual, o ducto mandibular e o nervo lingual.

Suprimento Sangüíneo: Artéria sublingual.

Suprimento Nervoso: Nervo hipoglosso e nervo facial.

O músculo querato-hióideo é um pequeno músculo triangular que se situa no espaço entre os ossos tireo-hióide e querato-hióide, sob cobertura do músculo hioglosso (Figs. 18-4 e 5).
Origem: A borda caudal do osso querato-hióide e a parte adjacente da borda ventral do osso tireo-hióide.
Inserção: A borda dorsal do osso tireo-hióide.
Ação: Levanta o osso tireo-hióide e a laringe.
Relações: O músculo é cruzado lateralmente pela artéria lingual.
Suprimento Sangüíneo: Artéria lingual.
Suprimento Nervoso: Nervo glossofaríngeo.

O músculo hióideo transverso é um pequeno músculo ímpar, que se estende transversalmente entre os dois ossos querato-hióides.
Inserções: Os ossos querato-hióides próximo à junção com o osso tireo-hióide.
Ação: Quando está relaxado, a sua superfície dorsal é côncava; quando se contrai, eleva o teto da língua.
Estrutura: Muscular, composto de feixes transversos paralelos.
Suprimento Sangüíneo: Artéria lingual.
Suprimento Nervoso: Nervo glossofaríngeo.

Músculos esternotireóideo φ e omo-hióideo. Eles são descritos com os músculos da superfície ventral do pescoço (pág. 364).

MÚSCULOS LARÍNGEOS

Músculos Extrínsecos

O músculo tireo-hióideo é um músculo quadrilátero plano. Suas fibras estão inseridas caudalmente na superfície lateral da lâmina da cartilagem tireóide ao longo da parte caudal ventral da linha oblíqua. Dali, elas estendem-se rostralmente até a borda caudal do osso tireo-hióide.
Relações: O músculo está relacionado medialmente com a lâmina da cartilagem tireóide e a membrana tireo-hióidea, e lateralmente com a glândula mandibular e a veia linguofacial.
Ação: Se o osso hióide estiver fixo, o músculo tireo-hióideo puxa a laringe rostralmente. Entretanto, se o osso hióide estiver livre para movimentar-se, o músculo tireo-hióideo auxilia os músculos esterno-hióideo, esternotireóideo, e omo-hióideo a puxarem o osso hióide caudalmente.
Suprimento Nervoso: Nervo hipoglosso.

O músculo hioepiglótico é um músculo pequeno.
Origem: Do osso basi-hióide, quer como um único músculo ou como um músculo bífido, em cujo caso as duas partes unem-se.
Inserção: Ele estende-se caudalmente circundado em uma capa elástica, o ligamento hio-epiglótico, para inserir-se dentro da parte basal da superfície rostral da cartilagem epiglótica.
Ação: Ele contrai-se para aproximar o osso basi-hióide e a base do epiglote.
Suprimento Nervoso: Nervo hipoglosso.

O músculo esternotireóideo está descrito como parte do músculo esternotireo-hióideo na pág. 364.

Músculos Intrínsecos
(Fig. 17-8)

O músculo cricotireóideo é um músculo curto e par.
Origem: No sulco lateral e ao longo da borda caudal da cartilagem cricóide e passa rostrodorsalmente.
Inserção: Dentro da borda caudal e parte adjacente da superfície lateral da lâmina da cartilagem tireóide.
Ação: Puxar a cartilagem tireóide e a parte ventral da cartilagem cricóide juntas. Nesta ação a cartilagem cricóide provavelmente é girada ao redor de um eixo transverso através das articulações cricotireóideas, carregando as bases das cartilagens aritenóides e assim tensionando as pregas vocais.

O músculo cricoaritenóide dorsal é um músculo par. Ele é parcialmente divisível em duas camadas.

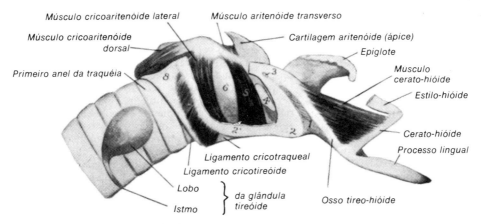

Figura 17-8. Laringe do eqüino; vista lateral direita.
1, Membrana tireo-hióidea; 2, corpo, e 2', lâmina da cartilagem tireóide; 3, forame tireóideo; 4, cartilagem cuneiforme; 5, vestibular (ventricular); 6, sáculo laríngeo; 7, músculo cricotireóideo; 8, cartilagem cricóide.

Origem: Em metade da lâmina da cartilagem cricóide, incluindo a crista mediana.

Inserção: Suas fibras convergem para se inserirem no processo muscular da cartilagem aritenóide.

Relações: Dorsalmente, ao vestíbulo do esôfago.

Ação: Dilatar a rima da glote pela rotação da cartilagem aritenóide de modo a conduzir o processo e a prega vocais lateralmente (abdução).

O **músculo cricoaritenóide lateral** é um músculo par.

Origem: Na borda rostral da parte lateral do arco da cartilagem cricóide e passando em uma direção dorsal.

Inserção: No processo muscular da cartilagem aritenóide.

Relações: Lateralmente, para a lâmina da cartilagem tireóidea; medialmente, ao processo vocal da cartilagem aritenóide e ao músculo tireoaritenóide.

Ação: Ele fecha a rima da glote pela rotação da cartilagem aritenóide, medialmente (adução).

O **músculo aritenóide transverso** é um músculo ímpar que se estende através da superfície dorsal côncava das cartilagens aritenóides. Suas fibras estão inseridas em qualquer lado ao processo e crista muscular, que dele se estendem rostralmente. As partes direita e esquerda do músculo encontram-se numa rafe fibrosa, que está ligada ao ligamento aritenóide transverso. Fibras do músculo vestibular (ventricular) sobrepoêm-se à sua parte rostral.

Ação: Ele estreita a rima da glote ao puxar as cartilagens aritenóides, juntas (adução).

O **músculo tireoaritenóide** é um músculo par. O músculo de cada lado está dividido em duas partes, uma parte rostral denominada de músculo vestibular (ventricular)* e uma parte caudal denominada de músculo vocal. O **músculo vestibular** situa-se na parede lateral da laringe, coberto pela lâmina da cartilagem tireóidea. As fibras originam-se da superfície medial da parte rostral da lâmina da cartilagem tireóidea e também de uma pequena parte da membrana cricotireóidea. Desta origem elas passam dorsalmente, situando-se lateralmente à cartilagem cuneiforme e ao ligamento do vestíbulo e medialmente à lâmina da cartilagem tireóidea, para se inserirem dentro do processo muscular da cartilagem aritenóide. Algumas fibras continuam no sentido da linha média, onde elas unem-se às fibras do músculo aritenóide transverso e às fibras do músculo oposto.

O **músculo vocal,** que também é medial à lâmina da cartilagem tireóidea, está em grande parte separado do músculo anterior por uma bolsa de túnica mucosa da parede lateral da laringe (sáculo da laringe). As fibras do músculo vocal surgem do corpo da cartilagem tireóidea, medial aos do músculo vestibular, e passam dorsalmente, situadas lateral ao ligamento vocal e medial ao músculo cricoaritenóide lateral. Sua direção corresponde à da prega vocal. Ela insere-se no processo muscular da cartilagem aritenóide. Algumas fibras estão inseridas dentro da superfície lateral do processo vocal.

O **músculo tireoaritenóide** fecha a rima da glote e afrouxa as pregas vocais. Com o músculo aritenóide

---

*Preferimos denominar este de músculo vestibular para ser consistente com o uso da NAV dos termos vestibular, ao invés de ventricular, prega e ligamento.

transverso e o músculo cricoaritenóide lateral, ele forma um esfíncter do vestíbulo, que fecha a entrada para a laringe durante a deglutição. Nesta ação o músculo vestibular gira a cartilagem aritenóide de modo a colocar a parte apical da cartilagem em contato com a epiglote.

O **músculo tireoaritenóide acessório** (Sagara, 1958) é um músculo par. Suas fibras estendem-se da parte rostral da borda lateral e do processo muscular da cartilagem aritenóide até a superfície medial da lâmina da cartilagem tireóidea, na área entre o corno rostral e caudal.

O **músculo tensor do ventrículo lateral** (Görnemann, 1920) é um fino músculo que se espalha de sua origem, na extremidade caudal da cartilagem cuneiforme, sobre a superfície lateral do ventrículo lateral.

O músculo cricotireóideo é suprido pelo nervo laríngeo cranial. Os músculos intrínsecos restantes da laringe são supridos pelo nervo laríngeo recorrente.

FÁSCIA E MÚSCULOS DO PESCOÇO

FÁSCIA

A **fáscia superficial** *(lamina superficialis)* está formada, em parte, por duas camadas e contém o músculo cutâneo do pescoço. As fáscias dos lados direito e esquerdo estão inseridas ao longo da linha dorsal do pescoço até o ligamento da nuca, enquanto ao longo da linha ventral elas se encontram em uma rafe fibrosa. Desta, uma camada profunda é destacada, passa por baixo do músculo cutâneo, alcança o sulco jugular, cruza para a face profunda do músculo braquiocefálico e o músculo omo-hióideo para unir-se à camada superficial. Ela novamente se separa para passar sob a parte cervical do músculo trapézio, inserindo-se no ligamento da nuca. Ao longo da linha ventral destaca-se um septo que separa o músculo esternocefálico. Duas outras camadas, craniais ao ombro, circundam os nodos linfáticos cervicais superficiais.

A **fáscia profunda** também forma duas camadas. A **camada superficial** *(lamina pretrachealis)* está inserida na asa do atlas e na borda ventral dos músculos longos da cabeça e atlas do músculo escaleno. Passando ventralmente, ela circunda a traquéia, e, juntamente com a camada profunda, fornece camadas para os nervos vago e simpático e a artéria carótida comum *(vagina carotica)*. Passando dorsalmente, ela destaca septos entre os músculos extensores da espinha. Cranialmente, ela cobre a glândula tireóide, a bolsa gutural, os vasos adjacentes e o osso tireohióide. Caudalmente, ela está inserida na primeira costela e na cartilagem do manúbrio. A **camada profunda** *(lamina prevertebralis)* cobre a superfície ventral do músculo longo do pescoço, e circunda a traquéia e o esôfago. Cranialmente ela forma, com a camada correspondente do lado oposto, um septo entre as bolsas guturais; caudalmente, ela torna-se contínua com a fáscia endotorácica. Uma camada tubular, ao redor da traquéia, também circunda os nervos laríngeos recorrentes.

MÚSCULOS CERVICAIS VENTRAIS

Este grupo consiste em doze pares de músculos que se situam ventral e lateralmente às vértebras.

Músculo cutâneo do pescoço. Já foi descrito (pág. 350).

Músculo braquiocefálico. Este será descrito mais adiante (pág. 385).

O **músculo esternocefálico*** (Figs. 17-4, 9, 11 e 12) é um músculo longo e estreito que se estende ao longo das superfícies ventral e lateral da traquéia, do esterno até o ângulo da mandíbula. Ele forma o limite ventral do sulco jugular *(sulcus jugularis)*.

Origem: A cartilagem do manúbrio.

Inserção: A borda caudal do ramo da mandíbula.

Ação: Agindo em conjunto, flexionar a cabeça e o pescoço; agindo solitariamente, inclinar a cabeça e o pescoço para o lado do músculo que se contrai.

Estrutura: Os dois músculos são fundidos em sua origem, que é muscular. Próximo à metade do pescoço, eles se separam, e, tornando-se mais estreitos e mais finos, passam sob a glândula parótida e terminam em um tendão plano. Este último está ligado, por uma fina aponeurose, ao do músculo braquiocefálico.

Relações: Superficialmente, com o músculo cutâneo; profundamente, com o músculo esternotireo-

---

*Este músculo é provavelmente o homólogo da parte esternal do esternoclidomastóideo do homem. Dadas as diferenças em sua inserção, nos diversos animais, parece desejável adotar o nome esternocefálico. Ele também é conhecido como o esternomandibular, com base nos seus pontos de inserções.

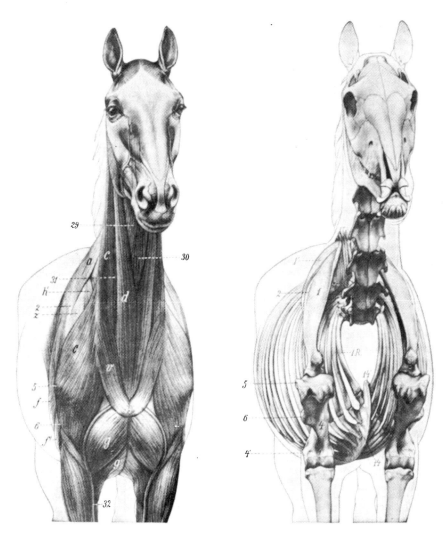

Figura 17-9. Vista craniolateral dos músculos e esqueleto do eqüino.

a, Músculo trapézio; c, músculo braquiocefálico; d, músculo esternocefálico; f, porção longa, e f', porção lateral do músculo tríceps do braço; g, músculo peitoral descendente; g', músculo peitoral transverso; h', músculo subclávio; v, músculo cutâneo do pescoço; z, músculo supra-espinhal; 1, escápula; 1', cartilagem da escápula; 2, espinha da escápula; 4, corpo do úmero; 4', epicôndilo lateral; 5, tubérculo maior do úmero; 6, tubérculo do deltóide; 14, borda ventral do esterno ("quilha"); 14' cartilagem do manúbrio; 29, músculo omo-hióideo; 30, músculo esternotireo-hióideoФ; 31, veia jugular externa; 32, veia cefálica; 1.R., primeira costela. (De Ellenberger et al., 1911.)

hióideo φ e o músculo omo-hióideo. A borda dorsal do músculo está relacionada com a veia jugular externa, que se situa no sulco jugular. A artéria carótida comum e os nervos vago, simpático e o laríngeo recorrente também se situam ao longo da borda dorsal, na base do pescoço. O tendão passa sob a veia facial e a glândula parótida, tendo a glândula mandibular e a parte occipitomandibular do músculo digástrico em seu lado medial.

Suprimento Sangüíneo: Artéria carótida comum.

Suprimento Nervoso: Ramo ventral do nervo acessório.

O **músculo esternotireoióideo** *(sternothyroideus et sternohyoideus)* (Figs. 17-9 e 22) é um longo e delgado músculo digástrico, aplicado à superfície ventral da traquéia e ao do lado oposto.

Origem: A cartilagem do manúbrio.

Inserção: (1) Uma proeminência da borda caudal da lâmina da cartilagem tireóide da laringe, na extremidade ventral da linha oblíqua; (2) o osso basihióide e o processo lingual do osso hióide.

Ação: Retrair e deprimir o osso hióide, a base da língua e a laringe, como na deglutição. Ela também pode fixar o osso hióide quando os depressores da língua estiverem agindo, como na sucção.

Estrutura: A origem do músculo é muscular, e até a metade do pescoço ele une-se com o do lado oposto. O ventre comum está interrompido por um tendão, ou às vezes por dois tendões, dos quais surgem três ou quatro faixas musculares. As pequenas faixas laterais (esternotireo-hióideas) divergem para atingir sua inserção na cartilagem tireóide por um tendão delicado, enquanto as faixas medial e maiores (esterno-hióideas), intimamente aplicadas umas às outras e unindo-se com o músculo omo-hióideo, passam direta e cranialmente para atingir a superfície ventral do osso hióide.

Relações: Na base do pescoço o ventre comum está relacionado ventralmente com o músculo esternocefálico, e com as artérias carótida comum e os nervos laríngeos recorrentes, dorsalmente. Mais adiante, cranialmente, a traquéia torna-se a relação dorsal, e próximo da cabeça o músculo omo-hióideo, a pele e a fáscia constituem a relação ventral.

Suprimento Sangüíneo: Artéria carótida comum.

Suprimento Nervoso: Ramos ventrais do primeiro e segundo nervos cervicais.

O **músculo omo-hióideo** (Figs. 17-4, 9 e 12) é um fino músculo semelhante a uma faixa, quase totalmente muscular, que cruza a traquéia muito obliquamente.

Origem: A fáscia subscapular próxima da articulação do ombro.

Inserção: O osso basi-hióide e parte adjacente do processo lingual do osso hióide, em comum com o músculo esterno-hióideo.

Ação: Retrair o osso hióide e a raiz da língua.

Estrutura: O músculo é composto de fibras musculares paralelas, exceto em sua origem, onde possui um fino tendão.

Relações: A parte caudal do músculo está relacionada lateralmente com o músculo supra-espinhoso, o músculo subclávio, o músculo braquiocefálico e os nodos linfáticos cervicais superficiais; medialmente com o músculo escaleno médio. Ele está intima-

mente aderente ao músculo braquiocefálico. Na metade do pescoço ele se relaciona superficialmente com o músculo braquiocefálico, músculo esternocefálico e a veia jugular externa; profundamente, com o músculo longo da cabeça, a artéria carótida comum, os nervos vago, simpático e laríngeo recorrente, a traquéia, e, no lado esquerdo, com o esôfago. Em sua parte cranial o·músculo une-se ao músculo esterno-hióideo, os dois cobrindo o músculo esternotireo-hióideo, a glândula tireóidea em parte, e a face ventral da laringe.

Suprimento Sangüíneo: Artéria carótida comum e artéria cervical superficial.

Suprimento Nervoso: Ramo ventral do primeiro nervo cervical.

O **músculo escaleno médio** (Fig. 17-10) está profundamente situado no lado da metade caudal do pescoço. Ele é separado em duas partes e entre as quais emergem as raízes cervicais do plexo braquial de nervos.

Origem: A borda cranial e a superfície lateral da primeira costela.

Inserção: (1) A parte dorsal (menor) está inserida no processo transverso da sétima vértebra cervical; (2) a parte ventral está inserida no processo transverso da sexta, quinta e quarta vértebras cervicais.

Ação: O pescoço é flexionado ou inclinado lateralmente, se o músculo age em conjunto ou isoladamente. Se o pescoço for o ponto fixo, o músculo poderá ter uma ação respiratória ao puxar cranialmente ou fixar a primeira costela.

Estrutura: A parte dorsal está composta de diversos e pequenos feixes musculares. A parte ventral, que é muito maior, é quase inteiramente muscular e não tanto dividida.

Relações: Superficialmente, com o músculo subclávio, o músculo braquiocefálico, o músculo omo-hióideo, o nervo frênico e ramos do plexo braquial; profundamente, com as vértebras, o músculo longo do pescoço e o músculo intertransversal cervical, o músculo longo do pescoço e o músculo intertransversal cervical, o esôfago (no lado esquerdo), a traquéia (no lado direito), vasos vertebrais, os nervos vago, simpático e laríngeo recorrente. As raízes do plexo braquial formam uma faixa plana, que se situa entre as duas partes do músculo. Os vasos axilares cruzam a borda ventral, próximo.à primeira costela.

Suprimento Sangüíneo: Artéria carótida comum, artéria vertebral e artéria cervical superficial.

Suprimento Nervoso: Ramos ventrais dos nervos cervicais.

O **músculo iliocostal cervical** *(cervicalis ascendens)* é a continuação cervical do músculo iliocostal do tórax, e é às vezes considerado como parte do músculo escaleno, com o qual está parcialmente unido. Ele consiste em três ou quatro feixes que estão afixados aos processos transversos das últimas três ou quatro vértebras cervicais e a primeira costela.

Ação: Estender o pescoço ou flexioná-lo lateralmente.

Relações: Superficialmente, com o músculo braquiocefálico e o músculo subclávio; profundamente, com o músculo escaleno médio e o músculo intertransversal cervical.

Suprimento Sangüíneo: Artéria vertebral.

Suprimento Nervoso: Nervos cervicais.

O **músculo longo da cabeça** (músculo reto ventral maior da cabeça) (Figs. 17-10 e 12) é o maior dos três flexores especiais da cabeça, e situa-se ao longo da superfície ventrolateral das vértebras cervicais craniais e da base do crânio.

Origem: Os processos transversos da quinta, quarta e terceira vértebras cervicais.

Inserção: Os tubérculos na junção da parte basilar do osso occipital ao corpo do osso basisfenóide.

Ação: Agindo em conjunto, flexionar a cabeça; agindo isoladamente, inclina-la também para o mesmo lado.

Estrutura: A origem do músculo é por digitações musculares. O ventre aumenta de tamanho pela união dessas digitações, atingindo seu máximo no eixo. Ele então diminui, passa no sentido do plano mediano, e termina em um tendão arredondado.

Relações: Superficialmente, com o músculo braquiocefálico e o músculo omo-hióideo, a glândula mandibular, a artéria carótida comum (que se situa ao longo da borda ventral), a artéria occipital e artéria carótida interna, o décimo e décimo primeiro nervos e o nervo simpático; profundamente, com as vértebras cervicais, o músculo longo do pescoço, o músculo intertransversal cervical e o músculo reto ventral da cabeça. A parte terninal do músculo situa-se em contato com o do lado oposto, acima da faringe e entre as bolsas guturais.

Suprimento Sangüíneo: Artéria carótida comum, artéria vertebral e artéria occipital.

Suprimento Nervoso: Ramos ventrais dos nervos cervicais.

O **músculo reto ventral da cabeça** (músculo reto ventral menor da cabeça) (Fig. 17-10) é um pequeno músculo que se situa dorsalmente à cobertura do músculo anterior, e sob este.

Origem: O arco ventral do atlas.

Inserção: A parte basilar do osso occipital, próximo ao músculo longo da cabeça.

Ação: Flexionar a articulação atlanto-occipital.

Estrutura: Muscular.

Relações: Ventralmente, com o músculo longo da cabeça; dorsalmente, com o músculo do atlas, a articulação atlanto-occipital e a parte basilar do osso occipital; lateralmente com o músculo reto lateral da cabeça e a bolsa gutural.

Suprimento Sangüíneo: Artéria occipital.

Suprimento Nervoso: Ramo ventral do primeiro nervo cervical.

O **músculo reto lateral da cabeça** (Fig. 17-10) é um músculo ainda menor, que se situa em sua maior parte sob o músculo oblíquo cranial da cabeça.

Origem: O atlas, lateralmente ao músculo reto ventral da cabeça.

Inserção: O processo jugular do osso occipital.

Ação: A mesma que a do músculo anterior.

Estrutura: Muscular.

Relações: Superficialmente, com o músculo oblíquo cranial da cabeça, os vasos occipitais e o ramo ventral do primeiro nervo cervical.

Suprimento Sangüíneo: Artéria occipital.

Suprimento Nervoso: Ramo ventral do primeiro nervo cervical.

O **músculo longo do pescoço** (Figs. 17-10 e 13) cobre a superfície ventral das vértebras da quinta ou sexta vértebra torácica até o atlas, e está unido com a

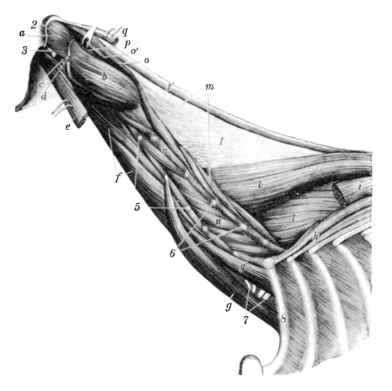

Figura 17-10. Camada mais profunda dos músculos do pescoço do eqüino.

a, Músculo oblíquo cranial da cabeça; b, músculo oblíquo caudal da cabeça; c, músculo reto lateral da cabeça; d, músculo reto ventral da cabeça; e, músculo longo da cabeça (cortado); f, músculo longo do pescoço; g, g', músculo escaleno médio; h, músculo longo cervical; i, músculo longo do tórax (cortado); k, músculos espinhal e semi-espinhal cervical; l, músculo multífido do tórax; m, músculo multífido do pescoço; n, músculo intertransversal do pescoço; o, o', músculo reto dorsal maior da cabeça; p, músculo reto dorsal menor da cabeça; q, tendão de inserção do músculo semi-espinhal da cabeça (cortado); 1, parte lamelar, e l', parte funicular do ligamento da nuca; 2, crista da nuca; 3, processo jugular; 4, borda da asa do atlas; 5, processo transverso; e 6, processo articular da vértebra cervical; 7, raízes do plexo braquial (cortado); 8, primeira costela. (De Ellenberger e Baum, 1908.)

do lado oposto. Ele consiste em duas partes, a torácica e a cervical.

Origem: (1) Parte torácica, dos corpos das primeiras cinco ou seis vértebras torácicas; (2) parte cervical, dos processos transversos das vértebras cervicais.

Inserção: (1) Parte torácica, nos corpos e nos processos transversos das últimas duas vértebras cervicais; (2) parte cervical, nos corpos das vértebras cervicais e no tubérculo ventral do atlas.

Ação: Flexionar o pescoço.

Estrutura: O músculo é composto de uma sucessão de feixes. O maior deles constitui a parte torácica do músculo, que tem um forte tendão inserido nas últimas duas vértebras cervicais. Uma bolsa está interposta entre o tendão e a espinha, na primeira articulação costovertebral. A parte cervical consiste em um número de pequenos feixes, cada um dos quais passa de sua origem no processo transverso de uma vértebra, cranial e medialmente, à sua inserção em uma vértebra mais adiante e cranialmente. O feixe mais cranial está inserido, por um forte tendão, no tubérculo ventral do atlas.

Relações: As principais relações dos dois músculos no tórax são: ventralmente, com a pleura, e mais adiante e cranialmente, com traquéia e o esôfago; dorsalmente, com as vértebras e as articulações costovertebrais; lateralmente, com os vasos costocervical, cervical profundo e vertebral, o nervo simpático, e as raízes torácicas do plexo braquial. No pescoço as relações importantes são as seguintes: ventralmente, com a traquéia e o esôfago, a artéria carótida comum e o tronco nervoso vagossimpático; dorsalmente, com as vértebras e, no terço médio do pescoço, com os músculos intertransversais cervicais; lateralmente, com o músculo escaleno, o músculo longo da cabeça e o músculo intertransversal cervical (no terço cranial). A parte terminal do músculo está separada da traquéia pelo esôfago, que aqui é mediano na posição.

Suprimento Sangüíneo: Artéria intercostal suprema e artéria vertebral.

Suprimento Nervoso: Ramos ventrais dos nervos espinhais (e o terceiro nervo cervical).

O músculo intertransversal cervical (Figs. 17-10 e 17) são seis fascículos que ocupam os espaços entre as superfícies laterais das vértebras e os processos transverso e articular. Desta forma, há um feixe para cada articulação intervertebral, executada a primeira. Cada feixe consiste em uma parte dorsal (**intertransversarii dorsales cervicis**), e uma parte ventral (**intertransversarii ventrales cervicis**).

Inserções: Os feixes dorsais passam do processo transverso para o processo articular; os feixes ventrais estendem-se entre processos transversos adjacentes.

Ação: Flexionar o pescoço lateralmente.

Estrutura: Eles contêm fortes cruzamentos tendinosos.

Relações: Superficialmente, com o músculo braquiocefálico, o músculo longo da cabeça, o músculo oblíquo caudal da cabeça, o músculo semi-espinhal da cabeça, os músculos longos da cabeça e do atlas, o músculo esplênio, o músculo escaleno médio, e os músculos longos cervical e do tórax; profundamente, com as vértebras, o músculo longo do pes-

coço e os vasos vertebrais. Os músculos são perfurados por ramos destes vasos e pelos ramos primários dos nervos cervicais.

Suprimento Sangüíneo: Artéria vertebral.

Suprimento Nervoso: Os nervos cervicais.

MÚSCULOS CERVICAIS LATERAIS

Este grupo consiste em 12 pares de músculos dispostos em camadas.

Primeira Camada

O músculo trapézio (parte cervical). Descrito na pág. 384.

Segunda Camada

O músculo rombóide do pescoço. Descrito na pág. 385.

O músculo serrátil ventral do pescoço. Descrito na pág. 387.

Terceira Camada

O músculo esplênio cervical (Figs. 17-1 e 11) é um músculo triangular, extenso e plano, parcialmente coberto pelos três músculos anteriores. Ele consiste nas partes esplênio cervical e parte da cabeça.

Origem: A terceira, quarta e quinta espinhas torácicas por meio do ligamento dorsoscapular e a parte funicular do ligamento da nuca.

Inserção: A crista da nuca, processo mastóide, asa do atlas, e os processos transversos da terceira, quarta e quinta vértebras cervicais.

Ação: Agindo em conjunto, elevar a cabeça e o pescoço; agindo isoladamente, inclinar a cabeça e o pescoço para o lado do músculo que atua.

Estrutura: O músculo surge na cernelha, da parte cranial do ligamento dorsoscapular, que também permite a inserção para o músculo rombóide do tórax, o músculo serrátil dorsal cranial e o músculo semi-espinhal da cabeça. As fibras passam dorsalmente e cranialmente no sentido da cabeça e da primeira vértebra cervical. A inserção no osso occipital e no processo mastóide (esplênio da cabeça) é feita por meio de uma fina aponeurose comum ao músculo braquiocefálico e ao músculo longo da cabeça. A inserção atlantal (esplênio cervical) é um forte e plano tendão, em comum com o músculo longo do atlas e o músculo braquiocefálico. As inserções restantes são digitações musculares.

Relações: Superficialmente, com a pele e fáscia, o músculo trapézio, o músculo rombóide do pescoço, o músculo serrátil ventral do pescoço e o músculo auricular caudal; profundamente, com o músculo semi-espinhal da cabeça e o músculo longo do tórax.

Suprimento Sangüíneo: Artéria cervical profunda e tronco costocervical.

Suprimento Nervoso: Ramos dorsais dos últimos seis nervos cervicais.

Quarta Camada

O músculo longo da cabeça e do atlas (Fig. 17-12) consiste em duas partes paralelas e fusiformes. Ele situa-se entre a face profunda do esplênio cervical e o complexo.

MÚSCULOS DO EQÜINO

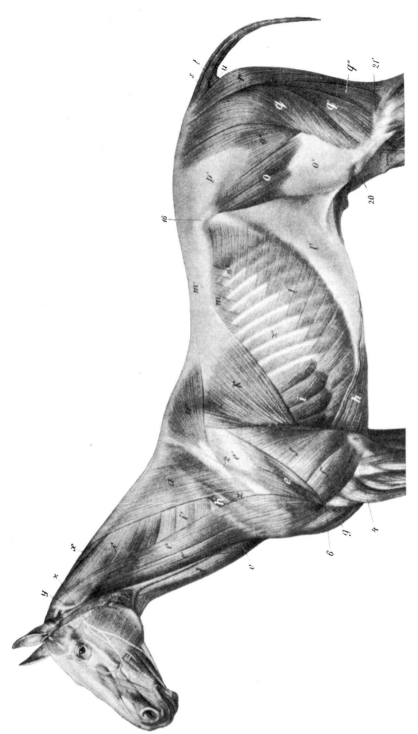

Figura 17-11. Músculos superficiais do eqüino.

O músculo cutâneo, exceto a parte cervical, foi removido. a, Parte cervical, e a', parte torácica do músculo trapézio; c, c', músculo braquiocefálico; d, músculo esternocefálico; e, músculo deltóide; e', aponeurose de e; f, porção longa, e f', porção lateral do músculo tríceps do braço; g, músculo peitoral descendente; h, músculo peitoral ascendente; h', músculo subclávio; i, músculo serrátil ventral do tórax; i', músculo serrátil ventral do pescoço; k, músculo grande dorsal; 1, músculo oblíquo externo do abdome; 1', aponeurose de 1; m, músculo serrátil dorsal caudal; m', fáscia toracolombar; o, músculo tensor da fáscia lata; o'', músculo glúteo superficial; p, fáscia glútea; q,q',q'', músculo bíceps da coxa; r, músculo semitendíneo; s, músculo sacrocaudal dorsal medial; t, músculo sacrocaudal dorsal lateral; u, músculo coccígeo; v, músculo cutâneo do pescoço; w, músculo esplênio cervical; x, músculo rombóide cervical; y, tendão do músculo longo da cabeça e do atlas e músculo braquiocefálico; z, músculo supra-espinhal; z', músculos intercostais externos; X, asa do atlas; 2, espinha da escápula; 4, epicôndilo lateral do úmero; 6, tubérculo deltóide; 8, olécrano; 16, tuberosidade da coxa; 20, patela; 21', côndilo lateral da tíbia. O músculo tensor da fáscia do antebraço, que se projeta caudalmente à porção longa do músculo tríceps do braço (f), é apresentado mas não está marcado; 18R, 18.ª costela. (De Ellenberger et al., 1911.)

Origem: (1) Os processos transversos das primeiras duas vértebras torácicas; (2) os processos articulares das vértebras cervicais.

Inserção: (1) O processo mastóide; (2) a asa do atlas.

Ação: Agindo em conjunto, estender a cabeça e o pescoço; agindo isoladamente, flexionar a cabeça e o pescoço lateralmente ou girar o atlas.

Estrutura: A origem das vértebras torácicas é por segmentos aponeuróticos que se unem ao músculo semi-espinhal da cabeça. A parte muscular que a sucede, ao passar o pescoço, recebe fascículos de cada uma das vértebras cervicais exceto das duas primeiras. A divisão dorsal do músculo (**músculo longo da cabeça**) está inserida no processo mastóide por um tendão plano que se funde com o do esplê-nio cervical; a divisão ventral (**músculo longo do atlas**) está inserida na asa do atlas por um tendão semelhante a uma faixa em comum com o esplênio cervical e o músculo braquiocefálico.

Relações: Superficialmente, com o músculo esplê-nio cervical e os ramos dorsais dos nervos cervicais; profundamente com o músculo semi-espinhal da cabeça, o músculo espinhal do pescoço e os músculos oblíquos, cranial e caudal da cabeça. Com os vasos cervicais profundos e a face profunda do músculo, obliquamente ao nível da sexta e sétima vértebras cervicais.

Suprimento Sangüíneo: Artéria vertebral e artéria cervical profunda.

Suprimento Nervoso: Ramos dorsais dos últimos seis nervos cervicais.

O músculo semi-espinhal da cabeça (Fig. 17-12) é um grande músculo triangular que se situa essencialmente no ligamento da nuca, sob cobertura do músculo esplênio cervical.

Origem: (1) A terceira, quarta e quinta espinhas torácicas por meios do ligamento dorsoescapular; (2) processos transversos das primeiras seis ou sete vértebras torácicas; (3) os processos articulares das vértebras cervicais.

Inserção: Uma área áspera no osso occipital, logo ventral à crista da nuca.

Ação: É o principal extensor da cabeça e pescoço. Agindo isoladamente, o músculo inclina a cabeça para o mesmo lado.

Estrutura: O músculo consiste em duas partes, que estão, entretanto, fundidas em grande parte. A parte dorsal (**músculo biventral do pescoço**) possui uma origem aponeurótica na cernelha e é cruzada por quatro ou cinco cruzamentos tendinosos oblíquos. A parte ventral (**músculo complexo**) é penada e consiste em feixes que surgem dos processos transversos das primeiras seis ou sete vértebras torácicas e dos processos articulares das vértebras cervicais e correm obliquamente, cranial e dorsalmente. A inserção é feita por um forte tendão.

Relações: Superficialmente, com o músculo rombóide, o músculo serrátil ventral do pescoço, o músculo esplênio cervical e o músculo longo da cabeça e do atlas; profundamente, com o ligamento da nuca, o multífido (cervical), o músculo longo do tórax e do pescoço, o músculo oblíquio da cabeça, o músculo reto dorsal da cabeça, os vasos cervicais profundos e os ramos cutâneos dorsais dos nervos cervicais.

Suprimento Sangüíneo: Artéria cervical profunda e artéria vertebral.

Suprimento Nervoso: Ramos dorsais dos últimos seis nervos cervicais.

O músculo multífido (cervical) (Fig. 17-10) situa-se nos arcos das últimas cinco vértebras cervicais. Ele consiste em cinco ou seis segmentos.

Origem: Os processos articulares das últimas quatro ou cinco vértebras cervicais e a primeira vértebra torácica.

Inserção: Os processos espinhoso e articular das vértebras cervicais.

Ação: Agindo em conjunto, estender o pescoço; agindo isoladamente, flexionar o pescoço no lado do músculo que se contrai e girar o pescoço para o lado oposto.

Estrutura: O músculo é composto de dois conjuntos de feixes. Os feixes superficiais são direcionados obliquamente, cranial e medialmente, cada um passando de um processo articular para a espinha da vértebra anterior. Os feixes profundos são mais curtos e correm diretamente de um processo articular para o da vértebra anterior.

Relações: Superficialmente, com o músculo semi-espinhal da cabeça, o músculo longo caudal da cabeça e o músculo oblíquo caudal da cabeça; profundamente, com o músculo espinhal do pescoço, o ligamento da nuca e os arcos das vértebras.

Suprimento Sangüíneo: Artéria cervical profunda e artéria vertebral.

Suprimento Nervoso: Ramos dorsais dos últimos seis nervos cervicais.

O músculo espinhal. Descrito com o músculo longo na pág. 372.

O músculo oblíquo caudal da cabeça (Fig. 17-10) é um forte músculo quadrilátero, que cobre a superfície dorsolateral do atlas e do áxis.

Origem: O lado da espinha e o processo articular caudal do áxis.

Inserção: A superfície dorsal da asa do atlas.

Ação: Essencialmente a de girar o atlas e, com ele, a cabeça para o mesmo lado; também auxiliar em estender e fixar a articulação atlanto-axial.

Estrutura: O músculo é composto quase inteiramente de fibras musculares paralelas direcionadas obliquamente, cranial e lateralmente. Ele é coberto por uma fáscia especial.

Relações: Superficialmente, com o músculo esplê-nio cervical, o músculo semi-espinhal da cabeça, o músculo longo da cabeça e o músculo braquiocefá-lico; profundamente, com o arco e a espinha do áxis, a asa do atlas, a articulação atlanto-axial, o músculo reto dorsal menor da cabeça, os vasos vertebrais e o primeiro e segundo nervos cervicais.

Suprimento Sangüíneo: Artéria vertebral.

Suprimento Nervoso: Ramo dorsal do segundo nervo cervical.

O músculo oblíquo cranial da cabeça (Figs. 17-1 e 10), um músculo quadrilateral curto e espesso, situa-se no lado da articulação atlanto-occipital.

Origem: A borda cranial e a superfície ventral da asa do atlas.

Inserção: O processo jugular e a crista da nuca do osso occipital e o processo mastóide.

MÚSCULOS DO EQÜINO

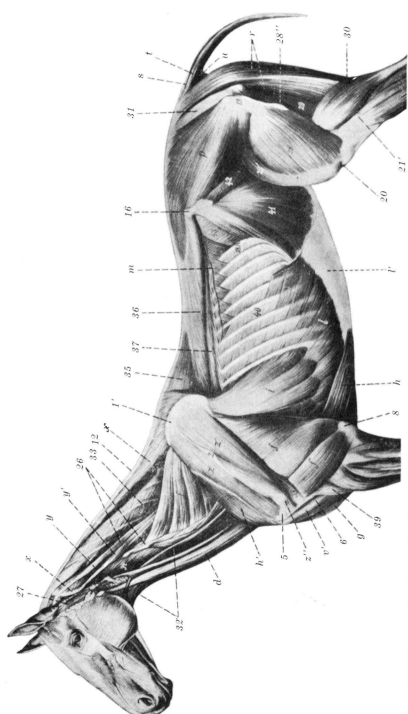

Figura 17-12. Músculos mais profundos do eqüino.

d, Músculo esternocefálico; f, porção longa, e f', porção lateral do músculo tríceps do braço; g, músculo peitoral descendente; h, músculo peitoral ascendente; h', músculo subclávio; i, músculo serrátil ventral do tórax; i', músculo serrátil ventral do pescoço; l, músculo oblíquo externo do abdome; l', aponeurose de l (a parte caudal foi removida); m, músculo serrátil dorsal caudal; p, músculo glúteo médio; r, músculo semitendíneo; s, músculo sacrocaudal dorsal medial; t, músculo sacrocaudal dorsal lateral; u, músculo coccígeo; v', músculo bíceps do braço; x, músculo romboide cervical; y, y', músculo longo da cabeça e do atlas; z, músculo supra-espinhal; z', músculo infra-espinhal; z'', tendão de inserção de z'; l', cartilagem da escápula; 2, espinha da escápula; 5, tubérculo maior do úmero; 6, tubérculo deltóide; 8, olécrano; 12, ligamento da nuca; 16, tuberosidade da coxa; 19, trocânter maior; 20, patela; 21', côndilo lateral da tíbia; 26, processos transversos das vértebras cervicais; 27, músculo parotidoauricular; 28, músculo vasto lateral; 28', músculo reto da coxa; 28'', trocânter terceiro; 29, músculo semimembranáceo; 30, músculo gastrocnêmio; 31, ligamento sacrotuberal largo; 32, músculo omo-hióideo; 33, músculo semi-espinhal da cabeça; 34, músculo longo da cabeça; 35, músculo espinhal do tórax; 36, músculo longo do tórax; 37, músculo iliocostal do tórax; 38, músculo redondo menor; 39, músculo braquial; 40, músculos intercostais externos; 41, músculo oblíquo interno do abdome; 42, músculo ilíaco; 43, músculo transverso do abdome; 18R, 18.ª costela; X, asa do atlas. (De Ellenberger et al., 1911.)

Ação: Agindo em conjunto, estender a cabeça no atlas; agindo isoladamente, flexionar a cabeça lateralmente.

Estrutura: O músculo contém uma boa quantidade de tecido tendinoso. A direção de suas fibras é cranial, dorsal e medial.

Relações: Superficialmente, com o músculo semi-espinhal da cabeça, a aponeurose do esplênio cervical, o músculo longo da cabeça e o músculo braquiocefálico; sobreposto a eles temos os músculos auriculares caudais, a artéria e nervo auricular caudal, e a glândula parótida; profundamente, com os músculos retodorsais da cabeça, o músculo occipito-hióideo, a articulação atlanto-occipital, a artéria meníngea caudal e o ramo dorsal do primeiro nervo cervical.

Suprimento Sangüíneo: Artéria vertebral.

Suprimento Nervoso: Ramo dorsal do primeiro nervo cervical (suboccipital).

O **músculo retodorsal maior da cabeça** (Fig. 17-10) estende-se do eixo do osso occipital, em contato com o ligamento da nuca.

Origem: A borda do processo espinhoso do áxis.

Inserção: O osso occipital, ventralmente ao músculo semi-espinhal da cabeça; o tendão de inserção do músculo semi-espinhal da cabeça.

Ação: Estender a cabeça.

Estrutura: É muscular e pode ser dividido em duas partes paralelas, a superficial e a profunda. A primeira une-se um tanto com a parte terminal do múscculo semi-espinhal da cabeça. A parte profunda pode ser denominada de músculo retodorsal médio da cabeça. Feixes freqüentemente surgem da fáscia sobre o músculo oblíquio caudal da cabeça.

Relações: Superficialmente, com o esplênio cervical e o músculo semi-espinhal da cabeça; medialmente, com o ligamento da nuca; profundamente, com o músculo do atlas, a articulação atlanto-occipital e o músculo retodorsal menor da cabeça. O ramo dorsal do primeiro nervo cervical aparece entre este músculo e o músculo oblíquo cranial da cabeça.

Suprimento Sangüíneo: Artéria vertebral.

Suprimento Nervoso: Ramo dorsal do primeiro nervo cervical.

O pequeno **músculo retodorsal menor da cabeça** (Fig. 17-10) situa-se sob a cobertura do músculo anterior.

Origem: A superfície dorsal do músculo atlas.

Inserção: O osso occipital, por baixo do músculo anterior e, lateralmente, a parte funicular do ligamento da nuca.

Ação: Auxiliar o músculo anterior.

Estrutura: Ele é muscular e varia bastante no volume, sendo às vezes pequeno e de reconhecimento difícil.* Por outro lado, ele às vezes é duplo.

Relações: Superficialmente, com o músculo anterior; profundamente, com o músculo do atlas e a articulação atlanto-occipital.

Suprimento Sangüíneo: Artéria vertebral.

Suprimento Nervoso: Ramo dorsal do primeiro nervo cervical.

---

*Isto parece ser devido à pressão produzida por modificações patológicas na bolsa atlantal e no ligamento da nuca que são freqüentemente extensas nos espécimes da sala de dissecação.

FÁSCIA E MÚSCULOS DO DORSO E DO LOMBO

A **fáscia superficial** não apresenta nenhuma característica especial. A **fáscia toracolombar** (Figs. 17-11 e 13) reveste intimamente os músculos, mas é facilmente separada do músculo longo. Ela é afixada medialmente ao ligamento supra-espinhoso e aos processos espinhosos das vértebras; divide-se lateralmente em duas camadas. A camada superficial é praticamente a aponeurose do músculo grande dorsal. A camada profunda fornece origem aos músculos serrátil dorsal caudal e cranial, a parte lombar do músculo oblíquio externo do abdome, ao músculo transverso do abdome e ao músculo retrator da costela. Sua borda lateral curva sob o músculo longo e está inserida nas costelas e nos processos transversos lombares. Caudalmente, ela é contínua com a fáscia glútea. Na cernelha ela forma uma estrutura importante, denominada **ligamento dorsoscapular.** Ele está afixado na terceira, quarta e quinta espinhas torácicas. Sua parte dorsal é muito espessa e fornece origem, superficialmente, ao músculo rombóide do tórax, profundamente ao músculo semi-espinhal da cabeça e cranialmente ao músculo esplênio cervical. A parte ventral é fina e elástica, e fornece numerosas lamelas que dividem a parte escapular do músculo serrátil ventral e estão inseridas na escápula. Três lamelas são destacadas do ligamento dorsoscapular. A mais profunda destas passa entre o músculo longo do tórax e o músculo espinhal do tórax e está inserida nos processos transversos das primeiras sete vértebras torácicas; ela fornece afixação ao músculo semi-espinhal da cabeça. A lamela média mergulha entre o músculo longo do tórax e o músculo iliocostal torácico e lombar. A lamela superficial fornece origem ao músculo serrátil dorsal cranial e caudal. Uma forte camada de fáscia, o ligamento iliolombar, estende-se da última costela até a tuberosidade da coxa.

Há nove pares de músculos nesta região, dispostos em quatro camadas.

Primeira Camada

O **músculo trapézio** (parte torácica) e o **músculo grande dorsal** (descritos nas págs. 384 e 385).

Segunda Camada

O **músculo rombóide do tórax.** Ele será descrito na pág. 385

Os que antecedem serão descritos com os outros músculos que fixam o membro torácico no tronco.

O **músculo serrátil dorsal cranial** é um fino músculo quadrilátero denominado por sua borda ventral serrilhada. Ele situa-se sob cobertura do músculo rombóide do tórax, do músculo serrátil ventral do tórax e do músculo grande dorsal.

Origem: A fáscia toracolombar e o ligamento dorsoscapular.

Inserção: As superfícies laterais da quinta ou sexta até a décima primeira ou décima segunda costelas, inclusive.

Ação: Puxar as costelas em que está inserido cranial e lateralmente, auxiliando desta forma na inspiração.

MÚSCULOS DO EQÜINO

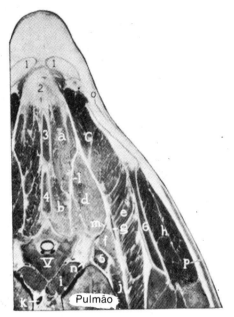

Figura 17-13. Parte direita da secção transversal da cernelha do eqüino. Secção feita através da quinta vértebra torácica.

1, Ligamento da nuca; 2, extremidade da segunda apófise espinhosa torácica; 3, 4, secções dos processos espinhais da terceira e quarta vértebras torácicas; 5, quinta costela; V, quinta vértebra torácica; 6, escápula; a, músculo espinhal do tórax; b, músculo multífido do tórax; c, músculo rombóide do tórax; d, músculo longo do tórax; e, músculo serrátil ventral do tórax; f, músculo levantador da costela; g, músculo serrátil dorsal cranial; h, músculo infraespinhal; i, músculo longo do pescoço j, músculo intercostal externo; k, ducto torácico; l, tendão do músculo semi-espinhal da cabeça; m, camada média da fáscia toracolombar; n, tronco simpático; o, parte torácica do músculo trapézio; p, músculo cutâneo omobraquial.

Estrutura: O músculo surge por meio de uma fina aponeurose. As fibras musculares passam ventral e caudalmente para se inserirem nas costelas por sete ou oito digitações, ventralmente à borda lateral do músculo iliocostal do tórax.

Relações: Superficialmente, com o músculo rombóide do tórax, o músculo serrátil ventral do tórax, o músculo grande dorsal e o músculo serrátil dorsal caudal; profundamente, com o músculo longo do tórax, o músculo iliocostal do tórax, o músculo intercostal externo e as costelas.

Suprimento Sangüíneo: Artérias intercostais dorsais.

Suprimento Nervoso: Nervos torácicos.

O **músculo serrátil dorsal caudal** (Figs. 17-11 e 12) assemelha-se ao músculo anterior, ao qual cobre parcialmente.

Origem: A fáscia toracolombar.
Inserção: As superfícies laterais das últimas sete ou oito costelas.*

Ação: Puxar as costelas caudalmente, desta forma auxiliando na expiração.

---

*Poderá haver nove digitações, especialmente se estiver presente uma décima quinta costela.

Estrutura: Semelhante ao músculo anterior. As fibras são direcionadas ventral e cranialmente e terminam em sete ou oito digitações, uma ou duas das quais cobrem o segmento caudal do músculo cranial. A aponeurose une-se com a do músculo grande dorsal.

Relações: Superficialmente, com o músculo grande dorsal e o músculo oblíquio externo do abdome; profundamente, com o músculo longo do tórax, o músculo iliocostal do tórax, o músculo intercostal externo, o músculo serrátil dorsal cranial e as costelas.

Suprimento Sangüíneo: Artéria intercostal dorsal e artéria lombar.

Suprimento Nervoso: Nervos torácicos.

Terceira Camada

O **músculo iliocostal torácico e lombar** (músculo longo dorsal) é um longo músculo segmentar que se estende através da série de costelas, em contato com a borda lateral do músculo longo do tórax e lombar.

Origem: (1) A camada profunda da fáscia toracolombar, caudalmente até o terceiro ou quarto processo transverso lombar. (2) As bordas craniais e a superfície lateral das últimas quinze costelas.*

Inserção: As bordas caudais das costelas e os processos transversos da última vértebra cervical.

Ação: Essencialmente deprimir e retrair as costelas e assim auxiliar na expiração. Agindo em conjunto, eles podem auxiliar em estender a espinha, agindo isoladamente, em incliná-la lateralmente.

Estrutura: Este músculo apresenta uma distinta disposição segmentar. Ele é composto de uma série de feixes, as fibras dos quais estão direcionadas cranial e um pouco ventrolateralmente. Destes são destacados dois conjuntos de tendões. Os tendões superficiais surgem da borda lateral do músculo. Eles são planos, e cada um cruza dois ou três espaços intercostais, para se inserirem na borda caudal de uma costela. Os tendões profundos são destacados da parte dorsal da face profunda do músculo. Cada um passa caudalmente através de um ou dois espaços intercostais, até sua origem na borda cranial ou na superfície lateral de uma costela. Pequenas bolsas podem ser encontradas entre as costelas e os tendões.

Relações: Superficialmente, com o músculo serrátil dorsal cranial e caudal, e o músculo serrátil ventral do tórax; profundamente, com os músculos intercostais externos e as costelas. A origem lombar é coberta pelo músculo longo lombar. A artéria cervical profunda e o tronco costocervical cruzam a superfície do músculo no primeiro e no segundo espaços intercostais, respectivamente, e ramos dos vasos intercostais dorsais e nervos intercostais emergem entre ele e o músculo longo do tórax; aqui, uma camada da fáscia mergulha entre os dois.

Suprimento Sangüíneo: Artérias intercostais dorsais.

Suprimento Nervoso: Nervos torácicos.

---

*A parte lombar deste músculo está sujeita a variação. Ela pode, em casos bastante excepcionais, estender-se até o ílio e, às vezes, por outro lado, ela não surge tão caudalmente quanto é dito acima. Em alguns animais a origem pode ser verificada distintamente até as pontas dos processos transversos lombares.

O **músculo longo*** (Figs. 17-10, 12 e 13) é o maior e mais longo músculo do corpo. Ele estende-se do sacro e ílio até o pescoço, ocupando o espaço entre os processos espinhosos, medialmente, e os processos transversos lombares e as extremidades dorsais das costelas, ventralmente; conseqüentemente, ele tem o formato de um prisma trilateral.

Origem: (1) A tuberosidade, crista, e parte adjacente da superfície ventral do ílio; (2) as primeiras três espinhas sacrais; (3) as espinhais lombar e torácica e o ligamento supra-espinhoso.

Inserção: (1) O processo transverso lombar e o processo articular; (2) os processos transversos torácicos; (3) os processos espinhosos e transversos das últimas quatro vértebras cervicais; (4) as superfícies laterais das costelas, excetuando-se a primeira.

Ação: Agindo com o do lado oposto, é o mais poderoso músculo extensor do dorso e lombo; por sua inserção cervical ele auxilia na extensão do pescoço. Por sua inserção costal, também pode auxiliar na expiração. Agindo isoladamente, flexiona a espinha lateralmente.

Estrutura: Esta é bastante complexa. A parte caudal do musculo é muito desenvolvida e constitui a massa comum do lombo. Ela é coberta por uma forte aponeurose que se une aos ligamentos supra-espinhoso e sacroilíaco dorsal, e está inserida na crista e no ângulo sacro do ílio e na primeira e na segunda espinhas sacrais; ele fornece origem para a parte lombar do músculo glúteo médio. Em seu percurso, mais adiante e cranialmente, o músculo recebe fascículos das espinhas lombar e torácica, mas diminui úm tanto no volume. Ao redor da décima segunda vértebra torácica ele divide-se em duas partes. A **divisão dorsal** (músculos espinhal e semi-espinhal torácico), reforçada por feixes das primeiras quatro espinhas torácicas, passa cranialmente sob o músculo semi-espinhal da cabeça para se inserir nas espinhas das últimas quatro vértebras cervicais. A **divisão ventral** (músculo cervical longo) passa cranial e ventralmente, por baixo do músculo serrátil ventral do pescoço, para se inserir nas costelas e nos processos transversos das últimas quatro vértebras cervicais. Esta divisão surge, em parte, do fino tendão do músculo semi-espinhal da cabeça, afixado aos processos transversos. Três conjuntos de fascículos podem ser distinguidos: (1) espinhal, que são superficiais e mediais; (2) transverso, afixado aos processos transverso e articular, que são mediais e profundos; (3) costal, que são laterais.

Relações: Superficialmente, com o músculo glúteo médio, a fáscia toracolombar, o músculo grande dorsal, os músculos errátil dorsal cranial e caudal, os músculos serrátil ventral do pescoço e torácico, e o músculo semi-espinhal da cabeça; profundamente, com o músculo multífido, o músculo intertransversal, o músculo intercostal externo, o músculo levantador da costela, o ligamento da nuca e seu acompanhante do lado oposto (no pescoço).

Suprimento Sangüíneo: Tronco costocervical, artéria cervical profunda, artéria intercostal dorsal, artéria lombar e artéria ilíaca circunflexa profunda.

Suprimento Nervoso: Ramos dos nervos torácicos e lombar.

Os **músculos multífidos** (Fig. 17-13) são uma longa série de músculos segmentares que se situam ao longo dos lados dos processos espinhosos das vértebras, desde o sacro até o pescoço. Na região da cauda eles continuam como o músculo sacrocaudal dorsal medial.

Origem: (1) A parte lateral do sacro; (2) os processos articulares das vértebras lombares; (3) os processos transversos das vértebras torácicas.

Inserção: Os processos espinhosos das primeiras duas vértebras sacrais; as vértebras lombar, torácica, e a última vértebra cervical.

Ação: Agindo com o do lado oposto, é um extensor da espinha; agindo isoladamente, ele a flexiona lateralmente.

Estrutura: Ele é composto de uma série de feixes que são direcionados obliquamente, cranial e dorsalmente. Cada fascículo passa sobre diversas vértebras para sua inserção. Na parte caudal da série os feixes cruzam duas ou três vértebras e se inserem nos vértices das apófises espinhosas. Da décima segunda vértebra torácica, cranialmente, os feixes possuem uma direção mais horizontal e estão inseridos nos lados das espinhas ventral a seus vértices. Uma outra complicação consiste na fusão de diversos feixes em uma inserção comum.

Relações: Superficialmente, com o músculo longo do tórax e lombar; profundamente, com as espinhas vertebrais.

Suprimento Sangüíneo: Artérias intercostais dorsais e artéria lombar.

Suprimento Nervoso: Ramos dorsais dos nervos torácico e lombar.

Os **músculos intertransversais lombares** são estratos tendinosos e musculares muito finos, que ocupam os espaços entre os processos transversos das vértebras lombares, exceto a quinta e a sexta.

Ação: Auxiliar na flexão do lombo lateralmente ou tornar a região rígida.

Relações: Superficialmente, com o músculo longo lombar; profundamente, com o músculo quadrado lombar.

Suprimento Sangüíneo: Artérias lombares.

Suprimento Nervoso: Nervos lombares.

FÁSCIA E MÚSCULOS DA CAUDA

Os músculos da cauda estão circundados pela forte **fáscia coccígea** (Fig. 17-14), que continua cranialmente com a fáscia glútea e se une com os ligamentos sacroilíacos dorsais. Na base da cauda ela está frouxamente afixada aos músculos subjacentes, porém mais adiante, caudalmente, está intimamente aderente a eles. De sua face profunda são destacados septos que passam entre os músculos para se inserirem nas vértebras.

O **músculo coccígeo** (Figs. 17-11, 15, 33 e 34) é um músculo triangular plano que se situa essencialmente entre o ligamento sacrotûberal largo e o reto.

---

*O músculo, conforme aqui descrito, inclui o músculo longo lombar, o músculo torácico e cervical e os componentes espinhal e semi-espinhal, pois a separação destes é, em grande parte, artificial no eqüino.

MÚSCULOS DO EQÜINO

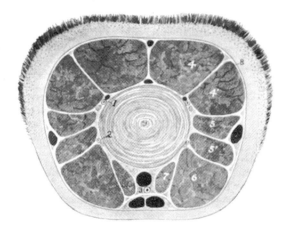

Figura 17-14. Secção transversal da cauda do eqüino.

1, Vasos caudais dorsolaterais e nervo caudal dorsal; 2, artéria caudal ventrolateral e nervo caudal ventral; 3, artéria caudal média; 4, músculo sacrocaudal dorsal medial; 4', músculo sacrocaudal dorsal lateral; 5, 5', músculos intertransversais da cauda; 6, músculo sacrocaudal ventral lateral e medial; 7, músculo retococcígeo; 8, fáscia da cauda (caudal); 9, disco intervertebral entre a quarta e quinta vértebra caudal. As veias estão em preto.

Origem: A superfície pélvica do ligamento sacrotuberal largo, próximo à espinha isquiática.
Inserção: As primeiras quatro vértebras caudais e a fáscia coccígea.
Ação: Agindo em conjunto, deprimir (flexionar) a cauda, comprimindo-a sobre o períneo; agindo isoladamente, deprimi-la e incliná-la para o mesmo lado.
Estrutura: A origem do músculo é aponeurótica. Tornando-se muscular, suas fibras passam dorsal e caudalmente e dividem-se em duas camadas. A camada lateral está inserida nas vértebras, e a camada medial na fáscia; incluídos entre as duas camadas situam-se os músculos intertransversais ventrais e dorsais da cauda. Quando a cauda é levantada, as bordas ventrais dos músculos produzem uma distinta crista em qualquer dos lados do ânus.
Relações: Lateralmente, com o ligamento sacrotuberal largo e o músculo semimembranoso; medialmente, com o reto e o músculo sacrocaudal ventral lateral. A artéria pudenda interna cruza a origem do músculo.

O **músculo sacrocaudal dorsal medial** (Figs. 17-11, 12 e 14) situa-se ao longo da parte dorsomediana da cauda, em contato com o do lado oposto. Ele é a continuação caudal do sistema multífido.
Origem: As últimas três espinhas sacrais e algumas das espinhas caudais.
Inserção: A superfície dorsal das vértebras caudais.
Ação: Agindo em conjunto, elevar (estender) a cauda; agindo isoladamente, elevá-la e incliná-la lateralmente.
Estrutura: O músculo tem um forte ventre arredondado. Ele está inserido por meio de tendões curtos que se fundem com os do músculo seguinte.
Relações: Superficialmente, com a fáscia coccígea; medialmente, com o do lado oposto; lateralmente, com o músculo sacrocaudal dorsal lateral; profundamente, com as vértebras.

O **músculo sacrocaudal dorsal lateral** (Figs. 17-11, 12 e 14) situa-se imediatamente lateral ao músculo anterior. Ele é a continuação caudal do sistema longo.
Origem: Os lados das espinhas sacrais, com os músculos multífidos, e os processos transversos das vértebras sacrais e caudais.
Inserção: A superfície lateral das vértebras caudais, excetuando-se as primeiras quatro.
Ação: Agindo com o do lado oposto, auxiliar o músculo anterior na elevação da cauda; agindo isoladamente, incliná-la para o mesmo lado.
Estrutura: O ventre é fusiforme e recebe fascículos de reforço dos processos transversos do sacro. Isto é seguido de feixes de tendões, até um número de quatro, situados um ao lado do outro.
Relações: Superficialmente, com os ligamentos sacroilíacos dorsais e a fáscia coccígea; dorsalmente, com o músculo sacrocaudal dorsal medial; ventralmente, com os músculos intertransversais dorsais da cauda; profundamente, com as vértebras e os vasos caudais dorsolaterais e um nervo do plexo caudal dorsal.

Os **músculos intertransversais dorsais e ventrais da cauda** (Fig. 17-14) consistem em feixes musculares que se situam na superfície lateral da cauda, entre o músculo anterior e o músculo sacrocaudal ventral lateral. Começam na borda lateral do sacro e ocupam os espaços entre os processos transversos, nos quais estão inseridos. Eles não estão dispostos, entretanto, em maneira estritamente segmentar.
Ação: Agindo em conjunto, fixar as vértebras caudais; agindo isoladamente, auxiliar na flexão lateral.

O **músculo sacrocaudal ventral** (Figs. 17-14, 15, 33 e 34) situa-se na superfície ventral do sacro e do cóccix. Ele é composto de duas partes:

(a) A **parte lateral** (*sacrocaudal ventral lateral*) é a maior das duas partes. Ela surge da parte lateral da superfície ventral do sacro, aproximadamente tão distante cranialmente quanto o terceiro forame sacral pélvico, e está inserida nos processos transversos e na superfície ventral das vértebras caudais.

(b) A **parte medial** (*sacrocaudal ventral medial*) surge da superfície ventral do sacro, medialmente ao músculo anterior e às primeiras oito vértebras caudais, e está inserida nas superfícies ventrais das vértebras caudais.
Ação: Agindo em conjunto, deprimir (flexionar) a cauda; agindo isoladamente, incliná-la lateralmente.
Estrutura: A parte lateral tem um ventre um tanto comprimido, e recebe feixes dos processos transversos das vértebras caudais. A parte medial é muito menor e mais curta, atingindo apenas até aproximadamente o meio da cauda.
Relações: Ventralmente, com as fáscias pélvica e coccígea; dorsalmente, com o sacro, as vértebras caudais, e os músculos intertransversais caudais; lateralmente, com o ligamento sacrotuberal largo, o músculo coccígeo e a fáscia coccígea; medialmente, com o do lado oposto o músculo reto coccígeo e os vasos caudais médios. Ramos dos vasos ventrolaterais e nervos do plexo caudal ventral situam-se entre a divisão lateral do músculo e os músculos intertransversais ventrais da cauda.

Suprimento Sangüíneo: Artérias caudais média e ventrolateral.

Suprimento Nervoso: Nervos caudais através do plexo caudal ventral.

MÚSCULOS DO TÓRAX

Eles consistem em sete músculos ou conjuntos de músculos, que estão inseridos nas vértebras torácicas, nas costelas e suas cartilagens e no esterno. Eles são músculos da respiração.

Os **músculos levantadores das costelas** (Figs. 17-13 e 17) constituem uma série de pequenos músculos que ocupam a sobrepõem-se às extremidades dorsais dos espaços intercostais.

Origem: Os processos transversos das vértebras torácicas.

Inserção: As superfícies laterais e as bordas craniais das extremidades dorsais das costelas, caudal à origem vertebral.

Ação: Deslocam as costelas cranialmente na inspiração ou produzem a rotação e flexão lateral da espinha.

Estrutura: Originando-se de fibras tendinosas, cada músculo passa caudal e lateralmente e expande-se em sua inserção. Algumas fibras passam sobre uma costela e se inserem na costela seguinte. No início e ao término das séries o músculo não pode ser distinguido dos músculos intercostais externos, dos quais é, em realidade, apenas uma parte especialmente desenvolvida.

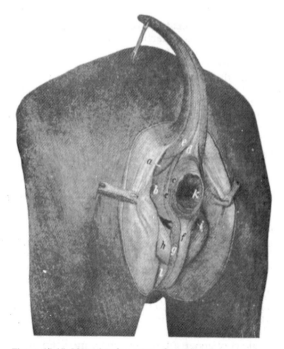

Figura 17-15. Músculos do períneo do eqüino.

a, Músculo coccígeo; b, músculo levantador do ânus; c, c', esfíncter externo do ânus; d, músculo retococcígeo; e, músculo sacrocaudal ventral lateral; f, músculo retráctil do pênis; g, músculo bulboesponjoso; h, músculo isquiocavernoso; i, artéria pudenda interna; k, ânus; l, pênis. (De Ellenberger e Baum, 1914.)

Relações: Superficialmente, com o músculo longo do tórax; profundamente, com as costelas, os músculos intercostais internos e os vasos intercostais dorsais e os nervos intercostais.

Suprimento Sangüíneo: Artérias intercostais dorsais.

Suprimento Nervoso: Nervos intercostais.

Cada um dos **músculos intercostais externos** (Figs. 17-11, 12, 13 e 17) ocupa um espaço intercostal, desde o músculo levantador da costela até a extremidade esternal da costela. Eles não ocupam os espaços intercartilaginosos.

Origem: As bordas caudais das costelas.

Inserção: As bordas craniais e as faces laterais das costelas seguintes.

Ação: Puxar as costelas cranialmente na inspiração.

Estrutura: As fibras estão direcionadas um tanto ventral e caudalmente. Há considerável mistura de tecido tendinoso. A espessura do músculo diminui gradativamente no sentido das extremidades ventrais dos espaços.

Relações: Superficialmente, com o músculo serrátil ventral do tórax, o músculo grande do dorso, o músculo serrátil dorsal cranial, o músculo longo do tórax, o músculo iliocostal do tórax, o músculo reto do tórax, os músculos peitorais profundos, o músculo oblíquio externo do abdome e o músculo cutâneo do tronco; profundamente, com os músculos intercostais internos e (na parte dorsal dos espaços) os vasos intercostais dorsais e os nervos intercostais.

Suprimento Sangüíneo: Artéria intercostal dorsal e a artéria torácica interna.

Suprimento Nervoso: Nervos intercostais.

Os **músculos intercostais internos** (Figs. 17-18) estendem-se por todo o comprimento dos espaços intercostais, incluindo sua parte intercondral.

Origem: As bordas craniais das costelas e suas cartilagens.

Inserção: As bordas caudais das costelas e cartilagens anteriores.

Estrutura: As fibras são direcionadas obliquamente, ventral e cranialmente. Há uma menor quantidade de tecido tendinoso do que nos músculos intercostais externos, e a espessura diminui dorsalmente. Na parte dorsal dos espaços, as fibras às vezes cruzam uma costela de modo semelhante ao dos músculos subcostais do homem. Uma fina fáscia separa os músculos intercostais internos dos músculos intercostais externos em cada espaço.

Relações: Superficialmente, com os músculos levantadores das costelas e os músculos intercostais externos; profundamente, com a fáscia endotorácica e a pleura parietal, o músculo transverso do tórax, o diafragma, o músculo transverso do abdome e os vasos torácicos internos e musculofrênicos. Na parte dorsal dos espaços intercostais os vasos intercostais dorsais e os nervos intercostais situam-se entre os músculos intercostais internos e os músculos intercostais externos, mas ventralmente eles situam-se essencialmente na face profunda dos músculos intercostais internos.

Suprimento Sangüíneo: Artérias intercostais dorsais e torácica interna.

Suprimento Nervoso: Nervos intercostais.

Ação: É uma declaração comum a de que os músculos intercostais externos puxam as costelas cra-

MÚSCULOS DO EQÜINO

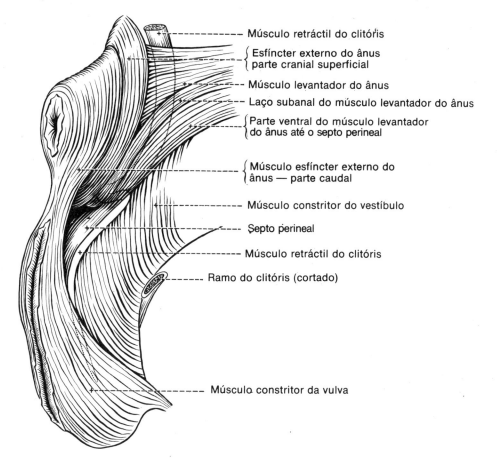

Figura 17-16. Músculos do períneo da égua, aspecto caudolateral.

(De Rooney, et al., 1967.)

nialmente na inspiração, enquanto os músculos intercostais internos possuem uma ação oposta. Mas aparentemente eles agem em conjunto, e parece que a sua principal função é a de estreitar os espaços intercostais e evitar que a parede seja deslocada para fora ou para dentro durante a respiração.

Os músculos em ligação com as cartilagens costais são às vezes distinguidos como os intercartilaginosos; sua direção é semelhante à dos músculos intercostais internos, e eles cobrem mais ou menos as cartilagens das costelas asternais. Nas extremidades ventrais de alguns dos espaços intercostais há uma camada de músculo longitudinal.

O **músculo retrator da costela** (Fig. 17-17) é um pequeno músculo triangular que se situa caudalmente à última costela, essencialmente sob a cobertura do músculo serrátil dorsal caudal.
Origem: Os processos transversos das primeiras três ou quatro vértebras lombares por meio da fáscia lombar.
Inserção: A borda caudal da última costela.
Ação: Retrair a última costela.
Estrutura: O músculo surge por uma fina aponeurose. Suas fibras são paralelas às do músculo oblíquo interno do abdome, que lhe é adjacente.

Relações: Superficialmente, com o músculo serrátil dorsal caudal e o músculo oblíquo externo do abdome; profundamente, com o músculo transverso do abdome.
Suprimento Sangüíneo: Artérias lombares.
Suprimento Nervoso: Nervos lombares.

O **músculo reto do tórax** é um fino músculo que se situa sob a cobertura do músculo peitoral profundo. Ele está direcionado obliquamente, caudal e ventralmente, e cruza a parte ventral dos primeiros três espaços intercostais.
Origem: A superfície lateral da primeira costela, ventral ao músculo escaleno médio.
Inserção: A cartilagem da quarta costela. A aponeurose normalmente une o músculo reto do abdome. Ele pode atingir a quinta costela ou o esterno.
Ação: Ele pode auxiliar na inspiração ou concorrer com o músculo reto do abdome.
Relações: Superficialmente, com o músculo peitoral profundo; profundamente, com o músculo intercostal interno e o músculo intercostal externo e as costelas.
Suprimento Sangüíneo: Artéria torácica interna e artéria torácica externa.
Suprimento Nervoso: Nervos intercostais.

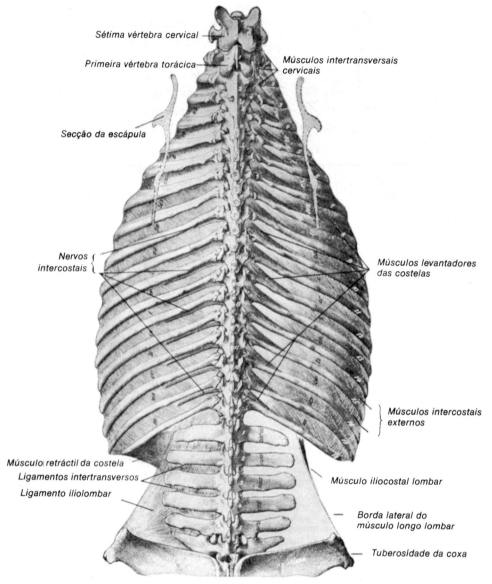

Figura 17-17. Dissecção profunda das regiões dorsal e lombar do equino; vista dorsal. (De Schmaltz, 1901.)

O **músculo transverso do tórax** (Fig. 17-18) é um músculo plano situado na superfície torácica do esterno e das cartilagens das costelas esternais.
Origem: O ligamento esternal, encontrando o músculo oposto.
Inserção: As cartilagens das costelas, da segunda à oitava, inclusive, e a parte adjacente de algumas das costelas.
Ação: Ele puxa as costelas e suas cartilagens medial e caudalmente, auxiliando, desta forma, na expiração.
Estrutura: Cada músculo tem a forma de um triângulo escaleno, do qual a base é a borda lateral, fortemente serrilhada. O músculo contém quantidade considerável de tecido tendinoso. Os feixes craniais estão direcionados cranial e lateralmente; os feixes caudais, caudal e lateralmente.
Relações: Dorsalmente, com a fáscia endotorácica e a pleura parietal; ventralmente, com as cartilagens costais, os músculos intercostais internos e os vasos torácicos internos.
Suprimento Sangüíneo: Artéria torácica interna.
Suprimento Nervoso: Nervos intercostais.
O **diafragma** (Fig. 17-19) é um largo músculo ímpar, que forma uma partição entre as cavidades torácica e abdominal.* Em seu delineamento, ele tem

---

*Deve-se notar, entretanto, que no embrião o diafragma aparece como uma estrutura par, estendendo-se das paredes laterais do celoma para fundir-se com o septo transverso.

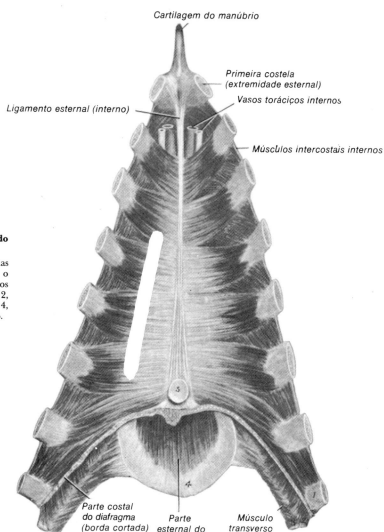

Figura 17-18. Dissecção do assoalho do tórax do eqüino.

As costelas foram serradas próximo a suas extremidades esternais e o diafragma e o músculo transverso do abdome cortados próximo a suas inserções. 1, 8.ª costela; 2, 3, cartilagens da nona e décima costelas; 4, cartilagem xifóide; 5, ápice do pericárdio.

alguma semelhança com a copa de uma palmeira. No formato ele é semelhante a um domo, comprimido lateralmente. Em uma secção mediana ele é observado como possuindo uma direção geral, ventral e cranialmente, das vértebras lombares até a cartilagem xifóide. A superfície torácica é fortemente convexa, e está coberta pela pleura. A superfície abdominal é profundamente côncava, e está coberta em sua maioria pelo peritônio. O músculo consiste em uma borda muscular que pode ser subdividida em partes costal e esternal; uma parte lombar, composta de dois pilares; e um centro tendíneo.

Afixações: (1) **Parte Costal:** As cartilagens da oitava, nona e décima costelas, e caudal a estes até as costelas, a uma distância crescente de suas extremidades esternais.

(2) **Parte Esternal:** A superfície dorsal da cartilagem xifóide.

(3) **Parte Lombar:** (a) O pilar direito está inserido no ligamento longitudinal ventral, e por meio deste até as primeiras quatro ou cinco vértebras lombares. (b) O pilar esquerdo está inserido de modo semelhante nas primeira e segunda vértebras lombares.

Ação: Ele é o principal músculo da inspiração e aumenta o diâmetro longitudinal do tórax. A contração produz uma diminuição geral da curvatura do diafragma. Na fase expiratória, a parte costal e os ramos situam-se quase inteiramente nas paredes do corpo, de modo que as bases dos pulmões estão em contato com o centro tendíneo quase que exclusivamente. Na inspiração ordinária a borda muscular recua da parede do tórax, de modo que as bases dos pulmões movimentam-se caudalmente até uma linha aproximadamente paralela com os arcos costais, e cerca de 10 a 12 cm deste ponto.

Afirma-se que o movimento inspiratório afeta o centro tendíneo muito menos do que a parte muscular, e que o forame da veia cava quase não se move, pois a veia cava caudal está firmemente fixada ao referido orifício. Deve-se notar, entretanto, que a direção para a parte torácica da veia cava caudal na fase expiratória é oblíqua,

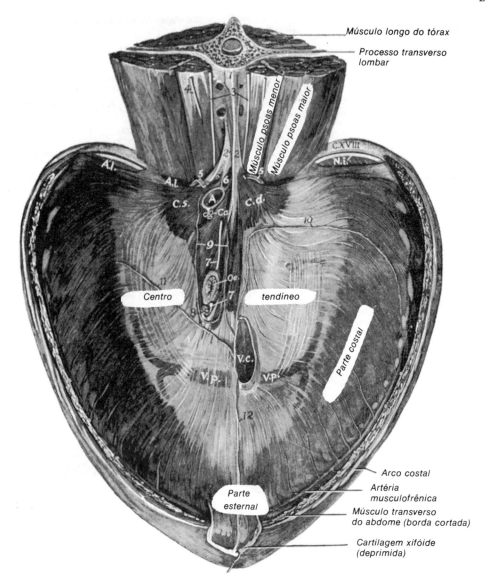

Figura 17-19. Diafragma do eqüino; superfície abdominal.

1, Ligamento longitudinal ventral; 2, 2', tendões dos pilares; 3, troncos simpáticos abdominais; 4, nervo genitofemoral; 5, nervos esplâncnicos maiores; 6, cisterna do quilo (aberta); 7, troncos vagos dorsal e ventral; 8, nodo linfático; 9, ligamento gastrofrênico (cortado); ligamentos do fígado: 10, triangular direito; 11, triangular esquerdo, e 12, falciforme (cortado); A, aorta descendente; A.l., arco lombocostal; C.d., ramo direito; C.s., ramo esquerdo; Ca, artéria celíaca; N.i., nervo intercostal; Oe, esôfago; V.c., veia cava caudal; V.p., veias frênicas. (De Schmaltz, 1911.)

dorsal e caudalmente. Desta forma pareceria que não há razão anatômica para que o diafragma não se movimente como um todo, pelo menos na inspiração ordinária; o exame de espécimes endurecidos em formalina, em que o diafragma parece ser fixado na fase inspiratória, indica que este é o caso.

Estrutura: A **parte costal** (Fig. 17-18) consiste em uma série de digitações que se encontram, ou estão separadas por um intervalo muito estreito, do músculo transverso do abdome; entre os dois encontram-se os vasos musculofrênicos. Desde a décima costela e caudalmente, as inserções estão a uma distância crescente acima das articulações costocondrais. Desta forma, na última costela, o limite dorsal da afixação está a 10 a 12 cm da extremidade ventral. Cranialmente, a origem estende-se ao longo da nona cartilagem costal até a cartilagem xifóide. A partir desses pontos de origens as fibras curvam-se dorsomedial e cranialmente para unirem-se ao centro tendíneo.* O **pilar direito** tem cerca de duas vezes a espessura do pilar esquerdo e também é mais

---

*É interessante notar que quando estiver presente a décima nona costela, o diafragma normalmente não tem ligação com a mesma, mas termina na décima oitava costela a um ponto ligeiramente mais ventral do que de costume; às vezes, entretanto, uma digitação adicional está presente.

MÚSCULOS DO EQÜINO

longo. Ele surge de um forte tendão que se une ao ligamento longitudinal ventral. O tendão é sucedido por um ventre arredondado que deixa a coluna vertebral na última vértebra torácica. Passando ventral e cranialmente, suas fibras espalham-se e unem o centro tendíneo. O **pilar esquerdo** surge de um tendão fino do ligamento longitudinal ventral nas primeira e segunda vértebras lombares. Ele é sucedido por um ventre triangular que une o tendão central. Entre os ramos e a afixação para a última costela, a borda do músculo cruza a superfície ventral dos músculos psoas, o tronco simpático e os nervos esplâncnicos, sem afixação, formando o chamado **arco lombocostal;** aqui as cavidades torácica e abdominal estão separadas apenas pelas túnicas serosas e algum tecido areolar. O **centro tendíneo** é semelhante à periferia no seu delineamento, mas é mais alongado. Ele é parcialmente dividido em partes direita e esquerda, pela descida dos pilares dentro dele. Ele é composto em grande parte de fibras irradiantes, mas muitas entrelaçam-se em várias direções; isto é especialmente evidente ao redor do forame da veia cava, que é circundado por fibras. Uma forte camada tendínea estende-se por cima, ventralmente ao histo esofágico.

Schmaltz (1919) e outros descrevem a parte lombar como consistindo em quatro pilares, dois mediais e dois laterais. Nesta base, o pilar esquerdo da descrição anterior torna-se o pilar lateral esquerdo e a parte correspondente do lado direito é o pilar lateral direito. A parte central está dividida pelo hiato esofágico e a fenda que dele se estende dorsalmente está constituída por um pilar medial direito e um pilar medial esquerdo. Ambas as modalidades de divisão são em parte artificiais.

É notado que a cúpula formada pela parte mais cranial do diafragma não é simétrica. No lado direito ela estende-se cranialmente até um plano transverso através da borda cranial da parte ventral da sexta costela, enquanto no lado esquerdo ela está, normalmente, aproximadamente 2 a 3 cm mais adiante e caudalmente. Desta forma há duas proeminências, com uma depressão quase central, que corresponde à parte caudal do pericárdio e coração.

O diafragma é perfurado por três forames.* (1) O **hiato aórtico** é um intervalo entre os dois pilares e ventral à última vértebra torácica. Ele contém a aorta descendente, a veia ázigos direita e a cisterna do quilo. (2) O **hiato esofágico** perfura o pilar direito próximo à sua junção com o centro tendíneo. Ele está situado ligeiramente para a esquerda do plano mediano e aproximadamente um palmo ventral às décima terceira e décima quarta vértebras torácicas. Ele dá passagem ao esôfago, aos nervos vagos dorsal e ventral e ao ramo esofágico da artéria gástrica esquerda; um saco seroso, ou bolsa infracardíaca, está ventralmente localizada e à direita do esôfago, que se estende cranialmente do estômago para dentro do mediastino caudal cerca de 7,5 a 10 cm. (3) O **forame da veia cava** penetra no centro tendíneo aproximadamente 2 a 3 cm ventralmente à décima primeira e décima segunda vértebras torá-

cicas. A veia cava caudal está firmemente afixada à margem da abertura.

Relações: A superfície torácica está relacionada com a fáscia endotorácica, as pleuras, o pericárdio, as bases dos pulmões e as costelas, em parte. A superfície abdominal está, em grande parte, coberta pelo peritônio, e relacionada essencialmente com o fígado, estômago, intestino, baço, pâncreas, rins e supra-renais. O tronco simpático e os nervos esplâncnicos passam através do arco lombocostal, limitados pelo pilar e os músculos psoas em cada lado. Os vasos musculofrênicos perfuram a borda do músculo na nona articulação costocondral.

Suprimento Sangüíneo: Artéria frênica cranial e artéria musculofrênica.

Suprimento Nervoso: Nervo frênico e nervo intercostal.

FÁSCIA E MÚSCULOS ABDOMINAIS

A **fáscia superficial** do abdome está em parte dorsalmente fundida à fáscia toracolombar; cranialmente ela continua com a fáscia superficial do ombro e braço, caudalmente com a fáscia da região glútea. Na região inguinal ela forma parte da fáscia do pênis ou das glândulas mamárias. Na parte ventral do flanco, forma uma prega que é contínua com a fáscia da coxa, próximo à articulação do joelho. Nesta prega estão nodos linfáticos subilíacos. Medialmente ela une-se à linea alba. Ela contém o músculo cutâneo do tronco.

A **fáscia profunda** é essencialmente representada pela **túnica abdominal** (*túnica flava do abdome*). Esta é uma lâmina de tecido elástico que auxilia os músculos a sustentar o grande peso das vísceras abdominais. Ela é praticamente coextensiva com o músculo oblíquo externo do abdome, ao qual ela cobre. Ventralmente é espessa e está intimamente aderente à aponeurose do músculo. Lateralmente torna-se mais fina e mais facilmente separada, embora fibras mergulhem entre os feixes musculares. Ela continua, por alguma distância, sobre o músculo intercostal externo e o músculo serrátil ventral do tórax. Tracejada cranialmente, passa como uma fina camada por baixo do músculo peitoral profundo. Caudalmente está afixada na tuberosidade da coxa. Na região inguinal ela forma a fáscia profunda do prepúcio ou das glândulas mamárias.

A **linha alba** é uma rafe fibrosa mediana que se estende da cartilagem xifóide até o tendão prépúbico. Ela é essencialmente formada pela junção das aponeuroses do músculo oblíquo externo, do músculo interno do abdome e do músculo transverso do abdome, mas parcialmente por fibras longitudinais. Ligeiramente caudal a seu meio (mais ou menos em um plano transverso tangente ao último par de costelas) há uma cicatriz, o **umbigo,** que indica a posição da abertura umbilical do feto.

O **músculo oblíquo externo do abdome** (Figs. 17-11, 12 e 20) é o mais extenso dos músculos abdominais. Ele é uma lâmina larga, de formato irregular triangular, mais largo caudalmente. Suas fibras são direcionadas, essencialmente, ventral e caudalmente.

---

*A fim de se ter uma idéia clara das posições relativas destes forames e da forma do diafragma, a superfície torácica deste deve ser examinada em espécimes adequadamente preservados, enquanto as vísceras abdominais permanecem *in situ*. Será observado que as distâncias do hiato esofágico e o forame da veia cava, em relação à coluna vertebral, variam de acordo com o grau de enchimento da víscera abdominal e o grau de contração do diafragma. As declarações feitas acima são médias.

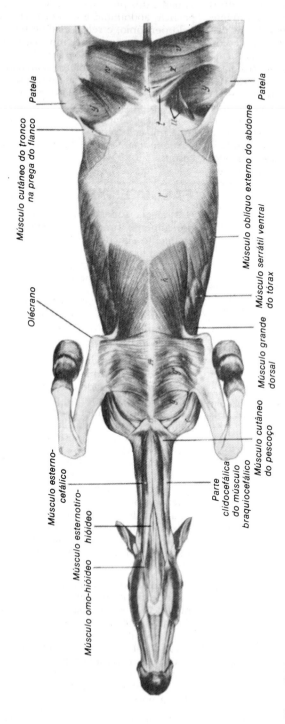

Figura 17-20. Músculos ventrais do eqüino, após a remoção da maior parte do músculo cutâneo do tronco e da túnica abdominal. Os músculos sartório e grácil foram removidos da coxa direita.

c, Parte clidobraquial do músculo braquiocefálico; g, músculo peitoral descendente; g', músculo peitoral transverso; h, músculo peitoral ascendente; 1', aponeurose do músculo oblíquo externo do abdome; t, músculo pectíneo; u, músculo iliopsoas; v, músculo semimembranáceo; w, músculo grácil; x, músculo sartório; y, músculo vasto medial; z, músculo adutor; 14, esterno; 14', cartilagem do manúbrio do esterno. (De Ellenberger et al., 1911.)

MÚSCULOS DO EQÜINO

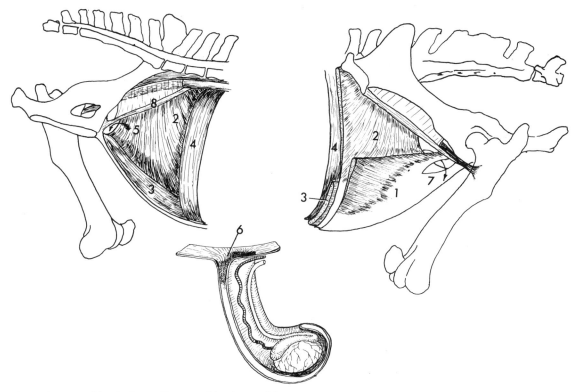

Figura 17-21. Canal inguinal e cordão espermático do garanhão.
1, Músculo oblíquo externo do abdome; 2, músculo oblíquo interno do abdome (forma a borda cranial do anel inguinal profundo); 3, músculo reto do abdome; 4, músculo transverso do abdome; 5, ânulo inguinal profundo (limitado cranialmente pela parte muscular do músculo oblíquo interno do abdome); 6, anel vaginal (anel peritoneal); 7, ânulo inguinal superficial (fenda em aponeurose do músculo oblíquo externo do abdome); 8, ligamento inguinal. (De Getty, 1964.)

Origem: (1) As superfícies laterais das costelas caudais até a quarta e a fáscia sobre os músculos intercostais externos; (2) a fáscia toracolombar.
Inserção: (1) A linha alva e o tendão pré-púbico; (2) a tuberosidade da coxa e o corpo do ílio; (3) a fáscia femoral medial.
Ação: (1) Comprimir a víscera abdominal, como na defecação, micção, parto e expiração; (2) flexionar o tronco (arquear o dorso); (3) agindo isoladamente, flexionar o tronco lateralmente.
Estrutura: O músculo é composto de uma parte muscular e uma aponeurose. A **parte muscular** situa-se na parede lateral do tórax e abdome. Ela surge por uma série de digitações, as quatro craniais alternando-se com as do músculo serrátil ventral do tórax. A origem pode ser indicada por uma linha ligeiramente curva (côncava dorsalmente) orientada da parte ventral da quinta costela até a tuberosidade da coxa. As fibras são direcionadas ventral e caudalmente e terminam na aponeurose, exceto na parte dorsal do flanco, onde são menos oblíquas e terminam na tuberosidade da coxa. A linha de junção é uma curva (côncava dorsalmente) que se estende da borda dorsal do músculo peitoral ascendente no sentido da ponta do quadril. A **aponeurose** está intimamente afixada à túnica abdominal, e suas fibras são em grande parte entrelaçadas ventralmente com as da aponeurose do músculo oblíquo interno do abdome. Por esta fusão forma-se a bainha externa do músculo reto do abdome, que se une na linha alba com a do lado oposto. Na região inguinal a aponeurose divide-se em duas camadas principais; uma delas curva dorsal e caudalmente e está inserida dentro da tuberosidade da coxa e do tendão pré-púbico. Entre estes pontos a aponeurose é bastante reforçada e é denominada de **ligamento inguinal.**[*] O ligamento curva-se dorsalmente e um tanto cranialmente, torna-se fino, e une-se à fáscia ilíaca. Ele forma a parede caudal do canal inguinal. Aproximadamente 2 a 3 cm cranial ao púbis e aproximadamente 4 a 5 cm do plano mediano a aponeurose é perfurada por uma abertura semelhante a uma fenda, o **ânulo inguinal superficial.**[†] Este é o orifício externo do canal inguinal. Seu eixo longo está direcionado lateral, cranial e um tanto ventralmente, e tem aproximadamente 10 a 12 cm de comprimento. O ângulo medial é arredondado e é

---
[*]Também comumente conhecido como o ligamento de Poupart — baseado em uma falsa alusão histórica. Ele não é, em nenhum sentido apropriado, um ligamento, mas sim a parte inguinal da aponeurose do músculo oblíquo externo do abdome; portanto, ele poderia bem ser denominado de lâmina inguinal.

[†] Ele é estreito e fendido na condição natural, mas pode aparecer oval na sala de dissecação, especialmente se o membro pélvico for puxado caudalmente e sofrer abdução.

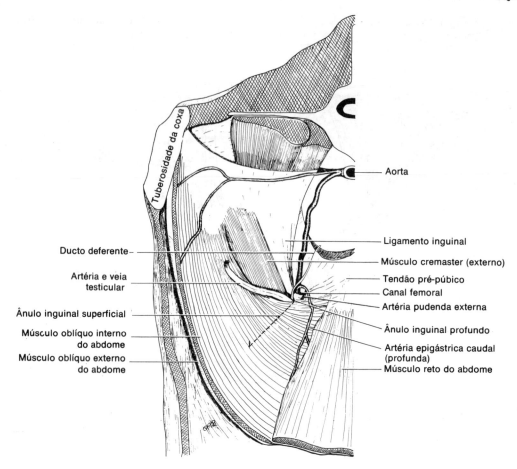

Figura 17-22. Ânulos inguinais do eqüino.

bem definido pela junção da aponeurose com o tendão pré-púbico, porém o ângulo lateral não é tão claramente definido. As bordas ou pilares são constituídas de fibras arciformes da aponeurose *(pilar medial e lateral).* A **lâmina femoral** da aponeurose passa sobre a superfície medial da coxa, onde ela se une à fáscia femoral. Uma fina **lâmina ilíaca** passa sobre a margem lateral do ilíaco e insere-se na borda lateral do ílio.

Relações: Superficialmente, com a pele, o músculo cutâneo do tronco, a túnica abdominal e o músculo peitoral ascendente; profundamente, com as costelas e suas cartilagens, os músculos intercostais externos, os músculos intercostais internos, o músculo oblíquo interno do abdome, o conteúdo do canal inguinal, o músculo sartório e o músculo grácil.

Suprimento Sangüíneo: Artéria intercostal dorsal, artéria lombar e artéria ilíaca circunflexa profunda.

Suprimento Nervoso: Nervo intercostal, nervo costo-abdominal e nervo lombar.

O **músculo oblíquo interno do abdome** (Fig. 17-12) está situado sob o músculo oblíquo externo do abdome. Suas fibras são direcionadas ventral, cranial e medialmente. Ele forma uma lâmina triangular curva com a base caudalmente.

Origem: A tuberosidade da coxa e a parte adjacente do ligamento inguinal.

Inserção: (1) As cartilagens das últimas quatro ou cinco costelas; (2) a linha alva e o tendão pré-púbico.

Ação: Semelhante à do músculo oblíquo externo do abdome.

Estrutura: Como o músculo oblíquo externo do abdome, ele é composto de uma parte muscular e um aponeurose. A parte muscular tem o formato de um leque e está situada essencialmente no flanco. Em sua origem ilíaca ele é coberto por uma aponeurose brilhante. Seguindo-o medial e ventralmente ao longo da superfície abdominal do ligamento inguinal, a origem muscular torna-se muito mais fina, e também frouxamente afixada ao ligamento. Esta parte medial do músculo forma a parede cranial do canal inguinal. O orifício abdominal do canal, o **ânulo inguinal profundo,** é aqui encontrado. Ele é normalmente uma estreita fenda, limitada cranialmente pela borda do músculo oblíquo interno do abdome e caudalmente pelo ligamento inguinal. O termo "ânulo" é um tanto enganoso em sua aplicação à abertura abdominal do canal, pois normalmente ela é uma mera fenda dilatável. A constrição anular que aqui existe no macho é constituída pelo peritônio, que desce no canal para formar a túnica vaginal. Este anel peritoneal é denominado de **ânulo vaginal** (Fig. 17-21) e não deve ser confundido com o anel inguinal profundo. O anel inguinal profundo tem 16 cm de comprimento. Sua direção corresponde aproximadamente a uma linha da margem lateral do tendão pré-púbico até à parte ventral da tuberosidade da coxa. Próximo a última costela o músculo divide-se em duas partes. A pequena parte dorsal está inserida por quatro ou cinco finas faixas tendinosas até a superfície medial das últimas quatro ou cinco cartilagens costais. A aponeurose da grande parte ventral está, em grande parte, unida à do músculo oblíquo externo do abdome, sendo, em verdade, consideravelmente entrelaçada ventralmente a ela. Onde cobre o músculo reto do abdome ela está inserida às inscrições tendíneas daquele músculo. Pode ser notado que a margem dorsal da aponeurose varia em animais diferentes, no fato de que ela pode cobrir o arco costal ou situar-se ventralmente a ele.

Relações: Superficialmente, com o músculo oblíquio externo do abdome; profundamente, com o músculo reto do abdome, o músculo transverso do abdome e o peritônio.

Suprimento Sangüíneo: Artéria ilíaca circunflexa profunda, artéria lombar, artéria intercostal dorsal, artéria costo-abdominal dorsal e artéria epigástrica caudal (profunda).

Suprimento Nervoso: Ramos ventrais dos nervos lombares e os nervos intercostal e costo-abdominal.

O músculo reto do abdome está limitado à parte ventral da parede abdominal; ele estende-se da região esternal ao púbis.

Origem: As cartilagens da quarta ou quinta costela até e inclusive a nona costela, e a superfície adjacente do esterno.

Inserção: O púbis, por meio do tendão pré-púbico.

Ação: Semelhante à do músculo oblíquo externo e do abdome e do músculo oblíquo interno do abdome. Ele é especialmente adaptado para flexionar as articulações lombossacrais e as partes lombar e torácica da espinha.

Estrutura: As fibras do músculo são direcionadas longitudinalmente. Nove a onze faixas transversas de tecido fibroso estendem-se de modo irregular através do músculo. Elas são denominadas de **interseções tendíneas.** Reforçam o músculo e servem para evitar a separação de suas fibras. A largura do músculo é maior ao redor de seu meio. A parte cranial une-se ao músculo reto do tórax.

Relações: Superficialmente, com as aponeuroses dos músculos oblíquio externo do abdome e oblíquo interno do abdome (que constituem a bainha externa do músculo reto) e o músculo peitoral ascendente; profundamente, com o músculo transverso do abdome, o músculo intercostal externo e o músculo intercostal interno, as cartilagens das costelas e o esterno. A artéria epigástrica caudal superficial corre ao longo da borda lateral do músculo, caudalmente, e a artéria epigástrica cranial superficial corre em sua parte cranial ou dentro dela.

Suprimento Sangüíneo: Artéria epigástrica cranial superficial e artéria epigástrica caudal superficial.

Suprimento Nervoso: Nervo intercostal, nervo costo-abdominal e nervo lombar.

O músculo transverso do abdome (Figs. 17-12 e 18), assim denominado pela direção geral de suas fibras, é uma lâmina triangular curva. Sua parte lateral é muscular e a ventral aponeurótica.

Origem: (1) As superfícies mediais das extremidades ventrais ou as cartilagens das costelas asternais, encontrando a afixação costal do diafragma; (2) os processos transversos das vértebras lombares, por meios da camada profunda da fáscia toracolombar.

Inserção: A cartilagem xifóide e a linha alva.

Ação: Semelhante à do músculo oblíquio externo do abdome e do músculo oblíquo interno do abdome.

Estrutura: A **parte muscular** é uma lâmina de feixes paralelos de fibras, direcionados ventromedialmente. Ela é mais espessa ao longo das cartilagens das costelas, e daqui diminui muito de espessura no sentido da aponeurose e da região lombar. As fibras da **aponeurose** continuam diretamente com aquelas da parte muscular. Caudalmente ela torna-se extremamente fina e desaparece sem atingir a pelve. Ela cobre a face profunda do músculo reto do abdome, formando assim a bainha interna do músculo reto do abdome.

Relações: Superficialmente, com os músculos oblíquo e reto do abdome, o músculo retrator da costela, as cartilagens das costelas asternais e os músculos intercostais internos; profundamente, com a fáscia transversa e o peritônio. A **fáscia transversal** é fracamente desenvolvida no eqüídeo, sendo muito fina nos animais magros, mas nos animais em boa condição contém uma considerável quantidade de gordura. Ela une-se à fáscia do ílio e desce no canal inguinal. A artéria musculofrênica corre ao longo do intervalo entre a origem do músculo transverso do abdome e a parte costal do diafragma. Os nervos intercostais passam por baixo sobre a superfície lateral do músculo ao qual fornecem ramos. Ramos dos primeiros três nervos lombares são dispostos de modo semelhante mais adiante e caudalmente.

Suprimento Sangüíneo: Artéria intercostal dorsal, artéria lombar, artéria musculofrênica e artéria ilíaca circunflexa profunda.

Suprimento Nervoso: Nervo intercostal, nervo costo-abdominal e nervo lombar.

O pequeno músculo cremaster (externo) pode ser considerado como uma parte destacada do músculo oblíquo interno do abdome, com o qual ele se une em sua origem (Figs. 20-9 e 22-34).

Origem: A fáscia ilíaca, próximo à origem do músculo sartório.

Inserção: A túnica vaginal.

Ação: Levantar a túnica vaginal, e com ela o testículo.

Estrutura: O músculo surge por uma fina aponeurose que é sucedida por um ventre muscular plano de aproximadamente 5 cm de largura, no garanhão. Ele passa ventralmente no canal inguinal na superfície caudolateral da túnica vaginal, na qual está muito frouxamente afixado. Ao atingir o ponto em que a túnica é refletida sobre a cauda do epidídimo, o músculo insere-se, por curtas fibras tendíneas, na superfície externa da túnica. Como é de se esperar, o cremaster normalmente sofre atrofia e é mais pálido no animal castrado. Na égua o músculo é muito pequeno e termina em tecido conjuntivo no canal inguinal.

Relações: O músculo situa-se entre o peritônio e a fáscia transversa, cranialmente, e a fáscia ilíaca e o ligamento inguinal, caudalmente. Ao atingir o ânulo inguinal profundo ele desce no canal inguinal sobre a superfície caudolateral da túnica vaginal.

Suprimento Sangüíneo: Artéria cremastéria.

Suprimento Nervoso: Nervo genitofemoral.

O **espaço** ou **canal inguinal** (Figs. 17-21 e 22) é um termo aplicado a uma passagem oblíqua através da parte caudal da parede abdominal. Ele tem início do ânulo inguinal profundo, e estende-se oblíqua e ventromedialmente, e um tanto cranialmente, para terminar no ânulo inguinal superficial. Sua parede cranial é formada pela parte caudal muscular do músculo oblíquo interno do abdome, e a parede caudal pelo forte ligamento inguinal tendinoso. O termo "canal" é um tanto enganoso; ele é mais uma passagem ou espaço como uma fenda, entre os dois músculos oblíquos do abdome, pois o ligamento inguinal é aquela parte da aponeurose do músculo oblíquio externo do abdome que se estende entre a tuberosidade da coxa e o tendão pré-púbico. O comprimento médio do canal, mensurado ao longo do cordão espermático, é de aproximadamente 10 cm. O **ânulo inguinal profundo** é a abertura interna do canal; é limitado cranialmente pela margem fina do músculo oblíquo interno do abdome, e caudalmente pelo ligamento inguinal. Ele toma a direção da borda do tendão pré-púbico, aproximadamente, no sentido da tuberosidade da coxa. Seu comprimento é de aproximadamente 15 a 17,5 cm. A borda do músculo está afixada à superfície do ligamento por delicado tecido conjuntivo, exceto onde as estruturas intervêm entre as paredes do canal. O limite lateral do ânulo é determinado pelo músculo ao tornar-se firmemente afixado ao ligamento, isto é, efetivamente surgindo deste último. O **ânulo inguinal superficial** é uma fenda bem definida na aponeurose do músculo oblíquo externo do abdome, lateral ao tendão pré-púbico. Seu longo eixo está direcionado da borda do tendão pré-púbico lateralmente, cranial e ligeiramente ventral e seu comprimento é de aproximadamente 10 a 12 cm. O canal contém, no macho, o cordão espermático, a túnica vaginal, o músculo cremaster, a artéria pudenda externa (e inconstantemente, uma pequena veia satélite), e os vasos linfáticos inguinais e ramos dos nervos ilioinguinal e genitofemoral. Na fêmea ele contém os vasos pudendos externos e ramos dos nervos ilioinguinal e genitofemoral; na cadela ele também acomoda o ligamento redondo do útero, circundado em um processo tubular do peritônio.

Os dois ânulos não correspondem na direção, mas divergem lateralmente, de modo que o comprimento do canal varia grandemente quando medido em pontos diferentes. Os ângulos mediais dos dois ânulos são separados apenas por uma distância igual à espessura do tendão pré-púbico (aproximadamente um centímetro), mas os ângulos laterais são aproximadamente 17,5 cm distantes um do outro. A distância, medida ao longo do cordão espermático, é de aproximadamente 10 cm. O ângulo medial do ânulo inguinal superficial é bem definido e distintamente palpável no lado do tendão pré-púbico; daqui a direção do ânulo é traçada.

O **tendão pré-púbico** (Fig. 17-36) é essencialmente o tendão de inserção dos dois músculos retos

do abdome, mas também de inserção aos músculos oblíquos, o grácil e o pectíneo. Ele está inserido nas bordas craniais dos ossos púbicos, incluindo as eminências iliopúbicas. Possui o formato de uma espessa faixa, muito forte, com bordas laterais côncavas que formam os limites mediais dos ânulos inguinais superficiais. Sua direção é oblíqua dorsal e caudalmente. A obliquidade do tendão e o ângulo que forma com o assoalho pélvico são de importância clínica em relação à manipulação do feto, nos casos obstétricos. A inclinação varia em animais diferentes. Em determinados casos o tendão forma um ângulo aproximadamente reto com os ossos púbicos. Sua estrutura é um tanto complexa. A maioria das fibras da parte caudal estendem-se de uma eminência iliopúbica para a outra. As fibras que pertencem aos músculos retos do abdome curvam dentro da linha mediana. As aponeuroses dos músculos oblíquos internos do abdome são inseridas dentro de sua superfície abdominal, e os ligamentos inguinais estão nela afixados e continuam através da mesma de maneira arciforme. A parte cranial do tendão ou a origem do gracilis se fusiona com ele ventralmente, e muitas das fibras do músculo pectíneo surgem dele. Ele emite, em qualquer dos lados, uma forte faixa redonda, o denominado **ligamento femoral acessório,** que está inserido, dentro da fóvea da cabeça do fêmur, com o ligamento da cabeça do fêmur (*veja* a articulação do quadril). Uma faixa da superfície ventral (tendão sinfisial) estende-se caudalmente e une-se ao tendão de origem do gracilis, em cada lado.

MÚSCULOS DO MEMBRO TORÁCICO
Músculos da Cintura Escapular
(Figs. 17-9, 11, 12 e 20)

Este grupo consiste naqueles músculos que ligam o membro torácico com a cabeça, pescoço e tronco, formando a assim chamada **sinsarcose.** Ele pode ser considerado como consistindo em duas divisões — dorsal e ventral.*

DIVISÃO DORSAL

Esta divisão consiste em duas camadas que se sobrepõem aos músculos próprios do pescoço e do tronco.

Primeira Camada

O **músculo trapézio** (Figs. 17-9 e 11) é um músculo triangular plano, cuja base se estende ao longo do ligamento supra-espinhoso. Ele é dividido por uma parte aponeurótica em duas partes:

(a) **Parte Cervical.** *Origem:* A parte funicular do ligamento da nuca, da segunda vértebra cervical até a terceira vértebra torácica.

Inserção: A espinha da escápula e a fáscia do ombro e do braço.

(b) **Parte Torácica.** *Origem:* O ligamento supra-espinhoso, da terceira à décima vértebras torácicas.

---

*Os termos dorsal e ventral são aqui usados no sentido topográfico e não no sentido morfológico; todos os músculos do grupo são ventrais neste último sentido.

MÚSCULOS DO EQÜINO

Inserção: A tuberosidade da espinha da escápula.

Ação: Agindo como um todo, elevar o ombro; a parte cervical puxa a escápula cranial e dorsalmente; a parte torácica puxa-a caudal e dorsalmente.

Estrutura: O músculo surge por uma aponeurose fina e estreita, da qual as fibras da parte muscular e plana convergem para a espinha da escápula e a aponeurose que separa as duas partes. A fáscia cervical une-se à borda ventral da parte cervical até o músculo braquiocefálico, ou os dois músculos podem unir-se ou sobreporem-se aqui.

Relações: Superficialmente, com a pele e a fáscia; profundamente, com o músculo rombóide, o músculo grande dorsal, o músculo supra-espinhal, o músculo infra-espinhal, o músculo deltóide, o músculo esplênio, o músculo serrátil ventral, o músculo subclávio e a cartilagem da escápula.

Suprimento Sangüíneo: Tronco costocervical, artéria cervical profunda e artéria intercostal dorsal.

Suprimento Nervoso: Nervo acessório e ramos dorsais dos nervos torácicos.

Segunda Camada

O **músculo rombóide** (Figs. 17-11 e 13) consiste em duas partes:

(a) **Rombóide do pescoço.** *Origem:* A parte funicular do ligamento da nuca, da segunda vértebra cervical até a segunda vértebra torácica.

Inserção: A superfície medial da cartilagem da escápula.

(b) **Rombóide do tórax.** *Origem:* Os processos espinhosos da segunda à sétima vértebras torácicas por meio do ligamento dorsoescapular.

Inserção: A superfície medial da cartilagem da escápula.

Ação: Puxar a escápula dorsal e cranialmente. Quando o membro está fixado, a parte cervical eleva o pescoço.

Estrutura: A parte cervical, estreita e orientada para sua extremidade cranial, situa-se ao longo da parte funicular do ligamento da nuca, ao qual está afixada por curtos feixes de tendões. As fibras são direcionadas, em sua maioria, longitudinalmente. A parte torácica é de formato quadrilátero, e suas fibras são quase verticais. Sua face profunda está intimamente afixada ao ligamento dorsoescapular.

Relações: Superficialmente, com a pele e a fáscia (sobre uma pequena área cranialmente), o músculo trapézio e a cartilagem da escápula; profundamente, com o ligamento dorsoescapular, o músculo esplênio, o músculo semi-espinhal da cabeça, o músculo longo do tórax e o músculo serrátil dorsal cranial.

Suprimento Sangüíneo: Tronco costocervical e artéria cervical profunda.

Suprimento Nervoso: Sexto e sétimo nervos cervicais e os ramos dorsais dos nervos torácicos.

O **músculo grande dorsal** (Figs. 17-11, 20 e 23) é um largo músculo que tem a forma de um triângulo reto. Ele situa-se em sua maioria sob a pele e o músculo cutâneo do tronco, na parede lateral do tórax, desde a espinha vertebral até o braço.

Origem: Na fáscia toracolombar e, desta forma, indiretamente das espinhas lombar e torácica, cranialmente, até o ponto mais elevado da cernelha.

Inserção: A tuberosidade redonda maior do úmero, em comum com o músculo redondo maior.

Ação: Puxar o úmero dorsal e caudalmente e desta forma flexionar a articulação do ombro. Se o membro estiver avançado e fixado, ele puxa o tronco cranialmente.

Estrutura: O músculo surge por uma larga aponeurose, que se funde com a do músculo serrátil dorsal caudal e com a fáscia toracolombar. A parte muscular é a princípio um tanto fina, mas pela convergência de suas fibras torna-se mais espessa à medida que se aproxima do braço. As fibras craniais passam quase vertical e ventralmente sobre o ângulo caudal da escápula e sua cartilagem. As fibras caudais estão direcionadas ventral e cranialmente. O espesso ventre formado pela convergência destas fibras passa sob a longa cabeça do músculo tríceps do braço para terminar no tendão plano de inserção, que é comum a este músculo e o músculo redondo maior. Um tendão fino do músculo cutâneo do tronco, após passar cranialmente com o músculo peitoral ascendente, também troca fibras com o tendão de inserção do músculo grande dorsal, antes de terminar no tubérculo menor do úmero. O tendão de inserção dá origem à parte cranial do músculo tensor da fáscia do antebraço.

Relações: Superficialmente, com a fáscia superficial, a pele, o músculo cutâneo do tronco, o músculo trapézio e o músculo tríceps do braço; profundamente, com a cartilagem da escápula, o músculo rombóide, o músculo serrátil dorsal e ventral do tórax, o músculo intercostal externo e a fáscia toracolombar.

Suprimento Sangüíneo: Artéria subescapular, artéria toracodorsal, artéria intercostal dorsal e artéria lombar.

Suprimento Nervoso: Nervo toracodorsal.

DIVISÃO VENTRAL

O **músculo braquicefálico*** estende-se ao longo do lado do pescoço, da cabeça até o braço (Figs. 17-9 e 11). Ele é incompletamente dividido em duas partes, a parte que se estende do cruzamento clavicular tendíneo variavelmente desenvolvido, isto é, o **músculo clidocefálico,** e o segmento distal do cruzamento clavicular até sua inserção no úmero, isto é, o **músculo clidobraquial.**

Origem: (1) O clidocefálico consiste em duas partes surgidas do processo mastóide da parte petrosa do osso temporal e a crista da nuca; (2) a asa do atlas e os processos transversos da segunda, terceira e quarta vértebras cervicais.

Inserção: A tuberosidade deltóide e a crista do úmero, e a fáscia do ombro e braço.

Ação: Quando a cabeça e o pescoço estão fixados, puxar o membro cranialmente, estendendo a arti-

---

*De acordo com NAV (1973), o termo M. cleidotransversarius foi substituído por que este músculo, no eqüino, é o *M. omotransversarius (clidocervical* deste texto) que eles relacionam sob os músculos dorsais. O tempo não nos permitiu reescrever o material à luz da NAV.

386 EQÜINO

culação do ombro. Quando o membro está fixado, estender a cabeça e o pescoço, se os músculos agirem em conjunto; agindo em separado, inclinar a cabeça e o pescoço para o mesmo lado. Por meio de sua afixação à fáscia forte que se estende da tuberosidade deltóide até a superfície lateral do cotovelo, ele também age como um extensor da articulação do cotovelo (por exemplo, ao ficar de pé).

Estrutura: Como já foi mencionado, o músculo pode ser dividido incompletamente em duas partes, a linha de divisão sendo indicada pela emergência de ramos superficiais dos ramos ventrais dos nervos cervicais. A parte mastóide (**clidomastóide**) sobrepõe-se parcialmente ao músculo clidocervical, que se situa dorsal ao primeiro. O músculo clidomastóide está afixado ao processo mastóide e ao osso occipital por um largo tendão que se funde, em sua parte terminal, com a dos músculos esplênio e longo da cabeça e está também ligado, por aponeurose, ao tendão de inserção do músculo esternocefálico. A parte dorsal (**músculo clidocervical**)* está afixada aos processos transversos das vértebras cervicais por quatro digitações carnudas e também à crista nucal. O ventre do músculo está aderente superficialmente à fáscia cervical e ao músculo cutâneo, e profundamente ao músculo omo-hióideo. Cranial ao ombro sua face profunda poderá apresentar um cruzamento clavicular tendíneo de desenvolvimento variável.** Aqui o músculo torna-se mais largo, cobre a articulação do ombro, passa entre o músculo braquial e o músculo bíceps do braço e se insere por meio de um tendão largo que com ela compartilha o músculo peitoral descendente.

Relações: Superficialmente, com a pele, a fáscia cervical, a glândula parótida, o músculo cutâneo do pescoço e o músculo braquial e ramos dos nervos cervicais; profundamente, com os músculos esplênio, longo da cabeça e do atlas, longo da cabeça, omo-hióideo, serrátil ventral cervical, subclávio e bíceps do braço, a artéria cervical superficial, os nodos linfáticos cervicais superficiais e ramos dos nervos cervicais. A borda ventral do músculo forma o limite dorsal do sulco jugular. A borda dorsal pode estar em contato com a parte cervical do músculo trapézio, ou dele estar separada por um intervalo variável.

Suprimento Sangüíneo: Artéria cervical superficial, artéria carótida comum, artéria vertebral, artéria torácica externa e artéria braquial.

Suprimento Nervoso: Nervo acessório, nervo cervical e ramos do nervo braquial cutâneo lateral cranial do nervo axilar.

A **fáscia peitoral** é uma fina membrana de tecido conjuntivo que cobre a superfície dos músculos peitorais, aos quais está, em sua maioria, intimamente inserida. Ela destaca uma camada que passa entre os músculos peitorais superficial e profundo. Na borda caudal do músculo tríceps do braço outra camada é emitida, que passa na superfície lateral

deste músculo para unir-se à fáscia escapular. Na camada mais profunda torna-se contínua com as fáscias subescapular e cervical.

Uma grande massa muscular ocupa o espaço entre a parte ventral da parede torácica e o ombro e braço. Ela está claramente dividida em uma camada superficial e uma camada profunda. A camada superficial pode ser subdividida em duas partes por dissecção cuidadosa; a camada profunda é composta de dois músculos distintos.

Músculos peitorais superficiais.

(a) O **músculo peitoral descendente** (Figs. 17-9 e 20) é um curto e espesso músculo, um tanto arredondado, que se estende do manúbrio do esterno até o aspecto cranial do braço. Ele forma uma distinta proeminência cranial, a região pré-esternal, que é facilmente reconhecida no animal vivo.

Origem: A cartilagem do manúbrio.

Inserção: (1) A tuberosidade deltóide e a crista do úmero com a parte clidobraquial do músculo braquiocefálico; (2) a fáscia do braço.

Ação: Aduzir e avançar o membro torácico.

Estrutura: O ventre do músculo é convexo em sua face superficial, mas profundamente, onde se sobrepõe ao músculo peitoral transverso, ele é achatado. Aqui os dois músculos estão intimamente unidos um ao outro, e deve-se ter cuidado na realização da separação. O tendão de inserção une-se ao do músculo braquiocefálico e com a fáscia do braço. Na linha média da região pré-esternal ocorre um sulco (sulco peitoral mediano) entre os dois músculos; lateralmente, um outro sulco (sulco peitoral lateral), contendo a veia cefálica, situa-se entre o músculo e o músculo braquiocefálico.

Relações: Superficialmente, com a pele, a fáscia e o músculo cutâneo; profundamente, com a divisão caudal, o músculo peitoral ascendente e o músculo bíceps do braço. A veia cefálica, o ramo deltóide da artéria cervical superficial e alguns ramos cutâneos do nervo musculocutâneo situam-se no sulco entre este músculo e o braquiocefálico.

(b) O **músculo peitoral transverso** (Figs. 17-9 e 20) é uma larga lâmina muscular que se estende da borda ventral do esterno até a superfície medial do cotovelo.

Origem: (1) A borda ventral do esterno caudalmente até a sexta cartilagem costal; (2) uma rafe fibrosa comum aos dois músculos.

Inserção: (1) A fáscia no terço proximal do antebraço; (2) A linha curva do úmero com o músculo anterior.

Ação: Aduzir o membro torácico e tensionar a fáscia do antebraço.

Estrutura: Ele é fino e pálido, e misturado com uma boa quantidade de tecido fibroso. Os músculos direito e esquerdo fundem-se em uma rafe fibrosa mediana. O tendão de inserção une-se à fáscia no lado medial do antebraço, em sua maioria; apenas uma pequena parte, de cerca de 2,5 cm de largura, está afixada ao úmero cranialmente.

Relações: Superficialmente, com a pele, a fáscia peitoral e o músculo anterior; profundamente, com o músculo peitoral ascendente, o músculo bíceps do braço e o músculo braquial; no cotovelo, com os vasos braquiais e o nervo mediano, o mús-

---

*Veja a nota de rodapé na pág. 385.

**Esta é considerada como um vestígio da clavícula. Nesta base a parte do músculo, do vestígio até o braço (isto é, o clidobraquial), representa a parte clavicular do músculo deltóide e, talvez, a parte clavicular do músculo peitoral maior do homem.

culo flexor radial do carpo e o músculo flexor ulnar do carpo.

A camada profunda é muito mais espessa e mais extensa no eqüídeo do que os músculos peitorais superficiais. Ele consiste em duas partes distintas.

(a) O *músculo subclávio* (Figs. 17-12 e 23) é um músculo extenso e prismático que se estende da parte cranial da superfície lateral do esterno até o ângulo cranial da escápula.

Origem: A metade cranial da superfície lateral do esterno e as cartilagens das primeiras quatro costelas.

Inserção: A aponeurose que cobre o músculo supra-espinhal em sua extremidade dorsal e a fáscia escapular.

Ação: Aduzir e retrair o membro torácico; quando o membro está avançado e fixado, puxar o tronco cranialmente.

Estrutura: O músculo é quase inteiramente muscular. Descreve uma curva (convexa cranialmente), passando a princípio cranial e depois dorsalmente sobre a parte cranial do ombro, ligeiramente em seu lado medial, e finalmente inclina-se um tanto caudalmente ao longo da borda cranial do músculo supra-espinhal. Ele está frouxamente inserido neste último músculo, e termina em uma extremidade pontiaguda que se torna mais firmemente inserida próximo ao ângulo cranial da escápula.

Relações: Superficialmente, com a pele e a fáscia, o músculo cutâneo do pescoço, o músculo peitoral superficial, o músculo trapézio, o músculo braquiocefálico, a veia cefálica, a artéria cervical superficial e os nodos linfáticos cervicais superficiais; profundamente, com o músculo peitoral ascendente, o músculo bíceps do braço, o músculo supra-espinhal, o músculo omo-hióideo, o músculo serrátil ventral cervical, os vasos braquiais e os ramos do plexo braquial de nervos.

(b) O **músculo peitoral ascendente** (Figs. 17-11, 12 e 20) é, no eqüíno, o mais volumoso dos músculos. Ele é de formato um tanto triangular ou em leque.

Origem: (1) A túnica abdominal; (2) a cartilagem xifóide e o aspecto ventral do esterno; (3) as cartilagens da quarta à nona costelas.

Inserção: (1) A parte cranial do tubérculo menor do úmero; (2) a parte cranial do tubérculo maior do úmero; (3) o tendão de origem do músculo coracobraquial.

Ação: Aduzir e retrair o membro torácico; se o membro estiver avançado e fixado, puxar o tronco cranialmente.

Estrutura: Este músculo é quase inteiramente muscular. Sua parte caudal é larga e fina, mas à medida que o músculo é seguido cranialmente ele torna-se mais estreito e muito mais espesso. Ele passa cranial e ligeiramente dorsal em uma curva suave até sua inserção. A inserção do úmero é logo ventral à da divisão medial do músculo supra-espinhal. Parte das fibras estão inseridas por meio de uma faixa tendínea que amarra o tendão ao músculo bíceps do braço e unidas ao lábio lateral do sulco do músculo braquial, e uma pequena parte está afixada ao tendão de origem do músculo coracobraquial.

Relações: Superficialmente, com a pele, o músculo cutâneo do tronco e o músculo peitoral superficial; profundamente, com a túnica abdominal, o músculo oblíquo externo do abdome, o músculo reto do abdome e do tórax, os vasos braquiais, a artéria torácica externa e ramos do plexo braquial de nervos. A veia torácica externa situa-se ao longo da borda lateral.

Suprimento Sangüíneo: Artéria torácica interna, artéria torácica externa, artéria cervical superficial, artéria umeral circunflexa cranial, artéria intercostal ventral e artéria braquial.

Suprimento Nervoso: Tanto o nervo peitoral cranial como o nervo peitoral caudal do plexo braquial, nervos intercostais e musculocutâneos através dos nervos peitorais craniais.

O **músculo serrátil ventral** (Figs. 17-11 e 12) é um grande músculo semelhante a um leque, situado na superfície lateral do pescoço e do tórax. Ele deriva seu nome da borda ventral serrilhada de sua parte torácica. Consiste em partes cervical e torácica.

(a) **Músculo serrátil ventral do pescoço.**

Origem: Os processos transversos das últimas quatro ou cinco vértebras cervicais.

Inserção: A área triangular cranial na superfície costal da escápula *(facies serrata)* e a parte adjacente da cartilagem.

(b) **Músculo serrátil ventral do tórax.** (Figs. 17-13 e 20.)

Origem: As superfícies laterais das primeiras oito ou nove costelas.

Inserção: A área triangular caudal na superfície costal da escápula *(facies serrata)* e a parte adjacente da cartilagem.

Ação: Os dois músculos formam uma sustentação elástica, que suspende o tronco entre as duas escápulas.* Contraindo-se em conjunto, eles levantam o tórax; contraindo-se isoladamente, o peso é deslocado para o membro torácico no lado do músculo que age. As duas partes podem atuar separadamente e são antagônicas em seus efeitos sobre a escápula. A parte cervical puxa a borda dorsal da escápula no sentido do pescoço, enquanto a parte torácica tem a ação oposta; estes efeitos concorrem no movimento caudal e cranial do membro, respectivamente. Com o membro fixado, a parte cervical estende (levanta) o pescoço ou o inclina lateralmente. A parte torácica pode agir como um músculo de inspiração forçada.

Estrutura: No animal doméstico não há tal divisão do músculo como é observada no homem e nos primatas. Tendo em vista a diferença na ação, entretanto, parece desejável distinguir as duas partes. O músculo serrátil ventral do pescoço é espesso e quase inteiramente muscular. O músculo serrátil ventral do tórax tem em sua face superficial uma espessa camada tendínea que pode sustentar o peso do tronco quando o músculo relaxar. A borda ven-

---

*Tem sido comumente declarado que estes músculos formam um tipo de funda em que o tronco está suspenso. Isto não é bem correto, pois os dois músculos não se encontram ventralmente. A disposição é admirável, pois o empuxe do tórax sobre os músculos empurra a escápula de encontro à parede corporal.

tral apresenta digitações distintas, as últimas quatro das quais alternam com as do músculo oblíquo externo do abdome, e são cobertas pela túnica abdominal. A quinta digitação estende-se até a extremidade esternal da costela. A nona digitação é pequena e pode estar ausente. Excepcionalmente, digitações adicionais podem estar afixadas à décima ou décima primeira costela ou à fáscia sobre os músculos intercostais externos. As fibras convergem para a inserção, espessa e intersectada pelas lamelas elásticas derivadas do ligamento dorsoescapular.

Relações: Superficialmente, com o músculo braquiocefálico, o músculo trapézio, o músculo peitoral ascendente, o músculo subescapular, o músculo redondo maior, o músculo grande dorsal, o músculo cutâneo do tronco, a túnica abdominal, os vasos braquiais, e o nervo torácico longo; profundamente, com o músculo esplênio, o músculo semi-espinhal da cabeça, o músculo serrátil dorsal cranial, o músculo longo, as costelas e os músculos intercostais externos, e ramos da artéria cervical profunda e o tronco costocervical.

Suprimento Sangüíneo: Artéria cervical profunda, artéria vertebral e a artéria intercostal dorsal e o tronco costocervical.

Suprimento Nervoso: Quinto ao oitavo nervo cervical e nervo torácico longo.

Músculos do Ombro

Os músculos deste grupo surgem na escápula e terminam no braço; eles podem ser divididos em dois grupos — um abrangendo a superfície lateral, e o outro, a superfície costal, da escápula.

A **fáscia superficial** do ombro e braço contém o músculo cutâneo omobraquial (veja a pág. 350), e pode ser considerada como continuando, no lado medial do membro torácico, pela fáscia subescapular.

A **fáscia profunda** do ombro e braço (*fáscia omobrachialis φ*) é forte e tendínea, e está intimamente aderente aos músculos na superfície lateral da escápula, entre as quais ela destaca **septos intermusculares,** que se inserem na espinha e bordas da escápula. A parte braquial está, em sua maioria, apenas frouxamente unida aos músculos subjacentes, para os quais ela forma bainhas; ela se insere nos tubérculos menor e maior e na tuberosidade deltóide do úmero. Uma parte especialmente forte estende-se da tuberosidade deltóide até a superfície lateral do cotovelo; ela fornece inserção para o músculo clidobraquial do músculo braquiocefálico e fornece origem para fibras da cabeça lateral do tríceps do braço e do músculo extensor radial do carpo. A fáscia une-se distalmente ao tendão de inserção do músculo bíceps do braço, continuando pela fáscia antebraquial.

GRUPO LATERAL
(Figs. 17-11 e 12)

O **músculo deltóide** situa-se parcialmente no músculo tríceps do braço no ângulo, entre a escápula e o úmero, parcialmente no músculo infra-espinhal e no músculo redondo menor.

Origem: (1) A parte proximal da borda caudal da escápula; (2) a espinha da escápula, por meio da forte aponeurose que cobre o músculo infra-espinhal.

Inserção: A tuberosidade deltóide e a fáscia braquial.

Ação: Flexionar a articulação do ombro e abduzir o braço.

Estrutura: A origem do músculo é parcialmente aponeurótica e parcialmente muscular. A aponeurose funde-se com a que cobre o músculo infra-espinhal; a parte caudal está inserida na escápula, imediatamente cranial à origem da cabeça longa do músculo tríceps do braço. O ventre do músculo situa-se em sua maioria em um sulco formado no músculo tríceps do braço. Ele é mais largo ao redor da parte média.

Relações: Superficialmente, com a pele, fáscia, o músculo cutâneo omobraquial e o músculo braquiocefálico; profundamente, o músculo infra-espinhal, o músculo redondo menor, o músculo tríceps do braço, o músculo braquial, ramos da artéria umeral circunflexa caudal e o nervo axilar.

Suprimento Sangüíneo: Artéria subescapular (essencialmente através da artéria umeral circunflexa caudal).

Suprimento Nervoso: Nervo axilar.

O **músculo supra-espinhal** (Figs. 17-11, 12 e 23) ocupa a fossa supra-espinhosa, e além da qual ele se estende, entrando em contato com o músculo subescapular.

Origem: A fossa supra-espinhosa, a espinha e a parte distal da cartilagem da escápula.

Inserção: As partes craniais dos tubérculos menor e maior do úmero.

Ação: Estender a articulação do ombro. Ele também colabora para evitar o seu deslocamento.

Estrutura: A superfície do músculo está coberta por uma forte aponeurose, de cuja face profunda surgem muitas fibras. O músculo é fino em sua origem na cartilagem, mas torna-se consideravelmente mais espesso distalmente. No colo da escápula ele divide-se em dois ramos, entre os quais emerge o tendão de origem do músculo bíceps do braço. Estes ramos, superficialmente musculares e tendíneos profundamente, são unidos por uma membrana fibrosa já citada em relação ao músculo peitoral ascendente; algumas fibras estão unidas a esta membrana e à cápsula da articulação do ombro. Uma **bolsa** está muitas vezes presente sob o músculo no tubérculo supraglenóide.

Relações: Superficialmente, com a pele, a fáscia, o músculo cutâneo omobraquial, o músculo trapézio, e o músculo braquiocefálico; profundamente, com a escápula e sua cartilagem, o músculo subescapular e os vasos e nervo supra-escapular; cranialmente, com o músculo subclávio; caudalmente, com a espinha da escápula e o músculo infra-espinhal.

Suprimento Sangüíneo: Artéria supra-escapular, artéria umeral circunflexa caudal, e artéria escapular circunflexa.

Suprimento Nervoso: Nervo supra-escapular.

O **músculo infra-espinhal** (Figs. 17-12 e 13) ocupa a maior parte da fossa infra-espinhosa e estende-se além dela caudalmente.

MÚSCULOS DO EQÜINO

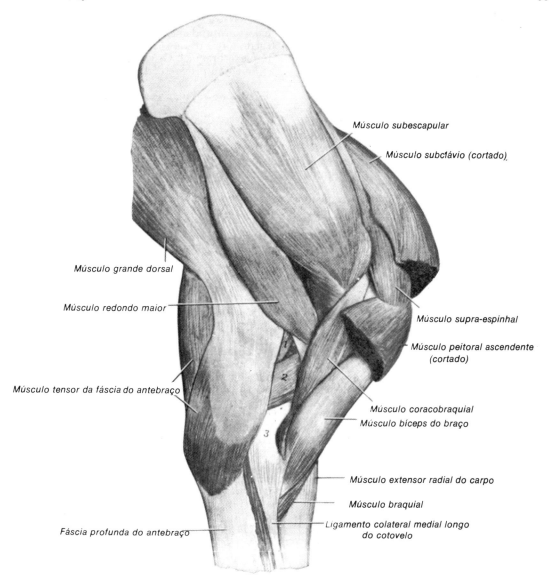

Figura 17-23. Músculos do ombro e do braço do eqüino; vista medial.
1, Porção longa, e 2, porção medial do músculo tríceps do braço; 3, extremidade distal do úmero (côndilo do úmero).

Origem: A fossa infra-espinhosa e a cartilagem escapular.

Inserção: (1) O tubérculo maior do úmero, distal à inserção lateral do músculo supra-espinhal; (2) a eminência caudal do tubérculo maior.

Ação: Abduzir o braço e girá-lo lateralmente.* Ele também age como um ligamento colateral lateral da articulação do ombro.

Estrutura: O músculo também é coberto por uma forte aponeurose, da qual surgem muitas fibras, e por meio das quais o músculo deltóide se insere a espinha da escápula. Uma espessa camada tendínea divide parcialmente o músculo em dois estratos, e, chegando à superfície da articulação do ombro, constitui-se no principal meio de inserção. Este tendão, de aproximadamente 3 cm de largura, passa sobre a eminência caudal do tubérculo maior do úmero; ele está limitado ventralmente por uma lâmina fibrosa; uma bolsa sinovial está interposta entre o tendão e o osso. A parte do tendão que cruza o tubérculo maior é em parte cartilaginosa. Quando a inserção longa é cortada e refletida, a inserção curta, parcialmente tendínea e parcialmente muscular, é exposta.

Relações: Superficialmente, com a pele, a fáscia, o músculo cutâneo omobraquial, o músculo trapézio, e o músculo deltóide; profundamente, com a escápula e sua cartilagem, a articulação e cápsula do

---
*Günther (1866) declarou que este músculo auxilia na extensão ou flexão, de acordo com a posição da cabeça do úmero em relação à cavidade glenóide.

ombro, a cabeça longa do músculo tríceps do braço, o músculo redondo menor e ramos da artéria escapular circunflexa.

Suprimento Sangüíneo: Artéria subescapular.

Suprimento Nervoso: Nervo supra-escapular.

O **músculo redondo menor** (Fig. 17-12) é um músculo muito menor do que o anterior. Ele situa-se essencialmente no músculo tríceps do braço, sob cobertura dos músculos deltóide e infra-espinhal.

Origem: (1) As linhas grosseiras na parte distal e caudal da fossa infra-espinhosa; (2) uma pequena parte da borda caudal da escápula, ao redor de sua parte média; (3) um tubérculo próximo à borda da cavidade glenóide.

Inserção: A tuberosidade deltóide e uma pequena área logo proximal a ela, a tuberosidade do músculo redondo menor.

Ação: Flexionar a articulação do ombro e abduzir o braço; também auxiliar na rotação lateral.

Estrutura: O músculo não é arredondado, mas plano e triangular, no eqüino. Sua origem da borda caudal da escápula é feita por meio de uma aponeurose fascicular que também fornece origem para as fibras do músculo infra-espinhal e a cabeça longa do músculo tríceps do braço. A parte curta e profunda do músculo que se situa na cápsula da articulação, caudalmente ao tubérculo maior do úmero, está coberta em sua origem pela borda distal do tendão de origem da cabeça longa do músculo tríceps do braço. Uma **bolsa** é comumente encontrada entre a parte terminal do músculo e a cápsula da articulação do ombro, e é muitas vezes contínua com a do músculo infra-espinhal.

Relações: Superficialmente, com o músculo deltóide e o músculo infra-espinhal; profundamente, com a escápula, a articulação do ombro e o músculo tríceps do braço.

Suprimento Sangüíneo: A artéria subescapular através da artéria umeral circunflexa caudal.

Suprimento Nervoso: Nervo axilar.

GRUPO MEDIAL

O **músculo subescapular** (Fig. 17-23) ocupa a fossa subescapular, além da qual, entretanto, ele estende-se tanto cranialmente como caudalmente.

Origem: A fossa subescapular na superfície costal da escápula.

Inserção: A eminência caudal do tubérculo menor do úmero.

Ação: Aduzir o úmero.

Estrutura: O músculo é plano e triangular. A base é fina e interdigita-se com as afixações escapulares do músculo serrátil ventral do tórax. Distalmente o ventre torna-se mais espesso e fica mais estreito. Ele é coberto por uma aponeurose, e contém quantidade considerável de tecido tendíneo. O tendão de inserção é cruzado pelo tendão de origem do músculo coracobraquial; ele é intimamente aderente à cápsula da articulação do ombro, e pode ser considerado como substituindo o ligamento colateral medial deste último. Uma pequena **bolsa** normalmente está presente entre o tendão e o tubérculo menor do úmero.

Relações: Superficialmente, com a escápula e a articulação do ombro, o músculo supra-espinhal, o músculo tríceps do braço e o músculo redondo maior; profundamente, com o músculo serrátil ventral do tórax, os vasos axilares e os principais ramos do plexo braquial. Os vasos subescapulares correm ao longo ou próximo à borda caudal do músculo.

Suprimento Sangüíneo: Artéria subescapular, artéria supra-escapular e artéria umeral circunflexa cranial.

Suprimento Nervoso: Nervo subescapular, nervo peitoral cranial e nervo axilar.

O **músculo redondo maior** (Fig. 17-23) é plano, mais largo ao redor de sua parte média, e situa-se essencialmente na face medial do músculo tríceps do braço.

Origem: O ângulo caudal e parte adjacente da borda caudal da escápula.

Inserção: A tuberosidade do redondo maior do úmero, em comum com o músculo grande dorsal.

Ação: Flexionar a articulação do ombro e aduzir o braço.

Estrutura: Ele é em grande parte muscular, mas a origem consiste em uma aponeurose que se une à do músculo tensor da fáscia do antebraço. A inserção é feita por um tendão plano que se funde com a do músculo grande dorsal.

Relações: Lateralmente, com o músculo tríceps do braço; medialmente, com o músculo serrátil ventral do tórax. Os vasos subescapulares situam-se em um sulco entre a borda cranial deste músculo e a borda caudal do músculo subescapular; próximo à articulação do ombro a artéria umeral circunflexa caudal e o nervo axilar emergem entre os dois músculos. A face medial do músculo é cruzada pelos ramos torácicos do plexo braquial e pela artéria toracodorsal.

Suprimento Sangüíneo: Artéria subescapular, artéria braquial e artéria umeral circunflexa cranial.

Suprimento Nervoso: Nervo axilar.

O **músculo coracobraquial** (Fig. 17-23) situa-se na superfície medial da articulação do ombro e do braço.

Origem: O processo coracóide da escápula.

Inserção: (1) Uma pequena área proximal à tuberosidade redonda maior do úmero; (2) o terço médio da superfície cranial do úmero.

Ação: Aduzir o braço e flexionar a articulação do ombro.

Estrutura: O tendão longo de origem emerge entre o músculo subescapular e o ramo medial do músculo supra-espinhal. Ele passa sobre a parte terminal do músculo subescapular e é provido de uma **bolsa sinovial**. O ventre espalha-se e divide-se em duas partes. A pequena parte curta está inserida dentro do terço proximal da superfície medial do corpo do úmero; a grande parte longa está inserida dentro do terço médio do úmero, cranial à tuberosidade redonda maior e à cabeça medial do músculo tríceps do braço.

Relações: Lateralmente, com o músculo subescapular, o músculo braquial, o tendão de inserção do músculo grande dorsal e o úmero; medialmente, com o músculo peitoral ascendente; cranialmente com o músculo bíceps do braço. A artéria umeral circunflexa cranial e o ramo muscular proximal do nervo musculocutâneo passam entre as duas partes, ou entre o músculo e o osso, e os vasos braquiais situam-se ao longo da borda caudal do músculo.

Suprimento Sangüíneo: Artéria umeral circunflexa cranial e artéria braquial.

Suprimento Nervoso: Nervo musculocutâneo através do ramo muscular proximal.

O **músculo articular do ombro** (capsular) é um músculo muito pequeno, que se situa na superfície flexora da cápsula da articulação do ombro.

Origem: A escápula, logo dorsal à parte caudal da borda da cavidade glenóide.

Inserção: A superfície caudal do corpo do úmero, a curta distância distal à cabeça.

Ação: Vem sendo mantido que ele tensiona a cápsula da articulação do ombro e evita que este seja pinçado durante a flexão, mas não parece haver qualquer inserção do músculo na cápsula da articulação.

Estrutura: Ele é muscular e comumente tem aproximadamente 1,5 cm de largura, mas pode consistir em apenas uns poucos feixes de fibras; às vezes é duplo. Ele passa através da origem do músculo braquial para atingir sua inserção.

Relações: Superficialmente, com a cabeça longa do músculo tríceps do braço, os vasos umerais circunflexos caudais e o nervo axilar; profundamente, com a cápsula da articulação.

Suprimento Sangüíneo: Artéria umeral circunflexa caudal.

Suprimento Nervoso: Nervo axilar.

Músculos do Braço

Este grupo consiste em cinco músculos que estão agrupados ao redor do úmero. Eles surgem da escápula e do úmero, estão inseridos no antebraço, e agem sobre a articulação do cotovelo e a fáscia do antebraço.

O **músculo bíceps do braço** é um forte músculo fusiforme, que se situa na superfície cranial do úmero (Figs. 17-12, 23, 24, 25 e 26).

Origem: O tubérculo supraglenóide.

Inserção: (1) A tuberosidade radial; (2) o ligamento colateral medial da articulação do cotovelo; (3) a fáscia do antebraço e o tendão do músculo extensor radial do carpo.

Ação: Flexionar a articulação do cotovelo; fixar o ombro e o cotovelo ao ficar de pé; auxiliar o músculo extensor radial do carpo; tensionar a fáscia do antebraço.

Estrutura: O músculo está circundado em uma bainha dupla de fáscia, que se insere nos tubérculos menor e maior e na tuberosidade deltóide do úmero. O tendão de origem está moldado no sulco do músculo braquial; é muito forte e denso e parcialmente cartilaginoso. Ele está aqui afixado por uma camada tendínea que serve de inserção para parte do músculo peitoral ascendente. Seu deslizamento sobre o sulco é facilitado pela grande **bolsa intertuberal** (bicipital); a membrana sinovial estende-se um tanto ao redor das bordas da face superficial do tendão. Um cruzamento tendinoso bem demarcado corre através do músculo e o divide distalmente em duas partes (Fig. 17-24). Destas, a parte espessa e curta está inserida na tuberosidade radial e emite fibras para o ligamento colateral medial da articulação do cotovelo. O tendão longo (*lacertus fibrosus*) é mais fino, une-se à fáscia do antebraço e ao tendão do músculo extensor radial do carpo; desta forma a ação continua até o metacarpo.

Relações: Lateralmente, com o músculo braquiocefálico e o músculo braquial; medialmente, com o músculo peitoral ascendente e o músculo peitoral superficial; cranialmente, com o músculo subclávio; caudalmente, o úmero, o músculo coracobraquial, os vasos umeral circunflexo cranial e cúbito transverso, e o nervo musculocutâneo.

Suprimento Sangüíneo: Ramos das artérias braquial e cúbita transversa.

Suprimento Nervoso: Nervo musculocutâneo.

O **músculo braquial** (Figs. 17-12, 25 e 26) ocupa o sulco do músculo braquial do úmero.

Origem: O terço proximal da superfície caudal do úmero.

Inserção: A borda medial do rádio sob cobertura do ligamento colateral medial.

Ação: Flexionar a articulação do cotovelo.

Estrutura: O percurso espiralado peculiar do músculo deu origem ao nome muitas vezes a ele aplicado — **umeral oblíquo**. Começando na superfície caudal do corpo, próximo à cabeça do úmero, ele enrola-se sobre a superfície lateral, cruza o músculo bíceps do braço muito obliquamente, e finalmente atinge o lado medial do antebraço ao passar entre o músculo bíceps do braço e o músculo extensor radial do

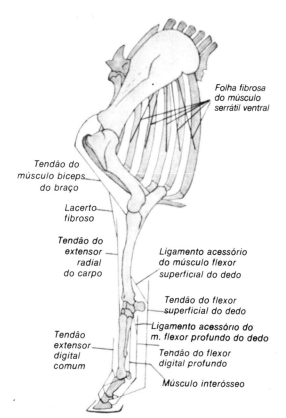

Figura 17-24. Diagrama do membro torácico do eqüino; vista lateral.

As estruturas que compõem o "aparelho de sustentação", que permite ao cavalo ficar de pé enquanto dorme.

carpo. Ele é inteiramente muscular, com exceção de seu tendão de inserção relativamente delgado; há uma bolsa sob o tendão. Algumas fibras na extremidade proximal estão inseridas na cápsula da articulação do ombro, que pode, assim, ser tensionado durante a flexão.

Relações: Lateralmente, com a pele e a fáscia, o músculo redondo menor, o músculo deltóide, o músculo tríceps do braço (cabeça lateral) e o músculo braquiocefálico em sua parte clidobraquial. Profundamente, com o músculo redondo maior, o músculo bíceps do braço e o úmero. A artéria cubital transversa cruza a face profunda do músculo em seu terço distal, e o nervo radial acompanha o músculo na metade distal do sulco do músculo braquial.

Suprimento Sangüíneo: Ramos da artéria braquial.

Suprimento Nervoso: Nervo musculocutâneo; freqüentemente, também o nervo radial.

O músculo tensor da fáscia do antebraço (Fig. 17-23) é um fino músculo que se situa essencialmente na superfície medial da cabeça longa do músculo tríceps do braço.

Origem: O tendão de inserção do músculo grande dorsal e a borda caudal da escápula.

Inserção: (1) A fáscia profunda do antebraço; (2) o olécrano.

Ação: Tensionar a fáscia do antebraço e estender a articulação do cotovelo.

Estrutura: A origem consiste em uma aponeurose muito fina que se une com as aponeuroses da cabeça longa do músculo tríceps do braço e a do músculo grande dorsal. Na maioria dos casos há uma divisão distinta em cabeças cranial e caudal. A parte muscular, fina em sua parte cranial e um tanto mais espessa caudalmente, é mais estreita do que a origem aponeurótica. Ele é sucedido por uma inserção aponeurótica, que termina essencialmente ao unir-se com a fáscia do antebraço, ligeiramente distal ao cotovelo. Há, entretanto, uma pequena mas constante afixação tendínea ao olécrano.

Relações: Lateralmente, com o músculo cutâneo omobraquial, o músculo tríceps do braço (cabeças longa e medial), o músculo flexor radial do carpo, o músculo flexor ulnar do corpo, os vasos ulnar colateral e o nervo ulnar; medialmente, com o músculo grande dorsal, o músculo serrátil ventral do tórax e o músculo peitoral ascendente.

Suprimento Sangüíneo: Artéria subescapular, artéria ulnar colateral, artéria braquial profunda e, às vezes, a artéria toracodorsal.

Suprimento Nervoso: Nervo radial.

O músculo tríceps do braço (Figs. 17-11 e 12), juntamente com o músculo anterior, constitui a grande massa muscular que ocupa o ângulo entre a borda caudal da escápula e o úmero. Ele é claramente divisível em três porções.

(a) A **porção longa** (Figs. 17-23, 25 e 27), a maior e a mais longa das três porções, é um poderoso músculo triangular e espesso, que se estende da borda caudal da escápula até o olécrano.

Origem: A borda caudal da escápula.

Inserção: A parte lateral e caudal da tuberosidade do olécrano.

Ação: (1) Estender a articulação do cotovelo; (2) flexionar a articulação do ombro.

Estrutura: O músculo surge por uma aponeurose larga e forte da borda caudal da escápula. A partir daqui os feixes da parte muscular convergem para o curto e forte tendão de inserção. Um cuidadoso exame demonstrará que o músculo é penetrado por um cruzamento tendíneo do qual muitas fibras tomam a origem obliquamente. A face superficial está coberta por uma aponeurose especialmente desenvolvida em sua parte distal. Uma pequena bolsa ocorre sob o tendão de inserção.

Relações: Lateralmente, com o músculo cutâneo omobraquial, o músculo deltóide, o músculo infraespinhal, o músculo redondo menor e a porção lateral; medialmente, com o músculo tensor da fáscia do antebraço, o músculo redondo maior, o músculo grande dorsal, o músculo peitoral ascendente e os vasos toracodorsais; cranialmente, com o músculo braquial e a porção medial, os vasos braquial profundo e umeral circunflexo caudal, e os nervos axilar e radial; caudalmente, com a pele e a fáscia.

Suprimento Sangüíneo: Artéria subescapular e artéria braquial profunda.

Suprimento Nervoso: Nervo radial.

(b) A **porção lateral** (Fig. 17-27) é um forte músculo quadrilátero, que se situa na superfície lateral do braço. Seu terço proximal está coberto pelos músculos deltóide e redondo menor, e o restante, apenas pelo fino músculo cutâneo omobraquial e a pele.

Origem: (1) A tuberosidade deltóide e a linha grosseira curva que se estende dele até o colo do úmero; (2) a forte fáscia que se estende da tuberosidade deltóide até a superfície lateral da articulação do cotovelo.

Inserção: (1) Uma pequena área proeminente na superfície lateral do olécrano; (2) o tendão da porção longa.

Ação: Estender a articulação do cotovelo.

Estrutura: A origem consiste em curtas fibras tendíneas. O ventre é espesso e composto de feixes paralelos que são direcionados obliquamente, distal e caudalmente. Eles estão inseridos parcialmente no tendão da porção longa e parcialmente no olécrano, distal e cranial a esse tendão.

Relações: Lateralmente, com o músculo deltóide, o músculo redondo menor e o músculo cutâneo omobraquial; medialmente, com as porções longa e medial e o músculo braquial. Ramos dos vasos umeral circunflexo caudal e o nervo axilar emergem entre a borda caudal do músculo e a porção longa. A face profunda do músculo está relacionada aos ramos das artérias braquial profunda e radial colateral e do nervo radial.

Suprimento Sangüíneo: Artéria umeral circunflexa caudal e a artéria braquial profunda.

Suprimento Nervoso: Nervo radial.

(c) A **porção medial** (Figs. 17-23 e 25) é bem a menor das três porções. Ela está situada na superfície medial do braço, e estende-se do terço médio do úmero até o olécrano.

Origem: O terço médio da superfície medial do corpo do úmero, caudal e distal à tuberosidade redonda maior.

Inserção: A parte medial e cranial da tuberosidade do olécrano, entre a inserção da porção longa e a

MÚSCULOS DO EQÜINO

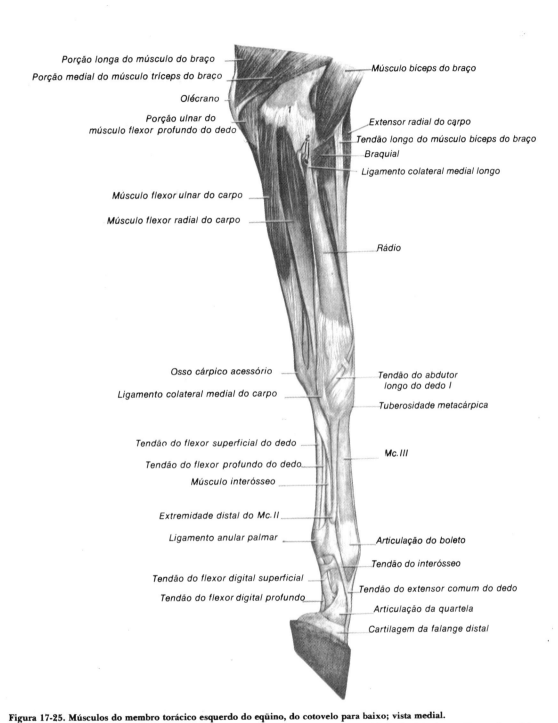

Figura 17-25. Músculos do membro torácico esquerdo do eqüino, do cotovelo para baixo; vista medial.
A fáscia e a porção ulnar do músculo flexor ulnar do carpo foram removidas. 1, extremidade distal do úmero; 2, vasos braquiais e nervo mediano.

origem da porção ulnar do músculo flexor profundo dos dedos.

Ação: Estender a articulação do cotovelo.

Estrutura: O músculo é muscular, exceto em sua inserção, onde ele possui um tendão plano, sob o qual normalmente há uma pequena bolsa.

Relações: Lateralmente, com o úmero, músculo braquial, músculo anconeu e a porção lateral do músculo tríceps do braço; medialmente, com o músculo peitoral ascendente, o músculo coracobraquial, o músculo redondo maior, o músculo grande dorsal, o músculo tensor da fáscia do antebraço, os vasos braquial e braquial profundo e os nervos mediano e ulnar; caudalmente, a porção longa, ramos dos vasos braquial profundo e o nervo radial.

Suprimento Sangüíneo: Artéria braquial profunda e artéria ulnar colateral.

Suprimento Nervoso: Nervo radial.

O **músculo anconeu** é um pequeno músculo que cobre a fossa do olécrano e está coberto pelo músculo tríceps do braço. Ele é um tanto difícil de separar da porção lateral.

Origem: O terço distal da superfície caudal do úmero.

Inserção: A superfície lateral do olécrano.

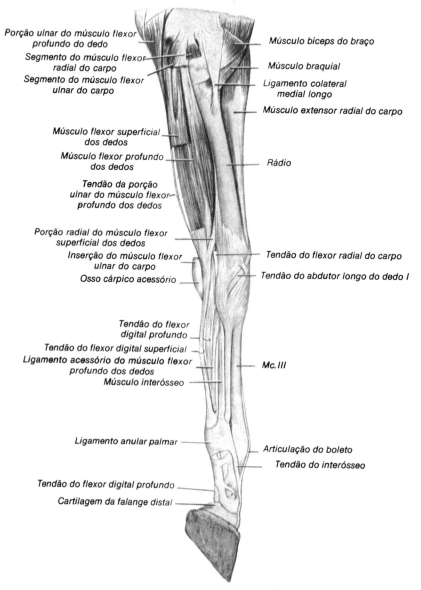

Figura 17-26. Músculo do membro torácico esquerdo do eqüino, do cotovelo para baixo; vista medial.
Partes dos músculos superficiais foram removidas, o canal cárpico aberto, e os tendões flexores afastados caudalmente.

MÚSCULOS DO EQÜINO

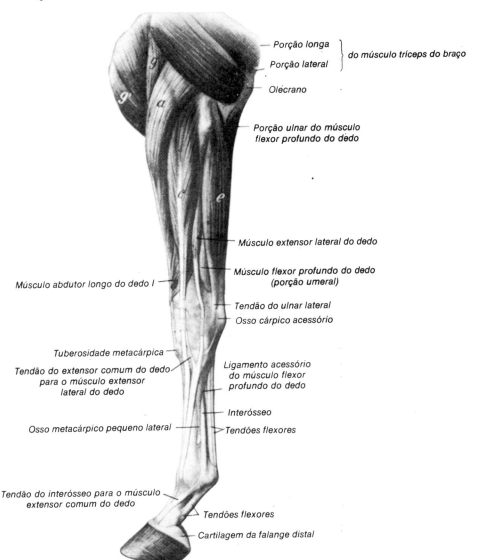

Figura 17-27. Músculos do membro torácico esquerdo do eqüino do cotovelo para baixo; vista lateral.

a, Músculo extensor radial do carpo; c, músculo extensor comum do dígito; e, músculo ulnar lateral; g, músculo braquial; g' músculo peitoral descendente. (De Ellenberger et al., 1911.)

Ação: Estender a articulação do cotovelo e elevar a cápsula da articulação, evitando que ela seja pinçada durante a extensão.

Estrutura: Ele é quase inteiramente muscular. A face profunda está aderente à cápsula da articulação do cotovelo.

Relações: Superficialmente, com o músculo tríceps do braço; profundamente, com o úmero e a articulação do cotovelo.

Suprimento Sangüíneo: Artéria braquial profunda.

Suprimento Nervoso: Nervo radial.

Fáscias e Músculos do Antebraço e Mão

O antebraço é coberto em três de seus lados pelos músculos deste grupo, deixando a superfície medial do rádio em sua maior parte subcutânea. Os músculos extensores do carpo e dos dedos situam-se nas partes cranial e lateral da região, enquanto os músculos flexores ocupam a superfície caudal.

A **fáscia do antebraço** forma um revestimento muito forte e completo para todos os músculos da região. A **fáscia superficial** é fina, e une-se no carpo com a fáscia profunda; ela fornece inserção para o músculo peitoral transverso. A **fáscia profunda** é muito forte e do caráter tendíneo (Fig. 17-23). Ela fornece inserção, em sua parte proximal e medial, para o músculo tensor da fáscia do antebraço; em sua parte cranial, proximal e lateral, fornece inserção para o músculo cliodobraquial do músculo braquiocefálico e o músculo bíceps do braço. Insere-se

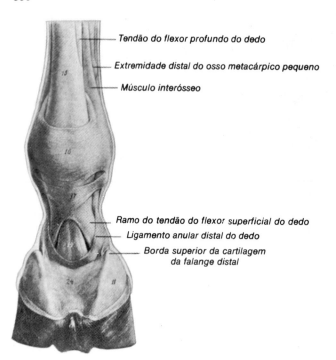

Figura 17-28. Dígito do eqüino; vista palmar.
11, Cartilagem da falange distal; 14', tendão flexor digital profundo; 15, tendão flexor digital superficial; 16, ligamento metacárpico transverso superficial (ligamento anular volar do boleto); 17, ligamento anular digital proximal (vaginal); 24, almofada (pulvino) digital. (De Ellenberger et al., 1911.)

no cotovelo na tuberosidade maior do úmero e na tuberosidade lateral do rádio, na ulna e nos ligamentos colaterais. Na superfície medial do antebraço ela une-se ao perióstio da superfície medial do rádio. Está intimamente aderente à superfície dos músculos extensores do carpo e dos dedos, porém um tanto frouxamente inserida nos músculos flexores; próximo ao carpo ela une-se aos tendões afixados ao osso acessório do carpo. De sua face profunda são destacados **septos intermusculares,** que formam bainhas para os músculos e se inserem nos ossos subjacentes. Os septos principais são os seguintes: (a) um que passa entre o músculo extensor comum dos dedos e o músculo extensor lateral dos dedos e o músculo ulnar lateral; (b) um entre o músculo extensor comum dos dedos e o músculo extensor radial do carpo; (c) um entre o músculo flexor radial do carpo e o músculo ulnar.

A **fáscia cárpica** é uma continuação direta da fáscia do antebraço. Ela se insere essencialmente nos processos estilóides medial e lateral da extremidade distal do rádio, no osso cárpico acessório e nos ligamentos colaterais cárpicos. Dorsalmente ela forma o **retináculo dos extensores** (comumente ligamento anular dorsal do carpo), passando por cima dos sulcos e afixando os tendões extensores e suas bainhas sinoviais. Palmarmente ela é muito espessa e forma o **retináculo dos flexores** (ligamento anular volar ou transverso do carpo). Ele estende-se por cima do osso acessório do carpo até o ligamento colateral medial e a extremidade proximal do osso metacárpico. Assim completa o **canal cárpico**, onde se situam os tendões flexores digitais, a bainha sinovial cárpica, a artéria palmar medial ou a segunda artéria digital palmar comum e o nervo.

A **fáscia superficial** do **metacarpo** e dos **dígitos** não apresenta nenhuma característica especial, mas a **fáscia profunda** é complicada pela existência de diversos ligamentos anulares palmar e digital. No metacarpo ela quase não é distinguível do perióstio dorsalmente. Na parte proximal da superfície palmar forma uma bainha forte e íntima para os tendões flexores digitais, e insere-se no osso metacárpico em cada lado. Mais distalmente e entre o ligamento anular palmar e o ligamento anular digital ela é fina. Na superfície flexora da articulação do machinho ela se torna muito mais espessa por fibras que passam transversalmente de um osso sesamóide para o outro, formando o **ligamento metacárpico transverso superficial** (ligamento anular volar do boleto) (Fig. 17-28), que prende para baixo os tendões flexores digitais no sulco sesamóide e converte este em um canal. Distalmente a este há uma segunda lâmina quadrilátera espessa, a parte anular da bainha fibrosa (ligamento anular digital proximal), que cobre e está aderente ao tendão flexor digital superficial. Ele se insere em qualquer dos lados, por duas faixas, até as extremidades das bordas da falange proximal, desta forma prendendo firmemente para baixo os tendões flexores digitais. Um pouco adiante e distalmente, uma lâmina fibrosa em forma de crescente, o ligamento anular digital distal, cobre a expansão terminal do tendão flexor digital profundo. Ele se insere, em qualquer dos lados, por uma faixa forte ao lado da falange proximal e ao redor de seu meio; sua face superficial está em grande parte coberta pelo pulvino digital e sua superfície profunda está em grande parte aderida ao tendão flexor digital profundo. Ela também está ligada ao assim chamado tendão ou ligamento calcar metacárpico (esporão) (Fig. 22-33). Ele é uma estreita e fina faixa fibrosa, que tem início na base fibrosa do esporão, como a massa córnea do boleto é denominada. Ela desce até o lado da articu-

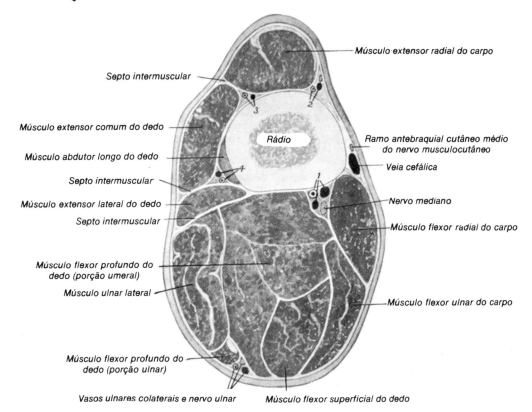

Figura 17-29. Secção transversal do antebraço esquerdo do eqüino.
A secção foi realizada um pouco acima da metade da região e a figura é uma vista proximal. 1, Artéria mediana e veias satélites; 2, 3, ramos dos vasos braquial profundo e cubital transverso; 4, vasos interósseos craniais.

lação da ranilha, cruzando sobre a artéria digital (própria) palmar e o nervo do mesmo nome; aqui alarga-se e une-se à lâmina fibroelástica que acabamos de descrever.

DIVISÃO EXTENSORA

O **músculo extensor radial do carpo** (Figs. 17-25, 26, 27, 29, 30, 32) é o maior músculo da divisão extensora, e situa-se na superfície cranial do rádio.

Origem: (1) A crista epicondilóide lateral do úmero; (2) a fossa coronóide; (3) a fáscia profunda do braço e do antebraço e o septo intermuscular entre este músculo e o músculo extensor comum dos dedos.

Inserção: A tuberosidade metacárpica.

Ação: Estender e fixar a articulação cárpica e flexionar a articulação do cotovelo (Fig. 17-24).

Estrutura: O tendão de origem une-se ao tendão do músculo extensor comum dos dedos e está aderente à capsula da articulação do cotovelo. O ventre do músculo é arredondado e corre até um ponto no terço distal do antebraço. O tendão, que corre quase todo o comprimento da parte muscular, aparece na superfície deste último ao redor de seu meio; aqui o músculo apresenta uma disposição distintamente penada. O tendão passa através do sulco médio na extremidade distal do rádio e sobre a cápsula da articulação cárpica, preso pelo retináculo dos extensores (ligamento anular dorsal do carpo) e revestido com uma **bainha sinovial.** Esta começa 8 a 10 cm proximal ao carpo e estende-se até o meio do carpo. Distal a este o tendão se insere na cápsula da articulação, mas normalmente há uma pequena bolsa ao nível do terceiro osso cárpico. Na metade distal do antebraço a fáscia profunda une-se ao tendão, e aqui este último se une com o tendão longo *(lacertus fibrosus)* do músculo bíceps do braço.

Relações: Superficialmente, com a pele, a fáscia e o músculo abdutor longo do dedo I; profundamente, com a cápsula da articulação do cotovelo, o tendão curto do músculo bíceps do braço, o rádio, a cápsula de articulação cárpica, a artéria cubital transversa e o nervo radial; lateralmente, com o músculo extensor comum dos dedos; medialmente, no cotovelo, com o músculo braquial e o músculo bíceps do braço.

Suprimento Sangüíneo: Artéria cubital transversa.

Suprimento Nervoso: Nervo radial.

O **músculo extensor comum dos dedos** (Figs. 17-27, 29 e 30) situa-se lateralmente ao anterior, ao qual se assemelha no formato geral, embora ele seja menos volumoso.

Origem: (1) A parte cranial da extremidade distal do úmero, dentro e lateralmente à fossa coronóide; (2) a tuberosidade lateral na extremidade proximal

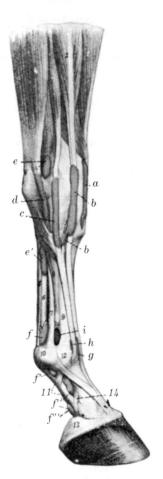

Figura 17-30. Bainhas e bolsas sinoviais da parte distal do membro torácico direito do eqüino; vista lateral.

a, Bainha do músculo extensor radial do carpo; b, bainha do músculo extensor comum dos dedos; c, bainha do músculo extensor lateral dos dedos; d, bainha do tendão longo do músculo ulnar lateral; e, e', bainha cárpica do músculo flexor comum; f, f', f'', bainhas digitais; g, bolsa sob o tendão do músculo extensor comum dos dedos; h, bolsa sob o tendão extensor digital lateral; i, cápsula da articulação do boleto; 1, músculo extensor radial do carpo; 2, músculo extensor comum dos dedos; 3, músculo extensor lateral dos dedos; 4, músculo ulnar lateral; 4', 4'', tendões de 4; 5, tendão do músculo flexor superficial dos dedos; 6, tendão flexor profundo dos dedos; 7, músculo interósseo; 8, osso metacárpico lateral; 9, osso metacárpico grande; 10, ligamento metacárpico transverso superficial (ligamento anular volar do boleto); 11, ligamento anular digital proximal; 12, articulação do boleto; 13, cartilagem da falange distal; 14, faixa da falange distal para a cartilagem. (De Ellenberger, 1908.)

do rádio, o ligamento colateral lateral do cotovelo, e a borda lateral do rádio na junção de seus terços proximal e médio; (3) a superfície lateral do corpo da ulna; (4) a fáscia do antebraço.

Inserção: (1) O processo extensor da falange distal; (2) a superfície dorsal das extremidades proximais das falanges proximal e média.

Ação: Estender as articulações digital e cárpica, e flexionar a articulação do cotovelo.

Estrutura: O músculo é um músculo composto, representando o músculo extensor comum dos dedos, juntamente com vestígios dos músculos extensores próprios dos dígitos. Normalmente, pelo menos, duas porções podem ser distinguidas, embora a divisão seja sempre mais ou menos artificial no que concerne à parte muscular. A **porção umeral,** que constitui boa parte do músculo, surge do aspecto cranial do epicôndilo lateral do úmero, em comum com o músculo extensor radial do carpo; o tendão de origem é aderente à cápsula da articulação do cotovelo. Seu ventre é fusiforme, e termina em um ponto próximo ao terço distal do rádio. O tendão aparece na superfície do músculo, ao redor do meio do ventre, a disposição sendo penada. O tendão passa distalmente através do sulco lateral dos dois grandes sulcos, na parte cranial da extremidade distal do rádio, e sobre a cápsula da articulação cárpica. Passando distalmente sobre a superfície dorsal do metacarpo, ele gradativamente inclina-se medialmente, atingindo a linha média do membro próximo ao boleto (Fig. 17-31). Ligeiramente distal ao meio da falange proximal ele se encontra com os ramos do tendão interósseo e, assim, torna-se muito mais largo. Duas membranas sinoviais facilitam o deslizamento do tendão. A membrana sinovial próxima é uma **bainha sinovial** que tem início aproximadamente 7 a 8 cm próximo ao carpo, e termina na extremidade proximal do metacarpo. No boleto ocorre uma **bolsa** entre o tendão e a cápsula da articulação, mas nos demais locais os dois são aderentes. A **porção menor,** surgida essencialmente do rádio e da ulna, é muitas vezes divisível em duas partes (Fig. 22-27). A maior destas partes é a **porção radial;**[*] ela surge da tuberosidade lateral e borda do rádio, e do ligamento colateral lateral da articulação do cotovelo. O ventre plano é sucedido por um tendão delicado, que acompanha o tendão principal sobre o carpo (incluído na mesma bainha), e depois passa lateralmente para fundir-se com o tendão do músculo extensor lateral dos dedos, ou pode continuar distalmente entre os tendões extensor digital comum e lateral até o boleto. Normalmente um segmento é destacado e se insere na extremidade proximal da falange proximal, ou termina na fáscia neste local. A divisão menor e mais profunda é a **porção ulnar;**[†] esta é normalmente um tanto difícil de ser isolada. Ela surge da ulna, próximo ao espaço interósseo. Tem um pequeno ventre arredondado e é provida de um delicado tendão que pode fundir-se com o tendão principal ou pode se inserir na cápsula da articulação e na fáscia dorsal à articulação do boleto.

Relações: As principais relações do ventre do músculo são: superficialmente, com a pele e a fáscia; profundamente, com a articulação do cotovelo, o rádio e a ulna, o músculo abdutor longo do dedo I, os vasos cubitais transversos e o nervo radial; cranial e medialmente, com o músculo extensor radial do

---

[*]Este (anteriormente denominado de músculo de Phillips) é considerado como representando a parte do extensor comum para o quarto e quinto dígitos.

[†] Martin (1912) considera este músculo (anteriormente denominado o músculo de Thiernesse) como representando o extensor indicis proprius e a parte do extensor comum para o segundo dígito.

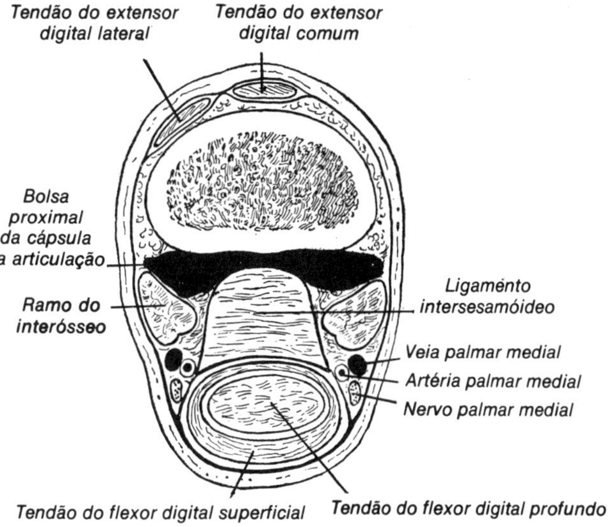

MÚSCULOS DO EQÜINO

Figura 17-31. Secção transversal da parte distal do metacarpo esquerdo do eqüino, logo proximal aos sesamóides.

carpo; caudalmente, com o músculo extensor lateral dos dedos e os vasos interósseos craniais.

Suprimento Sangüíneo: Artéria radial, artéria interóssea cranial, artéria cubital transversa.

Suprimento Nervoso: Nervo radial.

Lesbre (Sisson, 1921) relata que em um caso ele encontrou um músculo braquiorradial no eqüino. Ele é um feixe muscular e delicado, superposto na borda medial do músculo extensor comum dos dedos, e estendendo-se da crista epicondilóide lateral até a parte distal da borda medial do rádio. Funde-se ao músculo braquial e assim este recebe uma ramificação inconstante do nervo radial.

O **músculo extensor lateral dos dedos** (Figs. 17-27, 29 e 30) é bem menor do que o anterior, caudalmente ao qual está situado.

Origem: A tuberosidade lateral do rádio e o ligamento colateral lateral da articulação do cotovelo, o corpo da ulna, a borda lateral do rádio e o septo intermuscular.

Inserção: Uma eminência na superfície dorsal da extremidade proximal da falange proximal.

Ação: Estender o dígito e o carpo.

Estrutura: O músculo é penado, e está circundado em uma bainha formada pela fáscia profunda, da qual muitas fibras surgem. O ventre é fino e fusiforme e termina no terço distal do antebraço. Daqui o tendão (a princípio pequeno e redondo) passa distalmente através do sulco no processo estilóide lateral da extremidade distal do rádio, depois sobre o carpo, e gradativamente inclinando-se no sentido da superfície dorsal, mas sem atingir a linha média do membro (Fig. 17-3), passa sobre o metacarpo e o boleto, até sua inserção. Duas membranas sinoviais ocorrem em relação ao tendão. Uma **bainha sinovial** circunda o tendão, a começar aproximadamente 6 a 8 cm do carpo, e atingindo a extremidade proximal do metacarpo. No boleto uma pequena **bolsa** situa-se entre o tendão e a cápsula da articulação, mas no restante o tendão é aderente à cápsula. O tendão torna-se plano e muito maior distalmente ao carpo, em virtude de ter recebido o tendão da porção radial do músculo extensor comum dos dedos e uma faixa forte do osso cárpico acessório.

Relações: Superficialmente, com a pele e a fáscia; profundamente, com a face lateral do rádio e a ulna; cranialmente, com o músculo extensor comum dos dedos, o músculo abdutor longo do dedo I e a artéria interóssea cranial; caudalmente, com o músculo ulnar lateral e o músculo flexor profundo dos dedos.

Suprimento Sangüíneo: Artéria interóssea cranial e artéria cubital transversa.

Suprimento Nervoso: Nervo radial.

O músculo abdutor longo do dedo I (**Músculo extensor oblíquo do carpo φ**) (Figs. 17-27 e 29) é um pequeno músculo que se curva obliquamente sobre a metade distal do rádio e carpo.

Origem: A borda lateral e parte adjacente da superfície cranial do rádio (a área de inserção começando em um ponto próximo à metade do osso e estendendo-se distalmente até seu quarto distal).

Inserção: A cabeça do segundo osso metacárpico.

Ação: Estender a articulação cárpica.

Estrutura: O músculo é penado e possui um ventre plano que se curva distalmente, cranial e medialmente sobre a parte distal do rádio. O tendão continua a direção do músculo, e passa sobre o tendão do músculo extensor radial do carpo; então ocupa o sulco oblíquo na extremidade distal do rádio, e cruza a face medial do carpo. Ele é provido de uma bainha sinovial.

Relações: Superficialmente, com a pele e a fáscia, o músculo extensor lateral dos dedos e o músculo extensor comum dos dedos; profundamente, com o rádio, o músculo extensor radial do carpo, a cápsula da articulação do carpo e o ligamento colateral medial do carpo.

Suprimento Sangüíneo: Artéria interóssea cranial e artéria cubital transversa.

Suprimento Nervoso: Nervo radial.

DIVISÃO FLEXORA

O **músculo flexor radial do carpo** (Figs. 17-25, 29 e 32) situa-se na superfície medial do antebraço, caudal à borda do rádio.

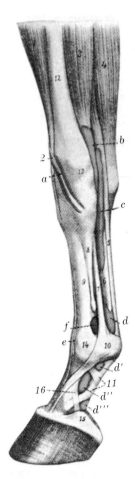

Figura 17-32. Bainhas e bolsas sinoviais da parte distal do membro torácico direito do eqüino; vista medial.

a, Bainha do músculo abdutor longo do dedo I; b, bainha do músculo flexor radial do carpo; c, bainha cárpica do músculo flexor comum; d, d', d'', d''', bainhas digitais; e, bolsa sob o tendão do músculo extensor comum dos dedos; f, cápsula da articulação do boleto; 1, músculo extensor radial do carpo; 2, tendão do músculo abdutor longo do dedo I; 3, músculo flexor radial do carpo; 4, músculo flexor ulnar do carpo; 5, tendão do músculo flexor superficial dos dedos; 6, tendão do músculo flexor profundo dos dedos; 7, músculo interósseo; 8, pequeno osso metacárpico; 9, grande osso metacárpico; 10, ligamento metacárpico transverso superficial (ligamento anular volar do boleto); 11, ligamento anular proximal dos dedos; 12, rádio; 13, articulação radiocárpica; 14, articulação do boleto; 15, cartilagem da falange distal; 16, faixa da falange proximal até a cartilagem. (De Ellenberger, 1908.)

Origem: O epicôndilo medial do úmero, distal e caudal ao ligamento colateral medial.
Inserção: A extremidade proximal do segundo osso metacárpico.
Ação: Flexionar a articulação cárpica e estender o cotovelo.
Estrutura: O músculo tem um tendão de origem curto, que é sucedido por um ventre um tanto achatado e fusiforme. O tendão de inserção começa próximo ao quarto distal do rádio, e desce em um canal limitado palmarmente pelo retináculo flexor. Ele é provido de uma **bainha sinovial** que começa 5 a 8 cm próximo ao carpo e estende-se até quase a inserção do tendão.

Relações: Superficialmente, com a pele e a fáscia, o músculo peitoral transverso e o tensor da fáscia do antebraço; profundamente, com a articulação do cotovelo, o rádio, o músculo flexor profundo dos dedos, o músculo flexor ulnar do carpo, nervo e vasos palmares. No cotovelo a artéria braquial e o nervo mediano situam-se cranialmente ao músculo, mas distalmente eles mergulham por baixo dele.
Suprimento Sangüíneo: Artéria mediana e ramos da artéria braquial.
Suprimento Nervoso: Nervo mediano.

Ao remover a fáscia profunda na superfície medial do cotovelo o aluno poderá notar um pequeno músculo situado ao longo do ligamento colateral medial. Este é o **músculo pronador redondo**, que normalmente não está presente ou é um mero vestígio no eqüino. Ele surge por um tendão pequeno e plano do epicôndilo medial do úmero e se insere no ligamento colateral medial do cotovelo. Devido ao seu pequeno tamanho e ao fato de que o antebraço é fixado na posição de pronação, o músculo não pode ter função apreciável. Ele é normalmente representado por uma faixa tendínea.

O **músculo flexor ulnar do carpo** (Figs. 17-25, 29 e 32) situa-se nas superfícies medial e caudal do antebraço, em parte sob e parcialmente caudal ao músculo anterior. Ele surge por duas cabeças — a umeral e a ulnar.
Origem: (1) O epicôndilo medial do úmero logo caudal ao músculo anterior; (2) a superfície medial e a borda caudal do olecrano.
Inserção: A borda proximal do osso cárpico acessório.
Ação: Flexionar a articulação do carpo e estender o cotovelo.
Estrutura: A **porção umeral** é a maior, constituindo, na realidade, boa parte do músculo. Ela é achatada, curva e afunila-se em ambas as extremidades. A **porção ulnar,** bem menor e muito fina, é coberta por uma aponeurose e da qual muitas de suas fibras surgem. Ela une-se à porção umeral, ligeiramente proximal à metade do antebraço. O tendão de inserção é curto e forte; ele une-se ao retináculo flexor (ligamento anular posterior do carpo).
Relações: Superficialmente, com o músculo tensor da fáscia do antebraço, o músculo peitoral superficial, o músculo flexor radial do carpo, a pele e a fáscia e o nervo antebraquial cutâneo caudal do nervo ulnar; profundamente, com o músculo flexor superficial dos dedos e o músculo flexor profundo dos dedos. Na metade distal do antebraço os vasos ulnar colateral e o nervo ulnar situam-se entre a borda lateral deste músculo e o músculo ulnar lateral.
Suprimento Sangüíneo: Artéria ulnar colateral e artéria mediana e ramos da artéria braquial.
Suprimento Nervoso: Nervo ulnar.

O **músculo ulnar lateral*** (Figs. 17-27, 29 e 30) situa-se na face lateral do antebraço, caudalmente ao músculo extensor lateral dos dedos.
Origem: O epicôndilo lateral do úmero, caudal e distal ao ligamento colateral lateral da articulação do cotovelo.

---
*Também conhecido como o extensor ulnar do carpo. Morfologicamente ele pertence ao grupo extensor.

MÚSCULOS DO EQÜINO

Inserção: (1) A superfície lateral e a borda proximal do osso acessório do carpo; (2) a extremidade proximal do quarto osso metacárpico.

Ação: Flexionar a articulação do carpo e estender o cotovelo.

Estrutura: O ventre do músculo é achatado e é cruzado por muitos tecidos tendíneos. Há dois tendões de inserção. O tendão curto está inserido no osso cárpico acessório. O tendão longo é destacado logo proximal ao carpo; é menor e arredondado; passa distalmente, ligeira e dorsalmente através de um sulco na superfície lateral do osso acessório do carpo, circundado por uma **bainha sinovial,** para atingir sua inserção no quarto osso metacárpico. Uma bainha sinovial situa-se sob a origem do músculo, na articulação do cotovelo, com a cavidade da qual se comunica.

Relações: Superficialmente, com a pele, a fáscia e o nervo antebraquial cutâneo caudal do nervo ulnar; profundamente, com a articulação do cotovelo, a ulna e os músculos flexores dos dígitos; cranialmente, com o músculo extensor lateral dos dedos; caudalmente, com o músculo flexor ulnar do carpo, a porção ulnar do músculo flexor profundo dos dedos, os vasos ulnar colateral e o nervo ulnar.

Suprimento Sangüíneo: Artéria interóssea caudal, artéria ulnar colateral, artéria mediana e ramos da artéria braquial.

Suprimento Nervoso: Nervo radial.

O **músculo flexor superficial dos dedos*** (Figs. 17-26 e 29) está situado no meio do grupo flexor, entre o músculo flexor ulnar do carpo e o músculo flexor profundo dos dedos.

Origem: (1) O epicôndilo medial do úmero; (2) uma crista na superfície caudal do rádio, distal a seu meio e próximo à borda medial.

Inserção: (1) As eminências na extremidade proximal da falange média, palmar aos ligamentos colaterais; (2) a extremidade distal da falange proximal, também palmar aos ligamentos colaterais.

Ação: Flexionar o dígito e o carpo e estender o cotovelo.

Estrutura: A parte muscular do músculo é a **porção umeral;** ela tem sua origem no úmero. A **porção radial** consiste em uma forte faixa fibrosa, o **ligamento acessório** (normalmente denominado de ligamento frenado superior ou radial), que se funde com o tendão próximo ao carpo. O ventre do músculo é multipenado, e mais ou menos funde-se com o do músculo flexor profundo dos dedos, do qual é, portanto, um tanto difícil de ser separado. Próximo ao carpo ele é sucedido por um tendão espesso e forte que passa distalmente através do canal cárpico e é circundado por uma bainha sinovial, em comum com o músculo flexor profundo dos dedos. A **bainha sinovial comum dos músculos flexores** tem início de 8 a 10 cm próxima ao carpo, e estende-se distalmente até o meio do metacarpo. Distal ao carpo o tendão torna-se achatado e mais largo, e no boleto ele alarga-se muito. Próximo ao boleto ele forma um anel através do qual passa o tendão do músculo flexor profundo dos dedos (Figs. 16-11 e

17-31). Aqui os dois tendões estão presos no sulco sesamóideo pelo ligamento metacárpico transverso superficial ou anular palmar, que mais ou menos se funde com o tendão flexor digital superficial. Na extremidade distal da falange proximal o tendão divide-se em dois ramos que divergem para atingir seus pontos de inserção, e entre os quais emerge o tendão do músculo flexor profundo dos dedos (Fig. 17-28). Uma segunda membrana sinovial, a bainha sinovial digital *(vaginae synoviales digitorum manus),* começa no quarto distal do metacarpo, 5 a 8 cm próximo ao boleto, e estende-se até o meio da falange média.

Relações: O ventre do músculo está relacionado superficialmente com a porção ulnar do músculo flexor profundo dos dedos, o músculo flexor ulnar do carpo, e, em sua origem, com aos vasos ulnar colateral e o nervo ulnar; profundamente, com a porção umeral do músculo flexor profundo dos dedos. O tendão está relacionado superficialmente com a pele e fáscia; profundamente, com o tendão flexor digital profundo.

Suprimento Sangüíneo: Artéria mediana e artéria interóssea caudal e os ramos da artéria braquial.

Suprimento Nervoso: Nervo ulnar.

A parte muscular do **músculo flexor profundo dos dedos*** situa-se na superfície caudal do rádio, e está quase inteiramente sob cobertura dos músculos anteriores. Ele é o maior músculo do grupo flexor (Figs. 17-25, 26, 27 e 29).

Origem: (1) O epicôndilo medial do úmero; (2) a superfície medial do olecrano; (3) o centro da superfície caudal do rádio e uma pequena área adjacente da ulna.

Inserção: A linha semilunar e a superfície adjacente da cartilagem da falange distal.

Ação: Flexionar o dígito e o carpo e estender o cotovelo.

Estrutura: Este músculo consiste em três porções. A **porção umeral** constitui boa parte do músculo. Ela é marcada por cruzamentos tendíneos, e incompletamente separada em três divisões. Uma bolsa sinovial da articulação do cotovelo desce sob sua origem aproximadamente 5 cm. A **porção ulnar** é muito menor, e está, a princípio, superficialmente situada entre o músculo ulnar lateral e o músculo flexor ulnar do carpo. A **porção radial** é a menor e não está sempre presente; ela está situada nos dois terços distais da superfície caudal do rádio, sob a porção umeral. Cada uma dessas porções é provida de um tendão. O tendão principal — o da porção umeral — aparece cerca de 8 a 10 cm próximo ao carpo e está unido ao carpo pelos tendões das outras duas porções. O tendão de união passa distalmente através do canal do carpo, sendo incluído na **bainha sinovial cárpica** *(vaginae synovialis communis mm. flexorum)* com o tendão flexor digital superficial, conforme anteriormente descrito. O tendão é, a princípio, largo e trilateral, mas torna-se mais estreito e arredondado distalmente. Continuando distalmente, ele se une, ao redor da metade do metacarpo, por uma forte faixa fibrosa, o **ligamento**

---

*Também comumente conhecido como o flexor perfurador ou flexor superficial das falanges.

*Também comumente conhecido como o flexor perfurador ou flexor profundo das falanges.

acessório (o assim achamado ligamento frenador inferior ou subcárpico). Este é uma continuação direta do ligamento cárpico palmar. Ele pode ser apropriadamente denominado de porção cárpica ou de porção tendínea. Em sua extremidade proximal é largo e ocupa toda a largura do espaço entre os pequenos ossos metacárpicos; distalmente torna-se mais estreito e mais espesso. Ele se relaciona dorsalmente com o interósseo, e sua face palmar, que está relacionada ao tendão flexor digital profundo, está coberta pela camada profunda da bainha cárpica. Distal a esta, o tendão passa através do anel formado pelo tendão flexor digital superficial (Fig. 17-31), depois sucessivamente sobre o sulco sesamóideo *(scutum proximale)*, os ligamentos sesamóideos distais, e a superfície flexora do sesamóide distal, até sua inserção (Figs. 16-12 e 13). No boleto ele alarga-se consideravelmente, estreita-se de novo no centro da região digital, alarga-se mais uma vez na polia da falange média *(scutum medium)*, e forma uma expansão terminal semelhante a um leque. Nas polias do dígito *(scutum distale)* o tendão contém cartilagem e é mais espesso. Do quarto distal do metacarpo até a metade da falange média ele está circundado pela **bainha sinovial digital** descrita em relação ao músculo flexor superficial dos dedos. A **bolsa podotroclear da mão,** ou **bolsa navicular,** é encontrada entre o tendão e o osso sesamóide distal ou navicular; ele estende-se aproximadamente 1 a 1,5 cm próximo ao osso navicular e distalmente até a inserção do tendão. A parte terminal do tendão está afixada pelo ligamento anular digital distal, descrito com a fáscia.

Relações: O ventre do músculo está relacionado, caudalmente, com o músculo flexor superficial dos dedos e o músculo flexor ulnar do carpo; medialmente, com o músculo flexor radial do carpo, o ligamento acessório do músculo flexor seperficial dos dedos e os vasos e nervos medianos; lateralmente, com o músculo ulnar lateral; cranialmente, com o rádio e ulnar e ramos da artéria e nervo medianos. Distal ao carpo o tendão é acompanhado pelos vasos palmares mediais e os nervos do dígito. Também pode ser notado que o músculo não está inteiramente coberto pelos outros flexores; ele entra em contato com a pele e fáscia na superfície caudolateral da metade proximal do antebraço, e também na superfície do quarto distal.

Suprimento Sangüíneo: Artéria mediana e artéria ulnar colateral e ramos da artéria braquial.

Suprimento Nervoso: Nervo mediano e nervo ulnar.

Os **músculos lumbricais** (medial e lateral) são dois músculos fusiformes, muito delgados, que se situam em qualquer dos lados dos tendões flexores digitais, próximo ao boleto. Eles surgem do tendão flexor digital profundo, e terminam no tecido fibroso que se situa sob o esporão (Fig. 22-33). Sua ação é inapreciável. O tamanho destes músculos está sujeito a muita variação. Muitas vezes muito pouco tecido muscular pode ser encontrado, mas o pequeno tendão está constantemente presente.

Suprimento Sangüíneo: Artérias metacárpicas palmares.

Suprimento Nervoso: Nervo mediano e nervo ulnar.

Os **músculos interósseos** são em número de três no eqüino, e estão situados essencialmente no sulco metacárpico. Dois, o **medial** e o **lateral,** são músculos muito pequenos, cada um dos quais surge do pequeno osso metacárpico correspondente, próximo a sua extremidade proximal, e é provido de um delicado tendão, que é normalmente perdido na fáscia do boleto (Fig. 16-11). Eles não têm ação apreciável. Seu suprimento sangüíneo e nervoso é o mesmo que o dos músculos anteriores.

O **músculo interósseo (médio)** é tão modificado que ele é normalmente denominado de ligamento sesamóide superior ou suspensório. Ele contém pouco tecido muscular, sendo transformado, em grande parte, em uma forte faixa tendínea *(tendo interosseus)*, bifurcada distalmente, e tendo como função essencial a de sustentar o boleto. Ela foi descrita, em deferência ao uso comum, com os ligamentos.

FÁSCIA E MÚSCULOS DO MEMBRO PÉLVICO
Fáscias

A **fáscia ilíaca** cobre a superfície ventral do músculo ilíaco e do músculo psoas, e sobre os quais se estende apertadamente (Fig. 22-34). Ela está afixada medialmente ao tendão do músculo psoas menor; lateralmente ela está afixada à tuberosidade da coxa e se une à camada profunda da fáscia toracolombar. Sua parte cranial é fina. Caudalmente ela continua com o **ligamento inguinal** e a **fáscia pélvica.** Fornece superfícies de origem para os músculos sartório, cremaster e transverso do abdome.

A **fáscia pélvica** forra a cavidade como a camada parietal e na abertura pélvica caudal (saída) é refletida sobre a víscera para formar a camada visceral. Dela lâminas são destacadas para reforçarem as diversas pregas peritoneais na abertura pélvica cranial (entrada).

A **fáscia superficial da região glútea** (Fig. 17-11) é fina e está intimamente aderente à fáscia profunda. Uma **bolsa** subcutânea pode ser encontrada na tuberosidade da coxa. A **fáscia glútea** cobre os músculos superficiais da região, e destaca septos intermusculares, que passam entre os músculos. Ela está afixada nas espinhas sacrais, nos ligamentos sacroilíacos dorsais e na tuberosidade do ílio, e é contínua cranialmente com a fáscia toracolombar e caucalmente com a **fáscia da cauda.** Sua face profunda fornece origem para as fibras do músculo glúteo superficial e do músculo glúteo médio, o músculo bíceps da coxa, e o músculo semitendíneo, de modo que há necessidade de cuidado na dissecção desses músculos. Os principais **septos intermusculares** são os seguintes: (1) um que passa entre o músculo glúteo superficial e o músculo bíceps da coxa; (2) um entre o músculo bíceps da coxa e o músculo semitendíneo, do qual é destacada uma lamela que passa entre as partes média e caudal do músculo bíceps da coxa e se insere na tuberosidade isquiática; (3) um entre o músculo semitendíneo e o músculo semimembranáceo, que se insere no ligamento sacrotuberal largo e na tuberosidade isquiática: ela fornece origem para fibras da porção longa do músculo semimembranáceo.

A **fáscia superficial da coxa** não apresenta características excepcionais, mas a **fáscia profunda** é muito espessa e forte na superfície cranial e lateral. Esta parte, a **fáscia lata** (Fig. 17-11), é contínua com a fáscia glútea; é de caráter tendíneo, e facilmente separável dos músculos subjacentes. Ela fornece inserção para o músculo tensor da fáscia lata e para o músculo bíceps da coxa (em parte), pelos quais é tensionada. No joelho ela se insere na patela e nos ligamentos patelares medial e lateral. Medialmente é contínua com a fáscia femoral medial. Ela fornece os seguintes **septos intermusculares:** (1) um que passa entre o músculo vasto lateral e o músculo bíceps da coxa para se inserir no terceiro trocanter do fêmur; (2) dois que passam entre os três segmentos do músculos bíceps da coxa; (3) um quarto entre o músculo bíceps da coxa e o músculo semitendíneo. A **fáscia femoral medial** cobre os músculos superficiais na superfície medial da coxa. Em sua parte proximal ela é unida pela lâmina femoral da aponeurose do músculo oblíquo externo do abdome (Fig. 22-34). A parte caudal é fina. Ela é contínua com a fáscia lata, cranialmente, e a fáscia crural, distalmente. No joelho ela funde-se com os tendões do músculo sartório e o músculo grácil.

A **fáscia crural,** ou fáscia da perna, consiste em três camadas. Duas delas revestem toda a região e podem, portanto, ser denominadas de **fáscias comuns.** A camada superficial é uma continuação daquela da coxa, enquanto a segunda camada pode ser considerada, essencialmente, como uma continuação dos tendões dos músculos superficiais do quadril e coxa (músculo bíceps da coxa, músculo semitendíneo, músculo tensor da fáscia lata, músculo sartório, e músculo grácil). As duas camadas freqüentemente fundem-se, e se inserem essencialmente nos ligamentos patelares medial e lateral e na borda cranial e superfície medial da tíbia. Aproximadamente até a metade da perna as duas camadas unem-se caudalmente ao músculo flexor profundo dos dedos e formam uma faixa forte que passa distalmente, cranial aos tendões do músculos gastrocnêmio e do músculo flexor superficial dos dedos, e se insere com este último nas partes dorsal e medial da tuberosidade calcânea. Este constitui um tendão társico de inserção do músculo bíceps da coxa e do músculo semitendíneo. Uma forte faixa, de aproximadamente 5 cm de largura, surge da tuberosidade supracondilóide lateral, desce sobre a porção lateral do músculo gastrocnêmio e une-se ao músculo anterior e ao tendão flexor digital superficial. A terceira camada forma bainhas para os músculos, fornecendo origem, em parte, para suas fibras. Dois importantes **septos intermusculares** são destacados: (1) um que passa entre o músculo extensor longo dos dedos e o músculo extensor lateral dos dedos para se inserir na fíbula e na borda lateral da tíbia; (2) um entre o músculo extensor lateral dos dedos e o músculo flexor profundo dos dedos.

A **fáscia társica** (Fig. 17-46) funde-se com os ligamentos e as proeminências ósseas da região. Ela é forte e tendínea dorsalmente, e une-se ao tendão do músculo extensor longo dos dedos, distalmente à articulação. Nos lados ela é fina e funde-se com os ligamentos. Plantarmente ela é muito espessa e forte, formando um retináculo flexor (ligamento

anular), que se estende do ligamento colateral medial ao ligamento calcâneo e ao ligamento plantar longo. Este converte o sulco na superfície plantar do jarrete em um canal, em que estão o tendão flexor digital profundo com sua bainha sinovial e os vasos e nervos plantares. Nesta vizinhança há três retináculos extensores. O retinárulo extensor proximal prende os tendões do músculo extensor longo dos dedos, músculo fibular terceiro, e o músculo tibial cranial na extremidade distal do corpo da tíbia. O retináculo extensor médio se insere no calcâneo e no tendão lateral do músculo fibular terceiro, formando um laço ao redor do tendão do músculo extensor longo dos dedos. O retináculo extensor distal estende-se através da extremidade proximal do grande osso metatársico e circunda os tendões (e bainhas) dos dois extensores digitais.

As **fáscias metatársica e digital** não diferem materialmente daquelas das regiões correspondentes do membro torácico.

Músculos*

MÚSCULOS SUBLOMBARES
(Figs. 17-33 e 22-34)

Os músculos deste grupo não estão limitados à região sublombar, mas estendem-se além dela tanto cranial como caudalmente. Sua principal função é flexionar a articulação do quadril. Dois, entretanto — o músculo psoas menor e o músculo quadrado lombar — não possuem ação.

O músculo psoas menor (Figs. 17-33 e 34) é um músculo penado, achatado e fusiforme, que se situa ao longo da superfície ventrolateral dos corpos das últimas três vértebras torácicas e das vértebras lombares.

Origem: Os corpos das últimas três vértebras torácicas e as primeiras quatro ou cinco vértebras lombares, e as extremidades vertebrais da décima sexta e décima sétima costelas.[†]

Inserção: O tubérculo do psoas no corpo do ílio.

Ação: Flexionar a pelve no lombo, ou incliná-lo lateralmente.

Estrutura: O músculo surge por uma série de digitações que passam caudal e lateralmente para se unir ao tendão a um ângulo agudo. Este situa-se ao longo da borda lateral da parte muscular e é achatado. Ele parece na superfície do músculo, no terceiro processo transverso lombar, e aumenta gradativamente de largura até atingir a abertura pélvica cranial (entrada), onde se torna mais estreito.

Relações: A superfície ventral da parte torácica do músculo está relacionada com a pleura, os ramos do diafragma, o tronco simpático torácico e os nervos esplâncnicos. No abdome as principais relações ventrais são o peritônio, a veia cava caudal (lado direito), a aorta obdominal e o rim esquerdo (lado esquerdo), tronco simpático lombar e os ureteres.

---

*Dada a mobilidade muito ligeira da articulação sacroilíaca, os músculos da cintura pélvica são muito reduzidos, e quase todos os que poderiam ser incluídos neste grupo estendem-se até o fêmur ou até a perna. Parece indesejável, portanto, tentar um agrupamento morfológico.

[†]Ele pode se inserir também na décima quinta costela.

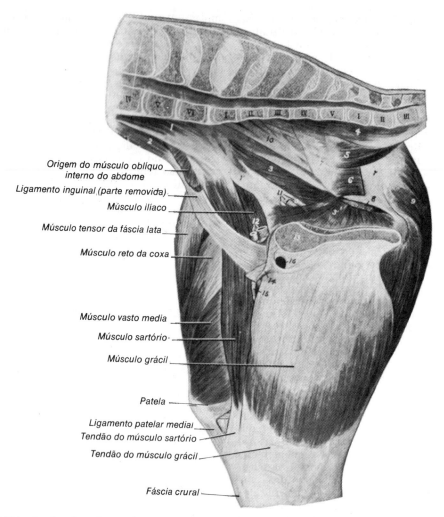

Figura 17-33. Músculos da pelve e da coxa do eqüino jovem, lado direito; vista medial.

1, Músculo psoas menor, e 1', sua inserção; 2, músculo psoas maior; 3, 3', ambas as porções do músculo obturador interno; 4, músculos sacrocaudais ventrais medial e lateral; 5, músculo coccígeo; 6, músculo levantador do ânus (cortado); 7, ligamento sacrotuberal largo; 8, forame isquiático menor; 9, músculo semimembranáceo; 10, plexo lombossacral; 11, nervo e vasos obturadores (cortados); 12, vasos femorais (origem); 13, púbis; 14, tendão pré-púbico; 15, nodos linfáticos inguinais profundos próprios; 16, abertura para a veia pudenda externa. As vértebras são numeradas pelas regiões lombar, sacral e caudal.

Dorsalmente, as principais relações são as vértebras, o músculo psoas maior e os ramos ventrais dos nervos lombares. As artérias lombares passam através da borda medial. Próximo à sua inserção o tendão é cruzado medialmente pela artéria ilíaca externa e, lateralmente, pelo nervo femoral.

Suprimento Sangüíneo: Artéria intercostal dorsal, artéria costo-abdominal dorsal, artéria lombar e artéria ilíaca circunflexa profunda.

Suprimento Nervoso: Nervos lombares.

O **músculo psoas maior** (Fig. 17-33) é muito maior do que o músculo anterior, pelo qual ele é parcialmente coberto. Ele é triangular, com a base cranialmente.

Origem: As superfícies ventrais dos processos transversos das vértebras lombares e as últimas duas costelas.

Inserção: O trocanter menor do fêmur, por um tendão comum com o ilíaco.

Ação: Flexionar a articulação do quadril e girar lateralmente a coxa.

Estrutura: A origem do músculo é muscular, o ventre sendo, em geral, achatado, espesso em sua parte média e fino em suas bordas. A parte torácica é pequena, a parte abdominal bem mais espessa e mais larga, estendendo-se lateralmente além das extremidades dos processos transversos lombares. Da articulação lombossacral intertransversa ele situa-se em um sulco profundo formado no ilíaco (com o qual está parcialmente unido), torna-se menor e arredondado, e passa ventral e caudalmente para terminar em um forte tendão comum a ele e ao ilíaco. Devido à união íntima entre o músculo psoas maior e o ilíaco, eles são freqüentemente considerados

MÚSCULOS DO EQÜINO 405

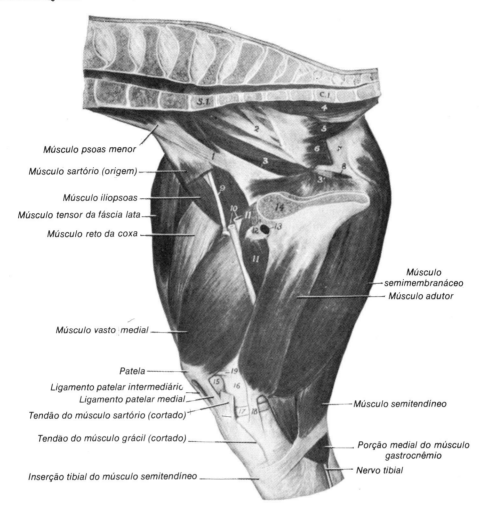

Figura 17-34. Músculos da pelve e coxa do eqüino, lado direito; vista medial.
A figura representa a dissecção mais profunda do espécime apresentado na figura anterior. 1, Tendão de inserção do músculo psoas menor; 2, plexo lombossacral; 3, 3', ambas as porções do músculo obturador interno; 4, músculos sacrocaudal ventral medial e lateral; 5, músculo coccígeo; 6, músculo levantador do ânus (cortado); 7, ligamento sacrotuberal largo; 8, forame isquiático menor; 9, nervo femoral; 10, vasos femorais; 11, músculo pectíneo; 12, ligamento femoral acessório; 13, veia pudenda externa; 14, púbis; 15, cápsula da articulação femoropatelar; 16, extremidade distal do fêmur; 17, menisco medial; 18, ligamento colateral medial da articulação femoropatelar; 19, ligamento femoropatelar medial.

como um único músculo, ao qual se aplica o nome de **iliopsoas** (Figs. 17-20 e 34); alguns anatomistas incluem o músculo psoas menor também sob este termo.
Relações: Dorsalmente, com as duas últimas costelas e as vértebras torácicas, as vértebras lombares, o músculo intercosral interno, o músculo quadrado lombar, o músculo longo lombar, o músculo ilíaco e os vasos e nervos lombares; ventralmente com a pleura e o peritônio, a fáscia ilíaca, o ligamento inguinal, o diafragma, o músculo pesoas menor, o músculo sartório e os vasos ilíacos circunflexos profundos.
Suprimento Sangüíneo: Artéria lombar, artéria ilíaca circunflexa profunda e artéria femoral profunda.
Suprimento Nervoso: Nervo lombar e nervo femoral.

O **músculo ilíaco** (Figs. 17-12 e 33) cobre a superfície sacropélvica do ílio, lateralmente à articulação sacroilíaca, e estende-se além da borda lateral do osso, por baixo do músculo glúteo médio.
Origem: A superfície sacropélvica do ílio, lateral à linha arqueada, os ligamentos sacroilíacos ventrais, a asa do sacro e o tendão do músculo psoas menor.
Inserção: O trocanter menor do fêmur, por um tendão comum com o músculo psoas maior.
Ação: Flexionar a articulação do quadril e girar lateralmente a coxa.
Estrutura: O ventre do músculo é tão profundamente sulcado para o músculo psoas maior que dá a aparência de estar completamente dividido em partes medial e lateral. Quando o músculo psoas maior é removido observa-se, entretanto, que as duas porções não estão inteiramente separadas. A porção maior lateral surge essencialmente da asa do ílio; a

porção menor medial surge, essencialmente, de uma pequena área no corpo do ílio, entre o tubérculo do psoas e a depressão para o tendão medial do músculo reto da coxa e do tendão do músculo psoas menor. As duas partes circundam o músculo psoas maior, cranialmente à articulação do quadril.

Relações: Dorsalmente, com o ílio, o sacro, a articulação sacroilíaca, o músculo glúteo médio, os vasos iliolombares e circunflexo externo; ventralmente, com a fáscia ilíaca, o ligamento inguinal, o músculo psoas maior, o músculo sartório e os músculos abdominais. Ao nível da articulação do quadril as principais relações são as seguintes: medialmente, com os vasos femorais, o nervo femoral e o músculo sartório; lateralmente, com o músculo reto da coxa e o músculo tensor da fáscia lata; cranialmente, com os músculos abdominais; caudalmente, com a articulação do quadril.

Suprimento Sangüíneo: Artéria lombar, artéria ilíaca circunflexa profunda e artéria femoral profunda.

Suprimento Nervoso: Nervo lombar e nervo femoral.

O músculo quadrado lombar, um músculo fino, situa-se na parte lateral das superfícies ventrais dos processos transversos lombares.

Origem: A superfície ventral da parte dorsal das duas últimas costelas e os processos transversos lombares.

Inserção: A superfície ventral da asa do sacro e os ligamentos sacroilíacos ventrais.

Ação: Agindo em conjunto, fixar as duas últimas costelas e as vértebras lombares; agindo isoladamente, produzir flexão lateral do lombo.

Estrutura: O músculo é penado e curvo, com a convexidade lateral. É fino, em grande parte misturado com fibras tendíneas, sendo, em geral, pouco desenvolvido no eqüino em comparação com alguns dos outros animais (por exemplo, o cão, o carneiro).

Relações: Ventralmente, com o músculo psoas maior e os ramos ventrais do último nervo torácico (costo-abdominal) e os primeiros três nervos lombares; dorsalmente, com as duas últimas costelas, os processos transversos lombares e os ramos laterais das artérias lombares.

Suprimento Sangüíneo: Artéria lombar e artéria ilíaca circunflexa profunda.

Suprimento Nervoso: Nervos lombares.

Músculo intertransversal lombar. (Veja pág. 372.)

MÚSCULOS LATERAIS DO QUADRIL E DA COXA

Sob este título, serão descritos os músculos da superfície lateral da pelve e da coxa, e aqueles que formam o contorno caudal da coxa.

O músculo tensor da fáscia lata (Figs. 17-11, 33, 34, 35 e 39) é o músculo mais cranial da camada superficial. Ele tem formato triangular, com seu ápice na tuberosidade da coxa.

Origem: A tuberosidade da coxa.

Inserção: A fáscia lata, e assim indiretamente na patela, o ligamento patelar lateral e a borda cranial da tíbia.

Ação: Tensionar a fáscia lata, flexionar a articulação do quadril e estender a articulação do joelho.

Estrutura: O músculo surge de uma pequena porção de aproximadamente 5 cm de largura, na eminência cranioventral da tuberosidade da coxa. Ventralmente a esta o ventre espalha-se e termina na aponeurose aproximadamente na metade da distância entre a ponta do quadril e o joelho. Muitas fibras surgem de um septo intermuscular entre este músculo e o músculo glúteo superficial; este septo está inserido na borda lateral do ílio. A aponeurose funde-se com a fáscia lata, que pode ser considerada praticamente como o tendão de inserção; ela destaca uma lâmina que passa, com o tendão de inserção do músculo glúteo superficial, para a borda lateral do fêmur.

Relações: Lateralmente, com a pele e fáscia; medialmente, com o músculo oblíquo externo do abdome, o músculo ilíaco, o músculo glúteo superficial, o músculo reto da coxa e o músculo vasto lateral, ramos da artéria ilíaca circunflexa profunda, a artéria iliolômbar, a artéria iliacofemoral e o nervo glúteo cranial; cranialmente, com os nodos linfáticos subilíacos. Uma quantidade considerável de tecido conjuntivo é encontrada entre a face profunda do músculo e a parede abdominal.

Suprimento Sangüíneo: Artéria ilíaca circunflexa profunda, artéria iliolombar e artéria iliacofemoral.

Suprimento Nervoso: Nervo glúteo cranial.

O músculo glúteo superficial (Fig. 17-11) situa-se caudalmente ao músculo tensor da fáscia lata, e parcialmente por baixo dele. Ele é triangular e consiste em uma porção cranial e outra caudal unidas pela fáscia glútea.

Origem: (1) A tuberosidade da coxa e a parte adjacente da borda lateral do ílio; (2) a fáscia glútea.

Inserção: O terceiro trocanter do fêmur.

Ação: Abduzir o membro, flexionar a articulação do quadril e tensionar a fáscia glútea.

Estrutura: A porção cranial do músculo não está completamente separada (exceto artificialmente) do músculo tensor da fáscia lata, pois ambos os músculos estão inseridos em um septo intermuscular. A afixação na borda do ílio é por meio de um septo intermuscular, que passa por baixo da borda lateral espessa do músculo glúteo médio e supre origem para fibras de ambos os músculos. A porção caudal surge da face profunda da fáscia glútea, e assim, indiretamente, dos ligamentos sacroilíacos dorsais. As duas porções unem-se e terminam em um tendão forte e plano, que está inserido na borda do terceiro trocanter do fêmur, sob cobertura do músculo bíceps da coxa.

Relações: Superficialmente, com a pele, a fáscia e o músculo bíceps da coxa; profundamente, com o músculo glúteo médio, o músculo ilíaco, o músculo reto da coxa e ramos dos vasos iliacofemorais; cranialmente, com o músculo tensor da fáscia lata; caudalmente, com o bíceps da coxa.

Suprimento Sangüíneo: Artéria glútea cranial, artéria glútea caudal e artéria iliacofemoral.

Suprimento Nervoso: Nervo glúteo cranial e nervo glúteo caudal.

O músculo glúteo médio (Figs. 17-12 e 22-39) é um músculo muito grande que cobre a superfície glútea do ílio e a maior parte da parede lateral da

MÚSCULOS DO EQÜINO

pelve, e estende-se cranialmente também no músculo longo lombar.

Origem: (1) A aponeurose do músculo longo lombar, cranialmente até a primeira vértebra lombar; (2) a superfície glútea e tuberosidade do ílio; (3) os ligamentos sacroilíacos dorsal e lateral, o ligamento sacrotuberal largo e a fáscia glútea.

Inserção: (1) A parte caudal do trocanter maior do fêmur; (2) a crista ventral ao trocanter maior; (3) a superfície lateral da crista intertrocantérica.

Ação: Estender a articulação do quadril e abduzir o membro. Por sua ligação com o músculo longo lombar é formada uma massa muscular, que é um dos principais fatores no empinamento, escoiceamento e propulsão.

Estrutura: A extremidade cranial do músculo é estreita e fina, e situa-se em uma depressão na superfície do músculo longo lombar, de cuja parte forte aponeurose as fibras têm origem. A parte pélvica do músculo é muito volumosa e forma a maior parte da massa muscular que dá ao traseiro seu contorno arredondado. Esta parte do músculo é intersectada por diversas lâminas tendíneas. Uma destas é particularmente distinta, e está afixada à linha glútea no ílio. Esta divide o músculo incompletamente em estratos superficial e profundo. A parte superficial está inserida, por um forte tendão, na parte caudal do trocanter maior, e por uma massa muscular e pontiaguda com uma borda tendínea dentro da superfície lateral da crista intertrocantérica. A parte profunda é denominada **glúteo acessório;** ela é menor, e surge inteiramente do ílio entre a linha glútea e a tuberosidade da coxa (Fig. 22-39). Ela tem um tendão forte e plano que passa sobre a parte cranial ou convexidade do trocanter maior, para se inserir na crista ventral a ela. O trocanter maior é coberto por cartilagem, estando a **bolsa trocantérica** interposta entre o tendão e a cartilagem.*

Relações: Superficialmente, com a pele, as fáscias toracolombar e glútea, o músculo tensor da fáscia lata, o músculo glúteo superficial e o músculo bíceps da coxa; profundamente, com o músculo longo lombar, o ílio, os ligamentos sacroilíaco dorsal e lateral, o ligamento sacrotuberal largo, o músculo glúteo profundo, o músculo ilíaco, o músculo reto da coxa, os vasos iliacofemorais, os vasos glúteos e pudendo interno e os nervos do mesmo nome, bem como o nervo isquiático.

Suprimento Sangüíneo: Artéria glútea cranial, artéria iliolombar, artéria lombar, artéria iliacofemoral e artéria ilíaca circunflexa profunda.

Suprimento Nervoso: Nervos glúteos.

O **músculo glúteo profundo** (Figs. 17-36 e 37), um músculo quadrilátero muito menor, situa-se sob a parte caudal do músculo anterior, e estende-se sobre a articulação do quadril, da espinha isquiática até a parte cranial do trocanter maior (Fig. 22-39).

Origem: A espinha isquiática e a parte adjacente do corpo do ílio.

Inserção: A borda da parte cranial ou convexidade do trocanter do fêmur.

Ação: Abduzir a coxa e girá-la medialmente.

Estrutura: O músculo é curto e espesso e contém numerosas intersecções tendinosas. As fibras são direcionadas quase transversal e lateralmente sobre a cápsula da articulação do quadril e convergem na convexidade do trocanter maior.

Relações: Superficialmente, com o músculo glúteo médio, e ramos dos vasos e nervos glúteos; profundamente, com o corpo do ílio, a articulação do quadril, os músculos reto e articular da coxa.

Suprimento Sangüíneo: Artéria glútea cranial.

Suprimento Nervoso: Nervo glúteo cranial.

O grande **músculo bíceps da coxa*** (Fig. 17-35) situa-se caudalmente aos músculos glúteos superficial e médio, e em parte sobre os mesmos. Ele estende-se em uma direção curva, das espinhas sacral e caudal até a superfície lateral do joelho e perna (Figs. 17-11 e 38 e 22-39).

Origem: (1) Os ligamentos sacroilíacos dorsal e lateral, as fáscias glútea e da cauda e o septo intermuscular entre este músculo e o músculo semitendíneo; (2) a tuberosidade isquiática.

Inserção: (1) Uma eminência áspera na superfície caudal do fêmur, próximo ao terceiro trocanter; (2) a superfície cranial (livre) da patela e o ligamento patelar lateral; (3) a borda cranial da tíbia; (4) a fáscia crural e a tuberosidade calcânea.

Ação: A ação é um tanto complexa, porque o músculo é composto de três partes, possui diversos pontos de inserção e age em todas as articulações do membro, exceto aquelas do dígito. A ação geral é estender o membro, como ao propelir o corpo, empinar ou escoicear, e a de abdução. A parte cranial, por sua afixação na superfície caudal do fêmur e na patela, estenderia as articulações do joelho e do quadril e abduziria o membro. A parte média, estando inserida essencialmente na borda cranial da tíbia e no ligamento patelar lateral, estende o quadril e pode, juntamente com o músculo semitendíneo, flexionar o joelho. A parte caudal, em virtude de sua afixação na tuberosidade calcânea, auxilia na extensão do jarrete. Deve-se notar, entretanto, que a extensão da articulação do jarrete pode ocorrer somente quando ele também está estendido, e vice-versa.

Estrutura: O músculo tem duas porções de origem. A **porção longa** ou **vertebral** surge, essencialmente, dos ligamentos sacroilíacos dorsal e lateral, da fáscia da cauda e do septo intermuscular. Muitas vezes há uma grande **bolsa** entre esta porção e o trocanter maior. A **porção curta** ou **isquiática** surge de um forte tendão da espinha ventral na tuberosidade isquiática, que também fornece origem para parte do músculo semitendíneo. Eles unem-se e um tendão curto, destacado da face profunda do músculo, se insere na superfície caudal do fêmur, próximo ao terceiro trocanter; aqui uma **bolsa** está interposta entre o tendão e o osso. O músculo então divide-se em três partes, que terminam em uma forte apo-

---

*Segundo a maioria de anatomistas a parte inserida na crista é denominada de glútea acessória, mas Lesbre (Sisson, 1910) considera-a como sendo a glútea profunda, homóloga ao gluteus minimus do homem. A parte inserida na crista intertrocantérica aparentemente representa o piriformis do homem.

---

*Aparentemente o músculo representa o músculo bíceps da coxa, juntamente com parte do gluteus superficialis do homem. Portanto, os nomes gluteobíceps e paramerobíceps foram sugeridos.

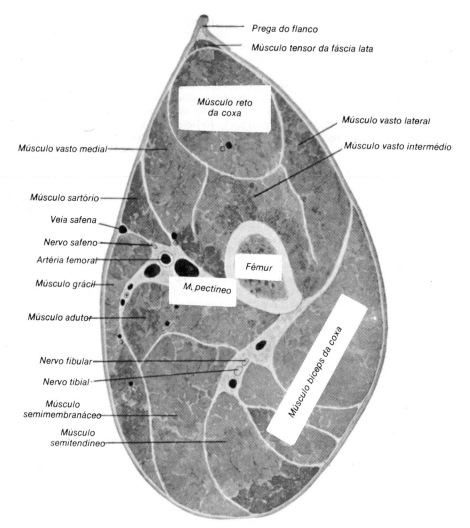

Figura 17-35. Secção transversal da metade da coxa direita do eqüino.

neurose, sobre a junção da coxa e perna. A parte cranial é direcionada no sentido da patela, a parte média no sentido da borda cranial da tíbia, enquanto a parte caudal auxilia na formação do contorno caudal do membro. A aponeurose une-se com a camada profunda da fáscia crural, como já foi descrito. Uma **bolsa sinovial** ocorre sob a inserção da patela e, em determinados casos, também há uma entre o músculo e o terceiro trocanter.

Relações: Superficialmente, com a pele e a fáscia; profundamente, com os ligamentos sacroilíacos dorsal e lateral e o ligamento sacrotuberal largo, a fáscia da cauda, o fêmur, o músculo glúteo médio, o músculo obturador externo, o músculo gêmeo, o músculo quadrado da coxa, o músculo adutor, o músculo semimembranáceo, o músculo vasto lateral, o músculo gastrocnêmio, ramos dos vasos glúteo caudal, glúteo cranial, obturador, femoral e femoral circunflexo medial, e os nervos isquiáticos, tibial, fibular e glúteo caudal; cranialmente, com os músculos glúteo superficial e médio; caudalmente e medialmente, com o músculo semitendíneo.

Suprimento Sangüíneo: Artéria glútea cranial, artéria glútea caudal, artéria obturadora, artéria femoral circunflexa medial e artéria femoral caudal.

Suprimento Nervoso: Nervo glúteo caudal, nervo isquiático e nervo fibular.

O **músculo semitendíneo** (Figs. 17-11, 12 e 35) é um músculo longo que se estende das primeiras duas vértebras caudais até o terço proximal da superfície medial da tíbia. Ele situa-se, a princípio, caudal ao músculo bíceps da coxa, depois passa ventralmente na face caudal da coxa, entre esse músculo e o músculo semimembranáceo. Ele possui duas porções de origem.

Origem: (1) Os processos transversos da primeira e segunda vértebras caudais, fáscia da cauda e septo intermuscular entre este músculo e o músculo bíceps da coxa; (2) a superfície ventral da tuberosidade isquiática.

Inserção: (1) a borda cranial da tíbia (Fig. 17-34); (2) a fáscia crural e a tuberosidade calcânea.

Ação: Estender as articulações do quadril e do jarrete, agindo com o músculo bíceps da coxa e o mús-

MÚSCULOS DO EQÜINO

culo semimembranáceo na propulsão do tronco, empinando etc.; também para flexionar o joelho e girar a perna medialmente.*

Estrutura: A **porção longa** ou **vertebral** é pequena na sua origem, mas torna-se maior pelo acesso de fibras que surgem no septo intermuscular. Ventralmente a tuberosidade isquiática une-se com a **porção curta,** que surge parcialmente por fibras musculares, e parcialmente por um tendão comum com o músculo bíceps da coxa. O músculo então passa ventralmente na face caudal da coxa, e termina em um tendão largo, na superfície medial do terço proximal da perna. Uma faixa distinta passa cranialmente para se inserir na borda cranial da tíbia (uma **bolsa** situada entre o tendão e a tíbia); parte funde-se com a fáscia da perna, enquanto o restante une-se ao tendão do músculo bíceps da coxa e concorre na formação da faixa tendinosa, a qual, como anteriormente descrita, termina na tuberosidade calcânea (Fig. 22-47). Uma **bolsa** pode ocorrer sob a porção longa onde ela passa sobre a tuberosidade isquiática.

Relações: Lateralmente, com a pele e a fáscia, o músculo bíceps da coxa e a porção medial do gastrocnêmio; medialmente, com a fáscia da caudal, o ligamento sacrotuberal largo, o músculo semimembranáceo; cranialmente, com o músculo bíceps da coxa, ramos da artéria femoral e o nervo isquiático.

Suprimento Sangüíneo: A artéria glútea caudal, a artéria obturadora, a artéria femoral circunflexa medial e a artéria femoral caudal.

Suprimento Nervoso: Nervo glúteo caudal e nervo isquiático.

O **músculo semimembranáceo** (Figs. 17-12, 34, 35), um músculo trilateral e muito grande, situa-se na superfície medial do músculo anterior e do músculo gastrocnêmio, e possui duas porções de origem.

Origem: (1) A borda caudal do ligamento sacrotuberal largo; (2) a superfície ventral da tuberosidade isquiática.

Inserção: O epicôndilo medial do fêmur, caudal ao ligamento colateral medial.

Ação: Estender a articulação do quadril e realizar a adução do membro.

Estrutura: A **porção longa,** pequena e pontiaguda acima, estende-se no sentido da base da cauda, fundindo-se com o ligamento sacrotuberal largo. Passando ventralmente, ela torna-se maior e cobre, em parte, a superfície caudal da tuberosidade isquiática. Uma **bolsa** pode ser encontrada aqui. Ventral a este ponto ela une-se com a **porção curta,** que é maior. O grande ventre assim formado passa ventral e cranialmente, coberto em grande parte pelo músculo grácil, e termina em um tendão de inserção curto e plano na extremidade distal do fêmur.

Relações: A parte dorsal do músculo concorre com o ligamento sacrotuberal largo na formação do limite lateral da abertura pélvica caudal (saída). Ele está relacionado, caudal e lateralmente, com a pele e a fáscia e com o músculo semitendíneo; medialmente, com o ânus e seus músculos, a vulva na fêmea, e a artéria e nervo pudendo interno (Figs.

22-40 e 41). Ventralmente à pelve as principais relações são: lateralmente, com o músculo semitendíneo, o músculo bíceps da coxa, o músculo gastrocnêmio, ramos das artérias obturadoras, femoral e femoral caudal e o nervo isquiático e seus principais ramos; medialmente, com o ramo do pênis e músculo isquiocavernoso (no macho) e o músculo grácil; cranialmente, com os vasos adutor e femoral; caudalmente, com a pele e a fáscia.

Suprimento Sangüíneo: Artéria obturadora, artéria glútea caudal, artéria femoral circunflexa medial e artéria femoral caudal.

Suprimento Nervoso: Nervo isquiático.

MÚSCULOS MEDIAIS DA COXA

Os músculos deste grupo são dispostos em três camadas.

Primeira Camada

O **músculo sartório** (Figs. 17-20, 33, 34 e 35), um músculo longo e um tanto estreito, é o músculo mais cranial da primeira camada. Ele estende-se da parte caudal da região sublombar até a parte distal e medial do joelho, estando direcionado distalmente e um tanto caudalmente.

Origem: A fáscia ilíaca e o tendão do músculo psoas menor.

Inserção: O ligamento patelar medial e a tuberosidade da tíbia.

Ação: Flexionar a articulação do quadril e realizar a adução do membro.

Estrutura: O músculo é fino em sua origem, mas torna-se mais espesso e mais estreito, e trilateral distalmente. Ele termina próximo à articulação do joelho em uma aponeurose que se une à do músculo grácil e à fáscia da perna.

Relações: Medialmente, com o ligamento inguinal, os músculos abdominais, a pele e a fáscia; lateralmente, com o músculo iliopsoas, o músculo quadríceps da coxa e o nervo femoral. Ele forma o limite cranial do canal femoral, no qual a artéria e veia femoral, o nervo safeno e os nodos linfáticos inguinais profundos estão situados (Fig. 22-38).

Suprimento Sangüíneo: Artéria femoral.

Suprimento Nervoso: Nervo safeno.

Uma variação rara é a existência de uma pequena **porção acessória** que surge na borda cranial do púbis ou no tendão pré-púbico e se une com o músculo próximo à metade da coxa.

O **músculo grácil** (Figs. 17-20, 33 e 35) é um largo músculo quadrilátero, que está situado caudalmente ao músculo sartório e cobre a maior parte da superfície medial da coxa.

Origem: O terço médio da sínfise pélvica, o tendão pré-púbico, o ligamento acessório do fêmur, e a superfície ventral do púbis, caudal ao tendão pré-púbico.

Inserção: O ligamento patelar medial, a superfície medial da tíbia cranial ao ligamento femorotibial medial e a fáscia crural.

Ação: Realizar a adução do membro.

Estrutura: O músculo surge por um forte tendão, o tendão pré-púbico, essencialmente em comum

---

*Deve ser recordado, entretanto, que o joelho pode ser flexionado somente quando o jarrete também está flexionado e vice-versa.

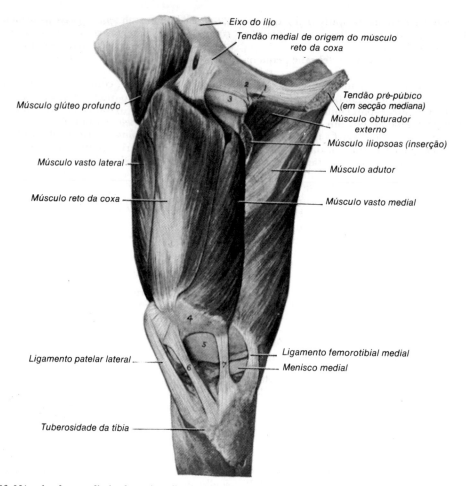

Figura 17-36. Músculos da coxa direita do eqüino, dissecação profunda. A preparação é vista cranial e um tanto medialmente.

1, Ligamento femoral acessório; 2, ligamento acetabular transverso; 3, cabeça do fêmur; 4, patela; 5, tróclea do fêmur; 6, 7, ligamento patelar intermediário e medial.

com o músculo oposto. Sua inserção direta na superfície ventral da pelve não é tão extensa quanto a inspeção superficial sugere. O tendão de origem apresenta cranialmente um forame para a passagem da veia pudenda externa. O ventre, composto de feixes paralelos, é marcado por um sulco superficial que, entretanto, não indica uma divisão muscular. Ele termina na superfície medial do joelho em um tendão largo e fino que se une cranialmente ao do músculo sartório, distalmente com a fáscia crural.

Relações: Superficialmente, com a pele e a fáscia, o pênis ou a glândula mamária, e os vasos e nervo safeno; profundamente, com o músculo pectíneo, o músculo adutor, o músculo semimembranáceo e o músculo semitendíneo e, na metade do fêmur, com os vasos femorais; cranialmente, com o músculo sartório. No terço proximal da coxa o músculo sartório e o músculo grácil são separados por um intervalo triangular (triângulo femoral) em que se situam os nodos linfáticos inguinais profundos e os vasos femorais.

Suprimento Sangüíneo: Artéria femoral e artéria femoral circunflexa medial.
Suprimento Nervoso: Nervo obturador.

Segunda Camada

O **músculo pectíneo** (Figs. 17-20, 34 e 35) é fusiforme e estende-se da borda cranial do púbis até a metade da borda medial do fêmur.

Origem: O tendão pré-púbico, ligamento acessório do fêmur, e a borda cranial do púbis.
Inserção: A metade da borda medial do fêmur, próximo ao forame nutrício.
Ação: Realizar a ação do membro e flexionar a articulação do quadril.
Estrutura: O ventre é cilíndrico e contém pouco tecido fibroso. Sua origem é perfurada pelo ligamento acessório do fêmur — do qual muitas fibras surgem — e é assim dividido em duas partes desiguais. A parte proximal, maior, surge em grande parte do tendão pré-púbico — somente uma pequena parte tendo inserção direta no púbis. A pe-

MÚSCULOS DO EQÜINO

quena parte distal não atinge o osso. A inserção é pontiaguda e tendinosa.

Relações: Medialmente, com o músculo grácil; lateralmente, com o fêmur, o músculo vasto medial, a parte terminal do músculo psoas maior e do músculo ilíaco e a artéria femoral circunflexa medial; cranialmente, com o músculo sartório, os vasos femorais, o nervo safeno e os nodos linfáticos inguinais profundos; caudalmente, com o músculo adutor e o músculo obturador externo e o nervo obturador (divisão cranial).

Suprimento Sangüíneo: Artéria femoral e artéria femoral circunflexa medial.

Suprimento Nervoso: Nervo obturador.

O **canal femoral** fica exposto na dissecação dos músculos anteriores (Figs. 17-34 e 35). Ele é limitado cranialmente pelo músculo sartório, caudalmente pelo músculo pectíneo e lateralmente pelo músculo iliopsoas e pelo músculo vasto medial. Sua parede medial é formada pela fáscia femoral e pelo músculo grácil. Sua abertura dorsal ou abdominal, o anel femoral da *lacuna vasorum*, situada caudalmente à parte medial do anel inguinal profundo, é limitada cranialmente pelo ligamento inguinal, caudalmente pela borda cranial do púbis e lateralmente pelo tendão do músculo psoas menor. O canal termina ventralmente na inserção do músculo pectíneo. Ele contém os nodos linfáticos inguinais profundos, a artéria e veia femoral, e o nervo safeno.

O **músculo adutor** (Figs. 17-34, 35, 36 e 37), um músculo prismático e muscular, situa-se caudal ao músculo pectíneo e ao músculo vasto medial. Ele estende-se ventral e cranialmente da superfície ventral da pelve até o epicôndilo medial do fêmur.

Origem: A superfície ventral do púbis e do ísquio e o tendão de origem do músculo grácil.

Inserção: (1) A superfície caudal do fêmur do nível do terceiro trocanter até o sulco para os vasos femo-

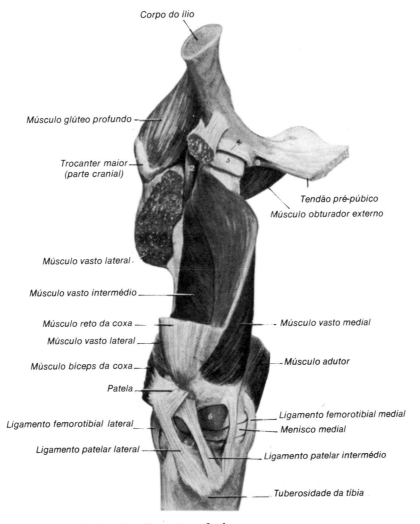

Figura 17-37. Músculos da coxa direita do eqüino; dissecação profunda.

A preparação é vista cranialmente e um tanto medialmente. A maioria dos músculos reto da coxa e do músculo vasto lateral foram removidos. 1, Segmento de origem do músculo reto da coxa; 2, músculo articular do quadril; 3, ligamento acessório do fêmur; 4, ligamento acetabular transverso; 5, cabeça do fêmur; 6, tróclea do fêmur.

rais; (2) o epicôndilo medial do fêmur e o ligamento colateral medial da articulação do joelho.

Ação: Realizar a ação do membro e estender a articulação do quadril. Ele também gira o fêmur medialmente.

Estrutura: Ele é quase inteiramente muscular, e composto por feixes paralelos unidos um tanto frouxamente. Normalmente é possível separar da massa principal uma pequena parte curta cranial, o **adutor breve,** que está inserido no fêmur, caudalmente ao músculo pectíneo. A massa principal, o **adutor magno,** é perfurado, logo distalmente à inserção do músculo pectíneo, por uma abertura para os vasos femorais *(hiatus adductorius),* sendo assim dividido em dois ramos. O ramo lateral está inserido na face caudal do fêmur com a parte curta, enquanto o ramo medial está inserido no epicôndilo medial e no ligamento colateral medial. Muitas vezes há um segmento superficial que termina parcialmente na cápsula da articulação femoropatelar e pode atingir a cartilagem acessória ou o ligamento medial da patela. Algumas fibras passam sob o ligamento colateral medial e terminam no tendão do músculo semimembranáceo.

Relações: Medialmente, com o músculo grácil, e ramos da artéria femoral e do nervo obturador; lateralmente, com o fêmur, o músculo obturador externo, o músculo quadrado da coxa, o músculo bíceps da coxa, e as artérias femoral, femoral circunflexa medial e obturadora; cranialmente, com o músculo semimembranáceo e o nervo isquiático.

Suprimento Sangüíneo: Artéria femoral, artéria femoral circunflexa medial e artéria obturadora.

Suprimento Nervoso: Nervo obturador.

Músculo semimembranáceo. Descrito na pág. 409.

Terceira Camada

O **músculo quadrado da coxa** é um músculo estreito trilateral, que se situa sob cobertura da parte ventral do músculo adutor (Fig. 22-43).

Origem: A superfície ventral do ísquio, logo cranialmente ao músculo semimembranáceo.

Inserção: Uma linha oblíqua na superfície caudal do fêmur, próximo à parte ventral do trocanter menor.

Ação: Estender a articulação do quadril e realizar a adução da coxa.

Estrutura: Ele é composto de feixes paralelos de fibras direcionadas ventral, cranial e lateralmente.

Relações: Caudomedialmente, com o músculo adutor, o músculo semimembranáceo e os vasos obturadores; craniolateralmente, com o músculo obturador externo e o músculo bíceps da coxa, vasos femorais circunflexos mediais e o nervo isquiático.

Suprimento Sangüíneo: Artéria femoral circunflexa medial e artéria obturadora.

Suprimento Nervoso: Nervo isquiático.

O **músculo obturador externo** (Figs. 17-36 e 37 e 22-43) é um músculo piramidal que se estende através da parte caudal da articulação do quadril da superfície ventral da pelve ao redor do forame obturador até a fossa trocantérica.

Origem: A superfície ventral do púbis e o ísquio, e a margem do forame obturador.

Inserção: A fossa trocantérica.

Ação: Aduzir a coxa e girá-la lateralmente.

Estrutura: Ele é quase inteiramente muscular, os feixes musculares estando um tanto frouxamente ligados. A inserção é pontiaguda, achatada e parcialmente tendinosa. A origem é perfurada pelos vasos e nervo obturadores.

Relações: Medialmente, com o músculo adutor e o músculo quadrado da coxa e os vasos femorais circunflexos mediais; lateralmente, com os músculos gêmeos, o tendão do músculo obturador interno, o músculo bíceps da coxa, e o nervo isquiático; cranialmente, com a articulação do quadril, o músculo pectíneo e a veia pudenda externa.

Suprimento Sangüíneo: Artéria femoral circunflexa medial e artéria obturadora.

Suprimento Nervoso: Nervo obturador.

O **músculo obturador interno** (Figs. 17-33 e 34) surge dentro da cavidade pélvica por duas porções, o tendão emergindo através do forame isquiático menor.

Origem: (1) A superfície pélvica do púbis e do ísquio, ao redor do forame obturador; (2) a superfície pélvica do corpo do ílio e a asa do sacro.

Inserção: A fossa trocantérica.

Ação: Girar o fêmur lateralmente.

Estrutura: A **porção isquiopúbica** situa-se no assoalho pélvico e cobre o forame obturador. Ela é fina e semelhante a um leque. A **porção ilíaca** estende-se ao longo da parede lateral da pelve, e é penada, com um tendão central por toda sua extensão. Ambos terminam em um tendão plano que passa lateralmente através do forame isquiático menor para se inserir dentro da fossa trocantérica. O tendão fornece inserção para fibras dos músculos gêmeos. Uma **bolsa sinovial** facilita o deslizamento do tendão sobre a borda lateral do ísquio.*

Relações: A superfície pélvica é coberta pela fáscia pélvica e em parte pelo peritônio. Os vasos obturadores e o nervo situam-se entre as duas porções; os vasos pudendos internos bem como o nervo do mesmo nome situam-se ao longo da borda dorsal da porção ilíaca. O tendão é cruzado pelo nervo isquiático.

Suprimento Sangüíneo: Artéria obturadora e artéria pudenda interna.

Suprimento Nervoso: Nervo isquiático.

O **músculo gêmeo** (Fig. 22-39)[†] é um fino mús-

---

*A porção ilíaca foi descrita como um músculo separado, e denominado de piriforme. Isto não parece ser desejável, especialmente por ser provável que o homólogo do músculo piriforme do homem seja aquela parte do glúteo médio que está inserida na crista trocantérica.

† O nome está baseado na disposição no homem, em quem o músculo normalmente consiste em dois fascículos, formando um sulco entre eles para o tendão do músculo obturador interno. No eqüino ele normalmente está dividido na origem, mas no sentido da inserção a parte dorsal é separada do resto do músculo ou é facilmente isolada. O músculo está sujeito a muita variação no tamanho. Quando bem desenvolvido, a inserção estende-se da extremidade proximal da fossa trocantérica até um ponto próximo à inserção femoral do músculo bíceps da coxa; em tais casos a parte dorsal, que ocupa o espaço caudal à articulação do quadril, entre o músculo glúteo profundo e o músculo obturador externo, é muito mais espessa do que o resto, que cobre o último músculo. O músculo gêmeo pode ser considerado como a porção extrapélvica do músculo obturador interno.

MÚSCULOS DO EQÜINO

culo triangular, que se estende da borda lateral do ísquio até a fossa e crista trocantéricas.

Origem: A borda lateral do ísquio, próximo à espinha isquiática.

Inserção: A fossa e a crista trocantéricas.

Ação: Girar o fêmur lateralmente.

Estrutura: O fino tendão de origem está inserido em uma linha, na borda lateral do ísquio, que tem início logo ventral à extremidade caudal da espinha isquiática. Muitas fibras superficiais estão inseridas no tendão do músculo obturador interno.

Relações: Superficialmente, com o músculo bíceps da coxa, o tendão do músculo obturador interno, o músculo glúteo médio e o nervo isquiático; profundamente, com o músculo obturador externo e a articulação do quadril.

Suprimento Sangüíneo: Artéria obturadora.

Suprimento Nervoso: Nervo isquiático.

MÚSCULOS CRANIAIS DA COXA

Músculo sartório. Este está descrito na pág. 409.

O músculo quadríceps da coxa (Figs. 17-12, 36 e 37) constitui a grande massa muscular que cobre as superfícies cranial, medial e lateral do fêmur. Ele tem quatro porções,, uma das quais, o reto da coxa, surge do ílio; as outras três surgem do fêmur. Todas estão inseridas na patela.

(1) O **músculo reto da coxa** (Figs. 17-33, 34, 35 e 36) é fusiforme e arredondado. Ele surge por dois tendões.

Origem: Duas depressões no corpo do ílio, dorsal e cranial ao acetábulo.

Inserção: A base e a superfície da patela.

Ação: Estender a articulação do joelho e flexionar a articulação do quadril.

Estrutura: Ele tem dois tendões de origem curtos e fortes; por baixo do tendão lateral há uma **bolsa.** O ventre é arredondado e repousa em um sulco formado pelas outras partes do músculo quadríceps da coxa. Seus lados são cobertos por uma forte camada tendinosa que fornece inserção para fibras dos músculos vastos. O tendão de inserção é formado pela união destas camadas tendinosas na parte distal do músculo. A parte distal do músculo é penada, as fibras de cada lado convergindo no tendão a um ângulo agudo.

Relações: Medialmente, com o músculo ilíaco, o músculo sartório e o músculo vasto medial; lateralmente, com o músculo tensor da fáscia lata, os músculos glúteos e o músculo vasto lateral; caudalmente, com a articulação do quadril e o músculo vasto intermédio; cranialmente, com a fáscia lata e a pele. O ramo descendente da artéria femoral e ramos do nervo femoral penetram no espaço entre a parte proximal do músculo reto e o músculo vasto medial; de forma semelhante, a artéria iliacofemoral mergulha entre o músculo reto da coxa e o músculo vasto lateral.

Suprimento Sangüíneo: Artéria femoral e artéria iliacofemoral e a artéria femoral circunflexa medial.

Suprimento Nervoso: Nervo femoral.

(2) O **músculo vasto lateral** (Figs. 17-12, 35, 36 e 37) situa-se na superfície lateral do fêmur, estendendo-se do trocanter maior até a patela. Ele é largo em sua parte média, e menor em cada extremidade.

Origem: A borda e superfície lateral do fêmur, do trocanter maior até a fossa supracondilóide.

Inserção: (1) A parte lateral da superfície cranial da patela; (2) o tendão do músculo reto da coxa.

Ação: Estender a articulação do joelho.

Estrutura: As fibras são direcionadas distal e cranialmente, muitas estando inseridas na lâmina tendinosa que cobre o lado do músculo reto. Uma **bolsa** normalmente está presente entre a extremidade distal e a patela.

Relações: Lateralmente, com a fáscia lata e a pele, o músculo tensor da fáscia lata, o músculo glúteo superficial e o músculo bíceps da coxa; medialmente, com o fêmur e a cápsula da articulação femoropatelar, o músculo reto da coxa, o músculo vasto intermédio e a artéria iliacofemoral.

Suprimento Sangüíneo: Artéria iliacofemoral, artéria femoral circunflexa medial, artéria femoral caudal e artéria poplítea.

Suprimento Nervoso: Nervo femoral.

(3) O **músculo vasto medial** (Figs. 17-33, 34, 35, 36 e 37) é semelhante ao músculo anterior e situa-se, em posição similar, no lado medial do fêmur.

Origem: A superfície medial do fêmur, do pescoço até o terço distal.

Inserção: (1) A borda medial da patela e sua cartilagem e a parte proximal do ligamento patelar medial. (2) O tendão do músculo reto da coxa.

Ação: Estender a articulação do joelho.

Estrutura: Ele é muito semelhante ao do músculo vasto lateral. Entretanto, é mais difícil separá-lo do músculo vasto intermédio, porque muitas fibras deste surgem na lâmina tendinosa que cobre a superfície de contato do músculo vasto medial. Sua inserção na patela é feita, essencialmente, por meio de um tendão largo e forte. Fibras musculares da face profunda também estão inseridas na cápsula da articulação femoropatelar.

Relações: Medialmente, com a pele e a fáscia, o músculo ilíaco, o músculo sartório, o músculo pectíneo, o músculo adutor, os vasos femorais e o nervo safeno; lateralmente, com o fêmur, a cápsula da articulação femoropatelar, o músculo reto da coxa, o músculo vasto intermédio, ramo descendente da artéria femoral e ramos do nervo femoral.

Suprimento Sangüíneo: Artéria femoral e artéria femoral circunflexa medial.

Suprimento Nervoso: Nervo femoral.

(4) O **músculo vasto intermédio** (Figs. 17-35 e 37), profundamente situado na face cranial do fêmur, é inteiramente coberto pelas porções anteriores.

Origem: (1) A superfície cranial do fêmur, do quarto proximal até o quarto distal; (2) a cobertura tendinosa do músculo vasto medial.

Inserção: (1) A base da patela; (2) a cápsula da articulação femoropatelar.

Ação: (1) Estender a articulação do joelho; (2) tensionar (levantar) a cápsula femoropatelar durante a extensão da articulação.

Estrutura: O músculo é, normalmente, bastante difícil de ser isolado dos demais, de modo que muitos autores, desde Günther (1866), declararam-no um

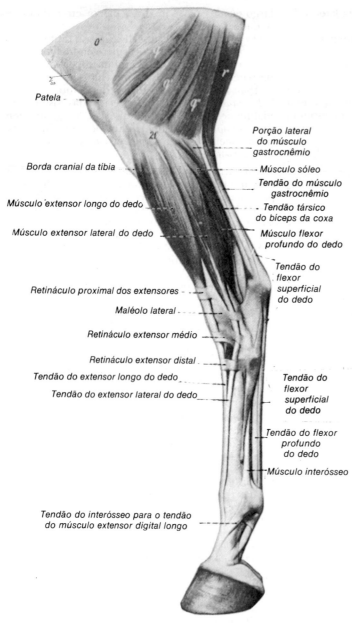

Figura 17-38. Músculos da parte distal da coxa, perna e pé do eqüino; vista lateral.

o', Fáscia lata; q, q', q", bíceps da coxa; r, músculo semitendíneo; 21', côndilo lateral da tíbia. O músculo extensor curto do dedo é visível no ângulo entre os tendões dos músculos extensores longo e lateral dos dedos, mas por um lapso não está marcado. (De Ellenberger et al., 1911.)

artefato.* Ele é inteiramente muscular, e pequeno em sua extremidade proximal, mas quando tracejado distalmente, aumenta seu porte pela adição de fibras que surgem do fêmur e da cobertura tendinosa do músculo vasto medial. A parte terminal está intimamente aderente à cápsula da articulação femoropatelar, onde se destaca próximo ao nível da patela.

Relações: Medialmente, com o músculo vasto medial; lateralmente, com o músculo vasto lateral; cranialmente, com o músculo reto da coxa; caudalmente, com o fêmur e a cápsula da articulação femoropatelar.

Suprimento Sangüíneo: Artéria iliacofemoral, artéria femoral, artéria femoral circunflexa medial e artéria poplítea.

Suprimento Nervoso: Nervo femoral.

Os **ligamentos patelares** devem ser considerados como tendões do músculo quadríceps da coxa que comunicam a ação deste para a tíbia, a patela estando intercalada como um **osso sesamóide**.

O **músculo articular do quadril** (capsular do quadril) (Fig. 17-37) é um pequeno músculo fusiforme (quase tão grande quanto um dedo), que surge por um fino tendão no ílio, próximo ao tendão lateral do

---

*Enquanto é verdade que a separação do músculo vasto intermédio nunca é inteiramente natural no eqüino, ela varia em casos individuais, e é normalmente clara nas seções transversais. Em determinados animais é possível separar outro segmento que pode representar a articularis genu do homem.

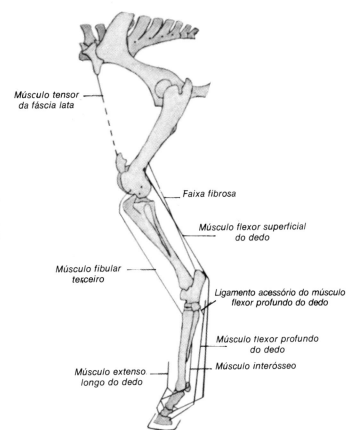

Figura 17-39. Diagrama do membro pélvico do eqüino.
As estruturas que compõem o "aparelho de sustentação", que permitem que o eqüino fique de pé enquanto dorme. Vista lateral.

músculo reto da coxa. Seu tendão de inserção, delicado, mergulha entre o músculo vasto intermédio e o músculo vasto lateral e se insere no terço proximal da superfície cranial do fêmur. Ele passa sobre o lado lateral da articulação do quadril, sendo que algumas fibras estão inseridas na cápsula desta articulação. Às vezes, o músculo tem duas porções distintas, em cujo caso a porção adicional surge entre os dois tendões de origem do músculo reto da coxa. Sua ação pode ser a de levantar a cápsula durante a flexão da articulação. Ele se relaciona, lateralmente com o músculo glúteo profundo e com o músculo vasto lateral; medialmente, com o músculo reto da coxa e o músculo vasto intermédio e a articulação do quadril.

Músculos da Perna e Pé

Os músculos desta região cobrem quase toda a tíbia, exceto sua face medial, que é em grande parte subcutânea. Como no antebraço, os músculos podem ser divididos em dois grupos, um craniolateral e o outro caudal. Os músculos do primeiro grupo são extensores dos dígitos e flexores do jarrete; os do segundo grupo possuem ação oposta.

GRUPO CRANIOLATERAL

O **músculo extensor longo dos dedos** (Figs. 17-38, 40, 41 e 43), situado superficialmente na parte craniolateral da perna, está provido de um longo tendão que passa distalmente sobre a parte dorsal do tarso, do metatarso e do dígito.

Origem: A fossa extensora do fêmur.

Inserção: (1) O processo extensor da falange distal; (2) a superfície dorsal das extremidades proximais das falanges proximal e média.

Ação: Estender o dígito e flexionar o jarrete. Ele também auxilia na fixação da articulação do joelho (Fig. 17-39).

Estrutura: A origem é por meio de um tendão forte em comum com o músculo fibular terceiro, no qual também surgem muitas fibras. O tendão comum passa distalmente no sulco extensor entre o côndilo lateral e a tuberosidade da tíbia, onde uma bolsa da cápsula da articulação femorotibial desce aproximadamente de 7 a 8 cm por baixo do tendão. O ventre é fusiforme e um tanto achatado. O longo tendão de inserção tem início no ventre, ao redor de sua metade, e se destaca da parte muscular próximo ao tarso. Ele passa distalmente sobre a parte dorsal do jarrete, preso pelos três retináculos extensores já descritos (veja fáscia társica), e circundado por uma **bainha sinovial** que tem início ligeiramente proximal ao nível do maléolo lateral da tíbia, e se estende até quase a junção com o tendão extensor digital lateral. Esta união ocorre normalmente, em aproximadamente a largura de uma mão, distalmente ao tarso. No ângulo de união o músculo extensor curto dos dedos também se une ao tendão principal. Além

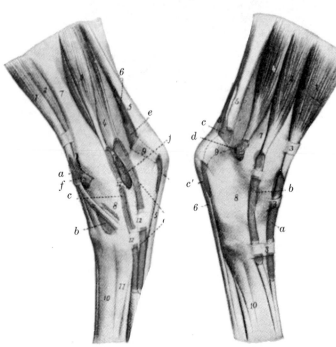

Figura 17-40. Bainhas e bolsas sinoviais injetadas da região társica do eqüino; vista medial.

a, Bainha sinovial do músculo fibular terceiro e do músculo tibial cranial; b, bolsa sob o tendão medial (cuneano) do músculo tibial cranial; c, bainha sinovial do músculo flexor longo dos dedos; d, bainha társica do músculo flexor profundo do dedo; e, e', bolsa sob o tendão flexor superficial dos dedos; f, cápsula da articulação tarsocrural; 1, músculo extensor longo do dedo; 2, músculo tibial cranial; 2', tendão medial de 2; 3, músculo flexor longo do dedo; 4, músculo flexor profundo do dedo; 5, tendão flexor superficial dos dedos; 6, tendão do músculo gastrocnêmio; 7, tíbia; 8, tarso; 9, tuberosidade calcânea; 10, grande osso metatársico; 11, pequeno osso metatársico medial; 12, faixas de fáscia (retináculo flexor). (De Ellenberger, 1908.)

Figura 17-41. Bainhas e bolsas sinoviais injetadas da região társica do eqüino; vista lateral.

a, Bainha sinovial do músculo extensor longo dos dedos; b, bainha sinovial do músculo extensor lateral dos dedos; c, c', bolsa sob o tendão flexor superficial dos dedos; d, cápsula da articulação do jarrete; 1, músculo extensor longo do dedo; 2, músculo extensor lateral do dedo; 3, retináculos extensores proximal, médio e distal; 4, músculo flexor profundo do dedo; 5, tendão do músculo gastrocnêmio (cortado); 6, tendão flexor superficial dos dedos; 7, tíbia; 8, tarso, 9, tuberosidade calcânea; 10, metatarso. (De Ellenberger, 1908.)

Figura 17-40. Figura 17-41.

deste ponto a disposição é a mesma que no membro torácico.

Relações: Superficialmente, com a pele e a fáscia; profundamente, com a articulação femorotibial, o músculo fibular terceiro, e o músculo tibial cranial; caudalmente, com o músculo extensor lateral dos dedos e os nervos fibulares superficial e profundo. Dorsalmente à articulação tarsocrural, a artéria tibial cranial cruza a face profunda do tendão (Fig. 22-49).

Suprimento Sangüíneo: Artéria tibial cranial.

Suprimento Nervoso: Nervo fibular.

O **músculo extensor lateral dos dedos*** (Figs. 17-38, 41, 42 e 43) situa-se na superfície lateral da perna, caudal ao músculo anterior.

Origem: O ligamento colateral lateral da articulação do joelho, a fíbula, borda lateral da tíbia e o ligamento interósseo.

Inserção: O tendão do músculo extensor longo dos dedos aproximadamente a um terço do caminho distalmente no metatarso.

Ação: Auxiliar o músculo extensor longo dos dedos.

Estrutura: O ventre é fusiforme, achatado e penado. O tendão corre através de todo o comprimento do ventre e dele se destaca no quarto distal da tíbia. Ele desce através do sulco no maléolo lateral da tíbia, preso por um retináculo extensor distal e, inclinando-se cranialmente, une-se (normalmente) ao tendão do músculo extensor longo dos dedos. Ele é provido de uma bainha sinovial, que tem início aproximadamente 2 a 3 cm do maléolo lateral e termina aproximadamente 3 a 4 cm da junção. Às vezes a fusão não ocorre; o tendão então desce ao longo do tendão do músculo longo dos dedos, e se insere na falange proximal, do mesmo modo que o músculo correspondente do membro torácico.

Relações: Lateralmente, com a pele e a fáscia e o nervo fibular superficial; medialmente, com a tíbia e a fíbula; cranialmente, com o septo intermuscular, o músculo extensor longo dos dedos, e o músculo tibial cranial; caudalmente, com o músculo flexor profundo dos dedos e o músculo sóleo.

Suprimento Sangüíneo: Artéria tibial cranial.

Suprimento Nervoso: Nervo fibular.

O **músculo fibular terceiro** (Fig. 17-42) consiste, no eqüino, em um forte tendão que se situa entre o músculo extensor longo dos dedos e o músculo tibial cranial.

Origem: A fossa extensora (entre o côndilo lateral e a tróclea do fêmur), em comum com o músculo extensor longo dos dedos.

Inserção: (1) A extremidade proximal do grande (terceiro) osso metatársico e o terceiro osso társico; (2) o calcâneo e o quarto osso társico.

Ação: Mecanicamente, flexionar o jarrete quando a articulação do joelho for flexionada (Fig. 17-39).

---

*Também conhecido como o peroneu ou extensor lateral das falanges. Lesbre (Sisson, 1921) considera-o como sendo o homólogo do peroneus brevis do homem e outros pentadactilos.

MÚSCULOS DO EQÜINO

Estrutura: Ele é inteiramente tendinoso. A extremidade proximal e a prolongação subjacente da membrana sinovial da articulação femorotibial já foram mencionadas na descrição do músculo extensor longo dos dedos. A face superficial dá origem a fibras do músculo extensor longo dos dedos na parte proximal da perna, e a face profunda está fundida ao músculo tibial cranial, exceto nas extremidades da região. Na extremidade distal da tíbia o tendão é perfurado para a emergência do tendão do músculo tibial cranial e divide-se em dois ramos. O ramo cranial se insere no terceiro osso társico e no terceiro osso metatársico, enquanto o ramo lateral curva-se lateralmente, bifurca-se, e se insere no calcâneo e quarto osso társico. O tendão lateral une-se ao retináculo extensor médio que forma um laço ao redor do tendão extensor digital longo.

Relações: Superficialmente, com o músculo extensor longo dos dedos; profundamente, com o músculo tibial cranial. Os vasos tibiais craniais cruzam a face profunda do ramo lateral.

O **músculo tibial cranial** (Figs. 17-40, 42 e 43) situa-se na face craniolateral da tíbia; ele é largo e achatado proximalmente e estreito distalmente.

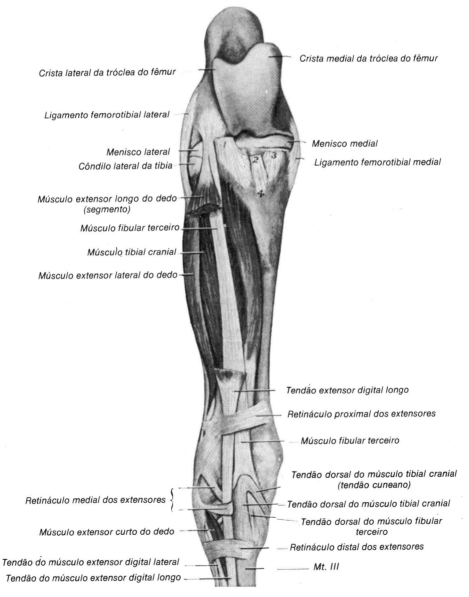

Figura 17-42. Músculos da perna direita do eqüino; vista cranial e dorsal.
A maior parte do músculo extensor longo dos dedos foi removida. 1, 2, 3, Segmentos dos ligamentos patelares; 4, tuberosidade da tíbia. A pequena cruz próximo da linha indicadora do músculo fibular terceiro assinala o limite distal da bolsa subjacente da cápsula da articulação femorotibial.

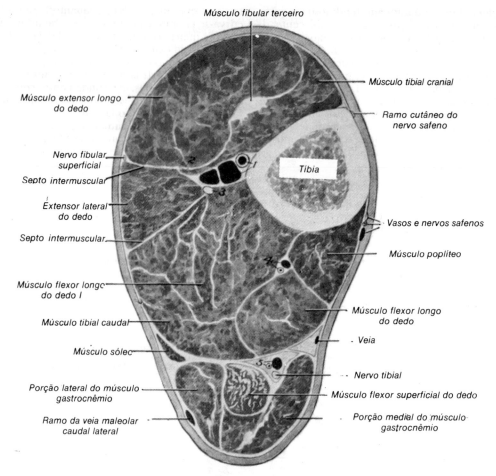

Figura 17-43. Secção transversal da perna esquerda do eqüino.

A secção foi realizada aproximadamente na junção dos terços proximal e médio da região. 1, Vasos tibiais craniais; 2, nervo fibular profundo; 3, fíbula; 4, vasos tibiais caudais; 5, ramos originados do ramo anastomótico com os vasos safenos; um ramo cutâneo do nervo safeno é apresentado medialmente ao poplíteo, mas não está marcado.

Origem: O côndilo lateral e borda da tíbia e uma pequena área na superfície lateral da tuberosidade da tíbia; a fáscia crural.

Inserção: (1) A crista na parte dorsal da extremidade proximal do grande osso metatársico; (2) o primeiro osso társico.

Ação: Flexionar a articulação do jarrete.

Estrutura: A origem é muscular, e forma um sulco onde se situam o tendão comum do músculo extensor longo dos dedos e o músculo fibular terceiro, e uma bolsa sinovial que desce da articulação femorotibial. Muitas fibras superficiais surgem da fáscia profunda, na parte proximal da perna, e assim da borda cranial da tíbia. Passando distalmente na tíbia, o ventre é unido por fibras tendinosas e musculares ao músculo fibular terceiro, e termina próximo ao tarso, em um ponto no tendão de inserção. Este emerge entre os ramos dos músculos fibular terceiro e bifurca-se, o ramo cranial se inserindo no grande osso metatársico (terceiro), e o ramo medial no primeiro osso társico. O tendão está provido de uma bainha sinovial e uma **bolsa** está interposta entre o ramo medial e o ligamento colateral medial do jarrete em sua emergência.*

Relações: Superficialmente, com o músculo extensor longo e lateral dos dedos, o músculo fibular terceiro e o nervo fibular profundo; profundamente, com a tíbia, o músculo flexor profundo dos dedos e os vasos tibiais craniais.

Suprimento Sangüíneo: Artéria tibial cranial.

Suprimento Nervoso: Nervo fibular.

GRUPO CAUDAL

O **músculo tríceps sural** é um termo usado para o músculo gastrocnêmio mais o músculo sóleo.

(a) O **músculo gastrocnêmio** (Figs. 17-12, 38, 43 e 44) estende-se do terço distal do fêmur para a ponta do jarrete. Ele surge por duas porções.

---

*Em obras cirúrgicas o ramo medial é comumente denominado de tendão cuneano; ele é às vezes ressectado para o alívio de espavina óssea.

Origem: (1) Porção lateral, da tuberosidade supracondilóide lateral (margem da fossa supracondilóide); (2) porção medial, da tuberosidade supracondilóide medial.

Inserção: A face plantar da tuberosidade calcânea.

Ação: Estender o jarrete e flexionar a articulação do joelho; estas duas ações, entretanto, não podem ocorrer simultaneamente.

Estrutura: Os dois ventres são espessos, fusiformes e um tanto achatados. São cobertos por uma forte aponeurose e contêm intersecções tendinosas. Eles terminam no sentido da metade da perna em um tendão comum, que a princípio se situa caudal ao tendão do músculo flexor superficial dos dedos, mas, em virtude de uma torção, vem situar-se cranialmente a este último. A fáscia profunda da perna une-se ao tendão em todo o seu comprimento, e o músculo sóleo está inserido em sua borda cranial. Uma forte faixa fascial, de aproximadamente 5 cm de largura, surge da tuberosidade supracondilóide lateral, desce sobre a porção lateral do músculo gastrocnêmio, formando um sulco na parte muscular do músculo, e funde-se com o tendão társico do músculo bíceps da coxa e o músculo semitendíneo, tornando-se, desta forma, uma parte do "aparelho de sustentação" do membro pélvico (Fig. 17-39). Uma pequena **bolsa** situa-se dorsal à inserção na tuberosidade calcânea, e uma grande **bolsa** está interposta entre os dois tendões desde o ponto em que se cruzam até o meio do jarrete. O músculo flexor superficial dos dedos situa-se entre as duas porções e é aderente à porção lateral (Fig. 22-46). O termo **tendão calcanear comum** é uma designação conveniente para os tendões agregados (incluindo o tendão calcâneo e os tendões do músculo flexor superficial dos dedos, do músculo bíceps da coxa e do músculo semitendíneo) na parte distal da perna que estão unidos na tuberosidade calcânea. O tendão calcâneo ou de Aquiles, por outro lado, compreende o tendão do músculo tríceps sural (isto é, as porções medial e lateral do músculo gastrocnêmio e sóleo).

Relações: Cranialmente, com a articulação do joelho, o músculo flexor superficial dos dedos, o músculo poplíteo, o músculo flexor profundo dos dedos, os vasos poplíteos e o nervo tibial; medialmente (proximalmente), com o músculo semitendíneo, o músculo semimembranáceo e o músculo adutor, (distalmente) a fáscia e a pele; lateralmente (proximalmente), com o músculo bíceps da coxa e o nervo fibular, (distalmente) a fáscia e a pele. Os dedos linfáticos poplíteos situam-se na parte proximal do músculo.

Suprimento Sangüíneo: Artéria poplítea e artéria femoral caudal.

Suprimento Nervoso: Nervo tibial.

(b) O **músculo sóleo** (Figs. 17-38, 43 e 44) é muito pequeno no eqüino. Ele situa-se ao longo da borda lateral do músculo gastrocnêmio, sob a fáscia profunda comum, na metade proximal da superfície lateral da perna.

Origem: A cabeça da fíbula.

Inserção: O tendão do músculo gastrocnêmio, no quarto distal da perna.

Ação: Auxiliar o músculo gastrocnêmio.

Estrutura: Ele é uma fina faixa muscular, em geral com aproximadamente 2 a 3 cm de largura, e que

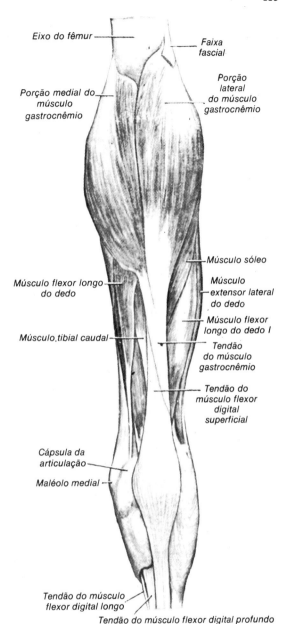

Figura 17-44. Músculos da perna direita do eqüino; vista plantar.

termina em um tendão fino que se funde com o tendão do músculo gastrocnêmio.

Relações: Superficialmente, com a pele, a fáscia e o nervo fibular; profundamente, com o músculo extensor lateral dos dedos e o músculo flexor profundo dos dedos.

Suprimento Sangüíneo: Artéria tibial caudal e artéria poplítea.

Suprimento Nervoso: Nervo tibial.

A parte proximal do músculo **flexor superficial dos dedos** (Figs. 17-38, 43, 44 e 45) situa-se entre e sob a cobertura das duas porções do músculo gastrocnêmio. Ele consiste quase inteiramente em um tendão forte, sendo o ventre muito pouco desenvolvido.

Origem: A fossa supracondilóide do fêmur.

Inserção: (1) A tuberosidade calcânea; (2) as eminências, em cada lado, da extremidade proximal da falange média, e a extremidade distal da falange proximal plantar aos ligamentos colaterais da articulação da quartela.

Ação: Flexionar o dígito e estender a articulação do jarrete. Dada a quantidade excessivamente pequena de tecido muscular, a ação deve ser considerada, essencialmente, como um efeito mecânico que resulta da ação de outros músculos sobre a articulação do joelho (Fig. 17-39).

Estrutura: A origem é por intermédio de um tendão redondo e forte que está incompletamente coberto por fibras musculares até o terço proximal da perna. Aqui ele está intimamente inserido no músculo gastrocnêmio, especialmente na porção lateral. No terço distal da tíbia, ele sofre uma torção ao redor da superfície medial do tendão do músculo gastrocnêmio, e depois ocupa uma posição caudal a este. Na ponta do jarrete ele se alarga-se, formando um tipo de tampa sobre a tuberosidade calcânea, e destaca em cada lado uma faixa forte que se insere na tuberosidade calcânea, com os tendões társicos do músculo bíceps da coxa e o músculo semitendíneo. Ele então passa distalmente sobre o ligamento plantar longo, torna-se mais estreito, e se dispõe distalmente como no membro torácico. Uma grande **bolsa sinovial** situa-se sob o tendão do quarto distal da tíbia até a metade do tarso. Uma **bolsa subcutânea** está, às vezes, presente na parte larga do tendão, na ponta do jarrete.

Relações: Caudalmente, com o músculo gastrocnêmio, a fáscia e a pele; cranialmente, com a cápsula da articulação femoropatelar, o músculo poplíteo, o músculo flexor profundo do dedos e os vasos poplíteos; medialmente, com o nervo tibial.

Suprimento Sangüíneo: Artéria femoral caudal e artéria poplítea.

Suprimento Nervoso: Nervo tibial.

O **ventre do músculo flexor profundo dos dedos** (Figs. 17-38, 40, 41 e 45), situado na superfície caudal da tíbia, está dividido em três posições, as quais, entretanto, finalmente unem-se em um tendão comum de inserção.

Origem: (1) A borda caudal do côndilo lateral da tíbia; (2) a borda do côndilo lateral da tíbia, logo caudal à faceta para articulação com a fíbula; (3) o terço médio da superfície caudal e a parte proximal da borda lateral da tíbia, a borda caudal da fíbula e o ligamento interósseo.

Inserção: A linha semilunar e a superfície adjacente da cartilagem da falange distal.

Ação: Flexionar o dígito e estender a articulação do jarrete (Fig. 17-39).

Estrutura: (Figs. 17-43, 44 e 45) (1) A **porção medial** é denominada de **músculo flexor longo dos dedos;** ele é facilmente isolado. Tem um ventre fusiforme, que cruza a perna obliquamente, e situa-se em um sulco formado pelas outras porções e o músculo poplíteo. Este termina próximo ao terço distal da tíbia em um tendão redondo que desce em um

canal no ligamento colateral medial do jarrete, e une-se ao tendão comum, aproximadamente, um terço da distância distalmente no metatarso. Em seu percurso sobre a superfície medial do jarrete o tendão é provido de uma bainha sinovial que se estende do quarto distal da tíbia até a junção com o tendão principal. (2) A **porção superficial** é o **músculo tibial caudal;** ele é apenas parcialmente separável da porção profunda. Possui um ventre achatado, terminando próximo ao terço distal da tíbia, em um tendão plano que logo se funde com o tendão principal. (3) A **porção profunda, o músculo flexor longo do dedo I** é o maior. Está situado na superfície caudal da tíbia, desde a linha poplítea lateral e distalmente. O ventre contém muito tecido tendinoso e termina, caudalmente à extremidade distal da tíbia, em um tendão forte e redondo. Este recebe o tendão do músculo tibial caudal, desce no sulco társico, preso pelo forte retináculo flexor e circundado em uma bainha sinovial, recebe o tendão da porção medial distal ao jarrete e, ligeiramente mais adiante e distalmente, o ligamento acessório (o denominado ligamento frenador ou subtársico). O tendão é parcialmente cartilaginoso no ponto onde ele desliza sobre o calcâneo. A **bainha társica** (Fig. 17-46) tem início de 5 a 7,5 cm próximo ao nível do maléolo medial e estende-se, aproximadamente, um quarto da distância distalmente no metatarso. O ligamento acessório é semelhante ao do membro torácico, exceto que é mais longe e muito delgado; ele poderá estar ausente.* Na mula ele é normalmente ausente. O restante do tendão se dispõe como o do membro torácico.

Relações: Cranialmente, com a tíbia e a fíbula, o músculo poplíteo, o músculo extensor lateral dos dedos, o músculo tibial cranial e os vasos tibiais craniais; caudalmente, com o músculo gastrocnêmio, o músculo flexor superficial dos dedos e o nervo tibial; lateralmente, com a fáscia, pele e o músculo sóleo; medialmente, com a fáscia e a pele.

Suprimento Sangüíneo: Artéria tibial caudal.

Suprimento Nervoso: Nervo tibial.

O **músculo poplíteo** (Figs. 17-43 e 45) é um músculo triangular e espesso, que se situa na superfície caudal da tíbia próximo à linha poplítea.

Origem: Uma pequena depressão no epicôndilo lateral do fêmur, próximo à superfície articular e sob o ligamento colateral lateral da articulação do joelho.

Inserção: Uma área triangular na superfície caudal da tíbia, proximal e medial à linha poplítea; também a metade proximal da borda medial e uma estreita parte adjacente da superfície medial da tíbia.

Ação: Flexionar a articulação femorotibial e girar medialmente a perna.

Estrutura: O forte tendão de origem situa-se, a princípio, sob o ligamento colateral lateral da articulação do joelho, e curva-se caudal e medialmente sobre o côndilo lateral da tíbia, em contato com o menisco lateral; ele está revestido por uma reflexão da membrana sinovial da articulação (Fig. 22-46). O

---

*Esta bem poderia ser denominada porção társica (tendínea) do músculo flexor profundo dos dedos.

MÚSCULOS DO EQÜINO

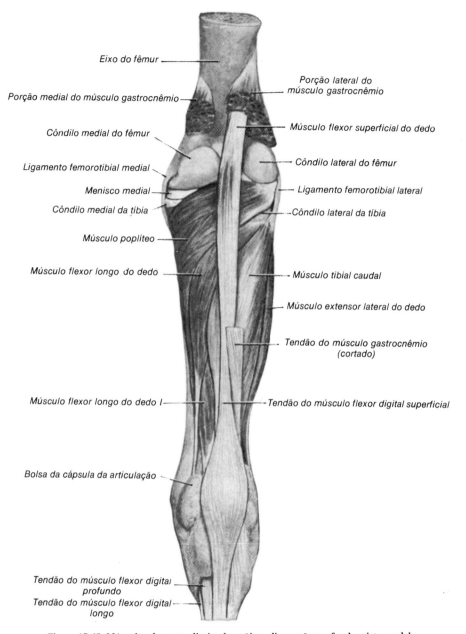

Figura 17-45. Músculos da perna direita do eqüino, dissecação profunda; vista caudal.

tendão é sucedido por um ventre triangular espesso, cujas fibras estão direcionadas medialmente na parte proximal, mas subseqüentemente inclinam-se distalmente.

Relações: Superficialmente, com a fáscia e a pele, o músculo semitendíneo, o músculo gastrocnêmio, o músculo flexor superficial dos dedos; profundamente, com a articulação femorotibial, a tíbia, os vasos poplíteais e os ramos terminais. Os vasos safeno e o nervo do mesmo nome situam-se ao longo da borda medial do músculo, separados dele, entretanto, pela fáscia profunda.

Suprimento Sangüíneo: Artéria poplítea e artéria tibial caudal.
Suprimento Nervoso: Nervo tibial.

Músculos do Metatarso e Dígito

O **músculo extensor curto dos dedos** é um pequeno músculo situado no ângulo de união dos tendões do músculo extensor longo dos dedos e o músculo extensor lateral dos dedos (Fig. 17-42).

Origem: O tendão lateral do músculo fibular terceiro, o retináculo extensor médio e o ligamento colateral lateral do jarrete.

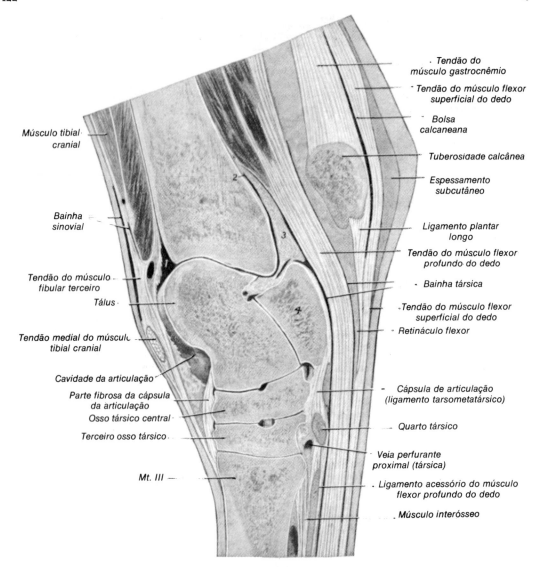

Figura 17-46. Secção sagital do jarrete direito do eqüino.
A secção passa através do meio do sulco da tróclea do talo. 1, 2, Extremidades proximais da cavidade da articulação do jarrete; 3, parte espessa da cápsula da articulação sobre a qual o tendão flexor digital profundo desliza; 4, calcâneo (sustentáculo). Uma grande veia cruza a parte superior da cápsula da articulação (cranial a 1).

Inserção: Os tendões do músculo extensor longo dos dedos e o músculo extensor lateral dos dedos.

Ação: Auxiliar o músculo extensor longo dos dedos.

Estrutura: Ele é principalmente muscular, tendo uma origem superficial do retináculo extensor médio, e uma origem profunda (por um tendão fino) do tendão lateral do músculo fibular terceiro. A inserção é por um tendão fino.

Relações: Superficialmente, com a pele e fáscia e os tendões do músculo extensor longo e lateral dos dedos; profundamente, com a cápsula da articulação társica, a artéria metatársica dorsal III e o nervo fibular profundo.

Suprimento Sangüíneo: Artéria metatársica dorsal III.

Suprimento Nervoso: Nervo fibular profundo.

Os **músculos interósseos** e **lumbricais** estão dispostos como os do membro torácico, a única diferença notável sendo o maior desenvolvimento do músculo lumbrical no membro pélvico.

MÚSCULOS DO EQÜINO

BIBLIOGRAFIA

Ellenberger, W. 1908. Leisering's Atlas of the Anatomy of the horse and the other domestic animals. 2nd ed., Chicago, Alexander Eger.

Ellenberger. W., and H. Baum. 1914. Lehrbuch der Topographischen Anatomie des Pferdes. Berlin, Paul Parey.

Ellenberger, W., H. Baum and H. Dittrich. 1911. Atlas Handbuch der Anatomie der Tiere für Künstler. Bd. I. Das Pferd. 3. Auflage. Leipzig, T. Weicher.

Getty, R. 1964. Atlas for Applied Veterinary Anatomy. Ames, Iowa, Iowa State Univ. Press.

Görnemann, W. 1920. Knorpaleinlagerungen in der Plica aryepiglottica der Pferdes. Dissertation, Berlin.

Günther, K. 1866. Die topographische Myologie des Pferdes. Hannover, Carl Rumpler.

Heinze, W. 1963. Morphology of the jaw musculature of the horse. Anat. Anz. *113*:119–130.

Martin, P. 1912. Lehrbuch der Anatomie der Haustiere. Band 1. Stuttgart, von Schickhardt and Ebner.

Rooney, J. R., W. O. Sack and R. E. Habel. 1967. Guide to the dissection of the horse. Published by Sack, Distributed by Edwards Brothers, Inc., Ann Arbor, Mich.

Sagara, M. 1958. A comparative anatomical study of the laryngeal muscles in mammals. Igaku Renkyu (Acta Medica) 28:3333–3355.

Schmaltz, R. 1901. Atlas der Anatomie des Pferdes. Part 1: Des Skelett des Rumpfes und der Gliedmassen. Berlin, Verlag von Richard Schoetz.

Schmaltz, R., 1911. Atlas der Anatomie der Pferdes. Part 2: Topographische Myologie. Berlin, Paul Parey.

Schmaltz, R. 1919. Anatomie des Pferdes. Berlin, von Richard Schoetz.

Simic, V. 1957. Eigenschaften und Unterschiede des M. omohyoideus des Menschen und der Haussaugetiere. Verh. Anat. Gestellschaft 54:366–375.

Sisson, S. 1910. A Text-book of Veterinary Anatomy. Philadelphia, W. B. Saunders Co.

Sisson, S. 1921. The Anatomy of the Domestic Animals. 2nd ed., Philadelphia, W. B. Saunders Co.

Swordlik, von D. 1927-28. Der Musculus intercostalis marginalis des Pferdes. Anat. Anz. 64:251–255.

CAPÍTULO 18

SISTEMA DIGESTIVO DO EQÜINO

S. Sisson (com secção sobre dentes *por* L. E. St. Clair)

BOCA

A **boca*** é a primeira parte do canal alimentar. Está limitada lateralmente pelas bochechas, dorsalmente pelo palato, ventralmente pelo corpo da mandíbula e pelos músculos milo-hióideos e caudalmente pelo palato mole. No cavalo, é uma longa cavidade cilíndrica que, quando fechada, está quase totalmente preenchida pelas estruturas nela contidas; resta um pequeno espaço entre a raiz da língua, o palato mole e a epiglote, denominado **orofaringe**. A entrada da boca é fechada pelos lábios (Fig. 18-1).

A cavidade da boca está subdividida em duas partes pelos dentes e processos alveolares. O espaço existente externamente a estas estruturas e limitado pelos lábios e bochechas é denominado vestíbulo da boca. No estado de repouso, as paredes desta cavidade estão em contato e o espaço é praticamente obliterado. Sua existência torna-se muito evidente na paralisia facial, quando os alimentos tendem a se depositar lateralmente, projetando as bochechas. O espaço limitado pelos dentes e processos alveolares é denominado cavidade da boca propriamente dita. Quando os dentes estão em contato, ela se comunica com o vestíbulo apenas pelos espaços interdentários e pelos intervalos atrás dos últimos dentes molares. Caudalmente, comunica-se com a faringe através do ádito da faringe.

A membrana mucosa da boca se continua na margem dos lábios com o integumento comum e caudalmente com a mucosa que forra a faringe. Durante a vida é principalmente de cor rósea, mas pode ser mais ou menos pigmentada.

LÁBIOS

Os **lábios** são duas dobras musculomembranosas que circundam o orifício da boca. Seus ângulos de união são arredondados e estão situados próximo ao primeiro dente molar. Cada lábio apresenta duas superfícies e duas bordas. A superfície externa é coberta pela pele, que apresenta longos pêlos tácteis, além dos pêlos finos ordinários. O lábio superior possui um sulco mediano raso *(filtro)*; o lábio inferior, uma proeminência arredondada — o queixo *(mento)*. A superfície interna está forrada por uma membrana mucosa que é comumente mais ou menos pigmentada. As pequenas papilas na superfície mostram em suas extremidades as aberturas dos

ductos das glândulas labiais. Pequenas dobras de membrana mucosa que passam do lábio até a gengiva formam o frênulo do lábio. A borda livre do lábio é densa e suporta pêlos curtos e muito duros. A borda afixada é contínua com as estruturas circundantes.

ESTRUTURA. Os lábios são cobertos externamente pela pele e forrados com membrana mucosa; entre estas há tecido muscular, glândulas, vasos e nervos. A pele situa-se diretamente sobre os músculos, com muitas fibras destes nela inseridas. As **glândulas labiais** formam uma massa compacta nos ângulos; são numerosas no lábio superior; menos abundantes no lábio inferior. A membrana mucosa muitas vezes é pigmentada, e reflete sobre os ossos das queixadas para formar as gengivas.

VASOS E NERVOS. As **artérias** são derivadas da artéria maxilar, da artéria labial mandibular e da artéria palatolabialφ da artéria palatina maior. As **veias** dirigem-se principalmente para a veia linguofacial. Os **vasos linfáticos** dirigem-se para os linfonodos mandibulares. Os nervos sensoriais procedem do trigêmeo, e os nervos motores, do nervo facial.

BOCHECHAS

As **bochechas** *(buccae)* formam os lados da boca e se continuam rostralmente com os lábios. Estão inseridas nas bordas alveolares dos ossos das queixadas.

ESTRUTURA. Compreendem: (1) a pele, (2) as camadas muscular e glandular e (3) a membrana mucosa. A pele é um tanto delgada e flexível. O tecido muscular é formado principalmente pelo bucinador, mas também por partes dos músculos cutâneo, zigomático, canino, levantador nasolabial, e pelo depressor do lábio mandibular. As glândulas bucais (Fig. 24-13) estão dispostas em duas fileiras. As glândulas bucais dorsais situam-se na superfície externa do músculo bucinador, próximo a sua borda superior. A parte rostral da fileira consiste em lóbulos dispersos; a parte caudal, que está coberta pelo músculo masseter, é mais desenvolvida e compacta. As glândulas bucais ventrais, menos volumosas do que as dorsais, estão situadas no tecido submucoso na borda inferior do músculo bucinador. A membrana mucosa está refletida acima e abaixo sobre as gengivas e se continua caudalmente com a do palato mole. É de cor avermelhada e freqüentemente apresenta áreas pigmentadas. O ducto parotídeo se abre normalmente num ponto oposto ao terceiro molar superior, em uma papila *(papila parotídea);* excepcionalmente a abertura pode ser oposta à parte ros-

---

*O termo "boca" é comumente utilizado para significar quer a cavidade ou a entrada para a mesma.

SISTEMA DIGESTIVO DO EQÜINO

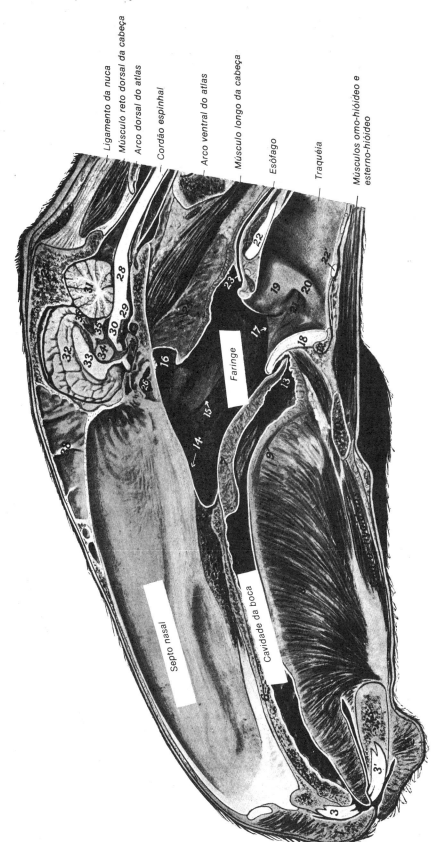

Figura 18-1. Corte sagital da cabeça de cavalo.

O corte foi realizado aproximadamente 1 cm à esquerda do plano mediano. 1, 1', Lábios; 2, queixo; 3, 3', dentes incisivos; 4, corpo do osso incisivo; 5, corpo da mandíbula; 6, palato duro; 7, palato mole; 8, músculo genioglosso; 9, fibras longitudinais do músculo lingual; 10, osso hióide; 11, músculo hio-epiglótico; 12, corpo da cartilagem tireóide; 13, orofaringe; 14, cavidade nasal; 15, abertura faríngea da tuba auditiva; 16, recesso faríngeo; 17, vestíbulo laríngeo; 18, epiglote; 19, cartilagem aritenóide; 20, cordas vocais; 21, ventrículo lateral da laringe; 22, 22', lâmina e arco da cartilagem cricóide; 23, junção do arco palatofaríngeo do palato mole sobre a entrada para o esôfago; 24, septo entre as bolsas guturais; 25, 25', partes basilar e escamosa do osso occipital; 26, seio esfenoidal; 27, hipófise; 28, medula oblonga; 29, ponte; 30, perna do cérebro; 31, cerebelo; 32, hemisfério cerebral; 33, corpo caloso e septo pelúcido; 34, tálamo; 35, colículo rostral; 36, corpo pineal; 37, túnica mucosa olfatória; 38, septo entre os seios frontais.

tral do segundo dente. Uma série linear de pequenas papilas dorsais e ventrais indica os orifícios dos pequenos ductos das glândulas bucais.

VASOS E NERVOS. O suprimento sangüíneo é derivado das **artérias** facial e bucal; o sangue é drenado pelas **veias** do mesmo nome. Os **vasos linfáticos** vão para os nodos linfáticos mandibulares. Os **nervos** sensoriais procedem do trigêmeo e os nervos motores do nervo facial.

GENGIVAS

As **gengivas** são compostas de um denso tecido fibroso que está intimamente unido ao periósteo dos processos alveolares, que se fusiona nas bordas dos alvéolos com o periósteo alveolar: este fixa os dentes em suas cavidades. Estão cobertas por uma membrana mucosa lisa, destituídas de glândulas e pouco sensíveis.

PALATO DURO

O **palato duro** está limitado rostral e lateralmente pelos arcos alveolares e se continua caudalmente com o palato mole (Fig. 18-1). Sua base óssea é formada pelos ossos incisivo, maxilar e palatino. A membrana mucosa, lisa, está afixada aos ossos por uma submucosa que contém, em sua parte rostral, um rico plexo venoso, constituindo um tecido erétil. Uma **rafe** central divide a superfície em duas partes iguais (Fig. 18-2). Cada uma destas apresenta cerca de 18 rugas curvas transversas *(rugas palatinas)* que têm sua concavidade e suas bordas livres direcionadas caudalmente. Estão mais distanciadas e são mais proeminentes rostralmente. A proeminência central imediatamente caudal ao primeiro par de incisivos é a **papila incisiva;** em cada lado desta, há uma fissura. Não há glândulas na submucosa. O **ducto incisivo** é um pequeno tubo de membrana mucosa que se estende muito obliquamente através da fissura palatina. Sua extremidade ventral ou palatina é cega e está situada no tecido submucoso do palato. A extremidade dorsal ou nasal se comunica com a cavidade nasal (juntamente com o órgão vomeronasal), por uma abertura em forma de fenda, na parte rostral do meato nasal ventral.

VASOS E NERVOS. O suprimento sangüíneo é derivado principalmente das **artérias** palatinas, e as **veias** drenam na veia reflexa. Os **nervos** procedem do trigêmeo.

ASSOALHO DA BOCA

O **assoalho da boca,** em sua parte rostral livre é formado pelo corpo da mandíbula, está coberto por membrana mucosa. O restante é ocupado, no estado de repouso das partes, pela porção fixa da língua. As seguintes características são expostas pelo levantamento da língua e seu afastamento para um lado: paramedialmente, na área pré-frenular, existe um par de pregas carunculares. Das margens livres dessas pregas e aproximadamente oposta ao dente canino de cada lado há uma papila, a **carúncula sublingual,** através da qual o ducto da glândula mandibular se abre. Caudalmente a estas papilas há uma prega mediana de membrana mucosa que passa para a superfície ventral da língua, constituindo o

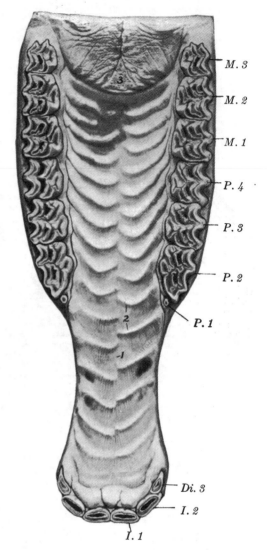

Figura 18-2. Palato duro e parte adjacente do palato mole de cavalo.
1, Rafe do palato; 2, cristas do palato; 3, palato mole; I.1, I.2, primeiro e segundo incisivos; Di. 3, terceiro incisivo decíduo; P. 1-4, pré-molares; M. 1-3, molares.

frênulo da língua. Alguns milímetros caudal aos incisivos médios há os órgãos orobasais, dois canais com cerca de 9 mm de comprimento. Em cada lado há uma **prega sublingual** que se estende do frênulo até o nível do quarto dente molar. A prega indica a posição da glândula sublingual subjacente e apresenta várias pequenas papilas, através das quais os ductos se abrem. Caudal ao último dente, uma prega vertical da membrana mucosa passa da queixada superior para a inferior. É denominada de **prega pterigomandibular;** contém um ligamento de igual denominação.

LÍNGUA

A **língua** está situada no assoalho da boca entre os ramos da mandíbula e apoiada principalmente em um tipo de forquilha formada pelos músculos milo-hióideos. Sua parte caudal, a **raiz**, está afixada ao osso hióide, palato mole e faringe. Somente a superfície superior desta parte é livre e se inclina ventral e caudalmente. A parte média, o **corpo**, possui três superfícies livres: a superfície dorsal é ligeiramente arredondada. As superfícies laterais são quase planas em sua maior parte, mas rostralmente tornam-se arredondadas e mais estreitas. A superfície ventral está relacionada com os músculos gênio-hióideo e milo-hióideo. O **ápice** ou extremidade é livre, com formato de espátula, e apresenta superfícies superior e inferior e uma borda arredondada. O termo **dorso da língua** é aplicado para a superfície dorsal (Fig. 18-3); todo ele é livre e, quando a boca está fechada, está em contato com o palato exceto na orofaringe.

Estrutura. A língua consiste em: membrana mucosa, glândulas, músculos, vasos e nervos.

A **membrana mucosa** (*túnica mucosa da língua*) adere intimamente ao tecido subjacente, exceto na parte inferior das superfícies laterais do corpo e superfície ventral do ápice. Varia consideravelmente em espessura. No dorso é muito espessa e densa, existindo por baixo desta parte uma densa corda fibrosa, que se estende medialmente a uma distância de 12,5 a 15 cm rostrais às papilas valadas. Nos lados e na superfície ventral da língua, a membrana é muito mais fina e lisa e pode mais facilmente ser dissecada do tecido muscular. (A membrana mucosa é espessa e aderente nos pontos onde o alimento entra em contato com a língua.) Da superfície inferior da parte livre da língua, uma prega de membrana mucosa passa para o assoalho da boca, formando o **frênulo da língua**. Caudalmente, uma prega passa em cada lado da borda do dorso até unir-se com o palato mole, formando os arcos palatoglossos do palato mole (Fig. 18-3). Uma espessa e central **prega glosso-epiglótica** passa da raiz até a base da epiglote circundando o músculo hio-epiglótico. A túnica mucosa apresenta diversas **papilas**, que são de quatro tipos — filiformes, fungiformes, valadas e folhadas.

As **papilas filiformes** são projeções finas como linhas encontradas no dorso e nos lados da extremidade; estão ausentes na raiz. Na parte rostral são tão pequenas a ponto de serem pouco visíveis, mas na parte caudal são bem maiores e dão à superfície um aspecto piloso.

As **papilas fungiformes** são maiores e facilmente visíveis; são arredondadas na extremidade livre e suportadas por um colo. Ocorrem principalmente na parte lateral da língua, sendo também encontradas distribuídas sobre o dorso.

As **papilas valadas** são normalmente em número de duas a três. As duas constantes têm cerca de 6 a 7 mm de diâmetro e são encontradas na parte caudal do dorso, uma em cada lado do plano mediano, e aproximadamente distanciadas de 3 cm uma da outra. A terceira, quando presente, é sempre menor e situada caudal e centralmente às anteriores. Raramente uma quarta papila poderá ser encontrada. São arredondadas e mais largas em suas superfícies expostas do que nas superfícies afixadas, e estão mergulhadas numa depressão circundada por uma parede anular. Sua superfície livre é tuberculada, isto é, suporta papilas secundárias redondas e pequenas.

As **papilas folhadas** estão situadas rostralmente aos arcos palatoglossos do palato mole, onde formam uma eminência arredondada de cerca de 2 a 3 cm de comprimento, marcadas por fissuras transversais. As últimas três variedades estão cobertas com microscópicas papilas secundárias e cálculos gustatórios. A túnica mucosa da raiz da língua apresenta diversas pregas e elevações arredondadas. Estas últimas são marcadas por criptas e consistem essencialmente numa massa de tecido linfóide; são conhecidas como folículos linguais e, consideradas em conjunto, formam o que é às vezes denominado tonsila lingual. As glândulas linguais constituem uma camada espessa no tecido submucoso frouxo e também situam-se entre os feixes de músculos. Glândulas mucosas são também encontradas em parte do dorso e lados da língua.

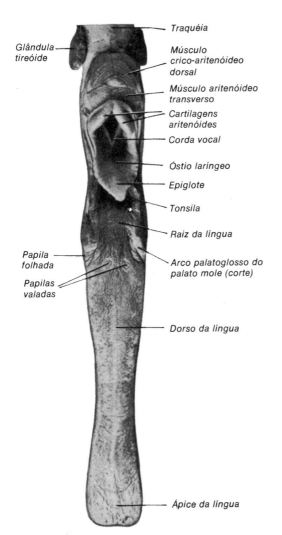

Figura 18-3. Língua, laringe e parte da traquéia de cavalo; vista dorsal.

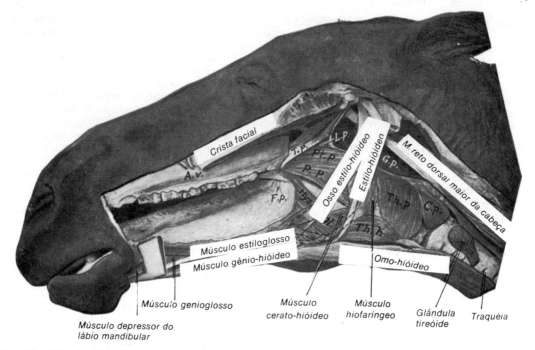

Figura 18-4. Músculos da língua, osso hióide, faringe etc., de cavalo.

A.v., artéria e veia facial; C.p., músculo cricofaríngeo; F.p., papila folhada; G.p., espaço ocupado pela bolsa gutural; Hyo. gl, músculo hioglosso; L.p., músculo levantador do véu palatino; P.p., músculo palatofaríngeo; Pt.p., músculo pterigofaríngeo; S.p., músculo estilofaríngeo caudal; T.p., músculo tensor do véu palatino; Th.h., músculo tiro-hióideo; Th.p., músculo tirofaríngeo. A maior parte da esquerda da mandíbula foi removida. As partes escondidas do osso hióide são indicadas por linhas pontilhadas.

Os músculos da língua podem ser divididos em intrínsecos e extrínsecos.* A musculatura intrínseca consiste, não em músculos distintos, mas sim em sistemas de fibras que correm longitudinalmente (Fig. 18-1), vertical e transversalmente, unindo-se aos músculos extrínsecos (Figs. 18-4 e 5), descritos no Cap. 17.

Vasos e nervos. As **artérias** da língua são os ramos lingual e sublingual do tronco linguofacial. As **veias** vão para as veias linguofacial e maxilar. Os **vasos linfáticos** vão principalmente para os nodos linfáticos retrofaríngeos. Os **nervos** sensoriais são o lingual e o glossofaríngeo, e os músculos são inervados pelo nervo hipoglosso.

DENTES†

L. E. St. Clair

Dentes Permanentes

A fórmula dos dentes permanentes dos eqüinos é a seguinte:

$$2 \ (I\tfrac{3}{3} \ C\tfrac{1}{1} \ P\tfrac{3 \text{ ou } 4}{3} \ M\tfrac{3}{3}) = 40 \text{ ou } 42$$

---

*Esta distinção é mais ou menos convencional. É evidente que muito do que pode aparecer nas secções transversais da língua sendo músculo intrínseco é na realidade uma parte da musculatura extrínseca. A disposição é todavia mais complicada pela existência de feixes que correm em várias direções, pelos intercruzamentos de feixes, e pelos acúmulos de gorduras que interrompem os sistemas.

†Outras figuras ilustrando os dentes podem ser encontradas no Cap. 15.

Na égua, os dentes caninos são normalmente muito pequenos ou não irrompem, reduzindo o número para 36 ou 38. P^1 (dente de lobo) está muitas vezes ausente e P_1 muito raramente está presente em qualquer dos sexos.

Dentes incisivos. Os seis dentes incisivos em cada arcada formam quase um semicírculo. Cada dente é denteado, em sua superfície mastigatória ou oclusal, por uma depressão profunda ou infundíbulo que é forrada com esmalte e que contém cemento. Desta forma, à medida que o dente sofre desgaste há um anel central de esmalte além do esmalte periférico (Fig. 18-6). A cavidade torna-se escurecida por depósitos de alimentos e é comumente denominada "copo" ou "marca". A boca do infundíbulo é larga, mas a parte mais profunda é de corte transversal redondo, diminuindo gradativamente de tamanho e inclinando-se no sentido da superfície lingual do dente. A parte distal da cavidade da polpa passa no lado labial do infundíbulo. Assim, à medida que o dente se desgasta, a cavidade da polpa, fechada pela deposição de dentina secundária, aparece na face oclusal como a estrela dental, antes do infundíbulo desaparecer totalmente (Fig. 18-7). Cada dente afunila-se uniformemente desde a coroa exposta até o ápice sem nenhuma constrição, é curvo longitudinalmente, sendo a convexidade labial. A parte apical representa a raiz. Entretanto, uma importante parte do dente pode ser denominada coroa de reserva, pois avança além do alvéolo (Figs. 18-8 e 9). O comprimento médio total de um

SISTEMA DIGESTIVO DO EQÜINO

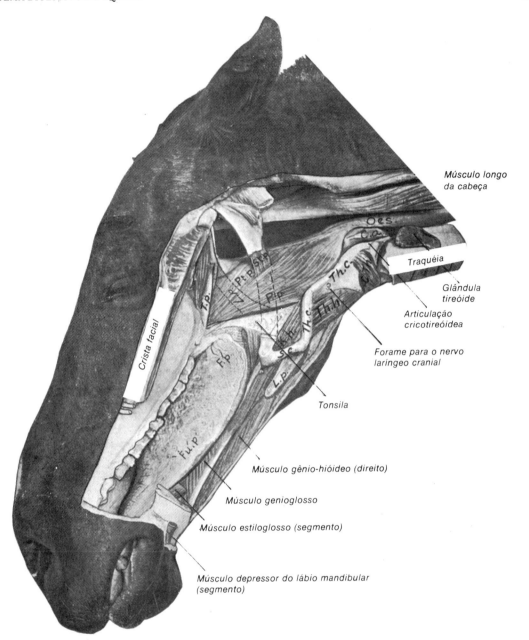

Figura 18-5. Músculos da língua, faringe, laringe etc., de cavalo; dissecação profunda.
C.a., músculo crico-aritenóide dorsal; C.th., músculo cricotireóideo; F.p., papila folhada; Fu.p., papilas fungiformes; K.h., músculo querato-hióideo; L.p., músculo levantador do véu palatino; a parte escondida é indicada por linha pontilhada; L.p., processo lingual; P.p., osso palatofaríngeo; Pt.p., pterigofaríngeo; S.c., osso querato-hióideo; St.p., estilofaríngeo; T.p., tensor da abóbada palatina (véu do palatino); Th.c., osso tíreo-hióide; Th.c., cartilagem tireóide (lâmina); Th.h., tíreo-hióideo. Parte do músculo estilo-hióideo foi retirada e indicada pelas linhas pontilhadas. A bolsa gutural foi removida.

incisivo quando inicialmente é colocado em uso é de cerca de 7 cm. Nesta época, a face oclusal possui um diâmetro muito maior mediolateralmente do que rostrocaudalmente. Há uma gradativa inversão desta relação da face oclusal para o ápice (Fig. 18-10).

Os dentes incisivos da arcada superior são mais convexos e um tanto mais largos do que os da arcada inferior. Em todos os casos a face vestibular (labial) é

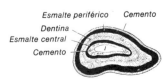

Figura 18-6. Corte transversal de dente incisivo inferior de cavalo.
I, Infundíbulo.

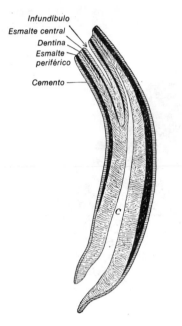

Figura 18-7. Corte longitudinal de dente incisivo inferior de cavalo.

C, Cavidade da polpa. O cemento é mostrado no infundíbulo, mas não está marcado.

mais achatada transversalmente do que a face lingual. O incisivo do canto superior é ligeiramente mais largo do que os demais; em realidade, seu canto lateral não contacta com o incisivo inferior. Um sulco longitudinal se estende na face labial do incisivo do canto superior, iniciando na metade da face oclusal até o ápice e continuando três quartos da distância até o ápice, conforme medidas realizadas em dente não desgastado. O sulco é achatado em seu centro, tendo, assim, o formato aproximado de um losango (Fig. 18-11). Está incluído no alvéolo por ocasião do uso do dente. A face oclusal inclina-se do medial para o lateral em grau crescente do primeiro para o terceiro incisivo, tornando a parcela lateral de cada dente mais curta. Esta é mais acentuada no conjunto superior. A disposição dos incisivos em semicírculo necessita de um pouco de torção nos dentes laterais para que a porção convexa possa ser lateral.

A coroa logo além da queixada está coberta pela gengiva, tornando o comprimento da coroa exposta ligeiramente menor no animal vivo ou no cadáver do que no crânio. A extremidade apical do dente, a princípio aberta, é gradativamente fechada pela adição de dentina e cemento, exceto por um forame para os nervos e vasos. O formato da face oclusal do dente modifica-se à medida que este avança do alvéolo e é desgastado, o que se reflete

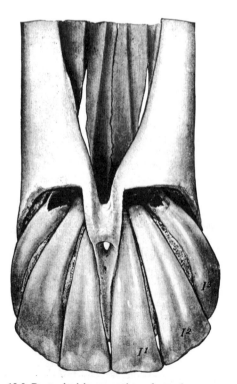

Figura 18-8. Dentes incisivos superiores de cavalo.

As faces labiais dos dentes foram expostas pela retirada do osso. O animal tinha cinco anos de idade.

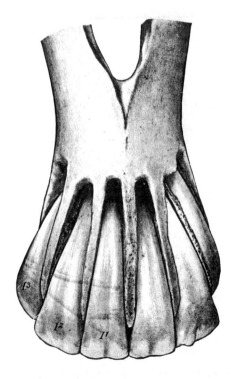

Figura 18-9. Dentes incisivos inferiores de cavalo.
(Deveria ser I_1, I_2 e I_3)

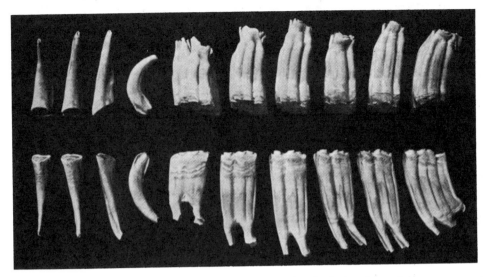

Figura 18-10. Dentes de cavalo de seis anos de idade, lado direito; vista medial.

no formato dos cortes transversais do dente em vários níveis. Como a seqüência é a partir do oval, para o redondo e triangular até o retangular, a idade do animal é refletida pelo formato e configuração da parte exposta do dente (Figs. 18-12 a 18).

Os dentes superiores e inferiores irrompem mais ou menos na mesma época. Todos estão sob desgaste quando o animal atinge cinco anos de idade. Pode-se observar do Quadro 18-1 que o incisivo medial terá sido objeto de desgaste dois anos antes que o incisivo do canto entrar em contato com seu dente oposto. A modificação no formato do infundíbulo, o aparecimento da estrela dental e o desaparecimento do infundíbulo prosseguem regularmente do primeiro para o terceiro incisivo; entretanto, o infundíbulo poderá desaparecer no terceiro incisivo superior antes do primeiro e do segundo. O infundíbulo é mais profundo nos incisivos superiores e seu desaparecimento se atrasa em relação aos incisivos inferiores. A princípio poderá haver uma crista na face oclusal do incisivo do canto do infundíbulo até a face lingual. Quando o desgaste alcançar todas as partes da face oclusal, diz-se que o dente está nivelado. O arco formado pelos incisivos das arcadas opostas quando estas se encontram, e quando este é visto em perfil, modifica-se à medida que os dentes avançam dos alvéolos e sofrem atrito. A princípio ele é bastante convexo, mas torna-se progressivamente angular, sendo a tangente para os dentes inferiores especialmente reta. Os incisivos também formam gradativamente uma linha transversal e não um semicírculo.

O diâmetro mediolateral da face oclusal, do primeiro incisivo inferior, é quase duas vezes o diâmetro rostrocaudal quando tem início o desgaste (Figs. 18-12 a 16). A face torna-se redonda e os dois diâmetros são iguais aproximadamente aos 15 anos de idade. Nos primeiros anos da segunda década, o diâmetro rostrocaudal tem cerca de um a uma e meia vez o diâmetro mediolateral, a face é triangular, e a face oclusal é retangular e estreita mediolateralmente, sendo a proporção de 2 por 1 aos 30 anos de idade.

O sulco longitudinal da face vestibular do incisivo do canto superior normalmente aparece na linha da gengiva aos 10 anos e atinge a borda oclusal na idade de 20 anos (Figs. 18-12 a 16). Começa a desaparecer na linha da gengiva, deixando a face convexa e aos 30 anos de idade desaparece completamente. Como a porção caudolateral deste dente não entra em contato com seu oposto inferior, o desgaste é mais lento nesse ponto, formando um ressalto na face oclusal. Está presente no período dos 7 aos 20 anos (Fig. 18-11).

A estrela dental aparece na face oclusal rostralmente ao infundíbulo (Fig. 18-19). A princípio a estrela dental é larga, mas à medida que o infundíbulo se torna pequeno e redondo e move-se caudalmente antes de desaparecer, a estrela dental também torna-se redonda e move-se caudalmente na face oclusal. A estrela dental aparece no primeiro incisivo aos oito anos de idade, sendo logo seguida pelas dos demais incisivos (Fig. 18-20).

Os dentes de determinados eqüinos possuem a coroa mais exposta do que os outros dentes. A coroa normalmente é mais curta quando a taxa de desgaste for aumentada. Esta é também afetada pela espessura da gengiva. A má oclusão, naturalmente, irá alterar o padrão.

DENTES CANINOS. O dente canino está normalmente ausente ou é rudimentar na égua.* O dente superior localiza-se no ponto rostral extremo do maxilar, dividindo o espaço interdental em espaços desiguais. O dente canino inferior está localizado a curta distância caudal em relação ao incisivo do

---

*É interessante notar que os caninos vestigiais não são de forma alguma raros nas éguas, especialmente na queixada inferior. Eles são muito pequenos e normalmente não irrompem; sua presença é indicada neste último caso por uma proeminência da gengiva. Isto está em consonância com o fato de que existiam os caninos em ambos os sexos nos ancestrais eocenos e miocenos dos eqüinos.

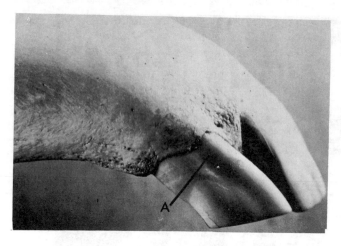

Figura 18-11. Sulco longitudinal do incisivo do canto superior de cavalo.

A. Sulco que apareceu na linha da gengiva.

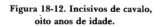
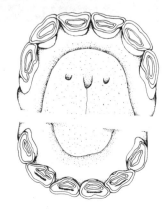
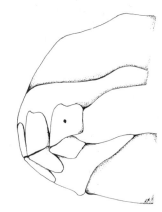

Figura 18-12. Incisivos de cavalo, oito anos de idade.

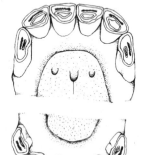
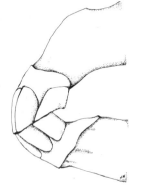

Figura 18-13. Incisivos de cavalo, 11 anos de idade.

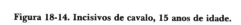
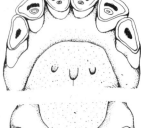
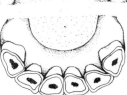
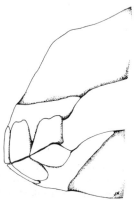

Figura 18-14. Incisivos de cavalo, 15 anos de idade.

SISTEMA DIGESTIVO DO EQÜINO

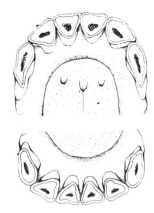

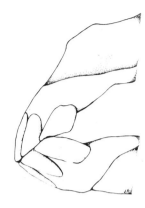

Figura 18-15. Incisivos de cavalo, 20 anos de idade.

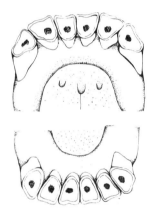

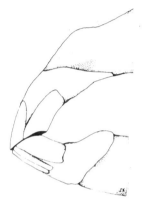

Figura 18-16. Incisivos de cavalo, 30 anos de idade.

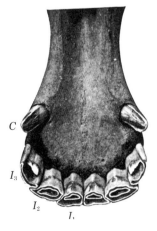

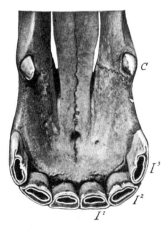

Figura 18-17 *(esquerda).* **Dentes incisivos e caninos inferiores de cavalo, cinco anos de idade.**
A borda lingual do terceiro incisivo não está desgastada.

Figura 18-18 *(direita).* **Dentes incisivos e caninos superiores de cavalo, cinco anos de idade.**

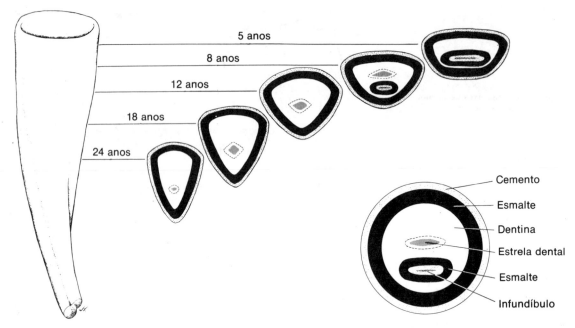

Figura 18-19. Esquema da face oclusal (tabela) de I_1, correlacionada com a idade do cavalo.

canto. O canino inferior é rostral ao superior quando as mandíbulas estão fechadas, mas o contato entre um e outro raramente é realizado. O canino é um dente simples, pontiagudo e relativamente pequeno, sem infundíbulo; só avança ligeiramente do alvéolo com a idade, embora a cavidade da polpa seja grande e a raiz aberta. Torna-se desgastado através do contato com alimentos e com o freio. Os caninos superior e inferior possuem forma semelhante, sendo curvos e estando colocados no alvéolo de forma que a concavidade se direcione caudalmente. A coroa exposta é comprimida, convexa e lisa lateralmente e geralmente côncava medialmente. As bordas são cortantes nos dentes não desgastados.

DENTES PRÉ-MOLARES E MOLARES. O p^1 (dente de lobo) muitas vezes está ausente. Quando presente, é vestigial (Figs. 18-21, 22 e 23). P_1 raras vezes está presente; pelo menos, raramente irrompe. Os demais dentes molares e pré-molares de cada arcada assemelham-se uns aos outros. São grandes, de formato prismático e quadriláteros em corte transversal, exceto o primeiro e o último da série, que apresentam três lados (Fig. 18-10). Dois infundíbulos, muito profundos, estão presentes em cada dente. O comprimento de um dente molar típico antes de ter iniciado o atrito é de cerca de 8 cm (Fig. 18-22). Boa parte da coroa está inserida no alvéolo, mas à medida que o dente avança do alvéolo uma coroa funcional de até 2 cm (dependendo da espessura

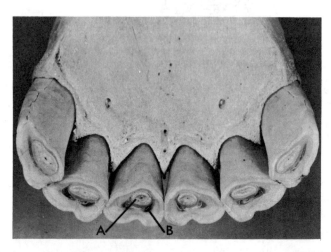

Figura 18-20. Incisivos permanentes inferiores de cavalo.

A, Infundíbulo; B, estrela dental.

SISTEMA DIGESTIVO DO EQÜINO

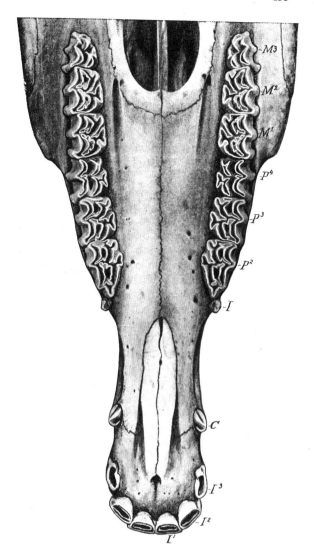

Figura 18-21. Dentes superiores de cavalo, cerca de quatro anos e meio de idade.

I^1, I^2, I^3, Incisivos; C, canino; P^1, P^2, P^3, P^4, pré-molares; M^1, M^2, M^3, molares. A erupção do terceiro incisivo não está completa e o dente não está desgastado.

da gengiva), em sua borda mais longa, é mantida. Pequenas raízes estão presentes no ápice da coroa inserida. São abertas a princípio, mas gradativamente alongam-se pelo acréscimo de dentina e cemento e, à época em que o animal tem cerca de 14 anos de idade, tornam-se fechadas exceto no forame apical. As faces oclusais dos molares e pré-molares são molariformes e apresentam uma configuração lofodôntica.

Os maxilares ou dentes pré-molares e molares superiores estão inseridos em fileira de alvéolos, ligeiramente convexos lateralmente, e divergem um tanto dos do outro lado caudalmente (Figs. 18-24 e 25).

A linha de dentes conforme vistas das faces oclusais tende a ser ligeiramente convexa. Isto reflete uma ligeira convexidade ventral naquela parte da maxila (Fig. 18-21). As coroas expostas estão próximas umas das outras, mas as partes inseridas se abrem de modo que o primeiro dente curva-se ligeiramente rostral e o último curva-se decididamente caudalmente. Além disso, a face rostral de P^2 chega a um ponto, tornando o dente triangular em corte transversal. A face caudal de M^3 é entretanto um tanto comprimida. Na face bucal de cada dente molar e pré-molar superior há dois largos sulcos longitudinais separados por uma estreita mas proeminente crista. Formando um limite para cada sulco, em sua outra borda, há uma crista longitudinal menor. A face lingual destes dentes superiores possui uma larga elevação longitudinal ou coluna que ocupa o terço médio daquela face em todo o seu comprimento, sendo assim proeminente quando comparado com as partes rostral e caudal. A borda bucal da face oclusal é cortante e proeminente. A face oclusal inclina-se para uma borda lingual mais lisa onde a coroa não é tão alta. O dente como um todo reflete esta inclinação tentando ser ligeiramente convexo longitudinalmente no sentido do lado bucal. A largura média é de 2,5 cm. Cada dente possui lateralmente duas raízes e uma outra medialmente, larga, que tem a tendência de se tornar dupla. P^2 é o dente mais curto, seguido de M^1.

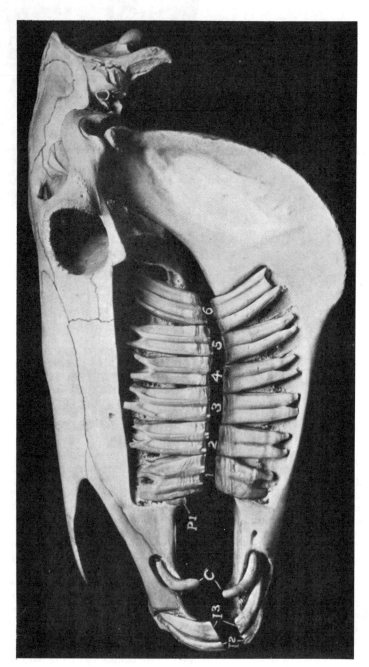

Figura 18-22. Crânio de um cavalo de cinco anos de idade, esculpido para mostrar as partes incluídas dos dentes.

1, P²; 2, P³; 3, P⁴; 4, M¹; 5, M²; 6, M³. As queixadas estão separadas para fins de clareza. C, Caninos; I, incisivos; M, molares; P, pré-molares. Neste animal os comprimentos dos dentes molares superiores medidos em centímetros, do rostral para o caudal, foram; 6,5; 8,3; 8,5; 7,8; 8,5; 8,0. A menor distância entre o primeiro par foi de 5,5 cm e entre o último, de 7,5 cm. Os comprimentos dos dentes pré-molares inferiores foram: 6,5; 7,6; 8,2; 8,0; 8,5; 7,5. As distâncias entre o primeiro e último pares foi de 4 e 6,5 respectivamente.

SISTEMA DIGESTIVO DO EQÜINO

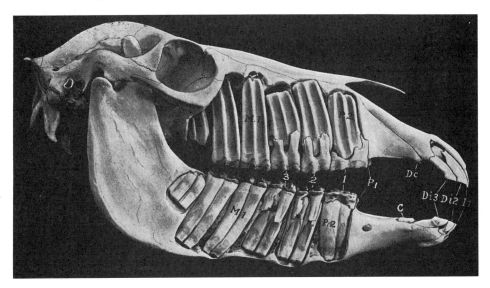

Figura 18-23. Crânio de potro de dois anos e meio de idade, esculpido para mostrar as partes incluídas do dente.

São mostrados tanto os dentes molares decíduos como os permanentes. 1, Dp 2; 2, Dp 3; 4, Dp, 4.

Os dentes mandibulares ou dentes pré-molares e molares inferiores formam na mandíbula uma fileira reta que diverge caudal e ligeiramente daquela do lado oposto (Fig. 18-26). As faces oclusais inclinam-se opostamente às da queixada superior, possuindo uma proeminente borda lingual. A distância entre as fileiras direita e esquerda é menor do que a dos dentes superiores, especialmente no meio da série, de modo que a parte bucal da face oclusal dos dentes inferiores entra em contato com a parte lingual da face oclusal dos dentes superiores. A posição e o comprimento são semelhantes aos dos dentes superiores, exceto que as coroas expostas possuem a tendência de serem mais longas nos dentes rostrais da série, especialmente em P2 (Figs. 18-27 e 28). A face bucal possui um sulco longitudinal de localização central. P2 e M3 possuem um sulco raso adicional. A face lingual possui um sulco longitudinal mais profundo e largo com diversos sulcos rasos secundários. Os dentes inferiores são mais estreitos e retos mediolateralmente do que os da arcada superior, tendo em média 1,8 cm de largura. O diâmetro rostrocaudal e a curvatura são semelhantes aos dos dentes da arcada superior. As duas raízes estão orientadas rostral e caudalmente.

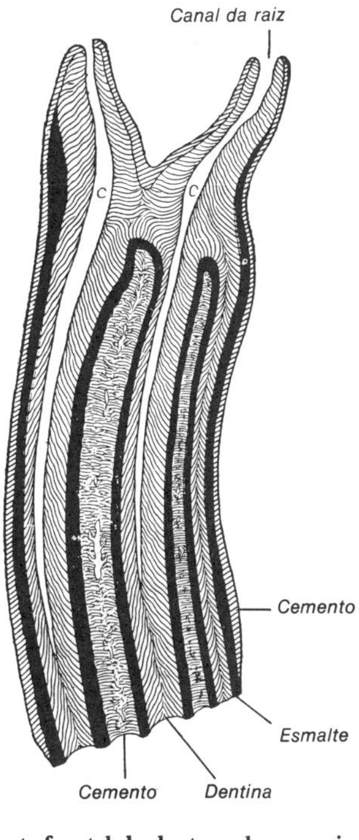

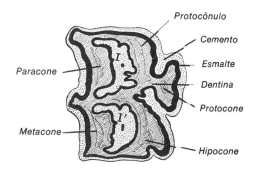

Figura 18-24. Corte frontal do dente molar superior de cavalo.

C, Cavidade da polpa. Infundíbulo preenchido com cemento.

Figura 18-25. Corte transversal de dente molar superior de cavalo.

Face bucal (lateral) à esquerda. I, Rostral; I', infundíbulo caudal.

Os dois infundíbulos, forrados com esmalte e preenchidos com cemento, correm verticalmente em quase todo o comprimento da coroa. Nos dentes superiores há cinco divisões principais da cavidade de polpa e, desta forma, cinco estrelas dentais aparecem na face oclusal. Cada estrela dental ocorre em uma cúspide que está sendo desgastada. Em realidade, o esmalte (exterior e interior), sendo muito duro, sofre desgaste mais lentamente do que a dentina, tornando a face oclusal bastante áspera. A princípio a boca do infundíbulo dos dentes do canto é deficiente no sentido da borda lingual da face oclusal, mas torna-se completa à medida que progride o atrito. A cavidade da polpa dos dentes inferiores possui duas principais divisões e diversos divertículos secundários, cada um correspondendo a uma estrela dental e cúspide. Três divertículos são linguais. Cada cavidade da polpa principal possui um divertículo lingual adicional nos limites ros-

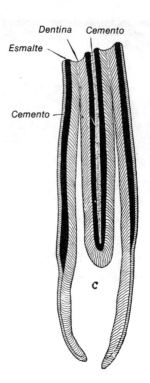

Figura 18-27. Corte frontal de dente molar inferior de cavalo.
C, Cavidade de polpa. O infundíbulo está preenchido com o cemento.

tral e caudal do dente. A deposição de cemento tem a tendência de nivelar as irregularidades da face (Figs. 18-24 e 27).

As cúspides bucais dos dentes superiores (Fig. 18-25) são denominadas paracone e metacone e, as cúspides linguais, protocônulo, protocone e hipocone. As cúspides bucais dos dentes inferiores (Fig. 18-28) são denominadas protocônido e hipocônido e, as cúspides linguais, protoconulido, metacônido, metaestilo, entocônido e hipoconulido. O protoconulido em P_2 e o hipoconulido em M_3 são grandes, pois estes dentes são levados a uma ponta em cada

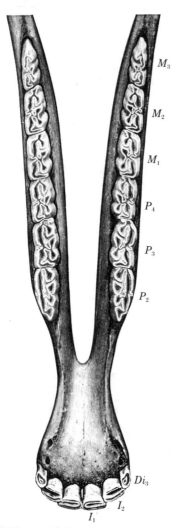

Figura 18-26. Dentes inferiores de cavalo, quatro anos de idade.
I_1, I_2, Primeiro e segundo incisivos permanentes; Di_3, terceiro incisivo decíduo.

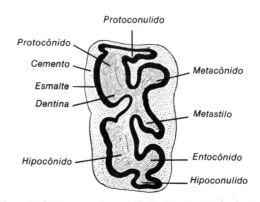

Figura 18-28. Corte transversal de dente molar inferior de cavalo.
Face bucal à esquerda. I, Rostral, I', infundíbulo caudal.

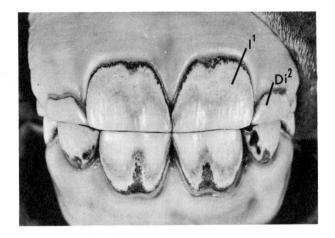

Figura 18-29. Incisivos permanentes e decíduos de cavalo três anos de idade.

extremidade da série. P_2 é o mais curto dos dentes molares e pré-molares inferiores. As partes inseridas dos molares superiores determinam a projeção do osso alveolar para dentro do seio maxilar. Os pré-molares fazem com que a face seja proeminente. Na queixada inferior as partes inseridas dos dentes se estendem até a borda ventral da mandíbula e fazem com que esta possua saliências irregulares. À medida que os dentes irrompem e são desgastados com a idade, o seio é menos envolvido, a face torna-se achatada e a borda da mandíbula torna-se uma fina crista. Naturalmente, os pré-molares deciduais ocupam a princípio a maior parte do espaço ao longo das queixadas. À medida que os molares irrompem, são empurrados rostralmente à medida que as queixadas aumentam (Fig. 18-28).

Dentes Decíduos

A fórmula para os dentes decíduos é a seguinte:

$$2 \left(Di \tfrac{3}{3} \, Dc \tfrac{0}{0} \, Dp \tfrac{3}{3} \right) = 24$$

Os incisivos decíduos são bem menores do que os permanentes (Fig. 18-29) e possuem um colo evidente entre as partes inserida e livre do dente. Neste caso a parcela inserida representa a raiz. A face labial da coroa é branca e áspera e contém cristas longitudinais. O infundíbulo é raso, mas largo. O dente é largo e achatado da face vestibular para a lingual. A raiz é a aberta e sofre absorção à medida que os dentes permanentes desenvolvem-se por trás dela. Os caninos estão ausentes ou são vestigiais e não irrompem. Os pré-molares decíduos são tão grandes como os pré-molares permanentes quanto ao diâmetro, mas bem menores e possuem raízes abertas. Uma parcela da coroa, mais ou menos igual em comprimento às raízes, está inserida. O pré-molar permanente desenvolve-se direta e profundamente ao dente decíduo, e fazendo com que suas raízes e coroa, inseridos, sejam absorvidos, deixando apenas uma "casca" que é eventualmente eliminada (Fig. 18-23).

S. Sisson
Erupção dos Dentes
(Veja o quadro abaixo.)

Quadro 18-1. *Períodos Médios de Erupção dos Dentes*

Dentes	Erupção
Decíduos:	
1.º incisivo .... (Di 1)	Nascimento ou 1.ª semana
2.º " .... (Di 2)	4 a 6 semanas
3.º " .... (Di 3)	6 a 9 meses
Canino .... (Dc)	
1.º pré-molar .... (Dp2)	
2.º " .... (Dp3)	Nascimento
3.º " .... (Dp4)	ou as 1.ªs duas semanas
Permanentes:	
1.º incisivo .... (I1)	2 anos e meio
2.º " .... (I2)	3 " " "
3.º " .... (I3)	4 " " "
Canino .... (C)	4 a 5 anos
1.º pré-molar (ou dente lupino) .... (P1)	5 a 6 meses
2.º " .... (P2)	2 anos e meio
3.º " .... (P3)	3 anos
4.º " .... (P4)	4 anos
1.º molar .... (M1)	9 a 12 meses
2.º " .... (M2)	2 anos
3.º " .... (M3)	$3^{1}/_{2}$ a 4 anos

*Os períodos dados para P3 e P4 referem-se aos dentes superiores; os dentes inferiores podem irromper cerca de seis meses antes.

GLÂNDULAS SALIVARES
GLÂNDULA PARÓTIDA

A **glândula parótida** (Fig. 22-20), assim denominada em função de sua proximidade à orelha, é a maior das glândulas salivares do eqüino. Está situada principalmente no espaço existente entre o ramo da mandíbula e a asa do atlas. Possui um contorno quadrangular longo, com a extremidade dorsal parcialmente abraçando a base do ouvido externo. Seu comprimento é de cerca de 20 a 25 cm e sua espessura média de aproximadamente 2 cm. Seu peso médio é de cerca de 200 a 225 mg. Apresenta duas faces, duas bordas, uma base e um ápice. A face lateral (ou superficial) é coberta pela fáscia parotídea e os músculos cutâneo e parotido-auricular. É cruzada obliquamente pela veia jugular que está, em grande parte, mergulhada na glândula. Também está relacionada com a veia auricular caudal, o ramo cervical do nervo facial e ramos do segundo nervo cervical. A face medial (ou profunda) é bastante desigual e possui numerosas relações importantes. Algumas destas são: a bolsa gutural e o osso estilo-hióideo; os músculos masseter, digástrico e occipito-hióideo; os tendões do braquiocefálico e esternocefálico (que separam a glândula parótida da glândula mandibular subjacente); a artéria carótida externa e alguns de seus ramos; o nervo facial; e os nodos linfáticos retrofaríngeos. A borda rostral ou facial está intimamente afixada ao ramo da mandíbula e ao músculo masseter; ela sobrepõe-se a este último em extensão variável.* A borda caudal ou cervical é côncava e frouxamente afixada aos músculos subjacentes. A borda ventral ou base se relaciona com a veia linguofacial. A extremidade dorsal ou ápice forma um sulco profundo dentro do qual se adapta a base do ouvido externo. A glândula possui cor cinza-amarelada e é distintamente lobulada. Está incluída em uma cápsula formada pelas fáscias. O **ducto parotídeo** é formado na parte ventral da glândula, próximo à borda facial, pela união de três ou quatro radículas. Abandona a glândula a cerca de 2 a 3 cm acima da veia linguofacial, cruza o tendão do músculo esternocefálico e ganha a face medial do músculo pterigóideo medial. Ele então corre rostralmente no espaço mandibular, ventralmente à veia linguofacial, e rodeia a borda ventral da mandíbula, caudalmente à veia, passa dorsalmente entre a veia e o músculo masseter a cerca de 5 cm, dobra rostralmente por baixo dos vasos faciais e perfura a bochecha obliquamente, oposto ao terceiro dente molar superior. Antes de atravessar a bochecha, apresenta uma pequena dilatação, mas sua terminação é pequena; está circundado por uma dobra circular da mucosa, a papila parotídea. (Em casos excepcionais, a abertura poderá estar um pouco adiante rostralmente.) A glândula pertence às glândulas alveolares compostas do tipo seroso.

VASOS E NERVOS. A glândula parótida é suprida por ramos das **artérias** carótida externa, auricular caudal, ramo massetérico e pela temporal superficial, e pelos **nervos** trigêmeo, facial e simpático.

GLÂNDULA MANDIBULAR

A **glândula mandibular** é bem menor do que a glândula parótida. É longa, estreita e curva, com a borda dorsal côncava. Ela estende-se da fossa atlantal até o osso basi-hióide, de modo que está parcialmente coberta pela glândula parótida, e parcialmente pela maxilar inferior (Fig. 24-13). Seu comprimento é de 20 a 25 cm, sua largura de 2,5 a 3,0 cm e sua espessura de cerca de 1 cm. Pesa cerca de 45 a 60 g. Muitas vezes é divisível em duas partes. Apresenta para descrição duas faces, duas bordas e duas extremidades. A face lateral é coberta pela glândula parótida, pelos músculos digástrico e pterigóideo medial. O tendão do esternocefálico cruza esta face e, juntamente com a aponeurose que o liga com a do braquiocefálico, é um guia útil para separar a glândula parótida da glândula mandibular. A face medial está relacionada com o músculo longo da cabeça, a bolsa gutural, a laringe, a divisão da artéria carótida, os décimo e décimo primeiro nervos cranianos e os nervos simpáticos. A borda dorsal é côncava e fina. Ela se relaciona com a bolsa gutural e o ducto da glândula. A borda ventral é convexa e mais espessa. Está relacionada com a veia linguofacial e muitas vezes com a glândula tireóide. A extremidade caudal está frouxamente afixada na fossa atlantal. A extremidade rostral situa-se no lado da raiz da língua e é cruzada lateralmente pelo tronco linguofacial. O **ducto mandibular** é formado pela união de pequenas radículas que emergem ao longo da borda côncava. Ele corre rostralmente ao longo desta borda e, após deixar a extremidade rostral, cruza o tendão intermediário do digástrico, passa entre os músculos hioglosso e milo-hióideo e ganha a face medial da glândula sublingual. Sua parte terminal situa-se no corpo da mandíbula, sob a túnica mucosa, na qual penetra opostamente ao dente canino. O orifício está localizado na extremidade de uma papila achatada, a **carúncula sublingual.** A glândula mandibular difere da glândula parótida por possuir alvéolos serosos, mucosos e mistos.

VASOS E NERVOS. A glândula mandibular é suprida pelas **artérias** occipital e carótida externa e pelo tronco linguofacial; ela também é suprida pelos **nervos** da corda do tímpano e do simpático.

GLÂNDULA SUBLINGUAL

A **glândula sublingual polistomática** (Figs. 18-30 e 22-17) está situada por baixo da túnica mucosa da boca, entre o corpo da língua e a parte incisiva da mandíbula. Ela estende-se da sínfise até o quarto ou quinto dente molar inferior. Seu comprimento é de cerca de 12 a 15 cm e seu peso cerca de 15 a 16 g. É achatada lateralmente e possui uma fina borda dorsal que se situa abaixo da dobra sublingual da túnica mucosa do assoalho da boca. A face lateral se relaciona ao músculo milo-hióideo, e a face medial, aos músculos genioglosso e estiloglosso, ducto mandibular e ramos do nervo lingual. A borda ventral está relacionada com o músculo gênio-hióideo. Os ductos sublinguais secundários, em número de aproximadamente 30, são pequenos, curtos e torcidos e se abrem em pequenas papilas na dobra sublingual. A glândula possui alvéolos mistos.

VASOS E NERVOS. A glândula sublingual é suprida pela **artéria** sublingual e pelos **nervos** trigêmeo e simpático.

---

*Em determinados casos há um bem demarcado processo facial triangular, que cobre a articulação temporomandibular, o nervo facial e os vasos faciais transversos. A largura da extremidade ventral também varia; em certos casos há marcada deficiência no triângulo (de Viborg) retromandibular; este pode ser compensado pelo aumento no tamanho no ângulo venoso, de forma que a glândula se sobrepõe em extensão variável à veia linguofacial.

SISTEMA DIGESTIVO DO EQÜINO

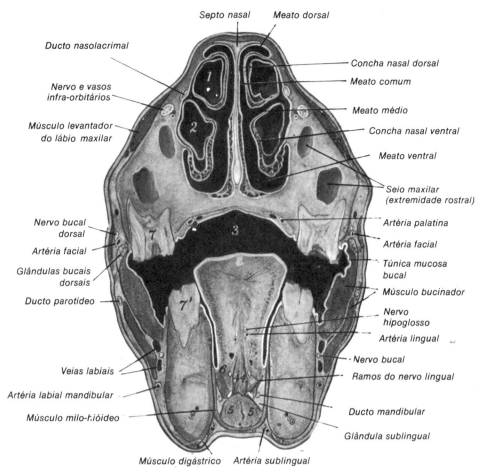

Figura 18-30. Corte transversal de cabeça de cavalo na extremidade rostral da crista facial.

1, Cavidade da concha nasal dorsal; 2, cavidade da concha nasal ventral; 3, cavidade oral; 4, músculo genioglosso; 5, músculo gêniohióideo; 6, músculo hioglosso; 7, superior, 7', inferior — quarto dente molar. A linha para a artéria facial cruza o zigomático.

FARINGE

A **faringe** é um saco musculomembranoso comum aos tratos digestivo e respiratório (Fig. 18-1). Possui formato infundibuliforme, com a grande parte rostral unindo-se à boca e à cavidade nasal, enquanto sua pequena extremidade se continua com o esôfago. Seu longo eixo está direcionado obliquamente, ventral e caudalmente, e possui um comprimento de cerca de 15 cm. A faringe está afixada por intermédio de seus músculos aos ossos palatino, pterigóide e hióide, e às cartilagens cricóide e tireóide da laringe.

PALATO MOLE

O **palato mole** é uma cortina musculomembranosa que separa a cavidade da boca daquela da faringe, exceto durante a deglutição. Inclina-se ventral e caudalmente a partir de sua junção com o palato duro (Fig. 18-1). A face oral, orientada ventral e um tanto rostralmente, está coberta por uma túnica mucosa contínua com aquela do palato duro. Apresenta uma crista mediana e arredondada, normalmente flanqueada por uma dobra sagital em cada lado. Numerosos pequenos ductos das glândulas palatinas se abrem nesta face. Em cada lado uma espessa e curta dobra passa para a borda lateral da língua; este é o **arco palatoglosso** (pilar anterior) do palato mole. A face faríngea dirigida dorsalmente e um pouco caudalmente está coberta por uma túnica mucosa contínua com a cavidade nasal. A borda livre é côncava e fina; está em contato (exceto durante a deglutição) com a epiglote. Ela é contínua com uma dobra da túnica mucosa, que passa em cada lado ao longo da parte inferior da parede lateral da faringe e se une com a dobra oposta sobre o início do esôfago; esta dobra é denominada **arco palatofaríngeo** (pilar posterior) do palato mole. O espaço entre os arcos palatoglosso e palatofaríngeo divergentes, a fossa tonsilar, é ocupado pela tonsila. No cavalo, entretanto, não há uma tonsila compacta, como no homem, no cão etc., mas sim uma série de massas de tecido linfóide e glândulas mucosas que se estende caudalmente desde a raiz da língua, em cada lado, a uma distância de cerca de 10 cm. Eles causam elevações da superfície, na qual há depressões (criptas) onde se abrem os ductos glandulares.

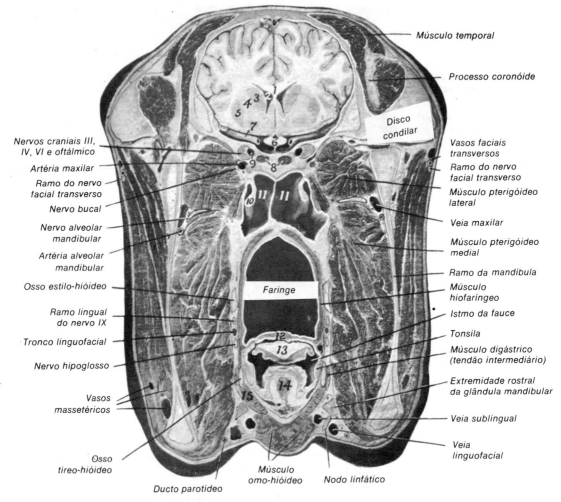

Figura 18-31. Corte transversal de cabeça de cavalo.
O corte passa através da parte rostral da articulação temporomandibular, mas é ligeiramente oblíquo, passando alguns milímetros mais rostral no lado esquerdo do que no direito. 1, Corpo caloso; 2, ventrículo lateral do cérebro; 3, núcleo caudado; 4, cápsula interna; 5, núcleo lenticular; 6, quiasma óptico; 7, artéria média do cérebro; 8, seios esfenoidais; 9, seio cavernoso; 10, tuba auditiva, lâmina medial; 11, bolsas guturais; 12, palato mole; 13, epiglote; 14, músculo hio-epiglótico; 15, músculo tíreo-hióideo. O músculo tensor do véu palatino (não marcado) situa-se medialmente ao músculo pterigóideo lateral e medialmente ao tensor há o músculo levantador do véu palatino, que se une acima com a lâmina lateral da tuba auditiva.

O palato mole é muito desenvolvido nos eqüinos, seu comprimento médio, medialmente, é de cerca de 15 cm. Seu comprimento e contato com a epiglote pode esclarecer o fato de que nestes animais não ocorre, sob condições normais, a respiração pela boca, e que ao vomitar a matéria rejeitada escapa normalmente através da cavidade nasal.*

ESTRUTURA. O palato mole consiste em: (1) túnica mucosa oral, contínua com a do palato duro, com a qual se assemelha; cobre também uma estreita área marginal da face faríngea e ao longo da borda livre; (2) **glândulas palatinas,** que formam uma camada de cerca de 1 cm de espessura; (3) camada aponeurótica e muscular; e (4) túnica mucosa faríngea, contínua com a da cavidade nasal, e com a qual se assemelha.

Os **músculos** próprios do palato mole são o palatino, o levantador e o tensor (Fig. 18-4).

O **músculo palatino** consiste em dois pequenos feixes musculares situados juntos na linha mediana. Está afixado, através do centro da aponeurose palatina, nos ossos palatinos e termina próximo à borda livre do palato mole. Normalmente um feixe do músculo palatino se continua por uma curta distância para dentro do arco palatofaríngeo. Sua ação é a de encurtar o palato mole.

O **músculo levantador do véu palatino** surge do processo muscular da parte petrosa do osso temporal e da lâmina lateral da tuba auditiva, passando a princípio rostralmente, lateral a esta última; depois

---
*A epiglote pode estar quer no lado oral ou faríngeo do palato mole, conforme é visto nas Figs. 18-1 e 32.

SISTEMA DIGESTIVO DO EQÜINO

inclina-se ventralmente através da face profunda dos músculos faríngeos rostrais e dobra medialmente para dentro do palato mole, no qual espalha-se acima da camada glandular. Ele levanta o palato mole, fechando, assim, as coanas durante a deglutição.

O **músculo tensor do véu palatino**, maior do que o músculo levantador, é fusiforme e achatado. Origina-se do processo muscular da parte petrosa do osso temporal, o osso pterigóideo e a lâmina lateral da tuba auditiva, e passa rostralmente, lateral ao músculo levantador, cruzando a face medial da origem do músculo pterigóideo medial. Seu tendão é então refletido ao redor do hâmulo do osso pterigóideo, onde está mantido em posição por uma faixa fibrosa e lubrificado por uma bolsa, dobra-se para dentro e expande-se na aponeurose do palato mole. Ele tensiona o palato mole.

VASOS E NERVOS. O suprimento sangüíneo do palato mole é derivado do tronco linguofacial e da **artéria** maxilar e o sangue é drenado pelas **veias** correspondentes. Os **vasos linfáticos** são tributários dos nodos linfáticos retrofaríngeos. Os **nervos** procedem dos nervos trigêmeo, vago e glossofaríngeo.

As principais relações da faringe são: dorsalmente, a base do crânio e as bolsas guturais; ventralmente, a laringe; lateralmente, o músculo pterigóideo medial, o osso estilo-hióideo, a artéria carótida externa e o tronco linguofacial, os nervos hipoglosso, glossofaríngeo e laríngeo rostral, a glândula mandibular e os nodos linfáticos retrofaríngeos (Fig. 18-31).

A cavidade da faringe apresenta sete aberturas (Fig. 18-32). Através das narinas caudais ou **coanas** se comunica dorsalmente com a cavidade nasal. Os **óstios faríngeos** das duas **tubas auditivas** estão situados na parede lateral, caudal às coanas, logo ventral ao nível do meato nasal ventral. São aberturas em forma de fendas, direcionados obliquamente, ventral e caudalmente, e possuem um pouco mais do que 3 cm no comprimento. Estão circundados medialmente por uma prega que envolve a extremidade expandida da tuba auditiva cartilaginosa. O **istmo da garganta** é a abertura oral. É limitado dorsalmente pelo palato mole, ventralmente pela raiz da língua e lateralmente pelos arcos palatoglossos do

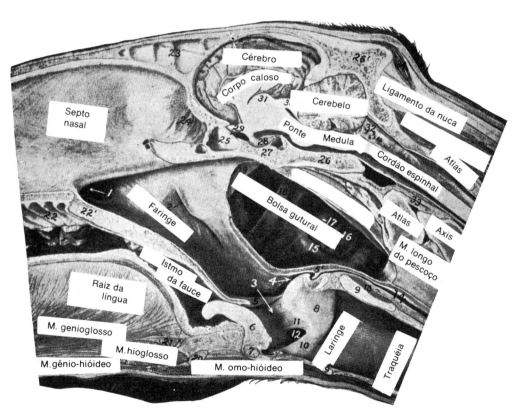

Figura 18-32. Parte caudal do corte sagital de cabeça e parte de pescoço de cavalo. Corte realizado aproximadamente de 1 cm à esquerda do plano mediano.

1, Coanas; 2, óstio faríngeo da tuba auditiva; 3, 3', vestíbulo laríngeo; 4, abertura esofágica; 5, arco palatofaríngeo do palato mole; 5', junção de 5 com o do lado oposto sobre a entrada para o esôfago; 6, epiglote; 7, corpo da cartilagem tireóide; 8, cartilagem aritenóide; 9, cartilagem cricóide; 10, prega vocal (verdadeira corda vocal); 11, prega vestibular (falsa corda vocal); 12, ventrículo lateral da laringe; 13, músculo crico-aritenóideo dorsal; 14, esôfago; 15, artéria carótida externa; 16, nervo hipoglosso; 17, nervo glossofaríngeo; 18, osso estilo-hióideo; 19, tuba auditiva; 20, osso basi-hióideo; 21, músculo tireóideo transverso; 22, cristas do palato duro; 22', palato mole; 23, septo entre os seios frontais; 24, túnica mucosa olfatória; 25, seio esfenoidal; 26, parte basilar do osso occipital; 26', osso occipital escamoso; 27, corpo do osso basisfenóide; 28, hipófise; 29, quiasma óptico; 30, colículo rostral; 31, tálamo; 32, aracnóide; 33, ligamento odontóide; 34, músculos auriculares caudais. Para rect. cap. vent. leia-se músculo longo da cabeça.

palato mole. Relativamente pequeno, não é muito dilatável no cavalo, sendo fechado pelo palato mole sob condições normais, exceto durante a deglutição. O **óstio laríngeo** ocupa a maior parte da parede ventral ou assoalho da faringe; ele é aberto, exceto durante a deglutição. Caudal a este há o **óstio esofágico**.

A parede da faringe compreende, de fora para dentro, os músculos, a aponeurose faríngea e a túnica mucosa.

Os **músculos** da faringe (Figs. 18-4 e 5) são cobertos pela fáscia faríngea, que se insere na base do crânio, o osso estilo-hióideo e a cartilagem tireóide da laringe. São os seguintes:

O **músculo estilofaríngeo caudal** se origina da face medial do terço dorsal do osso estilo-hióideo, passa ventromedialmente e penetra na parede da faringe ao passar entre os músculos pterigofaríngeo e palatofaríngeo. Suas fibras irradiam-se, muitos feixes passando rostralmente, outros para dentro ou caudalmente ventral ao músculo hiofaríngeo. Ele eleva e dilata a faringe para receber o bolo na deglutição.

O **músculo palatofaríngeo** surge principalmente por meio da aponeurose do palato mole dos ossos palatino e pterigóideo; algumas fibras estão afixadas na parte larga rostral da tuba auditiva. Suas fibras passam caudalmente na parede lateral da faringe e se inserem em parte dentro da borda superior da cartilagem tireóide, e em parte dobram para dentro para terminar na rafe fibrosa mediana. Sua ação é a de encurtar a faringe e de dirigi-la, e o esôfago, no sentido da raiz da língua na deglutição.

O **músculo pterigofaríngeo** é plano e triangular. Está situado na parte rostral da parede lateral da faringe. Origina-se no osso pterigóideo, dorsalmente ao músculo anterior — do qual não é notadamente separado —, cruza o elevador do véu palatino e se insere na rafe mediana. Sua ação é semelhante à do músculo anterior.

O **músculo hiofaríngeo** pode consistir em duas partes: (1) o **músculo ceratofaríngeo**φ é um músculo pequeno e inconstante que surge da face medial do osso estilo-hióideo, próximo à sua extremidade ventral. Ele passa dorsal e caudalmente na face lateral do palatofaríngeo, dobra no sentido da rafe e espalha-se sob o músculo seguinte. (2) O **músculo condrofaríngeo**φ, largo e muscular, surge do osso tíreo-hióideo e por um fino fascículo da lâmina da cartilagem tireóide. Os feixes distribuem-se e terminam na rafe mediana. A parte caudal mergulha sob o tireofaríngeo, enquanto que a parte rostral situa-se acima do pterigofaríngeo e do palatofaríngeo.

O **músculo tirofaríngeo** se origina na face lateral da lâmina da cartilagem tireóide em cima e caudal à sua linha oblíqua. Suas fibras passam rostral e medialmente para a rafe mediana.

O **músculo cricofaríngeo** se origina da parte lateral do arco da cartilagem cricóide e termina na rafe. As fibras estão direcionadas dorsal, rostral e medialmente; elas unem-se caudalmente com as fibras longitudinais do esôfago.

Os últimos três músculos são constritores da faringe.

A **aponeurose faríngea** está afixada à base do crânio. É bem desenvolvida na face medial do músculo palatofaríngeo e forma uma **rafe faríngea** mediana dorsalmente, que é larga em sua parte caudal.

A **túnica mucosa** da faringe é contínua com a de diversas cavidades que nela se abrem. É delgada e intimamente aderida à base do crânio na vizinhança das coanas, onde a parede muscular é ausente. Caudalmente aos óstios auditivos há um *cul-de-sac* mediano, o **recesso faríngeo**. O recesso é um tanto variável, mas normalmente tem de cerca de 2,5 cm de profundidade e pode ser penetrado pela extremidade do dedo. No jumento e na mula ele é muito mais profundo. Aqui também a parede muscular está ausente e a túnica mucosa situa-se de encontro às bolsas guturais. Do óstio auditivo, uma prega da túnica mucosa *(prega salpingofaríngea)* se dirige no sentido do óstio faríngeo, mas sem alcançá-lo. Uma prega horizontal, o **arco palatofaríngeo do palato mole,** passa ao longo da parte ventral da parede lateral e se une com a do lado oposto sobre a entrada do esôfago. A parte dorsal da cavidade é forrada com um epitélio ciliado, enquanto que a parte ventral possui um epitélio pavimentoso estratificado. A comunicação entre os dois é oval e limitada pela borda livre do palato mole e seu arco palatofaríngeo; é denominada **istmo faríngeo** *(óstio intrafaríngeo).* Em ambos os lados do óstio laríngeo há uma depressão estreita e profunda, o **recesso piriforme**.

O tecido submucoso contém numerosas glândulas mucosas. Nos animais jovens os folículos linfáticos são numerosos e formam dorsal e entre os óstios auditivos um agrupamento conhecido como a **tonsila faríngea**.

Vasos e nervos. As **artérias** derivam das artérias carótida externa e carótida comum e do tronco linguofacial. Os **vasos linfáticos** passam para os nodos linfáticos cervical cranial e retrofaríngeo. Os **nervos** são derivados do trigêmeo, glossofaríngeo e do vago.

ESÔFAGO

O **esôfago** é um tubo musculomembranoso de cerca de 125 a 150 cm de comprimento, que se estende da faringe até o estômago. Em seu percurso mostra diversas mudanças de direção. Inicia no plano mediano, dorsal à borda rostral da cartilagem cricóide da laringe. Na quarta vértebra cervical passa para o lado esquerdo da traquéia e continua nesta direção até a terceira vértebra torácica. Com a cabeça mantida na posição normal, ereta, ao nível da quarta vértebra cervical passa obliquamente através da face esquerda da traquéia e normalmente atinge o plano mediano ventral desta última, na extremidade caudal da sexta vértebra cervical (Fig. 18-33), depois passa dorsal e caudalmente através da entrada torácica, entre a face esquerda da traquéia e a primeira costela, atingindo a face dorsal da traquéia na terceira vértebra torácica e, passando caudalmente, cruza o arco aórtico, pelo qual é deslocado para a direita do plano mediano (Figs. 19-19 e 21). Ele aqui continua no mediastino entre os pulmões, caudalmente e um tanto dorsalmente, inclinando-se gradativamente para a esquerda, alcançando o hiato esofágico do diafragma. Passando através deste último, o esôfago imediatamente termina no orifício

SISTEMA DIGESTIVO DO EQÜINO

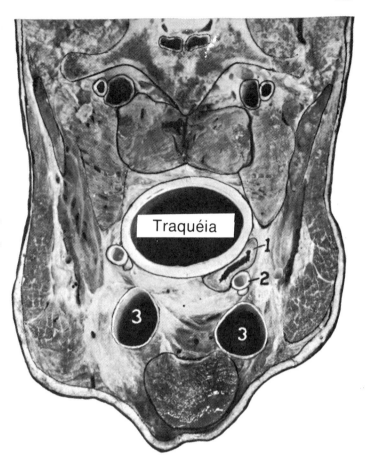

Figura 18-33. Corte transversal de pescoço de cavalo através da sétima vértebra cervical.

1, Esôfago; 2, artéria carótida comum com o nervo vago em contato com ela; 3, veia jugular.

cardíaco do estômago, um pouco à esquerda do plano mediano, e cerca de 10 a 12 cm ventral a extremidade vertebral da décima quarta costela.

Visto com referência ao plano horizontal, seu percurso é ventral e caudal até penetrar no tórax e passar dorsalmente para atingir a face dorsal da traquéia. Depois, durante curta distância (isto é, até a raiz do pulmão), sua direção é quase horizontal; caudal a esta ele passa um tanto dorsalmente à sua terminação. A parte cervical do esôfago é cerca de 10 a 15 cm mais longa do que a parte torácica, enquanto a parte abdominal tem cerca de 2 a 3 cm de comprimento.

Relações

As principais relações do esôfago, em sua origem, são: ventralmente, a cartilagem cricóide e os músculos crico-aritenóideos dorsais, dorsalmente; as bolsas guturais e os músculos rectos ventrais lateralmente, com as artérias carotídeas. No meio do pescoço as relações são: dorsalmente, o músculo longo do pescoço esquerdo; medialmente, a traquéia; lateralmente com a artéria carótida esquerda, os nervos vago, simpático e recorrente. Próximo à entrada torácica o esôfago normalmente está em contato com a veia jugular esquerda durante curta distância. Em sua entrada no tórax, ele tem a traquéia em seu lado medial; a primeira costela, as raízes do plexo nervoso braquial e os gânglios cervicais caudais esquerdos são laterais. Após atingir a face dorsal da traquéia, ele tem a aorta em sua esquerda e a veia ázigos direita e o nervo vago direito em seu lado direito. Em seu percurso através do mediastino caudal, os troncos esofágicos do nervo vago situam-se dorsal e ventralmente ao esôfago, e a artéria esofágica é dorsal; existe uma bolsa ventralmente e à direita, ao nível do hiato esofágico.

Estrutura

A parede é composta de quatro camadas: (1) uma camada fibrosa denominada túnica adventícia; (2) a camada muscular *(túnica muscular)*; (3) uma camada submucosa *(tela submucosa)*; e (4) a túnica mucosa *(túnica mucosa)*. A túnica muscular é estriada até a base do coração, onde rapidamente se modifica para lisa. Além desta mudança, a túnica muscular torna-se bem mais espessa e mais firme, enquanto o lúmen diminui. Exceto nas extremidades do esôfago, a túnica muscular consiste principalmente em duas camadas de fibras dispostas em espiral ou em elipse, que se intercruzam dorsal e ventralmente. Na origem, dois feixes de cerca de 2 cm de largura surgem da parte caudal larga da rafe faríngea e de um tendão comum ao cricofaríngeo e tirofaríngeo. Estes feixes, que se unem e se entrecruzam na origem, divergem e passam para cada lado do esôfago. No ângulo entre eles, é visível uma camada mais profunda de fibras circulares. Dois pequenos feixes ventrais emergem da depressão entre a lâmina da cartilagem cricóide e as cartilagens aritenóides. Estas curvam-se ao redor, para o lado do esôfago, e unem-se aos feixes dorsais anteriormente descritos. Na parte terminal há uma camada longitudinal externa e uma camada circular interna, sendo esta última extremamente espessa. A túnica mucosa é pálida e forrada por epitélio estratificado pavimentoso. Está frouxamente unida à túnica muscular por uma abundante submucosa e situa-se nas pregas longitudinais que obliteram o lúmem, exceto durante a deglutição.

VASOS E NERVOS. O esôfago é suprido pelas **artérias** carótida, bronco-esofágica e gástrica e os **nervos** vago, glossofaríngeo e simpático.

ESTÔMAGO

O **estômago** *(ventriculus [gaster])* é a grande dilatação do canal alimentar, caudal ao diafragma, entre o esôfago e o intestino delgado. É um saco com formato de um J fortemente encurvado, sendo o lado direito bem mais curto que o esquerdo. A convexidade está direcionada ventralmente. Quando moderadamente distendido, poderá haver uma ligeira constrição que indica a divisão em sacos direito e esquerdo. É relativamente pequeno e situado na parte dorsal da cavidade abdominal, caudal ao diafragma e fígado, principalmente para a esquerda do plano mediano.

Apresenta, para descrição, duas faces, duas curvaturas e duas extremidades. A **face parietal** (Fig. 18-34) é convexa e direcionada cranial e dorsalmente e no sentido da esquerda; situa-se de encontro ao diafragma e ao fígado. A **face visceral** (Fig. 18-35), também convexa, está dirigida em direção oposta; relaciona-se com a parte terminal do cólon maior, pâncreas, cólon menor, intestino delgado e omento maior. As bordas entre estas faces são denominadas curvaturas. A **curvatura menor** é muito curta, estendendo-se da terminação do esôfago até a junção com o intestino delgado. No estômago *in situ,* suas paredes estão em contato, e a cárdia e o piloro estão próximos *(incisura angular).* A **curvatura maior** é muito extensa. Da cárdia, ela se direciona dorsalmente e se curva sobre a extremidade esquerda; então desce, dirigindo-se para a direita, cruza o plano mediano e curva-se dorsalmente para terminar no piloro. Sua parte esquerda está relacionada com o baço, enquanto que sua parcela ventral repousa nas partes esquerdas do cólon maior. A **extremidade esquerda** tem o formato de um *cul-de-sac* arredondado denominado *saco cego;* situa-se ventralmente ao pilar esquerdo do diafragma, e assim por baixo da parte dorsal da décima sexta e décima sétima costelas. Está relacionado caudalmente com o pâncreas e a terminação do cólon maior e lateralmente com a base do baço. A **parte pilórica** é bem menor e se continua com o duodeno, estando indicada a transição por uma acentuada constrição (Fig. 18-36). Situa-se imediatamente à direita do plano mediano e cerca de 5 cm mais baixo do que a cárdia; está em contato com a face visceral do fígado. De 5 a 8 cm próximo do piloro há uma constrição que delimita o **antro pilórico** do restante do saco direito. O orifício esofágico (cárdia) é denominado **óstio cárdico;** ele está situado na extremidade esquerda da curvatura menor, mas a cerca de 20 a 25 cm da extremidade

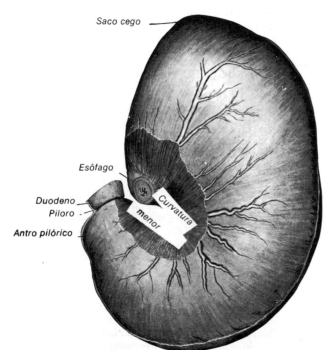

Figura 18-34. Estômago de cavalo; face parietal.

O órgão foi fixado *in situ* quando bem cheio. A curvatura menor foi aberta ligeiramente e o peritônio etc., nesta vizinhança, foram removidos. O ramo parietal da artéria e veia gástrica esquerda é visível.

SISTEMA DIGESTIVO DO EQÜINO

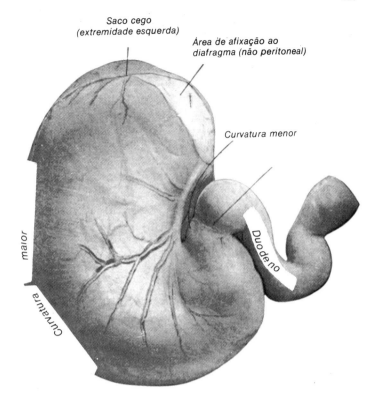

Figura 18-35. Estômago de cavalo; face visceral, com a parte cranial do duodeno.

Fixado *in situ* quando cheio, mas não distendido. São apresentados o ramo visceral da artéria gástrica esquerda e duas veias satélites.

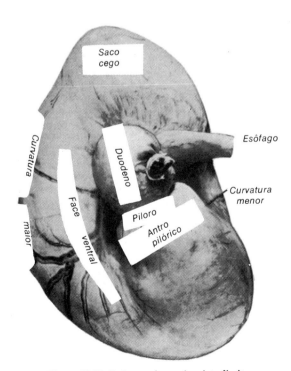

Figura 18-36. Estômago de cavalo, vista direita.

esquerda.* O esôfago une-se ao estômago muito obliquamente. A abertura é fechada pelo *esfíncter cárdico* e por numerosas pregas da túnica mucosa. O **piloro** se abre no intestino. Sua posição é indicada externamente por uma acentuada constrição. Internamente ele apresenta uma crista circular formada por um anel de tecido muscular — o **esfíncter pilórico**.

O estômago é mantido em posição principalmente pela pressão das vísceras circundantes e pelo esôfago. As seguintes pregas peritoneais ligam-no com as partes adjacentes.

O **ligamento gastrofrênico** liga a curvatura maior, desde a cárdia até a extremidade esquerda, com o pilar do diafragma. Em seu ponto de inserção o estômago deixa uma estreita área desprovida do peritônio, estando o órgão afixado ao diafragma por tecido areolar (Fig. 18-35).

A utilização do termo ligamento em relação à disposição aqui encontrada é um tanto imprópria, pois o estômago está afixado ao pilar do diafragma por tecido areolar; o peritônio passa do dia-

---

*A posição da cárdia varia, naturalmente, com a excursão do diafragma. Normalmente está a 3 cm à esquerda do plano mediano e ventral à extremidade vertebral da décima quarta costela. Quando o diafragma está contraído, a cárdia pode estar a cerca de 15 cm abaixo do nível da espinha; quando o diafragma está relaxado, o intervalo pode ser reduzido para cerca de 5 cm.

fragma para o estômago em cada lado da área de adesão. No cadáver há a aparência de um ligamento composto de duas camadas de peritônio, mas na realidade isto é fictício.

O **omento menor** liga a curvatura menor e a primeira parte do duodeno com o fígado, ventralmente à impressão esofágica e a fissura portal.

A parte do omento que se estende desde o fígado até o estômago é designada como o **ligamento hepatogástrico**, e o restante que se estende até o duodeno, como o **ligamento hepatoduodenal**.

O **ligamento gastro-esplênico** *(lig. gastrolienal)* passa da parte esquerda da curvatura maior até o hilo do baço; continua-se ventralmente com o omento maior.

O **omento maior** liga a parte ventral da curvatura maior e a primeira curva do duodeno com a parte terminal do cólon maior e a parte inicial do cólon menor. Ele não passa diretamente entre estas partes, mas forma um grande saco, descrito no Cap. 6 e no final deste.

A **prega gastropancreática** estende-se do saco esquerdo, dorsal à cárdia, até o duodeno. Está afixada dorsalmente no fígado e na veia cava, e ventralmente no pâncreas.

O estômago dos eqüinos é relativamente pequeno, sua capacidade variando de 8 a 15 litros.

O tamanho, a forma e a posição do estômago estão sujeitos a considerável variação. Quando o órgão está quase vazio, o saco cego contém apenas gás e está fortemente contraído; a parte média (fundo fisiológico) contém a ingesta e preserva seu caráter arredondado, enquanto a parte pilórica está contraída. Neste estado, alças do intestino delgado normalmente situam-se ventral ao estômago e podem separá-lo inteiramente do cólon. Em casos excepcionais, quando o órgão está vazio e contraído, mesmo a extremidade pilórica está à esquerda do plano mediano. Quando distendido, a parte média projeta-se para baixo uns 10,0 a 12,5 cm, deslocando as alças do intestino delgado que podem encontrar-se entre a curvatura maior e o cólon maior, e também deslocando para um lado a parte dorsal esquerda do cólon maior; o baço, o cólon menor e o intestino delgado são deslocados pela distensão do saco esquerdo. Quando o estômago está moderadamente cheio, sua parte mais ventral situa-se opostamente ao nono espaço intercostal e à décima costela, mais ou menos a um palmo acima do nível do arco costal esquerdo.

Estrutura

A parede é composta de quatro túnicas — a serosa, a muscular, a submucosa e a mucosa. A **túnica serosa** cobre a maior parte do órgão e adere firmemente à túnica muscular, exceto nas curvaturas. Ela parcialmente encobre a curvatura menor e aqui repousa sobre o tecido elástico que contribui para manter o formato curvo do estômago. As pregas peritoneais foram descritas no Cap. 6. A **túnica muscular** consiste em três camadas incompletas *(estratos)*, uma externa de fibras longitudinais, uma média de fibras circulares e uma interna de fibras oblíquas (Fig. 18-37). A camada de **fibras longitudinais** é muito fina e somente existe ao longo das curvaturas e no antro. Não está presente no saco cego e, próximo ao centro da curvatura maior, é quase totalmente substituída por fibras elásticas até o antro pilórico. Na curvatura menor se continua com as fibras longitudinais do esôfago. No antro pilórico forma uma camada completa bem desenvolvida que está separada daquela das curvaturas. A camada de fibras circulares somente existe na parte glandular. O **esfíncter pilórico** é um espesso anel no orifício pilórico, e existe um outro anel na extremidade esquerda do antro pilórico. As **fibras oblíquas** estão dispostas em feixes grosseiros que formam duas camadas. As fibras oblíquas externas cobrem o saco esquerdo e em grande parte se continuam com as fibras longitudinais do esôfago. As fibras oblíquas internas também são encontradas no saco esquerdo; são contínuas com as fibras circulares do esôfago e estômago e trocam fibras com a camada oblíqua externa. Formam uma alça ao redor do orifício cárdico, constituindo um poderoso **esfíncter cárdico**. A **túnica submucosa** *(tela submucosa)* é uma camada de tecido conjuntivo frouxo que liga as túnicas muscular e mucosa; nela os vasos e nervos se ramificam antes de penetrarem na mucosa. A **túnica mucosa** é claramente dividida em duas partes (Figs. 18-38 e 39). Aquela que forra a maior parte do saco esquerdo assemelha-se à túnica mucosa esofágica e é denominada **parte proventricular** (região esofágica). É de cor branca, destituída de glândulas, e coberta com um espesso epitélio estratificado pavimentoso. No orifício cárdico ela apresenta numerosas pregas que ocluem a abertura.* Termina subitamente, formando uma borda elevada, irregular e sinuosa, denominada **margo plicato** (ou crista cuticular). Abaixo e para a direita desta linha a túnica mucosa possui um caráter totalmente diferente, sendo macia e aveludada ao toque e coberta por uma secreção mucosa. Contém as **glândulas gástri-**

---

*Esta oclusão é normalmente tão completa que a distensão do estômago por ar ou fluido introduzido sob pressão através do piloro pode ser suficientemente intensa de modo a romper o estômago sem ligar previamente o esôfago.

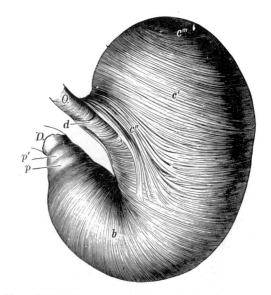

Figura 18-37. Estômago evertido de cavalo do qual a túnica mucosa foi removida.

D, Duodeno; O, esôfago; b, camada circular; c', fibras oblíquas internas; c'', alça ao redor da cárdia; c''', transição das fibras oblíquas internas e externas; d, fibras ligando os dois ramos da alça cárdica; p, p', esfíncter pilórico. (De Ellenberger e Baum, 1914.)

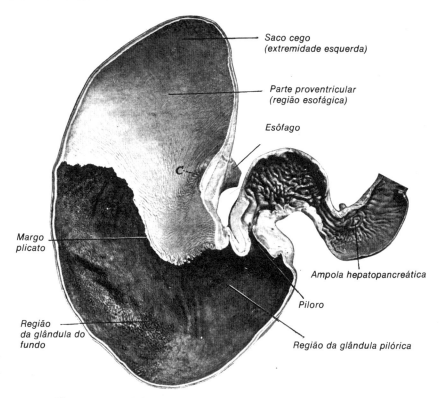

Figura 18-38. Corte frontal do estômago e parte cranial do duodeno do cavalo.
C, Óstio cárdico. Fotografia de espécime fixado *in situ*.

cas e é, portanto, denominada **parte glandular**. É subdividida em três zonas de acordo com os tipos de glândulas que contém, mas não existe nenhuma linha de demarcação manifesta. Uma estreita zona ao longo do margo plicato, mas não se estendendo até a curvatura maior, possui uma cor cinza-amarelada e contém **glândulas cárdicas,** curtas e tubulares (região da glândula cárdica). Próximo a ela há uma grande área que possui uma cor marrom-avermelhada e manchada, e contém as **glândulas do fundo** (região das glândulas do fundo); estas glândulas possuem dois tipos distintos de células. Esta parte da túnica mucosa é espessa e muito vascularizada, correspondendo ao fundo do estômago no homem e no cão. O restante da túnica mucosa é mais delgado, possui uma cor cinza-amarelada ou avermelhada e contém **glândulas pilóricas,** que possuem um único tipo de células correspondentes às principais células das glândulas do fundo (região da glândula pilórica); ela corresponde à região pilórica do homem e do cão. A dobra da parede do estômago, na curvatura menor, forma uma crista proeminente que se projeta para o interior do estômago. A prega circular que cobre o esfíncter pilórico é denominada **valva pilórica.**

A parte proventricular constitui um terço a dois quintos da túnica mucosa. A região da glândula cárdica é extremamente estreita (cerca de 0,5 a 1 mm) na curvatura maior, mas alcança cerca de 2,5 cm de largura no sentido da parte pilórica. Como a maioria das glândulas desta região, não são glândulas cárdicas típicas (como as do porco e outros animais), mas sim um tipo intermediário entre estas e as glândulas pilóricas; o termo zona intermediária bem poderá ser utilizado.

VASOS E NERVOS. O estômago recebe sangue de todos os ramos da **artéria** celíaca. As **veias** gástricas drenam na veia porta. Os **vasos linfáticos** se dirigem principalmente para os nodos linfáticos gástricos, e daí para a cisterna do quilo. Os **nervos** são derivados dos nervos vago e simpático.

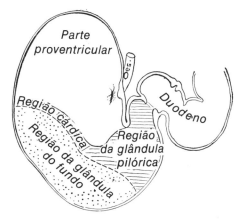

Figura 18-39. Diagrama das zonas da túnica mucosa de estômago de cavalo.

INTESTINO DELGADO

O **intestino delgado** *(intestinum tenue)* é o tubo que liga o estômago com o intestino grosso (Fig. 18-41). Inicia no piloro e termina na curvatura menor do ceco. Seu comprimento médio é de cerca de 22 m e, quando distendido, seu diâmetro varia de 7,5 a 10 cm. Sua capacidade é de cerca de 40 a 50 litros.

É claramente divisível em uma **parte fixa** e outra **mesentérica**. A parte fixa é denominada duodeno, enquanto que a parte mesentérica é arbitrariamente dividida em partes denominadas jejuno e íleo.*

DUODENO

O **duodeno** tem cerca de 1 m de comprimento. Seu formato é um tanto como a ferradura do cavalo, com a convexidade direcionada para a direita. A **parte cranial** se direciona para a direita e forma uma curva no formato de um S deitado. A convexidade da primeira parte da curva é dorsal; a da segunda é ventral. Está em contato com os lobos quadrado e direito do fígado e apresenta duas ampolas com uma constrição entre elas. O ângulo (ou cabeça) duodenal do pâncreas está afixado à concavidade da segunda curva e, aqui, cerca de 12 a 15 cm do piloro, o ducto pancreático e o ducto biliar penetram na parede do intestino. A **parte descendente** se dirige dorsal e caudalmente na parte dorsal direita do cólon e ventralmente ao lobo direito do fígado e, ao atingir o rim direito e a base do ceco, curva-se no sentido do plano mediano, opostamente à última costela. A **parte ascendente** passa da direita para a esquerda caudalmente à afixação da base do ceco, cruza o plano mediano caudal à raiz do mesentério, e dobra cranialmente para se continuar com a parte mesentérica sob o rim esquerdo.* As saculações da parte cranial possuem um diâmetro de cerca de 7,5 a 10 cm. O duodeno está afixado por uma curta prega peritoneal denominada **mesoduodeno**. Esta fixa intimamente a parte cranial do duodeno ao fígado e a parte descendente até o cólon dorsal direito; a parte ascendente é um tanto menos intimamente afixada à base do ceco e do rim direito, aos músculos sublombares, e (mais intimamente) até o cólon transverso e a primeira parte do cólon menor.†

JEJUNO E ÍLEO

A **parte mesentérica** foi convencionalmente subdividida no jejuno e no íleo, mas não existe ponto evidente de demarcação entre essas partes. Com exceção da origem e do último metro, a parte mesentérica do intestino varia tanto em posição que apenas uma descrição genérica pode ser feita. Situa-se formando numerosas alças, misturadas com aquelas do cólon menor, principalmente na parte dorsal da metade esquerda do abdome, da face visceral do estômago até a pelve. Pode insinuar-se entre as partes esquerdas do cólon e a parede abdominal; também entre as partes ventrais do cólon, atingindo o assoalho do abdome. Em determinados casos, alças situam-se contra o flanco direito quando o ceco contém pouco material. A parte terminal do intestino (íleo) passa para a face medial (esquerda) do ceco e une-se à curvatura menor de sua base. O diâmetro médio do jejuno-íleo é de cerca de 6 a 7 cm. No cadáver, muitas vezes encontra-se boa parte do tubo apresentando partes irregulares constritas e dilatadas que não devem ser tomadas por condições permanentes. O último metro está em condições normais fortemente contraído, assemelhando-se um tanto à parte terminal do esôfago. Esta parte pode ser denominada íleo.

A parte mesentérica está ligada à parede abdominal dorsal pelo **mesentério**. É uma larga prega, no formato de leque, consistindo em duas camadas de peritônio, entre as quais os vasos e os nervos atingem o intestino; também contém os nodos linfáticos

---

*Não existe nenhuma linha natural de demarcação, mas há um aumento acentuado da espessura da parede no sentido da parte terminal. Outras diferenças serão notadas na descrição posterior.

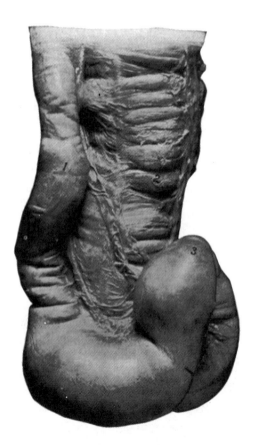

Figura 18-40. Parcela caudal das partes esquerdas do cólon do cavalo; vista dorsal.

1, Cólon dorsal esquerdo; 2, cólon ventral esquerdo; 3, flexura pélvica.

---

*O duodeno se curva comumente ao redor da periferia do rim direito, do qual está separado pela base do ceco, mas em certos casos está em contato com a face ventral do rim. Ele pode cruzar o plano medial ventral ao nível da segunda vértebra lombar ou mais caudalmente, dependendo aparentemente do estado de enchimento do ceco.

†Deve-se notar que o mesoduodeno não é contínuo com o mesentério, mas termina por uma borda livre. O mesentério tem início na face oposta da extremidade do duodeno, de modo que o intestino está afixado neste ponto por duas pregas peritoneais.

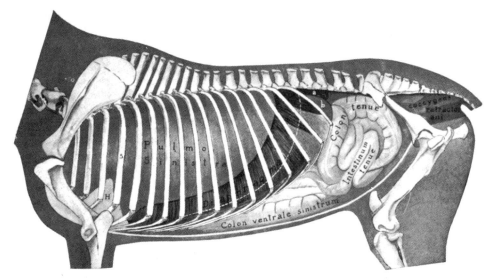

Figura 18-41. Topografia das vísceras de cavalo; vista esquerda.
a, Rim esquerdo; b, baço; 5, quinta costela; H, pericárdio. Linha frenicocostal pontilhada. Músculo retrator do ânus = músculo levantador do ânus.

mesentéricos e alguma gordura. A borda visceral do mesentério contém o intestino, enquanto que a borda parietal ou **raiz do mesentério** está afixada a uma pequena área ao redor da artéria mesentérica cranial, sob a primeira e segunda vértebras lombares. A raiz é espessa, devido a grande número de vasos e nervos colocados próximos uns dos outros. O mesentério é curto a princípio, mas logo atinge um comprimento de cerca de 50 cm — suficiente para permitir que as alças intestinais atinjam o assoalho abdominal, a cavidade pélvica, ou até o escroto através do canal inguinal. Próximo à sua terminação, o intestino deixa a borda do mesentério, de modo que este último tem uma borda livre que passa para o ceco. Assim é formada a **prega ileocecal,** que une o íleo à curvatura menor do ceco.

Estrutura

A parede consiste em quatro túnicas — a serosa, a muscular, a submucosa e a mucosa. A **túnica serosa** é completa, exceto na borda mesentérica, onde os vasos e nervos atingem o intestino. A **túnica muscular** consiste em uma camada longitudinal externa e uma circular interna, esta última, mais espessa. Aproximadamente no último metro do intestino, a túnica muscular é muito espessa, e em geral firmemente contraída nos animais mortos, dando a impressão de que esta parte do intestino é de calibre menor; este, entretanto, não é o caso durante a vida. A **túnica submucosa** *(tela submucosa)* é uma camada de tecido areolar no qual os vasos e nervos ramificam-se. Contém também as glândulas duodenais e as bases dos nódulos linfáticos agregados e solitários. A **túnica mucosa** é macia e aveludada. Possui uma cor vermelho-amarelada ou acinzentada e é muito vascularizada. A cerca de 12,5 a 15 cm do piloro, ela forma uma bolsa, a **ampola hepatopancreática**, na qual os ductos pancreático e hepático se abrem (Fig. 18-42). Em uma pequena papila quase oposta a este há a terminação do ducto pancreático acessório. Na abertura ileal (ileocecal) a túnica mucosa projeta-se ligeiramente para dentro do ceco, formando a **papila ileal** (valva ileocecal). A face livre está densamente provida de *vilos*, pequenas projeções da túnica mucosa que podem ser vistas colocando-se um pedaço da túnica em água. São relativamente curtas e espessas no cavalo. Cada uma contém um vaso linfático central e ao redor desse um plexo de capilares, tecido linfóide e fibras musculares lisas. São importantes agentes na absorção do conteúdo do intestino. O epitélio é cilíndrico, com muitas células caliciformes. Sob a membrana basal há uma camada de fibras musculares lisas, a **lâmina muscular da mucosa.** As glândulas do intestino delgado são de dois tipos; sua secreção (e também a do intestino grosso) é denominada **suco entérico** ϕ.

As **glândulas intestinais** estão presentes em todo o intestino. São glândulas tubulosas simples que se abrem entre os vilos.

As **glândulas duodenais** (conhecidas anteriormente como glândulas de Brunner) estão presentes aproximadamente entre os primeiros 6 a 7 m do intestino. São glândulas tubuloalveolares ramificadas e estão situadas na submucosa, de modo que seus ductos perfuram a *lâmina muscular da mucosa* e a túnica mucosa.

Ocorre tecido linfóide na forma de nódulos distintos, que estão espalhados ou em grupos. No primeiro caso, são denominados **nódulos solitários,** e no último, **agregados nodulares** ou placas de **Peyer** (Fig. 18-43). Os nódulos solitários têm aproximadamente o tamanho de uma semente de milho ou de um pequeno grão de sagu. As placas de Peyer estão principalmente situadas ao longo da face oposta da inserção mesentérica e começam a cerca de 1 m do

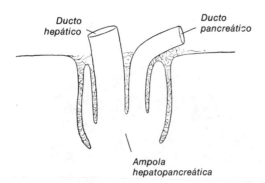

Figura 18-42. Diagrama do corte da ampola hepatopancreática de cavalo.

A linha sólida indica a túnica mucosa; as camadas muscular e serosa não são mostradas.

piloro. São em número de 100 a 200 e normalmente possuem de 2 a 5 cm de comprimento e cerca de 2 a 14 mm de largura. Nódulos maiores ocorrem na parte terminal, onde uma placa pode ter o comprimento de 17 a 38 cm e uma largura de 5 a 25 mm em cavalos jovens (Ellenberger e Baum, 1908). Variam grandemente em número, tamanho e distribuição em indivíduos diferentes, e sofrem atrofia nos animais idosos.

VASOS E NERVOS. As **artérias** do intestino delgado originam-se das artérias celíaca e mesentérica cranial. As **veias** drenam na veia porta. Os **vasos linfáticos** são numerosos e se dirigem para os nodos linfáticos mesentéricos, e daí para a cisterna do quilo. Os *nervos* são derivados do vago e do simpático através do plexo celíaco.

INTESTINO GROSSO

O **intestino grosso** *(intestinum crassum)* estende-se da terminação do íleo até o ânus. Tem cerca de 7,5 a 8 m de comprimento. Difere do intestino delgado pelo seu maior tamanho, por ser saculado em sua maior parte e possuir faixas longitudinais e por ter uma posição mais fixa. É dividido em ceco, cólon e reto.

CECO

O **ceco** é um grande *fundo-de-saco* intercalado entre o intestino delgado e o cólon (Fig. 18-44). Possui tamanho, formato e posição extraordinários no eqüino. Seu comprimento médio é de cerca de 1,25 m e sua capacidade de cerca de 25 a 30 litros. (O comprimento citado é medido de extremidade a extremidade ao longo do lado e na metade da distância entre as curvaturas.) É curvo como uma vírgula. Está situado principalmente à direita do plano mediano, estendendo-se das regiões ilíaca direita e sublombar para o assoalho abdominal, caudal à cartilagem xifóide. Ambas as extremidades são cegas, e os dois orifícios estão colocados a 5 a 7,5 cm de distância da curvatura côncava. Apresenta, para descrição, uma base, um corpo e um ápice (Fig. 18-45). A **base** do ceco estende-se cranialmente, no lado direito, até a décima quarta ou décima quinta costela, mais ou menos um palmo abaixo de sua metade e caudalmente até a tuberosidade coxal.* É fortemente curvado, sendo dorsal a curvatura maior e ventral a menor; ligado a esta última há a terminação do íleo e a origem do cólon. A extremidade cega arredondada está direcionada ventralmente. O corpo do ceco estende-se ventral e cranialmente da base e repousa em grande parte na parede ventral do abdome. Sua curvatura menor é quase paralela ao arco costal e se encontra a uns 10 a 15 cm ventral a este. O **ápice** do ceco situa-se no assoalho abdominal, normalmente à direita do plano mediano e a

---

*A extensão cranial da base do ceco está sujeita a alguma variação. Pode ser notado que a extremidade cega não constitui a parte mais cranial. A extensão do contato da base com o flanco direito varia; dados referentes a esta característica são fornecidos na descrição do cólon maior.

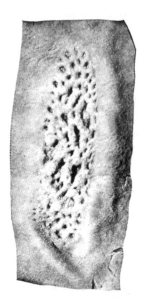

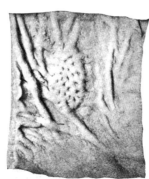

Figura 18-43. Grande e pequeno agregados nodulares, ou placas de Peyer do intestino delgado de cavalo.

SISTEMA DIGESTIVO DO EQÜINO

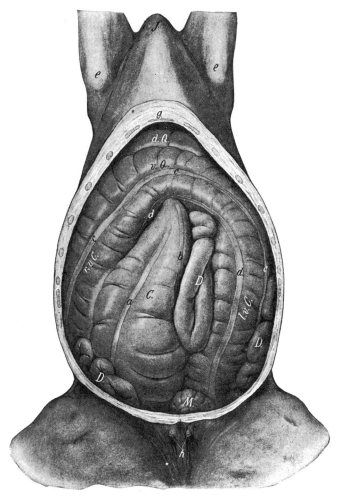

Figura 18-44. Víscera abdominal de cavalo; vista ventral.

A parede ventral e parte das paredes laterais do abdome foram removidas. C, Ceco; D, intestino delgado; M, cólon menor; l.v.C., parte ventral esquerda do cólon; d.Q., flexura diafragmática do cólon; r.v.C., parte ventral direita do cólon; v.Q., flexura esternal do cólon; a, túnica ventral do ceco; b, cinta medial do ceco; c, cinta lateral da parte ventral do cólon; d, cinta ventral da parte ventral do cólon; e, ponto do cotovelo; f, extremidade cranial da região esternal; g, cartilagem xifóide; h, mamas. (De Ellenberger e Baum, 1914.)

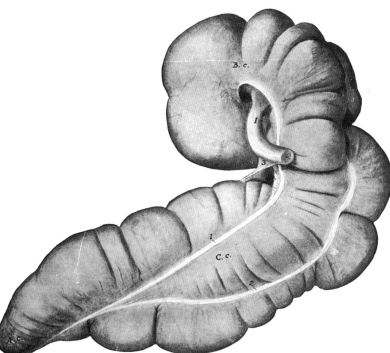

Figura 18-45. Ceco de cavalo; vista esquerda.

A.c., ápice; B.c., base; C.c., corpo; I, íleo; 1, cinta medial; 2, túnica ventral; 3, prega ileocecal. Os vasos cecais e os nodos linfáticos foram removidos para expor a túnica medial (1).

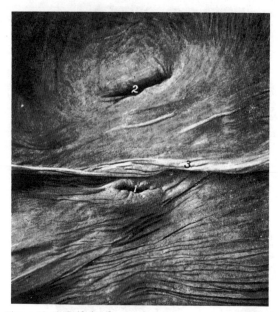

Figura 18-46. Orifícios do ceco de cavalo.
1, Óstio do íleo; 2, óstio cecocólico; 3, prega interveniente.

cerca de um palmo de comprimento caudal à cartilagem xifóide.

A face direita ou parietal do ceco se relaciona principalmente com a parede abdominal direita, o diafragma, o duodeno e o fígado. A face esquerda, ou visceral, situa-se de encontro às partes esquerda e terminal do cólon, a raiz do mesentério e o intestino delgado.

A base se insere dorsalmente por tecido conjuntivo e peritônio na face ventral do pâncreas e rim direito e a uma pequena área da parede abdominal caudal a estes órgãos; está afixada medialmente ao cólon transverso e ventralmente à origem do cólon maior. O corpo está inserido dorsolateralmente na primeira parte do cólon pela **prega cecocólica**. O ápice é livre e, conseqüentemente, pode variar de posição.

O ceco possui quatro **tênias longitudinais** situadas nas faces dorsal, ventral, direita e esquerda; quatro fileiras de saculações (*haustros do cecum*).

A **tênia ventral** está quase inteiramente exposta ou livre; tem início na parte mais elevada da base, estende-se ao longo do lado medial da curvatura maior e se une à tênia medial próximo ao ápice. Está oculta em sua origem onde o intestino se insere na parede. A **tênia dorsal** se estende ao longo da curvatura menor desde a terminação do íleo até o ápice. A **tênia medial** se estende ao longo da parte medial da curvatura menor da base, inclina-se ventralmente, cranialmente, e termina ao unir-se à tênia ventral. É coberta, em sua origem, pela adesão da parte dorsal direita do cólon maior e além deste pelos vasos cecais e nodos linfáticos. Medialmente à terminação do íleo, ela se projeta da parede do intestino como uma tênia falciforme que pode ser distintamente vista, embora coberta por vasos e gordura. A **tênia lateral** se continua com a da parte ventral direita do cólon. Está coberta por vasos, nodos linfáticos e gordura, mas pode ser sentida em sua parte caudal, onde forma uma borda projetada côncava. Inclina-se ventralmente para diante e pode estender-se até o ápice ou desaparecer sem alcançá-lo.

O **óstio ileocecal** (Fig. 18-46) está situado na curvatura menor da base, a cerca de 5 a 7,5 cm à direita do plano mediano, e em um plano transverso através da primeira ou segunda vértebra lombar. A extremidade do íleo se introduz parcialmente no ceco, de modo que o óstio está circundado por uma dobra da túnica mucosa que encerra uma espessa camada muscular circular, o **esfíncter ileal**.

O **óstio cecocólico** é lateral ao anterior; o intervalo entre os dois é de apenas 5 cm e estão separados por uma grande prega que se projeta no interior do ceco (Fig. 18-46). O óstio é pequeno em relação ao tamanho do ceco e do cólon. Tem formato de fenda, ou possui um formato oval estreito, e tem cerca de 5 cm de comprimento. Possui uma espessa **valva cecocólica** em sua margem ventral e está circundado por um anel muscular, o esfíncter do ceco.* Grandes

---

*A disposição anatômica não dá apoio ao ponto de vista que é às vezes expressado de que a ingesta pode passar diretamente do íleo para o cólon.

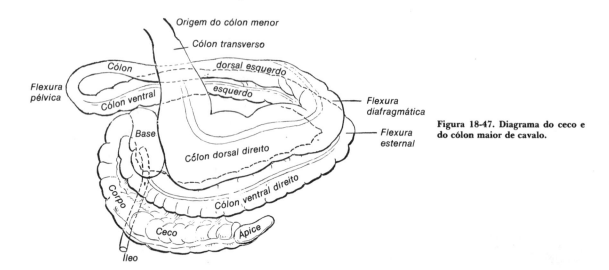

Figura 18-47. Diagrama do ceco e do cólon maior de cavalo.

SISTEMA DIGESTIVO DO EQÜINO

pregas semilunares projetam-se para a cavidade do intestino, e entre estas há grandes bolsas.

É um tanto difícil obter-se uma idéia correta dos óstios cecais. O ceco aqui é fortemente curvado, e uma grande prega projeta-se para o seu interior, um tanto como uma prateleira, e separa os dois órgãos. O óstio ileocecal orienta-se dorsalmente, enquanto que o óstio cecocólico defronta-se cranialmente dentro do ceco e está limitado ventralmente por uma espessa prega da parede intestinal.

CÓLON

O **cólon maior** (ascendente) tem início no óstio cecocólico e termina no cólon transverso (Fig. 18-47). O cólon maior tem cerca de 3 a 3,7 m de comprimento e seu diâmetro médio (excluindo sua parte mais estreita) tem cerca de 20 a 25 cm. Sua capacidade é mais do que o dobro da do ceco. Quando removido do abdome, consiste em duas partes paralelas, que estão ligadas por peritônio e também parcialmente por tecido areolar e muscular. *In situ*, está dobrado, de forma que consiste em quatro partes designadas de acordo com sua posição ou numericamente. As primeiras três partes curvas que põem em conexão estas partes são denominadas flexuras. A primeira parte, o **cólon ventral direito,** tem início na curvatura menor da base do ceco, aproximadamente oposto à parte ventral da última costela ou espaço intercostal. Forma uma curva inicial, cuja convexidade está direcionada dorsal e caudalmente; esta parte está em contato com a parte superior do flanco direito. Passa a seguir ventral e cranialmente ao longo do arco costal direito e depois ao longo do assoalho do abdome. Sobre a cartilagem xifóide dobra fortemente para a esquerda e caudalmente, formando a **flexura esternal**. A segunda parte, o **cólon ventral esquerdo,** passa caudalmente no assoalho abdominal para a esquerda da primeira parte e do ceco e, ao atingir a entrada pélvica, dobra fortemente dorsal e cranialmente, formando a **flexura pélvica** (Fig. 18-40). Este se continua pela terceira parte, o **cólon dorsal esquerdo,** que passa cranialmente, dorsal ou lateralmente à parte ventral esquerda e, ao atingir o diafragma e o lobo esquerdo do fígado, dobra para a direita e caudalmente, formando a **flexura diafragmática.** A quarta parte, o **cólon dorsal direito,** passa caudalmente dorsal à primeira parte e, ao atingir a face medial da base do ceco, dobra para a esquerda e dorsalmente, caudal ao saco esquerdo do estômago, onde se torna o **cólon transverso,** curto e estreito, que se une ao cólon menor abaixo do rim esquerdo.

A posição da origem do cólon maior é variável, e facilmente pode dar a impressão errônea tendo em vista a disposição peculiar do intestino neste local. O cólon normalmente apresenta uma dilatação sacular, a ampola, na curvatura menor da base do ceco, que pode ser erroneamente tomada por sua origem. A origem real é uma parte estreita ou pescoço, cranial à saculação. Assim, o cólon passa, a princípio, caudalmente e depois se curva fortemente, ventral e cranialmente. Em alguns casos a saculação é suficientemente grande para deslocar o ceco, em grande parte do seu contato com a parede na fossa paralombar. Em outros animais a saculação é muito ligeira ou até praticamente ausente; em tais casos o intestino parece ter sido fixado em um estado contraído.

A flexura esternal se estende cranialmente até um ponto oposto à parte ventral da sétima costela, e a flexura diafragmática, até o sexto espaço intercostal à direita do plano mediano.

O calibre do cólon maior varia consideravelmente em pontos diferentes. Em sua origem tem apenas de 5 a 7,5 cm de diâmetro. (Normalmente há saculação de tamanho considerável que sucede à origem estreitada.) Este logo aumenta para cerca de 20 a 25 cm para as partes ventrais. Além da flexura pélvica, o diâmetro é reduzido para cerca de 8 a 9 cm. No sentido da flexura diafragmática, o calibre aumenta rapidamente e atinge seu máximo na última parte, onde forma uma grande saculação, que pode possuir diâmetro de cerca de 50 cm. Este termina por uma contração terminal com o formato de funil, o cólon transverso.

A parte ventral direita do cólon maior está afixada, na curvatura menor do ceco, por duas camadas de peritônio, que formam a **prega cecocólica.** As partes direitas estão unidas por peritônio em ambos os lados, e também por tecido areolar e fibras musculares, tendo a superfície de contato cerca de 10 a 12 cm de largura; as partes esquerdas unem-se umas às outras de modo semelhante, próximo às flexuras craniais, porém mais caudalmente a ligação consiste em uma prega peritoneal que gradativamente se torna suficientemente larga para permitir que possam ser separadas a cerca de 15 cm próximo à flexura pélvica. O cólon transverso está afixado por peritônio e tecido areolar à face ventral do pâncreas, dorsalmente, e à base do ceco, lateralmente. Está ligado indiretamente com o diafragma e o fígado por meio de uma prega derivada do ligamento triangular direito do fígado.

As **relações** são complexas, e os fatos mais importantes são dados a seguir. As partes ventrais possuem extenso contato com as paredes abdominal ventral e lateral. No lado direito, o cólon está quase totalmente excluído de contato com o flanco pelo ceco, mas exceções a isto não são incomuns.* No lado esquerdo situa-se contra a parte ventral do franco. Dorsalmente, as principais relações são com o estômago, o duodeno, o fígado, o pâncreas, o cólon menor, o intestino delgado, a aorta, a veia cava caudal e a veia porta. Como não há afixações transversais das partes direita e esquerda, e estas últimas não se inserem na parede, os deslocamentos podem ser consideráveis. A flexura pélvica é variável na posição, mas normalmente está direcionada contra a parte caudal do flanco direito ou situada na região inguinal direita.†

As **tênias** do cólon variam em número nas diferentes partes. As partes ventrais possuem quatro tênias. A flexura pélvica possui uma tênia ao longo de sua curvatura menor. O cólon dorsal esquerdo, a princípio, só tem uma tênia, que é a continuação da anterior; mais adiante cranialmente aparecem duas

---

*A ampola cólica pode ser de tamanho suficiente para excluir a base do ceco em sua maior parte do contato com o flanco.

†O comprimento das partes esquerdas varia e isto parece parcialmente resultar nas diferenças encontradas na disposição de suas partes caudal e da flexura pélvica. Nos animais em que estas partes do cólon são relativamente longas, suas extremidades caudais estão normalmente dobradas para a direita da entrada, de modo que a flexura pélvica situa-se à direita da entrada; pode contactar extensamente com o flanco até a altura da fossa paralombar. Em raros casos as partes esquerdas do cólon parecem ser relativamente curtas e a flexura pélvica situa-se na cavidade pélvica. Outras disposições são encontradas. Em muitos animais a parte dorsal esquerda inclina-se medialmente sobre a parte ventral, e um exagero desta disposição poderá levar a torsão das partes esquerdas, em grau suficiente para produzir a morte caso não sejam reduzidas.

outras tênias, e as três se continuam na parte dorsal direita. As partes ventrais possuem constrições e saculações alternadas *(haustra coli)*.

No cólon ventral direito, duas tênias são dorsais e se estendem ao longo dos lados medial e lateral da inserção no cólon dorsal direito. A tênia medial é coberta pelos vasos cólicos etc., e a lateral fica total ou quase inteiramente coberta pela inserção do cólon dorsal direita. Uma tênia lateral origina-se da curvatura menor do ceco e torna-se ventral na flexura esternal; é livre, exceto que está muitas vezes coberta, durante curto percurso, pela artéria e veia do arco e alguma gordura. A tênia ventral também é livre. No cólon ventral esquerdo, duas tênias também são dorsais. Destas, a medial está coberta pelos vasos e nodos linfáticos e, na parte cranial, também pela adesão da parte dorsal esquerda. Na flexura pélvica se continua ao longo da face côncava do intestino para a parte dorsal esquerda; é importante clinicamente como sendo a única tênia perceptível na flexura e pode ser reconhecida pela exploração através do reto. A tênia dorsolateral em grande parte é livre, mas coberta cranialmente pela afixação da parte dorsal esquerda. Ela se extingue na flexura pélvica. As tênias ventromedial e ventrolateral são livres e desaparecem na flexura pélvica. O cólon dorsal esquerdo a princípio só tem uma tênia, que é a continuação daquela ao longo da curvatura menor da flexura pélvica; estende-se ao longo da face ventral e se continua no cólon dorsal direito. Além do meio do cólon dorsal esquerdo, duas tênias dorsais têm início, divergem muito gradativamente, e se continuam no cólon dorsal direito; ambas são livres e alargam-se na flexura diafragmática. No cólon dorsal direito, a tênia ventral fica escondida pela inserção no cólon ventral direito e pelos vasos e nodos linfáticos. As duas tênias dorsais são livres, exceto na afixação parietal do intestino; a tênia lateral é muito larga e um tanto indistinta; a medial é mais estreita e mais evidente, e se continua ao longo da borda mesentérica do cólon menor.

O **cólon transverso** é a porção constrita entre os colons maior e menor. Começa mais ou menos pela cabeça da décima sétima a décima oitava vértebras torácicas, onde passa da direita para a esquerda, cranialmente à raiz do mesentério.

O **cólon menor** (descendente) *(colon tenue)* começa na terminação do cólon transverso, caudalmente ao saco cego do estômago e ventralmente ao rim esquerdo, continuando-se com o reto na entrada pélvica.* Seu comprimento é de cerca de 3,5 m e seu diâmetro de 7,5 a 10 cm. Suas alças situam-se principalmente no espaço entre o estômago e a entrada pélvica, dorsal às partes esquerdas do cólon maior. Estão misturadas com as do intestino delgado, das quais são facilmente distinguíveis pelas tênias e saculações. Está inserido na região sublombar pelo **mesocólon** e na terminação do duodeno pela estreita **prega duodenocólica** do peritônio. O omento maior também está afixado na parte inicial do intestino. O mesocólon é estreito em sua origem, mas logo atinge uma largura de cerca de 80 a 90 cm. Sua borda parietal está afixada ao longo de uma linha que se estende da face ventral do rim esquerdo até o promontório sacro; e continua cranialmente com a raiz do mesentério e caudalmente com o mesorreto.

Há duas **tênias longitudinais** e duas fileiras de saculações. Uma das tênias é livre, e a outra fica oculta pelo mesentério. Quando o intestino é endurecido *in situ*, seu lúmen, entre as bolsas, é reduzido a uma estreita fenda.

RETO

O **reto** é a parte terminal do intestino; estende-se da entrada pélvica até o ânus (Figs. 18-48 e 49).† Seu comprimento é de cerca de 30 cm. Sua direção pode ser reta ou oblíqua. A primeira parte, ou parte peritoneal do reto, é semelhante ao cólon menor e está afixada por uma continuação do mesocólon denominada **mesorreto**. A segunda parte, ou parte re-

---

*A posição do cólon transverso, infundibuliforme, e a origem do cólon menor é fixa, e este fato é de importância clínica em relação à obstrução, que não é rara neste ponto. Nos cavalos de tamanho médio esta parte do intestino pode ser palpada pelo reto quando distendida.

†Não há nenhuma linha natural de demarcação entre o cólon menor e o reto; para conveniência de descrição o plano da entrada pélvica é selecionado como o ponto de divisão.

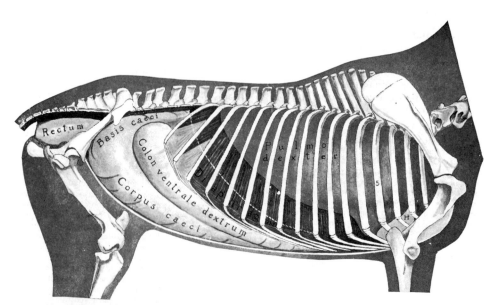

Figura 18-48. Topografia das vísceras de cavalo; vista direita.
5, Quinta costela; H, pericárdio. A linha frenicocostal é indicada por uma linha interrompida.

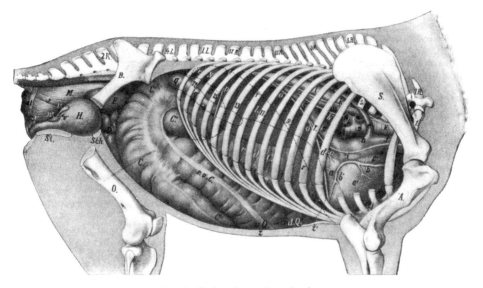

Figura 18-49. Topografia das vísceras de cavalo; lado direito, vista mais profunda.

1L, Primeira vértebra lombar; 1R, primeira vértebra torácica; 2.k. segunda espinha sacral; A, úmero; B, ílio; C, corpo; C', base; C", ápice do ceco; D, intestino delgado; F, flexura pélvica do cólon; H, bexiga urinária; L, lobo direito do fígado; M, reto; O, fêmur; S, escápula; Sch, pube; Si, ísquio; St., esterno; a, ventrículo esquerdo; a', ventrículo direito; b, b', artéria coronária direita; c, átrio esquerdo; c', átrio direito; d, artéria coronária esquerda; ramo circunflexo; d.Q., flexura diafragmática do cólon; e, veia ázigos direita; f, veia cava cranial; g, veia cava caudal; h, seio venoso; i, nervo frênico direito; k, nervo vago direito, com suas divisões dorsal (k') e ventral (k"); l, aorta; m, esôfago; n, traquéia; o, diafragma (corte mediano); p, ligamento triangular direito do fígado; q, duodeno; r, linha pontilhada indicando a posição do corte mediano do diafragma na fase inspiratória; r.d.C., cólon dorsal direito; r.v.C., cólon ventral direito; r.N., rim direito; s, músculo retocaudal; t, parte retal do músculo retrator do pênis ou clitóris; u, esfíncter do ânus; v, vesícula seminal; v', ampola do ducto deferente; v.Q., flexura esternal do cólon; w, próstata; x, glândula bulbo-uretral; z, parede abdominal; z', cartilagem xifóide. (De Ellenberger, 1908.)

troperitoneal, forma uma dilatação com o formato de um frasco denominada **ampola do reto;** está afixada às estruturas circundantes por tecido conjuntivo e faixas musculares.

A parte primeira do reto comumente situa-se ao longo da parede esquerda da cavidade pélvica, mas pode ser mais ou menos mediana ou (mais raramente) desviada para a direita. Está relacionada com as alças do cólon menor e (inconstantemente) às partes esquerdas ou à flexura pélvica do cólon maior; ventralmente, à bexiga (quando cheia) ou ao útero. A segunda parte do reto se relaciona dorsal e lateralmente com a parede pélvica. Ventralmente, as relações diferem nos dois sexos. No macho, elas são a bexiga, as partes terminais do ducto deferente, as vesículas seminais, a próstata, as glândulas bulbo-uretrais e a uretra. Na fêmea, elas são o útero, a vagina e a vulva.*

Estrutura do Intestino Grosso

A **túnica serosa** cobre as diferentes partes em graus variados. Não cobre: (a) as faces opostas do ceco e do cólon que estão entre as camadas da tênia cecocólica e do mesocólon; (b) áreas da inserção parietal do ceco e do cólon; (c) a parte retroperitoneal do reto.

A **túnica muscular** consiste em fibras longitudinais e circulares. Grande parte das primeiras fibras está nas tênias do ceco e do cólon. Deve-se notar, entretanto, que as tênias do ceco e as partes ventrais do cólon maior são em grande parte compostas de tecido elástico. As tênias das partes dorsais do cólon são na grande parte musculares, e as do cólon menor são quase totalmente musculares. Algumas das fibras circulares passam de uma parte do cólon a outra, unindo-se umas às outras, formando as fibras transversais do cólon. A túnica muscular da ampola retal apresenta características especiais. A camada longitudinal de fibras é muito espessa e consiste em grandes feixes que estão frouxamente reunidos. Uma grande tênia, o **músculo retococcígeo**, é destacado dela em cada lado do reto e passa dorsal e caudalmente para se inserir na quarta ou quinta vértebras caudais.

A **túnica submucosa** é abundante na parede do reto, de modo que a túnica mucosa está frouxamente afixada à túnica muscular e forma numerosas pregas quando o intestino está vazio.

A **túnica mucosa** do intestino grosso é mais espessa e escura do que a do intestino delgado. Ela forma grandes pregas semilunares, que correspondem às constrições externas. Não possui nenhum vilo ou glândulas duodenais. As **glândulas intestinais** são grandes e numerosas. Os **nódulos linfóides solitários** são numerosos, e há **agregados nodulares** no ápice do ceco e na flexura pélvica e na parte adjacente da porção dorsal esquerda do cólon.

---

*A parte cranial do reto é variável em posição e relações. A extensão coberta pelo peritônio dorsal e lateralmente é muito variável e parece estar em proporção inversa ao grau de enchimento do intestino.

VASOS E NERVOS. As **artérias** são ramos das artérias mesentérica cranial e caudal e da pudenda interna. As **veias** desembocam nas veias porta e pudenda interna. Os **vasos linfáticos** do ceco e do cólon destinam-se aos nodos linfáticos cólicos e cecais, e daí para a cisterna do quilo. Os do reto vão para os nodos lombares e ilíacos internos. Os nervos são derivados dos plexos simpáticos mesentéricos e pélvicos.

ÂNUS

O **ânus** é a parte terminal do canal alimentar. Está situado ventralmente à raiz da cauda, onde forma uma projeção arredondada, com uma depressão central quando contraída. Ele é ventral à quarta vértebra caudal. E coberto externamente por um integumento que é fino, desprovido de pêlos e provido de numerosas glândulas sebáceas e sudoríparas. Seu lúmen, o **canal anal**, tem cerca de 5 cm de comprimento; exceto durante a defecação, é fechado pela contração dos músculos do esfíncter e prega da cobertura mucosa. A túnica mucosa é pálida, sem glândulas e forrada com um epitélio estratificado, pavimentoso e espesso. A disposição muscular é a seguinte: o **esfíncter interno do ânus** é o engrossamento terminal da camada circular do intestino. O **esfíncter externo do ânus** é um largo anel de fibras musculares estriadas situados por fora do esfíncter interno. Algumas fibras estão inseridas dorsalmente na fáscia caudal, e outras ventralmente na fáscia perineal (Figs. 22-40 e 41). Sua ação é a de fechar o ânus. O **músculo levantador do ânus** (retrator) é um músculo plano que está situado entre o reto e o ligamento sacrotuberal largo; suas fibras estão direcionadas caudalmente e um tanto dorsalmente. Surge da espinha isquiática dorsal e do ligamento sacrotuberal largo e termina sob o músculo esfíncter externo do ânus (Figs. 17-33 e 22-40). Sua ação é a de reduzir o prolapso parcial que o ânus sofre durante a defecação. A **parte retal do músculo retrator do pênis** ou do **clitóris** (ligamento suspensório do ânus) é uma faixa de músculo liso que se origina na primeira vértebra caudal, passa ventralmente sob a cobertura do músculo levantador do ânus, e une-se com o do lado oposto ventral ao ânus (Fig. 22-38). No macho, se continua, em grande parte, pelo músculo retrator do pênis; na fêmea une-se ao constritor da vulva. Pode agir como um esfíncter acessório do ânus.

VASOS E NERVOS. O suprimento sangüíneo é oriundo das **artérias** pudendas internas, e as **veias** desembocam na veia pudenda interna. Os **vasos linfáticos** vão para os nodos linfáticos ano-retais. Os *nervos* originam-se do nervo pudendo.

PÂNCREAS

O **pâncreas** está situado transversalmente na parede dorsal do abdome estando a maior parte à direita do plano mediano. Sua parte central situa-se sob a décima sétima vértebra torácica. Quando fresco, possui uma coloração creme-avermelhada, mas no cadáver sem preservação decompõe-se rapidamente e torna-se escuro. O pâncreas assemelha-se

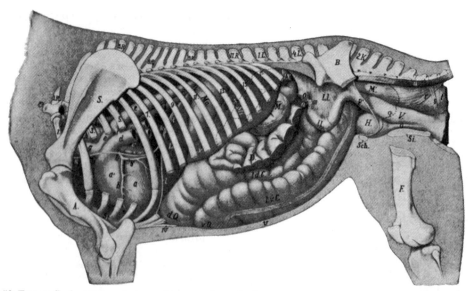

Figura 18-50. Topografia das vísceras de égua; vista esquerda profunda.
1L, Primeira vértebra lombar; 1R, primeira vértebra torácica; 2K, segunda espinha sacral; A, úmero; B, ílio; D, intestino delgado, partes do qual foram removidas; F, fêmur; H, bexiga; L, lobo esquerdo do fígado; L. 1, ligamento largo do útero; M, cólon menor; M', reto; Ma, estômago, o contorno caudal é indicado pela linha pontilhada x; Mi, baço; O, ovário esquerdo; S, escápula; Sch, pube; Si, ísquio; U, corno do útero; V, vagina; a, ventrículo esquerdo; a', ventrículo direito; b, artéria coronária esquerda com ramos descendente (b') e circunflexo (b"); c, aurícula esquerda; d, artéria pulmonar (corte); d.Q, flexura diafragmática; e, aorta; f, ligamento arterial; g, tronco braquiocefálico; h, traquéia; i, esôfago; k, nervo frênico esquerdo; l, diafragma na secção mediana; 1N, rim esquerdo, parte escondida indicada pela linha pontilhada; 1dC, cólon dorsal esquerdo; 1vC, cólon ventral esquerdó; m, tuba uterina; n, bolsa ovariana; o, uretra; p, borda cortada do ligamento largo; q, linha de reflexão do peritônio pélvico; r, músculo retococcígeo; s, parte retal do músculo retrator do pênis ou clitóris; t, esfíncter em corte; vQ, flexura esternal; w, cartilagem xifóide. (De Ellenberger, 1908.)

SISTEMA DIGESTIVO DO EQÜINO 459

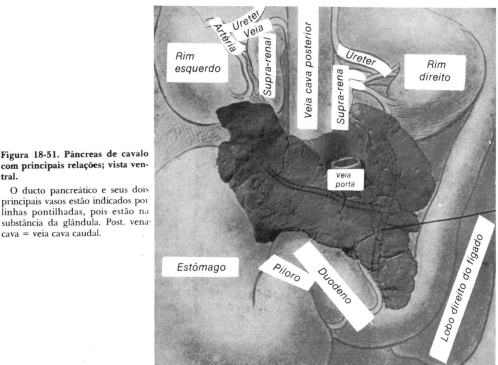

Figura 18-51. Pâncreas de cavalo com principais relações; vista ventral.

O ducto pancreático e seus dois principais vasos estão indicados por linhas pontilhadas, pois estão na substância da glândula. Post. vena-cava = veia cava caudal.

às glândulas salivares mas é mais macio, e seus lóbulos estão mais frouxamente unidos. Seu peso médio é de cerca de 350 g. Quando endurecido *in situ* seu formato é muito irregular. Seu contorno é triangular e apresenta, para descrição, duas faces, três bordas e três ângulos.

A **face dorsal** está dirigida dorsal e cranialmente. Está parcialmente coberta por peritônio. Relaciona-se principalmente com a face ventral do rim direito, a supra-renal, a veia cava caudal, a veia porta, a artéria celíaca e suas divisões, o ligamento gastrofrênico e o saco cego do estômago, os lobos direito e caudado do fígado e a prega gastropancreática. Há vários sulcos para os ramos da artéria celíaca e um maior para a veia esplênica. A **face ventral** orienta-se ventral e caudalmente; em geral, é côncava. Apresenta duas impressões, separadas por uma crista oblíqua. A menor destas situa-se à direita e é produzida pela pressão exercida pela base do ceco; a maior indica a área de contato com o cólon transverso e sua junção com o cólon menor. Normalmente não possui nenhuma cobertura peritoneal, exceto sobre uma pequena área no ângulo duodenal.

A **borda direita** é quase reta; relaciona-se com a parte descendente do duodeno. A **borda esquerda** é ligeiramente côncava e está relacionada com a parte cranial do duodeno, o saco esquerdo do estômago e os vasos esplênicos. A **borda caudal** apresenta um sulco profundo *(incisura pancreática)* onde a raiz do mesentério está em contato com a glândula. À direita, a veia porta situa-se na incisura (Fig. 18-51) e passa através do pâncreas muito obliquamente; há uma fina ponte de tecido glandular dorsal à veia, formando, assim, o **anel pancreático** (portal).

O corpo (correspondendo à cabeça do pâncreas do homem) é a parte ventral cranial da glândula; está afixado na concavidade da segunda curva do duodeno e na parte adjacente do lobo direito do fígado. Os ductos partem desta extremidade. A **margem esquerda** (esplênica) (correspondendo à cauda do pâncreas do homem) se adapta ao espaço entre o saco cego do estômago, cranialmente; ao rim esquerdo, caudalmente; à base do baço, dorsalmente; e ao cólon transverso, ventralmente. A **margem direita** é arredondada e situa-se na face ventral do rim e da glândula supra-renal direita.

O pâncreas está afixado dorsalmente, por tecido conjuntivo, aos rins e às glândulas supra-renais, aos ligamentos gastrofrênico e frênico-esplênico, à veia cava caudal, à fissura portal e à prega gastropancreática. A face ventral está principalmente afixada, por tecido areolar, às bases do ceco e do cólon transverso.

Quase que invariavelmente, há dois **ductos**. O maior é denominado **ducto pancreático**. É formado pela união de duas radículas procedentes das extremidades direita e esquerda; passa através da margem cranial, atravessa a parede do duodeno obliquamente e se abre na ampola hepatopancreática ao lado do ducto biliar. O ducto tem cerca de 1 cm de largura e sua parede é muito delgada. Está situado na substância da glândula, próximo à sua face dorsal; nenhuma parte do mesmo é livre. O **ducto pancreático acessório** surge quer do ducto principal ou do conduto esquerdo e termina em uma papila no duodeno opostamente ao ducto principal.

ESTRUTURA. O pâncreas pertence à classe de glândulas túbulo-alveolares, sendo os alvéolos longos, como aqueles das glândulas duodenais; em outros pontos, assemelha-se às glândulas salivares serosas. Não possui cápsula própria e os lobos estão frouxamente unidos.

VASOS E NERVOS. As **artérias** do pâncreas procedem dos ramos das artérias celíaca e mesentérica cranial. As **veias** vão para a veia porta. Os **nervos** são derivados dos plexos simpáticos celíaco e mesentérico.

FÍGADO

O **fígado** *(hepar)* é a maior glândula no corpo. Está situado obliquamente na face abdominal do diafragma. Seu ponto mais alto está ao nível do rim direito, seu ponto mais baixo, geralmente 8 a 10 cm no assoalho abdominal, opostamente à extremidade ventral da sétima ou oitava costela. A maior parte do órgão está situada à direita do plano mediano, exceto quando o lobo direito for atrofiado.

É de cor marrom-avermelhada e de consistência um tanto friável. Seu peso médio é de cerca de 5 kg, mas no grande cavalo de tiro pesa cerca de 10 kg. Quando no corpo, ou se endurecido *in situ*, é fortemente curvo e se adapta exatamente à face abdominal do diafragma. Quando removido não endurecido, achata-se em um formato de bolo bem diferente de sua configuração natural. Apresenta, para descrição, duas faces e quatro bordas.

A **face diafragmática** (parietal) é fortemente convexa e situa-se contra o diafragma (Fig. 18-52). Está dirigida essencialmente dorsal e cranialmente. Sua parte mais cranial está oposta ao terço ventral do sexto espaço intercostal ou à sétima costela. Apresenta, logo à direita do plano mediano, um sulco sagital, o **sulco da veia cava,** no qual a veia cava caudal está encaixada.

A **face visceral** geralmente está dirigida ventral e caudalmente; é côncava e irregular, moldando-se nos órgãos que se situam contra ela (Figs. 18-53 e 54). Apresenta as seguintes características: (1) A **fissura portal** *(do fígado)* é uma depressão acima do centro desta face e um pouco para a direita do plano mediano; através dela penetram a veia portal, a artéria hepática e o plexo hepático de nervos, e abandonam o órgão o ducto hepático e os vasos linfáticos. Os nodos linfáticos hepáticos também são aqui encontrados. O pâncreas está afixado nesta fissura, à direita, e o omento menor se fixa igualmente ao redor dela. Acima da fissura, há o **lobo caudado,** que se continua à direita com o **processo caudado** pontiagudo. (2) A **impressão gástrica** é uma extensa área côncava que se acha em contato com o estômago. (3) Saindo desta impressão para a direita da fissura porta e dorsalmente, há a **impressão duodenal**. (4) A **impressão cólica** está situada ventralmente e à direita das impressões gástrica e duodenal, das quais é separada por uma crista; corresponde ao extenso contato com a flexura diafragmática e a parte dorsal direita do cólon. (5) Uma **impressão cecal** pode ser encontrada dorsalmente à anterior; corresponde à parte cranial da base do

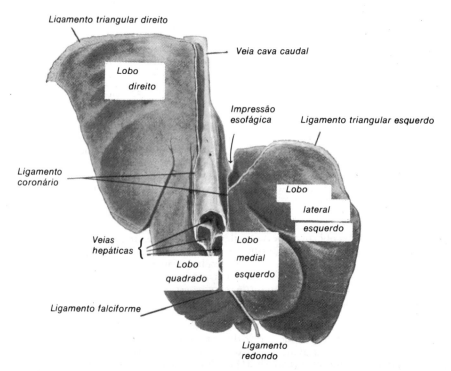

Figura 18-52. Fígado de cavalo jovem, endurecido *in situ;* face parietal.

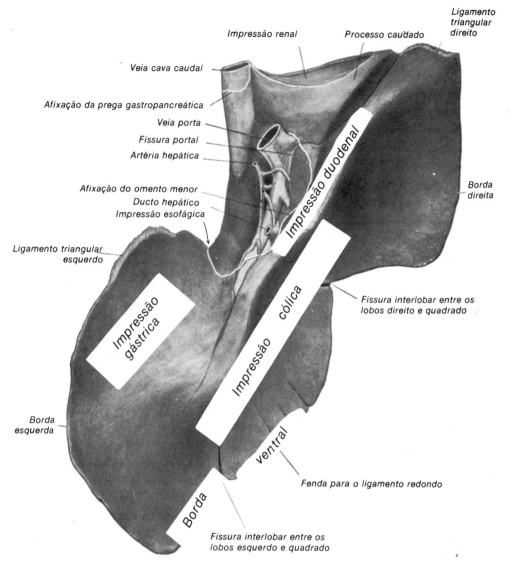

Figura 18-53. Fígado de cavalo; face visceral.
Espécime de animal de meia-idade, endurecido *in situ*.

ceco.* Alças do intestino delgado também podem se situar nesta face, e também o ápice do baço pode atingi-la quando o estômago estiver vazio.

A **borda dorsal** é espessa em sua maior parte. Apresenta, da direita para a esquerda: (1) o ligamento triangular direito (lateral); (2) a **impressão renal** para o rim direito; (3) uma fenda, que é a extremidade dorsal da fossa da veia cava; (4) a profunda **impressão esofágica**, que é parcialmente ocupada pela extremidade do esôfago, mas principalmente pela espessa margem do hiato esofágico; e (5) o ligamento triangular esquerdo (lateral).

A **borda ventral** é fina e marcada por três profundas **incisuras interlobares,** ou fissuras, que dividem parcialmente o órgão em quatro lobos — o direito, o caudado, o quadrado e o esquerdo. São marcadas por diversas pequenas fissuras e pela fenda para o ligamento redondo (fissura umbilical); esta última contém a veia umbilical no feto, que se transforma no ligamento redondo após o nascimento.

A **borda direita** é fina e longa; estende-se caudalmente, em geral até a décima sexta costela, um pouco ventral a seu meio.

A **borda esquerda** é delgada e convexa. Tem início no lado esquerdo da impressão esofágica, aproximadamente um palmo ventral à décima quarta vértebra torácica. Curva-se ventral, lateral e um

---

*Estas impressões não são evidentes no órgão macio. No material endurecido aparecem claramente, embora, na realidade, sejam variável no tamanho, em conformidade com o grau de enchimento das várias vísceras ocas. A impressão cecal poderá não ser evidente, se, como o que ocorre freqüentemente em cavalos idosos, o lobo direito do fígado for muito atrofiado.

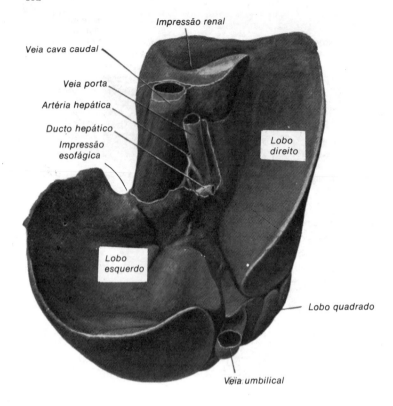

Figura 18-54. Fígado de potro recém-nascido, endurecido *in situ;* face visceral.

As diferenças, quando comparadas com o órgão no adulto, são bastante notáveis.

tanto cranialmente até um ponto oposto à extremidade ventral da nona costela e, a seguir, corre cranialmente, um tanto paralela com o arco costal, até a extremidade ventral da sétima costela.

A forma e o tamanho do fígado variam muito, e determinadas diferenças nas relações da glândula estão correlacionadas com este fato. No adulto jovem, a borda dorsal do lobo direito é quase paralela à metade dorsal da décima sexta costela; em tais casos, a face visceral do lobo normalmente apresenta uma impressão cecal correspondente à parte mais cranial da base do ceco. Em muitos animais — especialmente os mais idosos — o lobo direito sofreu maior ou menor atrofia e uma parcela dele tornou-se fibrosa *(apêndice fibroso do fígado);* em casos pronunciados não há nenhuma impressão cecal. A redução do lobo quadrado também é comum, e boa parte da glândula pode ser formada pelo lobo esquerdo. Neste caso este último tem probabilidade de possuir maior ou menor contato com o assoalho do abdome. A atrofia do lobo esquerdo é rara.

O fígado é mantido em posição, em grande parte, pela pressão das outras vísceras e por sua íntima aplicação e inserção no diafragma. Possui seis ligamentos.

O **ligamento coronário** o insere firmemente no diafragma. Consiste em duas fortes lâminas. A lâmina direita está afixada à direita da fossa da veia cava; a esquerda tem início à esquerda da veia cava e passa dorsal e lateralmente, continuando-se com o ligamento triangular esquerdo na margem esquerda da impressão esofágica, emite uma prega média que se estende até a impressão esofágica e que se continua com o omento menor. As duas lâminas unem-se abaixo da veia cava para formar o ligamento seguinte.

O **ligamento falciforme** é uma prega de forma semilunar que insere os lobos quadrado e medial esquerdo na parte esternal do diafragma e ao assoalho do abdome por uma distância variável.

O **ligamento redondo** *(lig. teres hepatis)* é um cordão fibroso existente na borda côncava do ligamento falciforme que se estende da fenda para o ligamento redondo (fissura umbilical) até o umbigo; é o vestígio da veia umbilical, que no feto conduz o sangue da placenta para o fígado.*

O **ligamento triangular direito** afixa a borda dorsal do lobo direito próximo na parte costal do diafragma.

O **ligamento triangular esquerdo** é uma prega triangular que insere a borda dorsal do lobo esquerdo ao centro tendíneo do diafragma.

O **ligamento hepato-renal** ou **caudado** insere o processo caudado ao rim direito e a base do ceco.

O omento menor e a primeira parte do mesoduodeno são formados pelo peritônio que abandona a face visceral na fissura portal e ao longo de uma linha curva que se estende da fissura até a impressão esofágica. Passam para a curvatura menor do estômago e a parte cranial do duodeno.

Conforme anteriormente descrito, o fígado está dividido por incisuras em quatro lobos — o direito, o caudado, o quadrado e o esquerdo. O lobo direito é de formato quadrangular irregular. Em sua parte dorsal, encontra-se o lobo caudado, que termina em um processo caudado pontiagudo direcionado lateralmente e que contribui na formação da cavidade para o rim direito. O lobo quadrado está localizado

---

*Deve ser notado que um remanescente do lúmen da veia está normalmente presente, mas não possui revestimento endotelial.

SISTEMA DIGESTIVO DO EQÜINO

entre o lobo direito e o ligamento falciforme, que o separa do lobo esquerdo. O lobo esquerdo consiste em uma parcela medial e lateral; a parte lateral tem delineação oval, sendo mais espesso centralmente. Nos animais idosos ou de meia-idade, comumente supera o lobo direito em tamanho, e em muitos casos constitui a maior parcela da glândula.*

O **ducto hepático comum** é formado na parte ventral da fissura portal pela união dos ductos hepáticos direito e esquerdo. Tem aproximadamente 5 cm de comprimento e cerca de 1 a 1,5 cm de largura. Passa entre as duas camadas do mesoduodeno e atravessa a parede do duodeno, 12 a 15 cm distante do piloro, ao lado do ducto pancreático. Os ductos atravessam obliquamente a parede do duodeno em quase 1 cm de extensão antes de se abrirem na ampola hepatopancreática. A disposição forma uma valva, que evita regurgitações procedentes do intestino. Não há **vesícula biliar**.

No potro recém-nascido, o fígado apresenta diferenças marcantes quando comparado à glândula do adulto. É relativamente grande e pesa cerca de 1,25 kg. É espesso e fortemente curvo, estando uma parte considerável da face diafragmática em contato com o assoalho do abdome. A fissura umbilical é grande e contém a veia umbilical. Esta é um vaso muito caliboro que conduz sangue da placenta e que se une à veia porta na substância do fígado; está localizada na borda do ligamento falciforme, que nesta época se estende até o umbigo. A face visceral é profundamente côncava e está em contato principalmente com o estômago e o duodeno.

Estrutura

O fígado está coberto por uma túnica serosa externa e outra fibrosa interna. A **túnica serosa** cobre a glândula, exceto na afixação do pâncreas e na fissura portal; está refletida nestes locais para formar os ligamentos e o omento menor. A **cápsula fibrosa** é, em geral, delgada; envia lâminas para dentro dos ligamentos e também trabéculas para o interior da glândula. Na fissura porta é abundante e circunda os vasos e os ductos, aos quais acompanha nos canais portais da substância da glândula.

A substância da glândula está composta do parênquima e do tecido intersticial. O **parênquima** é composto de **lóbulos** poligonais de cerca de 1,5 mm de diâmetro, que são mantidos juntos por uma pequena quantidade de tecido conjuntivo interlobular. Tendo em vista a quantidade muito pequena deste tecido, a lobulação do fígado dos eqüinos não é normalmente evidente; pela mesma razão, o órgão também é bastante friável. Os lóbulos são compostos de células hepáticas poliédricas, de um retículo delicado, dos capilares biliares, um plexo de capilares sangüíneos e uma veia central.

VASOS E NERVOS. A **veia porta** penetra na fissura portal. Transporta sangue do estômago, intestino e baço, que contém vários produtos da digestão e numerosos leucócitos. A **artéria hepática** também penetra na fissura portal; pode ser denominado vaso nutridor. Todo o sangue é devolvido do fígado para

a veia cava caudal pelas veias hepáticas. A veia porta e a artéria hepática dividem-se em ramos interlobares, que correm juntos nos canais portais do tecido interlobular. Os ramos da veia porta *(veias interlobulares)* emitem ramos intralobulares que formam plexos de capilares (sinusóides) nos lóbulos e dão origem a uma veia central. Os ramos interlobulares da artéria hepática *(artérias interlobulares)* são de tamanho relativamente pequeno. Suprem principalmente (se não exclusivamente) o tecido interlobular, a cápsula e as paredes dos vasos e ductos. As **veias hepáticas*** esvaziam-se na veia cava caudal ao nível da fossa da glândula. Suas últimas divisões são as veias centrais lobulares, que emergem das bases dos lóbulos e unem-se às veias sublobulares; estas unem-se para formar as veias hepáticas. As maiores veias hepáticas, em número de três a quatro, unem-se à veia cava caudal imediatamente antes desta deixar o fígado para passar através do diafragma. Os **vasos linfáticos** drenam em grande parte nos nodos hepáticos da fissura portal, e daí para a cisterna do quilo; outros se dirigem pelos ligamentos até o diafragma e através do hiato esofágico até os nodos mediastinais.

Os **nervos** procedem do plexo hepático, que é composto de ramos dos nervos vago e simpático.

PERITÔNIO

A disposição geral do peritônio já foi descrita, e outros fatos em relação a ele foram mencionados incidentalmente na descrição das vísceras e no Cap. 6. Agora, é desejável estudá-lo como um todo contínuo†(Figs. 6-22, 23, 24, 25 e 26).

A **bolsa omental** se comunica com a cavidade peritoneal através de uma passagem relativamente estreita denominada **forame epiplóico** (também conhecido como o forame de Winslow). Esta abertura está localizada na face visceral do fígado, dorsalmente à fissura portal. Pode ser penetrada passando-se o dedo ao longo do processo caudal do fígado no sentido de sua raiz. Sua parede dorsal é formada pelo processo caudado e pela veia cava caudal. Sua parede ventral consiste no pâncreas, no ligamento hepatoduodenal e na veia porta. As paredes normalmente estão em contato e a passagem é meramente uma fenda em potencial. A formação e os limites da bolsa omental devem ser examinados através do espalhamento do omento maior. Este circunda uma considerável cavidade caudal ao estômago. Este é o **recesso caudal** da bolsa do omento. Passando cranialmente sobre a curvatura menor do estômago, penetramos em outro espaço, o **vestíbulo** da bolsa do omento. Este espaço é fechado à esquerda pelo estômago e pelo ligamento gastrofrênico, ventralmente e à direita pelo omento menor, e dorsalmente pela prega gastropancreática, que está afixada à borda dorsal do fígado e à veia cava cau-

---

*Flower e Ruge (Sisson, 1910) descrevem o fígado dos mamíferos como estando dividido primariamente pela fissura umbilical em duas partes, os lobos direito e esquerdo. Fissuras secundárias em cada lado podem subdividir cada um destes lobos primários. Nos potros jovens estes quatro lobos são reconhecíveis facilmente.

---

*As veias hepáticas podem ser reconhecidas em cortes por permanecerem abertas, em decorrência de estarem em íntima conexão com o parênquima.

† Aconselha-se muito ao aluno estudar o peritônio de um potro ou de outro pequeno eqüino quando houver oportunidade, pois estas vísceras são facilmente manuseáveis e o trajeto do peritônio pode ser seguido sem dificuldade.

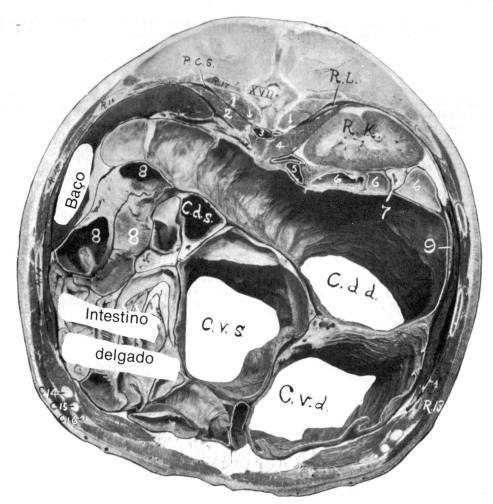

Figura 18-55. Corte transversal de abdome de cavalo, corte através da décima sétima vértebra torácica.

1, Músculo psoas; 2, pilar esquerdo do diafragma; 3, aorta; 4, pilar direito do diafragma (ducto torácico acima de 4 e à direita de 3); 5, veia porta (veia cava em colapso acima de 5); 6, ceco; 7, duodeno dobrando medialmente; 8, cólon menor; 9, fígado, parte caudal do lobo direito; C. 14, C. 15, C. 16, cartilagens costais 14, 15 e 16; C.d.d, cólon dorsal direito; C.d.s, cólon dorsal esquerdo; C.v.d, cólon ventral direito; C.v.s, cólon ventral esquerdo; P.C.S, cavidade pleural esquerda (o pulmão esquerdo termina a cerca de 2,5 a 3,5 cm., cranial à superfície); R.14, R.15, R.16, R.17, costelas 14, 15, 16 e 17; R.K, rim direito; R.L., pulmão direito (cerca de 1 cm cranial à superfície); XVII, décima sétima vértebra torácica. A maior parte da porção caudal do estômago era ventral à costela 17, cerca de 2 cm à frente do plano de corte, encoberto pela parte transversa do cólon. As setas no músculo psoas indicam para o grande nervo esplâncnico.

dal. Acima da impressão esofágica há um recesso dorsal para o interior do qual podem-se passar os dedos ao redor da borda do fígado e da veia cava até que seja encontrado o ligamento coronário. Desta forma, o vestíbulo está fechado, exceto (1) à direita, onde se comunica com a cavidade peritoneal através do forame epiplóico, e (2) caudalmente, onde se comunica com o recesso caudal da bolsa omental.

A disposição geral do omento maior foi indicada no Cap. 6. Podemos agora indicar sua linha de afixação no cavalo.

A parte inicial do **omento maior** que se origina da parede dorsal do corpo do embrião foi obliterada pelas adesões secundárias envolvendo o pâncreas, o cólon dorsal direito e o cólon transverso. A linha de origem, portanto, só pode ser traçada nestes órgãos.

Ela passa da direita para a esquerda, onde se continua por curta distância no cólon menor. Desta linha, o omento maior passa ventralmente, dobra-se ao redor de si mesmo para circundar a cavidade potencial que é o recesso caudal da bolsa do omento, e se insere ao longo da curvatura maior do estômago e da primeira parte do duodeno.

À esquerda, o omento maior passa do cólon menor para o hilo do baço, de onde se continua até a curvatura maior do estômago, por meio do ligamento gastro-esplênico. Na extremidade dorsal do baço, o omento maior une-se aos ligamentos frênico-esplênico e espleno-renal.

O omento maior é relativamente pequeno no cavalo, não sendo normalmente visível quando o abdome é aberto. Está geralmente dobrado no espaço entre a face visceral do estômago e o intestino.

SISTEMA DIGESTIVO DO EQÜINO

Poderemos agora traçar o peritônio em uma direção longitudinal, a começar cranialmente. Está refletido da parede abdominal ventral e do diafragma sobre o fígado, formando os ligamentos e as túnicas serosas da glândula. Ele deixa a face visceral do fígado como o omento menor e atinge a curvatura menor do estômago e a primeira curva do duodeno.

À esquerda, o peritônio passa do pilar esquerdo do diafragma e o rim esquerdo para formar o ligamento frênico-esplênico.

À direita, passa do pilar direito do diafragma e da borda dorsal do fígado para a borda côncava do duodeno, formando o mesoduodeno e cobrindo parte do pâncreas. Da margem do pâncreas, do rim direito e de uma pequena área da região sublombar caudal a este, passa para a base do ceco e parte terminal do cólon maior. Caudalmente ao cólon transverso, está refletido da parede abdominal ao redor da artéria mesentérica cranial para formar a raiz mesentérica. A linha de origem do mesocólon descendente tem início da parte medial da face ventral do rim esquerdo e se estende até o promontório sacral, onde tem início o mesorreto. Na terminação deste, o peritônio está refletido do reto para as paredes dorsal e lateral da cavidade pélvica.

BIBLIOGRAFIA

Butler, P. M. 1939. Studies of the mammalian dentition of the post-canine dentition. Proc. Zool. Soc. (London), *109* (Series B):1–34.

Butler, P. M. 1952. The milk molar of perissodactyla. Proc. Zool. Soc. (London), *121*:777–817.

Butler, P. M. 1952. Molarization of the premolars in perissodactyla. Proc. Zool. Soc. (London), *121*:819–843.

Di Dio, L. J. A., and E. A. Boyden. 1962. The choledochoduodenal junction in the horse–a study of the musculature around the ends of the bile and pancreatic ducts in a species without a gall bladder. Anat. Rec., *143*:61–69.

Dyce, K. M. 1956. The ileocaecocolic region of the horse. Anat. Anz., *103*:344–349.

Ellenberger, W. 1908. Leisering's Atlas of the Anatomy of the Horse and the Other Domestic Animals. 2nd ed. Chicago, Alexander Eger.

Ellenberger, W., and H. Baum. 1908. Handbuch der Vergleichenden Anatomie der Haustiere. Berlin, von August Hirschwald.

Ellenberger, W., and H. Baum. 1914. Lehrbuch der Topographischen Anatomie des Pferdes. Berlin, Paul Parey.

Ellenberger, W., and H. Baum. 1943. Vergleichenden Anatomie der Haustiere. 18th ed. Berlin, Springer-Verlag.

Huidekoper, R. S. 1891. Age of Domestic Animals. Philadelphia, The Medical Bulletin Printing House.

Ilijas, B. 1962. Topography of the liver in horses. Vet. Arhiv (Croat), 32:270–275.

Meyer, B. 1964. X-ray anatomy of the guttural pouch in horses. Inaug. Diss., Hanover, Germany.

Najbrt, R. 1963. The ascending mesocolon of the horse. Sborn. vys. Sk. zemedelsk. Brno. (Czeck), *11*(Ser. B):457–471.

Osborn, H. F. 1888. The evolution of mammalian molars to and from the tritubercular type. Am. Nat., *21*:1067.

Sisson, S. 1910. A Text-book of Veterinary Anatomy. Philadelphia, W. B. Saunders Co.

CAPÍTULO 19

SISTEMA RESPIRATÓRIO DO EQÜINO*

W. C. D. Hare

NARIZ E NARINAS

O **nariz** está incorporado no esqueleto da face e se estende aproximadamente desde o nível transverso dos olhos até a extremidade rostral da cabeça. O esqueleto da parede lateral do nariz é incompleto rostralmente, no ângulo entre os ossos nasal e incisivo (incisura nasoincisiva), porque as **cartilagens lateral dorsal** e **lateral ventral** (parietal) do nariz são estreitas. As cartilagens laterais dorsais têm de 3 a 4 cm de largura. As cartilagens laterais ventrais ocupam a fissura palatina. Esta parte mole do nariz é denominada nariz cutâneo.

As **narinas** estão colocadas obliquamente de modo que estão mais próximas uma da outra ventral do que dorsalmente (Fig. 17-9). A narina não dilatada tem um contorno com o formato de uma vírgula, enquanto que a narina dilatada tem um contorno quase esférico. O **óstio nasolacrimal,** a abertura externa do **ducto nasolacrimal,** é visto quando a narina está dilatada; está situado no assoalho do vestíbulo, a cerca de 5 cm da comissura inferior, perfurando a pele próximo à sua junção com a túnica mucosa. (Não é raro encontrar-se um ou dois óstios acessórios mais adiante e caudalmente.) As narinas estão circundadas pelas **asas lateral e mediana** (alae) que se reúnem dorsal e ventralmente para formar as **comissuras ou ângulos.** A asa lateral é fina e côncava e está constituída de pele que circunda tecidos muscular e fibroso. A asa medial, convexa dorsalmente e côncava ventralmente, possui uma base cartilaginosa. A proeminência na parte dorsal da asa medial está formada pela lâmina subjacente da cartilagem alar de apoio. Estendendo-se caudalmente da proeminência, há uma espessa prega da pele, contínua com uma prega de túnica mucosa que se estende rostralmente da concha nasal ventral. Esta prega é conhecida como **prega alar** (Fig. 19-5). A parte da narina localizada ventralmente à prega alar (narina verdadeira) conduz para a cavidade nasal. A parte da narina situada dorsalmente à prega alar (narina falsa) conduz a uma bolsa cega, forrada de pele, denominada **divertículo** da narina (Fig. 19-1). O divertículo da narina tem cerca de 5 a 6 cm de comprimento e estende-se caudalmente até ao ângulo de junção do osso nasal com o processo nasal do osso incisivo. Seu interior é forrado por uma fina pele pigmentada e quase inteiramente destituída de pêlos. Se o dedo for introduzido na comissura superior da narina, ele penetra no divertículo. Para penetrar na cavidade nasal, o dedo deve ser introduzido na comissura ventral e direcionado no sentido do septo nasal.

O esqueleto das narinas está constituído por duas **cartilagens alares,** com a forma de vírgula colocadas costa contra costa (Fig. 19-2). A parte dorsal de cada cartilagem alar é expandida e achatada formando uma **lâmina** quadrilátera com o formato de placa. A parte ventral é estreita e denominada **corno.** Cada cartilagem alar está unida à extremidade rostral do septo nasal por forte tecido fibroso, que permite um determinado número de movimentos, e, em certos

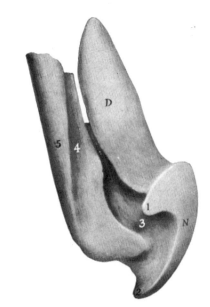

Figura 19-1. Modelo da narina esquerda, divertículo nasal e vestíbulo nasal de cavalo; vista dorsal.

N, Narina; D, divertículo; 1, comissura dorsal da narina; 2, comissura ventral; 3, espaço ocupado pela prega alar; 4, sulco ocupado pela prega da concha dorsal; 5, meato dorsal.

---

*Para considerações viscerais gerais, terminologia e conceitos embriológicos, veja detalhes no Cap. 6, Cavidades Celomônicas e Mesentérios.

SISTEMA RESPIRATÓRIO DO EQÜINO

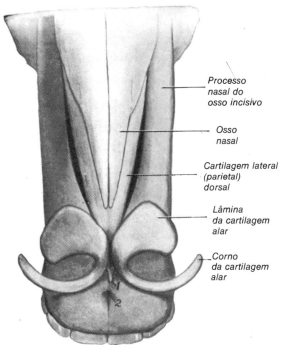

Figura 19-2. Cartilagens nasais de cavalo; vista dorsal.
1, Extremidade rostral da cartilagem do septo nasal; 2, canal interincisivo.

formadas pela placa perpendicular do osso etmoidal e do vômer, respectivamente, e compõem a parte óssea do septo. A principal parte do septo, entretanto, está constituída por cartilagem hialina. O vômer fica em contato com os processos palatinos dos ossos maxilar e palatino, em toda sua extensão. As faces das cartilagens estão marcadas por tênues sulcos, para os vasos e nervos que têm trajeto sobre ela. A borda dorsal da cartilagem é expandida, em qualquer dos lados, para formar as estreitas cartilagens laterais dorsais. A borda ventral é espessa e arredondada. Ela repousa, na maior parte do seu comprimento, no sulco do vômer, mas, rostralmente, nos processos palatinos dos ossos incisivos. Na região dos ossos incisivos, a borda ventral expande-se para formar as cartilagens laterais ventrais, que quase ocupam a fissura palatina e formam

casos, uma efetiva articulação poderá existir. O tecido fibroso está afixado às cartilagens alares na junção de suas lâminas e cornos. A lâmina da cartilagem forma a resistente base da asa medial da narina e também a proeminência da parte dorsal da asa, da qual a prega alar surge. O corno (Fig. 19-2) curva-se ventral e lateralmente à lâmina, terminando no ângulo ventral da narina. A afixação frouxa das cartilagens alares ao septo nasal permite o livre movimento do focinho, e a falta de um apoio cartilaginoso na asa lateral da narina permite uma larga dilatação da mesma e obliteração de seu divertículo durante o exercício. Os músculos da narina estão inteiramente descritos no capítulo sobre Miologia.

A pele que circunda e que se situa entre as narinas possui finos pêlos curtos de permeio com alguns pêlos tácteis.

VASOS E NERVOS. As narinas e a área circundante estão supridas pelas seguintes **artérias:** nasal dorsal, nasal lateral e labial maxilar e os ramos terminais das artéria esfenopalatina e da artéria palatina maior. O sangue é drenado da área pelas **veias** da face e da cavidade nasal. Os vasos linfáticos drenam para os nodos linfáticos mandibulares. Os **nervos** são derivados do nervo infra-orbitário (sensorial) e do nervo facial (motor).

CAVIDADE NASAL

A **cavidade nasal** está dividida em duas metades semelhantes pelo septo nasal mediano e pelo vômer (Fig. 19-3). As partes caudal e ventral do septo são

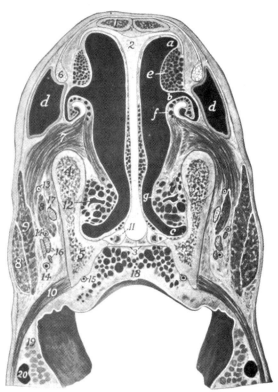

Figura 19-3. Secção transversal da região nasal de cavalo.
A secção foi realizada a cerca de 5 cm caudalmente às narinas e cerca de 1,5 cm caudalmente à comissura labial. a, Meato dorsal; b, meato médio; c, meato ventral; d, divertículo nasal; e, prega da concha dorsal; f, prega da concha ventral; g, proeminência causada pelo plexo venoso que se estende caudalmente na parte inferior da concha ventral do nariz; 1, osso nasal; 2, cartilagem do septo nasal; 3, 4, processos palatino e nasal do osso incisivo; 5, maxila; 6, tendão do músculo levantador dos lábios maxilares; 7, parte do músculo lateral nasal que vai até a cartilagem da concha ventral do nariz; 8, 8', músculo levantador nasolabial; 9, músculo canino (dilatador lateral do nariz); 10, músculo bucinador; 11, órgão vomeronasal; 12, ducto nasolacrimal (parte larga); 13, artéria lateral do nariz; 14, 14', ramos da artéria labial maxilar; 15, artéria palatina; 16, ramos labiais do nervo infra-orbitário; 17, nervo externo do nariz; 18, palato duro; 19, bochecha; 20, veia labial maxilar. As veias (preto) foram enchidas com uma injeção natural.

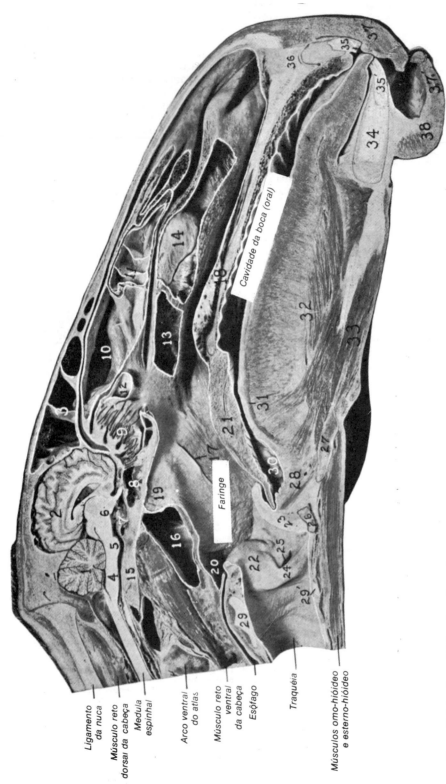

Figura 19-4. Secção sagital de cabeça de cavalo.

1, Cerebelo; 2, hemisfério cerebral; 3, seio frontal; 4, medula oblonga; 5, ponte; 6, cruz cerebral; 7, hipófise; 8, seio esfenopalatino; 9, massa lateral do osso etmoidal; 10, parte conchal do seio frontal; 11, parte espiralada da concha dorsal do nariz; 12, cavidade da concha média do nariz (etmoturbinal grande); 13, parte sinusal da concha ventral do nariz; 14, grande bolha da parte média da concha ventral do nariz; 15, parte basilar do osso occipital; 16, bolsa gutural; 17, óstio faríngeo da tuba auditiva; 18, palato duro; 19, recesso faríngeo; 20, junção do arco palatofaríngeo (pilares posteriores) do palato mole sobre a entrada do esôfago; 21, palato mole; 22, cartilagem aritenóide; 23, epiglote; 24, corda vocal; 25, ventrículo lateral da laringe; 26, corpo da cartilagem tireóide; 27, osso hióide; 28, músculo hio-epiglótico; 29, 29', lâmina e arco da cartilagem cricóide; 30, orofaringe (espaço glossoepiglótico); 31, músculos próprios da língua; 32, músculo genioglosso; 33, músculo gênio-hióideo; 34, corpo da mandíbula; 35, 35', dentes incisivos; 36, corpo do osso incisivo acima da fissura interincisiva; 37, 37', lábios; 38, queixo; faringe, rótulo está na nasofaringe. A secção foi feita à esquerda do plano mediano.

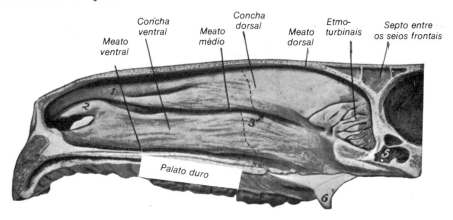

Figura 19-5. Cavidade nasal de cavalo; secção sagital com o septo removido.

1, Prega da concha dorsal; 2, prega alar, contendo o prolongamento cartilaginoso da concha ventral do nariz; 3, a seta aponta para o óstio nasomaxilar, que está oculto pela concha dorsal do nariz; 4, cavidade cranial; 5, seio esfenopalatino; 6, hâmulo do osso pterigóide. A mucosa olfativa está sombreada. As linhas pontilhadas indicam o limite rostral das partes não espiraladas das conchas nasais, que circundam partes dos seios frontal e maxilar.

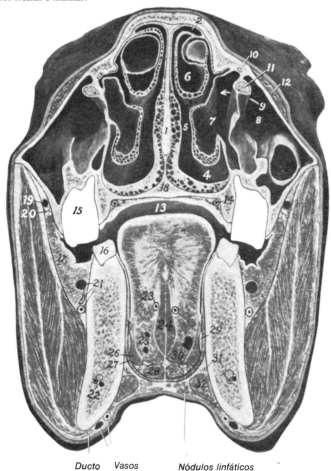

Figura 19-6. Secção transversal de cabeça de cavalo.

A secção foi realizada na metade da distância compreendida entre o ângulo medial do olho e a extremidade rostral da crista facial e é uma observação rostral. 1, Septo nasal; 2, 3, 4, meatos nasais dorsal, médio e ventral; 5, meato nasal comum; 6, concha dorsal do nariz; 7, **concha ventral do nariz;** 8, seio maxilar; 9, comunicação entre 7 e 8 sobre o canal infra-orbitário; 10, ducto nasolacrimal; 11, **nervo e canal infra-orbitário;** 12, músculo levantador do lábio maxilar; 13, cavidade da boca; 14, artéria palatina; 15, quinto dente molar superior (**parte caudal**); 16, sexto dente molar inferior (parte rostral); 17, músculo bucinador; 18, palato duro; 19, veia reflexa; 20, glândulas bucais maxilares; 21, vasos e nervo bucais; 22, vasos e nervo alveolares da mandíbula; 23, artéria lingual; 24, **músculo genioglosso;** 25, **músculo hioglosso** (o número foi colocado entre duas raízes da veia lingual); 26, músculo estiloglosso; 27, músculo milo-hióideo; 28, **músculo gênio-hióideo;** 29, nervo lingual; 30, nervo hipoglosso; 31, artéria sublingual; 32, músculo digástrico (ventre rostral). O **ducto mandibular** é visto na gordura lateral ao músculo gênio-hióideo, porém não está indicado.

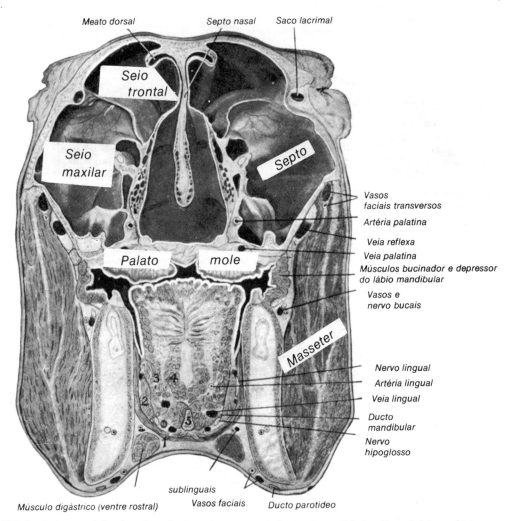

Figura 19-7. Secção transversal da cabeça de cavalo. A secção passa através dos ângulos mediais dos olhos e é vista por detrás.
1, Músculo milo-hióideo; 2, músculo estiloglosso; 3, músculo hioglosso; 4, músculo genioglosso; 5, processo lingual do osso hióide. Uma seta aponta para o óstio nasomaxilar. A borda projetada, logo acima da ponta da seta, é a margem rostral do óstio frontomaxilar.

projeções no palato duro ao redor das quais curvam-se as artérias palatinas maiores.

A entrada de cada cavidade nasal é a narina. A saída de cada uma é a narina caudal (**coanas**). Cada coana está circundada, rostroventralmente, pela borda caudal do processo palatino do osso palatino, caudodorsalmente pelo vômer, medialmente pelo vômer e lateralmente pelas partes perpendiculares dos ossos palatino e pterigóide. O plano da abertura é quase horizontal.

A maior parte do espaço em cada metade da cavidade nasal é ocupada pelas **conchas nasais** (ossos turbinados) (Figs. 15-132 e 19-4) que se projetam medialmente das paredes laterais para dentro da cavidade.

A **concha nasal dorsal** é relativamente grande (Fig. 19-4). Ela estende-se na lâmina crivosa do etmóide até o nível do primeiro dente molar. Uma prega da túnica mucosa, a **prega reta**, estende-se rostralmente, ao longo da parede lateral da cavidade nasal da concha nasal dorsal até a narina. Próximo à concha, a prega assemelha-se a dois ressaltos arredondados; o mais dorsal destes ressaltos normalmente contém um prolongamento cartilaginoso da concha.

A **concha nasal ventral** é mais curta do que a concha dorsal (Fig. 19-4). Ela se estende do nível do sexto dente molar ao nível do primeiro dente molar. Uma prega de túnica mucosa, a **prega alar**, se estende ao longo da parede lateral da cavidade nasal, da extremidade rostral da concha nasal ventral até a proeminência formada na asa medial da narina pela lâmina da cartilagem alar. A prega alar está sustentada pela **cartilagem nasal acessória medial**, com o formato de um S, e que está afixada à extremidade rostral da concha nasal ventral. Uma terceira prega, a **prega basal** ou ventral, estende-se rostroventralmente da extremidade rostral da concha nasal ventral. Esta prega é paralela ao processo nasal do osso incisivo e contém um espesso plexo venoso. Ela tam-

SISTEMA RESPIRATÓRIO DO EQÜINO

bém contém o ducto nasolacrimal, que se abre através do óstio nasolacrimal para dentro do assoalho do vestíbulo da cavidade nasal, na junção da pele com a túnica mucosa.

Os **ossos etmoturbinais** ocupam um espaço relativamente pequeno na parte caudodorsal, ou **fundo,** da cavidade nasal (Fig. 19-4). Os ossos das conchas ventral e dorsal (veja o Cap. 15) projetam-se da parede lateral e dividem a parte externa da cavidade em três meatos — dorsal, médio e ventral (Figs. 19-5, 6 e 7).

O **meato nasal dorsal** é uma estreita passagem limitada dorsalmente pelo teto da cavidade nasal e ventralmente pela concha dorsal. Ele termina caudalmente na junção da placa interna do osso frontal com a lâmina crivada e a massa lateral do etmóide.

O **meato nasal médio** situa-se entre as conchas dorsal e ventral. Ele é um pouco maior do que o meato dorsal e se estende caudalmente até o nível do último dente molar. A parte caudal do meato contém uma estreita abertura com o formato de fenda, o **óstio nasomaxilar,** através do qual a cavidade nasal se comunica com o seio maxilar. O óstio, que normalmente é uma simples fissura, não é visível do lado nasal, estando encoberto pela concha dorsal sobrejacente. Uma fina sonda flexível, passada lateralmente e um tanto caudalmente entre as conchas, penetra no seio maxilar; se introduzida um pouco adiante na mesma direção, ela normalmente passa através do óstio de comunicação entre o seio maxilar e o seio frontal, penetrando neste último. Uma pequena parte da fissura normalmente traz a divisão rostral do seio maxilar em comunicação com a cavidade nasal. Os espaços circundados pelas partes espiraladas das conchas também se abrem no meato médio. Esta passagem pode ser caracterizada como o seio-meato, mas também conduz ar para a região olfativa.

O **meato nasal ventral** é uma passagem maior do que os meatos médio ou dorsal. Está limitado dorsalmente pela concha ventral e ventralmente pelo assoalho da cavidade nasal. Conduz diretamente para o meato nasofaríngeo, o qual, por sua vez, conduz para dentro da nasofaringe através do cóana; assim, ele é uma passagem direta entre as narinas e a faringe. O pequeno óstio, com a forma de fenda, do órgão vomeronasal e do ducto incisivo (nasopalatino) está situado no assoalho da extremidade rostral do meato.

O **meato nasal comum** está situado entre o septo nasal e as conchas e se estende entre o teto e o assoalho da cavidade nasal. Dorsalmente, é muito estreito, mas ventralmente alarga-se; lateralmente, comunica-se com os outros meatos.

As **massas laterais** do etmóide projetam-se rostralmente para dentro da parte caudal (fundo) da cavidade nasal. Entre os etmoturbinais, de que cada massa é composta, há três passagens principais e numerosas pequenas passagens, os **meatos etmoidais.**

A **túnica mucosa** do nariz é espessa e altamente vascular, estando em geral firmemente afixada ao periósteo e pericôndrio subjacentes. Ela se continua rostralmente com a pele que forra as narinas, e caudalmente com a túnica mucosa da faringe. Também

é contínua, no óstio nasomaxilar, com a túnica mucosa que forra os seios paranasais, muito delgada e muito menos vascular. Na parte rostral da cavidade, forma grossas pregas proeminentes na parede lateral, que se estendem das conchas até a narina. Normalmente há duas **pregas dorsais da concha** que se unem rostralmente. A prega superior circunda uma fina placa de cartilagem que é contínua com a concha dorsal. A **prega ventral da concha** é curva e circunda a placa cartilaginosa com formato de um S que prolonga a concha ventral; esta prega é contínua com a prega alar da narina, formando com a mesma a margem dorsal da entrada da narina para a cavidade nasal. Abaixo há um ressalto arredondado produzido pelo processo nasal do osso incisivo.

A túnica mucosa da parte rostral da cavidade nasal, ou vestíbulo, está revestida por um epitélio estratificado pavimentoso. Ela contém numerosas pequenas depressões que representam os óstios das glândulas nasais. O epitélio estratificado pavimentoso do vestíbulo cede lugar ao epitélio pseudoestratificado cilíndrico ciliado da **parte respiratória** da cavidade nasal, e que contém numerosas células caliciformes. A túnica mucosa da parte respiratória contém numerosas glândulas mucosserosas, tubuloacinosa (tubuloalveolar), e é de cor avermelhada em decorrência da grande vascularização de sua submucosa. A submucosa contém ricos plexos venosos que formam um tipo de tecido cavernoso em áreas tais como: (1) nas pregas que se estendem rostralmente das conchas, (2) na parte ventral da concha nasal ventral, e (3) na parte ventral do septo nasal. A túnica mucosa que reveste as partes caudais dos ossos etmoturbinais e as áreas adjacentes da concha nasal dorsal e do septo nasal é espessa e de cor amarela ou marrom-amarelado. É revestida por epitélio olfatório e representa a **região olfatória** da cavidade nasal. Ela também contém numerosas glândulas tubuloacinosas (tubuloalveolares).

A **glândula nasal lateral,** de secreção serosa, está situada na túnica mucosa do óstio nasomaxilar. Seu ducto se abre na cavidade nasal, lateralmente à prega reta, ao nível do primeiro ou segundo dente maxilar.

O **ducto incisivo** (nasopalatino) é um pequeno tubo forrado por túnica mucosa de cerca de 2,5 a 3 cm de comprimento, que se estende oblíqua e dorso-caudalmente através da fissura palatina. A extremidade oral de cada ducto termina em fundo cego no tecido submucoso do palato duro. A extremidade nasal de cada ducto se comunica com a cavidade nasal através de um óstio, com o formato de fenda, junto ao órgão vomeronasal.

O **órgão vomeronasal** consiste de um par de divertículos mucomembranosos, tubulares e cegos, situados a cada lado do septo nasal e relacionado com os processos palatinos do osso incisivo e com as asas do vômer. Cada divertículo tem de 15 a 20 cm de comprimento e se estende caudalmente até o nível do segundo ao quarto dente molar. Ele está circundado por uma fina placa de cartilagem e se abre rostralmente, dentro do ducto incisivo, do mesmo lado.

Os **seios paranasais** são descritos no capítulo sobre Osteologia.

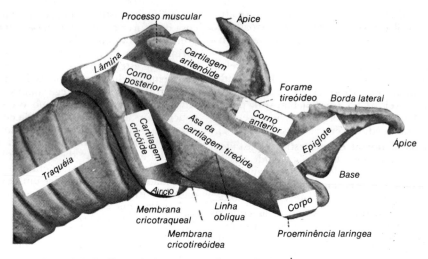

Figura 19-8. Cartilagens laríngeas e parte da traquéia de cavalo; vista direita
Asa tireóide — lâmina tireóide; cornos posterior e anterior — caudal e rostral.

VASOS E NERVOS. O sangue é levado para a cavidade nasal pelas seguintes **artérias:** artéria esfenopalatina, ramos etmoidais e artéria palatina maior, e de ramos das artérias que suprem as narinas. O sangue é drenado pelas **veias** correspondentes. Os vasos linfáticos drenam para os nodos linfáticos mandibular e retrofaríngeo. Os **nervos** vêm do olfatório e dos ramos do trigêmeo.

LARINGE

A **laringe** é um curto órgão tubular que liga a faringe à traquéia. Está ventralmente situada em uma posição relativamente superficial, na junção da cabeça com o pescoço, e se estende do nível de um plano transverso, através do corpo do osso esfenóide, até o nível de um plano transverso, através do atlas. A laringe está relacionada ventralmente aos músculos esterno-hióideo e omo-hióideo, à fáscia subcutânea e à pele; e dorsalmente à faringe e à extremidade proximal do esôfago. As relações laterais da laringe dependem, de certa forma, da posição da cabeça. Com a cabeça em posição normal, a metade rostral situa-se entre os ramos da mandíbula e está relacionada ao músculo pterigóideo medial. Quando a cabeça e o pescoço estão estendidos, somente uma pequena parte da laringe situa-se entre os ramos da mandíbula. As outras principais relações laterais da laringe são os músculos constritores faríngeos rostrais e caudais, o músculo estilo-hióideo, occipitomandibular e digástrico; as partes ventrais das glândulas mandibular e parótida; e a veia facial. Ela está afixada aos ossos basi-hióide e tireo-hióide e assim, indiretamente, à base do crânio. O esqueleto da laringe consiste de várias cartilagens, que estão ligadas por articulações e ligamentos

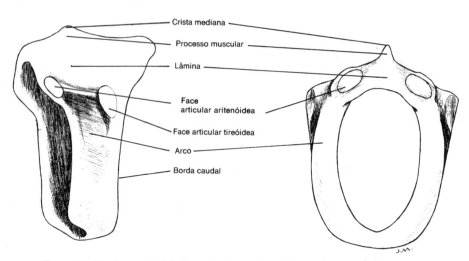

Figura 19-9. Cartilagem cricóide de cavalo. Aspecto lateral *(esquerda)*; aspecto rostral *(direita)*.

SISTEMA RESPIRATÓRIO DO EQÜINO

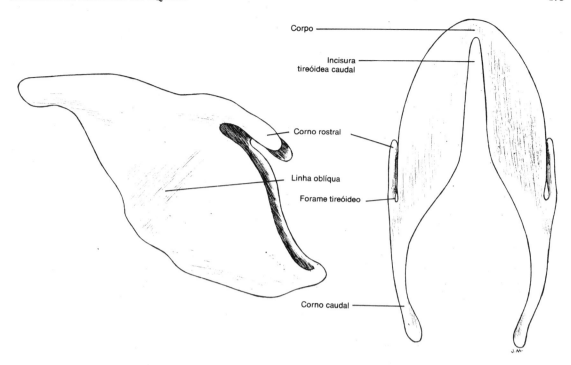

Figura 19-10. Cartilagem tireóide de cavalo. Aspecto lateral *(esquerda)*; aspecto ventral *(direita)*.

ou membranas e movidas por músculos extrínsecos. Ela é forrada por uma túnica mucosa.

CARTILAGENS DA LARINGE

Há três cartilagens unilaterais (sem pares), a saber: cartilagens cricóide, tireóide e epiglótica; e três cartilagens pares, a saber: cartilagens aritenóide, corniculada e cuneiforme (Fig. 19-8). As cartilagens corniculadas estão fusinadas às cartilagens aritenóides, e as cartilagens cuneiformes estão fusionadas à cartilagem epiglótica. As cartilagens cricóide e tireóide e a maior parte das cartilagens aritenóides são do tipo hialino. Os ápices e os processos vocais das cartilagens aritenóide epiglótica, cuneiforme e corniculada consistem de cartilagem elástica; elas não demonstram nenhuma tendência de ossificação em qualquer idade. As cartilagens tireóide e cricóide regularmente sofrem considerável ossificação; o processo tem início no corpo da tireóide e muitas vezes envolve a maior parte da cartilagem.

CARTILAGEM CRICÓIDE. A **cartilagem cricóide** (Fig. 19-9), situada logo rostralmente ao primeiro anel cartilaginoso traqueal, é a mais caudal das cartilagens. Ela tem a forma de um anel e apresenta, para descrição, uma lâmina dorsal e um arco estreito. A **lâmina** é uma larga placa quadrilátera. A face dorsal da lâmina possui uma crista mediana e em qualquer dos lados há uma rasa área côncava da qual surge o músculo cricoaritenóideo dorsal. A borda rostral da lâmina é razoavelmente espessa e arredondada. Em qualquer dos lados possui uma faceta oval convexa para articulação com a cartilagem aritenóide. Entre as facetas articulares a borda rostral é ligeiramente côncava. A borda caudal da lâmina, fina e irregular, freqüentemente sobrepõe-se ao primeiro anel traqueal. Em cada lado da face lateral, na junção da lâmina com o arco, e imediatamente rostral à borda caudal, projeta-se uma face articular, côncava e oval, para articulação com o corno caudal da cartilagem tireóidea. As partes ven-

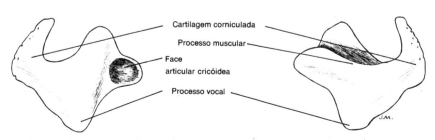

Figura 19-11. Cartilagem aritenóide, com a cartilagem corniculada, de cavalo. Aspecto medial *(esquerda)*; aspecto lateral *(direita)*.

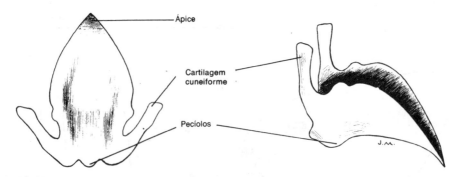

Figura 19-12. Cartilagem epiglótica, com a cartilagem cuneiforme, de cavalo. Aspecto dorsal *(esquerda);* aspecto lateral *(direita).*

tral e lateral da cartilagem cricóide estão formadas por uma faixa curva, denominada **arco,** que é mais estreita ventralmente. As faces laterais do arco estão sulcadas para o músculo cricotireóideo. A borda rostral do arco é côncava ventralmente e fornece afixação para a membrana cricotireóidea; lateralmente, ela é mais espessa e fornece afixação ao músculo cricoaritenóideo lateral. A borda caudal da cartilagem está afixada ao primeiro anel da traquéia através da membrana cricotraqueal. A face interna é lisa e está coberta pela túnica mucosa.

CARTILAGEM TIREÓIDE. A **cartilagem tireóide** (Fig. 19-10) é a maior das cartilagens laríngeas e está situada rostralmente à cartilagem cricóide. Ela consiste de uma parte mediana mais espessa, denominada **corpo,** e duas lâminas laterais. O **corpo** forma ventralmente uma ligeira proeminência que pode ser sentida, mas não é visível, no animal vivo; está relacionado dorsalmente com a base da epiglote, que nele está afixada por um ligamento elástico. As **lâminas** surgem do corpo, em qualquer dos lados, e formam uma grande parte da parede lateral da laringe. Cada uma é uma placa rombóide, apresentando uma face lateral ligeiramente côncava, dividida em duas áreas por uma linha oblíqua e na qual os músculos tíreo-hióideo e tíreo-faríngeo se encontram. A borda dorsal é quase reta; ela fornece afixação para a fáscia faríngea e o músculo palatofaríngeo e sustenta um corno em cada extremidade. O **corno rostral** se articula com a cartilagem do osso tíreo-hióide; ventral a ele há uma fissura que é convertida em um forame por uma faixa fibrosa e pelo qual o nervo laríngeo cranial passa para a laringe. O **corno caudal** se articula com a cartilagem cricóide. A borda ventral se une rostralmente ao corpo, e caudalmente diverge de seu acompanhante para circundar um espaço triangular, a **incisura tireóidea caudal,** que está ocupada pela membrana cricotireóidea. A borda rostral é ligeiramente convexa e está afixada ao osso hióide pela membrana tíreo-hióidea. A borda caudal sobrepõe-se ao arco da cartilagem cricóide e fornece afixação para o músculo cricotireóideo. A face medial é côncava e está relacionada ao sáculo laríngeo e aos músculos laríngeos intrínsecos.

CARTILAGENS ARITENÓIDES: As **cartilagens aritenóides** (Fig. 19-11), pares, estão situadas em quaisquer dos lados, rostralmente à cartilagem cricóide, e em parte medialmente às lâminas da cartilagem tireóide. Elas são de forma aproximadamente piramidal e podem ser descritas como possuindo três faces, três bordas, uma base e um ápice. A **face medial,** concavoconvexa e muito ligeiramente curva, é lisa e coberta por túnica mucosa. A **face lateral,** côncava, está separada da lâmina da cartilagem tireóide pelo músculo cricoaritenóideo lateral, músculo vocal e pelo sáculo laríngeo. A **face dorsal** também é côncava e coberta pelo músculo aritenóideo transverso, que nela está afixada. As faces dorsal e lateral são separadas (exceto rostralmente) por uma crista que aumenta de tamanho no sentido do ângulo lateral da base, onde forma uma proeminência arredondada, o **processo muscular.** As bordas rostral e caudal são convexas; convergem ventralmente a um fino ângulo, o **processo vocal.** O processo é assim denominado porque fornece afixação ao ligamento vocal. A borda dorsal forma uma funda incisura com o ápice. A sua base é côncava e se defronta principalmente caudalmente; apresenta lateralmente uma faceta côncava oval para articulação com a borda rostral da lâmina da cartilagem cricóide. O ângulo medial da base está afixado ao seu acompanhante pelo ligamento aritenóideo transverso. O **ápice** da cartilagem é pontudo e nele está afixada a base da cartilagem corniculada.

CARTILAGENS CORNICULADAS. O par de **cartilagens corniculadas** são cartilagens com o formato de chifre. A base de cada cartilagem corniculada está inserida ao ápice da cartilagem aritenóidea ipsilateral. O resto da cartilagem curva-se dorsal, caudal e medialmente, de modo que os ápices das duas cartilagens corniculadas vêm a situar-se relativamente próximo um do outro e, do ponto de vista rostral, são semelhantes aos lábios de uma jarra.

CARTILAGEM EPIGLÓTICA. A **cartilagem epiglótica,** única (Fig. 19-12), possui o formato de uma folha oblanceolada. Ela apresenta para descrição uma base; um ápice; duas superfícies, a lingual e a laríngea; e duas bordas laterais. A base é espessa mas estreita-se para formar o que é conhecido como o pecíolo. Ela repousa na superfície dorsal do corpo da cartilagem tireóidea. O resto da cartilagem projeta-se rostrodorsalmente da base. A *superfície lingual* é côncava do ápice até a base e convexa de lado a lado. A *superfície laríngea* é convexa do ápice para a base e côncava de lado a lado. A maior parte da cartilagem epiglótica está coberta de túnica mucosa. Ela pode projetar-se dentro do istmo da garganta, ou estar no lado faríngeo do palato mole (Figs. 18-32 e 19-13). Inserida em qualquer dos lados da base há uma curta barra de cartilagem que se projeta caudodorsalmente. Esta barra de cartilagem é a cartilagem cuneiforme.

CARTILAGENS CUNEIFORMES. As **cartilagens cuneiformes** em pares, afixadas a qualquer dos lados da base da cartilagem epiglótica, possuem o formato de barras finas, projetando-se caudodorsalmente de seus pontos de afixação.

ARTICULAÇÕES, LIGAMENTOS E MEMBRANAS DA LARINGE

As **articulações cricotireóideas** são articulações sinoviais (diartroses) formadas entre a faceta do corno caudal da cartilagem tireóidea e a face articular tireóidea da cartilagem cricóide. A **cápsula** é fina, mas é reforçada dorsal, lateral e medianamente por faixas acessórias. O principal movimento é o de rotação da cartilagem tireóidea ao redor do eixo horizontal da articulação.

As **articulações cricoaritenóideas** são articulações sinoviais (diartroses) formadas entre a face articular da cartilagem aritenóidea e a face articular aritenóidea da cartilagem cricóide. Cada uma possui uma **cápsula** frouxa e muito fina, reforçada dorsal e medialmente por feixes acessórios. O movimento mais importante é o de rotação da cartilagem aritenóide ao redor de um eixo perpendicular, de modo que o processo vocal balança lateralmente (abdução) ou medialmente (adução), levando a prega vocal consigo. Um outro movimento é o de rotação ao redor de um eixo transversal, no qual a parte apical da cartilagem é levantada ou abaixada. A aritenóide também é capaz de um pequeno movimento deslizante medial ou lateral.

As **articulações aricorniculadas** são articulações cartilaginosas formadas entre o ápice da cartilagem aritenóide e a cartilagem corniculada.

As **articulações tíreo-hióideas** são articulações sinoviais (diartroses) formadas entre o osso tíreo-hióideo e o corno rostral da cartilagem tireóide. A **cápsula** da articulação é reforçada por um ligamento tíreo-hióide, relativamente forte. O principal movimento é o de rotação ao redor de um eixo transversal passando através das duas articulações.

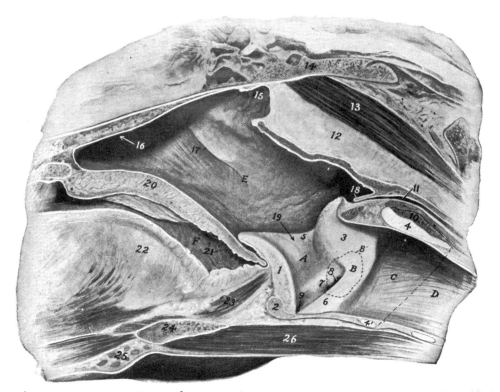

Figura 19-13. Parte da secção sagital de cabeça de cavalo. A secção foi realizada ligeiramente à esquerda do plano mediano.

1, Epiglote; 2, corpo da cartilagem tireóide; 3, cartilagem aritenóide; 4, 4', lâmina e arco da cartilagem cricóide; 5, prega ariepiglótica; 6, prega vocal; 7, prega vestibular; 8, ventrículo lateral da laringe; 8', linha pontilhada indicativa do contorno do sáculo laríngeo; 9, ventrículo médio da laringe; 10, músculo cricoaritenóideo dorsal; 11, esôfago; 12, septo do tecido areolar entre as bolsas guturais; 13, músculo reto ventral da cabeça; 14, corpo do osso basisfenóide; 15, recesso faríngeo; 16, seta apontando para dentro da cavidade nasal; 17, óstio faríngeo da tuba auditiva; 18, arco palatofaríngeo unido sobre o óstio esofágico; 19, seta apontando para dentro do vestíbulo da laringe; 20, palato mole; 21, tonsila; 22, raiz da língua; 23, músculo hioepiglótico; 24, osso hióide; 25, nodos linfáticos mandibulares; 26, músculos omo-hióideo e esterno-hióideo; A, vestíbulo da laringe; B, glote; C, parte pós-glótica da laringe; D, traquéia; E, faringe; F, istmo da garganta.

A articulação, entre as cartilagens epiglótica e a cuneiforme, é uma articulação cartilaginosa.

O **ligamento cricotraqueal** é um ligamento elástico que liga a borda caudal da cartilagem cricóide com a borda cranial do primeiro anel traqueal.

O **ligamento cricotireóideo** é um ligamento elástico que se estende entre a borda rostral do arco da cartilagem cricóide e a borda caudal da lâmina da cartilagem tireóide. Ele inclui uma pequena faixa fibrosa que se estende do corno caudal da cartilagem tireóide até um ponto na face lateral do arco da cartilagem cricóide, imediatamente ventral à face articular tireóide. A parte ventral do ligamento é conhecida como **membrana cricotireóidea** (Fig. 19-8) porque ela preenche a grande incisura tireóidea caudal. A membrana cricotireóidea é de formato triangular, com sua base afixada à borda rostral da parte ventral do arco da cartilagem cricóide, seu ápice está afixado ao corpo da cartilagem tireóide, e suas bordas estão afixadas às bordas ventrais das lâminas tireóideas. Ela é forte, muito esticada e composta principalmente de fibras elásticas. A membrana é reforçada ventralmente por fibras longitudinais e dorsalmente por fibras que esticam-se através da incisura tireóidea. Fibras elásticas são destacadas da face interna da parte lateral do ligamento e passam para o ligamento vocal na forma de uma bainha elástica.

O **ligamento cricoaritenóideo** φ é uma faixa relativamente longa e forte que sustenta a face ventromedial da cápsula da articulação cricoaritenóidea. Suas fibras estão afixadas à borda rostral e face interna da lâmina da cartilagem cricóide, próximo à face articular aritenóide, e passam ventralmente para se afixarem na face medial da cartilagem aritenóide, ventralmente à face articular.

O **ligamento aritenóideo transverso** é uma faixa fibrosa delgada que liga os ângulos dorsomediais das cartilagens aritenóideas opostas.

O **ligamento tíreo-epiglótico** tem o formato de duas estreitas e fortes faixas que se estendem da base da cartilagem epiglótica até as faces internas das lâminas da cartilagem tireóide. As faixas estão principalmente constituídas por fibras elásticas.

A **membrana tíreo-hióidea** liga as bordas rostrais do corpo e as lâminas da cartilagem tireóide com as bordas caudais dos ossos basi-hióide e tíreo-hióide.

O **ligamento hio-epiglótico** é um ligamento elástico que se estende da parte basal da face lingual da cartilagem epiglótica ao osso basi-hióide e processo lingual do osso hióide. Ele forma uma camada elástica para o músculo hio-epiglótico. Ventralmente está unido com a parte ventral da membrana tíreo-hióidea.

O **ligamento vestibular** (ventricular) é uma faixa relativamente larga de fibras frouxamente dispostas. Ele se estende dorsocaudalmente, em qualquer dos lados da parte basal da borda lateral da cartilagem epiglótica e da cartilagem cuneiforme, até a borda ventral e parte adjacente da face lateral da cartilagem aritenóide.

O **ligamento vocal** é um ligamento fino e elástico. Em cada lado suas fibras estendem-se rostroventralmente do processo vocal da cartilagem aritenóide e afixam-se à borda caudal do corpo da cartilagem tireóide e à membrana cricotireóidea, próximo à linha média e ao ligamento oposto. O ligamento vocal localiza-se ventralmente e está intimamente aderido à túnica mucosa da prega vocal.

MÚSCULOS DA LARINGE

Os **músculos extrínsecos** consistem do músculo **tíreo-hióideo, hio-epiglótico** e **esternotireóideo,**

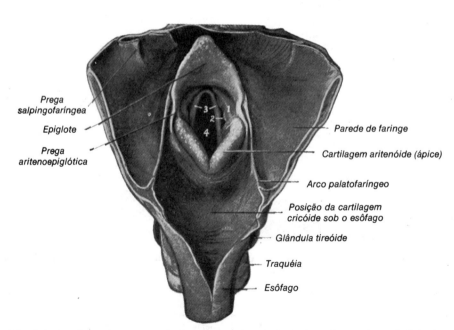

Figura 19-14. Ádito da laringe de cavalo, exposta pela abertura da faringe do início do esôfago, ao longo da linha dorsal mediana.
1, Prega vestibular; 2, ventrículo lateral; 3, pregas ou cordas vocais; 4, rima da glote.

SISTEMA RESPIRATÓRIO DO EQÜINO

que são descritos em detalhes no capítulo sobre Miologia.

Os **músculos intrínsecos** (Figs. 17-8 e 19-17) também são descritos em detalhes no capítulo sobre Miologia; consistem dos seguintes: o **músculo cricotireóideo**, o **músculo cricoaritenóideo dorsal e lateral**, o **músculo aritenóideo transverso**, o **músculo tíreo-aritenóideo (vocal e vestibular*)**, o **músculo tíreo-aritenóideo acessório** e o **músculo tensor do ventrículo lateral**. Entretanto, uma descrição sucinta de sua ação é a seguinte: os músculos cricotireóideos tensionam os ligamentos e pregas vocais pela aproximação das partes ventrais das cartilagens cricóide e tireóide, aumentando deste modo o diâmetro dorsoventral da rima da glote. Esta ação também possui o efeito de aduzir as pregas vocais. Os músculos tíreo-aritenóideo, aritenóideo transverso e o cricoaritenóideo lateral aduzem os processos vocais das cartilagens aritenóides e estreitam a rima da glote. O músculo cricoaritenóideo dorsal e o músculo aritenóideo transverso aduzem os processos vocais das cartilagens aritenóides e, ao mesmo tempo, movimentam-nas dorsalmente, de modo que a rima da glote é alargada e os ligamentos vocais são tensionados (Fig. 19-14).

TÚNICA MUCOSA DA LARINGE. A **túnica mucosa** da laringe é contínua com a do laringofaringe, rostralmente, e com a da traquéia, caudalmente. A túnica mucosa está firmemente afixada sobre a parte caudal da cartilagem epiglótica, sobre os ligamentos vocais e sobre a face interna da cartilagem cricóide. Em outros lugares ela se apresenta frouxamente afixada às estruturas subjacentes.

A túnica mucosa que cobre a cartilagem epiglótica é refletida externamente às bordas laterais da cartilagem como as **pregas ariepiglóticas**, mucomembranosas. Estas pregas se estendem caudodorsalmente e se unem com a túnica mucosa, cobrindo as cartilagens corniculada e aritenóidea do lado ipsilateral. Elas contêm e são sustentadas pelas cartilagens cuneiformes.

---
*Veja a nota de rodapé† na pág. 117.

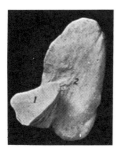

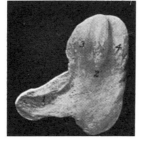

Figura 19-15 *(Esquerda)*. Modelo do ventrículo lateral direito e do sáculo de cavalo; vista medial.

1, Ventrículo; 2, sáculo. A figura é um pouco menor do que três quartos do tamanho natural.

Figura 19-16 *(Direita)*. Modelo do ventrículo lateral esquerdo e do sáculo da laringe de cavalo; vista lateral.

1, Ventrículo; 2, sáculo; 3, impressão do vestibular; 4, impressão do vocal.

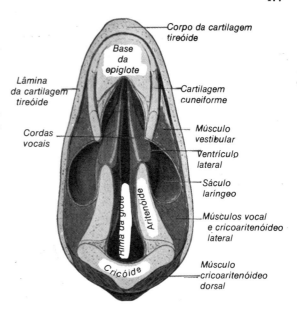

Figura 19-17. Secção da laringe de cavalo.
A secção foi realizada num plano paralelo às cordas vocais.

Em cada lado da parede laríngea, a túnica mucosa que cobre o ligamento vocal e o músculo vocal subjacente, disposta em relevo, forma a **prega vocal** ou as cordas vocais verdadeiras. Da mesma forma, a túnica mucosa que cobre a cartilagem cuneiforme, o ligamento vestibular e a parte subjacente do músculo vestibular está disposta em relevo e forma a **prega vestibular** (comumente conhecida como as cordas vocais falsas).

A cada lado, entre as pregas vocal e vestibular, há uma profunda depressão alongada denominada **ventrículo lateral**. O ventrículo lateral é a entrada de um *cul-de-sac* da túnica mucosa, anteriormente denominado **sáculo da laringe*** (Figs. 19-15, 16 e 17). Esta bolsa de túnica mucosa tem cerca de 2,5 cm de profundidade e se estende dorsocaudalmente entre os músculos vocal e vestibular e ao longo da face medial da lâmina da cartilagem tireóide. O sáculo está em relação com os músculos vestibular, vocal e cricoaritenóideo lateral, e quando estes são atróficos (como na *hemiplegia laryngis*) a bolsa é consideravelmente maior no lado afetado, com o espaço ocupado pelos músculos. A extremidade cega do sáculo situa-se logo abaixo do nível do processo muscular da cartilagem aritenóide. Ele está frouxamente afixado às estruturas contíguas. A capacidade média do sáculo é de cerca de 5 a 6 cm^3.

Em determinados indivíduos há uma pequena depressão da túnica mucosa do assoalho da cavidade, na região da base da epiglote. Esta depressão é denominada **ventrículo mediano da laringe**.

A túnica mucosa da laringe está revestida por epitélio estratificado pavimentoso, incluindo a margem rostral das pregas vocais; entretanto, a túnica mu-

---
*Veja a nota de rodapé† na pág. 117.

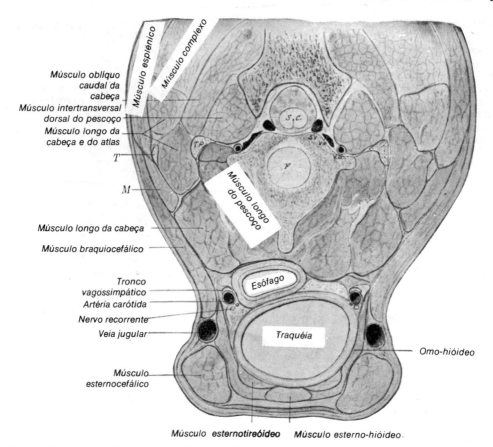

Figura 19-18. Secção transversal da parte ventral do pescoço de cavalo.
Esta secção foi realizada num ângulo reto ao eixo longo do pescoço, passando através da junção da segunda e terceira vértebras cervicais. *S.c.*, Medula espinhal; *S.v.*, veia espinhal; *V.v.*, *V.a.*, veia e artéria vertebral; *T.p.*, processo transverso (ponta); *F*, disco intervertebral; *T*, tendão atlantal comum aos músculos braquiocefálico, esplênico e longo do atlas; *M*, digitação do músculo braquiocefálico inserida por *T*.

cosa dos sáculos laríngeos mostra um epitélio pseudo-estratificado cilíndrico ciliado, que se continua para dentro da traquéia.

A lâmina própria da mucosa contém numerosas fibras elásticas e numerosas **glândulas da laringe**. Estas são serosas, mucosas e glândulas mistas de secreção seromucosa. É encontrado tecido linfóide na túnica mucosa que cobre as cartilagens corniculada e aritenóide, na túnica mucosa das várias pregas do assoalho do vestíbulo e na túnica mucosa dos ventrículos laterais e pregas vestibulares.

CAVIDADE DA LARINGE

A **cavidade da laringe** se comunica rostralmente com a cavidade do laringofaringe e caudalmente com a cavidade da traquéia (Fig. 19-13). O **ádito da laringe** está colocado obliquamente e defronta rostrodorsalmente (Fig. 19-14). Está circundado rostroventralmente pela epiglote, lateralmente pelas pregas ariepiglóticas e dorsocaudalmente pelas cartilagens corniculadas e pela prega mucomembranosa que as liga. O ângulo agudo formado pelos ápices das cartilagens corniculadas é conhecido como a incisura interaritenóidea.

O **vestíbulo** da laringe é a parte da cavidade laríngea entre o ádito e a rima da glote. As paredes laterais do vestíbulo apresentam as pregas vestibulares, que formam as rimas do vestíbulo, e os ventrículos laterais. O assoalho do vestíbulo contém o ventrículo mediano, quando este estiver presente.

A estreita parte média da cavidade é denominada **rima da glote** (Fig. 19-14). Ela é circundada ventrolateralmente pelas pregas vocais que formam a parte intermembranosa da rima, e dorsolateralmente pelos processos vocais e faces mediais das cartilagens aritenóides que formam a parte intercartilaginosa da rima.

O **compartimento caudal** da laringe estende-se da rima da glote até a saída da laringe. A saída é circundada pela borda caudal da cartilagem cricóide.

VASOS E NERVOS. As **artérias** que suprem a laringe são: as artérias laríngeas caudais e os ramos das artérias faríngeas ascendentes, que normalmente surgem da artéria tireóidea cranial, mas que podem surgir independentemente da artéria carótida comum. A artéria laríngea caudal passa entre o arco da cartilagem cricóide e a lâmina da cartilagem tireóide, terminando na túnica mucosa da laringe.

SISTEMA RESPIRATÓRIO DO EQÜINO

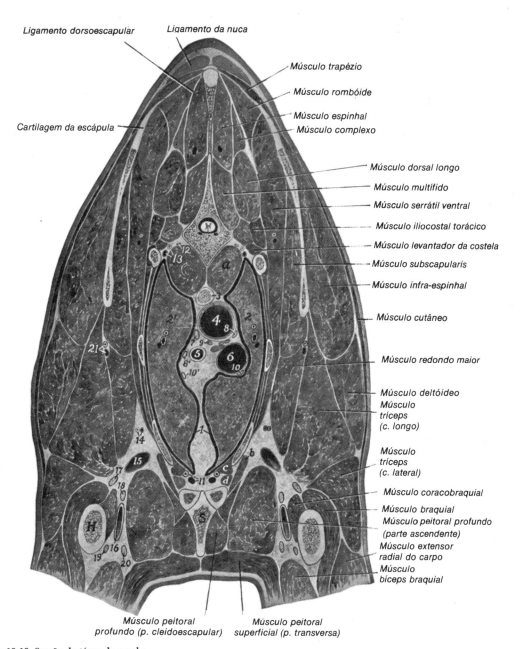

Figura 19-19. Secção do tórax de cavalo.

A secção foi realizada em uma direção oblíqua correspondendo com a espinha da escápula, passando através da quarta vértebra torácica e a cerca de 3 cm caudalmente à articulação do ombro. Ela corta a quarta, terceira e segunda costelas e a primeira juntura esternocostal. As cavidades pleurais, indicadas pelas linhas pretas largas, estão exageradas para fins de compreensão.

1, Cavidades pleurais (o número está colocado no mediastino); 2, 2', pulmões; 3, esôfago; 4, traquéia; 5, tronco braquiocefálico; 6, veia cava cranial; 7, ducto torácico; 8, 8', nervos vagos; 9, nervo recorrente esquerdo; 10, 10', nervos frênicos; 11, vasos torácicos internos; 12, tronco simpático; 13, vasos intercostais supremos (subcostais); 14, vasos torácicos externos; 15, veia braquial; 16, artéria braquial; 17, nervo radial; 18, nervo ulnar; 19, nervo musculocutâneo; 20, nervo mediano; 21, vasos subescapulares; a, músculo longo do pescoço; b, músculo reto do tórax; c, músculo transverso do tórax; d, músculo intercostal interno; S, esterno; H, úmero. Ventralmente à traquéia são visíveis, mas não foram marcados devido à falta de espaço, dois nervos cardíacos e um nodo linfático mediastinal.

Um de seus ramos terminais acompanha o nervo laríngeo cranial através do forame tireóideo. Os ramos das artérias faríngeas ascendentes contribuem com algum sangue para a laringe. As **veias** correspondem às artérias e drenam para a veia jugular externa, através da veia tireóidea. Os **vasos linfáticos** drenam para os nodos linfáticos cervical profundo cranial e retrofaríngeo. O **nervo** da túnica mucosa da laringe, da extremidade anterior até as pregas vocais, é o ramo interno do nervo laríngeo cranial (um ramo do vago) e que penetra na laringe através do forame tireóideo. Caudalmente às pregas vocais, a túnica mucosa da laringe é inervada pelos ramos do nervo laríngeo recorrente.

O músculo cricotireóideo é suprido por fibras motoras do ramo externo do nervo laríngeo cranial com células de origem no núcleo ambíguo. Todos os demais músculos intrínsecos são supridos por fibras motoras no nervo laríngeo recorrente com células de origem no núcleo ambíguo.

TRAQUÉIA

A **traquéia** é um tubo flexível, membranoso e cartilaginoso. Estende-se de saída da laringe, ao nível da primeira ou segunda vértebra cervical, até o nível do quinto ou sexto espaço intercostal, onde ela bifurca-se nos brônquios principais direito e esquerdo, imediatamente dorsal à base do coração. A traquéia ocupa uma posição aproximadamente mediana, exceto em sua parte terminal, que se apresenta deslocada para a direita, pelo arco aórtico. Ela tem cerca de 70 a 80 cm de comprimento.

As partes da traquéia que estão situadas no pescoço e na cavidade torácica são denominadas parte cervical e parte torácica, respectivamente.

A **parte cervical** da traquéia está relacionada dorsalmente com o esôfago, na metade cranial do pescoço, e aos músculos longos do pescoço, em sua metade caudal (Fig. 19-18). Ventralmente, a traquéia está relacionada com os músculos esternotireohióideos (esternotireóideo e esterno-hióideo), exceto em sua extremidade cranial, onde se relaciona apenas com o músculo esterno-hióideo. Lateralmente, a traquéia está relacionada ao músculos esternocefálico, o omo-hióideo e o esternotireóideo, próximo da laringe, e aos músculos escalenos, próximo à entrada torácica. A disposição dos músculos deve ser notada, pois o espaço circundado pela divergência do músculo esternocefálico e a convergência do músculo omo-hióideo é a área de eleição para a operação de traqueostomia. O esôfago situa-se dorsolateralmente e à esquerda da traquéia, na metade do comprimento do pescoço lateralmente à esquerda da traquéia, na parte caudal do pescoço. A artéria carótida comum, o tronco nervoso vagossimpático e o nervo laríngeo recorrente, todos circundados pela camada carótida, situam-se ao longo das superfícies dorsolaterais da traquéia, exceto próximo à entrada torácica, onde eles se situam lateralmente. No lado esquerdo o esôfago está interposto entre estas estruturas e a traquéia, caudalmente à metade do pescoço. A traquéia também está relacionada lateralmente aos nodos linfáticos cervicais profundos, aos ductos linfáticos traqueais e, no lado direito próximo à entrada torácica, à veia jugular e ao nervo frênico. As primeiras três ou quatro placas cartilaginosas da traquéia estão relacionadas lateralmente aos lobos da glândula tireóide e ventralmente ao istmo da glândula tireóide, se este estiver presente. No animal jovem o timo poderá estender-se, durante curta distância, dentro do pescoço a partir da cavidade torácica, situando-se ventral e ventrolateralmente à traquéia.

A **parte torácica** da traquéia está situada nas partes cranial e média do mediastino (Figs. 19-19 e 22-13). Ela se relaciona dorsalmente aos músculos longos do pescoço, exceto na região de sua bifurcação, onde o esôfago está situado em sua face dorsal. O esôfago situa-se lateralmente e à esquerda da traquéia, desde a entrada torácica até próximo do nível da terceira costela, onde se movimenta dorsomedialmente até a parte dorsal da traquéia. As outras estruturas relacionadas à traquéia, no lado esquerdo, são o ducto torácico, os nervos cardiossimpáticos esquerdos, o pulmão esquerdo e o arco aórtico próximo à bifurcação da traquéia. À direita, a traquéia está relacionada aos vasos costocervical e vertebral, ao tronco simpático entre os gânglios cervicais médio e caudal, aos nervos vagos e cardiossimpático direito, ao nervo laríngeo recorrente direito, à veia ázigos direita e ao pulmão direito. Ventralmente, a traquéia está relacionada às veias braquiocefálicas, à veia cava cranial, ao tronco, às artérias carótida comum e pulmonar direita, aos nodos linfáticos mediastinais craniais e aos nervos laríngeo recorrente esquerdo e cardiossimpático direito. A **bifurcação** da traquéia forma os brônquios principais direito e esquerdo, descritos em detalhes no Cap. 5.

A parede da traquéia está constituída por quatro camadas; uma mucosa, uma submucosa, uma camada musculocartilaginosa e uma adventícia. A estrutura destas camadas foi descrita no capítulo sobre Sistema Respiratório na Seção Geral, e apenas as características específicas da camada musculocartilaginosa serão aqui consideradas.

Existem de 48 a 60 **placas cartilaginosas** hialinas na traquéia dos eqüídeos. Elas formam anéis incompletos que são abertos dorsalmente. Na parte cervical da traquéia, as extremidades livres das placas cartilaginosas sobrepõem-se, com a extremidade direita sobrepondo-se à esquerda, quando a traquéia é fixada *in situ;* entretanto, no estado fresco observado na autópsia, as extremidades livres das placas cartilaginosas deixam de se encontrar dorsalmente. Na

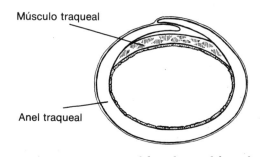

Figura 19-20. Secção transversal do anel traqueal de cavalo.

SISTEMA RESPIRATÓRIO DO EQÜINO

parte torácica da traquéia, as extremidades livres das placas cartilaginosas não se encontram dorsalmente. O **músculo traqueal,** consistindo de fibras lisas, estende-se transversalmente através da parte dorsal da parede e está afixado às faces internas das placas traqueais (Fig. 19-20). Imediatamente cranial à bifurcação da traquéia, placas cartilaginosas adicionais, finas e pequenas, de tamanho e forma irregulares, ocupam o espaço entre as extremidades livres das grandes placas cartilaginosas e estão dispostas, com estas, em forma de cerâmica.

Em sua origem, a traquéia é quase circular em seção transversal e o diâmetro médio é de cerca de 5,5 cm. Ela logo se torna achatada dorsoventralmente, de modo que o diâmetro transverso pode ser de quase 7 cm e o diâmetro dorsoventral de aproximadamente 5 cm. No tórax, os diâmetros tornam-se aproximadamente iguais, e às vezes o diâmetro dorsoventral é maior; é aí onde a aorta cruza a traquéia. O lúmen pode variar consideravelmente de tamanho como resultado da ação do músculo traqueal, facilitado na região cervical pela superposição dos anéis cartilaginosos (Negus, 1965).

VASOS E NERVOS. As **artérias** que suprem a parede traqueal são as seguintes; ramos das artérias carótidas comuns e das artérias broncoesofágicas. As **veias** são tributárias das veias jugulares e das veias broncoesofágicas. Os **vasos linfáticos** drenam para os nodos linfáticos cervical profundo, esternal cranial, mediastínico cranial, mediastínico médio e brônquicos. Os **nervos** que suprem a traquéia são: fibras nervosas e sensoriais parassimpáticas do nervo vago e fibras nervosas simpáticas dos troncos nervosos simpáticos.

CAVIDADE TORÁCICA

A **cavidade torácica** é a segunda maior das cavidades do corpo. Em formato, ela assemelha-se a um cone, muito comprimida lateralmente, em sua parte cranial, e com a base cortada muito obliquamente. A **parede dorsal,** ou **teto,** está formada pelas vértebras torácicas e pelos ligamentos e músculos a elas ligados. As **paredes laterais** são formadas pelas costelas e pelos músculos intercostais. A **parede ventral,** ou **assoalho,** está formada pelo esterno, pelas cartilagens das costelas esternais e músculos associados. Ela tem cerca da metade do comprimento da parede dorsal. A **abertura cranial do tórax** é relativamente pequena e de formato estreito e oval. Ela é circundada dorsalmente pela primeira vértebra torácica e lateralmente pelo primeiro par de costelas. Ela está ocupada pelos músculos longos do pescoço, a traquéia, esôfago, vasos, nervos e nodos linfáticos.

A **abertura caudal do tórax** é muito oblíqua. Seu limite lateral é marcado pela afixação da parte costal do diafragma e uma linha ao longo da oitava, nona e décima cartilagens costais, até a extremidade esternal da décima costela. Daí em diante e até as extremidades esternais da décima primeira, décima segunda, décima terceira costelas e, em seguida, até as costelas a distâncias crescentes de suas extremidades esternais até atingir o meio da última costela. No plano mediano, o diafragma inclina-se cranioventralmente em uma curva suave, com a convexidade defrontando-se craniodorsalmente desde o nível da última vértebra torácica até o plano transversal, através do sexto par de costelas. O diafragma se estende ligeiramente mais para adiante e cranialmente no lado direito do que no lado esquerdo.

Um septo longitudinal, denominado **mediastino,** se estende da parede dorsal até a parede ventral e pelo diafragma, dividindo a cavidade em duas câmaras laterais. Cada uma dessas câmaras é forrada por uma túnica serosa chamada de pleura e denominada **cavidade da pleura.** O mediastino não é, em sua maior parte, mediano em posição, como poderia ser inferido de seu nome; isto está correlacionado ao fato de que o maior órgão nele contido, o coração, está colocado mais para o lado esquerdo do que para o lado direito; conseqüentemente, a cavidade direita da pleura e o pulmão direito são maiores do que os esquerdos. Praticamente todos os órgãos do tórax estão na cavidade mediastinal, entre as pleuras, com exceção dos pulmões, da veia cava caudal e do nervo frênico direito. A parte em que o coração e o pericárdio estão situados, juntamente com aquela a eles dorsalmente situada, é normalmente denominada **cavidade mediastinal média;** as partes cranial e caudal a esta são denominadas, respectivamente, **cavidades mediastinais cranial** e **caudal.**

PLEURA E FÁSCIA ENDOTORÁCICA

As **pleuras** são duas membranas serosas, direita e esquerda, que circundam em cada lado uma **cavidade da pleura.** Eles forram as paredes do tórax, formam as lâminas laterais do mediastino e se refletem desta última sobre os pulmões. Portanto, distinguimos as partes parietal, mediastinal e pulmonar ou visceral das pleuras (Figs. 19-21 e 22).

A **pleura parietal** está afixada à parede torácica pela fáscia endotorácica. Na parede torácica lateral ela está aderida às costelas e aos músculos intercostais, e é denominada **pleura costal.** Caudalmente, ela está intimamente afixada ao diafragma, formando a **pleura diafragmática.**

A **pleura mediastinal** cobre os órgãos no espaço mediastinal e está, em parte, em aposição ao saco oposto. A parte que se adere ao pericárdio corresponde à **pleura pericárdica.** (O aluno deve manter em mente que estes termos são empregados meramente por questão de conveniência da descrição; todas as partes de cada saco pleural, embora de denominação diferente, formam um todo contínuo.)

Do mediastino, cada pleura é refletida sobre o pulmão correspondente, por ele coberta, constituindo a **pleura pulmonar** ou **visceral.** A reflexão ocorre ao redor e caudalmente ao hilo do pulmão e é em grande parte direta, de modo que uma parcela da face mediastinal de cada pulmão não possui nenhuma cobertura pleural. Caudalmente ao hilo do

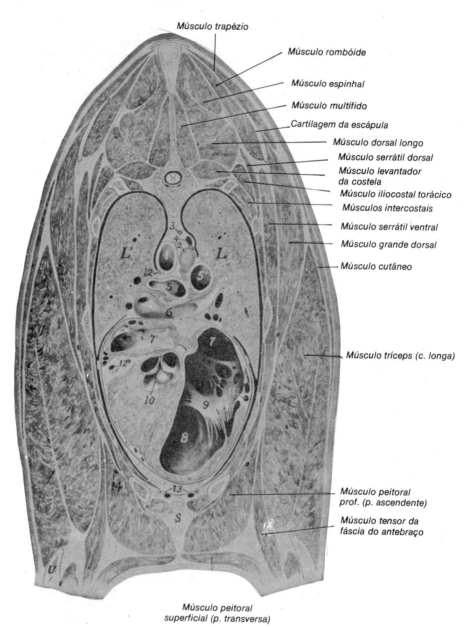

Figura 19-21. Secção do tórax de cavalo.

A secção foi realizada em uma direção oblíqua correspondendo com a espinha da escápula. Ela corta o corpo da sétima vértebra torácica e a sétima costela, dorsalmente, e a quarta costela e sua cartilagem, ventralmente. As cavidades pleural e pericárdica, representadas pelas linhas pretas largas, estão exageradas para facilitar a compreensão.

L, L', pulmões; 1, aorta; 2, esôfago; 3, ducto torácico; 4, veia ázigos direita; 5, 5', brônquios; 6, bifurcação do tronco pulmonar; 7, 7', átrios direito e esquerdo; 8, ventrículo direito; 9, valva atrioventricular direita; 10, origem da aorta; 11, artéria coronária direita; 12, nervo vago esquerdo; 12', artéria coronária esquerda (ramo circunflexo) e veia satélite; 13, vasos torácicos internos; 14, vasos torácicos externos; S, esterno; U, ulna. As estruturas seguintes são apresentadas, mas não foram marcadas devido à falta de espaço. O nervo vago direito está no esôfago e ventralmente à veia ázigos direita. Os nervos frênicos estão na parte superior do pericárdio, em cada lado. Os troncos simpáticos estão a cada lado do corpo da vértebra. O número 10 está colocado no septo ventricular. Nodos linfáticos bronquiais são notados ventralmente ao esôfago e ao brônquio esquerdo.

SISTEMA RESPIRATÓRIO DO EQÜINO

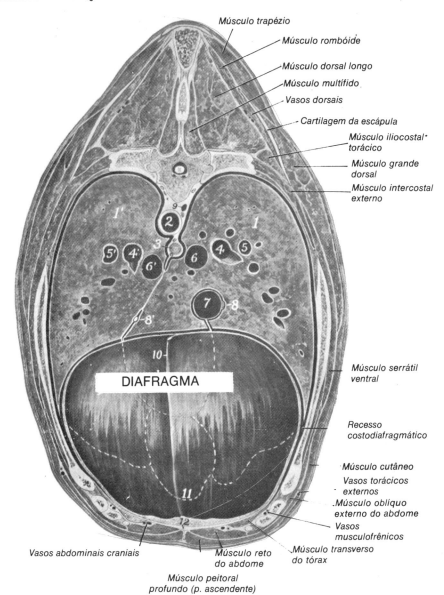

Figura 19-22. Secção transversal do corpo de cavalo.

A secção foi realizada passando através da oitava vértebra torácica e da parte cranial da cartilagem xifóide. Corta a extremidade vertebral da oitava costela e um pouco mais do que a metade da sétima costela. As flexuras do cólon maior e uma pequena parte do fígado, que se situava na concavidade do diafragma, foram removidas. As linhas pontilhadas indicam o contorno das bases dos pulmões e o ápice do coração, que estão ocultos pelo diafragma. As cavidades pleurais, indicadas por largas linhas pretas, estão exageradas para facilitar a compreensão.

1, 1', Pulmões; 2, aorta; 3, esôfago; 4, 4', segmentos de brônquios; 5, artérias pulmonares; 6, 6', veias pulmonares maiores; 7, veia cava caudal; 8, 8', nervos frênicos; 9, veia ázigos direita; 10, ligamentos falciforme e redondo do fígado; 11, posição do ápice do coração; 12, (colocado na superfície de corte da parte esternal do diafragma), cartilagem xifóide. Os troncos simpáticos (não marcados) são vistos em cada lado do corpo da vértebra. Os troncos esofágicos dos vagos (não marcados) são vistos em relação ao esôfago. O ducto torácico é ventral à veia ázigos direita.

pulmão, uma considerável área triangular não é coberta pela pleura, estando os dois pulmões, nesta situação, afixados um ao outro por uma fina camada de tecido conjuntivo. (Aqui a pleura mediastinal não se estende continuamente da parede dorsal para a parede ventral, mas consiste de partes dorsal e ventral.) Caudalmente, a reflexão não é direta, de modo que há uma prega para o pulmão formada pela reflexão da pleura do mediastino e do diafragma, caudalmente à área de adesão que acabamos de citar; ela é vista quando a base do pulmão é puxada lateralmente. Esta prega, o **ligamento pulmonar,** consiste de duas camadas da pleura, entre as quais há um tecido elástico, especialmente abundante em sua parte caudal; ele também contém ramos da artéria esofágica.

A pleura direita forma uma prega sagital especial, a cerca de um palmo para a direita do plano mediano, e que circunda a veia cava caudal em sua borda dorsal; é denominada, portanto, **prega da veia cava.** Ela emite uma pequena prega acessória para o nervo frênico direito. A prega surge do pericárdio e do diafragma, ventralmente ao *forame da veia cava*, e localizada entre o lobo acessório e o corpo do pulmão direito. Ela é delicada e em formato de renda.

O mediastino caudal, ventralmente ao esôfago, é muito delicado e normalmente aparece fenestrado; quando estas aberturas estão presentes, as duas cavidades pleurais comunicam-se uma com a outra. As aberturas não existem no feto e, às vezes, estão ausentes no animal adulto. Algumas delas, sem dúvida, são produzidas na dissecção, pois a membrana é muito delicada e facilmente danificada. O exame cuidadoso mostra que o aparecimento de uma abertura pode ser produzido pela delgada transparência da membrana.

Os sacos pleurais contêm um fluido seroso claro, o **liquor pleurae;** no animal sadio, há apenas quantidade suficiente para umedecer a superfície, mas ele se acumula rapidamente após a morte. Deve-se ter em mente que a cavidade pleural é normalmente um espaço capilar entre as partes parietal e visceral da pleura e contém uma lâmina de fluido seroso. Nas ilustrações, é necessário, para fins de compreensão, exagerar o espaço.

A pleura assemelha-se ao peritônio em sua estrutura e aparência. Ela está afixada às estruturas que cobre por intermédio de tecido subseroso, que é elástico e em certas situações contém gordura. No caso da pleura parietal, o tecido subseroso é denominado **fáscia endotorácica.** Ela forra as paredes torácicas, mas está praticamente ausente sobre o centro tendinoso do diafragma. Uma forte camada desce dela no mediastino e une-se à parte fibrosa do pericárdio. O tecido subseroso, sob a pleura pulmonar, é contínuo com o tecido interlobular do pulmão.

A pleura recebe um abundante suprimento sangüíneo derivado principalmente dos vasos intercostais, torácicos internos, bronquiais e esofágicos. Há muitos vasos linfáticos na pleura e no tecido subseroso; eles se destinam principalmente aos nodos mediastinais e intercostais.

LINHAS DE REFLEXÃO PLEURAL. A pleura parietal está refletida ao longo de três linhas conhecidas como as linhas de reflexão pleural; elas podem ser denominadas vertebral, esternal e diafragmática. A **linha vertebral de reflexão pleural** é aquela ao longo da qual a pleura costal dobra ventralmente para formar a pleura mediastinal; estende-se pelo músculo longo do pescoço e corpos das vértebras torácicas para a extremidade vertebral do último espaço intercostal, onde se une à linha de reflexão diafragmática. A **linha esternal de reflexão pleural** é aquela ao longo da qual a pleura costal é refletida dorsalmente para tornar-se a pleura mediastinal. Cranialmente, as duas linhas estão próximas uma da outra, ao longo do meio do assoalho do tórax, porém mais adiante e caudalmente elas divergem para cada lado da afixação esternal do pericárdio. A reflexão está em ângulo agudo e o estreito recesso

angular da cavidade pleural é denominado recesso costomediastinal. A **linha diafragmática de reflexão pleural** é aquela ao longo da qual a pleura costal passa da parede lateral para o diafragma. Esta linha é importante clinicamente, pois é, do ponto de vista da diagnose física, a demarcação entre as cavidades torácica e abdominal. Ela se estende ao longo da oitava e nona cartilagens costais, cruza a extremidade esternal da nona costela, e passa caudal e dorsalmente, em uma curva suave e a uma distância gradativamente crescente, pelas extremidades esternais das costelas, de modo que sua parte mais caudal está mais ou menos no meio da borda cranial da última costela; este é o limite caudal da cavidade pleural. Aqui ela dobra medialmente e um pouco cranialmente, terminando na extremidade vertebral do último espaço intercostal. Esta reflexão também está a um ângulo agudo, e as pleuras costal e diafragmática estão em contato sobre uma área de largura variável ao longo desta linha. O recesso angular estreito da cavidade pleural é aqui denominado **recesso costodiafragmático** (seio frenicocostal).

A **cúpula da pleura,** ou ápice de cada saco pleural, situa-se na abertura cranial do tórax. No lado direito ela forma dois *cul-de-sacs*; um destes pode estender-se cranialmente a mais de 3 cm além da primeira costela, em contato com a face profunda do músculo escaleno; a outra é ventral à veia cava cranial e pode estender-se a cerca de 2,5 cm além da primeira costela. A cúpula esquerda normalmente não se estende além do plano da primeira costela.

PULMÕES

Os **pulmões** são os órgãos respiratórios, direito e esquerdo, que ocupam uma grande parte da cavidade torácica. Cada pulmão é coberto pela pleura pulmonar e invaginado no saco pleural e ipsilateral. Aqui ele se movimenta livremente, pois está ancorado apenas por sua raiz e pelo ligamento pulmonar.

Os pulmões dos eqüídeos, diferentemente dos pulmões das outras espécies domésticas, não são claramente subdivididos em lobos por profundas fissuras interlobares, embora haja ocasionalmente indicações externas de uma disposição lobar. Entretanto o **pulmão esquerdo** (Fig. 19-23) pode ser considerado como consistindo de dois lobos,* a saber, um **apical**ϕ (cranial) e um **diafragmático**ϕ (caudal), e o **pulmão direito** (Fig. 19-24) consistindo de três lobos, a saber, um **apical**ϕ (cranial), um **diafragmático**ϕ (caudal) e um **acessório** (intermediário). Os pulmões são de comprimento aproximadamente igual, mas o pulmão direito é mais espesso do que o esquerdo por seu lobo acessório. Quando os pulmões estão *in situ*, a parte mais espessa de cada um está ao nível do oitavo espaço intercostal.

Cada pulmão apresenta, para finalidades descritivas, uma base caudal (face diafragmática), um ápice cranial, duas faces (costal e medial) e três bordas (dorsal, ventral e basal).

A **base,** ou face diafragmática, do pulmão é côncava, pois está aplicada à face torácica convexa do

---

*Veja a nota de rodapé (à esquerda) na pág. 127.

SISTEMA RESPIRATÓRIO DO EQÜINO

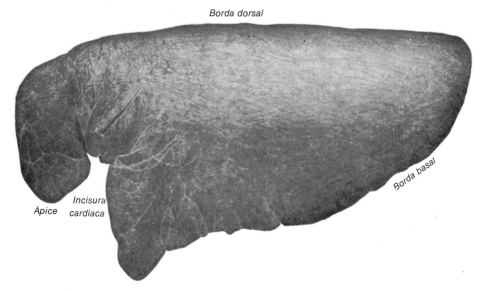

Figura 19-23. Pulmão esquerdo de cavalo; face costal.
Espécime endurecido *in situ*.

diafragma. Ela é aproximadamente oval na sua forma e está circundada pela borda basal.

O **ápice** do pulmão é livre, rombudo e achatado lateralmente. Ele se estende no sentido da *cúpula da pleura*.

A **face costal** é a maior face. Ela é lisa e convexa e situa-se contra a parede torácica lateral. Nos pulmões que foram endurecidos *in situ*, ela pode sustentar impressões costais.

A **face medial,** menos extensa do que a face costal, é irregular. A parte mediastinal possui uma área côncava cranial, bem definida, que está relacionada ao coração e seu pericárdio e é conhecida como a **impressão cardíaca.** Imediatamente dorsal e caudal à impressão cardíaca existe uma área do pulmão que não é coberta pela pleura e que contém o brônquio principal, vasos sangüíneos e linfáticos, e nervos, que penetram ou deixam o pulmão. Esta área é conhecida como o **hilo** do pulmão. Caudalmente ao hilo há uma área triangular que não é coberta pela

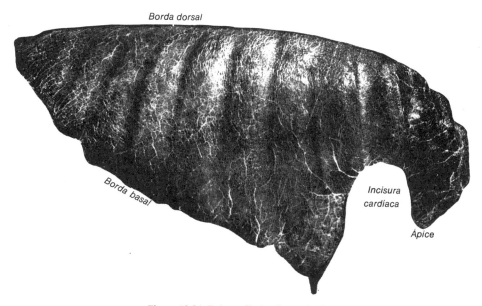

Figura 19-24. Pulmão direito de cavalo; face costal.
Espécime endurecido *in situ*.

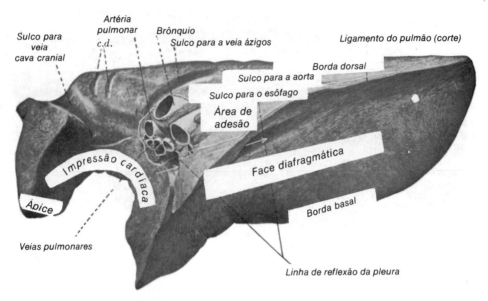

Figura 19-25. Pulmão direito de cavalo; superfícies mediastinal e diafragmática.
Órgão endurecido *in situ.* c, d, Sulcos para as veias cervical profunda e dorsal. As setas indicam o canal para a veia cava caudal, entre o lobo acessório e a parte principal do pulmão. Por um lapso, a impressão da traquéia não está marcada; ela é dorsal ao sulco para a veia cava.

pleura, pois está limitada pelas reflexões das pregas dorsal e ventral do ligamento pulmonar.

A **raiz** do pulmão está constituída pelas estruturas que penetram ou deixam o hilo do pulmão, na face mediastinal. Estas são: o brônquio, a artéria pulmonar, as veias pulmonares, a artéria bronquial, os nervos pulmonares e os vasos linfáticos pulmonares, que vão para os nodos linfáticos bronquiais. As posições relativas dessas estruturas são: no pulmão direito, o brônquio principal que está localizado dor-

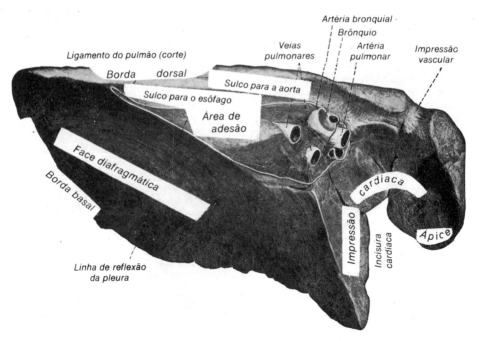

Figura 19-26. Pulmão esquerdo de cavalo; faces mediastinal e diafragmatica.
Órgão endurecido *in situ.* Impressão vascular para a veia costocervical.

salmente. Ele possui uma pequena artéria bronquial e a parte dorsal do plexo pulmonar em sua superfície dorsal, uma artéria bronquial maior em sua superfície dorsomedial, e vasos linfáticos ao seu redor. Caudal e ventralmente ao brônquio, encontra-se a veia pulmonar, que drena o lobo acessório e a maior parte do lobo diafragmático. Ventral ou cranioventralmente ao brônquio encontra-se a artéria pulmonar e às vezes seu ramo lobar apical. Associada à artéria pulmonar há a parte ventral do plexo pulmonar, enquanto cranioventral e ventralmente à artéria existem as veias que drenam o lobo apical e o segmento médio do lobo diafragmático, respectivamente.

No pulmão esquerdo o brônquio principal possui uma posição dorsal ao hilo. Ele mostra uma pequena artéria bronquial e a parte dorsal do plexo pulmonar em sua superfície dorsal, uma artéria bronquial maior em sua superfície dorsomedial, e vasos linfáticos a seu redor. Cranial ou cranioventralmente ao brônquio encontram-se a artéria pulmonar e a parte ventral do plexo pulmonar. Cranial ou cranioventralmente à artéria pulmonar encontram-se as veias pulmonares que drenam os lobos apical e ventral, a artéria e a veia que drena o segmento médio do lobo diafragmático. Caudoventralmente ao brônquio localiza-se a veia pulmonar que drena o restante do lobo diafragmático.

Nos pulmões que foram endurecidos *in situ*, as partes mediastinais das faces mediais sustentam algumas impressões feitas pelos vários órgãos em contato com eles. No pulmão direito há um sulco raso e horizontal para a traquéia, que corre cranialmente do hilo e dorsalmente à impressão cardíada (Fig. 19-25). Cranialmente à parte dorsal da impressão cardíaca existe um sulco raso e horizontal formado pela veia cava cranial. Curvando-se ventralmente ao redor da superfície cranial do brônquio principal há um sulco estreito formado pela veia ázigos direita. Caudalmente ao hilo existem dois sulcos horizontais rasos, um dorsal, formado pela aorta, e um ventral, formado pelo esôfago.

No pulmão esquerdo há um curto sulco, vertical e largo, situado dorsalmente à impressão cardíaca, e que é formado pelos vasos costocervicais (Fig. 19-26). Caudalmente ao hilo existem dois sulcos rasos e horizontais, um dorsal, formado pela aorta, e um ventral, formado pelo esôfago.

A **borda ventral** separa a parte mediastinal da face medial da face costal e ocupa o espaço angular, entre o mediastino e a parte ventral das costelas esternais e o recesso costomediastinal. Ela é fina e irregular e, em ambos os pulmões, é indentada para formar a **incisura cardíaca**. No pulmão esquerdo, esta incisura situa-se opostamente, da terceira à sexta costelas, de modo que aqui uma área considerável de pericárdio está situada em contato direto com a parede torácica. No pulmão direito, a incisura é muito menor e se estende da terceira costela para o quarto espaço intercostal. A incisura direita é normalmente triangular; seu ápice está situado a cerca de 8 a 10 cm dorsalmente ao nível da extremidade esternal das costelas, no terceiro espaço intercostal ou quarta costela. A incisura cardíaca esquerda é grosseiramente quadrilateral; ela cobre as extremidades ventrais do terceiro, quarto e quinto espaços intercostais e se estende dorsalmente até a uma altura de cerca de 10 cm da extremidade ventral da quarta costela.

A **borda dorsal** do pulmão é grossa e arredondada. Ela está situada no sulco, ao lado dos corpos das vértebras torácicas.

A **borda basal** separa a face diafragmática das faces costal e medial. A parte da borda basal, entre a face diafragmática e a face medial, é larga e arredondada. A parte localizada entre a face diafragmática e a face costal é fina e afiada; ela estende-se no sentido do recesso costodiafragmático, embora não ocupe integralmente o recesso, exceto talvez durante inspiração muito profunda. Quando os pulmões estão *in situ*, ela segue uma linha curva, com uma convexidade ventral que vai da junção costocondral da sexta costela, ao longo da oitava e nona cartilagens costais e através da décima primeira costela, ligeiramente ventral a seu meio, até a extremidade vertebral do penúltimo espaço intercostal.

Os lobos apical e diafragmático dos pulmões não estão claramente demarcados, mas o plano de separação pode ser marcado grosseiramente ao desenhar-se uma linha orientada da parte mais profunda da incisura cardíaca em direção ao hilo. No pulmão direito a parte dorsal do lobo acessório está fusionada ao lobo diafragmático, mas sua parte ventral está separada do lobo diafragmático por uma fissura que se abre dorsalmente no canal para a veia

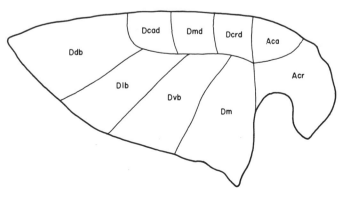

Figura 19-27. Segmentação esquemática do pulmão direito de cavalo; vista lateral.

Acr, lobo apical, segmento cranial; Aca, lobo apical, segmento caudal; Dm, lobo diafragmático, segmento médio; Dvb, lobo diafragmático, segmento basal ventral; Dlb, lobo diafragmático, segmento basal lateral; Ddb, lobo diafragmático, segmento basal dorsal; Dcrd, lobo diafragmático, segmento dorsal cranial; Dmd, lobo diafragmático, segmento dorsal médio; Dcad, lobo diafragmático, segmento dorsal caudal.

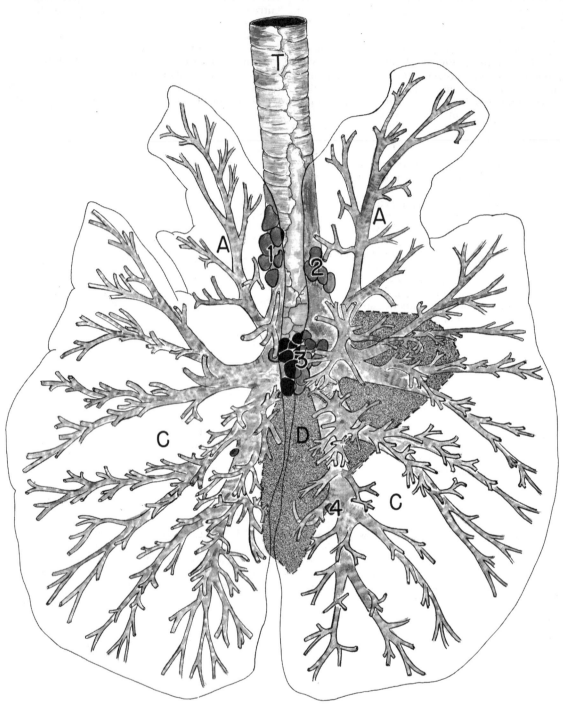

Figura 19-28. Pulmões *teased* **de cavalo; vista dorsal.**

A, lobo apical; C, lobo diafragmático; D, lobo acessório; T, traquéia; 1, nodo linfático traqueobronquial esquerdo; 2, nodo linfático traqueobronquial direito; 3, nodo linfático traqueobronquial médio; 4, nodos linfáticos pulmonares.

SISTEMA RESPIRATÓRIO DO EQÜINO

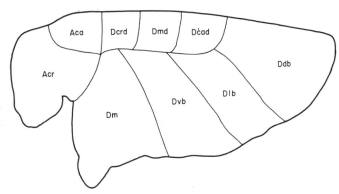

Figura 19-29. Segmentação esquemática do pulmão esquerdo de cavalo; vista lateral.

Acr, Lobo apical, segmento cranial; Aca, lobo apical, segmento caudal; Dm, lobo diafragmático, segmento médio; Dvb, lobo diafragmático, segmento basal ventral; Dlb, lobo diafragmático, segmento basal lateral; Ddb, lobo diafragmático, segmento basal dorsal; Dcrd, lobo diafragmático, segmento dorsal cranial; Dmd, lobo diafragmático, segmento dorsal médio; Dcad, lobo diafragmático, segmento dorsal caudal.

cava caudal e para o nervo frênico direito. A prega da veia cava estende-se através da fissura.

A camada subserosa da pleura pulmonar é fina; portanto, os septos de tecido conjuntivo interlobular são finos e irregulares, de modo que não separam completamente os lóbulos adjacentes. Em uma visão superficial dos pulmões, a lobulação não é muito distinta, embora as áreas lobulares possam ser distinguidas, em um exame feito bem próximo do órgão, como áreas poligonais irregulares de tamanhos diferentes.

ÁRVORE BRONQUIAL

A traquéia bifurca-se nos brônquios principais direito e esquerdo, ao nível do quinto ou sexto espaço intercostal, onde se situa dorsalmente à base do coração e à direita da linha média.

O **brônquio principal direito** segue caudolateralmente para penetrar no pulmão direito ao nível do hilo. Após ter penetrado no pulmão, o brônquio principal emite o brônquio lobar apical de sua superfície lateral. O brônquio lobar apical é curto. Ele dobra cranialmente e emite, de sua superfície dorsal, um grande brônquio. Este brônquio dorsal ventila a parte caudodorsal do lobo, ou segmento bronquiopulmonar caudal (Figs. 19-27 e 28) e é denominado de brônquio segmentar caudal. A continuação do brônquio lobar apical ventila a parte cranial ou segmento broncopulmonar do lobo apical e é denominada brônquio segmentar cranial. Ele, por sua vez, emite uma série de brônquios subsegmentares dorsais e ventrais.

Distalmente à origem do brônquio lobar apical, o brônquio principal direito emite, de sua superfície ventromedial, o brônquio lobar acessório. O brônquio lobar acessório segue caudomedialmente e ventila o lobo acessório. Ele termina ao se dividir em brônquios segmentares dorsal e ventral, que ventilam os segmentos bronquiopulmonares dorsal e ventral do lobo acessório, respectivamente.

Após dar surgimento ao brônquio lobar acessório, o brônquio principal continua caudalmente para dentro do lobo diafragmático e é conhecido como brônquio lobar diafragmático. Ele emite uma série de brônquios segmentares relativamente grandes, de suas superfícies ventrolateral e dorsal. O primeiro brônquio segmentar ventrolateral surge logo distalmente, ao nível em que o brônquio lobar acessório é emitido, e ventila um segmento cranioventral do lobo diafragmático. Este segmento corresponde, razoavelmente bem em posição e tamanho, ao lobo médio das outras espécies que não os eqüídeos. Por esta razão, ele é chamado de segmento broncopulmonar médio do lobo diafragmático, e seu brônquio é chamado de brônquio segmentar médio. O segundo e terceiro brônquios ventrolaterais a serem emitidos do brônquio lobar diafragmático ventilam os segmentos broncopulmonares basais lateral e ventral. Três brônquios segmentares dorsais surgem do brônquio lobar diafragmático e, em orientação cranial a caudal, ventilam os segmentos broncopulmonares dorsal caudal, dorsal médio e dorsal cranial do lobo diafragmático. Após emitir os brônquios dorsal e ventrolateral, a continuação do brônquio lobar diafragmático ventila o segmento broncopulmonar basal dorsal e é conhecida como o brônquio segmentar basal dorsal.

O **brônquio principal esquerdo** passa lateral e ligeiramente em posição caudal à bifurcação da traquéia, para então penetrar no pulmão esquerdo. Excluindo-se o brônquio lobar acessório que está ausente do pulmão esquerdo, a ramificação e a distribuição da árvore bronquial são as mesmas nos pulmões esquerdo e direito (Fig. 19-29).

Na parte distal da árvore bronquial os bronquíolos terminais podem conduzir a bronquíolos respiratórios, mal desenvolvidos, porém normalmente eles conduzem diretamente para os ductos alveolares.

VASOS E NERVOS. Os ramos da **artéria pulmonar** conduzem o sangue venoso para os pulmões. Eles acompanham os brônquios e formam ricos plexos capilares nas paredes dos alvéolos. Aqui o sangue é oxigenado e conduzido de volta ao coração pelas **veias pulmonares.** Os **ramos bronquiais** (arteriais) são vasos relativamente pequenos que conduzem sangue arterial para a nutrição dos pulmões. Os ramos destas artérias acompanham as ramificações bronquiais. Os **vasos linfáticos** são numerosos e estão dispostos em dois conjuntos. O conjunto superficial forma redes próximas, dentro e sobre a pleura, enquanto o conjunto profundo acompanha os brônquios e os vasos pulmonares. A maioria deles converge na raiz do pulmão e penetra nos nodos linfáticos bronquiais, porém alguns vão para os nodos linfáticos mediastinais. Os **nervos pulmonares** originam-se do nervo vago e nervo simpático. Eles penetram no hilo e emitem ramos para as artérias bronquiais e para as paredes da árvore bronquial.

BIBLIOGRAFIA

Barone, R. 1953. Arbre bronchique et vasisseaux sanguins des poumons chez les équides domestiques. Rec. Med. Veter. 129:545–564.

Ehrsam, H. 1957. Die lappen und Segmente der Pferdelunge und ihre Vaskularisation. Inaugural Dissertation, Zurich.

Gillespie, J. R. 1965. Factors affecting the pulmonary mechanics of the normal arid emphysematous horse. Proceedings of the Symposium on Acute Bovine Emphysema. P1–P11, Laramie, Wyoming.

Gornemann, W. 1920. Knorpeleinlagerungen in der Plica aryepiglottica des Pferdes. Inaugural Dissertation, Berlin. (Cited by Ellenberger, W., and H. Baum. 1943. Handbuch der Vergleichenden Anatomie der Haustiere. 18th edition. Berlin, Springer-Verlag.)

McLaughlin, R. F., W. S. Tyler and R. O. Canada. 1961. A study of the sub-gross pulmonary anatomy in various mammals. Am. J. Anat. 108:149–168.

Negus, V. 1965. The biology of respiration. London, E. and S. Livingston Ltd., pp. 109–110.

Sagara, M. 1958. A comparative anatomical study of the laryngeal muscles in mammals. Igaku Kenkyu (Acta Medica) 28(9): 3333–3355.

CAPÍTULO 20

APARELHO UROGENITAL DO EQÜINO

S. Sisson

ÓRGÃOS URINÁRIOS

Rins

Cada **rim** apresenta duas superfícies, duas bordas e duas extremidades ou pólos, mas diferem tanto no formato e na posição que exigem uma descrição distinta de cada um destes aspectos.

O **rim direito** é semelhante em contorno ao copas do baralho de cartas ou a um triângulo eqüilátero com os ângulos arredondados (Fig. 20-1). Está situado ventralmente às partes dorsais das duas ou três últimas costelas e ao primeiro processo transverso lombar. A **superfície dorsal** é acentuadamente convexa; está também relacionada essencialmente ao diafragma, mas também em pequeno grau, caudalmente, com a fáscia ilíaca e com os músculos psoas. Nos espécimes bem endurecidos, especialmente aqueles de animais magros, normalmente são visíveis impressões das duas últimas costelas e da extremidade do primeiro processo transverso lombar* (Fig. 20-2). A **superfície ventral** é, em geral, ligeiramente côncava, e está relacionada com o fígado, o pâncreas, o ceco e com a supra-renal direita; ela não possui nenhuma cobertura peritoneal ou apenas uma estreita área peritoneal lateralmente.† A **borda medial** é convexa e arredondada; ela está relacionada com a supra-renal direita e com a veia cava caudal (Fig. 20-3). Apresenta ao redor de seu centro uma incisura profunda, o **hilo renal** (Fig. 20-4); o hilo renal é limitado por margens arredondadas e conduz para um espaço denominado **seio renal**. Os vasos e nervos atingem o rim ao nível do hilo, e o seio contém a pelve renal ou a origem dilatada do ureter. A **borda lateral**, arredondada, é mais delgada do que a borda medial. Ela consiste em duas partes, a cranial e a caudal, que se encontram a um ângulo lateral; a parte cranial se adapta dentro da impressão renal do fígado. O duodeno curva-se ao redor da borda lateral. A **extremidade cranial**, ou pólo, espessa e arredondada, situa-se na impressão renal do fígado. A **extremidade**, ou pólo, **caudal** é mais delgada e mais estreita.

O **rim esquerdo** tem o formato de feijão (Fig. 20-1). Ele é consideravelmente mais longo e mais estreito do que o rim direito e está situado mais próximo do plano mediano e mais adiante caudalmente, de modo que o hilo do rim esquerdo está normalmente aproximadamente oposto à extremidade caudal do rim direito. Ele está, normalmente, ventral à última costela e aos dois ou três primeiros processos transversos lombares. A **superfície dorsal** é convexa e está relacionada ao pilar esquerdo do diafragma, à fáscia ilíaca, aos músculos psoas e à extremidade dorsal do baço (Fig. 20-2). A **superfície ventral** é convexa e irregular; a maior parte dela está coberta pelo peritônio. Está em relação com a origem do cólon delgado, a parte terminal do duodeno, a supra-renal esquerda e a extremidade esquerda do pâncreas. A **borda medial** é mais longa, mais reta e mais espessa do que a do rim direito. Ela está relacionada com a aorta abdominal, a supra-renal e o ureter. A **borda lateral** está relacionada essencialmente à base do baço. A **extremidade**, ou pólo, **cranial** estende-se quase até o saco cego do estômago; relaciona-se com a extremidade esquerda do pâncreas e com os vasos esplênicos. A **extremidade**, ou pólo, **caudal** normalmente é maior do que a extremidade cranial.

O formato do rim esquerdo é variável. Em determinados casos seu contorno é semelhante ao do rim direito, mas sua superfície ventral é convexa e muitas vezes é marcada por diversos sulcos que divergem do hilo. Nos espécimes bem endurecidos as três áreas da superfície dorsal são muitas vezes distintas. A área do músculo psoas é plana, paralela à borda medial, e alarga-se caudalmente. A área diafragmática é pequena e convexa; tem a forma semilunar e está limitada com a extremidade cranial. A área esplênica lateral é um tanto achatada e muitas vezes é tão extensa e distinta de modo a realmente constituir uma terceira superfície, como na Fig. 20-3.

FIXAÇÃO. Os rins são mantidos essencialmente na posição pela pressão dos órgãos adjacentes e pela fáscia renal. Esta é um desenvolvimento especial do tecido subperitoneal, que se subdivide em duas camadas para circundar o rim, juntamente com a

---

*A superfície dorsal, estando em grande parte em contato com o diafragma, inclina-se ventralmente em sua superfície cranial; assim, sua parte cranial está aproximadamente 6 a 8 cm ventralmente à parte dorsal da décima sétima costela.

†Em casos excepcionais, uma área considerável — equivalente ao terço caudal e externo — da superfície poderá ter uma cobertura peritoneal. No potro recém-nascido uma grande parte está assim coberta; isto aparentemente é devido ao pequeno tamanho do ceco e da pequena área de inserção de sua base.

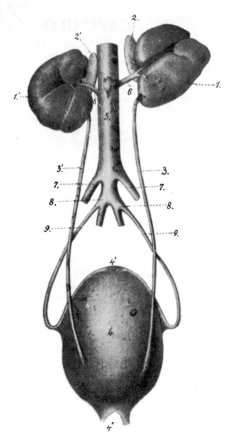

Figura 20-1. Vista dorsal geral dos órgãos urinários do eqüino.

1, Rim direito; 1', rim esquerdo; 2, 2', glândulas adrenais; 3, 3', ureteres; 4, bexiga urinária; 4', extremidade cranial da bexiga com o remanescente cicatricial do úraco; 4", uretra; 5, aorta; 6, artérias renais; 7, artérias ilíacas externas; 8, artérias ilíacas internas; 9, artérias umbilicais. (De Ellenberger, 1908.)

gordura perirrenal, que é denominada **cápsula adiposa**.* Devido às suas relações com o fígado, o pâncreas e com a base do ceco, o rim direito está muito mais fortemente afixado do que o rim esquerdo. Não é de surpreender, então, que o rim esquerdo varie um tanto na posição; sua extremidade caudal pode estar ventral ao terceiro ou quarto processo transverso lombar. A posição do rim direito, excluindo seus movimentos durante a respiração, parece ser muito constante.

PESO E TAMANHO. O peso médio do rim é de aproximadamente 700 g. O rim direito comumente é 25 a 50 g mais pesado do que o esquerdo, mas a relação inversa é freqüente, e muitas vezes não há diferença material no peso. A relação do peso de ambos os rins com o peso corporal é de aproximadamente 1 para 300 a 350. No potro recém-nascido o rim pesa aproximadamente 170 g.

---

*A quantidade de gordura perirrenal varia; nos animais bem nutridos, ela pode esconder inteiramente os rins. Em tais casos não se observa as impressões produzidas pelo contato do rim com as estruturas contíguas.

Chauveau e Arloing (1905) dão como uma média 750 g para o rim direito e 710 g para o esquerdo. Ellenberger e Baum (1897) (24 casos) observaram o peso do rim direito variando entre 430 e 840 g, e o do esquerdo, entre 425 e 780 g; isto é uma média de 635 g para o rim direito e 602,5 g para o esquerdo. Eles dão a relação do peso de ambos os rins para o peso corporal como de 1 para 255 a 344. Numa égua Percheron com peso aproximado de 900 kg, o rim direito pesou 1,9 kg e o esquerdo, 1,8 kg. No cavalo de tamanho médio o rim direito tem aproximadamente 15 cm de comprimento, aproximadamente o mesmo de largura e aproximadamente 5 cm de espessura. O rim esquerdo tem aproximadamente 18 cm de comprimento, 10 a 12 cm de largura e de 5 a 6 cm de espessura.

ESTRUTURA. A superfície do rim está coberta por uma **cápsula fibrosa**, fina, mas forte, em geral facilmente removida no rim sadio; ela se continua dentro do seio renal onde está inserida. Cortes através do rim demonstram-no como consistindo de um córtex externo e uma medula interna (Fig. 20-5). O **córtex** é de coloração vermelho-marrom e possui uma aparência granular. Ele é pontilhado por diminutos pontos escuros; estes são os **corpúsculos do rim** (também conhecidos por corpúsculos malpighianos), cada um deles consistindo na origem dilatada de um túbulo renal *(cápsula do glomérulo)*, com um tufo invaginado de capilares em seu interior *(glomérulo)*. A **medula** é mais resistente e apresenta uma marcada estriação radial. Sua parte central é pálida, mas sua periferia, a **zona intermédia**, é de uma coloração vermelha profunda; na zona intermédia são observadas, em intervalos relativamente regulares, seções dos vasos arciformes relativamente grandes, que são considerados como representando a demarcação entre os lobos primitivos.* Entre os vasos, a medula se prolonga um tanto no sentido da periferia, formando as bases das **pirâmides renais**. Estas não são muito pronunciadas no rim do eqüino, especialmente porque a glândula não é papilada. Entre as bases das pirâmides, processos do córtex mergulham no sentido do seio, formando as **colunas renais**.† A parte central interna da medula forma uma crista côncava que se projeta dentro da pelve do rim. Esta projeção é denominada **crista renal** (Figs. 20-5 e 6); ela apresenta numerosas pequenas aberturas, nas quais os túbulos renais se abrem dentro da pelve do rim e, assim, a superfície neste ponto é conhecida como a **área crivosa**.

O exame com uma lente de aumento mostra que o córtex está imperfeitamente dividido em **lóbulos**. Cada lóbulo consiste de uma **parte radiada** axial, circundada por uma **parte convoluta**. A primeira aparece como prolongamentos semelhantes a raios partindo das bases das pirâmides (assim, também denominadas raios medulares), e consistem em grande parte em túbulos estreitos, retos ou ligeira-

---

*O rim fetal está dividido por sulcos em várias áreas poligonais, sendo cada uma delas a base de um lobo piramidal ou renículo. Estes sulcos normalmente desaparecem antes ou logo após o nascimento do potro, embora sejam às vezes observados vestígios no adulto.

†No rim do eqüino as colunas renais mergulham entre as pirâmides muito superficialmente quando comparadas com a disposição no rim humano. Breuer (Sisson, 1910) afirma que as pirâmides são em número de 40 a 60 e estão dispostas em quatro fileiras. Somente as centrais são bem marcadas.

APARELHO UROGENITAL DO EQÜINO

Figura 20-2. Diagrama da posição e relações dorsais dos rins do eqüino.

As áreas de relações diretas estão circundadas por linhas contínuas; as partes do esqueleto que se sobrepõem aos rins estão indicadas por linhas pontilhadas. L.I — L.III, processos transversos lombares.

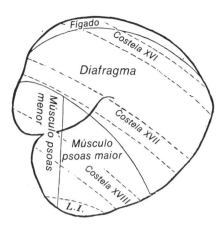

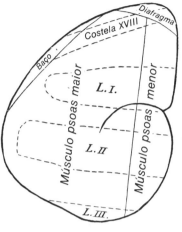

Figura 20-3. Rins e supra-renais do eqüino; vista dorsal.

Endurecido *in situ*. A impressão da décima sétima costela no rim direito é indicada por uma pequena cruz. O rim esquerdo estava um pouco mais adiante cranialmente, neste animal, do que o corrente.

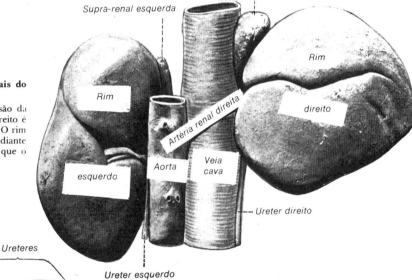

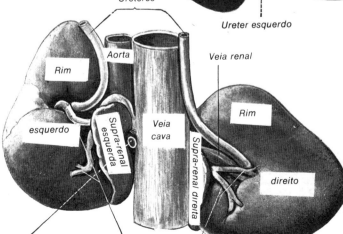

Figura 20-4. Rins e supra-renais do eqüino; vista ventral.

Endurecido *in situ*. Veia renal esquerda (não indicada) rodeando a extremidade caudal da supra-renal esquerda.

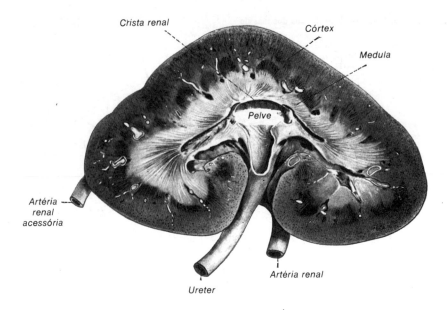

Figura 20-5. Corte frontal (horizontal) do rim do eqüino.

A veia renal foi removida. Uma grande artéria renal acessória penetra no pólo caudal. As secções das artérias na camada limitante entre o córtex e a medula são brancas na figura.

mente, flexuosos (elementos das alças de Henle). A parte convoluta tem a aparência granular e consiste em grande parte nos corpúsculos renais e nos túbulos contorcidos.

A **pelve renal** é a origem dilatada do ducto excretor (Figs. 20-7 e 8). Está situada no seio do rim e tem formato de funil, mas é achatada dorsoventralmente. A **crista renal*** projeta-se dentro da parte externa da pelve, na forma de uma crista horizontal com uma borda livre côncava. Os túbulos da parte média da medula abrem-se nesta crista, dentro da pelve. Os túbulos de cada extremidade do rim não se abrem dentro da pelve propriamente, mas dentro de dois divertículos longos e estreitos *(recesso terminal)*, que dele procedem no sentido dos pólos do rim. A parede da pelve consiste em três camadas. A **túnica adventícia**, ou fibrosa, externa, é contínua com o tecido de apoio do rim. A **túnica muscular** consiste em fibras longitudinais e circulares. A **túnica mucosa** não cobre a crista renal nem se continua dentro dos divertículos da pelve. Possui uma coloração amarelada e forma numerosas pregas. Ela contém **glândulas** tubulares compostas *(glândulas da pelve renal)*, que secretam o muco espesso e viscoso sempre encontrado na pelve.*

VASOS E NERVOS. Os rins recebem grande quantidade de sangue através das **artérias renais** que se

---

*A crista é o resultado da fusão das papilas ou vértices das pirâmides no embrião e, portanto, também é conhecida como papila comum.

*Há células caliciformes no epitélio da pelve que sem dúvida concorrem na secreção do muco.

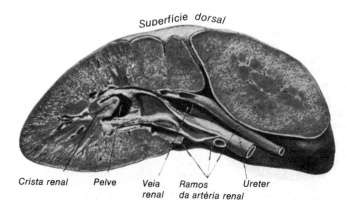

Figura 20-6. Corte transversal do rim direito do eqüino, passando através do hilo.

Porção caudal do órgão endurecido *in situ*. Note a curvatura da superfície dorsal.

Figura 20-7. Moldagem da pelve renal direita (a), recessos (c, c') e origem do ureter (b) do eqüino.
(Segundo Dumont.)

Figura 20-8. Moldagem da pelve renal esquerda (a), recessos (c, c') e origem do ureter (b) do eqüino.
(Segundo Dumont.)

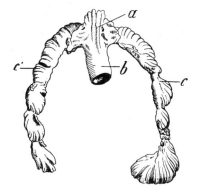
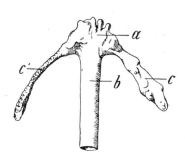

Figura 20-7   Figura 20-8

originam da aorta.* Ramos delas penetram no hilo e na superfície ventral da glândula e atingem a zona intermédia, onde formam arcos anastomóticos *(artérias arqueadas)*. Destas artérias arqueadas, passam ramos para dentro do córtex e da medula. Os ramos corticais *(artérias interlobulares)* possuem, em geral, um percurso radial entre os lóbulos corticais e emitem curtos ramos laterais, terminando cada um dos quais como o **vaso aferente** de um corpúsculo do rim. O sangue é drenado do glomérulo por um pequeno **vaso eferente**, que se subdivide imediatamente em capilares que formam redes ao redor dos túbulos. Os ramos medulares descem nas pirâmides, nelas formando feixes de ramificações retas *(arteríolas retas)*. As **veias renais** são grandes e de paredes finas; drenam na veia cava caudal. Na parte superficial do córtex, as veias formam figuras semelhantes a estrelas *(vênulas estreladas)* pela convergência de diversas pequenas radículas em um tronco comum. Os **vasos linfáticos** formam duas redes, a capsular, ou superficial, e a parenquimatosa, ou profunda. Ao deixar o hilo, eles vão para os nodos linfáticos nesta vizinhança, que são conhecidos como os nodos linfáticos renais.

Os **nervos** derivam do plexo renal do nervo simpático, que enlaça a artéria renal.

URETERES

O **ureter** é a parte estreita do ducto excretor do rim (Figs. 20-5 e 6). Cada ureter começa na pelve renal e termina na bexiga urinária. Ele tem aproximadamente 6 a 8 mm de diâmetro, e seu comprimento médio é de aproximadamente 70 cm. A **parte abdominal** de cada ureter emerge ventralmente do hilo do rim e curva-se caudal e medialmente no sentido da face lateral da veia cava caudal (lado direito) ou da aorta (lado esquerdo). Elas então passam quase reta e caudalmente, pelo tecido subperitoneal, na superfície do músculo psoas menor, cruzam os vasos ilíacos externos e penetram na cavidade pélvica. A **parte pélvica** passa caudalmente e um pouco ventralmente na parede lateral da cavidade pélvica, dobra medialmente e perfura a parede dorsal da bexiga, próximo ao colo. No macho a parte pélvica penetra na prega genital e cruza o ducto deferente. Na fêmea o ureter está situado, na maior parte de seu percurso, na parte dorsal do ligamento largo do útero.

A parede do ureter é composta de três túnicas. A **túnica adventícia** contém muitas fibras elásticas. A **túnica muscular** consiste em camadas interna e externa de fibras longitudinais, com um estrato de fibras circulares entre elas. A **túnica mucosa** está coberta por epitélio de transição; glândulas *(glândulas uretéricas)*, semelhantes às da pelve renal, ocorrem nos primeiros 7,5 a 10 cm do ureter.

VASOS E NERVOS. O suprimento sangüíneo deriva das **artérias** renal, testicular e umbilical. Os **nervos** originam-se dos plexos celíaco e pélvico; muitos gânglios diminutos estão presentes.

BEXIGA URINÁRIA

A **bexiga urinária** (Figs. 18-49 e 50) difere no formato, no tamanho e na posição de acordo com a quantidade de seu conteúdo. Quando vazia e contraída, é uma massa densa e piriforme, aproximadamente do tamanho de um punho, e insere-se na parede ventral da cavidade pélvica a uma distância variável caudal à entrada. Quando moderadamente cheia, é de formato ovóide e estende-se por uma distância variável ao longo da parede abdominal ventral. Sua capacidade fisiológica varia grandemente, mas pode ser estimada, aproximadamente, em 2,8 a 3,8 litros.

A extremidade cega arredondada cranial é denominada ápice ou vértice;* em seu centro há uma massa de tecido cicatricial, um vestígio do úraco, que no feto forma uma ligação tubular entre a bexiga e o alantóide. A parte média, ou **corpo da bexiga**, arredondada, está um tanto achatada dorsoventralmente, exceto quando distendida. Apresenta duas superfícies, a dorsal e a ventral, sendo a pri-

---

*A ocorrência das artérias renais acessórias não é rara. Elas podem se originar de vários ramos da aorta (por exemplo, mesentérica caudal, testicular ou ovariana e circunflexa profunda do ílio) e penetram na parte caudal da glândula.

*Este é muitas vezes denominado "fundo" por veterinários, mas não é o homólogo do fundo da bexiga humana.

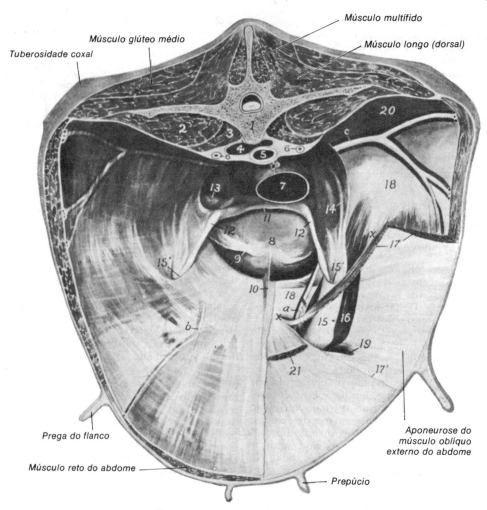

Figura 20-9. Entrada pélvica e parte caudal da parede abdominal do garanhão, observadas da frente.
No lado esquerdo da figura, a parede não está perturbada. No lado direito, a maior parte do músculo reto do abdome e do músculo oblíquo interno do abdome foi removida, deixando segmentos de sua origem e um segmento do músculo oblíquo interno do abdome, que forma a margem do ânulo abdominal ou ânulo inguinal profundo (interno). 1, Quinta vértebra lombar; 2, músculo psoas maior; 3, músculo psoas menor; 4, veia cava caudal; 5, aorta; 6, ureteres; 7, reto; 8, bexiga urinária (vértice); 9, ligamento redondo na borda do ligamento lateral da bexiga; 10, ligamento médio da bexiga; 11, prega genital; 12, mesoducto deferente; 13, vesícula seminal; 14, artéria testicular no mesórquio proximal (prega vascular); 15, túnica vaginal; 15', ânulo vaginal; x, ângulos do ânulo inguinal profundo; 16, músculo cremaster (externo); 17, músculo oblíquo interno do abdome; 17', borda cortada da aponeurose de 17; 18, ligamento inguinal; 19, ângulo lateral do ânulo inguinal superficial; 20, fáscia ilíaca; 21, músculo reto do abdome; a, artéria pudenda externa; b, vasos abdominais caudais (segmentos do mesmo opostos a "a"); c, artéria circunflexa do ílio.

meira a mais acentuadamente convexa, especialmente em sua parte caudal, cranialmente à entrada dos ureteres (esta corresponderia ao fundo do homem). A extremidade estreita caudal, o **colo**, une-se à uretra.

As **relações** da bexiga variam de acordo com o grau de repleção do órgão e também diferem em aspectos importantes nos dois sexos. A **superfície ventral** situa-se na parede ventral da pelve e estende-se cranialmente na parede abdominal, à medida que a bexiga enche. A **superfície dorsal**, no macho, está relacionada com o reto, a prega genital, as partes terminais do ducto deferente, as vesículas seminais e a próstata (Fig. 20-13); na fêmea ela está em contato com o corpo do útero e com a vagina (Fig. 20-19). O vértice da bexiga cheia tem relações variáveis com as espirais do intestino delgado e do cólon menor e com as partes esquerdas do cólon maior.

FIXAÇÃO. O deslocamento da bexiga está limitado essencialmente pelas três pregas peritoneais denominadas ligamentos mediano e lateral (Figs. 6-23 e 20-9). O **ligamento mediano** é uma prega triangular mediana, formada pela reflexão do peritônio da superfície ventral da bexiga sobre a parede ventral da pelve e do abdome. No animal recém-nascido ele é extenso e atinge até o umbigo; no adulto ele é normalmente bem reduzido no comprimento. Contém fibras elásticas e musculares em sua parte caudal. Os **ligamentos laterais** estendem-se das superfícies laterais da bexiga até as paredes pélvicas laterais. Cada ligamento contém, em sua borda livre, uma faixa firme e redonda, o **ligamento redondo**; este ligamento é o remanescente da grande artéria umbilical fetal, o lúmen da qual no adulto é muito pequeno. A parte retroperitoneal da bexiga urinária está inserida nas partes circundantes por meio de tecido conjuntivo frouxo, no qual há uma quantidade de gordura. É evidente que a parte caudal da bexiga tem uma posição fixa definitiva, enquanto que sua parte cranial é móvel.

ESTRUTURA. A parede da bexiga consiste num investimento peritoneal parcial, a **túnica muscular**, e a camada mucosa. A túnica serosa cobre a maior parte da superfície dorsal, donde se reflete no macho para formar a prega genital; na fêmea ele passa para a vagina, formando a bolsa vesicogenital. Ventralmente, o peritônio cobre apenas a metade cranial ou menos da bexiga, e se reflete caudalmente sobre o assoalho pélvico. A **túnica muscular** é relativamente fina quando a bexiga está cheia. Ela é lisa, pálida e não está claramente dividida em camadas, possuindo mais uma disposição plexiforme. Fibras longitudinais ocorrem nas superfícies dorsal e ventral, mas lateralmente elas se tornam oblíquas e decussam-se uma com a outra. Uma disposição distintamente circular é encontrada no colo, onde as fibras formam o **esfíncter da vesícula**φ. A **túnica mucosa** é pálida e fina. Ela está, em geral, inserida por uma submucosa altamente elástica à túnica muscular e forma numerosas pregas quando o órgão está vazio e contraído. Está modificada dorsalmente, na vizinhança do colo, sobre uma área triangular denominada **trígono da bexiga**; os ângulos deste espaço situam-se nos orifícios dos dois ureteres e da uretra, que estão próximos um do outro. Neste local a túnica mucosa está intimamente aderida e não forma pregas. De cada

óstio do ureter uma prega de túnica mucosa *(prega uretérica)* passa caudal e medialmente, unindo-se com a do lado oposto para formar uma crista mediana *(crista uretral)* na primeira parte da uretra. Os óstios dos ureteres estão distanciados 3 cm, aproximadamente. A parte terminal do ureter, após perfurar a túnica muscular da bexiga, passa por uma distância de aproximadamente 2 a 3 cm, entre as túnicas muscular e mucosa, antes de penetrar nesta última; esta disposição constitui uma valva que evita absolutamente o retorno da urina da bexiga para dentro do ureter. O **óstio interno da uretra** situa-se no ápice do trígono e está, aproximadamente, 4 cm caudal aos óstios dos ureteres. A túnica mucosa está coberta por epitélio de transição como o do ureter e da pelve renal. Ela contém nódulos linfáticos.

VASOS E NERVOS. As **artérias** são essencialmente derivadas da artéria pudenda interna, mas ramos também se originam da artéria obturatória e da artéria umbilical. As **veias** terminam essencialmente nas veias pudendas internas. Elas formam plexos caudalmente. Os **vasos linfáticos** formam plexos em ambas as superfícies da túnica muscular. Eles vão para os nodos linfáticos ilíaco interno e lombar. Os **nervos** são derivados do plexo pélvico (ramos simpático e ventral do terceiro e do quarto nervos sacrais). Eles formam um plexo na submucosa, que apresenta gânglios microscópicos.

No feto e no animal recém-nascido a bexiga está essencialmente situada no abdome. Ela é longa, estreita e fusiforme. Sua extremidade abdominal situa-se no umbigo, através do qual se continua pelo úraco até a parte extra-embrionária do alantóide. Os ligamentos laterais também se estendem até o umbigo, e cada um contém, em sua borda, a grande artéria umbilical. À medida que a pelve aumenta de tamanho e o intestino grosso cresce, a bexiga retrai-se para dentro da pelve e modifica seu formato.

A **uretra** será descrita com os órgãos genitais.

ÓRGÃOS GENITAIS MASCULINOS

TESTÍCULOS

Os testículos estão situados na região prepúbica, encerrados num divertículo do abdome denominado escroto (Figs. 20-10, 11 e 12). Seus eixos longos são quase longitudinais.* São de formato ovóide, mas consideravelmente comprimidos transversalmente. Cada testículo apresenta duas superfícies, duas bordas e duas extremidades. As **superfícies medial e lateral** são convexas e lisas; a superfície medial é um tanto achatada pelo contato com o septo do escroto. A **borda livre** é ventral e convexa. A **borda epididimária** ou de inserção é dorsal; é quase reta e é aquela através da qual a glândula fica suspensa no escroto pelo funículo espermático; o epidídimo está inserido nesta borda e o sobrepassa lateralmente. As **extremidades capitata e caudata** são arredondadas.

Na extremidade capitata muitas vezes há um saco séssil ou pedunculado que contém um fluido límpido; este é o **apêndice do testículo** (dúctulo aberrante), do qual um processo semelhante a uma linha estende-se caudalmente no sentido do ducto deferente. Ele é considerado como um remanescente do ducto paramesonéfrico (mülleriano) do embrião.

Os testículos de um garanhão adulto de tamanho médio têm aproximadamente 10 a 12 cm de comprimento, 6 a 7 cm de altura e 5 cm de largura; pesam aproximadamente 225 a 300 g. Variam muito em tamanho, em diferentes animais, e são comumente de tamanho desigual, o esquerdo sendo, na maioria das vezes, o maior.

O **epidídimo** está aderente à borda inserida do testículo e sobrepõe-se um tanto à superfície lateral (Figs. 20-10 e 12). Sua extremidade cranial aumentada é denominada cabeça; a extremidade caudal, ligeiramente aumentada, é a cauda; a parte estreita intermediária é o corpo. A cabeça está intimamente ligada ao testículo por ductos eferentes deste último, por tecido conjuntivo e pela túnica serosa. O

---

*Quando o testículo está recolhido ou não terminou sua descida no escroto, seu eixo maior é quase vertical.

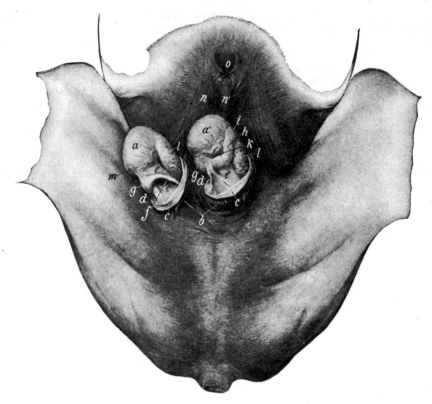

Figura 20-10. Região inguinal do garanhão, com testículos expostos.

a, a', Testículos; b, escroto, aberto e refletido; c, fáscia espermática interna, aberta e refletida; d, reflexão da túnica vaginal, que circunda o ligamento escrotal; e, túnica vaginal (mesórquio); f, ducto deferente; g, g' cauda do epidídimo; h, corpo do mesmo; i, cabeça do mesmo; k, bolsa testicular; l, vasos testiculares apresentados através da túnica vaginal; m, artéria testicular; n, prepúcio; n', rafe; o, óstio prepucial. (De Ellenberger e Baum, 1914.)

corpo está menos intimamente inserido pela cobertura serosa, que forma lateralmente uma bolsa, por baixo do epidídimo, denominada bolsa testicular (*sinus epididymidis*). A cauda se continua pelo ducto deferente; este se insere na extremidade caudata do testículo pelo **ligamento da cauda do epidídimo,** que é formado por uma curta e espessa prega da túnica vaginal, e contém fibras musculares lisas.

ESTRUTURA DO TESTÍCULO E DO EPIDÍDIMO. A maior parte da superfície do testículo está coberta por uma túnica serosa, a **túnica vaginal,** que é à camada visceral do envoltório seroso do cordão e do testículo; esta se reflete na borda de inserção da glândula, deixando uma área descoberta, pela qual os vasos e nervos no funículo espermático atingem o testículo.* Por baixo desta cobertura serosa está a **túnica albugínea,** uma forte cápsula composta de tecido fibroso, branco e denso, e fibras musculares lisas. Quando a túnica é cortada, a substância da glândula, que é macia e de coloração cinza-avermelhada, destaca-se. Da borda inserida e da face profunda da túnica albugínea, trabéculas e septos de tecido conjuntivo e de músculo liso (*séptulos do testículo*) passam para dentro da glândula e subdividem o parênquima em lóbulos (*lóbulos do testículo*). As trabéculas maiores irradiam-se da borda inserida para a parte central da glândula.

Um distinto mediastino do testículo, tal como está presente no homem e em muitos animais, não existe no eqüino. As trabéculas e os septos interlobulares formam uma rede que não apresenta nenhuma condensação especial em qualquer parte da glândula. Em consonância com isto há a ausência de uma rede testicular, formada pela anastomose dos túbulos seminíferos, no mediastino.

Os espaços imperfeitamente demarcados pelos septos contêm o **parênquima do testículo,** que consiste em **túbulos seminíferos** sustentados por tecido conjuntivo frouxo intralobubar. Os túbulos são, a princípio, muito tortuosos (*túbulos seminíferos contorcidos*); unem-se com outros túbulos, formando túbulos retos maiores (*túbulos seminíferos retos*). Estes unem-se com túbulos adjacentes e convergem no sentido da parte cranial da borda inserida da glândula. Deste modo é formada mais de uma dúzia de **ductos eferentes** maiores, que perfuram a albugínea numa área pequena (aproximadamente de 1 cm de diâmetro), na parte cranial da borda inserida, e penetram na cabeça do epidídimo.

---

*No estado normal, a superfície do testículo é bastante lisa por causa da cobertura serosa. Freqüentemente, e especialmente nos animais velhos, inflamação local ocasiona aspereza da superfície e proliferações filiformes.

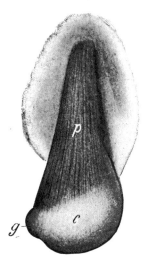

Figura 20-11. Testículo direito e funículo espermático do eqüino, encerrados na túnica vaginal.

c, Fáscia espermática interna; g, proeminência produzida pela cauda do epidídimo; p, cremaster (externo). (De Ellenberger e Baum, 1914.)

EPIDÍDIMO

O **epidídimo** está coberto pela túnica vaginal e uma delgada na albugínea. Sua cabeça consiste em uma dúzia ou mais de túbulos ondulados, que estão agrupados em lóbulos. Os túbulos de um lóbulo (quatro a cinco) unem-se para formar um único tubo, e pela união deste com aqueles dos outros lóbulos, é formado um único tubo, o **ducto do epidídimo,** o qual, por suas espirais complexas, forma o corpo e a cauda do epidídimo e termina no ducto deferente. Os túbulos e as espirais do ducto do epidídimo são mantidos juntos por tecido conjuntivo e por fibras musculares lisas. Os túbulos e o ducto estão forrados por epitélio ciliado, e o ducto tem uma túnica muscular que consiste em fibras longitudinais e circulares.

Diversos remanescentes fetais em ligação com epidídimo e com a parte adjacente do funículo espermático foram descritos no homem. O **apêndice do epidídimo** é um pequeno corpo piriforme, de 3 a 4 mm de comprimento, que está inserido na cabeça do epidídimo. O **paradídimo** consiste em diversos túbulos que se situam na parte inferior do funículo espermático, próximo à cabeça do epidídimo. Em sua maioria, os túbulos são cegos e desaparecem no início da vida, porém um ou mais podem comunicar-se com o epidídimo ou com a rede testicular; estes podem dar origem a cistos. Os **dúctulos aberrantes** são túbulos que se estendem dorsalmente do canal do epidídimo e terminam cegamente. Estruturas semelhantes foram citadas como tendo ocorrido nos animais domésticos, mas não existem dados autênticos com relação a eles.

VASOS E NERVOS. O testículo é ricamente suprido de sangue pela **artéria testicular,** um ramo da aorta abdominal. A artéria desce na parte cranial do funículo espermático e é muito tortuosa próximo ao testículo; ao atingir a borda de inserção da glândula ela passa caudalmente, de modo flexuoso, fornecendo ramos para o testículo e para o epidídimo, dobra ao redor da extremidade caudata, correndo cranialmente na borda livre até a extremidade cranial. Ela está parcialmente incluída na túnica albugínea e destaca ramos laterais que ascendem e descendem de modo tortuoso em cada superfície do testículo; estes emitem pequenos ramos que penetram na glândula por trabéculas e septos. As veias, ao deixarem o testículo, formam uma rede (o **plexo pampiniforme**) ao redor da artéria no funículo espermático. A **veia testicular,** que surge deste plexo, normalmente une-se com a veia cava caudal no lado direito; e com a veia renal esquerda, no lado esquerdo. Os **vasos linfáticos** seguem, em geral, o percurso das veias e penetram nos nodos linfáticos lombares. Os **nervos,** derivados dos plexos renal e mesentérico caudal, formam o plexo testicular ao redor dos vasos, nos quais essencialmente se distribuem.

ESCROTO

O **escroto,** em que os testículos e as partes adjacentes dos funículos espermáticos estão situados, é de formato um tanto globular, mas é comumente assimétrico, pois um testículo — na maioria das vezes o esquerdo — é maior, mais dependente e colocado um pouco mais adiante caudalmente. Varia no formato e na aparência num mesmo animal, de acordo com a condição de seu tecido muscular subcutâneo. Este contrai-se na exposição ao frio, de modo que o escroto está repuxado e torna-se mais espesso e enrugado; quando relaxado, sob a influência do calor ou da fadiga, ou por debilidade, torna-se liso e pendular, com uma constrição ou colo dorsal. Consiste em camadas, que correspon-

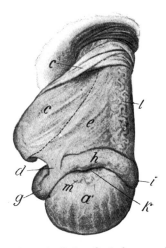

Figura 20-12. Testículo direito e funículo espermático do eqüino, expostos.

a', Superfície lateral do testículo; c, túnica vaginal, cortada e refletida; d, reflexão da túnica vaginal; e, mesórquio; g, cauda h, corpo i, cabeça do epidídimo; k, bolsa testicular; l, vasos testiculares, apresentados através da túnica vaginal; m, extremidade da artéria testicular. A linha pontilhada indica a posição do ducto deferente no outro lado do mesórquio. (De Ellenberger e Baum, 1914.)

dem às da parede abdominal; considerando-se do lateral ao medial:

1. A **pele** é fina, elástica, normalmente escura ou preta na coloração e lisa e gordurosa ao toque. Apresenta finos e curtos pêlos, espalhados, e é abundantemente suprida de glândulas sebáceas e sudoríparas muito desenvolvidas. É demarcada centralmente por uma **rafe** longitudinal; esta se continua cranialmente no prepúcio e caudalmente no períneo.

2. A **túnica dartos** é de coloração avermelhada e está intimamente aderida à pele, exceto dorsalmente. Consiste em tecido fibrelástico e músculo liso. Ao longo da rafe ela forma uma partição mediana, o **septo do escroto**, que divide o escroto em duas bolsas. Dorsalmente, o septo divide-se em duas camadas que divergem a cada lado do pênis para unir-se com a túnica abdominal. No fundo do escroto, fibras ligam intimamente a túnica dartos com a túnica vaginal (e desta forma indiretamente com a cauda do epidídimo), constituindo o **ligamento escrotal** (um remanescente do gubernaculum testis do feto). Em outras partes a túnica dartos está frouxamente ligada à túnica subjacente por tecido areolar, que não contém nenhuma gordura.

3. A **fáscia do escroto** é aparentemente derivada dos músculos oblíquos do abdome.

Tem sido hábito descrever estas três camadas de fáscia, em conformidade com a descrição fornecida em livros de texto da anatomia humana. Elas são: (1) a fáscia espermática externa, ou intercolunar, derivada da margem do ânulo inguinal superficial; (2) a fáscia cremastérica externa, derivada do músculo oblíquo interno do abdome; e (3) a fáscia espermática interna (infundibuliforme), derivada da fáscia transversa. As primeiras duas não podem ser distinguidas por dissecação e a terceira está (no escroto) fundida ao peritônio parietal da túnica vaginal.

4. A **camada parietal da túnica vaginal**, que é um saco fibrosseroso, continua com o peritônio parietal do abdome no ânulo inguinal profundo. É delgado dorsalmente, mas espesso em sua parte escrotal, onde é reforçado por tecido fibroso *(lâmina fibrosa)* derivada da fáscia transversa. Ele será descrito adicionalmente sob o título "túnica vaginal."*

VASOS E NERVOS. O suprimento sangüíneo é derivado da **artéria pudenda externa**, e as veias vão essencialmente para a **veia pudenda externa**. Os **nervos** são derivados dos ramos ventrais do segundo e terceiro nervos lombares.

DUCTO DEFERENTE

Este tubo, também comumente denominado vaso deferente, estende-se da cauda do epidídimo até a parte pélvica da uretra. Ele ascende no canal inguinal, circundado numa prega destacada da superfície medial do mesórquio, próximo à borda caudal (inserida) deste último. No ânulo vaginal separa-se dos outros constituintes do funículo espermático e dobra caudal e medialmente dentro da cavidade pélvica (Fig. 20-9). Por alguma distância situa-se na borda livre da prega genital, pela qual se insere na parte inguinal da parede abdominal e na parte ventral da parede lateral da pelve. Em seu percurso (sobre a superfície dorsal da bexiga), ele deixa a borda da prega, inclina-se medialmente entre suas camadas e entra em contato com a face medial da vesícula seminal. Sobre o colo da bexiga os dois ductos situam-se muito próximos um do outro, flanqueados lateralmente pelos colos das vesículas seminais, estando entre os mesmos o útero masculino (Fig. 20-13). Desaparecem sob o istmo da próstata e se continuam através da parede da uretra para se abrirem num pequeno divertículo no colículo seminal, juntamente com o ducto excretor da vesícula seminal. A abertura comum é o **óstio ejaculatório**.

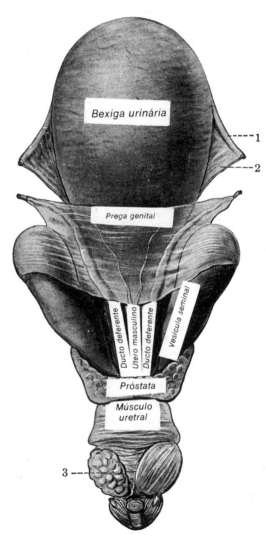

Figura 20-13. Órgãos genitais internos do garanhão; vista dorsal.

No lado esquerdo, o músculo uretral foi removido sobre a glândula bulbouretral. Os cornos do útero masculino estão indicados na prega genital. O limite caudal do peritônio é apresentado, mas não marcado. 1, Ligamento redondo, e, 2, ligamento lateral da bexiga; 3, glândula bulbouretral.

---

*A túnica vaginal não é uma parte do escroto no sentido estrito deste termo, mas está aqui incluída por razões práticas.

Habitualmente se descreve um tubo curto, o ducto ejaculatório, como resultante da união do ducto deferente com o ducto da vesícula seminal correspondente. Tal ducto, aproximadamente de 18 a 20 mm de comprimento, existe no homem como a continuação morfológica do ducto deferente. Nos animais domésticos ele não está presente, pois o ducto deferente e o ducto da vesícula seminal abrem-se, quer em comum ou lado a lado, num divertículo ou evaginação da túnica mucosa do lado do colículo seminal.

De sua origem até atingir a superfície dorsal da bexiga urinária o ducto deferente tem um diâmetro uniforme de aproximadamente 6 mm. A seguir forma uma ampola fusiforme, a **ampola* do ducto deferente** (Fig. 20-13); esta parte tem aproximadamente 15 a 20 cm de comprimento e, em sua parte maior, aproximadamente 2 cm de diâmetro no garanhão; nos animais castrados a ampola normalmente não é muito pronunciada. Além da ampola o ducto repentinamente diminui de tamanho.

ESTRUTURA. A parede do ducto deferente é espessa, e o lúmen é muito pequeno, de modo que o tubo possui um caráter firme e semelhante a um cordão. Está coberto por peritônio, exceto nos últimos centímetros de seu percurso. A **adventícia** frouxa contém numerosos vasos e nervos. A espessa **túnica muscular** consiste em fibras longitudinais e circulares. A **túnica mucosa** tem um epitélio de células colunares curtas. Na parte caudal do tubo, e especialmente na ampola, há numerosas glândulas.

VASOS E NERVOS. As **artérias** são ramos da artéria testicular, da artéria umbilical e da artéria pudenda interna; os *nervos* originam-se do plexo simpático pélvico.

FUNÍCULO ESPERMÁTICO

O **funículo espermático** tem início no ânulo inguinal profundo, onde suas partes constituintes se reúnem, estende-se oblíqua e ventralmente através do canal inguinal, passa sobre o lado do pênis e termina na borda inserida do testículo. Ele consiste nas seguintes estruturas (Fig. 20-14):

1. **Artéria testicular.**
2. **Veias testiculares,** que formam o plexo pampiniforme ao redor da artéria.
3. **Linfáticos,** que acompanham as veias.
4. Plexo testicular de nervos autônomos, que correm com a artéria.
5. **Ducto deferente** e artéria e veia diferenciais.
6. Feixes de **tecido muscular liso** ao redor dos vasos (antigo *músculo cremaster interno*).
7. **Camada visceral da túnica vaginal.***

Os quatro primeiros desses constituintes estão reunidos numa massa arredondada que forma a parte cranial do funículo; estão unidos por tecido conjuntivo, no qual há feixes de músculo liso (*cremaster interno*). O ducto deferente está situado caudomedialmente, circundado numa prega especial destacada da superfície medial da túnica; portanto, ele não é visível lateralmente.

O termo funículo espermático é até certo ponto enganoso quando aplicado à maioria dos animais, enquanto que no homem a estrutura é distintamente semelhante a um cordão. No eqüino, quando a túnica vaginal é aberta e o "cordão" esticado, este é observado como tendo o formato de uma folha larga, o mesórquio, que tem uma borda cranial arredondada e espessa, a chamada parte vascular do funículo. A borda caudal do mesórquio se continua com a camada parietal da túnica; a superfície medial apresenta caudalmente a prega do ducto deferente (*mesoductus deferens*). Entre as duas camadas do mesórquio há feixes de músculo liso e pequenos vasos.

TÚNICA VAGINAL

A **túnica vaginal** é um saco seroso semelhante a um frasco que se estende através do canal inguinal até o fundo do escroto. Como o peritônio abdominal, do qual é uma evaginação, ele consiste em duas camadas — a parietal e a visceral. A **camada parietal** (Fig. 20-14) forra ventralmente o escroto; sua parte tubular e estreita situa-se no canal inguinal e é diretamente contínua com o peritônio parietal do abdome no ânulo inguinal profundo. A **cavidade** da túnica vaginal é um divertículo da cavidade peritoneal geral, com a qual se comunica através do **ânulo vaginal;** normalmente contém uma pequena quantidade de fluido seroso. A camada parietal é refletida da parede caudal do canal inguinal ao redor das estruturas do funículo, formando o **mesórquio,** uma prega análoga ao mesentério do intestino. A **camada visceral** cobre o funículo espermático, o testículo e o epidídimo.

---

*O termo "ampola" não é inteiramente satisfatório, pois pode ser interpretado como significando uma dilatação. Não há aumento neste ponto no lúmen do tubo; o aumento de tamanho é causado por um engrossamento da parede, devido à presença de numerosas glândulas tubulares ramificadas. O termo "pars glandularis" (parte glandular) sugerido por Schmaltz (1919) parece ser merecedor de adoção.

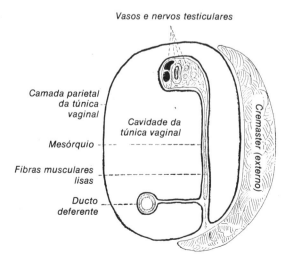

Figura 20-14. Diagrama do corte transversal do funículo espermático e da túnica vaginal; esta última representada como distendida.

---

*Ocasionalmente os clínicos tendem a incluir, além disso, a camada parietal e as estruturas situadas por fora dela, a saber, o músculo cremaster (externo) e os vasos e o nervo genitofemoral.

O **músculo cremaster (externo)** está situado na parte lateral e caudal da túnica, em cuja parte escrotal está inserido.

Tem havido confusão, em dois sentidos, no uso dos termos ânulo inguinal abdominal ou interno (profundo). O termo é usado para designar a abertura abdominal do canal inguinal, mas também muitas vezes é utilizado à abertura da cavidade da túnica vaginal. Ele não deve ser usado neste último sentido. O anel peritoneal em que a cavidade da túnica vaginal se abre no interior do saco peritoneal geral se distingue pela denominação de **ânulo vaginal** (Fig. 20-9). Está a 10 a 12 cm da linha alva, e de 6 a 8 cm cranial à eminência iliopúbica. Nos garanhões ele normalmente admitirá a extremidade do dedo com facilidade, mas pode ser anormalmente grande e permitir que uma alça de intestino penetre na cavidade da túnica vaginal. É grande no potro jovem. No animal castrado é menor e às vezes está parcialmente ocluído. No homem a cavidade é quase sempre obliterada precocemente, exceto em sua porção escrotal, abolindo desta forma o ânulo vaginal e a parte inguinal da cavidade.

Glândulas Genitais Acessórias

VESÍCULAS SEMINAIS

As **vesículas seminais** (Fig. 20-13) são dois sacos alongados e um tanto piriformes, que se situam em cada lado da parte caudal da superfície dorsal da bexiga urinária. Estão parcialmente incluídas na prega genital e se relacionam com o reto dorsalmente. Seus eixos longos são paralelos ao ducto deferente e convergem caudalmente. Cada vesícula consiste numa extremidade cega arredondada, o **fundo;** uma parte média, ligeiramente mais estreita, o **corpo;** e uma parte caudal constrita, o **colo** ou ducto.

No garanhão tem aproximadamente 15 a 20 cm de comprimento, e seu diâmetro maior é de aproximadamente 5 cm; no animal castrado são normalmente muito menores.*

As vesículas são essencialmente retroperitoneais, mas o fundo estende-se para diante dentro da prega genital e portanto possui uma cobertura serosa. O **ducto excretor** mergulha sob a próstata e se abre juntamente ou ao lado do ducto deferente numa bolsa da túnica mucosa no lado do colículo seminal.

ESTRUTURA. A parede, excluindo parte do revestimento seroso, consiste numa **túnica adventícia** fibrosa, uma **túnica muscular** média, e uma **túnica mucosa.** A túnica muscular é mais espessa no fundo e consiste em dois planos de fibras longitudinais com uma camada circular entre elas. A túnica mucosa é fina e está disposta em numerosas pregas e projeções que formam uma rede; os espaços assim delimitados apresentam as aberturas de glândulas tubuloalveolares. O epitélio é colunar.

O **suprimento sangüíneo** é derivado da artéria pudenda interna.

PRÓSTATA

A **próstata** é uma glândula lobulada que se situa sobre o colo da bexiga e o início da uretra, ventral-mente ao reto (Fig. 20-13). Consiste em dois **lobos** laterais e um istmo de ligação. Os lobos laterais, o direito e o esquerdo, são de formato um tanto prismático e estão direcionados cranialmente, lateralmente e um tanto dorsalmente. A superfície profunda de cada lobo é côncava e enlaça parcialmente a vesícula seminal correspondente. A superfície dorsal é côncava e está em relação com o reto. A superfície ventral é convexa e situa-se no músculo obturatório interno e em gordura. O ápice é pontiagudo e situa-se próximo à extremidade caudal da espinha isquiática. O **istmo** é uma faixa transversa e fina de aproximadamente 2 cm de largura. Está situado sobre a junção da bexiga urinária com a uretra, o útero masculino, as partes terminais do ducto deferente e os ductos das vesículas seminais. Dorsalmente, é parcialmente coberto por fibras do músculo uretral. Uma parte disseminada está ausente.

ESTRUTURA. A próstata está circundada numa **cápsula** de tecido fibroso, com uma mistura de fibras musculares lisas. A substância da glândula está dividida em **lóbulos** esferoidais ou ovóides por trabéculas que consistem, em grande parte, de músculo liso. Cada lóbulo é atravessado por um ducto axial, que emite numerosos ramos tubulares; estes ramificam-se ainda mais no lóbulo. Os túbulos estão espessamente dotados de divertículos saculares, dando à glândula uma estrutura tubuloalveolar ramificada. Os ductos e túbulos estão forrados por epitélio cúbico ou colunar. A secreção prostática (*succus prostaticus*) é leitosa na aparência e possui odor característico. Há de 15 a 20 **ductos prostáticos** de cada lado, que perfuram a uretra e se abrem lateralmente ao colículo seminal (Fig. 20-18).

O **suprimento sangüíneo** é derivado da **artéria pudenda interna.**

A superfície da próstata é comumente tuberculada nos animais idosos, e corpos amilóides e concreções calcáreas podem ser nela encontrados.

GLÂNDULAS BULBOURETRAIS

As **glândulas bulbouretrais** (também denominadas glândulas de Cowper) são em número de duas e estão situadas em ambos os lados da parte pélvica da uretra, próximo ao arco isquial (Fig. 22-40). Estão cobertas pelo músculo uretral, do qual partem feixes que penetram nas trabéculas maiores da glândula (Fig. 20-13). São de formato ovóide, um tanto deprimidas dorsoventralmente, e seus eixos longos estão direcionados oblíqua, cranial e lateralmente. No garanhão elas podem medir aproximadamente 4 cm de comprimento e aproximadamente 2,5 cm de largura. No animal castrado têm aproximadamente o tamanho de uma noz média.

ESTRUTURA. São semelhantes à próstata na estrutura geral, mas o tecido intersticial é bem menos abundante e contém muito menos tecido muscular; assim, a lobulação não é muito distinta. O parênquima consiste em grandes túbulos coletores, dentro dos quais abrem-se numerosos ramos laterais; estes estão forrados por epitélio cubóide. Nos septos maiores há fibras musculares estriadas. Cada glândula tem de seis a oito **ductos excretores** que se abrem na uretra, numa série de pequenas papilas,

---

*Às vezes uma ou as duas vesículas são muito grandes no animal castrado. Sisson (1921) observou quatro casos na sala de dissecção, três dos quais eram bilaterais, e um unilateral. As vesículas eram semelhantes à bexiga urinária na aparência e continham aproximadamente 9,5 l de uma secreção espessa e de coloração âmbar.

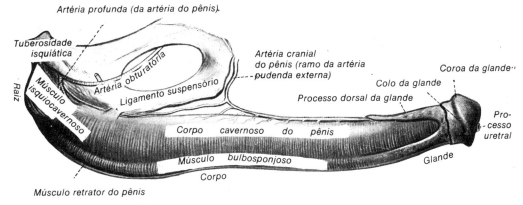

Figura 20-15. Pênis do eqüino; vista lateral.
Músculo bulbocavernoso — músculo bulbosponjoso.

caudalmente aos ductos prostáticos e próximo do plano mediano (Fig. 20-18).

O **suprimento sangüíneo** vem da artéria pudenda interna que se sobrepõe à glândula.

Partes Genitais Externas

PÊNIS

O **pênis** é o órgão masculino da cópula, sendo composto essencialmente de tecido eréctil, e inclui a parte extrapélvica da uretra. Estende-se do arco isquiático cranialmente, entre as coxas, até a região umbilical da parede abdominal. É apoiado pela fáscia do pênis e a pele, e sua porção pré-escrotal está situada numa bolsa cutânea, o prepúcio ou bainha. Possui formato cilíndrico, mas muito comprimido lateralmente na maior parte de sua extensão. No estado de repouso ele tem aproximadamente 50 cm de comprimento; deste, aproximadamente 15 a 20 cm correspondem à porção livre no prepúcio. Na ereção aumenta 50% ou mais no comprimento. Ele pode ser dividido em raiz, corpo e glande (Fig. 20-15).

A **raiz do pênis** está inserida nas partes laterais do arco isquiático por dois **pilares,** que convergem e se unem abaixo do arco (Fig. 22-40). A uretra passa sobre o arco isquiático, entre os pilares, e curva-se acentuada e cranialmente para tornar-se incorporada ao pênis. O **corpo do pênis** tem início na junção dos pilares e constitui-se na maior parte do órgão. Em sua origem ele está inserido na sínfise isquiática por duas faixas planas e fortes, os ligamentos suspensórios do pênis, que se unem ao tendão de origem dos músculos gráceis (Figs. 20-15 e 22-38). Esta parte do pênis é achatada lateralmente em sua maior parte, mas torna-se arredondada e menor cranialmente. Apresenta quatro superfícies. O **dorso do pênis** é estreito e arredondado; nele estão as artérias e nervos dorsais do pênis e um rico plexo venoso. A **superfície uretral** é ventral; é arredondada, e ao longo dela corre a uretra, encaixada no sulco uretral profundo do corpo cavernoso. As **superfícies laterais** são altas e achatadas, exceto cranialmente, onde são mais baixas e arredondadas;

estão cobertas, em grande parte, por um plexo de veias. A **glande do pênis** é a extremidade livre aumentada do órgão. Sua superfície cranial ou base está circundada por uma proeminente margem denticulada, a **coroa da glande.** A superfície é convexa; sua parte inferior inclina-se caudalmente e apresenta uma profunda depressão, a **fossa da glande,** em que a uretra se destaca por aproximadamente 2,5 cm como um tubo livre, o **processo uretral,** coberto por um tegumento fino. A uretra é assim circundada por uma fossa circular, que se abre dorsalmente dentro do **seio uretral,** um divertículo bilocular forrado por pele fina. Este divertículo está às vezes preenchido por uma massa caseosa de matéria sebácea e restos epiteliais. Por trás da coroa da glande há uma constrição, o **colo da glande.** Deve-se notar, entretanto, que isto não indica a demarcação entre a glande e o corpo do pênis, pois a glande estende-se caudalmente acima do corpo cavernoso em uma distância de aproximadamente 10 cm, formando o processo dorsal da glande (Fig. 20-15).

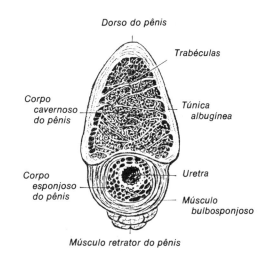

Figura 20-16. Corte transversal do corpo do pênis do eqüino.

ESTRUTURA. O pênis consiste essencialmente em dois corpos erécteis, o corpo cavernoso e o corpo esponjoso (Fig. 20-16).

O **corpo cavernoso do pênis** forma a maior parte do pênis, exceto em sua extremidade livre. Ele surge de cada lado do arco isquiático por um pilar do pênis, que está incluído no músculo isquiocavernoso. Ventralmente ao arco isquiático os pilares se unem para formar o corpo cavernoso, lateralmente comprimido; ele apresenta ventralmente o **sulco uretral,** que contém a uretra e o corpo esponjoso do pênis. Cranialmente, o corpo cavernoso do pênis divide-se em três processos — um processo central longo, que é coberto pela glande do pênis, e dois processos laterais curtos e rombudos. O corpo cavernoso está circundado pela **túnica albugínea,** uma espessa cápsula de tecido fibroso que contém algumas fibras elásticas. Externamente, as fibras são essencialmente longitudinais; internamente, elas são principalmente circulares e têm uma disposição mais frouxa. Numerosas **trabéculas** partem da túnica e formam uma estrutura no interior do corpo cavernoso. Circundado por esta estrutura está o tecido eréctil, que é prontamente distinguido das trabéculas fibrosas por sua coloração cinza-avermelhada e textura mais macia. Ele é composto essencialmente por filamentos de músculo liso, entre os quais há espaços cavernosos. Estes espaços podem ser considerados como capilares grandemente aumentados; eles contêm sangue, são forrados com células endoteliais planas que repousam sobre uma camada de tecido conjuntivo delicado, e são diretamente contínuos com as veias do pênis. A ereção é produzida pela distensão destes espaços com sangue; em outras oportunidades, os espaços são meras fendas.

No homem há dois corpos cavernosos distintos, separados por um septo mediano que é completo, exceto na parte média do órgão, onde o septo é composto de trabéculas verticais, entre as quais há intervalos semelhantes a fendas; através destas os espaços sangüíneos dos dois corpos cavernosos comunicam-se. No eqüino não existe um septo distinto, exceto próximo à raiz, mas nas partes caudal e cranial do corpo cavernoso há trabéculas verticais que formam uma disposição análoga ao septo do homem.

O **corpo esponjoso do pênis** (antigo corpo cavernoso da uretra) forma um tubo ao redor da uretra e é contínuo, em sua extremidade cranial, com a glande do pênis. Ele forma uma ligeira ampola na raiz do pênis, que é denominada **bulbo.** No corpo do pênis o bulbo forma uma camada mais fina dorsalmente do que nos lados e ventralmente. A estrutura do corpo esponjoso do pênis é um tanto semelhante à do corpo cavernoso do pênis, mas as trabéculas são bem mais finas; elas consistem em tecido fibroso, boa parte do qual é elástico, e de feixes de músculo liso que têm direção essencialmente longitudinal. Os espaços são numerosos e grandes.

Na glande do pênis as trabéculas são altamente elásticas, e os espaços são grandes e muito distensíveis; estes são especialmente largos na parte caudal do processo dorsal, onde se comunicam com as grandes veias no dorso do pênis. Há um septo parcial da glande. A pele que cobre a glande é fina, destituída de glândulas, e ricamente suprida de nervos e terminações nervosas especiais.

VASOS E NERVOS. O pênis é suprido de sangue por três **artérias,** a saber, a artéria pudenda interna, a artéria obturatória e a artéria pudenda externa. A artéria do pênis, ramo da artéria pudenda interna próximo ao arco isquiático, divide-se nas artérias do bulbo, na artéria profunda e na artéria dorsal do pênis. A artéria do bulbo penetra entre os dois pilares do pênis e divide-se em diversos ramos dentro do bulbo, enquanto a artéria profunda supre as estruturas cavernosas. A artéria dorsal é relativamente pequena e supre apenas a parte caudal adjacente do pênis. A artéria obturatória, por meio da artéria média, penetra no pilar do pênis e ramifica-se na túnica albugínea. A artéria pudenda externa emite a artéria cranial do pênis, ramos da qual passam através da túnica albugínea. As **veias** correspondentes formam um rico plexo no dorso e lados do pênis.[*] Os **vasos linfáticos** correm com as veias e vão para os nodos linfáticos escrotais. Os **nervos** são derivados essencialmente dos nervos pudendos e do plexo pélvico. Os nervos pudendos suprem os nervos dorsais do pênis; terminações nervosas especiais, os bulbos terminais (de Krause), ocorrem na pele da glande do pênis. As fibras simpáticas do plexo pélvico suprem o músculo liso dos vasos e o tecido eréctil.

MÚSCULOS DO PÊNIS (Figs. 17-15 e 22-38, 40 e 43).

1. O **músculo isquiocavernoso** (também denominado músculo eretor do pênis) é um músculo par, curto mas forte que surge da tuberosidade isquiática e da parte adjacente do ligamento sacrotuberal largo e está inserido no pilar e na parte adjacente do corpo do pênis. É um tanto fusiforme, circunda o pilar como numa bainha e está situado numa depressão profunda no músculo semimembranáceo. Ele puxa o pênis de encontro à pelve e auxilia na produção e manutenção da ereção ao comprimir as veias dorsais do pênis. Seu suprimento sangüíneo é derivado da artéria obturatória, e o suprimento nervoso, do nervo pudendo.

2. O **músculo retrator do pênis** é um músculo liso. Sua parte retal (ligamentos suspensórios do ânus) surge na superfície ventral da primeira e da segunda vértebras caudais e passa ventralmente sobre os lados do reto para encontrar-se ventralmente ao ânus. Neste ponto há uma decussação de fibras, formando assim uma espécie de aparelho suspensório para a parte caudal do reto e do ânus. Da decussação, o músculo passa, por curta distância, entre as camadas superficial e profunda do músculo bulbo-esponjoso e, a seguir, ao longo da superfície ventral do pênis, ao qual ele está frouxamente inserido. Próximo à glande, subdivide-se em feixes que passam através do músculo bulbo-esponjoso e se insere na túnica albugínea. Ventralmente ao ânus, o músculo está inserido no músculo esfíncter externo do ânus. No pênis os músculos direito e esquerdo estão aderidos um ao outro. Sua ação é a de retrair o pênis para dentro da bainha após a ereção ou protrusão.

---

[*]Demonstrou-se que os espaços cavernosos da glande do pênis recebem sangue exclusivamente das veias que vêm da camada peniana do prepúcio. Isto pode explicar o fato de que a glande atinge seu extremo, durante a ereção, posteriormente ao corpo cavernoso do pênis.

PREPÚCIO

O **prepúcio,** popularmente denominado "bainha", é uma dupla invaginação da pele que contém e cobre a porção livre ou pré-escrotal do pênis quando este não estiver ereto. Ele consiste em duas partes, a externa e a interna (Fig. 20-17). A parte externa, ou bainha, estende-se do escroto até 5 a 7,5 cm do umbigo, onde a camada externa se reflete dorsal e caudalmente, formando a espessa margem do **óstio prepucial;** dorsalmente, ele é diretamente contínuo com o tegumento da parede abdominal. É marcado por uma **rafe** mediana, uma continuação da rafe escrotal. Na margem inferior do óstio prepucial, muitas vezes existem, no garanhão, duas papilas, que são consideradas como tetas rudimentares. A camada interna passa caudalmente do óstio prepucial até uma distância de aproximadamente 15 a 20 cm, forrando a cavidade da parte externa do prepúcio, e a seguir se reflete cranialmente até aproximar-se do óstio, onde é mais uma vez refletida caudalmente. Assim ela forma, no interior da cavidade da bainha, uma invaginação tubular secundária, o prepúcio verdadeiro, no qual se situa a parte cranial do pênis. Esta cavidade tubular está fechada caudalmente pela reflexão da camada interna sobre o pênis para formar a camada peniana do prepúcio. Seu óstio está circundado por uma margem espessa, o **ânulo prepucial,** que está ligado ventralmente à parte externa pelo **frênulo do prepúcio.**

A disposição é diferente daquela encontrada no homem, pois a parte interna do prepúcio, conforme descrito, é equivalente ao prepúcio humano inteiro. Esta parte, o prepúcio propriamente, é bem observada em cortes sagitais, e pode ser demonstrada ao puxar-se o pênis, circundado neste prepúcio, para fora da cavidade da bainha; a disposição da parte livre do pênis e do prepúcio é então como a do homem. (Na parafimose, o pênis é estrangulado pelo ânulo prepucial.) A parte externa pode ser distinguida como a bainha ou vagina do pênis.

ESTRUTURA. A pele externa da parte externa é semelhante à do escroto. As camadas internas de pele, até o ânulo prepucial, estão quase isentas de pêlo, sua coloração é variável, e muitas vezes estão irregularmente pigmentadas; elas formam pregas irregulares e são supridas de numerosas glândulas sebáceas grandes e glândulas em espiral, que atingem seu maior tamanho no ânulo. Além deste ponto as glândulas estão ausentes e a pele é semelhante a uma túnica mucosa não glandular. A secreção das **glândulas prepuciais,** juntamente com células epiteliais descamadas, forma o gorduroso **esmegma do prepúcio,** que possui um cheiro forte e desagradável e muitas vezes acumula-se em quantidades consideráveis. Por baixo da pele há grande quantidade de tecido conjuntivo frouxo, exceto sobre a glande, onde a pele está intimamente inserida à túnica do tecido eréctil. A parte externa do prepúcio é reforçada por uma camada de tecido elástico, derivado da túnica abdominal.

VASOS E NERVOS. As **artérias** são ramos da artéria pudenda externa, e as **veias** vão essencialmente para a veia pudenda externa. Os **vasos linfáticos** vão para os nodos linfáticos escrotal e lombar. Os **nervos** são derivados do nervo pudendo, do nervo ilioipogástrico e do nervo ilioinguinal.

URETRA MASCULINA

A **uretra masculina** é o longo tubo mucoso que se estende da bexiga até a glande do pênis. Ela passa caudalmente no assoalho da pelve, dobra ao redor do arco isquiático, formando uma curva acentuada, e passa cranialmente como parte do pênis, circun-

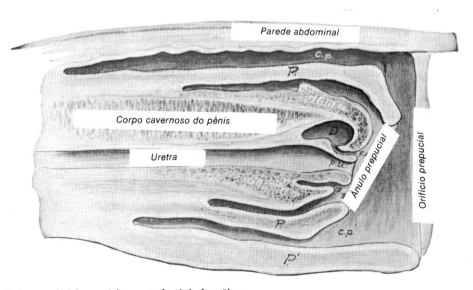

Figura 20-17. Corte sagital do prepúcio e parte do pênis do eqüino.

P, Parte interna do prepúcio ou prepúcio propriamente dito; P', parte externa do prepúcio ou bainha; C.p., cavidade do prepúcio; F.g., fossa da glande; D, seio uretral; P.u., processo uretral.

dada no corpo esponjoso do órgão. Ela pode, portanto, ser dividida em duas partes, a pélvica e a esponjosa (extrapélvica).

A **parte pélvica** tem de 10 a 12 cm de comprimento (Fig. 20-18). Em sua origem não é distinguível do colo da bexiga urinária no tamanho ou estrutura; em realidade, não existe nenhuma linha de demarcação entre os dois. Caudalmente à próstata o tubo dilata-se até a largura potencial de 5 a 6 cm. Próximo ao arco isquiático, entre as glândulas bulbouretrais, ele se contrai novamente, formando o **istmo da uretra.** Está relacionado dorsalmente ao reto e à próstata, ventralmente aos músculos obturatório interno e, lateralmente, às glândulas bulbouretrais. Está circundado, exceto em sua origem, pelo músculo uretral.*

O **útero masculino** é um remanescente fetal, de tamanho e formato variável, que está situado centralmente na parte caudal da superfície da bexiga urinária (Fig. 20-13). Quando bem desenvolvida consiste em um tubo mediano achatado, de uns 7,5 a 10 cm de comprimento e aproximadamente 1 a 1,5 cm de largura, cuja parte cranial se situa na prega genital e emite dois processos delgados ou cornos; estes curvam-se cranial e lateralmente na prega, por distância variável, sendo às vezes acompanháveis até a extremidade cranial da ampola do ducto deferente. A extremidade caudal do tubo passa sob o istmo da próstata e abre-se no interior da uretra, no ápice do colículo ou une-se a um ducto de uma vesícula seminal ou tem uma extremidade cega. Possui uma túnica muscular e uma forração mucosa. Em muitos casos consiste apenas num túbulo central muito pequeno com uma extremidade cranial cega ou uma faixa, não acentuadamente demarcada, do tecido adjacente; em outros casos não pode ser reconhecido. Ele é um remanescente dos ductos paramesonéfricos (de Muller) e o homólogo do útero e da vagina.

A **parte esponjosa** passa entre os dois pilares do pênis e corre ao longo do sulco na superfície ventral do corpo cavernoso do pênis, circundado pelo corpo esponjoso do pênis e pelo músculo bulbosponjoso. Ele passa através da glande do pênis e projeta-se cranialmente, aproximadamente, 2,5 cm na fossa da glande como um tubo livre, o **processo uretral;** esta parte está coberta por um tegumento delicado, sob o qual há uma fina camada de tecido eréctil.

O lúmen do tubo está em grande parte obliterado em estado de inatividade. Quando moderadamente distendido, suas dimensões, no eqüino de tamanho médio, são as seguintes; em sua origem o diâmetro é de aproximadamente 1 a 1,5 cm. A dilatação pélvica, em sua parte mais larga, mede 3,5 a 5 cm transversalmente, e aproximadamente 2 a 3 cm verticalmente; ele é elíptico em seção transversal quando inteiramente distendido. O istmo no arco isquiático é um pouco menor do que a parte inicial. Além deste o lúmen tem

aproximadamente 1,5 cm de diâmetro e é razoavelmente uniforme na glande do pênis. Neste ponto há uma ligeira dilatação fusiforme (*fossa navicular da uretra*), além da qual o calibre se reduz novamente.

O orifício de comunicação da uretra com a bexiga é denominado **óstio interno da uretra;** ele está fechado exceto durante a micção. A abertura terminal é o **óstio externo da ureta** ou meato urinário. O **colículo seminal** é uma proeminência arredondada situada medialmente na parede dorsal, aproximadamente 5 cm caudal ao óstio uretral interno. Nos lados do colículo há uma pequeno divertículo, no qual o ducto deferente e o ducto da vesícula seminal se abrem. O pequeno orifício do útero masculino está colocado centralmente no colículo; ele é inconstante. Os óstios dos **ductos prostáticos** estão nos dois grupos de pequenas papilas, colocadas lateralmente aos óstios ejaculatórios. Os **ductos das glândulas bulbouretrais** abrem-se em duas séries laterais de pequenas papilas, aproximadamente 2,5 cm mais para trás e próximo à linha média. Os pequenos orifícios das **glândulas uretrais laterais** estão situados lateralmente na larga porção pélvica.

ESTRUTURA. A **túnica mucosa** contém grande quantidade de finas fibras elásticas e, em sua parte pélvica, há **glândulas uretrais** tubuloalveolares.* O epitélio é, a princípio, como o da bexiga urinária, tornando-se a seguir cilíndrico, e na parte terminal é pavimentoso estratificado. Na parede dorsal a túnica forma uma crista mediana, a **crista uretral;** esta termina no colículo seminal aproximadamente a 5 cm do óstio uretral interno.

Na origem da uretra há uma camada de **fibras musculares lisas** circulares por fora da túnica mucosa. Além desta a túnica mucosa está circundada por uma camada de tecido eréctil (*estrato cavernoso*), que contém plexos de veias apoiadas por trabéculas de tecido muscular liso e elástico; em sua parte periférica há numerosas pequenas artérias. Há um ligeiro engrossamento do tecido eréctil no arco isquiático, produzindo uma ampola conhecida como o **bulbo do pênis.** Ele se continua pelo corpo esponjoso do pênis. Por fora do tecido eréctil há uma continuação da túnica muscular lisa intrínseca, consistindo em estratos longitudinais externo e interno com uma camada de fibras circulares entre eles.

Exceto em sua origem e terminação, a uretra é suprida por uma camada contínua de músculo estriado, colocado externamente ao tecido eréctil. Este é descrito como consistindo de duas partes ou músculos.

1. O **músculo uretral** circunda a larga parte pélvica da uretra e cobre as glândulas bulbouretrais. Consiste em fibras longitudinais e transversais. Ele é um compressor da parte pélvica da uretra e das glândulas bulbouretrais. Por sua contração forçada

---

*Tem sido costume dividir a parte pélvica da uretra nas partes prostática e membranácea. Estes termos aplicam-se bem à anatomia humana, mas não possuem valor especial na anatomia comparativa. No eqüino, uma parte prostática quase não existe, a menos que suponhamos que ela e o colo da bexiga em conjunto tenham aproximadamente 2,5 cm de comprimento. Não há parte membranácea no sentido em que esse termo é usado com relação ao homem, pois o tubo tem um envoltório contínuo de tecido eréctil.

---

*Dois conjuntos de glândulas podem ser distinguidos na parte pélvica da uretra. Duas fileiras de glândulas dorsais ocorrem próximo ao plano mediano; seus ductos se abrem nas glândulas bulbouretrais. Uma série de glândulas laterais se estende em cada lado a partir de um ponto próximo aos ductos prostáticos até a extremidade da uretra pélvica; seus ductos abrem-se lateralmente, conforme citado.

APARELHO UROGENITAL DO EQÜINO

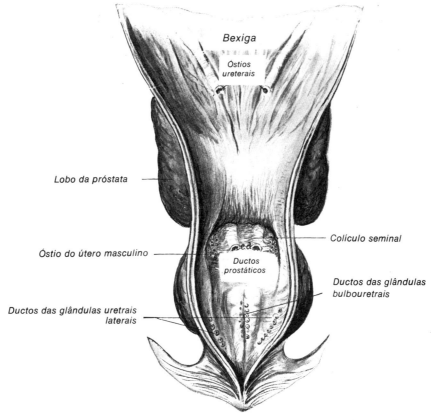

Figura 20-18. Uretra pélvica e parte caudal da bexiga do eqüino, cortadas ventralmente e abertas.
e.d., Aberturas do ducto deferente e ductos das vesículas seminais.

desempenha um papel importante na ejaculação do fluido seminal e também na evacuação da última quantidade de urina na micção.

2. O **músculo bulbosponjoso** é a continuação do músculo uretral na parte esponjosa da uretra; estende-se do arco isquiático até a glande do pênis. Na raiz do pênis é mais espesso e forma uma camada completa de fibras circulares que circundam o corpo esponjoso do pênis. Além deste ponto diminui gradativamente na espessura e consiste em fibras que surgem numa rafe ventral mediana e curvam-se ao redor do corpo esponjoso do pênis para terminar na túnica albugínea. Sua ação é a de esvaziar a parte esponjosa da uretra.

Os **músculos isquiouretrais** (Fig. 22-40) são pequenas faixas que surgem no arco isquiático e nos pilares do pênis e passam cranialmente para se perderem na camada ventral do músculo uretral. Eles podem auxiliar na ereção do pênis ao exercerem pressão nas veias dorsais.

ÓRGÃOS GENITAIS FEMININOS

OVÁRIOS

Os **ovários** da égua têm o formato de feijão e são bem menores do que os testículos (Fig. 20-21). O tamanho varia muito em diferentes animais e normalmente são maiores nos animais jovens do que nos animais idosos; um ovário é muitas vezes maior do que o outro. Tem aproximadamente 7 a 8 cm de comprimento e aproximadamente 3 a 4 cm de espessura. O peso é de aproximadamente 70 a 80 g.

Cada ovário apresenta, para descrição, duas superfícies, duas bordas e duas extremidades. As superfícies são denominadas **medial** e **lateral;** são ambas lisas e arredondadas.* A **borda** inserida ou **mesovárica** é convexa. Está circundada numa parte do ligamento largo denominado de mesovário; os

---

*Estes termos aplicam-se apropriadamente somente quando as vísceras adjacentes são removidas e os ovários estão efetivamente "suspensos" pelos ligamentos largos. Quando o ovário está em sua posição natural, as superfícies são normalmente dorsal e ventral, a primeira correspondendo à superfície "lateral" se a borda livre estiver direcionada lateralmente e, a "medial", se a borda é medial.

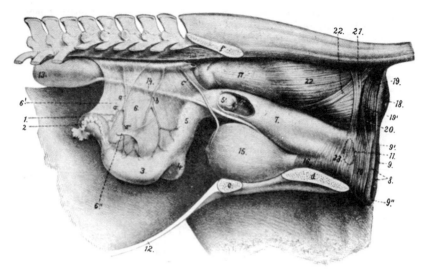

Figura 20-19. Vista lateral dos órgãos genitais da égua e estruturas adjacentes.

Deve ser notado que a retirada das outras vísceras abdominais permitiu a descida dos ovários e do útero; entretanto, isto tem a vantagem de apresentar os ligamentos largos do útero. 1, Ovário esquerdo; 2, tuba uterina; 3, corno esquerdo do útero; 4, corno direito do útero; 5, corpo do útero; 5', porção vaginal da cérvix, e 5", óstio uterino externo, observado através de uma janela cortada na vagina; 6, ligamento largo do útero; 6', ligamento suspensório do ovário; 6", ligamento redondo do útero; 7, vagina; 8, lábios da vulva; 9, borda pudenda; 9', comissura dorsal da vulva; 9", comissura ventral da vulva; 10, músculo constritor da vulva; 11, posição do bulbo vestibular; 12, parede ventral do abdome; 13, rim esquerdo; 14, ureter esquerdo; 15, bexiga urinária; 16, uretra; 17, reto; 18, ânus; 19, 19' porções ímpar e par do músculo esfíncter externo do ânus; 20, músculo levantador do ânus cortado sob o músculo esfíncter externo do ânus; 21, parte anal do músculo retrator do clitóris; 22, camada muscular longitudinal do reto; |22', músculo retococcígeo;| 23, músculo constritor do vestíbulo; a, artéria ovariana com a', ramo para a tuba, e a", ramo uterino; b, artéria uterina; c, artéria umbilical; d, ísquio; e, pube; f, ílio. (De Ellenberger, 1908.)

vasos e nervos atingem a glândula nesta borda. A **borda livre** é demarcada por uma incisura que conduz para uma depressão estreita, a **fossa de ovulação**. A **extremidade tubária** (cranial) é arredondada e está relacionada com a extremidade fimbriada da tuba uterina. A **extremidade uterina** (caudal) é também arredondada e está ligada ao corno do útero pelo ligamento ovariano.

Os ovários estão situados na região sublombar e são normalmente ventrais à quarta ou quinta vértebras lombares. Estão normalmente em contato com a parede lombar do abdome. A distância média dos ovários até o orifício vulvar é de aproximadamente 50 a 55 cm na égua de tamanho médio.

A posição dos ovários é muito inconstante, como poderia se esperar dado à sua modalidade de inserção. Cada ovário ou ambos podem ser desviados transversalmente em qualquer direção até o limite integral permitido pelo mesovário. As chamadas superfícies medial e lateral são normalmente dorsal e ventral, ou vice-versa, de acordo com a direção da deflecção. A gama de variação na direção longitudinal é maior do que se acreditava anteriormente. O ovário direito está muitas vezes aproximadamente 15 cm caudal ao rim correspondente, mas a distância entre eles pode ser quase o dobro ou de apenas aproximadamente 5 cm. O ovário esquerdo está normalmente um pouco (aproximadamente 2 a 3 cm) mais adiante e caudalmente do que o ovário direito, mas normalmente mais próximo do rim correspondente, a distância média entre eles sendo de aproximadamente 10 cm. Podem estar aproximadamente 5 cm da extremidade do corno do útero correspondente ou em contato com o mesmo. Exceto durante a gestação, estão quase sempre em contato com a parede abdominal lombar e não estão suspensos entre as vísceras adjacentes.

O ovário está inserido na região sublombar pela parte cranial do ligamento largo do útero; esta parte do ligamento, o mesovário, tem aproximadamente de 8 a 10 cm de largura, medidos diretamente do ovário até a inserção parietal. A extremidade uterina do ovário está ligada à extremidade do corno do útero pelo **ligamento próprio do ovário;** esta é uma faixa de músculo liso incluída entre as camadas do ligamento largo.

ESTRUTURA. A maior parte da superfície do ovário tem uma cobertura de peritônio. A cobertura peritoneal está ausente na borda inserida onde os vasos e nervos penetram; esta área é denominada **hilo** do ovário, embora não haja depressão neste local. A fossa de ovulação está coberta por uma camada de células poligonais curtas, um remanescente do epitélio germinativo primitivo. O **estroma** do ovário é uma rede de tecido conjuntivo. Nas malhas do estroma há (nos animais jovens) numerosos **folículos vesiculosos ovarianos** contendo *ovócitos* em vários estágios de desenvolvimento. O ovócito imaturo está circundado por células foliculares; os ovócitos mais avançados no desenvolvimento estão circundados por diversas camadas (cinco a oito) de células foliculares, formando o **estrato granuloso,** e por uma condensação do estroma denominada a **teca folicular;** dentro da teca há uma quantidade de fluido, o **líquido folicular.** Em determinado ponto as células foliculares estão aglomeradas como um montículo *(cumulos oophorus),* no qual o ovócito está incluído. Tais sacos são denominados de folículos vesiculosos do ovário; eles aumentam ao amadurecerem, tornando-se visíveis a olho nu como vesículas com um diâmetro de um centímetro ou mais.

APARELHO UROGENITAL DO EQÜINO

Quando integralmente desenvolvidos os folículos estão superficialmente situados e muitas vezes projetam-se ligeiramente da superfície do ovário. A intervalos os folículos rompem-se e seu conteúdo escapa. Este processo, que libera o ovócito, é denominado **ovulação;** ele ocorre na égua somente na fossa de ovulação e durante os períodos do estro.

A estrutura do ovário da égua é peculiar e difere da dos outros animais no fato de que ele não consiste em um córtex (*zona parenquimatosa*) que contém os vasos e nervos. Esta disposição está presente no feto, mas posteriormente os folículos tornam-se distribuídos por todo o interior da glândula, e a zona vascular é superficial.

Após a ruptura de um folículo, sua cavidade é parcialmente ocupada por um coágulo de sangue, constituindo o que pode ser denominado **corpo rubro.** Pela proliferação e aumento e modificações gordurosas, as células do folículo são transformadas em células luteínicas, formando uma massa amarelada conhecida como o **corpo lúteo.** Se ocorrer a impregnação, o aumento conseqüente na vascularização dos órgãos pode fazer com que o corpo lúteo atinja um grande tamanho; caso a impregnação não ocorra, ele é bem menor e é logo substituído por tecido cicatricial, formando o **corpo albicans s. fibrosum.**

Deve ser notado que, na égua, os corpos lúteos não se projetam da superfície do ovário, como é o caso observado na vaca e na porca, mas estão incluídos no ovário.

No potro recém-nascido, os ovários são grandes e ovóides (Fig. 20-22). A borda livre é convexa e está coberta por epitélio germinativo, que também se estende sobre uma grande parte das superfícies. Esta área é distinguível, por sua aparência cinzenta fosca, da superfície peritoneal que tem o costumeiro caráter liso e brilhante. O limite do epitélio peritoneal é uma linha distinta. À medida que o crescimento prossegue o ovário gradativamente torna-se dobrado até que assume seu formato curvo definitivo. O epitélio germinativo está nesse ponto limitado à fossa de ovulação. O ovário migra um tanto de sua posição primitiva durante o desenvolvimento, que é a mesma que a do testículo.

Nos animais idosos os ovários comumente consistem, em grande parte, em tecido fibroso no qual há muitas vezes cistos de tamanhos variados. Os ovócitos, presentes em grande quantidade no nascimento, foram até então expelidos, ou destruídos pela ação fagocítica ou degeneração.

VASOS E NERVOS. As **artérias** do ovário são derivadas da artéria ovariana. A artéria é relativamente calibrosa e flexuosa; ela atinge a borda inserida do ovário ao passar entre as camadas do mesovário. As **veias** são calibrosas e numerosas. Elas formam um plexo semelhante ao do funículo espermático. Os **vasos linfáticos** passam para os nodos lombares. Os **nervos** são derivados do sistema simpático através dos plexos renal e aórtico abdominal. Eles acompanham os ramos arteriais.

TUBAS UTERINAS

As **tubas uterinas** (de Falópio) agem como ductos excretores dos ovários, pois conduzem os ovócitos destas glândulas da reprodução para o útero. Não estão, entretanto, em continuidade direta com as glândulas mas, pelo contrário, estão parcialmente em contigüidade com e parcialmente inseridas ne-

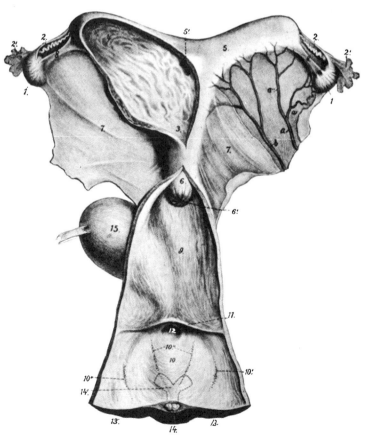

Figura 20-20. Órgãos genitais da égua; vista dorsal.

O corno esquerdo e a parte adjacente do corpo do útero e a vagina e a vulva estão abertos. 1, Ovário; 2, tuba uterina, com 2', sua extremidade ovariana; 3, cavidade do corpo do útero; 4, cavidade do corno esquerdo; 5, corno direito, com 5', sua comunicação com o corpo; 6, porção vaginal da cérvix; 6', óstio externo do útero; 7, ligamento largo do útero; 8, ligamento do ovário; 9, vagina; 10, vulva; 10', orifícios dos ductos da glândula vestibular maior; 10", orifícios dos ductos das glândulas vestibulares menores; 11, prega transversa; 12, óstio uretral externo; 13, 13', lábios da vulva; 14, glande do clitóris; 14', junção dos pilares para formar o corpo do clitóris indicado por linhas pontilhadas; 15, bexiga urinária; a, artéria ovariana, com a', ramo para a tuba, e a", ramo uterino; b, artéria uterina (média). (De Ellenberger, 1908.)

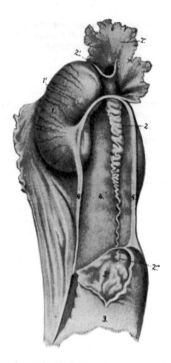

Figura 20-21. Ovário direito da égua, com estruturas adjacentes.
A extremidade do corno está aberta. 1, Ovário; 1', corpo lúteo; 2, tuba uterina, com 2', sua abertura abdominal; 2", fímbrias, e 2"', abertura uterina; 3, corno do útero, com seu revestimento mucoso (3') exposto; 4, ligamento do ovário; 4', mesossalpinge. (De Ellenberger, 1908.)

las.* São dois tubos flexuosos de 20 a 30 cm de comprimento que se estendem das extremidades dos cornos uterinos até os ovários (Fig. 20-21). O tubo é muito pequeno em sua extremidade uterina (aproximadamente 2 a 3 mm de diâmetro), mas no sentido do ovário alarga-se consideravelmente (4 a 8 mm de diâmetro), formando a ampola. Cada uma está circundada numa prega peritoneal, derivada da camada lateral do ligamento largo, e denominada **mesossalpinge**. Esta cobre em grande parte a superfície lateral do ovário e forma com ele e o ligamento largo uma bolsa denominada **bolsa do ovário**. A **parte uterina** da tuba comunica-se com a cavidade do corno por um diminuto orifício, o **óstio uterino da tuba**. A **extremidade ovariana** da tuba uterina é expandida e um tanto semelhante a um funil e, portanto, denominada **infundíbulo da tuba uterina**. A margem deste último é cortada em processos irregulares, as **fímbrias**, algumas das quais, as **fímbrias ováricas**, estão inseridas na fossa de ovulação. Aproximadamente no meio do infundíbulo há uma pequena abertura, o **óstio abdominal da tuba uterina**, pelo qual a tuba se comunica com a cavidade peritoneal. A extremidade ovariana da tuba parece estar normalmente aplicada ao ovário, de modo que os ovócitos expelidos passam para o seu interior e são levados ao útero.*

Cistos pedunculados, os **apêndices vesiculosos** (hidátides de Margagni) muitas vezes são encontrados em uma ou mais das fímbrias. Na mesossalpinge estão túbulos flexuosos cegos, que constituem o **paroophoron**, um remanescente do mesonefro. Eles são mais evidentes no adulto jovem e tendem a desaparecer com o avançar da idade. Não é incomum originarem dois cistos.

ESTRUTURA. A tuba uterina está coberta externamente por uma **túnica serosa**, formada pelo mesossalpinge. A túnica serosa se continua nas fímbrias, onde se encontra com a mucosa de revestimento. A **adventícia** fibrosa é contínua com a lâmina fibrosa do ligamento largo. A **túnica muscular** consiste essencialmente em fibras circulares, por fora das quais há fibras longitudinais derivadas do ligamento largo; a espessura da túnica muscular diminui no sentido da extremidade ovariana. A **túnica mucosa**

---

*As tubas podem ser consideradas, tanto na origem como na estrutura, como prolongamentos do útero.

*A disposição é a única exceção à regra geral de que as cavidades serosas são fechadas. Neste caso a túnica mucosa do infundíbulo se continua com o peritônio adjacente, uma persistência das relações embrionárias do ducto paramesonéfrico (de Müller).

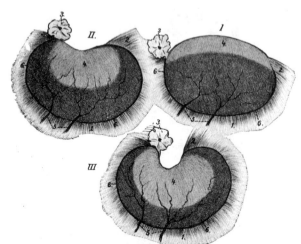

Figura 20-22. Representação esquemática das mudanças no ovário da égua do estado fetal ao adulto.
As mudanças afetam essencialmente a borda livre (superior na figura) e a extensão e o formato da área coberta pelo epitélio germinativo (4). 1, Peritônio (ligamento largo); 2, ligamento do ovário; 3, fímbria da tuba uterina; 4, epitélio germinativo; 5, vasos, que atingem o ovário na borda inserida (6). Esta última representa o hilo, enquanto a depressão profunda na borda livre é a fossa de ovulação. (De Ellenberger, 1908.)

APARELHO UROGENITAL DO EQÜINO

é fina e muito pregueada. As pregas são essencialmente longitudinais, mas na parte larga da tuba *(ampola da tuba uterina)* são muito complexas, de modo que em seção transversal os espaços entre as pregas podem ser tomados por glândulas tubulares ramificadas. As pregas se continuam nas fímbrias. O epitélio é uma única camada de células ciliadas colunares, produzindo os cílios uma corrente direcionada no sentido do útero. Na extremidade ovariana este epitélio passa gradativamente para o tipo escamoso da túnica serosa.

VASOS E NERVOS. As **artérias** são derivadas da artéria ovariana. As **veias** são satélites das artérias. Os **vasos linfáticos** passam com os vasos ovarianos para os nodos lombares. Os **nervos** têm uma origem semelhante à dos nervos do ovário.

ÚTERO

O **útero** é um órgão muscular oco que se continua cranialmente com as tubas uterinas e se abre caudalmente na vagina. Está essencialmente situado na cavidade abdominal, mas estende-se por uma curta distância dentro da cavidade pélvica. Está inserido na região sublombar e nas paredes laterais da cavidade pélvica por duas pregas de peritônio denominadas ligamentos largos. Consiste em dois cornos, do corpo e do colo.

Os **cornos** do útero estão situados inteiramente no abdome. Eles parecem variar consideravelmente na posição; comumente estão comprimidos contra os músculos sublombares pelo intestino (ceco, partes esquerdas do cólon maior, cólon menor e intestino delgado). São cilíndricos quando moderadamente distendidos e de aproximadamente 25 cm de comprimento. A extremidade cranial de cada corno forma uma extremidade rombuda que recebe a tuba uterina. Caudalmente eles aumentam um tanto no calibre, convergem e unem-se ao corpo. A **borda dorsal** é ligeiramente côncava e está inserida, na região sublombar, pelo ligamento largo. A **borda ventral** é convexa e livre.

> Quando um útero macio é distendido, seus cornos são acentuadamente curvados, mas isto representa o formato natural. Quando fixado *in situ*, os cornos são ou ligeiramente curvos ou quase retos. Os dois cornos são comumente assimétricos, no comprimento e no diâmetro, nas éguas que já tiveram crias.

O **corpo** do útero está situado parcialmente na cavidade abdominal e parcialmente na cavidade pélvica. É cilíndrico, mas consideravelmente achatado dorsoventralmente, de modo que em corte transversal ele é elíptico. Seu comprimento médio é de 18 a 20 cm, e seu diâmetro, quando moderadamente distendido, é de aproximadamente 10 cm. Sua **superfície dorsal** está relacionada ao reto e outras partes do intestino. Sua **superfície ventral** está em contato com a bexiga urinária e tem relações inconstantes com diversas partes do intestino. O termo **fundo** é aplicado para a larga parte cranial das quais os cornos divergem.

> A posição do corpo do útero é variável, especialmente em relação à sua parte cranial. Muitas vezes está comprimido contra o reto e pode ser desviado para ambos os lados — na maioria das vezes para a esquerda — pela flexura pélvica do cólon maior ou espirais do cólon menor.

A **cérvix** do útero (colo) é a parte caudal estreitada que se une à vagina. Tem aproximadamente 5 a 7,5 cm de comprimento, e 3,5 a 4 cm de diâmetro. Parte dela *(porção vaginal da cérvix)* projeta-se na cavidade da vagina; portanto, não é visível externamente, mas pode ser sentida através da parede vaginal.

INSERÇÕES. O corpo e os cornos estão inseridos, nas paredes abdominal e pélvica, por duas pregas peritoneais extensas, os **ligamentos largos do útero.** Eles se estendem em ambos os lados da região sublombar e das paredes pélvicas laterais até a borda dorsal dos cornos e as margens laterais do corpo do útero. Contêm os vasos e os nervos do útero e dos ovários, tecido conjuntivo e uma grande quantidade de fibras musculares lisas, que se continuam com as do útero. Os ureteres estão situados ao longo de suas margens parietais. A camada lateral de cada um emite uma prega, o **ligamento redondo do útero,** que se une com o peritônio parietal sobre o ânulo inguinal profundo; sua extremidade cranial está situada acima da extremidade do corno e forma um longo apêndice redondo. Ele contém tecido muscular, vasos e nervos e é o homólogo do gubernáculo do testículo. A parte cranial do colo se continua com a vagina, e desta forma possui uma posição mais fixa do que o restante do órgão.

A **cavidade** do útero está em grande parte obliterada, no estado não gravídico, pela contração da parede e pelas pregas da mucosa de revestimento. Na extremidade de cada corno ele se comunica com a tuba uterina por uma diminuta abertura numa pequena papila. A cavidade do colo é denominada **canal cervical;** está fechada ordinariamente por pregas mucosas e um tampão de muco. Se abre na vagina pelo **óstio externo do útero** e dentro do corpo uterino pelo **óstio interno do útero.**

ESTRUTURA. A parede do útero consiste em três túnicas. A **túnica serosa** (perimétrio) está, em sua maior parte, intimamente aderida à túnica muscular. Ela se continua com os ligamentos largos. A **túnica muscular** (miométrio) essencialmente consiste em duas camadas, um estrato externo fino de fibras longitudinais e uma espessa camada interna de fibras circulares. Entre elas há uma camada de tecido conjuntivo, muito vascularizada, com fibras musculares circulares e oblíquas. A túnica circular é muito espessa no colo, onde forma um esfíncter de aproximadamente 1,5 cm de espessura. A **túnica mucosa** (endométrio) repousa diretamente na túnica muscular e é de coloração vermelho-marrom, exceto no colo, onde é pálida. Está coberta por uma camada única de células colunares altas, e contém numerosas **glândulas uterinas** longas, ramificadas e tubulares; elas estão ausentes na cérvix.

VASOS E NERVOS. As principais **artérias** são a artéria uterina e o ramo uterino da artéria ovariana, que possui um percurso flexuoso nos ligamentos largos; também há um ramo da artéria pudenda interna. As **veias** formam plexos pampiniformes que acompanham as artérias. Os **vasos linfáticos** são numerosos e vão para os nodos linfáticos ilíaco interno e lombar. Os **nervos** são derivados do simpático através dos plexos uterino e pélvico.

As descrições anteriores referem-se ao útero não grávido. No estado de gestação ele sofre mudanças importantes no tamanho, posição e estrutura. O aumento no tamanho afeta essencialmente o corno grávido (exceto no caso de gêmeos) e o corpo. O corno atinge um comprimento de aproximadamente 80 a 90 cm e um diâmetro correspondente; neste processo ele estende-se bem além do ovário e do ligamento largo. O útero grávido é inteiramente abdominal na posição e estende-se ao longo da parede ventral, principalmente à esquerda do plano mediano. Ele pesa aproximadamente 4 kg de acordo com Ellenberger e Baum (1908). Os ligamentos largos aumentam grandemente de tamanho e contêm mais tecido muscular. Os vasos estão muito aumentados e formam novos ramos. A túnica muscular, apesar do aumento do tamanho e do número das fibras, é um tanto mais fina, exceto no colo. A túnica mucosa é mais espessa e mais vascular.

VAGINA

A **vagina** é a passagem que se estende horizontalmente através da cavidade pélvica desde o colo do útero até a vulva. Ela é tubular, tem aproximadamente 15 a 20 cm de comprimento e, quando ligeiramente distendida, aproximadamente de 10 a 12 cm de diâmetro. Sua dilatabilidade parece estar limitada apenas pela parede pélvica. Não há linha externa de demarcação entre a vagina e o útero ou a vulva.

Relaciona-se dorsalmente com o reto, ventralmente com a bexiga urinária e a uretra e lateralmente com a parede pélvica. A bolsa retogenital do peritônio estende-se comumente entre a vagina e o reto por uma distância de aproximadamente 5 cm; ventralmente, a bolsa vesicogenital passa caudalmente, um pouco mais adiante entre a vagina e a bexiga. Desta maneira, a maior parte da vagina é retroperitoneal e está circundada por quantidade de tecido conjuntivo frouxo, um plexo venoso e uma quantidade variável de gordura.*

ESTRUTURA. Com exceção da curta parte peritoneal, como já foi indicado, a parede propriamente da vagina é composta das túnicas muscular e mucosa. A **túnica muscular** é composta de uma fina camada de fibras longitudinais e uma camada mais espessa de fibras circulares; ela é coberta externamente por uma adventícia fibrosa, havendo uma grande quantidade de tecido conjuntivo intermuscular. A **túnica mucosa** é altamente elástica e está forrada com um epitélio estratificado — mas não pavimentoso. Ela não possui glândulas.

Sob condições normais, a cavidade está praticamente obliterada por aposição das paredes, de modo que o lúmen é uma fenda transversal; esta condição é pronunciada quando o reto está cheio. A extremidade cranial da vagina é essencialmente ocupada pela parte intravaginal do colo do útero, de modo que aqui a cavidade se reduz a um recesso anular denominado **fórnix.** A parte caudal se continua diretamente com o vestíbulo vaginal sem qualquer linha de demarcação, exceto a prega transversal que cobre o óstio uretral externo; nos animais muito jovens esta prega se continua em ambos os lados, formando o **hímen,** que estreita a entrada para a vagina (*óstio da vagina*).*

VASOS E NERVOS. As **artérias** são ramos das artérias pudendas internas. As **veias** formam um rico plexo que é drenado pelas veias pudendas internas. Os **vasos linfáticos** vão para os nodos linfáticos ilíacos internos. Os **nervos** são derivados do simpático através do plexo pélvico; numerosos gânglios estão presentes na adventícia.

VESTÍBULO DA VAGINA

O **vestíbulo da vagina** é a parte terminal do trato genital. Ele é contínuo cranialmente com a vagina e abre-se externamente na **rima do pudendo** (fenda vulvar) aproximadamente de 5 a 7 cm ventralmente ao ânus. Não há linha externa de demarcação entre a vagina e o vestíbulo. O tubo tem de 10 a 12 cm de comprimento, medido do óstio uretral externo à comissura ventral; dorsalmente (de um ponto verticalmente oposto ao óstio uretral externo) ele é consideravelmente mais curto. Está relacionado dorsalmente com o reto e o ânus, ventralmente com o assoalho pélvico e lateralmente com o ligamento sacrotuberal largo, o músculo semimembranáceo e a artéria pudenda interna.

ESTRUTURA. O **músculo constritor do vestíbulo** abarca o vestíbulo cranial ao músculo constritor da vulva; ele é incompleto dorsalmente e se une em cada lado por uma faixa de músculo liso, a parte anal do músculo retrator do clitóris (ligamento suspensório do ânus). Ele constrita o vestíbulo. Dentro deste há uma túnica muscular lisa, a maior parte de cujos feixes são circulares. Essencialmente entre esta túnica e a túnica mucosa há na parede lateral, imediatamente cranial ao lábio, um corpo oval achatado, o **bulbo do vestíbulo** (Fig. 22-41); esta é uma estrutura eréctil, homóloga ao corpo esponjoso do pênis do macho. Ele tem aproximadamente 6 a 8 cm de comprimento e 3 cm de largura. É de estrutura semelhante ao bulbo do pênis do macho, sendo suprido de sangue por um grande ramo da artéria pudenda interna. A túnica mucosa do vestíbulo é de coloração avermelhada e forma pregas longitudinais e transversais. Apresenta ventralmente duas séries lineares de pequenas papilas que convergem no sentido da comissura ventral; elas marcam os orifícios dos ductos das **glândulas vestibulares menores.** Em cada lado da parede dorsal há um grupo de oito a dez proeminências maiores nas quais os ductos das **glândulas vestibulares maiores** abrem-se (Fig. 20-20).

Partes Genitais Externas

PUDENDO FEMININO
(VULVA)

O orifício externo, a **rima do pudendo** (fenda da vulva), tem o formato de uma fenda vertical, de 12,5 a 15 cm de altura, e é marginada por dois **lábios** arredondados proeminentes (*lábios do pudendo*). Os

---

*A parte da vagina coberta por peritônio varia, dependendo aparentemente do grau de enchimento do reto e da bexiga. Quando estes órgãos estão vazios, o peritônio pode cobrir a vagina por uma distância de 8 a 10 cm; quando estão cheios, a vagina pode ser completamente ou quase retroperitoneal.

---

*Nos animais endurecidos com formalina, há freqüentemente uma constrição pronunciada e semelhante a um anel na junção do vestíbulo e da vagina.

APARELHO UROGENITAL DO EQÜINO

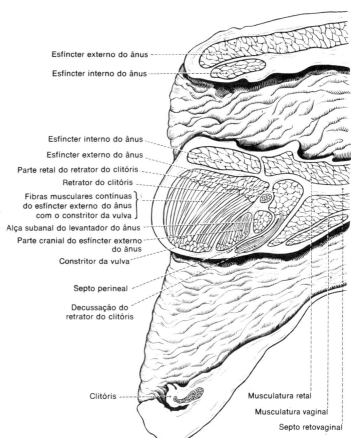

Figura 20-23. Corte mediano através do ânus, corpo perineal e da vulva.
(De Rooney, Sack e Habel, 1967.)

lábios reúnem-se dorsalmente em um ângulo agudo, formando a **comissura dorsal,** que está 5 cm ventral ao ânus. Eles se unem ventralmente para formar a espessa e arredondada **comissura ventral,** que se situa aproximadamente a 5 cm caudal e ventralmente ao arco isquiático. Quando os lábios são separados, um corpo arredondado de aproximadamente 2,5 cm de largura é observado ocupando uma cavidade na comissura ventral; este é a **glande do clitóris,** o homólogo da glande do pênis, e a cavidade em que está situado é a **fossa do clitóris.** O teto da fossa é formado por uma fina prega *(frênulo do clitóris),* que se sobrepõe à glande e está inserida centralmente a ele. Na extremidade cranial da parede ventral da vulva, isto é, a 10 a 12 cm da comissura ventral, há o óstio uretral externo (meato urinário). Admite facilmente o dedo e é muito dilatável. Está coberto por uma prega de túnica mucosa, a borda livre da qual está direcionada caudalmente (Fig. 20-20).

Muito excepcionalmente poderão ser encontrados em ambos os lados do óstio uretral as aberturas dos ductos longitudinais dos epoóforos (canais de Gartner).

ESTRUTURA. Os lábios são cobertos por pele fina, pigmentada e lisa, que é ricamente suprida de glândulas sebáceas e sudoríparas. Este se continua, a uma distância de aproximadamente 1 a 1,5 cm da borda livre, com uma túnica mucosa fina e isenta de glândulas. Sob a pele há uma camada de músculo estriado, o **músculo constritor da vulva;** ele funde-se dorsalmente com o músculo esfíncter externo do ânus (Fig. 20-23) e abarca o clitóris ventralmente, espalhando-se lateralmente na comissura ventral. Ele fecha o óstio vulvar e eleva o clitóris.

CLITÓRIS

O **clitóris** é o homólogo do pênis e consiste em partes semelhantes (menos a uretra e seu músculo). O **corpo** tem aproximadamente 5 cm de comprimento, e seu diâmetro, aproximadamente aquele de um dedo mínimo. Está inserido no arco isquiático por dois **pilares.** A **glande** do clitóris é a extremidade livre arredondada e aumentada do órgão que foi referida anteriormente como ocupando a fossa do clitóris na comissura ventral da vulva. Está coberto por um tegumento pigmentado fino, semelhante e contínuo com o que forra a fossa; este constitui o **prepúcio do clitóris.** O órgão é composto de tecido eréctil semelhante ao corpo cavernoso do pênis. O **músculo isquiocavernoso** é o homólogo do músculo do mesmo nome do macho; é um músculo muito fraco. As veias do clitóris comunicam-se por um plexo intermediário, existente em cada lado, com o bulbo do vestíbulo.

URETRA FEMININA

A **uretra feminina** representa apenas aquela parte do canal do macho que se situa entre o óstio uretral interno e o colículo seminal. Seu comprimento é de 5 a 7,5 cm, e seu lúmen é suficiente para facilmente permitir a introdução do dedo; entretanto, ele é capaz de notável dilatação caso sejam exercidos cuidados e paciência suficientes no processo. Situa-se centralmente no assoalho pélvico e está relacionado dorsalmente com a vagina, na qual está em parte inserido. O óstio externo localiza-se na extremidade cranial do vestíbulo da vagina, conforme descrito anteriormente.

ESTRUTURA. A **túnica muscular** intrínseca consiste em fibras longitudinais externas e fibras circulares internas; está ausente quando a uretra se insere na vagina. A **túnica mucosa** forma pregas longitudinais quando o canal está fechado; ela é altamente elástica e está coberta por epitélio estratificado. Há uma rica rede venosa submucosa, formando um estrato cavernoso.

O **músculo uretral** abarca a uretra e é contínuo com o músculo constritor do vestíbulo. Está coberto por uma túnica fibrelástica.

GLÂNDULAS MAMÁRIAS

As **mamas** são glândulas cutâneas modificadas que estão tão intimamente associadas funcionalmente com os órgãos genitais a ponto de serem consideradas acessórias dos mesmos.

Na égua são em número de duas e estão colocadas a cada lado do plano mediano, na região pré-púbica. Cada glândula tem o formato de um cone muito curto e achatado, bastante comprimido transversalmente e tendo uma superfície medial plana. Consiste em massa glandular ou **corpo** da glândula, e da **papila**, ou **teta**. A base está relacionada com a parede abdominal, na qual está inserida por tecido areolar que contém um plexo venoso, os nodos linfáticos mamários e uma quantidade variável de gordura. O ápice é constituído pela teta, que também é achatada transversalmente e varia no comprimento de 2,5 a 5 cm. Entre as bases das tetas está o sulco intermamário. No ápice de cada teta normalmente há dois pequenos orifícios colocados bem juntos um do outro; são as aberturas dos ductos lactíferos.

ESTRUTURA. A **pele** que cobre as glândulas é fina, pigmentada, essencialmente isenta de pêlos e su-

prida de numerosas glândulas sebáceas e sudoríparas grandes. Sob isto há duas camadas de **fáscia**, exceto nas tetas. A fáscia superficial não apresenta quaisquer características especiais. A fáscia profunda consiste em tecido elástico; centralmente, duas lâminas destacadas da túnica abdominal descem a cada lado do plano mediano, formando um septo entre as duas glândulas e constituindo seu aparelho suspenso.*

A **substância da glândula** ou **parênquima** é de coloração cinzenta cor-de-rosa e de consistência mais firme do que a gordura que é encontrada ao redor e dentro da glândula. Está circundada por uma cápsula fibrelástica que envia numerosas trabéculas; formam o **tecido intersticial** e dividem a glândula em **lobos** e **lóbulos**. Nos lóbulos estão os túbulos secretores e os alvéolos que se unem para formar os **ductos** maiores. Cada lobo tem um ducto, que se abre na base da teta em um espaço denominado **seio lactífero**, e dele dois (ou três) ductos lactíferos passam através da extremidade da teta. Estes ductos estão forrados com uma túnica mucosa não glandular, coberta com epitélio pavimentoso estratificado. Estão circundados por tecido muscular liso, grande parte das fibras estando disposta de modo circular para formar um **esfíncter.**

O tamanho e o formato das glândulas mamárias estão sujeitos a grande variação. No animal jovem, antes da gestação, são pequenas e contêm pouco tecido glandular. Durante a última parte da gestação, e especialmente durante a lactação, aumentam muito de tamanho e o tecido glandular é altamente desenvolvido. Após a lactação as estruturas secretoras sofrem acentuada involução e a glândula é muito reduzida no tamanho. As quantidades relativas de substância da glândula e tecido intersticial variam grandemente; em determinados casos uma glândula de tamanho considerável contém pouco parênquima e é, em conseqüência, funcionalmente deficiente.

VASOS E NERVOS. As **artérias** são derivadas da artéria pudenda externa, que penetra na glândula na parte caudal de sua base. As **veias** formam um plexo nos lados da base da glândula, que é essencialmente drenada pela veia pudenda externa. Os **vasos linfáticos** são numerosos e passam para os nodos linfáticos mamários e lombares. Os **nervos** são derivados dos nervos inguinais e do plexo mesentérico caudal do sistema simpático.

---

*Estas lâminas estão separadas quase completamente por uma camada de tecido areolar, de modo que é possível remover uma glândula doente pela dissecação cuidadosa entre as camadas do septo.

BIBLIOGRAFIA

Andrews, F. N., and F. F. McKenzie. 1941. Estrus, ovulation, and related phenomena in the mare. Mo. Agr. Exp. Sta. Res. Bull. 329.

Chauveau, A., and S. Arloing. 1905. Traite D'Anatomie Comparee des Animaux Domestiques. Tome 2, 5th ed. Paris, J.-B. Baillière et Fils.

Ellenberger, W. 1908. Leisering's Atlas of the Anatomy of the Horse and the other Domestic Animals. 2nd ed. Chicago, Alexander Eger.

Ellenberger, W., and H. Baum. 1897. Topographische Anatomie des Pferdes. Part 3. Berlin, Paul Parey.

Ellenberger, W., and H. Baum. 1908. Handbuch der Vergleichenden Anatomie der Haustiere. Berlin, von August Hirschwald.

Ellenberger W., and H. Baum. 1914. Lehrbuch der Topographischen Anatomie des Pferdes. Berlin, Paul Parey.

Gruzlov, V. P. 1970. Characteristics of the blood supply to reproductive organs in mares. Veterinariia 6:90–1(Russian).

Habel, R. E. 1953. The perineum of the mare. Cornell Vet. 43:247–278.

Rooney, J. R., W. O. Sack and R. E. Habel. 1967. Guide to the Dissection of the Horse. Published by Sack, Distributed by Edwards Brothers, Inc., Ann Arbor, Michigan.

Schmaltz, R. 1919. Anatomie des Pferdes. Berlin, Richard Schoetz.

Sisson, S. 1910. A Textbook of Veterinary Anatomy. Philadelphia, W. B. Saunders Company.

Sisson, S. 1921. The Anatomy of the Domestic Animals. 2nd ed. Philadelphia, W. B. Saunders Company.

CAPÍTULO 21

ENDOCRINOLOGIA EQÜINA

W. G. Venzke

HIPÓFISE
(Figs. 21-1 e 24-11)

A **hipófise** está localizada na concavidade da sela túrcica no corpo do osso basisfenóide. Geralmente a sela túrcica apresenta-se como uma depressão rasa. Macroscopicamente examinada a hipófise consiste de duas partes que podem ser distinguidas, em cortes, por sua cor. A parte distal é de cor castanha. No animal adulto a hipófise é achatada, redonda, aproximadamente com 0,8 a 1,0 cm de espessura, e 1,8 a 2,5 cm de largura e comprimento. A parte distal, externamente situada, é a maior da glândula. A neuro-hipófise é de cor clara e quase inteiramente circundada pela parte distal.

Dorsalmente, uma depressão triangular no cérebro é formada entre a divergência da crura cerebral e que é chamada de fossa intercrural. Esta fossa, coberta numa grande extensão pela hipófise, está conectada com o túber cinéreo por um talo oco, o infundíbulo. O túber cinéreo é uma pequena proeminência cerebral cinzenta localizada entre o quiasma óptico, rostral, e o corpo mamilar, caudalmente.

A glândula está envolvida por uma cápsula fibrosa derivada da dura-máter. Uma dobra folhosa da dura-máter, o diafragma da sela, envolve o talo infundibular.

Microscopicamente, a *parte distal* contém um grande número de sinusóides e é altamente vascularizada quando comparada com a *parte intermédia*. A parte distal recebe sangue arterial das artérias hipofisárias rostrais que se originam do círculo arterial do cérebro e das carótidas internas. O círculo arterial do cérebro (Fig. 22-23) é formado no espaço intercrural cerebral da base do encéfalo pelas artérias rostrais cerebrais, rostrais à hipófise, e pela divergência das artérias caudais do cérebro, caudal à hipófise, e é completado, lateralmente, pela junção das últimas artérias com as artérias comunicantes caudais e pelas artérias carótidas internas. Depois que as artérias hipofisárias entram no infundíbulo, alguns dos seus ramos descem pela haste e comunicam-se com os sinusóides da adeno-hipófise. Outros ramos das artérias hipofisárias formam um plexo capilar em torno do infundíbulo. Este plexo capilar estende-se dorsalmente até a eminência mediana, onde se junta ao leito capilar geral do hipotálamo. Vênulas passam do plexo do infundíbulo aos sinusóides da adeno-hipófise. O sangue flui do hipotálamo e infundíbulo para os sinusóides da adeno-hipófise. Isto é conhecido como um sistema porta hipotalâmico-hipofisário. Portanto, os sinusóides da parte distal, do mesmo modo que os do fígado, recebem ao mesmo tempo sangue arterial e venoso. Veias hipofisárias, especialmente na parte caudal da parte distal, drenam sangue venoso para os seios cavernosos. Os seios cavernosos situam-se na goteira mediana, como já mencionado, na raiz das asas do osso basisfenóide em ambos os lados da fossa hipofisária. Os dois seios estão interligados por um largo ramo transversal, o seio intercavernoso, localizado caudoventralmente à parte mais caudal da hipófise. Um pequeno seio intercavernoso rostral pode unir os dois seios cavernosos rostralmente à hipófise. Os seios cavernosos são contínuos, rostralmente, com as veias oftálmicas e, caudalmente, com os seios petrosos ventrais. Os seios comunicam-se por meio de pequenas veias anastomóticas com o plexo basilar. As divisões oculomotor, abducente, oftálmica e maxilar dos nervos trigêmeos situam-se ao longo das paredes laterais dos seios. As artérias carótidas internas atravessam os seios. Cada artéria carótida está conectada com sua companheira por um ramo transversal que se situa no seio intercavernoso. Seios são espaços sangüíneos situados entre as camadas meníngea e perióstea da dura-máter e são revestidos com endotélio. Eles conduzem sangue para as veias jugulares. O suprimento arterial da neuro-hipófise é feito por meio das artérias hipofisárias caudais. A drenagem venosa desta parte da hipófise é para dentro dos seios venosos.

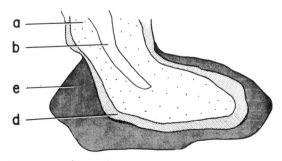

Figura 21-1. Hipófise do cavalo, secção mediana-sagital.

a, Infundíbulo com a parte tuberal adjacente; b, cavidade infundibular; d, parte intermédia e tuberal; e, parte distal. A área pontilhada é a parte nervosa. (Segundo Trautmann e Fiebiger, 1952.)

A inervação da hipófise não está completamente conhecida. Geralmente falando, a hipófise recebe fibras da parte hipotalâmica do cérebro. Estas fibras nervosas dirigem-se para a haste infundibular, onde muitas terminam na neuro-hipófise. Algumas fibras podem continuar para dentro da parte intermédia e, provavelmente, para dentro da parte distal. A parte distal pode receber algumas fibras amielínicas do plexo carotídeo.

GLÂNDULA TIREÓIDE

A **glândula tireóide** está localizada sobre a parte mais cranial da traquéia, à qual está frouxamente ligada pela fáscia cervical profunda. A glândula é de cor vermelho-acastanhado escuro, de consistência firme e altamente vascularizada. Normalmente está composta de dois lobos laterais unidos por um estreito istmo fibroso (Figs. 18-4 e 24-17).

Os lobos laterais estão situados de cada lado da traquéia imediatamente caudal à laringe. Sua posição aproximada é indicada pelo ângulo de junção das veias jugular e linguofacial. No adulto cada lobo é de contorno oval, com aproximadamente 5 cm de comprimento, cerca de 2,7 cm de altura e, na maior largura, aproximadamente 1,5 a 2,0 cm. Cada lobo pesa aproximadamente 15 g. A superfície externa é convexa e está coberta pelo ângulo cervical da glândula parótida, o esternocefálico e o omo-hióideo. A superfície interna de cada lobo está relacionada com os primeiros três ou quatro anéis traqueais (Fig. 17-8).

Existem variações na distância que cada lobo tem quanto a sua localização em relação à parte caudal da laringe. O lobo direito pode relacionar-se com os músculos cricofaríngeos ou cricotireóideos ou estar situado cerca de 2,0 cm caudal à laringe. O lobo esquerdo pode estar em contato com a laringe ou situar-se 2,5 cm caudalmente à cartilagem cricóide. Os linfonodos cervicais craniais estão localizados próximo à glândula abrigados sob o ângulo cervical da glândula parótida. Estes linfonodos podem ocorrer entre a tireóide e a glândula mandibular ou acima e parcialmente sobre a tireóide. O pólo cranial da tireóide é largo e arredondado, enquanto o pólo caudal é menor e geralmente afinando-se em forma de cauda que é contínua com o istmo fibroso (Fig. 17-8).

O istmo geralmente estende-se através da superfície ventral da traquéia, deste modo ligando os dois lobos tireoideanos. No cavalo adulto o istmo usualmente consiste de um fino cordão de tecido conjuntivo fibroso. No potro o istmo é bem desenvolvido e inteiramente glandular. No burro e na mula há, geralmente, um istmo bem desenvolvido. Não é incomum observar-se um istmo completamente glandular no cavalo adulto. Variações ocorrem no modo como o istmo se liga a cada lobo e na área traqueal que está cruzando. Está descrito que o istmo pode cruzar a traquéia entre os lobos tão caudalmente, como entre o espaço do nono e o décimo anéis traqueais.

A glândula tireóide é altamente vascular, recebendo sangue arterial da artéria tireóide cranial ou tirolaríngea, o maior ramo colateral da carótida comum. A artéria tireóide cranial aparece 5,0 a 7,5 cm antes da divisão da carótida e curva-se sobre o pólo cranial da tireóide para dentro da qual envia vários ramos. A artéria tireóide caudal é um pequeno vaso inconstante que se origina da artéria carótida comum a uma distância variável caudal à artéria tireóide cranial. Esta artéria pode, também, originar-se da artéria tireóide cranial ou da parótida. Seus ramos entram no pólo caudal da glândula; alguns suprem a traquéia, outros vão para músculos adjacentes. Ocasionalmente a artéria tireóide pode suprir, inteiramente, músculos adjacentes.

A veia tireóide junta-se à jugular próximo da veia linguofacial. Ela recebe vênulas da tireóide cranial, ocasionalmente da tireóide caudal das veias laríngeas e faríngea.

Os vasos linfáticos drenam para os linfonodos cervicais. O suprimento nervoso é fornecido pelo sistema nervoso autônomo.

GLÂNDULA PARATIREÓIDE

As **glândulas paratireóides** externas (craniais) situam-se sobre o bordo dorsal medial da tireóide. Elas estão, raramente, localizadas sobre as superfícies medial ou lateral da tireóide. Ocasionalmente estas glândulas podem estar infiltradas no tecido conjuntivo nas proximidades do pólo cranial da tireóide. Freqüentemente estas glândulas podem estar situadas 1 cm cranial à tireóide e infiltradas no tecido conjuntivo cervical. As glândulas podem estar localizadas tão caudalmente quanto 15 cm rostral ao primeiro par de costelas na região da traquéia e tronco bicarotídeo. Sua forma é variável, podendo estruturar-se globular, oval ou achatada e discoidalmente. Elas têm aproximadamente 1,0 a 1,3 cm de comprimento e pesam 0,29 a 0,31 g. A cor das glândulas varia de um amarelo-palha a amarelo-avermelhado ou mesmo vermelho-acastanhado. As glândulas paratireóides internas (caudais) situam-se infiltradas nos lobos tireoideanos sobre sua superfície medial, usualmente próximo dos bordos dorsais. Elas são de cor clara e envolvidas por uma cápsula de tecido conjuntivo.

GLÂNDULA ADRENAL

Às **glândulas** (supra-renais) **adrenais** (Fig. 21-2) situam-se retroperitonealmente infiltradas na gordura sobre os pólos cranial medial dos rins (Figs. 20-1, 3 e 4). Raramente, elas situam-se no mesmo plano. Usualmente a glândula direita está situada 1 a 4 cm mais cranialmente do que a glândula esquerda. A glândula adrenal direita está geralmente situada medial à veia cava caudal e entre a veia cava e o músculo psoas. Raramente a glândula direita pode se localizar junto ou mesmo caudalmente ao hilo ao rim. Usualmente a porção cranial da glândula curva-se dorsalmente ao redor do pólo cranial-medial do rim direito e oculta-se na impressão renal do fígado. A parte caudal da glândula está relacionada ao ureter direito, ventral ao pâncreas e ceco, e dorsalmente à veia renal e à artéria renal direita. A glândula direita é alongada, achatada e, irregularmente, da forma de um "J" ou uma vírgula.

ENDOCRINOLOGIA EQÜINA

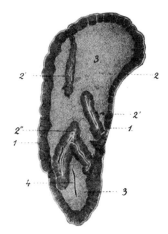

Figura 21-2. Glândula adrenal do cavalo; secção horizontal, reduzida.
1, Cápsulas; 2, 2', 2'', córtex; 3, substância medular; 4, vasos sangüíneos cortados. (Segundo Ellenberger, 1908.)

Em animais adultos a glândula direita mede, aproximadamente, 7,5 cm de comprimento, 3 cm de largura e 1,5 cm de espessura.

A glândula adrenal esquerda é mais curta do que a direita. O pólo caudal da adrenal esquerda é mais largo do que o pólo cranial. O contrário desta forma ocorre na adrenal direita. A borda medial da adrenal esquerda está em contato com a artéria mesentérica cranial. A superfície ventral está relacionada com a origem da grande mesentérica e a extremidade esquerda do pâncreas. A superfície dorsal está relacionada com a artéria renal esquerda, a aorta, o gânglio celiacomesentérico e o rim esquerdo. Seu pólo caudal geralmente curva-se medianamente caudal à artéria mesentérica cranial e está relacionado com a veia renal esquerda. A adrenal esquerda é, algumas vezes, lingüiforme, alongada e achatada. Ela mede, aproximadamente, 8 cm de comprimento, 3,5 cm de largura e 1,2 cm de espessura.

As artérias adrenais supridoras das glândulas partem das artérias renais ou diretamente da aorta.

Duas veias, freqüentemente, drenam diretamente o sangue venoso para a veia cava caudal na adrenal direita. As veias da adrenal esquerda ligam-se e penetram na veia renal esquerda.

Os vasos linfáticos drenam para os linfonodos renais.

TECIDO INSULAR PANCREÁTICO
Veja Cap. 10.

TESTÍCULOS
Veja Caps. 10 e 20.

OVÁRIOS
Veja Caps. 10 e 20.

GLÂNDULA PINEAL

A **glândula pineal** é ovóide ou fusiforme em contorno, usualmente de cor vermelho-acastanhado e está localizada em uma depressão mediana entre o tálamo e o colículo rostral. Está ligada à parte superior caudal do terceiro ventrículo por um curto talo, em cujo centro existe um pequeno recesso contínuo com o terceiro ventrículo. O talo continua-se cranialmente com a junção da estria medular do tálamo. Sob a porção caudal do talo está localizado um curto feixe transversal de fibras brancas, a comissura caudal do cérebro. O órgão varia de tamanho, usualmente, nos adultos, medindo 10 a 15 mm de comprimento e pesando de 400 a 1.300 mg.

MUCOSA INTESTINAL
Veja Cap. 10.

BIBLIOGRAFIA

Barone, R. 1955. The ovary of the mare. Rev. Med. Vet. *106*:599–623.
Barone, R. 1964. Anatomy of domestic horses. III. Nervous system and sense organs. Fetus and its appendages. II. Sympathetic nervous system and endocrine glands. Bull. Acad. Vet. France 37:491–492.
Ellenberger, W. 1908. Leisering's Atlas of the Anatomy of the Horse and the Other Domestic Animals. 2nd ed. Chicago, Alexander Eger, Inc.
Fujimoto, Y., K. Matsukawa, H. Inubushi, M. Nakamatsu, H. Satoh and S. Yamagiwa. 1967. Electron microscopic observations of the equine parathyroid glands with particular reference to those of equine osteodystrophia fibrosa. Jap. J. Vet. Res. *15*:37–52.
Trautman, A., and J. Fiebiger. 1952. Fundamentals of the Histology of Domestic Animals. Translated by R. E. Habel. Ithaca, New York, Comstock Publishing Co.

CAPÍTULO **22**

CORAÇÃO E ARTÉRIAS DO EQÜINO

N. G. Ghoshal (Com Suprimento Sangüíneo para o Cérebro *por* B. S. Nanda)*

PERICÁRDIO

O **pericárdio** é o saco fibrosseroso que circunda o coração, e, em parte, também os grandes vasos a ele ligados. Seu formato é, em geral, semelhante ao do coração. O **pericárdio fibroso** é relativamente delgado, mas forte e inelástico. Está inserido dorsalmente aos grandes vasos na base do coração, continuando, em parte, até o músculo longo do pescoço (longus colli). O pericárdio fibroso está firmemente inserido ventralmente na parte média da metade caudal da superfície torácica do esterno pelos **ligamentos esternopericárdicos**. O **pericárdio seroso** é um saco fechado, circundado pelo pericárdio fibroso e invaginado pelo coração. É liso, brilhoso e contém uma pequena quantidade de fluido seroso e translúcido, o **líquor do pericárdio** (*liquor pericardii*). Da mesma forma que outras membranas serosas, ela pode ser considerada como consistindo em duas lâminas, a parietal e a visceral. A **lâmina parietal** reveste o pericárdio fibroso, ao qual está intimamente inserida. A **lâmina visceral** cobre o coração e partes dos grandes vasos, e é, portanto, denominada também de **epicárdio**. O pericárdio seroso é constituído de uma lâmina de tecido conjuntivo rica em fibras elásticas, e coberta em sua superfície livre por uma camada de células mesoteliais achatadas.

O pericárdio, coberto pela parte pericárdica da pleura mediastinal (**pleura pericárdica**), é cruzado lateralmente pelos nervos frênicos. Suas superfícies laterais estão relacionadas essencialmente aos pulmões, mas a parte ventral está em contato parcial com a parede torácica. No lado esquerdo a área de contato estende-se da terceira até à sexta costelas e espaço intercostal. No lado direito o contato é menor e ocorre essencialmente oposto à parte ventral do terceiro e quarto espaços intercostais e costela interveniente. A extremidade cranial de sua base está oposta ao segundo espaço intercostal ou à terceira costela, e a borda caudal está oposta à sexta costela e espaço intercostal. A base está relacionada aos grandes vasos, à traquéia e sua bifurcação, aos nodos linfáticos traqueobronquiais, ao nervo vago, ao nervo laríngeo recorrente esquerdo e ao nervo cardíaco.

A extensão do contato do pericárdio com a parede lateral do tórax, que é clinicamente designado como a **área cardíaca superficial**, é determinada pela incisura cardíaca do pulmão. No lado esquerdo a margem cranial da incisura está ao nível da terceira costela, e a margem caudal está na sexta costela dorsalmente e sexto espaço intercostal ventralmente. A maior altura da incisura ocorre ao nível da quarta costela e espaço intercostal, onde tem a largura de uma mão ou mais (cerca de 10 a 12 cm) dorsalmente à extremidade esternal da costela. A incisura é quadrilátera, mas bem mais estreita dorsalmente do que ventralmente. Sua margem cranial tem início no terceiro espaço intercostal, aproximadamente 7 a 8 cm dorsalmente às extremidades esternais da terceira e quarta costelas, e corre obliquamente até à extremidade esternal da terceira costela. A margem caudal começa no mesmo ponto e estende-se até à extremidade ventral do quarto espaço intercostal ou da borda cranial da quinta costela.

As duas lâminas do pericárdio seroso são, naturalmente, contínuas uma com a outra na linha de reflexão sobre os grandes vasos. Estes estão cobertos, em graus variados, pela lâmina visceral. A aorta ascendente e o tronco pulmonar estão circundados numa bainha comum completa até a bifurcação deste. A lâmina passa medialmente entre o tronco pulmonar e a aurícula esquerda, e continua entre a aurícula direita e a aorta ascendente, formando, assim, o **seio transverso do pericárdio**. A veia cava caudal é coberta à distância e ventralmente por uma distância de 3 cm, formando um recesso da cavidade pericárdica, conhecido como o **seio oblíquo do pericárdio**. As veias pulmonares praticamente não possuem nenhuma cobertura serosa. O epicárdio está intimamente unido ao tecido muscular do coração, mas inserido aos vasos por tecido areolar e gordura, e portanto é facilmente dissecado deles.

---

*Parcelas consideráveis deste capítulo foram revisadas com base nas descrições da quarta edição por Sisson e Grossman.

CORAÇÃO
(Figs. 22-1 e 2)

O **coração** (*cor*) ocupa a maior parte do espaço mediastínico médio. Seu formato é o de um cone irregular e um tanto achatado. Está inserido em sua base pelos grandes vasos (Fig. 22-3), mas afora isto fica inteiramente livre no pericárdio. Ele é assimétrico na posição, as quantidades (por peso) à direita

518

CORAÇÃO E ARTÉRIAS DO EQÜINO 519

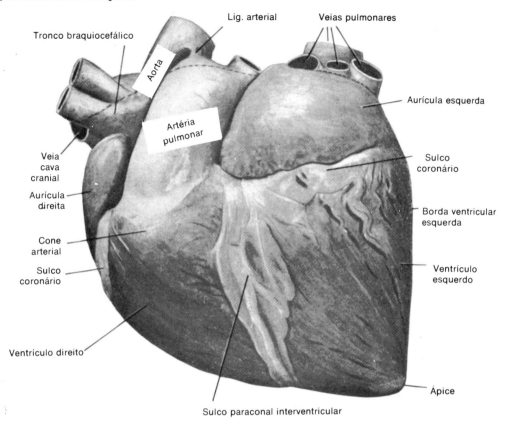

Figura 22-1. Coração do equino; vista auricular *(esquerda)*. Endurecido *in situ*.
A linha pontilhada indica a linha de reflexão do pericárdio seroso. O epicárdio e a gordura subepicárdica não foram removidos. Para Aorta leia Aorta ascendente e para Artéria pulmonar leia Tronco pulmonar.

e esquerda do plano mediano sendo de uma proporção de aproximadamente 4:5. O eixo longo (do meio da base até ao ápice) está direcionado ventral e caudalmente. A **base** do coração está direcionada dorsalmente e sua parte mais elevada situa-se aproximadamente na junção do terço dorsal e médio do diâmetro dorsoventral do tórax. A base está oposta à parede lateral do tórax, do segundo espaço intercostal ou terceira costela até a sexta costela ou espaço intercostal.* O **ápice** situa-se centralmente dorsal à última esternebra; estando 1 cm dorsal ao esterno e aproximadamente 2 a 3 cm da parte esternal do diafragma. A **borda ventricular direita** (cranial) é fortemente convexa e curva-se ventral e caudalmente; a parte maior é paralela ao esterno. A **borda ventricular esquerda** (caudal), bem mais curta, é quase vertical, e está oposta à sexta costela e espaço intercostal. As superfícies, **atrial** (diafragmática, direita) e **auricular** (esternocostal, esquerda), são convexas e marcadas por sulcos que indicam a divisão do coração em quatro câmaras, os dois átrios dorsalmente e os dois ventrículos ventralmente. A superfície auricular (coberta pelo pericárdio) está relacionada ao terço ventral da parede torácica da terceira à sexta costelas. No lado direito a incisura cardíaca do pulmão é menor, de modo que a área de relação com a parede torácica estende-se do terceiro ao quarto espaço intercostal.*

O **sulco coronário** indica a divisão entre os átrios e os ventrículos. Ele circunda o coração quase que completamente, mas é interrompido na origem do tronco pulmonar. Os **sulcos interventriculares** (longitudinais), direito e esquerdo, correspondem ao septo entre os ventrículos. O **sulco interventricular paraconal** (longitudinal esquerdo) situa-se cranialmente e à esquerda. Ele tem início no sulco coronário, caudalmente à origem do tronco pulmonar, e descende quase paralelo à borda ventricular esquerda. O **sulco interventricular subsinuoso** (longitudinal direito) situa-se caudalmente e à direita. Ele tem início no sulco coronário, ventralmente à terminação da veia cava caudal, passando no sentido do ápice, e terminando aproximadamente 3 a 4 cm dorsal a este. Assim, os dois sulcos não se encontram. Os sulcos são ocupados pelos vasos coronários e uma quantidade variável de gordura.

---

*O tamanho e o formato do coração variam de acordo com o grau de sua contração e relaxamento (sístole e diástole). Nos animais que foram sangrados e preservados por injeção intravascular de solução de formalina o lado direito normalmente é fixado em diástole, enquanto o esquerdo está mais ou menos fortemente contraído. A base pode estender-se caudalmente até a sétima costela.

*A disposição neste aspecto foi dada em maior profundidade nas descrições dos pulmões e do pericárdio.

O sulco interventricular paraconal situa-se oposto à quarta costela ou espaço intercostal, e o sulco interventricular subsinuoso está oposto ao quinto espaço intercostal, dorsalmente, e à sexta costela ventralmente.

TAMANHO E PESO. O peso médio do coração é de aproximadamente 4 kg (aproximadamente 0,7% do peso corporal). Contudo, há uma larga gama de variação em espécimes aparentemente normais.

Como se poderia esperar, os cavalos de corrida possuem corações que são maiores do que a média, tanto absoluta quanto relativamente. O coração do célebre puro-sangue Eclipse pesava pouco mais de 6,5 kg. Nos animais obesos sua proporção em relação ao peso corporal pode ser de aproximadamente 0,4%, e, por outro lado, ela comumente pode ser de 1% ou mais nos cavalos leves que não são obesos.

As seguintes medições médias foram obtidas em corações de tamanho médio:

Diâmetro sagital da base	25 cm
Maior largura da base	18 a 20 cm
Circunferência no sulco coronário	65 a 70 cm
Distância entre a origem do tronco pulmonar e o ápice	25 cm
Distância entre o término da veia cava caudal e o ápice	18 a 20 cm

Átrio Direito (Fig. 22-4)

O **átrio direito** *(atrium dextrum)* forma a parte cranial direita da base do coração, situando-se dorsalmente ao ventrículo direito. Consiste em um **seio das veias cavas** *(sinus venarum cavarum)*, dentro do qual as veias se abrem, e uma **aurícula** *(auricula dextra)*. O seio das veias cavas é a parte da cavidade entre as veias cavas cranial e caudal e o óstio atrioventricular. A aurícula é um divertículo cônico que se curva ao redor das superfícies direita e cranial da aorta ascendente, sua extremidade cega aparecendo no lado esquerdo cranialmente à origem do tronco pulmonar; ela é a parte mais cranial do coração.

Há cinco óstios principais no átrio direito. O **óstio da veia cava cranial** *(ostium venae cavae cranialis)*, localizado na parte dorsal, está essencialmente oposto à quarta costela. O **óstio da veia cava caudal** *(ostium venae cavae caudalis)* situa-se na parte caudal, oposto ao quinto espaço intercostal ou sexta costela. Entre os dois a parede forma um tanto dorsalmente o que parece ser uma bolsa na qual a **veia ázigos direita** se abre. O **seio coronário** abre-se ventralmente à veia cava caudal; o orifício é suprido de uma pequena valva semilunar *(valvula sinus corona-*

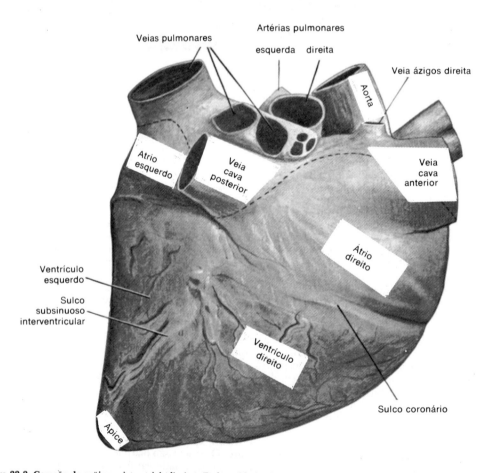

Figura 22-2. Coração do eqüino; vista atrial *(direita)*. Endurecido *in situ*.

A linha de reflexão do pericárdio seroso é pontilhada. O epicárdio e a gordura subepicárdica não foram removidos do coração. O ventrículo esquerdo está consideravelmente contraído. Para Veia cava posterior leia Veia cava caudal e para Veia cava anterior leia Veia cava cranial.

CORAÇÃO E ARTÉRIAS DO EQÜINO

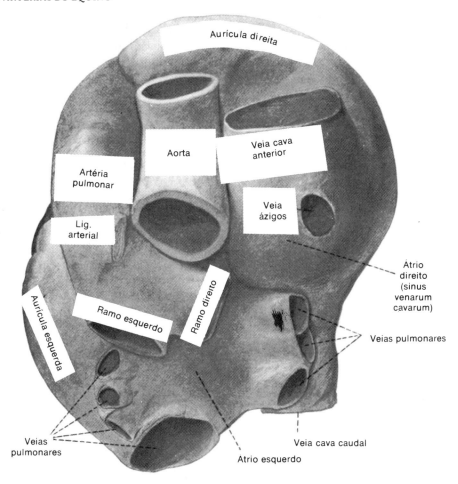

Figura 22-3. Base do coração do eqüino com grandes vasos; vista dorsal. Espécime endurecido *in situ*.

Para Artéria pulmonar leia Tronco; para Ramo esquerdo leia Artéria pulmonar esquerda; para Ramo direito leia Artéria pulmonar direita; para Veia cava anterior leia Veia cava cranial; e para Aorta leia Aorta ascendente.

rii). A pequena veia coronária possui em alguns casos um óstio separado, próximo da abertura do seio coronário. Os **forames das veias mínimas** *(foramina venarum minimarum)* são os óstios de pequenas veias que se esvaziam diretamente na cavidade do átrio. O **óstio atrioventricular direito** *(ostium atrioventriculare dextrum)* situa-se na parte ventral, e conduz para dentro do ventrículo direito. Além dos que antecedem, há pequenos orifícios da **venae cordis parvae**; eles estão ocultos nas depressões entre os músculos pectíneos.

Em comum com todas as cavidades do coração, o átrio é revestido por uma membrana brilhante, o **endocárdio**. Suas paredes são lisas exceto à direita e na aurícula, onde são cruzadas em várias direções por cristas musculares, os **músculos pectíneos**. Pequenas faixas estendem-se através de alguns dos espaços circundados pelos músculos pectíneos. Estas terminam dorsalmente numa crista curva, a **crista terminal**, que indica a junção do primitivo **sinus reuniens** do embrião com o átrio em si, e corresponde ao **sulco** terminal externamente. Os óstios das veias cavas cranial e caudal estão isentos de valvas. Uma crista, o **tubérculo intervenoso**, projeta-se ventral e cranialmente da parede dorsal, imediatamente cranial ao óstio da veia cava caudal; ele tende a direcionar o fluxo de sangue da veia cava cranial para o óstio atrioventricular. A **fossa oval** é um divertículo na parede septal, no ponto de entrada da veia cava caudal, limitado lateralmente por uma margem côncava *(limbus fossae ovalis)*. A fossa é o remanescente de um óstio no septo, o **forame oval**, através do qual os dois átrios comunicam-se no feto.

A fossa oval varia no formato e no tamanho. Ela comumente tem aproximadamente 2,5 cm de profundidade e permite a introdução da extremidade de um dedo. Está direcionada cranial e um tanto medialmente. Em determinados casos é mais rasa e apenas suficientemente grande para admitir um lápis. O septo interatrial é aqui muito fino, e em certos casos o forame oval deixa de se fechar inteiramente após o nascimento.

Ventrículo Direito (Fig. 22-4)

O **ventrículo direito** *(ventriculus dexter)* constitui a parte cranial direita da massa ventricular. Ele forma quase toda a borda cranial do coração, mas não atinge o ápice, que é formado inteiramente pelo ventrículo esquerdo. Ele estende-se da terceira costela até a quarta costela ou espaço intercostal no lado esquerdo e até o quinto espaço intercostal no lado direito. Possui formato um tanto triangular, tendo a forma de crescente em corte transversal (Fig. 22-5). Sua base está ligada em grande parte ao átrio direito, com o qual se comunica através do óstio atrioventricular direito; mas sua parte esquerda projeta-se mais alta e forma o **cone arterial**, do qual surge o tronco pulmonar. Seu ápice localiza-se aproximadamente 5 a 6 cm dorsalmente ao ápice do coração. Ao se abrir a cavidade, observa-se que o óstio atrioventricular e a cavidade do cone arterial estão separados por uma espessa crista, a **crista supraventricular**. O eixo da cavidade, medido do cone arterial até o ápice, forma, ventral e caudalmente, uma curva espiral para a direita. A parede septal é convexa e orienta-se obliquamente para a direita e cranialmente.

O **óstio atrioventricular direito** é oval e localiza-se essencialmente oposto à quarta e quinta costelas e espaço interveniente.* O plano do óstio é oblíquo, muito mais ventral cranialmente do que caudalmente. Sua altura dorsal à extremidade esternal da quarta costela mede aproximadamente 7 cm.

A parte cranial do óstio atrioventricular em geral localiza-se a apenas 5 cm dorsalmente ao nível da extremidade ventral da quarta costela, enquanto a parte caudal está aproximadamente a 8 cm dorsalmente da extremidade esternal da quinta costela. Ele pode estender-se caudalmente até a sexta costela.

É guardada pela **valva atrioventricular direita** (tricúspide); das três grandes cúspides desta valva, uma delas (cúspide angular — *cuspis angularis*) localiza-se entre o óstio atrioventricular e o cone arterial, uma é septal, e a terceira (cúspide parietal — *cuspis parietalis*) situa-se na margem direita. Pequenas cúspides intermediárias estão intervenientes entre as cúspides grandes. As bordas periféricas das cúspides estão inseridas no anel fibroso do óstio atrioventricular. As bordas centrais são irregulares e dependuram-se para dentro do ventrículo; fornecem inserção para as **cordas tendíneas** (*chordae tendineae*). As superfícies auriculares são lisas. As superfícies ventriculares são ásperas e fornecem inserção para ramos entrelaçados das cordas tendíneas. As valvas

---

*A extensão dos orifícios atrioventriculares, naturalmente, varia com a fase em que o coração é fixado.

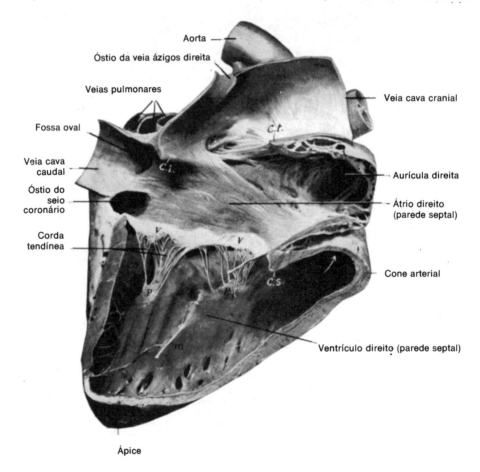

Figura 22-4. Lado direito do coração do eqüino aberto pela remoção da maior parte da parede direita. Órgão endurecido *in situ*.

O ventrículo direito estava em diástole. C.i., Tubérculo intervenoso; C.S., crista supraventricular; C.t., crista terminal; m, trabécula septomarginal (faixas moderadoras); P, músculos papilares; V, valva atrioventricular (tricúspide) direita. A seta indica a origem do tronco pulmonar.

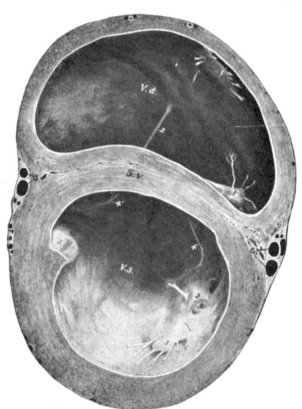

Figura 22-5. Corte transversal da parte ventricular do coração do eqüino.
O corte foi realizado aproximadamente a 5 cm do sulco coronário. Os ventrículos estão moderadamente distendidos. S.v., Septo interventricular; V.d., ventrículo direito; V.s., ventrículo esquerdo; 1, 1', músculos papilares do ventrículo direito; 2, grande trabécula septomarginal (faixa moderadora) do ventrículo direito; 3, 3', músculos papilares do ventrículo esquerdo; 4, 4', trabécula septomarginal (faixas moderadoras) do ventrículo esquerdo; 5, ramo paraconal interventricular da a. coronária esquerda e grande v. cardíaca; 6, a. coronária direita e v. cardíaca média. O músculo papilar septal cranial do ventrículo direito não é visível e o músculo direito do ventrículo esquerdo é duplo.

são pregas do endocárdio, fortalecidas por tecido fibroso e também, na periferia, por fibras musculares. As cordas tendíneas estão inseridas ventralmente a três **músculos papilares**, que se projetam da parede ventricular; dorsalmente eles dividem-se em ramos que estão inseridos dentro das superfícies ventriculares e nas bordas livres das valvas. Cada cúspide da valva recebe cordas tendíneas de dois músculos papilares. Destes, dois estão no septo e o terceiro e maior surge da parede cranial.

O **óstio do tronco pulmonar** *(ostium trunci pulmonalis)* é circular e está no ápice do cone arterial, oposto à terceira costela e espaço intercostal.

A posição do óstio é um tanto variável. Sua margem cranial pode estender-se cranialmente até o segundo espaço intercostal, enquanto a parte caudal muitas vezes é oposta à quarta costela. O óstio situa-se aproximadamente a 5 cm dorsal à extremidade esternal da terceira costela. O plano do orifício é um tanto oblíquo, mais alto cranial e medialmente.

No óstio a **valva do tronco pulmonar** *(valva trunci pulmonalis)* é composta de três cúspides semilunares* — direita, esquerda e intermediária. A borda periférica convexa de cada cúspide está inserida no anel fibroso, na junção do tronco pulmonar e cone arterial. A borda central é livre e côncava. Cada cúspide consiste em sua superfície ventricular em uma camada de endocárdio, uma continuação da camada íntima da artéria em sua superfície arterial, e uma camada intermediária de tecido fibroso. A borda do cone arterial forma três arcos com ângulos ou cornos intermediários projetantes, nos quais as cúspides estão inseridas; o tronco forma uma bolsa, oposta a cada cúspide, o seio do tronco pulmonar. Cada seio é denominado por sua cúspide correspondente; os espaços entre as cúspides e as paredes dos vasos são os **seios pulmonares**.

As paredes do ventrículo (exceto no cone arterial) sustentam cristas e faixas musculares, denominadas **trabéculas cárneas** *(trabeculae carneae)*. Elas são de três tipos: (1) cristas ou colunas em relevo; (2) **músculos papilares**, projeções achatadas e um tanto cônicas, contínuas na base com a parede e emitindo as cordas tendíneas para a valva atrioventricular; (3) **trabéculas septomarginais** (faixas moderadoras) que se estendem do septo até a parede oposta. Estas são parcialmente musculares e parcialmente tendíneas, e variam em diferentes animais. A mais forte normalmente localiza-se aproximadamente na metade da distância entre a base e o ápice, e estende-se do septo até a base do músculo papilar lateral (Fig. 22-6). Considerou-se anteriormente que elas tendem a impedir a distensão excessiva, embora na realidade sirvam como o meio para a passagem de fibras de Purkinje através do lúmen da cavidade, formando uma parte do sistema de condução.

---
*Em determinados casos há quatro cúspides, e muito raramente apenas duas.

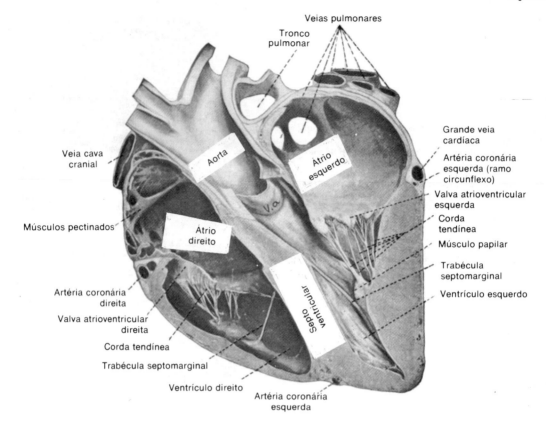

Figura 22-6. Corte do coração do eqüino.
Espécime endurecido *in situ* e cortado quase a um ângulo reto em relação ao septo interventricular. O ventrículo esquerdo está contraído, mas não *ad maximum*. V.a., Segmento da valva da aorta. Compare com a Fig. 22-1. Para Septo ventricular leia Septo interventricular.

Átrio Esquerdo

O **átrio esquerdo** *(atrium sinistrum)* forma a parte caudal da base do coração. Está situado caudalmente ao tronco pulmonar e à aorta ascendente e dorsalmente ao ventrículo esquerdo. A **aurícula esquerda** *(auricula sinistra)* estende-se lateral e cranialmente no lado esquerdo, estando sua extremidade cega e pontiaguda localizada caudalmente à origem do tronco pulmonar. As **veias pulmonares**, normalmente em número de sete ou oito, abrem-se no interior do átrio *(ostia venarum pulmonalium)* caudalmente ao lado direito e nesse lado. A cavidade do átrio é lisa, com a exceção da aurícula, na qual os músculos pectíneos estão presentes. Em determinados casos há uma depressão na parede septal oposta à fossa oval, limitada dorsalmente por uma prega que é a remanescente da válvula do forame oval do feto. O **óstio atrioventricular esquerdo** *(ostium atrioventriculare sinistrum)* está situado ventral e cranialmente; ele normalmente parece ser menor do que o átrio direito por causa da contração do ventrículo esquerdo no animal morto. As aberturas das pequenas veias do coração são encontradas nos espaços circundados pelos músculos pectíneos.

O número e a disposição das veias pulmonares são variáveis. Elas podem ser em número de cinco a nove. A veia maior é caudal; é formada pela união de veias de ambos os pulmões. Normalmente três veias de tamanho considerável, que se situam dorsal à veia cava caudal, penetram uma perto da outra à direita, e três ou quatro abrem-se próximas da borda que se projeta do teto na base da aurícula.

Ventrículo Esquerdo

O **ventrículo esquerdo** *(ventriculus sinister)* forma a parte caudal esquerda da massa ventricular. É mais regularmente cônico do que o ventrículo direito, e sua parede é bem mais espessa, exceto no ápice. Forma a totalidade do contorno caudal da parte ventricular e do ápice do coração. Sua base é essencialmente contínua com o átrio esquerdo, com o qual se comunica através do óstio atrioventricular esquerdo, mas sua parte cranial abre-se dentro da aorta *(ostium aortae)*. A cavidade normalmente parece ser menor do que a do ventrículo direito do animal morto, devido à maior contração de sua parede. Ele é quase circular em corte transversal (Fig. 22-5).

O **óstio atrioventricular esquerdo** está essencialmente oposto à quinta costela e espaço intercostal.

Muitas vezes ele se estende caudalmente até a sexta costela, e sua margem cranial pode estar na borda caudal da quarta costela. Situa-se de 8 a 10 cm dorsalmente à extremidade esternal da quinta costela. O plano do óstio é um tanto oblíquo, sendo mais alto caudalmente do que cranialmente.

É quase circular e é guardado pela **valva atrioventricular esquerda** (valva bicúspide, mitral). As cúspides desta valva são maiores e mais espessas do que as do lado direito do coração. A grande cúspide septal (anterior do homem) (Fig. 22-7) separa o óstio atrioventricular do vestíbulo aórtico. A outra é parietal (posterior do homem), e entre ela e a cúspide septal normalmente há cúspides acessórias.

O **óstio da aorta** (*ostium aortae*) está direcionado dorsalmente e um pouco cranialmente (Figs. 22-8 e 9). Ele está principalmente oposto à quarta costela e espaço intercostal, mas muitas vezes estende-se caudalmente até a quinta costela. Localiza-se 8 a 10 cm dorsalmente à extremidade esternal da quarta costela.* É guardado pela **valva da aorta**, composta de três cúspides semilunares — direita, esquerda e septal (caudal). Elas são semelhantes às da valva do tronco pulmonar, mas são bem mais fortes e mais espessas. A borda livre de cada cúspide contém um nódulo central de tecido fibroso (nódulo da válvula semilunar — *nodulus valvulae semilunaris*). Há uma estreita área em forma de crescente estendendo-se de cada lado do nódulo, a **lúnula da válvula semilunar** (*lunula valvularum semilunarium*), que não contém tecido fibroso.

As **cordas tendíneas** são maiores mas em número menor do que as do ventrículo direito. Há dois grandes **músculos papilares**, um em cada lado; eles são normalmente compostos. As **trabéculas septomarginais** (faixas moderadoras) são variáveis. Comumente, duas trabéculas maiores (que são muitas vezes ramificadas) estendem-se dos músculos papilares até o septo. Trabéculas menores podem ser encontradas em diversos locais, especialmente no ápice. As outras trabéculas são em número menor e menos proeminentes do que as do ventrículo direito.

O **septo interventricular** é a partição que separa as cavidades dos dois ventrículos (Fig. 22-5). Ele está colocado obliquamente, de modo que uma superfície, que é convexa, orienta-se cranialmente e para a direita, e projeta-se para dentro do ventrículo di-

---

*Pode ser observado que o óstio da aorta está em posição caudomedial em relação ao orifício do tronco pulmonar; isto explica a mistura dos dois sons aqui, o que é notado na auscultação.

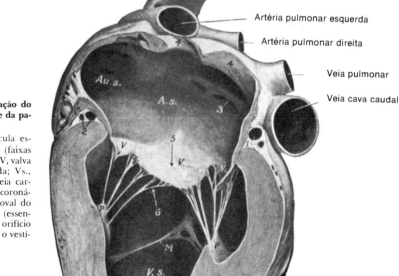

Figura 22-7. Lado esquerdo do coração do eqüino, aberto pela remoção de parte da parede.

A.s., Átrio esquerdo; Au.s., aurícula esquerda; M, trabécula septomarginal (faixas moderadoras); P, músculos papilares; V, valva atrioventricular (bicúspide) esquerda; Vs., ventrículo esquerdo; 1, 2, grande veia cardíaca e ramos circunflexos da artéria coronária esquerda; 3, posição do forame oval do feto; 4, óstios das veias pulmonares (essencialmente cortados e removidos); 5, orifício atrioventricular; 6, a seta aponta para o vestíbulo aórtico.

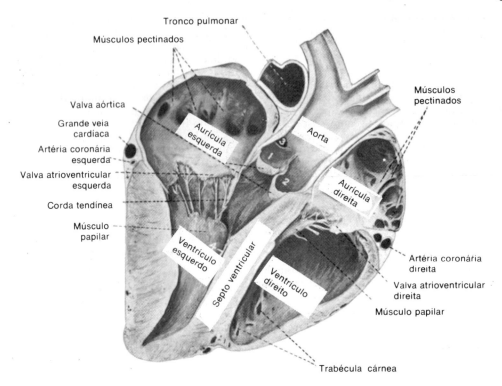

Figura 22-8. Corte do coração do eqüino. Espécime endurecido *in situ*.
O corte foi realizado quase a ângulo reto em relação ao septo ventricular e é observado da direita e caudalmente. 1, 2, Seios da aorta; 3, origem da a. coronária esquerda; 4, trabécula septomarginal (faixa moderadora). Para Septo ventricular leia Septo interventricular e para Aorta leia Aorta ascendente.

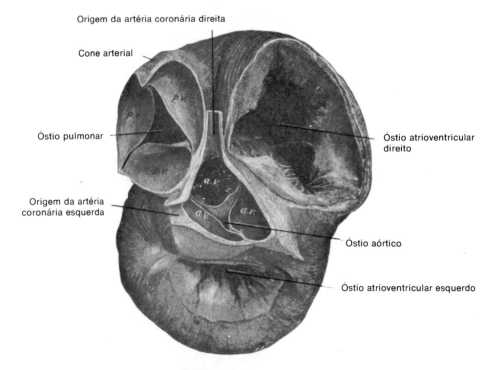

Figura 22-9. Bases dos ventrículos do coração do eqüino.
Os átrios foram removidos e a aorta ascendente e o tronco pulmonar foram cortados próximos. O ventrículo direito está dilatado, e o ventrículo esquerdo está contraído. a.v., Valva aórtica; p.v., valva pulmonar.

CORAÇÃO E ARTÉRIAS DO EQÜINO

reito; a outra superfície, que se orienta para dentro do ventrículo esquerdo, é côncava e orienta-se caudalmente e para a esquerda. A parte maior do septo é espessa e muscular, mas uma parte muito pequena é delgada e membranosa. Esta situa-se entre o vestíbulo aórtico por um lado, e o ventrículo e átrio direitos, pelo outro.

Estrutura do Coração

A parede do coração consiste essencialmente em músculo estriado peculiar, o **miocárdio**, que está coberto externamente pela lâmina visceral do pericárdio seroso ou **epicárdio**, e é revestida pelo **endocárdio**.

O **epicárdio**, em geral intimamente inserido na parede muscular, está frouxamente inserido sobre os vasos coronarianos e na gordura subepicardial associada. Consiste em uma lâmina de células poligonais planas, que repousam sobre uma membrana de fibras colágenas e elásticas.

O **miocárdio** consiste em planos de fibras dispostas de modo um tanto complicado. O tecido muscular dos átrios está quase completamente separado daquele dos ventrículos pelos anéis fibrosos ao redor dos óstios atrioventriculares.

A ligação entre a musculatura dos átrios e a dos ventrículos é estabelecida pelo **fascículo atrioventricular** (*fasciculus atrioventricularis*). Ele tem início como uma malha de fibras ao redor do óstio do seio coronário e da parede atrial adjacente. As fibras convergem para uma massa irregular e plana na borda dorsal do septo ventricular. Daqui, duas divisões principais prosseguem. Uma delas desce no lado direito do septo ventricular e passa pelas trabéculas septomarginais até ao músculo papilar lateral. O outro ramo desce no lado esquerdo do septo e ramifica-se na parede do ventrículo. O ramo esquerdo é um tanto difícil de ser seguido, pois ele é delgado e reticulado, sendo coberto em grande parte por uma lâmina de fibras musculares ventriculares. O ramo direito é subendocárdico. O fascículo e suas divisões estão circundados numa bainha fibrosa. A importância funcional do fascículo na mediação da onda de contração foi demonstrada por Erlanger (Sisson, 1921), que verificou que a grampeagem do fascículo causava bloqueio coronário.

Nos átrios as faixas musculares caem naturalmente em dois grupos — superficial e profundo. Os primeiros são comuns a ambos os átrios, e os últimos especiais a cada um. As **fibras superficiais** ou **comuns** em sua maioria começam e terminam nos ânulos atrioventriculares, mas algumas penetram no septo interatrial. Os **fascículos profundos** ou **especiais** também formam dois conjuntos. Fibras em alças passam sobre os átrios de ânulo para ânulo, enquanto fibras anulares ou espirais circundam as extremidades das veias que se abrem dentro dos átrios, as aurículas e a fossa oval.

A parede muscular dos ventrículos é bem mais forte do que a dos átrios. A do ventrículo esquerdo é, em geral, aproximadamente três vezes tão espessa quanto a do ventrículo direito, mas é delgada no ápice. As **fibras superficiais** estão inseridas dorsal-

mente aos ânulos fibrosos atrioventriculares e passam num espiral no sentido do ápice. Aqui elas dobram-se sobre si mesmas e passam profunda e dorsalmente para terminar num músculo papilar do ventrículo, opostamente àquele em que surgiram. As alças assim formadas no ápice constituem o **vórtex do coração** (*vortex cordis*). As **fibras profundas**, embora pareçam ser próprias a cada ventrículo, foram demonstradas por MacCallum (1900) como sendo em realidade quase todas comuns a ambos. Sua disposição é semelhante a papiro. Elas começam em um lado, curvam-se ao redor na parede daquele ventrículo, passando então no septo para o lado oposto, e curvam-se ao redor do outro ventrículo. Há uma lâmina de fibras profundas limitada à parte basal do ventrículo esquerdo, inserida ao ânulo atrioventricular esquerdo.

Quatro **ânulos fibrosos** (*anuli fibrosi*) circundam os óstios nas bases dos ventrículos. Os ânulos atrioventriculares separam a musculatura dos átrios daquela dos ventrículos. Os que circundam as origens do tronco pulmonar e a aorta ascendente estão de conformidade com as bordas inseridas das valvas. O ânulo da aorta contém, no lado direito, uma placa de cartilagem (*cartilago cordis*), que freqüentemente se torna mais ou menos calcificada nos animais idosos (*ossa cordis*). Às vezes uma placa menor está presente no lado esquerdo.

O **endocárdio** reveste as cavidades do coração e continua com a camada íntima dos vasos que penetram e deixam o órgão. Sua superfície livre, lisa e brilhante é formada por uma lâmina de células endoteliais. Estas repousam numa fina lâmina de tecido fibrelástico, que está ligado ao miocárdio por um tecido elástico subendocárdico, contendo vasos e nervos.

VASOS E NERVOS. O coração recebe um grande suprimento sangüíneo através das **artérias coronárias direita** e **esquerda** que surgem da aorta ascendente oposta às cúspides direita e esquerda da valva da aorta. A maior parte do sangue é devolvida pelas **veias coronárias**, que se abrem dentro do átrio direito pelo seio coronário.* Algumas pequenas veias se abrem diretamente dentro do átrio direito, e outras são tidas como abrindo-se dentro do átrio esquerdo e dos ventrículos. Os **vasos linfáticos** formam uma rede subepicárdica que se comunica através de estomatos com a cavidade do pericárdio. Há uma rede subendocárdica menos distinta. Os vasos convergem normalmente para dois troncos, que acompanham os vasos sangüíneos nos sulcos e penetram os nodos linfáticos traqueobronquiais na bifurcação da traquéia. Os **nervos** são derivados do **vago** e **simpático** através do plexo cardíaco.

---

*Estes vasos serão descritos posteriormente em sua ordem sistemática.

ARTÉRIAS

TRONCO PULMONAR

O **tronco pulmonar** surge do cone arterial no lado esquerdo da base do ventrículo direito. Ele curva-se dorsal, caudal e medialmente, e divide-se caudalmente ao arco da aorta nas artérias pulmonares direita e esquerda. O tronco pulmonar está relacionado cranialmente à aurícula direita, caudalmente à aurícula esquerda e medialmente à aorta ascendente. Está envolto, com a aorta ascendente, numa bainha comum da lâmina visceral do pericárdio seroso. Próximo da bifurcação está ligado ao arco da aorta por uma faixa fibrosa de aproximadamente 1,2 cm de largura; este é o **ligamento arterial** (*ligamentum arteriosum*) (Fig. 22-1), um remanescente do grande **ducto arterial** (*ductus arteriosus*), que conduz a maior parte do sangue oxigenado do tronco pulmonar até a aorta descendente do feto.* O tronco é bulboso em sua origem, e forma três bolsas, os **seios do tronco pulmonar**, que correspondem às cúspides da valva do tronco pulmonar. Depois disso ele gradativamente diminui de calibre.

No cavalo de tamanho médio o tronco tem aproximadamente 17 a 18 cm de comprimento. Na origem ele mede aproximadamente 6 a 6,5 cm de largura; na bifurcação seu calibre é de aproximadamente 3,5 a 4 cm. A parede é relativamente delgada, especialmente na origem.

A **artéria pulmonar direita** é mais longa e ligeiramente mais larga do que a artéria pulmonar esquerda. Ela passa sobre a parte cranial do átrio esquerdo e sob a bifurcação da traquéia até o hilo do pulmão direito, penetrando neste hilo ventralmente ao brônquio direito. No pulmão, ela passa para o lado ventrolateral do brônquio principal e o acompanha até a base do órgão. Os ramos correspondem à ramificação dos brônquios. A **artéria pulmonar esquerda** é muito curta. Ela passa caudalmente e penetra no pulmão ventralmente ao brônquio esquerdo. Seus ramos, dentro do pulmão, estão dispostos como os da artéria pulmonar direita.

AORTA

A **aorta** é o principal tronco arterial sistêmico. Ela tem início na base do ventrículo esquerdo e é quase mediana em sua origem.[†] Sua primeira parte, a **aorta ascendente**, passa dorsal e cranialmente entre o tronco pulmonar, à esquerda, e o átrio direito à direita. A seguir curva-se acentuadamente caudal e dorsalmente, e inclina-se um tanto para a esquerda, formando o **arco da aorta**. Continua caudalmente como a **aorta descendente** e atinge a crista ventral na oitava ou nona vértebra torácica (Figs. 22-12 e 13). Após passar caudalmente ao longo da superfície ventral dos corpos vertebrais e entre os pulmões, ela atravessa o hiato aórtico do diafragma e penetra na cavidade abdominal, onde se situa ventralmente aos corpos vertebrais e ao músculo psoas menor, imediatamente à esquerda do plano mediano. Ventralmente à quinta ou sexta vértebra lombar ela se divide em duas artérias ilíacas internas. Da bifurcação um pequeno vaso, a artéria sacral mediana (média), às vezes transcorre caudalmente na superfície pélvica do sacro. Este vaso torna-se perdido no periósteo ou une-se à artéria caudal mediana (média) ou, em casos excepcionais, é seguida até o esfíncter externo do ânus.

O calibre da aorta ascendente é maior em sua origem, que é denominada **bulbo da aorta**. Neste ponto ela forma três dilatações semelhantes a bolsas, os **seios da aorta**. Estes correspondem às cúspides semilunares da valva da aorta. As artérias coronárias direita e esquerda surgem dos seios direito e esquerdo, respectivamente. No arco da aorta o diâmetro é de aproximadamente 5 cm, a seguir diminuindo um tanto rapidamente em largura.

Aorta Ascendente

A **aorta ascendente** (Figs. 22-12 e 13) situa-se dentro do pericárdio até o ponto de inserção do ligamento arterial, e está circundada, juntamente com o tronco pulmonar, num prolongamento do epicárdio. Além deste ponto ela continua como a aorta descendente, que é descrita na pág. 557.

As duas **artérias coronárias**, direita e esquerda, são distribuídas quase inteiramente para o coração, mas enviam algumas pequenas ramificações para as origens dos grandes vasos na base do órgão.

A **artéria coronária direita** surge do seio da aorta direita. Ela passa cranialmente e um tanto ventralmente entre o cone arterial e a aurícula direita até o sulco coronário, no qual se curva ao redor, caudalmente e para a direita. A seguir desce no sulco interventricular subsinuoso como o **ramo interventricular subsinuoso** ao dobrar ventralmente quase até o ápice do coração (Fig. 22-10). O ramo acima, por sua vez, emite ao dobrar ventralmente os **ramos septais** e normalmente um **ramo circunflexo**. O ramo circunflexo corre caudalmente no sulco coronário, e anastomosa-se com o ramo correspondente da artéria coronária esquerda.

A **artéria coronária esquerda** surge do seio da aorta esquerda, emerge caudalmente à origem do tronco pulmonar e divide-se em dois ramos (Fig. 22-11). O **ramo interventricular paraconal** desce no sulco do mesmo nome, no sentido do ápice, e libera os **ramos septais**. O **ramo circunflexo** corre caudalmente no sulco coronário, no qual contorna para o lado direito e anastomosa-se com o ramo correspondente da artéria coronária direita.

TRONCO BRAQUIOCEFÁLICO
(Fig. 22-12).

O **tronco braquiocefálico** é um vaso muito grande que surge da convexidade do arco da aorta dentro do pericárdio. Ele está direcionado cranial e dorsalmente. Seu comprimento aparente, nos cavalos

---

*Há uma depressão no interior do tronco que corresponde à inserção do ligamento arterial, e em determinados casos este possui um lúmen muito pequeno.

†Malformação congênita que causa a origem, tanto da aorta ascendente como do tronco pulmonar, do ventrículo direito no eqüino foi reportada por Vitums (1970).

CORAÇÃO E ARTÉRIAS DO EQÜINO

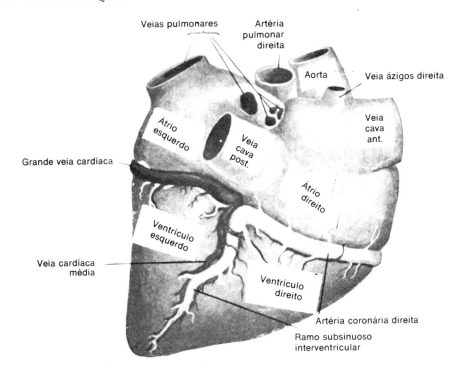

Figura 22-10. Vasos cardíacos do eqüino; lado direito.
As veias estão em preto, as artérias, em branco. O ramo terminal da artéria circunflexa esquerda está em grande parte oculto pela grande veia cardíaca. A artéria coronária direita em grande parte esconde a pequena veia cardíaca. Para Veia cava posterior leia Veia cava caudal; para Veia cava anterior leia Veia cava cranial.

de tamanho médio, normalmente é de cerca de 5 cm, mas pode ser de apenas 1,5 cm de comprimento. Ele é cruzado à esquerda pelo nervo vago esquerdo e pelo nervo cardíaco; o nervo laríngeo recorrente esquerdo corre entre ele e a traquéia. Oposto ao segundo espaço intercostal ou terceira costela, o tronco braquiocefálico emite as artérias subclávias esquerdas.

O **tronco braquiocefálico** está direcionado cranialmente e um tanto dorsalmente no mediastino cranial, ventralmente à traquéia. Oposto à primeira costela ele emite o **tronco bicarótico** e continua como a **artéria subclávia direita.** Esta dobra ventralmente e curva-se ao redor da borda cranial da primeira costela e da inserção do músculo escaleno médio acima da veia axilar. Seu percurso e ramos, além deste ponto, serão descritos juntamente com os vasos do membro torácico (Fig. 22-13).

A **artéria subclávia esquerda** é mais longa do que a artéria subclávia direita e surge até a um nível mais elevado. Ela descreve uma curva quase semicircular, sendo a concavidade ventral. Está relacionada medialmente com o esôfago, traquéia e ducto torácico; o nervo vago esquerdo, nervo frênico e nervo cardíaco cruzam ventralmente a sua origem. Em determinados casos a artéria subclávia esquerda está muito ventralmente colocada para tocar o esôfago. Ela emerge do tórax como a artéria direita correspondente. Assim, há uma diferença a princípio entre os vasos dos lados opostos, mas depois disso seu percurso e distribuição são semelhantes.

A artéria subclávia esquerda e o tronco braquiocefálico normalmente emitem, dentro do tórax, o tronco costocervical e a artéria cervical profunda, artéria vertebral e artéria torácica interna naquela ordem. Na primeira costela cada artéria subclávia emite a artéria cervical superficial.

1. O **tronco costocervical** do lado esquerdo passa dorsalmente através da face esquerda da traquéia e do esôfago no sentido do segundo espaço intercostal. O tronco costocervical direito normalmente surge por um tronco comum com a **artéria cervical profunda,** cruza a face direita da traquéia, e não tem nenhum contato com o esôfago. Ambos destacam pequenos ramos para a traquéia, nodos linfáticos mediastinais e pleura, e ao atingir o músculo longo do pescoço dividem-se em dois ramos. Destes, a **artéria intercostal suprema** é a menor. Ela passa caudalmente ao longo da borda lateral do músculo longo do pescoço juntamente com o tronco simpático torácico. Normalmente ela emite a **segunda, terceira** e **quarta artérias intercostais dorsais,** e termina no quinto espaço intercostal, onde se anastomosa com a primeira artéria intercostal dorsal da aorta, ou constitui a quinta artéria intercostal dorsal, ou mergulha dentro do músculo longo do tórax. Seu **ramo dorsal** emite ramificações para o músculo longo do pescoço, a pleura e os **ramos espinhais.** A primeira artéria intercostal dorsal é emitida pela artéria intercostal suprema (Schwarze e Schröder, 1964). O outro ramo (**artéria escapular dorsal**) é a continuação direta do tronco. Ele emerge através da

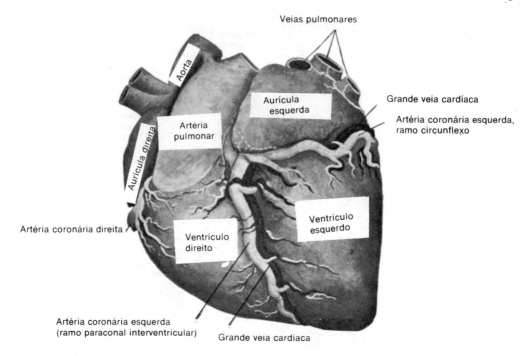

Figura 22-11. Vasos cardíacos do eqüino; lado esquerdo.

As linhas pontilhadas indicam parte da artéria coronária esquerda oculta pela aurícula esquerda. O ligamento arterial é apresentado mas não está marcado. Para Artéria pulmonar leia Tronco pulmonar.

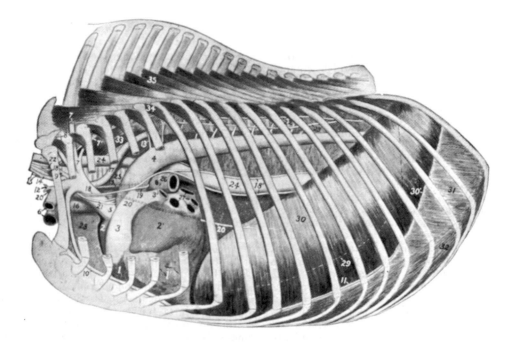

Figura 22-12. Topografia do tórax do eqüino, lado esquerdo, após remoção do pulmão, pericárdio e maior parte da pleura mediastinal.

1, Ventrículo direito; 1', ventrículo esquerdo; 2, aurícula direita; 2', aurícula esquerda; 3, tronco pulmonar; 3', a. pulmonar esquerda; 4, aorta; 5, tronco braquiocefálico; 6, a. subclávia; 7, tronco costocervical; 7', a. intercostal suprema; 8, a. cervical profunda; 9, a. vertebral; 10, a. torácica interna; 11, a. musculofrênica; 12, a. cervical superficial; 13, a. intercostal; 14, tronco bicarótico; 15, aa. carótidas comuns; 16, v. cava cranial; 17, ducto torácico; 18, n. vago esquerdo; 18', ramos esofágicos dos nervos vagos; 19, n. laríngeo recorrente esquerdo; 20, n. frênico esquerdo (parte que cruza o pericárdio indicada por linha pontilhada); 21, n. cardíaco; 22, tronco simpático; 23, grande nervo esplâncnico; 24, esôfago; 25, traquéia; 26, brônquio esquerdo; 27, veias pulmonares; 28, lobo apical do pulmão direito; 29, borda basal do pulmão esquerdo indicada por linha pontilhada; 30, diafragma; 30', linha diafragmática da reflexão pleural; 31, 32, músculos intercostais externo e interno; 33, músculo longo do pescoço; 34, músculo multífido (dorsal).

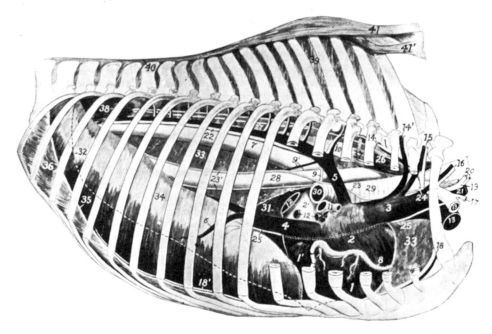

Figura 22-13. Topografia do tórax do eqüino, lado direito, após remoção do pulmão, pericárdio e a maior parte da pleura mediastínica.

1, Ventrículo direito; 1', ventrículo esquerdo; 2, átrio direito; 2', átrio esquerdo; 3, v. cava cranial; 4, v. cava caudal; 5, v. ázigos direita; 6, v. frênica; 7, aorta; 8, artéria coronária direita; 9, a. bronquial; 9', a. e v. esofágica; 10, primeira a. e v. intercostal dorsal; 11, a. pulmonar direita; 12, veias pulmonares; 13, vasos subclávios direitos; 14, vasos costocervicais; 14', vasos intercostais supremos; 15, vasos cervicais profundos; 16, vasos vertebrais; 17, a. cervical superficial; 18, vasos torácicos internos; 18', a. musculofrênica; 19, tronco bicarótico; 20, aa. carótidas comuns; 21, v. jugular externa; 22, ducto torácico; 23, nervo vago direito; 23', ramos esofágicos dos nervos vagos; 24, n. laríngeo recorrente direito; 25, n. frênico direito (parte que cruza o pericárdio indicada por linha pontilhada); 26, tronco simpático; 27, grande nervo esplâncnico; 28, esôfago; 29, traquéia; 30, brônquio direito; 31, pulmão esquerdo; 32, borda basal do pulmão direito indicada por linha pontilhada; 33, pleura mediastinal; 34, diafragma; 35, linha diafragmática da reflexão pleural; 36, músculo intercostal; 37, músculo longo do pescoço; 38, músculo psoas maior; 39, ligamento interespinhal; 40, ligamento supra-espinhal; 41, parte funicular; e 41', parte lamelar do ligamento da nuca.

extremidade dorsal do segundo espaço intercostal, passa através do músculo iliocostal do tórax e do músculo longo do tórax no sentido da anca, e divide-se em diversos ramos divergentes. Um ramo cranial passa dorsal e cranialmente entre o músculo esplênio e o músculo semi-espinhal da cabeça, e anastomosa-se com ramos da artéria cervical profunda; os outros ramos ascendem no ligamento dorsoescapular, sob cobertura do músculo serrátil ventral do tórax e o músculo rombóide do tórax até a anca, suprindo os músculos e pele desta região.

O **tronco costocervical esquerdo** surge, às vezes, com a artéria cervical profunda por um tronco comum; esta disposição é comum no lado direito, e pode haver uma origem comum para o tronco costocervical, a artéria cervical profunda e a artéria vertebral. Ocasionalmente o tronco costocervical surge do tronco braquiocefálico. Às vezes ele emerge através do terceiro espaço intercostal. A **artéria intercostal suprema** pode surgir independentemente caudal ao tronco costocervical ou da artéria cervical profunda.

2. A **artéria cervical profunda** surge cranialmente ao tronco costocervical ou por um tronco comum com este. Ela cruza o esôfago (lado esquerdo), a traquéia (lado direito) e o músculo longo do pescoço, e emerge da cavidade torácica ao passar através do espaço caudal à primeira articulação costotransversa. Às vezes ela emerge através do segundo espaço intercostal. No tórax ela emite um pequeno **ramo mediastínico** até ao mediastino e pericárdio; ela também emite a **artéria intercostal dorsal I**, um vaso muito pequeno que passa ventralmente no primeiro espaço intercostal. Após deixar o tórax, a artéria cervical profunda passa dorsal e cranialmente ao músculo espinhal e na parte lamelar do ligamento da nuca, coberta pelo músculo semi-espinhal da cabeça (Fig. 22-14). Seus ramos terminais anastomosam-se com ramos das artérias vertebrais na região do áxis. Numerosos ramos colaterais são destacados para os músculos laterais do pescoço, o ligamento da nuca e pele; anastomoses ocorrem também com o tronco costocervical.

3. A **artéria vertebral** surge da artéria subclávia no lado esquerdo e do tronco braquiocefálico no lado direito; ela tem início oposto ao primeiro espaço intercostal e passa dorsal e cranialmente. No lado esquerdo ela cruza o esôfago e, no lado direito, a traquéia. Ao emergir do tórax, passa entre o músculo longo do pescoço, medialmente, e o músculo escaleno médio, lateralmente, ventral ao processo transverso da sétima vértebra cervical; continua ao longo do pescoço através da série de forames transversos (Fig. 22-15) (em determinados casos o processo transverso da sétima vértebra cervical possui um forame transverso, por onde passa a artéria vertebral), entre os quais é coberta pelo músculo intertransversal cervical. Ao emergir do forame transverso do áxis, ela cruza a cápsula da articulação

atlanto axial, e penetra no forame transverso do atlas profundamente ao músculo oblíquo caudal da cabeça. Após passar através da fossa atlantal, a artéria vertebral anastomosa-se com a artéria occipital (*ramus anastomoticus cum a. occipitali*). A seguir ela corre dorsalmente através do forame alar e penetra no canal vertebral através do forame vertebral lateral. Ela supre os músculos e a pele da testa, anastomosando-se com a artéria cervical profunda e sua companheira do lado oposto. As artérias vertebrais direita e esquerda unem-se para formar a artéria basilar (veja página 546). Em cada forame intervertebral e vertebral lateral um **ramo espinhal** é emitido, o qual, após penetrar no canal vertebral, divide-se em ramos dorsal e ventral, reforçando as artérias espinhais dorsal e ventral. Ele também emite uma série de ramos musculares dorsal e ventral. Os **ramos dorsais** são os maiores; eles suprem os músculos extensores profundos da cabeça e do pescoço, e anastomosam-se com as artérias cervical profunda e vertebral. O **ramo descendente** emerge dorsalmente do forame alar e supre o músculo oblíquo cranial da cabeça e o músculo oblíquo caudal da cabeça, o músculo reto dorsal maior e menor da cabeça, o músculo semi-espinhal da cabeça e o músculo esplênio da cabeça. Os **ramos ventrais** suprem essencialmente o músculo escaleno médio, o músculo longo do pescoço, o músculo intertransversal cervical e o músculo longo da cabeça. A artéria vertebral é acompanhada pela veia e nervo homônimos, este último sendo a extensão cervical do tronco simpático torácico.

4. A **artéria torácica interna** é um grande vaso que surge da superfície ventral da artéria subclávia, oposto à primeira costela. Ela curva-se ventral e caudalmente, a princípio na superfície medial da costela, e depois cruzando a parte ventral do primeiro espaço intercostal e passando sob o músculo transverso do tórax. Corre caudalmente sob a cobertura daquele músculo e sobre as articulações esternocostais (condroesternais) até a oitava cartilagem costal, onde se divide na **artéria musculofrênica** e na **artéria epigástrica cranial**. Em cada espaço intercostal dois ramos colaterais são destacados. Os **ramos intercostais ventrais** ascendem nos espaços intercostais e anastomosam-se com as artérias intercostais dorsais. Os ramos intercostais ventrais destacam pequenas ramificações para o músculo transverso do tórax, a pleura e o pericárdio, e emergem entre as cartilagens costais como **ramos perfurantes** para suprir os músculos peitorais e a ele, anastomosando-se com a artéria torácica externa. Eles também suprem **ramos esternais**. Uma **artéria pericardicofrênica** muito pequena ascende no mediastino no lado esquerdo, na prega da veia cava (*plica venae cavae*) no lado direito; ela supre ramificações delgadas para o pericárdio e pleura e acompanha o nervo frênico ao diafragma. Nos animais jovens ela fornece pequenos **ramos tímicos** para o lobo torácico do timo. A **artéria musculofrênica** passa ao longo do sulco entre a oitava e a nona cartilagens costais e continua ao longo da inserção costal do músculo transverso do abdome (Fig. 17-19). Ela emite **ramos intercostais ventrais** que se anastomosam com as artérias intercostais dorsais, emitidas da aorta torácica, e ramificações para o diafragma e músculo transverso do abdome. A **artéria epigástrica cranial** é a continuação direta da artéria torácica interna. Ela emerge da cavidade torácica entre a nona cartilagem costal e a cartilagem xifóide, corre caudalmente na superfície abdominal do músculo reto do abdome e, a seguir, termina no músculo. Ela supre a parede abdominal ventral e anastomosa-se com a **artéria epigástrica caudal**.

5. A **artéria cervical superficial** é o último ramo que normalmente é emitido da superfície dorsal da

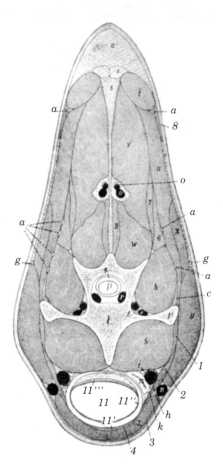

Figura 22-14. Corte transversal do pescoço do eqüino, passando através da quinta vértebra cervical; vista cranial.

a, Ramos dos nervos cervicais; a', gordura da nuca; b, músculos intertransversais cervicais; c, músculo longo cervical; d, artéria vertebral; e, veia vertebral; f, nervo vertebral do tronco simpático; g, nervo espinhal (divisão dorsal); h, nervo laríngeo recorrente; i, tronco vagossimpático; k, tronco linfático traqueal; 1, corpo da quinta vértebra cervical; 1', processo transverso da mesma; m, artéria carótida comum; n, veia jugular externa; o, artéria cervical profunda; o', veia cervical profunda; p, medula espinhal; q, duramáter; r, veia espinhal; s, ligamento da nuca; t, músculo rombóide cervical; u, músculo esplênio; v, músculo semi-espinhal da cabeça; w, músculo multífido cervical; x, músculo serrátil ventral cervical; y, músculo braquiocefálico; z, músculo esternocefálico; 1, músculo longo da cabeça; 2, músculo omo-hióideo; 3, músculo cutâneo do pescoço; 4, músculo esternotíreo-hióideo; 5, músculo longo do pescoço; 6, 7, músculo longo da cabeça e atlantal; 8, músculo trapézio (parte cervical); 9, músculo espinhal cervical; 10, esôfago; 11, traquéia, com ânulo cartilaginoso (11'), túnica mucosa (11''), e lâmina muscular (11'''). (De Ellenberger, 1908.)

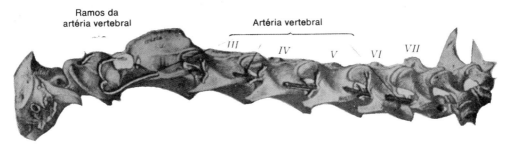

Figura 22-15. Artéria vertebral do eqüino.
1, Primeira vértebra torácica; 2, processo espinhoso (cortado) da segunda vértebra torácica. (De Schmaltz, 1901.)

artéria subclávia, oposto à primeira costela ou onde esse vaso dobra ao redor da primeira costela. Está direcionada ventralmente e um pouco cranialmente através da superfície lateral da parte terminal da veia jugular externa e da face profunda do músculo escaleno médio entre os nodos linfáticos cervicais profundos caudais, e emite o **ramo deltóide**. Este passa ventrolateralmente através da superfície da artéria subclávia e, a seguir, corre no sulco peitoral lateral, acompanhando a veia cefálica, entre o músculo anterior e o músculo braquiocefálico (Fig. 22-16). Ele emite ramos para os músculos acima e para a pele da região peitoral. Às vezes há dois ramos que surgem separadamente. A artéria cervical superficial ascende cranialmente ao longo da superfície lateral da veia jugular externa, a seguir dobra de modo acentuado e caudalmente e corre dorsalmente ao longo da borda cranial da artéria subclávia, entre o músculo omo-hióideo e o músculo braquicefálico, e em relação aos nodos linfáticos cervicais su-

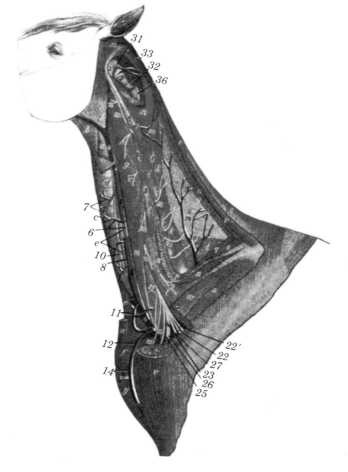

Figura 22-16. Dissecação profunda do pescoço do eqüino.

a, Segmentos do músculo esternocefálico; b, parte cranial do músculo omo-hióideo; c, músculo esternotíreo-hióideo; d, traquéia; e, esôfago; f, cartilagem do manúbrio; g, músculo longo da cabeça; h, segmento do músculo longo atlantal; i, músculo intertransversal do pescoço; k, músculo multífido cervical; 1, m, músculo escaleno médio; n, músculo serrátil ventral do pescoço; o, segmentos do músculo esplênio; p, músculo longo do pescoço; q, músculo semi-espinhal da cabeça (a maioria do qual está removida); r, músculo rombóide cervical; s, músculo trapézio (parte cervical); t, músculo espinhal e semi-espinhal do pescoço; u, parte lamelar do ligamento da nuca; v, músculo braquiocefálico; w, músculo subclávio; x, músculo supra-espinhal; y, músculo peitoral descendente; z, processo supraglenóide; 1, processos articulares das vértebras cervicais; 2, processos transversos das mesmas; 3, atlas; 3', áxis; 4, v. jugular externa (restante removido); 5, a. carótida comum, da qual um segmento foi removido para mostrar os nervos acompanhantes e o esôfago; 6, tronco vagossimpático; 7, ramos muscular e traqueal da artéria carótida comum; 8, n. laríngeo recorrente; 10, tronco linfático traqueal esquerdo; 11, 12, ramos deltóides e cervical ascendente da a. cervical superficial (13); 14, v. cefálica; 15-20, ramos ventrais do segundo ao sétimo nervos cervicais; 21, raízes do n. frênico; 22, n. peitorais; 22', n. para o músculo serrátil ventral do pescoço; 23, n. musculocutâneo; 24, n. mediano; 25, n. ulnar; 26, n. radial; 27, n. axilar; 28, ramos dorsais dos nervos cervicais; 28', n. acessório (cortado); 29, a. cervical profunda; 30, ramo muscular da a. vertebral; 31, ramo descendente da a. vertebral; 32, a. vertebral; 33, ramos musculares da a. vertebral; 34, músculo oblíquo caudal da cabeça; 35, músculo oblíquo cranial da cabeça; 36, ramificação do ramo dorsal do terceiro n. cervical. (De Ellenberger e Baum, 1914.)

perficiais; fornece ramos para estes músculos, nodos linfáticos cervicais profundos caudais e nodos linfáticos cervicais superficiais.

Artéria Carótida Comum

As duas **artérias carótidas comuns** surgem do tronco braquiocefálico por um tronco comum **(tronco bicarótido).** Este segmento, emitido da superfície medial do tronco braquiocefálico oposto à primeira costela, passa cranialmente na face ventral da traquéia. Está relacionado ventralmente aos nodos linfáticos cervicais profundos caudais, às partes terminais das veias jugulares externas e à veia cava cranial e, lateralmente, ao nervo vago e ao nervo laríngeo recorrente. Ele tem normalmente cerca de 5 a 7 cm de comprimento, mas pode variar entre 2,5 e 20 cm.

Em casos muito raros não há nenhum tronco bicarótido. As duas artérias carótidas comuns então surgem separadamente do tronco braquiocefálico, à esquerda, primeiro, e à direita aproximadamente 2,5 cm ou mais adiante e cranialmente.

A **artéria carótida comum direita** passa obliquamente da superfície ventral da traquéia para seu lado direito e continua nesta posição, mas inclina-se no sentido da superfície dorsal da traquéia próximo à sua terminação. Ao nível do músculo cricofaríngeo e profundamente à glândula mandibular divide-se na **artéria carótida externa, artéria carótida interna** e **artéria occipital** (Figs. 22-17 e 18.) O **corpo carotídeo** *(glomus caroticum)* é um pequeno nódulo presente no ângulo de divisão. Está incluído numa bainha fibrosa sendo acompanhado dorsalmente pelo nervo vago e nervo simpático e ventralmente pelo nervo laríngeo recorrente. Na parte caudal do pescoço ela está em contato superficialmente com a veia jugular externa (Fig. 22-19), porém mais adiante cranialmente o músculo omo-hióideo intervém entre a artéria carótida comum e a veia citada (Fig. 22-14).

O corpo carotídeo contém células epitelióides quimiorreceptoras sensíveis a CO2 e baixo teor de O2 no sangue. Ele está centralmente ligado ao centro respiratório por um ramo do nervo glossofaríngeo.

Furuhata (1964) descreve o osso ou cartilagem intercarotídeo com seu possível significado fisiológico (tal como sustentação do corpo carotídeo, ou como uma estrutura resistente à pressão naquela parte da artéria constantemente sujeita à pressão do fluxo

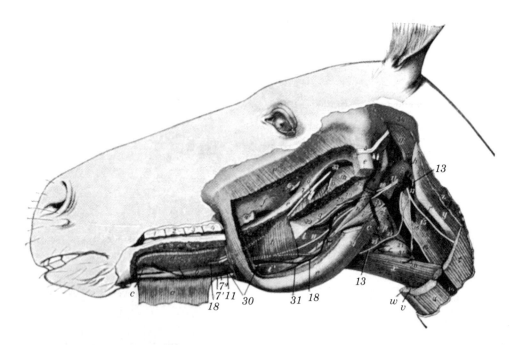

Figura 22-17. Regiões parótida, massetérica e lingual do eqüino; dissecação profunda, terceira camada.
a, Músculo milo-hióideo, parte cranial, refletida; b, músculo gênio-hióideo; c, músculo genioglosso; d, glândula sublingual; e (inferior), parte molar e (superior) ramo da mandíbula (maior parte removida); e', segmento do músculo massetérico; f, tuberosidade maxilar; g, osso estilo-hióide; h, asa do atlas; i, tendão intermédio do músculo digástrico; i', ventre rostral; i", ventre caudal do músculo digástrico; k, parte caudal do músculo milo-hióideo; l, músculo hioglosso; m, músculo pterigóideo medial (cortado); n, músculo estilo-hióideo; o, parte occipitomandibular do músculo digástrico; p, músculo cricofaríngeo; q, músculo oblíquo cranial da cabeça; r, tendão do músculo longo atlantal; s, músculo longo da cabeça; t, músculo braquiocefálico (cortado); u, músculo esternocefálico (cortado); v, músculo esternotireóideo (cortado); w, músculo esterno-hióideo (cortado); x, músculo omo-hióideo; y, músculo oblíquo caudal da cabeça; z, músculo esplênio (cortado); 1-4, dentes maxilares; 4', último dente maxilar; 5, segmento do n. facial; 6, segmento do n. bucal; 7, n. lingual; 7', n. sublingual; 7", n. lingual; 8, segmentos dos vasos e nervos alveolares mandibulares; 9, n. milo-hióideo (cortado); 10, n. glossofaríngeo; 11, n. hipoglosso; 12, n. laríngeo cranial; 13, ramo ventral do primeiro n. cervical; 14, tronco vagossimpático; 15, ramo dorsal do n. acessório; 16, ramo ventral do n. acessório; 17, v. ventral do cérebro; 18, ducto mandibular; 19, a. carótida comum; 20, ramo parotídeo; 21, a. tireóide cranial; 22, a. faríngea ascendente; 23, a. laríngea cranial; 24, a. carótida interna; 25, a. occipital; 26, a. carótida externa; 27, tronco linguofacial; 28, a. palatina ascendente; 29, a. lingual; 30, a. sublingual; 31, a. facial; 32, a. carótida externa após emergência; 33, v. maxilar (origem); 34, remanescente da glândula parótida; 35, glândula tireóide; 36, v. jugular externa (cortada); 37, nodos linfáticos retrofaríngeos. (De Ellenberger e Baum, 1914.)

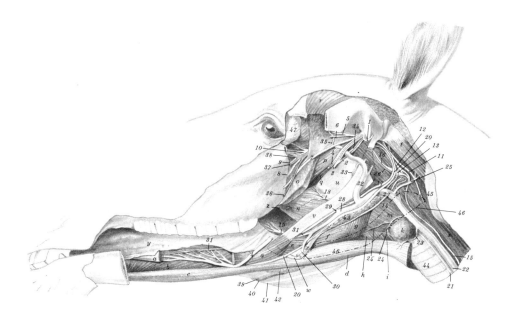

Figura 22-18. Dissecação profunda da cabeça do eqüino.
O ramo esquerdo da mandíbula e estruturas a ele ligados foram removidos. a, Segmentos do músculo estiloglosso; b, músculo genioglosso; c, músculo gênio-hióideo; d, músculo omo-hióideo; e, músculo cerato-hióideo; f, músculo tíreo-hióideo; g, músculo tireofaríngeo; h, músculo cricotireóideo; i, músculo esternotireóideo; k, glândula tireóide; m, músculo cricofaríngeo; n, músculo palatino e palatofaríngeo; o, músculo pterigóideo lateral; p, músculo tensor do véu palatino; q, músculo levantador do véu palatino; r, músculo temporal; s, musculo longo da cabeça; t, músculo oblíquo cranial da cabeça; u, bolsa gutural; v, osso estilo-hióideo, extremidade caudal do qual é removida e indicada por linha pontilhada; w, posição do osso cerato-hióideo, linha pontilhada; x, osso tíreo-hióideo; y, língua; z, arco glossopalatino; 1, n. auriculotemporal; 2, n. corda do tímpano; 3, segmento do n. alveolar mandibular; 4, n. lingual, parte intermédia removida; 5, n. temporal profundo; 6, n. massetérico; 7, n. bucal; 8, n. palatino maior; 9, n. infra-orbitário; 10, nervos pterigopalatino e caudal do nariz; 11, n. acessório; 12, n. vago; 13, ramo faríngeo do n. vago; 14, n. laríngeo cranial; 15, tronco vagossimpático; 16, tronco simpático, com gânglio cervical cranial ligeiramente mais adiante caudalmente; 17, n. glossofaríngeo; 18, ramos faríngeo e, 19, lingual, do n. glossofaríngeo; 20, n. hipoglosso; 21, n. laríngeo recorrente esquerdo; 22, a. carótida comum; 23, ramo parotídeo; 24, a. tireóide cranial; 24', a. laríngea cranial; 25, a. occipital; 26, a. carótida interna; 27, a. carótida externa; 28, tronco linguofacial; 29, a. faríngea ascendente; 30, a. facial; 31, a. lingual; 32, a. carótida externa; 33, segmento da a. alveolar mandibular; 34, a. meníngea média; 35, a. temporal profunda caudal; 36, a. bucal; 37, a. palatina descendente; 38, fim da a. maxilar; 39, a. facial direita; 40, v. satélite de 39; 41, ducto parotídeo direito; 42, nodos linfáticos mandibulares; 43, nodos linfáticos retrofaríngeos; 44, traquéia; 45, asa do atlas; 46, linha pontilhada indicando o contorno da glândula mandibular; 47, glândula lacrimal. (De Ellenberger e Baum, 1914.)

sangüíneo). Nos cavalos jovens (menos de 3 anos), ele é normalmente cartilaginoso; posteriormente torna-se ossificado. A forma e o tamanho do osso intercarotídeo varia consideravelmente, mas normalmente é plano, com margens acentuadamente serrilhadas. Furuhata considera o desenvolvimento deste osso ou cartilagem como originado no mesênquima embrionário, no período embrionário inicial, e o osso como sendo diretamente relacionado ao tecido fibroso e ao corpo carotídeo.

Próximo à sua terminação a artéria carótida comum torna-se mais profundamente colocada e está relacionada lateralmente às glândulas mandibular e parótida, medialmente ao esôfago. Em determinados casos, ela está em contato, ventralmente, com o lobo lateral da glândula tireóidea, especialmente quando esta está mais dorsalmente situada ou é maior do que de costume.

A **artéria carótida comum esquerda** difere da artéria carótida comum direita no sentido de que ela também está relacionada profundamente ao esôfago, que normalmente a separa da traquéia em parte do percurso (Fig. 22-14).

A artéria carótida comum esquerda normalmente está em contato com a traquéia por curta distância (aproximadamente 8 a 10 cm) na base do pescoço, mas este contato pode ser ainda menor quando o esôfago é mais ventral do que de costume e o tronco bicarótido é longo. Pelo outro lado, a relação com a traquéia pode ser mais extensa.

Os ramos colaterais da artéria carótida comum compreendem o seguinte:

1. **Ramos musculares** de tamanho variável vão para os músculos ventrais do pescoço e para a pele (Fig. 22-16).

2. **Ramos esofágicos** e **ramos traqueais** também vão para os nodos linfáticos cervicais profundos (Fig. 22-16).

3. A **artéria parotídea** é inconstante. Ela normalmente surge próximo à terminação e penetra na parte ventral da glândula parótida. Ela envia ramificações para os nodos linfáticos adjacentes e, às vezes, destaca um ramo para a glândula mandibular.

4. A **artéria tireóidea cranial,** o maior ramo colateral da artéria carótida comum, surge desta última

aproximadamente 5 a 7,5 cm antes de finalmente se dividir. Curva sobre a extremidade cranial da glândula tireóide, dentro da qual envia diversos ramos. Ela emite o **ramo laríngeo caudal,** que envia ramos para os músculos extrínsecos da laringe e para os músculos constritores da faringe (*ramus pharyngeus*), passa entre as cartilagens cricóide e tireóidea em paralelo com o nervo laríngeo caudal, e supre os músculos intrínsecos e a túnica mucosa da laringe. Além disso, ela supre os músculos circundantes, o esôfago e a traquéia (Koch, 1970).

5. A pequena **artéria faríngea ascendente** freqüentemente surge diretamente da artéria carótida comum, mas às vezes surge por um tronco comum com a artéria tireóidea cranial. Ela corre dorsal e cranialmente até ao músculo cricofaríngeo, e supre ramificações para a parte caudal da faringe e a origem do esôfago. Pequenas ramificações são emitidas para a traquéia, o esôfago e o músculo esternotíreo-hióideo e o músculo omo-hióideo.

Em certos casos a artéria tireóidea cranial e o ramo laríngeo caudal surgem da artéria carótida comum separadamente ou por um curto segmento comum. Uma **artéria laríngea cranial** é muitas vezes destacada da artéria carótida comum, cranialmente à artéria tireóidea cranial, e penetra na laringe através do forame tireóideo juntamente com o nervo laríngeo cranial. Às vezes a artéria laríngea cranial parte da artéria tireóidea cranial como seu ramo ventral (Zietzschmann et al., 1943; Bernhardt, 1959).

6. A **artéria tireóidea caudal** é um pequeno e inconstante vaso que surge da artéria carótida comum a uma distância variável caudal à artéria tireóidea cranial ou desta ou da artéria parótida. Ela envia ramos para dentro da parte caudal da glândula tireóide, e destaca pequenas ramificações traqueais e musculares. Em determinados casos ela é distribuída essencialmente ou inteiramente para os músculos adjacentes.

ARTÉRIA OCCIPITAL. A **artéria occipital** normalmente é o segundo maior ramo terminal da artéria carótida comum. Ela normalmente surge cranialmente à artéria carótida interna, mas em determinados casos com aquela artéria por um tronco comum, de comprimento variável.

O **seio carotídeo** forma um curto trecho distensível na origem da artéria occipital que Furuhata (1964) designa como o **seio occipital,** semelhante ao seio carotídeo. Ele é provido de células barorreceptoras. Estas células respondem a variações na pressão arterial e transmitem impulsos das terminações receptoras intraneurais para os centros reflexos na medula. O seio não é sempre distinguível no animal.

Ela segue um percurso um tanto tortuoso para a fossa atlantal, onde se divide nos ramos cranial e caudal. Está relacionada superficialmente com a glândula mandibular e com o músculo braquiocefálico e, profundamente, com a bolsa gutural e o mús-

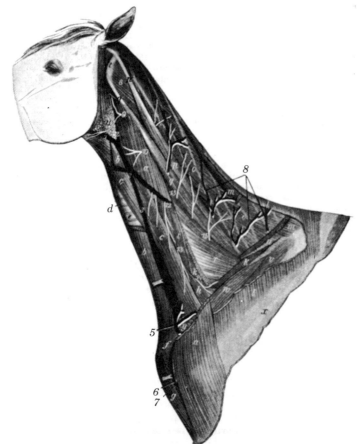

Figura 22-19. Vasos e nervos do pescoço do eqüino.

a, Músculo braquiocefálico; b, músculo esternocefálico; c, músculo omo-hióideo; d, músculo esternotíreo-hióideo; e, traquéia; f, posição da cartilagem do manúbrio; g, músculo peitoral descendente; h, músculo escaleno médio; i, músculos intertransversais do pescoço; k, inserção do músculo serrátil ventral do pescoço; l, remanescente da parte cervical do trapézio; m, músculo rombóide cervical; n, músculo esplênio; o, músculo semi-espinhal da cabeça; p, q, músculo longo da cabeça e atlantis; p', q', tendões dos mesmos; r, músculo longo cervical; s, músculo oblíquo caudal da cabeça; t, asa do atlas; u, glândula parótida; v, músculo supraespinhal; w, músculo subclávio; x, espinha da escápula; y, nodos linfáticos cervicais superficiais; 1, v. linguofacial; 2, v. maxilar; 3, v. jugular externa; 4, a. carótida comum, exposta ao levar 3 para o lado; 5, 6, ramos deltóide e cervical ascendente da artéria cervical superficial; 7, v. cefálica; 8, ramos da a. cervical profunda; 9-14, ramos ventrais do segundo ao sétimo nervos cervicais; 15, ramos das divisões dorsais dos nervos cervicais. (De Ellenberger e Baum, 1914.)

CORAÇÃO E ARTÉRIAS DO EQÜINO

culo longo da cabeça.* A artéria carótida interna, a veia cerebral ventral, e o nervo acessório, o nervo vago e o nervo simpático cruzam sua face profunda. Ela emite ramificações para a glândula mandibular, músculo longo da cabeça e músculo reto ventral da cabeça, músculo reto lateral da cabeça, bolsa gutural e para os nodos linfáticos adjacentes, e dois ramos colaterais citados.†

1. A **artéria condilar** é um pequeno vaso que passa dorsal e rostralmente na bolsa gutural, dividindo-se nos **ramos muscular e meníngeo.** Estes últimos penetram no crânio através dos forames jugular e hipoglosso, e são distribuídos para a dura-máter. Esta artéria é bastante variável em sua origem; ela muitas vezes parte da artéria meníngea caudal.

2. O **ramo occipital** anastomosa-se com a artéria vertebral na fossa atlantal. Freqüentemente a artéria meníngea caudal surge dela.

3. A **artéria meníngea caudal** é um vaso bem maior, que corre dorsal e rostralmente entre o músculo oblíquo cranial da cabeça e o processo jugular, passa através do forame mastóide para dentro do canal temporal, penetra na cavidade cranial e se distribui na dura-máter. Ela fornece ramos colaterais para a articulação atlanto-occipital e para os músculos adjacentes.

ARTÉRIA CARÓTIDA EXTERNA (Figs. 22-17 e 18). A **artéria carótida externa,** por seu tamanho e direção, constitui a continuação da artéria carótida comum. Ela passa rostralmente na parede lateral da faringe na borda ventral da bolsa gutural, coberta pela glândula mandibular e pela parte occipitomandibular do músculo digástrico, músculo estilo-hióideo, e em relação aos nodos linfáticos retrofaríngeos. A seguir ela emerge entre o músculo estilo-hióideo e o osso estilo-hióideo, ascende neste último paralelamente com a borda caudal do ramo da mandíbula, e continua como a **artéria maxilar,** depois de emitir a **artéria temporal superficial** aproximadamente 5 cm ventral à articulação temporomandibular. Ela é cruzada profundamente e próximo a sua origem pelo nervo laríngeo cranial e pelo ramo faríngeo do nervo vago. Logo antes de sua emergência, é cruzada superficialmente pelo nervo hipoglosso; o nervo glossofaríngeo passa sobre sua superfície medial na borda ventral do osso estilo-hióideo. Os principais ramos colaterais são o ramo massetérico, o tronco linguofacial, a artéria auricular caudal e a artéria temporal superficial. Ela também fornece ramos variáveis para a glândula mandibular e glândula parótida, bolsa gutural e para os nodos linfáticos retrofaríngeos, bem como ramificações para alguns músculos adjacentes.

1. O **ramo massetérico** é emitido da artéria carótida externa em sua emergência por baixo do músculo estilo-hióideo. Ele passa ventral e ligeiramente rostralmente sob cobertura da glândula parótida e sobre o tendão de inserção do músculo esternocefálico até a borda caudal do ramo da mandíbula e aparece no músculo massetérico, no qual penetra após curto percurso em sua superfície. Ele fornece ramos também para o músculo pterigóideo medial e para a parte occipitomandibular do músculo digástrico e para a glândula parótida.

2. O **tronco linguofacial** surge da artéria carótida externa na superfície profunda do ventre caudal do músculo digástrico (Fig. 22-17). Ele corre ventral e rostralmente na parede lateral da faringe através da face profunda do músculo estilo-hióideo no sentido do osso estilo-hióideo, acompanhado pelo nervo glossofaríngeo, cranialmente, e pelo nervo hipoglosso, caudalmente. Após emitir a **artéria lingual** na borda caudal do osso estilo-hióideo, o tronco linguofacial torna-se a **artéria facial** (anteriormente a artéria maxilar externa), que se inclina mais ventralmente na superfície medial do músculo pterigóideo medial, cruza sobre o músculo hioglosso, nervo hipoglosso, ducto mandibular e o tendão intermediário do músculo digástrico, dobrando rostralmente no espaço mandibular. Aqui situa-se na parte ventral do músculo pterigóideo medial, e está relacionado medialmente aos nodos linfáticos mandibulares, dorsalmente ao ventre rostral do músculo digástrico, e ventralmente à veia correspondente. Na borda rostral do músculo massetérico a artéria facial dobra ao redor da borda ventral da parte molar da mandíbula e ascende na face rostral a esse músculo. Na dobra a artéria localiza-se rostralmente, a veia, medialmente, e o ducto parotídeo, caudalmente. A artéria está colocada em sua inflexão, o que é conveniente para a tomada do pulso, pois ela é superficial e situa-se diretamente no osso. A artéria e a veia passam dorsalmente ao longo da borda rostral do músculo massetérico, sob cobertura do músculo cutâneo da face e do músculo zigomático, e são cruzadas superficialmente por ramos do nervo facial e, profundamente, pelo ducto parotídeo. A artéria termina sobre o músculo levantador do lábio maxilar ao dividir-se na artéria dorsal do nariz e na artéria angular do olho. Os principais ramos do tronco linguofacial são:

(1) A **artéria palatina ascendente**, que normalmente surge caudalmente ao músculo estilo-faríngeo, passa entre esse músculo e o osso estilo-hióideo e corre rostralmente na parede lateral da faringe sob a fáscia faríngea elástica. Ela se distribui para a faringe, palato mole e tonsila.

(2) A **artéria lingual** é um grande ramo que diverge do tronco linguofacial a um ângulo agudo, corre ao longo da borda ventral do osso estilo-hióideo, e mergulha sob o músculo hioglosso. A seguir ela passa através do músculo cerato-hióideo, dobra medialmente sob a articulação intercornual do osso hióideo, e corre rostralmente na língua entre o músculo hioglosso e o músculo genioglosso. Esta parte **(artéria profunda da língua),** tortuosa, é acompanhada por ramos do nervo hipoglosso e do nervo lingual. É a principal artéria da língua, e anastomosa-se com a artéria oposta e a artéria sublingual na extremidade deste órgão.

Em certos casos a artéria lingual corre superficialmente no músculo hioglosso ao invés de passar profundamente a ele; em tais

---

*A relação com a bolsa gutural não é constante. Em determinados casos — especialmente quando a cabeça e o pescoço estão estendidos — a artéria situa-se caudalmente à bolsa. A extensão caudal desta é variável.

†O ramo para a glândula mandibular pode vir da artéria carótida externa ou da artéria meníngea caudal.

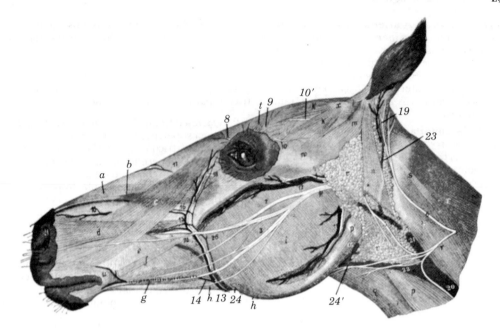

Figura 22-20. Dissecação superficial da cabeça do eqüino. A maior parte do músculo cutâneo foi removida.

a, Músculo lateral do nariz; b, músculo levantador do lábio maxilar; c, músculo levantador nasolabial; d, músculo canino; e, músculo bucinador; f, músculo zigomático, parte caudal do qual foi removida; g, músculo depressor do lábio mandibular; h, segmento do músculo bucinador; i, músculo massetérico; k, músculo frontoescutular; l, músculo escutuloauricular superficial; m, músculo zigomaticoauricular; n, músculo parotidoauricular; o, parte occipitomandibular do músculo digástrico; p, músculo esternocefálico; p', tendão de p; q, músculo omo-hióideo; r, músculo esplênio; s, tendão do músculo esplênio e do músculo longo da cabeça; t, músculo levantador medial do ângulo do olho; u, músculo orbicular da boca; v, glândula parótida; w, arco zigomático; x, cartilagem escutiforme; y, comissura dorsal da narina; 1, n. facial; 2, ramo bucal dorsal; 3, ramo bucal ventral; 4, ramo transverso da face; 5, ramo cervical do nervo facial; 6, n. auricular maior; 7, n. cervical transverso; 8, n. infratroclear; 9, n. frontal; 10, n. lacrimal; 10', parte terminal do n. auriculopalpebral; 11, n. facial; 12, a. e v. transversa da face; 13, a. facial; 14, a. labial mandibular; 15, a. labial maxilar; 16, a. lateral do nariz; 17, a. dorsal do nariz; 18, a. angular do olho; 19, a. auricular caudal; 20, v. jugular externa; 21, v. maxilar; 22, v. linguofacial; 23, v. auricular caudal; 24, ducto parotídeo; 24', origem do mesmo; 25, glândulas bucais dorsais; 26, v. facial. (De Ellenberger e Baum, 1914.)

animais um pequeno ramo estende-se rostralmente e por distância variável sob o músculo.

De acordo com Koch (1970), a artéria lingual, durante seu percurso, emite os ramos dorsais da língua, a artéria sublingual e um ramo hióideo.

Um ramo considerável pode ser emitido no espaço mandibular, que dobra ao redor da borda ventral da mandíbula e penetra o meio da parte ventral do músculo massetérico. Em alguns casos esta artéria é grande, e sua pulsação pode ser sentida. Ela é acompanhada por uma veia.

(3) **Artéria facial.**

(a) A **artéria sublingual** é um vaso menor que surge da artéria facial na extremidade rostral da glândula mandibular (Fig. 22-17). Ela passa rostralmente no ventre rostral do músculo digástrico, entre a parte molar da mandíbula e o músculo milo-hióideo, perfura este último, corre ao longo da superfície ventral da glândula sublingual, e ramifica-se na túnica mucosa da parte rostral do assoalho da boca. Ela destaca ramos para os músculos e para a pele do espaço mandibular, nodos linfáticos mandibulares e glândula sublingual. Ela também emite a pequena **artéria submentoniana** que corre rostral e superficialmente no sentido do lábio mandibular, suprindo ramificações para a pele e músculo milo-hióideo.

Em determinados casos a artéria sublingual surge da artéria lingual, e a artéria submentoniana, da artéria facial. Às vezes a artéria sublingual permanece na face superficial do músculo milo-hióideo (assemelhando-se, assim, à artéria submental do homem), e a glândula sublingual é suprida por um ramo especial da artéria lingual.

(b) A **artéria labial mandibular** surge da artéria facial, ligeiramente antes dela atingir o músculo depressor do lábio mandibular (Fig. 22-20). Ela passa rostralmente, mergulha sob o músculo depressor do lábio mandibular, e continua até ao lábio mandibular. Supre ramos para os músculos e pele desta região, para as glândulas bucais ventrais, túnica mucosa da bochecha e para o lábio mandibular, anastomosando-se com a artéria mentoniana e os vasos correspondentes do lado oposto. Ela emite um ramo para o ângulo da boca (a. angularis oris — artéria angular da boca), que se anastomosa com a artéria labial maxilar.

(c) A **artéria labial maxilar** surge da artéria facial rostralmente à crista facial (Fig. 22-20). Ela passa rostralmente, sob o canino e o músculo levantador nasolabial, para o lábio maxilar, fornece ramificações para a parte dorsal da bochecha e região nasal lateral e ramifica-se no lábio maxilar, anastomosando-se com a artéria oposta e a artéria palatolabial da artéria palatina maior.

(d) A **artéria lateral do nariz** surge normalmente ligeiramente dorsal à artéria labial maxilar, corre rostral e paralelamente com a mesma e sob o **músculo levantador nasolabial** até à narina (Fig. 22-20).

Ela fornece ramos para a região nasal lateral e a narina, onde se anastomosa com ramos da artéria infra-orbitária *(ramus anastomoticus cum a. infraorbitali).*

O vaso é muitas vezes duplo. Ela pode surgir da artéria labial maxilar no ponto de bifurcação da artéria facial ou, juntamente com a artéria dorsal do nariz, da artéria infra-orbitária. Em determinados casos ela emite o ramo dorsal do nariz.

(e) A **artéria dorsal do nariz** surge no músculo levantador do lábio maxilar e passa rostralmente sob o músculo levantador nasolabial até ao dorso do nariz (Fig. 22-20).

(f) A **artéria do ângulo do olho** corre no sentido do canto medial (ângulo) do olho, onde se anastomosa com a artéria malar da artéria infra-orbitária (Fig. 22-20).

Além das artérias citadas, ramos não denominados são supridos para a glândula mandibular e nodos linfáticos. Comumente há um ramo, de tamanho considerável, que é emitido quando a artéria facial passa sobre a extremidade rostral da glândula mandibular; ele corre dorsal e caudalmente ao longo da borda dorsal da glândula, a qual supre.

3. A **artéria auricular caudal** surge em um ângulo agudo da artéria carótida externa imediatamente dorsal ao ramo massetérico. Ela passa dorsal e profundamente na glândula parótida, para a qual fornece ramos, e divide-se em diversos ramos que suprem a pele e os músculos do ouvido externo (Fig. 22-20). O ramo caudal passa para a parte caudal da base do ouvido, onde se divide em dois ramos; destes, um deles (ramo auricular intermédio — *ramus auricularis intermedius*) passa por cima da superfície convexa do ouvido externo até ao ápice, enquanto o outro (ramo auricular medial — *ramus auricularis medialis*) dobra ao redor da borda medial ou rostral, e forma um arco com o ramo auricular intermédio. O **ramo auricular lateral** passa por cima da borda caudal ou lateral do ouvido e forma um arco com o ramo auricular intermédio. A **artéria auricular profunda** penetra no intervalo entre o meato acústico externo ósseo e o processo mastóide, passa através de um óstio para o interior do ouvido externo, e ramifica-se na pele que o reveste. Ela emite a **artéria estilomastóidea,** que passa através do forame estilomastóide para dentro do tímpano, forma um arco ao redor da lâmina timpânica, e supre o ouvido médio e seus músculos **(artéria timpânica caudal).**

4. A **artéria temporal superficial** é pequena e forma a transição entre a artéria carótida externa e a artéria maxilar. Ela normalmente tem 2 cm de comprimento. Passa dorsal e caudalmente na borda caudal do ramo da mandíbula, sob a cobertura da glândula parótida, e divide-se, ventralmente ao nível do côndilo, para dentro da artéria auricular rostral e artéria transversa da face. Ela é cruzada superficialmente pelo nervo facial.

(1) A **artéria auricular rostral** ascende caudalmente à articulação temporomandibular sob a cobertura da glândula parótida e atinge o músculo temporal. É cruzada profundamente, em sua origem, pelo nervo auriculotemporal e acompanhada por uma veia satélite e pelo ramo auriculopalpebral

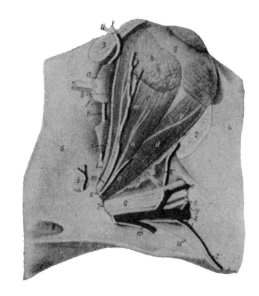

Figura 22-21. Olho direito do eqüino.

a, Remanescentes da periórbita; b, músculo levantador da pálpebra superior; c, músculo oblíquo ventral; d, músculo reto ventral; e, músculo reto lateral; f, músculo reto dorsal; g, esclera; g', córnea; h, glândula lacrimal; i, nervo frontal; i', nervo troclear; k, artéria supra-orbitária; 1, ramos do nervo lacrimal para a glândula; m, artéria lacrimal; n, ramo zigomaticofacial; o, ramo da artéria oftálmica; p, ramo ventral do nervo oculomotor para c; q, nervo maxilar; r, nervo infra-orbitário; s, nervo caudal do nariz; t, nervo palatino maior; u, nervo palatino menor; v, artéria maxilar; w, artéria bucal (cortada); x, artéria infra-orbitária; x', artéria malar; y, artéria esfenopalatina; z, artéria palatina maior; z', artéria palatina menor; 1, a. temporal profunda rostral; 2, segmento do arco zigomático (serrado e removido); 3, segmento do processo zigomático (serrado e removido); 4, crista facial; 5, fossa temporal; 6, forame orbitário; 7, forame redondo e extremidade rostral do canal alar; 8, abertura caudal do canal alar. (De Ellenberger, 1908.)

do nervo facial. Ela se distribui na pele, músculo temporal e músculo auricular rostral, e envia um ramo através da cartilagem conchal para a pele que a reveste. Ramificações colaterais são destacadas para a glândula parótida; um ramo rostral anastomosa-se com a artéria supra-orbitária. Um ramo às vezes passa dentro do canal temporal e anastomosa-se com a artéria meníngea caudal.

(2) A **artéria transversa da face** é maior do que a artéria auricular rostral. Ela dobra ao redor do colo da mandíbula e emerge por baixo da glândula parótida (Fig. 22-20). A seguir ela passa rostralmente por curta distância no músculo massetérico aproximadamente 1,5 cm ventral ao arco zigomático, e penetra no músculo, no qual normalmente se divide em dois ramos principais. É acompanhada por uma veia e pelo ramo transverso da face do nervo auriculotemporal. Ela supre o músculo masseter e a pele desta região, e anastomosa-se com a artéria facial e a artéria temporal profunda caudal.

5. A **artéria maxilar** (Figs. 22-18, 21 e 22) é a continuação da artéria carótida externa além da origem da artéria temporal superficial. Ela tem início no lado medial da borda caudal do ramo da mandíbula, aproximadamente 5 cm ventral à articulação temporomandibular, e termina na parte rostral da

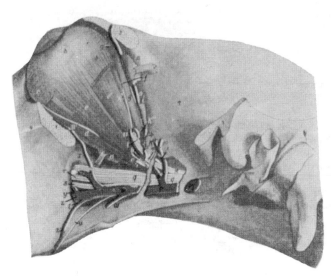

Figura 22-22. Olho esquerdo do eqüino, dissecação mais profunda.

A placa externa de osso foi removida caudalmente à crista pterigóide para expor os vasos e nervos. a, Remanescentes da periórbita; b, segmentos do músculo reto dorsal; c, músculo oblíquo ventral; d, músculo reto ventral; e, músculo reto lateral; e', músculo retrátil do bulbo; f, músculo reto medial; g, músculo oblíquo dorsal; h, globo ocular; i, nervo troclear; k, nervo oftálmico; k', nervo nasociliar; k", nervo infratroclear; k'", nervo etmoidal; 1, nervo óptico; m, nervo frontal; n, nervo lacrimal; o, ramo zigomaticofacial; p, ramo ventral do nervo oculomotor para c; q, nervo maxilar; r, nervo infra-orbitário; s, nervo pterigopalatino; t, nervo palatino maior; u, nervo palatino menor; v, artéria maxilar; w, artéria bucal (cortada fora); x, artéria infra-orbitária; x', artéria malar; y, artéria esfenopalatina; z, artéria palatina maior; z', artéria palatina menor; 1, 2, segmentos do arco zigomático; 3, segmento do processo zigomático; 4, crista facial; 5, fossa temporal; 6, a. oftálmica externa; 7, ramo muscular de 6; 8, artéria lacrimal (cortada); 9, a. supra-orbitária; 10, a. temporal profunda rostral; 11, a. etmoidal externa. (De Ellenberger e Baum, 1914.)

fossa pterigopalatina. Devido a seu percurso complexo e o grande número de ramos emitidos, é conveniente dividi-la em três partes.

I. A primeira parte é bem maior, forma uma curva dupla, e está em grande parte em contato com a bolsa gutural. Ela passa dorsal e rostralmente na superfície medial da mandíbula, a uma distância de aproximadamente 2 a 3 cm, e está relacionada ventralmente com a veia. A seguir dobra medialmente na superfície ventral do músculo pterigóideo lateral e do nervo mandibular, passa entre esse músculo e o músculo tensor do véu palatino, e corre rostralmente para penetrar no canal alar. Este segmento emite os seguintes ramos:

(1) A **artéria alveolar mandibular** passa ventral e rostralmente juntamente com a veia e nervo correspondentes, estando a princípio entre o músculo pterigóideo lateral e medial, a seguir entre o músculo pterigóideo medial e o ramo da mandíbula. Ela penetra no forame mandibular, passa ventral e rostralmente no canal mandibular, e termina no forame mentoniano ao dividir-se na artéria mentoniana e nos ramos dentários. A **artéria mentoniana** emerge através do forame mentoniano e anastomosa-se, no lábio mandibular, com a artéria oposta e a artéria labial mandibular. Os **ramos dentários** continuam rostralmente no osso, e suprem ramificações para os dentes caninos e incisivos, o periósteo alveolar, as gengivas e a substância esponjosa da mandíbula.

(2) Os **ramos pterigóideos**, dois ou três em número, são distribuídos para o músculo pterigóideo e o músculo tensor e levantador do véu palatino.

(3) A **artéria timpânica rostral** é um vaso muito pequeno que passa ao longo da tuba auditiva até a fissura petrotimpânica e penetra no ouvido médio.

(4) A **artéria meníngea média** surge por baixo do nervo bucal, onde a artéria maxilar dobra rostralmente. Ela passa caudalmente através da asa do osso basisfenóide para a parte rostrolateral *(foramen spinosum)* do forame lacerum. Penetrando no crânio, divide-se em ramos que correm nos sulcos dos ossos temporal e parietal e suprem a dura-máter. Ela anastomosa-se com a artéria meníngea caudal.

O tamanho da artéria é variável, e está em proporção inversa ao da artéria meníngea caudal.

(5) A **artéria temporal profunda caudal** surge da artéria maxilar logo antes desta penetrar no canal alar. Ela passa dorsal e caudalmente na fossa temporal, na face profunda do músculo temporal, dentro do qual se ramifica. Ela envia um ramo lateral para o músculo masseter e anastomosa-se com a artéria temporal superficial e a artéria meníngea média.

Em certos casos a artéria timpânica rostral e a artéria meníngea média surgem desta artéria.

II. A segunda parte da artéria maxilar situa-se no canal alar (Fig. 22-21), e tem aproximadamente 2 a 3 cm de comprimento. Ela emite dois ramos — a artéria temporal profunda rostral e a artéria oftálmica externa (Fig. 22-22).

(1) A **artéria temporal profunda rostral** emerge do canal alar através do pequeno forame alar ou temporal, e ascende na parte rostral da fossa temporal na face profunda do músculo temporal, no qual ela é principalmente distribuída. Ela fornece ramificações para a gordura orbitária e para a pele da região frontal.

(2) A **artéria oftálmica externa** emerge do óstio rostral do canal alar, e penetra no ápice da periórbita. Dentro deste ela forma uma faixa semicircular sob o músculo reto dorsal do olho, e continua pela **artéria etmoidal externa**. Um ramo da artéria oftálmica externa une-se à **artéria oftálmica interna** que emerge do canal óptico no nervo óptico *(ramus anastomoticus cum a. ophthalmica interna)*.

a. A **artéria supra-orbitária** é um pequeno vaso que muitas vezes surge da artéria temporal profunda rostral ou da artéria maxilar. Ela passa ao longo da parede medial da órbita em companhia do nervo correspondente para o forame supra-orbitário, através do qual emerge. Ela é distribuída para o músculo orbicular do olho, músculo levantador medial do ângulo do olho, e para a pele da região supra-orbitária.

b. A **artéria lacrimal** corre dorsal e rostralmente dentro da periórbita, ao longo da borda lateral do músculo levantador da pálpebra superior até a glândula lacrimal, na qual ela é principalmente distribuída. Ela também envia ramificações para a pálpebra superior.

c. **Ramos musculares** suprem os músculos bulbares, a periórbita, a terceira pálpebra e a conjuntiva.

d. As **artérias ciliares,** dois conjuntos de ramos muito delgados, surgem da artéria oftálmica externa e dos ramos musculares. As **artérias ciliares anteriores** normalmente surgem dos ramos musculares. Elas penetram na esclera, à frente do equador, e se ramificam principalmente no corpo ciliar e na íris. As **artérias ciliares posteriores** perfuram a parte posterior da esclera; a maioria delas ramificam na camada corióide como as **artérias ciliares posteriores curtas,** mas duas de tamanho maior, as **artérias ciliares posteriores longas,** correm anteriormente, uma em cada lado, entre a esclera e a corióide até a periferia da íris. Aqui elas dividem-se em ramos que se anastomosam e formam um círculo *(circulus arteriosus iridis major).* Deste círculo, ramos secundários, que são destacados, formam um segundo círculo ao redor da pupila *(circulus arteriosus iridis minor).*

e. A **artéria central da retina** é um pequeno vaso que surge da artéria oftálmica externa ou de uma artéria ciliar posterior. Ela perfura o nervo óptico a curta distância posteriormente à esclera, e corre em seu centro até a lâmina crivosa, onde se decompõe em trinta a quarenta ramos finos. Estes aparecem no fundo do olho na margem da papila óptica e se irradiam na parte posterior da retina.

f. A **artéria etmoidal externa** é a continuação da artéria oftálmica externa. Ela penetra na cavidade cranial através do forame etmoidal e une-se à **artéria etmoidal interna.** Ela passa para dentro na placa cribriforme, e emite a artéria meníngea rostral e o ramo nasal. A artéria meníngea rostral ramifica-se na parte rostral da dura-máter, e anastomosa-se com ramos da artéria comum (mediana) do corpo caloso, enquanto o ramo nasal passa através da placa cribriforme e supre a estrutura anterior, o labirinto etmoidal e a parte adjacente do septo nasal, e corre rostralmente na concha dorsal.

III. A terceira parte da artéria maxilar passa rostralmente na fossa pterigopalatina, acompanhada por ramos do nervo maxilar. Ao atingir o forame palatino caudal ela continua pela artéria palatina maior. Seus ramos são:

(1) A **artéria bucal,** que surge da superfície ventral da artéria maxilar pouco depois de sua emergência do canal alar (Fig. 22-18). Ela dobra ao redor da tuberosidade maxilar, acompanhada pelo nervo bucal e, profundamente ao músculo masseter, penetra na bochecha e corre rostralmente nela. Ela supre ramos para a bochecha, glândulas bucais dorsais, músculo masseter e músculo pterigóideo. Próximo de sua origem, ela emite um ramo para a gordura orbitária caudal à periórbita.

(2) A **artéria infra-orbitária,** que surge da superfície dorsal da artéria maxilar ligeiramente rostral ao vaso anterior. Ela passa dorsal e rostralmente para o forame maxilar, corre no canal infra-orbitário, acompanhando o nervo correspondente, e continua rostralmente dentro da maxila e osso incisivo para os dentes incisivos. Ela fornece ramos para os dentes e gengivas, e destaca um ramo através do forame infra-orbitário que se anastomosa com a artéria nasal lateral e a artéria labial maxilar.

A artéria infra-orbitária normalmente é pequena em sua emergência sobre a face, mas em determinados casos é bem desenvolvida e pode substituir parcialmente a artéria labial maxilar e a artéria nasal lateral.

Aproximadamente na metade da distância entre sua origem e o forame maxilar ela emite a **artéria malar,** que passa ao longo do assoalho da órbita, emite a **artéria palpebral medial superior** e a **artéria palpebral medial inferior,** e finalmente termina na pálpebra inferior e anastomosa-se com a artéria do ângulo do olho. Ela fornece ramificações para o músculo oblíquo ventral e o saco lacrimal.

(3) A **artéria palatina descendente,** que é o segmento restante da terceira parte da artéria maxilar até ao forame palatino caudal. Ela divide-se variavelmente no seguinte:

a. A **artéria palatina menor** é um pequeno vaso que passa rostralmente no sulco no lado medial da tuberosidade maxilar até o palato mole. No sulco ela é acompanhada pela veia e nervo correspondentes.

b. A **artéria palatina maior** é a continuação direta da artéria maxilar. Ela passa através do canal palatino acompanhada pelo nervo palatino maior, e corre rostralmente no sulco palatino, onde é unida pela veia. Ligeiramente caudal ao nível dos dentes incisivos do canto ela curva medialmente sobre uma barra de cartilagem até ao forame incisivo, onde se une à sua companheira do lado oposto. A artéria única assim formada **(artéria palatolabialφ)** passa por cima através do forame e divide-se sob o músculo dilatador apical do nariz em dois ramos que ramificam no lábio maxilar e anastomosam-se com artéria nasal lateral e a artéria labial maxilar. Outros ramos vão para a parte rostral do septo nasal. Ramos colaterais vão para o palato duro e o palato mole e as gengivas, e outros passam através dos forames palatinos menores para serem distribuídos na túnica mucosa da parte ventral da cavidade nasal. Comumente, dois ramos, o direito e o esquerdo, são destacados da convexidade do arco formado pela união das duas artérias; eles correm rostralmente na parte rostral do palato duro.

c. A **artéria esfenopalatina** possui uma origem variável. Ela normalmente surge da artéria palatina maior ou da artéria palatina descendente na parte rostral da fossa pterigopalatina. Ela pode surgir da artéria infra-orbitária. Passa através do forame esfenopalatino para dentro da cavidade nasal, e divide-se em duas artérias. A **artéria nasal caudal** é distribuída para a túnica mucosa do septo nasal; a **artéria nasal lateral** e a **artéria nasal do septo** vão para a concha ventral, meato ventral, coanas e para os seios maxilar e frontal.

SUPRIMENTO SANGÜÍNEO PARA O CÉREBRO
(Fig. 22-23)

B. S. Nanda

O cérebro do eqüino recebe seu suprimento sangüíneo através de duas fontes, a **artéria carótida interna** e a **artéria basilar**. A artéria carótida interna não recebe nenhuma contribuição da artéria maxilar como é observado no bovino, no cão, no suíno, no ovino e no gato.

O suprimento sangüíneo para a cabeça e o cérebro do eqüino foi investigado por Tandler (1899), Hofmann (1900), de Vriese (1905), Jenke (1919), Zietzschmann et al. (1943), Ruedi (1922), Barone e Schafer (1952) e Sisson e Grossman (1953).

ARTÉRIA CARÓTIDA INTERNA. A **artéria carótida interna** é normalmente um tanto menor do que a artéria occipital. Ela normalmente surge imediatamente caudal àquela artéria, cruza sua face profunda, e corre dorsal e rostralmente na bolsa gutural até ao forame lácero. Não raramente ela surge juntamente com a artéria occipital de um tronco comum, de comprimento variável.

Esta ocorrência tem sido atribuída como ramificação anormal, possuindo essencialmente origens embrionárias na terceira artéria branquial (Furuhata, 1964). De acordo com este autor, há um seio carotídeo dilatado na parte inicial da artéria carótida interna.

Ela está intimamente relacionada ao nervo vago e ao gânglio cervical cranial do tronco simpático, fibras pós-ganglionares do qual a acompanham. Ela é cruzada lateralmente pelo nono e décimo segundo nervos cranianos e o ramo faríngeo do nervo vago. Ela passa através do seio petroso ventral e penetra no seio cavernoso venoso, dentro do qual forma uma curva com o formato de S. Ela está ligada à artéria oposta por um ramo transverso, a **artéria intercarótida caudal,** que se situa no seio intercavernoso caudal à hipófise. Alguns ramos são emitidos pela artéria intercarótida caudal e que perfuram a hipófise (lobo neural). Estes ramos finos são às vezes citados como as **artérias hipofisárias posterior** ou **inferior caudal**φ, que suprem a neuro-hipófise. As **artérias hipofisárias anterior** ou **superior rostral** são emitidas pela artéria carótida interna logo após ela perfurar o assoalho dural para deixar o seio cavernoso. Estes ramos correm rostromedialmente e atingem o túber cinéreo *(tuber cinereum)*, a parte proximal da neuro-hipófise (infundíbulo), e o quiasma óptico. Elas se reúnem com ramos semelhantes da artéria comunicante caudal e da artéria carótida interna do outro lado. Estes ramos coletivamente suprem a parte proximal da neuro-hipófise (infundíbulo), o túber cinéreo e áreas hipotalâmicas associadas na superfície ventral do cérebro. Elas também suprem, indiretamente, a parte distal da hipófise.

A **artéria caroticobasilar** parte como um ramo da artéria carótida interna durante seu percurso intracavernoso. Ela começa da segunda curva da artéria acima, corre numa direção caudomedial e deixa o seio cavernoso para unir-se ao segmento pontino da artéria basilar na superfície ventral da ponte. A artéria envia ramos finos para a dura-máter em seu percurso. Ela emite ramos anastomosantes para a artéria labirintina e ramos para a ponte e supre ramos perfurantes para as partes ventral e dorsolateral da ponte. Esta artéria não está presente em nenhuma das outras espécies de animal doméstico. No eqüino ela é inconstante, de modo que em determinados casos pode estar ausente em um lado e em alguns casos pode estar presente apenas como um vaso fino.

A artéria carótida interna, após emitir os ramos acima, perfura a dura-máter e emite a artéria comunicante caudal e continua por curta distância rostralmente para terminar como as artérias cerebrais rostral e média.

A **artéria comunicante caudal*** dobra caudalmente, e corre na superfície ventral da perna do cérebro, para unir-se à artéria basilar, formando assim os **quadrantes caudolateral e lateral (NAV, 1968)** do **círculo arterial cerebral**. A **artéria rostral do cérebro** corre rostralmente para unir-se ao ramo correspondente do lado oposto, dorsalmente ao quiasma óptico, formando assim o **quadrante rostrolateral** (NAV, 1968) do **círculo arterial do cérebro**. O círculo (círculo de Willis), que está localizado no espaço intercrural da base do cérebro, é de contorno irregularmente poligonal e circunda o quiasma óptico e a hipófise. Em seu percurso proximal ele emite pequenos ramos laterais e mediais. Estes ramos distribuem para a perna do cérebro, o corpo mamilar, o túber cinéreo, a parte proximal da neuro-hipófise, o subtálamo e outras estruturas associadas em seu percurso. Os ramos finos que vão à parte proximal da neuro-hipófise e o túber cinéreo unem-se às artérias hipofisárias rostrais.

A **artéria caudal** (profunda) **do cérebro** é emitida como um forte ramo na junção dos segmentos proximal e distal da artéria comunicante caudal rostral à raiz do nervo oculomotor. A artéria corre dorsolateralmente ao redor da perna do cérebro e está distribuída principalmente para o mesencéfalo; muitas vezes ela é dupla. Ela vem a situar-se sob cobertura

---

*A artéria comunicante caudal representa juntamente as artérias comunicante posterior e cerebral posterior de outros autores.

Figura 22-23. Suprimento sangüíneo ao cérebro do eqüino; vista ventral.

1, Artéria comum (mediana) do corpo caloso; 2, a. etmoidal interna; 3, a. meníngea rostral; 4, ramos centrais (estriado medial); 5, a. rostral do cérebro; 6, a. média do cérebro; 7, a. oftálmica interna; 8, aa. hipofisárias rostrais (superiores); 9, a. carótida interna; 10, a. coróide rostral; 11, a. carótida interna; 12, a. comunicante caudal (parte proximal); 13, a. caudal do cérebro; 14, ramo para o tecto mesencefálico rostral; 15, ramos caudomediais (dorsomediais); 16, a. mesencefálica (parte distal n.º 12); 17, a. rostral do cerebelo; 18, rede intercalada entre 16 e 23; 19, ramo para a ponte; 20, a. labirintina; 21, a. caroticobasilar; 22, a. caudal do cerebelo; 23, a. basilar; 24, ramo medular ; 25, a. vertebral; 26, a. espinhal ventral; A, bulbo olfatório; B, trato olfatório medial; C, tubérculo olfatório; D, trato olfatório lateral; E, nervo óptico; F, sulco rinal lateral; G, túber cinéreo; H, lobo piriforme; I, corpo mamilar; J, substância perfurante caudal; K, nervo oculomotor; L, pilar cerebral; M, ponte; N, nervo trigêmeo; O, nervo abduente; P, nervo facial; Q, nervo vestibulococlear; R, cerebelo; S, nervo glossofaríngeo; T, nervo vago; U, medula oblonga; V, nervo acessório; W, nervo hipoglosso; X, medula espinhal.

CORAÇÃO E ARTÉRIAS DO EQÜINO 543

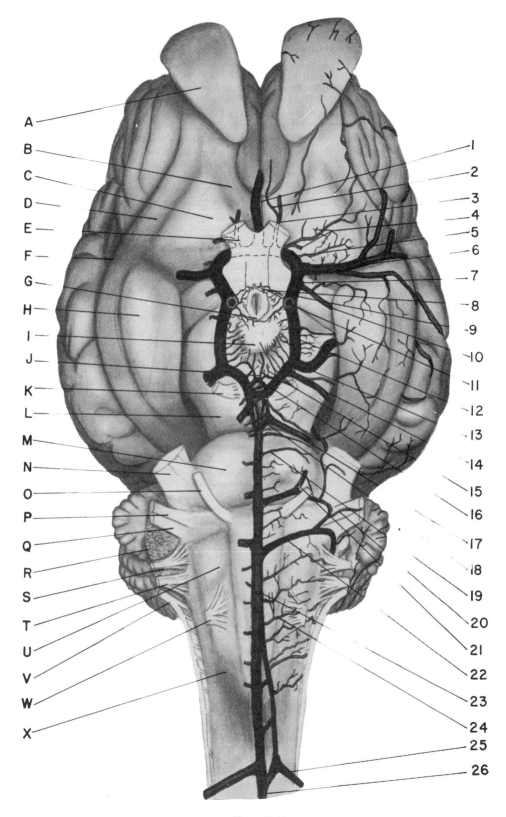

Figura 22-23.

(Ver legenda na página anterior.)

da parte caudal do lobo piriforme, giro para-hipocampal, e a parte caudoventral do hemisfério cerebral. Aqui ela situa-se dorsalmente ao corpo geniculado medial. Em seu percurso posterior ela curva dorsomedialmente para cruzar ventralmente o corpo geniculado lateral e o pulvinar. A principal contribuição da artéria caudal do cérebro deixa o giro para-hipocampal e distribui-se nas partes caudomedial e caudoventral do hemisfério cerebral. A artéria caudal do cérebro, durante seu percurso, emite pequenos **ramos perfurantes** (ramos centrais) em vários níveis. Estes ramos são distribuídos sobre a perna do cérebro, o trato óptico e o corpo geniculado medial. Da face dorsal da artéria caudal do cérebro, enquanto corre em relação profunda ao giro para-hipocampal, um ramo hipocampal é emitido. Este ramo emite, por todo seu percurso, diversos ramos ao longo do giro para-hipocampal. Um ramo descendente deixa o ramo acima e une-se à artéria corióidea rostral. A artéria caudal do cérebro, ao cruzar o corpo geniculado lateral e pulvinar, envia diversos ramos que se distribuem dorsalmente às áreas já citadas. Estes ramos continuam medial e rostralmente sobre o tálamo e enviam ramos perfurantes para as áreas talâmicas dorsais. Eles também contribuem para a formação do plexo corióide do terceiro ventrículo e assim são representados terminalmente como os ramos corióideos caudais.

O **ramo coróideo caudal** sai como um ramo da artéria caudal do cérebro na maioria dos casos. Ele é bem desenvolvido e ascende dorsomedialmente ao redor da perna do cérebro. Divide-se em finos ramos e vem a situar-se entre o pulvinar e o colículo rostral. A artéria emite ramos anastomosantes para o ramo ao tecto mesencefálico rostral. Ela continua rostralmente sobre a superfície dorsal do tálamo para enviar ramos para o plexo corióide do terceiro ventrículo e ramos perfurantes para o tálamo. Durante seu percurso envia ramos para a perna do cérebro, corpo geniculado medial, o colículo rostral, as áreas talâmicas caudais e o corpo pineal e suas áreas associadas. A artéria caudal do cérebro emite alguns **ramos corticais*** durante seu percurso ao longo do giro para-hipocampal que são distribuídos para as partes caudal e caudoventral do hemisfério cerebral e o lobo piriforme. A parte terminal da artéria caudal do cérebro cruza o esplênio do corpo caloso para distribuir-se na superfície caudomedial do hemisfério cerebral. Ela se anastomosa com os ramos corticais das artérias rostral e média do cérebro.

A **artéria comunicante caudal** que corre entre a artéria carótida interna e a artéria basilar pode ser dividida em dois segmentos. O segmento proximal, que se estende entre a artéria carótida interna e a origem da artéria caudal do cérebro, é considerado como a parte proximal da artéria caudal do cérebro (conhecido comumente como a artéria comunicante caudal no homem); a continuação caudal (distal) da artéria comunicante caudal é denominada **artéria mesencefálica**ϕ (Kaplan, 1956) tendo em vista as relações neurovasculares e o segmento suprido. A artéria mesencefálica no eqüino supre as áreas mesencefálicas, em sua maioria, pelo envio de ramos laterais e mediais além dos ramos para o tecto mesencefálico.

O **ramo rostral para o tecto mesencefálico** tem sua origem na artéria mesencefálica. Ele pode surgir em comum com o ramo corióideo caudal. O ramo para o tecto corre caudal ao corpo geniculado medial e no braço do colículo caudal para atingir o colículo rostral, dorsomedialmente. Divide-se em diversos ramos que se distribuem sobre o colículo rostral e parcialmente na parte rostral do colículo caudal. Ele se anastomosa com os ramos da artéria corióidea caudal e o ramo para o tecto caudal. Em determinados casos pode ser representado por dois ramos, um vindo da artéria corióidea caudal e um diretamente da artéria mesencefálica. Seus ramos continuam rostromedialmente e podem contribuir para o suprimento do plexo corióide do terceiro ventrículo e o corpo pineal e suas estruturas associadas. Ele envia ramos perfurantes para o corpo geniculado medial, o tegmento e o colículo rostral. (Este foi reconhecido por Barone e Schafer [1952] como a artéria quadrigêmea.)

Da face medial e dorsomedial da artéria mesencefálica, um número variável de ramos (*φrr. dorsomediales*) são emitidos. Estes ramos são direcionados dorsomedialmente no sentido da fossa intercrural e do corpo mamilar, e se interanastomosam uns com os outros. Eles perfuram a substância perfurada caudal, e suprem as áreas mesencefálicas no plano mediano, tais como o núcleo rubro, substância reticular e a perna do cérebro. Além das áreas acima os ramos dorsomediais maiores perfuram e suprem profundamente o corpo mamilar e a região caudal do hipotálamo e ascendem para suprir as áreas talâmicas caudomediais. Alguns dos ramos podem se distribuir ventralmente na parte caudal do corpo mamilar. Os ramos dorsomediais podem ser definidos como caudomediais em relação à sua origem do círculo arterial do cérebro. Eles são citados no ser humano por alguns autores como os ramos perfurantes do tálamo.

Os ramos laterais da artéria mesencefálica são em número de dois a três, e são distribuídos para a perna do cérebro.

A **artéria oftálmica interna** deixa a artéria carótida interna antes ou após a emissão da artéria corióidea rostral por esta última. A origem da artéria é variável. Ela surge com um pequeno ramo que corre na superfície ventrolateral do nervo óptico e, a seguir, em sua superfície dorsal ou dorsomedial para deixar a cavidade cranial através do forame óptico juntamente com o nervo óptico. Ela termina ao anastomosar-se com a artéria oftálmica externa através do ramo anastomótico com a artéria oftálmica interna.

De acordo com Prince et al. (1960) ela anastomosa-se com a artéria ciliar, e de acordo com Bruni e Zimmerl (1951), anastomosa-se com a artéria ciliar posterior longa. Koch (1965) a considera como se abrindo dentro do tronco ciliar temporal.

Durante a continuação rostral da artéria carótida interna, na superfície ventral do trato óptico, ela

---

*Os ramos corticais são emitidos de modo variável. Estes ramos **foram denominados** por Barone e Schafer (1952) como ramo retrorrinal, ramo retrolímbico e ramo polar posterior.

emite um ramo lateral, a **artéria corióidea rostral.** Esta artéria pode surgir em casos raros da artéria média do cérebro. Ela corre ao longo do trato óptico numa direção dorsal e vem a situar-se sob o lobo piriforme. Continua sua ascensão, relaciona-se ao giro para-hipocampal e penetra no ventrículo lateral. Ela corre no assoalho do ventrículo lateral entre o núcleo caudado e o tálamo, e termina por fornecer ramos ao plexo corióide do ventrículo lateral. Durante seu percurso ela envia ramos perfurantes para o trato óptico, lobo piriforme, corpo geniculado lateral, giro para-hipocampal, núcleo caudado e tálamo.

A **artéria média do cérebro** é emitida pela artéria carótida interna como primeiro ramo principal. Ela deixa a artéria principal e passa lateralmente na fossa lateral rostral ao lobo piriforme. Ela corre dorsolateralmente ao longo da superfície ventral da substância perfurada rostral. Ascende ao cruzar o trato olfatório lateral (estria) para atingir a junção das partes rostral e caudal do sulco rinal lateral.

Os **ramos centrais** (hu., *rr. striati laterales*) são variáveis em número e são emitidos da face dorsal da artéria média do cérebro. Penetram através da substância perfurada rostral e lobo piriforme para suprir as partes rostrolateral e caudal do núcleo caudado, putame, globo pálido, corpo amigdalóide e a cápsula interna. Alguns destes ramos também podem suprir o claustro e a cápsula externa.

Durante seu percurso inicial, a artéria média do cérebro emite dois ou três **ramos colaterais** (*rr. corticales*). Estes ramos são fornecidos a variáveis níveis e se distribuem no lobo piriforme, partes rostrolateral ventral e caudolateral ventral do hemisfério cerebral. De forma semelhante a artéria emite alguns ramos corticais em seu percurso terminal para se distribuírem na maioria do hemisfério cerebral lateral. Estes ramos corticais anastomosam-se com os ramos corticais das artérias rostral e caudal do cérebro.

De acordo com Barone e Schafer (1952), os ramos corticais podem ser denominados *aa. presylvienne, sylvienne retroflexe* e *suprasylvienne*.

A **artéria rostral do cérebro,** a continuação da artéria carótida interna, corre rostromedialmente para a superfície dorsal do quiasma óptico. Ela atinge a fissura longitudinal e encontra-se com sua companheira do lado oposto para formar um tronco comum que será tratado posteriormente. Durante seu percurso inicial ela emite um ou dois ramos fortes e diversos ramos pequenos. Estes ramos correm lateralmente na superfície ventral do trígono olfatório e enviam ramos perfurantes para dentro de sua substância.

A **artéria meníngea rostral**ϕ é emitida como um ramo da artéria rostral do cérebro antes desta última unir-se com sua contralateral para formar a artéria comum (mediana) do corpo caloso. A artéria deixa o vaso principal dorsalmente ao quiasma óptico e o nervo óptico. Ela corre rostralmente e emite alguns ramos finos que correm e se distribuem na superfície ventral do trato olfatório medial. Estes ramos anastomosam-se com as artérias olfatórias medial e lateral (Barone e Schafer, 1952). Durante seu percurso a artéria meníngea rostral emite um grande ramo, denominado artéria etmoidal interna, que continua rostralmente na superfície ventral do trígono olfatório no sentido do bulbo olfatório. Este ramo contribui para a formação da rede etmoidalϕ em conjunção com os ramos da artéria etmoidal externa. A artéria meníngea rostral continua seu percurso na dura-máter como ramos meníngeos e termina unindo-se com a artéria do lado oposto e ramos da artéria etmoidal externa na placa cribriforme da fossa etmoidal. A **rede etmoidal**ϕ assim formada na placa cribriforme emite alguns ramos que suprem ramos para o bulbo olfatório caudalmente e etmoturbinais e para a mucosa olfatória rostralmente. A artéria meníngea rostral e seus ramos que se distribuem na dura-máter ao redor do bulbo olfatório e participam na formação da rede etmoidal podem ser denominados de artéria etmoidal interna, conforme sugerido pela NAV (1968).

Barone e Schafer (1952) não reconhecem a artéria meníngea rostral e consideram-na como a artéria olfatória medial, que se une diretamente à artéria rostral do cérebro. A artéria meníngea rostral foi reconhecida no eqüino pela maioria dos autores (Sisson e Grossman, 1953). Nickel e Schwarz (1963) reconheceram a artéria meníngea rostral, da qual a artéria etmoidal interna foi emitida.

As **artérias olfatórias medial** e **lateral**ϕ são emitidas da rede etmoidal (Barone e Schafer, 1952). A artéria olfatória lateral é um grande ramo que corre caudalmente ao longo da margem lateral do bulbo olfatório e sulco rinal lateral (parte rostral) e distribui-se no trato olfatório lateral, trígono olfatório e lateralmente na parte rostroventral do hemisfério cerebral. Ela anastomosa-se com os ramos etmoidais internos das artérias rostrais do cérebro. A artéria rostral do cérebro e seus principais ramos, durante seu percurso, emitem alguns ramos corticais.

Estes ramos foram denominados por Barone e Schafer (1952) como artérias dos lóbulos olfatórios inferior e superior, artéria sigmóidea e artérias pericalosal anterior e posterior.

A **artéria comum**ϕ (mediana) **do corpo caloso** é formada de cada lado pela união das artérias rostrais do cérebro. O tronco comum intercalado entre as artérias rostrais do cérebro e as artérias do corpo caloso representam o tronco acima. Ela continua por curta distância no plano mediano e ascende dorsalmente no espaço inter-hemisférico. Durante este percurso comum a artéria emite alguns ramos muito finos para os campos corticais adjacentes de ambos os hemisférios e do trato olfatório medial e contribui na formação da rede etmoidal. Após curta distância o tronco comum divide-se, para continuar como a artéria do corpo caloso de cada hemisfério cerebral. No joelho do corpo caloso cada artéria corre caudalmente para continuar ao longo do sulco do corpo caloso e acima do corpo caloso. A artéria, em seu percurso, emite ramos corticais que são distribuídos em aproximadamente a metade rostral da superfície medial do hemisfério cerebral. Estes ramos corticais anastomosam-se com ramos semelhantes das artérias média e caudal do cérebro.

A artéria rostral do cérebro em seu percurso emite alguns ramos que são **central** e **cortical** na

546 EQÜINO

distribuição. A artéria rostral do cérebro em seu percurso inicial emite um ou dois ramos que correm na superfície ventral do trígono olfatório e também destacam ramos perfurantes para o corpo estriado. Estes ramos perfurantes suprem a parte rostral do núcleo caudado, o putame, o globo pálido, a cápsula interna e outras áreas associadas em seu percurso, e são denominados ramos estriados mediais.

Os ramos corticais anastomosam-se com o ramo cerebral (Hofmann, 1900) ou artéria olfatória lateral (Barone e Schafer, 1952) da artéria etmoidal externa (a artéria etmoidal externa no eqüino emite as artérias olfatórias medial e lateral após atingir a fossa etmoidal, que está em contraste com os outros animais domésticos em que as artérias cerebrais emitem os ramos olfatórios acima citados).

ARTÉRIA BASILAR. A artéria vertebral no equino continua através da fossa atlantal, anastomosando-se com a artéria occipital. Ela a seguir dobra dorsalmente através do forame alar e penetra no canal vertebral através do forame vertebral lateral. (O termo anteriormente usado "artéria cerebroespinhal", portanto, é desnecessário.) As artérias vertebrais direita e esquerda unem-se para formar a artéria basilar (NAV, 1968).

A **artéria basilar** continua rostralmente no sulco mediano, na superfície ventral da medula oblonga, corpo trapezóide e na ponte e une-se ao círculo arterial cerebral através das artérias comunicantes caudais de ambos os lados. Próximo à borda rostroventral da ponte e na superfície ventral da substância perfurada caudal, a união do segmento distal da artéria comunicante caudal com a artéria basilar é intercalada por uma rede ou plexo reconhecido por Sisson (1910) e Zietzschmann et al. (1943) como ramos terminais da artéria basilar. A artéria basilar emite os seguintes ramos em seu percurso:

Seis a dez **ramos medulares**ϕ são emitidos da artéria basilar. Os ramos caudais — um ou dois — podem surgir da continuação rostral da artéria vertebral (NAV, 1968). Estes ramos correm dorsolateralmente para virem na superfície dorsal da medula oblonga. Eles anastomosam-se uns com os outros durante seu percurso. O ramo caudal dos ramos medulares pode unir-se dorsolateralmente com a artéria espinhal dorsal. Os ramos medulares, enquanto na superfície dorsal da medula oblonga, anastomosam-se com a artéria caudal do cerebelo e seus ramos, mas não se distribuem diretamente ao cerebelo.

A **artéria caudal do cerebelo** é o primeiro ramo principal da artéria basilar. Ela passa lateralmente ao redor da medula, caudalmente à ponte, ao cerebelo, no qual se distribui após fornecer ramificações para a medula e a ponte. Sua origem é variável.

De acordo com Sisson e Grossman (1953) e a NAV (1968) a artéria basilar no eqüino emite algumas artérias caudais do cerebelo. Contudo, estes não foram observados nos espécimes examinados.

A artéria caudal do cerebelo forma anastomoses muito fortes com os ramos medulares. Ela deixa a artéria basilar caudalmente ao corpo trapezóide e corre dorsolateralmente, vindo a situar-se caudalmente ao nervo vestibulococlear. Ela segue na superfície dorsal da medula oblonga e corre caudal e medialmente em relação ao plexo corióide do quarto ventrículo e à superfície ventral do cerebelo. Termina ao dividir-se de modo variável em dois ou três ramos terminais que se distribuem nas partes caudal e ventral dos lobos paramedianos e ansiforme e na parte caudolateral do paraflóculo e do flóculo de seu lado. Os ramos terminais também se distribuem na metade lateral do córtice cerebelar do lobo vérmis de seu próprio lado caudal e ventralmente através de finos ramos ascendentes e descendentes. Durante seu percurso, além dos ramos perfurantes para a medula oblonga, ramos anastomosantes com os ramos medulares e ramos para o plexo corióide do quarto ventrículo, ela emite um ramo, a artéria labirintina.

A **artéria labirintina** (artéria auditiva) deixa a artéria caudal do cerebelo antes desta atingir as raízes do nervo facial e do nervo vestibulococlear e acompanha este último nervo até ao ouvido interno. Ela corre rostralmente entre os nervos acima citados e penetra no meato acústico interno para distribuição ao ouvido interno. Em seu percurso ela é unida por um ramo anastomosante da artéria caroticobasilar.

Os **ramos para a ponte** são em número de dois a quatro. Eles são finos ramos transversos e suprem a parte rostral da ponte. (A maioria da área pontina é suprida por finos ramos da artéria caroticobasilar.) Também se anastomosam com a artéria caudal do cerebelo ou com a artéria labirintina. Eles se distribuem na parte caudal da ponte e enviam ramos perfurantes para sua substância ao longo de seu percurso. Quando a artéria caroticobasilar está ausente ou é unilateral, ela é substituída por um ramo pontino situado na junção da ponte e do corpo trapezóide.

A artéria basilar, em seu percurso completo na superfície ventral da medula oblonga, corpo trapezóide e da ponte, emite diversos finos ramos (ϕrr. paramedianes) no plano mediano. Estes ramos perfuram os segmentos acima citados do cérebro, através da fissura mediana (ventral) e sulco basilar, para suprir as áreas acima na linha média.

A **artéria rostral do cerebelo** tem sua origem na parte terminal da artéria basilar. Um plexo ou rede pode ser observado antes da artéria basilar unir-se à artéria comunicante caudal (mesencefálica). A artéria rostral do cerebelo deixa este plexo de modo variável e assimétrico.

De acordo com Barone e Schafer (1952), em concordância com Bradley e Grahame (1923), Zietzschmann et al. (1943), Bruni e Zimmerl (1951) e Koch (1965), uma artéria rostral do cerebelo sai da parte terminal da artéria basilar. Sisson e Grossman (1953) declaram que as artérias anteriores do cerebelo são muito variáveis no número e origem. Muitas vezes há duas ou três em qualquer dos lados, e elas freqüentemente surgem da artéria posterior do cérebro. NAV (1968) considera-a um ramo da artéria comunicante caudal.

A artéria rostral do cerebelo, após sua origem, corre dorsolateralmente e caudalmente rostral à ponte e ao redor da perna do cérebro. Ela se curva medialmente e relaciona-se ao colículo caudal e aos lobos cerebelares. Termina ao dividir-se em dois ou três ramos corticais para distribuição sobre o *lobus simplex, lobus vermis* (sua metade lateral) e partes rostro-

CORAÇÃO E ARTÉRIAS DO EQÜINO 547

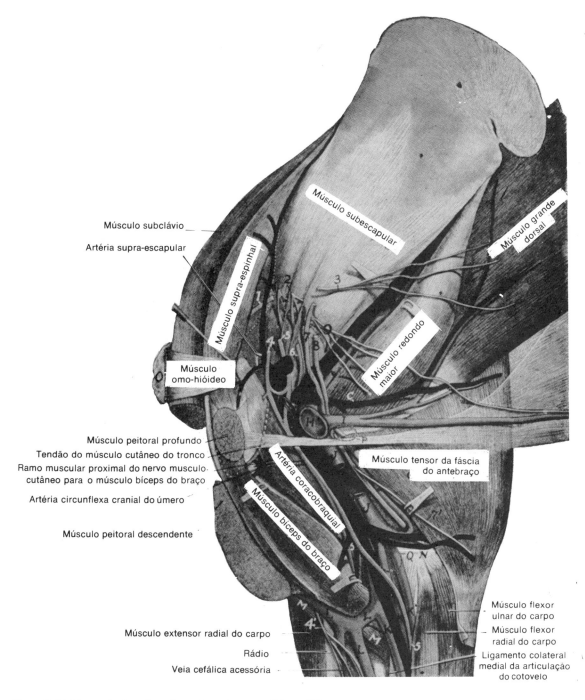

Figura 22-24. Dissecação do ombro e braço do eqüino; superfície medial.

A, Artéria axilar, cujo segmento foi dobrado caudalmente; B, artéria subescapular; C, artéria toracodorsal; D, artéria braquial profunda; E, artéria ulnar colateral; F, artéria cubital transversa; G, artéria braquial; H, segmento da veia axilar; I, veia torácica externa; J, veia braquial, parte da qual foi removida para expor a artéria braquial profunda; K, veias medianas; L, veia cefálica; L', veia cubital medial; M, músculo braquial; N, epicôndilo medial do úmero; O, nodos linfáticos cervicais superficiais; P, indicativo da posição dos nodos linfáticos axilares, deve ser dorsal à veia torácica externa; Q, posição dos nodos linfáticos cubitais; 1, n. supra-escapular; 2, nervos subescapulares; 3, n. toracodorsal; 4, n. musculocutâneo (deve estar no lado lateral do vaso); 4', n. cutâneo medial do antebraço; 5, n. mediano; 6, n. axilar; 7, n. ulnar; 7', n. cutâneo caudal do antebraço; 8, n. radial; 9, nervos peitorais caudais; x, articulação do cotovelo. A veia no cotovelo que se situa cranial à artéria braquial deve ser mostrada a cruzar sobre o nervo mediano e a artéria braquial, como na Fig. 22-26. A artéria mediana cruza a face lateral da veia mediana ou suas radículas, não medialmente, como na figura. (De Schmaltz, 1911.)

laterais do paraflóculo dorsal e ventral. Estes dois últimos podem ser supridos pela artéria acessória rostral do cerebelo. Os ramos terminais da artéria rostral do cerebelo anastomosam-se com ramos semelhantes da artéria caudal do cerebelo. Durante seu percurso a artéria rostral do cerebelo emite ramos perfurantes para a perna do cérebro, a ponte, o braço da ponte e o colículo caudal. Além disso, ela emite um forte ramo para o colículo caudal.

O **ramo para o tecto mesencefálico caudal**φ vem da artéria rostral do cerebelo e distribui-se sobre a parte dorsolateral do colículo rostral. Ele supre as estruturas citadas acima e seus núcleos, *braço conjuntivo* e o braço do colículo caudal. Além dos ramos acima, alguns ramos tectais podem vir dos ramos terminais da artéria rostral do cerebelo, que se distribuem dorsomedialmente no colículo caudal.

Uma ou duas **artérias acessórias rostrais do cerebelo**φ podem surgir da parte terminal da artéria basilar. Estes ramos podem anastomosar-se com a principal artéria rostral do cerebelo ou se distribuírem parcialmente no paraflóculo.

MEMBRO TORÁCICO

N. G. Ghoshal

A **artéria subclávia,** na abertura torácica cranial (entrada), após emitir a artéria cervical superficial, torna-se a artéria axilar.

Artéria Axilar

A **artéria axilar,** após correr ao redor da borda cranial da primeira costela, dirige-se caudoventralmente através do espaço axilar; no intervalo entre o músculo subescapular e o músculo redondo maior ela emite a artéria subescapular e continua como a artéria braquial (Figs. 22-24 e 25).

Em seu percurso sobre a parede torácica, a artéria axilar está relacionada medialmente com a borda ventral do músculo serrátil ventral do tórax e o músculo reto do tórax. Oposto à extremidade esternal da primeira costela ela é cruzada lateralmente pelo nervo musculocutâneo e medialmente pelo nervo mediano; os dois nervos normalmente unem-se ventralmente à artéria, que, assim, está suspensa num tipo de alça (*ansa axillaris*). Os principais ramos da artéria axilar são:

1. A **artéria torácica externa,** que é emitida da superfície ventral da artéria axilar, normalmente na superfície medial ou na borda cranial da primeira costela.

Esta artéria varia na origem e no tamanho. Ela pode se originar da artéria torácica interna ou da artéria axilar fora do tórax (mesmo distalmente tão longe quanto a tuberosidade redonda), ou

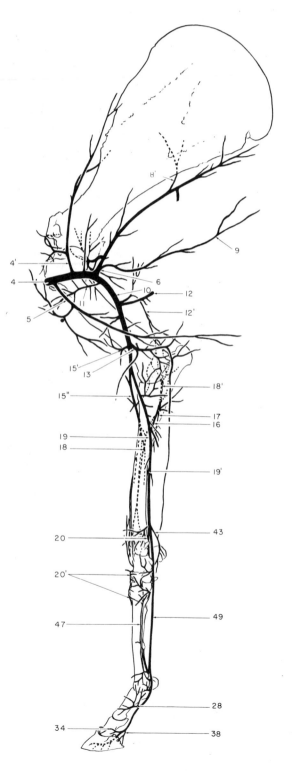

Figura 22-25. Suprimento de sangue arterial para o membro torácico do eqüino através da artéria axilar; vista medial, esquemática.

4, A. axilar; 4', a. supra-escapular; 5, a. torácica externa; 6, a. subescapular; 7, a. circunflexa caudal do úmero; 8', a. escapular circunflexa; 9, a. toracodorsal; 10, a. braquial; 11, a. circunflexa cranial do úmero; 12, a. braquial profunda; 12', a. radial colateral; 13, a. ulnar colateral; 15', a. bicipital; 15", a. cubital transversa; 16, a. interóssea comum; 17, a. interóssea caudal; 18, a. interóssea cranial; 18', a. interóssea recorrente; 19, a. mediana; 19', a. radial proximal; 20, a. radial; 20', ramos cárpicos dorsais; 28, ramo dorsal da falange proximal; 34, ramo dorsal da falange média; 38, ramo para a almofada digital; 43, a. palmar lateral; 47, a. metacárpica dorsal II; 49, a. palmar medial (artéria digital comum palmar II). (De Ghoshal e Getty, 1968.)

CORAÇÃO E ARTÉRIAS DO EQÜINO

pode surgir de um tronco comum com a artéria cervical superficial. Pode ser muito pequena ou até ausente, em cujo caso os ramos perfurantes da artéria torácica interna compensam (Sisson, 1921). Zietzschmann et al. (1943) e de Vos (1965) também declaram que ela possui uma origem extremamente variável; ela pode surgir da artéria torácica interna, artéria axilar, artéria subescapular, artéria toracodorsal ou artéria braquial. A artéria torácica externa dobra ao redor da primeira costela, ventralmente à veia subclávia (quando emitida dentro do tórax) e logo divide-se nos ramos cranial e caudal.

O **ramo cranial,** após curto percurso, divide-se em diversos ramos para os músculos subclávio, omo-hióideo, braquiocefálico e peitoral descendente e transverso. O **ramo caudal** continua como um pequeno vaso no tronco cutâneo, onde acompanha a veia torácica externa e o nervo torácico lateral. Ele fornece ramos para os nodos linfáticos cervicais superficiais e o músculo subclávio, músculo peitoral profundo e o músculo cutâneo do tronco. Termina no músculo cutâneo do tronco e na pele da parede ventral do abdome.

2. A **artéria supra-escapular,** que é um vaso pequeno e um tanto tortuoso que surge próximo da borda cranial do músculo subescapular e corre dorsalmente para o sulco entre esse músculo e o músculo supra-espinhal, acompanhando o nervo supra-escapular. Ele fornece ramos para estes músculos e o músculo subclávio, músculo peitoral profundo e músculo braquiocefálico. Um ramo passa cranialmente ao tendão de origem do músculo coracobraquial até a articulação do ombro e extremidade proximal do úmero. Ela emite a artéria nutrícia do úmero (Zietzschmann et al., 1943).

3. A **artéria subescapular,** que é um vaso muito grande que surge na borda caudal do músculo subescapular (Fig. 22-24). Ela ascende no interstício entre aquele músculo e o músculo redondo maior, na superfície medial da porção longa do músculo tríceps do braço, dobra ao redor da borda caudal da escápula, ventralmente ao ângulo caudal, e termina no músculo infra-espinhal e músculo deltóide. Além de ramos musculares colaterais para o músculo subescapular, músculo redondo maior, músculo tríceps do braço (porção longa), músculo tensor da fáscia do antebraço e músculo infra-espinhal, e ramos delicados para a superfície caudomedial da cápsula da articulação do ombro, ela emite os seguintes ramos:

a. A **artéria toracodorsal,** que normalmente é emitida aproximadamente 2,5 cm da origem do músculo subescapular, cruza a face medial do músculo redondo maior e corre dorsal e caudalmente no músculo grande dorsal. Fornece ramos para estes músculos, músculo tríceps do braço (porção longa), músculo tensor da fáscia do antebraço e músculo cutâneo do tronco, e para os nodos linfáticos axilares próprios, De acordo com Zietzschmann et al. (1943), a artéria toracodorsal às vezes surge da artéria braquial.

b. A **artéria circunflexa caudal do úmero,** que surge um tanto dorsalmente ao vaso anterior e passa lateralmente caudal à articulação do ombro entre as partes longa e lateral do músculo tríceps do braço, juntamente com o nervo axilar. Ela emite ramos para estes músculos, as superfícies caudal e craniolateral da articulação do ombro e os músculos e pele do lado lateral do ombro, anastomosando-se com a artéria circunflexa cranial do úmero.

c. A **artéria circunflexa da escápula,** que surge aproximadamente 5 a 7,5 cm dorsal à articulação do ombro, passa cranialmente ao músculo subescapular e músculo tríceps do braço (porção longa) e, próximo da borda caudal da escápula, divide-se em dois ramos. O ramo lateral emite a **artéria nutrícia da escápula,** corre cranialmente na superfície lateral da escápula ventralmente à espinha, e emite ramos para o músculo supra-espinhal, músculo infra-espinhal e músculo redondo menor. O ramo medial passa cranialmente de modo semelhante na superfície costal da escápula e supre ramos para o músculo subescapular.

Artéria Braquial

A **artéria braquial** é a continuação da artéria axilar após a emissão da artéria subescapular (Fig. 22-24). Ela corre distalmente na superfície medial do braço. Desce, inclinando-se ligeiramente caudal, a princípio na superfície medial do úmero, e a seguir sobre a cápsula e o ligamento colateral medial da articulação do cotovelo, sob cobertura do músculo peitoral transverso.[*] Após emitir a artéria interóssea comum ela continua pela artéria mediana, aproximadamente 3 cm distal à articulação do cotovelo (Fig. 22-26). Os principais ramos da artéria braquial são:

1. A **artéria circunflexa cranial do úmero,**[†] que normalmente surge na borda cranial do músculo redondo maior. Ela passa distocranialmente, acompanhando o ramo muscular proximal do nervo musculocutâneo, entre as duas partes do músculo coracobraquial ou entre estes e o úmero. Fornece ramos para o músculo coracobraquial, músculo subescapular, músculo redondo maior e músculo peitoral profundo, e termina na parte proximal do músculo bíceps do braço e do músculo braquiocefálico. Além disso, supre a superfície medial da cápsula da articulação do ombro. Ela anastomosa-se com a artéria circunflexa caudal do úmero, conforme foi mencionado anteriormente.

Não raramente é substituída, em grande parte, por uma artéria que surge da artéria braquial na extremidade distal do músculo coracobraquial, e ascende na superfície cranial do úmero. Nestes casos um pequeno ramo para o músculo coracobraquial é normalmente emitido no ponto usual de origem da artéria circunflexa cranial do úmero.

2. A **artéria profunda do braço,** que é um tronco grande mas curto que normalmente surge aproximadamente na metade do úmero. Ela passa caudalmente para o intervalo entre o tendão do músculo redondo maior e o músculo grande dorsal, e as partes longa e medial do músculo tríceps do braço, onde se divide em diversos ramos para suprir o músculo tríceps do braço, o músculo tensor da fáscia

---

[*]O pulso pode ser tomado onde a artéria se situa no ligamento colateral medial, pois o músculo peitoral transverso é aqui delgado.

[†]NAV (1968) relaciona esta artéria como um ramo da artéria axilar; contudo, dada sua origem variável entre espécies, neste texto ela é considerada como um ramo da artéria braquial em todas as espécies em que se origina após a emissão da artéria subescapular.

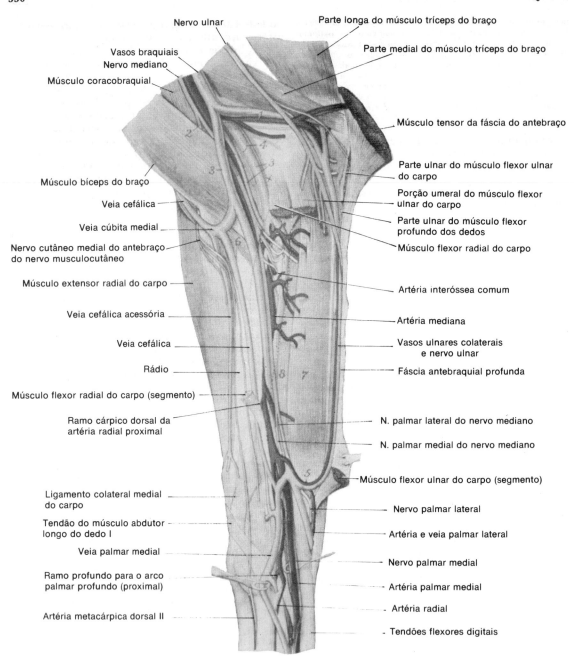

Figura 22-26. Dissecação do antebraço direito e carpo do eqüino; vista medial.
1, Vasos ulnares colaterais; 2, ramo muscular distal do n. musculocutâneo; 3, veias satélites da artéria braquial; 4, posição dos nodos linfáticos cubitais; 5, anastomose da a. ulnar colateral e da a. palmar lateral; 6, músculo braquial; 7, músculo flexor superficial dos dedos; 8, músculo flexor profundo dos dedos. As linhas pontilhadas indicam o contorno do músculo flexor radial do carpo, a maioria do qual foi removida. (De Schmaltz, 1911.)

do antebraço, o músculo anconeu e o músculo braquial. Um ramo descendente (*a. collateralis radialis*) corre no sulco musculoespiral (*sulcus m. brachialis*) juntamente com o nervo radial para a superfície cranial da articulação do cotovelo. Ao nível do epicôndilo lateral do úmero ela anastomosa-se com a artéria recorrente interóssea e a artéria transversa do cotovelo. Às vezes, outra anastomose resulta entre a artéria profunda do braço e a artéria colateral ulnar.

3. Os **ramos musculares,** que são distribuídos para o músculo redondo maior, músculo peitoral profundo, músculo coracobraquial e músculo bíceps do braço.

CORAÇÃO E ARTÉRIAS DO EQÜINO

4. A **artéria colateral ulnar,** que surge da superfície caudal da artéria braquial, na extremidade distal do músculo coracobraquial, dentro do terço distal do braço. Após curto percurso ela pode emitir a **artéria nutrícia,** que imediatamente penetra no úmero. A artéria colateral ulnar passa distal e caudalmente ao longo da borda ventral da parte medial do músculo tríceps do braço sob cobertura da veia braquial e do músculo tensor da fáscia do antebraço. Fornece ramos para estes músculos, músculo peitoral transverso, nodos linfáticos cubitais, tronco cutâneo e a pele. Ela também fornece um ramo delgado para se ramificar na superfície caudomedial da articulação do cotovelo. No cotovelo ela situa-se na parte caudal do epicôndilo medial, cranialmente em relação ao nervo ulnar e em grande parte coberta

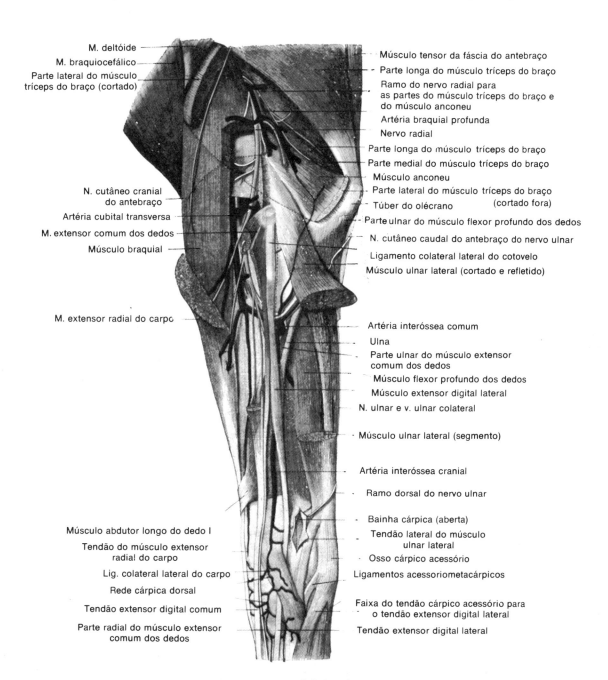

Figura 22-27. Dissecação do antebraço esquerdo do eqüino; **superfície lateral.**

As partes radial e ulnar do músculo extensor comum dos dedos estão apresentadas cranialmente ao músculo extensor lateral dos dedos, mas não estão marcadas. Os ramos musculares do nervo radial são apresentados, mas não designados individualmente. As linhas pontilhadas indicam o contorno das partes de músculos que foram removidas (parte lateral do músculo tríceps do braço, músculo extensor radial do carpo, músculo ulnar lateral). (De Schmaltz, 1911.)

pela veia satélite; ela a seguir dobra distalmente sob a parte ulnar do músculo flexor ulnar do carpo. Continua sua descida juntamente com a veia e o nervo sob a fáscia profunda do antebraço, entre as partes ulnar e umeral do músculo flexor profundo dos dígitos e, na metade distal da região, entre o músculo flexor ulnar do carpo e o músculo ulnar lateral. Ela une-se logo proximal ao carpo (sob cobertura do músculo flexor ulnar do carpo) com a artéria palmar lateral (NAV: *ramus palmaris* da artéria mediana), com a qual forma o chamado **arco supracárpico** (NAV: *arcus palmaris superficialis*). Destaca pequenos colaterais para os músculos ao longo dos quais passa e ramificações terminais para a superfície lateral do carpo. Além disso, ela fornece ramificações para a superfície caudal da articulação do cotovelo e, às vezes, forma uma anastomose com a artéria radial colateral da artéria braquial profunda, conforme descrito anteriormente.

5. A **artéria nutrícia do úmero,** que é um vaso curto que penetra no forame nutrício do úmero. Ela freqüentemente surge da artéria colateral ulnar, conforme já foi mencionado.

6. A **artéria bicipital,** que surge da superfície cranial da artéria braquial, opostamente à origem da artéria colateral ulnar, próximo à inserção do músculo coracobraquial no úmero. Ela corre cranialmente entre o músculo coracobraquial e o músculo bíceps do braço, acompanhando o ramo muscular distal do nervo musculocutâneo, e divide-se em ramos para suprir os músculos citados e o músculo braquiocefálico.

7. A **artéria transversa do cotovelo** (anteriormente à artéria colateral radial distal), que passa distalmente e um tanto lateralmente na face cranial do úmero, sob cobertura do músculo bíceps do braço e músculo braquial até a superfície cranial da articulação do cotovelo, onde está em contato com o ramo profundo do nervo radial. A seguir desce na superfície cranial do rádio, sob cobertura do músculo extensor comum dos dedos, para o carpo, onde concorre na formação da **rede cárpica dorsal,** anastomosando-se com as artérias interósseas mediana e cranial (Figs. 22-27 e 28). Ela supre ramos para a articulação do cotovelo, músculo bíceps do braço, músculo braquial e para os músculos extensores do carpo e do dígito. Um destes ramos emerge entre a origem do músculo extensor radial do carpo e o músculo extensor comum dos dígitos, cranialmente ao epicôndilo lateral do úmero, onde se anastomosa com a artéria colateral radial ramo da artéria profunda do braço, através da **artéria colateral média,** e com um ramo da artéria interóssea recorrente. Além disso, outra anastomose entre um ramo muscular e a artéria interóssea cranial resulta dentro do músculo extensor comum dos dígitos. Um ramo cutâneo emerge entre a extremidade distal do músculo bíceps do braço e o músculo braquial.

8. Os **ramos musculares,** que vão para os flexores do carpo e do dígito. Um destes ramos anastomosa-se com a artéria colateral ulnar na superfície medial da articulação do cotovelo.

9. Os **ramos articulares,** que são supridos para a articulação do cotovelo.

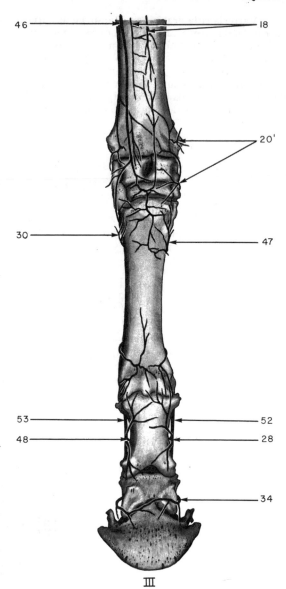

Figura 22-28. Artérias da parte distal do membro torácico direito do eqüino; vista dorsal, esquemática.

18, Ramos da a. interóssea cranial; 20', ramos cárpicos dorsais; 28, ramo dorsal da falange proximal; 30, a. metacárpica dorsal III; 34, ramo dorsal da falange média; 46, tronco comum para a a. cubital transversa e a a. interóssea cranial; 47, a. metacárpica dorsal II; 48, ramo dorsal da falange proximal; 52, a. digital palmar medial (própria); 53, a. digital palmar (própria) lateral. (De Ghoshal e Getty, 1968.)

10. A **artéria interóssea comum** (Fig. 22-27), que é o último ramo da artéria braquial e surge ao nível do espaço interósseo do antebraço. É um vaso de tamanho considerável e fornece ramos para o músculo flexor profundo dos dígitos. Antes de penetrar o espaço interósseo ela emite uma **artéria interóssea caudal,** muito delgada, que desce até a parte radial do músculo flexor profundo dos dígitos. Este pequeno vaso pode estar ausente (Koch, 1965).

A artéria interóssea comum continua como a **artéria interóssea cranial** através do espaço interósseo do antebraço. No espaço ela supre as **artérias nutrícias do rádio e da ulna**. Ao emergir do espaço emite ramos para o músculo ulnar lateral e o músculo extensor lateral e comum dos dígitos. Dentro deste último músculo ela freqüentemente se anastomosa com a artéria transversa do cotovelo (Fig. 22-28). A artéria interóssea cranial desce entre o músculo extensor comum e lateral dos dígitos e concorre com a artéria transversa do cotovelo na formação de uma rede na superfície dorsal do carpo, a **rede cárpica dorsal** (Fig. 22-27). Desta surgem dois pequenos vasos, as **artérias metacárpicas laterais dorsal e medial** (*aa. metacarpeae dorsales II e III*) (Fig. 22-28), que correm distalmente nos sulcos entre os grandes e pequenos ossos metacárpicos e anastomosam-se com as **artérias metacárpicas palmares** correspondentes. Durante seu percurso elas liberam diversas ramificações para suprir os tendões extensores digitais, a fáscia e a pele que cobre a área.

A pequena **artéria interóssea recorrente** surge da artéria interóssea cranial após sua emergência do espaço interósseo do antebraço. Ela ascende na superfície lateral da ulna e anastomosa-se com a artéria colateral radial da artéria braquial profunda e a artéria transversa do cotovelo. Às vezes outra anastomose resulta entre este vaso e a artéria colateral ulnar, conforme anteriormente indicado.

ARTÉRIA MEDIANA. A **artéria mediana** é a continuação direta da artéria braquial além da origem da artéria interóssea comum (Fig. 22-26). No terço proximal do antebraço ela desce ao longo da superfície caudomedial do rádio, profundamente ao músculo flexor radial do carpo. Na parte distal do antebraço, inclina-se caudalmente e é separada do rádio pelo ligamento acessório do músculo flexor superficial dos dígitos. Aproximadamente 2,5 cm proximal ao osso cárpico acessório a artéria mediana emite a **artéria radial** medialmente e, quase ao mesmo nível, divide-se na **artéria palmar medial** (NAV: *a. digitalis palmaris communis II*) e a **artéria palmar lateral** (NAV: *ramus palmaris*) (Fig. 22-29). Ela é acompanhada pelo nervo mediano, que se situa cranialmente à artéria em sua origem e, a seguir, normalmente cruza obliquamente sobre ela dentro da metade distal do antebraço e torna-se caudal. Os principais ramos colaterais são:

1. Os **ramos musculares,** que são poucos e de tamanho e origem variáveis. A maior (*a. profunda antebrachii*) surge no terço proximal do antebraço. Elas vascularizam essencialmente o músculo flexor radial do carpo, o músculo flexor ulnar do carpo e o músculo flexor superficial e profundo dos dígitos.

2. A **artéria radial proximal,*** que (anteriormente *a. retis carpi volaris* ou *caudalis*) (Fig. 22-30) é um pequeno vaso que surge no terço distal do antebraço e desce no rádio até a superfície palmar do carpo, onde concorre com ramos da artéria palmar lateral (NAV: *ramus palmaris* da artéria mediana) e da artéria radial para formar a **rede cárpica palmar.**

---

*No eqüino ela, juntamente com a artéria radial, supre o campo de distribuição da artéria radial de outros mamíferos domésticos (NAV, 1968).

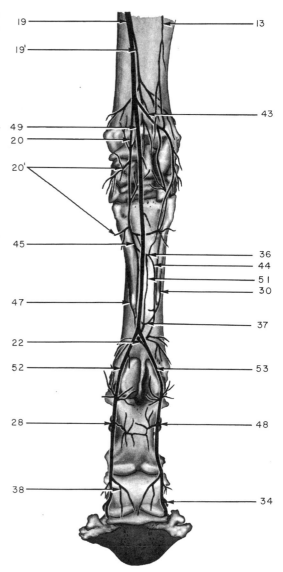

Figura 22-29. Artérias da parte distal do membro torácico direito do eqüino; vista palmar, esquemática.

13, A. ulnar colateral; 19, a. mediana; 19', a. radial proximal; 20, a. radial; 20', ramos cárpicos dorsais; 22, arco palmar superficial; 28, ramo dorsal da falange proximal; 30, a. metacárpica dorsal III; 34, ramo dorsal da falange média; 36, arco palmar profundo (proximal); 37, arco palmar profundo (distal); 38, ramo para a almofada digital; 43, a. palmar lateral; 44, a. metacárpica palmar III; 45, a. metacárpica palmar II; 47, a. metacárpica dorsal II; 48, ramo dorsal da falange proximal; 49, a. palmar medial; 51, a. metacárpica palmar média; 52, a. digital palmar (própria) medial; 53, a. digital palmar (própria) lateral. (De Ghoshal e Getty, 1968.)

3. A **artéria palmar lateral** (NAV: *ramus palmaris*), que é um pequeno vaso que surge logo proximal ao carpo e anastomosa-se, sob cobertura do músculo flexor ulnar do carpo, com a artéria colateral ulnar, formando o chamado **arco supracárpico** (NAV: *arcus palmaris superficialis*) (Fig. 22-29). Do arco a artéria desce juntamente com a veia satélite e o nervo

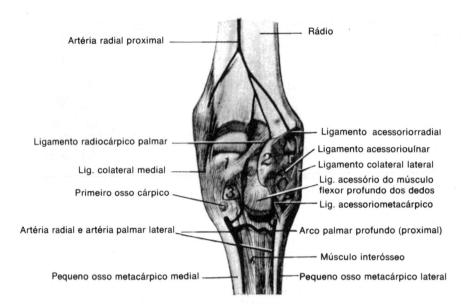

Figura 22-30. Dissecação profunda do carpo direito do eqüino; vista palmar
1, Osso cárpico radial; 2, osso cárpico acessório; 3, segundo osso cárpico. (De Schmaltz, 1911.)

palmar lateral (Fig. 22-31), inclina-se no sentido da borda palmar do osso cárpico acessório, e chega na cabeça do pequeno osso metacárpico lateral. Ela aqui está ligada com a artéria radial, normalmente por dois ramos transversos, formando, assim, o **arco palmar profundo** (proximal) ou o chamado **arco subcárpico** (NAV: *arcus palmaris profundus*). Um destes ramos situa-se entre o ligamento acessório (ligamento subcárpico ou inferior) do tendão flexor digital profundo e o músculo interósseo (ligamento suspensório); o outro (nem sempre presente) situa-se por baixo deste último no grande osso metacárpico. Um pequeno ramo desce até ao boleto juntamente com o nervo palmar lateral (Fig. 22-32). Distalmente ao arco palmar profundo (proximal) ele continua como a **artéria metacárpica palmar lateral**

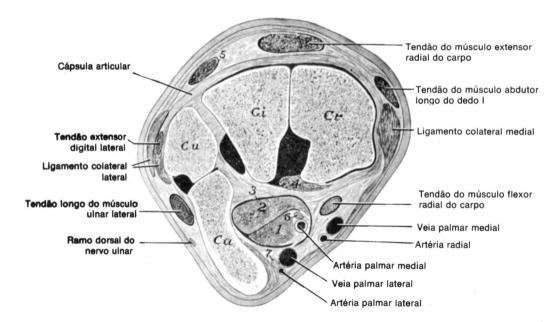

Figura 22-31. Corte transversal da parte proximal do carpo esquerdo do eqüino.
Cr, Ci, Cu, Ca, Ossos cárpicos radial, intermédio, ulnar e acessório; 1, tendão flexor digital superficial; 2, tendão flexor digital profundo; 3 (no ligamento cárpico palmar), canal cárpico; 4, ligamento radiocárpico palmar; 5, tendão extensor digital comum; 6, n. palmar medial; 7, n. palmar lateral. As cavidades sinoviais estão em preto.

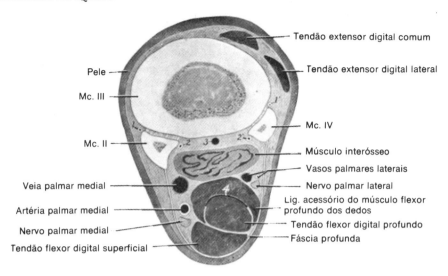

Figura 22-32. Corte transversal do metacarpo direito do eqüino.
O corte é realizado ligeiramente proximal ao meio da região. 1, 1', aa. metacárpicas dorsais II e III; 2, 2', aa. metacárpicas palmares II e III; 3, v. metacárpica palmar; 4, parte distal da bainha sinovial comum dos tendões flexores digitais do carpo.

(*a. metacarpea palmaris III*) e segue um percurso tortuoso distalmente na face palmar do grande osso metacárpico ao lado do pequeno osso metacárpico lateral e sob cobertura do músculo interósseo. Contudo, durante seu percurso ele une-se por ramos pequenos (*ramus anastomoticus cum a. metacarpea dorsali III*) à artéria metacárpica dorsal correspondente através do espaço interósseo. Ligeiramente distal ao processo (extremidade distal) do pequeno osso metacárpico lateral ela corre medialmente para abrir-se no **arco palmar profundo** (distal) e também no ramo articular lateral próximo a sua origem da artéria digital palmar lateral (própria). Este último arco vascular une-se com a artéria digital palmar (própria) lateral, próximo a sua bifurcação da artéria palmar medial, por meio do ramo anastomótico que corre através do ângulo de divergência do músculo interósseo. Esta união constitui o **arco palmar superficial**.

4. A **artéria radial** (anteriormente à artéria metacárpica volar medial) que é emitida da artéria mediana a um ângulo agudo (Fig. 22-29), normalmente ligeiramente proximal à artéria palmar lateral ou por um tronco comum com ela. Ela passa distalmente no lado medial do carpo caudalmente ao tendão do músculo flexor radial do carpo e encaixada no retináculo flexor (Fig. 22-31). Ao atingir a extremidade proximal no pequeno osso metacárpico medial ela torna-se mais profundamente colocada e está ligada à artéria palmar lateral por um ou dois ramos transversos, conforme foi dito acima. Subseqüentemente, a artéria radial passa profundamente ao músculo interósseo e continua distalmente como a **artéria metacárpica palmar medial** (*a. metacarpea palmaris II*) ao longo do espaço interósseo entre o pequeno osso metacárpico medial e o grande osso metacárpico. Durante seu percurso ela comunica-se com a artéria metacárpica dorsal correspondente por meio de diversos ramos delicados (*ramus anastomoticus cum a. metacarpea dorsali II*) atravessando o espaço interósseo. Dentro dos dois terços médios do metacarpo ela fornece a artéria nutrícia para o grande osso metacárpico e também algumas ramificações para o músculo interósseo. Zietzschmann et al. (1943) e Schwarze e Schröder (1964) declaram que a artéria nutrícia pode originar-se da artéria metacárpica palmar lateral (*a. metacarpea palmaris III*). Próximo do processo (extremidade distal) do pequeno osso metacárpico medial a artéria metacárpica palmar medial une-se à artéria metacárpica palmar lateral para constituir o **arco palmar profundo** (distal).

O relato que antecede descreve a disposição mais comum das artérias. Variações em sua origem e ligações são comuns, mas não possuem grande importância cirúrgica. Ramos colaterais são omitidos pela mesma razão. Em determinados casos a artéria radial está ligada à artéria mediana, ligeiramente distal ao carpo, por um ramo que passa obliquamente através da borda medial do tendão flexor digital profundo.

A **artéria palmar medial** (Fig. 22-29) (NAV: artéria digital palmar comum II) é a maior artéria do metacarpo no eqüino e continua a artéria mediana na região digital. Ela desce no canal cárpico sob cobertura do retináculo flexor ao longo do lado medial dos tendões flexores digitais juntamente com o nervo palmar medial (Fig. 22-31). Continuando membro abaixo ela preserva esta relação com os tendões até o quarto distal do metacarpo, onde se inclina no sentido da linha média do membro entre os tendões flexores digitais e o músculo interósseo e divide-se na **artéria digital palmar** (própria) **lateral** e **artéria digital palmar** (própria) **medial** (Fig. 22-33). No metacarpo a artéria está relacionada dorsalmente à veia correspondente e em sua superfície palmar, ao nervo (Fig. 22-32), e está coberta pela fáscia e pele. Ela fornece ramos colaterais para o músculo interósseo, os tendões flexores digitais e a pele.

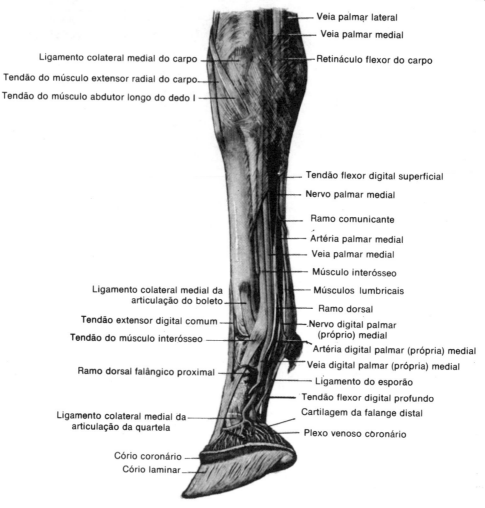

Figura 22-33. Dissecação do carpo direito, metacarpo e dígito do eqüino; vista medial. (De Schmaltz, 1911.)

As **artérias digitais palmares** (próprias), **medial** e **lateral**, são formadas pela bifurcação da artéria palmar medial no quarto distal do metacarpo. Elas divergem, passam distalmente sobre a superfície abaxial do osso sesamóide proximal correspondente no boleto, e descem paralelas com as bordas do tendão flexor digital profundo até aos sulcos solares e os forames da falange distal (Fig. 22-28). Penetrando nestes, as duas artérias unem-se no canal solar (semilunar) e formam o **arco terminal**, do qual numerosos ramos passam através do osso para a superfície parietal e ramificam-se no cório da parede e sola da pata. Alguns ramos emergem através dos forames na borda solar, onde se anastomosam uns com os outros de maneira arciforme.

Cada artéria é acompanhada por uma veia e pelo nervo digital palmar (próprio). Proximal ao boleto a artéria está mais profundamente colocada e coberta pela veia acompanhante; o nervo está palmar à veia. No boleto a artéria torna-se superficial e está relacionada dorsalmente com a veia e o nervo digital palmar (próprio) na superfície palmar. O ramo dorsal do nervo digital palmar (próprio) cruza sobre a artéria obliquamente para o lado da falange proximal. A artéria digital palmar (própria) e o nervo correspondente são cruzados obliquamente por uma pequena faixa, o tendão ou ligamento do esporão (calcar metacárpico).

Além dos ramos para as articulações, tendões e bainha sinovial, esporão, e a pele, as artérias digitais palmares (própria) emitem os seguintes ramos:

a. A **artéria da falange proximal,** que é um tronco curto que surge a um ângulo reto aproximadamente na metade da falange proximal e divide-se em ramos dorsal e palmar. O **ramo dorsal** passa entre a falange proximal e o tendão extensor digital comum e ramifica-se na superfície dorsal do dígito, anastomosando-se com sua companheira do lado oposto. O **ramo palmar** mergulha entre os tendões flexores digitais e a falange proximal e anastomosa-se com a artéria oposta entre os ligamentos sesamóides reto (superficial) e oblíquo (médio).

b. O **ramo da almofada digital** *(ramus tori digitalis)*, que surge na borda proximal da cartilagem da fa-

CORAÇÃO E ARTÉRIAS DO EQÜINO

lange distal e passa ao longo da superfície palmar e distalmente para ramificar na almofada digital e o cório dos calcanhares e da ranilha.

c. O **ramo dorsal da falange média,** que surge ligeiramente proximal ao nível do osso sesamóide distal e passa dorsalmente sob cobertura da cartilagem da falange distal e o tendão extensor digital na superfície dorsal da falange média, onde se anastomosa com os vasos opostos na formação de um **círculo coronário arterial.** Ele fornece ramos para a pele, o tendão, a articulação da coroa do casco e o cório coronário da pata.

d. O **ramo palmar da falange média,** que é menor do que o ramo dorsal e surge oposto a ele. Ele passa acima da borda proximal do osso sesamóide distal e une-se com a artéria oposta (Fig. 16-12).

e. O **ramo dorsal da falange distal,** que surge na face profunda do processo da falange distal, passa através da incisura ou forame ali encontrado, e corre dorsalmente no sulco na superfície parietal. Ele emite ramos ascendente e descendente, que se ramificam no cório da parede da pata. Antes de passar através do processo ele destaca um ramo retrógrado para a almofada digital e, após emergir, um ramo que se ramifica na superfície convexa da cartilagem da falange distal.

Aorta Descendente

A **aorta descendente** pode ser convenientemente dividida nas partes torácica e abdominal. A **aorta torácica** passa caudalmente entre os dois sacos pleurais. Ela é cruzada à direita pelo esôfago e traquéia, à esquerda pelo nervo vago esquerdo. O nervo laríngeo recorrente esquerdo enrosca-se ao redor da concavidade do arco da aorta do lado lateral para o lado medial; a veia ázigos direita e o ducto torácico situam-se ao longo da parte dorsal de sua face direita. A traquéia faz com que ela se desvie para a esquerda, mas além disso torna-se mediana. A **aorta abdominal** (Fig. 22-34) está relacionada dorsalmente às vértebras lombares, ao ligamento longitudinal ventral e ao músculo psoas menor esquerdo; no hiato aórtico ela está relacionada com a cisterna do quilo e a veia ázigos direita. Em sua direita está a veia cava caudal, e em sua esquerda, o rim esquerdo e o ureter.

AORTA TORÁCICA

A aorta torácica emite ramos para as paredes torácicas e vísceras e para a medula espinhal e suas meninges. Os **ramos viscerais** são o ramo bronquial e o ramo esofágico, que normalmente surgem conjuntamente, formando a artéria broncoesofágica. Os **ramos parietais** são as artérias intercostais dorsais, a artéria costoabdominal dorsal e a artéria frênica cranial.

1. A **artéria broncoesofágica** é um curto tronco, normalmente bulboso, que surge na sexta vértebra torácica da aorta torácica ou em comum com as primeiras artérias intercostais dorsais aórticas. Ela desce (sob cobertura da veia ázigos direita) sobre a face direita da aorta torácica no sentido da bifurcação da traquéia, e divide-se nos ramos bronquial e esofágico. O **ramo bronquial** cruza a face esquerda do esôfago até a bifurcação da traquéia, onde se divide em ramos direito e esquerdo. Cada um penetra no hilo do pulmão correspondente acima do brônquio principal, o qual acompanha em sua ramificação. Ele supre o tecido pulmonar e também destaca ramificações para os nodos linfáticos traqueobronquiais e para o mediastino. O **ramo esofágico** (Fig. 22-13) é um pequeno vaso que passa caudalmente dorsal ao esôfago no mediastino caudal e anastomosa-se com o ramo esofágico da artéria gástrica esquerda. Ele emite ramificações para o esôfago, nodos linfáticos mediastinais e para a pleura, e dois ramos que passam entre as camadas do ligamento pulmonar e que se ramificam no tecido subpleural. Muito comumente há outra artéria que corre caudalmente ventral ao esôfago.

Em determinados casos não há nenhuma artéria broncoesofágica, os ramos bronquial e esofágico surgindo separadamente. Em outros casos a segunda artéria intercostal dorsal da aorta surge também em comum com eles.

2. As **artérias intercostais dorsais** (Figs. 22-12 e 13) atingem dezessete pares.* A primeira surge da artéria cervical profunda, as três seguintes da artéria intercostal suprema do tronco costocervical e as restantes da aorta torácica. As **artérias intercostais dorsais da aorta** surgem da face dorsal da aorta torácica em pares próximos uns aos outros; a quinta e a sexta normalmente surgem de um segmento comum. Cada uma passa através do corpo de uma vértebra para o espaço intercostal correspondente, destaca ramificações para as vértebras e a pleura, e o ramo dorsal. O **ramo dorsal,** por sua vez, emite um **ramo espinhal,** que passa através do forame intervertebral, fornece ramificações para as meninges espinhais, perfura a dura-máter, e reforça a artéria espinhal ventral. Um ramo muscular passa para os músculos epaxiais e a pele do dorso. A artéria intercostal dorsal desce a princípio quase no meio do espaço intercostal entre os músculos intercostais e, a seguir, ganha a borda caudal da costela, e é subpleural. Cada uma é acompanhada por uma veia intercostal dorsal e o nervo intercostal, a artéria estando no meio e a veia correspondente situada cranialmente. Na parte ventral do espaço intercostal ela anastomosa-se com um ramo intercostal ventral da artéria torácica interna ou da artéria musculofrênica. Ela supre os músculos intercostais, as costelas e a pleura, e emite **ramos cutâneos laterais,** os quais, após perfurarem, passam para o músculo serrátil ventral do tórax, os músculos abdominais e pele.

3. A **artéria costoabdominal dorsal** desce caudalmente à última costela. Em sua disposição e ramificação ela é semelhante à artéria intercostal dorsal.

4. A **artéria frênica cranial** normalmente é representada por dois ou três pequenos vasos que surgem da superfície ventral da aorta torácica no hiato aórtico, muitas vezes por um tronco comum. Ela supre os pilares do diafragma. Em determinados casos ela surge em comum com uma artéria intercostal dorsal.

---

*O vaso que desce caudalmente à última costela não é uma artéria intercostal dorsal e é denominada **artéria costoabdominal dorsal.**

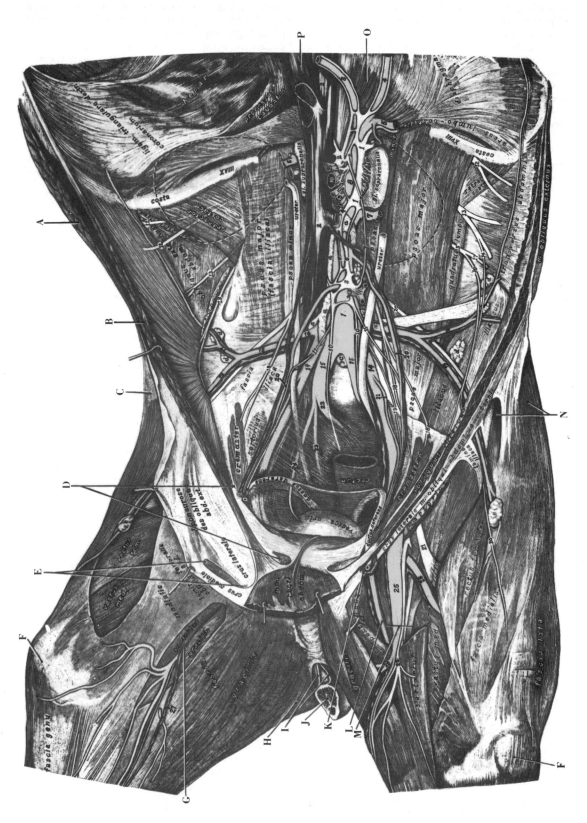

(Ver legenda na página seguinte.)

CORAÇÃO E ARTÉRIAS DO EQÜINO

AORTA ABDOMINAL
(Fig. 22-34)

Os ramos colaterais da aorta abdominal estão distribuídos principalmente para as paredes e conteúdo da cavidade abdominal, mas alguns ramos são fornecidos para a medula espinhal e suas meninges e outros estendem-se para dentro da pelve e para o escroto. Os **ramos viscerais** são o celíaco, o mesentérico cranial, o renal, o mesentérico caudal e o testicular ou ovariano. Os **ramos parietais** são as artérias lombares.

I. A **artéria celíaca** é um vaso ímpar, normalmente de cerca de 1 cm de comprimento, que surge da superfície ventral da aorta abdominal em sua emergência do hiato aórtico. Ela divide-se na superfície dorsal do pâncreas em três ramos — o gástrico esquerdo, o hepático e o esplênico (Fig. 22-35).

1. A **artéria gástrica esquerda** passa ventral e cranialmente no ligamento gastrofrênico, emite os ramos esofágico e pancreático e divide-se, dorsal e caudalmente ao cárdia, nos ramos parietal e visceral. O **ramo parietal** cruza a curvatura menor logo à direita do cárdia e ramifica-se na superfície parietal do estômago. Os ramos seguem um percurso tortuoso no sentido da curvatura maior e anastomosam-se com as artérias gástricas curtas da artéria esplênica e a artéria gástrica direita da artéria hepática. O **ramo esofágico,** após surgir do ramo parietal, passa cranialmente através do hiato esofágico para dentro da cavidade torácica, dorsalmente ao esôfago, e anastomosa-se com o ramo esofágico da artéria broncoesofágica. O **ramo visceral** é distribuído de modo semelhante, na superfície visceral, como o ramo parietal.

A artéria gástrica **esquerda** muitas vezes surge por um tronco comum com a artéria esplênica. Os ramos parietal e visceral podem surgir separadamente, ou o ramo parietal da artéria esplênica e o ramo visceral da artéria hepática. O ramo esofágico muitas vezes surge da artéria esplênica ou da artéria gástrica direita.

2. A **artéria hepática** é maior que a artéria gástrica esquerda. Ela passa cranialmente e para a direita e ventralmente na superfície dorsal do pâncreas coberta pela prega gastropancreática, cruza obliquamente ventral à veia cava caudal e atinge a borda medial da veia porta. Divide-se em ramos direito e esquerdo, os quais, por sua vez, dão origem a três ou quatro ramos que penetram na fissura porta do fígado para se ramificarem dentro do mesmo juntamente com a veia porta e o ducto hepático. Ela emite os seguintes ramos colaterais:

(1) Os **ramos pancreáticos,** que são emitidos quando a artéria hepática cruza a superfície dorsal do pâncreas, na qual está parcialmente encaixada.

(2) A **artéria gástrica** (pilórica) **direita,** que surge dorsalmente à curva cranial (primeira) do duodeno. Ela desce até o piloro, enviando ramos para o mesmo e para a primeira parte do duodeno e anastomosa-se com a artéria gástrica esquerda e a artéria gastrepiplóica direita. Ela pode surgir da artéria gastroduodenal.

(3) A **artéria gastroduodenal,** que passa para a curva caudal (segunda) do duodeno e divide-se na artéria gastrepiplóica direita e artéria pancreaticoduodenal cranial. A **artéria gastrepiplóica direita** cruza sobre a superfície caudal do duodeno e penetra no omento maior, no qual ela corre para a esquerda, paralela à curvatura maior do estômago. Fornece ramos para este e para o omento maior e forma um arco anastomótico com a artéria gastrepiplóica esquerda da artéria esplênica. A **artéria pancreaticoduodenal cranial** divide-se nos ramos pancreático e duodenal. O **ramo pancreático** supre a parte média (corpo) do pâncreas e é muitas vezes substituído por um número de ramificações variável. O **ramo duodenal** passa para a direita ao longo da curvatura menor *(ansa sigmoidea)* do duodeno e anastomosa-se com a artéria pancreaticoduodenal caudal da artéria mesentérica cranial.

Variações na ramificação da artéria hepática são comuns. A artéria pancreaticoduodenal cranial pode surgir diretamente da artéria hepática, e poderá haver um tronco comum para a artéria gástrica direita e a artéria gastrepiplóica direita que corre ao longo da superfície dorsal da curva cranial (primeira) do duodeno até ao piloro; aqui ela emite a pequena artéria gástrica direita e continua através da superfície parietal do piloro como a artéria gastrepiplóica direita ou nenhum tronco arterial gastroduodenal está presente.

3. A **artéria esplênica** *(a. lienalis)* é o maior ramo da artéria celíaca. Ela passa para a esquerda (com a grande veia satélite) na borda esquerda do pâncreas e através do saco cego do estômago. Ao penetrar no ligamento gastresplênico, ela corre no hilo do baço até ao ápice, além do qual continua como a artéria

---

Figura 22-34. Dissecação da região sublombar, entrada pélvica e superfície medial da coxa do eqüino.

Vasos sangüíneos: 1, Aorta abdominal (cranialmente ela está ocultada pelos pilares do diafragma); 2, veia cava caudal; 3, a. hepática; 4, a. gástrica esquerda; 5, a. esplênica; 6, 7, aa. renais direita e esquerda; 8, a. mesentérica cranial; 9, aa. jejunais; 10, a. ileocólica; 13, a. mesentérica caudal; 14, a. ilíaca externa; 15, a. ilíaca interna; 16, a. ilíaca circunflexa profunda; 17, 19, ramos cranial e caudal de 16; 20, a. testicular; 21, a. cremastérica; 22, a. glútea caudal; 23, a. pudenda interna; 24, a. umbilical; 25, a. femoral; 26, a. circunflexa lateral do fêmur; 27, a. e v. safena; 28, ramo muscular para o músculo grácil;

Nodos e vasos linfáticos: a, Troncos lombares (vasos); b, nodos linfáticos ilíacos mediais; c, nodo linfático sacral; d, nodos linfáticos ilíacos laterais; e, nodos linfáticos subilíacos.

Nervos e gânglios: 1, 2, Gânglios celíaco e mesentérico cranial; 3, gânglio mesentérico caudal; 4, ramos interganglionares entre 1 e 2; 6, 7, ramos interganglionares entre 1, 2 e 3; 10, nervos hipogástricos direito e esquerdo; 11, plexo testicular (direito e esquerdo); 12, nervos costoabdominais (direito e esquerdo); 13, nervos ílio-hipogástricos direito e esquerdo; 14, comunicação entre 13 e 15; 15, nervo ílio-inguinal esquerdo; 16, 17, ramos cutâneo e muscular de 15; 18, 19, ramos muscular e escrotal do n. genitofemoral; 20, n. cutâneo lateral do fêmur; 21, n. femoral; 22, n. safeno.

A, Superfície cortada do músculo oblíquo externo do abdome; B, superfície cortada do músculo oblíquo interno do abdome; C, fáscia superficial do flanco; D, ânulo inguinal profundo; E, ânulo inguinal superficial; F, patela; G, canal femoral; H, músculo semimembranáceo; I, ligamentos suspensórios do pênis; J, pênis (corte transversal); K, cordão espermático (extremidade cortada); L, artéria e veia femoral profunda; M, músculo Iliopsoas (por baixo da artéria, veia e nervo femorais); N, músculo tensor da fáscia lata; O, parte lombar do diafragma (pilar esquerdo); P, veia portal.

gastrepiplóica esquerda. Ela emite os seguintes ramos:

(1) **Ramos pancreáticos,** que suprem a borda esquerda do pâncreas.

(2) **Ramos esplênicos,** que penetram dentro da substância do baço.

(3) **Artérias gástricas curtas,** que passam no ligamento gastresplênico até a curvatura maior do estômago, onde se bifurcam e se anastomosam com os ramos das artérias gástricas esquerda e direita.

(4) A **artéria gastrepiplóica esquerda** é a continuação da artéria esplênica. Ela passa para a direita no omento maior, paralela com a curvatura maior do estômago, e anastomosa-se com a artéria gastrepiplóica direita da artéria hepática. Ela emite ramos para a curvatura do estômago e ramificações para o omento maior.

II. A **artéria mesentérica cranial** surge da face ventral da aorta abdominal ao nível da primeira vértebra lombar. Ela é um grande vaso ímpar, de aproximadamente 2 a 3 cm de comprimento, que passa ventralmente entre a veia cava caudal e a glândula adrenal esquerda para dentro da raiz do mesentério, onde se divide no seguinte (Fig. 22-36):

Freqüentemente este vaso e alguns de seus ramos são os locais de aneurisma e, portanto, um espécime inteiramente normal provavelmente não será encontrado, exceto nos potros jovens.

1. A **artéria pancreaticoduodenal caudal** é o primeiro ramo da artéria mesentérica cranial. Ela anastomosa-se com a artéria pancreaticoduodenal cranial da artéria hepática.

2. Aproximadamente de quinze a vinte **artérias jejunais** surgem próximas da origem do vaso paterno. Elas saem próximas umas das outras e passam de modo divergente entre as camadas do mesentério, cada uma dividindo-se em dois ramos que se anastomosam com ramos adjacentes para formar uma série de arcos. Na parte cranial da série arcos secundários são formados pela união dos ramos emitidos do conjunto primário de arcos. Do lado convexo destes arcos ramos terminais passam para a parede do intestino delgado, no qual se ramificam e formam uma malha vascular. Eles são acompanhados por veias satélites e por nervos e vasos linfáticos. A última das artérias jejunais anastomosa-se com as artérias ileais da artéria mesentérica cranial. Ramos são supridos para os nodos linfáticos mesentéricos craniais.

3. A **artéria ileocecocólica (ileocólica)** pode ser considerada como a continuação da artéria mesentérica cranial. Ela corre ventral e um pouco cranialmente e para a direita, e emite a artéria ileal, duas artérias cecais e a artéria cólica.

(1) As **artérias do íleo** passam de modo retrógrado ao longo da parte terminal do íleo e se unem com a última artéria jejunal.

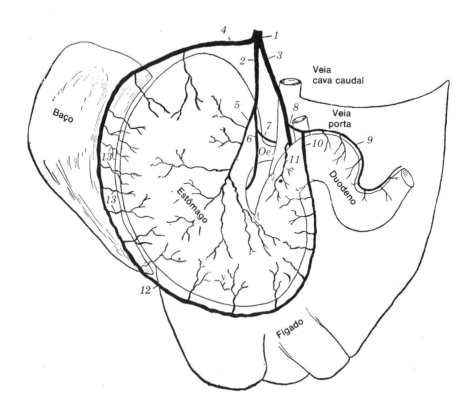

Figura 22-35. Plano dos ramos da artéria celíaca do eqüino.

1, Artéria celíaca; 2, a. gástrica esquerda; 3, a. hepática; 4, a. esplênica; 5, ramo visceral; 6, ramo parietal; 7, ramo esofágico; 8, a. gastroduodenal; 9, a. pancreaticoduodenal cranial; 10, a. gastrepiplóica direita; 11, a. gástrica direita; 12, a. gastrepiplóica esquerda; 13, aa. gástricas curtas da a. esplênica.

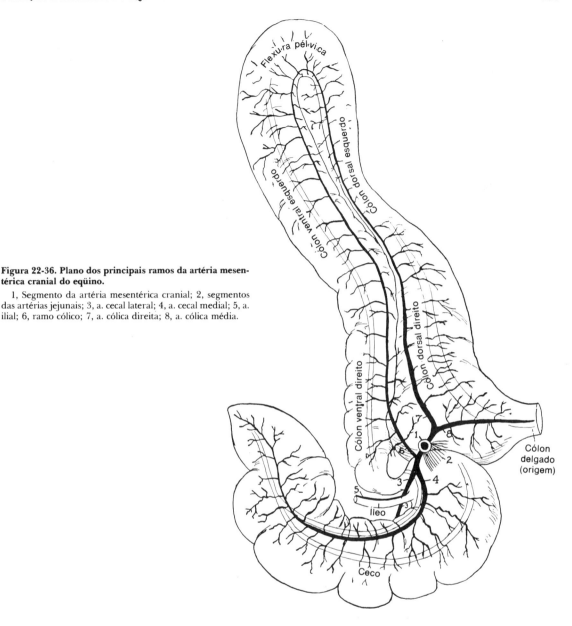

Figura 22-36. Plano dos principais ramos da artéria mesentérica cranial do eqüino.

1, Segmento da artéria mesentérica cranial; 2, segmentos das artérias jejunais; 3, a. cecal lateral; 4, a. cecal medial; 5, a. ilíal; 6, ramo cólico; 7, a. cólica direita; 8, a. cólica média.

(2) A **artéria cecal lateral** passa entre o ceco e a origem do cólon maior (ascendente) e corre na faixa lateral do ceco até ao ápice, onde se anastomosa com a artéria cecal medial. Além de numerosas colaterais para o ceco, ela emite a artéria do arco, que passa ao longo da curvatura menor da base do ceco e corre na face lateral da origem do cólon maior.

(3) A **artéria cecal medial** passa ao longo da faixa medial até ao ápice do ceco, onde se anastomosa com a artéria cecal lateral.

(4) O **ramo cólico** (anteriormente a artéria cólica ventral) corre ao longo das faixas dorsomediais das superfícies opostas das partes ventrais do cólon maior até a flexura pélvica, onde se une à artéria cólica direita. Ela supre as partes ventrais do cólon maior e envia um ramo para a base do ceco.

4. As **artérias cólicas direita** e **média** normalmente surgem por um curto tronco comum.

(1) A **artéria cólica direita** é um grande vaso que passa ao longo das partes dorsais do cólon maior (ascendente) até a flexura pélvica, onde se une ao ramo cólico da artéria ileocólica.

(2) A **artéria cólica média** é um vaso muito menor que passa para a origem do cólon menor (descendente), penetra no mesocólon descendente e forma um arco ao unir a artéria cólica esquerda da artéria mesentérica caudal próximo da curvatura menor do cólon menor. Ela envia um ramo anastomótico para a artéria cólica direita.

III. As **artérias renais**, direita e esquerda, são vasos relativamente grandes que surgem da aorta abdominal próximo da artéria mesentérica cranial.

A **artéria renal direita** é a mais longa das duas. Ela cruza sobre a superfície dorsal da veia cava caudal para a direita e cranialmente. No hilo renal ela divide-se em diversos ramos (5 a 8); alguns destes penetram no hilo renal, enquanto outros passam para a superfície ventral e ali penetram. A **artéria renal esquerda** é curta e normalmente surge ligeiramente mais adiante e caudalmente; ela passa diretamente lateral ao rim e é então disposta como a artéria direita. Pequenos ramos colaterais são supridos para os ureteres, gordura perirrenal, nodos linfáticos renais e adrenais **(ramos adrenais caudais)**. Estes também recebem pequenas **artérias adrenais** diretamente da aorta abdominal. A distribuição dentro do rim já foi descrita.

Variações nas artéiras renais são freqüentes. Duas ou mais artérias podem ocorrer em um lado ou nos dois. **Artérias renais acessórias** são mais comuns no lado esquerdo e normalmente penetram na parte caudal do rim. Elas podem surgir da aorta abdominal, da artéria ilíaca externa ou da artéria ilíaca circunflexa profunda.

IV. A **artéria mesentérica caudal** é um vaso ímpar que surge da face ventral da aorta abdominal aproximadamente ao nível da quarta vértebra lombar, isto é, aproximadamente de 12 a 15 cm caudal à origem da artéria mesentérica cranial. Ela é muito menor do que esta última e supre a maior parte do cólon menor (descendente) e o reto. Desce no mesocólon descendente e, após curto percurso, divide-se em dois ramos. A **artéria cólica esquerda** emite três ou quatro ramos cranialmente que se dividem e formam arcos anastomóticos próximo ao cólon. O primeiro arco é formado pela união com a artéria cólica média da artéria mesentérica cranial. A **artéria retal cranial** passa caudalmente na parte dorsal do mesocólon sigmóide e do mesorreto e termina próximo do ânus por anastomose com a artéria pudenda interna. Três ou quatro de seus ramos colaterais craniais formam arcos.

Va. As **artérias testiculares** (anteriormente denominadas artérias espermáticas internas), direita e esquerda, são artérias longas e delgadas que surgem da aorta abdominal próximo da artéria mesentérica caudal e suprem o testículo, o epidídimo e o ducto deferente.

Variações na origem das artérias testiculares são comuns. Elas podem surgir da artéria mesentérica caudal, ou da artéria renal, ou as duas podem surgir por um curto tronco comum.

Cada uma passa caudalmente numa estreita prega de peritônio (*plica vasculosa*) até ao ânulo inguinal **profundo** e desce através do canal inguinal até ao **escroto.** Em seu percurso na borda cranial do cordão espermático ela forma numerosas espirais, circundada pelo **plexo pampiniforme** das veias testiculares, e associada intimamente aos nervos testiculares (autônomos), linfáticos e fibras musculares lisas. Ela **passa** entre o epidídimo e o testículo, corre de **modo tortuoso** ao longo do borda epididimária deste último, dobra ao redor da extremidade da cauda, e corre cranialmente na borda livre até a extremidade da cabeça. Os maiores ramos surgem de sua parte ventral, passam tortuosamente para cima de qualquer dos lados da glândula, encaixada na túnica albugínea, e emitem ramos finos para a subs-

tância da glândula. Pequenos ramos colaterais são destacados para o ureter, epidídimo e cordão espermático.

Vb. As **artérias ovarianas** na fêmea correspondem aos vasos acima, mas são muito maiores e mais curtas. Cada artéria é colocada na parte cranial do ligamento largo do útero e emite pequenos ramos para a tuba uterina (*ramus tubarius*) e o **ramo uterino (cranial).** Este último passa para a borda côncava da tuba uterina, a qual supre, anastomosando-se com a artéria uterina da artéria ilíaca externa. As artérias ovarianas seguem um percurso tortuoso até aos ovários, os quais suprem.

VI. As **artérias lombares** estão em série com as **artérias. intercostais dorsais aórticas** e possuem uma origem e distribuição semelhantes. Normalmente há seis pares de artérias lombares, das quais quatro ou cinco surgem da aorta abdominal e o restante da artéria ilíaca interna ou artéria glútea caudal na junção da última vértebra lombar e sacro. Cada artéria passa através do corpo de uma vértebra lombar e sacro. Cada artéria passa através do corpo de uma vértebra lombar para o espaço intertransverso e fornece ramos para os músculos sublombares e o **ramo dorsal.** Este é relativamente grande, passa dorsalmente para se ramificar nos músculos epaxiais e na pele do lombo; ela emite um **ramo espinhal** que se comporta como o ramo correspondente de uma artéria intercostal dorsal aórtica. A artéria lombar corre lateralmente no espaço intertransverso, passa entre o músculo transverso do abdome e o músculo oblíquo interno do abdome, fornece ramos para estes músculos, e termina no músculo oblíquo externo do abdome, no músculo cutâneo do tronco e na pele do flanco.

Artéria Ilíaca Interna
(Fig. 22-37)

As **artérias ilíacas internas** (anteriormente denominadas artérias hipogástricas) resultam da bifurcação da aorta abdominal sob a quinta ou sexta vértebra lombar. Elas divergem a um ângulo de aproximadamente 60 graus, e cada artéria passa caudalmente sob a asa do sacro, a seguir inclina-se ventralmente na superfície pélvica do corpo do ílio, ao longo da borda ventral da parte ilíaca do músculo obturatório interno, e divide-se ventralmente à articulação lombossacral na artéria glútea caudal e na artéria pudenda interna. Os principais ramos são:

1. O sexto par (às vezes o quinto) de **artérias lombares,** que passam por cima através dos forames na junção da última vértebra lombar e do sacro (também no espaço intertransverso no caso do quinto) e são distribuídas conforme já descrito.

2. A **artéria glútea caudal,** que surge na articulação lombossacral (Fig. 22-38). Ela passa caudalmente ventral à asa do sacro, a seguir ao longo da superfície pélvica do osso ventral aos forames sacrais pélvicos e dos nervos sacrais que emergem deles, e emite a **artéria caudal ventrolateral** (coccígea). A artéria glútea caudal em si emerge através da parte dorsal do ligamento sacrotuberal largo e corre neste último no sentido da tuberosidade isquiática, profundamente ao músculo bíceps da coxa (Fig. 22-39). Ela fornece ramos a esse músculo, ao músculo semi-

CORAÇÃO E ARTÉRIAS DO EQÜINO

tendíneo, músculo semimembranáceo, músculo glúteo superficial e ao músculo coccígeo, anastomosando-se com a artéria obturatória, artéria circunflexa medial do fêmur e artéria caudal do fêmur. Os ramos são:

(1) Os **ramos sacrais,** que penetram no canal vertebral através dos foramens sacrais pélvicos. Eles emitem ramos para a medula espinhal e suas meninges, que reforçam a artéria espinhal ventral, e outros *(ramus dorsalis)* que emergem através dos foramens sacrais dorsais e suprem os músculos epaxiais e a pele da garupa.

(2) A **artéria caudal** (coccígea) **mediana,** que é um vaso ímpar que surge da artéria glútea caudal direita

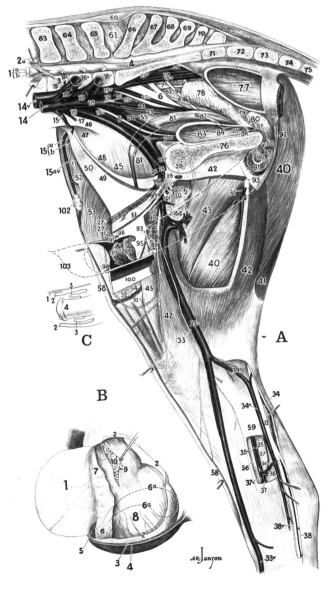

Figura 22-37. Membro pélvico direito e partes do aparelho genital masculino do eqüino. Vista medial.

A. 1a, substância branca, e 1b, substância cinzenta da medula espinhal; 2, dura-máter espinhal; 2a, ramo dorsal do n. lombar; 3, n. lombar ventral; 4, cauda eqüina; 5, n. obturatório; 6, n. isquiático; 7, ramo dorsal do n. glúteo; 8, n. cutâneo caudal do fêmur; 9, n. pudendo; 10, n. retal caudal; 11, n. cutâneo lateral do fêmur; 12, n. safeno; 13, n. tibial; 14, aorta abdominal; 14v, v. cava caudal; 15 e 15 v, artéria e veia circunflexa profunda do ílio; 15a, ramo caudal; 15b, ramo cranial; 15av, ramos caudais da a. e v. circunflexa profunda do ílio; 16 e 16v, a. e v. ilíaca externa; 17, a. cremastérica; 18 e 18v, a. e v. ilíaca interna; 19 e 19v, a. e v. glútea caudal; 20 e 20v, a. e v. caudal ventrolateral; 21 e 21v, a. e v. glútea cranial; 22 e 22v, a. e v. pudenda interna; 23, a. umbilical; 24 e 24v, a. e v. obturatória; 25 e 25v, a. e v. femoral; 26, tronco pudendoepigástrico; 27 e 27v, a. e v. epigástrica caudal (profunda); 28 e 28v, a. e v. pudenda externa; 29, a. epigástrica superficial caudal; 30 e 30v, a. e v. dorsal do pênis; 31, ramo da a. circunflexa medial do fêmur; 32 e 32v, a. e v. descendente do joelho; 33 e 33v, a. e v. safena; 34 e 34v, ramos do ramo anastomótico para a a. e v. safena; 35 e 35v, a. e v. tibial caudal; 36 e 36v, ramo anastomótico da a. tibial caudal com a a. safena; 37 e 37v, continuação da a. safena; 38 e 38v, continuação da a. tibial caudal; 39, ramo caudal da v. safena; 40, músculo semimembranáceo; 41, músculo semitendíneo; 42, músculo grácil (cortado); 43, músculo adutor; 44, músculo pectíneo; 45, músculo sartório; 46, músculo psoas maior; 47, músculo ilíaco; 48, ligamento inguinal; 49, borda do músculo oblíquo interno do abdome; 50, músculo oblíquo interno do abdome; 51, corte medial dos músculos abdominais; 52, músculo tensor da fáscia lata; 53, músculo reto da coxa; 54, músculo vasto medial; 55, músculo obturatório interno; 56, tíbia; 57, músculo flexor profundo dos dedos; 58, pele (refletida); 59, aponeurose do músculo semimembranáceo; 60, ligamento supra-espinhoso; 61, ligamento interespinhoso; 62, ligamento sacrotuberal largo; 63, 64, 65, processos espinhosos das vértebras lombares 4, 5 e 6; 66, 67, 68, 69, 70, processos espinhosos das vértebras sacrais 1 a 5; 71, 72, 73, 74, 75, vértebras caudais; 76, sínfise pélvica (superfície sinfisial); 77, interior do reto; 78, vesícula seminal; 79, próstata; 80, glândula bulbouretral; 81, ducto deferente; 82, ureter, 83, bexiga urinária; 84, orifício do ureter; 85, orifício ejaculatório e orifício do ducto prostático; 86, colículo seminal; 87, uretra; 88, uretra (cortada ao meio); 89, corpo esponjoso do pênis; 90, pilar do corpo cavernoso do pênis; 91, músculo isquiocavernoso; 92, músculo retrátil do pênis; 93, corte da borda da fáscia do pênis; 94, corpo cavernoso do pênis; 95, fáscia do pênis; 96, prega prepucial; 97, borda cortada do prepúcio; 98, borda cortada da pele e parede abdominal e da bainha; 99, glande do pênis; 100, túnica abdominal; 101, nodos linfáticos inguinais profundos; 102, nodos linfáticos subilíacos; 103, extremidade cranial da bainha (aproximada) pontilhada; A, ligamento patelar lateral; B, ligamento patelar intermediário; C, ligamento patelar medial; *B.* 1, 2, túnica vaginal incisada do testículo e do cordão espermático; 3, túnica dartos; 4, parede escrotal; 5, reflexão da túnica vaginal do testículo e cordão espermático; 6, cauda do epidídimo; 6a, contorno do epidídimo; 7, início do ducto deferente; 8, testículo; 9, túnica vaginal incisada do testículo e cordão espermático; 10, plexo pampiniforme da veia testicular; *C.* 1, pele da parede abdominal; 2, óstio prepucial externo; 3, ânulo prepucial interno; 4, pênis. (De Foust e Getty, 1954.)

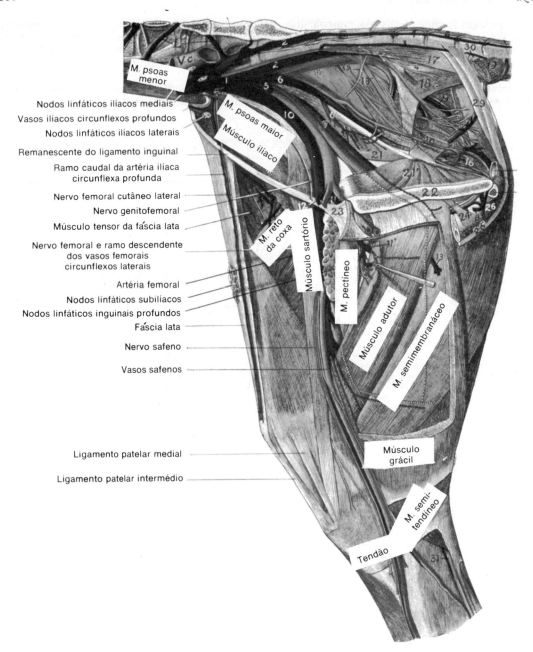

Figura 22-38. Dissecação da pelve, coxa e parte proximal da perna do eqüino; vista medial.

A, Aorta abdominal (terminação); C, tronco simpático; L, vasos lombares; V.c, veia cava caudal; 1, a. ilíaca interna; 2, a. glútea caudal; 3, a. caudal (coccígea) mediana; 4, a. caudal (coccígea) lateral; 5, a. umbilical (cortada fora); 6, a. pudenda interna; 6', a. urogenital; 7, a. obturatória; 8, a. profunda do pênis (da artéria obturatória esquerda); 9, vasos glúteos caudais (continuação de 2); 10, a. ilíaca externa; 11, 11', a. femoral profunda; 12, a. epigástrica caudal (profunda); 13, a. circunflexa medial do fêmur; 14, n. isquiático; 15, n. glúteo caudal; 16 (acima), n. pudendo; 16 (abaixo, próximo à saída pélvica), plexo venoso suburetral; 17, músculo sacrocaudal ventral; 18, músculo coccígeo; 19, músculo retococcígeo (cortado); 20, músculo levantador do ânus; 21, 21', duas partes do músculo obturatório interno; 22, sínfise pélvica (cortada); 23, tendão pré-púbico; 24, ligamento suspensório do pênis; 25, músculo retrátil do pênis; 26, músculo bulboesponjoso; 27, uretra (corte transversal); 28, pilar do pênis (corte transversal); 29, ligamentos suspensórios do ânus; 30, nodos linfáticos anorretais; 31, n. tibial. (De Schmaltz, 1911.)

ou esquerda ou da artéria caudal ventrolateral. Ela passa caudalmente na superfície pélvica do sacro até a linha média e continua naquela posição ao longo da cauda entre o músculo sacrocaudal ventral medial, suprindo a estes e a pele (Fig. 17-14).

(3) A **artéria caudal** (coccígea) **ventrolateral,** que continua na direção da artéria glútea caudal, mas é bem menor do que este último vaso. Ela passa caudalmente entre o músculo sacrocaudal ventral lateral e os músculos intertransversais ventrais da cauda

CORAÇÃO E ARTÉRIAS DO EQÜINO

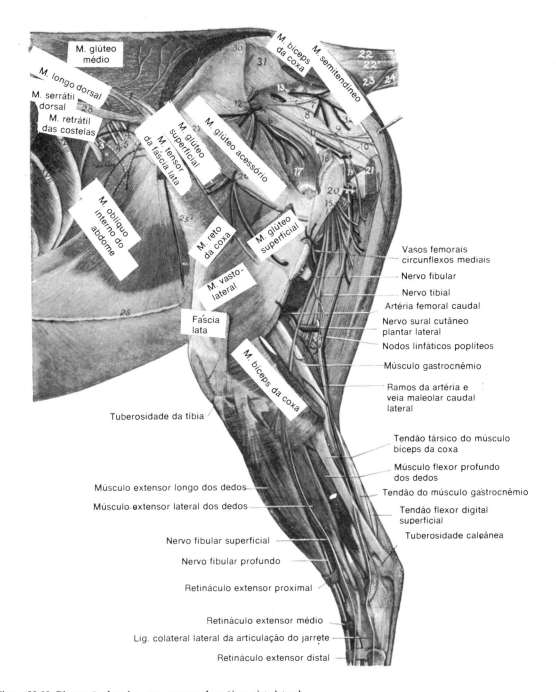

Figura 22-39. Dissecação da pelve, coxa e perna do eqüino; vista lateral.

1, Ramos dorsais do último nervo torácico e primeiros três nervos lombares; 2, ramo cutâneo do quarto n. lombar; 3, ramos ventrais do último n. torácico (costoabdominal); 4, ramos do n. ílio-hipogástrico; 5, ramo superficial do n. ílio-inguinal; 6, n. isquiático; 7, 8, nn. para o músculo bíceps da coxa (do nervo glúteo caudal); 9, n. para o músculo semitendíneo (do mesmo); 10, n. femoral cutâneo caudal; 11, n. pudendo; 12, vasos e nervos glúteos craniais; 13, vasos glúteos caudais; 14, ramos dos vasos obturatórios; 15, ramos musculares proximais do n. isquiático para o músculo bíceps da coxa, o músculo semitendíneo e o músculo semimembranáceo; 16, n. para o músculo tensor da fáscia lata (do nervo glúteo cranial); 17, músculo glúteo profundo; 18, segmento do músculo glúteo médio; 19, músculos gêmeos; 20, segmento do músculo quadrado da coxa; 21, segmento do músculo bíceps da coxa; 22, músculo sacrocaudal dorsal medial; 22', músculo sacrocaudal dorsal lateral; 23, músculo coccígeo; 24, músculo sacrocaudal ventral; 25, linha de fusão das aponeuroses do músculo oblíquo interno do abdome e do músculo oblíquo externo do abdome (lâmina ilíaca); 25', aponeurose do músculo oblíquo externo do abdome com a lâmina ilíaca; 26, ramos dos vasos iliacofemorais; 27, vasos iliolombares; 28, ligamento iliolombar ou camada profunda da fáscia toracolombar; 29, túber coxal; 30, tuberosidade sacral; 31, ligamento sacroilíaco lateral; 32, ligamento sacrotuberal largo. A parte ventral de uma décima nona costela (flutuante) está apresentada cranial a 3. (De Schmaltz, 1911.)

e divide-se nos **ramos caudais** e na **artéria caudal** (coccígea) **dorsolateral** que suprem os músculos e a pele da cauda.

(4) A **artéria glútea cranial,** que é o maior ramo da artéria glútea caudal. Ela surge ligeiramente caudal aos ramos terminais da artéria ilíaca interna e passa lateralmente através do forame isquiático maior, dividindo-se em diversos ramos ao emergir; estes penetram nos músculos glúteos (Fig. 22-39). Durante seu percurso ela emite o seguinte:

(a) A **artéria iliolombar** surge a um ângulo reto da artéria glútea cranial e corre lateralmente caudal à articulação sacroilíaca, cruzando a superfície sacropélvica do ílio sob a cobertura do músculo ilíaco. Ela fornece ramos para o músculo iliopsoas e para o músculo longo lombar, dobra ao redor da borda lateral do ílio ligeiramente caudal à tuberosidade coxal, e termina no músculo glúteo médio e no músculo tensor da fáscia lata (Fig. 22-39).

(b) A **artéria obturatória** é emitida medialmente pela artéria glútea cranial, passa ventral e caudalmente na superfície pélvica do corpo do ílio ao longo da borda ventral da parte ilíaca do músculo obturatório interno e é acompanhada pela veia e nervo satélites, que se situam ventrais à artéria (Fig. 22-38). A artéria obturatória emite a **artéria iliacofemoral,** que passa ventrolateralmente entre o corpo do ílio e o músculo glúteo médio, dorsalmente, e o músculo ilíaco, ventralmente, mergulhando entre o músculo reto da coxa e o músculo vasto lateral. Ela é acompanhada por duas veias satélites. Fornece ramos colaterais para o músculo iliopsoas, músculos glúteos e para o músculo tensor da fáscia lata, supre a **artéria nutrícia do ílio** e termina no músculo quadríceps da coxa (Fig. 22-39). Ao atingir o forame obturatório a artéria obturatória mergulha sob o músculo obturatório interno e desce obliquamente através da parte lateral do forame. Nesta parte de seu percurso ela emite um **ramo vesicular** e ramificações para o músculo obutatório interno e para a articulação do quadril. Ela emerge do forame obturatório caudalmente ao músculo obturatório externo, passa entre o músculo quadrado da coxa e o músculo adutor, corre caudalmente na superfície ventral do ísquio e, no macho, supre a parte principal do corpo do pênis, formando a **artéria média do pênis** (*a. penis media*). Anastomosa-se com a artéria cranial do pênis da artéria pudenda externa e a artéria dorsal do pênis da artéria pudenda interna. Ramos colaterais vão para o músculo obturatório externo, músculo adutor, músculo semimembranáceo, músculo bíceps da coxa e músculo semitendíneo; anastomoses são formadas com a artéria profunda do fêmur e a artéria caudal do fêmur. Na fêmea a parte terminal da artéria obturatória (*a. clitoridis media*) é pequena e penetra na raiz do clitóris, onde se divide na **artéria profunda do clitóris** e na **artéria dorsal do clitóris.**

3. A **artéria pudenda interna** surge aproximadamente ao nível dá articulação lombossacral como o outro ramo terminal da artéria ilíaca interna. Ela passa caudalmente e um tanto ventralmente, a princípio ao longo da borda dorsal da porção ilíaca do músculo obturatório interno, a seguir dorsalmente à espinha isquiática, na superfície profunda do liga-

mento sacrotuberal largo, perfura este e corre por distância variável em sua substância ou em sua face lateral. A seguir ela reentra na cavidade pélvica, passa caudalmente no músculo levantador do ânus para o arco isquiático, e divide-se na artéria perineal ventral, na artéria do pênis e na artéria do bulbo do pênis no macho, e artéria perineal ventral e artéria do bulbo vestibular na fêmea. É acompanhada caudalmente pelo nervo pudendo. Seus principais ramos são:

(1) A **artéria umbilical,** que é emitida da artéria pudenda interna aproximadamente de 2 a 3 cm da origem desse vaso. Ela é uma artéria muito grande no feto, no qual se curva ventral e cranialmente ao lado da bexiga urinária na borda do ligamento vesicular lateral, passa através do óstio umbilical, torna-se um componente do cordão umbilical e ramifica-se na placenta fetal. Após o nascimento ela estende-se apenas até ao ápice (vórtice) da bexiga urinária e é muito reduzida. Seu lúmen está quase obliterado e sua parede é muito espessa, dando ao vaso um caráter semelhante ao de uma corda, daí ser comumente denominada **ligamento redondo** da bexiga urinária (*lig. teres vesicae*).

A obliteração do referido vaso no adulto estende-se por distância variável da extremidade vesicular no sentido da origem, mas normalmente envolve completamente apenas pequena parte.

Ela emite pequenas **artérias vesiculares craniais** para a bexiga urinária, e ramificações para a próstata, ducto deferente (*a. ductus deferentis*) e para o ureter (*ramus uretericus*) no macho. Na fêmea um pequeno ramo corre cranialmente ao longo do ureter e para dentro do ligamento largo do útero.

(2) A **artéria urogenital** (NAV: artéria prostática no macho e artéria vaginal na fêmea), que no macho surge normalmente próximo da próstata e corre caudal e lateralmente ao reto. Ela supre ramos variavelmente para o reto (*a. rectalis media*), bexiga urinária (*a. vesicalis caudalis*), uretra (*ramus urethralis*), ureter (*ramus uretericus*), ducto deferente (*ramus ductus deferentis*) e glândulas genitais acessórias. Na fêmea o vaso homólogo é bem maior e emite o **ramo uterino (caudal).** Este ramo corre cranialmente no lado da vagina, ao qual fornece ramos, e ramifica-se no corpo do útero, anastomosando-se com a **artéria uterina** e o **ramo uterino (cranial)** da artéria ovariana. Em determinados casos o ramo uterino (caudal) surge da artéria glútea cranial ou da artéria umbilical. Além disso, um **ramo vestibular** está presente na fêmea e passa ao redor da superfície lateroventral do vestíbulo juntamente com o nervo dorsal do clitóris sem suprir a este.

(3) A **artéria perínea ventral,** que é relativamente pequena no macho (Fig. 22-40). Ela ascende no lado do ânus, o qual supre juntamente com a parte adjacente do reto (*a. rectalis caudalis*) e fornece ramificações para o músculo bulboesponjoso e a pele do períneo. Na fêmea ela é relativamente grande e se distribui para a parte caudal do reto e parte adjacente do reto e vulva (*ramus labialis caudalis*) e, às vezes, um grande ramo para o bulbo vestibular.

(4a) A **artéria do pênis,** que pode ser considerada como a continuação direta da artéria pudenda interna no macho (Fig. 22-40). Ela situa-se ao lado da uretra, dorsalmente ao arco isquiático, mergulha sob o músculo bulboesponjoso e ramifica-se no corpo esponjoso do pênis (*a. profunda penis*). Antes de fazê-lo, ela emite um pequeno ramo para o bulbo do pênis e outro ramo muito pequeno (*a. dorsalis penis*), que dobra ao redor do arco isquiático para atingir o dorso do pênis, e anastomosa-se com a artéria média do pênis da artéria obturatória.

(4b) A **artéria do bulbo do vestíbulo,** que é a continuação da artéria pudenda interna na fêmea, e é homóloga à artéria do bulbo do pênis. É relativamente pequena e passa para a superfície ventral da vulva com um ramo do nervo pudendo, fornecendo ramificações para o bulbo do vestíbulo (Fig. 22-41).

MEMBRO PÉLVICO

O principal tronco arterial de cada membro pélvico desce até a parte proximal da superfície caudal da tíbia, onde se divide, profundamente ao músculo poplíteo, nas artérias tibiais cranial e caudal. As diferentes partes do tronco são denominadas de acordo com as regiões através das quais elas passam. No abdome ela é denominada artéria ilíaca externa, e nos dois terços proximais da coxa ela é denominada artéria femoral, e distalmente é denominada artéria poplítea.

Artéria Ilíaca Externa
(Figs. 22-34, 37, 38 e 42)

A **artéria ilíaca externa** surge da aorta abdominal, ventralmente à quinta vértebra lombar, e normalmente logo cranial à origem da artéria ilíaca interna. De acordo com Tagand e Barone (1957) e Schwarze e Schröder (1964), ela pode surgir ventralmente à última vértebra lombar. Ela desce ao lado da abertura (entrada) pélvica, cranialmente e ao longo do tendão do músculo psoas menor, cruza a inserção daquele músculo, e atinge o nível da borda cranial do púbis, além do qual ela continua pela **artéria femoral**. É coberta pelo peritônio e fáscia, relacionando-se caudalmente com a veia correspondente. Seus principais ramos são:

1. A **artéria circunflexa profunda do ílio,** que surge da artéria externa do ílio em sua origem, ou da aorta abdominal diretamente. Ela passa através da fáscia do ílio no sentido da tuberosidade coxal e divide-se em dois ramos na borda lateral do músculo psoas maior ou próximo dela. A artéria situa-se entre a fáscia e o peritônio e é acompanhada por duas veias. Fornece pequenos ramos para os músculos psoas e nodos linfáticos ilíacos laterais. O **ramo cranial** fornece ramificações para os músculos sublombares, nodos linfáticos ilíacos laterais, músculo

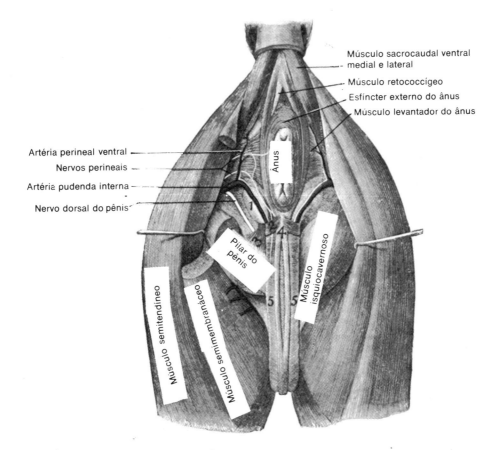

Figura 22-40. Dissecação do períneo do eqüino (macho).
1, Glândula bulbouretral e artéria do pênis; 2, músculo transverso superficial do períneo; 3, músculo isquiouretral; 4, músculo retrátil do pênis; 5, músculo bulboesponjoso. (De Schmaltz, 1911.)

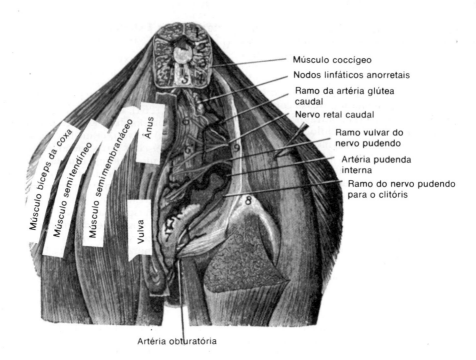

Figura 22-41. Dissecação do períneo da égua.

1, Músculo sacrocaudal dorsal medial; 2, músculo sacrocaudal dorsal lateral; 3, músculos intertransversais caudais; 4, músculo sacrocaudal ventral lateral; 5, músculo retococcígeo; 6, músculo esfíncter externo do ânus; 6', fibras musculares ligando o músculo esfíncter do ânus com o músculo constritor da vulva; 7, bulbo vestibular; 8, tuberosidade isquiática; 9, ligamento sacrotuberal largo. (De Schmaltz, 1911.)

longo lombar, músculo glúteo médio e para o músculo tensor da fáscia lata. Ele passa ventral e cranialmente no flanco do músculo transverso do abdome, ao longo ou sob a cobertura da margem dorsal do músculo oblíquo interno do abdome. Fornece ramos para estes músculos, para o músculo oblíquo externo do abdome e para a fáscia e pele do flanco. O **ramo caudal** perfura a parede abdominal próximo à tuberosidade coxal, acompanhando o nervo femoral cutâneo lateral, correndo ventralmente na face medial do músculo tensor da fáscia lata até a prega do flanco, suprindo o músculo ilíaco, músculo oblíquo interno do abdome, músculo tensor da fáscia lata, músculo cutâneo do tronco e os nodos linfáticos subilíacos e fáscia e pele na superfície craniomedial da coxa. De acordo com Zietzschmann et al. (1943), Bruni e Zimmerl (1951), Schwarze e Schröder (1964) e Koch (1965), ele emite alguns **ramos mamários** na fêmea.

2a. A **artéria cremastérica** (anteriormente a artéria espermática externa), que é um vaso muito pequeno e tortuoso que surge de modo variável e só está presente no macho. Ele surge na maioria das vezes da artéria ilíaca externa próximo da origem desta, mas pode partir da artéria circunflexa profunda do ílio, da aorta abdominal entre as artérias ilíaca interna e externa ou da artéria ilíaca interna. Ela corre extraperitonealmente até o canal inguinal, acompanhando o músculo cremastérico, e supre ramificações para esse músculo, túnica vaginal e outros constituintes do cordão espermático. Além disso, ela supre o epidídimo (Bruni e Zimmerl, 1951; Tagand e Barone, 1957), o escroto, a pele e prepúcio, e a glande do pênis (Dobberstein e Hoffmann, 1964). De acordo com Zietzschmann et al. (1934) e Koch (1965), ela anastomosa-se com a artéria deferencial próximo da cauda do epidídimo (Fig. 22-34).

2b. A **artéria uterina** (anteriormente denominada artéria uterina média), que é o principal suprimento sanguíneo para o útero. Ela é uma artéria muito maior, mas possui uma origem semelhante à da artéria cremastérica no macho. Penetra no ligamento largo do útero, no qual segue um percurso tortuoso até a parte caudal (curvatura menor) da tuba uterina, onde se subdivide e supre a tuba e o corpo do útero. A artéria uterina anastomosa-se com o ramo uterino (cranial) da artéria ovariana cranialmente e o ramo uterino (caudal) da artéria urogenital (NAV: *a. vaginalis*) caudalmente.

3. A **artéria femoral profunda** (Fig. 22-43), que surge da artéria ilíaca externa ao nível da borda cranial do púbis, antes dela correr entre o músculo ilíaco e o músculo sartório. Ela está direcionada caudalmente, ventralmente ao osso púbico, entre o músculo pectíneo, o músculo iliopsoas e o músculo reto do abdome. Libera diversas ramificações para os nodos linfáticos inguinais profundos próprios. Os principais ramos são:

(1) O **tronco pudendoepigástrico**, que surge ligeiramente ventral ao nível do púbis, próximo ao limite dorsal dos nodos linfáticos inguinais profundos próprios. Ele passa cranialmente através da borda do ligamento inguinal, inclinando-se ventro-

CORAÇÃO E ARTÉRIAS DO EQÜINO

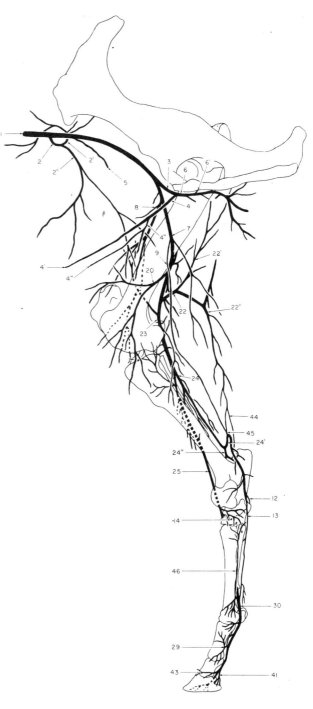

Figura 22-42. Suprimento de sangue arterial para o membro pélvico do eqüino através da artéria ilíaca externa; vista medial, esquemática.

1, A.ilíaca externa; 2, a. circunflexa profunda do ílio; 2', ramo cranial; 2", ramo caudal; 3, a. femoral profunda; 4, tronco pudendoepigástrico; 4', a. epigástrica caudal (profunda); 4", a. pudenda externa; 4"', a. epigástrica superficial caudal; 5, a. cremastérica ou a. uterina; 6, a. circunflexa medial do fêmur; 6', ramo obturatório; 7, a. femoral; 8, ramo descendente; 9, a. safena; 12, a. plantar lateral; 13, a. plantar medial; 14, ramo perfurante proximal; 20, a. descendente do joelho; 22, a. femoral caudal; 22', ramo ascendente; 22", ramo descendente; 23, a. poplítea; 24, a. tibial caudal; 24', ramo anastomótico com a a. safena; 24", a. maleolar caudal lateral; 25, a. tibial cranial; 29, ramo dorsal da falange proximal; 30, a. digital plantar (própria) medial; 41, ramo para a almofada digital; 43, ramo dorsal da falange média; 44, ramo de 24"; 45, ramo do ramo caudal de 9; 46, a. metatársica dorsal II. (De Ghoshal e Getty, 1968.)

medialmente e, a seguir, corre na superfície abdominal do ligamento até a parte medial do ânulo inguinal profundo, onde se divide na artéria epigástrica caudal (profunda) e na artéria pudenda externa.

a. A **artéria epigástrica caudal** (profunda) (Fig. 20-9) passa ao longo da borda lateral do músculo reto do abdome e anastomosa-se na região umbilical com a artéria epigástrica cranial (profunda). Ela supre ramos essencialmente para o músculo reto do abdome e para o músculo oblíquo interno do abdome.

b. A **artéria pudenda externa** desce no ligamento inguinal através da parte medial do canal inguinal, e emerge no ângulo medial do ânulo inguinal superficial. No macho ela divide-se na **artéria epigástrica caudal superficial** e na **artéria cranial do pênis** (Fig. 22-44). A artéria epigástrica caudal superficial (Fig. 20-9) corre cranialmente na túnica abdominal por curta distância da linha alva, e fornece ramos

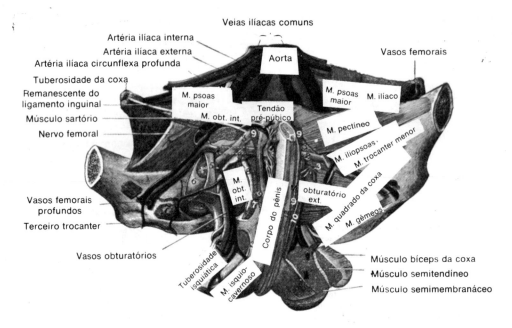

Figura 22-43. Dissecação profunda da parede ventral da pelve do garanhão.
1, Artéria pudenda externa e pequena v. satélite; 2, v. pudenda externa; 3, ligamento acessório do fêmur; 3 (abaixo de 2), nervo obturatório; 4, ligamento para a parte femoral; 5, ligamento acetabular transverso; 6, cabeça do fêmur; 7, músculo obturatório externo (segmentos); 8, margem medial do forame obturatório; 9, borda cortada do músculo grácil; 10, origem do músculo adutor; 11, músculo bulboesponjoso; 12, músculo retrátil do pênis; 13, ligamento suspensório do pênis. (De Schmaltz, 1911.)

para os nodos linfáticos escrotais, bainha e para o escroto. A artéria cranial do pênis passa para o dorso do pênis e termina na glande como a artéria da glande (Fig. 22-44). Ela emite ramos colaterais para o corpo cavernoso do pênis, um dos quais normalmente passa caudalmente e anastomosa-se com um ramo da artéria média do pênis da artéria obturatória. Também são supridos ramos para os nodos linfáticos escrotais, o prepúcio e o escroto (*ramus scrotalis cranialis*). Na fêmea, ela divide-se na **artéria epigástrica caudal superficial,** que continua como a **artéria mamária cranial,** e a **artéria mamária caudal.** Esta última toma o lugar da artéria cranial do pênis. A artéria mamária cranial supre os nodos linfáticos mamários. A artéria mamária caudal penetra na base da glândula mamária, na qual se ramifica. Ela também fornece ramos para os lábios da vulva (*ramus labialis cranialis*).

(2) A **artéria circunflexa medial do fêmur,** que continua a artéria femoral profunda além da origem do tronco pudendoepigástrico. Ela corre caudalmente, ventral ao osso púbico, entre o músculo pectíneo, o músculo iliopsoas e o músculo obturatório externo. Perfura o músculo adutor e atinge o músculo semimembranáceo. Continua, a princípio, entre o músculo adutor e o músculo obturatório externo, a seguir entre este e o músculo quadrado da coxa, e finalmente ramifica-se dentro da face profunda do músculo bíceps da coxa. Ela fornece ramos para os músculos acima, o músculo quadrado da coxa e o músculo grácil, e para os nodos linfáticos inguinais profundos próprios.

O **ramo obturatório** é delgado e normalmente é em número de dois. Ele surge da artéria circunflexa medial do fêmur ao correr entre o músculo iliopsoas, o músculo obturatório externo e o músculo pectíneo; segue no sentido do forame obturatório e anastomosa-se com a artéria obturatória da artéria glútea caudal.

ARTÉRIA FEMORAL (Figs. 22-34 e 38). A **artéria femoral,** o principal tronco arterial da coxa, é a extensão distal da artéria ilíaca externa além da origem da artéria femoral profunda. Ela desce quase verticalmente no canal femoral caudalmente ao músculo sartório, coberta a princípio pela fáscia femoral medial e mais adiante distalmente pelo músculo grácil. Após passar sobre a inserção do músculo pectíneo, ela perfura o músculo adutor, corre no sulco vascular da superfície caudal do fêmur, e continua entre as duas partes do músculo gastrocnêmio como a **artéria poplítea.** Ela está relacionada cranialmente, em sua origem, ao músculo sartório, à veia femoral caudalmente (que a separa do músculo pectíneo) e ao músculo iliopsoas lateralmente. Mais adiante e distalmente ela está relacionada superficialmente aos nodos linfáticos inguinais profundos próprios e, profundamente, ao músculo vasto medial, enquanto o nervo safeno localiza-se cranialmente a ela, a veia femoral passando para sua face lateral. Os principais ramos são:

1. O **ramo descendente** (Fig. 22-34) da artéria circunflexa lateral do fêmur (anteriormente artéria femoral cranial), que surge um tanto distal e oposto à origem da artéria femoral profunda. Ele passa cranialmente, lateralmente e um pouco distalmente através da face profunda do músculo sartório, mergulha entre o músculo reto da coxa e o músculo vasto medial, ramificando-se nestes músculos e no

CORAÇÃO E ARTÉRIAS DO EQÜINO

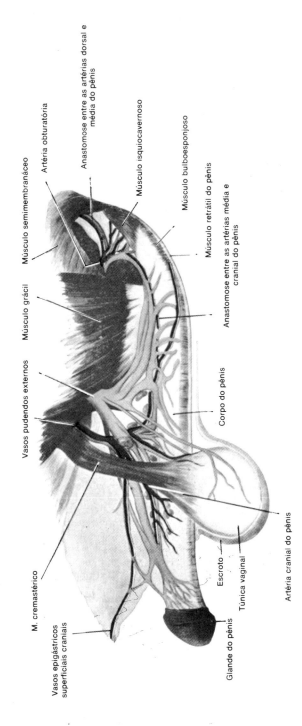

Figura 22-44. Pênis do eqüino; vista lateral, apresentando a circulação.
Os nodos linfáticos inguinais (escrotais) superficiais são apresentados nas malhas do plexo dorsal do pênis.

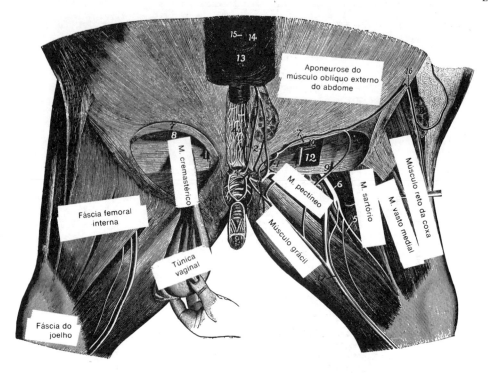

Figura 22-45. Dissecação da região inguinal e superfície medial da coxa do eqüino.
1, A. pudenda externa; 2, a. epigástrica superficial cranial; 3, continuação de 1; 4, anastomose transversa entre as veias pudendas externas; 4', plexo venoso do dorso do pênis; 5, artéria femoral; 6, n. safeno; 7, borda cranial do ângulo inguinal superficial; 8, músculo oblíquo interno do abdome; 9, borda caudal do ângulo inguinal superficial; 10, túnica vaginal; 11, ducto deferente; 12, músculo cremastérico; 13, prepúcio; 14, glande do pênis; 15, orifício uretral externo; 16, ramos caudais dos vasos circunflexos profundos do ílio; 17, vasos safenos; 18, prega do flanco; 19, pênis (cortado); A, nodos linfáticos inguinais (escrotais) superficiais; B, nodos linfáticos subilíacos; C, nodos linfáticos inguinais profundos. O testículo (no lado direito) foi girado um pouco para apresentar o músculo cremaster. (De Schmaltz, 1911.)

músculo vasto intermédio. Ele está relacionado lateralmente ao músculo iliopsoas e ao nervo femoral. Em determinados casos este ramo é substituído por um grande ramo da artéria iliacofemoral da artéria obturatória (normalmente um ramo da artéria glútea caudal), que passa entre o músculo iliopsoas e o músculo reto da coxa e penetra no interstício entre este último músculo e o músculo vasto medial.

2. **Ramos musculares** de tamanho e disposição variáveis, que são emitidos para os músculos da vizinhança.

3. A **artéria safena** (Figs. 22-38 e 45), que é o ramo mais extenso da artéria femoral. Ela surge da artéria femoral aproximadamente em sua metade, ou de um ramo muscular, e emerge entre o músculo sartório e o músculo grácil ou através deste último até a superfície medial da coxa. Em companhia da grande veia safena medial e o nervo safena ela desce superficialmente na parte cranial do músculo grácil, continua na fáscia profunda da perna, e divide-se, proximalmente ao jarrete, nos ramos cranial e caudal, que acompanham as radículas da veia. Ela fornece ramos musculares para o músculo adutor, músculo sartório e músculo grácil, bem como ramificações cutâneas para a fáscia e a pele na superfície medial da perna.

O **ramo caudal** da artéria safena, próximo ao terço distal da perna, a princípio forma uma anastomose com o ramo descendente da artéria femoral caudal. Posteriormente o ramo caudal une-se ao ramo medial da artéria tibial caudal (*ramus anastomoticus cum a. saphena*) cranial à tuberosidade calcânea, normalmente formando uma curva dupla. Da segunda parte desta curva surge um pequeno vaso, anteriormente conhecido como a **artéria tibial recorrente.** Em determinados casos esta anastomose pode não ocorrer. O ramo caudal continua além da anastomose e, ao nível do sustentáculo do talo, divide-se na artéria plantar medial e artéria plantar lateral (Fig. 22-46).

a. A **artéria plantar medial** é a extensão distal do ramo caudal da artéria safena e continua distalmente ao longo da superfície plantomedial do tarso, onde libera algumas ramificações para as estruturas vizinhas (Fig. 22-47). Distal ao tarso ela emite o **ramo profundo,** que mergulha sob o tendão flexor digital profundo e auxilia na formação do **arco plantar profundo** (proximal), juntamente com a artéria plantar lateral e o ramo perfurante proximal (Ghoshal e Getty, 1968) (NAV: *a. tartsea perforans*). O **ramo superficial** da artéria plantar medial (*a. digitalis plantaris communis II*) continua distalmente ao longo da borda dos tendões flexores digitais e, ao nível da articulação do boleto, abre-se na artéria digital plantar (própria) medial, entre o tendão flexor digital profundo e o músculo interósseo,

CORAÇÃO E ARTÉRIAS DO EQÜINO

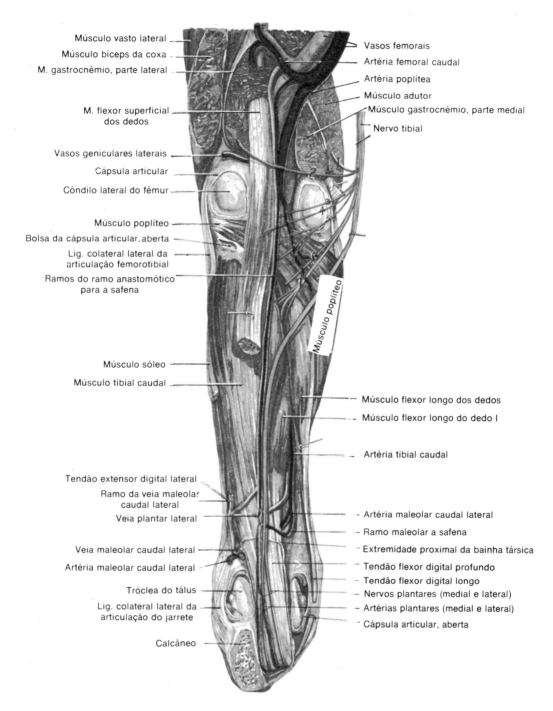

Figura 22-46. Dissecação profunda do joelho, perna e jarrete esquerdos do eqüino; vista caudal e plantar.
O jarrete está flexionado em ângulo reto, e a tuberosidade calcânea foi serrada e retirada. O nervo tibial foi puxado para o lado para apresentar seus ramos musculares. As cápsulas das articulações do joelho e do jarrete foram parcialmente removidas. Ramos do nervo tibial; 1, 2, para o músculo gastrocnêmio; 3, 4, para o músculo flexor superficial dos dedos; 5, para o músculo poplíteo; 6, para o músculo flexor longo dos dedos; 7, para o músculo flexor profundo dos dedos. (De Schmaltz, 1911.)

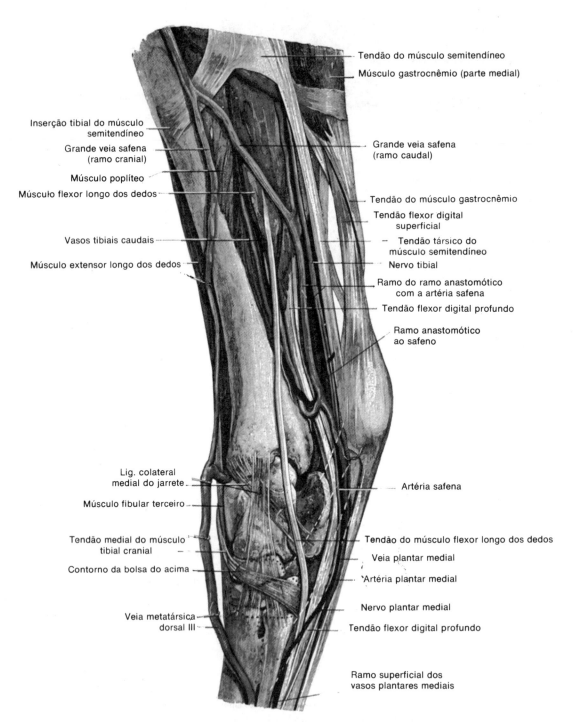

Figura 22-47. Dissecação da perna direita e jarrete do eqüino; vista medial.
(De Schmaltz, 1911.)

CORAÇÃO E ARTÉRIAS DO EQÜINO

assim formando uma parte do **arco plantar superficial**.

b. A **artéria plantar lateral** é o outro ramo terminal do ramo caudal da artéria safena. Ela passa profundamente ao ligamento plantar longo e ao tendão flexor digital profundo, fornecendo ramos para estas estruturas e para a superfície plantar do tarso. Ligeiramente distal ao tarso ela auxilia na formação do **arco plantar profundo** (proximal), por meio de seu ramo profundo, entre o tendão flexor digital profundo e o músculo interósseo e este último e o grande osso metatársico.

Do arco plantar profundo (proximal) surgem **artérias metatársicas plantares medial e lateral** (*aa. metatarseae plantares II e III*) as quais, próximo ao terço distal do metatarso, esvaziam-se no **ramo perfurante distal** da artéria metatársica dorsal (grande) III, assim formando o **arco plantar profundo** (distal). Durante seu percurso as artérias metatársicas plantares fornecem ramos para o músculo interósseo.

O **ramo superficial** da artéria plantar lateral (*a. digitalis plantaris communis III*) desce ao longo da borda lateral dos tendões flexores digitais e, ligeiramente proximal à articulação do boleto, abre-se na artéria digital plantar (própria) lateral, constituindo assim uma parte do **arco plantar superficial**. Ela fornece ramos para a fáscia e as bainhas de tendão durante seu percurso.

4. A **artéria nutrícia do fêmur,** que é emitida na metade da coxa e penetra o forame nutrício. Às vezes surge juntamente com um ramo muscular ou da artéria femoral caudal.

5. A **artéria descendente do joelho,** que é relativamente grande e surge da artéria femoral no terço distal da coxa. Ela passa distocranialmente no sentido da patela e da superfície medial da articulação femorotibial entre o músculo sartório e o músculo vasto medial, e o músculo adutor. Ela fornece ramos para as estruturas acima, incluindo a cápsula articular e os ligamentos adjacentes.

6. A **artéria caudal do fêmur,** que é o último vaso que surge da face caudal da artéria femoral, imediatamente antes ou quando o tronco passa entre as duas partes do músculo gastrocnêmio (Fig. 22-46). Ela é muito curta e divide-se em dois ramos, que às vezes surgem separadamente. Próximo à sua origem ela fornece ramos para o músculo gastrocnêmio e o músculo flexor superficial dos dedos; um destes ramos (pode surgir do ramo ascendente — anteriormente a artéria társica recorrente) desce distalmente ao longo do tendão calcâneo comum e, próximo ao terço distal da perna, anastomosa-se com um ramo do ramo lateral da artéria tibial caudal (*a. malleolaris caudalis lateralis*).

a. O **ramo ascendente** passa proximal e lateralmente entre o músculo adutor cranialmente e o músculo semimembranáceo caudalmente e ramifica-se no músculo gastrocnêmio (parte lateral), músculo bíceps da coxa, músculo vasto lateral, músculo adutor, músculo semimembranáceo, e o músculo semitendíneo. De acordo com Tagand e Barone (1957), o ramo ascendente anastomosa-se com a artéria circunflexa medial do fêmur (isquiática) e a artéria obturatória.

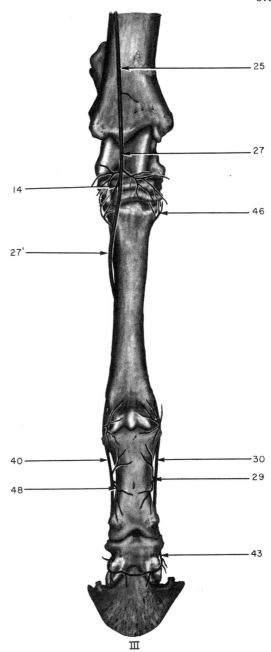

Figura 22-48. Artérias da parte distal do membro pélvico direito do eqüino; vista dorsal, esquemática.

14, Ramo perfurante proximal; 25, a. tibial cranial; 27, a. dorsal do pé; 27', a. metatársica dorsal III; 29, ramo dorsal da falange proximal; 30, a. digital plantar (própria) medial; 40, a. digital plantar (própria) lateral; 43, ramo dorsal da falange média; 46, a. metatársica dorsal II; 48, ramo dorsal da falange proximal. (De Ghoshal e Getty, 1968.)

b. O **ramo descendente** passa distal e caudalmente na parte lateral do músculo gastrocnêmio, curva proximalmente entre o músculo bíceps da coxa e o músculo semitendíneo (cruzado pelo nervo tibial e o nervo fibular) e divide-se em ramos para esses mús-

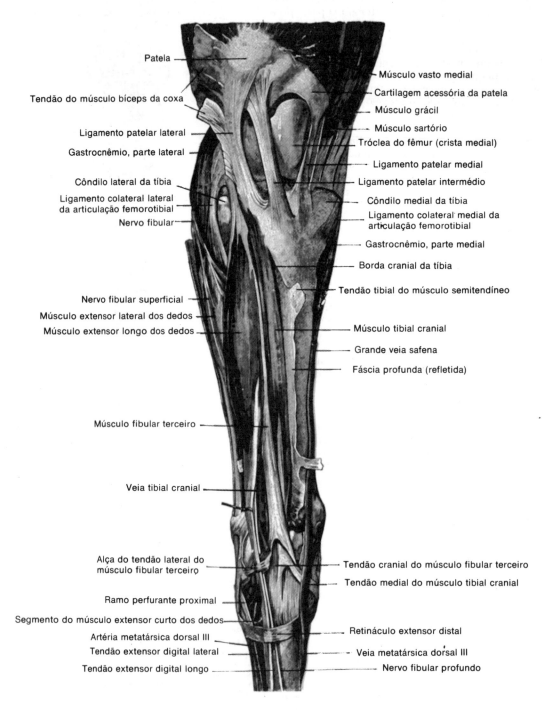

Figura 22-49. **Dissecação superficial do joelho, perna e jarrete direitos do eqüino; vista cranial e dorsal.** (De Schmaltz, 1911.)

culos e os nodos linfáticos poplíteais. Um ramo desce entre as partes do músculo gastrocnêmio, fornece ramos para aquele músculo e o músculo flexor superficial dos dedos, e continua por uma artéria delgada que acompanha o nervo tibial e se abre no ramo medial da artéria tibial caudal (*ramus anastomoticus cum a. saphena*) próximo do túbero calcâneo. Um pequeno ramo muitas vezes ascende ao lado do nervo isquiático, entre o músculo bíceps da coxa e o músculo semitendíneo e anastomosa-se com um ramo descendente da artéria obturatória. Bruni e Zimmerl (1951) descrevem uma anastomose entre o ramo descendente e o ramo lateral da artéria tibial caudal, representando a antiga artéria társica recorrente.

ARTÉRIA POPLÍTEA. A **artéria poplítea** é a continuação direta da artéria femoral na região da perna, além da origem da artéria caudal do fêmur (Fig. 22-46). Ela corre entre as duas partes do músculo gastrocnêmio, a princípio na face caudal do fêmur e, a seguir, na cápsula articular femorotibial. Ela desce através da incisura poplítea, profundamente ao músculo poplíteo, inclina-se lateralmente, divide-se próximo à parte proximal do espaço interósseo da perna para dentro das **artérias tibiais cranial** e **caudal**. A veia satélite situa-se ao longo de seu lado medial na articulação do joelho. Ramos colaterais são supridos para a articulação do joelho (**ramos geniculares**) e músculo gastrocnêmio, músculo poplíteo, músculo sóleo, músculo flexor superficial dos dedos e, às vezes, para o músculo vasto lateral e o músculo vasto intermédio.

1. A **artéria tibial cranial** (Fig. 22-48) é o maior dos dois ramos terminais da artéria poplítea. Ela passa cranialmente através da parte proximal do espaço interósseo da perna e desce com duas veias satélites na superfície lateral da tíbia, profundamente ao músculo tibial cranial. Na parte distal da perna ela desvia-se para a borda lateral do tendão deste músculo. Ela desce ao longo da superfície flexora do jarrete por baixo do retináculo extensor proximal e do tendão extensor digital longo como a **artéria dorsal do pé** oposta à articulação tarsocrural. Aqui ela emite algumas ramificações para a formação da **rede társica dorsal**. A **artéria metatársica dorsal medial** (*a. metatarsea dorsalis II*) surge da rede társica dorsal e desce no sulco dorsomedial, entre o pequeno e o grande ossos metatársicos mediais e anastomosando-se, normalmente, na parte proximal do metatarso, com o ramo superficial da artéria plantar medial e às vezes unindo-se com a artéria metatársica plantar II. Na superfície flexora do jarrete a artéria dorsal do pé também libera delgadas **artérias társicas lateral** e **medial**. A artéria társica medial é muito pequena (muitas vezes há duas ou três) e ramifica-se na superfície medial do tarso. A artéria társica lateral passa lateralmente, situada sobre os ossos társicos e coberta pelo músculo extensor curto dos dedos. Ela supre o músculo citado e a articulação do jarrete. A artéria dorsal do pé passa sobre a cápsula da articulação do jarrete, e emite o grande **ramo perfurante proximal** (NAV: *a. tarsea perforans*), continuando como a **artéria metatársica dorsal** (grande) **III**. Ela emite ramos musculares para o jarrete. A **artéria fibular** é um vaso variável

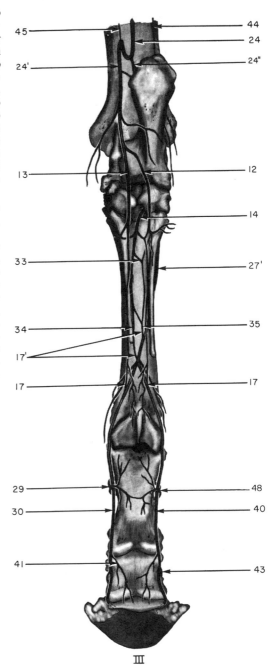

Figura 22-50. Artérias da parte distal do membro pélvico direito do eqüino; vista plantar, esquemática.

12, A. plantar lateral; 13, a. plantar medial; 14, ramo perfurante proximal; 17, arco plantar superficial; 17', arco plantar profundo (distal); 24, a. tibial caudal; 24', ramo anastomótico com a a. safena; 24", a. maleolar caudal lateral; 27', a. metatársica dorsal III; 29, ramo dorsal da falange proximal; 30, a. digital plantar (própria) medial; 33, arco plantar profundo (proximal); 34, a. metatársica plantar II; 35, artéria metatársica plantar III; 40, artéria digital plantar (própria) lateral; 41, ramo para a almofada digital; 43, ramo dorsal da falange média; 44, ramo de 24"; 45, ramo do ramo caudal da artéria safena; 48, ramo dorsal da falange proximal. (De Ghoshal e Getty, 1968.)

que desce ao longo da fíbula, profundamente ao músculo extensor lateral dos dedos; ela emite ramos musculares e um outro que perfura a fáscia e divide-se em ramificações cutâneas ascendentes e descendentes.

O **ramo perfurante proximal** (NAV: artéria társica perfurante) surge da artéria dorsal do pé sob cobertura do músculo extensor curto dos dedos. Ele passa plantarmente através do canal vascular do tarso juntamente com uma veia e nervo satélites (Fig. 22-49) e une-se na parte proximal do músculo interósseo com as artérias plantares (ou apenas a artéria plantar lateral) no **arco plantar profundo** (proximal).

A **artéria metatársica dorsal** (grande) III (Figs. 22-48 e 50) é a continuação direta da artéria dorsal do pé além da origem do ramo perfurante proximal (Fig. 22-49). Ela desce, inclinando-se lateral e profundamente ao músculo extensor curto dos dedos e ao tendão extensor digital lateral, a princípio na cápsula articular e, a seguir, no sulco vascular oblíquo na parte proximal do grande osso metatársico. A seguir desce superficialmente no sulco formado pela aposição do grande e pequeno ossos metatársicos laterais, passa medialmente entre os dois como o **ramo perfurante distal** e divide-se, na parte distal da superfície plantar do grande osso metatársico, nas **artérias digitais plantares** (próprias) **medial** e

lateral. Ela não é comumente acompanhada por uma veia. Está unida próximo a sua terminação pelas artérias metatársicas plantares II e III e as artérias plantares medial e lateral, assim auxiliando na formação do **arco plantar superficial.** Na região digital a disposição arterial é a mesma que no membro torácico; ao ler a descrição só é necessário substituir a palavra "plantar" para "palmar" e usar a expressão "do pé" para as artérias digitais dorsais para distingui-las das torácicas.

2. A **artéria tibial caudal** (Fig. 22-50) é o menor dos dois ramos terminais da artéria poplítea (Fig. 22-47). Ela situa-se a princípio entre a tíbia e o músculo poplíteo, a seguir entre este músculo e o músculo flexor longo do dedo I e o músculo flexor longo dos dedos do músculo flexor profundo dos dedos. Mais adiante e distalmente ela desce ao longo do tendão flexor digital longo, torna-se superficial no terço distal da perna, e divide-se na **artéria maleolar caudal lateral** e no **ramo anastomótico para a artéria safena.** Os ramos colaterais incluem a **artéria nutrícia da tíbia** e ramos musculares para os músculos na superfície caudal da tíbia. A artéria maleolar caudal lateral emite um pequeno ramo (anteriormente a artéria társica recorrente) que ascende ao longo da margem lateral do tendão calcâneo comum com uma veia e nervo satélites e anastomosa-se com um ramo da artéria femoral caudal.

BIBLIOGRAFIA

Barone, R. and H. Schafer. 1952. L'irrigation arterielle de l'encephale chez les equides domestiques. Bull. Soc. Sci. Vet. Lyon., 54:55–83.

Bernhardt, S. 1959. Die Blutgefässversorgung der Schilddrüse des Pferds. Hannover, Dissertation.

Bradley, O. C. 1923. The Topographical Anatomy of the Head and Neck of the Horse. Edinburgh, W. Green and Sons Ltd.

Bruni, A. C. and U. Zimmerl. 1951. Anatomie Degli Animali Domestici. Vol. II, 2nd edition. Milano, Casa Editrica Dottor Francesco Vallardi.

de Vos, N. R. 1965. Vergleijkende Studie van de Arteries van het Voorste Lidmaat bij de Huisdieren. Onderzoek uitgevoerd onder subsidiering van het N.F.W.O.

de Vriese, B. 1905. Sur la signification morphologique des arteres cerebrales. Arch. Biol. (Paris), 21:357–457.

Dobberstein, J. and G. Hoffmann. 1964. Lehrbuch der vergleichenden Anatomie der Haustiere. Band 3., Leipzig, S. Hirzel Verlag.

Ellenberger, W. 1908. Leisering's Atlas of the Anatomy of the Horse and the Other Domestic Animals. 2nd ed., Chicago, Alexander Eger.

Ellenberger, W. and H. Baum. 1914. Lehrbuch der topographischen Anatomie des Pferdes. Berlin, Paul Parey.

Foust, H. L. and R. Getty. 1954. Anatomy of Domestic Animals. 3rd ed., Ames, Iowa. Iowa State Univ. Press.

Furuhata, T. 1964. Morphological studies of the trifurcate portion of the common carotid arteries and the so-called intercarotid bone in the horse. Jap. J. Vet. Res. 12:47–59.

Ghoshal, N. G. 1973. Significance of the so-called perforating tarsal artery of domestic animals. Anat. Anz. 134:289–297.

Ghoshal, N. G. and R. Getty. 1968. The arterial blood supply to the appendages of the horse (Equus caballus). Iowa State J. Sci. 43:153–181.

Ghoshal, N. G. and R. Getty. 1970. Comparative morphological study of the major arterial supply to the thoracic limb of the domestic animals. Anat. Anz. 127:422–443.

Ghoshal, N. G. and R. Getty. 1970. Comparative morphological study of the major arterial supply to the pelvic limb of the domestic animals. Zbl. Vet. Med. A, 17:453–470.

Hofmann, M. 1900. Zur Vergleichenden Anatomie der Gehrin und Rückenmarksarterien der Vertebraten. Z. Morph. Anthrop. 2:247–322.

Jenke, W. 1919. Die Gehirnarterien des Pferdes, Hundes, Rindes und Schweines. Vergleichen mit denen des Menschen. Dis. (Med. Vet.) Leipzig.

Kaplan, H. A. 1956. Arteries of the brain, an anatomic study. Acta Radiol. (Stockholm) 46:364–370.

Koch, T. 1965. Lerbuch der Veterinär-Anatomie. Band III, Jena, VEB Gustav Fischer Verlag.

Koch, T. 1965. Lehrbuch der Veterinär-Anatomie. Band III, Jena, VEB Gustav Fischer Verlag.

MacCallum, J. B. 1900. On the muscular architecture and growth of the ventricles of the heart. Welch-Festschrift. Johns-Hopkins Hospital Reports. Vol. 9.

Nickel, R. and R. Schwarz. 1963. Vergleichende Betrachtung der Kopfarterien der Haussäugetiere (Katze, Hund, Schwein, Rind, Schaf, Ziege, Pferd). Zbl. Vet. Med. A,10:89–120.

Nomina Anatomica Veterinaria. 1968. Published by the International Committee on Veterinary Anatomical Nomenclature. Vienna, Adolf Holzhausen's Successors.

Prince, J. H., C. D. Diesem, E. Eglitis and G. L. Ruskell. 1960. Anatomy and Histology of the Eye and Orbit in Domestic Animals. Springfield, Charles C Thomas.

Ruedi, M. 1922. Topographie, Bau und Funcktion der Arteria Carotis Interna des Pferdes. Dis. (Med. Vet.) Zurich.

Schmaltz, R. 1901. Atlas der Anatomie des Pferdes. Part 1: Das Skelett des Rumpfes und der Gliedmassen. Berlin, von Richard Schoetz.

Schmaltz, R. 1911. Atlas der Anatomie des Pferdes. Part 2: Topographische Myologie. Berlin, Verlag von Richard Schoetz.

Schwarze, E. and L. Schröder. 1964. Kompendium der Veterinär-Anatomie. Band III. Jena, VEB Gustav Fischer Verlag.

Sisson, S. 1910. Anatomy of the Domestic Animals. Philadelphia, W. B. Saunders Co.

Sisson, S. 1921. Anatomy of the Domestic Animals. 2nd ed., Philadelphia, W. B. Saunders Co.

Sisson, S. and J. D. Grossman. 1953. Anatomy of the Domestic Animals. 4th ed., Philadelphia, W. B. Saunders Co.

Tagand, R. and R. Barone. 1957. Anatomie des Equides Domestiques. Vol. 2. Fascicule IV. Laboratoire D'Anatomie Ecole Nationale Veterinaire, Lyon.

Tandler, J. 1899. Zur Vergleichenden Anatomie der Kopfarterien bei den Mammalia. Denkschr. Akad. Wiss. Wien. 67:677–784.

Vitums, A. 1970. Origin of the aorta and pulmonary trunk from the right ventricle in a horse. Path. Vet. 7:482–491.

Zietzschmann, O., E. Ackernecht and H. Grau. 1943. Ellenberger-Baum: Handbuch der vergleichenden Anatomie der Haustiere. 18th ed., Berlin, Springer Verlag.

CAPÍTULO 23

SISTEMA LINFÁTICO DO EQÜINO

L. I. Saar *e* R. Getty

CENTROS LINFÁTICOS DA CABEÇA

CENTRO LINFÁTICO MANDIBULAR

LINFONODOS MANDIBULARES (Fig. 23-1). Os **linfonodos mandibulares** estão situados ventralmente à língua, estando localizados rostral e caudalmente em relação à *incisura vasorum facialium*. Geralmente os linfonodos (70 a 150 em número) formam uma massa conglomerada de 10 a 16 cm de comprimento e 2,0 a 2,5 cm de largura. Os linfonodos de cada lado da cabeça encontram-se rostralmente para formar uma massa em forma de V, com o ápice do V ficando situado rostralmente. Os vasos linfáticos aferentes provêm da pele externa do nariz, lábios, face e pálpebras, das regiões frontal, zigomática e do masseter. Além disso, vasos linfáticos aferentes vêm dos muitos músculos e ossos da cabeça, incluindo a metade rostral da cavidade nasal, gengivas, dentes superiores e inferiores, língua e palato duro e glândulas sublinguais, mandibulares e parótidas. Os vasos linfáticos eferentes vão até os linfonodos cervicais profundos craniais e, ocasionalmente, também para os retrofaríngeos mediais.

CENTRO LINFÁTICO PAROTÍDEO

O **centro linfático parotídeo** está localizado ventralmente à articulação temporomandibular na borda caudal da mandíbula (Fig. 23-1). Geralmente os linfonodos estão cobertos (ou ocultos) pela glândula parótida. Eles formam um pequeno grupo de 6 a 10 linfonodos, de 0,2 a 0,7 cm de tamanho. Os linfáticos aferentes vêm da pele das regiões frontal, parietal, massetérica e parótidea, dos músculos dos olhos, pálpebras, carúncula lacrimal, glândula lacrimal e ouvido externo, dos músculos malar, temporal e masseter e glândula parótida. Os eferentes passam aos linfonodos retrofaríngeos laterais e mediais.

CENTRO LINFÁTICO RETROFARÍNGEO

LINFONODOS RETROFARÍNGEOS LATERAIS (Fig. 23-1). Os **linfonodos retrofaríngeos laterais** estão situados caudoventralmente à parte occipitomandibular do músculo digástrico ou ventralmente à asa do atlas ao longo da porção lateral da bolsa gutural. Esses linfonodos estão cobertos pela glândula parótida e pela porção caudodorsal da glândula mandi-

bular. Freqüentemente estes linfonodos não são claramente distingüíveis dos linfonodos retrofaríngeos mediais. Normalmente existem 8 a 15 linfonodos de 3 a 15 mm de tamanho. (Os vasos linfáticos aferentes e eferentes são descritos com os linfonodos retrofaríngeos mediais.)

LINFONODOS RETROFARÍNGEOS MEDIAIS (Fig. 23-1). Os **linfonodos retrofaríngeos mediais** estão localizados na face dorsolateral da faringe. Freqüentemente eles se estendem até a porção lateral das bolsas guturais; caudalmente eles não são claramente distingüíveis dos linfonodos cervicais profundos craniais. Os vasos linfáticos aferentes dos linfonodos retrofaríngeos laterais e mediais vêm da pele da região parótida, dos músculos faciais, dos músculos da cabeça (masseter, parte occipitomandibular do digástrico, pterigóideo, occípito-hióideo) e dos músculos da região do pescoço e cabeça. Os linfáticos aferentes são recebidos da língua, palato duro, amígdalas, dentes superiores, parte caudal da cavidade nasal, seios maxilares e frontais, bolsas guturais, laringe e faringe, ouvido externo e glândulas sublinguais mandibulares e parótidas. Além disso vasos linfáticos aferentes vêm dos centros linfáticos parotídeo e mandibular. Linfáticos eferentes passam aos linfonodos cervicais profundos craniais.

CENTROS LINFÁTICOS DO PESCOÇO

CENTRO LINFÁTICO CERVICAL SUPERFICIAL

LINFONODOS CERVICAIS SUPERFICIAIS (Fig. 23-1). Os **linfonodos cervicais superficiais** estão situados cranialmente à articulação da espádua na borda cranial do clidoescapular peitoral. A parte dorsal deste conglomerado de linfonodos está localizada lateralmente aos músculos omo-hióideo e escaleno, enquanto a parte ventral está localizada lateralmente à veia jugular externa e artéria carótida comum, estando coberta pelo braquiocefálico. Os vasos linfáticos aferentes vêm da pele das porções caudais da cabeça (incluindo as pálpebras e ouvido externo), o pescoço, ombro, todo o membro anterior e a pele das porções dorsal e lateral do tórax. Aferentes são recebidos do braquiocefálico, peitoral profundo e superficial, supra-espinhoso e deltóide; também dos tendões do extensor digital comum e

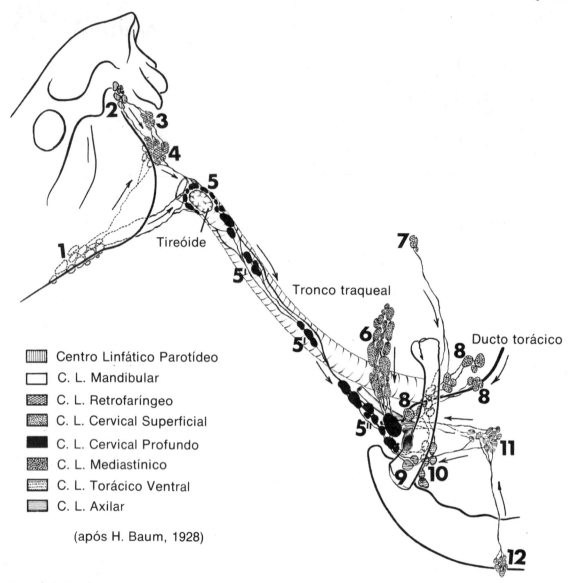

Figura 23-1. Fluxo linfático da cabeça, pescoço e região da espádua do cavalo.

1, Linfonodo mandibular; 2, linfonodo parotídeo; 3, linfonodo retrofaríngeo lateral; 4, linfonodo retrofaríngeo medial; 5, linfonodo cervical profundo cranial; 5', linfonodo cervical profundo medial; 5", linfonodo cervical profundo caudal; 6, linfonodo cervical superficial; 7, linfonodo nucal; 8, linfonodo mediastínico cranial; 9, linfonodo axilar da primeira costela; 10, linfonodo esternal cranial; 11, linfonodo axilar propriamente dito; 12, linfonodo cubital. (De Getty, 1964.)

lateral, dos flexores digitais comum e lateral e dos flexores digitais superficial e profundo. Além disso, aferentes provêm das articulações temporomandibular, da espádua, do carpo e falanges e de todos os ossos do membro anterior exceto a ulna. Os vasos linfáticos eferentes penetram nos linfonodos cervicais profundos caudais, embora, ocasionalmente, alguns eferentes possam se desviar destes últimos linfonodos e entrar diretamente nas veias jugulares comuns.

CENTRO LINFÁTICO CERVICAL PROFUNDO

LINFONODOS CERVICAIS PROFUNDOS CRANIAIS (Fig. 23-1). Os **linfonodos cervicais profundos craniais** estão localizados cranial, dorsal e ventralmente à glândula tireóide sobre a traquéia. Normalmente existem 30 a 40 linfonodos de 14 a 25 mm de tamanho. Eles estão localizados craniomedialmente à glândula tireóide e não podem ser claramente distinguíveis dos linfonodos retrofaríngeos mediais. Os vasos linfáticos aferentes vêm dos músculos da região da cabeça e pescoço (masseter, omo-hióideo, esterno-hióideo, esternotireóideo, braquiocefálico, esternomandibular), laringe, traquéia, esôfago, glândula tireóide, glândula parótida e timo. Aferentes são recebidos também dos linfonodos mandibular e retrofaríngeo. Vasos linfáticos eferentes formam os troncos traqueais (ductos).

LINFONODOS CERVICAIS PROFUNDOS MÉDIOS (Fig. 23-1). Os **linfonodos cervicais profundos médios** estão localizados ao longo da parte média da traquéia, geralmente ventrais à artéria carótida comum. O número de linfonodos, tanto quanto o seu tamanho, varia grandemente. Algumas vezes eles não são claramente distinguíveis cranialmente dos linfonodos cervicais profundos craniais e caudalmente eles podem formar uma cadeia de linfonodos estendendo-se até próximo dos linfonodos cervicais profundos caudais. Ocasionalmente estes linfonodos são muito poucos em número ou inteiramente ausentes. O tamanho pode variar de poucos milímetros até 3,5 cm de comprimento. Vasos linfáticos aferentes vêm da traquéia, esôfago, tireóide, timo e músculos do pescoço. Aferentes podem ser recebidos também dos linfonodos cervicais profundos craniais. Eferentes se unem aos troncos traqueais ou podem terminar nos linfonodos cervicais profundos caudais.

LINFONODOS CERVICAIS PROFUNDOS CAUDAIS (Fig. 23-1). Os **linfonodos cervicais profundos caudais** estão localizados em posição ligeiramente cranial à primeira costela ao longo da face ventrolateral da traquéia. Estes linfonodos, 20 a 30 em número, de 0,2 a 4,5 cm de tamanho, freqüentemente não são claramente distinguíveis dos linfonodos esternais cervicais superficiais e axilares da primeira costela. Vasos linfáticos aferentes vêm da cabeça e região do pescoço via troncos traqueais e linfonodos cervicais superficiais e cervicais profundos médios e dos centros linfáticos axilares. Além disso, são recebidos aferentes dos músculos da região da espádua (supra-espinhoso, infra-espinhoso, subescapular, coracobraquial, bíceps e tríceps braquial), incluindo a articulação da espádua, dos músculos do pescoço (esternomandibular, esterno-hióideo, esternotireóideo, serrátil ventral e dos peitorais superficial e profundo). Aferentes também vêm do timo, traquéia e esôfago. Os vasos linfáticos eferentes mostram numerosas variações. Embora, em geral, alguns dos vasos linfáticos se dirijam aos linfonodos esternais, outros formam troncos comuns com os eferentes dos linfonodos esternais, mediastínicos craniais e cervicais superficiais; eles podem passar ao ducto torácico (lado esquerdo) ou terminar diretamente no sistema venoso (veia jugular comum e externa e veia cava cranial).

CENTRO LINFÁTICO DO MEMBRO ANTERIOR

CENTRO LINFÁTICO AXILAR

LINFONODOS AXILARES PROPRIAMENTE DITOS (Fig. 23-1). Os **linfonodos axilares propriamente ditos** estão localizados caudalmente à articulação da espádua e ramos da artéria axilar na origem das artérias subescapular e braquial. Estes linfonodos estão situados na porção medial do músculo redondo maior à altura do segundo espaço intercostal. Eles formam um conglomerado de linfonodos de 4 a 7 cm de comprimento e de 3 a 4 cm de largura. O número de linfonodos varia de 12 a 20 e seu tamanho varia de 0,2 a 3,0 cm de comprimento. Vasos linfáticos aferentes chegam de todos os músculos da região da espádua e braço, incluindo o extensor radial e ulnar do carpo, grande do dorso e peitoral profundo. Aferentes também vêm da articulação da espádua e cubital e dos linfonodos cubitais. Aferentes são recebidos da pele e da parte lateral da região da espádua e braço e das áreas da pele da parede torácica dorsal, lateral e ventral e das partes lateral e ventral da parede abdominal (cranialmente a um plano transverso traçado através da décima primeira ou décima segunda costelas). Vasos linfáticos eferentes se dirigem aos linfonodos axilares da primeira costela e aos linfonodos cervicais profundos caudais.

LINFONODOS AXILARES DA PRIMEIRA COSTELA (Fig. 23-1). Os **linfonodos axilares da primeira costela** estão localizados na porção lateral da primeira costela. No cavalo este grupo de linfonodos é difícil de distinguir dos linfonodos cervicais profundos caudais. Geralmente são encontrados diversos linfonodos de 0,5 a 3,0 cm de tamanho. Aferentes vêm dos linfonodos axilares propriamente ditos. Eferentes terminam nos linfonodos cervicais profundos caudais.

LINFONODOS CUBITAIS (Fig. 23-1). Os **linfonodos cubitais** situados no lado medial da articulação cubital estão localizados entre os bíceps braquiais cranialmente, a cabeça medial dos tríceps braquiais dorsalmente e o tensor da fáscia de antebraço caudalmente. Estes linfonodos (5 a 20 em número e de 0,3 a 2,5 cm de tamanho) formam um conglomerado de 4 a 5 cm de comprimento e 3 a 4 cm de largura. Os vasos linfáticos aferentes vêm da pele, tecido subcutâneo, fáscia e todos os músculos, tendões, ossos (periósteo) e articulações distais à localização dos linfonodos, incluindo a articulação cubital e braquiocefálica. Os vasos linfáticos eferentes terminam nos linfonodos axilares propriamente ditos.

CENTROS LINFÁTICOS DA CAVIDADE TORÁCICA

CENTRO LINFÁTICO TORACODORSAL
(Fig. 23-2)

LINFONODOS INTERCOSTAIS. Os **linfonodos intercostais** estão localizados nos espaços intercostais próximo à extremidade dorsal das costelas, dorsalmente ao tronco nervoso simpático. Geralmente só um pequeno linfonodo, menor do que 1 cm de tamanho, pode ser localizado nos espaços intercostais, embora ocasionalmente possa haver dois ou mais. Os linfonodos localizados no primeiro e segundo espaços intercostais são considerados como sendo os linfonodos mediastínicos craniais. Aferentes vêm da pleura, mediastino e diafragma e dos músculos serráteis dorsal e ventral, trapézio, rombóide, grande do dorso, ileocostal, longo do tórax e cervical, espinhal e semi-espinhal, multífido, intercostal, longo do pescoço e abdominais (oblíquo externo e transverso). Eferentes passam para a aorta torácica ou para os linfonodos mediastínicos craniais. Alguns dos eferentes devem entrar no ducto torácico e, oca-

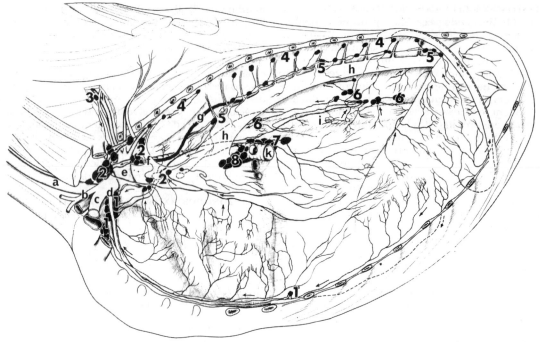

Figura 23-2. Fluxo linfático da cavidade torácica do cavalo.

1, Linfonodos esternais cranial e 1' caudal; 2, linfonodo mediastínico cranial; 3, linfonodo nucal; 4, linfonodo intercostal; 5, linfonodo aórtico torácico; 6, linfonodo mediastínico caudal; 7, linfonodo traqueobrônquico médio; 8, linfonodo traqueobrônquico esquerdo; a, veia jugular externa; b, tronco omocervical; c, vasos axilares; d, artéria torácica interna; e, f, troncos costocervicais; g, ducto torácico; h, aorta torácica; i, esôfago; k, brônquio principal esquerdo.

sionalmente, os eferentes dos linfonodos intercostais. Na região da décima sétima costela, eles devem passar através do hiato aórtico e terminar nos linfonodos celíacos.

LINFONODOS AÓRTICO-TORÁCICOS (Fig. 23-2). Os **linfonodos aórtico-torácicos** estão localizados ao longo da borda dorsolateral da aorta e ventralmente ao tronco nervoso simpático. Estes linfonodos seguem, em geral, o curso do ducto torácico. Seu número e tamanho variam grandemente. Alguns dos linfonodos podem facilmente passar despercebidos ou estarem ainda incluídos no tecido conjuntivo graxo. Vasos linfáticos aferentes vêm dos linfonodos mediastínicos intercostais e caudais e do mediastino, pleura e fígado. Além disso, aferentes são recebidos dos seguintes músculos: grande do dorso, rombóide, serráteis dorsal e ventral, intercostal, longo do tórax, oblíquo externo abdominal e transverso do abdome. Eferentes vão até os linfonodos mediastínicos craniais médios ou podem entrar no ducto torácico. Eferentes do grupo caudal dos linfonodos aórtico-torácicos passam através do hiato aórtico e vão até os linfonodos celíacos.

CENTRO LINFÁTICO TORACOVENTRAL
(Fig. 23-1)

LINFONODOS ESTERNAIS CRANIAIS (Fig. 23-2). Os **linfonodos esternais craniais** estão localizados perto da origem dos vasos torácicos internos; alguns dos linfonodos podem ser localizados no manúbrio do esterno. Freqüentemente este grupo de linfonodos não é claramente distinguível dos linfonodos mediastínicos craniais e linfonodos cervicais profundos caudais. Seus números e tamanhos podem variar grandemente. Aferentes vêm da pleura, mediastino, diafragma, fígado, traquéia, esôfago, timo, coração e músculos intercostais, torácico transverso, transverso das costelas, serrátil ventral, oblíquo externo do abdome, reto do abdome e peitorais superficial e profundo. Aferentes são também recebidos dos linfonodos cervicais profundos caudais, mediastínicos médios e linfonodos esternais caudais. Eferentes vão para os linfonodos mediastínicos craniais ou formam *troncos comuns* com os eferentes dos cervicais profundos caudais e linfonodos mediastínicos craniais e cervicais superficiais, os quais terminam na veia cava cranial ou na veia jugular comum ou os eferentes podem passar para o ducto torácico.

LINFONODOS ESTERNAIS CAUDAIS (Fig. 23-2). Os **linfonodos esternais caudais** são pequenos e inconstantemente encontrados caudalmente ao transverso torácico sobre o esterno. Eles incluem os aferentes do diafragma, fígado e coração. Eferentes vão aos linfonodos esternais craniais.

LINFONODO FRÊNICO. O **linfonodo frênico** está localizado perto da borda ventral da veia cava no diafragma. Geralmente este linfonodo está ausente. Aferentes vêm do diafragma e do fígado; eferentes

SISTEMA LINFÁTICO DO EQÜINO

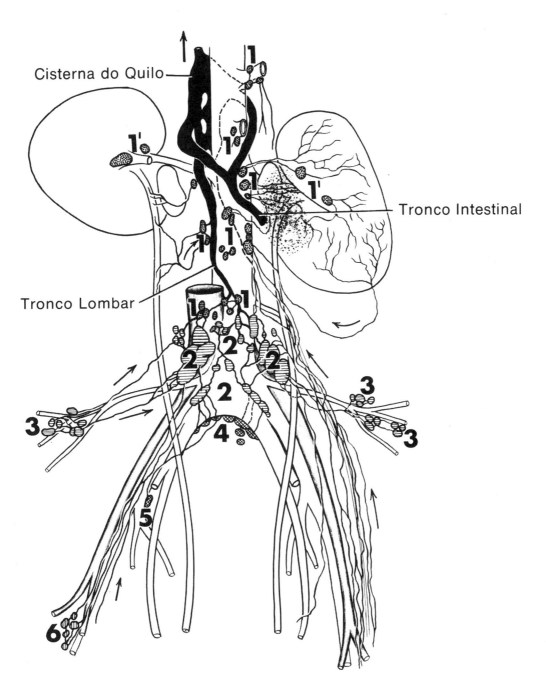

Figura 23-3. Fluxo linfático da região lombossacral do cavalo, vista ventral.

1, Linfonodos aórtico-lombares; 1', linfonodos renais; 2, linfonodos ilíacos mediais; 3, linfonodos ilíacos laterais; 4, linfonodos sacrais; 5, linfonodos obturador; 6, linfonodo inguinal profundo. As setas ao alto se dirigem ao ducto torácico. (De Getty, 1964.)

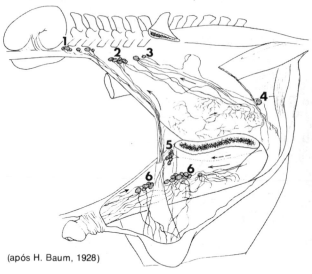

Figura 23-4. Fluxo linfático dos órgãos genitais do garanhão.

1, Linfonodos aórtico-lombares; 2, linfonodos ilíacos mediais; 3, linfonodos sacrais; 4, linfonodos anorretais; 5, linfonodos inguinais profundos; 6, linfonodos inguinais superficiais (escrotais). (De Getty, 1964.)

se dirigem aos linfonodos esternais caudais e craniais e mediastínicos caudais.

CENTRO LINFÁTICO MEDIASTÍNICO

LINFONODOS MEDIASTÍNICOS CRANIAIS (Figs. 23-1 e 2). Os **linfonodos mediastínicos craniais** estão localizados no mediastino precardial em associação com a veia cava cranial e tronco braquiocefálico comum. Geralmente estes linfonodos são encontrados perto da origem dos vasos costocervical, cervical profundo, vertebral e intercostal supremo. Os linfonodos localizados no primeiro e segundo espaços intercostais são considerados como sendo os linfonodos mediastínicos craniais. Seu número e tamanho variam grandemente. Vasos linfáticos aferentes vêm do mediastino, pleura, coração, aorta, traquéia, esôfago, diafragma, fígado, músculos da região do pescoço e espádua e dos seguintes linfonodos: nucal, cervical profundo caudal, mediastínico caudal e médio, aórtico-torácico e intercostal. Eferentes no lado esquerdo freqüentemente formam um tronco comum com os eferentes dos linfonodos esternais craniais e terminam no ducto torácico. No lado direito, os eferentes dos mediastínicos craniais e esternais craniais se unem e constituem o ducto linfático direito, o qual se dirige à veia jugular comum.

LINFONODOS MEDIASTÍNICOS MÉDIOS. Os **linfonodos mediastínicos médios** constituem um pequeno grupo de linfonodos localizados dorsalmente ao coração, no lado direito do esôfago e traquéia. Alguns destes linfonodos podem ser encontrados entre a veia ázigos direita e a traquéia. Esses linfonodos freqüentemente não são facilmente distinguíveis dos mediastínicos cranial e caudal e linfonodos aórtico-torácicos. Aferentes provêm do coração, aorta, pulmões, traquéia, mediastino, esôfago e fígado. Aferentes são recebidos também dos linfonodos intercostal, aórtico torácico, mediastínico caudal e linfonodos traqueobrônquicos direito e esquerdo. Eferentes se dirigem aos linfonodos mediastínicos craniais ou linfonodos traqueobrônquicos médios.

LINFONODOS MEDIASTÍNICOS CAUDAIS (Fig. 23-2). Os **linfonodos mediastínicos caudais** estão localizados caudalmente ao arco aórtico ao longo do lado lateral do esôfago. Geralmente só uns poucos linfonodos são encontrados e ocasionalmente eles podem não ser facilmente distinguíveis dos linfonodos mediastínicos médios. Aferentes provêm do mediastino, esôfago e pulmões e dos linfonodos frênicos. Eferentes se dirigem aos linfonodos mediastínicos craniais e médios.

LINFONODO NUCAL (Figs. 23-1 e 2). O **linfonodo nucal** é um pequeno linfonodo encontrado ocasionalmente ao longo do curso dos vasos cervicais profundos na face medial do músculo longo cervical. Aferentes são recebidos dos músculos mais profundos do pescoço. Eferentes terminam nos linfonodos mediastínicos craniais.

CENTRO LINFÁTICO BRONQUIAL

LINFONODOS TRAQUEOBRÔNQUICOS ESQUERDOS (Figs. 19-28 e 23-2). Os **linfonodos traqueobrônquicos esquerdos** formam um conglomerado alongado de linfonodos no aspecto ventrolateral esquerdo da traquéia desde o brônquio apical esquerdo até o arco aórtico. Existem geralmente 8 a 10 linfonodos, os quais variam de 0,2 a 5,0 cm de comprimento. Ocasionalmente estes linfonodos não são claramente distinguíveis dos linfonodos mediastínicos médios. Aferentes provêm do pulmão, traquéia, coração, mediastino e esôfago; aferentes são recebidos também dos linfonodos mediastínicos médios e pulmonares. Eferentes se dirigem aos linfonodos mediastínicos craniais.

LINFONODOS TRAQUEOBRÔNQUICOS DIREITOS (Fig. 19-28). Os **linfonodos traqueobrônquicos direitos** estão localizados cranialmente ao brônquio apical na face lateral direita e dorsolateral da traquéia. Eles formam um conglomerado de 4 a 6 linfonodos, com 0,5 a 5,0 cm de tamanho. Aferentes provêm do pulmão, traquéia, coração, mediastino e esôfago; eferentes passam para os linfonodos mediastínicos craniais e médios.

SISTEMA LINFÁTICO DO EQÜINO

LINFONODOS TRAQUEOBRÔNQUICOS MÉDIOS (Figs. 19-28 e 23-2). Os **linfonodos traqueobrônquicos médios** estão situados dorsalmente ao ângulo de divergência do brônquio principal. Geralmente existem 9 a 20 linfonodos de 0,2 a 4,5 cm de tamanho. Estes linfonodos podem não ser facilmente distinguíveis dos linfonodos mediastínicos caudais. Aferentes provêm dos pulmões, traquéia, mediastino e linfonodos pulmonares. Eferentes se dirigem aos linfonodos traqueobrônquicos direito e caudal e linfonodos mediastínicos craniais médios.

LINFONODOS PULMONARES (Fig. 19-28). Os **linfonodos pulmonares** estão localizados ao longo do curso dos brônquios no tecido pulmonar. Os linfonodos são pequenos em tamanho (0,3 a 1,0 cm) e freqüentemente podem estar ausentes. Aferentes chegam dos pulmões, eferentes terminam nos linfonodos traqueobrônquicos.

CENTROS LINFÁTICOS DAS PAREDES ABDOMINAL E PÉLVICA

CENTRO LINFÁTICO LOMBAR

LINFONODOS AÓRTICO-LOMBARES (Figs. 23-3 e 4). Os **linfonodos aórtico-lombares** estão disseminados ao longo da aorta abdominal e da veia cava caudal desde os rins até os vasos ilíacos circunflexos craniais profundos. Freqüentemente eles não são claramente distinguíveis dos linfonodos mesentéricos craniais e caudais, ilíacos mediais, renal, uterino e ovariano. Aferentes provêm do peritônio, pleura, órgãos urogenitais (incluindo os rins), músculos lombares e linfonodos ilíacos lateral e medial. Eferentes unem-se aos troncos lombares ou podem se dirigir para a cisterna do quilo.

LINFONODOS RENAIS (Fig. 23-3). Os **linfonodos renais** estão associados com os vasos renais. Alguns dos linfonodos são encontrados no hilo renal incluídos em tecido conjuntivo graxo. Freqüentemente eles não são claramente distinguíveis dos linfonodos aórtico-lombares e podem parecer ausentes. O número de linfonodos varia, geralmente, de 10 a 18; eles medem 0,3 a 2,0 cm de comprimento. Aferentes provêm dos rins, ureteres, glândulas adrenais, fígado, duodeno, peritônio e testículo. Eferentes terminam nos linfonodos aórtico-lombares ou na cisterna do quilo.

LINFONODOS OVARIANOS. Os **linfonodos ovarianos** são ocasionalmente encontrados no ligamento suspensório dos ovários. Eles não são claramente distinguíveis dos linfonodos aórtico-lombares. Aferentes chegam dos ovários. Eferentes passam para os linfonodos aórtico-lombares.

CENTRO LINFÁTICO ILIOSSACRAL

LINFONODOS ILÍACOS MEDIAIS (Figs. 23-3 e 4). Os **linfonodos ilíacos mediais** estão localizados na região da origem dos vasos ilíacos circunflexos profundos, situados geralmente na porção ventrolateral dos vasos ilíacos externos. Alguns dos linfonodos são encontrados sobre a porção lateral do tronco comum das artérias ilíacas internas. Cranialmente, os linfonodos ilíacos mediais não podem ser clara-

mente distinguíveis dos linfonodos aórtico-lombares e caudalmente estes linfonodos não são freqüentemente distinguíveis dos linfonodos sacrais. O número dos linfonodos varia grandemente de 3 a 25; seu tamanho pode ser de 0,2 a 5,5 cm de comprimento. Vasos linfáticos aferentes provêm dos músculos da região lombossacral e coxa e da articulação do quadril. Aferentes provêm também do peritônio, pleura e órgãos urogenitais e linfonodos subilíacos, inguinais profundos, ilíacos laterais, sacrais, anorretais, uterinos, abdominais e coxas. Eferentes formam os troncos lombares os quais terminam na cisterna do quilo, e/ou alguns dos eferentes passam primeiro pelos linfonodos aórtico-lombares.

LINFONODOS SACRAIS (Figs. 23-3 e 4). Os **linfonodos sacrais** estão situados ventralmente à junção lombossacral e estão localizados no ângulo formado pelas artérias ilíacas internas. Os linfonodos sacrais ímpares não são claramente distinguíveis dos linfonodos ilíacos mediais. Excepcionalmente estes linfonodos estão ausentes. O número de linofonodos varia de 5 a 10 e seu tamanho de 0,3 a 2,0 cm de comprimento. Aferentes são recebidos da vagina, vesículas seminais, próstata e glândulas bulbouretrais. Aferentes também provêm dos músculos das regiões lombossacral e coxa (glúteos superficiais e médios, semimembranoso, semitendinoso, bíceps femoral e tensor da fáscia lata). Aferentes são também recebidos dos linfonodos isquiáticos e obturador. Eferentes se dirigem aos linfonodos ilíacos mediais.

LINFONODOS ILÍACOS LATERAIS (Fig. 23-3). Os **linfonodos ilíacos laterais** estão localizados na origem dos ramos cranial e ventral dos vasos ilíacos circunflexos profundos. Geralmente existem 4 a 20 pequenos linfonodos incluídos em tecido conjuntivo graxo na face lateral do músculo iliopsoas. Aferentes provêm do peritônio, pleura, diafragma, fígado, rins, músculos abdominais e os linfonodos subilíaco e coxal. Eferentes se dirigem aos linfonodos ilíacos mediais e aórtico-lombares.

LINFONODOS ILÍACOS INTERNOS.[*] Os **linfonodos ilíacos internos** estão localizados na face medial do longo ligamento sacrotuberal (lateral e ventral ao sacro) em associação com os ramos dos vasos ilíacos internos. Nos eqüinos, este grupo de linfonodos parece estar ausente. (Os linfonodos uterino e obturador poderiam ser incluídos neste grupo.)

LINFONODO UTERINO. O **linfonodo uterino** é ocasionalmente encontrado no ligamento largo do útero. Aferentes vêm do útero. Eferentes passam aos linfonodos ilíacos médios.

LINFONODO OBTURADOR (Fig. 23-3). O **linfonodo obturador** é um pequeno linfonodo ocasionalmente encontrado ao longo da borda cervical dos vasos obturadores, incluídos em tecido conjuntivo graxo. Aferentes vêm da articulação do quadril e músculos iliopsoas, quadríceps e tensor da fáscia lata. Eferentes passam aos linfonodos ilíacos mediais.

LINFONODOS ANORRETAIS. Os **linfonodos anorretais** incluem os linfonodos retal e anal como descrito

---

*Os autores crêem que a expressão *linfonodos ilíacos internos* é mais apropriada do que a expressão *linfonodo hipogástrico* N.A.V. (1973), especialmente desde que as artérias e as veias correspondentes são oficialmente chamadas vasos ilíacos internos.

por Baum (1928), Zietzschmann et al.(1943) e Sisson e Grossman (1953). O grupo cranial dos anorretais (linfonodos retais) forma uma cadeia de 10 a 30 linfonodos ao longo da borda dorsal da porção retroperitoneal do reto. Aferentes são recebidos do reto e ânus. Eferentes se dirigem aos linfonodos mesentéricos caudais. O grupo caudal dos anorretais (linfonodo anal) forma um pequeno grupo de 3 ou 4 linfonodos situados na borda dorsolateral do ânus, nos músculos elevador do ânus e do esfíncter externo. Estes linfonodos podem ser expostos através de incisão da pele na região do ânus. Aferentes são recebidos do reto, ânus, músculos e pele da cauda, útero, vagina, vulva e clitóris. Eferentes se dirigem aos linfonodos isquiático e ilíacos mediais.

CENTRO LINFÁTICO INGUINOFEMORAL (SUPERFICIAL INGUINAL)

LINFONODOS SUPERFICIAIS INGUINAIS (Fig. 23-4). Os **linfonodos superficiais inguinais** são chamados de linfonodos torácicos na fêmea. Eles estão situados entre a parte ventral da parede abdominal e o úbere na região da veia pudenda externa quando ela deixa a parede abdominal. Alguns dos linfonodos se estendem até a parte ventral da parede pélvica e a face lateral do úbere. O tamanho do conglomerado de linfonodos varia de 10 a 14 cm de comprimento e de 1,5 a 3,5 cm de largura. Aferentes provêm do úbere, vulva e clitóris.

No macho, os linfonodos inguinais superficiais são referidos como linfonodos escrotais. Geralmente existem dois conglomerados de linfonodos situados no lado ventral da parede abdominal, incluídos em tecido conjuntivo graxo cranial e caudalmente ao cordão espermático. O conglomerado cranial é geralmente maior, 11 a 13 cm de comprimento. Aferentes provêm do escroto, prepúcio, pênis e músculo isquiocavernoso.

Em ambos os sexos, os vasos linfáticos aferentes provêm da pele, tecido subcutâneo e músculos cutâneos da face lateral do tórax caudal até a décima primeira costela e da pele e tecido subcutâneo (músculos cutâneos) dos aspectos ventral e lateral do abdome, incluindo os oblíquos abdominais interno e externo. Aferentes provêm também da pele (tecido subcutâneo) da coxa, perna, tarso, metatarso e falanges. Eferentes seguem o curso da artéria pudenda externa e terminam nos linfonodos inguinais profundos.

LINFONODOS MAMÁRIOS ACESSÓRIOSφ. Os **linfonodos mamários acessórios** são um pequeno grupo de linfonodos encontrados inconstantemente, localizado caudalmente aos linfonodos mamários na parte caudolateral do úbere em associação com o ramo caudal da veia pudenda externa. Aferentes provêm do tecido subcutâneo do úbere; eferentes passam para os linfonodos mamários.

LINFONODOS SUBILÍACOS (PRÉ-FEMORAIS). Os **linfonodos subilíacos** estão situados na face craniomedial do músculo tensor da fáscia lata, aproximadamente na metade do trajeto entre a patela e a tuberosidade coxal. Eles formam um conglomerado de 6 a 10 cm de comprimento e 2,5 a 3,5 cm de largura, constituído de 15 a 20 linfonodos de 0,2 a 2,8 cm de tamanho. Aferentes são recebidos da pele e tecido

subcutâneo das faces dorsal e lateral do tórax, caudalmente a uma linha transversal traçada através da décima primeira costela. Aferentes provêm do tecido subcutâneo e dos músculos cutâneos das faces dorsal e lateral das regiões abdominal, lombar e pélvica, incluindo as áreas da coxa e curvilhão e do músculo tensor da fáscia lata. Eferentes seguem os ramos ventrais dos vasos circunflexos profundos para os linfonodos ilíacos lateral e medial.

LINFONODOS COXAIS. Os **linfonodos coxais** estão localizados cranialmente ao músculo reto femoral sobre o lado flexor da articulação do quadril, situados entre os ilíacos e os glúteos médios perto dos vasos femorais circunflexos laterais. Estes linfonodos estão geralmente ausentes. Seu tamanho pode variar de 0,3 a 1,0 cm de comprimento. Aferentes provêm da articulação do quadril e músculos quadríceps e tensor da fáscia lata. Eferentes se dirigem aos linfonodos ilíacos lateral e medial.

CENTRO LINFÁTICO ISQUIÁTICO

LINFONODOS ISQUIÁTICOS. Os **linfonodos isquiáticos** formam um pequeno grupo de linfonodos na porção lateral do longo ligamento sacrotuberal na face medial do músculo bíceps femoral em associação com o nervo isquiático. Aferentes provêm da cauda, músculos da coxa e dos linfonodos anorretais. Eferentes se dirigem aos linfonodos ilíacos mediais.

CENTROS LINFÁTICOS DO MEMBRO POSTERIOR

CENTRO LINFÁTICO ILIOFEMORAL (INGUINAL PROFUNDO)

LINFONODOS INGUINAIS PROFUNDOS (Figs. 23-3 e 4). Os **linfonodos inguinais profundos** estão localizados na parte proximal do canal femoral entre os músculos pectíneo e o sartório. Este grupo alongado é de 8 a 12 cm de comprimento e consiste de 16 a 35 linfonodos. Eles cobrem os vasos femorais e estão relacionados superficialmente ao ligamento inguinal. Os aferentes são recebidos da pele, tecido subcutâneo e aproximadamente todos os músculos da pelve e regiões da coxa. Aferentes também provêm de todos os músculos, tendões e articulações da perna e pé. Além disso aferentes chegam dos músculos oblíquos abdominais externo e interno e reto abdominal e do peritônio, músculo cremáster, pênis e linfonodos poplíteo e inguinal superficial. Os eferentes se dirigem aos linfonodos ilíacos mediais.

CENTRO LINFÁTICO POPLÍTEO

LINFONODOS POPLÍTEOS. Os linfonodos poplíteos superficiais estão ausentes no eqüino. Os **linfonodos poplíteos** profundos estão localizados por trás da origem do músculo gastrocnêmio, entre os músculos bíceps femoral e semitendinoso. Geralmente os linfonodos (3 a 12 em número) formam um conglomerado de 3,0 a 5,0 cm de comprimento e 1,5 a 2,0 cm de largura. Vasos linfáticos aferentes provêm da pele e músculos da perna, pé, jarrete e das articulações da quartela e do casco. Eferentes se dirigem aos linfonodos inguinais profundos.

CENTROS LINFÁTICOS DAS VÍSCERAS ABDOMINAIS

CENTRO LINFÁTICO CELÍACO

Linfonodos celíacos (Fig. 23-5). Os **linfonodos celíacos** estão situados na origem da artéria celíaca, a qual eles circundam. Alguns dos linfonodos podem se estender ao longo da artéria gástrica esquerda e artéria esplênica e desta maneira não são claramente distinguíveis dos linfonodos esplênicos, gástricos e também, ocasionalmente, dos linfonodos mesentéricos portal e cranial. Aferentes provêm do estômago, fígado, pâncreas, baço, diafragma, pulmão, mediastino e peritônio. Eferentes formam o tronco celíaco no qual se esvaziam para a cisterna do quilo.

Linfonodos hepáticos (portais) (Fig. 23-5). Os **linfonodos hepáticos** encontram-se ao longo da veia porta e artéria hepática. Alguns dos linfonodos podem não ser claramente distinguíveis dos linfonodos celíacos. Seu tamanho e número variam muito. Eles geralmente formam um aglomerado de linfonodos achatados semelhante a uma faixa de 5 a 9 cm de comprimento, 1,5 a 2,5 cm de largura e um pouco menor que 0,5 cm de espessura. Aferentes vêm do duodeno, fígado, pâncreas, do omento e linfonodos pancreático-duodenais. Os eferentes terminam nos linfonodos celíacos.

Linfonodos esplênicos (Fig. 23-5). Os **linfonodos esplênicos** são encontrados em associação com os vasos esplênicos. Seu número e tamanho variam muito. A cor dos linfonodos é freqüentemente vermelho-pardo e deste modo eles não podem ser facilmente distinguidos dos gânglios hemáticos. Os aferentes vêm do baço, estômago e linfonodos do omento. Vasos linfáticos eferentes terminam nos linfonodos celíacos.

Linfonodos gástricos (Fig. 23-5). Os **linfonodos gástricos** estão principalmente situados ao longo do curso da artéria gástrica esquerda. Eles estão também localizados perto do cárdia. Estes linfonodos podem se estender até a pequena curvatura do estômago e ocasionalmente pode ser difícil distingui-los dos linfonodos celíacos. Seu número e tamanho variam muito. Aferentes chegam ao estômago, fígado, omento, esôfago, mediastino e pulmões. Eferentes vão aos linfonodos celíacos.

Linfonodos pancreaticoduodenais (Fig. 23-5). Os **linfonodos pancreaticoduodenais** são encontrados em associação com a artéria gástrica direita e a artéria gastroepiplóica direita. Seu tamanho e número variam muito. Aferentes vêm do duodeno, pâncreas, estômago, omento e linfonodos do omento. Eferentes terminam principalmente nos linfonodos hepáticos, embora alguns dos eferentes passem aos linfonodos celíacos.

Linfonodos do omento (Fig. 23-5). Os **linfonodos do omento** estão localizados no omento e no ligamento gastroesplênico perto da grande curvatura do estômago. Seu número e tamanho variam muito. Alguns deles podem não ser facilmente distinguíveis dos linfonodos esplênicos e celíacos. Aferentes chegam do estômago e omento. Eferentes vão aos linfonodos esplênicos, celíacos duodenais e hepáticos.

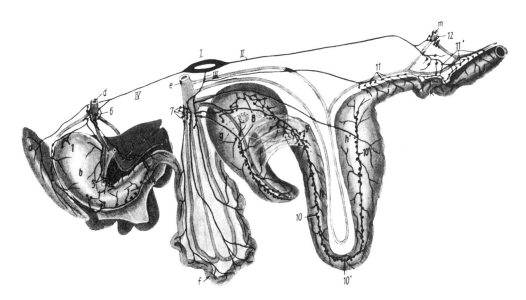

Figura 23-5. Esquema do fluxo linfático dos órgãos digestivos da cavidade abdominal do cavalo, vista lateral esquerda.

I, Cisterna do quilo; II, tronco lombar; III, tronco intestinal; IV, tronco celíaco; a, baço; b, estômago; c, fígado; d, artéria celíaca; e, artéria mesentérica cranial; f, intestino delgado; g, ceco; h, cólon ascendente (cólon maior); h', porção dilatada do cólon; i, cólon transverso; k, cólon descendente (cólon menor); l, reto; m, artéria mesentérica caudal; 1, linfonodos omentais; 2, linfonodos esplênicos; 3, linfonodos gástricos; 4, linfonodos pancreaticoduodenais; 5, linfonodos hepáticos (portais); 6, linfonodos celíacos; 7, linfonodos jejunais; 8, linfonodos cecais laterais; 9, linfonodos cólicos acessórios; 10, 10', 10", linfonodos cólicos; 11, linfonodos cólicos ao longo do cólon transverso; 11' e 12, linfonodos mesentéricos caudais. (De Koch, 1970.)

CENTRO LINFÁTICO MESENTÉRICO CRANIAL

LINFONODOS MESENTÉRICOS CRANIAIS. Os **linfonodos mesentéricos craniais** estão situados na origem da artéria mesentérica cranial. Este grupo de linfonodos não é claramente distinguível dos linfonodos celíacos, renais, aórticos lombares, cólicos direitos e jejunais. Seu número e tamanho variam muito. Aferentes provêm do duodeno, colo e linfonodos jejunais, cecais e cólicos. Eferentes formam o(s) tronco(s) intestinal(ais) o(s) qual(ais) termina(m) na cisterna do quilo.

LINFONODOS JEJUNAIS (Fig. 23-5). Os **linfonodos jejunais** estão associados com os vasos jejunais e estão localizados ao longo do ramo ilíaco da artéria ileocecocólica. Seu número e tamanho variam muito e eles podem ser freqüentemente difíceis de distinguir dos linfonodos mesentéricos craniais. Aferentes vêm do jejuno e íleo. Eferentes terminam nos linfonodos mesentéricos craniais.

LINFONODOS CECAIS (Fig. 23-5). Os **linfonodos cecais** estão situados ao longo das faces dorsal, lateral e medial do ceco. Linfonodos cecais mediais e laterais estão presentes em grande número (500 a 700) e variam de tamanho (0,4 a 2,5 cm de comprimento). Linfonodos cecais dorsais são geralmente encontrados em menor número (4 a 18) e variam de 0,2 a 1,5 cm de comprimento. Aferentes chegam do ceco, duodeno e íleo. Eferentes terminam nos linfonodos mesentéricos craniais.

LINFONODOS CÓLICOS (Fig. 23-5). Os **linfonodos cólicos** incluem um grande número (3.000 a 6.000) de pequenos linfonodos localizados entre as camadas dorsal e ventral do colo maior. Aferentes vêm do grande colo, íleo e omento. Eferentes vão aos linfonodos mesentéricos craniais.

LINFONODOS CÓLICOS ACESSÓRIOSϕ. Os **linfonodos cólicos acessórios** estão situados na dobra cecocólica ao longo da camada ventral direita do colo maior. Algumas vezes estes linfonodos não são claramente distinguíveis dos linfonodos cecais laterais. Aferentes são recebidos da camada ventral direita do colo maior. Eferentes vão aos mesentéricos craniais ou podem primeiramente passar para os linfonodos cecais laterais.

CENTRO LINFÁTICO MESENTÉRICO CAUDAL

LINFONODOS MESENTÉRICOS CAUDAIS (Fig. 23-5). Os **linfonodos mesentéricos caudais** incluem os linfonodos associados com a artéria mesentérica caudal. Estes linfonodos são freqüentemente difíceis de distinguir dos aórtico-lombares e dos ilíacos mediais situados perto da origem da artéria mesentérica caudal. Caudalmente ao longo do cólon menor e reto, os linfonodos mesentéricos caudais não estão claramente distinguíveis dos linfonodos anorretais. O limite do último grupo de linfonodos é considerado como sendo a reflexão do peritônio, do qual os linfonodos do cólon descendente localizados retroperitonealmente serão os linfonodos anorretais. Os aferentes provêm do cólon menor, reto, peritônio, omento e linfonodos anorretais. Os eferentes se dirigem aos troncos lombares ou podem terminar nos linfonodos aórtico-lombares ou ilíacos mediais.

LINFONODOS VESICAIS. Os **linfonodos vesicais** são encontrados inconstantemente nos ligamentos laterais (dobras) da bexiga urinária. Os aferentes são recebidos da próstata e bexiga urinária. Os eferentes se dirigem aos linfonodos ilíacos mediais.

DUCTOS E TRONCOS LINFÁTICOS MAIORES

TRONCOS TRAQUEAIS (Fig. 23-1). Os **troncos traqueais** são vasos linfáticos de tamanho grande ao longo das faces ventromediais direita e esquerda da traquéia. Eles constituem os eferentes dos linfonodos cervicais profundos craniais e recebem também aferentes dos linfonodos cervicais profundos medianos. Estes troncos podem ramificar-se e juntar-se novamente, ou podem existir troncos traqueais a cada lado com ramos se anastomosando. Ocasionalmente os troncos traqueais parecem estar ramificados a tal ponto que é difícil se delinear num tronco único. Os troncos traqueais terminam nos linfonodos cervicais profundos caudais.

TRONCOS LOMBARES (Figs. 23-3 e 5). Os **troncos lombares** são formados pelos eferentes dos linfonodos ilíacos mediais, mesentéricos caudais e aórtico-lombares. Geralmente um tronco grande, de aproximadamente 1 cm de largura, está localizado ao longo da face ventral da aorta abdominal e da veia cava caudal. Os troncos lombares terminam na cisterna do quilo.

TRONCO INTESTINAL. O **tronco intestinal** é um tronco curto (1,0 a 1,5 cm) formado pela confluência dos eferentes dos linfonodos mesentéricos craniais, os quais terminam·juntamente com os troncos lombares na porção caudal da cisterna do quilo.

TRONCO CELÍACO (Fig. 23-5). O **tronco celíaco**, associado com o curso da artéria celíaca, tem uns poucos centímetros de comprimento e 0,8 a 1,0 cm de largura. Este tronco linfático é formado pelos eferentes dos linfonodos celíacos e se esvazia na porção cranial da cisterna do quilo.

CISTERNA DO QUILO (Figs. 23-3 e 5). A **cisterna do quilo** se apresenta como uma dilatação saciforme alongada e irregular de um grande tronco linfático entre o lado direito da aorta e o pilar direito do diafragma, estendendo-se da segunda ou da terceira vértebra lombar até à última vértebra torácica. Pode ter de 10 a 18 cm de comprimento e 1,5 a 2,0 cm de largura e contém duas a cinco válvulas simples ou pares. A cisterna do quilo recebe os troncos lombar e intestinal pela parte caudal, enquanto o tronco celíaco termina na sua metade cranial.

DUCTO TORÁCICO (Fig. 23-1). O **ducto torácico** é a extensão da cisterna do quilo que penetra na cavidade torácica. Este ducto entra no tórax através do hiato aórtico e corre cranialmente sobre o lado direito do plano médio entre a veia ázigos direita e a aorta coberta pela pleura. Na sexta ou sétima vértebra torácica se inclina um pouco ventralmente, cruzando obliquamente sobre a face do esôfago, e passa cranialmente sobre o lado esquerdo da traquéia, penetrando na parte anterior do tórax. A porção terminal extratorácica passa ventral e cranialmente a uma distância variável (3 a 4 cm) na face profunda do músculo escaleno esquerdo, curva-se medial e caudalmente sob o tronco bicarotídeo e se abre na parte dorsal da origem da veia cava cranial

SISTEMA LINFÁTICO DO EQÜINO

em posição justacaudal ao ângulo da junção das veias jugulares, ou se esvazia na porção terminal da vela jugular esquerda. A curvatura terminal tem forma de ampola e às vezes se divide em dois pequenos ramos que se abrem juntos. Ocasionalmente está presente um ducto torácico esquerdo, o qual se origina na cisterna do quilo ou a um ponto variável do ducto torácico direito. Passa através das artérias intercostais esquerdas paralelo a estas últimas e se une com o ducto torácico direito sobre a base do coração ou mais afastado cranialmente. Os dois estão conectados por ramos cruzados. Em alguns casos o ducto esquerdo é maior e ocasionalmente o ducto direito pode estar ausente. Outras variações são comuns. A largura do ducto torácico varia de 0,5 a 2,0 cm. Geralmente o ducto torácico é provido

com 10 a 15 válvulas simples ou pares, embora ocasionalmente nenhuma das válvulas esteja presente.

DUCTO LINFÁTICO DIREITO. O **ducto linfático direito** no cavalo é um pequeno tronco comum no lado direito, de aproximadamente 4 cm de comprimento e 0,8 a 1,0 cm de largura. É formado pelos eferentes dos linfonodos mediastínicos craniais e esternais craniais, os quais, cranialmente à primeira costela, se esvaziam na veia cava cranial ou no ângulo formado pelas veias jugular externa e axilar. Ocasionalmente o ducto linfático direito pode terminar na veia jugular externa direita. O ducto linfático direito pode receber os eferentes dos linfonodos cervicais superficiais direitos e cervicais profundos caudais, embora sejam comuns outras variações.

BIBLIOGRAFIA

Baum, H. 1918. Die im injizierten Zustande makroskopisch erkennbaren Lymphgefässe der Skelettknochen und der Hufe der Pferdes. Bericht über die Tierärztliche Hochschule zu Dresden.

Baum, H. 1920. Die Lymphgefässe der Gelenke der Schulter- und Beckengliedmasse des Pferdes. Anat. Anz. 53:37–46.

Baum, H. 1922. Über die Einmündung von Lymphgefässen in der Leber in das Pfortadersystem. Verhandl. d. Anat. Gesellsch. 31:97–103.

Baum, H. 1925a. Die Lymphgefässe der Leber des Pferdes. Ztschr. Anat. Entw.–Gesch. 76:645–652.

Baum, H. 1925b. Die Lymphgefässe der Fascien des Pferdes. Ztschr. Anat. Entw.–Gesch. 77:266–274.

Baum, H. 1926. Die Lymphgefässe der Lungen der Pferdes, Rindes, Hundes, und Schweines. Ztsch. Anat. Entw.–Gesch. 78:714–732.

Baum, H. 1927a. Die Lymphgefässe der Schultergliedmasse des Pferdes. Anat. Anz. 63:122–131.

Baum, H. 1927b. Die Lymphgefässe der Beckengliedmasse des Pferdes. Berliner Tierärztl. Wschr. 43:581–584.

Baum, H. 1928. Das Lymphgefäss-system des Pferdes. Springer Verlag, Berlin.

Baum, H., and A. Trautmann. 1925. Die Lymphgefässe in der Nasenschleinhaut des Pferdes, Rindes, Schweines und Hundes und ihre Kommunikation mit der Nasenhöhle. Anat. Anz. 60:161–181.

Getty, R. 1964. Atlas for Applied Veterinary Anatomy. Ames, Iowa, Iowa State University Press.

Koch, T. 1970. Lehrbuch der Veterinär-Anatomie. Band III. Die grossen Versorgungs- und Steuerungssysteme. Jena. Veb Gustav Fischer Verlag.

Nomina Anatomica Veterinaria, 1973. International Committee on Veterinary Anatomical Nomenclature. World Assoc. Vet. Anatomists, Vienna.

Richter, J. 1902. Vergleichende Untersuchungen über den mikroskopischen Bau der Lymphdrüsen von Pferd. Rind. Schwein und Hund. Archiv fur Mikroskopische Anat. 60:469–514.

Schmaltz, R. 1919. Anatomie des Pferdes, Berlin, Richard Schoetz.

Sisson, S., and J. D. Grossman. 1953. The Anatomy of the Domestic Animals. Philadelphia, W. B. Saunders Company.

Zietzschmann, O. 1951. Das Lymphsystem von Schwein, Rind, und Pferd. III. Das Lymphsystem des Pferdes. In Schönberg, F., and O. Zietzschmann: Die Ausführung der tierärztlichen Fleischuntersuchung. pp. 64–76. Berlin, Paul Parey.

Zietzschmann, O., E. Ackerknecht and H. Grau (eds.) 1943. Ellenberger and Baum's Handbuch der Vergleichenden Anatomie der Haustiere. 18th ed. Berlin, Springer-Verlag.

BAÇO

S. Sisson

O **baço** está situado principalmente na região hipocondríaca esquerda em estreita relação com à parte esquerda da grande curvatura do estômago, a qual corresponde seu eixo maior. Seu tamanho e peso variam muito em diferentes indivíduos e também no mesmo indivíduo sob condições diferentes, dependendo principalmente da grande variabilidade da quantidade de sangue contida nele. A média de peso é de cerca de 1 kg, seu comprimento cerca de 50 cm e sua maior largura é de cerca de 20 a 25 cm. É geralmente vermelho-azulado ou ligeiramente purpúreo. No estado natural é macio e complacente, mas não friável.

O peso, que é extremamente variável, parece variar ordinariamente de quase 0,5 a 3,5 kg, embora esta última descrição possa ser excedida sem nenhuma evidência aparente de doença. Geralmente

acredita-se que esta variação é devida à sua atividade fisiológica, influenciada pela digestão gástrica. Sisson observou em um cavalo, o qual pesava cerca de 550 kg, um baço que pesava cerca de 4,7 kg e media cerca de 10 cm de comprimento e cerca de 4,4 de largura na base. A extremidade ventral estava situada em oposição à parte ventral do sétimo espaço intercostal. No eqüino recém-nascido ele pesa cerca de 300 g. Não parece existir nenhuma relação constante com o peso corporal. Por exemplo, o baço de um potro de tamanho médio, de cerca de 10 meses de idade, pesou cerca de 1,6 kg, enquanto que freqüentemente pesa menos do que 1 kg em cavalos pesando 450-550 kg. A variação principal do contorno consiste no aumento da largura, especialmente da parte dorsal.

Ele se estende obliquamente em uma direção curvada correspondendo à parte esquerda da grande curvatura do estômago, do pilar esquerdo do diafragma para o terço ventral da décima ou décima primeira costela. Apresenta para descrição duas faces, duas bordas e duas extremidades.

A **face parietal** ou **lateral** é convexa (Fig. 23-6) em adaptação ao diafragma com o qual está em contato; geralmente uma pequena parte encontra-se contra o flanco no ângulo entre a sétima costela e o músculo longo.

A **face visceral** ou **medial** é em geral côncava (Fig. 23-7). É dividida em duas partes desiguais por uma crista longitudinal; nesta há um sulco, o **hilo**, no qual os vasos e nervos estão situados. A área cranial da crista (*fascies gastrica*) é moldada na grande curvatura do estômago; é cerca de 5 cm mais larga. A área caudal à crista (*facies intestinalis*) é muito mais extensa; está relacionada com o colo menor, as partes esquerdas do colo maior, o intestino delgado e o omento maior. Pode ser marcada por uma ou duas fissuras.

A **borda cranial** é côncava e fina, estando fixada entre o diafragma e a grande curvatura do estômago.

A **borda caudal** é convexa e fina.

A **extremidade dorsal** ou **base** é chanfrada, e penetra no intervalo entre o pilar esquerdo do diafragma e músculos sublombares dorsalmente e o saco cego do estômago e o rim esquerdo ventralmente. Quando fixada *in situ* mostra uma impressão (*facies renalis*) onde está em contato com o rim. A extremidade esquerda do pâncreas também a

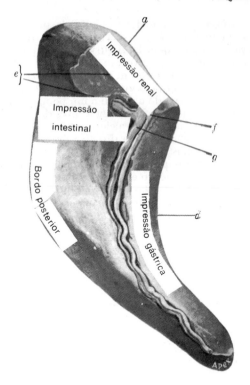

Figura 23-7. Baço de cavalo, fixado *in situ*; face visceral.

a, Extremidade dorsal da base; d, bordo cranial; e, extremidade cortada do ligamento suspensório; f e g, artéria e veia esplênica no hilo. A área com acentuada impressão do intestino está relacionada à primeira alça do cólon menor. A área circundada pelo ligamento suspensório é não peritoneal.

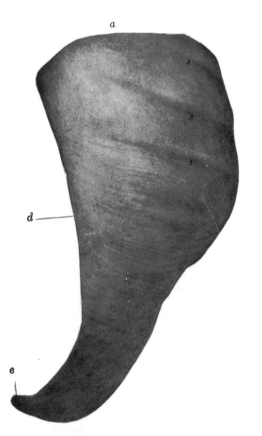

Figura 23-6. Baço de cavalo; face parietal.

a, Extremidade dorsal (base); d, bordo cranial; e, extremidade ventral (ápice); 1, 2, 3, impressões das últimas três costelas.

contata. O ângulo cranial penetra entre o saco cego do estômago e o rim esquerdo na décima sétima vértebra torácica; o ângulo caudal geralmente se direciona contra a parte dorsal do flanco esquerdo, caudalmente à última costela.*

A **extremidade ventral** ou **ápice** é pequena e varia de posição. É comumente encontrada em oposição à décima ou décima primeira costela, um palmo ou mais dorsalmente ao arco costal, mas pode ser mais cranial ou mais dorsal.

A posição da parte ventral depende grandemente de dois fatores — o grau de repleção do estômago e o tamanho do baço. Quando o estômago está vazio ou quase e o baço pequeno (contraído), este último está fortemente curvado e sua extremidade ventral pode estar entre o lobo esquerdo do fígado e a parte esquerda dorsal do cólon maior. Quando o estômago está cheio, puxa o baço caudalmente, afetando mais a parte ventral deste último. Naturalmente o baço está afetado pelos movimentos respiratórios, como pode ser observado pelo exame via retal no indivíduo vivo.

O baço está fixado por duas dobras peritoneais: o ligamento suspensório e o ligamento gastroesplê-

---

*É incomum encontrar o baço estendido mais do que aproximadamente 1 cm caudal à última costela; por outro lado, o ângulo caudal pode se direcionar junto à última costela. Deve também ser lembrado nesta conexão que não é rara a ocorrência de uma décima nona costela.

SISTEMA LINFÁTICO DO EQÜINO

nico. O **ligamento suspensório do baço** fixa a extremidade dorsal ao pilar esquerdo do diafragma e ao rim esquerdo; ele contém uma quantidade de tecido elástico. A camada dorsal do ligamento, que passa ao diafragma, é o ligamento frenicoesplênico, e confunde-se com o ligamento gastrofrênico; a parte ventral, que se dirige ao rim, é chamada ligamento renoesplênico. O **ligamento gastroesplênico** passa do hilo para a parte esquerda da curvatura maior do estômago. É dorsalmente estreito, onde se junta ao ligamento suspensório; ventralmente se torna mais amplo e é contínuo com o omento maior.

Pequenas massas globulares ou lenticulares de tecido esplênico podem ser encontradas no ligamento gastroesplênico. Elas são chamadas **baços acessórios.**

ESTRUTURA. O baço tem um quase completo **revestimento seroso** (*túnica serosa*). Subjacente a esta e intimamente unido com ela existe uma **cápsula** de tecido fibroso (*túnica albugínea*), a qual contém muitas fibras elásticas e algum tecido muscular liso. Numerosas **trabéculas** se originam da face profunda da cápsula e se ramificam na substância do órgão para formar uma rede de suporte. Nos interstícios deste arcabouço está a **polpa esplênica,** de material grumoso, macio e vermelho-escuro. Esta é sustentada por um delicado retículo e contém numerosos leucócitos, as grandes células esplênicas, hemácias e pigmentos. A polpa é ricamente suprida por vasos. Os ramos da artéria esplênica penetram no hilo e passam ao longo das trabéculas. As artérias que penetram na polpa têm uma camada de tecido linfóide, o qual se aglomera sobre as paredes vasculares em certos pontos formando pequenos **linfonodos esplênicos.** Estes são visíveis a olho nu como manchas brancas, do tamanho da cabeça de um alfinete. O sangue passa para os espaços cavernosos limitados pelo endotélio que é contínuo com as células do retículo da polpa. Destes nascem as veias. A veia esplênica percorre o hilo em companhia da artéria e nervos, e se une à veia gastroduodenal para formar um grande ramo da veia porta.

VASOS E NERVOS. As **artérias** são derivadas da artéria esplênica, que é o maior ramo da artéria celíaca. A **veia esplênica** se situa atrás da artéria no hilo; dirige-se à veia porta. Os **vasos linfáticos** se dirigem aos linfonodos esplênicos. Os **nervos** derivam do plexo celíaco do simpático, acompanhando os vasos.

TIMO

W. G. Venzke

No potro o **timo** está amplamente situado no espaço mediastínico pré-cardial ventralmente à traquéia e aos grandes vasos. Estende-se caudalmente ao pericárdio e pode se estender cranialmente para a região do pescoço. O **timo cervical** é variável em extensão e desenvolvimento nos casos em que a porção torácica pode se estender até a região cervical, enquanto que em outros isso não ocorre, ou por outro lado pode se bifurcar na região cervical. Os lobos do timo cervical jazem ventralmente à traquéia e ao longo do curso das artérias carótida, raramente se estendendo até a região da tireóide.

As **porções torácicas** direita e esquerda são de cor rosa-acinzentado. Somente pequenos remanescentes de timo ativo podem ser encontrados aos pares em cavalos de até meio ano (seis meses) de idade. Em cavalos de seis anos de idade o timo pode ser observado por técnica microscópica no tecido adiposo do timo retroesternal.

VASOS E NERVOS. As **artérias** para o timo são ramos da carótida comum e artéria torácica interna. As **veias** que drenam o timo penetram nas veias jugular e torácica interna. **Linfáticos** do timo são recebidos pelos linfonodos esternais craniais. **Nervos** provêm do tronco vagossimpático.

CAPÍTULO 24

SISTEMA NERVOSO DO EQÜINO

SISTEMA NERVOSO CENTRAL

H.-D. Dellman *e* R. C. McClure

MEDULA ESPINHAL

(Figs. 24-1, 2 e 3)

A **medula espinhal** está descrita em geral no Cap. 13 e somente detalhes particulares que se aplicam ao eqüino serão considerados nesta seção.

A medula espinhal no eqüino estende-se da medula oblonga, no forame magno, até o nível da metade caudal da segunda vértebra sacral. O diâmetro da medula espinhal é maior nas **intumescências cervical** e **lombar,** sendo de aproximadamente 20 a 24 mm no eqüino adulto. Os segmentos da medula espinhal estão localizados (parcial ou inteiramente) no canal vertebral da vértebra do mesmo número, da primeira vértebra cervical até a quarta vértebra lombar. Na região cervical há um deslocamento cranial, de aproximadamente a metade do comprimento de cada vértebra, que dá margem para a presença do oitavo segmento da medula espinhal cervical, na porção caudal da sétima vértebra cervical, e a parte cranial da primeira vértebra torácica. Há um deslocamento caudal dos segmentos da medula espinhal, do primeiro torácico até o terceiro ou quarto lombar. O deslocamento caudal é menor, para os segmentos do terceiro ao nono, do que para os segmentos restantes. Os últimos dois segmentos lombares (L5 e L6) e os segmentos sacrais e caudais (coccígeo), da medula espinhal, estão todos deslocados cranialmente. O quinto e o sexto segmentos lombares estão localizados quase inteiramente sobre o corpo da quinta vértebra lombar. Os primeiros três segmentos sacrais estão localizados sobre o corpo da sexta vértebra lombar e sobre as duas últimas vértebras sacrais, e os cinco ou seis segmentos caudais, sobre a primeira vértebra sacral e a parte cranial da segunda vértebra sacral.

A configuração da seção transversal (Fig. 24-4), no primeiro segmento cervical, gradativamente modifica-se de achatado dorsoventralmente, na extremidade cranial, para quase circular, na extremidade caudal. O terceiro segmento cervical é achatado dorsoventralmente, sendo que o achatamento aumenta na intumescência cervical até onde a medula espinhal tem aproximadamente o dobro de largura, em relação à altura. Os segmentos espinhais torácicos, caudais ao segundo, são quase circulares até os dois ou três últimos segmentos, onde eles se tornam achatados dorsoventralmente, atingindo o maior grau de achatamento no segundo e terceiro segmentos. Caudalmente ao terceiro segmento lombar, a medula espinhal gradativamente torna-se redonda ou circular ao atingir as partes sacrais e caudais.

Para os relacionamentos estruturais entre a substância cinzenta e a branca da medula espinhal do eqüino, consulte a Fig. 24-4. A anatomia detalhada, a extensão e a configuração dos tratos ascendente e descendente e os trajetos na medula espinhal do eqüino não foram estudados adequadamente.

ENCÉFALO

Rombencéfalo

MIELENCÉFALO (MEDULA OBLONGA)

A **medula oblonga** ou **mielencéfalo** estende-se da medula espinhal até a ponte. Está situada na parte basilar do osso occipital. Tem contorno quadrilátero, sendo bem mais largo rostralmente do que caudalmente e comprimida dorsoventralmente. A medula espinhal e a medula oblonga são contínuas, ao nível da seção transversal, na metade da distância entre as raízes mais craniais do nervo hipoglosso. No eqüino a extensão rostral da medula oblonga é a borda caudal das fibras transversas da ponte. Portanto, muitas das estruturas rostrais da medula oblonga, no eqüino, são no homem cobertas pelas fibras transversas da ponte e consideradas como parte da mesma.

A superfície ventral da medula oblonga está dividida, na linha média, pela **fissura mediana ventral** (Fig. 24-5). Caudalmente a fissura é contínua com a fissura de igual nome na medula espinhal. Rostralmente a fissura é parcialmente ocupada pelo corpo trapezóide, imediatamente caudal à ponte. A porção caudal da fissura está parcialmente ocupada pela **decussação das pirâmides.** O **sulco lateral ventral** é um sulco indistinto, lateral às pirâmides, através do qual as raízes dos nervos hipoglossos e abducente deixam a medula. O **sulco lateral dorsal** é indistinto mas está localizado onde as radículas dos nervos glossofaríngeo e do vago deixam a medula oblonga. As **pirâmides** são as faixas longitudinais de fibras em ambos os lados da linha média, entre a fissura mediana e os sulcos laterais ventrais. As fibras piramidais (corticomedular e corticospinal) são princi-

SISTEMA NERVOSO DO EQÜINO 593

palmente fibras motoras do córtex cerebral. Na extremidade caudal da medula a maioria das fibras cruzam a linha média, formando a decussação da pirâmide, e continuam para tornarem-se o trato corticospinal lateral da medula espinhal. Na superfície ventral da porção rostral da medula oblonga há uma faixa transversa de fibras, o **corpo trapezóide.** O corpo trapezóide é cruzado, em ambos os lados da linha média, pelas pirâmides. O nervo facial passa através da borda caudal do corpo trapezóide, no sentido de sua extremidade lateral. A porção ventral da parte coclear do nervo vestibulococlear, contínua

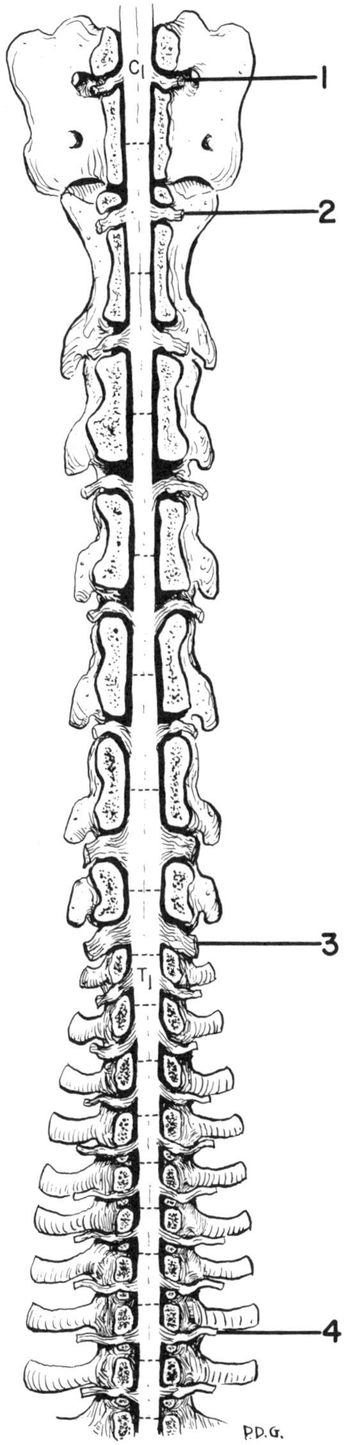

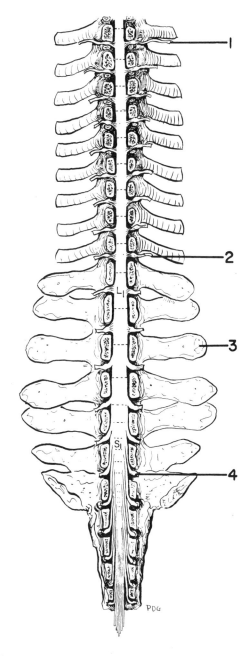

Figura 24-1. Medula espinhal torácica cervical e cranial.
1, Primeiro nervo cervical; 2, segundo nervo cervical; 3, oitavo nervo cervical; 4, oitavo nervo torácico.

Figura 24-2. Medula espinhal caudal, sacral, lombar e torácica.
1, Décimo nervo torácico; 2, décimo oitavo nervo torácico; 3, processo transverso da terceira vértebra lombar; 4, sexto nervo lombar.

Figura 24-3. Medula espinhal caudal (cauda eqüina).

1, Borda cortada da dura-máter refletida; 2, disposição serreada do ligamento denticulado; 3, ramos dorsal e ventral do quinto nervo lombar; 4, gânglio de raiz dorsal do sexto nervo lombar; 5, processo transverso da primeira vértebra sacral; 6, filamento terminal; 7, filamento da dura-máter espinhal.

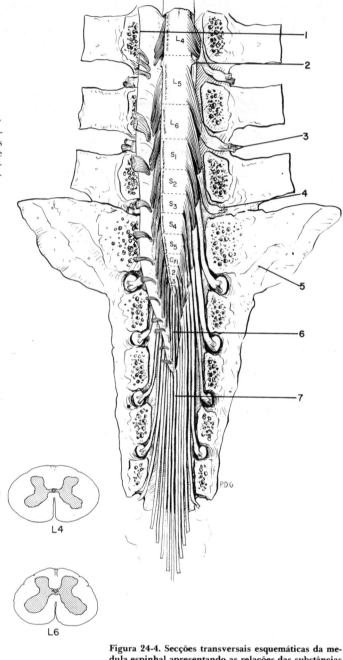

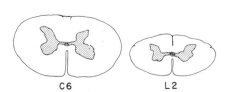

Figura 24-4. Secções transversais esquemáticas da medula espinhal apresentando as relações das substâncias cinzenta e branca.
(Segundo Brauń, 1950).

SISTEMA NERVOSO DO EQÜINO

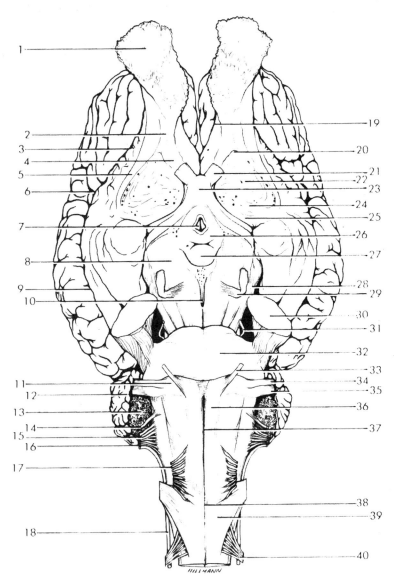

Figura 24-5. Vista ventral do cérebro do eqüino.

1, Bulbo olfatório; 2, trato olfatório; 3, sulco rinal lateral (parte rostral); 4, trato olfatório medial; 5, trato olfatório lateral; 6, fissura silvianaϕ; 7, infundíbulo da hipófise; 8, perna do cérebro; 9, sulco rinal lateral (parte caudal); 10, fossa intercrural; 11, corpo trapezóide; 12, cerebelo; 13, plexo coróide do quarto ventrículo; 14, nervo glossofaríngeo; 15, nervo vago; 16, raiz caudal do nervo vago; 17, nervo hipoglosso; 18, raiz espinhal do nervo acessório; 19, sulco rinal medial; 20, trato olfatório intermediário; 21, nervo óptico; 22, lobo piriforme (parte rostral); 23, quiasma óptico; 24, substância perfurada rostral; 25, giro diagonal; 26, túber cinéreo; 27, corpo mamilar; 28, trato crural transverso; 29, nervo oculomotor; 30, nervo trigêmeo; 31, nervo troclear; 32, fibras transversas da ponte; 33, nervo abducente; 34, nervo facial; 35, nervo vestibulococlear; 36, pirâmide; 37, fissura mediana ventral da medula oblonga; 38, área de decussação das pirâmides; 39, ligamento suspensório da aracnóide; 40, radículas ventrais do primeiro nervo cervical.

com a extremidade lateral do corpo trapezóide, é paralela a continuação lateral do nervo facial. O nervo abducente emerge do sulco lateral ventral imediatamente caudal ao corpo trapezóide (algumas radículas abducentes podem passar através de sua borda caudal), dobra rostralmente e cruza a superfície ventral do corpo trapezóide. Em alguns espécimes, uma ligeira proeminência é observada, ventral ao núcleo facial, na superfície ventral da medula, caudalmente ao corpo trapezóide e lateralmente às pirâmides.

A superfície dorsal da medula oblonga (Figs. 24-6 e 7) é semelhante à medula espinhal em sua metade caudal e, na metade rostral, forma a **fossa rombóide** que é o assoalho do quarto ventrículo. O **sulco mediano dorsal** é a continuação rostral do sulco mediano da medula espinhal e termina no óbex. Lateral ao sulco mediano dorsal encontra-se o tubérculo do núcleo grácil e a terminação rostral do fascículo

grácil. Lateral ao tubérculo do fascículo grácil e ao sulco mediano dorsal encontra-se o tubérculo do núcleo cuneiforme e o fascículo cuneado. Eles divergem da linha média, do caudal ao rostral. O **trato espinhal do nervo trigêmeo** é lateroventral ao tubérculo do núcleo cuneiforme e ao fascículo cuneado e contínuo com o trato dorsolateral da medula espinhal. Ele possui uma ligeira proeminência, caudolateral ao nível do óbex, denominada de tubérculo do trato espinhal do nervo trigêmeoϕ (tuberculum cinereum ou tuberculum Rolandiϕ). Este abrange uma porção aumentada do núcleo do trato espinhal do nervo trigêmeo. A porção rostral do trato espinhal está coberta por uma fina camada de fibras arqueadas superficiais que correm dorsorrostralmente da área do nervo hipoglosso até o pedúnculo caudal do cerebelo ou corpos restiformes. Imediatamente ventrolateral ao trato espinhal do nervo trigêmeo encontra-se o trato espinocerebelar dorsal, que também torna-se uma parte do pedúnculo caudal do cerebelo sob as fibras arqueadas superficiais. A metade rostral da medula oblonga dorsal representa a metade caudal da **fossa rombóide** e duas cristas proeminentes, os **pedúnculos cerebelares caudais,** que limitam lateralmente a fossa rombóide. Os pedúnculos cerebelares caudais na superfície recebem as fibras arqueadas superficiais dorsais da área do tubérculo cuneiforme lateral e as fibras arqueadas superficiais ventrais. O assoalho da fossa rombóide forma o assoalho do quarto ventrículo. (Para uma descrição detalhada veja a parte dos ventrículos no Cap. 13.)

METENCÉFALO

Ponte (Figs. 24-5 e 8)

A **ponte** contém fibras que passam dos hemisférios cerebrais através dos pilares cerebrais até os núcleos pontinos e também fibras que se originam destes núcleos, cruzam a linha média e penetram nos hemisférios cerebelares. O grau de desenvolvimento da ponte depende, em grande parte, do desenvolvimento dos hemisférios cerebral e cerebelar, atingindo seu máximo nos primatas e no homem, onde a ponte cobre inteiramente o corpo trapezóide. A superfície ventral da ponte aparece como uma grande e larga protuberância convexa diminuindo de tamanho lateralmente. A ligeira depressão na linha média, devida à presença de fibras piramidais orientadas longitudinalmente, é conhecida como o **sulco basilar,** que corresponde à passagem da artéria basilar. As superfícies laterais da ponte são consideravelmente diminuídas na largura; elas continuam dentro dos **pedúnculos cerebelares médios,** grandes e arredondados, que correm numa direção caudodorsal, desaparecendo no cerebelo. A origem do nervo trigêmio está situada na borda caudal entre as superfícies lateral e ventral. A superfície

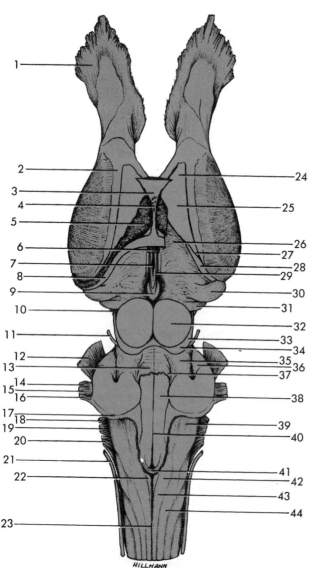

Figura 24-6. Vista dorsal da base do cérebro.

1, Bulbo olfatório; 2, cápsula interna (cortada); 3, joelho do corpo caloso; 4, septo telencefálico (pelúcido); 5, plexo coróide do ventrículo lateral; 6, plexo coróide do terceiro ventrículo; 7, terceiro ventrículo; 8, pilar do fórnix; 9, corpo pineal; 10, perna do cérebro; 11, nervo troclear; 12, nervo trigêmeo; 13, véu medular rostral; 14, nervo facial; 15, raiz vestibular do nervo vestibulococlear; 16, raiz coclear do nervo vestibulococlear; 17, núcleo coclear dorsal; 18, nervo glossofaríngeo; 19, nervo vago; 20, porção caudal do nervo vago; 21, nervo acessório; 22, extremidade rostral do fascículo grácil *(tubérculo do núcleo grácil);* 23, sulco mediano dorsal da medula espinhal; 24, cabeça do núcleo caudado; 25, corpo do núcleo caudado; 26, tubérculo rostral do tálamo; 27, cauda do núcleo caudado; 28, estria terminal; 29, tênia do tálamo (próxima à estria habenular do tálamo) (estria medular); 30, corpo geniculado lateral, profundo ao trato óptico; 31, corpo geniculado medial; 32, colículo rostral; 33, braço do colículo caudal; 34, colículo caudal; 35, pedúnculo cerebelar rostral; 36, pedúnculo cerebelar médio; 37, *locus ceruleus* (sob o véu medular); 38, eminência média; 39, sulco mediano dorsal da fossa rombóide; 41, óbex; 42, tubérculo do núcleo cuneado; 43, fascículo cuneado; 44, tubérculo do trato espinhal do nervo trigêmeo.

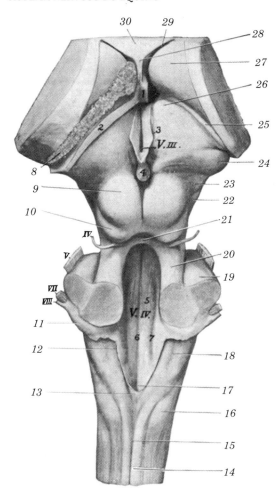

Figura 24-7. Dissecação da base do cérebro de eqüino; vista dorsal.

1, Colunas do fórnix (secção); 2, restante do hipocampo; 3, tênia do tálamo; 4, corpo pineal; 5, eminência média; 6, sulco mediano; 7, sulco limitante; 8, plexo coróide; 9, colículo rostral; 10, colículo caudal; 11, núcleo coclear dorsal; 12, tênia do quarto ventrículo; 13, óbex; 14, fascículo cuneado; 15, fissura mediana; 16, trato descendente do nervo trigêmeo; 17, assoalho do quarto ventrículo; 18, pedúnculo cerebelar caudal; 19, pedúnculo cerebelar médio; 20, pedúnculo cerebelar rostral; 21, véu medular rostral; 22, perna do cerebro; 23, corpo geniculado medial; 24, corpo geniculado lateral; 25, estria terminal; 26, tálamo (tubérculo rostral); 27, núcleo caudado; 28, septo telencefálico (pelúcido); 29, ventrículo lateral; 30, corpo caloso (secção); V.III, terceiro ventrículo; V.IV, quarto ventrículo. Os segmentos dos nervos cranianos estão indicados por números romanos.

dorsal da ponte corresponde à parte rostral da fossa rombóide. O limite caudal da ponte está ventralmente demarcado por um sulco que o separa das pirâmides e do corpo trapezóide. A borda rostral da ponte, ventralmente, é ligeiramente denteada na linha média e está bem destacada dos pilares cerebrais por um sulco cuja continuação dorsal o separa do pedúnculo cerebelar rostral.

Cerebelo (Figs. 24-9, 10 e 11)

O **cerebelo** do eqüino é um órgão globular de formato irregular, ligeiramente comprimido rostro-caudalmente, com seu diâmetro maior no eixo transverso. O cerebelo está situado na fossa caudal do crânio e está separado dos hemisférios cerebrais pela fissura transversa e o tentório do cerebelo, que o ocupa. Firmemente inserido pelos pedúnculos cerebelares, o cerebelo cobre inteiramente a fossa rombóide, os colículos rostral e caudal, os pedúnculos cerebelares rostrais e até se sobrepõe às bordas laterais da medula oblonga. A borda rostral e parte da superfície rostral do cerebelo estão cobertas pelos lobos occipitais cerebrais. O **tentório do cerebelo,** uma prega crescêntica membranosa da dura-máter, separa o cerebelo destes lobos.

A nomenclatura dos lobos e lóbulos cerebelares, apesar da extensa pesquisa sobre este órgão, ainda permanece controversa. Entretanto, com base em recentes estudos anatômicos comparativos, parece estabelecido que o vérmis e os hemisférios cerebelares podem ser fundamente subdivididos no corpo do cerebelo e no lobo floculonodular.

A **fissura prima** subdivide o corpo do cerebelo nos lobos rostral e caudal. O **lobo rostral** pode ser grosseiramente subdividido em uma pequena e estreita **língua,** que é a parte mais rostral do **vérmis,** o lóbulo central maior, o qual por sua vez está subdividido em duas partes, e finalmente o **cúlmen,** que por sua vez está subdividido em duas partes. Esta nomenclatura clássica baseava-se essencialmente nas investigações anatômicas humanas, até que recentemente foi substituída por novas subdivisões e nomenclaturas que são mais universalmente aplicáveis também a outras espécies. Os lóbulos do lobo rostral são designados de *vínculo da língula, asa do lóbulo central e lóbulo quadrangular*, ou pelos números latinos I a V para o vérmis e aos quais os lóbulos H-I a H-V nos hemisférios correspondem. No **lobo caudal,** caracterizado por sua extrema variabilidade morfológica, o **vérmis** está subdividido em (do rostral ao caudal) **declive, folha do vérmis** e o **túber do vérmis.** Os *lóbulos simples, ansiforme e paramediano* são os lóbulos correspondentes dos hemisférios. A **pirâmide** e a **úvula** são os lobos mais caudais do vérmis que estão relacionados aos paraflóculos dorsal e ventral, nos hemisférios. Em cumprimento à nova nomenclatura os números VI a IX são designados para os lóbulos e suas subdivisões, com territórios correspondentes H-VI a H-IX nos hemisférios. A parte floculonodular do lobo caudal consiste do nódulo mediano, na extremidade caudal do vérmis (*lóbulo X*), e os flóculos laterais (*flóculos H-X*). Filogeneticamente este lobo é a parte mais velha do cerebelo e está relacionada exclusivamente ao aparelho vestibular. Ele está separado do lobo caudal pela fissura caudolateral.

Embora a subdivisão do cerebelo siga predominantemente um padrão transverso, uma subdivisão longitudinal em vérmis e hemisférios e uma subdivisão destes em partes lateral e intermédia são inteiramente justificadas pelos estudos morfológicos e funcionais.

O cerebelo está ligado a outras partes do sistema nervoso central por numerosas fibras que compõem os pedúnculos cerebelares. Os **pedúnculos cerebelares caudais** emergem claramente na superfície dorsal da metade rostral da medula oblonga e pene-

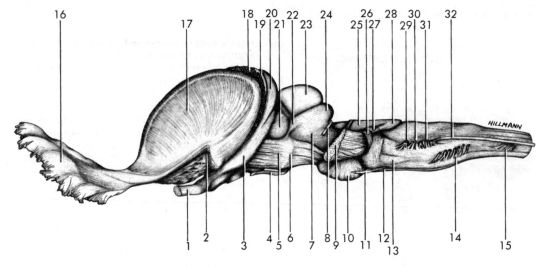

Figura 24-8. Base do cérebro de eqüino; vista lateral.

1, Nervo óptico; 2, substância perfurada rostral; 3, trato óptico; 4, nervo oculomotor; 5, perna do cérebro; 6, trato crural transverso; 7, lemnisco lateral; 8, nervo troclear; 9, nervo trigêmeo; 10, fibras transversas da ponte; 11, nervo abducente; 12, pirâmide; 13, tubérculo facial; 14, nervo hipoglosso; 15, radículas ventrais do primeiro nervo cervical; 16, bulbo olfatório; 17, cápsula interna; 18, plexo coróide do ventrículo lateral; 19, estria terminal; 20, corpo geniculado lateral, profundo ao trato óptico; 21, corpo geniculado medial; 22, braço do colículo caudal; 23, colículo rostral; 24, colículo caudal; 25, pedúnculo cerebelar médio; 26, nervo facial; 27, nervo vestibulococlear; 28, porção coclear de 27; 29, nervo glossofaríngeo; 30, nervo vago; 31, porção caudal do nervo vago; 32, raiz espinhal do nervo acessório.

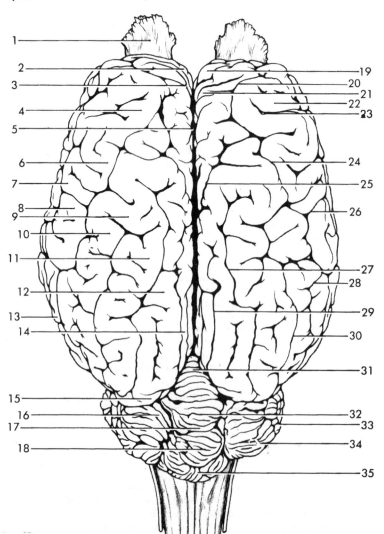

Figura 24-9. Vista dorsal do cérebro de eqüino.

1, Bulbo olfatório; 2, giro pró-reus. 3, giro cruzado; 4, giro ectossilviano rostral; 5, fissura longitudinal; 6, giro ectossilviano médio; 7, giro oblíquo rostral; 8, giro oblíquo caudal; 9, giro ectomarginal médio; 10, parte lateral do giro ectomarginal médio; 11, parte medial do giro ectomarginal médio; 12, giro marginal; 13, giro ectossilviano caudal; 14, giro marginal; 15, giro occipital; 16, lóbulo simples; 17, folha do vérmis; 18, túber do vérmis; 19, giro pré-cruzado; 20, sulco suprasilviano rostral; 21, giro pós-cruzado; 22, giro ectossilviano rostral; 23, sulco ectossilviano rostral; 24, sulco supra-silviano médio; 25, sulco coronal; 26, sulco oblíquo; 27, sulco marginal; 28, sulco suprasilviano caudal; 29, sulco endomarginal; 30, sulco ectomarginal; 31, culmen; 32, declive; 33, paraflóculo; 34, lóbulo ansiforme; 35, pirâmide.

SISTEMA NERVOSO DO EQÜINO

tram no cerebelo em sua superfície ventral. Estes pedúnculos ligam a medula oblonga e a medula espinhal com o cerebelo. Os **pedúnculos cerebelares médios** penetram no cerebelo entre os pedúnculos rostrais e caudais e consistem de fibras que vêm da ponte e da formação reticular do tegmento. Os **pedúnculos cerebelares rostrais** emergem rostralmente aos pedúnculos cerebelares médios e formam o limite lateral da parte rostral do quarto ventrículo. Unidos pelo véu medular rostral convergem rostralmente e desaparecem sob os colículos caudais. O sistema fibroso predominante destes pedúnculos é representado pelo trato cerebelo-rubroφ, que liga o núcleo denteado ou núcleo cerebelar lateral e o núcleo interposto ao núcleo rubro.

Uma fina camada de substância cinzenta, o córtex cerebelar, forma a superfície cerebelar extremamente subdividida. A medula consiste de substância branca e é consideravelmente mais desenvolvida nos hemisférios que no vérmis. Ela envia para dentro da periferia lâminas maiores e lamelas medulares menores, que dão às seções cerebelares seu aspecto característico de folhas de *evergeen* (árvore da vida do cerebelo). A medula circunda os núcleos profundos do cerebelo. O **córtex** é uma camada superficial contínua que só é interrompida ao nível dos pedúnculos do cerebelo e algumas partes adjacentes do órgão. Não há nenhuma variação estrutural de nota, no córtex, dentro das diferentes partes do cerebelo.

Mesencéfalo (Figs. 24-5, 6 e 7)

O **mesencéfalo** é a parte relativamente pequena do cérebro que está situada entre a medula oblonga e a ponte, caudalmente, e o diencéfalo, rostralmente. Está constituído pelo tecto, tegmento, substância negra e pela perna do cérebro. No cérebro intato apenas a perna do cérebro e parte do tegmento, na fossa intercrural, são visíveis. O tecto está coberto dorsalmente pelo cerebelo e cérebro.

Tecto

O **tecto** dorsal, *lâmina do tecto* ou *lâmina quadrigêmia* (o *tecto óptico* dos vertebrados inferiores e da nomenclatura antiga), consiste de quatro grandes eminências pares *(colículos)* com superfícies arredondadas, que estão separadas uma das outras por sulcos transversais e sagitais. Os **colículos caudais** são consideravelmente menores do que os rostrais e de cor cinza clara ou quase branca. São um tanto planos, ovóides e mais largos do que longos. Uma depressão rasa quase quadrangular, um tanto denteada profundamente, em seu lado caudal, separa os dois colículos na linha média. O sulco que separa os colículos rostral e caudal quase não é visível próximo à linha média mas torna-se mais proeminente late-

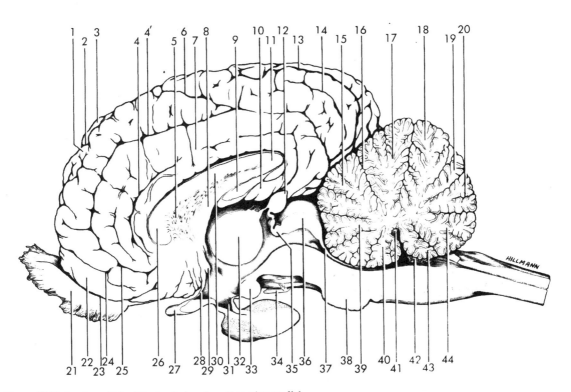

Figura 24-10. Secção sagital média do cérebro de eqüino; vista medial.

1, Giro pré-cruzado; 2, sulco cruzado; 3, giro pós-cruzado; 4, sulco endogenual φ; 4', fissura calosomarginal; 5, septo telencefálico (pelúcido); 6, sulco anseado; 7, giro do cíngulo; 8, fórnix; 9, hipocampo; 10, giro denteado; 11, esplênio do corpo caloso; 12, glândula pineal; 13, sulco endomarginal; 14, sulco supra-esplenial; 15, cúlmen; 16, fissura primária; 17, declive; 18, folha do vérmis; 19, túber do vérmis; 20, pirâmide; 21, bulbo olfatório; 22, giro pró-reus; 23, sulco rinal medial; 24, sulco interno rostral; 25, sulco genual; 26, joelho do corpo caloso; 27, nervo óptico; 28, lâmina terminal (porção cinzenta); 29, comissura rostral; 30, tronco do corpo caloso; 31, recesso neuripofisário; 32, adesividade intertalâmica; 33, corpo mamilar; 34, nervo oculomotor; 35, comissura caudal; 36, colículo rostral; 37, véu medular rostral; 38, fibras transversas da ponte; 39, lóbulo central; 40, língula; 41, recesso fastigial do quarto ventrículo; 42, plexo coróide do quarto ventrículo; 43, nódulo; 44, úvula.

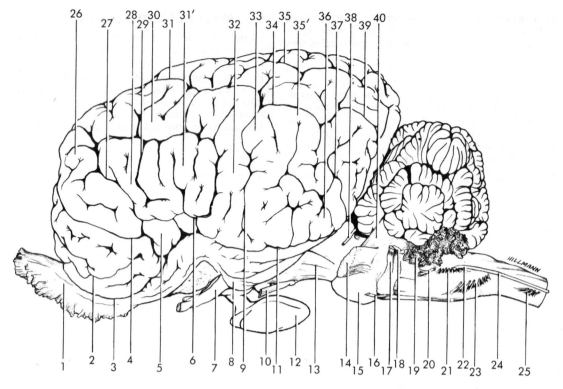

Figura 24-11. Cérebro de eqüino; vista lateral.

1, Bulbo olfatório; 2, sulco pró-reus; 3, sulco rinal lateral, parte rostral; 4, sulco pré-silviano; 5, ínsula, porção rostral; 6, fissura silviana; 7, trato óptico; 8, lobo piriforme, parte caudal; 9, sulco oblíquo; 10, nervo oculomotor; 11, sulco rinal lateral, parte caudal; 12, hipófise; 13, perna do cérebro; 14, nervo trigêmeo; 15, fibras transversas da ponte; 16, nervo abducente; 17, nervo facial; 18, nervo vestibulococlear; 19, plexo coróide do quarto ventrículo; 20, nervo glossofaríngeo; 21, nervo vago; 22, raiz caudal do nervo vago; 23, nervo hipoglosso; 24, raiz espinhal do nervo acessório; 25, radículas ventrais do primeiro nervo cervical; 26, giro composto rostral; 27, sulco diagonal; 28, giro silviano rostral; 29, sulco ectossilviano rostral; 30, giro ectossilviano rostral; 31, sulco supra-silviano rostral; 31', giro silviano médio; 32, giro oblíquo rostral; 33, giro oblíquo caudal; 34, sulco supra-silviano médio; 35, sulco ectomarginal; 35', giro silviano caudal; 36, giro composto caudal; 37, sulco ectossilviano caudal; 38, nervo troclear; 39, sulco supra-silviano caudal; 40, pedúnculo cerebelar médio.

ralmente. Os colículos caudais estão separados do véu medular rostral, dos pedúnculos rostrais do cerebelo e dos nervos trocleares por um sulco transversal raso. Uma faixa larga e plana, o braço do colículo caudal, prolonga o colículo caudal ventrorrostralmente dentro do corpo geniculado medial. Os **colículos rostrais** são consideravelmente maiores e mais escuros do que os colículos caudais. São muito proeminentes, quase hemisféricos, e estão separados dos colículos caudais por um sulco. Os colículos rostrais estão separados por um sulco muito profundo. Neste nível, com apenas o corpo pineal removido, a massa fibrosa relativamente grande do braço do colículo rostral é visível, e separada do colículo rostral por um sulco quase semicircular. Este sulco, nas partes mais laterais, representa a linha de **demarcação** entre os colículos rostrais e o corpo geniculado lateral. Ela se abre dentro do sulco transversal, entre os colículos rostral e caudal. A superfície lateral do mesencéfalo inclui parte das estruturas que acabamos de citar e é mais caracterizada pelo **sulco mesencefálico lateral**, que se estende do corpo geniculado medial até à ponte, onde ele se torna consideravelmente mais raso; o sulco mesencefálico lateral separa o trígono do lemnisco das pernas do cérebro. O sulco transverso da lâmina do tecto continua rostralmente dentro de um sulco muito curto, entre os braços dos colículos rostrais e caudais, cruza lateralmente sobre o braço do colículo caudal, com uma ligeira depressão e se torna o sulco entre o corpo geniculado medial e as pernas do cérebro. O **trígono do lemnisco** é a área incluída entre o colículo caudal e seu braço, dorsorrostralmente, a perna do cérebro, rostroventralmente, e o sulco prépontino, ventrocaudalmente. É limitado, dorsocaudalmente, por um sulco um tanto raso. A ligeira curva de superfície lisa é devida às fibras superficiais do lemnisco lateral. O trato crural transversal emerge como uma faixa estreita e ligeiramente proeminente na junção do braço do colículo caudal e do corpo geniculado medial, cruza sobre a perna do cérebro e desaparece no sulco medial deste último.

Pernas do cérebro

As **pernas do cérebro** representam a parte basal do mesencéfalo. Eles são dois feixes fibrosos espes-

SISTEMA NERVOSO DO EQÜINO

sos e longitudinais que divergem um pouco rostralmente e estão separados, caudalmente, pelo sulco intercrural. Este sulco aumenta rostralmente, imediatamente caudal ao corpo mamilar, para formar a fossa intercrural, que está perfurada por numerosos orifícios para a passagem de vasos sangüíneos, e é denominada de substância perfurada caudal. As pernas do cérebro possuem uma superfície ventral convexa. São mais estreitas em sua emergência rostral à ponte do que ao nível dos tratos ópticos. As finas estriações, em sua superfícies, são causadas por feixes de fibras longitudinais. O nervo oculomotor emerge da fossa intercrural dos pilares, no início da metade caudal. Dois sulcos, os sulcos crurais lateral e medial, subdividem a superfície crural em três feixes fibrosos distintos. As pernas do cérebro são feixes fibrosos um tanto grandes, contendo fibras que se originam no cérebro com destinações espinhal e medular. Seu tamanho é proporcional ao desenvolvimento do trajeto piramidal. Ao serem observadas em seção transversal, as pernas do cérebro, no eqüino, são estreitas, com um lado externo convexo. A substância negra ocupa sua concavidade interna, e o trato corticopontino, ocupa as partes média e lateral da seção transversal da cruz do cérebro. A pequena parte medial consiste de fibras piramidais. Como a estrutura do **tegmento do mesencéfalo** e da **substância negra** é revelada essencialmente a nível microscópico, a descrição das características anatômicas grosseiras é de interesse secundário, e ao leitor é sugerido consultar o Cap. 13.

Prosencéfalo

DIENCÉFALO

As superfícies do **diencéfalo** somente são visíveis durante o desenvolvimento inicial do cérebro, com exceção da superfície ventral. Elas são logo cobertas pelos hemisférios telencefálicos. Uma elevação esbranquiçada, de redonda a oval, o **corpo mamilar** (Figs. 24-5 e 10), caracteriza a parte mais caudal da superfície ventral ou hipotalâmica do diencéfalo, entre as pernas do cérebro, divergentes. No eqüino uma subdivisão superficial deste corpo não é evidente. Uma área cinza e proeminente, o **túber cinéreo,** estende-se entre os corpos mamilares, caudalmente, o quiasma óptico e os tratos ópticos, rostralmente, e as pernas do cérebro, lateralmente. A **hipófise** (um tanto imprecisamente citada como a glândula pituitária) está inserida no túber cinéreo pela neuro-hipófise proximal ou infundíbulo, cuja superfície externa está sempre circundada, ela parte infundibular da adeno-hipófise. Juntamente o hipotálamo e a hipófise, formam uma unidade topográfica, morfológica e funcional.

Grosseiramente, o limite rostral do diencéfalo está indicado pelo **quiasma óptico** e pelos **tratos ópticos.** Estas faixas fibrosas brancas e planas correm lateralmente, cobrindo parte do hipotálamo rostral. Elas passam sobre os lados ventral e lateral das pernas do cérebro e desaparecem entre estes e os lobos piriformes. Elas tornam-se consideravelmente mais planas e terminam dorsalmente no corpo geniculado lateral, que só é visível o se retirar uma parte dos hemisférios cerebrais. Ao mesmo tempo a superfície dorsal do tálamo é visível.

Após a remoção do plexo corióide do terceiro ventrículo, que cobre a superfície talâmica dorsal, duas grandes massas, bilateralmente simétricas, tornam-se aparentes. Elas estão separadas por um sulco mediano um tanto raso, a parte dorsal do terceiro ventrículo, que tem o formato de anel. Topograficamente, estes **tálamos** convexos, ovóides e um tanto planos, estão relacionados caudalmente aos colículos rostrais, lateralmente ao hipocampo, rostralmente ao hipocampo e ao núcleo caudado (do qual eles estão claramente separados por uma estreita faixa fibrosa, a **estria terminal**) e dorsalmente ao córtex do cérebro. A superfície dorsal do tálamo é irregularmente convexa em suas partes laterais, ao passo que a parte mediana, adjacente ao terceiro ventrículo, é plana. Por causa de uma camada superficial de fibras, toda a superfície dorsal é branca, exceto o fundo do sulco dorsal, entre os dois tálamos (terceiro ventrículo), a **aderência intertalâmica** (Fig. 24-10), que não possui fibras superficiais. A parte rostrolateral da superfície convexa dorsal é ligeiramente elevada e forma o tubérculo rostral. A junção entre as partes convexa lateral e a plana medial do tálamo está ocupada por um feixe plano de fibras mielínicas, a **estria habenular do tálamo.** As estrias habenulares são os pontos de inserção da lâmina ependimária do terceiro ventrículo. Dada a aparência irregular, após a remoção do plexo corpóide, as partes restantes da lâmina ependimária são conhecidas como a **tênia do tálamo.** Em suas extremidades caudais as estrias habenulares estão ligeiramente aumentadas devido aos núcleos habenulares. Diretamente caudal aos núcleos habenulares, as estrias habenulares do tálamo continuam como as habênulas para o corpo pineal e se unem para formar uma comissura conhecida como a comissura habenular da base do corpo pineal. O **corpo pineal** é um pequeno órgão ovóide situado numa profunda depressão mediana entre os tálamos e os colículos rostrais. Uma grande placa de fibras planas, horizontais e transversais, a comissura caudal, existe na borda entre o diencéfalo e o mesencéfalo, dorsal à abertura para o aqueduto do mesencéfalo. A superfície lateral do tálamo está topograficamente relacionada ao hipocampo e possui um relacionamento estrutural muito íntimo com a cápsula interna. As partes mais caudais destas superfícies estão representadas pelos **corpos geniculados lateral e medial.** A proeminência maior e mais elevada, rostrolateralmente, é o corpo geniculado lateral, que recebe a maioria das fibras do trato óptico. A pequena proeminência redonda situada mais caudoventralmente é o corpo geniculado medial, que está ligado ao colículo caudal pelo braço do colículo caudal.

Os dois tálamos encontram-se na linha média, formando a **aderência intertalâmica** (Fig. 24-10), que está circundada pelo terceiro ventrículo. Os **hipotálamos,** que estão fundidos em suas partes basais (*túber cinéreo),* defrontam-se através do terceiro ventrículo. Sua fusão é interrompida pelo **recesso neuro-hipofisário.** A extremidade rostral do diencéfalo em sua parte hipotalâmica continua dentro da área pré-óptica* e é limitada pela lâmina terminal, que se estende entre o quiasma óptico e a comissura rostral. Em sua parte talâmica a extremidade rostral do diencéfalo é um tanto rombuda e redonda. Ele defronta-se com o fórnix e as aberturas para os dois ventrículos laterais, os forames interventriculares. O diencéfalo caudal está intimamente ligado às estruturas mesencefálicas.

TELENCÉFALO (Figs. 24-9, 10 e 11)

Os dois **hemisférios,** quase simétricos, estão separados por uma profunda fissura longitudinal que começa caudalmente ao nível da **fissura transversa** e termina na superfície ventral do cérebro, imediatamente rostral ao quiasma óptico. Na parte caudal da fissura inter-hemisférica, os dois lados mediais dos hemisféricos aderem um ao outro através do tecido conjuntivo da leptomeninge, que está intimamente relacionada à grande veia do cérebro. O corpo caloso forma o fundo da fissura rostral a esta aderência. A **fissura longitudinal** dobra ao redor da parte rostral do joelho do corpo caloso e aparece na superfície ventral do cérebro. Dada a maior distância entre as superfícies mediais, no pólo caudal dos hemisférios cerebrais, a fissura longitudinal torna-se mais larga e se une à fissura transversa. A **foice do cérebro,** uma prega de dura-máter que está localizada na fissura longitudinal, une-se ao *tentório do cerebelo* membranáceo, na fissura transversa que separa os hemisférios cerebrais da base do cérebro e do cerebelo. Na superfície ventral do cérebro, a fissura transversa separa os hemisférios das pernas do cérebro e continua ainda mais rostralmente para separar os lobos piriformes das pernas e os tratos ópticos.

Cada hemisfério compreende uma superfície dorsolateral (convexa), uma medial e uma ventral (basal). Uma borda bem pronunciada demarca o limite entre as superfícies medial e dorsolateral. Os limites entre as outras superfícies são mais arredondados e transicionais. A superfície dorsolateral é convexa; externamente estas superfícies, dos dois hemisférios, são quase contínuas entre si em virtude da fissura longitudinal muito estreita, e só são separadas pela foice do cérebro. Numa transição quase não notada, as superfícies dorsolaterais unem-se às superfícies ventrais. A superfície medial é quase plana. Dorsalmente, está separada da superfície oposta pela foice do cérebro; ao nível onde a foice do cérebro diverge para formar o tentório do cerebelo membranáceo, ela torna-se ligeiramente convexa. Rostralmente à extremidade rostral ou joelho do corpo caloso a superfície medial é maior e une-se às superfícies basais que estão separadas pela fissura longitudinal. A superfície ventral é a mais irregular das três superfícies. Sua parte caudal está separada das pernas do cérebro e dos tratos ópticos pela continuação ventral da fissura transversa e da superfície dorsolateral e do pólo occipital dos hemisférios, por um sulco profundo regular, o sulco rinal lateral.

---

*Embora sob um ponto de vista desenvolvimentista a área pré-óptica certamente não seja uma parte do hipotálamo, ela será descrita juntamente com esta região, a qual assemelha-se estrutural e funcionalmente.

Medial ao sulco rinal lateral encontra-se o lobo piriforme. O **lobo piriforme** está dividido ao nível da fossa cerebral lateral em uma parte rostral e uma parte caudal. Em algumas referências somente a parte caudal foi citada como o lobo piriforme. A parte caudal do lobo piriforme curva-se ao redor da base do cérebro. A parte rostral do lobo piriforme está dentro da área limitada pelos tratos olfatórios medial e lateral e caudalmente pela fossa cerebral lateral.

A **fossa lateral do cérebro** é a grande depressão, nas superfícies ventral e ventrolateral do hemisfério, que acomoda a artéria cerebral média e conduz para a fissura silviana ou fissura lateral do cérebro. Dadas as numerosas aberturas para os vasos sangüíneos penetrantes, a parte caudal do triângulo olfatório é muitas vezes citada como a **substância perfurada rostral.** Os **tratos olfatórios medial** e **lateral** surgem rostralmente do **pedúnculo olfatório.** O **bulbo olfatório** está localizado na extremidade rostral do pedúnculo olfatório.

O **pólo rostral** (frontal) de cada hemisfério é um tanto rombudo, comprimido bilateralmente, ligeiramente convexo e coberto em parte pelo bulbo olfatório. O **pólo caudal** (occipital) é maior que o pólo frontal, rombudo, convexo no sentido da superfície dorsolateral e mais achatado no sentido das superfícies medial e ventral do cérebro. A parte do pólo caudal que está relacionada ao tentório do cerebelo membranáceo é muito plana e é ligeiramente denteada pelos colículos rostral e caudal, em sua junção com as superfícies ventral e medial.

Além da substância cinzenta do córtex, cada hemisfério contém os núcleos telencefálicos subcorticais, o corpo estriado, o *núcleo da alça peduncularɸ* (de Meynert), o claustrum e o corpo amigdalóide. Todo o complexo é muitas vezes conhecido como o corpo estriado, que está subdividido no páleo-estriado (pallidum ou globo pálido — de origem diencefálica), o neoestriado (núcleo caudado e o putame) e o arquiestriado (corpo amigdalóide).

O **corpo estriado** é o grande núcleo basal do hemisfério. Está situado rostralmente ao tálamo e à perna do cérebro. No sentido restrito, ele recebe seu nome do fato de que seus componentes, o núcleo caudado e o putame, estão separados por grande número de feixes fibrosos de origem talâmica e cortical que formam a cápsula interna. Os espaços entre os feixes fibrosos estão ocupados por substância cinzenta. Em seção transversal, as substâncias cinzenta e branca possuem um aspecto estriado.

O **núcleo caudado** (Fig. 24-7) é uma grande massa cinzenta que forma o assoalho do ventrículo lateral. Este núcleo tem o formato de uma pêra alongada, com sua parte estreita direcionada dorsocaudolateralmente. Sua extremidade rostral, convexa e grande, é denominada de cabeça e torna-se progressivamente mais estreita no sentido da extremidade caudal do núcleo. Termina grosseiramente com sua cauda aproximadamente no nível de um plano transverso, através do centro do corpo geniculado lateral; entretanto, continua microscopicamente como um cordão celular muito pequeno que entra em contato com a extremidade caudal do putame. A zona entre a cauda e a cabeça é muitas vezes citada como o corpo do núcleo caudado. A superfície dor-

SISTEMA NERVOSO DO EQÜINO

sal e muito regular do nucleo caudado forma o fundo da parte rostral do ventrículo lateral. O núcleo caudado defronta-se com o corpo caloso, onde o ventrículo está reduzido a uma cavidade muito estreita. Sua metade caudal, começando ao nível do forame interventricular se relaciona, em sua parte medial, ao plexo coróide do ventrículo lateral; sua parte lateral situa-se livre no ventrículo. O núcleo caudado é limitado lateral e ventralmente pela cápsula interna e ao mesmo tempo está no limite lateral do ventrículo lateral. Medialmente o núcleo caudado localiza-se imediatamente adjacente ao tálamo e ao corpo geniculado lateral. O limite entre estas duas estruturas está indicado pela **estria terminal,** um trato de fibras brancas que se relaciona topograficamente com a fímbria do hipocampo.

O **putame** está situado lateralmente ao núcleo caudado e dele separado pela cápsula interna. Ele pode ser demonstrado mascroscopicamente pela remoção do opérculo da ínsula, da cápsula extremaϕ, do claustrum e da cápsula externa. O putame é uma massa um tanto estreita e muito alongada de células que está intimamente relacionada, rostralmente, com a parte ventrolateral da cabeça do núcleo caudado. Ele é ligeiramente oblíquo dorsomediocaudalmente. Sua superfície lateral é um tanto convexa e está coberta pela cápsula externa; sua superfície medial é ligeiramente côncava e acomoda o globo pálido, que é difícil de demonstrar macroscopicamente. Sua extremidade rostral é mais espessa do que a sua extremidade caudal; a borda ventral do núcleo é espessa em comparação à borda dorsal, que é particularmente aguda em sua parte caudal.

O **globo pálido,** juntamente com o putame que o cobre externamente como uma tampa, é circundado por fibras. Os dois núcleos são muitas vezes conhecidos com o núcleo lentiforme, uma designação que certamente não é justificada por causa de diferenças funcionais e de desenvolvimento. O globo pálido é a parte mais velha de todo o corpo estriado e é caracterizado pelo grande número de fibras nervosas mielínicas e células nervosas difusamente distribuídas. Está ligado, a áreas corticais e partes da base do cérebro, por numerosas fibras aferentes e eferentes, concentradas dentro da *alça lenticular* e do *fascículo lenticular*ϕ.

O **núcleo acumbente** é um núcleo que está localizado rostromedioventralmente da cabeça do núcleo caudado, entre este e a superfície ventromedial livre do hemisfério, e ventrolateralmente ao rostro do corpo caloso. Este núcleo acubente está perfurado pela comissura rostral.

A **cápsula interna** torna-se aparente após a remoção quer do putame e do globo pálido, com suas estruturas de cobertura, ou do núcleo caudado e do tálamo, e pode ser isolado prontamente (Fig. 24-5). A cápsula interna consiste de uma placa relativamente espessa de fibras que liga o córtex a praticamente todo o restante dos núcleos do cérebro. Após haver passado através do corpo estriado ou entre o núcleo caudado e o tálamo, medialmente, o putame, lateralmente, as fibras da cápsula interna espalham-se em todas as direções, dentro do córtex, para formar, juntamente com as fibras do corpo caloso, a **coroa radiada.** A superfície externa da cápsula interna é côncava; a superfície interna é convexa. Ele efetivamente forma um ângulo de abertura lateral que é ocupado pelo putame e pelo globo pálido e que separa a cápsula interna em três segmentos distintos: a parte rostral ou frontal, a parte caudal ou occipital e, entre elas, o joelho *(joelho da cápsula interna).* A parte rostral está situada entre a cabeça do núcleo caudado, medialmente, e o putame e o globo pálido, lateralmente, e é caracterizada por fibras que estão orientadas predominantemente horizontalmente e separadas por ilhas de substância estriada cinzentas. A parte caudal é forrada pela cauda do núcleo caudado e o tálamo, medialmente, e o putame e o globo pálido, lateralmente; suas fibras estão orientadas sagitalmente e dispostas mais horizontalmente no sentido do pólo occipital do cérebro.

A **cápsula externa** é uma lamela muito fina de fibras brancas que separam o claustrum e o putame (Fig. 24-5). É ligeiramente convexa lateralmente e côncava medialmente e se une dorsalmente à cápsula interna.

Após a remoção do opérculo e da cápsula extrema, o **claustrum** é observado como uma faixa de substância cinzenta, muito fina e alongada, de largura quase igual, lateralmente convexa e ligeiramente côncava medialmente, e com uma borda ventral fina e aguda que é um pouco mais espessa do que a borda dorsal.

O **corpo amigdalóide** é um complexo cinzento, de diversos núcleos, com a forma de amêndoa. Ele está situado lateroventrocaudalmente ao corpo estriado, dentro da parte caudal do lobo piriforme. Este núcleo, ligeiramente curvo e às vezes com o formato de gota, está lateralmente relacionado ao córtex, medialmente ao giro ambiente, dorsalmente ao putame e ventralmente à parte caudal do lobo piriforme.

A superfície do cérebro girencefálico do eqüino está dobrada em numerosos giros separados por sulcos, cuja nomenclatura está longe de ser definitivamente estabelecida. A citoarquitetura das diversas partes do neocórtex que poderiam ajudar a resolver problemas comparativos de nomenclatura é incompletamente conhecida. Apesar disto, numa base anatômica comparativa, é possível denominar alguns dos giros e sulcos mais constantes.

A superfície lateral do hemisfério é demarcada por uma depressão profunda, a **fissura silviana** ou fissura lateral do cérebro, e que é a continuação lateral da fossa lateral rostral à parte caudal do lobo piriforme. O **sulco supra-silviano** subdivide o hemisfério lateral em um território dorsal e um lateral. Ele é um sulco um tanto longo e profundo que se origina próximo à borda medial da superfície dorsolateral dos hemisférios, como o **sulco supra-silviano rostral,** e que corre numa direção ventrolateral e caudal oblíqua para terminar no *sulco supra-silviano caudal.* Um outro sulco, o **sulco pré-silviano,** origina-se próximo à extremidade rostral do **sulco supra-silviano,** passa rostroventrolateralmente, dobra ventrocaudalmente e termina no sulco rinal lateral, rostral à fissura lateral do cérebro.

A parte central do hemisfério circundando a fissura lateral do cérebro está limitada, ventralmente, pelo sulco rinal caudal e parte do sulco rinal rostral, rostralmente pelo sulco pré-silviano, dorsalmente pelos sulcos supra-silvianos rostral e médio, e, caudalmente, pelo sulco supra-silviano caudal.

No eqüino a fossa lateral está incompletamente circundada por um sulco ligeiramente curvo, o **sulco ectossilviano,** o qual, com numerosas interrupções, separa a parte central do hemisfério em uma divisão dorsal e ventral. Esta parte central também está separada, numa porção rostral e caudal, pelo **sulco oblíquo,** particularmente bem desenvolvido no eqüino, se originando do sulco supra-silviano e correndo numa direção rostroventral. A divisão dorsal é conhecida como o **giro ectossilviano,** e a ventral, como o giro silviano; cada um deles consiste de uma parte rostral e uma parte caudal.

No eqüino apenas uma parte muito pequena da **ínsula** está localizada na superfície, enquanto a restante está coberta pelo **opérculo,** uma cobertura para o curto giro insular. A fissura silviana é geralmente subdividida em três ramos, os ramos rostral, caudal e um médio, quase vertical.

Um número variável dos curtos giros insulares aparece na superfície, cobertos pelos ramos da artéria cerebral média. A disposição das fileiras dos giros insulares é muito regular. Estes giros tornam-se um tanto maiores na parte rostral descoberta da ínsula e continuam dentro das partes mais rostrais dos hemisférios. Às vezes há uma ligeira depressão devida à passagem de ramos da artéria média do cérebro. A continuação rostral dos giros insulares pode subdividir-se em um giro ventral e um dorsal; o giro ventral é adjacente ao sulco rinal e continua dentro do giro pró-reus; o giro dorsal está localizado entre o sulco pré-silviano, ventralmente, e a continuação rostral do ramo rostral da fissura silviana, dorsalmente. Este ramo rostral é muitas vezes citado como o sulco subsilvianoϕ e continua rostralmente dentro do **sulco diagonal.** Há muita variação individual, de modo que esta descrição não se enquadra necessariamente a todos os espécimes examinados.

O **giro silviano** é uma grande estrutura alongada situada entre o sulco pré-silviano, rostral e ventralmente, e o sulco ectossilviano, dorsalmente. Uma incisão profunda é formada pelo sulco oblíquo e numerosas outras incisões por sulcos menores, todos os quais fornecem ao giro, como um todo, uma aparência muito irregular. O **giro ectossilviano** é comparável no tamanho bem como na extensão ao giro silviano. Ele é coberto pelo sulco ectossilviano, ventralmente, e o sulco supra-silviano, dorsalmente. Muitos sulcos pequenos, às vezes bastante rasos, dão um aspecto muito irregular a este giro. A parte média do giro ectossilviano é conhecida como o giro ectossilviano médio; ele está subdividido pelo sulco oblíquio em um giro oblíquio caudal e rostral. As porções rostrais dos giros silviano e ectossilviano são unidas pelo giro composto rostral e, suas porções caudais, pelo giro composto caudal.

A parte marginal ou periférica do hemisfério cerebral ocupa sua superfície dorsolateral e está revestida pelas três porções do sulco supra-silviano, lateralmente. Sua parte rostral está forrada pelo sulco rinal, ventralmente, e pelo sulco esplenial, medialmente. Dois giros estão separados pelo **sulco marginal.** Um giro, o **giro marginal,** está localizado caudomedialmente e forma a borda dorsal do hemisfério. O outro, o giro ectomarginal, está localizado

mais lateralmente. O sulco marginal começa logo caudal ao giro comunicante, entre os giros marginal e ectomarginal, corre quase paralelo à borda dorsal do hemisfério e termina no pólo occipital, em sua superfície tentorial.

O **giro ectomarginal** é um giro um tanto complicado e extremamente variável, limitado, lateralmente, pelas porções mediana e caudal do sulco supra-silviano e, medialmente, pelo sulco marginal. O giro ectomarginal consiste de três partes — rostral, média e caudal. Um sulco longitudinal muito irregular, o **sulco ectomarginal,** subdivide a porção média em duas porções irregulares, medial e lateral. Esta divisão pode ser complicada por numerosos sulcos menores cuja topografia individual está sujeita a grande variação individual.

O **giro marginal** começa rostralmente, entre o sulco rinal e o sulco pré-silviano, e termina na superfície cerebelar, no pólo occipital do hemisfério. Ele está subdividido, em uma porção medial e lateral, pelo sulco endomarginal. A porção mais rostral da parte marginal do hemisfério cerebral está ocupada pelo **giro pró-reus,** um giro arredondado, convexo e bem desenvolvido. Seu limite ventral é o sulco rinal medial.

Na junção dos terços rostral e médio da borda dorsal do hemisfério, um sulco profundo, o **sulco cruzado,** separa o **giro pré-cruzado** e o **giro pós-cruzado.** Tendo início na superfície medial dos hemisférios, às vezes do sulco esplenial, o sulco cruzado corre numa direção dorsolateral e termina próximo à borda dorsal do hemisfério, onde muitas vezes é pouco visível. O giro pós-cruzado, que é bem maior do que o giro pré-cruzado, está limitado caudalmente por um sulco geralmente bem desenvolvido, o **sulco anseado.** Este sulco origina-se do sulco esplenial e corre muito obliquamente, rostrodorsal e lateralmente, para se unir ao sulco supra-silviano. Esta extremidade do sulco anseado é muitas vezes conhecida como o **sulco coronal.**

Entre o sulco anseado, rostralmente, o sulco marginal, lateralmente, e o sulco esplenial, medialmente, encontra-se o giro marginal. Um sulco longitudinal, o sulco endomarginal, subdivide este giro em uma porção lateral e medial. A parte caudal da superfície medial do hemisfério, no sentido do pólo occipital, é caracterizada por um giro que está limitado, lateralmente, pela parte caudal do sulco marginal, e, medialmente, pela parte caudal do sulco esplenial. Diversos pequenos sulcos dão um aspecto muito irregular a este **giro occipital.**

Na superfície medial, um sulco profundo e quase eqüidistante entre a borda dorsal da superfície dorsolateral e o corpo caloso é conhecido como **sulco esplenial.** Aproximadamente paralelo à borda dorsal do hemisfério, ele inicia rostroventralmente ao joelho do corpo caloso e termina ao nível da fissura transversa, lateralmente à lâmina tectal. Um pequeno sulco, o *sulco calcarino,* origina-se neste nível. O sulco esplenial separa a parte periférica da área cingular localizada centralmente ao redor do corpo caloso. Em suas extremidades rostral e caudal as duas áreas fundem-se. Muito pouca variação é observada na superfície medial do hemisfério. Um giro, o **giro do cíngulo,** quase circunda o corpo caloso. Na periferia o giro está forrado pelo sulco es-

SISTEMA NERVOSO DO EQÜINO

plenial; no sentido de seu centro ele está forrado pelo corpo caloso. No centro, entre estas duas bordas, o giro do cíngulo é subdividido, em uma parte periférica e outra central, pela fissura sublímbicaϕ, muitas vezes interrompida.

O **rinencéfalo** filogeneticamente é a parte mais antiga do telencéfalo, e aquela parte do córtex cerebral (pálio) é denominada de arquipálio. A parte dorsal circunda a parte basal como uma camada e é conhecida como o pálio ou córtex. Ele está diretamente vinculado à olfação bem como relacionado com a regulação dos processos autônomos. Apesar de sua óbvia diferença de tamanho, nos vários animais, sua estrutura e organização permanecem um tanto uniformes.

A extremidade rostral do rinencéfalo é o bulbo olfatório. É uma estrutura alongada, oval e plana que está orientada numa direção lateral, ligeiramente oblíqua, localizada ventrorrostralmente ao pólo frontal do hemisfério. A superfície dorsocaudal lisa do bulbo está seguramente aplicada na superfície hemisférica. Suas bordas, lateral e medial, são um tanto planas e agudas, enquanto a superfície ventrolateral é muito irregular e com numerosas fibras pequenas, as fibras olfatóriasϕ. Os bulbos olfatórios estão localizados nas fossas etmóides, atravessadas por numerosos furos, através dos quais as fibras olfatórias passam. Os **pedúnculos olfatórios** continuam os bulbos olfatórios. Eles são feixes fibrosos brancos e planos, que aumentam consideravelmente em direção caudal, e se subdividem em três raízes ou tratos distintos. A parte rostral do lobo piriforme, uma área triangular, está situada entre os tratos olfatórios lateral e medial. O **trato olfatório lateral** curva-se, de modo acentuado, dorsolateralmente. Ele é um tanto maior no ponto onde se origina no pedúnculo olfatório do que em suas partes mais caudolaterais, onde gradativamente se estreita até atingir a fossa lateral. Neste local ele dobra medialmente, aumenta consideravelmente e forma o **giro diagonal,** rostralmente à parte caudal do lobo piriforme e ao trato óptico. O trato olfatório lateral está limitado, lateralmente, pelo giro olfatório lateral, e, medialmente, pelo sulco rinal medial. O giro olfatório lateral, às vezes, está subdividido, em partes longitudinais, por um raso sulco irregular.

O **trato olfatório medial** em sua origem no pedúnculo olfatório é tão grande quanto o trato olfatório lateral. Ele logo se estreita e depois desaparece numa direção mediocaudal, na superfície medial do hemisfério, terminando na região septal. O **trato olfatório intermédio** ou médio consiste efetivamente de um feixe plano, indistinto, de fibras olfatórias, que está localizado entre os tratos medial e lateral e que desaparece rapidamente na substância cinzenta do tubérculo olfatório. Estas fibras compõem a parte rostral do espaço entre as duas estrias olfatórias e que é denominada de trígono olfatório. Caudalmente ao trígono olfatório encontra-se a área olfatóriaϕ, que está separada do trígono olfatório por um sulco muito raso. Este sulco continua com os sulcos lateral e medial, geralmente um pouco mais profundos, entre esta área e os dois tratos olfatórios. A superfície cinzenta da área olfatória é um tanto irregular. No eqüino ela forma uma protuberância bem desenvolvida conhecida como o tubérculo olfatório. Uma parte caudal muito estreita, imediatamente rostral ao giro diagonal, é atravessada por numerosos orifícios para a passagem de vasos sangüíneos, o que explica por que esta parte é muitas vezes designada como a **substância perfurada rostral.** O giro diagonal e o trato olfatório medial terminam rostralmente à comissura rostral e ventralmente ao joelho do corpo caloso.

O **paleopálio** é representado pelo **lobo piriforme,** que está topograficamente separado, nas partes rostral e caudal, pela fossa lateral. Lateralmente o lobo piriforme está demarcado pela parte caudal do sulco rinal lateral; medialmente, pelo sulco do hipocampo que separa o paleopálio do arquipálio. Caudalmente continua dentro do neocórtex, do qual ele está, às vezes, separado por um sulco muito raso. Um sulco longitudinal divide o lobo piriforme em duas partes longitudinais: a laterodorsal e a medioventral. O giro laterodorsal, cuja área cortical é conhecida como a *área pré-piriforme temporal*ϕ, pode ser novamente subdividido em duas faixas estreitas, especialmente em sua parte rostral. Diversos sulcos, às vezes quase invisíveis (*sulco rinal ventral*ϕ, *sulco semianular*ϕ, *sulco ventral do rinencéfalo*ϕ) subdividem as partes medial e ventral no giro lunar mais rostral e ventral (*giro lunar*ϕ) e o giro ambienteϕ lateral e caudal e finalmente o giro uncinado que continua no giro denteado.*

O hipocampo, o giro denteado, o giro fasciolar e uma fina camada de substância cinzenta na superfície dorsal do corpo caloso no todo compõem o **arquipálio. O hipocampo** é a parte caudal do arquipálio, que foi invaginada para dentro do ventrículo lateral através do sulco do hipocampo. Ele está situado nas partes caudal e medial do ventrículo lateral e segue sua inflexão ao redor da cápsula interna para dentro do lobo piriforme. As partes rostrais dos dois hipocampos tocam-se, mas divergem consideravelmente em suas extremidades caudais. Observado da superfície ventricular, o hipocampo é uma estrutura regularmente convexa, plana e alongada; situa-se dorsalmente ao tálamo e caudomedialmente ao núcleo caudado, do qual ele está separado pelo plexo coróide do ventrículo lateral. O plexo coróide do terceiro ventrículo está interposto entre o hipocampo e o tálamo. Em sua superfície ventricular o hipocampo é forrado por uma fina camada de fibras brancas, o álveo, que continua dentro do fórnix. Eles formam coletivamente a fímbria, uma espessa faixa fibrosa ao longo da borda rostrolateral do hipocampo e sob a qual emerge o plexo coróide do ventrículo lateral. A borda caudomedial do hipocampo segue o limite caudomedial do ventrículo lateral. Após a remoção de todo o diencéfalo, pelo corte rostral aos tratos ópticos e ao nível da estria terminal, a superfície ventral do hipocampo torna-se visível na superfície medial do hemisfério. A linha de demarcação no sentido do paleopálio é fornecida pelo sulco do hipocampo. Este sulco separa o **giro para-hipocampal** caudomedial (também conhecido como o subículo), uma estru-

---

*A nomenclatura utilizada neste parágrafo é de Zietzschmann et al., 1943.

tura do paleopálio ligada ao neocórtex, do giro denteado rostrolateral e da fímbria. O **giro denteado** está demarcado por sulcos transversos que dão a todo o giro seu aspecto regular e seu nome. O giro continua rostral e dorsalmente sob o esplênio do corpo caloso, dentro de uma pequena convolução conhecida como o giro fasciolar, o qual, por sua vez, continua com o indúsio cinzento (*parte supracomissural*). Este indúsio é uma camada extremamente fina e estreita de substância cinzenta, na superfície dorsal do corpo caloso, que contém dois diminutos feixes fibrosos, as estrias longitudinais mediais, próximo à linha média.

O **corpo caloso** é uma espessa comissura branca inter-hemisférica que forma o fundo da fissura longitudinal em seus dois quartos médios. Ele se estende dentro dos dois hemisférios onde forma o teto dos ventrículos laterais e dentro da substância branca do pálio como a radiação do corpo caloso. O corpo caloso é ligeiramente oblíquo dorsocaudalmente (Fig. 13-18) e simultaneamente convexo na direção longitudinal, por onde as duas extremidades apresentam uma convexidade crescente. A superfície dorsal do corpo caloso é visível na profundidade da fissura longitudinal e, quando liberada do pálio que a cobre, é plana ou ligeiramente côncava transversalmente em sua superfície dorsal. A superfície dorsal livre corresponde essencialmente à parte mediana do órgão, o corpo ou o tronco. Ele está dorsalmente relacionado às duas estrias longitudinais mediais e à parte supracomissural, bem como com a borda ventral da foice do cérebro e o giro fornicado. Esta última estrutura e o corpo caloso estão separados por um sulco profundo, o sulco do corpo caloso. A parte livre da superfície ventral forma o teto do ventrículo lateral. Esta parte lateral da porção ventricular é côncava; entretanto, ela torna-se convexa no sentido da linha média, ao nível da inserção do septo telencefálico. A extremidade rostral da porção central do corpo caloso está situada num plano mais ventral do que sua extremidade caudal. É espesso e inclina-se caudal e ventralmente, formando o joelho, que se afina consideravelmente dentro do rostro do corpo caloso e se une à *lâmina terminal cinzenta*. A extremidade caudal está situada consideravelmente mais dorsal do que a extremidade rostral. A extremidade caudal, que é geralmente mais espessa do que a extremidade rostral, é conhecida como o esplênio e está inclinada ventrorrostralmente, fazendo contato com o fórnix.

Em virtude das numerosas interseções das fibras dos sistemas de associação e projeção com as fibras do corpo caloso, é virtualmente impossível seguir as fibras do corpo caloso até seus pontos de terminação na substância branca dos hemisférios. Entretanto, é possível dissecar os sistemas maiores do corpo caloso e sua radiação, que se estendem dentro das diferentes porções do neopálio e que recebem denominações de acordo com sua terminação (*parte frontal, parte occipital,* e assim por diante).

A parte central da *lâmina terminal alva*, embrionária, cuja parte dorsal desenvolve-se no corpo caloso, dá origem ao **septo telencefálico** (pelúcido). No cérebro do animal adulto, este septo é uma fina placa de substância nervosa situada entre o corpo caloso, dorsalmente, e o fórnix, ventralmente, e entre os dois ventrículos laterais; ele efetivamente consiste de duas lâminas que estão localizadas nos lados da linha média. Rostralmente o septo está inserido no joelho côncavo do corpo caloso; caudalmente diminui consideravelmente de altura se inserindo no esplênio do corpo caloso. Na maior parte dos animais as lâminas do septo telencefálico estão fundidas na linha média. Em alguns eqüinos, entretanto, uma cavidade extremamente pequena pode ser encontrada entre estas lâminas, a cavidade do septo telencefálico.

Numa secção meio sagital através do cérebro, a **comissura rostral** só pode ser observada como uma pequena seção transversal através de um feixe fibroso que está situado na extremidade superior da *lâmina terminal cinzenta,* rostral ao fórnix. Após a área pré-comissural, a parte basal da cabeça do núcleo caudado e do septo do *núcleo acumbente* serem removidos, a parte rostral da comissura pode ser facilmente demonstrada como um pequeno feixe fibroso, com o formato de um U, que corre na direção rostrolateral. Em sua parte mais rostral o feixe se achata consideravelmente e subdivide-se em fibras menores que terminam na área olfatória. A parte caudal é menos desenvolvida e é um feixe fibroso, um tanto pequeno, que geralmente não pode ser seguido por uma longa distância. Da parte mediana, mais horizontal, da comissura rostral as fibras correm dorsal, lateral e ligeiramente caudal, aparentemente ligadas a algumas fibras da estria terminal, e desaparecem no lado lateral do núcleo caudado. Estas fibras interligam essencialmente os corpos amigdalóides.

A comissura do arquipálio é representada pela comissura do fórnix e será descrita juntamente com o mesmo. O fórnix é composto predominantemente de fibras que ligam o corpo mamilar aos hipocampos e vice-versa. É uma estrutura bilateralmente simétrica, na linha média do cérebro, localizada ventralmente ao septo telencefálico e dorsal ao tálamo, corpos geniculados e aos hipocampos. O fórnix está composto por três partes: as pernas caudodorsais, o corpo intermédio e as colunas rostroventrais. Estas porções podem ser expostas pela remoção do corpo caloso e pelo acompanhamento da porção rostroventral dentro dos corpos mamilares. As pernas do fórnix que estão localizadas caudodorsal e ventrolateralmente são duas faixas fibrosas um tanto largas e planas que continuam rostralmente dentro do corpo do fórnix. Caudalmente tornam-se mais planos e seguem a borda rostrolateral de cada hipocampo, contínuo com a fímbria, e cobrem o hipocampo com uma fina camada fibrosa, o álveo. A borda rostrolateral da fímbria, que é fina e afilada, em oposição à borda caudomedial espessa, defrontando-se com o hipocampo, é o ponto de inserção da lâmina epitelial do plexo coróide do ventrículo lateral, que está inserido ventralmente ao longo da estria terminal. Os dois hipocampos estão ligados através das comissuras do fórnix, sendo claramente visíveis apenas do lado ventral. Dado ao seu formato de vela, as comissuras são às vezes conhecidas como psaltério.

O corpo do fórnix continua as duas pernas do mesmo rostralmente. É uma estrutura um tanto plana, na direção transversal, e convexa, na direção

SISTEMA NERVOSO DO EQÜINO

rostrocaudal. Ajuda a formar o assoalho mais íngreme ou a parede caudal dos dois ventrículos laterais. O septo telencefálico está inserido à sua linha média. No seu terço caudal o septo telencefálico está em contato com a superfície ventral do corpo caloso. A superfície ventral do corpo do fórnix defronta-se com o plexo coróide do terceiro ventrículo e a porção rostral do plexo coróide dos ventrículos laterais. Esta localização é logo dorsal ao forame interventricular (de Monro) que está situado ao nível da extremidade rostral da estria terminal, entre o tálamo e o corpo do fórnix, e se defronta diretamente com o tálamo. Localizado na extremidade rostral do plexo coróide do terceiro ventrículo, que está inserido na superfície ventral do corpo do fórnix, encontra-se um pequeno tubérculo amarelado, o órgão subfornical (*organum vasculosum subfornicale*). Ao nível do terço rostroventral do forame interventricular, logo acima da comissura rostral, o corpo do fórnix começa a subdividir-se em dois feixes distintos denominados de colunas do fórnix, que divergem ligeiramente, correm quase paralelas uma a outra, e terminam no corpo mamilar. Eles seguem numa curva caudoventral e, por curta distância, formam a borda rostrolateral do terceiro ventrículo conhecida como a parte livre ϕ da coluna do fórnix. As colunas do fórnix desaparecem na parede do terceiro ventrículo (em realidade dentro do hipotálamo); esta porção, a *parte tectal da coluna do fórnix* ϕ pode facilmente ser exposta e seguida até sua terminação no corpo mamilar. A comissura rostral pode ser reconhecida entre as colunas divergentes do fórnix quando observada da superfície ventricular.

MENINGES

As **meninges** no eqüino são conforme descritas na seção geral. Maiores detalhes, particularmente aplicáveis às meninges do eqüino, serão descritos nesta seção.

A **dura-máter cranial** é espessa e intimamente fundida ao endósteo, que está particularmente muito inserido nas linhas de sutura. A **foice do cérebro** está inserida na crista parietal interna, dorsalmente, na crista etmóide, rostralmente, e, na protuberância occipital interna, caudalmente. A *foice do cérebro* é mais espessa dorsalmente e, em sua margem convexa mais dorsal, contém o seio venoso sagital. A porção ventral da foice é mais fina e em alguns espécimes possui pequenas áreas fenestradas. A margem côncava ventral da foice não entra em contato com o corpo caloso, em todo seu comprimento entre os hemisférios cerebrais, particularmente em

sua porção caudal. O vaso que foi citado como o seio sagital ventral no eqüino deve ser denominado de veia do corpo caloso por causa de sua localização extradural. O **tentório do cerebelo** e o **diafragma da sela** não possuem nenhumas características especiais no eqüino. A **dura-máter espinhal** possui "tubos" únicos que circundam tanto as raízes dorsais como as ventrais dos nervos espinhais, do principal tubo da dura-máter até seu forame intervertebral de saída do canal vertebral. A dura-máter espinhal, no eqüino, possui dois ligamentos suspensórios acessórios de inserção. Eles são planos e triangulares e estendem-se da superfície ventral do tubo dural até os ligamentos do dente do áxis.

As características especiais da **aracnóide do encéfalo,** no eqüino, são as presenças de intumescimentos das vilosidades aracnóideas nos eqüinos mais idosos. Algumas das vilosidades aracnóides aumentam e projetam-se dentro de um seio sagital dorsal e são às vezes denominadas de **granulações aracnóideas** ou pacchionianas. A **aracnóide do encéfalo** e a **espinhal** circundam a cavidade subaracnóidea, que se liga ao sistema ventricular do cérebro através das aberturas laterais, em pares, do quarto ventrículo. A aracnóide está separada da dura-máter pela espessa cavidade subdural capilar, exceto onde está ligada por vasos sangüíneos que passam para dentro ou oriundos do cérebro e medula espinhal e onde se funde com a dura-máter na emergência dos nervos craniais e espinhais. A aracnóide, no eqüino, mais espessa, está fundida com a pia-máter na superfície ventral do primeiro segmento cervical da medula espinhal e da porção caudal da medula oblonga, e possui uma disposição serreada dorsolateral que se insere na dura-máter e no osso occipital, juntamente com a primeira disposição serreada do ligamento denteado. Esta estrutura foi denominada como o ligamento suspensório da aracnóide.

A **pia-máter espinhal** possui um espesso ligamento denteado (1mm) cuja primeira disposição serreada se une ao intumescimento aracnóideo, conforme anteriormente mencionado. Nenhuma outra característica especial da pia-máter é facilmente aparente, grosseiramente, no eqüino.

BIBLIOGRAFIA

Braun, A. 1950. Der segmentale Feinbau des Ruckenmarks des Pferdes. Acta Anat. 10 (Supplement 12). 76 pp.

Zietzschmann, O., E. Ackernecht and H. Grau. 1943. Ellenberger and Baum's Handbuch der vergleichenden Anatomie der Haustiere. 18th ed. Berlin, Springer-Verlag.

SISTEMA NERVOSO PERIFÉRICO

NERVOS CRANIANOS

H. P. Godinho *e* R. Getty

Nervos Olfatórios (I)

Os **nervos olfatórios** são peculiares, pois suas fibras não estão agregadas para formarem um tronco, mas ligadas em pequenos feixes com o bulbo olfatório. Eles não são mielinizados e correspondem aos processos centrais das células olfatórias que estão situadas na região olfatória da túnica mucosa da cavidade nasal. Esta região é distinguida por sua coloração marrom e compreende a parte caudal do labirinto etmoidal, uma pequena área adjacente da concha nasal dorsal e a superfície correspondente do septo nasal. Os feixes nervosos estão circundados por bainhas derivadas das membranas do cérebro e passam através dos forames da lâmina crivosa para unirem-se a superfície convexa do bulbo olfatório.

Nervos terminais. Intimamente relacionados aos nervos olfatórios, os **nervos terminais** penetram no telencéfalo a partir da porção caudal do septo nasal. Eles passam através da lâmina crivosa do osso etmóide e estão inseridos, por meio de diversas radículas, a uma área do cérebro, medial do trato olfatório. Os nervos estão cobertos pela pia-máter e apresentam, na porção intracranial, uma série de pequenos gânglios terminais (Johnston, 1914; Cutore, 1919).

Nervo vomeronasal. O **nervo vomeronasal** emerge da superfície dorsal do órgão vomeronasal por meio de diversas ramificações finas que correm caudalmente no septo nasal. Normalmente se unem em um ou dois troncos e penetram na borda mesial da lâmina crivosa. Ao atingir a cavidade cranial o nervo vomeronasal corre um pouco lateralmente e termina na superfície caudal do bulbo olfatório, no bulbo olfatório acessório, que não é uma estrutura muito evidente no eqüino.

Nervo Óptico (II)

O **nervo óptico** é composto de fibras que são os processos centrais das células ganglionares da retina. As fibras convergem dentro do bulbo do olho até o disco do nervo óptico (papila óptica), onde são coletadas em um tronco redondo, o nervo óptico. O nervo assim formado penetra no corióide e na esclera, emerge da parte posterior do globo ocular e passa caudal e medialmente para o canal óptico. Após correr este último, sofre decussação com o do lado oposto para formar o quiasma óptico (Fig. 24-12). De acordo com Prince et al. (1960), a decussação do nervo óptico é incompleta. Apenas 12 a 15 por cento das fibras passam para o lado ipsilateral da cabeça. Isto está em concordância com a colocação lateral dos olhos e o pequeno campo binocular à frente, que o eqüino possui. Na órbita o nervo é ligeiramente flexuoso, está encaixado na gordura por trás do bulbo do olho e circundado pelo músculo retrator do bulbo. Sua parte intra-óssea tem aproximadamente 3 cm de comprimento. A bainha do nervo é formada por prolongamentos das meninges do cérebro e inclui continuações dos espaços subdural e subaracnóideo.

Nervo Oculomotor (III)

O **nervo oculomotor** surge por diversas radículas da superfície basal da perna do cérebro, um pouco lateral à fossa intercrural. Ele dobra acentuadamente em sentido lateral e rostral, cruza sobre o seio cavernoso, continuando acima do nervo maxilar e em companhia do nervo oftálmico para a fissura orbitária. Ele emerge (Fig. 24-12) com o último nervo e o nervo abducente e divide-se imediata-

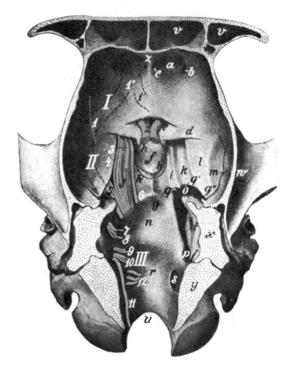

Figura 24-12. Assoalho da cavidade craniana de eqüino.

As raízes dos nervos cranianos estão apresentadas no lado esquerdo e designadas pelos números 2 a 12; I, Fossa rostral do crânio; II, fossa média do crânio; III, fossa caudal do crânio; a, fossa etmoidal; b, forame etmoidal; c, forame para a artéria etmoidal externa da artéria oftálmica externa; d, asa do osso pré-esfenóide; e, sulco óptico; f, fossa hipofisária; g, crista esfeno-occipital; h, h', contorno da hipófise; h", ligeira elevação representando o dorso da sela; i, k, sulcos para os nervos e seios cavernosos; l, depressão para o lobo piriforme do cérebro; m, sulco para a artéria meníngea média; n, depressão para a ponte; o, forame lácero; p, forame jugular; q, incisura carótida; q', incisura oval; q", incisura espinhosa; r, depressão para a medula oblonga; s, forame hipoglosso; t, meato acústico interno; u, forame magno; v, seio frontal; w, processo zigomático do osso temporal; x, secção da parte petrosa do osso temporal; y, secção do osso occipital; z, crista galli; 1, 1', 1" linhas pontilhadas indicando a posição dos tratos olfatórios. (De Ellenberger e Baum, 1914.)

SISTEMA NERVOSO DO EQÜINO

mente em dois ramos. O **ramo dorsal** é curto e se divide em duas ramificações que suprem o músculo reto dorsal e o músculo levantador da pálpebra superior. O **ramo ventral** (Figs. 22-21 e 22) é bem maior e mais longo. Ele supre as fibras motoras para o gânglio ciliar (que se situa diretamente neste ramo, no eqüino), ramos curtos para o músculo reto medial e músculo reto ventral e um ramo longo que passa rostralmente no músculo reto ventral para terminar no músculo oblíquo ventral.

Nervo Troclear (IV)

O **nervo troclear** é o menor dos nervos cranianos. Ele surge do pedúnculo rostral do cerebelo imediatamente caudal ao colículo caudal (Figs. 24-7 e 8), curva-se lateral e rostralmente, penetra no tentório do cerebelo e passa rostralmente ao longo da borda lateral do nervo maxilar. Antes de perfurar a dura-máter, o nervo troclear envia algumas ramificações para o tentório do cerebelo. O nervo troclear emerge do crânio através de um pequeno forame, imediatamente acima da fissura orbitária ou através de um pequeno forame, imediatamente acima da fissura orbitária ou através desta, e passa rostralmente ao longo da parede medial da órbita para terminar na parte caudal do músculo oblíquo dorsal (Fig. 22-22). Ele também inerva o músculo oblíquo dorsal acessório do muar (Mobilio, 1912). Os nervos trocleares direito e esquerdo decussam-se no véu medular rostral.

Nervo Trigêmeo (V)

O **nervo trigêmeo** é o maior da série de nervos cranianos (Fig. 24-12). Está ligado à parte lateral da ponte por uma grande raiz sensorial e uma raiz motora menor (Fig. 13-16).

O **gânglio trigeminal** (gânglio semilunar) é uma massa de fibras e células nervosas em forma crescente que sobrepõe-se à parte rostrolateral do forame lacerado e está parcialmente encaixado no tecido fibroso denso que ocupa o forame, exceto onde os vasos e nervos o atravessam. Seu eixo longo, que é de aproximadamente 2,5 cm de comprimento, está direcionado rostral e medialmente; sua face rostral convexa dá origem aos nervos oftálmico, ao maxilar e à parte sensorial do nervo mandibular. A superfície do gânglio é irregularmente estriada. Ele está ligado por filamentos ao plexo carotídeo adjacente, do nervo simpático, e envia ramificações delicadas para a dura-máter.

O **nervo trigêmeo** possui essencialmente a mesma disposição do nervo espinhal típico. Ele se divide em três ramos — o oftálmico, o maxilar e o mandibular.

NERVO OFTÁLMICO. O **nervo oftálmico** (Figs. 22-21 e 22) é puramente sensorial e é o menor dos três ramos do nervo trigêmeo. Ele surge medialmente da parte rostral do gânglio trigeminal, passa rostralmente ao longo do lado lateral do seio cavernoso e se reúne ao nervo maxilar por certa distância. Penetra na fissura orbitária juntamente com o terceiro e o sexto nervos e divide-se em três ou quatro ramos.

O **nervo lacrimal** origina-se do ramo zigomaticotemporal ou diretamente do nervo oftálmico e corre rostralmente no músculo reto dorsal e músculo levantador da pálpebra superior; ramifica-se essencialmente na glândula lacrimal e na pálpebra superior. O **ramo zigomaticotemporal** é o ramo mais lateral do nervo oftálmico. Ele surge isoladamente do nervo oftálmico ou em um tronco comum com o nervo lacrimal, realiza intercâmbio de ramificações com o ramo zigomaticofacial do nervo maxilar, perfura a periórbita e emerge da fossa orbitária caudal ao processo supra-orbitário; forma um plexo com ramos do nervo auriculopalpebral e do nervo frontal e se ramifica na pele da região temporal.

O **nervo frontal** corre rostralmente e quase paralelo ao músculo oblíquo dorsal, a princípio dentro e depois fora da periórbita. Ele passa através do forame supra-orbitário como o **nervo supra-orbitário** juntamente com a artéria do mesmo nome e se ramifica na pele da testa e pálpebra superior, formando um plexo com o ramo zigomaticotemporal e o nervo auriculopalpebral.

O **nervo nasociliar** corre rostral e medialmente, passando sob o músculo reto dorsal e se divide em dois ramos. Destes, o **nervo etmoidal** é a continuação do tronco principal. Ele acompanha a artéria etmoidal através do forame etmoidal dentro da cavidade cranial e cruza a parte ventral da fossa etmoidal. Deixando o crânio, através de uma abertura na lâmina crivosa, próximo à crista galli, ele penetra na cavidade nasal e se ramifica na túnica mucosa do septo nasal e concha nasal dorsal. Ali emite alguns ramos para o seio frontal. O outro ramo, o **nervo infratroclear**, corre rostralmente para o canto medial e se ramifica na pele desta região; emite ramificações para a conjuntiva e para a carúncula lacrimal e, um longo ramo, que supre a terceira pálpebra e os ductos e saco lacrimais. Ele também supre, com algumas ramificações, a mucosa do seio frontal (Grau, 1939). Antes de se dividir em seus ramos terminais, o nervo nasociliar emite um ramo comunicante para o gânglio ciliar e os **nervos ciliares longos**. O ramo comunicante segue o nervo oculomotor, passa através do gânglio ciliar e se une aos nervos ciliares curtos; juntamente atingem o bulbo do olho. Os nervos ciliares longos, delicados, correm rostralmente na porção dorsal do músculo retrator do bulbo, atravessam o mesmo e depois perfuram a esclera.

NERVO MAXILAR. O **nervo maxilar** é puramente sensorial e bem maior do que o nervo oftálmico. Ele se estende rostralmente do gânglio trigeminal na fossa cranial média no grande sulco maxilar do osso basisfenóide. Se relaciona medialmente ao seio cavernoso e dorsalmente ao nervo oftálmico, com o qual está reunido por certa distância. Emerge através do forame rotundo, passa rostralmente na fossa pterigopalatina, dorsalmente à artéria maxilar (mergulhado em gordura) e continua no canal infra-orbitário como o **nervo infra-orbitário** (Fig. 22-22). Seus ramos são os seguintes:

O **ramo zigomaticofacial** (Fig. 24-13) surge antes do nervo maxilar atingir a fossa pterigopalatina (Figs. 22-21 e 22). Ele penetra na periórbita e divide-se em dois ou três ramos delicados que passam, ao longo da superfície do músculo reto lateral, para o canto lateral e se ramificam, essencialmente, na pálpebra inferior e pele adjacente. Ligações são

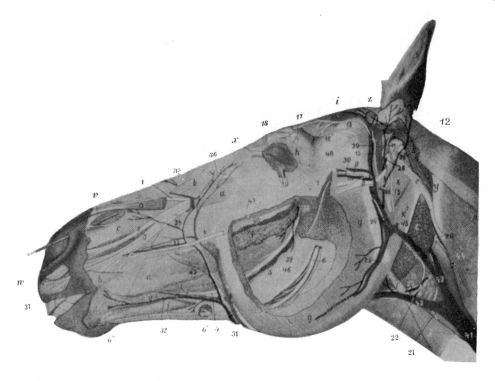

Figura 24-13. Dissecação da cabeça de eqüino.
Os múculos masseter e superficial e a glândula parótida foram, em sua maior parte, removidos. a, Músculo levantador do lábio maxilar; b, músculo levantador nasolabial; c, parte ventral do músculo lateral do nariz; d, músculo bucinador; e, massa comum do músculo bucinador e do músculo depressor do lábio mandibular; f, músculo depressor do lábio mandibular; g, músculo masseter; h, músculo orbicular do olho; i, músculo temporal; k, (acima do n.º 13) músculo occipito-hióideo; k, (acima do n.º 45), parte occipitomandibular do músculo digástrico; l, músculo esternocefálico; l', tendão de l; m, músculo omo-hióideo; n, músculo cricofaríngeo; o, tendão do músculo cleidomastóideo; p, músculo esplênio; q, glândulas bucal ventral e labial; r, glândulas bucais dorsais; s, restante da glândula parótida; t, glândula mandibular; u, nodos linfáticos cervicais profundos craniais; v, sonda passada dentro do divertículo nasal; w, corno da cartilagem alar; x, ligamento palpebral medial; y, processo transverso do atlas; z, cartilagem escutiforme do ouvido; 1, ramo nasal externo; 2, ramos nasais internos; 3, ramos labiais maxilares; 4, parte rostral do ramo bucal dorsal; 5, nervo bucal; 6, 6', nervo alveolar mandibular; 6'', nervo mentoniano (continuação de 6); 7, nervo massetérico; 8, nervo facial (cortado); 9, ramo facial transverso; 10, anastomose entre 9 e 8; 11, ramo auricular interno; 12, nervo auricular caudal; 13, ramo digástrico; 14, ramo cervical do nervo facial (cortado); 15, nervo auriculopalpebral; 16, nervo lacrimal; 17, nervo frontal; 18, nervo infratroclear; 19, ramo zigomaticofacial; 20, nervo acessório; 21, ramo ventral do nervo acessório (para o músculo esternocefálico); 22, ramo terminal ventral do primeiro nervo cervical; 23, artéria tireóidea cranial; 24, artéria maxilar; 25, ramo massetérico; 26, artéria auricular (grande) caudal; 26', ramo medial de 26; 27, ramo lateral de 26; 28, artéria auricular profunda; 29, artéria auricular rostral; 30, artéria facial transversa; 31, artéria facial; 32, artéria labial mandibular; 33, artéria labial maxilar; 34, artéria lateral do nariz; 35, artéria dorsal do nariz; 36, artéria angular do olho; 37, ramificações dos ramos labiais maxilares; 38, ramo da artéria bucal; 39, veia bucal; 40, veia facial profunda; 41, veia jugular externa; 42, veia maxilar; 43, veia linguofacial; 44, veia cerebral ventral; 45, segmento da veia auricular caudal; 46, ramo da mandíbula; 47, crista facial; 48, arco zigomático; 49, ducto parótido. (De Ellenberger e Baum, 1914.)

formadas com ramos do nervo lacrimal e do ramo zigomaticotemporal.

O **nervo pterigopalatino** (Fig. 24-14) é emitido, na fossa pterigopalatina, da borda ventral do nervo maxilar (Fig. 22-22). É largo e plano e forma um plexo no qual diversos pequenos gânglios pterigopalatinos são interpostos. Ele se divide no nervo nasal caudal, nervo palatino maior e nervo palatino menor. (1) O **nervo nasal caudal** passa através do forame esfenopalatino, no qual sustenta um ou mais gânglios diminutos, penetra na cavidade nasal e divide-se nos ramos medial e lateral (Fig. 22-22). O ramo medial corre rostralmente no tecido submucoso da parte ventral do septo nasal, fornece ramificações para a túnica mucosa e para a área do órgão vomeronasal, passa através da fissura palatina e ramifica-se na parte rostral do palato duro (nervo nasopalatino). O ramo lateral ramifica-se na túnica mucosa da concha nasal ventral e nos meatos nasal ventral e nasal médio. (2) O **nervo palatino maior** (Figs. 22-21 e 22) é o maior dos três ramos. Ele corre rostralmente no canal palatino maior e no sulco palatino, se ramificando no palato duro e nas gengivas. Ele também supre ramificações para o palato mole e emite ramos que passam através de pequenos forames no processo palatino para suprirem a túnica mucosa do meato ventral (ramos nasais caudais ventrais). Ele também emite os delgados nervos palatinos acessórios, que passam através dos forames palatinos menores do osso palatino e inervam áreas dos

SISTEMA NERVOSO DO EQÜINO

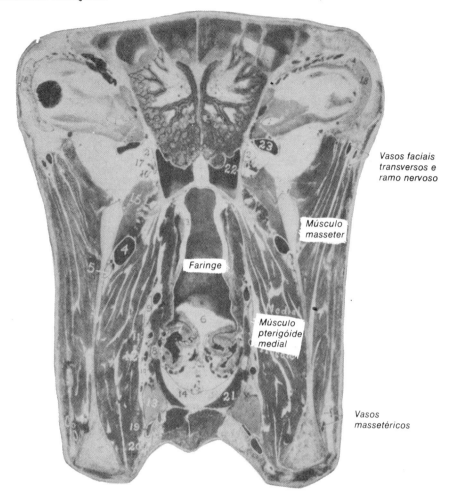

Figura 24-14. Secção transversal da cabeça de eqüino.
A secção passa através da cabeça 1 cm caudal ao canto lateral, e está cortada perpendicularmente à superfície dorsal. 1, Nervos ópticos; 2, nervo infra-orbitário; 3, tuba auditiva, lâmina medial; 4, veia maxilar; 5, nervo mandibular (nervo lingual do nervo mandibular para a direita de 5); 6, epiglote; 7, palato mole; 8, osso tíreo-hióideo (nervo hipoglosso para a esquerda de 8); 9, osso estilo-hióideo (ramo lingual do nervo IX abaixo de 9); 10, tendão do músculo digástrico; 11, artéria lingual; 12, tronco linguofacial; 13, extremidade rostral da glândula mandibular; 14, lâmina da cartilagem tireóide; 15, nervo bucal (perfurando a origem do músculo pterigóideo lateral); 16, artéria maxilar; 17, artéria infra-orbitária; 18, glândula lacrimal; 19, veia linguofacial (veia sublingual acima e medial a 19); 20, ducto parotídeo; 21, músculo tíreo-hióideo; 22, nervo pterigopalatino; 23, veia facial profunda unindo-se com a veia oftálmica.

palatos duro e mole. (3) O **nervo palatino menor** é o menor dos três ramos (Figs. 22-21 e 22). Ele segue ventral e rostralmente, em conjunto com a veia palatina, no sulco do lado medial do túber da maxila e se ramifica no palato mole.

Os **gânglios** e o **plexo pterigopalatinos** (Fig. 24-15 e Quadro 13-2) situam-se na parte perpendicular do osso palatino e processo pterigóideo, sob a cobertura do nervo maxilar. As fibras aferentes do plexo e dos gânglios originam-se essencialmente dos ramos do nervo pterigopalatino e do nervo do canal pterigóideo. Misturado com eles estão diversos gânglios diminutos e um ou mais gânglios maiores. O **nervo do canal pterigóideo** (nervo Vidiano) é formado pela união do **nervo petroso profundo** com o **nervo petroso maior** do nervo facial. Ele passa rostralmente, a princípio, entre a tuba auditiva e o osso basisfenóide, penetra no canal entre o osso e o processo pterigóideo e se une à parte caudal do plexo pterigopalatino. Filamentos eferentes, os ramos orbitários, vão para a periórbita e para os vasos oftálmicos, e outros acompanham os ramos do nervo maxilar, ao redor do qual eles têm uma disposição plexiforme. Outros ramos comunicam-se com ramos do nervo palatino menor, do nervo palatino maior e do nervo nasal caudal.

O **nervo petroso profundo** é simplesmente uma comunicação entre os gânglios pterigopalatinos e o sistema simpático. Ele contém fibras pós-ganglionares do gânglio simpático cervical cranial por intermédio do plexo carotídeo. Ele passa através do gânglio pterigopalatino, sem sinapses, e acompanha os ramos dos nervos pterigopalatinos para suprir a túnica mucosa da cavidade nasal e do palato.

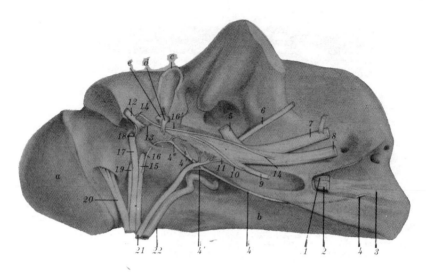

Figura 24-15. Dissecação profunda da base do crânio, vista da direita e ventralmente.

A cavidade timpânica está aberta e o processo paramastóide foi serrado e removido. a, Côndilo occipital; b, corpo do osso basisfenóide; c, meato acústico externo (parte removida); d, martelo; e, bigorna; 1, segmento do nervo oftálmico; 2, segmento do nervo maxilar; 3, plexo pterigopalatino; 4, nervo do canal pterigóideo; 4', nervo petroso profundo; 4", ramo para o plexo timpânico; 4'", nervo petroso maior; 5, nervo auriculotemporal (cortado); 6, nervo massetérico (cortado); 7, nervo mandibular (elevado); 8, nervo lingual (cortado); 9, tronco comum dos nervos pterigóideo medial e lateral (cortado); 10, nervo tensor do tímpano; 11, gânglio óptico; 12, nervo facial; 13, nervo estapédio; 14, corda do tímpano; 15, nervo glossofaríngeo (cortado); 16, nervo timpânico; 16', nervo petroso menor; 17, nervo vago (cortado); 18, ramo auricular de 17; 19, nervo acessório (cortado); 20, nervo hipoglosso (cortado); 21, nervo carótido interno; 22, artéria carótida interna. (De Zietzschmann et al., 1943.)

O **nervo infra-orbitário** é a continuação do tronco maxilar. Ele atravessa o canal infra-orbitário, emerge através do forame infra-orbitário e divide-se nos ramos nasal e labial maxilar. Durante seu percurso emite ramos alveolares maxilares que suprem os dentes, o periósteo alveolar e as gengivas.

Pequenos **ramos alveolares maxilares** caudais são emitidos na fossa pterigopalatina, passam através de pequenos forames no túber da maxila e suprem os dentes molares caudais e o seio maxilar. Os ramos alveolares maxilares médios são emitidos no canal infra-orbitário e constituem o suprimento nervoso essencial para os dentes molares e o seio maxilar. Os ramos alveolares maxilares rostrais correm rostralmente no canal alveolar e suprem ramos para os dentes caninos e incisivos. Os músculos citados unem-se uns aos outros para formar o plexo dentário maxilar do qual os ramos dentário e gengival são emitidos.

Os **ramos nasais externos**, de dois a três em número, acompanham o músculo levantador do lábio maxilar e ramificam-se na região nasal.

Os grandes **ramos nasais internos** fornecem ramos para o lábio superior e narina, passam sobre o processo nasal do osso incisivo, sob a cobertura do músculo lateral do nariz, e ramificam-se na túnica mucosa do vestíbulo nasal.

Os **ramos labiais maxilares** são as maiores terminações do nervo infra-orbitário. Eles passam ventral e rostralmente sob a cobertura do músculo levantador nasolabial e, após suprirem a pele da parte rostral da bochecha, formam uma rica ramificação terminal na pele e túnica mucosa do lábio superior. Eles ligam-se aos ramos bucais dorsais do nervo facial.

NERVO MANDIBULAR. O **nervo mandibular** é formado pela união de duas raízes; destas, a grande raiz sensorial vem do gânglio trigeminal e a raiz motora é a parte menor do nervo trigêmeo. Ele emerge do crânio através da incisura oval do forame lacerado e passa entre a asa do osso basisfenóide e o processo muscular da parte petrosa do osso temporal. Ele então corre rostral, ventral e um pouco lateralmente, entre a superfície ventral do músculo pterigóideo lateral e a bolsa gutural e, ao atingir a superfície lateral do músculo pterigóideo medial, divide-se em dois ramos terminais — os nervos mandibular alveolar e o nervo lingual. Emite os seguintes ramos:

O **nervo massetérico** (Figs. 24-13 e 22-18) passa lateralmente pela incisura mandibular, através da superfície rostral da articulação temporomandibular, dobra ventralmente e penetra na face profunda do músculo masseter, no qual se ramifica.

Os **nervos temporais profundos** (Fig. 22-18), de dois a três em número, surgem do nervo mastigatório ou por um tronco comum, com o nervo massetérico. Eles suprem o músculo temporal.

O **nervo bucal** passa ventral e rostralmente, à princípio através da superfície medial da articulação temporomandibular, depois através da parte rostral do músculo pterigóideo lateral (Fig. 24-14) e entre a veia bucal e o túber da maxila (Fig. 24-13). Continua rostralmente no tecido submucoso da bochecha, ao longo da borda ventral do músculo depressor do lábio mandibular, e se divide em ramos que se ramificam na túnica mucosa e glândulas dos lábios, na vizinhança da comissura. Emite o pequeno **nervo petrigóideo lateral** e, por meio de pequenos ramos, supre o músculo do mesmo nome. O nervo bucal também supre pequenos ramos para o músculo temporal e destaca numerosas ramificações colaterais para a túnica mucosa da bochecha e para as glândulas bucais. Ele também se comunica com os ramos bucais ventrais do nervo facial. O **nervo pterigóideo medial** surge juntamente com o nervo anterior, passa ventral e rostralmente sob o tronco principal e divide-se em ramos que penetram na parte caudal do músculo pterigóideo medial, na divisão entre as duas camadas do músculo (Fig. 24-15). Antes de penetrar nesse músculo, entretanto, o nervo pterigóideo medial passa através do gânglio óptico e emite nervos para o músculo tensor do véu palatino e para o músculo tensor do tímpano.

O **gânglio óptico** (Fig. 13-8 e Quadro 13-2) está situado no nervo mandibular, próximo à origem do nervo bucal, se relacionando medialmente ao músculo tensor do véu palatino e a tuba auditiva. Ele recebe fibras parassimpáticas pré-ganglionares (raiz motora) por meio do nervo petroso menor. Estas fibras são as únicas que fazem sinapse no gânglio. As fibras pós-ganglionares deixam o gânglio através de ramos comunicantes com os nervos auriculotemporal e bucal. São fibras secretoras para as glândulas parótidas e bucal dorsal, respectivamente. O gânglio também recebe fibras que derivam do plexo na artéria maxilar. São fibras pós-ganglionares cujos corpos de células simpáticas estão localizados no gânglio cervical cranial. Estas últimas fibras meramente passam através do gânglio óptico e, por meio do nervo auriculotemporal, inervam os vasos sangüíneos da glândula parótida. Fibras simpáticas também atingem a tuba auditiva e as glândulas bucais dorsais. As fibras que deixam o gânglio são descritas como as raízes eferentes. O gânglio óptico é pequeno e um tanto difícil de ser encontrado e, em muitos casos, é substituído por alguns diminutos gânglios entremeados em um fino plexo.

O **nervo auriculotemporal** (Figs. 24-13 e 15 e 22-18) corre lateralmente através do músculo pterigóideo lateral, passa entre a glândula parótida e o colo do ramo da mandíbula, dobra ao redor desta e divide-se em dois ramos. O **ramo transverso da face** acompanha os vasos transversos da face e ramifica-se na pele da bochecha. O ramo ventral, maior, une-se aos ramos bucais ventrais do nervo facial. Antes de sua divisão, o nervo emite ramificações para a bolsa gutural, glândula parótida, ouvido externo (nervos auriculares rostrais), pele do meato acústico externo e para a membrana timpânica. Seus ramos concorrem com filamentos do ramo cervical do nervo facial na formação do plexo auricular.

O **nervo alveolar mandibular** (Figs. 24-13 e 22-17 e 18) surge, juntamente com o nervo lingual, por um tronco comum que passa rostralmente, a princípio, no músculo pterigóideo lateral e depois inclina-se ventralmente entre o músculo pterigóideo medial e o ramo da mandíbula. O nervo lingual e o nervo alveolar mandibular separam-se em um ângulo agudo. Este último penetra no forame mandibular e corre no canal mandibular (Fig. 24-16). Emergindo no forame mentoniano como o nervo mentoniano ele termina ao se dividir em seis a oito ramos mentonianos e ramos labiais mandibulares, que se ramificam no lábio inferior e queixo. Antes de penetrar no osso, o nervo emite o **nervo milo-hióideo**, que corre ventral e rostralmente entre o ramo da mandíbula e o músculo milo-hióideo; ele supre esse músculo, o ventre rostral do músculo digástrico e a pele da parte rostral do espaço mandibular. Os ramos alveolares mandibulares emitidos do nervo para dentro da mandíbula estão dispostos como os nervos correspondentes da maxila.

O **nervo lingual** surge por um tronco comum com o nervo alveolar mandibular (Figs. 22-17 e 18). Após separar-se deste último, corre ventral e rostralmente, situando-se a princípio entre o ramo da mandíbula e o músculo pterigóideo medial e, depois, na face medial do músculo milo-hióideo. Ao atingir a raiz da língua, emite o *nervo sublingual*, que corre rostralmente no músculo estiloglosso e acompanha o ducto mandibular na face profunda da glândula sublingual. O nervo sublingual supre a túnica mucosa da língua e o assoalho da boca. Na raiz da língua o nervo lingual emite ramos recorrentes para o istmo da fauce, que se comunica com o ramo lingual do nervo glossofaríngeo. O nervo lingual dobra ao redor da borda inferior do músculo estiloglosso e do músculo hioglosso, passa dorsal e rostralmente entre este último e o músculo genioglosso e continua rostralmente, neste, para a ponta da língua. Ao dobrar-se ele emite um ou mais ramos ascendentes que se ramificam na face profunda do músculo hioglosso. Fornece ramos para a túnica mucosa e para as papilas fungiformes da língua e se liga aos ramos do nervo hipoglosso e ao nervo sublingual. Gânglios diminutos ocorrem nos ramos

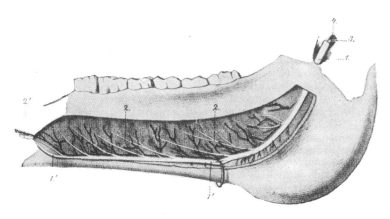

Figura 24-16. Parte do ramo da mandíbula de eqüino; vista medial.

O osso foi removido para apresentar os vasos e os nervos. 1, 1', Nervo alveolar mandibular; 2, ramos para os dentes molares e gengivas; 2', ramo para os dentes caninos e incisivos; 3, artéria alveolar; 4, veia satélite. (Segundo Ellenberger, 1908.)

mais finos do nervo lingual. O **ramo da corda do tímpano,** do nervo facial, une-se ao nervo lingual na origem deste e está com ele incorporado na distribuição para a língua.

Os **gânglios mandibulares** (Fig. 13-8 e Quadro 13-2) são relativamente numerosos (5 a 12) e de tamanho variável (de pequenos gânglios, quase invisíveis a olho nu, até gânglios de quase 1 cm de comprimento). Estão em uma área triangular que é limitada caudalmente pela borda rostral do músculo pterigóideo medial, ventralmente pelo ducto mandibular e a glândula mandibular, dorsalmente pelos nervos lingual e sublingual e rostralmente pela glândula sublingual. Um grupo rostral e caudal de gânglios pode ser reconhecido, apesar da variabilidade de sua localização dentro dessa área. A maioria dos gânglios está ligada ao nervo lingual ou ao nervo sublingual por meio de ramos comunicantes do nervo lingual, enquanto os gânglios do grupo caudal estão ligados aos ramos do nervo sublingual. Estes ramos comunicantes são fibras aferentes dos gânglios mandibulares. Eles efetivamente pertencem à corda do tímpano e deixam os nervos lingual e sublingual neste ponto. As fibras eferentes são os ramos glandulares. As fibras do grupo rostral distribuem-se, essencialmente, na glândula sublingual, e, as fibras do grupo caudal, percorrem o ducto mandibular e atingem a glândula mandibular. Algumas fibras eferentes também distribuem-se na mucosa bucal. Pequenos gânglios foram descritos como estando localizados dentro da glândula mandibular (Catania, 1924).

Nervo Abducente (VI)

O **nervo abducente** emerge da base do cérebro, caudalmente à ponte e imedialmente lateral à pirâmide (Fig. 13-16). Ele passa rostralmente através da ponte, penetra na dura-máter e acompanha os nervos oculomotor e oftálmico, ventralmente aos quais ele emerge através do forame orbitário. Na órbita, ele se divide em dois ramos muito curtos, que inervam os músculos reto lateral e retrator do bulbo. Dentro do crânio recebe filamentos simpáticos do plexo carotídeo.

Nervo Facial (VII)

O **nervo facial** possui sua origem superficial na parte lateral do corpo trapezóide, imediatamente caudal à ponte (Fig. 13-16). Ele passa lateral e rostralmente ao oitavo nervo (Fig. 24-12), penetrando no meato acústico interno. No fundo do meato os dois nervos se separam, o nervo facial correndo no canal facial da parte petrosa do osso temporal. O canal e o nervo estão, a princípio, direcionados lateralmente entre os vestíbulo e a cóclea, depois curvam-se caudal e ventralmente na parede caudal do tímpano para terminar no forame estilomastóideo. A dobra formada pelo nervo é denominada de joelho e sustenta, em seu ponto mais elevado, o **gânglio geniculado** redondo (Fig. 13-8). As fibras periféricas do gânglio geniculado constituem a **corda do tímpano.**

O nervo consiste de duas partes, a motora e a sensorial. A **parte motora** constitui boa parte do nervo. Sua origem profunda é das células do núcleo facial, que está localizado na medula, próximo à superfície ventral e ventromedial para o principal núcleo sensorial do nervo trigêmeo. Ao deixar o núcleo as raízes fibrosas passam dorsomedialmente, inclinam-se rostralmente próximas ao plano mediano e então dobram acentuada e ventralmente para o ponto de emergência. O mais alto ponto da dobra fica subjacente à substância cinzenta da eminência medial, no assoalho do quarto ventrículo, e o núcleo abducente situa-se na concavidade da curva. A pequena **parte sensorial** consiste de axônios de células ganglionares do gânglio geniculado, que está interposto no nervo facial quando este dobra ventralmente no canal facial. As fibras desta parte, após penetrarem na medula oblonga, passam para o núcleo do trato solitário, que também é partilhado pelo nono e décimo nervos cranianos. Estas fibras sensoriais, mais as fibras pré-ganglionares autônomas que se originam no núcleo parassimpático do nervo facial (núcleo salivatório), constituem o **nervo intermédio.**

Após sua emergência através do forame estilomastóideo (Fig. 24-13), o nervo facial passa ventral, rostral e lateralmente na bolsa gutural, sob a cobertura da glândula parótida. A seguir passa entre a origem da artéria temporal superficial e a artéria maxilar, medialmente, e a veia temporal superficial, lateralmente. A seguir cruza a borda caudal dos ramos da mandíbula, ventralmente à artéria transversa da face e aproximadamente 3,5 a 4 cm ventralmente à articulação do queixo. Ele recebe o ramo ventral do nervo auriculotemporal e emerge sob a glândula parótida, quer antes ou após dividir-se nos ramos bucal dorsal e ventral. Os seguintes ramos colaterais são emitidos, os primeiros cinco sendo emitidos dentro do canal facial, e, os outros, entre o forame estilomastóideo e a borda do queixo.

O **nervo petroso maior** surge do gânglio geniculado. Embora este nervo surja diretamente do gânglio, contém fibras motoras bem como fibras sensoriais. Ele deixa o canal facial através de um canalículo ósseo, contribuindo com um filamento para o plexo timpânico. Após receber o nervo petroso profundo do plexo carotídeo do nervo simpático, ele emerge através do forame lacerado. Continua então como o **nervo do canal pterigóideo,** que passa no canal do mesmo nome e termina no plexo pterigopalatino e no gânglio pterigopalatino (Fig. 24-15 e 13-8).

Um ramo delicado emerge do gânglio geniculado ou distalmente a ele, em companhia da corda do tímpano (Barone e Bossy, 1962), e une-se a um filamento originado do plexo timpânico para formar o nervo petroso menor; este termina no gânglio óptico.

O **nervo estapédio** (Fig. 24-15) é um curto filamento emitido pelo nervo facial quando este dobra, para baixo, no canal facial. Ele inerva o músculo estapédio.

A **corda do tímpano** (Fig. 24-15) é um pequeno nervo que surge um pouco ventralmente ao nervo anterior e segue um percurso recorrente no pequeno canal do processo mastóide do osso temporal para atingir a cavidade timpânica. Ele atravessa esta cavidade, passando entre o cabo do martelo e o longo ramo da bigorna. Emergindo através da fissura petrotimpânica, o nervo passa ventral e rostralmente na bolsa gutural, cruza por baixo da artéria maxilar e se une ao nervo lingual. Envia ramificações para os gânglios mandibulares e, através de sua incorporação ao nervo lingual, fornece fibras

SISTEMA NERVOSO DO EQÜINO

para os corpúsculos gustatórios dos dois terços rostrais da língua.

Filamentos anastomóticos unem-se ao ramo auricular do nervo vago, próximo ao forame estilomastóideo.

O **nervo auricular caudal** surge do nervo facial em sua emergência do canal facial (Fig. 24-13). Ele corre dorsal e caudalmente com a artéria auricular caudal, sob a cobertura da glândula parótida, e supre os músculos auricular caudal e o auricular dorsal e a pele da superfície convexa do ouvido externo. Ele se liga aos ramos do primeiro e segundo nervos cervicais.

O **ramo auricular interno** origina-se do nervo facial, próximo ou juntamente com o nervo anterior (Fig. 24-13). Ele ascende na glândula parótida, logo caudal à cartilagem auricular, passa através de uma abertura na cartilagem e se ramifica na pele da superfície côncava do ouvido externo.

O **ramo digástrico** (Fig. 24-13) surge do nervo facial, ventralmente aos nervos auriculares, e desce sob a cobertura da glândula parótida. Seus ramos inervam o ventre caudal do músculo digástrico e sua parte occipitomandibular, o músculo estilo-hióideo e o músculo occipito-hióideo. Em sua origem emite um pequeno ramo que forma uma alça ao redor da artéria auricular caudal, ou seu ramo caudal, e reúne-se ao tronco.

O **nervo auriculopalpebral** (Fig. 24-13) surge da borda dorsal do nervo facial, próximo à borda caudal do ramo da mandíbula. Ele ascende na glândula parótida, caudalmente à artéria temporal superficial, e termina nos ramos auricular rostral e zigomático. Os pequenos ramos auriculares rostrais formam, com os ramos frontal e lacrimal do nervo trigêmeo, o plexo auricular. Eles inervam o músculo auricular rostral e o músculo parotidoauricular. O ramo zigomático (ramo temporal) corre rostral e medialmente sobre o músculo temporal para o ângulo medial do olho, forma um plexo com os ramos terminais do nervo oftálmico e se distribui como ramos palpebrais no músculo orbicular do bulbo, músculo levantador medial do ângulo do olho e no músculo levantador nasolabial.

O **ramo cervical** (Fig. 22-20) é pequeno; surge da borda ventral do nervo facial, opostamente ao nervo anterior. Ele passa obliquamente através da glândula parótida, emergindo sob a cobertura do músculo parotidoauricular, passa ventral e caudalmente na veia jugular ou próximo a ela, e se anastomosa com os ramos cutâneos dos nervos cervicais. Fornece ramos para o músculo parotidoauricular e para o músculo cutâneo do pescoço. Em seu percurso, ao longo do pescoço, o nervo é reforçado por ramificações dos ramos cutâneos do segundo ao sexto nervos cervicais.

Pequenos ramos são destacados para a bolsa gutural e a glândula parótida. Esta última concorre com ramos do nervo auriculotemporal para formar o **plexo parotídeo.**

O **ramo bucal dorsal** passa rostralmente na parte dorsal do músculo masseter, mergulha sob o músculo zigomático e atinge a borda ventral do canino. Ele continua sob a cobertura do último músculo citado e o músculo levantador nasolabial, juntamente com a artéria labial maxilar, e se ramifica nos múscu-

los do lábio superior e do focinho. Fornece ramos colaterais para o nervo bucal e se liga ao nervo infra-orbitário e ao ramo bucal ventral.

O **ramo bucal ventral** cruza o músculo masseter obliquamente e continua rostralmente ao longo do músculo depressor do lábio mandibular. Ele está ligado por variáveis ramos que se ligam ao ramo bucal dorsal. Fornece ramos colaterais para o músculo cutâneo, músculo bucinador e para o músculo depressor do lábio mandibular.

Os ramos bucais estão sujeitos a muita variação em relação a seus percursos, ligações e relações aos componentes sensoriais derivados do nervo auriculotemporal. Sua distribuição é inconstante. O ponto em que o ramo do nervo auriculotemporal une-se ao nervo facial é variável.

Nervo Vestibulococlear (VIII)

O **nervo vestibulococlear** está ligado à superfície lateral da medula, imediatamente caudal ao nervo facial e lateralmente ao mesmo (Figs. 13-16 e 24-12). Ele possui duas raízes, a **raiz vestibular** e a **raiz coclear.**

O nervo vestibulococlear consiste de duas partes distintas que bem poderiam ser consideradas como nervos separados. A parte coclear medeia o sentido da audição enquanto a parte vestibular está vinculada ao sentido da posição do corpo e ao mecanismo de equilíbrio.

O nervo passa lateralmente para o meato acústico interno, no qual penetra caudalmente ao nervo facial. No meato ele se divide em duas partes, das quais a dorsal é a vestibular, e a ventral, a parte coclear.

A **parte vestibular** se distribui para o utrículo, sáculo e para a ampola dos ductos semicirculares do ouvido interno. No meato acústico interno o nervo está ligado, por filamentos, ao gânglio geniculado do nervo facial. No fundo do meato ele suporta o **gânglio vestibular** de cujas células surgem as fibras do nervo.

A **parte coclear** destaca um filamento para o sáculo, passa através da lâmina cribrosa para o labirinto e se distribui para o órgão espiral (de Corti) na cóclea.

As fibras da parte vestibular surgem do gânglio vestibular como processos centrais (axônios) das células bipolares do gânglio. Os processos periféricos (dendritos) das células formam arborizações ao redor das extremidades profundas das células ciliadas da mácula e da crista do utrículo, sáculo e ducto semicirculares. As fibras penetram na medula, passam entre o corpo restiforme e o trato espinhal do nervo trigêmeo e se espalham, terminando nos núcleos vestibulares no assoalho do quarto ventrículo. Entre as ligações centrais da parte vestibular temos: (1) fibras que estão ligadas aos centros no cerebelo (essencialmente do lado oposto); (2) o trato vestíbulo-espinhal, que leva impulsos para as células motoras das colunas ventrais da medula espinhal; e (3) fibras que estão ligadas ao núcleo do nervo abducente do mesmo lado, ao terceiro e quarto nervos, e ao núcleo motor do nervo trigêmeo de ambos os lados.

As fibras da parte coclear são os processos centrais das células bipolares do **gânglio espiral** da cóclea. Os processos periféricos dessas células terminam em relação às células ciliadas do órgão espiral (órgão de Corti). Algumas das fibras nervosas penetram no núcleo coclear ventral, na medula, próximo à origem dorsal do nervo; outras terminam no núcleo coclear dorsal (tubérculo acústico) no ângulo lateral do assoalho do quarto ventrículo. Do núcleo ventral passam fibras, no corpo trapezóide, para o núcleo dorsal do corpo (núcleo olivar rostral) do mesmo e dos lados opostos. Tratos então passam para os núcleos dos nervos do olho e, através do lemnisco lateral, para o colículo caudal e corpo geniculado medial. Os axônios das células do núcleo dorsal passam, em grande parte, sobre o corpo restiforme e através do assoalho do quarto ventrículo, no sentido do plano mediano. Eles então dobram ventralmente, cruzam para o lado oposto e se continuam pelo lemnisco lateral. Do meio do cérebro, um trato prossegue até o córtex da parte temporal do hemisfério cerebral.

Nervo Glossofaríngeo (IX)

O **nervo glossofaríngeo** está inserido, na parte rostral da superfície lateral da medula oblonga, por diversos filamentos (Figs. 13-16 e 24-12). Os feixes-raízes penetram no sulco ventral ao corpo restiforme; estão separados, por um curto intervalo, da origem do nervo facial, mas não são distintos, caudalmente, das raízes do nervo vago. Os feixes convergem lateralmente para formar um nervo que perfura a dura-máter e emerge através do forame jugular, imediatamente rostral ao décimo nervo (Fig. 24-15). Ao sair da cavidade cranial o nervo sustenta dois intumescimentos cinzentos ovóides, o **gânglio proximal** (ou jugular) e o **gânglio distal** (ou petroso). Estes dois gânglios não estão sempre separados um do outro. Ao contrário, estão muitas vezes fundidos para formar um único nódulo, relativamente grande, imediatamente fora do forame jugular. Quando são separados, o gânglio proximal situa-se no forame jugular. O nervo então curva-se ventral e rostralmente sobre a bolsa gutural e caudalmente ao osso tíreo-hióide, cruza a face profunda da artéria carótida externa e divide-se nos ramos faríngeo e lingual (Fig. 22-18). Os ramos colaterais são os seguintes.

O **nervo timpânico** (Figs. 24-15 e 13-8) surge do gânglio distal e passa dorsalmente, entre as partes petrosa e timpânica do osso temporal, para atingir a cavidade timpânica. Aqui ele se divide em ramos para formar, juntamente com os **nervos carotico-timpânicos** do plexo carotídeo simpático, o **plexo timpânico.** Deste último plexo ramos passam para a túnica mucosa do tímpano e para a tuba auditiva. A continuação do nervo sai do plexo e une-se a um filamento do gânglio geniculado, do nervo facial, para formar o **nervo petroso menor;** este nervo corre rostralmente e termina no gânglio óptico (Fig. 13-8). Filamentos também ligam o gânglio distal com o gânglio proximal do nervo vago e com o gânglio cervical cranial simpático.

Um considerável **ramo para o seio carotídeo** corre caudalmente na bolsa gutural, contribui filamentos para o plexo faríngeo e concorre, com ramificações do vago e fibras simpáticas do gânglio cervical cranial, para formar o plexo carotídeo na parte terminal da artéria carótida e em seus ramos principais. Neste plexo encontra-se o pequeno corpo carotídeo ou glomus.

O ramo muito pequeno para o músculo estilofaríngeo caudal surge da borda dorsal do nervo.

O **ramo faríngeo** (Fig. 22-18) é o menor dos dois ramos terminais. Ele corre rostralmente através da face profunda do osso estilo-hióideo e concorre, com os ramos faríngeos do nervo vago e com filamentos simpáticos, para formar o **plexo faríngeo;** diversos ramos passam para os músculos e túnica mucosa da faringe.

O **ramo lingual** é a·continuação do tronco (Fig. 22-18). Ele corre ao longo da borda caudal do osso estilo-hióide rostralmente ao tronco linguofacial e mergulha sob o músculo hioglosso. Fornece ramos colaterais para o palato mole, o istmo da face e para a tonsila, terminando na túnica mucosa do terço caudal da língua, onde fornece fibras gustatórias para os calículos gustatórios. Um ramo considerável une-se a uma ramificação do nervo lingual.

O nervo glossofaríngeo é um nervo misto, contendo tanto fibras motoras como sensoriais. Estas constituem boa parte do nervo e incluem aquelas que medeiam o sentido especial do gosto. São processos das células do gânglio distal. Os processos centrais das células ganglionares penetram na medula, passam dorsomedialmente através da formação reticular e terminam no núcleo do trato solitário, no assoalho do quarto vantrículo. As fibras motoras surgem, essencialmente, no núcleo ambíguo na medula. O nervo glossofaríngeo partilha este núcleo com o nervo·vago e o nervo acessório.

Nervo Vago (X)

O **nervo vago** é o mais longo e mais amplamente distribuído dos nervos craniais; é também notável pelas ligações que forma com nervos adjacentes. Está inserido, na superfície lateral da medula oblonga, por diversos filamentos que estão em série com aqueles do nono nervo, rostralmente, e o décimo primeiro nervo, caudalmente (Figs. 13-16 e 24-12). Os feixes convergem para formar um tronco que passa lateralmente, penetra na dura-máter e emerge do crânio através do forame jugular (Fig. 24-15). Neste forame o nervo vago sustenta, em sua superfície lateral, o **gânglio proximal** (jugular), alongado e achatado.

O gânglio comunica-se com: (1) o nervo timpânico, (2) o gânglio distal do nervo glossofaríngeo, (3) o nervo acessório e (4) o nervo hipoglosso. Também emite o ramo auricular, que corre rostral e ventralmente ao gânglio distal do nervo glossofaríngeo e que passa, através de um pequeno canal na parte petrosa do osso temporal, para ganhar o canal facial. Aqui ele fornece filamentos para o nervo facial e emerge com esse nervo através do forame estilomastóideo. Ascende caudalmente ao meato acústico externo, mergulha sob os músculos auriculares profundos e passa, através de um forame na cartilagem auricular, para ramificar-se no tegumento que forra o meato e a parte adjacente do ouvido. Pode-se notar que muitas fibras do nervo vago passam sobre a face medial do gânglio, sem nele penetrar.

O gânglio distal (nodoso) não é grosseiramente delineado no eqüino. Ele parece ser representado por massas de células de gânglios no tronco nervoso que têm início rostral à origem do ramo faríngeo e continuam por considerável distância caudal à origem do nervo laríngeo cranial.

Além do gânglio proximal o nervo vago corre caudal e ventralmente com o nervo acessório, numa prega da bolsa gutural (Fig. 22-18). A seguir os dois nervos separam-se, permitindo que o nervo hipoglosso passe entre eles, o nervo vago desce com a artéria carótida interna e cruza a face medial da origem da artéria occipital. Aqui ele se une ao tronco simpático cervical, continuando os dois nervos ao longo da superfície dorsal da artéria carótida comum, numa bainha comum, e formando assim um **tronco vagossimpático** (Fig. 22-16). Na raiz do pescoço o nervo vago separa-se dos nervos simpáticos; deste ponto, caudalmente, as relações dos nervos vagos direito e esquerdo diferem um tanto e precisam ser descritos separadamente.

SISTEMA NERVOSO DO EQÜINO

O **nervo vago direito** (Fig. 22-13) penetra no tórax no ângulo de divergência da artéria subclávia direita e o tronco bicarótico. Ele então segue caudal e ligeiramente dorsal, cruzando obliquamente a superfície lateral da artéria braquiocefálica e a face direita da traquéia. Ao atingir a superfície dorsal da traquéia, próximo à bifurcação, ele divide-se nos ramos dorsal e ventral.

O **nervo vago esquerdo** (Fig. 22-12) penetra no tórax na face lateral ou ventral do esôfago, cruza obliquamente sob a artéria subclávia esquerda e passa caudalmente na superfície lateral desse vaso em companhia de um grande nervo cardíaco esquerdo.* Separando-se deste, o nervo vago continua caudalmente na face esquerda da aorta, inclina-se para a superfície dorsal do brônquio esquerdo e divide-se nos ramos dorsal e ventral.

Os ramos dorsal e ventral unem-se aos ramos correspondentes do nervo oposto, formando assim os **troncos vagais dorsal** e **ventral**. Eles correm caudalmente no mediastino caudal, dorsal e ventralmente ao esôfago, respectivamente, penetrando na cavidade abdominal através do hiato esofágico; suprem ramos para o esôfago e ligam-se um ao outro. O tronco dorsal recebe, a maior parte de suas fibras, do nervo vago direito. Após penetrar no abdome, ele passa para a esquerda do cárdia e divide-se nos ramos gástricos e celíaco; o ramo gástrico fornece ramos para a superfície visceral do estômago e forma o plexo gástrico caudal; o ramo celíaco termina no gânglio celiacomesentérico direito e no plexo intermesentérico. O tronco ventral, menor, passa para a curvatura menor do estômago e ramifica-se na superfície parietal do órgão; ele forma aqui o plexo gástrico cranial do qual também são fornecidos ramos para a primeira parte do duodeno, fígado e pâncreas.†

Os ramos colaterais do nervo vago são os seguintes.

O **ramo faríngeo**, emitido em relação ao gânglio cervical cranial, dobra ao redor da artéria carótida interna e corre ventral e cranialmente na bolsa gutural para a parede dorsal da faringe (Fig. 22-18). Aqui seus ramos concorrem, com o ramo faríngeo do nervo glossofaríngeo e com filamentos do nervo acessório e dos nervos simpáticos, para a formação do **plexo faríngeo**. Este plexo supre os músculos da faringe e o palato mole (exceto o músculo tensor do véu palatino, que é inervado pelo nervo mandibular) e recebe filamentos do gânglio cervical cranial. Um grande ramo esofágico (denominado por alguns de nervo faringoesofágico) passa ao longo do lado do esôfago e ramifica-se na parte cervical. Ele pode ser seguido, no esôfago, até a parte inferior do pescoço e em determinados animais até a cavidade torácica (Chauveau e Arloing, 1902).

De acordo com Zietzschmann et al. (1943), o plexo faríngeo também recebe filamentos do nervo digástrico, do nervo laríngeo cranial, do nervo hipoglosso e do primeiro nervo cervical.

O **nervo laríngeo cranial** é maior do que o nervo anterior e surge um pouco caudalmente a ele (Fig. 22-18). Cruza a face profunda da origem da artéria carótida externa, corre ventral e cranialmente sobre a parede lateral da faringe, caudalmente ao nervo hipoglosso, e passa através do forame tireóide, ventralmente ao corno rostral da cartilagem tireóidea. Ele divide-se nos ramos interno e externo. O ramo interno, que representa a continuação efetiva do tronco, ramifica-se na túnica mucosa da laringe, assoalho da faringe e na entrada do esôfago; alguns de seus ramos estão ligados aos ramos do nervo laríngeo recorrente. O pequeno ramo externo desce até o músculo cricotireóideo, ao qual supre, enviando também filamentos ao músculo cricofaríngeo. Ele muitas vezes surge do nervo vago logo ventral ao nervo laríngeo cranial e pode vir do ramo faríngeo.

No ponto de origem do nervo laríngeo cranial há um alargamento plexiforme que é considerado como o homólogo do gânglio distal de outros animais; ele muitas vezes contém diminutos gânglios. Dele surge um filamento que, após curto percurso, reúne-se ao nervo vago ou penetra no tronco simpático. A estimulação de sua extremidade central causa uma redução na pressão sangüínea, sendo, portanto, denominado de **nervo depressor**. Ao atingir o coração ele passa entre a aorta e a artéria pulmonar e se distribui para o miocárdio.

O **nervo laríngeo recorrente** difere, nos dois lados, em seu ponto de origem e na primeira parte de seu percurso. O nervo direito (Fig. 22-13) é emitido opostamente à segunda costela, dobra ao redor do tronco costocervical, de fora para dentro, corre cranialmente na parte direita da superfície ventral da traquéia e ascende no pescoço, na face ventral da artéria carótida comum. O nervo esquerdo (Fig. 22-12) surge do nervo vago onde este começa a cruzer o arco aórtico. Retorna sobre o ligamento arterial, enrosca-se ao redor da concavidade do arco aórtico, de fora para dentro, corre cranialmente na parte ventral da face esquerda da traquéia e continua no pescoço, numa posição semelhante à do nervo direito.

Vale à pena notar que o nervo esquerdo passa por baixo dos nodos linfáticos bronquiais ao enroscar-se ao redor da aorta; e que, na parte seguinte de seu percurso, situa-se entre a superfície esquerda da traquéia e a face profunda da aorta, e relacionando aos nodos linfáticos que se situam ao longo da superfície ventral da traquéia. O nervo laríngeo recorrente esquerdo está muitas vezes incorporado, em parte de seu percurso no mediastino cranial, com um nervo cardíaco. Mais ainda, o nervo esquerdo, em parte de seu percurso no pescoço, situa-se a princípio ventralmente ao esôfago e depois sobre o mesmo. O nervo laríngeo recorrente direito é emitido de um tronco muito grande, ou está juntamente com ele, e que liga o nervo vago com o gânglio vertebral e o gânglio cervicotorácico do sistema simpático. A disposição aqui é comumente mais ou menos plexiforme, e dela um ou dois nervos cardíacos surgem.

A parte terminal de cada nervo (Fig. 24-17) situa-se no espaço entre a traquéia (ventralmente) e o esôfago (dorsalmente), perdendo o contato com a artéria carótida comum. Ele passa entre o músculo cricoaritenóideo dorsal e o músculo cricofaríngeo e penetra na laringe,. no lado medial da lâmina da cartilagem tireóidea. Antes de penetrar ele fornece ramos para o músculo cricoaritenóideo dorsal e para

---

*Em determinados casos o nervo vago esquerdo passa caudalmente ventral à junção das veias jugulares e à terminação da veia subclávia esquerda. Ele então corre caudalmente e um tanto dorsalmente através da face esquerda da veia cava cranial para atingir sua posição costumeira.

†Deve-se observar que a formação do tronco vagal central normalmente ocorre na raiz dos pulmões, enquanto a união dos ramos dorsais dos dois nervos vagos geralmente ocorre mais próxima do hiato esofágico.

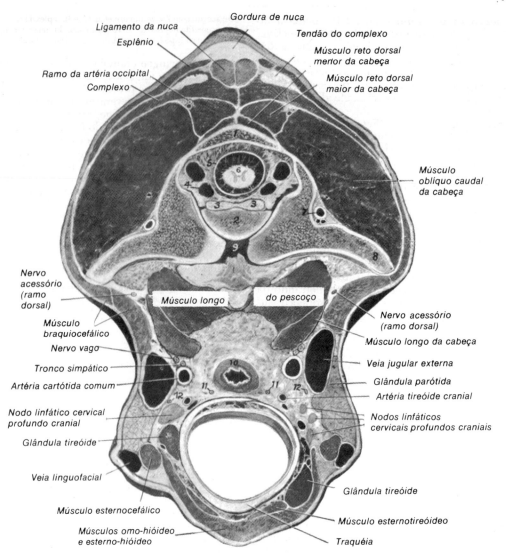

Figura 24-17. Secção transversal do pescoço de eqüino, passando através da parte caudal do atlas, com a cabeça e o pescoço estendidos.

1, Arco dorsal do atlas; 2, dente do áxis; 3, ligamento do ápice do dente; 4, plexo vertebral interno ventral; 5, dura-máter; 6, medula espinhal; 7, artéria vertebral; 8, processo transverso do atlas; 9, cavidade articular atlantoaxial; 10, esôfago; 11, nervos laríngeos recorrentes; 12, ramos ventrais dos nervos acessórios.

o músculo aritenóideo transverso, suprindo a seguir os músculos internos da laringe. Ele também se comunica, por filamentos delicados, com ramos do nervo laríngeo cranial. Ramos colaterais são emitidos para o plexo cardíaco, para a traquéia e para o esôfago. Os nervos laríngeos recorrentes terminam como nervos laríngeos caudais. São nervos motores para todos os músculos intrínsecos da laringe, exceto para o músculo cricotireóideo.

Ramos cardíacos são emitidos de cada nervo vago (Figs. 22-12 e 13). Estes normalmente unem-se aos ramos cardíacos do nervo simpático e do nervo laríngeo recorrente para formarem o plexo cardíaco. De acordo com o nível de origem eles são ramos cardíacos craniais ou caudais. (Para maiores descrições vejam a seção sobre o sistema nervoso autônomo no Cap. 13.)

Pequenos ramos traqueais e esofágicos são emitidos, de ambos os nervos vagos, no tórax. Eles concorrem com ramos dos nervos laríngeos recorrentes do gânglio vertebral e do gânglio cervicotorácico do nervo simpático, na formação dos plexos traqueal caudal e do plexo esofágico, dos quais ramificações vão para a traquéia, esôfago, coração e grandes vasos.

Ramos bronquiais são destacados nas raízes dos pulmões e unem-se aos filamentos simpáticos na formação dos **plexos pulmonares.** Deste plexo numerosos ramos prosseguem, de modo plexiforme, ao longo dos brônquios e vasos, dentro da substância dos pulmões.

Os nervos vago e glossofaríngeo estão tão intimamente associados na origem e ligações centrais que eles podem ser descritos em conjunto neste respeito.

SISTEMA NERVOSO DO EQÜINO

As **fibras sensoriais** surgem do gânglio distal e do gânglio proximal. Os processos periféricos das células localizadas no gânglio distal terminam em receptores na parede da víscera do: (1) sistema digestivo, da base da língua até a porção cranial do cólon; (2) sistema respiratório, da laringe até os brônquios; e (3) sistema circulatório, incluindo o coração, a origem dos grandes vasos e os seios carotídeos. Os processos centrais dessas células correm no sentido da medula oblonga, na qual penetram. Aqui separam-se dos outros componentes do nervo vago, atravessam a região do núcleo do trato espinhal do nervo trigêmeo e, dobrando caudalmente, constituem parte do trato solitário. Finalmente, terminam no núcleo do trato solitário. As células do gânglio proximal são semelhantes às dos gânglios da raiz dorsal. Seus processos periféricos percorrem o ramo auricular até a pele do meato acústico externo e a área adjacente. Os processos centrais, após penetrarem na medula, terminam no núcleo do trato espinhal do nervo trigêmeo. As fibras motoras têm seus corpos celulares localizados no núcleo parassimpático do nervo vago (núcleo motor dorsal) e no núcleo ambíguo. As fibras do primeiro são parassimpáticas pré-ganglionares e terminam nos gânglios terminais localizados na parede, ou próximo dela, das vísceras a serem inervadas. As fibras que se originam no núcleo ambíguo correm no ramo faríngeo do nervo laríngeo cranial. Elas terminam nos músculos da faringe, palato mole (exceto o músculo tensor do véu palatino) e na porção cranial do esôfago (musculatura estriada).

Nervo Acessório (XI)

O **nervo acessório** é puramente motor. Consiste de duas partes, que diferem na origem e na função.

A **parte craniana** (também denominada de ramo interno) surge da superfície lateral da medula oblonga por diversas **raízes cranianas,** caudais e em série com as do nervo vago (Fig. 13-16). A **parte espinhal** (ou ramo externo) surge da parte cervical da medula espinhal por uma série de **raízes espinhais** que emergem entre as raízes dorsal e ventral dos primeiros cinco nervos cervicais. Os feixes unem-se para formar um tronco, muito pequeno em sua origem no quinto segmento da medula, mas que aumenta de tamanho ao ser seguido no sentido do cérebro, pois continuamente recebe fibras. Ele passa através do *forame magno* e une-se à parte craniana. O tronco assim formado emerge através do forame jugular e divide-se no ramo interno e externo. O **ramo interno,** constituído essencialmente de fibras da raiz craniana, corre caudal e ventralmente com o nervo vago numa prega da bolsa gutural. O **ramo externo** separa-se então do nervo principal, cruza a face profunda da glândula mandibular e a artéria occipital e divide-se, na fossa da atlas, nos ramos dorsal e ventral.

O nervo acessório, que está ligado por ramos anastomóticos ao nervo vago e nervo hipoglosso e ao gânglio cervical cranial do nervo simpático, contribui um ramo para o plexo faríngeo.

O **ramo dorsal** (Figs. 24-17 e 18 e 22-16) recebe uma ramificação do segundo e terceiro nervos cervicais e dobra ao redor do tendão no atlas do músculo esplênio cervical, sob a cobertura do músculo braquiocefálico. Passa obliquamente através do músculo braquiocefálico e continua caudalmente na parte cervical do músculo serrátil, inclina-se dorsalmente através do músculo peitoral cleidoscapular e

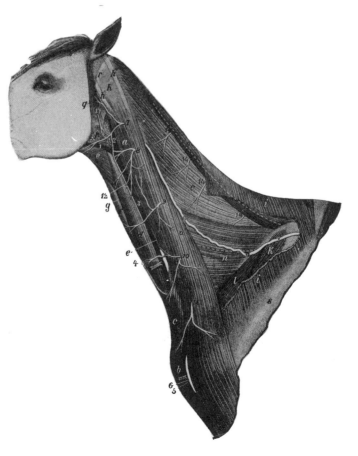

Figura 24-18. Pescoço de eqüino, após remoção de parte dos músculos cutâneo e trapézio.

a, a', Músculo braquiocefálico; b, músculo peitoral descendente; c, músculo cutâneo do pescoço; d, músculo esternocefálico; e, músculo omo-hióideo; f, músculo esternotíreo-hióideo; g, traquéia; h, h', h", tendões do músculo esplênio, do músculo braquiocefálico e do músculo longo do atlas; i, parte cervical do músculo trapézio; k, músculo supra-espinhal; l, músculo peitoral cleidoescapular; m, músculo rombóide do pescoço; n, músculo serrátil ventral do pescoço; o, músculo esplênio; as bordas dorsal e ventral estão indicadas por linhas pontilhadas; p, glândula parótida; q, músculo paroditoauricular; r, processo transverso do atlas; s, espinha da escápula; 1, veia linguofacial; 2, veia maxilar; 3, veia jugular externa; 4, artéria carótida comum; 5, ramo deltóideo da artéria cervical superficial; 6, veia cefálica; 7-11, ramos ventrais do segundo ao sexto nervos cervicais; 12, ramo cutâneo do segundo nervo cervical; 13, ramo cervical do nervo facial; 14, ramos terminais das divisões dorsais dos nervos cervicais; 15, ramo dorsal do nervo acessório. (De Ellenberger e Baum, 1914.)

músculo supra-espinhal e penetra na face profunda do músculo trapézio, no qual o ramo dorsal ramifica-se.

O **ramo ventral** (Fig. 22-17) é menor e muito mais curto. Ele passa ventral e caudalmente sob a cobertura do ângulo cervical da glândula parótida e penetra na face profunda do músculo esternocefálico, na junção da substância muscular com o tendão de inserção. Ele normalmente cruza sobre a artéria carótida comum, imediatamente caudal ao lobo lateral da glândula tireóide.

As fibras da parte espinhal do nervo acessório surgem das células ventrolaterais da coluna cinzenta ventral, da medula espinhal, caudalmente até o sétimo segmento cervical (Flieger, 1966). As fibras da parte craniana originam-se essencialmente do núcleo ambíguo, juntamente com as fibras motoras do nervo vago, e podem ser consideradas como parte deste último nervo.

Nervo Hipoglosso (XII)

O **nervo hipoglosso** é puramente motor; ele inerva os músculos da língua e o músculo genio-hióideo (Fig. 22-18). Suas fibras-raízes surgem da face ventral da medula oblonga, em séries lineares, aproximadamente 3 a 4 mm lateral à metade caudal da pirâmide (Fig. 13-16). Os filamentos convergem para três ou quatro feixes que perfuram a dura-máter e se unem para formar o tronco. Este emerge através do canal do nervo hipoglosso (Fig. 24-15) e corre, ventral e caudalmente, entre a bolsa gutural e a cápsula da articulação atlantoccipital por uma distância de aproximadamente 2 cm. Ele então passa entre o nervo vago e o nervo acessório, dobra ventral e rostralmente, cruza a face lateral da artéria carótida externa e continua sobre a faringe, paralelamente ao osso estilo-hióideo e caudalmente ao tronco linguofacial. A seguir, cruza por baixo do tronco linguofacial, corre rostralmente na face lateral do músculo hioglosso e divide-se em seus ramos terminais, os **ramos linguais.** O ramo menor supre o músculo estiloglosso, o músculo hioglosso e o músculo lingual próprio. O ramo maior passa dorsal e rostralmente entre o músculo hioglosso e o músculo gênio-glosso, ramifica-se neste último, e supre os músculos restantes e o músculo genioióideo. Ocorrem ligações com ramos do nervo lingual.

Na primeira parte de seu percurso o nervo hipoglosso comunica-se com o gânglio cervical cranial e com o ramo ventral do primeiro nervo cervical e fornece filamentos para o ramo faríngeo do nervo vago e para o plexo faríngeo.

As fibras do nervo hipoglosso surgem do núcleo hipoglosso, um grupo alongado de grandes células multipolares situadas essencialmente sob a parte caudal do assoalho do quarto ventrículo, próximo ao plano mediano. Os dois núcleos estão ligados por fibras comissurais. As outras ligações centrais incluem: (1) comunicações pelo fascículo longitudinal medial com os núcleos de terminação de outros nervos cranianos; (2) fibras que vêm do córtex por meio da cápsula interna e da pirâmide e vão essencialmente para o núcleo do lado oposto; e (3) fibras que se unem ao fascículo longitudinal dorsal (feixe de Schultz), um trato que se encontra sob o assoalho do quarto ventrículo e pode ser seguido rostralmente ventral ao aqueduto mesencefálico (cerebral).

BIBLIOGRAFIA

Barone, R., and J. Bossy. 1962. Contribution à l'étude des nerf pétreux chez les Solipèdes. Assoc. Anat. Bull. 48:221–228.

Catania, V. 1924. Il plesso del ganglio sottomascellare ed il suo ramo faringeo nell'uomo ed in alcuni mammiferi. Arch. Italiano Anat. Embriol. 21:487–532.

Chauveau, A., and S. Arloing. 1902. The Comparative Anatomy of the Domesticated Animals. New York, D. Appleton and Co.

Cutore, G. 1919. Ricerche sul nervo terminale degli Equidi. Rivista Italiana di Neuropatologia, Psichiatria ed Elettroterapia 12:380–395.

Ellenberger, W. 1908. Leisering's Atlas of the Anatomy of the Horse and the Other Domestic Animals. 2nd ed. Chicago, Alexander Eger.

Ellenberger, W., and H. Baum. 1914. Lehrbuch der Topographischen Anatomie des Pferdes. Berlin, Paul Parey.

Flieger, S. 1966. Experimentelle Bestimmung der Lage und Ausdehnung des Kernes des N. accessorius (XI) beim Pferd. Acta Anat. 63:89–100.

Grau, H. 1939. Oberflächensensibilität im Kopfbereich des Pferdes. Arch. wissensch. prakt. Tierheil. 74:273–299.

Johnston, J. B. 1914. The nervus terminalis in man and mammals. Anat. Rec. 8:185–198.

Minett, F. C. 1925. The organ of Jacobson in the horse, ox, camel and pig. J. Anat. 60:89–100.

Mobilio, C. 1912. Ricerche anatomo-comparate sull'innervazione del musculo piccolo obliquo dell'occhio ed apunti sulle radici del ganglio oftalmico nei mammiferi. Monitore Zoologico Italiano 23:80–106.

Moussu, G. 1889. Les nerfs exito-secretoires de la parotide chez le cheval, le mouton et le porc. Société de Biologie Comptes Rendus 41:343–345.

Prince, J. H., C. D. Diesem, I. Eglitis and G. L. Ruskell. 1960. Anatomy and Histology of the Eye and Orbit of Domestic Animals. Springfield, Ill., Charles C Thomas.

Zietzschmann, O., E. Ackernecht, and H. Grau (eds.) 1943 Ellenberger and Baum's Handbuch der vergleichenden Anatomie der Haustiere. 18th ed. Berlin, Springer-Verlag.

NERVOS ESPINHAIS*

N. G. Ghoshal

Os nervos espinhais estão dispostos em pares (normalmente 42). Eles são designados de acordo com suas relações com a coluna vertebral, como cervicais (8), torácicos (18), lombares (6), sacrais (5) e caudais ou coccígeos (normalmente 5). Cada nervo está ligado à medula espinhal por duas raízes, dorsal e ventral (Fig. 13-15).

A **raiz dorsal** é a maior das duas (Fig. 24-19). Suas fibras *(fila radicularia)* espalham-se ao modo de um leque e unem-se, à medula espinhal, numa série linear ao longo do sulco dorsolateral. As fibras convergem lateralmente para formarem um feixe compacto no qual há um intumescimento nodular cinzento, o **gânglio espinhal**. Além do gânglio a raiz dorsal une-se à raiz ventral para constituir um típico nervo espinhal. Os gânglios são externos à dura-máter e estão situados nos forames vertebrais laterais ou intervertebrais, exceto no caso dos nervos sacrais e caudais, cujos gânglios situam-se dentro do canal vertebral. Os gânglios dos nervos caudais são intradurais.

Os gânglios variam grandemente de tamanho; o gânglio do primeiro nervo cervical tem o tamanho

---

*Esta porção foi revista com base nas descrições contidas na quarta edição por Sisson e Grossman.

de uma semente de alpiste, enquanto o gânglio do oitavo nervo cervical tem aproximadamente 2 cm de comprimento e 1 cm de largura. Nas grandes raízes ligadas aos intumescimentos cervicais e lombares da medula espinhal há gânglios múltiplos, de tamanhos variáveis, interpostos no percurso dos feixes de raízes. As fibras das raízes dorsais surgem das células dos gânglios espinhais; ligado a cada célula ganglionar há um processo que se bifurca, dando surgimento a uma fibra que penetra na medula espinhal e outra que passa para o nervo.

A **raiz ventral** contém menos fibras do que a raiz dorsal, exceto no caso do primeiro nervo cervical. Ela surge, da superfície ventral da medula espinhal (Fig. 13-21), por meio de numerosos pequenos feixes de fibras, que não formam uma série linear, mas emergem da medula espinhal sobre uma área de 3 a 5 mm de largura (zona da raiz ventral). As fibras são os processos axonais das grandes células motoras das colunas cinzentas ventrais da medula espinhal. Não há gânglios na raiz ventral.

Nas regiões cervical, torácica e lombar cranial os feixes de ambas as raízes passam através de aberturas distintas em séries lineares na dura-máter antes de unirem-se em uma raiz própria. Mais adiante caudalmente os feixes de cada raiz unem-se dentro da dura. Na parte cranial da região cervical e na parte torácica da medula espinhal há intervalos de comprimentos variáveis entre as raízes adjacentes, mas, em determinados locais, as fibras de raízes adjacentes sobrepõem-se e um intercâmbio de fibras pode ser observado. Muitas das raízes estão direcionadas quase lateralmente retas ou inclinam-se um pouco caudalmente, porém as raízes lombares caudais, sacrais e caudais, bem como seus nervos, correm caudalmente para atingirem os forames, através dos quais emergem. A distância a ser percorrida, deste modo, aumenta craniocaudalmente, de tal sorte que estes nervos formam um afunilamento, a **cauda eqüina**, ao redor do cone medular e do filamento terminal na última vértebra lombar e no sacro.

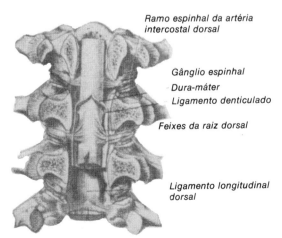

Figura 24-19. Canal vertebral aberto após serrar-se os arcos. (De Schmaltz, 1901.)

O tamanho dos nervos espinhais varia grandemente. Os maiores estão ligados aos intumescimentos cervicais e lombares.

No forame intervertebral ou no forame vertebral lateral, ou imediatamente após a emergência nos mesmos, cada nervo espinhal emite um pequeno **ramo meníngeo**. Este está unido por um feixe de fibras do **ramo comunicante** e penetra no canal vertebral, no qual se distribui. Cada nervo divide-se então em dois ramos primários, dorsal e ventral. Os **ramos dorsais** são menores do que os ventrais, exceto na região cervical. São distribuídos essencialmente para os músculos e pele da parte dorsal do corpo.

Koch (1970) descreve a parte espinhossacral do sistema nervoso parassimpático como compreendendo as células parassimpáticas localizadas na base do corno dorsal, dorsalmente às células do corno intermediolateral, por todo o comprimento da medula espinhal. As fibras parassimpáticas pré-ganglionares deixam a medula espinhal ao longo da raiz dorsal e sofrem sinapse no gânglio espinhal. Todos os nervos periféricos, portanto, recebem uma contribuição de fibras parassimpáticas pós-ganglionares que servem como vasodilatadores, e nervos secretórios para as glândulas cutâneas, fibras visceromotoras para os músculos eretores dos pêlos etc. Apenas em determinados segmentos da região sacral é que as fibras parassimpáticas pré-ganglionares penetram ininterruptamente nos ramos ventrais dos nervos sacrais.

Os **ramos ventrais** suprem, em geral, os músculos e a pele das partes ventrais do corpo, incluindo os membros. Cada nervo ou seu ramo ventral está ligado a um gânglio adjacente, da parte simpática do sistema nervoso autônomo, por pelo menos um pequeno ramo curto conhecido como um *ramo comunicante*. Muitos nervos possuem dois ou mais destes ramos. Um nervo pode estar ligado a dois gânglios, e um gânglio pode estar ligado a dois nervos.

A **raiz dorsal** é normalmente **sensorial** ou **aferente**, isto é, ela remete impulsos para o sistema nervoso central; suas fibras são axônios das células do gânglio espinhal. A **raiz ventral** é **motora** ou **eferente** e remete impulsos para a periferia; suas fibras são axônios das grandes células das colunas cinzentas ventrais da medula espinhal. O tronco comum, ou nervo formado pela união das duas raízes, contém ambos os tipos de fibras, como também ocorre com suas divisões primárias. Além dessas fibras, que estão distribuídas para os músculos esqueléticos e para a pele, os nervos espinhais contêm fibras derivadas do sistema simpático através do *ramo comunicante*; se destinam às glândulas e músculo liso e são designadas de fibras secretórias e vasomotoras.

Nervos Cervicais

Os **nervos cervicais** (Figs. 22-16 e 19, 24-18 e 20) perfazem oito pares. O primeiro destes emerge através do forame vertebral lateral do atlas, o segundo, através do forame vertebral lateral do áxis, e o oitavo, entre a última vértebra cervical e a primeira vértebra torácica.

Os **ramos dorsais** são distribuídos para os músculos dorsolaterais e para a pele do pescoço. Eles normalmente dividem-se em ramos lateral e medial. Os **ramos mediais**, em geral, correm através do músculo multífido e da parte lamelar do ligamento da nuca para a pele da borda dorsal do pescoço; eles

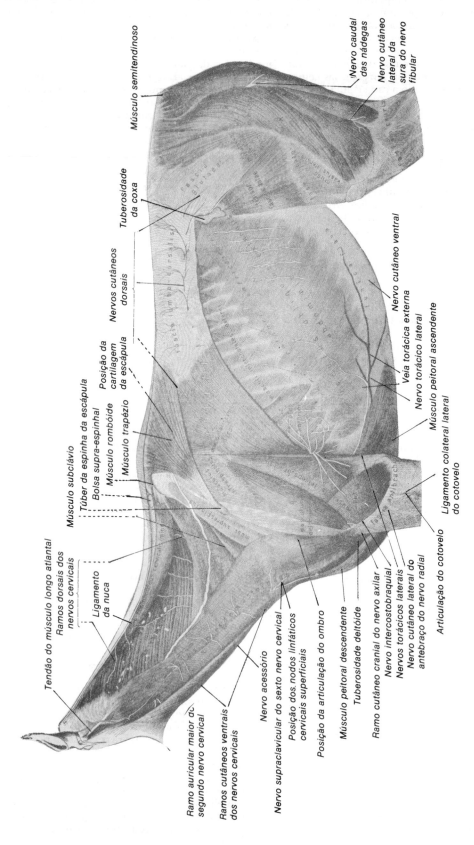

Figura 24-20. Nervos superficiais do pescoço e do tronco de eqüino.
Músculo rombóide cervical (menor) = músculo rombóide do pescoço; músculo serrátil anterior = músculo serrátil ventral do tórax; fáscia lombodorsal = fáscia toracolombar; músculo serrátil anterior (cervical) = músculo serrátil ventral do pescoço; 1 e 2, trocanter maior; 3, terceiro trocanter; 4, tuberosidade isquiática. (De Schmaltz, 1911.)

SISTEMA NERVOSO DO EQÜINO

suprem os músculos laterais profundos e a pele. Os **ramos laterais** são essencialmente musculares em sua distribuição. Os ramos dorsais, do terceiro ao sexto nervos, estão ligados por ramos comunicantes para formarem o **plexo cervical dorsal**.

Os **ramos ventrais** dos primeiros quatro ou cinco nervos são menores do que os ramos dorsais. Eles aumentam de tamanho do primeiro para o último. Em geral suprem os músculos e a pele sobre as superfícies lateral e ventral das vértebras, mas os três últimos penetram na formação do **plexo braquial**, e os dois ou três anteriores ao último emitem variavelmente as raízes do **nervo frênico**. Um **plexo cervical ventral**, irregular, é formado por anastomoses estabelecidas entre os ramos ventrais. As seguintes características especiais podem ser notadas.

O **primeiro nervo cervical** emerge através do forame vertebral lateral do atlas. Seu ramo dorsal *(nervo suboccipital)* passa dorsolateralmente entre o músculo oblíquo cranial da cabeça e o músculo reto dorsal da cabeça, supre ramos para estes músculos, bem como para o músculo escutuloauricular, músculo auricular caudal e a pele da cabeça. O ramo ventral desce através do forame alar do atlas, cruza sobre o músculo longo da cabeça e o músculo reto ventral da cabeça e a artéria carótida comum, sob a cobertura da glândula parótida, e divide-se em dois ramos. O ramo cranial penetra no músculo omo-hióideo. O ramo caudal passa ventral e caudalmente sob a cobertura desse músculo, une-se a um ramo da divisão ventral do segundo nervo cervical e continua seu percurso na superfície ventrolateral da traquéia, penetrando no músculo esternotireóideo, caudalmente ao tendão intermédio. Na fossa do atlas o ramo ventral está ligado por uma ou mais ramificações ao **gânglio cervical cranial** do nervo simpático, e ligeiramente ventral ao **nervo hipoglosso**. Ele também envia ramos para o músculo longo da cabeça, músculo reto ventral da cabeça e para o músculo tíreo-hióideo. Ventralmente ao atlas o ramo ventral é superficialmente cruzado pelo nervo acessório (espinhal), artéria occipital e pela veia ventral do cérebro.

O **segundo nervo cervical** é maior do que o primeiro. Ele emerge do canal vertebral através do forame vertebral lateral na parte cranial do arco do áxis. Seu ramo dorsal *(nervo occipital maior)* ascende entre o músculo semi-espinhal da cabeça e o ligamento da nuca e se ramifica na pele da cabeça. O ramo ventral emite ramos musculares para o músculo longo da cabeça e ramos comunicantes para o nervo acessório e para os ramos ventrais do primeiro e do terceiro nervos cervicais; um destes nervos cruza sobre a artéria carótida comum e une-se na formação do nervo para o músculo esterno-tíreo-hióideo citado anteriormente. O ramo ventral torna-se então superficial, ao passar entre as duas partes do músculo braquiocefálico, e divide-se no nervo auricular magno e no nervo transverso do pescoço (cutâneo). O **nervo auricular magno** passa dorsal e cranialmente à glândula parótida, paralelo à borda caudal do músculo parotidoauricular, para ramificar-se na face convexa do ouvido externo. O **nervo transverso do pescoço** cruza o músculo braquiocefálico e dobra caudalmente ao longo do percurso da veia jugular externa. Na parte ventral da glândula parótida o nervo transverso do pescoço está ligado, por uma ramificação, ao **ramo cervical (cutâneo) do nervo facial**. Ele emite ramificações para os músculos cutâneos do pescoço e para a pele

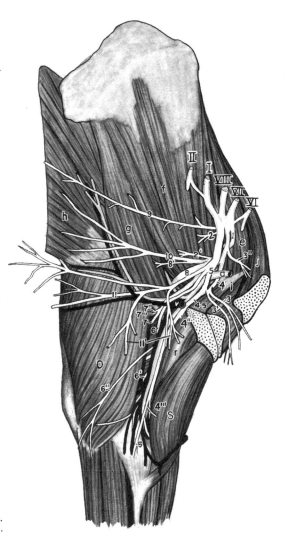

Figura 24-21. Plexo braquial de eqüino; vista medial, esquemática.

a, Artéria axilar; e, músculo supra-espinhal; f, músculo subescapular; g, músculo redondo maior; h, músculo grande dorsal; i, músculo peitoral ascendente; j, músculo subclávio; o, músculo tensor da fáscia do antebraço; r, músculo coracobraquial; s, músculo bíceps do braço; v, veia axilar; I, II, VI, VII e VIII, ramos ventrais do primeiro e segundo nervos torácicos e o sexto, sétimo e oitavo nervos cervicais; 1, nervo supra-escapular; 2, 2', nervos subescapulares; 3, 3', 3", nervos peitorais craniais; 4, nervo musculocutâneo; 4", ramo muscular proximal do nervo musculocutâneo; 4"', ramo muscular distal do nervo musculocutâneo (incluindo o nervo cutâneo medial do antebraço); 5, nervo mediano; 6, nervo ulnar; 6', ramo muscular de 6; 6", nervo cutâneo caudal do antebraço de 6; 7', parte do nervo radial que se situa no sulco do músculo braquial; 7" e 7"', ramos musculares do nervo radial (para a parte distal da porção longa do músculo tríceps do braço e para o músculo tensor da fáscia do antebraço); 8, nervo axilar, e 8', ramo de 8 para o músculo redondo maior; 9, nervo torácico longo; 10, nervo toracodorsal; 11, nervo torácico lateral; e 11'. nervos peitorais caudais. (De Magilton, Getty e Ghoshal, 1968.)

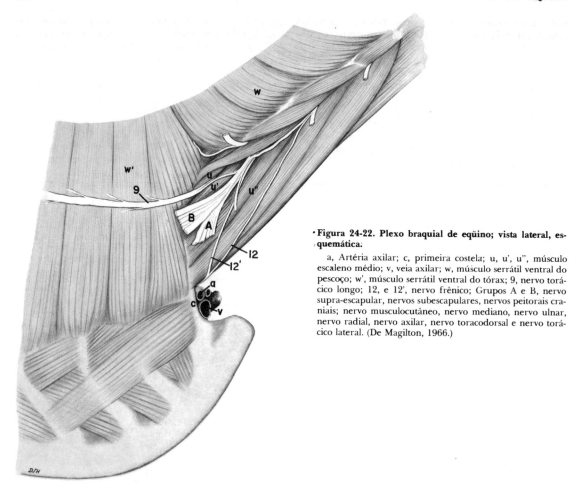

Figura 24-22. Plexo braquial de eqüino; vista lateral, esquemática.

a, Artéria axilar; c, primeira costela; u, u', u", músculo escaleno médio; v, veia axilar; w, músculo serrátil ventral do pescoço; w', músculo serrátil ventral do tórax; 9, nervo torácico longo; 12, e 12', nervo frênico; Grupos A e B, nervo supra-escapular, nervos subescapulares, nervos peitorais craniais; nervo musculocutâneo, nervo mediano, nervo ulnar, nervo radial, nervo axilar, nervo toracodorsal e nervo torácico lateral. (De Magilton, 1966.)

das regiões parótida e laríngea, e um longo ramo que passa cranialmente no espaço mandibular.

Os *ramos comunicantes* dos nervos cervicais, exceto o primeiro e os últimoas dois, unem-se para formar um tronco — o **nervo vertebral** (transverso) — que acompanha, no canal transversal, a artéria e a veia vertebral. O nervo vertebral representa fibras simpáticas pós-ganglionares que surgem do gânglio cervical caudal ou do gânglio cervicotorácico *(estrelado)* e, ao correr através do canal transversal vertebral, emite ramos comunicantes para os nervos cervicais respectivos, exceto para o primeiro e os últimos dois.

O **terceiro nervo cervical** deixa o canal vertebral através do forame intervertebral, entre a segunda e a terceira vértebras cervicais. Seu ramo dorsal emerge entre dois feixes dos músculos intertransversais do pescoço, acompanhado por um ramo da artéria vertebral, dobra dorsalmente no músculo multífico e divide-se em diversos ramos que se irradiam na face profunda do músculo semi-espinhal da cabeça. Fornece ramos para estes músculos e para a pele, e uma ramificação que se une ao ramo correspondente do quarto nervo cervical. O ramo ventral emerge através do músculo intertransversal do pescoço, ventralmente ao feixe dorsal, no qual o ramo dorsal aparece. Este fornece ramos musculares para o músculo longo da cabeça e do atlas, músculo longo da cabeça, músculo longo do pescoço, músculo esplênico e para o músculo braquiocefálico. Ele também emite um grande nervo cutâneo que passa entre as duas partes do músculo braquiocefálico e divide-se em diversos ramos divergentes.

O **quarto** e o **quinto nervos cervicais** estão distribuídos, em geral, como o terceiro. Ramificações comunicantes unem os ramos dorsais, uns aos outros e aos do terceiro e sexto nervos, para formar o **plexo cervical dorsal**. O ramo ventral do quinto nervo muitas vezes fornece uma pequena ramificação para o nervo frênico.

O **sexto nervo cervical** possui um ramo dorsal menor que o quinto nervo cervical. Seu ramo ventral é maior e vai, em parte, para o **plexo braquial**; ele supre ramificações para os músculos intertransversais do pescoço, músculo longo do pescoço, músculo braquiocefálico, músculo serrátil ventral do pescoço e para o músculo rombóide do pescoço, fornece uma raiz do nervo frênico e emite diversos ramos cutâneos conspícuos. Um destes ramifica-se na parte espessa do músculo cutâneo do pescoço, ao qual fornece ramos; outro ramo maior *(nervo supraclavicular)* envia ramificações para a pele sobre a articulação do ombro e desce para a pele sobre o mús-

SISTEMA NERVOSO DO EQÜINO   **625**

culo peitoral descendente e para os músculos transversos.

O **sétimo** e o **oitavo nervos cervicais** possuem pequenos ramos dorsais, que ascendem entre o músculo longo cervical e o músculo multífido, fornecendo ramificações para estes músculos, bem como para o músculo espinhal e músculo semi-espinhal, músculo rombóide do pescoço e para a pele. Os ramos ventrais são muito grandes e se destinam quase inteiramente para o **plexo braquial**; o ramo ventral do sétimo nervo fornece a raiz caudal do **nervo frênico**.

NERVO FRÊNICO. O **nervo frênico** (Figs. 22-12, 13 e 16), o nervo motor para o diafragma, é formado pela união de duas ou três raízes que correm oblíqua, ventral e caudalmente sobre a face superficial do músculo escaleno médio. As raízes principais vêm dos ramos ventrais do sexto e do sétimo nervos cervicais. A raiz derivada do quinto nervo cervical é pequena e inconstante. A raiz do sétimo nervo cervical vem por meio do plexo braquial. O nervo cruza a borda ventral do músculo escaleno médio, numa largura de um dedo cranialmente à primeira costela, passa através do ângulo de divergência da artéria cervical superficial e da artéria subclávia e penetra no tórax ao passar entre a artéria subclávia e a veia cava cranial. Além disto o percurso do nervo não é o mesmo em ambos os lados. O nervo frênico direito corre caudal e um tanto ventralmente sobre a face direita da veia cava cranial, cruza o pericárdio e fornece ramificações para o pericárdio *(ramos pericárdicos)*. Continua ao longo da veia cava caudal até o diafragma; na última parte de seu percurso situa-se numa prega especial, a prega da veia cava, emitida do mediastino caudal, e inclina-se para a face ventral da veia que a acompanha. O nervo frênico es-

querdo, em parte com o nervo vago, corre todo seu percurso no mediastino. No mediastino cranial ele situa-se ao longo da face lateral da artéria subclávia esquerda, ventral ao nervo vago esquerdo e um nervo cardíaco, e cruza sobre a veia costocervical. A seguir, deixa de acompanhar o nervo vago, passa sobre a parte dorsal do pericárdio e corre caudalmente no mediastino caudal para atingir o centro tendíneo do diafragma, consideravelmente à esquerda do plano mediano. Cada nervo normalmente está ligado, próximo a sua origem, ao **gânglio cervical caudal** ou ao **gânglio cervicotorácico** do nervo simpático, por um ramo comunicante, e cada um termina por dividir-se em diversos ramos que são distribuídos para a parte correspondente do diafragma.

PLEXO BRAQUIAL

O **plexo braquial** (Figs. 22-16 e 24, 24-21 e 22) resulta de ligações estabelecidas entre os ramos ventrais dos últimos três nervos cervicais e os primeiros dois nervos torácicos. Aparece como uma larga e espessa faixa que atravessa o músculo escaleno médio, estando coberto pelo músculo subclávio e o músculo subescapular. Cada uma das três raízes principais, isto é, as raízes dos dois últimos nervos cervicais e do primeiro nervo torácico, está ligada ao nervo simpático por um *ramo comunicante*.

A raiz derivada do sexto nervo cervical é muito pequena, enquanto os ramos ventrais do sétimo e do oitavo nervos cervicais vão quase inteiramente para o plexo. O primeiro nervo torácico fornece a raiz maior; todo o seu ramo ventral vai para o plexo com a exceção de seu primeiro ramo intercostal, que é pequeno. A raiz do segundo nervo torácico é pe-

Quadro 24-1. *Origens e Freqüência dos Nervos que Compreendem o Plexo Braquial do Eqüino**

Nervos	Origem	Porcentagem[†]
Nervo supra-escapular	6,7	100
Nervos subescapulares[‡]	7	70
	6,7	30
Nervos peitorais [§]	7,8	80
	7,8,1	20
Nervo para o músculo subclávio	7,8	100
Nervo musculocutâneo	7,8	100
Nervo mediano	8,1,2	90
	7,8,1,2	10
Nervo ulnar	1,2	90
	1	10
Nervo radial	8,1	90
	7,8,1	10
Nervo axilar	7,8	90
	6,7,8	10
Nervo torácico longo	7,8	90
	8,1	10
Nervo toracodorsal	8	90
	8,1	10
Nervo torácico lateral	1,2	80
	8,1,2	20

*De Magilton, J.H., R. Getty e N.G. Ghoshal; Iowa State. J. Sci., *42*:245-279, 1968.
[†]Porcentagens baseadas em 10 espécimes.
[‡]Ramo cranial derivado dos nervos cervicais VI e VII; ramo caudal derivado do nervo cervical VII.
[§]A coluna inclui ramos craniais e caudais.
[•]Não entra o plexo braquial.

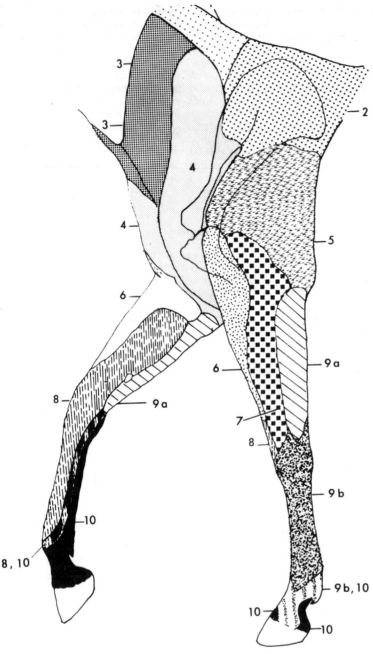

Figura 24-23. Inervação cutânea do membro torácico de eqüino.

Regiões cutâneas de: 1, ramo dorsal dos nervos cervicais; 2, ramos dorsais dos nervos torácicos de 1 a 8; 3, ramos ventrais do quinto nervo cervical; 4, ramos ventrais do sexto nervo cervical (nervo supraclavicular); 5, nervo intercostobraquial; 6, nervo axilar (nervo cutâneo lateral cranial do braço e nervo cutâneo cranial do antebraço); 7, nervo radial (nervo cutâneo lateral do antebraço); 8, nervo musculocutâneo (nervo cutâneo medial do antebraço); 9a, nervo ulnar (nervo cutâneo caudal do antebraço ou nervo palmar mediano na região digital); 9b, ramo dorsal do nervo ulnar; 10, nervo mediano. (De Grau, 1935.)

quena, pois a maior parte de seu ramo ventral forma o segundo nervo intercostal.

Os ramos que emanam do plexo se destinam, em sua maioria, para o membro torácico, mas alguns são distribuídos na parede torácica lateral. Os nomes dos ramos e sua disposição, na medida em que eles podem ser convenientemente examinados antes da remoção do membro torácico, são os seguintes (Quadro 24-1):

1. O grande **nervo supra-escapular** surge da parte cranial do plexo, passa ventrolateralmente e desaparece entre o músculo supra-espinhal e o músculo subescapular.

2. Os **nervos subescapulares**, bem menores, normalmente dois troncos primários, surgem intimamente caudais ao músculo supra-escapular, correm caudalmente por curta distância, e dividem-se em diversos ramos que penetram no músculo subescapular abaixo de sua parte média. Eles freqüentemente derivam fibras do ramo ventral do sétimo nervo cervical, com uma contribuição inconstante do sexto nervo cervical. Um ramo pode ser oriundo do nervo axilar.

3. Os **nervos peitorais** podem ser convenientemente divididos nos **grupos craniais** e **caudais** e são nervos para os músculos peitorais. O nervo peitoral

cranial e o nervo peitoral caudal são normalmente formados pelos ramos ventrais do sétimo e do oitavo nervos cervicais componentes do plexo braquial. Às vezes o ramo ventral do primeiro nervo torácico contribui para os nervos peitorais craniais. Os que se estendem da parte caudal do plexo — um ou dois — para o músculo peitoral ascendente podem ser designados como os nervos peitorais caudais. Os outros três ou quatro ramos, que surgem da parte cranial do plexo e da **alça axilar** formada pelos nervos musculocutâneo e mediano, são os nervos peitorais craniais. Um destes ramos penetra no músculo subescapular. O outro passa entre as divisões do músculo peitoral profundo para suprir o músculo peitoral superficial e o músculo braquiocefálico, fornecendo normalmente uma ramificação para o músculo peitoral ascendente.

4. O **nervo musculocutâneo** surge da parte cranial do plexo caudal para o músculo supra-escapular e desce sobre a face lateral da artéria axilar, ventralmente ao qual está ligado, por um largo mas curto ramo, com o nervo mediano, formando desta forma uma alça *(alça axilar)* na qual a artéria está suspensa. Às vezes a alça está ausente ou é dupla. Um ou dois ramos, para os músculos peitorais *(nervos peitorais craniais),* são emitidos do nervo ou da alça.

5. O **nervo mediano** normalmente é o maior ramo do plexo braquial. Ele surge com o nervo ulnar da parte caudal do plexo e desce sobre a inserção do músculo escaleno médio, cruza a face medial da artéria axilar e atinge a borda cranial desse vaso. É facilmente reconhecível por seu grande tamanho e pela alça axilar que forma com o nervo musculocutâneo.

6. O **nervo ulnar** surge com o nervo mediano por um curto tronco comum. Desce caudalmente à artéria braquial e é acompanhado, por curta distância, pelo nervo radial, do qual pode ser distinguido por seu menor tamanho.

7. O **nervo radial** surge da parte caudal do plexo e às vezes é o maior ramo. Ele desce com o nervo ulnar sobre a face medial da origem da artéria subescapular e a parte distal do músculo redondo maior e mergulha no interstício entre o músculo redondo maior e as porções longa e medial do músculo tríceps do braço.

8. O **nervo axilar** surge caudalmente ao nervo musculocutâneo. Ele passa ventral e caudalmente na face medial do músculo subescapular e desaparece entre esse músculo e a artéria subescapular.

9. O **nervo torácico longo** é largo e fino. Ele surge da extremidade cranial do plexo, emite (normalmente) três ramos para o músculo serrátil ventral, na junção das partes cervical e torácica do músculo, e passa caudalmente através da superfície do músculo serrátil ventral do tórax, no qual se distribui. Os ramos que penetram no músculo são emitidos, tanto dorsal como ventralmente, de modo relativamente regular.

10. O **nervo toracodorsal** surge medialmente ao nervo axilar, passa dorsal e caudalmente através do músculo subescapular, ramificando-se no músculo grande dorsal.

11. O **nervo torácico lateral** (externo) surge por um tronco comum com o nervo ulnar. Ele passa caudal e ventralmente através da superfície medial do tendão umeral do músculo cutâneo do tronco e continua caudalmente em companhia da veia torácica externa. Seus ramos inervam o músculo cutâneo e a pele da parede abdominal, caudalmente até ao flanco. Fornece ramos colaterais para o músculo peitoral ascendente e outros que se anastomosam com os ramos cutâneos laterais dos nervos intercostais. Um ramo dele *(nervo intercostobraquial),* acompanhado por um grande ramo cutâneo lateral do nervo intercostal, enrosca-se ao redor da borda ven-

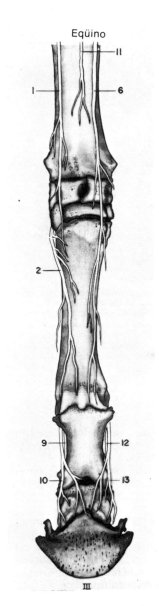

Figura 24-24. Nervos da parte distal do membro torácico direito de eqüino; vista dorsal, esquemática.

1, Ramo superficial do nervo radial; 2, ramo dorsal do nervo ulnar; 6, nervo cutâneo medial do antebraço do nervo musculocutâneo; 9, nervo digital palmar (próprio) lateral; 10, ramo dorsal; 11, nervo cutâneo cranial do antebraço do nervo axilar; 12, nervo digital palmar (próprio) medial; 13, ramo dorsal. (De Ghoshal e Getty, 1967.)

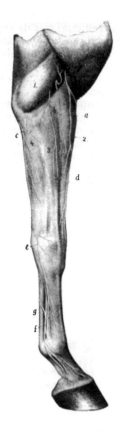

Figura 24-25. Nervos cutâneos do membro torácico direito de eqüino; vista lateral.

a, Nervo cutâneo cranial do antebraço do nervo axilar; b, nervo cutâneo lateral do antebraço do nervo radial; c, nervo cutâneo caudal do antebraço do nervo ulnar; d, nervo cutâneo medial do antebraço do nervo musculocutâneo; e, ramo dorsal do nervo ulnar; f, nervo palmar lateral; g', ramo comunicante entre os nervos palmares lateral e medial; 1, porção lateral do músculo tríceps do braço; 2, músculo extensor radial do carpo; 3, músculo extensor comum dos dedos; 4, músculo ulnar lateral. (De Ellenberger, 1908.)

tral do músculo grande dorsal e se ramifica no músculo cutâneo omobraquial e na pele na superfície lateral do ombro e do braço.

Nervo supra-escapular. O **nervo supra-escapular** (Fig. 22-24), curto mas largo, é normalmente derivado essencialmente, se não exclusivamente, do sexto e do sétimo componentes cervicais do plexo braquial. Ele passa entre o músculo supra-espinhal e o músculo subescapular acompanhando a artéria supra-escapular, e dobra ao redor do quarto distal da borda cranial da escápula, aproximadamente 7 cm dorsal ao tubérculo supraglenóide (*túber da escápula*) para atingir a fossa supra-espinhosa. Ele fornece ramos para o músculo supra-espinhal, continua caudal e dorsalmente dentro da fossa infra-espinhal e termina em diversos ramos que inervam o músculo infra-espinhal.

O relacionamento direto deste nervo com a escápula torna-o passível de ferimentos, dos quais um resultado pode ser a paralisia e atrofia dos músculos por ele supridos. Entretanto, há uma pequena faixa tendínea que se estende sobre o nervo quando este dobra ao redor da incisura da escápula.

Nervo musculocutâneo. O **nervo musculocutâneo** (Fig. 22-24) surge caudal ao nervo supra-escapular e é derivado essencialmente da parte do plexo braquial que é suprida pelo sétimo e oitavo nervos cervicais. Ele desce através da superfície lateral da artéria axilar, ventralmente à qual uma grande parte do nervo se une ao nervo mediano para formar a **alça axilar** anteriormente citada. Emite um ramo *(ramo muscular proximal)* que penetra na parte proximal do ventre do músculo coracobraquial, passa ventral e cranialmente em companhia dos vasos circunflexos craniais do úmero, no sentido de sua terminação (entre as duas partes daquele músculo ou entre o músculo e o úmero) e divide-se em ramos que penetram na metade proximal do músculo bíceps do braço. Ele fornece um dos nervos peitorais craniais para os músculos peitorais. Em determinados casos este nervo envia um ramo, de seu ramo muscular distal, que se une ao **nervo cutâneo medial do antebraço**. Distal à alça axilar o nervo musculocutâneo desce de seu ramo muscular distal, juntamente com o nervo mediano, dentro da mesma bainha. Aproximadamente no meio do braço ele divide-se em dois ramos; o **ramo muscular distal**, que passa lateralmente e termina no músculo braquial; o ramo restante, o **nervo cutâneo medial do antebraço**, que passa distolateralmente, espiralando-se ao redor do músculo bíceps do braço, no tecido subcutâneo. Ele primeiro passa ao longo da superfície lateral do lacerto fibroso, depois dorsomedialmente através de sua borda livre cranial e ao longo da superfície medial do lacerto fibroso, ao continuar distalmente no membro. O nervo cutâneo medial do antebraço (Fig. 24-24) emerge entre o músculo cleidobraquial do músculo braquiocefálico e o músculo bíceps do braço e divide-se em dois ramos; estes descem na fáscia do antebraço juntamente com a veia cefálica e seu ramo acessório e ramificam-se na face cranial e medial do antebraço, nas superfícies dorsal e medial do carpo e do metacarpo e na região do boleto. O nervo cutâneo medial do antebraço fornece ramos para o músculo peitoral transverso.

Nervo axilar. O **nervo axilar** (Figs. 22-24 e 24-25) deriva suas fibras essencialmente da sétima e da oitava raízes cervicais, com um ramo inconstante da sexta raiz, do plexo braquial. Ele corre ventral e caudalmente através da parte distal do músculo subescapular e, em companhia da artéria circunflexa caudal do úmero, mergulha entre o músculo subescapular e a artéria subescapular, ao nível da articulação do ombro. Continuando lateralmente, no intervalo entre o músculo redondo menor e as porções longa e lateral do músculo tríceps do braço, ele atinge a face profunda do músculo deltóide e divide-se em diversos ramos divergentes. Os ramos musculares suprem o músculo redondo maior, o músculo articular do úmero, o músculo redondo menor, o músculo deltóide, o músculo subescapular e o músculo cleidobraquial. Continua adiante entre o músculo deltóide e a porção longa do músculo tríceps do braço e, no braço, libera ramos cutâneos *(nervos cutâneos laterais craniais do braço)* para a fáscia e a pele da parte proximal cranial da superfície late-

SISTEMA NERVOSO DO EQÜINO

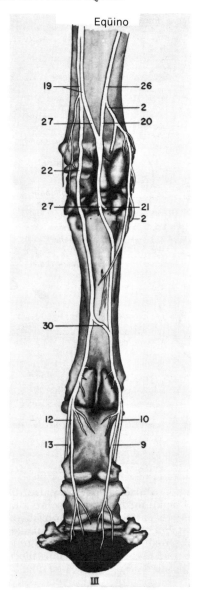

Figura 24-26. Nervos da parte distal do membro torácico direito de eqüino; vista palmar, esquemática.

2, Ramo dorsal do nervo ulnar; 9, nervo digital palmar (próprio) lateral; 10, ramo dorsal; 12, nervo digital palmar (próprio) medial; 13, ramo dorsal; 19, nervo mediano; 20, ramo palmar do nervo ulnar; 21, ramo profundo; 22, nervo palmar medial; 26, nervo ulnar; 27, nervo palmar lateral; 30, ramo comunicante. (De Ghoshal e Getty, 1967a.)

ral do braço. Ele cruza obliquamente a extremidade distal do músculo cleidobraquial, passando profundamente à veia cefálica, e terminando, na fáscia cranial ao antebraço, como o **nervo cutâneo cranial do antebraço** (Magilton, Getty e Ghoshal, 1968).

NERVO RADIAL. O **nervo radial** (Figs. 22-24 e 27, 24-25) é às vezes o maior ramo do plexo braquial. Suas fibras são derivadas essencialmente da oitava raiz cervical e da primeira raiz torácica, com um ramo inconstante da sétima raiz cervical, do plexo braquial. Ele passa ventral e caudalmente sobre a superfície medial da origem da artéria subescapular e a parte distal do músculo redondo maior. Nesta parte de seu percurso está relacionada cranialmente ao nervo ulnar, que o separa da veia axilar. Emite um ramo para o músculo tensor da fáscia do antebraço, passa lateralmente no intervalo entre o músculo redondo maior e as porções longa e medial do músculo tríceps do braço e ganha o sulco músculo-espiral *(sulco do músculo braquial)* do úmero. Ao correr no sulco emite ramos cutâneos *(nervos cutâneos laterais caudais do braço)* para a fáscia e pele da parte distal caudal da superfície lateral do braço. Acompanhado da artéria colateral radial, corre oblíqua, distal e lateralmente no sulco, coberto lateralmente pela porção lateral do músculo tríceps do braço e pelo músculo extensor radial do carpo, atingindo a superfície flexora da articulação do cotovelo. Nesta parte de seu percurso o nervo radial emite ramos musculares para todas as três porções do músculo tríceps do braço e para o músculo anconeu. A uma distância variável, próxima ao cotovelo, divide-se em um ramo superficial e outro profundo.

O **ramo superficial** (Fig. 24-24) emerge entre a porção lateral do músculo tríceps do braço e o músculo extensor radial do carpo. Neste local, o ramo superficial desce com a artéria cubital transversa e penetra no músculo cutâneo omobraquial. O ramo superficial emite o **nervo cutâneo lateral do antebraço** para inervar a pele da superfície craniolateral do terço distal do antebraço, aproximadamente 2,5 cm proximal ao carpo. Freqüentemente o ramo superficial do nervo radial estende-se a uma distância variável distalmente ao carpo. O **ramo profundo** do nervo radial divide-se variavelmente em diversos ramos musculares para suprir o músculo extensor radial do carpo, o músculo extensor lateral dos dedos e o músculo extensor comum dos dedos, o músculo abdutor longo do dedo I, o músculo lateral ulnar e, às vezes, os músculos braquiais. Desta forma, o nervo radial inerva essencialmente os músculos extensores do cotovelo, as articulações cárpicas e digitais e também supre o músculo ulnar lateral, que morfologicamente pertence ao grupo extensor.

NERVO ULNAR. O **nervo ulnar** (Figs. 23-24, 26, 27 e 24-25) surge com o nervo mediano dos componentes torácicos do plexo braquial, mas às vezes deriva fibras somente do primeiro nervo torácico. Ele desce entre a artéria e a veia axilar, acompanhado, por curta distância, pelo nervo radial. O nervo ulnar então cruza a veia e continua, caudalmente a esta, ao longo da borda cranial do músculo tensor da fáscia do antebraço, mergulhando sob esse músculo próximo ao cotovelo. Aqui o nervo é unido pelos vasos colaterais ulnares e passa distal e caudalmente sobre o epicôndilo medial do úmero. No antebraço ele cruza obliquamente a face profunda da porção ulnar do músculo flexor ulnar do carpo e desce, sob a fáscia profunda, com os vasos anteriormente citados, a princípio na porção ulnar do músculo flexor profundo dos dedos, e então entre o músculo flexor ulnar do carpo e o músculo ulnar lateral. Aproximadamente ao nível do osso acessório do carpo, o nervo ulnar divide-se em dois ramos terminais, dorsal e palmar. Ele emite dois ramos colaterais princi-

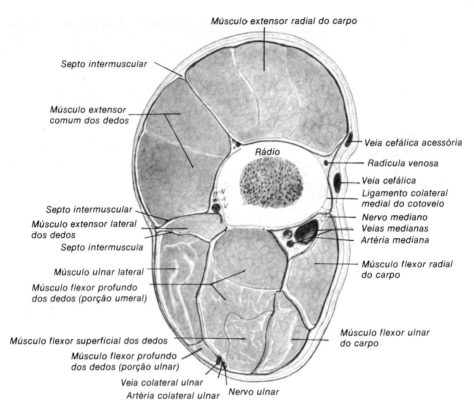

Figura 24-27. Secção transversal do antebraço de eqüino aproximadamente 7,5 cm distal à articulação do cotovelo.
N, Nervo interósseo do antebraço; A, V, vasos interósseos craniais.

pais. O **nervo cutâneo caudal do antebraço** é emitido imediatamente antes do nervo passar ventralmente ao músculo tensor da fáscia do antebraço, ligeiramente proximal ao meio do braço. O nervo corre distal e caudalmente no referido músculo sob a cobertura do músculo peitoral transverso, torna-se superficial distalmente ao cotovelo, se ramificando nas superfícies caudomedial e caudolateral do antebraço. Os ramos musculares, que são emitidos no cotovelo, suprem o músculo flexor superficial dos dedos, a porção ulnar do músculo flexor profundo dos dedos e o músculo flexor ulnar do carpo. Dos dois ramos terminais, o **ramo dorsal** (Fig. 24-24) emerge entre os tendões de inserção do músculo flexor ulnar do carpo e o músculo ulnar lateral, se ramificando na fáscia e pele da superfície dorsolateral da articulação do boleto. O **ramo palmar**, após um percurso muito curto, une-se, sob a cobertura do tendão do músculo flexor ulnar do carpo, ao **nervo palmar lateral** do nervo mediano, no carpo (Fig. 24-26). Sua disposição será descrita com o nervo mediano.

NERVO MEDIANO. O **nervo mediano** (Figs. 22-24, 26, 33 e 24-25 e 27) deriva suas fibras essencialmente da oitava raiz cervical e da primeira e segunda raízes torácicas, com um ramo inconstante da sétima raiz cervical, do plexo braquial (Magilton, 1966). Normalmente ele é o maior ramo e acompanha a artéria correspondente que fornece o principal suprimento arterial para a parte distal do membro. O nervo mediano desce sobre a face medial da artéria axilar, a qual cruza obliquamente, e continua distalmente no braço, cranialmente à artéria braquial. Próximo a sua origem está unido, por um grande ramo, com o nervo musculocutâneo, formando, desde modo, uma alça na qual a artéria axilar parece estar suspensa. Próximo ao cotovelo, normalmente cruza obliquamente sobre a artéria braquial, indo se situar caudalmente a esta artéria no ligamento colateral medial. Distalmente à articulação, o nervo mais uma vez cruza a artéria, situando-se caudalmente ao rádio e à parte distal do ligamento colateral medial.

Passando por baixo do músculo flexor radial do carpo, o nervo mediano continua distalmente ao antebraço, juntamente com os vasos medianos, e divide-se, a uma distância variável próxima ao carpo, nos nervos palmar, lateral e medial.

Na parte proximal do antebraço o nervo mediano corre distalmente, em direção quase reta, ao longo da borda caudal do ligamento colateral medial, enquanto a artéria braquial inclina-se um tanto caudalmente. Desta forma, o nervo está situado superficialmente à referida artéria, por curta distância, depois situa-se cranialmente à artéria mediana, até aproximadamente o meio da região, onde o nervo mediano inclina-se um pouco caudalmente e atinge o intervalo entre o músculo flexor radial do carpo e

SISTEMA NERVOSO DO EQÜINO

o músculo flexor ulnar do carpo. A divisão pode ocorrer aproximadamente no meio da região ou até mais alto, mas comumente ocorre no terço ou no quarto distal.

Os ramos colaterais são os seguintes:

1. Os **ramos musculares** são emitidos na extremidade proximal do rádio. Eles passam sob o músculo flexor radial do carpo e suprem esse músculo e as porções umeral e radial do músculo flexor profundo dos dedos. Em casos excepcionais um destes ramos desce por certa distância (3 a 5 cm) imediatamente caudal ao tronco principal antes de passar sob a cobertura do músculo flexor radial do carpo.

2. O **nervo interósseo do antebraço** emite um pequeno ramo que desce até a porção radial do músculo flexor profundo dos dedos, passa através do espaço interósseo do antebraço e se distribui essencialmente no periósteo.

Os nervos palmares lateral e medial são as continuações do nervo mediano, na parte distal do membro.

O **nervo palmar medial**, também denominado de **nervo digital palmar medial comum** (segundo), surge como o ramo terminal medial do nervo mediano a uma distância variável próxima ao carpo (Fig. 22-26). O nervo desce no canal cárpico, ao longo da borda medial do tendão flexor digital superficial, e situa-se, a princípio, dorsalmente à artéria correspondente (Fig. 22-31). O nervo palmar medial passa em posição palmar à artéria, para o terço distal do metacarpo, onde situa-se palmarmente à veia, pois aqui a artéria acompanhante está em posição mais profunda (Fig. 22-33). Além das ramificações cutâneas, o nervo palmar medial emite, próximo ao meio do metacarpo, um grande **ramo comunicante** que se enrosca obliquamente sobre os tendões flexores e une-se ao **nervo palmar lateral**, distalmente ao meio do metacarpo (Fig. 22-33). Próximo à articulação do boleto, o nervo divide-se em um ramo dorsal e um nervo digital palmar (próprio) medial.

1. O **ramo dorsal** (nervo digital dorsal medial de Ghoshal e Getty, 1967a) desce, a princípio, entre a artéria e a veia digital palmar (própria) medial, depois cruza sobre a veia e se ramifica na pele e no cório da pata, na face dorsal do dígito (Fig. 24-24).

2. O **nervo digital palmar medial** (próprio) é a continuação direta do tronco. Ele desce palmarmente à artéria digital correspondente, à qual acompanha em suas ramificações. Um **ramo digital médio** é às vezes descrito como descendo em posição palmar à veia. Em alguns casos este ramo é distinto, mas normalmente há em seu lugar diversas pequenas ramificações derivadas do nervo digital palmar (próprio) medial, que se cruzam muito obliquamente sobre a artéria acompanhante e se ligam uns aos outros de modo variável e com o ramo dorsal (Fig. 24-24).

O **nervo palmar lateral**, também denominado de **nervo digital palmar lateral comum** (terceiro) é o outro ramo terminal do nervo mediano (Fig. 24-26). No carpo ele se une ao ramo palmar do nervo ulnar (Fig. 22-26). Ele desce com os vasos correspondentes na textura do retináculo flexor do carpo (Fig. 22-31). No metacarpo desce ao longo da borda lateral do tendão flexor digital profundo, palmar à veia

correspondente, estando acompanhado pela continuação da artéria palmar lateral. No sentido da extremidade distal do metacarpo é unido pelo **ramo comunicante** do nervo palmar medial e, além, está disposto como o ramo comunicante (Fig. 24-24).

Distalmente ao carpo o nervo palmar lateral emite um **ramo profundo** para o músculo interósseo (médio) (ligamento suspensório). O restante de suas fibras constitui os **nervos metacárpicos palmares** medial e lateral e desce entre o músculo anteriormente citado e a superfície palmar do grande osso metacárpico. Eles se estendem-se até ao lado axial dos pequenos ossos metacárpicos e, distal a seus processos, comunicam-se com o nervo palmar respectivo. Os nervos metacárpicos palmares inervam parcialmente as partes dorsal, medial e lateral da cápsula articular do boleto e, de acordo com Dobberstein e Hoffmann (1964) e Koch (1965), algumas de suas fibras estendem-se até o cório da pata.

Nervos Torácicos

Os **nervos torácicos** totalizam 18 em qualquer dos lados. Eles estão dispostos numericamente de acordo com a vértebra caudal a qual eles emergem. A maior parte está disposta de modo muito semelhante e, portanto, não exige descrição distinta. Cada nervo divide-se em um ramo dorsal e um ventral, este último sendo o maior.

Os **ramos dorsais** emergem caudalmente aos músculos levantadores das costelas e dividem-se em ramos medial e lateral. Os **ramos mediais** ascendem no músculo multífido do tórax e suprem os músculos espinhais (musculatura espinhal epaxial). Os **ramos laterais** correm lateralmente sob o músculo longo do tórax e emergem entre esse músculo e o músculo iliocostal; após fornecer ramificações para estes músculos, os ramos laterais passam através do músculo grande dorsal e a fáscia toracolombar e ramificam-se, como nervos cutâneos dorsais, sob a pele do tórax (Fig. 24-20). Na região das ancas fornecem ramos para o músculo serrátil dorsal cranial e o músculo rombóide do tórax e, seus terminais cutâneos, passam através destes músculos e o dito ligamento dorsoescapular (modificação da fáscia toracolombar nas ancas) para suprir a pele, sobre o ligamento da nuca, e a parte torácica do músculo trapézio.

Os **ramos ventrais** ou **nervos intercostais** são bem maiores do que os anteriores e estão ligados ao tronco simpático por *ramos comunicantes*. O primeiro ramo ventral se destina quase inteiramente para o plexo braquial, mas envia, ventralmente, um pequeno ramo para o primeiro espaço intercostal, que termina no músculo sem atingir a extremidade distal do espaço. O segundo ramo ventral fornece uma raiz considerável para o plexo braquial, mas sua continuação intercostal é típica. Os **nervos intercostais** (Fig. 17-17) descem nos espaços intercostais juntamente com os vasos intercostais dorsais, a princípio entre os músculos intercostais, porém mais adiante e ventralmente eles são essencialmente subpleurais. Nos espaços intercostais craniais a artéria intercostal dorsal situa-se ao longo da borda caudal da costela,

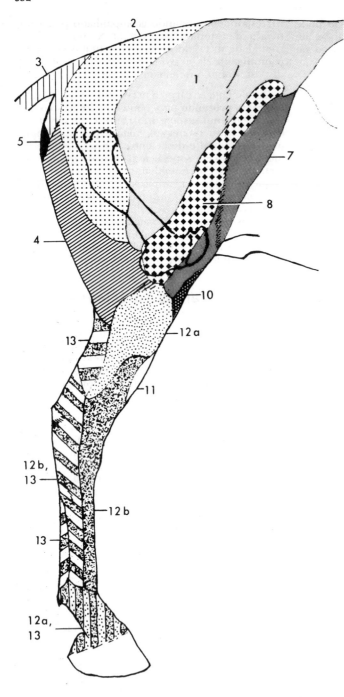

Figura 24-28. Inervação cutânea do membro pélvico de eqüino; vista lateral.

Regiões cutâneas de: 1, ramos dorsais dos nervos lombares (nervos craniais das nádegas); 2, ramos dorsais dos nervos sacrais (nervos médios das nádegas); 3, nervos caudais; 4, nervo cutâneo caudal da coxa (nervos caudais das nádegas); 5, nervo retal caudal; 7, ramo lateral do nervo ílio-hipogástrico; 8, ramo lateral do nervo ílio-inguinal; 10, nervo cutâneo lateral da coxa; 11, nervo safeno; 12a, nervo fibular (nervo cutâneo lateral da sura ou nervo metatársico dorsal II da região digital); 12b, nervo fibular superfical; 13, nervo tibial ou nervo cutâneo plantar lateral da sura. (De Grau, 1935.)

juntamente com o nervo intercostal, a ela cranial. Entretanto, os relacionamentos entre os vasos intercostais dorsais e o nervo intercostal, especialmente nos espaços intercostais caudais, são variáveis e tendem a variar mesmo dentro do terço proximal e os dois terços distais do mesmo espaço intercostal. Os referidos nervos suprem os músculos intercostais, emitem os **ramos cutâneos laterais** (perfurantes) e terminam da seguinte maneira. Os do segundo ao sexto, inclusive, emergem através dos espaços entre as cartilagens costais e unem-se no suprimento dos músculos peitorais. Do segundo ao oitavo fornecem ramos musculares para o músculo transverso do tórax. Os seguintes fornecem ramos musculares para a parte costal do diafragma, passam entre os músculos transversos do abdome e oblíquo interno do abdome, fornecendo ramificações para os mesmos, e terminando no músculo reto do abdome.

Há três séries de **nervos cutâneos** emitidos pelos nervos espinhais torácicos. A série dorsal emerge através do músculo grande dorsal e a fáscia toracolombar, paralelamente à borda lateral do músculo longo do tórax. A série média perfura o músculo serrátil ventral do tórax, o músculo intercostal externo e o músculo oblíquo externo do abdome. A série ventral aparece através da túnica abdominal. Eles suprem os músculos abdominais, o músculo cutâneo do tronco e a pele. Alguns dos ramos cutâneos laterais dos nervos intercostais cranial ligam-se com os ramos do **nervo torácico lateral**, do plexo braquial, e desta forma dão origem ao **nervo intercostobraquial**. Este, além das fibras sensoriais, contém fibras motoras do nervo torácico lateral para inervar o músculo cutâneo omobraquial. Os três ramos caudais suprem, em parte, a pele do flanco. O ramo ventral do último nervo torácico não corre entre duas costelas, isto é, dentro do espaço intercostal e, portanto, é designado como o **nervo costoabdominal**. Ele corre lateral e caudalmente à última costela, através da superfície dorsal do músculo psoas maior, e divide-se em ramos medial e lateral. O ramo lateral passa sobre a face superficial do músculo transverso do abdome, perfura o músculo oblíquo externo do abdome, e se ramifica sob a pele do flanco como o **ramo cutâneo lateral**. O ramo medial desce, na face profunda do músculo oblíquo interno do abdome, até o músculo reto do abdome, onde termina como o **ramo cutâneo ventral**.

Nervos Lombares

Há seis pares de **nervos lombares** no eqüino, o último emergindo entre a última vértebra lombar e o sacro. Os dois ou três pares craniais têm aproximadamente o mesmo tamanho que os nervos torácicos, porém os demais são bem maiores. Seus **ramos dorsais** são pequenos em comparação com os ramos ventrais. Eles são distribuídos para os músculos e pele do lombo e da garupa de modo semelhante aos dos nervos torácicos. Além do músculo longo e do músculo multífido, de acordo com Zietzschmann et al. (1943), eles suprem a pele da região lombar, ao redor das tuberosidades sacral e da coxa, bem como a pele da região glútea, até o joelho, por meio dos **nervos craniais das nádegas** (Figs. 24-28 e 29). Os **ramos ventrais** estão ligados ao tronco simpático por pequenos *ramos comunicantes* e fornecem ramos para os músculos sublombares. Os ramos dos primeiros dois nervos estão dispostos como o ramo correspondente do último nervo torácico.

PLEXO LOMBAR

O ramo ventral do primeiro nervo lombar é denominado o **nervo ílio-hipogástrico** (Figs. 24-28 e 30). Ele passa lateralmente entre o músculo quadrado lombar e o músculo psoas maior e divide-se, na borda lateral do músculo psoas maior, nos ramos lateral e medial. O ramo lateral passa sobre a borda dorsal do músculo oblíquo interno do abdome, desce entre esse músculo e o músculo oblíquo externo do abdome, perfura este último músculo, e corre ventral e caudalmente, se ramificando sob a pele da parte caudal do flanco e da superfície lateral da coxa como o **ramo cutâneo lateral**. O ramo cutâneo lateral fornece ramos musculares para o músculo transverso do abdome e o músculo oblíquo externo do abdome. O ramo medial é menor; ele corre

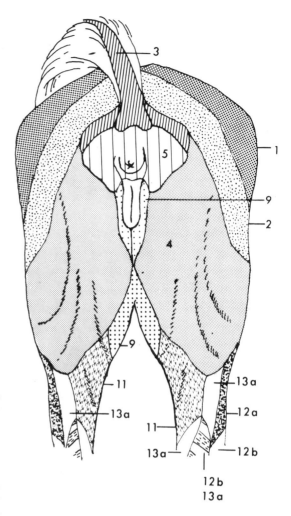

Figura 24-29. Inervação cutânea das regiões anal e pública de eqüino (relativo a explicação dos campos de inervação cutânea das Figs. 24-28 e 30).

1, Ramos dorsais dos nervos lombares (nervos craniais das nádegas); 2, ramos dorsais dos nervos sacrais (nervos médios das nádegas); 3, nervos caudais; 4, nervo cutâneo caudal da coxa (nervos caudais das nádegas); 5, nervo retal caudal; 9, ramos mediais do nervo ílio-hipogástrico, o nervo ílio-inguinal e o nervo genitofemoral; 11, nervo safeno; 12a, nervo fibular (nervo cutâneo lateral da sura); 12b, nervo fibular superficial; 13a, nervo tibial ou nervo cutâneo plantar lateral da sura misturado com fibras nervosas fibulares; 13b, nervo tibial cutâneo medial. (De Grau, 1935.)

ventral e caudalmente por baixo do peritônio, até a borda lateral do músculo reto do abdome, fornece ramos musculares para o músculo oblíquo interno do abdome e termina, no músculo reto do abdome, como o **ramo cutâneo ventral**.

O ramo ventral do segundo nervo lombar é denominado de **nervo ílio-inguinal** e normalmente está ligado, por um ramo comunicante, ao ramo comunicante do terceiro nervo lombar. Em determinados casos o nervo ílio-inguinal termina no músculo psoas maior e então parece estar ausente. Ele

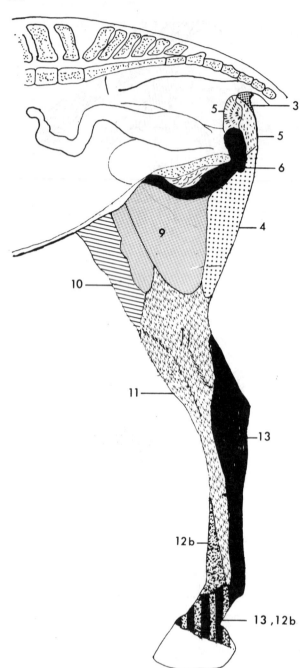

Figura 24-30. Inervação cutânea do membro pélvico de eqüino; vista medial.

Regiões cutâneas de: 3, Nervos caudais; 4, nervo cutâneo caudal da coxa (nervos caudais das nádegas); 5, nervo retal caudal; 6, nervo pudendo; 9, ramos mediais do nervo ílio-hipogástrico, nervo ílio-inguinal e do nervo genitofemoral; 10, nervo cutâneo lateral da coxa; 11, nervo safeno; 12a, nervo fibular (nervo metatársico dorsal II); 12b, nervo fibular superficial; 13, nervo tibial ou nervo cutâneo plantar lateral da sura. (De Grau, 1935.)

emite um grande ramo muscular para o músculo psoas maior. O nervo ílio-inguinal divide-se, à semelhança do nervo ílio-hipogástrico, em ramos lateral e medial. Seu ramo lateral perfura o músculo oblíquo do abdome, ligeiramente cranial à tuberosidade da coxa, corre ventralmente na superfície cranial da coxa e na superfície lateral do joelho e emite um ramo cutâneo lateral. O ramo medial corre caudal e paralelamente ao ramo do nervo ílio-hipogástrico e emite ramos para os músculos abdominais. Ele se une a um ramo do nervo genitofemoral (espermático externo); o tronco assim formado desce no canal inguinal para ser distribuído aos órgãos genitais externos e a pele circundante da região inguinal *(ramos cutâneos ventrais)*.

O ramo ventral do terceiro nervo lombar é denominado de **nervo genitofemoral** (Fig. 24-30). Ele está unido, por um pequeno ramo comunicante, com o segundo nervo lombar e fornece uma raiz para o quarto nervo lombar. O nervo genitofemoral emite um ramo para os músculos psoas. Passa caudalmente na substância do músculo psoas menor e divide-se em dois ramos. Um destes, o ramo muscular, emerge cranialmente aos vasos circunflexos profundos do ílio e segue para o músculo cremaster (externo) e músculo oblíquo interno do abdome. O outro, o **ramo genital**, emerge caudalmente aos vasos anteriormente citados. A seguir corre lateral e paralelamente à artéria ilíaca externa e desce na parte medial do canal inguinal. Ele emerge no anel inguinal superficial com a artéria pudenda externa e se ramifica nos órgãos genitais externos e na pele da região inguinal.

O **nervo cutâneo lateral da coxa** (Fig. 24-30) está formado, em grande parte, pelo ramo ventral do terceiro nervo lombar. De acordo com Zietzschmann et al. (1943), recebe contribuições dos ramos ventrais do terceiro e do quarto nervos lombares e, às vezes, também do quinto nervo lombar. Corre caudalmente na substância dos músculos psoas e emerge na borda lateral do músculo psoas menor. A seguir passa lateral e caudalmente na fáscia ilíaca e acompanha o ramo caudal da artéria circunflexa profunda do ílio. Com este vaso, o nervo cutâneo lateral da coxa perfura a parede abdominal ao passar entre o músculo oblíquo externo do abdome e o músculo ilíaco, a curta distância, ventralmente à tuberosidade da coxa, desce na face medial do músculo tensor da fáscia lata (próximo a sua borda cranial) e se ramifica, subcutaneamente, na região do joelho.

NERVO FEMORAL. O **nervo femoral** é derivado essencialmente do quarto e do quinto nervos lombares, mas comumente, se não sempre, recebe um fascículo do terceiro nervo lombar, podendo também receber um fascículo do sexto nervo lombar (Fig. 24-31). É o maior dos dois nervos que são emitidos da parte cranial do tronco lombossacral. Corre ventral e caudalmente, a princípio, entre o músculo psoas maior e o músculo psoas menor, a seguir cruza a face profunda do tendão de inserção do músculo psoas menor e desce, sob a cobertura do músculo sartório, sobre a parte terminal do músculo iliopsoas. Emite o nervo safeno e divide-se em diversos ramos terminais que mergulham dentro do interstício entre o músculo reto da coxa e o músculo vasto medial (Fig. 22-34). Estes ramos musculares são acompanhados pelo ramo descendente da artéria circunflexa lateral do fêmur (anteriormente denominada artéria femoral cranial) e inervam o músculo quadríceps da coxa. Um ramo colateral é emitido para o músculo iliopsoas.

O **nervo safeno** (Figs. 22-34, 38, 45 e 24-30) é emitido quando o nervo femoral cruza a parte terminal do músculo iliopsoas. Emite um ramo que penetra na face profunda do músculo sartório, e desce juntamente com os vasos femorais, no canal femoral. Aproximadamente no meio da coxa ele divide-se em diversos ramos que emergem por entre os músculos sartório e grácil, perfuram a fáscia profunda e se ramificam nas superfícies medial e cranial da coxa e da perna. Um destes ramos acompanha a veia safena medial (grande), distalmente, suprindo ramos cutâneos para a pele e para a fáscia da superfície mediodorsal do metatarso até a articulação do boleto (Fig. 24-32).

NERVO OBTURATÓRIO. O **nervo obturatório** é derivado essencialmente dos ramos ventrais do quarto e do quinto nervos lombares, mas pode receber fibras do terceiro ou do sexto nervos lombares (Fig. 24-31). Ele corre ventral e caudalmente, a princípio acima e depois sobre a veia ilíaca externa, inclina-se medialmente através da veia obturatória e passa através da parte cranial do forame obturador (Fig. 22-38). Continua ventralmente através do músculo obturador externo e divide-se em diversos ramos que inervam o músculo obturador externo, o músculo pectíneo, o músculo adutor e o músculo grácil (Fig. 22-43).

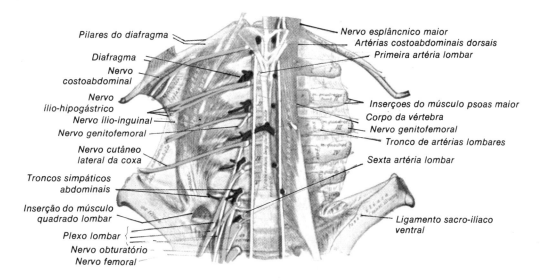

Figura 24-31. Dissecação profunda da região sublombar de eqüino.

1 – 6, Ramos ventrais dos nervos lombares de n.ºs 1 a 6; I – VI, vértebras lombares. (De Schmaltz, 1901.)

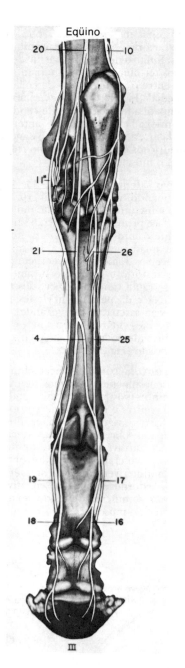

Figura 24-32. Nervos da parte distal do membro pélvico direito de eqüino; vista plantar, esquemática.

4, Ramo comunicante; 10, nervo cutâneo plantar lateral da sura (nervo cutâneo caudal da sura); 11", nervo safeno; 16, nervo digital plantar (próprio) lateral; 17, ramo dorsal; 18, nervo digital plantar (próprio) medial; 19, ramo dorsal; 20, nervo tibial; 21, nervo plantar medial; 25, nervo plantar lateral; 26, ramo profundo. (De Ghoshal e Getty, 1967b.)

PLEXO SACRAL

NERVO GLÚTEO CRANIAL. O **nervo glúteo cranial** é essencialmente derivado dos ramos ventrais do último nervo lombar e do primeiro nervo sacral, mas comumente possui uma quinta raiz lombar. Divide-se em quatro ou cinco ramos que emergem através do forame isquiático maior, juntamente com os ramos da artéria glútea cranial, e suprem os músculos glúteos, o músculo tensor da fáscia lata e o músculo articular do quadril (Fig. 24-33). O nervo para o músculo tensor da fáscia lata e para a parte cranial do músculo glúteo superficial passa entre a parte profunda do músculo glúteo médio e o músculo glúteo profundo, e é acompanhado até o músculo ilíaco, por ramos dos vasos circunflexos laterais do fêmur.

NERVO GLÚTEO CAUDAL. O **nervo glúteo caudal** é essencialmente derivado das raízes sacrais do tronco lombossacral (Figs. 22-38 e 24-33). Divide-se em dois troncos que emergem acima do nervo isquiático. O tronco dorsal passa caudalmente na parte dorsal do ligamento sacrotuberal largo e divide-se em ramos que penetram no músculo bíceps da coxa; fornece um ramo para a parte caudal do músculo glúteo médio e um nervo que corre ao redor da borda caudal do músculo glúteo médio e penetra na porção caudal do músculo gluteo superficial. O tronco ventral, que corre ventral e caudalmente no ligamento sacrotuberal largo, divide-se no **nervo cutâneo caudal da coxa** e ramos musculares que suprem o músculo semitendinoso. O nervo cutâneo caudal da coxa passa através do músculo bíceps da coxa, emerge entre esse músculo e o músculo semitendinoso ao nível da tuberosidade isquiática ou ligeiramente ventral a ela e ramifica-se subcutaneamente nas superfícies lateral e caudal do quadril e da coxa *(nervos clúnios caudais)* (Figs. 24-28, 29 e 34). A parte profunda do nervo está ligada, por filamentos, ao nervo pudendo.

NERVO ISQUIÁTICO. O **nervo isquiático** (Figs. 22-38, 39 e 24-33), o maior do corpo, essencialmente derivado dos ramos ventrais da sexta raiz lombar e da primeira raiz sacral do tronco lombossacral, normalmente possui uma quinta raiz lombar e pode receber um fascículo do segundo nervo sacral. Emerge através do forame isquiático maior como uma larga faixa plana que está unida, a princípio, ao nervo glúteo caudal e que passa ventral e caudalmente na parte ventral do ligamento sacrotuberal largo e na origem do músculo glúteo profundo. Ele dobra, ventralmente, no espaço entre o trocanter maior e a tuberosidade isquiática sobre os músculos gêmeos, o tendão do músculo obturador interno e sobre o músculo quadrado da coxa. Em seu trajeto pela coxa situa-se entre o músculo bíceps da coxa, lateralmente, e os músculos adutor, semimembranáceo e semitendinoso, medialmente, se continuando entre as duas porções do músculo gastrocnêmio como o nervo tibial. Seus principais ramos são os seguintes.

1. Na parte pélvica de seu percurso o nervo isquiático fornece pequenos ramos musculares para o músculo obturador interno, músculos gêmeos e para o músculo quadrado da coxa; o ramo para o músculo obturador interno atinge o músculo ao passar através da extremidade cranial do forame isquiático menor. Estes ramos, muito pequenos, surgem da borda dorsal ou da face profunda do nervo isquiático, aproximadamente na metade da distância entre os dois forames isquiáticos. O ramo para o

SISTEMA NERVOSO DO EQÜINO

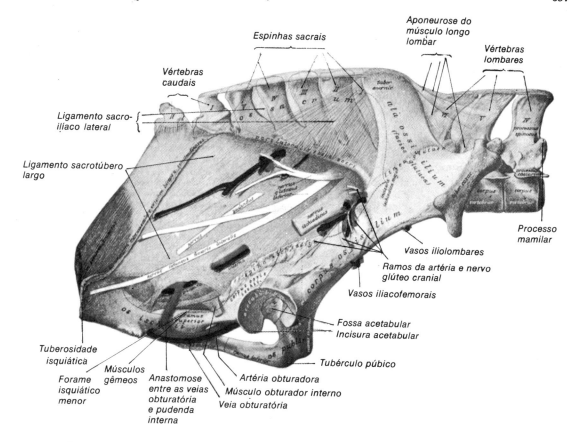

Figura 24-33. Vasos e nervos na parede pélvica de eqüino.
Artéria glútea inferior = artéria glútea caudal; nervo glúteo inferior = nervo glúteo caudal; nervo cutâneo femoral lateral = nervo cutâneo caudal da coxa; ramo superior = parte do corpo do ísquio; ramo inferior = ramo do ísquio; ramo inferior = ramo caudal do púbis; ramo superior = ramo cranial do púbis. (Segundo Schmaltz, 1901.)

músculo obturador interno situa-se ao longo da margem dorsal do nervo isquiático que, após dividir-se, supre ambas as porções do músculo. Os ramos musculares para os músculos gêmeos e o músculo quadrado da coxa surgem, comumente, da face profunda do nervo isquiático de um tronco comum que passa caudalmente entre o nervo isquiático e o ligamento sacrotuberal largo, até a borda caudal do músculo glúteo profundo, onde divide-se.

2. À medida que o nervo isquiático dobra ventralmente, caudal à articulação do quadril, ele emite um grande ramo muscular que se divide para suprir o músculo semimembranáceo e as porções curtas do músculo bíceps da coxa e do músculo semitendinoso.

3. O **nervo fibular** (NAV: *nervo peroneu comum*) (Figs. 22-39, 49 e 24-30 e 35) é um grande tronco que surge do nervo isquiático, normalmente dentro dos dois terços médios da coxa, embora a separação seja bastante evidente ao nível do trocanter maior do fêmur muito pouco depois do nervo isquiático emergir da cavidade pélvica. Ele desce juntamente com o tronco principal até a origem do músculo gastrocnêmio; aqui o nervo fibular se desvia lateral e cranialmente através da face lateral do músculo gastrocnêmio, sob a cobertura do músculo bíceps da coxa, e divide-se, na origem do músculo extensor lateral dos dedos, nos ramos superficial e profundo. Os ramos colaterais incluem um ramo para o músculo bíceps da coxa, o fascículo do reforço destacado aproximadamente no meio da coxa para o **nervo cutâneo lateral** (plantar) **da sura** (NAV: *nervo cutâneo lateral da sura*) (Fig. 24-36) e, mais adiante e distalmente, o **nervo cutâneo lateral da sura**. Este último nervo emerge entre as divisões média e caudal do músculo bíceps da coxa, ao nível da articulação do joelho, e se ramifica sob a pele.

O **nervo fibular superficial** (Fig. 24-36) fornece ramos para o músculo extensor lateral dos dedos, desce no sulco entre este músculo e o músculo extensor longo dos dedos, perfura a fáscia profunda da perna e se ramifica sob a pele, na face dorsal e lateral do tarso e do metatarso ou ao redor da articulação do boleto. O **nervo fibular profundo** é a continuação direta, quanto ao tamanho, do tronco do nervo fibular (Fig. 24-36). Ele mergulha entre o músculo extensor lateral dos dedos e o músculo extensor longo dos dedos, fornece ramos para estes músculos, para os músculos tibial cranial e fibular terceiro e desce cranialmente no septo intermuscular que separa os dois primeiros músculos citados. O nervo fibular profundo continua distalmente caudal

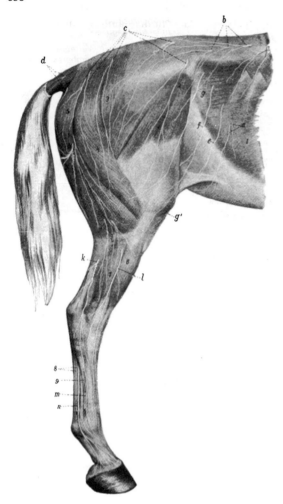

Figura 24-34. **Nervos superficiais do membro pélvico e parte caudal do tronco de eqüino.**

a, Ramos cutâneos laterais do décimo sexto e do décimo sétimo nervos torácicos; b, ramos cutâneos dorsais dos nervos lombares (nervos craniais das nádegas); c, ramos cutâneos dorsais dos nervos sacrais (nervos médios das nádegas); d, ramos cutâneos dorsais dos nervos caudais; e, f, g, ramos cutâneos laterais do nervo costo-abdominal e do primeiro e do segundo nervos lombares; g', terminação do nervo cutâneo lateral da coxa; h, nervo cutâneo caudal da coxa (nervos caudais das nádegas); i, ramos cutâneos do nervo isquiático; k, nervo cutâneo plantar lateral da sura (nervo cutâneo caudal da sura); 1, nervo fibular superficial; m, nervo metatársico dorsal III; n, nervo plantar lateral; 1, músculo oblíquo externo do abdome; 2, músculo tensor da fáscia lata; 3, músculo glúteo superficial; 4, músculo bíceps da coxa; 5, músculo semitendinoso; 6, músculo extensor longo dos dedos; 7, músculo extensor lateral dos dedos; 8, tendões flexores digitais superficial e profundo; 9, artéria metatársica dorsal III. (De Ellenberger, 1908.)

ao tendão do músculo extensor longo dos dedos e se divide, na superfície dorsal da articulação do jarrete, nos ramos medial e lateral. O ramo medial *(nervo metatársico dorsal II)* passa distalmente sob a pele, na face dorsal do tarso e do metatarso, supre o músculo extensor curto dos dedos e fornece ramificações cutâneas para a cápsula articular do jarrete e para a fáscia e a pele da área adjacente da articulação do boleto. O ramo lateral *(nervo metatársico dorsal III)* fornece uma ramificação para o músculo extensor curto dos dedos e desce juntamente com a artéria metatársica dorsal III. Ele supre a pele na face lateral do metatarso e do boleto.

Na maior parte de seu percurso na perna o nervo fibular profundo está separado dos vasos tibiais craniais pelo músculo tibial cranial. Deve-se notar que uma das duas veias laterais, que quase sempre acompanham a artéria tibial cranial, é aqui normalmente muito grande e, a camada de músculo que intervém entre ele e o nervo, é muitas vezes extremamente delgada. Na parte distal da perna o nervo fibular profundo está em contato direto com a veia, e na superfície dorsal do jarrete situa-se plantarmente aos vasos. Em casos muito excepcionais o nervo situa-se, por uma distância variável, no meio da perna, na parte lateral do músculo tibial cranial.

NERVO TIBIAL. O **nervo tibial** é a continuação direta do nervo isquiático (Figs. 22-38, 39, 46, 47 e 24-30, 35). A um nível variável, na região da coxa, ele emite o **nervo cutâneo plantar lateral da sura** (NAV: *nervo cutâneo caudal da sura*), também conhecido como o **nervo safeno lateral** (externo). Entretanto, ele tem uma origem variável; já foi, às vezes, observado separando-se do nervo isquiático ou do nervo fibular. Ele recebe um fascículo do nervo fibular e desce, com a veia safena lateral (pequena) na face lateral do músculo gastrocnêmio, para o terço distal da perna. Aqui ele perfura a fáscia profunda e se ramifica sob a pele das superfícies lateral e plantar do tarso e do metatarso distalmente até, ou próximo de, ou ao redor da superfície dorsolateral da articulação do boleto (Fig. 24-34). O nervo tibial segue distalmente, entre as duas porções do músculo gastrocnêmio, e acompanha o ramo descendente dos vasos femorais caudais até o terço distal da perna. Aproximadamente 2,5 cm proximal à tuberosidade calcânea, ou ligeiramente antes dela, divide-se em dois nervos plantares (Fig. 24-32). No terço proximal da perna está situado ao longo do lado medial do músculo flexor superficial dos dedos, sob a cobertura da porção medial do músculo gastrocnêmio; mais adiante e distalmente está coberto pela fáscia profunda comum e situado no espaço entre o músculo flexor profundo dos dedos e a borda medial do tendão calcanear comum.

No ponto usual de eleição para a neurectomia tibial, isto é, aproximadamente à distância de um palmo acima do nível da tuberosidade calcanear, o nervo está situado em tecido areolar e gordura, em um compartimento de fáscia formado pela fáscia especial do músculo flexor profundo dos dedos, cranialmente, e pela fáscia comum, tendão társico do músculo semitendinoso e pelo músculo bíceps da coxa, caudal e medialmente.

Em sua origem o nervo tibial emite ramos musculares que passam entre as duas porções do músculo gastrocnêmio e que se irradiam para suprir esse músculo, o músculo poplíteo, o músculo sóleo e os músculos flexores do dígito. Pequenas ramificações cutâneas também são destacadas ao longo do percurso do nervo.

NERVOS PLANTARES. Os **nervos plantares**, mediais e laterais, resultam da bifurcação do nervo tibial na parte distal da perna (Figs. 22-46 e 47). Eles continuam, a princípio, na mesma direção e com as mesmas relações que o tronco principal, em aposição direta e circundado numa bainha comum. No jarrete eles divergem, em um ângulo muito agudo, e descem no canal társico, plantar ao tendão flexor digital profundo, em companhia das artérias plantares correspondentes.

O **nervo plantar medial** *(nervo digital plantar comum II)* (Fig. 24-32) supre ramos cutâneos para a superfície medial do tarso e do metatarso, desce ao longo da borda medial dos tendões flexores do dígito, plantar aos vasos plantares, se dispondo como o nervo palmar correspondente do membro torácico. Próximo ao meio do metatarso ele libera um **ramo comunicante** que, após correr obliquamente ao longo da superfície plantar dos tendões flexores digitais, se une ao nervo plantar lateral, aproximadamente 2,5 cm próximo da articulação do boleto. Às vezes o ramo comunicante, entre os nervos plantares medial e lateral, está ausente. O **nervo plantar lateral** *(nervo digital plantar comum III)* (Fig. 24-31) desvia-se lateralmente, entre os dois tendões flexores digitais, para atingir a borda lateral dos mesmos. Ele fornece um **ramo profundo** para o músculo interósseo (médio) (ligamento suspensório). Deste último surgem os nervos metatársicos plantares medial e lateral.

Os **nervos metatársicos plantares** são semelhantes aos nervos metacárpicos palmares, exceto que ambos os nervos metatársicos plantares mostram in-

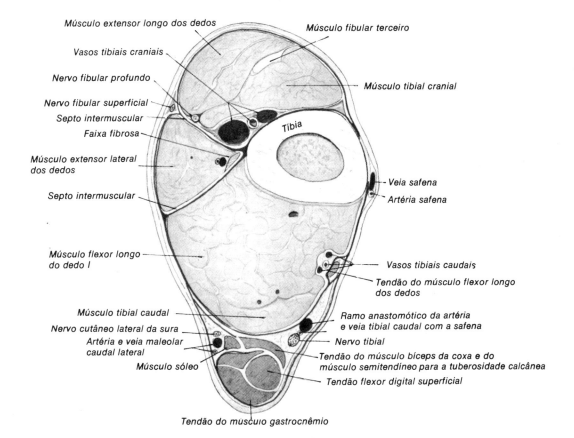

Figura 24-35. Secção transversal do terço distal da perna esquerda de eqüino.

tercâmbio de fibras com os **nervos metatársicos dorsais** medial (segundo) e lateral (terceiro), dentro da região da falange proximal, e continuam distalmente até o cório da pata.* (Na neurectomia "tibial" o cirurgião efetivamente corta os dois nervos plantares que ainda não se separaram.)

Na região digital, de modo semelhante às artérias, a disposição dos nervos é a mesma que no membro torácico; somente é necessário, ao ler a descrição, substituir a palavra "plantar" por "palmar" e usar a palavra "pedis" para os nervos digitais dorsais comuns para distingui-los da parte torácica respectiva.

Nervos Sacrais

Cinco pares de **nervos sacrais** estão presentes no eqüino.

Os pequenos **ramos dorsais** emergem através dos forames sacral dorsal e o espaço entre o sacro e a primeira vértebra caudal. De acordo com Zietzschmann et al. (1943), os ramos musculares mediais dos ramos dorsais suprem a superfície dorsal do sacro e a parte adjacente da cauda, enquanto os ramos cutâneos laterais constituem os **nervos médios das nádegas** e suprem a pele da região sacral, ao redor da articulação do quadril e da coxa (Figs. 24-28, 29 e 34). O quinto nervo sacral une-se ao ramo dorsal do primeiro nervo caudal.

Os **ramos ventrais** deixam o canal vertebral através dos forames sacrais pélvicos e o intervalo entre o sacro e a primeira vértebra caudal. Estão ligados ao tronco simpático por *ramos comunicantes* fornecendo ramos para o plexo pélvico. O primeiro e o segundo ramos, os maiores, unem-se um ao outro e aos últimos três nervos lombares para formar o **tronco lombossacral**. O terceiro e o quarto estão ligados um ao outro, e a maioria de suas fibras forma os nervos pudendo, perineal e retal caudal (hemorroidal) (Fig. 24-37).

O **nervo pudendo** (Figs. 22-38, 39 e 24-28, 29, 33) passa ventral e caudalmente, parcialmente encaixado no ligamento sacrotuberal largo. A seguir acompanha a artéria pudenda interna até o arco isquiático, dobra ao redor deste arco juntamente com a artéria e segue um percurso flexuoso, ao longo do dorso do pênis, como o **nervo dorsal do pênis**, se ramificando na glande e no prepúcio *(ramo prepucial)*. O nervo pudendo emite o **nervo perineal profundo** ao unir-se com a artéria pudenda interna, imediatamente dorsal à espinha isquiática (Habel, 1953). O nervo perineal profundo pode surgir de um tronco comum com o nervo perineal superficial. O nervo perineal profundo, ao cruzar a superfície profunda do nervo retal caudal, recebe uma ligação deste, fornece inervação motora para a musculatura perineal e numerosas ramificações finas para a fáscia na fossa isquiorretal. Dentro da pelve ele se liga ao nervo retal caudal e fornece ramos para a bexiga urinária e uretra, para a parte terminal do reto e para a pele e músculos do ânus (Fig. 22-40). Fornece

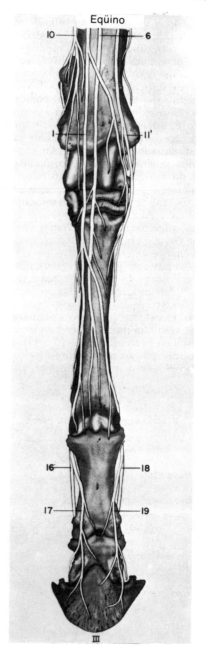

Figura 24-36. Nervos da parte distal do membro pélvico direito de eqüino; vista dorsal, esquemática.

1, Nervo fibular superficial; 6, nervo fibular profundo; 10, nervo cutâneo plantar lateral da sura (nervo cutâneo caudal da sura); 11', nervo safeno; 16, nervo digital plantar (próprio) lateral; 17, ramo dorsal; 18, nervo digital plantar (próprio) medial; 19, ramo dorsal. (De Ghoshal e Getty, 1967b.)

o nervo para o músculo isquiocavernoso e numerosos ramos para o corpo cavernoso e esponjoso do pênis. Na fêmea termina no clitóris e na vulva (Fig. 22-41). Dois delgados nervos estendem-se até o úbere, na fáscia superficial que acompanha os vasos da comissura ventral.

---

*A NAV (1968) designa as continuações dos nervos metatársicos dorsais II e III, depois do intercâmbio de fibras com os nervos metatársicos plantares respectivos, como o *nervo digital dorsal III medial e lateral*.

SISTEMA NERVOSO DO EQÜINO

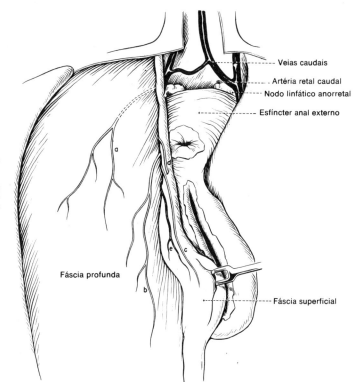

Figura 24-37. Vasos e nervos perineais entre as fáscias superficial e profunda.

a, Ramo ventral do quarto nervo sacral; b, c, d, ramos do nervo retal caudal; e, ramo labial caudal da artéria perineal ventral. (De Rooney, Sack e Habel, 1967.)

O **nervo retal caudal** passa ventral e caudalmente dorsal ao nervo pudendo, com o qual se une. Após emitir ramificações musculares para o músculo coccígeo e músculo levantador do ânus, ele se distribui para a parte terminal do reto, para o músculo esfíncter externo do ânus e emite os **nervos perineais superficiais** (três ou quatro), que emergem da fossa isquiorretal, ao longo da superfície lateroventral do ânus, e se ramificam na pele circundante (Fig. 22-40). Estes ramos perineais superficiais recebem ligações dos nervos pudendos e emitem os **nervos escrotais caudais** que se distribuem para a fáscia e pele do escroto, ao longo de sua superfície caudal. Na fêmea ele também fornece ramificações para a vulva (Fig. 22-41), como os **nervos labiais**.

Um pequeno ramo do quarto nervo sacral corre caudalmente, na borda dorsal do ligamento sacrotuberal largo, para emergir como o nervo que supre a região ao longo do septo entre o músculo semimembranáceo e o músculo semitendinoso. Às vezes ele fornece ramificações musculares para o músculo coccígeo. Este ramo deve ser considerado como um **nervo retal caudal**.

O ramo ventral do quinto nervo sacral é pequeno. Ele fornece ramificações para o músculo sacrocaudal ventral lateral e pele da raiz da cauda e se une ao primeiro nervo caudal.

Nervos Caudais

Os **nervos caudais** comumente totalizam cinco pares. Seus ramos dorsais e ventrais ligam-se para formar, respectivamente, dois plexos em ambos os lados, que se estendem até a extremidade da cauda e fornecem seus ramos musculares e cutâneos (Fig. 24-29). O **plexo dorsal** corre com a artéria caudal dorsolateral entre o músculo sacrocaudal dorsal lateral e o músculo intertransversal dorsal da cauda (Fig. 17-14). O **plexo ventral** acompanha a artéria caudal ventrolateral, ventralmente ao músculo intertransversal ventral da cauda.

BIBLIOGRAFIA

Dobberstein, J., and G. Hoffmann. 1964. Lehrbuch der vergleichenden Anatomie der Haustiere. Band 3. Leipzig, S. Hirzel Verlag.

Ellenberger, W. 1908. Leisering's Atlas of the Anatomy of the Horse and the Other Domestic Animals. 2nd ed. Chicago, Alexander Eger.

Ghoshal, N. G. 1966. A comparative morphological study of the somatic innervation of the antebrachium and manus, crus and pes of the domestic animals (Bovidae, Ovidae, Capridae, Suidae, Equidae). Ph.D. Thesis. Iowa State University, Ames.

Ghoshal, N. G., and R. Getty. 1967a. Innervation of the forearm and foot of the horse. Iowa State Univ. Vet., 29:75–82.

Ghoshal, N. G., and R. Getty. 1967b. Innervation of the leg and foot of the horse (Equus caballus). Indian J. Anim. Health, 6:171–182.

Grau, H. 1935. Die Hautinnervation an den Gliedmassen des Pferdes. Arch. Wsch. Prakt. Tierheilk., 69:96–116.

Habel, R. 1953. The perineum of the mare. Cornell Vet., 43:247–278.

Koch, T. 1965. Lehrbuch der Veterinär-Anatomie. Band III, Jena, VEB Gustav Fischer Verlag.

Koch, T. 1970. Lehrbuch der Veterinär-Anatomie. Band III, 2nd ed. Jena, VEB Gustav Fischer Verlag.

Magilton, J. H. 1966. A comparative morphological study of the brachial plexus of domestic animals (Bovidae, Ovidae, Capridae, Suidae, Equidae). Ph.D. Thesis, Iowa State University, Ames.

Magilton, J. H., R. Getty and N. G. Ghoshal. 1968. A comparative morphological study of the brachial plexus of domestic animals (goat, sheep, ox, pig and horse). Iowa State J. Sci., 42:245–279.

SISTEMA NERVOSO AUTÔNOMO

A **porção craniana** do sistema nervoso autônomo é tratada com os nervos cranianos neste capítulo e no Cap. 13.

INERVAÇÃO CERVICAL E TORÁCICA AUTÔNOMA

J. S. McKibben

Parte Simpática

A inervação simpática é tipicamente descrita como de origem toracolombar. A divisão torácica estende-se até a cabeça, a área cervical, o tórax, o membro torácico e parte da área abdominal. Nervos simpáticos lombares estendem-se até as vísceras abdominal caudal e pélvica, o membro pélvico e a cauda.

PARTE CERVICAL

No eqüino, a parte cervical, em cada lado, estende-se entre os gânglios cervicotorácico e cervical cranial. Cranialmente, do gânglio cervicotorácico o tronco simpático cervical passa em ambos os lados da artéria subclávia formando a **alça subclávia**, reúne-se ao **gânglio vertebral** e continua cranialmente em íntima aposição ao nervo vago para atingir o gânglio cervical cranial. O tronco simpático cervical e o nervo vago, em cada lado, estão ligados um ao outro, como o tronco vagossimpático, numa bainha comum de tecido conjuntivo. Gânglios simpáticos bilaterais, associados com cada segmento cervical no embrião, coalescem no adulto para formarem gânglios cervicais, em cada lado. Estes, de forma semelhante ao homem (Gardner et al., 1969), são designados, nos animais domésticos, como os **gânglios cervical cranial, cervical médio, cervical vertebral** e **cervical caudal** (McKibben e Getty, 1969a). Os **gânglios intermédios**, embora normalmente não sejam visíveis a olho nu, podem estar presentes entre estes gânglios, conforme descrito no homem (Wrete, 1959a e b).

Um gânglio independente, situado entre os gânglios vertebral e cervical cranial, e comparável ao gânglio cervical médio inconstante do homem (Kuntz, 1949, 1953; Saccomanno, 1943), normalmente não está presente no eqüino (McKibben e Getty, 1969a; Usenik, 1957). Ele pode fundir-se ao gânglio vertebral formando um **gânglio mediovertebral**, que está distribuído ao longo do tronco simpático cervical, ou parcialmente incorporado ao gânglio cervical cranial.

GÂNGLIO CERVICAL CAUDAL. O gânglio cervical caudal normalmente une-se aos dois primeiros gânglios torácicos para formar o gânglio cervicotorácico. Ocasionalmente eles podem não se unir. O gânglio vertebral esquerdo ou gânglio medioverterbral pode estar incorporado ao gânglio cervicotorácico esquerdo, ou estar intimamente associado entretanto independente, ou pode ser completamente independente.

Nervos que surgem dos gânglios cervicais e que passam para o coração são denominados de **nervos cardíacos cervicais**. Estes nervos são ainda denominados de acordo com seu gânglio de origem (NAV, 1968). Em todas as espécies dissecações tediosas são necessárias para isolar e seguir os nervos cardíacos até seu destino.

GÂNGLIO VERTEBRAL OU GÂNGLIO MEDIOVERTEBRAL. (Figs. 24-38, 39 e 40/8). O gânglio vertebral está localizado na junção cranial dos membros craniais (5') e caudais (5) da alça subclávia, medialmente à origem da artéria vertebral (McKibben, 1969), como no homem (Wrete, 1959; Gardner et al., 1969). Ele é discreto no lado direito, medindo de 10 a 20 mm de comprimento, de 5 a 10 mm de largura e 2 mm de espessura. O gânglio esquerdo pode ser homólogo no tamanho e na localização; entretanto, variações incluindo a associação íntima com o gânglio cervicotorácico ou o gânglio cervical caudal ou sua coalescência com estes podem ocorrer. Nervos do gânglio vertebral podem contribuir para as artérias adjacentes, para a formação do nervo vertebral e para os nervos cardíacos torácicos. Os **nervos cardíacos vertebrais** suprem, direta ou indiretamente do plexo cardíaco, ramos para a traquéia, esôfago, grandes vasos e os pulmões.

Quando o gânglio vertebral esquerdo está independente, geralmente um **nervo cardíaco vertebral esquerdo** (Fig. 24-40/18') está presente. Ele é unido, próximo à sua origem, pelos **nervos cardíacos cervicotorácicos cranial** e **caudal** que formam um grande tronco de 5 mm de largura. Este tronco passa para a área de origem da artéria braquiocefálica na aorta onde ele divide-se, enviando ramos para três áreas principais do coração, além de suas contribuições para o plexo cardíaco. Um grande ramo passa entre a aorta e o tronco pulmonar, cranialmente ao ligamento arterial. Além de ramificações para os grandes vasos, sua continuação principal estende-se ao longo do percurso da artéria coro-

SISTEMA NERVOSO DO EQÜINO

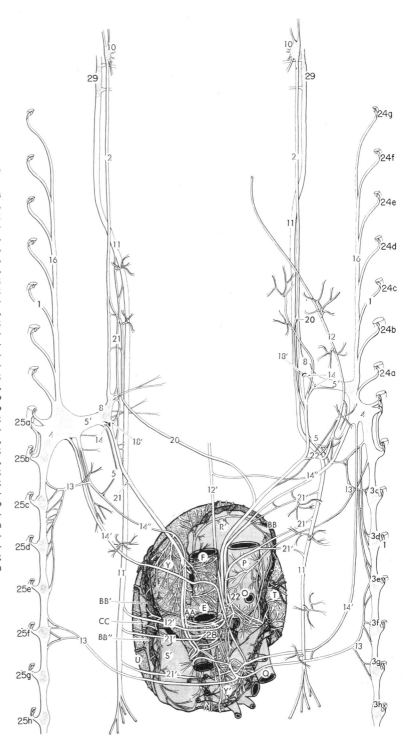

Figura 24-38. Inervação cardíaca de eqüino; vista dorsal.

Os troncos simpáticos e os nervos vagos estão refletidos lateralmente. 1, Ramo comunicante; 2, tronco simpático; 3c-h, terceiro ao oitavo gânglios torácicos; 4, gânglio cervicotorácico; 5, membro caudal da alça subclávia; 5', membro cranial da alça subclávia; 8, gânglio vertebral ou mediovertebral; 10, gânglio cervical cranial; 11, nervo vago; 12, nervo laríngeo recorrente direito; 12', nervo laríngeo recorrente esquerdo; 13, nervo cardíaco torácico; 14, nervo cardíaco cervicotorácico cranial; 14', nervo cardíaco cervicotorácico caudodorsal; 14", nervo cardíaco cervicotorácico caudoventral; 16, nervo vertebral; 18', nervo cardíaco vertebral caudal; 20, nervo cardíaco cervical cranial; 21, nervo cardíaco vagal cranial; 21', nervo cardíaco vagal caudal; 22, nervo cardíaco recorrente; 24a-g, da oitava ao segundo nervos espinhais cervicais; 25a-h, do primeiro ao oitavo nervos espinhais torácicos; 28, plexo cardíaco; 29, gânglio distal (nodoso) do nervo vago; E, aorta; F, tronco braquiocefálico; O, veia ázigos direita; P, veia cava cranial; Q, veia cava caudal; R', aurícula direita; S', aurícula esquerda; T, ventrículo direito; U, ventrículo esquerdo; Y, tronco pulmonar; Y', veia pulmonar; AA, ligamento arterial; BB, artéria coronária direita; BB', ramo descendente da artéria coronária esquerda; BB", ramo circunflexo da artéria coronária esquerda; CC, veia cardíaca/magna. (De McKibben e Getty, 1969a.)

nária direita, contribuindo inervação para o ventrículo direito bem como para a porção ventral da aurícula direita e para o átrio. Um segundo ramo continua através do plexo cardíaco até o sulco interventricular esquerdo e sulco coronário esquerdo. Fornece ramos para o lado esquerdo do ventrículo esquerdo, porção esquerda do ventrículo direito e para a superfície ventral da aurícula esquerda. Um terceiro ramo continua caudalmente, entre a aurícula esquerda e veias pulmonares esquerdas, para o sulco coronário. Ramificações deste ramo estendem-se, no sulco coronário, para o lado direito e cranialmente descem no sulco interventricular direito. Ao longo deste percurso ramificações passam para o dorso da aurícula esquerda, ventrum do átrio esquerdo, sobre as paredes caudal e direita do ventrículo esquerdo, dentro dos septos interventricular e interatrial e sobre a porção caudal do ventrículo direito. A área do nodo atrioventricular é ricamente suprida.

Um **nervo cardíaco vertebral direito** (Fig. 24-39/18') pode unir-se ao nervo vago direito ou acompanhá-lo independente e caudalmente, entre a veia cava caudal e a aorta, até o plexo cardíaco. Uma continuação principal deste nervo, através do plexo, inclui um ramo estendendo-se para o lado esquerdo, caudalmente à aorta. Este nervo ramifica-se ao longo do sulco interventricular esquerdo e sulco coronário esquerdo. Outros ramos, que passam através do plexo cardíaco, estendem-se, entre as veias cavas ou entre a veia cava caudal e o átrio esquerdo, para o sulco coronário direito e parede atrial direita.

GÂNGLIOS INTERMÉDIOS. Gânglios intermédios que ocorrem entre outros gânglios de ocorrência consistente e denominados, ao longo do tronco simpático torácico e cervical, não foram reportados ocorrendo em tamanho macroscópico no eqüino.

GÂNGLIOS CERVICAIS MÉDIOS. Estes gânglios são reportados como não ocorrendo como gânglios macroscopicamente independentes no eqüino (McKibben e Getty, 1969a). Podem estar parcialmente incorporados aos gânglios cervicais cranial ou vertebral ou espalhados ao longo do tronco simpático cervical, sendo assim indistinguíveis dos gânglios cervicais intermédios.

GÂNGLIO CERVICAL CRANIAL (Fig. 24-38/10). O gânglio cervical cranial é um gânglio fusiforme de coloração cinza-rósea que tem em média, aproximadamente, de 2 a 3 cm de comprimento e 3 mm a 1 cm de diâmetro, localizado na extremidade cranial de cada tronco simpático cervical. Os gânglios cervicais craniais situam-se em íntima aposição às artérias carótidas internas. Cada um está relacionado à face caudal da bolsa gutural, ventralmente à articulação atlantoccipital. Nervos de cada gânglio incluem os nervos caróticos internos, os nervos caróticos externos, o nervo jugular, ramos para a glândula tireóide, bolsa gutural, ramos laringofaríngeos e ramos que unem-se ao nervo vago, nervo glossofaríngeo, nervo hipoglosso, nervo acessório e ao primeiro nervo cervical.

Geralmente dois **nervos carótidos internos** surgem na extremidade cranial do gânglio cervical cranial e acompanham a artéria carótida interna como o r e o carótico interno.

O **nervo carótido externo** surge da borda caudomedial do gânglio cervical cranial e segue a artéria carótida interna até sua origem da artéria carótida comum. Ramos finos ramificam-se na área do seio carotídeo. Ramos do gânglio cervical cranial também formam um plexo carótico comum.

Da face medial do gânglio cervical cranial, um número variável de ramos passam para a bolsa gutural e plexo laringofaríngeo. Pequenos nervos surgem isoladamente e passam diretamente para o nervo vago, nervo glossofaríngeo, nervo hipoglosso, nervo acessório e para o primeiro nervo cervical. Um ramo para o segundo nervo cervical pode também estar presente. A distribuição cranial dos nervos que surgem dos gânglios cervicais craniais é descrita adicionalmente com os nervos cranianos.

PARTE TORÁCICA
(Figs. 24-38, 39 e 40).

A parte torácica estende-se caudal e ventralmente às articulações costovertebrais, do gânglio cervicotorácico até os pilares do diafragma, passa entre estes pilares e o músculo psoas menor continuando pela parte abdominal.

O **tronco simpático** está oculto, na primeira parte de seu percurso, pelos vasos vertebrais torácicos e borda lateral do músculo longo do pescoço, mas adiante e caudalmente ele é visível sob a pleura.

GÂNGLIO CERVICOTORÁCICO (estrelado) (Fig. 24-38/4). O gânglio cervicotorácico situa-se na face lateral do músculo longo do pescoço, entre o primeiro e o segundo espaços intercostais. Tem em média, aproximadamente, de 40 a 60 mm de comprimento, 8 a 10 mm de largura e 2 mm de espessura. Geralmente é composto pelo gânglio cervical caudal e pelos dois primeiros gânglios torácicos. Entretanto, no lado esquerdo mais variável, os componentes cervical e torácico estão muitas vezes separados. O gânglio cervical caudal e o gânglio vertebral às vezes fundem-se; ou o gânglio vertebral, o gânglio cervical caudal é os primeiros dois gânglios torácicos podem estar incluídos em um grande gânglio cervicotorácico esquerdo.

Extensões simpáticas do gânglio cervicotorácico, para a região cervical, passam pelo nervo vertebral (Fig. 24-40/16) para se unirem aos nervos cervicais espinhais do sétimo ao segundo. O nervo vertebral, após emitir o ramo para o sétimo nervo espinhal cervical, penetra no forame transverso da sexta vértebra cervical e corre cranialmente no canal transverso das vértebras cervicais. Ramos deixam o nervo vertebral, dentro do canal transverso, e unem-se aos nervos espinhais cervicais do segundo ao sexto. Ramos comunicantes, diretos e individuais, passam entre o gânglio cervicotorácico e o oitavo nervo cervical e pelo menos do primeiro ao terceiro nervos espinhais torácicos. Além de pequenas ramificações para os vasos adjacentes, um grande ramo deste gânglio acompanha o nervo frênico até ao diafragma.

Nervos cardíacos cervicotorácicos, em cada lado, geralmente surgem de três áreas do gânglio (Figs. 24-38/14, 14', 14").

Os **nervos cardíacos cervicotorácicos craniais** (14) acompanham o membro cranial da alça subclá-

SISTEMA NERVOSO DO EQÜINO 645

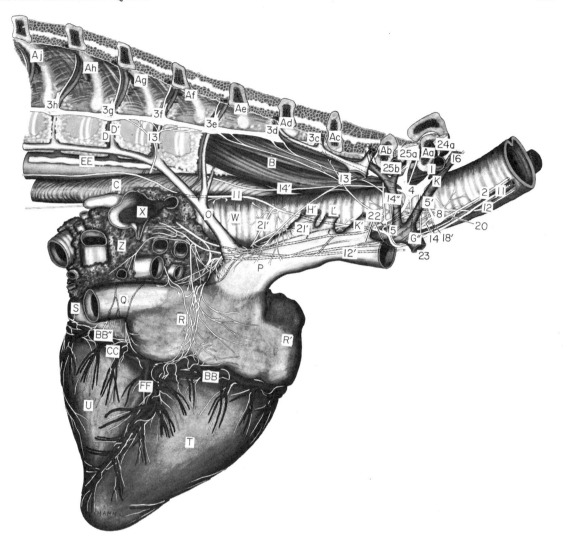

Figura 24-39. Nervos cardíacos e gânglios relacionados de eqüino; vista lateral direita.

1, Ramo comunicante; 2, tronco simpático; 3c-h, do terceiro ao oitavo gânglios torácicos; 4, gânglio cervicotorácico; 5, membro caudal da alça subclávia; 5', membro cranial da alça subclávia; 8, gânglio vertebral ou mediovertebral; 11, nervo vago; 12, nervo laríngeo recorrente direito; 12', nervo laríngeo recorrente esquerdo; 13, nervo cardíaco torácico; 14, nervo cardíaco cervicotorácico cranial; 14', nervo cardíaco cervicotorácico caudodorsal; 14", nervo cardíaco cervicotorácico caudoventral; 16, nervo vertebral; 18', nervo cardíaco vertebral caudal; 20, nervo cardíaco cervical cranial; 21', nervo cardíaco vagal caudal; 22, nervo cardíaco recorrente; 23, nervo simpático para o nervo frênico; 24a, oitavo nervo espinhal cervical; 25a-b, primeiro e segundo nervos espinhais torácicos; Aa - Aj, da primeira à nona costelas; B, músculo longo do pescoço; C, esôfago; D, artéria intercostal; D', veia intercostal; G", artéria subclávia direita; H', veia costocervical; K, artéria vertebral; K', veia vertebral; L', veia cervical profunda; O, veia ázigos direita; P, veia cava cranial; Q, veia cava caudal; R, átrio direito; R', aurícula direita; S, átrio esquerdo; T, ventrículo direito; U, ventrículo esquerdo; W, traquéia; X, brônquio; Z, pulmão; BB, artéria coronária direita; BB", ramo circunflexo da artéria coronária esquerda; CC, veia cardíaca magna; EE, ducto torácico; FF, veia cardíaca média. (De McKibben e Getty, 1969a.)

via, mas passam ao largo do gânglio vertebral, unindo nervos deste último gânglio caudalmente a ele. Juntos estes nervos passam para as áreas consideradas para os nervos cardíacos vertebrais maiores.

Geralmente um **nervo cardíaco cervicotorácico caudal dorsal** (14') de cada lado, passa caudalmente para o nível da sexta costela, onde eles se unem entre o esôfago e a aorta. Este tronco está unido pelos **nervos cardíacos torácicos** direito e esquerdo (13), sendo que o tronco nervoso conjunto passa ventralmente entre a traquéia e a aorta. Ramificações são fornecidas para a porção pré-traqueal do plexo cardíaco mas a maior parte do nervo continua caudoventralmente, entre a aurícula esquerda e as veias pulmonares esquerdas, para o sulco coronário no qual o nervo estende-se para a direita e cranialmente. As áreas supridas incluem o dorso da aurícula esquerda, o ventrum do átrio esquerdo, os

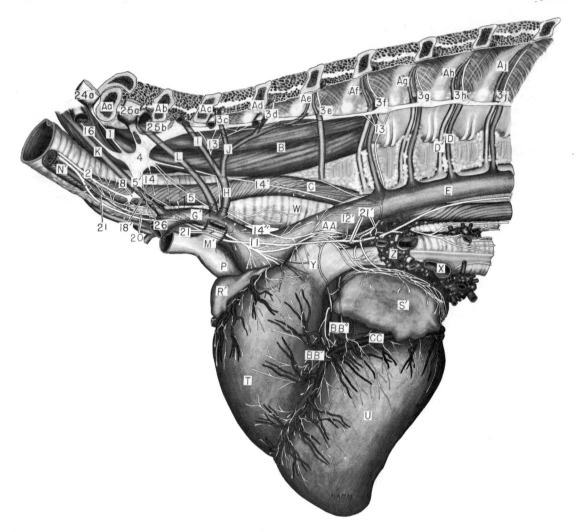

Figura 24-40. Nervos cardíacos e gânglios relacionados de eqüino; vista lateral esquerda.

1, Ramo comunicante; 2, tronco simpático; 3c-j, do terceiro ao nono gânglios torácicos; 4, gânglio cervicotorácico; 5, membro caudal da alça subclávia; 5', membro cranial da alça subclávia; 8, gânglio vertebral ou mediovertebral; 11, nervo vago; 12', nervo laríngeo recorrente esquerdo; 13, nervo cardíaco torácico; 14', nervo cardíaco cervicotorácico caudodorsal; 14", nervo cardíaco cervicotorácico caudoventral; 16, nervo vertebral; 18', nervo cardíaco vertebral caudal; 20, nervo cardíaco cervical cranial; 21, nervo cardíaco vagal cranial; 21', nervo cardíaco vagal caudal; 24a, oitavo nervo espinhal cervical; 25a e b, primeiro e segundo nervos espinhais torácicos; 26, nervo vascular; Aa-j, da primeira à nona costelas; B, músculo longo do pescoço; C, esôfago; D, artéria intercostal; D', veia intercostal; E, aorta; G', artéria subclávia esquerda; H, artéria costocervical; I, artéria dorsal da escápula; J, artéria intercostal suprema; K, artéria vertebral; L, artéria cervical profunda; M', veia costocervicovertebral; N', artéria carótida comum esquerda; P, veia cava cranial; R', aurícula direita; S', aurícula esquerda; T, ventrículo direito; U, ventrículo esquerdo; W, traquéia; X, brônquio; Y, tronco pulmonar; Z, pulmão; AA, ligamento arterial; BB', ramo descendente da artéria coronária esquerda; BB", ramo circunflexo da artéria coronária esquerda; CC, veia cardíaca magna. (De McKibben e Getty, 1969a.)

lados caudal e direito do ventrículo esquerdo, os septos interatrial e interventricular e a porção caudal do ventrículo direito.

Geralmente um **nervo cardíaco cervicotorácico caudal ventral** (14") surge em cada lado.

O **nervo esquerdo** segue o membro caudal da alça subclávia, para a face caudal da artéria subclávia, e então passa caudalmente na artéria braquiocefálica para o plexo cardíaco. O ramo principal deste nervo continua, entre as veias pulmonares e a aurícula esquerda, para dentro do sulco coronário, suprindo as mesmas áreas que os nervos cardíacos cervicotorácicos dorsais. Ramos adicionais do nervo cardíaco cervicotorácico caudal ventral esquerdo passam, através do plexo cardíaco, para os grandes vasos, parede atrial direita e ao longo do sulco paraconal interventricular.

O **nervo direito** geralmente segue uma curta distância com o membro caudal da alça subclávia, e depois caudalmente, entre a veia cava cranial e a aorta, para o plexo cardíaco. Seus ramos principais passam lateralmente entre as veias cavas, sobre o

SISTEMA NERVOSO DO EQÜINO

átrio direito, e descem no sulco subsinuoso interventricular.

GÂNGLIOS TORÁCICOS (simpáticos) (Figs. 24-38, 39 e 40/3c-h). Estes gânglios estão dispostos segmentarmente em cada espaço intercostal e parcialmente nas cabeças das costelas. Eles são achatados, pequenos e fusiformes e de diferenciação mais difícil nos adultos do que nos animais jovens. Medem aproximadamente de 0,5 a 1 cm de comprimento, 0,2 a 0,5 cm de largura, e de 0,1 a 0,2 mm de diâmetro. Como já foi citado anteriormente, o primeiro e o segundo estão unidos ao gânglio cervical caudal para formar o **gânglio cervicotorácico.** Ocasionalmente o primeiro e o segundo gânglios torácicos, no lado esquerdo, permanecem como gânglios independentes. Os gânglios torácicos estão ligados, aos nervos espinhais torácicos, por ramos comunicantes brancos e cinzentos.

Os nervos simpáticos torácicos fornecem ramos para o coração, grandes vasos, pulmões, esôfago e timo, bem como formam nervos esplâncnicos abdominais. Numerosos pequenos **nervos aórticos** passam ventralmente da cadeia simpática torácica e ramificam-se na aorta torácica, formando ao redor desse vaso o plexo aórtico torácico.

Os **nervos cardíacos torácicos** (Fig. 24-38/13) surgem do tronco simpático torácico, caudalmente até o sétimo espaço intercostal. Surgindo do tronco esquerdo, entre os segundo e o quinto espaços intercostais, finas ramificações unem-se para formar um nervo cardíaco torácico maior. Este nervo passa ventralmente ao longo do tronco costocervical, une-se ao membro caudal da alça subclávia e continua, com os nervos cardíacos cervicotorácicos caudais ventrais esquerdos, até o coração. Os **nervos cardíacos torácicos direitos** que surgem do segundo ao quinto espaços intercostais torácicos combinam-se com o nervo cardíaco cervicotorácico caudal ventral direito, nervo cardíaco vagal caudal direito ou passam independentemente para o plexo cardíaco e para a parede lateral do átrio direito. Um tronco formado por nervos do tronco simpático, ao nível do quinto, sexto e sétimo espaços intercostais direitos, une-se a dois a quatro nervos que surgem do tronco simpático esquerdo, ao nível do sexto espaço intercostal, combinam-se em um tronco único que segue ventralmente. Este tronco une-se aos nervos conjuntos cardíaco cervicotorácico dorsal direito e esquerdo, entre o esôfago e a aorta, segue entre a aorta e a traquéia até o coração. Ramificações são fornecidas para o plexo cardíaco. A maior parte do nervo continua caudoventralmente, entre a aurícula esquerda e as veias pulmonares esquerdas, para o sulco coronário, no qual estende-se até o lado direito e cranialmente. As áreas supridas incluem o dorso da aurícula esquerda, o ventrum do átrio esquerdo, os lados caudal e direito do ventrículo esquerdo, os septos interatrial e interventricular e a porção caudal do ventrículo direito.

Os **nervos cardíacos torácicos** concorrem com os nervos cervicais, nervo cervicotorácico, nervo vago e o nervo cardíaco recurrente na formação do **plexo cardíaco.** Uma grande parcela do plexo cardíaco (Fig. 24-38/28), semelhante àquela do homem (Mitchell, 1956 e 1961), está localizada dorsalmente à base do coração, na concavidade do arco aórtico e entre o arco aórtico e a bifurcação traqueal (McKibben e Getty, 1969b). Desta **porção pré-traqueal,** plexos subsidiários passam ao longo das artérias coronárias, ao redor dos ramos direito e esquerdo da artéria pulmonar, sobre os átrios direito e esquerdo e sobre o arco aórtico, conforme reportado no homem (Mizeres, 1963).

O **plexo coronário** e o **plexo atrial** recebem ramos diretamente dos nervos cardíacos e indiretamente ramos que passam através da porção pré-traqueal do plexo cardíaco. Muitos ramos para o plexo pulmonar surgem de ramos dos nervos cardíacos que podem ou não atravessar a porção pré-traqueal do plexo cardíaco. Além disso, ramos dos nervos vagos e do tronco simpático torácico passam diretamente no plexo pulmonar, independente dos nervos cardíacos. Ramificações passam para os pulmões através dos plexos pulmonares e seus ramos continuantes que correm na adventícia dos vasos pulmonares. O **plexo no arco da aorta** estende-se do plexo pré-traqueal sobre a aorta, quando esta se curva para tornar-se a aorta descendente. Ramos para este plexo também podem ser recebidos diretamente do tronco simpático e do nervo vago, bem como diretamente dos nervos cardíacos.

O **nervo esplâncnico maior** surge por uma série de raízes derivadas do sexto ou do sétimo até ao décimo quarto ou décimo quinto gânglios torácicos, inclusive. Ele se estende ao longo dos corpos das vértebras, medioventralmente ao tronco torácico, a seguir cruza este último ventralmente, passa caudalmente entre o pilar do diafragma e a borda lateral do músculo psoas menor e une-se ao plexo celiacomesentérico. É consideravelmente maior do que o tronco simpático. Próximo a sua terminação pode apresentar um pequeno gânglio esplâncnico, do qual fibras podem acompanhar filamentos que surgem do nervo e que passam para a aorta, esôfago e vértebras.

O **nervo esplâncnico menor** é formado por raízes derivadas dos últimos dois ou três gânglios torácicos. Ele corre caudalmente com o nervo esplâncnico maior, mas termina nos plexos celiacomesentérico, renal e adrenal (Dyce, 1958).

Os nervos esplâncnicos são bastante variáveis. O nervo esplâncnico maior está muitas vezes mais ou menos unido com o tronco simpático e pode ser separado apenas na parte caudal do tórax. O nervo esplâncnico menor pode estar incluído no nervo esplâncnico maior e assim parecer como estando ausente. Suas raízes comunicam-se por filamentos com o nervo esplâncnico maior. Os nervos esplâncnicos lombares surgem do tronco simpático lombar, passam ventralmente para o plexo celiacomesentérico e outros plexos abdominais, de onde são distribuídos para as vísceras abdominais descritas posteriormente neste capítulo.

Parte Parassimpática

A inervação parassimpática é tipicamente descrita como sendo de origem craniossacral, embora segmentos lombares caudais também possam transportar fibras parassimpáticas. A divisão cranial supre a cabeça, o pescoço, o tórax e parte do abdome, en-

Lado direito

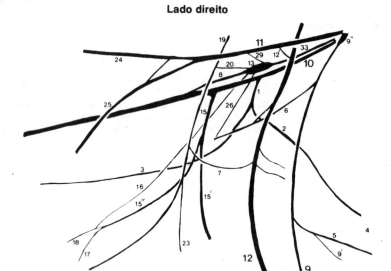

Lado esquerdo

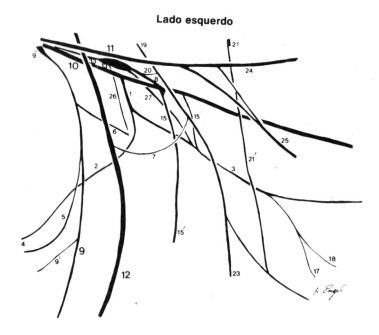

Figura 24-41. Inervação autônoma cervical cranial de eqüino.

1, Ramo faríngeo (nervo faringoesofágico); 2, ramo cranial de 1; 3, ramo caudal de 1; 4, plexo faríngeo; 5, ramo faríngeo de 9; 6, ramo do seio carotídeo; 7, alça cervical; 8, tronco do nervo simpático; 9, nervo glossofaríngeo; 9', ramo para o músculo estilofaríngeo; 9'', gânglio distal (petroso) de 9; 10, nervo vago; 11, nervo acessório; 12, nervo hipoglosso; 12', ligação entre 11 e 12; 13, gânglio cervical cranial; 14, gânglio distal de 10; 15, nervo laríngeo cranial; 15', ramo interno de 15; 15'', ramo externo de 15; 16, ligação entre 13 e 15''; 17, ramo para o músculo cricotireóideo; 18, nervo tireóideo cranial; 19, ramo ventral do primeiro nervo cervical; 20, ligação entre 13 e 19; 21, ramo ventral do segundo nervo cervical; 21', ligação entre 19 e 21; 23, ramo para o músculo omo-hióideo; 24, ramo dorsal de 11; 25, ramo ventral de 11; 26, nervo carótico externo; 27, ligação entre 13 e 3; 29, ligação entre 11 e 13; 33, nervo carótico interno. (De Engel, 1974.)

SISTEMA NERVOSO DO EQÜINO

quanto a divisão sacral inerva porções dos órgãos abdominais e a área pélvica.

Os nervos craniais, ao longo dos quais os nervos parassimpáticos passam para as estruturas na cabeça, incluem o nervo oculomotor, o nervo facial, o nervo glossofaríngeo e o nervo vago. O leitor é solicitado a consultar a seção sobre nervos craniais neste capítulo e no Cap. 13.

PARTE CERVICAL

A inervação parassimpática cervical é essencialmente, se não o for completamente, derivada dos nervos vagos.

Gatz (1970), no homem, inclui a modalidade eferente visceral geral (porção parassimpática) como um componente funcional da contribuição da base do cérebro para o nervo acessório, mas reporta que as fibras surgem do núcleo motor dorsal do nervo vago e reúnem-se ao nervo vago extracranialmente. Estes componentes parassimpáticos, acredita-se, formam nervos cardíacos vagais. De acordo com Elliott (1963), o verdadeiro nervo cranial XI consiste apenas de fibras eferentes viscerais especiais que surgem da medula espinhal cervical, pois aquelas que surgem da base do cérebro e que correm com o nervo acessório são fibras vagais. As contribuições do nervo acessório, no homem, de acordo com Elliott (1963), suprem somente o músculo esternomastóide e o músculo trapézio. Rooney (1971) relaciona seu suprimento, no eqüino, como sendo para o músculo trapézio, músculo esternocefálico e para o músculo braquiocefálico. Truex e Carpenter (1969) consideram tanto a base do cérebro como as raízes espinhais como sendo porções do nervo acessório. A porção da base do cérebro é considerada como contribuindo fibras eferentes viscerais especiais, através dos nervos laríngeos recorrentes, para os músculos da laringe.

Na região cervical o nervo vago está circundado numa bainha do tecido conjuntivo juntamente com o tronco simpático, formando o tronco vagossimpático. Desde próximo à origem da artéria occipital, cada nervo vago desce ao longo da superfície dorsal da artéria carótida comum respectiva, e separa-se do tronco simpático acompanhante próximo do gânglio vertebral.

A parte cervical de cada nervo vago geralmente emite os nervos cardíacos vagais craniais, craniais laríngeos e faríngeos. Pequenas ramificações também deixam o tronco vagossimpático cervical e passam para os vasos da bainha carótica, esôfago e a traquéia.

O **ramo faríngeo** (nervo faringoesofágico) surge ao nível do gânglio cervical cranial e passa, ventral e cranialmente na bolsa gutural, para a parede dorsal da faringe (Fig. 24-41). Aqui, seus ramos concorrem com o ramo faríngeo do nervo glossofaríngeo e com filamentos do nervo acessório, nervo digástico, nervo laríngeo cranial, primeiro nervo cervical, nervos hipoglossos e o tronco simpático para formar o **plexo faríngeo.** Este plexo supre os músculos da faringe e do palato mole exceto o músculo tensor do véu palatino, que é invervado pelo nervo mandibular. Ramificações podem se estender juntamente com o ramo externo do nervo laríngeo cranial até a glândula tireóide. Ramos também passam para o gânglio cervical cranial e o esôfago. O ramo faríngeo fornece inervação motora para o esôfago cervical (Chauveau, 1862).

O **nervo laríngeo cranial** é maior e surge ligeiramente caudal ao ramo faríngeo. Na origem do nervo laríngeo cranial o nervo vago está apenas ligeiramente alargado, mas poderá conter células ganglionares do gânglio distal do nervo vago. O **nervo depressor** surge desta área ou do nervo laríngeo cranial, próximo a sua origem. Ramos do gânglio cervical cranial e do nervo laríngeo recorrente também podem contribuir para a formação do nervo depressor. O nervo depressor reúne-se ao tronco vagossimpático e passa para o arco aórtico. A estimulação de sua extremidade cranial resulta na redução da pressão sangüínea. O nervo laríngeo cranial cruza a superfície profunda da artéria carótida externa, próximo a sua origem, e passa ventral e cranialmente sobre a parede lateral da faringe, caudalmente ao nervo hipoglosso. Seu ramo interno penetra no forame tireóide, ventralmente ao corno rostral da cartilagem tireóidea. Seus ramos terminais ramificam-se na túnica mucosa da laringe, assoalho da faringe e no interior do esôfago. Próximo à origem do nervo laríngeo cranial, o ramo externo surge e desce para suprir o músculo cricotireóideo, parte do esôfago e a glândula tireóide. Filamentos também passam para o músculo cricofaríngeo. O ramo externo pode surgir do ramo faríngeo ou do nervo vago diretamente.

Os **ramos cardíacos vagais craniais** (Fig. 24-38/ 21) (normalmente de um a três) podem surgir dos nervos vagos, cranialmente à origem dos nervos laríngeos recorrentes. No lado direito estes nervos cardíacos originam-se, cranialmente, ao nível da artéria subclávia, enquanto no lado esquerdo podem surgir caudalmente até o arco da aorta. Estes nervos fornecem ramos para a aorta e artérias pulmonares bem como unem-se a outros nervos cardíacos para suprir o coração.

PARTE TORÁCICA

Na região torácica os nervos vagos diferem um tanto. O **nervo vago direito** (Fig. 22-13) penetra no tórax no ângulo de divergência da artéria subclávia direita e o tronco bicarótico. Ele então passa caudalmente e ligeiramente dorsal, cruzando obliquamente a superfície lateral da artéria braquiocefálica e a face direita da traquéia. Ao atingir a superfície da traquéia, próximo à bifurcação, divide-se em ramos dorsais e ventrais. O **nervo vago esquerdo** (Fig. 22-12) penetra no tórax na face lateral ou ventral do esôfago, cruza obliquamente sob a artéria subclávia esquerda, passando caudalmente na superfície lateral desta artéria. Continua caudalmente na face esquerda da aorta, inclina-se para a superfície dorsal do brônquio esquerdo e divide-se em ramos dorsais e ventrais.

RAMOS VAGAIS TORÁCICOS. Os ramos dorsais e ventrais unem-se com os ramos correspondentes do nervo oposto, formando assim os **troncos vagais dorsal** e **ventral.** Eles passam caudalmente no mediastino caudal, dorsal e ventralmente ao esôfago, respectivamente, inervando esta estrutura e alcançando a cavidade abdominal através do hiato esofágico.

No abdome o **tronco vagal dorsal,** composto em sua maioria de fibras vagais direitas, passa para a esquerda do cárdia e divide-se nos ramos gástricos e celíacos. O ramo gástrico fornece ramos para a superfície visceral do estômago, formando o plexo gástrico (caudal). O ramo celíaco ramifica-se no plexo celiacomesentérico direito.

O menor **tronco vagal ventral** passa para a curvatura menor do estômago e se ramifica em sua superfície parietal, formando o plexo gástrico cranial. Ramos deste plexo estendem-se também para a primeira parte do duodeno e para o fígado e o pâncreas.

O **nervo laríngeo recorrente** difere, em cada lado, em seu nível de origem no nervo vago. O nervo laríngeo recorrente direito (Fig. 22-13) origina-se opostamente à segunda costela, passa da superfície lateral para a superfície medial, no dorsum da artéria subclávia, caudalmente ao tronco costocervical e ascende no pescoço, na superfície ventral direita da traquéia. O nervo laríngeo recorrente esquerdo (Fig. 22-12) surge, do nervo vago esquerdo, no arco aórtico. Ele passa caudalmente ao ligamento arterial e no sentido do lado direito no plexo cardíaco. Após atingir a superfície direita da aorta e nervo laríngeo recorrente esquerdo ascende no pescoço, na parte ventral esquerda da traquéia. Ao passar o nervo esquerdo, da esquerda para a direita, caudalmente ao arco aórtico, ele passa por baixo do nodo linfático traqueobronquial. Ao ascender, inicialmente situa-se entre a traquéia e a aorta. Nervos cardíacos recorrentes surgem de ambos os nervos laríngeos recorrentes e unem-se, aos demais nervos cardíacos, no plexo cardíaco. A parte terminal de cada nervo laríngeo recorrente situa-se no espaço entre a traquéia, ventralmente, e o esôfago, dorsalmente, e perdem contato com a artéria carótida comum. Ele passa entre o músculo cricoaritenóideo dorsal e o músculo cricofaríngeo, penetrando na laringe no lado medial da lâmina da cartilagem tireóidea. Antes de penetrar, o nervo laríngeo recorrente esquerdo fornece ramos para o músculo cricoaritenóideo dorsal e para o músculo aritenóideo transverso, e também os músculos laríngeos intrínsecos. O ramo laríngeo caudal, um ramo terminal do nervo laríngeo recorrente, inerva todos os músculos intrínsecos da laringe exceto o músculo cricotireóideo. Filamentos delicados do outro ramo terminal do nervo laríngeo recorrente, o ramo anastomótico, comunicam-se com ramos do nervo laríngeo cranial. Numerosos ramos colaterais dos nervos laríngeos recorrentes cervicais passam adicionalmente para a traquéia, vasos da bainha carótica, nodos linfáticos cervicais profundos e para a glândula tireóide.

Os **nervos cardíacos vagais caudais** surgem dos nervos vagos, caudalmente à origem dos nervos laríngeos recorrentes, e penetram no plexo cardíaco (McKibben e Getty, 1969a).

Ramos bronquiais são destacados dos nervos vagos nas raízes dos pulmões e, juntamente com ramos do plexo cardíaco, estendem-se ao longo dos brônquios para os pulmões. Um plexo bronquial extenso é formado ao longo dos brônquios.

Ramos esofágicos são destacados dos nervos vagos torácicos e cervicais, ramos vagais e troncos vagais e contribuem para a formação de um plexo de nervos no esôfago.

BIBLIOGRAFIA

Chauveau, A. 1862. Du Nerf, Pneumogastrique considéré comme agent excitateur et comme agent coordinateur des contractions oesophagiennes dans l'acte de la déglutition. J. de la physiol. de l'homme et des animaux 5:190–226 and 323–348.

Dyce, K. M. 1958. The splanchnic nerves and major abdominal ganglia of the horse. J. Anat. 92:62–73.

Elliott, H. C. 1963. Textbook of Neuroanatomy. Philadelphia, J. B. Lippincott Co.

Engel, H. N. Jr. 1974. A comparative morphologic study of the cervical autonomic innervation in the horse, ox, pig, and dog. Unpublished M.S. thesis. Auburn, Alabama, Library Auburn University.

Gardner, E., D. J. Gray and R. O'Rahilly. 1969. Anatomy. 3rd ed., Philadelphia, W. B. Saunders Co.

Gatz, A. J. 1970. Manter's Essentials of Clinical Neuroanatomy and Neurophysiology. 4th ed., Philadelphia, F. A. Davis Co.

Kuntz, A. 1949. The Neuroanatomic Basis of the Autonomic Nervous System. 1st ed., Springfield, Charles C Thomas.

Kuntz, A. 1953. The Autonomic Nervous System. 4th ed., Philadelphia, Lea and Febiger.

McKibben, J. S. 1969. Canine cardiac denervation: A structural, functional and chemical study. Ph.D. Thesis, Ames, Iowa, Iowa State University.

McKibben, J. S., and R. Getty. 1969a. Innervation of heart of domesticated animals: horse. Am. J. Vet. Res. 30:193–202.

McKibben, J. S., and R. Getty. 1969b. A study of the cardiac innervation in domestic animals. Cattle. Anat. Rec. 165:141–152.

Mitchell, G. A. G. 1956. Cardiovascular Innervation. Edinburgh, E & S Livingstone, Ltd.

Mitchell, G. A G. 1961. The innervation of the heart and vessels. In: Development and Structure of the Cardiovascular System. Edited by A. A. Luisada. New York, McGraw-Hill Book Co., Inc.

Mizeres, N. J. 1963. The cardiac plexus in man. Am. J. Anat. 112:141–151.

Nomina Anatomica Veterinaria. 1968. World Association of Veterinary Anatomists. Vienna, Adolf Hozhausen's Successors.

Rooney, J. R. 1971. Clinical Neurology of the Horse. Kennett Square, Pa., K. N. A. Press, Inc.

Saccomanno, G. 1943. Components of the upper thoracic sympathetic nerves. J. Comp. Neur. 78–79:355–378.

Truex, R. C., and M. B. Carpenter. 1969. Human Neuroanatomy. 6th ed., Baltimore, The Williams and Wilkins Co.

Usenik, E. A. 1957. Sympathetic innervation of the head and neck of the horse: neuropharmacological studies of sweating in the horse. Unpublished Ph.D. thesis. Minneapolis, Minnesota, Library, University of Minnesota.

Wrete, M, 1959a. The anatomy of the sympathetic trunks in man. J. Anat. 93:448–459.

Wrete, M. 1959b. Die anatomie der sympathischen Grenzstränge beim Menchen und bei Säugetieren mit spezieller Rücksicht auf die Nomenklatur. Anat. Anz. 106:304–322.

INERVAÇÃO AUTÔNOMA ABDOMINAL, PÉLVICA E CAUDAL

N. G. Ghoshal

PARTE ABDOMINAL

A origem e o percurso do **nervo esplâncnico maior** dentro da cavidade torácica foi descrita anteriormente. Entretanto, sua separação do tronco simpático é aparente entre o sexto e o oitavo gânglios torácicos. O percurso abdominal do nervo esplâncnico maior é curto, terminando freqüente-

SISTEMA NERVOSO DO EQÜINO

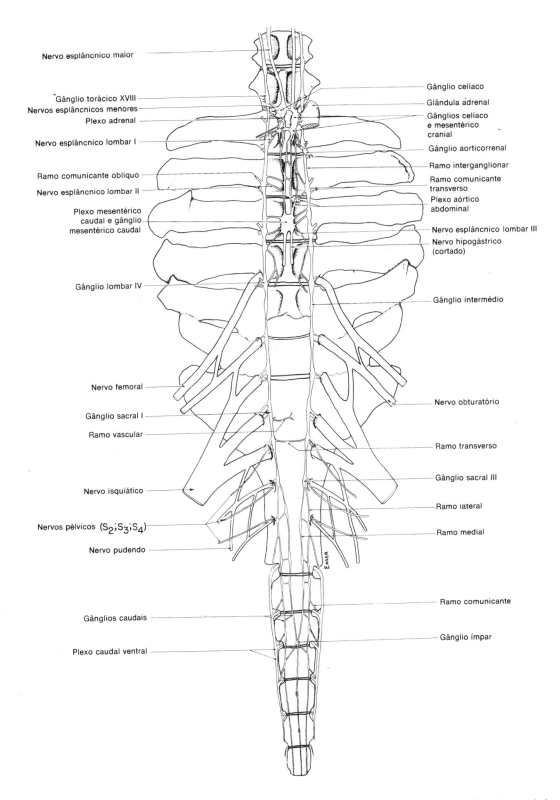

Figura 24-42. Disposição pós-diafragmática da parte simpática e os principais gânglios autônomos de eqüino; vista ventral. (De Ghoshal e Getty, 1970.)

mente no **gânglio celíaco** e no **gânglio mesentérico cranial** e no **plexo celiacomesentérico.**

A origem, percurso e terminações dos **nervos esplâncnicos menores** foi anteriormente mencionada. Às vezes suas origens apresentam extrema variabilidade.

O **tronco simpático torácico** penetra na cavidade abdominal dentro do **arco lombocostal. O segmento abdominal** (lombar) varia na espessura, Seu relacionamento varia um tanto nas metades cranial e caudal. Na metade cranial o segmento abdominal do tronco simpático situa-se essencialmente entre o pilar do diafragma e o músculo psoas menor; em seu percurso caudal ele está situado entre o músculo psoas menor e a coluna vertebral. Os **ramos interganglionares** são únicos, freqüentemente contendo os **gânglios intermédios** nos segmentos lombares caudais (Fig. 24-42).

Os **gânglios lombares** são fusiformes, exceto os últimos dois que são um tanto irregulares no contorno. No segmento abdominal do tronco simpático as divisões metaméricas não são claramente retidas, pois os gânglios lombares tendem a estar deslocados caudalmente e coalescerem nos segmentos lombares caudais. Portanto, o número de gânglios lombares pode variar entre cinco a nove, seja devido a coalescência ou a presença de gânglios intermédios interpostos no tronco.

Os **ramos comunicantes** na maioria dos segmentos abdominais, são freqüentemente subdivididos. Variam de dois a cinco, correndo ao longo dos vasos lombares, os quais inervam. Eles se originam próximo ao meio dos gânglios lombares e, após correrem transversalmente, unem-se ao nervo espinhal respectivo, próximo à emergência deste nervo no forame intervertebral. Na região lombar cranial eles podem conter **gânglios intermédios.** Próximo à origem dos ramos comunicantes o tronco simpático pode subdividir-se em uma espessa porção medial e uma delgada porção lateral (Fischer, 1906; Botár, 1932). Os **ramos comunicantes oblíquos** contêm fibras pré-ganglionares (Botár, 1932). Eles surgem juntamente com um nervo espinhal de um segmento e, após correrem oblíqua e caudalmente sobre os discos intervertebrais e profundamente aos músculos sublombares, normalmente penetram num gânglio lombar do segmento caudal e ocasionalmente unem-se à parte interganglionar do tronco simpático. Nos segmentos lombares, onde tanto o **ramo comunicante transverso** como o **ramo comunicante oblíquo** estão presentes, a ligação do primeiro ao nervo espinhal correspondente é sempre proximal ao do último ramo citado. Os ramos comunicantes oblíquos são relativamente constantes entre o último segmento torácico e os primeiros quatro segmentos lombares (Dyce, 1958; Ghoshal e Getty, 1970).

A origem e o número dos **nervos esplâncnicos lombares** são extremamente variáveis. Eles são normalmente observados dentro dos primeiros quatro segmentos lombares que surgem dos gânglios lombares bem como dos ramos interganglionares entre eles. Os ramos médios da parte abdominal do tronco simpático são ainda menos regulares (Dyce, 1958) e seus números variam entre três e sete (geralmente três) (Kolda, 1927). Portanto, eles pos-

suem uma ampla variação em sua distribuição e terminação nos **plexos intermesentérico** e **aórtico abdominal.** Normalmente contribuem para os gânglios aorticorrenais, plexo renal, gânglios e plexo mesentérico caudal, gânglios testicular ou ovariano e, possivelmente, também para os plexos adrenal e celiacomesentérico. O. plexo aórtico abdominal normalmente recebe fibras dos nervos esplâncnicos lombares do segundo ao quarto (com uma contribuição variável do primeiro nervo esplâncnico lombar) e corre um tanto separado e paralelo ao tronco simpático abdominal.

Principais Plexos e Gânglios Autônomos da Cavidade Abdominal (Fig. 24-43)

1. O **plexo adrenal** (supra-renal) é uma densa rede fibrosa situada entre a face profunda da glândula adrenal e o pilar do diafragma. Ele recebe contribuições dos nervos esplâncnicos maior e menor, com uma contribuição inconstante do primeiro nervo esplâncnico lombar. Além disso, ramos curtos mas fortes estendem-se do gânglio celíaco. Numerosos gânglios diminutos ocorrem em suas redes.

2. O **plexo celiacomesentérico** e os **gânglios celíaco** e **mesentérico cranial** são uma massa difusa situada na parede dorsal da cavidade abdominal. O plexo celiacomesentérico forma uma densa rede fibrosa, ao nível da primeira vértebra lombar, que circunda as origens das artérias celíaca e mesentérica cranial. A massa é contínua caudalmente, com o plexo mesentérico caudal. Suas fibras acompanham os ramos da artéria celíaca e da artéria mesentérica cranial e suprem as vísceras nas quais estes vasos estão distribuídos. Tanto o nervo esplâncnico maior como o nervo esplâncnico menor, e às vezes o primeiro nervo esplâncnico lombar, estendem-se para o plexo celiacomesentérico, gânglio celíaco e para o gânglio mesentérico cranial. As fibras parassimpáticas pré-ganglionares atingem o plexo celiacomesentérico por meio dos troncos vagais dorsais.

O gânglio celíaco e o gânglio mesentérico cranial estão variavelmente fundidos. Eles estão entremeados no plexo celiacomesentérico. Os gânglios celiacomesentéricos são em número de dois, o direito e o esquerdo. Estão situados em cada lado da aorta abdominal, em relação à origem da artéria celíaca e da artéria mesentérica cranial, conforme anteriormente indicado. O gânglio direito está oculto pela veia cava caudal; ele é irregularmente quadrilátero e tem aproximadamente 4 a 6 cm de comprimento. O gânglio esquerdo está, em grande parte, coberto pela glândula adrenal esquerda; ele é mais estreito do que o gânglio direito e tem aproximadamente 8 a 10 cm de comprimento. Os dois gânglios são unidos por ramos comunicantes irregulares, cranial e caudalmente à origem da artéria mesentérica cranial.

Um bom preparo dos gânglios no eqüino é muitas vezes de difícil obtenção por causa do aneurisma verminótico da artéria mesentérica cranial e da formação de uma quantidade de tecido conjuntivo ao redor dela.

Ramos dos gânglios e do tronco simpático que os ligam passam caudalmente para o gânglio mesentérico caudal situado na origem da artéria mesentérica caudal (plexo intermesentérico).

SISTEMA NERVOSO DO EQÜINO

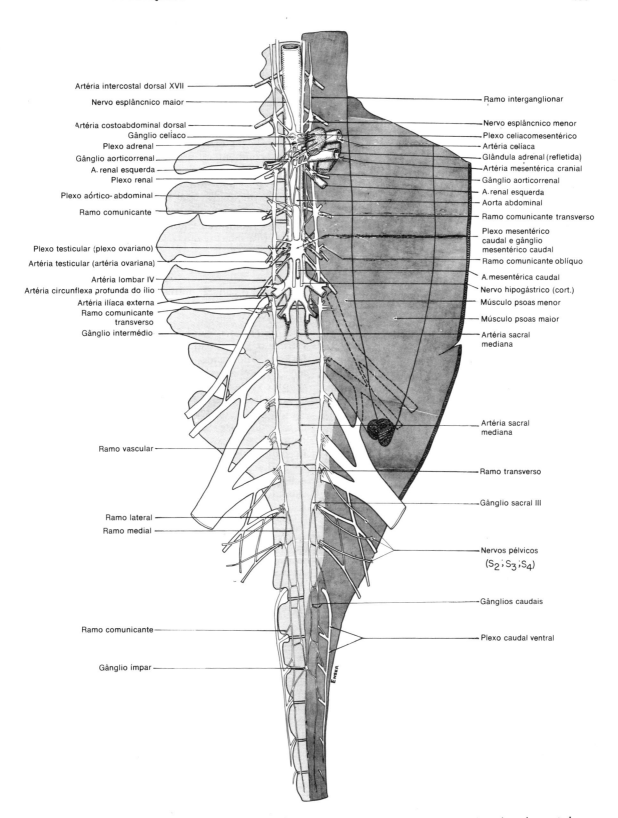

Figura 24-43. Disposição pós-diafragmática da parte simpática e os principais gânglios autônomos de eqüino; vista ventral. (De Ghoshal e Getty, 1970.)

Os seguintes plexos, ímpares, têm origem no plexo celiacomesentérico, no gânglio celíaco e no gânglio mesentérico cranial:

a. O **plexo aórtico abdominal** corre ao longo da superfície ventrolateral da aorta abdominal. Ele corre um tanto separado da superfície medial do segmento abdominal do tronco simpático. Está ligado ao plexo renal, cranialmente, e ao plexo pélvico, caudalmente. Recebe filamentos dos gânglios celiacomesentérico direito e esquerdo, dos gânglios aorticorrenais e do segundo e terceiro nervos esplâncnicos lombares, incluindo alguns nervos esplâncnicos originados, aparentemente, dos gânglios intermediários encaixados nos ramos interganglionares do tronco simpático abdominal. Às vezes o primeiro nervo esplâncnico lombar contribui para o plexo. As fibras parassimpáticas pré-ganglionares dos troncos vagais dorsais atingem o plexo aórtico abdominal através do plexo celiacomesentérico. O **plexo intermesentérico,** uma parte do plexo aórtico abdominal, está representado por dois fortes nervos, em cada lado, que se estendem entre o plexo celiacomesentérico e o plexo mesentérico caudal, bem como entre os gânglios do mesmo nome.

b. O **plexo gástrico** enlaça a artéria gástrica esquerda e divide-se, como a artéria, em duas partes, formando os **plexos gástricos cranial** e **caudal** que acompanham os ramos parietal e visceral. Eles recebem ramos dos troncos vagais.

c. O **plexo hepático** está formado por diversos nervos, de considerável tamanho, que acompanham a artéria hepática e a veia porta. Ele recebe fibras do nervo vago esquerdo, ramifica-se no fígado e emite ramos que acompanham os ramos colaterais da artéria hepática e suprem as áreas em que estes ramos estão distribuídos.

d. O **plexo esplênico** (lienal) é semelhante ao anterior em sua disposição. Além de seus ramos terminais para o baço, fornece ramificações colaterais para o pâncreas e para a parte esquerda da curvatura maior do estômago.

3. Os **gânglios aórtico-renais** situam-se próximos à origem da artéria renal na aorta abdominal. Tanto o gânglio direito como o esquerdo são conspícuos e um tanto retangulares no formato. O gânglio direito é ligeiramente cranial ao vaso acompanhante. Eles recebem essencialmente fibras do plexo celiacomesentérico, gânglio celíaco, gânglio mesentérico cranial e do primeiro nervo esplâncnico lombar.

4. O **plexo renal** é um extenso plexo de elementos nervosos que circundam a porção extra-renal da artéria correspondente. Ele deriva suas fibras do plexo adrenal e do plexo celiacomesentérico, dos gânglios celíaco, mesentérico cranial e aórtico-renais e do primeiro nervo esplâncnico lombar. Os ramos viscerais acompanham a artéria correspondente para atingir o rim. Gânglios renais diminutos ocorrem no percurso dos nervos, ao longo dos vasos renais.

5a. O **plexo** e **gânglio testiculares** estão variavelmente fundidos com o plexo e gânglio mesentéricos caudais, do lado respectivo, constituindo uma espessa massa de elementos nervosos ao redor das origens da artéria testicular e da artéria mesentérica caudal. O plexo testicular é sempre par e desenvolve-se do plexo mesentérico caudal (Fischer, 1906; Zietzschmann et al., 1943; Schwarze e Schröder, 1965). Ele recebe fibras do segundo nervo esplâncnico lombar e um outro nervo esplâncnico que deixa o tronco simpático de um gânglio intermediário, entre o segundo e o terceiro gânglios lombares e o plexo aórtico abdominal. Os ramos viscerais acompanham a artéria testicular, dentro do cordão espermático para o testículo e epidídimo. O gânglio testicular está disperso no plexo.

5b. O **plexo ovariano** é o homólogo do plexo anterior na fêmea. É idêntico ao plexo acima, em referência à localização e formação. Ele acompanha a artéria ovariana até o ovário, ligamento largo e tuba uterina.

6. O **plexo** e o **gânglio mesentérico caudal** possuem contribuições idênticas aos do plexo testicular (ovariano) e gânglio do mesmo nome. O plexo mesentérico caudal acompanha os ramos da artéria do mesmo nome em sua distribuição periférica. O gânglio mesentérico caudal é ímpar e irregularmente estrelado. Está situado na origem da artéria mesentérica caudal ligado ao plexo celiacomesentérico e aos gânglios celíaco e mesentérico cranial, por meio do **plexo intermesentérico,** que concorre na formação do **plexo aórtico abdominal.** O **plexo cólico** liga os plexos mesentérico caudal e cranial ao passar através da parte dorsal do mesentério. Sua ligação com os ramos celíacos do tronco vagal dorsal fornece um trajeto para as fibras parassimpáticas até o cólon descendente. Os **nervos hipogástricos direito** e **esquerdo** surgem deste complexo e continuam caudalmente até o plexo e gânglios pélvicos.

Os plexos secundários, após acompanharem os ramos das artérias mesentéricas cranial e caudal, emitem ramos que formam dois finos plexos periféricos na parede do intestino (plexo entérico). Um destes, o **plexo mientérico** (de Auerbach), situado entre as camadas da túnica muscular, está provido de gânglios microscópicos. O outro está na camada submucosa, e é portanto denominado de **plexo submucoso** (de Meissner).

PARTE PÉLVICA

O **segmento pélvico** (sacral) do tronco simpático é relativamente uniforme na espessura até o terceiro gânglio sacral, onde subdivide-se em um ramo medial e outro lateral. Subseqüentemente, tanto o ramo lateral como o medial divergem um do outro. O espesso **ramo lateral** corre ao longo dos vasos caudais ventrolaterais, enquanto o **ramo medial** inclina-se no sentido do plano mediano, acompanhando a artéria caudal mediana. Tanto o ramo medial como o lateral são ganglionados; os gânglios estão ligados por ramos comunicantes (van den Broek, 1908; Botár, 1932). **Ramos comunicantes** que se estendem dos gânglios laterais unem-se aos nervos espinhais.

O tronco corre caudalmente ao longo da superfície pélvica do sacro, medialmente ao forame sacral pélvico. Os **ramos interganglionares** são normalmente únicos ao redor do terceiro gânglio sacral. A

SISTEMA NERVOSO DO EQÜINO

extremidade caudal do segmento pélvico do tronco simpático é extremamente variável. Ele, às vezes, está atenuado por um delicado ramo que corre ao longo da artéria caudal mediana e ligado ao segmento do lado oposto; em outros casos este ramo delicado não é distinguível e o segmento pélvico do tronco simpático parece repentinamente terminar por ramos comunicantes do último par sacral (Chauveau e Arloing, 1891; Ghoshal e Getty, 1970).

Os **gânglios sacrais** são fusiformes e um tanto variáveis no tamanho. Os primeiros gânglios sacrais são os maiores; o segundo e o terceiro gânglios estão um tanto deslocados caudalmente e parcialmente dispersos nos ramos interganglionares do tronco simpático pélvico; o quarto e o quinto gânglios são pequenos e normalmente deixam de ser notados.

Os **ramos comunicantes** normalmente surgem do meio das superfícies externas dos gânglios sacrais; freqüentemente o primeiro ramo comunicante sacral une-se ao do último segmento lombar (Botár, 1932). Os ramos comunicantes são curtos, e, após correrem um tanto obliquamente, unem-se ao nervo espinhal correspondente no forame sacral pélvico.

Os **ramos transversos,** entre as superfícies internas dos gânglios sacrais, estendem-se dentro de determinados segmentos sacrais. Eles são extremamente delicados e muitas vezes difíceis de serem acompanhados em todo seu percurso. Pequenos e delicados **ramos vasculares** também surgem dos gânglios sacrais, intimamente associados com os ramos transversos em suas origens. Os ramos vasculares suprem a artéria glútea caudal e, às vezes, a artéria sacral mediana.

Principais Plexos e Gânglios Autônomos da Cavidade Pélvica

O **plexo pélvico** compõe uma extensa rede fibrosa na superfície ventrolateral da bolsa retogenital. As células ganglionares estão dispersas por todo o plexo. O plexo deriva suas fibras, constantemente, do terceiro e do quarto segmentos sacrais, com uma contribuição variável quer do segundo ou do quinto segmento sacral, ou de ambos, através dos **nervos pélvicos.** Estes nervos são, em realidade, predominantemente fibras pré-ganglionares que pertencem ao fluxo externo sacral do componente parassimpático do sistema nervoso autônomo. Entretanto, os nervos pélvicos também contêm algumas fibras simpáticas pós-ganglionares que deixam o tronco simpático pélvico para unirem-se às fibras parassimpáticas sacrais pré-ganglionares, opostamente a determinados segmentos sacrais. O percurso dos nervos pélvicos é extremamente variável, mesmo entre os lados do mesmo animal. Normalmente totalizam

cinco ou seis. Entretanto, geralmente terminam no plexo pélvico. Além disso, os nervos hipogástricos direito e esquerdo, originados do plexo e gânglio mesentérico caudal, fornecem fibras simpáticas para o plexo pélvico e gânglio pélvico. Através de seus plexos periféricos secundários, ele inerva todos os demais órgãos pélvicos. Os plexos periféricos secundários dele derivados são denominados de acordo com os órgãos que suprem; os plexos principais são os retais, o prostático, o deferencial, o uterovaginal, o vesicular, o cavernoso do pênis ou do clitóris. Os plexos ilíaco e femoral enlaçam as artérias correspondentes para sua distribuição periférica.

PARTE CAUDAL

Após a subdivisão do **tronco simpático pélvico** ao redor do terceiro gânglio sacral, como já foi mencionado, o **ramo lateral** corre ao longo dos vasos caudais ventrolaterais. Em seu percurso muitas vezes subdivide-se e novamente se une dentro de determinados segmentos caudais. Ele emite ventralmente delicados ramos, muitas vezes inconstantes, que se ligam à parte cranial do plexo caudal ventral. O ramo lateral é considerado como um agregado de ramos comunicantes (van den Broek, 1908) e pode ser seguido até a quinta vértebra caudal (Botár, 1932). Dentro de determinados segmentos caudais, pequenos **gânglios caudais** estão incluídos no ramo lateral (von Schumacher, 1905; Botár, 1932). O delgado **ramo medial** segue caudalmente a artéria caudal mediana. Pequenos gânglios caudais, que muitas vezes deixam de ser notados, ocorrem dentro dele. Os ramos mediais, de ambos os lados, convergem próximo ao plano mediano em um único **gânglio ímpar,** freqüentemente entre a segunda e a terceira vértebras caudais. Entretanto, a localização do mesmo é extremamente variável dentro das primeiras três vértebras caudais. Os ramos mediais, às vezes sem formar um **gânglio ímpar,** podem continuar no sentido da extremidade da cauda, seguindo o percurso da artéria caudal mediana (Fischer, 1906; van den Broek, 1908). Freqüentemente um ou dois ramos surgem do gânglio ímpar que, ao subdividirem-se e novamente se unirem, entre determinados segmentos caudais, formam alças ao redor da artéria acompanhante, simulando uma estrutura plexiforme. O ramo medial pode ser seguido entre a nona e a décima primeira vértebras caudais (Botár, 1932). Os ramos medial e lateral são ligados por um ramo comunicante único ou duplo que normalmente estende-se entre os gânglios caudais medial e lateral, incluído no ramo correspondente. Os **ramos comunicantes** dos gânglios caudais laterais seguem para os **nervos caudais.**

BIBLIOGRAFIA

Botár, J. 1932. Die Anatomie des lumbosacralen und coccygealen Abschnittes des Truncus sympathicus bei Haussäugetieren. Ztschr. Anat. Entwickl.-Gesch., 97:382–424.

Chauveau, A., and S. Arloing. 1891. The Comparative Anatomy of the Domesticated Animals. 2nd ed., New York, D. Appleton.

Dyce, K. M. 1958. The splanchnic nerves and major abdominal ganglia of the horse. J. Anat. 92:62–73.

Fischer, J. 1906. Vergleichend-anatomische Untersuchungen über

den N. sympathicus einiger Tiere, insbesondere der Katze. Arch. wiss. prakt. Tierheilk, 32:89–106.

Ghoshal, N. G., and R. Getty. 1970. Postdiaphragmatic disposition of the pars sympathica and major autonomic ganglia of. the horse (*Equus caballus*). Am. J. Vet. Res. 31:1951–1961.

Kolda, J. 1927. Prispevek k Anatomii Brisniho Simpatiku u Kone. Publ. Biol. Ecole Vet., Brünn, 6:153–239.

Schwarze, E., and L. Schröder. 1965. Kompendium der Veterinär-

Anatomie. Band IV. Nervensystem und Sinnesorgane. Jena, VEB. Gustav Fischer Verlag.

van den Broek, A. J. P. 1908. Untersuchungen über den Bau des sympathischen Nervensystems der Säugetiere. Part II. Der Rumpf- and Beckensympathicus. Gegenbaurs morph. Jb., 38: 532–589.

von Schumacher, S. 1905. Über die Nerven des Schwanzes der Säugetiere und des Menschen mit besonderer Berücksichtigung des sympathischen Grenzstranges. Sitzungsbericht der Kaiserl. Akademie der Wissenschaften, Vienna, Austria Mathematisch-Naturwissenschaftliche Klasse XIV (III): 569–604.

Zietzschmann, O., E. Ackernecht and H. Grau. 1943. Ellenberger-Baum: Handbuch der vergleichenden Anatomie der Haustiere. 18th ed., Berlin, Springer-Verlag.

CAPÍTULO 25

ÓRGÃOS DOS SENTIDOS E TEGUMENTO COMUM DO EQÜINO

ÓRGÃO DA VISÃO

C. Diesem

O **olho** ou **órgão da visão,** no sentido mais amplo do termo, compreende o bulbo do olho, o nervo óptico e determinados órgãos acessórios a eles relacionados. Os órgãos acessórios são as fáscias e músculos orbitais, as pálpebras e conjuntiva, e o aparelho lacrimal.

A ÓRBITA

A **órbita** dos eqüinos está formada pelos ossos frontal, lacrimal, zigomático, temporal, esfenóide, palatino e maxilar. A maxila forma a parte ventral rostral dos limites da órbita, não possuindo, no entanto, um papel na formação da órbita óssea, caudalmente à margem orbitária.

O osso frontal compõe uma grande parte do teto e uma parte da parede medial da órbita. O processo zigomático do osso frontal forma uma parte da borda lateral da órbita. O forame supra-orbitário está circundado pela parte medial do processo zigomático do osso frontal. A placa interna do osso forma o limite interno do seio frontal e a parte dorsal rostral da órbita.

O osso lacrimal une-se ao frontal e forma uma parte da borda rostral e da face interna da órbita. Ele possui uma fossa com forma de funil (*fossa sacci lacrimalis*), próximo à sua borda rostral, e que é a entrada para o canal lacrimal. Esta fossa está ocupada pelo saco lacrimal que é a origem dilatada do ducto nasolacrimal. Caudalmente à fossa lacrimal existe uma depressão onde o músculo oblíquo ventral tem sua origem.

O osso zigomático está situado em posição imediatamente ventral ao osso lacrimal e forma uma parte da borda rostral da órbita; ele possui uma face orbitária que é côncava e lisa e forma parte da parede ventral rostral da órbita.

O osso maxilar além do processo zigomático pouco contribui para a formação da órbita dos eqüinos. Este processo projeta-se caudalmente e é sobreposto por um processo correspondente do osso zigomático (Fig. 15-114).

O osso palatino não é considerado como parte da formação orbitária. A parte perpendicular do osso palatino forma a fossa pterigopalatina, que está intimamente associada ao nervo e às artérias maxilares, mas não às efetivas estruturas da órbita (Fig. 22-21). Entretanto, como os nervos e as artérias encontrados na área da fossa pterigopalatina em realidade contribuem para as estruturas orbitárias, e como o tecido adiposo da órbita pode se projetar dentro desta área, alguns autores incluem o osso palatino na formação da órbita.

O osso temporal pouco contribui para a órbita óssea além de sua projeção, o processo zigomático, que auxilia na formação do arco zigomático. A extremidade rostral deste processo se une ao osso zigomático e sua borda dorsal se une ao processo zigomático do osso frontal para formar a proteção óssea lateral da órbita.

Os ossos esfenóides compõem uma grande parcela da órbita dos eqüinos, formando parte dos limites medial, caudal e ventral da órbita. O corpo do osso basisfenóide se estende rostralmente do osso occipital. Em qualquer lado da linha média, sua face dorsal apresenta um sulco que acomoda o quiasma óptico e os nervos cranianos da órbita (Fig. 15-142). Os canais ópticos passam rostralmente ao corpo do osso pré-esfenóide e terminam nas órbitas como os forames ópticos. Os nervos ópticos e a artéria oftálmica interna emergem neste ponto.

A asa do osso pré-esfenóide compõe uma grande parte da parede medial da órbita dos eqüinos. Ela está intimamente relacionada à parte frontal e escamosa dos ossos temporais. A borda rostral da asa se une com os ossos frontal e etmóide para formar o forame etmóide; a raiz é perfurada pelo forame óptico (Fig. 15-136).

A asa do osso basisfenóide é menor. Em sua face dorsal ela sustenta sulcos lateral e medial que contêm o nervo maxilar e o seio cavernoso, respectivamente. O sulco lateral continua rostralmente e se abre dentro do *foramen rotundum*. O sulco medial continua rostralmente para se abrir dentro do forame orbitário. O limite rostral da asa forma a crista pterigóidea; na margem dorsal pode ser encontrado o forame troclear, e logo caudalmente à crista o pequeno forame alar pode ser observado. Este forame dá passagem à artéria temporal profunda rostral que surge dentro do canal alar. A asa também forma a margem rostral do *forame lacerado* no cavalo (Fig. 15-136).

O processo pterigóide do osso basisfenóide forma parte da margem para o *foramen rotundum*. A raiz

657

deste processo está perfurada pelo canal alar, que forma uma parte do trajeto para a artéria maxilar. Este processo também auxilia na passagem do nervo do canal pterigóideo.

ÓRGÃOS ACESSÓRIOS DO OLHO

As Pálpebras e a Conjuntiva

As **pálpebras,** superior e inferior, são pregas móveis do tegumento situadas à frente do bulbo do olho. Quando fechadas, elas cobrem a entrada para a órbita e a face anterior do bulbo do olho. A pálpebra superior é bem mais extensa e mais móvel do que a pálpebra inferior, e sua borda livre é mais côncava. O intervalo entre as pálpebras é denominado de **fissura palpebral.** Quando o olho está fechado, ele é uma fenda oblíqua de cerca de 5 cm de comprimento; aberto, ele é biconvexo no formato. As extremidades da fissura são os **ângulos,** ou cantos, e são distinguidos como medial e lateral (Fig. 25-1). O ângulo lateral é arredondado quando o olho está aberto, porém o ângulo medial se estreita

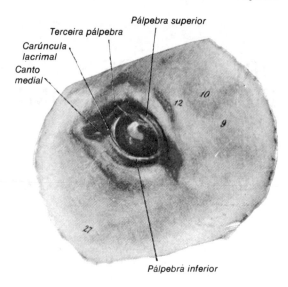

Figura 25-1. Olho esquerdo do eqüino.
9, Arco zigomático; 10, depressão supra-orbitária; 12, processo zigomático; 27, crista facial. (De Ellenberger et al., 1911.)

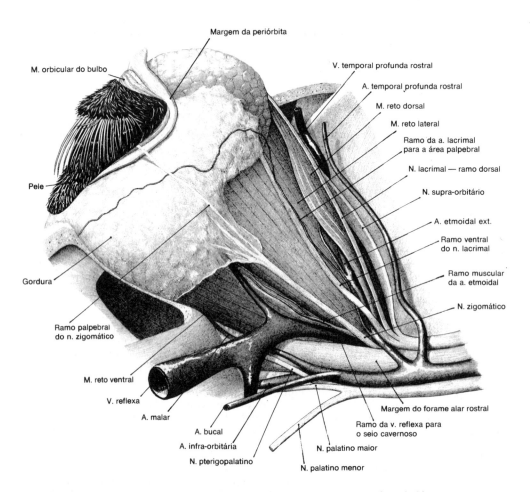

Figura 25-2. Vista lateral do olho do eqüino após remoção da órbita óssea e da periórbita. (De Diesem, 1968.)

ÓRGÃOS DOS SENTIDOS E TEGUMENTO COMUM DO EQÜINO

para formar uma baía ou recesso com o formato de uma ferradura deitada, denominado **lago lacrimal**. Nele há uma proeminência pigmentada e arredondada conhecida como **carúncula lacrimal**; esta tem um tamanho aproximado ao de uma pequena ervilha e está coberta por pele modificada, ligada à da comissura medial, e da qual se projetam vários pêlos providos de glândulas sebáceas.

As pálpebras se unem, em cada lado, e formam as **comissuras**, medial e lateral. A face anterior das pálpebras é convexa e está coberta com pêlos muito curtos. Um número considerável de pêlos tácteis estão espalhados sobre a parte inferior da pálpebra inferior, mas na pálpebra superior eles são bastante escassos. A depressão infrapalpebral indica, um tanto indistintamente, o limite da pálpebra inferior. A pálpebra superior está marcada por duas rugas, quando levantada. A face posterior está adaptada à face livre do globo ocular e coberta pela conjuntiva palpebral. A borda livre da pálpebra é lisa e normalmente preta. Ela tem uma margem posterior bem definida, ao longo da qual os ductos das glân-

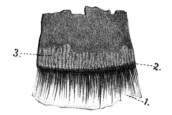

Figura 25-4. Parte da pálpebra superior; face interna.

1, Cílios; 2, margem posterior; 3, glândulas társicas. (De Ellenberger, 1908.)

dulas társicas se abrem. A margem anterior sustenta pêlos rígidos denominados **cílios** (Fig. 25-2). Na pálpebra superior os cílios são longos e numerosos, exceto em seu terço medial, onde são muito pequenos ou estão ausentes. Na pálpebra inferior os cílios são muitas vezes pouco distinguíveis dos pêlos comuns; em outros casos eles podem ser vistos claramente, exceto próximo ao ângulo lateral, e são muito mais finos e curtos do que os da pálpebra superior. A borda de cada pálpebra é perfurada, próximo ao ângulo medial, por um diminuto **ponto lacrimal**, uma abertura com o formato de uma fenda, que é a entrada para o ducto lacrimal.

A **pele** das pálpebras é fina e livremente móvel, exceto próximo à borda livre, onde ela está mais firmemente afixada. O tecido subcutâneo subjacente é destituído de gordura. A **camada muscular** consiste principalmente nos feixes elípticos do músculo orbicular do olho, com o qual estão associadas fibras do músculo corrugador dos supercílios, na pálpebra superior, e os músculos malar e orbicular

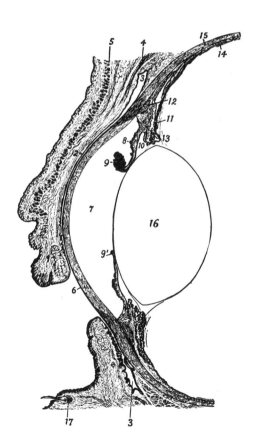

Figura 25-3. Secção vertical da parte anterior do olho de eqüino, com as pálpebras semicerradas.

1, Glândula társica da pálpebra superior; 2, conjuntiva palpebral; 3, fórnice da conjuntiva; 4, músculo levantador da pálpebra superior; 5, músculo orbicular do bulbo; 6, córnea; 7, câmara anterior; 8, íris; 9, 9', grânulo irídico; 10, câmara posterior; 11, processo ciliar; 12, músculo ciliar; 13, zona ciliar ou ligamento suspensório da lente; 14, coróide; 15, esclera; 16, lente; 17, raiz do pêlo tátil. (Segundo Bayer, Augenheilkunde.)

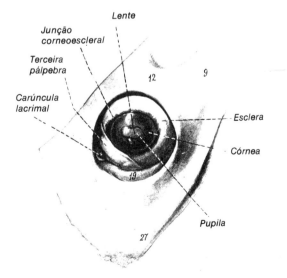

Figura 25-5. Globo ocular esquerdo do eqüino, *in situ*, após a remoção das pálpebras superior e inferior.

9, Arco zigomático; 12, processo supra-orbitário; 19, gordura orbitária; 27, crista facial. (De Ellenberger et al., 1911.)

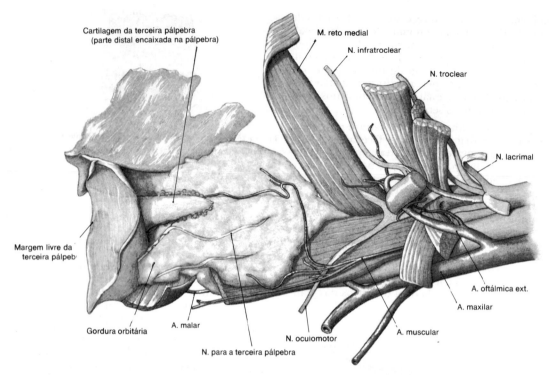

Figura 25-6. Vista lateral do olho do eqüino; visão do conteúdo orbitário após remoção do bulbo do olho.

Nervo óptico refletido caudalmente e a cartilagem da terceira pálpebra observada encaixada na glândula da terceira pálpebra. (De Diesem, 1968.)

do olho, na pálpebra inferior. No lado medial há uma banda fibrosa, o **ligamento palpebral,** que se insere no tubérculo lacrimal e dá origem a algumas fibras do músculo orbicular. Na comissura medial um feixe destacado do músculo orbicular passa medial e caudalmente ao saco lacrimal e é conhecido como a parte lacrimal (ou músculo de Horner). Há um ligamento palpebral medial que afixa o músculo orbicular do olho ao crânio. No lado lateral ocorre uma indistinta rafe palpebral onde fibras do músculo orbicular decussam-se. A **camada fibrosa** é mais grossa e mais densa ao longo da borda livre da pálpebra, formando aqui o **tarso.** O tarso fornece inserção para uma camada de músculo liso conhecida como **músculo társico.** As **glândulas társicas** (Figs. 25-3 e 4) estão parcialmente encaixadas na face profunda do tarso e são visíveis quando a pálpebra é evertida, caso a conjuntiva não seja muito fortemente pigmentada. Elas estão dispostas em uma série linear, próximas umas das outras, e com seu eixo longo perpendicular à borda livre de cada pálpebra. Na pálpebra superior elas são em número de 45 a 50; na inferior, de 30 a 35. Cada glândula társica consiste em um ducto tubular dotado de numerosos alvéolos nos quais uma substância gordurosa, o **sebo palpebral** φ, é secretada. A conjuntiva palpebral reveste a superfície interna das pálpebras.

A **conjuntiva,** que é a túnica mucosa que forra as pálpebras como a **conjuntiva palpebral,** está refletida sobre a parte anterior do bulbo do olho como a **conjuntiva bulbar;** a linha de reflexão é denominada de **fórnice.** A parte palpebral está intimamente aderida ao tarso, apresentando-se frouxamente afixada mais para trás. Ela é papilosa e está coberta com epitélio estratificado cilíndrico no qual muitas células caliciformes estão presentes. No fórnice e em sua vizinhança há glândulas tubulares. Próximo ao ângulo medial existem numerosos nódulos linfáticos. A conjuntiva da parte lateral da pálpebra superior está perfurada, próximo ao fórnice, pelos orifícios dos ductos excretores da glândula lacrimal — de 12 a 16 em número. A conjuntiva bulbar está frouxamente afixada à parte anterior da esclera e é pigmentada na vizinhança da junção corneoscleral. Na córnea ela é representada por um epitélio estratifi-

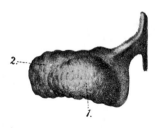

Figura 25-7. Cartilagem da glândula da terceira pálpebra do eqüino; face convexa.

1, Glândula superficial; 2, gordura que circunda a parte profunda da cartilagem. (De Ellenberger, 1908.)

ÓRGÃOS DOS SENTIDOS E TEGUMENTO COMUM DO EQÜINO

cado. Quando as pálpebras estão em aposição, a conjuntiva (incluindo o epitélio da córnea) circunda um espaço capilar entre as pálpebras e o bulbo do olho e constitui o que é denominado **saco da conjuntiva.**

A **terceira pálpebra** está situada no ângulo medial do olho e move-se, sobre a parte medial do bulbo do olho, bastante livremente (Fig. 25-5). Ela consiste em uma prega semilunar da conjuntiva **(membrana nictitante)** que cobre e parcialmente circunda uma placa curva de cartilagem hialina (Figs. 25-6 e 7). Sua parte marginal é fina e normalmente mais ou menos pigmentada. A cartilagem possui um formato triangular irregular. A face bulbar da cartilagem é convexa. A parte da cartilagem que está situada na túnica é larga e fina. A parte profunda é mais estreita e mais grossa e está incluída em gordura, no lado medial do bulbo do olho. Numerosos nódulos linfáticos diminutos ocorrem na membrana nictitante, e a parte profunda da cartilagem é circundada por uma glândula superficial que se assemelha em estrutura à glândula lacrimal. Nenhuma glândula profunda ou de Harder é encontrada no cavalo.

Ordinariamente a terceira pálpebra se estende muito pouco sobre a extremidade medial da córnea. Nenhum músculo estriado está afixado à terceira pálpebra, mas quando o bulbo do olho está fortemente retraído, a prega semilunar se projeta sobre ele de modo a medir cerca de 2 a 3 cm em sua parte média. Este efeito resulta da pressão do globo ocular e seus músculos sobre a gordura que circunda a parte profunda da cartilagem.

VASOS E NERVOS. As **artérias** que suprem principalmente as pálpebras e a conjuntiva são ramos das artérias oftálmica e facial; o sangue é drenado pelas **veias** correspondentes. Os **nervos sensoriais** são ramos das divisões oftálmica e maxilar do nervo trigêmeo. Os **nervos motores** para os músculos orbicular do olho, corrugador do supercílio e malar originam-se do nervo facial; o músculo levantador da pálpebra superior é inervado pelo nervo oculomotor.

O Aparelho Lacrimal

O **aparelho lacrimal** compreende. (1) as glândulas lacrimal e acessória que secretam o fluido lacrimal límpido; (2) os dúctulos excretores da glândula; e (3) os dois ductos ou canais lacrimais, o saco lacrimal e o ducto nasolacrimal, que recebem o fluido e o conduzem para a narina. Os detalhes sobre os componentes deste sistema são tratados na seção geral.

A **glândula lacrimal** está situada entre o processo zigomático e a face dorsolateral do bulbo do olho (Fig. 22-21). Ela é achatada, de contorno oval e mede cerca de 5 cm, transversalmente, e 2,5 a 3 cm, na direção sagital. A glândula está separada do bulbo do olho por fáscia; a glândula pode estar parcialmente coberta com gordura. Sua face superficial é convexa e se relaciona à face inferior côncava do processo zigomático. A face profunda é côncava, em adaptação ao bulbo do olho, do qual está separada pela periórbita. Os **dúctulos excretores** são muito pequenos e ocorrem em número de 12 a 16; eles se abrem para dentro da parte lateral do saco da conjuntiva, ao longo de uma linha um pouco à frente do fórnice superior da conjuntiva. Em aparência e estrutura a glândula assemelha-se à glândula parótida. Ela recebe seu suprimento sangüíneo principalmente da artéria lacrimal. O nervo sensorial é o lacrimal, e as fibras secretoras são derivadas do nervo simpático.

Os **pontos lacrimais** são as entradas para os dois ductos lacrimais. Cada uma é uma fina abertura semelhante a uma fenda (em cerca de 2 mm de comprimento) situada próxima e por trás da borda livre da pálpebra e cerca de 8 mm do ângulo medial. Os **canalículos lacrimais,** o superior e o inferior, começando no ponto lacrimal e convergindo para a comissura medial, abrem-se dentro do **saco lacrimal.** Este último pode ser considerado como a origem dilatada do **ducto nasolacrimal.** Ele ocupa a origem do canal lacrimal ósseo, afunilado, que é denominado de fórnice do saco lacrimal, bem como conduz para o ducto nasolacrimal, que passa rostralmente e um pouco ventralmente ao longo da parede lateral do seio frontal e da cavidade nasal e que se abre próximo à comissura ventral da narina. Seu comprimento é de cerca de 25 a 30 cm. Na primeira parte de seu percurso ele está encaixado no canal lacrimal ósseo; mais adiante e rostralmente ele se situa no sulco lacrimal da maxila, coberto a princípio por uma placa de cartilagem e depois pela túnica mucosa do meato médio (Figs. 15-143, 144 e 145). A parte terminal (Fig. 19-3) está situada na prega da concha nasal ventral e se abre na pele do assoalho da narina, próximo à transição para a túnica mucosa. Nos muares ela termina na parte lateral do assoalho ou na parede lateral da narina. Aberturas acessórias poderão ocorrer um pouco adiante e caudalmente.

A primeira parte do ducto, de cerca de 6 a 7 mm de diâmetro, estende-se em uma curva suave e convexa dorsalmente, da comissura medial, no sentido de um ponto situado logo acima do nível do forame infra-orbitário. A segunda parte (istmo) é mais estreita (cerca de 3 a 4 mm); ela se estende rostralmente e um pouco ventralmente ao redor até o nível de um plano transverso através do primeiro dente molar, indo se localizar no sulco dorsal da crista da concha nasal ventral. Daí em diante o dúctulo se inclina dorsalmente e se alarga muito consideravelmente, cruza o processo nasal do osso incisivo obliquamente e se contrai em sua terminação. A túnica mucosa poderá apresentar pregas valvulares, a mais distinta das quais está situada na origem. A abertura externa do ducto nasolacrimal pode ser expandida até alcançar um diâmetro de 3 a 4 mm; desta forma, medicamentos podem ser aplicados no olho inserindo-se uma agulha rombuda na extremidade nasal do ducto e forçando-se medicamento através do ducto lacrimal até o **ponto lacrimal.** A desobstrução do ducto também pode ser determinada pelo uso de tal técnica, forçando-se um fluido em direção retrógrada.

A PERIÓRBITA E AS FÁSCIAS ORBITÁRIAS
(Figs. 25-2 e 8)

A **periórbita** é uma membrana fibrosa cônica que circunda o globo ocular com seus músculos, vasos, nervos etc. Seu ápice está afixado ao redor dos forames óptico e orbitário, estando sua base em parte afixada à borda óssea da órbita e em parte em continuação com a camada fibrosa das pálpebras. A periórbita e o periósteo dos ossos da órbita parecem estar intimamente associados próximo à borda da

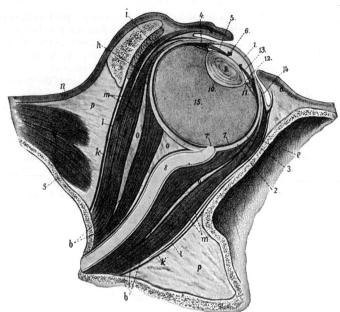

Figura 25-8. Secção axial vertical da órbita do eqüino.

a, Pálpebras; *b*, fáscia bulbar; *c, c'*, músculo retrator do bulbo; *d*, músculo reto ventral; *e*, músculo oblíquo ventral (em secção transversal); *f*, músculo reto dorsal; *g*, músculo levantador da pálpebra superior; *h*, músculo oblíquo dorsal (em secção transversal); *i*, glândula lacrimal; *k, k'*, periórbita; *l*, fáscia superficial; *m*, fáscia profunda; *n*, pele; *o*, gordura intraperiorbitária; *p*, gordura extraperiorbitária; *q*, músculo temporal; *r*, processo zigomático; *s*, parede cranial; *1*, córnea; *2*, esclera; *3*, coróide; *4*, músculo ciliar; *5*, íris; *6*, grânulo irídico; *7*, retina; *7'*, papila óptica; *8*, nervo óptico; *9*, lente; *10*, cápsula da lente; *11*, zona ciliar; *12*, câmara posterior; *13*, câmara anterior; *14*, conjuntiva bulbar; *15*, corpo vítreo. (De Ellenberger, 1908.)

órbita. Entretanto, mais adiante e caudalmente na órbita, o periósteo e o tecido periorbitário podem estar separados por depósitos de gordura. Sua parte medial, que está em contato com a parede da órbita, é fina; incorporada a ela, por baixo da raiz do processo zigomático do osso frontal, há uma barra de cartilagem, ao redor da qual o músculo oblíquo dorsal é refletido. A parte lateral é mais espessa e está reforçada por uma faixa elástica que, afixada à crista pterigóide, fornece a origem para o fino e liso músculo orbitário. A periórbita está intimamente afixada ao periósteo, no ponto de afixação do músculo oblíquo ventral e na parede medial da órbita, a cerca de 2 a 3 cm caudalmente à borda orbitária. Situando-se sobre a glândula lacrimal, ela se apresenta bem afixada à fáscia que se situa entre a referida glândula e os músculos oculares subjacentes. Desta forma, a glândula está encaixada em uma bolsa fascial. Uma quantidade de gordura é encontrada ao redor da periórbita, e dentro desta o corpo adiposo intraperiorbitário que enche os interstícios entre o bulbo do olho, os músculos etc.

Os músculos retos e os músculos oblíquos do bulbo do olho estão encaixados, em parte, em camadas fibrosas (*fáscias musculares*), formadas por camadas superficial e profunda de fáscia unidas, por septos intermusculares, nos interstícios entre os músculos. A **fáscia superficial** é fina; ela se une com a camada fibrosa das pálpebras, rostralmente, e afixa-se ao redor do forame óptico, caudalmente. A **fáscia profunda** consiste anteriormente em duas camadas, uma das quais continua com o tecido fibroso das pálpebras, enquanto a outra está afixada na junção corneascleral.

Dobberstein e Hoffmann (1961) descrevem uma dupla camada de fáscia que se origina próximo ao forame óptico e se estende rostralmente até a borda corneal do bulbo. A camada externa (fáscia orbitária superficial) separa a glândula lacrimal dos músculos retos e continua sobre a fáscia das pálpebras: a camada também emite septos que passam ventralmente entre os músculos retos e se unem à camada mais interna da fáscia situada sob o músculo reto (fáscia orbital profunda). Esta camada dupla de fáscia, desta forma, circunda os músculos retos.

A fáscia que circunda o músculo retrator e o bulbo do olho é denominada **fáscia do bulbo** (*vagina bulbi*). Ela circunda as partes do músculo retrator do olho (bulbi) e anteriormente atinge a borda corneal; continuando posteriormente sobre o nervo óptico, forma a *vagina externa n. optici*. Existe um espaço entre a fáscia do bulbo e a parte posterior da parede bulbar. Este espaço é denominado **espaço episcleral**; ele se estende do espaço subdural, por trás, até a conjuntiva ocular à frente, formando assim um encaixe onde o bulbo do olho se movimenta com liberdade. A presença do músculo retrator do olho (bulbi) nos animais domésticos modifica, de certa forma, a disposição da fáscia ocular. Nos seres humanos a fáscia bulbar se liga diretamente aos músculos retos e forma, ao seu redor, parte da camada.

Músculos Bulbares
(Figs. 22-21 e 22 e 25-2, 6, e 8 a 11)

Os sete músculos da órbita incluem os músculos retos dorsais, ventrais, mediais e laterais, os oblíquos dorsais e ventrais, e o retrator do bulbo. Estes músculos extra-oculares são descritos detalhadamente no Capítulo 17.

BULBO DO OLHO (GLOBO OCULAR)

O **bulbo do olho** está situado na parte rostral da cavidade orbitária. Ele se projeta na frente pelas pálpebras e conjuntiva, no meio pelo anel orbitário completo e se relaciona atrás da fáscia bulbar, músculos oculares e gordura.

O bulbo do olho tem a forma aproximada de um esferóide achatado, e é composto dos segmentos de duas esferas de tamanhos diferentes. O pólo transparente anterior, que é formado pela córnea, possui um raio de curvatura de cerca de 17 mm, e o pólo opaco posterior, formado pela esclera, um raio de cerca de 25 mm. O pólo anterior, portanto, projeta-se mais fortemente, sendo a junção dos dois segmentos demarcada externamente por um largo sulco raso, o **sulco da esclera**. Os pontos centrais das curvaturas anterior e posterior do bulbo do olho são denominados, respectivamente, de **pólo anterior** e **posterior**, e a linha que liga os pólos é o eixo óptico externo (*axis bulbi externus*).* O ângulo de divergência dos eixos ópticos, entre ambos os olhos, é de cerca de 137°. O **equador** é uma linha imaginária desenhada ao redor do bulbo do olho, na metade da distância entre seus pólos; os **meridianos** são linhas desenhadas ao redor do bulbo do olho através dos pólos.

O diâmetro transverso médio do bulbo do olho é de cerca de 5 cm, o vertical de cerca de 4,5 cm, e o axial de cerca de 4,25 cm. A distância do pólo anterior ao ponto de entrada do nervo óptico é de cerca de 3 cm.

O globo ocular consiste em três camadas ou túnicas concêntricas (**fibrosa, vascular** e **nervosa**), dentro das quais estão encaixados os **meios refringentes** (Fig. 25-12).

TÚNICA FIBROSA

A **túnica fibrosa** é a camada externa composta de uma parte posterior opaca, a esclera, e uma parte anterior transparente, a córnea.

ESCLERA. A **esclera** é uma densa túnica fibrosa que constitui cerca de quatro quintos da túnica fibrosa. Ela é mais espessa na vizinhança do pólo posterior (cerca de 2 mm) e mais delgada no equador (cerca de 0,4 mm), aumentando de espessura no sentido da junção com a córnea (cerca de 1,3 mm). Em geral ela é de cor branca, mas pode se apresentar com tonalidade azulada em suas partes mais finas. Sua superfície externa serve de inserção para os músculos oculares e está coberta pela conjuntiva escleral em sua parte anterior. O tecido episcleral, que é ricamente suprido de vasos e nervos, afixa a conjuntiva à esclera; ele é abundante e frouxamente interligado, exceto na junção com a córnea. A superfície interna está afixada à camada corióide por uma camada de tecido conjuntivo delicado e pig-

---

*O termo **eixo interno do bulbo** (*axis bulbi interna*) é aplicado a uma linha coincidente da face posterior da córnea até à face anterior da retina.

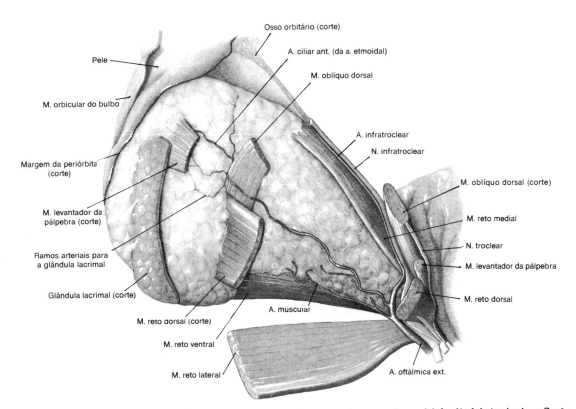

Figura 25-9. Olho do eqüino. Vista dorsal. Visão das estruturas subjacentes após a remoção parcial da glândula lacrimal e reflexão dos músculos dorsais.

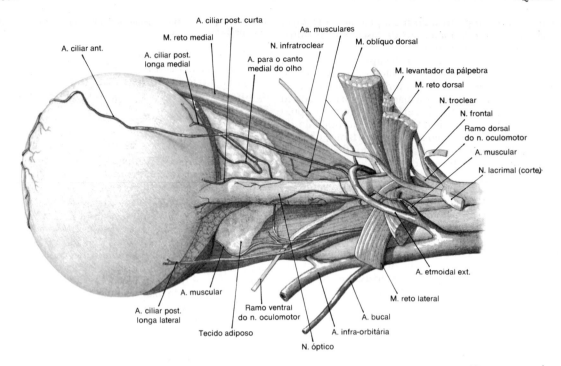

Figura 25-10. Olho do eqüino. Vista lateral. Todos os músculos extra-oculares removidos do bulbo e artérias ciliares apresentadas. (De Diesem, 1968.)

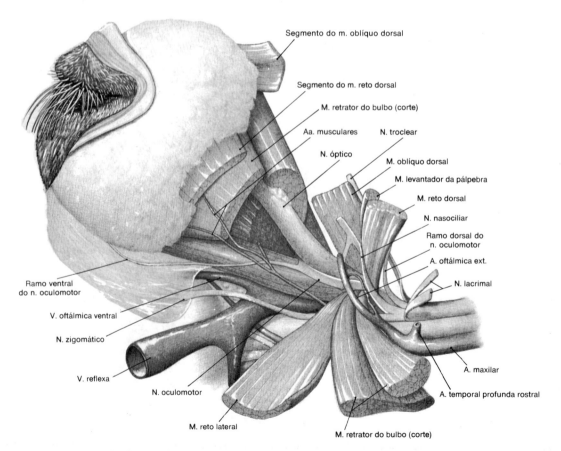

Figura 25-11. Vista lateral do olho do eqüino com a exposição do nervo óptico; os músculos extra-oculares foram cortados e refletidos.

ÓRGÃOS DOS SENTIDOS E TEGUMENTO COMUM DO EQÜINO

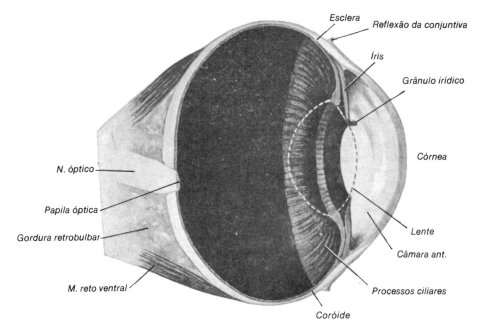

Figura 25-12. Secção vertical do bulbo do olho do eqüino, cerca de 3/2.
O contorno da lente está pontilhado.

mentado, a **lâmina fosca da esclera** (Fig. 25-13). A borda anterior, que é oval (o eixo longo sendo transverso) é contínua com a córnea. A transição do tecido opaco da esclera para a substância transparente da córnea ocorre de modo tal que a esclera parece formar um sulco (*rima cornealis* φ) dentro da qual a córnea se situa, do mesmo modo que o vidro de um relógio dentro da sua caixa. Próximo à junção corneascleral há um plexo venoso circular que está associado com a drenagem do líquido da câmara anterior do olho. O nervo óptico passa através da parte posterior da esclera, um pouco abaixo e lateralmente ao pólo posterior. A abertura para o nervo é cruzada por filamentos fibrosos entrelaçados, que formam a área crivosa da esclera. A esclera consiste em feixes entrelaçados de tecido fibroso branco, associadas com os quais há algumas fibras elásticas. Os feixes estão dispostos principalmente em camadas meridionais e equatoriais. O suprimento sangüíneo, muito limitado, é derivado das artérias ciliares, sendo que as veias se abrem dentro das veias vorticosas e ciliares. Os linfáticos estão representados por espaços celulares intercomunicantes. Os nervos são derivados dos nervos ciliares.

CÓRNEA. A **córnea** forma o quinto anterior da túnica fibrosa. Ela é transparente, incolor e avascular. Vista de frente, ela tem um contorno oval, sendo o eixo transversal longo e a extremidade medial larga; ela parece um tanto mais circular quando vista de trás. Sua **face anterior** é convexa e bem mais curva do que a esclera; sua parte central é denominada **vértice da córnea**. A **face posterior** é côncava; ela forma o limite anterior da câmara anterior e está em contato com o humor aquoso. A margem se une à esclera; esta sobrepõe-se à córnea mais na frente do que atrás, e mais acima e abaixo do que nos lados, explicando assim a aparência diferente no contorno das duas faces. A córnea é mais fina no vértice. Ântero-posteriormente, a córnea consiste nas seguintes camadas: (1) o **epitélio anterior da córnea** é

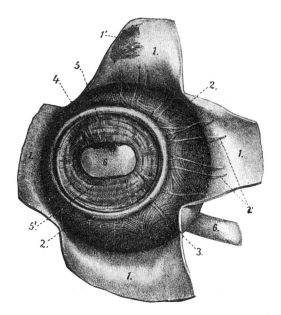

Figura 25-13. Túnica vascular do bulbo do olho do eqüino; vista frontal.

A córnea foi removida e a esclera refletida em abas. *1*, Esclera; *1'*, lâmina fosca da esclera; *2*, coróide; *2'*, veias ciliares; *3*, músculo ciliar; *4*, íris; *5, 5'*, grânulo irídico; *6*, pupila, através da qual a lente é visível. (De Ellenberger, 1908.)

contínuo com o da conjuntiva da esclera e é do tipo estratificado pavimentoso. (2) A **lâmina limitante anterior** é meramente uma condensação da camada seguinte. (3) A **substância própria** da córnea forma a maior parte da córnea e é composta de feixes entrelaçados de tecido conjuntivo, dispostos, em parte, em lamelas paralelas à superfície. Na substância amorfa cimentante entre as lamelas encontram-se células achatadas do tecido conjuntivo, os corpúsculos corneais. Eles possuem ramificações que se unem com os de outras células, formando assim uma rede protoplásmica. (4) A **lâmina limitante posterior** é uma túnica fina e praticamente homogênea que está menos intimamente afixada à *substância própria* do que a lâmina anterior; ela é límpida, reluzente e elástica. Na periferia a lâmina se divide em três conjuntos de fibras. As fibras anteriores se unem à esclera, as médias servem de afixação para o músculo ciliar, e a posterior passa para dentro da íris e forma o **ligamento pectinado** do ângulo iridocorneal. (5) O **endotélio** da câmara anterior consiste em uma camada de células polígonas achatadas e está refletido sobre a face anterior da íris. A córnea é avascular, exceto em sua periferia, onde as ramificações terminais dos vasos da esclera e da conjuntiva formam laços. Os **nervos** são derivados dos nervos ciliares. Eles formam um plexo ao redor da periferia, do qual partem fibras para dentro da substância própria, que se tornam não-meduladas e formam o plexo fundamental ou do estroma. Daqui partem ramos perfurantes que passam através da camada limitante anterior e formam um plexo subepitelial e do qual partem filamentos que seguem por entre as células epiteliais. Outros ramos dos plexos, na substância própria, terminam como fibrilas que estão em íntima relação com os corpúsculos corneais.

Variação é observada na espessura da córnea do eqüino. Prince et al. (1960) declaram que o centro da córnea do eqüino pode ser de 0,56 mm de espessura. O epitélio em tal caso pode ter 0,14 mm de espessura; a lâmina limitante anterior, tendo mais de 1 μ de espessura; a substância própria não sendo tão espessa quanto o esperado e medindo 0,36 mm. A lâmina limitante posterior medindo 45 μ e a camada endotelial medindo 7 μ. Prince declara que a espessura de 45 μ mencionada para a lâmina limitante posterior poderia ter sido devido a modifica-

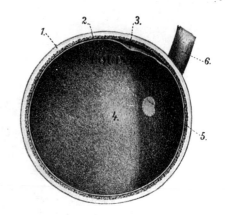

Figura 25-15. Fundo do bulbo, visto em secção equatorial do bulbo do olho do eqüino.

1, Esclera; *2*, corióide; *3*, retina (afrouxada); *4*, tapetum; *5*, papila óptica; *6*, nervo óptico. (De Ellenberger, 1908.)

ções que ocorreram com a idade. A córnea é uma das estruturas mais refringentes no olho.

TÚNICA VASCULAR

A **túnica vascular** do bulbo se situa internamente à camada fibrosa; ela compreende três partes — a corióide, o corpo ciliar e a íris.

CORIÓIDE A **corióide** é uma fina túnica situada entre a esclera e a retina. Em geral ela se apresenta frouxamente afixada à esclera pela lâmina supracorióidea, aderindo intimamente ao ponto de entrada do nervo óptico e menos intimamente aos locais de penetração dos vasos e nervos ciliares. A face interna está em contato com a camada de células pigmentadas da retina, que aderem tão intimamente à corióide que foram anteriormente consideradas como parte desta última. A coloração geral da corióide é marrom-escuro, mas uma extensa área semilunar, um pouco acima do nível da papila óptica, possui um notável brilho metálico e é denominado **tapetum lucidum.** A aparência desta varia em diferentes indivíduos, mas as cores prevalecentes, na maioria dos casos, são o azul e o verde iridescentes, em várias tonalidades, que levam até o amarelo. Posteriormente a corióide é perfurada pelo nervo óptico, e anteriormente ela continua com o corpo ciliar. A espessura global da corióide é de aproximadamente 0,11 mm. A corióide consiste em quatro camadas, que são as seguintes de fora para dentro: (1) A **lâmina supracorióidea** que consiste em finas lamelas entrelaçadas de tecido fibroso, cada uma contendo uma rede de tecido elástico. Entre estas encontram-se grandes células do tecido conjuntivo, ramificadas e pigmentadas. Os espaços entre as lamelas, forrados por endotélio que formam um sistema de fendas linfáticas, constituem em conjunto o espaço pericorióideo. (2) A **lâmina vascular** é a parte externa do tecido próprio da corióide. Ela contém os vasos sangüíneos maiores sustentados por tecido areolar. (3) A **lâmina coriodocapilar** consiste em uma rede extremamente rica de capilares incluídos em uma matriz

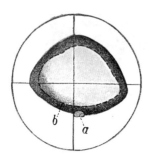

Figura 25-14. Tapetum do eqüino.

a, Papila óptica; *b*, borda inferior do tapetum. (De Ellenberger, 1908.)

OS ÓRGÃOS DO SENTIDO E O TEGUMENTO COMUM DOS EQÜINOS

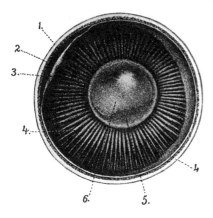

Figura 25-16. Superfície interna da parte anterior do bulbo do olho do eqüino (secção equatorial).

1, Esclera; *2,* coróide; *3,* retina (afastada da coróide); *4,* processos ciliares; *5,* lente, através da qual a pupila *(6)* é observada. (De Ellenberger, 1908.)

CORPO CILIAR. O **corpo ciliar,** a parte média da camada vascular, liga a coróide com a periferia da íris. Em seção meridional ele possui o formato de um triângulo estreito, cuja base está próxima à íris. Em seu lado interno encontram-se os processos ciliares e em seu lado externo está o músculo ciliar. Ele consiste em três partes — coroa ciliar, processos ciliares e músculo ciliar. A **coroa ciliar** é a zona posterior distinguida da coróide, essencialmente, pela sua maior espessura e pela ausência do corioideocapilar. Sua face interna apresenta numerosos ressaltos meridionais finos, pela união dos quais os processos ciliares são formados. Os **processos ciliares** (Fig. 25-16), mais de uma centena em número, formam um círculo de pregas radiais que circundam a lente e servem de afixação para a *zônula ciliar* (ou ligamento suspensório da lente). Eles são pequenos em sua origem na coroa ciliar e se tornam bem mais espessos e mais altos no sentido de suas extremidades centrais. A largura do círculo por eles formado é mais estreita no lado medial do que em outras partes. Suas bases se estendem para a frente, até a periferia da íris, e suas extremidades centrais estão próximas à margem da lente. Elas sustentam numerosas pregas secundárias *(pregas ciliares)*. Sua face interna está coberta por uma continuação da lâmina basal da coróide, na qual se encontram duas camadas de células epiteliais, que constituem a parte ciliar da retina. Elas consistem em uma rica rede de vasos tortuosos apoiados em tecido conjuntivo pigmentado. O **músculo ciliar** (Figs. 25-3, 8 e 13), que constitui a parte externa do corpo ciliar, está situado entre a esclera e os processos ciliares. Ele forma uma faixa circular de músculo liso, e cujas fibras estão, em sua maior parte, direcionadas meridionalmente. Elas surgem da face interna da esclera e do ligamento pectinado do ângulo iridocorneal, próximo à junção corneascleral, continuando para

quase homogênea. Entre ela e a lâmina vascular há uma camada de tecido fibroelástico, o tapetum (fibrosum), de cerca de 30 μ de espessura, responsável pelo brilho metálico anteriormente citado. O tapetum (Figs. 25-14 e 15) normalmente é posicionado de modo que a borda inferior é encontrada ao nível do disco óptico, ou o disco óptico está logo acima da base do tapetum. Os capilares da coróide parecem se ramificar dentro do tapetum mais do que passar através dele, como é notado nos carnívoros. (4) A **lâmina basal** é muito fina e transparente; ela é composta de uma parte interna homogênea e uma parte externa elástica.

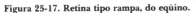

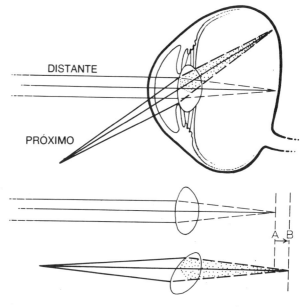

Figura 25-17. Retina tipo rampa, do eqüino.

Os objetos distantes ou próximos podem ser vistos pela mudança de seu ponto de foco na retina, e não pela modificação do formato da lente pela ação dos músculos ciliares. A distância entre A e B representa a maior distância do comprimento focal, quando os objetos próximos são observados.

trás e ao longo da esclera para se inserirem no processo e coroa ciliares. Quando o músculo se contrai, ele puxa para a frente os processos e a coroa, afrouxando desta forma a zona ciliar da lente e permitindo que este se torne mais convexo. Este é o mecanismo de acomodação para os objetos próximos.

> No ser humano o músculo possui o formato de um anel prismático, triangular em corte meridional e com a base direcionada no sentido da periferia da íris. Ele consiste essencialmente em fibras meridionais, mas um anel de fibras circulares forma o ângulo interno de sua base. No eqüino o músculo é muito menos desenvolvido e possui o formato de uma faixa plana; ele não contém fibras distintamente circulares, mas a disposição se torna mais ou menos plexiforme pela existência de fibras oblíquas e equatoriais.

No aspecto lateral da luva a *pars plana* do corpo ciliar é menos extensa, e isto produz uma assimetria. A pars plana é a parte plana do corpo ciliar formada pela porção orbicular ciliar do músculo ciliar. O músculo ciliar é moderadamente desenvolvido no eqüino, exceto na parte anterior, onde as fibras circulares não podem ser facilmente distinguidas. Há pouca prova para demonstrar que o eqüino possui extensa capacidade acomodativa. A acomodação permitida pela musculatura do corpo ciliar é provavelmente tão limitada que vários autores (Zietzschmann et al., 1943; Prince et al., 1960) declararam que no eqüino não há dependência do corpo ciliar para acomodação.

O formato inusitado do olho do eqüino torna possível haver um comprimento focal diferente em diferentes locais da retina. Para um objeto distante, os raios de luz atingem a retina próximo ao pólo posterior, sendo relativamente curto o comprimento focal desses raios. A fim de vislumbrar objetos próximos o eqüino muda a posição de seus olhos, em relação ao objeto. Os raios de luz não penetram nos olhos paralelamente aos eixos ópticos, mas a um ângulo em relação a esses eixos. Como resultado, os raios, após passarem através da lente, percorrem um trajeto maior antes de alcançarem a retina e possuem deste modo um maior comprimento focal. Tal disposição aparentemente torna possível ao eqüino ver um objeto distante ou um objeto próximo, ao focalizar em diferentes partes da retina e sem modificar o formato da lente. Um diagrama (Fig. 25-17) ilustra o mecanismo de uma retina "tipo rampa" conforme tratado por Prince et al. (1960).

ÍRIS. A íris (Figs. 25-3, 12 e 13) é um diafragma muscular colocado em frente da lente, visível através da córnea. Ela é perfurada centralmente por uma abertura elíptica, a **pupila,** que varia de tamanho durante a vida e determina a quantidade de luz admitida para agir na retina. Sob luz forte o diâmetro vertical da pupila é muito pequeno, mas a abertura é quase circular quando a pupila está integralmente dilatada. A **borda ciliar,** contínua com o corpo ciliar, está ligada à junção corneascleral por filamentos de tecido conjuntivo que constituem o **ligamento pectinado do ângulo iridocorneal.** Os feixes do ligamento se entrelaçam e circundam os espaços que são forrados por endotélio e que se comunicam com a câmara anterior. A **borda pupilar,** não afixada, circunda a pupila. Sua parte superior

sustenta, em sua porção média, diversas massas negras de tamanho variável, denominadas de **grânulos irídicos** ou **corpora nigra** (Fig. 25-13); semelhantemente, projeções bem menores podem ser observadas na margem inferior da pupila.

A **face anterior** normalmente é de coloração marrom-escuro; ela apresenta finas pregas (*pregas da íris*), algumas das quais são concêntricas em relação à pupila, enquanto outras são radiais; elas desaparecem próximo à pupila. Algumas dessas pregas são permanentes, mas outras são temporárias, isto é, produzidas pela contração da íris. A parte central, lisa e estreita, é denominada de *ânulo menor da íris,* enquanto a parte pregueada, bem mais larga, é denominada de *ânulo maior da íris.* A **face posterior** normalmente é negra; sendo a cor determinada por uma camada de células pigmentadas, considerada como parte da retina. Ela apresenta numerosas linhas radiais finas, exceto na margem pupilar. Sua parte central está em contato com a face anterior da lente, porém perifericamente as duas estão separadas por um estreito espaço denominado câmara posterior.

A íris consiste essencialmente no **estroma da íris,** uma estrutura delicada de tecido conjuntivo que apóia numerosos vasos sangüíneos e contém células pigmentadas e ramificadas (Trautman e Fiebiger, 1952). O tecido muscular é liso e consiste em um músculo esfíncter e um músculo dilatador da pupila. O **músculo esfíncter da pupila** está situado na parte posterior e ao redor da pupila, e no qual as fibras estão, em grande parte, concentricamente dispostas. Sua espessura varia de 0,13 mm na extremidade a 0,2 mm em sua parte mais larga (Prince et al., 1960). O **músculo dilatador da pupila** consiste em fibras que se irradiam do esfíncter até a borda ciliar. A face anterior da íris é coberta por uma continuação do endotélio da córnea. Por baixo disso há uma condensação do estroma, no qual as células estão bem juntas e preenchidas de grânulos de pigmento. Nos albinos o pigmento está ausente aqui como nas demais partes, sendo a íris de coloração rósea. Parece existir neste local diminutas fendas pelas quais os espaços linfáticos do estroma se comunicam com a câmara anterior.

No potro a pupila é de formato aproximadamente circular, porém no adulto ela se torna elíptica, sendo o maior diâmetro horizontal. O comprimento do maior diâmetro é de aproximadamente 17 a 18 mm. Se a pupila do eqüino adulto se dilatar amplamente, ela tornar-se-á circular. Um empuxe maior pelas fibras do músculo dilatador, em uma direção vertical mais do que numa direção horizontal, modifica a forma elíptica normal da pupila para a de um círculo. Uma outra causa do movimento restrito da pupila é a de que as fibras do músculo esfíncter estão orientadas radialmente ao longo do meridiano horizontal, circundadas em setores de tecido conectivo, muitos dos quais são destituídos de fibras do músculo dilatador (Prince et al., 1960).

Outras estruturas que poderão modificar o contorno da pupila no eqüino são os *grânulos irídicos,* anteriormente citados. Os grânulos irídicos, na borda superior, são capazes de se encontrar e se encaixar entre aqueles da borda inferior e, desta

OS ÓRGÃOS DO SENTIDO E O TEGUMENTO COMUM DOS EQÜINOS

forma, dividirem a pupila em duas aberturas, a medial e a lateral. Isto reduz a área da pupila, em relação à área que existiria com uma única abertura (Prince et al., 1960).

As **artérias** da túnica vascular vêm dos ramos ciliares da artéria oftálmica. As artérias da corióide são derivadas, essencialmente, das curtas artérias ciliares posteriores. Estas (de quatro a seis em número) perfuram a esclera ao redor do pólo pôsterior, correm em frente na *lâmina vascular,* e formam a rica rede capilar da coriocapilar. As duas longas artérias ciliares perfuram a esclera obliquamente, próximo ao nervo óptico; elas continuam para diante na *lâmina supracorióidea,* no meridiano horizontal, uma no lado medial e a outra no lado lateral do bulbo do olho. Ao atingir o corpo ciliar cada uma se divide em dois ramos divergentes; as subdivisões destas se unem entre si e com as ramificações das artérias ciliares anteriores, formando desta forma, próximo à periferia da íris, o **círculo arterial maior da íris.** Daqui, ramos vão para o músculo, processos ciliares e para a íris. Os ramos na íris correm no sentido da margem pupilar e, por meio de ramos anastomóticos, formam um **círculo arterial menor da íris,** incompleto. As duas artérias ciliares anteriores, a dorsal e a ventral, formam um plexo episcleral ao redor da junção corneascleral e emitem ramos que perfuram a esclera. Estes emitem ramificações para o músculo ciliar, ramos recorrentes para a corióide, bem como auxiliam na formação do *círculo arterial maior da íris.* O sangue é drenado da túnica vascular, essencialmente, por quatro ou cinco troncos venosos, as veias vorticosas, que são formadas pela convergência, em espirais, de numerosas veias da corióide, corpo ciliar e da íris. As veias vorticosas perfuram a esclera no equador, e se unem às veias dos músculos oculares.

TÚNICA NERVOSA

RETINA. A **retina** ou túnica nervosa do globo ocular é uma delicada membrana que se estende da entrada do nervo óptico até a margem da pupila. Ela consiste em três partes: a grande parte posterior, que por si só contém os elementos nervosos, incluindo o neuroepitelial especial, fibras do nervo óptico, bastonetes e cones e outras camadas celulares, é denominada de **parte óptica da retina.** Ela se estende para diante até o corpo ciliar, onde termina em uma linha circular quase regular, denominada de **ora ciliaris retinae.*** Aqui a retina rapidamente perde seus elementos nervosos, torna-se muito mais fina e continua sobre o corpo ciliar e face posterior da íris por duas camadas de células epiteliais, como a **parte ciliar da retina;** o estrato interno não é pigmentado e a camada externa é uma continuação direta do *estrato do pigmento* da parte óptica. A **parte irídica da retina** é uma camada de células pigmentares que cobre a face posterior da íris. No animal morto, a parte óptica é uma membrana opaca, cinza e macia que pode ser separada da corióide, deixando, nesta última, a maior parte de sua camada

pigmentar externa. Durante a vida ela é transparente, exceto quanto a seu epitélio pigmentar, e a aparência avermelhada do fundo do olho, conforme visto pelo oftalmoscópio, é causada pelo sangue na rede das capilares da corióide. A entrada do nervo óptico forma uma área oval, especificamente definida, a **papila óptica**, situada a cerca de 15 mm ventralmente ao meridiano horizontal e 3 a 4 mm lateralmente ao meridiano vertical. A parte central da papila é ligeiramente deprimida (*escavação do disco*).

O diâmetro transverso da papila é de cerca de 6 a 7 mm; o vertical, de cerca de 4 a 5 mm. Ela comumente se situa um pouco abaixo da margem do tapetum, mas este pode estender-se um tanto para baixo em qualquer dos lados da papila. A margem inferior é muitas vezes um pouco indentada. Na inspeção do fundo do olho com o oftalmoscópio, numerosos finos ramos da *artéria central da retina* são observados ser irradiando da periferia da papila. Poderá haver de 30 a 40 destes vasos sendo que eles não penetram muito mais profundamente do que as fibras do nervo óptico, na face interna da retina. Estes vasos têm sua origem nos curtos vasos ciliares (Prince et al., 1960).

As fibras do nervo óptico convergem de todas as partes da parte óptica para a papila, onde elas se reúnem em feixes que transpõem a *lâmina crivosa* da corióide e da esclera e constituem o nervo óptico. Uma área com o formato de faixa de 2 a 7 mm de diâmetro está presente na área central da retina; ela está situada de 6 a 8 mm dorsolateralmente ao **disco do nervo óptico** e segue a borda inferior do tapetum. Uma segunda área pode ser localizada na extremidade lateral desta área, parecida com estrias do **fundo** que é ligeiramente menor, de 2 a 5 mm de diâmetro. Estas áreas são comparáveis à mácula de outros animais, embora nenhuma fóvea seja encontrada no eqüino. Histologicamente há uma maior proporção de cones, em relação aos bastonetes nestas áreas maculares (Prince et al., 1960). Uma outra mudança notada no fundo do olho do eqüino é a falta de pigmentação da retina, na área do **tapetum.** Isto permite ao tapetum parecer muito brilhante quando o olho é examinado com um oftalmoscópio.

A espessura da retina é de cerca de 0,2 mm na parte central, porém na periferia a espessura é quase que cerca da metade daquela. Esta redução de espessura se deve à diminuição de todas as camadas celulares, no sentido da periferia (particularmente da camada de fibras nervosas). Há uma fileira de células ganglionares encontrada na retina, sendo que estas células aparecem no centro do fundo do olho (Prince et al., 1960). Detalhes das camadas da retina são tratados no capítulo geral sobre a anatomia ocular, Capítulo 14.

As **artérias** da retina são derivadas da *artéria central da retina* e dos ramos anastomóticos das curtas artérias ciliares. A artéria central da retina penetra no nervo óptico a pouca distância antes do bulbo do olho, e corre no eixo do nervo. Ela se divide 2 a 3 mm antes de atingir a papila, e emite 30 a 40 ramos que se irradiam na parte posterior da retina e se dividem, dicotomamente, em artérias terminais na camada de fibras nervosas. As **veias** acompanham as artérias, exceto nos plexos capilares; suas paredes consistem, meramente, em uma camada de

---

*No homem a linha é finamente serrilhada e é denominada *ora serrata.*

células endoteliais, ao redor das quais há um canal linfático e uma camada.

CÂMARAS DO OLHO

A **câmara anterior do bulbo** está limitada na parte da frente pela córnea e na parte de trás pela íris (Figs. 25-3, 8 e 12). Ela se comunica através da pupila com a **câmara posterior** do bulbo (Fig. 25-8), um pequeno espaço anular, triangular em corte transversal, limitado na parte da frente pela íris, atrás pela parte periférica da lente e seus ligamentos e externamente pelos processos ciliares. As câmaras são ocupadas pelo **humor aquoso,** um fluido límpido que consiste em cerca de 98% de água, com um pouco de cloreto de sódio e traços de albumina de materiais extrativos. A **câmara vítrea** do bulbo (Fig. 25-8) está situada entre a lente e a retina e contém o **corpo vítreo.**

MEIOS DE REFRAÇÃO

O **corpo vítreo** é uma substância semifluida e transparente, situada dentro da câmara vítrea. Na frente ele apresenta uma cavidade profunda, a **fossa hialóidea,** que se encaixa na face posterior da lente. Ela apresenta uma estrutura fibrilar delicada, o **estroma vítreo,** cujas redes são preenchidas pelo fluido viscoso, o corpo vítreo. A superfície é coberta por uma condensação do estroma conhecida como **membrana vítrea** (hialóidea).

A **lente** é um corpo transparente e biconvexo que está situado na frente do humor vítreo e em contato parcial com a face posterior da íris. Sua periferia, o **equador** da lente, quase circular, está intimamente circundada pelos processos ciliares. A **face anterior** é convexa; ela é banhada pelo humor aquoso e está em contato com a íris, em uma extensão que varia com o estado da pupila. A **face posterior** é muito mais curva do que a face anterior. Ela repousa na fossa do corpo vítreo. Os pontos centrais da superfície são os **pólos anterior** e **posterior,** e a linha que os liga é o **eixo** da lente.

O diâmetro transversal da lente é de cerca de 2 cm, o diâmetro vertical é ligeiramente menor, e o eixo mede cerca de 13 mm. O raio da curvatura da face anterior é de 13,5 mm, e o da face posterior, 9,5 a 10 mm. Mas, as curvaturas de suas faces — especialmente a da anterior — variam durante a vida, de acordo com o olho acomodado para a visão próxima ou distante.

A **zônula ciliar** ou ligamento suspensório da lente (Fig. 25-3) consiste em fibras delicadas que passam em uma direção meridional, dos processos ciliares para a cápsula do equador da lente. Muitas fibras cruzam uma a outra, e os espaços entre as fibras (*espaços zonulares*) são ocupados pelo humor aquoso; eles se comunicam um com o outro e com a câmara posterior.

A substância da lente está circundada por uma membrana sem estrutura e altamente elástica, a cápsula da lente, que consiste em uma substância cortical mais macia e uma parte central densa, o **núcleo** da lente. A cápsula é mais espessa na face anterior, sendo que aqui ela é sustentada por uma camada de células polígonas planas, o epitélio da lente. A substância da lente, quando endurecida, é observada como consistindo em lâminas concêntricas, dispostas semelhantemente às camadas de uma cebola, e unidas por uma substância cimentante amorfa. As lâminas consistem em **fibras da lente,** hexagonais em corte e de diferentes comprimentos. Linhas tênues se irradiam dos pólos e indicam as bordas das camadas de substância cimentante que unem os grupos de fibras da lente. Estas linhas, os *raios da lente,* são em número de três no feto e nos recém-nascidos e formam, uns com os outros, ângulos de 120°. Na face anterior um raio se direciona para cima do pólo e os outros dois divergem para baixo; na face posterior um raio está direcionado para baixo e os outros divergem para cima. A lente desenvolvida não possui nem vasos nem nervos.

No feto a lente é quase globular, macia e de coloração rósea. Durante parte da vida fetal ela está circundada por uma rede vascular. Isto é derivado essencialmente de um vaso temporário, a artéria hialóidea, que é uma continuação para diante da artéria central da retina através do canal hialóideo, que transpõe o corpo vítreo. Na idade avançada a lente tende a perder sua elasticidade e transparência; ela também se torna mais plana e o núcleo mais denso.

VASOS E NERVOS

A origem do **suprimento sangüíneo** da órbita e do olho do eqüino é muito semelhante àquela observada em alguns dos outros animais (Figs. 25-2, 6, 10, 11 e 18). O sangue é conduzido para a área orbital pela artéria maxilar. Esta artéria, após surgir da artéria carótida externa, passa rostral e dorsalmene para o canal alar e depois continua através do canal. Após emergir do canal, a artéria cruza a fossa pterigopalatina, ventral e medialmente ao nervo maxilar.

Um dos ramos colaterais desta artéria é a artéria oftálmica externa (Fig. 25-6). Ela deixa a artéria maxilar a poucos milímetros rostralmente ao ramo temporal rostral profundo. Ao deixar o canal alar ela penetra na órbita, seguindo um percurso tortuoso por baixo do músculo reto dorsal. Os ramos da artéria oftálmica externa são os ramos lacrimal, muscular, infratroclearφ e ciliar.

A artéria lacrimal está situada entre a margem lateral do músculo reto dorsal e medialmente à parte principal do nervo lacrimal. A artéria supre a glândula lacrimal, e um ramo dela pode continuar adiante para suprir a pálpebra superior (Fig. 25-2). Esta artéria, de acordo com Ruskell (Prince et al., 1960), emite uma artéria muscular, próximo à borda dorsal do músculo reto lateral.

Uma segunda artéria muscular surge da artéria oftálmica externa, ao invés de surgir da artéria lacrimal. Esta artéria segue sob o músculo reto lateral; ela supre este músculo e fornece um ramo para a parte lateral do músculo retrator do bulbo. Esta artéria divide-se em três partes, acima do músculo reto ventral.

A primeira parte supre o músculo reto ventral e envia uma artéria ciliar para o nervo óptico. A segunda parte do ramo muscular emerge medialmente do músculo reto ventral e supre a gordura orbitária e o músculo retrator do bulbo. A terceira parte do ramo muscular ventral emerge lateralmente do músculo reto ventral, supre o músculo

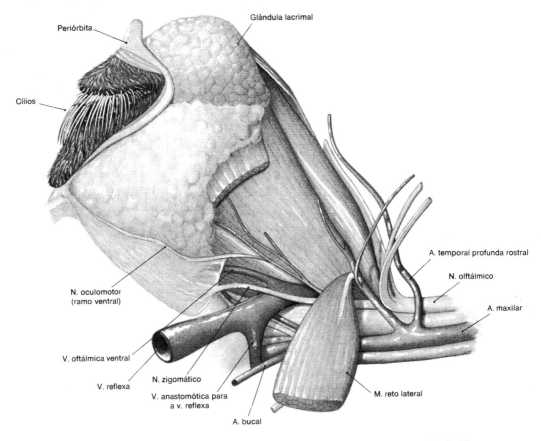

Figura 25-18. Vista lateral do olho do eqüino. Periórbita removida e músculo reto lateral refletido. (De Diesem, 1968.)

oblíquo ventral e depois se ramifica para formar diversas artérias ciliares anteriores. Estes ramos penetram na esclera, anteriormente às inserções do músculo reto.

A artéria oftálmica externa, após emitir os ramos anteriormente citados, continua dorsalmente. Ela segue sob o músculo reto dorsal. A referida artéria supre o músculo reto dorsal e o músculo levantador da pálpebra superior. A artéria oftálmica externa termina em dois ramos: a artéria etmoidal externa, que passa para o aspecto medial da órbita e sai através do forame etmoidal; e a menor artéria infratroclear, que passa entre o músculo reto dorsal e o músculo reto medial, situando-se próximo ao nervo infratroclear e dispersando para o ângulo medial do olho e para a pele.

A artéria malar deve ser mencionada em consideração ao suprimento arterial do olho. Esta artéria surge da artéria maxilar, um pouco antes dela penetrar no forame maxilar. A artéria malar é emitida dorsalmente e segue entre a periórbita e a parede medial rostral da órbita. Ela se distribui para o ângulo medial, músculo oblíquo ventral, saco lacrimal, membrana nictitante, glândula nictitante, e para as estruturas palpebrais mediais. As artérias palpebrais mediais surgem da artéria malar.

Os demais ramos da artéria maxilar, tais como a artéria infra-orbitária, artéria palatina, ou a artéria esfenopalatina, não participam do suprimento sangüíneo da órbita (Fig. 25-2).

O **suprimento venoso** da órbita está ligado às veias extra-orbitárias, de tal modo que o sangue pode deixar o olho e a órbita por pelo menos quatro vias. Podemos dizer que o sangue venoso pode fluir da órbita para a veia maxilar; da órbita para a veia reflexa (Fig. 25-11); da órbita para dentro da cavidade cranial; e da órbita para dentro da veia angular do olho. Para detalhes veja o capítulo sobre angiologia.

O **nervo** óptico penetra na órbita através do forame óptico e depois segue através do cone dos músculos retratores, para atingir o ponto de entrada para dentro do bulbo do olho. O nervo penetra no bulbo do olho abaixo e lateralmente ao pólo posterior do olho.

O nervo trigêmeo possui duas divisões que contribuem para as estruturas dentro da órbita. A divisão maxilar segue por baixo do olho. Ela é encontrada em íntima relação com a artéria maxilar, quando esta emerge do canal alar e segue através da fossa pterigopalatina. A outra divisão é o nervo oftálmico, que é a parte mais importante do nervo trigêmeo no que concerne ao olho.

672

O nervo oftálmico fornece a maior parte do suprimento sensorial para o olho; seus ramos são os nervos lacrimal, frontal, nasociliar, infratroclear, e o etmoidal. O nervo penetra na órbita por meio do forame orbitário. (A abertura orbitária no eqüino é redonda e é citada como um forame ao invés de uma fissura.) O terceiro, quarto e sexto nervos cranianos acompanham o nervo oftálmico quando este emerge dentro da órbita.

O nervo nasociliar segue um percurso semelhante à artéria oftálmica. Ele passa rostral e medialmente por baixo do músculo reto dorsal e depois se divide no nervo etmoidal e nos nervos infratrocleares. O nervo etmoidal passa através do forame etmoidal para suprir o osso etmóide e a área adjacente. O nervo infratroclear passa para o ângulo medial e para a pele das pálpebras. Ele também supre fibras sensórias para o carúnculo e conjuntiva.

O nervo oculomotor é o principal suprimento motor para diversos músculos intra-orbitários. O esfíncter da pupila é suprido por fibras do nervo oculomotor, que também leva fibras parassimpáticas. O nervo penetra na órbita através do forame orbitário e se divide em dois ramos, quando ela passa anteriormente (Fig. 25-10). Estes ramos seguem por entre os músculos reto dorsal e lateral. O menor ramo dorsal, fino, do nervo oculomotor supre o músculo levantador das pálpebras e reto dorsal. O ramo ventral se divide em três partes para suprir os músculos reto medial, reto ventral e o oblíquo ventral.

O gânglio ciliar está associado com o ramo ventral do nervo oculomotor que segue até o músculo oblíquo ventral. O gânglio recebe suas fibras motoras do nervo oculomotor; suas fibras sensoriais provavelmente surgem do nervo nasociliar. O gânglio está situado entre o nervo óptico e a borda medial do músculo reto ventral; o gânglio ciliar pode receber fibras simpáticas. O músculo dilatador da pupila é inervado por fibras simpáticas.

O gânglio ciliar emite os curtos nervos ciliares que penetram no olho ao redor do nervo óptico. Os longos nervos ciliares são reportados por Ruskell (Prince et al., 1960) como emitidos do nervo nasociliar e percorrendo qualquer dos lados do bulbo para a parte anterior do olho. Os longos nervos ciliares podem estar circundados pelos ventres dos músculos retratores ou podem estar situados fora deste grupo de músculos e depois penetrarem no bulbo, quando os longos nervos ciliares penetrarem na esclera.

BIBLIOGRAFIA

Bloom, W., and D. W. Fawcett. 1968. Textbook of Histology. 9th ed. Philadelphia, W. B. Saunders Company.

Cogan, D. G. 1948. Neurology of the Ocular Muscles. Springfield, Ill., Charles C Thomas.

Diesem, C. 1968. Gross anatomic structure of equine and bovine orbit and its contents. Am. J. Vet. Res. 29(9):1769–1781.

Dobberstein, J. C. A., and G. Hoffmann, 1961. Lehrbuch der vergleichenden Anatomie der Haustiere. Stuttgart, S. Hirzel Verlag.

Duke-Elder, Sir S. 1958. System of Ophthalmology. London, Henry Kimpton.

Ellenberger, W., and H. Baum. 1914. Lehrbuch der Topographischen Anatomie des Pferdes. Berlin, Paul Parey.

Ellenberger, W., H. Baum and H. Dittrich. 1911. Handbuch der Anatomie der Tiere fur Kunstler. Bd. I. Das Pferd. 3rd ed. Leipzig, T. Weicher Publisher.

Martin, P. 1915. Lehrbuch der Anatomie der Haustiere. II Band. 2. Hälfte. Stuttgart, Verlag von Schickhardt und Ebner.

Montane, L., E. Bourdelle and C. Bressou. 1949. Anatomie Regionale des Animaux Domestiques. Paris, J. B. Baillière et Fils.

Nickel, R., A. Schummer and E. Seiferle. 1954. Lehrbuch der Anatomie der Haustiere. Band I. Berlin, Paul Parey.

Prince, J. H., C. D. Diesem, I. Eglitis and G. L. Ruskell. 1960. Anatomy and Histology of the Eye and Orbit in Domestic Animals. Springfield, Ill., Charles C Thomas.

Trautman, A., and J. Fiebiger. 1952. Fundamentals of the Histology of Domestic Animals. New York, Comstock Publishing Association.

Walls, G. L. 1942. Vertebrate Eye. Bloomfield Hills, Michigan, Cranbrook Institute of Science.

Wolff, E. 1955. The Anatomy of the Eye and Orbit. New York, McGraw-Hill Book Co., Inc.

Zietzschmann, O., E. Ackernecht, and H. Grau. 1943. Ellenberger and Baum's Handbuch der vergleichenden Anatomie der Haustiere. 18th ed. Berlin, Springer-Verlag.

OUVIDO

S. Sisson

O **ouvido** ou o **órgão de audição** (*organum vestibulocochleare* [*auris*]) consiste em três divisões naturais — ouvido externo, ouvido médio e ouvido interno.

OUVIDO EXTERNO

O **ouvido externo** (*auris externa*) compreende: (1) a **orelha,** um órgão de formato de funil que coleta as ondas sonoras, juntamente com seus músculos; e (2) o **meato acústico externo,** que leva estas ondas até a membrana timpânica, que separa o canal da cavidade do ouvido médio.

A **orelha,** ou pinna, está afixada por sua base ao redor do meato acústico externo ósseo de maneira a ser livremente móvel. Na descrição seguinte será suposto que a abertura está direcionada lateralmente e que o longo eixo é praticamente vertical. Ela possui duas faces, duas bordas, uma base e um ápice. A face convexa ou dorso defronta-se medialmente e é mais larga em sua parte média; sua parte inferior apresenta curvatura quase circular, enquanto a parte superior é estreita e achatada. A face côncava (*scapha*) é o reverso do dorso; ela apresenta diversas cristas que diminuem no sentido do ápice. A borda rostral (*margo tragicus*) é sinuosa; é grandemente convexa, porém se torna côncava próximo ao ápice. Ela se divide abaixo em duas partes divergentes (*crura helicis*). A borda caudal (*margo antitragicus*) é convexa. O ápice é achatado, pontudo e se curva um pouco rostralmente. A base é fortemente con-

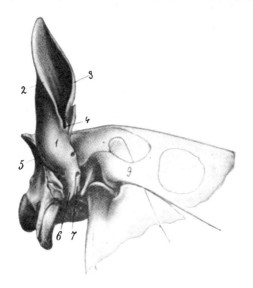

Figura 25-19. Cartilagens auricular e anular do ouvido do eqüino; vista externa.

1, Base da orelha; *2*, borda caudal (antitragal); *3*, borda rostral (tragal); *4*, fenda intertragal; *5*, eminência da concha; *6*, processo estilóide; *7*, cartilagem anular; *9*, arco zigomático. (De Ellenberger et al., 1911.)

vexa; ela está afixada ao meato acústico externo ósseo da parte petrosa do osso temporal, e ao redor da zona de inserção há uma quantidade de gordura. A glândula parótida sobrepõe-se a ela ventral e lateralmente. A estrutura do ouvido externo compreende uma estrutura de cartilagens (que são essencialmente elásticas), o tegumento e uma complicada disposição de músculos.

A **cartilagem da orelha** (conchal) determina o formato da orelha; sua forma pode ser apreciada, de um modo geral, sem dissecção, exceto ventralmente, onde ela é encoberta pelos músculos e a glândula parótida (Fig. 25-19). A parte basal é espiralada de modo a formar um tubo, que circunda a cavidade da concha. Esta parte tem a aparência de um funil e se curva lateralmente e um pouco caudalmente. Sua face medial é fortemente convexa, formando uma proeminência denominada de **eminência da concha**. A parte mais inferior do bordo medial sustenta um estreito prolongamento pontudo, o **processo estilóide**. Este processo tem cerca de 2,5 cm de comprimento e se projeta ventralmente sobre a cartilagem anular; a bolsa gutural está afixada à sua extremidade livre. Caudalmente à sua base há um forame através do qual o ramo auricular do nervo vago passa.

A parte basal da borda caudal é cortada por uma fenda, que separa duas placas quadriláteras irregulares. A placa superior *(tragus)* é sobreposta pela borda rostral e separada da parte adjacente da borda caudal *(antitragus)* por uma fenda *(incisura intertragica)*. A placa inferior é curva de modo a formar um meio-anel e parcialmente sobrepõe-se à borda rostral e à cartilagem anular. Caudalmente à fenda há um forame, que dá passagem a um ramo da artéria auricular caudal e ao ramo auricular interno do nervo facial.

A **cartilagem anular** φ é uma placa quadrilátera, curvada de modo a formar cerca de três quartas partes de um anel; suas extremidades estão distanciadas medialmente em cerca de 1 cm e unidas por tecido elástico (Fig. 25-19). Ela abarca o meato acústico externo ósseo e forma, com a parte inferior da cartilagem auricular, a parte cartilaginosa do meato acústico externo.

A **cartilagem escutiforme** é uma placa quadrilateral irregular situada no músculo temporal, rostralmente à base da cartilagem auricular. Sua face superficial é ligeiramente convexa em sentido transversal e sua face profunda é correspondentemente côncava. A extremidade rostral é fina e arredondada; a parte caudal ou base é mais larga e mais espessa, e seu ângulo medial se prolonga por um processo afilado de cerca de 2 cm de comprimento. A cartilagem move-se muito livremente sobre as partes subjacentes.

O **meato acústico externo** conduz da cavidade da concha até a membrana timpânica. Ele não continua na direção geral da cavidade da concha, mas se estende medial, ventral e um tanto rostralmente. Ele consiste em uma parte cartilaginosa, que é formada pela parte inferior da cartilagem auricular e pela cartilagem anular, e uma parte óssea formada pelo osso temporal. Elas estão unidas por membranas elásticas para formar um tubo completo. Seu calibre diminui medialmente, de modo que o lúmen da extremidade interna é aproximadamente a metade daquele da extremidade externa.

A **pele** na face convexa da concha não apresenta características especiais; ela está afixada à cartilagem por uma quantidade considerável de tecido subcutâneo, exceto no ápice. O tegumento que forra a face côncava está intimamente aderido à cartilagem e é de coloração relativamente escura. Há três ou quatro cristas cutâneas que seguem quase paralelamente com as bordas da cartilagem conchal, porém

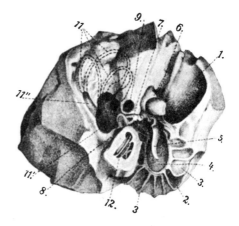

Figura 25-20. Parte petrosa direita do osso temporal do eqüino; vista rostromedial.

1, Meato acústico externo; *2*, ânulo do tímpano; *3*, lâminas que se irradiam de *2*; *4*, membrana do tímpano; *5*, martelo; *6*, bigorna; *7*, estribo; *8*, janela coclear; *9*, canal facial; *11, 11"*, canais semicirculares; *11'*, vestíbulo; *12*, cóclea. (De Ellenberger, 1908.)

não se estendem até o ápice ou à cavidade da concha. As partes superior e marginal e as cristas estão cobertas com pêlos longos, mas a pele entre as cristas e abaixo é delgada, coberta escassamente com pêlos muito finos, e suprida com numerosas glândulas sebáceas. No meato acústico externo a pele se torna mais delgada; na parte cartilaginosa ela está suprida de numerosas glândulas ceruminosas, grandes e espiraladas, e escassamente coberta com pêlos muito finos; na parte óssea as glândulas são pequenas e pouco numerosas ou ausentes e não há pêlos.

Os **músculos auriculares** podem ser subdivididos em dois conjuntos: (1) músculos extrínsecos que se originam na cabeça e parte adjacente do pescoço e movimentam o ouvido externo como um todo (descrito no Capítulo 17); e (2) músculos intrínsecos, que estão confinados à orelha. Neste particular a cartilagem escutiforme pode ser considerada como uma cartilagem sesamóide, intercalada no decurso de alguns dos músculos.

Os **músculos intrínsecos** são muito pequenos e de pouca importância. Eles são os seguintes:

O **antitrágico** que consiste em uns poucos feixes que estão afixados à cartilagem da orelha, caudalmente à junção de suas duas bordas e parcialmente mesclados com a inserção do músculo parótido-auricular.

O **hélix** é um pequeno músculo afixado em uma posição oposta ao precedente, na borda rostral da cartilagem da orelha; ele também se estende dentro da depressão, entre as duas divisões da borda. Ele é, em parte, contínuo com a inserção do músculo parótido-auricular.

O **vertical da orelha** (Zietzschmann et al., 1943, consideram este como o homólogo dos músculos transverso e oblíquo da orelha do homem) é uma fina camada de fibras musculares e tendinosas que se estende dorsalmente sobre a face convexa da orelha para a eminência da concha.

VASOS E NERVOS. As **artérias** do ouvido externo são derivadas do ramo auricular rostral da artéria temporal superficial, ramo auricular caudal da artéria carótida e do ramo occipital da artéria occipital. As **veias** vão essencialmente para as veias jugular e temporal superficial. Os **nervos** para os músculos originam-se do ramo auricular caudal e do auriculopalpebral do nervo facial e do primeiro e segundo nervos cervicais. Os nervos sensoriais são supridos pelo ramo temporal superficial do nervo mandibular e pelo ramo auricular do nervo vago.

OUVIDO MÉDIO

O **ouvido médio** (orelha média [cavum tympani]) compreende a cavidade timpânica e seu conteúdo, as tubas auditivas, e dois notáveis divertículos desta, que são denominados de bolsas guturais.

O **ouvido médio** é um espaço nas partes timpânica e petrosa do osso temporal, situado entre a membrana do tímpano e o ouvido interno. Ele é uma cavidade cheia de ar, forrada por túnica mucosa e que se comunica a faringe e com as bolsas guturais pelas tubas auditivas. Ela contém uma cadeia de ossículos pelos quais as vibrações da mem-

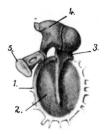

Figura 25-21. Ossículos do ouvido e membrana do tímpano do eqüino; vista medial, aumentada.

1, Ânulo do tímpano; *2*, membrana do tímpano; *3*, martelo; *4*, bigorna; *5*, estribo. (De Ellenberger, 1908.)

brana do tímpano são transmitidas para o ouvido interno.

O ouvido médio consiste em: (1) uma parte principal ou átrio, situada imediatamente ao lado medial da membrana do tímpano; (2) o recesso epitimpânico, situado acima do nível da membrana e que contém a parte superior do martelo e a maior parte da bigorna; e (3) um recesso ventral, relativamente grande, na "bulla" do tímpano.

A **parede membranácea**, lateral (paries membranaceus), é formada em grande parte pela fina **membrana do tímpano,** que fecha a extremidade medial do meato acústico externo e assim forma o septo entre as partes externa e média do ouvido. A membrana é um disco oval, que se inclina ventromedialmente a um ângulo de aproximadamente 30° com a parede inferior do meato acústico externo (Figs. 25-20 e 21). A circunferência está afixada em um sulco no delgado anel ósseo (anulus tympanicus) que a circunda quase completamente. O cabo do martelo (o mais externo dos ossículos do ouvido) está inserido na face interna da membrana e puxa a parte central para dentro, produzindo uma ligeira concavidade na face externa. A periferia é espessada, formando o ânulo fibrocartilagíneo. A membrana do tímpano consiste em três camadas. O **extrato cutâneo** externo (stratum cutaneum) é um prolongamento do revestimento do meato acústico externo. O **extrato fibroso** médio, ou membrana própria, inclui dois principais conjuntos de fibras; o estrato raiado externo (stratum radiatum) consiste em fibras que se irradiam do cabo do martelo, enquanto o extrato circular interno (stratum circulare) é composto de fibras circulares, mais desenvolvidas perifericamente. Também há fibras ramificadas ou dentríticas em parte da membrana. O **extrato mucoso** interno é uma parte da túnica mucosa geral que reveste a cavidade do tímpano.

A **parede labiríntica** medial da cavidade do tímpano (paries labyrinthicus) separa-a do ouvido interno; ela apresenta um número de características especiais. O **promontório** é uma marcada eminência que se localiza próximo ao centro e corresponde à primeira espiral da cóclea, estando marcada por um pequeno sulco para o nervo petroso superficial. Acima do promontório encontra-se a **janela do vestíbulo** (fenestra vestibuli), uma abertura reniforme fechada pela base do estribo e seu ligamento anular. A

janela da cóclea *(fenestra cochleae s. rotundum)* está situada abaixo e caudalmente à precedente; ela é uma abertura irregularmente oval, estando fechada por uma fina membrana *(membrana tympani secundaria)*, que separa a cavidade do tímpano da escala timpânica da cóclea.

A **parede carótida** (tubal) rostral *(paries caroticus)*, estreita, está perfurada pela abertura do tímpano, no formato de uma fenda da tuba auditiva. Acima desta e incompletamente separado dela por uma fina placa de osso, encontra-se o semicanal para o músculo tensor do tímpano.

A **parede tegmentar** ou **teto** *(paries tegmentalis)* está cruzada em sua parte medial pelo nervo facial; aqui o canal facial é mais ou menos deficiente ventralmente, e o nervo está coberto pela túnica mucosa do tímpano.

A **parede mastóidea** caudal *(paries mastoidea)* nada apresenta de importância; um antro do tímpano e células mastóideas, tais como as encontradas caudalmente à cavidade do tímpano no homem e em muitos animais, não estão presentes no eqüino.

A **parede jugular** ou **assoalho** *(paries jugularis)* é côncava e fina. Ela está cruzada por delicadas cristas curvas, que se irradiam da maior parte do ânulo do tímpano.

Os **ossículos do ouvido** formam uma cadeia que se estende da parede lateral para a parede medial da cavidade. Eles são denominados, de fora para dentro, **martelo, bigorna** e **estribo** (Figs. 25-20, 21, 22 e 23). O primeiro está inserido na face interna da membrana do tímpano e o último na janela do vestíbulo.

O **martelo**, o maior dos ossículos, consiste em uma cabeça, colo e manúbrio e dois processos. A **cabeça** do martelo está situada no recesso epitimpânico. Ela é lisa e convexa, acima e rostralmente, e apresenta em sua superfície caudomedial uma faceta côncava para articulação com o corpo da bigorna. O **colo** do martelo *(collum mallei)* é a parte estreita abaixo da cabeça; sua face medial é cruzada pelo nervo da corda do tímpano. O **manúbrio** do martelo *(manubrium mallei)* está direcionado ventralmente, para

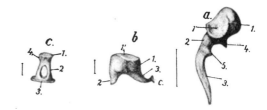

Figura 25-23. Ossículos do ouvido direito de eqüino aumentados, conforme indicado pelas linhas que dão seu comprimento real.

a, **Martelo:** *1,* Cabeça; *1',* superfície articular para a bigorna; *2,* colo; *3,* cabo; *4,* processo rostral; *5,* processo muscular. b, **Bigorna:** *1,* corpo; *1'* superfície articular para o martelo; *2,* ramo curto; *3,* ramo longo; *c,* osso lenticular. c, **Estribo:** *1,* cabeça; *2,* ramos; *3,* base; *4,* inserção do estapédio. (De Ellenberger, 1908.)

dentro, e um pouco rostralmente ao colo do martelo e inserido, ao longo de todo seu comprimento, na membrana do tímpano. Em sua face medial, próximo à extremidade superior, há uma pequena eminência na qual o tendão do músculo tensor do tímpano se insere. O **processo rostral** (longo) é uma espícula afilada que se projeta rostralmente do colo no sentido da fissura petrotimpânica. O **processo lateral** (curto) é uma pequena eminência do lado lateral do colo inserida na parte superior da membrana do tímpano.

A **bigorna** está situada essencialmente no recesso epitimpânico. Pode-se dizer que ela se assemelha, em miniatura, a um dente bicúspide humano com duas raízes divergentes; ela consiste em um corpo e dois processos. O **corpo** da bigorna se articula com a cabeça do martelo. O **processo longo** *(crus longum)* projeta-se para baixo do corpo e depois se curva para dentro; em sua extremidade se insere um pequeno nódulo ósseo, o **osso lenticular,** que se articula com a cabeça do estribo. O **processo curto** *(crus breve)* projeta-se caudalmente e está afixado na parede do divertículo por um pequeno ligamento.

O **estribo** consiste em uma cabeça, dois ramos e uma base. A **cabeça** do estribo está direcionada para fora e se articula com o osso lenticular. Os **ramos,** rostral e caudal, estão direcionados para dentro, a partir da cabeça, e se unem às extremidades da base. A **base** ou placa podal ocupa a janela do vestíbulo, a qual está afixada. O espaço compreendido entre os ramos e a base está fechado por uma membrana.

As **articulações** e os **ligamentos** dos ossículos do ouvido compreendem: (1) uma articulação sinovial entre a cabeça do martelo e o corpo da bigorna *(articulação incudomalear)*, circundada por uma cápsula; (2) uma enartrose entre o osso lenticular e a cabeça do estribo *(articulação incudostapédia)*, também circundada por uma cápsula; (3) a base do estribo, afixada na margem da janela do vestíbulo por um anel de fibras elásticas *(ligamento anular do estribo);* (4) pequenos ligamentos que fixam a cabeça do martelo e o pequeno apófise da bigorna ao teto do recesso epitimpânico; e (5) o ligamento axial (de Helmholtz), que une o colo do martelo a uma pequena projeção existente acima e adiante do ânulo do tímpano.

Os **músculos** dos ossículos do ouvido são dois em número, a saber: o músculo tensor do tímpano e o

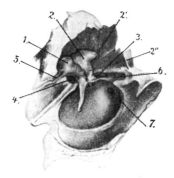

Figura 25-22. Ossículos do ouvido direito e membrana do tímpano do eqüino, aumentados e visto do lado interno e por baixo.

1, Martelo; *2,* bigorna; *2', 2",* ramos curto e longo de *2; 3,* estribo; *4,* músculo tensor do tímpano; *5,* ligamento que insere o processo rostral do martelo; *6,* estapédio; *7,* janela coclear. (De Ellenberger, 1908.)

músculo estapédio. O músculo **tensor do tímpano** se origina na parede superior da tuba auditiva óssea e termina em um delicado tendão que se inclina para fora e está inserido no cabo do martelo, próximo à sua extremidade superior. Quando se contrai, puxa o cabo do martelo para dentro e tensiona a membrana do tímpano; provavelmente também gira o martelo ao redor de seu longo eixo. Ele está inervado pela porção motora do nervo trigêmeo através do gânglio ótico. O músculo **estapédio** se origina de uma pequena proeminência da parede mastóidea do tímpano, corre rostralmente sobre nervo facial e se insere no colo do estribo. Sua ação é a de puxar a cabeça do estribo caudalmente e girar para fora a extremidade rostral da base, tensionando desta forma o ligamento anular. Ele é inervado pelo nervo facial.

A **túnica mucosa da cavidade timpânica** continua com a da faringe e da bolsa gutural através da tuba auditiva. Ela é delgada, unida intimamente com o periósteo subjacente e refletida sobre os ossículos, ligamentos, músculos, corda do tímpano e com o nervo facial na parte aberta do canal facial. Ela contém diminutos nódulos linfáticos e pequenas glândulas mucosas *(glandulae tympanicae)*. O epitélio é, em geral, cilíndrico ciliado, mas sobre a túnica timpânica, ossículos e promontório, ele é pavimentoso.

A **artéria** do tímpano é a artéria estilomastóidea, um pequeno vaso que se origina do ramo auricular caudal da artéria carótida externa. Ela penetra no tímpano através do forame estilomastóideo e forma um círculo ao redor da membrana do tímpano. Os **nervos** da túnica mucosa procedem do plexo timpânico.

TUBA AUDITIVA

A **tuba auditiva** (de Eustáquio) se estende da cavidade do tímpano até a faringe; ela transmite ar ao primeiro e equaliza a pressão nas duas superfícies da membrana do tímpano. Ela está direcionada rostral, ventral e ligeiramente para dentro e tem um comprimento de 10 a 12 cm. Sua extremidade caudal está situada no lado medial da raiz do processo muscular da parte petrosa do osso temporal e se comunica com a parte rostral da cavidade do tímpano pelo pequeno *óstio timpânico da tuba auditiva*, com o formato de uma fenda. Por uma distância de aproximadamente 6 a 7 mm, rostralmente a este óstio, ela é um tubo completo, com um lúmen curvo que é pouco maior do que um espaço capilar. Mais adiante ela possui o formato de uma placa que se alarga rostralmente e se encurva para circundar um sulco estreito que se abre ventralmente para dentro de um extenso divertículo denominado bolsa gutural. O *óstio faríngeo da tuba auditiva* está situado na parte caudodorsal da parede lateral da faringe, imediatamente ventral ao nível da coana (Fig. 18-32). É uma fenda de aproximadamente 5 cm de comprimento, que se inclina ventral e caudalmente. Ela está limitada medialmente pela delgada borda livre da tuba, da parte inferior da qual uma prega de túnica mucosa *(plica salpingopharyngea)* se estende na mesma direção na parede lateral da faringe por uma distância de aproximadamente 3 cm, normalmente. O limite externo do óstio é a parede lateral da faringe.

A base da tuba é uma placa de fibrocartilagem *(cartilago tubae auditivae)* que está firmemente unida dorsalmente ao tecido fibroso que fecha o forame lacerado, a asa do osso basisfenóide e o osso pterigóideo.* Em secção transversal a cartilagem é vista como consistindo — exceto em suas extremidades — em duas lâminas que são contínuas uma com a outra pela parte inferior (Fig. 18-31). A lâmina medial, gradativamente se alarga no sentido da extremidade faríngea, onde ela forma uma larga aba valvular; esta aba é convexa medialmente, formando sua delgada borda rostral à base da margem interna do óstio faríngeo. Caudal a esta, a lâmina possui uma espessa borda livre que se projeta ventralmente a partir do teto do divertículo da tuba auditiva. A lâmina lateral é estreita e delgada e está relacionada lateralmente com os músculos levantador e tensor do véu palatino, que estão em parte nele inseridos; ele não se estende até a extremidade faríngea da tuba. A túnica mucosa da tuba continua caudalmente com a do tímpano e rostralmente com a da faringe. Em cada lado ela se reflete de modo a formar um grande divertículo, o divertículo da tuba auditiva. Ele está coberto com epitélio ciliado e contém glândulas mucosas e nódulos linfáticos.

O óstio faríngeo parece estar ordinariamente fechado. Vermeulen (Sisson, 1921) declara que ele se abre durante a deglutição, e que esta ação é aparentemente produzida pela parte do músculo palatofaríngeo que está inserido na parte expandida da tuba, que tem o formato de uma aba.

Divertículos da Tuba Auditiva

Os *divertículos da tuba auditiva* (Figs. 18-32 e 25-34) são grandes sacos mucosos, cada um dos quais é um divertículo ventral da tuba auditiva; não estão presentes em outros animais domésticos, que não o eqüino. Eles estão situados entre a base do crânio e o atlas, dorsalmente, e a faringe, ventralmente. Medialmente estão em parte em aposição, mas estão em determinado grau separados pela interposição dos músculos retos ventrais da cabeça. A extremidade rostral é um pequeno fundo de saco que se situa ventralmente ao corpo do osso pré-esfenóide, entre a tuba auditiva e o recesso mediano da faringe. A extremidade caudal está situada próximo ou ventralmente à afixação atlantal do músculo longo do pescoço. O divertículo está relacionado, dorsalmente, com a base do crânio, cápsula de articulação atlanto-occipital e com os músculos retos ventrais da cabeça. Ventralmente ele se situa sobre a faringe e a origem do esôfago. Lateralmente as relações são numerosas e complexas. Elas compreendem os músculos pterigóideo, levantador do véu palatino, tensor do véu palatino, estilo-hióideo, occípito-hióideo e o ventre caudal do músculo digástrico; as glândulas parótida e mandibular; as artérias carótida externa e maxilar e o tronco línguo-facial; as veias maxilar e a jugular interna; os nodos linfáticos retrofaríngeos, e os nervos glossofaríngeo, hipoglosso e laríngeo cranial. O vago e os nervos acessório e o simpático, o

*Estritamente falando, não há nenhuma parte óssea do tubo, tal como ocorre no homem. No eqüino a cartilagem estende-se até o orifício timpânico.

ÓRGÃOS DOS SENTIDOS E TEGUMENTO COMUM DO EQÜINO

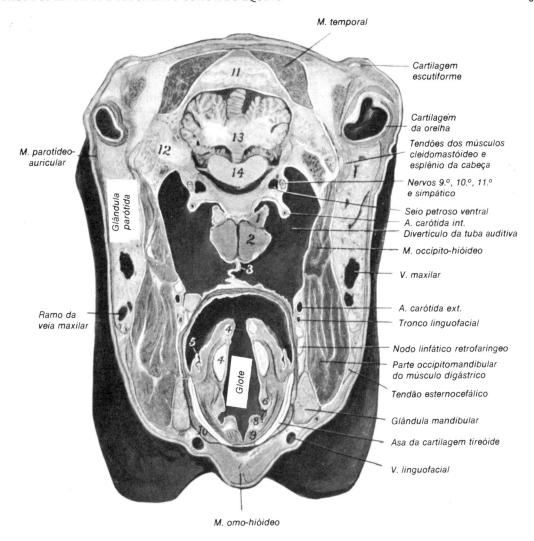

Figura 25-24. Secção transversal da cabeça do eqüino.
A secção passa através da base do ouvido externo e caudalmente à borda caudal da mandíbula. *1*, Músculo reto ventral da cabeça; *2*, músculo longo da cabeça; *3*, paredes mediais dos divertículos da tuba auditiva em aposição; *4*, cartilagem aritenóide, a peça superior sendo o ápice; *5*, arco palatofaríngeo; *6*, corda vocal falsa; *7*, ventrículo lateral da laringe; *8*, corda vocal verdadeira; *9*, músculo vocal; *10*, músculo tíreo-hióideo; *11*, parte escamosa do osso occipital; *12*, parte petrosa do osso temporal; *13*, cerebelo; *14*, medula oblonga. A cavidade onde o número 5 está colocado é a faringe.

gânglio cervical cranial, a artéria carótida interna e a veia cerebral ventral estão situados em uma prega na parte dorsal do divertículo. O divertículo está refletido ao redor da borda dorsal do osso estilo-hióideo de modo a revestir ambas as faces da parte dorsal deste último. Ele assim forma um compartimento externo, que se estende caudal e lateralmente ao osso estilo-hióide e ao músculo occípito-hióideo; este compartimento está relacionado lateralmente com a glândula parótida, articulação da mandíbula, parte inicial da artéria maxilar, artéria temporal superficial e com o nervo facial; dorsalmente ela cobre o nervo mandibular e seus principais ramos, e se insere no processo estilóideo da cartilagem conchal.

Cada divertículo se comunica com a faringe através do óstio faríngeo da tuba auditiva e sua mucosa está em continuidade direta com a túnica mucosa desta última. A capacidade média de cada divertículo é de aproximadamente 300 ml; deste volume, o compartimento lateral tem aproximadamente um terço. O divertículo é uma delicada túnica mucosa que está, em geral, frouxamente unida às estruturas circundantes. Ele está revestido por epitélio ciliado e suprido por glândulas que são essencialmente do tipo mucoso. Numerosos nódulos linfáticos estão presentes no animal jovem.

É digno de ser notado que o óstio faríngeo da tuba auditiva está situado em um nível tal de modo a permitir (na posição ordinária da cabeça) apenas a saída do excesso de fluido que possa se acumular no divertículo. A parte expandida da tuba forma, com a parede da faringe, um tipo de vestíbulo, na parte caudal do qual está o óstio do divertículo. Este óstio tem apenas cerca de 2,5 cm de comprimento. Os dois divertículos são muitas vezes de tamanhos desiguais, e variações em relação à distância que eles se estendem caudalmente não são incomuns. Em um caso, por exemplo (um pequeno cavalo velho), o divertículo direito se estendeu ao longo do esôfago em cerca de 12 cm caudalmente ao tubérculo ventral do atlas, e o esquerdo aproximadamente uns 6 cm. Nenhuma modificação patológica era aparente, e a condição não era reconhecível externamente. Casos de tamanho extremo — as ditas timpanites — dos divertículos ocorrem e são aparentemente defeitos congênitos. Em um caso de um potro com um ano de idade, cuja cabeça media 60 cm de comprimento, o divertículo esquerdo se estendia uns 30 cm caudalmente ao tubérculo do atlas e tinha uma capacidade de 5,7 l. A extremidade rostral formava um fundo de saco de aproximadamente 5 cm de comprimento entre a tuba auditiva e o músculo levantador do véu palatino, medialmente, e o músculo pterigóideo lateral, lateralmente.

OUVIDO INTERNO

O **ouvido interno** (*auris interna*) consiste em duas partes, a saber: (1) um saco membranoso complexo, que suporta as células auditivas e as ramificações periféricas do nervo auditivo; e (2) uma série de cavidades, na parte petrosa do osso temporal, que circunda a parte membranosa. O primeiro é denominado **labirinto membranáceo** e contém um líquido, a **endolinfa**. O segundo é o **labirinto ósseo**. Os dois estão separados pelo **espaço perilinfático**, ocupado por um líquido denominado **perilinfa**.

LABIRINTO ÓSSEO

O **labirinto ósseo** (Fig. 25-20) está escavado na parte petrosa do osso temporal, medialmente à cavidade do tímpano. Ele consiste em três divisões: (1) uma parte média, o **vestíbulo;** (2) uma parte anterior, a **cóclea;** e (3) uma parte posterior, os **canais semicirculares.**

O **vestíbulo** é a parte central do labirinto ósseo, comunicando-se anteriormente com a cóclea e posteriormente com os canais semicirculares. É uma pequena cavidade irregularmente ovóide, que tem aproximadamente 5 a 6 mm de comprimento. Sua parede lateral o separa da cavidade do tímpano, e nela se encontra a **janela do vestíbulo,** ocupada pela base do estribo. A parede medial corresponde ao fundo do meato acústico interno. Ela é cruzada por uma crista oblíqua, a **crista do vestíbulo,** que separa dois recessos. O anterior e o menor destes é o **recesso esférico** que acomoda os sáculos do labirinto membranáceo. Na sua parte inferior há aproximadamente uma dúzia de diminutos forames pelos quais passam filamentos do nervo vestibular para o sáculo. A depressão posterior, maior, é o **recesso elíptico,** que acomoda o utrículo do labirinto membranáceo. A crista do vestíbulo divide-se ventralmente em dois ramos divergentes, que incluem entre si o pequeno **recesso coclear;** este é perfurado por pequenos forames, através dos quais feixes de nervos atingem o ducto coclear. Forames semelhantes, no recesso elíptico e na crista do vestíbulo, transmitem filamentos nervosos ao utrículo e à ampola dos ductos semicirculares anterior e lateral. A parede anterior está perfurada por uma abertura que conduz para dentro da escala do vestíbulo da cóclea. A parte posterior do vestíbulo apresenta as quatro aberturas dos canais semicirculares. A abertura interna do **aqueduto do vestíbulo** é uma pequena fenda posterior na parte inferior da crista do vestíbulo. O aqueduto passa caudalmente na parte petrosa do osso temporal e abre-se na face medial deste último, próximo à metade de sua borda caudal; ele contém o ducto endolinfático.

Os **canais semicirculares ósseos,** em número de três, estão situados posterior e dorsalmente ao vestíbulo. Eles formam entre si ângulos retos e de acordo com suas posições são designados como anterior, posterior e lateral. Eles se comunicam com o vestíbulo por quatro aberturas somente, pois a extremidade interna do canal anterior e a extremidade superior do canal posterior unem-se para formar um canal comum (*crus osseum commune*), e as extremidades ampolares dos canais anterior e lateral possuem um orifício comum. Cada canal forma, aproximadamente, dois terços de um círculo, uma extremidade do qual é alargada e denominada **ampola**. O **canal anterior** é quase vertical e está colocado obliquamente em relação a um plano sagital, de modo que seu membro externo está mais adiante do que o interno. A extremidade ântero-lateral é a ampola e abre-se dentro do vestíbulo com a do canal lateral. A extremidade oposta, não dilatada une-se à extremidade adjacente do canal posterior para formar o ramo ósseo comum, que se abre na parte dorsomedial do vestíbulo. O **canal posterior** também é quase vertical. Sua ampola é ventral e abre-se no vestíbulo diretamente, enquanto a extremidade não dilatada une-se à do canal anterior. O **canal lateral** é quase horizontal. Sua ampola é externa e abre-se no vestíbulo com a do canal anterior.

A **cóclea** é a parte anterior do labirinto ósseo. Ela possui o formato de um curto cone truncado, cuja **base** corresponde à parte anterior do fundo do meato acústico interno, enquanto a **cúpula** da cóclea, ou **ápice**, está direcionada para fora, para a frente e para baixo. Ela mede aproximadamente 7 mm através da base e cerca de 4 mm da base ao ápice. Consiste num **canal espiral,** que forma duas e meia voltas ao redor de uma coluna central denominada **modíolo**. O modíolo diminui rapidamente de diâmetro da base ao ápice. Sua base corresponde à área coclear do fundo do meato acústico interno, e seu ápice estende-se quase até a cúpula.

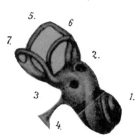

Figura 25-25. Labirinto membranáceo esquerdo do eqüino, aumentado.

1, Cóclea; *2*, janela do vestíbulo; *3*, janela coclear; *4*, ducto endolinfático; ductos: *5*, anterior, *6*, lateral e *7*, posterior. (De Ellenberger, 1908.)

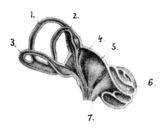

Figura 25-26. Vista seccionada esquemática do labirinto do eqüino, aumentada.

Ductos: *1*, anterior, *2*, lateral e *3*, posterior; *4*, utrículo; *5*, sáculo; *6*, cóclea; *7*, nervo acústico. (De Ellenberger, 1908.)

Projetando-se do modíolo, como a rosca de um parafuso, há uma delgada lâmina óssea, a **lâmina espiral óssea**. Ela tem início entre as duas janelas e termina próximo à cúpula, como um processo no formato de um gancho (*hâmulo da lâmina espiral*). A lâmina estende-se aproximadamente na metade da distância até a periferia da cóclea e divide parcialmente a cavidade em suas passagens; destas, a superior é denominada **escala do vestíbulo,** e a inferior a **escala do tímpano**. A membrana basilar do ducto semicircular estende-se da margem livre da lâmina até a parede lateral da cóclea e completa o septo entre as duas escalas, mas estas se comunicam através da abertura na cúpula (*helicotrema*). O modíolo é atravessado por um canal axial que dá passagem aos nervos que se dirigem para a espiral apical, e por um canal espiral (*canal espiral do modíolo*) que segue a borda de inserção da lâmina espiral e contém o gânglio e a veia espirais. Próximo ao início da escala do tímpano encontra-se o orifício interno do **aqueduto coclear,** um pequeno canal que se abre por trás do meato acústico interno e estabelece uma comunicação entre a escala do tímpano e o espaço subaracnóideo.

O **meato acústico interno** foi descrito em parte (Capítulo 15). O fundo do meato está dividido por uma crista (*crista transversa*) nas partes superior e inferior. A parte anterior da depressão superior (*área do nervo facial*) apresenta a abertura interna do canal facial; e a parte posterior (*área vestibular superior*) é perfurada pelos forames para a passagem de nervos para o utrículo e as ampolas dos ductos semicirculares anterior e lateral. A parte anterior da depressão inferior (*área da cóclea*) apresenta um forame central e um trato espiral de diminutos forames (*trato espiral foraminoso*) para a passagem de nervos para a cóclea. Por trás destes há uma área de pequenas aberturas pelas quais passam nervos para o sáculo (*área vestibular inferior*), e o *forame singular* para a passagem de um nervo para a ampola do ducto semicircular posterior.

LABIRINTO MEMBRANÁCEO

O **labirinto membranáceo** está localizado dentro do labirinto ósseo, mas não o ocupa totalmente. Insere-se neste último por delicadas trabéculas que atravessam o espaço perilinfático. Ele se adapta mais ou menos intimamente ao labirinto ósseo, mas consiste em quatro divisões, pois o vestíbulo contém dois sacos membranáceos — o utrículo e o sáculo (Figs. 25-25 e 26).

O **utrículo,** o maior dos dois sacos, está situado na parte póstero-superior do vestíbulo, em grande parte no recesso elíptico. Ele recebe as aberturas dos ductos semicirculares, e o pequeno **ducto utrículossacular** conduz de sua parte inferior ao ducto endolinfático.

O **sáculo** está situado no divertículo esférico do vestíbulo. De sua parte inferior o *ductus reuniens* prossegue para se abrir no ducto coclear, um pouco adiante da terminação cega deste último. Um segundo tubo estreito, o **ducto endolinfático,** passa da parte posterior do sáculo e se encontra com o ducto utrículossacular; ele então atravessa o aqueduto do vestíbulo e termina sob a dura-máter na parte caudal da superfície medial da parte petrosa do osso temporal em uma terminação cega dilatada, o saco endolinfático.

Os **ductos semicirculares** correspondem, em geral, aos canais ósseos já descritos, mas pode-se notar que enquanto as ampolas dos ductos quase enchem as dos canais ósseos, as outras partes dos ductos ocupam apenas aproximadamente um quarto das cavidades ósseas.

O **ducto coclear** é um tubo espiral situado dentro da cóclea. Ele começa por uma extremidade cega (*cecum vestibulare*) no divertículo coclear do vestíbulo e termina por uma segunda extremidade cega (*cecum cupulare*), que está afixada na cúpula da cóclea. A parte vestibular está ligada ao sáculo pelo *ductus reuniens*. O ducto é triangular em seção transversal, e normalmente considerado como tendo três paredes. A parede vestibular ou teto, que separa o ducto coclear da *escala do vestíbulo*, está formada pela **membrana vestibular** (de Reissner), muito delicada, que se estende obliquamente da lâmina espiral óssea até a parede externa da cóclea. A parede timpânica ou assoalho se interpõe entre o ducto coclear e a escala do tímpano; está formada pelo periósteo da parte marginal da lâmina espiral e a **membrana espiral,** que se estica entre a borda livre da lâmina e a parede externa da cóclea. A parede externa está formada pelo revestimento fibroso da cóclea, que é grandemente engrossada para formar o **ligamento espiral da cóclea.**

ESTRUTURA. O labirinto membranáceo consiste, em geral, em uma delgada camada fibrosa externa, uma túnica transparente média, e um epitélio interno composto de células achatadas. Em determinados locais ocorrem estruturas especiais, notáveis, entre as quais se encontram as seguintes: (1) as **máculas** se apresentam como pequenos engrossamentos esbranquiçados das paredes internas do sáculo e do utrículo. O epitélio aqui consiste em dois tipos de células — células de sustentação e células sensoriais. Estas últimas possuem forma de frascos e estão circundadas pelas células de sustentação fusiformes. A extremidade livre de cada célula sensorial sustenta um rígido processo semelhante a um pêlo e composto de um feixe de cílios. Fibras dos nervos sacular e utricular do nervo vestibular formam arborizações ao redor das partes basais das células sensoriais. Aderentes à superfície das máculas há finos cristais de sais de cálcio, encaixados em uma substância mucóide e denominada estatocônios (anteriormente otocônios). (2) As **cristas ampolares** são engrossamentos lineares da parede de cada ampola dos ductos semicirculares. Sua estrutura é semelhante à das máculas. (3) O **órgão espiral** de Corti (*organum spirale*) é uma elevação epitelial que está situada sobre a parte interna da membrana espiral e que se estende por todo o comprimento do ducto coclear. Ele é de estrutura muito complicada, mas consiste essencialmente em notáveis células de sustentação e células sensoriais. Fibras do nervo coclear ramificam-se ao redor das partes basais das células sensoriais.

VASOS E NERVOS. A **artéria** do ouvido interno é a artéria do labirinto, um vaso muito pequeno que normalmente surge da artéria cerebelar caudal e que penetra no meato acústico interno. As **veias** vão para o seio petrosal ventral. O **nervo** vestibular se distribui ao utrículo, sáculo e ductos semicirculares e medeia o equilíbrio. O nervo coclear fornece um ramo para o sáculo e penetra no canal central do modíolo. Ao longo do seu percurso ele emite fibras que se irradiam para fora, entre as duas placas da lâmina espiral óssea, e que se ramificam ao redor das células sensoriais do órgão espiral. O gânglio espiral está situado no canal espiral do modíolo, próximo à borda fixa da lâmina espiral. O nervo coclear medeia o sentido da audição.

ÓRGÃO DO OLFATO

S. Sisson

A parte periférica do aparelho olfatório ou órgão de olfato (*organum olfactus*) é aquela parte da túnica mucosa nasal que foi mencionada na descrição da cavidade nasal como a região olfatória; ela se limita aos etmoturbinais e a parte adjacente da concha nasal dorsal e no septo nasal, em que se ramificam as fibras do nervo olfatório. Distingue-se pela sua coloração amarelo-parda, pela sua espessura e maciez. Ela contém características **glândulas olfatórias** tubulares, que estão revestidas por uma única camada de células pigmentadas e um neurepitélio, as **células olfatórias,** cujos processos centrais se estendem como fibras não meduladas até o bulbo olfatório.

O epitélio é,aciliado e está coberto por uma camada limitativa amorfa. Ela consiste essencialmente em três tipos de células — de sustentação, basais e olfatórias. As células de sustentação são de forma cilíndrica alongada na parte superior e contêm grânulos de pigmento; ventralmente elas se adelgaçam e muitas vezes se ramificam e seus processos centrais se unem com os das células adjacentes para formar uma rede protoplásmica. As células basais são ramificadas e estão situadas sobre uma membrana basal. As células olfatórias estão situadas entre as células de sustentação; elas possuem o formato de longos bastões estreitos, com uma parte inferior alargada, ocupada pelo núcleo. A extremidade periférica penetra na membrana limitante e sustenta um tufo de finos cílios semelhantes a pêlos (pêlos lfatórios). Um processo central se estende do pólo nucleado da célula até o bulbo olfatório, como uma fibra de nervo olfatório, não-medulado.

O **órgão vomeronasal** (Fig. 20-3) situa-se ao longo de cada lado da parte rostral da borda inferior do septo nasal. Ele se comunica com a cavidade nasal através do ducto incisivo. Consiste em um tubo de cartilagem hialina revestido de túnica mucosa; uma pequena parte desta última, ao longo do lado medial, é de caráter olfatório.

ÓRGÃO DO GOSTO

S. Sisson

A parte periférica do aparelho gustativo (*organum gustus*) está formada pelos microscópicos *calículos gustativos,* que ocorrem especialmente nas papilas folhadas, fungiformes e valadas, na borda livre e nos arcos palatoglossos do palato mole e na superfície oral do epiglote. Os corpúsculos gustativos são estruturas ovóides que ocupam recessos correspondentes no epitélio; cada uma apresenta uma diminuta abertura, o poro gustativo. Os calículos gustativos consistem em células de sustentação fusiformes agrupadas ao redor de **células gustativas** centrais. Estas são longas e estreitas; a extremidade periférica de cada célula gustativa sustenta um pequeno filamento, o pêlo gustatório, que se projeta no poro gustativo; a extremidade central possui forma de um fino processo que muitas vezes é ramificado. Os corpúsculos gustativos são inervados por fibras do nervo glossofaríngeo e pelo ramo lingual do nervo trigêmeo.

TEGUMENTO COMUM

S. Sisson

A espessura da pele (cútis) do eqüino varia de 1 a 5 mm em diferentes regiões, sendo maior na inserção da crina e na superfície dorsal da cauda.

As **glândulas** são numerosas e maiores do que aquelas de outros animais domésticos. As glândulas sebáceas são especialmente desenvolvidas nos lábios, prepúcio, glândulas mamárias, períneo e nos lábios da vulva. As glândulas sudoríparas são de coloração amarela ou marrom. Elas ocorrem em quase todas as partes da pele, porém são maiores e mais numerosas na da asa lateral da narina, flanco, glândulas mamárias e na parte livre do pênis.

Além dos **pêlos** ordinários e tácteis, determinadas regiões apresentam pêlos grosseiros, de grande comprimento (Fig. 25-27). A crina (*juba*) surge da borda dorsal do pescoço e da parte adjacente da cernelha; sua parte rostral, que cobre a testa em extensão variável, é denominada de topete (*cirrus capitis*). A cauda, com exceção de sua face ventral, sustenta pêlos muito grandes e longos (*cirrus caudae*). O tufo de longos pêlos na face de flexão do boleto (*cirrus metacarpeus, metatarseus*) deu origem ao nome popular desta região.

O desenvolvimento destes pêlos especiais varia amplamente e é, em geral, muito maior nas raças de tiro do que nas demais. Nos cavalos Shire e Clydesdale, por exemplo, o pêlo da superfície caudal do metacarpo e metatarso e do boleto é muitas vezes tão longo e abundante que justifica a utilização do termo "pena", que lhe é comumente aplicado pelos cavaleiros.

A **bolsa subcutânea** poderá estar presente em vários pontos proeminentes, por exemplo, o olecrânio, a tuberosidade da coxa, a tuberosidade calcânea, cernelha etc. Elas não estão presentes nos jovens e parecem decorrer de traumatismo.

A ÚNGULA

A **úngula** (*casco*) é a cobertura córnea da extremidade distal do dígito (Fig. 25-28). É conveniente dividi-la, para fins de descrição, em três partes: a parede, a sola e a cunha da úngula.

A **parede** (*paries*) é definida como a parte da úngula que é visível quando o pé está posicionado no chão.* Ela cobre a frente e os lados do pé, e se reflete em direção palmar ou plantar, a um ângulo agudo, de modo a formar as barras (Fig. 25-29). Estas (*pars inflexa medialis, lateralis*) aparecem na su-

---

*O termo pé é aqui usado no seu sentido popular, isto é, para designar o casco (úngula) e as estruturas por ele circundadas.

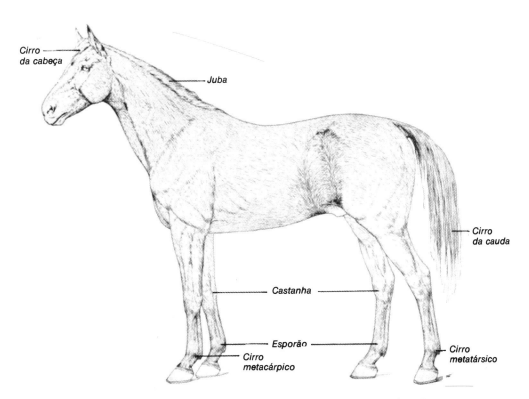

Figura 25-27. Vista lateral do eqüino para mostrar as torrentes e vórtices dos pêlos. (De Ellenberger et al., 1911.)

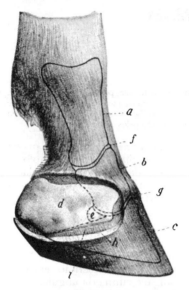

Figura 25-28. Dígito do eqüino mostrando as relações faciais dos ossos e articulações. A cartilagem está em grande parte exposta.

Falanges: *a*, proximal, *b*, média, e *c*, distal; *d*, cartilagem; *e*, osso sesamóide distal; *f*, articulação da pasterna (articulação interfalângica proximal da manus); *g*, articulação do caixão (articulação interfalângica distal da manus); *h'*, borda cortada da parede do casco (úngula) *(h); i*, cório lamelar.(De Ellenberger, 1908.)

lateral ou "quartos" *(paries collateralis medialis, lateralis)*, e os ângulos ou "calcanhares". Ela apresenta duas faces e duas bordas. A **face externa** é convexa de lado a lado e se inclina obliquamente de borda a borda. Na frente o ângulo de inclinação, no plano do solo, é de cerca de 50° para o membro torácico, 55° para o membro pélvico; nos lados o ângulo gradativamente aumenta e é de cerca de 100° nos calcanhares. A curva da parede é mais larga no lado lateral do que no medial, e a inclinação do quarto medial é mais profunda do que a do quarto lateral.*
A superfície é lisa e está cruzada por cristas mais ou menos distintas, paralelas com a borda coronária e que indicam variações na atividade de crescimento da úngula. Ela é também marcada por finas estrias paralelas, que se estendem de borda a borda, de um modo quase retilíneo, e indicam a direção dos tubos córneos.

A **face interna** é côncava transversalmente e sustenta cerca de 600 **lamelas epidérmicas primárias**, finas, que se estendem do sulco coronal até a borda basal da parede (Figs. 25-30 e 31). Cada uma sustenta 100 ou mais **lamelas epidérmicas secundárias** em sua superfície, de modo que a disposição é emplumada em seção transversal. As lamelas são contí-

perfície ventral da úngula como cristas convergentes, que diminuem e estão fusionadas com a sola; elas estão unidas entre si pela cunha da úngula. Para fins topográficos a parede pode ser dividida em uma parte dorsal ou "ponta", partes colaterais medial e

---

*A inclinação da parede varia consideravelmente nos cascos aparentemente normais. Lungwitz (Sisson, 1910) encontrou, em medições cuidadosas de 56 pés dianteiros e 36 traseiros, os seguintes ângulos médios:

	Dianteiro	Traseiro
Ponta	47,26°	54,1°
Ângulo medial	101,57°	96,5°
Ângulo lateral	101,37°	96,1°

A parede do pé dianteiro pode ser até mais aprumada do que a do traseiro, e poderá possuir um ângulo de 60°. O comprimento da parede na ponta, quartos e calcanhares está na proporção de aproximadamente 3:2:1, no pé dianteiro, e cerca de 2:1½:1 no casco traseiro.

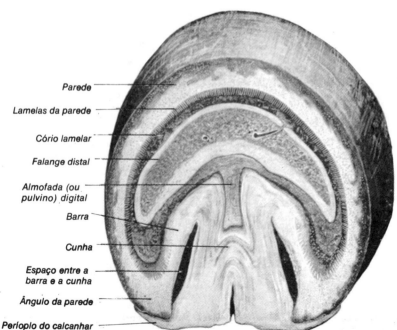

Figura 25-29. Secção transversal do pé do eqüino cortado paralelo à borda coronal.

A parede parece muito mais espessa nos ângulos do que ela realmente o é, devido ao corte ter sido muito oblíquo.

Labels: Parede; Lamelas da parede; Cório lamelar; Falange distal; Almofada (ou pulvino) digital; Barra; Cunha; Espaço entre a barra e a cunha; Ângulo da parede; Períoplo do calcanhar

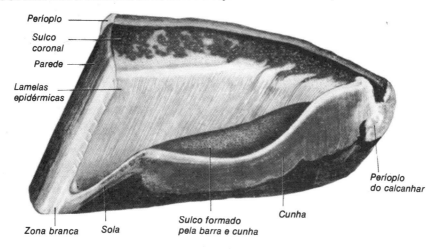

Figura 25-30. Metade da úngula do eqüino; face interna.

nuas na face interna das barras e se encaixam com as lamelas correspondentes do cório. A **borda coronal** proximal *(margo coronalis)* é delgada. Sua superfície externa está coberta por uma camada córnea macia e de cor clara conhecida como o **períoplo** *(epidermis limbi [perioplum])*; este aparece como uma proeminência semelhante em cima a um anel e gradativamente desaparece abaixo; no ângulo ele forma uma larga tampa ou bulbo e se une centralmente com cunha da úngula (Fig. 25-30). A superfície interna da borda é escavada para formar o **sulco coronal** *(sulcus coronalus)* que contém o espesso cório coronal. O sulco se estreita nos lados e se junta nos ângulos ao **sulco perióplico.*** Ele é perfurado por inúmeras aberturas pequenas e semelhantes a um funil, ocupadas pelas papilas do cório coronal. Acima da borda delgada da parede em si, há um pequeno sulco perióplico que contém o cório do períoplo. No calcanhar este sulco se alarga e se junta ao sulco coronal. A **borda basal** *(margo solearis)* da úngula não ferrada entra em contato com o solo. Sua espessura é maior na frente e decresce consideravelmente de trás para os lados, mas há um ligeiro aumento nos ângulos (Fig. 25-32). Sua face interna está unida à periferia da sola por substância córnea de cor mais clara e de textura mais macia, que aparece na superfície basal da úngula como a chamada **"zona branca"** *(zona alba)*.

No caso de cavalos sem ferradura e em liberdade, a parede normalmente está desgastada ao nível da sola adjacente, mas se o solo for muito macio a parede terá probabilidades de se tornar indevidamente longa e quebrar, rachar, ou sofrer deformação. Em solos muito duros ou agrestes, por outro lado, o desgaste poderá ser superior ao crescimento. No caso de cavalos ferrados é necessário remover o excesso do crescimento da parede em cada "ferragem". A espessura da parede na ponta, quartos e calcanhares está aproximadamente na proporção: 4:3:2 para o pé dianteiro e aproximadamente 3:2½:2 para o pé traseiro.

A **sola** constitui a maior parte da superfície ventral da úngula (Figs. 25-32 e 33). Sua forma é ligei-

ramente semilunar e apresenta duas faces e duas bordas. A **face interna** é convexa e se inclina, num grau variável de obliqüidade para baixo, até a borda convexa. Ela apresenta numerosas aberturas pequenas e semelhantes a um funil e que contêm as papilas do cório da sola. A **face externa** ou **basal** é o inverso da outra. Ela é normalmente arqueada — e mais acentuadamente no pé traseiro do que no dianteiro — mas a curvatura está sujeita a ampla variação; nos cavalos pesados de tiro a sola é comumente menos curva do que nas raças mais leves e pode até ser plana. A superfície normalmente é áspera, pois aqui a substância córnea esfolia-se em lascas irregulares. A **borda convexa** *(margo parietalis)* se une à parede por meio de substância córnea relativamente macia, anteriormente mencionadas como formando a "zona branca" na superfície ventral da úngula. O ângulo de junção é arredondado internamente e apresenta um número de cristas baixas e aberturas especialmente grandes para as papilas do cório.

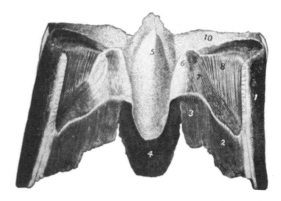

Figura 25-31. Secção frontal da úngula de eqüino, parte palmar ou plantar vista dorsalmente.

1, Parede; *2*, sola; *3*, barra; *4*, ápice da cunha; *5*, espinha da cunha; *6*, crista formada pela junção da cunha e barra; *7*, lamelas da barra; *8*, lamelas da parede; *9*, sulco coronal; *10*, períoplo do calcanhar.

---

*O sulco largo nos calcanhares, entretanto, contém essencialmente o cório do períoplo.

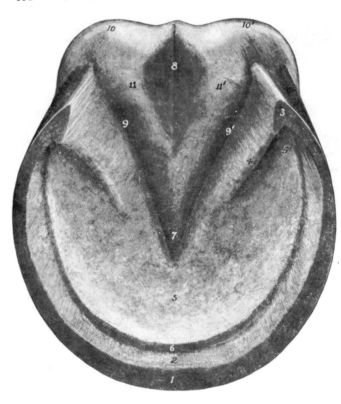

Figura 25-32. Casco dianteiro direito no eqüino; superfície ventral.

1, Borda da sola da parede; *2*, lamelas da parede; *3*, ângulo da parede; *4*, barra; *5*, corpo da sola; *5'*, ângulo lateral da sola; *6*, zona branca (junção da parede e da sola); *7*, ápice da cunha; *8*, sulco central da cunha; *9*, sulcos medial e *9'* lateral paracuneais entre a cunha e as barras; *10*, bulbos: medial e *10'* lateral do casco; *11*, barra medial e *11'* lateral da cunha.

Freqüentemente há uma crista de tamanho maior na ponta. A **borda côncava** *(margo centralis)* possui o formato de um ângulo profundo que é ocupado pelas barras e o ápice da cunha da úngula. Ele concorre em parte com estes na formação de duas cristas pronunciadas no interior do pé. As partes da sola entre a parede e as barras são denominadas de **barras** *(crura soleae lateralis, medialis)*. A extremidade palmar ou plantar da barra é denominada **ângulo da sola** *(anguli soleae medialis, lateralis)*.

A **cunha** da úngula *(cuneus ungulae)* é uma massa cuneiforme que ocupa o ângulo limitado pelas barras e a sola e que se estende consideravelmente abaixo destas, na superfície basal do pé. Ela pode ser descrita como possuindo duas faces, uma base e um ápice. A **face interna** sustenta uma crista central, a **espinha da cunha** *(spina cunei)*, que é alta na superfície palmar ou plantar, e dorsalmente diminui repentinamente (Fig. 25-33). Em cada lado dela há uma depressão profunda, que está limitada por fora pela crista arredondada formada pela junção da cunha com a barra e a sola. Esta superfície apresenta finas estrias e aberturas para as papilas do cório. A **face externa** ou **face basal** apresenta um **sulco central** limitado por dois **ramos** semelhantes a cristas que estão unidos perifericamente às barras e à sola nos **sulcos paracuneais** *(sulci paracunealis lateralis, medialis)* (Fig. 25-32). A **base** é deprimida centralmente (estendendo-se dentro do sulco central) e proeminente nos lados, onde se une com os ângulos da parede; a junção está coberta pelo períoplo expandido e constitui o bulbo do casco *(torus corneus)*. Uma projeção central aponta para cima. O **ápice** ocupa o ângulo central da borda côncava da sola e forma uma proeminência rombuda e arredondada, um pouco dorsal ao meio da superfície ventral da úngula (Fig. 25-32).

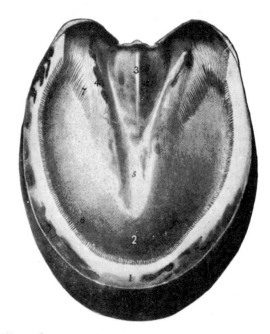

Figura 25-33. Secção da úngula do eqüino.

A secção foi feita logo acima das cristas da cunha e barras, paralela à superfície de solo. *1*, Parede; *2*, sola; *3*, espinha da cunha; *4*, crista formada pela junção da cunha e barra; *5*, fenda central sobre o ápice da cunha; *6*, lamelas da parede; *7*, lamelas da barra.

ESTRUTURA DA ÚNGULA. A úngula está constituída por células epiteliais que estão mais ou menos completamente queratinizadas, exceto em sua parte mais profunda, o **estrato germinativo;** aqui as células não sofreram queratinização e pela sua proliferação mantêm o crescimento da úngula. As células estão, em parte, dispostas de modo a formarem **túbulos córneos** *(tubuli cornuum),* unidos por epitélio intertubular e encerram células medulares e espaços aéreos. A **parede** consiste em três camadas. A **camada externa** compreende o períoplo e o estrato tectório. O **períoplo** é composto de cornos tubulares, macios e não pigmentados, e se torna branco quando o casco é imerso em água. Ele continua acima com a epiderme da pele e se estende para baixo a uma distância variável. Normalmente ele forma uma distinta faixa de largura inferior a 2,5 cm, exceto nos calcanhares, onde ela é muito mais larga e cobre o ângulo de inflexão da parede, formando o que se denomina de bulbo do calcanhar. O **estrato tectório** *(stratum tectorium)* é um fina camada de escamas córneas, que dão à superfície externa da parede, abaixo do períoplo, sua aparência lisa e brilhosa. A **camada média** forma a maior parte da parede e é a parte mais densa do casco. Seus túbulos córneos correm em uma direção paralela, da borda coronal até à borda nasal. Nos cascos escuros ele é pigmentado, exceto em sua parte profunda. A **camada laminar** é interna; ela consiste nas **lamelas córneas** e não é pigmentada. As lamelas primárias são estreitas e delgadas em sua origem, na margem inferior do sulco coronal, mas se tornam mais largas e espessas distalmente. Na junção da parede com a sola elas estão unidas por substância córnea interlaminar para formar a zona branca. Somente a parte central da lamela torna-se inteiramente ceratinizada. Elas são compostas de substâncias córneas não-tubulares, no estado normal.

A **sola** consiste em substância córnea tubular e intertubular. Os túbulos correm em direção paralela com aqueles da parede e variam grandemente quanto ao tamanho.

A **cunha** da úngula está constituída por substância córnea relativamente macia, muito mais elástica que a da parede ou da sola e que não está inteiramente ceratinizada. Nela, os túbulos córneos são ligeiramente flexuosos.

A úngula é avascular e recebe sua nutrição do cório. Ela também está destituída de nervos.

CÓRIO DO PÉ

O **cório** do pé ou **pododerme** é a parte especialmente modificada e altamente vascular do cório do tegumento comum que proporciona nutrição ao casco. É conveniente dividi-lo em cinco partes que nutrem partes correspondentes do casco.*

O **cório perióplico** *(corium [dermis] limbi)* é uma cinta de 5 a 6 mm de largura situada no sulco perióplico, acima da margem delgada da borda coronal da parede (Figs. 25-34 e 35). Ela continua acima com o cório da pele e está demarcada por um sulco para o cório coronal, exceto nos ângulos; aqui ele se alarga e se une com o cório da cunha. Ele sustenta papilas muito delgadas e curtas que se curvam para baixo e são recebidas em depressões do períoplo, ao qual fornece nutrição.

O **cório coronal** *(corium [dermis] coronae)* é a parte espessa do cório que ocupa o sulco coronal e fornece

---

*Em determinadas obras veterinárias é feita a citação de que as várias partes do cório "secretam" partes correspondentes do casco. A citação é bastante errônea, pois a relação aqui, tanto anatômica quanto fisiologicamente, é a mesma que no caso do cório e da epiderme da pele; daí, o termo "membrana ceratógena". O termo matriz poderá ser usado para designar o estrato germinativo do casco, não do cório.

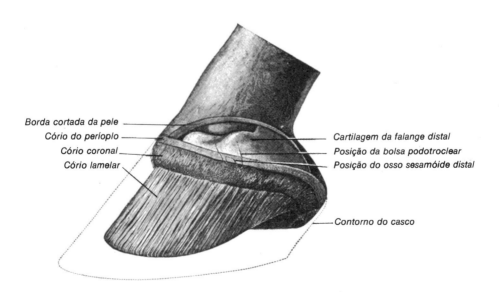

Figura 25-34. Vista lateral do pé do eqüino após remoção da úngula e parte da pele.
As linhas pontilhadas na frente do osso sesamóide distal indicam a posição da articulação interfalângica distal da manus (articulação do caixão). (De Schmaltz, 1911.)

nutrição a boa parte da parede (Figs. 25-34 e 35). Ele diminui de largura e espessura, caudalmente; ao longo da borda superior da barra ele não está claramente definido em relação ao cório da cunha. A face superficial convexa é coberta com papilas filiformes de 4 a 6 mm de comprimento, que se alojam dentro das aberturas, semelhantes a um funil, do sulco coronal. Nos calcanhares e ao longo das barras as papilas estão dispostas em fileiras, separadas por finas estrias. A face profunda se insere no tendão do músculo extensor e nas cartilagens da falange distal por uma abundante subcútis que contém muitas fibras elásticas e um rico plexo venoso.

O **cório laminar** (corium [dermis] parietis) sustenta lamelas primárias e secundárias que são entrelaçadas, em estado normal, com as lamelas córneas da parede e barras.* Ele se insere na face dorsal da falange distal por um perióstseo modificado (stratum periosteale) que contém uma rede finamente entrelaçada de vasos, e na parte inferior das cartilagens, por uma subcútis que contém um rico plexo venoso (Fig. 25-34). As lâminas são pequenas em sua origem proximal, tornam-se mais largas abaixo e terminam em diversas papilas de 4 a 5 mm de comprimento. Elas fornecem nutrição para as lamelas córneas e para a substância córnea corno interlaminar da zona branca.

O **cório da sola** (corium [dermis] soleae) corresponde à sola córnea, à qual ele nutre. Está muitas vezes mais ou menos pigmentada e sustenta longas papilas, especialmente grandes ao longo da borda convexa e nos ângulos. Centralmente ele continua com o cório da cunha e barras (Fig. 25-35). A face profunda se insere na superfície ventral da falange distal, por um perióstseo modificado e altamente vascular.

O **cório da cunha** (corium [dermis] cunei) — também denominado cunha sensível — está moldado na face profunda da cunha e sustenta pequenas papilas (papillae coriales) (Fig. 25-35). Sua face profunda se fusiona com a almofada digital (pulvino digital). As células germinais da cunha derivam sua nutrição desta parte do cório.

O **pulvino digital** (pulvinus digitalis) é uma massa cuneiforme que se sobrepõe à cunha. Ele apresenta, para descrição, quatro faces, uma base e um ápice.* Sua **face profunda** está orientada para cima e para a frente e ligada à camada fibrosa distal do tendão flexor digital profundo (Fig. 25-36). A **face superficial**, coberta pelo cório da cunha, está moldada na face superior desta última. Os **lados** se relacionam essencialmente com as cartilagens da falange distal; distalmente o pulvino está intimamente inserido nas cartilagens, porém mais acima se interpõe um rico plexo venoso. A **base**, situada caudalmente, parcialmente subcutânea, está dividida pela depressão central em duas proeminências arredondadas denominadas de bulbos do pulvino. O **ápice** adere à parte terminal do tendão flexor digital profundo. A almofada (pulvino digital) é fracamente suprida de

---

*As lamelas do cório são comumente denominadas lamelas "sensíveis" para distingui-las das lamelas "córneas" que são, evidentemente, insensíveis.

*A almofada deve ser considerada como uma modificação especial do tecido subcutâneo, sustentando em sua face superficial o cório da cunha. Ela é um fator importante na diminuição da concussão.

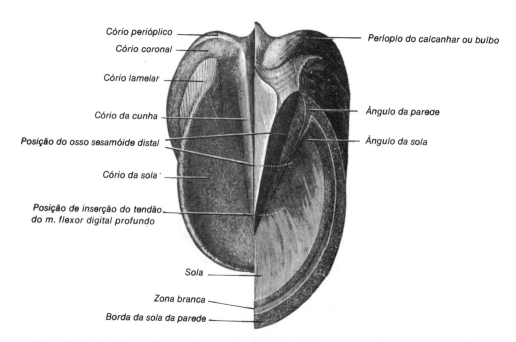

Figura 25-35. Superfície ventral do pé de eqüino após remoção da metade do casco para mostrar o cório. (De Schmaltz, 1911.)

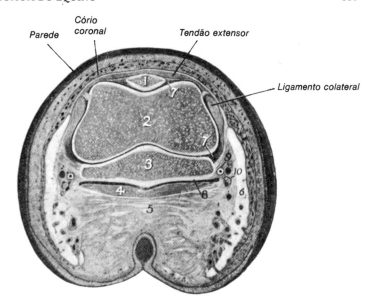

Figura 25-36. Secção do dígito do eqüino na borda coronal da úngula.

1, Processo extensor da falange distal; *2*, extremidade distal da falange média; *3*, osso sesamóide distal (navicular); *4*, tendão flexor digital profundo; *5*, almofada (pulvino) digital; *6*, cartilagem da falange distal; *7*, cavidade da articulação interfalângica distal da manus (articulação do caixão); *8*, bolsa podotroclear (navicular); *9*, vasos digitais; *10*, nervo digital.

vasos. Ela consiste em um aglomerado de fibras colágenas e elásticas, nas redes das quais se encontram massas de gordura e algumas ilhas de cartilagem. Os bulbos, macios e de textura frouxa, contêm uma quantidade relativamente grande de gordura, mas no sentido do ápice a almofada torna-se mais densa e de estrutura quase puramente formada por tecido fibroso branco. **Glândulas espiraladas** ramificadas ocorrem essencialmente na parte que se sobrepõe à crista central da cunha. Seus ductos seguem um percurso ligeiramente sinuoso através do cório e num trajeto espiralado através da cunha. Sua secreção contém gordura.

VASOS E NERVOS. O cório é ricamente suprido de sangue pelas **artérias** digitais. As **veias** não possuem válvulas e formam notáveis plexos, que se comunicam livremente uns com os outros, drenados pelas veias digitais. Os **vasos linfáticos** formam plexos subpapilares no cório da sola e da cunha, e um plexo de malhas mais largas na base do pulvino digital. Um vaso linfático é encontrado na borda de inserção de cada uma das lamelas. Os **nervos** são ramos dos nervos digitais; algumas fibras terminam em corpúsculos lamelares e bulbos terminais.

TÓRULOS

O **esporão** *(tórus metacárpico e tórus metatársico)* é uma pequena massa córnea situada no tufo de pêlos existentes na superfície flexora do boleto (Fig. 25-27). Ele é comumente considerado como o vestígio do segundo e quarto dígitos dos extintos eqüídeos, pois está ausente nos casos em que estes dedos são desenvolvidos. Uma pequena cinta fibrosa, de 3 a 5 mm de largura, se estende para baixo e ligeiramente para a frente, da base fibrosa do esporão em cada lado, cruza sobre os vasos e nervos digitais muito obliquamente, e une-se abaixo com a fáscia digital e a almofada digital. Ele é conhecido como ligamento ou tendão do esporão.

O termo **castanha** *(tórus cárpico e torus társico)* é aplicado às massas córneas que ocorrem na face medial do antebraço, aproximadamente a um palmo acima do carpo e na parte distal da face medial do tarso (Fig. 25-27). Eles possuem forma oval alongada e são achatados. São normalmente considerados como vestígios do primeiro dígito. O do membro pélvico está ausente no burro e é muito pequeno na mula.

Estas excrescências córneas são de formato e tamanho bastante variáveis e estão em geral correlacionadas com a finura ou aspereza do tegumento. A castanha supracárpica normalmente tem aproximadamente 3,5 a 6,5 cm de comprimento, é de contorno oval, sendo a extremidade proximal pontuda; ele se sobrepõe ao músculo flexor do carpo radial a uma distância bastante variável próximo ao carpo e, portanto, não deve ser usado como um ponto de referência cirúrgico. A castanha társica está situada em um ponto caudal na parte inferior do ligamento colateral medial do jarrete. Quando bem desenvolvido ele tem aproximadamente de 5 a 6,5 cm de comprimento, sendo largo distalmente e produzido proximalmente para formar uma longa extremidade pontuda, com um curto e rombudo processo cranial. Ambos são constituídos por substância córnea bastante semelhante à da cunha. Seu significado morfológico é indeterminado.

BIBLIOGRAFIA

Barone, R., and G. Dannacher. 1955. Observations anatomiques sur les pouches gutturales des équidés. Bull. Soc. Sci. Vet. Lyon, #6, pp. 229-238.

Ellenberger, W. 1908. Leisering's Atlas of the Anatomy of the Horse and the Other Domestic Animals. 2nd ed. Chicago, Alexander Eger.

Ellenberger, W., H. Baum and H.Dittrich. 1911. Handbuch der Anatomie der Tiere für Kuntsler. Bd. I. Das Pferd. 3rd ed. Leipzig, T. Weicher Publisher.

Ho-Yu, Chang. 1964. Meatus acusticus externus osseus and auris media of the horse. Acta vet. zootech. sin. 7:79–88. (In Chinese.)

Perraud, J. 1965. Anatomy of the internal ear of domestic equidae. Thesis, Ecole Nat. Vet., Lyon.

Schmaltz, R. 1911. Atlas der Anatomie des Pferdes. Part 2: Topographische Myologie. Berlin, Verlag von Richard Schoetz.

Sisson, S. 1910. A Text-Book of Veterinary Anatomy. Philadelphia, W. B. Saunders Company.

Sisson, S. 1921. The Anatomy of the Domestic Animals. Philadelphia, W. B. Saunders Company.

Stump, J. E. 1967. Anatomy of the normal equine foot, including microscopic features of the laminar region. J. Am. Vet. Med. Ass. 151:1588–1598.

Zietzschmann, O., E. Ackernecht, and H. Grau. 1943. Ellenberger and Baum's Handbuch der Vergleichenden Anatomie der Haustiere. 18th ed. Berlin. Springer-Verlag.

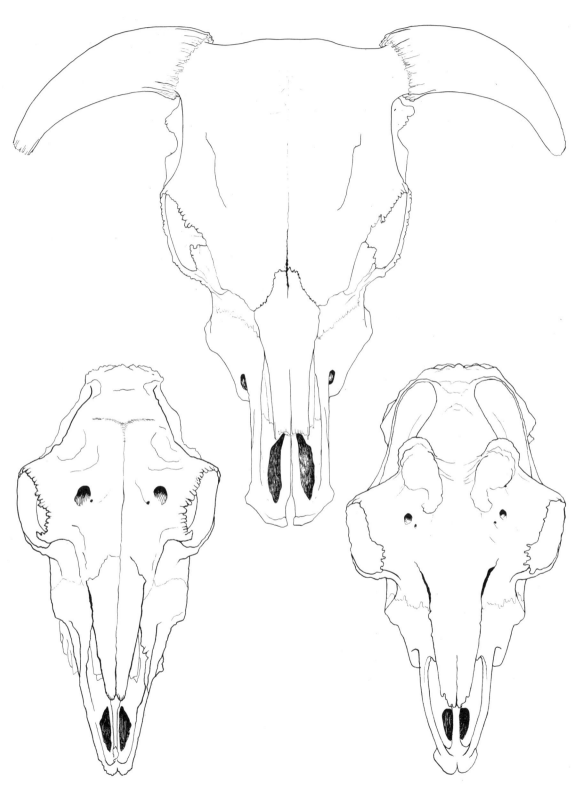

RUMINANTE

	GADO	CARNEIRO	CABRA
Classe:	*Mammalia*		
Subclasse.	*Theria*		
Infraclasse:	*Eutheria*		
Ordem:	*Artiodactyla*		
Subordem:	*Ruminantia*		
Infra-ordem:	*Pecora*		
Família:	*Bovidae*		
Subfamília:	*Bovinae*	*Caprinae*	*Caprinae*
Gênero:	*Bos*	*Ovis*	*Capra*
Espécie:	*taurus*	*aries*	*hircus*

RUMINANTE — INTRODUÇÃO

R. E. Habel

Os ruminantes domésticos — gado, carneiro e cabra — ocupam uma importante posição na economia mundial. De acordo com a Organização de Alimento e Agricultura (1970), o número total de bovinos no mundo em 1969-1970 era de 1,1 bilhão; carneiro, 1,0 bilhão; e cabra, 384 milhões. A população humana em 1969 era 3,65 bilhões, dando uma relação de cerca de dois ruminantes para cada três pessoas. Na maior parte do mundo, o bovino era mais numeroso do que o ovino ou caprino, mas na Europa, incluindo a União Soviética, o carneiro excedeu o bovino em número, como ocorreu no Extremo Próximo, Austrália e Nova Zelândia. As cabras competem em um simples terceiro lugar na maior parte do mundo, exceto no Extremo Oriente, onde elas excederam ao carneiro, em número. A produção mundial de carne de gado e carneiro em 1970 foi de 47 milhões de toneladas métricas (F.A.O., 1971). Produtos lácteos, lã e peles representam uma grande contribuição para o valor econômico do ruminante doméstico.

Racionalmente manejada, a pastagem representa um particular benefício ecológico para a humanidade na conservação do solo e da água. Os ruminantes são especialmente bem adaptados para a conversão de ervas em proteína animal, através de seu enorme e complexo estômago*, a maior parte do qual funciona como uma câmara de fermentação para a digestão bacteriana da celulose. Outros animais requerem grãos produzidos pelo intenso cultivo, que leva à erosão e depleção do solo. Um dos disparates da civilização é, com relação à única capacidade dos ruminantes para a eficiente utilização de plantas, que o homem não pode comer, desperdiçar dispendiosos ensilados de grãos e proteínas concentrados na sua alimentação. A grande demanda para carne macia e muito gorda tem resultado no desenvolvimento da superalimentação, um primeiro exemplo de poluição ambiental. Ela tem também produzido um aumento letal no conteúdo gorduroso da dieta do rico.

A superalimentação de concentrados, para o que o estômago do ruminante não está adaptado, resulta na sobrecarga do quarto compartimento, o abomaso, com conseqüentes desordens digestivas sérias. A concentração de muitos animais em uma pequena área aumenta o perigo de doenças infecciosas.

Os ruminantes domésticos são somente uns poucos representantes da grande Subordem zoológica *Ruminantia*, o mais bem sucedido grupo de animais ungulados em termos de número total e número de espécies atuais (Simpson, 1945). Os *Ruminantia*, em companhia da Subordem *Suiformes* (porcos e seus parentes) e a Subordem *Tylopoda* (camelos e espécies relacionadas), pertencem à Ordem *Artiodactyla* ou animais de dedos pares. Os *Artiodactyla* são caracterizados por três peculiaridades esqueléticas: (1) O eixo do membro passa entre o terceiro e o quarto ossos do metacarpo ou metatarso e entre os correspondentes dedos. (2) O talus tem uma tróclea na extremidade distal, assim como na extremidade proximal, formando um jarrete de "dupla articulação" bem diferente daquele do cavalo. (3) O calcâneo articula-se com a fíbula.

Embora os *Tylopoda* ruminem, eles não pertencem à Subordem *Ruminantia* por causa de uma origem evolutiva diferente e de muitas diferenças anatômicas. Os *Ruminantia* são distinguidos dos *Tylopoda* por fusão dos ossos társicos central e quarto, e, freqüentemente, também pela fusão dos segundo e terceiro ossos cárpicos e társicos. Eles têm um pré-estômago não glandular e hemácias esféricas, e são ungulados; isto é, eles caminham sobre verdadeiros cascos.

Os *Ruminantia* são além disso subdivididos em duas infra-ordens — a primitiva *Tragulina* e a *Pecora*. A última tem um verdadeiro estômago ruminante de quatro compartimentos; o terceiro e o quarto ossos metacárpicos e metatársicos são fundidos; eles não têm os dentes incisivos superiores; e, com exceção de uns poucos veados asiáticos, não possuem caninos superiores.

---

*Pré-estômagos. (N. do T.)

Os *Pecora* compreendem quatro famílias: (1) A *Cervidae*, ou veados, tem sólidos chifres, dos quais a pele ou "veludo" é mudada deixando nuas as estruturas semelhantes a osso que são também mudadas depois da estação da procriação em muitas espécies. Normalmente, os chifres estão presentes somente no macho. (2) A *Giraffidae* tem chifres de osso sólido permanentemente cobertos de pele. (3) A *Antilocapridae* tem cornos ramificados. A epiderme da pele cobrindo o corno tem uma espessa camada cornificada que é mudada e renovada, constituindo, assim, uma forma intermediária entre os chifres do veado e os verdadeiros cornos da quarta família. (4) A *Bovidae* tem cornos permanentes não ramificados, que estão comumente presentes em ambos os sexos. A base óssea é oca, e a cavidade é formada por um divertículo do seio frontal. A camada cornificada da epiderme do corno é muito espessa e deu lugar ao termo geral para tecido córneo.

A família *Bovidae* inclui muitas espécies de antílopes, assim como outros numerosos ruminantes selvagens que mais estreitamente parecem com os ruminantes domésticos.

Embora possa ser simples diferenciar o carneiro da cabra no curral, a identificação das carcaças, ossos e espécies selvagens é mais difícil. As seguintes diferenças esqueléticas são usadas em exames post-mortem: O carneiro tem uma fossa lacrimal externa. A sutura coronal (frontoparietal) no carneiro forma um ângulo pontiagudo, rostralmente. Na cabra, a sutura é retilínea e transversa. Os processos espinhosos das vértebras cervicais são curtos e apagados no carneiro; mais longos, pontiagudos e de borda cortante na cabra. A borda lateral do sacro é arredondada no carneiro e cortante na cabra. O carneiro tem uma proeminente *tuberosidade da espinha da escápula*, que é inclinada, caudalmente, enquanto quase não existe na cabra.

No animal vivo, é óbvio que a cabra frequentemente mantém a cauda ereta, enquanto que o carneiro não. São numerosas as características distintas da pele: A base do corno no carneiro é triangular; a da cabra é elíptica, com uma borda rostral cortante. O carneiro tem bolsas cutâneas lacrimais, inguinais e interdigitais; destas, somente as bolsas interdigitais dos pés dianteiros podem estar presentes na cabra (Martin e Schauder, 1938). O macho tem barba, em muitas espécies de cabra, e grandes "glândulas córneas" odoríficas — zonas de pele espessada contendo grandes glândulas cutâneas caudais às bases dos cornos.

BIBLIOGRAFIA

Food and Agriculture Organization, Monthly Bulletin of Agricultural Economics and Statistics. 1971. Vol. 20, No. 3, Table 9.

Food and Agriculture Organization Production Yearbook. 1970. Vol. 24.

Martin, P., and W. Schauder. 1938. Lehrbuch der Anatomie der Haustiere. Vol. III, Anatomie der Hauswiederkäuer. 3rd ed. Stuttgart, Schickhardt and Ebner.

Simpson, G. G. 1945. A classification of mammals. Bull. Am. Mus. Nat. History 85.

CAPÍTULO 26

OSTEOLOGIA RUMINANTE

S. Sisson*

PARTE I — BOVINO

COLUNA VERTEBRAL

A **fórmula vertebral** usual é $C_7T_{13}L_6S_5Ca_{18-20}$ (Fig. 26-1).

Vértebras Cervicais
(Figs. 26-2, 3 e 4)

As **vértebras cervicais** do bovino são muito mais curtas do que aquelas do cavalo, e são menores nas suas outras dimensões. Os **processos articulares** são menores do que no cavalo, e uma lâmina de osso une as duas do mesmo lado. Os **processos transversos** da terceira, quarta e quinta são duplos; a parte dorsal projeta-se em direção caudal e é curta e espessa; a parte ventral segue em direção ventral e cranial, e é mais longa e mais em forma de lâmina. A lâmina ventral (*lamina*) do sexto processo transverso é uma lâmina grande, espessa, quadrilátera, e quase sagital, dirigida ventralmente. O sétimo processo transverso é único, curto e espesso e não apresenta forame transverso; ele está em série com a parte dorsal dos processos precedentes. Os **processos espinhosos** são bem desenvolvidos e aumentam em altura, craniocaudalmente. Eles estão dirigidos dorsocranialmente, com exceção do último, que é quase vertical, e com cerca de 10 a 12 cm de altura. O vértice do processo espinhoso da terceira vértebra é freqüentemente bífido. As **cristas ventrais** são proeminentes e espessas em sua parte caudal; elas estão ausentes nas duas últimas vértebras cervicais.

ATLAS
(Fig. 26-5)

O **atlas** tem uma grande tuberosidade rugosa no seu arco dorsal. O **arco ventral** é muito espesso. As asas são menos encurvadas do que no cavalo e o forame transverso está ausente. As cavidades articulares craniais para os côndilos do occipital são parcialmente divididas em partes dorsal e ventral por uma área não articular, e são separadas por um estreito intervalo, ventralmente. As superfícies articulares caudais são deprimidas caudalmente, e são continuadas no canal vertebral, formando uma extensa área para o dente do áxis.

ÁXIS
(Fig. 26-6)

O áxis é curto. A **espinha** projeta-se um pouco, cranialmente, e aumenta em altura e espessura, caudalmente; sua borda caudal desce abruptamente. O **dente** é largo e sua face dorsal é profundamente côncava de lado a lado. O **forame vertebral lateral**† é circular e não tão junto à borda do arco como no cavalo. As incisuras caudais dos pedículos não são tão profundas. Os **processos transversos** são mais espessos, mas o forame transverso é pequeno e às vezes falta.

Vértebras Torácicas

As **vértebras torácicas,** treze em número, são maiores do que aquelas do cavalo. O **corpo** é mais longo e é distintamente constringido no meio. Ele apresenta uma crista ventral cortante. O **arco** — além das incisuras, que são rasas — é perfurado na parte caudal por um forame. O **processo transverso** é espesso e forte e apresenta um processo mamilar arredondado (exceto na extremidade caudal da série); os dois últimos, embora proeminentes, nem sempre articulam-se com as costelas. O **processo espinhoso** é longo. O primeiro é muito mais alto do que no cavalo, os dois seguintes são freqüentemente mais proeminentes, e caudal a este há uma acentuada e gradual diminuição na altura. A inclinação caudal, pequena no primeiro, aumenta para o décimo; o último é vertical e com aspecto de lombar. O vértice é freqüentemente pontiagudo no primeiro e o espessamento naqueles seguintes em direção caudal é menor do que no cavalo. A largura diminui do quinto ao décimo primeiro, freqüentemente. Ambas as bordas das espinhas são, em geral, delgadas e cortantes, mas as últimas três ou quatro às vezes têm as margens caudais espessas.

---

*Editado por C. R. Ellenport e revisto por N. G. Ghoshal (coluna vertebral, tórax e apêndices) e D. J. Hillmann (crânio).
†O termo "forame vertebral lateral" da N.A.V. tem sido usado para substituir o termo anterior "forame intervertebral" no caso do atlas e áxis, visto o forame não estar entre duas vértebras como implica o termo "inter".

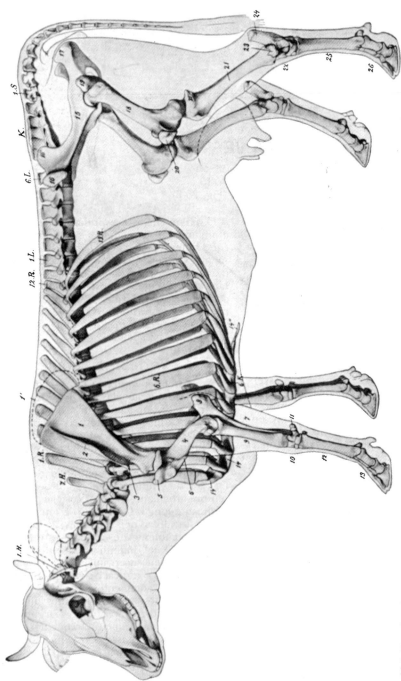

Figura 26-1. Esqueleto de vaca.

1.H., Atlas; 7.H., sétima vértebra cervical; 1.R., primeira vértebra torácica; 6.R., sexta costela; 12.R., décima segunda vértebra torácica; 13.R., última costela; 1.L., primeira e 6.L., última vértebra lombar; K, sacro; 1.S., primeira vértebra caudal; 6.K., sexta cartilagem costal; X, processo transverso do atlas; 1, escápula; 1'; cartilagem de 1; 2, espinha de 1; 3, acrômio; 4, úmero; 4'; côndilo do úmero; 5, tuberosidade deltóide; 6, tuberosidade maior do úmero; 7, ulna; 8, olécrano; 9, rádio; 10, carpo; 11, osso cárpico acessório; 12, metacarpo; 13, falanges; 14, esterno; 14', manúbrio; 14'', cartilagem xifóide; 15, ílio; 16, tuberosidade coxal; 16', tuberosidade sacral; 17, tuberosidade isquiática; 18, fêmur; 19, trocanter maior; 20, patela; 21, tíbia; 21', côndilo lateral da tíbia; 22, tarso; 23, extremidade distal da fíbula; 24, tuberosidade calcanear; 25, metatarso; 26, falanges. Os ossos do membro torácico estão colocados demasiado altos em relação ao tórax. (De Ellenberger et al., 1907.)

OSTEOLOGIA RUMINANTE

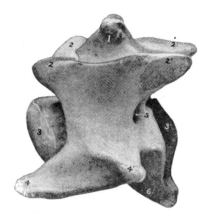

Figura 26-2. Terceira vértebra cervical de boi; vista lateral.

1, Processo espinhoso; 2, 2', processos articulares cranial e caudal; 3, 3', extremidades do corpo; 4, 4', processo transverso; 5, forame transverso; 6, crista ventral.

Vértebras Lombares
(Fig. 26-7)

As **vértebras lombares,** seis em número, são muito mais longas do que no cavalo. O **corpo** é muito restringido no meio, expandido em ambas as extremidades e apresenta uma crista ventral rudimentar. A quarta e quinta são comumente as mais longas. Os **forames intervertebrais** são freqüente-

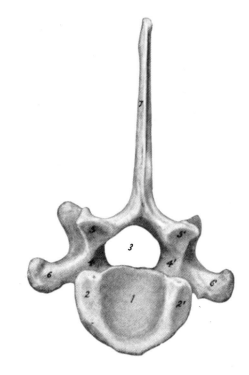

Figura 26-4. Sétima vértebra cervical de boi; vista caudal.

1, Cavidade caudal do corpo; 2, 2', facetas para a cabeça da primeira costela; 3, forame vertebral; 4, 4', arco; 5, 5', processos articulares caudais; 6, 6', processos transversos; 7, processo espinhoso.

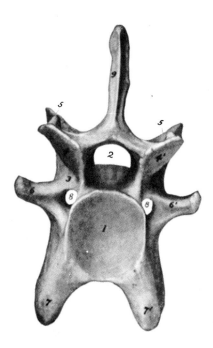

Figura 26-3. Sexta vértebra cervical de boi; vista caudal.

1, Cavidade caudal do corpo; 2, forame vertebral; 3, arco; 4, 4', processos articulares caudais; 5, processos articulares craniais; 6, 6', ramos laterais dos processos transversos; 7, 7', lâminas ventrais dos processos transversos; 8, forame transverso; 9, processo espinhoso.

mente modificados, formando um completo forame vertebral lateral e um, relativamente estreito, forame intervertebral na parte cranial da série, e são muito grandes caudalmente. Os **processos articulares** são grandes e suas facetas são mais fortemente encurvadas do que no cavalo. Todos os **processos transversos** curvam-se cranialmente. Eles estão separados por consideráveis intervalos e não formam articulações uns com os outros ou com o sacro. Suas bordas são delgadas e irregulares e freqüentemente

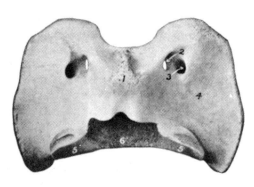

Figura 26-5. Atlas de boi; vista dorsal.

1, Tubérculo dorsal; 2, forame vertebral lateral; 3, forame alar; 4, processo transverso; 5, faces articulares caudais; 6, arco ventral (face para o dente do áxis).

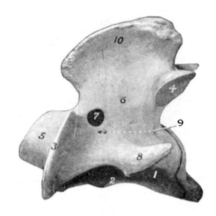

Figura 26-6. Áxis de boi; vista lateral.
1, Corpo; 2, crista ventral; 3, processo articular cranial; 4, processo articular caudal; 5, dente; 6, arco; 7, forame vertebral lateral; 8, processo transverso; 9, forame transverso e canal (linha ponteada); 10, processo espinhoso.

apresentam projeções de tamanho e forma variáveis. O primeiro é o mais curto, e o comprimento aumenta para o quinto, sendo o último consideravelmente mais curto. Os **processos espinhosos** são relativamente baixos e largos, o último sendo o menor; seus vértices são moderadamente espessados.

Sacro

O **sacro** é mais longo do que o do cavalo. Ele consiste, originalmente, de cinco segmentos (Fig. 26-8); mas a fusão é mais completa e envolve os processos espinhosos, que são unidos para formar uma **crista sacral mediana** (Fig. 26-9), com uma margem convexa, espessa e rugosa. Uma **crista sacral lateral** é formada pela fusão dos processos articulares. A face pélvica é côncava em ambas as direções e é marcada por um sulco central *(sulcus vasculosus φ)*, que indica o curso da artéria sacral mediana. Os **forames sacrais ventrais** são grandes. As **asas** encurvam-se, ventrocranialmente; elas são quadrangulares, curtas, comprimidas, craniocaudalmente, e altas, dorsoventralmente. Elas têm uma extensa face cranial, que é côncava de lado a lado e não articular. A face caudal é rugosa, e em sua parte ventral há uma área triangular para articulação com o ílio. O corpo do primeiro segmento é muito largo e a entrada do canal sacral é correspondentemente larga e baixa. Os processos articulares craniais são grandes e amplamente separados; eles são côncavos e semicilíndricos, de curvatura medial. As bordas laterais são delgadas, cortantes e irregulares. O osso não torna-se mais estreito caudalmente, tanto que o ápice é freqüentemente um pouco mais largo do que a parte justacaudal às asas; a extremidade caudal da crista mediana forma uma projeção pontiaguda sobre a abertura do canal sacral.

Vértebras Caudais

As **vértebras caudais** (coccígeas) são mais longas e mais bem desenvolvidas do que no cavalo. As cinco ou seis primeiras têm arcos e processos espinhosos completos. Os **processos transversos** são relativamente grandes na parte cranial da série, na qual há também processos articulares craniais (que não se articulam) e um par de espinhas ventrais que formam um sulco *(sulcus vasculosus)* para a artéria caudal mediana.

CURVAS VERTEBRAIS

A **curva cervical** é muito leve e é côncava dorsalmente. As regiões **torácicas** e **lombar** formam uma **curvatura** suave, côncava ventralmente. O **promontório** é mais pronunciado do que no cavalo, especialmente em indivíduos nos quais o sacro é inclinado dorsocaudalmente. Outra proeminência aparece na junção do sacro com a primeira vértebra caudal.

A seguir são indicados os comprimentos (inclusive dos discos intervertebrais) das regiões vertebrais da vaca shorthorn de porte médio:

Cervical	50 cm
Torácico	82 cm
Lombar	48 cm
Sacral	25 cm
Caudal	75 cm
	280 cm

VARIAÇÕES. Às vezes estão presentes quatorze vértebras torácicas e quatorze pares de costelas; a redução para doze com o número normal de vértebras lombares é muito rara. De acordo com Franck (Sisson, 1910) há às vezes sete vértebras lombares com o número normal na região torácica. O número de vértebras caudais pode variar de dezesseis a vinte e uma.

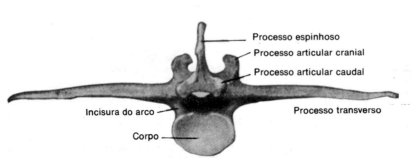

Figura 26-7. Quarta vértebra lombar de boi; vista caudal.

OSTEOLOGIA RUMINANTE

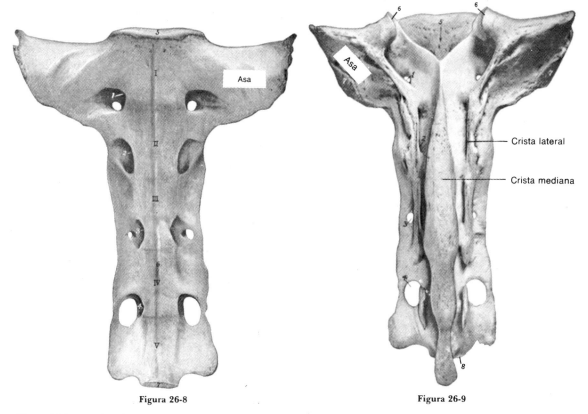

Figura 26-8

Figura 26-9

Figura 26-8. Sacro de boi; vista ventral.
I a V, Segmentos; 1 a 4, forames sacrais pélvicos; 5, extremidade cranial do corpo da primeira vértebra sacral; 6, sulco vascular; 7, extremidade caudal do corpo da última vértebra sacral.

Figura 26-9. Sacro de boi; vista dorsal.
1 a 4, Forames sacrais dorsais; 5, canal sacral; 6, processos articulares; 7, face auricular; 8, ápice.

TÓRAX

O **tórax** ósseo é mais curto do que no cavalo. A abertura cranial ou **entrada** é mais alta. O **teto** é curto e o **assoalho** é mais largo e relativamente mais longo. O diâmetro transverso é mais largo na parte caudal. Os vértices dos **processos espinhosos** estão quase em uma linha reta da segunda vértebra torácica ao meio da região lombar.

Em um animal de porte médio, a altura da abertura torácica cranial é cerca de 22-25 cm e o maior diâmetro transverso é em torno de 10 cm. Há uma pronunciada "queda" do assoalho do nível do primeiro espaço intercostal em relação à posição aproximadamente vertical da primeira esternebra. O segundo par de cartilagens costais forma a parte lateral do encaixe no manúbrio que articula-se com o corpo do esterno. A altura da cavidade da oitava vértebra torácica à última esternebra é de cerca de 52 cm. O comprimento do assoalho apresenta a mesma medida precedente.

Costelas
(Figs. 26-10 e 11)

Treze pares de **costelas** estão presentes normalmente, das quais oito são **verdadeiras** ou esternais, e cinco, **falsas** ou asternais. Elas são em geral mais longas, mais largas, mais aplanadas, menos encurvadas e menos regulares na forma do que no cavalo. A oitava, nona e décima são as mais longas e as mais largas. A largura da maior parte das costelas aumenta consideravelmente no meio, e a largura dos **espaços intercostais** é correspondentemente diminuída; este não é o caso na parte caudal da série, onde os espaços intercostais são muito largos. O **colo** é longo e forma (exceto na parte caudal da série) um menor ângulo com o corpo do que no cavalo. A face articular do tubérculo é côncava transversalmente, exceto nas duas ou três últimas, onde a faceta é pequena e plana, ou falta. As extremidades ventrais da segunda à décima ou undécima, inclusive, formam articulações sinoviais (diartrodiais) com as cartilagens costais. O primeiro par de cartilagens costais é muito curto; elas articulam-se por suas faces mediais com o esterno, mas não uma com a outra.

A presença de uma décima quarta costela é mais ou menos comum. Ela é freqüentemente flutuante e pode corresponder a uma vértebra torácica adicional ou à primeira lombar. A redução da décima terceira é mais comum. A oitava cartilagem freqüentemente não atinge o esterno, mas articula-se com a sétima.

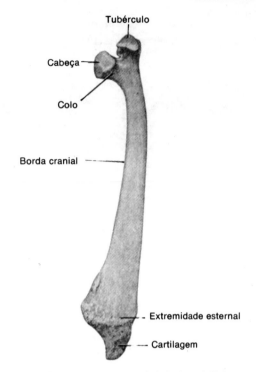

Figura 26.11. Primeira costela de boi; vista medial.

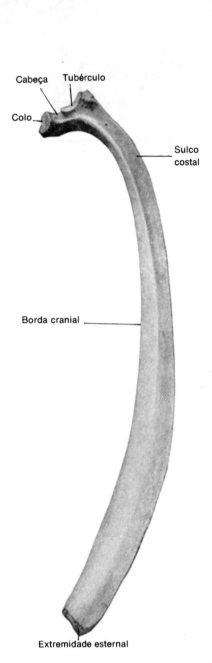

Figura 26-10. Oitava costela direita de boi; vista medial.

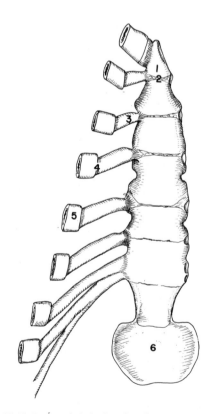

Figura 26-12. Esterno de boi; vista dorsal.

1, Manúbrio; 2, articulação sinovial manúbrio-esternal; 3, cartilagem costal; 4, junção costocondral; 5, quinta costela; 6, cartilagem xifóide.

Esterno
(Figs. 26-12 e 13)

O **esterno** consiste de sete **esternebras,** muitas das quais são desenvolvidas de dois centros laterais. Ele é mais largo, mais aplanado e relativamente mais longo do que no cavalo, e falta a crista ventral. O **manúbrio** é parecido com uma cunha e comprimido lateralmente. Sua base forma uma articulação sinovial com o corpo do osso e sua parte dorsal tem uma grande incisura de cada lado para a articulação com a primeira cartilagem costal. O **corpo** alarga-se craniocaudalmente, mas caudal ao último par de incisuras costais ele torna-se muito mais estreito. A face ventral é muito proeminente em sua parte cranial, e ligeiramente côncava em direção caudal. As bordas laterais são sulcadas para a passagem de vasos. Falta a **cartilagem do manúbrio**. A **cartilagem xifóide** é parecida com a do cavalo, porém menor.

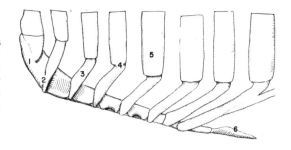

Figura 26-13. Esterno de boi; vista lateral.
1, Manúbrio; 2, articulação sinovial manúbrio-esternal; 3, cartilagem costal; 4, junção costocondral; 5, quinta costela; 6, cartilagem xifóide.

APÊNDICES

OSSOS DO MEMBRO TORÁCICO

O **membro torácico** do ruminante é composto de quatro segmentos principais: a cintura torácica, o braço (úmero), o antebraço (rádio e ulna) e a mão (carpo, metacarpo e dedos [falanges e sesamóides]).

Cíngulo Torácico (Ombro)

A **cintura torácica** consiste da **escápula,** que é um osso plano grande, bem desenvolvido, que apresenta um pequeno processo coracóide fundido. O bovino é desprovido de clavícula; entretanto, ocasionalmente, uma pequena faixa tendínea, a intersecção clavicular (tida por alguns como um vestígio da clavícula), pode ser encontrada na intimidade do músculo braquiocefálico cranial ao nível do ombro.

ESCÁPULA
(Fig. 26-14)

A **escápula** é mais regularmente triangular do que no cavalo, relativamente mais larga na extremidade dorsal e mais estreita na extremidade ventral. O índice escapular é cerca de 1:0,6. A **espinha** é mais proeminente e está colocada em direção mais cranial, tanto que a **fossa supra-espinhal** é estreita e não se estende à parte ventral do osso. A espinha é sinuosa, inclinada caudalmente no seu meio, e na sua parte ventral inclinada cranialmente. Sua borda livre é algo espessada no seu meio, porém não apresenta uma tuberosidade distinta. Ao invés de declinar-se ventralmente, como no cavalo, a espinha torna-se um pouco mais proeminente e é prolon-

Quadro 26-1. *Época de Fusão Epifisária para o Apêndice Torácico do Boi*

Osso	Bruni e Zimmerl (1951)	Lesbre (1897)
Escápula	7 — 10 meses	7 — 10 meses
Úmero		
Proximal	3 ½ — 4 anos	3 ½ — 4 anos
Distal	15 — 20 meses	15 — 20 meses
Rádio		
Proximal	1 — 1/4 ano	1 — 1/4 ano
Distal	3 1/2 — 4 anos	3 1/2 — 4 anos
Ulna		
Proximal	3 1/2 anos	3 1/2 — 4 anos
Distal	3 anos	3 1/2 — 4 anos
Metacárpico III		
Distal	2 — 2 1/2 anos	2 — 2 1/2 anos
Falange proximal		
Proximal	20 meses — 2 anos	20 meses — 2 anos
Falange média		
Proximal	1 1/4 —1 1/2 ano	1 1/4 — 1 1/2 ano
Distal	antes do nascimento	—
Falange distal		—

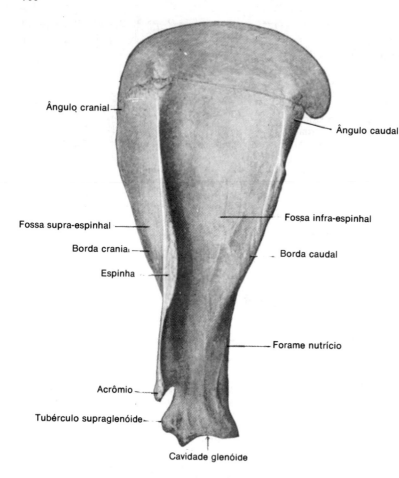

Figura 26-14. Escápula esquerda de boi; vista lateral.
A cartilagem é mostrada mas não indicada.

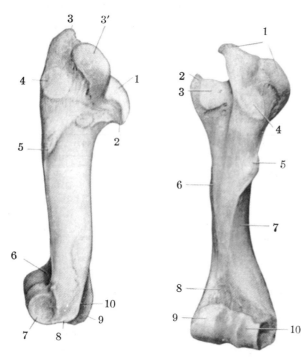

Figura 26-15. Úmero esquerdo de boi; vista lateral.
1, Cabeça; 2, colo; 3, 3', tuberosidade maior (lateral); 4, proeminência rugosa para inserção do tendão do infra-espinhal; 5, tuberosidade deltóide; 6, fossa radial; 7, capítulo; 8, epicôndilo lateral; 9, epicôndilo medial; 10, fossa olecrânica.

Figura 26-16. Úmero esquerdo de boi; vista cranial.
1, Tuberosidade maior (lateral); 2, tuberosidade menor (medial); 3, sulco intertuberal; 4, eminência rugosa para inserção do tendão do infra-espinhal; 5, tuberosidade deltóide; 6, tubérculo do redondo maior; 7, sulco (músculo-espiral) para o braquial; 8, fossa radial; 9, tróclea; 10, capítulo.

Figura 26-15   Figura 26-16

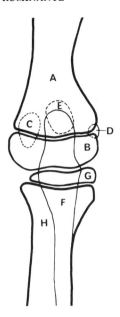

Figura 26-17. Esquema de radiografia craniocaudal (ânteroposterior) do cotovelo de boi.

A, Diáfise do úmero; B, epífise distal do úmero; C, epicôndilo medial; D, epicôndilo lateral; E, epífise proximal da ulna; F, diáfise da ulna; G, epífise proximal do rádio; H, diáfise do rádio. (De Burt et al., 1968.)

gada por uma projeção pontiaguda, o **acrômio**, no qual origina-se parte do deltóide. A **fossa subescapular** é rasa.

As áreas para a inserção do serrátil ventral não são muito distintas. O forame nutrício localiza-se freqüentemente no terço ventral da borda caudal. A **cavidade glenóide** é quase circular e sem uma incisura distinta. O **tubérculo supraglenóide** é pequeno e próximo à cavidade glenóide. O **processo coracóide** é curto e arredondado. A cartilagem assemelha-se àquela do cavalo. O tubérculo supraglenóide une-se com o resto do osso do sétimo ao décimo mês. Dois centros de ossificação foram vistos em radiografias cranioventrais da extremidade da escápula. O colo e corpo da escápula são formados por um centro maior e o tubérculo supraglenóide por um centro menor (Fig. 26-19). (Nenhuma tentativa foi feita para demonstrar a extremidade vertebral da escápula [Burt et al., 1968].)

Braço

ÚMERO
(Figs. 26-15 e 16)

O **úmero** tem um sulco raso (musculoespiral) para o braquial. A **tuberosidade deltóidea** é menos proeminente do que no cavalo, e a linha encurvada que parte dela para o colo apresenta um tubérculo saliente na sua proximal. O forame nutrício está freqüentemente no terço distal da face caudal. A **tuberosidade maior** (tuberosidade lateral) é muito grande e eleva-se a cerca de 3 cm, proximalmente ao nível da cabeça, formando a ponta do ombro. Sua parte cranial curva-se medialmente sobre o sulco intertuberal, e distal e lateralmente a ele há uma área circular eminente e rugosa para inserção do tendão do infraespinhal. A parte cranial da **tuberosidade menor** (medial) apresenta uma pequena projeção que se curva sobre o sulco intertuberal. O sulco é único. A superfície articular distal, ou côndilo, é evidentemente oblíqua, e os sulcos e crista são muito bem evidentes. As **fossas radial** e **olecrânica** são profundas e largas. A **crista epicondílea** do epicôndilo lateral é representada por uma área elevada rugosa.

A extremidade proximal une-se com o corpo aos três e meio ou quatro anos, e a distal, em torno de um ano e meio. Três centros de ossificação separados são vistos na extremidade distal do úmero. Ao lado da diáfise e epífise distal, o epicôndilo medial é observado (Figs. 26-17 e 18). Radiograficamente, o epicôndilo lateral do úmero parece ser um centro de ossificação separado, quando visto em projeção

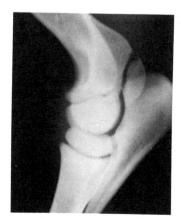 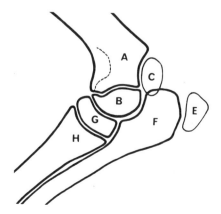

Figura 26-18. À *esquerda*, radiografia mediolateral do cotovelo de boi. À *direita*, esquema.

A, Diáfise do úmero; B, epífise distal do úmero; C, epicôndilo medial; E, epífise proximal da ulna; F, diáfise da ulna; G, epífise proximal do rádio; H, diáfise do rádio. (De Burt et al., 1968.)

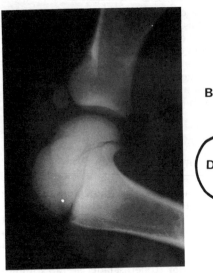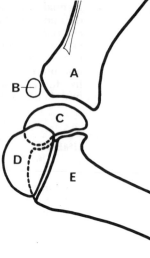

Figura 26-19. A *esquerda*, radiografia mediolateral do ombro de boi. À *direita*, esquema.

A, Colo da escápula; B, epífise do tubérculo supraglenóide; C, epífise proximal do úmero; D, tuberosidade maior (lateral) do úmero; E, diáfise do úmero. (De Burt et al., 1968.)

caudocranial (póstero-anterior) (Fig. 26-17). Um exame anatômico desta área mostra que o epicôndilo lateral e a diáfise no úmero calcificam-se a partir do mesmo centro de ossificação. Na extremidade proximal do úmero, duas linhas epifisárias são observadas com um mês de idade. Uma separa a diáfise e a epífise proximal, e a outra separa a diáfise e a tuberosidade lateral do úmero (Fig. 26-19) (Burt et al., 1968).

membro em flexão. As facetas para os cárpicos radial e intermédio são mais estreitas do que no cavalo e oblíquas dorsolateralmente. A face para o cárpico ulnar é extensa e em forma de sela; sua parte lateral está relacionada à ulna.

Antebraço

RÁDIO
(Fig. 26-20)

O **rádio** é curto e relativamente largo. Ele é algo oblíquo, com a extremidade distal ou tróclea mais próxima do plano mediano do que a proximal. A curvatura é mais pronunciada distalmente do que proximalmente. O **corpo** é prismático na sua parte média, com faces cranial e caudal e bordas medial e lateral. Há um acentuado aumento na largura e espessura, distalmente. A circunferência articular proximal apresenta uma fossa sinovial que se estende medialmente do sulco profundo entre as duas cavidades radiais. A **tuberosidade radial** está representada por uma área rugosa ligeiramente elevada. As facetas para a ulna são maiores do que no cavalo. Os dois ossos comumente fundem-se proximal ao espaço interósseo antebraquial proximal e sempre fundem-se distais a ele, exceto próximos à tróclea (extremidade distal), onde há um pequeno espaço interósseo antebraquial distal. Um sulco liga os dois espaços, lateralmente. A **extremidade distal** é grande e é mais espessa, medialmente. Sua face articular cárpica é oblíqua em duas direções, isto é, proximal e caudalmente. Os sulcos para os tendões do extensor e abdutor são rasos. A extremidade proximal une-se com o corpo com um ou um ano e meio, e a distal, aos três e meio e quatro anos.

A aproximação das extremidades distais dos antebraços e os carpos dão a aparência de "punho valgo" nogado. A obliqüidade das superfícies articulares produzem desvio lateral da parte distal do

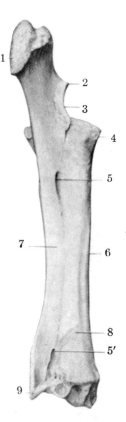

Figura 26-20. Rádio e ulna esquerdos de boi; vista caudomedial.

1, Olécrano; 2, processo ancôneo; 3, incisura troclear; 4, extremidade proximal do rádio; 5, 5', espaços interósseos proximal e distal; 6, corpo do rádio; 7, corpo da ulna; 8, sulco vascular; 9, processo estilóide da ulna.

OSTEOLOGIA RUMINANTE 703

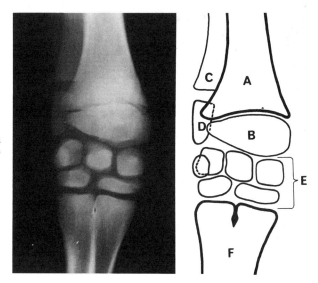

Figura 26-21. À *esquerda*, radiografia craniocaudal (ântero-posterior) do carpo de boi. À *direita*, esquema.

A, Diáfise do rádio; B, epífise distal do rádio; C, diáfise da ulna; D, epífise distal da ulna; E, ossos cárpicos; F, ossos metacárpicos III e IV. (De Burt et al., 1968.)

ULNA
(Fig. 26-20)

A **ulna** é muito menos reduzida do que no cavalo. O **corpo** é completo, com três lados e fortemente encurvado. Ele está fundido com o rádio no adulto, exceto ao nível dos dois espaços interósseos mencionados acima. Sua parte proximal contém uma cavidade medular que se estende um pouco na extremidade proximal. O **olécrano** é grande e apresenta um túber arredondado. A extremidade distal está fundida com o rádio; ele projeta-se além do nível distal do rádio, formando o **processo estilóide da ulna,** que fornece parte da faceta para o osso cárpico ulnar. O vértice do olécrano e a extremidade distal unem-se com o corpo aos três e meio ou quatro anos.

Dois centros de ossificação separados são vistos na extremidade distal do rádio e ulna (Figs. 26-21 e 22). As epífises distais do rádio e ulna articulam-se com o carpo. Diferente daquela do cavalo, a epífise distal da ulna do bovino une-se com a diáfise da ulna. Uma linha epifisária é observada na extremidade proximal do rádio e outra na extremidade proximal da ulna, com um mês de idade (Figs. 26-17 e 18). A epífise adjacente à ulna representa o olécrano. A epífise proximal do rádio não está completamente ossificada com um mês, aparecendo uma porção radiograficamente indiscernível no lado medial (Fig. 26-17) (Burt et. al., 1968).

Mão

OSSOS CÁRPICOS
(Figs. 26-23 e 24)

O **carpo** consiste de seis ossos, quatro na fileira proximal e dois na distal. A fila proximal é oblíqua de conformidade com a face articular cárpica do rádio. Os **cárpicos radial e intermédio** parecem, em geral, com os do cavalo, mas são menos regulares em forma e seus grandes eixos estão dirigidos obliquamente para o lado palmar e medial. O radial é mais estreito do que no cavalo e encurvado palmoproximalmente. O intermédio é restringido no seu meio e é mais largo palmar do que dorsalmente. O

cárpico ulnar é grande e muito irregular. Sua face procimal é extensa e sinuosa, e articula-se tanto com o rádio como com a ulna; ele apresenta uma grande faceta oval palmarmente para a articulação com o cárpico acessório. O **cárpico acessório** é curto, espesso e arredondado; ele articula-se unicamente com o cárpico ulnar. Falta o primeiro cárpico. O segundo e terceiro cárpicos estão fundidos para formar um grande osso **quadrilátero**. O **quarto cár-**

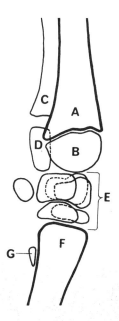

Figura 26-22. Esquema de radiografia látero-medial do carpo de boi.

A, Diáfise do rádio; B, epífise distal do rádio; C, diáfise da ulna; D, epífise distal da ulna; E, ossos cárpicos; F, ossos metacárpicos III e IV; G, osso metacárpico V. (De Burt et al., 1968.)

pico é um pequeno osso quadrilátero. Os ossos cárpicos têm cada um um único centro de ossificação.

OSSOS METACÁRPICOS
(Fig. 26-25)

O **metacarpo** consiste de um grande metacárpico e um osso pequeno metacárpico lateral. O **grande osso metacárpico** (Mc. III + IV) resulta da fusão do terceiro e quarto ossos do feto, e apresenta evidências de sua dupla origem constante no estado adulto. O corpo é menor do que no cavalo e é relativamente mais largo e mais plano. A face dorsal é arredondada e está marcada por um sulco vascular vertical, o sulco longitudinal dorsal, unindo dois canais que atravessam as extremidades do corpo, dorsopalmarmente. A face palmar é plana e apresenta um sulco similar, mas muito menos distinto, o sulco longitudinal palmar. As bordas são rugosas no terço proximal. A extremidade proximal ou base apresenta duas facetas ligeiramente côncavas para a articulação com os ossos da fileira distal do carpo; a área medial é a maior, e elas estão separadas dorsalmente por uma crista e palmarmente por uma incisura. O ângulo lateropalmar apresenta uma faceta palmarmente para o pequeno osso metacárpico. A parte medial da extremidade apresenta as tuberosidades dorsal e palmar. A extremidade distal ou cabeça está dividida em duas partes por uma incisura sagital, a incisura intertroclear. Cada divisão apresenta uma face articular semelhante àquela no cavalo, mas muito menor. A cavidade medular está dividida em duas partes por um septo vertical que freqüente-

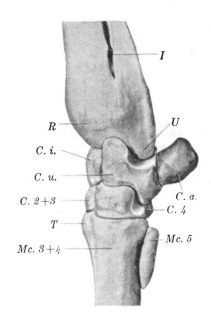

Figura 26-24. Carpo esquerdo de boi e ossos adjacentes; vista lateral.

C. 2 + 3, segundo e terceiro cárpicos fundidos; C. 4, quarto cárpico; C.a., cárpico acessório; C.i., cárpico intermédio; C.u., cárpico ulnar; I, espaço interósseo antebraquial distal; Mc. 3 + 4, terceiro e quarto metacárpicos fundidos; Mc. 5, quinto metacárpico; R, extremidade distal do rádio; T, tuberosidade metacárpica; U, processo estilóide da ulna.

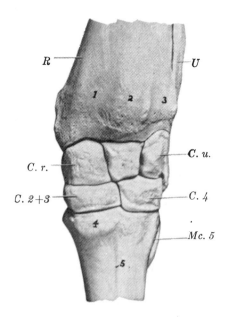

Figura 26-23. Carpo esquerdo de boi e ossos adjacentes; vista dorsal.

C. 2 + 3, segundo e terceiro cárpicos fundidos; C. 4, quarto cárpico; C.r., cárpico radial; C.u., cárpico ulnar; Mc.5, metacárpico V; R, rádio; U, ulna; 1, 2, 3, sulcos para os tendões extensores; 4, tuberosidade metacárpica; 5, sulco longitudinal dorsal (vascular). O osso cárpico intermédio (entre o radial e ulnar) não é indicado.

mente é incompleto no adulto. O **pequeno osso metacárpico** (Mc. V) é uma haste arredondada com cerca de 3,5 a 4 cm de comprimento, que se localiza na parte proximal da borda lateral do grande osso. Sua extremidade proximal articula-se com o último, mas não com o carpo. A extremidade distal é pontiaguda.

Quatro metacárpicos cartilagíneos estão presentes no estágio fetal inicial, a saber, o segundo, terceiro, quarto e quinto. O segundo comumente também desaparece ou une-se com o terceiro; às vezes, ele desenvolve-se como uma pequena haste de osso. O terceiro e quarto gradualmente unem-se, mas podem ser formados à parte, ao nascimento. Cada um tem três centros de ossificação; a epífise proximal funde-se com o corpo antes do nascimento, a distal, aos dois ou dois anos e meio.

DEDOS DA MÃO

Quatro **dedos** estão presentes no boi. Destes, dois — o terceiro e quarto — estão completamente desenvolvidos, e cada um tem três falanges e três sesamóides. O segundo e quinto são vestígios e têm situação palmar ao boleto como "paradígitos"; cada um possui um ou dois pequenos ossos que não se articulam com o resto do esqueleto.

Falanges e Sesamóides
(Figs. 26-26 e 27)

FALANGE PROXIMAL. A **falange proximal** ou primeira é mais curta e mais estreita do que no cavalo, com três faces. A face interdigital é plana e sua parte palmar apresenta uma eminência para a inserção

OSTEOLOGIA RUMINANTE

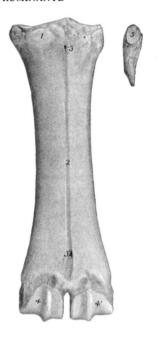

Figura 26-25. Ossos metacárpicos esquerdos de boi; vista dorsal. O osso pequeno foi deslocado lateralmente.

1, Tuberosidade metacárpica; 2, sulco longitudinal dorsal; 3, 3', canais metacárpicos proximal e distal respectivamente; 4, 4', cabeça; 5, faceta articular do quinto (pequeno) osso metacárpico.

dos ligamentos interdigitais. A extremidade proximal ou base é relativamente grande e é algo comprimida de lado a lado. A face articular é côncava dorsopalmarmente e está dividida por um sulco sagital em duas áreas, das quais a abaxial é a maior e mais alta. Palmar a estas estão duas facetas para a articulação com os ossos sesamóides proximais. A face palmar apresenta duas tuberosidades separadas por uma profunda depressão. A extremidade distal (tróclea) é menor do que a proximal, especialmente no sentido dorsopalmar. Sua face articular está dividida por um sulco sagital em duas facetas convexas, das quais a abaxial é a maior. Há depressões sobre ambos os lados, para a inserção ligamentar. O osso consiste, ao nascer, de duas peças — a extremidade distal e o corpo, fundidos, e a extremidade proximal. A fusão ocorre com um e meio a dois anos.

FALANGE MÉDIA. A **falange média**, ou segunda, é cerca de dois terços do comprimento da proximal e é claramente trifacetada. A face articular proximal, ou base, está dividida por uma crista sagital em duas cavidades glenóides, das quais a abaxial é muito maior. Há uma eminência dorsal central e dois tubérculos na face palmar. A extremidade distal (tróclea) é menor do que a proximal. Sua face articular invade consideravelmente as faces dorsal e palmar e está dividida em duas partes por um sulco sagital. Há uma profunda depressão para inserção ligamentar no lado interdigital. O osso contém um pequeno

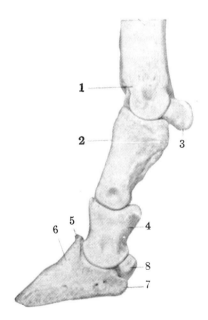

Figura 26-26

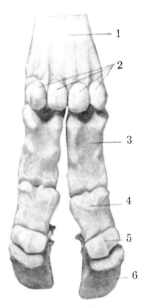

Figura 26-27

Figura 26-26. Ossos da parte distal do membro torácico de boi; vista lateral.

1, Extremidade distal do osso metacárpico; 2, falange proximal; 3, osso sesamóide proximal; 4, falange média; 5, processo extensor da falange distal; 6, face parietal (dorsal); 7, processo palmar lateral; 8, osso sesamóide distal.

Figura 26-27. Ossos da parte distal do membro torácico de boi; vista palmar.

1, Osso metacárpico; 2, ossos sesamóides proximais; 3, falange proximal; 4, falange média; 5, osso sesamóide distal; 6, falange distal.

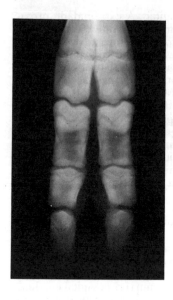
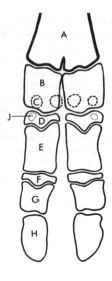

Figura 26-28. À *esquerda*, radiografia craniocaudal (ântero-posterior) das falanges do apêndice torácico de recém-nascido de bovino. À *direita*, esquema.

A, Diáfises dos metacárpicos III e IV; B, epífise distal do metacárpico III; C, sesamóide proximal; D, epífise proximal e E, diáfise da falange proximal; F, epífise proximal e G, diáfise da falange média; H, falange distal; J, segundo dedo rudimentar (paradígito). (O quinto dedo rudimentar não está indicado). (De Burt et al., 1968.)

canal medular. A extremidade distal une-se com o resto do osso, por volta do primeiro ano.

FALANGES DISTAIS. As **falanges distais,** ou terceiras, parecem, em geral, com a metade do osso do cavalo. Cada uma apresenta quatro faces. A face parietal está marcada na sua parte distal por um sulco raso, ao longo do qual há vários forames de considerável tamanho; um palmar da série é o maior e conduz a um canal no interior do osso. Distalmente ao sulco, a face é proeminente, rugosa e porosa. Próximos ao processo extensor, e nele, estão múltiplos, e relativamente grandes, forames. A inclinação da face é muito abrupta palmarmente, mas dorsalmente ela forma um ângulo de 25 a 30 graus com o plano de apoio. A face articular é estreita de lado a lado e inclina-se distal e palmarmente. Ela é também oblíqua transversalmente, o lado axial sendo o mais baixo. Ela é adaptada à face distal ou cabeça da falange média, com exceção de uma faceta para o lado palmar, para o sesamóide distal. O processo extensor é muito rugoso. A face palmar é estreita e ligeiramente côncava, e apresenta dois ou três forames de considerável tamanho. Ela está separada da face parietal por uma borda que é cortante dorsalmente e arredondada palmarmente. Não há linha semilunar, visto que o tendão flexor digital profundo está inserido no espesso tubérculo flexor da face palmar. A face axial (interdigital) é lisa e sulcada, distalmente, e rugosa e porosa, proximalmente. No ângulo proximal, ela é perfurada por um grande forame, o forame axial, que é equipalente ao forame palmar do cavalo e abre-se em uma cavidade no meio do osso. A face está separada da face parietal por uma borda arredondada, e da face palmar, por uma borda cortante. O ângulo é muito curto e desprovido de cartilagem.

As falanges proximal e média formam-se a partir de três centros de ossificação, e as epífises distais e diáfises estavam fundidas em todas as radiografias feitas após o nascimento. As epífises proximais e diáfises não estavam unidas ao nascimento, o que é demonstrado radiograficamente por uma linha epifisária radiotransparente (Figs. 26-28 e 29). Um único centro de ossificação foi encontrado para as falanges distais dos dedos III e IV (Burt et al., 1968).

OSSOS SESAMÓIDES. Quatro **sesamóides proximais** (palmares) estão presentes, dois para cada dedo. Eles são muito menores do que no cavalo. Os ossos de cada par articulam-se com a correspondente parte da extremidade distal ou cabeça do osso grande metacárpico por suas faces dorsais, e com os

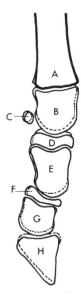

Figura 26-29. Esquema de radiografia látero-medial das articulações metacarpofalângicas (as linhas ponteadas representam dedo contíguo).

A, Diáfises; B, epífises distais dos metacárpicos III e IV; C, sesamóides proximais; D, epífises proximais; E, diáfises das falanges proximais; F, epífises proximais e G, diáfises das falanges médias; H, falanges distais; J, II e V dedos rudimentares (paradígitos). (De Burt et al., 1968.)

Quadro 26-2. *Época de Fusão Epifisária Anatômica para o Apêndice Pélvico de Boi*

Osso	Bruni e Zimmerl (1951)	Lesbre (1897)
Ílio, ísquio, pube	7 — 10 meses	7 — 10 meses
Fêmur		
Proximal	3 anos	3 ½ anos
Distal	3 ½ anos	3 ½ — 4 anos
Tíbia		
Proximal	4 anos	3 ½ — 4 anos
Distal	2 — 2 ½ anos	2 — 2 ½ anos
Fíbula		
Proximal	3 ½ anos	—
Distal	3 anos	—
Calcâneo	3 anos	3 anos
Distal ao tarso	mesmo como distal ao carpo	mesmo como distal ao carpo

correspondentes e com a falange proximal por pequenas facetas. Os ossos sesamóides proximais (dorsais) (dois em número) articulam-se com a face dorsal de cada metade da cabeça do osso grande metacárpico.

Os dois **sesamóides distais** são curtos e suas extremidades são ligeiramente mais estreitas do que no meio.

OSSOS DO MEMBRO PÉLVICO

O **membro pélvico,** como o torácico, consiste de quatro segmentos: o cíngulo pélvico, coxa (fêmur e patela), perna (tíbia e fíbula) e pé (tarso, metatarso e dedos [falanges e ossos sesamóides]).

Cíngulo Pélvico (Pelve Óssea)

O **cíngulo pélvico** consiste do osso do quadril (osso do quadril de ambos os lados).

Os **ossos dos quadris** são compostos de cada lado pelo osso do quadril, que formam uma articulação cartilagínea ao longo da linha mediana (sínfise pélvica). A **sínfise pélvica,** por sua vez, consiste da **sínfise púbica** e **sínfise isquiática.**

OSSO DO QUADRIL

O **osso do quadril** (Figs. 26-30 e 31) é o maior dos ossos planos. Ele consiste primariamente de três partes, o ílio, ísquio e pube, que se unem para formar o acetábulo, uma grande cavidade cotilóide que se articula com a cabeça do fêmur. Estas partes estão fundidas no adulto (freqüentemente dos sete aos dez meses), mas é melhor descrevê-las separadamente.

DESENVOLVIMENTO. Numa vista ventrodorsal da pelve, três centros de ossificação são observados na extremidade proximal do fêmur. Além da epífise proximal e diáfise, o trocanter maior é visível (Fig. 26-32). A única linha episária na pelve distintamente visível com um mês de idade numa vista ventrodorsal está locali-

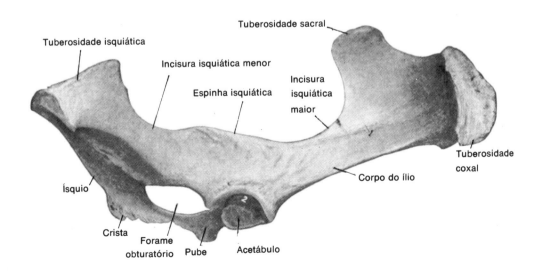

Figura 26-30. Osso do quadril direito de boi; vista lateral.
1, Linha glútea; 2, fossa acetabular.

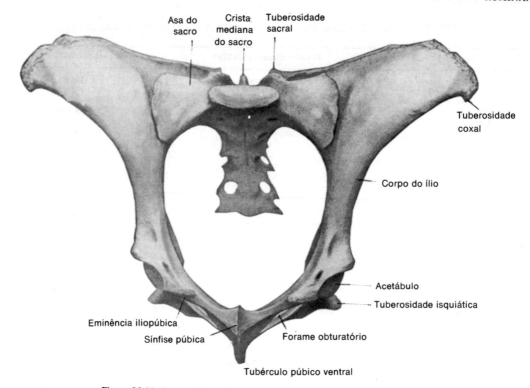

Figura 26-31. Ossos pélvicos de vaca, observados cranialmente e algo ventralmente.

zada entre o ílio e o ísquio. A linha epifisária entre o ramo cranial do pube e o ílio e ísquio não é facilmente visualizada nesta incidência (Burt et al., 1968).

Ílio

Os **ílios** são quase paralelos entre si e formam um ângulo muito menor com o plano horizontal do que no cavalo. Eles são relativamente pequenos. A **linha glútea** é proeminente e é quase paralela à borda lateral; ela atinge a espinha isquiática. Uma crista arredondada separa as duas partes da face sacropélvica. A face para articulação com o sacro é triangular. A **tuberosidade sacral** é truncada, não se estende tão alto quanto as espinhas vertebrais e está separada do ângulo oposto por um intervalo mais largo do que no cavalo. A **tuberosidade coxal** é relativamente grande e proeminente; ela não é tão oblíqua como no cavalo e é larga no meio e menor em ambas as extremidades. O **corpo** é curto e comprimido de lado a lado.

Ísquio

O **ísquio** é grande. Seu eixo maior é oblíquo, dirigido dorsocaudalmente, formando um ângulo de cerca de 50 a 60 graus com o plano horizontal. O eixo transverso é oblíquo ventromedialmente, tanto que esta parte do assoalho pélvico é profundamente côncava de lado a lado. O meio da face ventral apresenta uma crista rugosa ou impressão para inserção muscular. A **espinha isquiática** é alta e delgada e apresenta lateralmente uma série de linhas rugosas quase verticais. A **tuberosidade isquiática** é grande e trifacetada, apresentando tuberosidades dorsais, ventrais e laterais. O **arco isquiático** é estreito e profundo. A **sínfise** apresenta uma crista ventral, que desaparece gradualmente próxima ao arco isquiático.

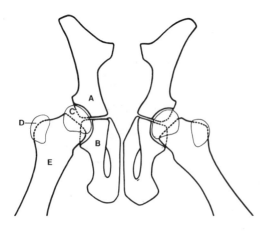

Figura 26-32. Esquema de radiografia ventrodorsal de pelve de boi.

A, Íleo; B, ísquio; C, epífise proximal do fêmur; D, trocanter maior; E, diáfise do fêmur. (De Burt et al., 1968.)

Pube

O **ramo cranial** (acetabular) **do pube** é estreito e está dirigido lateralmente e um pouco cranialmente.

OSTEOLOGIA RUMINANTE

A borda cranial está marcada por um sulco transverso que termina ventralmente à eminência iliopúbica rugosa.* O **ramo caudal** (sinfisário) é largo e delgado.

Acetábulo

O **acetábulo** é menor do que no cavalo. O lábio é arredondado e está freqüentemente marcado por duas incisuras. Uma destas é caudomedial, estreita e profunda; ela dirige-se à profunda **fossa acetabular** e é quase freqüentemente convertida em um forame por uma lâmina óssea. A outra incisura é craniomedial, pequena e às vezes substituída por um forame, ou falta.

Forame Obturatório

O **forame obturatório** é grande e elíptico; sua borda medial é delgada e cortante.

Pelve

A **pelve** óssea é composta dos ossos do quadril, do sacro e das vértebras caudais. A parede dorsal, ou teto, é formada pelo sacro e vértebras caudais e a

---

*Preuss e Budras (1969) afirmam que a eminência iliopúbica inclui ambos os tubérculos do psoas e pectíneo dos animais domésticos.

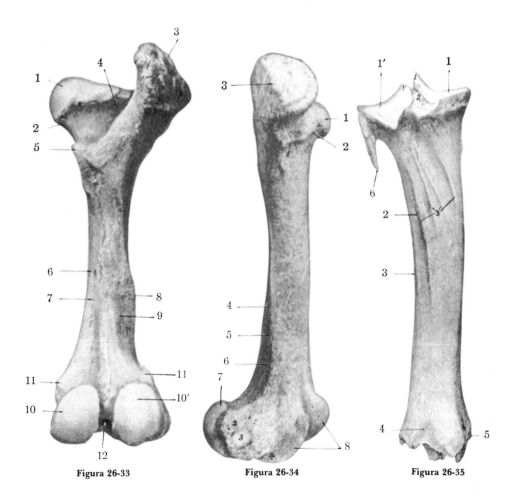

Figura 26-33. Fêmur direito de boi; vista caudal.

1, Cabeça; 2, colo; 3, trocanter maior; 4, fossa trocantérica; 5, trocanter menor; 6, forame nutrício; 7, sulco vascular; 8, tuberosidade supracondílea lateral; 9, fossa supracondílea; 10, 10', côndilos medial e lateral; 11, 11', epicôndilos medial e lateral; 12, fossa intercondílea.

Figura 26-34. Fêmur direito de boi; vista lateral.

Números em torno do osso: 1, Cabeça; 2, colo; 3, trocanter maior; 4, borda lateral; 5, tuberosidade supracondílea lateral; 6, fossa supracondílea; 7, côndilo lateral; 8, tróclea. *Números sobre o osso:* 1, Eminência para inserção do glúteo profundo; 2, epicôndilo lateral; 3, depressão para origem do poplíteo; 4, fossa do extensor.

Figura 26-35. Tíbia esquerda e parte proximal da fíbula de boi; vista caudal.

Números em torno dos ossos: 1, 1', Côndilos medial e lateral da tíbia; 2, forame nutrício; 3, borda lateral; 4, extremidade distal; 5, maléolo medial; 6, corpo da fíbula. *Números sobre o osso:* 1, 1', tubérculos medial e lateral da eminência intercondílea; 2, área intercondílea; 3, linhas musculares. A seta indica sulco para o flexor digital longo.

parede ventral ou assoalho pelos ossos púbico e isquiático, incluindo a tuberosidade isquiática. As paredes laterais são formadas pelos ílios e pela parte acetabular dos ísquios. A falha esquelética aqui é compensada pelos largos ligamentos sacrotuberais, no estado fresco.

A **abertura cranial** (entrada da pelve) é elíptica e mais oblíqua do que no cavalo. Em uma vaca de porte médio, o diâmetro conjugado é cerca de 22,5 a 25 cm e o diâmetro transverso cerca de 18 a 20 cm. O diâmetro vertical medido da extremidade cranial da sínfise à junção do terceiro e quarto segmentos sacrais é cerca de 22 cm. A parede dorsal, ou **teto**, é côncava em ambas as direções. A parede ventral, ou **assoalho**, é profundamente côncava, especialmente no sentido transverso. A cavidade é mais estreita e seu eixo é fortemente inclinado dorsalmente na parte caudal. A **abertura caudal** (saída) tem um diâmetro vertical de cerca de 22 cm, medido ao nível da segunda vértebra caudal. A distância entre o acetábulo e a tuberosidade coxal é somente um pouco (3 a 4 cm) maior do que a distância entre o acetábulo e a tuberosidade isquiática.

Coxa

FÊMUR
(Figs. 26-33 e 34)

O **fêmur** tem um corpo relativamente pequeno, que é cilíndrico no seu meio e prismático distalmente. O **trocanter menor** tem a forma de uma tuberosidade rugosa, está situado mais alto do que no cavalo e invade a face caudal.

A **crista intertrocantérica** une o trocanter menor com o **trocanter maior**. Falta o terceiro trocanter. A **fossa supracondílea** é rasa. A extremidade proximal é muito larga. A **cabeça** é menor do que no cavalo, e a superfície articular estende-se consideravelmente sobre a superfície proximal do colo. A **fóvea da cabeça** é uma pequena depressão no meio da cabeça para inserção do ligamento da cabeça ao fêmur. O **colo** é bem definido, exceto proximalmente. O trocanter maior é muito maciço e não dividido; sua face lateral é muito rugosa. A **fossa trocantérica** é profunda, mas não se estende tão distalmente como no cavalo. A extremidade distal não apresenta características diferenciais muito acentuadas, mas as cristas da **tróclea** são menos oblíquas do que no cavalo e convergem muito ligeiramente em sentido distal. A extremidade proximal une-se com o corpo em torno dos três anos e meio, a distal dos três e meio aos quatro anos.

PATELA

A **patela** é longa, estreita e muito espessa. A face cranial é fortemente convexa, muito rugosa e irregular. A face articular é convexa de lado a lado e quase reta no sentido vertical. O grande processo cartilagíneo no lado medial para a inserção da fibrocartilagem sempre indica o lado ao qual pertence o osso. O ápice é mais pontiagudo do que no cavalo. A patela não é um centro secundário de ossificação. Um único centro de ossificação é encontrado para a patela e metatársico II (Burt et al., 1968).

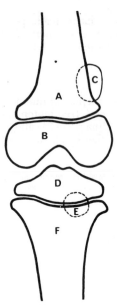

Figura 26-36. Esquema de radiografia caudocranial (póstero-anterior) de articulação do joelho de boi.
A, Diáfise do fêmur; B, epífise distal do fêmur; C, patela; D, epífise proximal da tíbia; E, tuberosidade tibial; F, diáfise da tíbia. (De Burt et al., 1968.)

Perna

TÍBIA
(Fig. 26-35)

A **tíbia** parece com a do cavalo, porém é um pouco mais curta. O **corpo** é perfeitamente encurvado, tanto que o lado medial é convexo. A face caudal não está dividida em duas áreas, e as linhas musculares são poucas e estendem-se mais proximalmente do que no cavalo. Os sulcos articulares e a crista da extremidade distal ou cóclea são quase de direção sagital e apresentam uma extensa, mas rasa, fossa sinovial. O sulco lateral está separado por uma crista cortante de uma área mais lateral que destina-se à articulação com o maléolo lateral. A parte cranial do maléolo medial está prolongada distalmente e tem uma extremidade pontiaguda. O sulco caudal a ela é largo e bem definido. Lateralmente, há um sulco estreito e profundo que separa duas proeminências. A extremidade proximal funde-se com o corpo aos três e meio ou quatro anos, a distal aos dois ou dois anos e meio.

Três centros de ossificação são visíveis em radiografias da extremidade proximal da tíbia. Além da epífise proximal e da diáfise, foi observada a tuberosidade tibial (Figs. 26-36 e 37). Estas figuras também demonstram a linha epifisária separando a epífise distal e a diáfise do fêmur (Burt et al., 1968).

FÍBULA
(Fig. 26-35)

A **fíbula** normalmente consiste somente das duas extremidades. A **cabeça** está fundida com o côndilo

OSTEOLOGIA RUMINANTE

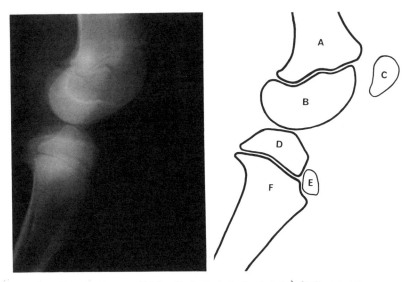

Figura 26-37. À *esquerda*, radiografia látero-medial da articulação do joelho de boi. À *direita*, esquema.

A, Diáfise do fêmur; B, epífise distal do fêmur; C, patela; D, epífise proximal da tíbia; E, tuberosidade tibial; F, diáfise da tíbia. (De Burt et al., 1968.)

lateral da tíbia e é continuada distalmente por um pequeno prolongamento, em haste, pontiagudo. A extremidade distal permanece separada e forma o maléolo lateral (às vezes chamada *osso maleolar*). Ela é quadrilátera no seu contorno e comprimida de lado a lado. A face proximal articula-se com a extremidade distal da tíbia e apresenta uma pequena espinha que se ajusta ao sulco deste osso. A face distal apóia-se sobre o calcâneo, e a medial articula-se com a crista lateral do tálus. A face lateral é rugosa e irregular.

A primitiva **fíbula** cartilagínea é completa, porém

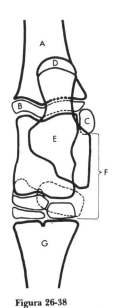

Figura 26-38

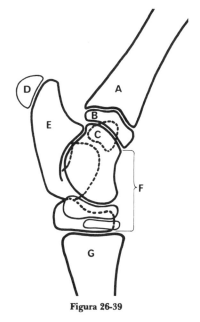

Figura 26-39

Figura 26-38. Esquema de radiografia plantodorsal (póstero-anterior) do tarso de boi.

Figura 26-39. Esquema de radiografia látero-medial (transversa) do tarso de boi.

A, Diáfise da tíbia; B, epífise distal da tíbia; C, maléolo lateral (epífise distal da fíbula); D, epífise proximal do calcâneo (tuberosidade calcanear); E, calcâneo; F, ossos társicos; G, ossos metatársicos III e IV. (De Burt et al., 1968.)

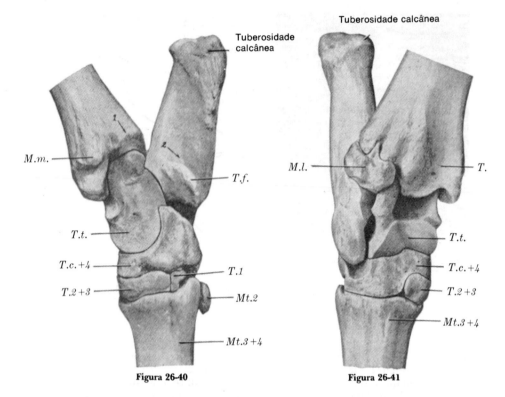

Figura 26-40. Tarso direito e ossos adjacentes de boi; vista medial.
M.m., Maléolo medial; Mt. 3 + 4, grande metatársico ou terceiro e quarto ossos metatársicos fundidos; T. 1, osso primeiro társico; T. 2 + 3, ossos segundo e terceiro társicos fundidos; T.c. + 4, osso quartocentral; T.f., calcâneo (sustentáculo); T.t., tálus; 1, sulco para o tendão do flexor digital longo; 2, sulco para o tendão do flexor digital profundo.

Figura 26-41. Tarso direito e ossos adjacentes de boi; vista dorsolateral.
M.1. Maléolo lateral (extremidade distal da fíbula); Mt. 3 + 4, grande metatársico ou ossos metatársicos terceiro e quarto fundidos; T, tíbia; T. 2 + 3, ossos társicos segundo e terceiro fundidos; T.c. + 4, osso quartocentral; T.t., tálus.

mais tarde o corpo é reduzido ao pequeno prolongamento que se observa dirigindo-se da cabeça, e um cordão fibroso une-o com a extremidade distal (maléolo lateral). Em alguns casos, entretanto, a parte proximal sofre ossificação parcial, formando uma delgada haste que freqüentemente é unida à borda lateral da tíbia e à cabeça por tecido fibroso.

O maléolo lateral ou extremidade distal da fíbula desenvolve-se como um centro de ossificação separado e permanece um osso separado no adulto, articulando-se com a tíbia assim como com o tálus e o calcâneo (Figs. 26-38 e 39) (Burt et al., 1968).

Pé

OSSOS TÁRSICOS
(Figs. 26-40 e 41)

O **tarso** consiste de cinco peças; os ossos társicos central e quarto e segundo e terceiro estão fundidos (ao nascimento, entretanto, os ossos társicos quarto e central estão separados [Burt et al., 1968]).

TÁLUS. O **tálus** (osso társico tibial) é relativamente longo e estreito e é às vezes aplanado dorsoplantarmente. Ele apresenta uma tróclea em ambas as extremidades. O sulco e cristas de tróclea proximal não são espirais, mas quase sagitais; a crista lateral é mais larga e articula-se tanto com a tíbia como com a fíbula. A tróclea distal consiste de dois côndilos divididos por um sulco e articula-se com os társicos central e quarto fundidos. A face plantar apresenta uma grande faceta oval para articulação com o calcâneo; esta ocupa a maior extensão da face e é convexa e sulcada próximo-distalmente. A face lateral apresenta duas facetas para a articulação com o calcâneo, e é escavada e rugosa no resto. A face medial apresenta uma tuberosidade na sua parte proximal, e é aplanada distalmente.

CALCÂNEO. O **calcâneo** (osso társico fibular) é mais longo e mais delgado do que no cavalo. A parte distal do corpo é comprimida lateralmente e apresenta uma projeção dorsalmente que se articula com o maléolo lateral. O túber calcanear está marcado plantarmente por um sulco largo e raso, que está coberto por cartilagem no estado fresco.

TÁRSICOS CENTRAL E QUARTO. Os társicos central e quarto estão fundidos para formar o grande **osso quartocentral**, que se estende transversalmente por toda a largura do tarso e articula-se com todos os outros ossos. A menor parte da face proximal está moldada à tróclea distal do tálus e sua parte medial eleva-se acima do apoio, plantarmente. Lateral-

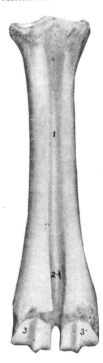

Figura 26-42. Osso grande metatársico de boi; vista dorsal.
1, Sulco vascular; 2, forame; 3, 3', côndilos.

mente, há uma face estreita ondulada para a articulação com a extremidade distal do calcâneo. A face plantar apresenta duas tuberosidades, das quais a lateral é arredondada e a medial mais proeminente e mais estreita.

PRIMEIRO OSSO TÁRSICO. O **primeiro osso társico** é quadrilátero e pequeno. Ele articula-se com o quarto central proximalmente, com o metatarso distalmente e com o segundo társico dorsalmente.

SEGUNDO E TERCEIRO TÁRSICOS. O **segundo e terceiro társicos** estão fundidos para formar uma peça rombóide. A face proximal é côncavo-convexa e articula-se com o componente quartocentral. A face distal é ondulada e apóia-se sobre o metatarso. A face lateral apresenta uma pequena faceta, dorsalmente, para o componente quartocentral, e a face plantar apresenta uma faceta muito pequena para o primeiro osso társico.

OSSOS METATÁRSICOS

O **grande osso metatársico** (Mt III e IV) (Fig. 26-42) é cerca de um sétimo (ca. 3 cm) mais longo do que o correspondente metacárpico. Seu corpo é comprimido transversalmente e apresenta quatro lados. O sulco longitudinal dorsal é profundo e largo. A face plantar está marcada por variáveis sulcos. O forame proximal sobre esta face não perfura o corpo, mas passa obliquamente através da extremidade, abrindo-se sobre a parte plantar de sua face proximal. O ângulo medioplantar da extremidade proximal apresenta uma faceta para a articulação com o pequeno osso metatársico.

As epífises distais e diáfises dos metatársicos III e IV estão completamente separadas por uma linha epifisária, com um mês; as linhas epifisárias proximais não são visualizadas radiograficamente (Burt et al., 1968).

O **osso sesamóide metatársico** (Mt II) é um disco quadrilátero com cerca de 2 cm de largura e altura. Sua face dorsal apresenta uma faceta para a articulação com o grande osso metatársico. Este osso não foi demonstrado radiograficamente no animal recém-nascido (Burt et al., 1968).

DEDOS

Falanges e Ossos Sesamóides

As **falanges** e os **sesamóides** parecem com os do membro torácico, não sendo necessário fazer uma descrição separada.

CRÂNIO

OSSO OCCIPITAL

O **osso occipital** forma a parte ventral somente da superfície caudal do crânio (Fig. 26-52), e está separado da parte mais alta, a protuberância intercornual ou eminência frontal, pelos ossos parietais e interparietais. O **supra-occipital** (que torna-se a parte escamosa do occipital), interparietais e parietais fundem-se antes do nascimento ou logo após, e a massa assim formada está separada das partes laterais do osso occipital por uma sutura transversa no crânio do bezerro. Dorsal a esta sutura há uma tuberosidade central, a **protuberância occipital externa**, na qual insere-se o ligamento nucal e a face de ambos os lados é deprimida e rugosa para inserção muscular. Há comumente uma **crista occipital externa** mediana, que se estende ventralmente da protuberância. Ventral à sutura, o osso é muito mais largo do que o do cavalo. O **forame magno** é largo, tanto que os côndilos são mais afastados, esceto ventralmente. Os processos jugulares são curtos e largos e estão inclinados medialmente (Fig. 26-43). Freqüentemente, no mínimo dois forames são encontrados na fossa condílea; o ventral é o do **hipoglosso**, o outro (freqüentemente duplo) conduz uma veia do **canal condíleo***. O último passa em direção dorsal de um forame sobre o lado medial do côndilo e abre-se no meato temporal. O **forame mastóide** está situado de cada lado, na junção dos ossos occipital e temporal; ele comunica-se com o meato temporal e canais condíleos na sua junção. A face cerebral na parte escamosa apresenta uma depressão central, e dorsalmente a esta encontra-se uma eminência variável, mas nunca pronunciada, a **protuberância occipital interna**. Um sulco de

---

*O número de forames aqui é variável. Em casos excepcionais o forame que se abre no canal condíleo é muito pequeno ou falta; mais freqüentemente há dois e, às vezes, três. Em alguns casos há dois forames para o hipoglosso. Logo, cinco forames podem estar presentes.

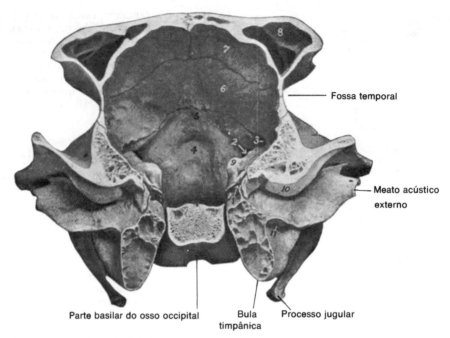

Figura 26-43. Corte transverso do crânio de boi.
Corte da parte caudal do tubérculo articular do osso temporal visto de frente. 1, Cavidade timpânica; 2, abertura interna do canal condíleo; 3, abertura interna do meato temporal; 4, depressão para o verme cerebelar; 5, protuberância occipital interna; 6, lâmina interna do osso parietal; 7, face interna do osso frontal; 8, seio frontal; 9, parte petrosa do osso temporal; 10, processo retroarticular; 11, processo estilóide.

ambos os lados conduz ao meato temporal (Fig. 26-43). A **parte basilar** é curta e larga; sua face cerebral é profundamente côncava e a **crista esfeno-occipital** interna é proeminente. Dois grandes **tubérculos musculares** marcam ventralmente a junção com o basisfenóide. A **fissura petro-occipital** é curta e muito estreita. No animal adulto, o osso está escavado para conter uma cavidade aérea que é tida como uma parte do **seio frontal**.

OSSOS ESFENÓIDES

Os ossos esfenóides são curtos.

Osso Basisfenóide

A face cerebral do **corpo** apresenta uma profunda **sela túrcica**, rostral à qual ele eleva-se abruptamente. A **asa** é pequena, mas forma uma **crista pterigóide** proeminente e espessa. Dois forames estão presentes em ambos os lados. Destes, o grande rostral é equivalente ao redondo, orbital e forames trocleares do cavalo; ele pode ser chamado **forame órbito-redondo** (Fig. 26-44). Caudoventralmente a seu centro está o grande **forame oval**, que transmite o nervo mandibular e artéria meníngea média. Este forame substitui as incisuras média e lateral da borda caudal da asa do basisfenóide do cavalo. Falta a incisura carotídica, sendo seu lugar substituído por uma incisura muito menor para o nervo do canal pterigóide (McFadyean, 1953). O **processo pterigóide** é largo e não há canal alar. O **seio esfenoidal** está ausente no jovem e é pequeno no adulto; ele comunica-se, por uma ou duas pequenas aberturas, com o meato etmoidal e, portanto, com a cavidade nasal.

Osso Pré-Esfenóide

A parte rostral alta do **corpo** apresenta uma crista central, o **rostro esfenoidal**, que junta-se à crista galli. A **asa** é espessa e está coberta pelo osso frontal, de modo que aparece externamente dividida em dois ramos; a parte rostral une-se ao etmóide no forame esfenopalatino e contém um pequeno **seio** que comunica-se com um meato etmoidal.

OSSO ETMÓIDE

O **osso etmóide** possui uma extensa **lâmina perpendicular**. Os **labirintos** (massas laterais) consistem de cinco **endoconchas** e dezoito **ectoconchas** (Paulli, 1900). A maior etmoconcha é tão extensa que pode ser designada uma terceira ou **concha nasal média**; ela projeta-se em direção rostral entre as conchas nasais dorsal e ventral. A **lâmina orbital** aparece como uma pequena extensão, externamente, na fossa pterigopalatina, formando parte da margem dorsal do forame esfenopalatino.

OSSOS INTERPARIETAIS

Os **interparietais** são primitivamente pares, mas unem-se antes do nascimento. Como já mencionado, a fusão ocorre antes ou logo depois do nascimento com os parietais e supra-occipital. O osso não apresenta projeção intracrânica ou processo tentorial.

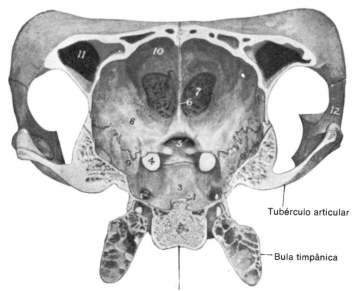

Figura 26-44. Corte transverso de crânio de boi.

A secção da parte caudal do tubérculo articular do osso temporal é vista caudalmente. 1, Dorso da sela; 2, forame oval; 3, fossa hipofisária; 4, forame órbito-redondo; 5, forames ópticos; 6, crista galli; 7, lâmina crivosa do etmóide; 8, asa do pré-esfenóide; 9, asa do basisfenóide; 10, face interna do osso frontal; 11, seio frontal; 12, processo temporal do osso zigomático.

OSSOS PARIETAIS

Os **ossos parietais** não entram na formação do teto do crânio. Eles constituem a parte dorsal da parede caudal, inclinando-se em direção rostral ao longo da parede lateral e entram na formação da fossa temporal. A linha de inflexão é marcada pela proeminente **crista sagital externa** (parietal), que é contínua com a crista temporal ventralmente e a linha temporal rostralmente. Os parietais são escavados para formar parte dos **seios frontais** no animal adulto.

A condição no indivíduo jovem é a seguinte: os dois parietais estão unidos entre si e também com o interparietal e supra-occipital. A massa resultante é aproximadamente em forma de ferradura. Sua parte occipital forma a maior parte da parede caudal do crânio e apresenta próximo a seu centro a tuberosidade para a inserção do ligamento nucal. De ambos os lados desta, uma linha curva-se em direção lateral e divide a superfície em uma área dorsal lisa e uma área ventral que é rugosa para inserção muscular. A borda dorsal une-se ao osso frontal e concorre para a formação da protuberância intercornual. As partes temporais são muito menores e são côncavas externamente; elas unem-se ao frontal dorsalmente e à parte escamosa do temporal ventralmente. Uma crista occipital externa mediana estende-se ventralmente da protuberância occipital externa.

OSSOS FRONTAIS

Os **ossos frontais** são muito extensos, formando cerca de metade do comprimento total do crânio e todo o teto do crânio (Figs. 26-45 e 46). As bordas parietais formam com os parietais uma grande **protuberância intercornual** central, o ponto mais alto do crânio (Fig. 26-47). Na junção das bordas parietal e lateral está o **processo cornual** para suportar o chifre. Este processo é de forma cônica alongada e varia grandemente de tamanho, comprimento, curvatura e direção. A face externa é rugosa e porosa e está marcada por numerosos sulcos e forames; no estado fresco ela está coberta pelo cório do corno. A base tem uma constrição, o colo. O interior é escavado para formar um número de espaços irregulares, parcialmente dividido por septos ósseos e comunica-se com o seio frontal. No mocho, estes processos faltam, o crânio é mais estreito e a protuberância intercornual mais pronunciada (Fig. 26-54). O **processo zigomático** está situado cerca de meia distância entre as margens nasal e parietal; ele é curto e une-se ao processo frontal do osso zigomático. O **forame supra-orbital** (freqüentemente duplo) está situado cerca de 2,5 cm medialmente à raiz do processo; ele é o orifício externo do **canal supra-orbital**, que passa ventrorrostralmente à órbita. O forame está no curso do **sulco supra-orbital**, que marca o curso da veia frontal. As extremidades rostrais das partes nasofrontais formam uma incisura que recebe os ossos nasais e ossos suturais (ou wormianos) que são freqüentemente encontrados nesta junção (sutura frontonasal). A parte orbital é extensa; ela é perfurada caudalmente pela abertura orbital do canal supra-orbital e ventralmente pelo forame etmoidal, que é formado inteiramente no osso frontal. Ele não se articula com o osso palatino, do qual está separado pela asa do pré-esfenóide. A parte temporal é também mais extensa do que no cavalo. O **seio frontal** é muito extenso, sendo continuado nos parietais e occipital e nos processos cornuais, quando presentes.

OSSOS TEMPORAIS

As partes **escamosa** e **petrosa** do osso temporal fundem-se precocemente — de fato a união já é completa ao nascimento. A parte escamosa é relativamente pequena. Sua face lateral está dividida em duas partes pela proeminente **crista temporal**, que é contínua caudalmente com a linha nucal e rostralmente no processo zigomático como linha temporal. A área rostral à crista é côncava e entra na formação

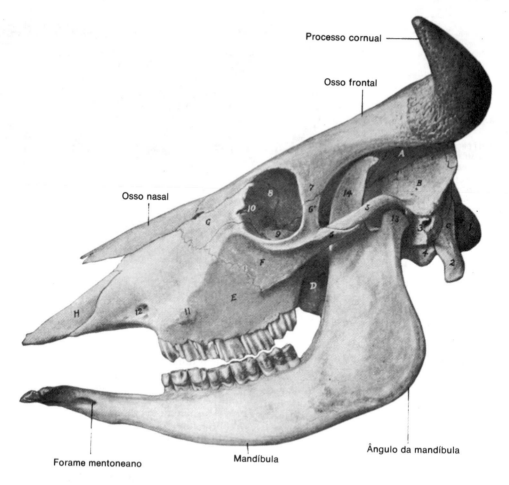

Figura 26-45. Crânio de boi; vista lateral.
A mandíbula está afastada para clareza. A, Osso parietal; B, parte escamosa do osso temporal; C, osso occipital; D, parte perpendicular do osso palatino; E, maxila; F, osso zigomático; G, osso lacrimal; H, osso incisivo; 1, côndilo occipital; 2, processo jugular; 3, meato acústico externo; 4, bula timpânica; 5, processo zigomático do osso temporal; 6, processo temporal e 6', processo frontal do osso zigomático; 7, processo zigomático do osso frontal; 8, parte orbital do osso lacrimal; 9, bula lacrimal; 10, fossa para o saco lacrimal; 11, tuberosidade facial; 12, forame infra-orbital; 13, processo condilar da mandíbula; 14, processo coronóide da mandíbula.

da fossa temporal; ela é perfurada por forames que comunicam-se com o meato temporal. O **processo zigomático** é muito mais curto e mais fraco do que no cavalo e articula-se somente com o osso zigomático (Fig. 26-45). O tubérculo articular é convexo em ambas as direções. O **processo retroarticular** é menos proeminente; caudal a ele encontra-se a principal abertura externa do meato temporal. A face cerebral é quase completamente coberta pelo parietal e basisfenóide. A **parte petrosa** é pequena, mas a **parte timpânica** é extensa. O **meato acústico externo** é menor do que no cavalo e está dirigido lateralmente. Dele projeta-se uma lâmina rostroventralmente e auxilia a limitar a profunda depressão na qual está colocado o processo estilóide. Caudal a esta lâmina está o **forame estilomastóide**. O **processo muscular** é grande e freqüentemente bífido na sua extremidade livre. A bula timpânica é grande e comprimida lateralmente. Ela está separada do osso occipital por uma abertura estreita, a fissura petro-occipital. O **meato temporal** está formado totalmente no osso temporal. O canal facial, de outro lado, está limitado parcialmente pelo osso occipital. Não há crista nem processo mastóide.

MAXILAS

A **maxila** é mais curta porém mais larga e relativamente mais alta do que no cavalo (Fig. 26-45). Sua face lateral apresenta a rugosa **tuberosidade facial**, situada dorsalmente ao terceiro e quarto dentes molares; uma linha rugosa que se estende dela em direção caudal à parte dorsal do osso zigomático pode ser observada como a crista facial. O **forame infra-orbital** — freqüentemente duplo — situa-se dorsalmente ao primeiro dente molar. A **tuberosidade maxilar** é pequena, comprimida lateralmente e apresenta freqüentemente um pequeno processo pontiagudo. O **processo zigomático** é muito pequeno. A borda interalveolar é côncava e não há

OSTEOLOGIA RUMINANTE

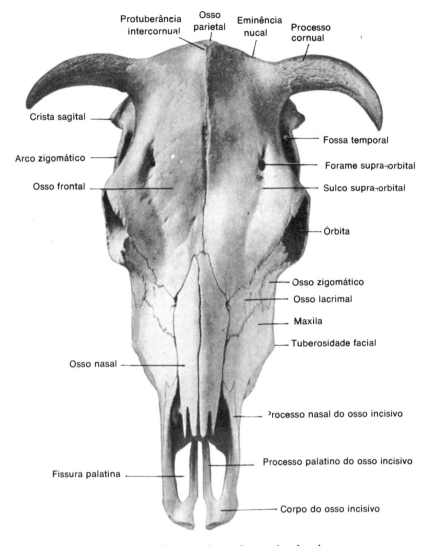

Figura 26-46. Crânio de vaca Jersey; vista dorsal.

alvéolo para um dente canino. O **processo palatino** é mais largo, mas um pouco mais curto do que no cavalo; ele contém um grande espaço aéreo, que é contínuo caudalmente com uma cavidade similar na parte horizontal do osso palatino, formando o **seio palatino**. Este comunica-se lateralmente (acima do canal infra-orbital) com o seio maxilar; no crânio macerado ele comunica-se com a cavidade nasal através de uma grande abertura oval, que está fechada por membrana mucosa no estado fresco. Um septo mediano separa os dois seios palatinos. Os alvéolos para os dentes molares aumentam de tamanho rostrocaudalmente. O **seio maxilar** é pequeno e não dividido. O **forame maxilar** é uma estreita fissura, profundamente situada no lado medial da bula lacrimal. A maxila não toma parte na formação do canal palatino. Os ossos suturais (ou wormianos) estão freqüentemente presentes na sua junção com os ossos lacrimal e zigomático.

OSSOS INCISIVOS

O corpo do **incisivo** (pré-maxila) é delgado e aplanado e não tem alvéolos, desde o canino e incisivos superiores, que são ausentes (Fig. 26-46). Uma incisura profunda ocupa o lugar do canal interincisivo. O **processo nasal** é curto, convexo lateralmente, e não atinge o osso nasal (Fig. 26-45); o espaço entre os dois processos é maior do que no cavalo. O **processo palatino** é estreito e está sulcado na sua face nasal para a cartilagem septal e o vômer. A **fissura palatina** é muito larga.

OSSOS PALATINOS

O **osso palatino** é muito extenso. A **lâmina horizontal** forma um quarto ou mais do palato duro. O **forame palatino maior** abre-se próximo da junção com a maxila, cerca de 1,5 cm da sutura palatina

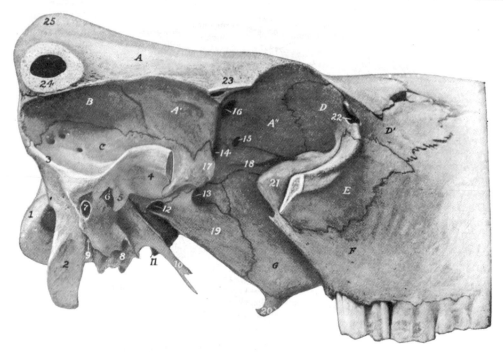

Figura 26-47. Regiões cranial e orbital do crânio de boi.

O processo cornual, processo zigomático e maior parte do arco zigomático foram retirados. A, Osso frontal; A', A", partes temporal e orbital de A; B, osso parietal; C, parte escamosa do osso temporal; D, D', partes orbital e facial do osso lacrimal; E, osso zigomático; F, maxila; G, parte perpendicular do osso palatino; 1, côndilo occipital; 2, processo jugular; 3, crista temporal; 4, tubérculo articular do osso temporal; 5, processo retroarticular; 6, abertura externa do meato temporal; 7, meato acústico externo; 8, bula timpânica; 9, forame estilomastóide; 10, processo muscular do osso temporal; 11, extremidade do tubérculo muscular do osso occipital; 12, forame oval; 13, forame órbito-redondo; 14, forame óptico; 15, forame etmoidal; 16, abertura orbital do canal supra-orbital; 17, crista pterigóide; 18, crista da asa do pré-esfenóide; 19, processo pterigóide do basisfenóide; 20, hâmulo do osso pterigóide; 21, bula lacrimal; 22, fossa do saco lacrimal; 23, raiz do processo zigomático do osso frontal; 24, processo cornual (seccionado); 25, protuberância intercornual.

mediana e crista. Os forames palatinos menores estão também presentes. O sulco palatino não está freqüentemente muito distinto. O **canal palatino** é formado totalmente nesta parte e não apresenta articulação com o vômer. Uma crista arredondada aparece no lado nasal da sutura mediana. O interior é oco, formando parte do **seio palatino**. A **lâmina perpendicular** é extensa, quadrilátera e delgada, e forma a parte caudal da parede lateral da cavidade nasal e, em parte, limita as coanas. Sua face nasal é quase plana, lisa e livre, exceto caudalmente, onde ela está coberta pelo osso pterigóide. A face lateral está inserida numa pequena extensão no processo pterigóide caudalmente e o restante é livre. O **forame esfenopalatino** é uma abertura longa, elíptica, formada por uma profunda incisura na borda dorsal do osso palatino e completada pelo etmóide e esfenóide. A borda caudal a este forame articula-se com a asa do pré-esfenóide, não com o frontal, como no cavalo.

OSSOS PTERIGÓIDES

O **osso pterigóide** é mais largo do que no cavalo e forma a maior parte do contorno lateral das coanas. Sua face lateral é quase totalmente unida ao osso palatino e processo pterigóide, mas uma pequena parte é livre na fossa pterigopalatina. O **hâmulo** é perfeitamente em forma de gancho, delgado e cortante.

OSSOS NASAIS

O **osso nasal** é menos do que a metade do comprimento daquele do cavalo (Fig. 26-46). Ele é reto no seu comprimento, mas fortemente encurvado de lado a lado, e não se funde lateralmente com os ossos adjacentes, mesmo na idade avançada. A extremidade caudal é pontiaguda e adapta-se na incisura entre os ossos frontais. A extremidade rostral é mais larga e está dividida em duas partes por uma incisura profunda (Fig. 26-45). Em animais idosos há uma pequena expansão do **seio frontal** neste osso.

OSSOS LACRIMAIS

O **osso lacrimal** é muito grande. A extensa parte facial é côncava no seu comprimento e não apresenta um processo lacrimal. A margem orbital é marcada por várias incisuras. A parte orbital apresenta ventralmente uma notável **bula lacrimal** (Fig. 26-47); esta é uma grande protuberância e de parede muito delgada, que se abaula caudalmente na parte ventral da órbita (Fig. 26-45) e contém uma expansão do **seio maxilar**. A **fossa para o saco la-**

crimal é pequena e está imediatamente caudal à margem orbital. O osso está escavado para o **seio lacrimal**.

OSSOS ZIGOMÁTICOS

O **osso zigomático** (malar) é relativamente longo (Fig. 26-45). A face lateral é extensa; ela apresenta uma crista encurvada imediatamente ventral à margem orbital, que se continua na maxila, e ventral à crista ela é côncava dorsoventralmente. O **processo frontal** dirige-se dorsocaudalmente e junta-se ao processo zigomático do osso frontal; o **processo temporal** continua-se caudalmente e está superposto pelo processo zigomático do osso temporal, completando o arco zigomático.

CONCHAS NASAIS
(Figs. 26-48 e 49)

A **concha nasal dorsal** é menos cribiforme e frágil do que no cavalo; ela é mais larga no meio e estreita em ambas as extremidades. Ela está inserida na crista etmoidal do osso nasal e curva-se em direção ventral, lateral e dorsal, estando aplicada lateralmente aos ossos frontal e lacrimal. Ela, portanto, limita uma cavidade que se comunica com o meato nasal médio. (Em crânio macerado ela abre-se no seio frontal, mas esta comunicação está fechada no estado fresco por uma membrana mucosa.)

A **concha nasal ventral** é menor, porém mais larga do que no cavalo. Ela está inserida na maxila por uma lâmina basal de cerca de 2 a 3 cm de largura, que se inclina ventromedialmente. Na borda interna desta ela divide-se em duas lâminas que estão enroladas em direções opostas e limitam duas cavidades separadas, subdivididas por vários septos. A dorsal abre-se no meato médio, a ventral no meato nasal ventral.

VÔMER

O **vômer** forma um sulco mais largo e mais profundo do que no cavalo. Sua extremidade rostral encaixa-se num sulco formado pelas extremidades dos processos palatinos dos incisivos. O terço rostral de sua delgada margem ventral encaixa-se na crista nasal da maxila; caudal a esta ela é livre e está separada por um considerável intervalo do assoalho nasal.

MANDÍBULA

As duas metades da **mandíbula** não se fundem completamente mesmo na idade avançada, tanto que uma **sínfise** está presente. As faces sinfisárias são extremamente rugosas e são marcadas por projeções e cavidades recíprocas. O **corpo** é mais curto, mais largo e mais plano do que no cavalo e apresenta oito alvéolos redondos e relativamente rasos para os incisivos inferiores. A borda interalveolar é longa, encurvada, delgada e cortante. Não há alvéolos para os dentes caninos, que faltam. A parte caudal do corpo é estreita. O **forame mentoniano** é mais rostral do que no cavalo e está na extremidade caudal de uma fossa (Fig. 26-45). O espaço mandibular é mais largo do que no cavalo. O **ângulo** é mais pronunciado. A **parte molar** não é tão alta, especialmente na sua parte rostral. Sua borda ventral é convexa longitudinalmente. A borda alveolar apresenta seis alvéolos para os dentes molares inferiores; o primeiro é muito pequeno e os outros aumentam de tamanho rostrocaudalmente (Fig. 26-50). O **ramo** é muito menor do que no cavalo, e sua borda caudal é

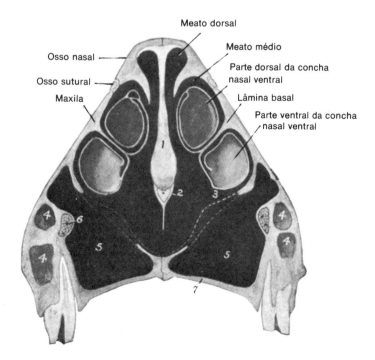

Figura 26-48. Secção transversal da região nasal do crânio de boi. A secção passa através da tuberosidade facial e quarto pré-molar.

1, Cartilagem do septo nasal; 2, vômer; 3, meato nasal ventral; 4, extremidade rostral do seio maxilar; 5, seio palatino; 6, canal e nervo infra-orbitais; 7, processo palatino da maxila. As linhas ponteadas indicam a membrana mucosa que separa a cavidade nasal do seio palatino.

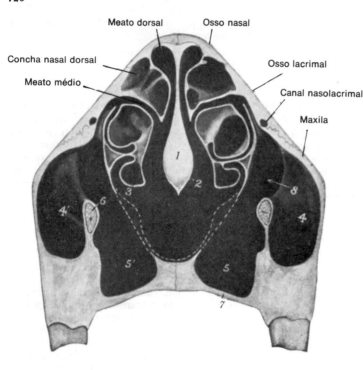

Figura 26-49. Secção transversal da região nasal do crânio de boi. O corte passa entre o primeiro e segundo molares.

1, Cartilagem do septo nasal; 2, vômer; 3, meato nasal ventral; 4, 4', seios maxilares; 5, 5', seios palatinos; 6, canal e nervo infra-orbitais; 7, lâmina horizontal do osso palatino; 8, abertura maxilopalatina. As linhas ponteadas indicam a membrana mucosa que separa a cavidade nasal do seio palatino.

relativamente delgada ventralmente, côncava e mais larga dorsalmente. O **forame mandibular** está mais ou menos no meio de sua face medial e um sulco para o nervo lingual curva-se ventrorrostralmente. O **processo condilar** projeta-se mais medialmente do que no cavalo e é côncavo de lado a lado. O **processo coronóide** é extenso e encurva-se caudalmente.

OSSO HIÓIDE
(Fig. 26-51)

O **osso hióide** tem um curto processo lingual tuberoso. Os **epi-hióides** são quase tão grandes como os **cerato-hióides**. Os **estilo-hióides** são estreitos, exceto nas extremidades. A extremidade dorsal divide-se em dois ramos que correspondem aos dois ângulos encontrados no cavalo. Os **tíreo-hióides** não se fundem com o **basi-hióide,** exceto na idade avançada.

CRÂNIO DE BOI COMO UM TODO

O crânio do boi é mais claramente piramidal do que aquele do cavalo, e é mais curto e relativamente mais largo. O crânio é quadrangular e maior externamente do que no cavalo; seu maior tamanho é principalmente devido à grande extensão dos seios frontais, e não afeta a cavidade crânica, que é menor do que no cavalo.

A **face frontal** (Fig. 26-46) é formada pelos frontais, nasais e incisivos. A parte frontal é quadrilátera e muito extensa, estando a maior largura ao nível das órbitas. Ela apresenta uma depressão central na sua parte rostral e em ambos os lados estão os sulcos e forames supra-orbitais. Caudalmente encontra-se a **protuberância intercornual** mediana, e nos ângulos laterais os processos cornuais projetam-se nos cornos. A parte nasal é muito curta. A abertura nasal óssea é larga. Os incisivos não se inclinam em direção ventral como no cavalo; eles são relativamente delgados e fracos e estão separados por um intervalo que tem uma parte rostral larga no lugar do canal interincisivo.

A **face lateral** (Fig. 26-45) é mais triangular do que no cavalo. A **fossa temporal** está limitada a esta face. Ela é profunda e estreita e seus limites são mais completos. Ela está limitada dorsalmente por uma crista que se estende do ângulo caudolateral do osso frontal ao processo zigomático e é análoga à crista sagital do cavalo. Ela é limitada caudalmente pela crista temporal e está claramente separada da órbita por uma crista arredondada e a crista pterigóide. O arco zigomático é curto, fraco e aplanado, e está formado somente pelo temporal e zigomático. Seu tubérculo articular é convexo e largo rostrocaudalmente. A fossa mandibular e o processo retroarticular são pequenos. A órbita é invadida ventralmente pela bula lacrimal e apresenta o orifício do canal supra-orbital caudalmente (Fig. 26-47). A margem orbital é completada caudalmente pelo processo frontal do zigomático; sua parte ventral é proeminente e rugosa, não lisa e arredondada como no cavalo. A fossa pterigopalatina é muito maior, mais profunda e mais claramente definida. Ela tem um recesso longo e estreito entre a lâmina vertical do osso palatino, medialmente, e a maxila e a bula lacrimal, lateralmente; assim os forames esfenopalatino e maxilar estão colocados profundamente. A região pré-orbital é curta mas relativamente alta.

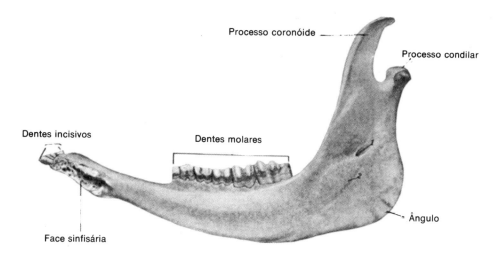

Figura 26-50. **Metade direita de mandíbula de boi; vista medial.**
1, Forame mandibular; 2, sulco para o nervo lingual.

Uma tuberosidade e linha curva correspondem à crista facial do cavalo. O forame infra-orbital está situado dorsal ao primeiro dente molar e é freqüentemente duplo.

A **face basal** (Figs. 26-47 e 52) é curta e larga, especialmente em sua parte cranial. Os côndilos occipitais estão limitados rostralmente pelas cristas transversas. Os tubérculos musculares na junção do occipital e basisfenóide são grandes. As fossas condilóides contêm dois forames, o do hipoglosso, ventral e rostralmente, e o condilóide, dorsal e caudalmente; outros forames inconstantes ocorrem. Os processos jugulares são curtos e convergentes. A fissura petro-occipital é em forma de fenda. A bula timpânica é uma proeminência grande, comprimida lateralmente. Os processos musculares são freqüentemente lâminas triangulares longas e estreitas, com uma ou duas pontas cortantes. O meato acústico externo está dirigido quáse reto lateralmente. Uma lâmina curva estende-se ventralmente dele e junta-se à bula óssea medialmente, completando a profunda cavidade que recebe o ângulo articular do osso hióide. A principal abertura externa do meato temporal está rostral a esta lâmina, e outra acessória está caudal a ela. A fossa infratemporal é pequena e apresenta o forame oval. As coanas são muito estreitas e o vômer não atinge o nível de suas margens ventrais. O palato é largo e forma cerca de três quintos de todo o comprimento do crânio. Somente uma pequena parte central de sua borda caudal entra na formação das coanas; as partes laterais estão encaixadas e justa-dorsais a elas estão os forames palatinos maiores caudais. Os forames palatinos maiores rostrais estão 2,5 cm ou mais da margem caudal, e separados entre si na mesma distância. Os sulcos palatinos estão separados somente por uma pequena distância. Além dos dentes molares, o palato estreita-se e torna-se côncavo; mais caudalmente, a face basal alarga-se e aplana-se.

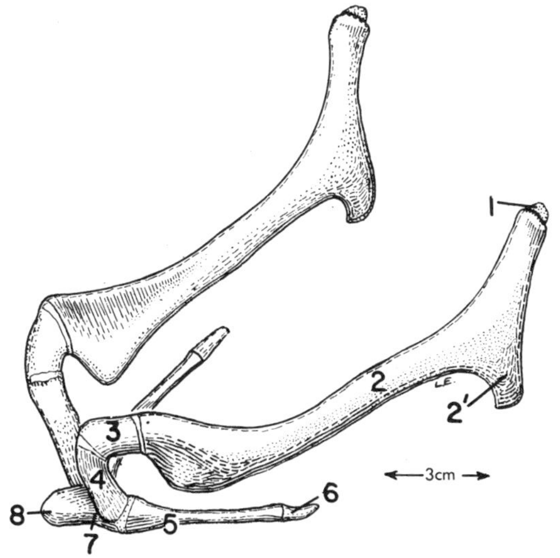

A **face nucal** é extensa e um pouco pentagonal em seu contorno no adulto (Figs. 26-53 e 54). No seu centro, encontra-se a protuberância occipital externa para a inserção do ligamento nucal. Desta, uma crista occipital externa mediana estende-se em direção ao forame magno, e lateralmente duas linhas nucais curvam-se em direção lateral, marcando o limite dorsal da área que é rugosa para inserção muscular. A face dorsal às linhas é relativamente lisa e está coberta somente pela pele e os delgados músculos auriculares, no animal vivo. Ela está separada da face frontal por uma borda espessa, que forma cen-

Figura 26-51. **Osso hióide de boi.**
1, Tímpano-hióide; 2, estilo-hióide; 2', ângulo estilo-hióideo; 3, epi-hióide; 4, cerato-hióide; 5, tíreo-hióide; 6, cartilagem de 5; 7, basi-hióide; 8, processo lingual.

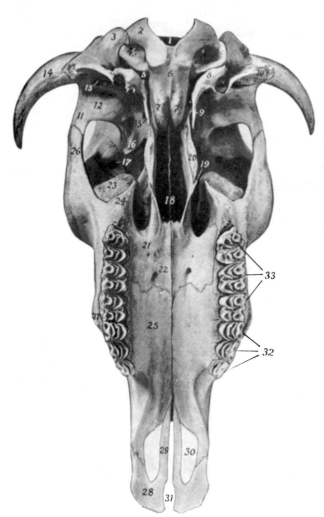

Figura 26-52. Crânio de boi sem mandíbula; vista ventral.

1, Forame magno; 2, côndilo occipital; 3, processo jugular; 4, canal do hipoglosso; 5, forame jugular; 6, parte basilar do osso occipital; 7, 7', tubérculos musculares; 8, bula timpânica; 9, forame oval (ocultado pelo processo muscular); 10, meato acústico externo; 11, processo zigomático do osso temporal; 12, tubérculos articulares do osso temporal; 13, forame retroarticular do meato temporal; 14, processo cornual; 15, processo muscular do osso temporal; 16, crista pterigóide; 17, abertura orbital do canal supra-orbital; 18, coanas; 19, hâmulo do osso pterigóide; 20, processos pterigóides do basisfenóide e ossos palatinos; 21, lâmina horizontal do osso palatino; 22, forame palatino maior; 23, bula lacrimal; 24, tuberosidade maxilar; 25, processo palatino da maxila; 26, processo temporal do osso zigomático; 27, tuberosidade facial; 28, corpo do osso incisivo; 29, processo palatino do osso incisivo; 30, fissura palatina; 31, fissura interincisiva; 32, pré-molares; 33, molares.

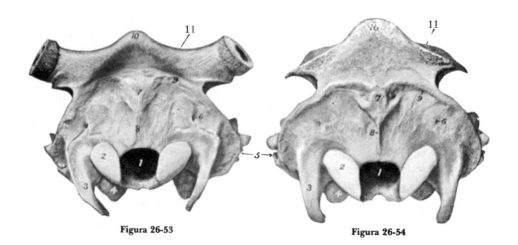

Figura 26-53   Figura 26-54

Figura 26-53. Crânio de vaca Jersey, vista nucal. A maior parte do processo cornual foi serrada.

Figura 26-54. Crânio de vaca polled Angus, vista nucal.

1, Forame magno; 2, côndilo occipital; 3, processo jugular; 4, bula timpânica; 5, meato acústico externo; 6, forame mastóide; 7, protuberância occipital externa; 8, crista occipital externa; 9, linha nucal; 10, protuberância intercornual; 11, tubérculo nucal.

tralmente a **protuberância intercornual** e apresenta nas suas extremidades o processo cornual, exceto nas raças polled; à meia distância, entre a protuberância intercornual e o processo cornual, encontra-se o **tubérculo nucal**. Os côndilos estão mais separados e as faces articulares são mais claramente divididas em partes dorsal e ventral do que no cavalo. O forame mastóide encontra-se na junção dos ossos occipital e temporal; freqüentemente é muito pequeno.

CAVIDADE CRÂNICA

A **cavidade crânica** é mais curta e seu grande eixo é mais oblíquo do que no cavalo, mas ela é relativamente alta e larga. A fossa rostral fica num nível muito mais alto do que o resto do assoalho. As fossas etmoidais são menores, e a fossa hipofisária ou sela túrcica é muito mais profunda do que no cavalo. Um sulco profundo dirige-se da parte petrosa do temporal rostralmente acima do forame oval ao forame redondo. Caudal à sela freqüentemente existe uma proeminência distinta, o dorso da sela (Fig. 26-44). A crista sagital interna é proeminente rostralmente, mas declina-se em sentido caudal. Uma elevação pouco notada representa a protuberância occipital interna. A parte petrosa do osso temporal projeta-se na cavidade lateralmente. As cristas e sulcos girais são muito pronunciados. O meato temporal é formado totalmente no osso temporal e abre-se internamente no ápice da parte petrosa, onde ele une-se ao canal condíleo. Falta o **forame lácero**. A **fissura petro-occipital** é estreita e continua-se caudalmente com o grande **forame jugular**.

CAVIDADE NASAL

A **cavidade nasal** é completamente dividida pelo septo, que não atinge o assoalho caudalmente. O assoalho é relativamente longo e é mais côncavo de lado a lado do que no cavalo. No crânio macerado ela apresenta uma grande abertura, o hiato maxilar, no seio palatino, que está fechado durante a vida por uma membrana mucosa. O meato nasal médio está dividido caudalmente em ramos dorsal e ventral pela concha nasal média. As coanas são estreitas e oblíquas.

SEIOS PARANASAIS
(Figs. 26-48, 49, 55, 56 e 57)

O **seio frontal** é muito grande. Ele envolve quase todo o osso frontal e uma grande parte da parede caudal do crânio. Ele também estende-se a uma variável distância nos processos cornuais quando estes estão presentes. Um septo mediano completo separa os seios direito e esquerdo. O limite rostral está indicado por um plano transverso através das margens rostrais das órbitas. Ele estende-se lateralmente à crista, que limita a fossa temporal dorsalmente e na raiz do processo zigomático. As duas lâminas do osso freqüentemente juntam-se na parte mais alta da cavidade crânica e na protuberância occipital externa. A cavidade está dividida em um compartimento maior (seio frontal caudal) e um a quatro menores (seios frontais rostrais) de cada lado do plano mediano. Cada compartimento tem sua própria saída separada e distinta do assoalho, na sua parte rostral, passando a um meato etmoidal e logo indiretamente à divisão dorsal do meato médio.

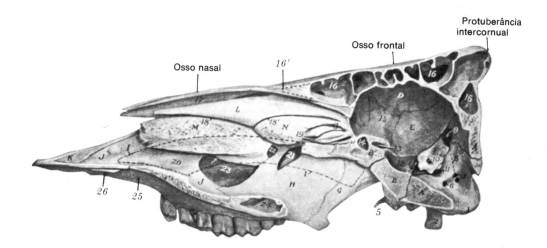

Figura 26-55. Secção sagital do crânio de boi, sem mandíbula.

A, A', Partes escamosa e basilar do osso occipital; B, osso basisfenóide; B', osso pré-esfenóide; C, labirinto etmoidal; D, lâmina interna do osso frontal; E, osso parietal; F, parte petrosa do osso temporal; G, osso pterigóide; H, parte perpendicular do osso palatino; I, contorno do vômer (linha ponteada); J, processo palatino da maxila; K, processo nasal do osso incisivo; L, concha nasal dorsal; M, concha nasal ventral; N, concha nasal média; 1, côndilo occipital; 2, processo jugular; 3, bula timpânica; 4, tubérculo muscular; 5, processo muscular; 6, forame do hipoglosso; 7, aberturas do canal condilóide; 8, direção do canal condilóide (linha ponteada); 9, abertura interna do meato temporal; 10, meato acústico interno; 11, forame jugular; 12, sela túrcica; 13, forame óptico; 14, seio esfenoidal; 15, asa do osso pré-esfenóide; 16, seio frontal; 16', limite rostral do seio frontal (linha ponteada); 17, meato nasal dorsal; 18, meato nasal médio; 18', ramo dorsal do meato médio; 19, meatos etmoidais; 20, maxila; 21, forame esfenopalatino; 22, abertura no seio maxilar; 23, abertura no seio palatino; e seta indicando comunicação do último com o seio maxilar; 24, seio palatino; 25, cruz indica a extremidade rostral do seio palatino; 26, fissura palatina.

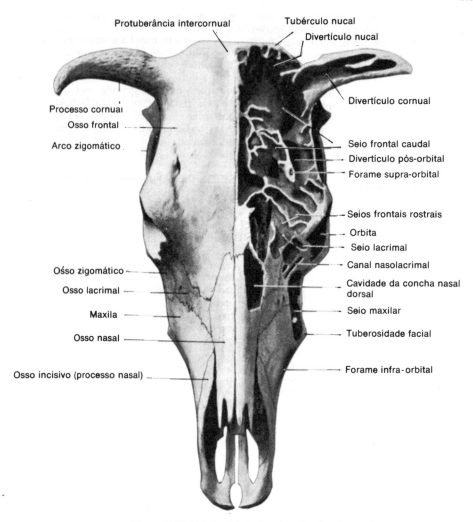

Figura 26-56. Crânio de boi; vista dorsal; seios abertos.

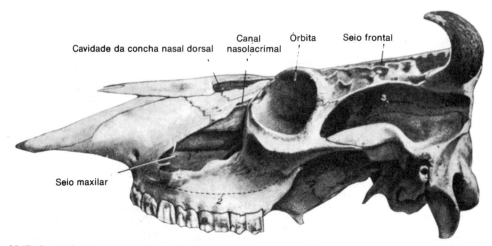

Figura 26-57. Crânio de boi; vista lateral sem mandíbula; seios abertos.
1, Comunicação entre os seios maxilar e palatino; 2, extensão mais baixa do seio maxilar; 3, extensão mais baixa do seio frontal.

OSTEOLOGIA RUMINANTE

O **seio frontal caudal** compreende aquela porção do seio que fica caudal às órbitas. O canal supraorbital passa através deste compartimento. Ele frequentemente tem três divertículos, o divertículo nucal rostral para o tubérculo nucal, o divertículo pós-orbital caudal para a órbita e o divertículo cornual, que ocupa o processo cornual quando ele está presente. A saída é um canal muito pequeno passando do assoalho da parte rostral a um meato etmoidal.

Os **seios frontais rostrais** ficam rostrais ao seio frontal caudal e entre as órbitas. Cada um tem sua abertura separada passando à cavidade nasal através de um meato etmoidal. Eles variam em número e são designados conforme suas posições como medial, intermédio e lateral. As comunicações com a cavidade da concha nasal dorsal e com a parte lacrimal do seio maxilar, que são vistas no crânio macerado, estão fechadas no estado fresco por uma membrana mucosa.

O **seio maxilar** é escavado principalmente na maxila e nos ossos lacrimais e zigomático e não está dividido por um septo como no cavalo. Ele estende-se rostralmente até a tuberosidade facial, um pouco além dos animais idosos. Seu limite dorsal está indicado aproximadamente por uma linha traçada do forame infra-orbital à margem dorsal da órbita. Ele expande-se à bula lacrimal em um ponto oposto próximo à junção dos processos temporal e frontal do osso zigomático. Ele também estende-se em direção dorsocaudal através de uma grande abertura numa cavidade formada pelo lacrimal, frontal, etmóide e conchas nasais, no lado medial da órbita. O assoalho da cavidade é irregular e as raízes dos últimos três ou quatro dentes molares projetam-se no seu interior, cobertas por uma lâmina de osso. O seio comunica-se livremente com o seio palatino acima do canal infra-orbital, através de uma abertura de cerca de 5 a 7,5 cm de comprimento. Dorsalmente a esta, ele comunica-se com o meato nasal médio por uma abertura mais curta e muito mais estreita.

O **seio palatino** está escavado no palato duro e está separado daquele do lado oposto por um septo mediano. Ele estende-se da borda caudal do palato a um plano rostral a 2,5 ou 3 cm do primeiro dente molar. Como mencionado acima, há uma grande comunicação com o seio maxilar acima do canal infra-orbital, tanto que a cavidade é às vezes considerada como uma parte deste seio. A grande falha no teto ósseo do seio é fechada por duas lâminas de membrana mucosa no estado fresco. O canal palatino passa obliquamente através da parte caudal do seio.

O **seio esfenoidal** estende-se na asa do osso préesfenóide, mas não comunica-se com o seio palatino. Ele tem uma ou duas aberturas nos meatos etmoidais ventrais. Não há cavidade na parte perpendicular do osso palatino.

O **seio lacrimal** é uma escavação do osso lacrimal, produzindo uma cavidade que se comunica livremente com a porção caudal dorsal do seio maxilar.

PARTE II OVINO
(Fig. 26-58)

COLUNA VERTEBRAL

A **fórmula vertebral** pode ser dada como C_7T_{13} $L_{6-7}S_4Ca_{16-18}$, mas é necessário acrescentar que, exceto na região cervical, a variação em número é comum.

Não é muito raro encontrar doze torácicas (e, de acordo com May, 1970, mesmo quatorze) e sete lombares, ou uma ambígua vértebra intermediária. Mais comumente, há sete vértebras lombares sem redução, na região torácica. Em alguns casos há quatorze vértebras torácicas e cinco ou seis lombares, e·Cornevin e Lesbre (1897) lembram um caso em que doze torácicas e sete lombares estavam presentes. Em alguns casos a quarta vértebra sacral permanece separada e em outros a primeira caudal une-se com o sacro, embora a fusão aqui seja raramente completa.

VÉRTEBRAS CERVICAIS

As **vértebras cervicais** são relativamente mais longas do que as do boi. O **atlas** difere principalmente quanto à proeminência no arco dorsal que é muito menos desenvolvido. As cavidades articulares craniais são freqüentemente separadas por uma crista central. Os processos transversos (asas) são projetados caudalmente. O processo espinhal do áxis não é alargado caudalmente; os das vértebras seguintes são menos desenvolvidos do que no boi; eles aumentam em comprimento da terceira à última. As espinhas ventrais são rudimentares. Os arcos estão separados dorsalmente por espaços interarcuais.

VÉRTEBRAS TORÁCICAS

As **vértebras torácicas** são freqüentemente treze em número, mas podem estar presentes quatorze ou, mais raramente, somente doze. Seus corpos são relativamente mais largos e menos constritos do que aqueles do boi e suas extremidades não são tão fortemente curvadas, especialmente no fim da série. Os forames intervertebrais são maiores, em correlação com a ausência dos forames, o que freqüentemente ocorre nos arcos destas vértebras no boi.

VÉRTEBRAS LOMBARES

As **vértebras lombares** são em número de seis ou sete, sendo aquele um pouco mais freqüente do que o último. Não é comum encontrar o número reduzido para cinco. Em alguns casos há uma vértebra ambígua na junção das regiões torácica e lombar. Os corpos são mais aplanados dorsoventralmente do que os do boi; suas extremidades craniais são algo côncavas transversalmente e as extremidades cau-

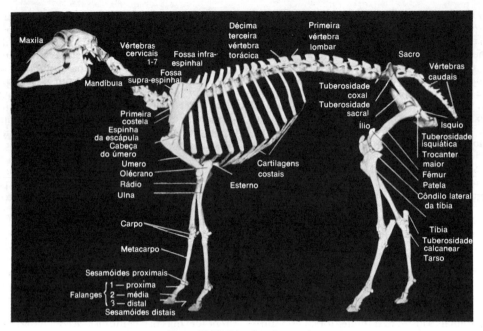

Figura 26-58. Esqueleto do carneiro.

dais são quase planas. Os processos articulares craniais são fortemente encurvados e sobrepostos aos caudais. Os processos transversos curvam-se cranialmente e apresentam as extremidades expandidas.

SACRO

O **sacro** consiste ordinariamente de quatro segmentos, mas a última vértebra pode permanecer separada ou sofrer somente fusão parcial. Não há sulco vascular na face pélvica. As espinhas não estão fundidas, com exceção da primeira e segunda, que podem estar parcialmente unidas. Os processos transversos do último segmento são distintos e proeminentes.

VÉRTEBRAS CAUDAIS

As **vértebras caudais** (coccígeas) variam em número de três (em carneiro de cauda curta) a vinte e quatro ou mais. Os corpos não têm processos hemais na face ventral. Os processos transversos são longos e finos e projetados caudalmente.

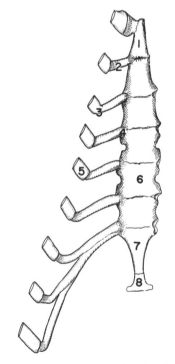

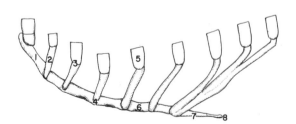

Figura 26-59. Esterno de carneiro; vista lateral.

1, Manúbrio; 2, cartilagem costal; 3, junção costocondral; 4, articulação esternocostal; 5, quinta costela; 6, corpo; 7, processo xifóide; 8, cartilagem xifóide.

Figura 26-60. Esterno de carneiro; vista dorsal.

1, Manúbrio; 2, cartilagem costal; 3, junção costocondral; 4, articulação esternocostal; 5, quinta costela; 6, corpo; 7, processo xifóide; 8, cartilagem xifóide.

OSTEOLOGIA RUMINANTE

Costelas

As **costelas** são freqüentemente em número de treze pares, mas a ocorrência de quatorze pares é comum. A décima terceira costela é freqüentemente flutuante e pode ter uma cartilagem de apenas 2,5 cm de comprimento. A décima quarta costela, quando presente, é flutuante. Quando comparadas com as do boi, elas são mais estreitas e mais fortemente curvadas na parte cranial da série. A face externa é em geral lisa e arredondada. Da segunda à undécima formam junturas sinoviais com suas cartilagens.

A décima terceira costela pode ser mais ou menos rudimentar em um ou em ambos lados e pode estar fundida com a vértebra correspondente; a última pode, entretanto, ser ambígua em característica.

ESTERNO
(Figs. 26-59 e 60)

O **esterno** parece em geral com o do boi. O número de segmentos pode estar reduzido a seis e a divisão primitiva do esterno em duas metades laterais pode persistir por um longo tempo. O primeiro segmento é cilíndrico, com extremidades alargadas; o segundo e terceiro são largos e planos; o último é longo e estreito.

APÊNDICES

OSSOS DO MEMBRO TORÁCICO

ESCÁPULA

A **escápula** difere principalmente daquela do boi nos seguintes pontos: a borda dorsal é mais longa e o colo mais estreito. A espinha é menos sinuosa. A extremidade glenóide é relativamente longa, visto que a tuberosidade escapular está conectada com a borda da cavidade glenóide. A fossa subescapular é mais extensa.

ÚMERO

O **úmero** é relativamente mais longo e mais delgado do que o do boi. A parte cranial da tuberosidade lateral é menos encurvada, enquanto a parte caudal é pequena. A tuberosidade deltóide está mais próxima da extremidade proximal e é menos proeminente.

ANTEBRAÇO

Os ossos do antebraço são relativamente mais longos do que os do boi. O **rádio** é um pouco mais encurvado do que o do boi e sua face dorsal é mais regularmente arredondada. O corpo da **ulna** é mais delgado, especialmente em sua metade distal; sua fusão com o rádio ocorre mais tarde e é freqüentemente muito menos extensa do que no boi.

MÃO

Os **ossos cárpicos** parecem com os do boi, exceto no tamanho. O acessório é longo e menos tuberoso. O **osso grande metacárpico** (Mc III + IV) é longo e delgado. O **osso pequeno metacárpico** (Mc V) freqüentemente falta ou está representado por uma crista sobre o grande metacárpico.

As **falanges** dos dedos principais são relativamente longas e estreitas. A falange distal em particu-

Quadro 26-3. *Época de Fusão Anatômica Epifisária para o Apêndice Torácico do Pequeno Ruminante*

Osso	Bruni e Zimmerl (1951)	Lesbre (1897)
Escápula	5 meses	~ 5 meses
Úmero		
Proximal	4 meses	(?)
Distal	3 — 4 meses	3 — 4 meses
Rádio		
Proximal	3 — 4 meses	3 — 4 meses
Distal	3 ½ anos	3 ½ anos
Ulna		
Proximal	3 ½ anos	3 — 3 ½ anos
Distal	3 anos	3 ½ anos
Metacárpico III		
Proximal	antes do nascimento	—
Distal	20 meses — 2 anos	20 meses — 2 anos
Falange proximal		
Proximal	7 — 10 meses	7 — 10 meses
Distal	antes do nascimento	—
Falange média		
Proximal	5 — 7 meses	5 — 7 meses
Distal	antes do nascimento	—
Falange distal	—	—

Quadro 26-4. *Época de Fusão Anatômica Epifisária para o Apêndice Pélvico dos Pequenos Ruminantes*

Osso	Bruni e Zimmerl (1951)	Lesbre (1897)
Ílio, ísquio, pube	5 meses	5 meses
Fêmur		
Proximal	3 anos	3 — 3 ½ anos
Distal	3 ½ anos	3 ½ anos
Tíbia		
Proximal	3 ½ anos	3 ½ anos
Distal	15 — 20 meses	15 — 20 meses
Fíbula		
Proximal	3 ½ anos	—
Distal	3 anos	—
Calcâneo	3 anos	~3 anos
Distal ao tarso	mesmo como distal ao carpo	mesmo como distal ao carpo

lar é muito aplanada sobre seu lado abaxial, a ponto de formar uma borda dorsal proeminente. Dos **sesamóides proximais**, os abaxiais são comprimidos de lado a lado e os axiais dorsopalmarmente. A face flexora dos **sesamóides distais** forma um sulco raso, não dividido por uma crista. Os dedos acessórios normalmente não têm falanges.

OSSOS DO MEMBRO PÉLVICO

OSSO DO QUADRIL

O **osso do quadril** difere grandemente daquele do boi. O grande eixo do **ílio** está quase numa linha com o do ísquio. A linha glútea aparece como uma crista que está proximamente paralela com a borda lateral. A **tuberosidade coxal** é só ligeiramente espessada e a **tuberosidade sacral** é pontiaguda. A crista é côncava medialmente e convexa lateralmente. O corpo é relativamente longo e é aplanado lateralmente. A espinha isquiática é baixa e evertida. A **pube** parece com a do boi, mas sua borda cranial (pecten) é delgada e cortante. O **ísquio** inclina-se em direção ventral e caudal e forma um ângulo muito maior com seu homólogo do que no boi. A incisura isquiática menor é muito rasa. A tuberosidade isquiática é aplanada e evertida; ela suporta um longo processo lateral pontiagudo e uma proeminência dorsal muito curta. Há um tubérculo ventral muito baixo na sínfise. O último não é completamente ossificado com freqüência em animais idosos. O **acetábulo**, além disso, é mais caudal do que no boi e é relativamente maior e mais profundo; ele tem uma profunda incisura caudalmente. A abertura cranial (entrada da pelve) é muito oblíqua, tanto que um plano vertical da extremidade cranial da sínfise corta a primeira vértebra caudal. O contorno é elíptico; a conjugata (diâmetro) tem cerca de 12 cm e o diâmetro transverso está em torno de 9,5 cm. O assoalho da cavidade pélvica é largo e raso em comparação com o do boi, e o eixo pélvico inclina-se ventrocaudalmente.

COXA

O corpo do **fêmur** é ligeiramente encurvado, sendo a convexidade dirigida cranialmente. Uma linha distinta separa as faces lateral e caudal. A fossa supracondílea é muito rasa. A cabeça apresenta uma fóvea rasa e o colo é distinto. O trocanter maior é um pouco mais alto do que a cabeça. As cristas da tróclea são similares e paralelas, mas ligeiramente oblíquas.

A **patela** é relativamente mais longa e mais estreita do que a do boi.

PERNA

A **tíbia** é longa e delgada, porém por outro lado assemelha-se à do boi. A **fíbula** não tem corpo e sua extremidade proximal está representada por uma pequena proeminência distal à margem lateral do côndilo lateral da tíbia; a extremidade distal forma o maléolo lateral, como no boi.

PÉ

Os **ossos társicos** assemelham-se aos do boi, exceto no tamanho.

Os **ossos metatársicos** dos **dedos** apresentam características especiais similares àquelas da correspondente parte do membro torácico.

CABEÇA

OSSO OCCIPITAL

O **osso occipital** do carneiro difere menos daquele do cavalo em forma e posição do que o do boi. Ele varia da forma quadrada e retangular com ângulos arredondados, porém também pode ser triangular ou semicircular (May, 1970). Ele forma uma **linha nucal** transversa, que se localiza na parte mais caudal do crânio (Fig. 26-61). Os **côndilos, proces-**

OSTEOLOGIA RUMINANTE

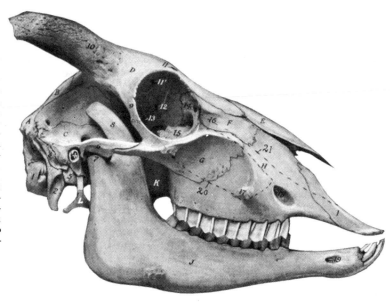

Figura 26-61. Crânio de carneiro; vista lateral.

A, Osso occipital; B, osso parietal; C, parte escamosa do osso temporal; D, osso frontal; E, osso nasal; F, osso lacrimal; G, osso zigomático; H, maxila; I, osso incisivo; J, mandíbula; K, lâmina perpendicular do osso palatino; L, osso hióide; 1, côndilo occipital; 2, processo jugular; 3, processo mastóide; 4, meato acústico externo; 5, bula timpânica; 6, processo zigomático do osso temporal; 7, côndilo da mandíbula; 8, processo coronóide; 9, processo supra-orbital; 10, processo cornual; 11, 11', aberturas do canal supra-orbital; 12, forame etmoidal; 13, forame óptico; 14, fossa para o saco lacrimal; 15, bula lacrimal; 16, fossa lacrimal externa; 17, tuberosidade facial; 18, forame infra-orbital; 19, forame mentoneano; 20, contorno do seio maxilar; 21, percurso do ducto nasolacrimal.

sos **jugulares** e **parte basilar** são semelhantes àqueles do boi, porém os **tubérculos musculares** estão situados mais caudalmente e são, além disso, afastados do plano mediano (McFadyean, 1953).

OSSOS ESFENÓIDES

Os **ossos esfenóides** formam as partes rostral e média do assoalho assim como parte das paredes laterais da cavidade crânica. O osso apresenta uma sutura transversa indicando a divisão do osso em partes basisfenóide e pré-esfenóide, com a linha de junção estando presente mesmo em crânios idosos.

Osso Basisfenóide

O **osso** do **basisfenóide** no carneiro é aplanado e une-se caudalmente com a parte basilar do occipital. A face cerebral está marcada por uma pronunciada depressão — a **fossa hipofisária** — limitada caudalmente pelo **dorso da sela**. Este é uma delgada lâmina transversa de osso projetada obliquamente no sentido dorsorrostral com projeções ósseas **(processos clinóides caudais)** nos ângulos livres. A lâmina não atinge as cristas sagitais do osso parietal lateralmente. Ela é mais extensa no carneiro do que no boi e aumenta a profundidade da fossa hipofisária para a relativamente grande hipófise do carneiro. As **asas** estendem-se lateralmente do corpo e são perfuradas na parte caudal pelo **forame oval**. O forame é formado completamente pelo osso esfenóide e localiza-se ligeiramente em direção rostral em comparação com sua posição no boi. A face cerebral apresenta duas depressões côncavas separadas por uma crista que é contínua com o processo tentorial do osso parietal e que termina no limite rostral das asas. A concavidade ventral leva rostralmente ao **forame órbito-redondo** e está formada pelo corpo, assim como pelas asas. Este sulco está ocupado pelos nervos oftálmico, maxilar, oculomotor e abducente, a rede admirável cerebral e o seio cavernoso. Caudalmente, o nervo mandibular também ocupa o sulco, mas ele sai da cavidade crânica através do forame oval. Este forame também dá passagem à veia cerebral ventral e à artéria meníngea média. A concavidade dorsal é parcialmente superposta pelo lobo piriforme do hemisfério cerebral. A borda caudal da asa do basisfenóide forma a **crista pterigóide e a parede lateral do forame órbito-redondo**. Os **processos pterigóides** projetam-se rostroventralmente sobre a face externa das asas e corpo do basisfenóide, para juntarem-se aos processos pterigóides dos ossos palatinos. Dorsalmente, eles articulam-se com os ossos pterigóides, que também se sobrepõem às faces mediais por uma pequena extensão. Sobre as faces mediais, próximo à articulação com o corpo, estão os **sulcos pterigóides** (May, 1970).

Osso Pré-Esfenóide

O **osso pré-esfenóide** do carneiro é convexo ventralmente e parcialmente coberto rostralmente pelo osso vômer. O **corpo** está em um plano mais elevado do que o basisfenóide e está limitado lateralmente pelas paredes das coanas. Sobre a face cerebral, há dois níveis distintos. O nível mais rostral está dividido pela crista galli etmoidal, mediana e longitudinal, e projetam-se caudalmente os divergentes canais ópticos. Sobre ambos os lados da crista galli estão os bulbos e tratos olfatórios do cérebro. Caudal aos canais ópticos, o segundo nível é mais curto do que o nível rostral, é liso e é chamado **sulco óptico**. Esta área está ocupada pelo quiasma óptico e parte dos nervos ópticos, os últimos entrando nos canais ópticos, que perfuram as asas para emergirem externamente nos forames ópticos. O **seio esfenoidal** pode estar presente no corpo e comunica-se rostralmente com o meato etmoidal. Rostralmente, o pré-esfenóide articula-se com o osso etmóide, mas a linha de união não é visível no adulto. As **asas** estendem-se lateralmente dos lados dorsais do corpo e inclinam-se dorsalmente para unirem-se aos ossos frontais. A face externa de cada asa geralmente apresenta uma crista longitudinal distinta indicando a junção da região orbital e a fossa pterigopalatina. A asa é mais desenvolvida e estende-se algo dorsalmente do que sua homóloga no boi. A face cerebral é rugosa com impressões dos giros dos hemisférios cerebrais (May, 1970).

OSSO ETMÓIDE

O **osso etmóide** forma a parede rostral da cavidade crânica, assim como estende-se na região caudodorsal da cavidade nasal. Ele consiste de uma lâmina crivosa, uma lâmina perpendicular e dois labirintos (May, 1970).

A **lâmina crivosa** é de posição transversa e separa as cavidades crânica e nasal. A face cerebral apresenta duas áreas côncavas ou fossas, separadas pela mediana **crista galli**, que é contínua com o rostro esfenoidal sobre o corpo do pré-esfenóide. As fossas não são tão profundas ou tão largas como o são no boi, e estão ocupadas pelos bulbos olfatórios. As faces das fossas são fenestradas, ou crivadas, para a passagem dos nervos olfatórios e ramos das artérias e veias etmoidais. Os forames etmoidais abrem-se lateralmente, rostral às cristas, na junção da lâmina crivosa com os ossos frontais (May, 1970).

A **lâmina perpendicular** é de posição mediana e estende-se em direção rostral na parte caudal da cavidade nasal. Ela termina ao nível de uma linha transversa aproximadamente 1,5 cm rostralmente aos ângulos mediais da órbita. Dorsalmente, ela articula-se com as faces internas dos ossos frontais, enquanto ventralmente ela ocupa o sulco na parte caudal do vômer. Caudalmente, ela forma a **crista galli** e, rostralmente, é irregular e contínua com a cartilagem septal da cavidade nasal (May, 1970).

Os **labirintos** (massas laterais) ocupam aquela parte da cavidade nasal entre a lâmina perpendicular e a parede nasal lateral. Cada um está formado de um número de volutas de osso inseridas na lâmina crivosa, uma acima da outra. Elas são designadas **conchas etmoidais**. A maior destas é a **concha nasal média** (grande voluta etmoidal). Este osso estende-se em direção rostral, a uma maior extensão do que no boi, entre as **conchas nasais dorsal** e **ventral** por quase metade do comprimento do rosto. Externamente, o limite rostral é uma linha transversa a meia distância entre os forames infra-orbitais das maxilas e as órbitas. Internamente, cada concha etmoidal inclui um espaço — o **meato etmoidal**. No estado fresco as conchas etmoidais são parcialmente cobertas com uma membrana mucosa especializada contendo células neuroepiteliais que estão associadas com os nervos olfatórios e a parte restante está

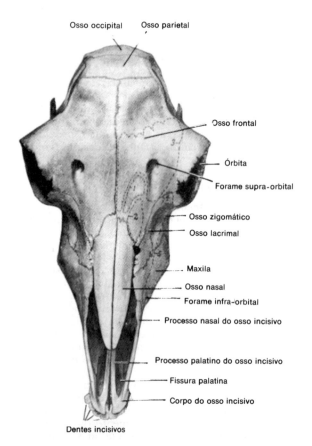

Figura 26-62. Crânio de carneiro; vista dorsal.

1, Contorno do compartimento rostral do seio frontal; 2, contorno do seio conchal dorsal; 3, contorno do compartimento caudal do seio frontal; 4, contorno do seio lacrimal; 5, contorno do seio maxilar.

OSTEOLOGIA RUMINANTE

coberta por uma membrana mucosa contínua com aquela da cavidade nasal (May, 1970).

OSSOS INTERPARIETAIS

O **osso interparietal** é um osso mediano situado entre a parte escamosa do osso occipital e os ossos parietais. Os ossos de ambos os lados fundem-se um com o outro e com os ossos parietais, tanto que a única indicação da posição do osso é sobre a face cerebral. O osso é triangular e a face externa é lisa e convexa. A face interna apresenta uma ligeira saliência — a **protuberância occipital interna**. Na junção com o osso occipital há um sulco transverso que termina na crista sagital do osso parietal (May, 1970).

OSSOS PARIETAIS
(Fig. 26-62)

Os **ossos parietais** formam quase um terço da abóbada ‘é as paredes laterais da cavidade crânica. Eles são mais extensos no carneiro do que no boi e nunca contêm parte do seio frontal. Eles parecem seus correspondentes no cavalo ou cão mais em sua extensão e posição, embora sua separação em partes dorsal e lateral pareça com a disposição no boi. A parte lateral é convexa externamente quando comparada com a concavidade desta parte no boi. A espessura da parte dorsal do osso é maior do que aquela no cavalo e é aumentada no carneiro, para proteção do cérebro, porque a cabeça é usada como uma arma de ataque. Externamente, as faces dorsal e lateral de cada osso são separadas por uma ligeira crista, a **crista sagital externa** (parietal), que se estende das proximidades da extremidade lateral da linha nucal em um arco para juntar-se à crista temporal (frontal). O desenvolvimento desta crista é extremamente variável; geralmente é difícil distingui-la rostralmente e pode, em alguns indivíduos, ser substituída por um sulco na região rostral (May, 1970).

As faces dorsais são lisas e convexas transversalmente e· mostram somente leves impressões girais sobre a face interna. A **sutura coronal** (parietofrontal) é distinta durante toda a vida e é muito irregular (May, 1970).

A face lateral de cada osso forma mais da metade da parede medial da **fossa temporal**, estendendo-se rostralmente à crista pterigóide do osso basisfenóide. Ventralmente, a face lateral sobrepõe-se à face cerebral do osso temporal. Um número variável de forames perfura a face lateral do osso parietal, especialmente caudalmente, próximo da articulação com os ossos temporal e occipital. Veias dos músculos na fossa temporal passam através destes forames para desembocarem na veia cerebral dorsal no **meato temporal**. Este meato fica entre a parte ventral e o osso temporal e estende-se rostral e ventralmente da fossa flocular da cavidade crânica ao nível da articulação mandibular (May, 1970.)

A face cerebral é côncava e está ocupada pelos lobos temporal e occipital do hemisfério cerebral. Ela é mais extensa no carneiro do que no boi. Em um ponto próximo da margem rostroventral, o osso parietal falta e o osso temporal está exposto na face crânica como uma área oval de osso (May, 1970).

A borda ventral da face cerebral do osso parietal é elevada para formar o **processo tentorial**, o que não ocorre no boi. Este processo dá inserção ao tentório cerebelar da dura-máter (May, 1970).

OSSOS FRONTAIS
(Figs. 26-61 e 62)

Os **frontais** não formam a parte mais caudal do crânio como no boi. Os **processos cornuais** variam em forma, tamanho e direção com a raça. O **seio frontal** é menor do que no boi (McFadyean, 1953). Os ossos permanecem distintos por toda a vida. As **suturas frontolacrimal** e **coronal** permanecem distintas, mas a **sutura esfenofrontal** oblitera-se. O **corpo** é convexo tanto longitudinal como transversalmente. No carneiro, a convexidade longitudinal é muito acentuada na área entre os cornos, porém, transversalmente, ela é mais aplanada (May, 1970).

OSSOS TEMPORAIS
(Fig. 26-61)

No carneiro, a fusão das **partes escamosa e petrosa** ocorre mais tarde do que no boi, e a **parte timpânica** permanece distinta da parte petrosa por um longo tempo. A **bula timpânica** é maior, menos comprimida e mais intimamente aplicada à parte basilar do occipital. O **processo estilóide** é maior e menos oculto, e a lâmina de osso que o circunda não se estende tanto lateralmente quando a extremidade livre do meato acústico externo (McFadyean, 1953). A parte escamosa estende-se mais rostralmente do que no boi e cabra. Externamente, ela é convexa. A borda ventral apresenta uma incisura através da qual o **meato acústico externo** protrude-se, como no cavalo. A raiz do processo zigomático é perfurada por um grande forame, que se comunica com a parte rostral do meato temporal. Este forame está presente na cabra mas ausente no boi. Há menos distinção no carneiro entre o **tubérculo articular** e a **fossa mandibular** do que no boi e cabra. A **crista temporal** é menos desenvolvida do que no boi e cabra, especialmente na região do meato acústico externo, e ela não forma um limite lateral para a fossa temporal. Caudalmente, a crista está formada pela parte petrosa e junta-se à crista nucal, como ocorre na cabra, mas não na crista sagital, como no boi. O **meato acústico externo** está dirigido lateral, rostral e ventralmente como no cavalo. O **processo muscular** é mais pontiagudo. A face cerebelar do meato temporal está formada principalmente pela parte petrosa e dorsalmente ela está deprimida para formar a fossa cerebelar. Ela não forma a crista petrosa como no boi ou cavalo (May, 1970).

MAXILAS
(Fig. 26-61)

A **maxila** forma cerca de metade da parede lateral da face e quase dois terços do palato duro. A face lateral (facial) da maxila é menos convexa do que no boi e o pequeno **tubérculo facial** localiza-se dorsal ao quinto dente molar. O tubérculo é de posição mais dorsal do que no boi, e nos cordeiros ele geralmente é mais rostral. Do tubérculo parte uma crista curva dorsocaudalmente para continuar através do osso zigomático ao ângulo medial da órbita (May, 1970).

O **forame infra-orbital** é geralmente único e localiza-se acima do segundo dente molar. O osso imediatamente rostral ao forame é freqüentemente cribiforme e cobre uma área em forma de favo de mel entre as lâminas medial e lateral da maxila. A cavidade desta área estende-se rostralmente quase até a sutura maxilo-incisiva e caudalmente ela comunica-se com o seio palatino (May, 1970).

O **processo alveolar** ocupa dois terços da borda ventral do osso no adulto. Ele é convexo e apresenta seis alvéolos, que aumentam de tamanho caudalmente. Rostral ao primeiro alvéolo está o **espaço interalveolar** que se continua no osso incisivo. Ele é mais dorsal do que a borda alveolar, é côncavo ventralmente e é em forma de crista (May, 1970).

O **processo zigomático** é pobremente desenvolvido e auxilia na formação das paredes ventral e medial da bula lacrimal. A linha de junção com os ossos zigomático e lacrimal é menos oblíqua do que no boi (May, 1970).

A **tuberosidade maxilar** nos cordeiros é uma protuberância arredondada de parede delgada na qual desenvolvem-se dentes molares. Quando o animal envelhece e os dentes são eliminados, a tuberosidade é reduzida a uma proeminência arredondada de osso duro e finalmente pode desaparecer (May, 1970).

O **processo palatino** é mais longo e mais estreito do que no boi e forma a borda rostral do **forame palatino maior** (May, 1970).

Internamente, a **crista conchal** corre longitudinalmente da sutura maxilo-incisiva, enquanto, ventral à crista, o osso separa-se em lâminas medial e lateral envolvendo o **seio maxilar** e parte do **seio palatino**. No septo, entre os dois seios, localiza-se o **canal infra-orbital**. A lâmina medial da maxila é mais oblíqua do que no boi e a falha de osso desta lâmina é grandemente reduzida. O septo infraorbital entre os seios é relativamente delgado e, em espécime seca, cribiforme. O septo junta-se à lâmina lateral, caudalmente, próximo da bula lacrimal (May, 1970).

OSSOS INCISIVOS
(Figs. 26-61 e 62)

Os **ossos incisivos** (pré-maxilas) são os ossos mais rostrais da face e são compostos, cada um, de um **corpo**, um **processo palatino** e um **processo nasal**. Os dois ossos estão separados por um **septo interalveolar** longitudinal, que é mais largo rostralmente. Os ossos são mais estreitos e mais pontiagudos rostralmente do que no boi, embora o corpo seja ligeiramente mais espesso. O processo palatino é encurvado dorsoventralmente com uma face convexa dirigida medialmente, ao passo que o boi apresenta um processo horizontal aplanado. A fissura palatina é alongada e estreita, com um ângulo caudal agudo (May, 1970).

OSSOS PALATINOS

Os **ossos palatinos** formam uma porção do assoalho e paredes laterais da parte caudal da cavidade nasal e são compostos de lâminas horizontal e perpendicular. A **lâmina horizontal** forma somente cerca de um sexto do palato duro. O **canal palatino maior**, através do qual passam a artéria e nervo palatinos maiores, fica entre as lâminas horizontal e perpendicular, enquanto o **forame palatino maior** (rostral) é formado por ambos os ossos, o palatino e a maxila. O **seio palatino** ocupa somente uma pequena porção da lâmina horizontal (May, 1970).

A **lâmina perpendicular** forma mais as paredes laterais das coanas e a fossa pterigopalatina do que no boi. Próximo à borda rostral desta parte está o grande **forame esfenopalatino**, através do qual passam a artéria e veia nasais caudais e o nervo esfenopalatino. O forame é alongado, oval e circular e mais caudal do que no boi. O **forame palatino maior** (caudal), através do qual passam a artéria e nervo palatinos maiores, está imediatamente ventral ao forame esfenopalatino na junção das lâminas horizontal e perpendicular. A parte mais rostral da lâmina perpendicular forma a parede medial da parte vertical do **seio palatino** (May, 1970).

OSSOS PTERIGÓIDES

Os **ossos pterigóides** são alongados, com estreitas lâminas de osso sobre a parte caudolateral das coanas. Lateralmente, o osso forma parte da **fossa pterigopalatina**, imediatamente rostral ao forame órbito-redondo, porém, ventral a este, está coberto pelo processo pterigóide do osso basisfenóide. O **hâmulo pterigóide** aparece ventral ao nível das coanas como um delgado gancho ósseo projetado caudalmente. Do lado medial, o osso é visível em toda a extensão e curva-se rostralmente no meio. A parte dorsal à curva é mais larga do que a porção ventral. Uma parte do osso, maior do que no boi, está exposta na fossa pterigopalatina (May, 1970).

OSSOS NASAIS

Os **ossos nasais** formam o teto da cavidade nasal. Eles são convexos longitudinalmente com uma concavidade transversa próximo da extremidade rostral. Esta extremidade é única e os dois ossos formam uma única projeção mediana que não é em forma de espinha, como no cavalo. As articulações com os ossos frontais são mais denteadas e os ossos nasais não são facilmente destacáveis no crânio seco, como no boi (May, 1970).

Lateralmente, os ossos articulam-se com o osso lacrimal e a maxila apenas por uma pequena distância. A **incisura nasoincisiva** separa o osso nasal totalmente do incisivo e uma porção da maxila (May, 1970).

Internamente, há uma crista mediana longitudinal, o **processo septal**, para a inserção do septo nasal, assim como outra crista, a crista etmoidal, próximo da borda lateral do osso, para inserção da concha nasal dorsal (May, 1970).

OSSOS LACRIMAIS
(Figs. 26-61 e 62)

O **osso lacrimal** forma parte da superfície lateral da face assim como a borda rostral e parte da borda medial da cavidade orbital. As partes facial e orbital são quase iguais em tamanho. A parte facial é côncava ventralmente — parte da **fossa lacrimal externa**, que é ocupada no animal vivo pela **bolsa infra-orbital**. O osso geralmente articula-se com o osso nasal mas pode, em alguns casos, estar separado por uma extensão do osso frontal e maxila. Nunca existe uma abertura nesta região, como na cabra (May, 1970).

A margem orbital geralmente tem uma definida identificação próximo da articulação com o osso zigomático, e dorsal a esta ela é irregular. Imediatamente caudal à parte irregular da margem orbital está a abertura do **ducto nasolacrimal** e, caudoventralmente, uma profunda fossa na qual o músculo oblíquo ventral origina-se. No fundo desta fossa, em espécime preparada, passa um canal, rostroventralmente, no seio maxilar. A abertura do ducto nasolacrimal é mais medial do que no boi e maior do que na cabra (May, 1970).

A **bula lacrimal** é piramidal, com o ápice dirigido caudalmente. Ela forma quase um terço do assoalho da cavidade orbital. O osso da bula varia em espessura e pode ser rendilhado em alguns espécimes. Ele estende-se medialmente para articular-se com a lâmina perpendicular do osso palatino e forma uma profunda fossa muscular. O **forame maxilar** localiza-se ventromedial entre a bula, a maxila e o osso palatino e abre-se no canal infra-orbital. O nervo e vasos infra-orbitais ocupam o canal no vivo. A cavidade da bula é contínua com o seio maxilar (May, 1970).

OSSOS ZIGOMÁTICOS
(Figs. 26-61 e 62)

O **osso zigomático** (malar) localiza-se na área caudolateral da face e forma a borda ventral da cavidade orbital.

A parte facial é dividida pela crista da tuberosidade facial à borda orbital e dorsalmente o osso é deprimido para formar a parte ventral da fossa lacrimal externa. O restante da parte facial é ligeiramente convexo, com um ou mais forames próximo da origem dos **processos temporal** e **frontal** e um variável número de forames ao longo da **sutura zigomático-maxilar** (May, 1970).

O **seio maxilar** estende-se a uma pequena distância no osso antes da bifurcação em processos frontal e temporal.

CONCHAS NASAIS

As conchas nasais dorsal e ventral, no crânio seco, são mais rendilhadas e delicadas do que no boi.

A **concha nasal dorsal** afina-se para cada extremidade e estende-se do nível do forame supra-orbital à junção dos terços rostral e médio do osso nasal. Ela é irregularmente oval e estende-se ventromedialmente da crista etmoidal do osso nasal para circunscrever uma cavidade aérea, que comunica-se com o meato nasal médio ao nível do último dente molar. A abertura está entre a abertura maxilopalatina e os seios frontais. O osso está enrolado medialmente e ventralmente e, em seguida, dorsal e lateralmente. O septo ósseo entre a cavidade da concha e o seio frontal é incompleto em crânios preparados (May, 1970).

A **concha nasal ventral** apresenta aproximadamente o mesmo comprimento da concha nasal dorsal, porém é mais complexa. Ela origina-se da crista conchal e lâmina medial da maxila e passa ventromedialmente por 1,5 cm para bifurcar-se. A lâmina ventral enrola-se ventral, lateral, dorsalmente, a seguir medial e ventralmente em um pequeno círculo, enquanto a lâmina dorsal, que é mais extensa, curva-se dorsal, lateral, depois ventralmente e continua a curvar-se para formar um e meio círculo. Estes círculos podem, em alguns casos, ter uma e meia a duas e meia voltas, respectivamente. A extremidade rostral do osso termina em frente à extremidade rostral dos ossos nasais, enquanto, caudalmente, ele termina no meio da borda rostral do forame esfenopalatino (May, 1970).

A **concha nasal média** fica medial aos ossos lacrimal e zigomático e caudalmente ocupa o espaço entre as conchas nasais dorsal e ventral. Ela estende-se rostralmente até o nível do terceiro dente molar. Apresenta três lados, com faces dorsal, ventral e medial e, embora o osso seja complexo na sua disposição, a parte rostral forma uma simples cavidade. Ela está limitada dorsal e ventralmente pelas conchas nasais dorsal e ventral, respectivamente. Lateralmente, ela é encurvada para os ossos lacrimal e zigomático, enquanto a face medial é aplanada pelo septo nasal. A abertura do seio etmoidal, que é a cavidade do osso para a cavidade nasal, está no lado lateral na junção das partes simples e complexa e medial às aberturas dos seios frontais (May, 1970).

VÔMER

O vômer é mais livre no carneiro do que no boi; somente um quarto da borda ventral está associado ao assoalho da cavidade nasal. A borda dorsal é menos côncava e apresenta bordas mais espessas do que no boi. O corpo é mais profundo e mais laminar e termina em uma borda caudal vertical, que é mais rostral do que no boi (May, 1970).

MANDÍBULA
(Fig. 26-61)

A **mandíbula** compreende partes direita e esquerda unidas rostralmente no plano mediano. Ela é muito semelhante em muitos aspectos àquela do boi. Os **alvéolos** para os dentes incisivos são ligeiramente maiores do que as raízes dos dentes mas não são tão grandes como aqueles do boi. Logo, os incisivos são mais firmemente implantados e têm menos movimento durante a alimentação quando comparados com os do boi. O espaço mandibular é mais estreito, a borda ventral menos convexa e a face lateral mais oblíqua dorsoventralmente do que no boi. O **forame mentoneano**, através do qual passam os vasos e nervos mentoneanos, localiza-se a meia distância ao longo da região do **espaço interalveolar** e há freqüentemente outro pequeno forame, ventral ao segundo ou terceiro dente pré-molar. Freqüentemente, outro pequeno forame aparece na borda alveolar, caudal ao último dente molar. Próximo da junção do corpo e ramos existe uma proeminência óssea ventral da qual uma crista de osso estende-se caudalmente ao ângulo da mandíbula (May, 1970).

O **ramo** curva-se lateralmente na parte dorsal e é acentuado pelo **processo coronóide**. Os ângulos podem curvar-se lateralmente e a face medial apresenta somente um pequeno **sulco milo-hióideo**, que corre ventralmente do forame mandibular. Os **côndilos** são simples e a **incisura mandibular** é rasa. O processo coronóide está encurvado e é mais longo do que no boi, com uma borda rostral mais espessa. A extremidade livre não é pontiaguda e freqüentemente é expandida e laminar (May, 1970).

OSSO HIÓIDE
(Figs. 26-61, 63 e 64)

O **osso hióide** localiza-se principalmente entre os ramos da mandíbula. Caudalmente, ele está inserido por hastes cartilagíneas, os **tímpano-hióides**, ao processo estilóide da parte petrosa do osso temporal. Rostralmente, ele está ligado à língua, faringe e laringe. Ele está composto de um número de partes, algumas ímpares, outras pares (May, 1970).

O **basi-hióide** é curto e aplanado e fica em um plano transverso. Um curto **processo lingual** está situado centralmente sobre o lado rostral. O par **tíreo-hióide** não está firmemente inserido no basi-hióide. Eles são longos (2,5 a 3 cm) e estreitos e

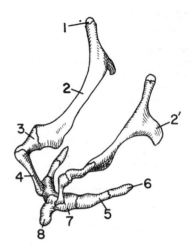

Figura 26-64. Osso hióide de cabra.

1, Tímpano-hióide; 2, estilo-hióide; 2', ângulo estilo-hióide; 3, epi-hióide; 4, cerato-hióide; 5, tíreo-hióide; 6, cartilagem de 5; 7, basi-hióide; 8, processo lingual.

articulam-se caudalmente com os cornos rostrais da cartilagem tireóide da laringe. O **cerato-hióide** e **epi-hióide** são ossos pequenos, arredondados, situados de cada lado entre o basi-hióide e o estilo-hióide. O cerato-hióide tem cerca de 4 mm de diâmetro, e o epi-hióide, menos. O **estilo-hióide** articula-se rostralmente com o epi-hióide e caudalmente com o processo estilóide do osso temporal. O osso é alongado, aplanado e com cerca de 6 cm de comprimento e 5 mm de largura. A extremidade rostral é ligeiramente expandida, enquanto a extremidade caudal bifurca-se. A parte dorsal da extremidade caudal articula-se com o processo estilóide do osso temporal através do **tímpano-hióide**, e a parte ventral é o **processo muscular.**

SEIOS PARANASAIS
(Fig. 26-62)

O desenvolvimento dos **seios frontais** varia com a idade, sexo e raça. Eles estão quase inteiramente no osso frontal mas podem estender-se rostralmente por uma pequena distância nos ossos lacrimais. Em raças sem cornos, os seios estendem-se entre as linhas transversas através dos limites caudais dos processos zigomáticos e as margens rostrais das órbitas. Lateralmente, o seio estende-se até uma linha paralela com 0,5 cm da margem orbital, enquanto medialmente os seios estão separados um do outro por um septo médio (May, 1970).

Há dois compartimentos (lateral e medial) de cada lado, sendo o seio lateral maior e mais caudal. O **seio frontal lateral** comunica-se com a cavidade nasal na região rostrolateral do seio e abre-se na parte olfatória do meato nasal médio entre a concha nasal média e o osso lacrimal. O **seio frontal medial** (às vezes em número de dois) é muito pequeno e abre-se independentemente na mesma região da cavidade nasal, rostral à abertura do seio lateral. Ele ocupa a região mais rostral do seio frontal, a meia distância entre a linha mediana e a margem orbital (May, 1970).

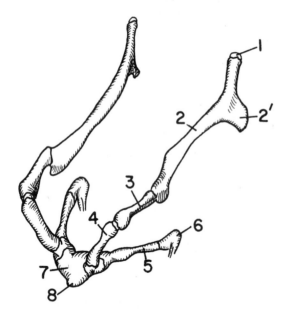

Figura 26-63. Osso hióide de carneiro.

1, Tímpano-hióide; 2, estilo-hióide; 2', ângulo estilo-hióideo; 3, epi-hióide; 4, cerato-hióide; 5, tíreo-hióide; 6, cartilagem de 5; 7, basi-hióide; 8, processo lingual.

OSTEOLOGIA RUMINANTE

Em raças providas de cornos, o seio lateral é mais extenso. O limite caudal do seio é uma linha oblíqua do lado caudal da base do corno ao processo zigomático do lado oposto do crânio. O limite lateral é uma linha caminhando rostralmente do lado lateral da base do corno, 4 a 5 mm da margem orbital, à fossa lacrimal externa. Os limites rostral e medial são similares aos dos animais desprovidos de cornos (May, 1970).

O seio lateral é quase completamente dividido em um compartimento rostral e um caudal por um septo ósseo oblíquo. O septo estende-se do forame supraorbital na direção do processo cornual oposto. As duas câmaras comunicam-se por um estreito canal entre o canal supraorbital e a parede medial da órbita (May, 1970).

Na Austrália, o seio lateral geralmente contém larvas de *Oestrus ovis*, acima de 3 cm de comprimento, mas com freqüência não são encontrados no seio frontal medial (May, 1970).

Para expor o compartimento rostral do seio lateral em raças providas de cornos, uma abertura não maior de 1,5 cm de diâmetro será feita a meia distância entre o forame supraorbital e a linha mediana do crânio. Para a câmara caudal, uma abertura semelhante triangular será feita no contorno do seio, com os seguintes lados: (a) do forame supraorbital ao corno do lado oposto, (b) uma linha entre o corno e o forame supraorbital do mesmo lado, e (c) do corno ao forame supraorbittal do lado oposto (May, 1970).

O **seio maxilar** estende-se nos ossos zigomáticos e lacrimal (Fig. 26-61). A extremidade rostral corre obliquamente numa linha do primeiro dente molar à protuberância intercornual. A borda ventral é uma linha estendendo-se do canal infraorbital através da tuberosidade facial à parte ventral da origem do arco zigomático. A borda dorsal é uma linha paralela através do ângulo medial da cavidade orbital. Caudalmente ele termina na bula lacrimal, que fica numa linha transversa aproximadamente um quarto da distância ao longo do arco zigomático. O seio fica entre as lâminas lateral e medial dos ossos maxilar e zigomático e está dividido pelo canal infraorbital em câmaras medial e lateral. A câmara lateral é maior e estende-se caudalmente na bula lacrimal. A câmara medial, medial ao canal infraorbital, é contínua com

o seio palatino, abrindo-se dorsomedialmente no meato nasal médio, em comum com o seio palatino, ligeiramente rostral às aberturas dos seios frontais ao nível do último dente molar (May, 1970).

O **seio palatino** está escavado no palato duro e estende-se do segundo dente molar ao meio do último dente molar e da borda alveolar da maxila dorsalmente a uma linha do forame infraorbital ao ângulo medial da órbita. O seio estende-se da face lingual dos dentes a 5 mm da linha mediana do palato. A maior parte do seio está escavada no processo palatino da maxila (May, 1970).

Em espécimes preparados, falta a parede nasal ventral à concha nasal ventral do quarto ao quinto ou sexto dente molar, uma abertura menor do que no boi. No vivente, esta abertura está fechada pelas membranas mucosas da cavidade nasal e seio palatino. O seio comunica-se com o seio maxilar ao nível do canal infraorbital e os dois seios abrem-se no meato nasal médio por uma abertura comum. O canal comum apresenta 2,5 cm de comprimento e 1 cm de largura no carneiro, sendo menor na cabra (1,5 a 2 cm de comprimento e 0,5 cm de largura). Esta abertura está rostral às aberturas do seio frontal e olha rostralmente no carneiro e dorsalmente na cabra. As **coanas** não são divididas e formadas pela parte perpendicular do osso palatino e osso pterigóide (May, 1970).

O **seio esfenoidal** ocupa a parte ventral do pré-esfenóide e comunica-se com a parte caudoventral do seio etmoidal. O labirinto etmoidal protrude-se neste seio como na maioria dos animais com um bem desenvolvido sentido olfatório. Nenhuma conexão ocorre entre os seios esfenoidal e palatino (May, 1970).

Dorsalmente, o osso lacrimal está escavado pelo **seio lacrimal**, que é relativamente pequeno e fica próximo da junção frontolacrimal. O osso da parede interna do seio é delgado e freqüentemente incompleto. No animal vivo, uma membrana mucosa completa a separação do seio frontal. O seio abre-se ventralmente no meato nasal médio, caudolateral à abertura do seio frontal, e está separado do último por uma delgada lâmina de osso (May, 1970).

BIBLIOGRAFIA

Bruni, A. C. and U. Zimmerl. 1951. Anatomia Degli Animali Domestici. 2nd ed. Vol. 1. Casa Editrice Dottor Francesco Vallardi, Milano.

Burt, J. K., V. S. Myers, D. J. Hillmann and R. Getty. 1968. The radiographic locations of epiphyseal lines in bovine limbs. J. Am. Vet. Med. Assoc. *152*:168–174.

Cornevin and M. F. Lesbre. 1897. Mémoire sur les variations numériques de la colonne vertebrale et des côtes chez les Mammifères domestiques. Bull. de la Soc. centrale de méd vétér, Paris.

Ellenberger, W., H. Baum and H. Dittrich. 1907. Handbuch der anatomie der tiere für Kunstler. Vol. 2. Rind Atlas, 2nd ed., T. Weicher, Leipzig.

Lesbre, M. F. 1897. Contribution à l'étude de l'ossification du squelette des mammifères domestiques principalement aux points de vue de sa marche et de sa chronologie. Annales de la Soc. Agric. Sci. Indust. de Lyon 5(7th series):1–106.

McFadyean, J. 1953. Osteology and Arthrology of the Domesticated Animals. 4th ed. (Edited by H. V. Hughes and J. W. Dransfield). Bailliere, Tindall & Cox, London.

May, N. D. S. 1970. The Anatomy of the Sheep. 3rd ed., University of Queensland Press, Australia.

Nomina Anatomica Veterinaria. 1968. World Association of Veterinary Anatomists, Vienna.

Paulli, S. 1900. Uber die Pneumaticität des Schädels bei den Säugthieren. Nirog. Hagrb, Anat. Entwick, 28:147–251 and 483–564.

Preuss, F. and K. -D. Budras. 1969. Zur Homologie des Hüfthöckers und anderer Knochenpunkte des Darmbeins. Berl. Munch. Tierarztl. Wochensch. 82:141–143.

Sisson, S. 1910. A Text-book of Veterinary Anatomy. W. B. Saunders Co., Philadelphia.

CAPÍTULO 27

ARTICULAÇÕES DO RUMINANTE*†

S. Sisson

ARTICULAÇÕES E LIGAMENTOS DAS VÉRTEBRAS

O **ligamento da nuca** é mais desenvolvido do que no eqüino (Fig. 27-1). O **funículo da nuca** é claramente dividido em duas metades laterais, que são redondas em sua inserção occipital, mas do áxis, em direção caudal, tornam-se rapidamente mais largas e planas. Esta porção larga é quase sagital, situa-se em ambos os lados das espinhas vertebrais, e é coberta pelo músculo trapézio e o músculo rombóide. Da mais elevada parte da cernelha (terceira espinha torácica) ele gradativamente diminui de tamanho e desaparece na região lombar. A **lâmina da nuca** é espessa e consiste nas partes cranial e caudal. A parte cranial é dupla; suas fibras prosseguem do funículo da nuca até à segunda, terceira e quarta espinhas cervicais. A parte caudal é única; suas fibras estendem-se da primeira espinha torácica até à quinta, sexta e sétima espinhas cervicais.

O **ligamento longitudinal ventral** é muito forte na região lombar.

Os **discos intervertebrais** (fibrocartilagens) são mais espessos do que no eqüino.

Os **ligamentos interespinhais** do dorso e do lombo consistem em grande parte de tecido elástico.

ARTICULAÇÕES DO TÓRAX

A segunda até a décima primeira **articulações costocondrais,** inclusive, são sinoviais, com cápsulas intimamente aplicadas, reforçadas externamente. (Elas são o mesmo nos ovinos.) As partes dorsais das cartilagens estão inseridas, uma na outra, por ligamentos elásticos distintos (*φligg. intercostalia*).

O primeiro par de **articulações esternocostais** está separado um do outro; um forte ligamento cruciforme une as extremidades ventrais do primeiro par de costelas.

O primeiro segmento do esterno forma com o corpo uma **articulação interesternal** sinovial. A superfície da articulação cranial é côncava e completada lateralmente pela segunda cartilagem costal. Há uma cápsula fechada, e as superfícies da articulação estão inseridas uma na outra por um ligamento interarticular. O movimento lateral limitado

---

*Este capítulo consiste apenas em uma declaração sucinta das diferenças mais importantes nas articulações do ruminante. Além disso, a nomenclatura não foi inteiramente atualizada em relação à da N.A.V. (1968).
†Em geral, o pequeno ruminante é semelhante ao bovino. Os ligamentos do caprino são geralmente mais fortes e mais facilmente delineados do que os do ovino.

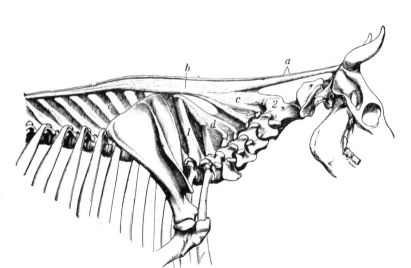

Figura 27-1. Ligamento da nuca do bovino.
a, Funículo da nuca; b, sua porção larga; c, d, lâmina da nuca; e, ligamento interespinhal; 1, processo espinhal da primeira vértebra torácica; 2, áxis. (De Ellenberger e Baum, 1908)

ARTICULAÇÕES DO RUMINANTE

é possível. (No ovino, a articulação é uma sincondrose.) Ambas as superfícies do esterno estão cobertas por uma camada de tecido fibroso (*membrana esternal*).

ARTICULAÇÕES DO MEMBRO TORÁCICO

ARTICULAÇÃO DO OMBRO

O ângulo articular é de aproximadamente 100º.

ARTICULAÇÃO DO COTOVELO

Não existem diferenças importantes. A parte proximal do ligamento radioulnar interósseo está comumente ossificada no adulto.

ARTICULAÇÕES CÁRPICAS

Elas têm a mesma disposição geral que no eqüino. Numerosas diferenças secundárias existem, mas estão excluídas neste relato sucinto, que somente contém características especiais importantes.

Os ligamentos colaterais são bem mais fracos, o longo ligamento lateral sendo especialmente pequeno no bovino. Duas cintas oblíquas, um tanto elásticas, cruzam dorsalmente as articulações radiocárpica e intercárpica. A articulação proximal está inserida na extremidade distal do rádio e passa distal e lateralmente para o osso cárpico ulnar; a outra liga o osso radial e o quarto osso cárpico de modo semelhante.

Os ligamentos colaterais curtos são bem definidos; um ligamento liga o osso cárpico acessório com a extremidade distal da ulna, e fortes faixas palmares ligam os ossos distais com o metacarpo. Um forte ligamento oblíquo liga o osso cárpico ulnar ao metacarpo.

Os ligamentos cárpicos dorsal, palmar e interósseo variam com o número de ossos cárpicos presentes nas diferentes espécies.

ARTICULAÇÕES INTERMETACÁRPICAS

O pequeno osso metacárpico (quinto) articula-se com o grande osso metacárpico, mas não com o carpo. A cavidade articular está ligada à cavidade do saco carpometacárpico. A extremidade proximal do pequeno osso metacárpico se insere, por um ligamento, ao quarto osso cárpico, e outra faixa estende-se de sua parte distal até o lado do grande osso metacárpico. Também há um ligamento interósseo, que é permanente e permite pequeno movimento.

ARTICULAÇÕES METACARPOFALÂNGICAS
(Fig. 27-2)

Há duas articulações, uma para cada dígito. As partes palmares das duas cápsulas articulares comunicam-se. Os dois **ligamentos colaterais** interdigitais resultam da bifurcação de uma faixa que surge no sulco entre as divisões da extremidade distal do grande osso metacárpico; eles espalham-se e terminam nas extremidades proximais das falanges proximais. Os outros ligamentos colaterais estão dispostos como os do eqüino. Um forte **ligamento interdigital** proximal, consistindo em curtas fibras entrecruzadas, une as partes médias das superfícies interdigitais das falanges proximais dos dígitos principais. Ela evita a indevida divergência das falanges. Não está presente no ovino.

Ligamentos falango-sesamóideos interdigitais ligam os sesamóides proximais à extremidade proximal da falange proximal oposta.

Ligamentos intersesamóideos interdigitais ligam os sesamóides proximais à extremidade proximal da falange proximal oposta.

O ligamento intersesamóideo liga todos os quatro sesamóides e se estende proximalmente muito menos do que no eqüino.

Os ligamentos sesamóideos lateral e medial terminam essencialmente nas falanges proximais, mas também destacam uma pequena parte para o grande osso metacárpico.

O ligamento sesamóideo distal superficial ou reto está ausente. Os ligamentos sesamóideos distais médios de cada dígito são duas curtas cintas fortes que se estendem das margens distais dos sesamóides proximais até às extremidades proximais das falanges proximais. Os ligamentos sesamóideos distais profundos são fortes e distintamente cruciformes.

O tendão interósseo ou ligamento suspensório contém mais tecido muscular que no eqüino — em verdade, no animal jovem ele consiste muito mais em tecido muscular. No terço distal do metacarpo ele divide-se em três ramos. Estes dão origem a cinco subdivisões, quer por bifurcação dos ramos lateral e medial ou por trifurcação do ramo médio. As duas faixas laterais e as duas faixas mediais terminam nos ossos sesamóides proximais e na extremidade distal do grande osso metacárpico e destaca segmentos para os tendões dos extensores. A faixa média passa através do sulco entre as duas divisões da extremidade distal do metacarpo e divide-se em dois ramos que unem os tendões dos extensores digitais próprios; ele também envia fibras para os ligamentos colaterais interdigitais e aos sesamóides centrais. Aproximadamente na parte média do metacarpo o músculo interósseo destaca uma faixa que se une mais distalmente com o tendão flexor digital superficial, desta forma circundando o tendão flexor digital profundo; ele também se une à fáscia espessa da região. Esta última emite uma faixa em cada lado para os dígitos acessórios, e uma faixa tendínea desce de cada dígito acessório para a falange distal e ao osso sesamóide distal, unindo-se ao tendão extensor digital próprio correspondente.

ARTICULAÇÕES INTERFALÂNGICAS

As duas articulações proximais possuem cápsulas separadas e ligamentos colaterais largos, mas um tanto indistintos. Cada articulação também tem ligamentos palmares colaterais e centrais. Os ligamentos centrais estão essencialmente fundidos para formar uma forte cinta que se insere, por dois ramos, na extremidade distal da falange proximal e na depressão da superfície palmar da extremidade proximal da falange média. As faixas colaterais estendem-se das bordas da falange proximal para a

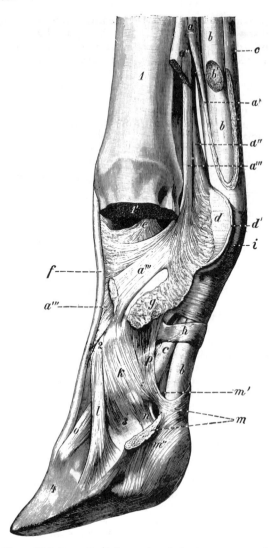

Figura 27-2. Parte distal do membro do bovino, apresentando ligamentos e tendões. Um dígito e a parte articular correspondente do osso metacárpico foram removidos.

a, Interósseo (ligamento suspensório); a', ramo de a ao tendão flexor digital superficial; a'', a''', ramos lateral e central de a; b, tendão flexor digital profundo; b', ramo de b ao dígito removido; c, tendão flexor digital superficial; d, d', ligamento intersesamóideo interdigital (cortado); e, ligamento colateral (interdigital) da articulação do boleto; f, tendão extensor digital comum; g, ligamento interdigital proximal; h, ligamento anular digital; i, ligamento anular palmar do boleto; k, ligamento colateral da articulação da quartela; l, ligamento interdigital distal; m, ligamento falango-sesamóideo interdigital (cortado); m', m''', inserção de m à falange média e ao osso sesamóide distal; n, ligamento sesamóideo colateral (ligamento suspensório do sesamóideo distal); o, ligamento dorsal (elástico); p, ligamento palmar (lateral) da articulação da quartela; 1, metacarpo, serrado em 1'; 2, falange proximal; 3, falange média; 4, falange distal. (De Ellenberger e Baum, 1908).

extremidade proximal da falange média; as do lado interdigital são fracas e indistintas.

As articulações interfalângicas distais possuem, além das cápsulas e ligamentos colaterais, faixas que as reforçam em cada lado. O par interdigital surge nas depressões nas extremidades distais das falanges proximais, recebem fibras das falanges médias, e terminam nas superfícies interdigitais das falanges distais, na margem da superfície articular. O par abaxial tem percurso semelhante, mas é mais fino e termina no sesamóide distal correspondente. Uma faixa elástica cruza obliquamente o lado dorsal da falange média da extremidade distal da falange proximal ao processo extensor da falange distal.

Os **ligamentos interdigitais distais** ou cruciformes são duas faixas fortes que limitam a separação dos dígitos. Eles estão inseridos proximalmente nas eminências abaxiais nas extremidades proximais das falanges médias (unindo-se nos ligamentos colaterais), cruzam obliquamente o tendão flexor digital profundo e atingem o espaço interdigital, onde se intercruzam e se unem. A maior parte das fibras termina no sesamóide distal do lado oposto, mas algumas estão inseridas na superfície interdigital da falange média e no sesamóide distal do mesmo lado. No ovino há, ao invés do que antecede, um ligamento transverso que se insere em cada lado nas superfícies interdigitais das falanges média e distal e do osso sesamóide distal. Ele está relacionado distalmente com a pele e proximalmente com uma almofada de gordura.

ARTICULAÇÕES DO MEMBRO PÉLVICO

ARTICULAÇÃO SACROILÍACA

Esta articulação e os ligamentos pélvicos não apresentam nenhuma diferença marcante.

ARTICULAÇÃO DO QUADRIL

A pouca profundidade do acetábulo é compensada pelo maior tamanho da cartilagem marginal, que é especialmente grande lateralmente. A cabeça do fêmur tem um raio de curvatura menor do que o do eqüino, e a superfície articular se estende em uma considerável distância lateralmente, na superfície dorsal do colo. O ligamento redondo é inteiramente intra-articular; ele é pequeno e, às vezes, ausente. O ligamento acessório está ausente.

ARTICULAÇÃO DO JOELHO

Há considerável comunicação entre as cavidades articulares femoropatelar e femorotibial medial; ela está situada como no eqüino, mas é mais larga. Uma pequena comunicação com a cápsula femorotibial lateral às vezes ocorre. As duas cápsulas femorotibiais normalmente se comunicam. O ligamento patelar médio não está afundado, como também não há sulco na tuberosidade da tíbia onde ele se insere. O ligamento patelar lateral funde-se completamente com o tendão de inserção do músculo bíceps do braço, e uma grande bolsa sinovial está interposta entre eles e o côndilo lateral do fêmur.

ARTICULAÇÕES TIBIOFIBULARES

A extremidade proximal da fíbula funde-se com o côndilo lateral da tíbia. A extremidade distal permanece separada e forma uma artrose com a extremidade distal da tíbia; o movimento aqui é imperceptível, pois os dois ossos estão intimamente unidos por fortes fibras periféricas.

ARTICULAÇÃO DO JARRETE

Há considerável mobilidade na articulação intertársica proximal, cuja cápsula é correspondentemente ampla. O ligamento lateral curto é inserido distalmente apenas no tálus. Um forte ligamento transverso se insere no maléolo lateral (extremidade distal da fíbula) na parte plantar do tálus. O ligamento dorsal é estreito e fino.

As articulações restantes são semelhantes às do membro torácico.

ARTICULAÇÕES DO CRÂNIO

ARTICULAÇÃO TEMPOROMANDIBULAR

As superfícies articulares são de tal modo que permitem movimentos transversos mais extensos do que no eqüino (veja Osteologia). O ligamento caudal está ausente.

As **outras articulações do crânio** estão suficientemente descritas no capítulo sobre Osteologia.

BIBLIOGRAFIA

Barone, R. 1968. Anatomie Comparée des Mammifères Domestiques. Tome II. Arthrologie et Myologie. Lyon. Laboratoire d'Anatomie École Nationale Veterinaire.

Barone, R., and M. Lombard. 1968. Le jarret du boeuf et son fonctionnement. Rev. Med. vet. *119*:1141–1166.

Ellenberger, W., and H. Baum. 1908. Handbuch der Vergleichenden Anatomie der Haustiere. Berlin, von August Hirschwald.

Künzel, E. 1955. Rippenknorpelgelenke bei Schaf und Ziege. Anat. Anz. *102*:25–28.

May, N. D. S. 1970. The Anatomy of the Sheep. 3rd ed. Brisbane, Australia, University of Queensland Press.

Nickel, R., and P. Langer. 1953. Zehengelenke des Rindes. Berl. Münch. tierärztl. Wschr. 68:237–246.

CAPÍTULO 28

MÚSCULOS DO RUMINANTE

R. Getty* (Ouvido *por* S. S. Gandhi;
Diafragma Pélvico *por* R. E. Habel)

FÁSCIA E MÚSCULOS DA CABEÇA

O **músculo cutâneo** no ruminante é bem desenvolvido em determinadas regiões e está localizado na fáscia superficial, intercalado entre as bainhas fasciais. Ele está extensamente inserido na pele, mas raramente está inserido no esqueleto em si. Nem todas as partes do corpo estão cobertas, melhor dizendo, ele é bem desenvolvido em determinadas regiões. Na região da cabeça ele é conhecido como o músculo cutâneo da face, que é uma parte do *platisma* (Fig. 28-2). Este músculo é bem desenvolvido no ruminante, mais do que no eqüino. Ele é observável por baixo da pele, situado tanto dorsal como ventrolateralmente na região da cabeça. A parte dorsal, músculo frontal (*m. epicranius* do homem), está localizada entre a pele e o osso frontal. Ele é intimamente aderente à pele. As fibras musculares estão direcionadas da área da base do chifre, ventral e rostralmente, no sentido da pálpebra superior, onde as fibras espalham-se de modo semelhante a um leque para unir-se ao músculo orbicular do olho. O músculo corrugador do supercílio não está presente como um músculo distinto, sua localização e função são assumidas pelo músculo frontal (Fig. 28-2). A contração das fibras do músculo irá levantar, em parte, a pálpebra superior e enrugar a pele localizada na superfície dorsal da testa.

As fibras musculares que estão localizadas na parte ventrolateral da cabeça cobrem, de forma variável, a parte caudal do espaço mandibular. Próximo ao ângulo da boca as fibras unem-se ao músculo orbicular da boca, ao músculo bucinador e ao músculo zigomático, estando, também, associadas ao músculo levantador nasolabial. Na região temporal as fibras do músculo cutâneo da face unem-se aos músculos escutulares e estão com eles relacionadas. O músculo depressor do ângulo da boca está representado por uma faixa de fibras cutâneas que passam dorsalmente, no sentido do ângulo dos lábios. A contração destas fibras irá retrair e deprimir o referido ângulo e a parte adjacente do lábio mandibular. O músculo cutâneo nasal está representado por fibras musculares transversas que cruzam a ponte do nariz. As fibras cutâneas unem-se às fibras da parte dorsal do músculo lateral do nariz, auxiliando assim, indiretamente, na dilatação das narinas. Estas fibras são bem desenvolvidas no bo-

vino. De modo comparativo, o músculo cutâneo dos ruminantes é bem desenvolvido na região da cabeça.

Ação: Fazer tremer a pele.

Suprimento sangüíneo: Artérias temporal superficial e facial.

Suprimento nervoso: Ramos do nervo facial.

Os músculos da cabeça estão classificados em seis grandes grupos, com base em sua inervação e origem embrionária, a saber: (1) os músculos extrínsecos do olho, inervados pelos nervos oculomotor, troclear e abducente; (2) os músculos da mastigação, inervados pelo ramo mandibular do nervo trigêmeo; (3) os músculos da expressão facial, inervados por ramos do nervo facial; (4) a musculatura faríngea, inervada por ramos dos nervos glossofaríngeo, vago e acessório; (5) a musculatura laríngea, suprida em grande parte pelos ramos dos nervos vago e acessório; (6) os músculos extrínsecos da língua, inervados pelo nervo hipoglosso.

MÚSCULOS DO FOCINHO, NARINAS, LÁBIOS E BOCHECHAS

Nos ruminantes, diversos músculos são capazes de dilatar as narinas em cada lado (Fig. 28-1).

O **músculo lateral do nariz** (anteriormente *músculo dilatador das asas do nariz*) não está presente no bovino no grau em que existe no eqüino. Ele está dividido em duas partes. A parte dorsal (*músculo dilatador medial do nariz*) surge da cartilagem lateral dorsal e está inserida no ângulo dorsal e na parte dorsal da asa medial da narina. A parte ventral (*músculo dilatador ventral do nariz*) surge do processo nasal do osso incisivo e da cartilagem lateral ventral e está inserida na asa lateral da narina. A parte ventral do músculo consiste tanto de uma camada superficial como de uma camada profunda. A camada superficial surge da superfície lateral do processo nasal do osso incisivo e termina na parte lateral da narina, em comum com as fibras musculares da camada profunda do músculo levantador nasolabial, músculo levantador do lábio maxi-

---

*Editado por C. R. Ellenport e revisto por N. G. Ghoshal.

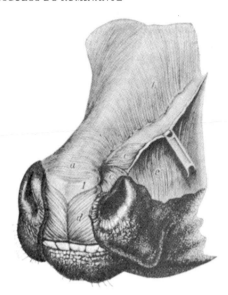

Figura 28-1. Músculos nasais do bovino.
a, b, c, c', Levantador nasolabial; d, músculo dilatador apical do nariz; e, parte dorsal do músculo nasal lateral; 1, cartilagem parietal. (De Ellenberger e Baum, 1908.)

lar, músculo depressor do lábio maxilar e o músculo canino. A camada profunda passa da parte apical da cartilagem ventral da parede lateral até a superfície externa da cartilagem lateral. Ela está completamente coberta pela camada superficial.

O **músculo canino** (anteriormente *músculo dilatador lateral do nariz*) está localizado entre o músculo levantador do lábio maxilar e o músculo depressor do lábio maxilar (Fig. 28-2). No bovino, ele situa-se entre as duas partes do músculo levantador nasolabial (Fig. 28-3).
Origem: A tuberosidade da face.
Inserção: A parede lateral da narina.
Ação: Puxar caudalmente, por sua contração, a parede lateral da narina.
Estrutura: Ele origina-se diretamente da tuberosidade da face e estende-se rostralmente com as fibras musculares do músculo levantador do lábio maxilar. Ele termina por meio de dois ou três tendões finos na asa lateral da narina.
Relações: Superficialmente, com a pele, a fáscia e a parte superficial do músculo levantador nasolabial. Profundamente, com a maxila e as partes profundas do músculo levantador nasolabial, no bovino, e a parede lateral da narina. No caprino e no ovino ele está relacionado profundamente ao osso incisivo, na ausência da parte profunda do músculo levantador nasolabial.
Suprimento sangüíneo: Artéria labial maxilar.
Suprimento nervoso: Nervo facial.

O **músculo dilatador apical da narina** (anteriormente o músculo transversal do nariz) está localizado por baixo da almofada das glândulas nasolabiais do focinho. Ele une-se, ao do lado oposto, na rafe mediana.
Origem: A borda livre e a superfície dorsal do corpo do osso incisivo.
Inserção: As partes medial e ventral da narina.
Ação: Dilatar a narina.
Estrutura: As fibras musculares estão direcionadas dorsalmente e lateralmente no sentido da asa medial das narinas. Os músculos direito e esquerdo encontram-se na rafe mediana.
Relações: Superficialmente, com a pele do focinho e as glândulas nasolabiais. Profundamente, com o septo nasal.
Suprimento sangüíneo: Artéria nasobilateral da artéria palatina maior.
Suprimento nervoso: Nervo facial.

No ruminante, o **músculo levantador nasolabial** é extenso, porém fino, e não é muito distinto do músculo frontal. No bovino ele divide-se em duas camadas, enquanto dorsal ao músculo levantador do lábio maxilar e ao músculo canino (Fig. 28-3).
Origem: Parte rostral do osso frontal e do músculo frontal.
Inserção: A camada superficial termina na narina e no lábio maxilar. A camada profunda termina nas cartilagens nasais laterais, no processo nasal do osso incisivo e na parte lateral da narina. O músculo, que é muito largo e fino, apresenta fibras que estão direcionadas ventralmente e rostralmente do plano mediano.
Ação: Levantar o lábio maxilar e a parte dorsolateral da narina.
Relações: Superficialmente, com a pele e a fáscia. Profundamente, com os ossos frontal e nasal, a veia nasal dorsal; tanto superficialmente como profundamente, com o músculo levantador do lábio maxilar e seu tendão, o músculo canino e o músculo depressor do lábio maxilar com seu tendão.
Suprimento sangüíneo: Artéria facial, labial maxilar e malar.
Suprimento nervoso: Ramos do nervo facial.

No caprino e no ovino ele consiste de uma única camada situada superficialmente ao músculo levantador do lábio maxilar, aos músculos canino e depressor do lábio maxilar. Ele termina rostralmente no lábio maxilar e na narina (Fig. 28-2). No caprino um pequeno fascículo passa do ângulo medial do olho para unir-se à superfície lateral da parte principal do músculo. Este fascículo transcorre superficialmente até o músculo malar, em sua origem (May, 1964).

O **músculo levantador do lábio maxilar** surge na tuberosidade da face, rostralmente, e termina por diversos tendões no focinho. No bovino ele passa entre as duas camadas do músculo levantador nasolabial unindo-se, em parte, na camada profunda deste músculo (Fig. 28-3).
Origem: Tuberosidade da face.
Inserção: Parte central do lábio maxilar, por intermédio de um tendão plano comum aos músculos direito e esquerdo.
Ação: Elevar o focinho e com ele o lábio maxilar.
Estrutura: Em sua origem o músculo une-se, em parte, às fibras do músculo canino. À medida em que correm rostralmente, eles gradativamente separam-se ao passarem na parte dorsal do focinho. Ele se une com o do lado oposto para formar uma faixa plana que segue ventralmente até o lábio maxilar e caudalmente até as glândulas nasolabiais.

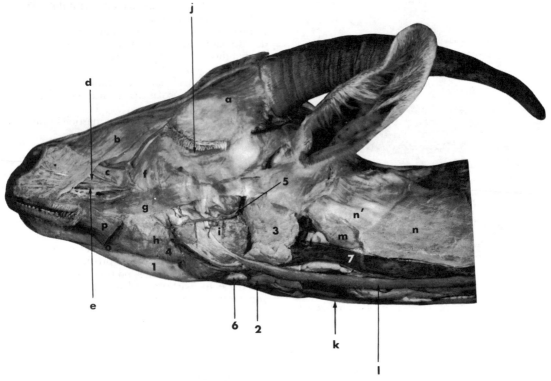

Figura 28-2. Músculos da cabeça do caprino; vista lateral.

a, Músculo frontal; b, músculo levantador nasolabial; c, músculo levantador do lábio maxilar; d, músculo canino; e, músculo depressor do lábio maxilar; f, músculo malar; g, músculo zigomático; h, músculo bucinador; i, músculo masseter; j, músculo orbicular do olho; k, músculo esternotíreo-hióideo; l, músculo esternomandibular; m, músculo oblíquo cranial da cabeça; n, músculo braquiocefálico; n', porção aponeurótica de n; o, músculo depressor do lábio mandibular; p, músculo cutâneo da face; 1, mandíbula; 2, glândula mandibular; 3, glândula parótida; 4, glândulas bucais (ventrais); 5, artéria facial transversa; 6, nodos linfáticos mandibulares; 7, veia jugular externa.

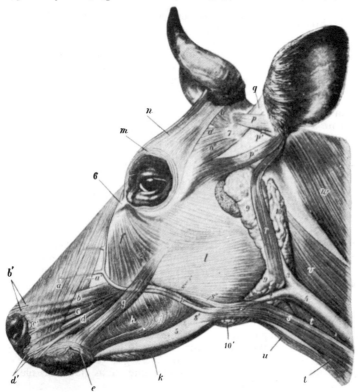

Figura 28-3. Músculos da cabeça do bovino; vista lateral.

a, a', Músculo levantador nasolabial; b, b', músculo levantador do lábio maxilar e tendão; c, c', músculo canino e tendão; d, d', músculo depressor do lábio maxilar e tendão; e, músculo orbicular do olho; f, músculo malar; g, músculo zigomático; h, músculo bucinador; i, músculo depressor do lábio mandibular; k, músculo milo-hióideo; l, músculo masseter; m, músculo orbicular do olho; n, músculo frontal; o, músculo interescutular; o', parte frontal, e o", parte temporal do músculo frontoescutular; p, p', músculo escútulo-auricular superficial; p", músculo zigomático-auricular; q, músculo escútulo-auricular superficial (acessório); r, músculo parótido-auricular; s, s', s", músculo esternomandibular e tendões; t, músculo esternomastóideo; u, músculo esterno-hióideo; v, músculo clidomastóideo; w, músculo clido-occipital; 1, veia facial; 2, veia linguofacial; 3, veia maxilar; 4, veia jugular externa; 5, mandíbula; 6, ligamento palpebral medial; 7, cartilagem escutiforme; 8, nodos linfáticos parotídeos; 9, glândulas parótidas; 10, 10', glândula mandibular. (De Ellenberger e Baum, 1908.)

Relações: Superficialmente, com a pele, a fáscia, o músculo levantador nasolabial e as glândulas nasolabiais. Profundamente, com a maxila, o processo nasal do osso incisivo, a parte profunda do músculo levantador nasolabial no bovino e os ramos nasais externos do nervo infra-orbitário.

Suprimento sangüíneo: Artéria labial maxilar.

Suprimento nervoso: Ramos do nervo facial.

O músculo levantador do lábio maxilar é muito proeminente no caprino e no ovino (Fig. 28-2). Ele surge da maxila, próximo à tuberosidade da face e insere-se por meio de faixas tendíneas, até a pele, entre as narinas.

O **músculo depressor do lábio maxilar** tem sua origem logo rostralmente à tuberosidade da face acima do primeiro dente molar maxilar. Este é o mais ventral dos três músculos que se estendem rostralmente da tuberosidade da face (Figs. 28-2 e 3).

Origem: A maxila e a tuberosidade da face.

Inserção: O lábio maxilar e a parte ventral da narina.

Ação: Retração da parte rostral do lábio maxilar e a parte ventrolateral da narina.

Estrutura: O músculo surge como um forte feixe que logo bifurca-se em dois fascículos. As fibras terminam unindo-se às fibras do músculo canino e do músculo orbicular da boca. Ao seguirem rostralmente eles tornam-se muito finos formando uma rede no lábio maxilar e no focinho e estendendo-se até o plano mediano.

Relações: Superficialmente, com a pele e a fáscia e a camada superficial do músculo levantador nasolabial. Profundamente, com a maxila, os ramos labiais maxilares da artéria infra-orbitária e uma parte da camada profunda do músculo levantador nasolabial, no bovino.

Suprimento sangüíneo: Ramos da artéria labial maxilar.

Suprimento nervoso: Ramos do nervo facial.

O **músculo depressor do lábio mandibular** é uma fina camada de músculo que se origina por baixo do músculo masseter, na parte caudal da bochecha. Ele é o mais ventral dos músculos faciais (Fig. 28-3).

Origem: A borda alveolar da parte molar da mandíbula caudal ao último dente molar e a fáscia massetérica.

Inserção: O lábio mandibular e a pele adjacente da área do queixo.

Ação: Retrair e deprimir o lábio mandibular e a pele do queixo.

Estrutura: As fibras unem-se caudalmente e dorsalmente ao músculo bucinador; rostralmente elas estendem-se como uma fina faixa muscular intimamente associada ao músculo orbicular do olho (Fig. 28-4). As fibras musculares estendem-se em uma direção rostroventral, fundindo-se, em parte, às partes bucal e molar do músculo bucinador. No bovino as partes bucal e molar são partes separáveis do músculo bucinador. Desta forma, o músculo depressor do lábio mandibular estende-se caudal-

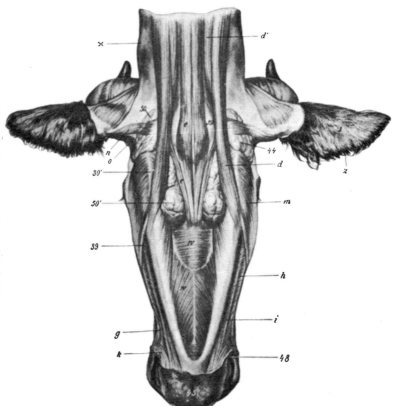

Figura 28-4. Músculos da cabeça do bovino; vista ventral.

d, Músculo esternomandibular; d', músculo esternomastóideo; e, (oposto a 59), músculo esterno-hióideo; e (inferior), músculo omo-hióideo; g, músculo zigomático; h, músculo bucinador; i, músculo depressor do lábio mandibular; k, músculo orbicular da boca; m, músculo masseter; n, músculo parótido-auricular; o', músculo zigomático-auricular; w, músculo milo-hióideo; 1, superfície convexa da orelha; 2, margem antitrágica; 30', ângulo da mandíbula; 39, veia facial; 44, glândula parótida; 45, lábio mandibular; 48, ângulo da boca; 50, 50', glândula mandibular; 59, laringe; X, asa do atlas. (De Ellenberger et al., 1907.)

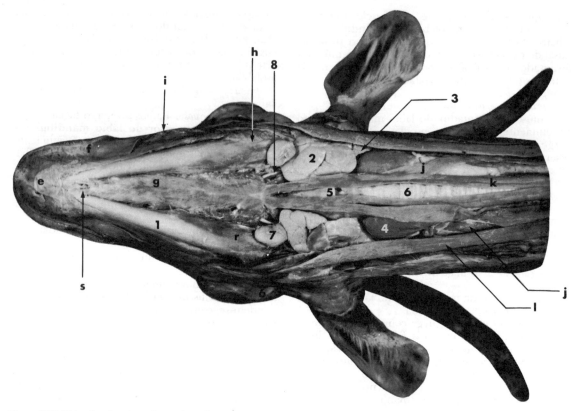

Figura 28-5. Músculos da cabeça do caprino; vista ventral.

e, Músculo mentoniano; f, músculo orbicular da boca; g, músculo milo-hióideo; h, músculo masseter; i, músculo bucinador; j, j', músculo omo-hióideo; k, músculo esternotíreo-hióideo; l, músculo esternomandibular; r, músculo digástrico; s, músculo gênio-hióideo (tendão de inserção); 1, mandíbula; 2, glândula mandibular; 3, glândula parótida; 4, glândula tireóide; 5, laringe; 6, traquéia; 7, nodo linfático mandibular; 8, nervo hipoglosso.

mente do lábio mandibular ao longo da borda ventral do músculo bucinador, unindo-se a este, inseparavelmente, para passar sob a parte rostral do músculo masseter.

Relações: Superficialmente, com a pele, o músculo cutâneo da face, o músculo masseter e a inserção do músculo esternomandibular. Profundamente, com a parte molar da mandíbula. Superficialmente, com os vasos faciais e o ducto parotídeo, à medida em que estes seguem através da borda rostral do músculo masseter.

Suprimento sangüíneo: Artéria labial mandibular.
Suprimento nervoso: Nervo facial.

O **músculo orbicular da boca** está localizado entre a pele e a túnica mucosa, e age como um músculo esfíncter dos lábios (Figs. 28-3, 4 e 5).

Ação: Fechar os lábios.

Estrutura: Suas fibras formam um círculo fechado, apenas no ovino. No bovino as fibras não formam um anel completo, pois elas tornam-se crescentemente menores e estão ausentes no lábio maxilar, abaixo do focinho. O músculo é mais espesso nos ângulos dos lábios e na parte lateral do lábio maxilar.

Suprimento sangüíneo: Lábio maxilar, artéria labial maxilar; lábio mandibular, artéria mentoniana.
Suprimento nervoso: Ramos do nervo facial.

O **músculo bucinador** é bem desenvolvido nos ruminantes. É um músculo largo e plano que forma a principal parte da bochecha (Figs. 28-2 e 3). Ele estende-se da comissura dos lábios até um ponto ligeiramente caudal ao último dente molar. Assim, ele cobre a região bucal entre a maxila e a mandíbula.

Origem: A borda alveolar da maxila e a mandíbula, do ângulo da boca até o ramo.

Inserção: As fibras unem-se ao músculo orbicular do olho no ângulo dos lábios. Muitas fibras passam dorsoventralmente sem qualquer inserção distinta.

Ação: Retrair o ângulo ou a comissura da boca e achatar a bochecha, auxiliando assim na mastigação.

Estrutura: O músculo pode ser separado em duas partes, uma camada superficial e uma camada profunda. A camada superficial (parte bucal) situa-se entre o ângulo da boca e a borda rostral do músculo masseter e as fibras são, em grande parte, verticais. Algumas das fibras musculares unem-se às do músculo depressor do lábio mandibular. As fibras da camada mais profunda (parte molar) são paralelas à borda alveolar e correm caudalmente em uma direção longitudinal.

Relações: A pele e a fáscia, o músculo zigomático, o músculo masseter, os vasos e nervos faciais e o

MÚSCULOS DO RUMINANTE

ducto parotídeo transcorrem superficialmente sobre o músculo. Profundamente, o músculo está relacionado com a mucosa bucal.

Suprimento sangüíneo: Artérias maxilar, labial mandibular e bucal.

Suprimento nervoso: Nervo facial.

O **músculo zigomático** é um forte músculo nos ruminantes (Figs. 28-2 e 3). Ele estende-se sobre a superfície do músculo masseter, caudalmente, até o arco zigomático e ventralmente ao olho. Rostralmente, ele termina essencialmente no lábio maxilar. No ovino e no caprino, ele origina-se da superfície lateral do osso zigomático em uma inserção tendinosa ao redor do nível do olho. Ele segue superficialmente e obliquamente sobre o músculo bucinador, no sentido do lábio maxilar, para unir-se ao músculo orbicular do olho.

Origem: A fáscia massetérica e o processo temporal do osso zigomático.

Inserção: O ângulo dos lábios para unir-se ao músculo orbicular do olho.

Ação: Retrair o ângulo dos lábios.

Estrutura: O músculo estende-se de um modo distinto, semelhante a uma faixa, em direção rostroventral através da face até a comissura dos lábios.

Relações: Superficialmente, com a pele e a fáscia. Profundamente, com o músculo masseter e o músculo bucinador, bem como com os vasos e nervos faciais.

Suprimento sangüíneo: Artéria facial.

Suprimento nervoso: Nervo facial.

O **músculo incisivo maxilar** é de fraco desenvolvimento, sendo observado como um pequeno fascículo no lábio maxilar.

Origem: Com uma parte fraca parcialmente coberta pelo músculo orbicular do olho no corpo do osso incisivo e uma parte mais forte na margem interalveolar da maxila.

Ação: Puxar o lábio no sentido do osso incisivo.

Estrutura: As fibras estendem-se, como grupos indefinidos do osso incisivo para a superfície profunda do lábio maxilar.

Suprimento sangüíneo: Artéria labial maxilar.

Suprimento nervoso: Nervo facial.

O **músculo incisivo mandibular** é fracamente desenvolvido, sendo observado como um pequeno fascículo no lábio mandibular.

Origem: No corpo da mandíbula, ventralmente ao segundo e terceiro incisivos.

Inserção: No lábio mandibular unindo-se ao músculo orbicular do olho.

Ação: Por sua contração a parte média do lábio mandibular é deprimida.

Estrutura: O músculo é mais distinto do que o músculo incisivo maxilar. Ele é mais extenso no caprino do que no bovino. As fibras surgem 5 a 6 cm caudal ao quarto dente incisivo. May (1964) declara que o músculo estende-se até ao nível do ângulo da boca, no ovino.

Relações: Todas as partes do músculo ligam-se ou unem-se, também, ao músculo orbicular do olho.

Suprimento sangüíneo: Artéria labial mandibular.

Suprimento nervoso: Nervo facial.

O **músculo mentoniano** está situado na proeminência do queixo.

Origem: De cada lado do corpo da mandíbula, nos lados da sínfise.

Inserção: Na pele do queixo.

Ação: Por sua contração, enrugar a pele.

Estrutura: Ele consiste de duas metades que são separadas por um septo tendinoso. Suas fibras originam-se, em parte, da fáscia do lábio e, em parte, do músculo incisivo mandibular.

Relações: Ele está misturado com gordura e fibras de tecido conjuntivo, no qual as raízes dos pêlos tácteis estão encaixadas.

Suprimento sangüíneo: Artéria mentoniana.

Suprimento nervoso: Nervo mentoniano.

O **músculo malar** no bovino é um músculo largo e fino que se espalha na fáscia, sobre o músculo bucinador e o músculo masseter. Ele está localizado ventral e rostralmente ao olho (Figs. 28-2 e 3).

Origem: A parte facial do osso lacrimal.

Inserção: A fáscia da boca, na região da borda dorsal do músculo bucinador.

Ação: Por sua contração, elevar a parte caudal da bochecha.

Estrutura: Embora ele pareça ser uma lâmina contínua, alguns autores (May, 1964, McLeod, 1958, e Popesco, 1971) dividiram-no em duas partes — a ϕ levantadora da boca e a ϕ depressora da pálpebra inferior. Entretanto, de acordo com Prince et al., (1960), somente o coelho apresenta um músculo separado, o depressor da pálpebra inferior. A parte rostral do músculo malar (músculo levantador da boca de May e McLeod) é rostral e ventral ao ângulo medial do olho. As fibras musculares estão direcionadas ventralmente e rostralmente para unirem-se ao músculo bucinador, na região de inserção.

Relações: Superficialmente, com a pele e a fáscia, as glândulas dorsais da boca e o músculo zigomático. Profundamente, com os ossos maxilar e lacrimal e o músculo masseter.

Suprimento sangüíneo: Artéria malar.

Suprimento nervoso: Nervo facial.

A **parte caudal do músculo malar** (músculo depressor da pálpebra inferior de May, McLeod e Popesco) está localizada ventralmente à pálpebra inferior.

Origem: A fáscia massetérica que cobre a parte rostral do músculo masseter.

Inserção: A pálpebra inferior, na vizinhança do ângulo medial do olho, unindo-se ao músculo orbicular do olho.

Ação: Deprimir a pálpebra inferior e alargar a fissura palpebral.

Relações: Superficialmente, com o ramo bucal dorsal da artéria facial, e, profundamente, com as glândulas dorsais da boca.

Suprimento sangüíneo: Artéria malar.

Suprimento nervoso: Nervo facial.

MÚSCULOS DAS PÁLPEBRAS E DO BULBO DO OLHO

O **músculo orbicular do olho** é um músculo esfíncter, elíptico e plano, cujas fibras circunscrevem completamente as pálpebras (Fig. 28-3). Ele é bem desenvolvido no bovino. Sua principal inserção é a pele das pálpebras, porém alguns feixes estão inseridos ao ligamento palpebral, no ângulo medial do olho. O ligamento palpebral está representado por uma estreita faixa de tecido fibroso inserida na parte facial do osso lacrimal e na pele no ângulo medial do olho. As fibras do músculo orbicular do olho são contínuas ao redor do ângulo lateral e estão localizadas entre a pele e a fáscia da pálpebra (Fig. 28-2).

Ação: Por sua contração, estreitar e fechar a fissura palpebral.

Suprimento sangüíneo: Artérias malar e supra-orbitária.

Suprimento nervoso: Nervo facial.

O **músculo cutâneo da face** apresenta, como característica especial, o extenso **músculo frontal,** que cobre as regiões frontal e nasal (Fig. 28-3).

O músculo corrugador da pálpebra de McLeod (1958) e May (1964) é a parte rostral do músculo cutâneo frontal que se une ao músculo orbicular do olho, ao longo de toda a superfície dorsal do referido órgão, e com o ligamento palpebral.

Origem: Na área da testa e na base dos chifres.

Inserção: As fibras são direcionadas rostralmente no sentido da pálpebra superior, espalhando-se pela região da testa e do músculo orbicular do olho.

Ação: Enrugar a pele da testa e elevar a pálpebra superior e a pele acima do processo zigomático e a parte adjacente do osso frontal.

Estrutura: As fibras que se inserem no ligamento palpebral são, em grande parte, transversais em seu percurso. Esta parte é semelhante ao músculo levantador medial do ângulo do olho de outros animais, que está limitada mais para o ângulo medial do que para a sua inserção.

Relações: Na região temporal ele está unido aos músculos escutulares ou a eles relacionado.

Suprimento sangüíneo: Artéria supra-orbitária.

Suprimento nervoso: Nervo facial.

Nos ovinos o músculo frontal é encontrado sobre a superfície do osso frontal e o músculo malar e tem sua origem na fáscia da bochecha; ele sobrepõe-se ao músculo bucinador e insere-se no ligamento palpebral e no músculo orbicular do olho.

O **músculo levantador da pálpebra superior** é o principal músculo levantador da pálpebra superior. Ele está situado na periórbita, acima do músculo reto dorsal.

Origem: O processo pterigóide, opostamente ao forame óptico.

Inserção: A fáscia da pálpebra superior.

Ação: Elevar a pálpebra superior e abrir ou alargar a fissura palpebral.

Estrutura: Ele torna-se mais largo e mais fino à medida em que passa rostralmente e termina entre os feixes do músculo orbicular do olho. Próximo ao ponto de sua inserção, na pálpebra, este músculo pode medir 35 mm. Este músculo está intimamente inserido no músculo reto dorsal. As fibras musculares situam-se entre o bulbo do olho e a parede orbitária.

Suprimento sangüíneo: Artéria oftálmica externa.

Suprimento nervoso: Nervo oculomotor.

No ovino é um músculo fino. Ele tem sua origem na vizinhança do processo pterigóide do osso basisfenóide e termina como uma estrutura tendinosa na pálpebra superior.

O **músculo malar** é um músculo muito fino que foi anteriormente descrito com os músculos da bochecha, embora a parte caudal seja ventral à pálpebra inferior.

Há sete músculos bulbares extrínsecos; quatro músculos retos, dois músculos oblíquos e um músculo retrator do bulbo.

Os músculos extra-oculares não diferem grandemente, no bovino, dos músculos homólogos dos outros animais domésticos. Os quatro músculos retos inserem-se próximo ao ápice da órbita e dentro da esclera. Todos os músculos retos, exceto o músculo reto ventral, são mais espessos próximos à sua origem e reduzem sua espessura ao atingirem seu ponto de inserção. O músculo reto ventral tem sua maior espessura próximo à inserção anterior do músculo. A distância, do ponto de inserção até o limbo, não é tão grande no bovino como o é em alguns dos outros animais (Prince et al., 1960).

O **músculo reto lateral** e o **músculo reto ventral,** no ovino, possuem suas origens na borda ventral do forame orbitorrotundo. O **músculo reto medial** situa-se medialmente ao forame óptico e o **músculo reto dorsal** situa-se dorsalmente ao referido forame.

O **músculo oblíquo dorsal** está em certo grau modificado no bovino no sentido de que a tróclea é mais como um tubo; o tendão do músculo passa através deste tubo e depois faz uma curva de aproximadamente 70 graus antes do músculo inserir-se. O músculo, no bovino, segue anteriormente, em maior extensão, antes da inserção, do que ocorre em alguns dos animais domésticos. Prince et al. (1960) declararam que as fibras do músculo podem estender-se além da tróclea e atingir a área da inserção do mesmo; algumas das fibras fundem-se com a parte dorsal do músculo retrator do bulbo. Algumas fibras poderão unir-se ao músculo oblíquo ventral, no lado lateral ao bulbo do olho. Ele tem aproximadamente 6 mm de largura no ponto em que passa ventralmente do músculo reto dorsal. O músculo situa-se, aproximadamente, 2 cm caudal ao limbo do bulbo, ao passar da cartilagem troclear até sua inserção.

No ovino o músculo oblíquo dorsal é duplo em sua origem, porém os feixes musculares fundem-se e o músculo então segue anteriormente, passa ao redor da cartilagem troclear de uma direção medial para uma direção lateral, e insere-se no bulbo do olho após passar ventralmente ao músculo reto dorsal (Fig. 36-18).

O **músculo oblíquo ventral** tem sua origem no osso lacrimal e na fossa lacrimal. O músculo passa ventralmente ao músculo reto ventral e insere-se entre este músculo e o reto lateral. Acredita-se que algumas das fibras continuam ao redor do bulbo e encontram-se com as do músculo oblíquo dorsal.

No ovino, o músculo oblíquo ventral tem sua origem no osso lacrimal, semelhantemente como ocorre nos outros animais domésticos; ele passa ventralmente ao músculo reto ventral e insere-se entre o músculo reto lateral e o músculo reto ventral, na parede do bulbo do olho.

O **músculo retrator do bulbo** forma um cone completo posteriormente ao bulbo. As partes componentes deste cone muscular consistem de fibras medial, dorsal, ventral e lateral, sendo maior o feixe

MÚSCULOS DO RUMINANTE

ventral. Estes feixes de fibras estendem-se do ponto de origem do músculo, ventralmente ao forame orbitorrotundo, até o equador do bulbo do olho. Eles circundam o nervo óptico e são obscurecidos, em sua maior parte, pelos músculos retos. São inervados pelo nervo abducente (Fig. 36-15).

O músculo retrator do bulbo, no ovino, tem sua origem na parede dorsal do forame orbitorrotundo e passa dentro do cone formado pelos músculos retos. Ele não se insere no limbo nem no equador. As partes lateral e ventral do músculo retrator do bulbo inserem-se de tal modo que o músculo coincide com o equador, mas as partes dorsal e medial do músculo inserem-se posteriormente ao equador.

OUVIDO

S. S. Gandhi

Músculos Auriculares Rostrais

No bovino o **músculo zigomático-auricular** (Figs. 28-3 e 4) é um músculo bem desenvolvido e de diâmetro quase uniforme desde a sua origem até a sua inserção. No pequeno ruminante ele é largo na origem e estreito na inserção. Surge do arco zigomático, quase 6,5 cm caudalmente ao olho e está inserido na proeminência lateral da cartilagem auricular, em sua base, juntamente com o músculo parótido-auricular. Em sua parte caudal, isto é, próximo ao seu ponto de inserção, algumas das fibras fundem-se com as fibras do músculo escutulo-auricular superficial, embora, excetuando-se essa parte, ambos os músculos sejam distintamente separados.

O **músculo escútulo-auricular superficial** (Fig. 28-3), no caprino, é um músculo espesso, semelhante a uma faixa e muito bem desenvolvido. Em sua origem ele está parcialmente coberto pelo músculo interescutular. As fibras musculares têm sua origem na superfície dorsal da cartilagem escutiforme e estão direcionadas quase retas, no sentido da cartilagem auricular. Ele está inserido na superfície craniomedial da cartilagem auricular, logo dorsal à base da orelha.

O **músculo escútulo-auricular profundo** pode ser distinguido em duas partes — a maior e a menor. Ambas são bem desenvolvidas, distintas e facilmente separáveis. A parte menor situa-se superficial e em ângulos retos à parte maior. A origem é da face profunda da cartilagem escutiforme; então suas fibras correm parcialmente sob a cartilagem escutiforme, seguindo um percurso caudomedial para inserirem-se à face caudomedial da proeminência na base da cartilagem auricular; entretanto, algumas de suas fibras inserem-se na parte rostral da proeminência.

O **músculo fronto escutular** (Fig. 28-3) é um músculo bem desenvolvido no bovino e no caprino; ele é distinto do músculo interescutular no bovino, mas algumas fibras estão fundidas com o referido músculo no caprino. Ele surge da crista frontal e está inserido na parte cranial da superfície dorsal da cartilagem escutiforme. Em seu ponto de inserção,

ele une-se em parte com o músculo escutulo-auricular superficial.

Músculos Auriculares Dorsais

O **músculo interescutular** (Fig. 28-3) é melhor definido no bovino. Ele está intimamente inserido na pele. Surge da base do processo cornual e da crista frontal e se insere na parte medial da superfície dorsal da cartilagem escutiforme, do outro lado.

O **músculo parieto-auricular** é um músculo bem desenvolvido que se situa sob os dois músculos superficiais do grupo caudal. Ele surge da superfície da nuca do osso occipital, da linha temporal e do ligamento de nuca, em sua inserção occipital. As fibras estendem-se no sentido da base da cartilagem auricular (aspecto medial), onde elas inserem-se na superfície convexa.

Músculos Auriculares Caudais

O **músculo cérvico-escutular** é um músculo fino e achatado, melhor desenvolvido no bovino e no caprino do que no ovino. Está situado sobre o músculo cérvico-auricular e tem uma origem comum com este último. Mais ainda, parece que uma faixa de fibras do músculo cervico-auricular está unida com o músculo cervico-escutular. Ele insere-se também na parte caudal da superfície dorsal da cartilagem escutiforme, estando relacionado medialmente ao músculo interescutular.

O **músculo cérvico-auricular superficial** é um músculo bem desenvolvido. Em seu ponto de origem ele situa-se sob o músculo cérvico-escutular superficial, com o qual suas fibras parecem estar fundidas. Ele origina-se da fáscia atlantal e do ligamento da nuca, logo caudal à protuberância intercornual. Suas fibras estão direcionadas no sentido da superfície caudolateral da base da cartilagem auricular e inseridas em sua eminência caudal.

O **músculo cérvico-auricular médio** é um músculo pequeno que surge da face profunda da fáscia atlanto-axial e que se curva ao redor da superfície caudal da base do ouvido; ele está inserido na superfície caudolateral da proeminência da cartilagem auricular.

O **músculo cérvico-auricular profundo** é um músculo forte e bem desenvolvido que se situa sob o músculo cérvico-auricular superficial e o músculo cérvico-escutular superficial. Ele surge da fáscia cervical, logo lateralmente ao osso occipital, no bovino, e da linha temporal e do osso occipital, no pequeno ruminante. Ele tem duas partes, ambas inserindo-se juntas na superfície caudomedial da base da cartilagem auricular.

Músculos Auriculares Ventrais

No bovino e no caprino, o músculo parótido-auricular e o músculo estiloauricular estão fundidos, e, portanto, o músculo **estiloauricular** parece estar ausente morfologicamente.

O **músculo parótido-auricular** (Figs. 28-3 e 4) é uma lâmina fibrosa superficial e bem desenvolvida, que cobre a glândula parótida. Ela origina-se da fáscia das partes ventral e rostral da glândula parótida.

O músculo está inserido na superfície ventrolateral da base da cartilagem auricular, juntamente com o músculo zigomático-auricular.

MÚSCULOS INTRÍNSECOS DO OUVIDO DO BOVINO

Os músculos intrínsecos do ouvido do bovino são semelhantes aos do eqüino; eles são em número de três. Estes músculos são muito pequenos, consistindo de poucas fibras musculares, mas são distintos e separáveis.

O **músculo antitrágico** é um músculo muito pequeno que consiste de poucas fibras musculares inseridas caudalmente na junção das duas bordas. Ele estende-se da borda caudal da cartilagem auricular dorsalmente à inserção do músculo parótido-auricular, com o qual suas fibras unem-se.

O **músculo hélix** é um músculo muito pequeno com poucas fibras musculares. Ele situa-se logo opostamente ao músculo anterior e ao longo da borda cranial da cartilagem auricular.

O **músculo transverso auricular** e o **músculo oblíquo auricular** são constituídos de duas estriações musculares que consistem de muito poucas fibras inseridas na superfície convexa da cartilagem auricular. Elas estão relacionadas ao músculo cérvico-auricular superficial e parcialmente cobertas pela inserção deste músculo.

MÚSCULOS MANDIBULARES (MÚSCULOS DA MASTIGAÇÃO)

O **músculo masseter** é observado como um forte músculo largo e plano, localizado na superfície lateral do ramo da mandíbula (Figs. 28-3 e 4). Suas fibras seguem ventral e caudalmente. Após uma dissecação cuidadosa duas camadas podem ser distinguidas no caprino e no bovino, enquanto no ovino três camadas podem ser observadas. As fibras da parte superficial correm horizontalmente do ângulo da mandíbula. A parte profunda surge da crista facial e do processo temporal do osso zigomático e suas fibras correm caudoventralmente. A maioria das fibras está direcionada ventralmente.

Origem: A tuberosidade da face, da maxila, a crista facial do osso zigomático e a superfície ventral do arco zigomático.

Inserção: Superfície lateral do ramo da mandíbula.

Ação: Fechar a mandíbula e movê-la rostralmente, auxiliando assim na ruminação. Um músculo agindo sozinho produz ligeira movimentação lateral.

Estrutura: Uma aponeurose forte está inserida na tuberosidade da face, crista facial e arco zigomático. Diversas lâminas tendíneas separam, parcialmente, o músculo em camadas.

Relações: Superficialmente, com a pele, a fáscia, nervos bucal dorsal e temporal superficial, glândula parótida e nodo linfático parotídeo, e o músculo malar e o músculo zigomático. Profundamente, com o ramo da mandíbula, o músculo bucinador, o nervo bucal, a artéria e veia bucais, as glândulas bucais dorsais e o ducto parotídeo.

Suprimento sangüíneo: Artérias facial, transversa facial, massetérica e temporal profunda.

Suprimento nervoso: Nervo masseter.

No caprino (Fig. 28-5) são discerníveis duas camadas. A camada profunda é muito menor; suas fibras originam-se do arco zigomático e estão inseridas na superfície lateral do ramo da mandíbula. Esta camada muscular e curta apresenta fibras direcionadas dorsoventralmente. A camada maior e mais superficial, com suas fibras direcionadas caudoventralmente, é a camada parcialmente separada por lâminas tendinosas. O músculo, no ovino, pode ser separado em três camadas. A camada profunda está inserida no colo do ramo da mandíbula e na borda rostral do ramo; a camada média surge dos ossos zigomáticos e maxilar e do arco zigomático, e insere-se nas bordas caudal e ventral do ramo da mandíbula. A camada superficial surge da tuberosidade da face e da maxila bem como do arco zigomático. Os tendões unem-se aos da camada média para inserirem-se nas bordas caudal e ventral e no ângulo da mandíbula.

O **músculo temporal** é mais fracamente desenvolvido do que nos carnívoros. Entretanto, ele ocupa completamente a fossa temporal e é inteiramente lateral na posição.

Origem: A fossa temporal.

Inserção: O processo coronóide e as superfícies adjacentes medial e lateral.

Ação: Retrair e elevar a mandíbula, auxiliar no fechamento da boca, e apertar os dentes.

Estrutura: Ele é muscular e no ovino está coberto por uma espessa lâmina de fáscia.

Relações: Superficialmente, com o músculo masseter e o músculo zigomático-auricular; profundamente, com a fossa temporal e o músculo pterigóideo medial.

Suprimento sangüíneo: Ramos da artéria temporal profunda.

Suprimento nervoso: Nervos temporal profundo do nervo mandibular.

O **músculo pterigóideo medial** do bovino surge da superfície lateral da parte perpendicular do osso palatino e do processo pterigóide do osso basisfenóide. Como a origem está mais próxima do plano mediano, e a inserção mais distante deste plano do que no eqüino, o músculo produz um movimento lateral mais acentuado da mandíbula. O músculo pterigóideo medial situa-se na superfície medial da mandíbula.

Origem: A superfície lateral da parte perpendicular do osso palatino e o processo pterigóide do osso basisfenóide.

Inserção: A superfície medial da mandíbula ventral e caudal ao forame mandibular e o ângulo da mandíbula.

Ação: Quando agindo em conjunto, elevar e fechar a mandíbula; agindo isoladamente, um músculo move o ramo no sentido do plano mediano.

Estrutura: O músculo é em grande parte muscular e tem formato de leque. Suas fibras estão direcionadas ventralmente e caudalmente. A superfície medial está parcialmente coberta por um tendão brilhante.

Relações: Superficialmente, com a mandíbula, a inserção do músculo temporal e do músculo pterigóideo lateral, a artéria alveolar mandibular, a veia e nervo do mesmo nome e os nervos lingual e hióide. Profundamente, com o músculo digástrico, o músculo faríngeo e a artéria facial.

MÚSCULOS DO RUMINANTE

Suprimento sangüíneo: Ramos pterigóides da artéria maxilar.

Suprimento nervoso: Nervo pterigóide medial do nervo mandibular.

O músculo pterigóideo lateral é achatado transversalmente. É largo e fino rostralmente, mais estreito e mais espesso caudalmente. Apresenta uma origem extensa na fossa pterigopalatina, onde ele é parcialmente coberto pelo músculo pterigóideo medial.

Origem: Fossa pterigopalatina e o processo pterigóide do osso basisfenóide.

Inserção: A borda rostromedial do côndilo mandibular e parte adjacente do colo da mandíbula. No ovino, na superfície medial da mandíbula, da base do processo coronóide até a junção do ramo e do corpo da mandíbula.

Ação: Agindo singularmente, movimento lateral pronunciado; agindo em conjunto, a mandíbula é movimentada rostralmente.

Estrutura: O músculo é espesso, com suas fibras direcionadas caudalmente e ligeiramente lateralmente. Ele está separado do músculo pterigóideo medial por uma lâmina tendinosa.

Relações: Superficialmente, com a artéria e veia maxilar, o nervo bucal e a mandíbula. Profundamente, com o músculo pterigóideo medial e o nervo mandibular.

Suprimento sangüíneo: Ramo pterigóide da artéria maxilar.

Suprimento nervoso: Nervo pterigóide lateral do nervo mandibular.

O músculo digástrico tem uma origem tendinosa no processo jugular do osso occipital (Fig. 28-5). Seus ventres são curtos e espessos. O tendão intermediário é redondo e espesso e não perfura o músculo estilo-hióideo; desta forma, o músculo digástrico é independente do músculo estilo-hióideo. Os ventres rostrais estão ligados, por baixo da raiz da língua, por uma camada de fibras musculares transversais denominadas de mandíbulas transversas ϕ. A maioria dos autores considera que a parte occipitomandibular do ventre caudal está ausente no bovino.

Origem: O processo jugular do osso occipital.

Inserção: A superfície medial do corpo da mandíbula.

Ação: Deprimir a mandíbula e abrir a boca.

Estrutura: O ventre rostral é o maior dos dois, sua inserção estende-se rostralmente até um ponto próximo à sínfise mandibular.

Relações: O ventre caudal está coberto pela glândula mandibular e situa-se entre o osso hióide e o músculo estilo-hióideo. O ventre rostral situa-se medialmente ao músculo pterigóideo medial e ao ramo da mandíbula. Na metade rostral ele também está em contato com o músculo milo-hióideo.

Suprimento sangüíneo: Artéria facial.

Suprimento nervoso: O nervo milo-hióideo e o nervo facial.

MÚSCULOS HIÓIDEOS

Há oito músculos no grupo hióideo, um dos quais, o **músculo hióideo transverso,** é único. Sua

ação é expressa em movimentos da língua, faringe e laringe.

O músculo milo-hióideo é mais espesso e mais extenso do que no eqüino. Ele age como uma cinta e suspende a língua entre os corpos das duas mandíbulas. As fibras estão localizadas essencialmente numa direção transversa, mas na parte rostral elas estão direcionadas rostralmente e dorsalmente (Figs. 28-4 e 5).

Origem: A superfície medial da mandíbula, logo ventralmente à borda alveolar e ao espaço interdental.

Inserção: O processo lingual do osso hióide e a rafe fibrosa mediana, rostralmente, até a sínfise mandibular.

Ação: Levantar a língua, o osso hióide, e, indiretamente, o assoalho da boca.

Estrutura: O músculo é muscular e fino. As fibras estão, em sua maioria, no plano transverso, ao nível do primeiro dente molar. Rostralmente a este ponto elas correm rostral e dorsalmente. As duas partes musculares que compõem o músculo milo-hióideo são mais distintas no ruminante do que no eqüino. Nos pequenos ruminantes a faixa tendinosa medial é especialmente distinta.

Relações: Superficialmente, com o corpo da mandíbula; profundamente, com a parte ventral da língua, a túnica mucosa, a glândula sublingual e o músculo genio-hióideo.

Suprimento sangüíneo: Artéria sublingual.

Suprimento nervoso: Nervo milo-hióideo.

O músculo estilo-hióideo possui um tendão de origem longa e delgada, que está inserido no ângulo muscular do osso estilo-hióide. A inserção é muscular e não é perfurada pelo músculo digástrico.

Origem: O ângulo muscular do osso estilo-hióide.

Inserção: A extremidade lateral do osso basihióide.

Ação: Deprimir e retrair a língua conduzindo o osso hióide dorsalmente e caudalmente.

Estrutura: O ventre é fusiforme e o tendão de origem é relativamente longo.

Relações: Superficialmente, com o músculo pterigóideo medial, a glândula parótida, o ventre caudal do músculo digástrico e a artéria facial. Profundamente, com a faringe. Caudalmente, com a glândula mandibular, e, rostralmente, com o ventre caudal do músculo digástrico.

Suprimento sangüíneo: Artéria facial.

Suprimento nervoso: O ramo estilo-hióide do nervo facial.

O músculo occipito-hióideo (anteriormente músculo jugulo-hióideo) é espesso e forte. Sua parte lateral, grande, cobre inteiramente o processo jugular, do qual surge. Ele está inserido no ângulo muscular do osso estilo-hióide. A parte menor, medial, surge da extremidade ventral do processo jugular e termina na superfície ou face medial do osso estilo-hióide.

Origem: A superfície lateral do processo jugular.

Inserção: A borda caudal do ângulo muscular do osso estilo-hióide.

Ação: Puxar o ângulo muscular do osso estilo-hióide, caudalmente, e levar a extremidade rostral do osso estilo-hióide ventrolateralmente.

Estrutura: As fibras estão direcionadas ventralmente e rostralmente.

Relações: Superficialmente, com a glândula parótida e o músculo semi-espinhal da cabeça. Profundamente, com o processo jugular e o ângulo muscular do osso estilo-hióide.

Suprimento sangüíneo: A artéria auricular caudal.

Suprimento nervoso: O ramo estilo-hióide do nervo facial.

O **músculo gênio-hióideo** é muito mais desenvolvido no bovino do que no eqüino. Ele situa-se na superfície ventral da língua, profundamente ao músculo milo-hióideo.

Origem: A superfície oral do corpo da mandíbula, próximo à sínfise mandibular, em associação com o músculo genioglosso.

Inserção: O osso basi-hióide.

Ação: Levar o osso hióide rostralmente e impelir a língua.

Estrutura: O tendão de origem é pequeno, mas ele leva a um ventre um tanto grande que é de seção transversal oval. Na linha média este músculo encontra-se com o do lado oposto. A parte sinfísea é tendinosa; esta rafe tendinosa combina-se com a faixa fibrosa, entre o músculo milo-hióideo.

Relações: Superficialmente, com o músculo milo-hióideo. Profundamente, com a superfície ventral da língua. Medialmente, ele está em contato com o do lado oposto.

Suprimento sangüíneo: Artérias lingual e sublingual.

Suprimento nervoso: Nervo hipoglosso.

O **músculo querato-hióideo** é um pequeno músculo triangular que se situa no espaço entre os ossos tíreo-hióide e querato-hióide. Ele está parcialmente coberto pelo músculo hioglosso e em grande parte pelo músculo hiofaríngeo.

Origem: Borda caudal do osso querato-hióide e a borda do osso tíreo-hióide.

Inserção: Borda dorsal do osso tíreo-hióide e uma pequena afixação no epi-hióide.

Ação: Ele eleva o osso tíreo-hióide e indiretamente puxa a laringe rostralmente.

Estrutura: O músculo apresenta fibras paralelas e musculares.

Relações: Superficialmente, com o músculo hiofaríngeo e hioglosso; profundamente, com a mucosa do istmo da fauce.

Suprimento sangüíneo: Artéria lingual.

Suprimento nervoso: Ramo lingual do nervo glossofaríngeo.

O **músculo hióideo transverso** é um pequeno músculo bífido e que se estende transversalmente entre os dois ossos querato-hióides.

Afixações: O querato-hióide próximo à junção com o epi-hióide.

Estrutura: As fibras, dispostas em feixes paralelos, são do tipo muscular.

MÚSCULOS LINGUAIS

Os **músculos linguais** podem ser divididos nos tipos intrínsecos e extrínsecos. O músculo intrínseco (*músculo lingual propriamente dito*) não está inserido no esqueleto, mas surge e termina na língua per se.

Ele consiste não de músculos distintos, mas sim de sistemas de fibras que correm longitudinalmente, perpendicularmente e transversalmente, unindo-se um com o outro e com os músculos extrínsecos. Freqüentemente as fibras são perpendiculares umas às outras, mas trabalhando juntas, elas podem encurtar a língua, diminuir seu comprimento, achatá-la e assim adaptar e formar o órgão de acordo com as exigências.

Os músculos extrínsecos da língua (*músculos da língua*) possuem inserções ósseas e irradiam-se destes sobre o órgão. Uma fina camada mediana de tecido conjuntivo, o *septum da língua*, divide os músculos extrínsecos da língua em metades simétricas.

O **músculo estiloglosso** é um músculo longo e delgado que se situa ao longo da superfície ventrolateral da língua. Ele origina-se, por meio de um tendão plano, da extremidade rostral do músculo estilo-hióide. Segue ao longo da superfície lateral e da margem lateral até a ponta da língua, coberta em parte pela glândula sublingual. Sua ação é a de retrair e encurtar a língua. A contração unilateral conduz o ápice da língua lateralmente.

O **músculo hioglosso,** que é largo e plano, situa-se lateralmente à base da língua. Sua face profunda está relacionada ao músculo genioglosso. Ele surge do músculo basi-hióideo, do processo lingual e do músculo tíreo-hióideo. As fibras passam obliquamente, rostralmente e dorsalmente e depois dobram medialmente para unirem-se à musculatura intrínseca. Outras fibras irradiam-se dentro da raiz da língua. Sua ação é a de retrair e deprimir a língua.

O **músculo genioglosso,** plano, situa-se paralelamente ao plano mediano, separado do músculo do lado oposto por tecido conjuntivo, o *septum da língua*. Ele origina-se no ângulo do queixo, na superfície medial da mandíbula, logo caudalmente à sínfise. As fibras musculares estendem-se como um leque, caudal, dorsal e rostralmente até o ápice. A inserção é no músculo intrínseco. A ação é complexa. O músculo, como um todo, é um depressor da língua. Um sulco é formado no dorso da língua quando ambos os músculos agem. As fibras caudais puxam a língua rostralmente (estendem a língua); as fibras médias deprimem a língua; e as fibras rostrais retraem a ponta da língua.

VASOS E NERVOS. As artérias da língua são a artéria lingual e a artéria sublingual do tronco linguofacial. As veias linguais vão para as veias linguofacial e maxilar. Os nervos aferentes são os ramos linguais do nervo glossofaríngeo e do nervo mandibular e o ramo da corda do tímpano do nervo facial.

MÚSCULOS DO PALATO MOLE E DA FARINGE

Estes músculos são descritos no capítulo sobre o sistema digestivo.

MÚSCULOS LARÍNGEOS

EXTRÍNSECOS

O **músculo esternotíreo-hióideo** está descrito com os músculos cervicais ventrais.

MÚSCULOS DO RUMINANTE

O **músculo tíreo-hióideo** é um fino músculo par, semelhante a um cinto. Caudalmente as fibras musculares estão inseridas na superfície lateral da lâmina da cartilagem tireóide, logo rostral à sua borda caudal e à inserção do músculo esternotireóideo. Daqui as fibras passam rostralmente e inserem-se na borda caudal e na superfície lateral do osso tíreo-hióide. O músculo está relacionado medialmente com a lâmina da cartilagem tireóidea e a membrana tíreo-hióide e lateralmente com o músculo omo-hióideo e a glândula mandibular.

Ação: Se o osso hióide estiver fixado, o músculo tíreo-hióideo levará a laringe rostralmente. Entretanto, se o osso hióide estiver livre para movimentar-se o músculo tíreo-hióideo auxiliará o músculo esterno-hióideo, o músculo omo-hióideo e o músculo esternotíreo-hióideo em levar o osso hióide caudalmente.

Suprimento nervoso: O nervo hipoglosso.

O **músculo hioepiglótico** é um pequeno músculo par. Em cada lado, as fibras musculares surgem do osso querato-hióide, próximo à sua junção com o osso basi-hióide. Caudalmente as fibras musculares, de cada lado, convergem para inserirem-se na parte basal da superfície oral da epiglote. O músculo está relacionado, ventralmente, ao ligamento hio-epiglótico.

Ação: O músculo hioepiglótico aproxima o osso hióide e a base da epiglote.

Suprimento nervoso: O nervo hipoglosso.

INTRÍNSECOS

O **músculo cricotireóideo** é um músculo par. As fibras musculares originam-se, em ambos os lados, na borda caudal e superfície lateral do arco da cartilagem cricóide e passam rostrodorsalmente para inserirem-se na borda caudal e partes adjacentes da superfície lateral do corno caudal da cartilagem tireóide. O músculo está relacionado, lateralmente, com o músculo omo-hióideo e a extremidade rostral do músculo esternotireóideo.

O **músculo cricoaritenóideo dorsal** é um músculo par. Em ambos os lados suas fibras originam-se na superfície dorsal e crista mediana da lâmina da cartilagem cricóide ou passam rostralmente ou rostrolateralmente para inserirem-se no processo muscular da cartilagem aritenóide. O músculo cricoaritenóideo dorsal está relacionado dorsalmente com a extremidade proximal do esôfago, e algumas de suas fibras superficiais unem-se às fibras musculares longitudinais da parede do esôfago.

O **músculo cricoaritenóideo lateral** é um músculo par. Em ambos os lados as fibras musculares originam-se na borda rostral e superfície lateral do arco da cartilagem cricóide e passam dorsalmente para inserirem-se no processo muscular da cartilagem aritenóide. O músculo está relacionado, lateralmente, com a superfície medial da lâmina da cartilagem tireóide e, medialmente, com a parte caudal do músculo tíreo-aritenóideo e o processo vocal da cartilagem aritenóide.

O **músculo aritenóideo transverso** é um pequeno músculo ímpar. Suas fibras estão inseridas ao longo das bordas laterais das cartilagens e situam-se através das superfícies dorsais das cartilagens aritenóides. Dorsalmente, o músculo está coberto pela túnica mucosa que conduz para dentro do esôfago.

O **músculo tireoaritenóideo** é par e não está dividido em vestibular* e vocal como no eqüino e no canino. O músculo origina-se, ventralmente, na parte basal da borda lateral da epiglote, na superfície medial da lâmina da cartilagem tireóide e na membrana cricotireóide. Fibras da parte caudal do músculo passam dorsalmente, e fibras da parte rostral do mesmo passam caudodorsalmente, e convergem e inserem-se na superfície lateral do processo vocal e no processo muscular da cartilagem aritenóide. A parte dorsal do músculo tem uma aparência retorcida porque as fibras rostrais situam-se superficialmente às fibras caudais. Lateralmente o músculo tireoaritenóideo está relacionado com a superfície medial da lâmina da cartilagem tireóide. Medialmente ele está relacionado com a túnica mucosa laríngea, rostralmente, e ao ligamento vocal, caudalmente.

AÇÕES DOS MÚSCULOS INTRÍNSECOS. O músculo cricotireóideo tensiona os ligamentos e as pregas vocais pela aproximação, ventralmente, do arco da cartilagem cricóide e do corpo da cartilagem tireóide, aumentando, desta forma, o diâmetro dorsoventral da glote. Esta ação também tem o efeito de aduzir as pregas vocais. A gama de movimentos entre as cartilagens cricóide e tireóide é limitada, visto que a articulação cricotireóide é um tipo fibroso de articulação e o espaço entre as cartilagens cricóide e tireóide é estreito. Entretanto, como os ligamentos vocais são relativamente curtos, nos ruminantes, o aumento que deve ser feito no diâmetro dorsoventral da glote, a fim de tensioná-los, é pequeno.

Os músculos tireoaritenóideo e cricoaritenóideo lateral aduzem os processos vocais das cartilagens aritenóides e, assim, estreitam a rima da glote.

O músculo cricoaritenóideo dorsal e o músculo aritenóideo transverso abduzem os processos vocais das cartilagens aritenóides e, ao mesmo tempo, movimentam-nos dorsalmente, de modo que a rima da glote é alargada e os ligamentos vocais são tensionados.

---

*A N.A.V. considerou adequado utilizar os termos *lig. vestibularis* e *plica vestibularis* ao invés de *ligamento* e *plica ventricularis*. Em conseqüência disto preferiu-se, neste texto, *músculo vestibular* e não *músculo ventricular*.

FÁSCIA E MÚSCULOS DO PESCOÇO

A pele está afixada às estruturas subjacentes pela **fáscia superficial** do pescoço. A fáscia cervical é abundante e bem desenvolvida, na área do pescoço dos ruminantes, o que é evidenciado pelo fato de que pregas de tegumento podem ser levantadas das estruturas subjacentes. A fáscia superficial está afixada à pele, enquanto a fáscia cervical profunda está localizada em duas camadas. A camada superficial da **fáscia cervical profunda** subdivide-se para circundar a parte cervical do músculo trapézio e do músculo braquiocefálico. Ela cruza o sulco jugular, superficialmente a veia jugular externa e continua para a superfície ventral do pescoço, onde encontra a do lado oposto. Dorsalmente pode-se observar que a fáscia dos lados direito e esquerdo encontram-se no plano mediano. Após esta junção a fáscia dobra ventralmente para afixar-se na parte funicular do ligamento da nuca. Ela fornece origem para a parte cervical do músculo trapézio e do músculo rombóideo. A camada profunda da fáscia cervical profunda é encontrada ventralmente às vértebras (camada pré-vertebral). Ela insere-se nos processos transversos das vértebras e no músculo longo do pescoço, formando assim um tubo que circunda a traquéia, o esôfago, as artérias carótidas comuns, as veias jugulares internas, os troncos vagossimpáticos e os nervos laríngeos recorrentes.

O **panículo cervical,** nos ruminantes, é consideravelmente reduzido, apresentando essencialmente uma aponeurose fibro-elástica que, apenas na área da face, consiste de fibras musculares. A aponeurose é mais espessa no bovino do que nos pequenos ruminantes. Ela adere intimamente à superfície do músculo trapézio. Desta forma, ela é muito reduzida na região cervical dorsal. Como a parte muscular está ausente na área cervical, os músculos craniais do pescoço estão cobertos, em cada lado, apenas por uma fáscia fina. O panículo cervical, no bovino, apresenta uma peculiaridade interessante, uma faixa cervical muscular que está ausente no ovino. Esta faixa cervical está afixada à parte cranial do esterno, suas fibras ascendem e espalham-se rostralmente na região facial. Elas terminam por um tendão achatado que atinge a borda rostral do músculo masseter e funde-se com a aponeurose desse músculo, para enviar outras faixas fibrosas sobre os músculos da face.

Nos ruminantes o **músculo cutâneo do pescoço** não surge do esterno, como no eqüino, mas sim de uma faixa de tecido conjuntivo mediano, ventral, da fáscia superficial do pescoço. Ela corre cranialmente, como uma faixa muscular fracamente desenvolvida, onde cobre a parte cervical do músculo cutâneo da face.

Para fins descritivos, os músculos cervicais podem ser agrupados de acordo com sua relação à vértebra cervical. Desta forma, eles podem ser classificados como os músculos cervicais ventrais e os músculos cervicais dorsolaterais.

MÚSCULOS CERVICAIS VENTRAIS

O **músculo braquiocefálico** e o **músculo omotransversal,** embora estendam-se na região cervical, são descritos com os músculos da cintura do ombro.

O **músculo esternocefálico** consiste de dois músculos (Figs. 28-3 e 4) que surgem no manúbrio do esterno e na primeira cartilagem costal. O músculo superficial, esternomandibular, está inserido na borda rostral do músculo masseter, no ramo da mandíbula e na fáscia bucal. O músculo profundo é o esternomastóideo. Ele cruza, ventralmente, o músculo anterior e termina no processo mastóide, na mandíbula, e, juntamente com o músculo longo da cabeça, na parte basilar do osso occipital. Nos ovinos o músculo esternomandibular não é tão bem desenvolvido como no bovino e no caprino, ou mesmo poderá estar ausente, de acordo com Nickel et al. (1954). No bovino e no caprino ele forma uma longa faixa muscular, que termina, por intermédio de algumas fibras tendinosas, sobre a borda ventral do ramo da mandíbula e sobre a borda rostral do músculo masseter (Figs. 28-5 a 8). No caprino o tendão de inserção do músculo esternomandibular bifurca-se distintamente na superfície lateral do músculo masseter. Uma parte deste tendão bifurcado passa rostralmente, unindo-se à lâmina de fáscia sobre o músculo masseter. A parte mais longa passa na superfície do músculo masseter para inserir-se no arco zigomático (Fig. 28-2), próximo à junção dos ossos zigomático e temporal. O músculo esternomastóideo, no bovino, tem aproximadamente duas vezes a largura da parte mandibular e situa-se medial e originalmente, mais ventral ao músculo anterior. Ele corre lateralmente à traquéia, seguindo cranialmente em direção à cabeça para cruzar a superfície medial do músculo esternomandibular, indo inserir-se, com o músculo cleidomastóideo bem como com o músculo longo da cabeça, na parte mastóide do osso temporal.

Origem: Ambas as partes têm sua afixação caudal ao manúbrio do esterno e à primeira cartilagem costal.

Inserção: O músculo esternomandibular insere-se, em geral, na borda ventral da mandíbula e na fáscia que cobre o músculo masseter e, no caprino, no arco zigomático. O músculo esternomastóideo, como o termo indica, insere-se no processo mastóide do osso temporal.

Ação: Por sua contração, flexionar a cabeça e o pescoço; agindo isoladamente dobra a cabeça para um lado. A parte mandibular ajuda a abrir a boca ao deprimir a mandíbula.

Estrutura: Ambas as partes são musculares, exceto em sua inserção no bovino; no ovino o esternomastóideo é mais muscular que o esternomandibular.

Relações: Superficialmente, com a pele e a fáscia. Profundamente, o músculo esternomastóideo pode ser observado situando-se na superfície profunda da veia jugular externa. A artéria carótida comum segue por certa distância, ao longo de sua borda dorsal. Profundamente, a glândula tireóide está relacionada com o esternomastóideo.

Suprimento sangüíneo: A artéria carótida comum.

Suprimento nervoso: Os ramos ventrais dos nervos cervicais (espinhais).

O **músculo esternotíreo-hióideo (esternotireóideo** mais **esterno-hióideo)** é observado na superfície ventral da traquéia; com o do lado oposto ele cobre quase completamente a traquéia, ventral e lateralmente, exceto em sua parte cranial (Figs. 28-4 e 5).

Origem: Cartilagem do manúbrio do esterno.

Inserção: O **esternotireóideo:** para a superfície lateral da lâmina da cartilagem tireóide da laringe, imediatamente cranial à borda caudal e imediatamente caudal à afixação do músculo tíreo-hióideo. O **esterno-hióideo:** ao osso basi-hióide, medial à inserção do músculo omo-hióideo.

Ação: Retrair o osso hióide, língua e laringe e auxiliar na deglutição.

MÚSCULOS DO RUMINANTE

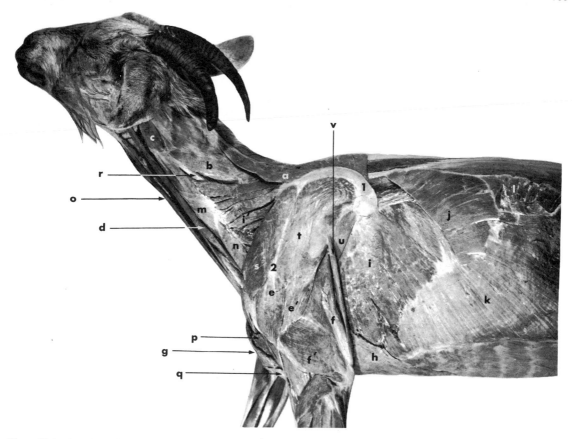

Figura 28-6. Músculos mais profundos do pescoço, dorso e tórax do caprino; vista lateral.
a, Músculo rombóide; b, músculo esplênio; c, músculo oblíquo cranial da cabeça; d, veia jugular externa; e, parte acromial e e', parte escapular do músculo deltóide; f, porção longa e f', porção lateral do músculo tríceps do braço; g, músculo peitoral descendente; h, músculo peitoral ascendente; i, músculo serrátil ventral do tórax; i', músculo serrátil ventral do pescoço; j, músculo grande dorsal (cortado); k, músculo oblíquo externo do abdome; l, músculo serrátil dorsal caudal; m, músculo omo-hióideo; n, músculo escaleno ventral; o, músculo esternomandibular; p, músculo subclávio; q, músculo peitoral transverso; r, músculo longo da cabeça e do atlas; s, músculo supra-espinhal; t, músculo infra-espinhal; u, músculo redondo maior; v, músculo tensor da fáscia do antebraço; 1, cartilagem da escápula, 2, espinha da escápula.

Estrutura: No terço cranial do pescoço o músculo esternotireóideo separa-se do músculo esterno-hióideo. Os músculos esternotireóideos situam-se lado a lado, unidos desde suas origens no manúbrio do esterno. O músculo esterno-hióideo situa-se intimamente associado ao músculo esternotireóideo. Os músculos, tanto do lado direito como esquerdo, estão em íntima proximidade, de modo que as superfícies ventral e lateral da traquéia estão completamente cobertas. Os músculos são longos e semelhantes a cintas, com uma inscrição tendinosa próxima ao ponto de separação. O músculo é mais espesso do que no eqüino e não é digástrico.
Relações: Superficialmente, com a pele e a fáscia, na parte cranial do pescoço, e o esternomastóideo, na parte caudal. Profundamente, com a traquéia, a laringe e a glândula tireóide. No animal jovem a parte cervical do timo também é notada entre a traquéia e o músculo.
Suprimento sangüíneo: Ramos musculares da artéria carótida comum.

Suprimento nervoso: Ramos ventrais dos primeiros dois ou três nervos cervicais (espinhais).

O **músculo omo-hióideo** (*s. cervicohyoideus*) surge como uma faixa fina da fáscia até a terceira e quarta vértebras cervicais. Ele se une aqui ao músculo reto ventral da cabeça. O omo-hióideo é bastante reduzido nos ruminantes e, nestes animais, seu nome é enganador, pois ele origina-se da fáscia profunda, através dos processos transversos da terceira e quarta vértebras cervicais. No bovino, ele é um músculo fino, coberto pelo músculo esternocefálico e pelo músculo braquiocefálico. Ele corre cranialmente entre os ramos superficial e profundo do músculo esternomastóideo, une-se ao músculo esterno-hióideo, medialmente à mandíbula, para terminar no osso basi-hióide (Fig. 28-4). Nos pequenos ruminantes o músculo omo-hióideo passa obliquamente como uma faixa muscular muito fina através da traquéia e da cartilagem tireóide até o osso basi-hióide, para unir-se ao músculo esterno-hióideo (Figs. 28-5 e 6). No ovino o músculo omo-

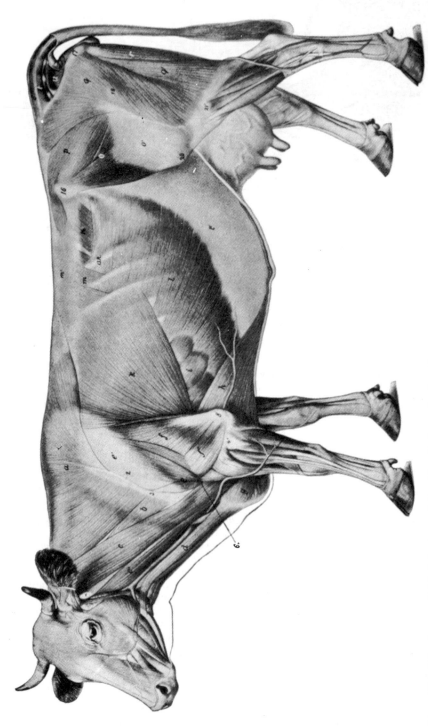

Figura 28-7. Músculos superficiais do bovino, após ter sido retirado o músculo cutâneo.

a, Músculo trapézio; b, músculo omotransversal; c, músculo clido-occipital; c', músculo clidomastoídeo; d, músculo esternomandibular; e, músculo deltóide; e', aponeurose de e; f, porção longa e f', porção lateral do músculo tríceps do braço; g, músculo peitoral descendente; h, músculo serrátil dorsal ascendente; i, músculo serrátil ventral do tórax; k, músculo grande dorsal; l, músculo oblíquo externo do abdome; l', aponeurose de l; m, músculo serrátil dorsal caudal; m', fáscia toracolombar; n, músculo oblíquo interno do abdome; o, músculo tensor da fáscia lata; o', fáscia lata; p, músculo glúteo médio; q, q', músculo glúteobiceps; r, músculo semitendinoso; s, músculo sacrocaudal dorsal medial; t, músculo sacrocaudal dorsal lateral; u, músculo coccígeo; 2, espinha da escápula; 3, acrômio; 4', epicôndilo lateral do úmero; 6, tuberosidade deltóide; 8, olécrano; 16, tuberosidade isquiática; 17, tuberosidade da coxa; 19, trocânter maior; 20, patela; 21', côndilo tibial lateral; X, asa do atlas. (De Ellenberger et al., 1907.)

MÚSCULOS DO RUMINANTE

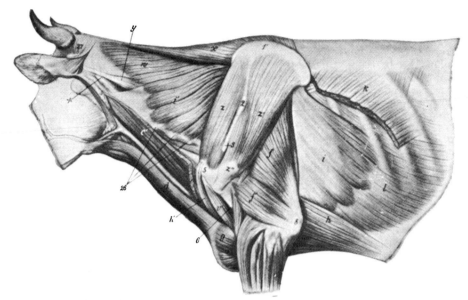

Figura 28-8. Músculos mais profundos do pescoço, ombro e tórax do bovino.
c', Músculo clido-occipital (cortado); d, músculo esternomandibular; f, porção longa e f', porção lateral do músculo tríceps do braço; g, músculo peitoral descendente; h, h', músculo peitoral ascendente; i, i', músculo serrátil ventral do pescoço e do tórax; k, músculo grande dorsal (cortado); 1, músculo oblíquo externo do abdome; v', músculo bíceps do braço; w, músculo esplênio; x, músculo rombóide; y, músculo longo da cabeça e do atlas; z, músculo supra-espinhal; z', músculo infra-espinhal; z", tendão de inserção de z'; 1', cartilagem da escápula; 2, tuberosidade da espinha da escápula; 3, acrômio; 5, tubérculo maior do úmero; 6, tuberosidade deltóide; 8, olécrano; 26, processos transversos das vértebras cervicais; 27, músculos auriculares caudais; X, asa do atlas. (De Ellenberger et al., 1907.)

hióideo não divide o músculo esternomastóideo mas, ao invés disso, está localizado profundamente a todo o músculo.
Origem: O processo transverso da terceira e quarta vértebras cervicais, por meio da fáscia profunda.
Inserção: O osso basi-hióide.
Ação: Retrair e levantar o osso hióide e assim retrair a raiz da língua.
Estrutura: A origem, aponeurótica, e um tanto larga, é sucedida por fibras direcionadas ventral e cranialmente, através da parte caudal da laringe.
Relações: Superficialmente, com o músculo esternocefálico e o músculo braquiocefálico, bem como a glândula mandibular. Profundamente, com o músculo intertransversal cervical e músculo longo da cabeça, bem como com o esôfago, a glândula tireóide, a laringe, o músculo esternotireóideo e o músculo tíreo-hióideo.
Suprimento sangüíneo: Artéria tireóide cranial.
Suprimento nervoso: O segundo nervo cervical (hipoglosso, por intermédio da alça cervical, de acordo com May).
Há dois músculos escalenos, distintos, no caprino e no ovino (raramente três) — o **escaleno ventral** e o **escaleno dorsal**. O escaleno dorsal está ausente no ovino.
Origem: **Escaleno ventral** — dos processos transversos da terceira à sétima vértebras cervicais. **Escaleno dorsal** — dos processos transversos da quarta à sexta vértebras cervicais.
Inserção: **Escaleno ventral** — na primeira costela. **Escaleno dorsal** — até a quarta costela no bovino e à segunda costela no caprino.

Ação O pescoço é flexionado ou inclinado lateralmente dependendo dos músculos agirem conjunta ou isoladamente. Se o pescoço for o ponto fixo, os músculos poderão realizar uma ação respiratória ao puxar as costelas cranialmente.
Estrutura: O espesso **músculo escaleno ventral** é atravessado pelas raízes do plexo braquial que o divide em feixes. O pequeno **músculo escaleno dorsal** é um feixe fusiforme que surge separadamente e depois une-se à parte ventral maior da primeira costela.
Relações: Superficialmente, com os nodos linfáticos cervicais superficiais e o músculo omotransversal, o músculo clidomastóideo e o músculo longo do atlas. Profundamente, com os nervos do plexo braquial, o músculo longo do pescoço, o esôfago e a traquéia. Nos animais jovens o timo também está em contato com a superfície profunda do músculo.
Suprimento sangüíneo: Artérias intercostais vertebral e dorsal.
Suprimento nervoso: Ramos ventrais dos nervos cervicais (espinhais).
O **músculo escaleno ventral**, ocasionalmente observado no bovino, é mais freqüente no caprino (Fig. 28-6) como uma fraca parte muscular ventral à artéria subclávia (Nickel et al., 1954), inserida na primeira costela, que é raramente observada nos quadrúpedes (Martin e Schauder, 1938).
O **músculo iliocostal cervical,** parte do músculo iliocostal, não está presente nos ruminantes. O **músculo iliocostal torácico** termina em um tendão brilhante na primeira costela e no processo transverso da sétima vértebra cervical.

O **músculo longo da cabeça** (anteriormente denominado de *músculo reto ventral maior da cabeça*) forma a continuação do músculo longo do pescoço, na região da cabeça, e liga quase toda a superfície ventral da coluna vertebral cervical à base do crânio.

Origem: No sexto, ao terceiro ou segundo processos transversais cervicais.

Inserção: Os tubérculos musculares, na junção da parte basilar do osso occipital com o corpo do basisfenóide.

Ação: Um forte flexor da articulação atlanto-occipital e um depressor da cabeça. Ação unilateral: dobrar a parte cranial do pescoço para um lado.

Estrutura: É muscular e aumenta de tamanho cranialmente, à medida em que recebe fibras de cada vértebra. Ele une-se, em sua inserção, ao músculo esternomastóideo e ao músculo clidomastóideo.

Relações: Dorsalmente (em seu terço cranial), com a parte basilar do osso occipital, a articulação atlanto-occipital e o arco ventral do atlas. Caudalmente ao atlas ele situa-se na superfície lateral do músculo longo do pescoço. Ventralmente, ele está relacionado com a parede dorsal da faringe, os nodos linfáticos retrofaríngeos mediais, a traquéia e o esôfago. O tendão de inserção do músculo esternocefálico, observado ventrolateralmente à segunda ou terceira vértebras cervicais, continua ao longo da superfície lateral do músculo longo da cabeça, em associação ao tecido tendinoso deste último músculo.

Suprimento sangüíneo: Artérias occipital e vertebral.

Suprimento nervoso: Ramos ventrais dos nervos cervicais (espinhais), do segundo ao quinto.

O **músculo reto ventral da cabeça** (anteriormente denominado de *reto ventral menor da cabeça*) cruza a parte lateral da superfície ventral da articulação atlanto-occipital.

Origem: O arco ventral do atlas.

Inserção: A parte basilar do osso occipital, próximo à inserção do músculo longo da cabeça.

Ação: Ele é um flexor da articulação atlanto-occipital.

Estrutura: O músculo é inteiramente muscular. Está composto de vários músculos curtos e fracos localizados dorsolateralmente ao músculo longo da cabeça. As fibras musculares passam entre o arco ventral do atlas, até a base do crânio, onde elas inserem-se íntima e caudalmente ao músculo longo da cabeça.

Relações: Dorsalmente, com a articulação atlanto-occipital e uma pequena parte da origem do músculo reto lateral da cabeça. Medialmente e ventralmente, com o músculo longo da cabeça. Ventralmente, com a faringe e os nodos linfáticos retrofaríngeos mediais. Lateralmente, com o músculo reto lateral da cabeça.

Suprimento sangüíneo: Artéria occipital.

Suprimento nervoso: Ramo ventral do primeiro nervo cervical (espinhal).

O **músculo reto lateral da cabeça** situa-se, em sua maior parte, sob o músculo oblíquo cranial da cabeça. Ele é um músculo delgado que corre do arco ventral e do lado ventral da asa do atlas até o processo jugular do osso occipital.

Origem: O atlas.

Inserção: Processo jugular do osso occipital, principalmente a superfície medial, bem como dos tubérculos musculares do osso occipital.

Ação: Flexionar a articulação atlanto-occipital e colocar a cabeça em uma posição oblíqua.

Estrutura: É muscular, mas delgado.

Relações: Uma grande parte deste músculo é lateral ao côndilo occipital em seu curso até o processo jugular, localizado lateralmente. Em sua maior parte, este músculo situa-se lateralmente ao músculo reto ventral da cabeça. Entretanto, na origem, o músculo reto ventral da cabeça está relacionado, com este músculo, ventralmente.

Suprimento sangüíneo: Artéria occipital.

Suprimento nervoso: Ramo ventral do primeiro nervo cervical (espinhal).

O **músculo longo do pescoço** situa-se na superfície ventral das vértebras cervicais e das primeiras cinco ou seis vértebras torácicas. Desta forma, ele consiste de uma parte torácica e uma parte cervical. Ambos os músculos, poderosos, situam-se em forma de um V, nos lados ventrais dos corpos das vértebras e dos processos transversos.

Origem: Os corpos das primeiras seis vértebras torácicas e a superfície ventral dos processos transversos das vértebras cervicais, exceto o atlas.

Inserção: Os músculos que surgem na parte torácica inserem-se nos corpos e nos processos transversos da sétima e sexta vértebras cervicais, enquanto a parte cervical insere-se nos corpos das vértebras cervicais e no tubérculo ventral do atlas.

Ação: Flexionar ventralmente o pescoço.

Estrutura: O músculo é essencialmente muscular e consiste de vários feixes de fibras que convergem numa direção craniomedial, na crista ventral da vértebra anterior. Eles muitas vezes pulam um segmento, mas correm todo o comprimento do músculo; o músculo, assim, é composto de uma sucessão de feixes. O maior destes constitui uma parte torácica do músculo, que tem um tendão forte inserido nas duas últimas vértebras cervicais. A parte cervical consiste de vários feixes menores, cada um passando de sua origem no processo transverso de uma vértebra, cranial e medialmente, para inserir-se em uma vértebra mais adiante, cranialmente. O feixe mais cranial é uma forte inserção tendinosa no tubérculo ventral do atlas.

Relações: Na região cervical o músculo está circundado lateralmente pelos músculos escalenos e longo da cabeça. Dorsalmente, na parte cervical, o músculo está relacionado com os corpos e a parte adjacente dos processos transversos das vértebras cervicais, exceto o atlas e o músculo intertransversal ventral do pescoço; medialmente, ele está intimamente relacionado ao músculo oposto, através do plano mediano. Na parte torácica o músculo está relacionado dorsalmente com os corpos das vértebras torácicas, as articulações costovertebrais e a extremidade vertebral das costelas. Ventralmente, com a pleura, o esôfago, a traquéia e os nodos linfáticos mediastinais.

Suprimento sangüíneo: Artérias vertebral, carótida comum, occipital, intercostal suprema, tronco costocervical e terceira e quarta artérias intercostais.

Suprimento nervoso: Os ramos ventrais dos nervos cervicais (espinhais) exceto o primeiro e os ramos

MÚSCULOS DO RUMINANTE

ventrais dos primeiros quatro ou cinco nervos torácicos (espinhais).

Os **músculos intertransversais** ocupam os espaços entre os processos articular e transverso, na superfície lateral das vértebras cervicais (Fig. 28-10).

Ação: Flexionar o pescoço lateralmente.

Estrutura: Os músculos são quase inteiramente musculares. Feixes musculares longitudinais estão inseridos entre os processos articular e transverso ou entre os processos transversos; eles podem cruzar uma ou mais vértebras. Outras fibras são observadas originando-se da superfície lateral ventral dos processos transversos da sexta a sétima vértebras cervicais. Estas fibras unem-se a um segmento de músculos que estão situados dorsolateralmente ao músculo longo da cabeça e que se inserem na borda caudolateral da asa do atlas. Desta maneira, cada músculo tem uma parte dorsal e outra ventral, embora origens e inserções específicas não sejam reconhecidas. Os feixes dorsais (*m. intertransversais dorsais do pescoço*) estendem-se da parte dorsal do processo transverso até o processo articular cranial da vértebra anterior. A parte ventral (*músculos intertransversais ventrais do pescoço*) está localizada entre as partes ventrais dos processos transversos. As fibras unem-se para formar um músculo longo, cuja inserção cranial estende-se até a borda lateral do atlas.

Relações: Superficialmente, com o músculo longo do atlas, o músculo escaleno ventral, o músculo longo da cabeça, o músculo longo grande do atlas, o músculo longo do pescoço e o músculo omotransversal; profundamente, com as vértebras; ventralmente, com o músculo longo lombar.

Suprimento sangüíneo: Artéria vertebral.

Suprimento nervoso: Ramos ventrais dos nervos cervicais (espinhais).

MÚSCULOS CERVICAIS DORSOLATERAIS

O seguinte grupo de músculos é bem desenvolvido no ruminante. Estes músculos são às vezes citados como movimentadores especiais da cabeça. Os músculos espinhais dorsais são fibras musculares formadas como ligamentos que são observadas na região cervical; elas consistem essencialmente de fibras de tecido conjuntivo que ocasionalmente contêm fibras musculares.

A **parte cervical do músculo trapézio** e do **músculo rombóide do pescoço** estão descritas com os músculos da cintura do ombro. O **músculo serrátil ventral do pescoço** está descrito com os músculos do tórax. Os **músculos longos da cabeça e do atlas** estão descritos com os músculos longos. O **músculo semi-espinhal da cabeça** e os **músculos multífidos** estão descritos com a coluna profunda dos músculos levantadores da espinha.

Em todos os animais domésticos, o **músculo reto dorsal maior da cabeça** consiste de uma parte superficial e outra profunda. Esta última parte é freqüentemente citada como o músculo reto dorsal intermédio da cabeça.

Origem: A espinha do áxis.

Inserção: O osso occipital, próximo à protuberância occipital externa e próximo ao tendão de inserção do músculo semi-espinhal da cabeça.

Ação: Estender a cabeça no pescoço.

Estrutura: O músculo é observado como sendo inteiramente muscular.

Relações: Dorsalmente, com a parte funicular do ligamento da nuca e o músculo semi-espinhal da cabeça. Ventralmente, com o músculo reto dorsal menor da cabeça, a articulação atlanto-axial; ventrolateralmente, com o músculo oblíquo cranial da cabeça e o músculo oblíquo caudal da cabeça. Medialmente, com o do lado oposto, ao qual está fortemente aderido por tecido fibroso.

Suprimento sangüíneo: Ramo descendente da artéria vertebral.

Suprimento nervoso: Ramo dorsal do primeiro nervo cervical (espinhal).

O **músculo reto dorsal menor da cabeça** é pequeno e situa-se sob o músculo reto dorsal maior da cabeça. Ele está localizado entre o atlas e o osso occipital.

Origem: O arco dorsal do atlas.

Inserção: O osso occipital por baixo do músculo anterior e lateralmente à parte funicular do ligamento da nuca. No bovino, fibras também inserem-se na protuberância occipital externa e próximo ao forame magno. No caprino, as inserções deste músculo são em comum com a do músculo reto dorsal maior da cabeça. Portanto, os dois inserem-se próximo ao tendão de inserção do músculo semi-espinhal da cabeça.

Ação: Estender a cabeça no pescoço.

Estrutura: O músculo é curto, espesso e muscular.

Relações: Dorsalmente, com o músculo reto dorsal maior da cabeça e, ventralmente, com a articulação atlanto-occipital. O músculo oblíquo cranial da cabeça e o músculo oblíquo caudal da cabeça estão relacionados ventrolateralmente.

Suprimento sangüíneo: Ramo descendente da artéria vertebral.

Suprimento nervoso: Ramo dorsal do primeiro nervo cervical (espinhal).

O **músculo oblíquo cranial da cabeça** é um músculo curto, forte e quadrilateral que ocupa o espaço entre o atlas e o osso occipital e que está coberto pelas aponeuroses do músculo esplênico cervical e do músculo braquiocefálico (Figs. 28-2 e 6).

Origem: A borda cranial e a superfície ventral da asa do atlas.

Inserção: Os processos mastóides e jugular.

Ação: Estender a cabeça.

Estrutura: O músculo contém algumas fibras de tecido conjuntivo. Estas estão direcionadas dorsalmente, rostralmente e medialmente.

Relações: Superficialmente, com a aponeurose do músculo esplênico cervical, músculo longo da cabeça e a aponeurose do músculo clido-occipital, bem como o músculo reto dorsal maior da cabeça e o músculo reto dorsal menor da cabeça, dorsomedialmente. Profundamente, com as origens do músculo digástrico e do músculo occipito-hióideo, o músculo reto lateral da cabeça bem como a articulação atlanto-occipital.

Suprimento sangüíneo: Ramo descendente da artéria vertebral.

Suprimento nervoso: Primeiro nervo cervical (espinhal).

O **músculo oblíquo caudal da cabeça** forma a continuação cranial do sistema multífido e situa-se dorsalmente às primeiras duas vértebras cervicais, para estender-se da espinha do áxis até a asa do atlas. Ele é um músculo espesso e quadrilateral que se situa na superfície dorsolateral do atlas e do áxis.

Origem: A superfície lateral da espinha e o processo articular caudal do axis.

Inserção: A superfície dorsal da asa do atlas.

Ação: Estender ou fixar a articulação atlanto-axial. Ação unilateral; ele gira o atlas e com ele a cabeça ao redor do dente do áxis. Desta forma, o músculo é um girador indireto da cabeça.

Estrutura: O músculo é inteiramente muscular, e as fibras estão direcionadas cranialmente e lateralmente.

Relações: O suprimento sangüíneo e nervoso penetram na superfície profunda do músculo. Superficialmente, com o músculo semi-espinhal da cabeça, o músculo esplênio cervical, o músculo longo da cabeça, o músculo longo do atlas e o músculo clido-occipital. Profundamente, com a espinha e arco do axis, a asa do atlas e a articulação atlanto-axial; com o músculo reto dorsal maior da cabeça e o músculo reto dorsal menor da cabeça, dorsomedialmente.

Suprimento sangüíneo: Ramo descendente da artéria vertebral.

Suprimento nervoso: Segundo nervo cervical (espinhal).

O **músculo esplênio cervical** é um músculo relativamente fino, grande, plano e triangular que se situa na superfície lateral do pescoço, dorsalmente ao nível das vértebras cervicais (Figs. 28-6 e 8).

Origem: Ele surge diretamente dos processos espinhosos das primeiras três ou quatro espinhas torácicas bem como de uma bainha aponeurótica ao ligamento da nuca, cranialmente, até a terceira vértebra cervical.

Inserção: Ele termina na asa do atlas e no processo transverso do áxis bem como no processo transverso da terceira vértebra cervical (esplênio cervical). Fibras também inserem-se no osso occipital (esplênio da cabeça) com o músculo clido-occipital, e no processo mastóide do osso temporal com o músculo longo da cabeça. Nos pequenos ruminantes ele termina nos processos transversos da segunda à quinta vértebras cervicais. A inserção na asa do atlas é direta, no caprino, juntamente com os músculos longo do atlas, omotransversal e intertransversal do pescoço. No caprino a inserção nos processos transversos da segunda à quinta vértebras cervicais é indireta e fascial, por meio do músculo longo do atlas. A afixação aponeurótica no osso occipital, em comum com o músculo clidomastóideo é, de longe, a inserção mais proeminente no caprino.

Ação: Elevar a cabeça e o pescoço. Agindo unitariamente, ele inclina a cabeça e o pescoço para o lado do músculo em contração.

Estrutura: Ele é essencialmente muscular e de formato triangular. Caudalmente, o músculo está inserido, em parte, na camada profunda da fáscia toracolombar. Ele une-se ao músculo braquiocefálico, músculo longo da cabeça, músculo longo do atlas e ao músculo omotransversal. As fibras musculares estão direcionadas ventralmente e cranialmente, mas cranialmente elas tornam-se mais horizontais. A inserção na protuberância occipital externa é aponeurótica.

Relações: Superficialmente, com o músculo clido-occipital, a parte cervical do músculo trapézio, o músculo rombóide do pescoço e o músculo serrátil ventral do pescoço. Profundamente, com o músculo espinhal, o músculo semi-espinhal, a parte funicular do ligamento da nuca, o músculo longo da cabeça, o músculo longo do atlas, o músculo semi-espinhal da cabeça e o músculo oblíquo caudal da cabeça.

Suprimento sangüíneo: Artéria cervical profunda; em extensão menor, o tronco costocervical e o ramo descendente da artéria vertebral.

Suprimento nervoso: Ramos dorsais dos nervos cervicais, exceto os dois primeiros.

FÁSCIA E MÚSCULOS DO TRONCO E CAUDA

A **fáscia toracolombar** (lombodorsal) pode ser observada estendendo-se em todo o comprimento das regiões torácica e lombar. Ela se continua caudalmente com a fáscia glútea. A **fáscia superficial** é contínua com a da pele e os músculos vizinhos subjacentes. A **fáscia profunda** forma uma bainha bem desenvolvida para o músculo longo. Ela se insere medialmente no ligamento supra-espinhal e nos ápices das espinhas torácicas. Lateralmente, a fáscia passa entre o músculo longo e o músculo iliocostal, para inserir-se nos processos transversos lombares e na superfície lateral das costelas. Cranialmente a fáscia divide-se em uma camada superficial e outra profunda. A **camada superficial** é a aponeurose do músculo grande dorsal. A **camada profunda** da fáscia toracolombar, na área do tórax, passa medialmente à escápula sob o músculo rombóide do tórax. O músculo serrátil dorsal cranial, o músculo serrátil dorsal caudal e o músculo iliocostal têm sua origem, pelo menos em parte, desta fáscia. Uma parte dos músculos cutâneo do tronco e prepucial está circundada pela fáscia superfical. Próxima à articulação do joelho e na área dos nodos linfáticos subilíacos a fáscia é extensa.

Os músculos do tronco podem ser dispostos dentro dos seguintes grupos, topograficamente:

Músculos das vértebras cervicais, torácicas e lombares (levantadores da espinha).
Músculos do tórax (parede torácica lateral e ventral), incluindo o diafragma.
Músculos do abdome.

Os músculos dos membros torácico e pélvico sobrepõem-se aos músculos do tronco.

MÚSCULOS LEVANTADORES DA ESPINHA

Os músculos que formam uma série complexa longitudinal do tronco estendem-se, dispostos serialmente, da pelve até o crânio. Há três colunas longitudinais — **lateral** (iliocostal), a **intermediária** (longo) e a **profunda** (espinhal) (Figs. 28-9 e 10).

Coluna Lateral

O **músculo iliocostal** é um músculo longo e segmentado que se estende através da série de costelas, em contato com a borda lateral do músculo longo na superfície dorsolateral do tórax, lateralmente aos outros músculos epaxiais. O **músculo iliocostal lombar** é relativamente bem desenvolvido na região lombar, onde ele se origina por fibras tendinosas da crista ilíaca bem como da aponeurose do músculo longo lombar e da fáscia lombar. Na área da terceira ou quarta vértebras lombar ele emerge de baixo da fáscia toracolombar para terminar tendinosamente na borda caudal da última costela. O **músculo iliocostal torácico** tem sua origem por meio de tendões individuais que surgem dos primeiros três ou quatro processos transversos das vértebras lombares. Eles correm cranialmente, e, na região da terceira à quinta costelas torácicas, formam um grande feixe para terminar, juntamente com os tendões do músculo longo do pescoço, no processo transverso da sétima vértebra cervical. Ao passar sobre cada costela um fino tendão de origem na borda cranial das costelas une-se à face profunda do músculo.

Origem: A borda cranial e superfície lateral das costelas, exceto as primeiras cinco e as extremidades dos processos transversais lombares. A fáscia toracolombar e a tuberosidade da coxa também dão surgimento a algumas fibras.

Inserção: A borda caudal de todas as costelas e o processo transverso da última vértebra cervical.

Estrutura: O músculo apresenta uma distinta disposição segmentária. Ele é composto de uma série de feixes, as fibras dos quais são direcionadas cranialmente e um pouco ventrolateralmente. Cada segmento cruza diversos espaços intercostais antes de inserir-se na borda caudal das costelas. No caprino, bolsas pequenas podem ser encontradas entre as costelas e o tendão. A parte lombar, no caprino, é aponeurótica em qualquer das extremidades, originando-se da tuberosidade da coxa e tornando-se muscular entre a segunda e quinta vértebras lombares. Esta parte muscular é um segmento fino situado lateralmente e um tanto sob a borda lateral do músculo longo. Ele novamente se torna aponeurótico em seu terço cranial.

Relações: Superficialmente, com os músculos serrátil dorsal cranial, serrátil dorsal caudal, serrátil ventral do tórax, grande dorsal e a borda aponeurótica dorsal do músculo oblíquo externo do abdome. Profundamente, com as costelas e os músculos intercostais externos. Medialmente, com o músculo longo. O músculo estende-se cranialmente até a última vértebra cervical e ainda mais distante, nos pequenos ruminantes. Este músculo é particularmente bem desenvolvido no caprino, no qual ele aparece definidamente separado da massa muscular principal.

Suprimento sangüíneo: Artérias intercostais dorsais.

Suprimento nervoso: Nervo espinhal torácico e nervo costoabdominal.

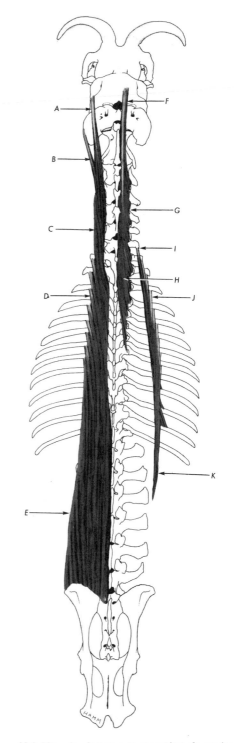

Figura 28-9. Músculos do tronco (esquemático), do caprino, vista dorsal, superficial.

A, Músculo longo da cabeça; B, músculo longo do atlas; C, músculo longo do pescoço; D, músculo longo do tórax; E, músculo longo lombar; F, músculo semi-espinhal da cabeça; G, músculo semi-espinhal do pescoço; H, músculo semi-espinhal do tórax; I, músculo iliocostal do pescoço; J, músculo iliocostal do tórax; K, músculo iliocostal lombar.

Coluna Intermediária

O **músculo longo** (dorsal) é a coluna intermediária dos músculos levantadores da espinha. Ele situa-se medialmente ao músculo iliocostal. Os músculos longos consistem dos da cabeça, do atlas, do pescoço, do tórax e o lombar. Ele é o maior e mais longo músculo do corpo, estendendo-se do sacro e do ílio até o pescoço, ocupando o espaço entre as espinhas, medialmente, e os processos transversos lombares e as extremidades dorsais das costelas, ventralmente. Desta forma, ele tem o formato de um prisma trilateral.

Os **músculos longos do tórax e lombar** ocupam o ângulo formado pelas espinhas das vértebras torácicas e lombares e pelas costelas e processos transversos lombares. No bovino este músculo é distinto do músculo longo cervical e do músculo espinhal do tórax, que são descritos separadamente.

Origem: A crista e a superfície cranioventral do ílio, as espinhas sacrais, as espinhas lombares e torácicas e o ligamento supra-espinhoso.

Inserção: Os processos transversos das vértebras lombares, torácicas e as últimas três ou quatro vértebras cervicais, bem como as espinhas das últimas três ou quatro vértebras cervicais. Também há uma inserção costal lateral para a parte dorsal de todas as costelas.

Ação: O músculo é um poderoso extensor do dorso. Agindo unilateralmente, ele fornece flexão lateral no lado do músculo que se contrai. Por causa da inserção para as vértebras cervicais, o músculo também tende a elevar o pescoço.

Estrutura: A parte do músculo que surge do ílio e asa do sacro é essencialmente muscular, em contraste com a parte tendinosa que surge da espinha e da crista lateral do sacro. Superficialmente, o músculo longo está coberto por um denso tecido tendinoso em todo o seu comprimento. A superfície ventral apresenta uma série de tendões para inserção nos processos transversos lombares e nas costelas. Na região torácica ele é muito muscular e é distinguível em duas massas comuns, enquanto na região lombar o músculo é um tanto individido, caudalmente, no bovino. As massas parecem ser bem diferenciadas, no caprino, em todo o seu comprimento. A massa mais medial é tendinosa, caudalmente, enquanto a massa lateral compõe a maior parte da porção muscular.

Relações: Superficialmente, ele é coberto pela fáscia toracolombar ao nível da primeira espinha torácica, os músculos espinhal, semi-espinhal do tórax, semi-espinhal do pescoço, serrátil dorsal cranial e serrátil dorsal caudal. A fáscia toracolombar separa este músculo do músculo rombóide do tórax, bem como do músculo serrátil dorsal cranial e do músculo serrátil ventral do tórax. Lateralmente, com o músculo iliocostal. Profundamente, com as espinhas sacrais, lombares e torácicas, bem como com os processos transversos lombares, extremidades vertebrais das costelas, músculo multífidos, músculos levantadores das costelas, músculos intercostais externos e os músculos intertransversais lombares.

Suprimento sangüíneo: Artérias lombares, intercostais dorsais e cervical profunda.

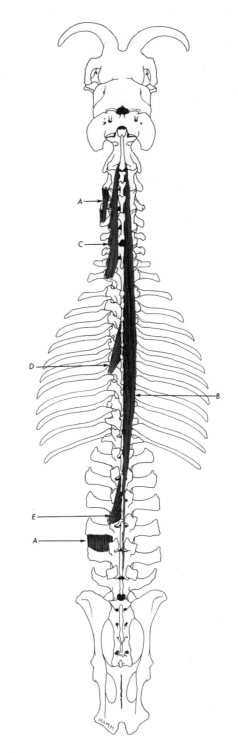

Figura 28-10. Músculos do tronco (esquemático) do caprino; vista dorsal, profunda.

A, Músculos intertransversais do pescoço e lombar; B, músculo semi-espinhal do tórax; C, músculo multífido do pescoço; D, músculo multífido do tórax; E, músculo multífido lombar.

MÚSCULOS DO RUMINANTE

Suprimento nervoso: Ramos dorsais dos nervos lombar, torácico e cervical (espinhal).

O **músculo longo cervical** é um fino músculo, altamente tendinoso, essencialmente coberto pelo músculo longo do tórax e pelo músculo serrátil ventral do pescoço, em seu lado lateral.

Origem: Dos processos transversos da primeira à sétima vértebras torácicas.

Inserção: Em recortes que estão cobertos por fáscia brilhante nos processos transversos da terceira à sétima vértebras cervicais.

Estrutura: Ele é fino em sua origem caudal e termina como um músculo semelhante a um cinto, cranialmente. Tecido muscular é visível entre as faixas tendinosas.

Relações: Lateralmente, com o músculo longo do tórax. Profundamente, com os músculos longo da cabeça, longo do atlas, semi-espinhal da cabeça e longo do tórax.

O **músculo longo da cabeça e do atlas** (Figs. 28-6 e 8) apresenta duas faixas, um tanto estreitas, que se estendem ao longo das vértebras cervicais, logo dorsalmente aos processos articulares.

Origem: Os processos transversos das primeiras duas a sete vértebras torácicas e as últimas três vértebras cervicais, bem como os processos articulares das vértebras cervicais, exceto as primeiras duas ou três.

Inserção: A parte atlantal insere-se na borda lateral do atlas por um tendão comum com o músculo esplênio cervical e o músculo omotransversal. A parte da cabeça insere-se, por meio de um tendão longo, juntamente com o músculo esplênio até o processo mastóide, dorsalmente à inserção do músculo clidomastóideo.

Ação: A parte atlantal inclina o pescoço para o lado do músculo em contração. A parte da cabeça auxilia em estender a cabeça no pescoço.

Estrutura: Na região da terceira vértebra cervical ele divide-se em um músculo relativamente fino (longo do atlas) e uma parte larga dorsal e mais medial (longo da cabeça). Ambas as partes são faixas planas e musculares.

Relações: Superficialmente, com os músculos longo cervical, serrátil ventral do pescoço, esplênio cervical, omotransversal e clido-occipital. Profundamente, com os músculos semi-espinhal da cabeça e oblíquo caudal da cabeça.

Suprimento sangüíneo: Artérias vertebral e cervical profunda.

Suprimento nervoso: Ramos dorsais dos nervos cervicais (espinhais), exceto os primeiros dois.

Coluna Profunda

A **massa muscular epaxial profunda** consiste de vários músculos compostos de uma série de fascículos que unem uma vértebra à outra ou abarcam diversas vértebras.

Infelizmente a nomenclatura utilizada por diversos autores não está sempre de acordo. Foi feita nesta seção uma tentativa de aderir tanto quanto possível à terminologia proposta pela N.A.V., a qual, às vezes, está em conflito com o material existente nos textos. O músculo espinhal do tórax e do pescoço e o músculo semi-espinhal do tórax e do pescoço possuem relações íntimas um com o outro, de modo que são considerados juntos sob o nome de músculo espinhal e semi-espinhal do tórax e do pescoço, como em Miller et al. (1964).

O **músculo semi-espinhal da cabeça** é o maior músculo dorsal às vértebras cervicais. Ele surge caudalmente até a nona ou a décima vértebra torácica. A divisão do músculo semi-espinhal da cabeça não é muito distinta nos ruminantes. A parte medial dorsal com suas três ou quatro intersecções tendinosas corresponde ao **músculo biventral do pescoço;** a parte ventrolateral muscular relativamente fraca é o **músculo complexo.** No caprino o músculo biventral do pescoço é bem menor, particularmente ao se aproximar da cabeça. O músculo complexo é maior.

Origem: Os processos transversos das primeiras 10 vértebras torácicas, os processos articulares das últimas cinco vértebras cervicais e o ligamento da nuca.

Inserção: O osso occipital próximo da inserção da parte funicular do ligamento da nuca.

Ação: Agindo unilateralmente, dobrar e levantar a cabeça; conjuntamente, estender a cabeça.

Estrutura: O músculo semi-espinhal da cabeça é o mais forte músculo extensor da cabeça. Ele possui inserções musculares com fortes tendões. Ele é parcialmente divisível em partes dorsal e ventral. A parte dorsal surge das vértebras torácicas e suas fibras estão direcionadas essencialmente paralelas às vértebras cervicais. A parte cervical ventral apresenta fibras que estão direcionadas dorsalmente e cranialmente. Oposto ao atlas as fibras musculares desaparecem e a inserção é feita por meio de um forte tendão.

Relações: A parte torácica do músculo semi-espinhal da cabeça situa-se entre o músculo longo do pescoço e o músculo espinhal e semi-espinhal. Assim, superficialmente ele está relacionado com o músculo esplênio, o músculo serrátil ventral do pescoço, o músculo longo do pescoço e o músculo longo da cabeça e do atlas. Profundamente, ele está relacionado com o músculo espinhal e semi-espinhal e as partes funicular e lamelar do ligamento da nuca, os vasos cervicais profundos e o ramo dorsal dos nervos cervicais (espinhais). Medial e profundamente, com o músculo reto dorsal maior da cabeça e o músculo oblíquo caudal da cabeça.

Suprimento sangüíneo: Artéria cervical profunda. Além disso, o ramo descendente da artéria vertebral e da artéria intercostal mais dorsal.

Suprimento nervoso: Ramos dorsais dos nervos torácicos e cervical (espinhal) em relação à vértebra específica.

O **músculo espinhal e semi-espinhal do tórax e do pescoço,** em certo sentido, cobrem o músculo longo do tórax. Ele pode ser observado distintamente separando-se do músculo longo, ao nível da primeira vértebra lombar. Assim, no bovino, os músculos espinhal e semi-espinhal formam uma massa bastante espessa, que se estende cranialmente até a terceira vértebra cervical. Nos pequenos ruminantes ele pode estender-se mais adiante e cranialmente. No caprino foi observado estendendo-se ao nível da borda caudal da espinha do áxis. Ele aparece superficialmente ao músculo oblíquo caudal da cabeça, no limite mais caudal deste músculo. Outro conjunto de tendões pode surgir da quarta e quinta vértebras lombares. Eles passam como tendões unidos por tecido conjuntivo até ao nível da décima segunda ou décima terceira vértebras torácicas. Neste nível eles unem-se à parte muscular expandida deste músculo. O tendão mais profundo (sobre o músculo multífido) também une-se à parte mais profunda do músculo. No bovino, cinco a sete longos e estreitos tendões de origem emergem dos processos espinhosos lombares e das últimas três ou quatro vértebras torácicas e, correndo próximo um ao outro no sentido horizontal, situam-se lateralmente sobre os músculos multífidos, continuam horizontalmente e cranialmente para formarem um poderoso cordão lateral do músculo espinhal e semi-espinhal. Os tendões terminam na superfície lateral das espinhas e do ligamento interespinhoso da primeira à décima vértebra cervical, através da terceira vértebra cervical. Na região torácica este cordão lateral é reforçado por segmentos mediais que estão cobertos pelo ligamento da nuca e que se inserem nas espinhas torácica e cervical.

Relações: Dorsalmente, com a pele, a fáscia subcutânea e o ligamento da nuca. Ventralmente, com o músculo longo e o músculo semi-espinhal da cabeça, na área torácica caudal. Lateralmente, com os músculos multífidos e o músculo semi-espinhal da cabeça, na área torácica cranial. Medialmente, com a parte lamelar do ligamento da nuca e as espinhas e ligamentos interespinhosos das regiões lombar, torácica e cervical.

Os **músculos multífidos** são compostos de uma série de pequenos músculos segmentados que se estendem da terceira vértebra cervical até o sacro (Fig. 28-10). Eles estendem-se dos processos articular, mamilar ou transverso das vértebras caudalmente localizadas, até as espinhas das vértebras cranialmente localizadas. As fibras passam dorsocranialmente e medialmente de sua origem sobre uma ou várias vértebras para inserirem-se na espinha da vértebra anterior. Os músculos multífidos estão arbitrariamente divididos em cinco partes, a saber, a cervical, a torácica, a lombar, a sacral e a caudal. (As últimas duas estão descritas com os músculos caudais como o músculo sacrocaudal dorsal medial.)

A **parte cervical** (músculos multífidos cervicais) é composta de uma série de músculos nas superfícies dorsais dos arcos das últimas cinco vértebras cervicais e do processo transverso da primeira vértebra torácica. Há um músculo para cada articulação intervertebral, exceto para a articulação entre o atlas e o áxis.

Origem: O processo articular caudal de cada vértebra cervical, exceto das primeiras duas e da primeira vértebra torácica.

Inserção: A borda caudal do processo articular caudal e a espinha da vértebra anterior.

Ação: Agindo em conjunto, estender o pescoço; agindo unilateralmente, produzir flexão lateral e rotação.

Estrutura: O músculo é composto de dois conjuntos de feixes, superficial e profundo. Os feixes superficiais estão direcionados oblíqua e craniomedialmente, cada um passando de um processo articular para a espinha da vértebra anterior. Os feixes profundos são mais curtos e correm diretamente de um processo articular para o processo da vértebra anterior.

Relações: O músculo situa-se entre o músculo semi-espinhal da cabeça, dorsal e lateralmente, e o músculo espinhal e semi-espinhal e a parte lamelar do ligamento da nuca, medialmente. Ventralmente, com as últimas cinco vértebras cervicais e as primeiras duas vértebras torácicas.

Suprimento sangüíneo: Artérias vertebral e cervical profunda.

Suprimento nervoso: Ramos dorsais dos nervos cervicais (espinhais), exceto o primeiro e o segundo.

As **partes lombar e torácica dos músculos multífidos** são uma série de pequenos músculos segmentados que se situam ao longo dos lados das espinhas vertebrais, do sacro até o pescoço.

Origem: Os processos mamilo articulares das vértebras lombares, os processos transversos das vértebras torácicas, e a superfície lateral do processo articular do sacro.

Inserção: A borda caudal e as superfícies laterais das espinhas das primeiras quatro vértebras lombares e de todas as vértebras torácicas.

Estrutura: Os músculos multífidos compreendem uma série de feixes, cada um dos quais segue dorsocranialmente de sua origem. A superfície lateral dos músculos está coberta por fino tecido tendinoso. Eles inserem-se progressivamente mais baixo, nas espinhas das vértebras torácicas, em sentido caudal para cranial.

Relações: Superficialmente, com os músculos longo lombar e do tórax e o músculo espinhal do tórax. Medialmente, com as espinhas das vértebras lombares e torácicas e o músculo interespinhal.

Suprimento sangüíneo: Artérias intercostal dorsal e lombar.

Suprimento nervoso: Ramos dorsais dos nervos torácico e lombar (espinhal).

Os **músculos intertransversais** são pequenos músculos localizados entre os processos transversos das vértebras, nas regiões lombar, torácica e cervical. Eles são mais desenvolvidos na região cervical (descrita anteriormente).

Os **músculos intertransversais lombares** ocupam os espaços entre os processos transversos das vértebras lombares. Eles estão dispostos em pares em ambos os lados da coluna vertebral, um conjunto ocupando todos os espaços intertransversais das vértebras lombares. Eles estão inseridos nas bordas dos processos adjacentes.

Ação: Auxiliar na flexão lateral da região lombar e estabilizar os processos transversos.

Relações: Superficialmente, com o músculo longo lombar e os ligamentos intertransversos e, profundamente, com os músculos psoas maior e quadrado lombar.

Suprimento sangüíneo: Artérias lombares.

Suprimento nervoso: Nervos lombares (espinhais).

Os **músculos interespinhais** estendem-se das vértebras cervicais para as sacrais; entretanto, os músculos são essencialmente tendinosos em todo o comprimento da coluna vertebral. Algumas fibras musculares são observadas entre as espinhas torácica e lombar. As fibras estendem-se entre espinhas contíguas das vértebras.

Ação: Auxiliar na fixação da coluna vertebral.

Suprimento sangüíneo: Vasos das áreas regionais respectivas.

Suprimento nervoso: Ramos mediais dos ramos dorsais dos nervos espinhais.

FÁSCIA E MÚSCULOS DA CAUDA

A **fáscia superficial** une a pele às estruturas subjacentes. A **fáscia caudal profunda** forma uma bainha tubular para os músculos da cauda. Ela emite septos intermusculares e é contínua com os ligamentos sacroilíacos dorsais. As vértebras caudais estão essencialmente circundadas por músculos que são denominados de acordo com suas posições respectivas. O músculo sacrocaudal dorsal medial e lateral são dorsais aos processos transversos. Os músculos intertransversais da cauda estão entre os processos transversos; os músculos sacrocaudais ventrais lateral e medial são ventrais aos processos transversos (Fig. 28-11).

O **músculo sacrocaudal dorsal medial** (sacrococcígeo) situa-se ao longo da superfície mediana dorsal da cauda em contato com o do lado oposto (Figs. 28-12 e 13). Pode ser considerado como sendo a extensão caudal dos músculos multífidos.

Origem: A superfície lateral das espinhas sacrais e a crista sacral lateral e fibras tendinosas na área lombar junto com os músculos multífidos.

Inserção: A superfície dorsal das vértebras caudais. No bovino, a primeira ou as duas primeiras vértebras caudais não estão fundidas ao sacro, como no ovino e no caprino.

Ação: Extensores da cauda.

Suprimento sangüíneo: Ramos caudais e a artéria caudal dorsolateral.

Suprimento nervoso: Nervos caudais (espinhais).

O **músculo sacrocaudal dorsal lateral** (sacrococcígeo) situa-se imediatamente lateral ao músculo sacrocaudal dorsal medial (Figs. 28-12 e 13). Ele é a continuação caudal do músculo longo na região caudal.

Origem: Tendões em comum com o músculo longo lombar, um tendão proeminente dos processos articulares craniais da sexta vértebra lombar e os processos articulares caudais da quinta vértebra lombar.

Inserção: As fibras musculares inserem-se nos processos transversos, na espinha e na superfície lateral das vértebras caudais. No ovino e no caprino a primeira ou as duas primeiras vértebras caudais estão comumente fundidas ao sacro, em virtude disto a inserção poderá ser na terceira vértebra caudal.

Ação: Extensão da cauda e flexão lateral.

Suprimento sangüíneo: Ramos caudais e artéria caudal dorsolateral.

Suprimento nervoso: Nervos caudais (espinhais).

O **músculo sacrocaudal ventral** (sacrococcígeo) situa-se na superfície ventral do sacro e das vértebras caudais. Alguns anatomistas descrevem este músculo como consistindo de duas partes separadas, um fascículo lateral (**sacrocaudal ventral lateral**), bem como um pequeno fascículo medial (**sacrocaudal ventral medial**). A parte lateral, que é a maior das duas, surge, cranialmente, da parte lateral da superfície ventral do sacro até o terceiro forame sacral pélvico. Ele insere-se nos processos transversos e na superfície ventral de todas as vértebras caudais. A parte medial surge da superfície ventral do sacro, medialmente ao músculo anterior, inserindo-se também sobre as superfícies ventrais das vértebras caudais.

No caprino há uma origem direta cranialmente até a articulação sacrocaudal φ, nas vértebras caudais, mas não sobre o sacro. Entretanto, muita fáscia está presente nesta área e é difícil indicar a exata origem fascial indireta.

Ação: Flexão da cauda e movimento lateral.

Relações: Ventralmente, com a fáscia subcutânea e a pele; dorsalmente, com os músculos intertransversais da cauda; medialmente, com os vasos sacral mediano e caudal.

Suprimento sangüíneo: Músculo sacrocaudal ventral lateral — artéria caudal ventrolateral; músculo sacrocaudal ventral medial — artéria sacral mediana e artéria caudal mediana. Estes últimos vasos situam-se, lado a lado, no plano horizontal da região sacral até aproximadamente o nível da quarta vértebra caudal. Além deste ponto o relacionamento varia consideravelmente. Os detalhes do relacionamento e o valor de seu conhecimento em relação à técnica de sangramento da cauda são descritos por Getty (1964) e Ghoshal e Getty (1967).

Suprimento nervoso: Nervos caudais (espinhais).

Os **músculos intertransversais da cauda** são compostos de feixes musculares que se situam entre os processos transversos. Eles consistem de faixas curtas que ocupam os espaços entre os processos transversos aos quais estão inseridos. Entretanto, não estão dispostos estritamente de modo segmentar, nem são proeminentes. Eles estão incompletamente divididos em feixes dorsal e ventral.

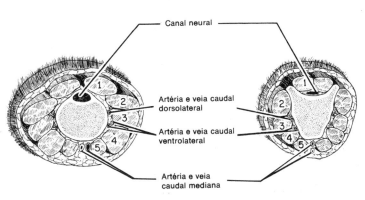

Figura 28-11. Secções transversais das vértebras caudais do bovino.

(Esquerda, entre a segunda e a terceira vértebras caudais; direita, entre a quarta e a quinta vértebras caudais.) 1, Músculo sacrocaudal dorsal medial; 2, músculo sacrocaudal dorsal lateral; 3, músculos intertransversais da cauda; 4, músculo sacrocaudal ventral lateral; 5, músculo sacrocaudal ventral medial. (De Getty, 1964.)

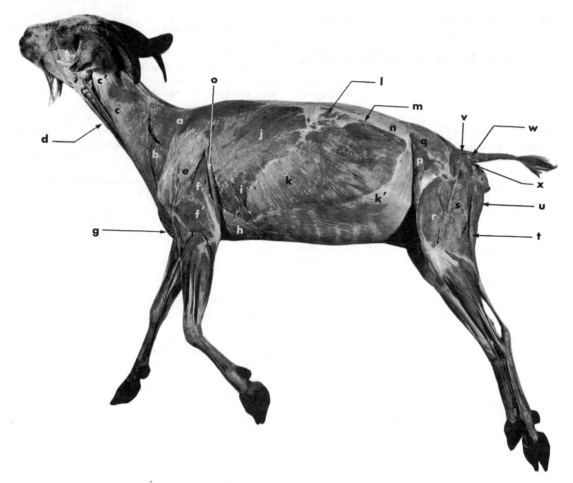

Figura 28-12. Músculos superficiais do caprino, após remoção dos músculos cutâneos; vista lateral.

a, Músculo trapézio; b, músculo omotransversal; c, músculo braquiocefálico; c', aponeurose de c; d, músculo esternomandibular; e, músculo deltóide; f, porção longa e f', porção lateral do músculo tríceps do braço; g, músculo peitoral descendente; h, músculo peitoral ascendente; i, músculo serrátil ventral do tórax; j, músculo grande dorsal; k, músculo oblíquo externo do abdome; k', aponeurose de k; l, músculo serrátil dorsal caudal; m, músculo oblíquo interno do abdome; n, fáscia toracolombar; o, músculo tensor da fáscia do antebraço; p, músculo tensor da fáscia lata; q, músculo glúteo médio; r, músculo vasto lateral; s, músculo gluteobíceps; t, músculo semitendinoso; u, músculo semimembranoso; v, músculo sacrocaudal dorsal medial; w, músculo sacrocaudal dorsal lateral; x, músculo coccígeo.

Ação: Flexão lateral da cauda.
Relações: Dorsalmente, com o músculo sacrocaudal dorsal lateral; ventralmente, com o músculo sacrocaudal ventral lateral; medialmente, com as vértebras caudais e as artérias caudal dorsolateral e caudal ventrolateral; e lateralmente, com o tecido subcutâneo e a pele.
Suprimento sangüíneo: Artérias caudais dorsolateral e ventrolateral.
Suprimento nervoso: Nervos caudais (espinhais).

O **músculo levantador do ânus e coccígeos** estão descritos sob o diafragma pélvico (pág. 772).

MÚSCULOS DO TÓRAX

Os músculos da parede torácica podem ser agrupados em uma parte dorsal e outra costal. Um panículo muscular estende-se da parede torácica ao abdome. O **músculo cutâneo do tronco** surge da fáscia interbraquial, na superfície medial do braço e do cotovelo e da fáscia nas superfícies laterais do braço e do ombro. Ele estende-se, como uma larga lâmina, até a fáscia femoral na superfície lateral da coxa e da articulação do joelho até a tuberosidade da coxa. O músculo está inserido nas camadas profundas da pele, próximo à metade do dorso. Ventralmente, ele é observável na parte ventral do tórax e do abdome, a uma distância variável da linha média, caudalmente até o umbigo. Ele é mais espesso entre o umbigo e o joelho e na área do flanco.

Ação: A capacidade de fazer tremer a pele, conforme observada no eqüino, não é tão desenvolvida no bovino.
Suprimento sangüíneo: Ramos cutâneos dos ramos braquial, toracodorsal, cutâneo lateral das artérias intercostal dorsal, torácica externa e ilíaca circunflexa profunda.
Suprimento nervoso: Ramos cutâneos dos nervos torácico e lombar (espinhal).

Os **músculos levantadores das costelas** totalizam onze pares no ruminante. Nenhum músculo está inserido na primeira costela. Eles constituem uma série de pequenos músculos que sobrepõem-se às extremidades vertebrais dos espaços intercostais. Unem-se aos músculos intercostais externos em sua inserção.
Origem: Os processos transversos das vértebras torácicas.
Inserção: A borda cranial das costelas seguintes, da segunda até a décima-terceira.
Ação: Puxar as costelas cranialmente e assim auxiliar na inspiração.
Estrutura: Cada músculo é de formato um tanto triangular. Eles surgem por fibras tendinosas que passam caudal, ventral e lateralmente e inserem-se na borda cranial da costela seguinte. Freqüentemente a inserção está tão entrelaçada com o músculo intercostal externo que eles não podem ser distinguidos deste.
Relações: Superficialmente, com os músculos longo do tórax e iliocostal do tórax. Profundamente, com as costelas, os vasos intercostais internos e intercostais dorsais e os nervos intercostais.

Suprimento sangüíneo: Artérias intercostais dorsais.
Suprimento nervoso: Nervos intercostais.
Os **músculos intercostais externos** terminam nas articulações costocondrais. Cada um dos músculos ocupa um espaço intercostal do músculo levantador da costela até a extremidade externa da costela. Eles não ocupam os espaços intercartilaginosos (intercondrais).
Origem: A borda caudal da costela.
Inserção: A borda cranial e a superfície lateral das costelas seguintes.
Estrutura: As fibras estão direcionadas ventral e caudalmente. Há uma considerável mistura de tecido tendinoso com o músculo. A espessura dos músculos diminui gradativamente no sentido da extremidade ventral dos espaços. Os feixes de fibras no último espaço intercostal passam sobre e unem-se aos do músculo oblíquo externo do abdome, na região da última costela.
Relações: Superficialmente, com os músculos longo do tórax, iliocostal do tórax, oblíquo externo do abdome, serrátil dorsal cranial e caudal, serrátil ventral do tórax, reto do tórax e grande dorsal. Profundamente, com o músculo intercostal interno, bem

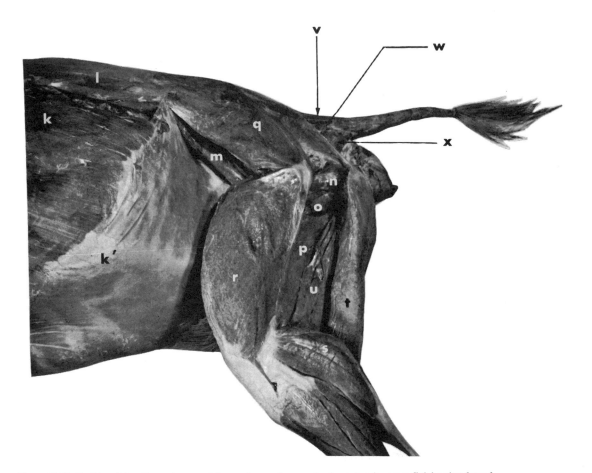

Figura 28-13. Regiões glútea, femoral e crural do caprino, após remoção dos músculos superficiais; vista lateral.

k, Músculo oblíquo externo do abdome; k', aponeurose de k; l, músculo longo lombar; m, músculo iliopsoas; n, músculos gêmeos; o, músculo quadrado da coxa; p, músculo adutor; q, músculo glúteo médio; r, músculo vasto lateral; s, porção lateral do músculo gastrocnêmio; t, músculo semitendinoso; u, músculo semimembranoso; v, músculo sacrocaudal dorsal medial; w, músculo sacrocaudal dorsal lateral; x, músculo coccígeo.

como com os vasos intercostais dorsais e os nervos intercostais. Dorsomedialmente, com os músculos levantadores das costelas.

Suprimento sangüíneo: Artérias intercostais dorsais.

Suprimento nervoso: Nervos intercostais.

Os **músculos intercostais internos** são bastante espessos em relação às cartilagens das costelas esternais. As fibras passam cranioventralmente, da borda cranial de uma costela até a borda caudal da costela anterior. Eles não estão cobertos pelo músculo intercostal externo nos espaços intercondrais. Dorsalmente, tornam-se finos e desaparecem próximo às vértebras. No ovino eles dirigem-se dorsalmente até a cabeça da costela. No verdadeiro espaço intercostal eles são mais finos do que os músculos intercostais externos.

Origem: A borda cranial das costelas, excetuada a primeira costela.

Inserção: A borda caudal da costela anterior.

Ação: Auxiliar na expiração, especialmente a expiração forçada.

Estrutura: As fibras estão direcionadas ventral e cranialmente. A aponeurose é mais longa do que a dos músculos intercostais externos.

Relações: Superficialmente, com os músculos intercostais externos e os vasos intercostal dorsal e intercostal ventral e os nervos intercostais. Ventralmente, eles estão cobertos pela origem tendinosa do músculo reto do abdome. Os vasos e os nervos passam através do músculo a uma distância variável das vértebras que, assim, tornam-se relacionadas profundamente ao mesmo. A pleura também está relacionada profundamente ao músculo.

Suprimento sangüíneo: Artérias intercostais dorsais e ramo intercostal ventral.

Suprimento nervoso: Nervos intercostais.

O **músculo reto do tórax** é um músculo fino que se situa na superfície cranioventral do tórax.

Origem: A metade ventral da superfície caudolateral da primeira costela, ventralmente à inserção do músculo escaleno.

Inserção: As cartilagens costais da terceira e quarta ou quinta costelas, e as partes adjacentes do esterno no mesmo nível.

Ação: Ao movimentar a cartilagem e costelas cranial e lateralmente ele auxilia na inspiração.

Estrutura: As fibras estendem-se em direção caudoventral. No caprino e no ovino ele é de tamanho proporcionalmente reduzido, espalhando-se para inserir-se em uma largura de aproximadamente 5 cm.

Relações: Superficialmente, com o músculo peitoral profundo. Profundamente, com os músculos intercostais externos no primeiro, segundo e terceiro espaços intercostais; com os músculos intercostais internos no segundo, terceiro e quarto espaços intercondrais; e com as costelas e cartilagens costais.

Suprimento sangüíneo: Artérias intercostais dorsais e ramos intercostais ventrais.

Suprimento nervoso: Nervos intercostais.

O **músculo retrator da costela** é um fino músculo localizado no ângulo formado pela última costela e as extremidades dos processos transversos lombares.

Origem: A fáscia toracolombar e, assim, indiretamente nos processos transversos das primeiras duas ou três vértebras lombares.

Inserção: Borda caudal da última costela.

Ação: Retrair a última costela e auxiliar na expiração forçada.

Estrutura: As fibras estão direcionadas cranioventralmente, e se inserem na borda caudal da extremidade vertebral da última costela. Como a origem é feita por meio daquela parte da fáscia toracolombar inserida nas extremidades dos processos transversos lombares, ela é, assim, coberta pelo músculo longo lombar e o músculo iliocostal lombar.

Relações: Superficialmente, com a última digitação do músculo serrátil dorsal caudal, os músculos longo lombar e iliocostal lombar; profundamente, com a aponeurose do músculo transverso do abdome.

Suprimento sangüíneo: A artéria costoabdominal dorsal.

Suprimento nervoso: O nervo costoabdominal.

O **músculo serrátil dorsal** tanto tem uma parte cranial como uma parte caudal, que estão localizadas nas áreas correspondentes da parede torácica dorsolateral (Fig. 28-7).

Origem: Indiretamente, a fáscia toracolombar por meio de uma aponeurose inserida na camada profunda.

Inserção: A borda cranial e superfície lateral da sexta, sétima, oitava e, normalmente, nona costelas.

Ação: Auxilia na inspiração ao movimentar as costelas cranial e lateralmente.

Estrutura: No bovino ele é muito fino e está inserido da quinta à nona costelas quando integralmente desenvolvido. Ele tem quatro digitações no bovino; estas podem estar reduzidas a duas ou três nos ovinos e, no caprino, poderá até estar ausente. As fibras estão direcionadas ventral e caudalmente.

Relações: Superficialmente, o músculo serrátil dorsal cranial está relacionado com o músculo serrátil ventral do tórax e o músculo grande dorsal; profundamente, com as costelas, os músculos intercostais externos, os músculos iliocostal e longo do tórax.

Suprimento sangüíneo: Artérias intercostais dorsais.

Suprimento nervoso: Nervos intercostais.

O **músculo serrátil dorsal caudal** no bovino é fracamente desenvolvido, normalmente apresentando três ou quatro digitações (Figs. 28-6 e 12).

Origem: A fáscia toracolombar por meio de uma aponeurose curta.

Inserção: Borda caudal das últimas três costelas (últimas quatro no caprino e no ovino).

Ação: Auxilia na expiração ao movimentar as costelas caudalmente.

Estrutura: As fibras musculares estão direcionadas ventral e verticalmente em uma série de digitações curtas que se sobrepõem uma à outra. A aponeurose une-se à do músculo grande dorsal, especialmente as digitações mais caudais. A parte caudal, no ovino e no caprino, é mais extensa que a parte cranial. Quatro digitações proeminentes são notadas no caprino.

Relações: Superficialmente, com a pele, a fáscia e o músculo grande dorsal. Profundamente, com as costelas, os músculos intercostais externos, iliocostal do tórax e retrator da costela. O músculo longo lombar situa-se profundamente ao largo tendão de origem

MÚSCULOS DO RUMINANTE

fascial. As fibras das últimas três digitações passam, para sua inserção, tanto lateral como medialmente ao músculo oblíquo externo do abdome.

Suprimento sangüíneo: Artérias intercostais dorsais.

Suprimento nervoso: Nervos intercostais.

O **músculo transverso do tórax** é um músculo plano situado na superfície torácica do esterno e nas cartilagens das costelas verdadeiras. Assim, o músculo é observado na superfície dorsal do esterno e na superfície medial das cartilagens.

Origem: O ligamento do esterno que encontra o músculo oposto.

Inserção: As cartilagens e as costelas da segunda à sexta, inclusive, e a sétima e oitava cartilagens costais. No ovino e no caprino ele também estende-se até a cartilagem costal da oitava costela.

Ação: Auxiliar na expiração. As cartilagens costais e suas costelas são levadas medial e caudalmente pela contração destes músculos.

Estrutura: Nos pequenos ruminantes as metades de ambos os músculos permanecem em contato no plano mediano ao esterno. No bovino elas permanecem separadas neste local. O músculo, que é inteiramente muscular, estende-se de modo transverso, inclinando-se dorsal e lateralmente. A inserção é serrilhada.

Relações: Dorsalmente, com a fáscia endotorácica, o pericárdio e a pleura parietal. Profundamente, com o esterno, os músculos intercostais internos e os vasos torácicos internos, bem como diversos nodos linfáticos esternais.

Suprimento sangüíneo: Ramos perfurantes da artéria torácica interna.

Suprimento nervoso: Segundo a sexto nervos intercostais.

O **diafragma** é um largo músculo ímpar que forma uma partição entre as cavidades torácica e abdominal. Seu formato é mais profundo e sua largura maior do que no eqüino. Ele tem o formato de arco, com a convexidade da parede no sentido do tórax. Assim, a superfície torácica é fortemente convexa e está coberta por fáscia endotorácica e pela pleura. A superfície abdominal é côncava e está coberta, em sua maior parte, pela fáscia transversa e pelo peritônio. Ele tem uma periferia muscular e um centro tendinoso. No lado abdominal ele está ligado ao fígado e no lado torácico ao coração e pulmões por uma prega serosa dupla. A borda muscular pode ser subdividida em uma parte costal e outra esternal. A parte lombar apresenta dois **ramos** ou **pilares** bem desenvolvidos.

Inserções: A parte esternal está inserida na superfície abdominal da cartilagem xifóide. A parte costal está inserida nas costelas e na oitava cartilagem costal. O limite dorsal da inserção costal estende-se quase em linha reta da última costela, aproximadamente um palmo ventralmente à sua extremidade vertebral, até a junção da oitava costela com sua cartilagem e ao longo desta até o esterno. Em alguns casos não há inserção na décima segunda costela. A linha média inclina-se obliquamente da décima segunda vértebra torácica até o forame da veia cava, além do qual ela é quase vertical. O diafragma pode ser dividido em uma parte lombar, outra costal, e uma terceira esternal. A **parte lombar** é formada

por dois pilares musculares, os pilares direito e esquerdo, que se originam, em ambos os lados, em um tendão da superfície ventral dos corpos das vértebras lombares. O pilar direito insere-se, nas primeiras quatro vértebras lombares, por meio do ligamento longitudinal ventral. O pilar esquerdo, que é menor, insere-se no ligamento longitudinal ventral da primeira e segunda vértebras, lombares. O pilar direito divide-se em dois ramos que circunscrevem o hiato esofágico para unirem-se ventralmente e depois espalharem-se no **centro tendinoso**. O pilar esquerdo é pequeno. O **hiato esofágico** está situado a aproximadamente um palmo ventralmente à oitava vértebra torácica, um pouco para a esquerda do plano mediano. O **forame da veia cava** está ligeiramente mais ventral e quase no plano mediano. O **hiato aórtico** está ventralmente à última vértebra torácica e entre os pilares. No caprino o hiato esofágico está diretamente na linha média ou ligeiramente para a esquerda do centro. O forame da veia cava situa-se para a direita e ventralmente ao primeiro hiato. A inserção costal, no ovino, difere daquela do bovino. O limite dorsal da inserção estende-se em uma curva suave da última costela, ao redor da junção de seus terços médio e ventral, até a extremidade ventral da nona costela. Também no ovino, o diafragma pode não inserir-se na décima terceira costela. O pilar direito é grande e o pilar esquerdo é pequeno. O conteúdo das três aberturas é o seguinte: o hiato aórtico contém a aorta descendente, a origem do ducto torácico e a origem da veia ázigos esquerda. O hiato esofágico contém o esôfago, troncos vagais dorsal e ventral e os vasos esofágicos. O forame da veia cava está ocupado pela veia cava caudal. A margem do diafragma está livre, por curta distância, da inserção lombar até a inserção para a última costela. A abertura, que pode ser observada por baixo da última vértebra e sua costela, é citada como o **arco lombocostal**. Aqui as cavidades torácica e abdominal são separadas apenas por pleura e peritônio, dando passagem ao tronco simpático.

No bovino a linha de origem da **parte costal** começa no limite do terço dorsal da décima segunda costela. Ela transcorre através do meio da décima primeira costela e passa ventralmente para atingir o terço ventral da décima costela e o quarto ventral da nona costela. Segue então até a junção costocondral da oitava costela, de lá estendendo-se ao longo da oitava cartilagem costal até a base da cartilagem xifóide. Ocasionalmente o diafragma pode projetar-se caudalmente e inserir-se na última costela ou até na extremidade lateral do primeiro processo transverso lombar. Nos ruminantes a **parte esternal** forma um contraste claro à parte costal e origina-se da cartilagem xifóide.

Relações: A superfície torácica está coberta por pleura e está relacionada com a superfície diafragmática dos pulmões e o pericárdio. As veias e nervos frênicos também estão mergulhados, parcialmente, na superfície torácica. A superfície abdominal está coberta pelo peritônio e está relacionada: com o rúmen, o retículo, o omaso, o abomaso, o baço, o fígado e a veia cava caudal. Da parte apical dorsal a convexidade do diafragma executa uma queda íngreme para o esterno. Ele liga-se lateralmente à parede do tórax.

Ação: O diafragma é o principal músculo da inspiração. Sua contração aumenta o tamanho da cavidade torácica através da diminuição geral da curvatura do diafragma. O centro tendinoso move-se pouco. Durante a inspiração o tendão central é tensionado pela constrição de sua periferia muscular. Desta forma, a curvatura do domo do diafragma é achatada. Durante a expiração o diafragma e os músculos restantes da inspiração relaxam-se e a víscera empurra o diafragma cranialmente, para mais uma vez dar-lhe um formato de domo. Durante esta fase a cavidade torácica torna-se menor. Na fase expiratória a parte costal e os pilares situam-se quase inteiramente nas paredes corporais.

Suprimento sangüíneo: Ramos frênicos e artérias frênicas caudal e musculofrênica.

Suprimento nervoso: Nervos frênicos.

FÁSCIA E MÚSCULOS ABDOMINAIS

A **fáscia superficial** do abdome está, em parte, fundida dorsalmente à fáscia toracolombar; cranialmente, ela é contínua com a fáscia superficial do ombro e braço, e caudalmente com a da região glútea. Na região inguinal ela forma parte da fáscia do pênis ou das glândulas mamárias. Na parte ventral do flanco ela forma uma prega que é contínua com a fáscia da coxa, próxima à articulação do joelho. Nesta prega estão os nodos linfáticos subilíacos. Medialmente, ela une-se à linha alva. Ela contém o músculo cutâneo do tronco.

A **fáscia profunda** forma a túnica abdominal (túnica flava do abdome). A fáscia profunda é bem desenvolvida ao longo do assoalho abdominal e parte adjacente da parede lateral. Nos espécimes recentemente mortos ela é uma túnica de coloração amarelo-vivo, mas no espécie preservado ela é de um amarelo-pálido a cinza. Muitas fibras elásticas do tecido conjuntivo são observadas na túnica abdominal que cobre o músculo oblíquo externo do abdome. Ela estende-se cranialmente sobre as costelas e os músculos intercostais externos, ao qual está inserida. Lamelas da túnica abdominal penetram no músculo oblíquo externo do abdome, para inserirem-se na caixa óssea da costela. As fibras também estão intimamente entrelaçadas na aponeurose dos músculos oblíquo externo e interno do abdome. Na região inguinal lamelas são emitidas da fáscia profunda para formar uma rede de sustentação para o pênis e o septo médio do escroto, bem como para a lâmina suspensória mediana (ligamento) da glândula mamária. O par de lamelas suspensórias medianas sustenta a glândula mamária. As duas lamelas medianas que suspendem a glândula mamária estão separadas ligeiramente por pequena quantidade de tecido conjuntivo frouxo.

Função: Auxiliar na sustentação do peso das vísceras abdominais.

A **linha alva** é uma rafe fibrosa branca que se estende da cartilagem xifóide ao tendão pré-púbico. Ela resulta da união da aponeurose dos músculos oblíquo e transverso abdominais. O umbigo está ligeiramente caudal ao meio da linha alva.

Os **músculos abdominais** formam boa parte da parede abdominal lateral e a totalidade da parede abdominal ventral, e são denominados de acordo com a direção de suas fibras. Desta forma, temos os músculos oblíquo, transverso e reto do abdome. As fibras do músculo oblíquo externo do abdome passam ventralmente e caudalmente, enquanto as do músculo oblíquo interno do abdome passam ventral e cranialmente. O músculo reto do abdome está localizado ao longo do assoalho abdominal, enquanto o músculo transverso do abdome forma a parede, particularmente na região do flanco. A contração dos músculos abdominais exerce pressão sobre as vísceras abdominais e assim auxilia na micção, defecação, expiração forçada, tosse e parturição. Os músculos reto do abdome arcam o dorso e flexionam a articulação lombossacral. Os músculos oblíquos externo e interno do abdome produzem flexão lateral do dorso ao agirem isoladamente. A contração dos músculos abdominais e do diafragma sobre as vísceras é conhecida como "prensa abdominal".

O **tendão pré-púbico** é essencialmente o tendão de inserção dos dois músculos retos do abdome. A superfície ventral do tendão pré-púbico também fornece origem para o tendão sinfisial (bem desenvolvido na fêmea), que supre uma inserção para o músculo oblíquo externo do abdome bem como para o músculo grácil e o músculo pectíneo. O tendão pré-púbico está inserido nas bordas craniais dos ossos púbicos, incluindo as eminências iliopúbicas. Ele tem a forma de uma faixa espessa e muito forte com bordas laterais côncavas que, por sua vez, formam os limites mediais dos ânulos inguinais superficiais. A ruptura do tendão pré-púbico ocasionalmente ocorre no bovino, particularmente durante a gestação, resultando no relaxamento da musculatura abdominal e numa aparência côncava ao dorso.

CANAIS INGUINAIS

O termo **canal inguinal** ou espaço inguinal é aplicado a uma passagem oblíqua através da parte caudal da parede abdominal. Os canais, pares, situam-se em ambos os lados do tendão pré-púbico. O canal tem início no ânulo inguinal profundo e estende-se oblíqua e ventromedialmente para terminar no ânulo inguinal superficial. O termo ânulos inguinais é um tanto enganador pois essas passagens são semelhantes a fendas, mais do que circulares. A direção da fenda é ventral e lateral à comissura caudal. O termo canal também é um tanto enganador pois ele é meramente um espaço potencial entre os músculos e a fáscia. No macho, a passagem ou espaço semelhante à fenda, entre os músculos abdominais, contém o cordão espermático, a túnica vaginal, o músculo cremáster, a artéria pudenda externa e, inconstantemente, uma pequena veia satélite, bem como os vasos linfáticos inguinais e os nervos ilioinguinal e genitofemoral. Na fêmea, ele contém os vasos pudendos externos e os nervos ilio-inguinal e genitofemoral. A parede do canal, cranialmente, é formada pela parte caudal do músculo oblíquo interno do abdome. A parede caudolateral é formada por uma parte da aponeurose do músculo oblíquo externo do abdome, reforçada pela fáscia ilíaca, conhecida como o ligamento inguinal (de Poupart).

MÚSCULOS DO RUMINANTE

O **ânulo inguinal profundo** é a abertura abdominal do canal. É limitado, cranialmente, pela margem do músculo oblíquo interno do abdome e, caudalmente, pelo ligamento inguinal. Medialmente, ele está relacionado com a borda lateral côncava do tendão pré-púbico. O limite lateral do ânulo, indefinido, é formado pela inserção do músculo oblíquo interno do abdome no ligamento inguinal. O ânulo inguinal profundo está direcionado da borda do tendão pré-púbico no sentido da tuberosidade da coxa, numa direção dorsal e lateral. Ele tem um comprimento de aproximadamente 15 cm no bovino e de aproximadamente 2,5 cm no caprino.

O **ânulo inguinal superficial** é uma fenda bem definida na aponeurose do músculo oblíquo externo do abdome, lateralmente ao tendão pré-púbico. Seus limites são os pilares medial e lateral. A direção do eixo do ânulo inguinal superficial é ventral, cranial e lateral. Deve-se notar que os dois ânulos não correspondem na direção, mas divergem lateralmente, de modo que o comprimento do canal varia grandemente quando medido em pontos diferentes. Os ângulos mediais dos dois ânulos estão separados apenas por uma distância igual à espessura do tendão pré-púbico, enquanto os ângulos laterais estão aproximadamente 15 a 17,5 cm distantes, no bovino, e em uma distância correspondentemente menor, nos pequenos ruminantes. O ângulo medial do ânulo inguinal superficial está bem definido e é distintamente palpável no lado do tendão pré-púbico. Os dois ânulos formam um V, com o seu ápice orientado medialmente e a parte aberta lateralmente orientada.

O **músculo oblíquo externo do abdome** é o mais extenso dos músculos abdominais (Figs. 28-6, 7, 8, 12, 13 e 14). Ele é uma bainha larga, de formato triangular irregular, cujas fibras estão direcionadas ventral e caudalmente, mas que na área da fossa paralombar são observadas passando em direção horizontal. Ele tem uma parte muscular um tanto estreita e uma extensa aponeurose.

Origem: A borda caudal e a superfície lateral das últimas oito costelas e a fáscia sobre os músculos intercostais. Ele pode iniciar-se na parte ventral do quinto espaço intercostal e terminar na última costela dorsalmente à parte média. A direção das fibras, no flanco, é horizontal. Elas não atingem a tuberosidade da coxa, nem são tão altas quanto os processos transversos lombares. Nesta região a túnica abdominal tem uma forte inserção na tuberosidade da coxa e na fáscia toracolombar. A origem costal é feita por digitações alternando-se com as do músculo serrátil ventral do tórax.

Inserção: Por meio do tecido aponeurótico até a tuberosidade da coxa, tendão pré-púbico e da linha alva. Esta aponeurose une-se à aponeurose do músculo oblíquo interno do abdome, subjacente.

Ação: Juntamente com outros músculos abdominais, auxilia na compressão da víscera abdominal, ajudando assim na "prensa abdominal". Flexão e inclinação lateral da coluna vertebral.

Estrutura: Na região da fossa paralombar as fibras musculares são horizontais e estendem-se da última costela até a tuberosidade da coxa, no caprino. No bovino a parte muscular estende-se apenas caudal-

mente até a quarta vértebra lombar e, assim, a inserção na tuberosidade da coxa é essencialmente aponeurótica. Mais adiante e cranialmente as fibras estão direcionadas ventral e caudalmente, em um ângulo de aproximadamente 45 graus. Caudal e lateralmente os fascículos musculares ocupam a parte dorsal do flanco. O **ânulo inguinal superficial** é meramente uma fenda na aponeurose do músculo oblíquo externo do abdome, cranialmente ao púbis. O ânulo inguinal superficial, nos ruminantes, é menos oblíquo do que no eqüino. O ligamento inguinal forma a parede lateral caudal do canal inguinal.

Relações: Superficialmente, com a pele, a fáscia, o músculo cutâneo do tronco, os ramos cutâneos dos nervos torácico e lombar e a túnica abdominal, exceto na área do flanco; profundamente, com o músculo oblíquo interno do abdome, as extremidades distais da sexta à décima terceira costelas e seus músculos intercostais externos.

Suprimento sangüíneo: Artérias intercostal lombar, intercostal dorsal e o ramo cranial da artéria ilíaca circunflexa profunda.

Suprimento nervoso: Ramos musculares dos primeiros dois nervos lombares, nervo femoral cutâneo lateral, últimos quatro ou cinco nervos intercostais e o nervo costoabdominal.

O **músculo oblíquo interno do abdome** está situado por baixo do músculo oblíquo externo do abdome (Figs. 28-7 e 12). Suas fibras estão direcionadas ventral, cranial e medialmente. Ele é de formato triangular, com a base orientada caudalmente. A parte muscular é bem desenvolvida e claramente fasciculada. Ele ocupa a totalidade da região do flanco, da tuberosidade da coxa até a última costela, onde ele está mais ou menos interligado com as fibras do músculo retrator das costelas. Sua aponeurose está dividida em duas partes distintas — a parte dorsal, que está inserida na borda caudal da última costela e sua cartilagem; a outra parte estendendo-se lateral ou superficialmente até o arco costal, para se fusionar com a aponeurose do músculo oblíquo externo do abdome.

Origem: A tuberosidade da coxa e a fáscia lombar profunda, na borda lateral do músculo longo lombar.

Inserção: A borda caudal da última costela, o tendão pré-púbico e a linha alva. A aponeurose une-se à do músculo oblíquo externo do abdome, próximo à linha alva e destaca uma camada que auxilia na formação da bainha interna do músculo reto do abdome. No ovino e no caprino não há indicação de uma ligação muscular até a última costela, embora haja uma inserção aponeurótica. Nos pequenos ruminantes, assim como nos carnívoros, a aponeurose terminal emite uma bainha lamelar, cranial ao umbigo, que passa como uma bainha interna do músculo reto do abdome.

Ação: Compressão e sustentação da víscera abdominal.

Estrutura: A parte muscular do músculo oblíquo interno do abdome está essencialmente limitada ao flanco e aquela parte da parede abdominal medial à coxa. A inserção até a tuberosidade da coxa é forte e bem desenvolvida. A inserção na fáscia lombar varia em extensão. As fibras musculares estão direciona-

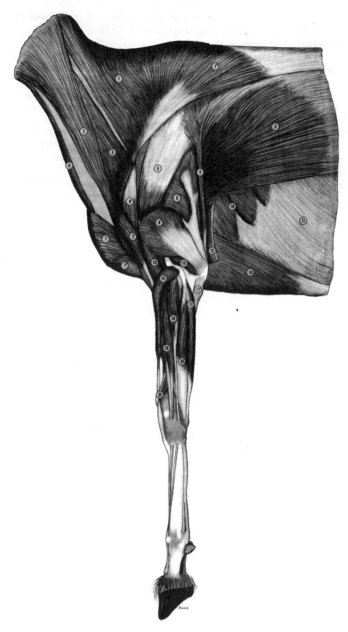

Figura 28-14. Músculos do apêndice torácico do ovino; vista lateral.

1, Parte cervical e 1', parte torácica do músculo trapézio; 2, músculo clido-occipital; 2', músculo clidobraquial; 3, músculo omotransversal; 4, músculo esternomandibular; 5, músculo grande dorsal; 6, parte escapular e 6', parte acromial do músculo deltóide; 7, músculo peitoral descendente; 7', músculo peitoral transverso; 8, porção longa e 8', porção lateral do músculo tríceps do braço; 9, músculo tensor da fáscia antebraquial; 10, músculo serrátil ventral do tórax; 11, músculo oblíquo externo do abdome; 12, músculo cutâneo do tronco (cortado); 13, músculo braquial; 14, músculo extensor radial do carpo; 15, músculo anconeu; 16, músculo peitoral ascendente; 17, porção umeral e 17', porção ulnar do músculo flexor ulnar do carpo; 18, músculo extensor lateral dos dedos; 19, músculo extensor comum dos dedos; 20, músculo ulnar lateral; 21, músculo abdutor longo do dedo I.

das ventral e cranialmente em um ângulo de aproximadamente 45 graus na área do flanco. A borda caudal do músculo oblíquo interno do abdome forma o limite cranial da borda do ânulo inguinal profundo. A borda dorsal do músculo normalmente forma uma crista, mais ou menos distinta, acompanhando a fossa paralombar. A aponeurose funde-se à do músculo oblíquo externo do abdome no assoalho abdominal, formando com a túnica abdominal uma estrutura fina, mas muito forte.

Relações: Superficialmente, com o músculo oblíquo externo do abdome e as estruturas do canal inguinal. Profundamente, com os músculos reto do abdome, transverso do abdome e quadrado lombar. Caudalmente ao músculo transverso do abdome o peritônio também está relacionado profundamente com o músculo oblíquo interno do abdome, os ramos ventrais dos dois primeiros nervos lombares e o ramo cranial da artéria ilíaca circunflexa profunda.

Suprimento sangüíneo: Artérias lombares, ramo cranial da artéria ilíaca circunflexa profunda e as artérias intercostais dorsais.

Suprimento nervoso: Ramos ventrais dos dois primeiros nervos lombares e os últimos nervos torácicos.

O **músculo cremáster (externo)** do macho pode ser considerado como uma parte destacada do músculo oblíquo interno do abdome que se separa como um segmento de tecido muscular para penetrar no

MÚSCULOS DO RUMINANTE

canal inguinal. Nos ruminantes ele é bem desenvolvido e circunda quase que completamente a túnica vaginal até o colo do escroto. Ele está inserido aproximadamente ao nível da extremidade da cabeça do testículo e surge por uma fina aponeurose, sucedida por um ventre muscular achatado. O referido músculo desce através do canal inguinal na superfície lateral caudal da túnica vaginal ao qual ele está frouxamente inserido.

Inserção: A fáscia espermática interna cobrindo a túnica vaginal.

Suprimento sangüíneo: Artéria cremastérica.

Suprimento nervoso: Nervo genitofemoral.

O músculo transverso do abdome é assim denominado em decorrência da direção geral de suas fibras. Ele pode ser observado como uma lâmina muscular na face profunda dos músculos oblíquo interno do abdome e reto do abdome.

Origem: A fáscia lombar profunda e assim indiretamente aos primeiros cinco processos transversos lombares, a superfície medial das falsas costelas encontrando a inserção costal do diafragma, a fáscia transversa e a superfície caudomedial da décima terceira costela.

Inserção: A linha alva. A inserção aponeurótica está intimamente associada ao peritônio.

Ação: Retrair as costelas e comprimir as vísceras abdominais.

Estrutura: As fibras passam ventral e medialmente, de modo transverso, no sentido da linha alva. A origem lombar é aponeurótica, enquanto a inserção costal é muscular. A parte muscular é fina na área do flanco mas torna-se bem mais espessa na parede abdominal lateral. Isto é especialmente verdadeiro cranialmente. O músculo torna-se inteiramente fibroso à medida que segue em aposição ao músculo reto do abdome.

Relações: Superficialmente, com os músculos oblíquo interno do abdome, o intercostal interno, o retrator das costelas, o reto do abdome e parte das falsas costelas e suas cartilagens. Profundamente, com o peritônio, a cartilagem xifóide e uma quantidade variável de gordura subserosa.

Suprimento sangüíneo: O ramo cranial da artéria ilíaca circunflexa profunda, as artérias musculofrênica, intercostal dorsal e lombar.

Suprimento nervoso: Ramos ventrais dos nervos lombares e os últimos seis ou sete nervos intercostais e costoabdominais.

A fáscia transversa cobre o abdome e a parte pélvica do músculo reto do abdome onde é forte e distinta. Na parede abdominal lateral ela corre cranialmente em direção ao diafragma e continua na superfície abdominal deste. Une-se à fáscia ilíaca e desce no canal inguinal. O peritônio e a fáscia transversa evertem para formar o **processo vaginal peritoneal**.

O músculo reto do abdome está limitado à parede abdominal ventral. Ele estende-se do esterno ao púbis. Está situado ou surge na borda lateral do esterno, cranialmente, até a terceira cartilagem costal.

Origem: As superfícies ventral e lateral do esterno, cranialmente, até a terceira ou quarta cartilagem costal.

Inserção: O tendão pré-púbico, e assim, indiretamente ao *pecten ossis pubis* e ao ligamento sinfisial.

Ação: Arquear o dorso e auxiliar em todas as funções que sejam dependentes da "prensa abdominal", por exemplo, micção, defecação, parto e expiração.

Estrutura: Os dois músculos estão separados, exceto próximo à pelve, por um intervalo de 5 a 10 cm, de modo que esta parte da parede abdominal é inteiramente fibrosa. O **umbigo** está em plano transverso à terceira vértebra lombar. Há cinco **intersecções tendinosas** nos dois terços craniais do músculo, que passam em ângulo reto às fibras musculares, evitam que estas espalhem-se e, assim, reforçam o músculo. Normalmente há um forame próximo à segunda intersecção para a passagem da veia epigástrica cranial superficial. (Esta é às vezes denominada de área do "poço de leite".) O tendão pré-púbico, além dos ramos laterais que se inserem dentro das eminências iliopúbicas, apresenta fortes inserções fibrosas à sínfise pélvica. As fibras musculares são longitudinais.

Relações: Superficialmente, com as aponeuroses do músculo oblíquo externo e interno do abdome, a túnica abdominal e o músculo peitoral ascendente. Profundamente, com o músculo transverso do abdome, o peritônio e o arco costal. Os vasos epigástricos superficiais caudais estão ao longo da borda lateral do músculo reto do abdome. Os vasos epigástricos craniais estão na superfície dorsal. A veia epigástrica cranial é observável na borda lateral da superfície profunda do músculo. A veia epigástrica superficial cranial une-se a ela ao nível da segunda intersecção.

Suprimento sangüíneo: Artérias epigástricas cranial e caudal.

Suprimento nervoso: Nervos torácicos, nervo costoabdominal e os primeiros dois ou três nervos lombares.

O músculo prepucial caudal (anteriormente denominado *músculo retrator do prepúcio* está situado na região circundante do prepúcio, de modo a permitir um ligeiro movimento caudal do orifício prepucial. Este músculo, par, é um músculo cutâneo modificado.

Os músculos surgem por meio de cinco ou seis fascículos cutâneos. Uma faixa fina e proeminente pode ser observada passando ventralmente na parte caudal do canal inguinal, juntamente com a artéria e veia pudenda externa. Na área do cordão espermático, estes fascículos passam caudal e obliquamente sobre a superfície do músculo cremáster. As fibras então correm cranioventralmente para unirem-se na parede abdominal, ligeiramente cranial ao escroto. Nesta área os músculos situam-se na superfície dorsolateral do pênis. Apenas uma lâmina fascial apertada, ao redor do pênis, separa ambos os músculos do músculo retrator do pênis. Ligeiramente caudal ao orifício prepucial, os músculos achatam-se e espalham-se. Eles então convergem e misturam-se ao redor do orifício prepucial. Algumas fibras, de ambos os lados, podem cruzar a linha mediana.

O músculo prepucial cranial (anteriormente *músculo protractor do prepúcio*) auxilia na proteção ao pênis ao puxar o prepúcio cranialmente sobre o referido órgão. A contração deste músculo também resulta no pênis ser mantido em íntima aposição à parede abdominal.

Este músculo é um músculo cutâneo modificado, que surge da fáscia, ligeiramente caudal à cartilagem xifóide. Numerosos fascículos correm caudalmente para convergirem ao redor do orifício prepucial. Algumas fibras são observadas passando para a superfície lateral caudal do prepúcio.

Diafragma Pélvico

R. E. Habel

O **músculo levantador do ânus** (anteriormente denominado *músculo coccígeo medial* ou *retrator do ânus*) é um músculo fino e semelhante a uma faixa (Fig. 28-18).

Origem: Por meio de um estreito tendão inserido ao lado medial da espinha isquiática, próximo ao forame isquiático menor. Está lateralmente fundido ao tendão do músculo coccígeo que está aderente à superfície medial do ligamento sacrotuberal largo.

Inserção: Por meio de três faixas principais, as fibras das quais interpenetram ou são contínuas com as fibras do músculo esfíncter externo do ânus. A faixa média, de aproximadamente 3 cm de largura, está inserida na parte lateral do esfíncter. A faixa dorsal, de aproximadamente 1,5 cm de largura, une-se ao esfíncter, dorsalmente ao ânus, onde continua com o músculo contralateral. A parte ventral une-se à decussação ventral do esfíncter externo do ânus. Uma quarta inserção, inconstante, está inserida na fáscia caudal (veja a parte cranial do músculo esfíncter externo do ânus).

Estrutura: O músculo levantador sustenta uma intersecção tendinosa transversa (Geiger, 1954) onde as fibras começam a divergir para a inserção. Na extremidade ventral da intersecção, o músculo constrictor do vestíbulo origina-se da borda ventral do músculo levantador e da fáscia, em sua superfície. A extremidade dorsal da intersecção está inserida na fáscia caudal. A fáscia externa do diafragma pélvico está frouxamente inserida na superfície lateral do músculo levantador, exceto na intersecção tendinosa, com a qual está fundida. As fibras correm dorsolateralmente na superfície lateral do reto.

Relações: A superfície medial do músculo levantador está relacionada ao reto, e no plano da intersecção tendinosa, ao músculo retrator do pênis. O nervo retal caudal situa-se na superfície medial da parte caudodorsal do músculo. A superfície lateral está relacionada ao músculo coccígeo e à fossa isquiorretal.

Suprimento sangüíneo: Artéria pudenda interna e ramo caudal da artéria urogenital.

Suprimento nervoso: Terceiro e quarto nervos sacrais, muitas vezes através do nervo pudendo ou do nervo retal caudal ou de ambos.

O **músculo coccígeo** é um músculo fino e plano, que se situa essencialmente entre o ligamento sacrotuberal largo e o reto (Figs. 28-15 e 18).

Origem: Por um tendão comum com o músculo levantador do lado medial da espinha isquiática e do interior do ligamento sacrotuberal largo. O músculo estende-se dorsocaudalmente, cruzando obliquamente a face lateral do músculo levantador.

Inserção: Nos processos transversos das primeiras três vértebras caudais.

Ação: Bilateralmente, deprimir a raiz da cauda. Unilateralmente, inclinar a cauda lateralmente.

Estrutura: A origem do músculo é aponeurótica. Ele torna-se muscular à medida que as fibras passam dorsal e caudalmente para espalharem-se em um formato triangular.

Relações: Lateralmente, com o ligamento sacrotuberal largo, a artéria pudenda interna, ramos do nervo pudendo, o forame isquiático menor, a gordura na fossa isquiorretal, fáscia e pele. Medialmente, com o músculo levantador do ânus, o reto, os músculos intertransversais da cauda e o músculo sacrocaudal ventral.

Suprimento sangüíneo: Artéria pudenda interna e o ramo caudal da artéria urogenital.

Suprimento nervoso: Terceiro e quarto nervos sacrais, muitas vezes através do nervo pudendo ou do nervo retal caudal, ou ambos.

FÁSCIA DO DIAFRAGMA PÉLVICO. A **fáscia interna** do diafragma pélvico cobre a superfície medial do músculo coccígeo e o músculo levantador do ânus, formando uma parte da fáscia pélvica parietal, com a qual é contínua cranial e dorsalmente. Caudalmente ela passa do músculo levantador do ânus para o reto, se continuando com a fáscia pélvica visceral. Na borda caudal do músculo coccígeo ela funde-se com a fáscia externa. Ventralmente, une-se à fáscia externa, na borda ventral do músculo levantador do ânus, e emite o septo retovaginal.

A **fáscia externa** do diafragma pélvico (Fig. 28-16) cobre a superfície lateral do músculo coccígeo e do músculo levantador do ânus. Está inserida cranialmente na face profunda do ligamento sacrotuberal largo e dorsalmente na fáscia no músculo sacrocaudal. Na borda caudal do músculo coccígeo ela funde-se com a fáscia interna e com a fáscia caudal, dorsalmente ao ânus. Está inserida na intersecção tendinosa do músculo levantador do ânus e é contínua com a fáscia profunda no músculo esfíncter externo do ânus e do músculo constritor do vestíbulo. Ventralmente é contínua com a fáscia interna na borda ventral do músculo levantador do ânus, fornece origem para a parte caudal do músculo uretral e une-se ao diafragma urogenital.

REGIÃO PERINEAL. A região perineal do bovino é grandemente alongada pela posição do escroto e úbere. É limitada dorsalmente pela base da cauda, e ventralmente pela inserção caudal do escroto ou úbere. A borda lateral é formada pelo ligamento sacrotuberal, pelos processos dorsal e ventromedial da tuberosidade isquiática, e por uma linha sagital da tuberosidade isquiática até o limite ventral (Fig. 35-55). A região perineal está dividida, em regiões urogenital e anal, por uma linha que liga os processos ventromediais das tuberosidades isquiáticas.

Músculos da Região Urogenital no Macho

As três partes do **músculo esfíncter da uretra** são a uretral, a ísquio-uretral e a bulboglandular. No boi e no carneiro o **músculo uretral**, ventralmente es-

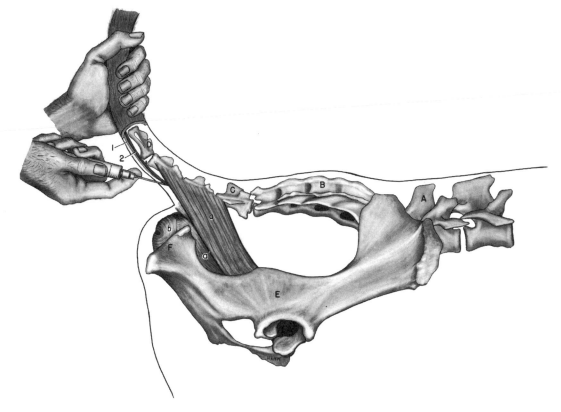

Figura 28-15. Músculos coccígeos do bovino.

A, Vértebra lombar VI; B, sacro; C, vértebra caudal I; D, vértebra caudal VI; E, osso pélvico; F, tuberosidade isquiática; a, músculo coccígeo; a', músculo levantador do ânus; b, músculo esfíncter externo do ânus; 1, artéria caudal mediana; 2, veia caudal mediana. (De Ghoshal e Getty, 1967.)

pesso e normalmente ausente no dorso, apresenta uma seção transversal crescêntrica. Ele é coberto por uma aponeurose que liga as fibras musculares através da superfície dorsal (Fig. 31-11). O músculo circunda completamente a uretra no caprino.

O **músculo ísquio-uretral** no touro estende-se da parte medial do arco isquiático até a superfície ventral do músculo uretral. No caprino o músculo ísquio-uretral tem sua origem na tuberosidade isquiática e está inserido na rafe dorsal, na extremidade cranial do músculo bulbo-esponjoso (Heinemann, 1937).

O **músculo bulboglandular,** no touro, não é distinto do músculo bulbo-esponjoso, que se sobrepõe às glândulas bulbo-uretrais. No carneiro e no bode, o músculo bulboglandular é uma cobertura muscular separada em cada glândula. Diversas fibras adicionais de músculo foram descritas em ligação com o complexo de esfíncter uretral, mas elas são variáveis e de significado fisiológico duvidoso.

O **músculo bulbo-esponjoso** (Fig. 31-6) cobre o bulbo do pênis, começando nas glândulas bulbo-uretrais e terminando próximo à junção do pilar do pênis, a uma distância de 15 a 20 cm, no touro. Ele cobre as glândulas bulbo-uretrais no touro, mas não no carneiro e no bode. No terço proximal, o músculo tem 3 cm de espessura e 5 cm de largura. Ele afunila-se distalmente e está coberto por fáscia densa. Uma rafe mediana divide o músculo, exceto nas extremidades. As fibras não circundam a face profunda do bulbo, mas estão inseridas na túnica albugínea ao longo dos lados. Nos 2 ou 3 cm proximais as fibras são transversais; no restante do músculo elas estendem-se ventrolateralmente da rafe mediana em um padrão em ziguezague.

Pequenos feixes musculares variáveis podem ligar o músculo bulbo-esponjoso às glândulas bulbo-uretrais (*músculo bulboglandular*) ao músculo uretral, ou ao músculo isquiocavernoso. No carneiro, a parte distal do músculo bulbo-esponjoso pode formar uma bainha para o músculo retrator do pênis.

O **músculo isquiocavernoso** (Fig. 31-6) é espesso, coberto pela fáscia aponeurótica, e estende-se da superfície medial da tuberosidade isquiática ao corpo do pênis, cobrindo o seu pilar. A extremidade distal está fundida cranialmente ao ligamento suspensório do pênis.

O **músculo retrator do pênis** (Fig. 31-6) é composto de músculo liso. Origina-se da segunda e terceira ou terceira e quarta vértebras caudais. Ele passa ao redor da superfície lateral do reto, coberto pela parte terminal do músculo levantador do ânus. Fibras variáveis do músculo liso unem-se ao retrator, de origem nos músculos longitudinais do reto, es-

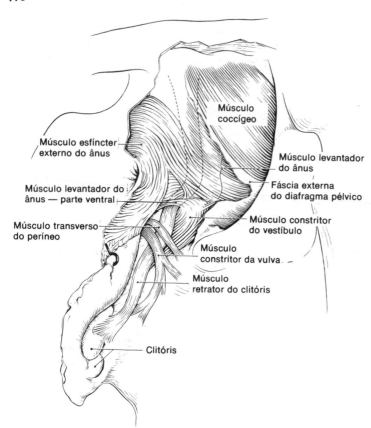

Figura 28-16. Músculos perineais de uma vaca, expostos pela remoção da fáscia profunda e retração do lábio direito. Superfície caudolateral.

(De Habel, 1966.)

fíncter externo do ânus e levantador do ânus. No ovino, a origem caudal está ausente ocasionalmente. Ventralmente ao ânus os retratores direito e esquerdo correm, em bainhas separadas de tecido conjuntivo, na superfície do músculo bulbo-esponjoso. Eles não seguem a primeira curva da flexura sigmóide, mas correm diretamente da raiz do pênis para a segunda curva, convexa caudalmente, onde se inserem por uma faixa fascial. O músculo retrator, fino e plano, está aplicado à superfície lateral do pênis neste ponto. Mais adiante e distalmente, na superfície ventral do pênis, os dois músculos aproximam-se um do outro, e terminam por uma inserção aponeurótica 12 a 15 cm caudalmente à glande.

Músculos da Região Urogenital na Fêmea

As três partes do **músculo esfíncter da uretra** são a uretral, a ísquio-uretral e a bulboglandular. O **músculo uretral** cobre a metade caudal da uretra, o divertículo suburetral e as paredes laterais do trato genital na junção da vagina e vestíbulo (Fig. 28-18). Ele tem 6 mm de espessura ventralmente, mas é fino nas inserções laterais. A extensão completa, craniocaudal, é de aproximadamente 9 cm na vaca. Apenas os 2 cm craniais do músculo constituem um verdadeiro esfíncter que circunda a uretra. O restante do músculo consiste de fibras que passam ao redor da superfície ventral da uretra e do divertículo suburetral, de um lado do trato genital ao outro. O segmento vaginal do músculo tem 4 cm de largura e o segmento vestibular tem 3 cm de largura, estendendo-se caudalmente ao diafragma urogenital. A parte caudal tem origem na fáscia da borda ventral do músculo levantador do ânus. As fibras musculares tornam-se mais curtas cranialmente, tendo origem na fáscia pélvica visceral que se estende ventralmente do septo retovaginal sobre a parede lateral da vagina. Desta forma, o músculo forma uma larga funda sob o trato urogenital. Sua contração comprimiria a uretra e o divertículo suburetral, e constritaria a abertura da vagina. Ele é coberto por uma túnica fortemente aderente de fáscia pélvica visceral de 1 a 2 mm de espessura.

O **músculo ísquio-uretral** tem de 6 a 10 cm de comprimento e 3 cm de largura e é plano e retangular (Figs. 28-17 e 18). Ele tem sua origem do arco isquiático e estende-se medioventralmente para terminar em uma aponeurose plana e espessa, que une os músculos direito e esquerdo, ventralmente ao vestíbulo. A aponeurose está relacionada ventralmente ao pilar do clitóris e dorsalmente ao tendão do músculo constritor do vestíbulo. A borda cranial se continua com a túnica na borda caudal da superfície ventral do uretral. A superfície profunda do músculo ísquio-uretral está relacionada ao arco isquiático, ao músculo isquiocavernoso e à fáscia interna do diafragma urogenital. Superficialmente está coberta por fáscia densa — a camada externa do diafragma urogenital.

Ocorre um **músculo bulboglandular** na vaca em variados graus de desenvolvimento (Fig. 28-18). Ele é normalmente uma faixa de aproximadamente 5 mm de largura que se curva ao redor das bordas caudal, dorsal e cranial da glândula vestibular maior. Em determinados espécimes, ele origina-se de fibras do músculo constritor do vestíbulo que penetram na fáscia externa do diafragma urogenital.

A origem do **músculo constritor do vestíbulo** (Figs. 28-16 e 18) é da borda ventral do músculo levantador do ânus, na interseção tendinosa, e da fáscia que cobre o músculo levantador do ânus. Fibras variáveis de outras partes do músculo levantador do ânus também podem unir-se ao músculo constritor. O músculo torna-se fino ventralmente e termina em um tendão plano que passa sob o assoalho da extremidade cranial do vestíbulo para encontrar o tendão do músculo oposto: isto é, sobre a extremidade caudal da sínfise pélvica. A contração dos músculos, par, eleva uma crista semelhante a um U dentro do vestíbulo (Geiger, 1954). Quando fixada *in situ* a parte dorsal do músculo é triangular à secção transversal. A superfície medial está relacionada ao vestíbulo e ao músculo retrator do clitóris; a superfície caudolateral à gordura na fossa isquiorretal; a superfície cranial ao diafragma urogenital, que contém a glândula vestibular maior. Se o músculo exerce qualquer pressão sobre a glândula, ele o faz ao pressioná-la de encontro ao diafragma urogenital.

O **músculo constritor da vulva** (Fig. 35-55) é contínuo, na decussação, com o músculo esfíncter externo do ânus. As fibras superficiais espalham-se subcutaneamente no lábio. Elas são finas e espalhadas na fáscia, estando muitas inseridas na pele. A parte profunda do músculo consiste de três ou quatro faixas que possuem uma origem comum no esfíncter anal e divergem ventralmente na fáscia que cobre o músculo semimembranoso, ventralmente ao arco isquiático.

Na ovelha o músculo é bem desenvolvido em comparação com o da vaca e da cabra, mas está unido ao músculo transverso superficial do períneo (Geiger, 1956).

O **músculo transverso superficial do períneo** (Fig. 28-16) é uma faixa rudimentar de aproximadamente 5 mm de largura que se estende, da decussação do músculo esfíncter externo do ânus, por uma distância variável, no sentido da tuberosidade isquiática na fáscia superficial. Ele é mais largo na ovelha, estendendo-se da tuberosidade isquiática até a junção triangular com o esfíncter anal e o constritor da vulva (Geiger, 1956).

O **músculo isquiocavernoso** (Figs. 28-17 e 18) tem 6 cm de comprimento e 2 cm de largura na vaca. Ele é fino e situa-se na parte medial do arco isquiático, coberto pelo músculo ísquio-uretral. É distinguido deste último pelo percurso caudoventral oblíquo de suas fibras até a inserção no pilar do clitóris. A aponeurose de inserção pode ser separada, por dissecção, da aponeurose sobreposta do músculo ísquio-uretral.

O **músculo retrator do clitóris** (Figs. 28-16, 17 e 18) está, como o músculo retrator do pênis, na origem e em seu percurso, entre o reto e o músculo levantador do ânus. Na borda ventral do músculo levantador, o músculo retrator do clitóris cruza obliquamente a superfície medial da origem do músculo constritor do vestíbulo, e corre ventralmente entre os músculos constritores do vestíbulo e da vulva. A terminação é variável; ele divide-se em diversos filamentos, um ou mais dos quais estão inseridos no

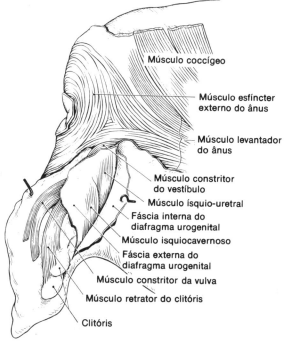

Figura 28-17. Músculos perineais da vaca após remoção da pelve; vista lateral.

O diafragma urogenital está subdividido, o lábio está puxado para trás e as faixas profundas do músculo constritor da vulva foram cortadas de suas inserções na fáscia ventral ao arco isquial. (De Habel, 1966.)

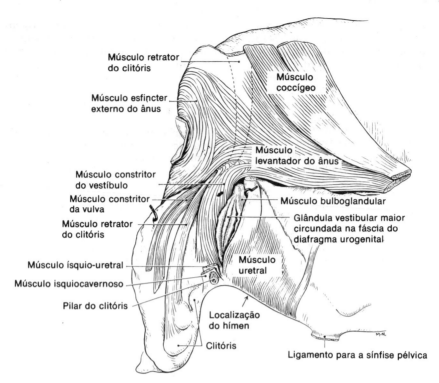

Figura 28-18. Mesmo espécime da Fig. 28-17, após remoção da maior parte do diafragma urogenital e retirada da fáscia pélvica visceral do músculo uretral.
(De Habel, 1966.)

corpo do clitóris. Outros ramos podem estar inseridos na parede do vestíbulo ou na fáscia do músculo semimembranoso. O músculo, na ovelha, contém algumas fibras estriadas dispersas (Bassett, 1961).

O **músculo esfíncter externo do ânus** circunda o ânus (Figs. 28-15 a 18). Suas fibras mais superficiais são radiais e estão inseridas na pele. Na fêmea, a maioria das fibras cruza ventralmente o ânus e continua dentro do lábio oposto como o músculo constritor da vulva. Algumas fibras laterais não cruzam, mas passam para dentro do lábio no mesmo lado. No macho, a decussação forma uma projeção ventral mediana pontiaguda do músculo, que se insere na pele.

A parte cranial do músculo esfíncter externo do ânus está variavelmente fundida com a parte terminal do músculo levantador do ânus. A faixa dorsal do músculo levantador, que encontra a do lado oposto sobre o ânus, pode parecer pertencer ao esfíncter anal. Uma faixa inconstante de fibras pode ter origem da terceira vértebra caudal, caudalmente ao músculo coccígeo, passa ventralmente através do músculo levantador ou sobre a sua superfície profunda para tornar-se contínua com o músculo constritor do vestíbulo. Esta faixa, quando presente, pode ser interpretada quer como uma inserção caudal do músculo levantador ou como uma parte cranial par do esfíncter anal, como a do eqüino. De acordo com as ilustrações de Bassett (1961), a parte cranial do esfíncter anal e do constritor do vestíbulo formam um músculo contínuo no ovino.

FÁSCIAS PERINEAIS. A **fáscia perineal superficial** (Fig. 35-55) está misturada com as fibras subcutâneas do músculo esfíncter externo do ânus e do músculo constritor da vulva. Ele é contínuo com a gordura que ocupa a fossa isquiorretal. A condensação da fáscia superficial, na prega da cauda, está inserida à fáscia profunda na borda caudal do músculo coccígeo e na intersecção tendinosa do músculo levantador do ânus. Em outros locais, a fáscia superficial é prontamente separável da fáscia profunda que cobre os músculos perineais. No ovino e no caprino machos, uma faixa transversa de fáscia superficial densa passa de uma tuberosidade isquiática a outra, através da superfície caudal do músculo bulbo-esponjoso (Brauell, 1968; Heinemann, 1937).

A **fáscia perineal profunda** cobre as fibras circulares do músculo esfíncter externo do ânus, a parte profunda do músculo constritor da vulva, o músculo constritor do vestíbulo e, no macho, o músculo bulbo-esponjoso e o músculo isquiocavernoso. Ela estende-se até o escroto ou úbere, como uma estreita zona contínua, com a fáscia femoral caudal em ambos os lados. Ela inclui a fáscia externa do diafragma pélvico (pág. 772) e a fáscia do diafragma urogenital.

FÁSCIA DO DIAFRAGMA UROGENITAL (Figs. 28-17 e 18). Na vaca o diafragma urogenital é uma forte lâmina semicilíndrica que se estende do arco isquiático até as paredes ventral e lateral do vestíbulo. Ela é parcialmente separável em duas camadas, que circundam o músculo ísquio-uretral, o músculo isquiocavernoso rudimentar e a glândula vestibular maior.

A **fáscia externa** situa-se dorsal e caudomedialmente. Ela está inserida no arco isquiático ao longo da borda caudal do músculo ísquio-uretral, e é contínua aqui com a fáscia femoral caudal. Ela passa, para sua inserção na parede do vestíbulo, através da superfície do músculo ísquio-uretral e ao redor da borda cranial do músculo constritor do vestíbulo. A fáscia externa cobre a superfície caudal da glândula vestibular maior.

A **fáscia interna** situa-se ventral e craniolateralmente. Ela surge do arco isquiático e da fáscia obturadora, passa sobre a superfície profunda do músculo ísquio-uretral e a superfície cranial da glândula vestibular maior, e está inserida no vestíbulo na borda caudal do músculo uretral. Aqui ela se continua na superfície do músculo, com a fáscia pélvica visceral.

Dorsalmente, ambas as camadas do diafragma urogenital estão inseridas no centro perineal e na fáscia do diafragma pélvico, na borda ventral do músculo levantador do ânus.

Ventralmente ao vestíbulo, a fáscia do diafragma urogenital está fundida com os tendões do músculo ísquio-uretral e do músculo isquiocavernoso, e forma uma forte ligação entre a fáscia na superfície ventral do músculo uretral e a fáscia perineal profunda, ventralmente à vulva. Um forame oval, com fortes bordas tendinosas, perfura a fáscia na extremidade caudal da sínfise pélvica. Através dele passam a veia perineal, o nervo do clitóris, o ramo mamário do nervo pudendo e a artéria pudenda interna, depois de deixarem a cavidade pélvica através do espaço entre o pilar do clitóris e o arco isquiático.

A **fossa isquiorretal** (Godina, 1939) situa-se lateral ao ânus onde ela forma uma depressão visível nas multíparas velhas (Fig. 35-55). É uma pirâmide triangular com três faces, uma base caudal e um ápice cranial. Nos animais normais ela está cheia de gordura. A parede medial é formada pela fáscia externa do diafragma pélvico e pela fáscia profunda do músculo constritor do vestíbulo. A parede laterodorsal é o ligamento sacrotuberal largo e a pele. A parede lateroventral é a tuberosidade isquiática e a fáscia obturadora. O ápice está na origem do músculo coccígeo da face profunda do ligamento sacrotuberal largo. A base está coberta por fáscia superficial e pele. A artéria e a veia pudenda interna e o nervo pudendo correm oblíqua e caudoventralmente no sulco ventral, próximo ao ápice da fossa, entre a fáscia obturadora e a fáscia no músculo coccígeo. Lateralmente, o ramo cutâneo distal do nervo pudendo passa ao longo da superfície medial da tuberosidade isquiática. Medialmente, o nervo perineal profundo corre ao longo do trato genital até os músculos urogenitais.

FÁSCIA E MÚSCULOS DOS APÊNDICES

R. Getty

MEMBRO TORÁCICO

A **fáscia omobraquial** cobre a superfície lateral do ombro e do braço. Na região escapular ela está inserida na espinha da escápula e estende-se até a borda caudal da região. Um septo intermuscular passa entre as duas partes do músculo deltóide. No braço a fáscia cobre os músculos laterais da região e se continua com a fáscia antebraquial profunda (McLeod, 1958).

A **fáscia superficial** da **região antebraquial** não é abundante. Ela contém diversos nervos, a veia cefálica e a parte terminal das veias cefálicas acessórias. A **fáscia profunda** é espessa e forte. No lado medial ela funde-se com o periósteo do rádio. Proximalmente ela é contínua com a fáscia braquial profunda e está inserida ao olécrano e ligamentos colaterais da articulação do cotovelo. Distalmente é contínua com a fáscia cárpica. Ela circunda e forma septos intermusculares entre os músculos do antebraço. A inserção metacárpica do músculo bíceps do braço *(lacertus fibrosus)* é uma especialização desta fáscia (McLeod, 1958).

A **fáscia cárpica** dorsal é o **retináculo extensor** (ligamento anular dorsal). Está inserida nos ligamentos colaterais medial e lateral do carpo e cobre os tendões dos músculos extensores do carpo e dígitos. É contínua com a fáscia antebraquial e está inserida nas cristas que separam os sulcos na superfície dorsal da extremidade distal do radio *(trochlea radii)*. Os sulcos são, desta forma, convertidos em canais através dos quais vários tendões passam. Esta disposição estabiliza a posição dos tendões nesta região. Quando a articulação cárpica for estendida o retináculo extensor apresenta pequenas pregas transversais, que desaparecem quando a articulação é flexionada. O **retináculo flexor** (ligamento anular volar ou transverso) é espesso e forte. Estende-se do osso cárpico acessório e do ligamento distal do osso até o ligamento cárpico colateral medial e forma o limite palmar do canal cárpico. Ele possui uma camada superficial fina e uma camada profunda, bem mais espessa. O tendão superficial do músculo flexor superficial do dedo passa entre as camadas. A artéria mediana e a veia do mesmo nome cruzam a superfície do retináculo flexor próximo à sua inserção medial. Passando através da substância do retináculo há o nervo palmar lateral e o tendão do músculo flexor radial do carpo (McLeod, 1958).

A **fáscia metacárpica** superficial é abundante no lado dorsal da região, onde circunda os nervos e veias digitais dorsais comuns e os tendões dos extensores digitais. No lado palmar a fáscia é menos abundante. A fáscia metacárpica profunda está limitada à superfície palmar. É contínua com o retináculo flexor e está inserida aos dois terços proximais das bordas medial e lateral do metacarpo. No quarto distal da região, ela subidivide-se em duas faixas que se unem à placa fibrosa dos dígitos acessórios. A fáscia é fina, medial e lateralmente às faixas. Esta fáscia, com o osso metacárpico, forma o canal metacárpico, que contém os tendões dos músculos flexores dos dedos, o músculo interósseo (médio), e vasos e nervos (McLeod, 1958).

A **fáscia digital** profunda está limitada à superfície palmar do dígito, na forma de ligamentos anulares. Ela sustenta os tendões dos flexores dos dedos contra o dígito, quando o dígito é flexionado.

Músculos da Cintura Torácica

Os músculos da cintura dorsal estão distribuídos em grupos dorsal e ventral, que inserem o membro torácico à cabeça, pescoço e tronco. Os músculos cervicais dorsais estão localizados em cada lado do ligamento da nuca. A camada superficial é formada pelos músculos trapézio e omotransversal. A segunda camada compreende o músculo rombóide do pescoço e o músculo serrátil ventral do pescoço. A terceira camada corresponde ao músculo esplênio cervical. A quarta camada inclui o músculo semi-espinhal da cabeça e os músculos intertransversais do pescoço. A quinta camada consiste do músculo espinhal e do músculo semi-espinhal. Uma sexta camada, que está no plano mediano, é formada pelo ligamento da nuca.

O **músculo cutâneo omobraquial** é observado na região do ombro e do braço. As fibras nesta região são verticais, enquanto as da parte caudal espalham-se de modo oblíquo, continuando-se com as do músculo cutâneo do tronco. Ventralmente ele une-se à fáscia do antebraço.

Ação: No bovino a pele é movida apenas ligeiramente, mas nas outras espécies a contração do músculo fará tremer a pele.

Suprimento sangüíneo: Artéria umeral circunflexa caudal.

Suprimento nervoso: Nervo torácico lateral.

O **músculo trapézio** é largo, não dividido, plano e triangular. A base estende-se ao longo do ligamento da nuca e do ligamento supra-espinhoso, onde ele origina-se do atlas até a décima segunda ou décima terceira vértebras torácicas. Alguns autores reconhecem uma parte cervical e outra torácica, embora não haja separação na continuidade do tecido muscular. A parte cervical está intimamente aderida à inserção do músculo omotransversal. As partes musculares não parecem unir-se, mas estão numa aposição muito estreita à medida em que o músculo omotransversal passa cranialmente para a borda do músculo braquiocefálico. À medida em que o músculo omotransversal passa profundamente ao músculo braquiocefálico sua relação com o músculo trapézio fica perdida. Portanto, apenas próximo da inserção da espinha da escápula é que estes músculos são aderidos pela fáscia (aproximadamente o sexto ventral do músculo omotransversal).

A **parte cervical** é uma fina lâmina triangular na região cervical.

Origem: Uma rafe fibrosa mediana comum ao músculo direito e esquerdo estendendo-se da primeira ou segunda vértebra torácica até ao nível da segunda vértebra cervical.

Inserção: A espinha escapular e a fáscia profunda que sobrepõe ao músculo infra-espinhal.

A **parte torácica** também apresenta uma aparência triangular; ela é menos extensa, mas consideravelmente mais espessa, do que a parte cervical.

Origem: As espinhas de todas as vértebras torácicas e a fáscia toracolombar (no ovino até a décima primeira ou décima segunda vértebras torácicas).

Inserção: A espinha escapular por meio de uma lâmina aponeurótica plana.

Ação: A parte torácica leva a escápula caudal e dorsalmente. A parte cervical puxa a escápula dorsal e cranialmente, ou pode inclinar a cabeça e pescoço lateralmente. Agindo em conjunto o músculo serve para levantar a escápula dorsalmente.

Relações: Superficialmente, com a pele e a fáscia; profundamente, com a fáscia toracolombar, o músculo grande dorsal, o músculo rombóide, o músculo esplênio cervical, o músculo serrátil ventral do pescoço e os nodos linfáticos e cervicais superficiais. A parte cervical está relacionada cranioventralmente aos músculos braquiocefálico e omotransversal adjacentes.

Suprimento sangüíneo: Artéria vertebral, artéria cervical profunda, artéria escapular dorsal e artéria intercostal dorsal.

Suprimento nervoso: O ramo dorsal do nervo acessório.

O **músculo omotransversal** está localizado na superfície lateral do pescoço, estendendo-se da asa do atlas até o ombro. Ele segue a face profunda do músculo braquiocefálico. A parte caudal do músculo situa-se entre o músculo braquiocefálico e a parte cervical do músculo trapézio (Figs. 28-7, 12 e 14).

Origem: A asa do atlas por uma faixa aponeurótica.

Inserção: A fáscia do ombro e, assim, indiretamente a espinha escapular.

Ação: Movimentar a cabeça e o pescoço lateralmente, com o ombro fixado. Levar o ombro e o membro cranialmente se o pescoço estiver fixo.

Estrutura: Este músculo é bastante distinto do músculo braquiocefálico na maior parte de seu percurso. A parte caudal do músculo é subcutânea. Ela passa para a superfície profunda do músculo braquiocefálico, ao qual ele está parcialmente fundido no bovino e pequenos ruminantes, com maior fusão no caprino.

Relações: Superficialmente, com a pele e o músculo braquiocefálico; profundamente, com o músculo esplênio, o músculo serrátil ventral do pescoço, o músculo supra-espinhal, o músculo omo-hióideo e o nodo linfático cervical superficial.

Suprimento sangüíneo: Artéria vertebral e artéria cervical superficial.

MÚSCULOS DO RUMINANTE

Suprimento nervoso: Nervo cervical e nervo acessório.

O **músculo rombóide** surge no ligamento da nuca da segunda vértebra cervical até a quinta vértebra torácica (Figs. 28-6 e 8). Está inserido na superfície profunda da cartilagem escapular estendendo-se cranial e dorsalmente até ao nível do eixo sob a parte cervical do músculo trapézio. Está faltando uma divisão definida em músculos cervicais e torácicos mas, para conveniência, duas partes são freqüentemente reconhecidas.

Origem: No caprino e no bovino o músculo rombóide do tórax tem sua origem da segunda à quinta espinhas torácicas; no ovino da primeira à quarta ou quinta. O músculo rombóide do pescoço estende-se da segunda vértebra torácica até a segunda vértebra cervical.

Inserção: A superfície craniomedial da cartilagem escapular para a parte cervical; caudomedial para a parte torácica.

Ação: A parte torácica movimenta a escápula dorsal e medialmente e auxilia no apoio do membro quando este está em movimento. A parte cervical auxilia em levar a escápula dorsal e cranialmente quando o pescoço está fixo; agindo unilateralmente, ele inclina o pescoço lateralmente; ele eleva o pescoço quando agindo com o músculo do lado oposto.

Relações: Superficialmente, com a cartilagem escapular, o músculo subescapular, o músculo trapézio e o músculo serrátil ventral do pescoço; profundamente, com o músculo esplênio cervical, a fáscia, tendões e o ligamento da nuca.

Suprimento sangüíneo: Ramos da artéria cervical profunda e da artéria escapular dorsal.

Suprimento nervoso: Ramos do nervo cervical e do nervo torácico (espinhal).

O **músculo grande dorsal** é plano, relativamente fino e triangular e cobre boa parte da superfície lateral do tórax (Figs. 28-6, 7, 8, 12 e 14). Ele tem um largo tendão de origem que se une à fáscia toracolombar bem como com a fáscia sobre os músculos intercostais externos e o oblíquo externo do abdome. Juntamente com o músculo redondo maior, o músculo grande dorsal insere-se na tuberosidade redonda e também está ligado ao músculo peitoral ascendente, ao músculo coracobraquial e à cabeça longa do músculo tríceps do braço.

Origem: A camada superficial da fáscia toracolombar da quarta espinha torácica até a última espinha lombar, bem como a superfície lateral da nona costela até a décima segunda costela.

Inserção: A tuberosidade redonda. As fibras craniais terminam no tendão do músculo redondo maior; a parte média em uma aponeurose na superfície medial da cabeça longa do músculo tríceps do braço e a parte caudal no tendão que é comum a este músculo e ao músculo peitoral ascendente.

Ação: Quando o membro está avançado e fixo, ele leva o tronco cranialmente; quando o membro não estiver sustentando peso, ele retrai o tronco dorsal e caudalmente.

Estrutura: As fibras estão em posição vertical na parte cranial do músculo mas tornam-se cada vez mais oblíquas dorsocaudalmente. A fáscia toracolombar forma uma aponeurose larga para a origem espinhal. A inserção costal é muscular e, à medida em que se aproxima desta, o músculo termina no tendão semelhante a uma faixa.

Relações: Superficialmente, com a pele, a fáscia, a parte torácica do músculo trapézio, o músculo tríceps do braço, o músculo tensor da fáscia do antebraço e o músculo cutâneo do tronco; profundamente, com o músculo intercostal externo, as costelas, o músculo serrátil ventral do tórax, o músculo iliocostal, o músculo longo, o músculo rombóide do tórax, o músculo redondo maior e o músculo infraespinhal.

Suprimento sangüíneo: Artéria toracodorsal e artéria intercostal dorsal.

Suprimento nervoso: Nervo toracodorsal.

O **músculo braquiocefálico** é um músculo fino que se estende ao longo do lado do pescoço, da cabeça até o braço (Figs. 28-2, 7, 12 e 14). Ele situa-se diretamente por baixo da pele ou do músculo cutâneo do pescoço e estende-se obliquamente da região occipital sobre a superfície lateral do pescoço e, através da articulação do ombro, para o lado craniolateral do braço. Ele é incompletamente dividido em duas partes — os músculos clidocefálico e clidobraquial. A separação no ruminante é relativamente distinta. A divisão dorsal compreende o músculo clido-occipital (Fig. 28-8), que surge no osso occipital e no ligamento da nuca e o músculo clidomastóideo, que é menor e surge, por um tendão redondo, no processo mastóide e no músculo reto ventral da cabeça (Fig. 28-3). Este último funde-se caudalmente para formar um músculo espesso ventral, o músculo clidobraquial, que insere-se no úmero sobre a crista umeral do sulco para o músculo braquial. Ligeiramente dorsal ao nível da articulação do ombro, o músculo braquiocefálico apresenta uma intersecção fibrosa (*intersectio clavicularis*) que é um restante da clavícula.

Origem: O **músculo clido-occipital** surge do osso occipital e do ligamento da nuca. O **músculo clidomastóideo** é menor e surge do processo mastóide da parte petrosa do osso temporal e num tendão comum com os músculos esplênio, longo da cabeça e esternomastóideo.

Inserção: A crista do úmero distal à tuberosidade deltóide e a fáscia do braço e antebraço.

Ação: O músculo braquiocefálico, embora consista de diversas partes, forma uma unidade funcional. Sua ação é dependente de estar a cabeça e o pescoço ou os apêndices torácicos fixados por outros músculos. Quando a cabeça e o pescoço estão fixos, ele é um músculo importante para puxar todo o membro cranialmente; quando os membros estão fixos, ele é um depressor da cabeça e do pescoço. Sua ação unilateral flexiona a cabeça e pescoço para o lado em que ocorre contração; desta forma a ação é reversível. Ele leva o membro cranialmente ou inclina a cabeça e o pescoço lateralmente.

Estrutura: O músculo é quase inteiramente muscular, com o músculo omotransversal estando intimamente relacionado, em seu percurso oblíquo, sobre sua superfície profunda. Na região do pescoço sua borda ventral forma o limite dorsal do sulco jugular. Na área do ombro e braço ele torna-se mais estreito. Os ramos cutâneos dos ramos ventrais dos nervos espinhais cervicais emergem entre o músculo clido-occipital e o músculo clidomastóideo. Na região da cabeça as duas partes são facilmente separáveis. Entretanto, caudalmente elas estão intimamente inseridas uma na outra, e é difícil a separação. Na área do braço o músculo clidobraquial cruza a parte cranial da articulação do ombro, mas não cobre sua superfície lateral, como no cavalo.

Relações: Superficialmente, com a pele e a fáscia; profundamente, com o músculo oblíquo caudal da cabeça, o músculo esplênio, o músculo rombóide, o músculo serrátil ventral do pescoço, e o músculo omo-hióideo, a superfície cranial da articulação do ombro, o músculo omotransversal, o músculo bíceps do braço e a inserção do músculo peitoral profundo, bem como com os nodos linfáticos cervicais superficiais e o nervo acessório.

Suprimento sangüíneo: Artéria cervical profunda, artéria vertebral, artéria cervical superficial e ramos musculares da artéria carótida comum, a artéria umeral circunflexa caudal, a artéria torácica externa e a artéria cubital transversa.

Suprimento nervoso: Ramos ventrais do nervo espinhal cervical, nervo acessório e nervo axilar, ao passarem sobre a borda cranial do músculo deltóide.

O **músculo peitoral superficial** é menos dividido no ruminante do que no eqüino, e suas duas partes não são tão distintas (Figs. 28-7 e 8). Ele estende-se das partes ventral e cranial do esterno até a superfície medial do braço e antebraço.

O **músculo peitoral descendente** (peitoral superficial cranial) situa-se superficialmente à borda cranial do músculo peitoral transverso.

Origem: É um fino músculo que se estende da primeira esternebra até o úmero, estando intimamente inserido ao múscudo peitoral transverso, do qual ele pode ser distinguido por sua coloração escura mais profunda (Figs. 28-6, 12 e 14).

Inserção: Na crista do úmero, em comum com o músculo clidobraquial e a fáscia do antebraço.

Ação: Adução do membro.

Estrutura: No bovino ele apresenta feixes de fibras que são grossas e espessas. As fibras da parte braquial parecem bastante horizontais e estão direcionadas caudal e lateralmente em relação à parte distal do úmero. Nos pequenos ruminantes este músculo forma uma pequena faixa de cor vermelho intenso que cruza o músculo peitoral transverso medialmente e estende-se ventralmente até a articulação do ombro.

Relações: Superficialmente, com a fáscia e a pele; profundamente, com o músculo peitoral ascendente e o músculo bíceps do braço. As veias cefálica e cubital mediana estão localizadas entre os músculos peitoral descendente e braquiocefálico, em um sulco que é bastante evidente.

Suprimento sangüíneo: Artérias torácica externa e cubital transversa.

Suprimento nervoso: Nervos peitorais craniais.

No ovino e no caprino o músculo peitoral superficial apresenta duas finas partes. A parte superficial corre caudolateralmente do esterno para inserir-se no ligamento colateral medial do cotovelo, juntamente com o músculo clidobraquial. A parte profunda ou dorsal, de modo semelhante à do bovino, corre lateralmente para inserir-se na crista do úmero, juntamente com o músculo clidobraquial.

O **músculo peitoral transverso** (peitoral superficial caudal) é um fino músculo de coloração pálida que, no bovino, se estende caudalmente até a sexta esternebra. Esta parte do músculo peitoral superficial é fina e fracamente desenvolvida tanto no bovino como nos pequenos ruminantes (Figs. 28-6 e 14).

Origem: Do segundo ao quarto ou sexto segmentos esternais, e do músculo correspondente do lado oposto.

Inserção: Na fáscia da superfície medial do antebraço, continuando ao longo de sua borda caudal com o tronco cutâneo.

Relações: Superficialmente, com o músculo peitoral descendente; profundamente, com o músculo subclávio e o músculo peitoral ascendente.

Suprimento sangüíneo: Artérias torácica externa e ulnar colateral.

Suprimento nervoso: Nervos peitorais craniais.

No bovino o **músculo peitoral ascendente** (peitoral profundo caudal) é um grande músculo cujas fibras são normalmente direcionadas longitudinalmente ao longo da parede torácica ventral (Figs. 28-6, 7, 8, 12 e 14). Ele é coberto, em sua maior parte, pelo músculo peitoral superficial.

Origem: Uma rafe mediana, ao longo da superfície ventral do esterno e a túnica abdominal, em parte, no bovino. No ovino e no caprino, do segundo ou terceiro segmento esternal até a aponeurose do músculo oblíquo externo do abdome e a túnica abdominal elástica, caudal à extremidade esternal da décima costela. Ao longo da borda dorsal, ele une-se ao músculo grande dorsal durante extensão variável.

Inserção: Os tubérculos menor e maior do úmero no bovino. No ovino e no caprino ele está inserido na fáscia sobre a borda cranial do tubérculo menor do úmero, a crista do úmero entre os músculos bíceps do braço e o coracobraquial, a borda cranial do tubérculo maior do úmero e o tendão de inserção do músculo supra-espinhal. Uma pequena parte muscular estende-se até a superfície craniolateral da parte distal do músculo supra-espinhal. Um pequeno tendão também passa para o processo coracóide da escápula, que é especialmente proeminente no caprino.

Ação: Retrair o membro, ou o tronco pode ser puxado cranialmente como no andar.

Estrutura: As fibras surgem cranialmente até a segunda cartilagem costal e passam em direção dorsal e lateral. O músculo em si é muscular, com faixas de tecido fibroso intramuscular. No ovino e no caprino as fibras correm quase a ângulos retos em relação às do músculo subclávio e passam medialmente a este.

Relações: Superficialmente, com a pele, a fáscia, o músculo cutâneo do tronco, o músculo peitoral superficial, o músculo redondo maior e as cabeças longa e medial do músculo tríceps do braço. Profundamente, com a superfície lateral do esterno e as

MÚSCULOS DO RUMINANTE

cartilagens das costelas verdadeiras, a túnica abdominal e os músculos retos do abdome e do tórax. Ele partilha um tendão comum de inserção com o músculo grande dorsal.

Suprimento sangüíneo: Artéria torácica externa.

Suprimento nervoso: Nervos peitorais caudais.

O **músculo subclávio** é muito proeminente no caprino. Ele tem o formato de um trapezóide, com a inserção esternal tendo aproximadamente 5 cm de largura e a inserção braquiocefálica aproximadamente 2 cm. Este músculo também está presente no ovino. No bovino, um pequeno feixe redondo de fibras musculares surge da cartilagem e extremidade ventral da primeira costela, para se inserir na face profunda do músculo braquiocefálico, cranialmente à articulação do ombro.

Origem: A extremidade esternal da cartilagem da primeira costela.

Inserção: Superfície medial do músculo braquiocefálico na vizinhança da intersecção clavicular.

Estrutura: Muscular e tendinoso, variável na largura, mais desenvolvido nos pequenos ruminantes. As fibras são direcionadas cranialmente e dorsalmente.

Relações: Superficialmente, em partes do músculo braquiocefálico e do músculo peitoral ascendente; profundamente, com o músculo esternocefálico.

Suprimento sangüíneo: Artéria cervical superficial.

Suprimento nervoso: Nervos peitorais craniais.

O **músculo serrátil ventral** é um grande músculo semelhante a um leque, localizado na superfície lateral do pescoço e tórax e consistindo de duas partes, a cervical (músculo serrátil ventral do pescoço) e a torácica (músculo serrátil ventral do tórax). Ele recebe seu nome em virtude da borda ventral serrilhada de sua parte torácica. No ruminante é claramente dividido nas partes cervical e torácica, e, de acordo com a N.A.V. (1968) as divisões são de acordo com a inserção no esqueleto axial.

O **músculo serrátil ventral do pescoço** (músculo angular da omoplata do homem) é bem desenvolvido nos ruminantes. Ele cobre a metade caudal da superfície lateral do pescoço (Figs. 28-6 e 8).

Origem: Os processos transversos das últimas quatro ou cinco vértebras cervicais.

Inserção: Uma grande área triangular na parte dorsal cranial da superfície costal da escápula por uma extensa inserção subescapular.

Estrutura: No bovino a parte que surge dos processos transversos das vértebras cervicais e a parte que vai para as primeiras três costelas inserem-se, em conjunto, na escápula logo ventral à cartilagem, na superfície medial cranial. A parte cervical é mais muscular do que a parte torácica. No caprino ele é distintamente separável em duas partes. A inserção do músculo escaleno médio e a direção das fibras musculares indicam a divisão. A parte que surge das vértebras cervicais é separada da parte que vai para as costelas. A parte cervical apresenta fibras que se estendem de modo horizontal, enquanto as fibras das costelas correm verticalmente.

O **músculo serrátil ventral do tórax** cobre a metade cranial da parede torácica lateral (Figs. 28-6, 7, 8, 12 e 14). A parte torácica está coberta por uma forte aponeurose.

Origem: Superfície lateral do tórax nas primeiras oito ou nove costelas.

Inserção: Na linha muscular da escápula, o ângulo caudal da escápula e a cartilagem da escápula por meio das inserções aponeuróticas que penetram no músculo subescapular.

Estrutura: Ele é um músculo poderoso que está infiltrado por fibras tendinosas e coberto por uma aponeurose que lhe dá uma aparência de pérola. A parte caudal interdigita com a origem do músculo oblíquo externo do abdome.

Ação: Os dois músculos (cervical e torácico) suspendem o tronco entre as duas escápulas. A parte cervical, que se origina dos processos transversos das vértebras cervicais caudais, puxa o membro cranialmente; a parte torácica, que se origina da parte ventrolateral do tórax, auxilia ao puxar o membro caudalmente. Quando o membro está fixo, a parte cervical estende (levanta) o pescoço ou o inclina lateralmente. A parte torácica pode agir como um músculo de inspiração forçada.

Relações: Superficialmente, com o músculo clidooccipital, o músculo omotransversal, o músculo escaleno, a parte cervical do músculo trapézio, o músculo subescapular, o músculo grande dorsal, os músculos mediais do ombro e do braço e a túnica abdominal. Profundamente, com a borda ventral do músculo esplênio, o músculo semi-espinhal da cabeça, os músculos serrátil dorsal cranial e caudal, o músculo longo, as costelas e os músculos intercostais externos.

Suprimento sangüíneo: (1) artéria costocervical, artéria intercostal suprema, segunda a quarta artérias intercostais dorsais e artéria escapular dorsal; (2) artéria cervical profunda; (3) artéria vertebral.

Suprimento nervoso: Quinto ao oitavo nervo cervical (espinhal) e o nervo torácico longo, que passam entre as duas partes.

Músculos do Ombro

Os músculos que agem sobre a articulação do ombro podem ser divididos em flexores e extensores. Os flexores laterais consistem de: (1) o músculo deltóide, (2) o músculo infra-espinhal, e (3) o músculo redondo menor. Os flexores mediais consistem de: (1) o músculo subescapular, (2) o músculo redondo maior, e (3) o músculo coracobraquial. O músculo articular umeral (anterior capsular) está ausente no ruminante.

FLEXORES LATERAIS

O **músculo deltóide** está claramente dividido nas partes acromial e escapular (Figs. 28-6, 7, e 14).

Origem: O acrômio da escápula, a espinha da escápula por meio da cobertura aponeurótica do músculo infra-espinhal e a borda caudal da escápula.

Inserção: Ambas as partes unem-se para inserirem-se na tuberosidade deltóide. A parte escapular está inserida na fáscia que cobre o músculo tríceps do braço.

Ação: Um flexor da articulação do ombro que também pode participar na abdução do membro.

Estrutura: O músculo está dividido, nas partes acromial e escapular, por uma intersecção tendinosa. A parte acromial é fusiforme, enquanto a parte escapular é achatada.

Relações: Superficialmente, com a pele, a fáscia e o músculo cutâneo omobraquial; profundamente, com as cabeças longa e lateral do músculo tríceps do braço, o músculo infra-espinhal e o músculo redondo menor.

Suprimento sangüíneo: Artéria escapular circunflexa, artéria subescapular, artéria umeral circunflexa caudal.

Suprimento nervoso: Nervo axilar.

O **músculo redondo menor** é um pequeno músculo que se situa caudolateralmente à articulação do ombro, sob a cobertura do músculo deltóide, e caudalmente ao músculo infra-espinhal.

Origem: Por meio de fibras tendinosas da metade distal da borda caudal da escápula.

Inserção: Caudal à crista anconeal e distalmente à extremidade caudal do tubérculo maior, próximo à tuberosidade deltóide.

Ação: Flexionar a articulação do ombro.

Estrutura: O músculo é essencialmente muscular.

Relações: Superficialmente, com o músculo deltóide e uma pequena parte do músculo infra-espinhal; profundamente, com a escápula, a articulação do ombro e a cabeça longa do músculo tríceps do braço.

Suprimento sangüíneo: Artéria umeral circunflexa caudal.

Suprimento nervoso: Nervo axilar.

O **músculo infra-espinhal** é um poderoso músculo, com elevada infiltração tendinosa que ocupa toda a fossa infra-espinhosa (Figs. 28-6 e 8).

Origem: A fossa infra-espinhosa, espinha da escápula e cartilagem escapular.

Inserção: O tendão subdivide-se e insere-se na superfície medial e parte caudal do tubérculo maior do úmero. O grande e plano tendão cartilaginoso superficial insere-se na parte cranial do tubérculo maior, enquanto a pequena inserção profunda muscular está na superfície caudal do tubérculo maior, no caprino e no bezerro.

Ação: Servir como um ligamento colateral lateral do ombro. (De acordo com Gunther (Sisson, 1921) ele também pode auxiliar na extensão ou flexão conforme a posição da cabeça do úmero relativamente à cavidade glenóide.) Ele também serve para abduzir o braço.

Estrutura: O músculo é uma poderosa estrutura, fortemente tendinosa e infiltrada que, em seu quinto distal, continua por um grande tendão plano que passa sobre o tubérculo maior do úmero. Ele é preso por uma lâmina fibrosa, e uma bolsa sinovial está interposta entre o tendão e o osso. A parte do tendão que cruza o tubérculo maior é, em parte, cartilaginosa.

Relações: Superficialmente, com a pele, a fáscia, o músculo cutâneo omobraquial, o músculo trapézio e o músculo deltóide; profundamente, com a escápula e sua cartilagem, a articulação e cápsula do ombro, a cabeça longa do músculo tríceps do braço e o músculo redondo menor, bem como com ramos da artéria escapular circunflexa.

Suprimento sangüíneo: Artéria escapular circunflexa e artéria umeral circunflexa caudal.

Suprimento nervoso: Nervo supra-escapular.

FLEXORES MEDIAIS

Este grupo consiste dos músculos subescapular, redondo maior e coracobraquial.

O **músculo subescapular** consiste de três partes com um tendão de inserção comum. Ele é plano e segue o formato da superfície costal da escápula. Os tendões não se unem distintamente antes da inserção, mas convergem para se inserirem juntos. No bovino a união é mais distinta e como um tendão.

Origem: A cartilagem escapular e toda a fossa subescapular localizada na superfície costal da escápula.

Inserção: O tubérculo menor do úmero.

Ação: A principal função é a adução. (Alguns autores acham que este músculo também pode servir como um extensor para a articulação do ombro e, em ocasiões, um flexor quando a articulação estiver no estado contractivo.)

Estrutura: A parte muscular, particularmente a parte central, é bastante infiltrada de fibras tendinosas.

Relações: Superficialmente, com a escápula e a articulação do ombro, os músculos supra-espinhal, tríceps do braço e redondo maior; profundamente, com o músculo serrátil ventral, bem como os vasos axilares e os principais ramos do plexo braquial de nervos.

Suprimento sangüíneo: Artérias subescapular, escapular circunflexa, cervical superficial e supra-escapular.

Suprimento nervoso: Nervo subescapular e nervo axilar.

O **músculo redondo maior** é um tanto plano e estende-se da borda caudal da escápula até a tuberosidade redonda do úmero, situado, essencialmente, na superfície medial do músculo tríceps do braço.

Origem: A borda caudal e o ângulo caudal vizinho da escápula, bem como o músculo subescapular.

Inserção: Tuberosidade redonda do úmero, onde ele está ligado ao tendão terminal do músculo grande dorsal.

Ação: Flexionar a articulação do ombro.

Estrutura: Este músculo, fusiforme, que é mais largo ao nível da articulação do ombro, afunila-se tanto em sua origem como na inserção. Sua aponeurose une-se à do músculo tensor da fáscia do antebraço, caudalmente ao tendão de inserção.

Relações: Lateralmente, com o músculo tríceps do braço e o músculo grande dorsal; medialmente, com o músculo serrátil ventral do tórax. Os vasos subescapulares situam-se, parcialmente, em um sulco

MÚSCULOS DO RUMINANTE

entre a borda cranial deste músculo e a borda caudal do músculo subescapular. Os vasos braquiais e os ramos torácicos do plexo braquial situam-se na face medial deste músculo.

Suprimento sangüíneo: Artérias subescapular, toracodorsal, escapular circunflexa e umeral circunflexa cranial.

Suprimento nervoso: Nervo axilar.

O **músculo coracobraquial** é plano e situa-se na superfície medial da articulação do ombro e do braço e, obliquamente, cruza a articulação do ombro para terminar no lado medial do úmero.

Origem: O processo coracóide da escápula por meio de estreito tendão.

Inserção: A tuberosidade redonda do úmero e a parte medial cranial do úmero, distalmente, até ao nível da tróclea.

Ação: Aduzir o braço e flexionar o ombro.

Estrutura: O músculo emerge entre o músculo subescapular e o ramo medial do músculo supra-espinhal. Ao passar sobre a parte terminal do músculo subescapular ele é provido de uma bolsa sinovial. A parte terminal separa-se em uma parte profunda e curta e uma parte superficial grande. A parte pequena, profunda e curta insere-se próximo à tuberosidade redonda do úmero. A parte superficial, maior e longa, está inserida no terço médio do úmero, mas pode estender-se distalmente até dentro de 2 a 3 cm da tróclea.

Relações: Lateralmente, com o músculo subescapular, a origem do músculo braquial, o tendão de inserção do músculo grande dorsal do músculo redondo maior, o músculo tríceps do braço (cabeça medial) e o úmero. Medialmente, com o músculo peitoral ascendente cranialmente, com o músculo bíceps do braço. A artéria umeral circunflexa cranial e o ramo muscular proximal do nervo musculocutâneo passam entre as duas partes do músculo, no bovino, e entre o músculo e o osso, no caprino.

Suprimento sangüíneo: Artérias umeral circunflexa cranial, subescapular e cubital transversa.

Suprimento nervoso: Nervo musculocutâneo.

EXTENSORES

Embora haja diversos músculos que estendem o ombro como uma função secundária, o músculo supra-espinhal é o único que tem a extensão da articulação do ombro como sua função principal. (Lembre-se que a função do músculo infra-espinhal está na extensão, flexão ou abdução, dependendo da posição da articulação do ombro quando o músculo contrai-se.)

O **músculo supra-espinhal** é poderoso no bovino; ele forma uma massa cônica e ligeiramente achatada que se estende da borda cranial do ombro, distalmente à parte proximal do úmero (Figs. 28-6 e 8).

Origem: A fossa supra-espinhosa, a espinha e a parte ventral da cartilagem da escápula.

Inserção: A parte cranial de ambos os tubérculos proximais do úmero, os tubérculos menor e maior.

Ação: Estender a articulação do ombro.

Estrutura: O músculo é fino, em sua origem, mas torna-se consideravelmente mais espesso ventralmente. No colo da escápula ele divide-se em dois ramos que são musculares, superficialmente, e tendinoso, profundamente. Uma pequena bolsa pode estar presente sob o músculo no tubérculo supraglenóide da escápula.

Relações: Superficialmente, com a pele, fáscia, o músculo cutâneo omobraquial, o músculo trapézio (parte cervical) e o músculo omotransversal; profundamente, com a escápula e sua cartilagem, o músculo subescapular e os vasos e nervo subescapulares. Os nodos linfáticos cervicais superficiais estão localizados na borda cranial do músculo supra-espinhal, de 10 a 12,5 cm dorsalmente ao nível da articulação do ombro. Ele é coberto pelos músculos omotransversal e braquiocefálico.

Suprimento sangüíneo: As artérias supra-escapular, escapular circunflexa e cervical superficial.

Suprimento nervoso: Nervo supra-escapular.

Músculos do Braço

FLEXORES DO COTOVELO

O **músculo bíceps do braço** é um músculo forte situado na superfície cranial do úmero (Figs. 28-8 e 19).

Origem: O tubérculo supraglenóide da escápula.

Inserção: A tuberosidade radial, o ligamento colateral medial da articulação do cotovelo, um pequeno tendão que passa medianamente para unir o músculo pronador redondo e a fáscia antebraquial. Três tendões de inserção proeminentes: duas inserções grandes e profundas, e uma inserção superficial menor. As inserções profundas são: (1) um grande tendão plano correndo medialmente para inserir-se na extremidade proximal medial do rádio, portanto, o ligamento colateral medial da articulação do cotovelo; (2) um tendão grande e proeminente que se insere na superfície cranial do rádio, logo distalmente à tuberosidade radial e imediatamente proximal à inserção do músculo braquial. A inserção superficial é um segmento menor para a espessa fáscia do antebraço, sobre o músculo pronador redondo. No caprino a inserção subdivide-se — a parte maior indo para a tuberosidade radial, a menor correndo caudalmente sob o músculo pronador redondo para inserir-se próximo à inserção do músculo braquial, distalmente à tuberosidade radial na superfície caudal, também medialmente ao processo coronóide da ulna.

Estrutura: No bovino ele tem uma origem tendinosa plana, e é mantido no sulco intertuberal (bicipital) por uma faixa fibrosa. Está presente uma bolsa intertuberal. Fibras tendinosas passam através do músculo, dividindo-o em duas partes. Uma destas faixas está inserida no ligamento colateral medial do cotovelo e uma outra, espessa, está inserida na tuberosidade radial. Um terceiro tendão (*lacerto fibroso*) é mais fino e une-se à fáscia profunda do antebraço. Ela une-se ao tendão do músculo extensor radial do carpo e, assim, a ação é contínua até o

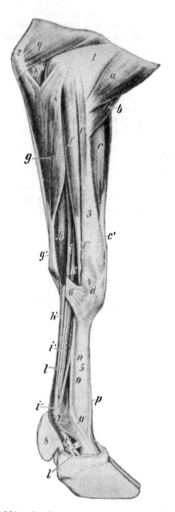

culo braquiocefálico e o músculo braquial; medialmente, com o músculo peitoral; cranialmente, com o músculo subclávio; profundamente, com a articulação do ombro e o sulco intertuberal.

Suprimento sangüíneo: Artérias bicipital, torácica externa, braquial, e umeral circunflexa cranial.

Suprimento nervoso: Nervo musculocutâneo.

O músculo braquial ocupa o sulco (musculoespiral) no lado lateral do úmero (Figs. 28-14, 19 e 21).

Origem: O terço proximal da superfície caudal do úmero.

Inserção: No bovino, logo distal à tuberosidade radial e na borda medial do rádio. No caprino, na superfície medial do processo coronóide da ulna,

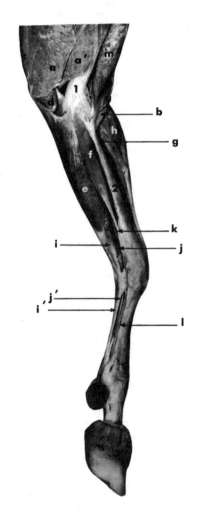

Figura 28-19. Músculos do antebraço e mão do bovino; vista medial.

a, Músculo bíceps do braço; b, músculo braquial; c, músculo extensor radial do carpo; c', seu tendão; d, tendão do músculo abdutor longo do dedo I; e, músculo pronador redondo; f, músculo flexor radial do carpo; g, músculo flexor ulnar do carpo e g', seu tendão; h, i, porções superficial e profunda do músculo flexor superficial dos dedos; h', i', i'', tendões flexores digitais superficiais; k, músculo flexor profundo dos dedos e l, seu tendão; k'', porção ulnar de k; n, ligamento acessório de k; o, músculo interósseo e o', seu tendão; p, tendão do extensor digital comum; q, porção medial do músculo tríceps do braço; 1, úmero; 2, olécrano; 3, rádio; 4, carpo; 5, metacarpo; 6, retináculo flexor; 7, ligamento anular palmar do boleto; 8, dígito acessório. (De Ellenberger e Baum, 1915.)

metacarpo. Nos pequenos ruminantes o músculo bíceps do braço termina na tuberosidade radial e no processo coronóide medial da ulna. No caprino, parte do tendão de inserção passa entre as inserções do músculo braquial (Fig. 28-20). O *lacerto fibroso* irradia-se até a fáscia antebraquial, mas é fracamente desenvolvido em comparação com o do eqüino.

Relações: A origem está coberta, parcialmente pelo músculo supra-espinhal. Lateralmente, com o mús-

Figura 28-20. Músculos do antebraço e da mão do caprino; vista medial.

a, Porção longa e a', porção medial do músculo tríceps do braço; b, músculo braquial; c, músculo tensor da fáscia antebraquial; d, porção ulnar do músculo flexor profundo dos dedos; e, músculo flexor ulnar do carpo; f, músculo flexor radial do carpo; g, músculo pronador redondo; h, músculo extensor radial do carpo; i, porção superficial do músculo flexor superficial dos dedos; i', tendão de i; j, porção profunda do músculo flexor superficial dos dedos; j', tendão de j; k, músculo flexor profundo dos dedos; l, músculo interósseo; m, músculo bíceps do braço; 1, úmero; 2, rádio.

MÚSCULOS DO RUMINANTE

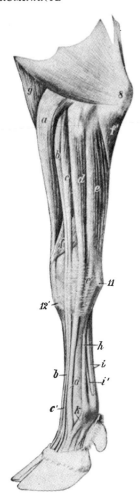

Relações: Superficialmente, com as cabeças lateral e longa do músculo tríceps do braço; profundamente, com o sulco (musculoespiral), a superfície cranial da articulação do cotovelo e as partes proximal e medial do rádio.

Suprimento sangüíneo: Artérias umeral circunflexa caudal, radial colateral e cubital transversa.

Suprimento nervoso: Nervo musculocutâneo e, às vezes, um pequeno ramo originado do nervo radial.

O **músculo pronador redondo** é representado por uma faixa estreita e fraca situada na superfície medial do cotovelo, estendendo-se até a borda medial do rádio (Fig. 28-19).

Origem: O epicôndilo medial do úmero, em íntima proximidade com o ligamento colateral medial da articulação do cotovelo.

Figura 28-21. Músculos do antebraço e mão do bovino; vista lateral.

a, Músculo extensor radial do carpo; b, φ músculo extensor do dedo III com c, músculo extensor comum dos dedos; b', c', tendões de b e c; d, músculo extensor lateral dos dedos; e, músculo ulnar lateral e e', seu tendão lateral; f, músculo abdutor longo do dedo I; f', porção ulnar do músculo flexor profundo dos dedos; g, músculo braquial; h, músculo interósseo; i, tendões flexores digitais; i', ramo de h para o tendão flexor digital superficial; k, tendão interósseo para d; 8, olécrano; 11, osso cárpico acessório; 12', tuberosidade metacárpica. (De Ellenberger et al., 1907.)

distalmente à inserção do músculo bíceps do braço, na superfície caudal do rádio e distalmente à tuberosidade radial.

Ação: Flexionar a articulação do cotovelo.

Estrutura: O músculo é espesso e muscular. Ele surge da superfície caudal do úmero próximo à sua cabeça e enrola-se no sulco (musculoespiral) que corre até a superfície flexora da articulação do antebraço. Ele cruza o músculo bíceps do braço, obliquamente, passando entre o mesmo e o músculo extensor radial do carpo para terminar no lado medial do antebraço (Figs. 28-20 e 22). Nos pequenos ruminantes ele termina ao bifurcar-se e inserir-se no rádio e no processo coronóide da ulna.

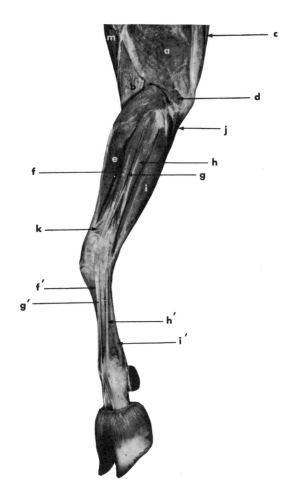

Figura 28-22. Músculos do antebraço e da mão do caprino; vista lateral.

a, Porção lateral do músculo tríceps do braço; b, músculo braquial; c, músculo tensor da fáscia antebraquial; d, músculo anconeu; e, músculo extensor radial do carpo; f, φmúsculo extensor do dedo III com g, músculo extensor comum dos dedos; f', g', tendões de f e g; h, músculo extensor lateral dos dedos; h', tendão de h; i, músculo ulnar lateral; i', tendão do interósseo; j, porção ulnar do músculo flexor profundo dos dedos; k, músculo abdutor longo do dedo I; m, músculo bíceps do braço.

Inserção: A borda medial do rádio.

Ação: Pode produzir uma ligeira flexão do cotovelo.

Estrutura: Este fraco músculo está mais ou menos fundido ao ligamento colateral medial da articulação umerorradial. Na maioria dos espécimes ele é inteiramente fibroso, embora ocasionalmente algumas fibras musculares possam ser observadas. É mais proeminente no caprino, embora não seja grande (Fig. 28-20).

Relações: Cranialmente ao músculo flexor radial do carpo, relaciona-se, em sua superfície medial, ao músculo peitoral superficial, a pele e a fáscia; lateralmente, com a articulação do cotovelo, vasos braquiais e o nervo mediano.

Suprimento sangüíneo: Ramos da artéria braquial e a artéria mediana.

Suprimento nervoso: Nervo mediano.

EXTENSORES DO COTOVELO

Os músculos extensores do cotovelo nos animais domésticos são mais desenvolvidos do que os flexores. Eles servem para apoiar o peso da parte cranial do corpo, enquanto os flexores servem para retrair os membros. A extensão do cotovelo é realizada principalmente pelos três músculos extensores: (1) o músculo tensor da fáscia do antebraço, (2) o músculo tríceps do braço, e (3) o músculo anconeu.

O **músculo tensor da fáscia do antebraço** é delgado e situa-se ao longo da borda caudal e um tanto medialmente à cabeça longa do músculo tríceps do braço. Ele estende-se do ângulo caudal da escápula até o lado medial do olécrano (Figs. 28-6, 12, 14, 20 e 22).

Origem: Por meio de uma aponeurose da borda caudal da escápula e do músculo grande dorsal, distalmente. No caprino há apenas uma fina aponeurose fascial, não há uma inserção direta. A única origem direta, no caprino, parece ser do músculo tríceps do braço. Também há uma parte aponeurótica do músculo infra-espinhal nos pequenos ruminantes.

Inserção: Ele termina, por meio de um tendão plano e estreito, na superfície medial do olécrano e na fáscia antebraquial.

Estrutura: O músculo é delgado, fino e longo.

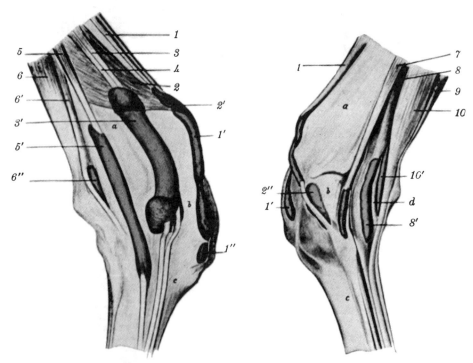

Figura 28-23.   **Figura 28-24**

Figura 28-23. Carpo direito do bovino com bolsas e bainhas sinoviais injetadas; vista lateral.

1, Músculo extensor radial do carpo com bainha sinovial (1') e bolsa (1"); 2, músculo abdutor longo do dedo I com bainha sinovial (2'); 3, ɸmúsculo extensor do dedo III com 4, músculo extensor comum dos dedos; 3', bainha sinovial de 3 e 4; 5, músculo extensor lateral dos dedos com bainha sinovial (5'); 6, 6', músculo ulnar lateral com bolsa (6"); a, rádio; b, carpo; c, metacarpo. (De Schmidtchen, 1906.)

Figura 28-24. Carpo direito do bovino com bolsas e bainhas sinoviais injetadas; vista medial.

1, Músculo extensor radial do carpo com bainha sinovial (1'); 2", bolsa do músculo abdutor longo do dedo I; 7, músculo flexor radial do carpo com bainha sinovial; 8, músculo flexor profundo dos dedos com bainha sinovial (8'); 9, músculo flexor ulnar do carpo; 10, músculo flexor superficial dos dedos com bainha sinovial (10'); a, rádio; b, carpo; c, metacarpo; d, borda cortada do retináculo flexor. (De Schmidtchen, 1906.)

MÚSCULOS DO RUMINANTE 787

Relações: Com a borda caudal da cabeça longa do músculo tríceps do braço. Medialmente, com o músculo grande dorsal e o músculo redondo maior.

Suprimento sangüíneo: Artéria toracodorsal.

Suprimento nervoso: Nervo radial.

O grande **músculo tríceps do braço** ocupa o ângulo entre a borda caudal da escápula e o úmero e é o maior extensor do cotovelo (Figs. 28-6, 7, 8, 12 e 14). Uma cabeça acessória, completamente isolada, poderá ser separada da cabeça medial, no ovino e no bovino, de acordo com Nickel et al. (1960) e Montané e Bourdelle (1917); entretanto, elas são apenas parcialmente separáveis, de acordo com Zietzschmann et al. (1943). No caprino, as cabeças medial e acessória estão fundidas na origem e inserção, mas são separáveis na metade.

Origem: A **porção longa,** que é a maior das três, surge na borda caudal da escápula. A porção lateral situa-se na superfície lateral do braço, tendo sua origem na tuberosidade deltóide e na linha grosseira curva que se estende dela até o colo do úmero. A **porção medial** surge da superfície medial do corpo do úmero, caudal e distalmente à tuberosidade redonda, mas distalmente proximal ao colo do úmero. A **porção acessória,** no caprino, surge da superfície caudal do corpo do úmero, em seu terço médio.

Inserção: A **porção longa,** nas partes lateral e caudal do olécrano. A **porção lateral** na superfície lateral do olécrano e no tendão da porção longa. A **porção medial** nas partes medial e cranial do olécrano. A **porção acessória** no caprino, a princípio, (próximo à sua origem), está em aposição à porção medial, mas ela logo corre ligeiramente em sentido lateral para unir-se à porção lateral e inserir-se.

Ação: A porção longa tem uma função dupla, pois ela flexiona a articulação do ombro e estende o cotovelo. Todas as porções, em conjunto, servem como um extensor do cotovelo.

Estrutura: A **porção longa** é a maior das três porções do músculo tríceps do braço, ocupando o ângulo flexor da articulação do ombro. Ela passa sobre o ápice do olécrano, para inserir-se por meio de um forte tendão. Uma pequena bolsa ocorre sob o tendão de inserção. A **porção lateral** é larga e plana e está separada da porção longa pela artéria umeral circunflexa caudal e pelo nervo axilar, que passam entre as duas porções, próximo à articulação do ombro. A **porção medial** está coberta, em certo grau, pela porção longa e passa, por meio de um distinto tendão, para a superfície medial do olécrano. A porção medial não é a menor porção no caprino, pois existe uma **porção acessória.**

Relações: Superficialmente, com a pele, a fáscia e o músculo deltóide; medialmente, com o músculo redondo maior e o músculo grande dorsal; cranialmente, com a escápula e o úmero; caudalmente, o músculo tensor da fáscia do antebraço.

Suprimento sangüíneo: Artérias umeral circunflexa caudal, radial colateral, escapular circunflexa, toracodorsal, umeral circunflexa cranial, braquial, braquial profunda e ulnar colateral.

Suprimento nervoso: O nervo radial.

O **músculo anconeu** é um pequeno músculo que ocupa a fossa do olécrano (Figs. 28-14 e 22).

Origem: A superfície caudal do terço distal do corpo do úmero e a borda óssea da fossa do olécrano.

Inserção: A borda cranial e a superfície lateral do olécrano.

Ação: Estender a articulação do cotovelo, bem como elevar a cápsula da articulação por meio de sua inserção nesta última.

Estrutura: Ele é quase inteiramente muscular, com a face profunda sendo aderente à cápsula da articulação do cotovelo. Está intimamente inserido na porção lateral do músculo tríceps do braço.

Relações: Cranialmente, com a cápsula da articulação do cotovelo; lateralmente, com a porção lateral do músculo tríceps do braço; medialmente, com a porção medial, e caudalmente, com a porção longa do músculo tríceps do braço.

Suprimento sangüíneo: Ramos das artérias ulnar colateral e radial colateral.

Suprimento nervoso: O nervo radial.

Antebraço e Mão

EXTENSORES

O **músculo extensor radial do carpo** é, de longe, o maior músculo do grupo extensor, pela maior parte de seu percurso ele situa-se sobre a superfície cranial do rádio (Figs. 28-14, 19 a 22).

Origem: A crista epicondilóide lateral do úmero, a fossa radial e o septo intermuscular entre este e o músculo extensor comum dos dedos.

Inserção: Por meio de um tendão largo e plano sobre a tuberosidade metacárpica.

Ação: Estender e fixar a articulação cárpica e flexionar a articulação do cotovelo.

Estrutura: Próximo à sua extensa origem ele é triangular à secção transversal; próximo à metade do rádio ele assume uma forma um tanto oval à secção transversal. Na extremidade distal do rádio surge um tendão grande e plano para correr sobre a articulação radiocárpica (Figs. 28-23 e 24). O tendão de inserção do músculo abdutor longo do dedo I corre obliquamente através deste tendão plano. No quarto distal do rádio, a superfície do músculo está unida ao *lacerto fibroso* tendinoso.

Relações: Medialmente, com o músculo braquial; lateralmente, com o músculo extensor comum dos dedos e o músculo tríceps do braço; superficialmente, com o lacerto fibroso, fáscia densa do antebraço e o tendão de inserção do músculo abdutor longo do dedo I; profundamente, com o músculo extensor comum dos dedos e o rádio.

Suprimento sangüíneo: Artérias cubital transversa, radial colateral e interóssea cranial.

Suprimento nervoso: Nervo radial.

O **músculo extensor comum dos dedos** é um músculo extensor mais complexo, consistindo de dois ventres distintos. O **ventre lateral** é delgado e consiste de uma porção superficial e outra profunda. Ambas as porções convergem aproximadamente no meio do antebraço, no bovino (quarto distal nos pequenos ruminantes), e o tendão resultante, juntamente com o tendão do ventre medial, continua sua descida sobre a superfície dorsolateral do carpo até a região metacárpica (Figs. 28-14, 19 e 21). O **ventre medial** (extensor do dedo III) é relativamente espesso e corre ao longo da superfície craniolateral do antebraço, situando-se um tanto caudalmente ao músculo extensor radial do carpo. Na extremidade distal, tanto do rádio como da ulna, uma camada de fáscia cárpica profunda passa sobre eles mantendo-os juntos. Mais ou menos ao nível da articulação do boleto, o tendão lateral divide-se em dois e cada divisão insere-se no processo extensor das falanges distais dos principais dígitos. O tendão medial é um tanto espesso e corre medialmente ao tendão anterior, o qual, próximo à articulação do boleto, é reforçado por segmentos do músculo interósseo que correm através do espaço interdigital.

Origem: **Ventre lateral** — porção superficial; da fossa radial e epicôndilo lateral do úmero, da fáscia sobre a articulação do cotovelo; porção profunda; do terço proximal da superfície caudolateral do rádio e da superfície craniolateral correspondente da ulna, do espaço interósseo proximal incluindo o ligamento interósseo. **Ventre medial** — fossa radial e epicôndilo lateral do úmero.

Inserção: Processo extensor das falanges distais do terceiro e quarto dígitos. Superfície axial dorsal da base da falange média do terceiro dígito; uma fina lâmina tendinosa até a superfície parietal da falange distal do terceiro dígito, no bovino.

Ação: Estender as articulações cárpica e digital e flexionar a articulação do cotovelo.

Estrutura: O **ventre lateral** consiste de porções distintamente separáveis, a saber, uma maior e superficial (umeral) e outra menor e profunda (ulnar). Esta última corresponde ao músculo extensor do dedo II (*indicis*). Ambas as porções são musculares e um tanto triagulares no formato. O fino tendão da porção profunda une-se à porção superficial próximo à metade do antebraço, no bovino, e no quarto distal, nos pequenos ruminantes. Eles são fundidos completamente no carpo e no tendão conjunto, com o do ventre medial (extensor do dedo III), está preso à superfície lateral do carpo por uma camada de fáscia cárpica profunda, que passa sobre a extremidade distal do rádio. O tendão cruza obliquamente sobre o metacarpo para subdividir-se na superfície axial proximal dos dígitos. O **ventre medial,** é achatado, quase triangular quando observado da superfície cranial, e sua borda lateral é vista quando observado da superfície lateral ou superficial. A parte muscular é relativamente curta e termina em um longo tendão de inserção plano, próxima à extremidade distal do rádio. Tanto o tendão medial como o lateral estão circundados em uma bainha cárpica (Fig. 28-23).

Relações: Superficialmente, com a pele e a fáscia; profundamente, com o rádio, o músculo abdutor longo do dedo I e a articulação do cotovelo; cranialmente, com o músculo extensor radial do carpo;

caudalmente, com o músculo extensor lateral do dedo.

Suprimento sangüíneo: Artérias cubital transversa, interóssea cranial e interóssea recurrente.

Suprimento nervoso: Nervo radial.

O **músculo extensor lateral do dedo** é o músculo mais caudal a funcionar como um extensor. Dos cinco extensores funcionais ele é o segundo em tamanho e somente menor do que o situado mais cranialmente, o músculo extensor radial do carpo. Embora o músculo ulnar lateral, situado caudalmente, seja maior, ele é funcionalmente um flexor. Este músculo tem uma extensa origem e um tendão de inserção, plano, correndo ao longo do meio da superfície lateral do antebraço (Figs. 28-14, 21, 22 e 23).

Origem: O epicôndilo lateral do úmero, superfície lateral da porção radial, ligamento colateral lateral do cotovelo, superfície caudolateral da ulna ao longo do espaço interósseo proximal e do septo intermuscular caudal ao músculo.

Inserção: Um tendão axial à superfície dorsal da extremidade proximal da falange média do quarto dígito. Um tendão abaxial para a superfície parietal da falange distal do quarto dígito.

Ação: Estender o dígito lateral e o carpo e flexionar a articulação do cotovelo.

Estrutura: Ele é quase retangular à secção transversal. O ventre muscular tem uma origem extensa e é recoberto por fáscia espessa. O tendão de inserção passa caudalmente, situado ao longo de um sulco na extremidade distal da ulna. Ele está fortemente preso neste local e sobre as articulações cárpicas, por fáscias extensas.

Relações: Superficialmente, com a fáscia e a pele; profundamente, com a ulna, a porção ulnar do músculo extensor comum dos dedos e o músculo abdutor longo do dedo I; cranialmente, com a porção umeral do músculo extensor comum dos dedos; caudalmente, com o músculo ulnar lateral.

Suprimento sangüíneo: Artérias cubital transversa, interóssea cranial e interóssea recurrente.

Suprimento nervoso: Nervo radial.

O **músculo abdutor longo do dedo I** é fino e plano e situa-se profundamente aos outros membros do grupo extensor. Ele corre obliquamente sobre a superfície dorsal do carpo (Figs. 28-14, 21 e 22).

Origem: A superfície lateral da metade distal do rádio, a borda craniolateral da ulna distalmente ao espaço interósseo proximal e o ligamento interósseo.

Inserção: A superfície mediopalmar da extremidade proximal ou base do grande osso metacárpico (Fig. 28-19).

Ação: Estender a articulação cárpica.

Estrutura: A parte muscular é plana, triangular e disposta pinuladamente. Um tendão plano, proeminente, deixa a parte muscular na extremidade distal ou tróclea do rádio e corre obliquamente sobre o tendão plano, largo e grande do músculo extensor radial do carpo, aprisionando-o sobre a articulação cárpica (Fig. 28-23).

MÚSCULOS DO RUMINANTE

Relações: Superficialmente, com ambos os extensores digitais, a fáscia e pele; profundamente, com o rádio e a ulna, e o tendão do músculo extensor radial do carpo.

Suprimento sangüíneo: Artéria interóssea cranial.

Suprimento nervoso: Nervo radial.

FLEXORES

O **músculo ulnar lateral,** um longo músculo no formato de cinta, é o músculo mais caudal do grupo dos "extensores" localizados na superfície craniolateral do antebraço. Embora morfologicamente ele pertença ao grupo extensor, funcionalmente ele é um flexor. Este músculo possui largura ligeiramente maior, no seu todo, que o músculo extensor lateral do dedo, situado cranialmente (Figs. 28-14, 21 e 22).

Origem: O epicôndilo lateral do úmero.

Inserção: A grande inserção caudal é dentro da superfície lateral e borda proximal do osso cárpico acessório; o tendão menor, fino e cranial passa sobre o osso cárpico acessório para inserir-se na superfície lateral da extremidade proximal ou base do grande osso metacarpo.

Ação: Flexionar a articulação cárpica e estender o cotovelo.

Estrutura: Na maior parte de seu percurso este músculo tem uma aparência de cinta. Uma grande quantidade de tecido tendinoso é observada à secção transversal. A inserção é peculiar, pois uma grande parte caudal e plana do tendão (aproximadamente cinco sextos) insere-se diretamente no osso cárpico acessório, enquanto uma pequena parte arredondada e cranial divide-se para correr distalmente até o metacarpo (Fig. 28-23). Próximo à inserção, a borda medial ou caudal do músculo torna-se intimamente aderente ao músculo flexor ulnar do carpo. O grande tendão plano insere-se juntamente com o tendão do músculo flexor ulnar do carpo.

Relações: Superficialmente, com a porção lateral do músculo tríceps do braço, a pele, a fáscia e a porção ulnar do músculo flexor profundo dos dedos. Profundamente, com a ulna, a articulação do cotovelo e a porção umeral do músculo flexor profundo dos dedos. Cranialmente, com o músculo extensor lateral do dedo. Caudalmente, com a porção ulnar do músculo flexor profundo dos dedos e o músculo anconeu.

Suprimento sangüíneo: Artérias radial colateral, braquial, interóssea comum e interóssea cranial.

Suprimento nervoso: Nervo radial (inconstantemente, o ramo ulnar).

O **músculo flexor radial do carpo** situa-se ao longo da superfície caudomedial do antebraço (Figs. 28-19 e 20). A origem é lateral enquanto a inserção é caudal.

Origem: O epicôndilo medial do úmero caudal ao ligamento colateral medial e o músculo pronador redondo.

Inserção: A superfície mediopalmar da extremidade ou base proximal do grande osso metacarpo.

Ação: Flexionar a articulação cárpica e estender o cotovelo.

Estrutura: Este músculo é de formato um tanto fusiforme. Ele é estreito em sua origem, mas logo alarga-se até um corpo muscular. Esta porção afunila-se até um tendão logo proximal à extremidade distal ou tróclea do rádio. O tendão situa-se ao longo da superfície caudal da tróclea do rádio e o carpo, para inserir-se na superfície palmar do grande osso metacarpo (Fig. 28-24). O retináculo flexor fixa este tendão à região cárpica (Fig. 28-19).

Relações: Superficialmente, com a pele e a fáscia. Profundamente, com a articulação do cotovelo, a porção umeral do músculo flexor profundo do dedo, o rádio e o carpo. Cranialmente, com o músculo pronador redondo. Caudalmente, com o músculo flexor ulnar do carpo.

Suprimento sangüíneo: Artérias ulnar colateral e braquial.

Suprimento nervoso: Nervo mediano.

O **músculo flexor ulnar do carpo** é um músculo largo e muito fino e plano derivado de duas origens que parcialmente cobrem o restante do grupo flexor. Portanto, ele situa-se superficialmente na superfície caudomedial do antebraço (Figs. 28-14, 19 e 22).

Origem: A porção ulnar surge das superfícies caudal e medial do olécrano. A porção umeral surge do epicôndilo medial do úmero logo caudal ao músculo flexor radial do carpo.

Inserção: Em comum com o tendão de inserção caudal do músculo ulnar lateral dentro da borda proximal e superfície lateral do osso cárpico acessório.

Ação: Flexionar a articulação cárpica e estender o cotovelo.

Estrutura: Este músculo plano surge por dois tendões espalhados. A parte ulnar do olécrano e a parte umeral do epicôndilo medial do úmero; resulta, portanto, apenas por curta distância, uma origem com o formato de um V, e, depois, o músculo fino, largo e expansivo. A borda muscular cranial deste músculo, aparece arredondada e afunila-se rapidamente em um tendão de inserção plano. A borda caudal é reta e essencialmente tendinosa.

Relações: Superficialmente, com uma pequena parte da porção longa do músculo tríceps do braço, o músculo tensor da fáscia do antebraço, o músculo peitoral superficial, a pele e a fáscia. Profundamente, com os músculos flexores digitais. Cranialmente, com o músculo flexor radial do carpo. Caudalmente, com a fáscia e pele.

Suprimento sangüíneo: Artérias ulnar colateral, braquial e interóssea cranial.

Suprimento nervoso: Nervo ulnar (inconstantemente o nervo mediano).

O **músculo flexor profundo dos dedos** consiste de três porções — a radial, a umeral e a ulnar. A porção umeral é a maior, a radial é a mais profunda e a ulnar a mais lateral (Figs. 28-19 a 22).

Origem: **Porção radial:** a superfície caudal da extremidade ou cabeça proximal do rádio, também o espaço interósseo proximal. **Porção umeral:** o epicôndilo medial do úmero. **Porção ulnar:** as superfícies medial, caudal e lateral da extremidade proximal da ulna.

Inserção: O tubérculo flexor da falange distal do terceiro e quarto dígitos.

Ação: Flexionar o dígito e o carpo e estender o cotovelo.

Estrutura: A **grande porção umeral** pode ser dividida em uma porção grande e uma pequena. Elas são musculares e de tamanho quase igual. Seu tendão de inserção está ligado à porção profunda do músculo flexor superficial do dedo. A **porção radial** é pequena e fina. Ela é a mais profunda das três porções. Ela é plana e um tanto triangular, com um tendão de inserção estreito e arredondado. O tendão torna-se distinto da parte muscular, mais ou menos na metade do rádio. Ele une-se a outros tendões profundos e passa dentro do canal cárpico. A **porção ulnar** é muscular, triangular e curta. Ela tem uma origem extensa. Um tendão de inserção plano e fino surge no quinto proximal da ulna e corre na superfície lateral da porção umeral para unir-se aos outros tendões próximo ao carpo (Fig. 28-24).

Relações: **Porção ulnar:** superficialmente, com o músculo ulnar lateral; profundamente, com as porções longa e medial do músculo tríceps do braço e a porção umeral do músculo flexor profundo dos dedos. **Porção umeral:** superficialmente, com o músculo ulnar lateral, e a porção ulnar do músculo flexor profundo do dedo; caudomedialmente, com o músculo flexor ulnar do carpo. **Porção radial:** superficialmente, com a porção umeral do músculo flexor profundo dos dedos; profundamente, com o rádio.

Suprimento sanguíneo: Artérias radial colateral, ulnar colateral, braquial, interóssea comum e interóssea caudal.

Suprimento nervoso: Nervos mediano e ulnar.

O **músculo flexor superficial dos dedos** é um tanto misturado, em sua origem, com o músculo flexor ulnar do carpo. Ele divide-se em dois ventres, o superficial e o profundo, terminando em tendões na parte distal do antebraço (Figs. 28-19, 20 e 24). O tendão superficial passa sobre o retináculo flexor, perfura a fáscia metacárpica e une-se ao tendão profundo, aproximadamente na metade do metacarpo. O ventre profundo está ligado ao músculo flexor profundo dos dedos por uma faixa fibrosa forte. Seu tendão passa sob o retináculo flexor, num sulco no músculo flexor profundo dos dedos, do qual ele recebe fibras. O tendão conjunto logo bifurca-se, cada ramo recebendo uma faixa de reforço do músculo interósseo e formando, próximo ao boleto, um anel para o ramo correspondente do tendão flexor digital profundo. Passando sob dois ligamentos anulares digitais, eles se inserem, por três segmentos, nas superfícies palmares das falanges médias.

Origem: O epicôndilo medial do úmero.

Inserção: A extremidade proximal da superfície palmar da falange média do terceiro e quarto dígitos.

Ação: Flexionar o dígito e o carpo e estender o cotovelo.

Estrutura: Os ventres musculares são afunilados em ambas as extremidades. No meio do antebraço a porção profunda pode ser separável da porção superficial.

Relações: Superficialmente, com o retináculo flexor, a fáscia, o músculo flexor ulnar do carpo, e o músculo flexor radial do carpo. Profundamente, com o músculo flexor profundo dos dedos.

Suprimento sanguíneo: Artérias ulnar colateral, braquial, interóssea caudal e interóssea cranial.

Suprimento nervoso: Nervo ulnar (às vezes o nervo mediano).

Os **músculos lumbricais** estão ausentes, a menos que consideremos como tais os feixes musculares que surgem no músculo flexor profundo dos dedos e que estão inseridos no tendão digital superficial no carpo.

O **músculo interósseo** (médio) (ligamento suspensório) é um músculo completo composto tanto de tecido muscular como tendinoso. Ele situa-se em um sulco na superfície palmar do osso metacarpo (Figs. 28-19, 20 e 21). Os tendões flexores digitais superficial e profundo situam-se superficialmente a este músculo. Ele é um tanto mais muscular do que no eqüino; em verdade, no animal jovem ele pode ser quase inteiramente muscular. Sua disposição é um tanto complexa; único em sua origem, aproximadamente na metade do metacarpo ele destaca uma faixa que se une ao tendão flexor digital superficial e concorre, próximo ao boleto, na formação do anel para o tendão flexor digital profundo. Um pouco mais distalmente ele divide-se, a princípio, em três e, posteriormente, em cinco ramos. Os ramos abaxiais (dois pares) estão inseridos aos tendões correspondentes, sesamóide proximal (palmar) e extensor, enquanto o ramo médio passa através da fenda intertroclear na extremidade distal do metacarpo e bifurca-se, cada divisão fundindo-se com o tendão extensor correspondente.

Suprimento sanguíneo: Artéria mediana.

Suprimento nervoso: Nervo ulnar.

MEMBRO PÉLVICO

A fáscia superficial é escassa. Nos animais, em boa condição, ela contém considerável gordura até a metade da coxa. A fáscia profunda é uma forte lâmina e emite septos intermusculares que passam profundamente entre os músculos.

A profunda **fáscia glútea** cobre a região do quadril. Ela é contínua com a fáscia toracolombar cranialmente. Sua borda medial está inserida nos ligamentos sacroilíacos dorsais; sua borda caudal está inserida no ligamento sacrotuberal largo. Lateralmente, ela passa sob a borda lateral do músculo glúteo médio e insere-se na borda lateral do ílio. O músculo tensor da fáscia lata tem parte de sua origem nesta fáscia, ao longo da borda lateral do músculo glúteo médio. Caudalmente ao quadril e ao nível dele, ela é diretamente contínua com a fáscia lata (McLeod, 1958).

A **fáscia femoral profunda** é denominada de acordo com sua localização. A **fáscia lata** está na superfície lateral. Ao longo da borda caudal desta região ela é contínua com a fáscia femoral medial. Distalmente ela é contínua com a camada superficial da fáscia crural profunda e insere-se na patela e no ligamento patelar lateral. A parte cranial forma a aponeurose de inserção do músculo tensor da fáscia lata. A fáscia femoral profunda está ausente na superfície do músculo acima. Septos intermusculares passam entre as divisões do músculo gluteobíceps e entre este músculo e o músculo semitendinoso (McLeod, 1958).

A fáscia superficial da **região femoral medial** não é abundante. A fáscia profunda forma uma lâmina definida mas não é tão espessa quanto a fáscia lata, com a qual ela é contínua. A borda proximal está inserida na borda ventral do ligamento sinfisial, na borda do anel inguinal superficial e na aponeurose do músculo oblíquo externo do abdome lateral ao anel. Estas inserções da fáscia profunda, através da fáscia superficial, sustentam a pele quando de sua reflexão do abdome e glândula mamária sobre o membro pélvico. Distal à articulação do joelho a fáscia femoral profunda é contínua com a camada superficial da fáscia crural profunda (McLeod, 1958).

A **fáscia crural** superficial é bastante limitada em sua quantidade. Ela contém os nervos e vasos superficiais, e pouca, se houver alguma, gordura e não tem outras características de importância. A fáscia crural profunda tem camadas superficiais, média e profunda. As camadas superficial e média circundam todas as estruturas da região e são, portanto, denominadas de fáscia crural comum. A camada profunda circunda as estruturas adjacentes à tíbia, com exceção do músculo gastrocnêmio e do músculo flexor superficial dos dedos. A camada superficial é a continuação da fáscia profunda da coxa. A camada média é a aponeurose do músculo gluteobíceps, no lado lateral, e do músculo grácil, no lado medial. Estas duas camadas fundem-se próximo à metade da tíbia. O tendão calcâneo está circundado em um tubo formado pela fáscia crural comum. As inserções társicas do músculo gluteobíceps e do músculo semitendinoso são engrossamentos estreitos da fáscia comum e estão logo cranial ao tendão calcâneo. A camada profunda circunda os músculos da perna, com exceção do músculo gastrocnêmio e do músculo gluteobíceps. Está inserida na superfície medial da tíbia e borda cranial, envia septos entre os músculos e é contínua com a fáscia társica profunda.

A **fáscia társica** superficial não possui características de importância. A fáscia társica profunda está inserida nos ligamentos colaterais medial e lateral do tornozelo e possui três engrossamentos conhecidos como ligamento anular. O **retináculo proximal dos extensores** é o mais forte. Ele é uma faixa transversa espessa na cóclea da tíbia, e está inserido no maléolo medial e na superfície dorsal da tíbia, medial ao maléolo lateral. Os tendões do músculo extensor longo dos dedos, incluindo o músculo extensor do dedo III, o músculo fibular terceiro, o músculo tibial cranial, os vasos tibiais craniais e os nervos fibulares passam sob o ligamento. O **retináculo distal dos ex-**

tensores cruza a superfície dorsal do grande osso metatarso, a cujas bordas está inserido, e é muito mais fina do que o retináculo proximal. Os tendões do músculo extensor longo dos dedos, incluindo o músculo extensor do dedo IIIϕ e o músculo fibular terceiro, passam sob o retináculo distal. O **retináculo flexor** (ligamento anular plantar) converte o sulco társico no **canal társico**. Ele está inserido na borda do *sustentaculum tali* e borda plantar do calcâneo e no retináculo extensor. O conteúdo do canal são o tendão flexor digital profundo, a bainha sinovial társica e os vasos plantares. A fáscia társica plantar é contínua com a fáscia metatársica plantar profunda.

A **fáscia metatársica** superficial não é abundante. Na superfície dorsal da região ela circunda os tendões dos músculos extensores digitais, a veia metatársica dorsal e o nervo fibular superficial. A fáscia profunda é forte na superfície plantar da região. Ela insere-se nas bordas do osso metatársico principal, formando com ele o **canal metatársico**, através do qual passam os tendões dos músculos flexores digitais, o músculo interósseo e os vasos e nervos plantares. Proximalmente, ele é contínuo com a fáscia társica plantar. Próximo à parte distal da região a fáscia divide-se em duas faixas que se inserem na placa do esporão.

A fáscia e os ligamentos dos dígitos acessórios e a **fáscia digital** são conforme descrito para o membro torácico.

Músculos Sublombares

O **músculo psoas menor** é o mais medial dos músculos sublombares. Ele é um músculo par, que surge na linha média, próximo ao corpo da última vértebra torácica e gradativamente diverge para o tubérculo psoas no corpo do ílio.

Origem: Os corpos das vértebras, começando no disco intervertebral, entre a décima segunda e a décima terceira vértebras torácica e terminando na quinta vértebra lombar. No caprino ele começa na primeira vértebra lombar.

Inserção: O tubérculo psoas no corpo do ílio.

Ação: Flexionar ou arquear o dorso; agindo unitariamente, flexionar a região lombar lateralmente.

Estrutura: Este é um músculo disposto pinuladamente, com as fibras direcionadas caudoventralmente dos corpos das vértebras. Um tendão brilhoso, muito proeminente, surge na borda ventral deste músculo e achata-se para inserir-se no tubérculo psoas. A origem é na linha da média e gradativamente diverge para as superfícies laterais dos corpos das vértebras, à medida que o músculo corre ventralmente.

Relações: Ventralmente, com a aorta abdominal e a veia cava caudal; dorsalmente, com os corpos das vértebras lombares e o corpo do ílio; lateralmente, com o músculo psoas maior.

Suprimento sangüíneo: Artérias lombares.

Suprimento nervoso: Nervos lombares.

O músculo ilíaco e o músculo psoas maior, em conjunto, são freqüentemente denominados de **iliopsoas,** dada a relação íntima de um com o outro (Fig. 28-13).

O **músculo psoas maior** é o maior e mais lateral dos músculos sublombares. Ele diverge de sua origem de modo semelhante ao do músculo psoas menor.

Origem: As extremidades vertebrais das últimas duas costelas, a superfície ventrolateral do corpo e as superfícies ventrais dos processos transversos de todas as vértebras lombares.

Inserção: O trocanter menor do fêmur em comum com o ilíaco, também o colo adjacente do fêmur.

Ação: Flexionar a articulação do quadril e girar a coxa lateralmente.

Estrutura: Ao nível das costelas, o músculo é achatado e situado de modo horizontal. Ao passar caudalmente, a situação torna-se mais vertical e mais espessa. A borda ventral é arredondada e proeminente e está coberta por fáscia brilhante na área lombar. A fáscia gradativamente cede lugar ao tendão de inserção. Na articulação lombossacral ela situa-se em um sulco profundo no ilíaco. Está parcialmente aderida ao ilíaco, nesta área, e insere-se juntamente com ele.

Relações: Dorsalmente, com o ilíaco e os processos transversos lombares; dorsolateralmente, com o músculo quadrado lombar; ventralmente, com os rins e a fáscia ilíaca; lateralmente, com o músculo vasto medial e o ilíaco; medialmente, com o músculo sartório e o músculo psoas menor.

Suprimento sangüíneo: Artérias iliolombar, ilíaca circunflexa profunda, femoral profunda e femoral.

Suprimento nervoso: Nervo lombar e nervo femoral.

O **músculo ilíaco** é um músculo arredondado situado ventrolateralmente ao corpo do ílio.

Origem: O corpo da sexta vértebra lombar, a superfície ventrolateral do ílio, lateralmente à linha arqueada, os ligamentos sacroilíacos ventrais e o sacro.

Inserção: O trocanter menor do fêmur, em comum com o músculo psoas maior.

Ação: Flexionar a articulação do quadril e girar o fêmur lateralmente.

Estrutura: Ele é muscular e espesso, com suas fibras correndo paralelas e ventrolateralmente ao corpo do ílio. O músculo ilíaco é sulcado em sua superfície ventral para acomodar a parte caudal do músculo psoas maior. Juntamente com o músculo psoas maior ele compõe o iliopsoas. No ruminante, o músculo psoas maior está intimamente aderido ao músculo ilíaco.

Relações: Dorsalmente, com a asa e o corpo do ílio. Ventralmente, com o músculo psoas maior. Lateralmente, com o músculo vasto medial. Medialmente, com o músculo pectíneo e o músculo sartório.

Suprimento sangüíneo: Artérias iliolombar, ilíaca circunflexa profunda, femoral profunda e femoral circunflexa lateral.

Suprimento nervoso: Nervos lombar e femoral.

O **músculo quadrado lombar** é um fino e plano feixe de músculos, localizado na superfície ventral dos processos transversos lombares e profundamente ao músculo psoas maior.

Origem: A superfície ventrolateral dos corpos das quatro últimas vértebras torácicas, a borda caudal da última costela e a superfície ventral dos processos transversos lombares.

Inserção: A borda cranial dos processos transversos da vértebra seguinte, os ligamentos sacroilíacos ventrais, e a superfície ventral da asa do ílio.

Ação: Flexionar a região lombar; agindo unitariamente, flexionar lateralmente.

Estrutura: Este músculo é composto de numerosos feixes dispostos de modo pinulado. Ele está disposto em uma curva gradativa com a convexidade lateralmente. O músculo é largo e estende-se lateralmente além do músculo psoas maior.

Relações: Dorsalmente, com a superfície ventral da cabeça das três últimas costelas, os processos transversos lombares. Ventralmente, com o músculo psoas maior. O ilíaco circunda o músculo distalmente.

Suprimento sangüíneo: Artérias lombares.

Suprimento nervoso: Nervos lombares.

Músculos do Quadril e da Coxa

LATERAIS

O **músculo tensor da fáscia lata** compõe a borda cranial da coxa. Está situado principalmente nas superfícies cranial e craniolateral do membro pélvico (Figs. 28-7, 12, 25, 26 e 27).

Origem: A tuberosidade da coxa e o tecido fibroso forte ventral a ele, bem como a fáscia glútea.

Inserção: A fáscia lata e a fáscia femoral; portanto, ele tem numerosas inserções indiretas com a patela e a tíbia.

Ação: Tensionar a fáscia lata, flexionar a articulação do quadril e estender a articulação do joelho. Ele também pode abduzir o membro.

Estrutura: O músculo tem formato triangular com sua base situada distalmente. As fibras irradiam-se da tuberosidade da coxa de modo semelhante a um leque. A borda cranial é quase reta e passa da tuberosidade da coxa até curta distância próxima à patela. A borda dorsal também é reta e passa da tuberosidade da coxa até a área do trocanter maior. Acredita-se que a parte cranial do músculo glúteo superficial fundiu-se com a parte caudal deste músculo, resultando num aumento, no tamanho do músculo, em comparação com o dos demais animais domésticos.

Relações: Superficialmente, com a pele e a fáscia; cranialmente, com o músculo cutâneo do tronco e os nodos linfáticos subilíacos. Dorsalmente, com os músculos ilíaco e glúteo médio; medialmente, com os músculos ilíaco, glúteo médio e quadríceps da coxa, bem como com a túnica abdominal.

Suprimento sangüíneo: As artérias ilíaca circunflexa profunda e ilíaca circunflexa lateral.

Suprimento nervoso: Nervo glúteo cranial.

O **músculo glúteo médio** é espesso e muscular, ocupando, em grande parte, o espaço entre a tuberosidade da coxa e o trocanter maior (Figs. 28-7, 12, 13, 28 e 29). É composto de uma grande porção superficial, comumente conhecida como o glúteo médio, e uma porção menor profunda, o **músculo glúteo acessório** (Figs. 28-15, 25, 26, 27 e 28).

Origem: Os ligamentos sacroilíacos dorsal e lateral e o ligamento sacrotuberal largo, a tuberosidade da

MÚSCULOS DO RUMINANTE 793

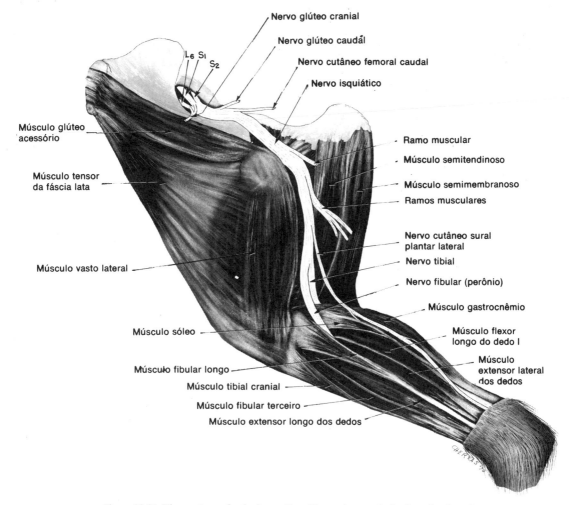

Figura 28-25. Dissecação profunda das regiões glútea e da coxa do bovino; vista lateral.

coxa e a superfície glútea do ílio, bem como a fáscia sobre o músculo longo lombar.

Inserção: O trocanter maior e a crista trocantérica do fêmur. Uma inserção caudal menor sobre o trocanter maior, para inserir-se na fáscia que cobre o músculo vasto lateral. Sua parte profunda, o **músculo glúteo acessório**, insere-se, por intermédio de um forte tendão, no fêmur, distalmente ao trocanter maior, e sob cobertura da parte proximal do músculo vasto lateral.

Ação: Estender a articulação do quadril, abduzir o membro e girar o fêmur.

Estrutura: Este músculo não surge cranialmente tão distante como no eqüino. É estruturalmente muscular e composto de fibras que correm caudoventralmente. Ele tem espessura quase uniforme em secção transversal. A porção profunda é o **glúteo acessório**, um músculo semelhante a uma cinta situado entre a porção principal dos músculos glúteo médio e profundo. Ele surge da crista do ílio e insere-se na superfície lateral do fêmur, logo distal ao trocanter maior.

Relações: Superficialmente, com o músculo gluteobíceps, o músculo tensor da fáscia lata, as fáscias toracolombar e glútea. Profundamente, com o músculo longo lombar, o músculo ilíaco, o músculo glúteo profundo, os músculos gêmeos e o músculo vasto lateral, bem como com o ligamento sacrotuberal largo, o ligamento sacroilíaco, o nervo isquiático e o ílio.

Suprimento sangüíneo: Artérias glútea cranial, ilíaca circunflexa profunda, femoral circunflexa medial e a femoral circunflexa lateral.

Suprimento nervoso: Nervo glúteo cranial e nervo isquiático.

O **músculo glúteo profundo** é um músculo semelhante a um leque que corre caudoventralmente, diretamente sobre a articulação do quadril (Figs. 28-15, 26, 27 e 28). A origem é uma base larga; a inserção, no colo do fêmur, é no ápice.

Origem. A tuberosidade da coxa e o corpo do ílio, a espinha isquiática, e os ligamentos sacrotuberal largo e sacroilíaco.

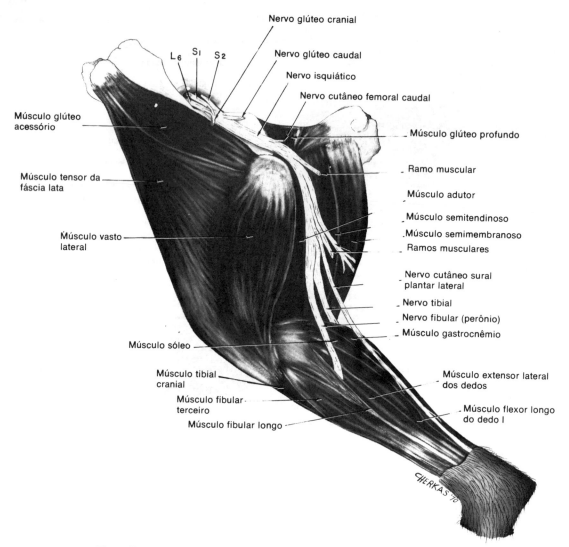

Figura 28-26. Dissecação profunda das regiões glútea e da coxa do caprino; vista lateral. (De Ghoshal e Getty, 1970.)

Inserção: O colo do fêmur próximo ao trocanter maior, também um forte tendão para a borda craniolateral do trocanter maior.
Ação: Abduzir a coxa e girá-la medialmente.
Estrutura: Ele é um músculo semelhante a um leque, com grande quantidade de tecido tendinoso ao longo da borda cranial. O material tendinoso surge na tuberosidade da coxa e termina na superfície lateral do trocanter maior. O restante do músculo também é salpicado com material tendinoso, de modo irradiado.
Relações: Superficialmente, com os músculos vasto lateral e glúteo médio. Profundamente, com os músculos ilíaco e reto da coxa, o corpo do ílio e a articulação do quadril, bem como com a superfície medial do trocanter maior.
Suprimento sangüíneo: Artéria glútea cranial e femoral circunflexa lateral.

Suprimento nervoso: Nervo glúteo cranial.

O **músculo gluteobíceps** é um músculo muito extenso, situado na superfície lateral do quadril e da coxa, superficialmente ao músculo glúteo médio (Figs. 28-7, 12 e 28). Na região da coxa a borda cranial deste longo músculo situa-se logo caudal ao fêmur. Acredita-se que a porção caudal do músculo glúteo superficial fundiu-se com este músculo.
Origem: As espinhas sacrais, os ligamentos sacrotuberais largos, a tuberosidade isquiática e, por um forte tendão, a uma parte do ísquio, próximo ao forame obturador. Também as fáscias glútea e caudal e o septo intermuscular entre este músculo e o músculo semitendinoso.
Inserção: Por um forte tendão, cranialmente, ao ligamento patelar lateral, as fáscias lata e crural, e, portanto, à tuberosidade calcânea. Também à patela e à borda cranial da tíbia.

MÚSCULOS DO RUMINANTE

Ação: Estender as articulações do joelho e do quadril bem como o jarrete. Flexionar o joelho e abduzir o membro.

Estrutura: Este músculo é muito complexo na estrutura, origem e inserção. Ele compõe uma boa parcela do quadril e da coxa muscular caudolateral. O músculo parece um tanto retangular, com extremidades ligeiramente mais largas do que a parte média. Em secção transversal a borda cranial é fina e plana, enquanto a porção caudal é espessa e muscular. O músculo é composto de duas partes, a grande parte cranial, com suas fibras correndo cranioventralmente, e a menor seção caudal, surgindo opostamente ao trocanter maior, com suas fibras correndo caudoventralmente. Próximo à inserção deste músculo as duas porções são menos definidas e ele achata-se para unir-se à fáscia crural. São observados um grande tendão cranial, para o ligamento patelar lateral, e um tendão caudal, para a tuberosidade calcânea. Este músculo e o músculo semitendinoso estão unidos distalmente à tuberosidade isquiática.

Relações: Superficialmente, com a pele e a fáscia; profundamente, com os músculos glúteo médio, gêmeos, semimembranosos, vasto lateral, adutor, quadrado da coxa, gastrocnêmio e os ligamentos sacroilíaco e sacrotuberal largo; os vasos glúteos cranial e caudal, obturador, femoral e femoral profundo; os nervos isquiático, tibial, fibular e glúteo caudal. Caudalmente, com o músculo semitendinoso.

Suprimento sangüíneo: Artérias glútea cranial, glútea caudal, femoral circunflexa medial, femoral circunflexa lateral, femoral caudal e poplítea.

Suprimento nervoso: Nervo glúteo caudal e nervo isquiático ou tibial.

O músculo semitendinoso é longo, muscular e fusiforme, situado na superfície caudolateral da anca, entre o músculo gluteobíceps e o músculo semimembranoso (Figs. 28-7, 12, 13, 25, 26, 27 e 28).

Origem: A superfície caudoventral da tuberosidade isquiática e o músculo gluteobíceps, próximo à sua origem.

Inserção: Uma inserção cranial, por intermédio de um tendão aponeurótico plano que passa sobre a superfície medial proximal da tíbia para a borda cranial da mesma, também para a fáscia que circunda os tendões do músculo gastrocnêmio e o músculo flexor superficial dos dedos. Ele insere-se, portanto, na tuberosidade calcânea e na fáscia crural.

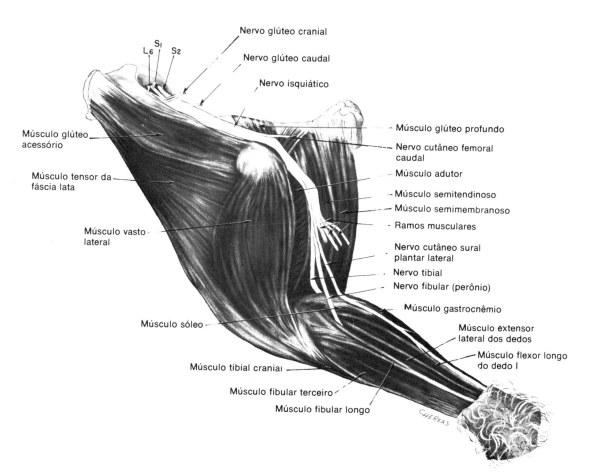

Figura 28-27. Dissecação profunda das regiões glútea e da coxa do ovino; vista lateral.
(De Ghoshal e Getty, 1971.)

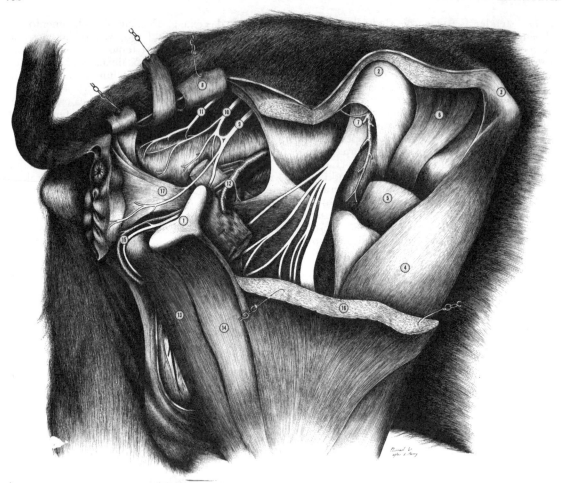

Figura 28-28. Dissecação profunda da região glútea e estruturas mediais ao ligamento sacrotuberal largo da vaca.

1, Tuberosidade isquiática; 2, tuberosidade sacral; 3, tuberosidade da coxa; 4, músculo glúteo médio; 5, músculo glúteo acessório; 6, músculo glúteo profundo; 7, vasos glúteos craniais e nervo isquiático; 8, ligamento sacrotuberal largo (refletido); 9, nervo pudendo; 10, ramo ventral do quarto nervo sacral; 11, nervo retal caudal; 12, vasos glúteos caudais; 13, músculo semimembranoso; 14, músculo semitendinoso; 15, artéria perineal ventral, veia do mesmo nome e nervo perineal superficial; 16, músculo gluteobíceps (cortado); 17, músculo levantador do ânus. (De Getty, 1964.)

Ação: Estender as articulações do quadril e do jarrete, flexionar a articulação do joelho e girar a perna medialmente.

Estrutura: Este músculo tem uma porção única, muscular e fusiforme. Ele surge essencialmente na tuberosidade isquiática (Fig. 28-29), mas também tem origem do músculo gluteobíceps, situado cranialmente, ao qual ele está parcialmente fundido. Ele passa da superfície lateral da articulação do quadril para a superfície medial da perna. O músculo achata-se para uma inserção aponeurótica.

Relações: Lateralmente, com a pele e a fáscia, o músculo gluteobíceps e a porção medial do músculo gastrocnêmio. Medialmente, com o músculo semimembranoso; distalmente, com a inserção aponeurótica do músculo grácil. Cranialmente, com o músculo gluteobíceps. Caudalmente, com a pele e a fáscia.

Suprimento sangüíneo: Artéria femoral profunda e artéria femoral circunflexa medial.

Suprimento nervoso: Nervo glúteo caudal e nervo isquiático ou tibial.

O **músculo semimembranoso** é longo, espesso e muscular, situa-se na superfície caudal da anca (Figs. 28-12, 13, 15, 25 a 29), originando-se da área ao redor da tuberosidade isquiática e correndo distalmente para inserir-se na superfície medial do joelho.

Origem: À superfície ventral da tuberosidade isquiática e a superfície ventral da porção caudal do ísquio, também a porção mais caudal da sínfise pélvica.

Inserção: A inserção proximal, maior, no epicôndilo medial do fêmur. A inserção distal, menor, em uma área distal na margem articular medial da tíbia, logo caudal ao ligamento colateral medial.

Ação: Estender a articulação do quadril e aduzir o membro.

Estrutura: É grande e muscular, e trilateral em secção transversal. Ele é único em sua origem ao redor da tuberosidade isquiática. Aproximada-

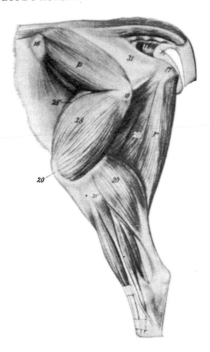

Figura 28-29. Regiões glútea, femoral e crural do bovino, após a remoção dos músculos superficiais.

p, Músculo glúteo médio; r, músculo semitendinoso; u, músculo coccígeo; 16, tuberosidade da coxa; 17, tuberosidade isquiática; 19, trocanter maior; 20, patela; 21', côndilo lateral da tíbia; 28, músculo vasto lateral; 28', músculo reto da coxa; 29, músculo semimembranoso; 30, músculo gastrocnêmio; 31, ligamento sacrotuberal largo. (De Ellenberger et al., 1907.)

mente na metade de seu comprimento, uma divisão torna-se evidente, embora até a inserção ela nunca se separe completamente. A divisão caudal é a menor e corre distalmente até a tíbia. A divisão cranial, maior, passa para o fêmur e, em parte, situa-se sobre a superfície medial da porção medial do músculo gastrocnêmio. Neste nível o músculo torna-se tendinoso e achatado. Na maioria de seu percurso, a superfície cranial deste músculo situa-se em íntima aposição ao músculo adutor. As duas divisões acima são de difícil separação.

Relações: Cranialmente, com os músculos adutor, gluteobíceps próximo à sua origem, pectíneo e vasto medial. Caudalmente, com a pele. Medialmente, com o pilar do pênis e os músculos isquiocavernoso, adutor próximo à sua origem, grácil, pectíneo e a pele. Lateralmente, com os músculos semitendinoso, gastrocnêmio (porção medial), gluteobíceps, os nodos linfáticos poplíteos, o nervo e ramos isquiáticos e a pele.

Suprimento sangüíneo: Artérias femoral profunda, femoral circunflexa medial, safena, genicular descendente, poplítea, tibial cranial e femoral.

Suprimento nervoso: Nervo isquiático ou tibial.

CRANIAIS

O **músculo quadríceps da coxa** é um grande músculo composto de quatro divisões. Ele ocupa a área ao longo das superfícies cranial, lateral e medial da coxa. É um forte extensor da articulação do joelho.

Vasto Lateral (Figs. 28-12 e 13)

Origem: As superfícies laterais do trocanter maior e uma linha estreita ao longo da face caudolateral do fêmur.

Inserção: A borda lateral da patela e o ligamento patelar lateral. Ele insere-se juntamente com o músculo gluteobíceps.

Ação: Juntamente com o músculo vasto medial, estender a articulação do joelho.

Estrutura: É grande e de estrutura muscular com uma extensa origem e inserção tendinosa. Ele compõe a massa lateral da coxa, cranialmente ao fêmur. Possui uma superfície cranial convexa que fornece à coxa seu formato característico (Figs. 28-25 a 27 e 29). Este músculo é separado em sua origem, mas logo funde-se com o músculo reto da coxa, situado mais medialmente. É arredondado em secção transversal e situa-se superficialmente ao músculo vasto intermédio ao longo da superfície cranial do fêmur. Ele está fundido inicialmente com o músculo vasto medial, situado medialmente.

Relações: Superficialmente, com a fáscia lata e a pele. Craniolateralmente, com os músculos tensor da fáscia lata e glúteo médio. Caudolateralmente, com o músculo gluteobíceps. Medialmente, com os músculos reto da coxa e vasto intermédio.

Suprimento sangüíneo: Artéria femoral circunflexa lateral, femoral caudal e poplítea.

Suprimento nervoso: Nervo femoral.

Músculo Reto da Coxa (Fig. 28-29)

Origem: Tendões proeminentes do osso pélvico proximal e cranialmente ao acetábulo. Um tendão proeminente também surge medialmente na superfície ventral do corpo do ílio. Este tendão une-se à face profunda da origem cranial ou lateral.

Inserção: A base e a superfície cranial da patela.

Ação: Estende o joelho e flexiona o quadril.

Relações: Lateralmente, com os músculos glúteo profundo e vasto lateral. Cranialmente, com o músculo tensor da fáscia lata. Medialmente, com os músculos ilíaco, psoas maior, sartório e vasto medial. Caudalmente, com o músculo vasto intermédio. Esta é a única porção com uma ligação diretamente ao osso pélvico os coxae).

Suprimento sangüíneo: Artérias ilíaca circunflexa profunda e femoral circunflexa lateral.

Suprimento nervoso: Nervo femoral.

Músculo Vasto Medial

Origem: Tendinosa, do colo do fêmur caudal e distalmente, até a metade da superfície caudal do fêmur. Também do entrelaçamento de fibras com o músculo vasto intermédio.

Inserção: A superfície craniomedial da patela, também o ligamento patelar medial proximal.

Ação: Com o músculo vasto lateral, estender a articulação do joelho.

Estrutura: Ele compõe a maior parte da superfície medial da coxa e é de formato semelhante ao do músculo vasto lateral, mas é menos extenso. Ele está fundido, em elevado grau, ao extenso músculo vasto intermédio.

Relações: Medialmente, com os músculos sartório, pectíneo, iliopsoas e a pele. Lateralmente, com os músculos reto da coxa e vasto intermédio.

Suprimento sangüíneo: Artérias femoral circunflexa lateral, femoral e genicular descendente.

Suprimento nervoso: Nervo femoral.

Músculo Vasto Intermédio

Origem: Extensa, de todas as faces do fêmur, exceto a caudal.

Inserção: Em qualquer dos lados da base e superfície cranial correspondente da patela, incluindo os ligamentos femoropatelares.

Ação: Estende o joelho e levanta a cápsula femoropatelar

Estrutura: Ele cobre as superfícies cranial, medial e lateral do fêmur. Possui uma origem extensa e insere-se juntamente com os outros componentes do grupo quadríceps. Duas porções são muito evidentes, a lateral sendo menos muscular. Situada profundamente em sua porção distal há uma pequena porção inconspícua na superfície da cápsula da articulação femoropatelar. Esta porção do músculo vasto intermédio era anteriormente designada como a *articulação do joelho* nos ruminantes.

Relações: Cranialmente, com o músculo reto da coxa. Caudalmente, com o fêmur. Medialmente, com o músculo vasto medial. Lateralmente, com o músculo vasto lateral.

Suprimento sangüíneo: Artérias femoral circunflexa lateral e genicular descendente.

Suprimento nervoso: Nervo femoral.

MEDIAIS

O **músculo sartório** é um músculo semelhante a uma cinta que corre sobre a superfície medial cranial da coxa até o joelho. Ele surge por duas origens próximas.

Origem: A porção cranial surge pelo tendão do músculo psoas menor e da fáscia ilíaca; a porção caudal do corpo do ílio.

Inserção: Aponeurótica, para a superfície medial proximal da tíbia; também ao ligamento patelar medial.

Ação: Flexionar a articulação do quadril e aduzir o membro.

Estrutura: Este é um músculo fino e semelhante a um cinto, que é interrompido em sua origem nas duas porções, pela passagem dos vasos femorais. Ele corre caudoventralmente para a superfície medial do joelho. Sua inserção é aponeurótica.

Relações: Superficialmente, com a pele e a fáscia. Lateralmente, com o músculo vasto medial, semimembranoso em sua inserção, ilíaco e psoas maior. Caudalmente, com os músculos grácil e pectíneo.

Suprimento sangüíneo: Artérias ilíaca circunflexa profunda, femoral, safena e genicular descendente.

Suprimento nervoso: Nervo safeno ou femoral.

O **músculo grácil** é um largo músculo plano, situado superficialmente na porção caudal da superfície medial da coxa.

Origem: A rafe mediana ventral da pelve formada pelo tendão sinfisial e a origem daquele do outro lado e também do tendão pré-púbico.

Inserção: Uma larga inserção aponeurótica para o ligamento patelar medial, a tíbia, a fáscia crural, a fáscia que circunda os tendões do gastrocnêmio e o músculo flexor superficial dos dedos.

Ação: Aduzir o membro, flexionar a articulação do joelho e estender a articulação do jarrete.

Estrutura: Este músculo, fino e largo, tem uma extensa inserção na área subpélvica. Ele é de maior espessura em sua borda cranial e gradativamente afunila-se até uma porção muito fina caudal. A inserção é larga e aponeurótica.

Relações: Superficialmente, com a pele e a fáscia. Profundamente, com os músculos semimembranoso, semitendinoso, adutor e pectíneo.

Suprimento sangüíneo: Artérias safena e femoral circunflexa medial.

Suprimento nervoso: Nervo safeno e/ou o nervo obturador.

O **músculo pectíneo** é grande e muscular no bovino. Ele é de formato um tanto triangular. É maciço e único em sua origem e afunila-se nas duas porções de inserção.

Origem: Extensa, do tendão pré-púbico e da borda cranial do púbis.

Inserção: Uma fina linha média da borda caudomedial do fêmur, logo caudal ao músculo adutor. Também para o epicôndilo medial do fêmur.

Ação: Aduzir o membro e flexionar a articulação do quadril.

Estrutura: É muito muscular em sua extensa origem. Ele passa sobre a superfície proximal do músculo vasto medial, situado em íntima aposição a este. Uma fáscia brilhante separa os dois músculos. Uma parte superficial, inconstante do músculo, é observada em alguns espécimes e separada da superfície medial do ventre do músculo como uma parte muscular semelhante a uma cinta, aproximadamente ao nível da extremidade distal da inserção femoral. Esta parte passa profundamente ao músculo sartório e se insere quer por uma inserção fascial ao ligamento patelar medial ou por uma inserção carnosa ao epicôndilo medial do fêmur.

Relações: Lateralmente, com os músculos vasto medial, adutor e iliopsoas. Medialmente, com o músculo grácil. Cranialmente, com os músculos sartório e ilíaco. Caudalmente, com os músculos adutor e obturador externo.

Suprimento sangüíneo: Artérias femoral circunflexa medial, femoral profunda, safena e femoral.

Suprimento nervoso: Nervo safeno e/ou nervo obturador.

O **músculo adutor** é muscular e espesso, com uma extensa origem e inserção (Figs. 28-13, 26 e 27). Ele surge na linha média e insere-se na superfície medial da coxa. Age assim como um adutor muito eficaz do membro.

Origem: A superfície ventral do ísquio e o púbis, o tendão sinfisial, o tendão de origem do músculo grácil e o do lado oposto.

Inserção: Uma grande inserção para a superfície caudal do fêmur logo lateral à do músculo pectíneo, para a origem do músculo gastrocnêmio, distal-

MÚSCULOS DO RUMINANTE

ménte. Uma inserção menor para o tendão de origem da porção medial do músculo gastrocnêmio.

Ação: Aduzir o membro e estender a articulação do quadril.

Estrutura: É muscular carnosa em seu todo, sendo curta e espessa, maior em sua origem e afunilando-se ligeiramente em direção à sua inserção. Ele é um tanto oval em secção transversal. Suas fibras correm ventrocranialmente para a extensa inserção. Este músculo é, em sua borda caudal, frouxamente aderente ao músculo semimembranoso.

Relações: Cranialmente, com os músculos pectíneo e obturador externo. Caudalmente, com os músculos semimembranoso e gastrocnêmio (porção lateral). Lateralmente, com os músculos gluteobíceps, semimembranoso, obturador externo e quadrado da coxa. Medialmente, com o grácil.

Suprimento sangüíneo: Artéria femoral circunflexa medial e, às vezes, as artérias femorais.

Suprimento nervoso: Nervo isquiático ou tibial e nervo obturador.

O **músculo quadrado da coxa** é um pequeno músculo situado em posição imediatamente ventral aos músculos gêmeos e correndo de modo semelhante (Fig. 28-13).

Origem: A borda ventrolateral do ísquio, próximo ao ângulo caudolateral do forame obturador.

Inserção: Distal à crista intertrocantérica e o fêmur, próximo ao trocanter menor.

Ação: Estender a articulação do quadril e aduzir o membro.

Estrutura: É muscular, menor, com feixes distintos correndo cranioventralmente.

Relações: Superficialmente, com o músculo gluteobíceps. Craniodorsalmente, com os músculos gêmeos. Craniomedialmente, com os músculos adutor e obturador externo.

Suprimento sangüíneo: Artérias femoral circunflexa medial.

Suprimento nervoso: Nervos obturador e isquiático.

O **músculo obturador externo** também é um músculo semelhante a um leque, situado na superfície ventral do ísquio e do púbis. Ele converge para a fossa trocantérica.

Origem: O ísquio ventrolateral e o púbis caudal e ventral às bordas do forame obturador.

Inserção: A fossa trocantérica com a parte intrapélvica e os músculos gêmeos.

Ação: Aduzir o membro e girá-lo lateralmente.

Estrutura: Este é um músculo um tanto mais espesso, de formato piramidal. O largo músculo afunila-se para uma origem tendinosa. Uma quantidade grande de tecido tendinoso é encontrada situada entre este músculo e sua parte intrapélvica, quando esta passa através do forame obturador. Estes músculos não são separáveis.

Relações: Superficialmente, com os músculos adutor e quadrado da coxa. Profundamente, com sua parte intrapélvica. Cranialmente, com o músculo pectíneo. Medialmente, com o músculo adutor. Caudalmente, com o músculo semimembranoso e os músculos gêmeos.

Suprimento sangüíneo: Ramo obturador da artéria femoral circunflexa medial e artéria femoral circunflexa medial.

Suprimento nervoso: Nervo obturador.

A **parte intrapélvica do músculo obturador externo** (anteriormente o *músculo obturador interno*) é um músculo semelhante a um leque situado na superfície dorsal do assoalho pélvico. Sua inserção passa através do forame obturador para o trocanter maior.

Origem: A superfície dorsal ou pélvica do ísquio e do púbis e a sínfise pélvica.

Inserção: A fossa trocantérica juntamente com o músculo obturador externo e os músculos gêmeos.

Ação: Girar o fêmur lateralmente.

Estrutura: Este músculo não tem porção ilíaca como é observado no eqüino. A origem é extensa no assoalho pélvico. As fibras que se originam ao longo da sínfise pélvica são as mais superficiais e portanto as mais longas. O músculo torna-se tendinoso ao se aproximar do forame obturador. Ao deixar o assoalho pélvico, muito tecido tendinoso é observado entre a parte intrapélvica e o músculo obturador externo.

Relações: Ventralmente, com o assoalho pélvico. Lateralmente, com o músculo obturador externo. Superficialmente, com o peritônio e a fáscia pélvica. Caudalmente, com o músculo isquiocavernoso.

Suprimento sangüíneo: Artéria pudenda interna ou ilíaca interna e o ramo obturador da artéria femoral circunflexa medial.

Suprimento nervoso: Nervo obturador.

Os **músculos gêmeos** são músculos triangulares que se estendem da superfície ventrolateral do ísquio até a fossa trocantérica do fêmur (Fig. 28-13).

Origem: A parte ventrolateral do ísquio ao nível da incisura isquiática menor, tambem dorsalmente à superfície medial da tuberosidade isquiática.

Inserção: A fossa trocantérica com a inserção do músculo obturador externo e sua parte intrapélvica.

Ação: Girar o fêmur lateralmente.

Estrutura: Este músculo é semelhante a um leque, com uma origem larga e muscular e uma inserção estreita e tendinosa. As fibras correm numa direção cranioventral e convergem, com as do músculo obturador externo, na inserção.

Relações: Superficialmente, com os músculos gluteobíceps, glúteo médio e o nervo isquiático. Profundamente, com o ísquio, a articulação do quadril e a inserção do músculo obturador externo e sua parte intrapélvica. Ventralmente, com o músculo quadrado da coxa.

Suprimento sangüíneo: Artéria glútea caudal.

Suprimento nervoso: Nervo isquiático.

Músculos da Perna e do Pé

GRUPO DORSOLATERAL

O **músculo extensor longo dos dedos** é um extensor complexo dos dígitos. Ele é um fino músculo fusiforme situado na superfície craniolateral da perna e quase coberto pelo músculo fibular terceiro ao qual está intimamente aderido (Figs. 28-25, 30 e 31). Está situado entre o músculo tibial cranial e o músculo extensor lateral dos dedos e consiste de dois ventres.

medial (extensor do dedo III) passa através do sulco extensor da tíbia, e seu tendão de inserção corre sob o retináculo extensor proximal do tarso (Fig. 28-33). Aqui ele situa-se entre os tendões do músculo tibial cranial e o ventre lateral deste músculo. O tendão do ventre lateral é longo, fino e arredondado. Ele é o mais lateral dos tendões que passam sob o retináculo proximal dos extensores no tarso. Ele bifurca-se na base das falanges proximais do terceiro e quarto dígitos.

Relações: Superficial e medialmente, com o músculo fibular terceiro. Profundamente, com os mús-

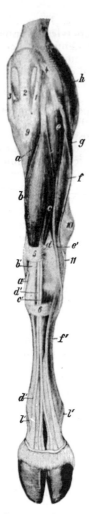

Figura 28-30. Músculos da perna e do pé do bovino; vista cranial e dorsal.

a, Músculo tibial cranial e a', seu tendão; b, músculo fibular terceiro e b', seu tendão; c, músculo extensor longo dos dedos e c', seu tendão; d, φ músculo extensor do dedo III e d', seu tendão; e, músculo fibular longo e e', seu tendão; f, músculo extensor lateral dos dedos e f', seu tendão; g, músculo flexor longo do dedo I; h, músculo gastrocnêmio; 1', tendão do músculo interósseo; 1, ligamentos patelares lateral, 2, médio e 3, medial; 4, ligamento femoropatelar lateral; 5, retináculo proximal dos extensores; 6, retináculo distal dos extensores; 9, tuberosidade tibial; 10, tuberosidade calcânea; 11, maléolo lateral. (De Ellenberger e Baum, 1915.)

Origem: Fossa extensora do fêmur juntamente com o músculo fibular terceiro.

Inserção: O processo extensor das falanges distais do terceiro e quarto dígitos e a base da falange média do terceiro dígito (Fig. 28-32).

Ação: Estender os dígitos e flexionar a articulação do boleto.

Estrutura: Este fino músculo fusiforme surge juntamente com o fibular terceiro e torna-se muscular próximo do mesmo ponto que esse músculo. Numa grande extensão de seu percurso funde-se à face profunda do músculo fibular terceiro. Ele consiste de dois ventres — o medial e o lateral. O ventre

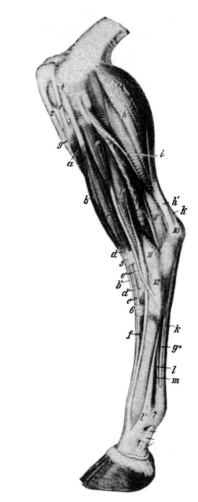

Figura 28-31. Músculos da perna e do pé do bovino; vista lateral.

a, Músculo tibial cranial; b, músculo fibular terceiro e b', seu tendão; c, músculo extensor longo dos dedos e c', seu tendão; d, φ músculo extensor do dedo III, e d', seu tendão; e, músculo fibular longo e e', seu tendão; f, músculo extensor lateral dos dedos e f', seu tendão; g, músculo flexor longo do dedo I; g', músculo tibial caudal; g", tendão do músculo flexor digital profundo; h, músculo gastrocnêmio e h', seu tendão; i, músculo sóleo; k, tendão do músculo flexor digital superficial; 1, músculo interósseo, 1', tendão do músculo interósseo e m, seu ramo superficial; 1, ligamentos patelares lateral e 2, médio; 4, ligamento femoropatelar lateral; 5, retináculo proximal dos extensores; 6, retináculo distal dos extensores; 7, ligamento anular palmar; 8, ligamentos anulares digitais; 9, tuberosidade tibial; 10, tuberosidade calcânea; 11, maléolo lateral; 12, ligamento colateral lateral do jarrete. (De Ellenberger e Baum, 1915.)

MÚSCULOS DO RUMINANTE

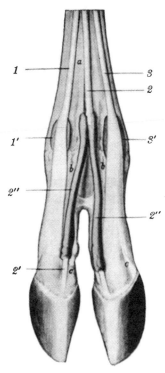

Figura 28-32. Parte distal do membro do bovino com bainhas e bolsas sinoviais injetadas; vista dorsal.

1, Tendão do ϕ músculo extensor do dedo III com bolsa (1'); 2, tendão do músculo extensor digital longo; 2', ramo de 2 com bainha sinovial (2"); 3, tendão do músculo extensor digital lateral com bolsa (3'); a, metatarso; b, falange proximal; c, falange média. (De Schmidtchen, 1906.)

culos tibial cranial e extensor curto dos dedos. Lateralmente, com o músculo fibular longo.
Suprimento sangüíneo: Artéria tibial cranial.
Suprimento nervoso: Nervo fibular profundo e ocasionalmente os nervos fibulares.

O músculo extensor lateral dos dedos situa-se na superfície lateral da perna, entre o restante do grupo extensor e os flexores do membro (Figs. 28-26 a 28, 30, 31 e 34).
Origem: O ligamento colateral lateral, côndilo lateral da tíbia e a cabeça vestigial da fíbula.
Inserção: A base e a superfície dorsal da falange média do quarto dígito (lateral) (Fig. 28-32).
Ação: Estender o quarto dígito.
Estrutura: Este músculo surge numa origem fina, afunilada e muscular. A parte mais espessa deste músculo longo e delgado está próxima à parte média da tíbia. Ele então afunila-se em um longo tendão de inserção plano. O tendão passa distalmente na superfície lateral da tíbia distal. A seguir passa sob o tendão do músculo fibular longo (Fig. 28-33). No tarso ele é preso pelo retináculo extensor.
Relações: Superficialmente, com a fáscia e a pele. Profundamente, com a tíbia e a cabeça vestigial da fíbula. Cranialmente, com os músculos fibular longo e tibial cranial e extensor longo dos dedos. Caudalmente, com o músculo flexor longo do dedo I.
Suprimento sangüíneo: Artéria tibial cranial.

Suprimento nervoso: Nervo fibular superficial e nervo fibular.

O músculo extensor curto dos dedos é um músculo muito pequeno localizado na superfície dorsal do tarso.
Origem: A superfície dorsal do talo, próximo à superfície troclear.
Inserção: O tendão do músculo extensor longo dos dedos ao nível do metatarso proximal.
Ação: Estender os dígitos ao auxiliar o músculo extensor longo dos dedos.
Estrutura: Este é um músculo fino e inconspícuo composto de tecido tendinoso, bem como de tecido muscular.
Relações: Superficialmente, com os tendões de inserção do músculo extensor longo dos dedos. Profundamente, com a tróclea do talo e o grande osso metatarso.
Suprimento sangüíneo: Terceira artéria metatársica dorsal e possivelmente a artéria pedal dorsal.
Suprimento nervoso: Nervo fibular profundo.

O músculo fibular longo (perônio) é um longo músculo de formato triangular situado na posição da superfície lateral da perna. A porção muscular permanece na superfície lateral da perna, em todo seu curso (Figs. 28-25 a 27, 30, 31, 34 e 35).

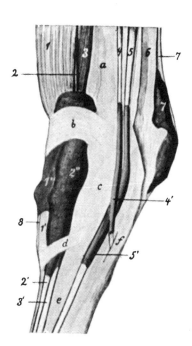

Figura 28-33. Tarso esquerdo do bovino com bainhas e bolsas sinoviais injetadas; vista lateral.

1, Músculo fibular terceiro com seu tendão (I) e bainha (1"); 2, ϕ músculo extensor do dedo III com 3, ϕmúsculo extensor longo dos dedos; 2', tendão de 2; 2", bainha comum dos tendões de 2 e 3; 4, músculo fibular longo e sua bainha (4'); 5, músculo extensor lateral dos dedos e sua bainha (5'); 6, tendão do músculo gastrocnêmio; 7, músculo flexor superficial dos dedos e sua bainha (7'); 8, tendão do músculo tibial cranial; a, tíbia; b, retináculo proximal dos extensores; c, tarso; d, retináculo distal dos extensores; e, metatarso; f, ligamento colateral lateral. (De Schmidtchen, 1906.)

RUMINANTE

fino e plano, na metade distal da tíbia. Seu tendão passa distal e plantarmente sobre a superfície lateral do tornozelo, cruza sobre a do músculo extensor lateral dos dedos e sob o ligamento colateral lateral e termina no primeiro osso társico e na extremidade proximal do grande osso metatársico (Fig. 28-33).

Relações: Superficialmente, com a pele. Profundamente, com o músculo tibial cranial. Cranialmente, com os músculos fibular terceiro e extensor

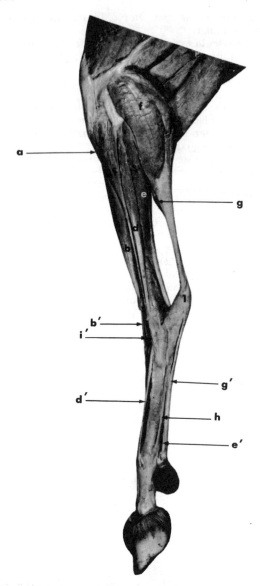

Figura 28-34. Músculos da perna e do pé do caprino; vista lateral.

a, Músculo tibial cranial; b, músculo fibular terceiro; b', tendão de b; c, músculo fibular longo; d, músculo extensor lateral dos dedos; d', tendão de d; e, músculo flexor profundo dos dedos; e tendão de e; f, músculo gastrocnêmio; g, músculo flexor superficial dos dedos; g', tendão de g; h, músculo interósseo; i' tendão extensor digital longo; 1, tuberosidade calcânea.

Origem: O côndilo lateral da tíbia e o ligamento colateral lateral da articulação femorotibial, bem como o menisco lateral.

Inserção: O primeiro osso társico e a base ou extremidade proximal do grande osso metatársico.

Ação: Flexionar a articulação do jarrete bem como girá-la medialmente.

Estrutura: A origem deste músculo é larga e aponeurótica. Ele pode ser considerado a base de um longo músculo estreito e de formato triangular. O músculo afunila-se em um longo tendão de inserção

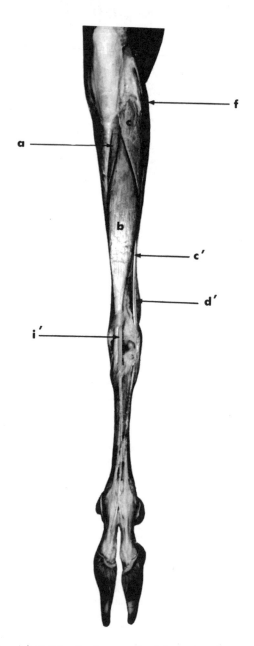

Figura 28-35. Músculos da perna e do pé do caprino; vista cranial e dorsal.

a, Músculo tibial cranial; b, músculo fibular terceiro; c, músculo fibular longo; c', tendão de c; d', tendão do extensor digital lateral; f, músculo gastrocnêmio; i', tendão do extensor digital longo.

longo dos dedos. Caudalmente, com extensor lateral dos dedos e flexor profundo dos dedos.

Suprimento sangüíneo: Artéria tibial cranial.

Suprimento nervoso: Nervo fibular profundo e nervo fibular.

O **músculo fibular terceiro** (perônio) é um músculo fusiforme e superficial (Figs. 28-25 a 27, 30, 31, 34 e 35). Ele é tendinoso tanto em sua origem como em sua inserção. A origem é na superfície lateral do joelho e a inserção é na face medial do tarsometatarso.

Origem: Por um forte tendão redondo na fossa extensora do fêmur juntamente com o músculo extensor longo dos dedos.

Inserção: O tendão de inserção bifurca-se para um tendão tanto medial como lateral. O tendão lateral é uma continuação direta do tendão, distalmente, e insere-se na superfície medial dorsal da base ou na extremidade proximal do grande osso metatársico. O tendão medial cruza o tarso, medialmente, e insere-se na superfície medial do primeiro osso társico, do segundo e terceiro ossos társicos fundidos e na superfície medial plantar da base ou extremidade proximal do grande osso metatársico.

Ação: Flexionar a articulação do jarrete.

Estrutura: Este é um músculo plano e fusiforme, com suas fibras correndo paralelas ao longo eixo da perna. Ele surge por um tendão redondo que se continua em seu quinto inicial, passando distalmente no sulco extensor da tíbia. A face profunda deste músculo é um tanto côncava e o músculo extensor longo dos dedos, subjacente, está intimamente aderido a esta superfície. Uma fáscia brilhante é proeminente. O tendão de inserção passa sob o retináculo proximal dos extensores no tarso e é mantido no lugar por esta estrutura (Figs. 28-33 e 36). O tendão de inserção bifurca-se para inserir-se na região tarsometatársica medial. Logo antes da bifurcação, o tendão é atravessado pelo músculo tibial cranial subjacente. No ovino, o tendão do músculo extensor longo do dedo I, que funde-se com o músculo tibial cranial do bovino, permanece separado até sua inserção na superfície medial do grande osso metatársico.

Relações: Superficialmente, com fáscia e pele. Superficial e caudalmente, com o músculo fibular longo. Profundamente, com o músculo extensor longo dos dedos. Cranial e profundamente, com o músculo tibial cranial.

Suprimento sangüíneo: Artéria tibial cranial.

Suprimento nervoso: Nervo fibular profundo e variavelmente o nervo fibular.

O **músculo tibial cranial** é o mais profundo do grupo extensor (Figs. 28-25 a 27, 30, 31 e 35). Ele é um músculo fino situado no lado craniolateral da tíbia, lateralmente à borda cranial da tíbia.

Origem: A origem cranial é da superfície lateral da tuberosidade tibial, da borda cranial da tíbia e da porção proximal do corpo da tíbia. A origem caudal ou lateral é do côndilo lateral da tíbia e da cabeça vestigial da fíbula.

Inserção: O primeiro osso társico e no segundo e terceiro ossos társicos fundidos, bem como no grande osso metatársico.

Ação: Flexionar a articulação do jarrete.

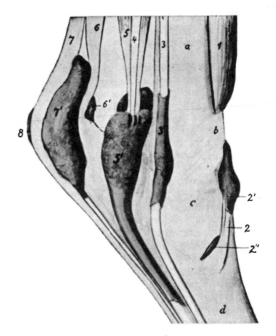

Figura 28-36. Tarso esquerdo do bovino com bainhas e bolsas sinoviais injetadas; vista medial.

1, Músculo fibular terceiro; 2, tendão do músculo tibial cranial com bainha (2') e bolsa (2"); 3, músculo flexor longo dos dedos e sua bainha (3'); 4, músculo tibial caudal; 5, músculo flexor longo do dedo I e sua bainha (5'); 6, tendão do músculo gastrocnêmio e sua bolsa (6'); 7, músculo flexor superficial dos dedos e sua bolsa (7'); 8, bolsa subcutânea; a, tíbia; b, retináculo proximal dos extensores; c, tarso; d, metatarso. (De Schmidtchen, 1906.)

Estrutura: Este músculo surge por duas porções, que logo combinam-se em um ventre fino e plano. O músculo afunila-se em um tendão próximo à parte média do corpo da tíbia. Uma fáscia brilhante é observada na superfície do músculo. O tendão de inserção passa do lateral para o medial sobre a tíbia (Figs. 28-33 e 36). Na extremidade distal da tíbia o tendão é preso pelo retináculo proximal dos extensores. O tendão de inserção perfura, em seu percurso distal, o tendão do músculo fibular terceiro. Ele então passa obliquamente sobre a superfície medial do tarso em seu percurso no tarsometatarso.

Relações: Superficialmente, com os músculos extensor longo dos dedos, fibular longo e a pele. Profundamente, com a tíbia, o tendão do músculo fibular terceiro e os vasos tibiais craniais. Caudalmente, com os músculos extensor lateral dos dedos e flexor longo do dedo I.

Suprimento sangüíneo: Artéria tibial cranial.

Suprimento nervoso: Nervo fibular profundo e variavelmente o nervo fibular.

O **músculo extensor longo do dedo I** ocorre como um músculo separado no ovino. Ele é um longo músculo delgado que surge da borda lateral da extremidade proximal da tíbia, e da cabeça vestigial adjacente da fíbula, incluindo o corpo não ossificado desta. Ele corre paralelo ao músculo tibial cranial, inserindo-se na extremidade proximal do grande osso metatársico.

GRUPO PLANTAR

Músculo Tríceps Sural

O **músculo gastrocnêmio**, grande e muscular, é composto de uma porção medial e outra lateral, de tamanhos quase iguais. Juntamente eles formam a principal porção muscular da superfície caudal da perna (Figs. 28-13, 26 a 31 e 34).
Origem: As porções medial e lateral possuem origens separadas. A porção lateral é mais extensa. **Porção lateral** — a tuberosidade supracondilóide lateral e a borda cranial do epicôndilo lateral do fêmur. **Porção medial** — a porção mais distal da tuberosidade supracondilóide medial bem como o epicôndilo medial do fêmur.
Inserção: Por tendões conjuntos muito fortes na tuberosidade calcânea.
Ação: Flexionar a articulação do joelho e estender o jarrete.
Estrutura: É muito muscular em seus dois terços proximais. A porção lateral é apenas ligeiramente maior do que a medial. A superfície axial das duas porções é fundida, exceto próximo a origem. A artéria e veia poplíteas e o nervo tibial passam entre as porções não fundidas. As bordas abaxiais são finas e planas. As superfícies profundas deste músculo estão sulcadas, de modo côncavo, para acomodar o músculo flexor superficial dos dedos. No terço distal estes músculos convergem em um tendão muito forte que surge da porção lateral. Neste ponto, os tendões conjuntos situam-se caudal ou superficialmente ao tendão flexor digital superficial. O tendão gradativamente espirala-se para situar-se lateralmente a princípio e depois cranialmente ao tendão flexor digital superficial, na inserção na tuberosidade calcânea (Figs. 28-33 e 36).
Suprimento sangüíneo: Artérias femoral, femoral caudal e poplítea.
Suprimento nervoso: Nervo tibial.

O **músculo sóleo** é um fino segmento, semelhante a uma fita, ao longo da borda cranial do músculo flexor longo do dedo I (Figs. 28-25 a 27 e 31). Ele estende-se da cabeça da fíbula e insere-se na superfície profunda do tendão da porção lateral do músculo gastrocnêmio, próximo a sua parte proximal. Este último, juntamente com os tendões do músculo flexor superficial dos dedos, o músculo gluteobíceps e o músculo semitendinoso, compreendem o **tendão calcâneo comum,** que é freqüentemente designado como o tendão do jarrete. Entretanto, os tendões do músculo tríceps sural, isto é, o gastrocnêmio e o sóleo, são designados de **tendão calcâneo** ou tendão de Aquiles.
Origem: A superfície lateral da cabeça da fíbula.
Inserção: O tendão de inserção da porção lateral do músculo gastrocnêmio.
Ação: Auxiliar o gastrocnêmio na extensão do jarrete.
Estrutura: É um segmento plano, estreito e muscular com suas fibras correndo paralelas ao seu longo eixo.
Relações: Superficialmente, com a porção lateral do músculo gastrocnêmio, a fáscia e a pele. Profundamente, com os músculos tibial caudal, flexor longo do dedo I e flexor profundo dos dedos.

Suprimento sangüíneo: Artéria poplítea.
Suprimento nervoso: Nervo tibial.

O **músculo flexor superficial dos dedos** é um músculo fusiforme, bem desenvolvido e muscular em seus dois terços proximais. Ele está mergulhado na superfície profunda do músculo gastrocnêmio (Fig. 28-34).
Origem: A fossa supracondilóide do fêmur.
Inserção: As superfícies plantares das falanges médias do terceiro e quarto dígitos e a tuberosidade calcânea.
Ação: Estender o jarrete e flexionar os dígitos.
Estrutura: Em seus dois terços proximais, este músculo é um feixe fusiforme e espesso. Grande quantidade de tecido tendinoso é encontrada em camadas por todo o ventre. No terço distal o músculo afunila-se em um tendão redondo e forte. O tendão achata-se ao passar sobre a tuberosidade calcânea em seu percurso até os dígitos (Figs. 28-33 e 37). O tendão a princípio situa-se cranialmente ao tendão do gastrocnêmio, mas ele emerge para situar-se superficialmente na tuberosidade calcânea (Figs. 28-31 e 36). Ele é preso lateralmente à tuberosidade.

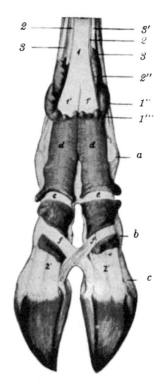

Figura 28-37. Parte distal do membro pélvico do bovino com bainhas sinoviais injetadas; vista plantar.
1, Tendão do músculo flexor digital superficial; 1', ramos de 1; 1", 1''', parte proximal das bainhas sinoviais de 1'; 2, tendão do músculo flexor digital profundo; 2', ramos de 2"; 2', parte proximal das bainhas sinoviais de 2'; 3, tendão do músculo interósseo; 3', ramo superficial do mesmo para o tendão do músculo flexor digital superficial; a, articulação do boleto; b, articulação da quartela; c, articulação do casco; d, ligamento anular palmar; e, ligamento anular digital; f, ligamento interdigital distal. (De Schmidtchen, 1906.)

MÚSCULOS DO RUMINANTE

Relações: Superficialmente, com o músculo gastrocnêmio profundamente, com os músculos poplíteo e flexor profundo dos dedos, a fossa intercondilóide do fêmur e a tuberosidade calcânea.

Suprimento sangüíneo: Artérias plantar medial, femoral caudal e tibial caudal e, possivelmente, a poplítea.

Suprimento nervoso: Nervo tibial.

O **músculo flexor profundo dos dedos** é um músculo complexo composto de três porções e situado na superfície caudolateral da tíbia (Figs. 28-31 e 34).

Origem: A borda caudal do côndilo lateral da tíbia, a superfície caudolateral da tíbia, a borda caudal da cabeça da fíbula e o ligamento interósseo.

Inserção: O tubérculo flexor das falanges distais do terceiro e quarto dígitos.

Ação: Flexionar os dígitos e estender a articulação do jarrete.

Estrutura: **Porção medial** (músculo flexor longo dos dedos) — de sua origem muscular na superfície lateral da tíbia, este músculo corre obliquamente sobre a tíbia. No terço distal, o músculo afunila-se em um tendão plano e fino, que corre sobre a superfície medial do jarrete em um canal no ligamento colateral medial. O tendão une-se ao tendão comum maior no quarto proximal do metatarso. Em seu percurso sobre a superfície medial do jarrete o tendão é suprido de uma bainha sinovial. **Porção superficial** (músculo tibial caudal) — este é um músculo fino e plano, parcialmente aderente ao flexor longo do dedo I subjacente, próximo à sua origem. O músculo torna-se tendinoso na metade proximal e distal. O tendão fino une-se ao tendão maior do músculo flexor longo do dedo I, no tarso (Fig. 28-36). **Porção profunda** (músculo flexor longo do dedo I) — é a maior delas e tem uma origem mais extensa na tíbia (Figs. 28-25 a 27). Tanto a superfície cranial como a caudal deste músculo são côncavas para acomodarem o músculo tibial caudal, situado cranialmente, e a tíbia, situada caudalmente. O tendão de inserção conjunto passa na superfície plantar

do metatarso e bifurca-se próximo aos sesamóides proximais. Os tendões profundos situam-se em estruturas tubulares *(manica flexoria)* compostas essencialmente do tendão do músculo flexor superficial dos dedos com o do músculo interósseo (Fig. 28-31).

Relações: Superficialmente, com os músculos gastrocnêmio, sóleo, flexor superficial dos dedos, o nervo tibial, a fáscia e a pele. Profundamente, com a tíbia e a fíbula. Cranialmente, com os músculos tibial cranial, extensor lateral dos dedos e os vasos tibiais. Proximalmente, com o músculo poplíteo.

Suprimento sangüíneo: Artérias tibial cranial e tibial caudal e possivelmente a poplítea.

Suprimento nervoso: Nervo tibial.

O **músculo poplíteo**, triangular e muscular, corre sobre a porção distal da superfície caudal da articulação do joelho.

Origem: A origem, inteiramente tendinosa, é em uma pequena depressão (fossa poplítea) no epicôndilo lateral do fêmur, próximo ao côndilo articular.

Inserção: Uma área triangular na superfície caudomedial da extremidade proximal da tíbia.

Estrutura: Este músculo é um tecido plano e inteiramente tendinoso em sua origem. Ao atingir a superfície caudal da articulação do joelho ele torna-se muito muscular. Ele corre numa direção medial e distal, para inserir-se na tíbia. Sua borda proximal situa-se, de modo transverso, sobre a articulação, enquanto a borda distal cruza a tíbia obliquamente a um ângulo de 45 graus. Tecido tendinoso é espalhado por todo o ventre muscular.

Relações: Superficialmente, com os músculos gastrocnêmio e flexor superficial dos dedos. O tendão de origem situa-se profundamente ao ligamento patelar lateral e superficialmente ao menisco lateral. Profundamente, com a tíbia. Distalmente, com o músculo flexor profundo dos dedos.

Suprimento sangüíneo: Artérias tibial caudal e tibial cranial e possivelmente a poplítea.

Suprimento nervoso: Nervo tibial.

Do tarso distalmente os músculos são semelhantes aos músculos do membro torácico.

BIBLIOGRAFIA

Bassett, E. G. 1961. Observations on the retractor clitoridis and retractor penis muscles of mammals, with special reference to the ewe. J. Anat.95:61–77.

Brauell. 1868. Beitrag zur Myologie der männlichen Genitalien. Österr. Vierteljahrschr. wiss. Vet. 29:1–27.

Ellenberger, W., and H. Baum. 1908. Handbuch der Vergleichenden Anatomie der Haustiere. Berlin, von August Hirschwald.

Ellenberger, W., and H. Baum. 1915. Handbuch der Vergleichenden Anatomie der Haustiere. Berlin, von August Hirschwald.

Ellenberger, W., H. Baum and H. Dittrich. 1907. Handbuch der Anatomie der Tiere für künstler. v. 2. Rind Atlas, 2. Auflage, Leipzig, T. Weicher.

Geiger, G. 1954. Die anatomischen Grundlagen des "Hymenalringes" beim Rinde. Tierärztl. Umsch. 9:398–402.

Geiger, G. 1956. Die anatomische Struktur des Beckenausganges der kleinen Wiederkäuer. Anat. Anz. 103:321–339.

Getty, R. 1964. Atlas for Applied Veterinary Anatomy. Iowa State University Press, Ames.

Ghoshal, N. G., and R. Getty. 1967. Applied anatomy of the sacrococcygeal region of the ox as related to tail-bleeding. Vet. Med./Small Anim. Clin. 62:255–264.

Ghoshal, N. G., and R. Getty. 1970. The lumbosacral plexus (*plexus lumbosacralis*) of the goat (*Capra hircus*). Iowa State J. Sci. 45:269–275.

Ghoshal, N. G., and R. Getty. 1971. The lumbosacral plexus (*plexus lumbosacralis*) of the sheep (*Ovis aries*). New Zealand Vet. J. 19:85–90.

Godina, G. 1939. Le fosse ischio-rettale dei bovini. Nuovo Ercolani 44:353–363.

Habel, R. E. 1966. The topographic anatomy of the muscles, nerves, and arteries of the bovine female perineum. Am. J. Anat. 119: 79–96.

Heinemann, K. 1937. Einige Muskeln des männlichen Geschlechtsapparates der Haussäugetiere (M. bulbocavernosus, m. ischiocavernosus, m. retractor penis). Diss., Hannover.

McLeod, W. M. 1958. Bovine Anatomy. 2nd ed., Burgess Publ. Co., Minneapolis.

Martin, P., and M. Schauder. 1938. Lehrbuch der Anatomie der Haustiere. III Band, Anatomie der Hauswiederkäuer. Schickhardt and Ebner, Stuttgart.

May, N. D. S. 1964. The Anatomy of the Sheep. 2nd ed., University of Queensland Press, Brisbane, Australia.

Miller, M. E., G. C. Christensen and H. E. Evans. 1964. Anatomy of the Dog. W. B. Saunders Co., Philadelphia.

Montané, L., and E. Bourdelle. 1917. Anatomie régionale des animaux domestiques. II. Ruminants. Baillière et Fils, Paris.

Nickel, R., A. Schummer and E. Seiferle. 1954. Lehrbuch der Anatomie der Haustiere. Band I. Paul Parey, Berlin and Hamburg.

Nickel, R., A. Schummer and E. Seiferle. 1960. Lehrbuch der Anatomie der Haustiere. Band II. Paul Parey, Berlin and Hamburg.

Nomina Anatomica Veterinaria. 1968. International Committee on Veterinary Anatomical Nomenclature, Vienna.

Popesko, P. 1971. Atlas of Topographical Anatomy of the Domestic Animals. (Translated by R. Getty.) Vol. I. W. B. Saunders Co., Philadelphia.

Prince, J. H., C. D. Diesem, I. Eglitis and G. L. Ruskell. 1960. Anatomy and Histology of the Eye and Orbit in Domestic Animals. Charles C Thomas, Springfield.

Sisson, S. 1921. The Anatomy of the Domestic Animals. 2nd ed., W. B. Saunders, Philadelphia.

Schmidtchen, P. 1906. Die Sehnenscheiden und Schleimbeutel der Gliedmassen des Rindes. Monatsh. f. prakt. Tierheilkd. 18:1–64.

Zietzschmann, O., E. Ackernecht and H. Grau. 1943. Ellenberger-Baum: Handbuch der vergleichenden Anatomie der Haustiere. 18th ed., Springer Verlag, Berlin.

CAPÍTULO 29

SISTEMA DIGESTIVO DO RUMINANTE

R. E. Habel (com Dentes *por* L.E. St. Clair)

BOCA

A **cavidade da boca** é dividida pelos dentes em uma parte externa, o vestíbulo, entre os dentes e os lábios e bochechas; e a cavidade oral propriamente dita, circundada pelos dentes e a almofada dental. Nos ruminantes o vestíbulo da boca é espaçoso, porém o labial é pequeno porque a rima da boca é pequena (Figs. 29-1, 2 e 3). A cavidade oral propriamente dita contém a língua e se comunica, através do *ádito da faringe,* com a parte oral da faringe.

Uma notável característica da metade rostral da cavidade oral bovina é o grande número de projeções cornificadas e pontiagudas, direcionadas no sentido do fundo da boca, a saber, as papilas cônicas das bochechas e língua e as bordas livres caudais serrilhadas da rafe palatina. Estas têm a tendência de evitar a perda de alimentos grosseiros quando o animal mastiga com os lábios abertos, permitindo, desta forma, um grande deslocamento lateral da mandíbula. A língua e o palato não são tão ásperos nos ovinos e caprinos, nos quais os lábios são mais móveis.

LÁBIOS

Nos bovinos os **lábios** são grossos e comparativamente imóveis. O meio do lábio maxilar e a superfície entre as narinas estão desprovidos de pêlos e denominados de **plano nasolabial.** Ele é liso e quando hígido é mantido frio e úmido por um fluido claro secretado pelas **glândulas nasolabiais;** elas formam uma camada subcutânea de cerca de 1,5 cm de espessura. A superfície do plano nasolabial é marcada por sulcos irregulares, delineando pequenas áreas poligonais nas quais são visíveis os orifícios das glândulas. Uma disposição linear dos sulcos, na linha média, dá uma indicação superficial de um filtro. Também há uma fileira estreita desprovida de pêlos ao longo da borda do lábio mandibular. O restante da pele do lábio é provido de pêlos ordinários e tácteis. A borda livre e a parte adjacente da túnica mucosa labial sustentam **papilas** curtas, obtusas e córneas; no sentido do ângulo da boca as papilas tornam-se mais longas e de pontas afiladas (Fig. 29-4). As **glândulas labiais** formam uma massa compacta próximo ao ângulo da boca (Fig. 29-5).

Os lábios dos ovinos e caprinos são finos e móveis; o lábio maxilar é marcado por um filtro evidente, sendo, fora isto, coberto por pêlos. O *plano nasal,* desprovido de pêlos, se restringe à área entre as narinas.

BOCHECHAS

A **bochecha** *(bucca)* está forrada por uma túnica mucosa que sustenta **papilas cônicas,** grandes e pontiagudas, são direcionadas no sentido da faringe e são cobertas por epitélio cornificado. A maioria destas papilas possui comprimento de 1 a 1,5 cm e está situada ao redor do ângulo da boca. Elas se tornam menores caudalmente. O orifício do ducto parotídeo situa-se opostamente ao quinto dente superior molar (M 2) nos bovinos, o terceiro ou quarto (P 4 ou M 1) nos ovinos e nos caprinos.

As **glândulas bucais** (Figs. 29-2 e 5) são bem desenvolvidas e estão dispostas em três grupos. As glândulas bucais dorsais são amarelas e se estendem do ângulo da boca até o tubérculo maxilar, sendo cobertas pela fina camada superficial *(parte bucal)* do músculo bucinador e pelo masseter. A glândula bucal ventral forma uma massa compacta marrom que atinge o ângulo da boca caudalmente, até um ponto a curta distância sob o músculo masseter. As

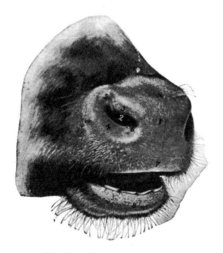

Figura 29-1. Focinho do boi.

1. Plano nasolabial; 2, narina; 3, asa medial; 4, asa lateral; 5, comissura dorsal (ângulo); 6, comissura ventral (ângulo); 7, 8, lábios maxilar e mandibular.

glândulas bucais médias são lobos amarelos frouxamente dispostos no músculo bucinador e profundamente a ele. Os pequenos ductos das glândulas bucais se abrem dentro do vestíbulo da boca. Eles são inervados, como na glândula parótida, pelo nervo bucal, um ramo do mandibular que recebe suas fibras secretomotoras do nervo glossofaríngeo (Schachtschabel, 1908).

No assoalho da boca, a cada lado da língua e do *frênulo da língua,* encontramos o recesso sublingual lateral. Aqui, na prega sublingual, existe uma linha de grandes papilas e de orifícios microscópicos dos ductos sublinguais secundários (ver a glândula sublingual polistomática). A **carúncula sublingual** é larga e rígida e possui uma borda serrilhada (Fig. 29-8). Na fissura lateral à carúncula encontram-se os orifícios do ducto mandibular e o ducto sublingual maior. Logo caudalmente aos incisivos médios existem dois pequenos orifícios de ductos cegos rudimentares *(órgão orobasal).*

PALATO DURO

O **palato duro** *(palatum durum)* é largo nos bovinos e mais estreito nos ovinos e caprinos (Figs. 29-4 e 6). Normalmente, ele é mais ou menos pigmentado. Rostral ao palato, substituindo os dentes incisivos superiores, existe o **pulvino dentário** *(pulvinus dentalis),* formado no corpo do osso incisivo por uma espessa camada de tecido conjuntivo que possui uma grossa cobertura epitelial cornificada. As **rugas palatinas** *(rugae palatinae)* abrangem cerca de dois terços do comprimento do palato duro; elas são em número de 15 a 19. Uma *rafe palatina* separa as rugas esquerda e direita. Nos bovinos as rugas são quase retas, encontram-se na rafe e, exceto por umas poucas na extremidade caudal da série, são

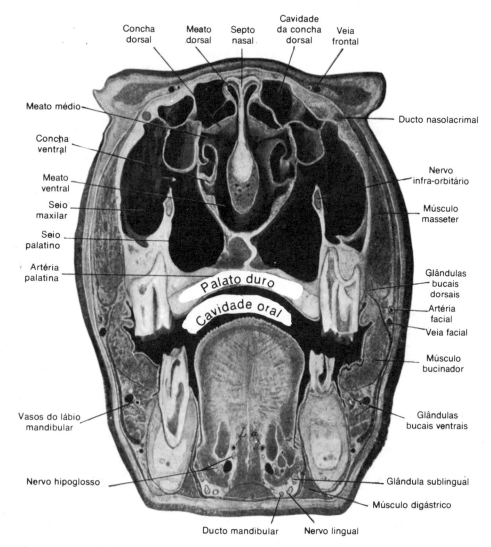

Figura 29-2. Corte transversal da cabeça do bovino.
O corte passou através dos ângulos mediais dos olhos. La, Artérias linguais. A seta indica a comunicação entre os seios maxilar e palatino.

SISTEMA DIGESTIVO DO RUMINANTE

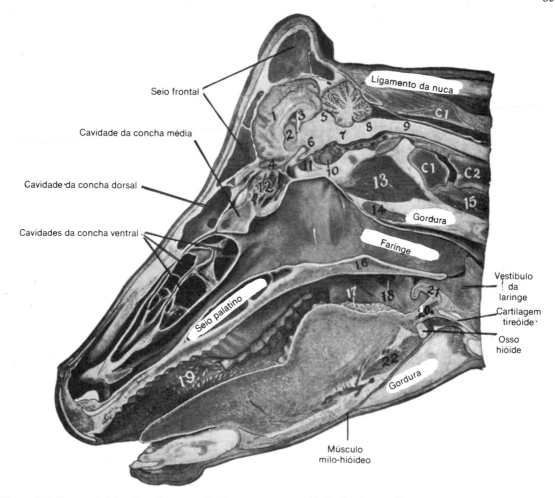

Figura 29-3. Corte sagital da cabeça da vaca, realizado um pouco para a direita do plano mediano.

1, Hemisfério cerebral; 2, corpo estriado; 3, hipocampo; 4, bulbo olfatório; 5, colículo rostral; 6, nervo óptico; 7, ponte; 8, medula oblonga; 9, cordão espinhal; 10, hipófise; 11, seio esfenóide; 12, labirinto etmoidal; 13, músculo longo da cabeça; 14, ln. retrofaríngeo medial; 15, músculo longo do pescoço; 16, palato mole; 17, papilas valadas; 18, seio tonsilar; 19, papilas cônicas da bochecha; 20, músculo hioepiglótico; 21, epiglote; 22, hipoglosso; C1, atlas; C2, áxis. A cavidade denominada faringe é a nasofaringe; a cavidade contendo o número 18 é a orofaringe. O número 17 está situado rostralmente ao arco palatoglosso. O animal foi fixado com a boca aberta.

serrilhadas na borda caudal livre. Nos ovinos e caprinos as rugas são irregulares; as rugas direita e esquerda alternam-se na rafe, e as bordas livres são lisas. O terço caudal do palato não possui rugas e comporta numerosos orifícios das **glândulas palatinas.**

Entre o pulvino dentário e a primeira ruga existe uma **papila incisiva,** com formato de losango, em ambos os lados da qual existe uma profunda fenda contendo a abertura oral do **ducto incisivo.** O ducto tem de 5 a 6 cm de comprimento, corre ventral e rostralmente ao assoalho da cavidade nasal, sendo encontrado a um ângulo agudo pelo ducto do órgão vomeronasal.

Vasos

O grosso plexo venoso que forma uma almofada comprimível no palato duro é suprido pelo principal ramo palatino da artéria maxilar, e drenado pelas veias que penetram as veias facial e maxilar (Hegner, Schnorr e Schummer, 1964).

LÍNGUA

A raiz e o corpo da língua, largos e afixados ao assoalho da boca, apresentam faces laterais distintas, sendo o ápice livre, pontiagudo e de margem arredondada. A parte caudal do corpo da língua forma uma proeminência dorsal elíptica, o **toro da língua,** definido rostralmente pela **fossa da língua** transversal. Essas características são menos pronunciadas nos ovinos e nos caprinos. A raiz da língua inclina-se ventral e caudalmente, formando parte do assoalho da orofaringe ou istmo da garganta. O **frênulo** da língua é extenso.

A **túnica mucosa** da língua é muitas vezes pigmentada e pode ser manchada. No dorso da língua ela está firmemente unida à musculatura subjacente e coberta por papilas, exceto na raiz. A metade api-

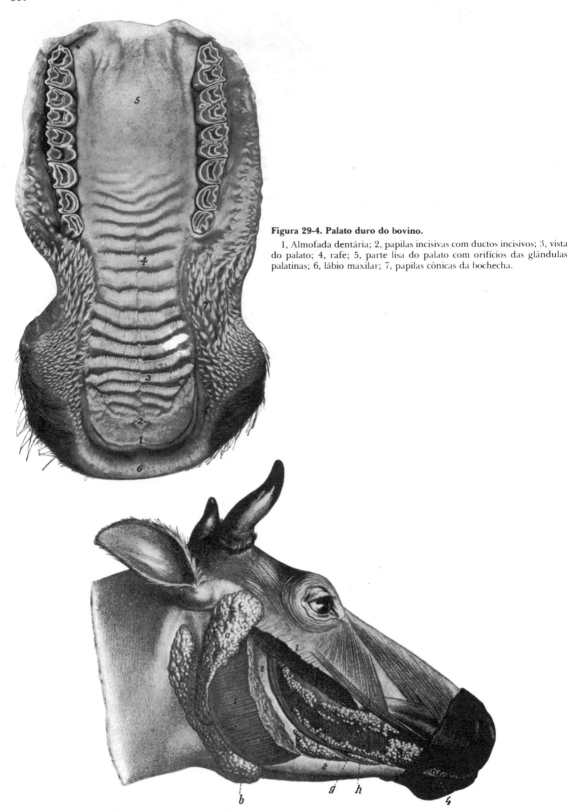

Figura 29-4. Palato duro do bovino.
1, Almofada dentária; 2, papilas incisivas com ductos incisivos; 3, vista do palato; 4, rafe; 5, parte lisa do palato com orifícios das glândulas palatinas; 6, lábio maxilar; 7, papilas cônicas da bochecha.

Figura 29-5. Glândulas salivares do bovino.
a, Glândula parótida; b, glândula mandibular; c, glândulas bucais ventral, d, média e e, dorsal; f, glândulas labiais; g, nervo bucal; h, veia profunda do lábio mandibular; 1, músculo masseter (cortado); 2, mandíbula; 3, músculo zigomático; 4, papilas labiais; 5, parte molar do músculo bucinador (parte bucal removida). (De Ellenberger, 1908.)

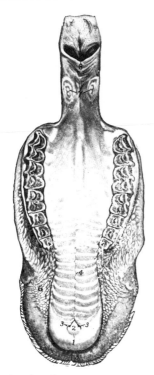

Figura 29-6. Palato do ovino.

1, Almofada dentária; 2, papilas incisivas; 3, aberturas dos ductos incisivos; 4, rafe; 5, filtro; 6, papilas cônicas da bochecha; 7, tonsilas palatinas; 8, borda livre do palato mole.

latura. Elas **são mais numerosas** na raiz, mas também se **estendem** rostralmente ao longo das margens da língua. As glândulas associadas com as papilas valadas são denominadas de glândulas gustativas. Nos ovinos e nos caprinos alguns lóbulos na superfície ventral da língua, próximo ao frênulo, constituem a glândula lingual apical.

A **tonsila lingual** é o agregado dos folículos linguais localizado na raiz da língua dos bovinos. Os orifícios dos folículos, como aqueles das glândulas linguais, são microscópicos. Nos ovinos e caprinos o tecido linfático da raiz da língua é difuso (Nickel, Schummer e Seiferlè, 1967).

Os músculos da língua foram descritos no Cap. 28. A língua dos ruminantes não possui septo, lissa ou cartilagem dorsal.

cal do dorso, rostral ao toro, está coberta por **papilas filiformes** direcionadas caudalmente. Nos bovinos, elas são cornificadas e afiladas, especialmente no ápice, e concedem a aspereza que torna a língua bovina um órgão eficiente na apreensão da pastagem (Fig. 29-7). Nos ovinos e caprinos as papilas são macias e a língua é comparativamente lisa; ela não age como um órgão apreensor de alimentos. Nestes animais uma zona marginal, da face ventral do ápice, também possui papilas. As **papilas fungiformes,** que comportam corpúsculos gustativos (cálculos gustatórios), estão distribuídas entre as papilas filiformes; elas são mais numerosas nos ovinos e caprinos do que nos bovinos.

No toro as papilas são grandes e ásperas. As **papilas cônicas** na parte rostral da língua do toro estão direcionadas rostralmente e, nos lados, apontam lateral e caudolateralmente. Algumas são modificadas para projeções achatadas e largas. No toro também estão presentes as **papilas lenticulares**, redondas e sésseis. Nenhuma destas papilas mecânicas — filiformes, cônicas ou lenticulares — comportam cálculos gustatórios, mas as **papilas valadas** os comportam. Nos bovinos e caprinos, de 8 a 17 papilas valadas formam uma fileira dupla irregular (Fig. 30-15), a cada lado da parte caudal do dorso; nos ovinos elas são em número de 18 a 24 de cada lado (Martin e Schauder, 1938). As papilas folhadas estão ausentes.

As **glândulas linguais** são pequenos lóbulos situados sob a túnica mucosa e encaixados na muscu-

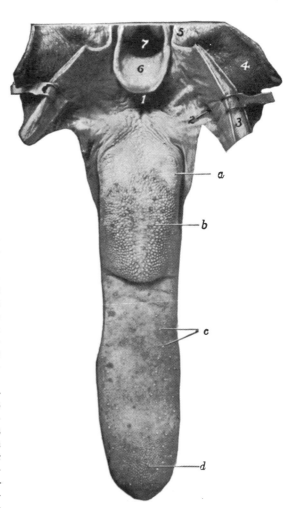

Figura 29-7. Língua e faringe do bovino; vista dorsal.

O palato mole e a parede dorsal da faringe foram cortados no plano medial e refletidos lateralmente. a, Papilas valadas; b, tórus da língua com papilas cônicas e lenticulares; c, papilas fungiformes; d, papilas filiformes do ápice; 1, orofaringe; 2, seio tonsilar; 3, superfície cortada do palato mole; 4, nasofaringe; 5, arco palatofaríngeo; 6, epiglote; 7, vestíbulo laríngeo.

Vasos e Nervos

A **artéria lingual** normalmente surge de um tronco comum com a artéria facial nos bovinos, mas pode se originar diretamente da artéria carótida externa, como nos ovinos e caprinos. As **veias** da língua são grandes e anastomóticas. As veias lingual profunda e sublingual são ramos da veia lingual; as veias dorsais da língua são ramos da veia profunda da língua.

Os **nervos** da língua são derivados de quatro nervos craniais: V, VII, IX e XII. O nervo lingual, um ramo do nervo mandibular (V), supre sensação geral para a língua, rostralmente às papilas valadas. Ele também conduz fibras gustativas contribuídas pelas cordas do tímpano do nervo facial (VII) para as papilas fungiformes. As papilas valadas e a parte da língua caudal a elas são supridas por fibras gerais sensórias e gustativas do nervo glossofaríngeo (IX). Bernard (1962) demonstrou uma sobreposição na inervação da parte caudal da língua dos bovinos: a estimulação mecânica e química das papilas valadas produzia impulsos na corda do tímpano, bem como no nervo glossofaríngeo. O nervo hipoglosso (XII) inerva os músculos da língua.

DENTES*

L. E. St. Clair

Dentes Permanentes

A fórmula dos dentes permanentes dos **bovinos** é a seguinte:

$$2(I\text{-}C\text{-}P\text{-}M\text{-}) \begin{array}{c} 0\ 0\ 3\ 3 \\ \overline{3\ 1\ 3\ 3} \end{array} = 32$$

O dente canino inferior está situado lateralmente ao terceiro incisivo e localizado na fileira de incisivos. Ele muitas vezes foi descrito com os incisivos e

---

*Outras figuras ilustrativas dos dentes serão encontradas no Capítulo 26.

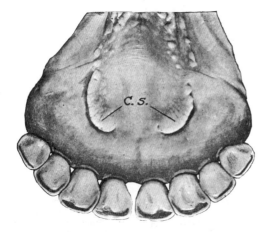

Figura 29-8. Dentes incisivos e canino do bovino de cinco anos de idade; aspecto lingual.
C.S., Carúnculas sublinguais.

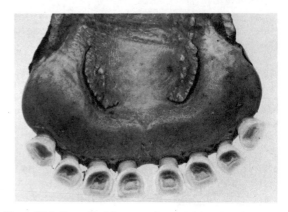

Figura 29-9. Dentes incisivos e canino do bovino de 10 anos de idade; aspecto lingual.

classificado como tal. Entretanto, dos pontos de vistas de desenvolvimento e de evolução, o dente lateral na fileira de incisivos é o dente canino inferior.

DENTES INCISIVOS. O dente canino será descrito com os incisivos; desta forma, na mandíbula oito dentes formam uma linha curva e na qual eles estão dispostos como um leque (Fig. 29-8). Estes dentes estão ausentes no maxilar. O dente incisivo típico, quando ele primeiro entra em desgaste, consiste em uma coroa com o formato de pá e uma raiz redonda, a qual, possuindo um diâmetro menor do que a coroa, forma um colo. A raiz não se adapta firmemente no alvéolo, permitindo ao dente um ligeiro movimento. Entretanto o dente não adiciona substância à raiz após haver irrompido integralmente, exceto no ápice, e também ele não continua a avançar para o alvéolo à medida em que ocorre atrito. O osso na abertura do alvéolo é de estrutura esponjosa e, como a gengiva, retrai-se gradativamente com o avançar da idade, ficando a raiz parcialmente exposta. Em corte sagital vemos que a coroa é mais grossa próximo à raiz e afunilada em direção à ponta, a face vestibular (labial) é convexa e a face lingual plana ou muito ligeiramente côncava. A raiz, quando o dente houver irrompido integralmente, tem aproximadamente uma e meia vez o comprimento da coroa. A coroa está em linha com o dente, a extremidade da mesma estando apenas ligeiramente abaixo da linha de prolongamento da face dorsal da raiz. Numa observação dorsoventral a raiz, que é reta em I_1, torna-se mais curva, com a concavidade tornando-se lateral à medida que se aproxima de C. A coroa reflete esta curva que, da mesma forma, aumenta de I_1 para C. Os dentes estão colocados na mandíbula de maneira bastante horizontal. Eles se espalham, porém a face lingual da borda rostral da coroa entra em contato com a almofada dentária. Não há infundíbulo. À medida que ocorre o atrito, o esmalte é desgastado na face oclusal da coroa, próximo à borda rostral, expondo uma dentina escurecida. Esta borda, que é afilada a princípio e que dá uma curva completa para a arcada dentária, desgasta-se até finalmente o dente consistir em uma raiz e uma coroa curta, com uma borda rostral

SISTEMA DIGESTIVO DO RUMINANTE

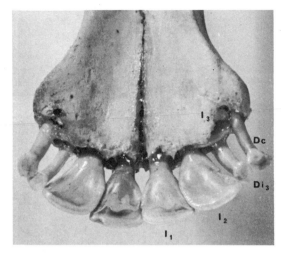

Figura 29-10. Dentes incisivos e caninos do bovino de dois anos e meio de idade; aspecto lingual.

interposto, de formato semilunar. Os pré-molares superiores são mais longos lateralmente do que medialmente (Figs. 29-12 e 14).

Os pré-molares inferiores são bastante irregulares em seu formato. P₂ é o menor dos dentes prémolares. Ele possui uma coroa simples e raízes rostral e caudal. P₃ e P₄ são semelhantes, exceto que P₄ é maior e possui três raízes, ao invés de duas. P₃ pode possuir uma terceira e pequena raiz. A parte rostral da face oclusal é estreita e é indentada na borda lingual. Como a parte caudal da face oclusal é larga, o sulco medial torna-se o infundíbulo. A face medial da coroa é mais longa do que a face lateral nos dentes pré-molares e molares inferiores (oposto aos dentes superiores). Isto não é tão evidente nos pré-molares inferiores (Figs. 29-13 e 14).

As coroas dos molares superiores são mais altas do que as dos pré-molares e irregularmente retangulares em corte transversal. Cada dente possui três raízes dispostas de modo que uma se localize por baixo de cada cúspide lateral e a mais larga se situe me-

apenas ligeiramente mais elevada do que a borda caudal. A face que entra em contato com a almofada do dente torna-se côncava, em grau variado, à medida em que se desgasta.

A princípio, a borda medial de cada dente tende a se sobrepor ligeiramente à face lingual do dente a ele medialmente localizado, exceto, naturalmente, na linha média. Os dentes decrescem de tamanho dos números 1 a 4. Não só a gengiva se retrai, mas os alvéolos se tornam um tanto mais rasos e os dentes menos firmemente encaixados, à medida que o animal fica mais idoso. O arco dentário perde sua curvatura regular e se torna um tanto reto, especialmente na parte média. Os dentes finalmente não mais se tocam uns aos outros. Todos os dentes estão em desgaste pelos cinco anos de idade. A estrela do dente, que a princípio é redonda, finalmente torna-se quadrada; aos 10 anos de idade a estrela do dente é quadrada em I₁ e, em todos os dentes, pelos 12 anos de idade. Após essa idade apenas resta parte dos dentes. Quando o esmalte desapareceu de toda a superfície do dente que entra em contato com a almofada do dente, diz-se que o dente está "nivelado". O período de nivelamento e o tempo do aparecimento da estrela do dente é de cinco a dez anos. A progressão é dos dentes mediais para os laterais (Figs. 29-8, 9, 10 e 11).

DENTES PRÉ-MOLARES E MOLARES. P¹ e P₁ não estão presentes. Os três pré-molares restantes são menores do que os três molares e ocupam cerca da metade do espaço exigido pelos molares. Os dentes pré-molares e molares progridem em tamanho do primeiro ao último.

Cada pré-molar superior possui três raízes, embora possa haver a fusão de duas raízes ou a presença de pequenas raízes acessórias. Duas raízes são bucais e uma é lingual. A face bucal da coroa possui três fendas longitudinais formando um "W" na face oclusal (mesa). A face lingual é convexa. A face oclusal possui uma única unidade de cúspide consistindo de cúspides lateral e medial com um infundíbulo

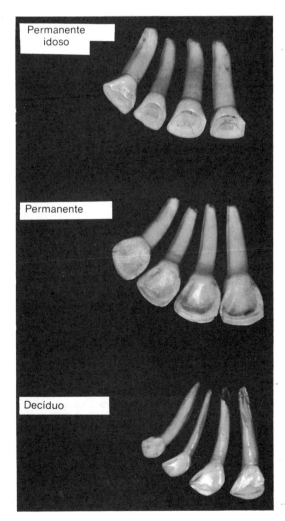

Figura 29-11. Dentes incisivos e canino do bovino; aspecto lingual.

dialmente. A face oclusal possui duas unidades de cúspides, cada uma com um infundíbulo semilunar. Cada unidade assemelha-se ao único dos pré-molares. Ocupando o sulco vertical da coroa, no lado medial, há uma parte com o formato de bastão que não se estende bem até a face oclusal mas que eventualmente se desgasta com a coroa (Figs. 29-12 e 14).

Os molares inferiores, em geral, assemelham-se aos superiores, exceto que são mais estreitos e de contorno e formato invertidos. A extensão da parte com formato de vara é lateral; os "W" são mediais. Um típico molar inferior possui duas raízes, uma caudal e a outra rostral. M₃ possui uma raiz caudal extra, grande, que suporta uma extensão caudal da coroa, formando uma quinta cúspide (Figs. 29-12, 13 e 14).

A oclusão dos dentes pré-molares e molares superiores e inferiores é tal que os dentes superiores se estendem ligeiramente mais à frente e lateralmente. Cada dente superior está situado em posição ligeiramente caudal ao dente inferior do conjunto correspondente. Desta forma, um dente entra em contato com dois dentes opostos. O primeiro dente pré-molar superior e o último molar inferior entram em contato apenas com um dente.

A altura da parte exposta dos dentes pré-molares e molares permanentes permanece relativamente constante. O lento desgaste da face oclusal requer que o dente desloque-se um pouco do seu alvéolo. As raízes alongam-se pela deposição de cemento e dentina até que o canal da raiz se fecha, exceto em um pequeno forame apical. Anéis de cemento também podem ser formados na base da coroa. Em realidade, toda a coroa é coberta, pelo menos, com uma fina camada de cemento (Fig. 29-15).

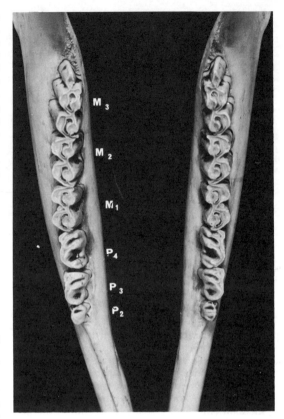

Figura 29-13. Dentes pré-molares e molares inferiores na mandíbula do bovino. Animal adulto.

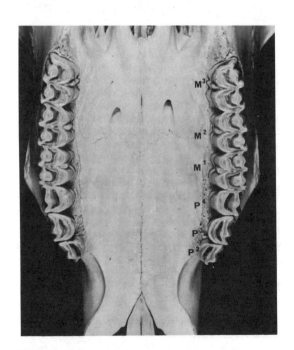

Figura 29-12. Dentes pré-molares e molares superiores no crânio do bovino. Animal adulto.

Dentes Decíduos

A fórmula para os dentes decíduos é a seguinte:

$$2(Di\text{-}Dc\text{-}Dp\text{-}) \begin{smallmatrix} 0 & 0 & 3 \\ & & \\ 3 & 1 & 3 \end{smallmatrix} = 20$$

Os dentes incisivos e canino decíduos são bem menores do que os permanentes, mas assemelham-se a estes. Há uma tendência para que o dente decíduo tenha uma raiz maior. A curva lateral aumenta do dente 1 para o 4. O tamanho da coroa é menor do 1 ao 4.

Os pré-molares superiores decíduos assemelham-se aos molares superiores. Entretanto, Dp² é pequeno e possui apenas duas raízes. Os pré-molares decíduos inferiores assemelham-se aos pré-molares permanentes, exceto que Dp₄ possui três unidades de cúspides, dois bastões acessórios e três raízes e, assim, em determinados casos, possui a aparência de um molar (Figs. 29-16, 17 e 18).

A molarização não progrediu tanto no bovino (e também em outros ruminantes) como nos eqüinos. Os molares são mais molariformes do que os pré-molares decíduos e eles, por sua vez, são mais molariformes do que os pré-molares (Figs. 29-19 e 20).

SISTEMA DIGESTIVO DO RUMINANTE

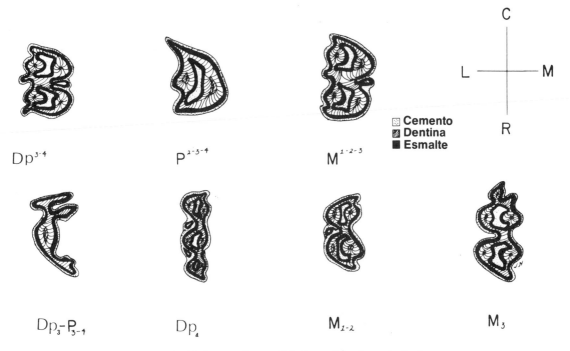

Figura 29-14. Esquema da superfície de mesa dos dentes dos bovinos.

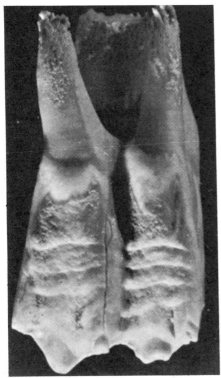

Figura 29-15. Segundo molar superior do bovino. Deposição de cemento.
(De Jones e St. Clair, 1957.)

Erupção dos Dentes

A erupção de um incisivo tem início após a formação da coroa e de um terço ou mais do desenvolvimento da raiz. Os incisivos podem ter um quarto ou mais de suas coroas expostas na época do nascimento. O dente canino aparece dentro de duas semanas. As raízes não atingem o comprimento integral até que o animal tenha cerca de seis meses de idade. Logo depois, as raízes começam a ser absorvidas pela pressão dos dentes permanentes em desenvolvimento, a começar pelo primeiro incisivo e progredindo lateralmente. As coroas dos dentes decíduos restantes continuam a desgastar-se e, quando mudam, são bem menores do que aquelas dos dentes permanentes. À medida que o dente permanente desloca-se no sentido da superfície, ele se orienta para a margem ao invés de estar plano. I_1 está virado de modo que a face que será a face lingual orienta-se medialmente, I_2, I_3 e C orientam-se lateralmente; eles giram para a posição normal à medida que irrompem. O dente permanente que é naturalmente maior do que o seu anterior decíduo, está orientado principalmente em posição lingual ao dente decíduo. Decorrem de quatro a cinco meses e meio para cada incisivo permanente aparecer, após o início das erupções. A erupção prossegue muito lentamente após a oclusão. Isto ocorre, em maior extensão, nos dentes pré-molares e molares. Decorre cerca de um ano e meio para a raiz do incisivo permanente formar-se integralmente. Os incisivos e caninos irrompem em sucessão do medial para o lateral, durante um período de 18 a 45 meses.

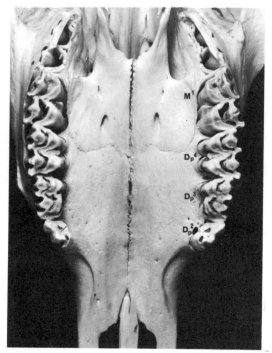

Figura 29-16. Dentes pré-molares e molares superiores no crânio dos bovinos. Animal jovem.

quase tão grande (87 por cento) quanto o peso conjunto das glândulas parótida, mandibular e sublingual. As pequenas glândulas, em conjunto, produziram um volume de saliva igual ao da glândula parótida. Nos bezerros, o peso total das pequenas glândulas foi a metade do das grandes glândulas.

A secreção de saliva nos ruminantes é contínua, mas a quantidade de secreção aumenta grandemente por estímulos associados com a alimentação, ruminação e com a presença de ração grosseira no estômago. O volume total de secreção salivar, nos ovinos, foi estimado por Kay (1960) como sendo de cerca de 3 a 7 kg por 24 horas, dependendo do tipo de ração. O boi adulto produz cerca de 22 kg de saliva em 24 horas (Somers, 1957).

A saliva dos ruminantes não contém nenhuma enzima digestiva, mas possui diversas funções importantes: ela fornece um meio fluido para o transporte mecânico da ingesta na deglutição, regurgitação e passagem através das pequenas aberturas entre os compartimentos do estômago. Ela mantém um meio líquido favorável, com fosfato adequado, para a di-

Os pré-molares decíduos inferiores e superiores estão presentes já na época do nascimento ou dentro de poucos dias. O primeiro molar aparece aos cinco ou seis meses de vida pós-natal seguido pelo segundo molar, este último aparecendo logo após o primeiro ano. O segundo pré-molar (P^3, P_3) irrompe com cerca de dois anos, seguido pelo primeiro pré-molar, terceiro pré-molar e terceiro molar que surgem com cerca de dois anos e meio. Os dentes superiores e os inferiores irrompem aproximadamente na mesma época. O Quadro 29-1 indica a ocorrência de certa variação.

As fórmulas dentárias e as características gerais dos dentes dos **ovinos** e dos **caprinos** são semelhantes às dos bovinos. Mesmo as épocas de erupção são semelhantes. As cristas, sulcos e bordas dos dentes pré-molares e molares são mais evidentes nos ovinos e caprinos. A coroa e o colo dos incisivos unem-se um ao outro, sem um colo aparente (Figs. 29-21 e 22).

GLÂNDULAS SALIVARES

As glândulas salivares a serem descritas sob este título são as três maiores e as mais evidentes: a parótida, a mandibular e a sublingual. As camadas mais difusas de glândulas nas paredes da boca e faringe, entretanto, constituem uma importante massa de glândulas salivares. Kay (1960) isolou por dissecação todo o tecido glandular salivar em ovinos e em bezerros e os pesou. O peso conjunto das glândulas labiais, bucais, palatinas e faríngeas, nos ovinos, foi

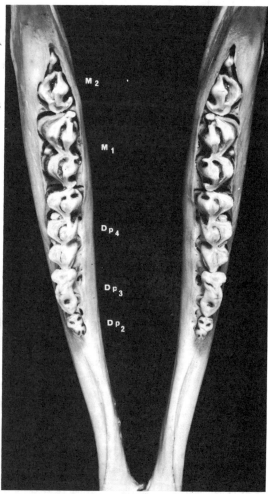

Figura 29-17. Dentes pré-molares e molares inferiores na mandíbula dos bovinos. Animal jovem.

SISTEMA DIGESTIVO DO RUMINANTE

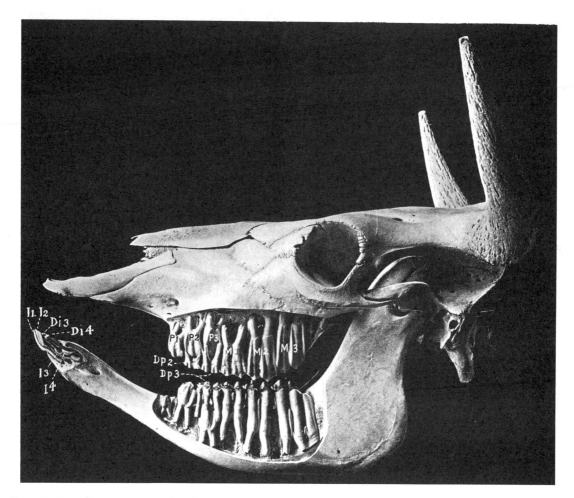

Figura 29-18. Crânio de bovino de dois anos de idade, esculpido para mostrar as partes incluídas dos dentes.

Di4 = Dc; I4 = C; P1 = P2; P2 = P3; P3 = P4; Dp2 = Dp3; Dp3 = Dp4; I1-4, dentes permanentes incisivos e caninos, o terceiro e o quarto incisivos não irromperam; Di3, terceiro incisivo decíduo; Di4, canino decíduo; P1-3, pré-molares superiores permanentes, apenas o primeiro irrompeu; Dp2,3, pré-molares decíduos; M1-3, molares.

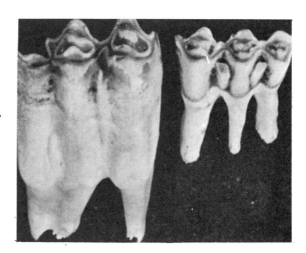

Figura 29-19. Terceiro molar inferior do bovino, à esquerda, quarto pré-molar inferior decíduo, à direita.

(De Jones e St. Clair, 1957.)

Quadro 29-1. *Tempo de Erupção dos Dentes dos Bovinos*

Dentes	Período de erupção
Decíduos	
Primeiro incisivo (Di1)	
Segundo incisivo (Di2)	
Terceiro incisivo (Di3)	Do nascimento a 2 semanas
Canino (C)	
Primeiro dente molar (Dp2)	
Segundo dente molar (Dp3)	Do nascimento até poucos dias
Terceiro dente molar (Dp4)	
Permanentes	
Primeiro incisivo (I1)	1½ a 2 anos
Segundo incisivo (I2)	2 a 2½ anos
Terceiro incisivo (I3)	3 anos
Canino (C)	3½ a 4 anos
Primeiro dente pré-molar (P1)	2 a 2½ anos
Segundo dente pré-molar (P2)	1½ a 2½ anos
Terceiro dente pré-molar (P3)	2½ a 3 anos
Primeiro dente molar (M1)	5 a 6 meses
Segundo dente molar (M2)	1 a 1½ ano
Terceiro dente molar (M3)	2 a 2½ anos

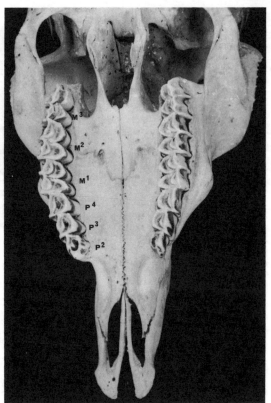

Figura 29-21. Dentes superiores no crânio de ovino.

gestão bacteriana da celulose no pré-estômago e age como elemento compensatório para neutralizar os ácidos graxos produzidos.

GLÂNDULA PARÓTIDA (Figs. 28-3, 29-5 e 34-3). Esta glândula no bovino é uma longa e estreita estrutura triangular com uma larga e espessa extremidade dorsal que não está localizada na base da orelha, como observado nas outras espécies. A borda rostral é côncava e a pequena extremidade ventral está voltada rostralmente. A cor da glândula é vermelho-marrom suave, em contraste com a glândula mandibular. O peso médio é de 115 g.

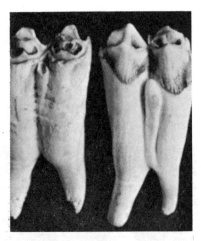

Figuras 29-20. Segundo molar inferior de bovino. O molar à esquerda está desgastado.

(De Jones e St. Clair, 1957.)

A glândula situa-se no músculo masseter, ao longo da borda caudal do ramo da mandíbula, do arco zigomático até o ângulo da junção das veias linguofacial e maxilar. A face superficial está relacionada com os músculos parótido-auricular e zigomático-auricular.

Dorsalmente, a borda rostral cobre parcialmente o nodo linfático parotídeo (Fig. 34-3). A face profunda também está relacionada ao ângulo do osso estilo-hióide e aos músculos occipito-hióideo e digástrico. A artéria carótida externa e seus ramos e a veia maxilar estão mergulhadas na face profunda, que também está em contato, ventralmente, com a glândula mandibular. O nervo facial e seus ramos passam através da glândula parótida, e o nervo temporal superficial cruza a face profunda.

O **ducto parotídeo** deixa a parte ventral da face profunda e corre rostralmente no lado medial da borda ventral da mandíbula, acompanhado pelo ramo bucal ventral do nervo cranial VII, pela artéria e veia faciais e pelo ramo parotídeo do ramo bucal do nervo cranial V. No sulco vascular ele passa para a face lateral da mandíbula, entre os tendões de inserção do músculo esternomandibular (Fig. 28-3), e depois ao longo da borda do masseter, situando-se entre o músculo e a veia facial, para em seguida penetrar na bochecha, opostamente ao segundo molar superior.

Nos ovinos e caprinos a glândula é retangular, com ângulos dorsais abraçando a orelha e com um

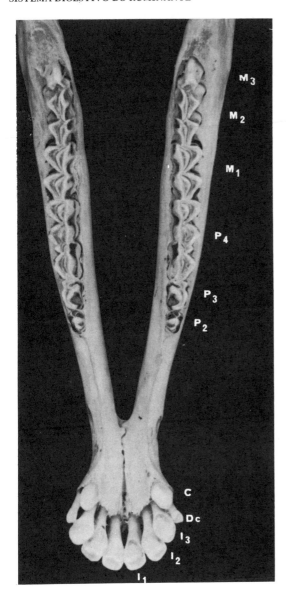

Figura 29-22. Dentes inferiores na mandíbula de ovino.

ângulo cervical na bifurcação da veia jugular. O peso médio é de 11 g; é a maior glândula salivar nos ovinos (Kay, 1960). O percurso do ducto é variável mas normalmente ele corre através da face lateral do músculo masseter, cerca de 3 cm dorsalmente à borda ventral, acompanhado apenas pelo ramo parotídeo do nervo bucal. As papilas parotídeas estão opostamente ao quarto pré-molar superior ou primeiro molar.

Vasos e Nervos. A glândula parótida é altamente vascular, recebendo ramos de todas as artérias subjacentes. A maior das artérias se origina da artéria carótida externa. Também recebe ramos das artérias auricular rostral, temporal superficial e auricular caudal. Nos bovinos, ramos parotídeos são emitidos da artéria facial e do ramo massetérico do tronco linguofacial (Zhedenov, 1936), enquanto que nos pequenos ruminantes as artérias facial transversa e lingual suprem os ramos parotídeos (Heeschen, 1958; Schwarz, 1959). As veias drenam para as veias maxilar e jugular externa.

Os nervos autônomos da glândula parótida foram intensamente estudados através de experimentação (Kay, 1958a e b). Fibras secretoras pré-ganglionares são supridas pelo nervo glossofaríngeo e, em grau menor, pelo nervo facial. Provavelmente ocorre sinapse no gânglio ótico como nos outros animais, mas as fibras pós-ganglionares são conduzidas no nervo bucal, nos ruminantes. Este ramo do nervo mandibular emerge na borda rostral do músculo masseter e emite o ramo parotídeo, que segue de volta à glândula pelo ducto. Ele é tambem um nervo vasodilatador.

As fibras simpáticas atingem a glândula nos plexos vasculares e, provavelmente também, com os ramos do nervo auriculotemporal. A estimulação simpática causa a vasoconstrição e a saída da saliva, mas nenhuma secreção (Kay, 1958b).

A inervação sensorial é fornecida pelos nervos auriculotemporal e bucal. O plexo parotídeo é formado por um ramo originado do nervo auriculopalpebral, próximo à sua origem no nervo facial, e pequenas ramificações dos ramos bucais e do nervo auriculotemporal. Ele está situado no masseter, ventralmente ao arco zigomático e parcialmente coberto pela glândula parótida. Ele emite ramificações que passam através da glândula (Wehner, 1936), porém evidência experimental indica que eles não estimulam a secreção (Kay, 1958a e b). Algumas fibras do plexo foram acompanhadas até a pele, músculos cutâneos e músculo parótido-auricular (Schachtschabel, 1908).

GLÂNDULA MANDIBULAR (Figs. 28-3 e 4 e 29-5). Nos bovinos a glândula mandibular, de forma diferente dos outros animais domésticos, é maior do que a glândula parótida; ela pesa cerca de 140 g. Ela é de cor amarelo-pálido, lobulada, e situada em uma curva, ao longo do lado medial do ângulo da mandíbula. A extremidade dorsal pontiaguda está próxima à asa do atlas e a extremidade ventral, grande, arredondada e pendente é facilmente palpada no espaço intermandibular, onde ela está pendurada próximo à glândula do outro lado, junto ao basihióide. A superfície lateral está relacionada com a glândula parótida, o ângulo da mandíbula, as veias facial e maxilar, o nodo linfático mandibular e o músculo esternomandibular. A superfície medial está relacionada com o nodo linfático retrofaríngeo lateral, a artéria carótida comum, a faringe e a laringe.

Nos ovinos e caprinos a glândula mandibular é aproximadamente triangular e não possui a parte pendente rostroventral. Ela pesa cerca de 9 g nos ovinos (Kay, 1960).

O **ducto mandibular** deixa o meio da borda côncava da glândula mandibular. Nos bovinos a raiz ventral cruza o lado medial do músculo digástrico enquanto a raiz dorsal normalmente passa ao redor do tendão intermediário, do lateral para o medial, indo unir-se à raiz ventral (McLeod et al., 1958). Nos ovinos o ducto passa medialmente ao músculo digástrico (May, 1964). O ducto então segue por entre os músculos milo-hióideo e hioglosso, e ao longo das glândulas sublinguais monostomática e polistomática até a carúncula sublingual.

Vasos e Nervos. Diversos ramos das artérias facial e lingual suprem a glândula mandibular nos bovinos. Nos pequenos ruminantes a artéria facial está ausente e as artérias lingual e laríngea cranial emitem ramos para a glândula. As veias unem-se às veias facial e linguofacial.

As fibras secretomotoras são conduzidas pela corda do tímpano, do nervo facial ao nervo lingual; elas deixam o nervo lingual quando este cruza a borda rostral do músculo pterigóideo medial e retorna para a glândula, ao longo do ducto mandibular.

GLÂNDULAS SUBLINGUAIS. Há duas delas em cada lado; a polistomática e a monostomática. A **glândula sublingual polistomática** está diretamente situada sob a túnica mucosa do assoalho da boca, estendendo-se em uma fina camada de lóbulos, de cor amarelo-pálido, da parte incisiva da mandíbula até o arco palatoglosso. Os pequenos ductos tortuosos *(ductus sublingualis minores)* se abrem em uma fileira de orifícios microscópicos, a cada lado da linha de papilas na prega sublingual.

A **glândula sublingual monostomática,** mais curta e mais espessa, situa-se ventralmente à metade rostral da glândula polistomática; é de cor rósea. Ela possui um único ducto *(ductus sublingualis major)* que deixa o lado medial da glândula sublingual e acompanha o ducto mandibular até a carúncula sublingual, onde se abre ao lado do orifício do ducto mandibular ou então se une ao ducto mandibular.

As glândulas sublinguais estão relacionadas, em sua face lateral, ao músculo milo-hióideo e nervo sublingual; medialmente aos músculos hioglosso, estiloglosso e genioglosso; ventralmente ao músculo gênio-hióideo. O ducto mandibular corre ao longo da face medioventral.

Vasos e Nervos. Os **vasos sangüíneos** são a artéria e veia sublingual; o **nervo** é o sublingual, que recebe suas fibras secretomotoras através da corda do tímpano e do nervo lingual.

FARINGE

A extremidade rostral da **faringe,** onde ela é contínua com as cavidades oral e nasal, está aproxima-

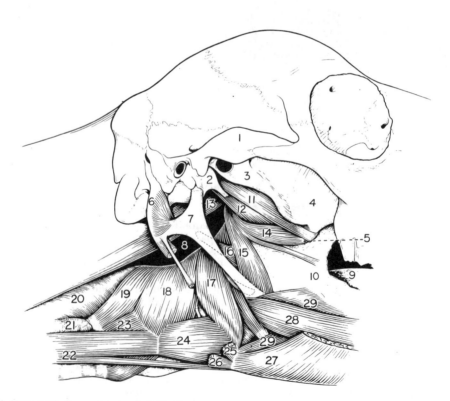

Figura 29-23. Músculos faríngeos de ovino, lado direito.

1, Processo zigomático do osso temporal; 2, parte timpânica do osso temporal; 3, processo pterigóideo do osso basisfenóide; 4, osso palatino; 5, hâmulo do osso pterigóide; 6, processo jugular do osso occipital; 7, osso estilo-hióide; 8, espaço ocupado pelos nodos linfáticos retrofaríngeos mediais e pela gordura; 9, língua; 10, borda cortada da mucosa oral na prega pterigomandibular; 11, músculo tensor do véu palatino; 12, músculo levantador do véu palatino; 13, músculo longo da cabeça; 14, 15, músculos constritores faríngeos rostrais; 14, músculo pterigofaríngeo; 15, músculo estilofaríngeo rostral; 16, músculo estilofaríngeo caudal; 17, músculo hiofaríngeo (constritor faríngeo médio); 18, 19, músculos constritores faríngeos caudais; 18, músculo tirofaríngeo; 19, músculo cricofaríngeo; 20, esôfago; 21, glândula tireóide; 22, músculo esternotíreo-hióideo; 23, músculo cricotireóideo; 24, músculo tíreo-hióideo; 25, inserção do músculo estilo-hióideo — o tendão de origem do músculo estilo-hióideo é visto acima, na superfície lateral do segmento do músculo digástrico; 26, músculo omo-hióideo; 27, músculo milo-hióideo; 28, músculo estiloglosso; 29, músculo hioglosso. (De Dougherty et al., 1962.)

SISTEMA DIGESTIVO DO RUMINANTE

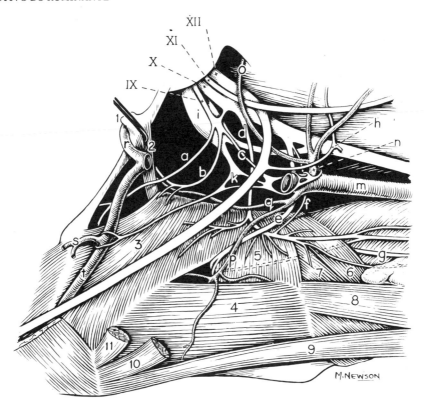

Figura 29-24. Região faríngea do ovino após remoção do processo jugular e dos músculos occípito-hióideo, digástrico e reto lateral da cabeça.

a, Ramo lingual e b, ramo faríngeo do nervo glossofaríngeo; c, ramo para o seio carotídeo; d, ramo faríngeo do vago; e, nervo laríngeo cranial; f, ramo externo de e; g, nervo laríngeo recorrente; h, ramo ventral do primeiro nervo cervical; i, gânglio cervical cranial; k, plexo simpático carótido externo; m, artéria carótida comum; n, artéria occipital; o, artéria condilar; p, artéria laríngea; q, artéria palatina ascendente; r, artéria carótida externa; s, ramo para a glândula mandibular; t, artéria lingual; 1, ângulo do osso estilo-hióide; 2, músculo estilofaríngeo caudal; 3, músculo hiofaríngeo; 4, músculo tíreo-hióideo; 5, músculo tireofaríngeo; 6, músculo cricofaríngeo; 7, músculo cricotireóideo; 8, músculo esternotíreo-hióideo; 9, músculo esterno-hióideo; 10, músculo omo-hióideo; 11, músculo estilo-hióideo; IX, X, XI, XII, nervos craniais. (De Dougherty et al., 1958.)

damente no plano da extremidade caudal do palato duro, a curta distância e por trás do último molar (Fig. 29-3). A extremidade caudal da faringe, na junção com o esôfago, localiza-se sobre a parte rostral da lâmina da cartilagem cricóide, no plano da extremidade caudal do áxis (Fig. 30-1). A faringe está afixada dorsalmente por seus músculos e fáscia aos ossos do crânio, a saber: palatino, pterigóide, vômer, esfenóide, basi-occipital e a parte timpânica do temporal. Ela está afixada lateralmente, por meio de seus músculos, ao osso hióide (Fig. 29-23). Na gordura entre a parede caudodorsal e os músculos longos da cabeça estão os nodos linfáticos retrofaríngeos mediais, pares. Na superfície dorsolateral estão os ramos terminais da artéria carótida comum, circundada pelos plexos carotídeos de nervos simpáticos derivados dos gânglios cervicais craniais adjacentes (Fig. 29-24). Também presente estão a veia maxilar, os nervos glossofaríngeo e hipoglosso, e os ramos laríngeo cranial e faríngeo do nervo vago. Em virtude de a maior parte da faringe estar situada medialmente ao ramo da mandíbula, ela se relaciona aos músculos pterigóideo medial e digástrico e à glândula mandibular. O assoalho da faringe é formado pela raiz da língua e pela laringe.

PALATO MOLE

O palato mole *(velum palatinum)* é um componente funcional essencial da faringe. Ele está afixado ao palato duro e às paredes laterais, separando a parte nasal da oral, servindo como uma valva muscular ativa na conversão da parte laríngea da sua conformação digestiva para respiratória. Sua base estrutural é uma camada média de músculos estriados, descritos com os músculos da faringe. A camada muscular está coberta, no lado oral, por uma espessa camada de glândulas mucosas, algum tecido linfático, gordura e epitélio pavimentoso estratificado. No lado nasal há uma camada mais fina de glândulas mistas, tecido linfático e epitélio pseudo-estratificado ciliado com células caliciformes, que torna-se estratificada pavimentosa próximo à borda livre.

Na posição respiratória o palato mole se estende cerca de 10 cm, na vaca, do palato duro até a face rostral da epiglote, a qual abraça com sua borda livre côncava (Fig. 30-1). Lateralmente a borda livre é contínua com uma prega da mucosa, o **arco palatofaríngeo,** que retorna na parede lateral da faringe e encontra seu acompanhante na parede caudodorsal, sobre as cartilagens corniculadas da laringe (Fig.

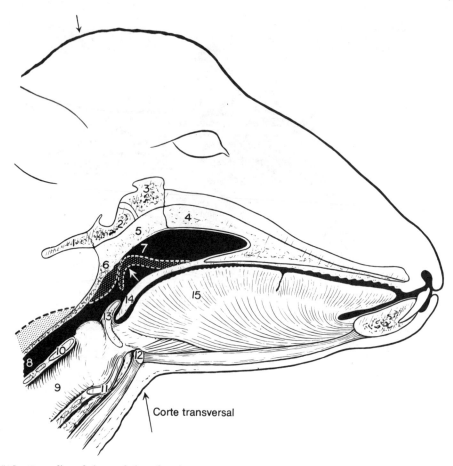

Figura 29-25. Secção mediana da boca e faringe do ovino.
As linhas pontilhadas representam a posição do palato mole e da parede dorsal da faringe, quando a nasofaringe está fechada durante a eructação. 1, Osso occipital; 2, osso basisfenóide; 3, osso pré-esfenóide; 4, vômer; 5, septo faríngeo membranoso; 6, tonsila faríngea; 7, nasofaringe; 8, esôfago; 9, traquéia; 10, cartilagem cricóide; 11, cartilagem tireóide; 12, osso basi-hióide; 13, epiglote; 14, palato mole; 15, língua. (De Dougherty et al., 1962.)

30-15). Os arcos palatofaríngeos e a borda livre do palato mole formam as margens do **óstio intrafaríngeo** entre a nasofaringe e a laringofaringe. Quando o animal está respirando normalmente a parte superior da laringe projeta-se através do óstio de encaixe apertado, para dentro da nasofaringe.

Uma outra prega lateral de mucosa, o **arco palatoglosso**, estende-se até a raiz da língua, do meio da inserção lateral do palato mole (Fig. 29-3, atrás de 17). Os arcos palatoglossos direito e esquerdo formam, com o palato mole e a língua, o *ádito da faringe*, entre a boca e a orofaringe (Fig. 29-3). A orofaringe é contínua com a laringofaringe sobre a epiglote e ao redor desta (Fig. 30-15).

NASOFARINGE

A parte nasal da faringe está situada dorsalmente ao palato mole e se estende da coana ao óstio intrafaríngeo. Como o septo nasal é deficiente ventralmente, em seu terço caudal (Figs. 26-48 e 49), as coanas direita e esquerda são confluentes. Não existem fronteiras definidas entre elas e a nasofaringe, visível na superfície da mucosa, porém a longa e estreita abertura pode ser definida em referência ao crânio. Ela situa-se em um plano oblíquo, estendendo-se dorsal e caudalmente da borda livre côncava das lâminas horizontais dos ossos palatinos até a junção do vômer com o pré-esfenóide (Fig. 29-25). As paredes laterais são as lâminas perpendiculares dos ossos palatinos.

As coanas estão separadas dorsalmente pela crista do vômer, que é coberto por mucosa com um espesso plexo venoso submucoso. Além da extremidade caudal do vômer, o **septo faríngeo** membranoso projetando-se 4 cm para dentro do estreito **fórnix** da faringe, na vaca, continua até a **tonsila faríngea** (Figs. 29-25/6 e 29-26/32). A tonsila forma a extremidade caudal do septo, unida à parede caudodorsal da nasofaringe. Os lados da tonsila são marcados por longas cristas e sulcos e nos quais podem ser vistas as aberturas de glândulas mucosas.

Na parede da nasofaringe, lateralmente à tonsila, há uma fenda, o **óstio faríngeo da tuba auditiva** (Fig. 30-1/19). Ele está localizado no plano transver-

SISTEMA DIGESTIVO DO RUMINANTE

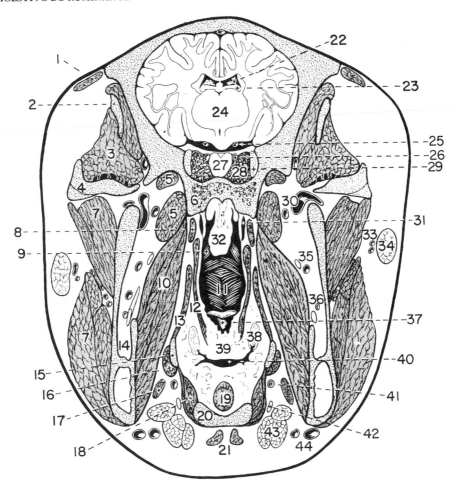

Figura 29-26. Secção transversal da cabeça do ovino, superfície rostral.
O plano de secção está indicado pelas setas na Fig. 29-25. 1, Músculo auricular; 2, processo coronóide da mandíbula; 3, músculo temporal; 4, arco zigomático; 5, músculo pterigóideo lateral; 6, osso basisfenóide; 7, músculo masseter; 8, músculo tensor do véu palatino; 9, parte de 13, fixada ao crânio, atrás da tonsila faríngea; 10, músculo pterigóideo medial; 11, inserção dos músculos constritores faríngeos na rafe da faringe; 12, músculo levantador do véu palatino, cortado longitudinalmente; 13, músculos constritores rostrais da faringe em secção oblíqua; 14, canal mandibular; 15, osso estilo-hióide; 16, músculo estiloglosso; 17, músculo digástrico; 18, músculo querato-hióideo; 19, músculo hioepiglótico; 20, osso basi-hióide; 21, músculos omo-hióideo e esterno-hióideo, fundidos; 22, plexo coróide; 23, fórnice; 24, tálamo; 25, círculo arterial do cérebro; 26, artéria carótida interna; 27, hipófise; 28, rede admirável; 29, nervos craniais III a VI; 30, artéria e veia maxilares; 31, tuba auditiva; 32, tonsila faríngea; 33, artéria e veia faciais transversais; 34, nodos linfáticos parotídeos; 35, nervo lingual; 36, artéria e nervo alveolar mandibular; 37, epiglote; 38, tonsila palatina; 39, palato mole; 40, orofaringe *(isthmus faucium)*; 41, artéria lingual; 42, nervo hipoglosso; 43, glândula salivar mandibular; 44, veias lingual e facial. (De Habel, 1964.)

sal que passa logo rostralmente à articulação temporomandibular e ao nível da base da orelha. A cartilagem da tuba não se estende para dentro da prega da mucosa que fecha o óstio. Na mucosa da tuba auditiva, próximo ao óstio, há a **tonsila tubal** (Illing, 1911). Dorsal e caudalmente ao orifício há uma estreita fenda sagital, o **recesso faríngeo**.

O epitélio respiratório da nasofaringe estende-se por distância variável caudalmente à tonsila faríngea e ao orifício da tuba, onde ele sofre uma gradativa transição para epitélio estratificado pavimentoso.

OROFARINGE

A parte oral da faringe situa-se entre o palato mole e a raiz da língua e se estende do ádito da faringe, marcado pelos arcos palatoglossos, até a epiglote (Figs. 29-3 e 30-15). Suas paredes laterais são as **fauces**, e a cavidade é às vezes denominada de istmo da garganta. Na parede lateral, próximo da afixação do palato mole, há a abertura do **seio tonsilar,** que conduz para **tonsila palatina** (Fig. 29-26/38). A tonsila, com o formato de um grão de feijão, tem de 3 a 4 cm de comprimento nos bovinos, sendo totalmente encoberta pela parede da faringe. Ela está constituída por numerosos folículos dispostos ao redor do seio central, dentro do qual se abrem as fóssulas (criptas). Poderá haver mais de um seio em uma tonsila. É uma característica dos ruminantes domésticos o fato de que o seio tonsilar é encoberto pela tonsila; em contraste com a fossa tonsilar das outras espécies e que circunda a tonsila. A tonsila palatina, nos ovinos, tem cerca de 12 mm de comprimento (Fig. 29-6).

LARINGOFARINGE

A parte laríngea da faringe (Fig. 30-15) situa-se dorsal e lateralmente à laringe e, ventralmente, ao arco palatofaríngeo. Ela continua para dentro do esôfago, sem uma linha visível de demarcação sobre a mucosa. Foram feitos esforços para considerar o limite caudal como sendo o ponto em que o músculo faríngeo mais caudal e o cricofaríngeo cedem lugar ao músculo circular intrínseco do esôfago mas, infelizmente, eles sobrepõem-se (Fig. 29-23) (Künzel, 1961). Portanto, a junção faringoesofagiana só pode ser arbitrariamente localizada sobre a parte rostral da lâmina da cartilagem cricóide (Fig. 30-1/15)

Na posição respiratória, com a laringe aparecendo através da abertura intrafaríngea, para dentro da nasofaringe, a cavidade da laringofaringe está quase obliterada. Apenas os **recessos piriformes** permanecem como passagens da orofaringe ao redor da laringe, permitindo a continuação do fluxo da saliva até o esôfago, sem necessidade de movimentos de deglutição que interromperiam a mastigação e a respiração. A respiração nasal, contínua durante a ruminação, é essencial para o sistema de alerta olfatório nos ruminantes selvagens (Negus, 1949).

Músculos do Palato e da Faringe

Os músculos do palato mole são os levantador, tensor, palatino e palatofaríngeo.

O **músculo levantador do véu palatino** origina-se da parte timpânica do osso temporal, medioventralmente à base do processo muscular, segue ventralmente, caudal à tuba auditiva e caudal e paralelamente ao músculo tensor do véu palatino (Fig. 29-23/12). Ele penetra na parede da nasofaringe, passando medialmente ao músculo pterigofaríngeo, à tonsila palatina e à parte longitudinal do palatofaríngeo, dobra medialmente para dentro do palato mole, onde suas fibras se distribuem e encontram as do músculo do lado oposto para formar uma funda ao redor da face oral do músculo palatino e da parte oblíqua do músculo palatofaríngeo. Ao levantar o palato mole contra a tonsila faríngea, ele dilata a orofaringe e contrai a nasofaringe (Fig. 29-25).

O **músculo tensor do véu palatino** origina-se principalmente da cartilagem da tuba auditiva, com afixações secundárias para as partes adjacentes do osso temporal. Ele corre ventral e rostralmente até o hâmulo do osso pterigóide (Fig. 29-23/11). Aqui, a parte profunda do músculo está inserida na face lateral do osso, enquanto o tendão da parte superficial dobra medialmente ao redor da borda rostral do hâmulo e se distribui para formar a aponeurose palatina. Esta se limita à parte do palato mole que ocupa a fenda formada pelas bordas livres dos ossos palatinos, rostralmente ao hâmulo, uma área relativamente pequena nos ruminantes (Fig. 26-52). O músculo possui duas funções: a de achatar esta parte do palato mole, que no estado de relaxamento está arqueada dorsalmente; e, ao se contrair na direção oposta, abrir a tuba auditiva (Himmelreich, 1964).

O **músculo palatino** origina-se diretamente da espinha nasal caudal rudimentar na borda da coana no palato ósseo e estende-se ao longo da linha mediana do palato mole até a margem livre. Os músculos direito e esquerdo, unidos na linha mediana, são estreitos em sua origem, consolidados lateralmente com a parte oblíqua do músculo palatofaríngeo, e relacionados com a superfície ventral da aponeurose palatina. O músculo é homólogo ao *músculo da úvula* dos seres humanos (Künzel et al., 1966).

O **músculo palatofaríngeo** foi descrito por Künzel et al. (1966) como sendo constituído de três partes — longitudinal, oblíqua e transversa. A parte longitudinal origina-se da aponeurose palatina e corre caudalmente como uma estreita faixa, no plano sagital, entre o músculo levantador do véu palatino e a tonsila palatina, para unir-se à parte oblíqua, caudalmente ao músculo levantador. A borda dorsal da parte longitudinal é contínua, sobre a face dorsal da tonsila, com o músculo pterigopalatino. A parte oblíqua origina-se dorsomedialmente ao músculo levantador do véu palatino, à aponeurose palatina e à borda lateral do músculo palatino. À medida que emerge caudalmente à funda do músculo levantador do véu palatino, sua borda dorsolateral compartilha da parte longitudinal. Ventromedialmente, nos bovinos, ele é encontrado pela parte transversa — fibras que correm ao longo da borda livre do palato mole e que continuam no arco palatofaríngeo. Nos ovinos a parte transversa está ausente e a borda ventromedial da parte oblíqua forma a base muscular do arco. Todo o músculo forma uma delgada camada, de cerca de 5 cm de largura na vaca, que se estende caudalmente do palato mole, ao redor das paredes laterais da nasofaringe, até a rafe da faringe. Em sua face lateral ele recebe fibras do músculo estilofaríngeo rostral, no boi, e da inserção faríngea do músculo estilofaríngeo caudal. Ele situa-se imediatamente sob a mucosa e age como um esfíncter para a abertura nasofaríngea e intrafaríngea.

Os músculos da faringe podem ser agrupados conforme segue:

Músculos constritores rostrais da faringe
Músculo pterigofaríngeo
Músculo palatofaríngeo
Músculo estilofaríngeo rostral
Músculo estilofaríngeo caudal
Músculo hiofaríngeo (músculo constritor médio da faringe)
Músculos constritores caudais da faringe
Músculo tireofaríngeo
Músculo cricofaríngeo

O **músculo pterigofaríngeo** surge principalmente do hâmulo do osso pterigóide, com uma afixação medial para a aponeurose palatina e um *slip* lateroventral para a prega pterigomandibular. O músculo passa caudalmente, lateral ao músculo levantador do véu palatino e à face dorsolateral da tonsila palatina. A borda dorsal é contínua com o músculo palatofaríngeo, e a borda ventral funde-se com o músculo estilofaríngeo rostral. Na borda caudal do músculo levantador do véu palatino ele dobra medial e dorsalmente ao redor da extremidade caudal da tonsila faríngea, para atingir sua inserção na rafe da faringe, nos bovinos. Nos ovinos ele não está in-

SISTEMA DIGESTIVO DO RUMINANTE

serido na rafe, mas vai diretamente para a base do crânio entre os tubérculos musculares. Ele comprime a parede lateral da nasofaringe contra a tonsila faríngea (Figs. 29-23/14 e 24/9).

O **músculo palatofaríngeo** já foi descrito com os músculos do palato mole.

O **músculo estilofaríngeo rostral** está situado na parede lateral da faringe, rostralmente ao osso estilo-hióide. Sua principal origem é da metade ventral da borda rostral do estilo-hióide. Nos ovinos a origem é mais baixa; algumas das fibras da borda rostral vêm do epi-hióide (Fig. 29-23/15). O músculo tem cerca de 16 mm de largura, nos bovinos, e 13 mm de largura, nos ovinos. Ele está unido à borda caudal do músculo pterigofaríngeo e inserido na rafe da faringe, nos bovinos. Algumas fibras da face profunda unem-se à parte longitudinal subjacente do músculo palatofaríngeo.

Nos ovinos a parte caudal profunda do músculo está inserida na rafe, mas a parte rostral superficial se insere, com o músculo pterigofaríngeo, na base do crânio.

O músculo estilofaríngeo rostral auxilia os músculos pterigofaríngeo e palatofaríngeo na compressão da parede dorsolateral da nasofaringe. Agindo juntamente com o músculo levantador do véu palatino eles formam um esfíncter nasofaríngeo que se fecha durante a eructação. Como a boca também fica fechada e a glote está aberta, uma significativa quantidade de gás eructado é forçada para dentro dos pulmões (Dougherty et al., 1962).

O **músculo estilofaríngeo caudal** origina-se da face medial da metade proximal do músculo estilo-hióideo (Fig. 29-23/16) e corre ventromedialmente até a parede dorsolateral da faringe. Ele passa entre os músculos constritores rostral e médio; isto é, entre os músculos estilofaríngeo rostral e o hiofaríngeo. Ele aqui divide-se em duas partes. A parte faríngea transversa está inserida dentro do músculo palatofaríngeo, sendo bem desenvolvida nos ovinos e caprinos mas rudimentar nos bovinos. A parte laríngea dobra ingrememente em direção caudal sob o músculo hiofaríngeo e se espalha até sua inserção, que está diretamente na metade rostral da borda dorsal da cartilagem tireóidea e sua face medial, nos bovinos. Nos ovinos e caprinos a afixação laríngea é relativamente pequena e nos ovinos as fibras musculares não atingem a cartilagem tireóidea, estando inseridas, em sua borda dorsal, por meio de fibras elásticas (Himmelreich, 1959).

A parte faríngea do músculo age, nos ovinos e caprinos, para dilatar a nasofaringe, mas parece ser ineficaz nos bovinos. A parte laríngea puxa a laringe dorsal e rostralmente e, por causa de seu percurso ao redor da borda rostral do hiofaríngeo, também age como um dilatador.

O **músculo hiofaríngeo** é às vezes denominado de músculo constritor médio da faringe. Ele está separado dos músculos constritores rostrais pelo músculo estilofaríngeo caudal (Fig. 29-23/17). Sua principal origem é do músculo tireo-hióide, porém ele também tem uma origem aponeurótica do querato-hióide, as fibras na borda rostral originam-se da extremidade ventral do estilo-hióide. A parte ventral do músculo cobre a face lateral do músculo querato-hióideo. O músculo hiofaríngeo passa dorsalmente, une-se à borda rostral do tireofaríngeo e atinge sua inserção na rafe da faringe. Nos ovinos um estreito feixe da borda rostral está inserido no crânio juntamente com os músculos constritores rostrais.

O **músculo tireofaríngeo** origina-se da linha oblíqua que corre da borda rostral à borda caudal, da lâmina da cartilagem tireóide. As fibras estendem-se numa direção rostrodorsal, até sua inserção na rafe (Fig. 29-23/18).

O **músculo cricofaríngeo** é um estreito músculo que se origina de uma pequena área na cartilagem cricóide, caudalmente à articulação cricotireóidea. O músculo passa oblíqua e rostrodorsalmente sobre o corno caudal da cartilagem tireóide, até a rafe da faringe (Fig. 29-23/19).

O músculo hiofaríngeo e os músculos constritores caudais são principalmente músculos da deglutição, que força o bolo alimentar para dentro do esôfago, através de contrações seqüenciais. O músculo cricofaríngeo também age com um músculo circular subjacente, na extremidade cranial do esôfago, para formar um esfíncter que fecha a junção faringoesofágica (Dougherty e Habel, 1955).

Vasos e Nervos

A artéria palatina ascendente corre rostralmente na parede lateral da faringe e supre os músculos, os nodos linfáticos retrofaríngeos mediais, a tonsila palatina e o palato mole. A artéria faríngea ascendente supre os músculos constritores caudais. Um ramo também é suprido pela artéria laríngea cranial. Artérias adicionais do palato mole são a palatina secundária e ramos da artéria esfenopalatina (Nickel e Schwarz, 1963).

As veias serão consideradas na ordem caudorrostral. Da veia jugular interna nos bovinos, ou da veia tireóide média, um ramo esofágico vai até a junção faringoesofágica, onde ele forma um plexo com ramos recurrentes das veias linguais dorsais. Uma veia faríngea ascendente, para a parede caudal da faringe, origina-se da veia occipital, nos bovinos, e de uma veia lingual dorsal, nos ovinos e caprinos. Ramos para os músculos também são fornecidos pela veia laríngea. As veias mais importantes da faringe são as veias linguais dorsais, ramos da veia lingual profunda. Da raiz da língua, elas enviam ramos do arco palatoglosso para o plexo ao redor da tonsila palatina e para o palato mole, nodo linfático retrofaríngeo medial e os músculos da faringe. Ramos passam caudalmente do arco palatofaríngeo para o plexo faringoesofagiano. Uma grande anastomose une-se à veia maxilar. Uma veia palatina secundária, para o palato mole, foi descrita nos bovinos. Os vasos da faringe foram descritos por le Roux (1959), Heeschen (1958) e Schwarz (1959).

A inervação é complicada por contribuições de seis nervos cranianos e do tronco simpático, e muitas ligações entre eles. Os nervos palatinos secundários para o palato mole originam-se do nervo maxilar através do palatino principal. A orofaringe recebe ramos do nervo mandibular através do nervo lingual *(rami isthmi faucium)*. Os músculos levantador e tensor do véu palatino são inervados por ramos do nervo mandibular, através do gânglio ótico (May, 1964). A contribuição do nervo facial é feita por meio do petroso principal, o nervo do canal pterigóide, o gânglio pterigopalatino e os nervos palatinos secundários.

O plexo faríngeo é formado por ramos dos nervos cranianos IX a XII e do tronco simpático. O nervo glossofaríngeo supre os músculos estilofaríngeo caudal e o hiofaríngeo (Fig. 29-24), e emite um ramo para a tonsila palatina e a orofaringe. Os ramos faríngeo e laríngeo do vago são provavelmente derivados, como nas outras espécies, da parte cranial do nervo acessório. O ramo faríngeo (Fig. 29-24) inerva os constritores médio e caudal e se comunica com os nervos laríngeo caudal e cranial. A inervação exata dos músculo palatino e constritor rostral, nos ruminantes, não é conhecida.

ESÔFAGO

O esôfago dos bovinos tem de 90 a 105 cm de comprimento de sua junção com a faringe, na lâmina da cartilagem cricóide, até o cárdia. O comprimento da parte cervical é de 42 a 49 cm, e da parte torácica de 48 a 56 cm. Como o estômago está em contato com o diafragma, nenhuma parte abdominal do esôfago pode ser distinguida. As medidas do diâmetro do esôfago não são de confiança por causa de sua dilatabilidade no estado vivo. Após a fixação por formalina, o menor diâmetro do esôfago bovino, cerca de 3 cm, ocorre no terço caudal do pescoço. Ele gradativamente aumenta para 4 cm de largura e 7 cm de altura na parte caudal do tórax. Nos ovinos o esôfago tem 45 cm de comprimento, aumentando de diâmetro de 1,8 cm na faringe a 2,5 cm no cárdia.

Relações

A topografia foi descrita por Wilkens e Rosenberger (1957). No terço cranial do pescoço o esôfago está situado dorsalmente à traquéia no sulco formado pelos músculos *longus colli* (Figs. 29-23/20 e 25/8). Na terceira vértebra cervical o esôfago inclina-se para a superfície esquerda da traquéia e mantém esta relação até atingir a sexta vértebra cervical, onde ele se inclina um pouco dorsalmente para a superfície dorsolateral na abertura cranial do tórax. A parte cervical do esôfago está relacionada à camada carotídea, nervo laríngeo recurrente, timo, tronco linfático traqueal e aos nodos linfáticos cervicais profundos. A superfície lateral está coberta pelos músculos omo-hióideo, esternomastóideo, clidomastóideo e escaleno (Fig. 29-27/18).

Na junção do pescoço com o tórax o esôfago sofre ligeira curvatura, convexa ventralmente, e presente somente quando a cabeça é mantida mais alta do que a abertura cranial do tórax. Na primeira costela o esôfago está em contato com o gânglio cervicotorácico, o tronco costocervical e o ducto torácico (Fig. 29-28). Seguindo no mediastino, o esôfago passa dorsalmente sobre a base do coração e a bifurcação da traquéia, formando a segunda curvatura, convexa dorsalmente. Ele cruza a superfície direita do arco aórtico, depois segue reto de volta no mediastino caudal, ventralmente à aorta, através do hiato esofágico, no plano do oitavo ou nono espaço intercostal. No mediastino caudal o esôfago é acompanhado pelos troncos dorsal e ventral dos nervos vagos e relaciona-se dorsalmente com os grandes nodos linfáticos mediastinais caudais (Fig. 34-10). O aumento destes nodos pode perturbar gravemente as funções do esôfago ou dos troncos vagos.

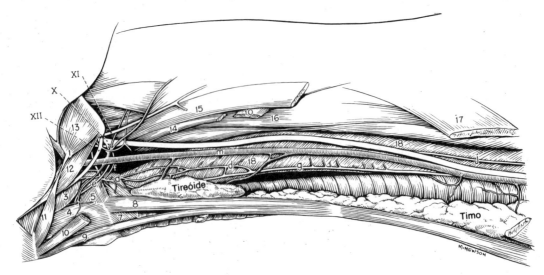

Figura 29-27. Lado esquerdo do pescoço do ovino.

d, Ramo faríngeo do vago, continuando-se como ramo esofágico; e, nervo laríngeo cranial; f, ramo externo de e; g, nervo laríngeo recurrente; j, tronco simpático; m, artéria carótida comum; 1, ângulo do osso estilo-hióide; 3, músculo hiofaríngeo; 4, músculo tíreo-hióideo; 5, músculo tireofaríngeo; 7, músculo cricotireóideo; 8, músculo esternotireóideo; 9, músculo esterno-hióideo; 10, músculo omo-hióideo; 11, músculo estilo-hióideo; 12, músculo digástrico; 13, músculo occipito-hióideo; 14, músculo esternomastóideo; 15, músculo clidomastóideo; 16, músculo longo da cabeça; 17, músculo escaleno; 18, esôfago; X, XI, XII nervos cranianos. (De Dougherty et al., 1958.)

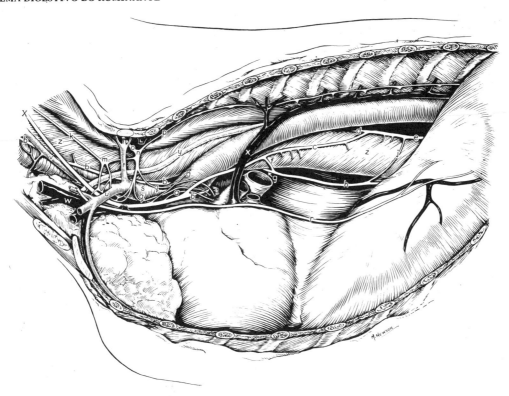

Figura 29-28. Cavidade torácica do ovino, lado esquerdo.

a, Ramos cardíacos do nervo vago; b, nervo laríngeo recorrente; c, ramo esofágico dorsal do vago esquerdo; d, ramo esofágico dorsal do nervo vago direito; e, tronco vago dorsal; f, ramo esofágico ventral do nervo vago esquerdo; g, ramo esofágico ventral do nervo vago direito; h, tronco vagal ventral; j, ramo comunicante; k, tronco simpático cervical; m, gânglio cervical médio; n, gânglio cervicotorácico; o, nervo vertebral; p, tronco simpático torácico; q, nervos cárdicos simpáticos; r, nervo frênico (raízes removidas); s, tronco braquiocefálico; t, tronco costocervical; u, artéria subclávia; v, artéria carótida comum; w, veia jugular; x, veia ázigos esquerda; y, ducto torácico; z, esôfago, X, nervo vago. (De Dougherty et al., 1958.)

Anatomia Superficial

Como o esôfago corre medialmente ao sulco jugular esquerdo, a dilatação causada pelo movimento de um bolo ingerido ou regurgitado, ou de uma bolha de gás eructada, é claramente visível ao longo de todo o comprimento do sulco. A extremidade avançada do tubo estomacal no esôfago forma uma área visível e palpável após ele atingir o nível da terceira vértebra cervical, no sulco jugular esquerdo.

Estrutura

A camada externa da parede, constituída por tecido conjuntivo, na parte cervical, é denominada de túnica adventícia. No tórax, onde o esôfago está coberto pela pleura mediastinal, esta forma uma túnica serosa. As outras camadas da parede são a túnica muscular, a tela submucosa e a túnica mucosa.

Nos ruminantes a *túnica muscular* é constituída por músculo estriado em todo o comprimento do esôfago. O estudo mais completo do percurso das fibras musculares e sua estratificação foi realizado por Künzel (1961).

Com exceção das extremidades cranial e caudal, a túnica muscular é composta de camadas externa e interna de fibras espirais. A camada externa é formada de curvas elípticas inclinadas caudodorsalmente (Fig. 29-28/z) e espiraladas para a esquerda de modo semelhante a um parafuso. A camada interna é formada de espirais orientadas para a direita e para a esquerda, que se cruzam em decussações dorsal e ventral. As fibras da camada interna, quando vistas por dentro, são inclinadas caudoventralmente. Um feixe de fibras na camada interna, quando acompanhado caudalmente da decussação dorsal, é visto passando caudoventralmente, na metade do percurso e ao redor da túnica mucosa, até a decussação ventral, da qual ele se orienta para fora, unindo-se à camada externa e correndo caudodorsalmente, na metade do trajeto ao redor do esôfago, para a decussação dorsal. De lá ele retorna para a camada interna e para a meia volta seguinte. Desta forma, os feixes de fibras do sistema interno realizam apenas a meia volta caudoventral na camada interna; eles penetram na camada externa para a meia volta caudodorsal.

Na extremidade faríngea do esôfago, a camada externa de fibras elípticas, incompleta ventralmente, está inserida na lâmina da cartilagem cricóide, ao longo de ambos os lados da crista mediana. Esta afixação é coberta pelo músculo cricofaríngeo (Figs. 29-23/19 e 20), e a sobreposição das musculaturas faríngea e esofágica forma um **esfíncter faringo-esofágico** de grande importância fisiológica. A camada interna da musculatura esofágica, que é circular na extremidade faríngea, possui apenas uma pequena inserção na extremidade caudal da crista mediana da lâmina cricóide.

Os músculos longitudinais dorsal e ventral, do esôfago, são estreitas faixas superficiais que não se estendem além do primeiro terço do órgão. No esôfago, o músculo longitudinal dorsal tem sua origem na rafe da farínge e o longitudinal ventral na extremidade caudal da crista mediana da lâmina cricóide.

Na extremidade caudal do esôfago as zonas dorsal e ventral, formadas pelos vértices das elipses da camada externa e pelas decussações da camada interna, estão dobradas para a esquerda (na direção da rotação embrionária do estômago) de modo que a zona ventral passa para o lado direito e a zona dorsal para o esquerdo. No mesmo nível, os vértices das elipses tornam-se mais e mais agudos, até que cessam completamente e a camada externa torna-se longitudinal. Feixes desta camada externa longitudinal estriada do esôfago continuam para dentro da camada externa do átrio ventricular e do sulco reticular. Com o dobramento para a esquerda, a camada espiral interna do esôfago torna-se circular no décimo caudal. Suas fibras estriadas mudam repentinamente, no cárdia, para músculo liso da alça cardíaca e do assoalho do sulco reticular (Fig. 29-48/C e G).

Dentro da extremidade caudal da túnica muscular há umas poucas fibras longitudinais. Estas são mais numerosas à direita. Um plexo mientérico ganglionar nervoso está presente por todo o esôfago.

A frouxa tela submucosa permite que a túnica mucosa forme pregas longitudinais quando o esôfago é contraído e estas, por sua vez, permitem acentuada distensão. A lâmina muscular da mucosa está constituída por fibras longitudinais, escassas na extremidade cranial, mas que formam uma camada contínua na metade caudal. Glândulas esofágicas (*gl. esophageae*) ocorrem somente na proeminência da túnica mucosa, no lado ventral da extremidade faríngea. O espesso epitélio estratificado pavimentoso que forra o esôfago difere morfologicamente e histoquimicamente daquele do pré-estômago.

Vasos e Nervos

Ramos para o esôfago originam-se das artérias tireóidea cranial, carótida comum, broncoesofágica e reticular. As veias são ramos das veias cranial e tireóidea média, da parte caudal da veia jugular externa e da veia cava cranial. Uma veia esofágica pode vir da veia ázigos esquerda. A veia esofágica caudal é um ramo da veia reticular ou da veia ruminal esquerda.

A inervação do esôfago foi descrita por Dougherty et al. (1958). O ramo faríngeo do vago (Fig. 29-24/d) supre o esfíncter faringoesofágico e se continua no esôfago como o ramo esofágico, que é, pelo menos, o nervo motor da metade cranial do esôfago cervical e, em determinados exemplares, de todo o esôfago cervical. O ramo esofágico une-se em um

nível variável no pescoço com o nervo laríngeo recurrente (Fig. 29-27/d). O ramo interno do nervo laríngeo cranial envia um ramo comunicante, caudalmente para dentro da cartilagem tireóidea, para unir-se quer ao ramo esofágico ou ao nervo laríngeo recurrente (Fig. 29-24/e). Experimentos de estimulação indicaram que o nervo laríngeo cranial é um nervo aferente do esôfago, nos ovinos. O nervo laríngeo recurrente é o nervo motor da parte torácica cranial do esôfago, e em alguns animais, da parte caudal do esôfago cervical (Fig. 29-28/b). O ramo esofágico dorsal do vago e do tronco vago dorsal inervam o esôfago, do coração até o cárdia. (Fig. 29-28/c, d e e).

Função

As contrações do esôfago na deglutição, eructação e regurgitação do bolo na ruminação são coordenadas pelos reflexos do vago. As contrações esofágicas, na deglutição, consistem de ondas peristálticas relativamente lentas.

No início da eructação o esfíncter faringoesofágico está fechado e o cárdia se abre. O esôfago, contraindo-se e relaxando rapidamente, fica cheio de gás oriundo do estômago, o cárdia se fecha, o esfíncter faringoesofágico se abre e o gás é forçado através de rápidas ondas antiperistálticas para dentro da farínge. Foram demonstrados receptores nervosos na parede do estômago, próximo ao cárdia, que medeiam a inibição do reflexo de eructação quando eles são cobertos por líquido ou espuma. Durante esta inibição, a barreira mais resistente aos fluidos, experimentalmente bombeados para dentro do estômago, é o esfíncter faringoesofágico. A resistência do cárdia é facilmente superada.

As características essenciais da regurgitação são a ativa abertura do cárdia, o enchimento do esôfago horizontal com o bolo alimentar advindo do estômago, contrações peristálticas na parte caudal do esôfago que forçam a maior parte do fluido de volta para dentro do estômago, e contrações antiperistálticas que levam o restante do bolo para a farínge. Uma contração preliminar do retículo e uma expansão do tórax com a glote fechada também acompanham a regurgitação, mas foram demonstrados experimentalmente como sendo prescindíveis.

ESTÔMAGO

EXTERIOR E RELAÇÕES

O estômago dos ruminantes ocupa quase três quartos da cavidade abdominal. Ele preenche a metade esquerda da cavidade, excetuando-se pequeno espaço ocupado pelo baço e parte do intestino delgado, e estende-se para dentro da metade direita (Figs. 29-42 e 43). Ele consiste de quatro compartimentos: o **rúmen, o retículo, o omaso** e o **abomaso** (Fig. 29-34). As primeiras três partes compreendem o **pré-estômago** ou pró-ventrículo, e possuem uma mucosa não glandular forrada com epitélio estratificado pavimentoso, enquanto o abomaso possui uma mucosa glandular. O esôfago abre-se dentro de uma cavidade rasa entre o rúmen e o retículo, o *átrio do estômago* (Fig. 29-38) e o abomaso são contínuos com o intestino delgado.

SISTEMA DIGESTIVO DO RUMINANTE

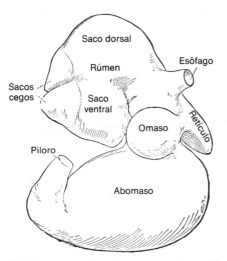

Figura 29-29. Estômago inflado de bezerro recém-nascido; lado direito.

DESENVOLVIMENTO E CAPACIDADE

Todos os compartimentos do estômago dos ruminantes desenvolvem-se a partir de um primórdio que é semelhante ao do estômago simples, exceto que é mais achatado lateralmente e a curvatura menor é convexa (Warner, 1958). Ele sofre uma aparente rotação para a esquerda de modo que os lados direito e esquerdo tornam-se dorsal e ventral, ou, na nomenclatura definitiva, visceral e parietal. Ressaltos dorso-longitudinais e ventrais projetam-se para dentro do lúmen, separando o sulco gástrico, ao longo da curvatura menor da cavidade, do fundo do corpo.

O rúmen desenvolve-se a partir da face dorsal do fundo, estende-se a princípio dorsocranialmente e para a esquerda, e muito cedo apresenta uma divisão da extremidade livre em sacos cegos caudodorsal e caudoventral. Depois o primórdio do rúmen tubular dobra caudalmente e cresce de novo dorsal ao restante do estômago. O retículo desenvolve-se de um esboço ventral esquerdo com origem no rúmen tubular, enquanto todo o omaso, exceto a base, desenvolve-se da curvatura menor, dando conta da convexidade peculiar desta última. A base do omaso é uma porção constrita da curvatura maior, escondida entre o retículo e o abomaso. O restante do primórdio, correspondendo à parte inferior do corpo e à parte pilórica do estômago simples, forma o abomaso.

O eixo central a partir do qual os quatro compartimentos do estômago dos ruminantes se desenvolve é o **sulco gástrico** (*sulcus ventriculi*). No estômago simples ele é um sulco ao longo do interior da curvatura menor, limitado pela alça de fibras musculares oblíquas internas do cárdia (Figs. 18-37 e 40-17). No estômago dos ruminantes o sulco gástrico é dividido em três partes pelos dois orifícios internos, o óstio retículo-omásico e o óstio omaso-abomásico. A parte do sulco gástrico do cárdia até o óstio retículo-omásico é denominada de sulco ruminorreticular e está aberto ao longo de seu lado esquerdo, defrontando-se com a curvatura maior (embrionária) e a cavidade do rúmen e retículo (Fig. 29-38/G). A parte do sulco gástrico do óstio retículo-omásico até o óstio omaso-abomásico é o sulco do omaso e está aberto ao longo de seu lado direito, defrontando-se com a curvatura menor (embrionária) e a cavidade do omaso (Fig. 29-42/2). A última parte do sulco gástrico estende-se ao longo da curvatura menor do abomaso e não apresenta as pregas da túnica mucosa.

A capacidade do estômago varia grandemente com a idade e o tamanho do animal. No bovino de tamanho médio ele comporta cerca de 52 a 68 kg, mas o limite extremo é de cerca de 43 a 104 kg.

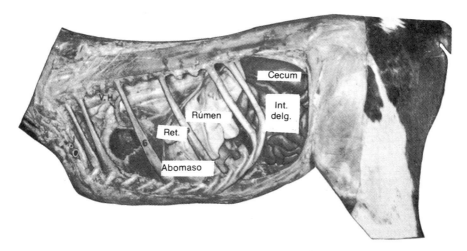

Figura 29-30. Vísceras de bezerro recém-nascido; lado esquerdo.
O pulmão esquerdo, o diafragma, o baço e parte da parede do rúmen e do retículo foram removidos. 1, Primeira costela e vasos axilares; 6,9, sexta e nona costelas; V.H., veia ázigos esquerda.

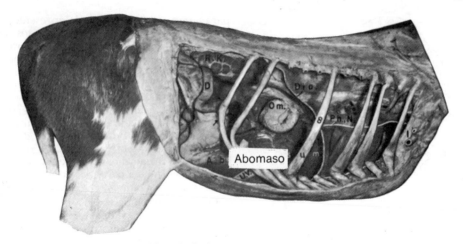

Figura 29-31. Vísceras de bezerro recém-nascido; lado direito.

O pulmão direito, o fígado, o diafragma e parte do omaso foram removidos. 1, Primeira costela e vasos axilares; 8, oitava costela; D, duodeno; Dia, borda cortada do diafragma; Om, omaso; Ph.N., nervo frênico; R.K., rim direito; U.V., veia umbilical. A seta indica o piloro.

Os tamanhos relativos dos quatro compartimentos modificam-se com a idade. No bezerro recém-nascido o rúmen e o retículo em conjunto possuem cerca da metade da capacidade do abomaso, e permanecem em colapso e sem funcionamento enquanto a dieta for limitada ao leite (Fig. 29-32). Com oito semanas de idade a capacidade conjunta do rúmen e retículo é igual à do abomaso, e com 12 semanas o rúmen e o retículo juntos possuem duas vezes a capacidade do abomaso. O omaso cresce muito lentamente durante este período. Com cerca de um ano e meio de idade, o omaso é aproximadamente igual ao abomaso em capacidade. As quatro partes atingiram agora suas capacidades relativas definitivas: o rúmen cerca de 80 por cento; o retículo, 5 por cento; o omaso, 7 por cento; e o abomaso, 8 por cento do total.

Nos ovinos e caprinos a capacidade do estômago é de cerca de 7 a 8 kg e o rúmen e o omaso são relativamente menores. O rúmen constitui cerca de 71 por cento; o retículo, 8 por cento; o omaso, 2 por cento; e o abomaso, 19 por cento do todo.

Rúmen

O rúmen ocupa a maior parte da metade esquerda da cavidade abdominal e estende-se consideravelmente para a direita do plano medial ventral e caudalmente (Figs. 29-42 e 43). Seu longo eixo alcança de um lado a parte ventral do sétimo ou oitavo espaço intercostal até quase a entrada pélvica (Fig. 29-37). Ele é um tanto comprimido de lado a lado e pode ser descrito como possuindo duas faces, duas curvaturas e duas extremidades. A **face parietal** (ou esquerda) *(facies parietalis)* é convexa e é relacionada ao diafragma, à parede esquerda do abdome e ao baço. A **face visceral** (ou direita) *(facies visceralis)* é um tanto irregular e se relaciona principalmente ao omaso e ao abomaso, intestino, fígado, pâncreas, rim esquerdo, glândula supra-renal esquerda, aorta e veia cava caudal. A **curvatura dorsal** segue a curva formada pelo pilar do diafragma e os músculos sublombares; ela está firmemente afixada a estes à esquerda pelo peritônio e por tecido conjuntivo, caudalmente, até a quarta vértebra lombar. A **curvatura ventral** também é convexa e situa-se no

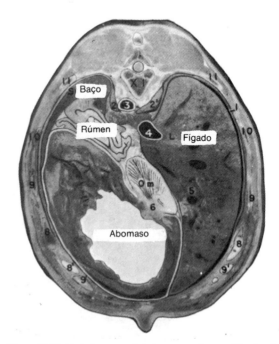

Figura 29-32. Corte transversal de bezerro recém-nascido através da décima primeira vértebra torácica (XI).

1, Borda cortada do diafragma; 2,2', pulmões direito e esquerdo; 3, aorta; 4, veia cava caudal; 5, junção das veias porta e umbilical; 6, óstio omaso-abomásico; 8,8', oitava costela e sua cartilagem; 9,9', nona costela e sua cartilagem; 10,11, décima e décima primeira costelas; Om, omaso.

SISTEMA DIGESTIVO DO RUMINANTE

assoalho do abdome, a parede superficial da bolsa omental intervindo. As faces são marcadas pelos **sulcos longitudinais direito** e **esquerdo** *(sulcus longitudinalis dexter, sinister)*, que indicam externamente a divisão do rúmen nos sacos ventral e dorsal *(saccus ruminis dorsalis, ventralis)*.

No lado direito há dois sulcos: o ventral é o sulco longitudinal direito, estendendo-se do sulco cranial ao sulco caudal; o dorsal é o sulco acessório direito *(sulcus accessorius dexter)*, que descreve uma curva, dorsalmente convexa, e une-se ao sulco lingitudinal direito em ambas as extremidades, circundando uma área elíptica, a ínsula do rúmen (Fig. 29-34/1). O sulco longitudinal esquerdo tem início no sulco cranial, inclinando-se a princípio dorsal e depois ventralmente, e une-se ao sulco caudal. Próximo ao meio ele emite um ramo dorsal, o sulco acessório esquerdo *(sulcus accessorius sinister)*, que estende-se caudodorsalmente e desaparece (Fig. 29-33)

A **extremidade cranial** é dividida ventralmente por um **sulco cranial** transverso *(sulcus cranialis)* em dois sacos. O saco cranial ou *átrio do rúmen* (Fig. 29-33/7) é contínuo caudalmente com o **saco dorsal** do rúmen e cranialmente com o retículo. Ele curva-se ventralmente sobre a extremidade cranial redonda do **saco ventral**. A linha externa de demarcação entre o saco cranial e o retículo é o **sulco ruminorreticular** *(sulcus ruminoreticularis)*. Ele é profundo ventralmente e é distinguível na parte da face parietal, mas dorsalmente não existe nenhuma separação natural; o rúmen e o retículo formam juntos um vestíbulo de formato de domo *(átrio do estômago)* no qual o esôfago termina.

A **extremidade caudal** estende-se quase até o púbis e é relacionada ao intestino e bexiga. Ela é dividida nos **sacos cegos caudodorsal** e **caudoventral** *(saccus cecus caudodorsalis, caudoventralis)*, por um profundo e transverso **sulco caudal** *(sulcus caudalis)*, que liga os sulcos longitudinais. Os sacos cegos são separados do restante do rúmen pelos **sulcos coronários dorsal** e **ventral** *(sulcus coronarius dorsalis, ventralis)*.

Nos ovinos e caprinos o saco ventral é relativamente maior e estende-se mais para a direita do plano mediano do que nos bovinos; seu saco cego estende-se mais adiante caudalmente (cerca de 6 a 8 cm) do que o do saco dorsal. A fixação parietal do saco dorsal estende-se caudalmente até a segunda vértebra lombar. O sulco longitudinal esquerdo estende-se dorsal e caudalmente apenas por curta distância e portanto não se liga ao sulco caudal. O sulco coronário ventral direito é distinguível e estende-se até a curvatura ventral, mas o esquerdo não. Os sulcos coronários dorsais são muito curtos ou estão ausentes.

Retículo

O **retículo**, o mais cranial e, nos bovinos, o menor dos quatro compartimentos, está localizado entre a sexta e sétima ou oitava costelas (Figs. 29-36 e 37). Sua maior parte situa-se à esquerda do plano mediano. Ele é piriforme, mas é comprimido craniocaudalmente. A **face diafragmática** *(facies diaphragmatica)* é convexa e situa-se contra o diafragma e fígado. É importante que o retículo esteja em con-

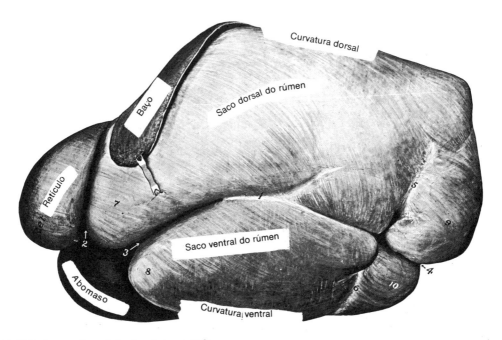

Figura 29-33. Estômago e baço do bovino; lado esquerdo.

1, Sulco longitudinal esquerdo do rúmen; 2, sulco rumino-reticular (não tão evidente dorsalmente quanto indicado aqui); 3, sulco cranial do rúmen; 4, sulco caudal do rúmen; 5,6, sulcos coronários ventral e dorsal esquerdos; 7, átrio do rúmen; 8, extremidade cranial do saco ventral; 9, saco cego caudodorsal; 10, saco cego caudoventral.

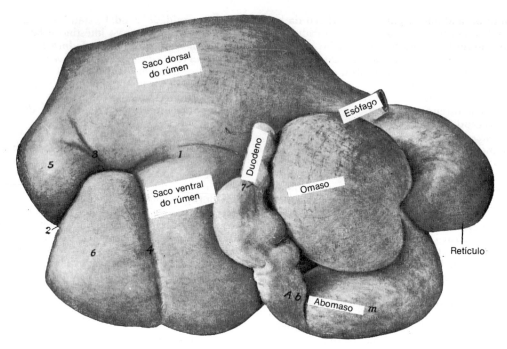

Figura 29-34. Estômago do bovino; lado direito.
 1, Ínsula entre o sulco longitudinal direito, abaixo, e o sulco acessório, acima; 2, sulco caudal do rúmen; 3,4, sulcos coronários dorsal direitos; e ventral 5,6 sacos cegos caudodorsal e caudoventral; 7, piloro. As posições do retículo, omaso e abomaso foram alteradas pela remoção do estômago da cavidade abdominal e inflação.

tato com o diafragma, o qual, por sua vez, está em contato com o pericárdio e os pulmões. Corpos estranhos, tais como pregos e arame, que são muitas vezes engolidos pelo bovino, comumente situam-se no retículo e às vezes perfuram-no e ao diafragma. A **face visceral** (*facies visceralis*) é um tanto achatada pela pressão do saco cranial do rúmen; ele termina dorsalmente ao unir-se à parede do rúmen, sendo

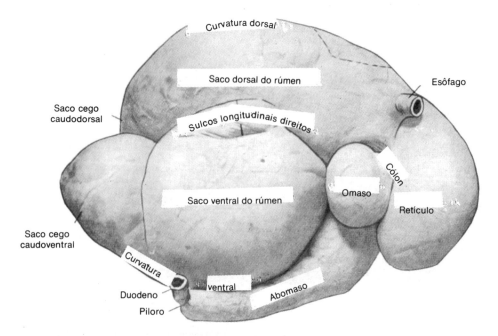

Figura 29-35. Estômago do ovino; lado direito.
 De uma fotografia de um espécime fixado *in situ*. A linha pontilhada indica a posição do baço.

SISTEMA DIGESTIVO DO RUMINANTE

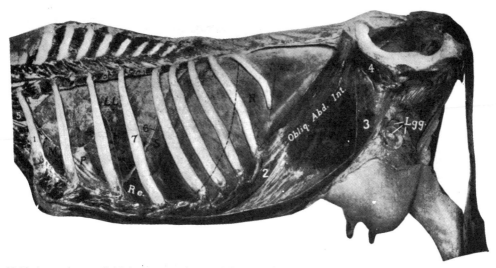

Figura 29-36. Anatomia superficial do estômago da vaca; lado esquerdo.

1, Primeira costela e vasos axilares; 2, músculo transverso do abdome exposto no espaço entre as partes costal e ventral do músculo oblíquo interno do abdome; 3, parte caudal da aponeurose do músculo oblíquo externo do abdome; 4, ilíaco; 5, esôfago; 6, borda cortada do diafragma; 7, sétima costela; LL, pulmão esquerdo; Lgg, nodos linfáticos mamários; M, lobo apical do pulmão direito exposto pela remoção do mediastino; P, pericárdio; R, rúmen; Re, retículo; S, baço. A segunda, quarta, sexta e oitava costelas foram removidas. A linha pontilhada indica a linha de reflexão da pleura, das costelas ao diafragma.

que a linha côncava da junção corresponde à uma prega no interior do estômago, formada pela margem inferior do grande orifício ruminorreticular (*ostium ruminoreticulare*). A **curvatura menor** (*curvatura minor*) orienta-se para a direita e dorsalmente e é ligada ao omaso. A **curvatura maior** (*curvatura major*) orienta-se para a esquerda e ventralmente; ela situa-se contra o diafragma, oposta às sexta e sétima costelas. O fundo do retículo forma um *cul-de-sac* arredondado, que está em contato com a parte esternal do diafragma, com o fígado, omaso e abomaso; ele é oposto à extremidade ventral do sexto espaço intercostal.

Nos ovinos e caprinos o retículo é relativamente maior do que nos bovinos. Sua parte ventral curva-se mais caudalmente e menos para a direita do que nos bovinos.

Omaso

O **omaso** é de formato elipsóide e um tanto comprimido entre suas faces parietal e visceral; o eixo maior é quase vertical (Fig. 29-34). Ele é claramente separado dos demais compartimentos. Situa-se principalmente para a direita do plano mediano, oposto da sétima à décima-primeira costela, inclusive. A **face parietal** (direita) orienta-se obliquamente para a direita e cranialmente e está relacionada principalmente ao diafragma e fígado; abaixo deste uma pequena área situa-se contra a parede lateral na parte ventral, do sétimo ao nono espaços intercostais, da qual é separada pelo omento menor e parte do diafragma. A parte mais ventral do omaso está em contato com o assoalho abdominal sobre uma pequena área entre as cartilagens costais direita, a cartilagem xifóide e a curvatura menor do abomaso. A **face visceral** (esquerda) orienta-se em direção oposta e está em contato com o rúmen, retículo e abomaso. A **curvatura dorsal** orienta-se dorsocaudalmente e para a direita. A **base** (*basis omasi*) é muito curta e defronta-se cranial, ventralmente e para a esquerda, de modo que ela é visível do lado esquerdo após a retirada do rúmen e retículo. Ela é ligada em sua parte superior com o retículo através de um **colo do omaso** (*collum omasi*), estreito e muito curto (Fig. 29-29). Abaixo disto ele é cruzado por uma profunda depressão que corresponde ao pilar do omaso (*pila omasi*), grosso e muscular, ao ser visto no interior. Imediatamente abaixo da indentação há uma extensa junção com o abomaso. A junção é muito mais extensa externamente do que o óstio omaso-abomásico.

O omaso dos ovinos e caprinos é bastante menor do que o retículo, sua capacidade sendo de apenas cerca de 300 ml. Ele é oval e comprimido lateralmente. Está situado quase totalmente à direita do plano mediano, oposto à nona e décima costelas no terço médio do diâmetro dorsoventral do tronco, e não está em contato com a parede abdominal.

Abomaso

O **abomaso** é um saco alongado que situa-se principalmente no assoalho abdominal. A extremidade cranial cega, o **fundo,** está na região xifóide em relação com o retículo, ao qual está em parte ligado, com o átrio do rúmen e com o saco ventral do rúmen (Fig. 29-33). O **corpo** do abomaso (*corpus abomasi*) estende-se caudalmente entre o saco ventral do rúmen e o omaso, situando-se mais à esquerda do que à direita do plano mediano (Figs. 29-42 e 43). A **parte pilórica** (*pars pylorica*) dobra para a direita e caudalmente ao omaso, inclina-se dorsalmente e

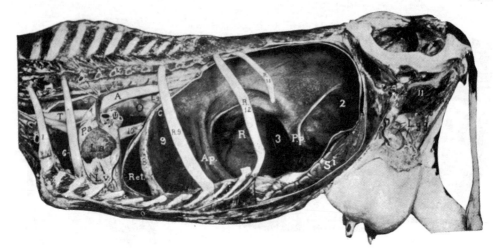

Figura 29-37. Interior do estômago da vaca em relação às costelas; lado esquerdo.

A, Aorta; A.p, pilar cranial do rúmen; C, óstio do cárdiá; L. a, aurícula esquerda; L.g., nodos linfáticos mediastinais caudais; Lgg, nodos linfáticos mamários; L.v., ventrículo esquerdo; O, esôfago; P.a., artéria pulmonar; P.p., pilar caudal do rúmen; R, rúmen; Ret., retículo; R9, R12, R13, nona, décima segunda e décima terceira costelas; S.i, intestino delgado (localização não usual); T, traquéia; U, brônquio esquerdo (artéria pulmonar à esquerda de U); 1, primeira costela e vasos axilares; 2,3, sacos cegos do rúmen; 4, nervo vago com nervo recorrente passando sobre o ligamento arterial; 5, ducto torácico; 6, aurícula direita; 7, veias pulmonares; 8, inserção lateral da prega rumino-reticular; 9, óstio rumino-reticular; 10, veia cava caudal; 11, tendão sinfísico (subpélvico).

une-se ao duodeno pelo **piloro,** que está normalmente na extremidade ventral do nono ou décimo espaço intercostal, ou próximo a ela. A **face parietal** está em contato principalmente com o assoalho abdominal, enquanto a **face visceral** está, em sua maior parte, relacionada ao rúmen e ao omaso. A **curvatura maior** mantém ligação com a parede superficial do omento maior. A **curvatura menor** mantém-se ligada ao omento menor, que passa sobre a face parietal do omaso até o fígado. O abomaso e o omaso são também diretamente fixados um ao outro através de tecido conjuntivo. O abomaso nos ovinos e caprinos é relativamente maior e mais longo do que nos bovinos.

A forma e a posição do abomaso são variáveis. A descrição anterior aplica-se ao bovino adulto não prenhe, na posição de pé. Nos ovinos, adulto e jovem, o corpo do abomaso corre oblíqua e caudalmente e para a direita ao longo do arco costal (Figs. 29-31 e 40). Isto é possível porque o omaso é pequeno e leve e se apóia na face dorsal do abomaso. No bovino adulto na posição de pé, o omaso pesado e grande afunda no assoalho abdominal, empurrando o corpo do abomaso para a posição paramediana esquerda, fazendo com que exista um ângulo reto entre o corpo e a parte pilórica. Estas relações são vistas no animal vivo ou preservado, mas não no estômago vazio e inflado liberado do confinamento da cavidade abdominal. Na vaca, em últimos estágios de gestação, o útero, avançando cranialmente no assoalho abdominal, empurra o estômago para a frente de modo que o abomaso é dobrado em um ângulo mais agudo (Lagerlöf, 1929). Atonia patológica e distensão podem resultar numa dobra no abomaso sobre si mesmo, com subseqüente deslocamento da crista do laço dorsalmente e para a esquerda entre o rúmen e a parede abdominal.

Quando o animal é colocado de costas para tratamento ou autópsia, o abomaso, sustentado para cima pelo gás contido, normalmente retorna para uma posição ventral símile à de um bezerro.

Ligamentos

A curvatura dorsal do rúmen é fixada por tecido conjuntivo ao pilar do diafragma e aos músculos sublombares do hiato esofagiano até a quarta vértebra lombar nos bovinos e até a segunda vértebra lombar nos ovinos e caprinos. Incluída na área de fixação temos a extremidade dorsal do baço, a extremidade esquerda do pâncreas e a artéria celíaca. O peritônio estende-se da parede abdominal até o rúmen e baço, e ao redor desta área de fixação apresenta os ligamentos gastrofrênico e frenicolienal. O ligamento gastrolienal é obliterado na área de adesão entre a metade craniodorsal da face visceral do baço e o rúmen. A fixação do rúmen à parede abdominal dorsal é uma adesão secundária, que ocorre após o rúmen ter girado caudalmente e ter assumido sua posição definitiva. A adesão assim obscurece a relação original do omento maior ao estômago e baço.

A adesão do retículo ao diafragma ou fígado é comum no gado adulto, mas é patológica; é o resultado de peritonite causada pela penetração de corpos estranhos no lúmen do retículo.

OMENTO MENOR

O **omento menor** (*omentum minus*) desenvolve-se do primitivo mesentério ventral, que estende-se da curvatura menor do primórdio do estômago até a parede ventral do corpo. O fígado desenvolve-se neste espesso septo mediano, dividindo-o em duas partes: o omento menor entre o estômago e o fí-

SISTEMA DIGESTIVO DO RUMINANTE

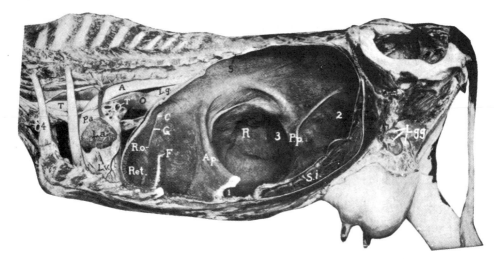

Figura 29-38. Interior do estômago da vaca; lado esquerdo.

Os pulmões, o pericárdio, a parede esquerda do rúmen e o retículo foram removidos. 1, Saco ventral do rúmen; 2,3 sacos cegos caudodorsal e caudoventral do rúmen; 4, primeira costela e vasos axilares; 5, extremidade vertebral da décima terceira costela; A, aorta; A.p, pilar cranial do rúmen; C, óstio do cárdia; F, prega rumino-reticular; G, sulco reticular; L.a., aurícula esquerda; L.g., nodos linfáticos mediastinais caudais; Lgg, nodos linfáticos mamários; L.V., ventrículo esquerdo; O, esôfago; P.a., artéria pulmonar; P.p., pilar caudal do rúmen; R, rúmen; Ret., retículo; R.o., óstio retículo-omásico; S.i., intestino delgado (localização não usual); T, traquéia; T¹, brônquio esquerdo.

gado, e os ligamentos hepáticos entre o fígado e a parede abdominal. A rotação do estômago para a esquerda e o notável deslocamento do fígado para a direita nos ruminantes traz o omento menor em uma posição lateral direita, estendendo-se dorsalmente da curvatura menor do estômago até o fígado (Fig. 29-49).

A linha de fixação ao estômago passa do lado ventral do esôfago, ao longo do sulco reticular, à face parietal da base do omaso e à curvatura menor do abomaso. Ele é mais ou menos aderente à parte ventral da face parietal do omaso. A parte terminal do omento menor, fixada à parte cranial do duodeno, é o ligamento hepatoduodenal; ele contém o ducto biliar, a veia porta e a artéria hepática. No ruminante adulto ele perdeu a aparência de um ligamento por causa das adesões secundárias, mas a borda livre é visível como a comissura ventral arre-

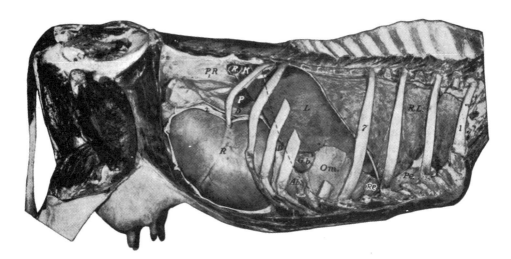

Figura 29-39. Anatomia superficial das vísceras da vaca, lado direito.

1, Primeira costela; 2, parede profunda do omento maior, visível pela remoção da parede superficial, a borda cortada desta é visível acima de 2; 7, sétima costela; Ab., parte pilórica do abomaso; D, duodeno; G.b., vesícula biliar; L, fígado; Om., omaso; P, lobo direito do pâncreas circundado pelo mesoduodeno; Pe., pericárdio; P.R., limite dorsal da cavidade peritoneal, o rótulo está na gordura retroperitoneal; R, saco ventral do rúmen, na posição normalmente ocupada pelo recesso supra-omental que contém os intestinos, os quais, neste espécime, deslocaram-se para o lado esquerdo (Fig. 29-37); Re., retículo; R.K., rim direito; R.L., pulmão direito. A linha pontilhada indica a linha de reflexão da pleura, das costelas ao diafragma.

OMENTO MAIOR

O **omento maior** (*omentum majus*) possui uma disposição complicada por causa de sua fixação ao rúmen, à face medial do duodeno descendente e ao mesoduodeno. As relações fundamentais só podem ser entendidas se considerarmos o desenvolvimento. O omento maior é uma expansão, em formato de saco, do mesogástrio dorsal, um grosso septo mediano que liga a curvatura maior do primórdio do estômago à parede abdominal dorsal. A **bolsa do omento** é a cavidade limitada pelos dois omentos, pela face visceral do estômago e por parte da face visceral do fígado. A formação da bolsa do omento tem início por cavitação de uma pequena depressão no lado direito do mesogástrio dorsal. À medida que a curvatura maior do estômago move-se para a esquerda, a cavidade expande-se entre o mesogástrio dorsal e o que é então a face dorsal do estômago — posteriormente será sua face visceral. Com o decorrer do crescimento o omento maior dilata-se caudalmente e para a esquerda, além da curvatura maior, formando um saco. Até então, o omento maior assemelha-se ao das espécies não ruminantes em tudo, menos em um aspecto significativo: a linha de fixação passa ente o primórdio dos sacos dorsal e ventral do rúmen, de modo que o saco ventral desenvolve-se na bolsa do omento e o saco dorsal, do lado de fora. Quando o primórdio do rúmen dobra-se caudalmente e cresce de volta sobre o resto do estômago, ele leva o omento junto.

A linha de fixação do omento maior ao estômago corre do lado dorsal do esôfago para o sulco longitudinal direito do rúmen, segue o sulco caudal da direita para a esquerda, corre cranialmente no sulco longitudinal esquerdo, cruza a face ventral esquerda do sulco cranial e faz uma curva de 90° ventralmente durante uma curta linha de fixação ao lado esquerdo da face visceral do retículo. Do retículo ele passa para a curvatura maior do abomaso, faz uma curva de cerca de 90° caudalmente e segue a curvatura maior do abomaso até ao piloro na direita. Aqui a parte pilórica do abomaso e a parte cranial do duodeno têm o omento menor fixado à face cranial (curvatura menor) e o omento maior fixado à face caudal (curvatura maior). Na flexura sigmóide do duodeno, a linha de fixação do omento cruza a face medial do duodeno para a face dorsal, e aqui o omento maior é contínuo com o mesoduodeno. A linha de continuidade é a borda caudal do **forame epiplóico;** uma fenda sagital que apresenta: lobo caudado do fígado lateralmente, o mesoduodeno e o pâncreas medialmente, a veia cava dorsalmente e o ligamento hepatoduodenal ventralmente. O lobo direito do pâncreas é circundado pelo mesoduodeno e o lobo esquerdo é circundado pela porção dorsal do omento maior.

O omento maior também está fixado em todo o comprimento do duodeno descendente, mas esta é uma adesão secundária do lado direito da parede dorsal da bolsa à face medial do duodeno descendente e seu mesoduodeno. O teto da bolsa também é aderente à alça proximal do cólon. Como na maioria das espécies não ruminantes, os intestinos, da flexura caudal do duodeno até o reto, situam-se na face dorsal do omento maior colapsado, mas no ruminante, em contraste com os demais mamíferos, o omento maior possui fixações caudais — ao rúmen na esquerda e através do duodeno e mesoduodeno para a parede abdominal dorsal na direita. Entre estes dois suportes o omento forma um recesso ventral aos intestinos e aberto caudalmente. Este recesso da cavidade peritoneal é denominado de **recesso supra-omental.**

No ruminante adulto, portanto, o omento maior normalmente esconde todo o intestino exceto o duodeno descendente. Ventral ao duodeno à direita, há uma grande expansão de omento maior consistindo de uma parede superficial e outra profunda com apenas a cavidade potencial da bolsa do omento entre elas. A partir do duodeno descendente, a **parede superficial** (*paries superficialis*) passa ventral à parede profunda e ao saco ventral do rúmen e se liga ao sulco longitudinal esquerdo. A **parede profunda** (*paries profundus*), secundariamente fundida com a parede superficial ao longo do duodeno descendente, passa ventral ao redor da massa intestinal e dorsalmente até sua fixação no sulco longitudinal direito do rúmen. No sulco caudal, e ao longo da dobra livre caudal do omento maior, as paredes superficial e profunda são contínuas. O peso dos intestinos não é suportado pelo omento; este repousa no assoalho abdominal. Ocasionalmente o intestino delgado desloca-se do recesso supra-omental e situa-se entre o omento e a parede abdominal. Esta disposição está associada com o aumento do rúmen e o deslocamento do saco ventral para a direita (Fig. 29-39). O útero pode estar ou no recesso supra-omental ou ventralmente a ele.

A parte da bolsa omental limitada à direita pelo omento menor é o **vestíbulo** (*vestibulum bursae omentalis*). Sua parede medial é o fígado, e a cavidade é preenchida pelo omaso. O vestíbulo comunica-se através do forame epiplóico com a cavidade peritoneal, e através de uma via medial, a parte cranial do duodeno atinge a parte principal da bolsa, o **recesso caudal.**

Anatomia Superficial

O rúmen está em contato com a parede abdominal esquerda desde o oitavo espaço intercostal até o plano transverso da região do túber coxal. As contrações podem ser prontamente palpadas na fossa paralombar esquerda. O saco ventral do rúmen, circundado pelo omento maior, situa-se na parede abdominal ventral, caudal ao plano transverso da nona junção costocondral. Se os intestinos são deslocados do processo supra-omental, o saco ventral do rúmen, coberto pelo omento maior, fica em contato com a parede abdominal ventral direita (Fig. 29-39). O retículo está em contato com a parede abdominal esquerda nas extremidades ventrais do sexto e sétimo espaços intercostais e com a parede ventral na região esternal correspondente. No bovino adulto normal, o omaso está em contato com a parede abdominal **direita** nas **partes** ventrais do sétimo ao

SISTEMA DIGESTIVO DO RUMINANTE

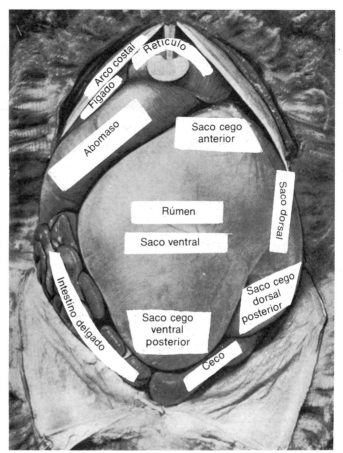

Figura 29-40. Vísceras abdominais do ovino; aspecto ventral.

Ao invés de saco cego anterior, leia extremidade cranial do saco ventral; Ao invés de saco cego ventral posterior leia saco cego caudoventral; ao invés de saco cego dorsal posterior leia saco cego caudodorsal.

nono espaços intercostais, e com o assoalho abdominal em uma pequena área entre a cartilagem xifóide e as cartilagens costais direitas. Nos ovinos e caprinos o omaso não tem contato com a parede abdominal. O fundo do abomaso dos bovinos situa-se no assoalho abdominal na região xifóide; o corpo situa-se na linha média ventral, com mais da metade dele à esquerda; e a parte pilórica curva-se ao redor e para a direita, de modo que o piloro está próximo à extremidade ventral do nono ou décimo espaço intercostal direito. Nos ovinos e caprinos o abomaso situa-se no assoalho abdominal ao longo das cartilagens costais direitas (Fig. 29-40).

Interior

Na extremidade cranial da cavidade do **rúmen** há o **óstio ruminorreticular** *(ostium ruminoreticulare)*, limitado pela **prega ruminorreticular** *(plica ruminoreticularis)*, que corresponde ao sulco ruminorreticular no lado de fora. Nos bovinos a extremidade esquerda da prega desaparece a curta distância, caudolateralmente ao cárdia. A extremidade direita da prega termina caudal ao sulco reticular, a 7 cm ventralmente ao cárdia. Desta forma o óstio ruminorreticular tem cerca de 18 cm dorsoventralmente e 10 cm de largura. Nos ovinos a prega ruminorreticular é relativamente mais alta. As extremidades direita e esquerda da prega encontram-se por 5 cm caudodorsalmente ao cárdia. O óstio tem cerca de 8 cm por 4 cm (Fig. 29-41).

Na vizinhança do **cárdia** *(ostium cardiacum)* não há demarcação dorsal entre o rúmen e o retículo; portanto, esta parte do estômago é denominada de átrio do estômago. A comida ou água engolida é levada ao óstio cárdico com força suficiente para impeli-la para dentro do rúmen. No bovino adulto o óstio cárdico apresenta 10 a 12 cm; ventral à extremidade vertebral da oitava ou nona costela, e normalmente cerca de 2,5 cm para a esquerda do plano mediano (Fig. 29-38). O óstio, como é visto em material fixado, é normalmente uma fenda sagital de cerca de 2 a 3 cm de comprimento (Fig. 29-47). Ele é capaz de uma dilatação, afunilada e ativa na regurgitação e na eructação. Nos ovinos e caprinos o óstio cárdico localiza-se próximo ao oitavo espaço intercostal e está cerca de 5 cm ventral às vértebras.

A parte do rúmen caudal à prega ruminorreticular é o átrio do rúmen. Ele é limitado caudoventralmente pelo **pilar cranial** *(pila cranialis)* do rúmen. Ele é uma prega em formato de prateleira que estende-se oblíqua e dorsocaudalmente para dentro do rúmen. Ele também é inclinado, de modo que a extremidade direita é mais dorsal do que a esquerda (Fig. 29-43). Sua borda livre espessa e côn-

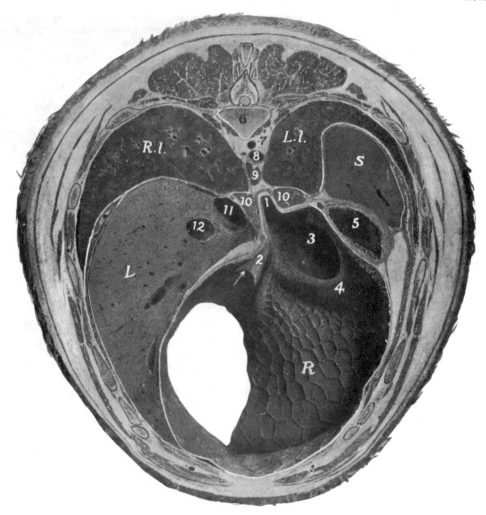

Figura 29-41. Corte transversal do ovino através da nona vértebra torácica; aspecto cranial.

1, Óstio do cárdia; 2, sulco reticular; 3, óstio ruminorreticular; 4, prega ruminorreticular; 5, átrio do rúmen; 6, nona vértebra torácica; 7, veia ázigos esquerda; 8, aorta; 9, nodos linfáticos mediastinais caudais; 10, pilar do diafragma; 11, veia cava caudal; 12, veia hepática; L, fígado; L.l., pulmão esquerdo; R, retículo (parede visceral); R.l., pulmão direito; S, baço, cortado tão obliquamente que parece muito mais espesso do que é. A seta indica o óstio retículo-omásico.

cava localiza-se opostamente à décima primeira e décima segunda costelas. Ao explorar o retículo a partir de uma incisão do flanco no rúmen, a mão passa primeiro sobre o pilar cranial, e depois sobre a prega ruminorreticular (Fig. 29-38). Os pilares do rúmen são pregas da parede, reforçadas por fibras musculares adicionais, e correspondem aos sulcos no lado externo. As extremidades direita e esquerda do pilar cranial estendem-se caudalmente como os pilares longitudinais. O **pilar longitudinal direito** (*pila longitudinalis dextra*) estende-se até o pilar caudal. Dorsal ao pilar longitudinal direito há o pilar acessório direito (*pila acessoria dextra*), que curva-se ao redor da ínsula do rúmen e une-se ao pilar longitudinal em ambas as extremidades. O **pilar longitudinal esquerdo** (*pila longitudinalis sinistra*) não atinge o pilar caudal. Ele emite um ramo dorsal, o pilar acessório (*pila acessória sinistra*). Nos pequenos ruminantes o pilar longitudinal esquerdo é curto e estende-se caudodorsalmente na direção do pilar acessório bovino. O compartimento do rúmen caudoventral ao pilar cranial e ventral aos pilares longitudinais é o **saco ventral.**

Na extremidade caudal do rúmen os sacos cegos caudodorsal e caudoventral são separados pelo grosso **pilar caudal** (*pila caudalis*). A extremidade direita do pilar caudal divide-se em três ramos: (1) o **pilar coronário dorsal** (*pila coronaria dorsalis*) (ausente nos ovinos), que separa o **saco cego caudodorsal** do resto do **saco dorsal;** (2) a continuação do pilar caudal para dentro do pilar longitudinal direito; e (3) o **pilar coronário ventral** (*pila coronaria ventralis*), que separa o **saco cego caudoventral** do resto do **saco ventral.** A extremidade esquerda do pilar caudal também emite pilares coronários dorsal e ventral, mas ela não encontra o pilar longitudinal

SISTEMA DIGESTIVO DO RUMINANTE

esquerdo. O pilar coronário dorsal esquerdo também está ausente nos ovinos.

O pilar longitudinal direito é mais dorsal do que o esquerdo. O rúmen está inclinado para a esquerda de modo que o saco dorsal está mais para a esquerda do que o saco ventral. A maior distância entre os pilares cranial e caudal é de apenas cerca de 40 a 45 cm, em uma vaca de tamanho médio. Através desta abertura os sacos dorsal e ventral comunicam-se.

A membrana mucosa do rúmen é marrom ou preta, exceto nas margens dos pilares, onde é pálida. Ela apresenta, em sua maior parte, grandes **papilas** *(papillae ruminis)*, que são maiores e mais numerosas no átrio do rúmen e nos sacos cegos, estando ausentes nas bordas dos principais pilares e na parede dorsal do saco dorsal (Figs. 29-42 e 43). As papilas variam muito em tamanho e forma; as maiores têm 1 cm de comprimento, com formato de língua ou de folha. A base é muitas vezes constrita. Muitas são estreitas ou filiformes. As papilas são estruturas absortivas e seu crescimento é estimulado direta ou indiretamente pelos produtos de fermentação bacteriana no rúmen e no retículo. A mucosa na parede direita do átrio do estômago não é papilada, sendo finamente enrugada.

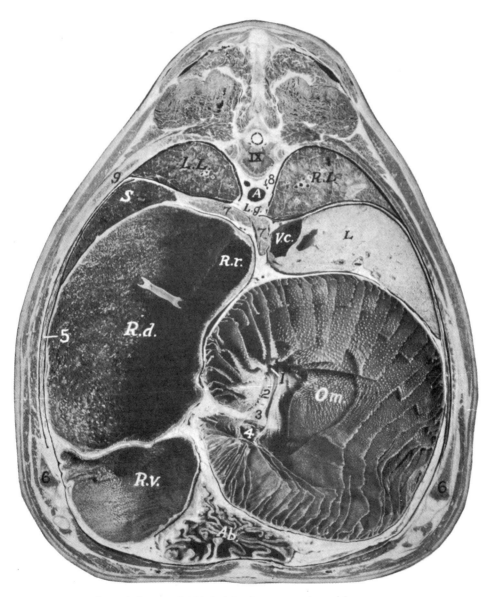

Figura 29-42. Corte transversal através da nona vértebra torácica da vaca; aspecto caudal.
Partes das lâminas do omaso foram cortadas para expor os óstios e sulco. 1. Óstio retículo-omásico; 2, sulco do omaso; 3, pilar do omaso; 4, óstio omaso-abomásico; 5, diafragma; 6, extremidade esternal da nona costela; 7, pilar do diafragma; 8, ducto torácico; 9, nona costela; IX, nona vértebra torácica; A, aorta; Ab, corpo do abomaso; L, fígado; L.g., nodos linfáticos mediastinais caudais; L.L., pulmão esquerdo; Om, omaso; R.d., átrio do rúmen; R.L., pulmão direito; R.r. óstio ruminorreticular; R.v., extremidade cranial do saco ventral do rúmen; S, baço; V.c., veia cava caudal.

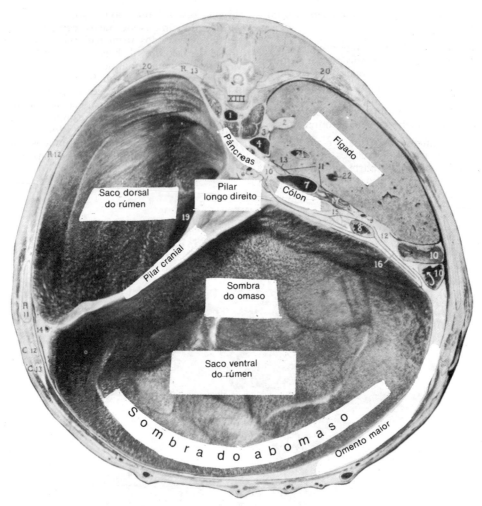

Figura 29-43. Corte transversal através da décima terceira vértebra torácica da vaca; aspecto caudal.

1, Aorta; 2, gordura perirrenal; 3, glândula supra-renal direita; 4, veia cava caudal; 5, artéria celíaca; 6, vasos ruminais direitos; 7, veia porta na junção com a veia esplênica; 8, jejuno; 9, ducto biliar; 10, parte cranial do duodeno; 10', parte terminal do duodeno ascendente (a artéria hepática está logo acima de 10'); 11, nodos linfáticos hepáticos; 12, ligamento hepatoduodenal; 13, forame epiplóico; 14, vasos ruminais esquerdos; 15, mesentério; 16, omento maior (parede profunda); 17, pâncreas; 18, 18', pilares direito e esquerdo do diafragma; 19, óstio ruminorreticular; 20, 20', cavidades pleurais direita e esquerda; 21, ramo da veia hepática; 22, ramo da veia porta; XIII, décima terceira vértebra torácica; C12, C13, cartilagens costais; R11, R12 e R13, costelas.

SULCO RETICULAR *(sulcus reticuli).* O **sulco reticular,** a primeira parte do sulco gástrico, tem início no óstio cárdico e passa ventralmente na parede direita do átrio do estômago e retículo para terminar no óstio retículo-omásico (Figs. 29-38 e 47). Ele tem 18 a 20 cm de comprimento nos bovinos e 10 cm de comprimento nos ovinos e caprinos. O sulco é formado pelos **lábios esquerdo** e **direito** *(labium dextrum, sinistrum),* denominados de acordo com sua relação ao óstio cárdico, e pelo **fundo** *(fundus sulci reticuli).* O sulco é girado em 180º, de modo que suas bordas espessas ou lábios projetam-se primeiro caudalmente, depois para a esquerda e, finalmente, cranialmente. A posição relativa dos lábios é invertida na extremidade ventral, de modo que o óstio retículo-omásico é sobreposto pelo lábio direito. A túnica mucosa nos lábios do sulco reticular é marrom e enrugada; no fundo do sulco ela é pálida, marcada por pregas longitudinais e apresenta papilas queratinizadas e pontiagudas em sua parte ventral.

No **retículo** a mucosa projeta-se em **pregas** *(cristas reticuli)* de cerca de 1 cm de altura, que circundam pequenas **células** de quatro, cinco ou seis lados *(cellulae reticuli).* O nome do retículo foi sugerido por esta rede de pregas (Fig. 29-47). As pequenas células são subdivididas por pregas menores e são revestidas por papilas queratinizadas e pontiagudas. As pequenas células crescem e gradativamente desaparecem próximo ao sulco reticular e próximo à borda da prega ruminorreticular; mas esta é papilada como o rúmen nos 2 a 5 cm dorsais. No óstio retículo-omásico há papilas queratinizadas peculiares, que são curvas, símiles às garras de um pequeno pássaro; daí serem denominadas de *papilas unguicu-*

liformes. O **óstio retículo-omásico** *(ostium reticulo omasicum)* está situado na curvatura menor do retículo, 12 a 15 cm acima do fundo deste, e logo à direita do plano mediano, limitado ventralmente e nos lados pelos lábios, dorsalmente pelo fundo do sulco.

Nos ovinos e caprinos, dado o pequeno omaso e o grande retículo, o sulco reticular é inclinado caudalmente e o óstio retículo-omásico é de 2 a 3 cm caudal ao plano do óstio cárdico.

A cavidade do **omaso** é ocupada em sua maior parte por cerca de uma centena de pregas longitudinais, as *lâminas do omaso*, que surgem da curvatura dorsal e dos lados. A maior destas — uma dúzia ou mais em número — possui uma borda fixa convexa e uma borda livre côncava e grossa, que atinge até curta distância do sulco do omaso. Se estas são separadas ou se for feita uma secção transversal (Fig. 29-45), será visto que há uma segunda ordem de lâminas mais curtas, e uma terceira e quarta ainda mais curtas; finalmente, há uma série de dobras ou linhas muito baixas. As faces das lâminas são cobertas por papilas arredondadas e baixas. Uma parcela da suspensão da ingesta que passa através do omaso penetra nos espaços entre as lâminas *(recessus interlaminares)* quando o omaso está relaxado. Quando o órgão contrai-se, o bolo é pressionado pelas lâminas finas. As lâminas, como as papilas do rúmen, são órgãos absortivos (Johnston et al., 1961). As lâminas são menos numerosas nos ovinos e caprinos.

SULCO DO OMASO *(sulcus omasi,* Fig. 29-42). O **sulco do omaso** é a segunda parte do sulco gástrico. À medida que passa do retículo para o abomaso, ele é aberto ao longo de seu lado direito e caudodorsalmente, defrontando-se com os espaços interlaminares. O espaço entre o sulco e as bordas livres das lâminas é o canal do omaso *(canalis omasi)*, uma passagem direta para a ingesta do rúmen e retículo para o abomaso. O sulco do omaso é limitado, em cada lado, por uma prega que está coberta por papilas longas, grossas e afiladas. No óstio retículo-omásico as lâminas tornam-se pregas grossas e baixas e as papilas aumentam de comprimento para tornarem-se papilas unguiculiformes, como aquelas no lado reticular do óstio. Elas impedem a passagem de ingesta grosseira. O sulco do omaso, de 10 a 12 cm de comprimento nos bovinos, estende-se até o **óstio omaso-abomásico** *(ostium omasoabomasale)*, oval, no plano da extremidade ventral da oitava costela. O óstio tem cerca de 10 cm de comprimento nos bovinos e é limitado, cranialmente, pelo forte **pilar do omaso,** transversal, formado por fibras musculares transversas convergentes dos lados do omaso. Em cada lado do óstio há uma prega da túnica mucosa, o *véu abomásico*, contendo uma camada de músculo, a *lâmina muscular da mucosa*. O lado do sulco do omaso é coberto, nos bovinos, por epitélio estratificado pavimentoso, enquanto o lado do abomaso é coberto por epitélio glandular. Nos ovinos o epitélio glandular se estende até a superfície do omaso.

ABOMASO. O **abomaso** é forrado por uma túnica mucosa glandular. Há uma estreita zona de glândulas cárdicas e, de cor clara, no óstio omaso-abomásico. O fundo e o corpo do abomaso contêm as glândulas gástricas. A túnica mucosa nestes locais possui uma cor avermelhada e está marcada por

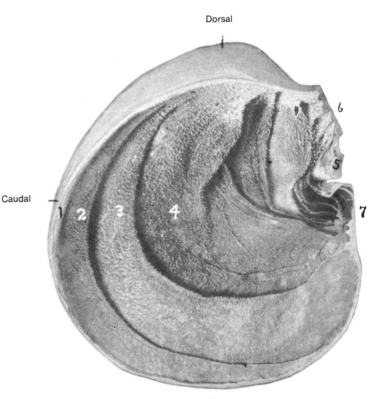

Figura 29-44. Omaso de bovino, corte paralelo à lâmina média; vista direita.
1-4, Lâminas de várias ordens; 5, pilar do omaso; 6, colo do omaso contendo o óstio retículo-omásico; 7, óstio omaso-abomásico.

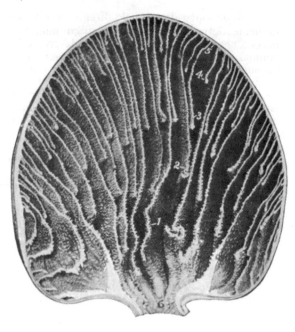

Figura 29-45. Corte transversal do omaso do bovino.

1-5, Lâminas de várias ordens; 6, óstio retículo-omásico, no colo do omaso.

grandes pregas permanentes, as pregas do abomaso (*plicae abomasi*) (Fig. 29-46). As pregas não são espiraladas, mas oblíquias, e se estendem dos lados do sulco do abomaso, no sentido da curvatura maior e da parte pilórica.

O **sulco do abomaso** (*sulcus abomasi*) é o terceiro segmento do sulco gástrico. A parte pilórica é forrada por túnica mucosa enrugada e amarelada, sem pregas; ela contém as glândulas pilóricas. O *tórus pilórico* é uma protuberância meio redonda no piloro, na extremidade da curvatura menor.

Estrutura

A **túnica serosa** do estômago pode ser também considerada como peritônio visceral. Ela investe toda a superfície livre do estômago. A área do rúmen que está diretamente unida ao baço, pâncreas e parede abdominal dorsal é, naturalmente, desprovida de túnica serosa. Os sulcos são intercalados pela túnica serosa e fibras musculares superficiais, contêm gordura e, na maioria dos casos, ramos das artérias gástricas. Nas linhas de inserções dos omentos no estômago, a camada serosa, em cada lado do omento, é contínua com a túnica serosa do estômago.

TÚNICA MUSCULAR. A **túnica muscular** (*tunica muscularis*) do **rúmen** e **retículo** é mais facilmente compreendida se estes dois compartimentos forem considerados, em conjunto, como possuindo um longo eixo comum (Figs. 29-33 e 38). Elas desen-

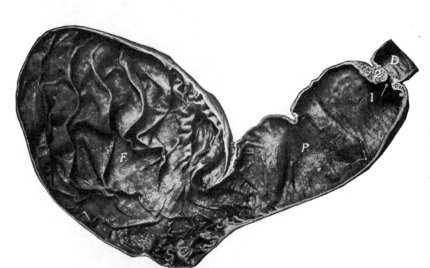

Figura 29-46. Interior do abomaso do bovino.

F, Corpo do abomaso com as rugas; P, parte pilórica; D, duodeno; 1, piloro; 2, tórus pilórico.

volvem-se a partir de um primórdio tubular que cresce para fora e em um ângulo reto ao eixo longo do primórdio do estômago. Conseqüentemente, a direção das fibras em suas principais camadas é perpendicular à do restante do estômago (Martin e Schauder, 1938). Apenas no sulco reticular é que as fibras oblíquas internas e as circulares e longitudinais mantêm sua orientação original ao eixo longo do primórdio do estômago. A camada externa da musculatura ruminorreticular, embora longitudinal com relação ao rúmen, corresponde às fibras circulares e oblíquas externas do estômago simples. Toda a camada interna do ruminorretículo corresponde às fibras oblíquas internas do estômago simples (Fig. 29-48).

A **camada externa** contém escassos feixes de músculo estriado que se estendem longitudinalmente do esôfago para o sulco reticular e o átrio do estômago. A maior parte da camada externa, contínua com as fibras transversas no assoalho do sulco reticular, passa ao redor do retículo e longitudinalmente no rúmen. As fibras do assoalho do sulco também se estendem para dentro dos lábios, para formarem a camada média perpendicular. Nos sulcos ruminorreticular e ruminal, algumas fibras atravessam o sulco e outras o penetram para formar a camada média perpendicular da prega ruminorreticular correspondente ou pilar do rúmen. Nos sulcos longitudinais as fibras mudam a direção longitudinal para oblíqua ou transversa, à medida que penetram.

A **camada interna** é mais espessa e contribui para a maior parte dos pilares. Ela tem início no sulco reticular como a **alça cardíaca,** um laço que forma a musculatura longitudinal dos lábios do sulco reticular e passa ao redor da margem dorsal do óstio do cárdia (Fig. 29-48). O referido óstio é fechado, por esta alça e pelo músculo transverso, na extremidade cardíaca do assoalho do sulco, contínuo com o músculo circular do esôfago. As fibras da camada interna do retículo são paralelas ao sulco reticular. No rúmen elas são predominantemente circulares, passando de um lado para o outro no pilar longitudinal e dobrando para correr paralelas ao pilar. Elas formam um cordão, de 1 a 2 cm de espessura, nos pilares cranial e caudal. Nas extremidades dos sacos cegos eles formam círculos concêntricos característicos do saco cego do estômago simples (Fig. 18-37). Esta conformação não está presente na extremidade ventral do átrio do rúmen nem na extremidade cra-

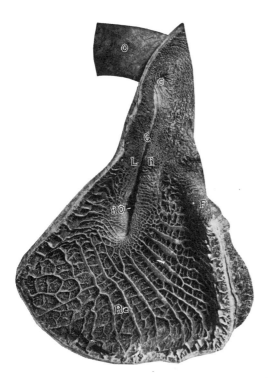

Figura 29-47. Interior do retículo de bovino com o sulco reticular visto da esquerda.

O giro do sulco foi reduzido para tornar visível tanto o óstio do cárdia como o óstio retículo-omásico.

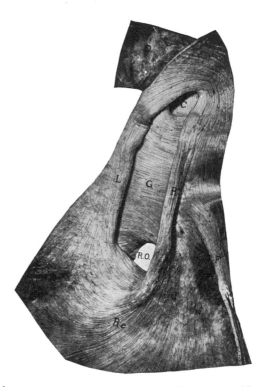

Figura 29-48. Sulco reticular com a musculatura exposta. Mesma vista da Fig. 29-47.

Os lábios do sulco foram separados para mostrar o assoalho e os esfíncteres.

C, Óstio do cárdia; F, prega ruminorreticular; G, sulco (29-47) e assoalho do sulco (29-48); L.R., lábios esquerdo e direito do sulco, com a musculatura contínua sobre o óstio do cárdia e formando a alça cárdica; O, esôfago; Re., retículo; R.O., óstio retículo-omásico.

nial do saco ventral, indicando que estas bolsas não são verdadeiros sacos cegos. Elas são, em realidade, flexuras do tubo do rúmen primordial.

No óstio retículo-omásico os lábios do sulco reticular são mais espessos e dobrados, de modo que as fibras, distribuindo-se para dentro do retículo do lábio direito, sobrepõem-se às fibras que passam para dentro do omaso, do lábio esquerdo. O **esfíncter retículo-omásico** é formado pelas fibras dos lábios e assoalho do sulco e do músculo externo do retículo.

A **túnica muscular do omaso** consiste de uma delgada **camada longitudinal** externa, que é a continuação daquela do sulco reticular até a do abomaso, e uma espessa **camada circular.** As fibras desta camada convergem da curvatura dorsal até a base e formam o espesso pilar do omaso. As margens do sulco do omaso contêm fibras contínuas com as da alça cardíaca. As lâminas maiores contêm três camadas de músculo. As fibras da camada média são derivadas da camada circular da túnica muscular e estendem-se da borda unida das lâminas, no sentido da borda livre, porém não a alcançam. Em cada lado há uma lâmina da muscular da mucosa, cujas fibras são longitudinais e estendem-se até a borda livre.

A **túnica muscular do abomaso** possui camadas longitudinais e circulares que aumentam de espessura no sentido do piloro, a princípio gradativamente e depois rapidamente no início da parte pilórica, e atingem sua maior espessura no **esfíncter do piloro.** O tórus pilórico é formado pelo músculo circular interno (Fig. 29-46). O fundo do abomaso é uma dilatação secundária — não homóloga ao fundo do estômago simples; ele não possui as fibras oblíquas nem as fibras concêntricas seguem com as características de um saco cego.

TÚNICA MUCOSA. As características grosseiras da túnica mucosa foram consideradas com a descrição do interior do estômago. O pré-estômago é forrado por epitélio estratificado pavimentoso e não é glandular nos bovinos. Com a exceção de umas poucas glândulas túbulo-alveolares do sulco reticular, ele também não é glandular nos ovinos e nos caprinos. O abomaso possui uma túnica mucosa glandular, que no fundo e no corpo contém glândulas gástricas (*glandulae gastricae propriae);* na parte pilórica, glândulas pilóricas; e numa estreita zona próximo ao óstio omaso-abomásico, glândulas do tipo das do cárdia (*glandulae cardiacae).* A **lâmina muscular da mucosa** não está presente no rúmen, mas foi descrita no átrio do estômago e no sulco reticular. As cristas reticulares contêm feixes de fibras musculares, especialmente nas bordas livres. Uma *lâmina muscular da mucosa* está presente no sulco do omaso e forma as camadas musculares externas e os feixes ao longo das bordas livres das lâminas. A lâmina muscular da mucosa do abomaso está constituída por camadas circulares internas e longitudinais externas.

SUPRIMENTO SANGÜÍNEO. O padrão de origem das artérias dos três ramos principais da artéria celíaca — hepática, esplênica e gástrica esquerda — é variável e está distorcido pelo grande desenvolvimento das artérias do rúmen e do retículo, homólogas aos ramos gástricos da artéria esplênica, nos animais que possuem um estômago simples. A artéria gástrica direita surge da artéria hepática ou de seu ramo esquerdo e segue a curvatura menor do abomaso. A artéria gastrepiplóica direita é um ramo terminal da artéria gastroduodenal e segue a curvatura maior do abomaso (Fig. 29-57). A artéria ruminal direita é a maior artéria do rúmen. Ela origina-se da artéria esplênica e passa ao redor do rúmen nos sulcos longitudinal direito e caudal, emitindo muitos ramos colaterais, incluindo as artérias coronárias ventral e dorsal direita e esquerda (Fig. 29-50). Um ramo epiplóico emitido da artéria esplênica corre caudalmente no omento maior. A artéria ruminal esquerda pode surgir da artéria gástrica esquerda ou da artéria esplênica. Ela passa através do sulco cranial para o sulco longitudinal esquerdo. A artéria reticular é emitida pela artéria gástrica esquerda, ruminal esquerda, ou pela esplênica. Ela passa sobre a face dorsal do átrio do estômago, ventralmente no lado esquerdo do sulco ruminorreticular e através do sulco, da esquerda para a direita. Na superfície dorsal ela emite um ramo que passa para a esquerda do óstio cárdico, supre ramos esofágicos e acompanha a curvatura menor do retículo. A artéria gástrica esquerda parece ser a continuação da artéria celíaca. Ela passa ventrocranialmente para a curvatura dorsal do omaso, o qual segue até a curvatura menor do abomaso. Aqui ela se anastomosa com a artéria gástrica direita. Ao longo de seu percurso ela fornece ramos para o omaso, o retículo, o abomaso e o omento menor. A artéria gastrepiplóica esquerda origina-se da artéria gástrica esquerda entre o rúmen e o omaso. Ela corre ventralmente no lado visceral do colo do omaso e segue a curvatura maior do abomaso, até a anastomose com a artéria gastrepiplóica direita.

As veias do estômago são supridas pelos dois ramos da veia porta, a veia esplênica *(vena lienalis)* e a veia gastroduodenal. A veia esplênica fornece veias satélites para todas as artérias gástricas, exceto para a artéria gástrica direita e artéria gastrepiplóica direita. Estas duas veias são ramos da pequena veia gastroduodenal (Fig. 33-14).

INERVAÇÃO. O **tronco vago ventral** emite diversos ramos para o retículo, ventralmente ao esôfago (Fig. 29-49). O primeiro ramo, à esquerda, após fornecer ramificações para o retículo, normalmente continua ao redor do lado esquerdo do óstio do cárdia para unir-se ao tronco dorsal. Este ramo comunicante segue com um pequeno ramo da artéria reticular. Um ou mais ramos passam para o lado esquerdo do átrio do rúmen. Os ramos para a superfície diafragmática do retículo são numerosos. Eles também suprem a região próxima ao óstio do cárdia. O longo ramo pilórico corre no omento menor, no sentido da porta hepática, emite um ramo hepático, e dobra ventralmente ao longo do duodeno, juntamente com a artéria gástrica direita. Ele fornece ramos para o duodeno e o piloro e pode se comunicar com as terminações pilóricas dos troncos dorsal e ventral. O tronco ventral se continua ventralmente e para a direita, do esôfago até o lado parietal do colo do omaso. Ramificações são emitidas ao longo deste percurso, que corresponde ao do lábio esquerdo do sulco reticular. O tronco, que consiste de diversos filamentos, continua no omento menor, próximo à

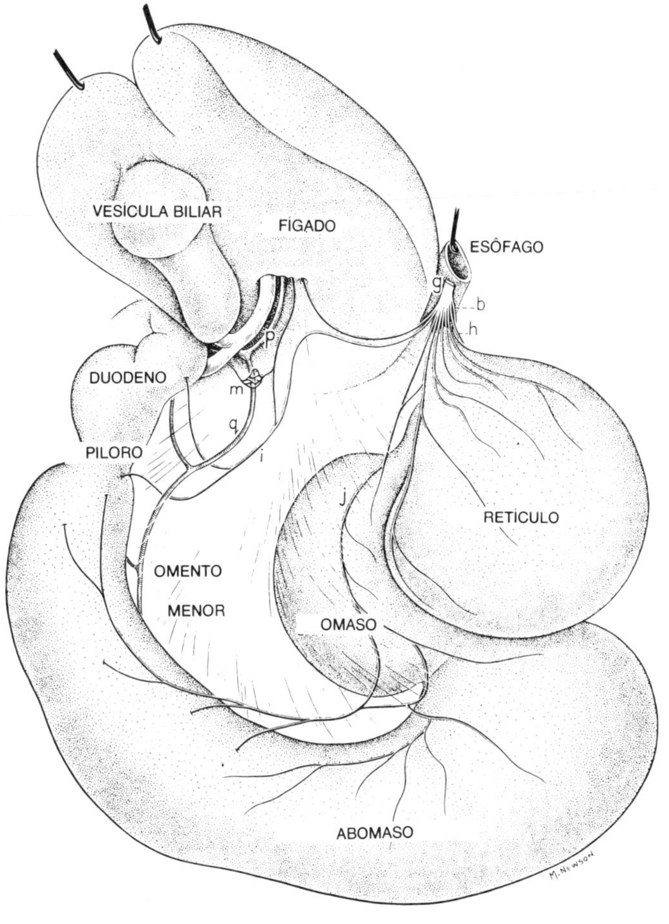

SISTEMA DIGESTIVO DO RUMINANTE

Figura 29-49. Tronco vago ventral do ovino; aspecto cranial direito.

O esôfago e o fígado estão levantados. b, Ramo comunicante para o tronco vago dorsal; g, tronco vago ventral; h, ramo para o lado esquerdo do átrio do rúmen; i, longo ramo pilórico; j, continuação do tronco vago ventral; m, indica o plexo simpático ao longo da artéria gástrica direita a; p, ramo esquerdo da artéria hepática; a.; q, artéria gástrica direita (De Habel, 1956.)

superfície parietal da base do omaso e ao longo da curvatura menor do abomaso, fornecendo ramos para a superfície parietal do omaso e do abomaso. Um pequeno ramo atinge o piloro e une-se ao longo ramo pilórico.

O **tronco vago dorsal** (Fig. 29-50), após receber o ramo comunicante do tronco ventral, emite um ou mais ramos maiores para o plexo celíaco. Muitas fibras vagais passam através do plexo e seguem os ramos da artéria mesentérica cranial para os intestinos. Os ramos ruminais dorsais correm oblíqua e dorsocaudalmente sobre a superfície dorsal do rúmen. O grande ramo ruminal direito passa entre a artéria gástrica esquerda e o rúmen atingindo o sulco longitudinal direito. Acompanhado pela artéria ruminal direita, o nervo corre caudalmente, fornecendo ramos para os sacos ventral e dorsal, e passando ao redor e para o lado esquerdo do sulco caudal. Um ramo do tronco dorsal une-se ao plexo simpático na artéria ruminal esquerda. Ramos descendem para o lado visceral do cólo do omaso e ramificações penetram na parede gástrica ao longo deste trajeto, que corresponde ao lábio direito do sulco reticular. Diversos grandes ramos são distribuídos para a superfície visceral do retículo. Um ramo delgado une-se ao plexo simpático na artéria gastrepiplóica esquerda, seguindo para a curvatura

maior do abomaso. A continuação do tronco vago dorsal une-se à artéria gástrica esquerda e corre sobre a curvatura dorsal do omaso e no lado visceral da curvatura menor do abomaso, até a parte pilórica. Ele fornece ramos para ambos os lados do omaso e para o lado visceral do abomaso. Nos bovinos, os troncos nervosos e os vasos, muitas vezes, não estão situados na curvatura dorsal do omaso, mas na superfície visceral.

Nos animais que possuem um estômago simples, os troncos vagos dorsal e ventral correm ao longo da curvatura menor do óstio do cárdia até a parte pilórica, o tronco dorsal emitindo ramos para a superfície visceral e o tronco ventral emitindo ramos para a superfície parietal. A distribuição geral é a mesma nos ruminantes, mas o desenvolvimento do rúmen, principalmente de uma área suprida pelo tronco dorsal, determina um grande aumento no tamanho e no número dos ramos do tronco dorsal.

Os nervos simpáticos do estômago são originados do plexo celíaco e acompanham os ramos da artéria celíaca. As provas experimentais indicam que sua função é vasomotora.

Função

A atividade do estômago dos ruminantes pode ser dividida em oito funções: (1) O reflexo do sulco reti-

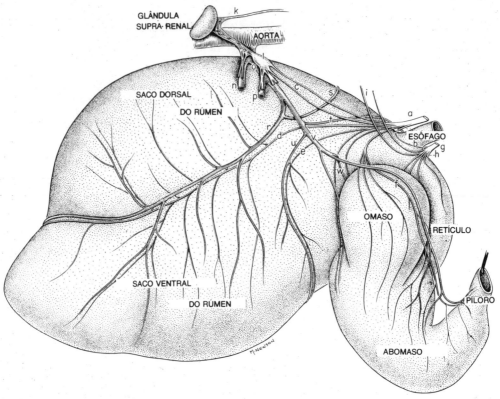

Figura 29-50. Tronco vago dorsal do ovino; lado direito.

O omaso e o abomaso foram girados para a frente. Os plexos simpáticos, nas artérias gástricas, não são mostrados. a, Tronco vago dorsal; b, ramo comunicante entre os troncos vagos; c, ramos para o plexo celíaco; d, ramo ruminal direito; e, ramo para o plexo na artéria ruminal esquerda; f, continuação do tronco vago dorsal; g, tronco vago ventral; h, ramo para o lado esquerdo do átrio do rúmen; j, longos ramos pilórico e hepático; k, nervo esplâncnico maior; l, gânglio celiacomesentérico; n, artéria mesentérica cranial; o, artéria celíaca; p, artéria hepática; r, artéria ruminal direita; s, artéria esplênica; t, artéria reticular; u, artéria ruminal esquerda; v, artéria gástrica esquerda; w, artéria gastrepiplóica esquerda. (De Habel, 1956.)

cular é obtido na amamentação através de estimulações químicas na parede faríngea, por meio dos sais do leite. Os lábios do sulco reticular fecham-se e formam um canal, passando ao longo do ruminorretículo e direcionando o leite através do sulco do omaso para dentro do abomaso. (2) O ciclo de contrações ruminorretículo mistura a ingesta e adianta o processo de fermentação bacteriana através do qual a celulose é desmembrada e os ácidos graxos de cadeia curta são formados. O bolo deglutido cai sobre a superfície da ingesta, no rúmen, e é desfeito pela violenta agitação. Partículas finas são levadas para o fundo da massa fluida, enquanto as hastes e folhas grosseiras não mastigadas flutuam na superfície. É esta massa superficial que se situa no plano do óstio cárdico e penetra no esôfago na regurgitação, para a ruminação. O retículo e o átrio do rúmen contraem-se alternadamente, jogando a ingesta de lá para cá sobre a prega ruminorreticular. As partículas finas são aprisionadas pelas células do retículo e não são levadas de volta para dentro do rúmen tão prontamente quanto o material mais leve e mais grosseiro. Portanto, a ingesta que foi desintegrada pela ruminação e pela fermentação bacteriana reúne-se no fundo do retículo, próximo ao óstio retículo-omásico e daí passando para o omaso. (3) A freqüência de regurgitação, para a ruminação, é aumentada através da estimulação da parede do ruminorretículo pela ingesta grosseira. Ela é precedida por uma contração do retículo e pela abertura ativa do óstio do cárdia. (4) A eructação é uma função vital no ruminante, por causa da rápida produção de gás pela fermentação. O reflexo é obtido por pressão no saco dorsal, não podendo ser realizado até que o óstio do cárdia esteja liberado da ingesta. O retículo esvazia-se para dentro do rúmen e relaxa; a prega ruminorreticular é elevada, impedindo o retorno do conteúdo do rúmen; então, a contração de eructação do saco dorsal força o gás para o óstio do cárdia. Receptores na vizinhança do óstio do cárdia mediam uma inibição do reflexo de eructação quando o referido óstio estiver coberto por fluido ou espuma (Dougherty et al., 1958). (5) O ciclo de contração do omaso é necessário para o transporte de ingesta do ruminorretículo para o abomaso. As fases do ciclo foram descritas por Stevens, Sellers e Spurrell (1960). A paralisia do omaso causa uma estase fatal da ingesta no ruminorretículo. (6) A absorção de determinadas substâncias, notadamente ácidos graxos de cadeia curta,

SISTEMA DIGESTIVO DO RUMINANTE

ocorre através da túnica mucosa, altamente vascular, do pré-estômago. (7) O abomaso sofre contrações independentes, que são mais freqüentes e fortes na parte pilórica. (8) A secreção de sucos gástricos no abomaso assemelha-se à do estômago simples, exceto que ela é contínua no ruminante. A ingesta é continuamente transferida do reservatório no rúmen para o abomaso, em pequenas quantidades; a secreção do abomaso não é dependente dos estímulos associados com a alimentação.

INTESTINO DELGADO

O comprimento total dos intestinos grosso e delgado é, nos bovinos, cerca de vinte vezes o comprimento do corpo, e vinte e cinco vezes nos ovinos e caprinos. O intestino delgado possui um comprimento médio de 40 m nos bovinos e de 25 m nos ovinos e caprinos. O diâmetro médio é de 5 a 6 cm nos bovinos e de 2 a 3 cm nos pequenos ruminantes.

DUODENO

O *duodeno* tem cerca de 1 m de comprimento. Tendo início no piloro, sua parte cranial passa dorsalmente para a superfície visceral do fígado, onde forma uma curva com o formato de um "S", a *alça sigmóide* (Fig. 29-57). A parte descendente (Figs. 29-39/D e 29-53) segue dorsocaudalmente até próximo à tuberosidade da coxa, onde ele se continua pela flexura caudal, passando do lado direito para o esquerdo da raiz do mesentério e ao redor de sua borda caudal (Fig. 29-51/b). A parte ascendente passa cranialmente até sua terminação na flexura duodenojejunal, no lado esquerdo da artéria mesentérica cranial (Fig. 29-51/c e d).

As partes cranial e descendente e a flexura caudal do duodeno são as únicas partes dos intestinos que ficam expostas quando a cavidade peritoneal é aberta pelo lado direito. O restante dos intestinos, neste caso, fica normalmente oculto no recesso supra-omental. A parte cranial do duodeno está afixada, ao longo de sua superfície caudal, à parede superficial da bolsa do omento. A parte descendente e a flexura caudal estão afixadas dorsalmente ao mesoduodeno e a parte descendente inserida ventralmente na parede superficial da bolsa do omento. A parte ascendente está afixada ao cólon descendente, caudalmente pelo ligamento duodenocólico e às alças proximal e distal do cólon ascendente e ao cólon descendente, pelas adesões ao redor da raiz do mesentério.

O ducto biliar comum penetra na segunda curva da flexura sigmóide, a cerca de 60 cm do piloro, nos bovinos, e de 25 a 40 cm, nos ovinos. O ducto pancreático acessório penetra no duodeno descendente a cerca de 30 cm caudalmente ao ducto biliar, nos bovinos (Fig. 29-57). Nos ovinos e caprinos o ducto pancreático une-se ao ducto biliar. Os orifícios dos ductos biliar e pancreático estão nas papilas ou pregas espessas.

JEJUNO

O **jejuno** forma numerosas espirais próximas, dispostas como uma grinalda, ao redor da borda do mesentério. Caudalmente, logo antes de unir-se ao íleo, ele se prolonga por uma série de alças, com o formato de um "U", em uma extensão do mesentério (Figs. 29-51 e 52). O jejuno normalmente está localizado no recesso supra-omental, no lado direito do rúmen, sendo facilmente exposto, cranialmente, pelo afastamento da prega caudal do omento maior. Ocasionalmente ele é encontrado fora do recesso supra-omental, caudalmente e à esquerda do saco ventral do rúmen (Fig. 29-37).

ÍLEO

O **íleo** é definido como a parte terminal do intestino delgado, da borda livre da prega ileocecal até o óstio ileocecal. Sua parte cranial é aderente ao ceco e cólon (Figs. 29-51 e 33-13). Ele penetra na junção do ceco e do cólon, obliquamente na superfície medial.

Estrutura do Intestino Delgado

O intestino delgado é caracterizado pelas pregas permanentes da túnica mucosa (*plicae circulares*) e pelos vilos. As glândulas duodenais ocorrem nos primeiros 4 a 4,5 m nos bovinos, nos primeiros 60 a 70 cm nos ovinos, e nos primeiros 20 a 25 cm nos caprinos. Glândulas intestinais estão presentes em todo o intestino delgado. Os agregados de nódulos linfáticos ou placas de Peyer são grandes e visíveis, variando em número de 18 a 40 no bovino adulto. Elas normalmente possuem a forma de faixas estreitas (Fig. 29-55). A placa próxima ao óstio ileocecal pode estender-se para dentro do intestino grosso.

Vasos

As **artérias** da parte cranial do duodeno são as artérias gástrica direita e gastrepiplóica direita (Fig. 29-57). A parte descendente é suprida pela artéria pancreaticoduodenal cranial, ramo da artéria gastroduodenal, e pela artéria pancreaticoduodenal caudal do lado direito da artéria mesentérica cranial, próximo à sua origem. A parte ascendente é suprida por uma artéria do lado esquerdo da artéria mesentérica cranial ou da artéria cólica média (Fig. 29-51, acima de c). As artérias jejunais originam-se da superfície convexa da artéria mesentérica cranial, que passa em uma curva ao longo da borda interna da cadeia de nodos linfáticos mesentéricos alongados. As artérias jejunais passam através ou por cima dos nodos linfáticos, dividem-se e formam arcos que emitem pequenos ramos para o jejuno (Figs. 29-51 e 52). Nos bovinos um ramo colateral origina-se da face côncava da artéria mesentérica cranial e passa obliquamente, por cima do mesentério, para reunir-se à artéria mesentérica cranial (Fig. 33-13). Ele está ausente nos ovinos e caprinos. O íleo é suprido por duas artérias, as quais anastomosam-se com os ramos terminais da artéria mesentérica cranial. O *ramo mesentérico do íleo* origina-se da artéria ileocólica, e o *ramo antimesentérico do íleo* é a terminação da artéria cecal.

As **veias** do intestino delgado são geralmente satélites das artérias, mas as veias gastroduodenal e mesentérica caudal são ramos da veia porta, que estende-se do fígado até os ramos terminais, às veias mesentérica cranial e caudal (Fig. 33-14).

INTESTINO GROSSO

O **intestino grosso** é, durante a maior parte de seu comprimento, de diâmetro não superior ao do intestino delgado. Não possui faixas longitudinais e nem saculações. Com exceção da borda livre do ceco, o intestino grosso está situado no recesso supra-omental, juntamente com o intestino delgado.

CECO

O **ceco** possui um comprimento médio de 75 cm e diâmetro de 12 cm nos bovinos, e um comprimento de 30 cm e diâmetro de 8 cm nos ovinos e caprinos. A capacidade média do ceco é de cerca de 3,5 kg nos bovinos e de 700 g nos pequenos ruminantes. Na junção do íleo com o intestino grosso, o ceco é diretamente contínuo, cranialmente, com o cólon (Fig. 33-13). Desta junção, que fica no lado medial normalmente próximo à extremidade ventral da última costela, o ceco estende-se caudodorsalmente ao longo do flanco direito, do qual está separado pelo omento maior. Sua extremidade cega, arredondada, comumente situa-se no lado direito da entrada da pelve. O ápice pode estar no lado esquerdo da entrada ou na cavidade pélvica. Ocasionalmente o ceco é curvo ventralmente, de modo que o ápice está direcionado cranialmente. Os dois terços craniais do ceco são aderentes ao lado direito do mesentério. Dorsalmente, ele está afixado, por meio de uma curta prega cecocólica, à alça proximal do cólon e, ventralmente, ao íleo, pela prega ileocecal.

CÓLON

A terminologia do cólon é a seguinte:
Cólon ascendente *(colon ascendens)*
  Alça proximal do cólon *(ansa proximalis coli)*
  Alça espiral do cólon *(ansa spiralis coli)*
    Giros centrípetos *(gyri centripetales)*
    Flexura central *(flexura centralis)*
    Giros centrífugos *(gyri centrifugales)*
  Alça distal do cólon *(ansa distalis coli)*
Cólon transverso *(colon transversum)*
Cólon descendente *(colon descendens)*

O grande aumento no comprimento do cólon dos ruminantes, em relação aos dos carnívoros, é proporcionado pelo alongamento do cólon ascendente; isto é, a parte no lado direito do mesentério que liga o ceco ao cólon transverso. Este alongamento forma uma alça que cresce caudalmente no embrião, passa ao redor da borda caudal do mesentério e enrola-se em uma espiral cônica no lado esquerdo do mesentério, ao qual ele então adere. A alça espiral é achatada a um disco sagital, nos bovinos adultos (Fig. 29-52), permanecendo um tanto hemisférica nos ovinos e caprinos (Fig. 29-51). À adesão da alça espiralada ao mesentério resulta na obliteração de seu mesocólon, incorporação de seus vasos sanguíneos no mesentério e continuidade de sua túnica serosa com a camada esquerda do mesentério. No adulto, portanto, a alça espiralada é descrita como estando entre as camadas do mesentério, mas ela sempre está no lado esquerdo dos vasos sanguíneos (Fig. 29-52 e 33-13).

O cólon dos bovinos tem cerca de 10 m de comprimento e seu diâmetro, a princípio o mesmo que o de ceco, diminui no percurso da alça proximal para 5 cm. Nos ovinos e caprinos seu comprimento é de 4 a 5 m e seu diâmetro decresce de 8 para 2 cm. A **alça proximal** tem início como a continuação direta do ceco, no óstio ileocecal, segue à frente 5 a 10 cm até um ponto oposto à parte ventral das duas últimas costelas, depois dobra e retorna entre o ceco e o duodeno descendente, separada da parede abdominal, na fossa paralombar direita, pelo

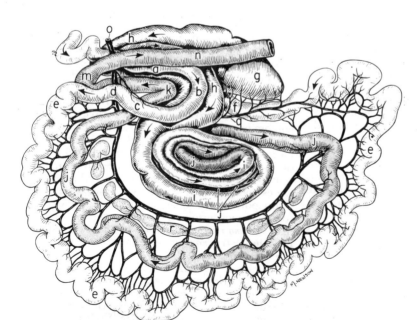

Figura 29-51. Intestinos do ovino; lado esquerdo.

a, Duodeno descendente; b, flexura caudal do duodeno; c, duodeno ascendente; d, flexura duodenojejunal; e, jejuno; f, íleo, g, ceco; h, alça proximal do cólon; i, giros centrípetos; j, giros centrífugos; k, alça distal do cólon; m, cólon transverso; n, cólon descendente; o, artéria mesentérica cranial; q, artéria cecal; r, nodos linfáticos mesentéricos. (De Habel, 1964.)

SISTEMA DIGESTIVO DO RUMINANTE

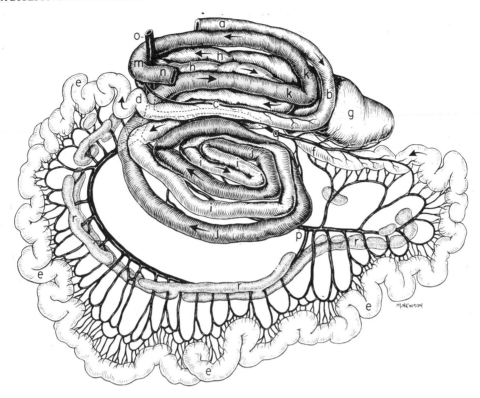

Figura 29-52. Intestinos da vaca; lado esquerdo.
a, Duodeno descendente; b, flexura caudal do duodeno; c, duodeno ascendente; d, flexura duodenojejunal; e, jejuno; f, íleo; g, ceco; h, alça proximal do cólon; i, giros centrípetos; j, giros centrífugos; k, alça distal do cólon; m, cólon transverso; n, cólon descendente; o, artéria mesentérica cranial; p, ramo colateral; q, artéria cecal; r, nodos linfáticos mesentéricos.

duodeno e omento maior. Ventral à flexura caudal do duodeno, a alça proximal dobra medialmente ao redor da borda caudodorsal do mesentério e corre cranialmente no lado esquerdo do mesmo. Ela então dobra ventralmente continuando pelo primeiro giro centrípeto da **alça espiral**. Nos bovinos normalmente há duas curvas centrípetas integrais, a flexura central e duas curvas centrífugas. Nos ovinos e nos caprinos a alça espiral é mais variável, mas normalmente há três curvas centrípetas e três centrífugas. O último giro centrífugo, nos ovinos e caprinos, difere daquele nos bovinos ao estar mais intimamente relacionado ao jejuno do que o restante do cólon, do qual está separado pela artéria mesentérica cranial e pelos nodos linfáticos (Figs. 29-51 e 52).

A **alça distal** prossegue do último giro centrífugo, dorsal e caudalmente na alça proximal, dobra ao redor da borda caudal, do lado esquerdo para o direito medial à alça proximal. Ela é contínua com o curto **cólon transverso,** que passa da direita para a esquerda ao redor da superfície cranial da artéria mesentérica cranial, continuando pelo cólon descendente. A relação entre o cólon transverso e flexura caudal do duodeno e a artéria mesentérica cranial é constante nos mamíferos domésticos e é o resultado de uma curva de 360° da alça intestinal, no embrião. O **cólon descendente** corre caudalmente dorsal ao duodeno ascendente, inclina-se para a direita sob o rim direito, forma uma ligeira flexura sigmóide próximo à entrada da pelve e une-se ao reto. Somente o cólon sigmóide possui um mesocólon livre. As alças proximal e distal e a parte cranial do cólon descendente são aderentes à parte cranial do ceco e ao duodeno ascendente, em uma massa cheia de gordura ao redor da raiz do mesentério.

Estrutura do Ceco e do Cólon

A túnica serosa está, naturalmente, ausente nas superfícies aderentes. As fibras longitudinais da túnica muscular estão equitativamente distribuídas; conseqüentemente, não há nenhuma tênia. Não há pregas semilunares e portanto nenhuma saculação. A túnica mucosa do intestino grosso não tem vilos, mas possui glândulas intestinais. O óstio ileocecal está localizado em uma elevação formada pela túnica mucosa e a musculatura ileal, a *papila ileal,* que se projeta ligeiramente para dentro do lume do intestino grosso. Uma placa de Peyer *(noduli lymphatici aggregati)* muitas vezes estende-se do íleo até a túnica mucosa adjacente do intestino grosso.

VASOS SANGÜÍNEOS DO CECO E DO CÓLON. A pequena artéria cólica média surge da superfície cranial da artéria mesentérica cranial e supre o cólon transverso e descendente. A artéria ileocólica (Fig. 33-13) é um grande tronco que passa caudalmente

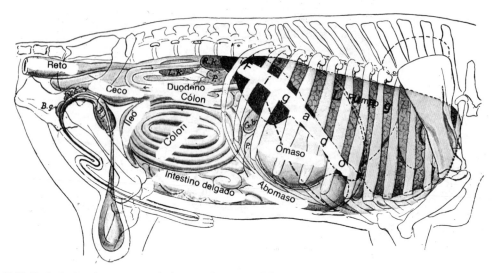

Figura 29-53. Projeção das vísceras na parede do corpo do touro; lado direito.

B.g, Glândula bulbo-uretral; Bl, bexiga urinária; G.b., vesícula biliar; L.K., rim esquerdo; P, pâncreas (acima do duodeno); P, piloro (abaixo de G.b.); R.K., rim direito; V.s., glândula vesicular. A inserção costal e a linha mediana do diafragma são indicadas através de linhas pontilhadas.

no lado direito da veia mesentérica cranial. Ela é coberta na direita pelo membro direito da alça distal do cólon. Ela emite os ramos cólicos e o ramo mesentérico do íleo e termina como a artéria cecal. Os ramos cólicos suprem as alças proximal e distal e alça espiral. As artérias da alça espiral e os nodos linfáticos cólicos podem ser vistos ao se levantar a camada serosa da superfície direita do mesentério. Os ramos cólicos originados mais próximos da artéria mesentérica cranial suprem a alça distal e os giros centrífugos e são homólogos à artéria cólica direita dos demais mamíferos. Ramos cólicos originados da extremidade caudal da artéria ileocólica suprem a alça proximal e os giros centrípetos e são homólogas ao ramo cólico da artéria ileocólica dos demais mamíferos. Tanto mais próxima seja da artéria mesentérica cranial a origem de um ramo cólico, tanto mais próxima da alça distal é a parte do cólon suprida. Esta distribuição é realizada para o cólon espiral através de um giro das artérias no sentido dos movimentos dos ponteiros do relógio, conforme vistas de sua origem. É indicativa que o suprimento sangüíneo foi estabelecido no embrião antes de o cólon haver-se enrolado. A artéria cecal corre

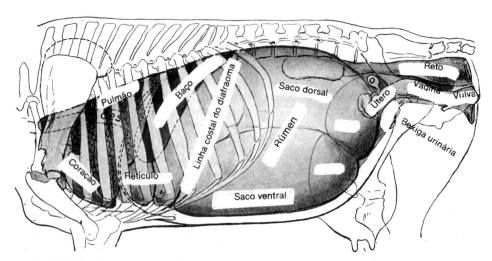

Figura 29-54. Projeção das vísceras na parede do corpo da vaca; lado esquerdo.

b.s., Átrio do rúmen; b.s.', b.s", sacos cegos do rúmen; O, ovário; Oes, esôfago; Ret, retículo. O rim esquerdo, escondido pelo saco dorsal do rúmen, está indicado através de linhas pontilhadas. A linha mediana do diafragma está pontilhada.

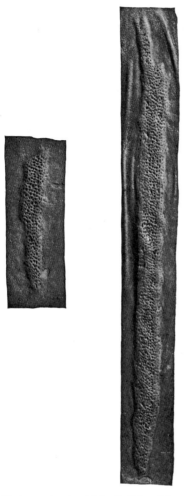

Figura 29-55. Agregados de nódulos linfáticos (placas de Peyer) do intestino delgado do bovino; cerca de 1/2 do tamanho natural.

dentro da prega ileocecal, supre o ceco e o íleo, e termina como o ramo antimesentérico do íleo. A artéria mesentérica caudal supre a artéria cólica esquerda, a artéria para o cólon sigmóide e a artéria retal cranial.

Os ramos da veia ileocólica são satélites dos ramos da artéria ileocólica. A veia mesentérica caudal emite as veias cólica média e cólica esquerda. Esta continua pela veia retal cranial (Fig. 33-14).

Os nervos dos intestinos são semelhantes aos dos demais mamíferos.

RETO E ÂNUS

O **reto** consiste em uma parte cranial em grande parte coberta por peritônio, e uma parte retroperineal mais larga, a *ampola do reto*. Um curto mesorreto está presente próximo ao promontório sacral, e dele a linha de reflexão peritoneal corre caudoventralmente, por cima da parede lateral do reto, para a extremidade caudal pontiaguda da bolsa retogenital, no plano transverso da primeira vértebra caudal, cerca de três quintos do comprimento do reto ao promontório. As constrições e dilatações do reto às vezes observadas em espécimes fixados são causadas por anéis de contração variáveis. A túnica muscular é mais espessa do que a do cólon. Fibras longitudinais externas da superfície dorsal do reto formam o músculo retococcígeo, fixado à segunda e terceira vértebras caudais. Fibras longitudinais ventrais dobram ventralmente, decussam-se no centro tendinoso do períneo e passam para dentro do músculo liso do lábio e vestíbulo, na fêmea, e para a uretra, no macho. O esfíncter interno do ânus é um espessamento terminal da camada circular interna de músculos lisos. O esfíncter externo do ânus, estriado, foi considerado juntamente com a descrição dos músculos do períneo no Cap. 28.

A túnica mucosa do reto contém glândulas intestinais. Cranialmente à linha anorretal, a túnica mucosa se apresenta elevada em curtas pregas longitudinais, as *colunas anais*. O canal anal é curto e liso.

Vasos e Nervos

O reto é suprido pela artéria retal cranial, ramo da artéria mesentérica caudal, e por diversos curtos ramos retais médios, emitidos do ramo caudal da artéria urogenital ϕ. O canal anal é suprido pelos ramos terminais das artérias média e cranial do reto e pela artéria caudal do reto na bifurcação terminal do ramo caudal da artéria urogenital. As veias são satélites das artérias, exceto a retal cranial, que é a continuação da veia cólica esquerda.

Nervos simpáticos do plexo mesentérico caudal atingem o reto através do plexo retal cranial, ao longo da artéria desse nome. Algumas fibras simpáticas também podem atingir o reto através de ramos comunicantes dos gânglios sacrais para os nervos sacrais e assim para os nervos retais caudais, porém Frewein (1962) não encontrou qualquer ramo do nervo hipogástrico, dos nervos pélvicos ou do plexo pélvico para o reto, nem pôde ele localizar qualquer nervo esplâncnico sacral nos bovinos. O principal suprimento parassimpático do reto e a inervação do ânus e do esfíncter externo do ânus vêm dos nervos caudais do reto. O ramo perineal profundo do nervo pudendo também fornece um ramo para o esfíncter externo do ânus.

Exame Retal

Os órgãos pélvicos podem ser palpados através da parede do reto; o cólon sigmóide, tendo movimentação livre, permite extensa palpação dos órgãos da parte caudal da cavidade abdominal. Normalmente é possível atingir o plano transverso da primeira vértebra lombar. As seguintes partes do sistema digestivo de um animal normal podem ser identificadas: a parte caudal do rúmen, a flexura caudal do duodeno, o jejuno e o ápice do ceco. Se o abomaso está distendido e deslocado para a direita, ele pode ser reconhecido. A prega caudal do omento maior pode ser distinguida. O rim esquerdo, ureteres e a bexiga podem ser palpados, bem como os órgãos genitais internos do macho e da fêmea e os anéis inguinais. As artérias e nodos linfáticos da região sublombar e a pelve também podem ser reconhecidos; a artéria uterina é rotineiramente examinada para o "frêmitus" característico da gravidez. O nervo pudendo pode ser localizado e anestesiado na face medial do ligamento sacrotuberal largo.

FÍGADO

Nos ruminantes o fígado encontra-se na quase totalidade deslocado para a direita do plano mediano, tendo girado 90° de sua posição embrionária, na maioria dos mamíferos, de modo que o lobo direito é dorsal e o lobo esquerdo é ventral (Fig. 29-57). Este deslocamento é causado pelo grande desenvolvimento do estômago no lado esquerdo da cavidade abdominal. O longo eixo está direcionado cranioventralmente do rim direito na última costela para o plano do terço ventral do sexto espaço intercostal. Nesta descrição, as bordas, lobos, vasos e ductos são designados por termos comparativos válidos para todas as espécies, enquanto os termos de direção usados para descrever a anatomia topográfica do fígado referem-se à sua efetiva posição no corpo do ruminante. O peso médio do fígado bovino é de 4,5 a 5,5 kg; do fígado dos ovinos e caprinos, 550 a 700 g.

A **face diafragmática** (Fig. 29-56) está em sua maior parte moldada na depressão da metade direita do diafragma, porém uma pequena parte está em contato com as duas ou três últimas costelas e, às vezes, com o flanco no ângulo lombocostal. Ela orienta-se dorsalmente, cranialmente e para a direita. O ligamento falciforme está inserido nesta face, ao longo de uma linha da impressão esofágica, até a fenda para o ligamento redondo. Uma longa área triangular *(área nua)* na parte dorsal da face, está destituída de cobertura serosa por estar fixa ao diafragma. Esta área é circundada pelas duas camadas separadas do membro direito do ligamento coronário.

A **face visceral** é côncava (Figs. 29-57 e 61). Sua mais importante característica é a *porta do fígado*, uma depressão limitada pelo processo papilar, o processo caudado e a área de adesão do pâncreas. A veia porta e a artéria hepática penetram na porta; o ducto hepático comum deixa o fígado nesse local. Diversos nodos linfáticos hepáticos também estão presentes aqui. A fossa da vesícula biliar, estendendo-se da porta até a borda ventral do fígado, é mais evidente nos ovinos e nos caprinos (Fig. 29-59) do que nos bovinos. Também evidente nos ovinos e caprinos é a fissura do ligamento redondo *(fissura lig. teretis)*, que se estende transversalmente através da face visceral do sulco para o ligamento redondo. A linha de inserção do omento menor passa obliquamente da impressão esofágica até a porta. Quando o fígado é fixado *in situ* a face visceral apresenta uma grande impressão omásica central que produz a maior parte da concavidade do fígado nos bovinos (Fig. 29-61). Ela é bem menor nos ovinos e caprinos. Ventralmente à impressão omásica

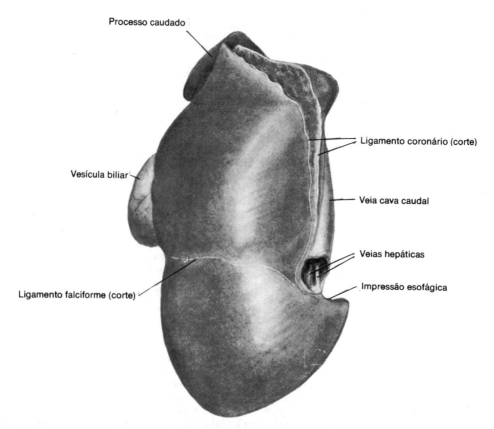

Figura 29-56. Fígado do bovino, face diafragmática, endurecido *in situ*.

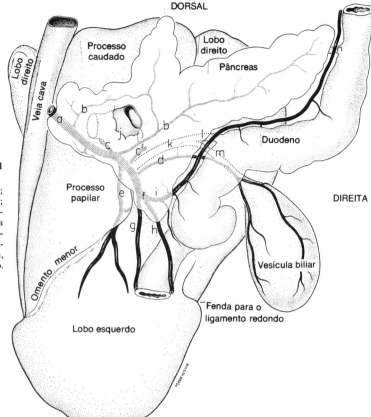

Figura 29-57. Artéria hepática e face visceral do fígado da vaca.

a, Artéria hepática; b, ramos pancreáticos; c, ramos hepáticos direitos; d, artéria cística; e, ramo hepático esquerdo; f, artéria gastroduodenal; g, artéria gástrica direita; h, artéria gastrepiplóica direita; i, artéria pancreaticoduodenal cranial; j, veia porta; k, ducto hepático comum; l, ducto biliar (comum); m, ducto cístico; n, ducto pancreático acessório. (De Habel, 1964.)

está a do retículo. Uma impressão abomática está presente na área ventral direita (Fig. 29-59).

A **borda direita** defronta-se caudalmente e é curta e grossa. Ela apresenta uma impressão profunda formada no lobo direito e no processo caudado pelo rim direito e pela glândula supra-renal (Fig. 29-58). As bordas ventral e esquerda são finas. A **borda esquerda** é uma curva lisa, contínua com as bordas dorsal e ventral. A **borda ventral** apresenta a fossa da vesícula biliar *(fossa vesicae felleae)* e a fenda para o ligamento redondo *(incisura lig. teretis)*. A **borda dorsal** é quase mediana na posição (Fig. 29-58). Ela recebe a veia cava caudal no largo *sulco da veia cava*. Na extremidade cranial do sulco há a impressão esofágica e, além desta, o fígado estende-se 2,5 a 5 cm para a esquerda do plano mediano.

A lobação do fígado dos ruminantes é mais evidente nos ovinos e nos caprinos do que nos bovinos.

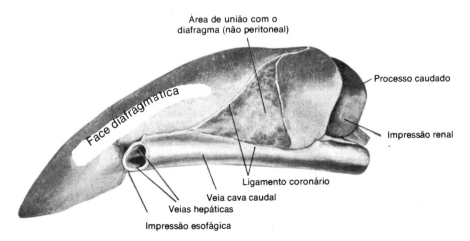

Figura 29-58. Fígado do bovino, borda dorsal, endurecido *in situ*.

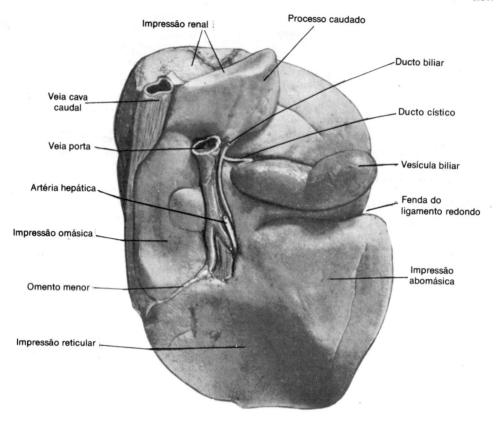

Figura 29-59. Fígado de ovino, face visceral, endurecido *in situ*.
O processo papilar é a projeção redonda entre a impressão omásica e o ramo esquerdo da veia porta.

Uma linha que se estende da fenda do ligamento redondo até a impressão esofágica na face visceral, e a linha de fixação do ligamento falciforme, na face diafragmática, marcam a divisão entre o lobo esquerdo (que é ventral nos ruminantes) e os lobos caudado e quadrado. O **lobo caudado** está entre a veia cava e o ramo esquerdo da veia porta; o **lobo quadrado** está entre o ramo esquerdo e a borda ventral do fígado (Fig. 29-59). O lobo caudado possui dois processos, o menor e variável processo papilar, que se projeta dentro do vestíbulo da bolsa do omento e se sobrepõe ao ramo esquerdo da veia porta, e o grande e alongado processo caudado, que se estende para a direita, cobrindo boa parte da face visceral do lobo direito e suportando parte da impressão renal. O lobo direito está demarcado por uma linha que se prolonga da fossa da vesícula biliar, através da porta, até o sulco da veia cava. Ele é curto e grosso.

Inserções do Fígado

A inserção do ligamento falciforme ao fígado já foi descrita (Fig. 29-56). Sua fixação diafragmática está em uma linha que se estende do forame da veia cava para a sétima junção costocondral direita. Esta inserção diafragmática é uma adesão secundária resultante do deslocamento do fígado. Em outros mamíferos, e no embrião dos ruminantes, o liga- mento falciforme situa-se no plano mediano. O ligamento redondo do fígado é um ligeiro engrossamento da borda livre caudal do ligamento falciforme. Ele é o vestígio da veia umbilical. Em muitos ruminantes adultos os ligamentos falciforme e redondo desapareceram.

O ligamento triangular direito fixa o ângulo caudolateral do lobo direito na parede abdominal dorsal. O ligamento triangular esquerdo estende-se da impressão esofágica até o diafragma, ventralmente ao hiato esofágico. O ligamento coronário une o fígado ao diafragma em uma linha que se estende do ligamento triangular direito, ao longo do lado direito da veia cava e ao redor da margem ventral do forame da veia cava, até o ligamento triangular esquerdo. Ele não tem semelhança à coroa, ao contrário do observado na anatomia humana e que levou à sua denominação. O ligamento hepato-renal passa do processo caudado para a face ventral do rim direito. A inserção do omento menor foi descrita com a face visceral (Fig. 29-57).

Anatomia Superficial

Embora o fígado esteja em contato com a parede abdominal direita, da extremidade ventral da sétima costela até a última costela, ele não é muito acessível aos métodos diagnósticos porque boa parte dele está coberta pelo pulmão. A percussão do fígado normal, nos bovinos, está limitada aos quatro últimos espaços intercostais caudoventrais ao pulmão. Em certos indivíduos o fígado pode ser palpado no ângulo cranial da fossa paralombar (Fig. 29-53). Nos ovinos e nos caprinos a área do fígado exposta, caudoventralmente à borda basal do pulmão, é maior. Ela ocupa do sétimo ao nono espaços intercostais, entre o pulmão e as junções costocondrais. A partir da décima junção costocondral a borda do fígado dos ovinos estende-se caudodorsalmente até o rim direito, na última costela. O fundo da vesícula esta em contato com o diafragma, opostamente à parte ventral da décima ou décima primeira costela.

VASOS E NERVOS. A **veia porta** divide-se imediatamente, ao penetrar no fígado, em um ramo direito muito curto e um longo ramo esquerdo. Os ramos secundários situam-se, em sua maior parte, próximos à face visceral, porém alguns arqueiam-se através do fígado e correm próximo à face diafragmática. O ramo direito divide-se imediatamente em quatro ou cinco ramos secundários — o ramo para o processo caudado, o ramo dorsal direito, um ou mais ramos intermediários direitos e o ramo ventral direito. A distribuição destes ramos é indicada por seus nomes. O ramo dorsal direito supre a parte dorsal do lobo direito e também emite, próximo à sua origem, um ramo para o lobo caudado. O ramo ventral direito corre ao longo do lado direito da fossa da vesícula biliar, e também emite, próximo à sua origem, um ramo central para o meio da face diafragmática do fígado, suprindo as partes adjacentes dos lobos quadrado, caudado e direito.

O ramo esquerdo corre a princípio no longo eixo do fígado, da porta no sentido do lobo esquerdo (Fig. 29-59). Ele situa-se muito próximo à face visceral, entre os lobos caudado e quadrado, coberto pelo processo papilar, gordura e nodos linfáticos hepáticos. No limite entre os lobos quadrado e esquerdo, ele encurva-se fechadamente, de 45 a 90º, no sentido da fenda do ligamento redondo e, após um percurso de 5 a 6 cm entre os lobos quadrado e esquerdo, termina subitamente. O ramo esquerdo é dividido, para descrição, nas partes: transversa, da porta até a flexura, e umbilical, da flexura até o final (onde a veia umbilical une-se a ele, no feto). A parte transversa emite muitos ramos para o lobo caudado e alguns para o lobo quadrado. A parte umbilical emite quatro grandes vasos que se irradiam dentro do lobo esquerdo — o ramo dorsal esquerdo, os ramos intermediários esquerdos e o ramo ventral esquerdo. Além destes vasos, que se situam próximos da face visceral, um ramo diafragmático esquerdo vem do lado diafragmático da extremidade da parte umbilical e arqueia-se no sentido da borda dorsal do lobo esquerdo. A parte umbilical também emite diversos ramos para o lobo quadrado, situados próximos da face visceral, e um ramo quadrado diafragmático que dobra no sentido da borda dorsal e

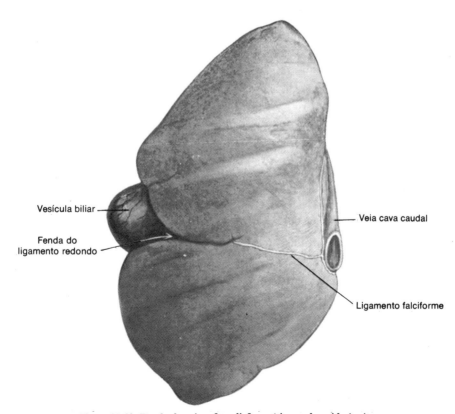

Figura 29-60. Fígado de ovino, face diafragmática, endurecido *in situ*.

pode estender-se para dentro do lobo caudado (Williamson, 1967).

No bezerro recém-nascido o fígado é relativamente bem maior do que no adulto. A face visceral apresenta uma eminência arredondada, à esquerda da porta, causada por um grande seio venoso, dentro do qual as veias umbilical e porta se esvaziam, a parte transversa no adulto. Um grande vaso, o *ducto venoso*, conduz diretamente deste seio para a veia cava caudal. Nenhum vestígio do ducto venoso persiste no adulto. A fissura umbilical é profunda no recém-nascido.

A **artéria hepática** (Fig. 29-57) normalmente emite um ramo esquerdo e dois ramos direitos menores. Eles se ramificam com os ramos da veia porta.

As três principais **veias hepáticas** *(vena hepatica dextra, media, sinistra)* geralmente correm perpendicular aos ramos da veia porta e artéria hepática, estendendo-se da veia cava no sentido da borda ventral do fígado. Elas situam-se profundamente no parênquima do fígado e suas aberturas, para dentro da veia cava, são melhor vistas do lume (Fig. 29-56). A veia hepática direita une-se à veia cava entre os lobos direito e caudado e fornece dois ramos para o lobo direito e um para o processo caudado. A veia hepática média une-se à veia cava próximo à veia hepática esquerda. Ela corre obliquamente através dos lobos caudado e quadrado, emitindo ramos em cada lado. A veia hepática esquerda une-se à veia cava próximo à impressão esofágica. Ela emite três ou quatro ramos para o lado esquerdo.

Nervos do plexo celíaco atingem o fígado através do plexo na artéria hepática. O ramo hepático do tronco vago ventral corre, no omento menor, até a porta.

Ductos Biliares

Os menores ductos biliares *(ductulis biliferi)* acompanham os ramos da veia porta. Eles se unem, de modo variável, para formar os ductos hepáticos direito e esquerdo *(ductus hepaticus dexter, sinister)*, situando-se na face diafragmática dos ramos correspondentes da veia porta e ligeiramente ventral a eles. O ducto hepático comum prossegue da junção dos ductos hepáticos direito e esquerdo, emite o ducto cístico e continua como o *ducto colédoco*. Ele penetra na segunda dobra da flexura sigmóide do duodeno, a cerca de 60 cm do piloro, no bovino adulto e 25 a 40 cm, nos ovinos e caprinos. Não há nenhuma ampola hepatopancreática nos bovinos em virtude do ducto pancreático estar ausente e o ducto pancreático acessório não se unir ao ducto biliar. Nos pequenos ruminantes o ducto pancreático une-se ao ducto biliar antes deste atingir o duodeno e nenhuma dilatação está presente na parede duodenal. Diversos pequenos ductos hepáticos abrem-se diretamente dentro da vesícula *(ductus hepatocystici)*.

VESÍCULA BILIAR

A **vesícula biliar** *(vesica fellea)* é um saco com o formato de pêra, de 10 a 15 cm de comprimento nos bovinos, parcialmente situado em contato com a face visceral do fígado, ao qual está fixado mas, na maior parte, contra a parede abdominal, na parte ventral da décima ou décima primeira costela. Ela pode ser considerada como um divertículo do ducto biliar, aumentado para formar um reservatório. Seu colo continua pelo ducto cístico. A parede da vesícula biliar consiste de túnicas serosa, muscular e mucosa. O tecido muscular consiste em fibras que correm em várias direções; externamente muitas são longitudinais, enquanto internamente, e especialmente no colo, elas são principalmente circulares. A túnica mucosa está coberta por um epitélio cilíndrico e contém numerosos grupos de glândulas tubulosas ramificadas.

PÂNCREAS

O **pâncreas** está na quase totalidade localizado para a direita do plano mediano. Ele pesa de 350 a 500 g nos bovinos, e de 50 a 70 g nos ovinos e caprinos. Ele consiste em um grande lobo direito e um menor lobo esquerdo, unido no lado direito da veia porta. A junção é denominada **corpo** *(corpus pancreatis)*. Oposto ao corpo do pâncreas há uma fenda profunda *(incisura pancreatis)* através da qual passam a artéria mesentérica cranial e a veia porta (Figs. 29-57/j, e 61/3. A artéria não é mostrada). O corpo do pâncreas é aderente dorsalmente ao fígado em uma área à direita da *porta do fígado*, ao ducto biliar comum e ao duodeno. Diversos nodos linfáticos pancreaticoduodenais estão presentes neste local.

O **lobo esquerdo** é circundado, na raiz do mesentério, pela fixação dorsal do omento maior. A face dorsal do fígado é livre, entre a veia porta e a veia cava caudal, e forma a parede medioventral do forame epiplóico (Figs. 29-43 e 61/5). A extremidade esquerda do lobo esquerdo dobra dorsalmente, entre o pilar do diafragma e o saco dorsal do rúmen e está ali incluída na área de adesão. A face dorsal também está relacionada com as artérias celíaca, hepática, mesentérica cranial e com a veia esplênica. A face ventral está em contato com o rúmen e os intestinos.

O **lobo direito** estende-se caudalmente, ao longo do duodeno descendente, incluído entre as camadas do mesoduodeno. Sua face dorsolateral está cranialmente inserida no fígado e fica caudalmente em contato com o flanco direito, no ângulo lombocostal (Fig. 29-39). A face ventromedial está em contato com os intestinos, e é, em parte, aderente ao cólon.

Nos bovinos a totalidade do pâncreas é normalmente drenada pelo **ducto pancreático acessório** (do primórdio pancreático dorsal), que se abre dentro do duodeno, na extremidade caudal do lobo direito, a cerca de 30 cm caudalmente ao ducto biliar comum. Ocasionalmente parte do lobo esquerdo é drenada por um pequeno ducto (do primórdio pancreático ventral) que se une ao ducto biliar comum na substância da glândula. Portanto, é incerto que toda a produção de suco pancreático possa ser obtida experimentalmente em qualquer exemplar, em particular pela canulação do ducto acessório. Nos ovinos e caprinos apenas o **ducto pancreático** está presente. Ele une-se ao ducto biliar comum antes deste atingir o duodeno.

VASOS E NERVOS. O pâncreas recebe ramos diretamente da artéria celíaca e de cada uma de suas três divisões: das artérias gástrica esquerda, hepática e

SISTEMA DIGESTIVO DO RUMINANTE

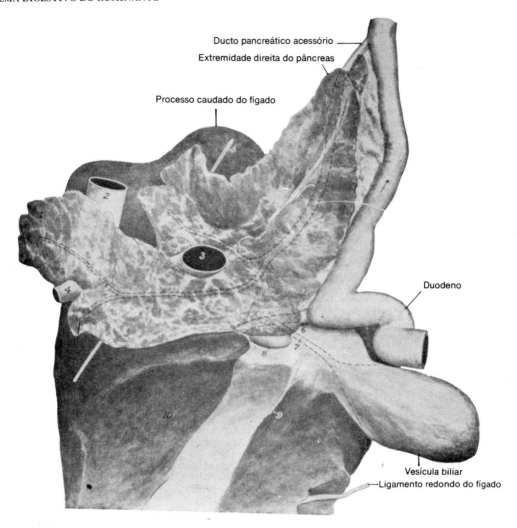

Figura 29-61. Pâncreas do bovino e estruturas relacionadas.
1, Extremidade esquerda do pâncreas; 2, veia cava caudal; 3, veia porta (a artéria mesentérica cranial acompanha a veia mas foi removida); 4, veia esplênica; 5, sonda no forame epiplóico; 6, ducto biliar comum; 7, ducto cístico; 8, nodos linfáticos pancreaticoduodenais; 9, borda cortada do omento menor; 10, impressão omásica no fígado. Os ductos pancreáticos intraglandulares são mostrados através de linhas pontilhadas. As partes ocultadas do ducto biliar (comum), ducto cístico e do colo da vesícula biliar são indicadas de maneira semelhante.

esplênica. A artéria pancreaticoduodenal cranial origina-se da artéria gastroduodenal. A artéria mesentérica cranial emite ramos diretamente para o pâncreas, bem como a artéria pancreaticoduodenal caudal. As veias originam-se diretamente das veias porta, esplênica e mesentérica cranial. Também há uma veia pancreaticoduodenal cranial originada da veia gastroduodenal, e uma veia pancreaticoduodenal caudal originada da veia mesentérica cranial.

O pâncreas recebe fibras nervosas do plexo celíaco e do tronco vago dorsal.

BIBLIOGRAFIA

Bernard, R. A. 1962. An Electrophysiological Study of Taste Reception in the Calf. Ph.D. Thesis. Ithaca, N.Y., Cornell University.
Brown, W. A., P. V. Christofferson, M. Massler and M. B. Weiss. 1960. Postnatal tooth development in cattle. Am. J. Vet. Res. 21:7-34.
Butler, P. M., 1939. Studies of the mammalian dentition of the postcanine dentition. Proc. Zool. Soc. (London) 109(Series B):1-34.
Dougherty, R. W., and R. E. Habel. 1955. The cranial esophageal sphincter, its action and its relation to eructation in sheep as determined by cinefluorography. Cornell Vet. 45:459-464.
Dougherty, R. W., R. E. Habel and H. E. Bond. 1958. Esophageal innervation and the eructation reflex in sheep. Am. J. Vet. Res. 19:115-128.
Dougherty, R. W., K. J. Hill, F. L. Campeti, R. C. McClure and R. E. Habel. 1962. Studies of pharyngeal and laryngeal activity during eructation in ruminants. Am. J. Vet. Res. 23:213-219.
Ellenberger, W. 1908. Leisering's Atlas of the Anatomy of the Horse and the Other Domestic Animals. 2nd ed. Chicago, Alexander Eger.

Frewein, J., 1962. Die Partes abdominalis, pelvina, und coccygea systematis autonomici und deren periphere Geflechte bei Bos taurus. Morph. Jbch *103*:361–408.

Habel, R. E. 1956. A study of the innervation of the ruminant stomach. Cornell Vet. *46*:555–633.

Habel, R. E. 1964. Guide to the Dissection of Domestic Ruminants. Ithaca, N.Y., Published by the author.

Habel, R. E. 1966. The topographic anatomy of the muscles, nerves, and arteries of the bovine female perineum. Am. J. Anat. *119*: 79–96.

Heeschen, W. 1958. Arterien und Venen am Kopf des Schafes. Inaug. Diss. Tierärztl. Hochschule. Hannover.

Hegner, D., B. Schnorr and A. Schummer. 1964. Korrosionsanatomische Untersuchungen der Blutgefässe des harten Gaumens von Schaf und Ziege. Z. Mikr. *65*:458–471.

Himmelreich, H. A. 1959. Comparative anatomy and function of the stylopharyngeus of mammals. Zool. J. (USSR) *38*:596–608.

Himmelreich, H. A. 1964. Der M. tensor veli palatini der Säugetiere unter Berücksichtigung seines Aufbaus, seiner Funktion und seiner Entstehungs-Geschichte. Anat. Anz. *115*:1–26.

Illing, G. 1911: Die Rachenhöhle. *In* Handbuch der vergleichenden mikroskopischen Anatomie der Haustiere, edited by W. Ellenberger. Vol. 3. Berlin, Paul Parey.

Johnston, R. P., E. M. Kesler and R. D. McCarthy. 1961. Absorption of organic acids from the omasum. J. Dairy Sci. *44*:331–339.

Jones, N. D., and L. E. St. Clair. 1957. The cheek teeth of cattle. Am. J. Vet. Res. *18*:536–542.

Kay, R. N. B. 1958a. Continuous and reflex secretion by the parotid gland in ruminants. J. Physiol. *144*:463–475.

Kay, R. N. B. 1958b. The effects of stimulation of the sympathetic nerve and of adrenaline on the flow of parotid saliva in the sheep. J. Physiol. *144*:476–489.

Kay, R. N. B. 1960. The rate of flow and composition of various salivary secretions in sheep and calves. J. Physiol. *150*:515–537.

Künzel, E. 1961. Die Speiseröhre des Schafes in funktioneller Betrachtung. Zentbl. Vet. Med. A. *8*:573–647.

Künzel, E., G. Luckhaus and P. Scholz. 1966. Vergleichend-anatomische Untersuchungen der Gaumensegelmuskulatur. Z. Anat. *125*:276–293.

Lagerlöf, N. 1929. Investigations of the Topography of the Abdominal Organs in Cattle and Some Clinical Observations and Remarks. Uppsala, Almqvist & Wiksells.

Martin, P., and W. Schauder. 1938. Lehrbuch der Anatomie der Haustiere Vol 3, Anatomie der Hauswiederkäuer. 3rd ed. Stuttgart, Schickhardt and Ebner.

May, N. D. S. 1964. The Anatomy of the Sheep. 2nd ed. Brisbane, Australia, University of Queensland Press.

McLeod, W. M., D. M. Trotter and J. W. Lumb. 1958. Bovine Anatomy. Minneapolis, Burgess.

Negus, V. E. 1949. Comparative Anatomy and Physiology of the Larynx. London, William Heinemann, Ltd.

Nickel, R., A. Schummer and E. Seiferle. 1967. Lehrbuch der Anatomie der Haustiere. Vol. 2, Eingeweide. 2nd ed. Berlin, Paul Parey.

Nickel, R., and R. Schwarz. 1963. Vergleichende Betrachtung der Kopfarterien der Haussäugetiere (Katze, Hund, Schwein, Rind, Schaf, Ziege, Pferd) Zentbl. Vet. Med. A. *10*:89–120.

Popesko, P. 1961. Atlas der topographischen Anatomie der Haustiere. Jena, Fischer.

Roux, le, J. M. W. 1959. Die Venen am Kopf des Rindes. Inaug. Diss. Tierärztl. Hochschule, Hannover.

Schachtschabel, A. 1908. Der N. facialis und trigeminus des Rindes. Inaug. Diss. Tierärztl. Hochschule, Dresden.

Schwarz, R. 1959. Arterien und Venen am Kopf der Ziege. Inaug. Diss. Tierärztl. Hochschule, Hannover.

Somers, M. 1957. Saliva secretion and its functions in ruminants. Austral. Vet. J. *33*:297–301.

Stevens, C. E., A. F. Sellers and F. A. Spurrell. 1960. Function of the bovine omasum in ingesta transfer. Am. J. Physiol. *198*: 449–455.

Warner, E. D. 1958. The organogenesis and early histogenesis of the bovine stomach. Am. J. Anat. *102*:33–54.

Wehner, G. 1936. Zur Anatomie der Backen- Masseter- und Parotisgegend des Hausschafes. Anat. Anz. *83*:65–84.

Wilkens, H., and G. Rosenberger. 1957. Betrachtungen zur Topographie und Funktion des Oesophagus hinsichtlich der Schlundverstopfung des Rindes. Deutsche Tierärztl. Wschr. *64*:393–396.

Williamson, M. E. 1967. The Venous and Biliary Systems of the Bovine Liver. M. S. Thesis. Ithaca, N. Y., Cornell University.

Zhedenov, V. N. 1936. Das arterielle System der Ohrspeicheldrüse beim Rinde. Anat. Anz. *81*:256–265.

CAPÍTULO 30

SISTEMA RESPIRATÓRIO
DO RUMINANTE *

W. C. D. Hare

NARIZ E NARINAS

O **nariz** está incorporado dentro do esqueleto da face e se estende, aproximadamente, desde o nível transversal dos olhos até a extremidade rostral da cabeça. O ápice do nariz está situado rostralmente e sustenta as narinas. A pele das paredes dorsal e lateral do nariz está coberta por pêlos, no bovino e caprino. Em determinadas raças de ovinos a pele do nariz se apresenta inteiramente coberta por pêlos, sendo que em outras raças ele é coberto parcialmente por lã e parcialmente por pêlos. O esqueleto das paredes dorsal e lateral do nariz é ósseo, exceto na área rostral das bordas dos ossos incisivo e nasal. Aqui, o esqueleto está formado pelas cartilagens laterais (parietais) dorsal e ventral. As **cartilagens laterais dorsal** e **ventral** estão fusionadas na parte caudal da incisura naso-incisiva, porém rostralmente se apresentam unidas por tecido conjuntivo.

As **narinas** têm a forma de uma vírgula no bovino (Fig. 29-1) e de uma fenda no ovino e caprino. Elas estão posicionadas obliquamente, de modo que situam-se mais próximas uma da outra ventralmente do que dorsalmente, limitadas pelas **asas medial** e **lateral.** As asas reúnem-se dorsal e ventralmente para formar as **comissuras ou ângulos** ϕ**dorsal** e ϕ**ventral.** O sulco que conduz da parte central da narina para o ângulo dorsal é denominado de sulco alar. A asa medial da narina é convexa dorsalmente e côncava ventralmente; no bovino ela é relativamente espessa. A asa lateral é côncava, firme e arredondada.

O esqueleto da narina é formado pela: (1) parte rostral do septo nasal cartilaginoso, (2) parte rostral da cartilagem lateral dorsal, e (3) cartilagem acessória lateral. A parte rostral do septo nasal cartilaginoso se estende rostralmente até a borda rostral do osso incisivo, separando as narinas. No bovino idoso, às vezes, é formada uma placa óssea transversa em decorrência da ossificação da parte do septo que entra em contato com o corpo do osso incisivo. A parte rostral da cartilagem lateral dorsal sustenta a asa medial da narina, estando demarcada do restante da cartilagem lateral dorsal por uma profunda fenda, no bovino, e pelo fato de se estender mais adiante e lateralmente, no ovino e caprino. A **carti-**

lagem acessoria lateral tem forma semelhante a uma âncora com haste curva. A parte da haste está fusionada com a borda lateral da parte rostral da cartilagem lateral dorsal, e deste ponto ela se curva em sentido ventral, lateral e dorsal, ventralmente à narina. Os braços da âncora sustentam a asa lateral da narina. As narinas dos ruminantes são relativamente não dilatáveis e imóveis, em virtude deste firme apoio cartilaginoso.

Os músculos que dilatam a narina estão descritos em detalhes no capítulo sobre Miologia.

No bovino a pele das áreas entre, e ao redor, e aquela que forra as narinas é lisa, desprovida de pêlos e úmida, podendo ou não ser pigmentada. Ela se estende ventralmente, entre as narinas, até a margem do lábio superior e forma o que é conhecido como **plano nasolabial.** Uma borda de pêlos táteis é encontrada ao longo da margem lateral do plano. No ovino e no caprino a pele localizada ao redor e entre as asas mediais das narinas é lisa e úmida, formando o que é conhecido como **plano nasal.** A superfície da pele do plano nasolabial e do plano nasal está mapeada, pelos sulcos, em pequenas áreas ou **aréolas.** Este mapeamento é característico do animal durante toda a sua vida e pode ser utilizado para fins de identificação. A superfície do plano nasolabial e do plano nasal é mantida úmida através de secreções serosas das **glândulas nasolabiais** e **nasais** subjacentes, cujos ductos se abrem no fundo dos sulcos. No ovino e no caprino o sulco mediano profundo, ou **filtro,** que divide o lábio superior, se estende dorsalmente dentro do plano nasal.

VASOS E NERVOS. As narinas e a área circundante são supridas principalmente pelas seguintes **artérias:** artérias nasal lateral e labial maxilar, juntamente com os ramos terminais das artérias esfenopalatina e palatina maior. A área é drenada pelas **veias** da face e da cavidade nasal. Os **vasos linfáticos** drenam para os nodos linfáticos parotídeo e mandibular. Os impulsos dos **nervos** das narinas e da área circundante são conduzidos pelo nervo infra-orbitário (sensorial) e nervo facial (motor).

CAVIDADE NASAL

As **narinas** conduzem para dentro da cavidade nasal (Figs. 26-48 e 49). A cavidade nasal está dividida, pelo septo nasal mediano e pelo vômer, em

---

*Para as considerações, terminologia e conceitos embriológicos gerais das vísceras, veja detalhes no Cap. 6.

duas metades. As partes caudal e ventral do septo são ósseas, pois estão formadas pela placa perpendicular do osso etmoidal e pelo vômer, respectivamente. Juntos, eles formam a **parte óssea** do septo. A placa perpendicular do etmóide é bastante extensa, com sua borda dorsal se estendendo rostralmente até o nível do quarto dente molar. O restante do septo está constituído por cartilagem hialina e é conhecido como a **parte cartilaginosa** do septo. Alguma ossificação da parte cartilaginosa do septo poderá ocorrer nos animais mais idosos. A parte cartilaginosa se estende da placa perpendicular do osso etmoidal até o corpo do osso incisivo. Sua borda dorsal se relaciona com o osso nasal e está expandida lateralmente formando as cartilagens laterais dorsais, que têm aproximadamente 2 cm de largura. A maior parte de sua borda ventral está encaixada dentro do sulco do vômer, situando-se a parte rostral no sulco formado pelos processos palatinos dos ossos incisivos. A parte rostral da borda ventral expande-se lateralmente para formar as cartilagens laterais ventrais. Cada cartilagem lateral ventral é espessa e forte e está curvada lateralmente para dentro do processo nasal do osso incisivo ipsilateral.

O vômer se articula caudalmente com os processos palatinos dos ossos maxilares, até o nível dos terceiros dentes molares. Neste nível ele começa a curvar-se dorsolateralmente no sentido do corpo do osso pré-esfenóide. Projetando-se ventralmente, da parte caudal do vômer, existe uma prega da túnica mucosa, a prega do vômerϕ, que contém uma placa de cartilagem coberta lateralmente por um espesso plexo venoso submucoso. A prega do vômer não atinge o assoalho da cavidade nasal e, como resultado, as cavidades esquerda e direita comunicam-se e formam um **meato nasofaríngeo** (comum). O meato nasofaríngeo conduz para dentro da **nasofaringe** através de um estreito óstio oval, denominado de nariz caudal ou **coana**. O óstio, cujo plano é oblíquo, está circundado, rostral e ventralmente, pela borda caudal dos processos palatinos dos ossos palatinos, lateralmente pela placa perpendicular do osso palatino e, dorsal e caudalmente, pelo corpo do osso pré-esfenóide e pelo vômer. A parte caudodorsal do óstio é parcialmente dividida pela prega do vômer.

A cavidade nasal é larga rostralmente e estreita caudalmente. Na metade rostral de cada cavidade o assoalho é côncavo, mas na metade caudal, onde o septo é incompleto ventralmente, o assoalho se inclina ventralmente a partir das paredes laterais e no sentido da linha média. Esta inclinação, do assoalho, é devida à pneumatização dos processos palatinos dos ossos maxilar e palatino, para formarem a extensão palatina do seio maxilar.* Entretanto, no ovino, esta abertura está fechada por uma dupla camada de túnica mucosa (nasal e do seio), que às vezes circunda uma fina placa cribriforme de osso, de tal modo que não há uma comunicação direta entre a extensão do seio e a cavidade nasal.

A maior parte do espaço em cada metade da cavidade nasal é ocupada pelas **conchas nasais** (ossos

turbinais) (Figs. 30-1 e 26-55), que se projetam medialmente das paredes laterais para dentro da cavidade.

A **concha nasal dorsal** está situada na parte dorsal da cavidade e se estende da placa cribriforme do osso etmoidal até o nível do primeiro dente molar. Ela é mais larga na parte média, afunilando-se no sentido das duas extremidades. Estendendo-se da extremidade rostral do osso até a narina, há uma prega da túnica mucosa que se projeta da parte dorsal da parede lateral. É conhecido como **prega reta** e poderá conter uma extensão cartilaginosa da concha nasal dorsal.

A **concha nasal ventral** é muito mais curta e bem mais larga do que a concha nasal dorsal. Ela se estende do nível do último dente molar até o nível da incisura naso-incisiva. Estendendo-se rostralmente, ao longo da parede lateral da cavidade da concha nasal ventral até a parte rostral da cartilagem lateral dorsal, existe uma prega da túnica mucosa denominada de **prega alar.** A prega alar contém a **cartilagem acessória medial,** que surge da concha nasal ventral e da cartilagem lateral ventral que está afixada por tecido conjuntivo à parte rostral da cartilagem lateral dorsal. A prega alar também contém a parte terminal do ducto nasolacrimal, cuja abertura externa, o óstio nasolacrimal, está situada ventralmente à prega e a cerca de 2,5 cm caudalmente à narina. Estendendo-se caudalmente da prega alar, ao longo do assoalho da cavidade, existe uma terceira prega da túnica mucosa, a prega basal ou ventral, que contém um espesso plexo venoso submucoso.

Os **ossos etmoturbinais** ocupam a parte caudodorsal, ou fundo, da cavidade nasal. O maior deles, o segundo osso endoturbinal, é chamado de concha nasal média. A concha nasal média está situada imediata e ventralmente à concha nasal dorsal. Sua extremidade rostral está relacionada ventralmente com a concha nasal ventral, ao nível dos dois últimos dentes molares.

A projeção das conchas nasais, para dentro da cavidade, forma passagens, ou meatos, através da mesma. O **meato nasal dorsal** é uma estreita passagem entre o teto da cavidade e a concha nasal dorsal. Ele se estende caudalmente até a junção da placa interna do osso frontal com a placa cribriforme do osso etmoidal. O **meato nasal médio** está situado entre as conchas nasais dorsal e ventral. Ele comunica-se com o recesso dorsal e, no bovino e caprino, com a ampola dorsal da concha nasal ventral. Caudalmente, o meato nasal médio está dividido, pela concha nasal média, em passagens ventral e dorsal. A passagem dorsal situa-se entre a concha nasal dorsal e média e é, em parte, um **meato etmoidal.** Ele contém pequenas aberturas para dentro do seio frontal e seio da concha nasal dorsal e, no ovino e caprino, uma pequena abertura nasomaxilar para dentro do seio maxilar. No bovino o óstio nasomaxilar se abre na parte caudal do meato médio. A passagem ventral conduz para dentro do meato nasofaríngeo. O **meato nasal ventral** é mais largo que o meato nasal médio ou o dorsal. Ele está situado entre a concha nasal ventral e o assoalho da cavidade nasal, se comunicando com o recesso ventral e a ampola da concha nasal ventral. Caudalmente, onde o

---

*No crânio, pode-se ver que a placa nasal do processo palatino do osso maxilar é incompleto e que há uma grande abertura da cavidade nasal para dentro da extensão do seio.

SISTEMA RESPIRATÓRIO DO RUMINANTE

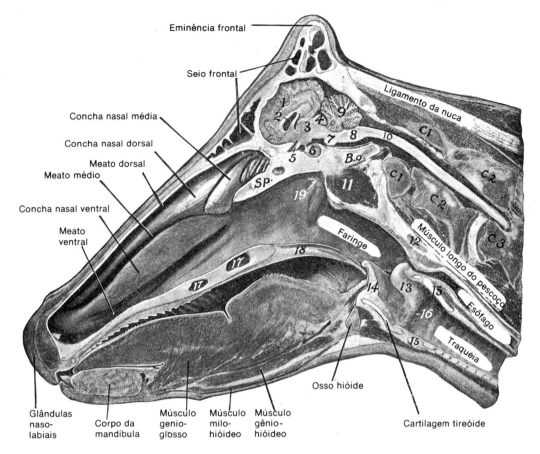

Figura 30-1. Secção sagital da cabeça de bovino.
1, Hemisfério cerebral; 2, ventrículo lateral; 3, tálamo; 4, colículo rostral; 5, quiasma óptico; 6, hipófise; 7, ponte; 8, medula oblonga; 9, cerebelo; 10, cordão espinhal; 11, músculo longo da cabeça; 12, nodos linfáticos retrofaríngeos mediais; 13, cartilagem aritenóide; 14, epiglote; 15, cartilagem cricóide; 16, corda vocal; 17, seio palatino; 18, palato mole; 19, óstio da tuba auditiva; C1, C2, C3, primeira, segunda e terceira vértebras cervicais; B.o., parte basilar do osso occipital; Sp., osso pré-esfenóide. O rótulo de faringe está na neurofaringe, a orofaringe é ventral ao palato mole, e a laringofaringe é visível apenas como uma fenda estreita, abrindo-se dentro do esôfago acima de 15.

vômer perde contato com o assoalho da cavidade nasal, os dois meatos nasais ventrais formam uma passagem comum que conduz para dentro do meato nasofaríngeo. O **meato nasofaríngeo** é muito curto e se estende desde o nível das extremidades caudais das conchas nasais ventrais até a coana. Os **meatos etmoidais** são estreitas passagens entre os ossos etmoturbinais. Eles contêm os pequenos óstios dos vários compartimentos do seio frontal, do seio paraorbitário e, no bovino, do seio esfenoidal. O **meato nasal comum** é a estreita passagem compreendida entre o teto e o assoalho da cavidade nasal e entre o septo nasal e as conchas. Dorsalmente ele é estreito, se alarga ventralmente e lateralmente se comunica com os outro meatos.

A túnica mucosa da cavidade nasal possui três diferentes tipos de epitélio. A túnica mucosa que forra o vestíbulo, que é a parte da cavidade situada imediatamente à narina, está coberta por um epitélio estratificado pavimentoso e contém numerosas glândulas serosas. Mais adiante e para dentro da cavidade, o epitélio estratificado pavimentoso cede lugar a um epitélio pseudoestratificado cilíndrico ciliado que contém numerosas células caliciformes com secreções mucosa. Esta parte da cavidade é conhecida como **região respiratória**. Na região respiratória a túnica mucosa é avermelhada e contém numerosas glândulas tubuloacinosas (tubuloalveolares), a maioria das quais são serosas, embora sejam encontradas algumas glândulas mucosas e mistas. A túnica mucosa que forra as partes caudais do etmoturbinal, da concha nasal dorsal e da parte adjacente ao septo nasal tem cor amarela, no bovino e ovino, e marrom-oliva, no caprino. Ela contém numerosas glândulas tubuloacinosas de secreção serosa (glândulas olfatórias) e está coberta por um tipo especial de epitélio contendo três tipos de células, uma das quais é um neurônio bipolar ou célula olfatória. Esta região da cavidade nasal é conhecida como **região olfatória**.

A mucosa da cavidade nasal é muito vascularizada, particularmente na região respiratória. A disposição vascular é caracterizada pela presença de

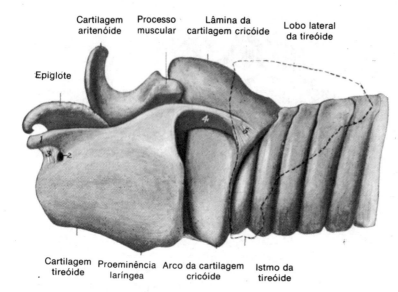

Figura 30-2. Cartilagens da laringe e parte da traquéia de bovino; vista esquerda.

O contorno da glândula tireóide é indicado pela linha pontilhada. 1, Corno rostral da cartilagem tireóide; 2, forame tireóideo; 3, ligamento que transforma a fenda em um forame; 4, corno caudal da cartilagem tireóide; 5, cápsula da articulação cricotireóidea.

numerosas pequenas artérias e veias, plexos capilares e plexos venosos. Os plexos venosos são mais proeminentes no septo nasal e na prega ventral.

A **glândula nasal lateral** de secreção serosa está ausente no bovino. No ovino e caprino ela está localizada na túnica mucosa do óstio nasomaxilar e seu ducto se abre dentro da cavidade nasal, próximo à narina, na região da prega reta.

O **ducto incisivo,** ou φ**nasopalatino,** é um curto tubo bilateral com 6 cm de comprimento, no bovino, e 1 cm de comprimento, no ovino e caprino, e que passa obliquamente entre as cavidades nasal e oral. O ducto possui uma túnica mucosa forrada por epitélio estratificado. Cada ducto incisivo se abre no teto da cavidade oral, no ângulo lateral das papilas incisivas, e juntamente com o órgão vomeronasal do lado ipsilateral. O óstio nasal do ducto incisivo está localizado no assoalho da cavidade nasal.

O **órgão vomeronasal** consiste de dois tubos ou divertículos cegos e bilaterais revestidos com membrana mucosa. Os tubos têm cerca de 10 a 15 cm de comprimento e 1 cm de largura, no bovino, e 7 cm de comprimento e de 3 a 4 mm de largura, no ovino e caprino. Os tubos situam-se um de cada lado da borda ventral do septo nasal, circundados por uma fina camada de cartilagem. Cada tubo abre-se na cavidade oral, na papila incisiva, junto com o ducto incisivo do lado ipsilateral. A túnica mucosa das paredes laterais de cada tubo apresenta epitélio pseudoestratificado cilíndrico ciliado, enquanto que o epitélio das paredes mediais é do tipo olfatório.

Os **seios paranasais** estão descritos no capítulo sobre Osteologia.

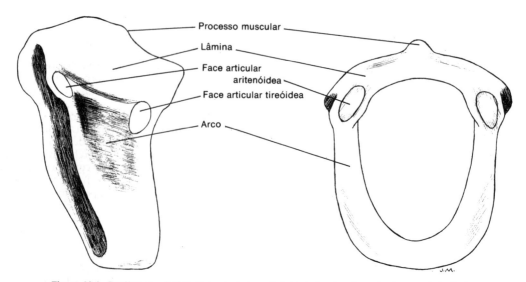

Figura 30-3. Cartilagem cricóide de bovino. Aspecto lateral, à esquerda; aspecto rostral, à direita.

SISTEMA RESPIRATÓRIO DO RUMINANTE

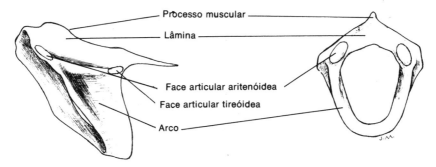

Figura 30-4. Cartilagem cricóide de ovino. Aspecto lateral, à esquerda; aspecto rostral, à direita.

VASOS E NERVOS. O sangue é conduzido até a cavidade nasal pelas seguintes **artérias:** artéria esfenopalatina, ramos etmoidais, artéria palatina maior e pelos ramos das artérias que suprem as narinas. O sangue é drenado pelas **veias** correspondentes. Os **vasos linfáticos** drenam para os nodos linfáticos mandibular, parotídeo e retrofaríngeo. Os **nervos** originam-se do nervo olfatório e ramos do nervo trigêmeo.

LARINGE

A **laringe** do ruminante é relativamente curta e larga. Está ventralmente localizada, em posição caudal ao ramo da mandíbula se estendendo caudalmente ao nível da segunda vértebra cervical. Ela está relacionada com a faringe e a entrada ao esôfago, dorsalmente; aos músculos constritores da faringe, omo-hióideo e o esternomandibular, a borda rostral da glândula tireóide e à veia linguofacial, lateralmente; e ao músculo esterno-hióideo, ventralmente.

CARTILAGENS DA LARINGE

As cartilagens da laringe compreendem as cartilagens únicas (sem par) cricóide, tireóide e epiglótica, e as cartilagens aritenóide e corniculada, pares (Fig. 30-2). As cartilagens epiglótica e corniculada são do tipo elástica, as restantes são cartilagens hialina.

CARTILAGEM CRICÓIDE. A **cartilagem cricóide** (Figs. 30-3, 4 e 5) está localizada logo rostralmente ao primeiro anel traqueal. Ela tem a forma de um anel de grau e apresenta uma lâmina dorsal e um arco lateral e ventral. A **lâmina** é uma placa quadrilátera com uma face dorsal convexa e uma face côncava ventral ou interna. Sua face dorsal apresenta uma bem demarcada crista mediana, denominada de **processo muscular.** A parte caudal da lâmina inclina-se caudoventralmente. A borda rostral da lâmina é espessa e arredondada; lateralmente ela possui uma pequena área oval e convexa para a articulação com a cartilagem aritenóide ipsilateral, e é fendida entre as áreas articulares. A borda caudal é fina e convexa. A junção entre a lâmina e o arco não é bem marcada, mas em qualquer lado da face lateral, na junção da lâmina com o arco e próximo à borda caudal, há uma pequena área áspera para a fixação das fibras que passam para o corno caudal da cartilagem tireóide. O **arco** é lateralmente comprimido e sua parte ventral é estreita. As faces laterais do arco são sulcadas entre as bordas rostral e caudal. No ovino e caprino, a borda cranial do arco está colocada obliquamente.

CARTILAGEM TIREÓIDE. A **cartilagem tireóide** assemelha-se a uma larga placa cartilaginosa e fina, que foi dobrada na forma de um largo U (Figs. 30-6 7 e 8). Apresenta um **corpo** ventral e duas **lâminas** laterais. Cada lâmina tem o formato de uma larga placa quadrilátera que se estende mais dorsal e caudalmente do que rostralmente. O ângulo rostrodorsal da lâmina é estendido, formando um curto e reto **corno rostral.** A fissura tireóidea é uma fenda profunda localizada entre o corno rostral e a borda rostral da lâmina. A fresco a fissura é convertida em um forame por tecido conjuntivo. Na face lateral de cada lâmina, na junção dos terços médio e dorsal, há uma crista baixa que se estende entre as bordas ros-

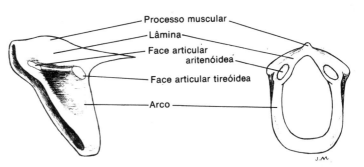

Figura 30-5. Cartilagem cricóide de caprino. Aspecto lateral, à esquerda; aspecto rostral, à direita.

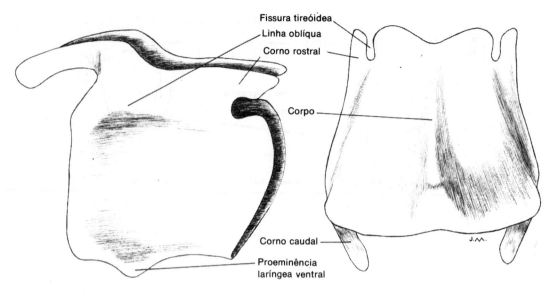

Figura 30-6. Cartilagem tireóide de bovino. Aspecto lateral, à esquerda; aspecto ventral, à direita.

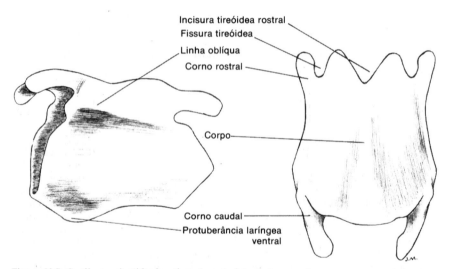

Figura 30-7. Cartilagem tireóide de ovino. Aspecto lateral, à esquerda; aspecto ventral, à direita.

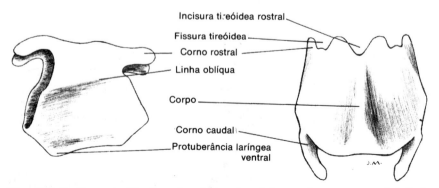

Figura 30-8. Cartilagem tireóide de caprino. Aspecto lateral, à esquerda; aspecto ventral, à direita.

SISTEMA RESPIRATÓRIO DO RUMINANTE

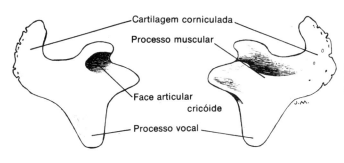

Figura 30-9. Cartilagem aritenóide de bovino, com cartilagem corniculada. Aspecto medial, à esquerda; aspecto lateral, à direita.

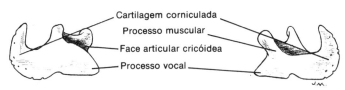

Figura 30-10. Cartilagem aritenóide de ovino, com cartilagem corniculada. Aspecto medial, à esquerda; aspecto lateral, à direita.

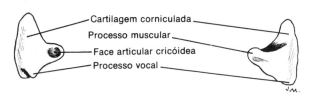

Figura 30-11. Cartilagem aritenóide de caprino, com cartilagem corniculada. Aspecto medial, à esquerda; aspecto lateral, à direita.

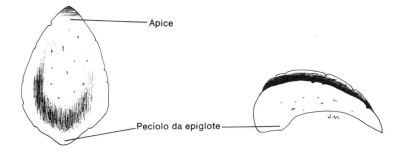

Figura 30-12. Cartilagem epiglótica de bovino. Aspecto dorsal, à esquerda; aspecto lateral, à direita.

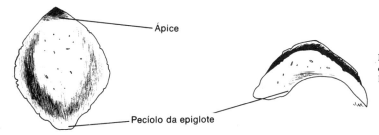

Figura 30-13. Cartilagem epiglótica de ovino. Aspecto dorsal, à esquerda; aspecto lateral, à direita.

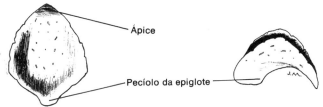

Figura 30-14. Cartilagem epiglótica de caprino. Aspecto dorsal, à esquerda; aspecto lateral, à direita.

tral e caudal e corre paralelamente à borda dorsal. A borda rostral do corpo encerra uma fenda rasa, enquanto a borda caudal possui uma pequeníssima fenda. O terço caudal do corpo mostra uma angulação dorsal, sendo que na face ventral do referido corpo este ângulo forma a **proeminência laríngea.**

A cartilagem tireóide é relativamente mais curta e suas lâminas estão em posições mais elevadas no ovino e no caprino do que no bovino. O corpo da cartilagem tireóide está situado rostralmente à parte ventral do arco da cartilagem cricóide. As lâminas da cartilagem tireóide flanqueiam as cartilagens aritenóides e a lâmina da cartilagem cricóide, formando deste modo o esqueleto de uma grande parte das paredes laterais da laringe.

CARTILAGENS ARITENÓIDES. As **cartilagens aritenóides** (Figs. 30-9, 10 e 11) são cartilagens pares situadas rostralmente à lâmina da cartilagem cricóide, com a qual articulam-se. Cada cartilagem aritenóide tem o formato de uma pirâmide de três lados, com um **ápice** rostral e uma **base** caudal. As faces dorsal e lateral são lisas e convexas e parecem ser contínuas, visto que a borda lateral não é bem demarcada. Entretanto, na junção da borda lateral e da base há um proeminente e forte **processo muscular.** A face medial é achatada e lisa. A borda ventral encontra a base no processo vocal, longo e delgado. A base apresenta uma área articular, côncava e medial, para articulação com a face articular aritenóidea da cartilagem cricóide. O ápice de cada cartilagem aritenóide possui anexado a ele uma cartilagem corniculada.

CARTILAGENS CORNICULADAS. As **cartilagens corniculadas** são um par de cartilagens com o formato de cornos. Cada cartilagem corniculada está fixada, por sua base, ao ápice da cartilagem aritenóide ipsilateral e se curva dorsal e medialmente de modo que seu ápice, ou ponta, vai se situar próximo ao da cartilagem oposta.

CARTILAGEM EPIGLÓTICA. A **cartilagem epiglótica** (Figs. 30-12, 13 e 14) é uma cartilagem única que possui o formato de uma folha obovada no bovino e no ovino, e de uma folha cordada no caprino. Ela possui uma **base,** um **ápice,** duas faces, lingual e laríngea, e duas bordas laterais. A base da cartilagem está situada em posição imediatamente dorsal à borda rostral do corpo da cartilagem tireóide e se curva ligeiramente em sentido rostral. Ela é espessa e nodular, porém estreitada em sua parte média, de modo a formar um **pecíolo.** O restante da cartilagem projeta-se rostrodorsalmente da base. A **face lingual** da cartilagem é côncava ao longo do seu comprimento e convexa de lado a lado, enquanto a **face laríngea** possui conformação inversa.

ARTICULAÇÕES, LIGAMENTOS E MEMBRANAS DA LARINGE

A **articulação cricotireóidea** é a articulação fibrosa formada entre o corno caudal da cartilagem tireóide e a pequena área áspera na junção da lâmina e do arco da cartilagem cricóide. O movimento desta articulação é restrito, consistindo de uma rotação da cartilagem tireóide ao redor do eixo horizontal da articulação.

A **articulação cricoaritenóidea** é a articulação sinovial formada entre a face articular aritenóidea da cartilagem cricóide e a face articular da cartilagem aritenóide. Os principais movimentos são um movimento de dobradiça, dorsoventral, e um movimento deslizante concomitante da cartilagem aritenóide sobre a cartilagem cricóide e uma rotação da cartilagem aritenóide ao redor de um eixo perpendicular à articulação.

A *φ***articulação aricorniculada** é a sincondrose formada entre o ápice da cartilagem aritenóide e a base da cartilagem corniculada.

A **articulação tíreo-hióide** é a articulação fibrosa formada entre o osso tíreo-hióide e o corno rostral da cartilagem tireóide. O movimento desta articulação está restrito a uma ligeira rotação da cartilagem tireóide ao redor do eixo horizontal.

O **ligamento cricotireóideo** é um ligamento elástico que abrange a estreita fenda entre a borda rostral da cartilagem cricóide e a borda caudal das lâminas e corpo da cartilagem tireóide. Em qualquer dos lados fibras elásticas são destacadas do aspecto interno do ligamento cricotireóideo. Estas fibras formam uma membrana elástica que se estende rostromedialmente até o ligamento vocal.

O **ligamento cricoaritenóideo** é uma forte faixa fibrosa que reforça medialmente a cápsula articular cricoaritenóidea. Suas fibras estendem-se ventralmente de uma área na borda rostral e face interna da cartilagem cricóide adjacente à face articular aritenóidea, até uma área na face medial da cartilagem aritenóide, adjacente à face articular.

O **ligamento aritenóide transverso** é uma estreita faixa transversa que se estende do ângulo dorsomedial de uma cartilagem aritenóide até o ângulo dorsomedial da cartilagem aritenóide oposta.

O **ligamento tireoepiglótico** é uma faixa elástica bem desenvolvida. Suas fibras originam-se da superfície laríngea da base da cartilagem epiglótica e convergem caudalmente para fixarem-se na linha média, até a face dorsal da parte caudal do corpo da cartilagem tireóide.

O **ligamento hioepiglótico** é um ligamento elástico que se estende do osso basi-hióide até a superfície oral da base da cartilagem epiglótica. Ele está situado em posição imediatamente dorsal à parte ventral da membrana tíreo-hióidea.

A **membrana tíreo-hióide** é uma fina lâmina de tecido conjuntivo que se estende entre a borda rostral das lâminas e corpo da cartilagem tireóide e as bordas caudais dos ossos basi-hióide e tíreo-hióide.

O **ligamento vocal** é um forte ligamento elástico que se estende do processo vocal da cartilagem aritenóide até a face dorsal do corpo da cartilagem tireóide, próximo à sua borda caudal e à linha média. Desta forma, ventralmente, os dois ligamentos vocais estão fixados, próximo um do outro, na cartilagem tireóide.

O **ligamento vestibular** (ventricular), como é observado nos eqüinos, não existe nos ruminantes. Em seu lugar, há uma lâmina de tecido conjuntivo consistindo de diversos feixes de fibras. Dorsalmente os feixes estão fixados próximos uns aos outros, na face lateral e borda ventral da cartilagem aritenóide. Ventralmente os feixes separam-se, espalham-se e

SISTEMA RESPIRATÓRIO DO RUMINANTE

vão se fixar na parte basal da borda lateral da cartilagem epiglótica e ao longo da face dorsal do corpo da cartilagem tireóide, lateralmente ao ligamento tireoepiglótico. O denominado ligamento vestibular é mais forte no ovino e caprino do que no bovino.

MÚSCULOS DA LARINGE

Os **músculos extrínsecos** consistem dos músculos tíreo-hióideo, hioepiglótico e esternotireóideo, que são descritos com detalhes no capítulo sobre Miologia.

Os **músculos intrínsecos** também são descritos com detalhes no capítulo sobre Miologia e consistem dos seguintes: cricotireóideo, cricoaritenóideo dorsal e lateral, aritenóideo transverso, tireoaritenóideo (vocal e vestibular*). Entretanto, uma descrição sucinta de sua ação é a que se segue: os músculos cricotireóideos tensionam os ligamentos e as pregas vocais pela aproximação ventral do arco da cartilagem cricóide e do corpo da cartilagem tireóide, aumentando, desta forma, o diâmetro dorsoventral da glote. Esta ação também possui o efeito de aduzir as pregas vocais. O nível de movimento entre as cartilagens cricóide e tireóide é limitado, visto que a articulação cricotireóidea é uma articulação do tipo fibroso e a fenda entre as cartilagens cricóide e tireóide é estreita. Entretanto, como os ligamentos vocais são relativamente curtos nos ruminantes, o aumento que precisa ser feito no diâmetro dorsoventral da glote, para tensioná-los, é menor. Os músculos tireoaritenóideo, aritenóideo transverso e cricoaritenóideo lateral aduzem os processos vocais das cartilagens aritenóides e, desta forma, estreitam a rima da glote. Os músculos cricoaritenóideo dorsal e aritenóideo transverso abduzem os processos vocais das cartilagens aritenóides e, ao mesmo tempo, movimentam-na dorsalmente, de modo que a rima da glote é alargada e os ligamentos vocais são tensionados.

TÚNICA MUCOSA DA LARINGE. A **túnica mucosa da laringe** é contínua com a da laringofaringe, rostralmente, e a da traquéia, caudalmente. Ela está firmemente fixada sobre a face caudal da cartilagem epiglótica, os ligamentos vocais e a superfície interna da cartilagem cricóide; no restante está frouxamente fixada às estruturas subjacentes.

A túnica mucosa está refletida, além das bordas da cartilagem epiglótica, na forma de pregas laterais. Elas se estendem caudodorsalmente, em posição lateral às cartilagens corniculadas, e depois curvam-se medialmente para unirem-se, uma com a outra, sobre as superfícies dorsais das cartilagens aritenóide e cricóide, formando o assoalho do vestíbulo esofágico. As pregas laterais circundam uma folha de tecido conjuntivo. Uma pequena bolsa é formada, em qualquer dos lados, entre as pregas laterais e as cartilagens corniculadas.

Nem as pregas vestibulares e nem os ventrículos laterais estão presentes nos ruminantes. Em lugar do ventrículo lateral há uma depressão rasa, ou fossa, na parede lateral da laringe, logo rostralmente à prega vocal. A prega vocal é formada pela túnica mucosa que cobre o ligamento vocal e a parte

subjacente do músculo tireoaritenóideo. Nos ruminantes a prega vocal não se destaca em relevo, como ocorre no eqüino e canino, em virtude da ausência do ventrículo lateral; ao invés disso, ela está presente como uma crista vertical na parede.

A túnica mucosa que forra a laringe, da entrada até a rima da glote, incluindo as pregas vocais, está forrada por epitélio estratificado pavimentoso. Corpúsculos gustativos são encontrados no epitélio, na superfície laríngea da epiglote. Caudalmente à rima da glote, a túnica mucosa está forrada por epitélio pseudoestratificado cilíndrico ciliado. A lâmina própria da túnica mucosa contém numerosas fibras elásticas. A túnica mucosa também contém glândulas serosas, mucosas e mistas, juntamente com tecido linfático. No bovino folículos linfáticos são regularmente encontrados na túnica mucosa da epiglote, entre as pregas laterais e as cartilagens corniculadas, e em qualquer dos lados, no assoalho do vestíbulo. Também é encontrada uma agregação de oito a 40 nódulos linfáticos, na parte caudal de cada prega vocal. No ovino e caprino os folículos linfáticos solitários são encontrados na túnica mucosa, estendendo-se da borda das pregas laterais, ao longo das paredes laterais do vestíbulo, até o assoalho do vestíbulo. Nódulos linfáticos individuais também estão presentes na túnica mucosa do epiglote e das pregas vocais.

CAVIDADE DA LARINGE

A **cavidade da laringe** é contínua com as cavidades da laringofaringe, rostralmente, e a traquéia, caudalmente. O **ádito da laringe** (Fig. 30-1 e 15) está obliquamente disposto e defronta rostrodorsalmente. Ele é limitado rostroventralmente pelo ápice da epiglote, lateralmente pelas pregas laterais, e caudodorsalmente pelas cartilagens corniculada e aritenóide, de qualquer dos lados, pela prega da túnica mucosa que as interliga. O **vestíbulo** da laringe se estende do ádito da laringe até a rima da glote. A **rima da glote** é a parte da cavidade limitada ventrolateralmente pelas pregas vocais e dorsolateralmente pelos processos vocais e as faces mediais das cartilagens aritenóides. O compartimento caudal da laringe estende-se da rima da glote até a saída da laringe, que é formada pela borda caudal da cartilagem cricóide.

VASOS E NERVOS. A **artéria** laríngea cranial passa através do forame tireóideo juntamente com o nervo laríngeo cranial e supre a túnica mucosa do vestíbulo e o músculo tíreo-hióideo. A artéria tireóidea cranial emite um ramo laríngeo caudal que passa entre a parte lateral do arco da cartilagem cricóide e a lâmina da cartilagem tireóide. Ela se distribui para os músculos intrínsecos da laringe e para a túnica mucosa da laringe, caudalmente ao vestíbulo. As **veias** drenam para a jugular interna no bovino, e para a jugular externa no ovino e caprino. Os **vasos linfáticos** drenam para os nodos linfáticos retrofaríngeo e cervical profundo.

O **nervo** da túnica mucosa da laringe, rostralmente às pregas vocais, é o ramo interno do nervo laríngeo cranial, que passa através do forame tireóideo juntamente com a artéria laríngea cranial. A túnica mucosa da laringe, caudalmente às pregas

---

*Veja nota de rodapé na pág. 117.

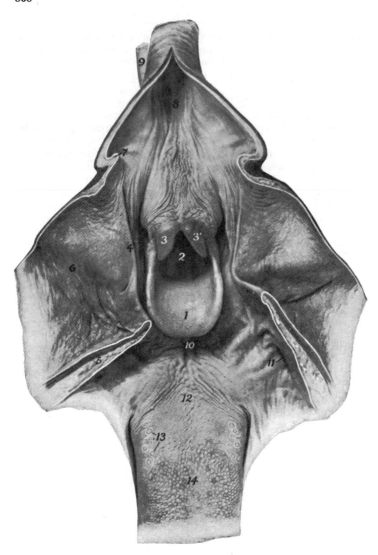

Figura 30-15. Ádito da laringe e estruturas adjacentes, de bovino.

A faringe, o palato mole e a origem do esôfago foram cortados, ao longo da linha mediana dorsal, e refletidos.

1, Epiglote; 2, ádito da laringe; 3, 3', cartilagens corniculadas, ligadas à epiglote pelas pregas ariepiglóticas, lateralmente às quais são observados os recessos piriformes; 4, arco palatofaríngeo; 5, face cortada do palato mole; 6, nasofaringe; 7, junção dos arcos palatofaríngeos direito e esquerdo, formando a margem caudal do óstio intrafaríngeo entre a nasofaringe e a laringofaringe; 8, esôfago; 9, traquéia; 10, orofaringe; 11, seio tonsilar; 12, raiz da língua; 13, papilas valadas; 14, tórus da língua.

vocais, é inervada pelo nervo laríngeo recurrente. O músculo cricotireóideo é suprido por fibras motoras do ramo externo do nervo laríngeo cranial. Todos os demais músculos intrínsecos da laringe são supridos pelo nervo laríngeo recurrente.

TRAQUÉIA

A **traquéia** é um tubo flexível, cartilaginoso e membranoso. Ela estende-se caudalmente da laringe, ao nível da segunda vértebra cervical, até o nível da quinta vértebra torácica, onde ela se bifurca nos **brônquios principais direito** e **esquerdo,** dorsalmente à base do coração. Aproximadamente ao nível do terceiro espaço intercostal a traquéia emite um brônquio do seu lado direito. Este brônquio ventila o lobo apical do pulmão direito. A traquéia tem comprimento de cerca de 65 cm no bovino e aproximadamente 25 cm no ovino e caprino. Ela ocupa uma posição aproximadamente mediana, exceto próximo à sua bifurcação, onde ela é deslocada para o lado direito pelo arco aórtico.

Para fins descritivos, a traquéia pode ser dividida em uma parte cervical e uma parte torácica.

A **parte cervical** da traquéia (Fig. 30-15) se relaciona dorsalmente aos músculos longos do pescoço, exceto por uma pequena parte imediatamente caudal à laringe, onde o esôfago está interposto. Próximo ao nível da terceira vértebra cervical, o esôfago desloca-se para a superfície dorsolateral esquerda da traquéia e, na parte caudal do pescoço, para a superfície lateral esquerda. Ventralmente a traquéia está relacionada com o músculo esternotíreohióideo; porém, este músculo desvia para sua superfície ventrolateral, próximo da laringe. Lateralmente a traquéia está relacionada com a artéria carótida comum, a veia jugular interna, o tronco vagossimpático e o nervo laríngeo recurrente. No lado direito estas estruturas estão todas dentro da bainha carótida e situam-se na face dorsolateral da traquéia, na metade cranial do pescoço, e na face lateral, na metade caudal do pescoço, onde vão ser encontradas pela veia jugular externa. No lado esquerdo o

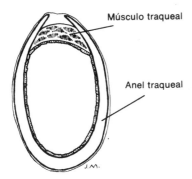

Figura 30-16. Secção transversal do anel traqueal de bovino.

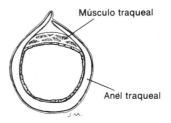

Figura 30-17. Secção transversal do anel traqueal de ovino.

nervo laríngeo recurrente não está envolto pela bainha carótida e situa-se quer na face lateral ou dorsolateral da traquéia. Mais ainda, a bainha carótida e as estruturas que ela envolve estão separadas da traquéia pelo esôfago. A traquéia também está relacionada, lateralmente, aos músculos esternocefálico e omo-hióideo, aos nodos linfáticos cervicais profundos caudal e médio, aos ductos linfáticos traqueais e, na entrada da cavidade torácica, com a parte terminal do ducto torácico, à esquerda, e o ducto linfático direito e o nervo frênico, à direita. Os lobos e istmo da glândula tireóide estão relacionados às superfícies lateral e ventral dos primeiros anéis traqueais. No animal jovem a traquéia está relacionada ventral e lateralmente à parte cervical do timo.

A **parte torácica** da traquéia está situada nas partes cranial e média do mediastino. Dorsalmente, ela se relaciona aos músculos longos do pescoço, exceto na região de sua bifurcação, onde está relacionada com o esôfago. Suas principais relações ventrais são a veia braquiocefálica, a veia cava cranial, o tronco braquiocefálico comum, a artéria carótida comum direita, a artéria pulmonar direita, o nervo laríngeo recurrente esquerdo, os nervos cardiossimpáticos direitos e os nodos linfáticos mediastinais craniais. À esquerda a traquéia está relacionada, dorsolateralmente, com o esôfago, exceto na região de sua bifurcação, e lateralmente com o nervo vago, nervos cardiossimpáticos esquerdos, arco aórtico, nodo linfático traqueobronquial esquerdo e, no animal jovem, com o timo. À direita a traquéia relaciona-se com o tronco comum para as artérias vertebral, cervical profunda e costocervical, veia satélite do tronco arterial comum, veia ázigos direita*, alça subclávia, nervo vago, nervos cardiossimpáticos direitos, nodos linfáticos traqueobronquial cranial e direito, e ao lobo apical do pulmão direito.

A parede da traquéia consiste de quatro camadas, uma mucosa, uma submucosa, uma camada musculocartilaginosa e uma adventícia. A estrutura da parede traqueal foi descrita no Cap. 8, Respiratório, e, portanto, apenas as diferenças ocorridas na camada musculocartilaginosa, entre as espécies, serão aqui consideradas.

A traquéia apresenta 48 e 60 **placas** ou anéis **cartilaginosos**. No bovino as placas apresentam-se dobradas, de modo que suas extremidades livres dorsais quase se tocam (Fig. 30-16). Se a traquéia for fixada *in situ*, o contorno da sua secção transversal é o de uma elipse, com seu maior diâmetro no plano sagital. Entretanto, se a traquéia for removida a fresco, as extremidades dorsais livres das placas cartilaginosas serão observadas formando uma crista dorsal. No caprino as placas apresentam-se dobradas na forma de um U, com a extremidade aberta dorsalmente situada. A parede da traquéia, entre as extremidades abertas das placas, é plana e inteiramente membranosa. No ovino o contorno da secção transversal da traquéia difere de uma região para outra. Na região da laringe o contorno é quase cilíndrico, mas com uma crista dorsal baixa (Fig. 30-17). No terço médio da traquéia o contorno tem o formato de um U, como o do caprino. No terço caudal da traquéia as extremidades livres dorsais das placas estendem-se mais adiante e, no material fixado, as extremidades esquerdas sobrepõem-se à direita. Entretanto, no material a fresco, uma crista dorsal é formada. O músculo traqueal se estende transversalmente fixando-se na face interna das placas cartilaginosas (Fig. 30-18).

VASOS E NERVOS. As **artérias** que suprem a parede traqueal são: ramos da artéria carótida comum e broncoesofágica. As **veias** são tributárias das veias jugulares e das veias broncoesofágicas. Os **vasos**

---

*A veia ázigos direita é de comprimento reduzido e normalmente recebe apenas a segunda veia direita, a quarta ou quinta veia intercostal, visto que a principal drenagem dorsal das veias intercostais é feita por intermédio da veia ázigos esquerda.

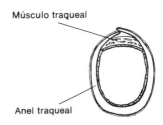

Figura 30-18. Secção transversal do anel traqueal de caprino.

linfáticos drenam para os nodos linfáticos traqueo-bronquial, mediastinal médio e cranial, costocervical e cervical profundo. Os **nervos** que suprem a tra-quéia são: fibras nervosas sensitivas e parassimpá-ticas do nervo laríngeo recorrente e fibras do nervo simpático dos troncos do nervo simpático.

CAVIDADE TORÁCICA

A **abertura cranial do tórax** é de contorno oval. No bovino ela tem uma altura de cerca de 22 a 25 cm e uma maior largura de aproximadamente 10 cm. No ovino e caprino sua altura é de cerca de 7,5 a 10 cm, e sua maior largura é de cerca de 5 cm. A primeira esternebra está disposta obliquamente e aponta craniodorsalmente, de modo que o diâmetro sagital da cavidade torácica aumenta rapidamente na abertura cranial. O comprimento do diâmetro sagital entre a última esternebra e a borda da sétima vértebra torácica é de cerca de 45 a 50 cm no bovino, e de cerca de 17 a 20 cm no ovino e caprino. As paredes laterais da cavidade estão comprimidas, conferindo à mesma um contorno estreito e oval, a partir da primeira a sexta ou sétima costelas. A largura da cavidade aumenta com razoável igualdade da segunda à décima-primeira costela, onde ela tem cerca de 35 a 40 cm de largura no bovino e cerca de 18 a 23 cm de largura no ovino e caprino. A **abertura caudal do tórax,** indicada pelas fixações costais do diafragma, é oblíqua. No bovino o diafragma está afixado ao longo das cartilagens costais das oitavas costelas e a seguir em linha reta, das extremidades esternais das oitavas costelas até as últimas costelas, a aproximadamente 10 cm de suas extremidades vertebrais. No ovino e caprino o diafragma está afixado ao longo da oitava e nona cartilagens costais, até as extremidades esternais das nonas costelas e, daí em diante, em uma curva suave com uma convexidade ventral até o meio das últimas costelas. No plano mediano o diafragma inclina-se, mais ou menos igualmente, da décima segunda vértebra torácica até um ponto localizado aproximadamente abaixo da metade do diâmetro sagital da cavidade, ao nível do sexto par de costelas, e a seguir se curvando fortemente em direção ventral no sentido do esterno. A face torácica da metade esquerda do diafragma estende-se mais para adiante e craniodorsalmente do que a face direita, visto que a metade esquerda do diafragma sobrepõe-se ao rúmen e ao retículo. Comparada à de outras espécies, a cavidade torácica dos ruminantes é curta e larga.

A PLEURA E A FÁSCIA ENDOTORÁCICA

A **fáscia endotorácica** é uma camada de tecido elástico bem definida.

A **pleura** é relativamente espessa e os sacos pleurais estão sempre inteiramente separados. O saco pleural direito é consideravelmente maior do que o esquerdo, de acordo com a marcante diferença no tamanho dos pulmões.

A **cúpula da pleura** direita pode se estender cranialmente, além da primeira costela, na face profunda do músculo escaleno. O saco esquerdo não se estende cranialmente à primeira costela. No bovino,

a linha diafragmática de reflexão pleural se estende, ao longo da oitava cartilagem costal, até a oitava junção costocondral; a partir desse local ela se estende, em uma curva suave e com uma convexidade ventral, através de um ponto ligeiramente ventral ao meio da décima primeira costela até atingir a décima segunda costela, a aproximadamente 15 cm de sua extremidade vertebral. No ovino e caprino a linha diafragmática de reflexão pleural se estende ao longo da oitava ou nona cartilagem costal até a nona junção costocondral; daí, a linha cruza a décima, décima primeira e décima segunda costelas, a distâncias curtas mas crescentes de suas junções costocondrais, e a décima terceira costela, a cerca de 5 cm de sua junção costocondral; ela então se curva medialmente para atingir a borda cranial do primeiro processo transverso lombar.

A parte dorsal do **mediastino cranial** ocupa uma posição aproximadamente mediana, com a parte ventral se apresentando deslocada para o lado esquerdo, pelo lobo apical do pulmão direito, de modo que a pleura mediastinal está em contato com a pleura costal esquerda. O **mediastino médio** e a parte dorsal do mediastino caudal estão localizados principalmente no plano mediano, porém a parte do mediastino caudal, ventral ao esôfago, se apresenta deslocada para a esquerda, pelo lobo acessório do pulmão direito.

PULMÕES

Os **pulmões** são os órgãos respiratórios, pares, direito e esquerdo, que ocupam boa parte do espaço na cavidade torácica. Cada pulmão se apresenta invaginado no saco pleural ipsilateral. Ele está coberto pela pleura pulmonar e se movimenta livremente no referido saco, pois está afixado apenas por sua raiz e pelo ligamento pulmonar

O pulmão direito (Figs. 30-19 e 20) tem quase o dobro do tamanho do pulmão esquerdo, em decorrência de o pulmão direito possuir um lobo adicional, o lobo acessório, e também seu lobo apical ser muito maior do que o do pulmão esquerdo. Os pulmões do bovino são relativamente mais curtos do que os do ovino (Fig. 30-21) e do caprino.

Cada pulmão apresenta, para descrição, um ápice cranial, uma base caudal (face diafragmática), duas faces (costal e medial), e três bordas (dorsal, ventral e basal).

A **base,** ou face diafragmática (Fig. 30-22) do pulmão, está relacionada à face torácica convexa do diafragma. Ela é côncava, de contorno aproximadamente elíptico e limitada pela borda basal.

O **ápice** do pulmão ocupa o espaço dentro da cúpula da pleura. O ápice do pulmão direito é muito maior do que o do pulmão esquerdo. Quando os

SISTEMA RESPIRATÓRIO DO RUMINANTE

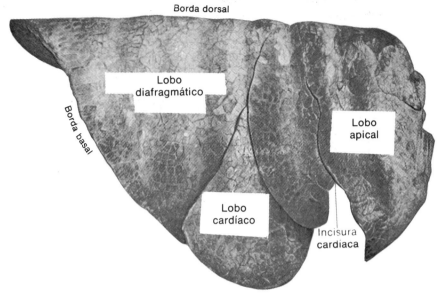

Figura 30-19. Pulmão direito de bovino; face costal.
Por lobo cardíaco, leia-se lobo médio.

pulmões estão *in situ*, ele se estende para o lado esquerdo da cavidade torácica, ventralmente à traquéia e aos grandes vasos situando-se cranialmente ao coração e também cranialmente ao coração em seu pericárdio (Fig. 30-23). No animal jovem a presença do timo (Fig. 30-24) limita a extensão do ápice do pulmão direito sobre o lado esquerdo da cavidade torácica.

A **face costal** é a face maior. Ela é lisa e convexa, em conformidade com sua relação à superfície interna das costelas, às cartilagens costais e aos músculos intercostais. Nos pulmões que foram endurecidos *in situ*, impressões costais podem ser formadas, nesta face, pela pressão das costelas.

A **face medial** é menos extensa do que a face costal. Ela pode ser dividida em duas partes, uma pe-

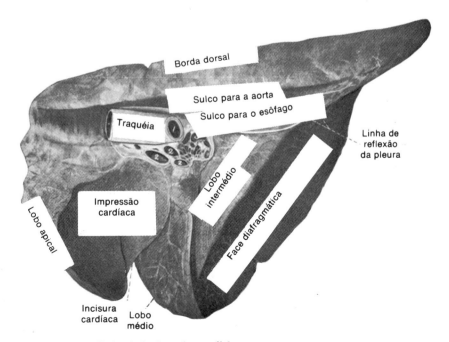

Figura 30-20. Pulmão direito de bovino; vista medial.
1, Brônquio esquerdo; 2, veias pulmonares; 3, artéria pulmonar. Lobo intermediário = lobo acessório.

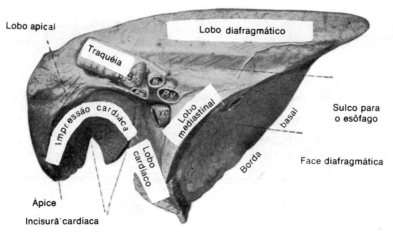

Figura 30-21. Pulmão direito de ovino; aspecto mediastinal.
Endurecido *in situ*. B, Brônquio; P.a., artéria pulmonar; P.v., veia pulmonar; V.c., veia cava caudal; L.g., nodo linfático bronquial. Lobo mediastinal = lobo acessório; lobo cardíaco = lobo médio.

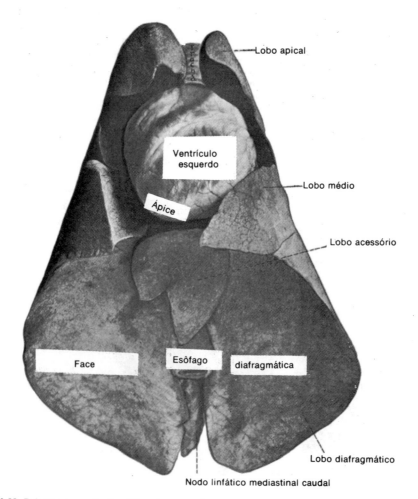

Figura 30-22. Pulmões e coração de ovino; vista ventral.
Espécime endurecido *in situ*. O espaço entre o coração e os pulmões estava ocupado pelo pericárdio e gordura.

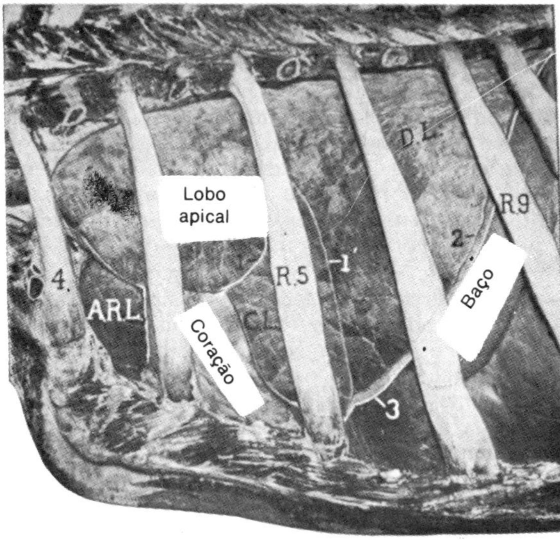

SISTEMA RESPIRATÓRIO DO RUMINANTE

Figura 30-23. Pulmão esquerdo de bovino in situ; **vista lateral.**

1, 1', Fissuras interlobares; 2, borda nasal; 3, borda cortada do diafragma; 4, primeira costela (vasos braquiais à esquerda de 4); R.5, R.9, quinta e nona costelas; A.R.L., lobo apical do pulmão direito, exposto pela remoção do mediastino; C.L., lobo médio; D.L., lobo diafragmático. O pericárdio não foi aberto. A segunda, quarta, sexta e oitava costelas foram removidas.

quena parte vertebral, relacionada aos corpos das vértebras torácicas, e uma parte mediastinal maior, relacionada ao mediastino e às estruturas ali contidas. Cranialmente a parte mediastinal possui uma área côncava bem marcada, relacionada ao coração e seu pericárdio e quando os órgãos estão *in situ* é denominada de **impressão cardíaca**. A impressão cardíaca é bem mais profunda e mais extensa no pulmão direito do que no esquerdo. Dorsalmente à parte caudal da impressão cardíaca existe uma área do pulmão, não coberta pela pleura, que contém os brônquios, vasos sangüíneos, linfáticos e nervos penetrando ou deixando os pulmões. Esta área é conhecida como o **hilo** do pulmão. As estruturas que penetram e deixam o órgão constituem a **raiz** do pulmão. No pulmão direito há uma estreita área do hilo que está intimamente relacionada à traquéia. A extensão cranial desta área é indicada pela entrada, para dentro do pulmão, do brônquio traqueal e seus vasos sangüíneos, linfáticos e nervos acompanhantes. Caudalmente ao hilo de cada pulmão há uma área triangular, não coberta por pleura, e limitada dorsal e ventralmente pelas linhas de reflexão do ligamento pulmonar.

As posições relativas das estruturas existentes no hilo são as seguintes: no pulmão direito o brônquio principal direito está localizado caudodorsalmente, com a pequena artéria bronquial e a parte dorsal do plexo pulmonar em sua face dorsal e com as veias bronquiais e os vasos linfáticos a seu redor. Caudalmente ao brônquio encontra-se a veia pulmonar, que drena os lobos diafragmático e acessório. Ventralmente ao brônquio encontra-se a artéria pulmonar direita e a parte ventral do plexo pulmonar, que está associada a ela. Na superfície ventrocaudal da artéria pulmonar direita encontra-se a pequena veia que drena o lobo médio. A artéria para o lobo médio direito pode estar na superfície ventrocranial da artéria pulmonar direita. Cranialmente à artéria pulmonar direita há duas artérias para o lobo apical direito, e ventralmente a elas localiza-se a veia que drena o lobo apical. O brônquio traqueal está locali-

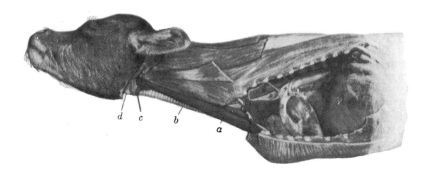

Figura 30-24. Timo de bezerro jovem.

a, Timo (parte cervical); b, traquéia; c, istmo da glândula tireóide; d, proeminência laríngea; 1, lobo apical do pulmão direito; 2, coração (ventrículo esquerdo); 3, artéria pulmonar; 4, aorta; 5,5', esôfago; 6, músculo longo do pescoço; 7, diafragma.

zado na parte cranial do hilo, dorsalmente às artérias lobares apicais. No pulmão esquerdo, o brônquio principal esquerdo localiza-se na parte dorsal do hilo. Ele possui a pequena artéria bronquial e a parte dorsal do plexo pulmonar em sua superfície dorsal e as veias bronquiais e linfáticas a seu redor. A artéria pulmonar esquerda situa-se cranialmente ao brônquio principal, e as duas veias pulmonares dos lobos diafragmático e apical, respectivamente, situam-se ventralmente a ela.

Nos pulmões que foram endurecidos *in situ*, a parte mediastinal da face medial sustenta impressões feitas por várias estruturas mediastinais em contato com os pulmões. No pulmão direito um sulco horizontal formado pela traquéia estende-se cranialmente do hilo, dorsalmente à impressão cardíaca. Cranialmente à impressão cardíaca e ventralmente ao sulco traqueal há um sulco horizontal, raso, formado pela veia cava cranial. Cranialmente ao brônquio traqueal há um estreito sulco ventral formado pela veia ázigos direita, e, cranialmente a este, um segundo sulco vertical estreito formado pela veia costocervical. Estendendo-se caudalmente, da parte dorsal do hilo, há um raso sulco horizontal formado pelo esôfago. Correndo verticalmente, para baixo da borda cranial do ápice, há sulcos formados pelos vasos torácicos internos. No pulmão esquerdo um sulco vertical estreito, formado pela veia ázigos esquerda, situa-se em posição imediatamente cranial ao hilo e dorsal à impressão cardíaca; no caprino este sulco curva-se caudalmente e segue horizontalmente ao longo da parte dorsal da face mediastinal. Correndo caudalmente, a partir da região do hilo, há dois sulcos horizontais rasos: o dorsal é formado pela aorta e o ventral pelo esôfago.

A **borda ventral** é afilada e irregular. Ela separa a face costal da parte mediastinal da face medial. No pulmão direito a borda ventral é indentada, ao nível do coração, para formar a **incisura cardíaca.** A incisura cardíaca é pequena e de tamanho variável. Quando o pulmão está *in situ* ela permite que o coração, em seu pericárdio, entre em relação com a parede costal direita na região da parte ventral da quarta costela e os espaços intercostais adjacentes. No pulmão esquerdo a borda ventral tem o formato de um L, com o ângulo do L formando a incisura cardíaca (Fig. 30-23). Quando os pulmões estão *in situ*, o coração e o pericárido estão relacionados à parede costal esquerda, na área limitada cranialmente pela borda caudal do lobo apical do pulmão direito, e dorsal e caudalmente pela borda ventral do pulmão esquerdo. É uma área bastante mais extensa do que a do lado direito. No bovino ela está situada opostamente ao terço ventral do terceiro espaço intercostal, à quarta costela, e ao quarto espaço intercostal; no ovino e caprino, ela está situada opostamente à parte ventral da quinta costela e ao quinto espaço intercostal.

A **borda dorsal** do pulmão é espessa e arredondada. Ela forma o limite dorsal entre a face costal e a parte vertebral da face medial.

A **borda basal** separa a face diafragmática das faces medial e costal. A parte da borda que separa a face diafragmática da face medial é lisa e arredondada. A parte da borda que separa a face diafragmá-

tica da face costal é fina e afilada. Quando os pulmões estão *in situ* a borda basal se estende no sentido do recesso costodiafragmático, porém ela nunca ocupa integralmente o recesso, exceto talvez durante a inspiração mais profunda. No bovino a borda basal segue uma linha reta da junção costocondral da sexta costela até a extremidade vertebral do décimo primeiro espaço intercostal. No ovino e no caprino ela segue uma linha ligeiramente curva da sexta junção costocondral até a extremidade vertebral do décimo primeiro espaço intercostal.

O **pulmão direito** está subdividido em lobos por fissuras interlobares. Estas fissuras estão sujeitas a alguma variação, mas na maioria dos casos existem quatro lobos* claramente definidos, a saber: o lobo apical (cranial), o médio (cardíaco), o diafragmático (caudal) e o acessório (intermediário).

O **lobo apical** é grande e se estende até a esquerda do plano mediano, ventralmente à traquéia e aos grandes vasos craniais ao coração, e cranialmente ao coração em seu pericárdio. A face medial do lobo apical forma a maior parte da impressão cardíaca. O lobo apical está parcialmente subdividido, em partes cranial e caudal, por uma fissura de comprimento variável que se estende dentro do lobo a partir da parte mais profunda da incisura cardíaca.

O **lobo médio** é uma parte tridimensional alongada do pulmão, separada dos lobos apical e diafragmático por fissuras interlobares. As fissuras variam em comprimento, mas normalmente são profundas e se encontram dorsalmente na face costal do pulmão. O lobo médio apresenta uma face costal, uma face craniomedial que está relacionada com o coração e forma parte da impressão cardíaca, e uma face caudal que se relaciona ao lobo diafragmático e ao diafragma.

O **lobo diafragmático,** o maior dos lobos, está localizado em posição caudal. Fixado à sua face medial, caudalmente ao hilo, existe o lobo acessório.

O **lobo acessório** tem um formato piramidal, com sua base ligeiramente côncava e formando parte da face diafragmática do pulmão e o ápice direcionado no sentido do hilo. Próximo à fixação da face lateral do lobo acessório à face medial do lobo diafragmático, existe um sulco formado pela veia cava caudal e nervo frênico direito acompanhante. A prega da veia cava, portanto, situa-se entre os lobos acessório e diafragmático.

O **pulmão esquerdo** está dividido, por uma fissura interlobar de comprimento variável, em dois lobos*: um **lobo apical** (cranial), e um **lobo diafragmático** (caudal). (Figs. 30-23 e 25).

O lobo apical possui duas partes: uma menor, pontuda, com a parte apical direcionada cranialmente; e uma parte maior cardíaca, tridimensional, direcionada ventralmente. Estas duas partes são parcialmente subdivididas por uma pequena fissura, que se projeta para dentro do lobo, a partir do ângulo da incisura cardíaca. A face medial do lobo apical forma a impressão cardíaca.

A pleura pulmonar que cobre os pulmões possui uma camada subserosa, relativamente bem desen-

---

*Veja nota de rodapé na pág. 131.

SISTEMA RESPIRATÓRIO DO RUMINANTE

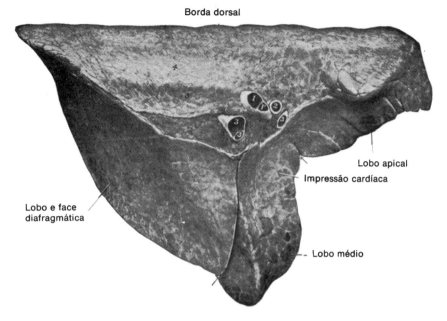

Figura 30-25. Pulmão esquerdo de bovino; vista

1, Talo de brônquio; 1', ramo bronquial para os lobos apical e médio; 2, artéria pulmonar; 3, veias pulmonares; 4, sulco para a aorta; 5, sulco para o esôfago. As setas indicam as fissuras interlobares.

volvida, contínua com o tecido conjuntivo interlobular dos pulmões. No bovino o tecido conjuntivo interlobular é bem desenvolvido e forma septos completos entre os lóbulos, motivo pelo qual toda a face do pulmão se apresenta mapeada em lóbulos. No ovino e no caprino o tecido conjuntivo não é tão completo. Como resultado, os lóbulos estão claramente demarcados apenas nos lobos apical e médio do pulmão direito, no lobo apical do pulmão esquerdo e ao longo da parte afilada das bordas basais dos lobos diafragmáticos.

A ÁRVORE BRONQUIAL

A traquéia emite um brônquio traqueal (Figs. 30-26 a 30) do lado direito, aproximadamente ao nível da terceira costela (isto é, no bovino a cerca de 10 cm; no ovino e caprino a cerca de 5 cm), cranialmente à sua bifurcação. O brônquio traqueal segue lateralmente, penetrando e ventilando o lobo apical do pulmão direito. Quase imediatamente após o brônquio haver penetrado no pulmão, ele se divide nos brônquios cranial e caudal, que ventilam as partes cranial e caudal do lobo apical, respectivamente. Estas partes cranial e caudal representam os segmentos broncopulmonares cranial e caudal.

A traquéia bifurca-se nos brônquios principais direito e esquerdo. O **brônquio principal direito** segue caudolateralmente à bifurcação, penetrando no pulmão direito ao nível do hilo. Quase imediatamente após penetrar no pulmão, o brônquio principal direito emite um ramo de sua superfície ventrolateral. Este brônquio ventila o lobo médio do pulmão direito e é denominado de brônquio lobar médio direito. Posteriormente ele se divide nos brônquios dorsal e ventral, que ventilam os segmentos broncopulmonares dorsal e ventral do lobo médio, respectivamente.

Quase ao mesmo nível em que emite os brônquios lobares cardíacos direitos, o brônquio principal direito emite um outro brônquio de sua superfície ventromedial. Este brônquio ventila o lobo acessório e pode ser denominado de brônquio lobar acessório. Ele posteriormente divide-se nos brônquios dorsal e ventral que ventilam os segmentos broncopulmonares dorsal e ventral, respectivamente.

Após emitir os brônquios lobares médio e acessório, o brônquio principal direito continua caudalmente como o brônquio lobar diafragmático. De sua superfície ventrolateral ele emite dois brônquios que ventilam os segmentos broncopulmonares basal ventral e basal lateral do lobo diafragmático. De sua superfície ventral ele emite o brônquio que ventila o segmento broncopulmonar basal medial. Ele também emite, de sua superfície dorsal, dois brônquios que ventilam, em seqüência, os segmentos broncopulmonares dorsal cranial e dorsal caudal. Após emitir esses quatro brônquios, o brônquio lobar diafragmático continua como brônquio segmentar basal dorsal, que ventila o segmento broncopulmonar basal dorsal.

O **brônquio principal esquerdo** segue lateral e ligeiramente caudal à bifurcação da traquéia, penetrando no pulmão esquerdo ao nível do hilo. Quase imediatamente após penetrar no pulmão, o brônquio principal emite um ramo de sua superfície late-

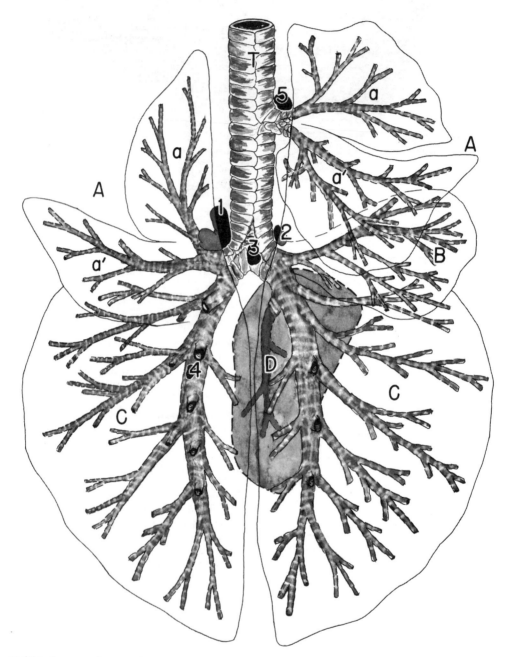

Figura 30-26. Pulmões *teased* de bovino; vista dorsal.

(O termo *teased* refere-se à separação dos tecidos por agulhas.) (N. do T.)

A, Lobo apical; a, lobo apical, segmento cranial; a', lobo apical, segmento caudal; B, lobo médio; C, lobo diafragmático; D, lobo acessório; T, traquéia; 1, nodo linfático traqueobronquial esquerdo; 2, nodo linfático traqueobronquial direito; 3, nodo linfático traqueobronquial médio; 4, nodos linfáticos pulmonares; 5, nodo linfático traqueobronquial cranial.

SISTEMA RESPIRATÓRIO DO RUMINANTE

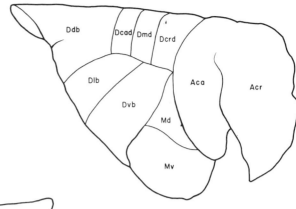

Figura 30-27. Segmentação esquemática do pulmão direito de ovino; vista lateral.

Acr, Lobo apical, segmento cranial; Aca, lobo apical, segmento caudal; Md, lobo médio, segmento dorsal; Mv, lobo médio, segmento ventral; Dvb, lobo diafragmático, segmento basal ventral; Dlb, lobo diafragmático, segmento basal lateral; Ddb, lobo diafragmático, segmento basal dorsal; Dcrd, lobo diafragmático, segmento dorsal cranial; Dmd, lobo diafragmático, segmento dorsal médio; Dcad, lobo diafragmático, segmento dorsal caudal.

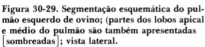

Figura 30-28. Segmentação esquemática do pulmão direito de ovino; vista medial.

Acr, Lobo apical, segmento cranial; Aca, lobo apical, segmento caudal; Md, lobo médio, segmento dorsal; Mv, lobo médio, segmento ventral; Dvb, lobo diafragmático, segmento basal ventral; Dlb, lobo diafragmático, segmento basal lateral; Ddb, lobo diafragmático, segmento basal dorsal; Dmb, lobo diafragmático, segmento basal medial; Dcrd, lobo diafragmático, segmento dorsal cranial; Dmd, lobo diafragmático, segmento dorsal médio; Dcad, lobo diafragmático, segmento dorsal caudal; ACd, lobo acessório, segmento dorsal; ACv, lobo acessório, segmento ventral.

Figura 30-29. Segmentação esquemática do pulmão esquerdo de ovino; (partes dos lobos apical e médio do pulmão são também apresentadas [sombreadas]; vista lateral.

Acr, Lobo apical, segmeto cranial; Aca, lobo apical, segmento caudal; Mv, lobo médio, segmento ventral; Dvb, lobo diafragmático, segmento basal ventral; Dlb, lobo diafragmático, segmento basal lateral; Ddb, lobo diafragmático, segmento basal dorsal; Dcrd, lobo diafragmático, segmento dorsal cranial; Dmd, lobo diafragmático, segmento dorsal médio; Dcad, lobo diafragmático, segmento dorsal caudal.

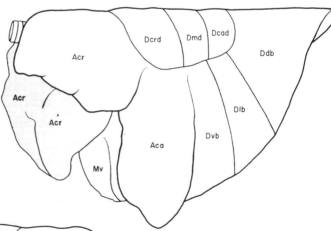

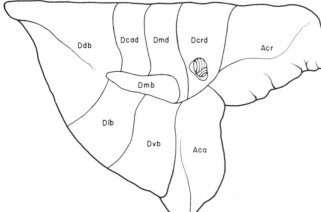

Figura 30-30. Segmentação esquemática do pulmão esquerdo de ovino; vista medial.

Acr, Lobo apical, segmento cranial; Aca, lobo apical, segmento caudal; Dvb, lobo diafragmático, segmento basal ventral; Dlb, lobo diafragmático, segmento basal lateral; Ddb, lobo diafragmático, segmento basal dorsal; Dmb, lobo diafragmático, segmento basal medial; Dcrd, lobo diafragmático, segmento dorsal cranial; Dmd, lobo diafragmático, segmento dorsal médio; Dcad, lobo diafragmático, segmento dorsal caudal.

ral. Este último ventila o lobo apical e pode ser denominado de brônquio lobar apical. O brônquio lobar apical logo se divide em dois brônquios: um brônquio segue cranialmente e ventila o segmento broncopulmonar cranial; o outro segue ventralmente e ventila o segmento broncopulmonar caudal.

O brônquio principal esquerdo continuando seu percurso penetra no lobo diafragmático como brônquio lobar diafragmático. Este emite brônquios segmentares ventral basal, dorsal cranial, basal medial, basal lateral e dorsal caudal, terminando como o brônquio segmentar basal dorsal como no pulmão direito.

Em determinados animais, ocorrem segmentos broncopulmonares dorsais médios, entre os segmentos broncopulmonares cranial e caudal dos lobos diafragmáticos.

Na parte terminal da árvore bronquial, os bronquíolos terminais normalmente conduzem diretamente para os ductos alveolares, embora eles possam conduzir para os bronquíolos respiratórios, mal desenvolvidos.

VASOS E NERVOS. Ramos da **artéria pulmonar** conduzem **sangue venoso** para os pulmões. Eles acompanham os brônquios. As **veias pulmonares** retornam a maior parte do sangue dos pulmões e da pleura pulmonar para o átrio esquerdo do coração. Ramos **arteriais bronquiais** também suprem a área. **Veias bronquiais** podem estar presentes ou ausentes. Se presentes, elas são conforme descrito no capítulo sobre Angiologia. Os **vasos linfáticos** e os nodos linfáticos pulmonares estão dispostos conforme descrito no capítulo sobre Sistema Linfático. O suprimento de **nervos** aos pulmões e à pleura pulmonar está descrito no capítulo sobre Neurologia.

BIBLIOGRAFIA

Alexander, A. F., and R. Jensen. 1963. Normal structure of bovine pulmonary vasculature. Am. J. vet. Res., 24:1083–1093.

Barone, R. 1956. Bronches et vaisseaux pulmonaries chez le bouef (Bos taurus). Compt. Rend. de L'Assoc. Anat. XLIII Reunion, pp. 190–198.

Epling, G. P. 1964. Electron microscopy of the bovine lungs: Lattice and lamellar structures in the alveolar lumen. Am. J. vet. Res., 25:1424–1430.

Gobetto, A. 1954. Origine des canali vascolari negli anelli cartilaginei della trachea in "Bos taurus" et in "Equus caballus" e modificazioni strutturali della cartilagine circostante nelle varie eta. Arch. vet. italiano, 5:215–224.

Hare, W. C. D. 1955. The broncho-pulmonary segments in the sheep. J. Anat. (Lond), 89:387–402.

Lee, I. 1959. On sensory innervation of larynx in goat. Arch. hist. jap., 16:279–298.

Loeffler, K. 1958. Zur Topographie der Nasenhöhle und der Nasen-

nebenhöhlen bei den kleinen Wiederkauern. Berl. Münch. Tierärztl. Wschr., 71:457–465.

McLaughlin, R. F., W. S. Tyler, and R. O. Canada. 1961. A study of the subgross pulmonary anatomy in various mammals. Am. J. Anat., 108:149–168.

Nanda, B. S., and M. R. Patel. 1968. Normal pattern of the bronchopulmonary segments in goat. Indian vet. J., 45:124–127.

Nanda, B. S., M. R. Patel and J. S. Makhani. 1967. Bronchial tree and bronchopulmonary segments in goats. Indian vet. J., 44:926.

Sagara, M. 1958. A comparative anatomical study of the laryngeal muscles in mammals. Igaka Kenkyu (Acta Medica), 29(9): 3333–3355.

Schorno, E. 1955. Die Lappen und Segmenta der Rinderlünge und deren Vaskularisation. Inaug. Diss., Zurich.

Wilkens, H. 1958. Zur Topographie der Nasenhöhle und der Nasennebenhöhlen beim Rind. Deutsche tierärztl. Wschr., 65:580–585; 632–637.

CAPÍTULO 31

APARELHO UROGENITAL DO RUMINANTE

S. Sisson

ÓRGÃOS URINÁRIOS

RINS

Os **rins** do bovino estão divididos superficialmente em lobos poligonais por fissuras de profundidade variável. Os lobos variam no tamanho e seu número é de vinte aproximadamente. As fissuras são preenchidas com gordura; são de coloração marrom avermelhado.

O **rim direito** possui um contorno elíptico alongado e é achatado dorsoventralmente (Fig. 31-1). Comumente está situado ventralmente à última costela e aos primeiros dois ou três processos transversos lombares, mas suas extremidades podem ser ventrais ao primeiro e quarto processos transversos lombares. A superfície dorsal é arredondada e está essencialmente em contato com os músculos sublombares. A superfície ventral é menos convexa e se relaciona com o fígado, pâncreas, duodeno e cólon. O hilo está situado na parte cranial desta superfície, próximo à borda medial. A borda medial é quase reta e paralela à veia cava caudal. A borda lateral é convexa. A extremidade cranial ocupa a impressão renal do fígado e está envolta pela supra-renal. É palpável na fossa paralombar na vaca viva.

O **rim esquerdo** ocupa uma posição notável, e quando endurecido *in situ* difere acentuadamente no formato do rim direito. Quando o rúmen está cheio, ele empurra o rim esquerdo caudalmente e através do plano mediano, de modo a ficar situado no lado direito, caudal e um pouco ventral, ao rim direito. Neste caso normalmente situa-se ventral à terceira, quarta e quinta vértebras lombares. Quando o rúmen não está cheio, o rim esquerdo pode situar-se parcialmente à esquerda do plano mediano. Possui três superfícies. A superfície dorsal é convexa e apresenta em sua parte craniolateral o hilo, que se abre lateralmente. A superfície ventral está relacionada com o intestino. A terceira face é mais ou menos achatada pelo contato com o rúmen e pode ser denominada de superfície ruminal. A extremidade cranial é pequena; a caudal é grande e arredondada.*

Os rins estão incluídos numa grande quantidade de gordura perirrenal denominada de cápsula adiposa. O peso do rim de um animal adulto é de aproximadamente 600 a 700 g, pesando o rim esquerdo normalmente 25 g ou mais que o direito. Os dois representam aproximadamente 0,2 por cento do peso corporal.

---

*As declarações acima referem-se ao animal adulto e estão baseadas em investigações realizadas em animais vivos e nos estudos de secções congeladas e de material endurecido *in situ*. No bezerro recém-nascido os rins estão quase simetricamente colocados, mas à medida em que o rúmen cresce simultaneamente empurra o rim esquerdo para a direita e caudalmente. Também normalmente causa uma rotação do rim, de modo que a superfície dorsal primária vem a se situar quase num plano sagital. Mais ainda, a glândula se encurva de modo que o hilo está essencialmente fechado e dirigido para fora (para a direita). Nos animais muito gordos a aparência em três faces do rim pode estar ausente, e aproximadamente um terço ou mais pode permanecer à esquerda do plano mediano, mesmo quando o rúmen está razoavelmente bem cheio.

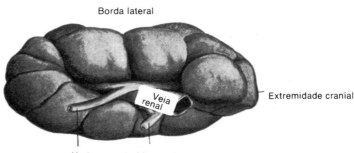

Figura 31-1. Rim direito de bovino; superfície ventral.
Órgão endurecido *in situ*. A gordura foi removida das fissuras entre os lobos.

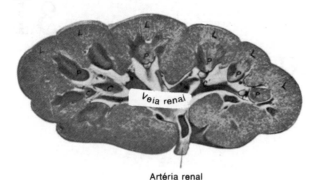

Figura 31-2. Rim de bovino; secção frontal.
C, Cálice renal maior; c', cálices renais menores; L, lobos do córtex; P, papilas.

O rim direito mede aproximadamente 20 a 22,5 cm de comprimento, 10 a 12 cm de largura, e 5 a 6 cm de espessura. O rim esquerdo é 2 a 5 cm mais curto, mas sua parte caudal é muito mais espessa do que o direito.

ESTRUTURA. O hilo é equivalente ao hilo e seio do rim do eqüino; no rim direito é uma extensa cavidade elíptica; no rim esquerdo é uma fissura profunda. A pelve está ausente. O ureter começa na junção de dois tubos largos e de paredes finas, os **cálices renais maiores;** o cálice cranial normalmente é maior. Cada cálice maior emite diversos ramos, e estes dividem-se em diversos **cálices renais menores** com o formato de funil, cada um dos quais abraça uma papila renal (Figs. 31-2 e 3). O espaço não ocupado pelos cálices e vasos é preenchido com gordura.

Na secção através do rim as **pirâmides renais** são facilmente observadas. O ápice rombudo de cada pirâmide, a **papila renal,** projeta-se dentro de um cálice menor. Em cada papila encontram-se pequenos orifícios *(forames pilares)* pelos quais os ductos papilares se abrem dentro do cálice. As colunas renais são bem mais evidentes do que no eqüino.

No hilo a artéria renal é dorsal, a veia ocupa uma posição central e o ureter é ventral; certa quantidade de gordura circunda estas estruturas no hilo.

A **pelve renal** está ausente no bovino.

Os **rins** do **ovino** e do **caprino** têm o formato de um grão de feijão e são lisos, sem qualquer lobação superficial (Fig. 31-4). O órgão macio é regularmente elíptico no formato, com superfícies convexas dorsal e ventral e extremidades arredondadas; seu comprimento é de aproximadamente 7,5 cm, a largura de aproximadamente 5 cm e a espessura de aproximadamente 3 cm. A espessura do caprino é mais delgada do que a do ovino. Estão normalmente envoltos numa cápsula adiposa. Na posição são semelhantes aos rins do bovino, exceto que o rim direito está normalmente um pouco mais caudal e situado ventralmente aos primeiros três processos transversos lombares.* O peso médio de cada rim é de aproximadamente 100 a 125 g. O hilo está no centro da borda medial; é mais profundo no ovino do que no caprino. Há uma crista renal ou papila comum formada pela fusão de 12 a 16 pirâmides no ovino e de 10 no caprino. Uma pelve renal está presente (Fig. 31-5). As veias estreladas na área do hilo dos rins dos pequenos ruminantes servem para distinguir estas espécies dos caninos.

URETERES

Os **ureteres** são, em geral, como os do eqüino, exceto em relação à primeira parte do ureter esquerdo, que tem um percurso peculiar, em conformidade com a notável posição do rim. Começa na parte ventral do hilo (que está voltada para a direita), se curva sobre a superfície lateral do rim até sua superfície dorsal, cruza o plano mediano e corre

---

*Quando o rúmen está cheio, o rim esquerdo (que está inserido por um curto mesentério) normalmente situa-se inteiramente à direita do plano mediano e ventralmente ao terceiro, quarto e quinto processos transversos lombares. A superfície dorsal primitiva tornou-se ventromedial e é algo achatada pelo contato com o rúmen.

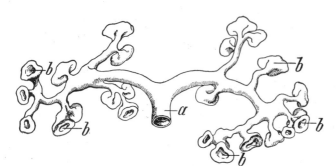

Figura 31-3. Moldagem da origem do ureter (a), cálices renais maiores e (b) cálices renais menores de bovino.
(Segundo Dumont.)

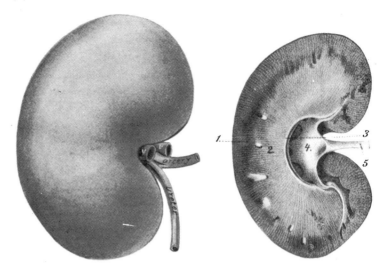

Figura 31-4. Rim direito de ovino; vista ventral.
V, Ramos da veia renal.

Figura 31-5. Rim de ovino; secção horizontal.
1, Córtex; 2, medula; 3, crista renal; 4, pelve renal; 5, ureter. (De Ellenberger, 1908.)

Figura 31-4   Figura 31-5

caudalmente no lado esquerdo. O ureter direito emerge da parte ventral do hilo do rim direito e se curva caudal e medialmente no sentido da face lateral da veia cava caudal. Os ureteres passam caudalmente no tecido subperitoneal na superfície dos músculos psoas menores, cruzam os vasos ilíacos externos e penetram na cavidade pélvica (May, 1970).

BEXIGA URINÁRIA

A **bexiga urinária** é mais longa e mais estreita do que a do eqüino e se estende mais cranialmente no assoalho abdominal. A camada peritoneal se estende mais caudalmente do que no eqüino. Está afixada pelos ligamentos medial e lateral.

ÓRGÃOS GENITAIS MASCULINOS (Fig. 31-6)

ESCROTO

O **escroto** está situado um tanto mais cranialmente do que no eqüino. É ovóide, mas comprimido do sentido cranial ao caudal, sendo longo e pendular e tendo um colo bem demarcado quando não está contraído. Neste local a pele normalmente tem a coloração da carne, mas em determinadas raças é mais ou menos pigmentada; está escassamente coberta por pêlos curtos no touro (peludo no pequeno ruminante). Imediatamente cranial ao escroto há quatro (às vezes apenas duas) tetas rudimentares.

TESTÍCULOS

Os **testículos** são relativamente maiores do que os do eqüino e possuem um contorno alongado e oval (Figs. 31-7, 8 e 9). O eixo longo é vertical; a borda inserida é caudal. A superfície medial é um tanto achatada. Um testículo de um touro adulto mede em média aproximadamente de 10 a 12 cm de comprimento, excluindo-se o epidídimo; neste último o comprimento é de aproximadamente 15 cm. A largura é de aproximadamente 6 a 8 cm, quase igual ao diâmetro cranial-caudal. O peso é de aproximadamente 300 g. A túnica albugínea é delgada; contém muitas fibras elásticas mas nenhum músculo liso. O parênquima é de coloração amarelada. O mediastino do testículo é uma faixa axial de tecido conjuntivo (de aproximadamente 5 mm de espessura), que desce, da parte dorsal da borda inserida, profundamente na glândula. Dela irradiam-se as principais trabéculas, mas septos interlobulares distintos não estão presentes. Os túbulos seminíferos formam no mediastino uma rede, a **rede do testículo.** Os ductos eferentes da rede, de uma dúzia em número, saem na extremidade dorsal do mediastino.

EPIDÍDIMO

O **epidídimo** está intimamente inserido ao testículo ao longo da borda caudal do mesmo. A cabeça é longa; ela se curva sobre a extremidade dorsal e aproximadamente um terço do trajeto para baixo na borda cranial do testículo; está coberta por uma extensão da túnica albugínea. O corpo é muito estreito e situado ao longo da parte lateral da borda caudal do testículo, ao qual está inserido por uma estreita prega peritoneal. A cauda é grande e está intimamente inserida na extremidade ventral do testículo.

FUNÍCULO ESPERMÁTICO

O **funículo espermático** tem início no ânulo inguinal profundo, onde suas partes constituintes se

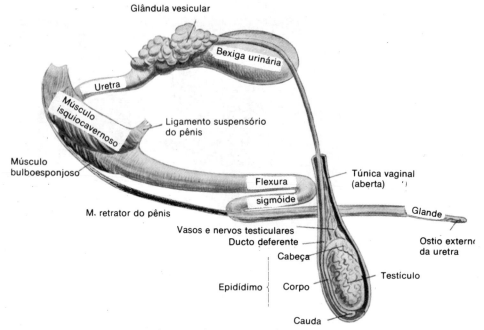

Figura 31-6. Vista geral dos órgãos genitais do bovino.

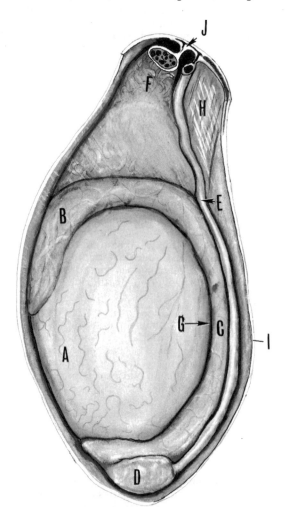

Figura 31-7. Testículo e epidídimo de bovino.

A, Testículo; B, cabeça, C, corpo e D, cauda do epidídimo; E, ducto deferente; F, vasos testiculares (parte visceral da túnica vaginal não refletida); G, bolsa testicular; H, músculo cremáster (externo); I, lâmina parietal da túnica vaginal; J, prega vascular.

APARELHO UROGENITAL DO RUMINANTE

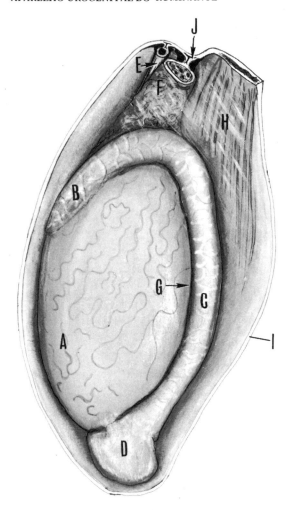

Figura 31-8. Testículo e epidídimo de ovino.
A, Testículo; B, cabeça, C, corpo, e D, cauda do epidídimo; E, ducto deferente; F, vasos testiculares (parte visceral da túnica vaginal não refletida); G, bolsa testicular; H, músculo cremáster (externo); I, lâmina parietal da túnica vaginal; J, prega vascular. O ligamento próprio dos testículos é observado, mas não está rotulado, acima de D.

reúnem, se estende oblíqua e ventralmente através do canal inguinal, passando sobre o lado do pênis e terminando na borda inserida do testículo. Consiste das seguintes estruturas:

1. Da artéria testicular
2. Das veias testiculares, que formam o plexo pampiniforme ao redor da artéria
3. Dos linfáticos, que acompanham as veias
4. Do plexo testicular de nervos autônomos, que correm juntamente com a artéria
5. Do ducto deferente e da artéria e veia
6. Feixes de tecido muscular liso ao redor dos vasos (antigo músculo *cremáster interno*)
7. Da lâmina visceral da túnica vaginal.*

---

*Ocasionalmente os clínicos tendem a incluir, além disso, a lâmina parietal e as estruturas situadas externamente, a saber; o músculo cremáster (externo) e os vasos e o nervo genitofemoral.

O funículo espermático e a **túnica vaginal** são bem mais longos do que no eqüino; a parte extra-inguinal do funículo tem aproximadamente 20 a 25 cm de comprimento. O **músculo cremáster** (externo) é bem desenvolvido e envolve quase completamente a túnica até o colo do escroto; está inserido aproximadamente ao nível do pólo superior do testículo. O **ânulo vaginal** é relativamente muito pequeno e está aproximadamente a 10 cm da linha alva. O músculo liso (músculo cremáster interno) é tênue.

Os funículos espermáticos emergem através dos ângulos laterais dos ânulos inguinais superficiais e se curvam ventralmente e para dentro até o colo do escroto. Os ânulos possuem aproximadamente 10 cm de comprimento e estão distanciados de 6 a 8 cm um do outro. Nos animais em boas condições há uma grande massa de gordura acima do colo do escroto, entre os funículos espermáticos. O mesórquio se estende até o fundo da túnica vaginal, formando uma estreita prega (de aproximadamente 1 cm de largura) que insere o epidídimo à parte caudal da túnica.

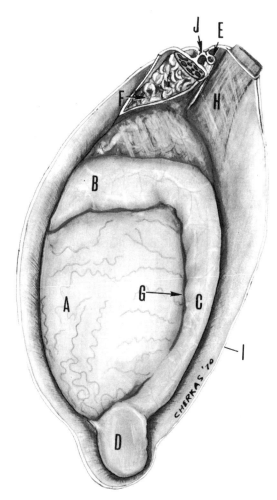

Figura 31-9. Testículo e epidídimo de caprino.
A, Testículo; B, cabeça, C, corpo, e D, cauda do epidídimo; E, ducto deferente; F, vasos testiculares (lâmina visceral da túnica vaginal não refletida); G, bolsa testicular; H, músculo cremáster (externo); I, lâmina parietal da túnica vaginal; J, prega vascular.

O canal inguinal apresenta diversas características especiais no touro. O ânulo inguinal profundo é muito longo. Sua borda cranial, formada pela borda do músculo oblíquo interno do abdome é decididamente côncava e tendinosa em sua parte medial. O eixo longo do ânulo inguinal superficial está direcionado lateral, cranial e ventralmente. O funículo espermático situa-se em sua parte lateral, e os vasos pudendos externos em seu centro. Uma faixa muscular de aproximadamente 2,5 cm de largura, destacada do músculo oblíquo interno do abdome, cruza lateralmente o ânulo vaginal.

DUCTO DEFERENTE

O **ducto deferente,** a continuação da cauda do epidídimo, é de diâmetro pequeno e possui uma parede bem mais delgada do que a do eqüino. A princípio, segue dorsalmente um percurso flexuoso ao longo da borda caudal do testículo tornando-se, a seguir, reto e situando-se na parte caudal do funículo espermático. A prega genital é estreita, de modo que os ductos nele estão mais próximos um do outro do que no eqüino. Ao atingir a parte caudal da bexiga urinária ficam em aposição por uma distância de aproximadamente 10 cm, flanqueados e sobrepostos pelas glândulas vesiculares. Formam ampolas de aproximadamente 10 a 12 cm de comprimento e 1,2 a 1,5 cm de largura, com forração mucosa pregueada. A seguir passam sob o corpo da próstata e terminam, imediatamente medial aos ductos das glândulas vesiculares, como aberturas semelhantes a fendas nos lados do colículo seminal.

Glândulas Genitais Acessórias

GLÂNDULAS VESICULARES

As **glândulas vesiculares** não são sacos em forma de bexiga, como no eqüino, mas sim órgãos glandulares compactos com uma superfície lobulada (Fig. 31-10). No adulto medem aproximadamente 10 a 12 cm de comprimento, 5 cm de largura em sua parte maior, e 3 cm de espessura. A superfície dorsal de cada glândula orienta-se dorsal e medialmente e está em parte coberta pelo peritônio. A superfície ventral orienta-se na direção oposta e não é peritoneal. Cada glândula pode ser considerada como consistindo de um tubo saculado de paredes muito espessas, dobrado sobre si mesmo de modo tortuoso. Este tubo, se distendido, teria aproximadamente 25 cm de comprimento. São comumente assimétricos no tamanho e no formato. Ramos curtos são muitas vezes emitidos do tubo principal. O ducto excretor abre-se no colículo seminal imediatamente lateral ao ducto deferente.

A estrutura da glândula vesicular é mascarada por uma espessa cápsula de tecido fibroso e músculo liso, que a mantém em sua posição curva e também envia trabéculas entre os alvéolos. Há um canal central dentro do qual passa a secreção formada no alvéolo. As cavidades (canal central e alvéolos) estão forradas com epitélio colunar.

PRÓSTATA

A **próstata** é de coloração amarelo claro e consiste de duas partes no touro; entretanto, são contínuas uma com a outra. O **corpo** é uma pequena massa que abrange a superfície dorsal do colo da bexiga e a origem da uretra (Fig. 31-10). Mede aproximadamente 3,5 a 4,0 cm transversal e aproximadamente

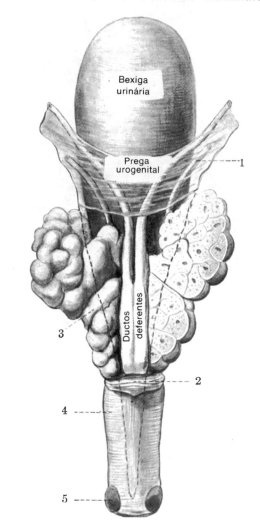

Figura 31-10. Órgãos genitais internos do bovino; vista dorsal.
A glândula vesicular direita está seccionada frontalmente. A linha pontilhada indica a extensão caudal do peritônio. 1, Ureter; 2, corpo da próstata; 3, glândula vesicular; 4, uretral; 5, glândula bulbouretral. Vasa = ducto; prega urogenital = prega genital.

1,0 a 1,5 cm de largura e de espessura. O pequeno ruminante possui apenas uma **parte disseminada,** que circunda completamente a uretra no bode; no carneiro o lado ventral está livre. A parte disseminada da próstata do touro circunda a parte pélvica da uretra; dorsalmente forma uma camada de aproximadamente 10 a 12 mm de espessura, mas ventralmente é bastante delgada (aproximadamente 2 mm) (Fig. 31-11). A próstata está oculta pelo músculo uretral e sua aponeurose; daí, muitas vezes não é notada, mas é muito evidente à secção transversal (Fig. 31-11). Possui uma estrutura tubular ramificada e o tecido interlobular contém grande quantidade de músculo liso. Os **ductos prostáticos** se abrem em fileiras no interior da uretra, duas das quais estão entre duas pregas da túnica mucosa que procedem caudalmente do colículo seminal; duas outras séries ocorrem lateralmente às pregas.

APARELHO UROGENITAL DO RUMINANTE

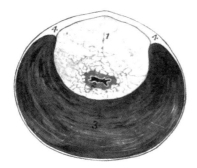

Figura 31-11. Secção transversal da uretra pélvica do bovino.

1, Próstata (parte disseminada); 2, uretra; 3, uretral; 4, aponeurose. O lúmen da uretra é preto e a área sombreada ao redor do lúmen da uretra é o extrato cavernoso.

GLÂNDULAS BULBOURETRAIS

As **glândulas bulbouretrais** são um tanto menores do que no garanhão (Fig. 31-10). São passíveis de não serem notadas, pois estão cobertas por uma espessa camada de tecido fibroso denso e também, parcialmente, pelo músculo bulboesponjoso. Cada glândula tem um único ducto que se abre na uretra sob a cobertura de uma prega de túnica mucosa. Esta forma uma bolsa cega de aproximadamente 1,25 cm de profundidade na parede da uretra.

Partes Genitais Externas

PÊNIS

O **pênis** é cilíndrico e mais longo e de diâmetro muito menor do que o do eqüino. Imediatamente caudal ao escroto forma uma curva no formato de um S, a **flexura sigmóide** (Figs. 31-12 e 13); assim, aproximadamente 30 cm do pênis está dobrado quando inteiramente retraído. A flexura é distendida durante a ereção. A **glande** tem aproximadamente 8 cm de comprimento. É achatada dorsoventralmente, sendo a sua extremidade pontiaguda e torcida (Fig. 31-14). O **óstio uretral externo** está situado na extremidade de um sulco formado por esta torção; tem apenas o tamanho suficiente para admitir uma sonda de tamanho médio. Mesmo no estado não ereto o pênis é notavelmente denso e firme. A **túnica albugínea** é muito espessa e circunda a uretra; é composta de tecido fibroso branco e denso. Na primeira parte, até a primeira curva, há um **septo do pênis** espesso e mediano. Além dele há uma faixa axial central de tecido fibroso denso do qual irradiam-se numerosas trabéculas fortes. O tecido eréctil é de pequena quantidade, exceto na raiz, de modo que o órgão mostra um aumento de volume muito reduzido na ereção, sendo o efeito principal o aumento da rigidez do órgão. As paredes dos espaços cavernosos são fibrelásticas, não musculares.

O comprimento do pênis no adulto é de aproximadamente 90 cm. Os pilares são achatados lateralmente; contêm um corpo cavernoso bem desenvolvido e numerosas artérias helicianas, algumas das quais se abrem diretamente nos espaços cavernosos. Os ligamentos suspensórios estão inseridos na crista ventral da sínfise pélvica. O corpo é um tanto achatado dorsoventralmente além da primeira curva. A extremidade da glande é assimétrica, o óstio uretral estando situado ventrolateralmente. A glande contém apenas um fino extrato superficial de tecido eréctil e, assim, sofre pouco engrossamento na ereção. No corpo do pênis há uma veia longitudinal em cada lado, na parte ventral do corpo cavernoso.

Músculos do Pênis

O **músculo bulboesponjoso** apresenta diversas características notáveis. Tem, em sua maior parte, aproximadamente 3 cm de espessura, mas seu comprimento é de apenas 15 a 20 cm. Está coberto por uma forte aponeurose e dividido, por uma rafe mediana, em duas metades laterais, exceto em sua origem. Diminui de tamanho do sentido caudal para

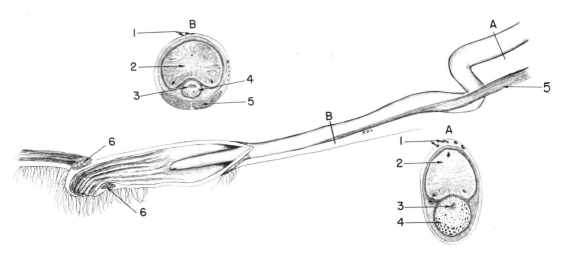

Figura 31-12. Pênis do bovino, vista lateral.

1, Artéria e veia dorsal; 2, corpo cavernoso do pênis; 3, uretra; 4, corpo esponjoso do pênis; 5, músculo retrator; 6, prepucial cranial; A e B são cortes de secções transversais.

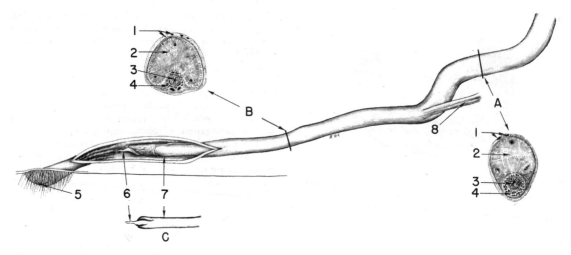

Figura 31-13. Pênis do caprino; vista lateral.
1, Artéria e veia dorsal; 2, corpo cavernoso do pênis; 3, uretra; 4, corpo esponjoso do pênis; 5, óstio prepucial; 6, processo uretral; 7, glande do pênis; 8, músculo retrator do pênis. A, B e C são cortes de secções transversais.

cranialmente, sendo a sua extremidade cranial pontiaguda.

O **músculo isquiocarvernoso,** em geral, é semelhante ao do eqüino, mas achatado lateralmente. Está coberto por uma apertada aponeurose.

O **músculo retrator do pênis** é semelhante ao do eqüino em sua origem. Suas duas partes estão aproximadamente distanciadas 2 a 5 cm uma da outra na raiz do pênis, onde se situam num sulco nos lados do músculo bulboesponjoso. A seguir reúnem-se e passam em cada lado da curva ventral da flexura sigmóide. Mais cranialmente estão na superfície ventral do pênis e terminam aproximadamente 12 a 15 cm caudalmente à glande.

PREPÚCIO

O **prepúcio** é muito longo e estreito. Seu óstio localiza-se aproximadamente 5 cm caudal ao umbigo; sua dimensão é suficiente ampla para admitir a passagem de um dedo com facilidade e está circundado por pêlos longos. A cavidade prepucial tem aproximadamente 35 a 40 cm de comprimento e aproximadamente 3 cm de diâmetro. Está forrado por uma membrana que forma pregas longitudinais; esta possui um epitélio estratificado pavimentoso e glândulas tubulosas tortuosas. A camada peniana está isenta de glândulas e tem a coloração avermelhada. Apresenta nódulos linfáticos em sua parte caudal.

Há dois pares de músculos prepuciais que derivam do músculo cutâneo. Os **músculos prepuciais craniais** ou **protratores** do prepúcio são duas faixas planas, de 5 a 6 cm de largura, que surgem próximas uma da outra na região xifóide, aproximadamente 20 cm cranial ao óstio prepucial. Seguindo caudalmente divergem, deixando livre o umbigo e uma área de aproximadamente 3,5 cm de largura; a seguir se unem caudalmente ao óstio prepucial. Conduzem o prepúcio para a frente. Os **músculos prepuciais caudais** ou **retratores** do prepúcio surgem na região inguinal e convergem na parte cranial do prepúcio. Conduzem o prepúcio caudalmente.*

---

*Estes músculos estão sujeitos a grandes variações. O retrator pode estar ausente. Muitas fibras são procedentes do músculo cutâneo de cada lado, mergulham sob o protrator e se inserem na pele, imediatamente caudal ao óstio prepucial. O homólogo do protrator está presente na vaca.

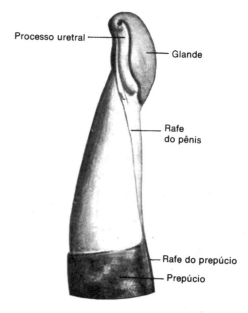

Figura 31-14. Extremidade cranial do pênis do bovino; vista esquerda.
(Segundo Böhm.)

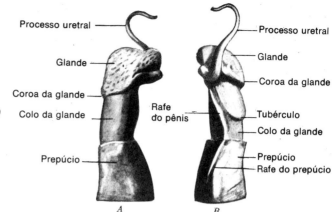

Figura 31-15. Parte cranial do pênis do ovino.
A, Lado direito; B, lado esquerdo. (Segundo Böhm.)

URETRA MASCULINA

A **uretra** em sua parte pélvica tem aproximadamente 12 cm de comprimento e é de calibre relativamente pequeno e uniforme. O **músculo uretral** circunda o tubo ventral e lateralmente (no caprino circunda completamente a uretra) (Fig. 31-11); é muito espesso, de forma semilunar em secção transversal e coberto por uma aponeurose. Dorsalmente a aponeurose é espessa e o músculo está ausente. Dentro delas a parte disseminada da próstata circunda a uretra caudalmente até as glândulas bulbouretrais. O **colículo seminal** é uma proeminência arredondada de aproximadamente 2,5 cm de comprimento. Nele há dois óstios semelhantes a fendas, situados próximos um do outro. São os óstios ejaculatórios, nos quais o ducto deferente e o ducto excretor da glândula vesicular se abrem. A crista uretral se estende cranialmente do colículo, e duas pregas mucosas passam caudalmente deste ponto e divergem. A túnica mucosa caudal ao colículo é de coloração vermelha. O **útero masculino** normalmente parece estar ausente. Ellenberger e Baum (1908) declaram que ele se abre entre os óstios ejaculatórios, enquanto Martin (1912) diz que normalmente tem dois óstios no colículo, mas que muitas vezes une-se ao ducto deferente. A parte esponjosa (extrapélvica) tem uma intumescência em sua origem, o **bulbo do pênis**; gradativamente diminui de diâmetro sendo relativamente muito pequena em sua terminação. Outras características foram citadas nos parágrafos anteriores.

O bulbo do pênis possui uma espessa túnica albugínea, circundando um tecido eréctil altamente desenvolvido. Os espaços cavernosos são largos; suas paredes são relativamente delgadas e consistem de tecido fibroso e músculo liso. Na secção transversal muitas artérias são visíveis lateralmente. Deste ponto em diante a uretra está circundada pelo corpo esponjoso do pênis, bem desenvolvido, mais espesso ventralmente; neste ponto uma artéria de tamanho considerável ocorre em cada lado.

No pequeno ruminante os órgãos genitais, em geral, são semelhantes aos do touro. Mas os testículos são relativamente bem maiores; o testículo de um carneiro adulto pode ter 10 cm de comprimento e pesar aproximadamente 250 a 300 g. São mais largos em proporção ao seu comprimento. A próstata é inteiramente disseminada. As glândulas bulbouretrais são relativamente muito grandes. O caráter peculiar da parte terminal do pênis é apresentado na Fig. 31-15. A uretra situa-se num sulco na superfície ventral do corpo cavernoso. Sua parte terminal projeta-se, comumente, cerca de 3 a 4 cm além da glande do pênis, formando um processo uretral torcido.

ÓRGÃOS GENITAIS FEMININOS (Fig. 31-16)
PARTE I — BOVINO

OVÁRIOS

Os **ovários** da vaca são bem menores do que os da égua; normalmente medem cerca de 3,5 a 4,0 cm de comprimento e 2,5 cm de largura e têm aproximadamente 1,5 cm de espessura em sua parte mais larga; o peso é de 15 a 20 g.* Possuem formato oval, são pontiagudos na extremidade uterina e não possuem fossa de ovulação. Normalmente estão situados próximo ao centro da margem lateral da entrada pélvica, cranialmente à artéria ilíaca externa na fêmea não grávida (Fig. 31-17), mas podem estar mais cranialmente, especialmente nas vacas que já passaram por gravidez. Assim, estão aproximadamente 40 a 45 cm distantes do óstio vulvar na vaca de tamanho médio. A maior parte da superfície da glândula está coberta por epitélio germinativo, o epitélio peritoneal estando limitado a uma estreita zona ao longo da borda inserida. Folículos de diver-

*Hess (Sisson, 1921) fornece as seguintes medições médias dos ovários de 95 vacas: comprimento do ovário direito, 4,3 cm; do ovário esquerdo, 3,71 cm; largura do ovário direito, 2,8 cm; do ovário esquerdo, 2,36 cm. Zieger (1908) verificou que o ovário direito era maior que o esquerdo em 65 casos de um total de 75.

Figura 31-16. Órgãos genitais da vaca; vista dorsal.

O corno direito do útero, a vagina e a vulva estão abertos; 1, lábios do pudendo; 2, comissura ventral; 3, glande do clitóris; 4, glândulas vestibulares maiores, expostas por fenda na túnica mucosa; 5, bolsa na qual os ductos das glândulas vestibulares maiores se abrem; 6, divertículo suburetral; 7, óstio externo da uretra; 8, aberturas dos ductos longitudinais do epoóforo; 9, óstio externo do útero; 10, corpo do útero; 11, corno do útero; 12, cotilédones; 13, tuba uterina; 14, óstio abdominal da tuba uterina; 15, ovário. (De Ellenberger, 1908.)

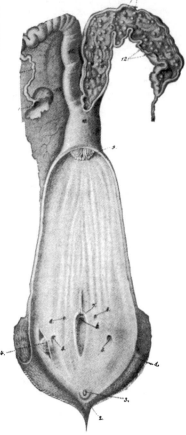

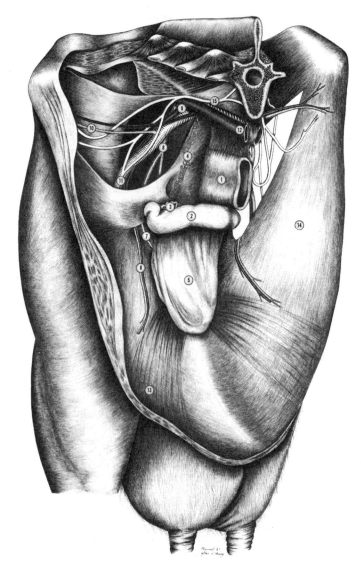

Figura 31-17. Órgãos genitais da vaca *in situ*; suprimento sangüíneo e inervação; vista cranial.

1, Reto; 2, cornos do útero; 3, ovário; 4, artéria ovariana; 5, bexiga urinária; 6, artéria e veia epigástrica profunda caudal; 7, artéria umbilical; 8, tronco comum da artéria umbilical e da artéria uterina média; 9, veia ilíaca externa; 10, artéria circunflexa do ílio; 11, nervo inguinal; 12, veia cava caudal; 13, músculo reto do abdome; 14, músculo transverso do abdome; 15, terceiro nervo lombar. (De Getty, 1964.)

APARELHO UROGENITAL DO RUMINANTE

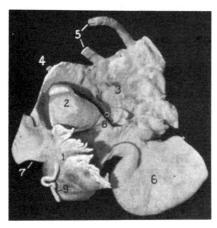

Figura 31-18. Ovário esquerdo de uma vaca grávida e estruturas adjacentes.

O ovário está virado dorsalmente por baixo das fímbrias ovarianas. 1, Fímbria; 2, ovário (acima de 2, um corpo lúteo); 3, ligamento largo do útero; 4, artéria ovariana; 5, ramos do ramo uterino da artéria ovariana; 6, corno do útero; 7, borda livre cranial do ligamento largo; 8, ligamento do ovário; 9, tuba uterina. O óstio abdominal da tuba uterina está na superfície oposta da fímbria da Figura 1. A tuba uterina está torcida em espiral ao redor de um desenvolvimento em forma de bolsa na borda livre do ligamento largo.

TUBAS UTERINAS

As **tubas uterinas** (de Fallópio) são longas (aproximadamente 20 a 25 cm) e menos flexuosas do que na égua. Seguem um percurso sobre uma bolsa, formada pelo dobramento da borda livre do ligamento largo que envolve o ovário. As fímbrias estão inseridas na margem livre desta bolsa (Fig. 31-18). A junção com o corno do útero não é tão repentina como na égua, pois as extremidades das trompas são pontiagudas. O óstio uterino da tuba é um tanto grande e infundibuliforme. As fímbrias não são tão extensas como na égua.

ÚTERO

O **útero** situa-se quase inteiramente dentro da cavidade abdominal, no adulto. O **corpo** só tem aproximadamente 3 a 4 cm de comprimento, embora externamente pareça ter aproximadamente 12,5 a 15 cm de comprimento. Esta falsa impressão é devida ao fato das partes caudais dos cornos estarem unidas por tecido muscular e conjuntivo e possuírem uma cobertura peritoneal comum. Os **cornos**, portanto, são realmente mais extensos do que parecem externamente e possuem um comprimento médio de aproximadamente 35 a 40 cm. Afunilam-se gradativamente no sentido da extremidade livre, de modo que a junção com as tubas uterinas não é repentina, como na égua. A parte livre do corno uterino curva-se a princípio ventral, cranial e lateralmente, e a seguir dobra caudal e dorsalmente, formando uma espiral (Fig. 31-19); em determinados casos a curvatura se assemelha à letra S (Fig. 31-20). O cérvix tem aproximadamente 10 cm de comprimento; sua parede é muito densa e pode ter aproximadamente 3 cm de espessura. Seu lúmen, o **canal cervical**, é espiralado e normalmente está bem fechado e é difícil de ser dilatado; está claramente demarcado do corpo do útero e da vagina, de modo

sos tamanhos são muitas vezes observados projetando-se da superfície, bem como os corpos lúteos (Fig. 31-18); um corpo lúteo da gravidez tem uma pronunciada coloração amarela e pode atingir uma largura de 1,0 a 1,5 cm. Deve-se notar que em muitos casos somente uma pequena parte do corpo lúteo aparece na superfície do ovário, a maior parte estando oculta no interior do ovário. O tamanho do ovário é afetado pelo corpo lúteo.

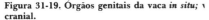

Figura 31-19. Órgãos genitais da vaca *in situ*; cranial.

1, Duodeno; 2, flexura caudal do duodeno; 3, soduodeno; 4, borda cortada do omento; 5, déc terceira costela; 6, alça espiral do cólon; 7, bexiga nária; 8, ovário; 9, artéria ovariana; 10, mesomét 11, músculo reto do abdome; 12, útero. (De Get 1964.)

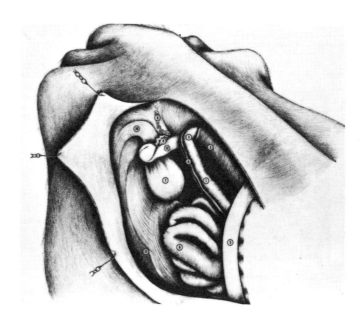

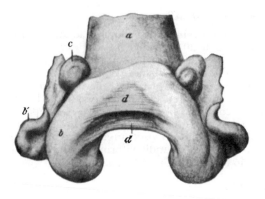

Figura 31-20. Útero contraído da vaca; vista dorsal.
a, Corpo do útero; b, b', corno do útero; c, ovário; d, pregas triangulares que ligam as trompas do útero (ligamentos intercornuais). (De Zieger, 1908.)

que os óstios externo e interno são ambos bastante distintos. A parte vaginal do útero está tão fundida ventralmente com a vagina que o *fórnix da vagina* tem aproximadamente 3,5 cm de profundidade dorsal, enquanto ventralmente é extremamente raso ou está praticamente ausente. A **túnica muscular** do útero (*miométrio*) é mais espessa do que na égua. Consiste de uma lâmina longitudinal externa e dois extratos circulares. A lâmina circular interna tem aproximadamente 6 cm de espessura no cérvix. As outras lâminas são contínuas com as da vagina. A **túnica mucosa** (*endométrio*) dos cornos e do corpo apresenta como característica as **carúnculas uterinas** (Fig. 31-21). Estas são proeminências ovais, em número de aproximadamente cem, que estão ou irregularmente distribuídas sobre a superfície ou dispostas em fileiras de aproximadamente uma dúzia cada.

No útero não grávido medem aproximadamente 15 mm de comprimento e um pouco menos na largura e espessura. Durante a gravidez tornam-se muito aumentadas e pedunculados. As carúnculas maiores nessa oportunidade medem aproximadamente 10 a 12 cm de comprimento, 3 a 4 cm de largura, e 2,0 a 2,5 cm de espessura. A face profunda possui um hilo no qual os vasos penetram. O restante da superfície tem uma aparência esponjosa, devido às numerosas criptas que recebem as vilosidades coriônicas.

As **glândulas uterinas** são longas e ramificadas. A túnica mucosa do cérvix é pálida, isenta de glândulas e forma numerosas pregas. Estas estão dispostas em diversas séries que obliteram o lúmen. No óstio externo do útero as pregas formam proeminências arredondadas dispostas circularmente, que se projetam no interior da vagina. Não há glândulas no cérvix, mas um espesso muco é secretado pelas células caliciformes.

Os **ligamentos largos** não estão inseridos na região sublombar como na égua, mas à parte dorsal dos flancos, aproximadamente um palmo ventral ao nível da tuberosidade coxal. Contêm uma quantidade conspícua de músculo liso, especialmente em sua parte cranial. Os **ligamentos redondos** são bem desenvolvidos e podem ser seguidos distintamente até a vizinhança do ânulo inguinal profundo.

VAGINA

A **vagina** é um tanto mais longa e mais espaçosa do que a da égua; sua parede também é mais espessa. Seu comprimento no animal não grávido é de aproximadamente 25 a 30 cm, mas na vaca grávida o seu comprimento aumenta um tanto. A bolsa retogenital do peritônio se estende caudalmente, cerca de 12 cm na superfície dorsal, enquanto ventralmente a túnica serosa se estende caudalmente em apenas cerca de 5 cm. Na parede ventral da vagina, entre as túnicas muscular e mucosa, comumente há presentes os dois **ductos longitudinais do epoóforo** (canais de Gartner). Quando bem desenvolvidos podem atingir o diâmetro de uma haste de pena de ganso; podem ser seguidos cranialmente até a parte cranial da vagina ou mais além. Abrem-se caudalmente próximo ao óstio uretral externo.*

VESTÍBULO DA VAGINA

O **vestíbulo da vagina** é curto. As duas **glândulas vestibulares maiores** estão situadas nas paredes laterais, sob o músculo constritor da vulva. Têm apro-

---

*Estes tubos são remanescentes dos ductos mesonéfricos e, como os demais vestígios fetais, são muito variáveis. Röder (Sisson, 1910) declara que o canal direito estava ausente em mais de 52 por cento e o canal esquerdo em apenas 22 por cento das vacas por ele examinadas. Em determinados casos podem ser seguidos nos ligamentos largos, por uma distância variável, no sentido do ovário. São de interesse clínico pois cistos formam-se freqüentemente ao longo de seu percurso.

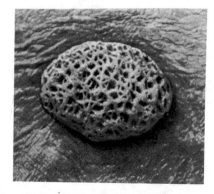

Figura 31-21. Cotilédone do útero grávido da vaca.
Fotografia a uns três quartos aproximadamente do tamanho natural de um exemplar de tamanho médio.

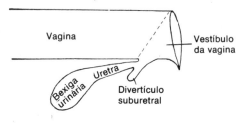

Figura 31-22. Secção sagital diagramática de parte do trato urogenital da vaca, apresentando o divertículo suburetral.

APARELHO UROGENITAL DO RUMINANTE   891

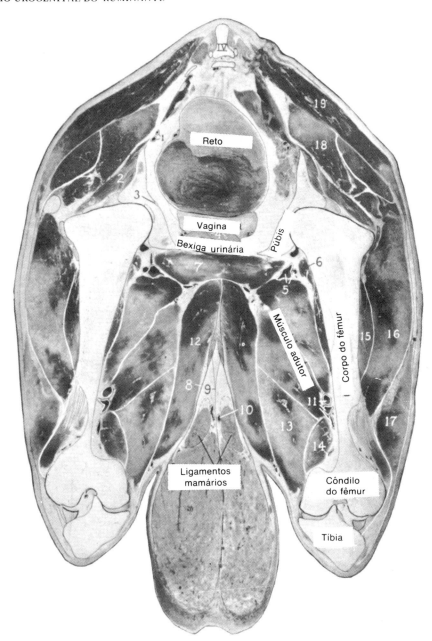

Figura 31-23. Secção transversal da vaca; vista caudal.
A secção passa pela extremidade caudal da quarta vértebra sacral, e quase atinge a parte central da crista pectínea.
1, Vasos ilíacos internos; 2, músculo glúteo profundo; 3, nervo obturatório; 4, ureteres; 5, vasos femorais profundos; 6, músculo iliopsoas; 7, músculo obturatório externo; 8, 9, lâminas lateral e medial do tendão sinfisial; 10, veias perineais; 11, vasos femorais; 12, músculo grácil; 13, músculo semimembranoso; 14, músculo gastrocnêmio; 15, músculo vasto intermédio; 16, músculo vasto lateral; 17, 19, músculo gluteobíceps; 18, músculo glúteo médio.

ximadamente 3 cm de comprimento e 1,5 cm de largura. Cada vestíbulo tem dois ou três ductos que se abrem no interior de uma pequena bolsa de túnica mucosa; o fundo de saco abre-se no assoalho do vestíbulo da vagina, aproximadamente 3 a 4 cm lateral e caudalmente ao óstio externo da uretra. A glândula consiste de lóbulos separados por trabéculas, relativamente espessas, de tecido conjuntivo e músculo liso. As **glândulas vestibulares menores** ocorrem ao longo do sulco ventral mediano. Numerosos nódulos linfáticos estão presentes na túnica mucosa, especialmente na parte ventral; podem ser suficientemente grandes para causar proeminências visíveis.

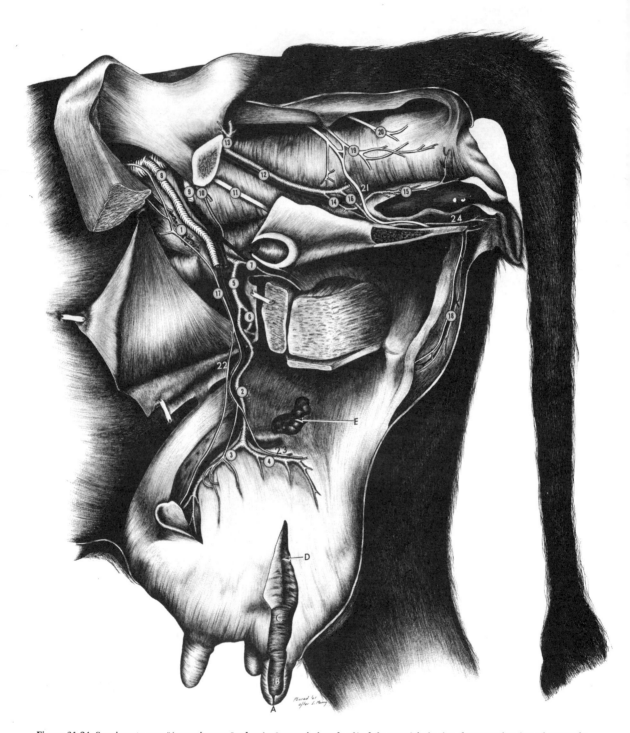

Figura 31-24. Suprimento sangüíneo e inervação dos órgãos genitais e da glândula mamária *in situ* da vaca; vista lateral esquerda.

1, Artéria e veia ovariana; 2, artéria pudenda externa (artéria mamária); 3, artéria mamária cranial (artéria epigástrica caudal superficial); 4, artéria mamária caudal; 5, tronco pudendo epigástrico; 6, artéria epigástrica caudal (profunda); 7, artéria circunflexa medial da coxa; 8, artéria e veia ilíaca externa; 9, nervo femoral; 10, artéria umbilical, incluindo a artéria uterina (média); 11, nervo obturatório; 12, artéria e veia ilíaca interna; 13, artéria e veia glútea cranial; 14, artéria urogenital ϕ (NAV, artéria vaginal); 15, ramo vaginal; 16, artéria pudenda interna; 17, nervo genitofemoral; 18, nervo perineal superficial; 19, 20, nervos retais caudais (hemorroidal); 21, nervo pudendo; 22, nervo mamário cranial; 23, nervo mamário caudal; 24, artéria vestibular; A, óstio papilar (abertura do canal da teta); B, papila (cisterna da teta); C, seio lactífero; D, ductos lactíferos; E, nodos linfáticos mamários. (De Getty, 1964.)

Partes Genitais Externas

PUDENDO FEMININO (VULVA)

A **vulva** tem lábios enrugados e espessos, sendo ambas as comissuras agudas; a comissura ventral é pontiaguda e possui diversos pêlos longos; situa-se aproximadamente 5 cm caudal e aproximadamente a mesma distância ventralmente ao nível do arco isquiático. O óstio externo da uretra está aproximadamente a 10 cm da comissura ventral; possui o formato de uma fenda longitudinal de aproximadamente 2,5 cm de comprimento. Debaixo do mesmo há uma bolsa cega, o **divertículo suburetral**, que tem aproximadamente 3,5 cm de comprimento e prontamente admite a extremidade de um dedo (Fig. 31-22).*

CLITÓRIS

O **clitóris** tem pilares muito curtos, mas o corpo tem de 10 a 12 cm de comprimento e é flexuoso. Somente a extremidade pontiaguda da glande é visível na comissura ventral da vulva.

URETRA FEMININA

A **uretra** mede cerca de 10 a 12 cm de comprimento na vaca, 4 a 5 cm na ovelha, e 5 a 6 cm na cabra; é mais estreita e muito menos dilatável do que a uretra da égua. Está fundida dorsalmente com a parede da vagina, enquanto lateral e ventralmente está coberta pelo músculo constritor do vestíbulo.

GLÂNDULAS MAMÁRIAS

As **mamas**, normalmente em número de quatro, são popularmente denominadas de úbere. São muito maiores do que na égua, e seu corpo é de forma um tanto elipsoidal, mas achatado transversalmente. A base de cada glândula é ligeiramente côncava e se inclina oblíqua, ventral e cranialmente adaptando-se à parede abdominal, à qual está inserida por meio de um **aparelho suspensório** bem desenvolvido que se estende caudalmente e está inserido na sínfise pélvica por meio da forte placa de tecido tendinoso (tendão sinfisial) (Fig. 31-23). Esta placa de tecido fixa o tendão pré-púbico à parte ventral da sínfise. O **aparelho suspensório** consiste essencialmente de quatro lâminas de tecido, duas das quais são bem desenvolvidas e de posição mediana e são principalmente constituídas de tecido elástico amarelo *(lig. suspensório do úbere);* as duas glândulas estão separadas por este septo duplo que se insere na superfície plana medial de cada glândula. As lâminas laterais (contendo menos tecido elástico) surgem do tendão sinfisial, caudalmente ao úbere; ao atingir o assoalho abdominal divergem e passam lateralmente para o ânulo inguinal superficial. Estendem-se ventralmente sobre o úbere e se dividem em camadas superficial e profunda; a camada superficial insere-se na pele, onde esta se reflete sobre úbere e na face medial da coxa; a camada profunda é mais espessa e está inserida na superfície lateral convexa do úbere por numerosas lamelas que penetram no interior da glândula. Está em relação caudalmente com os grandes nodos linfáticos mamários e grande quantidade de gordura. A superfície lateral é convexa. Quatro tetas bem desenvolvidas estão presentes; têm em média aproximadamente de 7 a 8 cm de comprimento. É costume considerar o úbere como consistindo de quatro "quartos"; não há nenhum septo ou divisão visível entre os dois quartos do mesmo lado, mas, por outro lado, injeções de fluidos de cores diferentes nas duas tetas da glândula demonstram que as cavidades por elas drenadas não se comunicam.

Cada teta possui um único ducto lactífero que se alarga dorsalmente em um amplo seio lactífero, popularmente conhecido como a cisterna do leite (Figs. 31-24 e 25). A parte inferior do ducto, a saída, é estreita e está fechada por um esfíncter de músculo

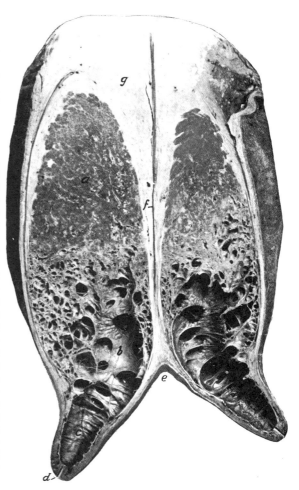

Figura 31-25. Secção transversal das glândulas mamárias da vaca.
a, Corpo da glândula; b, seio lactífero; c, papila (cavidade da teta); d, ducto lactífero; e, sulco intermamário; f, septo entre glândulas; g, gordura supramamária.

---

*O formato e a posição desta bolsa devem ser cuidadosamente anotados por causa da dificuldade que causam na cateterização da bexiga. Se o cateter for passado ao longo da parede ventral do vestíbulo da vagina (como na égua), sempre entrará na bolsa ao invés de na uretra.

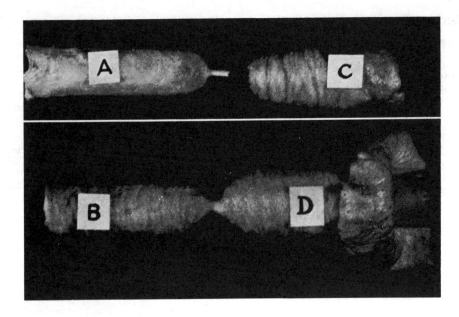

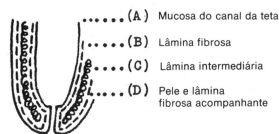

Figura 31-26. Dissecações e diagrama apresentando as estruturas e sua disposição na parede papilar (teta).
A, Mucosa da papila (cavidade da teta) e saída; B, lâmina fibrosa interna; C, lâmina intermediária; D, pele e lâmina fibrosa acompanhante (virada ao avesso). (Cortesia dos Drs. W. D. Pounden e James D. Grossman.)

liso e tecido elástico. O ducto lactífero está forrado em todo o orifício por um epitélio estratificado pavimentoso, que é substituído repentinamente no interior deste último por um epitélio do tipo cubóide que normalmente possui duas camadas e se continua no seio lactífero. A parede da teta está composta de cinco camadas distintas, de fora para dentro: a pele, a camada fibrosa externa, a camada intermediária, a camada fibrosa interna e a mucosa (Fig. 31-26).

VASOS E NERVOS. As **artérias** são derivadas da artéria pudenda externa e da artéria perineal. As **veias** formam um círculo na base do úbere, do qual o sangue é drenado por três troncos, a saber, a veia subcutânea abdominal, muito grande, a veia pudenda externa e a veia perineal. Os **vasos linfáticos** são numerosos e passam essencialmente para os nodos linfáticos mamários. Os **nervos** são derivados dos nervos inguinais e do plexo simpático mesentérico caudal.

PARTE II — PEQUENOS RUMINANTES

Os órgãos genitais do pequeno ruminante são semelhantes, em geral, aos da vaca, mas algumas características especiais podem ser notadas.

Os **ovários** possuem forma amendoada e têm aproximadamente 1,5 cm de comprimento.

Não há demarcação entre a **tuba uterina**, longa e tortuosa, e o corno do útero; o tubo é muito flexuoso próximo ao infundíbulo.

O **útero** é semelhante ao da vaca. Os cornos medem 10 a 12 cm de comprimento e afunilam-se de tal modo até sua junção com as tubas uterinas, que não permitem distinguir claramente duas. Estão torcidos numa espiral apertada, e se unem, em 2,5 cm ou mais de extensão. O **corpo** tem aproximadamente 2 cm de comprimento. As carúnculas são bem menores do que as da vaca e possuem uma depressão na superfície livre. O **cérvix** tem aproximadamente 4 cm de comprimento; seu lúmen está fechado por proeminências e depressões recíprocas da túnica mucosa, que é pigmentada no ovino. O óstio externo do útero está localizado na parte ventral da vagina.

A **vagina** tem 8 cm de comprimento. Sua parte ventral contém numerosos folículos linfáticos.

O **vestíbulo da vagina** tem de 2,5 a 3,0 cm de comprimento. Há um divertículo muito pequeno ventral ao óstio da uretra que é semelhante na cabra.

As glândulas vestibulares maiores são inconstantes; quando presentes, podem ter aproximadamente o tamanho de um pequeno grão de feijão na ovelha; estão ausentes na cabra. Os lábios da **vulva** são espessos e a comissura ventral é pontiaguda e projetada ventralmente.

O **clitóris** é curto e a glande está oculta na fossa do clitóris.

As **glândulas mamárias,** em número de duas, são relativamente gandes e aproximadamente globulares, mas achatadas no lado septal.

BIBLIOGRAFIA

Aitken, R. N. C. 1959. Observations on the development of the seminal vesicles, prostate and bulbourethral glands in the ram. J. Anat., *93* :43–51.

Ashdown, R. R. 1957. An abnormality of the bovine penis. Am. J. vet. Res., *18*:543.

Ashdown, R. R. 1969. The anatomy of the corpus cavernosum penis of the bull and its relationship to spiral deviation of the penis. J. Anat., *104*:153–159.

Ashdown, R. R., S. W. Ricketts and R. C. Wardley. 1968. The fibrous architecture of the integumentary covering of the bovine penis. J. Anat., *103*:567–572.

Becker, R. B., and P. T. Dix Arnold. 1942. Circulatory system of the cow's udder. Fla. Agr. Exp. Sta. Bull. No. 379.

Ellenberger, W. 1908. Leisering's Atlas of the Anatomy of the Horse and the Other Domestic Animals. 2nd ed. Chicago, Alexander Eger.

Ellenberger, W., and H. Baum. 1908. Handbuch der Vergleichenden Anatomie der Haustiere. Berlin, von August Hirschwald.

Emerson, M. A. 1946. Anatomy of the udder. *In* Little, R. B., and W. N. Plastridge (eds.): Bovine Mastitis. New York, McGraw-Hill Book Co.

Fitzgerald, T. C. 1963. A study of the deviated penis of the bull. Vet. Med., *58*:130–138.

Foust, H. L. 1941. The surgical anatomy of the teat of the cow. J. Am. Vet. Med. Ass., *98*:143–149.

Getty, R. 1964. Atlas for Applied Veterinary Anatomy. 2nd ed. Ames, Iowa, Iowa State University Press.

Habel, R. E. 1966. The topographic anatomy of the muscles, nerves, and arteries of the bovine female perineum. Am. J. Anat., *119*:79–96.

Hilliger, H. G. 1958. The uterine cotyledons of the cow and their vascularization, with special reference to the afferent vessels from the uterus. Zbl. Vet.-med., 5:51–82.

Kupfer, M. 1928. The ovarian changes and the periodicity of oestrus in cattle, sheep and goats, pigs, donkeys, and horses. Union S. Afr. Dept. Agr. Vet. Res. Rept., *13–14* (Part 2):1213–1255.

Larson, L. L., and R. L. Kitchell. 1958. Neural mechanisms in sexual behavior. II. Gross neuroanatomical and correlative neuro-physiological studies of the external genitalia of the bull and the ram. Am. J. vet. Res., *19*:853–865.

Marsh, H., and J. W. Safford. 1957. Effect of deferred castration on urethral development in calves. J. Am. Vet. Med. Ass., *130*: 342–344.

Martin, P. 1912. Lehrbuch der Anatomie der Haustiere. Vol. I. Stuttgart, Schickhardt and Ebner.

May, N. D. S. 1970. The Anatomy of the Sheep. 3rd ed. Queensland, Australia, University of Queensland Press.

Ohta, M. 1959. On sensory innervation of penis and praeputium in goat. Arch.. hist. Jap., *17*:475–496.

Richter, W. 1959. Observations of the penile development of the Angora goat. Am. J. vet. Res., 20:603.

Riederer. 1903. Über den Bau der Papilla mammae des Rindes. Arch. Tierheilk., *29*:593–623.

Rubeli, O. 1913-14. Besonderheiten im Ausführungsgangsystem des Kuheuters. Schweiz. Naturforsch. Gesellsch. Verhandlungen, 96(Part 2):213–216.

St. Clair, L. E. 1942. The nerve supply to the bovine mammary gland. Am. J. vet. Res., 3:10–16.

Sisson, S. 1910. A Text-book of Veterinary Anatomy. Philadelphia, W. B. Saunders Company.

Sisson, S. 1921. The Anatomy of the Domestic Animals. 2nd ed. Philadelphia, W. B. Saunders Company.

Swett, W. W., P. C. Underwood, C. A. Matthews and R. R. Graves. 1942. Arrangement of the tissues by which the cow's udder is suspended. J. Agr. Res., *65*:19–43.

Turner, C. W. 1952. The mammary gland. I. The anatomy of the udder of cattle and domestic animals. Columbia, Mo., Lucas Bros.

Venzke, C. E. 1940. A histological study of the teat and gland cistern of the bovine mammary gland, J. Am. Vet. Med. Ass., *96*:170–175.

Weber, A. F., R. L. Kitchell and J. H. Sautter. 1955. Mammary gland studies. I. The identity and characterization of the smallest lobule unit in the udder of the dairy cow. Am. J. vet. Res., *16*: 255–263.

Zieger, A. 1908. Die Diagnose der Trächtigkeit des Rindes. Inaug. Diss., Bern. Published in Tillmann, H. 1956. Die Schwangerschaftsdiagnose beim Rind. Berlin, Paul Parey.

CAPÍTULO 32

ENDOCRINOLOGIA DO RUMINANTE

W. G. Venzke

HIPÓFISE (glândula pituitária)
(Figs. 32-1 e 35-8 e 11)

A **hipófise** situa-se em uma profunda fossa localizada no corpo do osso basi-esfenóide. Um forte *diafragma da sela* separa a hipófise da cavidade cranial propriamente dita. Esta membrana fibrosa inelástica é contínua, no infundíbulo, com a cápsula conjuntiva da glândula.

O talo infundibular ocorre como uma estrutura cilíndrica oca ligada à superfície ventral do diencéfalo, medindo cerca de 1 cm de comprimento e 3 mm de diâmetro do bovino adulto. A cavidade central do talo, observada microscopicamente, é revestida com células ependimárias. A cavidade é contínua com o terceiro ventrículo do cérebro. A cavidade do talo estende-se até o seu terço médio ou distal. O talo contém as conexões entre os feixes de fibras nervosas do hipotálamo e o processo infundibular.

A parte infundibular da adeno-hipófise contata com o túber cinéreo, formando uma bainha anelar de células em torno do infundíbulo.

A hipófise na ovelha é de contorno irregularmente cônico, pesando, aproximadamente, 1,75 g e é de cor vermelho acastanhado. A glândula é relativamente maior na ovelha do que em outros animais domésticos (2 cm de comprimento, 1,2 cm de largura e 1,6 cm de espessura).

Uma fenda intraglandular serve para efetuar uma separação parcial da parte intermédia da distal. Evidência histológica indica que há considerável variação quanto à extensão com que cada um dos lobos da hipófise contata com o outro.

Histologicamente a adeno-hipófise contém um parênquima central de tecido glandular altamente vascularizado, pobre em células acidófilas (Smith e Smith, 1923; Spaul e Howes, 1930; Howes, 1930; Bassett 1951a). Um cone de células glandulares freqüentemente se projeta da parte intermédia para dentro da fenda intraglandular em direção à parte distal na qual pode indentar (Spaul e Howes, 1930; Wulzen, 1914; Gilmore et al., 1941). Este cone foi, primeiramente, descrito por Wulzen e, atualmente, leva seu nome (Wulzen, 1914). Uma estrutura similar foi descrita como ocorrendo na hipófise da ovelha (Gonfini, 1922; Lubberhuizen, 1931). Microscopicamente o cone de Wulzen consiste, primariamente, de células acidófilas similares àquelas da parte distal na região altamente vascularizada da parte intermédia.

Colóide é comumente observado na parte distal, intermédia, nervosa, fenda intraglandular e vasos sangüíneos da hipófise do bovino adulto. Gotas de colóide intercelular podem ser encontradas na hipófise de todos os bovinos. A substância coloidal faz seu aparecimento pós-natal, pois não há referências da presença de colóide na hipófise de fetos ou de bezerros (Spaul e Howes, 1930; Bassett, 1951b; Jubb e McEntee, 1955; Blickenstaff, 1934).

Abaixo da hipófise situa-se a rede admirável epidural rostral (Fig. 33-3), um grande e algo complexo plexo arterial duplo. Os plexos emparelhados comunicam-se caudalmente com a hipófise. Sangue arterial é recebido pelos plexos das artérias maxilares por meio da artéria da rede admirável e também das artérias vertebral e condilar. O forame órbito-redondo serve como a entrada para a artéria da rede admirável dentro da cavidade cranial. A artéria une-se à parte rostral do plexo. As artérias vertebral e condilar anastomosam-se entre si e com sua colateral do lado oposto sobre o assoalho da cavidade cranial. Estas artérias unem-se à parte caudal do plexo.

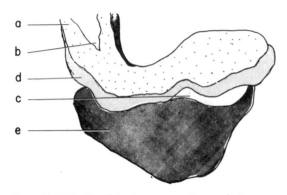

Figura 32-1. Hipófise de bovino, corte mediano sagital.

a, Infundíbulo com parte tuberal adjacente; b, cavidade infundibular; c, fenda hipofisária; d, parte intermédia e tuberal; e, parte distal. A área pontilhada é a parte nervosa. (Segundo Trautmann e Fiebiger, 1952.)

ENDOCRINOLOGIA DO RUMINANTE

As artérias emergentes direita e esquerdã supridoras do cérebro são equivalentes às artérias carótidas internas de outros animais domésticos. Cada uma das artérias emergentes deixa a superfície superior do plexo e surge na fossa hipofisária através do forame no diafragma da sela. A rede admirável, aparentemente, tem pouca participação no suprimento da glândula. Ela pode receber, possivelmente, alguns dos efluentes de sangue venoso. Na margem lateral da fossa intercrural cada artéria emergente divide-se em ramos rostral e caudal.

O círculo arterial cerebral é formado pela união dos ramos rostral e caudal das artérias emergentes. Os ramos rostrais atravessam a estria óptica próximos aos lobos piriformes e juntam-se um com o outro, superiormente, ao quiasma óptico. Os ramos caudais passam ao longo das cruras cerebrais e juntam-se um com o outro sobre a borda rostral da ponte. Assim, o suprimento arterial do cérebro provém do círculo arterial cerebral.

A parte distal é suprida pelas pequenas artérias hipofisárias rostrais derivadas das artérias emergentes. Estas dirigem-se caudodistalmente para a região rostrolateral da glândula. O infundíbulo recebe seu suprimento arterial pela superfície caudal por meio das pequenas artérias hipofisárias caudais originárias dos vasos emergentes.

Na área entre a dura hipofisária e o periósteo da fossa existe um seio sangüíneo, chamado seio carvenoso. A drenagem venosa da parte distal é feita por curtos troncos para este seio venoso dural. A drenagem venosa do infundíbulo é feita também para seios venosos adjacentes. Aceita-se que veias portas correm no talo infundibular desde o hipotálamo até unir-se a sinusóides microscópicos na parte distal.

O suprimento nervoso para a parte distal não tem sido descrito. As fibras e terminações nervosas na parte intermédia são derivadas do trato hipotalâmico-hipofisário e fibras acompanhando os vasos hipofisários podem, ocasionalmente, ser observados na parte tuberal.

GLÂNDULA TIREÓIDE (Fig. 30-2)

No bovino a **glândula tireóide** consiste de dois lobos triangulares achatados ligados por um istmo glandular distinto através da superfície ventral da traquéia ao nível do primeiro ou do segundo anel. A consistência não é tão firme quanto a do cavalo e a cor é pálida no adulto e vermelho escuro no bezerro. Cada lobo mede, aproximadamente, 8 cm de comprimento; 5 cm de altura e pesa, aproximadamente, 15 g. A glândula contata com a superfície lateral da cartilagem cricóide e está relacionada profundamente com o esôfago. A borda dorsal da glândula situa-se sobre o esôfago. A borda cranial da glândula tem um curso quase reto e está relacionada com as artérias cricofaríngea, cricotireóidea e tireolaríngea. A borda caudoventral côncava contata com a traquéia. A superfície lateral da glândula está relacionada com os músculos esternotireóideo e esternocefálico, a artéria carótida, a veia jugular interna e os nervos vago e simpático.

O suprimento arterial é feito, principalmente, pelo ramo tireóideo da artéria tireolaríngea que se divide próximo à glândula. Um ramo superficial

corre sob a borda cranial e, eventualmente, desaparece na junção do lobo e do istmo. Um grande e profundo ramo percorre a superfície do lobo e também envia ramos ao esôfago. A artéria tireóidea caudal, quando presente, entra no lobo ao nível do ângulo caudal.

As veias tireóideas são satélites das artérias e drenam para a veia jugular externa.

Os linfáticos drenam para os linfonodos cervicais. O suprimento nervoso é derivado do sistema nervoso autônomo.

Os lobos são de contorno elíptico em carneiros, de cor vermelho escuro e medem 4 a 5 cm de comprimento e 1,0 e 1,5 cm de altura. Cada lobo está relacionado com a traquéia desde o segundo até o sétimo anel traqueal. Os lobos podem ser ligados por um istmo glandular achatado. O istmo e os lobos laterais estão frouxamente aderidos à traquéia. O istmo, quando presente, atravessa a superfície ventral da traquéia e liga-se aos pólos caudais dos lobos ao nível do quinto anel traqueal. As bordas dorsais, os pólos cranial e caudal dos lobos estão relacionados com o timo, a bainha da carótida e as estruturas nela contidas. A superfície ventrolateral de cada lobo está coberta pelos músculos esterno-hióideo e esternotireóideo. A porção dorsal de cada lobo está coberta pelo músculo omo-hióideo.

A artéria tireóidea cranial origina-se da carótida comum, curva-se sobre o pólo cranial do lobo dentro da qual ela emite várias arteríolas. Uma pequena artéria tireóidea caudal entra pelo pólo caudal do lobo.

Veias satélites drenam para a veia jugular externa. Linfáticos drenam para os linfonodos cervicais. O suprimento nervoso é procedente do sistema nervoso autônomo.

GLÂNDULAS PARATIREÓIDES

As **glândulas paratireóides** nos bovinos não são facilmente reconhecidas ou localizadas. Elas são pequenas e variam de posição. As glândulas paratireóides externas (cranial) estão, usualmente, localizadas, cranialmente, aos lobos da tireóide, 3 a 6 cm caudal à ramificação das artérias carótidas comuns, sob o pólo superior do timo e porção cranial da glândula parótida. Não é incomum as glândulas externas infiltrarem-se no tecido conjuntivo dos lobos das glândulas mandibulares ou no ápice do timo (Hanson, 1924). Os lobos externos têm forma discoidal ou alongada, 5 a 12 mm de comprimento e pesando de 0,05 a 0,3 g. No bezerro as glândulas medem 2 a 4 mm de comprimento e pesam 0,05 a 0,08 g (Zietzchmann, et al., 1943).

As glândulas paratireóides internas (caudais) são menores do que as glândulas externas. Suas posições variam desde o tecido conjuntivo localizado sobre a borda caudal da tireóide ao local próximo de um ponto médio debaixo do istmo da tireóide. Freqüentemente elas estão incluídas no parênquima tireoideano sobre sua superfície dorsal média ou na superfície traqueal da tireóide sobre a borda caudal (Youngken, 1939).

O tecido glandular paratireoideano na ovelha é derivado da terceira bolsa braquial e pode ser encontrado ao nível da bifurcação das artérias carótida comum e interna ou debaixo do gânglio linfático mandibular. O parênquima paratireóideo derivado da quarta bolsa branquial está usualmente infiltrado profundamente na face da tireóide próximo à borda do lobo lateral. O sangue é suprido à glândula paratireóide pelas artérias tireóidea cranial e caudal. O sangue venoso é drenado para a veia jugular externa. Pequenas veias podem unir-se à jugular interna quando presentes.

GLÂNDULAS ADRENAIS

As **glândulas adrenais** direita e esquerda diferem na forma, localização e relação, assim requerendo descrições separadas. A glândula adrenal direita tem, grosseiramente, a forma de um V (Fig. 32-2). Ela situa-se encostada à superfície medial do pólo cranial do rim direito. A superfície medial da glândula é achatada e estreitamente em aposição com o pilar direito do diafragma. A superfície lateral é convexa e situa-se, parcialmente, na impressão renal do fígado. A superfície ventral da glândula é sulcada pela passagem da veia cava caudal. A base da glândula é irregularmente côncava e contata obliquamente com o pólo cranial do rim. Do lado contrário o ápice aguçado está localizado em um ângulo entre a veia caudal e a borda dorsal do fígado. A adrenal direita é mais leve do que a esquerda. Ela pesa de 12 a 13 g no bovino adulto. Grosseiramente a glândula mede 8 cm de comprimento, 3 cm de largura e 2 cm de espessura.

A glândula adrenal esquerda tem, aproximadamente, a forma de um C (Fig. 32-3). Está localizada, aproximadamente, sobre a linha mediana justamente caudal à artéria mesentérica cranial e sobre a face medial da veia cava caudal aproximadamente 5 a 8 cm cranial ao rim esquerdo. A superfície lateral está relacionada com o saco dorsal do rúmen. A superfície medial está relacionada com a veia cava caudal. A borda caudal apresenta um profundo sulco. No bovino adulto a glândula pode medir 8 cm de comprimento, 6 cm de largura e 3 cm de espessura. A adrenal esquerda do bovino pesa, aproximadamente, 14,5 g.

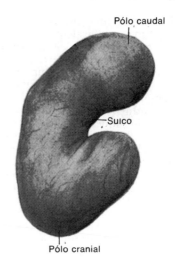

Figura 32-3. Adrenal esquerda de boi; vista ventral.
Fixada *in situ*.

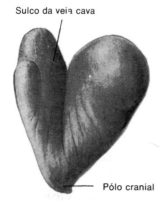

Figura 32-2. Adrenal direita de boi; vista ventral.
Fixada *in situ*.

Cada adrenal recebe duas artérias, ou da aorta ou de ramos das artérias renais.

A veia adrenal direita deixa o ápice da glândula na sua superfície ventral e entra na veia cava caudal. A veia adrenal esquerda deixa a face direita e entra na veia renal direita.

A drenagem linfática não está bem conhecida nas glândulas adrenais dos animais domésticos. Vasos linfáticos estão presentes na cápsula e medula e deixam a glândula com a veia para, provavelmente, drenar para linfonodos renais.

Os nervos extrínsecos para as glândulas adrenais de animais domésticos são quase todos simpáticos e originam-se dos últimos e poucos nervos torácicos espinhais. Eles alcançam a adrenal através do plexo adrenal, o qual é derivado, primariamente, do plexo celíaco. Aproximadamente 50 a 70 por cento são fibras pré-ganglionares mielinizadas, as quais terminam nas células medulares. Gânglios nervosos pericapsulares e medulares são comumente observados.

O parênquima córtico-adrenal não é inervado. Feixes nervosos são muito evidentes na medula adrenal do boi.

As glândulas adrenais no ovino têm, ambas, a forma de feijão. A glândula direita tem 2 cm de comprimento e 1 cm de largura, localizada ao longo da parte cranial do lado mediano do rim direito, aproximadamente, a 1 cm cranial ao ângulo de junção da veia renal direita e veia cava caudal. A adrenal esquerda é, geralmente, mais comprida do que a direita e situa-se transversalmente à veia renal esquerda, à qual está estreitamente aderida. O suprimento sangüíneo para as glândulas é fornecido pelas artérias renal e lombar.

TECIDO DA ILHOTA PANCREÁTICA

Veja Cap. 10.

TESTÍCULOS

Veja Caps. 10 e 31.

ENDOCRINOLOGIA DO RUMINANTE

OVÁRIOS

Veja Caps. 10 e 31.

GLÂNDULA PINEAL

A **glândula pineal** está localizada sobre a linha mediana e orientada para cima e caudalmente do lado caudal ao tálamo, dorsal ao colículo rostral e ventral aos hemisférios cerebrais (Fig. 35-9). No bovino jovem é algo cilíndrica em sua forma e de comprimento variável. No bovino velho o órgão é de forma cônica, piriforme ou fusiforme. É de cor creme clara ou pode ser excessivamente pigmentado ou pintado com pigmento castanho. O peso continua aumentando até aos três anos nas vacas. Depois do quinto ano de idade, evidência de um processo degenerativo pode ser notada. Em animais de 12 a 24 meses de idade o peso médio é de 133,8 ± 24,6 mg. O peso médio aos três anos de idade é de 274,50 ± 78,27 mg. O peso médio determinado em 5 touros adultos com a idade variando de dois a seis anos foi de 174,00 ± 53,71 mg. A variação no peso individual da glândula em touros castrados entre as idades de sete a 16 meses foi de 98 a 325 mg.

No ovino a glândula pineal é de contorno arredondado a ovóide. O peso médio do órgão em 50 ovelhas vazias variando de idade entre um e 10 anos foi de 81,34 ± 27,29 mg. Em um grupo de 24 ovelhas cheias variando na idade de três a 10 anos o peso médio do órgão foi de 101,89 ± 39,04 mg. O peso médio do órgão em 20 vacas variando de dois a quatro anos de idade foi de 96,14 ± 38,58 mg. Em 59 carneiros castrados variando de idade de um a 11 anos o peso médio do órgão foi de 87,74 ± 36,38 mg, os extremos sendo de 22 a 214 mg (Santamarina e Venzke, 1953).

MUCOSA INTESTINAL

Veja Cap. 10.

BIBLIOGRAFIA

Anderson, E. 1965. The anatomy of bovine and ovine pineals. Light and electron microscopic studies. J. Ultrastruct. Res., Suppl. 8:1-80.

Bassett, E. C. 1951a. The anterior lobe of the cattle pituitary. I. Qualitative cell type variations in various normal and abnormal sexual conditions. J. Endocr., 7:203.

Bassett, E. C. 1951b. The anterior lobe of the cattle pituitary. II. Distribution of colloid. J. Endocr., 7:215-220.

Biswal, G., and L. N. Das. 1966. Comparative histological study of the parathyroid gland of the bull and the bullock. Indian vet. J., 43:693-697.

Biswal, G., L. N. Das and D. B. Mishra. 1966. Comparative histological study of pituitary and pineal glands of the bull and bullock. Indian vet. J., 43:294-302.

Blickenstaff, P. H. 1934. Some studies on the hypophysis cerebri of cattle. Vet. Alum. Quart., 21:132-148.

Capen, C. C., A. Koestner and C. R. Cole. 1965. The ultrastructure and histochemistry of normal parathyroid glands of pregnant and nonpregnant cows. Lab. Invest., 14:1673-1690.

Capen, C. C., A. Koestner and C. R. Cole. 1965. The ultrastructure, histopathology, and histochemistry of the parathyroid glands of pregnant and nonpregnant cows fed a high level of vitamin D. Lab. Invest., 14:1809-1825.

Das, L. N., D. B. Mishra and G. Biswal. 1965. Comparative histological study of adrenal and thyroid glands of the bull and bullock. Indian vet. J., 42:824-830.

Gilmore, L. O., W. E. Petersen and A. T. Rasmussen. 1941. Some morphological and functional relationships of the bovine hypophysis. Tech. Bull. Univ. Minn., No. 145, pp. 3-55.

Gonfini, C. 1922: Su uno speciale lobulo dell 'Hypophysis cerebri in embrioni di pecora e sul suo significato. Arch. ital. di Anat. e di Embryol., 19:95-121.

Hanson, A. M. 1924. Parathyroid preparations. Military Surg., 54:554-560.

Harrison, F. A., and I. R. McDonald. 1965. The arterial supply to the adrenal gland of the sheep. J. Anat., 100:189-202.

House, E. L. 1943. The development of the hypophysis of the ox. Am. J. Anat., 73:1-24.

Howes, N. G. 1930. A histological study of the ox pituitary gland after freezing and exposure. J. Exp. Biol., 7:253-259.

Jubb, K. V., and K. McEntee. 1955. Observations on the bovine pituitary gland. II. Architecture and cytology with special reference to basophil cell function. Cornell Vet., 45:593-641.

Lang, K. 1959. Anatomy and histology of the pineal body in cattle and sheep. Inaug. Diss., Munich.

Lubberhuizen, H. W. 1931. Die Entwicklund der Hypophysis cerebri beim Schaf (*Ovis aries*). Zeitschr. f. Anat. u. entu., 96:1-53.

Manns, J. G., and J. M. Boda. 1965. Control of insulin secretion in sheep; the effect of volatile fatty acids and glucose. The Physiologist, 8:227.

Neve, P., F. R. Rodesch and J. E. Dumont. 1968. Electron microscopy of isolated sheep thyroid cells, Exp. Cell Res., 51:68-78.

Sajonski, H. 1960. Anatomy and histology of pituitary gland and hypothalamus in sheep and goats. Wiss. Z. Humboldt Univ., 9:233-258; 405-435.

Santamarina, E., and W. G. Venzke. 1953. Physiological changes in the mammalian pineal gland correlated with the reproductive system. Am. J. vet. Res., 14:555-562.

Schilling, E. 1964. Protein overfeeding and structure of the adrenal gland in cattle. Zbl. Vet. Med. (A), 11:315-322.

Shin, T. 1965. Study on the ultrastructure and function of the bovine thyroid gland in tissue culture. Nagoya J. Med Sci., 27:201-208.

Smith, P. E., and I. P. Smith. 1923. The topographical separation in the bovine anterior hypophysis of the principle reacting with the endocrine system from that controlling general body growth, with suggestions as to cell types elaborating these encretions. Anat. Rec., 25:150-151.

Smollich, A. 1958. Form, topography, size, and weight relationships of the adrenal glands of the cow. Anat. Anz., 105:205-221.

Spaul, E. A., and N. H. Howes. 1930. The distribution of biological activity in the anterior pituitary of the ox. J. Exp. Biol., 7:154-164.

Tesar, J. T., H. Koenig and C. Hughes. 1969. Hormone storage granules in the beef anterior pituitary. I. Isolation, ultrastructure, and some biochemical properties. J. Cell. Biol., 40:225-235.

Trautmann, A., and J. Fiebiger. 1952. Fundamentals of the histology of domestic animals, translated by R. E. Habel. Ithaca, New York, Comstock Publishing Co.

Trolldenier, H. 1967. On the ultrastructure of the thyroid gland epithelium of various domestic animals. Z. Mikr. Anat. Forsch., 77:29-57.

Tsijmbal, T. G. 1958a. I. Topography and anatomy of the pineal body in cattle. Sborn. Trud. Kharkov., Vet. Inst., 23:15-25.

Tsijmbal, T. G. 1958b. II. Experimental removal of the pineal body in goats. Sborn. Trud. Kharkov., Vet. Inst., 23:27-31.

Vollmerhaus, B. 1964. The ovarian arteries and veins of domestic cattle as an example of a functional coupling of visceral vessels. Verh. Anat. Ges., 58:258-264.

Wulzen, R. 1914. The morphology and histology of a certain structure connected with the pars intermedia of the pituitary body of the ox. Anat. Rec., 8:403-414.

Youngken, H. W. 1939. A pharmacognostical study of the parathyroid. J. Am. Pharm. Assoc., 28:638-643.

Zamoro, C. S., A. F. Weber and S. C. Whiff. 1967. Cellular changes in the adrenal medulla of the calf following injection of adrenocorticotropic hormone and sodium deflection. Am. J. vet. Res., 28:1351-1361.

Zietzschmann, O., E. Ackernecht and H. Grau, 1943. Ellenberger and Baum. Handbuch der vergleichenden Anatomie der Haustiere. 18th ed. Berlin, Springer-Verlag.

CAPÍTULO 33

CORAÇÃO E ARTÉRIAS DO RUMINANTE

N. G. Ghoshal*

PARTE I — BOVINOS

PERICÁRDIO

O **pericárdio fibroso** está unido ao esterno, entre as fendas para as sextas cartilagens costais, por duas faixas fibrosas, os **ligamentos esternopericárdicos;** estes ligamentos, esquerdo e direito, estão mergulhados na massa de gordura ao redor do ápice do pericárdio fibroso, no assoalho torácico. No lado esquerdo, a maior parte do pericárdio está em contato com a parede torácica lateral, caudalmente, até o quarto espaço intercostal. No lado direito, o pericárdio pode ser coberto pelo pulmão e não ter contato com a parede torácica lateral. Mas, na maioria dos casos, há um entalhe cardíaco triangular, no pulmão direito, oposto à parte ventral da quarta costela e aos espaços intercostais adjacentes.

CORAÇÃO

(Figs. 33-1 e 2)

Cinco sétimos do **coração** do bovino encontram-se no lado esquerdo do plano mediano do tórax, devido ao grande tamanho do pulmão direito. O coração do bovino adulto possui um peso médio de cerca de 2,5 kg, ou de cerca de 0,4 a 0,5 por cento do peso do corpo. Seu comprimento, da base ao ápice, é relativamente maior do que o do cavalo, sendo a base menor em ambos os diâmetros. Sua altura, do sulco coronário ao ápice, tem, em média, 17 cm, a largura de sua base é de 12 cm, e a sua circunferência, dentro do sulco coronário, é de cerca de 38 cm (Hegazi, 1958). A parte ventricular é mais regularmente cônica e mais pontiaguda. Um **sulco** denominado **caudal** ou **intermediário,** pouco profundo, estende-se do sulco coronário ventralmente para o lado esquerdo da borda ventricular esquerda, não atingindo o ápice. Os grandes vasos sangüíneos estão localizados nos sulcos coronário e interventricular, estando parcialmente mergulhados na gordura subepicárdia. A quantidade de gordura nos sulcos e próximo a eles é muito maior do que no eqüino. A proporção por peso, nos lados esquerdo e direito do plano medial, é de cerca de 4 : 3. A base está oposta à parede torácica do segundo espaço intercostal ou terceira costela ao quinto espaço intercostal, ou sexta costela. O ápice está oposto à sexta articulação condroesternal; é mediano, ficando a cerca de 2,5 cm do diafragma. O maior eixo é menos oblíquo do que no eqüino. A borda ventricular esquerda está oposta ao quinto espaço intercostal; é praticamente vertical e ligeiramente côncava. A aurícula esquerda é maior do que a direita. O entalhe cardíaco, no lado esquerdo, é relativamente grande, estendendo-se entre a borda caudal da terceira costela e o quinto espaço intercostal. À direita ela situa-se entre o terceiro e o quarto espaços intercostais, sendo oculta pelo braço.

Uma transposição completa das origens da aorta e do tronco pulmonar em um bezerro macho Holstein de dois dias de idade foi relatada por Vitums (1956). Neste caso, a aorta originou-se da parte dorsal cranial esquerda do ventrículo direito, e o tronco pulmonar da parte craniodorsal do ventrículo esquerdo, caudal e à esquerda da origem da aorta.

A topografia dos vários orifícios do coração varia significativamente, com referência ao esqueleto, devido à respiração e outras atividades vitais do corpo. Portanto, deve-se ter cuidado ao aplicar os dados seguintes em casos clínicos, pois as posições relativas desses orifícios são normalmente registradas em animais mortos. O **orifício do tronco pulmonar** encontra-se principalmente oposto ao terceiro espaço intercostal e quarta costela, a cerca de 10 a 12 cm acima das extremidades esternais das costelas. O **orifício aórtico** está principalmente oposto à quarta costela. O **orifício atrioventricular direito** está oposto ao terceiro espaço intercostal e quarta costela e ao quarto espaço intercostal. O **óstio atrioventricular esquerdo** está principalmente oposto ao quarto espaço intercostal e à quinta costela. As **valvas pulmonar e aórtica,** numa orientação

---

*Com seções sobre Suprimento Sangüíneo para o Cérebro por B. S. Nanda, e uma seção sobre Ramos da Aorta Abdominal para o Trato Digestivo por R. E. Habel.

CORAÇÃO E ARTÉRIAS DO RUMINANTE

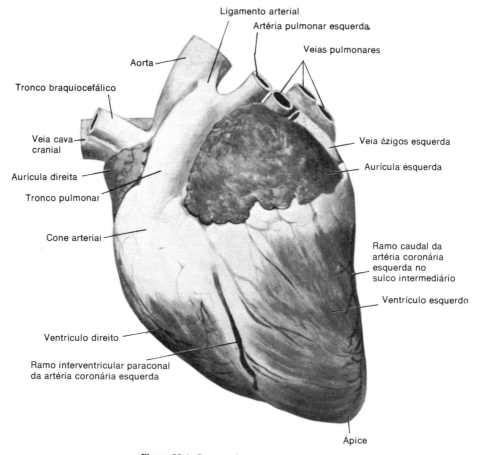

Figura 33-1. Coração de bovino; vista esquerda.

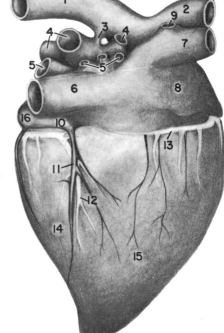

Figura 33-2. Coração de bezerro, vista atrial (caudal direita).

1, Aorta descendente; 2, tronco braquiocefálico; 3, ligamento arterial; 4, artérias pulmonares; 5, veias pulmonares; 6, veia cava caudal; 7, veia cava cranial; 8, átrio direito; 9, veia ázigos direita; 10, seio coronário; 11, veia cardíaca média; 12, ramo interventricular subsinuoso; 13, artéria coronária direita; 14, ventrículo esquerdo; 15, ventrículo direito; 16, grande veia cardíaca.

grosseira quanto às suas posições, ficam ligeiramente dorsais às valvas atrioventriculares correspondentes. O **sulco interventricular paraconal** corresponde à quarta costela. O **sulco interventricular subsinuoso** é principalmente caudal; tem início ventralmente ao término da veia cava caudal. O **sulco caudal** ou **intermediário,** assim chamado, tem início ventralmente à extremidade caudal da aurícula esquerda e, em sua descida, inclina-se gradativamente no sentido do lado esquerdo do ápice. Pode haver um **sulco acessório** na superfície auricular do ventrículo esquerdo.

A **veia ázigos esquerda** abre-se no átrio direito, ventralmente à veia cava caudal. Recebe, em sua terminação ou próximo a ela, a grande veia cardíaca, que é provida de uma valva semilunar.

Dois ossos, **os ossos do coração,** desenvolvem-se no anel fibroso aórtico. O direito está em aposição com os anéis atrioventriculares, tendo formato irregularmente triangular. Sua face esquerda é côncava e fornece fixação à cúspide semilunar direita da valva aórtica. A superfície direita é convexa craniocaudalmente. A base é dorsal. A borda caudal suporta duas projeções, separadas por uma fenda. Tem normalmente cerca de 4 cm de comprimento. O osso esquerdo, menor, é inconstante. Sua borda direita, côncava, fornece fixação para a cúspide semilunar esquerda da valva aórtica. A **trabécula septomarginal,** bem evidente no ventrículo direito,

estende-se obliquamente da base do grande músculo papilar à parte ventral da parede cranial. Outras trabéculas estendem-se à direita da borda fixa da valva atrioventricular direita (tricúspide). No ventrículo esquerdo há várias trabéculas ramificadas.

O **tronco pulmonar** é relativamente grande, deixando o ventrículo direito no **cone arterial.** Sua porção inicial está situada no lado esquerdo do plano mediano e, após passar dorsal, caudal e medialmente entre as aurículas esquerda e direita, divide-se nas artérias pulmonares direita e esquerda. Esta divisão normalmente ocorre caudalmente ao arco aórtico e ventralmente à bifurcação da traquéia. Ligeiramente cranial à ramificação acima, une-se à aorta descendente por meio de uma faixa fibrosa — o **ligamento arterial.**

A **artéria pulmonar direita** encontra-se no lado direito do plano mediano, sendo normalmente mais longa do que a **artéria esquerda** correspondente. As artérias pulmonares dividem-se dentro do pulmão, seguindo os principais brônquios. A artéria pulmonar direita possui quatro ramos secundários (lobares), enquanto a artéria esquerda possui apenas dois. No boi, existem anastomoses pré-capilares com ramos da artéria bronquial.

ARTÉRIAS

Aorta Ascendente

A **artéria coronária esquerda,** que é muito maior do que a direita, surge do **seio aórtico,** na região da cúspide semilunar esquerda. Seguindo um curto trajeto entre o átrio esquerdo e a origem do tronco pulmonar, normalmente sob a grande veia cardíaca, divide-se no **ramo interventricular paraconal** e no **ramo circunflexo.** O primeiro é a continuação direita da artéria principal que desce flexuosamente no sulco interventricular paraconal e termina no sulco apical, onde se anastomosa com ramos do ramo interventricular subsinuoso. A princípio este ramo é encoberto pela grande veia cardíaca, acompanhando-a a seguir cranialmente, e finalmente correndo caudalmente. O **ramo circunflexo** é relativamente maior do que o outro. Corre flexuosa e caudalmente e um tanto ventralmente no sulco coronário, diretamente sob a grande veia cardíaca, ao redor do átrio esquerdo. Na borda ventricular esquerda, passa sobre a borda caudal do coração, sob o ramo intermediário da grande veia cardíaca e da superfície atrial. Está situado mergulhado na gordura do sulco interventricular subsinuoso e desce como o **ramo interventricular subsinuoso** no sentido do ápice do coração. Em sua origem o ramo interventricular subsinuoso fica sob a veia cardíaca média durante curto trajeto e depois continua no sentido do ápice, ficando perto deste.

A **artéria coronária direita** é muito menor do que a artéria esquerda correspondente. Não atinge o sulco interventricular subsinuoso, situando-se, portanto, dentro do sulco coronário. Surge do seio da aorta na região da cúspide semilunar direita. A princípio corre craniodistalmente no sentido da borda ventricular direita e, após dobrar à direita,

atinge o sulco coronário. Neste desvio do átrio direito, é parcialmente coberta pela aurícula direita e, imediatamente antes do sulco interventricular subsinuoso, emite os ramos terminais que se anastomosam com ramos do ramo interventricular subsinuoso da artéria coronária esquerda.

Cerveny e Kaman (1963) relataram sobre a origem de ambas as artérias coronárias de um bezerro com um único seio da aorta, direito, e não possuindo traços de abertura da artéria coronária esquerda no seio da aorta, esquerdo.

TRONCO BRAQUIOCEFÁLICO

O **tronco braquiocefálico** tem cerca de 10 a 12 cm de comprimento, formando um tronco comum com a artéria subclávia esquerda. Emite ramos que suprem a cabeça, pescoço, membro torácico e a porção cranial da cavidade torácica. O padrão de ramificação da artéria subclávia dentro da cavidade torácica é simétrico, diferentemente do observado nos eqüinos.

A **artéria subclávia direita** difere, em origem, da artéria esquerda e é um pouco mais curta. Dentro da cavidade torácica cada artéria subclávia emite os seguintes ramos: o tronco costocervical, a artéria vertebral, a artéria cervical superficial e a artéria torácica interna.

1. O **tronco costocervical** normalmente consiste no seguinte:

a. A **artéria escapular dorsal** pode surgir separadamente ou por um tronco comum com a artéria intercostal suprema. Corre dorsalmente através da extremidade vertebral da primeira costela, ao longo da face profunda do músculo serrátil ventral do pescoço. Continua sua ascensão através desse mús-

CORAÇÃO E ARTÉRIAS DO RUMINANTE

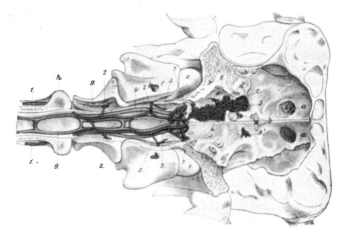

Figura 33-3. Assoalho do crânio e parte cranial do canal vertebral dos bovinos.

1, Artéria vertebral; 2, ramos musculares de 1; 3, ramos de 1 para a rede admirável epidural caudal; 4, 5, ramos caudal e rostral da artéria maxilar para a rede admirável epidural rostral; 6, ramo caudal (da artéria maxilar) penetrando no crânio através do forame oval para a rede admirável epidural rostral; 7, artéria condilar; 8, artéria oftálmica interna; 8', segmento intracranial da artéria carótida interna; 9, 9', seios venosos vertebrais longitudinais; a, lâmina crivosa; b, forame óptico; c, forame órbito-rotundo; d, forame oval; e, côndilo occipital; f, g, h, primeira, segunda e terceira vértebras cervicais. (De Ellenberger, 1908.)

culo e, próximo ao ângulo cranial da escápula, supre o músculo citado, a parte cervical do trapézio e o músculo rombóide do pescoço. Às vezes, dá origem à **primeira artéria intercostal dorsal**.

b. A **artéria intercostal suprema** pode surgir juntamente com a artéria escapular dorsal. Ela corre dorsal e caudalmente ao longo dos lados dos corpos vertebrais. Normalmente, emite as **artérias intercostais dorsais** para os primeiros três espaços intercostais. Em casos excepcionais, pode surgir da parte inicial da aorta torácica.

c. A **artéria cervical profunda** pode surgir de um tronco comum com a artéria vertebral ou pode constituir um ramo dessa artéria. Passa dorsal e cranialmente entre os processos transversos da primeira vértebra torácica e sétima vértebra cervical, ou entre a sexta e sétima vértebras cervicais. Ascende no pescoço ao longo da superfície profunda do músculo semi-espinhal da cabeça, suprindo-o, e também os músculos esplênio, o rombóide do pescoço e a parte cervical do trapézio.

2. A **artéria vertebral** é a continuação direta do tronco costocervical. Ela corre craniodorsalmente no sentido do forame transverso da sexta vértebra cervical, juntamente com a veia e o nervo vertebral homônimos. Ascende no pescoço através do canal transverso das vértebras cervicais e fornece ramos aos músculos intertransversais do pescoço. Oposto a cada forame intervertebral, libera um **ramo espinhal**, que supre a medula espinhal e suas meninges. Estes ramos espinhais, após subdividirem-se e anastomosarem-se com os ramos contíguos, dão ori-

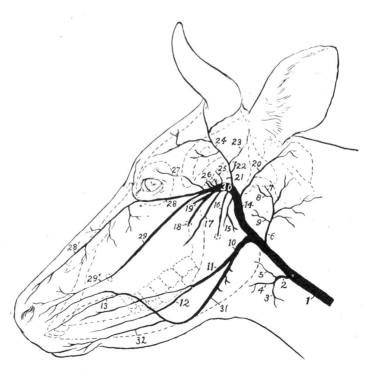

Figura 33-4. Esquema das principais artérias da cabeça dos bovinos.

1, Artéria carótida comum; 2, artéria tireóidea cranial; 3, ramo muscular; 4, ramo laríngeo caudal; 5, artéria faríngea ascendente; 6, artéria occipital; 7, artéria condilar; 8, artéria meníngea média; 9, artéria palatina ascendente; 10, tronco linguofacial; 11, artéria lingual; 12, artéria sublingual; 13, artéria labial maxilar; 14, artéria carótida externa; 15, ramo massetérico; 16, artéria alveolar mandibular; 17, artéria bucal; 18, artéria palatina maior; 19, artéria esfenopalatina; 20, artéria auricular caudal; 21, artéria temporal superficial; 22, artéria meníngea caudal (variação); 23, artéria auricular rostral; 24, artéria cornual; 25, artéria temporal profunda caudal; 26, ramos rostral e caudal para a rede admirável epidural caudal; 27, artéria supra-orbitária; 28, artéria malar; 28', artéria lateral caudal do nariz; 29, artéria infra-orbitária; 29', ramo anastomótico com a artéria labial maxilar; 30, artéria maxilar; 31, artéria facial; 32, artéria labial mandibular.

gem às **artérias espinhais ventral** e **dorsal**. O trajeto característico da artéria vertebral, em outras espécies, é representado no bovino apenas pelos pequenos ramos que passam lateralmente à primeira e segunda vértebras cervicais para unirem-se ao ramo descendente e ao ramo anastomótico com a artéria occipital. O principal trajeto da artéria vertebral é entre a segunda e terceira vértebras cervicais para dentro do canal vertebral, emitindo um ramo que se une à artéria condilar (Fig. 33-3), que continua por seu ramo descendente. Não está diretamente ligado com a artéria basilar.

3. A **artéria cervical superficial** surge da artéria subclávia, oposta à primeira costela, na abertura torácica cranial. A princípio, transcorre craniodorsal e profundamente aos músculos subclávio, braquiocefálico, à parte cervical do trapézio e ao omotransversal. Continua dorsalmente, lateral aos nodos linfáticos cervicais superficiais, e ramifica-se na face profunda do músculo trapézio. Supre todas as estruturas citadas, incluindo também os músculos esplênio e rombóide do pescoço. Emite os seguintes ramos:

a. Um **ramo muscular,** que após surgir próximo à origem da artéria principal, supre a face profunda do músculo braquiocefálico.

b. O **ramo pré-escapular** corre dorsomedialmente sobre a inserção do músculo peitoral ascendente e na superfície craniomedial da extremidade distal do músculo supra-espinhal, onde se divide em dois ramos. Ambos os ramos suprem este último músculo. O ramo pré-escapular pode surgir juntamente com a artéria torácica externa, em alguns casos.

c. O **ramo deltóideo** (descendente) acompanha a veia cefálica dentro do sulco lateral peitoral e supre o músculo braquiocefálico. Às vezes, surge da artéria torácica externa.

4. A **artéria torácica interna** é grande e surge um tanto oposta à artéria anteriormente citada, nas proximidades da primeira costela. Desce caudoventralmente no sentido da superfície torácica do esterno e depois continua caudal e profundamente ao músculo transverso torácico. Ao redor do sétimo espaço intercondral, divide-se nas artérias epigástrica cranial e musculofrênica. Durante seu trajeto, libera vários ramos para o pericárdio, lobo torácico do timo, pleura mediastinal, diafragma, **ramos perfurantes** para os músculos peitorais e os **ramos intercostais ventrais**. Estes últimos ascendem nos espa-

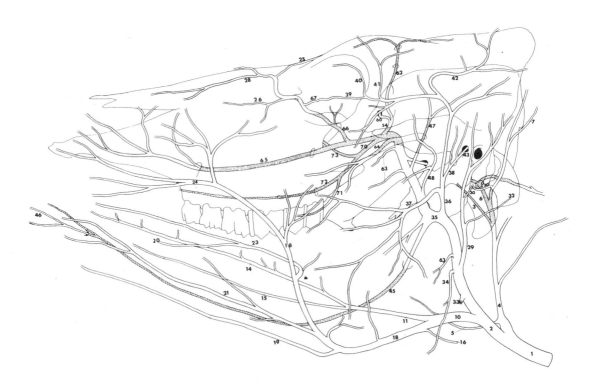

Figura 33-5. Suprimento sangüíneo para a cabeça dos bovinos, vista lateral.

1, Artéria carótida comum; 2, artéria carótida externa; 3, artéria carótida interna; 4, artéria occipital; 5, artéria palatina ascendente; 6, artéria condilar; 7, ramo occipital; 10, tronco linguofacial; 11, artéria lingual; 14, artéria lingual profunda; 15, artéria sublingual; 16, ramo glandular; 18, artéria facial; 19, artéria submentoniana; 20, artéria do ângulo da boca; 21, artéria labial mandibular; 23, artéria labial maxilar; 24, artéria lateral rostral do nariz; 25, artéria do ângulo do olho; 26, artéria lateral caudal do nariz; 28, artéria dorsal do nariz; 29, artéria auricular caudal; 30, artéria estilomastóidea; 30', artéria estilomastóidea profunda; 32, ramo occipital; 33, artéria parótida; 34, ramo massetérico; 35, artéria maxilar; 36, artéria temporal superficial; 37, artéria facial transversa; 38, artéria auricular rostral; 39, artéria palpebral inferior lateral; 40, artéria palpebral superior lateral; 41, ramo lacrimal; 42, artéria cornual; 43, ramo meníngeo; 45, artéria alveolar mandibular; 46, ramos dentários; 47, artéria temporal profunda caudal; 48, artéria massetérica; 54, artéria oftálmica externa; 60, artéria etmoidal externa; 62, artéria supra-orbitária; 63, ramo pterigóideo; 64, artéria bucal; 65, artéria infra-orbitária; 66, artéria malar; 67, artéria palpebral inferior medial; 70, artéria palatina descendente; 71, artéria palatina menor; 72, artéria palatina maior; 73, artéria esfenopalatina.

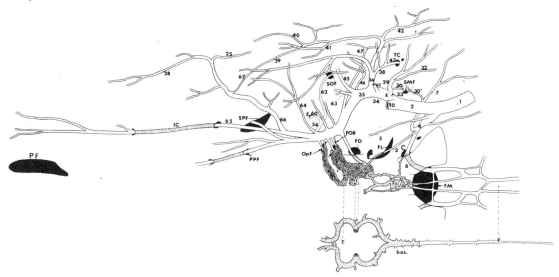

Figura 33-6. Suprimento sangüíneo para a cabeça dos bovinos, vista frontal.

1, Artéria carótida comum; 2, artéria carótida externa; 3, artéria carótida interna; 4, artéria occipital; 5, artéria palatina ascendente; 6, artéria condilar; 7, ramo occipital; 10, tronco linguofacial; 25, artéria do ângulo do olho; 28, artéria dorsal do nariz; 29, artéria auricular caudal; 30, artéria estilomastóidea; 30', artéria estilomastóidea profunda; 32, ramo occipital; 33, ramo parotídeo; 34, ramo massetérico; 35, artéria maxilar; 36, artéria temporal superficial; 38, artéria auricular rostral; 39, artéria palpebral inferior lateral; 40, artéria palpebral superior lateral; 41, ramo lacrimal; 42, artéria cornual; 43, ramo meníngeo; 45, artéria alveolar mandibular; 47, artéria temporal profunda caudal; 48, artéria massetérica; 54, artéria oftálmica externa; 60, artéria etmoidal externa; 62, artéria supra-orbitária; 63, artéria pterigóidea; 64, artéria bucal; 66, artéria malar; 67, artéria palpebral inferior medial; baixo, artéria baxilar; C, forame condilóide; E, forame etmoidal; FL, forame jugular; FM, forame magno; FO, forame oval; FOR, forame órbito-rotundo; IC, canal infra-orbitário; OpF, forame óptico; PF, fissura palatina; PPF, forame palatino caudal; SMF, forame estilomastóideo; SOF, forame supra-orbitário; SPF, forame esfenopalatino; TC, canal temporal.

ços intercostais e anastomosam-se com as artérias intercostais dorsais correspondentes.

a. A **artéria musculofrênica** passa caudodorsalmente dentro do sulco entre a oitava e nona cartilagens costais e continua ao longo da fixação costal do músculo transverso do abdome. Emite os **ramos intercostais ventrais,** que se anastomosam com as correspondentes artérias intercostais dorsais aórticas. Supre, também, ramificações para o diafragma e para o músculo transverso do abdome.

b. A **artéria epigástrica cranial** corre no sentido do assoalho do abdome, entre a nona cartilagem costal e a cartilagem xifóide, sob o músculo transverso do abdome. Na face profunda do músculo reto do abdome emite diversos ramos; destes, os **ramos intercostal ventral** e **costoabdominal ventral** anastomosam-se com as artérias intercostal dorsal aórtica e costoabdominal dorsal correspondentes, respectivamente. Aqui, divide-se nas **artérias epigástricas cranial profunda** e **cranial superficial.** A artéria epigástrica cranial profunda corre caudalmente ao longo da face profunda do músculo reto do abdome e anastomosa-se com a artéria epigástrica caudal profunda do tronco pudendo epigástrico. A artéria epigástrica cranial superficial, após perfurar a parede torácica ventrolateral, corre caudalmente ao longo da superfície do músculo reto do abdome, supre a fáscia e pele durante seu trajeto, e finalmente anastomosa-se com a artéria epigástrica caudal superficial fora da artéria pudenda externa.

Seguindo a origem da artéria subclávia esquerda, o tronco braquiocefálico, no mediastino cranial, divide-se na **artéria subclávia direita** e no tronco bicarótido. A artéria subclávia direita possui uma relação idêntica com a artéria subclávia esquerda correspondente. Na abertura torácica cranial, o **tronco bicarótido** divide-se nas artérias carótida comum direita e esquerda. O tronco bicarótido possui, normalmente, cerca de 5 cm de comprimento. Em casos excepcionais, ambas as artérias carótidas comuns são emitidas separadamente do tronco braquiocefálico.

Artéria Carótida Comum

A **artéria carótida comum** surge do tronco bicarótido, na superfície ventral da traquéia. Ascende no pescoço acompanhando o tronco vagossimpático e a pequena veia jugular interna, dentro da bainha carótida. Relaciona-se dorsalmente com o tronco vagossimpático e ventralmente com o nervo laríngeo recorrente correspondente. Está separada da veia jugular externa pelo músculo omo-hióideo e esternocefálico (esternomastóideo). Divide-se, no músculo digástrico, nas artérias carótida externa e occipital (Figs. 33-4, 5 e 6). A **artéria carótida interna** surge da artéria carótida comum, juntamente com a artéria occipital e as artérias faríngeas ascendentes, no feto. (Ocasionalmente, a origem comum das artérias carótida interna e occipital, na superfície dorsal da carótida comum, apresenta uma pequena dilatação, o **seio carotídeo**.) Logo após o nascimento seu segmento extracranial, após correr medialmente para a parte timpânica do osso temporal, penetra na cavidade cranial através do forame jugular, degenera e está, às vezes, representado por um fino cordão fibroso. Desta forma, ela perde ligação com a artéria carótida comum. Neste intervalo, o segmento intracranial da artéria carótida interna supostamente estabelece novas ligações com a artéria faríngea ascendente, e assim, indiretamente, com a carótida comum, fornecendo sangue à rede admirável epidural. Além dos ramos traqueais, esofágicos e muscular *(ramo esternoclidomastóideo)*, emite os seguintes:

1. A **artéria tireóidea caudal,** pequena e inconstante.

2. A **artéria tireóidea cranial,** o principal vaso arterial para a glândula tireóide. Seu nível de origem é variável, mas freqüentemente está próximo à extremidade cranial da glândula (Fig. 33-4). Ela normalmente se divide nos ramos medial e lateral, que penetram na glândula em sua superfície medial e lateral ou ventral. Emite os seguintes ramos:

a. O **ramo faríngeo** que pode surgir de seu ramo medial.

b. O **ramo muscular** que supre o músculo cricotíreóideo.

c. O **ramo laríngeo caudal** que é relativamente pequeno e corre caudal e paralelamente ao nervo laríngeo caudal.

3. A **artéria laríngea cranial** que possui origem variável. Pode surgir do ramo lateral da artéria tireóidea cranial. Divide-se nos **ramos faríngeos** e **laríngeo,** suprindo as respectivas estruturas.

4. A **artéria faríngea ascendente** que surge do ramo medial da artéria tireóidea cranial ou, em sua vizinhança, da artéria carótida comum (Nickel e Schwarz, 1963). Pode surgir da artéria carótida externa. Logo após o nascimento, ela supostamente estabelece um novo caminho para a canalização do sangue, da artéria carótida comum ao segmento intracranial da carótida interna e, assim, à rede admirável epidural. Após correr medialmente, atinge a parede dorsolateral da faringe, caudalmente ao músculo estilofaríngeo. Durante seu trajeto, supre pequenos ramos para a faringe, palato mole e amígdalas.

Na ausência da artéria carótida interna nos animais adultos, a artéria occipital marca a transição entre a artéria carótida comum e a artéria carótida externa

ARTÉRIA CARÓTIDA EXTERNA. (Figs. 33-4, 5 e 6). A **artéria carótida externa** é a continuação direta da artéria carótida comum na superfície profunda do ventre caudal do músculo digástrico. Passa a princípio lateralmente, depois dorsal e cranialmente, entre o músculo citado e o músculo estilo-hióideo, no sentido da borda caudal do ramo mandibular. Um tanto ventral à articulação temporomandibular, após emitir a artéria temporal superficial, prossegue como a artéria maxilar. Os ramos colaterais da artéria carótida externa são:

1. O **tronco lingofacial** (Figs. 33-4, 5 e 6) que é comum tanto para a artéria lingual como para a facial, que podem surgir, de acordo com Schmidt (1910), separadamente. Fornece diversos ramos

para as glândulas mandibulares e parótida. O tronco, logo após sua origem, divide-se em ramos terminais.

a. A **artéria lingual** possui origem variável (Figs. 33-4 e 5). É grande, e muitas vezes surge separadamente da artéria carótida comum ou da carótida externa. Além do tendão intermediário do músculo digástrico continua rostralmente ao longo da borda ventral dos músculos estilo-hióideo e estiloglosso e é, finalmente, coberta pelo músculo hioglosso. Continua mais além na superfície lateral do músculo genioglosso até desaparecer dentro da língua.

(1) Emite um ou mais ramos para a glândula mandibular.

(2) Os **ramos peri-hióideos** são pequenos e anastomosam-se com os do lado oposto. Podem surgir com a artéria sublingual.

(3) Os **ramos linguais dorsais,** variáveis, são emitidos dentro da língua. Correm no sentido do dorso da língua.

(4) A **artéria sublingual,** relativamente pequena, é destacada da artéria lingual (Figs. 33-4 e 5). Segue rostralmente, medial ao músculo hioglosso, no ângulo entre o músculo genioglosso e o gênio-hióideo.

(5) A **artéria lingual profunda,** a continuação da artéria lingual, passa no sentido do ápice da língua entre os músculos hioglosso e genioglosso (Fig. 33-5). Segue um trajeto flexuoso e emite os ramos linguais dorsais. As artérias direita e esquerda anastomosam-se uma com a outra.

b. A **artéria facial** é o ramo terminal do tronco principal (Figs. 33-4 e 5). Continua além da origem da artéria lingual, ventral e rostralmente à superfície medial do músculo digástrico até seu tendão intermediário e depois lateralmente entre este último e o músculo estilo-hióideo. Adiante, estende-se entre a glândula mandibular e o ventre rostral do músculo digástrico, na superfície medial do músculo pterigóideo medial, e se relaciona ventralmente ao nervo hipoglosso. Cruza a borda ventral da parte molar da mandíbula, um tanto rostralmente ao ângulo mandibular, e corre dorsalmente, acompanhando a veia correspondente, o ducto parotídeo e o ramo bucal ventral do nervo facial. Ascende ao longo da borda rostral do músculo masseter com as estruturas anteriores e emite os seguintes ramos colaterais:

(1) O ramo para a glândula mandibular.

(2) A **artéria submentoniana** surge da artéria facial em seu trajeto ao longo da borda ventral da mandíbula (Fig. 33-5). É um vaso delgado que corre rostralmente. Próximo ao queixo anastomosa-se com a artéria mentoniana.

(3) As **artérias labiais mandibulares** compreendem os vasos superficial e profundo (Figs. 33-4 e 5). A artéria superficial é pequena e corre rostralmente ao longo da borda ventral do músculo depressor do lábio mandibular. A artéria profunda é relativamente grande e corre rostral e profundamente ao músculo bucinador, entre os lobos das glândulas bucais ventrais, ao longo da superfície profunda do músculo citado.

(4) A **artéria labial maxilar** é grande; passa rostral e ventralmente ao músculo depressor do lábio maxilar e normalmente emite um ramo que corre ros-

CORAÇÃO E ARTÉRIAS DO RUMINANTE

tralmente e quase paralelamente com a artéria nasal lateral (Fig. 33-4). A **artéria angular da boca** é muito pequena ou ausente. Supre o ângulo da boca (Fig. 33-5).

(5) A **artéria lateral rostral do nariz** é o ramo terminal da artéria facial na superfície lateral do nariz (Fig. 33-5). Pode ser representada por vários ramos pequenos, alguns dos quais se anastomosam com ramos da artéria infra-orbitária *(ramo anastomótico com a. infra-orbitária)*.

2. A **artéria auricular caudal** é emitida pela carótida externa seguindo a origem do tronco linguofacial, na vizinhança do ângulo do osso estilo-hióideo (Figs. 33-4, 5 e 6). Pode surgir da artéria temporal superficial. Corre dorsal e caudalmente ao longo da face profunda da glândula parótida, no sentido da região temporal. Emite um **ramo auricular lateral,** que se estende para o ápice ao longo da borda lateral da cartilagem auricular. Adiante, libera um **ramo auricular intermédio** que se divide em um ramo medial e lateral. A **artéria auricular profunda** é a continuação da artéria principal e, após emitir ramos para os músculos auriculares caudais, passa ventral à base do ouvido para o temporal. Durante seu curso destaca pequenos ramos para a glândula parótida. A **artéria estilomastóidea** surge como ramos colaterais que, de acordo com Nickel e Schwarz (1963), podem ser distinguidos como superficial e profundo. A artéria estilomastóidea superficial tem sua origem na artéria auricular caudal, enquanto a artéria estilomastóidea profunda surge da artéria occipital. A artéria estilomastóidea, após passar através do forame estilomastóideo, penetra no canal facial (Fig. 33-5).

3. O **ramo massetérico** é relativamente pequeno e, após correr ventral e rostralmente, penetra na parte caudal do músculo masseter (Figs. 33-4, 5 e 6).

4. A **artéria temporal superficial** é o último ramo da artéria carótida externa na região da fossa retromandibular, além do qual ela continua como a artéria maxilar (Figs. 33-4, 5 e 6). Freqüentemente a artéria temporal superficial e a artéria facial transversa surgem de um tronco comum e logo se separam. A artéria temporal superficial ascende no sentido da região frontal, após correr sob a glândula parótida e músculos auriculares, lateral à articulação temporomandibular, na superfície lateral do arco zigomático. Emite o seguinte:

a. A **artéria facial transversa** corre rostroventralmente ao longo da borda caudal do colo da mandíbula, atingindo assim a superfície lateral do músculo masseter (Fig. 33-5). Passáatravés da glândula parótida, acompanhando o ramo bucal dorsal do nervo facial e, de maneira variável, supre a superfície lateral do músculo masseter e a articulação temporomandibular (ramo articular temporomandibular). Ocasionalmente, ela anastomosa-se com a artéria facial.

b. A **artéria auricular rostral** surge da superfície caudal da artéria principal e corre no sentido do canal temporal (Figs. 33-4, 5 e 6). Durante seu trajeto fornece ramos para a glândula parótida. Normalmente emite o **ramo meníngeo** (Fig. 33-5), que pode surgir da temporal superficial. O ramo meníngeo, após penetrar no canal temporal, ramifica-

se na dura-máter, enviando ramificações para o ouvido externo, o músculo temporal e para o seio frontal. O **ramo auricular medial** é a continuação da artéria auricular rostral correndo no sentido do ápice da cartilagem auricular, seguindo sua borda medial.

c. A **artéria cornual** é um dos ramos terminais do vaso principal (Figs. 33-4, 5 e 6). Passa ao redor da superfície lateral da base do núcleo do corno, supre o cório do chifre, e anastomosa-se, através da superfície caudal da tuberosidade frontal, com a artéria do lado oposto. Nas raças mochas e nos animais submetidos à descorna, a artéria cornual é pequena e supre a pele e os músculos auriculares. Seu ramo profundo passa caudalmente ao processo zigomático do osso temporal e supre os músculos auriculares rostrais (McLeod, 1958).

d. A **artéria palpebral lateral superior** surge separadamente, ou por um tronco comum, com a artéria temporal superficial, caudalmente ao ângulo lateral do olho, e corre no sentido da pálpebra superior (Fig. 33-5).

e. A **artéria palpebral lateral inferior** é relativamente delgada e surge caudalmente ao ângulo lateral do olho (Figs. 33-5 e 6). Corre no sentido da pálpebra inferior, suprindo-a.

f. O **ramo lacrimal,** após surgir da parte terminal da artéria temporal superficial, segue até a glândula lacrimal e anastomosa-se com a artéria lacrimal da rede admirável oftálmica (Nickel e Schwarz, 1963). Pode surgir juntamente com a artéria cornual ou com uma das artérias palpebrais (Figs. 33-5 e 6) (Koch, 1970).

5. A **artéria maxilar** é a continuação da carótida externa além da origem da artéria temporal superficial, na região da fossa retromandibular (Figs. 33-4, 5 e 6). Corre medial ao ramo mandibular e ao músculo pterigóideo medial. Passa dorsal e rostralmente através da fossa pterigopalatina, onde se divide nas artérias palatina descendente e infra-orbitária.

a. O **ramo pterigóideo** supre a parte caudoventral do músculo pterigóideo medial (Fig. 33-5).

b. A **artéria alveolar mandibular** surge da superfície rostrolateral do vaso principal ao nível da borda caudal do músculo pterigóideo lateral (Figs. 33-4, 5 e 6). Corre no sentido do forame mandibular e, antes de penetrar no canal mandibular, emite um delgado **ramo milo-hióideo** para suprir o músculo do mesmo nome. Durante seu trajeto dentro do canal, emite os **ramos dentários** para os dentes molares e pré-molares e emerge através do forame mentoniano com a **artéria mentoniana** para a região do queixo. Próximo ao forame mentoniano destaca a **artéria incisiva mandibular** que corre dentro do canal mandibuloincisivo e supre os dentes incisivos.

c. A **artéria temporal profunda caudal** surge ligeiramente distal ou oposta à origem da artéria alveolar mandibular e supre o músculo temporal (Figs. 33-4, 5 e 6). Normalmente, emite a **artéria massetérica,** que, após passar através da fenda mandibular, supre o músculo masseter.

d. A **artéria bucal** surge da primeira curva da artéria maxilar, a cerca de 0,5 a 1 cm rostralmente à crista pterigóidea (Figs. 33-4, 5 e 6). É relativamente grande e corre para a borda caudal do túber da maxila. Supre a gordura extra-orbitária, os músculos temporal e pterigóideo, e as glândulas bucais dorsais. Divide-se em dois ramos; um deles penetra no músculo bucinador; o outro, que é bem maior, ramifica-se na parte profunda do masseter. A **artéria temporal profunda rostral** surge dela ou próximo à origem da artéria caudal correspondente da superfície dorsal da artéria maxilar. Supre o músculo temporal.

e. Os **ramos da rede** são caudais (ou proximais) e rostrais (ou distais) (Figs. 33-3 e 4). O **ramo caudal da rede** *(ramo caudal da rede admirável epidural rostral)* passa através do forame oval, e os **ramos rostrais da rede** *(ramos rostrais da rede admirável epidural rostral)* através do forame órbito-rotundo, à rede admirável extradural que se situa na base do crânio (Nickel e Schwarz, 1963). O ramo caudal da rede é relativamente grande e surge opostamente à origem da artéria bucal (Nickel e Schwarz, 1963), ou ao nível da artéria alveolar mandibular e da artéria temporal profunda (Koch, 1970), ou, às vezes, surge até por um tronco comum. Os *ramos rostrais da rede,* de dois a oito em número, estendem-se caudalmente, rostral ou medialmente à artéria oftálmica externa. Alguns deles podem até separar-se da artéria bucal ou da artéria oftálmica externa (Nickel e Schwarz, 1963).

f. A **artéria oftálmica externa** surge da parede dorsal da artéria maxilar seguindo a origem da artéria bucal, ao nível do forame órbito-rotundo (Figs. 33-5 e 6). Cruza o nervo maxilar lateralmente e penetra no ápice da periórbita com o nervo oftálmico, formando a **rede admirável oftálmica,** entre o músculo reto dorsal e o músculo levantador da pálpebra superior, por um lado, e o músculo retrator do bulbo e reto lateral do outro. Normalmente supre as estruturas circundadas pela periórbita. Da rede surge um tronco comum para as artérias etmoidal externa e supra-orbitária. A **artéria supra-orbitária,** após correr o canal supra-orbitário, supre a membrana mucosa do seio frontal e a musculatura e pele encontradas na superfície do osso frontal (Fig. 33-4). A **artéria etmoidal externa** é a continuação da artéria oftálmica externa que deixa a órbita através do forame etmoidal, penetrando na cavidade cranial. Supre o osso etmóide, o septo nasal caudalmente e a concha nasal dorsal.

A **artéria lacrimal** é grande e surge da rede admirável oftálmica. Após correr ao longo do músculo reto dorsal, e com o nervo correspondente, para a glândula lacrimal, supre esta última. Próximo à glândula lacrimal anastomosa-se com o ramo lacrimal da artéria temporal superficial. Imediatamente antes da glândula lacrimal, a artéria lacrimal emite dois ramos. As **artérias conjuntivais** correm medialmente para a conjuntiva da pálpebra superior; as **artérias ciliares anteriores** suprem o quadrante dorsomedial da esclera. Os **ramos musculares** estão destinados a suprir o bulbo do olho. A artéria lacrimal passa medioventralmente para a rede admirável oftálmica e corre, como um único vaso ao longo do nervo óptico, para o bulbo do olho. Caudal à lâmina crivosa do osso etmóide, divide-se nas **artérias ciliares longas posterior** e **anterior.**

O **ramo anastomótico com a artéria oftálmica interna** é delgado e surge da rede admirável oftálmica. Transpõe o forame óptico ao longo da superfície ventral do nervo óptico e, rostroventralmente ao quiasma óptico, anastomosa-se com o ramo correspondente do lado oposto, formando uma estrutura plexiforme pequena, a **rede quiasmática.** Às vezes, comunica-se com a rede admirável epidural rostral e com a artéria oftálmica interna originada da rede quiasmática.

6. A **artéria malar** é grande e freqüentemente surge por um tronco comum com a artéria infra-orbitária na parte rostral da fossa pterigopalatina, próximo ao forame maxilar (Figs. 33-4, 5 e 6). Passa dorsal e rostralmente na fossa orbitária para o ângulo medial do olho e para a superfície lateral da face. Supre o bulbo do olho e seus anexos (Koch, 1970). Durante seu trajeto, emite as seguintes colaterais:

a. Um número variável de pequenos ramos para a gordura orbitária, perióstea, periórbita e para a membrana mucosa do seio maxilar.

b. Os **ramos musculares** suprem o músculo oblíquo ventral.

c. A **artéria para a terceira pálpebra** *(a. palpebrae tertiae)* é um grande vaso que supre a glândula nictitante e a terceira pálpebra.

d. A **artéria palpebral inferior medial** surge ligeiramente antes da margem orbitária e supre a pálpebra inferior pela anastomose com a artéria lateral correspondente da artéria temporal superficial (Figs. 33-5 e 6).

e. O **ramo muscular** é emitido quando a artéria malar dobra-se ao redor da borda orbitária. Supre o músculo malar.

f. A **artéria angular do olho** surge na superfície lateral da face. Passa caudalmente ao longo da borda orbitária para o ângulo medial do olho.

g. A **artéria lateral caudal do nariz,** pequena e delgada, corre lateral ao nariz (Figs. 33-4 e 5). Às vezes anastomosa-se com a grande artéria rostral correspondente da facial.

h. A **artéria dorsal do nariz** é a continuação da artéria malar no ângulo medial do olho (Figs. 33-5 e 6). Corre ao longo da superfície dorsal do nariz até o focinho.

7. A **artéria infra-orbitária** é a terminação dorsal da artéria maxilar (Figs. 33-4 e 5). É grande e penetra no canal infra-orbitário através do forame maxilar, juntamente com o nervo infra-orbitário. Em seu trajeto dentro do canal libera vários **ramos dentários** para os dentes pré-molares e molares da maxila. Emerge do canal no forame infra-orbitário e divide-se em pequenos ramos distribuídos na superfície lateral da face. Alguns destes anastomosam-se com a artéria lateral do nariz (Koch, 1970). Após anastomosar-se com a artéria do lábio maxilar, suprem o lábio maxilar e o nariz (Nickel e Schwarz, 1963).

8. A **artéria palatina descendente** é a outra terminação da artéria maxilar, na extremidade rostral da fossa pterigopalatina (Fig. 33-5). Seguindo um curto trajeto, divide-se em:

a. A **artéria esfenopalatina,** que corre na fossa pterigopalatina e, através do forame esfenopalatino,

CORAÇÃO E ARTÉRIAS DO RUMINANTE   909

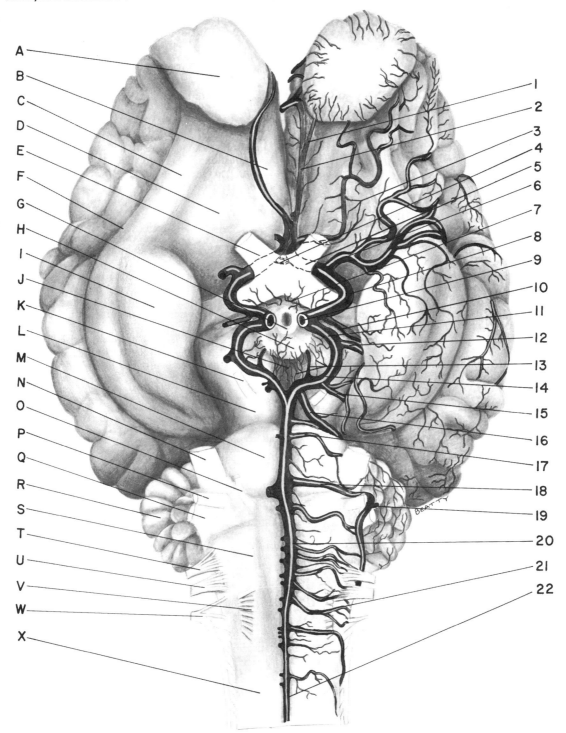

Figura 33-7. Suprimento sangüíneo para o cérebro dos bovinos.
1, Artéria olfatória medial; 2, artéria marginal; 3, ramos centrais (ramos estriados mediais); 4, artéria comunicante rostral; 5, artéria rostral do cérebro; 6, artéria média do cérebro; 7, artérias hipofisárias rostrais; 8, 9, artéria carótida interna; 10, artéria corióidea rostral; 11, artéria comunicante caudal (parte proximal); 12, artéria caudal do cérebro; 13, ramos caudomediais (dorsomedial); 14, artéria mesencefálica (parte distal de 11); 15, ramo para o tecto do mesencéfalo rostral; 16, artéria rostral do cerebelo; 17, ramo para a ponte; 18, artéria caudal do cerebelo; 19, artéria labirintina; 20, artéria basilar; 21, ramo medular; 22, artéria espinhal ventral; A, bulbo olfatório; B, trato olfatório medial; C, trato olfatório lateral; D, tubérculo olfatório; E, nervo óptico; F, sulco rinal lateral; G, túber cinéreo; H, corpo mamilar; I, lobo periforme; J, substância perfurante caudal; K, nervo oculomotor; L, cruz do cérebro; M, ponte; N, nervo trigêmeo; O, nervo abducente; P, nervo facial; Q, nervo vestibulococlear; R, cerebelo; S, medula oblonga; T, nervo glossofaríngeo; U, nervo vago; V, nervo hipoglosso; W, nervo acessório; X, medula espinhal.

penetra na cavidade nasal (Figs. 33-4 e 5). Emite as **artérias caudal, lateral e septal do nariz,** suprindo a membrana mucosa do meato nasal ventral, a parte caudal da concha nasal ventral e o septo nasal.

b. A **artéria palatina menor,** que surge da artéria palatina maior imediatamente antes de penetrar no canal palatino (Fig. 33-5). Supre o palato mole, incluindo suas estruturas circundantes.

c. A **artéria palatina maior,** que é a continuação da artéria palatina descendente (Figs. 33-4 e 5). Corre rostroventralmente no sentido do forame palatino caudal, penetrando no canal palatino. Emerge do forame palatino rostral e, após suprir o palato duro, corre no sulco palatino. Nas proximidades da fissura palatina, tanto a artéria direita como a esquerda anastomosam-se de modo arciforme. Ramos ascendem na cavidade nasal através da fissura palatina, suprindo o assoalho do meato nasal ventral e anastomosando-se com os ramos das artérias caudal do nariz, lateral e septal.

ARTÉRIA OCCIPITAL (Figs. 33-4, 5 e 6). A **artéria occipital** é relativamente pequena. No adulto, surge com a artéria carótida interna vestigial da parede dorsal, ao nível da transição da artéria carótida comum para a artéria carótida externa. Corre na direção da bolha timpânica e emite os seguintes ramos:

1. A **artéria palatina ascendente** surge da artéria occipital ou em sua vizinhança, da carótida comum ou artéria carótida externa (Figs. 33-4, 5 e 6). Supre o palato mole, incluindo a musculatura e a faringe.

2. A **artéria estilomastóidea profunda** corre rostralmente e situa-se na superfície caudal da parte timpânica do osso temporal (Fig. 33-6). Após penetrar no forame estilomastóideo ramifica-se no ouvido médio.

3. A **artéria meníngea média** passa rostralmente ao forame jugular e penetra na cavidade cranial (Fig. 33-4).

4. A **artéria condilar** é relativamente grande e surge próxima à fossa condilar (Figs. 33-3 e 4). Passa através desta e divide-se em dois ramos, que penetram na cavidade cranial através dos forames hipoglossos (canal para o nervo hipoglosso) acompanhando o nervo hipoglosso. Após emergirem do canal, unem-se e emitem, ventromedialmente, um a dois ramos para a artéria vertebral e um ramo para o osso occipital.

5. O **ramo occipital** estende-se como a **artéria meníngea caudal** para a parte nucal do osso occipital (Nickel e Schwarz, 1963). Supre os músculos desta região. De acordo com Schmidt (1910), não atinge a dura-máter.

6. A **rede admirável epidural rostral** é suprida no adulto pelos ramos da rede caudal e rostral da artéria maxilar (Fig. 33-3). É contínua com a rede admirável epidural caudal.

SUPRIMENTO SANGÜÍNEO PARA O CÉREBRO
(Figs. 33-3 e 7)

B. S. Nanda

O suprimento sangüíneo para o cérebro dos bovinos é feito pelas **artérias carótidas interna, maxilar** (interna), **occipital** e **vertebral.** Os ramos acima

citados contribuem na formação das **redes admiráveis epidural caudal** e **rostral.** A **artéria basilar** não recebe qualquer contribuição importante das artérias vertebral e occipital, mas a primeira delas une-se à parte terminal da artéria basilar por intermédio da artéria espinhal ventral. Entretanto, observa-se que alguns finos ramos da rede admirável epidural caudal abrem-se na artéria basilar, próximo à sua origem.

A **rede admirável epidural rostral** é uma rede anastomótica situada intracranialmente (Fig. 33-3). Está localizada no seio cavernoso. As redes de ambos os lados se comunicam uma com a outra rostral e caudalmente. A rede rostral se une à rede caudal através de vasos anastomosantes. A rede circunda completamente a hipófise. Forma uma extensão rostral ao longo do nervo óptico estendendo-se ao forame óptico. A extensão rostral da rede se une a uma extensão semelhante do outro lado, na superfície ventral do quiasma óptico. Esta anastomose foi reconhecida como **rede quiasmática.** A rede acima é bastante firme e se comunica com alguns ramos localizados na superfície dorsal do quiasma óptico.

A **artéria oftálmica interna** surge como um ramo da *rede quiasmática* (Fig. 33-3). A artéria deixa a rede acima, e próxima do forame óptico acompanha o nervo óptico ventralmente na fossa orbital, onde se une aos ramos da artéria oftálmica externa.

Schmidt (1910) menciona a presença de um plexo vascular extracranial formado perto do **forame órbito-rotundo** que se estende dentro da cavidade cranial, na superfície ventral do quiasma óptico. Também observou a extensão intracranial da rede rostral no sentido da dura-máter do quiasma óptico, onde as contribuições intracranial e extracranial uniram-se, e denominou-as de *rede admirável oftálmica interna (rete chiasmaticum,* NAV, 1968). A origem da artéria oftálmica interna, de acordo com Schmidt (1910), Jenke (1919) e Nickel e Schwarz (1963), é da *rede admirável arterial oftálmica interna.* De acordo com Schmidt (1910), ela se une ao ramo ciliar temporal; entretanto, Stevens (1964) considera-a como abrindo-se na artéria ciliar temporal posterior, e Prince et al. (1960) mencionaram sua anastomose com a artéria ciliar posterior longa medial. De acordo com a NAV (1968), a artéria oftálmica interna se abre na artéria oftálmica externa através de um ramo anastomótico com a artéria oftálmica interna.

Os vasos que formam a rede admirável epidural rostral são reconhecidos como os ramos rostral e caudal da artéria maxilar e os ramos da artéria carótida interna. A rede emite vários ramos que se distribuem para a hipófise e para o quiasma óptico.

O **ramo caudal para a rede admirável epidural rostral** (*ramus caudalis ad rete mirabile epidurale rostrale*) origina-se como um ramo da artéria maxilar. Penetra na cavidade cranial através do forame oval e perfura a dura-máter, penetrando no seio cavernoso, onde se divide em vários pequenos ramos e se une caudolateralmente à rede admirável epidural rostral.

Diferentes terminologias para este ramo foram usadas por vários autores. De acordo com os pesquisadores alemães, pode ser denominado o *"proximale reteaste";* entretanto, na literatura inglesa foi denominado de artéria meníngea média (Abdelbaki, 1964) ou ramo anastomótico (Daniel et al., 1953 e Baldwin, 1964).

Os **ramos rostrais para a rede admirável epidural rostral** (*rami rostrales ad rete mirabile epidurale rostrale*) também se originam da artéria maxilar. São de dois a quatro em número e penetram na cavidade cranial

CORAÇÃO E ARTÉRIAS DO RUMINANTE

através do forame órbito-rotundo. Os ramos perfuram a dura-máter para atingirem o seio cavernoso. Dividem-se em finos ramos que participam, rostrolateralmente, na complementação da rede. Este foi denominado de *"distale reteaste"* por pesquisadores alemães ou de artéria anastomótica (Daniel et al., 1953; e Baldwin, 1964).

A **rede admirável epidural caudal*** é formada por ramos das artérias occipital e vertebral. Localiza-se ao nível da parte basilar do osso occipital. A extensão e localização da rede são variáveis. A contribuição da artéria occipital na formação da rede dá-se através de seu ramo, a artéria condilar, que penetra através do forame hipoglosso e divide-se para se unir aos ramos anastomóticos da artéria vertebral. A rede termina por ramos semelhantes do lado contralateral. Conforme anteriormente indicado, esta rede une-se à rede rostral.

As **artérias hipofisárias caudais**ϕ (inferiores) surgem da rede admirável epidural rostral próximo à sua ligação com a rede do lado oposto e com a rede admirável epidural caudal. As redes acima contribuem coletivamente para a formação das artérias. Estas artérias suprem partes da neuro-hipófise e as partes intermediária e infundibular da adeno-hipófise.

De acordo com Cummings e Habel (1965), as artérias hipofisárias caudais são emitidas pelas redes rostral e caudal, nas superfícies dorsal e caudal da glândula. Distinta entre estas, há uma grande artéria anastomótica que liga os plexos laterais. Ramos desta artéria suprem a parte rostral do lobo neural, a parte intermediária e o septo entre estes. Ramos longos da artéria acima suprem o talo infundibular inferior, enquanto outros ramos suprem o lobo neural, parte intermediária e o septo entre eles. O ramo dorsal da artéria hipofisária caudal, descrito nos ovinos (Daniel e Prichard, 1957a e b) e caprinos (Daniel e Prichard, 1958) corresponde à artéria anastomótica transversa descrita por Cummings e Habel (1965). De acordo com estes últimos autores, o ramo ventral da artéria hipofisária caudal nos ovinos e caprinos, descrito por Daniel e Prichard, é substituído pela porção mais caudal da extensão da rede ventral. A artéria do talo infundibular inferior, um ramo da artéria hipofisária caudal, descrita por Daniel e Prichard (1957a e b), nos ovinos, foi substituída pelos ramos caudoventrais do anel arterial e ramos da borda rostral da artéria anastomótica transversa, conforme descrito por Cummings e Habel (1965).

ARTÉRIA CARÓTIDA INTERNA. A parte extracranial da **artéria carótida interna** é patente na vida intrauterina, enquanto nos bezerros o segmento acima da artéria carótida interna está obliterado em determinado grau. A involução da artéria carótida interna foi estudada por Tandlar (1899), que declara que a artéria acima diminui em sua importância e torna-se um filamento de tecido conjuntivo no adulto, exceto na parte proximal. Schmidt (1910) e Zhedenov (1937) também observaram a involução da artéria, da vida fetal à pós-natal. Entretanto, Daniel et al., (1953) e Baldwin (1964) notaram que o vaso era patente através de todo seu trajeto intracranial e extracranial, nos bezerros estudados.

A artéria carótida interna, durante seu curso intracranial, penetra no seio cavernoso para contribuir com finos ramos de redes. Passa na massa da rede e recebe grande número de ramos de redes. Durante este trajeto a artéria carótida interna não se

divide imediatamente em um grande número de ramos, como é característico dos outros componentes contribuidores da rede. Retém sua identidade e parte como um vaso maior, no ângulo dorsomedial da rede. A artéria carótida interna aumenta em diâmetro devido à convergência dos ramos de redes que se abrem dentro dela. Deixa a rede e o seio cavernoso através da perfuração da dura-máter, emite uma artéria de comunicação caudal, e continua rostralmente como a artéria carótida interna, na superfície do trato óptico. O segmento carótido que deixa o seio cavernoso foi denominado por vários autores como a artéria carótida cerebral ou a artéria emergente. É reconhecida pelo NAV (1968) como a artéria carótida interna.

A continuação rostral da artéria carótida interna foi denominada de ramo nasal, cranial ou nasal comunicante por Canova (1909), Schmidt (1910), Zietzschmann et al. (1943) e Nickel e Schwarz (1963). Os termos acima foram eliminados pela NAV (1968), em benefício da homonomia.

A artéria carótida interna curva-se medialmente para se situar na superfície dorsal do quiasma óptico. Continua rostralmente no plano medial como a artéria cerebral rostral, depois da artéria carótida interna liberar a artéria cerebral média. A artéria carótida interna emite vários ramos durante seu curso.

As **artérias hipofisárias rostrais**ϕ (superior) são emitidas imediatamente após a artéria carótida interna deixar o seio cavernoso. Alguns ramos podem surgir diretamente da rede rostral. Eles estão direcionados medialmente e são incrementados pelos ramos mediais da artéria comunicante caudal para formar, com ramos contralaterais semelhantes, um anel arterial ao redor da eminência média. Estes ramos suprem o talo infundibular, a parte intermediária, o corpo mamilar, o túber cinéreo, o quiasma óptico, e os núcleos hipotalâmicos e áreas associadas em seu trajeto. Também suprem a parte distal, indiretamente.

De acordo com Cummings e Habel (1965), a parte distal recebe capilares através da parte intermediária. Do anel arterial ao redor da eminência média, ramos suprem o quiasma óptico, o hipotálamo e a parte tuberal. Alguns ramos que correm distalmente perfuram para suprir a parte tuberal do talo infundibular superior. Um ramo direcionado caudoventralmente surge do anel arterial que corre ao longo da superfície lateral do talo hipofisário. A artéria acima, ao nível do talo infundibular inferior, passa para a superfície dorsal e anastomosa-se com o vaso contralateral, formando um plexo do qual saem ramos para o infundíbulo inferior, para a parte intermediária e para o tecido conjuntivo entre eles. Ramos finos do plexo acima correm caudalmente para unirem-se aos ramos terminais das artérias hipofisárias caudais. De acordo com Cummings e Habel (1965), o anel arterial da hipófise, no bezerro, difere daquele dos ovinos e dos caprinos, pois envia ramos direito e esquerdo, direcionados caudoventralmente, ao talo infundibular inferior, no bezerro.

A **artéria corióidea rostral** tem sua origem na artéria carótida interna (entretanto, pode originar-se das artérias cerebral média ou comunicante caudal, em determinados casos). A artéria corre ao longo do trato óptico de maneira ascendente. Entra em relação com o giro para-hipocampal, dorsalmente, e com o corpo geniculado, lateral e caudalmente. Penetra no ventrículo lateral para terminar no plexo

---

*Também já foi denominado de plexo basisfenóide (Daniel et al., 1953) e de plexo basioccipital (Baldwin, 1964).

coróide. Em seu trajeto fornece ramos perfurantes ao lobo piriforme, hipocampo, trato óptico, núcleo caudado, corpo geniculado lateral e tálamo. Também recebe, durante seu curso, ramos anastomosantes da artéria caudal do cérebro.

A **artéria média do cérebro** tem sua origem na artéria carótida interna após esta última curvar-se medialmente para se orientar rostral ao trato óptico. A artéria média do cérebro corre lateralmente ao longo da substância perfurada rostral e rostralmente ao lobo piriforme. Ascende dorsolateralmente para atingir a fissura silviana, onde termina ao dividir-se em vários ramos corticais destinados à parte lateral do hemisfério cerebral. Em seu trajeto, acima referido, a artéria emite dois ou três ramos corticais principais e finos ramos centrais perfurantes.

Os **ramos centrais,** ramos estriados laterais, surgem da face mais profunda da artéria média do cérebro. São emitidos enquanto a artéria média do cérebro corre na substância perfurada rostral e rostralmente ao lobo piriforme. Estes ramos suprem a parte rostrolateral do núcleo caudado, o putâmen, o globo pálido, as cápsulas interna e externa, corpo amigdalóide, o claustro e outras estruturas associadas.

Conforme acima mencionado, a artéria média do cérebro, durante seu trajeto inicial e terminal, emite alguns **ramos corticais.*** Estes ramos são distribuídos ao lobo piriforme e para a grande parte lateral do hemisfério cerebral, incluindo a ínsula.

A **artéria rostral do cérebro** é a continuação terminal da artéria carótida interna. Esta artéria corre medialmente, de modo transverso, para atingir a superfície dorsal do quiasma óptico e alcançar a fissura longitudinal. Ao atingir esta fissura, a artéria continua rostralmente no trato olfatório medial e termina ao emitir a artéria marginalϕ e a artéria do corpo calosoϕ. Durante seu trajeto, emite vários ramos corticais e centrais.

A **artéria comunicante rostral** é inconstante nos bovinos; entretanto, a artéria rostral do cérebro, enquanto na fissura longitudinal e dorsal ao quiasma óptico, comunica-se com a artéria contralateral através de finos ramos formando um pequeno vaso transversal e plexiforme. Este pode representar a artéria comunicante rostral.

A artéria rostral do cérebro, durante seu trajeto ao longo do trato olfatório medial (estria), emite alguns pequenos ramos para perfurar o trígono olfatório. Da mesma maneira, um ou dois ramos corticais deixam a artéria acima e correm no trígono olfatório para enviar ramos perfurantes. Estes ramos perfurantes coletivamente se distribuem no corpo estriado e suas estruturas associadas, rostromedialmente, e podem ser considerados como os ramos centrais, ramos estriados mediais.

A **artéria para o corpo caloso** é emitida a uma distância variável na fissura longitudinal. Pode ser considerada como a continuação da artéria rostral do cérebro. Ascende ao longo da superfície medial do hemisfério cerebral para atingir o joelho do corpo caloso. Dobra caudalmente no joelho para continuar na superfície dorsal do corpo caloso numa direção caudal, onde se une com a artéria caudal do cérebro. Durante seu trajeto, na superfície medial do hemisfério cerebral, a artéria pode anastomosar-se com a artéria do lado oposto através de finos ramos anastomosantes existentes entre elas. Em raros casos, a artéria do corpo caloso pode surgir de um segmento comum contribuído por ambas as artérias rostrais do cérebro. A artéria do corpo caloso, em seu trajeto, emite ramos corticais que são distribuídos na parte rostromedial (aproximadamente a metade rostral) do hemisfério cerebral. Estes ramos anastomosam-se com os ramos corticais das artérias caudal e média do cérebro. Além dos ramos acima, a artéria do corpo caloso emite ramos finos que suprem a rede etmoidal e a dura-máter, cranialmente, enquanto ainda na fissura longitudinal.

A artéria rostral do cérebro, após emitir a artéria anteriormente citada, continua como a **artéria marginal**ϕ (Hofmann, 1900, e Jenke, 1919) ao longo do trato olfatório medial. É um vaso comparativamente grande. Continua no sentido da superfície medial do bulbo olfatório onde emite uma artéria olfatória medial e ascende medial e dorsalmente para se distribuir no pólo rostral ou frontal do hemisfério cerebral, rostromedialmente. Em seu trajeto emite ramos para o bulbo olfatório e rede etmoidal, que podem ser definidos como ramos etmoidais internos.

De acordo com Daniel et al. (1953) uma artéria etmoidal interna é emitida pelo círculo arterial do cérebro, que se une com os ramos da artéria etmoidal externa e rostral do cérebro para formar um plexo situado na fossa olfatória.

Durante seu trajeto a artéria rostral do cérebro emite vários ramos corticais de seu segmento principal e ramos subseqüentes, descritos juntamente com os ramos anteriores.

A **artéria comunicante caudal*** deixa a artéria carótida interna para continuar numa direção caudal. Estende-se entre a artéria carótida interna e a artéria basilar. A artéria comunicante caudal corre na superfície ventral da cruz do cérebro, formando lateralmente uma ligeira convexidade. A artéria curva-se medialmente sobre a fossa intercrural e rostralmente à ponte, para unir-se à sua artéria contralateral e formar a artéria basilar.

De acordo com Abdelbaki (1964), a artéria basilar é formada na superfície ventral da parcela caudal da ponte. Ele denominou a artéria comunicante caudal como a artéria posterior da artéria cerebral da rede.

A artéria comunicante caudal, em seu trajeto (antes da emissão da artéria cerebral caudal), emite alguns ramos finos lateral e medialmente. Os finos ramos mediais distribuem-se sobre o túber cinéreo e ao redor da parte proximal da neuro-hipófise (infundíbulo) para participar no suprimento da hipófise e assoalho hipotalâmico, unindo-se com as artérias hipofisárias rostrais (superior). Os finos ramos laterais suprem a cruz do cérebro, o trato óptico e as áreas subtalâmicas. A artéria comunicante caudal emite a artéria caudal do cérebro a um nível variá-

---

*Estes ramos foram denominados por Abdelbaki (1964) como frontal, parietal e temporal.

*Este foi citado como o "*ramus caudalis*" por diversos autores.

CORAÇÃO E ARTÉRIAS DO RUMINANTE

vel. A parte distal da artéria comunicante caudal é reconhecida como a artéria mesencefálica, conforme proposto por Kaplan (1956), no ser humano, pois alguns de seus ramos perfuram para súprir, em grande parte, o mesencéfalo e alguns continuam ao redor deste segmento do cérebro para servir como os ramos tectais.

A **artéria caudal do cérebro** tem sua origem na artéria comunicante caudal a um nível muito mais alto do que o observado nos caninos, suínos e eqüinos (distância entre a origem da artéria comunicante caudal e a artéria caudal do cérebro). A artéria corre dorsolateralmente ao redor da cruz do cérebro e caudalmente ao trato óptico. Continua seu trajeto sob a cobertura do giro para-hipocampal e dobra rostromedialmente para vir em relação com o corpo geniculado lateral e pulvinar. Termina por se distribuir nas partes caudal e caudomedial do hemisfério cerebral.

A artéria caudal do cérebro em seu trajeto emite vários ramos que se distribuem nas estruturas associadas. A artéria, em seu trajeto inicial, emite ramos que suprem a cruz do cérebro, o corpo geniculado medial, o trato óptico e o giro para-hipocampal. A artéria caudal do cérebro emite dois ou três ramos ao nível do corpo geniculado lateral. Estes ramos se distribuem no pulvinar e corpo geniculado lateral, e enviam ramos anastomosantes para a artéria corióidea rostral. De todos os ramos acima mencionados, um ramo é relativamente grande, e enrosca-se ao redor do corpo geniculado lateral, rostralmente ao colículo rostral. Divide-se em diversos ramos que se anastomosam com a artéria corióidea caudal, continuando rostromedialmente ao longo da superfície dorsomedial do tálamo. Supre ramos para o corpo geniculado lateral, pulvinar, tálamo, plexo corióideo do terceiro ventrículo, corpo pineal e áreas associadas.

A artéria caudal do cérebro durante seu trajeto emite vários **ramos corticais.** Estes ramos são emitidos a vários níveis. Os ramos, ao longo do giro para-hipocampal, distribuem-se na parte caudal do lobo piriforme e partes caudal e caudoventral do hemisfério cerebral. A parte caudomedial do hemisfério cerebral é suprida pelos ramos corticais emitidos pela artéria caudal do cérebro em seu trajeto terminal. Estes ramos anastomosam-se com os ramos corticais das artérias rostral e média do cérebro.

A continuação da artéria comunicante caudal **(artéria mesencefálica)** corre caudalmente de modo curvo, formando uma convexidade lateral na superfície ventral da cruz do cérebro. Une-se com a do lado oposto para continuar como a artéria basilar. Durante seu trajeto, emite vários finos ramos mediais e laterais; destes, os ramos mediais estão amplamente distribuídos (serão mencionados posteriormente), enquanto os ramos laterais, em pequena extensão, se distribuem na cruz do cérebro e braço do colículo caudal. Além destes, a artéria corióidea caudal, o ramo para o tecto do mesencéfalo rostral e a artéria cerebelar rostral são emitidos como principais ramos colaterais.

O **ramo corióideo caudal** surge da artéria mesencefálica juntamente com o ramo rostral para o tecto

do mesencéfalo ou diretamente da primeira. A artéria corre dorsolateralmente ao rédor da cruz do cérebro pelo cruzamento do braço do colículo caudal. Divide-se em vários ramos e atinge a superfície dorsal da área entre o colículo rostral e o pulvinar, e fornece ramos ao plexo corióideo do terceiro ventrículo. Estes ramos também se distribuem na parte rostral do colículo rostral, anastomosando-se com os ramos corióideos da artéria caudal do cérebro, ao redor do corpo pineal, para suprir as estruturas acima.

O **ramo para o tecto do mesencéfalo rostral**ϕ deixa a artéria mesencefálica rostral na raiz do nervo oculomotor. Corre dorsolateralmente ao redor da cruz do cérebro, divide-se em vários pequenos ramos e atinge a superfície dorsal do colículo rostral e a parte rostral do colículo caudal. Durante seu trajeto envia ramos para a maioria das áreas mesencefálicas lateral e dorsal. Anastomosa-se com o ramo para o tecto do mesencéfalo caudal e artéria corióidea caudal e ramos para o lado oposto.

Os **ramos dorsomediais**ϕ (posteromediais) surgem da artéria mesencefálica e podem ser denominados de ramos caudomediais, em relação à sua origem no ângulo caudomedial do círculo arterial do cérebro. Estes ramos correm dorsomedialmente na fossa intercrural e penetram através da substância perfurada caudal. Suprem as áreas mesencefálicas localizadas medialmente e comportam-se como os **ramos paramedianos** ϕ da artéria basilar. Alguns des ramos, um ou dois, que são de maior calibre, perfuram a substância perfurada caudal e correm na parte rostral do mesencéfalo e hipotálamo caudal, para atingir a substância da parte caudal do tálamo, onde se distribuem. Alguns dos ramos dorsomediais também se distribuem na parte ventral do corpo mamilar. São também mencionados, nos seres humanos, por alguns autores, como as artérias talamoperfurantes.

A **artéria rostral do cerebelo** surge como um ramo da artéria mesencefálica (parcela terminal da artéria comunicante caudal). É emitida caudalmente à origem do nervo oculomotor. Cruza a cruz do cérebro e ascende em direção dorsal e caudal entre o hemisfério cerebelar e o colículo caudal. Durante este trajeto situa-se rostralmente à borda rostral e ao braço da ponte, relacionando-se lateralmente com o nervo trigêmeo. Curva-se medialmente para entrar em relação com o vérmis do cerebelo. Os ramos terminais são, em sua maioria, distribuídos às partes rostrais do hemisfério cerebelar e para o vérmis do cerebelo do mesmo lado. Três ramos terminais da artéria rostral do cerebelo são reconhecidos. Estes podem ser denominados de ramos lateral, intermediário e medial. Este último é a continuação da artéria rostral do cerebelo. A artéria rostral do cerebelo, durante seu trajeto, emite finos ramos para a cruz do cérebro, braço do colículo caudal, braço da ponte, o nervo trigêmeo e colículo caudal.

O **ramo para o tecto do mesencéfalo caudal**ϕ geralmente tem sua origem na artéria rostral do cerebelo após esta última emitir o ramo lateral. Distribui-se sobre o colículo caudal através da divisão em vários finos ramos. Estes ramos correm rostral e medialmente para se anastomosarem com ramos do ramo para o tecto do mesencéfalo rostral. A artéria e seus ramos enviam ramos perfurantes ao colículo caudal, dorsomedial e dorsolateralmente. Ramos tectais adicionais para o colículo caudal podem vir do ramo medial e diretamente da artéria principal.

ARTÉRIA BASILAR. A **artéria basilar** foi classificada como um ramo da artéria vertebral nos ruminantes (NAV, 1968). De acordo com a NAV (1968), o principal trajeto da artéria vertebral não está diretamente ligado com a artéria basilar nos ruminantes. Entretanto, tendo em vista o fato de que a artéria vertebral não contribui para a formação da artéria basilar, exceto pela união com a continuação espinhal desta última, presume-se que a artéria basilar é formada pela união das artérias comunicantes caudais. Isto também é verdade em vista do suprimento sangüíneo fornecido pela artéria carótida interna, a qual, entretanto, forma uma comunicação indireta (através da rede admirável epidural caudal e rostral) com as artérias occipital e vertebral. Parece apropriado considerar a artéria basilar como um ramo formado pela união de ambas as artérias comunicantes caudais (artérias mesencefálicas). A artéria basilar corre caudalmente ao longo da superfície ventral da ponte, corpo trapezóide e medula oblonga. A artéria desvia-se muito caudalmente antes de unir-se aos ramos espinhais ventrais da artéria vertebral e continuar como a artéria espinhal ventral.

Os **ramos para ponte** são em número de dois a três. Surgem do segmento pontino da artéria basilar. As artérias correm lateralmente na superfície ventral do ponto e ascendem dorsolateralmente para ficarem em relação com as raízes do nervo trigêmeo e o braço da ponte. Anastomosam-se com os ramos das artérias caudal e rostral do cerebelo. Estes ramos, juntamente com alguns outros ramos semelhantes, suprem a ponte. Eles não são reconhecidos por Abdelbaki (1964).

A **artéria caudal do cerebelo** tem sua origem na artéria basilar ao nível da junção do corpo trapezóide e da ponte e rostralmente à raiz do nervo abducente, ao qual se relaciona ventralmente.

A origem desta artéria foi mencionada por Abdelbaki (1964) e, de acordo com o referido autor, a artéria comunicante caudal emite este ramo. Tal condição pode ser considerada como ocorrência rara. Ele definiu esta artéria como a artéria média do cerebelo, o que foi contrário para a distribuição topográfica e trajeto, em comparação com a artéria inferior anterior do cerebelo do homem. Ela corresponde à artéria caudal do cerebelo dos animais domésticos e à artéria inferior posterior do cerebelo do homem.

A artéria corre lateralmente na superfície ventral da ponte e do corpo trapezóide. Curva dorsolateralmente no sentido das raízes dos nervos facial e vestibulococlear. Segue caudalmente ao longo da borda dorsolateral do corpo trapezóide e da medula oblonga, ao longo das raízes dos nervos glossofaríngeo, vago e acessório. Dobra medialmente para ficar sob a parte caudal do cerebelo, e termina por se dividir e se distribuir no hemisfério cerebelar e no *vérmis do cerebelo,* do mesmo lado. Os ramos são distribuídos para as partes caudal, caudolateral e caudoventral das áreas acima citadas.

A artéria caudal do cerebelo emite em seu trajeto alguns ramos perfurantes para o corpo trapezóide e para a parte dorsal da medula oblonga. Também envia ramos para o plexo corióideo do quarto ventrículo. A artéria se anastomosa com ramos da artéria rostral do cerebelo e ramos medulares, e na superfície dorsal da medula oblonga. A artéria caudal do cerebelo, em seu trajeto ao longo das raízes dos nervos facial e vestibulococlear, emite um ramo importante, a **artéria labirintina.** A artéria corre ao longo dos nervos facial e vestibulococlear e penetra no meato acústico interno juntamente com este último. Ela supre o ouvido interno.

Os **ramos medulares** ϕ são de número variável e deixam lateralmente a artéria basilar ao longo de seu trajeto. Estes ramos correm lateralmente na superfície ventral da medula oblonga para atingir sua superfície dorsolateral, após passar entre as raízes dos nervos glossofaríngeo, vago e hipoglosso, e sob as raízes do nervo acessório. Ao atingir a superfície dorsal da medula correm medialmente no sentido do limite dorsolateral do quarto ventrículo. Durante seu trajeto, tanto na superfície ventral como dorsal da medula oblonga anastomosam-se uns com os outros. Um ou dois ramos rostrais podem anastomosar-se com os ramos da artéria caudal do cerebelo e, às vezes, também podem suprir diretamente o nódulo e úvula do vérmis, mas de forma alguma correspondem à artéria caudal do cerebelo conforme reconhecido por Abdelbaki (1964). Os ramos medulares formam a única fonte principal de suprimento sangüíneo para a maior parte da medula oblonga, exceto as pequenas áreas supridas pela artéria caudal do cerebelo durante seu trajeto na superfície dorsolateral da medula oblonga e nos ramos paramedianos (do segmento medular da artéria basilar). Os ramos medulares também suprem o plexo corióideo do quarto ventrículo.

O número de **ramos paramedianos** é variável em diferentes segmentos. Eles são emitidos pela artéria basilar durante seu curso na superfície ventral da ponte, corpo trapezóide e medula oblonga. São emitidos da superfície dorsomedial da artéria e perfuram a substância cerebral através do sulco basilar e fissura mediana ventral. Suprem os citados segmentos do cérebro, em sua linha média.

$$* \quad * \quad * \quad * \quad * \quad *$$

N. G. Ghoshal

MEMBRO TORÁCICO

Artéria Axilar

A **artéria axilar** continua a artéria subclávia, após a origem da artéria cervical superficial, além da primeira costela no espaço axilar. Próximo ao intervalo entre o músculo subescapular e o músculo redondo maior divide-se nas artérias subescapular e braquial. São os seguintes os principais ramos da artéria axilar (Fig. 33-8):

1. A **artéria torácica externa** é grande e nos bovinos normalmente emite o ramo deltóideo, que é equivalente ao ramo deltóideo (descendente) da artéria cervical superficial do eqüino, acompanhando a veia cefálica no sulco peitoral lateral. Este vaso supre principalmente os músculos peitorais. Tam-

bém supre os músculos bíceps do braço e o braquiocefálico, no bovino, o braquiocefálico no caprino e no ovino; além destes, os músculos omotransversal, subclávio e coracobraquial. A artéria torácica externa contribui para o suprimento sangüíneo do membro torácico do ovino e assume a área de vascularização da **artéria circunflexa cranial do úmero** (de Vos, 1965).

2. A **artéria supra-escapular** é fortemente desenvolvida no bovino e surge da artéria axilar; nos pequenos ruminantes ela surge do ramo pré-escapular da artéria cervical superficial. No bovino ela supre essencialmente os músculos supra-espinhal e subescapular, e a superfície craniomedial da articulação do ombro.

A **artéria subescapular** é quase tão grande quanto a artéria braquial. O vaso passa dorsocaudalmente entre os músculos subescapular e o redondo maior e continua ao longo da borda caudal da escápula. Fornece diversos colaterais para os músculos subescapular, redondo maior, tríceps do braço (cabeça longa), deltóideo, infra-espinhal, redondo menor, supra-espinhal e tensor da fáscia do antebraço. Também supre a superfície medial da articulação do ombro. Além disso, emite a **artéria circunflexa da escápula** que normalmente emite a **artéria nutrícia da escápula.** Emite os seguintes ramos:

1. A **artéria toracodorsal** segue um trajeto caudodorsal ao longo da superfície medial dos músculos redondo maior e grande dorsal, acompanhando o nervo toracodorsal em direção à sua distribuição periférica, e desaparece nos interstícios deste último músculo. Às vezes origina-se da artéria braquial ou próximo da bifurcação da artéria axilar no bovino e no caprino. Fornece colaterais para os músculos redondo maior, subescapular, peitoral profundo, tríceps do braço (cabeça longa), tensor da fáscia do antebraço, grande dorsal e os nodos linfáticos axilares próprios.

2. A **artéria circunflexa caudal do úmero** é grande e surge variadamente no bovino, caprino e ovino.* Passa lateralmente ao longo da superfície flexora (caudal) da articulação do ombro. Divide-se nos ramos proximal e distal entre os músculos tríceps do braço e o braquial. O **ramo proximal** supre principalmente os músculos deltóideo, tríceps do braço, braquial, redondo menor e infra-espinhal, e a superfície craniolateral da articulação do ombro. O **ramo distal** (*a. radial colateral*) (anteriormente a artéria radial colateral proximal de certos autores) é a continuação distocaudal do vaso principal, acompa-

---

*Pode originar-se da artéria braquial nos bovinos (de Vos, 1965).

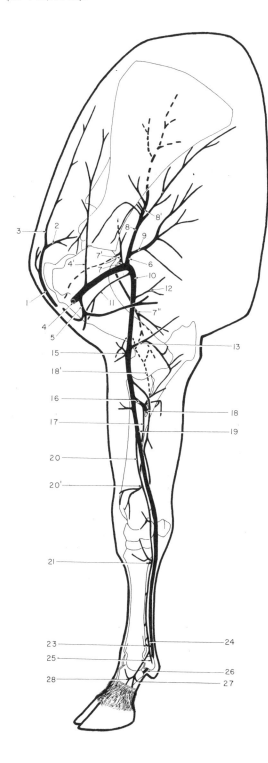

Figura 33-8. Suprimento sangüíneo arterial para o membro torácico dos bovinos, através da artéria axilar; vista medial, esquemática.

1, Artéria cervical superficial (tronco omocervical); 2, ramo pré-escapular de 1 (artéria escapular transversa); 3, ramo ascendente (artéria cervical ascendente); 4, artéria axilar; 4', artéria supra-escapular; 5, artéria torácica externa; 6, artéria subescapular; 7, artéria circunflexa caudal do úmero; 7', ramo proximal; 7'', ramo distal (artéria radial colateral); 8, continuação de 6; 8', artéria circunflexa da escápula; 9, artéria toracodorsal; 10, artéria braquial; 11, artéria circunflexa cranial do úmero; 12, artéria braquial profunda; 13, artéria colateral ulnar; 15, artéria cubital transversa; 16, artéria interóssea comum; 17, artéria interóssea caudal; 18, artéria interóssea cranial; 18', artéria interóssea recorrente; 19, artéria mediana; 20, artéria radial; 20', ramo cárpico dorsal; 21, ramo profundo de 20; 23, ramo anastomótico para o arco palmar profundo (distal); 24, artéria digital palmar comum II; 25, artérias digital palmar próprias II e III; 26, artéria digital palmar comum III; 27, ramo palmar da falange proximal; 28, artéria digital dorsal medial III (abaxial). (De Ghoshal e Getty, 1968a.)

nhando o nervo radial do braço.* Como regra geral, a **artéria nutrícia do úmero** surge deste vaso. O ramo distal anastomosa-se com um ramo da artéria cubital transversa na superfície flexora do cotovelo. Em geral, este vaso fornece ramos musculares para o músculo tríceps do braço, braquial e anconeu, extensor radial do carpo, e as superfícies lateral e caudolateral do cotovelo. Além disso, no bovino supre os músculos ulnar lateral e o flexor digital profundo dos dedos, e finalmente anastomosa-se com um ramo da artéria interóssea recorrente.

Artéria Braquial
(Fig. 33-8)

A **artéria braquial** é a continuação da artéria axilar no braço após a emissão da artéria subescapular.† Corre distalmente, seguindo o nervo mediano, e na superfície flexora do cotovelo passa por baixo dos tendões de inserção dos músculos bíceps do braço e pronador redondo. Após emitir a artéria interóssea comum, distalmente ao cotovelo, continua como a artéria mediana. Seus principais ramos são:

1. A **artéria circunflexa do úmero cranial**† normalmente surge como o primeiro ramo da braquial. Às vezes, surge da artéria subescapular ou da artéria circunflexa caudal do úmero no bovino, da artéria circunflexa caudal do úmero no ovino, e da artéria toracodorsal no caprino. Em geral, ela supre os músculos coracobraquial e bíceps do braço e a superfície medial do ombro. Além disso, também supre o músculo subclávio no caprino. Este vaso se anastomosa com a artéria circunflexa caudal do úmero em determinados casos. A artéria circunflexa cranial do úmero, no ovino, é muitas vezes substituída por um ramo da artéria torácica externa.

2. A **artéria profunda do braço** é relativamente pequena, pois parte de sua área de suprimento é assumida pela artéria circunflexa caudal do úmero. Fornece ramos principalmente para o músculo tríceps do braço. Anastomosa-se com a artéria colateral ulnar no bovino.

3. A **artéria colateral ulnar** é muitas vezes dupla e surge da superfície caudal da artéria braquial, ligeiramente proximal ao nível da tuberosidade do olécrano da ulna. Em geral, fornece o **ramo cárpico palmar,** mas nos pequenos ruminantes este ramo freqüentemente surge independentemente da artéria braquial, ligeiramente distal à origem da artéria colateral ulnar. Acompanha o nervo antebraquial

---

*De acordo com a NAV (1968), a artéria antebraquial superficial cranial origina-se da artéria radial colateral nos Artiodactyla e emite as artérias digital dorsal comum II e III, as quais, por sua vez, dão origem às artérias digitais próprias dorsais.

†A NAV (1968) relaciona a artéria circunflexa cranial do úmero como o último ramo da artéria axilar antes da artéria braquial. Tendo em vista a origem variável da artéria circunflexa cranial do úmero em muitas espécies, neste texto a artéria braquial é considerada como surgindo após a emissão da artéria subescapular.

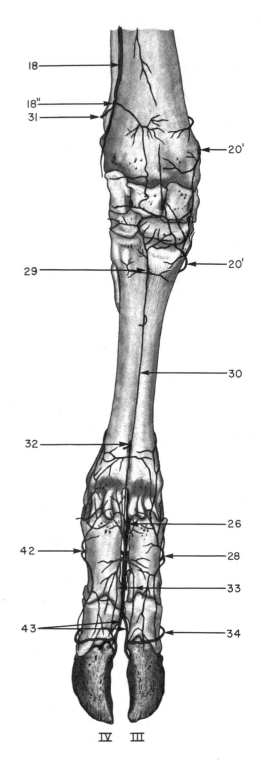

Figura 33-9. Artérias da parte distal do membro torácico direito dos bovinos; vista dorsal, esquemática.

18, Artéria interóssea cranial; 18", ramo dorsal de 18; 20', ramos carpais dorsais da artéria radial; 26, artéria digital palmar comum III; 28, artéria digital dorsal medial III (abaxial); 29, ramo perfurante proximal; 30, artéria metacárpica dorsal III; 31, ramo cutâneo de 18"; 32, ramo perfurante distal; 33, artérias digitais próprias dorsais III e IV; 34, ramo dorsal da falange média; 42, artéria digital dorsal lateral IV (abaxial); 43, artérias digitais palmares próprias III e IV. (De Ghoshal e Getty, 1968a.)

CORAÇÃO E ARTÉRIAS DO RUMINANTE

cutâneo caudal do ulnar, por curta distância, e vasculariza os músculos tríceps do braço, anconeu, peitoral transverso, flexor profundo do dedo e a superfície caudomedial do cotovelo. Além disso, fornece colaterais para os músculos flexor ulnar do carpo, flexor radial do carpo, e o flexor superficial do dedo no bovino; para os músculos bíceps do braço e o flexor ulnar do carpo no ovino; e para o músculo flexor ulnar do carpo no caprino. Às vezes, a artéria colateral ulnar anastomosa-se com o ramo palmar e o ramo palmar superficial da artéria interóssea cranial no bovino. No ovino este vaso se anastomosa com um ramo da artéria subescapular, dentro do músculo tríceps do braço e outro com a artéria circunflexa cranial do úmero ou a artéria torácica externa, dentro do músculo bíceps do braço.

4. A **artéria cubital transversa** (anteriormente denominada artéria radial colateral distal) deixa a artéria braquial na superfície flexora do cotovelo. Após passar entre esta última e o músculo bíceps do braço e o braquial (coracobraquial e bíceps do braço no caprino), divide-se nos **ramos proximal e distal.** Freqüentemente, estes ramos surgem separadamente da artéria braquial e, nesse caso, o ramo proximal é designado como a **artéria bicipital** (Badawi e Wilkens, 1961). Antes de sua bifurcação, a artéria cubital transversa supre os músculos coracobraquial, braquial, braquiocefálico e peitoral descendente no bovino. O ramo proximal (a. bicipital) supre variavelmente os músculos extensor radial do carpo, o bíceps do braço, o braquial e o braquiocefálico. Anastomosa-se com um ramo da artéria radial colateral no bovino e ovino. O ramo distal passa distolateralmente e divide-se, variavelmente profundo, para o músculo extensor radial do carpo, vascularizando-o e também os músculos extensor digital comum dos dedos e lateral (incluindo o extensor do dedo III) e, às vezes, o músculo bíceps do braço, o braquial e o abdutor longo do dedo I. Badawi e Wilkens (1961) descrevem uma anastomose entre ramos musculares deste vaso e os da artéria interóssea cranial dentro do extensor comum dos dedos no bovino. No ovino o ramo distal anastomosa-se com a artéria interóssea recorrente e o ramo muscular da artéria interóssea comum; no caprino anastomosa-se com a artéria interóssea recorrente e (em espécimes bem injetados) com a radial colateral da artéria circunflexa caudal do úmero.

5. A **artéria interóssea comum** surge como o último ramo da braquial, distalmente ao cotovelo, ao nível do espaço interósseo proximal do antebraço. Freqüentemente, ela fornece ramos musculares

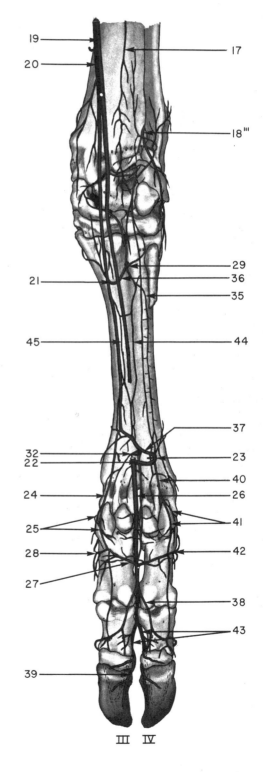

Figura 33-10. Artérias da parte distal do membro torácico direito dos bovinos; vista palmar, esquemática.

17, Artéria interóssea caudal; 18''', ramo palmar da artéria interóssea cranial; 19, artéria mediana; 20, artéria radial; 21, ramo profundo de 20; 22, arco palmar superficial; 23, ramo anastomótico para o arco palmar profundo (distal); 24, artéria digital palmar comum II; 25, artérias digitais palmares próprias II e III; 26, artéria digital palmar comum III; 27, ramo palmar da falange proximal; 28, artéria digital dorsal medial III (abaxial); 29, ramo perfurante proximal; 32, ramo perfurante distal; 35, artéria metacárpica palmar IV; 36, arco palmar profundo (proximal); 37, arco palmar profundo (distal); 38, ramo para a região bulbar; 39, artéria digital palmar própria III (axial); 40, artéria digital palmar comum IV; 41, artérias digitais palmares próprias IV e V; 42, artéria digital dorsal lateral IV (abaxial); 43, artérias digitais palmares próprias III e IV; 44, artéria metacárpica palmar III; 45, artéria metacárpica palmar II. (De Ghoshal e Getty, 1968a.)

para os músculos flexor profundo dos dedos, ulnar lateral e, às vezes, outros músculos adjacentes e a superfície caudomedial do cotovelo. No bovino se anastomosa com a artéria radial colateral e o ramo palmar da artéria interóssea cranial, enquanto no ovino se anastomosa apenas com a artéria cubital transversa. Próximo ao espaço interósseo proximal do antebraço, a artéria interóssea comum se divide nas artérias interósseas caudal e cranial.

A **artéria interóssea cranial** é a extensão distal do vaso principal (Fig. 33-9). Após correr no espaço interósseo proximal do antebraço, desce ao longo da superfície craniolateral, dentro do sulco entre o rádio e a ulna. Dentro da metade distal do antebraço, divide-se em um **ramo dorsal** e um **ramo palmar** (Fig. 33-10). Durante seu trajeto fornece colaterais para os músculos abdutor longo do dedo I, extensor lateral e comum do dedo e, às vezes, para os flexores do carpo. Pode existir uma anastomose entre seus ramos musculares e os da artéria cubital transversa, no bovino.

O **ramo dorsal** da artéria interóssea cranial (*ramus carpeus dorsalis*) contribui para a rede cárpica dorsal e, de acordo com Nickel e Wissdorf (1964), abre-se no ramo perfurante proximal no ovino. Na extremidade distal do antebraço o ramo dorsal envia um **ramo palmar** (interósseo) através do espaço interósseo distal do antebraço. Este último se divide novamente em ramos superficial e profundo. No bovino o **ramo palmar superficial** se anastomosa com a artéria colateral ulnar; no ovino anastomosa-se com a artéria interóssea recorrente. Seu **ramo profundo** (palmar) ramifica-se na superfície palmar do carpo e no bovino e no ovino auxilia na formação da rede cárpica palmar. Além disso, o ramo palmar contribui variadamente para a formação do **arco palmar profundo** (proximal). Além disso, anastomosa-se com a artéria interóssea caudal dentro do músculo flexor superficial dos dedos no ovino. Uma anastomose pode existir entre o ramo profundo (palmar) e a artéria radial do caprino.

De acordo com Nickel e Wissdorf (1964), existe uma anastomose entre a artéria interóssea cranial e a artéria antebraquial superficial cranial dentro do extensor digital comum nos caprinos.

A **artéria interóssea recorrente** surge da artéria interóssea cranial (Fig. 33-8). Fornece ramos para os músculos abdutor longo do dedo I, extensor lateral e comum do dedos e, às vezes, para o ulnar lateral, flexor ulnar do carpo, anconeu e flexor profundo dos dedos. No bovino, freqüentemente resulta uma anastomose entre a artéria interóssea comum e a artéria braquial profunda através da artéria interóssea recorrente; no ovino e no caprino, anastomosa-se com a artéria cubital transversa. Também se anastomosa com a artéria colateral ulnar no ovino.

A **artéria interóssea caudal** é muito delgada e muitas vezes vasculariza os músculos flexor superficial e profundo dos dedos (Figs. 33-8 e 10). Às vezes, fornece ramos para os músculos pronador redondo e flexor ulnar do carpo nos pequenos ruminantes. No ovino, anastomosa-se com o ramo profundo (palmar) da artéria interóssea cranial e a mediana, na superfície flexora do carpo. De acordo com Badawi e Wilkens (1961) e Koch (1965), ramifica-se no periósteo do rádio e da ulna.

ARTÉRIA MEDIANA (Figs. 33-8 e 10). A **artéria mediana** é a continuação distal da artéria braquial, seguindo a origem da artéria interóssea comum. Desce ao longo da superfície medial caudal do rádio, acompanhando o nervo mediano, e passa através do canal cárpico, por baixo do retináculo flexor, à região metacárpica. Fornece colaterais para os músculos bíceps do braço, pronador redondo, braquial e extensor radial do carpo, no bovino; no ovino supre os músculos flexores superficial e profundo dos dedos; e no caprino o flexor profundo do dedo. Um grande **ramo muscular** (*a. profunda do antebraço*) surge da artéria mediana, próximo ao terço proximal do antebraço, e se distribui principalmente para os músculos flexores no lado caudal do mesmo. Ocorre uma anastomose entre as artérias mediana e a interóssea cranial na superfície palmar da articulação cárpica do bovino. No ovino resulta uma anastomose entre as artérias mediana e interóssea caudal, dentro do músculo flexor superficial dos dedos ao nível do osso acessório do carpo.

No bovino a **artéria radial*** deixa a artéria mediana próximo ao meio do antebraço e estende-se distalmente ao longo da superfície mediopalmar do carpo, contribuindo para a rede dorsal do carpo (Figs. 33-8 e 10). Emite os seguintes ramos:

1. O **ramo cárpico dorsal** é relativamente forte e surge da artéria radial dentro do terço distal do antebraço (Figs. 33-8 e 9). Após se dividir variavelmente, supre o periósteo na superfície cranial do quarto distal do rádio e a superfície dorsomedial da articulação do carpo, contribuindo assim para a rede dorsal do carpo.

A **rede dorsal do carpo** é composta de vasos delicados na superfície dorsal do carpo, profundamente aos tendões extensores (Figs. 33-9 e 10). Desta rede vascular surge um pequeno e delicado vaso, a **artéria metacárpica dorsal III**, que desce no sulco longitudinal na superfície dorsal do metacarpo. Esta artéria se liga, através dos canais metacárpicos distal e proximal, com os arcos palmares profundos (proximal e distal) correspondentes, por meio dos **ramos perfurantes distal e proximal**. A partir daí, desce sobre a superfície dorsal da região metacarpofalângica como a **artéria digital comum dorsal III**, a qual, próximo ao meio da falange proximal, emite as **artérias digitais próprias dorsais III e IV** (NAV: *ramo dorsal da falange proximal*) e a si própria, e, correndo através do espaço interdigital, abre-se na **artéria digital palmar comum III**, destarte constituindo a **artéria interdigital**.

2. Um **ramo articular** surge na superfície palmar-medial do carpo, vascularizando a massa ligamentosa anexa e o carpo.

3. Um tronco comum, tanto para o ramo dorsal do carpo como para o ramo profundo, surge da artéria radial ligeiramente distal ao carpo; logo se divide. O **ramo dorsal do carpo** contribui para a **rede dorsal do carpo**, enquanto o **ramo profundo,**

---

*Os ramos e as comunicações, tanto da artéria radial como da mediana, diferem consideravelmente entre os bovinos, ovinos e caprinos, especialmente no metapódio. Portanto, são descritos em separado para facilitar seu estudo (veja as págs. 948 a 951 para a descrição dos pequenos ruminantes).

CORAÇÃO E ARTÉRIAS DO RUMINANTE

após correr entre o osso metacarpo e o músculo interósseo, auxilia na formação do **arco palmar profundo (proximal).** Deste arco vascular um ramo articular estende-se proximalmente para suprir a superfície palmar do carpo. O **ramo perfurante proximal** (*ramo perfurante proximal III*) surge deste arco e, após atravessar o canal metacárpico proximal, comunica-se com a **artéria metacárpica dorsal III.** Da superfície distal do arco vascular acima surge um tronco comum para as **artérias metacárpicas palmar III e IV.** Após curto trajeto os vasos anteriores separam-se; o primeiro une-se à **artéria metacárpica palmar II,** enquanto o último, após descer ao longo da superfície palmar-lateral do metacarpo, abre-se no ramo anastomótico, constituindo, assim, o **arco palmar profundo (distal).** Deste último arco surgem numerosas ramificações para suprir o músculo interósseo e a articulação metacarpofalângica. O **ramo perfurante distal** (*ramo perfurante distal III*) também se origina deste arco e, após atravessar o canal metacárpico distal, comunica-se com a **artéria metacárpica dorsal III.** Dentro do terço proximal do metacarpo a artéria radial libera a delgada **artéria metacárpica palmar II,** a qual, após unir-se à artéria metacárpica palmar III, abre-se no **arco palmar profundo** (distal) (Ghoshal e Getty, 1968a) entre o metacarpo e a face profunda do músculo interósseo. A artéria radial está variavelmente ligada com o arco palmar profundo (distal), além do qual continua como a artéria digital comum palmar II. Esta última, próximo ao dígito acessório comum (segundo), divide-se nas **artérias digital palmar próprias II e III.** A artéria digital palmar própria III desce ao longo do lado abaxial do terceiro dígito e, próximo ao meio da falange proximal, recebe o **ramo palmar** da falange proximal da artéria digital palmar comum III. Desta confluência vascular, de acordo com Badawi e Wilkens (1961), Nickel e Wissdorf (1964), Kock (1965) e Ghoshal e Getty (1968a), surge a **artéria digital dorsal medial III** (abaxial) (NAV: *ramo dorsal da falange proximal*) suprindo a superfície abaxial dorsal do terceiro dígito.

O **arco palmar profundo** (distal) comunica-se com a artéria mediana através do ramo anastomótico, formando o **arco palmar superficial.** O ramo anastomótico, em seu trajeto, recebe a continuação do ramo palmar (interósseo) da artéria interóssea cranial. Do arco palmar superficial surgem os seguintes ramos (Fig. 33-10):

1. Um pequeno e delgado ramo, com curso medial, forma uma parte do arco palmar profundo (distal) com um ramo da artéria radial entre os tendões flexores e o músculo interósseo.

2. A **artéria digital palmar comum IV,** próximo ao dígito acessório lateral (quinto), divide-se nas **artérias digitais palmares próprias IV e V.** A artéria digital palmar própria IV, próximo ao meio da falange proximal, recebe o ramo palmar da falange proximal da artéria digital palmar comum III (Fig. 33-9). Desta confluência vascular, de acordo com Badawi e Wilkens (1961), surge a artéria digital dorsal lateral (abaxial) IV (NAV: *ramo dorsal da falange proximal),* suprindo a superfície abaxial dorsal do quarto dígito.

3. A **artéria digital palmar comum III** é formada pela artéria mediana e o ramo anastomótico do arco palmar profundo (distal) (Figs. 33-8, 9 e 10). Continua distalmente entre os dígitos acessórios ao longo da superfície palmar da articulação metacarpofalângica e, próximo ao meio da falange proximal, emite dois **ramos palmares da falange proximal.** Estes, após correrem transversalmente ao longo da superfície palmar da falange proximal, por baixo dos tendões flexores, unem-se às artérias digitais palmares próprias (abaxiais) III e IV, conforme já mencionado. A continuação do vaso principal, após passar através do espaço interdigital, comunica-se com a artéria digital comum dorsal III através da **artéria interdigital.** O tronco comum assim formado, seguindo um curto trajeto, divide-se nas **artérias digitais palmares próprias** (axiais) III e IV Aproximadamente ao nível da quartela as artérias digitais palmares próprias (axiais) III e IV liberam um ramo relativamente forte *(ramo do tórus digital)* suprindo a região bulbar. Ligeiramente proximal ao osso sesamóide distal ambas as artérias digitais palmares próprias (axiais e abaxiais) dos dígitos principais emitem o **ramo dorsal da falange média,** o qual, após correr dorsalmente, anastomosa-se um com o outro, formando um **círculo arterial coronário.** Oposto à origem de cada ramo dorsal da falange média surge um **ramo palmar da falange média,** muito delgado, que liga as artérias digitais próprias palmares (axiais e abaxiais) III e IV. Dentro da parede do casco as artérias digitais palmares próprias (axiais) dos dígitos principais liberam um **ramo palmar da falange distal** para vascularizar a superfície palmar e o cório da falange distal. Depois, penetram na falange distal através do forame axial e, anastomosando-se com as artérias digitais palmares próprias (abaxial) correspondentes, formam o **arco terminal.** Antes de penetrar na falange distal liberam variavelmente um **ramo dorsal da falange distal,** delgado, para suprir a bolsa do osso sesamóide distal e o cório da parede do casco. Entretanto, o ramo palmar da falange média, o ramo dorsal da falange distal e o arco terminal são um tanto difíceis de se expor satisfatoriamente durante a dissecação rotineira.

Aorta Descendente

AORTA TORÁCICA

Os ramos bronquiais e esofágicos muitas vezes surgem separadamente. O **ramo bronquial** surge, como um vaso delgado, da parede da aorta torácica. É único em sua origem, mas na bifurcação traqueal divide-se nos ramos direito e esquerdo. No hilo do pulmão cada ramo bronquial se subdivide em dois ou três ramos que acompanham a árvore bronquial. O vaso bronquial supre sangue nutritivo para os pulmões e ressente-se de uma veia satélite. O **ramo esofágico** surge da parte inicial da aorta torácica, imediatamente caudal ao arco aórtico. Logo após sua origem o vaso divide-se nos ramos cranial e caudal. O **ramo cranial** corre ao longo da face direita do esôfago, suprindo esta estrutura e os nodos linfáticos mediastinais craniais. De acordo com McLeod (1958), libera a artéria bronquial cranial direita. O **ramo caudal** é relativamente maior e segue a superfície dorsal do esôfago caudalmente ao hiato esofágico. Supre, durante seu trajeto, ramos para o esôfago e nodos linfáticos mediastinais caudais. Além disso, fornece pequenos ramos delicados ao pericárdio e ao mediastino.

As **artérias intercostais dorsais** são em número de doze pares. Os primeiros três surgem variavelmente do **tronco costocervical** através da **artéria intercostal suprema,** e o restante surge diretamente da **aorta torácica.** O último é denominado de **artéria costoabdominal dorsal,** pois corre caudalmente à última costela e não dentro do espaço intercostal. Surgem em pares da superfície dorsal da aorta torácica e cruzam os corpos vertebrais para atingir a borda caudal da costela correspondente, onde emitem os ramos dorsais. Cada **ramo dorsal,** após estender-se dorsalmente, supre a musculatura epaxial e emite um **ramo espinhal.** Este penetra no canal vertebral através do forame intervertebral, supre as meninges espinhais e as vértebras torácicas, finalmente anastomosando-se com a artéria espinhal ventral. As artérias intercostais dorsais descem nos espaços intercostais respectivos, a princípio entre os músculos intercostais externos e internos, e depois tornam-se subpleurais. Anastomosam-se com os ramos intercostais ventrais das artérias torácica interna, musculofrênica, e epigástrica superficial cranial e com o ramo costoabdominal ventral, respectivamente. Suprem os músculos intercostais externos e internos, a pleura, as costelas, e, por meio dos **ramos cutâneos laterais,** os músculos grande dorsal, serrátil ventral do tórax, cutâneo do tronco e a pele. A artéria costoabdominal dorsal supre o músculo oblíquo externo e o interno do abdome.

Os **ramos frênicos** são pequenos e variáveis, em número e origem. Surgem da superfície ventral da aorta torácica e da artéria costoabdominal dorsal e se destinam a suprir o pilar do diafragma.

AORTA ABDOMINAL

R. E. Habel

A **artéria celíaca** às vezes origina-se de um tronco comum com a artéria mesentérica cranial. Tem cerca de 10 a 12 cm de comprimento, passa ventralmente e se curva cranialmente entre o rúmen e o pâncreas, nos pilares esquerdo e direito do diafragma, e a veia cava caudal, à direita. Como nos animais que possuem um estômago simples, a artéria celíaca emite três ramos principais: as artérias hepática, esplênica e gástrica esquerda (Fig. 33-11). Nos ruminantes o padrão é distorcido pelo grande desenvolvimento das artérias do rúmen e do retículo, que correspondem a pequenos ramos das artérias esplênica e gástrica esquerda no estômago simples.

Os primeiros ramos, as **artérias frênica caudal** e **adrenal cranial,** são pequenos.

A **artéria hepática** normalmente surge do lado convexo da curvatura da artéria celíaca quando esta cruza a veia cava caudal, mas pode se originar da artéria gástrica esquerda. Passa à direita e um tanto ventral e cranialmente com a veia porta para o fígado e emite os seguintes ramos (Fig. 29-57):

1. **Ramos pancreáticos.**
2. O **ramo direito** *(ramus dexter),* menor que o esquerdo e muitas vezes duplo, supre o lobo direito e o processo caudado.
3. O **ramo esquerdo** *(ramus sinister)* supre os lobos caudado, quadrado e esquerdo, e muitas vezes dá origem à artéria gástrica direita.
4. A **artéria cística** surge da hepática ou de seu ramo direito. Supre a artéria hepática comum e os ductos císticos e a vesícula biliar.
5. A **artéria gástrica direita** *(a. gastrica dextra)* surge da artéria hepática ou de seu ramo esquerdo.

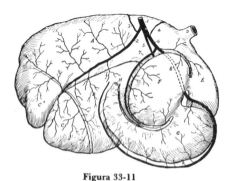 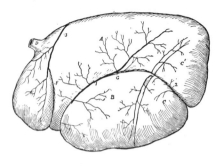

Figura 33-11   Figura 33-12

Figura 33-11. Artérias gástricas dos bovinos; vista direita (parcialmente esquemática).

1, Artéria celíaca; 2, artéria ruminal direita; 3, artéria esplênica; 4, artéria reticular; 5, artéria ruminal esquerda; 6, artéria gástrica esquerda; 7, continuação de 6; 8, artéria gastrepiplóica esquerda; A, saco dorsal e B, saco ventral do rúmen; C, sacos cegos caudoventral e C', caudodorsal; D, esôfago; E, retículo; F, omaso; G, abomaso; H, duodeno; I, sulco longitudinal direito do rúmen.

Figura 33-12. Artérias gástricas dos bovinos; vista esquerda (parcialmente esquemática).

1, Artéria ruminal esquerda; 2, continuação da artéria ruminal direita; 3, artéria reticular; que desaparece dentro do sulco ruminorreticular; A, saco dorsal e B, saco ventral do rúmen; C, sacos cegos caudoventral e C'; caudodorsal; D, esôfago; E, retículo; F, sulco ruminorreticular; G, sulco longitudinal esquerdo do rúmen.

CORAÇÃO E ARTÉRIAS DO RUMINANTE

Passa no omento menor, ao longo do duodeno, para a curvatura menor do abomaso, onde se anastomosa com a artéria gástrica esquerda.

6. A **artéria gastroduodenal** é o ramo terminal da artéria hepática. Divide-se nas **artérias pancreaticoduodenal cranial** e **gastrepiplóica direita.** A artéria pancreaticoduodenal corre caudalmente entre o lobo direito do pâncreas e o duodeno e se anastomosa com a artéria pancreaticoduodenal caudal. A artéria gastrepiplóica direita passa ventralmente, cruza a superfície medial do duodeno, e segue a curvatura maior do abomaso, no omento maior. Anastomosa-se com a artéria gastrepiplóica esquerda.

Ramos pancreáticos (*rami pancreatici*) são emitidos pelas artérias celíaca ou esplênica.

A **artéria esplênica** (*a. lienalis*) emite a artéria ruminal direita, que é maior do que a continuação da esplênica (Fig. 33-11) e o ramo epiplóico (*ramus epiploicus*). A artéria esplênica passa cranialmente e para a esquerda através da curvatura dorsal do rúmen e penetra no hilo do baço. O ramo epiplóico corre caudalmente no omento maior.

A **artéria ruminal direita** (*a. ruminalis dextra*) é a principal artéria do rúmen. Surge da artéria esplênica e curva-se caudoventralmente para o sulco longitudinal direito (Fig. 33-11). Emite ramos para os sacos dorsal e ventral do rúmen e, após originar as artérias coronárias direita ventral e dorsal, passa para a esquerda no sulco caudal, supre as artérias coronárias esquerda ventral e dorsal e anastomosa-se com a artéria ruminal esquerda (Fig. 33-12).

A **artéria ruminal esquerda** (*a. ruminalis sinistra*) pode originar-se da artéria esplênica ou da artéria gástrica esquerda. Corre ventralmente na superfície direita do rúmen para o sulco cranial e através do sulco, até o sulco longitudinal esquerdo (Figs. 33-11 e 12), o qual ela segue caudalmente, emitindo ramos dorsal e ventral.

A **artéria reticular** é normalmente emitida da artéria ruminal esquerda. Passa cranialmente sobre a curvatura dorsal do rúmen e dobra ventralmente no sulco rumino-reticular (Fig. 33-12), onde é encoberta por uma camada de músculo, e segue o sulco da esquerda para a direita. Emite um ramo que passa à esquerda da parte cardíaca do estômago e dobra ventralmente e para a direita, ventralmente ao esôfago, e seguindo a curvatura menor do retículo. Emite **ramos esofágicos** e **frênicos.**

A **artéria gástrica esquerda** (*a. gastrica sinistra*) parece ser a continuação da artéria celíaca além da origem da artéria ruminal esquerda (Fig. 33-11). Passa ventral e cranialmente por 10 a 12 cm e dá origem à artéria gastrepiplóica esquerda (Fig. 33-11). A artéria gástrica esquerda a seguir dobra caudalmente na curvatura do omaso, segue-o até à curvatura menor do abomaso e se anastomosa com a artéria gástrica direita. Ao longo de seu trajeto fornece ramos ao omaso, retículo, abomaso e omento menor.

A **artéria gastrepiplóica esquerda** (*a. gastroepiploica sinistra*) origina-se da artéria gástrica esquerda, entre o rúmen e o omaso (Fig. 33-11). Corre ventralmente no lado visceral do colo do omaso e segue a curvatura maior do abomaso, suprindo o abomaso

e o omento maior. Anastomosa-se com a artéria gastrepiplóica direita.

A **artéria mesentérica cranial** surge da aorta, imediatamente caudal à artéria celíaca e possui aproximadamente o mesmo calibre desta. Às vezes originam-se por um curto tronco comum. A artéria mesentérica cranial segue ventralmente, inclinando-se para a direita e um tanto cranialmente, e passa entre o lobo esquerdo do pâncreas e a veia cava caudal. Depois inclina-se caudalmente com a veia porta e cruza a superfície caudal do cólon transverso. Emite os seguintes ramos (Fig. 33-13):

1. **Ramos pancreáticos** e a **artéria pancreaticoduodenal caudal.** Esta última surge do lado direito do tronco e bifurca-se imediatamente em ramos que correm cranial e caudalmente no duodeno descendente.

2. A **artéria cólica média** (*a. colica media*) é pequena: surge da superfície cranial da artéria mesentérica cranial e supre o cólon transverso e descendente. Normalmente, emite uma artéria ao duodeno ascendente, mas esta pode originar-se da artéria mesentérica cranial (Fig. 29-51 acima de c).

3. A **artéria ileocólica** (Fig. 33-13, *q*) passa caudalmente no lado direito da veia mesentérica cranial. A artéria é coberta, à direita, pelo membro direito da alça distal do cólon. Ramifica-se para a alça espiral, e para os nodos linfáticos cólicos, podendo ser observada raspando-se a camada serosa da superfície direita do mesentério. Quando isto for feito, será observado que os vasos situam-se na superfície direita da alça espiral. As **artérias cólicas direitas** (*aa. colici dextrae*) originam-se da parte proximal da artéria ileocólica; suprem a alça distal do cólon e os giros centrífugos. Mais distalmente, os **ramos cólicos** (*rami colici*) são emitidos; suprem os giros centrípetos e a alça proximal. Todas as artérias da alça espiral podem originar-se por um tronco comum. Quanto mais próxima da artéria mesentérica cranial for a origem do vaso, tanto mais próxima da alça distal será a parte do cólon suprida. (Compare as artérias do cólon ascendente dos caninos.) Esta distribuição é realizada para a alça espiral por uma volta no sentido do movimento dos ponteiros do relógio quando vistas de sua origem. Indica que o suprimento sangüíneo foi estabelecido no embrião antes da alça ter-se enovelado. A artéria ileocólica continua até a dobra ileocecal, emite o ramo ileal mesentérico e continua pela artéria cecal. A **artéria cecal** fornece ramos para o ceco e íleo e termina no ramo ileal antimesentérico. As artérias ileais anastomosam-se com ramos terminais da mesentérica cranial.

4. O **ramo colateral** (Fig. 33-13, *p*), ausente nos ovinos e caprinos, é emitido da superfície côncava da artéria mesentérica cranial, distalmente à artéria ileocólica. Passa obliquamente através do mesentério para se unir com a artéria mesentérica cranial.

5. As **artérias jejunais** originam-se da superfície convexa de todo o comprimento da artéria mesentérica cranial, tendo início próximo à artéria cólica média. Passam sobre ou através dos nodos linfáticos mesentéricos alongados associados com a artéria mesentérica cranial e se anastomosam para formar arcos que suprem artérias retas e curtas para o intestino.

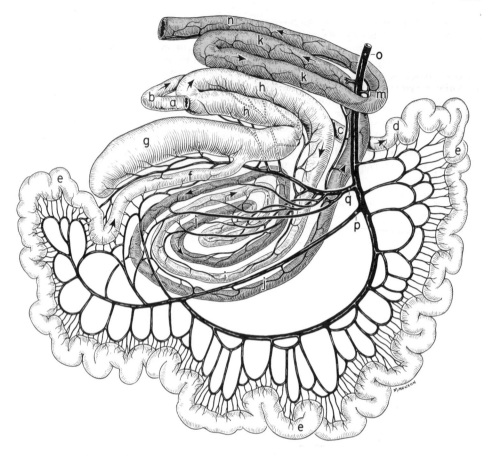

Figura 33-13. Artéria mesentérica cranial da vaca, lado direito.

O mesentério e os nodos linfáticos mesentéricos foram removidos. a, Duodeno descendente; b, flexura caudal do duodeno; c, duodeno ascendente; d, flexura duodenojejunal; e, jejuno; f, íleo; g, ceco; h, laço proximal do cólon; i, giros centrípetos; j, giros centrífugos; k, alça distal do cólon (puxada para cima de sua posição normal na alça proximal); m, cólon transverso; n, cólon descendente; o, artéria mesentérica cranial, com segmento da artéria pancreaticoduodenal caudal e da artéria cólica média; p, ramo colateral; q, artéria ileocólica, emitindo artérias cólicas direitas para a alça distal e os giros centrífugos e ramos cólicos para os giros centrípetos e alça proximal. Ela emite o ramo ileal mesentérico e continua como a artéria cecal, que termina no ramo ileal antimesentérico.

6. **Artérias ileais** surgem dos ramos terminais da artéria mesentérica cranial.

A **artéria mesentérica caudal** surge da aorta próximo ao término desta. É pequena e supre a **artéria cólica esquerda** (*a. colica sinistra*) e a **artéria retal cranial.**

A **veia porta** (Fig. 33-14) estende-se do fígado à origem das veias mesentéricas cranial e caudal. Possui os seguintes ramos:

1. A **veia gastroduodenal** normalmente se une à parte transversa do ramo esquerdo da veia porta no fígado. Seus ramos são as **veias gástrica direita, gastrepiplóica direita** e **pancreaticoduodenal cranial.**

2. **Ramos pancreáticos.**

3. A **veia esplênica** é uma grande veia que também drena a maior parte do estômago. Une-se à veia porta em um ângulo reto. Seus ramos são o **pancreático, epiplóico, ruminal direito, reticular, ruminal esquerda** e **gástrica esquerda.** A veia ruminal direita possui um ramo colateral paralelo. A veia ruminal esquerda emite a veia esofágica caudal, e a veia gástrica esquerda emite a veia **gastrepiplóica esquerda.**

4. **Veias pancreáticas.**

5. **Veia pancreaticoduodenal caudal.**

6. A **veia mesentérica cranial** emite as veias jejunal e ileal, o **ramo colateral** e a **veia ileocólica;** todas, com seus ramos, acompanham as artérias correspondentes.

7. A **veia mesentérica caudal** e a veia mesentérica cranial são os ramos terminais da veia porta. A veia mesentérica caudal emite a **veia cólica média** para o cólon transverso e a alça distal, e continua ao longo do cólon descendente como a **veia cólica esquerda.** Esta, por sua vez, é contínua com a veia retal cranial.

N. G. Ghoshal

As **artérias renais** surgem da superfície ventral da aorta abdominal ao nível da segunda vértebra lombar. São vasos relativamente grandes, surgindo próximos uns dos outros. A **artéria renal direita** passa lateral e cranialmente através da face dorsal da veia cava caudal, penetrando no hilo, no terço cranial do rim. A **artéria renal esquerda** é ligeiramente mais longa, surgindo um tanto mais caudalmente do que a artéria direita correspondente. Normalmente corre cranial e ventralmente, mas varia na direção em conformidade com a posição do rim, que está sujeito à variação, dependendo do grau de enchimento do rúmen. Penetra no rim através do hilo. Dentro do hilo ambas as artérias dividem-se em diversos ramos.

A **artéria testicular** surge da superfície ventral da aorta abdominal próxima à origem da artéria mesentérica caudal (Fig. 33-15). Seguindo sua origem, passa caudalmente na região sublombar e depois ventralmente, um tanto lateral à abertura pélvica cranial. Desce no sentido do anel inguinal profundo. Além do anel vaginal, torna-se uma parte do cordão espermático. Esta artéria é acompanhada por uma veia homônima, linfáticos e um nervo autônomo (testicular) todos os quais são circundados pelo mesórquio proximal (dobra vascular). A artéria supre a túnica vaginal, o ducto deferente, o epidídimo e o testículo.

De acordo com Hofmann (1960), as artérias testiculares circundam o testículo incompletamente como a túnica arteriosa, enviando artérias testiculares radiantes para dentro do parênquima. Estas últimas anastomosam-se no mediastino, formando vasos espiralados que, em suas anastomoses dentro da rede testicular, contêm artérias contrácteis com células epitelóides. Correm centripetamente de volta para dentro do parênquima.

A **artéria ovariana,** na fêmea, é a homóloga do vaso anterior. Ela ocasionalmente surge da artéria ilíaca externa (McLeod, 1958). É normalmente sinuosa e, seguindo a borda livre do ligamento largo, divide-se em pequenos ramos para a tuba uterina *(ramus tubarius)* e o **ramo uterino** (cranial). Este último supre a tuba uterina e se anastomosa com a artéria uterina. A artéria ovariana atinge o ovário por meio do mesovário.

As **artérias lombares** são em número de seis pares, dos quais os primeiros quatro ou cinco surgem da superfície dorsal da aorta abdominal. Normalmente o último par e, às vezes, o quinto surgem das artérias ilíaca interna ou da iliolombar, dependendo do nível do término da aorta. Cada artéria passa dorsalmente para os músculos epaxiais, através do espaço intertransverso das vértebras lombares, e a última entre o sexto processo transverso lombar e a asa do sacro. No forame intervertebral cada uma libera um **ramo espinhal** para a medula espinhal e suas meninges. Emitem vários pequenos ramos que se distribuem ao diafragma e glândula adrenal.

A **artéria sacral mediana,** de cerca de 5 mm em diâmetro, é a continuação da aorta abdominal na região sacrocaudal. Surge como um único vaso da superfície dorsal da aorta abdominal (Fig. 33-15) entre as duas artérias ilíacas internas. Corre caudalmente ao longo da superfície pélvica do sacro e, além da primeira vértebra caudal, continua como a **artéria caudal mediana** (coccígea) (Figs. 33-16 e 17). De um trajeto ligeiramente à esquerda do plano medial, a artéria sacral mediana libera ramos segmentares pares *(rami sacrales)* que suprem os músculos sacrocaudal, ventral, medial e lateral. Passam através do forame sacral pélvico para suprir as meninges e a medula espinhal *(rami spinales)* e emergem

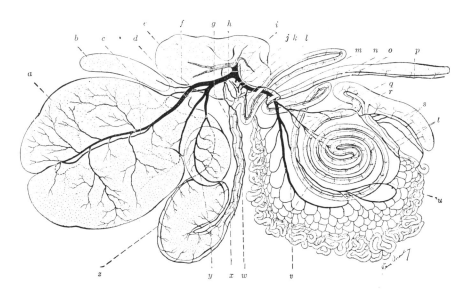

Figura 33-14. Ramos da veia porta dos bovinos.
a, Rúmen; b, baço; c, veia ruminal direita e seu ramo colateral; d, veias ruminal esquerda e reticular; e, fígado; f, veia esplênica; g, veias gástricas direita e esquerda; h, veia esplênica; i, veia porta; j, veia pancreaticoduodenal cranial e veia gastroduodenal; k, veias pancreáticas; l, veia pancreaticoduodenal caudal; m, veia mesentérica caudal; n, veia ileocólica; o, no sentido do relógio: veia cólica média, anastomose entre as veias mesentérica cranial e cólica média, e veia cólica esquerda; p, veia retal cranial; q, tronco comum para as veias cólicas direita e ramos cólicos; r, veia cecal; s, ramos cecais; t, ramos ileais antimesentérico e mesentérico; u, ramo ileal; v, ramo colateral e veia mesentérica cranial; w, veia gastrepiplóica direita; x, veia gástrica direita; y, veia gástrica esquerda; z, veia gastrepiplóica esquerda. (De Martin e Schauder, 1935.)

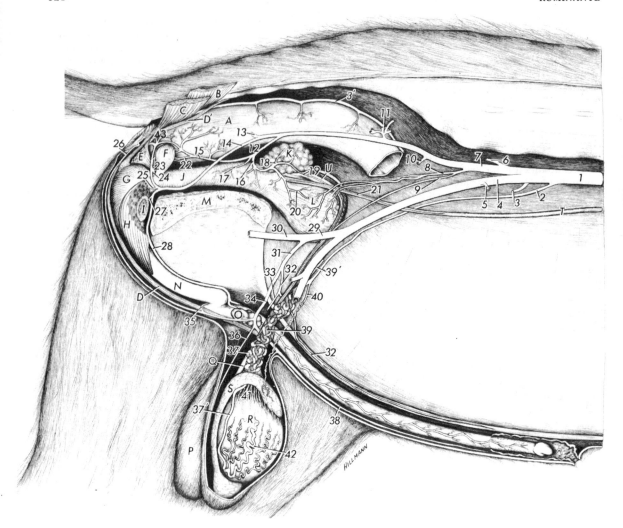

Figura 33-15. Artérias para o trato genital dos caprinos machos (esquemático).
A, Reto; B, músculo coccígeo; C, músculo levantador do ânus; D,D', músculo retrator do pênis; E, músculo isquiouretral; F, glândula bulbouretral; G, músculo bulboesponjoso; H, músculo isquiocavernoso (corte); I, pilar do pênis (corte); J, uretra; K, glândula vesicular; L, bexiga urinária; M, sínfise púbica; N, pênis; O, nodos linfáticos escrotais; P, testículo esquerdo; Q, ducto deferente; R, testículo direito; S, epidídimo; T, ureter; U, ampola do ducto deferente; 1, aorta abdominal; 2, artéria testicular; 3, artéria mesentérica caudal; 3', artéria retal cranial; 4, artéria ilíaca externa; 5, artéria ilíaca circunflexa profunda; 6, artéria sacral mediana; 7, artéria ilíaca interna; 8, artéria umbilical; 9, artéria do ducto deferente; 10, artéria ileolombar; 11, artéria glútea cranial; 12, artéria urogenital (prostática); 13, artéria glútea caudal; 14, artéria pudenda interna; 15, ramo caudal da artéria urogenital; 16, ramo cranial da artéria urogenital; 17, ramo uretral; 18, ramos para a glândula vesicular; 19, ramo para o ducto deferente; 20, artéria vesicular caudal; 21, ramo uretérico; 22, ramo da artéria urogenital para a glândula bulbouretral; 23, ramo da artéria pudenda interna para a glândula bulbouretral; 24, artéria do bulbo do pênis; 25, artéria uretral; 26, artéria perineal ventral; 27, artéria profunda do pênis; 28, artéria dorsal do pênis; 29, 30, artéria femoral profunda; 31, tronco pudendoepigástrico; 32, artéria epigástrica caudal (profunda); 33, artéria cremastérica; 34, artéria pudenda externa; 35, ramo uretral; 36, ramo escrotal cranial; 37, 37', continuação de 2; 38, artéria epigástrica superficial caudal; 39, 39', plexo pampiniforme (corte da extremidade da veia); 40, ramo epididimário; 41, veia testicular; 42, ramos testiculares; 43, artéria retal caudal. (De Magilton e Getty, 1969.)

através do forame sacral dorsal suprindo os músculos epaxiais da região sacrocaudal *(rami dorsalia)*. O último ramo sacral, de ambos os lados, pode surgir em conjunto por um tronco comum. Passa dorsocaudalmente entre a última vértebra sacral e a primeira vértebra caudal e, após emitir os ramos dorsal e ventral, supre os músculos dorsais dessa região. Mais ou menos ao nível da primeira vértebra caudal a artéria sacral mediana continua como a **artéria caudal mediana** ao longo da superfície ventral de todo o comprimento da cauda. Corre no sulco vascular circundada pelos processos hemais, que às vezes se fundem formando arcos hemais (Ghoshal e Getty, 1967). A intervalos regulares ao longo de seu trajeto, libera ramos segmentares, pares *(rami caudales)*. Surgem próximo ao meio de cada vértebra caudal e correm dorsal e caudalmente, emitindo os **ramos ventral** e **dorsal**. Estes ramos anastomosam-se com

CORAÇÃO E ARTÉRIAS DO RUMINANTE 925

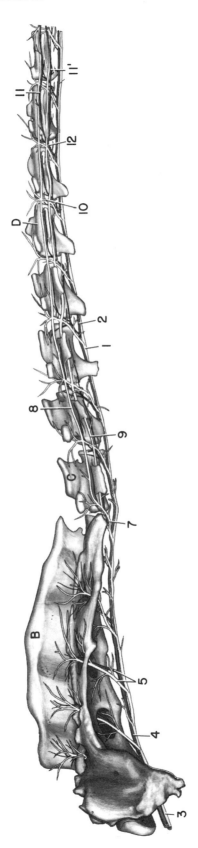

Figura 33-16. Artérias para a região sacrocaudal dos bovinos, vista lateral.
B, Sacro; C, vértebra caudal I; D, vértebra caudal V; 1, artéria caudal mediana; 2, veia caudal mediana; 3, artéria sacral mediana; 4, veia sacral mediana; 5, ramos sacrais; 7, ramo sacral esquerdo V; 8, artéria caudal dorsolateral; 9, artéria caudal ventrolateral; 10, continuação dorsal dos ramos caudais; 11, veia caudal dorsolateral; 11', veia caudal ventrolateral; 12, ramo caudal (venoso). (De Ghoshal e Getty, 1967.)

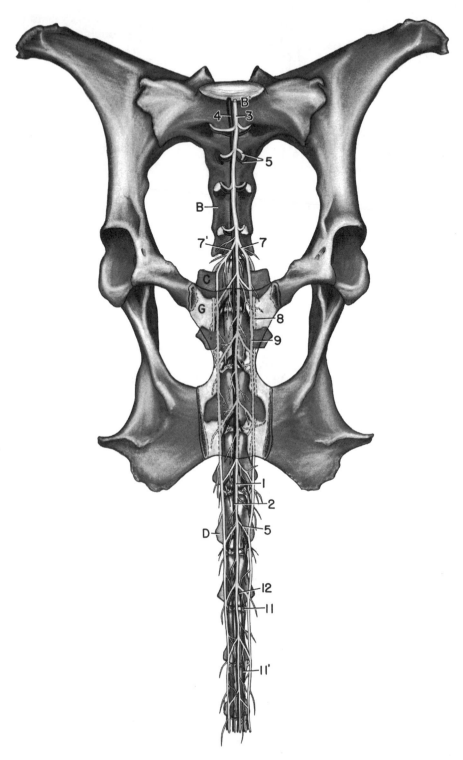

Figura 33-17. Artéria sacral mediana e seus ramos na região sacrocaudal dos bovinos, vista ventral (esquemática).

B, Sacro; B', promontório sacral; C, vértebra caudal I; D, vértebra caudal V; G, púbis (mostrado transparente para ilustrar as vértebras caudais); 1, artéria caudal mediana; 2, veia caudal mediana; 3, artéria sacral mediana; 4, veia sacral mediana; 5, ramos sacrais; 7,7', ramos sacrais V (direito e esquerdo); 8, artéria caudal dorsolateral; 9, artéria caudal ventrolateral; 11, veia caudal dorsolateral; 11', veia caudal ventrolateral; 12, ramo caudal (venoso). (De Ghoshal e Getty, 1967.)

os seus adjacentes correspondentes, constituindo as **artérias caudal ventrolateral** e **caudal dorsolateral** (Figs. 33-16 e 17). Correm ao longo das superfícies ventral e dorsal dos processos transversos das vértebras caudais. Após emitir os ramos ventral e dorsal, os ramos caudais estendem-se dorsalmente, suprindo os músculos dorsais da cauda. Pequenas ramificações ao longo da superfície ventrolateral da cauda suprem a fáscia, a gordura e pele da área adjacente. Por meio de anastomoses arteriovenosas, são formados nesta região os **corpora caudalis**.

As **artérias ilíacas internas** são grandes e passam caudalmente e um tanto lateralmente ventral à asa do sacro, no sentido da cavidade pélvica, no ligamento sacrotuberal largo (Figs. 33-15 e 18). Próximo à borda cranial do forame isquiático menor, a artéria ilíaca interna termina nas artérias pudenda interna e glútea caudal. De sua superfície dorsal surgem a sexta e, às vezes, a quinta artéria lombar (McLeod, 1958; Koch, 1970). Os ramos colaterais da artéria ilíaca interna são:

1. A **artéria umbilical** que surge da superfície ventral da artéria ilíaca interna (Fig. 33-15). É um vaso muito grande no feto; após o nascimento seu lúmen é grandemente reduzido e completamente obliterado além do ápice (vértice) da bexiga urinária até o umbigo. Corre ao longo da borda livre do ligamento lateral da bexiga urinária e, próximo a seu ápice, termina subitamente, formando o **ligamento redondo da bexiga urinária** (*ligamentum teres vesicae*). Emite os seguintes ramos:

a. A **artéria deferencial** (*a. ductus deferentis*) supre o ducto deferente no macho (Fig. 33-15).

b. A **artéria uterina** é a principal artéria para o útero. É muito grande, especialmente durante a gestação. Desce na parede pélvica lateral em curta distância caudal à artéria ilíaca externa e atinge a borda mesometrial côncava da tuba uterina, cranialmente ao corpo, seguindo a inserção parietal do ligamento largo. Ao atingir a borda mesometrial divide-se em diversos ramos, alguns dos quais correm cranialmente para se anastomosarem com o ramo uterino (cranial) da artéria ovariana, e outros que, após correr caudalmente, anastomosam-se com o ramo uterino (caudal) da artéria urogenital (Fig. 33-18). Distribui-se principalmente à tuba uterina. Durante estágios posteriores da gestação, pode ser palpada retalmente.

c. O **ramo uretérico** é delgado e passa pela parede do ureter.

d. As **artérias vesiculares craniais** são pequenas e, após correrem ao longo do ligamento vesicular lateral, suprem a superfície cranial da bexiga urinária.

2. A **artéria ileolombar** que é pequena e possui origem variável (Fig. 33-15). É, às vezes, substituída por ramos das artérias ilíaca circunflexa profunda e da glútea cranial. Distribui-se principalmente para o músculo psoas maior e o ilíaco, próximo à articulação lombossacral. A sexta artéria lombar pode surgir dela.

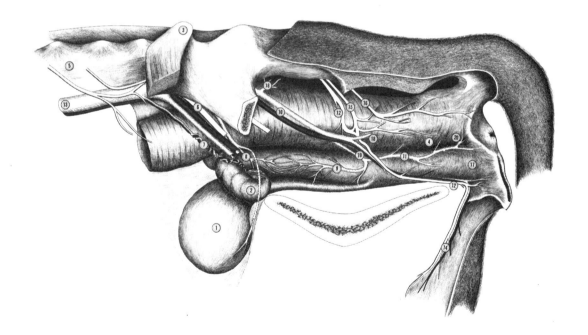

Figura 33-18. Suprimento sangüíneo e inervação da genitália da vaca *in situ*; vista lateral esquerda.

1, Bexiga urinária; 2, tuba uterina; 3, tuberosidade coxal; 4, reto; 5, ramo ventral do nervo lombar III e IV; 6, nervo femoral; 7, artéria ovariana; 8, artéria uterina; 9, ramo uterino (caudal); 10, artéria e veia ilíaca interna; 11, ramo caudal de 19; 12, nervo pudendo; 13, aorta abdominal; 14, artéria e veia perineal ventral e nervo perineal superficial; 15, ramo do nervo retal caudal; 16, nervo retal caudal; 17, vestíbulo; 18, artéria glútea cranial; 19, artéria urogenital (vaginal); 20, artéria retal média. (De Getty, 1964.)

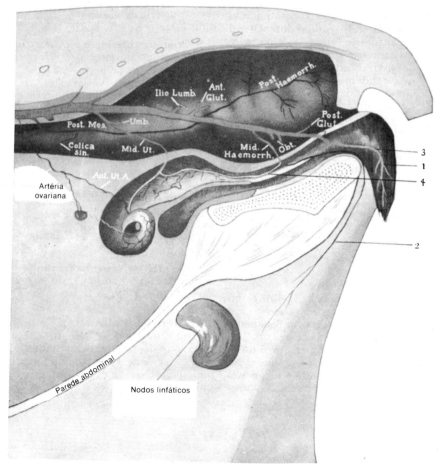

Figura 33-19. Artérias da vaca para a cavidade pélvica.
Ant. Glut., Glútea cranial; Ant. Ut. A., ramo uterino (cranial); Cólica sin., cólica esquerda; Íleo lumb., ileolombar; Mid. Haemorrh., urogenital (vaginal); Mid. Ut., uterina; Obt., obturador; Post. Glut., glútea caudal; Post. Haemorrh., retal caudal; Post. Mes., mesentérica caudal; Umb., umbilical; Ut. O. A., ovariana; 1, artéria do clitóris; 2, ramo labial caudal da artéria perineal dorsal; 3, artéria pudenda interna; 4, ramo uterino (caudal). Por Post. Haemorrh. leia retal cranial.

3. A **artéria glútea cranial** que surge, quer por si só ou em dupla, ao nível da espinha isquiática (Fig. 33-15). Logo divide-se em diversos ramos, que emergem através do forame isquiático maior, suprindo variadamente os músculos glúteo médio, glúteo profundo e o gluteobíceps. Freqüentemente o primeiro e segundo ramos sacrais surgem dela. Como variação, a artéria iliolombar surge deste vaso.

4A. No macho, a **artéria urogenital** (NAV: a. prostática) origina-se próximo ao meio da espinha isquiática, da superfície ventral da artéria ilíaca interna; entretanto, pode surgir mais proximalmente ou distalmente como a artéria pudenda interna (Habel, 1966). Após curto trajeto, divide-se nos seguintes ramos (Fig. 33-15):

a. O **ramo para o ducto deferente** passa cranialmente e, após emitir a **artéria vesicular caudal**, corre ao longo da superfície ventral da glândula vesicular e a supre (Fig. 33-15). Continua então ao longo do trajeto do ducto deferente. A artéria vesicular caudal supre o colo da bexiga urinária e a parte adjacente do ureter (ramus uretericus).

b. A **artéria prostática** é a continuação caudal da artéria urogenital e supre a glândula prostática.

c. O **ramo uretral** surge juntamente com a artéria prostática e supre a parte principal da uretra pélvica (Fig. 33-15). A artéria urogenital continua caudalmente e emite as **artérias retal média** e **perineal dorsal**. Esta supre o músculo enfíncter externo do ânus e a pele da região perineal.

4B. Na fêmea a **artéria urogenital** (NAV: a. vaginal) (Fig. 33-18), seguindo um curto trajeto na superfície lateral da vagina, divide-se no ramos cranial e caudal. O **ramo cranial** é relativamente grande e emite:

a. O **ramo uterino** (caudal) (Fig. 33-19) corre cranialmente ao longo da superfície lateral da vagina e útero e, após se anastomosar com a artéria uterina, supre o cérvix e o corpo do útero. Durante seu trajeto, libera:

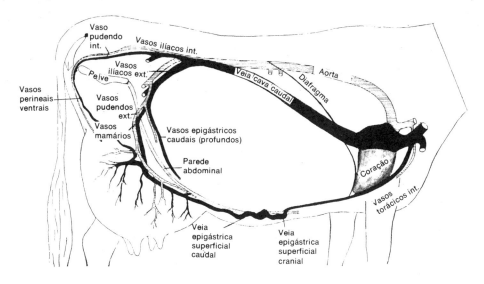

Figura 33-20. Diagrama da circulação do úbere da vaca.

(i). A **artéria vesicular caudal** que supre o colo da bexiga urinária e a parte adjacente do ureter (*ramo uretérico*).

(ii). O **ramo uretral** que, após passar caudalmente, supre a principal parte da uretra pélvica.

O **ramo caudal** passa caudalmente ao longo da superfície dorsolateral da vagina e supre pequenos ramos do vestíbulo e reto (*a. rectal média*). Fornece pequenos ramos para a glândula vestibular maior e para o músculo retrator do clitóris (Habel, 1966) e

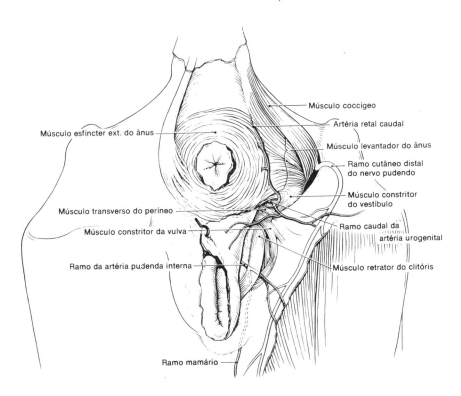

Figura 33-21. Artérias perineais da vaca; os ramos cutâneos para a região lateral e ventral à vulva e para a glândula mamária foram supridos pela pudenda interna.
Estes ramos são supridos menos freqüentemente pela artéria urogenital (vaginal) (Fig. 35-56). (De Habel, 1966.)

torna-se a artéria perineal dorsal, após emergir entre o músculo retractor do clitóris e o levantador do ânus.

A **artéria perineal dorsal,** após emitir um ramo lateralmente próximo à tuberosidade isquiática, dobra ventralmente e, como o **ramo labial caudal,** penetra no lábio entre os músculos constritor da vulva e o retrator do clitóris. De acordo com Habel (1966), termina no lábio em dois terços das vacas dissecadas, enquanto no restante fornece ramos cutâneos para a região perineal lateral e ventral da vulva, e um ramo para a glândula mamária. Durante seu trajeto, emite a artéria retal caudal (Fig. 33-19) na fêmea, a qual, após passar dorsalmente sobre o músculo esfíncter externo do ânus, supre pequenos ramos para o segmento caudal do reto, ramifican-

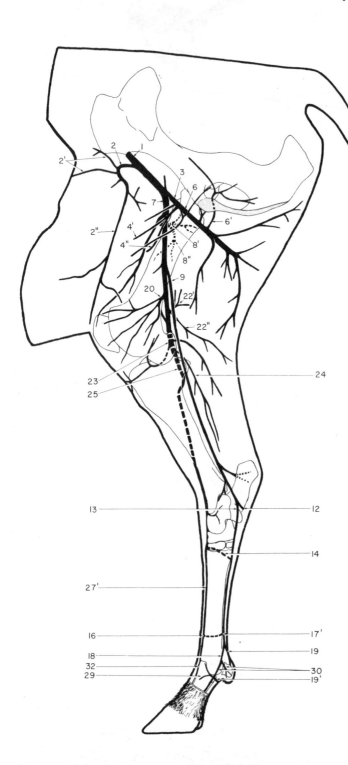

Figura 33-22. Suprimento sangüíneo arterial para o membro pélvico dos bovinos através da artéria ilíaca externa; vista medial, esquemática.

1, Artéria ilíaca externa; 2, artéria circunflexa profunda ilíaca; 2', ramo cranial; 2'', ramo caudal; 3, artéria femoral profunda; 4', artéria epigástrica caudal (profunda); 4'', artéria pudenda externa; 6, artéria circunflexa medial do fêmur; 6', ramo obturador; 7, artéria femoral; 8', ramo descendente; 8'', artéria circunflexa lateral do fêmur; 9, artéria safena; 10, ramos maleolares mediais; 11, continuação de 9; 12, artéria plantar lateral; 13, artéria plantar medial; 14, ramo perfurante proximal; 16, ramo perfurante distal; 17', arco plantar profundo (distal); 18, artéria digital plantar comum II; 19, artéria digital plantar comum III; 19', ramo plantar da falange proximal; 20, artéria descendente do joelho; 22', ramo ascendente; 22'', ramo descendente; 23, artéria poplítea; 24, artéria tibial caudal; 25, artéria tibial cranial; 27', artéria metatársica dorsal III; 29, artéria digital dorsal (pedal) medial III (abaxial); 30, artérias digitais plantares próprias II e III; 32, artérias digitais próprias (pedal) dorsais III e IV. (De Ghoshal e Getty, 1968a.)

CORAÇÃO E ARTÉRIAS DO RUMINANTE

Figura 33-23. Suprimento sangüíneo arterial para o membro pélvico dos ovinos através da artéria ilíaca externa; vista medial, esquemática.

1, Artéria ilíaca externa; 2, artéria circunflexa profunda do íleo; 2', ramo cranial; 2", ramo caudal; 3, artéria femoral profunda; 4, tronco pudendoepigástrico; 4', artéria epigástrica caudal (profunda); 4", artéria pudenda externa; 6, artéria circunflexa medial do fêmur; 6', ramo obturador; 7, artéria femoral; 8, artéria circunflexa lateral do fêmur; 8', ramo descendente de 8; 8", continuação de 8; 9, artéria safena; 10, ramos maleolares mediais; 11, continuação de 9; 12, artéria plantar lateral; 13, artéria plantar medial; 14, ramo perfurante proximal; 15, ramo profundo para o arco plantar profundo (proximal); 16, ramo perfurante distal; 17, arco plantar profundo (distal); 18, artéria digital plantar comum II; 19, artéria digital plantar comum III; 19', ramo plantar da falange proximal; 20, artéria descendente do joelho; 21, artéria suprema do joelho; 22, artéria femoral caudal; 22', ramo ascendente; 22", ramo descendente; 23, artéria poplítea; 24, artéria tibial caudal; 25, artéria tibial cranial; 27', artéria metatársica dorsal III; 28, artéria digital dorsal (pedal) comum III; 29, artéria digital dorsal (pedal) medial III (abaxial); 30, artérias digitais plantares próprias II e III. (De Ghoshal e Getty, 1968b.)

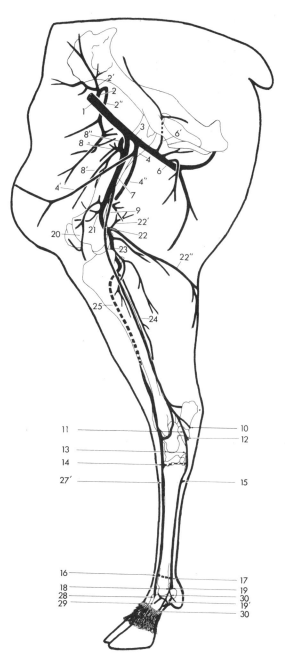

do-se finalmente na dobra da cauda. De acordo com Dyce e Wensing (1971), a artéria perineal dorsal é freqüentemente a fonte do vaso que desce para suprir a ponta dorsal do úbere.

5. A **artéria glútea caudal** que é o ramo terminal lateral da artéria ilíaca interna (Fig. 33-15). É grande, emergindo através da fenda isquiática menor. Após passar caudoventralmente, supre a face profunda dos músculos gluteobíceps, gêmeo, e os nodos linfáticos sacrais externos.

6. Os **ramos obturadores** que surgem, em um nível oposto à origem da artéria glútea caudal, da artéria ilíaca interna. Suprem a parte intrapélvica do músculo obturador externo e o adutor e anastomosam-se com o ramo obturador da artéria femoral circunflexa medial.

7. A **artéria pudenda interna** que é a continuação direta da artéria ilíaca interna (Fig. 33-15). É relativamente grande no macho. Pode fornecer um ramo para a parte intrapélvica do músculo obturador externo (Habel, 1970). Fornece um ramo para os músculos coccígeo e levantador do ânus e corre caudalmente ao longo da superfície lateral dos músculos citados. Também fornece ramos à uretra pélvica (*a. uretral*) e glândulas sexuais acessórias. No macho, libera o seguinte:

a. A **artéria retal caudal** vai à parede do reto (Fig. 33-15). Esta artéria pode surgir juntamente com a artéria perineal ventral.

b. A **artéria perineal ventral** (Fig. 33-15) surge da artéria pudenda interna, seguindo a origem da artéria retal caudal, no arco isquiático. Supre a região perineal.

c. A **artéria do pênis** é uma parcela curta da artéria pudenda interna além do arco isquiático. Logo divide-se em (Fig. 33-15):

(i). A **artéria do bulbo** (*a. bulbi penis*) supre o bulbo do pênis.

(ii). A **artéria profunda do pênis** ramifica-se no corpo cavernoso do pênis.

(iii). A **artéria dorsal do pênis** corre ao longo do dorso do pênis para a glande e fornece ramificações para o prepúcio. A principal artéria do prepúcio é a

artéria recorrente, ímpar, um ramo da artéria epigástrica superficial caudal, que corre ao longo da superfície dorsal (Ashdown, 1958). Às vezes, as artérias dorsal direita e esquerda do pênis formam um único tronco.

Na fêmea, a **artéria pudenda interna** supre a vagina, o vestíbulo e a glândula vestibular maior. Próximo ao arco isquiático, emite a **artéria perineal ventral** (Fig. 33-18) que supre ramos cutâneos à região perineal lateral e ventral para a vulva e para a glândula mamária *(ramus labialis caudalis et mammarius)* (Figs. 33-20 e 21). Esta área pode ser suprida

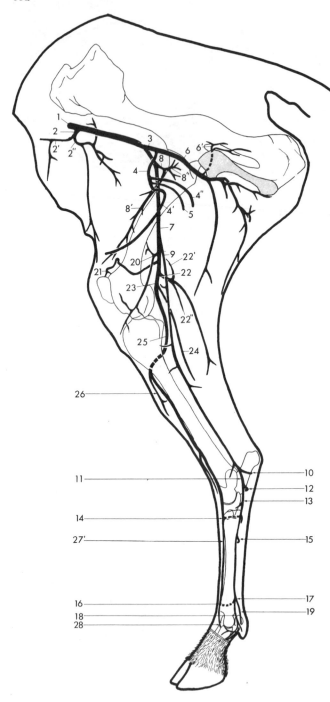

Figura 33-24. Suprimento sangüíneo arterial para o membro pélvico dos caprinos, através da artéria ilíaca externa; vista medial, esquemática.

1, Artéria ilíaca externa; 2, artéria circunflexa profunda do íleo; 2', ramo cranial; 2", ramo caudal; 3, artéria femoral profunda; 4, tronco pudendo epigástrico; 4', artéria epigástrica caudal (profunda); 4", artéria pudenda externa; 5, artéria cremastérica (espermática externa); 6, artéria circunflexa medial do fêmur; 6', ramo obturador; 7, artéria femoral; 8, artéria circunflexa lateral do fêmur; 8', ramo descendente de 8; 8", continuação de 8; 9, artéria safena; 10, ramo maleolar medial; 11, continuação de 9; 12, artéria plantar lateral; 13, artéria plantar medial; 14, ramo perfurante proximal; 15, ramo profundo para o arco plantar profundo (proximal); 16, ramo perfurante distal; 17, arco plantar profundo (distal); 18, artéria digital plantar comum II; 19, artéria digital plantar comum III; 20, artéria descendente do joelho; 21, artéria suprema do joelho; 22, artéria femoral caudal; 22', ramo ascendente; 22", ramo descendente; 23, artéria poplítea; 24, artéria tibial caudal; 25, artéria tibial cranial; 26, artéria nutrícia da tíbia; 27', artéria metatársica dorsal III; 28, artéria digital dorsal comum (pedal) III. (De Ghoshal e Getty, 1967.)

por ramos da artéria perineal dorsal, como anteriormente descrito. O padrão de ramificação pode variar consideravelmente entre os lados do mesmo espécime. Na extremidade caudal da sínfise isquiática, a artéria pudenda interna torna-se a **artéria do clitóris,** que logo se divide na **artéria profunda do clitóris,** para o pilar do clitóris, e na **artéria dorsal do clitóris,** a qual, após passar ventral e caudalmente ao longo da superfície ventral da vulva, supre o clitóris.

MEMBRO PÉLVICO

Artéria Ilíaca Externa
(Figs. 33-22, 23 e 24)

A **artéria ilíaca externa** surge da aorta abdominal, ventralmente ao corpo da sexta vértebra lombar, mas pode separar-se na junção da quarta e quinta vértebras no bovino (Fig. 33-15). No ovino, deixa a aorta abdominal ventral entre a quinta e sexta vér-

CORAÇÃO E ARTÉRIAS DO RUMINANTE

tebras lombares, e no caprino, ventralmente a sexta vértebra lombar. Corre ventrocaudalmente, paralela aos músculos sublombares, à borda cranial do púbis, além do qual desce na coxa como a artéria femoral, acompanhando o nervo safeno dentro do canal femoral da superfície medial da coxa. Seus principais ramos são:

1. A **artéria circunflexa profunda do íleo** que, após sua origem, segue um curto trajeto ventrolateral e divide-se em um ramo cranial e um caudal (Fig. 33-22). Um ramo da artéria emerge entre os músculos abdominal e lombar próximo à tuberosidade coxal. No bovino ela emite ramos para os nodos linfáticos ilíacos mediais. O **ramo cranial** desdobra-se variavelmente e supre os músculos transverso do abdome, oblíquo interno do abdome e o oblíquo externo do abdome. Além disso, supre os músculos longo lombar e o glúteo médio, no bovino e ovino, o tensor da fáscia lata e a tuberosidade coxal e a fáscia e pele da área adjacente. No caprino estende-se à borda dorsal do reto abdominal. O **ramo caudal** passa caudolateralmente e ultrapassa a parede abdominal, acompanhando o nervo femoral cutâneo lateral, e desce ao longo da face medial do músculo tensor da fáscia lata. Em geral fornece ramos para os músculos tensor da fáscia lata, reto da coxa e vasto lateral, e para os nodos linfáticos subilíacos (pré-femorais). Além disso, supre ramos para os músculos transverso do abdome, oblíquo interno do abdome, oblíquo externo do abdome, ilíaco, cutâneo do tronco e glúteo médio no bovino, e para os músculos transverso do abdome, ilíaco e glúteo médio no ovino.

2. A **artéria femoral profunda** que surge da artéria ilíaca externa próximo à borda cranial do púbis (Figs. 33-15 e 22). Passa ventralmente ao pente do osso púbis, entre os músculos pectíneo, iliopsoas e obturador externo para o adutor, onde se divide em diversos ramos musculares. Este vaso é mais desenvolvido na fêmea do que no macho e fornece ramos para o músculo iliopsoas, próximo à sua origem, no bovino. Os principais ramos são:

A. O **tronco pudendoepigástrico** surge da artéria femoral profunda um tanto próximo à origem desta (Fig. 33-15). Seguindo um trajeto variável, divide-se em dois ramos terminais — as artérias epigástrica caudal (profunda) e a pudenda externa. Estes ramos podem surgir separadamente da artéria femoral profunda. No bovino e no ovino um pequeno vaso (*a. abdominal caudal*) surge do tronco e, após correr cranioventralmente, supre o músculo oblíquo interno do abdome. No bovino outro vaso delgado passa caudalmente no sentido do tendão pré-púbico, que novamente se divide em dois ramos. Um

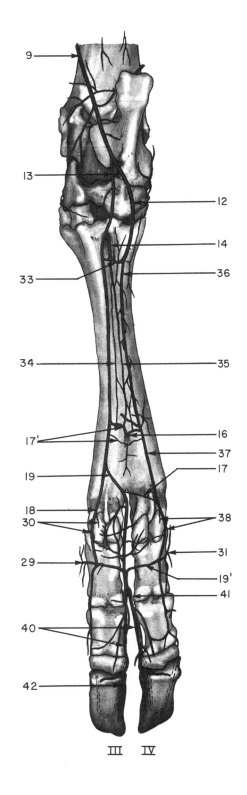

Figura 33-25. Artérias da parte distal do membro pélvico direito dos bovinos; vista plantar, esquemática.

9, Artéria safena; 10, ramos maleolares mediais; 11, continuação de 9; 12, artéria plantar lateral; 13, artéria plantar medial; 14, ramo perfurante proximal; 16, ramo perfurante distal; 17, arco plantar superficial; 17', arco plantar profundo (distal); 18, artéria digital plantar comum II; 19, artéria digital plantar comum III; 19', ramo plantar da falange proximal; 29, artéria digital dorsal (pedal) medial III (abaxial); 30, artérias digitais plantares próprias II e III; 31, artéria digital dorsal (pedal) lateral IV (abaxial); 33, arco plantar profundo (proximal); 34, artéria metatársica plantar II; 35, artéria metatársica plantar III; 36, artéria metatársica plantar IV; 37, artéria digital plantar comum IV; 38, artérias digitais plantares próprias IV e V; 40, artérias digitais plantares próprias III e IV; 41, ramo para a região bulbar; 42, artéria digital plantar própria IV (axial). (De Ghoshal e Getty, 1968a.)

deles supre o tendão pré-púbico e a origem do músculo pectíneo e, após correr dorsalmente, ramifica-se na bolsa pubovesical, enquanto o outro passa ventrocranialmente, vascularizando a extremidade caudal do músculo reto do abdome. Além disso, o tronco pudendoepigástrico, como regra geral, contém a **artéria cremastérica** no bovino e caprino; um vaso correspondente está ausente nas fêmeas dos ruminantes. Este último vaso também é visto como surgindo da artéria femoral profunda no bovino e variavelmente das artérias epigástrica caudal (profunda), pudenda externa e femoral profunda, no caprino.

a. A **artéria epigástrica caudal** (profunda) (Figs. 33-15 e 22) corre entre os músculos oblíquo interno do abdome e reto do abdome, supre colaterais aos dois e se anastomosa com os ramos da artéria epigástrica cranial (profunda) dentro do músculo reto do abdome. No ovino a **artéria cremastérica** surge dela e, após descer ao longo da superfície caudal do músculo cremáster, estende-se com o processo vaginal, no sentido do testículo, e supre o tegumento testicular.

b. A **artéria pudenda externa** (Fig. 33-22) deixa a cavidade abdominal através do anel inguinal profundo e, após emergir através do anel inguinal superficial, fornece um ramo aos nodos linfáticos inguinais superficiais. No bovino supre principalmente o escroto, o prepúcio, a túnica vaginal e o músculo prepucial caudal (Fig. 33-15). No ovino, próximo à cabeça do epidídimo, destaca um ramo que se distribui à túnica dartos; no caprino supre o escroto, o prepúcio e o pênis. Na fêmea, emite cranialmente a delgada **artéria epigástrica superficial caudal**, que corre ao longo da face superficial do músculo reto do abdome e supre a **artéria mamária cranial**. Depois a artéria pudenda externa continua como a **artéria mamária caudal**, no bovino. Na vaca ela é muito grande, especialmente durante a lactação. Cada uma divide-se, na base da glândula mamária, em dois ramos, que são distribuídos para as partes cranial e caudal (quartos) da glândula. Na ovelha e na cabra a artéria pudenda externa continua como a **artéria mamária** e fornece ramos para os nodos linfáticos mamários.

B. A **artéria circunflexa medial do fêmur** (Fig. 33-22) é a continuação da artéria femoral profunda além da origem do tronco pudendoepigástrico. Estende-se caudodistalmente através do adutor, entre as faces opostas dos músculos semitendinoso e gluteobíceps, próxima aos nodos linfáticos poplíteos. No bovino anastomosa-se com a artéria femoral circunflexa lateral. Durante seu trajeto fornece colaterais para os músculos pectíneo, obturador externo, gluteobíceps, adutor, grácil, quadrado da coxa, semitendinoso e semimembranoso. Além disso, supre os músculos iliopsoas, sartório e gêmeos no ovino e

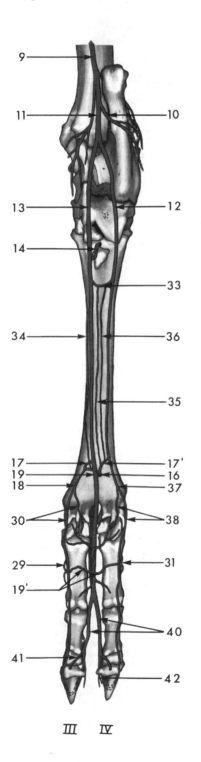

Figura 33-26. Artérias da parte distal do membro pélvico direito dos ovinos; vista plantar, esquemática.

9, Artéria safena; 10, ramos maleolares mediais; 11, continuação de 9; 12, artéria plantar lateral; 13, artéria plantar medial; 14, ramo perfurante proximal; 16, ramo perfurante distal; 17, arco plantar superficial; 17', arco plantar profundo (distal); 18, artéria digital plantar comum II; 19, artéria digital plantar comum III; 19' ramo plantar da falange proximal; 29, artéria digital dorsal (pedal) medial III (abaxial); 30, artérias digitais plantares próprias II e III; 31, artéria digital dorsal (pedal) lateral IV (abaxial); 33, arco plantar profundo (proximal); 34, artéria metatársica plantar II; 35, artéria metatársica plantar III; 36, artéria metatársica plantar IV; 37, artéria digital plantar comum IV; 38, artérias digitais plantares próprias IV e V; 40, artérias digitais plantares próprias III e IV; **41,** ramo para a região bulbar; 42, artéria digital plantar própria IV **(axial). (De** Ghoshal e Getty, 1968b.)

os dois últimos músculos no caprino. Freytag (1962) declara que um dos ramos musculares anastomosa-se com a artéria glútea caudal, dentro do músculo glúteo profundo.

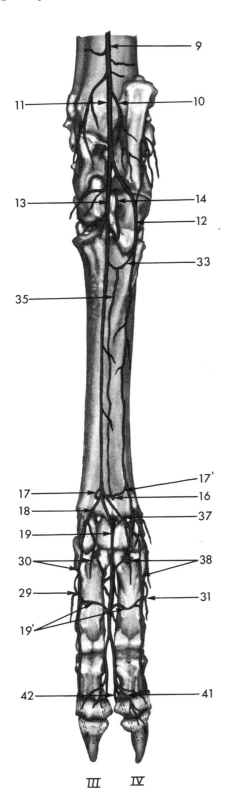

Figura 33-27. Artérias da parte distal do membro pélvico direito dos caprinos; vista plantar, esquemática.

9, Artéria safena; 10, ramos maleolares mediais; 11, continuação de 9; 12, artéria plantar lateral; 13, artéria plantar medial; 14, ramo perfurante proximal; 16, ramo perfurante distal; 17, arco plantar superficial; 17', arco plantar profundo (distal); 18, artéria digital plantar comum II; 19, artéria digital plantar comum III; 19', ramos plantares da falange proximal; 29, artéria digital dorsal (pedal) medial III (abaxial); 30, artérias digitais plantares próprias II e III; 31, artéria digital dorsal (pedal) lateral IV (abaxial); 33, arco plantar profundo (proximal); 35, artéria metatársica plantar III; 37, artéria digital plantar comum IV; 38, artérias digitais plantares próprias IV e V; 41, ramo para a região bulbar; 42, artéria digital plantar própria IV (axial). (De Ghoshal e Getty, 1967.)

O **ramo obturador** (Fig. 33-22) é normalmente exclusivo e passa dorsocranialmente através do forame obturador, onde supre a parte intrapélvica do músculo obturador externo e se anastomosa com os ramos delgados obturadores da artéria pudenda interna. Também fornece ramos musculares ao músculo obturador externo no bovino, e músculos coccígeo e levantador do ânus no caprino.

No ovino, às vezes, existe uma anastomose entre o ramo obturador e a artéria urogenital (NAV: *a. prostática* no macho, ou *a. vaginal* na fêmea).

ARTÉRIA FEMORAL (Fig. 33-22). A **artéria femoral** é a extensão distal da artéria ilíaca externa no membro pélvico. Passa caudoventralmente no triângulo femoral e, na região da coxa, desce no canal femoral, juntamente com o nervo safeno, cranialmente, e à veia femoral, caudalmente. Continua adiante até a região poplítea, onde corre entre as duas cabeças do músculo gastrocnêmio como a artéria poplítea. Seus principais ramos são:

1. A **artéria circunflexa lateral do fêmur** (Fig. 33-22) (anteriormente denominada artéria femoral cranial ou tronco comum para as artérias cranial do fêmur e circunflexa lateral do fêmur) é grande. Próximo à sua origem, divide-se em ramos ascendente e descendente. Às vezes, esses ramos surgem independentemente da artéria femoral.

O **ramo ascendente** estende-se caudodorsalmente entre os músculos reto da coxa e o vasto medial e divide-se, suprindo o vasto lateral e o reto da coxa. Um desses ramos (*ramo transverso*) passa caudalmente, entre os músculos vasto lateral e o intermédio, e fornece colaterais aos músculos citados, ao músculo vasto medial e para o periósteo ao redor do trocanter maior do fêmur, onde se anastomosa com a artéria circunflexa medial do fêmur no bovino. O ramo transverso nem sempre está presente nos pequenos ruminantes. Além disso, supre os músculos ilíaco, tensor da fáscia lata e os glúteos no bovino. Nos pequenos ruminantes, em geral, supre os músculos glúteo médio e profundo. No caprino, e às vezes no ovino, a artéria nutrícia do fêmur surge deste vaso.

O **ramo descendente** (anteriormente denominado artéria cranial do fêmur) passa distocranialmente dentro do músculo reto de fêmur e fornece ramos para esse músculo e para o vasto medial. No ovino resulta uma anastomose entre este vaso e a artéria ilíaca circunflexa profunda dentro do músculo do fêmur, e, além disso, fornece ramos para o músculo vasto intermédio.

2. A **artéria safena** é o ramo mais extenso da artéria femoral (Figs. 33-22, 25, 26 e 27). Surge dentro dos dois terços médios da coxa e desce cranialmente à veia homônima, sobre a superfície medial da perna. Supre a fáscia, pele e outras estruturas adjacentes. Na região da perna gradativamente segue caudalmente, e no terço distal situa-se cranialmente ao tendão calcâneo comum. Na vizinhança da tuberosidade calcânea libera pequenos ramos (*ramos maleolares mediais* e *ramos calcâneos*) em qualquer um dos lados que se ramificam ao redor do tarso. A artéria safena continua distalmente ao longo da superfície medioplantar e, a um nível variável na superfície plantar do tarso, divide-se nas artérias plantar lateral e medial.

A **artéria plantar medial** no bovino (Figs. 33-22 e 25), após fornecer ramificações para a fáscia e pele da superfície medial do tarso, para o longo ligamento plantar e a bainha do tendão do flexor superficial dos dedos, desce ao longo da superfície plantar-medial do tarso. Ligeiramente distal ao tarso, libera um **ramo profundo**, o qual, após correr entre o metatarso e o músculo interósseo, une-se ao ramo perfurador proximal (artéria társica perfurante) da artéria dorsal do pé e um ramo da artéria plantar lateral. Forma-se, assim, o **arco plantar profundo (proximal)** na parte proximal da superfície plantar do metatarso. A artéria tarsal perfurante (ramo perfurante proximal de Ghoshal e Getty, 1967, 1968a, b, 1970) pode estar ausente no bovino (McLeod, 1958). Do citado arco vascular surgem variavelmente as **artérias metatársicas plantares II, III e IV**. A artéria metatársica plantar IV pode estar totalmente ausente no bovino (Wilkens e Badawi, 1962). A artéria metatársica plantar III, próxima ao meio desta região, emite a **artéria nutrícia** penetrando no metatarso. As artérias metatársicas plantares descem entre o metatarso e o músculo interósseo e, no terço distal da região metatársica, unem-se variavelmente, constituindo o **arco plantar profundo (distal)**. Deste último surge o **ramo perfurante distal** que, após correr no canal metatársico distal, comunica-se com a artéria metatársica dorsal III. Próximo aos dois terços médios da região metatársica a artéria plantar medial emite ramos que, após transcorrer primeiramente entre os tendões flexores e o músculo interósseo e depois entre este último e o metatarso, comunicam-se com o arco plantar profundo (distal). Ligeiramente proximal à articulação do boleto a artéria plantar medial divide-se nas **artérias digitais plantares comuns II e III**. Esta última, ao correr distalmente ao longo da superfície plantar da articulação do boleto, libera um ramo delgado. Este último ramo, após passar distolateralmente sobre os tendões flexores, une-se à artéria digital plantar comum IV, constituindo, assim, o **arco plantar superficial**.

Nos ovinos e nos caprinos a **artéria plantar medial** recebe o ramo perfurante proximal da artéria dorsal

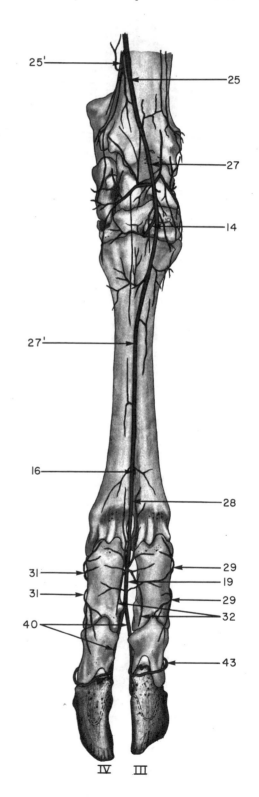

Figura 33-28. Artérias da parte distal do membro pélvico direito dos bovinos; vista dorsal, esquemática.

14, Ramo perfurante proximal; 16, ramo perfurante distal; 19, artéria digital plantar comum III; 25, artéria tibial cranial; 25', ramo superficial de 25; 27, artéria dorsal do pé; 27', artéria metatársica dorsal III; 28, artéria digital comum (pedal) dorsal III; 29, artéria digital dorsal (pedal) medial III (abaxial); 31, artéria digital dorsal (pedal) lateral IV (abaxial); 32, artérias digitais próprias (pedal) dorsais III e IV; 40, artérias digitais plantares próprias III e IV; 43, ramo dorsal da falange média. (De Ghoshal e Getty, 1968a.)

do pé na superfície flexora da articulação tarsometatársica, de modo variável. Ligeiramente distal ao tarso, a artéria plantar medial emite um **ramo profundo** auxiliando na formação do **arco plantar profundo** (proximal), semelhante ao bovino. Logo antes da articulação do boleto, comunica-se com o arco plantar profundo (distal), através de um ramo anastomótico, formando, assim, o **arco plantar superficial**. Deste último surgem as **artérias digitais plantares comuns II, III e IV**.

Nos ruminantes a **artéria plantar lateral**, após correr por baixo do longo ligamento plantar e do tendão do flexor superficial dos dedos, cruza obliquamente a superfície plantar do tarso (Figs. 33-22 e 25). Dentro do terço proximal do metatarso, libera um **ramo profundo** que, após passar entre o metatarso e o músculo interósseo, auxilia na formação do **arco plantar profundo** (proximal). Continua distalmente e finalmente contribui com ramos tanto para o **arco plantar profundo** (distal) como para o **arco plantar superficial** no bovino, enquanto auxilia apenas na formação do **arco plantar profundo** (distal) no ovino e no caprino.

3. A **artéria descendente do joelho** surge da artéria femoral dentro do terço distal da coxa (Fig. 33-22). No caprino também pode surgir juntamente com um ramo muscular. Fornece ramos para os músculos sartório, semimembranoso, vasto medial e intermédio, incluindo sua parte profunda, no bovino; para os músculos vasto medial no ovino e para os músculos vasto medial, semimembranoso e sartório no caprino. No ovino, às vezes, anastomosa-se com um ramo muscular da femoral, a artéria circunflexa profunda do íleo, dentro do músculo vasto medial, e com o ramo descendente da artéria femoral circunflexa lateral, próximo à inserção do músculo reto do fêmur. Anastomosa-se, também, no ovino, com a artéria poplítea, comunicando-se, assim, indiretamente com a artéria circunflexa profunda do íleo dentro do músculo vasto lateral.

4. A **artéria femoral caudal** é grande e surge da artéria femoral antes desta última continuar como a artéria poplítea entre as duas cabeças do músculo gastrocnêmio. Nos pequenos ruminantes pode surgir da artéria poplítea, e no caprino até da artéria circunflexa medial do fêmur. Seguindo um curto trajeto, divide-se em ramo ascendente e descendente. Às vezes estes ramos surgem independentemente da femoral no bovino. O ramo ascendente fornece colaterais para os músculos flexor superficial dos dedos, gluteobíceps e vasto lateral, e para os nodos linfáticos poplíteos, no bovino; para os músculos gluteobíceps, vasto intermédio e adutor, no ovino; e para os músculos vasto lateral e gluteobíceps, no caprino. Seu ramo descendente supre os músculos gastrocnêmio e flexor superficial dos dedos.

ARTÉRIA POPLÍTEA (Fig. 33-22). A **artéria poplítea** é a continuação direta da artéria femoral além da origem da artéria femoral caudal. Após passar através de um forame, no tendão de origem da cabeça medial do músculo gastrocnêmio no bovino (Habel, 1964), e entre as duas cabeças desse músculo, nos

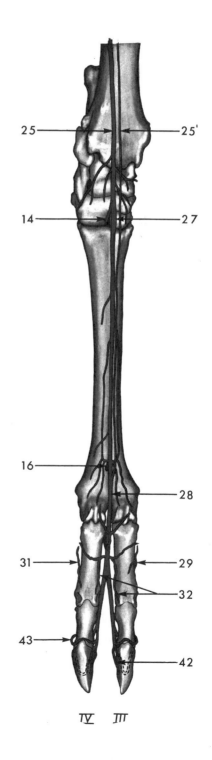

Figura 33-29. Artérias da parte distal do membro pélvico direito dos ovinos; vista dorsal, esquemática.

14, Ramo perfurante proximal; 16, ramo perfurante distal; 25, artéria tibial cranial; 25', ramo superficial de 25; 27, artéria dorsal do pé; 28, artéria digital comum (pedal) dorsal III; 29, artéria digital dorsal (pedal) medial III (abaxial); 31, artéria digital dorsal (pedal) lateral IV (abaxial); 32, artérias digitais dorsais (pedal) próprias III e IV; 42, artéria digital plantar própria III (axial); 43, ramo dorsal da falange média. (De Ghoshal e Getty, 1968b.)

pequenos ruminantes, torna-se a artéria poplítea. Após um trajeto através da região poplítea, a um nível variável e profundamente ao músculo poplí-teo, divide-se nas artérias tibiais caudal e cranial. Emite ramos para os músculos gastrocnêmio, gluteobíceps, vasto lateral, sóleo e semimembranoso, no bovino; para os músculos gastrocnêmio, poplíteo e flexor superficial dos dedos no ovino, e para os músculos gastrocnêmio e às vezes para o flexor superficial dos dedos no caprino.

ARTÉRIA TIBIAL CRANIAL. A **artéria tibial cranial** assume a extensão distal da artéria poplítea (Figs. 33-22, 28, 29 e 30).* Após correr no espaço interósseo da perna, desce sobre a superfície dorsal do tarso, por baixo dos tendões extensores e retináculo proximal dos extensores como a **artéria dorsal do pé**, oposta à articulação tarsocrural. Em seu trajeto, destaca colaterais para os músculos poplíteo, semimembranoso, flexor profundo dos dedos, tibial cranial, fibular longo, fibular terceiro, extensor longo dos dedos (incluindo o extensor do dígito III) e extensor lateral dos dedos, nos bovinos; para os músculos tibial cranial, fibular longo, fibular terceiro, extensor longo dos dedos (incluindo o extensor do dígito III), extensor lateral dos dedos e extensor longo do dedo I no carneiro, e o poplíteo, flexor longo do dedo I, sóleo, extensor lateral dos dedos, tibial cranial, extensor longo dos dedos (incluindo o extensor do dígito III) e o fibular terceiro, no caprino.

A **artéria dorsal do pé** é a extensão distal da artéria tibial cranial e auxilia na formação da rede társica dorsal entre os tendões extensores e a cápsula da articulação do tarso (Fig. 33-28). Os **vasos társicos**, medial e lateral, relativamente pequenos, surgem da artéria dorsal do pé e são distribuídos para os lados respectivos do tarso. Ao nível da articulação intertársica libera o **ramo perfurante proximal** que, após correr o canal társico (canal tarsometatársico no bovino e no caprino), abre-se no **arco plantar profundo** (proximal) no bovino. No ovino e caprino, o ramo perfurante proximal a princípio abre-se na artéria plantar medial e depois comunica-se indiretamente com o arco plantar profundo (proximal). Seguindo a origem do ramo perfurante proximal, a artéria dorsal do pé continua como a **artéria metatársica dorsal III**.

Semelhante à região metacárpica, o suprimento arterial é representado pelas artérias superficial e profunda das superfícies dorsal e plantar do metatarso. As artérias superficial e profunda dos lados respectivos do metatarso estão ligadas por ramos

---

*De acordo com a NAV (1968), o ramo superficial da artéria tibial cranial emite a artéria digital dorsal comum III nos ovinos e nos caprinos, e a artéria digital dorsal comum II, III e IV nos bovinos, as quais, por sua vez, dividem-se nas artérias digitais dorsais próprias dos dígitos contíguos.

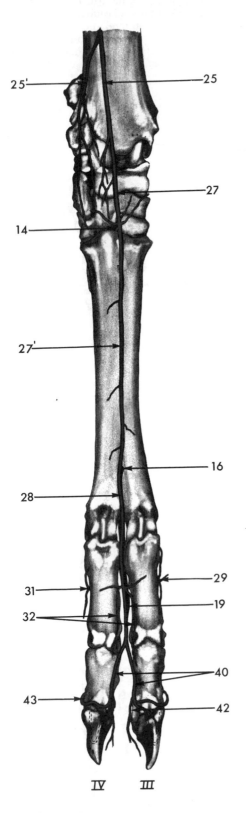

Figura 33-30. Artérias da parte distal do membro pélvico direito dos caprinos; vista dorsal, esquemática.

14, Ramo perfurante proximal; 16, ramo perfurante distal; 19, artéria digital plantar comum III; 25, artéria tibial cranial; 25', ramo superficial de 25; 27, artéria dorsal do pé; 27', artéria metatársica dorsal III; 28, artéria digital comum (pedal) dorsal III; 29, artéria digital dorsal (pedal) medial III (abaxial); 31, artéria digital dorsal (pedal) lateral IV (abaxial); 32, artérias digitais dorsais (pedais) próprias III e IV; 40, artérias digitais plantares próprias III e IV; 42, artéria digital plantar própria III (axial); 43, ramo dorsal da falange média. (De Ghoshal e Getty, 1967.)

CORAÇÃO E ARTÉRIAS DO RUMINANTE

anastomóticos e unidas próximo à articulação do boleto. As artérias profundas, dos lados dorsal e plantar, estão ligadas pelos **ramos perfurantes**, originados dos arcos vasculares, que podem ser completos ou incompletos. As artérias superficiais e profundas, no lado respectivo do metatarso, constituem arcos vasculares. Os arcos vasculares na superfície dorsal do metatarso não são bem definidos, e estão presentes variavelmente no lado plantar.

A **artéria metatársica dorsal III** representa o vaso profundo na superfície dorsal do metatarso (Figs. 33-25 e 28). É a extensão distal da **artéria dorsal do pé** na região metatársica, que é ligada ao **arco plantar profundo** (distal) por meio de um **ramo perfurante distal**. Seguindo a confluência do ramo perfurante distal, a artéria metatársica dorsal III torna-se a **artéria digital dorsal comum** (pedal) **III**.

As artérias na superfície plantar do metatarso também estão dispostas em grupos superficiais e profundos (Fig. 33-25). As **artérias metatársicas plantares II, III e IV**, em geral, surgem variavelmente do **arco plantar profundo (proximal)**. Estas artérias situam-se entre o metatarso e o músculo interósseo, e depois se unem de modo variável, constituindo o **arco plantar profundo (distal)**. As artérias do grupo profundo estão ligadas com o grupo superficial através de um **ramo anastomótico**, na superfície plantar do metatarso.

As artérias superficiais na superfície plantar do metatarso são os ramos terminais da **artéria safena**, a saber, as **artérias plantares lateral e medial**.

O principal suprimento sangüíneo da região digital do membro pélvico é essencialmente o das extensões distais desses vasos na superfície dorsal e plantar do metatarso. Terminam quer diretamente nas extremidades digitais como as **artérias digitais próprias**, ou são extensões posteriores além do arco plantar superficial, que continuam adiante como a **artéria interdigital** e abrem-se na artéria digital comum (pedal) dorsal III (Fig. 33-28). As **artérias digitais plantares comuns II, III e IV** surgem, de maneira variável, do arco plantar superficial nos grandes e pequenos ruminantes. Na região digital, a disposição arterial é a mesma que no membro torácico; apenas é necessário, ao ler a descrição, substituir a palavra "plantar" pela "palmar" e usar a palavra "pedal", para as artérias digitais dorsais, para distingui-las das torácicas.

ARTÉRIA TIBIAL CAUDAL. A **artéria tibial caudal** é o menor ramo terminal da artéria poplítea (Fig. 33-22). Supre os músculos flexores profundo e superficial dos dedos e o poplíteo, no bovino, o músculo flexor profundo dos dedos no ovino, e os músculos poplíteo, sóleo, flexores superficial e profundo dos dedos, no caprino.

PARTE II — OVINOS E CAPRINOS*

PERICÁRDIO

O **pericárdio** é um saco fibrosseroso cônico. Sua base está dirigida no sentido das vértebras torácicas, e o ápice, no sentido do esterno. Está unido a este último por dois **ligamentos esternopericárdicos** fibrosos nas fendas para a sexta cartilagem costal, nos

ovinos. Estão variavelmente mergulhados na gordura no assoalho torácico, próximo ao ápice. Tanto a camada fibrosa como a serosa continuam dorsalmente e estão refletidas nos grandes vasos da base do coração.

CORAÇÃO
(Figs. 33-31 e 32)

O **coração** está localizado entre o segundo e o quinto espaços intercostais. Situa-se obliquamente através do plano mediano, com o ápice para a esquerda e no sentido do diafragma. Como resultado, a principal parte do coração situa-se para a esquerda do plano mediano. A parte mais cranial da borda ventricular esquerda corresponde ao segundo espaço intercostal e a borda ventricular direita, oposta à quinta costela, ao quinto espaço intercostal, no ovino (May, 1970).

A **base** do coração é dorsal, o ápice é ventral. É de formato alongado e cônico. O ápice está formado inteiramente pelo ventrículo esquerdo, que é um tanto rombudo no ovino, mas pontiagudo no caprino. Em ambas as espécies a borda ventricular esquerda é convexa. A borda ventricular direita é convexa dorsalmente, mas côncava ventralmente no ovino; no caprino é quase reta, mas sua parte apical é distintamente côncava.

O coração do ovino mede: diâmetro sagital da base, 15 cm; maior largura da base, 13 cm; circunferência no sulco coronário, 40 cm; distância entre a origem do tronco pulmonar e o ápice, 12 cm; distância entre o término da veia cava caudal e o ápice,

---

*Apenas as diferenças mais importantes na disposição dos vasos em comparação com os dos bovinos são consideradas.

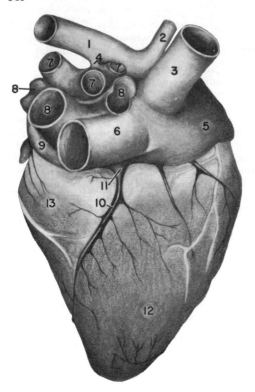

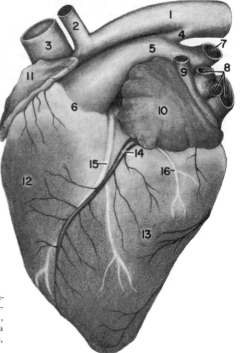

Figura 33-31. (Esquerda). Coração de caprino, vista atrial (caudal direita).

1, Aorta descendente; 2, tronco braquiocefálico; 3, veia cava cranial; 4, ligamento arterial; 5, aurícula direita; 6, veia cava caudal; 7, artérias pulmonares; 8, veias pulmonares; 9, grande veia cardíaca; 10, veia cardíaca média; 11, veia coronária; 12, ventrículo direito; 13, ventrículo esquerdo.

Figura 33-32. (Direita). Coração de caprino, vista auricular (esquerda).

1, Aorta ascendente; 2, tronco braquiocefálico; 3, veia cava cranial; 4, ligamento arterial; 5, tronco pulmonar; 6, cone arterial; 7, artéria pulmonar esquerda; 8, veias pulmonares; 9, veia ázigos esquerda; 10, aurícula esquerda; 11, aurícula direita; 12, ventrículo direito; 13, ventrículo esquerdo; 14, grande veia cardíaca; 15, ramo interventricular paraconal da artéria coronária esquerda; 16, ramo intermediário (artéria marginal para o ventrículo esquerdo).

14 cm. Seu peso absoluto varia de 220 a 240 g, e sua porcentagem do peso do corpo é de 0,45 e 0,50 (Koch, 1970).

Os **sulcos interventricular** e **coronário** são ricamente supridos de gordura subepicárdia. As superfícies, bordas e sulcos são semelhantes aos do bovino. O pequeno **osso do coração** é único no ovino (May, 1970), mas é par no caprino (Hegazi, 1958), e freqüentemente permanece cartilaginoso em animais jovens. Hassa (1966) considera o osso do coração como um órgão hemopoiético acessório nos caprinos Angorá.

ARTÉRIAS

TRONCO PULMONAR

O **tronco pulmonar** origina-se do **cone arterial** do ventrículo direito. A princípio corre dorsal e caudalmente entre os ápices de ambas as aurículas e finalmente divide-se nas artérias pulmonar direita e esquerda. Situa-se, com a aorta, dentro de uma camada comum do pericárdio seroso. O **ligamento arterial** liga o tronco pulmonar com a aorta descendente.

AORTA

A **aorta** deixa o coração na base do ventrículo esquerdo, sendo quase mediana em sua posição.

Aorta Ascendente

A **aorta ascendente** corre dorsal e cranialmente entre o tronco pulmonar e o átrio direito. Então corre dorsal e subitamente caudal, formando o **arco aórtico**. De sua convexidade surge o **tronco braquiocefálico**, fornecendo sangue para a parede torácica cranial, membro torácico, pescoço e região da cabeça.

O suprimento sangüíneo para o coração advém das **artérias coronárias direita** e **esquerda**. A artéria coronária esquerda é maior do que a artéria direita no ovino e no caprino (Hegazi, 1958). No ovino, a artéria coronária esquerda estende-se ao sulco in-

CORAÇÃO E ARTÉRIAS DO RUMINANTE   941

terventricular subsinuoso, onde desce como o ramo interventricular subsinuoso.

A **artéria subclávia esquerda** surge diretamente do tronco braquiocefálico, próximo ao arco aórtico; a **artéria subclávia direita** e o tronco bicarótido são seus ramos terminais dentro do mediastino cranial. Semelhante ao observado no bovino, a artéria subclávia, dentro da cavidade torácica, emite o tronco

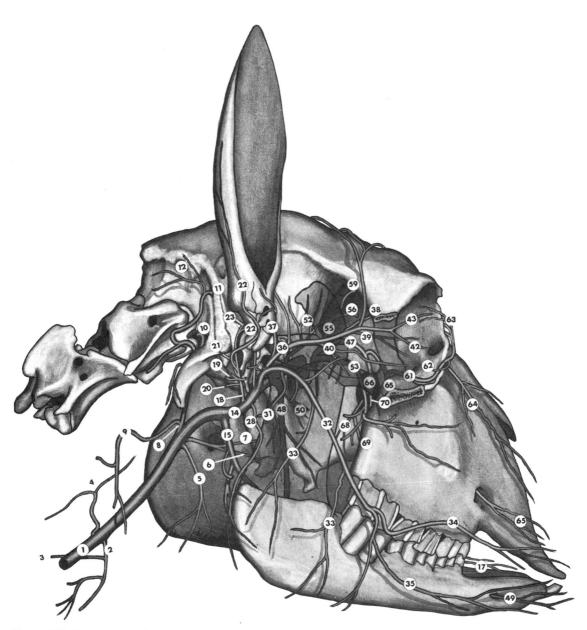

Figura 33-33. Suprimento arterial para a cabeça e pescoço dos ovinos, vista lateral.

1, Artéria carótida comum; 2, artéria tireóidea cranial; 3, ramo laríngeo caudal; 4, ramos musculares; 5, artéria faríngea cranial; 6, artéria faríngea ascendente; 7, artéria palatina ascendente; 8, artéria occipital; 9, ramo glandular; 10, artéria condilar; 11, artéria meníngea caudal; 12, ramos musculares; 14, artéria carótida externa; 15, artéria lingual; 17, artéria lingual profunda; 18, artéria auricular caudal; 19, ramos parotídeos de 18; 20, ramo occipital de 18; 21, artéria estilomastóidea; 22, ramo auricular lateral; 23, artéria auricular profunda; 28, ramo massetérico; 31, ramo parotídeo; 32, artéria facial transversa; 33, ramos massetéricos; 34, artéria labial maxilar; 35, artéria labial mandibular; 36, artéria temporal superficial; 37, artéria auricular rostral (termina como o ramo auricular medial); 38, ramo lacrimal; 39, ramos musculares; 40, ramos para a gordura periorbitária; 42, artéria palpebral inferior lateral; 43, artéria palpebral superior lateral; 47, artéria maxilar; 48, artéria alveolar mandibular; 49, artéria mentoniana; 50, ramo pterigóideo; 52, artéria temporal profunda caudal; 53, artéria bucal; 55, artéria oftálmica externa; 56, artéria lacrimal; 59, artéria supra-orbitária; 61, artéria malar; 62, artéria palpebral inferior medial; 63, artéria palpebral superior medial; 64, artéria lateral do nariz; 65, artéria infra-orbitária; 66, artéria palatina descendente; 68, artéria palatina menor; 69, artéria palatina maior; 70, artéria esfenopalatina.

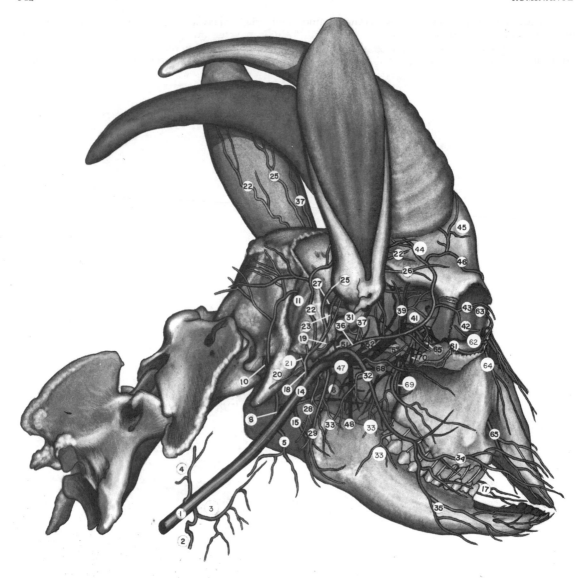

Figura 33-34. Suprimento arterial para a cabeça e pescoço dos caprinos, vista lateral.

1, Artéria carótida comum; 2, artéria tireóidea cranial; 3, ramo laríngeo caudal; 4, ramos musculares; 5, artéria laríngea cranial; 6, artéria faríngea ascendente; 8, artéria occipital; 10, artéria condilar; 11, artéria meníngea caudal; 14, artéria carótida externa; 15, artéria lingual; 17, artéria lingual profunda; 18, artéria auricular caudal; 19, ramos parotídeos; 20, ramo esternoclidomastóideo; 21, artéria estilomastóidea; 22, ramo auricular lateral; 23, artéria auricular profunda; 25, ramo auricular intermediário; 26, ramos temporais; 27, ramo meníngeo; 28, artéria muscular; 29, ramo massetérico; 31, ramos parotídeos; 32, artéria facial transversa (bem desenvolvida, compensando ausência da artéria facial); 33, ramos massetéricos; 34, artéria labial maxilar; 35, artéria labial mandibular; 36, artéria temporal superficial; 37, artéria auricular rostral; 39, ramos musculares; 41, continuação de 36; 42, artéria palpebral inferior lateral; 43, artéria palpebral superior lateral; 44, 45, artéria cornual; 46, artéria dorsal do nariz; 47, artéria maxilar; 48, artéria alveolar mandibular; 51, ramo meníngeo; 52, artéria temporal profunda; 53, artéria bucal; 61, artéria malar; 62, artéria palpebral inferior medial; 63, artéria palpebral superior medial; 64, artéria lateral caudal do nariz; 65, artéria infra-orbitária; 68, artéria palatina menor; 69, artéria palatina maior; 70, artéria esfenopalatina.

costocervical e as artérias vertebral, cervical superficial e torácica interna.

A **artéria torácica interna** divide-se nas **artérias musculofrênica** e **epigástrica cranial** na região da sétima costela do ovino (Münter, 1962), e caudal à sétima cartilagem costal no caprino (Otto, 1961).

A **artéria cervical superficial** marca a transição entre as artérias subclávia e axilar na abertura torácica cranial. Nos pequenos ruminantes, a **artéria supra-escapular** surge de seu ramo medial (de Vos, 1965).

Após emitir a artéria subclávia direita o tronco braquiocefálico continua como o **tronco bicarótido**, que é relativamente maior (7 a 10 mm) no ovino do que no caprino. Logo divide-se nas artérias carótidas comuns direita e esquerda.

A **artéria carótida comum**, na parte cranial do pescoço entre o ventre caudal dos músculos digástrico e estilo-hióideo, emite a **artéria occipital**, marcando a transição entre as artérias carótida comum e carótida externa (na ausência da parte extracranial da artéria carótida interna no adulto, semelhante ao bovino, que é representada por um cordão de tecido conjuntivo) (Figs. 33-33 a 36).

A **artéria tireóidea caudal** está presente no ovino, mas é inconstante no caprino.

Uma artéria delgada, após surgir variavelmente da artéria carótida comum, supre o *appendices colli* no caprino.

A **artéria palatina ascendente** pode surgir diretamente da artéria carótida comum ao nível das artérias laríngea cranial e faríngea ascendente (Figs. 33-33, 35 e 36). No ovino ela é muitas vezes representada por um ramo da artéria faríngea ascendente (Heeschen, 1958), suprindo o palato mole e os nodos linfáticos retrofaríngeos mediais no caprino (Schwarz, 1959).

A **artéria carótida externa** é a continuação da artéria carótida comum além da origem da artéria occipital (Figs. 33-33 a 36). O **tronco lingofacial** está ausente nos pequenos ruminantes. Como a **artéria facial** está ausente, a **artéria lingual** surge diretamente da artéria carótida externa. A área de fornecimento da artéria facial é assumida pela **artéria facial transversa** nessas espécies (Figs. 33-33 a 36).

A **artéria sublingual** (Fig. 33-35) de um lado pode ser bastante delgada ou até estar ausente, e nesse caso é compensada pela **artéria lingual profunda** (Fig. 33-34) ou a **artéria sublingual** do lado oposto (Heeschen, 1958). A artéria sublingual pode dar origem à **artéria submentoniana** (controvertida na literatura).

A **artéria auricular caudal** (Figs. 33-33, 35 e 36) emite um **ramo meníngeo**, que penetra na cavidade cranial ao atravessar o canal temporal (Fig. 33-34). De acordo com Nickel e Schwarz (1963), a artéria auricular caudal divide-se nos **ramos cranial** (medial) e **caudal** (lateral); o **ramo auricular lateral** separa-se do ramo caudal. O **ramo auricular intermediário** surge quer do ramo cranial ou caudal no ovino (Heeschen, 1958) e do ramo cranial no caprino (Schwarz, 1959).

A **artéria temporal superficial** é o último ramo da artéria carótida externa, surgindo na região da fossa retromandibular (Figs. 33-33 a 36). A **artéria facial transversa** é bem desenvolvida e compensa a ausência da artéria facial. Transcorre rostroventralmente sobre a superfície lateral dos músculos da mastigação até suas bordas rostrais, onde se divide nas artérias labial maxilar e mandibular. Durante seu trajeto fornece diversos ramos pequenos para o músculo

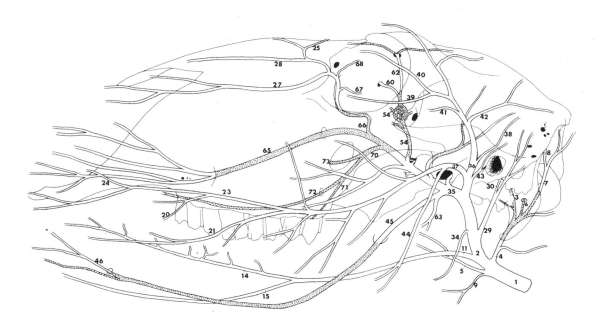

Figura 33-35. Suprimento sangüíneo para a cabeça dos ovinos, vista lateral.

1, Artéria carótida comum; 2, artéria carótida externa; 3, artéria carótida interna; 4, artéria occipital; 5, artéria palatina ascendente; 6, artéria meníngea média; 7, ramo occipital; 8, artéria meníngea caudal; 9, artéria laríngea cranial; 11, artéria lingual; 14, artéria lingual profunda; 15, artéria sublingual; 20, artéria ao ângulo da boca; 21, artéria labial mandibular; 23, artéria labial maxilar; 24, ramo anastomótico com a artéria infra-orbitária; 25, artéria angular do olho; 27, artéria lateral do nariz; 28, artéria dorsal do nariz; 29, artéria auricular caudal; 30, artéria estilomastóidea; 34, ramo parotídeo; 35, ramo maxilar; 36, artéria temporal superficial; 37, artéria facial transversa (bem desenvolvida, compensando a ausência da artéria facial); 38, artéria auricular rostral; 39, artéria palpebral inferior lateral; 40, artéria palpebral superior lateral; 41, ramo lacrimal; 43, artéria cornual; 43, ramo meníngeo; 44, ramo massetérico; 45, artéria alveolar mandibular; 46, artéria mentoniana; 54, artéria oftálmica externa; 54', rede admirável oftálmica; 60, artéria etmoidal externa; 62, artéria supra-orbitária; 63, ramo pterigóideo; 65, artéria infra-orbital; 66, artéria malar; 67, artéria palpebral inferior medial; 68, artéria palpebral superior medial; 70, artéria palatina descendente; 71, artéria palatina menor; 72, artéria palatina maior; 73, artéria esfenopalatina.

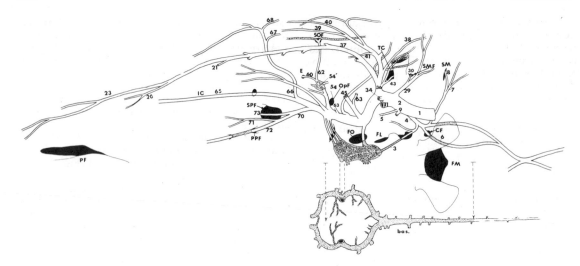

Figura 33-36. Suprimento sangüíneo para a cabeça dos ovinos, vista frontal.

1, Artéria carótida comum; 2, artéria carótida externa; 3, artéria carótida interna; 4, artéria occipital; 5, artéria palatina ascendente; 6, artéria condilar; 7, ramo occipital; 8, artéria meníngea caudal; 9, artéria laríngea cranial; 11, artéria lingual; 20, artéria do ângulo da boca; 21, artéria labial mandibular; 23, artéria labial maxilar; 29, artéria auricular caudal; 30, artéria estilomastóidea; 34, ramo parotídeo; 36, artéria temporal superficial; 37, artéria facial transversa; 38, artéria auricular rostral; 39, artéria palpebral inferior lateral; 40, artéria palpebral superior lateral; 41, ramo lacrimal; 43, ramo meníngeo; 45, artéria alveolar mandibular; 54, artéria oftálmica externa; 54', rede admirável oftálmica; 60, artéria etmoidal externa; 62, artéria supra-orbitária; 63, ramos pterigóideos; 65, artéria infra-orbitária; 66, artéria malar; 67, artéria palpebral inferior medial; 68, artéria palpebral superior medial; 70, artéria palatina descendente; 71, artéria palatina menor; 72, artéria palatina maior; 73, artéria esfenopalatina; baixo, artéria basilar; CF, forame condilóideo; E, forame etmoidal; FL, forame jugular; FM, forame magno; FO, forame oval; IC, canal infra-orbitário; OpF, forame óptico; PF, fissura palatina; PPF, forame palatino caudal; SM, forame mastóideo; SMF, forame estilomastóideo; SOF, forame supra-orbitário; SPF, forame esfenopalatino; TC canal temporal.

masseter. A **artéria labial maxilar**, próxima ao ângulo da boca, emite a **artéria angular da boca** (*a. angularis oris*) e anastomosa-se com os ramos da artéria infra-orbitária (*ramus anastomoticus cum a. infraorbitali*). Com freqüência as artérias facial transversa e temporal superficial surgem por um tronco comum. A **artéria auricular rostral** normalmente surge da artéria temporal superficial; entretanto, já foi descrita como originada do tronco comum acima citado (Heeschen, 1958). O **ramo auricular medial** deriva do vaso anterior nos pequenos ruminantes. Schwarz (1959) descreve uma **artéria cornual** no caprino (Fig. 33-34) que supre a base do chifre, e pode ser representada por diversos ramos pequenos; ela então dobra no sentido do osso nasal como a **artéria dorsal do nariz**. No ovino a artéria temporal superficial, de forma semelhante à do bovino, emite o **ramo lacrimal** para a glândula lacrimal. A artéria temporal superficial emite as **artérias palpebral inferior e superior lateral** como ramos terminais.

A **artéria maxilar** é a continuação da artéria carótida externa além da origem da artéria temporal superficial ou do tronco comum para esta última e a artéria facial transversa (Figs. 33-34 e 35). Origina-se ventralmente na região da fossa retromandibular e corre na fossa pterigopalatina, onde termina nas **artérias palatina descendente** e **infra-orbitária** (Fig. 33-36). A **artéria alveolar mandibular** é muito flexuosa durante seu trajeto dentro do canal mandibular, e emite **ramos dentários** para os dentes pré-molares e molares, emergindo através do forame mentoniano como a **artéria mentoniana**. Próximo a esta última, libera a **artéria incisiva mandibular** que, após correr no canal mandibuloincisivo, supre os dentes incisivos mandibulares. A **artéria temporal profunda** surge dorsalmente, próximo ao vaso anterior, e percorre uma curta distância com a artéria maxilar. Após fornecer um ramo para a articulação temporomandibular, divide-se nos **ramos rostral** e **caudal**, que suprem a parcela correspondente do músculo temporal. A **artéria bucal** tem sua origem da superfície ventral da artéria maxilar após o vaso anterior. Ela corre na fossa pterigopalatina e atinge a bochecha sobre o túber da maxila sem alcançar a parte rostral do masseter. O **ramo caudal para a rede admirável epidural rostral**, após surgir da artéria maxilar ao nível da origem da artéria alveolar mandibular, comunica-se com a rede admirável através do forame oval. Os **ramos rostrais para a rede admirável epidural rostral** surgem da artéria maxilar ao nível da artéria oftálmica externa ou desta última e, após passar através do forame órbito-rotundo, unem-se à rede admirável. A **artéria oftálmica externa** atravessa a periórbita e forma a **rede admirável oftálmica** (Figs. 33-35 e 36), próxima à origem dos músculos extrínsecos do bulbo do olho. Alguns ramos passam através do forame órbito-rotundo e anastomosam-se com a artéria oftálmica interna. A **artéria supra-orbitária,** após surgir da rede admirável oftálmica, passa através do canal supra-orbitário sem emergir através da abertura frontal do canal. A **artéria etmoidal externa** surge da artéria supra-orbitária e penetra na cavidade cranial através do forame etmoidal. Forma um plexo arterial com a artéria oftálmica interna na fossa do osso etmóide, vascularizando-o, bem como

CORAÇÃO E ARTÉRIAS DO RUMINANTE

a parte caudal do septo nasal e a concha nasal-dorsal. A **artéria lacrimal** surge da artéria oftálmica externa e, após correr ao longo do músculo reto dorsal, atinge a glândula lacrimal, no caprino; um ramo semelhante no ovino origina-se da artéria temporal superficial (Nickel e Schwarz, 1963). Os **ramos musculares** surgem da rede admirável oftálmica, correm ao longo do nervo óptico, e, próximo ao bulbo do olho, dividem-se nas **artérias ciliar posterior longa e ciliar anterior**. A **artéria malar** surge por um tronco comum com a artéria infra-orbitária e corre em um sulco da bolha lacrimal. Atinge o ângulo medial do olho e emite variavelmente a **artéria para a terceira pálpebra** e **artérias palpebral inferior e superior medial**. A **artéria dorsal do nariz** origina-se da **artéria malar** no ovino, e às vezes no caprino, suprindo a área até a ponta do nariz. A **artéria lateral do nariz** no ovino e a **artéria lateral caudal do nariz** no caprino surgem da artéria malar (Heeschen, 1958; Schwarz, 1959). A **artéria infra-orbitária** surge freqüentemente, juntamente com a artéria malar, na extremidade rostral da fossa pterigopalatina, da artéria maxilar. Ela penetra no canal infra-orbitário através do forame maxilar e emerge no forame infra-orbitário. Divide-se em diversos ramos pequenos, anastomosando-se com a artéria labial maxilar (*ramus anastomoticus cum a. infraorbitali*). A **artéria palatina descendente** subdivide-se nas **artérias esfenopalatina, palatina menor e palatina maior**.

ARTÉRIA OCCIPITAL (Figs. 33-33 a 36). A **artéria occipital** surge com o segmento extracranial da artéria carótida interna (que regride no adulto e é representada por um cordão de tecido conjuntivo) no ponto de transição entre as artérias carótida comum e carótida externa. Emite os seguintes ramos:

1. A **artéria condilar** que é relativamente grande (Figs. 33-33 a 36) e, após passar através da fossa condilóide, penetra na cavidade cranial através do canal hipoglosso. A **artéria meníngea média** tem sua origem da artéria condilar no ovino e da artéria occipital no caprino.

2. O **ramo occipital** que surge próximo à origem da artéria principal e passa caudal e lateralmente para suprir os músculos longo da cabeça, intertransversal do pescoço, braquiocefálico e a extremidade caudal da glândula mandibular. Supre também os nodos linfáticos retrofaríngeos laterais no caprino. A **artéria meníngea caudal** deriva-se desta e penetra na cavidade cranial através de uma pequena abertura entre o processo mastóideo da parte petrosa da temporal e o osso occipital no ovino, e através de uma pequena abertura na escama do occipital no caprino (Figs. 33-33 a 36).

SUPRIMENTO SANGÜÍNEO PARA O CÉREBRO
(Figs. 33-37 e 38)

B. S. Nanda

O suprimento sangüíneo para o cérebro no ovino e caprino é realizado principalmente através da **artéria carótida interna**, e ramos da **artéria maxilar**, que formam uma **rede carotídea** (Daniel et al., 1953) ou a **rede admirável epidural rostral** (NAV, 1968). Há muito pouca contribuição por parte da

artéria vertebral no suprimento sangüíneo para o cérebro.

O suprimento sangüíneo para o cérebro e cabeça e a formação da rede admirável epidural rostral no ovino e no caprino foram investigados por diversos autores (Tandler, 1899; Canova, 1909; Abbie, 1934; de Boissezon, 1941; Daniel et al., 1953; Andersson e Jewell, 1956; Heeschen, 1958; Schwarz, 1959; Nickel e Schwarz, 1963; Baldwin, 1964; e May, 1964).

A disposição e a formação da **rede admirável epidural rostral** é semelhante à do bovino. A rede tem um contorno triangular. Comunica-se com a rede do lado oposto por meio de finos ramos caudais à borda caudal da hipófise. Esta interanastomose das duas redes é muito fraca em comparação com a do bovino. A anastomose no ovino é bem menor do que no caprino. A rede admirável epidural rostral não possui extensões rostrais ou interanastomose entre as redes, rostralmente à superfície ventral do quiasma óptico; assim, não há nenhuma **rede quiasmática** no ovino e no caprino. No ovino e no caprino não há nenhuma rede admirável epidural caudal como a que existe no bovino.

Entretanto, Heeschen (1958) sobre o ovino e Schwarz (1959) sobre o caprino mencionam que os ramos das artérias vertebral e condilar unem-se uma à outra para abrir-se dentro da parte caudal da rede admirável epidural rostral.

A **artéria carótida interna** deixa o ângulo rostromedial da rede admirável epidural rostral e perfura a dura-máter para deixar o seio cavernoso. A artéria emite a artéria comunicante caudal e continua seu trajeto na superfície ventral do trato óptico. A artéria carótida interna emite a artéria média do cérebro, e continua como a artéria rostral do cérebro .

A **artéria rostral do cérebro** corre medialmente e se relaciona com a superfície dorsal do quiasma óptico. As artérias de ambos os lados aproximam-se uma da outra no plano mediano e estão ligadas uma à outra por meio de um fino vaso comunicante transverso. Esta comunicação é geralmente feita através de um ou dois ramos finos. Isto representa a **artéria comunicante rostral**. Ela pode às vezes estar ausente. A artéria rostral do cérebro corre rostromedialmente ao longo da fissura longitudinal e se curva para ascender no espaço inter-hemisférico e continuar como a artéria do corpo caloso. A **artéria marginal** ϕ deixa a artéria rostral do cérebro quando esta ascende como a artéria do corpo caloso. A artéria marginal corre e se distribui de modo semelhante ao do bovino. A artéria carótida interna também emite as artérias hipofisárias rostral ϕ, corióide rostral e oftálmica interna.

A **artéria oftálmica interna** difere da mesma artéria no bovino. No bovino, ela tem sua origem da *rede quiasmática*, enquanto no ovino a artéria origina-se diretamente da artéria carótida interna. A origem da artéria no caprino é na rede admirável epidural rostral, como citado por Nickel e Schwarz (1963).

Entretanto, de acordo com Canova (1909), Heeschen (1958) e Schwarz (1959), a artéria oftálmica interna no ovino e no caprino sai como um ramo do ramo nasal da artéria carótida cerebral (artéria carótida interna, NAV, 1968).

As **artérias média e rostral do cérebro** no caprino e no ovino são distribuídas de maneira semelhante à observada no bovino.

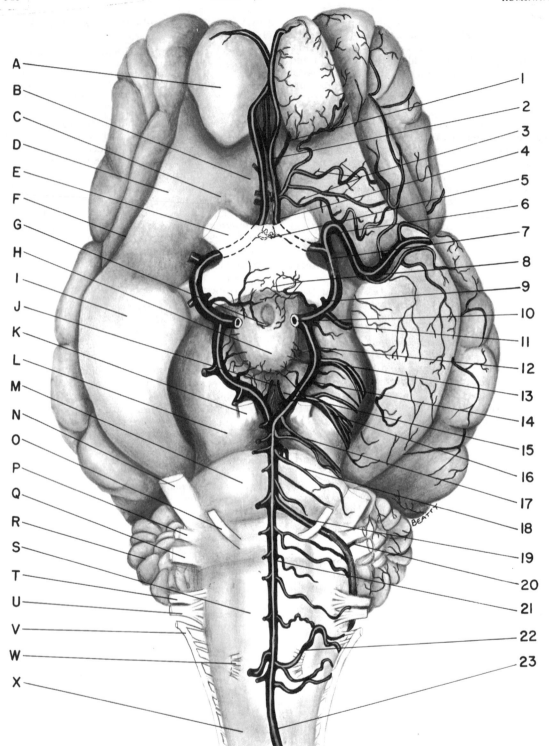

Figura 33-37. Suprimento sangüíneo para o cérebro de ovinos.

1, Artéria olfatória medial; 2, artéria marginal; 3, ramos centrais (ramos estriados mediais); 4, artéria rostral do cérebro; 5, artéria comunicante rostral; 6, artéria média do cérebro; 7, artéria carótida interna; 8, artérias hipofisárias rostrais; 9, artéria oftálmica interna; 10, artéria carótida interna; 11, artéria corióidea rostral; 12, artéria comunicante caudal (parte proximal); 13, artéria caudal do cérebro; 14, artéria mesencefálica (parte distal de 12); 15, ramos caudomediais; 16, ramo para o tecto do mesencéfalo rostral; 17, artéria rostral do cerebelo; 18, ramo para a ponte; 19, artéria caudal do cerebelo; 20, artéria labirintina; 21, artéria basilar; 22, ramo medular; 23, artéria espinhal ventral; A, bulbo olfatório; B, trato olfatório medial; C, tubérculo olfatório; D, trato olfatório lateral; E, nervo óptico; F, sulco rinal lateral; G, túber cinéreo; H, corpo mamilar; I, lobo piriforme; J, substância perfurante caudal; K, nervo oculomotor; L, cruz do cérebro; M, ponte; N, nervo trigêmeo; O, nervo abducente; P, nervo facial; Q, nervo vestibulococlear; R, cerebelo; S, medula oblonga; T, nervo glossofaríngeo; U, nervo vago; V, nervo acessório; W, nervo hipoglosso; X, medula espinhal.

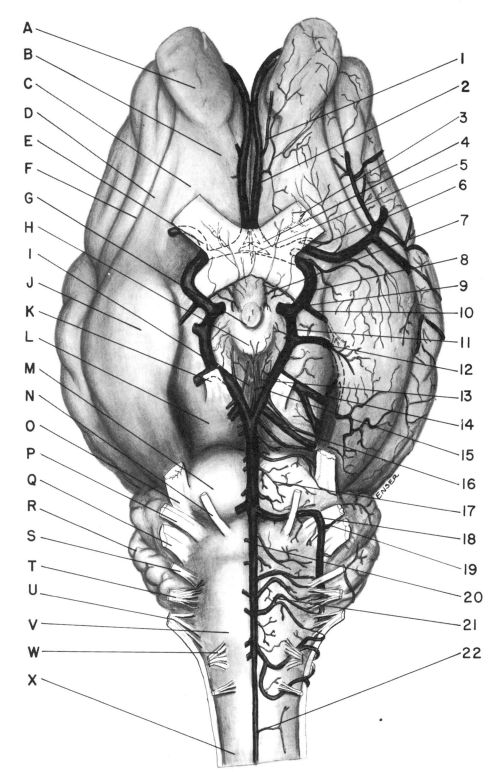

Figura 33-38. Suprimento sangüíneo para o cérebro dos caprinos.

1, Artéria olfatória medial; 2, artéria marginal; 3, ramos centrais (ramos estriados mediais); 4, artéria rostral do cérebro; 5, artéria comunicante rostral; 6, artéria média do cérebro; 7, artérias hipofisárias rostrais; 8, 9, artéria carótida interna; 10, artéria corióidea rostral; 11, artéria comunicante caudal (parte proximal); 12, artéria caudal do cérebro; 13, ramos caudomediais; 14, ramo para o tecto do mesencéfalo rostral; 15, artéria mesencefálica (parte distal de 11); 16, artéria rostral do cerebelo; 17, ramo para a ponte; 18, artéria caudal do cerebelo; 19, artéria labirintina; 20, artéria basilar; 21, ramo medular; 22, artéria espinhal ventral; A, bulbo olfatório; B, trato olfatório medial; C, tubérculo olfatório; D, trato olfatório lateral; E, nervo óptico; F, sulco rinal lateral; G, túber cinéreo; H, corpo mamilar; I, substância perfurante caudal; J, lobo piriforme; K, nervo oculomotor; L, cruz do cérebro; M, ponte; N, nervo ábducente; O, nervo trigêmeo; P, nervo facial; Q, nervo vestibulococlear; R, cerebelo; S, nervo glossofaríngeo; T, nervo vago; U, nervo acessório; V, medula oblonga; W, nervo hipoglosso; X, medula espinhal.

947

A **artéria comunicante caudal** é o ramo caudal da artéria carótida interna e continua na superfície ventral da cruz do cérebro. Une-se com a do lado oposto para formar a artéria basilar. A artéria comunicante caudal emite um ramo, a **artéria caudal do cérebro**, na metade da distância entre o trato óptico e a origem do nervo oculomotor, na superfície ventral da cruz do cérebro. Esta artéria se distribui de modo semelhante ao observado no bovino. A **artéria mesencefálica** ϕ emite o **ramo rostral para o tecto mesencefálico**, a **artéria corióide caudal**, os **ramos caudomediais** (dorsomedial) e a **artéria rostral do cerebelo**. Além do dito acima, uma ou duas **artérias rostrais acessórias do cerebelo** estão freqüentemente presentes e suprem parcialmente o paraflóculo e se anastomosam com a principal artéria rostral do cerebelo.

As artérias comunicantes caudais, de cada lado, unem-se umas às outras rostralmente e à ponte ventralmente, para formar a artéria basilar. Esta união é comparativamente mais rostral do que no bovino. A artéria basilar foi indicada como um ramo da artéria vertebral pela NAV (1968). Isto é contrário ao ponto de vista já aceito de que a artéria vertebral possui muito pouca ou nenhuma contribuição na formação da artéria basilar. É notável que a artéria basilar se adelgaça em grau considerável, rostrocaudalmente, durante seu trajeto antes de se unir à artéria espinhal ventral. A artéria basilar emite os ramos pontinos, a artéria caudal do cerebelo e ramos medulares, em seu trajeto na superfície ventral da ponte, corpo trapezóide e medula. A artéria basilar recebe os ramos espinhais e une-se com a artéria espinhal ventral.

* * * * * *

N. G. Ghoshal

MEMBRO TORÁCICO*
(Figs. 33-39 e 40)

No ovino e no caprino a **artéria radial** surge da artéria mediana mais ou menos no meio do antebraço, e desce entre a borda caudomedial do rádio e o músculo flexor radial do carpo. Segue distalmente ao longo da superfície mediopalmar do carpo, situando-se palmar à veia cefálica e dorsal à artéria mediana. Próximo aos dois terços médios do metacarpo, une-se à artéria mediana, constituindo-se no **arco palmar superficial**. A artéria radial emite os

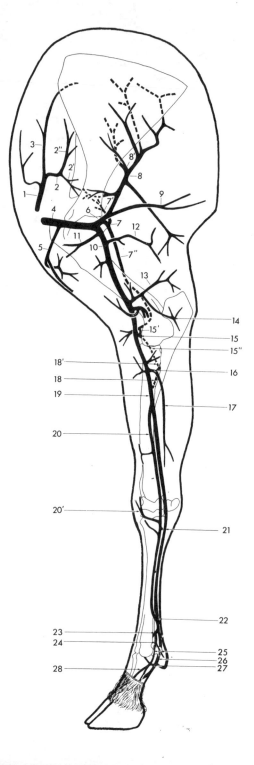

*As artérias axilar e braquial e seus ramos proximais à artéria radial são descritos com os dos bovinos nas págs. 914 a 918.

Figura 33-39. Suprimento sangüíneo arterial para o membro torácico dos ovinos através da artéria axilar; vista medial, esquemática.

1, Artéria cervical superficial; 2, ramo pré-escapular de 1; 2', ramo medial; 2", ramo lateral; 3, ramo ascendente; 4, artéria axilar; 5, artéria torácica externa; 6, artéria subescapular; 7, artéria circunflexa caudal do úmero; 7', ramo proximal; 7", ramo distal (artéria radial colateral); 8, continuação de 6; 8', artéria circunflexa da escápula; 9, artéria toracodorsal; 10, artéria braquial; 11, artéria circunflexa cranial do úmero; 12, artéria profunda do braço; 13, artéria colateral ulnar; 14, ramo cárpico palmar de 13; 15, artéria cubital transversa; 15', ramo proximal (artéria bicipital); 15", ramo distal; 16, artéria interóssea comum; 17, artéria interóssea caudal; 18, artéria interóssea cranial; 18', artéria interóssea recorrente; 19, artéria mediana; 20, artéria radial; 20', ramo cárpico dorsal; 21, ramo profundo de 20; 22, arco palmar superficial; 23, ramo anastomótico para o arco palmar profundo (distal); 24, artéria digital palmar comum II; 25, artérias digitais palmares próprias II e III; 26, artéria digital palmar comum III; 27, ramo palmar da falange proximal; 28, artéria digital dorsal medial III (abaxial). (De Ghoshal e Getty, 1968b.)

seguintes ramos no ovino e no caprino (Figs. 33-41 a 44):

1. Pequenos ramos suprem o periósteo na superfície craniomedial da metade distal do rádio no ovino, enquanto supre a cabeça radial do flexor profundo dos dedos no caprino.

2. Ramos cutâneos suprem a fáscia e a pele nas superfícies dorsomedial e palmar do carpo, incluindo a superfície palmomedial da articulação do carpo. Existe uma anastomose entre estes ramos cutâneos e aqueles da artéria radial colateral no ovino (Wissdorf, 1961).

3. O delgado **ramo cárpico palmar** surge da superfície palmar da artéria radial, ligeiramente distal ao osso acessório do carpo. Após passar lateralmente, entre os tendões flexores superficial e profundo dos dedos, une-se com os ramos do ramo palmar (interósseo) da artéria interóssea cranial.

4. O **ramo cárpico dorsal** freqüentemente surge como um único ramo na superfície palmar da extremidade proximal do metacarpo, mas logo se divide. Ele é, às vezes, representado por dois ramos delgados surgindo, bem distanciados um do outro, da artéria radial. Distribui-se para a **rede dorsal do carpo**.

5. O **ramo profundo** surge da artéria radial dentro do terço proximal do metacarpo e, após correr entre o metacarpo e o músculo interósseo, une-se ao ramo palmar (interósseo) da artéria interóssea cranial, constituindo, assim, o **arco palmar profundo** (proximal). Deste arco vascular surgem variavelmente o **ramo perfurante proximal** e as **artérias metacárpicas palmares II, III e IV**. Estas últimas, após correrem entre o metacarpo e o músculo interósseo, unem-se variavelmente umas às outras dentro do terço distal da região metacárpica, constituindo, assim, o **arco palmar profundo (distal)**. O **ramo perfurante distal** surge do arco vascular citado. Tanto o ramo perfurante proximal como o distal, após correrem os canais metacárpicos correspondentes, abrem-se na **artéria metacárpica dorsal III**.

6. Um ramo muscular surge da artéria radial próximo ao meio do metacarpo e, após passar entre o metacarpo e o músculo interósseo, une-se à artéria ou artérias metacárpicas palmares. A **artéria nutrícia do metacarpo**, após surgir da confluência vascular acima citada, penetra no metacarpo.

7. Um ramo cutâneo relativamente forte, após surgir da artéria radial ao nível do vaso anterior, corre ao longo da superfície dos tendões dos flexores dos dedos. Ramifica-se na fáscia e pele da área adjacente.

A **artéria digital palmar comum III** é a continuação distal da artéria mediana além do arco palmar superficial no ovino e no caprino. As **artérias digi-**

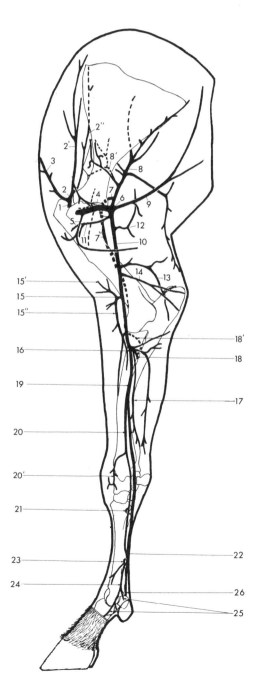

Figura 33-40. Suprimento sangüíneo arterial para o membro torácico dos caprinos através da artéria axilar; vista medial, esquemática.

1, Artéria cervical superficial; 2, ramo pré-escapular de 1; 2', ramo medial; 2", ramo lateral; 3, ramo ascendente; 4, artéria axilar; 5, artéria torácica externa; 6, artéria subescapular; 7, artéria circunflexa caudal do úmero; 7", ramo distal (artéria radial colateral); 8, continuação de 6; 8', artéria circunflexa da escápula; 9, artéria toracodorsal; 10, artéria braquial; 11, artéria circunflexa cranial do úmero; 12, artéria profunda do braço; 13, artéria colateral ulnar; 14, ramo cárpico palmar de 13; 15, artéria cubital transversa; 15', ramo proximal (artéria bicipital); 15", ramo distal; 16, artéria interóssea comum; 17, artéria interóssea caudal; 18, artéria interóssea cranial; 18', artéria interóssea recorrente; 19, artéria mediana; 20, artéria radial; 20', ramo cárpico dorsal; 21, ramo profundo de 20; 22, arco palmar superficial; 23, ramo anastomótico para o arco palmar profundo (distal); 24, artéria digital palmar comum II; 25, artérias digitais palmares próprias II e III; 26, artéria digital palmar comum III. (De Ghoshal e Getty, 1967.)

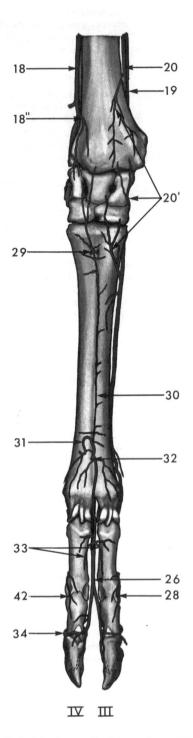 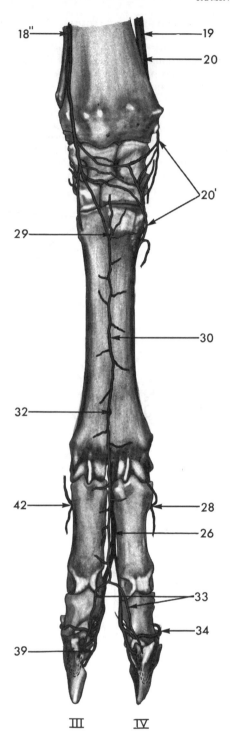

Figura 33-41. Artérias da parte distal do membro torácico direito dos ovinos; vista dorsal, esquemática.

18, Artéria interóssea cranial; 18", ramo dorsal de 18; 19, artéria mediana; 20, artéria radial; 20', ramos cárpicos dorsais da artéria radial; 26, artéria digital palmar comum III; 28, artéria digital dorsal medial III (abaxial); 29, ramo perfurante proximal; 30, artéria metacárpica dorsal III; 31, ramo cutâneo de 18"; 32, ramo perfurante distal; 33, artérias digitais próprias dorsais III e IV; 34, ramo dorsal da falange média; 42, artéria digital dorsal lateral IV (abaxial). (De Ghoshal e Getty, 1968b.)

Figura 33-42. Artérias da parte distal do membro torácico direito dos caprinos; vista dorsal, esquemática.

18", Ramo dorsal da artéria interóssea cranial; 19, artéria mediana; 20, artéria radial; 20', ramos cárpicos dorsais; 26, artéria digital palmar comum III; 28, artéria digital dorsal medial III (abaxial); 29, ramo perfurante proximal; 30, artéria metacárpica dorsal III; 32, ramo perfurante distal; 33, artérias digitais próprias dorsais III e IV; 34, ramo dorsal da falange média; 39, artéria digital palmar própria IV (axial); 42, artéria digital dorsal lateral IV (abaxial). (De Ghoshal e Getty, 1967.)

tais **palmares comuns II e IV** surgem da artéria digital palmar comum III a um nível variável dentro do terço distal do metacarpo. A posterior ramificação, disposição e anastomose das três artérias acima citadas no ovino e no caprino são muito semelhantes às do bovino.

Aorta Descendente

AORTA TORÁCICA

No ovino a **artéria broncoesofágica** surge por um tronco comum da **aorta torácica** ao nível do quinto espaço intercostal (Münter, 1962). Esta artéria divide-se nos **ramos bronquial e esofágico,** imediatamente dorsal ao esôfago. Às vezes, ambos os ramos surgem separadamente da aorta torácica. O ramo bronquial passa ventralmente ao longo do lado esquerdo do esôfago até à bifurcação traqueal; o ramo esofágico corre caudalmente no mediastino ao longo da superfície dorsal do esôfago, penetrando nos nodos linfáticos mediastinais caudais. Anastomosa-se com os ramos da artéria costoabdominal dorsal ou com a primeira lombar. No caprino os ramos bronquial e esofágico surgem independentemente da aorta torácica. O ramo bronquial surge da superfície ventral da aorta torácica ao nível da sexta costela, e o ramo esofágico ao nível da nona artéria intercostal dorsal (Otto, 1961). Ocasionalmente ela supre o pilar direito do diafragma no caprino.

As **artérias intercostais dorsais** correspondem ao número de vértebras torácicas presentes no ovino e no caprino, exceto a última, que desce caudalmente à última costela e, portanto, não é uma artéria intercostal. Esta última é designada como a **artéria costoabdominal dorsal.** No ovino as artérias intercostais dorsais surgem da aorta torácica mais ou menos no meio do corpo da vértebra torácica correspondente. A primeira e a segunda artérias intercostais dorsais surgem da **artéria intercostal suprema,** que se anastomosa com um ramo de curso cranial, da quinta artéria intercostal dorsal, dentro do músculo longo do pescoço, cranialmente à terceira costela. O ramo citado, de curso cranial, dá origem à terceira e à quarta artérias intercostais dorsais. As restantes surgem da aorta torácica. No caprino as primeiras duas ou três artérias intercostais dorsais originam-se na artéria intercostal suprema e as restantes na aorta torácica. As vezes as artérias intercostais dorsais segmentares, de ambos os lados, surgem por um tronco comum curto da aorta torácica. Ao nível da articulação costotransversa, no caprino, cada artéria intercostal dorsal e costoabdominal dorsal emite o **ramo dorsal** que, por sua vez, divide-se em um ramo espinhal e um ramo muscular. O **ramo espinhal** penetra no canal vertebral através do forame intervertebral e anastomosa-se

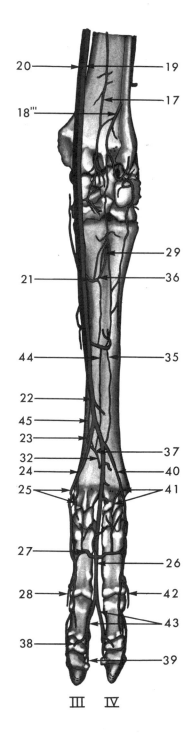

Figura 33-43. Artérias da parte distal do membro torácico direito dos ovinos; vista palmar, esquemática.

17, Artéria interóssea caudal; 18''', ramo palmar da artéria interóssea cranial; 19, artéria mediana; 20, artéria radial; 21, ramo profundo de 20; 22, arco palmar superficial; 23, ramo anastomótico para o arco palmar profundo (distal); 24, artéria digital palmar comum II; 25, artérias digitais palmares próprias II e III; 26, artéria digital palmar comum III; 27, ramo palmar da falange proximal; 28, artéria digital dorsal medial II (abaxial); 29, ramo perfurante proximal; 32, ramo perfurante distal; 35, artéria metacárpica palmar IV; 36, arco palmar profundo (proximal); 37, arco palmar profundo (distal); 38, ramo para a região bulbar; 39, artéria digital palmar própria IV (axial); 40, artéria digital palmar comum IV; 41, artérias digitais palmares próprias IV e V; 42, artéria digital dorsal lateral IV (abaxial); 43, artérias digitais palmares próprias III e IV; 44, artéria metacárpica palmar III; 45, artéria metacárpica palmar II. (De Ghoshal e Getty, 1968b.)

com a artéria espinhal ventral. O **ramo muscular**, após emergir através da extremidade vertebral do espaço intercostal, supre os músculos epaxiais. No caprino, o ramo muscular divide-se nos **ramos medial e lateral**, que não atingem o músculo cutâneo do tronco e a pele (Otto, 1961). Além disso, há um **ramo colateral**, original do ramo dorsal das artérias intercostal suprema e intercostal dorsal no caprino, exceto o primeiro espaço intercostal (Otto, 1961). Estes **ramos colaterais** passam lateralmente entre os músculos longo e o ileocostal do tórax, supre-os e também ao músculo serrátil dorsal cranial, e freqüentemente atingem o músculo cutâneo do tronco e pele ao nível do tubérculo da costela. As artérias intercostais dorsais descendem em cada espaço intercostal ao longo da borda caudal da costela, emitem os **ramos cutâneos laterais** e finalmente anastomosam-se com os ramos intercostais ventrais correspondentes fora das artérias torácica interna, musculofrênica e epigástrica cranial. A artéria costoabdominal dorsal anastomosa-se com o ramo costoabdominal ventral da artéria epigástrica cranial. Além disso, as três ou quatro últimas artérias intercostais dorsais fornecem **ramos frênicos** para a parte costal do diafragma no ovino e no caprino.

AORTA ABDOMINAL

1. A **artéria frênica caudal** (dorsal) pode estar presente; ela supre o pilar esquerdo, e às vezes o direito, do diafragma. Tem uma origem variável nas artérias celíaca, aorta abdominal, costoabdominal dorsal ou lombar. Às vezes é representada por dois vasos pequenos (Fig. 33-45). A artéria frênica caudal (ventral) surge das artérias reticular ou ruminal esquerda no caprino (Otto, 1961) e no ovino (Münter, 1962). Após a anastomose com a artéria dorsal correspondente, ramifica-se próximo ao hiato esofágico do diafragma. A artéria frênica caudal (dorsal) é pequena e pode emitir **ramos adrenais craniais** (Horowitz e Venzke, 1966) nos caprinos.

2. A **artéria celíaca** (Fig. 33-45) surge da superfície ventral da aorta abdominal, entre o pilar do diafragma, ao nível da primeira vértebra lombar nos ovinos e entre a primeira e segunda vértebras lombares nos caprinos. O tronco comum para a artéria celíaca e a artéria mesentérica cranial é mais freqüente nos ovinos (Anderson e Weber, 1969) do que nos caprinos. Às vezes nos ovinos e freqüentemente nos caprinos, a **artéria hepática** tem sua origem na artéria gástrica esquerda. Os **ramos pancreáticos** podem surgir das artérias hepática, celíaca, gástrica esquerda e esplênica. A **artéria lienal** surge freqüentemente com a artéria ruminal direita nos ovi-

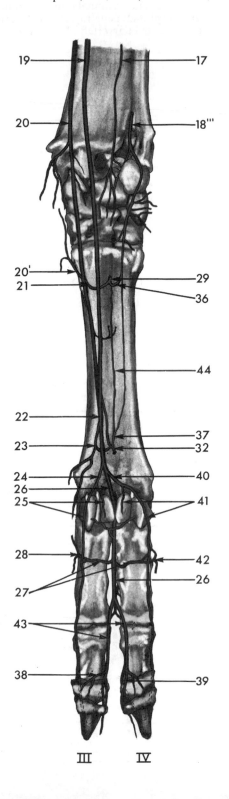

Figura 33-44. Artérias da parte distal do membro torácico direito dos caprinos; vista palmar, esquemática.

17, Artéria interóssea caudal; 18''', ramo palmar da artéria interóssea cranial; 19, artéria mediana; 20, artéria radial; 20', ramos cárpicos dorsais da artéria radial; 21, ramo profundo de 20; 22, arco palmar superficial; 23, ramo anastomótico para o arco palmar profundo (distal); 24, artéria digital palmar comum II; 25, artérias digitais palmares próprias II e III; 26, artéria digital palmar comum III; 27, ramos palmares da falange proximal; 28, artéria digital dorsal medial III (abaxial); 29, ramo perfurante proximal; 32, ramo perfurante distal; 36, arco palmar profundo (proximal); 37, arco palmar profundo (distal); 38, ramo para a região bulbar; 39, artéria digital palmar própria (axial) IV; 40, artéria digital palmar comum IV; 41, artérias digitais palmares próprias IV e V; 42, artéria digital dorsal lateral IV (abaxial); 43, artérias digitais palmares próprias III e IV; 44, artéria metacárpica palmar III. (De Ghoshal e Getty, 1967.)

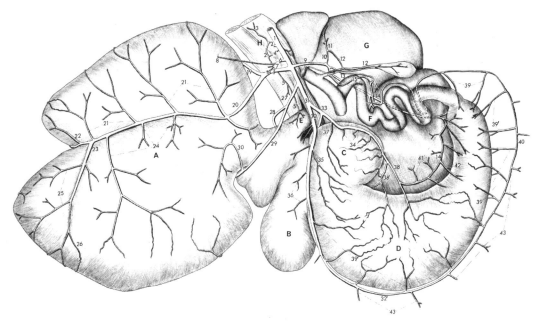

Figura 33-45. Artérias para o estômago dos ovinos, vista direita.

A, Rúmen; B, retículo; C, omaso; D, abomaso; E, esôfago; F, duodeno; G, fígado; H, pilar diafragmático; 1, artéria celíaca; 2, artéria frênica caudal; 3, ramo proximal de 2; 4, 5, ramos distais de 2; 5', ramificação para o esôfago; 6, tronco comum de 7 e 8; 7, ramos pancreáticos; 8, artéria epiplóica; 9, artéria hepática; 10, 11, ramo direito da artéria hepática; 12, artéria cística; 13, artéria gastroduodenal; 14, artéria gástrica direita; 15, artéria pancreaticoduodenal cranial; 16, artéria gastrepiplóica direita; 17, ramo esquerdo da artéria hepática; 18, 19, artéria esplênica; 20, artéria ruminal direita; 21, ramos dorsais de 20; 22, artéria coronária direita dorsal; 23, artéria coronária direita ventral; 24, ramos ventrais de 20; 25, ramos caudais de 23; 26, ramo cranial de 23; 27, 29, artéria ruminal esquerda; 28, artéria reticular; 30, ramo ruminal de 29; 31, 33, artéria gástrica esquerda; 32, 32', artéria gastrepiplóica esquerda; 34, ramos omásicos de 33; 35, ramos omásicos de 32; 36, ramos reticulares de 32; 37, artéria reticular acessória; 38, artéria gástrica esquerda; 38', ramos abomásicos de 38; 39, ramos pilóricos de 16; 39', ramos abomásicos de 32 e 40; 40, artéria gastrepiplóica direita; 41, ramos de 14 para o omento menor; 42, ramos abomásicos de 14; 43, ramos epiplóicos de 32' e 40. (De Tanudimadja e Getty, 1970.)

nos (Anderson e Weber, 1969; May, 1970) e nos caprinos (Horowitz e Venzke, 1966). A **artéria ruminal direita**, conforme citado acima, surge como um tronco comum com a artéria lienal, nos ovinos e caprinos. O **ramo epiplóico** passa do tronco comum para as artérias lienal e ruminal direita ou ramo pancreático e supre a camada visceral do omento maior nos ovinos (Happich, 1961) e da artéria lienal nos caprinos (Horowitz e Venzke, 1966). A **artéria ruminal esquerda** (Fig. 33-46) pode surgir da artéria gástrica esquerda e às vezes da artéria ruminal direita nos ovinos (May, 1970) e da artéria gástrica esquerda ou da esplênica nos caprinos (Horowitz e Venzke, 1966). Nos ovinos, a **artéria reticular** normalmente origina-se da artéria ruminal esquerda (Happich, 1961) e muitas vezes das artérias gástrica esquerda ou esplênica nos ovinos e nos caprinos (Kowatschev, 1968; Horowitz e Venzke, 1966). O **ramo esofágico**, que se anastomosa com o ramo correspondente da artéria broncoesofágica ou com a aorta torácica, surge da artéria reticular. A **artéria gástrica esquerda** é a continuação da artéria celíaca. Emite a **artéria reticular acessória** nos ovinos (May, 1970) e nos caprinos (Scupin, 1960).

3. A **artéria mesentérica cranial** surge da superfície ventral da aorta abdominal, ligeiramente caudal à origem da artéria celíaca, quando se originam separadamente. Com maior freqüência ela surge por um tronco comum com a artéria celíaca nos ovinos. Os **ramos pancreáticos**, em número de dois a três, surgem das superfícies cranial, lateral e caudal da artéria mesentérica cranial. A **artéria pancreaticoduodenal caudal** surge das superfícies esquerda e caudal da artéria principal ou pode originar-se com a primeira artéria jejunal. As **artérias jejunais** são em número de 18 a 28 nos ovinos (Happich, 1961). A **artéria cólica média** passa cranialmente e, após dividir-se em dois ou três ramos, supre o cólon ascendente. Às vezes ramos pancreáticos nos ovinos surgem deste vaso (Tanudimadja e Getty, 1970). O **ramo colateral** está ausente nos ovinos e nos caprinos. Os **ramos cólicos** suprem a alça proximal e os giros centrípetos, e as artérias cólicas direitas suprem os giros centrífugos e a alça distal. Surgem da parte proximal da artéria ileocecólica (ileocólica), enquanto os ramos cólicos surgem da parte distal. Todas estas artérias do cólon espiralado podem originar-se por um tronco comum.

4. A **artéria mesentérica caudal** surge da parede ventral da aorta abdominal, entre a quinta e a sexta vértebras lombares, nos ovinos e nos caprinos. Supre o cólon descendente e o reto (Figs. 33-47 e 48).

5. As **artérias renais**, direita e esquerda, surgem da aorta abdominal entre a segunda e a terceira vértebras lombares, nos ovinos (Münter, 1962), e a ter-

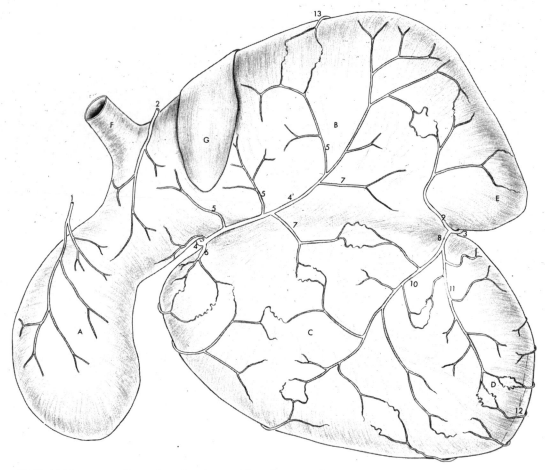

Figura 33-46. Artérias para o estômago dos ovinos (esquemático); vista esquerda.

A, Retículo; B, sacos dorsal e C, ventral do rúmen; D, sacos cegos ventral e E, dorsal do rúmen. F, esôfago; G, baço; 1, artéria reticular; 2, ramo esofágico (caudal); 3, artéria ruminal direita; 4, 4', artéria ruminal esquerda; 5, ramo dorsal de 4; 6, 7, ramo ventral de 4; 8, artéria coronária esquerda ventral; 9, artéria coronária esquerda dorsal; 10, ramos craniais de 8; 11, ramos caudais de 8; 12, ramos da artéria coronária direita ventral; 13, ramo do ramo dorsal de 3. (De Tanudimadja e Getty, 1970.)

ceira e quarta vértebras lombares, nos caprinos (Otto, 1961). A artéria renal direita surge ligeiramente cranial à artéria esquerda correspondente. Seguindo um curto trajeto, ela emite os **ramos adrenais caudais**. Logo antes de penetrar no hilo do rim, libera caudalmente o **ramo uretérico**.

6. A **artéria testicular** ou **ovariana** surge da aorta abdominal, ventralmente à quarta e quinta vértebras lombares. Esta artéria surge um tanto cranial à artéria mesentérica caudal, nos ovinos, e às vezes ligeiramente caudal à mesma artéria, nos caprinos (Figs. 33-47 e 48).

Nos caprinos, a aorta abdominal termina na **artéria ilíaca comum** (NAV, 1968). Ventral ao meio da última vértebra lombar, as artérias ilíacas internas separam-se da aorta abdominal. Da parede dorsal desta bifurcação surge a delgada **artéria sacral mediana** (Figs. 33-47 e 50), que, logo após sua origem, ocasionalmente libera o último par de artérias lombares. A artéria sacral mediana continua como a **artéria caudal mediana** ao longo da superfície ventral da região caudal.

Artéria Ilíaca Interna
(Figs. 33-47 a 50)

Seguindo um curto trajeto as **artérias ilíacas internas** direita e esquerda separam-se e correm caudalmente na superfície medial do ligamento sacrotúber largo. Próximo ao forame isquiático menor, termina nas **artérias glútea caudal** e **pudenda interna**. Emite o seguinte:

1. A **artéria umbilical** surge da face ventral próxima à origem do vaso principal (Figs. 33-47 a 50). Sua parede pode ser mais grossa nos animais mais velhos, possuindo, assim, um lúmen pequeno. Ela passa no sentido da bexiga urinária em seu ligamento lateral ou pode estar retraída retroperitonealmente. Emite a **artéria do ducto deferente** no macho e a **artéria uterina** na fêmea, próximo à sua

CORAÇÃO E ARTÉRIAS DO RUMINANTE

origem. De acordo com de Salamanca e Schwarz (1960), ambas as artérias podem surgir, ao invés disso, da artéria ilíaca interna nos caprinos.

2. A **artéria ileolombar** surge oposta à articulação sacroilíaca ou pode surgir com a artéria glútea cranial (Fig. 33-48).

3. A **artéria glútea cranial** surge próximo ao forame isquiático maior (Figs. 33-47 a 50).

4a. No macho, a **artéria urogenital** φ (NAV: artéria prostática) surge ao nível da borda caudal da espinha isquiática e, após passar ventralmente, divide-se em um **ramo do ducto deferente** *(ramus ductus deferentis)* e um **ramo uretral** (Fig. 33-50). O primeiro supre a glândula vesicular, a ampola do ducto deferente e a parte caudal da bexiga urinária *(a. vesicalis caudalis)*. O último anastomosa-se com os ramos das artérias vesiculares craniais fora da artéria umbilical. O ramo uretral ramifica-se na parte disseminada da próstata e no músculo bulboesponjoso no ovino (Tanudimadja et al., 1968). No caprino o ramo uretral, após vascularizar as glândulas sexuais acessórias e o ducto deferente, às vezes anastomosa-se com ramos da artéria pudenda interna na extremidade cranial da glândula bulbouretral (Magilton e Getty, 1969).

4b. Na fêmea, a **artéria urogenital** φ (NAV, artéria vaginal) emite o **ramo uterino** (caudal) que, após suprir ramos para a uretra, a bexiga urinária e o ureter, anastomosa-se com a artéria uterina (Figs. 33-47 a 49).

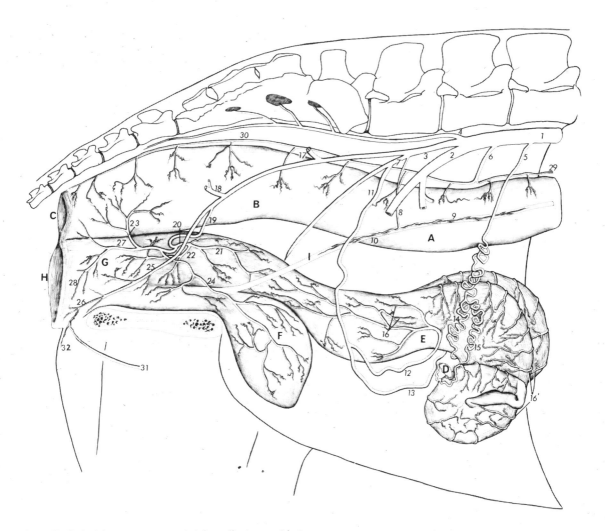

Figura 33-47. Artérias para o trato genital da ovelha (esquemático).

A, Cólon descendente; B, reto; C, ânus; D, ovário; E, útero; F, bexiga urinária; G, vagina; H, vulva; I, ureter; 1, aorta abdominal; 2, artéria ilíaca externa; 3, artéria ilíaca interna; 4, artéria sacral mediana; 5, artéria ovariana; 6, artéria mesentérica caudal; 7, artéria umbilical; 8, ramo uretérico; 9, ramo cranial de 8; 10, ramo caudal de 8; 11, artéria uterina; 12, ramo caudal de 11; 13, ramo cranial de 11; 14, ramo uterino (cranial) de 5; 15, ramo tubário de 5; 16, ramos uterinos de 12; 16', ramos uterinos de 13; 17, artéria glútea cranial; 18, artéria glútea caudal; 19, artéria urogenital (vaginal); 20, ramo uterino (caudal); 21, ramo cranial de 20; 22, artéria vaginal; 23, artéria retal média; 24, artéria vesicular caudal; 25, artéria pudenda interna; 26, artéria do clítoris; 27, artéria perineal dorsal; 28, ramo labial caudal e mamário; 29, artéria cólica esquerda; 30, artéria retal cranial; 31, ramo anastomótico da artéria pudenda externa com a pudenda interna; 32, artéria perineal ventral. (De Tanudimadja et al., 1968.)

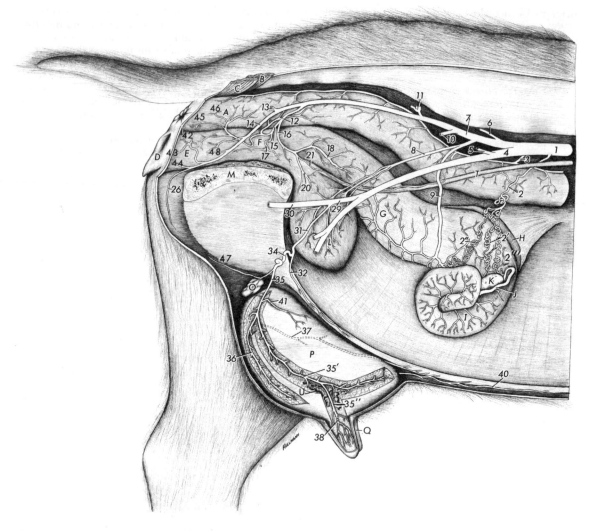

Figura 33-48. Artérias para o trato genital da cabra (esquemático).
A, Reto; B, músculo coccígeo; C, músculo levantador do ânus; D, vulva; E, vestíbulo; F, vagina; G, corpo do útero; H, corno esquerdo do útero; I, corno direito do útero; J, tuba uterina; K, ovário; L, bexiga urinária; M, sínfise pélvica; O, nodos linfáticos mamários; P, úbere; Q, teta; T, ureter; U, parte glandular do seio lactífero; 1, aorta abdominal; 2, 2', artéria ovariana; 2", ramo uterino (cranial); 2''', ramo tubário; 3, artéria mesentérica caudal; 4, artéria ilíaca externa; 5, artéria ilíaca circunflexa profunda; 6, artéria sacral mediana; 7, artéria ilíaca interna; 8, artéria umbilical; 9, artéria uterina; 10, artéria ileolombar; 11, artéria glútea cranial; 12, artéria urogenital (vaginal); 13, artéria glútea caudal; 14, artéria pudenda interna; 15, ramo caudal de 12; 16, ramo cranial de 12; 17, ramo vaginal; 18, ramo uterino (caudal); 20, artéria vesicular caudal; 21, ramo uretérico; 26, artéria perineal ventral; 29, 30, artéria femoral profunda; 31, tronco pudendoepigástrico; 32, artéria epigástrica caudal (profunda); 34, artéria pudenda externa; 35, artéria mamária; 35', artéria mamária cranial; 35'', artéria do seio lateral; 36, artéria mamária caudal; 37, ramo mamário médio; 38, artérias papilíferas; 40, artéria epigástrica superficial caudal; 41, ramo superficial de 35; 42, ramos vestibulares; 43, ramo labial caudal e mamário; 44, artéria do clitóris; 45, artéria perineal dorsal; 46, artéria retal caudal; 47, ramo anastomótico entre a artéria pudenda externa e a pudenda interna; 48, artéria do bulbo vestibular. (De Magilton e Getty, 1969.)

A **artéria urogenital** continua caudalmente e emite as **artérias retal média** e **perineal dorsal** em ambos os sexos. A artéria perineal dorsal vasculariza a parte ventral do músculo esfíncter externo do ânus e a pele, na região perineal. A **artéria retal caudal** pode surgir dela ao invés da artéria perineal ventral.

5. A **artéria glútea caudal** é grande e emerge da cavidade pélvica através do forame isquiático menor (Fig. 33-48). Atravessa o ligamento sacrotúbero largo e situa-se entre este último e o músculo glúteo profundo. Ramos desta artéria suprem os músculos gluteobíceps, semimembranoso e o gêmeo, e também o nervo isquiático, a articulação dos quadris e a pele da nádega. Supre o músculo piriforme, nos caprinos (de Salamanca e Schwarz, 1960), e os nodos linfáticos sacrais externos, nos ovinos (May, 1970).

6. A **artéria pudenda interna** é a terminação relativamente delgada da artéria ilíaca interna (Figs. 33-47 a 50). Passa caudalmente no sentido do arco

isquiático e é mais desenvolvida no macho. Além do arco isquiático torna-se a **artéria profunda** ou **dorsal do pênis** (Tanudimadja et al., 1968; Magilton e Getty, 1969). Em determinados espécimes pode até terminar, nos caprinos, no arco isquiático e, nesse caso, um ramo da artéria pudenda externa compensa a artéria dorsal do pênis (Magilton e Getty, 1969). Nos ovinos, emite o seguinte:

a. A **artéria perineal ventral** (Fig. 33-48) que, após surgir da face dorsal, passa caudodorsalmente para suprir os músculos coccígeo, retrator do pênis e a região perineal (Fig. 33-50). A **artéria retal caudal** freqüentemente surge desta e supre o segmento caudal do reto e do ânus. Um de seus ramos desce no períneo, formando uma anastomose com um ramo da artéria pudenda externa. Ela libera variavelmente a **artéria uretral**, tanto nos ovinos como nos caprinos.

b. A **artéria do pênis** é um tronco curto, formado variavelmente ao término da artéria ilíaca interna. Ela emite:

(1) A **artéria do bulbo do pênis**.

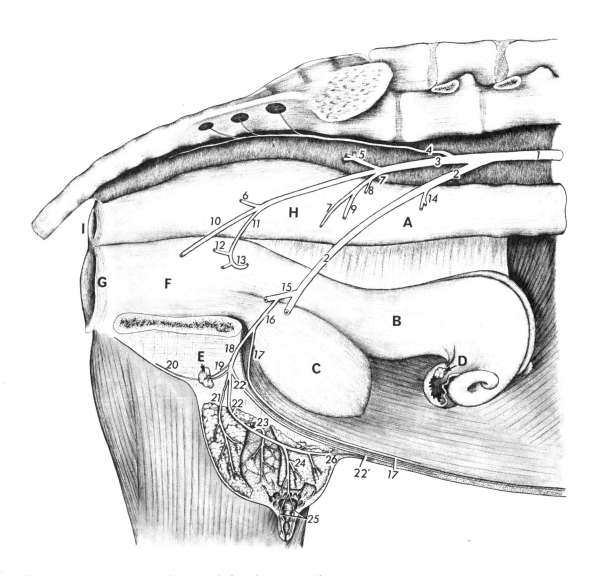

Figura 33-49. Artérias para a glândula mamária dos ovinos (esquemático).
A, Cólon descendente; B, útero; C, bexiga urinária; D, ovário; E, nodo linfático mamário; F, vagina; G, vulva; H, reto; I, ânus; 1, aorta abdominal; 2, artéria ilíaca externa; 3, artéria ilíaca interna; 4, artéria sacral mediana; 5, artéria glútea cranial; 6, artéria glútea caudal; 7, artéria umbilical; 8, ramo uretérico; 9, artéria uterina (média); 10, artéria pudenda interna; 11, artéria urogenital (vaginal); 12, artéria retal média; 13, ramo uterino (caudal); 14, artéria ilíaca circunflexa profunda; 15, artéria femoral profunda; 16, tronco pudendoepigástrico; 17, artéria epigástrica caudal (profunda); 18, artéria pudenda externa (mamária); 19, ramo para o nodo linfático mamário; 20, ramo anastomótico com a artéria perineal ventral; 21, artéria mamária caudal; 22, artéria mamária cranial; 22', artéria epigástrica superficial caudal (continuação da artéria mamária cranial); 23, ramos mamários; 24, artéria do seio lateral; 25, artérias papilíferas; 26, artéria basilar. (De Tanudimadja et al., 1968.)

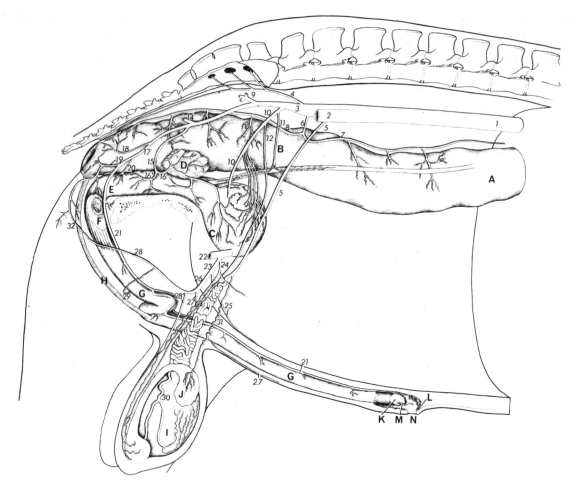

Figura 33-50. Artérias para o trato genital do carneiro (esquemático).

A, Cólon descendente; B, reto; C, bexiga urinária; D, glândula vesicular; E, músculo bulbouretral; F, músculo isquiocavernoso; G, pênis; H, músculo retrator do pênis; I, testículo; J, epidídimo; K, glande do pênis; L, prepúcio; M, processo uretral; N, orifício do prepúcio; 1, aorta abdominal; 2, artéria ilíaca externa; 3, artéria ilíaca interna; 4, artéria sacral mediana; 5, artéria testicular; 6, artéria mesentérica caudal; 7, artéria cólica esquerda; 8, artéria retal cranial; 9, artéria glútea cranial; 10, artéria umbilical; 11, ramo uretérico; 12, artéria do ducto deferente; 13, artérias vesiculares craniais; 14, artéria glútea caudal; 15, artéria urogenital (próstata); 16, artéria vesicular caudal; 16', ramo uretral de 16; 17, artéria pudenda interna; 18, artéria retal caudal; 19, artéria perineal ventral; 20, artéria uretral; 21, artéria dorsal do pênis; 22, artéria femoral profunda; 23, tronco pudendoepigástrico; 24, artéria cremastérica; 25, artéria epigástrica caudal (profunda); 26, artéria pudenda externa; 27, artéria epigástrica superficial caudal; 28, ramo anastomótico; 28', ramo escrotal cranial; 29, ramo uretral; 30, ramos testiculares; 31, ramos epididimários; 32, ramo anastomótico com a artéria perineal ventral. (De Tanudimadja et al., 1968.)

(2) A **artéria profunda do pênis**.

(3) A **artéria dorsal do pênis**, que pode ser unilateral nos ovinos e nos caprinos. Ela corre ao redor do arco isquiático e passa ao longo da superfície dorsal do pênis, suprindo este último e o músculo retrator do pênis. Divide-se nos ramos direito e esquerdo, caudalmente à flexura sigmóidea, e fornece ramos para o pênis, músculo retrator do pênis e para a glande do pênis. No orifício prepucial anastomosa-se com a artéria epigástrica superficial caudal.

Na fêmea, a **artéria do clitóris** é homóloga da artéria do pênis. É a continuação da artéria pudenda interna, caudalmente à sínfise pélvica. Como uma variação, ela pode surgir do ramo uterino (caudal) (Tanudimadja et al., 1968) nos ovinos, anastomosando-se com a artéria pudenda externa. Fornece pequenos ramos para a parede do vestíbulo *(a. bulbi vestibuli)*, para a vulva e os lábios. Depois, divide-se nas **artérias profunda** e **dorsal do clitóris.**

MEMBRO PÉLVICO

O suprimento sangüíneo para o membro pélvico é descrito juntamente com o dos bovinos nas págs. 932 a 939.

BIBLIOGRAFIA

Abbie, A. A. 1934. The morphology of the forebrain arteries with special reference to the evolution of the basal ganglia. J. Anat. 68: 433–470.

Abdelbaki, Y. Z. 1964. The arterial blood supply to the bovine brain. Unpublished Ph.D. thesis, East Lansing, Michigan, Michigan State University Library.

Anderson, W. D., and A. F. Weber. 1969. Normal arterial supply to the ruminant (ovine) stomach. J. Anim. Sci. 28:379–382.

Andersson, B., and P. A. Jewell. 1956. The distribution of the carotid and vertebral blood in the brain and spinal cord of the goat. Quart. J. Exp. Physiol. 41:462–474.

Ashdown, R. R. 1958. The arteries and veins of the sheath of the bovine penis. Anat. Anz. 105:222–230.

Badawi, H., and H. Wilkens. 1961. Zur Topographie der Arterien an der Schultergliedmasse des Rindes, unter besonderer Berücksichtigung der Versorgung des Vorderfusses. Zbl. Vet. Med., A, 8:533–550.

Baldwin, B. A. 1964. The anatomy of the arterial supply of the cranial regions of the sheep and ox. Am. J. Anat. 115:101–118.

Canova, P. 1909. Die Arteriellen gefässe des Bulbus und seiner Nebenorgane bei Schaf und Ziege Diss. (Med. Vet.) Zurich.

Červený, C., and J. Kaman. 1963. Common stem of coronary arteries in a calf. Anat. Anz. 113:29–35.

Cummings, J. F., and R. E. Habel. 1965. The blood supply of the bovine hypophysis. Am. J. Anat. 116:91–114.

Daniel, P. M., J. D. K. Dawes and M. M. L. Prichard. 1953. Studies of the carotid rete and its associated arteries. Phil. Trans. Roy. Soc. London. Series B, 237:173–208.

Daniel, P. M., and M. M. L. Prichard. 1957a. The vascular arrangements of the pituitary gland of the sheep. Quart. J. Exp. Physiol., 42:237–248.

Daniel, P. M., and M. M. L. Prichard. 1957b. Anterior pituitary necrosis in the sheep produced by section of the pituitary stalk. Quart. J. Exp. Physiol., 42:248–254.

Daniel, P. M., and M. M. L. Prichard. 1958. The effects of pituitary stalk section in the goat. J. Path. 34:433–469.

de Boissezon, P. 1941. Le reseau admirabile arteriel intracranien, de l'agneau. Bull. de la Soc. d', Hist. Nat. Toulouse, 76:299–304.

de Salamanca, M. E., and R. Schwarz. 1960. Die Arterien an der Beckengliedmasse der Ziege. Wiener Tierärztliche Monatsschrift, Festschrift Professor Schreiber, 102–114.

de Vos, N. R. 1965. Vergleijkende Studie van de Arteries van het Voorste Lidmaat bij de Huisdieren, Onderzoek uitgevoerd onder subsidiering van het N.F.W.O.

Dyce, K. M., and C. J. G. Wensing. 1971. Essentials of Bovine Anatomy. Philadelphia, Lea and Febiger.

Ellenberger, W. 1908. Leisering's Atlas of the Anatomy of the Horse and the other Domestic Animals. 2nd ed., Chicago, Alexander Eger.

Freytag, K. 1962. Arterien und Venen der Beckengliedmasse des Schafes. Inaugural Dissertation, Hannover.

Getty, R. 1964. Atlas for Applied Veterinary Anatomy. 2nd ed., Ames, Iowa State University Press.

Ghoshal, N. G. 1973. Significance of the so-called perforating tarsal artery of domestic animals. Anat. Anz. 134:289–297.

Ghoshal, N. G., and R. Getty. 1967. The arterial supply to the appendages of the goat (Capra hircus). Iowa State University Vet. 29: 123–144.

Ghoshal, N. G., and R. Getty. 1968a. The arterial blood supply to the appendages of the ox (Bos taurus). Iowa State J. Sci. 43:41–70.

Ghoshal, N. G., and R. Getty. 1968b. The arterial supply to the appendages of the sheep (Ovis aries). Iowa State J. Sci. 42:215–244.

Ghoshal, N. G., and R. Getty. 1969. Comparative morphological study of the major arterial supply to the thoracic limb of the domestic animals (Bos taurus, Ovis aries, Capra hircus, Sus scrofa domestica, Equus caballus). Anat. Anz. 127:422–443.

Ghoshal, N. G., and R. Getty. 1970. Comparative morphological study of the major arterial supply to the pelvic limb of the domestic animals. Zbl. Vet. Med., A, 17:453–470.

Habel, R. E., 1964. Guide to the dissection of domestic ruminants. Distributed by Edwards Brothers, Inc., Ann Arbor, Michigan.

Habel, R. E. 1966. The topographic anatomy of the muscles, nerves, and arteries of the bovine female perineum. Am. J. Anat. 119:79–96.

Habel, R. E. 1970. Guide to the dissection of domestic ruminants. Ithaca, New York. By the author.

Happich, A. 1961. Blutgefässversorgung der Verdauungsorgane in Bauch- und Beckenhöhle einschliesslich Leber, Milz und Bauchspeicheldrüse beim Schaf. Inaugural Dissertation, Hannover.

Hassa, O. 1966. The os cordis as an accessory haemopoietic organ in Angora goats. Türk, vet Hikim. Derm. Deig. 36:26–28.

Heeschen, W. 1958. Arterien und Venen am Kopf des Schafes. Diss. (Med. Vet.) Hannover.

Hegazi, H. 1958. Die Blutgefässversorgung des Herzens von Rind, Schaf und Ziege. Inaugural Dissertation, Giessen.

Hofmann, M. 1900. Zur Vergleichenden Anatomie der Gehirn- und Ruckenmarksarterien der Vertebraten. Z. Morph. Anthrop. 2:246–322.

Hofmann, R. 1960. Die Gefässarchitektur des Bullenhodens, zugleich ein Versuch ihrer funktionellen Deutung. Zbl. Vet. Med. A, 7:59–93.

Horowitz, A., and W. G. Venzke. 1966. Distribution of blood vessels to the postdiaphragmatic digestive tract of the goat: Celiac trunk, gastroduodenal and splenic tributaries of the portal vein. Am. J. Vet. Res. 27:1293–1315.

Jenke, W. 1919. Die Gehirnarterien des Pferd, Hundes und Schweines, Vergleichen mit denen das Menschen Diss. (Med. Vet.) Leipzig.

Kaplan, H. A. 1956. Arteries of the brain an anatomic study. Acta Radiol. (Stockh.) 46:364–370.

Koch, T. 1965 and 1970. (1st and 2nd eds.) Lehrbuch der Veterinär-Anatomie. Band III: Die grossen Versorgungs- und Steuerungssysteme. Jena, Germany, VEB Gustav Fischer Verlag.

Kowatschev, G. 1968. Über die Variabilität der Äste der Brust- und Bauchaorta bei Schafföten. Anat. Anz. 122:37–47.

McLeod, W. M. 1958. Bovine Anatomy. 2nd ed., Minnéapolis, Burgess Publ. Co.

Magilton, J. H., and R. Getty. 1969. Blood supply to the genitalia and accessory genital organs of the goat. Iowa State J. Sci. 43:285–305

Martin, P., and W. Schauder. 1935. Lehrbuch der Anatomie der Haustiere. Band III, Teil II. Stuttgart, von Schickhardt and Ebner.

May, N. D. S. 1964, and 1970 (2nd and 3rd eds.). The anatomy of the sheep. Brisbane, Australia, University of Queensland Press.

Münter, U. 1962. Arterien der Körperwand des Schafes. Inaugural Dissertation, Hannover.

Nickel, R., and R. Schwarz. 1963. Vergleichende Betrachtung der Kopfarterien des Haussäugetiere. (Katze, Hund, Schwein, Rind, Schaf, Ziege, Pferd). Zbl. Vet. Med., A, 10:89–120.

Nickel, R., and H. Wissdorf. 1964. Vergleichende Betrachtung der Arterien an der Schultergliedmasse der Haussäugetiere (Katze, Hund, Schwein, Rind, Schaf, Ziege, Pferd). Zbl. Vet Med., A, 11: 265–292.

Nomina Anatomica Veterinaria. 1968. Vienna, International Committee on Veterinary Anatomical Nomenclature.

Otto, E. 1961. Arterien der Körperwand der Ziege. Inaugural Dissertation. Hannover.

Popesko, P. 1971. Atlas of Topographic Anatomy of the Domestic Animals. (Translated by R. Getty). W. B. Saunders Co., Phila.

Prince, J. H., C. D. Diesem, I. Eglitis and G. L. Ruskell. 1960. Anatomy and Histology of the Eye and Orbit in Domestic Animals. Springfield, Charles C Thomas.

Schmidt, K. 1910. Die Arteriellen Kopfgefässe des Rindes. Dissertation (Med. Vet.), Zurich.

Schwarz, R. 1959. Arterien und Venen am Kopf der Ziege. Dissertation (Med. Vet.), Hannover.

Scupin, E. 1960. Blutgefassversorgung der Verdauungsorgane in Bauch- und Beckenhöhle einschliesslich Leber, Milz und Bauchspeicheldrüse bei des Ziege, Inaugural Dissertation. Hannover.

Stevens, D. H. 1964. The distribution of external and internal ophthalmic arteries in the ox. J. Anat. (Lond.) 98:429–435.

Tandler, J. 1899. Zur vergleichenden Anatomie der Kopfarterien bei den Mammalia. Denkschr. Akad. Wiss. Wien. 67:677–784.

Tanudimadja, K., and R. Getty. 1970. Arterial supply of the digestive tract of the sheep (Ovis Aries). Iowa State J. Sci. 45:277–297.

Tanudimadja, K., R. Getty and N. G. Ghoshal. 1968. Arterial supply to the reproductive tract of the sheep. Iowa State J. Sci. 43:19–39.

Vitums, A. 1956. A complete transposition of the origins of the aorta and the pulmonary artery in a calf. Cornell Vet. 46:282–288.

Wilkens, H., and H. Badawi. 1962. Beitrag zur arteriellen Blutgefassversorgung vom Fuss der Beckengliedmasse des Rindes. Berliner und Münchener Tierärztliche Wochenschrift 75:471–476.

Wissdorf, H. 1961. Arterien und Venen der Schultergliedmasse des Schafes. Dissertation. Hannover.

Zhedenov, B. H. 1937. On the question of the obliteration of the internal carotid artery in cattle (Translated title). Arkh. Anat. Histol. Embriol. 16:490–508.

Zietzschmann, O., E. Ackernecht and H. Grau. 1943. Ellenberger-Baum: Handbuch der vergleichenden Anatomie der Haustiere. 18th ed. Berlin, Springer Verlag.

CAPÍTULO 34

SISTEMA LINFÁTICO DO RUMINANTE

PARTE I — BOVINO
L. I. Saar *e* R. Getty

CENTROS LINFÁTICOS DA CABEÇA

CENTRO LINFÁTICO MANDIBULAR

· **Linfonodos mandibulares** (Figs. 34-1, 2, 3 e 4). Os **linfonodos mandibulares** estão situados entre as partes esternocefálica e ventral da glândula mandibular. Eles são usualmente relacionados dorsalmente à veia linguofacial. Os linfonodos são de forma oval; eles têm comumente 3 a 4 cm de comprimento e 2 a 3 cm de largura. Seu número pode variar de um a três (normalmente dois). Os aferentes provêm do focinho, lábios, bochechas, palato duro, parte rostral da cavidade nasal, gengivas (em parte), ponta da língua, glândulas sublingual, parótida e maxilar. Os aferentes são recebidos também a partir da pele, tecido subcutâneo e músculos da cabeça (exceto do olho e orelha), dos músculos do aparelho hióide e do linfonodo pterigóide, quando presente. Os eferentes se dirigem para os linfonodos retrofaríngeos laterais.

Linfonodo pterigóideo (Figs. 34-2 e 4). O **linfonodo pterigóideo** é um linfonodo encontrado de maneira inconstante, localizado na parte dorsal da face lateral do músculo pterigóideo junto à tuberosidade maxilar, incluído em tecido conjuntivo graxo. Ele tem normalmente menos de 1 cm de comprimento e largura e pode escapar à observação. Os aferentes provêm do palato duro e partes adjacentes às gengivas. Os eferentes terminam nos linfonodos mandibulares.

CENTRO LINFÁTICO PAROTÍDEO

Linfonodo parotídeo (Figs. 34-1, 2 e 3). O **linfonodo parotídeo** está localizado ventralmente à articulação temporomandibular na parte caudal do músculo masseter. Ele é parcial ou completamente coberto pela porção dorsal da glândula parótida e está situado lateralmente aos vasos e nervos temporais superficiais e maxilares. O tamanho varia de 6 a 9 cm de comprimento e 2 a 3 cm de largura. Em alguns casos, no entanto, estão presentes dois ou três linfonodos menores. Vasos linfáticos aferentes partem da pele, tecido subcutâneo e da maioria dos músculos da cabeça (incluindo os do olho e orelha), das pálpebras, glândula lacrimal e porção rostral da cavidade nasal. Aferentes são recebidos a partir do focinho, lábios, gengivas, articulação temporomandibular e glândula parótida. Eferentes se dirigem para os linfonodos retrofaríngeos laterais.

CENTRO LINFÁTICO RETROFARÍNGEO

Linfonodos retrofaríngeos laterais (Figs. 34-1, 2, 3 e 4). Os **linfonodos retrofaríngeos laterais** estão situados em posição ventromedial à asa do atlas, localizados em posição caudoventral à origem do músculo digástrico e dorsalmente à artéria carótida. Estes linfonodos estão situados sobre o vagossimpático e nervos acessórios. Eles estão incluídos em tecido conjuntivo graxo e cobertos completamente ou em parte pela porção caudodorsal da glândula mandibular. Seu tamanho varia de 4 a 5 cm de comprimento e 2 a 3,5 cm de largura. Freqüentemente um linfonodo maior está acompanhado por um a três linfonodos menores de 1 a 3 cm de comprimento. Vasos linfáticos aferentes chegam a partir da língua, membranas mucosas da cavidade oral, gengivas, lábios, palato duro, glândulas salivares, músculos do aparelho hióideo, e da maioria dos músculos do pescoço. Além disso, aferentes são recebidos a partir dos linfonodos parotídeo, mandibulares, retrofaríngeo medial e hióideo rostral e caudal. Eferentes constituem os troncos traqueais.

Linfonodos retrofaríngeos mediais (Figs. 34-2 e 4). Os **linfonodos retrofaríngeos mediais** estão situados medialmente ao osso estilo-hióideo, incluídos em tecido conjuntivo graxo na face dorsolateral dos músculos faríngeos. Usualmente há um linfonodo de 3 a 6 cm de comprimento e 2,5 a 4,0 cm de largura, entretanto freqüentemente dois ou três linfonodos de menor tamanho podem estar presentes. Vasos linfáticos aferentes são recebidos a partir da língua, assoalho da boca, palatos duro e mole, amígdalas, gengivas, laringe e faringe, da porção caudal da cavidade nasal e dos seios maxilar e palatino. Além disso, aferentes partem dos músculos cervicais adjacentes e dos linfonodos hióideos rostrais. Eferentes terminam nos linfonodos retrofaríngeos laterais.

Linfonodo hióideo rostral (Figs. 34-2 e 4). O **linfonodo hióideo rostral** está situado sobre o osso

SISTEMA LINFÁTICO DO RUMINANTE

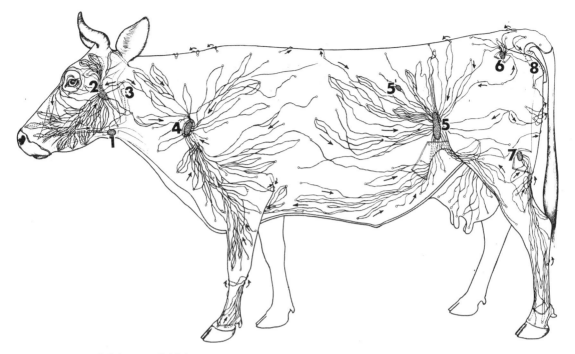

Figura 34-1. Fluxo linfático superficial da vaca.

1, Linfonodo mandibular; 2, linfonodo parotídeo; 3, linfonodo retrofaríngeo lateral; 4, linfonodo cervical superficial; 5, linfonodo subilíaco; 5', linfonodos da fossa paralombar; 6, linfonodo glúteo; 7, linfonodo poplíteo; 8, linfonodo tuberal. (De Baum, 1912.)

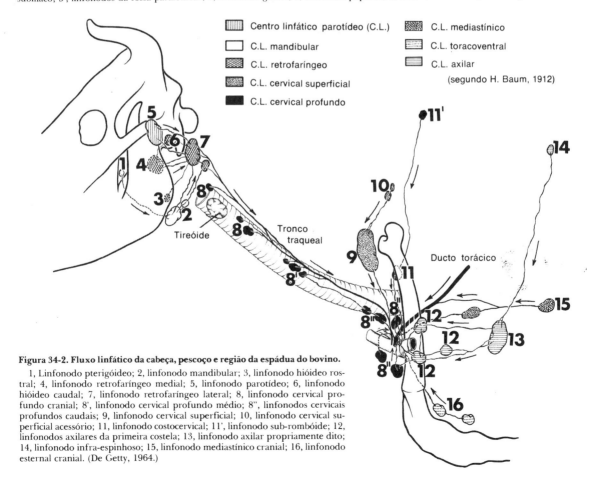

Figura 34-2. Fluxo linfático da cabeça, pescoço e região da espádua do bovino.

1, Linfonodo pterigóideo; 2, linfonodo mandibular; 3, linfonodo hióideo rostral; 4, linfonodo retrofaríngeo medial; 5, linfonodo parotídeo; 6, linfonodo hióideo caudal; 7, linfonodo retrofaríngeo lateral; 8, linfonodo cervical profundo cranial; 8', linfonodo cervical profundo médio; 8", linfonodos cervicais profundos caudais; 9, linfonodo cervical superficial; 10, linfonodo cervical superficial acessório; 11, linfonodo costocervical; 11', linfonodo sub-rombóide; 12, linfonodos axilares da primeira costela; 13, linfonodo axilar propriamente dito; 14, linfonodo infra-espinhoso; 15, linfonodo mediastínico cranial; 16, linfonodo esternal cranial. (De Getty, 1964.)

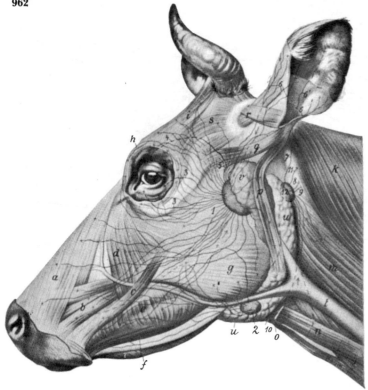

Figura 34-3. Cabeça de bovino, vista lateral, mostrando linfonodos e vasos, músculos superficiais e articulação da mandíbula.

1, Linf. parotídeo; 2, linf. mandibular; 3, 4, vasos da conjuntiva das pálpebras superior e inferior; 5, vasos da articulação mandibular; 6, 6' vasos da orelha; 7, vasos dos músculos rotatórios; 8, vasos do omotransverso; 9, vasos do clido-occipital; 10, vasos do omo-hióideo; 11, vasos do oblíquo cranial da cabeça; 12, linfonodo retrofaríngeo lateral; a, elevador nasolabial; b, elevador e depressor do canino e maxilar labial; c, zigomático; d, malar; e, bucinador; f, depressor mandibular labial; g, masseter; h, orbicular do olho; i, frontal; k, clido-occipital; m, clido-mastóideo; n, esternocefálico; o, omo-hióideo sobre o esterno-hióideo; p, parotídeo-auricular; q, zigomático auricular e escútulo-auricular superficial (ventral); r, escútulo-auricular superficial (dorsal); s, fronto-escutular; t, veia jugular externa; u, glândula mandibular e v, glândula parótida. (De Baum, 1912.)

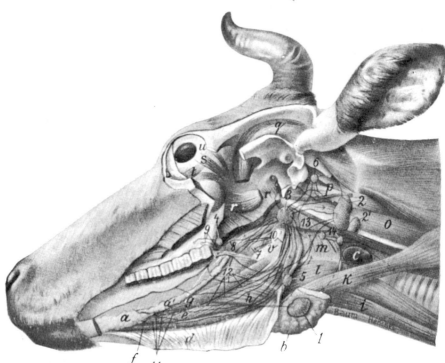

Figura 34-4. Vasos linfáticos da língua, palatos mole e duro e músculos e estruturas adjacentes.

1, Linf. mandibular; 2, 2' linfonodos retrofaríngeos laterais; 3, linf. retrofaríngeo medial; 4, linf. pterigóideo; 5, linf. hióideo rostral; 6, linf. hióideo caudal; 7, vasos provindos da face medial da borda alveolar da mandíbula; 8, vasos provindos do palato duro; 9, vasos provindos do palato duro e gengivas do maxilar superior, uma parte se dirigindo ao pterigóideo e uma parte para as glândulas mandibulares; 10, vasos da base da língua e palato; 11, vasos da ponta da língua; 12, vasos do corpo da língua; 13, vasos do forame mandibular; 14, linfonodos cervicais profundos craniais; a, a' glândula sublingual; b, parte rostral da glândula mandibular; c, tireóide; d, milo-hióideo; e, genioglosso; f, gênio-hióideo; g, estiloglosso; h, hioglosso; i, esterno-hióideo; k, omo-hióideo; l, tíreo-hióideo; m, tíreo e cricofaríngeo; o, longo da cabeça; p, retos ventral e lateral da cabeça; q, temporal; r, pterigóideo; s, reto lateral; t, reto ventral; u, globo ocular; v, osso estilo-hióideo. (De Baum, 1912.)

tíreo-hióideo, na inserção do estilo-hióideo. Quando presente, tem cerca de 1,0 a 1,5 cm de comprimento. Normalmente está ausente. Aferentes partem da língua. Eferentes se dirigem aos linfonodos retrofaríngeos medial e lateral.

LINFONODO HIÓIDEO CAUDAL (Figs. 34-2 e 4). O **linfonodo hióideo caudal** está localizado na extremidade dorsal do osso estilo-hióideo ou no ângulo entre o osso e o occipito-hióideo. Este linfonodo está normalmente ausente. Aferentes são recebidos a partir da mandíbula e saem pelo forame mandibular. Eferentes vão para os linfonodos retrofaríngeos laterais.

CENTROS LINFÁTICOS DO PESCOÇO

CENTRO LINFÁTICO CERVICAL SUPERFICIAL

LINFONODO CERVICAL SUPERFICIAL (Figs. 34-1, 2, 5, 6 e 7). O **linfonodo cervical superficial** está situado no bordo cranial do músculo supra-espinhoso sobre o músculo escaleno. Os dois terços dorsais do linfonodo são cobertos pelo omotransverso e o terço ventral pelo músculo braquiocefálico. Este linfonodo é alongado e tem comumente 1,0 a 10 cm de comprimento e 1,5 a 2,0 cm de largura. Sua face profunda tem um hilo longo e distinto. Aferentes vêm da pele do pescoço, espáduas, parte das superfícies ventral e lateral da parte anterior do tórax até uma linha traçada do tórax até a extremidade dorsal da décima ou décima segunda costela, e a partir da pele e tecido subcutâneo dos membros anteriores. Aferentes vêm também dos músculos da cintura escapular, músculos escapulares externos, dos tendões dos músculos do antebraço e dedos, fáscia do antebraço, articulações do carpo e dedos e linfonodos cervicais superficiais acessórios. Vasos linfáticos eferentes descem sobre o músculo escaleno e se abrem no lado direito, no final do tronco traqueal direito. No lado esquerdo, eles terminam no ducto torácico ou no tronco traqueal esquerdo. Numerosas variações são comumente encontradas.

LINFONODOS CERVICAIS SUPERFICIAIS ACESSÓRIOS (Figs. 34-2 e 7). Os **linfonodos cervicais superficiais acessórios** são uns poucos linfonodos pequenos encontrados dorsalmente aos linfonodos cervicais superficiais ao longo do bordo do músculo supra-espinhoso e cobertos pelos músculos trapézio e omotransverso. Estes linfonodos são freqüentemente associados com um número de pequenos nodos hemáticos. Aferentes vêm dos músculos serrátil ventral, trapézio e supra-espinhoso. Eferentes vão para os linfonodos cervicais superficiais.

CENTROS LINFÁTICOS CERVICAIS PROFUNDOS

LINFONODOS CERVICAIS PROFUNDOS CRANIAIS (Figs. 34-2 e 4). Os **linfonodos cervicais profundos craniais** estão situados em posição cranial e caudal em relação à tireóide ao longo do curso da artéria carótida. Eles são variáveis em número (quatro ou

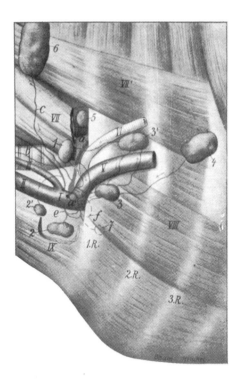

Figura 34-5. **Terminação do ducto torácico do bovino e tronco traqueal esquerdo, vista esquerda.**

a, Ducto torácico; a', terminação de a; b, tronco traqueal esquerdo; c, eferentes do linf. cervical superficial; e, ramos comunicantes do tronco traqueal direito; f, eferentes do linf. mediastínico cranial; 1, 2, 2', linfonodos cervicais profundos caudais; 3, 3', linfonodos axilares da primeira costela; 4, linf. axilar propriamente dito; 5, linf. costocervical; 6, linf. cervical superficial; 7, linf. esternal cranial; I, v. jugular comum; II, v. jugular externa esquerda; III, v. jugular interna esquerda; V, v. braquial esquerda; VI, a. braquial esquerda; VII, escaleno ventral e VII', dorsal; VIII, reto torácico; IX, esternocefálico; 1. R., 2. R., 3. R. = primeira, segunda e terceira costelas. (De Baum, 1912.)

cinco podem estar presentes) e tamanho (de menos de 1,0 a 2,5 cm de comprimento). Aferentes vêm da laringe, traquéia, tireóide, esôfago, parte cervical do timo, músculos adjacentes do pescoço e, ocasionalmente, também dos linfonodos retrofaríngeos laterais. Os vasos linfáticos aferentes articulam-se com o tronco traqueal ou passam aos linfonodos cervicais profundos médios.

LINFONODOS CERVICAIS PROFUNDOS MÉDIOS (Fig. 34-2). Os **linfonodos cervicais profundos médios** estão colocados em cada lado da traquéia no terço médio do pescoço. Eles variam em posição, número e tamanho. As séries podem se estender até o grupo dos linfonodos craniais ou podem se estender para trás até o grupo caudal. Seu tamanho varia de 0,3 a 3,0 cm de comprimento. Usualmente um número de nodos hemáticos acompanha esses linfonodos. Aferentes vêm da traquéia, esôfago, timo, músculos ventrais do pescoço e dos linfonodos cervicais profundos craniais. Eferentes ou se unem ao tronco traqueal ou vão para os linfonodos cervicais profundos caudais.

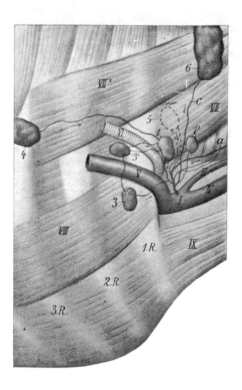

Figura 34-6. Terminação do tronco traqueal direito do bovino, vista direita.

a, Tronco traqueal direito; c, eferentes do linf. cervical superficial; 1,1' linfonodos cervicais profundos caudais; 3,3' linfonodos axilares da primeira costela; 4, linf. axilar propriamente dito; 5, linf. costocervical; 6, linf. cervical superficial; I, v. jugular comum; III, v. jugular interna direita; IV, v. jugular externa direita; V, v. braquial direita; VI, a. braquial direita; VII, escaleno ventral e VII' dorsal; VIII, reto torácico; IX, esternocefálico; 1.R., 2.R., 3.R., = 1.ª, 2.ª e 3.ª costelas. (De Baum, 1912.)

Figura 34-7. Vasos linfáticos do membro anterior do bovino, vista lateral, lado esquerdo.

a, a', Trapézio; b, b', b", braquiocefálico; c, esternocefálico; d, d', omotransverso; e, supra-espinhoso; f, infra-espinhoso; g, redondo menor; h, deltóide; i, cabeça longa e k, cabeça lateral do tríceps braquial; l, grande dorsal; m, serrátil ventral torácico; n, oblíquo abdominal externo; o, peitorais profundos; p, peitorais superficiais; q, braquiais; r, extensor digital medial; s, s', extensor digital comum; t, t', t", extensor digital lateral; u, ulnar lateral; v, v', v", extensor radial do carpo; w, cabeça ulnar do flexor digital profundo; x, interósseo; y, tendão flexor; z, abdutor longo do dedo I; 1, linf. cervical superficial acessório; 2, linf. cervical superficial; 3, vaso linfático do supra-espinhoso; 4, vasos linfáticos da cabeça longa do tríceps braquial; 5, vasos linfáticos dos peitorais profundos para o linf. cervical superficial; 6, vasos linfáticos dos peitorais profundos para os linfonodos esternais; 7, vasos linfáticos do anconeu; 8, vasos linfáticos do côndilo lateral e olécrano; 9, vasos linfáticos do carpo; 10, 11, 12, vasos linfáticos do metacarpo e interósseo; 13, linf. infra-espinhoso; 14, nódulos hemáticos; 15, 16, vasos linfáticos que passam em volta dos bordos caudal e cranial do membro. (De Baum, 1912.)

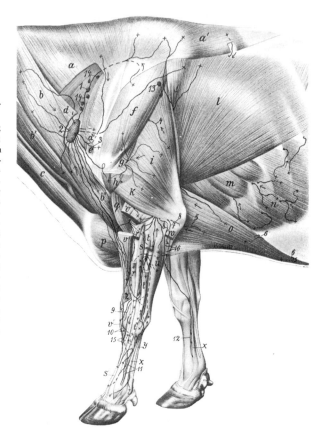

SISTEMA LINFÁTICO DO RUMINANTE

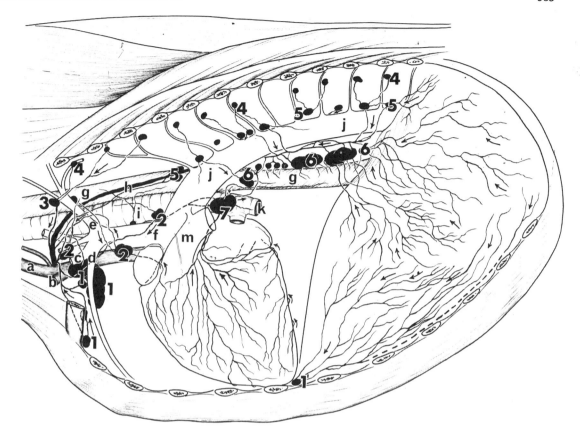

Figura 34-8. Fluxo linfático da cavidade torácica do bovino.

1, Linfonodos esternais craniais; 1', linf. esternal caudal; 2, linf. mediastínico cranial; 3, linf. costocervical; 4, linf. intercostal; 5, linf. aórtico-torácico; 6, linf. mediastínico caudal; 7, linf. traqueobronquial esquerdo; a, v. jugular; b, v. axilar; c, a. axilar; d, a. torácica interna; e, a. costocervical; f, tronco braquiocefálico; g, esôfago; h, ducto torácico; i, traquéia; j, aorta torácica; k, brônquio principal esquerdo; m, a. pulmonar. (De Baum, 1912.)

LINFONODOS CERVICAIS PROFUNDOS CAUDAIS (Figs. 34-2, 5 e 6). Os **linfonodos cervicais profundos caudais** estão situados próximo ao estreito anterior do tórax, dorsal e ventralmente à veia jugular comum (cranial em relação à primeira costela). Um dos linfonodos pode estar localizado dorsalmente ao manúbrio do esterno, dorsal à inserção dos músculos esterno-hióideo e esternocefálico. Alguns desses linfonodos (um a três, em número) estão localizados 1 a 5 cm cranialmente à primeira costela, ao longo da veia jugular comum na parte lateral do músculo escaleno médio ou lateralmente à traquéia. O tamanho desses linfonodos varia de 1 a 5 cm de comprimento. Aferentes vêm da traquéia, esôfago, músculos ventrais do pescoço, timo e dos linfonodos cervical profundo médio, axilar da primeira costela, axilar propriamente dito, costocervical e ocasionalmente também dos cervicais superficiais. Vasos linfáticos eferentes mostram grandes variações. Eles terminam, em geral, no tronco traqueal, vão para a parte terminal do ducto torácico (lado esquerdo), formam troncos comuns com os eferentes dos axilares da primeira costela e com os linfonodos cervicais superficiais, ou desembocam dentro das veias jugulares comuns.

LINFONODO COSTOCERVICAL (Figs. 34-2, 5, 6, 8, 9 e 10). O **linfonodo costocervical** é encontrado próximo à origem do tronco costocervical, dorsalmente à artéria carótida comum e tronco vagossimpático na face medial da primeira costela, e assim está coberto lateralmente pelo músculo escaleno médio. O tamanho do linfonodo varia de 1,5 a 3,0 cm de comprimento. Aferentes vêm dos músculos do pescoço e espáduas, pleura costal e traquéia e linfonodos intercostal, mediastínico cranial e sub-rombóide. Eferentes do lado direito usualmente vão para o tronco traqueal direito ou se articulam com os vasos linfáticos eferentes dos linfonodos cervicais superficiais. No lado esquerdo eles usualmente terminam na porção final do ducto torácico, mas são variáveis.

LINFONODO SUB-ROMBÓIDE (Fig. 34-2). O **linfonodo sub-rombóide** está localizado na face medial da porção cervical do músculo rombóideo, vários centímetros cranialmente ao ângulo cranial da escápula. Este linfonodo está normalmente ausente. Seu tamanho pode variar de 0,5 a 1,5 cm de comprimento. Aferentes vêm dos músculos do pescoço e ombros. Eferentes seguem a rota dos vasos cervicais profundos para os linfonodos costocervicais.

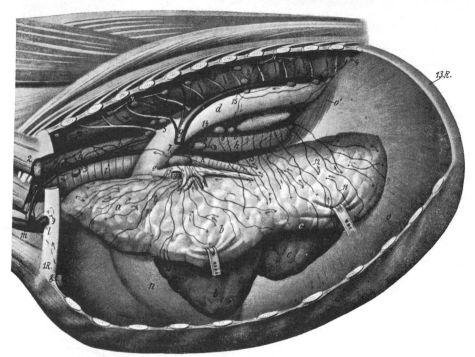

Figura 34-9. Tórax do bovino, removida a parede, mostrando os vasos linfáticos e linfonodos, lado esquerdo.

a, Lobo apical; b, lobo médio e c, lobo diafragmático do pulmão; d, aorta; e, ducto arterioso; f, a. pulmonar esquerda; g, v. ázigos esquerda; h, esôfago; i, traquéia; k, brônquio esquerdo; l, v. axilar; m, v. jugular externa; n, pericárdio; o, o', diafragma; p, longo do pescoço; 1.R., primeira costela; 13.R., décima terceira costela; 1, ducto torácico; 2, linfonodo costocervical; 3, 3', linfonodos mediastínicos craniais; 4, linfonodos intercostais; 5, linfonodos aórtico-torácicos; 6, 6', 6", linfonodos mediastínicos caudais; 7, linfonodo traqueobrônquico esquerdo; 8, 9, linf. esternal cranial; 10, vasos linfáticos da superfície costal do pulmão; 11, vasos linfáticos subpleurais passando profundamente; 12, vasos profundos vindos em direção subpleural; 13, um vaso atravessando para o lado direito; 14, vaso eferente do linfonodo mediastínico caudal; 15, vasos eferentes passando para a direita. (De Baum, 1912.)

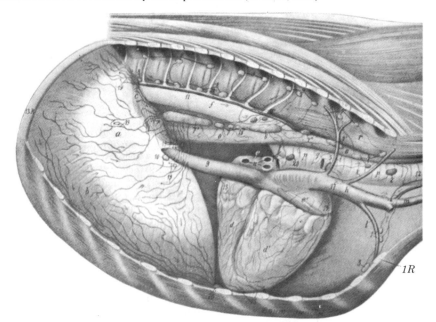

Figura 34-10. Tórax de bovino mostrando vasos linfáticos do coração e diafragma; lado direito. Setas mostram a direção do fluxo linfático.

a, Porção tendinosa; b, porção costal do diafragma e c, porção lombar; d, d', ventrículos direito e esquerdo; e, e', aurículas direita e esquerda; f, aorta; g, veia cava caudal; h, veia cava cranial; i, v. ázigos direita; k, v. costocervical; l, v. torácica interna; m, v. jugular externa; n, veias pulmonares; o, o', esôfago; p, traquéia; p', brônquios; q, brônquio apical; r, longo do pescoço; 1.R., primeira costela; 13.R., décima terceira costela; 1, linfonodo esternal cranial; 2, linfonodo costocervical; 3, linfonodo esternal cranial; 4, 4', 4", linfonodos mediastínicos craniais; 5, linfonodo traqueobrônquico (apical) cranial; 6, linfonodo mediastínico medial; 7, 7', linfonodos mediastínicos caudais; 8, 8', linfonodos aórtico-torácicos; 9, 9', linfonodos intercostais; 10, linfonodo frênico; 11, ducto torácico; 12, tronco traqueal direito; 13, vasos linfáticos para a incisura coronária esquerda; 14, vasos linfáticos passando para a esquerda; 15, vasos linfáticos passando para a incisura longitudinal esquerda; 16, linfonodo esternal caudal; 17, linfonodo mediastínico cranial; 18, 18', vasos linfáticos provindos do lado esquerdo; 19, vasos linfáticos provindos do fígado através do diafragma; 20, linfonodo traqueobrônquico direito. (De Baum, 1912.)

CENTRO LINFÁTICO DOS MEMBROS ANTERIORES

CENTRO LINFÁTICO AXILAR

LINFONODO AXILAR PROPRIAMENTE DITO (Figs. 34-2, 5, 6 e 11). O **linfonodo axilar propriamente dito** está colocado na face medial da porção distal do músculo redondo maior, localizado 6 a 10 cm caudal à articulação da espádua e à veia subescapular. É de contorno oval e tem usualmente 2,5 a 3,5 cm de comprimento. Excepcionalmente, dois linfonodos podem estar presentes. Aferentes vêm da maioria dos músculos da espádua, braço e antebraço, dos peitorais profundos e superficiais e músculos cutâneos da região da espádua. Aferentes chegam também dos ombros, cotovelos e articulações do carpo e dos linfonodos infra-espinhosos. Vasos linfáticos eferentes passam para os linfonodos axilares da primeira costela ou para os linfonodos cervicais profundos caudais, ou podem terminar nas veias jugulares.

LINFONODOS AXILARES DA PRIMEIRA COSTELA (Figs. 34-2, 5, 6 e 11). Os **linfonodos axilares da primeira costela** estão situados medialmente ao peitoral profundo na face lateral da primeira costela ou no primeiro espaço intercostal. Usualmente há um a três linfonodos de 0,7 a 1,5 cm de comprimento. Em casos excepcionais eles podem estar ausentes. Aferentes partem dos músculos serrátil ventral, peitorais, transverso costal e escaleno. Aferentes chegam a partir dos músculos da espádua e braço, e a partir da fáscia do antebraço, escápula, úmero, rádio, ulna, carpo e cotovelo e articulação do carpo. Aferentes são também recebidos a partir dos linfonodos axilares propriamente ditos. Eferentes passam para os linfonodos cervicais profundos caudais, e terminam no ducto torácico (lado direito) ou desembocam no tronco traqueal ou veia jugular.

LINFONODO AXILAR ACESSÓRIO. O **linfonodo axilar acessório** é encontrado em casos excepcionais no bordo dorsal do peitoral profundo na região da terceira ou quarta costela na parede torácica. Aferentes chegam dos músculos da parede torácica, eferentes vão para os linfonodos axilares propriamente ditos.

LINFONODO INFRA-ESPINHOSO (Figs. 34-2 e 7). O **linfonodo infra-espinhoso** é um pequeno linfonodo que é encontrado ocasionalmente. Ele está situado próximo do, ou no, bordo caudal do músculo infra-espinhoso, próximo à extremidade proximal da cabeça alongada do músculo tríceps. Vasos linfáticos aferentes são recebidos a partir do músculo grande dorsal; eferentes passam para os linfonodos axilares propriamente ditos.

CENTROS LINFÁTICOS DA CAVIDADE TORÁCICA

CENTRO LINFÁTICO TORACODORSAL

LINFONODOS AÓRTICO-TORÁCICOS (Figs. 34-8, 9 e 10). Os **linfonodos aórtico-torácicos** estão localizados ao longo do bordo dorsolateral da aorta, ventralmente ao tronco simpático. Seu número e tamanho variam grandemente. Vasos linfáticos afe-

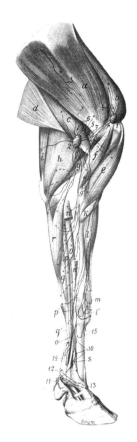

Figura 34-11. Músculos e vasos linfáticos e nódulos do membro anterior do bovino; vista medial.

a, Subescapular; b, supra-espinhoso; c, redondo maior; d, longo do dorso; e, bíceps braquial; f, coracobraquial; g, cabeça medial do tríceps braquial e h, cabeça longa; i, tensor da fáscia do antebraço; k, braquiais; l, l' extensor radial do carpo; m, tendão do abdutor longo do dedo; n, n' flexor radial do carpo com secção removida; o, o', flexor digital profundo; p, q, cabeças superficial e profunda dos tendões flexores digitais superficiais; r, flexor ulnar do carpo; s, interósseo; 1, linfonodos axilares da primeira costela; 2, linfonodos axilares propriamente ditos; 3, vasos do subescapular para um linfonodo intercostal; 4, 5, vasos do infra-espinhoso; 6, vasos acompanhando os vasos sangüíneos subescapulares; 7, vasos da superfície flexora da articulação da espádua; 8, vasos da porção lateral para a medial do tríceps braquial; 9, vasos da superfície flexora da articulação do cotovelo; 10, vasos surgindo da superfície lateral do membro anterior; 11, vasos da porção situada entre os ramos dos tendões flexores; 12, 13, vasos dos tendões extensores; 14, vasos dos tendões flexores; 15, vasos da superfície lateral. (De Baum, 1912.)

rentes provêm dos músculos da parede torácica, diafragma, pleura e saco pericárdico, linfonodos intercostais e ocasionalmente, também, do baço. Eferentes passam ao ducto torácico e linfonodos mediastínicos caudais e ocasionalmente também aos linfonodos traqueobronquial esquerdo e mediastínico médio.

LINFONODOS INTERCOSTAIS (Figs. 34-8, 9 e 10). Os linfonodos intercostais estão situados em posição dorsal ao tronco simpático nos espaços intercostais, ao longo do curso dos vasos intercostais, incluídos em gordura. A maioria deles é de pequeno tamanho, mas alguns podem ter 2 cm de comprimento. Nem todos os espaços intercostais contêm linfonodos, e apenas excepcionalmente é possível encontrar dois em um só espaço. Há nodos hemáticos associados a estes. Vasos linfáticos aferentes provêm principalmente dos músculos espinhais e intercostais, do grande dorsal, trapézio, subescapular, longo do pescoço, músculos oblíquos externos abdominais e a partir da pleura costal, costelas e peritônio. Eferentes vão para os linfonodos aórticotorácicos ou desembocam no ducto torácico. Alguns dos eferentes podem também passar para os linfonodos costocervicais ou mediastínicos craniais.

CENTRO LINFÁTICO TORACOVENTRAL

LINFONODOS ESTERNAIS CRANIAIS (Figs. 34-2, 5, 8, 9 e 10). Os **linfonodos esternais craniais** estão situados ao longo do curso dos vasos torácicos internos. Alguns linfonodos são encontrados próximo à origem desses vasos e freqüentemente não são claramente distinguíveis dos linfonodos mediastínicos craniais. Usualmente há apenas um único linfonodo (às vezes dois) de 1,5 a 2,5 cm de tamanho, localizado no primeiro espaço intercostal cranialmente ao músculo toracotransverso, incluído na gordura ao redor dos vasos torácicos internos. Aferentes são recebidos a partir de músculos da parede torácica lateral e ventral, músculos abdominais, diafragma, pleura costal da porção ventral do tórax, saco pericárdico, fígado e linfonodos esternais caudais. Eferentes vão para os linfonodos mediastínicos craniais, o ducto torácico e os troncos traqueais.

LINFONODOS ESTERNAIS CAUDAIS (Figs. 34-8 e 10). Os **linfonodos esternais caudais** estão cobertos pelo músculo toracotransverso e variam de tamanho, número e disposição. Alguns dos linfonodos estão presentes sobre o músculo toracotransverso ao longo do curso da veia torácica interna. Um dos linfonodos está freqüentemente situado no ângulo entre a oitava e nona cartilagens costais e o esterno e pode escapar à observação; isto é constante. Nodos hemáticos podem estar presentes nesta região. Vasos linfáticos aferentes provêm do diafragma, dos músculos intercostais, peitorais profundos, serrátil ventral, reto torácico e abdominais, da pleura mediastínica costal e caudal, do pericárdio, peritônio, fígado, costelas e esterno. Eferentes usualmente concorrem na formação de um ou dois vasos linfáticos maiores, os quais correm em direção cranial ao longo dos vasos torácicos internos para os linfonodos esternais craniais.

LINFONODO XIFÓIDEφ. O **linfonodo xifóide,** que é ocasionalmente encontrado, tem menos de 1 cm de tamanho e está localizado em posição caudal à última costela na região da cartilagem xifóide. Aferentes provêm do diafragma, pleura costal, pericárdio e mediastino caudal. Eferentes passam para os linfonodos esternais caudais.

LINFONODOS FRÊNICOS (Fig. 34-10). Os **linfonodos frênicos** são pequenos linfonodos que podem estar presentes no forame do diafragma para a veia cava e na terminação dos nervos frênicos. O que mais freqüentemente aparece fica no ângulo agudo entre a veia cava caudal e o diafragma. Aferentes provêm do diafragma e mediastino. Eferentes vão para os linfonodos mediastínicos caudais.

CENTRO LINFÁTICO MEDIASTÍNICO

LINFONODOS MEDIASTÍNICOS CRANIAIS (Figs. 34-2, 8, 9 e 10). Os **linfonodos mediastínicos craniais** são encontrados no mediastino cranial em associação com os grandes vasos sangüíneos, traquéia e esôfago. Eles variam em número, tamanho e disposição. Freqüentemente um número variável de nódulos hemáticos está presente em sua vizinhança. Cranioventralmente eles podem não ser claramente distinguíveis dos linfonodos esternais. Vasos aferentes provêm da porção torácica do esôfago, traquéia, timo, pulmões, pericárdio, coração, pleura costal e mediastínica, e dos linfonodos aórtico-torácicos e intercostais. Aferentes podem também provir do esterno cranial e dos linfonodos traqueobronquiais esquerdo e cranial. Eferentes partem para o ducto torácico (lado esquerdo), o tronco traqueal ou os linfonodos costocervicais.

LINFONODOS MEDIASTÍNICOS MÉDIOS (Fig. 34-10). Os **linfonodos mediastínicos médios** estão situados à direita ou dorsalmente ao arco aórtico e podem se estender para a face direita do esôfago. Freqüentemente eles não podem ser claramente distinguíveis dos linfonodos mediastínicos caudais e craniais. Seu número varia de um a cinco e eles têm 0,5 a 5,0 cm de comprimento. Aferentes chegam do esôfago, traquéia, pulmões, mediastino e dos linfonodos traqueobronquiais direitos e intercostais (ocasionalmente também da aorta torácica e linfonodos traqueobronquiais esquerdos). Eferentes terminam no ducto torácico, ou passam para os linfonodos mediastínicos craniais.

LINFONODOS MEDIASTÍNICOS CAUDAIS (Figs. 34-8, 9 e 10). Os **linfonodos mediastínicos caudais** estão localizados no arco aórtico, situados ventralmente à aorta ao longo das faces dorsal e lateral do esôfago. Normalmente um dos linfonodos tem 5 a 10 cm de comprimento, se estendendo para o diafragma. Este linfonodo é acompanhado por vários linfonodos menores de 1 a 4 cm de comprimento. Vasos linfáticos aferentes provêm do esôfago, pulmões, saco pericárdico, diafragma, mediastino, peritônio, fígado e baço. Além disso, aferentes provêm dos linfonodos frênico, traqueobronquial esquerdo, pulmonares e ocasionalmente também dos aórtico-torácicos. Eferentes freqüentemente se unem para formar um tronco comum que se articula com o ducto torácico, ou há vários vasos linfáticos de maior calibre (ocasionalmente um plexo de vasos linfáticos) que se articulam com o ducto torácico.

CENTRO LINFÁTICO BRONQUIAL

LINFONODO TRAQUEOBRONQUIAL ESQUERDO (Figs. 30-26 e 34-8 e 9). O **linfonodo traqueobronquial esquerdo** está colocado no ângulo entre o arco aórtico e o ramo esquerdo da artéria pulmonar e é cruzado lateralmente pela veia ázigos esquerda. Este linfonodo tem cerca de 2,5 a 3,5 cm de comprimento e 2,5 cm de largura. Freqüentemente tem contorno muito irregular. Vasos linfáticos aferentes provêm do pulmão, esôfago e coração e linfonodos

SISTEMA LINFÁTICO DO RUMINANTE

aórtico-torácicos e pulmonares. Eferentes mostram grandes variações, entretanto usualmente se articulam com os eferentes dos linfonodos mediastínicos caudais ou podem desembocar no ducto torácico. Alguns dos eferentes passam para os linfonodos mediastínicos craniais e médios.

LINFONODO TRAQUEOBRONQUIAL DIREITO (Figs. 30-26 e 34-10). O **linfonodo traqueobronquial direito** está localizado no lado direito da bifurcação da traquéia, próximo ao bordo dorsal do ramo direito da artéria pulmonar. É menor que o linfonodo do lado esquerdo e parece estar presente em cerca de 25 por cento dos indivíduos. Em alguns casos podem estar presentes dois linfonodos. Aferentes provêm dos pulmões e linfonodos pulmonares e traqueobronquiais médios. Eferentes terminam nos linfonodos mediastínicos médios.

LINFONODO TRAQUEOBRONQUIAL MÉDIO (Fig. 30-26). O **linfonodo traqueobronquial médio** é um linfonodo pequeno. Em cerca de metade dos casos está presente acima da bifurcação da traquéia. Aferentes provêm dos pulmões. Eferentes vão para os

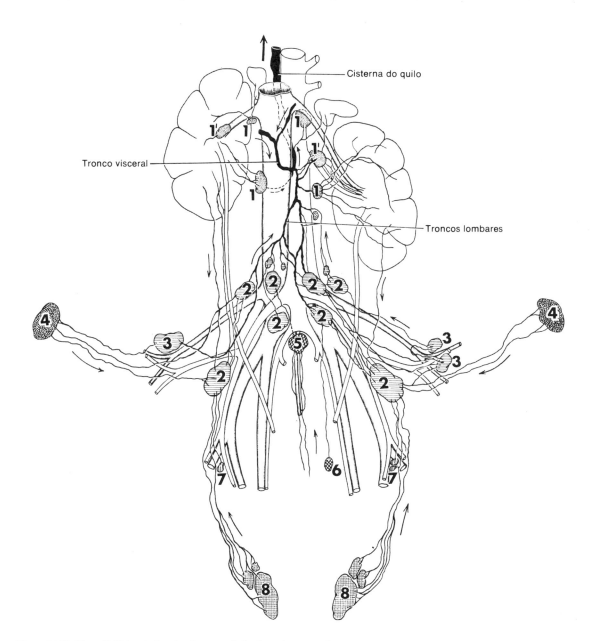

Figura 34-12. Fluxo linfático da área lombossacra do bovino, vista ventral.
1, Linfonodos aórtico-lombares; 1', linfonodo renal; 2, linfonodos ilíacos mediais; 3, linfonodo ilíaco lateral; 4, linfonodo subilíaco; 5, linfonodo sacral; 6, linfonodo ilíaco interno; 7, linfonodo iliofemoral; 8, linfonodos mamários (inguinal superficial). O tronco visceral se divide em tronco intestinal (esquerdo) e tronco celíaco (direito). As setas indicam o fluxo para o ducto torácico. (De Getty, 1964, segundo Baum, 1912.)

linfonodos traqueobronquial direito e mediastínico médio.

LINFONODO TRAQUEOBRONQUIAL CRANIAL (Figs. 30-26 e 34-10). O **linfonodo traqueobronquial cranial** aparece na origem dos brônquios do lobo apical do pulmão. Excepcionalmente, um segundo pequeno linfonodo está presente. Vasos linfáticos aferentes provêm dos pulmões e dos linfonodos pulmonares direitos. Eferentes passam para os linfonodos mediastínicos craniais.

LINFONODOS PULMONARES (Fig. 30-26). Os **linfonodos pulmonares** são inconstantes em número e variáveis em tamanho; são encontrados ao longo dos principais brônquios dos pulmões. Eles parecem estar ausentes em um terço a cinqüenta por cento dos casos em um lado ou ambos. Seu tamanho varia de 0,5 a 1,5 cm de comprimento. Vasos linfáticos aferentes provêm dos pulmões; eferentes vão para os linfonodos mediastínicos caudais e traqueobronquiais.

CENTROS LINFÁTICOS DA PAREDE PÉLVICA E ABDOMINAL

CENTRO LINFÁTICO LOMBAR

LINFONODOS AÓRTICO-LOMBARES (Fig. 34-12). Os **linfonodos aórtico-lombares** estão situados ao longo da aorta abdominal e da veia cava caudal, na região que se estende da última vértebra torácica até a última vértebra lombar. O número de linfonodos pode variar consideravelmente de uns poucos até 25 linfonodos e o tamanho de 0,25 a 5,0 cm de comprimento. Alguns dos linfonodos não são claramente distinguíveis dos linfonodos hepáticos acessórios, celíacos, mediastínicos craniais, renais e ilíacos mediais. Além disso, nódulos hemáticos também ocorrem nessa região. Vasos linfáticos aferentes provêm dos músculos e fáscias da região lombar, dos rins, peritônio, e linfonodos lombares propriamente ditos e ilíacos mediais. Eferentes terminam nos troncos lombares ou passam para a cisterna do quilo.

LINFONODOS LOMBARES PROPRIAMENTE DITOS. Os **linfonodos lombares propriamente ditos** são pequenos, ocasionalmente presentes e localizados próximos aos forames intervertebrais entre os processos transversos das vértebras lombares. Aferentes provêm da fáscia e dos músculos abdominais e lombares. Eferentes vão para os linfonodos aórtico-lombares.

LINFONODOS RENAIS (Fig. 34-12). Os **linfonodos renais** estão situados no curso dos vasos renais e variam em número e tamanho. Freqüentemente eles não são claramente distinguíveis dos linfonodos aórtico-lombares. Aferentes são recebidos principalmente dos rins e glândulas adrenais. Eferentes vão para a cisterna do quilo, se articulam com os troncos

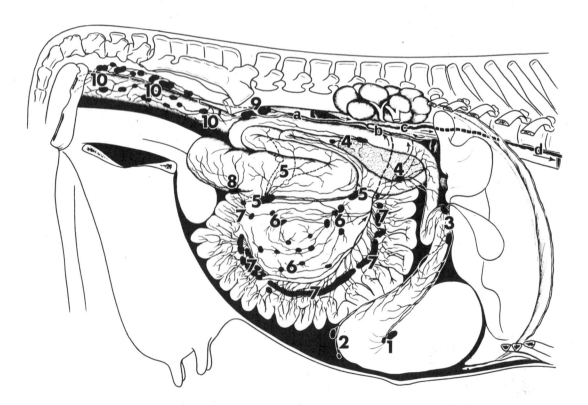

Figura 34-13. Fluxo linfático das vísceras abdominais do bovino.

1, Linfonodo abomasal dorsal; 2, linfonodo abomasal ventral; 3, linfonodo hepático; 4, linfonodo pancreático duodenal; 5, 6, linfonodos cólicos; 7, linfonodo jejunal; 8, linfonodo cecal; 9, linfonodo ilíaco medial; 10, linfonodo anorretal; 10', linfonodos mesentéricos caudais; a, tronco linfático lombar; b, tronco linfático intestinal; c, cisterna do quilo; d, ducto torácico. (Segundo Baum, 1912.)

lombar ou intestinal, ou passam primeiro dentro dos linfonodos aórtico-lombares.

CENTRO LINFÁTICO ILEOSSACRAL

Linfonodos ilíacos mediais (Figs. 34-12 e 13). Os **linfonodos ilíacos mediais** estão situados em posição cranial e caudal à origem dos vasos ilíacos circunflexos profundos. A porção cranial deste grupo de linfonodos inclui os linfonodos encontrados nas faces lateral e medial da origem dos vasos ilíacos externos. Cranialmente esses linfonodos não são claramente distinguíveis dos linfonodos aórtico-lombares. Alguns desses linfonodos estão localizados no espaço entre os vasos ilíacos internos e externos e freqüentemente não é possível distingui-los dos linfonodos sacrais.* Os linfonodos caudais aos vasos ilíacos circunflexos profundos são comumente maiores (5,0 a 7,5 cm de comprimento). Aferentes são recebidos a partir dos músculos das regiões lombar e pélvica, da metade caudal da parede abdominal e do membro posterior, dos ossos dos membros posteriores (exceto dos dedos), das articulações do quadril, femorotibiopatelar e do tarso, dos órgãos urogenitais (incluindo os rins), o peritônio, e linfonodos ilíacos internos, sacrais, ilíaco lateral e dos centros linfáticos mesentérico, iliofemoral, inguinofemoral (inguinal superficial, isquiático e poplíteo). Eferentes formam os troncos lombares que terminam na cisterna do quilo.

Linfonodos sacrais (Fig. 34-12). Os **linfonodos sacrais** estão situados no ângulo formado pela divergência das artérias ilíacas internas, próximo à origem da artéria sacral média. Este grupo ímpar de linfonodos não é claramente distinguível dos linfonodos ilíacos médios.† Usualmente há dois a oito linfonodos de 0,5 a 4,5 cm de tamanho. Aferentes provêm dos músculos da cauda e região pélvica, do útero, vagina, vestíbulo da vagina, vulva, uretra, próstata e glândulas vesiculares. Além disso, aferentes são recebidos a partir dos linfonodos ilíacos internos e a partir do centro linfático isquiático. Eferentes passam para os linfonodos ilíacos mediais.

Linfonodos ilíacos laterais (Fig. 34-12). Os **linfonodos ilíacos laterais** estão situados na bifurcação dos vasos ilíacos circunflexos profundos. Na maioria dos casos um linfonodo único é encontrado em posição cranial junto à origem do ramo cranial da artéria, mas um outro pode estar colocado no ângulo entre os dois ramos. O único, mais constante, tem aproximadamente 1,0 a 2,5 cm de diâmetro. Eles podem estar ausentes em um lado, ou, excepcionalmente, em ambos os lados. Vasos linfáticos aferentes provêm dos músculos abdominais, do glúteo profundo, do músculo tensor da fáscia lata, da fáscia lata, do peritônio das regiões adjacentes, e dos ossos pélvicos. Aferentes chegam também dos linfonodos subilíaco, coxal, acessório coxal, e fossa paralombar. Eferentes vão para os linfonodos ilíacos mediais, terminam nos troncos lombares, ou passam antes para os linfonodos aórtico-lombares.

Linfonodos ilíacos internos (Fig. 34-12).* Os **linfonodos ilíacos internos** (Grau e Barone, 1970) são encontrados de maneira inconstante na face medial do extenso ligamento sacrotuberal em associação com as ramificações dos vasos ilíacos internos. Seu tamanho pode variar consideravelmente e freqüentemente eles estão ausentes. Aferentes chegam a partir dos músculos da cauda, da vagina, próstata, uretra (incluindo o músculo uretral), da crura do pênis e dos músculos ísquio e bulboesponjosos. Eferentes passam para os linfonodos ilíacos medial e sacral.

Linfonodos anorretais (Fig. 34-13). Os **linfonodos anorretais** estão situados ao longo das superfícies lateral e dorsal da porção retroperitoneal do reto. O número e tamanho dos linfonodos podem variar bastante. Há muitos nódulos hemáticos pequenos encontrados em relação com os linfonodos anorretais. Vasos linfáticos aferentes provêm do

---

*Os autores crêem que a expressão "linf. ilíaco interno" é mais adequada que a expressão da NAV (1973) "linfonodo hipogástrico", especialmente porque as artérias e veias correspondentes são oficialmente chamadas vasos ilíacos internos.

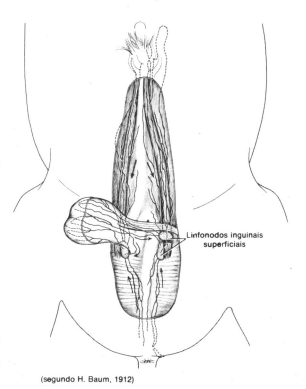

(segundo H. Baum, 1912)

Figura 34-14. Linfonodos escrotais (inguinais superficiais) no touro.
Observe-se a drenagem linfática do escroto e prepúcio para a esquerda e para o linfonodo escrotal direito. (De Getty, 1964.)

---

*O grupo caudal dos linfonodos ilíacos mediais (caudalmente aos vasos ilíacos circunflexos profundos) foi previamente referido por Baum (1912) e Sisson e Grossman (1953) como correspondendo aos linfonodos inguinais profundos do cavalo e do homem, entretanto, como Baum (1912) estabeleceu, eles podem ser incluídos como uma parte dos linfonodos ilíacos mediais

†Estes linfonodos foram previamente referidos por Baum (1912) e Zietzschmann et al. (1943) como linfonodos hipogástricos sacrais. Sisson e Grossman (1953) incluíram este grupo nos linfonodos ilíacos mediais.

ânus, reto e parte terminal do cólon. A maioria dos eferentes se dirige a outros linfonodos do mesmo grupo, os quais finalmente se unem para formar um ou dois troncos de vasos linfáticos maiores e terminam nos linfonodos ilíacos mediais.

CENTRO LINFÁTICO INGUINOFEMORAL (INGUINAL SUPERFICIAL)

LINFONODOS INGUINAIS SUPERFICIAIS. Os **linfonodos inguinais superficiais** são denominados como **linfonodos mamários** na fêmea (Fig. 34-12). Eles estão localizados acima do bordo caudal da base do úbere. Normalmente dois linfonodos estão presentes; ocasionalmente linfonodos menores estão localizados dorsomedial ou cranialmente em relação aos maiores. O tamanho dos linfonodos varia de 6 a 10 cm de comprimento. Vasos linfáticos aferentes são recebidos a partir do úbere, vulva, vestíbulo da vagina, clitóris, pele das faces medial e caudal da coxa e da face medial da perna. Eferentes se dirigem para os linfonodos ilíacos mediais.

No macho, os linfonodos inguinais superficiais são denominados **linfonodos escrotais** (Fig. 34-14). Estão situados abaixo do tendão pré-púbico e jazem na massa gordurosa em torno da inserção do escroto. Estão cobertos, em parte, pelo músculo retrator do prepúcio. Seu número varia de um a vários em cada lado do pênis e seu tamanho varia de 3 a 6 cm de comprimento. Vasos linfáticos aferentes provêm do escroto, prepúcio e pênis, incluindo os músculos associados com o pênis. Além disso, chegam vasos linfáticos a partir da pele das faces caudal e medial da coxa e da face medial da perna. Os eferentes seguem o curso dos vasos pudendos externos e terminam nos linfonodos ilíacos mediais.

LINFONODO SUBILÍACO (PRÉ-FEMORAL) (Figs. 34-1, 12 e 15). O **linfonodo subilíaco** está situado sobre a aponeurose do músculo oblíquo abdominal externo, em contato com, ou próximo ao, músculo tensor da fáscia lata. Está localizado aproximadamente 12 a 15 cm dorsalmente à patela. Ele tem um contorno alongado e é normalmente achatado, com um comprimento médio de 8 a 10 cm e uma largura de cerca de 2,5 cm no adulto. Em alguns casos um segundo pequeno linfonodo está presente dorsal ou ventralmente ao maior. Vasos linfáticos aferentes são recebidos a partir da pele das regiões da pelve, coxa e perna e a partir do abdome e porção caudal do tórax (caudal a uma linha traçada da décima ou décima primeira vértebra torácica até a região do olécrano). Aferentes também vêm do prepúcio, músculo tensor da fáscia lata e linfonodos coxais e acessórios coxais e linfonodos da fossa paralombar.

LINFONODO COXAL (Fig. 34-15). O **linfonodo coxal** está situado cranialmente à parte proximal do músculo quadríceps femoral, sob a cobertura do músculo tensor da fáscia lata. Mede acima de 2 cm de comprimento. Está presente na maioria dos casos em um ou ambos os lados. Vasos linfáticos aferentes provêm dos músculos quadríceps femoral e tensor da fáscia lata e a partir dos linfonodos subilíacos. Eferentes terminam nos linfonodos ilíacos medial e lateral.

LINFONODO COXAL ACESSÓRIO (Fig. 34-15). O **linfonodo coxal acessório** está comumente presente na face superficial do músculo tensor da fáscia lata, a 5 cm do bordo cranial do músculo e 10 a 15 cm ventralmente à tuberosidade coxal. Eles são normalmente pequenos, mas podem chegar a 2 cm de comprimento. Nódulos hemáticos também podem ser encontrados nesta região. Os aferentes provêm da pele da área da anca; vasos linfáticos eferentes se dirigem para os linfonodos ilíaco medial e subilíaco.

LINFONODOS DA FOSSA PARALOMBAR (Figs. 34-1 e 15). Os **linfonodos da fossa paralombar,** com 0,5 a 1,5 cm de comprimento, são pequenos e inconstantes e estão localizados sob a pele da parte dorsal do

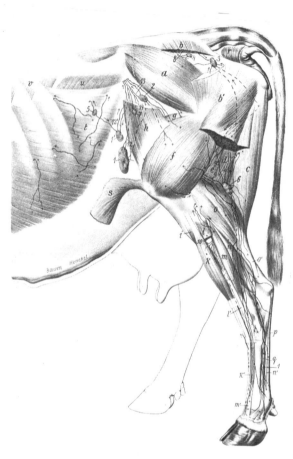

Figura 34-15. Linfonodos e vasos do membro posterior do bovino; vista lateral.

a, Glúteo médio; b, b', bíceps femoral; c, semitendinoso; d, semimembranoso; e, adutor; f, vasto lateral; g, reto femoral; h, tensor da fáscia lata; i, tibial cranial; k, fibular terceiro e extensor digital comum; k', tendão extensor digital comum; 1, 1', fibular longo e tendão; m, m', extensor e tendão do dedo IV; n, n', flexor digital profundo e tendão; o, o', cabeça lateral do gastrocnêmio e tendão; p, flexor digital superficial; q, interósseo; r, coccígeo; s, músculo cutâneo da prega do flanco; t, oblíquo abdominal externo; u, oblíquo abdominal interno; v, serrátil caudal dorsal; 1, 1', linfonodos subilíacos; 2, linfonodo coxal; 3, linfonodo glúteo; 4, linfonodo isquiático; 5, linfonodo da fossa paralombar; 6, linfonodo poplíteo; 7, linfonodo coxal acessório; 8, vasos linfáticos originando-se no bíceps femoral; 9, 9', 9", eferentes do linfonodo poplíteo; 10, vasos linfáticos do tibial cranial; 11, vasos linfáticos da porção medial; 12, 12', vasos eferentes do linfonodo subilíaco; 13, vasos eferentes do linfonodo coxal; 14, vasos linfáticos do tensor da fáscia lata. (De Baum, 1912.)

flanco, próximos aos processos transversos das vértebras lombares. Nódulos hemáticos também ocorrem nesta região. Vasos linfáticos aferentes provêm da pele adjacente; eferentes passam para os linfonodos ilíacos medial e subilíaco.

CENTRO LINFÁTICO ISQUIÁTICO

LINFONODOS ISQUIÁTICOS (Fig. 34-15). Os **linfonodos isquiáticos** estão situados sobre a face lateral do largo ligamento sacrotuberal. Um ou dois linfonodos de aproximadamente 1 cm de tamanho estão localizados próximo à incisura isquiática maior, medialmente ao músculo glúteo médio em associação com o nervo isquiático e com os vasos glúteos craniais. Ocasionalmente estes linfonodos podem estar ausentes. Aferentes provêm dos músculos da região pélvica, articulação da anca, e dos linfonodos glúteos e poplíteos. Eferentes passam para os linfonodos ilíacos mediais.

LINFONODOS GLÚTEOS (Figs. 34-1 e 15). Os **linfonodos glúteos** (linfonodos isquiáticos segundo Baum, 1912) estão constantemente presentes 2 a 3 cm dorsalmente à incisura isquiática menor, localizada 3 a 5 cm cranialmente à extremidade caudal do longo ligamento sacrotuberal e dorsalmente aos vasos glúteos caudais na face medial do músculo gluteobíceps. Normalmente um linfonodo de aproximadamente 2,5 a 3,5 cm de comprimento e 1 a 2,5 cm de largura está presente, embora ocasionalmente um linfonodo menor possa ser encontrado.

Vasos linfáticos aferentes chegam a partir da pele e músculos das regiões da pelve e coxa, da articulação da anca, ânus, reto, vulva, próstata, crura do pênis e linfonodos poplíteo e tuberal. Eferentes se dirigem para os linfonodos isquiáticos (quando presentes) e para os linfonodos sacral e ilíaco médio.

LINFONODO TUBERAL (Fig. 34-1). O **linfonodo tuberal** é ocasionalmente encontrado na face medial da tuberosidade isquiática próximo à inserção do longo ligamento sacrotuberal, coberto pela pele. O tamanho do linfonodo pode atingir 3 cm de comprimento e 2 cm de largura. Vasos linfáticos aferentes provêm da pele da cauda e região pélvica e do músculo bíceps femoral. Eferentes se dirigem para os linfonodos glúteos e sacrais.

CENTROS LINFÁTICOS DOS MEMBROS POSTERIORES

CENTRO LINFÁTICO ILIOFEMORAL (INGUINAL PROFUNDO)

LINFONODO ILIOFEMORAL (Fig. 34-12). O **linfonodo iliofemoral** está localizado na região da artéria femoral profunda, próximo à origem do tronco pudendoepigástrico. Há um ou dois linfonodos presentes, de aproximadamente 1,0 a 2,5 cm de tamanho. Na maioria dos casos, entretanto, eles estão ausentes em um ou ambos os lados. Vasos linfáticos

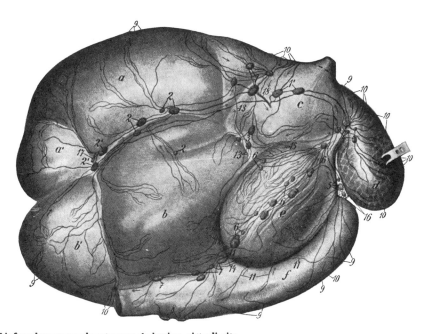

Figura 34-16. Linfonodos e vasos do estomago do bovino, vista direita.

a, Saco dorsal do rúmen; a', saco cego dorsal; b, saco ventral do rúmen; b', saco cego ventral; c, átrio do ventrículo; d, retículo; e, omaso; f, abomaso; 1, 1', linfonodos atriais; 2, 2', linfonodos ruminais direitos; 3, linfonodos ruminais direitos acessórios; 4, linfonodo reticular; 5, linfonodo retículo-abomasal; 6, linfonodo omasal; 7, linfonodo abomasal dorsal; 8, linfonodo abomasal ventral; 9, vasos cruzando da direita para a esquerda; 10, vasos cruzando da esquerda para a direita; 11, vasos para o linfonodo retículo-abomasal; 12, vasos para os linfonodos ruminais craniais; 13, eferentes dos linfonodos ruminais craniais; 14, vasos eferentes para o linfonodo rumino-abomasal; 15, vasos do omaso para o linfonodo retículo-abomasal; 16, vasos eferentes para o linfonodo rumino-abomasal; 17, vasos provenientes do lado direito; 18, vaso eferente comum vindo do tronco linfático gástrico. (De Baum, 1912.)

aferentes não estão bem descritos (Baum, 1912) por causa da ocorrência ocasional desses linfonodos. Vasos linfáticos eferentes passam para os linfonodos ilíacos mediais.

LINFONODO EPIGÁSTRICO. O **linfonodo epigástrico** é pequeno e inconstante. Está situado no curso da artéria epigástrica caudal próximo ao púbis na face medial do músculo reto abdominal. Aferentes provêm da parte adjacente do peritônio e dos músculos abdominais; eferentes se dirigem para os linfonodos ilíacos mediais.

CENTRO LINFÁTICO POPLÍTEO

LINFONODO POPLÍTEO (Figs. 34-1 e 15). No bovino os linfonodos poplíteos superficiais estão ausentes. O **linfonodo poplíteo profundo** está situado profundamente em uma massa de gordura sobre o músculo gastrocnêmio entre o bíceps femoral e os músculos semitendinosos. Seu comprimento médio é de cerca de 3 a 4 cm e sua largura é aproximadamente de 2 a 3 cm. Vasos linfáticos aferentes provêm da pele das porções lateral e caudal da perna e da parte distal do membro posterior, do bíceps femoral e músculos semitendinosos, e de todos os músculos, tendões e articulações situados distalmente ao linfonodo. Eferentes se dirigem aos linfonodos ilíaco medial, sacral e isquiático.

CENTROS LINFÁTICOS DAS VÍSCERAS ABDOMINAIS

CENTRO LINFÁTICO CELÍACO

LINFONODOS CELÍACOS. Os **linfonodos celíacos** estão localizados dorsalmente ao pâncreas na origem da artéria celíaca. Há dificuldade para distingui-los dos linfonodos mesentérico cranial, hepático acessório, atrial e aórtico-lombares. Vasos linfáticos aferentes provêm do baço; eferentes se articulam com os troncos linfáticos gástrico, celíaco ou visceral.

LINFONODOS GÁSTRICOS. Os **linfonodos gástricos** são numerosos e é freqüentemente difícil diferenciá-los em grupos específicos.

LINFONODOS ATRIAIS (Fig. 34-16). Os **linfonodos atriais** estão colocados principalmente na superfície visceral do átrio, em posição justacaudal ao cárdia. Comumente três ou quatro linfonodos de aproximadamente 1 a 3,5 cm de tamanho estão presentes. Vasos linfáticos aferentes provêm do átrio, das partes adjacentes do rúmen e retículo, e do baço. Além disso, também são recebidos aferentes a partir dos linfonodos ruminal direito e ruminal cranial, reticular, omasal, e abomasal dorsal. Eferentes comumente convergem em um grande tronco linfático, o tronco gástrico, o qual corre caudodorsalmente em relação à artéria celíaca e termina na cisterna do quilo.

LINFONODOS RUMINAIS. Os **linfonodos ruminais** são agrupados de acordo com sua localização no rúmen. São eles: o ruminal direito (Fig. 34-16), o ruminal esquerdo e os linfonodos ruminais craniais. Os **linfonodos ruminais direitos** estão colocados ao longo do curso da artéria ruminal direita. Comumente quatro ou cinco estão presentes, e seu ta-

manho varia de 1,0 a 3,5 cm de comprimento. Vasos linfáticos aferentes provêm principalmente do rúmen, entretanto eles também recebem aferentes de outros linfonodos ruminais. Os vasos linfáticos eferentes terminam no tronco gástrico, ou alguns podem se dirigir primeiro para os linfonodos reticulares. Os **linfonodos ruminais direitos acessórios**φ não são claramente distinguíveis dos linfonodos ruminais direitos. Eles estão situados na parte cranial do sulco direito e estão localizados entre a porção cranial do saco ventral do rúmen, o átrio e o omaso (Fig. 34-16). Os aferentes são recebidos a partir do rúmen, átrio, omaso e dos linfonodos ruminais craniais. Eferentes passam para os linfonodos atriais. Os **linfonodos ruminais esquerdos**, um ou dois em número, são encontrados de maneira inconstante no sulco esquerdo do rúmen. Os vasos linfáticos aferentes provêm do rúmen, e os eferentes passam para os linfonodos ruminais craniais e direitos. Os **linfonodos ruminais craniais** estão situados profundamente no sulco cranial do rúmen. Eles são em média de quatro ou cinco e de cerca de 1,5 cm de comprimento. Vasos linfáticos aferentes provêm do rúmen e dos linfonodos ruminais esquerdos. Os eferentes se dirigem aos linfonodos atriais e ruminais direitos acessórios.

LINFONODOS RETICULARES (Fig. 34-16). Os **linfonodos reticulares** estão situados no retículo, dorsal e ventralmente à sua união com o omaso. Normalmente eles são em número de dois a sete linfonodos de 0,5 a 1,5 cm de tamanho. Em casos excepcionais eles podem estar ausentes. Os vasos linfáticos aferentes provêm do retículo e partes adjacentes do omaso e abomaso. Os eferentes terminam nos linfonodos atriais.

LINFONODOS OMASAIS (Fig. 34-16). Os **linfonodos omasais** estão situados no omaso, principalmente ao longo do curso dos vasos gástricos esquerdos. Os aferentes provêm do omaso; os eferentes passam para os linfonodos atriais.

LINFONODOS ABOMASAIS DORSAIS (Figs. 34-13 e 16). Os **linfonodos abomasais dorsais** incluem três a seis linfonodos de 0,5 a 4,0 cm de tamanho ao longo da curvatura menor do abomaso. Os aferentes provêm do duodeno, abomaso e porção ventral do omaso. Os vasos linfáticos eferentes vão para os linfonodos hepáticos. Alguns eferentes do grupo cranial de linfonodos passam para os linfonodos rumino-abomasal e omasal.

LINFONODOS ABOMASAIS VENTRAIS (Figs. 34-13 e 16). Os **linfonodos abomasais ventrais** compreendem um a quatro linfonodos de 0,5 a 4,0 cm de tamanho localizado na grande curvatura da porção pilórica do abomaso ou no omento. Esses linfonodos são freqüentemente difíceis de encontrar na massa gordurosa na qual eles estão normalmente incluídos. Às vezes estão ausentes. Os vasos linfáticos aferentes provêm do abomaso e do duodeno; os eferentes se dirigem aos linfonodos hepáticos.

LINFONODOS RUMINOABOMASAIS. Os linfonodos ruminoabomasais estão localizados no lado esquerdo da metade proximal do abomaso, situados num sulco entre o abomaso e o saco ventral do rúmen. Caudalmente esses linfonodos não são claramente distinguíveis dos linfonodos abomasais ven-

SISTEMA LINFÁTICO DO RUMINANTE

trais, e dorsocranialmente eles podem não ser facilmente diferenciados dos linfonodos retículo-abomasais. Vasos linfáticos aferentes provêm do átrio do rúmen, do rúmen, retículo, abomaso e dos linfonodos abomasais dorsais. Os eferentes passam para os linfonodos reticulares e retículo-abomasais.

LINFONODOS RETÍCULO-ABOMASAIS (Fig. 34-16). Os **linfonodos retículo-abomasais** parecem ser a extensão craniodorsal dos linfonodos ruminoabomasais. Eles estão localizados (observados pelo lado esquerdo) em um ângulo formado entre o retículo, omaso, abomaso e rúmen. Normalmente há dois a oito linfonodos de 0,5 a 4 cm de tamanho. Os vasos linfáticos aferentes provêm principalmente do retículo, abomaso, rúmen e linfonodos ruminoabomasais. Os eferentes dirigem-se aos linfonodos reticulares e às vezes também aos omasais.

LINFONODOS HEPÁTICOS (PORTAIS) (Fig. 34-13). Os **linfonodos hepáticos** estão situados na fissura portal ou ventralmente a ela. A maioria deles está agrupada em torno da veia porta, artéria hepática e ducto biliar e estão cobertos pelo pâncreas, mas alguns são encontrados ventralmente ao pâncreas. Seu número médio varia de 10 a 15, podendo chegar a 20 ou mais. Seu comprimento varia de menos de 1 até 7 cm. Vasos linfáticos aferentes provêm do fígado, pâncreas, duodeno e linfonodos abomasais ventrais. Seus vasos linfáticos eferentes convergem em um grande tronco que passa ao longo da veia porta e se unem com os vasos eferentes comuns dos linfonodos intestinais ou terminam no tronco linfático gástrico.

LINFONODOS HEPÁTICOS ACESSÓRIOS. Os **linfonodos hepáticos acessórios** estão situados na borda dorsal do fígado em associação com a veia cava caudal. Normalmente só uns poucos pequenos linfonodos podem ser encontrados e às vezes não são claramente distinguíveis dos linfonodos aórtico-lombares. Os aferentes provêm do fígado, e seus vasos linfáticos eferentes unem-se com os eferentes dos linfonodos hepáticos.

LINFONODOS PANCREATICODUODENAIS (Fig. 34-13). Os **linfonodos pancreaticoduodenais** estão colocados na superfície ventral do pâncreas e ao longo da parte direita deste último em relação ao duodeno. Alguns estão na chanfradura pancreática ao redor da veia porta e seus afluentes, e outros estão cobertos por aderências do cólon ao pâncreas. Os vasos linfáticos aferentes provêm do pâncreas, duodeno e porções adjacentes do cólon. Os eferentes se unem com o tronco linfático intestinal.

CENTRO LINFÁTICO MESENTÉRICO CRANIAL

LINFONODOS MESENTÉRICOS CRANIAIS (Fig. 34-10). Os **linfonodos mesentéricos craniais** estão situados na origem da artéria mesentérica cranial. Normalmente há uns poucos linfonodos de 1,0 a 2,5 cm de tamanho. Eles não são claramente distinguíveis dos linfonodos celíacos, aórtico-lombares, atriais e hepáticos acessórios. Os aferentes provêm dos linfonodos celíacos e atriais e do baço; eferentes unem-se com os troncos linfáticos gástricos ou intestinais ou terminam na cisterna do quilo.

LINFONODOS JEJUNAIS (Fig. 34-13). Os **linfonodos jejunais** estão localizados no mesentério do jejuno e íleo. Há numerosos pequenos linfonodos espalhados por todo o mesentério que se estendem centralmente para as alças do cólon. O tamanho dos linfonodos varia grandemente de 0,5 a 12 cm de comprimento. Vasos linfáticos aferentes provêm do jejuno e íleo; eferentes convergem para formar um grande tronco linfático intestinal, o qual termina na cisterna do quilo.

LINFONODOS CECAIS (Fig. 34-13). Os **linfonodos cecais** usualmente não são mais que três, em número, e estão situados no ligamento ileocecal. Seu tamanho varia de 0,2 a 2,0 cm de comprimento. Aferentes provêm do ceco e íleo; eferentes passam para o tronco linfático intestinal, jejunal ou cólico.

LINFONODOS CÓLICOS (Fig. 36-13). Os **linfonodos cólicos** estão situados, em parte, superficialmente, no lado direito da massa espiralada do cólon ascendente e, em parte, profundamente, entre as alças. Usualmente um grande número de pequenos linfonodos está presente. Os aferentes são recebidos do cólon ascendente, íleo e ceco, e linfonodos jejunais e cecais. Os eferentes se articulam para formar o tronco linfático intestinal ou passam para o tronco linfático visceral.

CENTRO LINFÁTICO MESENTÉRICO CAUDAL

LINFONODOS MESENTÉRICOS CAUDAIS. Os **linfonodos mesentéricos caudais** estão situados no mesentério do cólon descendente e reto. Estes linfonodos estão associados com os ramos da artéria mesentérica caudal. Caudalmente é difícil distingui-los dos linfonodos anorretais que estão situados retroperitonealmente ao longo do reto e do ânus. Vasos linfáticos aferentes provêm do cólon descendente, reto e às vezes também dos linfonodos anorretais. Os eferentes se dirigem aos linfonodos ilíacos mediais.

DUCTOS E GRANDES TRONCOS LINFÁTICOS

TRONCOS TRAQUEAIS (Figs. 34-5, 6 e 10). Os **troncos traqueais** são os eferentes dos linfonodos retrofaríngeos laterais. Os eferentes (três a seis em número) se articulam a uma distância variável para formar, normalmente um, e ocasionalmente dois, troncos traqueais que correm na face lateral da traquéia. Eles recebem os vasos linfáticos eferentes dos linfonodos cervicais superficial e profundo, e costocervicais, entretanto estão presentes numerosas variações. O(s) tronco(s) traqueal(ais) esquerdo(s) pode(m) formar um tronco comum com o ducto torácico, pode(m) desembocar na veia jugular esquerda comum, ou pode(m) se ramificar e desembocar no ducto torácico e veia jugular comum. O(s) tronco(s) traqueal(ais) direito(s) termina(m) na veia jugular direita comum próximo a terminação da veia axilar e/ou das veias jugulares externas. Os troncos traqueais podem se ramificar e formar numerosas variações quanto à terminação.

DUCTO LINFÁTICO DIREITO. O **ducto linfático direito** é um tronco comum formado pelos eferentes dos linfonodos cervicais superficiais com o tronco traqueal direito. Este tronco, de 0,5 a 2,0 cm de comprimento, pode receber também os eferentes dos linfonodos mediastínicos craniais, esternais e costocervicais. Há um considerável número de variações quanto à formação do ducto linfático direito, que freqüentemente está ausente.

TRONCOS LOMBARES (Fig. 34-13). Os **troncos lombares** estão localizados na face ventral da veia cava caudal e da aorta abdominal. Eles constituem, principalmente, os eferentes dos linfonodos ilíacos mediais e terminam na cisterna do quilo. Os troncos lombares recebem aferentes a partir dos linfonodos ilíaco lateral, mesentérico caudal, aórtico-lombares, lombares propriamente ditos e renais.

TRONCO HEPÁTICO. O **tronco hepático** é formado pela confluência dos eferentes dos linfonodos hepáticos e hepáticos acessórios. Este tronco cursa ao longo da veia porta em direção caudodorsal e normalmente se une com o tronco gástrico para formar o tronco celíaco.

TRONCO GÁSTRICO. O **tronco gástrico** representa os maiores vasos linfáticos eferentes dos linfonodos atriais. Segue a rota da artéria celíaca e forma, com o tronco hepático, o tronco celíaco.

TRONCO CELÍACO. O **tronco celíaco** está formado pela confluência dos troncos gástrico e hepático. Os troncos celíaco e intestinal formam o tronco visceral. Às vezes, entretanto, os troncos gástrico, hepático e intestinal se juntam para formar o tronco visceral e o tronco celíaco está ausente.

TRONCO INTESTINAL (Fig. 34-13). O **tronco intestinal** está formado pela confluência dos troncos jejunal e cólico. Os troncos celíaco e intestinal se unem para formar o tronco visceral.

TRONCO JEJUNAL. O **tronco jejunal** está formado pelos vasos linfáticos eferentes dos linfonodos jejunais. Ele termina no tronco intestinal.

TRONCO CÓLICO. O **tronco cólico** representa os maiores vasos linfáticos eferentes dos linfonodos cólicos direitos. Ele se articula com o tronco intestinal.

TRONCO VISCERAL (Fig. 34-12). O **tronco visceral** está localizado em posição caudal ao fígado, na região da artéria mesentérica cranial, no bordo ventral da veia cava caudal. Está formado pela confluência dos troncos celíaco e intestinal. Às vezes o tronco celíaco está ausente e os troncos gástrico, hepático e intestinal se juntam para formar o tronco visceral. Na região da segunda vértebra lombar, o tronco visceral segue um curso dorsal através do espaço formado pela divergência da aorta abdominal e da veia cava caudal para se juntar aos troncos lombares. O tamanho do tronco visceral varia consideravelmente. Freqüentemente este tronco pode se ramificar e algumas ramificações entrarem diretamente na cisterna do quilo.

CISTERNA DO QUILO (Fig. 34-13). A **cisterna do quilo** está localizada dorsalmente à artéria aorta e ventralmente à última vértebra torácica e à primeira ou segunda vértebra lombar. Ela recebe os troncos linfáticos lombar e visceral. Esta cisterna linfática é variável em forma e tem comumente cerca de 1,5 a 2,0 cm de largura. Excepcionalmente pode atingir 4,0 cm de largura. Cranialmente a cisterna do quilo penetra no hiato aórtico ao longo do bordo dorsal da aorta e continua como ducto torácico.

DUCTO TORÁCICO (Figs. 34-5, 9, 10 e 13). O **ducto torácico** se origina na cisterna do quilo, no hiato aórtico. Em alguns casos permanece único, mas em outros casos o ducto se divide em dois ramos, os quais estão situados dos lados direito e esquerdo da face dorsal da aorta torácica. Os dois ductos estão freqüentemente unidos por anastomoses de vasos linfáticos. Eles normalmente se unem à altura da quinta vértebra torácica, antes de mudar do mediastino cranial direito para o esquerdo, onde o vaso segue seu curso do lado esquerdo da traquéia e esôfago cranioventralmente, formando uma curva em S. O ducto torácico termina na veia cava cranial aproximadamente 2 cm cranialmente à primeira costela, ou na veia jugular comum esquerda. A porção terminal é freqüentemente em forma de ampola, apesar de que a abertura em si não tem mais do que 0,1 a 0,3 cm de largura.

BIBLIOGRAFIA

Barone, R., and H. Grau. 1971. Comparative topography and nomenclature of the lymph nodes of the pelvis and pelvic limb. Zbl. Vet. Med., A*18*:39–47.

Baum, H. 1912. Das Lymphgefäss-system des Rindes. Berlin, Hirschwald Verlag.

Baum, H. 1916-17. Können Lymphgefässe direkt in das Venensystem einmünden? Anat. Anz., 49:407–414.

Baum, H. 1918-19. Lassen sich aus dem anatomischen Verhalten des Lymphgefäss-systems einer Tierart Schlüsse auf das jenige anderer Tierarten ziehen? Unterschiede im Lymphgefäss system zwischen Rind und Hund. Anat. Anz., *51*:401–420.

Baum, H. 1926. Die Lymphgefässe der Lungen des Pferdes, Rindes, Hundes und Schweines. Anat. Entw.-Gesch. 78:714–732.

Baum, H., and A. Trautmann. 1925. Die Lymphgefässe in der Nasenschleimhaut des Pferdes, Rindes, Schweines und Hundes und ihre Kommunikation mit der Nasenhöhle. Anat. Anz., 60:161–181.

Craig, J. F. 1909. Lymphatic glands of the ox. Vet. J. (London) 65:279–286.

Dobberstein, J. 1934. Betrachtungen über die Lymphadenose des Rindes (Rinderleukose). Deutsche tierärztl. Wschr., 42:289–293.

Egehøj, J. 1934a. Das Lymphgefäss-system der Schulter beim Rinde. Deutsche tierärztl. Wschr., 42:77–79.

Egehøj, J. 1934b. Weitere Untersuchungen über die Verteilung der Lymphe beim Rind. Deutsche tierärztl. Wschr., 42:109–111 and 141–143.

Egehøj, J. 1934c. Das Lymphgefäss-system des Kopfes beim Rinde. Deutsche tierärztl. Wschr., 42:333–336.

Egehøj, J. 1934d. Interlymphoglanduläre Lymphgefässverbindungen an der hintergliedmasse beim Rind und bein Schwein. Deutsche tierärztl. Wschr., 42:665–668.

Egehøj, J. 1935. Untersuchungen über die Verteilung der Lymphe aus einigen Muskeln beim Rinde. Deutsche tierärztl. Wschr., 43:541–543 and 573–575.

Engelmann, M. 1907. Untersuchungen über die elastischen Fasern der Lymphknoten vom Pferd, Rind, Schwein und Hund und über die an ihnen ablaufenden Altersveränderungen. Inaug. Diss., Leipzig.

Grau, H., and R. Barone. 1970. Sur la topographie comparee àt ala nomenclature des nodules lymphatiques du bassin et du membre pelvien. Rev. Med. Vet., 33:649–659.

Hampl, A. 1965a. Lymphonodi intramammarii der Rindermilchdrüse. I. Makroskopischanatomische Verhaltnisse. Anat. Anz., *116*:281–298.

Hampl, A. 1965b. Lymphonodi intramammarii der Rindermilchdrüse. II. Mikroskopisch-anatomische Verhaltnisse. Anat. Anz., *117*:129–137.

Hampl, A. 1967. Die Lymphknoten der Rindermilchdrüse. Anat. Anz., *121*:38–54.

Hampl, A., and P. Jelinek. 1971. Die Lymphkapillaren der Zitzenhaut der Kuh. Zbl. Vet. Med., A, *18*:341–346.

Hebel, R. 1960. Untersuchungen über das Vorkommen von lymphatischen Darmkrypten in der Tunica submucosa des Darmes von Schwein, Rind, Schaf, Hund und Katze. Inaug. Diss., München.

Huber, F. 1909. Ductus thoracicus von Pferd, Rind, Hund und Schwein. Diss., Dresden.

Keller, H. 1937. Der Lymphonodus epigastricus, ein bei Bauchtuberkulose des Rindes In beachtender Lymphknoten. Ztschr. Fleisch- und Milchhyg., *43*:433.

Knuth, P. 1916-17. Über die Lymphozytomatose des Rindes. Arch. Wissensch. Prak. Tierheilk., 43:129–144.

Sisson, S., and J. D. Grossman. 1953. The Anatomy of the Domestic Animals. Philadelphia, W. B. Saunders Company.
Titze, C. 1914. Lage und Wurzelgebiet der Fleischlymphknoten beim Rinde und Schweine. Ztschr. Fleisch- und Milchhyg., 24: 525.
White, A. 1949. The lymphatic system. Ann. Rev. Physiol., 2:355.
Wyler, R. 1952. Über die Pigmentierung der Rinderlymphknoten. Inaug. Diss., Universitat Bern.

Zietzschmann, O. 1951: Das Lymphsystem von Schwein, Rind, und Pferd. II. Das Lymphsystem des Rindes. In Schönberg, F. and O. Zietzschmann; Die Ausführung der Tierärztlichen Fleischuntersuchung, pp. 42-64 and 75-76. Berlin, Paul Parey.
Zietzschmann, O., E. Ackerknecht, and H. Grau (eds.) 1943. Ellenberger and Baum's Handbuch der Vergleichenden Anatomie der Haustiere. 18th ed. Berlin, Springer-Verlag.

PARTE II — OVINO
L. I. Saar *e* R. Getty

A localização dos linfonodos dos ovinos lembra em geral a dos bovinos, entretanto deve ser esclarecido que o sistema linfático dos ovinos não foi ainda adequadamente estudado. Alguns aspectos especiais, entretanto, podem ser notados. Os nódulos hemáticos são numerosos, especialmente ao longo do curso da aorta. Eles são vermelho-escuros ou pretos e portanto são facilmente percebidos, a despeito do seu tamanho, na gordura em que estão embutidos.

CENTROS LINFÁTICOS DA CABEÇA

CENTRO LINFATICO MANDIBULAR

LINFONODOS MANDIBULARES (Fig. 34-17). Os **linfonodos mandibulares** estão localizados aproximadamente a meio caminho entre a *incisura vasorum facialium* e o ângulo da mandíbula, cobertos lateralmente pelos músculos cutâneos da face. Eles são encontrados próximo à terminação da veia submento-

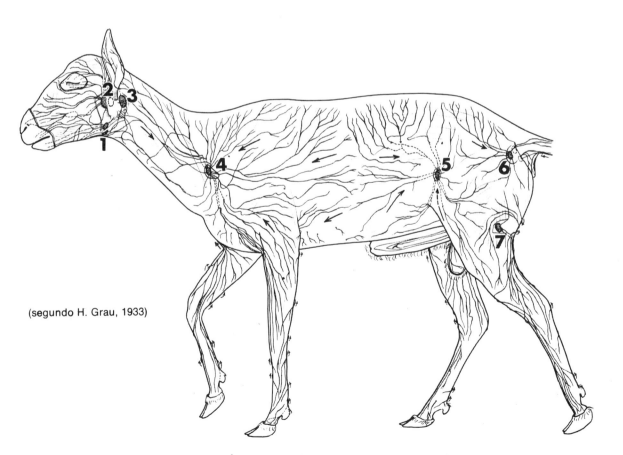

Figura 34-17. Fluxo linfático superficial do ovino.
1, Linfonodos mandibulares; 2, linfonodos parotídeos; 3, linfonodos retrofaríngeos laterais; 4, linfonodo cervical superficial; 5, linfonodo subilíaco; 6, linfonodo glúteo; 7, linfonodo poplíteo. As setas indicam a direção do fluxo linfático.

niana na veia linguofacial, na face lateral da glândula mandibular e ventralmente à glândula parótida. Normalmente estão presentes um ou dois linfonodos achatados e em forma de rins. Seu tamanho pode ser variável. Aferentes provêm da parte externa das narinas, dos lábios, bochechas e regiões ventrais da cabeça. Aferentes seguem principalmente a veia facial e suas tributárias e a veia lingofacial. Eferentes vão para os linfonodos retrofaríngeos mediais (May, 1970).

CENTRO LINFÁTICO PAROTÍDEO

LINFONODOS PAROTÍDEOS (Fig. 34-17). Os **linfonodos parotídeos** estão situados na borda caudal do músculo masseter, muito próximo da parte ventral da articulação mandibular, junto ao bordo rostral da glândula parótida. Normalmente há um conglomerado de 2 a 4 linfonodos com menos de 2,5 cm de comprimento. Eles podem ser parcialmente ou completamente cobertos pela glândula parótida. Aferentes provêm das narinas, lábios e pele das regiões frontal e nasal, da orelha e pálpebras, e da pele da área do músculo masseter, incluindo a pele da metade rostral da mandíbula. Aferentes provêm da glândula parótida; eferentes vão para os linfonodos retrofaríngeos laterais.

CENTRO LINFÁTICO RETROFARÍNGEO

LINFONODOS RETROFARÍNGEOS LATERAIS (Fig. 34-17). Os **linfonodos retrofaríngeos laterais** estão localizados na borda caudal da glândula parótida, medialmente ao tendão do músculo braquiocefálico e, portanto, estão situados entre o processo jugular, rostralmente, e o músculo reto ventral da cabeça, caudalmente. Normalmente estão presentes de um a três linfonodos de cada lado, com o maior deles localizado rostralmente. Aferentes provêm dos linfonodos parotídeos e retrofaríngeos mediais e das estruturas profundas e caudais das regiões da cabeça e pescoço. Eferentes se unem para formar o tronco traqueal.

LINFONODOS RETROFARÍNGEOS MEDIAIS. Os **linfonodos retrofaríngeos mediais,** de um a dois em número, têm um contorno oval alongado. Estão situados na parede dorsolateral da faringe. Eles estão relacionados lateralmente à extremidade dorsal do osso tíreo-hióideo, e dorsalmente ao reto ventral da cabeça. Eles têm cerca de 2 a 3 cm de comprimento, e a metade de largura. Aferentes são recebidos a partir da língua, palato mole, assoalho da boca, faringe, laringe, parte caudal da cavidade nasal, glândulas sublinguais e mandibulares e dos linfonodos mandibulares. Eferentes se dirigem para os linfonodos retrofaríngeos laterais.

CENTROS LINFÁTICOS DO PESCOÇO

CENTRO LINFÁTICO CERVICAL SUPERFICIAL

LINFONODO CERVICAL SUPERFICIAL (Fig. 34-17). O **linfonodo cervical superficial** é encontrado ao longo do bordo cranial do músculo supra-espinhoso sobre o serrátil ventral e coberto pelo omotransverso

e em parte pelo trapézio. Os aferentes provêm da pele da parte caudal da cabeça, orelhas, pescoço, membros anteriores e a partir da pele das faces lateral e dorsal do tórax, cranialmente à linha traçada transversalmente através da sétima ou oitava costela (Grau, 1933). Aferentes também são recebidos de todas as estruturas profundas, distais às articulações do carpo e dos linfonodos cervicais superficiais acessórios. Os eferentes do lado esquerdo terminam na jugular externa ou veia jugular comum; do lado direito, os eferentes podem se articular com o tronco traqueal direito e formar o ducto linfático direito.

LINFONODO CERVICAL SUPERFICIAL ACESSÓRIO. O **linfonodo cervical superficial acessório** pode estar localizado medialmente ao músculo clidocervical na borda cranial da origem da parte cervical do músculo serrátil ventral. Seu contorno é oval e tem normalmente 2 cm de comprimento. Ocasionalmente, dois linfonodos menores podem estar presentes. Aferentes provêm das estruturas profundas (músculos) dorsalmente à coluna vertebral nesta região (May, 1970). Eferentes vão para os linfonodos cervicais superficiais.

CENTRO LINFÁTICO CERVICAL PROFUNDO

LINFONODOS CERVICAIS PROFUNDOS CRANIAIS. Os **linfonodos cervicais profundos craniais** estão normalmente situados cranial e caudalmente à tireóide ao longo do curso da artéria carótida. Eles ainda não foram descritos em ovinos.

LINFONODOS CERVICAIS PROFUNDOS MÉDIOS. Os **linfonodos cervicais profundos médios** podem ser encontrados na região medioventral da superfície ventral da traquéia. Esses linfonodos estão normalmente ausentes. Aferentes provêm da traquéia e região imediatamente ventral à traquéia. Eferentes se articulam com o tronco traqueal, ou se dirigem aos linfonodos cervicais profundos caudais (May, 1970).

LINFONODOS CERVICAIS PROFUNDOS CAUDAIS. Os **linfonodos cervicais profundos caudais** estão localizados na face ventral do esôfago, entre as duas veias jugulares, cerca de 5 cm cranial à entrada do tórax. Esses linfonodos têm cerca de 2,5 cm de comprimento. Os vasos linfáticos aferentes e eferentes e sua relação com os troncos traqueais não foram ainda adequadamente descritos (May, 1970).

LINFONODO COSTOCERVICAL. O **linfonodo costocervical** está situado lateralmente à traquéia, no lado direito, no lado esquerdo ao esôfago, e dorsalmente à artéria carótida. Lateralmente está coberto pelo músculo escaleno e a primeira costela (May, 1970). Aferentes e eferentes ainda não foram descritos.

CENTRO LINFÁTICO DOS MEMBROS ANTERIORES

CENTRO LINFÁTICO AXILAR

LINFONODOS AXILARES PROPRIAMENTE DITOS. Os **linfonodos axilares propriamente ditos** estão localizados na face medial do músculo redondo maior, no ângulo formado pelos vasos subescapular e toracodorsal. Normalmente um (às vezes dois) linfonodos

SISTEMA LINFÁTICO DO RUMINANTE

pode estar presente. Ocasionalmente os linfonodos axilares propriamente ditos podem estar ausentes em um ou ambos os lados (Grau, 1933). Aferentes são recebidos a partir da pele da parte caudal da espádua, do cotovelo e partes ventral e lateral da área torácica. Aferentes também provêm da maioria dos músculos da espádua, braço e antebraço, dos músculos peitorais profundos e superficiais e músculos cutâneos da região da espádua e dos linfonodos axilares acessório e cubital. Eferentes dirigem-se aos linfonodos axilares da primeira costela (Grau, 1933).

LINFONODOS AXILARES DA PRIMEIRA COSTELA. Os **linfonodos axilares da primeira costela,** dois ou três em número, são encontrados próximos aos vasos axilares. Eles estão localizados na face lateral da primeira ou segunda costela. Um dos linfonodos pode estar situado cranialmente à primeira costela, sobre o músculo escaleno. Aferentes provêm dos músculos peitorais profundos e superficiais, serrátil ventral e dos músculos da região dos ombros e braços. Aferentes são também recebidos a partir dos linfonodos axilares propriamente ditos, axilares acessórios e cubitais. Eferentes vão para o ducto torácico ou troncos traqueais ou desembocam nas veias jugulares externa ou comum.

LINFONODOS CUBITAIS. Os **linfonodos cubitais** são às vezes encontrados na face medial da articulação do cotovelo, dorsalmente ao epicôndilo medial do úmero (Grau, 1935). Aferentes são recebidos a partir das estruturas mais profundas (músculos) distais ao cotovelo. Eferentes se dirigem para os linfonodos axilares propriamente ditos ou para os linfonodos axilares da primeira costela.

LINFONODO AXILAR ACESSÓRIO. O **linfonodo axilar acessório** é encontrado em casos excepcionais medialmente ao músculo peitoral profundo na face lateral da parede torácica, próximo ao quinto espaço intercostal (Grau, 1933). Aferentes provêm dos músculos da parede torácica; eferentes vão para os linfonodos axilares propriamente ditos.

CENTROS LINFÁTICOS DA CAVIDADE TORÁCICA

CENTRO LINFÁTICO TORACODORSAL

LINFONODOS INTERCOSTAIS. Normalmente um **linfonodo intercostal** muito pequeno está localizado na extremidade dorsal de cada espaço intercostal (May, 1970). Aferentes e eferentes ainda não foram descritos.

LINFONODOS AÓRTICO-TORÁCICOS. Os **linfonodos aórtico-torácicos** estão localizados ao longo da borda dorsolateral da aorta incluídos em gordura. Numerosos nódulos hemáticos estão presentes nessa área (May, 1970). Aferentes e eferentes ainda não foram descritos.

CENTRO LINFÁTICO TORACOVENTRAL

LINFONODOS ESTERNAIS. Os **linfonodos esternais** estão situados ao longo do curso dos vasos torácicos internos. Um dos linfonodos está localizado no primeiro espaço intercostal, próximo da borda cranial do músculo toracotransverso (linfonodo esternal

cranial). Outros linfonodos, um ou três em número, estão cobertos pelo músculo torácico transverso na região do segundo ao quarto espaço intercostal (linfonodos esternais caudais). Alguns dos aferentes têm sido descritos como oriundos dos músculos abdominal e peitoral (cranialmente à região umbilical) (Grau, 1933). Eferentes se articulam com os eferentes de maior calibre dos linfonodos axilares da primeira costela, ou penetram nos troncos traqueais ou no ducto linfático direito.

CENTRO LINFÁTICO MEDIASTÍNICO

LINFONODOS MEDIASTÍNICOS CRANIAIS. Os **linfonodos mediastínicos craniais** são encontrados no mediastino cranial em associação com os grandes vasos sangüíneos (tronco braquiocefálico). Estes são linfonodos muito pequenos, normalmente dois ou três em número (May 1970). Aferentes e eferentes não foram ainda descritos.

LINFONODOS MEDIASTÍNICOS CAUDAIS. Os **linfonodos mediastínicos caudais** estão situados no mesentério caudal. Normalmente estão presentes dois grandes linfonodos. O linfonodo cranial tem cerca de 1 cm de comprimento e está colocado na superfície ventral direita da aorta. O linfonodo caudal é mais comprido e tem cerca de 7 a 10 cm de comprimento (May, 1970). Aferentes ainda não foram descritos. Eferentes se articulam com o ducto torácico ou passam para os linfonodos mediastínicos craniais.

CENTRO LINFÁTICO BRONQUIAL

LINFONODO TRAQUEOBRONQUIAL ESQUERDO. O **linfonodo traqueobronquial esquerdo** está colocado no ângulo entre o arco aórtico e a artéria pulmonar esquerda e é atravessado lateralmente pela veia ázigos esquerda. Normalmente há um ou dois linfonodos de 2 a 4 cm de comprimento. Aferentes e eferentes não foram ainda adequadamente descritos.

LINFONODO TRAQUEOBRÔNQUICO CRANIAL. O **linfonodo traqueobrônquico cranial** está localizado na origem dos brônquios do lobo apical do pulmão. Ele tem cerca de 1,5 a 2,5 cm de comprimento. Aferentes e eferentes não foram ainda adequadamente descritos.

Os linfonodos traqueobrônquicos médio e direito parecem estar ausentes.

CENTROS LINFÁTICOS DAS PAREDES PÉLVICA E ABDOMINAL

CENTRO LINFÁTICO LOMBAR

LINFONODOS AÓRTICO-LOMBARES. Os **linfonodos aórtico-lombares** formam uma cadeia de linfonodos ao longo da extremidade caudal da aorta abdominal. Eles não são claramente distinguíveis dos linfonodos ilíacos mediais. Aferentes e eferentes não foram ainda descritos.

LINFONODOS RENAIS. Os **linfonodos renais** estão colocados na vizinhança do hilo dos rins. Normalmente há um ou dois linfonodos de cada lado. Eles não são claramente distinguíveis dos linfonodos aórtico-lombares. Aferentes e eferentes ainda não foram descritos.

CENTRO LINFÁTICO ILEOSSACRAL

Linfonodos ilíacos mediais. Os **linfonodos ilíacos mediais** estão situados próximo às origens das artérias ilíaca circunflexa profunda e ilíacas interna e externa. Cranialmente eles formam uma cadeia contínua com os linfonodos aórtico-lombares. Caudalmente eles são difíceis de distinguir dos linfonodos sacrais. Aferentes são recebidos a partir dos linfonodos ilíaco interno, tuberal, glúteo, coxal, ilíaco lateral, subilíaco, inguinal superficial e poplíteo. Eferentes formam os troncos lombares, ou vão primeiro para alguns dos linfonodos aórtico-lombares.

Linfonodos sacrais. Os **linfonodos sacrais** estão localizados no ângulo formado pela divergência das artérias ilíacas internas. Eles estão associados com a artéria sacra medial. Freqüentemente estão presentes um ou dois linfonodos menores. É difícil distingui-los dos linfonodos ilíacos mediais. Algumas vezes este grupo de linfonodos parece estar ausente. Aferentes não estão bem descritos. Eferentes passam para os linfonodos ilíacos mediais.

Linfonodos ilíacos laterais. Os **linfonodos ilíacos laterais** estão localizados na bifurcação dos vasos ilíacos circunflexos profundos, incluídos em gordura. Na maioria dos casos, entretanto, estes pequenos linfonodos estão ausentes (Grau, 1933). Aferentes provêm dos linfonodos coxal e subilíaco. Eferentes se dirigem aos linfonodos ilíacos mediais.

Linfonodos ilíacos internos. Os **linfonodos ilíacos internos** são encontrados de modo inconstante, na face medial do bordo do ligamento sacrotuberal em associação com os vasos ilíacos internos. Um ou dois linfonodos pequenos podem estar localizados próximo à origem dos vasos glúteos craniais (Grau, 1933). Aferentes ainda não foram adequadamente descritos. Eferentes penetram nos linfonodos ilíaco medial ou sacral.

Linfonodos anorretais. Os **linfonodos anorretais** estão colocados ao longo das paredes dorsal e lateral do reto. Normalmente há dois ou três linfonodos de cada lado, próximo à borda cranial do músculo coccígeo (May, 1970). Aferentes chegam a partir do reto, ânus e partes terminais do colo descendente. Eferentes passam para os linfonodos ilíacos mediais.

CENTRO LINFÁTICO INGUINOFEMORAL (INGUINAL SUPERFICIAL)

Linfonodos inguinais superficiais. Na fêmea os linfonodos inguinais superficiais são citados como **linfonodos mamários.** Eles estão situados caudodorsalmente ao úbere, cranial e caudalmente à veia pudenda externa. Alguns dos linfonodos podem ter aproximadamente 3,5 cm de comprimento e cerca de metade de largura. Aferentes chegam a partir da pele e tecido subcutâneo caudal à área umbilical e a partir da pele do úbere e metade ventral da vulva (Grau, 1933). Eferentes vão para os linfonodos ilíacos mediais.

No macho os linfonodos inguinais superficiais são citados como **linfonodos escrotais.** Seu número varia de um a três e estão localizados dorsolateralmente ao pênis, caudalmente ao músculo cremáster e, assim, são encontrados próximo aos vasos pudendos externos. Aferentes provêm do prepúcio, da pele das porções caudolateral e caudoventral do abdome e do escroto. Eferentes vão para os linfonodos ilíacos mediais.

Linfonodo subilíaco (Fig. 34-17). O **linfonodo subilíaco** (pré-femoral) está situado na borda cranial do músculo tensor da fáscia lata, a meia distância entre a tuberosidade coxal e a patela. Normalmente um único linfonodo está presente. Recebe aferentes a partir da pele e tecido subcutâneo pélvico, parte cranial de áreas da coxa e da pele e tecido subcutâneo caudal à linha transversal traçada através da sétima ou oitava costela, com exceção das regiões caudoventrais do abdome (Grau, 1933). Eferentes vão para os linfonodos ilíacos medial e lateral.

Linfonodo coxal. O **linfonodo coxal** está localizado próximo e ventralmente à tuberosidade coxal, cranialmente à parte proximal do músculo quadríceps femoral, na face medial do músculo tensor da fáscia lata. Este linfonodo está associado com as ramificações caudais dos vasos ilíacos circunflexos profundos e tem cerca de 1 cm de tamanho. Freqüentemente está ausente (Grau, 1933). Recebe aferentes da pele e tecido subcutâneo da área do quadril; eferentes vão para os linfonodos ilíacos lateral e medial.

CENTRO LINFÁTICO ISQUIÁTICO

Linfonodo glúteo (Fig. 34-17). Os **linfonodos glúteos**, um ou dois em número, estão situados na face lateral do extenso ligamento sacrotuberal dorsalmente aos vasos glúteos caudais, cobertos pela porção caudal do músculo gluteobíceps (Grau, 1933). Algumas vezes esses linfonodos estão presentes em um lado apenas. Aferentes não foram ainda adequadamente examinados; eferentes vão para os linfonodos ilíacos mediais.

Linfonodo tuberal. O **linfonodo tuberal** é encontrado ocasionalmente na face medial da tuberosidade isquiática, próximo à inserção do extenso ligamento sacrotuberal na face lateral dos músculos coccígeo e elevador do ânus, incluídos em gordura (Grau, 1933). Recebe aferentes da cauda e da pele próxima à tuberosidade isquiática e à área retal. Eferentes vão para os linfonodos ilíacos médios e internos.

Linfonodos isquiáticos. Os **linfonodos isquiáticos** estão normalmente localizados próximo à incisura isquiática maior, em associação com os vasos glúteos craniais na face medial do músculo glúteomédio. Estes linfonodos estão ausentes no carneiro (Grau, 1933).

CENTROS LINFÁTICOS DOS MEMBROS POSTERIORES

CENTRO LINFÁTICO ILEOFEMORAL (INGUINAL PROFUNDO)

Linfonodos ileofemorais. Os **linfonodos ileofemorais** estão localizados normalmente próximo à artéria femoral profunda, junto à origem do tronco pudendoepigástrico. Esses linfonodos parecem estar ausentes no carneiro.

CENTRO LINFÁTICO POPLÍTEO

LINFONODO POPLÍTEO (Fig. 34-17). O **linfonodo poplíteo** está localizado aproximadamente a 2,5 cm de profundidade entre os músculos bíceps femoral e o semitendinoso, incluído em gordura, no ovino adulto (Grau, 1933). Aferentes provêm da pele e tecido subcutâneo distal à localização do linfonodo. Aferentes dos músculos, tendões e articulações distais ao linfonodo poplíteo não foram ainda descritos. Pode ser estabelecido que a maioria deles penetra no linfonodo poplíteo. Eferentes vão para os linfonodos ilíacos mediais.

CENTROS LINFÁTICOS DAS VÍSCERAS ABDOMINAIS

Os centros linfáticos das vísceras abdominais e seus vasos linfáticos aferentes não foram ainda adequadamente estudados.

CENTRO LINFÁTICO CELÍACO

LINFONODOS CELÍACOS. Os **linfonodos celíacos** estão localizados ao longo da borda cranial do pâncreas, da incisura hepática esquerda até o cárdia do estômago (May, 1970).

Os linfonodos gástricos incluem os linfonodos atrial, ruminal, reticular, omasal e abomasal.

LINFONODOS ATRIAIS. Os **linfonodos atriais** estão colocados principalmente na superfície visceral do átrio em posição justacaudal ao cárdia. Comumente dois ou três linfonodos estão presentes. Estes linfonodos não são claramente distinguíveis dos linfonodos omasais (May, 1970).

LINFONODOS RUMINAIS. Os **linfonodos ruminais** estão agrupados de acordo com sua localização no rúmen. Os linfonodos ruminais direitos estão colocados ao longo do curso da artéria ruminal direita. Normalmente dois ou três estão presentes, e seu tamanho é menor que 1,0 cm de comprimento. Os linfonodos ruminais esquerdos são encontrados, de modo inconstante, no sulco esquerdo do rúmen. Os linfonodos ruminais craniais estão situados profundamente no sulco cranial do rúmen.

LINFONODOS RETICULARES. Os **linfonodos reticulares** estão situados no retículo, dorsal e ventralmente à sua junção com o omaso.

LINFONODOS OMASAIS. Os **linfonodos omasais** estão situados no omaso, ao longo do curso dos vasos gástricos esquerdos. Normalmente um ou dois linfonodos estão presentes.

LINFONODOS ABOMASAIS DORSAIS. Os **linfonodos abomasais dorsais** estão localizados ao longo da curvatura menor do abomaso. Normalmente é encontrado um linfonodo único de 2 cm de comprimento (May, 1970).

LINFONODOS ABOMASAIS VENTRAIS. Os **linfonodos abomasais ventrais** são encontrados na gordura ao longo da curvatura maior do abomaso ou alguns deles podem estar colocados no omento a cerca de 2,5 cm da curvatura (May, 1970).

LINFONODOS PANCREATICODUODENAIS. Os **linfonodos pancreaticoduodenais** estão situados na face ventral do pâncreas e ao longo da parte direita deste, em relação ao duodeno. Uns poucos pequenos linfonodos estão localizados na parte cranial do mesoduodeno.

LINFONODOS HEPÁTICOS. Os **linfonodos hepáticos** estão situados na, e ventralmente à fissura portal. O tamanho dos linfonodos varia de menos que 1,0 cm a 2,0 cm de comprimento. Eles são normalmente em número de 2 a 4.

CENTRO LINFÁTICO MESENTÉRICO CRANIAL

LINFONODOS JEJUNAIS. Os **linfonodos jejunais** estão localizados no mesentério do jejuno e íleo. Normalmente há dois ou três linfonodos alongados e estreitos na parte periférica do mesentério. Alguns dos linfonodos podem atingir 8 a 10 cm de comprimento e 1 a 2 cm de largura, enquanto numerosos pequenos linfonodos são encontrados no mesentério e se estendem centralmente até as dobras do mesentério. Aferentes provêm do jejuno e íleo; eferentes formam o tronco jejunal (May, 1970).

LINFONODOS CECAIS. Os **linfonodos cecais** estão situados no ligamento ileocecal. Normalmente há dois, às vezes três, linfonodos de 0,5 a 1,5 cm de comprimento. Aferentes provêm do ceco e íleo; eferentes vão para os linfonodos jejunal ou cólico ou para o tronco jejunal.

LINFONODOS CÓLICOS. Os **linfonodos cólicos** estão situados, em parte, superficialmente no lado direito da massa espiralada do cólon, em parte, profundamente entre as alças. Um a três linfonodos estão presentes próximo à parte inicial do cólon. Aferentes provêm do cólon, mas alguns podem ser recebidos a partir do íleo e ceco e seus linfonodos. Eferentes vão para o tronco jejunal ou para outros linfonodos cólicos (May, 1970).

CENTRO LINFÁTICO MESENTÉRICO CAUDAL

LINFONODOS MESENTÉRICOS CAUDAIS. Os **linfonodos mesentéricos caudais** estão associados com a artéria mesentérica caudal. Dois ou três linfonodos menores que 1,5 cm de comprimento estão localizados próximo à origem da artéria mesentérica caudal. Uns poucos linfonodos pequenos estão situados no mesentério do cólon descendente. Eles estão associados com as ramificações da artéria mesentérica caudal. Recebem aferentes a partir do cólon descendente; eferentes vão para os linfonodos ilíaco medial e aórtico-lombar.

DUCTOS E GRANDES TRONCOS LINFÁTICOS

TRONCOS TRAQUEAIS. Os **troncos traqueais** são formados pelos eferentes dos linfonodos retrofaríngeos laterais (May, 1970). Eles passam caudalmente, em primeiro lugar ao longo da superfície dorsolateral da traquéia e estão localizados na parte caudal do pescoço medialmente à artéria carótida comum. No lado esquerdo, o tronco traqueal pode se articular com o ducto torácico e terminar nas veias jugular externa ou jugular comum. No lado direito, o tronco traqueal pode se unir ao ducto linfático direito ou ao ducto torácico e terminar na veia jugular externa ou jugular comum. Normalmente existe um tronco traqueal de cada lado mas, ocasionalmente, dois ou três troncos estão presentes, com um maior do que os outros (May, 1970).

DUCTO LINFÁTICO DIREITO. O **ducto linfático direito** é variável. Algumas vezes pode estar ausente. Quando presente é formado pelo tronco traqueal direito e os eferentes dos linfonodos cervicais superficiais. Ele termina nas veias jugular externa ou jugular comum. Quando ausente, o ducto traqueal direito se articula com a terminação do ducto torácico (May, 1970).

TRONCOS LOMBARES. Os **troncos lombares** são formados pelos eferentes dos linfonodos aórtico-lombares, ilíaco medial e sacral. Eles terminam na cisterna do quilo.

TRONCO HEPÁTICO. O **tronco hepático** é formado pela confluência dos eferentes dos linfonodos hepáticos.

TRONCO GÁSTRICO. O **tronco gástrico** é formado pelos eferentes dos linfonodos atriais.

TRONCO CELÍACO. O **tronco celíaco** é formado pela confluência dos troncos gástrico e hepático.

TRONCO JEJUNAL. Os eferentes dos linfonodos jejunais convergem para formar um **tronco jejunal** de maior tamanho.

TRONCOS CÓLICOS. Os **troncos cólicos** são formados pelos eferentes dos linfonodos cólicos.

TRONCO INTESTINAL. O **tronco intestinal** é formado pela confluência dos troncos cólico e jejunal e os eferentes dos linfonodos cecais.

TRONCO VISCERAL. O **tronco visceral** é derivado da união dos troncos celíaco e intestinal. O tronco celíaco pode estar ausente, e neste caso os troncos gástrico, hepático e intestinal formam o tronco visceral.

CISTERNA DO QUILO. A **cisterna do quilo** é um vaso alongado de parede delgada. Está localizada na face ventral do músculo psoas maior, para a direita e ligeiramente dorsal à aorta, e entre este vaso e o pilar direito do diafragma ao nível da primeira vértebra (May, 1970). A cisterna do quilo recebe os troncos lombar, intestinal, hepático e gástrico.

DUCTO TORÁCICO. O **ducto torácico** se origina a partir da cisterna do quilo no hiato aórtico. Ele permanece único, ou se divide em ramos dos lados direito e esquerdo da superfície dorsal da aorta torácica. Termina nas veias jugular externa ou jugular comum.

BIBLIOGRAFIA

Boda, J. 1928. Die abdominalen Lymphknoten der Schafe. Allatorvosi Közlöny, *10*:205–212.

Boda, J. 1929. Die abdominalen Lymphknoten der Schafe. Inaug. Diss., Budapest.

Getty, R. 1964. Atlas for Applied Veterinary Anatomy. Ames, Iowa State University Press.

Grau, H. 1933. Die Lymphgefässe der Haut des Schafes (*Ovis aries*). Ztschr. Anat. Entw.-Gesch., *101*:423–448.

Grau, H. 1935. Die Lymphgefässe der Schultergliedmassenmuskeln des Schafes (*Ovis aries*). Gegenbaur Morph. Jahrb., 75:62–91.

Hampl, A., J. Bartos and R. Zednik. 1967. Lymphonodi Supramammarii der Schafmilchdrüse. Zbl. Vet. Med., A, *14*:570–577.

Heath, T. J. 1964. Pathways of lymph drainage in sheep. Anat. Rec., *148*:290.

Heath, T. 1964. Pathways of intestinal lymph drainage in normal sheep and in sheep following thoracic duct occlusion. Am. J. Anat., *115*:569–579.

Lascelles, A. K., and B. Morris. 1961. Surgical techniques for collection of lymph from unanaesthetized sheep. Quart. J. Exp. Physiol., 46:199–205.

May, N. D. S. 1970. The Anatomy of the Sheep. 3rd ed. Brisbane, Australia, University of Queensland Press.

Meyer, A. W. 1908. The haemolymph glands of sheep. Anat. Rec., 2:62–64.

PARTE III — CAPRINO

K. Tanudimadja *e* N. G. Ghoshal

CENTROS LINFÁTICOS DA CABEÇA

CENTRO LINFÁTICO MANDIBULAR

LINFONODO MANDIBULAR. O **linfonodo mandibular** (1,7 a 3,5 cm de comprimento, 1,0 a 2,2 cm de largura, e 0,4 a 0,8 cm de espessura) está colocado ao longo da borda ventral da parte molar da mandíbula na junção das veias lingual e facial (Fig. 34-18). Há normalmente um nódulo de cada lado. Algumas vezes, nódulos hemáticos estão presentes na área. Lateralmente e ventralmente o linfonodo mandibular está relacionado com o platisma, medialmente com a porção rostral do digástrico, e dorsalmente com a borda ventral da parte molar da mandíbula. Vasos aferentes provêm da pele e estruturas do espaço mandibular, incluindo as gengivas, língua, glândula mandibular e parte caudoventral do masseter. Vasos eferentes drenam para os linfonodos retrofaríngeos laterais e ocasionalmente para o linfonodo retrofaríngeo medial (Tanudimadja e Ghoshal, 1973a).

O **linfonodo pterigóideo** está ausente.

CENTRO LINFÁTICO DA PARÓTIDA

LINFONODO PAROTÍDEO. O **linfonodo parotídeo** (1,2 a 5,0 cm de comprimento, 0,8 a 2,0 cm de largura, e 0,5 a 1,5 cm de espessura) está colocado na região parotídea, profundamente em relação à glândula parótida, ligeiramente caudal à borda caudal do masseter (Fig. 34-18). Normalmente há um nódulo único de cada lado. Mas algumas vezes dois nódulos estão presentes (Tanudimadja e Ghoshal, 1973a). É de forma variável. Está relacionado lateralmente à glândula parótida, ao ramo bucal dorsal e palpebral auricular do nervo facial; medialmente aos vasos faciais transversos e veia temporal superficial; dorsalmente ao trago da orelha, e ventralmente

SISTEMA LINFÁTICO DO RUMINANTE

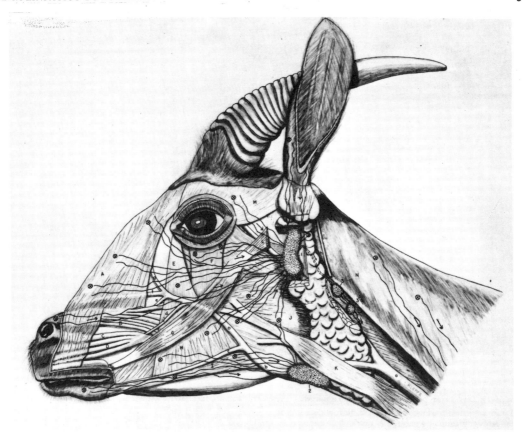

Figura 34-18. Linfonodos e vasos linfáticos da cabeça do caprino.

1, Linfonodo parotídeo; 2, linfonodo mandibular; 3, 3', linfonodos retrofaríngeos laterais; A, elevador nasolabial; B, elevador maxilar labial; C, canino; D, depressor maxilar labial; E, malar; F, malar (parte do depressor da pálpebra inferior); G, zigomático; H, parte bucal do bucinador; I, depressor mandibular labial; J, masseter; K, esternomandibular; L, zigomático auricular; M, frontal; N, clido-occipital; a, v. jugular externa; b, veia facial; c, veia labial mandibular; d, v. labial maxilar; e, v. nasal lateral; f, v. nasal dorsal; g, v. ocular angular; h, v. auricular caudal (cortada). (De Tanudimadja e Ghoshal, 1973a.)

à glândula parótida e à borda caudal do masseter. Vasos aferentes provêm da pele e estruturas das regiões nasal, facial, palpebral, do ouvido externo e massetérica e glândula parótida. Vasos eferentes drenam para os linfonodos retrofaríngeos laterais.

CENTROS LINFÁTICOS RETROFARÍNGEOS

LINFONODOS RETROFARÍNGEOS LATERAIS. Os **linfonodos retrofaríngeos laterais** (0,7 a 2,8 cm de comprimento, 0,4 a 2,7 cm de largura, e 0,3 a 0,9 cm de espessura) estão colocados na face dorsal da parte cranial do pescoço, ventralmente à asa do atlas, normalmente incluídos na gordura (Figs. 34-18 e 19). Estão cobertos pela aponeurose do clido-occipital na borda caudal da glândula parótida. Há normalmente dois a três nodos de cada lado, os quais são ovalados ou achatados. Pequenos linfonodos hemáticos estão presentes na vizinhança. Os linfonodos retrofaríngeos laterais estão relacionados lateralmente ao clido-occipital e parte caudal da glândula parótida, medialmente ao longo da cabeça, dorsalmente ao ramo externo do nervo acessório e ventralmente à artéria carótida comum. Vasos aferentes provêm da pele da região parotídea e estruturas da parte cranial do pescoço. Eferentes se dirigem para os linfonodos retrofaríngeos mediais, mandibular, parotídeo e ocasionalmente cervicais profundos craniais. Vasos eferentes (dois a três), após surgirem do nódulo caudal, formam a radícula lateral do tronco traqueal (Tanudimadja e Ghoshal, 1973a, c).

LINFONODO RETROFARÍNGEO MEDIAL. O **linfonodo retrofaríngeo medial** (2,1 a 4,5 cm de comprimento, 1,1 a 2,6 cm de largura, e 0,6 a 1,2 cm de espessura) (Fig. 34-20) está situado na face dorsolateral da faringe, um de cada lado da linha média, cerca de 0,5 cm separado do seu correspondente do lado oposto. Um nódulo está normalmente presente de cada lado da base do crânio, e é triangular ou oval. Está relacionado lateralmente com o pterigóideo medial, a carótida externa e artérias faríngeas ascendentes, e o nervo glossofaríngeo; medialmente ao linfonodo retrofaríngeo medial pelo outro lado; dorsalmente à parte basilar do osso occipital e longo da cabeça, e ventralmente ao pterigofaríngeo e tíreo-faríngeo. Vasos aferentes provêm da boca e

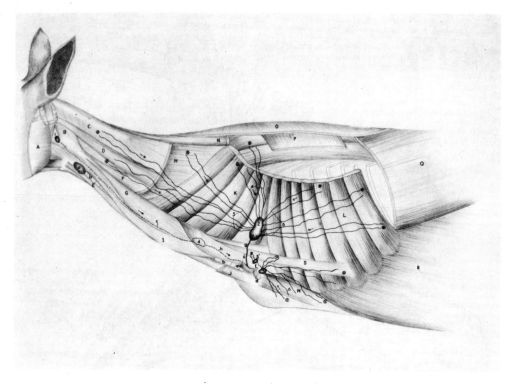

Figura 34-19. Dissecação profunda do pescoço e parede torácica do caprino, face lateral esquerda.
1, Linfonodos retrofaríngeos laterais; 2, linfonodo cervical superficial; 3, 3', linfonodos axilares da primeira costela; 4, linfonodo cervical profundo caudal; 4', aferentes da região escapular profunda para 2; 5, aferentes da região do pescoço para 2; 6, aferentes da parede torácica (desde o décimo espaço intercostal) para 2; A, masseter; B, oblíquo caudal da cabeça; C, esplênio da cabeça; D, longo grande da cabeça; E, esternotíreo-hióideo; F, longo do atlas; G, longo da cabeça; H, esplênio; I, esôfago; J, esternocefálico (cort.); K, serrátil ventral do pescoço; L, serrátil ventral do tórax; M, reto do tórax; N, rombóideo do pescoço; O, trapézio; P, rombóideo do tórax; Q, longo do dorso; R, oblíquo externo do abdome; a, glândula tireóide; b, traquéia; c, radícula lateral do tronco traqueal; d, v. axilar; e, v. jugular externa; f, artéria axilar; g, eferente de 2; h, eferente de 4. (De Tanudimadja e Ghoshal, 1973c.)

cavidades nasais, gengivas, língua, músculos da região mandibular e ocasionalmente do linfonodo mandibular. Vasos eferentes drenam parcialmente para os linfonodos retrofaríngeos laterais e parcialmente convergem, formando a radícula medial do tronco traqueal. (Tanudimadja e Ghoshal, 1973a, c).

Linfonodos hióideos estão ausentes.

CENTROS LINFÁTICOS DO PESCOÇO

CENTRO LINFÁTICO CERVICAL SUPERFICIAL

LINFONODO CERVICAL SUPERFICIAL. O **linfonodo cervical superficial** (3,4 a 5,0 cm de comprimento, 1,5 a 2,3 cm de largura, e 0,8 a 1,5 cm de espessura) está situado na gordura, ao longo da borda cranial do supra-espinhoso, com sua borda ventral se estendendo cerca de 2,0 cm dorsalmente à articulação escápulo-umeral (Figs. 34-19 e 21). É coberto pelo clido-occipital, omotransverso e parte cervical do trapézio. Na maioria das vezes um nódulo oval único está presente de cada lado. Algumas vezes são encontrados linfonodos hemáticos na proximidade.

Está relacionado lateralmente ao clido-occipital, omotransverso e parte cervical do trapézio; medialmente ao serrátil ventral cervical; e caudalmente ao supra-espinhoso. Vasos aferentes provêm da pele e músculos do pescoço, das paredes caudal, dorsal e lateral do tórax, desde a altura do décimo espaço intercostal e a partir dos vasos linfáticos superficiais laterais e mediais dos membros anteriores (Tanudimadja e Ghoshal, 1973c). O único vaso eferente drena para o ducto torácico do lado esquerdo e para as veias jugular externa ou traqueocefálica do lado direito e ocasionalmente para o ramo pré-escapular da veia cervical superficial (Tanudimadja e Ghoshal, 1973c).

CENTRO LINFÁTICO CERVICAL PROFUNDO

LINFONODO CERVICAL PROFUNDO CRANIAL. O **linfonodo cervical profundo cranial** (0,7 a 1,5 cm de comprimento, 0,5 a 1,0 cm de largura e 0,3 a 0,4 cm de espessura) é encontrado em um nível ventral à parte cranial do áxis, dorsalmente à glândula tireóide e à borda caudal do tireofaríngeo (Fig. 34-22). É inconstante, e um ou dois nódulos estão presentes de cada lado do pescoço. Linfonodos hemáticos são encontrados nessa área. O linfonodo cervical

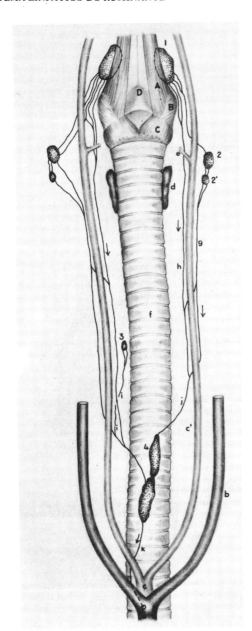

Figura 34-20. Origem, curso e terminação do tronco traqueal do caprino; vista ventral.

1, Linfonodo retrofaríngeo medial; 2, 2', linfonodos retrofaríngeos laterais; 3, linfonodo cervical profundo medial; 4, linfonodo cervical profundo caudal; A, tíreo-hióideo; B, tireofaríngeo; C, cricotíreo-hióideo; D, cartilagem tireóide; a, tronco bijugular; b, v. jugular externa (cort.); c, tronco bicarotídeo; c', a. carótida comum (esquerda); d, glândula tireóide; e, a. tireóide cranial; f, traquéia; g, radícula lateral do tronco traqueal; h, radícula medial do tronco traqueal; i, eferente do linfonodo cervical profundo medial; j, tronco traqueal; k, eferente do linfonodo cervical profundo caudal. (De Tanudimadja e Ghoshal, 1973a.)

profundo cranial está relacionado lateralmente ao esternomastóideo e glândula mandibular; medialmente ao tireofaríngeo, cricotireóideo e traquéia. Vasos aferentes provêm das estruturas circunvizinhas. Vasos eferentes normalmente drenam para a radícula lateral do tronco traqueal e ocasionalmente para os linfonodos retrofaríngeos laterais (Tanudimadja e Ghoshal, 1973c).

LINFONODO CERVICAL PROFUNDO MÉDIO. O **linfonodo cervical profundo médio** (1,0 a 1,5 cm de comprimento, 0,3 a 0,6 cm de largura e 0,1 a 0,15 cm de espessura) está colocado, unilateralmente ou bilateralmente, ao longo do terço caudal da face lateral da traquéia. É inconstante, e normalmente um nódulo está presente (Fig. 34-20). Está relacionado lateralmente ao esternocefálico e fáscia cervical profunda; e medialmente à superfície lateral da traquéia. Vasos aferentes provêm da traquéia, esôfago e estruturas circunvizinhas. Vasos eferentes drenam para a radícula lateral do tronco traqueal.

LINFONODO CERVICAL PROFUNDO CAUDAL. O **linfonodo cervical profundo caudal** (2,8 a 4,4 cm de comprimento, 0,7 a 0,9 cm de largura, 0,5 a 0,8 cm de espessura) está situado ao longo da face ventral ou ventrolateral da traquéia, cerca de 4,0 a 5,0 cm cranialmente ao estreito anterior do tórax (Figs. 34-19 e 20). É normalmente único mas pode variar em número. É freqüentemente oval e alongado. Está relacionado dorsalmente à face ventral da traquéia (no caso de nódulo único); ventralmente à fáscia cervical profunda, esternotíreo-hióideo e esternocefálico, e lateralmente à face lateral da traquéia (no caso de dois nódulos). Vasos aferentes provêm dos músculos circunvizinhos, da traquéia, timo e tronco traqueal direito e/ou esquerdo. Dois vasos eferentes se articulam antes de desembocar na veia jugular externa ou tronco bijugular.

LINFONODO COSTOCERVICAL. O **linfonodo costocervical** (0,8 a 1,6 cm de comprimento, 0,5 a 0,8 cm de largura e 0,2 a 0,6 cm de espessura) está localizado medialmente ou imediatamente cranial à primeira costela, ou entre os vasos costocervicais (Figs. 34-20 e 22). Normalmente é encontrado um nódulo de cada lado e em casos excepcionais estão ausentes. Pequenos linfonodos hemáticos são encontrados nas proximidades. O linfonodo costocervical está relacionado lateralmente à 1.ª costela e escaleno médio; medialmente à traquéia e esôfago; e, ocasionalmente, caudal à borda cranial da primeira costela. Vasos aferentes provêm dos músculos circunvizinhos, traquéia e esôfago. Vasos eferentes drenam para o ducto torácico ou para os linfonodos axilares da primeira costela no lado esquerdo, enquanto no lado direito eles desembocam nos linfonodos mediastínicos craniais ou no linfonodo traqueobrônquico cranial.

O **linfonodo sub-rombóide** está ausente.

CENTROS LINFÁTICOS DOS MEMBROS ANTERIORES

CENTROS LINFÁTICOS AXILARES

LINFONODO AXILAR PROPRIAMENTE DITO. O **linfonodo axilar propriamente dito** (0,9 a 2,8 cm de comprimento, 0,7 a 2,0 cm de largura e 0,3 a 0,5 cm de espessura) está colocado dentro do espaço axilar na face costal da escápula (Fig. 34-23). Está cerca de

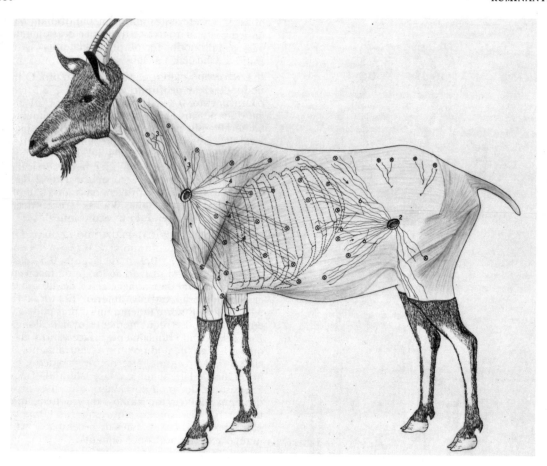

Figura 34-21. Vasos (linfáticos) aferentes superficiais do pescoço e parede torácica do caprino.

1, Linfonodo cervical superficial; 2, linfonodo subilíaco; 3, aferentes de 1 a partir do pescoço; 4, aferentes de 1 a partir da parede torácica cranial; 5, 5', aferentes de 1 a partir do membro anterior; 6, aferentes de 2 a partir das paredes abdominal e torácica caudal. (De Tanudimadja e Ghoshal, 1973b.)

0,5 cm caudal à articulação da espádua ao longo da parte ventral do redondo maior, no ângulo entre as veias subescapular e toracodorsal ao longo da parte ventral do nervo torácico longo. Normalmente um nódulo está presente, mas algumas vezes dois. Ele pode ser oval ou achatado. Está relacionado lateralmente ao redondo maior; medialmente ao serrátil ventral torácico; dorsalmente ao nervo torácico longo; ventralmente à veia toracodorsal; e cranialmente à veia subescapular. Vasos aferentes provêm das estruturas da região do carpo, braço e antebraço e estruturas da face medial da escápula. Vasos eferentes drenam para os linfonodos axilares da primeira costela.

LINFONODOS AXILARES DA PRIMEIRA COSTELA. Os **linfonodos axilares da primeira costela** (0,7 a 1,5 cm de comprimento, 0,5 a 0,9 cm de largura e 0,3 a 0,6 cm de espessura) estão situados na face lateral da parte cranioventral da parede torácica, se estendendo da primeira à segunda costela ou segundo espaço intercostal (Figs. 34-19 e 23). Eles estão situados junto aos vasos axilares e aos nervos do plexo braquial. De cada lado, há usualmente dois ou três nódulos. Eles podem ser ovais, achatados ou arredondados. Eles estão relacionados lateralmente ao peitoral ascendente e subescapular, e medialmente à primeira costela ou escaleno ou reto torácico, também, variavelmente, aos vasos axilares e nervos do plexo braquial. Vasos aferentes provêm da pele e da parte ventrolateral da parede torácica, serrátil ventral torácico, peitoral ascendente, parte cranial do oblíquo abdominal externo, intercostais externos e internos dos primeiros três espaços intercostais, reto torácico e parte cranial do reto abdominal; também dos linfonodos axilar propriamente dito e costocervical. Normalmente um vaso eferente único se abre no ducto torácico ou, após receber eferentes do linfonodo costocervical, desemboca no ducto torácico ou drena diretamente para os eferentes do linfonodo cervical superficial no lado esquerdo. No lado direito os vasos eferentes se articulam com os eferentes do linfonodo cervical superficial (Tanudimadja e Ghoshal, 1973c).

O **linfonodo infra-espinhoso** está ausente.

CENTROS LINFÁTICOS DA CAVIDADE TORÁCICA

CENTRO LINFÁTICO TORACODORSAL

Linfonodos aórtico-torácicos. Os **linfonodos aórtico-torácicos** (0,4 a 1,5 cm de comprimento, 0,3 a 0,6 cm de largura e 0,2 a 0,5 cm de espessura) estão incluídos em gordura, dorsalmente à aorta torácica às vezes ventralmente aos corpos das vértebras torácicas (Figs. 34-20 e 22). Freqüentemente o nódulo mais cranial é visto ao nível do quinto espaço intercostal. Há normalmente cinco ou seis, às vezes sete nódulos ovais de cada lado da cavidade torácica. Eles estão relacionados dorsalmente aos corpos das vértebras torácicas e tronco simpático torácico, e ventralmente à aorta torácica e ducto torácico. Eles recebem vasos aferentes a partir do esôfago, intercostais internos e externos, e linfonodos intercostais. Vasos eferentes desembocam nos linfonodos mediastínicos craniais ou médios.

Linfonodos intercostais. Os **linfonodos intercostais** (0,3 a 0,6 cm de diâmetro) estão incluídos em gordura na extremidade dorsal dos vários espaços intercostais, um tanto dorsalmente ao tronco simpático torácico e lateral aos corpos das vértebras torácicas, sendo cobertos pela pleura costal (Figs. 34-24 e 25). Cinco a seis nódulos ovais ou redondos são encontrados de cada lado da parede torácica interna. Estão relacionados lateralmente à parte dorsal do intercostal interno; medialmente à pleura costal e fáscia endotorácica e ventralmente ao tronco simpático torácico. Vasos aferentes provêm dos músculos da parede torácica dorsal e lateral. Vasos eferentes drenam para a aorta torácica ou linfonodos mediastínicos craniais.

CENTRO LINFÁTICO TORACOVENTRAL

Linfonodo esternal. O **linfonodo esternal** (0,6 a 1,8 cm de comprimento, 0,4 a 1,1 cm de largura e 0,2 a 0,8 cm de espessura) está incluído em gordura

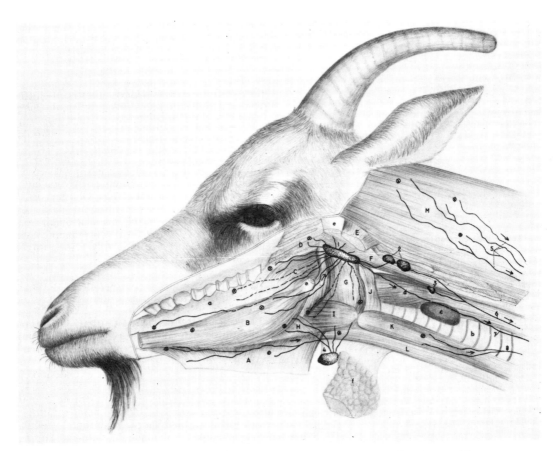

Figura 34-22. Vista profunda de linfonodos e vasos linfáticos da cabeça do caprino. A mandíbula foi removida.

1, Linfonodo retrofaríngeo medial; 2, linfonodos retrofaríngeos laterais; 3, linfonodo cervical profundo cranial; 4, linfonodo mandibular; 5, vasos aferentes para o linfonodo cervical superficial; 6, radícula lateral do tronco traqueal; 7, radícula medial do tronco traqueal; 8, vasos aferentes para o linfonodo cervical superficial; A, milo-hióideo; B, estiloglosso; C, pterigofaríngeo; D, pterigóideo medial (cort.); E, occípito-hióideo; F, longo da cabeça; G, tíreo-faríngeo; H, hioglosso; I, tíreo-hióideo; J, cricofaríngeo; K, esterno tíreo-hióideo; L, esterno-hióideo; M, clido-occipital; a, língua; b, traquéia; c, glândula tireóide; d, esôfago; e, osso estilo-hióideo (removida a porção maior); f, parte ventral da glândula parótida (refletida ventralmente). (De Tanudimadja e Ghoshal, 1973a.)

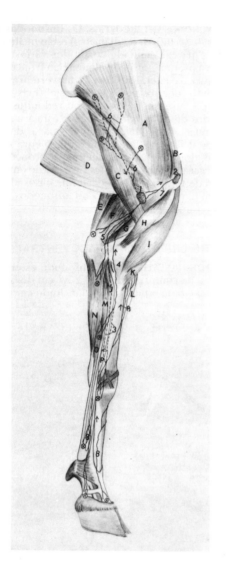

Figura 34-23. Vasos linfáticos superficiais e profundos do membro anterior do caprino; vista medial.

1, Linfonodo axilar propriamente dito; 2, linfonodos axilares da primeira costela; 3, aferentes profundos (linhas ininterruptas) provenientes da região do carpo para 1; 4, aferentes superficiais provenientes do antebraço para 1; 5, aferentes superficiais provenientes do braço para 1; 6, aferentes profundos (linhas ininterruptas) provenientes da face medial da região escapular para 1; 7, eferentes de 1 para 2; 8, aferentes superficiais provenientes da face medial da região digital e antebraço para o linfonodo cervical superficial; A, subescapular; B, supra-espinhoso; C, redondo maior; D, longo do dorso; E, tensor da fáscia do antebraço; F, cabeça longa do tríceps braquial; e G, cabeça medial; H, coracobraquial; I, bíceps braquial; J, flexor digital profundo (cabeça umeral); K, braquial; L, extensor radial do carpo; M, flexor digital superficial (ventre profundo); N, flexor ulnar do carpo; O, flexor digital superficial; P, tendão do flexor radial do carpo. (De Tanudimadja e Ghoshal, 1973c.)

na borda cranial do transverso torácico ao nível do primeiro espaço intercostal (Figs. 34-24 e 25). Normalmente um nódulo está presente em cada lado do plano médio. Está relacionado ventralmente à parte ventral do intercostal interno; dorsalmente à pleura costal, e caudalmente ao bordo cranial do transverso torácico. Recebe vasos aferentes do transverso torácico, parte distal dos intercostais interno e externo, oblíquo abdominal externo, peitoral ascendente e reto abdominal. Vasos eferentes se unem aos eferentes do linfonodo cervical profundo do lado direito e com os eferentes do linfonodo cervical superficial à esquerda.

CENTRO LINFÁTICO MEDIASTÍNICO

LINFONODOS MEDIASTÍNICOS CRANIAIS. Os **linfonodos mediastínicos craniais** (0,8 a 1,1 cm de comprimento, 0,3, a 0,7 cm de largura e 0,1 a 0,4 cm de espessura) estão situados no mediastino cranial dorsalmente ao tronco braquiocefálico e à veia cava cranial (Figs. 34-24, 25, 26 e 27). Estão incluídos em gordura entre o longo do pescoço e a traquéia, colocados sobre essas estruturas ou sobre o esôfago. Normalmente há dois ou três (às vezes de um a quatro) nódulos de cada lado da cavidade torácica. São encontrados nas circunvizinhanças nódulos hemáticos de vários tamanhos. Relacionam-se dorsalmente ao longo do pescoço, e medialmente ao esôfago ou traquéia. Recebem vasos aferentes a partir do esôfago, traquéia, timo, longo do pescoço e linfonodos intercostal, aórtico-torácico, traqueobrônquico cranial, costocervical, mediastínico médio, traqueobrônquico esquerdo e pericárdico esquerdo. Vasos eferentes se articulam com o linfonodo costocervical ou seus eferentes. (Tanudimadja e Ghoshal, 1973d).

LINFONODOS MEDIASTÍNICOS MÉDIOS. Os **linfonodos mediastínicos médios** (0,7 a 3,0 cm de comprimento, 0,5 a 1,0 cm de largura, e 0,3 a 0,5 cm de espessura) estão situados no mediastino médio dorsalmente à base do coração (Figs. 34-24, 25, 26 e 27). Estão incluídos em gordura entre o esôfago e o longo do pescoço entre a terceira e a quinta costelas. Um a dois nódulos estão presentes em cada lado da cavidade torácica (Tanudimadja e Ghoshal, 1973d). Linfonodos hemáticos estão presentes na área. Os linfonodos mediastínicos médios relacionam-se dorsalmente ao longo do pescoço; ventralmente ao esôfago, e medialmente ao arco aórtico e aorta torácica. Vasos aferentes provêm do esôfago, traquéia, longo do pescoço, pulmões, mediastino e linfonodos aórtico-torácico e mediastínicos caudais. Vasos eferentes drenam para os linfonodos mediastínicos craniais.

LINFONODO MEDIASTÍNICO CAUDAL. O **linfonodo mediastínico caudal** (10,0 a 13,0 cm de comprimento, 0,8 a 1,8 cm de largura, e 0,4 a 0,7 cm de espessura) está localizado no mediastino caudal entre a aorta torácica e esôfago, se estendendo entre os sexto e nono espaços intercostais (Figs. 34-24, 25, 26 e 27). É único, alongado, ou fusiforme, com uma superfície larga dorsal. Nódulos hemolinfáticos são encontrados na vizinhança. O linfonodo mediastínico caudal está relacionado dorsalmente à aorta torácica e ventralmente ao esôfago. Recebe vasos aferentes a partir do diafragma, traquéia, esôfago, mediastino, pericárdio e músculo epiaxiais na parte dorsal da parede torácica, estendendo-se entre os sexto e décimo segundo espaços intercostais. Seu único vaso eferente desemboca no linfonodo mediastínico médio.

SISTEMA LINFÁTICO DO RUMINANTE

CENTRO LINFÁTICO BRONQUIAL

LINFONODO TRAQUEOBRÔNQUICO ESQUERDO. O **linfonodo traqueobrônquico esquerdo** (2,1 a 3,5 cm de comprimento, 0,1 a 1,0 cm de largura, e 0,4 a 0,6 cm de espessura) está colocado na face esquerda da bifurcação traqueal, caudalmente ao ligamento arterioso e o arco aórtico, entre a bifurcação traqueal e o tronco pulmonar (Fig. 34-25). Somente um nódulo está presente (Figs. 34-26 e 28) com pequenos nódulos hemolinfáticos na área. O linfonodo traqueôbrônquico esquerdo é normalmente triangular ou alongado. Está relacionado cranialmente com o arco aórtico e nervo recorrente laríngeo esquerdo; caudalmente à veia ázigos direita; lateralmente ao tronco pulmonar e arco aórtico; e medialmente ao brônquio principal esquerdo. Recebe vasos aferentes do lobo diafragmático (caudal) do pulmão esquerdo, traquéia, esôfago, mediastino, coração e linfonodo traqueobrônquico médio (às vezes a partir dos linfonodos pulmonares). Vasos eferentes drenam para os linfonodos mediastínicos craniais.

LINFONODO TRAQUEOBRÔNQUICO DIREITO. O **linfonodo traqueobrônquico direito** (0,2 cm de diâmetro) está situado na superfície dorsolateral da bifurcação traqueal (Fig. 34-28). É inconstante e, quando presente, é único e redondo. Pequenos nódulos hemolinfáticos estão presentes nessa área. O linfonodo traqueobrônquico direito está relacionado lateralmente à face medial do lobo médio do pulmão direito. E medialmente à bifurcação traqueal. Recebe vasos aferentes a partir do lobo médio do pulmão direito e coração. Vasos eferentes drenam para o linfonodo traqueobrônquico cranial.

LINFONODO TRAQUEOBRÔNQUICO MÉDIO. O **linfonodo traqueobrônquico médio** (0,3 cm de diâmetro) é redondo e, quando presente, está colocado na face dorsal da bifurcação traqueal (Fig. 34-28). Nódulos hemolinfáticos são encontrados nessa área. O linfo-

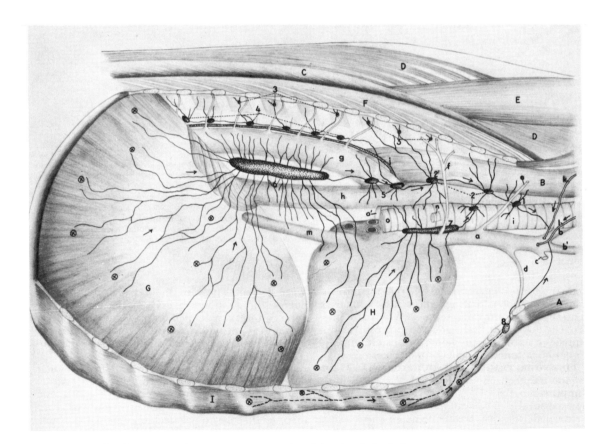

Figura 34-24. Linfonodos e vasos linfáticos das vísceras torácicas do caprino. Lado direito.
1, Linfonodo costocervical; 2, linfonodos mediastínicos craniais; 3, linfonodos intercostais; 4, linfonodos aórtico-torácicos; 5, linfonodos mediastínicos mediais; 6, linfonodo mediastínico caudal; 7, linfonodo traqueobrônquico cranial; 8, linfonodo esternal; A, m. esternocefálico; B, músculo longo do pescoço; C, m. longo do tórax; D, m. espinhoso e semi-espinhoso torácico; D', m. espinhoso e semi-espinhoso cervical; E, m. esplênio; F, m. multífido; G, diafragma; H, coração (dentro do pericárdio); I, aponeurose do oblíquo abdominal externo; L, m. intercostais internos; a, veia cava cranial; b, v. jugular externa (esquerda) e b' (direita); c, v. subclávia (direita); d, v. torácica interna; e, v. costocervical; f, v. ázigos (direita); g, aorta torácica; h, esôfago; i, traquéia; j, ducto torácico; k, eferente do linfonodo cervical superficial; l, eferente do linfonodo cervical profundo caudal; m, veia cava caudal; n, brônquio traqueal; o, brônquio principal direito e o', esquerdo (cortado). (De Tanudimadja, K e N. G. Ghoshal [1973]. Os linfonodos e vasos linfáticos das vísceras torácicas do caprino [*Capra hircus*]; Anatomia, Histologia, Embriologia, 2, 316-326.)

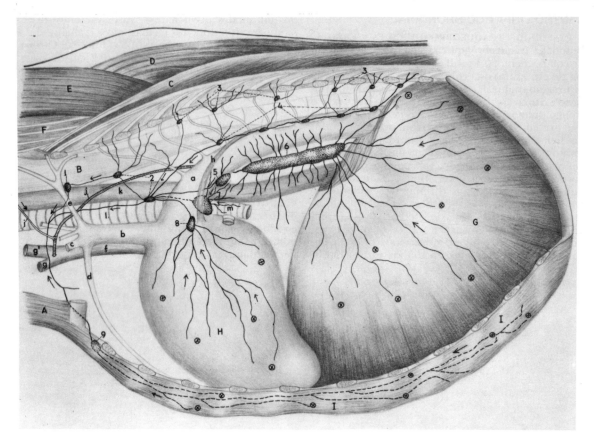

Figura 34-25. Linfonodos e vasos linfáticos das vísceras torácicas; lado esquerdo.

1, Linfonodo costocervical; 2, linfonodos mediastínicos craniais; 3, linfonodos intercostais; 4, linfonodos aórtico-torácicos; 5, linfonodos mediastínicos mediais; 6, linfonodo mediastínico caudal; 7, linfonodo traqueobrônquico esquerdo; 8, linfonodo pericárdico esquerdo; 9, linfonodo esternal; A, esternocefálico; B, longo do pescoço; C, longo do tórax; D, espinhoso e semi-espinhoso torácico; E, esplênio; F, longo cervical; G, diafragma; H, coração (dentro do pericárdio); I, aponeurose do oblíquo abdominal externo; a, aorta torácica; b, tronco braquiocefálico; c, a. subclávia (esquerda); d, a. torácica interna; e, tronco costocervical; f, veia cava cranial; g, v. jugular externa (esquerda); g', v. jugular esterna (direita); h, v. ázigos (esquerda); i, eferentes do linfonodo cervical superficial; j, ducto torácico; k, esôfago; l, traquéia; m, brônquio principal esquerdo (cortado). Para expor os linfonodos, o tronco pulmonar não é mostrado. (De Tanudimadja, K. e N. G. Ghoshal [1973]. Os linfonodos e vasos linfáticos das vísceras torácicas do caprino [*Capra hircus*]; Anatomia, Histologia e Embriologia, 2, 316-326.)

nodo traqueobrônquico médio está relacionado dorsalmente aos lobos diafragmáticos dos pulmões, e ventralmente à bifurcação traqueal. Vasos aferentes provêm dos lobos diafragmático e acessório dos pulmões e linfonodo pulmonar. Vasos eferentes se abrem no linfonodo traqueobrônquico esquerdo.

Linfonodo traqueobrônquico cranial. O **linfonodo traqueobrônquico cranial** (2,1 a 7,0 cm de comprimento, 0,5 a 1,3 cm de largura e 0,3 a 0,8 cm de espessura) está colocado apenas no lado direito da cavidade torácica, freqüentemente entre a base do coração e a traquéia (Figs. 34-24 e 27). Estende-se caudalmente do brônquio traqueal até a bifurcação da traquéia (ocasionalmente se estendendo ligeiramente para a esquerda) ou torcido ventrolateralmente entre a veia ázigos direita e os brônquios traqueais. Ele é único, alongado e achatado (Fig. 34-28). Nódulos hemolinfáticos são encontrados na sua vizinhança. Está relacionado dorsalmente à traquéia; ventralmente à base do coração; e lateralmente à veia ázigos direita e brônquios traqueais.

Vasos aferentes provêm do lobo apical (cranial) do pulmão direito, traquéia, esôfago, pericárdio, linfonodo costocervical, e quando presente também eferentes do linfonodo traqueobrônquico direito. Vasos eferentes se unem aos linfonodos mediastínicos craniais.

Linfonodo pulmonar. O **linfonodo pulmonar** (0,7 a 1,0 cm de comprimento, 0,14 a 0,16 cm de largura e 0,2 a 0,5 cm de espessura) é oval e está situado sobre os brônquios principais esquerdo e direito, sendo coberto pelo tecido pulmonar por uma curta distância (Fig. 34-28). É de presença inconstante e quando presente é normalmente único. Está relacionado ventralmente à face dorsal dos brônquios principais dentro do tecido pulmonar. Vasos aferentes provêm dos pulmões. Vasos eferentes se unem com o linfonodo traqueobrônquico médio e na ausência do mesmo com o linfonodo traqueobrônquico esquerdo.

Linfonodo pericárdico esquerdoφ. O **linfonodo pericárdico esquerdo** (1,2 a 1,5 cm de compri-

SISTEMA LINFÁTICO DO RUMINANTE

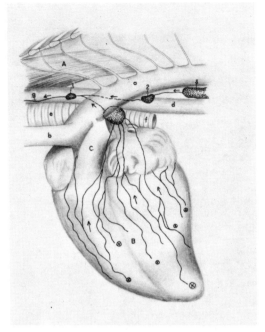

Figura 34-26

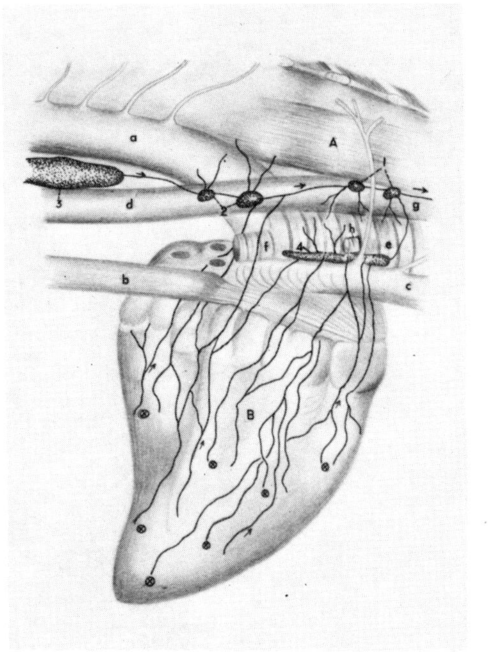

Figura 34-27

Figura 34-26. Drenagem da linfa do coração do caprino. Lado esquerdo.

1, Linfonodos mediastínicos craniais; 2, linfonodos mediastínicos mediais; 3, linfonodo mediastínico caudal; 4, linfonodo traqueobrônquico esquerdo; A, longo do pescoço; B, coração; a, aorta torácica; b, tronco braquiocefálico; c, tronco pulmonar; d, esôfago; e, traquéia; f, brônquio principal esquerdo; g, eferentes de l. (De Tanudimadja, K. e N. G. Ghoshal [1973]. Os linfonodos e vasos linfáticos das vísceras torácicas dos caprinos [*Capra hircus*]; Anatomia, Histologia, Embriologia, 2, 316-326.)

Figura 34-27. Drenagem da linfa do coração do caprino, lado direito.

1, Linfonodos mediastínicos craniais; 2, linfonodos mediastínicos mediais; 3, linfonodo mediastínico caudal; 4, linfonodo traqueobrônquico cranial; A, longo do pescoço; B, coração; a, aorta torácica; b, veia cava caudal; c, veia cava cranial; d, esôfago; e, traquéia; f, brônquio principal direito; g, eferentes de 1; h, brônquio traqueal. (De Tanudimadja, K.e N. G. Ghoshal [1973]. Os linfonodos e vasos linfáticos das vísceras torácicas dos caprinos [*Capra hircus*]; Anatomia, Histologia, Embriologia, 2, 316-326.)

mento, 0,5 a 1,0 cm de largura e 0,3 a 0,5 cm de espessura) é oval e achatado, e está colocado na base do pericárdio, próximo ao sítio de penetração da veia ázigos esquerda, através do pericárdio, na veia cava cranial (Fig. 34-25). Sua presença é inconstante e quando presente é normalmente único. Está relacionado dorsalmente ao tronco vagal dorsal; ventralmente ao nervo frênico, lateralmente à pleura pericárdica, e medialmente ao pericárdio. Vasos aferentes provêm do pericárdio. Vasos eferentes se unem aos linfonodos mediastínicos craniais.

Os **linfonodos diafragmático**φ e **pericárdico direito**φ estão ausentes.

CENTROS LINFÁTICOS DA PAREDE PÉLVICA E ABDOMINAL*

CENTRO LINFÁTICO LOMBAR

LINFONODOS AÓRTICO-LOMBARES. Os **linfonodos aórtico-lombares** (0,2 a 1,1 cm de diâmetro) são redondos, compreendendo em variável número de nódulos. Estão espalhados ao longo das vértebras lombares na face dorsal da veia cava e face dorsolateral da aorta abdominal, lateralmente às artérias lombares, entre o psoas menor e a aorta abdominal. Vasos aferentes provêm dos músculos sublombares e glúteos, das glândulas adrenais e linfonodos mesentérico caudal e ilíaco lateral. Vasos eferentes se abrem nos vasos linfáticos provindos da cavidade pélvica, do tronco lombar ou da cisterna do quilo.

Os **linfonodos lombares propriamente ditos** estão ausentes.

LINFONODO RENAL. O **linfonodo renal** (1,9 a 3,2 cm de comprimento) é normalmente único em cada lado. É razoavelmente grande e freqüentemente em forma de vírgula. Está situado entre a artéria renal e a aorta abdominal no lado esquerdo e, à direita, entre a veia cava caudal e vasos renais, próximo à sua origem. Recebe vasos aferentes a partir dos rins e glândulas adrenais. Vasos eferentes drenam nos vasos linfáticos provindos da cavidade pélvica, ou algumas vezes da cisterna do quilo.

CENTRO LINFÁTICO ILEOSSACRAL

LINFONODOS ILÍACOS MEDIAIS. Os **linfonodos ilíacos mediais** (0,8 cm de diâmetro, 1,2 a 2,8 cm de

---

*Baseado em Iwanoff, 1947-48 e Ozgüden, 1967.

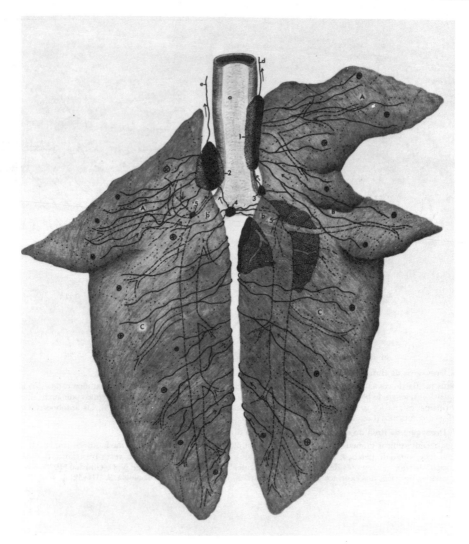

Figura 34-28. Linfonodos e vasos linfáticos da região bronquial do caprino; vista dorsal.
 As partes claras, pontilhadas do pulmão (D) e linfonodos (1, 2 e 5) estão situados por baixo das respectivas estruturas. 1, Linfonodo traqueobrônquico; 2, linfonodo traqueobrônquico esquerdo; 3, linfonodo traqueobrônquico direito; 4, linfonodo traqueobrônquico medial; 5, linfonodos pulmonares direito e esquerdo; A, lobo apical (cranial); B, lobo médio; C, lobo diafragmático (caudal); D, lobo acessório (pontilhado); a, traquéia; b, brônquio principal direito; b', brônquio principal esquerdo; c, brônquio traqueal; d, eferentes de 1 para os linfonodos mediastínicos craniais; e, eferentes de 2 para os linfonodos mediastínicos craniais esquerdos. (De Tanudimadja, K. e N. G. Ghoshal [1973]; Os linfonodos e vasos linfáticos das vísceras torácicas dos caprinos [*Capra hircus*]; Anatomia, Histologia, Embriologia, *2*, 316-326.)

espessura) estão normalmente misturados com os linfonodos ilíacos laterais próximo à bifurcação da aorta abdominal. Eles normalmente estão situados no ângulo entre os vasos ilíacos externos, a aorta abdominal e a veia cava caudal. Algumas vezes, uns poucos estão situados cranialmente à origem dos vasos ilíacos e circunflexos profundos. Alguns deles estão situados na origem da artéria sacral média e são denominados linfonodos sacrais. Há freqüentemente um a dois nódulos no lado direito e um a três nódulos no esquerdo. Eles recebem vasos aferentes dos órgãos pélvicos e linfonodos poplíteo, isquiático, ilíaco lateral, anorretal, subilíaco e escrotal no macho ou linfonodos mamários na fêmea. Vasos eferentes formam o tronco lombar.

LINFONODOS ILÍACOS LATERAIS. Os **linfonodos ilíacos laterais** (0,4 a 0,6 cm de diâmetro) são normalmente em número de um a quatro. São ovais ou arredondados. Podem ser inconstantes e limitados a um só lado. Os nódulos direitos são aparentemente tão grandes quanto os correspondentes esquerdos. Estão situados próximo à origem dos vasos ilíacos circunflexos profundos e podem ainda estar situados entre seus ramos cranial e caudal. Recebem vasos aferentes dos órgãos pélvicos, músculos dos membros posteriores, articulações dos membros

SISTEMA LINFÁTICO DO RUMINANTE

posteriores e dos linfonodos poplíteo, isquiático, e às vezes dos linfonodos escrotais no macho ou mamários na fêmea. Vasos eferentes desembocam no tronco lombar, cisterna do quilo, linfonodos ilíacos mediais e linfonodos aórtico-lombares.

LINFONODOS ANORRETAIS. Os **linfonodos anorretais,** dois a três, estão situados ventral ou dorsolateralmente na parte retroperitoneal do reto, recebendo linfa da cauda. De acordo com Ozgüden (1967), eles estão ausentes. Vasos eferentes vão para os linfonodos ilíacos mediais.

LINFONODOS HIPOGÁSTRICOS. Os **linfonodos hipogástricos** (2,6 cm de comprimento, 1,8 cm de largura e 0,5 cm de espessura) são ovais ou redondos e são vistos ao longo do curso dos vasos ilíacos internos, caudal à asa do íleo, estendendo-se entre as chanfraduras isquiáticas menor e maior, sobre o levantador do ânus. Freqüentemente eles estão situados no ângulo de divergência entre as artérias ilíacas internas esquerda e direita, algumas vezes estendendo-se até a face ventral da terminação da aorta abdominal. Eles podem estar misturados com os linfonodos ilíacos mediais. Normalmente há um nódulo pequeno e um grande. Vasos aferentes provêm dos órgãos pélvicos, músculos da cauda e linfonodo tuberal. Vasos eferentes vão para os linfonodos ilíacos mediais e tronco lombar.

CENTRO LINFÁTICO INGUINOFEMORAL (INGUINAL SUPERFICIAL)

LINFONODOS INGUINAIS SUPERFICIAIS. Os **linfonodos inguinais superficiais** (1,9 a 2,6 cm de comprimento no macho; 0,7 a 1,1 cm de comprimento na fêmea) estão incluídos em uma considerável quantidade de gordura na região inguinal. No macho, os **linfonodos escrotais** estão situados caudalmente ao cordão espermático, entre a face lateral do pênis e m. grácil. Na fêmea, dois ou três **linfonodos mamários** estão freqüentemente presentes dorsocaudalmente à glândula mamária. Eles estão relacionados medialmente aos vasos pudendos externos. Vasos aferentes provêm dos órgãos genitais externos e pele, glândula mamária e articulações femorotibiopatelar e do jarrete. Vasos eferentes, após cursar ao longo dos vasos ilíacos externos, se abrem nos linfonodos ilíaco medial e ilíaco lateral.

LINFONODOS SUBILÍACOS. Os **linfonodos subilíacos** (o primeiro 2,5 a 4,3 cm de comprimento, o segundo com 0,8 a 1,1 cm de comprimento), um ou dois, estão localizados dorsalmente à patela; próximo aos quadríceps femoral e na extremidade ventral do tensor da fáscia lata. Estão relacionados lateralmente ao tronco cutâneo e medialmente aos músculos abdominais. Vasos aferentes provêm da região abdominal, pelve, regiões inguinal e perineal. Vasos eferentes desembocam nos linfonodos ilíacos mediais (Fig. 34-21).

Os **linfonodos da fossa paralombar,** os **linfonodos coxais** e os **linfonodos acessórios coxais** estão ausentes.

CENTRO LINFÁTICO ISQUIÁTICO

LINFONODOS ISQUIÁTICOS. Os **linfonodos isquiáticos** (0,5 a 0,7 cm de comprimento) quando presentes são normalmente únicos de cada lado, ao longo da face lateral do ligamento sacrotuberal largo. Ficam abaixo da tuberosidade sacra e atrás do nervo isquiático. Às vezes existem um ou dois gânglios entre a pequena chanfradura isquiática e o ligamento sacrotuberal largo, abaixo da borda caudal do piriforme e ao longo da face profunda do gluteobíceps. Estão relacionados aos vasos gluteocaudais. Recebem vasos aferentes da pele e músculos da região glútea, articulação do quadril, cauda e ânus. Vasos eferentes ascendem ao longo dos vasos ilíacos internos para os linfonodos hipogástricos.

LINFONODO TUBERAL. A presença do **linfonodo tuberal** é variável ao longo da face medial da tuberosidade isquiática sob a pele. Vasos eferentes carreiam linfa para os linfonodos hipogástricos.

CENTROS LINFÁTICOS DOS MEMBROS POSTERIORES*

CENTRO LINFÁTICO ILIOFEMORAL (INGUINAL PROFUNDO)

LINFONODO ILIOFEMORAL. O **linfonodo iliofemoral** (2,0 a 3,5 cm de comprimento e 0,8 a 1,4 cm de largura) está situado de maneira variável entre a origem da artéria ilíaca externa e o canal femoral. Freqüentemente está localizado próximo a um ramo da artéria ilíaca circunflexa, cobrindo parcialmente a origem desta última na ilíaca externa. Vasos eferentes carreiam linfa para o tronco lombar (Iwanoff, 1947-48).

CENTRO LINFÁTICO POPLÍTEO

LINFONODOS POPLÍTEOS. Os **linfonodos poplíteos** (1,5 a 1,9 cm de comprimento) são normalmente únicos em cada membro posterior. Estão situados profundamente na face lateral da articulação femorotibiopatelar ou ligeiramente distal ao longo da borda caudal do gastrocnêmio. Estão relacionados lateralmente ao gluteobíceps e semitendinoso; medialmente ao semimembranoso, e caudalmente aos vasos femorais caudais. Vasos aferentes provêm da parte distal dos membros posteriores. Vasos eferentes desembocam nos linfonodos ilíacos medial e lateral, hipogástrico e isquiático.

CENTROS LINFÁTICOS DAS VÍSCERAS ABDOMINAIS*

CENTRO LINFÁTICO CELÍACO

LINFONODOS CELÍACOS. Os **linfonodos celíacos** são inconstantes. Podem ser em número de três a cinco, situados próximo à origem da artéria celíaca, na aorta abdominal. É difícil distingui-los dos linfonodos aórtico-lombares. Vasos aferentes provêm dos órgãos vizinhos. Vasos eferentes vão diretamente para a cisterna do quilo ou tronco gástrico.

---

*Baseado em Iwanoff, 1947-48 e Ozgüden, 1967.

LINFONODOS ATRIAIS. Os **linfonodos atriais** (0,8 a 1,2 cm de comprimento, 0,3 a 0,5 cm de diâmetro) estão situados principalmente na superfície visceral do átrio, imediatamente caudal ao cárdia. Eles recebem vasos aferentes a partir do rúmen, retículo, baço, omaso, abomaso e pâncreas. Vasos eferentes drenam para a cisterna do quilo ou tronco intestinal.

LINFONODOS RUMINAIS DIREITOS. Os **linfonodos ruminais direitos** (0,2 a 1,1 cm de diâmetro, 0,5 a 2,8 cm de comprimento) podem estar presentes em apenas 20% dos casos. Eles representam um grupo de 15 a 18 nódulos como uma continuação caudal dos linfonodos atriais. Estão distribuídos ao longo do curso da artéria ruminal direita dentro do sulco longitudinal direito. Eles recebem vasos aferentes da superfície correspondente do rúmen. Vasos eferentes desembocam nos linfonodos atriais.

LINFONODOS RUMINAIS ESQUERDOS. Os **linfonodos ruminais esquerdos** são inconstantes e estão situados no sulco longitudinal esquerdo do rúmen. Vasos aferentes são originários da superfície adjacente do rúmen. Vasos eferentes desembocam nos linfonodos reticulares.

Os **linfonodos ruminais craniais** estão ausentes.

LINFONODOS RETICULARES. Os **linfonodos reticulares** (0,6 a 1,0 cm de comprimento) estão localizados no sulco rumino-reticular. Recebem vasos aferentes a partir do retículo, superfície cranial do rúmen e linfonodos ruminais esquerdos. Vasos eferentes se dirigem para os linfonodos atriais.

LINFONODOS OMASAIS. Os **linfonodos omasais** (0,2 a 2,1 cm de comprimento, 0,2 a 2,5 cm de diâmetro) compreendem cinco ou seis nódulos elipsóides ou redondos, situados no lado direito do rúmen ao longo da curvatura dorsal do omaso. Vasos aferentes provêm do omaso, vasos eferentes normalmente vão para os linfonodos atriais e algumas vezes para a cisterna do quilo.

Os **linfonodos ruminoabomasais** estão ausentes.

LINFONODOS ABOMASAIS DORSAIS. Os **linfonodos abomasais dorsais** (1,1 a 2,2 cm de comprimento, 0,3 a 0,4 cm de diâmetro) compreendem cinco a seis nódulos situados ao longo da curvatura menor do abomaso. Algumas vezes estão incluídos em gordura entre a origem do abomaso e omaso. Vasos aferentes provêm do abomaso e parte cranial do duodeno. Vasos eferentes drenam para os linfonodos atriais.

LINFONODOS ABOMASAIS VENTRAIS. Os **linfonodos abomasais ventrais** são inconstantes e estão situados ao longo da curvatura maior do abomaso.

LINFONODOS RETÍCULO-ABOMASAIS. Os **linfonodos retículo-abomasais** (1,2 cm de comprimento) consistem de dois nódulos elipsóides situados entre as duas camadas do omento, ao longo da curvatura maior do abomaso e retículo. Vasos eferentes vão para os linfonodos reticulares.

LINFONODOS HEPÁTICOS. Os **linfonodos hepáticos** (0,6 a 2,4 cm de comprimento, 0,4 a 0,5 cm de diâmetro) compreendem cinco a sete nódulos elipsóides ou redondos situados próximo ao hilo do fígado. Estão situados entre os processos papilar e caudado do fígado e estão relacionados à veia porta e artéria hepática. Tendem a se agregar numa massa única. Recebem vasos aferentes a partir da superfí-

cie visceral do fígado e abomaso. Vasos eferentes se abrem no tronco gástrico ou algumas vezes na cisterna do quilo.

Os **linfonodos hepáticos acessórios** estão ausentes.

LINFONODOS PANCREATICODUODENAIS. Os **linfonodos pancreaticoduodenais** (0,7 a 1,3 cm de comprimento) compreendem três a cinco nódulos alongados ou redondos presentes ao longo do curso da artéria pancreaticoduodenal caudal entre a parte ascendente do duodeno e a parte distal do cólon ascendente. Eles recebem vasos aferentes a partir do pâncreas, duodeno, segmento inicial do jejuno, parte distal do cólon ascendente e primeira parte do cólon descendente. Vasos eferentes desembocam nos linfonodos cólicos ou tronco intestinal.

CENTRO LINFÁTICO MESENTÉRICO CRANIAL

Os **linfonodos mesentéricos craniais** estão algumas vezes presentes e é difícil separá-los dos linfonodos aórtico-lombares.

LINFONODOS JEJUNAIS. Os **linfonodos jejunais** (0,8 a 2,1 cm de comprimento) compreendem seis a 40 nódulos de vários tamanhos. Estão localizados dentro do mesentério, se estendendo do jejuno até a alça espiralada do cólon ascendente. Algumas vezes estão fundidos formando dois ou três linfonodos maiores medindo 15,0 a 17,5 cm de comprimento. Ocasionalmente, eles medem acima de 40,0 cm de comprimento. Vasos aferentes provêm dos segmentos adjacentes dos intestinos, ceco e íleo. Vasos eferentes convergem, formando um tronco jejunal único, o qual, por sua vez, se abre no tronco intestinal.

LINFONODOS CECAIS. Os **linfonodos cecais** (0,2 a 0,3 cm de diâmetro) compreendem dois nódulos, encontrados no mesentério entre o ceco e o segmento final do íleo. Vasos eferentes drenam para os linfonodos cólicos e tronco intestinal.

LINFONODOS CÓLICOS. Os **linfonodos cólicos** (0,8 a 3,8 cm de comprimento, 0,7 cm de diâmetro) incluem um grande número de nódulos amplamente distribuídos ao longo da superfície ventral da parte inicial do cólon e cranialmente ao íleo, próximo à abertura ileocecocólica e a artéria cecal. Outros são vistos do lado direito da alça espiralada do cólon ascendente, medialmente aos linfonodos jejunais. Alguns deles são também encontrados no lado direito, entre as alças proximais e distais do cólon, próximo à origem do jejuno e linfonodos jejunais. Vasos aferentes provêm do cólon, íleo, ceco e pâncreas. Vasos eferentes convergem, formando o tronco cólico o qual, por sua vez, se une ao tronco intestinal.

CENTRO LINFÁTICO MESENTÉRICO CAUDAL

LINFONODOS MESENTÉRICOS CAUDAIS. Os **linfonodos mesentéricos caudais** incluem quatro a oito nódulos situados próximo à parede abdominal dorsal. Os craniais são normalmente menores que os correspondentes caudais. Vasos eferentes carreiam linfa para os linfonodos aórtico-lombares ou para o tronco lombar.

GRANDES TRONCOS LINFÁTICOS E DUCTOS

TRONCO TRAQUEAL. Cada **tronco traqueal** consiste de duas radículas, cada uma delas surgindo como eferentes de ambos os linfonodos retrofaríngeos lateral e medial, respectivamente, com relações semelhantes em ambos os lados do pescoço (Fig. 34-20) (Tanudimadja e Ghoshal, 1973 a, c). A radícula medial do tronco traqueal é formada principalmente pelos eferentes do linfonodo retrofaríngeo medial. Passa caudalmente na lâmina pré-vertebral da fáscia cervical profunda, entre a traquéia e os músculos ventrais do pescoço, e se articula com a radícula lateral correspondente ao terço caudal do pescoço. Assim, ele contribui na formação do tronco traqueal, o qual penetra no linfonodo cervical profundo caudal que é freqüentemente único. Nos casos em que há dois linfonodos cervicais profundos caudais, as radículas lateral e medial de cada tronco traqueal se unem antes de drenar para os linfonodos do lado correspondente. Ocasionalmente o tronco traqueal consiste de uma radícula única formada por eferentes do linfonodo retrofaríngeo medial (Tanudimadja e Ghoshal, 1973a). Ele corre para o linfonodo cervical profundo caudal ao longo da face ventral do pescoço, medialmente à bainha da carótida. Dois ou três vasos eferentes, após surgirem do nódulo caudal dos linfonodos retrofaríngeos laterais, convergem, formando a radícula lateral do tronco traqueal. Ele recebe vasos eferentes dos linfonodos cervicais profundos cranial e médio.

TRONCOS LOMBARES. Os **troncos lombares** são formados pela confluência de vasos eferentes dos linfonodos ilíacos lateral e medial e linfonodo iliofemoral. Estão situados cerca de 4,0 a 5,0 cm cranialmente à ramificação final da aorta abdominal em duas artérias ilíacas comuns. Suas porções iniciais estão situadas primeiramente ventral à aorta abdominal e, posteriormente, estão relacionadas com seu lado direito. Após cruzar a artéria renal direita elas cursam entre a aorta abdominal e veia cava caudal. Recebem vasos eferentes dos linfonodos aórticolombares, hipogástrico, renal e ilíacos lateral e me-

dial. Cerca de 2,0 a 3,0 cm cranialmente à artéria renal, eles se articulam ao tronco visceral, formando a cisterna do quilo. O tronco visceral é formado pela união de ambos os troncos gástrico e intestinal antes da articulação com o tronco hepático.

CISTERNA DO QUILO. A **cisterna do quilo** está localizada em torno da primeira vértebra lombar, no pilar direito do diafragma. Tem cerca de 1,4 cm de diâmetro. É considerada como a continuação do tronco lombar, sendo a transição gradual. Está situada algo à direita e dorsalmente à aorta abdominal. Penetra na cavidade torácica via hiato aórtico do diafragma, e continua como o ducto torácico.

DUCTO TORÁCICO. O **ducto torácico** penetra na cavidade torácica através do hiato aórtico do diafragma e corre cranialmente ao longo da face direita da aorta torácica. Ao nível do quarto espaço intercostal ele passa obliquamente à face esquerda do esôfago. Estende-se cranialmente além da abertura torácica cranial (cerca de 2,0 a 3,0 cm), abrindo-se na veia jugular externa ou no tronco bijugular (Tanudimadja e Ghoshal, 1973d).

BIBLIOGRAFIA

Iwanoff, S. 1947–48. Vyshu·anatomiita i topografiita na lymfnite vyzli i golemite lymfni sydove pri kozata. Sofia Univ.-Vet. Med. Fak. Godishnik Annuaire 24:552–559.

Ozgüden, T. 1967. Yerli tiflik kesisi ile karaman koyununda karin legen ve ard bacak lenf sistinin ma roanatomik (komparatiftopografik) ve sub-gross arastiramsi. Vet. Fak. Dergisi Ankara Univ. 14:387–413.

Tanudimadja, K. 1973. Morphology of the lymph drainage of the head, neck, thoracic limb and thorax of the goat (*Capra hircus*). Unpublished Ph.D. diss. Library, Iowa State University, Ames.

Tanudimadja, K., and N. G. Ghoshal. 1973a. Lymph nodes and lymph vessels of the head of the goat (*Capra hircus*). Am. J. Vet. Res. 34:909–914.

Tanudimadja, K. and N. G. Ghoshal. 1973b. The lymph nodes and lymph vessels of the thoracic wall of the goat (*Capra hircus*). Iowa State J. Res. 47:229–243.

Tanudimadja, K., and N. G. Ghoshal. 1973c. The lymph nodes and lymph vessels of the neck and thoracic limb of the goat (*Capra hircus*). Anat. Anz. 134:64–80.

Tanudimadja, K., and N. G. Ghoshal. 1973d. The lymph nodes and lymph vessels of the thoracic viscera of the goat (*Capra hircus*). Zbl. Vet. Med. C, 2:316–326.

BAÇO

S. Sisson

PARTE I — BOVINO

O **baço** tem um contorno elíptico, alongado, sendo ambas as extremidades finas, arredondadas e similares em tamanho (Fig. 34-29).

Seu peso médio é cerca de 900 g, ou cerca de 1/6 por cento do peso corporal. Seu comprimento médio é de cerca de 50 cm, sua largura de cerca de 15 cm, e no meio sua espessura é cerca de 2 a 3 cm.

A **extremidade dorsal** está situada sob as extremidades dorsais das duas últimas costelas (Fig. 29-36), e pode se estender caudalmente até aos primeiros processos transversos lombares. A **extremidade ventral** varia de posição, mas está comumente em oposição à oitava ou nona costela, cerca de um palmo dorsal à sua extremidade esternal. A **face parietal** é convexa e está relacionada com o diafragma. A **face visceral** é côncava e está relacionada principalmente à face esquerda do rúmen (Fig. 29-33), mas, comumente, também à estreita área adjacente do retículo. A parte dorsal está fixada ao pilar esquerdo do diafragma e a face esquerda do rúmen pelo peritônio e tecido conjuntivo; a parte ventral é livre. O **hilo** está situado no terço dorsal da superfície visceral, próximo ao bordo cranial.

Cerca de metade da superfície visceral do baço é fixada diretamente ao estômago e por isso não é coberta pelo peritônio; a linha de reflexão deste último atravessa a superfície obliquamente desde a parte dorsal do bordo caudal até o bordo cranial, ventralmente à sua parte média. Similarmente há uma estreita área descoberta na parte dorsal da superfície parietal ao longo do bordo cranial. O hilo não é uma chanfradura, mas uma simples depressão. Quando formolizado *in situ*, o órgão é observado como sendo um pouco torcido, de modo que a parte dorsal da superfície parietal se dobra dorsal e cranialmente, enquanto que ventralmente está dirigido lateralmente. Em alguns casos o baço é consideravelmente mais longo do que descrito acima e pode se estender até a extremidade ventral da sétima ou oitava costela. Não raro, há aderências patológicas da parte ventral do baço às estruturas adjacentes.

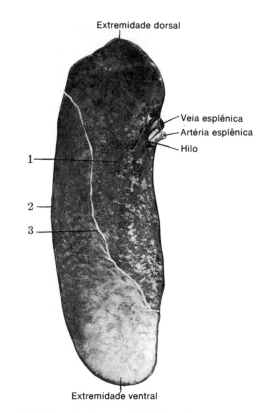

Figura 34-29. Baço bovino, superfície visceral.
1, Área de fixação ao rúmen (não peritoneal); 2, borda caudal; 3, linha de reflexão peritoneal.

PARTE II — OVINO

O **baço** (Fig. 29-41) é aproximadamente triangular, com ângulos arredondados; a extremidade mais larga, ou base, é dorsal. Pesa cerca de 100 g. Seu comprimento é de cerca de 12 a 15 cm e sua maior largura de cerca de 7,5 a 10 cm. O eixo maior é oblíquo e corresponde a uma linha traçada desde a extremidade vertebral da última costela até cerca da metade do décimo espaço intercostal. A **superfície parietal** é convexa e está relacionada ao diafragma, ao qual está aderido o terço cranial; quando formolizado *in situ* ele freqüentemente mostra impressões das partes superiores das últimas três costelas. A **superfície visceral** é côncava, e sua metade cranial está fixada à curvatura dorsal do rúmen. Os bordos são finos, sendo o caudal freqüentemente crenado. A extremidade dorsal ou base está fixada ao pilar esquerdo do diafragma sob as duas últimas costelas; normalmente se estende cerca de 3 cm caudalmente à última costela. O **hilo** está na superfície visceral, próximo ao ângulo cranial; é uma depressão arredondada, e não uma chanfradura. A extremidade ventral é mais estreita e mais fina que a base, está normalmente situada em oposição ao décimo espaço intercostal ou décima primeira costela, um pouco acima da sua parte média.

TIMO

W. G. Venzke

Em animais jovens, o **timo** está situado em ambos os lados da face ventrolateral do pescoço e na porção pré-cardial da cavidade torácica. Consiste de uma porção torácica dando a impressão de que existe apenas um lobo e situado à esquerda da linha média. Realmente a porção torácica do timo, através de cuidadosa dissecação, pode ser dividida em dois lobos. Na entrada do tórax o timo parece estar fundido, mas uma dissecação cuidadosa mostrará as porções direita e esquerda que se estendem para cima no pescoço para a região laríngea.

A **porção torácica** do timo está localizada no lado esquerdo, se estendendo caudalmente para o coração, artéria pulmonar e arco aórtico, e dorsalmente para o lobo apical do pulmão esquerdo. Na entrada do tórax está situado ventralmente e à esquerda da traquéia. As **porções cervicais** do timo estão localizadas na superfície ventrolateral da traquéia, no terço caudal do pescoço, mas se separam em porções definidas, direita e esquerda, na metade cranial do pescoço e tornam-se dorsolaterais à traquéia (Fig. 30-24).

O timo é de cor rosa-amarelado e composto de grandes lóbulos. As porções cervicais direita e esquerda formam a massa do tecido do timo. Na região caudal do pescoço, as regiões direita e esquerda do timo estão em aposição ventral à traquéia, esôfago, artéria carótida e tronco vagossimpático. Superficialmente, na região cervical, o timo está relacionado aos músculos esternocefálico e esternotireóideo e à veia jugular externa.

Em bezerros, o timo parece aumentar em peso e tamanho até oito semanas de idade. Na primeira semana de idade, o timo pesa de 100 a 200 g; após 4 a 6 semanas de idade, cerca de 400 a 600 g. A involução do timo começa na região cervical e normalmente está completa no bovino adulto de 6 anos, ainda que histologicamente possam ser localizados remanescentes ativos de tecido do timo no espaço mediastínico cranial.

Nos **ovinos** e nos **caprinos,** o timo pesa aproximadamente 40 a 45 g em animais de 2 meses de vida. Involução marcante é observada em animais de 2 anos de idade.

VASOS E NERVOS. O timo é suprido com sangue arterial de ramos das **artérias** carótida comum e torácica interna esquerda. As **veias** drenam para a jugular e veias torácicas internas. Os vasos **linfáticos** drenam do timo para os linfonodos cervical, cranial, mediastínico e esternal. O suprimento **nervoso** é vagossimpático.

BIBLIOGRAFIA

Deniz, E. 1964. Blood supply of the thymus in calf. Zbl. Vet. Med., 11A:749–759.

Kodama, R. M., and H. Tedeschi. 1963. An electron microscopic study of calf thymus nuclear preparations isolated in sucrose solutions. J. Cell. Biol., 18:541–543.

Lewis, O. J. 1957. The blood vessels of the adult mammalian spleen. J. Anat. (London), 91:245–250.

Luckhaus, G. 1968. On the connective tissue space of the cervicothoracic thymus gland type in the goat. Gegenbaur Morph. Jahrb., 112:449–56.

Luckhaus, G. 1969. Gravimetric and kinetic developmental studies on the thymus of the ovine fetus. Gegenbaur Morph. Jahrb., 113:590–604.

Mishra, D. B., L. N. Das and G. Biswal. 1966. Comparative histological study of the thymus gland of the bull and the bullock. Indian vet. J., 43:12–16.

Papp, E. 1960. Effects of thymectomy in rats and calves. Ph.D. Diss., Ohio State University.

Pelagalli, G. V. 1966. Morphologic and topographic study of the blood vessels of the spleen. Study in *Ovis aries*. Acta Med. Vet. (Napoli), 12:43–59.

Scupin, E. 1960. Vascular supply of the digestive organs of the abdominal and pelvic cavities including the liver, spleen and pancreas in the goat. Inaug. Diss., Hannover, 51 pp.

CAPÍTULO 35

SISTEMA NERVOSO DO RUMINANTE

SISTEMA NERVOSO CENTRAL

H.-D. Dellmann *e* R. C. McClure

MEDULA ESPINHAL

Como a **medula espinhal** já foi descrita no Cap. 13, nesta seção somente serão descritos os detalhes particulares que se aplicam aos ruminantes.

A medula espinhal no bovino adulto estende-se da medula oblonga, no forame magno, até ao nível da metade cranial da segunda vértebra sacral. Aos dois meses de idade a extremidade da medula espinhal está ao nível da terceira vértebra sacral e, aos dez meses de idade, na borda caudal da segunda vértebra sacral.

Os segmentos cervicais da medula espinhal são deslocados cranialmente e estão quase centrados nos discos ou articulações intervertebrais; desta forma, a parte caudal dos segmentos da medula espinhal se localizam na parte cranial da vértebra cervical do mesmo número, excetuado o último, o oitavo segmento da medula espinhal cervical, que está na parte cranial da primeira vértebra torácica..

Nos bovinos todos os segmentos da medula espinhal torácica e os dois primeiros segmentos da medula espinhal lombar estão deslocados caudalmente, sendo quase centrados nos discos intervertebrais (Fig. 35-1). O terceiro segmento lombar está localizado inteiramente dentro do canal da terceira vértebra lombar. Os últimos três segmentos da medula espinhal lombar e todos os segmentos da medula espinhal sacral e caudal (coccígea) estão deslocados cranialmente, conforme é indicado nas Figs. 35-2 e 3. A porção cranial do quinto **segmento** da medula espinhal lombar está localizada no canal da quarta vértebra lombar e o quarto caudal deste segmento localiza-se no canal da quinta vértebra lombar. O sexto segmento da medula espinhal lombar e o primeiro segmento da medula espinhal sacral estão localizados no canal da parte caudal da quinta vértebra lombar. O segundo, o terceiro e o quarto segmentos da medula espinhal sacral localizam-se no canal da sexta vértebra lombar.

No ovino e no caprino o deslocamento dos segmentos da medula espinhal nas regiões cervical, to-rácica e lombar cranial é o mesmo que no bovino (Figs. 35-4, 5 e 6). Na região lombar caudal o deslocamento cranial não é tão acentuado quanto no bovino. Há a presença de um sétimo segmento da medula espinhal lombar; ele está localizado na porção caudal do canal da sexta vértebra lombar e na porção cranial da sétima vértebra lombar. Os quatro segmentos da medula espinhal sacral localizam-se no canal da porção caudal da sétima vértebra lombar e na primeira vértebra sacral. Os segmentos caudais estão localizados no canal da parte caudal da primeira vértebra sacral e da segunda vértebra sacral.

A configuração da secção transversal da medula espinhal modifica-se gradativamente, no primeiro segmento cervical, deixando de ser achatada dorsoventral e cranialmente para tornar-se quase circular, caudalmente, em sua junção com o segundo segmento cervical. Na região cervical restante, da medula espinhal do bovino, a secção transversal é quase circular, exceto nos três segmentos caudais onde é achatada dorsoventralmente na **intumescência cervical.**

Para informações sobre o relacionamento estrutural entre as substâncias cinzenta e branca da medula espinhal do bovino e dos ovinos, indicam-se as referências da literatura no Cap. 13.

A anatomia dos tratos e dos trajetos ascendente e descendente na medula espinhal do bovino, ovino e caprino foi pouco estudada. O **trato piramidal** é reportado como desaparecendo caudalmente ao terceiro ou ao quarto segmento da medula espinhal cervical, no ovino; no caprino, este trato atinge o sétimo segmento da medula espinhal cervical e, no bovino, ele atinge apenas o primeiro segmento cervical da medula espinhal. Os tratos rubroespinhal e vestibuloespinhal foram demonstrados no caprino e no ovino. Os tratos espinocerebelares foram descritos no ovino, no caprino e no bovino. O funículo dorsal e as fibras de segunda ordem foram descritos no caprino e no bovino. (Solicita-se consultar as referências na bibliografia para o Cap. 13.)

SISTEMA NERVOSO DO RUMINANTE

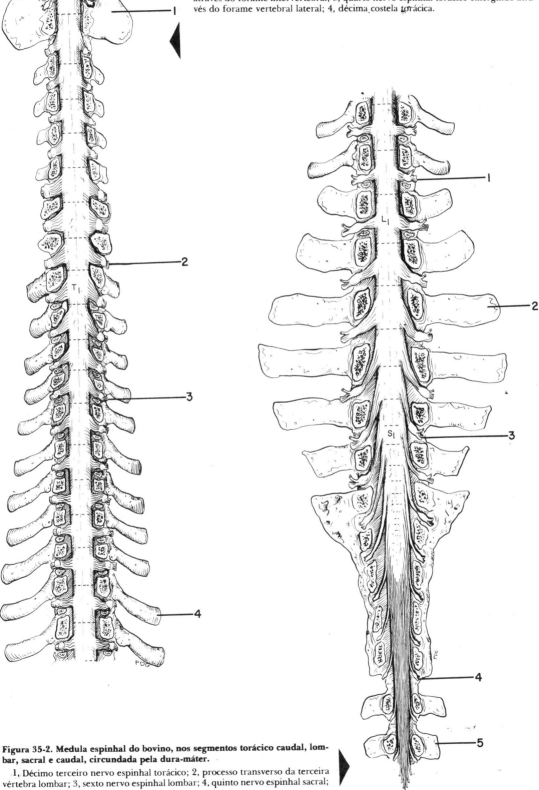

Figura 35-1. Medula espinhal do bovino, circundada por dura-máter; vista dorsal (segmento da medula espinhal indicado por linhas interrompidas).

1, Asa da primeira vértebra cervical; 2, oitavo nervo espinhal cervical emergindo através do forame intervertebral; 3, quarto nervo espinhal torácico emergindo através do forame vertebral lateral; 4, décima costela torácica.

Figura 35-2. Medula espinhal do bovino, nos segmentos torácico caudal, lombar, sacral e caudal, circundada pela dura-máter.

1, Décimo terceiro nervo espinhal torácico; 2, processo transverso da terceira vértebra lombar; 3, sexto nervo espinhal lombar; 4, quinto nervo espinhal sacral; 5, segunda vértebra caudal (coccígea).

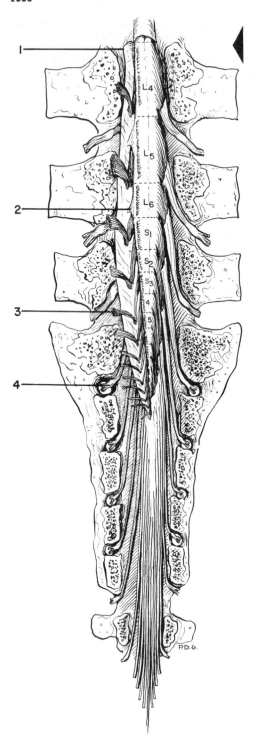

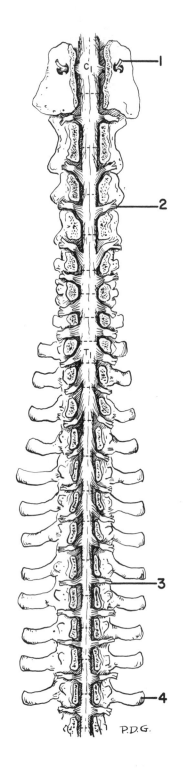

Figura 35-3. Cauda eqüina do bovino.
1, Dura-máter (borda cortada); 2, disposição serreada do ligamento denticulado; 3, radículas dorsais do segundo nervo espinhal (cortadas e refletidas); 4, gânglio da raiz dorsal do primeiro nervo espinhal sacral.

Figura 35-4. Medula espinhal do ovino circundada pela dura-máter.
1, Ramo dorsal do primeiro nervo espinhal cervical; 2, quarto nervo espinhal cervical; 3, oitavo nervo espinhal torácico; 4, décima segunda costela torácica.

ENCÉFALO
Rombencéfalo

MIELENCÉFALO (MEDULA OBLONGA)

A **medula oblonga** é a porção caudal do encéfalo localizada entre a ponte, rostralmente, e a medula espinhal, caudalmente. Conforme foi explicado na seção geral, a demarcação rostral entre a ponte e a medula oblonga é de definição difícil por causa das diversas magnitudes de desenvolvimento, das fibras transversais da ponte, nas diferentes espécies. Nos ruminantes, como nos outros animais domésticos, quando o nível da borda caudal das fibras transver-

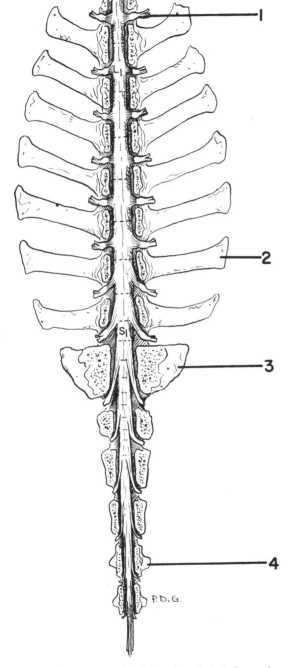

Figura 35-5. Medula espinhal do ovino, circundada por dura-máter, em suas partes lombar, sacral e caudal.

1, Décimo terceiro nervo espinhal torácico; 2, processo transverso da sexta vértebra lombar; 3, processo transverso da primeira vértebra sacral; 4, primeira vértebra caudal (coccígea).

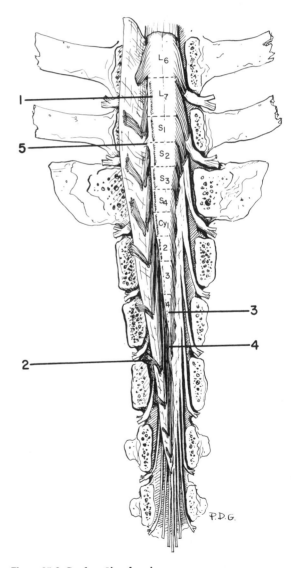

Figura 35-6. Cauda eqüina do ovino.

1, Ligamento denticulado; 2, radículas dorsais do primeiro nervo espinhal caudal (cortado e refletido); 3, cone medular; 4, filamento terminal; 5, ligamento da dura-máter espinhal.

sais da ponte for utilizado como a junção entre a medula e a ponte, muitas das estruturas serão descritas como sendo uma parte da medula oblonga, ao invés de (como em algumas literaturas mais antigas) parte da ponte, como nos primatas e no homem.

A superfície ventral da medula é dividida pela fissura mediana (Figs. 35-7 e 8). A fissura mediana é contínua caudalmente com a fissura mediana da medula espinhal; a fissura mediana é pequena na área imediatamente rostral ao nível dos nervos hipoglossos. A extremidade rostral da fissura mediana, imediatamente caudal às fibras transversais da ponte, é de largura aumentada por causa da separação ou do espaço entre as pirâmides.

O sulco lateral ventral é demarcado pela emergência das radículas do nervo hipoglosso. De forma semelhante, o sulco lateral dorsal localiza-se na inserção das radículas dos nervos glossofaríngeo e vago na medula oblonga.

No bovino as pirâmides são feixes pequenos e arredondados, mas proeminentes, na superfície ventral da medula rostral. Elas estão a aproximadamente 1 cm do plano mediano ao emergirem da superfície caudal da ponte; ao correrem caudalmente convergem, para situarem-se adjacentes uma à outra, ao penetrarem na decussação das pirâmides. Nos pequenos ruminantes as pirâmides não são tão proeminentes; são achatadas e não tão amplamente separadas na porção rostral da medula (Fig. 35-8).

O corpo trapezóide é a faixa transversal de fibras caudal à ponte; é mais claramente demarcado nos pequenos ruminantes do que no bovino. O corpo trapezóide situa-se profundamente às pirâmides, sendo cruzado pelas fibras destas em ambos os lados da linha média. O nervo abducente emerge através do corpo trapezóide, lateralmente às pirâmides. O nervo facial passa através da porção craniolateral do corpo trapezóide; o nervo trigêmeo localiza-se entre a borda caudal da ponte e a borda rostral do corpo trapezóide, imediatamente rostral ao nervo facial. O nervo vestibulococlear aparece como uma continuação da extremidade lateral do corpo trapezóide.

Em alguns espécimes, uma pequena proeminência do tubérculo facial é vista sobre a superfície da medula imediatamente caudal ao corpo trapezóide e lateral à pirâmide.

A anatomia microscópica da medula oblonga, nos ruminantes, é semelhante àquela descrita no Cap. 13. Para maiores detalhes nesta área, solicita-se ao leitor consultar as referências sobre a literatura.

METENCÉFALO

Ponte

A ponte (Figs. 35-9, 10 e 11) é nos grandes ruminantes um espesso trato de fibras transversais, divi-

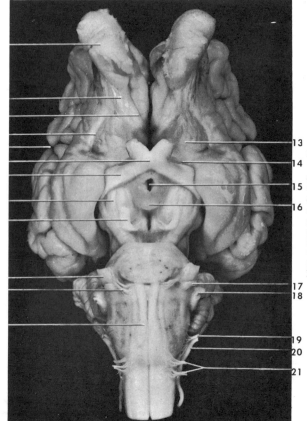

Figura 35-7. Cérebro do bovino; vista ventral.

1, Bulbo olfatório; 2, pedúnculo olfatório; 3, trato olfatório medial; 4, trato olfatório lateral; 5, fissura silviana; 6, quiasma óptico; 7, trato óptico; 8, perna do cérebro; 9, nervo oculomotor; 10, nervo trigêmeo; 11, nervo abducente; 12, pirâmide; 13, lobo piriforme, parte rostral (trígono olfatório); 14, giro diagonal; 15, abertura dentro do terceiro ventrículo após remoção da hipófise; 16, corpo mamilar; 17, nervo facial; 18, nervo vestibulococlear; 19, nervos glossofaríngeo e vago; 20, raiz espinhal do nervo acessório; 21, raízes do nervo hipoglosso.

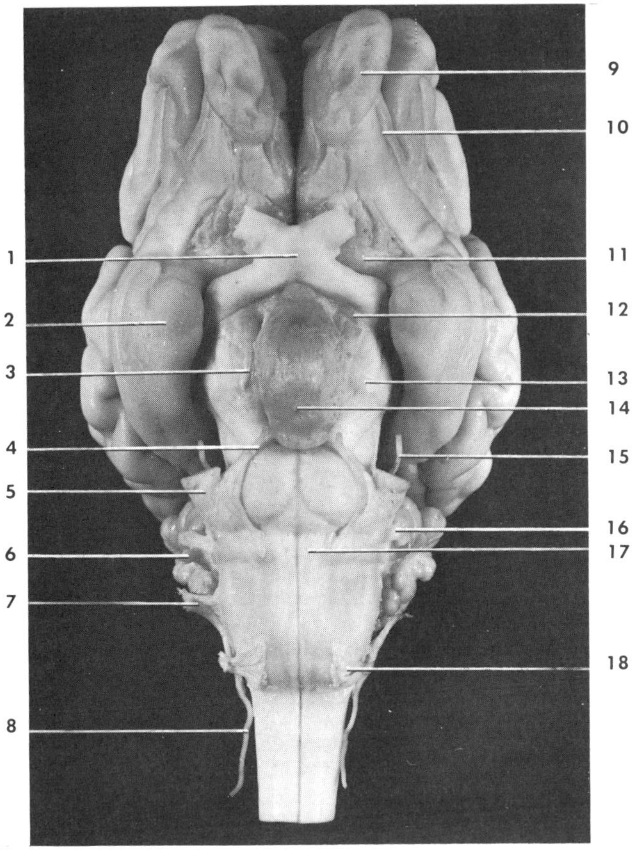

SISTEMA NERVOSO DO RUMINANTE

Figura 35-8. Cérebro do ovino; vista ventral.

1, Quiasma óptico; 2, lobo piriforme, parte caudal; 3, nervo oculomotor; 4, nervo abducente; 5, nervo trigêmeo; 6, nervo vestibulococlear; 7, nervo glossofaríngeo e nervo vago; 8, raiz espinhal do nervo acessório; 9, bulbo olfatório; 10, giro olfatório lateral; 11, giro diagonal; 12, comissura supra-óptica; 13, trato crural transverso; 14, hipófise; 15, nervo troclear; 16, nervo facial; 17, pirâmide; 18, raízes do nervo hipoglosso.

dido em metades bilateralmente simétricas por uma ligeira depressão na linha média; nos pequenos ruminantes um sulco muito pronunciado, o sulco basilar, está presente e aumenta consideravelmente no sentido do corpo trapezóide, formando um triângulo com o ápice, rostralmente, e com a base direcionada caudalmente. A base estende-se ligeiramente lateral além da largura das pirâmides. A ponte torna-se consideravelmente mais estreita ao nível da borda lateral das pernas do cérebro. A ponte é contínua com os pedúnculos cerebelares médios; antes de neles penetrar as partes laterais da ponte estão muitas vezes dispostas em feixes de espessuras variáveis.

O nervo trigêmeo localiza-se na borda caudal das superfícies lateral e ventral, onde a ponte começa a estreitar-se. No bovino ele localiza-se imediatamente rostral à raiz do nervo facial; nos pequenos ruminantes as raízes do quinto e do sétimo nervos cranianos estão separadas por fibras pontinas.

A borda redonda caudal da ponte está separada das pirâmides e do corpo trapezóide por um sulco que é mais pronunciado nos grandes ruminantes do que nos pequenos ruminantes, onde ele é um tanto rombudo. A transição entre a superfície ventral e a borda caudal da ponte também é mais repentina nos grandes ruminantes do que nos pequenos ruminantes.

A borda rostral da ponte, que é sempre bem separada das pernas do cérebro por um sulco, é convexa,

ligeiramente denteada na linha média, nos grandes ruminantes, e reta, nos pequenos ruminantes.

Cerebelo

O cerebelo do ruminante ocupa a área entre a medula oblonga e o cérebro (Figs. 35-9 a 12); desta forma, ele está parcialmente encoberto pelos pólos occipitais dos hemisférios cerebrais. O cerebelo, por sua vez, cobre a parte caudal do colículo rostral e do colículo caudal do mesencéfalo, que se encaixam dentro de denteações na superfície rostral do cerebelo. Com seus hemisférios o cerebelo sobrepõe-se, em grande parte, aos lados laterais da medula oblonga. O órgão possui uma superfície bastante irregular; nos grandes ruminantes o vérmis não é muito proeminente, embora seja facilmente reconhecível. Suas folhas são muitas vezes contínuas com as folhas dos hemisférios laterais. Estes hemisférios estão comprimidos numa direção rostrocaudal, com sua superfície rostral achatada adaptada à superfície caudomedial dos hemisférios cerebrais, dos quais estão separados pelo tentório do cerebelo, que é membranáceo. A superfície caudal está subdividida em muito mais lóbulos e é mais irregular do que a superfície rostral.

Nos pequenos ruminantes o vérmis é mais proeminente e mais claramente separado dos hemisférios laterais. Os hemisférios são planos e lisos em suas superfícies rostrais; são irregulares e subdivididos em lobos e lóbulos nas superfícies caudais.

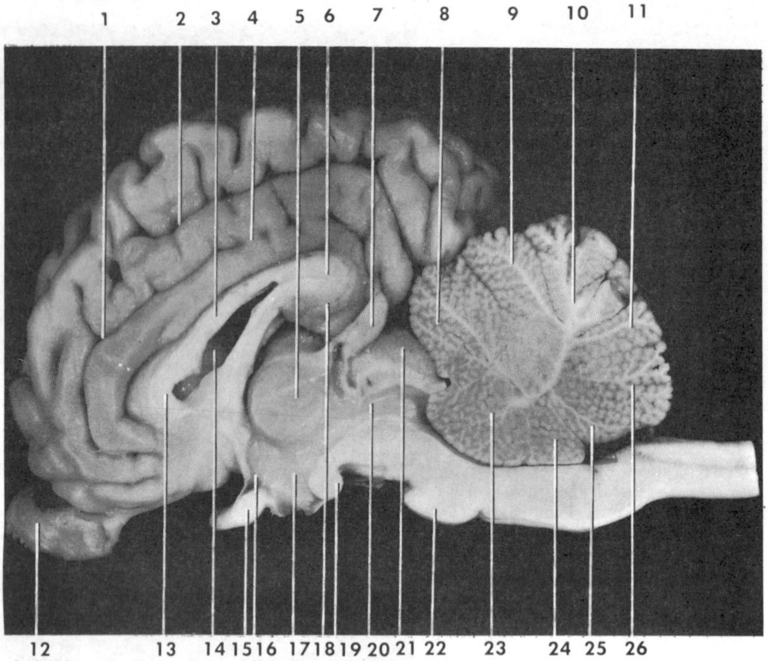

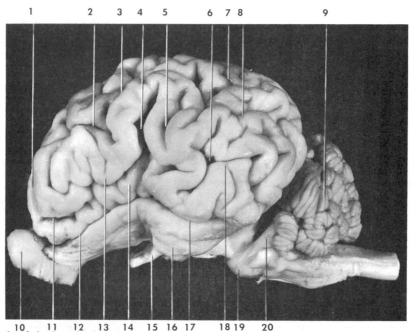

Figura 35-9. Cérebro do bovino, secção sagital média; vista medial.

1, Sulco endogenual ϕ; 2, sulco genual; 3, tronco do corpo caloso; 4, giro do cíngulo; 5, aderência intertalâmica; 6, esplênio do corpo caloso; 7, corpo pineal; 8, cúlmen; 9, declive; 10, folha do vérmis e túber do vérmis; 11, pirâmide; 12, bulbo olfatório; 13, joelho do corpo caloso; 14, núcleo caudado no ventrículo lateral, após remoção do septo pelúcido; 15, quiasma óptico; 16, recesso óptico; 17, recesso neuro-hipofisário; 18, giro denteado; 19, corpo mamilar; 20, aqueduto mesencefálico; 21, colículo rostral; 22, fibras transversais da ponte; 23, lóbulo central; 24, língula; 25, nódulo; 26, úvula.

Figura 35-10. Cérebro do bovino; vista lateral.

1, Sulco coronal; 2, sulco diagonal; 3, sulco supra-silviano rostral; 4, fissura silviana; 5, sulco oblíquo; 6, sulco ecto-silviano; 7, sulco ectomarginal; 8, sulco supra-silviano caudal; 9, cerebelo; 10, bulbo olfatório; 11, sulco pré-silviano; 12, sulco rinal lateral, parte rostral; 13, giro silviano rostral; 14, giro curto da ínsula; 15, trato óptico; 16, lobo piriforme, porção caudal; 17, sulco rinal lateral, parte caudal; 18, giro silviano caudal; 19, fibras transversais da ponte; 20, pedúnculo cerebelar médio.

SISTEMA NERVOSO DO RUMINANTE

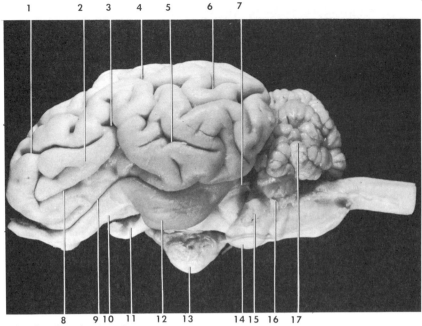

Figura 35-11. Cérebro do ovino; vista lateral.

1, Sulco diagonal; 2, giro silviano rostral; 3, fissura silviana; 4, sulco supra-silviano médio; 5, sulco ecto-silviano; 6, sulco ectomarginal; 7, nervo troclear; 8, sulco pré-silviano; 9, parte rostral do sulco rinal lateral; 10, trato olfatório lateral; 11, quiasma óptico; 12, lobo piriforme, parte caudal; 13, hipófise; 14, fibras transversais da ponte; 15, nervo trigêmeo; 16, nervo facial e nervo vestibulococlear; 17, cerebelo.

Conforme foi descrito anteriormente, a fissura primária separa o cerebelo nos lobos rostral e caudal. O lobo rostral é composto da língula, um pequeno lóbulo entre os pedúnculos cerebelares que está coberto ventralmente pelo véu medular rostral, lóbulo central e pelo cúlmen, um lóbulo muito proeminente e bem definido. O cúlmen é seguido caudalmente pelo declive, um lóbulo um tanto longo cujas folhas são contínuas com as folhas dos hemisférios. Todos os demais lóbulos do lobo caudal são bem separados dos hemisférios por um profundo sulco; a folha do vérmis e o túber do vérmis são de contornos muito irregulares.

A pirâmide, quase exclusivamente retangular, é seguida pela úvula, que está em contato com o plexo corióide do quarto ventrículo; a extremidade rostral da úvula toca a extremidade caudal da língula. Esta parte mais caudal do vérmis é conhecida como o nódulo e, juntamente com os flóculos laterais, forma o lobo floculonodular do cerebelo. Este relacionamento com o aparelho vestibular torna-se evidente depois que o cerebelo é removido da superfície ventral e observado. Os pedúnculos cerebelares caudais (corpos restiformes) são claramente observados na superfície dorsal da medula oblonga, da qual são separados por um sulco muito raso. Os pedúnculos cerebelares rostrais são um tanto grandes e formam uma protuberância na parede lateral da fossa romboide; eles continuam no mesencéfalo unidos pelas fibras do véu medular rostral. Os pedúnculos cerebelares médios penetram nos hemisférios, imediatamente lateral ao vérmis, como dois grandes feixes de fibras redondas que carregam fibras de origens pontina e reticular.

Para a anatomia microscópica, ligações e função das fibras, solicita-se ao leitor consultar o Cap. 13.

Quarto Ventrículo

Nos grandes ruminantes o quarto ventrículo é uma cavidade alongada e quase quadrangular, situada entre a fossa romboide, ventralmente, os pedúnculos cerebelares lateralmente, o cerebelo e os véus medulares, rostral e caudalmente, e o plexo corióide do quarto ventrículo, dorsalmente.

A fossa romboide, ou o assoalho do quarto ventrículo, está subdividida em partes iguais por um sulco mediano longitudinal; cada uma destas metades é, por sua vez, subdividida pelo sulco limitante, menos pronunciado que o sulco mediano.

As áreas hipoglossais e vagais são bem destacadas uma da outra na parte caudal da fossa romboide. A área acústica, com um tubérculo acústico muito proeminente, é muito mais desenvolvida do que no eqüino; rostrolateralmente à extremidade rostral do tubérculo acústico há uma ligeira mas acentuada depressão, a *fóvea rostral*.

Na entrada rostral para o canal central da medula oblonga, o fascículo grácil determina um intumescimento do lúmen do quarto ventrículo. A parte rostral do ventrículo é caracterizada por um sulco mediano muito profundo e uma eminência medial bem desenvolvida e o *locus ceruleus*, que quase não é visível. Dorsalmente o quarto ventrículo estende-se de

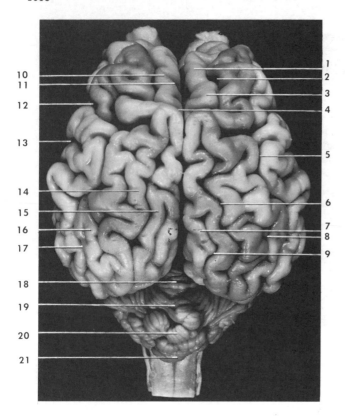

Figura 35-12. Cérebro do bovino; vista dorsal.

1, Giro pré-cruzado; 2, sulco coronal; 3, giro pós-cruzado; 4, sulco anseado; 5, sulco supra-silviano médio; 6, sulco marginal; 7, giro marginal, parte medial; 8, sulco ectomarginal; 9, sulco endomarginal; 10, giro cruzado φ; 11, sulco cruzado; 12, sulco supra-silviano rostral; 13, fissura silviana; 14, parte medial do giro ectomarginal médio; 15, giro marginal, parte lateral; 16, parte lateral do giro ectomarginal médio; 17, sulco supra-silviano caudal; 18, cúlmen; 19, declive; 20, folha do vérmis e túber do vérmis; 21, pirâmide.

modo semelhante a uma crista, dentro do fastígio, entre as duas extremidades do vérmis do cerebelo. O teto é formado pelos véus medulares rostral e caudal e pelo plexo corióide. Como no eqüino, a crista que acabamos de citar forma uma extensão semelhante a uma faixa cujas extremidades são enroladas lateral e ventralmente. As paredes laterais do quarto ventrículo são formadas pelos corpos restiformes, na parte caudal, e pelos pedúnculos cerebelares rostrais, na parte rostral do ventrículo. Rostralmente o quarto ventrículo comunica-se, através do aqueduto do cérebro, com o terceiro ventrículo; o aqueduto tem início ao nível dos colículos caudais e é um ducto um tanto largo que se abre dentro do terceiro ventrículo, ao nível da comissura caudal.

Mesencéfalo

O cérebro médio ou mesencéfalo é composto de três camadas superpostas, o tecto do mesencéfalo, o tegmento do mesencéfalo e o pedúnculo ou perna do cérebro. O tecto torna-se aparente somente após a remoção do cerebelo ou entre o cerebelo e o lobo occipital do encéfalo. Ele consiste de quatro eminências, os colículos rostral e caudal, pares e bilateralmente simétricos e que compõem a superfície dorsocaudal do mesencéfalo. O tegmento do mesencéfalo aparece na superfície ventral somente na profundeza da fossa intercrural entre as duas pernas do cérebro.

Dos colículos pares da lâmina do tecto, o par caudal é o menor (Figs. 35-7 e 8). Eles são mais brancos em seu lado medial, diferindo, assim, na cor, somente um pouco dos colículos rostrais. Os colículos caudais estendem-se lateralmente além dos colículos rostrais; são de formato ovóide, com um ponto proeminente que está direcionado dorsocaudolateralmente. Uma faixa branca e um tanto plana, que corresponde à *área quadrada* no eqüino, liga os dois colículos caudais acima do aqueduto do cérebro. O ponto do colículo caudal é prolongado rostrolateralmente por uma faixa plana *(braço do colículo caudal)* que se torna mais proeminente e obviamente mais branca rostralmente antes de penetrar no corpo geniculado medial. Um pequeno sulco separa os colículos caudais do véu medular rostral e dos pedúnculos cerebelares rostrais muito curtos; ele é contínuo com o sulco pré-pontino profundo φ. Nem o *sulco limitante do trígono do lemnisco* (ver posteriormente), nem o sulco que separa o braço do colículo caudal do trígono do lemnisco são muito bem desenvolvidos. Um sulco muito profundo forma a linha de demarcação entre os colículos caudal e rostral e termina no *sulco limitante do corpo geniculado medial e lateral*, separando os corpos geniculados da lâmina do tecto.

Os colículos rostrais são duas grandes massas cinzentas localizadas rostrodorsalmente aos colículos caudais. Os colículos quase hemisféricos estão separados por um profundo sulco que se abre dentro da fossa subpineal φ, um tanto larga, entre o corpo pineal e a comissura caudal. Neste nível o sulco, que claramente separa os colículos rostrais dos corpos geniculados laterais, torna-se muito raso e eventualmente desaparece, enquanto simultaneamente

SISTEMA NERVOSO DO RUMINANTE

uma massa de fibras brancas, o braço do colículo rostral, torna-se evidente.

A parte dorsal da superfície lateral do mesencéfalo consiste dos colículos rostrais e caudais e dos braços destes colículos; ela está separada do trígono do lemnisco por um sulco muito raso entre o trato crural transversal, rostralmente, o sulco mesencefálico, lateralɸ e ventralmente, o sulco pré-pontinoɸ caudoventralmente e o quase inexistente sulco limitante do trígono do lemnisco, caudodorsalmente. O trígono é ligeiramente convexo; a direção oblíqua das fibras do lemnisco lateral pode ser claramente observada.

As pernas do cérebro ocupam a posição mais baixa do mesencéfalo. Estes dois grandes feixes de fibras divergem rostralmente e circundam a parte basal do diencéfalo. Estão separados pelo sulco intercrural e sua continuação rostral um tanto larga, a fossa intercrural. A proeminência, na parte caudal do sulco intercrural e imediatamente rostral à ponte, é devida ao núcleo intercrural.

O trato crural transversal pode ser seguido, como uma pequena faixa de fibras, até a junção do sulco transverso da lâmina do tecto e o *sulco limitante* do corpo geniculado medial; ele cruza as pernas do cérebro, subdividindo-as nas partes rostral e caudal; a parte caudal é um tanto estreita e ligeiramente convexa, com um sulco medial óbvio, de cuja extremidade rostral origina-se o nervo oculomotor. A parte rostral é muito convexa, quase hemisférica. Pequenos sulcos subdividem esta parte em feixes de fibras mais ou menos distintos. Dois destes sulcos, mais profundos do que os demais, são conhecidos como os sulcos lateral e medial das pernas do cérebro.

Os colículos caudais da lâmina do tecto, dos pequenos ruminantes, são comparativamente menores do que aqueles dos grandes ruminantes. São arredondados e esbranquiçados e estão ligados por uma faixa branca, um tanto grande. O sulco transversal, entre os colículos rostrais e caudais, é bastante profundo em suas partes lateral e laterocaudal, mas torna-se mais raso no sentido da linha média. Rostralmente ele termina rostral ao trato crural transversal. A continuação rostral dos colículos caudais são os braços, muito desenvolvidos, que estão separados do trígono do lemnisco por um sulco raso.

O trígono do lemnisco é uma área regular e quase triangular entre o sulco mesencefálico lateralɸ, rostroventralmente, o braço do colículo caudal e seu sulco rostrodorsalmente e o sulco pré-pontinoɸ, caudalmente.

Nos pequenos ruminantes as pernas do cérebro (Fig. 35-8) são semelhantes às do bovino. Entretanto, os sulcos, especialmente na parte mais rostral, não são evidentes e a parte das pernas do cérebro, que está localizada rostralmente ao trato crural transversal, não é tão convexa quanto no bovino. Na sua parte mais rostral, imediatamente caudal aos tratos ópticos, as pernas do cérebro são cruzadas por um pequeno trato de fibras, a comissura supra-óptica dorsal (de Meynert).

A configuração microscópica é essencialmente semelhante àquela descrita no Cap. 13, a qual sugerimos ao leitor consultar.

Prosencéfalo

DIENCÉFALO

O corpo mamilar (Fig. 35-7) é uma elevação redonda e esbranquiçada na parte rostral da fossa intercrural. Ele é muitas vezes subdivido em metades simétricas, as quais, nos grandes ruminantes, são visíveis apenas através de uma fina camada superficial cinzenta; nos pequenos ruminantes um sulco muito raso demarca esta subdivisão na superfície. Rostral ao corpo mamilar, na superfície ventral do hipotálamo, encontra-se o *túber cinéreo*, uma eminência cinzenta e uniforme, que preenche a parte rostral da fossa intercrural e no qual está inserida a hipófise (Fig. 35-8). O limite rostral do diencéfalo é indicado pelo quiasma óptico e pelos tratos ópticos. Estes tratos são duas grandes faixas de fibras, um tanto planas, que formam um semicírculo que é aberto caudalmente; eles cruzam sobre as pernas do cérebro, desaparecendo entre as mesmas e a porção caudal dos lobos piriformes, para terminar na parte óptica do diencéfalo. Muitas vezes dois ou mais sulcos subdividem os tratos ópticos em diversos feixes de fibras. Entre os tratos ópticos e as pernas do cérebro, e às vezes até entre o trato óptico ou o quiasma óptico e o *túber cinéreo*, a comissura supra-óptica dorsal, uma pequena faixa branca, corre paralela aos tratos ópticos.

Nos pequenos ruminantes o *túber cinéreo* não é tão uniforme como nos grandes ruminantes, mas é caracterizado por quatro elevações esféricas que se localizam rostrolateralmente aos corpos mamilares e lateralmente ao infundíbulo, imediatamente caudal ao quiasma óptico; estes tubérculos estão, às vezes, circundados por um sulco raso e desta forma são muito bem destacados das áreas circundantes. Além da subdivisão já citada do corpo mamilar, a comissura supra-óptica dorsal é uma característica constante do diencéfalo dos pequenos ruminantes.

A superfície dorsal do diencéfalo está separada, em metades simétricas, pela parte dorsal do terceiro ventrículo. É caracterizada por uma parte paramediana lisa, regular e ligeiramente convexa e que está imediatamente adjacente à *estria habenular do tálamo*. Esta é uma faixa de fibra plana, e muito grande, que aumenta em sentido caudal imediatamente antes de penetrar no corpo pineal como a habénula. Rostralmente ao corpo pineal a comissura habenular forra a abertura do recesso pineal; ventralmente ao recesso está situada a comissura caudal, a qual, por sua vez, está colocada dorsalmente à entrada do aqueduto do cérebro (Fig. 35-9). Antes de ser removido o plexo corióide do terceiro ventrículo e suas inserções para a *estria habenular do tálamo*, uma extensão do terceiro ventrículo, semelhante a uma mangueira, o recesso suprapineal, pode ser observada dorsalmente ao corpo pineal.

Lateral à *estria habenular do tálamo* e à pequena área paramediana, lisa e estreita, encontra-se a superfície dorsal do tálamo, convexa e muito irregular. Sua aparência branca é devida à presença de uma camada superficial de fibras brancas que cobre o tubérculo rostral, ligeiramente proeminente, e o pulvinar menos evidente, caudolateral ao tubérculo. Estas partes apresentam o mesmo relacionamento topográfico, tanto nos pequenos como nos grandes ruminantes; estão relacionadas ao fórnix e ao hipocampo, dorsal, ao corpo pineal, medial, e à lâmina do tecto, caudalmente. A superfície rostrolateral do diencéfalo, visível somente após a dissecação, está relacionada à cápsula interna, ao giro caudolateral do giro para-hipocampal, ao giro denteado, isto é, o córtex do cérebro. A superfície caudolateral consiste, essencialmente, dos corpos geniculados lateral e medial. O corpo geniculado medial, mais rostralmente localizado, recebe a maioria das fibras do trato óptico; ele é convexo e desvia-se num semicírculo ao redor do tálamo, antes de continuar macroscopicamente dentro do braço do colículo rostral. Caudalmente ao corpo geniculado lateral há o corpo geniculado medial. Ele é uma área triangular, situada entre a parte rostral das pernas do cérebro, o braço do colículo caudal e o trato crural transversal, caudalmente, e o corpo geniculado lateral, rostralmente; destaca-se das áreas circundantes por sulcos bem pronunciados.

Os tálamos estão fundidos na linha média para formar a aderência intertalâmica; rostralmente o diencéfalo está ligado pela *lâmina terminal cinzenta* e é contíguo com a área pré-óptica; caudalmente é contíguo com o mesencéfalo. Aproximadamente a mesma descrição poderia ser fornecida para o diencéfalo dos pequenos ruminantes. A estria habenular do tálamo está menos separada das partes mais laterais da superfície talâmica, do que nos grandes ruminantes. O tubérculo rostral e o pulvinar do tálamo não são nada evidentes; o corpo geniculado medial não é tão pronunciado, sua ligação com um feixe de fibras do trato óptico é mais óbvia.

O corpo pineal, um órgão estreito, pontiagudo e muito alongado nos grandes ruminantes, é um órgão arredondado, espesso e rombudo nos pequenos ruminantes, estando localizado entre as duas partes rostrais divergentes da lâmina do tecto.

A disposição microscópica geral, as ligações e funções das fibras do diencéfalo foram descritas no Cap. 13; no que se relaciona com diferenças relacionadas com as espécies, solicita-se ao leitor consultar as referências da literatura.

TERCEIRO VENTRÍCULO E VENTRÍCULO LATERAL

O terceiro ventrículo comunica-se com os dois ventrículos laterais através dos forames interventriculares. Cada cavidade ventricular lateral replica a forma de suas estruturas circundantes, isto é, na porção rostral da parte central, ela é convexa dorsal e côncava ventralmente, devido à presença do núcleo caudado e da concavidade ventral do corpo caloso. Na porção caudal da parte central ele possui uma dupla concavidade, ventralmente, devida à presença do hipocampo e da fímbria; é mais uma vez convexo dorsal e côncavo lateralmente, e uma crista aparece na junção destas duas superfícies. Uma outra crista no lado medial do ventrículo corre ventral, lateral e rostralmente dentro do corno temporal do ventrículo lateral e encontra-se com a borda lateral ao nível da parte caudal do lobo piriforme. Rostralmente, a tuba frontal do ventrículo lateral continua dentro do bulbo olfatório.

A descrição do plexo corióide nos pequenos e grandes ruminantes é essencialmente semelhante à do plexo corióide descrito na seção geral.

TELENCÉFALO

Quando observados lateralmente, os hemisférios cerebrais descrevem um semicírculo com um diâmetro bem menor do que aquele observado no eqüino (Figs. 35-10 e 11). Eles são estreitos na parte rostral, até aproximadamente o nível da fossa lateral, e aumentam consideravelmente de largura caudalmente a esta fossa. Os hemisférios estão separados pela fissura longitudinal, que se torna consideravelmente mais larga em sua parte mais caudal e se abre dentro da fissura transversal, entre os hemisférios cerebrais e o cerebelo (Fig. 35-12).

A superfície lateral poderia ser subdividida, de acordo com sua topografia, numa parte dorsolateral e outra ventrolateral, pois a parte frontal dos hemisférios, rostral à fossa lateral e à fissura lateral, defronta-se ventral e não lateralmente, como no eqüino.

A superfície medial é reta ao nível da fissura longitudinal e torna-se mais convexa em sua parte caudal, que se defronta com o cerebelo (Fig. 35-9).

A superfície basal (ventral) apresenta os mesmos detalhes anatômicos que os descritos no Cap. 24.

O núcleo caudado, arqueado, forma a parte rostral do fundo do ventrículo lateral. Tendo início com uma porção muito grande na parte rostral do ventrículo lateral, o núcleo diminui apenas ligeiramente, na altura e na largura, até o plano frontal, através da parte caudal do túber cinéreo; a seguir, torna-se consideravelmente menor e forma a cauda, a qual muitas vezes só é reconhecível microscopicamente. A superfície ventricular convexa do núcleo caudado está relacionada topograficamente ao corpo caloso, em sua parte rostral, e ao plexo corióide do ventrículo lateral, em sua parte caudal. A cápsula interna é encontrada lateral e ventralmente ao núcleo caudado, ao tálamo, medialmente, e dela separado pela estria terminal.

Lateralmente, ao nível da parte mais rostral da cabeça, o núcleo caudado está relacionado ao putame. Em sua parte rostral este último núcleo não é separável, nem a olho nu nem microscopicamente, do núcleo caudado, embora mais caudalmente a cápsula interna separe as duas estruturas. Imediatamente caudal à fusão do putame com o núcleo caudado, este possui um crescimento ventral ao ventrículo lateral que forma, nas partes mais caudais, um núcleo separado. Este núcleo, o *núcleo acumbente* (septos), situa-se imediatamente sob a superfície hemisférica medial e forra o ventrículo lateral, medialmente. Em sua parte rostral o putame é muito estreito, aumentando rapidamente de tamanho caudalmente. Sua superfície medial côncava está relacionada à cápsula interna; à superfície externa côncava está separada do claustro pela cápsula externa, pelo fascículo uncinado e pelo fascículo longitudinal inferior. Aqui mais uma vez a cápsula interna é atravessada por numerosas ligações de substância cinzenta entre os dois núcleos do corpo estriado. O globo pálido não é identificável macroscopicamente. Microscopicamente, entretanto, algumas

SISTEMA NERVOSO DO RUMINANTE

células nervosas, que estão localizadas ventromedialmente ao putame, entre as fibras da cápsula interna, podem ser identificadas como o globo pálido.

Entre o putame e o globo pálido, por um lado, e o núcleo caudado e o diencéfalo pelo outro lado, uma massa de fibras de projeção pode ser isolada; ela é a cápsula interna. Esta continuação das pernas do cérebro, côncavas lateralmente, pode ser subdividida numa parte frontal, num joelho e numa parte occipital.

A parte rostral (frontal) está localizada entre o núcleo caudado, o putame e o globo pálido; a parte caudal (occipital) situa-se entre o diencéfalo e o putame, ventralmente, e entre o putame e a cauda do núcleo caudado, dorsalmente. O joelho da cápsula interna está localizado na junção do tálamo com o núcleo caudado. As fibras irradiantes, que são uma continuação da cápsula interna dentro dos hemisférios, são conhecidas como a *coroa radiada*.

Com a remoção do opérculo e do *giro curto da ínsulaφ*, descobre-se a *cápsula extremaφ*, uma camada de fibra extremamente fina que separa o claustro do córtex lateral do cérebro.

O claustro é uma camada de células extremamente estreita. Em sua parte rostral, onde é macroscopicamente indiscernível, está relacionado ao cinzento cortical do rinencéfalo. A superfície medial do claustro é ligeiramente convexa rostralmente e côncava em suas outras partes. A superfície convexa lateral segue com os giros curtos da ínsula e com pequenos crescimentos laterais; ventralmente ele é praticamente inseparável do cinzento cortical rinencefálico. A região dorsal do claustro torna-se consideravelmente aumentada em suas partes caudais, que dão ao núcleo uma aparência de um calço em secção transversal. Mais caudalmente ele ou mantém o formato mencionado ou então torna-se uma faixa celular arredondada, que muitas vezes se estende além do pólo caudal do corpo amigdalóide, do qual está sempre separado pela cápsula interna ou pelo fascículo uncinado. O corpo amigdalóide consiste de diversos núcleos que são prontamente discerníveis tanto macroscopicamente como microscopicamente, sempre que estiverem separados por fibras. A parte maior do corpo amigdalóide situa-se numa posição extraventricular, na parte caudal do lobo piriforme. A parte ventromedial central do complexo salienta-se no lúmen do ventrículo lateral; dorsomedialmente ela está relacionada ao putame e ao globo pálido, lateralmente ao fascículo uncinado e ao fascículo longitudinal inferior e, em sua parte mais caudal, o complexo amigdalóide está relacionado ventromedialmente com a parte terminal do hipocampo.

Comparado aos grandes ruminantes, encontramos apenas ligeiras diferenças entre os pequenos ruminantes. Elas se relacionam, principalmente, com o formato dos hemisférios, que são comparativamente mais alongados, mais estreitos em sua parte média e menos denteados pela fossa lateral, de modo que a superfície lateral, acima do sulco rinal, defronta-se só um pouco ventralmente.

Como no eqüino a característica mais proeminente do hemisfério lateral dos grandes ruminantes é a fissura lateral do cérebro ou fissura sílviana. Ela é uma denteação muito irregular e profunda, com múltiplos giros sobrepostos, que operculizam a ínsula. A fissura silviana está freqüentemente subdividida em três ramos: a fissura média *(ramus acuminis φ)*, uma fissura um tanto longa e profunda que, por sua vez, subdivide-se em dois ramos mais ou menos pronunciados. O ramo rostral, grosseiramente paralelo à parte rostral do sulco rinal lateral e muitas vezes ramificado em sua extremidade, está ligado ao sulco rinal lateral por uma pequena fissura. O ramo caudal corre no sentido da ínsula, numa direção ventral, abrindo-se no sulco rinal.

O sulco mais profundo e mais proeminente, no lado dorsolateral do hemisfério, são os sulcos conjuntos supra-silvianos rostral, médio e caudal. Ele inicia dorsalmente ao ramo dorsal da fissura lateral ou entre os dois ramos de seu ramo médio, corre numa direção oblíqua e caudoventrolateral, através de toda a superfície lateral do hemisfério, e termina na borda entre as superfícies lateral e medial, ao nível do pólo temporal. Esta parte caudal é conhecida como o sulco supra-silviano caudal.

Rostralmente pode ser contínuo com um sulco que corre diagonalmente, o sulco diagonal, e o sulco coronal, do qual, entretanto, está separado por pequenos giros comunicantes. O sulco coronal continua rostrolateralmente no sulco pré-silviano, que termina dorsolateralmente no sulco rinal. Desta forma os sulcos supra-silviano rostral e médio, juntamente com o sulco supra-silviano caudal, o sulco coronal e o sulco pré-silviano, circundam dorsalmente a parte central do hemisfério. A parte central do hemisfério é ventralmente limitada pelo rinencéfalo, do qual está separada pelo sulco rinal lateral e por uma parte marginal localizada dorsalmente.

O sulco ecto-silviano está limitado ao lobo temporal do hemisfério, onde corre quase horizontalmente, paralelo à porção caudal do sulco rinal lateral, emitindo numerosos pequenos ramos. O sulco oblíquo corre quase paralelo à fissura silviana.

A opercularização somente é pronunciada nas partes mais caudais da ínsula, onde as partes dorsais de dois ou três dos giros insulares curtos φ estão cobertas pela convolução silviana. Rostralmente os giros continuam com um número variado de pequenas subdivisões, quer dentro do giro proreano ou, mais dorsalmente, dentro do giro silviano.

Deve-se frisar que a subdivisão em giros silvianos e supra-silvianos é uma divisão extremamente simplificada e de forma alguma possui qualquer significado funcional; a disposição morfológica grosseira, especialmente a subdivisão em giros menores, é extremamente variável. Por estas razões e para fins didáticos, é preferível apresentar uma simplificação e não sobrecarregar o leitor com uma descrição detalhada das estruturas variáveis.

A parte periférica do hemisfério estende-se entre o sulco genual, medialmente, e os sulcos rinal, coronal, pré-silviano, supra-silviano rostral, supra-silviano médio e supra-silviano caudal, lateralmente. Sua parte caudal está subdividida pelo sulco marginal em dois giros, o giro marginal e o giro ectomarginal; este último está restrito à parte caudal do hemisfério, enquanto o giro marginal estende-se mais adiante e rostralmente. O giro ectomarginal comunica-se com o giro marginal rostral e caudal ao sulco marginal e com o giro supra-silviano caudal ao sulco supra-silviano caudal. Ele é em si dividido em dois giros, um tanto irregulares, e que correm longitudinalmente por um sulco ectomarginal contínuo ou interrompido.

O mais rostral dos giros adjacentes à fissura longitudinal é o giro proreano, que é forrado ventralmente pelo sulco rinal e que pode ser subdividido pelo sulco proreano.

A seguir, caudalmente, há um giro, o giro cruzadoϕ, que é caracterizado por uma depressão, quando comparado às estruturas circundantes. O giro está subdividido por um sulco, o sulco cruzado, que às vezes é profundo mas em outras situações é muito raso em um giro pré-cruzado rostral e um giro pós-cruzado caudal. Este último está limitado caudalmente pelo sulco pós-cruzado, um sulco que muitas vezes é mais desenvolvido do que o sulco cruzado e muitas vezes denominado de sulco anseado. Este sulco abre-se diretamente dentro do sulco coronal, que forma a borda lateral do giro cruzado. O giro marginal (sagital) está situado entre o sulco marginal, lateralmente, o sulco genual, medialmente e o sulco pós-cruzado, rostralmente, e é subdividido, pelo sulco endomarginal, em duas partes longitudinais que se fundem rostralmente e caudalmente.

A continuação da parte caudal do sulco rinal lateral, sobre a superfície cerebelar do cérebro, é conhecida como o sulco têmporo-occipital.

O giro do cíngulo é o único giro constante na superfície medial do neopálio; limitado pelo corpo caloso e pelo sulco genual, ele corre paralelo ao corpo caloso e se continua, rostralmente, com a área pré-comissural, caudalmente com o *giro fasciolar*, o *giro calosoϕ*, o tubérculo do giro denteado e o giro para-hipocampal. Ele é subdividido em dois giros dorsal e ventral mais ou menos regulares pelo sulco endogenual.

Também nos pequenos ruminantes, a fissura mais proeminente na superfície lateral do cérebro é a fissura silviana, com um ramo médio muito profundo (*ramos acuminisϕ*) e um longo ramo correndo ventrolateralmente, paralelo ao sulco rinal lateral. Este ramo às vezes continua dentro do sulco pré-silviano. Como nos grandes ruminantes, este último sulco não parece estabelecer contato com o sulco rinal lateral, mas corre paralelo a ele em sua parte caudal; a seguir corre paralelo à fissura longitudinal. Mais uma vez, como nos grandes ruminantes, sua extremidade caudodorsal está circundada pelos dois ramos rostrais divergentes do sulco coronal, que corre quase paralelo à fissura longitudinal e abre-se dentro do sulco pós-cruzado (ou sulco anseado), que por sua vez é contínuo com o sulco supra-silviano. Este sulco continua diagonalmente, no sentido do pólo occipital do cérebro, como o sulco supra-silviano caudal. O hemisfério entre os sulcos supra-silvianos rostral, médio e caudal é dividido, em duas partes quase iguais, pelo sulco ecto-silviano que encontra sua continuação rostral no sulco diagonal, rostralmente à fissura silviana. O

sulco ecto-silviano e o sulco supra-silviano médio estão ligados por um sulco oblíquo.

A subdivisão da parte lateroventral do hemisfério é evidente; o território entre o sulco diagonal e o ramo horizontal da fissura silviana representa a parte rostral da convolução silviana; aquele entre o sulco ecto-silviano e o sulco rinal caudal representa a parte caudal da convolução silviana. Dorsalmente a estes dois sulcos, entre os mesmos e o sulco pré-silviano, o sulco coronal, o sulco supra-silviano rostral, o sulco supra-silviano médio e o sulco supra-silviano caudal, situa-se a convolução ecto-silviana. O sulco calosomarginal ϕ não circunda completamente o corpo caloso no lado medial do hipocampo. Ele começa caudalmente ao giro para-hipocampal, na superfície cerebelar dos hemisférios, e dobra-se ao redor do esplênio do corpo caloso, aproximadamente ao·nível do limite entre os dois terços superior e inferior da superfície medial do hemisfério. Ele é levemente deprimido ventralmente e termina no sulco cruzado (que é conhecido como o sulco esplênico por alguns autores). Alguns sulcos irregulares profundos representam a continuação rostral do sulco calosomarginalϕ, ao nível do joelho do corpo caloso.

O sulco calosomarginal, medialmente, e os sulcos rinal, pré-silviano, coronal, supra-silviano rostral, supra-silviano médio e supra-silviano caudal, lateralmente, são os limites da parte periférica do hemisfério, com o sulco pós-cruzado (ou anseado) subdividindo este território numa porção rostral e caudal. Uma fissura um tanto profunda, o sulco marginal, subdivide a parte caudal em duas partes desiguais — o giro ectomarginal e o giro marginal medial. Um sulco ectomarginal não está presente nos pequenos ruminantes. O giro marginal subdividido em duas metades pelo sulco endomarginal se continua, na parte rostral do hemisfério, pelo giro proreano e o giro pós-cruzado, que estão sempre situados ligeiramente mais baixos do que as partes circundantes do córtex.

O *giro do cíngulo*, na superfície medial do hemisfério, é um giro de superfície muito lisa, dividido em duas partes irregulares dorsal e ventral por um sulco endogenual, freqüentemente interrompido. Excetuadas variações morfológicas secundárias, a descrição fornecida para os grandes ruminantes mantém-se verdadeira também para o cérebro dos pequenos ruminantes.

Os bulbos olfatórios são as estruturas mais rostrais do rinencéfalo. Cada bulbo olfatório é uma estrutura alongada, plana e oval, oblíqua lateral e dorsalmente, e localizada ventralmente ao giro proreano. Sua superfície lisa dorsocaudal está em contato direto com a superfície do hemisfério; sua superfície rostroventral é muito áspera por causa das fibras olfatórias emergentes.

Caudalmente o pedúnculo olfatório forma a continuação dos bulbos olfatórios; este trato é um feixe de fibras largas e um tanto curtas, que se divide caudalmente em dois distintos feixes menores, os tratos olfatórios, que limitam a área triangular do trígono olfatório em suas porções rostral, medial e lateral.

SISTEMA NERVOSO DO RUMINANTE

O trato olfatório lateral possui a mesma disposição geral do trato do eqüino; entretanto, ele é mais curvo, devido à forma um pouco diferente de todo o hemisfério, nos grandes ruminantes. O trato de fibras localizado medialmente aparece como a principal continuação do pedúnculo olfatório. Lateral ao trato olfatório medial situa-se a parte rostral do lobo piriforme. O trato olfatório lateral pode ser claramente observado apenas até o ponto de origem do giro diagonal de Broca. O trato olfatório medial não é tão claramente demarcado do trígono olfatório quanto o trato olfatório lateral; ele está separado do neocórtex pela continuação medial do sulco rinal lateral. O trato olfatório medial dobra, ao redor da borda ventral do hemisfério, para desaparecer na superfície medial dentro da área pré-comissural.

Caudalmente o trígono olfatório apresenta o tubérculo olfatório, uma superfície um tanto irregular, perfurada por numerosos vasos sangüíneos e sulcos rasos, rostral às faixas diagonais de Broca. O giro diagonal pode ser observado como uma depressão plana e lisa imediatamente rostral ao trato óptico; origina-se no ângulo formado entre a parte caudal dos lobos piriformes e o trato olfatório lateral, a seguir dobra fortemente ao redor da borda ventral dos hemisférios e termina, juntamente com o trato olfatório medial, na área pré-comissural.

A continuação caudal do paleopálio é o giro para-hipocâmpico. Ele é forrado lateralmente pelo sulco rinal lateral, e medialmente pelo sulco hipocâmpico, inteiramente visível somente após a remoção da base do cérebro. Um sulco que corre longitudinalmente, o chamado sulco sagital, é bem desenvolvido na parte caudal do lobo piriforme mas só é uma ligeira denteação em suas regiões mais rostrais. O giro marginal é apenas incompletamente separado do giro ambiens, a parte caudal do lobo piriforme, e o giro uncinado, que estão situados numa posição mais medial.

A parte caudal do arquipálio, que consiste do giro fasciolar, o giro denteado e o hipocampo, invagina o ventrículo lateral; a superfície do arquipálio pode ser observada somente após a remoção do teto do ventrículo lateral. O hipocampo está inteiramente enrolado ao redor do tálamo e assim forma um semicírculo quase perfeito. Sua direção é ligeiramente oblíqua, de medialmente para caudalmente. As partes rostromediais dos dois hipocampos defrontam-se uma com a outra ao nível da comissura do hipocampo. A superfície dorsal do hipocampo apresenta-se como uma estrutura convexa regular que se salienta dentro do ventrículo lateral e está coberta por uma camada um tanto espessa de fibras, o álveo. Rostrolateralmente o álveo do hipocampo une-se a uma espessa faixa de fibras que é conhecida como a fímbria do hipocampo; a fímbria, por sua vez, liga o álveo ao fórnix.

A superfície ventromedial do hipocampo pode ser inteiramente observada somente após a remoção da base do cérebro, quando torna-se aparente que um sulco profundo, o sulco do hipocampo, separa esta superfície em um território lateral e medial. O território lateral, numa posição mais rostral, é conhecido como o giro denteado e a fímbria, en-

quanto o território mais caudal e medial é o giro para-hipocâmpico. A fímbria rostrolateral é caracterizada por uma borda cortante, um tanto fina, à qual está inserido o plexo corióide do ventrículo lateral. Mais medialmente ela torna-se uma estrutura quase côncava e um tanto plana que é claramente separada do giro denteado por um pequeno sulco. Este giro denteado é muito estreito, com apenas poucas denteações, se as houver. Ele continua dorsalmente dentro de um tubérculo, um tanto espesso, do giro denteado, que está adjacente ao giro fasciolar, imediatamente abaixo do esplênio do corpo caloso.

O giro para-hipocâmpico, mais medial, é uma estrutura uniforme e um tanto lisa que se continua com a porção medial da parte caudal do lobo piriforme e o córtex do neopálio. Por baixo do esplênio do corpo caloso e caudalmente ao tubérculo do giro denteado ele forma o giro paraterminal (subcaloso), que também une-se ao giro fasciolar. Este último giro circunda a borda caudal do corpo caloso e continua dentro da parte supracomissural do hipocampo *(indusium griseum)* e as estrias longitudinais, que correm na extremidade do corpo caloso para terminar na área pré-comissural. Entre os sistemas comissurais, o corpo caloso é o mais espesso. Tendo em vista o fato de que sua descrição seria apenas uma repetição do que já foi dito no Cap. 24, o leitor deve consultar o mesmo.

O septo do telencéfalo é uma camada um tanto espessa de substâncias cinzentas e brancas entre o corpo caloso e o fórnix. Ele é composto de duas lâminas que estão inseridas próximo à linha média nos dois terços rostrais da superfície ventral do corpo caloso e que divergem consideravelmente no terço caudal. As duas lâminas estão parcialmente fundidas na porção rostral, de modo que permanece uma cavidade estreita e muito irregular entre elas. Na porção caudal a referida cavidade é bem desenvolvida. A comissura rostral é um sistema comissural muito desenvolvido que apresenta a mesma disposição básica que no eqüino, com uma parte rostral, no formato da letra U, que corre rostrolateralmente e termina na área olfatória, e uma parte caudal, que quase não é visível macroscopicamente e interliga os corpos amigdalóides.

O fórnix, que pertence aos sistemas de projeção cerebrais, liga o hipocampo com o corpo mamilar. As fibras do fórnix originam-se da superfície do hipocampo, formam uma camada uniforme e ininterrupta, o álveo, e se concentram, em sua borda lateral e rostral, para formar a fímbria do hipocampo. Em suas partes rostral e lateral, ao nível da parte caudal do lobo piriforme, a fímbria do fórnix é uma fina estrutura estreita que alarga-se progressivamente e torna-se mais espessa no sentido da linha média. Ali, imediatamente rostral ao ponto onde os dois hipocampos encontram-se, os dois pedúnculos do fórnix fundem-se e formam a comissura do fórnix e o corpo do mesmo. O corpo do fórnix se continua rostralmente pelas duas colunas que terminam ventrocaudalmente nos núcleos do corpo mamilar. Os relacionamentos topográficos são conforme foram descritos no Cap. 24.

RUMINANTE

Em praticamente todas as partes do córtex do cérebro, fibras de associação arqueadas curtas e longas, que interligam convoluções adjacentes e aquelas que estão mais distantes uma da outra, podem ser prontamente demonstradas pela dissecação.

Entre os feixes de fibras que interligam lobos diferentes, no cérebro do grande ruminante, o cíngulo é o mais prontamente demonstrável. Situado na superfície medial do cérebro, ele origina-se ao nível da área pré-comissural, circunda todo o corpo caloso e passa ao redor do esplênio para penetrar no giro para-hipocâmpico, através do qual corre para finalmente atingir o corpo amigdalóide. O feixe arqueado é um feixe um tanto inconspícuo que dobra ao redor da ínsula, ligando as áreas rostrais à ínsula com aquelas a ela caudais.

O feixe uncinado é dobrado fortemente; ele liga o lobo frontal com os lobos temporal e occipital. As fibras originam-se ventrolateralmente no lobo frontal, formam um feixe lateral ao putame, arqueiam-se rostralmente ao lobo piriforme e unem-se às fibras do feixe fronto-occipital ventral e à cápsula externa, que cobrem o corpo amigdalóide lateralmente. O feixe uncinado forma parte da parede lateral do ventrículo lateral, sobre uma distância muito curta, e a seguir espalha-se dentro dos lobos já citados.

Dorsomedialmente a este feixe e quase inseparável do mesmo, encontra-se o feixe fronto-occipital ventral, que possui aproximadamente a mesma direção de fibras que o feixe uncinado.

Dorsal e caudalmente, da parte da cauda do núcleo caudado tem início o feixe fronto-occipital dorsal (ou feixe subcaloso), que é ligeiramente visível pelo lúmen do ventrículo lateral e que se situa medialmente à corona radiada. O tamanho deste feixe diminui continuamente da parte caudal à rostral e não pode ser seguido macroscopicamente além da porção do núcleo caudado. Para a descrição dos sistemas de projeção, longo e curto, veja o Cap. 13.

Para a anatomia microscópica do telencéfalo dos grandes e dos pequenos ruminantes veja o Cap. 24.

TRAJETOS DAS GRANDES FIBRAS DO SISTEMA NERVOSO CENTRAL

A fim de evitar uma repetição cansativa de fatos que, *cum granu salis*, são aplicáveis ao sistema nervoso central do bovino e de outros animais domésticos, o leitor deve consultar a descrição no Cap. 13 e as referências da literatura ao final deste Capítulo, de onde informações mais especializadas podem ser obtidas.

MENINGES

As **meninges** nos ruminantes são, em geral, conforme descritas na seção geral. Outros detalhes aplicáveis às meninges dos ruminantes serão descritos nesta seção.

DURA-MÁTER. A **dura-máter** cranial é moderadamente espessa e as duas pregas, a foice do cérebro e o tentório do cerebelo, membranoso, não são inteiramente desenvolvidas. No bovino a foice do cérebro é um estreito escudo, com a borda côncava ventral estendendo-se aproximadamente ventral, à metade da distância da borda dorsal dos hemisférios cerebrais ao corpo caloso. No ovino e no caprino a porção rostral é mais estreita, tendo somente aproximadamente 1 cm de largura; a porção caudal é perfurada ou incompleta.

O *tentório do cerebelo* não atinge a superfície dorsal do mesencéfalo e separa o cerebelo do pólo occipital dos hemisférios cerebrais somente na metade dorsal.

A dura-máter espinhal estende-se caudalmente para o corpo da quarta vértebra caudal, no ovino e no caprino, e para a quinta vértebra caudal, no bovino.

ARACNÓIDE. A **aracnóide** não apresenta nenhuma característica especial que não a aparência de cinzenta ao preto devido ao pigmento de melanina, em determinadas áreas, nas raças de ruminantes que possuem pele negra ou possuem áreas de pele negra em seus corpos.

PIA-MÁTER. A **pia-máter** dos ruminantes não apresenta nenhuma característica notável ou especial.

SISTEMA NERVOSO PERIFÉRICO

NERVOS CRANIANOS

H. P. Godinho *e* R. Getty

Parte I — Bovino

Nervos Olfatórios (I)

Os **nervos olfatórios** são formados por diversos finos feixes de fibras nervosas que se inserem na superfície rostroventral do bulbo olfatório. Eles atravessam a lâmina crivosa do osso etmóide e são distribuídos para a mucosa olfatória da cavidade nasal, que abrange a porção caudal do septo nasal e as áreas correspondentes da concha nasal dorsal e das conchas etmoidais.

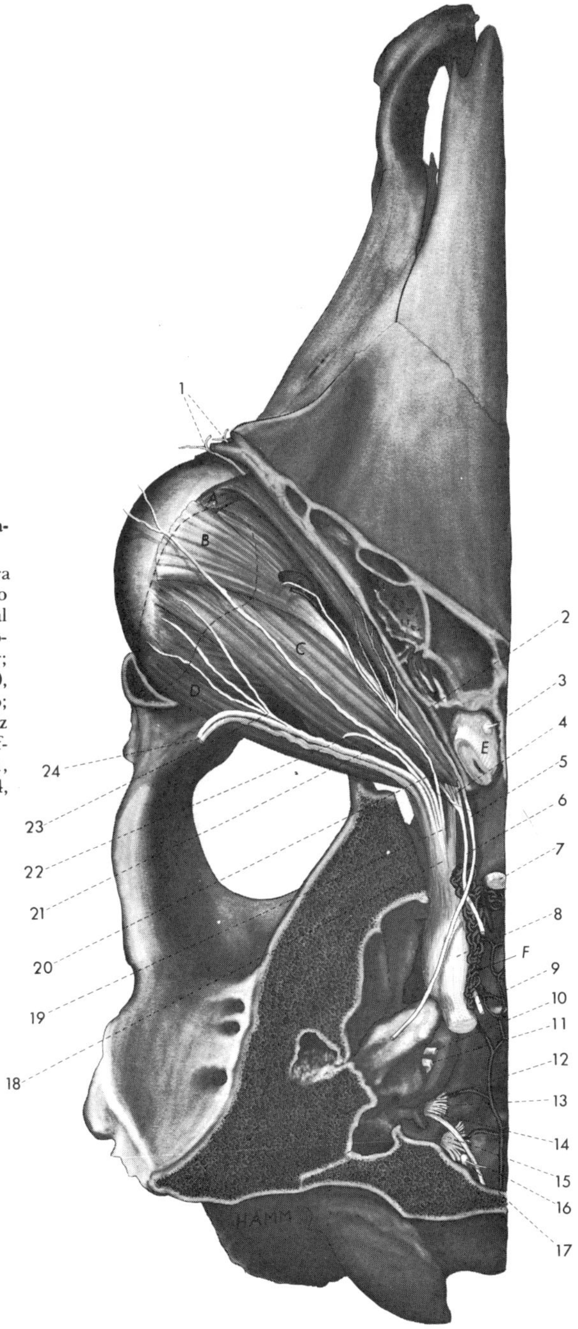

SISTEMA NERVOSO DO RUMINANTE

Figura 35-13. Vista dorsocaudal das estruturas orbitária e relacionadas, do bovino; vista superficial.

A, Músculo oblíquo dorsal; B, músculo levantador da pálpebra superior; C, músculo reto dorsal; D, músculo reto lateral; E, bulbo olfatório e bulbo olfatório acessório; F, rede admirável epidural rostral; 1, nervo infratroclear; 2, nervo troclear; 3, nervo vomeronasal; 4, ramo ventral de 6; 5, nervo troclear; 6, nervo oculomotor; 7, nervo óptico; 8; gânglio trigeminal; 9, nervo abducente; 10, nervo facial; 11, nervo vestibulococlear; 12, nervo glossofaríngeo; 13, nervo vago; 14, nervo acessório; 15, nervo hipoglosso; 16, raiz dorsal do nervo hipoglosso; 17, gânglio hipoglosso; 18, nervo oftálmico; 19, nervo nasociliar; 20, ramos musculares de 18; 21, nervo frontal; 22, ramo do seio frontal; 23, nervo lacrimal; 24, ramo zigomático-temporal. (De Godinho e Getty, 1971.)

Além dos nervos olfatórios, há dois outros feixes de fibras nervosas, os nervos terminal e vomeronasal, que são distribuídos para a cavidade nasal e inseridos na porção rostral do telencéfalo.

NERVOS TERMINAIS. Os **nervos terminais** estão inseridos, por meio de dois a quatro filamentos muito delgado na superfície medial do trígono olfatório e área subcalosa (parolfatória). Os filamentos a seguir correm rostralmente, passando no trato olfatório medial e no lado medial do bulbo olfatório. Eles estão revestidos pela pia-máter e apresentam pe-

quenos intumescimentos de diferentes tamanhos, os gânglios terminais. Uma descrição mais detalhada dos nervos terminais do bovino é apresentada por Larsell (1918).

NERVO VOMERONASAL (Fig. 35-13). O **nervo vomeronasal** surge, das superfícies dorsal e medial do órgão vomeronasal, por meio de diversos filamentos. Eles correm caudal e dorsalmente na submucosa do septo nasal e unem-se em dois ou três feixes que posteriormente unem-se uns aos outros constituindo um único tronco. O nervo vomeronasal a se-

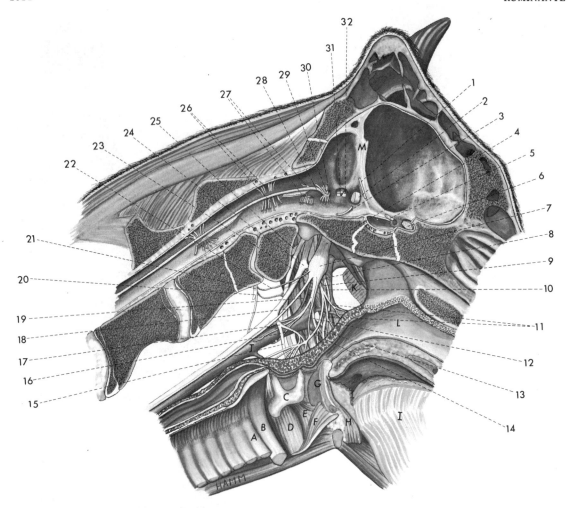

Figura 35-14. Secção sagital mediana da cabeça do bovino (cérebro e medula espinhal removidos).

A, Primeiro anel traqueal; B, cartilagem cricóide; C, cartilagem aritenóide; D, corda vocal; E, *músculo vestibular∮ (ventricular); F, músculo tíreo-epiglótico; G, epiglote; H, músculo hio-epiglótico; I, língua; J, artéria carótida comum; K, músculo pterigóideo medial; L, cavidade nasal; M, tentório do cerebelo; 1, nervo troclear; 2, nervo trigêmeo; 3, nervo abducente; 4, nervo carótido interno; 5, nervo oculomotor; 6, nervo óptico; 7, gânglio cervical cranial; 8, nervo glossofaríngeo; 9, ramo faríngeo do nervo vago; 10, ramo faríngeo de 8; 11, plexo faríngeo; 12, ramo faríngeo de 7; 13, nervo glossofaríngeo; 14, ramo esofágico de 9; 15, ramo interno de 17; 16, ramo externo de 17; 17, nervo laríngeo cranial; 18, tronco simpático; 19, nervo carótido externo; 20, alça cervical; 21, ramo ventral do primeiro nervo cervical; 22, ramo comunicante de 7 para 21; 23, nervo hipoglosso; 24, nervo vago; 25, nervo acessório; 26, raízes dorsal e ventral do primeiro nervo cervical; 27, nervo hipoglosso e sua raiz dorsal; 28, raiz espinhal do nervo acessório; 29, radículas do nervo vago; 30, radículas do nervo glossofaríngeo; 31, nervo vestibulococlear; 32, nervo facial. (De Godinho, 1968.)

*Veja nota de rodapé na pág. 362.

guir passa através do lado medial da lâmina crivosa e emerge na fossa etmoidal, onde segue lateralmente para situar-se na superfície dorsal do bulbo olfatório. O nervo vomeronasal corre no bulbo olfatório por alguns milímetros e a seguir atinge o bulbo olfatório acessório, no qual penetra.

Nervo Óptico (II)
(Figs. 35-13, 14 e 15)

O **nervo óptico** deixa a *área crivosa* da esclera no quadrante inferolateral do bulbo do olho. É a seguir circundado pelo prolongamento das meninges encefálicas que se estendem da cavidade craniana até a esclera do bulbo do olho. A porção intra-orbitária do nervo óptico está direcionada caudalmente no sentido do ápice orbitário. Ele está circundado pelo músculo retrator do bulbo, mas separado por uma quantidade de gordura na qual correm os nervos ciliares curtos e os vasos do mesmo nome. O nervo óptico possui um percurso um tanto sinuoso, apresentando duas curvaturas cujas convexidades defrontam as superfícies lateral e medial da órbita, respectivamente. Antes de penetrar no canal o nervo óptico passa entre o músculo retrator do bulbo e o músculo reto medial. A seguir atravessa o canal óptico e une-se ao nervo oposto no quiasma óptico.

SISTEMA NERVOSO DO RUMINANTE

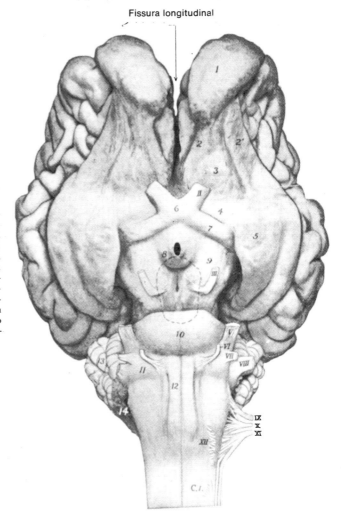

Figura 35-15. Base do cérebro do bovino; endurecido *in situ*.

1, Bulbo olfatório; 2,2', tratos olfatórios; 3, trígono olfatório; 4, lobo piriforme (parte rostral); 5, lobo piriforme (parte caudal); 6, quiasma óptico; 7, trato óptico; 8, túber cinéreo; 9, perna do cérebro; 10, ponte; 11, corpo trapezóide; 12, pirâmide; 13, cerebelo; 14, plexo corióide do quarto ventrículo; C.I, raízes do primeiro nervo cervical. Os segmentos dos nervos cranianos estão designados por números romanos. A hipófise foi removida e seu contorno está indicado por linha pontilhada. A área preta central é o recesso infundibular do terceiro ventrículo aberto, quando o infundíbulo é removido.

Nervo Oculomotor (III)
(Figs. 35-13, 14 e 15)

O **nervo oculomotor** origina-se da fossa intercrural, onde suas fibras inicialmente correm lateralmente, passando entre a artéria rostral do cerebelo e a artéria caudal do cérebro. Ele a seguir dobra rostralmente, correndo na fossa intercrural, ventralmente à artéria comunicante caudal e dorsolateralmente ao diafragma da sela. No lado lateral da artéria carótida interna o nervo oculomotor perfura a dura-máter e corre, durante curta distância, dentro do seio cavernoso e, a seguir, ao longo do lado dorsomedial do nervo maxilar. Imediatamente após deixar a cavidade craniana, através da parte medial superior do forame órbito-rotundo, o nervo oculomotor divide-se num ramo dorsal e outro ventral.

O **ramo dorsal** é menor do que o ramo ventral e, após curto percurso, divide-se em duas ramificações que penetram na superfície ventral do músculo reto dorsal, próximo à sua borda lateral. Algumas ramificações do ramo dorsal atravessam o músculo reto dorsal e se distribuem no músculo levantador da pálpebra superior.

O **ramo ventral** representa a continuação do tronco principal. Ele passa entre o músculo retrator do bulbo e o músculo reto dorsal, correndo medialmente ao nervo nasociliar. O ramo ventral, a seguir, dobra ventrolateralmente, mergulhando entre o nervo óptico e o músculo retrator do bulbo. Em determinados casos o ramo ventral atravessa a estrutura do músculo retrator do bulbo. O ramo ventral aparece, a seguir, correndo na superfície ventral do músculo reto ventral. Aqui ele fornece uma ramificação para o músculo reto medial e também diversas ramificações para o músculo reto ventral, estando intimamente associado ao gânglio ciliar por meio de sua raiz motora. O ramo ventral a seguir corre lateralmente e, na borda lateral do músculo reto ventral, recebe o ramo comunicante do nervo maxilar. Ele finalmente termina no músculo oblíquo ventral, próximo à sua inserção bulbar.

O **gânglio ciliar** está firmemente inserido no ramo ventral do nervo oculomotor, de modo que seus limites, na maioria dos casos, não são claramente reconhecíveis. O gânglio ciliar emite de duas a quatro ramificações, os **nervos ciliares curtos**, os quais, ao correrem dorsalmente por baixo do nervo óptico, penetram na esclera. O ramo comunicante com o gânglio ciliar é forte e deixa o nervo nasociliar para penetrar no gânglio, próximo à sua superfície caudal. O gânglio ciliar também recebe uma ramificação do ramo comunicante do nervo maxilar para o ramo ventral do nervo oculomotor.

Nervo Troclear (IV)
(Figs. 35-13 e 14)

O **nervo troclear** é um delgado filamento que emerge no véu medular rostral. Sua origem profunda e ligações centrais estão descritas com o sistema nervoso central. Ele corre lateralmente, passando sobre o pedúnculo cerebelar rostral, imediatamente caudal ao colículo caudal. A seguir, o nervo troclear penetra na superfície caudal do tentório do cerebelo, correndo ventralmente próximo à sua borda livre. Em alguns casos, ao correr dentro da dura-máter, ele divide-se em duas ou três ramificações que se unem novamente próximo ao forame órbito-rotundo. O nervo troclear deixa a cavidade craniana, como um tronco único, através da porção superior do forame órbito-rotundo. No ápice orbitário ele primeiro cruza sobre o ramo dorsal do nervo oculomotor e, a seguir, sobre a inserção do músculo reto dorsal e músculo levantador da pálpebra superior. Neste local o nervo troclear é unido por algumas fibras do nervo oftálmico. O nervo troclear, a seguir, atinge a superfície dorsal do terço caudal do músculo oblíquo dorsal, onde desaparece. Os nervos trocleares direito e esquerdo decussam-se no véu medular rostral

Nervo Trigêmeo (V)
(Figs. 35-13 e 14)

O **nervo trigêmeo** origina-se do lado dorsolateral da ponte e é composto de uma grande **raiz sensitiva** e uma pequena **raiz motora**. A raiz sensitiva está

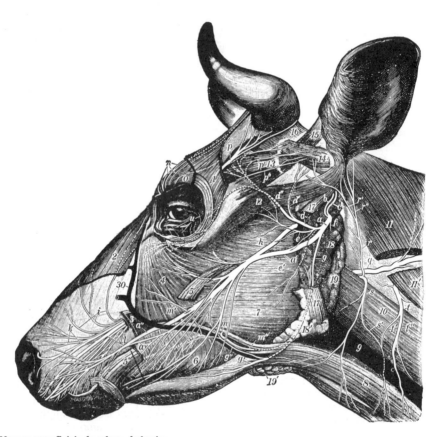

Figura 35-16. Nervos superficiais da cabeça do bovino.

a, Nervo facial; a', a'', a''', ramo bucal dorsal e suas ramificações; b, ramo auricular interno; c, nervo auricular caudal; d, d',d'', nervo auriculopalpebral e seus ramos; e, e', ramos cutâneos de d; f, ramo digástrico; g, g', ramo bucal ventral; g'', ramo comunicante de g para a; h, nervo auriculotemporal; i, k, l, ramos do nervo infra-orbitário; m, nervo bucal; m', ramo de m para o músculo zigomático e para o músculo malar; m'', ramo de m para a glândula parótida; n, ramos do nervo infratroclear; o, nervo frontal; p, p', p'', ramo zigomaticotemporal e suas ramificações; q, ramo dorsal do nervo acessório; r, nervo auricular maior do segundo nervo cervical; r', r'', ramos de r; s, ramo cutâneo do segundo nervo cervical; s', ramo anastomótico ligando s e t; t, t', t'', terceiro nervo cervical e ramos; u, ramo zigomaticofacial; 1, músculo frontal (parte removida); 2, músculo levantador nasolabial (parte removida); 3, origem do músculo levantador do lábio maxilar; 4, músculo malar; 5, 5', segmentos do músculo zigomático; 6, músculo bucinador; 7, músculo masseter; 8, músculo esternocefálico; 9, veia jugular externa; 10, músculo clidomastóideo; 11, 11', músculo clido-occipital; 12, músculo zigomático-auricular; 13, músculo frontoscutular; 14, parte superficial e 15, parte profunda do músculo auricular rostral; 16, músculo cervicoscutular; 17, 17', segmentos do músculo parótido-auricular; 18, 18', restos da glândula parótida; 19, 19', glândula mandibular; 30, veia facial. (De Ellenberger e Baum, 1908.)

SISTEMA NERVOSO DO RUMINANTE

situada dorsolateralmente à raiz motora. Ela corre rostralmente e, após curta distância, une-se ao gânglio trigeminal.

O **gânglio trigeminal** (Fig. 35-14) é uma massa alongada de tecidos branco e cinzento que ocupam a porção caudal do sulco dos nervos oftálmico e maxilar do osso basisfenóide, situado, em parte, sobre a entrada do forame oval. O gânglio trigeminal está coberto pela dura-máter, firmemente nele inserida, e limitado medialmente pela parede do seio cavernoso e pela rede admirável epidural rostral. O gânglio trigeminal é unido por diversos filamentos do plexo carótido interno do nervo simpático e envia, de sua superfície dorsal, ramificações para a dura-máter.

Do nervo trigêmeo originam-se os nervos oftálmicos, o maxilar e o mandibular.

NERVO OFTÁLMICO (Fig. 35-13). O **nervo oftálmico** é a menor divisão do nervo trigêmeo. Ele surge do gânglio trigeminal, num tronco comum com o nervo maxilar. Na saída do forame órbito-rotundo o nervo oftálmico divide-se nos seguintes ramos:

O **ramo zigomaticotemporal** (Fig. 35-13), juntamente com o nervo nasociliar, é a maior divisão do nervo oftálmico. É constituído por dois fascículos um tanto grandes, que se originam do lado lateral do nervo oftálmico, na saída do forame órbito-rotundo. Ambos os fascículos ascendem a órbita, na superfície lateral do músculo reto lateral, passando sobre a artéria oftálmica externa. Em determinados casos o fascículo medial passa sob a artéria oftálmica externa. Imediatamente caudal à glândula lacrimal os dois fascículos unem-se um ao outro. O ramo zigomaticotemporal, agora um tronco único, dobra lateralmente, perfurando a periórbita juntamente com a veia cornual. Ao deixar a órbita ele corre caudal, dorsal e um pouco medialmente, atravessa a almofada de gordura retrorbitária e passa sob o músculo frontoscutular. O ramo zigomaticotemporal então divide-se em diversas ramificações que suprem a pele da região temporal. Algumas destas ramificações ligam-se às ramificações do ramo zigomático do nervo facial. Nos espécimes com cornos a maioria das fibras do ramo zigomaticotemporal correm no sentido do corno como ramos cornuais, terminando na superfície laterocaudal de sua base.

O **nervo lacrimal** (Fig. 35-16) é constituído por pequenas ramificações que normalmente deixam o fascículo medial do ramo zigomaticotemporal e penetram na glândula lacrimal, em sua borda caudal. Em determinados casos o nervo lacrimal surge diretamente do nervo oftálmico. Algumas de suas ramificações atravessam a glândula e atingem a pele da porção lateral da pálpebra superior, onde terminam.

O **nervo frontal** (Fig. 35-16) emerge diretamente do nervo oftálmico ou num tronco comum com o ramo do seio frontal. Ele também pode surgir do ramo zigomaticotemporal. O nervo frontal ascende à órbita, passando quer sobre a artéria oftálmica externa ou sua rede. A seguir, corre com a artéria lacrimal e passa sob a glândula lacrimal, na qual algumas de suas finas ramificações aparentemente terminam. Ao deixar a órbita ele atinge a porção

lateral da pálpebra superior e área adjacente, onde se distribui.

O **ramo do seio frontal** (Fig. 35-13) é uma delgada ramificação que, na maioria dos casos, origina-se do nervo oftálmico. O ramo do seio frontal corre dorsalmente na órbita, entre o músculo reto lateral e o músculo reto dorsal e, finalmente, penetra num pequeno forame na parede medial da órbita. O ramo do seio frontal atinge o referido seio em cuja mucosa se distribui.

Normalmente, um ou dois ramos musculares, relativamente grandes, são emitidos pelo nervo oftálmico. Eles correm rostralmente na superfície dorsal do músculo reto dorsal e do músculo levantador da pálpebra superior e realizam o intercâmbio de ramificações com o nervo troclear. Terminam na superfície dorsal do músculo oblíquo dorsal e podem também acompanhar a artéria e a veia supra-orbitária. Outras ramificações suprem a superfície interna do músculo reto dorsal.

O **nervo nasociliar** é o ramo mais medial do nervo oftálmico. Próximo à sua origem ele emite o **nervo ciliar longo**, que corre rostralmente e logo divide-se em duas ramificações. Estas podem atravessar o plexo venoso oftálmico e a rede admirável oftálmica e finalmente penetrarem na esclera. No ápice orbitário o nervo nasociliar passa entre o músculo retrator do bulbo e o músculo reto dorsal. Aqui ele emite o forte ramo comunicante para o gânglio ciliar. O nervo nasociliar, a seguir, passa entre o músculo reto medial e o músculo oblíquo dorsal, onde divide-se nos nervos etmoidais e infratrocleares.

O **nervo etmoidal** é o menor e, após dobrar medialmente, corre com a artéria etmoidal no sentido do forame etmoidal, no qual penetra. O nervo etmoidal perfura a lâmina crivosa e, na cavidade nasal, distribui-se para o septo nasal e concha nasal dorsal.

O **nervo infratroclear** (Figs. 35-13 e 19) ascende a órbita ao longo da superfície medial do músculo reto medial, passando ventrorrostral ao caderna para o músculo oblíquo dorsal. Durante seu percurso ele divide-se em dois a três ramos. Após atingir a borda da órbita, próxima ao ângulo (canto) medial do olho, os ramos do nervo infratroclear dobram caudalmente, correndo caudomedialmente na estrutura do músculo orbicular do olho e do músculo frontal (Fig. 35-16). Eles suprem a parte medial da pálpebra superior e a pele da região frontal. Algumas ramificações, os ramos cornuais, atingem a superfície rostrolateral da base do corno, onde terminam.

NERVO MAXILAR. O **nervo maxilar** é constituído de fibras que se originam da porção inferior do gânglio trigeminal. Ele corre rostralmente no sulco do nervo oftálmico e do nervo maxilar do osso basisfenóide, onde está associado, por certo tempo, com as fibras do nervo oftálmico. O nervo maxilar é, neste ponto, uma faixa achatada. Ele se relaciona medialmente ao nervo abducente e à parede do seio cavernoso. Na superfície dorsal ele se relaciona ao nervo oftálmico, ao nervo oculomotor e ao nervo troclear. O nervo maxilar deixa o crânio através da porção ventral do forame órbito-rotundo, onde torna-se de formato mais cilíndrico. O nervo maxilar cruza a fossa pterigopalatina, passando ao longo da margem dorsal do músculo pterigóideo lateral e, a seguir, sobre o músculo pterigóideo medial. O nervo maxilar corre no túber da maxila e penetra no canal infra-orbitário, onde torna-se o **nervo infra-orbitário**. Na fossa pterigopalatina, o nervo maxilar emite os seguintes ramos:

O **ramo zigomaticofacial** surge da superfície dorsal do nervo maxilar, próximo ao forame órbito-rotundo. Ele corre dorsalmente no sentido da órbita, seguindo sob, ou às vezes sobre, a artéria oftálmica externa. O ramo zigomaticofacial, a seguir, cruza obliquamente a superfície lateral do músculo reto lateral onde normalmente divide-se em dois ramos. Estes, finalmente, atingem a borda da órbita e se distribuem na pele da pálpebra inferior e na área adjacente (Fig. 36-16).

O **ramo zigomaticofacial acessório** é menor do que o seu predecessor. Ele também origina-se da superfície dorsal do nervo maxilar e um pouco rostralmente ao ramo zigomaticofacial. Ele está direcionado dorsalmente, perfura a periórbita e corre na superfície ventrolateral da órbita, entre o músculo reto lateral e o músculo reto ventral. Após deixar a órbita, o ramo zigomaticofacial acessório ramifica-se na pele da porção medial da pálpebra inferior.

O **ramo comunicante para o nervo oculomotor**φ surge, medialmente ao ramo zigomaticofacial, da superfície dorsal do nervo maxilar. Ele corre para a órbita seguindo o ramo zigomaticofacial e com o qual realiza intercâmbio de algumas fibras. Após cruzar obliquamente a superfície lateral do músculo reto lateral, ele une-se ao ramo ventral do nervo oculomotor. Aqui emite uma ramificação que passa sobre o ramo ventral do nervo oculomotor e termina no gânglio ciliar.

O **nervo pterigopalatino** origina-se da superfície medial do nervo maxilar, 1 a 2 cm rostralmente à saída do forame órbito-rotundo. Imediatamente após sua origem ele divide-se no nervo nasal caudal e palatino maior.

O **nervo nasal caudal** corre rostralmente, cruzando a superfície lateral do músculo pterigóideo medial na fossa pterigopalatina. Esta porção do nervo está em íntima associação com os gânglios pterigopalatinos. Na borda rostral do músculo pterigóideo medial ele dobra ligeiramente medial e penetra no forame pterigopalatino. Ao atingir a cavidade nasal o nervo nasal caudal emite ramificações para a concha etmoidal e concha nasal ventral e ramifica-se ao longo da porção ventral do septo nasal e no assoalho da cavidade nasal.

O **nervo palatino maior** está localizado ventralmente ao nervo nasal caudal. Ele também corre na superfície lateral do músculo pterigóideo medial, na fossa pterigopalatina. Correndo juntamente com a artéria do mesmo nome, o nervo palatino maior penetra no forame palatino caudal e atinge o palato duro através do forame palatino maior Segue rostralmente com a artéria palatina maior, entre o osso e a submucosa. O nervo palatino maior se distribui na mucosa do palato duro e na gengiva e atinge a almofada dentária, onde termina. Próximo à sua origem na fossa pterigopalatina o nervo palatino maior emite um pequeno ramo, o **nervo palatino menor**. Este corre ventralmente na superfície lateral da porção rostral do músculo pterigóideo medial, passa medialmente ao túber do maxilar e ramifica-se na superfície dorsal do palato mole.

Os **ramos alveolares maxilares caudais**, no total de dois ou três, surgem, na fossa pterigopalatina, da superfície lateral do nervo maxilar. Eles correm rostral e ventralmente para penetrar no túber do maxilar, onde inervam com ramos os últimos dentes molares.

Próximo da entrada para o canal infra-orbitário o nervo maxilar emite uma pequena ramificação, o **ramo malar**φ, que surge de sua superfície dorsal e corre dorsalmente, seguindo a artéria malar. Ele se distribui na pele da área adjacente e no ângulo medial do olho.

O **nervo infra-orbitário** (Fig. 35-16) é a continuação do nervo maxilar no canal infra-orbitário. No referido canal ele emite os ramos alveolares maxilares médios que suprem ramos dentários para os primeiros dentes molares. O nervo infra-orbitário, a seguir, emerge na região lateral do nariz através do forame infra-orbitário. Aqui o nervo infra-orbitário está profundamente situado ao músculo depressor do lábio maxilar, músculo canino e ao músculo levantador do lábio maxilar e normalmente divide-se em um grupo de ramos dorsal e outro ventral.

O grupo dorsal é o maior e, após correr rostralmente, emite os ramos nasais externo e interno e, a seguir, continua como os **ramos labiais maxilares rostrais**. Os **ramos nasais externos** ramificam-se na pele das regiões lateral e nasal. Os **ramos nasais internos** distribuem-se na mucosa e na pele do vestíbulo do nariz. Os ramos labiais maxilares rostrais terminam na porção rostral do lábio superior.

O grupo ventral é normalmente constituído por um pequeno ramo, o **ramo labial maxilar caudal**, que em determinados casos deixa o canal infra-orbitário através de um forame acessório localizado ventralmente ao forame infra-orbitário. Ele corre rostralmente e ventralmente para a porção caudal do lábio superior.

NERVO MANDIBULAR. O **nervo mandibular** é emitido da superfície ventral do gânglio trigeminal. Ele deixa a cavidade craniana através do forame oval, corre ventral, rostral e um pouco lateralmente, coberto pelo músculo pterigóideo lateral. Após curta distância o nervo mandibular emite, de sua superfície dorsal, um grande ramo do qual surgem o nervo bucal, o nervo massetérico e o nervo pterigóideo lateral. Neste nível o nervo mandibular possui o grande gânglio ótico intimamente relacionado à sua superfície medial.

O **nervo bucal** (Fig. 35-17) é o maior ramo originado do tronco comum. Ele passa rostralmente entre as duas porções do músculo pterigóideo lateral, onde emite uma ramificação para o músculo temporal. O nervo mandibular, a seguir, dobra ventralmente na superfície lateral do músculo pterigóideo lateral, cruza sobre a artéria maxilar e, juntamente com a artéria e a veia bucal, segue o contorno redondo da superfície medial do músculo temporal, próximo à sua inserção mandibular. O nervo mandibular, a seguir, aparece na região da bochecha,

SISTEMA NERVOSO DO RUMINANTE 1019

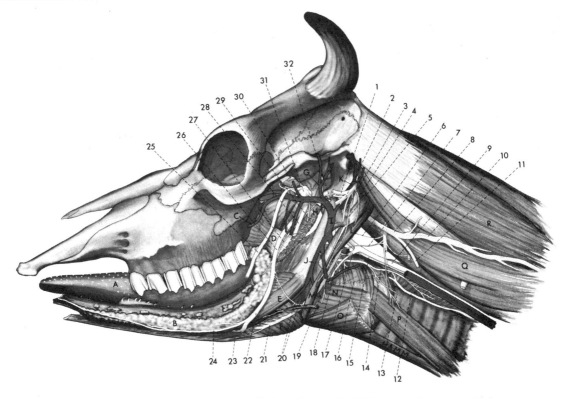

Figura 35-17. Superfície lateral da cabeça do bovino; mandíbula e músculo milo-hióideo removidos, vista profunda.
A, Língua; B, glândula sublingual; C, artéria bucal; D, músculo pterigóideo medial; E, músculo estiloglosso; F, músculo hioglosso; G, artéria temporal superficial; H, artéria maxilar; I, artéria carótida externa; J, artéria lingual; K, artéria auricular caudal; L, ventre caudal do músculo digástrico (cortado); M, músculo estilo-hióideo; N, músculo tíreo-hióideo; O, músculo omo-hióideo; P, músculo esternotireóideo; Q, músculo longo do atlas; R, músculo esplênio da cabeça; 1, nervo auriculopalpebral; 2, ramo bucal dorsal; 3, ramo bucal ventral; 4, ramo digástrico; 5, ramo estilo-hióideo; 6, ramo comunicante do gânglio cervical cranial com o primeiro nervo cervical; 7, alça cervical; 8, ramo externo do nervo acessório; 9, nervo vago; 10, ramo dorsal do nervo acessório; 11, ramo ventral do nervo acessório; 12, nervo laríngeo recorrente; 13, ramo de 14 para a glândula tireóide; 14, ramo esofágico; 15, tronco simpático; 16, ramificação caudal de 18; 17, nervo laríngeo cranial; 18, ramo interno do nervo laríngeo cranial; 19, ramo de 21 para o músculo tíreo-hióideo; 20, gânglios mandibulares; 21, nervo hipoglosso; 22, nervo lingual; 23, ramo de 21 para o músculo gênio-hióideo; 24, nervo sublingual; 25, nervo bucal; 26, nervo lingual; 27, corda do tímpano; 28, nervo alveolar mandibular; 29, nervo milo-hióideo; 30, nervo massetérico; 31, gânglio ótico; 32, nervo auriculotemporal. (De Godinho, 1968.)

onde emite diversas ramificações para as glândulas bucais dorsais e ventrais. Ao nível da borda rostral do músculo masseter, emite o **ramo parotídeo**. Este ramo corre ventralmente ao longo da borda rostral do músculo masseter para unir-se ao ducto parotídeo. Ao seguir um percurso retrógrado ao longo da parede do ducto parotídeo ele atinge a glândula parótida. O nervo bucal agora corre na região da bochecha onde estabelece ligações com o ramo bucal dorsal do nervo facial. Ele também envia ramificações para as glândulas da região e, ao perfurar a parede muscular da bochecha, termina na mucosa da bochecha. As ligações entre o nervo bucal e o nervo lingual ou o nervo alveolar mandibular foram descritas por Le Roux (1969).

O **nervo massetérico** surge lateralmente do tronco comum. Ele corre lateralmente ao longo da superfície rostral da articulação temporomandibular, passando através da incisura mandibular. O nervo massetérico, a seguir, atinge a superfície medial do músculo masseter, onde se ramifica. Na superfície rostral da articulação temporomandibular o nervo massetérico emite o **nervo temporal profundo**, o qual, correndo dorsalmente, distribui-se dentro do músculo temporal.

O **nervo pterigóideo lateral** é um pequeno ramo que, originando-se juntamente com o nervo bucal, corre rostralmente e, após dividir-se em duas ramificações, penetra na superfície medial do músculo pterigóideo lateral.

O nervo mandibular continua ventral e rostralmente e, antes de se dividir em seus ramos terminais, os nervos lingual e alveolar mandibular, emite os seguintes ramos:

O **nervo pterigóideo medial** surge da borda rostral do nervo mandibular. Ele corre rostral e paralelamente ao tronco principal e atravessa o gânglio ótico. Após curto percurso penetra na borda caudal do músculo pterigóideo medial.

O nervo para o músculo tensor do tímpano é uma fina ramificação que deixa a margem caudal do nervo mandibular e corre caudalmente ao longo da tuba auditiva. Ele a seguir penetra no ouvido médio e desaparece dentro do músculo tensor do tímpano.

Ao correr ao longo da tuba auditiva, emite uma ramificação delgada para o músculo tensor do véu palatino.

O **nervo auriculotemporal** (Figs. 35-16 e 17) surge da borda caudal do nervo mandibular, na borda ventral do músculo pterigóideo lateral. Ele corre lateral e caudalmente ao redor da borda caudal do ramo mandibular e, na superfície profunda da glândula parótida, divide-se no ramo transverso da face e nos nervos auriculares rostrais. O ramo transverso da face passa entre a glândula parótida e as superfícies laterais do músculo masseter, unindo-se ao ramo bucal dorsal do nervo facial. Suas fibras correm, por algum tempo, com aquelas do ramo bucal dorsal e, a seguir, distribuem-se para a pele da região massetérica e região da bochecha. Os nervos auriculares rostrais unem-se ao nervo auriculopalpebral, na substância da glândula parótida. Algumas fibras do nervo auriculotemporal parecem penetrar na superfície caudal da glândula parótida.

O **nervo lingual** é o ramo rostral resultante da bifurcação do nervo mandibular. Ele origina-se próximo à borda ventral do músculo pterigóideo lateral. O nervo lingual corre ventralmente na superfície lateral do músculo pterigóideo medial coberto pela inserção mandibular do músculo temporal. Aqui o nervo lingual recebe a corda do tímpano, que se une à margem lateral do nervo e fornece, em alguns casos, ramificações para o istmo da fauce. Quando o nervo lingual passa pela borda rostral do músculo pterigóideo medial ele emite diversas finas ramificações que logo se unem em um único tronco, constituindo o ramo comunicante para os gânglios mandibulares. O nervo lingual, a seguir, passa entre o músculo milo-hióideo e o músculo hioglosso, correndo rostral e ventralmente para atingir a borda ventral do músculo hioglosso. Aqui o nervo lingual emite o **nervo sublingual**, que corre na superfície lateral da glândula sublingual e atinge a porção rostral do assoalho da boca, onde finalmente se distribui. Algumas ramificações são destacadas do nervo sublingual e aparentemente penetram na glândula sublingual. Na borda ventral do músculo hioglosso o nervo lingual corre lateralmente no ducto mandibular e divide-se em dois ramos que dobram dorsalmente entre o músculo estiloglosso e o músculo genioglosso e distribuem-se nos dois terços rostrais da língua.

Como a divisão caudal do nervo mandibular, o **nervo alveolar mandibular** corre ventralmente sobre a superfície lateral do músculo pterigóideo medial e, juntamente com a artéria do mesmo nome, penetra no forame mandibular. Próximo à sua origem ele fornece o nervo milo-hióideo. O **nervo milo-hióideo** corre paralelo e caudalmente ao tronco principal e passa obliquamente entre a porção de inserção do músculo pterigóideo medial e o corpo da mandíbula. Na borda do músculo milo-hióideo emite diversas ramificações para este músculo e para o ventre rostral do músculo digástrico. A seguir o nervo milo-hióideo corre rostralmente ao longo da superfície medial do músculo milo-hióideo, perfura este músculo e atinge a porção rostral do espaço mandibular distribuindo-se para a pele da

região. Dentro da mandíbula o nervo alveolar mandibular corre no canal mandibular onde emite os ramos alveolares mandibular caudal e o ramo alveolar mandibular médio, para os dentes molares. Nos forames mentonianos ele continua como os nervos mentonianos, que são distribuídos para a pele da região mentoniana e áreas adjacentes. Dentro do canal mandibular e próximo aos forames mentonianos o nervo alveolar mandibular emite o ramo alveolar mandibular rostral, o qual, seguindo o canal alveolar (incisivo), supre os dentes incisivos.

GÂNGLIOS PARASSIMPÁTICOS ASSOCIADOS AO NERVO TRIGÊMEO. O **gânglio ótico** (Fig. 35-17) é uma estrutura relativamente grande situada na superfície medial do nervo mandibular, próximo à sua saída do forame oval e opostamente à origem do tronco comum dos nervos bucal e massetérico. O gânglio ótico possui um formato plano, e aproximadamente triangular, com a base defrontando-se com o forame oval e o ápice apontando no sentido do músculo pterigóideo medial. O gânglio relaciona-se medialmente ao músculo tensor do véu palatino e à porção cartilaginosa da tuba auditiva, e lateralmente ao nervo mandibular. O nervo petroso menor une-se ao gânglio em seu ângulo dorsocaudal. Da base e do ângulo dorso-rostral o gânglio emite duas ramificações fortes que cruzam, respectivamente, sobre e sob o nervo mandibular e unem-se ao nervo bucal. O gânglio também está ligado à superfície medial do nervo mandibular por numerosas ramificações.

Os **gânglios pterigopalatinos** são formados por cinco ou sete pequenas estruturas ganglionares localizadas na fossa pterigopalatina, ao longo das superfícies lateral e dorsal do nervo nasal caudal, ao qual estão intimamente inseridas. Os gânglios, de tamanhos e formatos diferentes, estão freqüentemente fundidos ou ligados um ao outro por segmentos de fibras nervosas. O nervo do canal pterigóideo, depois de deixar o canal e a fossa pterigopalatina, corre dorsalmente e une-se aos gânglios próximos às suas extremidades caudais. Os gânglios emitem diversas ramificações para os nervos nasal caudal e palatino maior. Da borda dorsal dos gânglios pterigopalatinos, numerosas ramificações são emitidas e correm dorsalmente para atingir a superfície externa da periórbita.

Os **gânglios mandibulares** (Fig. 35-17) são de quatro a seis pequenas estruturas cinzentas localizadas próximas ou ao longo dos ductos mandibulares, no ponto onde estes últimos cruzam lateralmente o ventre rostral do músculo digástrico. Os gânglios são unidos pelo ramo comunicante do nervo facial e emitem ramificações que, seguindo caudalmente o ducto mandibular, penetram na glândula mandibular. Os gânglios mandibulares também emitem algumas fibras que, correndo rostralmente ao longo do ducto mandibular, terminam nas glândulas sublinguais.

Nervo Abducente (VI)
(Figs. 35-13, 14 e 15)

O **nervo abducente** emerge da superfície ventral da medula oblonga, ao nível do corpo trapezóide e imediatamente lateral à pirâmide. Ele corre por

SISTEMA NERVOSO DO RUMINANTE

curta distância lateralmente e, a seguir, dobra rostralmente correndo entre a dura-máter e a superfície ventral da ponte. O nervo abducente perfura a dura-máter e penetra no seio cavernoso. Ele atravessa o referido seio e passa rostralmente através da rede admirável epidural rostral. A seguir corre ao longo do lado medial do nervo trigêmeo, no sulco do nervo oftálmico e do nervo maxilar do osso basisfenóide, onde recebe algumas ramificações do plexo carótido interno. O nervo abducente, a seguir, deixa a cavidade craniana através da parte medial do forame órbito-rotundo. No ápice da órbita ele dobra lateralmente, passando através do nervo maxilar e do nervo oftálmico, e ficando coberto pela rede admirável oftálmica. Aqui divide-se em dois ramos que suprem o músculo reto lateral e o músculo retrator do bulbo, respectivamente.

Nervo Facial (VII)
(Figs. 35-13 e 15 a 18)

O **nervo facial** deixa a superfície lateral da base do cérebro, caudalmente ao pedúnculo cerebelar médio e rostralmente ao corpo trapezóide. Imediatamente após sua origem penetra no meato acústico interno juntamente com o nervo vestibulococlear. No referido meato o nervo facial está situado rostralmente ao nervo vestibulococlear. Aqui eles realizam intercâmbio de algumas ramificações e, no fundo do meato, o nervo facial penetra no canal facial. Ao correr no canal, ele se direciona a princípio lateral e, a seguir, um pouco rostralmente; depois dobra acentuadamente caudal no joelho do canal facial. Dali, o nervo facial arqueia-se ventralmente para finalmente deixar a parte petrosa do osso temporal através do forame estilomastóideo. No ponto onde ele dobra acentuadamente caudalmente o nervo facial apresenta, em sua margem rostral, o **gânglio geniculado**. Dentro do canal facial o nervo facial emite os seguintes ramos:

O **nervo petroso maior** origina-se do gânglio geniculado e deixa a porção petrosa do osso temporal através do canalículo situado na superfície rostral do osso. A seguir, corre rostral e medialmente e é unido pelo nervo petroso profundo. Agora, como o **nervo do canal pterigóideo**, passa através do forame lácero e, correndo na superfície ventral do osso basisfenóide, penetra no canal pterigóideo. Atravessa o referido canal e aparece na fossa pterigopalatina, onde finalmente une-se aos gânglios pterigopalatinos.

Ao descer no canal facial o nervo facial relaciona-se muito intimamente ao músculo estapédio, fornecendo ramificações ao mesmo.

A **corda do tímpano** (Fig. 35-17) surge próxima à saída do forame estilomastóideo, corre rostralmente no canalículo ósseo na parede do canal facial, a seguir atravessa a cavidade timpânica e penetra na parede óssea do ouvido médio, onde alcança a fissura petrotimpânica. Após deixar esta fissura a corda do tímpano corre na parede lateral da bolha timpânica; a seguir, situa-se profundamente à artéria maxilar e ao nervo mandibular. Finalmente corre sobre o nervo lingual. Na saída do forame estilomastóideo o nervo facial emite os seguintes ramos adicionais:

O **nervo auricular caudal** (Fig. 35-16) corre coberto pela glândula parótida e caudalmente à cartilagem anular. Após curto percurso emite um ramo que penetra na porção menor do músculo cérvico-auricular profundo. O nervo auricular caudal a seguir divide-se em diversas ramificações que suprem o músculo cérvico-auricular superficial, o músculo parietoscutular, o músculo cervicoscutular e o músculo escútulo-auricular. Uma ramificação corre medialmente ao redor da cartilagem auricular, passando sob a cartilagem escutiforme e o músculo escútulo-auricular profundo. Na superfície rostral da cartilagem auricular ele penetra num forame do trago. O nervo auricular caudal a seguir corre ventralmente dentro da cavidade da concha para terminar no músculo estilo-auricular.

O **ramo auricular interno** é emitido da borda dorsal do nervo facial, na saída do forame estilomastóideo. Ele corre dorsalmente próximo ao nervo auricular caudal. A seguir, divide-se em dois ramos que perfuram a cartilagem auricular e suprem a pele da superfície interna da escafa.

O **ramo estilo-hióideo** (Fig. 35-17) é um delgado ramo que percorre ventralmente ao longo da borda caudal da artéria auricular caudal e, a seguir, ao longo da artéria maxilar. Ele penetra na superfície medial do músculo estilo-hióideo. Em determinados casos o ramo estilo-hióideo surge do nervo facial em um tronco comum com o ramo digástrico.

O **ramo digástrico** (Figs. 35-16 a 18) é uma ramificação relativamente grande. Ele corre ventralmente na superfície lateral do músculo occípito-hióideo e penetra no ventre caudal do músculo digástrico.

O nervo facial corre na estrutura da glândula parótida onde divide-se no nervo auriculopalpebral e nos ramos bucais dorsal e ventral (Fig. 35-16).

O **nervo auriculopalpebral** (Figs. 35-16 a 18) corre dorsalmente ao longo da veia temporal superficial, passando caudal ou profundamente aos nodos linfáticos parotídeos. Ele emite um ou dois ramos auriculares rostrais que inervam os músculos auriculares rostrais. Neste ponto o nervo auriculopalpebral é unido por ramos do nervo auriculotemporal para formar o plexo parotídeo. (Para detalhes, veja o capítulo digestivo.) O nervo auriculopalpebral, a seguir, continua dorsalmente, agora como o ramo zigomático. Ele então dobra rostralmente, correndo no sentido do ângulo lateral do olho. Está freqüentemente ligado aos ramos do ramo zigomaticotemporal, antes de dividir-se nos ramos dorsal e ventral. O ramo dorsal corre sob o músculo frontal e freqüentemente está ligado ao nervo frontal e ao nervo infratroclear. Ele supre o músculo orbicular do olho, o músculo levantador medial do ângulo do olho, enquanto os ramos ventrais suprem a porção ventral do músculo orbicular do olho.

O **ramo bucal dorsal** (Figs. 35-17 e 18) é o maior ramo terminal do nervo facial. Ele corre rostralmente dentro da glândula parótida, onde se relaciona com a margem ventral dos nodos linfáticos parotídeos. A seguir cruza entre o músculo cutâneo da face e o músculo masseter. Aqui é unido por ramos do nervo bucal e pelo ramo comunicante do ramo bucal ventral. Eles constituem um grande plexo do qual ramificações são emitidas para os músculos malar, zigomático, cutâneo da face e bucinador. Do plexo o ramo bucal dorsal passa sob o músculo zigomático, seguindo a veia facial. Em determinados casos divide-se em duas ramificações que se reencontram após curto percurso, formando um anel ao redor da veia facial. Ao atingir a superfície lateral da região nasal o ramo bucal dorsal passa entre o músculo orbicular da boca e o músculo depressor do lábio maxilar. A seguir divide-se em diversas ramificações que inervam o músculo orbicular da boca, o músculo depressor do lábio maxilar, o músculo canino, o músculo levantador do lábio maxilar e o músculo levantador nasolabial. Algumas de suas ramificações, antes de penetrarem na musculatura, unem-se aos ramos do nervo infra-orbitário.

O **ramo bucal ventral** (Figs. 35-17 e 18), após originar-se do nervo facial, corre ventralmente na estrutura da glândula parótida. A seguir segue a margem ventral do músculo masseter, passando medialmente ao músculo esternomandibular. Neste ponto, corre rostralmente, cruzando sobre a veia facial e o ducto parotídeo. Aqui ele emite o ramo comunicante para o ramo bucal dorsal, que segue o ducto parotídeo para unir-se ao plexo formado por eles juntamente com o nervo bucal. O ramo bucal ventral corre na margem ventral do músculo depressor do lábio mandibular, terminando no mesmo. Ele também envia ramificações para o nervo bucal e, em determinados casos, liga-se aos nervos mentonianos.

Nervo Vestibulococlear (VIII)
(Figs. 35-13, 14 e 15)

O **nervo vestibulococlear** origina-se dorsolateralmente da medula oblonga, na extremidade dorsal do corpo trapezóide. Ele corre lateralmente e atinge o meato acústico interno juntamente com o nervo facial. No meato ele realiza intercâmbio de ramificações com o nervo facial e subidivide-se em suas partes vestibular e coclear. A **parte vestibular** apresenta, no fundo do meato acústico interno, um pequeno **gânglio vestibular** e, a seguir, divide-se nos ramos superior e inferior. O ramo superior é a efetiva continuação do tronco principal e perfura a área vestibular superior, enquanto o ramo inferior é menor e, correndo ventralmente, penetra na área vestibular inferior. Eles suprem áreas do utrículo e do sáculo. A **parte coclear** perfura a área coclear no fundo do meato acústico interno. Na base do modíolo coclear ele divide-se em diversos ramos que terminam no **gânglio espiral.**

Nervo Glossofaríngeo (IX)
(Fig. 35-15)

O **nervo glossofaríngeo** está inserido, por três a cinco grupos de filamentos, à superfície lateral da medula oblonga, rostralmente e sem qualquer linha de demarcação das radículas vagais. Da medula oblonga o nervo glossofaríngeo corre lateralmente, penetrando no forame jugular juntamente com o nervo vago e o nervo acessório. No forame jugular ele ocupa uma posição rostrolateral e está intimamente aplicado à porção petrosa do osso temporal.

A seguir ele corre ventralmente na superfície medial da bolha timpânica. O nervo glossofaríngeo apresenta um gânglio proximal e outro distal. O **gânglio proximal** é uma pequena estrutura associada às fibras de origem do nervo glossofaríngeo. Ele está localizado no forame jugular dentro do cavo subaracnóideo. Entretanto, o gânglio também pode ser observado fora da dura-máter.

O **gânglio distal** aparece como uma ligeira dilatação do tronco do nervo quando este passa ventralmente na parede da bolha timpânica. Deste gânglio uma fina ramificação, o **nervo timpânico**, é emitida e corre dorsalmente para penetrar no canalículo entre as porções timpânica e petrosa do osso temporal. Ao atingir a cavidade timpânica o nervo timpânico é unido pelos **nervos caroticotimpânicos** do plexo carótido interno, constituindo o **plexo timpânico**. Do plexo timpânico emerge o **nervo petroso menor**, que corre na parede medial da cavidade timpânica e passa sobre o músculo tensor do tímpano. A seguir acompanha o nervo tensor do tímpano do nervo mandibular, ao longo da tuba auditiva, e une-se ao gânglio ótico.

O nervo glossofaríngeo, na margem ventral da bolha timpânica, emite o **ramo do seio carótido**, que corre caudalmente, passa lateralmente ao nervo laríngeo cranial e termina no plexo, na origem da artéria occipital e da artéria carótida interna. Freqüentemente ele é unido por ramos do gânglio cervical cranial. Em determinados casos dois ramos do seio carótido são observados. Abaixo do ramo do seio carótido o nervo glossofaríngeo emite um ou dois **ramos faríngeos** que se unem ao ramo do mesmo nome do nervo laríngeo cranial e com fibras do gânglio cervical cranial para constituir o **plexo faríngeo**. Deste plexo as fibras correm no sentido da laringe onde se ramificam, suprindo a musculatura e a mucosa da faringe e do palato mole, exceto o músculo tensor do véu palatino. O nervo glossofaríngeo, a seguir, acompanha a margem caudal do osso estilo-hióideo e penetra entre este osso e o músculo hiofaríngeo. Aqui o nervo glossofaríngeo emite diversas ramificações, que se distribuem na mucosa faríngea, e apresenta uma ligeira dilatação, o **gânglio laterofaríngeo**. O nervo glossofaríngeo, a seguir, continua como o ramo lingual que penetra na superfície caudolateral da língua e distribui-se para seu terço caudal.

Nervo Vago (X)
(Figs. 35-13, 14 e 15)

O **nervo vago** emerge da superfície lateral da medula oblonga por meio de quatro ou seis feixes. Ele deixa a cavidade craniana, juntamente com o nervo glossofaríngeo e o nervo acessório, através do forame jugular. Ele aqui apresenta o grande **gânglio proximal** (jugular), que está grosseiramente dividido nas porções lateral e medial. A porção lateral do gânglio proximal dá origem ao ramo auricular, que corre lateralmente e, a seguir, ventralmente, para unir-se ao nervo facial, no canal facial. O nervo vago então corre ventralmente na parede caudal da bolha timpânica, caudalmente à artéria carótida interna e ao nervo glossofaríngeo. Na

SISTEMA NERVOSO DO RUMINANTE

borda ventral da bolha timpânica o nervo vago é unido pelo ramo interno do nervo acessório. A seguir, o nervo vago corre caudalmente na região retrofaríngea, passa medialmente para a artéria occipital e atinge a parede dorsomedial da artéria carótida comum, seguindo-a, para baixo, na região do pescoço. Aqui, o nervo vago é unido pelo tronco simpático para formar o tronco vagossimpático. Na região retrofaríngea o nervo vago emite os seguintes ramos:

O **ramo faríngeo** origina-se no nível onde o nervo vago é unido pelo ramo interno do nervo acessório. O ramo faríngeo, a seguir, corre no sentido da faringe, passando lateralmente à artéria carótida interna e ao gânglio cervical cranial e medialmente ao nervo glossofaríngeo. Antes de atingir a faringe, o ramo faríngeo divide-se em dois ramos: O ramo rostral, o menor, normalmente une-se ao ramo faríngeo do nervo glossofaríngeo constituindo o **plexo faríngeo**. O ramo caudal é efetivamente o ramo esofágico (nervo faringoesofágico ϕ) (Fig. 35-17) e representa a continuação do tronco principal. Ele corre caudalmente dorsalmente à faringe, onde supre o músculo tireofaríngeo e o músculo cricofaríngeo. Na maioria dos casos, ele é unido pelo ramo externo do nervo laríngeo cranial, que fornece fibras para a inervação do músculo cricotireóideo. O ramo esofágico termina na ramificar-se na porção proximal do esôfago onde também liga-se ao nervo laríngeo recorrente. Algumas fibras terminam na superfície medial da glândula tireóide.

O **nervo laríngeo cranial** (Fig. 35-17) é emitido no nervo vago ao nível do atlas. Nenhum intumescimento ganglionar, correspondente ao gânglio distal, é observado grosseiramente no nervo vago, embora ele tenha sido descrito por outros autores (Sisson e Grossman, 1953; McKibben, 1966; McKibben e Getty, 1969). O nervo corre ventral e um pouco rostralmente no sentido da faringe. Na maioria dos casos ele se divide, antes de atingir a faringe, nos ramos externo e interno. Em determinados espécimes estes ramos emergem separadamente do nervo vago. O ramo externo é uma delicada ramificação que normalmente se une ao ramo esofágico. Em determinados casos corre ventral e paralelamente ao ramo esofágico e termina no músculo cricotireóideo. O ramo interno é a continuação do nervo laríngeo cranial. Ele corre ventralmente na superfície lateral da faringe e penetra no músculo tireofaríngeo, a seguir passa na fissura rostral da cartilagem tireóide onde divide-se em dois ramos. O ramo cranial continua ventralmente e ramifica-se na mucosa laríngea. O ramo caudal dobra caudalmente, correndo no lado medial da lâmina tireóide. Também emite ramificações para a mucosa laríngea e finalmente une-se ao ramo esofágico na extremidade caudal da laringe, após atravessar o músculo cricofaríngeo. Em determinados casos une-se ao nervo laríngeo recorrente ao invés de fazê-lo ao ramo esofágico.

Os **nervos laríngeos recorrentes** (direito e esquerdo) deixam o nervo vago dentro do tórax. O nervo recorrente direito passa caudalmente à artéria subclávia direita e, a seguir, corre cranialmente na superfície ventrolateral da traquéia. O nervo la-

ríngeo recorrente esquerdo surge quando o nervo vago cruza a aorta, passa caudalmente ao redor do arco aórtico e, a seguir, corre cranialmente entre o esôfago e a traquéia. No pescoço ele segue a superfície ventral do esôfago. Ambos os nervos laríngeos recorrentes emitem ramos para a traquéia e para o esôfago. O nervo laríngeo recorrente termina como o nervo laríngeo caudal. É o nervo motor para todos os músculos laríngeos intrínsecos, com exceção do músculo cricotireóideo.

São emitidos, dentro do tórax, ramos cardíacos de cada nervo vago, que concorrem com os ramos cardíacos do nervo simpático e do nervo laríngeo recorrente para formarem o plexo cardíaco que inerva o coração e os grandes vasos. (Para os detalhes dos ramos cardíacos veja a inervação autônoma do coração. Para detalhes adicionais do percurso dos nervos laríngeos recorrentes, veja a seção de eqüinos, Cap. 24.)

Ramos bronquiais são destacados nas raízes dos pulmões e juntamente com as fibras simpáticas dos plexos pulmonares, que são descritos em detalhes no Sistema Respiratório Geral, Cap. 8.

Ramos esofágicos são emitidos de ambos os nervos vagos, no tórax, e concorrem com ramos do nervo laríngeo recorrente e dos gânglios torácicos do nervo simpático na formação dos plexos esofágicos.

Imediatamente caudal à raiz do pulmão tanto o nervo vago direito como o esquerdo subdividem-se em ramos dorsal e ventral. Estes ramos unem-se com os ramos correspondentes do lado oposto, formando os troncos vagais dorsal e ventral. (Para os detalhes dos ramos dos troncos vagais dorsal e ventral veja a seção autônoma do Cap. 13.)

Nervo Acessório (XI)
(Figs. 35-13 e 15)

O **nervo acessório** origina-se do sistema nervoso central por duas **raízes**, a **cranial** e a **espinhal**. A raiz cranial é menor e emerge da superfície dorsolateral da medula oblonga, caudalmente às radículas vagais. As raízes espinhais emergem da superfície lateral da medula espinhal, estendendo-se até seu quinto segmento cervical. As radículas que são observadas em sua emergência na superfície da medula espinhal unem-se, uma à outra, para formarem um tronco que corre cranialmente entre as raízes dorsais dos nervos espinhais e o ligamento denticulado. O tronco penetra na cavidade craniana através do forame magno e, no lado lateral da medula oblonga, dobra lateralmente para unir-se à raiz craniana na entrada do forame jugular. Após atravessar a dura-máter o nervo acessório emerge da cavidade craniana através do forame jugular, onde ele está situado caudalmente ao nervo vago. A seguir o nervo acessório corre ventral e lateralmente na superfície caudal da bolha timpânica, divergindo lateralmente do nervo vago. Na margem ventral da bolha timpânica o nervo acessório emite o grande e fino **ramo interno**, o qual, correndo medialmente, une-se ao nervo vago. **Ele** agora corre caudal e lateralmente como o **ramo externo**. Este ramo passa lateralmente à artéria occipital e, a seguir, corre na superfície lateral do pescoço, ao longo da superfície lateral do músculo reto ventral da cabeça. Ele cruza o ramo ventral do primeiro nervo cervical e divide-se nos **ramos dorsal e ventral**. Ambos os ramos realizam intercâmbio de ramificações com o segundo nervo cervical. O ramo ventral, logo após sua origem, corre na superfície lateral do músculo esternomastóideo, onde ramifica-se, enviando também ramificações para o músculo clido-occipital e o músculo esternomandibular. O ramo dorsal realiza intercâmbio de ramificações com o ramo dorsal do terceiro nervo cervical e, às vezes, do quarto nervo cervical, e finalmente ramifica-se na superfície medial do músculo trapézio.

Nervo Hipoglosso (XII)
(Figs. 35-13, 15 e 17)

O **nervo hipoglosso** emerge da superfície ventrolateral da medula oblonga. Ele é formado por oito a dez radículas que estão orientadas em dois ou três feixes. Estes correm lateralmente, perfuram a dura-máter e, a seguir, unem-se em um único tronco. Este tronco deixa a cavidade craniana através do canal hipoglosso. Na maioria dos espécimes o nervo hipoglosso apresenta uma raiz dorsal e um gânglio relativamente bem desenvolvido. A raiz dorsal normalmente é composta de apenas uma radícula e origina-se da superfície dorsolateral da medula. Ela corre ventralmente e, a seguir, une-se ao feixe fibroso hipoglosso, mais caudal, antes de perfurar a dura-máter. Ao emergir através do canal hipoglosso o nervo hipoglosso corre ventralmente caudal ao nervo vago e ao nervo acessório. Ele passa medialmente à artéria occipital e, a seguir, lateralmente à artéria carótida comum. Neste nível o nervo hipoglosso emite uma ramificação que se une a um ramo do primeiro nervo cervical, constituindo a **alça cervical**. O nervo hipoglosso, a seguir, dobra rostral e ventralmente, correndo na superfície lateral do músculo hipoglosso e medialmente ao músculo digástrico. Neste local ele emite uma fina ramificação, a qual, correndo ventralmente na superfície lateral da laringe, penetra no músculo tíreo-hióideo. O nervo hipoglosso, a seguir, corre ao longo da margem ventral do músculo estilo-hióideo por curta distância juntamente com a artéria lingual. Na superfície lateral do músculo hioglosso o nervo hipoglosso emite diversas ramificações para o músculo hioglosso e para o músculo estiloglosso. Na borda rostral do músculo hioglosso o nervo hipoglosso emite uma pequena ramificação para o músculo gênio-hióideo e, a seguir, dobra dorsalmente, passando entre o músculo estiloglosso e o músculo genioglosso. Neste local o nervo hipo-

glosso emite ramificações para os músculos citados e finalmente ramifica-se na musculatura intrínseca da língua. Ligações entre o nervo hipoglosso e o nervo lingual são observadas nos ramos terminais, na estrutura da língua.

BIBLIOGRAFIA

Blin, P. C. 1960. Considérations anatomiques sur quelques nerfs de la tête chez la boeuf. Economie et Medicine Animales 2:1-29.

Ellenberger, W., and H. Baum. 1908. Handbuch der Vergleichenden Anatomie der Haustiere. Berlin, von August Hirschwald.

Foust, H. L. 1929. A dissection of the nerve supply to the gastric compartments in ruminants (bovine). J. Am. vet. Med. Assoc. 27:1052-1059.

Garrett, P. D. 1964. The anatomy of the nerves of the bovine orbit. Microfilmed-xerographed M.S. thesis, University of Missouri, Columbia. Ann Arbor, Michigan, University Microfilms, Inc.

Godinho, H. P. 1968. A comparative anatomical study of the cranial nerves in goat, sheep and bovine; their distribution and related autonomic components. Ph.D. Thesis. Ames, Iowa State University.

Godinho, H. P. 1973. The glossopharyngeal and vagus nerves in the retropharyngeal region of goat, sheep and ox. Zbl. Vetmed. Reihe C. 2:120-126.

Godinho, H. P., and R. Getty. 1971. The branches of the ophthalmic and maxillary nerves to the orbit of the goat, sheep and ox. Arquivos da Escola de Veterinaria (Belo Horizonte, Brazil), 23:229-241.

Habel, R. E. 1956. A study of the innervation of the ruminant stomach. Cornell Vet. 46:555-633.

Habel, R. E. 1970. Guide to the Dissection of Domestic Ruminants. Ithaca, New York, The author.

Larsell, O. 1918. Studies on the nervus terminalis: Mammals. J. Comp. Neurol. 30:3-68.

Le Roux, J. M. W. 1969. Certain aspects of the facial and trigeminal nerves of the ox (*Bos taurus*, L.). Onderstepoort J. Vet. Res. 36: 303-320.

McKibben, J. S. 1966. A comparative morphologic study of the cardiac innervation of domestic animals. M.S. Thesis. Ames, Iowa State University.

McKibben, J. S., and R. Getty. 1969. A study of the cardiac innervation in domestic animals: Cattle. Anat. Rec. 165:141-152.

McLeod, W. M. 1958. Bovine Anatomy. 2nd ed., revised by D. M. Trotter and J. W. Lumb. Minneapolis, Minnesota, Burgess Publishing Co.

Merlu, J. 1953. Sur l'innervation et l'irrigation des cornes des bovins. Acad. Vet. France Bull. 26:96-99.

Minett, F. C. 1925. The organ of Jacobson in the horse, ox, camel and pig. J. Anat. 60:110-118.

Moritz, A. 1959. Der Ramus auricularis nervi vagi des Rindes (Verlauf und Leitunganasthesie). Wiener tierärztl. Montsch. 46:194-195.

Moussu, G. 1888. Nerf moteur or sécreteur de la glande parotide chez le boeuf. Soc. Biol. Comptes Rend. Hebdomadaires Séances Mem. 40:280-281.

Petela, L. 1966. The meningeal branches of the trigeminal nerve in cattle. (In Polish, English summary.) Folia Morphologica 25: 133-135.

Schachtschabel, A. 1908. Der Nervus facialis and trigeminus des Rindes. Inaug. Diss., Dresden, Germany, Anatomisches Institut der Königl. Tierärtlichen Hochschule.

Schreiber, J. 1955. Die anatomischen Grundlagen der Leitungsanästhesie beim Rind. I. Teil. Die Leitungsanästhesie der Kopfnerven. Wiener tierärztl. Monatsch. 42:129-153.

Schreiber, J. 1957. Das Ganglion cervicale superius von Bos taurus. Gegenbaur. Morphol. Jahrb. 99:821-837.

Sisson, S., and J. D. Grossman. 1953. The Anatomy of the Domestic Animals. 4th ed. Philadelphia, W. B. Saunders Company.

Wilson, J. T. 1925. Multiple hypoglossal ganglia in the calf. J. Anat. 59:345-349.

Parte II — Ovino

Nervos Olfatórios (I)

Os **nervos olfatórios** do ovino estão constituídos por diversos feixes fibrosos que se ligam com a superfície rostroventral do bulbo olfatório. Ao atingir a cavidade nasal eles terminam na mucosa da por-

ção caudal do septo nasal e na área correspondente da concha nasal dorsal e das conchas etmoidais.

NERVOS TERMINAIS (Fig. 13-10). Os **nervos terminais** do ovino são de exame difícil a olho nu. Entretanto, de acordo com Johnston (1914), os nervos estão presentes medialmente ao bulbo olfatório e

SISTEMA NERVOSO DO RUMINANTE

apresentam gânglios conspícuos ao longo de seu percurso.

NERVO VOMERONASAL. O **nervo vomeronasal**, no ovino, origina-se da área da superfície dorsal do órgão vomeronasal e consiste de diversos filamentos. Eles correm caudal e dorsalmente no septo nasal e atingem a lâmina crivosa onde unem-se em um único tronco. Dentro da cavidade craniana o nervo vomeronasal atinge a superfície dorsocaudal do bulbo olfatório e finalmente penetra no bulbo olfatório acessório. (Para maiores detalhes veja McCotter, 1912.)

Nervo Óptico (II)
(Fig. 35-18)

As fibras do **nervo óptico** deixam o bulbo do olho no quadrante inferolateral. O nervo óptico está revestido por prolongamentos das meninges encefálicas, que formam as bainhas externa e interna. O nervo óptico apresenta um percurso sinuoso através da cavidade orbitária. Após atravessar o canal óptico, liga-se ao do lado oposto, formando o quiasma óptico.

Nervo Oculomotor (III)
(Figs. 35-18, 19 e 20)

O **nervo oculomotor** emerge da fossa intercrural por meio de diversas radículas que correm lateralmente sob a perna do cérebro. Após curto percurso elas fundem-se em um único tronco que a seguir dobra rostralmente na parte média do assoalho da fossa craniana. O nervo oculomotor a seguir atravessa o forame órbito-rotundo ao longo da superfície dorsal do nervo trigêmeo. Neste local, o nervo oculomotor divide-se nos ramos dorsal e ventral. O **ramo dorsal** divide-se em duas ramificações que terminam no músculo reto dorsal e no músculo levantador da pálpebra superior. O **ramo ventral** é maior e corre rostralmente dentro da órbita, passando medialmente ao nervo nasociliar e entre o músculo reto dorsal e o músculo retrator do bulbo. O ramo ventral emite uma grande ramificação que passa sobre a superfície lateral do músculo reto medial. Ele também emite ramificações para o músculo reto ventral e está intimamente relacionado ao gânglio ciliar por meio de sua raiz motora. Ao nível do músculo reto ventral o ramo ventral é unido pelo forte ramo comunicante do nervo maxilar. A seguir corre dorsalmente na superfície externa do músculo reto ventral e termina no músculo oblíquo ventral.

O **gânglio ciliar** é uma estrutura ganglionar redonda ou, em determinados casos, alongada, localizada no ramo ventral do nervo oculomotor. Emite dois ou três nervos ciliares que correm dorsalmente ao longo do nervo óptico e, após dividir-se em ramificações mais finas, penetra na esclera. Algumas ramificações do ramo comunicante do nervo maxilar também atingem o gânglio ciliar.

Nervo Troclear (IV)
(Fig. 35-19)

O **nervo troclear** é um delicado filamento que emerge do véu medular rostral, por meio de duas ou três ramificações finas. Estas correm lateralmente ao redor do ângulo formado pelo colículo caudal e pelo pedúnculo cerebelar rostral. Neste local fundem-se para formar um tronco único que, a seguir, aparece na superfície lateral da base do cérebro. O nervo troclear perfura a dura-máter, na superfície caudal do tentório do cerebelo, e corre, ventralmente, próximo à sua borda. O nervo troclear atinge o forame órbito-rotundo, correndo medialmente ao nervo oftálmico e dorsalmente ao nervo maxilar, nervo oculomotor e ao nervo abducente. Na órbita ele termina no músculo oblíquo dorsal. Na maioria dos casos o nervo troclear recebe um ramo comunicante do nervo oftálmico. Os nervos trocleares direito e esquerdo decussam-se no véu medular rostral.

Nervo Trigêmeo (V)

O **nervo trigêmeo** aparece, na superfície caudal da porção superior do pedúnculo cerebelar médio, por meio das raízes sensitivas e motoras.

A **raiz sensitiva** é a maior e, após correr por alguns milímetros, perfura a dura-máter e une-se ao gânglio trigeminal.

O **gânglio trigeminal** é grande e ocupa a porção caudal do sulco para os nervos oftálmico e maxilar, no osso basisfenóide, cobrindo o forame oval. De sua superfície rostral origina-se um grande tronco que é comum aos nervos oftálmico e maxilar; e, de sua superfície ventral, o nervo mandibular. O gânglio trigeminal relaciona-se medialmente à parede do seio cavernoso e está coberto pela dura-máter, ao qual ele envia diversos ramos meníngeos.

A pequena **raiz motora** está localizada ventralmente à raiz sensitiva. Ela corre rostral e ventralmente, passa por baixo do gânglio trigeminal e une-se ao nervo mandibular.

NERVO OFTÁLMICO (Fig. 35-19). O **nervo oftálmico** emerge, na saída do forame órbito-rotundo, de um tronco comum com o nervo maxilar. Imediatamente após sua origem ele divide-se nos seguintes ramos:

O **ramo zigomaticotemporal** é o ramo mais lateral do nervo oftálmico. Ele emerge do nervo oftálmico no ápice da órbita e ascende à órbita na superfície lateral do músculo reto lateral. Perfura a periórbita e deixa a cavidade orbitária juntamente com a veia cornual. O ramo zigomaticotemporal a seguir corre caudalmente, na almofada da gordura retrorbitária, passa sob o músculo frontoscutular e se distribui na pele da região temporal. Neste local o ramo zigomaticotemporal realiza intercâmbio de ramificações com o ramo zigomático do nervo auriculopalpebral. Nos espécimes com cornos ele emite vários ramos cornuais que são distribuídos para a superfície laterocaudal da base do corno.

O **nervo lacrimal** consiste de duas ou três ramificações que se originam do ramo zigomaticotemporal. Elas correm juntamente com a artéria lacrimal e o nervo frontal, e penetram na glândula lacrimal. Alguns filamentos atingem a pele da pálpebra superior.

O **nervo frontal** é emitido na saída do forame órbito-rotundo. Na órbita ele corre dorsalmente

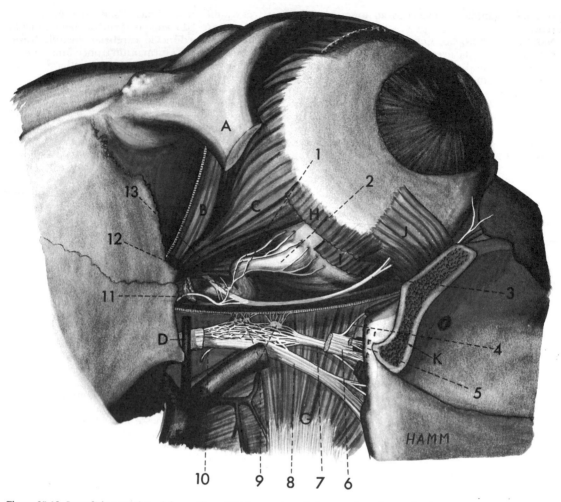

Figura 35-18. Superfície ventrolateral das regiões orbitária e pterigopalatina no ovino; vista profunda.

A, Processo orbitário; B, músculo reto dorsal; C, músculo retrator do bulbo; D, artéria oftálmica externa; E, ramo de F para a rede admirável epidural rostral; F, artéria maxilar; G, músculo pterigóideo medial; H, músculo reto lateral (cortado); I, músculo reto ventral (cortado); J, músculo oblíquo ventral; K, osso zigomático (cortado); 1, nervos ciliares curtos; 2, nervo óptico; 3, ramo ventral do nervo oculomotor; 4, ramo malar ϕ; 5, ramo maxilar alveolar cáudal; 6, nervo maxilar; 7, nervo nasal caudal; 8, nervo palatino maior; 9, gânglios pterigopalatinos; 10, nervo do canal pterigóideo; 11, ramo comunicante de 6 para o nervo oculomotor; 12, gânglio ciliar; 13, ramo comunicante com o nervo nasociliar. (De Godinho e Getty, 1970.)

sobre a artéria oftálmica externa e, na superfície dorsal do músculo reto dorsal, passa profundamente para a glândula lacrimal e atinge a borda da órbita, onde normalmente bifurca-se e se distribui na parte lateral da pálpebra superior. A descrição acima, do nervo frontal, aplica-se em 55 por cento dos casos (Godinho, 1968). Em 45 por cento dos casos o nervo frontal poderá emergir do nervo oftálmico em um tronco comum com o ramo zigomaticotemporal. Nestes casos o nervo frontal destaca-se do ramo zigomaticotemporal em um ponto imediatamente abaixo da glândula lacrimal.

O **nervo do seio frontal** é uma pequena ramificação que corre dorsalmente na órbita, passa sobre a artéria oftálmica externa e penetra num pequeno forame na parede medial da órbita.

O nervo oftálmico fornece dois a três ramos musculares, que inervam o músculo oblíquo dorsal e o músculo reto dorsal. Em determinados casos eles ligam-se ao nervo troclear.

O **nervo nasociliar** é o mais medial e o maior componente do nervo oftálmico. Ele corre rostralmente e passa entre o músculo reto dorsal e o músculo retrator do bulbo. Neste local fornece ramificações para o músculo reto dorsal e para o músculo levantador da pálpebra superior. O nervo nasociliar emite um ou dois **nervos ciliares longos** que variam na origem e correm rostralmente, atravessando o plexo venoso oftálmico e a rede admirável oftálmica. Eles perfuram o tecido gorduroso sobre o músculo retrator do bulbo e penetram na esclera. Sob o músculo reto dorsal, o nervo nasociliar emite outro ramo, o ramo comunicante com o gânglio ciliar. Este corre por baixo do plexo venoso oftálmico, passa lateralmente ao nervo óptico e atinge o gânglio ciliar. O nervo nasociliar, a seguir, passa entre o mús-

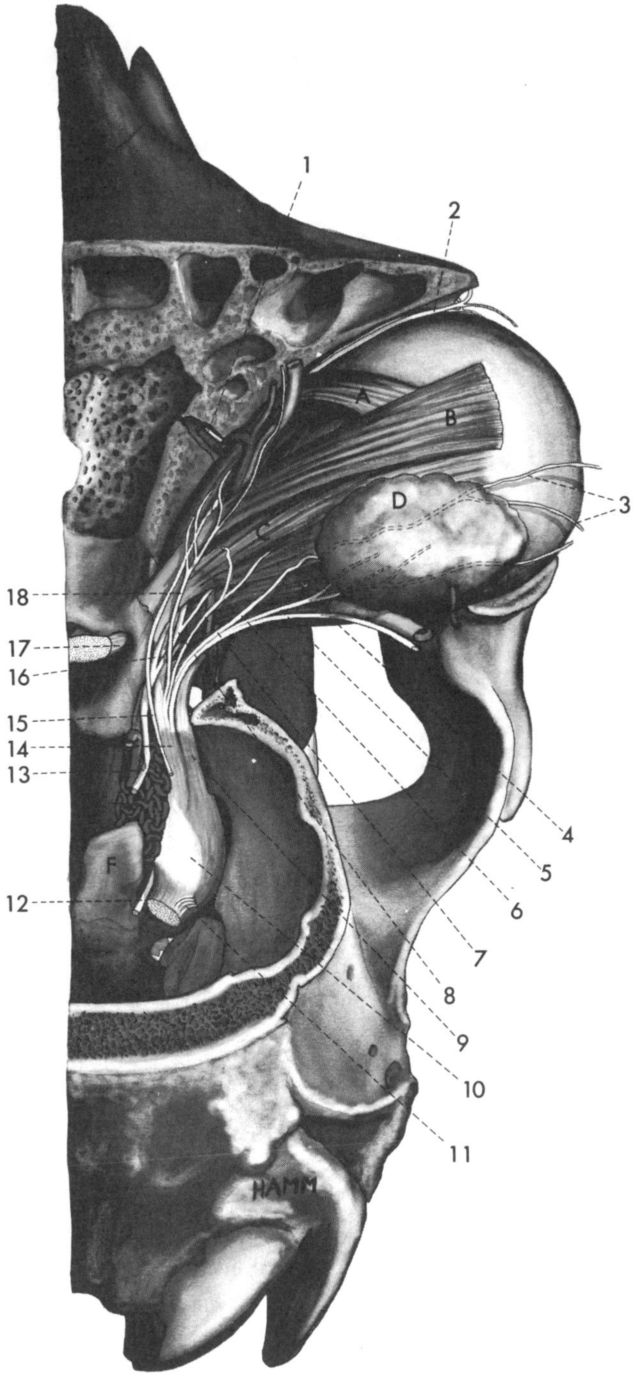

SISTEMA NERVOSO DO RUMINANTE

Figura 35-19. Superfície dorsal das estruturas orbitárias do ovino; vista superficial.

A, Músculo oblíquo dorsal; B, músculo levantador da pálpebra superior; C, músculo reto dorsal; D, glândula lacrimal; E, rede admirável epidural rostral; F, processo clinóide caudal; 1, nervo etmoidal; 2, nervo infratroclear; 3, ramos terminais de 6; 4, ramo zigomaticotemporal; 5, nervo lacrimal; 6, nervo frontal; 7, ramo do seio frontal; 8, ramo dorsal de 13; 9, nervo maxilar; 10, gânglio trigeminal; 11, ramos meníngeos do nervo trigêmeo; 12, nervo abducente; 13, nervo oculomotor; 14, nervo oftálmico; 15, nervo troclear; 16, ramo ventral de 13; 17, nervo óptico; 18, ramos musculares do nervo trigêmeo. (De Godinho e Getty, 1971.)

culo oblíquo dorsal e o músculo reto medial e divide-se no nervo etmoidal e no nervo infratroclear.

O **nervo etmoidal** é a menor divisão e acompanha a artéria etmoidal através do forame etmoidal. Ele atinge a fossa etmoidal e atravessa a lâmina crivosa. O nervo etmoidal finalmente distribui-se para a superfície dorsal do septo nasal e para a concha nasal dorsal.

O **nervo infratroclear** ascende na órbita, correndo na superfície medial do músculo reto medial e passando ventral ao cadernal para o músculo oblíquo dorsal. A uma distância variável de sua origem divide-se em dois ramos. Na borda da órbita os

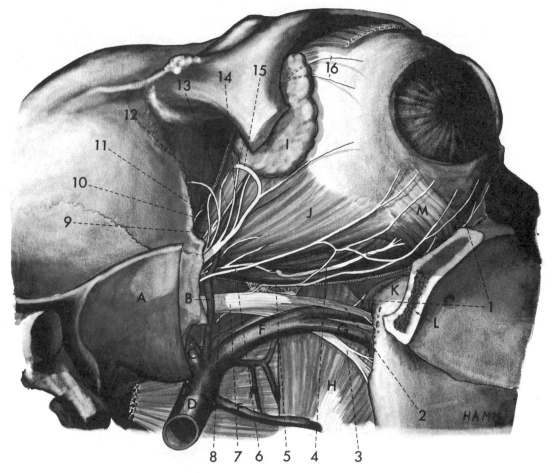

Figura 35-20. Superfície ventrolateral das regiões orbitária e pterigopalatina no ovino, vista superficial.
A, Superfície articular do processo zigomático do osso temporal; B, artéria oftálmica externa; C, ramo de B para a rede admirável epidural rostral; D, artéria maxilar; E, artéria bucal; F, artéria maxilar; G, artéria palatina maior; H, músculo pterigóideo medial; I, glândula lacrimal; J, músculo reto lateral; K, artéria malar; L, osso zigomático (cortado); M, músculo oblíquo ventral; 1, ramo malar; 2, ramo maxilar alveolar caudal; 3, nervo palatino maior; 4, ramo ventral do nervo oculomotor; 5, ramo zigomaticofacial acessório; 6, ramo zigomaticofacial; 7, nervo maxilar; 8, nervo do canal pterigóideo; 9, nervo abducente; 10, ramo muscular; 11, ramo muscular; 12, ramo do seio frontal; 13, nervo frontal; 14, nervo lacrimal; 15, ramo zigomaticotemporal; 16, ramos terminais de 13. (De Godinho e Getty, 1971.)

ramos dobram caudomedialmente e correm sob, ou às vezes sobre, os músculos orbicular do olho e frontal. Eles inervam a pele da região frontal e algumas de suas ramificações atingem o corno como ramos cornuais.

NERVO MAXILAR (Figs. 35-19 e 20). O **nervo maxilar** corre rostralmente no sulco para os nervos oftálmico e maxilar do osso basisfenóide, ao longo da parede lateral do seio cavernoso. Ele deixa a cavidade craniana através da porção ventral do forame órbito-rotundo. Na saída deste forame, o nervo maxilar emite dois ramos:

O **ramo zigomaticofacial** (Fig. 35-20) é o mais lateral dos dois ramos. Ele corre, coberto pela periórbita, na companhia dos ramos do nervo oftálmico. A seguir o ramo zigomaticofacial divide-se em duas ramificações que correm oblíqua e dorsalmente e distribuem-se na pele da superfície lateral da pálpebra inferior.

O **ramo comunicante para o nervo oculomotor** (Fig. 35-18) emerge da superfície dorsal do nervo maxilar na saída do forame órbito-rotundo. É um forte ramo situado medialmente ao ramo zigomaticofacial que ascende na órbita, passando medialmente à artéria oftálmica externa e ao plexo venoso oftálmico. A seguir corre na borda lateral do músculo ventral e une-se ao ramo ventral do nervo oculomotor. Algumas de suas fibras também atingem o gânglio ciliar. Em seu trajeto, o ramo comunicante fornece uma ou duas ramificações delgadas para o músculo reto lateral.

Ao deixar o forame órbito-rotundo, o nervo maxilar corre rostralmente na porção rostral da fossa pterigopalatina, situado no músculo pterigóideo lateral e dorsalmente à artéria maxilar. Na fossa pterigopalatina o nervo maxilar fornece os seguintes ramos adicionais:

O **ramo zigomaticofacial acessório** (Fig. 35-20) surge da borda dorsal do nervo maxilar, perfura a

SISTEMA NERVOSO DO RUMINANTE

periórbita e corre na superfície ventral do músculo reto ventral. A seguir o ramo zigomaticofacial acessório divide-se em duas ou três ramificações que se ligam, de modo variável, ao ramo zigomaticofacial antes de ramificar-se na superfície medial da pálpebra inferior.

O **ramo alveolar maxilar caudal** (Fig. 35-20) emerge da superfície lateral do nervo maxilar e penetra nos pequenos forames do lado medial do túber da maxila.

O **nervo pterigopalatino** surge da superfície medial do tronco principal e divide-se no nervo nasal caudal e no nervo palatino maior. Na maioria dos casos a origem dos dois nervos apresenta um plexo fibroso no meio do qual são encontrados os gânglios pterigopalatinos.

O **nervo nasal caudal** penetra no forame pterigopalatino. A seguir corre rostralmente no assoalho da cavidade nasal. Fornece ramificações para a concha nasal ventral e septo nasal, terminando na superfície cranial da cavidade nasal.

O **nervo palatino maior** (Fig. 35-20) passa através do forame palatino caudal e emerge na superfície ventral do palato duro através do forame palatino maior. Ele corre rostralmente no sulco palatino juntamente com a artéria palatina maior. O nervo palatino maior inerva as gengivas e a mucosa do palato duro, terminando na almofada dentária. Antes de penetrar no forame palatino caudal emite o **nervo palatino menor** para o palato mole.

O **ramo malar** (Figs. 35-18 e 20), antes de penetrar no canal infra-orbitário, é destacado da superfície dorsal do nervo maxilar. O ramo malar é uma fina ramificação que corre ao longo da artéria malar e que se distribui no músculo oblíquo ventral e na pele do ângulo medial do olho.

O nervo maxilar passa dentro do canal infra-orbitário onde torna-se o **nervo infra-orbitário**. No canal emite os ramos alveolares maxilares médios. Ele aparece no forame infra-orbitário onde divide-se em um grupo de ramos dorsal e ventral.

O grupo dorsal é o maior e fornece os seguintes ramos:

O **ramo nasal externo** corre lateral e dorsalmente medial ao músculo depressor do lábio maxilar, músculo canino e músculo levantador do lábio maxilar, atravessa o músculo levantador nasolabial e distribui-se na pele da região lateral do nariz.

Os **ramos nasais internos** representam a continuação do grupo dorsal e ramificam-se na região nasal e na metade rostral do lábio superior.

O grupo ventral divide-se, após curto percurso, em dois ou três **ramos labiais maxilares caudais**. Eles correm no sentido da metade caudal do lábio superior, onde distribuem-se.

NERVO MANDIBULAR (Figs. 35-21 e 22). O **nervo mandibular** emerge do crânio através do forame oval e, após um percurso muito curto, emite os seguintes nervos:

O **nervo bucal** está freqüentemente associado, na origem, ao músculo masseter e ao músculo pterigóideo lateral. Neste local o nervo bucal é unido por ramos do gânglio ótico. O nervo bucal dobra lateralmente, libera uma ramificação para o músculo temporal e passa através da margem dorsal do músculo pterigóideo lateral e, a seguir, sobre a artéria maxilar. Continua rostralmente entre o músculo temporal e os dois músculos pterigóideos. Na superfície lateral do músculo bucinador, o nervo bucal cruza a grande veia bucal e emite ramificações finas para a membrana mucosa e para as glândulas da região da bochecha. A seguir passa medialmente à veia facial e ao ducto parotídeo, onde libera os **ramos parotídeos**. Estes correm caudalmente, seguindo o ducto parotídeo, e terminam na porção ventral da glândula parótida. O nervo bucal supre pequenos ramos que se comunicam com os ramos dorsal e ventral do nervo facial. Finalmente mergulha entre o músculo bucinador e o músculo depressor do lábio mandibular e corre rostralmente, suprindo as glândulas bucais e a mucosa oral.

O **nervo pterigóideo lateral** corre ao longo do nervo bucal, por curta distância, e penetra no músculo pterigóideo lateral.

O **nervo massetérico** corre lateral e rostralmente à articulação temporomandibular e fornece o **nervo temporal profundo** para o músculo temporal. Ele finalmente atinge a superfície profunda do músculo masseter, no qual distribui-se.

O **nervo pterigóideo medial** atravessa o gânglio ótico e penetra na borda caudal do músculo pterigóideo medial.

Após atravessar o gânglio ótico, o nervo mandibular corre caudalmente ao longo da superfície dorsomedial da tuba auditiva. Fornece uma ramificação para o músculo tensor do véu palatino e penetra na cavidade do ouvido médio. Neste local termina no músculo tensor do tímpano.

O **nervo auriculotemporal** corre ao redor da borda caudal da mandíbula e, na superfície profunda da glândula parótida, divide-se no ramo transverso da face e no nervo auricular rostral. O nervo auricular rostral divide-se em ramificações que se ligam ao nervo auriculopalpebral e se distribuem para a pele da região auricular rostral. O **ramo transverso da face** emerge na face entre a glândula parótida e o músculo masseter. Ele divide-se em dois a cinco ramos que correm rostralmente e suprem a pele da região da bochecha.

O **nervo lingual** é o ramo rostral da divisão terminal do nervo mandibular. Corre entre o músculo temporal e o músculo pterigóideo medial e é unido pela corda do tímpano. Na borda rostral do músculo pterigóideo medial emite o ramo do istmo da fauce (Fig. 35-23) e, a seguir, mergulha entre o músculo milo-hióideo e o músculo hioglosso. Neste local também fornece uma série de finas ramificações que terminam nos gânglios mandibulares. A seguir emite o **nervo sublingual**, que corre rostralmente e supre a mucosa do assoalho da boca. Termina, após seguir o ducto mandibular, na porção rostral da mucosa bucal. O nervo lingual prossegue na borda ventral do músculo estiloglosso e dobra dorsalmente entre este músculo e o músculo genioglosso. Ele distribui-se para os dois terços rostrais da língua. Muitas vezes são observadas ligações com o nervo hipoglosso.

O **nervo alveolar mandibular** é o outro ramo terminal do nervo mandibular. Ele fornece o nervo milo-hióideo, corre ventrorrostralmente na superfície superior do músculo pterigóideo medial e penetra no forame mandibular. Dentro do canal emite os ramos alveolares mandibulares caudal e médio, para os dentes molares. Próximo ao forame mentoniano emite o ramo alveolar mandibular rostral que corre dentro do canal alveolar (incisivo) e supre os dentes incisivos. No forame mentoniano o nervo alveolar mandibular continua como o nervo mentoniano que se distribui para a pele da região mentoniana.

O **nervo milo-hióideo** corre ao longo da margem caudal do nervo alveolar mandibular e no sulco milo-hióideo da mandíbula. Na borda rostral do músculo pterigóideo medial o nervo milo-hióideo emite diversas ramificações para o músculo milo-hióideo e para o ventre rostral do músculo digástrico. Continua rostralmente entre o músculo milo-hióideo e o músculo digástrico e, após perfurar a porção rostral do músculo milo-hióideo, inerva o tecido subcutâneo da porção rostral da região intermandibular.

GÂNGLIOS PARASSIMPÁTICOS ASSOCIADOS AO NERVO TRIGÊMEO. O **gânglio ótico** (Fig. 35-21) do

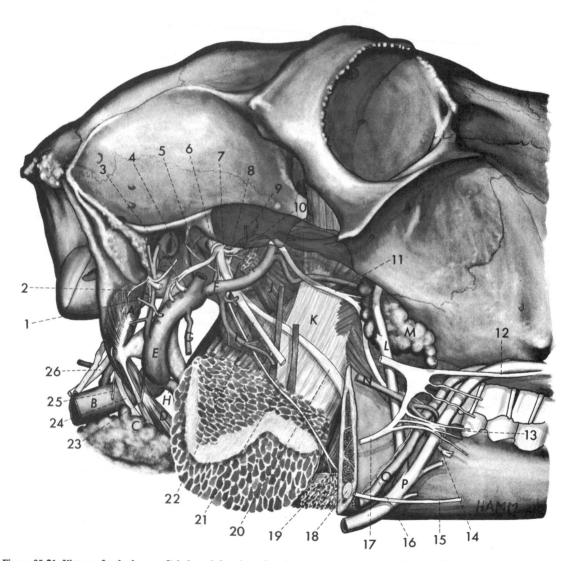

Figura 35-21. Vista profunda da superfície lateral da cabeça do ovino (o ramo da mandíbula foi removido).
A, Músculo occipito-hióideo; B, artéria carótida comum; C, músculo estilo-hióideo; D, músculo digástrico (ventre rostral); E, artéria carótida externa; F, artéria maxilar; G, ramos muscular de E; H, artéria lingual; I, artéria alveolar mandibular; J, músculo pterigóideo lateral; K, músculo pterigóideo medial; L, veia bucal; M, glândulas bucais dorsais; N, artéria transversa da face; O, ducto parotídeo; P, veia facial; 1, ramo estilo-hióideo; 2, ramo digástrico; 3, nervo auriculopalpebral; 4, nervo auriculotemporal; 5, corda do tímpano; 6, nervo mandibular; 7, nervo massetérico; 8, gânglio ótico; 9, nervo temporal profundo; 10, nervo pterigóideo lateral; 11, nervo bucal; 12, ramo bucal dorsal; 13, ramo comunicante de 14 para 12; 14, nervo bucal; 15, ramo bucal ventral; 16, ramos parotídeos de 14; 17, ramo comunicante de 15 para 12; 18, nervo alveolar mandibular; **19, ramo de 21 para o ventre rostral do músculo digástrico**; 20, nervo lingual; **21, nervo milo-hióideo; 22, nervo alveolar mandibular; 23, ramo estilo-hióideo; 24, nervo hipoglosso**; 25. ramo de 24 para o músculo tíreo-hióideo; 26, nervo vago. (De Godinho, 1968.)

SISTEMA NERVOSO DO RUMINANTE

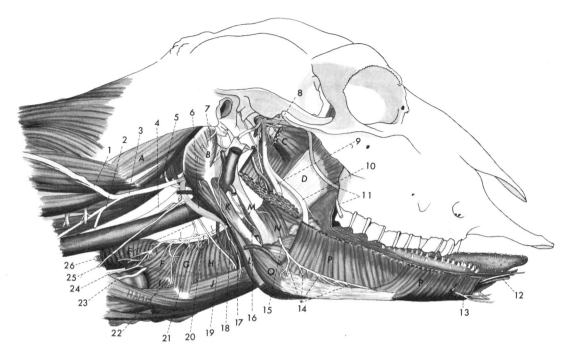

Figura 35-22. Vista lateral profunda da cabeça e porção craniana do pescoço do ovino (a mandíbula foi removida).
A, Músculo oblíquo caudal da cabeça; B, músculo occípito-hióideo; C, músculo pterigóideo lateral; D, músculo pterigóideo medial; E, esôfago; F, músculo cricofaríngeo; G e H, músculo tireofaríngeo; I, músculo cricotireóideo; J, músculo tíreo-hióideo; K, ventre caudal do músculo digástrico; L, músculo estilo-hióideo; M, músculo estilofaríngeo caudal; N, músculo estilofaríngeo cranial; O, ventre rostral do músculo digástrico; P, músculo milo-hióideo; 1, ramo dorsal do nervo acessório; 2, ramo ventral do nervo acessório; 3, ramo externo do nervo acessório; 4, nervo vago; 5, primeiro nervo cervical e ramo comunicante para 6; 6, nervo hipoglosso; 7, ramo digástrico; 8, nervo mandibular; 9, nervo alveolar mandibular; 10, nervo lingual; 11, nervo bucal; 12, nervo sublingual; 13, nervo milo-hióideo; 14, ramos do nervo milo-hióideo para o ventre rostral do músculo digástrico; 15, nervo milo-hióideo; 16, nervo glossofaríngeo; 17, ramo de 6 para o músculo tíreo-hióideo; 18, ramo estilo-hióideo; 19, ramo interno do nervo laríngeo cranial; 20, ramo esofágico; 21, ramificação caudal de 19; 22, ramo de 25 para o músculo cricotireóideo; 23, nervo laríngeo recorrente; 24, ramo dorsal de 23; 25, ramo externo do nervo laríngeo cranial; 26, ramo muscular de 6. (De Godinho, 1968.)

ovino é uma estrutura grande localizada, essencialmente, na borda rostral do nervo mandibular. Estende-se caudalmente no lado medial e, a seguir, na borda caudal daquele nervo. O gânglio ótico emite, de suas superfícies rostral e caudal, duas fortes ramificações que correm dorsalmente e unem-se ao nervo bucal. O **nervo petroso menor**, que constitui-se na raiz motora do gânglio, une-se à sua borda caudal após correr juntamente com o nervo tensor do tímpano. O gânglio está firmemente inserido ao nervo mandibular por meio de diversas ramificações, pequenas e curtas.

Os **gânglios pterigopalatinos** são formados de quatro a sete estruturas ganglionares localizadas na fossa pterigopalatina e associadas ao nervo nasal caudal. Os gânglios estão ligados, um ao outro, por fibras nervosas e constituem um grande plexo com as fibras do nervo nasal caudal e do nervo palatino maior. Os gânglios são unidos pelo nervo do canal pterigóideo, próximo à saída do forame órbitorotundo. Emitem diversas ramificações que correm dorsalmente e penetram na periórbita. Deste local em diante estas fibras não podem ser seguidas a olho nu. Elas também emitem fibras que se unem ao nervo maxilar, ao nervo palatino maior e ao nervo nasal caudal.

Os **gânglios mandibulares** (Fig. 35-23) totalizam de uma a nove estruturas ganglionares, irregularmente distribuídas numa área aproximadamente triangular limitada pelo músculo pterigóideo medial, nervo lingual e pelo ducto mandibular. Eles variam no tamanho, desde pouco menos de 1 mm a 6 mm de comprimento. Estão ligados um ao outro por um pequeno número de fibras e, ao nervo lingual, por ramos comunicantes. Os gânglios enviam diversas ramificações que, ao correrem ao longo do ducto mandibular, penetram na glândula mandibular e na glândula sublingual.

Nervo Abducente (VI)
(Figs. 35-19, 20 e 24)

O **nervo abducente** consiste de diversas radículas que se originam da medula oblonga, na extremidade medial do corpo trapezóide e próximo à pirâmide. Próximo à origem as fibras unem-se em um tronco único, seguem um percurso lateral e depois dobram rostralmente, correndo dentro do cavo subaracnóideo. Após perfurar a dura-máter, na fossa craniana média, o nervo abducente atinge o seio cavernoso e passa através da rede admirável epidural rostral. No referido seio o nervo abducente recebe várias ramificações do plexo carótido interno e situa-se na superfície medial do nervo trigêmeo. O nervo abducente deixa o crânio através do forame órbito-rotundo. Na órbita ele atinge a superfície medial do músculo reto lateral após emitir duas a três ramificações para o músculo retrator do bulbo.

Nervo Facial (VII)
(Fig. 35-24)

O **nervo facial** emerge da superfície lateral da medula oblonga, entre o pedúnculo cerebelar médio e o corpo trapezóide. Primeiramente, ele corre na companhia do nervo vestibulococlear e penetra no meato acústico interno. No meato o nervo facial corre rostralmente ao nervo vestibulococlear realizando, com o mesmo, intercâmbio de algumas fibras; a seguir, o nervo facial penetra no canal facial. Em seu trajeto dentro do canal facial, o nervo facial apresenta a mesma disposição e curvaturas que o canal. Próximo ao fundo do meato acústico interno o nervo facial dobra caudalmente, formando o joelho onde ele apresenta o **gânglio geniculado**. O nervo facial deixa o osso temporal através do forame estilomastóideo. Em seu percurso intra-ósseo o nervo facial é unido pelo ramo auricular do nervo vago e emite os seguintes ramos:

O **nervo petroso maior** é um ramo que se origina do gânglio geniculado e que deixa o osso, passando através de seu canalículo na porção petrosa. Na entrada do forame lácero o nervo petroso maior é unido pelo nervo petroso profundo do plexo carótido interno. Deste local em diante torna-se o **nervo do canal pterigóideo**. Este nervo deixa a cavidade craniana através do forame lácero, corre num sulco nas superfícies lateral e ventral do osso basisfenóide, passa dentro do canal pterigóideo e termina nos gânglios pterigopalatinos.

Dentro do canal facial o nervo facial relaciona-se, de perto, ao músculo estapédio e o supre com algumas ramificações curtas, o **nervo estapédio**.

A **corda do tímpano** (Fig. 35-21) surge do nervo facial dentro do canal facial. Ela atravessa a cavidade timpânica, passa no canalículo da parede da cavidade timpânica e, a seguir, deixa o osso temporal

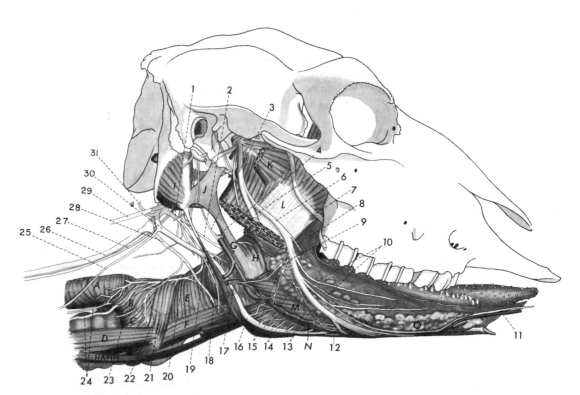

Figura 35-23. Vista lateral profunda da cabeça e porção rostral do pescoço do ovino (a mandíbula e o músculo milo-hióideo foram removidos).

A, Esôfago; B, músculo cricofaríngeo; C, músculo cricotireóideo; D, músculo esternotireóideo; E, músculo tireofaríngeo; F, músculo tíreo-hióideo; G, músculo estilofaríngeo caudal; H, músculo estilofaríngeo rostral; I, músculo occípito-hióideo; J, osso estilo-hióideo; K, músculo pterigóideo lateral; L, músculo pterigóideo medial; M, músculo estiloglosso; N, ducto mandibular; O, glândula sublingual; 1, ramo faríngeo de 26; 2, ramo de 1 para o plexo faríngeo; 3, nervo glossofaríngeo; 4, ramo de 3 para o músculo estilofaríngeo caudal; 5, nervo alveolar mandibular; 6, nervo lingual; 7, nervo bucal; 8, ramo do istmo da fauce; 9, ramo comunicante de 6 para 15; 10 ramos do nervo lingual; 11, nervo sublingual; 12, ramo de 16 para o músculo gênio-hióideo; 13, ramos de 15 para a glândula sublingual; 14, ramos de 16 para o músculo hioglosso e para o músculo estiloglosso; 15, gânglios mandibulares; 16, nervo hipoglosso; 17, ramos de 15 para a glândula mandibular; 18, ramo de 16 para o músculo tíreo-hióideo; 19, ramo interno de 28; 20, ramo esofágico; 21, ramificação caudal de 19; 22, ramo externo de 28; 23, ramo de 22 para a glândula tireóide; 24, nervo laríngeo recorrente; 25, ramo muscular de 30; 26, nervo vago; 27, tronco simpático; 28, nervo laríngeo cranial; 29, ramo externo do nervo acessório; 30, nervo hipoglosso; 31, ramo comunicante do primeiro nervo cervical de 30. (De Godinho, 1968.)

SISTEMA NERVOSO DO RUMINANTE 1033

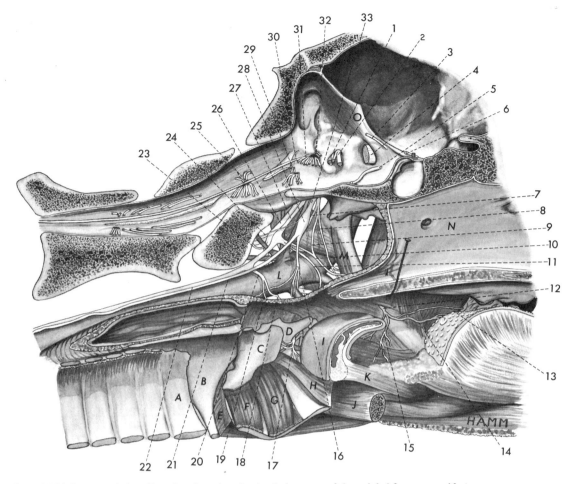

Figura 35-24. Secção sagital mediana da cabeça do ovino (o cérebro e a medula espinhal foram removidos).
A, Primeiro anel traqueal; B, cartilagem cricóide; C, cartilagem aritenóide; D, cartilagem tireóide; E, músculo cricotireóideo; F, porção caudal do músculo vocal; G, porção cranial do músculo vocal; H, músculo vestibular* (músculo ventricular); I, epiglote; J, músculo tíreo-hióideo; K, músculo hio-epiglótico; L, artéria carótida comum; M, músculo estilofaríngeo caudal; N, parede caudal do nariz; O, tentório do cerebelo; 1, nervo vestibulococlear; 2, nervo facial; 3, nervo troclear; 4, nervo trigêmeo; 5, nervo abducente; 6, nervo oculomotor; 7, ramo do seio carotídeo; 8, nervo glossofaríngeo; 9, ramo faríngeo de 8; 10, plexo faríngeo; 11, ramo esofágico; 12, gânglio laterofaríngeo; 13, ramo tonsilar de 8; 14, ramo lingual de 8; 15, ramo mucoso de 8; 16, nervo carótido externo; 17 e 18, ramos internos de 20; 19, ramo externo de 20; 20, nervo laríngeo cranial; 21, tronco simpático; 22, nervo vago; 23, ramo de ligação do primeiro nervo cervical para 26; 24, ramo de ligação do gânglio cervical cranial para o primeiro nervo cervical; 25, raízes dorsal e ventral do primeiro nervo cervical; 26, nervo hipoglosso; 27, nervo vago; 28, gânglio cervical cranial; 29, nervo hipoglosso com raiz dorsal; 30, raiz espinhal do nervo acessório; 31, radículas do nervo vago; 32, radículas do nervo glossofaríngeo; 33, nervo carótido interno. (De Godinho, 1968.)
*Veja nota de rodapé na pág. 362.

através da fissura petrotimpânica. A corda do tímpano corre ventral e rostralmente na parede medial da bolha timpânica, passando sobre a artéria meníngea média. Finalmente, a corda do tímpano une-se ao nervo lingual.

Na saída do forame estilomastóideo o nervo facial emite os seguintes ramos adicionais:

O **nervo auricular caudal** corre dorsalmente, juntamente com a artéria auricular caudal, sob a glândula parótida. O nervo passa medialmente ao músculo cérvico-auricular profundo ao qual fornece algumas ramificações. O nervo auricular caudal divide-se em diversos ramos que inervam o músculo cervicoauricular superficial, o músculo escutuloauricular profundo, o músculo cervicoscutular, o músculo parietoscutular e o músculo parietoauricular. Um destes ramos corre ao redor da cartilagem da concha, passa entre o músculo escutulo-auricular profundo e a cartilagem escutiforme, a seguir sob o músculo escutuloauricular superficial, penetrando na cartilagem da concha, no trago. O nervo auricular caudal finalmente termina no músculo estiloauricular.

O **ramo auricular interno** divide-se em duas ou três ramificações. Elas correm dorsalmente, cobertas pela glândula parótida, e penetram na cartilagem auricular em pontos variáveis. Suprem a pele da superfície interna da escafa.

O **ramo digástrico** (Figs. 35-21 e 22) corre ventralmente na superfície lateral ou dentro do mús-

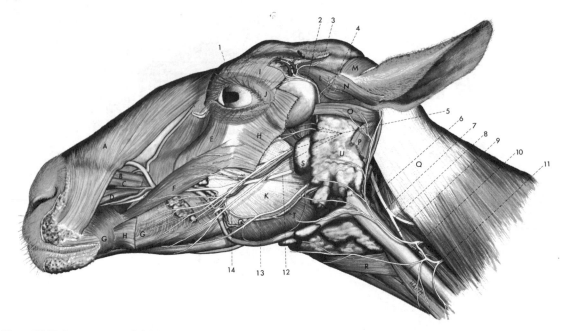

Figura 35-25. Inervação superficial da cabeça do ovino (o músculo cutâneo da face foi removido, exceto suas inserções).
A, Músculo levantador nasolabial; B, músculo levantador do lábio maxilar; C, músculo canino; D, músculo depressor do lábio maxilar; E, músculo malar; F, músculo zigomático; G, músculo bucinador; H, músculo cutâneo da face (cortado); I, músculo frontal; J, músculo orbicular do olho; K, músculo masseter; L, músculo frontoscutular; M, músculo interescutular; N, músculo escúto-auricular superficial; O, músculo zigomático-auricular; P, músculo parótido-auricular; Q, músculo braquiocefálico; R, músculo omo-hióideo; S, nodos linfáticos parotídeos; T, ducto parotídeo; U, glândula parótida; 1, nervo infratroclear; 2, ramo zigomático do nervo auriculopalpebral; 3, ramo zigomaticotemporal; 4, ramos auriculares rostrais; 5, ramos do nervo transverso da face; 6, nervo auricular maior; 7, ramo externo do nervo acessório; 8, ramo dorsal do nervo acessório; 9, ramo ventral do nervo acessório; 10, ramo ventral do segundo nervo cervical; 11, ramo ventral do segundo nervo cervical; 12, ramo bucal dorsal; 13, ramo bucal ventral; 14, ramo comunicante entre 13 e 12. (De Godinho, 1968.)

culo occipito-hióideo e termina no ventre caudal do músculo digástrico.

O **ramo estilo-hióideo** (Figs. 35-21 e 22) corre ventralmente na parede medial da artéria auricular caudal e penetra no músculo estilo-hióideo, na junção entre as porções tendinosa e muscular.

Dentro da glândula parótida, o nervo facial emite seus ramos terminais. Na maioria dos casos o referido nervo emite de sua borda dorsal o nervo auriculopalpebral e, a seguir, após curto percurso, divide-se nos ramos bucal dorsal e bucal ventral.

O **nervo auriculopalpebral** (Fig. 35-21) corre dorsorrostralmente na companhia da veia temporal superficial, caudalmente ao nodo linfático parotídeo. De sua margem caudal emite um ou dois ramos auriculares rostrais que inervam os músculos auriculares rostrais. Estes ramos estão ligados aos ramos do nervo auriculotemporal. O nervo auriculopalpebral a seguir continua como o ramo zigomático ao dobrar rostralmente no sentido do ângulo lateral do olho. Por baixo do músculo frontoscutular ele emite um forte ramo, o qual, correndo rostromedialmente, liga-se aos ramos do ramo zigomaticotemporal e se distribui para a porção laterorrostral da base do corpo. Ele também emite ramos que, ao correrem rostralmente, ligam-se aos ramos do nervo infratroclear. O ramo zigomático, a seguir, envia ramificações que terminam no músculo frontal, no músculo levantador medial do ângulo do olho e no músculo orbicular do olho.

O **ramo bucal dorsal** (Figs. 35-21 e 25) corre rostralmente e passa ao redor da borda ventral do nodo linfático parotídeo. Ele cruza o músculo masseter juntamente com os vasos faciais transversos e ramos nervosos. Na margem rostral do músculo masseter, o ramo bucal dorsal é unido pela ramificação comunicante do ramo bucal ventral, formando um plexo intrincado. Do plexo emergem ramificações para o músculo zigomático, músculo bucinador e para o músculo orbicular da boca. O ramo bucal dorsal, a seguir, dobra dorsalmente e segue a veia facial. Na metade dos casos o ramo forma um anel ao redor da veia facial. Depois penetra entre o músculo orbicular da boca e o músculo depressor do lábio maxilar, inervando estes dois músculos bem como o músculo malar, o músculo canino, o músculo levantador do lábio maxilar e o músculo levantador nasolabial. Algumas fibras ligam-se ao nervo infra-orbitário. Durante seu percurso o ramo bucal dorsal também fornece ramificações para o músculo cutâneo da face.

O **ramo bucal ventral** (Figs. 35-21 e 25) corre primeiramente sob a glândula parótida e a seguir na superfície lateral do músculo masseter, coberto pelo músculo cutâneo da face e dorsalmente ao ducto parotídeo. Na borda rostral do músculo masseter emite a ramificação comunicante para o ramo bucal dorsal. A seguir corre ao longo da borda ventral do músculo depressor do lábio mandibular. O ramo bucal ventral supre o músculo depressor do lábio mandibular e o músculo bucinador. Ramificações também são enviadas para o músculo cutâneo da face.

Nervo Vestibulococlear (VIII)
(Fig. 35-24)

O **nervo vestibulococlear** origina-se na superfície dorsolateral da medula oblonga, próximo à extremidade lateral do corpo trapezóide. Ele corre lateralmente, ao longo da superfície caudal do nervo facial, e penetra no meato acústico interno. O nervo vestibulococlear divide-se nas partes vestibular e coclear após realizar intercâmbio de ramificações com o nervo facial.

A **parte vestibular**, dorsal à parte coclear, é de textura um pouco mais macia do que esta. Ela apresenta o **gânglio vestibular**, localizado no fundo do meato acústico interno. Ele supre áreas do utrículo e do sáculo.

A **parte coclear** corre lateralmente no assoalho do meato acústico interno. Ela perfura a área coclear e atinge a base do modíolo. Neste local divide-se em

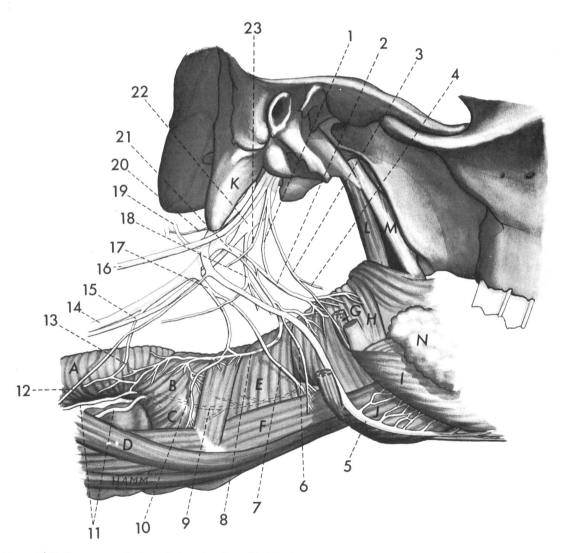

Figura 35-26. Nervos para a laringe e faringe do ovino; vista lateral.

A, Esôfago; B, músculo cricofaríngeo; C, músculo cricotireóideo; D, músculo omo-hióideo; E, músculo tireofaríngeo; F, músculo tíreo-hióideo; G, músculo estilofaríngeo caudal; H, músculo estilofaríngeo cranial; I, músculo estiloglosso; J, músculo hioglosso; K, processo paramastóide; L, músculo levantador do véu palatino; M, músculo tensor do véu palatino; N, glândula sublingual; 1, ramo faríngeo de 3; 2, plexo faríngeo; 3, nervo glossofaríngeo; 4, ramo de 3 para o músculo estilofaríngeo caudal; 5, nervo hipoglosso; 6, ramo de 5 para o músculo tíreo-hióideo; 7, ramo interno de 17; 8, ramo esofágico; 9, ramificação caudal de 7; 10, ramo externo de 17; 11, **nervo laríngeo recorrente**; 12, ramo muscular de 5; 13, ramo de 14 para o esôfago; 14, nervo vago; 15, tronco simpático; 16, ramo externo do nervo acessório; 17, nervo laríngeo cranial; 18, nervo carótido externo; 19, ramo comunicante do primeiro nervo cervical para 5; 20, ramo comunicante do gânglio cervical cranial para o primeiro nervo cervical; 21, ramo faríngeo de 14; 22, gânglio cervical cranial; 23, ramo do seio carotídeo. (De Godinho, 1968.)

Nervo Glossofaríngeo (IX)
(Figs. 35-22, 23, 24 e 26)

O **nervo glossofaríngeo** surge da superfície lateral da medula oblonga, abaixo da borda ventral do pedúnculo cerebelar caudal. Suas radículas emergem numa direção rostrocaudal e são contínuas com as do nervo vago e as do nervo acessório. As radículas do nervo glossofaríngeo, a seguir, correm lateralmente e são agrupadas em um tronco único que penetra no forame jugular e, normalmente, externamente à dura-máter, apresenta o pequeno **gânglio proximal.** Na parede medial da bolha timpânica o nervo glossofaríngeo suporta o **gânglio distal,** cuja presença é indicada por um ligeiro intumescimento do tronco do nervo. Este gânglio fornece o delgado **nervo timpânico** que corre dorsalmente e penetra na cavidade timpânica. Neste local está ligado, por um ou dois **nervos caroticotimpânicos** do plexo carótico interno, formando o **plexo timpânico.** O **nervo petroso menor,** a continuação do plexo timpânico, passa sobre o músculo tensor do tímpano, deixa a cavidade timpânica, corre na superfície dorsal da tuba auditiva e termina no gânglio ótico.

O nervo glossofaríngeo emite o **ramo para o seio carótido** na superfície medial do músculo occípito-hióideo. Este ramo corre caudalmente e termina na superfície rostrolateral da artéria occipital. Em determinados casos o nervo glossofaríngeo realiza intercâmbio de ramificações com o nervo vago. Próximo e caudalmente ao músculo estilofaríngeo fornece o **ramo faríngeo** que se une ao ramo do mesmo nome do nervo vago para formar o **plexo faríngeo.** Um ramo, para o músculo estilofaríngeo, destaca-se do nervo glossofaríngeo um pouco abaixo do ramo faríngeo. O nervo, a seguir, continua ventralmente e perfura as fibras do músculo hiofaríngeo. Neste local o tronco do nervo está um tanto aumentado, formando o **gânglio laterofaríngeo.** A seguir corre na submucosa da faringe, onde supre diversas ramificações para a mucosa faríngea e para as tonsilas. Ele finalmente penetra na língua como o **ramo lingual** se distribuindo em seu terço caudal.

Nervo Vago (X)
(Figs. 35-22, 23, 24 e 26)

O **nervo vago** surge da superfície lateral da medula oblonga, caudal ao nervo glossofaríngeo. Ao deixar o crânio através do forame jugular, o nervo vago é acompanhado pelo nervo acessório e está envolto numa bainha de dura-máter e aracnóide. Nesta região o nervo vago apresenta uma pequena dilatação, o **gânglio proximal** (jugular). O ramo auricular origina-se deste gânglio e une-se ao nervo facial dentro do canal facial. O nervo vago, a seguir, corre caudalmente em associação com o nervo acessório e é unido pelo ramo interno do mesmo. Após separar-se da porção restante do nervo acessório, o nervo vago passa medialmente à artéria occipital e segue a artéria carótida comum no pescoço. O nervo

vago emite os seguintes ramos na região retrofaríngea:

O **ramo faríngeo** (Figs. 35-23 e 26) origina-se do nervo vago ao nível da articulação atlanto-occipital; ele corre no sentido da faringe e divide-se, de forma variável, em dois ramos. O ramo mais rostral une-se ao ramo faríngeo do nervo glossofaríngeo para constituir o **plexo faríngeo.** O ramo caudal é o ramo esofágico (nervo faringoesofágico) que corre caudalmente na superfície dorsolateral da faringe, supre diversas ramificações ao músculo tireofaríngeo e ao músculo cricofaríngeo e termina na porção rostral do esôfago. Na maioria dos casos ele liga-se ao nervo laríngeo recorrente na origem do esôfago.

O **nervo laríngeo cranial** (Fig. 35-22) emerge caudalmente ao ramo faríngeo, desce pelo lado da faringe, emite o ramo externo e continua como o ramo interno. O **gânglio distal** (nodoso) não é observado a olho nu, embora seja descrito por May (1970). O ramo externo, na metade dos casos, une-se ao ramo esofágico. Nos demais casos corre ventralmente na faringe, realiza intercâmbio de ramificações com o ramo esofágico e termina no músculo tireofaríngeo e no músculo cricotireóideo. Ele também supre ramos para a glândula tireóide e pode estar associado ao nervo laríngeo recorrente. O ramo interno corre ventralmente na companhia da artéria laríngea cranial e penetra na laringe entre o músculo tireofaríngeo e o músculo hiofaríngeo. Ao passar na fissura tireóidea, o ramo interno divide-se em dois grupos de ramos. O grupo rostral é normalmente o maior e logo divide-se em diversas ramificações que inervam a mucosa laríngea. O grupo caudal corre caudalmente na superfície medial da lâmina tireóidea e, a seguir, no músculo cricoaritenóideo dorsal; supre a mucosa faríngea e une-se ao ramo esofágico.

Os **nervos laríngeos caudais** são ramos do nervo vago que se originam no tórax. O **nervo laríngeo recorrente direito** (Figs. 35-22, 23 e 26) deixa o nervo vago na área do primeiro espaço intercostal e corre ao redor da artéria subclávia direita para atingir a superfície ventral direita da traquéia. O **nervo laríngeo recorrente esquerdo** deixa o nervo vago no arco aórtico, passa caudalmente ao redor do arco e, a seguir, corre cranialmente ao longo da borda ventral da traquéia, no lado esquerdo. Ambos os nervos emitem ramos para o plexo cardíaco, plexo traqueal e para o plexo esofágico. Os nervos na região cervical, ao correrem ao longo da superfície ventrolateral da traquéia, estão relacionados com a superfície dorsal do esôfago, à esquerda, e com a artéria carótida comum, à direita. Os nervos terminam, na extremidade caudal da laringe, como os nervos laríngeos caudais para suprirem os músculos intrínsecos da laringe, exceto o músculo cricotireóideo, e ligam-se aos nervos que suprem a porção cranial do esôfago. (Para detalhes dos plexos cardíacos veja a inervação autônoma do coração e a seção autônoma para a terminação do nervo vago.)

Nervo Acessório (XI)
(Figs. 35-22, 23 e 25)

O **nervo acessório** é formado pelas **raízes craniais e espinhais.** A raiz cranial é constituída por fibras

SISTEMA NERVOSO DO RUMINANTE

que surgem da superfície lateral da medula oblonga, caudalmente às radículas vagais. As fibras da raiz espinhal surgem do lado dos primeiros cinco segmentos cervicais da medula espinhal. As fibras unem-se, umas às outras, para formar um tronco que progride cranialmente até o crânio. O tronco situa-se entre as raízes dorsais dos nervos espinhais e o ligamento denticulado. No crânio ele une-se à raiz craniana e forma o nervo acessório que perfura o forame jugular. Após deixar a cavidade craniana o nervo acessório corre ventralmente, intimamente associado ao nervo vago, na superfície medial da bolha timpânica. O nervo acessório, a seguir, passa medialmente à artéria occipital e divide-se nos ramos externo e interno. O ramo interno não é claramente identificado dada a íntima associação vagal-acessória. Suas fibras passam para o nervo vago. O ramo externo corre lateralmente cruzando o músculo occípito-hióideo. Ao nível do atlas o nervo acessório passa lateralmente ao músculo reto ventral da cabeça, realiza intercâmbio de ramificações com o segundo nervo cervical e divide-se nos ramos dorsal e ventral. O ramo ventral corre ventral e caudalmente e inerva o músculo esternomastóideo, clidomastóideo e clido-occipital. Na maioria dos casos o ramo dorsal realiza intercâmbio de ramificações com o segundo, terceiro e quarto nervos cervicais e finalmente termina na superfície medial do músculo trapézio.

Nervo Hipoglosso (XII)
(Figs. 35-22, 23, 24 e 26)

O **nervo hipoglosso** origina-se, da superfície ventrolateral da medula oblonga, por uma série de radículas que a seguir unem-se em quatro ou seis feixes. Em grande número de casos, uma pequena raiz dorsal pode ser observada. Um pequeno gânglio está normalmente inserido nas fibras da raiz dorsal. O nervo hipoglosso deixa o crânio através do canal hipoglosso. A seguir o referido nervo corre ventralmente medial ao nervo acessório e caudalmente ao nervo vago. Curva-se rostralmente, passando entre os dois nervos citados e caudalmente à artéria occipital. O nervo hipoglosso agora corre ao lado medial do músculo estilo-hióideo e do músculo digástrico, seguindo a artéria lingual. A seguir perfura o espaço entre o músculo milo-hióideo e o músculo hioglosso e, correndo ao longo do ducto mandibu-

lar, dobra dorsalmente na borda cranial do músculo hioglosso. O nervo hipoglosso penetra na língua e ramifica-se em sua musculatura. Na superfície medial do músculo occípito-hióideo, o nervo hipoglosso é unido por um forte ramo comunicante do primeiro nervo cervical. Após passar no lado lateral da artéria carótida comum, o nervo hipoglosso emite um grande ramo que corre caudalmente ao longo da artéria carótida comum e finalmente divide-se em diversas ramificações para os músculos esterno-hióideo, esternotireóideo e omo-hióideo. Em determinados casos este ramo está unido por uma ramificação, quer do primeiro ou do segundo nervo cervical, constituindo a **alça cervical.** O nervo hipoglosso também fornece um ramo para o músculo tíreo-hióideo, músculo hioglosso, músculo estiloglosso e músculo gênio-hióideo (Fig. 35-21).

BIBLIOGRAFIA

Butler, W. F. 1967. Innervation of the horn region in domestic ruminants. Vet. Rec. 80:490-492.

Dougherty, R. W., R. E. Habel and H. E. Bond. 1958. Esophageal innervation and the eructation reflex in sheep. Am. J. vet. Res. 19: 115-128.

Frick, H. 1952. Über die oberflächliche Facialmuskulatur von Orycteropus aethiopicus. Gegenbaur Morph. Jahrb. 92:200-255.

George, A. N. 1955. A note on the anatomy of the horns of sheep. Brit. vet. J., 111:391-393.

Godinho, H. P. 1968. A comparative anatomical study of the cranial nerves in goat, sheep and bovine; their distribution and related autonomic components. Ph.D. Thesis. Ames, Iowa State University.

Godinho, H. P. 1973. The glossopharyngeal and vagus nerves in the retropharyngeal region of goat, sheep and ox. Zbl. Vetmed. Reihe C. 2:120-126.

Godinho, H. P., and R. Getty. 1970. Gross anatomy of the parasympathetic ganglia of the head in domestic artiodactyla. Arquivos da Escola de Veterinaria (Belo Horizonte, Brazil) 22:129-139.

Godinho, H. P., and R. Getty. 1971. The branches of the ophthalmic and maxillary nerves to the orbit of the goat, sheep and ox. Arquivos da Escola de Veterinaria (Belo Horizonte, Brazil) 23:229-241.

Johnston, J. B. 1914. The nervus terminalis in man and mammals. Anat. Rec. 8:185-198.

Kawata, S., M. Okano and M. Ishizuka. 1962. Sensory innervation of the nasal cavity of the sheep. Arch. Hist. Japonicum 23:173-184.

Klause, B. 1958. Die Morphologie der oberflächlichen Facialmuskulatur beim Schaf (Ovis aries). Gegenbaur Morph. Jahrb. 99: 710-751.

May, N. D. S. 1970. The Anatomy of the Sheep. 3rd ed. Brisbane, Australia, University of Queensland Press.

McCotter, R. E. 1912. The connections of the vomeronasal nerves with the accessory olfactory bulb in the opossum and other mammals. Anat. Rec. 6:299-318.

Romanes, G. J. 1940. The spinal accessory nerve in the sheep. J. Anat. 74:336-347.

Parte III — Caprino

NERVOS OLFATÓRIOS (I)

Os **nervos olfatórios** do caprino são constituídos por feixes de fibras nervosas que se ligam com a superfície rostroventral do bulbo olfatório. Eles passam através de diversos forames na lâmina crivosa do osso etmóide. Cada feixe está envolvido, neste ponto, com prolongamentos tubulares da duramáter e da aracnóide craniana. Os nervos olfatórios distribuem-se para uma área da cavidade nasal que compreende a porção caudal das conchas etmoidais, a porção mais caudal da concha nasal dorsal e uma área correspondente no septo nasal. A área da mu-

cosa olfatória é distinta, a olho nu, do restante da mucosa respiratória por sua coloração amarela mais suave. Associados aos nervos olfatórios há dois outros nervos que se inserem no telencéfalo: o nervo terminal e o nervo vomeronasal.

NERVOS TERMINAIS. Os **nervos terminais** do caprino, na maioria dos casos, não são observados a olho nu.

NERVO VOMERONASAL. O **nervo vomeronasal** é bem desenvolvido e facilmente observado, especialmente em seu local de penetração na área da superfície dorsal do órgão vomeronasal. Deste local ele corre caudalmente e dorsalmente no septo nasal e está constituído por um número variável de ramificações que se unem, uma à outra, ao se aproximarem da área do labirinto etmoidal. Após atravessar um canalículo ósseo na superfície medial da lâmina crivosa, o nervo vomeronasal, agora um tronco único, corre lateralmente, por uma extensão de aproximadamente 3 a 5 mm, na superfície dorsocaudal do bulbo olfatório. Ele finalmente penetra no bulbo olfatório acessório, bem definido.

Nervo Óptico (II)
(Figs. 35-27 e 28)

As fibras nervosas que formam o **nervo óptico** do caprino deixam o bulbo do olho em seu quadrante ínfero-lateral. O nervo óptico está circundado pelos prolongamentos das meninges encefálicas, que formam as bainhas externa e interna, e corre na cavidade orbitária no sentido do ápice. Antes de penetrar no canal óptico, o nervo óptico passa entre o músculo reto medial e o músculo retrator do bulbo. Ele liga-se ao do lado oposto na fossa craniana média, constituindo o quiasma óptico.

Nervo Oculomotor (III)
(Figs. 35-28 e 29)

O **nervo oculomotor** emerge da margem lateral da fossa intercrural por meio de diversas radículas que correm lateralmente e unem-se, umas às outras, para formarem um tronco único. Este tronco corre no cavo subaracnóideo e, no lado lateral da artéria carótida interna, perfura a dura-máter. O nervo oculomotor cruza sucintamente a porção dorsal do seio cavernoso e, a seguir, situa-se na superfície dorsal do nervo maxilar. Ele deixa a cavidade craniana através da porção superior do forame órbito-rotundo, medialmente ao nervo oftálmico. Tão logo o nervo penetra na cavidade orbitária ele divide-se nos ramos dorsal e ventral. O **ramo dorsal** é longo e corre paralelo à borda lateral do músculo reto dorsal, no qual penetra. Ele supre o músculo reto dorsal e o músculo levantador da pálpebra superior. O **ramo ventral** emite ramificações para o músculo reto ventral e para o músculo reto medial, aparecendo na borda lateral do músculo reto ventral, onde recebe o delgado ramo comunicante do nervo maxilar. O ramo ventral, a seguir, corre obliquamente na superfície ventral do músculo reto ventral e finalmente penetra no músculo oblíquo ventral.

O **gânglio ciliar** (Fig. 35-28) é a estrutura redonda localizada no ramo ventral do nervo oculomotor. Ele está fundido com este ramo e seus limites, na maioria dos casos, não podem ser facilmente reconhecidos. O gânglio ciliar emite de um a três **nervos ciliares curtos** que correm ao longo do nervo óptico e penetram na esclera. O ramo comunicante com o nervo nasociliar está sempre presente e é observado seguindo a margem medial do ramo ventral do nervo oculomotor, antes de atingir o gânglio. Ele também recebe algumas ramificações do ramo comunicante do nervo maxilar com o nervo oculomotor. A raiz motora não é identificável por causa da relação, um tanto íntima, do gânglio com o ramo ventral do nervo oculomotor.

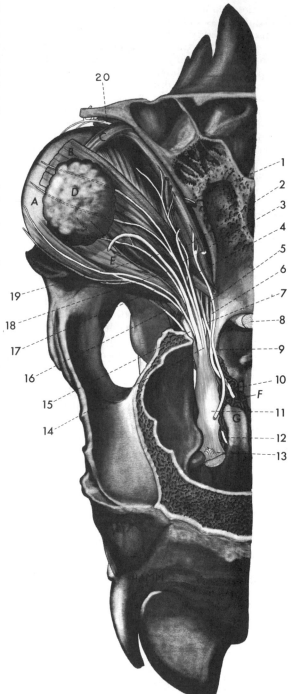

Figura 35-27. Superfície dorsal das estruturas orbitárias do caprino; vista superficial.

A, Bulbo do olho; B, músculo levantador da pálpebra superior; C, músculo oblíquo dorsal; D, glândula lacrimal; E, músculo retrator do bulbo; F, rede admirável epidural rostral; G, processo clinóide caudal; 1, nervo etmoidal; 2, ramo muscular de 14; 3, nervo frontal; 4, ramo do seio frontal; 5, nervo nasociliar; 6, ramo ventral de 10; 7, ramo dorsal de 10; 8, nervo óptico; 9, nervo troclear; 10, nervo oculomotor; 11, gânglio trigeminal; 12, nervo abducente; 13, ramos meníngeos; 14, nervo oftálmico; 15, nervo maxilar; 16, ramo zigomaticofacial acessório; 17, ramo zigomaticofacial; 18, nervo lacrimal; 19, ramo zigomaticotemporal; 20, nervo infratroclear. (De Godinho e Getty, 1971.)

SISTEMA NERVOSO DO RUMINANTE 1039

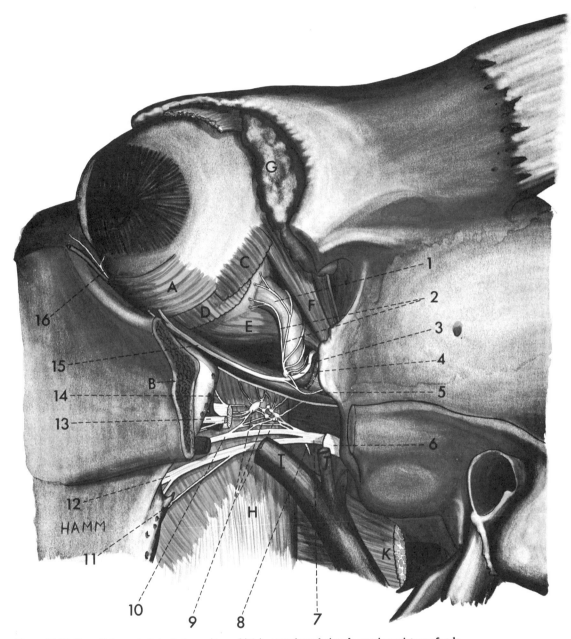

Figura 35-28. Superfície ventrolateral das regiões orbitária e pterigopalatina do caprino; vista profunda.

A, Músculo oblíquo ventral; B, osso zigomático (cortado); C, músculo reto lateral; D, músculo retrator do bulbo (parcialmente removido); E, músculo retrator do bulbo (porção ventral); F, músculo reto dorsal; G, glândula lacrimal; H, músculo pterigóideo medial; I, artéria maxilar; J, artéria oftálmica externa; K, músculo pterigóideo lateral; 1, nervo óptico; 2, nervos ciliares curtos; 3, ramo comunicante para o nervo nasociliar; 4, gânglio ciliar; 5, ramo comunicante do nervo maxilar para o nervo oculomotor; 6, nervo maxilar; 7, nervo pterigopalatino; 8, nervo do canal pterigóideo; 9, gânglios pterigopalatinos; 10, nervo nasal caudal; 11, nervo palatino menor; 12, nervo palatino maior; 13, ramo maxilar alveolar caudal; 14, ramo malar; 15, ramo ventral do nervo oculomotor; 16, ramo malar. (De Godinho e Getty, 1970.)

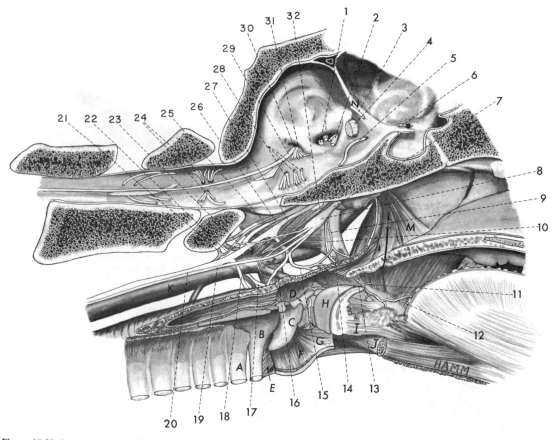

Figura 35-29. Secção sagital mediana da cabeça do caprino (o cérebro e a medula espinhal foram removidos).

A, Primeiro anel traqueal; B, cartilagem cricóide; C, cartilagem aritenóide; D, cartilagem tireóide; E, músculo cricotireóideo; F, músculo vocal; G, músculo vestibular φ (ventricular)*; H, epiglote; I, músculo hio-epiglótico; J, músculo tíreo-hióideo; K, artéria carótida comum; L, músculo levantador do véu palatino; M, músculo tensor do véu palatino; N, tentório do cerebelo; 1, nervo vestibulococlear; 2, nervo facial; 3, nervo troclear; 4, nervo trigêmeo; 5, nervo abducente; 6, nervo oculomotor; 7, nervo carótido interno; 8, gânglio cervical cranial; 9, ramo faríngeo de 10; 10, nervo glossofaríngeo; 11, ramo tonsilar de 10; 12, ramo lingual de 10; 13, gânglio laterofaríngeo; 14, ramo de 10 para o músculo estilofaríngeo caudal; 15, ramo faríngeo de 20 para o plexo faríngeo; 16, ramo esofágico; 17, nervo hipoglosso; 18, nervo laríngeo cranial; 19, tronco simpático; 20, nervo vago; 21, primeiro nervo cervical; 22, alça cervical; 23, ramo comunicante de 8 para 21; 24, raízes dorsal e ventral de 21; 25, ramo externo do nervo acessório; 26, nervo hipoglosso; 27, nervo vago; 28, radículas do nervo hipoglosso; 29, radículas do nervo glossofaríngeo; 30, radículas do nervo vago; 31, radículas do nervo glossofaríngeo; 32, ramo do seio carotídeo. (De Godinho, 1968).

*Veja nota de rodapé na pág. 362.

Nervo Troclear (IV)
(Figs. 35-27 e 29)

O **nervo troclear** surge do véu medular rostral, caudalmente ao colículo caudal. Ele corre lateralmente e, a seguir, ventralmente, para penetrar na dura-máter imediatamente abaixo da borda livre do tentório do cerebelo. A seguir o nervo troclear corre rostralmente na dura-máter e passa ao longo da superfície dorsal do nervo oftálmico e lateralmente ao nervo oculomotor. Após atingir a cavidade orbitária, por meio da porção superior do forame órbito-rotundo, o nervo troclear corre sobre o ramo dorsal do nervo oculomotor e divide-se em duas ou três ramificações que atingem a borda lateral e a superfície ventral do músculo oblíquo dorsal. Freqüentemente, o nervo troclear é unido por uma ramificação dos ramos musculares do nervo oftálmico, antes de penetrar no músculo oblíquo dorsal. Os nervos trocleares direito e esquerdo decussam-se no véu medular rostral.

Nervo Trigêmeo (V)
(Fig. 35-29)

O **nervo trigêmeo** emerge da superfície lateral da ponte por meio de duas raízes — a grande **raiz sensitiva** e a pequena **raiz motora**. A raiz sensitiva corre rostralmente e une-se ao **gânglio trigeminal** (Fig. 35-27) que sobrepõe-se ao forame oval e relaciona-se lateralmente ao seio cavernoso. A dura-máter cobre o gânglio e dele recebe diversas ramificações, os **ramos meníngeos**. Do gânglio trigeminal a maioria das fibras correm rostralmente e constituem um tronco comum para o nervo oftálmico e para o nervo maxilar, enquanto uma pequena parcela de

SISTEMA NERVOSO DO RUMINANTE 1041

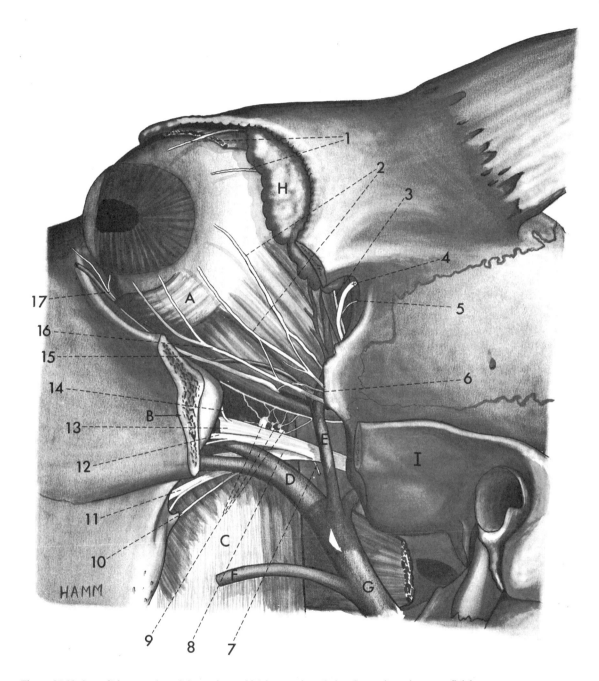

Figura 35-30. Superfície ventrolateral das regiões orbitária e pterigopalatina do caprino; vista superficial.
A, Músculo oblíquo ventral; B, osso zigomático (cortado); C, músculo pterigóideo medial; D, artéria maxilar; E, artéria oftálmica externa; F, artéria bucal; G, artéria maxilar; H, glândula lacrimal; I, superfície articular do processo zigomático do osso temporal; 1, ramos terminais do nervo frontal; 2, ramo zigomaticofacial; 3, nervo lacrimal; 4, ramo zigomaticotemporal; 5, ramo do seio frontal; 6, ramo de 13 para o nervo oculomotor; 7, nervo do canal pterigóideo; 8, nervo pterigopalatino; 9, gânglios pterigopalatinos; 10, nervo palatino menor; 11, nervo palatino maior; 12, nervo maxilar alveolar caudal; 13, nervo maxilar; 14, ramo malarϕ; 15, ramo ventral do nervo oculomotor; 16, ramo zigomaticofacial acessório; 17, ramo malarϕ. (De Godinho, 1968.)

suas fibras corre ventralmente e une-se ao nervo mandibular.

NERVO OFTÁLMICO (Figs. 35-27 e 30). O **nervo oftálmico** do caprino origina-se, na saída do forame órbito-rotundo, do tronco comum com o nervo maxilar. Imediatamente após sua origem o nervo oftálmico emite os seguintes ramos:

O **ramo zigomaticotemporal** é o ramo mais lateral do nervo oftálmico. É uma faixa fina e larga de fibras nervosas que se origina no ápice da órbita. Em determinados casos pode aparecer como uma faixa nervosa dupla, apresentando um fascículo lateral e outro medial. Ele corre dorsalmente ao lado dorsolateral da órbita e próximo à borda medial do músculo reto lateral. Próximo à borda ventral da glândula lacrimal dobra lateral e caudalmente, juntamente com a veia cornual e perfura a periórbita. Neste local o ramo zigomaticotemporal segue agora caudal e ligeiramente medial, atravessa a almofada de gordura retrorbitária e corre sob o músculo frontoscutular. Aqui o ramo zigomaticotemporal emite ramos para a pele da região temporal, realiza intercâmbio de ramificações com o ramo zigomático do nervo facial e finalmente divide-se em diversos ramos cornuais, os quais, ao correrem medialmente, aproximam-se das superfícies lateral e caudal da base do corno, onde se distribuem.

No caprino o **nervo lacrimal** origina-se, na maioria dos casos, da superfície medial do ramo zigomaticotemporal. Em determinados casos poderá surgir diretamente do nervo oftálmico ou juntamente com o nervo frontal. O nervo lacrimal, após deixar o ramo zigomaticotemporal, corre no sentido da glândula lacrimal, juntamente com a artéria lacrimal. O nervo lacrimal atinge a glândula pela superfície interna e, a seguir, ramifica-se em seu parênquima. Algumas das ramificações lacrimais também atingem a pele da porção média da pálpebra superior.

O **nervo frontal** origina-se do nervo oftálmico no ápice da órbita, passa sobre a artéria oftálmica externa e corre, dorsalmente, ao longo da borda lateral no músculo reto dorsal. O nervo frontal, a seguir, passa sob a glândula lacrimal onde normalmente divide-se em dois ramos. Eles atingem a borda da órbita e são distribuídos para a pele da parte lateral da pálpebra e área adjacente. Freqüentemente o nervo frontal surge juntamente com o ramo para o seio frontal. Em determinados casos ele também poderá originar-se do ramo zigomaticotemporal.

O **ramo do seio frontal** emerge do nervo oftálmico intimamente associado ao nervo frontal. Ele corre dorsalmente no músculo reto dorsal e, a seguir, dobra caudalmente para penetrar num pequeno forame na parede medial da órbita. O ramo do seio frontal atinge o seio frontal e distribui-se em sua mucosa.

O nervo oftálmico emite um a quatro ramos musculares. O maior deles corre rostralmente e ligeiramente medial seguindo o nervo troclear. Ele realiza intercâmbio de ramificações com o nervo troclear e penetra no músculo oblíquo dorsal. Uma fina ramificação destaca-se dele antes de sua penetração no músculo oblíquo dorsal e segue a veia supra-

orbitária no sentido do forame supra-orbitário. Um a dois ramos musculares são destacados para o músculo reto dorsal.

O **nervo nasociliar** é o ramo mais medial do nervo oftálmico. Ele origina-se na saída do forame órbito-rotundo e penetra no cone muscular orbitário, entre o músculo retrator do bulbo e o músculo reto dorsal. Nêste local ele se relaciona, no lado lateral, com o plexo venoso e com a artéria oftálmica externa e, no lado medial, com o ramo ventral do nervo oculomotor. O nervo nasociliar, a seguir, passa entre o músculo oblíquo dorsal e o músculo reto medial. Durante seu percurso o nervo nasociliar emite uma ou duas ramificações para a superfície ventral do músculo reto dorsal e para o músculo levantador da pálpebra superior. Dois ou três **nervos ciliares longos** são emitidos do nervo nasociliar. Eles passam rostralmente, correndo através do plexo venoso oftálmico e da rede admirável oftálmica. Na superfície dorsal do músculo retrator do bulbo eles normalmente dividem-se em ramificações mais finas que atravessam este músculo e penetram na esclera, ao redor da saída do nervo óptico. Em determinados casos eles podem ligar-se aos ramos dos nervos ciliares curtos antes de penetrarem na esclera. O ramo comunicante do gânglio ciliar é emitido do nervo nasociliar quando este penetra na cavidade orbitária. O nervo nasociliar, após passar entre o músculo oblíquo dorsal e o músculo reto medial, dobra lateralmente e divide-se no nervo etmoidal e no nervo infratroclear.

O **nervo etmoidal** é o menor dos dois ramos terminais do nervo nasociliar. Ele penetra no forame etmoidal e, a seguir, corre rostralmente na margem da fossa etmoidal e penetra na lâmina crivosa. Ao atingir a cavidade nasal distribui-se para a porção dorsal do septo nasal e para a concha nasal dorsal.

O **nervo infratroclear** é a continuação efetiva do nervo nasociliar. Ele corre dorsalmente ao longo da parede medial da órbita, na superfície externa do músculo reto medial. Neste local o nervo infratroclear normalmente divide-se em dois ramos que passam abaixo do cadernal do músculo oblíquo dorsal. Antes de deixar a órbita os ramos do nervo infratroclear mais uma vez dividem-se em ramos mais finos. Alguns destes ramos estão direcionados no sentido da parte medial da pálpebra superior para suprir suas estruturas. Na borda da órbita a maioria dos ramos do nervo infratroclear dobram acentuadamente caudomedial e correm sobre ou sob o músculo orbicular do olho e o músculo frontal. Eles fornecem ramificações cutâneas para a pele da região frontal bem como ramos cornuais que são distribuídos na superfície rostrolateral da base do corno.

NERVO MAXILAR (Figs. 35-27, 28 e 30). O **nervo maxilar** origina-se do gânglio trigeminal em tronco comum com o oftálmico. Ele corre através da parte inferior do forame órbito-rotundo e atinge a fossa pterigopalatina. No forame órbito-rotundo passa lateralmente ao nervo abducente e ao seio cavernoso, dorsalmente aos vasos da artéria oftálmica externa para a rede admirável epidural rostral e sob o nervo oculomotor, nervo troclear e nervo oftálmico. Na saída do forame órbito-rotundo o nervo maxilar fornece, de sua borda dorsal, dois ramos fortes e

SISTEMA NERVOSO DO RUMINANTE

uma ramificação delicada. Eles são, respectivamente, o ramo zigomaticofacial, o ramo zigomaticofacial acessório e o ramo comunicante com o nervo oculomotor.

O **ramo zigomaticofacial** (Figs. 35-27 e 30) origina-se no forame órbito-rotundo. Ele está direcionado dorsalmente no sentido da órbita e, por curta distância, corre lateral e paralelamente ao ramo zigomaticotemporal. A seguir o ramo zigomaticofacial passa sobre a artéria oftálmica externa e realiza intercâmbio de ramificações com o ramo zigomaticofacial acessório. O ramo zigomaticofacial atinge a borda da órbita e se distribui para a pele da parte lateral da pálpebra inferior.

O **ramo zigomaticofacial acessório** (Figs. 35-27 e 30) emerge do nervo maxilar rostralmente ao ramo zigomaticofacial. Ele corre rostralmente na superfície dorsal do nervo maxilar, passa sob a artéria oftálmica externa, dobra dorsalmente e perfura a periórbita. A seguir, o ramo zigomaticofacial acessório corre obliquamente na superfície externa do músculo reto ventral, cruza o ramo ventral do nervo oculomotor e a inserção bulbar do músculo oblíquo ventral. Divide-se em dois ramos que finalmente ramificam-se na pele da parte medial da pálpebra inferior.

O **ramo comunicanteϕ com o nervo oculomotor** (Fig. 35-30) é uma ramificação delgada no caprino. Após emergir da superfície dorsal do nervo maxilar ele corre dorsalmente, passando ventralmente à artéria oftálmica externa. O ramo comunicanteϕ com o nervo oculomotor, a seguir, divide-se em duas ramificações finas que se unem ao ramo ventral do nervo oculomotor na margem lateral do músculo reto ventral. Algumas ramificações, ao invés de unirem-se ao ramo ventral, cruzam o mesmo e terminam no gânglio ciliar.

Na fossa pterigopalatina o nervo maxilar corre rostralmente na superfície lateral da porção rostral do músculo pterigóideo medial e dorsalmente à artéria maxilar. Neste local emite os seguintes ramos adicionais:

O **ramo alveolar maxilar caudal** (Figs. 35-28 e 30) origina-se do lado lateral do nervo maxilar e penetra no túber da maxila. Ele supre ramificações para os últimos dentes molares.

O **nervo pterigopalatino** (Figs. 35-28 e 30), após originar-se da superfície medial do nervo maxilar, corre rostralmente medial à artéria maxilar. Ao atingir a superfície lateral da parte rostral do músculo pterigóideo medial, o nervo pterigopalatino divide-se nos nervos nasal caudal e palatino maior.

O **nervo nasal caudal** (Fig. 35-28) corre rostral e um pouco ventralmente na porção rostral do músculo pterigóideo medial. A seguir dobra medialmente e penetra no forame pterigopalatino. Na cavidade nasal o nervo nasal caudal emite três ou quatro grandes ramificações que são distribuídas para a mucosa das conchas etmoidais, concha nasal ventral e para o septo nasal. O nervo nasal caudal continua correndo rostralmente no sentido da cavidade nasal onde supre diversas ramificações para sua mucosa e termina na extremidade cranial do assoalho da cavidade nasal. O **nervo palatino maior** (Figs. 35-28 e 30) corre ao longo da superfície lateral da porção cranial do músculo pterigóideo medial. Na superfície medial do túber da maxila o nervo palatino maior emite o **nervo palatino menor,** que corre ventralmente entre o músculo pterigóideo medial e o túber da maxila. Ele se distribui na superfície dorsal do palato mole. O nervo palatino maior, a seguir, penetra no forame palatino caudal e aparece na superfície ventral do palato duro. Neste local corre rostralmente no sulco palatino juntamente com a artéria palatina maior. O nervo palatino maior emite ramos para o palato duro, mucosa e gengiva e termina na almofada dentária.

O **ramo malarϕ** (Figs. 35-28 e 30) é a fina ramificação que emerge da superfície dorsal do nervo maxilar e que segue a artéria malar para distribuir-se, essencialmente, no músculo oblíquo ventral e na área adjacente até o ângulo medial do olho.

O nervo maxilar, a seguir, penetra no canal infra-orbitário onde continua como o **nervo infra-orbitário.** Ao correr dentro do canal o nervo infra-orbitário emite os ramos alveolares maxilares médios que suprem os ramos dentários para os primeiros dentes molares. O nervo infra-orbitário, ao emergir na região lateral do nariz, através do forame infra-orbitário, divide-se em um grupo de ramos dorsal e ventral. Ambos os grupos situam-se sob a cobertura do músculo depressor do lábio maxilar, músculo canino e do músculo levantador do lábio maxilar.

O grupo dorsal de ramos corre rostralmente na região nasal lateral e emite os seguintes ramos: **ramos nasais externos,** de três a cinco ramos, que correm dorsalmente na superfície medial dos músculos acima citados, perfuram ô músculo levantador nasolabial e são distribuídos na pela da região lateral do nariz. Os **ramos nasais internos,** de dois a três, deixam o grupo dorsal e correm um pouco rostral e medialmente para distribuírem-se na mucosa e na pele do vestíbulo nasal. Após emitirem os ramos mencionados, a porção principal do grupo dorsal corre rostralmente na região lateral do nariz como os **ramos labiais maxilares rostrais.** Eles passam medialmente à inserção do músculo canino e do músculo depressor do lábio maxilar e dividem-se em diversas ramificações que terminam na pele da superfície látero-rostral da região nasal e na porção rostral do lábio superior.

O grupo ventral corre rostralmente sob o músculo canino e o músculo depressor do lábio maxilar e dos ramos caudais do lábio superior. Eles terminam na pele da porção caudal do lábio superior. Freqüentemente este grupo de ramos está ligado a ramificações no ramo bucal dorsal do nervo facial.

NERVO MANDIBULAR (Figs. 35-31 e 32). O nervo mandibular emerge do crânio através do forame oval e corre ventrolateralmente sob o músculo pterigóideo lateral. Na saída do forame oval o nervo mandibular emite um tronco curto e forte que se divide, imediatamente, em três ramos desiguais: o nervo bucal, o nervo massetérico e o nervo pterigóideo lateral.

O **nervo bucal,** o maior ramo, corre medialmente ao músculo pterigóideo lateral onde é unido por um grande ramo do gânglio ótico. O nervo bucal, a seguir, dobra lateralmente e passa através do músculo pterigóideo lateral próximo à sua margem dorsal. O nervo bucal corre sobre a artéria maxilar e enrosca-se entre o músculo temporal, no lado lateral, e o músculo pterigóideo lateral e o músculo pterigóideo medial, no lado medial. Neste local emite de dois a quatro finos ramos que seguem o tronco principal e terminam na mucosa e na glândula da região da bochecha. O nervo bucal aparece no lado lateral do músculo bucinador acompanhado pela artéria e pela veia bucal. Na região da bochecha corre rostralmente, passando por baixo do ducto parotídeo e da veia facial, onde fornece alguns ramos para o plexo formado pelas ramificações dos ramos bucal, ventral e dorsal. Algumas de suas fibras, os **ramos parotídeos,** tornam-se associados ao ducto

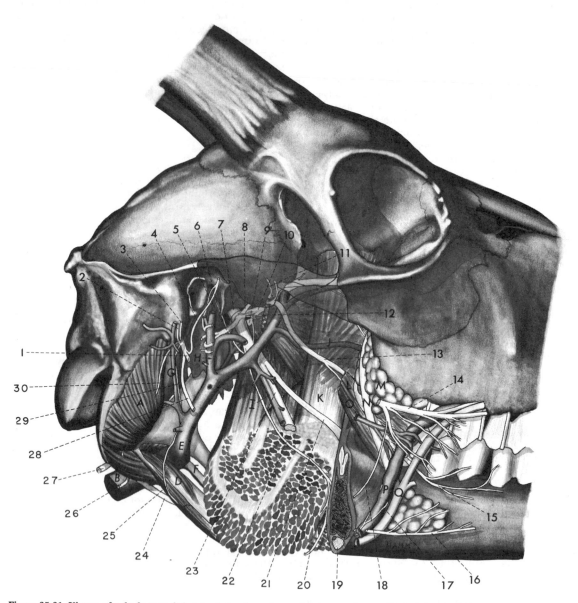

Figura 35-31. Vista profunda da superfície lateral da cabeça do caprino (o ramo da mandíbula foi removido).
A, Músculo occípito-hióideo; B, artéria carótida comum; C, músculo estilo-hióideo; D, ventre caudal do músculo digástrico; E, artéria carótida externa; F, artéria lingual; G, artéria auricular caudal; H, artéria auricular rostral; I, artéria alveolar mandibular; J, artéria bucal da artéria maxilar; K, músculo pterigóideo medial; L, músculo bucinador; M, glândulas bucais dorsais; N, veia bucal; O, artéria transversa da face; P, ducto parotídeo; Q, veia facial; 1, ramo bucal dorsal (cortado); 2, nervo auricular caudal (cortado); 3, ramo auricular interno (cortado); 4, nervo auriculopalpebral (cortado); 5, nervo auriculotemporal; 6, corda do tímpano; 7, nervo mandibular; 8, nervo massetérico; 9, gânglio ótico; 10, nervo bucal; 11, nervo temporal profundo; 12, nervo pterigóideo lateral; 13, nervo bucal; 14, ramo bucal dorsal; 15, ramos terminais de 13; 16, ramo bucal ventral; 17, ramos parotídeos de 13; 18, ramo de ligação de 16 para 14; 19, nervo alveolar mandibular; 20, ramo de ligação de 22 ao 16; 21, nervo lingual; 22, nervo milo-hióideo; 23, nervo alveolar mandibular; 24, nervo hipoglosso; 25, ramo estilo-hióideo; 26, ramo de 24 para o músculo tíreo-hióideo; 27, nervo vago; 28, ramo bucal ventral; 29, ramo estilo-hióideo; 30, ramo digástrico. (De Godinho, 1968.)

SISTEMA NERVOSO DO RUMINANTE 1045

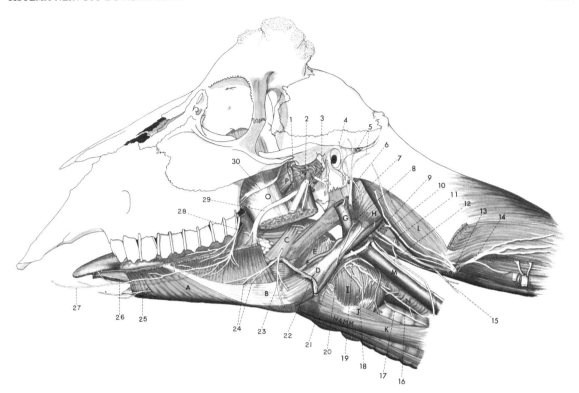

Figura 35-32. Vista lateral profunda da cabeça e porção cranial do pescoço do caprino (a mandíbula foi removida).
A, Músculo milo-hióideo; B, ventre rostral do músculo digástrico; C, músculo estilofaríngeo rostral; D, ducto mandibular; E, músculo hiofaríngeo; F, artéria lingual; G, artéria carótida externa; H, músculo occípito-hióideo; I, músculo tireofaríngeo; J, músculo esternotíreóideo; K, músculo omotransverso; L, músculo oblíquo caudal da cabeça; M, artéria carótida comum; N, esôfago; O, músculo pterigóideo medial; P, músculo pterigóideo lateral; 1, nervo massetérico; 2, nervo mandibular; 3, nervo auriculotemporal; 4, ramo auricular interno (cortado); 5, nervo auricular caudal (cortado); 6, ramo digástrico; 7, nervo glossofaríngeo; 8, ramo estilo-hióideo; 9, ramo externo do nervo acessório; 10, nervo hipoglosso; 11, ramo ventral do primeiro nervo cervical; 12, alça cervical; 13, ramo ventral do segundo nervo cervical; 14, ramo dorsal do nervo acessório; 15, ramo ventral do nervo acessório; 16, ramo esofágico; 17, nervo laríngeo recorrente; 18, ramo externo de 19; 19, nervo laríngeo cranial; 20, ramo interno de 19; 21, ramo de 10 para o músculo tíreo-hióideo; 22, ramos eferentes dos gânglios mandibulares; 23, ramificação de 25 para o ramo bucal ventral; 24, ramos de 25 para B; 25, nervo milo-hióideo; 26, nervo sublingual; 27, ramos terminais de 28; 28, nervo bucal; 29, nervo lingual; 30, nervo bucal. (De Godinho, 1968.)

parotídeo e finalmente terminam na glândula parótida. O nervo bucal passa profundamente entre o músculo bucinador e o músculo depressor do lábio mandibular e divide-se em numerosos ramos que suprem a mucosa oral.

O **nervo massetérico** corre lateralmente rostral à articulação temporomandibular, passa através da incisura mandibular e atinge a superfície medial do músculo masseter, na qual o nervo penetra e ramifica-se. Ao passar ao longo da articulação temporomandibular o nervo massetérico emite um **nervo temporal profundo** que corre dorsalmente e termina no músculo temporal.

O **nervo pterigóideo lateral** é curto e surge próximo ao nervo bucal. Ele corre ventrolateralmente e penetra no músculo pterigóideo lateral após dividir-se em dois ou três ramos.

O nervo mandibular continua ventralmente. Emite o nervo pterigóideo medial, o nervo tensor do tímpano, uma ramificação para o músculo tensor do véu palatino e o nervo auriculotemporal e, a seguir, divide-se nos nervos lingual e alveolar mandibular. A divisão terminal do nervo mandibular ocorre na borda caudal do músculo pterigóideo medial coberto pelo músculo pterigóideo lateral.

O **nervo pterigóideo medial** atravessa o gânglio ótico e penetra na borda caudal do músculo do mesmo nome.

O **nervo tensor do tímpano** é um pequeno ramo que se origina da borda caudal do nervo mandibular, atravessa o gânglio ótico e caudalmente ao longo da superfície lateral da tuba auditiva. Ele penetra no ouvido médio e termina no músculo tensor do tímpano. Após atravessar o gânglio ótico o nervo tensor do tímpano emite uma ramificação para o músculo tensor do véu palatino.

Imediatamente antes de sua divisão terminal o nervo mandibular emite, de sua margem caudal, o **nervo auriculotemporal**. Ao atingir a superfície profunda da glândula parótida, o nervo auriculotemporal emite ramificações para a glândula parótida e divide-se no ramo transverso da face e o nervo auricular rostral.

O **ramo transverso da face** divide-se em dois a quatro ramos que correm paralelos ao longo da artéria transversa da face e inervam a pele da face. Um destes ramos une-se ao ramo bucal dorsal do nervo facial, por curta distância e, a seguir, após separar-se deste, divide-se em diversas ramificações que inervam a pele da região da bochecha.

Os **nervos auriculares rostrais** dividem-se em duas a quatro ramificações que correm dorsalmente sòb a glândula parótida. Uma destas ramificações normalmente está ligada ao nervo auriculopalpebral. A outra se distribui na pele da região temporal.

O **nervo lingual,** próximo à sua origem, é unido pela corda do tímpano. Ele corre primeiro ventrolateralmente entre o músculo temporal e o músculo pterigóideo medial e, a seguir, entre o músculo pterigóideo medial e a mandíbula. Neste local o nervo lingual emite, em determinados casos, pequenos ramos para o istmo da fauce. Na borda rostral do músculo pterigóideo medial o nervo lingual dobra ventralmente e passa entre o músculo milo-hióideo, lateralmente, e o músculo hioglosso e o músculo estiloglosso, medialmente. Neste local o nervo emite os pequenos ramos comunicantes que terminam nos gânglios mandibulares. Em local variável o nervo lingual emite o **nervo sublingual.** Este corre ao longo da superfície lateral da glândula sublingual e atinge a porção rostral do assoalho da cavidade oral, onde se distribui. No seu percurso o nervo sublingual fornece ramificações para a glândula sublingual e para a mucosa do assoalho da boca. O nervo lingual, a seguir, corre rostralmente na borda ventral da glândula sublingual. Ele divide-se em diversas ramificações que dobram dorsalmente entre o músculo estiloglosso e o músculo genioglosso. As ramificações do nervo lingual penetram na musculatura intrínseca da língua e são distribuídas para os dois terços rostrais da superfície dorsal da língua. Ligações entre os ramos terminais do nervo lingual e do nervo hipoglosso são freqüentemente observadas.

O **nervo alveolar mandibular** resulta da divisão terminal do nervo mandibular. Em sua origem ele libera o **nervo milo-hióideo,** a seguir corre ventralmente e passa medialmente à artéria maxilar. Acompanhado pela artéria alveolar mandibular, o nervo alveolar mandibular corre na superfície lateral do músculo temporal, próximo à inserção mandibular, e penetra no forame mandibular. Dentro do canal mandibular emite os ramos alveolares mandibulares médio e caudal que inervam os dentes molares rostrais e caudais. Antes de deixar o canal mandibular o nervo alveolar mandibular emite o ramo alveolar mandibular rostral, o qual, ao correr no canal incisivo, supre os dentes incisivos. O nervo alveolar mandibular deixa o forame mentoniano como o nervo mentoniano, que é distribuído para a região mentoniana e área adjacente. O nervo milo-hióideo passa da borda caudal do nervo alveolar mandibular e corre ventralmente, passando medial à artéria maxilar. A seguir, o nervo milo-hióideo corre no sulco milo-hióideo da mandíbula e estabelece um relacionamento medial, primeiro com a porção tendinosa do músculo temporal e depois com o músculo pterigóideo medial. Neste local emite um ramo lateral que, ao correr lateralmente, aparece na

superfície ventral da região massetérica e liga-se ao ramo bucal ventral do nervo facial. Após liberar o ramo lateral o nervo milo-hióideo corre rostralmente, primeiro na superfície lateral do músculo milo-hióideo e, depois, entre o músculo milo-hióideo e o ventre rostral do músculo digástrico. Fornece ramificações para ambos os músculos e atinge o tecido subcutâneo da região intermandibular onde se distribui.

GÂNGLIOS PARASSIMPÁTICOS ASSOCIADOS AO NERVO TRIGÊMEO. O **gânglio óptico** (Fig. 35-31) do caprino é uma estrutura bem desenvolvida situada na superfície medial e borda rostral do nervo mandibular. É plano, de formato irregular e ligado à origem do nervo bucal por duas ramificações relativamente fortes. Ele também está ligado ao nervo mandibular por meio de numerosos ramos finos. Os nervos para o músculo pterigóideo medial, músculo tensor do véu palatino e para o músculo tensor do tímpano, na maioria dos casos, atravessam a estrutura do gânglio ótico ao deixarem o nervo mandibular. O nervo petroso menor atinge o gânglio em sua superfície caudal dorsal.

Os **gânglios pterigopalatinos** (Figs. 35-28 e 30) totalizam quatro a oito estruturas localizadas na fossa pterigopalatina. Situam-se na superfície lateral da extremidade dorsal do músculo pterigóideo medial. Seu tamanho é variável; entretanto, normalmente há um gânglio grande medindo de 3 a 4 mm de diâmetro, e os demais são aproximadamente de tamanho uniforme, com um diâmetro de aproximadamente 2 mm. Os gânglios pterigopalatinos estão ligados, um ao outro e ao nervo maxilar e ao nervo nasal caudal, por meio de diversos segmentos de fibras nervosas. Eles também enviam ramificações que correm dorsalmente e penetram na periórbita. O **nervo do canal pterigóideo** une-se à extremidade caudal dos gânglios pterigopalatinos.

Os **gânglios mandibulares** (Figs. 35-32 e 33) do caprino são pequenas estruturas acinzentadas localizadas em uma área limitada dorsolateralmente pelo nervo lingual, caudalmente pela borda rostral do músculo pterigóideo médio e ventralmente pelo ducto mandibular. Os gânglios mandibulares normalmente são planos, de contorno irregular e comprimidos entre o músculo estiloglosso, medialmente, e o músculo milo-hióideo, lateralmente. Seu número varia de um a quatro gânglios individuais. Em determinados casos alguns deles parecem estar fundidos uns aos outros, formando um gânglio relativamente alongado. Nestes casos seu número é reduzido a um ou, às vezes, dois gânglios. Os gânglios, quando aparecendo como estruturas únicas, medem pouco menos que 1 a 4 mm de comprimento. Quando fundidos atingem até 7 mm de comprimento. A maioria dos gânglios está ligada ao nervo lingual por meio de ramos comunicantes. Estes são extremamente delgados e correm da borda ventral do nervo facial até os gânglios mandibulares. Alguns ramos não se unem aos gânglios, e são observados correndo no ducto mandibular. Diversas ramificações são emitidas dos gânglios e correm ao longo do ducto mandibular, atingindo a glândula sublingual e a glândula mandibular.

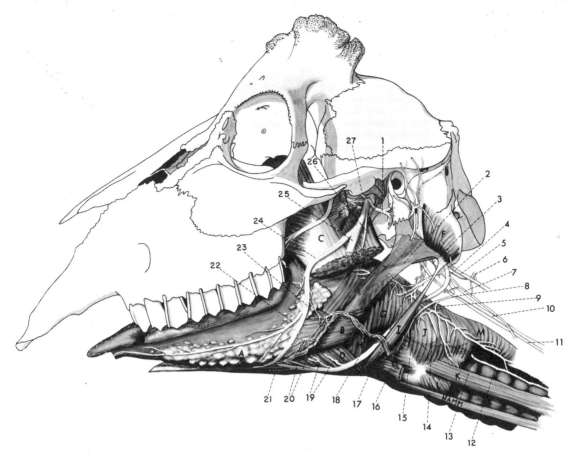

Figura 35-33. Vista lateral profunda da cabeça e porção rostral do pescoço do caprino (a mandíbula e o músculo milo-hióideo foram removidos).

A, Glândula sublingual; B, músculo estiloglosso; C, músculo pterigóideo medial; D, músculo hioglosso; E, músculo pterigóideo lateral; F, músculo occípito-hióideo; G, músculo hiofaríngeo; H, ducto mandibular; I, músculo estilo-hióideo; J, músculo tireofaríngeo; K, músculo esternotireóideo; L, músculo cricotireóideo; M, esôfago; 1, nervo auriculotemporal; 2, nervo glossofaríngeo; 3, ramo do seio carotídeo; 4, nervo hipoglosso; 5, ramo externo do nervo acessório; 6, ramo ventral do primeiro nervo cervical; 7, alça cervical; 8, nervo laríngeo cranial; 9, ramo externo de 8; 10, nervo vago; 11, tronco simpático; 12, nervo laríngeo recorrente; 13, ramo esofágico; 14, ramificação caudal de 15; 15, ramo interno de 8; 16, ramo de 4 para o músculo tíreo-hióideo; 17, ramo faríngeo de 10; 18, ramos eferentes de 20; 19, ramos de 4 para B e D; 20, gânglios mandibulares; 21, ramo de 4 para o músculo gênio-hióideo; 22, nervo sublingual; 23, ramos aferentes de 20; 24, nervo lingual; 25, nervo alveolar mandibular; 26, nervo milo-hióideo; 27, nervo massetérico. (De Godinho, 1968.)

Nervo Abducente (VI)
(Figs. 35-27 e 29)

O **nervo abducente** origina-se da medula oblonga no corpo trapezóide e imediatamente lateral à pirâmide. Após sua emergência o nervo abducente corre no assoalho da fossa craniana média, perfura a dura-máter e corre no seio cavernoso. Neste local recebe algumas ramificações do plexo carótido interno e, a seguir, adere intimamente à superfície medial do nervo maxilar. O nervo abducente deixa a cavidade craniana através do forame órbito-rotundo, ao longo da superfície medial do nervo maxilar. Na cavidade orbitária o nervo abducente passa entre o nervo maxilar, o nervo oculomotor e o nervo oftálmico e corre na borda lateral do músculo retrator do bulbo e emite ramos para as porções ventral e dorsal do músculo retrator do bulbo e depois, após dividir-se várias vezes, penetra na superfície medial do músculo reto lateral.

Nervo Facial (VII)
(Fig. 35-29)

O **nervo facial** surge da superfície lateral da medula oblonga e, na companhia do nervo vestibulococlear, atinge o meato acústico interno do osso temporal. Neste local penetra no canal facial, após intercambiar algumas ramificações com o nervo vestibulococlear. No joelho do canal facial gera o **gânglio geniculado,** que é uma estrutura pequena e triangular localizada na margem do crânio. Dentro do canal o nervo facial emite os seguintes ramos:

O **nervo petroso maior** origina-se do gânglio geniculado e corre cranialmente, através de seu canalículo, na porção petrosa do osso temporal. Após emergir deste último o nervo petroso maior dobra ventralmente, passando no sulco da porção petrosa e coberta pela dura-máter. Neste local se relaciona lateralmente com as raízes do nervo trigêmeo e com o seio cavernoso. O nervo petroso maior recebe uma ou mais ramificações, o nervo petroso profundo, do nervo carótido interno, e deixa a cavidade craniana através do forame jugular como o **nervo do canal pterigóideo**. A seguir corre rostralmente na superfície medial da tuba auditiva. Ao perfurar o canal pterigóideo atinge a porção caudal dos gânglios pterigopalatinos, onde termina.

O músculo estapédio adere intimamente ao nervo facial. Neste ponto ele recebe diversos ramos curtos do nervo facial.

A **corda do tímpano** (Fig. 35-31) deixa o nervo facial em sua porção descendente no canal facial. Ela corre dorsalmente, cruza a cavidade timpânica, deixa-a através da fissura petrotimpânica. Ela agora corre na superfície cranial da bolha timpânica, passa sobre a artéria meníngea média e, finalmente, une-se ao nervo lingual na superfície lateral do músculo pterigóideo medial.

Antes de deixar o canal, o nervo facial é unido pelo ramo interno do nervo vago. Na saída do forame estilomastóideo o nervo facial emite os seguintes ramos:

O **nervo auricular caudal** (Figs. 35-31, 32 e 34) origina-se da borda dorsal do nervo facial. Ele corre dorsalmente coberto pela glândula parótida. Em determinados casos emite um ramo que passa rostralmente dentro da estrutura da glândula parótida e une-se ao ramo bucal dorsal. Após curto percurso o nervo auricular caudal fornece uma ramificação para a porção menor do músculo cervicoauricular profundo. Na superfície ventral do músculo parietoscutular, o nervo auricular caudal divide-se em diversas ramificações que inervam o músculo cervicoauricular superficial, o músculo parietoscutular, o músculo cervicoescutular e as porções maior e menor do músculo escutuloauricular profundo. Uma das ramificações do nervo auricular caudal passa sob a cartilagem escutiforme e, a seguir, entre as porções maior e menor do músculo escutuloauricular profundo. A seguir o nervo auricular caudal ao redor da cartilagem auricular e sob o músculo escutulo-auricular superficial. Ele atinge a superfície rostral da cartilagem auricular e penetra num pequeno forame no trago. Dentro da cavidade da concha ele corre ventralmente para finalmente terminar no músculo estiloauricular.

O **ramo auricular interno** (Figs. 35-31 e 32), após originar-se da superfície dorsal do nervo facial, divide-se, imediatamente, em dois ou três ramos. Eles correm dorsalmente cobertos pela glândula parótida e penetram na superfície caudal da cartilagem auricular. Eles são distribuídos para a pele da superfície interna da escafa.

O **ramo estilo-hióideo** (Figs. 35-31 e 32) emerge da superfície ventral do nervo facial, distalmente ao ramo digástrico. Ele corre na parede caudal da artéria auricular caudal e penetra no músculo estilo-hióideo.

O **ramo digástrico** (Figs. 35-31 e 32) emerge da borda ventral do nervo facial no forame estilomastóideo. Ele corre ventralmente, ao longo da superfície medial do processo mastóideo, e penetra na margem dorsal do músculo occípito-hióideo. O ramo digástrico atravessa a estrutura do músculo occípito-hióideo, deixando-o em sua margem ventral, e ramifica-se no ventre caudal do músculo digástrico.

Na estrutura da glândula parótida o nervo facial divide-se em seus ramos terminais, o nervo auriculopalpebral e os ramos bucais, ventral e dorsal. Todos os três ramos terminais situam-se superficialmente à artéria maxilar e à veia do mesmo nome. Na maioria dos casos o nervo facial emite o ramo bucal ventral e depois, após curto percurso, divide-se no nervo auriculopalpebral e no ramo bucal dorsal. Entretanto, é comum observar-se o nervo facial trifurcando-se.

O **ramo bucal ventral** (Figs. 35-31 e 34) corre ventrorrostralmente, seguindo o contorno da borda ventral do músculo masseter e, a seguir, na superfície lateral da borda ventral deste músculo. Na maioria dos casos ele passa medialmente ao tendão do músculo esternozigomático. Na face o ramo bucal ventral corre rostralmente paralelo à margem ventral da mandíbula e passa sobre a veia facial e o ducto parotídeo. Neste nível recebe uma ramificação comunicante do ramo lateral do nervo milo-hióideo. O ramo bucal ventral, a seguir, libera uma fina ramificação que corre dorsalmente, juntamente com a veia facial e o ducto parotídeo, e une-se ao ramo bucal dorsal de modo plexiforme. O ramo bucal ventral, após fornecer o ramo comunicante para o ramo bucal dorsal, corre ao longo da borda ventral do músculo depressor do lábio mandibular. Neste local emite diversas ramificações, num padrão variável, para aquele músculo e para o músculo bucinador. A seguir mergulha por baixo do músculo depressor do lábio mandibular, onde se ramifica.

O **ramo bucal dorsal** (Figs. 35-31 e 34) corre rostralmente do nervo facial, coberto pela glândula parótida, e passa quer na superfície lateral ou na borda ventral do nodo linfático parotídeo. O ramo bucal dorsal aparece na margem rostral da glândula parótida e cruza a superfície lateral do músculo masseter. Ele é unido por ramificações do ramo transverso da face e corre dorsal e paralelamente à artéria e à veia transversa da face, estando coberto pelo músculo cutâneo da face. Próximo à margem rostral do músculo masseter, fornece uma ou duas ramificações para o músculo zigomático e recebe os ramos comunicantes do ramo bucal ventral e do nervo bucal. O ramo bucal dorsal, a seguir, cruza lateralmente o ducto parotídeo e a veia facial, dobra dorsorrostralmente e passa juntamente com a veia facial sob o músculo zigomático. Ele corre, juntamente com a veia facial, como um tronco único ou divide-se em duas porções que passam lateral e medial, respectivamente. Após curto percurso, as porções unem-se novamente em um tronco único, formando um anel neural ao redor da veia facial. Ela finalmente fornece ramificações para o músculo malar e penetra entre o músculo orbicular da boca e o músculo depressor do lábio maxilar. Neste local divide-se em

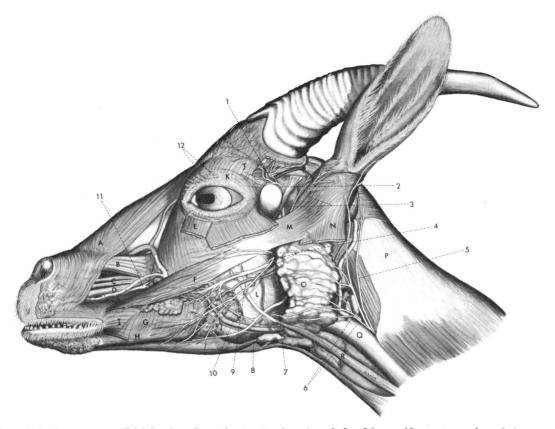

Figura 35-34. Inervação superficial da cabeça do caprino (o músculo cutâneo da face foi removido, exceto suas inserções).
A, Músculo levantador nasolabial; B, músculo levantador do lábio maxilar; C, músculo canino; D, músculo depressor do lábio maxilar; E, músculo malar (cortado); F, músculo zigomático; G, músculo bucinador; H, músculo depressor do lábio mandibular; I, músculo cutâneo da face (cortado); J, músculo frontal (parcialmente removido); K, músculo orbicular do olho; L, músculo masseter; M, músculo zigomático-auricular; N, músculo parótido-auricular; O, glândula parótida; P, músculo braquiocefálico; Q, veia jugular externa; R, músculo esternozigomático; 1, ramo zigomaticotemporal; 2, ramo zigomático do nervo auriculopalpebral; 3, nervos auriculares rostrais; 4, ramos do nervo transverso da face; 5, nervo auricular maior; 6, ramos do segundo nervo cervical; 7, ramo bucal ventral; 8, ramo do nervo milo-hióideo para 7; 9, ramo bucal dorsal; 10, ramo de 7 para 9; 11, ramo bucal dorsal; 12, ramos do nervo infratroclear. (De Godinho, 1968.)

diversas ramificações que inervam a musculatura da região lateral do nariz.

De sua origem o **nervo auriculopalpebral** (Fig. 35-31) corre dorsalmente. Na estrutura da glândula parótida ele relaciona-se ao nodo linfático parotídeo de modos diferentes. Em 50 por cento dos casos o nervo cruza a superfície lateral do nodo linfático; em 30 por cento dos casos passa ao redor da borda caudal do nodo linfático parotídeo; em 10 por cento dos casos atravessa a estrutura do nodo linfático; e nos outros 10 por cento não há nodo linfático parotídeo (Godinho, 1968). A seguir, o nervo auriculopalpebral emite, de sua margem caudal, um a quatro ramos auriculares rostrais para o músculo auricular rostral. Ele recebe um ramo comunicante do nervo auriculotemporal o qual, em determinados casos, também envia ramificações comunicantes aos ramos auriculares rostrais. O nervo auriculopalpebral, a seguir, continua como o ramo zigomático (Fig. 35-34), que corre dorsalmente e depois dobra rostralmente para o ângulo lateral do olho. Antes de atingir o músculo orbicular do olho, o ramo zigomático emite um forte ramo que corre rostromedialmente sob o músculo frontal. Este ramo freqüentemente liga-se a ramificações do ramo zigomaticotemporal e se distribui, essencialmente, para a porção lateral da base do corno. Algumas de suas ramificações freqüentemente comunicam-se com ramos do nervo infratroclear na região frontal. O ramo zigomático, a seguir, divide-se em um grupo dorsal e ventral de ramificações, que inervam, respectivamente, o músculo frontal, o músculo levantador medial do ângulo do olho, a porção dorsal do músculo orbicular do olho e a porção ventral do músculo orbicular do olho.

Nervo Vestibulococlear (VIII)
(Fig. 35-29)

O **nervo vestibulococlear** emerge da medula oblonga em íntima associação com o nervo facial e penetra no meato acústico interno. No meato divide-se nas partes vestibular e coclear. A **parte vestibular** é relativamente curta e está situada dorsor-

1050　RUMINANTE

rostralmente à parte coclear. Ela corre no sentido do fundo do meato acústico interno onde apresenta uma ligeira dilatação, o **gânglio vestibular.** A parte vestibular, a seguir, divide-se em um grande ramo superior e um pequeno ramo inferior. O ramo superior representa a efetiva continuação do tronco principal e logo penetra na área vestibular superior. Êles suprem áreas no utrículo e no sáculo. A **parte coclear** também é curta e corre lateralmente e um pouco rostralmente no assoalho do meato acústico interno. Ela perfura a área coclear e penetra na base do modíolo, onde ramifica-se e termina no **gânglio espiral.**

Nervo Glossofaríngeo (IX)
(Figs. 35-29, 32, 33 e 35)

As radículas do **nervo glossofaríngeo** do caprino estão inseridas na superfície lateral da medula oblonga. Elas estão alinhadas, sem qualquer demarcação aparente, com as radículas do nervo vago. Da medula oblonga as fibras correm lateralmente e um

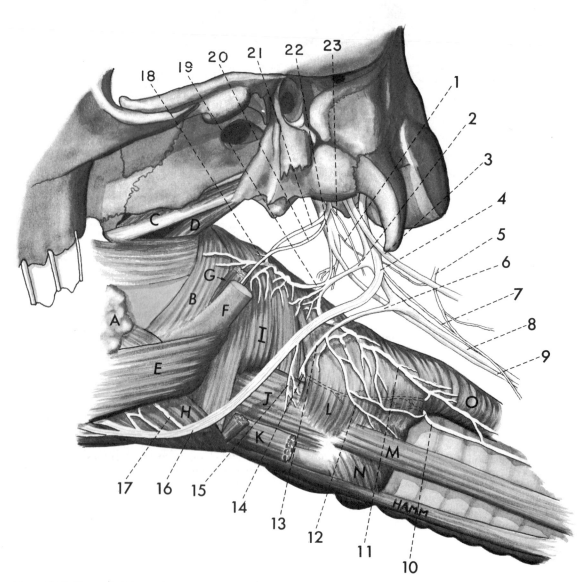

Figura 35-35. Nervos da laringe e faringe do caprino; vista lateral.
A, Glândula sublingual; B, músculo estilofaríngeo rostral; C, músculo tensor do véu palatino; D, músculo levantador do véu palatino; E, músculo estiloglosso; F, osso estilo-hióide; G, músculo estilofaríngeo caudal; H, músculo hioglosso; I, músculo hiofaríngeo; J, músculo tíreo-hióideo; K, músculo esterno-hióideo; L, músculo tireofaríngeo; M, músculo esterno-hióideo; N, músculo cricotireóideo; O, esôfago; 1, ramo de 22 para 5; 2, ramo faríngeo; 3, ramo externo do nervo acessório; 4, nervo hipoglosso; 5, primeiro nervo cervical; 6, nervo laríngeo cranial; 7, alça cervical; 8, nervo vago; 9, tronco simpático; 10, nervo laríngeo recorrente; 11, ramo esofágico; 12, ramo externo de 6; 13, ramo interno de 6; 14, ramificação caudal de 13; 15, ramo de 16 para J; 16, nervo hipoglosso; 17, ramo de 16 para E e H; 18, ramo de 20 para G; 19, ramo faríngeo para o plexo faríngeo; 20, nervo glossofaríngeo; 21, ramo faríngeo de 20; 22, gânglio cervical cranial; 23, ramo do seio carotídeo. (De Godinho, 1968.)

SISTEMA NERVOSO DO RUMINANTE

pouco ventralmente, perfuram a dura-máter e deixam a cavidade craniana através do forame jugular, juntamente com o nervo vago e o nervo acessório. Imediatamente após perfurar a dura-máter o nervo glossofaríngeo gera o pequeno **gânglio proximal.** O nervo a seguir corre na superfície medial da bolha timpânica, rostralmente ao nervo vago e caudalmente ao nervo carótido interno. Neste local apresenta um ligeiro intumescimento em seu tronco, o **gânglio distal.** Do gânglio origina-se o delgado ramo timpânico que corre ao longo da margem craniana do nervo glossofaríngeo e passa entre as porções timpânica e petrosa do osso temporal para atingir a cavidade timpânica. Nesta cavidade, o ramo timpânico corre rostralmente na parede do promontório onde é unido pelos **nervos caroticotimpânicos,** que formam o **plexo timpânico.** Do plexo origina-se o **nervo petroso menor** que corre rostralmente, passando sobre o músculo tensor do tímpano. A seguir ele deixa a cavidade timpânica, correndo ao longo da parede lateral da tuba auditiva, e termina no gânglio ótico.

Na borda ventral da bolha timpânica, o nervo glossofaríngeo passa lateralmente à origem do nervo carótido interno e emite os ramos faríngeos e o ramo do seio carotídeo. O **ramo do seio carotídeo** corre caudalmente e atinge a origem da artéria occipital onde se distribui. O **ramo faríngeo** corre ventromedialmente à artéria lingual. Ele une-se ao ramo faríngeo do nervo vago e às fibras simpáticas do gânglio cervical cranial, constituindo o **plexo faríngeo.** As fibras deste plexo penetram na parede faríngea. O nervo glossofaríngeo, a seguir, corre rostroventralmente e cruza a borda caudal do músculo estilofaríngeo caudal. Neste ponto, ele fornece uma delicada ramificação para este músculo. O nervo glossofaríngeo, a seguir, passa rostralmente entre o osso estilo-hióideo e o músculo estilofaríngeo caudal e corre na superfície lateral do músculo hiofaríngeo. A seguir perfura as fibras deste músculo e atinge a faringe onde fornece ramos para sua mucosa e para as tonsilas. Neste local ele apresenta o **gânglio laterofaríngeo,** que é indicado por um intumescimento do tronco nervoso. O nervo glossofaríngeo continua como o **ramo lingual,** que penetra na língua e supre fibras para seu terço caudal.

Nervo Vago (X)
(Figs. 35-29, 31, 33 e 35)

O **nervo vago** origina-se da superfície lateral da medula oblonga, entre o nervo glossofaríngeo e o nervo acessório. Ele deixa o crânio através da porção caudal do forame jugular circundada na bainha comum com o nervo acessório. Imediatamente fora da dura-máter ele apresenta o **gânglio proximal** (jugular). O gânglio proximal emite o ramo auricular que corre lateralmente e une-se, ao nervo facial, no canal facial. O nervo vago corre ventralmente na superfície caudomedial da bolha timpânica, passa medialmente à artéria condilóide e recebe fibras simpáticas do gânglio cervical cranial. Na região retrofaríngea o nervo vago emite os seguintes ramos:

Ao nível da extremidade caudal do gânglio cervical cranial, ou aproximadamente 1 cm distal a ela, o nervo vago emite o **ramo faríngeo.** Ele é um grande ramo que corre no sentido da faringe, passando lateralmente ao tronco simpático. Em determinados casos ele é unido por uma ramificação do gânglio cervical cranial. O ramo faríngeo, antes de atingir a musculatura da faringe, divide-se em dois grupos de ramos. O ramo rostral é o menor e liga-se ao ramo faríngeo do nervo glossofaríngeo, constituindo o **plexo faríngeo.** A divisão caudal do ramo faríngeo, o ramo esofágico (nervo faringoesofágico), é maior do que o ramo rostral, e transcorre caudalmente na superfície dorsolateral da faringe e supre numerosas ramificações para o músculo tireofaríngeo e o músculo cricofaríngeo. Na maioria dos casos algumas de suas ramificações unem-se ao nervo laríngeo recorrente, ao nível do primeiro ou do segundo anel traqueal, e realizam intercâmbio de ramificações com o ramo externo do nervo laríngeo cranial.

O nervo vago, a seguir, corre ventrocaudalmente, passa medialmente à artéria occipital e é envolvido, juntamente com a artéria carótida comum e com os troncos simpáticos, numa bainha de tecido conjuntivo, um tanto frouxa. Ao nível do meio do atlas ele emite o **nervo laríngeo cranial,** que desce lateralmente na laringe. O **gânglio distal** (nodoso) não é observável, a olho nu, no caprino. Antes de atingir esse órgão ele passa lateralmente ao tronco simpático e depois medialmente à artéria carótida comum e emite o ramo externo. O nervo laríngeo cranial a seguir continua como o ramo interno. Este ramo está presente na maioria dos casos. Ele corre caudalmente na faringe, onde está colocado lateralmente à divisão caudal. O ramo externo realiza intercâmbio de ramificações com a divisão caudal e supre o músculo tireofaríngeo e o músculo cricotireóideo. Ele também emite uma ramificação que penetra na glândula tireóide. O ramo interno corre ventralmente na superfície da laringe juntamente com a artéria laríngea. A seguir divide-se em dois ramos que penetram na laringe, entre o músculo tireofaríngeo e o músculo hiofaríngeo, ao nível da fissura tireóide. O mais caudal destes ramos corre no lado medial da lâmina tireóide e sobre o músculo cricoaritenóideo dorsal. Neste local divide-se e liga-se, na maioria dos casos, ao ramo esofágico (Fig. 35-32) e aos nervos laríngeos recorrentes. O ramo mais rostral é a continuação efetiva do ramo interno. Ele divide-se em diversas ramificações que inervam a mucosa da laringe. O **nervo laríngeo recorrente** (Figs. 35-32, 33 e 35) termina como o nervo laríngeo caudal e é o nervo motor para todos os músculos intrínsecos da laringe, exceto o músculo cricotireóideo. (Para os detalhes do percurso e distribuição do nervo laríngeo recorrente veja a descrição do bovino e do ovino.)

Nervo Acessório (XI)

O **nervo acessório** do caprino está constituído pelas raízes cranial e espinhal. A **raiz cranial** origina-se da superfície dorsolateral da medula oblonga, caudalmente à origem do nervo vago. A **raiz espinhal** (Fig. 35-29) é formada por fibras que se originam da superfície lateral dos primeiros cinco segmentos da medula espinhal. Ao unirem-se as fibras formam um tronco, a raiz espinhal, que corre cranialmente entre a raiz dorsal do nervo espinhal e o ligamento denticulado. Ela finalmente atravessa o forame magno e une-se à raiz cranial. O nervo acessório deixa a cavidade craniana através da porção caudal do forame jugular, intimamente associado ao nervo vago. A seguir divide-se nos ramos externo e interno, no lado medial da bolha timpânica. O **ramo interno** (Fig. 35-32) é curto e logo une-se ao nervo vago. O **ramo externo** (Fig. 35-29) separa-se do nervo vago e corre caudalmente medial ao ventre caudal do músculo digástrico, correndo na companhia do ramo caudal da artéria occipital. Ele recebe ramos anastomóticos do segundo nervo cervical e, ao nível da asa do atlas, divide-se nos **ramos dorsal** e **ventral.** O ramo ventral supre o músculo esternomastóideo, o músculo esternozigomático, o músculo clidomastóideo e o músculo clido-occipital. O ramo dorsal recebe ramos anastomóticos do terceiro e do quarto nervos cervicais e termina na superfície medial do músculo trapézio.

Nervo Hipoglosso (XII)
(Figs. 35-29, 31, 32, 33 e 35)

O **nervo hipoglosso** origina-se, por meio de 8 a 12 radículas, da superfície ventrolateral da medula oblonga, ventralmente ao nono, décimo e décimo primeiro nervos cranianos. As radículas unem-se em grupos de dois a quatro feixes maiores que, a seguir, perfuram a dura-máter. O nervo hipoglosso, agora um tronco único, deixa a cavidade craniana através do canal hipoglosso. Em determinados espécimes um canal hipoglosso acessório está presente e fornece passagem para algumas das fibras do nervo hipoglosso. O nervo corre caudalmente, situado profundamente à artéria condilóide. A seguir segue o nervo vago e o nervo acessório e, no local onde os dois nervos separam-se, o nervo hipoglosso curva-se rostralmente e passa entre os mesmos. O nervo hipoglosso desce ventralmente, passando na maioria dos casos caudalmente à origem da artéria occipital. Ele corre rostral juntamente com a artéria lingual, profundamente ao ventre caudal do músculo digástrico e do músculo estilo-hióideo. A seguir o nervo hipoglosso torna-se superficial, relacionando-se ao nodo linfático mandibular e à glândula mandibular, e penetra no intervalo entre o músculo milo-hióideo e o músculo hioglosso. A seguir o nervo hipoglosso corre rostralmente ao longo da borda ventral do ducto mandibular, dobra dorsalmente ao redor da borda rostral do músculo hioglosso e penetra na língua, entre o músculo estiloglosso e o músculo genioglosso, dividindo-se em diversos ramos. Ao longo de seu percurso o nervo hipoglosso emite os seguintes ramos:

Ao passar ao redor da artéria occipital e lateralmente à artéria carótida comum, o nervo hipoglosso emite um ramo que desce no pescoço, ao longo da superfície lateral da artéria carótida comum, e une-se ao ramo do primeiro nervo cervical, constituindo a **alça cervical.** O ramo resultante desta ligação segue, por curto percurso, a artéria carótida comum e ramifica-se em diversas ramificações que terminam no músculo esterno-hióideo, no músculo esternotireóideo e no músculo omo-hióideo.

No lado medial do músculo estilo-hióideo o nervo hipoglosso emite uma ramificação delgada que corre ventralmente e penetra no músculo tíreo-hióideo. No espaço entre o músculo milo-hióideo e o músculo hioglosso fornece diversas ramificações para os músculos hioglosso, estiloglosso e o gênio-hióideo. Numerosos ramos delgados correm na estrutura da língua e suprem sua musculatura intrínseca.

BIBLIOGRAFIA

Butler, W. F. 1967. Innervation of the horn region in domestic ruminants. Vet. Rec. 80:490–492.

Cooper, S., P. M. Daniel and D. Whitteridge. 1953. Nerve impulses in the brainstem of the goat: Short latency responses obtained by stretching the extrinsic eye muscles and the jaw muscles. J. Physiol. 120:471–490

Godinho, H. P. 1968. A comparative anatomical study of the cranial nerves in goat, sheep and bovine; their distribution and related autonomic components. Ph.D. Thesis. Ames, Iowa State University.

Godinho, H. P. 1973. The glossopharyngeal and vagus nerves in the retropharyngeal region of goat, sheep and ox. Zbl. Vetmed., Reihe C. 2:120–126.

Godinho, H. P., and R. Getty. 1970. Gross anatomy of the parasympathetic ganglia of the head in domestic artiodactyla. Arquivos da Escola de Veterinaria (Belo Horizonte, Brazil) 22:129–139.

Godinho, H. P., and R. Getty. 1971. The branches of the ophthalmic and maxillary nerves to the orbit of the goat, sheep and ox. Arquivos da Escola de Veterinaria (Belo Horizonte, Brazil) 23:229-241.

Vitums, A. 1954. Nerve and arterial blood supply to the horns of the goat with reference to the sites of anesthesia for dehorning. J. Am. vet. Med. Ass. 125:284–286.

Whitteridge, D. 1955. A separate afferent nerve supply from the extraocular muscles of goats. Quart. J. Exp. Physiol. Cognate Med. Sci. 40:331–336.

NERVOS ESPINHAIS

N. G. Ghoshal

Os **nervos espinhais** dos ruminantes são semelhantes, na origem e disposição geral, aos nervos espinhais do eqüino. Normalmente há 39 pares no bovino: cervicais (8), torácicos (13), lombares (6), sacrais (5) e caudal ou coccígeo (até 7). O número varia, dependendo das vértebras torácicas, lombares e sacrais presentes no ovino e no caprino.

Nervos Cervicais

Os **nervos cervicais** do bovino totalizam oito pares. O primeiro deles emerge através do forame vertebral lateral do atlas, o segundo através do forame lateral do áxis e o oitavo entre a última vértebra cervical e a primeira vértebra torácica.

SISTEMA NERVOSO DO RUMINANTE

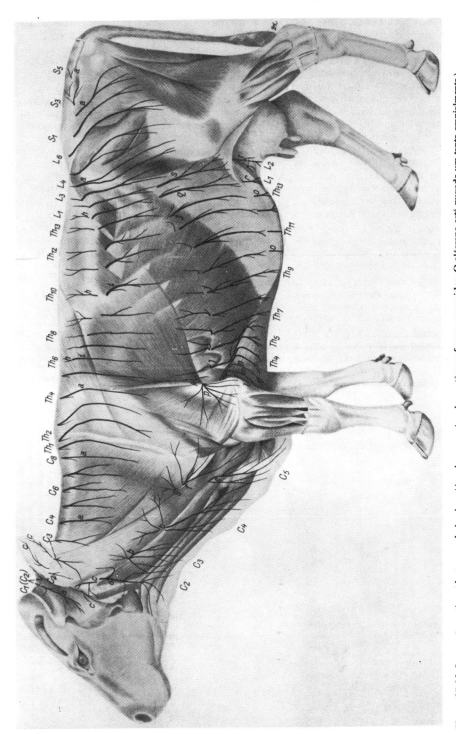

Figura 35-36. Inervação cutânea do tronco do bovino. (A pele e os músculos cutâneos foram removidos. O olécrano está puxado um tanto cranialmente.)

a, Ramos dorsais; b, ramos ventrais; c, nervo auricular maior; d, nervo cutâneo do pescoço; e, nervos supraclaviculares ventrais; f, nervos supraclaviculares médios; g, nervos supraclaviculares dorsais; h, ramos cutâneos mediais de a; i, ramos cutâneos laterais de a; j, ramos cutâneos laterais de b; k, ramo dorsal, e l, m, ramos cutâneos dos ramos ventrais, do ramo cutâneo lateral do terceiro nervo intercostal; n, ramo cutâneo com porção dos ramos ventrais dos ramos cutâneos laterais do terceiro e do quarto nervos intercostais; o, ramos cutâneos ventrais dos ramos ventrais; p, nervo intercostobraquial; q, ramo lateral e, r, ramo cutâneo ventral do nervo ilio-hipogástrico; s, ramo cutâneo lateral e t, ramo cutâneo ventral do nervo ilio-inguinal. (De Schaller, in Wiener tierärztliche Monatsschrift, Jahrgang 43, 1956, Verlag Urban & Schwarzenberg, Wien-Innsbruck.)

O ramo dorsal do **primeiro nervo cervical** *(nervo suboccipital)* é aparentemente motor. Ele passa dorso-lateralmente entre o músculo oblíquo caudal da cabeça e o músculo reto dorsal maior da cabeça, suprindo-os bem como o músculo auricular caudal e a pele adjacente, estendendo-se até a tuberosidade frontal. O ramo cutâneo do primeiro nervo cervical é muitas vezes substituído por um ramo do segundo nervo cervical. O ramo ventral emerge através do forame alar, onde recebe um ramo comunicante do **gânglio cervical cranial** do nervo simpático. De modo variável, existe uma comunicação entre o ramo ventral do primeiro nervo cervical e o nervo hipoglosso, nos ruminantes, formando a *alça cervical*. (Veja a descrição dos nervos cranianos.) Logo depois o ramo ventral divide-se em um ramo cranial e outro caudal. O ramo cranial supre o músculo omo-hióideo enquanto o ramo caudal une-se ao ramo ventral do segundo nervo cervical. Subseqüentemente fornece ramos musculares para o músculo esterno-hióideo e para o músculo esternotireóideo.

O **segundo nervo cervical** é maior do que o primeiro. Ele emerge do canal vertebral através do forame vertebral lateral, na parte cranial do arco do áxis. Seu ramo dorsal *(nervo occipital maior)* ascende entre o músculo semi-espinhal da cabeça e o ligamento da nuca e fornece ramos musculares para o músculo auricular caudal e para o músculo oblíquo caudal da cabeça. Posteriormente ele se ramifica na pele da superfície dorsal do pescoço. O ramo ventral supre o músculo longo da cabeça e liga-se ao ramo dorsal do **nervo acessório,** bem como aos ramos ventrais do primeiro e do terceiro nervos cervicais. Após passar entre o músculo clidomastóideo e o músculo clido-occipital, ele divide-se no **nervo auricular magno** e no **nervo transverso do pescoço.** Às vezes, um curto ramo sensitivo, estendendo-se caudalmente, surge de um dos nervos anteriores. O nervo auricular magno corre cranialmente para a glândula parótida e para o ouvido, correndo paralelo à borda caudal do músculo parotidoauricular, e divide-se em diversos ramos que suprem a pele da superfície convexa da cartilagem da concha. O nervo transverso do pescoço corre caudalmente, na fáscia superficial, sobre o sulco jugular mas, às vezes, também segue medialmente para a veia e supre os músculos cutâneos da face e do pescoço, a pele sobre a veia jugular externa e a pele do espaço mandibular.

O terceiro, o quarto e o quinto nervos cervicais não possuem nenhuma característica especial e são muito semelhantes, na sua disposição, aos nervos cervicais do eqüino. Os ramos cutâneos originados do ramo ventral do quinto nervo cervical, os **nervos supraclaviculares,** podem ser agrupados como dorsal, médio e ventral, como no homem. O ramo dorsal do sexto nervo cervical é relativamente mais delgado do que o nervo anterior. Seu ramo ventral é grande e contribui para a formação do plexo braquial bem como o nervo frênico. Seus ramos cutâneos *(nervos supraclaviculares)* são relativamente grandes e inervam a pele das regiões do ombro e peitoral.

Os ramos dorsais do **sétimo e do oitavo nervos cervicais** são pequenos e, às vezes, não possuem ramos cutâneos (Schaller, 1956). Seus ramos ventrais fornecem, essencialmente, fibras para o plexo braquial. Além disso, o ramo ventral do sétimo

Quadro 35-1. *Origens e Freqüência dos Nervos que Compreendem o Plexo Braquial do Ruminante**

Nervos	Bovino		Ovino		Caprino	
	Origem	%†	Origem	%†	Origem	%†
N. supra-escapular	6, 7	100	6, 7	100	6, 7	90
					6	10
N. subescapulares‡	6, 7	100	6, 7	70	6, 7	60
			7	30	7	40
N. peitorais §	7, 8	90	7, 8	100	7, 8	80
	7, 8, 1	10			8	10
					6, 7, 8	10
N. musculocutâneo	6, 7, 8	80	6, 7	80	6, 7	100
	6, 7	10	7, 8	10		
	7, 8	10	6, 7, 8	10		
N. mediano	8, 1, 2	100	8, 1	100	8, 1	100
N. ulnar	8, 1, 2	100	8, 1	100	8, 1	100
N. radial	7, 8, 1	100	7, 8, 1	100	7, 8, 1	100
N. axilar	7, 8	100	6, 7	70	6, 7	100
			6, 7, 8	20		
			7, 8	10		
N. torácico longo·	7, 8	100	7, 8	100	7, 8	100
N. toracodorsal	7, 8	90	8	90	8	100
	8, 1	10	7, 8	10		
N. torácico lateral	8, 1, 2	80	8, 1	100	8, 1	100
	8, 1	20				

*De Magilton, J. H., R. Getty e N. G. Ghoshal. 1968. Iowa State J. Sci *42*:245-279.
† Porcentagens baseadas em 10 espécimes por espécie.
‡ Ramo cranial derivado dos nervos cervicais VI e VII; ramo caudal derivado do nervo cervical VII.
§ A coluna inclui ramos cranial e caudal.
• Não penetra no plexo braquial.

SISTEMA NERVOSO DO RUMINANTE

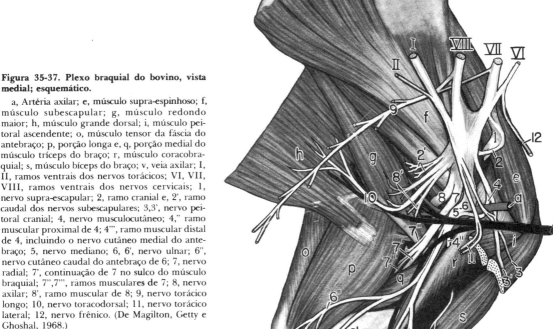

Figura 35-37. Plexo braquial do bovino, vista medial; esquemático.

a, Artéria axilar; e, músculo supra-espinhoso; f, músculo subescapular; g, músculo redondo maior; h, músculo grande dorsal; i, músculo peitoral ascendente; o, músculo tensor da fáscia do antebraço; p, porção longa e, q, porção medial do músculo tríceps do braço; r, músculo coracobraquial; s, músculo bíceps do braço; v, veia axilar; I, II, ramos ventrais dos nervos torácicos; VI, VII, VIII, ramos ventrais dos nervos cervicais; 1, nervo supra-escapular; 2, ramo cranial e, 2', ramo caudal dos nervos subescapulares; 3,3', nervo peitoral cranial; 4, nervo musculocutâneo; 4," ramo muscular proximal de 4; 4'", ramo muscular distal de 4, incluindo o nervo cutâneo medial do antebraço; 5, nervo mediano; 6, 6', nervo ulnar; 6", nervo cutâneo caudal do antebraço de 6; 7, nervo radial; 7', continuação de 7 no sulco do músculo braquial; 7",7'", ramos musculares de 7; 8, nervo axilar; 8', ramo muscular de 8; 9, nervo torácico longo; 10, nervo toracodorsal; 11, nervo torácico lateral; 12, nervo frênico. (De Magilton, Getty e Ghoshal, 1968.)

nervo cervical constitui a raiz caudal do nervo frênico.

Nervo Frênico

O **nervo frênico,** o nervo motor para o diafragma, é formado pela união dos ramos ventrais do quinto, do sexto e do sétimo nervos cervicais. No ovino e no caprino a contribuição do sétimo nervo cervical ou é pequena ou está ausente. O nervo formado pelas sexta e sétima raízes corre ventralmente e caudalmente sobre a superfície do músculo escaleno médio. As raízes do quinto e do sétimo nervos cervicais (quando presentes) são normalmente delgadas. A raiz do quinto nervo cervical corre através do músculo e une-se à outra, medialmente à primeira costela. Após curto percurso, cada nervo frênico está ligado ao **gânglio cervicotorácico** do nervo simpático por meio de um ramo comunicante.

Plexo Braquial

O **plexo braquial** é formado pelos ramos ventrais dos três últimos nervos cervicais e dos dois primeiros nervos torácicos, no bovino (somente pelo primeiro nervo torácico, no ovino e no caprino [Magilton, 1966]), o segundo nervo torácico fornece raízes para os nervos torácicos mediano, ulnar e lateral. (Para detalhes veja o Quadro 35-1.) O ramo ventral do sexto nervo cervical segue quase inteiramente para o plexo, após emitir o nervo para o músculo rombóide e para o músculo serrátil ventral do pescoço, e a raiz para o nervo frênico. Os nervos radial, ulnar e mediano inervam os dígitos (Figs. 35-37, 38, 39 e 40).

De acordo com Schreiber (1956a), o nervo cutâneo medial do antebraço do nervo musculocutâneo pode estender-se como o nervo digital dorsal comum II no bovino, como no canino (Sussdorf, 1889) e no suíno (Gottwald, 1969).

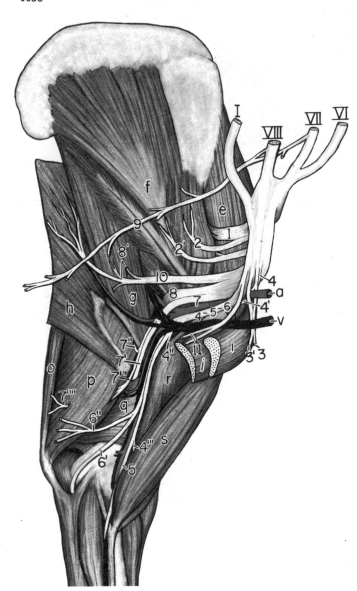

Figura 35-38. Plexo braquial do ovino, vista medial; esquemática.

a, Artéria axilar; e, músculo supra-espinhoso; f, músculo subescapular; g, músculo redondo maior; h, músculo grande dorsal; i, músculo peitoral ascendente; o, músculo tensor da fáscia do antebraço; p, porção longa e, q, porção medial do músculo tríceps do braço; r, músculo coracobraquial; s, músculo bíceps do braço; v, veia axilar; I, ramo ventral do primeiro nervo torácico; VI, VII, VIII, ramos ventrais dos nervos cervicais; 1, nervo supra-escapular; 2, ramo cranial, e 2', ramo caudal dos nervos subescapulares; 3,3', nervos peitorais craniais; 4, nervo musculocutâneo; 4', porção de 4 que une o nervo mediano; 4", ramo muscular proximal de 4; 4''', ramo muscular distal de 4, incluindo o nervo cutâneo medial do antebraço; 5, nervo mediano; 6,6', nervo ulnar; 6'', nervo cutâneo caudal do antebraço de 6; 7, nervo radial; 7', continuação de 7 no sulco do músculo braquial; 7'', 7''', 7'''', ramos musculares; 8, nervo axilar; 8', ramo muscular de 10; 9, nervo torácico longo; 10, nervo toracodorsal; 11, nervo torácico lateral. (De Magilton, Getty e Ghoshal, 1968.)

Figura 35-39. Plexo braquial no caprino; vista medial; esquemática.

a, Artéria axilar; g, músculo redondo maior; i, músculo peitoral ascendente; j, músculo subclávio; k, músculo peitoral transverso; l, músculo peitoral descendente; o, músculo tensor da fáscia do antebraço; p, porção longa e q, porção medial do músculo tríceps do braço; r, músculo coracobraquial; s, músculo bíceps do braço; v, veia axilar; 4-5, tronco comum para o nervo musculocutâneo e para o nervo mediano; 4''', ramo muscular distal, incluindo o nervo cutâneo medial do antebraço do nervo musculocutâneo; 5, nervo mediano; 6,6', nervo ulnar; 6'', nervo cutâneo caudal do antebraço de 6; 7, nervo radial; 7', continuação de 7 no sulco do músculo braquial; 7'', 7''', 7'''', ramos musculares. (De Magilton, Getty e Ghoshal, 1968.)

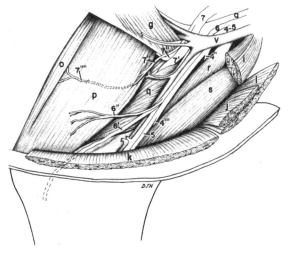

SISTEMA NERVOSO DO RUMINANTE 1057

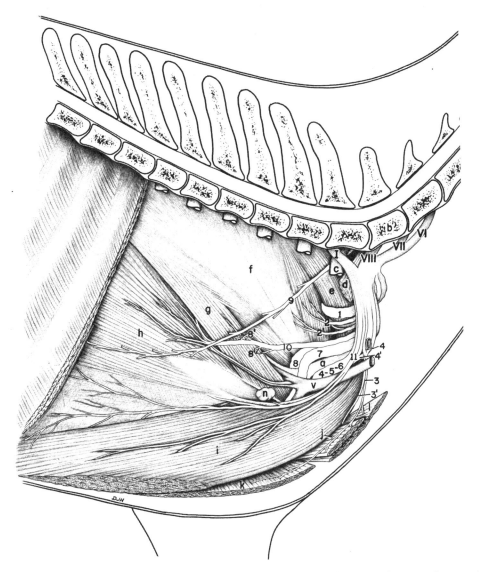

Figura 35-40. Plexo braquial do caprino, vista medial; esquemática. (O membro torácico está na posição normal e a parede torácica foi removida.)

a, Artéria axilar; b, sétima vértebra cervical; c, primeira costela (segmento); d, músculo escaleno dorsal; e, músculo supra-espinhoso; f, músculo subescapular; g, músculo redondo maior; h, músculo grande dorsal; i, músculo peitoral ascendente; j, músculo subclávio; k, músculo peitoral transverso; 1, músculo peitoral descendente; n, nodos linfáticos axilares; v, veia axilar; I, ramo ventral do primeiro nervo torácico; VI, VII, VIII, ramos ventrais dos nervos cervicais; 1, nervo supra-escapular; 2, ramo cranial e, 2', ramo caudal dos nervos subescapulares: 3,3', nervos peitorais craniais; 4-5-6, tronco comum para o nervo musculocutâneo, nervo mediano e para o nervo ulnar; 4,4', nervo musculocutâneo; 7, nervo radial; 8, nervo axilar; 8', ramos musculares de 10; 9, nervo torácico longo; 10, nervo toracodorsal; 11, nervo torácico lateral. (De Magilton, Getty e Ghoshal, 1968.)

Nervo Supra-Escapular

O **nervo supra-escapular** normalmente é derivado do sexto e do sétimo componentes cervicais do plexo braquial. No caprino as fibras são, às vezes, inteiramente derivadas somente do sexto componente cervical. O nervo passa através da face lateral do plexo, até o interstício entre o músculo supra-espinhoso e o músculo subescapular, e supre o músculo supra-espinhoso e o músculo infra-espinhoso.

Nervos Subescapulares

Os **nervos subescapulares** normalmente derivam suas fibras dos ramos ventrais do sexto e do sétimo nervos cervicais, nos ruminantes. Nos pequenos ruminantes eles podem originar-se somente do sétimo nervo cervical. Eles são normalmente em número de dois e inervam o músculo subescapular.

Nervos Peitorais

Os **nervos peitorais** são formados, essencialmente, pelos ramos ventrais do sétimo e do oitavo componentes cervicais do plexo braquial. No bovino o primeiro nervo torácico, ocasionalmente, contribui para eles; às vezes, no caprino, o sexto nervo cervical também contribui; além disso, eles foram observados surgindo apenas do oitavo nervo cervical. Uma alça formada entre os nervos peitorais craniais foi observada ao redor da artéria axilar, nos ruminantes. Os **nervos peitorais caudais** suprem o músculo peitoral ascendente e os **nervos peitorais craniais** os demais músculos peitorais.

Nervo Musculocutâneo

O **nervo musculocutâneo** deriva suas fibras essencialmente do sexto, do sétimo e do oitavo com-

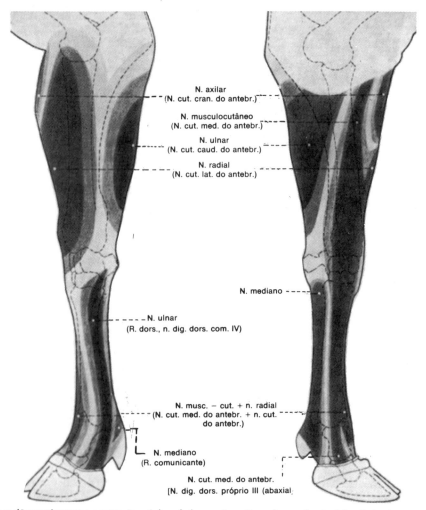

Figura 35-41. As regiões autônomas e a extensão máxima da inervação cutânea do membro torácico do bovino, esquemático.

Coloração escura, local de injeção ou preparação; coloração média, região autônoma; coloração clara, área de extensão máxima. (De Schreiber, *in* Wiener tierärztliche Monatsschrift, Jahrgang 43, 1956a, Verlag Urban & Schwarzenber, Wien-Innsbruck.)

SISTEMA NERVOSO DO RUMINANTE

ponentes cervicais do plexo braquial, no bovino; essencialmente do sexto e do sétimo componentes cervicais do plexo braquial, no ovino e no caprino. Ocasionalmente as fibras são derivadas, quer do sexto e sétimo, ou do sétimo e oitavo, no bovino; quer do sétimo e oitavo, ou do sexto, sétimo e oitavo, no ovino. O nervo cruza a face lateral da artéria axilar e une-se ao nervo mediano para formar uma alça *(alça axilar)* ventralmente ao vaso. O nervo musculocutâneo fornece ramos musculares para o músculo coracobraquial e para o músculo bíceps do braço, próximo ao ombro, por meio de seu **ramo muscular proximal,** e continua distalmente no membro acompanhando o nervo mediano. Normalmente o nervo musculocutâneo está relacionado à superfície craniomedial do nervo mediano no espaço axilar e, ao longo da borda cranial do nervo mediano, no braço. Dentro da metade distal do braço e próximo à inserção do músculo coracobraquial no úmero, o nervo musculocutâneo separa-se como o **ramo muscular distal** e, após correr caudalmente ao músculo bíceps do braço, divide-se em um ramo muscular para o músculo braquial e continua como o nervo cutâneo medial do antebraço. O **nervo cutâneo medial do antebraço,** a princípio, passa entre o músculo braquial e o músculo bíceps do braço e, a seguir, emerge entre o músculo bíceps do braço e o músculo braquiocefálico. Emite diversas pequenas ramificações para suprirem a fáscia e a pele das superfícies craniomedial e cranial do antebraço. Na metade distal do antebraço ele destaca ramificações para as superfícies medial e dorsal do carpo e realiza intercâmbio de fibras com o ramo superficial do nervo radial. No bovino o nervo cutâneo medial do antebraço, às vezes sem realizar intercâmbio de fibras com o nervo radial, continua distalmente como o nervo digital dorsal comum II (Schreiber, 1956a).

Nervo Axilar

O **nervo axilar** deriva suas fibras da sétima e da oitava raízes cervicais do plexo braquial, no bovino, e da sexta e da sétima, no caprino. No ovino ele surge, essencialmente, da sexta e sétima raízes cervicais mas, às vezes, deriva fibras quer da sexta, sétima e oitava, ou da sétima e oitava raízes, somente. Ele passa lateralmente entre a artéria subescapular e o músculo subescapular, caudalmente à articulação do ombro, ao qual fornece ramificações de maneira variável. O nervo axilar fornece colaterais para os músculos redondo maior, redondo menor, deltóide e para a parte caudal do músculo subescapular. Um ramo estende-se cranioventralmente, primeiro entre o músculo redondo menor e o músculo deltóide e, a seguir, entre o músculo deltóide e o intervalo entre o tubérculo maior e a tuberosidade deltóide do úmero, finalmente desaparecendo dentro do músculo clidobraquial. O **nervo cutâneo cranial do antebraço,** ramo do nervo axilar, freqüentemente emerge entre as partes acromial e escapular do músculo deltóide mas, ocasionalmente, no bovino e no ovino, ele corre entre o músculo deltóide e a porção longa do músculo tríceps do braço (Magilton et al., 1968). Durante seu percurso no braço libera ramificações cutâneas *(nervos cutâneos laterais craniais do braço)* para inervar a parte proximal cra-

nial da superfície lateral do braço. Ele descende obliquamente na extremidade distal do músculo clidobraquial, cruza a face profunda da veia cefálica, ramificando-se ao longo da superfície craniomedial do antebraço, medialmente à origem do músculo extensor radial do carpo.

Nervo Radial

O **nervo radial** deriva suas fibras inteiramente dos ramos ventrais do sétimo e do oitavo nervos cervicais e do primeiro nervo torácico. Inclina-se ventral e caudalmente, relacionando-se lateralmente com as artérias subescapular e toracodorsal e com a veia torácica externa, medialmente, para o intervalo entre o músculo redondo maior e as porções longa e medial do músculo tríceps do braço. O nervo radial corre lateralmente nesta região para alcançar o sulco musculoespiral do úmero, acompanhando a artéria colateral radial. Ao atravessar este sulco, o nervo radial destaca diversas ramificações cutâneas *(nervos cutâneos laterais caudais do braço)* para a parte distal caudal da superfície lateral do braço. A um nível variável no braço o nervo radial divide-se em um ramo superficial e outro profundo, próximo à borda craniodistal da porção lateral do músculo tríceps do braço. Durante seu percurso no braço o nervo radial fornece colaterais para os músculos tríceps do braço, tensor da fáscia do antebraço e anconeu.

O **ramo superficial** emerge entre o músculo braquial e o músculo extensor radial do carpo e, próximo à borda craniodistal da porção lateral do músculo tríceps do braço, destaca um ramo longo e delgado *(nervo cutâneo lateral do antebraço)*. O ramo superficial libera algumas ramificações para inervar a superfície craniolateral da cápsula da articulação do cotovelo do bovino. Este último nervo, após correr medialmente ao tronco principal, emite ramificações que se unem ao ramo superficial próximo ao meio do antebraço. O ramo superficial continua distalmente, na superfície craniomedial do antebraço e na superfície dorsomedial do carpo realiza intercâmbio de fibras com o **nervo cutâneo medial do antebraço,** ramo do nervo musculocutâneo, e fornece ramificações para as superfícies dorsomedial e dorsolateral do metacarpo (Fig. 35-42). Desce ao longo da superfície dorsal do carpo, medialmente ao tendão de inserção do músculo extensor radial do carpo. Ligeiramente proximal à articulação do boleto (metacarpofalângica), divide-se nos **nervos digitais dorsais comuns II e III.** No ovino o ramo superficial divide-se na superfície dorsal da articulação carpometacárpica e, no caprino, dentro do quarto proximal do metacarpo, nos ramos já citados (Ghoshal e Getty, 1967a) (Fig. 35-42). O nervo digital dorsal comum II, durante seu percurso distal, fornece algumas ramificações (nervo digital dorsal próprio II) para o dígito acessório medial (segundo) e continua no lado abaxial do terceiro dígito como o **nervo digital dorsal próprio III** (abaxial). Às vezes existe uma ligação transversal entre o nervo digital dorsal próprio III e o nervo digital palmar próprio III através do meio da falange proximal, no bovino. O nervo digital dorsal comum III, após correr sobre o tendão medial do músculo extensor comum dos dedos, divide-se em dois **nervos digitais dorsais próprios**

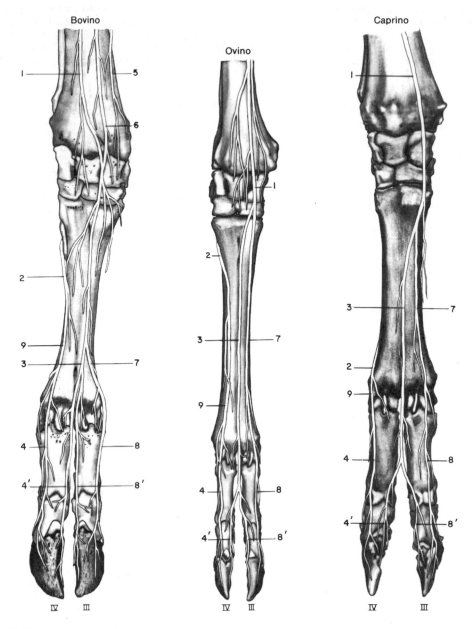

Figura 35-42. Nervos da parte distal do membro torácico direito do bovino, ovino e caprino; vista dorsal, esquemático.

1, Ramo superficial do nervo radial; 2, ramo dorsal do nervo ulnar; 3, nervo digital dorsal comum III; 4, nervo digital dorsal próprio IV (abaxial); 4', nervo digital dorsal próprio IV (axial); 5, nervo cutâneo caudal do antebraço do nervo ulnar; 6, nervo cutâneo medial do antebraço do nervo musculocutâneo; 7, nervo digital dorsal comum II; 8, nervo digital dorsal próprio III (abaxial); 8', nervo digital dorsal próprio III (axial); 9, nervo digital dorsal comum IV. (De Ghoshal e Getty, 1967a.)

III e IV que descem ao longo do lado axial (interdigital) dos principais dígitos. Freqüentemente um **ramo comunicante** liga (variavelmente) os nervos digitais palmares próprios III e IV com os nervos digitais dorsais próprios III e IV, através do espaço interdigital (Langer e Nickel, 1953; Ghoshal e Getty, 1967a).

O **ramo profundo** passa entre o músculo braquial e o músculo extensor radial do carpo e divide-se, de modo variável, em diversos ramos musculares que inervam o músculo extensor radial do carpo, o músculo extensor comum dos dedos (incluindo o músculo extensor do dedo III), o músculo abdutor longo do dedo I, o músculo extensor lateral dos

SISTEMA NERVOSO DO RUMINANTE

dedos, o músculo ulnar lateral, e, às vezes no bovino, o músculo braquial.

Nervo Ulnar

O **nervo ulnar** deriva suas fibras dos ramos ventrais do oitavo nervo cervical e do primeiro e do segundo nervos torácicos, no bovino, e do oitavo nervo cervical e do primeiro nervo torácico, no ovino e no caprino. O nervo ulnar desce sobre a face medial da artéria axilar na companhia do nervo mediano. Próximo ao terço médio do braço ele inclina-se caudalmente e cruza a face medial da artéria braquial e da veia braquial, caudalmente colocada. Ligeiramente proximal ao cotovelo ele destaca o **nervo cutâneo caudal do antebraço,** o qual, após dividir-se de modo variável, supre a superfície dorsomedial do carpo, a superfície mediocaudal dos dois terços médios do antebraço e o terço proximal da superfície caudal do antebraço, no bovino. Nos pequenos ruminantes o nervo cutâneo caudal do antebraço ramifica-se na fáscia e na pele da superfície caudomedial do quarto proximal do antebraço (Ghoshal e Getty, 1967a). O nervo ulnar continua distalmente caudal ao epicôndilo medial do úmero, entre as duas porções do músculo flexor ulnar do carpo. Desce entre o músculo flexor ulnar do carpo e o músculo ulnar lateral e, ligeiramente proximal ao osso acessório do carpo, divide-se nos ramos dorsal e palmar. Durante seu percurso no antebraço fornece ramos musculares para os músculos flexor ulnar do carpo, flexor superficial dos dedos, flexor profundo dos dedos e um ramo inconstante para o músculo ulnar lateral. Além disso, supre a superfície caudomedial da cápsula articular do cotovelo.

O **ramo dorsal** emerge entre os tendões do músculo flexor ulnar do carpo e do músculo ulnar lateral e desce ao longo da superfície palmolateral do carpo. Ele corre gradativamente ao longo da superfície dorsolateral do metacarpo e continua como o **nervo digital dorsal comum IV** (Fig. 35-42). Este, próximo à articulação do boleto, fornece ramos para o mesmo e para o dígito acessório lateral (quinto) (*nervo digital dorsal próprio V*). Continua mais adiante como o **nervo digital dorsal próprio IV (abaxial)**. Durante seu percurso distal o ramo dorsal do nervo ulnar fornece inervação sensitiva para a superfície lateral do carpo e para a superfície dorsolateral do metacarpo, até a articulação do boleto.

O **ramo palmar** desce ao longo do músculo flexor superficial dos dedos e fornece um ramo profundo para o músculo interósseo, distalmente ao carpo; o ramo superficial recebe um **ramo comunicante** do nervo mediano, constituindo assim o **nervo digital palmar comum IV,** no bovino, ovino e caprino (Fig. 35-43). Este nervo destaca algumas ramificações para o dígito acessório lateral (*nervo digital palmar próprio V*) e continua como o **nervo digital palmar próprio IV** (abaxial). Durante seu percurso o ramo palmar libera pequenos ramos para a fáscia e para a pele do terço proximal da superfície medial do metacarpo.

Nervo Mediano

O **nervo mediano** deriva suas fibras, essencialmente, dos ramos ventrais do oitavo nervo cervical e do primeiro e segundo nervos torácicos, no bovino, e do oitavo nervo cervical e primeiro nervo torácico, no ovino e no caprino. Ele cruza a face medial da artéria axilar e forma uma alça (*alça axilar*) com o nervo musculocutâneo, na região axilar.

O nervo mediano, juntamente com o nervo musculocutâneo, cranialmente, e o nervo ulnar, caudalmente, é de localização caudal à artéria axilar, na região da emergência da artéria subescapular no último vaso. Os nervos mediano e musculocutâneo inclinam-se cranialmente ao correrem distalmente no braço. Alcançam a borda cranial da artéria braquial ao nível dos terços médio e distal do braço. O nervo mediano continua distalmente até a articulação do cotovelo com este relacionamento. Ele situa-se diretamente na superfície medial do vaso quando o mesmo passa profundamente ao músculo pronador redondo. Próximo à sua origem ele está envolto numa bainha comum com o nervo ulnar.

O nervo mediano está separado da artéria braquial pelo nervo ulnar, na medida em que as três estruturas cruzam a face lateral da veia braquial, próximo ao tubérculo menor do úmero. Ele está relacionado cranialmente a princípio com o músculo coracobraquial e depois com o músculo bíceps do braço, quando este desce no braço, onde corre juntamente com o nervo ulnar dentro de uma bainha comum. Próximo ao meio do braço separa-se deste último nervo, estende-se distal e cranialmente, e passa por baixo do músculo pronador redondo. Ele desce no antebraço, a princípio situado entre o músculo flexor radial do carpo e o músculo flexor superficial dos dedos, depois ao longo da face medial deste último músculo e divide-se, na metade distal do metacarpo, nos ramos medial e lateral (Fig. 35-43). Fornece ramos musculares para o músculo pronador redondo, músculo flexor radial do carpo, músculo flexor ulnar do carpo, músculo flexor superficial dos dedos e para a porção umeral do músculo flexor profundo dos dedos e, também, ramificações para a superfície caudomedial da cápsula articular do cotovelo.

O ramo medial do nervo mediano logo divide-se no **nervo digital palmar comum II** e no **nervo digital palmar** (axial) **III** no bovino e no ovino. No caprino, ele divide-se nos **nervos digitais palmares comuns II** e **III;** este último divide-se nos nervos digitais palmares próprios III e IV (axial). No bovino os nervos digitais palmares III e IV (axiais) muitas vezes reúnem-se, por curta distância, formando o nervo digital palmar comum III, semelhante ao caprino, ao passarem ao longo do espaço interdigital, mas novamente separam-se imediatamente. O nervo digital palmar III (axial) no bovino e no ovino desce ao longo da superfície mediopalmar da articulação do boleto, onde fornece ramificações para o dígito acessório medial e continua ao longo da superfície axial do terceiro dígito. O nervo digital palmar comum II, próximo à articulação do boleto, divide-se no **nervo digital palmar próprio II** e no **nervo digital palmar próprio III** (abaxial).

No bovino e no ovino o ramo lateral do nervo mediano, semelhante ao ramo medial, divide-se no **nervo digital palmar IV** (axial) e num **ramo comu-**

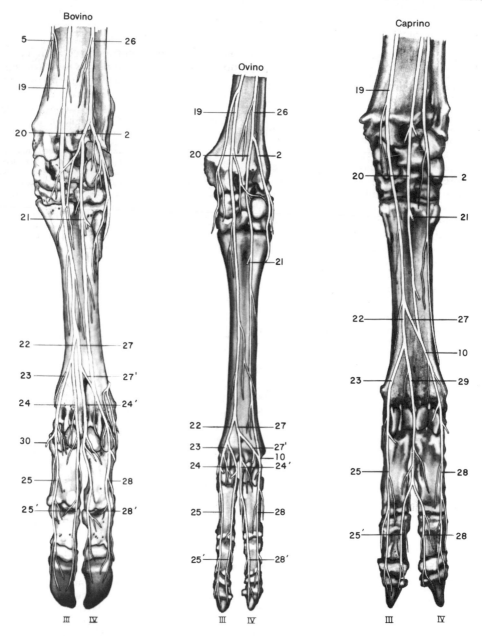

Figura 35-43. Nervos da parte distal do membro torácico direito do bovino, ovino e caprino; vista palmar, esquemático.

2, Ramo dorsal do nervo ulnar; 5, nervo cutâneo caudal antebraquial do nervo ulnar; 10, nervo digital palmar comum IV; 19, nervo mediano; 20, ramo palmar do nervo ulnar; 21, ramo profundo; 22, ramo medial; 23, nervo digital palmar comum II; 24, nervo digital palmar III (axial); 24', nervo digital palmar IV (axial); 25, nervo digital palmar próprio III (abaxial); 25', nervo digital palmar III (axial) (bovino e ovino), nervo digital palmar próprio III (axial) (caprino); 26, nervo ulnar; 27, ramo lateral; 27', ramo comunicante; 28, nervo digital palmar próprio IV (abaxial); 28', nervo digital palmar IV (axial) (bovino e ovino), nervo digital palmar próprio IV (axial) (caprino); 29, nervo digital palmar comum III; 30, nervo digital palmar próprio II. (De Ghoshal e Getty, 1967a.)

nicante. O primeiro, após fornecer ramos para o dígito acessório lateral, na superfície palmar da articulação do boleto, desce ao longo da superfície axial do quarto dígito. O ramo comunicante une-se ao ramo superficial do ramo palmar do nervo ulnar, constituindo o **nervo digital palmar comum IV**, o qual, próximo à articulação do boleto, divide-se no **nervo digital palmar próprio V** e no **nervo digital palmar próprio IV** (abaxial). No caprino, entretanto, o ramo lateral (comunicante) une-se diretamente ao ramo superficial do ramo palmar do nervo ulnar.

Nervo Torácico Longo

O **nervo torácico longo** deriva suas fibras do sétimo e do oitavo componentes cervicais do plexo

SISTEMA NERVOSO DO RUMINANTE

braquial. Ele corre lateralmente entre os músculos escalenos, de modo variável, sem penetrar o plexo. Distribui-se ao músculo serrátil ventral do tórax (e também para o músculo serrátil ventral do pescoço, no caprino).

Nervo Toracodorsal

O **nervo toracodorsal** deriva suas fibras, essencialmente, dos ramos ventrais do sétimo e do oitavo nervos cervicais, no bovino, e do oitavo nervo cervical, no ovino e caprino; ocasionalmente ele surge do oitavo nervo cervical e do primeiro nervo torácico, no bovino, e do sétimo e do oitavo componente cervicais do plexo braquial, no ovino. Distribui-se essencialmente no músculo grande dorsal mas, no ovino, também no músculo redondo maior e no músculo peitoral profundo.

Nervo Torácico Lateral

O **nervo torácico lateral** origina-se, essencialmente, dos ramos ventrais do oitavo nervo cervical e do primeiro e segundo nervos torácicos, no bovino, e do oitavo nervo cervical e primeiro nervo torácico, no ovino e no caprino. Às vezes a contribuição do segundo nervo torácico está ausente no bovino. Ele é unido pelos ramos cutâneos laterais dos nervos intercostais ao longo de seu percurso. Ele inerva a pele da parede torácica lateral, incluindo o músculo cutâneo do tronco e a região abdominal ventral até o flanco, e estende-se até a linha média ventral, inervando o músculo prepucial cranial e o músculo prepucial caudal, nos ruminantes. Os ramos cutâneos laterais dos nervos intercostais ligam-se consistentemente ao nervo torácico lateral (externo) no bovino e no caprino. Os resultados de estudos eletrofisiológicos revelam que o nervo torácico lateral é o suprimento motor para o músculo prepucial cranial e para o músculo prepucial caudal, enquanto os ramos cutâneos laterais dos nervos intercostais, que se anastomosam com o nervo torácico lateral, são de função sensitiva (Larson e Kitchell, 1958).

Nervos Torácicos

Normalmente há 13 pares de **nervos torácicos** mas, nos ovinos, podem variar entre 12 e 14 pares. Entretanto, o número de pares de nervos torácicos corresponde ao número de vértebras torácicas presentes. Eles são semelhantes, na sua disposição geral, aos nervos torácicos dos eqüinos, exceto que a maioria deixa o canal vertebral através dos forames vertebrais laterais, caudal à vértebra correspondente, no bovino (nos forames intervertebrais, nos pequenos ruminantes).

A área de inervação dos **ramos dorsais** do primeiro ao quinto nervos torácicos estende-se mais ventralmente do que no eqüino. A extensão mais ventral sobre a área espinhosa pertence ao segundo nervo torácico. Os ramos dorsolaterais do ramo dorsal do décimo primeiro e do décimo segundo nervos torácicos passam entre o músculo longo do tórax e o músculo ileocostal, emitindo ramos para cada um deles. O ramo dorsolateral cruza a costela seguinte, aproximadamente ao nível da borda lateral do processo transverso da segunda vértebra lombar. Sub-

seqüentemente ele penetra no músculo serrátil dorsal caudal, emerge da fáscia toracolombar acompanhado por vasos sangüíneos e ramifica-se na pele da superfície dorsal, bem como, aproximadamente, ao nível da tuberosidade da coxa. O ramo dorsal do décimo terceiro nervo torácico emerge, aproximadamente, no nível da junção costocondral da última costela e se distribui para a pele do flanco, ligeiramente ventral ao nível da tuberosidade da coxa.

Os **ramos ventrais** da maioria dos nervos torácicos emergem através dos forames vertebrais laterais, no bovino, e do segundo ao oitavo, inclusive, terminam no músculo transverso do tórax. Os nervos subseqüentes terminam no músculo reto do abdome, e os do décimo primeiro e do décimo segundo nervos torácicos, após perfurarem o músculo reto do abdome, a aponeurose do músculo oblíquo interno do abdome, o músculo oblíquo externo do abdome e o músculo cutâneo do tronco, terminam na pele cranialmente ao umbigo. Conforme foi mencionado anteriormente, os ramos cutâneos laterais dos nervos intercostais unem-se ao nervo torácico lateral do plexo braquial. O **nervo intercostobraquial** surge desta união e contém, além de fibras sensitivas, fibras motoras do nervo torácico lateral para o músculo cutâneo omobraquial, no bovino.

O ramo ventral do último nervo torácico, o **nervo costoabdominal,** não corre entre duas costelas. Ele desce ao longo da borda caudal da última costela, sendo coberto pelo músculo oblíquo interno do abdome. Próximo à extremidade ventral da última costela, divide-se em um ramo lateral e outro medial. O ramo lateral perfura o músculo oblíquo interno do abdome e o músculo oblíquo externo do abdome e se distribui no músculo cutâneo do tronco e na pele *(ramo cutâneo lateral).* O ramo medial prossegue entre o músculo oblíquo interno do abdome e o músculo transverso do abdome, finalmente entrando no músculo reto do abdome. Algumas de suas ramificações passam, através do músculo reto do abdome e das aponeuroses do músculo oblíquo interno do abdome e do músculo oblíquo externo do abdome, para inervarem a fáscia e a pele da parede abdominal ventral *(ramo cutâneo ventral).* De acordo com Larson e Kitchell (1958), os ramos mediais do nono, décimo e do décimo primeiro nervos torácicos passam através do músculo prepucial cranial e são sensitivos para a pele, na área imediata deste músculo. Os ramos do décimo segundo nervo torácico são aqueles mais diretamente distribuídos para a área do orifício prepucial; o ramo que sai do décimo terceiro nervo torácico, após sua emergência da túnica abdominal, se destina para a pele ventral ao prepúcio e emite um ramo distinto para a membrana prepucial e orifício prepucial.

Nervos Lombares*

Os **nervos lombares** são semelhantes, na origem e na disposição geral, aos nervos lombares dos eqüinos. Normalmente há seis pares, mas ocasionalmente no ovino poderá haver sete. Os ramos dorso-

---

*Walter (1959) descreve a presença de fibras parassimpáticas nos ramos ventrais dos nervos lombares que inervam a região do flanco do bovino.

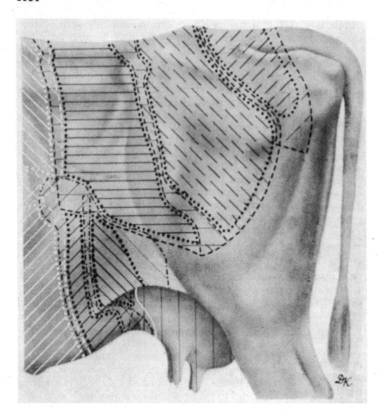

Figura 35-44. Áreas cutâneas dos nervos lombares e sacrais do bovino. (Áreas autônomas, linhas interrompidas estreitas; área de extensão máxima, linhas interrompidas largas.)

Linhas horizontais, ramos dorsais de L_1 — L_3; linhas interrompidas descendentes, ramos dorsais de L_4 — L_6; linhas interrompidas ascendentes, ramos dorsais de S_1 — S_3; linhas ascendentes, nervo ílio-hipogástrico; linhas descendentes, nervo ílio-inguinal; linhas perpendiculares, nervo genitofemoral; linhas brancas, extensão cranial máxima de L_3. (De Schaller, *in* Wiener tierärztliche Monatsschrift, Jahrgang 43, 1956, Verlag Urban & Schwarzenberg, Wien-Innsbruck.)

laterais do primeiro ao quinto nervos lombares, acompanhados por um ramo das artérias lombares correspondentes, correm entre o músculo longo lombar e a forte fáscia na superfície do músculo intertransversal lombar. Por uma distância variável eles correm ao longo da borda caudal do processo transverso das vértebras correspondentes e, a seguir, passam sobre a borda lateral do processo transverso a eles caudal. Os primeiros três ramos dorsolaterais emergem através da fáscia toracolombar, aproximadamente ao nível da tuberosidade da coxa e os últimos três emergem próximo à linha média dorsal, com o sexto emergindo mais próximo a ela (Arnold e Kitchell, 1957). O ramo dorsolateral do primeiro nervo lombar pode emergir entre o músculo longo lombar e o músculo ileocostal ou pode perfurar o músculo longo lombar. Em determinados casos divide-se dentro do músculo longo lombar e seus ramos perfuram a fáscia toracolombar e seguem um trajeto independente para a pele. A ramificação do ramo dorsolateral do terceiro nervo lombar continua ventralmente, entre o músculo oblíquo interno do abdome e o músculo oblíquo externo do abdome, e se distribui para a pele cranialmente aos nodos linfáticos subilíacos. Ela segue um percurso próximo das bordas do músculo glúteo médio e do músculo gluteobíceps e ramifica-se na pele, aproximadamente no nível da tuberosidade da coxa.

Os ramos dorsais dos primeiros três nervos lombares suprem a região lombar, incluindo uma área na parede abdominal lateral. Os ramos correspondentes do quarto, quinto e sexto nervos lombares estendem-se caudalmente sobre a crista ilíaca e atingem a região glútea; portanto, inervam a área cutânea dos nervos segmentares sobre o membro pélvico (Schaller, 1956). Todos os componentes sensitivos dos ramos dorsais que se estendem sobre a crista ilíaca para a região glútea são designados como os **nervos craniais das nádegas.**

Plexo Lombar

Os ramos ventrais do primeiro e do segundo **nervos lombares** normalmente não se comunicam um com o outro (em casos excepcionais um é observado, no bovino, e, unilateralmente, no caprino). Eles emergem através dos forames intervertebrais respectivos e passam lateralmente entre o músculo intertransversal lombar, dorsalmente, e os músculos psoas, ventralmente, para continuar profundamente para a borda craniolateral do processo transverso caudal aos mesmos (Figs. 35-48, 49 e 50). Próximo à sua emergência fornecem ramos para os músculos psoas e o músculo quadrado lombar. O segundo nervo lombar pode suprir um ramo para o nervo genitofemoral ou ao seu ramo cranial. O nervo passa sob o músculo ileocostal lombar e, na superfície do peritônio, divide-se nos ramos lateral e medial, ao nível da tuberosidade da coxa. O ramo lateral perfura a origem aponeurótica do músculo transverso do abdome e, entre o músculo transverso do abdome e o músculo oblíquo interno do abdome, corre por curta distância e, a seguir, segue entre os

SISTEMA NERVOSO DO RUMINANTE 1065

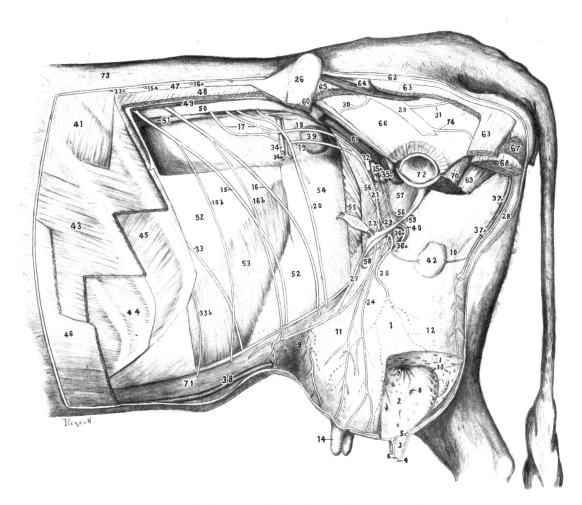

Figura 35-45. Nervos da musculatura abdominal lateral e do úbere da vaca; dissecação superficial.
1, Lâmina lateral do aparelho suspensório; 2, seios lactíferos, parte glandular; 3, seio lactífero, parte papilar (seio da teta ou cisterna); 4, ducto papilar (canal da teta); 5, óstio papilar (entrada para a cisterna da teta); 6, esfíncter das papilas (esfíncter da teta); 7,8, ductos lactíferos; 9, ligação aponeurótica entre a parede abdominal e a glândula mamária; 10, lâmina lateral do aparelho suspensório (do tendão sinfisial); 11, nervo mamário cranial; 12, ramo caudal do nervo genitofemoral; 13, alvéolos; 14, papila (teta); 15a, ramo dorsal do primeiro nervo lombar; 15, ramo medial e, 15b, ramo lateral do ramo ventral do primeiro nervo lombar; 16a, ramo dorsal do segundo nervo lombar; 16, ramo medial e 16b, ramo lateral do ramo ventral do segundo nervo lombar; 17, ramos ventrais da origem do terceiro e do quarto nervos lombares (nervo genitofemoral); 18, componente dorsal e 19, componente ventral do nervo genitofemoral; 20, nervo cutâneo lateral da coxa; 21, nervo genitofemoral profundo ao ligamento inguinal; 22, ramo cranial e, 23, ramo caudal do nervo genitofemoral; 24, ramo cranial de 23; 25, continuação de 23; 26, tuberosidade da coxa; 27, borda cortada do ligamento inguinal; 28, nervo perineal superficial; 29, nervo isquiático; 30, nervo glúteo cranial; 31, nervo glúteo caudal; 32, nervo femoral; 33, ramo ventral do último nervo torácico (nervo costoabdominal); 33a, ramo dorsal e, 33b, ramo lateral do último nervo torácico; 34A, artéria circunflexa profunda do ílio; 34V, veia circunflexa profunda do ílio; 35A, artéria femoral; 35V, veia femoral; 36A, artéria pudenda externa; 36V, veia pudenda externa; 37A, artéria perineal ventral; 37V, veia perineal ventral; 38, veias conjuntas epigástricas superficiais cranial e caudal (veia abdominal subcutânea, ou veia do "leite"); 39, nodos linfáticos inguinais profundos; 40, eferentes dos nodos linfáticos mamários; 41, músculo serrátil dorsal caudal; 42, nodos linfáticos mamários; 43, músculo oblíquo externo do abdome; 44, músculo intercostal externo; 45, músculo intercostal interno; 46, músculo cutâneo do tronco; 47, fáscia toracolombar — borda cortada; 48, músculo oblíquo interno do abdome; 49, músculo quadrado lombar; 50, músculo psoas maior; 51, músculo psoas menor; 52, aponeurose e 53, parte muscular do músculo transverso do abdome; 54, peritônio coberto pela fáscia transversa; 55, borda cortada e 56, borda caudal do músculo oblíquo interno do abdome; 57, aponeurose do músculo oblíquo externo do abdome (ligamento inguinal); 58, ângulo lateral cranial e, 59, ângulo medial caudal do ânulo inguinal superficial; 60, músculo tensor da fáscia lata (cortado); 61, músculo iliopsoas; 62, fáscia glútea; 63, músculo gluteobíceps; 64, músculo glúteo médio; 65, músculo glúteo acessório; 66, músculo glúteo profundo; 67, músculo semitendinoso; 68, músculo semimembranoso; 69, músculo grácil; 70, músculo adutor; 71, aponeurose do músculo oblíquo externo do abdome; 72, acetábulo; 73, pele; 74, nervo cutâneo caudal da coxa. (De Getty, 1964.)

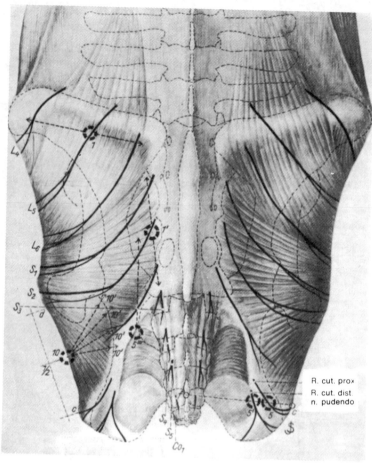

Figura 35-46. Nervos cutâneos na superfície dorsal da região pélvica do bovino, incluindo locais de injeção e de bloqueio. (De Schreiber, *in* Wiener tierärztliche Monatsschrift, Jahrgang 43, 1956b, Verlag Urban & Schwarzenberg, Wien-Innsbruck.)

músculos para terminar na pele da parede abdominal lateral. O ramo medial de ambos os nervos lombares passa, através do músculo transverso do abdome, para o músculo reto do abdome, depois através do músculo reto do abdome e da aponeurose do músculo oblíquo interno do abdome e do músculo oblíquo externo do abdome, se distribuindo na pele da parede abdominal ventral. De acordo com Larson e Kitchell (1958), os ramos partem do primeiro e do segundo nervos lombares, próximo à sua emergência da túnica abdominal, e se destinam para a pele ventral ao prepúcio. Cada um emite um ramo distinto que se distribui na membrana prepucial e no orifício prepucial. Coletivamente estes ramos, juntamente com o do décimo terceiro nervo torácico, são designados como os **nervos prepuciais craniais.**

O ramo ventral do terceiro nervo lombar passa caudoventralmente entre os músculos psoas e fornece ramos para os mesmos e o músculo quadrado lombar. Fibras são distribuídas para o nervo genitofemoral e para o nervo cutâneo lateral da coxa. O ramo lateral corre cranialmente aos nodos linfáticos subilíacos e termina na pele do flanco.

O **nervo genitofemoral,** que é sempre formado por uma parte do ramo ventral do terceiro nervo lombar, muitas vezes recebe uma contribuição dos ramos ventrais do segundo e do quarto nervos lombares, no bovino e no ovino (Ghoshal e Getty, 1971); no caprino ele é variável e é formado pelos ramos ventrais do terceiro e do quarto nervos lombares (Linzell, 1959; Ghoshal e Getty, 1970), com uma pequena contribuição ocasional do segundo nervo lombar. Ele continua numa direção caudoventral entre os músculos psoas, de modo plexiforme, e supre estes músculos e o músculo quadrado lombar. Finalmente divide-se no ramo cranial e caudal. Estes ramos correm caudalmente e estão relacionados, respectivamente, às superfícies medial e lateral da artéria circunflexa profunda do íleo. Eles correm ventralmente na superfície externa do peritônio para tornarem-se associados aos vasos ilíacos externos. Estes ramos normalmente unem-se antes de atingir o anel inguinal profundo ou podem permanecer separados e apenas realizar intercâmbio de fibras. No primeiro caso o nervo conjunto novamente divide-se nos ramos cranial e caudal no ânulo inguinal profundo.

O ramo cranial emerge ao longo da superfície cranial do ânulo inguinal superficial ou através da aponeurose do músculo oblíquo externo do abdome e supre o músculo cremáster. Divide-se em dois ramos; um deles vai para a prega do flanco e o outro se distribui na parte cranial do úbere e teta, incluindo seu ápice (St. Clair, 1942). O ramo caudal, após sua emergência através do ânulo inguinal superficial, emite um ou dois ramos pequenos destinados a suprirem a glândula mamária cranial. Ele também fornece ramos para o músculo cremáster. O ramo principal, entretanto, passa para a glândula mamária caudal. No macho o ramo caudal do nervo genitofemoral supre as superfícies média e caudal do escroto e envia ramos cutâneos, cranialmente, até o orifício prepucial.

De acordo com Larson e Kitchell (1958), o nervo genitofemoral, em sua distribuição periférica no bovino, não inclui um ramo, o lombo-inguinal, como é encontrado no homem, que supre a pele da superfície medial da coxa.

Os ramos ventrais do quarto nervo lombar correm numa direção caudal entre os músculos psoas e contribuem para a formação do nervo cutâneo lateral da coxa, nervo femoral e do nervo obturatório. Conforme foi citado anteriormente, o quarto nervo lombar pode contribuir para o nervo genitofemoral, no bovino, e frequentemente também no caprino. No ovino o nervo cutâneo lateral da coxa é extremamente variável e normalmente formado pelos ramos ventrais do quarto e do quinto nervos lombares, com uma contribuição ocasional do terceiro nervo lombar (Linzell, 1959). O **nervo cutâneo lateral da coxa** passa numa direção caudal entre os músculos psoas e através da superfície do peritônio, no sentido da borda cranial da tuberosidade da coxa. Neste local, juntamente com o ramo caudal da artéria ilíaca circunflexa profunda, perfura o músculo oblíquo externo do abdome e estende-se, ao longo da face profunda dos nodos linfáticos subilíacos, para atingir a pele na região da coxa.

O **nervo femoral** é o nervo mais forte do plexo lombar. Ele é a continuação do ramo ventral do quinto nervo lombar, com contribuições constantes, de modo variável, do quarto e do sexto nervos lombares. Normalmente deriva fibras dos ramos ventrais do quinto e do sexto nervos lombares, no ovino, e de fibras do quinto nervo lombar (e às vezes também do quarto nervo lombar), no caprino. Próximo à sua emergência fornece ramos para os músculos psoas e ilíaco. Ele também contribui para o nervo obturatório. Aproximadamente ao nível do *pecten*

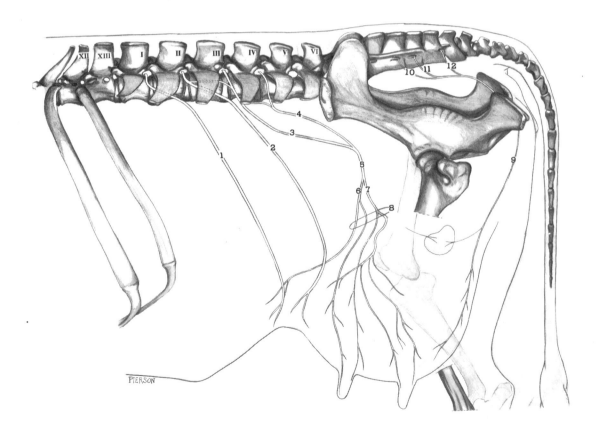

Figura 35-47. Nervos da musculatura abdominal lateral e do úbere da vaca; dissecação profunda.

1, Ramo ventral do primeiro nervo lombar (íleo-hipogástrico); 2, ramo ventral do segundo nervo lombar (íleo-inguinal); 3, ramo ventral do terceiro nervo lombar; 4, ramo ventral do quarto nervo lombar; 5, nervo genitofemoral; 6, ramo cranial de 5; 7, ramo caudal de 5; 8, ânulo inguinal superficial; 9, nervo perineal superficial; 10, segunda, 11, terceira e 12, quarta origens sacrais do nervo pudendo. (De Getty, 1964.)

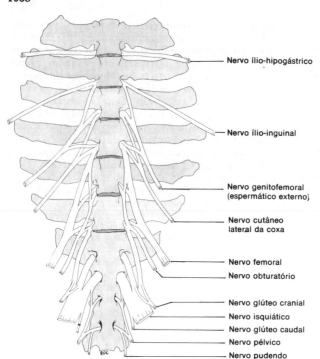

Figura 35-48. Plexo lombossacral do bovino; vista ventral.

ossis pubis ele emite um ramo para o músculo adutor e o nervo safeno. O nervo principal termina no músculo quadríceps da coxa. O **nervo safeno** aparece ao longo da borda caudal do músculo sartório, próximo ao terço distal na superfície medial da coxa, ao qual fornece um pequeno ramo. Durante seu percurso emite ramos variáveis para a fáscia e pele na superfície medial da articulação do joelho, para a superfície craniomedial dos dois terços médios da perna, para a superfície plantar medial do tarso e área imediatamente distal ao mesmo, e para a superfície mediocaudal da articulação femorotibial.

O **nervo obturatório** forma a continuação do ramo ventral do quinto nervo lombar juntamente com o nervo femoral. Além disso, normalmente recebe um pequeno ramo do ramo ventral do sexto nervo lombar e quase sempre é ainda mais reforçado por um ou dois ramos delgados do quarto nervo lombar, no bovino; no ovino e no caprino, ele deriva fibras normalmente dos ramos ventrais do quinto e do sexto nervos lombares e, de acordo com Linzell (1959), o sétimo nervo lombar, quando presente, poderá contribuir, no ovino. Ele corre caudoventralmente sob o peritônio, entre os vasos sangüíneos correspondentes, para a extremidade cranial do forame obturatório e inerva o músculo obturador externo, incluindo sua parte intrapélvica. Após deixar a cavidade abdominal através deste forame, subdivide-se em diversos ramos musculares para os músculos adutor, pectíneo, grácil e obturatório externo, incluindo sua parte intrapélvica.

Plexo Sacral

O **nervo glúteo cranial** deriva suas fibras essencialmente dos ramos ventrais do sexto nervo lombar e do primeiro nervo sacral, nos ruminantes. Após curto percurso divide-se em diversos ramos que se estendem, em conjunto, cranial ao íleo e, lateralmente, aos músculos glúteos. Ele inerva o músculo

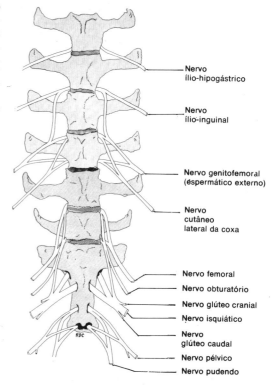

Figura 35-49. Plexo lombossacral do ovino; vista ventral. (De Ghoshal e Getty, 1971.)

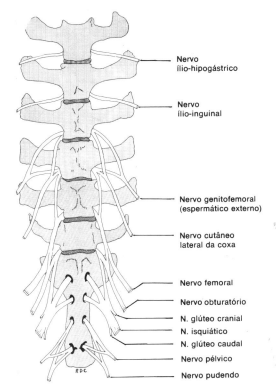

Figura 35-50. Plexo lombossacral do caprino; vista ventral.
(De Ghoshal e Getty, 1970.)

glúteo médio, o músculo glúteo profundo e o músculo tensor da fáscia lata.

O **nervo glúteo caudal** deriva suas fibras, essencialmente, dos ramos ventrais do primeiro e do segundo nervos sacrais e, ocasionalmente, recebe uma pequena alça da do terceiro nervo sacral. Ele corre caudalmente ao longo da superfície lateral do ligamento sacrotuberal largo e do músculo glúteo profundo e divide-se em um ramo dorsal e outro ventral. O ramo dorsal supre o músculo glúteo médio, enquanto o ramo ventral corre no sentido da tuberosidade isquiática e, após subdividir-se em diversas ramificações, supre o músculo gluteobíceps.

O **nervo isquiático** deriva suas fibras, essencialmente, dos ramos ventrais do último nervo lombar e do primeiro e do segundo componentes sacrais do tronco lombo-sacral, nos ruminantes. No ovino, grande parte das fibras é derivada dos ramos ventrais do primeiro e do segundo nervos sacrais, com uma contribuição relativamente pequena do sexto nervo lombar enquanto, no caprino, a maioria das fibras originam-se do sexto nervo lombar e do primeiro nervo sacral, com uma pequena contribuição do ramo ventral do segundo nervo sacral (Ghoshal e Getty, 1970; 1971). De acordo com Linzell (1959), o ramo ventral do sétimo nervo lombar, quando presente, ao invés do sexto nervo lombar, auxilia na formação do nervo isquiático, no ovino. Ele corre caudoventralmente e passa através do forame isquiático maior situando-se na superfície lateral do ligamento sacrotuberal largo (Figs. 28-27 e 28). Próximo à sua emergência da cavidade pélvica fornece ramos musculares para os músculos gluteobíceps, semimembranoso e semitendinoso. O nervo isquiático aparentemente divide-se nos nervos fibular e tibial, normalmente próximo ao meio da coxa, embora a separação seja evidente próximo ao trocanter maior do fêmur ou até antes, imediatamente após sua emergência da cavidade pélvica.

1. Ao nível do trocanter maior do fêmur e distalmente ao mesmo o nervo isquiático libera diversos ramos, de vários tamanhos e espessuras, que irradiam-se de modo semelhante a um leque, inervando o músculo gluteobíceps, o músculo semitendinoso e o músculo semimembranoso. Algumas das fibras, após perfurarem os músculos, inervam a área cutânea na superfície caudal da coxa; estes ramos sensitivos são designados como os **nervos caudais das nádegas,** no ovino e no caprino (Ghoshal e Getty, 1970; 1971).

2. O **nervo cutâneo caudal da coxa** é muito pequeno, pois a maior parte da região caudal da coxa é suprida pelos ramos cutâneos do nervo pudendo (Habel, 1956). O nervo cutâneo caudal da coxa origina-se da borda dorsal do nervo isquiático, logo depois da origem do nervo glúteo caudal, na superfície lateral do ligamento sacrotuberal largo. Ele corre caudalmente na superfície lateral do ligamento sacrotubebral largo ou na origem do músculo glúteo profundo. Próximo ao forame isquiático menor divide-se nos ramos medial e lateral. O ramo medial passa através do ângulo formado pela artéria glútea caudal e artéria pudenda interna, penetrando na cavidade pélvica onde se une quer com o nervo pudendo (Habel, 1956) ou seu ramo perineal profundo (Larson e Kitchell, 1958) ou os dois (Habel, 1966). O ramo lateral pode estar ausente no bovino (Schreiber, 1956b); quando presente, ele pode unir-se ao ramo cutâneo proximal do nervo pudendo ou pode perfurar a borda caudal do músculo gluteobíceps para suprir a pele (*nervos clúnios caudais*) numa área paralela e lateral ao ramo cutâneo proximal do nervo pudendo.

No ovino e no caprino o **nervo cutâneo caudal da coxa** origina-se como um ramo muito delgado do nervo isquiático, seguindo a origem do nervo glúteo caudal ou a superfície lateral do ligamento sacrotuberal largo. Diferentemente do bovino, o tronco nervoso único penetra na cavidade pélvica através do ângulo de divergência da artéria glútea caudal e artéria pudenda interna, no forame isquiático menor. Após subdividir-se une-se separadamente ao nervo peroneu profundo e ao nervo pudendo, no ovino (Larson e Kitchell, 1958; Ghoshal e Getty, 1971). No caprino ele normalmente une-se ao nervo pudendo, imediatamente antes da ramificação do nervo peroneu profundo (Ghoshal e Getty, 1970). Às vezes o nervo cutâneo caudal da coxa, no caprino, surge do nervo isquiático por duas radículas delicadas, situadas uma próxima da outra. Entretanto, elas logo unem-se, formando um tronco único antes de prosseguirem entre a artéria glútea caudal e a artéria pudenda interna.

O **nervo fibular** (peroneu comum) continua, distal e cranialmente, sob o músculo gluteobíceps e,

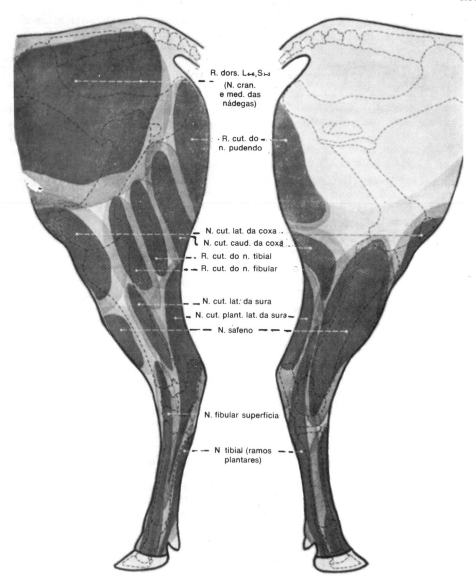

Figura 35-51. Área autônoma e extensão máxima dos nervos cutâneos do membro pélvico do bovino; esquemático.
(De Schreiber, in Wiener tierärztliche Monatsschrift, Jahrgang 43, 1956b, Verlag Urban & Schwarzenberg, Wien-Innsbruck.)

posteriormente, entre o músculo gluteobíceps e a porção lateral do músculo gastrocnêmio. Ele desce adiante entre o músculo fibular longo e o músculo extensor lateral dos dedos e divide-se em um ramo superficial e outro profundo, normalmente um pouco distal ao côndilo lateral da tíbia ou a um nível variável dentro da região da perna. Durante seu percurso distal fornece diversos colaterais, de vários tamanhos e espessuras, para o músculo fibular longo, músculo extensor lateral dos dedos, músculo tibial cranial, músculo fibular terceiro, músculo extensor longo dos dedos (incluindo o músculo extensor do dedo III) e para a superfície craniolateral da cápsula articular do joelho. Dentro do terço distal da coxa emite o **nervo cutâneo lateral da sura** entre o músculo gluteobíceps e a porção lateral do músculo gastrocnêmio. Este ramo cutâneo, relativamente delgado do nervo fibular, nem sempre está presente (Damböck, 1955). No septo, entre a porção lateral do músculo gastrocnêmio e o músculo extensor lateral dos dedos, corre sob a fáscia crural e ramifica-se na pele sobre este último músculo e o músculo flexor longo do dedo I, na superfície lateral da perna. Muitas vezes este nervo é duplo e o seu percurso distal é extremamente variável.

O nervo tibular superficial é o mais forte dos dois ramos terminais do nervo isquiático. Ele desce distalmente e, próximo ao meio da perna, cruza gradativamente a face profunda do músculo fibular longo, aparecendo entre o músculo fibular terceiro, o músculo fibular longo e o músculo extensor lateral dos dedos. A um nível variável, na superfície dorsal

SISTEMA NERVOSO DO RUMINANTE

do tarso, ele emite o **nervo digital dorsal comum IV** (pedal) (Fig. 35-52). Este fornece ramificações para a superfície dorsolateral do metatarso e, próximo à articulação do boleto (metatarsofalângica), fornece ramos para o dígito acessório lateral (quinto) *(nervo digital dorsal próprio V pedal)* e continua como o **nervo digital** (pedal) **dorsal próprio IV** (abaxial). Próximo ao meio do metatarso o nervo fibular libera o **nervo digital dorsal comum II** (pedal) e continua adiante como o **nervo digital dorsal comum III** (pedal). O nervo digital dorsal comum II (pedal) supre ramificações para a superfície dorsomedial do metatarso e, próximo da articulação do boleto, fornece ramos para o dígito acessório medial (segundo) *(nervo digital dorsal próprio II pedal)* e desce como o **nervo digital dorsal próprio III** (abaxial) (pedal). Ao nível da articulação do boleto o nervo digital dorsal comum III (pedal) comunica-se com o nervo metatársico dorsal III *(ramo comunicante com o nervo metatársico dorsal III)* e divide-se em dois **nervos digitais dorsais próprios III e IV** (pedal) (axiais). Próximo à sua origem, ligeiramente distal ao côndilo lateral da tíbia, o nervo fibular superficial fornece um ramo muscular para o músculo extensor lateral dos dedos. Aproximadamente ao nível da tuberosidade calcânea fornece ramificações para as superfícies dorsolateral e dorsal do tarso, incluindo sua cápsula articular. No ovino e no caprino a divisão do nervo fibular quase sempre ocorre na vizinhança do côndilo lateral da tíbia. O nervo fibular superficial, ao nível da fileira distal do tarso, normalmente emite o **nervo digital dorsal comum IV** (pedal), no ovino assim como no bovino mas, no caprino, este surge freqüentemente ao redor do meio do metatarso. Próximo ao meio do metatarso no ovino (semelhante ao bovino) e ligeiramente distal no caprino, a continuação do nervo fibular superficial divide-se nos **nervos digitais dorsais comuns II e III** (pedais) (Ghoshal, 1966).

O **nervo fibular profundo** desce no sulco entre o músculo fibular longo e o músculo extensor lateral dos dedos e, a seguir, corre ao longo do músculo extensor longo dos dedos sob o retináculo extensor proximal. Na região metatársica continua como o **nervo metatársico dorsal III,** o qual, próximo à articulação do boleto, une-se ao **nervo digital dorsal comum III** (pedal) após emergir entre os tendões do músculo extensor longo dos dedos (Fig. 35-52). Ele emite **ramos comunicantes** que, após atravessarem o espaço interdigital e fornecerem ramificações para as estruturas adjacentes, unem-se aos **nervos digitais plantares próprios** (axiais) correspondentes. Próximo à sua separação do nervo fibular superficial, fornece ramos musculares, de forma semelhante a um leque, para inervar o músculo fibular longo, o músculo tibial cranial, o músculo fibular terceiro e o músculo extensor longo dos dedos (incluindo o músculo extensor do dedo III). Na superfície dorsal do tarso libera um ramo para o músculo extensor curto dos dedos. No ovino e no caprino o nervo fibular profundo, como no bovino, supre, em geral, os flexores do tarso e os extensores dos dígitos.

O **nervo tibial,** seguindo-se à sua separação do nervo fibular, próximo ao meio da coxa, continua entre as duas porções do músculo gastrocnêmio, es-

tando relacionado, superficialmente, aos nodos linfáticos poplíteos. Neste local fornece ramos musculares para o músculo poplíteo, músculo sóleo, músculo flexor profundo dos dedos e para a porção lateral do músculo gastrocnêmio. Ele desce ainda entre a porção lateral do músculo gastrocnêmio e o músculo flexor superficial dos dedos e, no terço distal da perna, situa-se cranialmente ao tendão calcâneo comum. Ao redor da tuberosidade calcânea divide-se nos nervos plantares medial e lateral. Próximo à sua origem fornece ramos para a porção lateral do músculo gastrocnêmio e o músculo flexor superficial dos dedos. Além disso, ele supre a fáscia e a pele na superfície caudolateral do terço distal da perna e a superfície plantar da cápsula articular társica.

O **nervo cutâneo plantar lateral da sura** (cutâneo caudal da sura) origina-se da superfície caudal do nervo isquiático, na vizinhança do trocanter maior do fêmur. Ele estende-se distalmente, entre o músculo gluteobíceps e a porção lateral do músculo gastrocnêmio e, aproximadamente no meio da perna, aparece subcutaneamente, correndo sobre a inserção do músculo gluteobíceps, na tuberosidade calcânea. Por meio de diversos pequenos ramos inerva a fáscia e a pele da superfície caudolateral do terço distal da perna e, ao redor do tendão calcanear comum (Fig. 35-53) desce ainda, emitindo ramos para a superfície lateral da cápsula articular társica e se distribuindo na fáscia e na pele do terço proximal do metatarso. Na ausência do **nervo cutâneo lateral da sura,** ramo do nervo fibular, a área de inervação é parcialmente assumida por este nervo. No ovino e no caprino sua origem é extremamente variável. Normalmente ele origina-se diretamente do nervo isquiático, como no bovino, mas, às vezes, origina-se do nervo fibular ou do nervo tibial (Ghoshal, 1966). Ele ramifica-se na fáscia e na pele da superfície lateral do tarso.

O **nervo plantar medial** continua ao longo da superfície medioplantar do tarso e, a seguir, situa-se no sulco entre o músculo interósseo e os tendões flexores. Ligeiramente acima da articulação do boleto divide-se nos **nervos digitais plantares comuns II e III** (Fig. 35-53). Durante seu percurso destaca ramos para a superfície plantar do tarso e também para a fáscia, pele e para as bainhas dos tendões. Próximo à articulação do boleto o nervo digital plantar comum II emite ramos para o dígito acessório medial (segundo) *(nervo digital plantar próprio II)* e para a cápsula articular do boleto e desce como o **nervo digital plantar próprio III** (abaxial). Durante este percurso libera um ramo comunicante que se liga ao ramo dorsal correspondente do nervo fibular (Wünsche, 1965). O **nervo digital plantar comum III,** da mesma forma, próximo à articulação do boleto, destaca ramos para a cápsula articular e para os dígitos acessórios lateral e medial. Ao atingir o espaço interdigital divide-se em dois **nervos digitais plantares próprios III e IV** (axiais). Estes comunicam-se com os **nervos digitais dorsais próprios** (axiais) (pedais) correspondentes, através do espaço interdigital. O **nervo plantar lateral** passa oblíqua e lateralmente, por baixo do ligamento plantar longo, para atingir a superfície plantolateral do

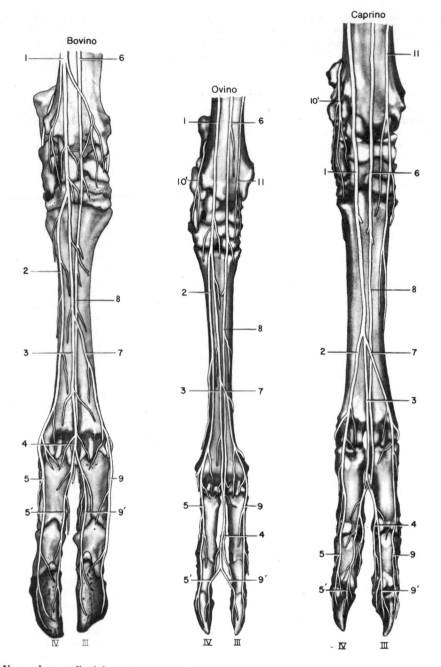

Figura 35-52. Nervos da parte distal do membro pélvico direito do bovino, ovino e caprino; vista dorsal, esquemático.

1, Nervo fibular superficial; 2, nervo digital dorsal comum IV (pedal); 3, nervo digital dorsal comum III (pedal); 4, ramo comunicante; 5, nervo digital dorsal próprio IV (abaxial) (pedal); 5', nervo digital dorsal próprio IV (axial) (pedal); 6, nervo fibular profundo; 7, nervo digital dorsal comum II (pedal); 8, nervo metatársico dorsal III; 9, nervo digital dorsal próprio III (abaxial) (pedal); 9', nervo digital dorsal próprio III (axial) (pedal); 10', ramo cranial do nervo cutâneo plantar lateral da sura; 11, nervo safeno. (De Ghoshal e Getty, 1967b.)

tarso. A princípio ele desce ao longo da borda lateral do ligamento plantar longo e depois corre no sulco entre o músculo interósseo e os tendões flexores. Na superfície plantar da extremidade proximal do metatarso emite o **ramo profundo** para o músculo interósseo e continua adiante como o **nervo digital plantar comum IV.** Próximo à articulação do boleto fornece ramos para a superfície plantar da cápsula articular e para o dígito acessório lateral (quinto) *(nervo digital plantar próprio V)* e estende-se como o **nervo digital plantar próprio IV** (abaxial). Ele emite um ramo comunicante que se liga ao ramo dorsal

SISTEMA NERVOSO DO RUMINANTE

1073

correspondete do nervo fibular. No ovino e no caprino (como no bovino) o nervo tibial inerva, em geral, os extensores do tarso e os flexores dos dígitos, bem como o músculo poplíteo. Também como no bovino, o nervo tibial normalmente divide-se, a um nível variável próximo à tuberosidade calcânea, num nervo plantar lateral e medial. O percurso, ramificação e ligações dos nervos plantares são semelhantes aos do bovino.

NERVOS SACRAIS

Normalmente há cinco pares de **nervos sacrais** no bovino e no caprino e quatro pares no ovino; às vezes há quatro pares no caprino e cinco pares no ovino, dependendo da raça. Eles surgem do cone medular, estendendo-se da borda caudal da quinta vértebra lombar até o quarto caudal da sexta vértebra lombar, no bovino. No ovino os nervos sacrais

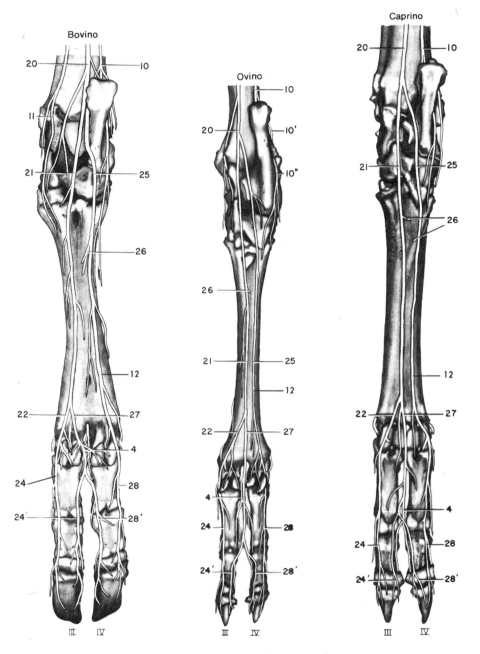

Figura 35-53. Nervos da parte distal do membro pélvico direito do bovino, ovino e caprino; vista plantar, esquemática.

4, Ramo comunicante; 10, nervo cutâneo plantar lateral da sura; 10', ramo cranial; 10", ramo caudal; 11, nervo safeno; 12, nervo digital plantar comum IV; 20, nervo tibial; 21, nervo plantar medial; 22, nervo digital plantar comum II; 24, nervo digital plantar próprio III (abaxial); 24', nervo digital plantar próprio III (axial); 25, nervo plantar lateral; 26, ramo profundo; 27, nervo digital plantar comum III; 28, nervo digital plantar próprio IV (abaxial); 28', nervo digital plantar próprio IV (axial). (De Ghoshal e Getty, 1967b).

originam-se da medula espinhal entre o último quarto da quinta vértebra lombar até a extremidade caudal da sexta vértebra lombar (Goller, 1959). Os nervos sacrais dividem-se dentro do canal vertebral e, os ramos dorsal e ventral, emergem através dos forames caudais às vértebras correspondentes. Os **ramos dorsais** são delgados e emergem através dos forames sacrais dorsais. Eles dividem-se no ramo muscular medial e no ramo cutâneo lateral. Os ramos dorsolaterais do primeiro, do segundo e do terceiro nervos sacrais inervam a parte média da região glútea por intermédio de seus ramos cutâneos e, portanto, são denominados de **nervos médios das nádegas**. Os ramos correspondentes do quarto e do quinto nervos sacrais inervam a base da cauda, incluindo a região caudal (Schaller, 1956). Os **ramos ventrais** dos nervos sacrais deixam o canal vertebral através dos forames sacrais pélvicos, exceto o último, que emerge através do forame intervertebral, entre a última vértebra sacral e a primeira vértebra caudal. Os ramos ventrais dos primeiros dois, e ocasionalmente uma pequena alça do terceiro **nervo sacral**, contribuem para o tronco lombossacral. Os ramos ventrais dos nervos sacrais restantes constituem, essencialmente, o nervo pudendo, o nervo perineal e o nervo retal caudal. O ramo ventral do último nervo sacral, freqüentemente, não se comunica com o plexo sacral mas une-se ao plexo caudal ventral.

O **nervo pudendo** é formado, essencialmente, pelo ramo ventral do terceiro nervo sacral, com uma contribuição variável do ramo ventral do segundo e do quarto nervos sacrais, no bovino, eqüino e caprino. Mas, de acordo com Linzell (1959), a origem do nervo pudendo, no ovino e no caprino, é extremamente variável. Ele pode surgir dos ramos ventrais do terceiro e do quarto nervos sacrais e, em casos excepcionais, do segundo e terceiro nervos sacrais, no ovino e no caprino. Ele também foi observado surgindo dos ramos ventrais do terceiro, do quarto e do quinto nervos sacrais, no ovino. Em sua origem o nervo pudendo corre caudoventralmente medial ao ligamento sacrotuberal largo, dorsal à artéria ilíaca interna, e emitindo, de seu lado medial, um grande nervo pélvico (Fig. 35-54). Muitas vezes fornece ramos para o músculo coccígeo e para o

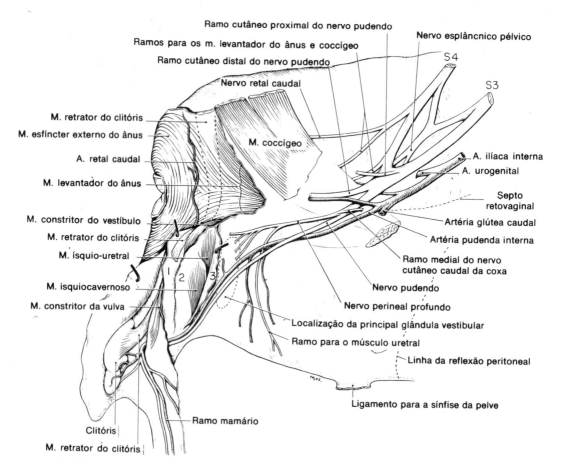

Figura 35-54. Inervação e suprimento sangüíneo da cavidade pélvica e da região perineal da vaca, lado direito. A fáscia superficial do lábio está retraída por um gancho.

1, Camada externa da fáscia perineal profunda; 2, fáscia externa e, 3, fáscia interna do diafragma urogenital. O padrão arterial ilustrado é o mais comum, no qual a artéria pudenda interna supre a região lateral e ventral à vulva. (Outro padrão é apresentado na Fig. 35-56.) (De Habel, 1966.)

SISTEMA NERVOSO DO RUMINANTE

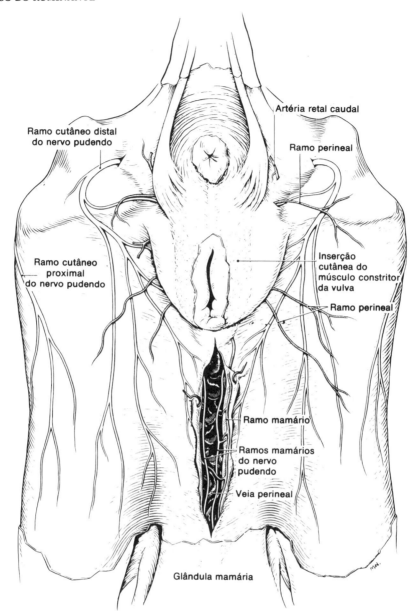

Figura 35-55. Região perineal da vaca; dissecação superficial.
A fáscia superficial ventral à vulva está incisada e retraída. As artérias lateroventrais ao ânus são supridas pela artéria urogenital (vaginal). As artérias lateral e ventral à vulva são normalmente supridas pela artéria pudenda interna, podendo ser suprida pela artéria urogenital. (De Habel, 1966.)

músculo levantador do ânus. Próximo ao forame isquiático menor o nervo pudendo emite os **ramos cutâneos proximal e distal.** Ao cruzar o forame, passa lateralmente ao músculo coccígeo; o ramo medial do nervo cutâneo caudal da coxa ou une-se a ele ou a seu ramo perineal profundo, ou aos dois, conforme citado anteriormente. De acordo com Larson e Kitchell (1958), o nervo pudendo possui apenas um ramo cutâneo, no ovino.

O nervo pudendo deixa a cavidade pélvica no arco isquiático, situado na parte intrapélvica do músculo obturador externo. Ele descreve uma curva, no arco isquiático, e torna-se encaixado no tendão sinfisial por curta distância e, depois, divide-se no **nervo dorsal do pênis** e no **nervo perineal superficial.** Na fêmea ele corre entre a vagina e o assoalho pélvico, acompanhando os vasos pudendos internos; fornece pequenos ramos para o vestíbulo e termina como o **nervo dorsal do clitóris,** após emitir o **ramo mamário.**

O **ramo cutâneo proximal** origina-se do nervo pudendo imediatamente cranial à borda cranial do músculo coccígeo. Ele emerge através da parte dorsal do forame isquiático menor ou através do liga-

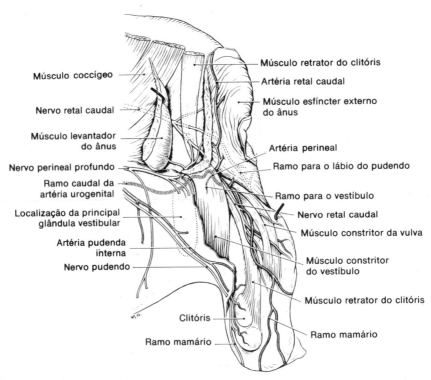

Figura 35-56. Nervos e artérias perineais da vaca, lado esquerdo.
O músculo levantador do ânus está refletido para apresentar a relação entre os nervos retal caudal e o perineal profundo. O padrão arterial apresentado aqui, no qual a artéria urogenital supre a região lateral e ventral à vulva, é menos comum do que aquele apresentado na Fig. 35-54. (De Habel, 1966.)

mento sacrotuberal largo, próximo à proeminência dorsal da tuberosidade isquiática. O ramo cutâneo proximal dobra ventralmente e supre a pele sobre o músculo semitendinoso, uma área inervada pelo nervo cutâneo caudal da coxa, nas outras espécies. O **ramo cutâneo distal** origina-se imediatamente distal ao nervo anterior. Geralmente este é o local onde o nervo pudendo passa lateralmente ao músculo coccígeo, no forâme isquiático menor. Este ramo corre medialmente à proeminência dorsal da tuberosidade isquiática (Figs. 33-21 e 35-55). O nervo emerge através da fossa ísquio-retal e, no arco isquiático, divide-se no ramo lateral menor e no ramo medial maior. O ramo lateral está distribuído na pele sobre o músculo semimembranoso. O ramo medial une-se ao lado oposto e, assim, constitui o **nervo escrotal caudal,** ramificando-se na parede escrotal caudal. Na fêmea o nervo divide-se em três ramos ao nível da comissura dorsal dos lábios. O ramo medial supre o lábio e ramifica-se sobre a veia perineal; ele às vezes comunica-se com o ramo mamário do nervo pudendo. O ramo médio supre a pele sobre o músculo semimembranoso e estende-se até a pele entre o úbere e a coxa. O ramo lateral corre ao longo do septo entre o músculo semimembranoso e o músculo semitendinoso.

O **nervo perineal superficial** é uma das terminações do nervo pudendo. Este nervo normalmente dá origem aos ramos escrotal e prepucial, no boi, e aos ramos mamários, na vaca. O **ramo escrotal** corre ventralmente e termina na superfície cranial e no septo medial da metade correspondente do escroto. O **ramo prepucial** pode penetrar no músculo prepucial caudal e dividir-se em diversos ramos que suprem a membrana prepucial e terminam dentro dos ramos cutâneos ao redor do óstio prepucial.

O **nervo perineal profundo** é emitido do nervo pudendo, imediatamente distal à borda caudal do forame isquiático menor, como o último ramo pélvico. É muitas vezes unido pelo ramo medial do nervo cutâneo caudal da coxa. Ele passa caudalmente na superfície lateral do músculo coccígeo e do músculo levantador do ânus. Logo subdivide-se em diversos ramos que são distribuídos para os músculos bulboesponjoso e isquiocavernoso, bem como para os músculos esfíncter externo do ânus e uretral. A parte terminal do reto também recebe alguns de seus ramos. Na vaca ele supre o músculo uretral, a vagina, a glândula vestibular maior, o músculo constrictor do vestíbulo, o músculo levantador do ânus e o músculo esfíncter externo do ânus.

O **nervo dorsal do pênis** é o outro ramo terminal do nervo pudendo. O nervo situa-se ao longo da superfície dorsolateral do pênis e, além do arco isquiático, situa-se medialmente à artéria correspondente. Entretanto, este relacionamento é invertido no terço médio do pênis, entre o músculo isquiocavernoso e a primeira dobra da flexura sigmóide. Na segunda dobra da flexura o nervo dorsal do pênis,

SISTEMA NERVOSO DO RUMINANTE

mais uma vez, situa-se medialmente às artérias, por causa de uma disposição ventrolateral da artéria a partir deste ponto. O nervo dorsal divide-se em dois a três ramos que, após perfurarem a túnica albugínea, suprem o pênis, em todo o seu comprimento, com grande número de ramos terminais na área da glande.

O **nervo dorsal do clitóris** supre o clitóris e, às vezes, o vestíbulo. Os nervos direito e esquerdo do clítoris e os ramos mamários situam-se na sínfise pélvica, emergem ao passarem entre os pilares do clítoris e a sínfise e, a seguir, através do forame na fáscia perineal profunda.

Os **ramos musculares** para o músculo coccígeo e para o músculo levantador do ânus normalmente estão reunidos em um nervo único, originado do quarto nervo sacral, com uma pequena contribuição do terceiro nervo sacral através do nervo pudendo. Entretanto, estes ramos musculares estão reunidos com o nervo pudendo ou com o nervo retal caudal. Esta última combinação era anteriormente denominada de **nervo hemorroidal médio.** Ele corre medialmente ao músculo coccígeo.

Os **nervos retais caudais** são normalmente dois, mas pelo menos um está sempre presente (Fig. 35-56). Eles derivam fibras, essencialmente, dos ramos ventrais do quarto nervo sacral ou do quarto e do quinto nervos sacrais. Correm caudalmente, entre o reto e o músculo coccígeo, suprindo pequenos nervos pélvicos para o reto e, às vezes, emitindo um ou os dois ramos musculares para o músculo coccígeo e para o músculo levantador do ânus. O principal nervo retal caudal é visível no ângulo caudal dos músculos citados. Na superfície profunda do músculo levantador do ânus, cranialmente ao músculo retrator do pênis, o nervo divide-se em diversos ramos, suprindo o músculo esfíncter externo do ânus, o músculo levantador do ânus, a pele ao redor do ânus e o músculo retrator do pênis. Na vaca ele supre o músculo esfíncter externo do ânus, o músculo levantador do ânus, o teto do vestíbulo, o lábio, o músculo retrator do clitóris e o músculo constritor do vestíbulo e, após emergir através da parte profunda do músculo constritor da vulva, termina na fáscia superficial do lábio.

NERVOS CAUDAIS

Os **nervos caudais,** totalizando cinco ou seis pares, originam-se da parte terminal da medula espinhal, estendendo-se até o disco intervertebral lombo-sacral, no bovino, e a metade cranial da primeira vértebra sacral ou à extremidade caudal da primeira vértebra sacral. As raízes unem-se, e a divisão dos ramos dorsal e ventral ocorre no cavo subaracnóideo. Eles correm caudalmente dentro do canal sacral e emergem através dos forames intervertebrais caudais, caudalmente às vértebras correspondentes. Os ramos dorsal e ventral, seguindo a emergência através dos forames intervertebrais, ligam-se uns aos outros, constituindo assim um **plexo caudal dorsal e ventral** que se estende até a extremidade da cauda. Ambos os plexos suprem os músculos dorsais e ventrais da cauda e a fáscia e a pele que os circunda. De acordo com Schaller (1956), os nervos caudais do bovino totalizam sete pares.

BIBLIOGRAFIA

Arnold, J. P., and R. L. Kitchell. 1957. Experimental studies of the innervation of the abdominal wall of cattle. Am. J. Vet. Res. 18:229–240.

Dämbock, A. 1955. Die Hautinnervation der Extremitäten des Rindes. Inaug. Diss. Tierärztliche Hochschule, Vienna, Austria.

Getty, R. 1964. Atlas for Applied Veterinary Anatomy. Ames, Iowa State University Press.

Ghoshal, N. G. 1966. A comparative morphological study of the somatic innervation of the antebrachium and manus, crus and pes of the domestic animals (*Bovidae, Ovidae, Capridae, Suidae, Equidae*). Ph.D. Thesis, Iowa State University, Ames.

Ghoshal, N. G., and R. Getty, 1967a. Innervation of the forearm and foot in the ox (*Bos taurus*), sheep (*Ovis aries*) and goat (*Capra hircus*). Iowa State Univ. Vet. 29:19–29.

Ghoshal, N. G., and R. Getty. 1967b. Innervation of the leg and foot in the ox (*Bos taurus*), sheep (*Ovis aries*) and goat (*Capra hircus*). Indian J. Anim. Health 6:59–73.

Ghoshal, N. G., and R. Getty. 1968a. A comparative morphological study of the somatic innervation of the antebrachium and manus of the domestic animals (*Bos taurus, Ovis aries, Capra hircus, Sus scrofa domestica, Equus caballus*). Iowa State J. Sci. 42: 283–296.

Ghoshal, N. G., and R. Getty. 1968b. A comparative morphological study of the somatic innervation of the crus and pes of the domestic animals (*Bos taurus, Ovis aries, Capra hircus, Sus scrofa domestica, Equus caballus*). Iowa State J. Sci. 42:297–310.

Ghoshal, N. G., and R. Getty. 1970. The lumbosacral plexus of the goat (*Capra hircus*). Iowa State J. Sci. 45:269–275

Ghoshal, N. G., and R. Getty. 1971. The lumbosacral plexus of the sheep (*Ovis aries*). New Zealand Vet. J. 19:85–90.

Goller, H. 1959. Vergleichende Rückenmarktopographie unserer Haustiere. Tierärztl. Umsch. 14:107–110.

Gottwald, F. 1969. Die Nerven des Vorderfusses beim Schwein. Inaug. Diss. Freien Universität, Berlin, Germany.

Habel, R. 1956. A source of error in the bovine pudendal nerve block. J. Amer. Vet. Med. Ass. 128:16–17.

Habel, R. 1966. The topographic anatomy of the muscles, nerves, and arteries of the bovine female perineum. Am. J. Anat. 119: 79–96.

Langer, P., and R. Nickel. 1953. Nervenversorgung des Vorderfusses beim Rind. Deutsche tierärztl. Wschr. 60:307–309.

Larson, L. L., and R. L. Kitchell. 1958. Neural mechanisms in sexual behavior. II. Gross neuroanatomical and correlative neurophysiological studies on the external genitalia of the bull and the ram. Am. J. Vet. Res. 19:853–865.

Linzell, J. L. 1959. The innervation of the mammary glands in the sheep and goat with observations on the lumbosacral autonomic nerves. Quart. J. Exp. Physiol. 44:160–176.

Magilton, J. H. 1966. A comparative morphological study of the brachial plexus of domestic animals (*Bovidae, Ovidae, Capridae, Suidae, Equidae*). Ph.D. Thesis. Iowa State University, Ames.

Magilton, J. H., R. Getty and N. G. Ghoshal. 1968. A comparative morphological study of the brachial plexus of domestic animals (goat, sheep, ox, pig and horse). Iowa State J. Sci. 42:245–279.

Preuss, F., and A. Wünsche. 1965. Die innervation des Fusses bei Mensch und Rind im Vergleich. Berl. Munch. tierärztl. Wschr. 78:271–273.

Reimers, H. 1929. Vergleichende Betrachtung über die Nervenversorgung an der Hand und dem Fusse bzw. Vorder- und Hinterfusse beim Menschen und den Haustieren. Festschrift Hermann Baum, pp. 197–206. Hannover, Verlag von M. & H. Schaper.

Schaller. O. 1956. Die periphere sensible Innervation der Haut am Rumpfe des Rindes. Wien. tierärztl. Mschr. 43:346–368, 534–561.

Schreiber, J. 1956a. Die anatomischen Grundlagen der Leitungsanästhesie beim Rind. III. Die Leitungsanästhesie der Nerven der Vorderextremität. Wien. tierärztl. Mschr. 43:273–287.

Schrieber, J. 1956b. Die anatomischen Grundlagen der Leitungsanästhesie beim Rind. IV. Die Leitungsanästhesie der Nerven der Hinterextremität. Wien. tierärztl. Mschr. 43:673–705.

St. Clair, L. E. 1942. The nerve supply to the bovine mammary gland. Am. J. Vet. Res. 3:10–16.

Sussdorf, von M. 1889. Die Verteilung der Arterien und Nerven an Hand und Fuss der Haussäugetiere, Festschrift zum 25 jährigen Reg. Jubiläum des Königs Karl von Württemberg, 1–39. Stuttgart, Verlag Kohlhammer.

Walter, P. 1959. Die Innervation der Flankengegend des Rindes. Tierärztl. Umsch. 14:302–304.

Wünsche, A. 1965. Die Nerven des Hinterfusses vom Rind und ihre topographische Darstellung. Inaug. Diss. Freien Universität. Berlin, Germany.

SISTEMA NERVOSO AUTÔNOMO

A **porção craniana** do sistema nervoso autônomo é tratada neste capítulo e no Cap. 13, juntamente com os nervos cranianos.

INERVAÇÃO AUTÔNOMA CERVICAL E TORÁCICA

J. S. McKibben

Como nos outros animais domésticos, a inervação autônoma cervical e torácica dos ruminantes é derivada da cadeia ganglionar, cervical e torácica, e dos ramos nervosos parassimpáticos do vago.

Parte Simpática

Os gânglios do tronco simpático torácico e cervical inervam, consistentemente, com fibras pós-ganglionares as vísceras cervicais e torácicas. As fibras simpáticas pré-ganglionares deixam a medula espinhal dentro das raízes dos nervos torácicos e dos primeiros nervos lombares, no bovino (Dyce e Wensing, 1971).

PARTE CERVICAL

O tronco simpático cervical, dos ruminantes, estende-se do gânglio cervicotorácico até o gânglio cervical cranial, através da alça subclávia e do tronco vagossimpático. Gânglios independentes e visíveis a olho nu, no bovino, incluem os gânglios cervicais cranianos e vertebrais (McKibben e Getty, 1969a). Da mesma forma, um gânglio cervical médio, independente, ocorre com bastante freqüência, no caprino (McKibben e Getty, 1970) e células ganglionares cervicais médias e/ou intermediárias ocorrem em coleções muito pequenas e visíveis a olho nu, entre os gânglios cervicais craniais e vertebrais, no ovino (McKibben e Getty, 1969b).

Os nervos cardíacos cervicais são denominados de acordo com o gânglio do qual se originam.

GÂNGLIO VERTEBRAL⌀. Nos ruminantes o gânglio vertebral ou mediovertebral (Figs. 35-37, 58 e 59/8) normalmente está localizado na junção cranioventral do membro cranial (5') e caudal (5) da alça subclávia, craniomedialmente à origem do tronco costocervicovertebral. O gânglio vertebral esquerdo, às vezes, está fundido ou intimamente associado ao gânglio cervicotorácico, no bovino. O membro cranial da alça subclávia, portanto, muitas vezes é muito curto ou ausente nestes animais. Quando ele ocorre independentemente no bovino, mede aproximadamente de 0,5 a 10 mm craniocaudalmente, 3,5 mm dorsoventralmente e 1,5 mm mediolateralmente. Ele pode situar-se 2 a 4 cm cranialmente à origem do tronco costocervicovertebral. No ovino, estas medidas são de 5 mm × 2 mm × 1, e no caprino, 2,5 mm × 1,5 mm × 1 mm.

Os nervos que surgem dos gânglios vertebrais geralmente passam para a artéria subclávia, artéria carótida comum, artéria costocervicovertebral, artéria cervical superficial e outros vasos da área imediata. Os ramos também contribuem para a formação do nervo vertebral. No bovino e no ovino, ramificações estendem-se entre o gânglio vertebral e o nervo vago direito e o nervo laríngeo recorrente, mas os nervos que surgem do gânglio vertebral não foram seguidos a olho nu até ao coração (Perman, 1924; Wolhynski, 1928; McKibben e Getty, 1969a e b). Waites (1957), embora não ilustrasse os nervos cardíacos cervicais no ovino, registrou impulsos, passando cranialmente ao gânglio vertebral direito, que retornam ao coração. Os impulsos pós-ganglionares podem ter se originado nos gânglios cervical médio ou no gânglio vertebral. Pequenos **nervos cardíacos vertebrais** podem originar-se tanto do gânglio vertebral direito como do gânglio vertebral esquerdo, no caprino. Do gânglio esquerdo eles passam caudalmente no membro caudal da alça subclávia, unem-se ao nervo cervicotorácico esquerdo e ao nervo cervical médio e passam para a aorta, artéria pulmonar e para a porção pré-traqueal do plexo cardíaco (Fig. 35-39/18'). Os ramos continuam através do plexo e são distribuídos ao longo das artérias coronárias. Um nervo cardíaco vertebral direito, de ocorrência inconstante, foi observado unindo-se ao nervo cardíaco cervicotorácico direito, que se une ao tronco nervoso cardíaco direito e que passa para a porção pré-traqueal do plexo cardíaco, parede lateral do átrio direito, artéria coronária esquerda no lado esquerdo do coração e ao longo da artéria coronária direita.

GÂNGLIOS INTERMÉDIOS. Nos ovinos, podem ocorrer gânglios de 1 a 2 mm de tamanho, em qualquer local, ao longo do tronco simpático cervical. Embora sejam normalmente únicos, podem ser múltiplos (McKibben e Getty, 1969b). Eles podem fundir-se parcialmente com os gânglios vertebrais ou permanecerem independentes. Podem ser denominados de **gânglios intermédios** ou, talvez, possam ser os **gânglios cervicais médios** que estão espalhados ao longo do tronco cervical. Os gânglios intermédios, que são visíveis a olho nu, raramente ocorrem no bovino e no caprino.

GÂNGLIOS CERVICAIS MÉDIOS. Os gânglios cervicais médios independentes geralmente situam-se imediatamente craniais aos gânglios vertebrais, no tronco simpático cervical, no caprino (Fig. 35-39/9). Eles podem fundir-se com o gânglio vertebral ou estarem espalhados por todo o tronco simpático cervical. As medições do gânglio cervical médio são em média de aproximadamente 6 mm craniocaudalmente, 2 mm dorsoventralmente e 1 mm mediolateralmente. Um ou dois **nervos cardíacos cervicais médios esquerdos** passam caudalmente, ventralmente à artéria subclávia, e acompanham os nervos cardíacos cervicotorácicos esquerdos para a porção pré-traqueal do plexo cardíaco (Fig. 35-59/19). Os ramos passam para a aorta e o tronco pulmonar. Da porção pré-traqueal do plexo cardíaco, nervos passam para a área do seio coronário e ao longo das artérias coronárias. Os **nervos cardíacos cervicais médios direitos** (Fig. 35-58/19), no caprino, unem-se, passam dorsalmente à artéria subclávia, medialmente à alça subclávia, e unem-se ao nervo

(O texto continua na pág. 1082.)

SISTEMA NERVOSO DO RUMINANTE 1079

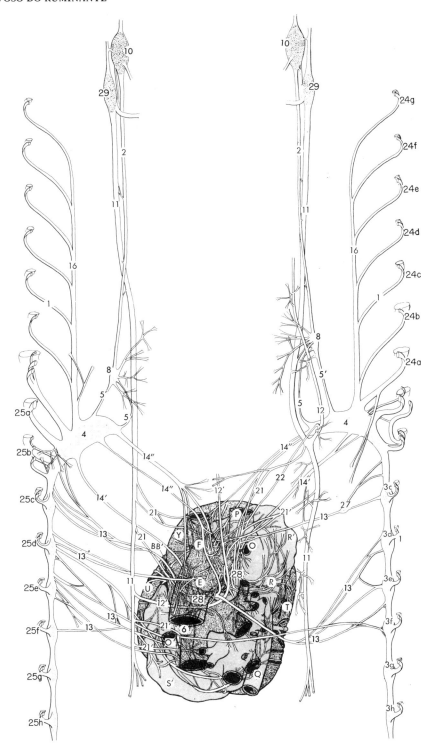

Figura 35-57. Inervação cardíaca do bovino; vista dorsal.
Os troncos simpático e vago estão refletidos lateralmente. 1, Ramo comunicante; 2, tronco simpático; 3c-3h, terceiro ao oitavo gânglios torácicos; 4, gânglio cervicotorácico; 5, membro caudal da alça subclávia; 5', membro cranial da alça subclávia; 6, gânglio cardíaco do triângulo intervascular esquerdo; 8, gânglio vertebral; 10, gânglio cervical cranial; 11, nervo vago; 12, nervo laríngeo recorrente direito; 12', nervo laríngeo recorrente esquerdo; 13, nervo cardíaco torácico; 14', nervo cardíaco cervicotorácico caudodorsal; 14", nervo cardíaco cervicotorácico caudoventral; 16, nervo vertebral; 21, nervo cardíaco vagal cranial; 21', nervo cardíaco vagal caudal; 22, nervo cardíaco recorrente; 24a-g, do oitavo ao segundo nervos espinhais cervicais; 25a-h, do primeiro ao oitavo nervos espinhais torácicos; 27, gânglio intraneural acessório; 28, plexo cardíaco; 29, gânglio distal (nodoso) do nervo vago; E, aorta; F, tronco braquiocefálico; O, veia ázigos direita; O', veia ázigos esquerda; P, veia cava cranial; Q, veia cava caudal; R, átrio direito; R', aurícula direita; S', aurícula esquerda; T, ventrículo direito; U, ventrículo esquerdo; Y, tronco pulmonar; BB', ramo descendente da artéria coronária esquerda. (De McKibben e Getty, 1969a.)

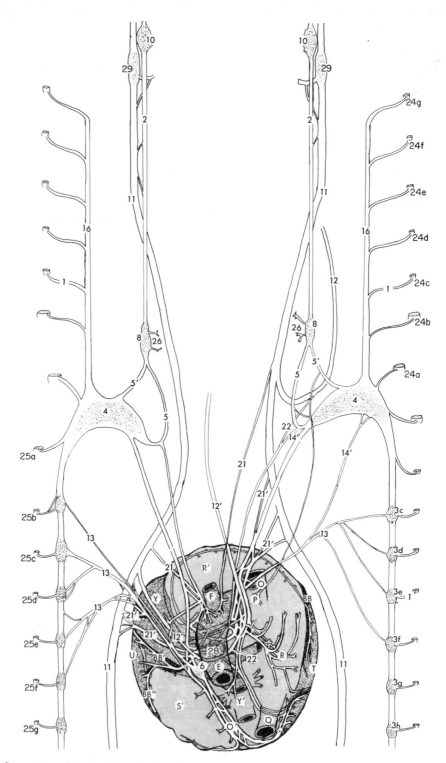

Figura 35-58. Inervação cardíaca do ovino; vista dorsal;
Os troncos simpáticos e vago estão refletidos lateralmente. 1, Ramo comunicante; 2, tronco simpático; 3c-3h, do terceiro ao oitavo gânglios torácicos; 4, gânglio cervicotorácico; 5, membro caudal da alça subclávia; 5', membro cranial da alça subclávia; 6, gânglio cardíaco do triângulo intervascular esquerdo; 8, gânglio vertebral; 10, gânglio cervical cranial; 11, nervo vago; 12, nervo laríngeo recorrente direito; 12', nervo laríngeo recorrente esquerdo; 13, nervo cardíaco torácico; 14', nervo cardíaco cervicotorácico caudodorsal; 14'', nervo cardíaco cervicotorácico caudoventral; 16, nervo vertebral; 21, nervo cardíaco vagal cranial; 21', nervo cardíaco vagal caudal; 22, nervo cardíaco recorrente; 24a-g, do oitavo ao segundo nervos espinhais cervicais; 25a-g, do primeiro ao sétimo nervos espinhais torácicos; 26, nervo vascular; 28, plexo cardíaco; 29, gânglio distal (nodoso) do nervo vago; E, aorta; F, tronco braquiocefálico; O, veia ázigos direita; O', veia ázigos esquerda; P, veia cava cranial; Q, veia cava caudal; R, átrio direito; R', aurícula direita; S', aurícula esquerda; T, ventrículo direito; U, ventrículo esquerdo; Y, tronco pulmonar; Y', veia pulmonar; BB, artéria coronária direita; BB', ramo descendente, e BB'', ramos circunflexos da artéria coronária esquerda. (De McKibben e Getty, 1969b.)

SISTEMA NERVOSO DO RUMINANTE

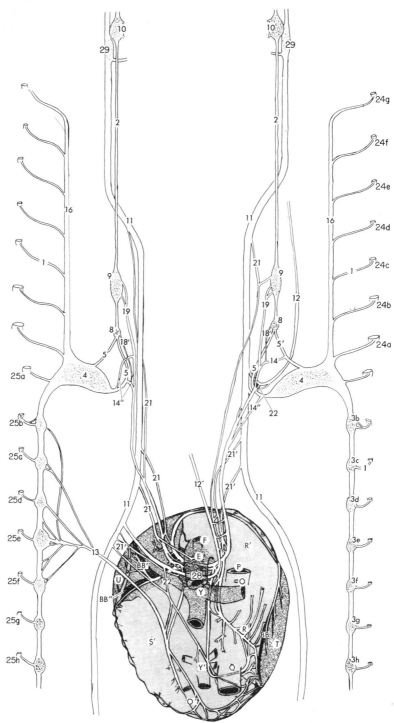

Figura 35-59. Inervação cardíaca do caprino; vista dorsal.
Os troncos simpático e vago estão refletidos lateralmente. 1, Ramo comunicante; 2, tronco simpático; 3b-3h, do segundo ao oitavo gânglios torácicos; 4, gânglio cervicotorácico; 5, membro caudal da alça subclávia; 5', membro cranial da alça subclávia; 8, gânglio vertebral; 9, gânglio cervical médio; 10, gânglio cervical cranial; 11, nervo vago; 12, nervo laríngeo recorrente direito; 12', nervo laríngeo recorrente esquerdo; 13, nervo cardíaco torácico; 14, nervo cardíaco cervicotorácico cranial; 14", nervo cardíaco cervicotorácico caudoventral; 16, nervo vertebral; 18', nervo cardíaco vertebral caudal; 19, nervo cardíaco cervical médio; 21, nervo cardíaco vagal cranial; 21', nervo cardíaco vagal caudal; 22, nervo cardíaco recorrente; 24a-g, do oitavo ao segundo nervos espinhais cervicais; 25a-h, do primeiro ao oitavo nervos espinhais torácicos; 28, plexo cardíaco; 29, gânglio distal (nodoso) do nervo vago; E, aorta; F, tronco braquiocefálico; O, veia ázigos direita; O', veia ázigos esquerda; P, veia cava cranial; Q, veia cava caudal; R, átrio direito; R', aurícula direita; S', aurícula esquerda; T, ventrículo direito; U, ventrículo esquerdo; Y, tronco pulmonar; Y', veia pulmonar; BB, artéria coronária direita; BB', ramo descendente, e BB", ramos circunflexos da artéria coronária esquerda. (De McKibben e Getty, 1970.)

cardíaco recorrente direito ou ao nervo cardíaco vagal cranial. Estes nervos unem-se a outros nervos cardíacos direitos que penetram no plexo cardíaco. Os ramos continuam através da porção pré-traqueal do plexo cardíaco e são distribuídos sobre a parede atrial direita, na área do seio coronário, ao longo da artéria coronária direita e ao longo dos ramos descendente e circunflexo da artéria coronária esquerda, no lado esquerdo do coração.

Nervos cardíacos cervicais médios, independentes e visíveis a olho nu, não foram observados no bovino e no ovino. Os gânglios intermédios, anteriormente descritos, podem ser gânglios cervicais médios espalhados.

GÂNGLIO CERVICAL CRANIAL. O fusiforme gânglio cervical cranial está localizado medialmente ao processo jugular do osso occipital, ventromedialmente à bolha timpânica. Suas dimensões, no bezerro, são em média de 15 mm rostrocaudal, 8mm dorsoventral e 4 mm mediolateralmente. No ovino ela tem em média 15 mm × 5 mm × 3 mm, e, no caprino, 8 mm × 3 mm × 3 mm. Sua distribuição cranial é semelhante à do eqüino e está descrita em detalhes por Schreiber (1959) e Engel (1974). Fibras pós-ganglionares do gânglio cervical cranial unem-se ao primeiro nervo espinhal cervical e, às vezes, ao segundo ou ao terceiro nervos espinhais cervicais e são distribuídas, com ramos destes nervos, na área cervical. Nos ruminantes domésticos nenhum ramo do gânglio cervical cranial foi seguido até o coração (Wolhynski, 1928; Waites, 1957; McKibben e Getty, 1969a, b e 1970).

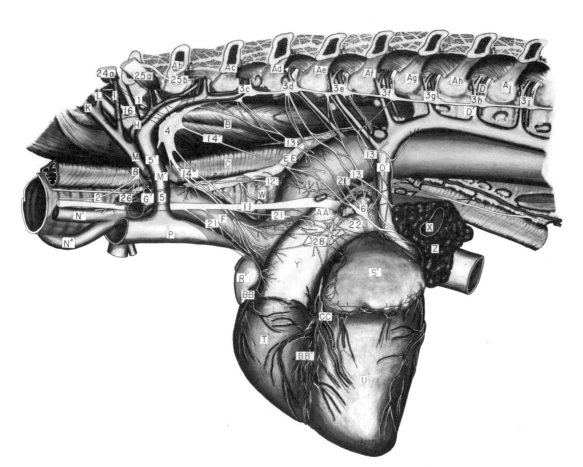

Figura 35-60. Nervos cardíacos e gânglios relacionados do bovino; vista lateral esquerda.

1, Ramo comunicante; 2, tronco simpático; 3c-3j, do terceiro ao nono gânglios torácicos; 4, gânglio cervicotorácico; 5, membro caudal da alça subclávia; 5', membro cranial da alça subclávia; 6, gânglio cardíaco do triângulo intervascular esquerdo; 8, gânglio vertebral; 11, nervo vago; 12', nervo laríngeo recorrente esquerdo; 13, nervo cardíaco torácico; 14', nervo cardíaco cervicotorácico caudodorsal; 14", nervo cardíaco cervicotorácico caudoventral; 16, nervo vertebral; 21, nervo cardíaco vagal cranial; 21', nervo cardíaco vagal caudal; 22, nervo cardíaco recorrente; 24a, oitavo nervo espinhal cervical; 25a e b, primeiro e segundo nervos espinhais torácicos; 26, nervos vasculares; 28, plexo cardíaco; Ab-Aj, da segunda à nona costelas; B, músculo longo do pescoço; C, esôfago; D, artéria intercostal; D', veia intercostal; F, tronco braquiocefálico; G', artéria subclávia esquerda; H, artéria costocervical; I, artéria escapular dorsal; K, artéria vertebral; L, artéria cervical profunda; M, artéria costocervicovertebral; M', veia costocervicovertebral; N', artéria carótida comum esquerda; N", artéria carótida comum direita; O', veia ázigos esquerda; P, veia cava cranial; R', aurícula direita; S', aurícula esquerda; T, ventrículo direito; U, ventrículo esquerdo; W, traquéia; X, brônquio; Y, tronco pulmonar; Z, pulmão; AA, ligamento arterial; BB, artéria coronária direita; BB', ramo descendente da artéria coronária esquerda; CC, veia magna do coração; E, ducto torácico. (De McKibben e Getty, 1969a.)

SISTEMA NERVOSO DO RUMINANTE 1083

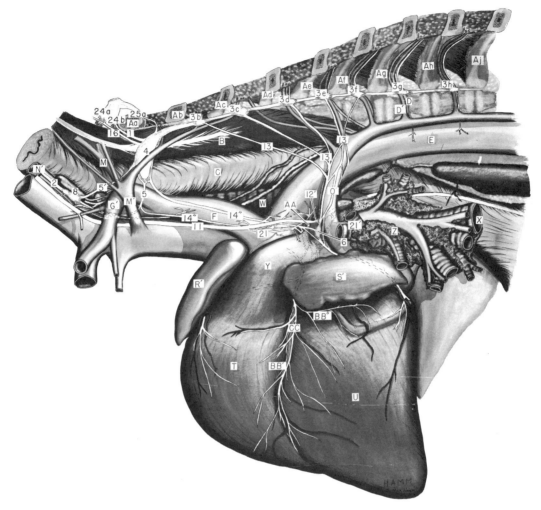

Figura 35-61. Nervos cardíacos e gânglios relacionados do ovino; vista lateral esquerda.
1, Ramo comunicante; 2, tronco simpático; 3b-3h, do segundo ao oitavo gânglios torácicos; 4, gânglio cervicotorácico; 5, membro caudal da alça subclávia; 5', membro cranial da alça subclávia; 6, gânglio cardíaco do triângulo intervascular esquerdo; 8, gânglio vertebral; 11, nervo vago; 12', nervo laríngeo recorrente esquerdo; 13, nervo cardíaco torácico; 14", nervo cardíaco cervicotorácico caudoventral; 16, nervo vertebral; 21, nervo cardíaco vagal cranial; 21' nervo cardíaco vagal caudal; 24a e b, oitavo e sétimo nervos espinhais cervicais; 25a, primeiro nervo espinhal torácico; Aa-Aj, da primeira à nona costelas; B, músculo longo do pescoço; C, esôfago; D, artéria intercostal; D', veia intercostal; E, aorta; F, tronco braquiocefálico; G', artéria subclávia, M, artéria costocervicovertebral; M', veia costocervicovertebral; N', artéria carótida comum esquerda; O', veia ázigos esquerda; R', aurícula direita; S', aurícula esquerda; T, ventrículo direito; U, ventrículo esquerdo; W, traquéia; X, brônquio; Y, tronco pulmonar; Z, pulmão; AA, ligamento arterial; BB', ramo descendente, e BB", ramo circunflexo da artéria coronária esquerda; CC, veia magna do coração. (De McKibben e Getty, 1969b)

PARTE TORÁCICA

O tronco simpático torácico situa-se bilateralmente, ventralmente às articulações das costelas com as vértebras. O gânglio mais cranial no tronco, o gânglio cervicotorácico, representa o gânglio cervical caudal fundido e o primeiro ou dois primeiros gânglios torácicos. Caudalmente a este gânglio, gânglios torácicos situam-se em cada espaço intercostal sucessivo, no tronco simpático. A parte torácica se continua caudalmente como o tronco simpático lombar. Cranialmente, o tronco torácico está ligado ao tronco simpático cervical, pela alça subclávia.

GÂNGLIO CERVICOTORÁCICO. O gânglio cervicotorácico situa-se na superfície ventrolateral do músculo longo do pescoço, ventralmente à junção costovertebral da primeira costela e ao primeiro espaço intercostal. Ele é formado pelo gânglio cervical caudal e pelos dois primeiros gânglios da cadeia simpática torácica. As dimensões médias deste gânglio, em milímetros, são as seguintes (McKibben e Getty, 1969a, b e 1970):

	CRANIOCAUDAL	DORSOVENTRAL	MEDIOLATERAL
Bovino	21	7	4
Ovino	18	5	3
Caprino	12	4	2

No bovino, particularmente, alguma variação no tamanho ocorre e pode ser parcialmente o resultado do fato de o gânglio vertebral muitas vezes estar incorporado ao gânglio cervicotorácico, no lado esquerdo. Esta coalescência dos gânglios ocorre, ocasionalmente, no lado direito, no bovino, e em qualquer dos lados, no ovino e no caprino. Os **ramos comunicantes** torácicos estendem-se até pelo menos o segundo ou terceiro nervos espinhais torácicos. Os ramos comunicantes estendem-se, por meio do **nervo vertebral**, cranialmente até o segundo nervo espinhal cervical (McKibben e Getty, 1969a, b e 1970). O ramo para o oitavo nervo espinhal cervical geralmente origina-se do gânglio cervicotorácico independente do nervo vertebral. O ramo para o sétimo nervo espinhal cervical emerge do nervo vertebral antes de sua entrada no forame transverso da sexta vértebra cervical. Pequenas ramificações do gânglio cervicotorácico, juntamente com aquelas originadas do gânglio vertebral, suprem os vasos sangüíneos na área imediata, de modo semelhante ao eqüino e o canino. Os ramos dos gânglios cervicotorácicos unem-se ao nervo frênico próximo à borda ventral da artéria subclávia. Os nervos cardíacos cervicotorácicos originam-se de cada gânglio cervicotorácico.

Os **nervos cardíacos cervicotorácicos esquerdos** originam-se diretamente da porção caudal do gânglio ou seguem o membro caudal da alça subclávia, ventralmente, antes de passarem para o coração. Um nervo cardíaco cervicotorácico esquerdo passa sobre a superfície esquerda da aorta até o gânglio do

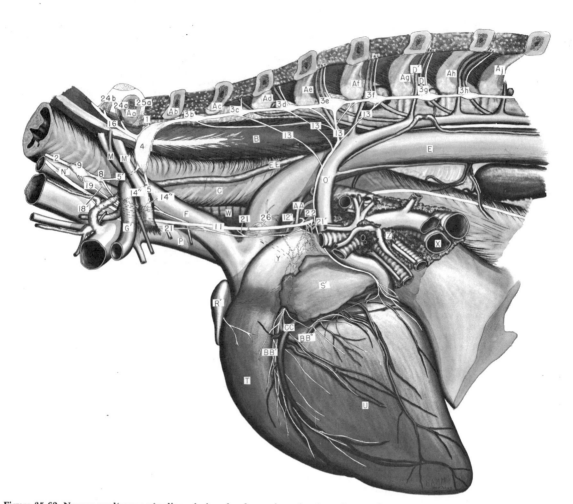

Figura 35-62. Nervos cardíacos e gânglios relacionados do caprino; vista lateral esquerda.

1, Ramo comunicante; 2, tronco simpático; 3b-3h, do segundo ao oitavo gânglios torácicos; 4, gânglio cervicotorácico; 5, membro caudal da alça subclávia; 5' membro cranial da alça subclávia; 8, gânglio vertebral; 9, gânglio cervical médio; 11, nervo vago; 12', nervo laríngeo recorrente esquerdo; 13, nervo cardíaco torácico; 14", nervo cardíaco cervicotorácico ventral; 16, nervo vertebral; 18', nervo cardíaco vertebral caudal; 19, nervo cardíaco cervical médio; 21, nervo cardíaco vagal cranial; 21', nervo cardíaco vagal caudal; 24a e b, oitavo e sétimo nervos espinhais cervicais; 25a, primeiro nervo espinhal torácico; 26, nervo vascular; Aa-Aj, da primeira à nona costelas; B, músculo longo do pescoço; C, esôfago; D, artéria intercostal; D', veia intercostal; E, aorta; F, tronco braquiocefálico; G', artéria subclávia esquerda; M, artéria costocervicovertebral; M', veia costocervicovertebral; N', artéria carótida comum esquerda; O', veia ázigos esquerda; P, veia cava cranial; R', aurícula direita; S', aurícula esquerda; T, ventrículo direito; U, ventrículo esquerdo; W, traquéia; X, brônquio; Y, tronco pulmonar; Z, pulmão; AA, ligamento arterial; BB', ramo descendente, e BB", ramo circunflexo da artéria coronária esquerda; CC, veia magna do coração; EE, ducto torácico. (De McKibben e Getty, 1970.)

SISTEMA LINFÁTICO DO RUMINANTE

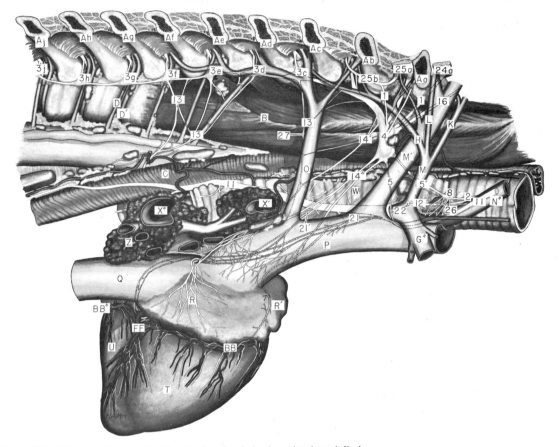

Figura 35-63. Nervos cardíacos e gânglios relacionados do bovino; vista lateral direita.

1, Ramo comunicante; 2, tronco simpático; 3c-3j, do terceiro ao nono gânglios torácicos; 4, gânglio cervicotorácico; 5, membro caudal da alça subclávia; 5', membro cranial da alça subclávia; 8, gânglio vertebral; 11, nervo vago; 12, nervo laríngeo recorrente direito; 13, nervo cardíaco torácico; 14', nervo cardíaco cervicotorácico caudodorsal; 14'', nervo cardíaco cervicotorácico caudoventral; 16, nervo vertebral; 21, nervo cardíaco vagal cranial; 21', nervo cardíaco vagal caudal; 22, nervo cardíaco recorrente; 24a, oitavo nervo espinhal cervical; 25a e b, primeiro e segundo nervos espinhais torácicos; 26, nervos vasculares; 27, gânglio intraneural acessório; Aa-Aj, da primeira à nona costelas; B, músculo longo do pescoço; C, esôfago; D, artéria intercostal; D', veia intercostal; G', artéria subclávia direita; H, artéria costocervical; K, artéria vertebral; L, artéria cervical profunda; M, artéria costocervicovertebral; M', veia costocervicovertebral; N'', artéria carótida comum direita; O, veia ázigos direita; P, veia cava cranial; Q, veia cava caudal; R, átrio direito; R', aurícula direita; T, ventrículo direito; U, ventrículo esquerdo; W, traquéia; X', brônquio apical; X'', brônquio primário; Z, pulmão; BB, artéria coronária direita; BB'', ramo circunflexo da artéria coronária esquerda; FF, veia média do coração. (De McKiben e Getty, 1969a.)

triângulo intervascular esquerdo, no bovino e no ovino (Figs. 35-60 e 61/14' e 14''). Ramificações deste nervo também passam para a aorta torácica e para a porção pré-traqueal do plexo cardíaco. No bovino, um nervo cardíaco cervicotorácico esquerdo (Fig. 35-60/14'') segue caudalmente o tronco braquiocefálico, passa para a direita do arco aórtico e penetra no plexo cardíaco. Ele continua, essencialmente, ao longo do sulco coronário esquerdo e do sulco paraconal interventricular. Um outro nervo, no bovino e no ovino, passa entre a aurícula direita e o tronco pulmonar e se distribui, essencialmente, ao longo do percurso da artéria coronária direita. Tanto no bovino como no ovino, um nervo cardíaco cervicotorácico também ramifica-se próximo à origem do tronco braquiocefálico, com filamentos continuando dentro do plexo cardíaco. No caprino (Fig. 35-62/14''), um ou dois nervos cardíaco cervicotorácicos esquerdos unem-se aos nervos cardíacos cervicais, passam para a esquerda da aorta torácica, e são distribuídos ao longo do percurso das artérias coronárias direita e esquerda, bem como para os vasos pulmonares e para a porção pré-traqueal do plexo cardíaco.

Os **nervos cardíacos cervicotorácicos direitos** originam-se diretamente do gânglio cervicotorácico direito, ou dos membros da alça subclávia direita. No bovino e no ovino, um nervo cardíaco cervicotorácico direito une-se ao terceiro nervo cardíaco cervicotorácico direito, passa caudoventralmente na veia cava cranial e, a seguir, entre a veia cava cranial e a aorta até a porção pré-traqueal do plexo cardíaco, parede do átrio direito e área do seio coronário. Um a três outros nervos cardíacos cervicotorácicos direito, no bovino, ovino e caprino (Figs. 35-63, 64 e 65/14, 14' e 14'') passam para a mesma área sem

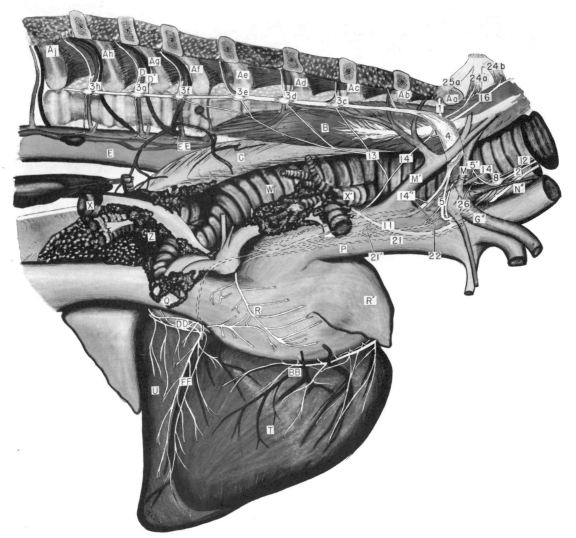

Figura 35-64. Nervos cardíacos e gânglios relacionados do ovino; vista lateral direita.

1, Ramo comunicante; 2, tronco simpático; 3c-3h, do terceiro ao oitavo gânglios torácicos; 4, gânglio cervicotorácico; 5, membro caudal da alça subclávia; 5', membro cranial da alça subclávia; 8, gânglio vertebral; 11, nervo vago; 12, nervo laríngeo recorrente direito; 13, nervo cardíaco torácico; 14, nervo cardíaco cervicotorácico cranial; 14', nervo cardíaco cervicotorácico caudodorsal; 14'', nervo cardíaco cervicotorácico caudoventral; 16, nervo vertebral; 21, nervo cardíaco vagal cranial; 21', nervo cardíaco vagal caudal; 22, nervo cardíaco recorrente; 24a e b, oitavo e sétimo nervos espinhais cervicais; 25a, primeiro nervo espinhal torácico; 26, nervo vascular; Aa-Aj, da primeira à nona costelas; B, músculo longo do pescoço; C, esôfago; E, aorta; G'', artéria subclávia direita; M, artéria costocervicovertebral; M', veia costocervicovertebral; N'', artéria carótida comum direita; P, veia cava cranial; Q, veia cava caudal; R, átrio direito; R', aurícula direita; T, ventrículo direito, U, ventrículo esquerdo; W, traquéia; X, brônquio; X', brônquio apical; Z, pulmão; BB, artéria coronária direita; DD, seio coronário; EE, ducto torácico; FF, veia média do coração. (McKibben e Getty, 1969b.)

unirem-se aos nervos cardíacos torácicos. No bovino, um nervo cardíaco cervicotorácico direito passa sobre o lado direito da traquéia, sobre o tronco braquiocefálico; ele une-se a um nervo semelhante da esquerda e se distribui, essencialmente, ao longo do percurso da artéria coronária direita. No ovino, um nervo cardíaco cervicotorácico direito une-se a um nervo cardíaco recorrente direito; o tronco conjunto estende-se para o lado esquerdo, caudalmente à aorta, e se distribui ao longo da artéria coronária direita. Um grande nervo cervicotorácico direito, independente, supre ramos para as áreas descritas para os outros nervos cardíacos cervicotorácicos direitos, além do sulco coronário, no lado esquerdo, e sulco paraconal interventricular. Os nervos cardíacos cervicotorácicos direitos, no caprino, ao suprirem cada uma das áreas descritas para o ovino, geralmente unem-se a outros nervos cardíacos direitos, próximo da extensão caudoventral da alça subclávia (Fig. 35-65/14 e 14'').

GÂNGLIOS TORÁCICOS. Os **gânglios do tronco simpático** torácico (Figs. 35-60 a 65/3c-3q) estão ge-

SISTEMA NERVOSO DO RUMINANTE

ralmente presentes, em cada espaço intercostal, do segundo ou terceiro espaço, caudalmente. Estes gânglios contribuem para a maioria dos nervos cardíacos simpáticos, no bovino e no ovino. No bovino os gânglios, do terceiro ao sexto, são geralmente maiores do que os gânglios torácicos sucessivos e servem como a origem para os nervos cardíacos torácicos. No ovino, os gânglios torácicos variam de 1 a mais de 10 mm craniocaudalmente e medem em média, aproximadamente, 5 mm dorsoventralmente e 2 mm mediolateralmente. O terceiro gânglio torácico esquerdo é geralmente maior do que os outros gânglios torácicos. Os nervos cardíacos torácicos, no ovino, originam-se caudalmente até o sexto gânglio torácico (Fig. 35-58/13 e 3c-3f). No caprino o quinto gânglio torácico esquerdo é maior do que os outros gânglios torácicos. Os nervos cardíacos torácicos foram demonstrados, a olho nu, originando-se somente dos gânglios do tronco simpático torácico esquerdo, no caprino (Perman, 1924, e McKibben e Getty, 1970). Nos ruminantes, nervos delicados originam-se dos gânglios torácicos e passam ventralmente para os grandes vasos, esôfago, pulmões e coração. Os **nervos cardíacos torácicos esquerdos**, os mais craniais, passam ventralmente sobre a superfície lateral da aorta torácica enquanto os nervos mais caudais seguem as artérias intercostais dorsais para a aorta. Ramos de ambos os nervos continuam ao longo da veia ázigos esquerda para o **gânglio cardíaco** do **triângulo intervascular esquerdo** ou diretamente para a porção pré-traqueal do plexo cardíaco (Figs. 35-60, 61 e 62/13). O gânglio cardíaco do triângulo intervascular esquerdo está localizado ventralmente ao arco da aorta, na junção da

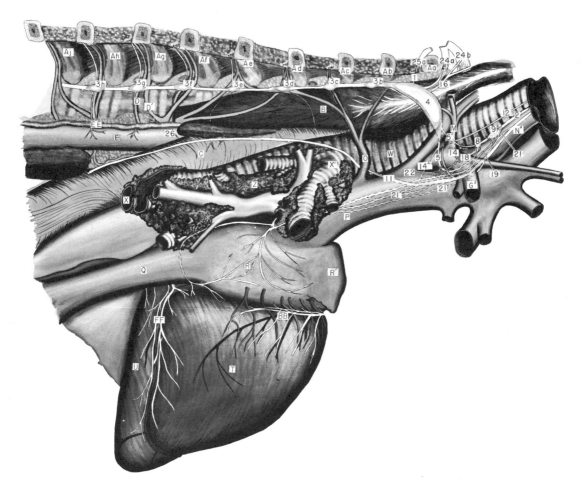

Figura 35-65. Nervos cardíacos e gânglios relacionados do caprino; vista lateral direita.

1, Ramo comunicante; 2, tronco simpático; 3b-3h, do segundo ao oitavo gânglios torácicos; 4, gânglio cervicotorácico; 5, membro caudal da alça subclávia; 5', membro cranial da alça subclávia; 8, gânglio vertebral; 9, gânglio cervical médio; 11, nervo vago; 12, nervo laríngeo recorrente direito; 14, nervo cardíaco cervicotorácico cranial; 14", nervo cardíaco cervicotorácico caudoventral; 16, nervo vertebral; 18, nervo cardíaco vertebral cranial; 19, nervo cardíaco cervical médio; 21, nervo cardíaco vagal cranial; 21', nervo cardíaco vagal caudal; 22, nervo cardíaco recorrente; 24a e b, oitavo e sétimo nervos espinhais cervicais; 25a, primeiro nervo espinhal torácico; 26, nervo vascular; Aa-Aj, da primeira à nona costelas; B, músculo longo do pescoço; C, esôfago; E, aorta; G", artéria subclávia direita; M, artéria costocervicovertebral; M', veia costocervicovertebral; N", artéria carótida comum direita; O, veia ázigos direita; P, veia cava cranial; Q, veia cava caudal; R, átrio direito; R', aurícula direita; T, ventrículo direito, U, ventrículo esquerdo; W, traquéia; X, brônquio; X', brônquio apical; Z, pulmão; BB, artéria coronária direita; EE, ducto torácico; FF, veia média do coração. (De McKibben e Getty, 1970.)

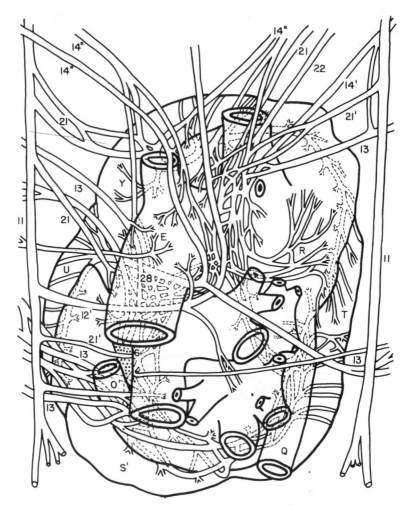

Figura 35-66. Inervação cardíaca do bovino; vista dorsal aumentada e simplificada (da Fig. 35-57).

6, Gânglio cardíaco do triângulo intervascular esquerdo; 11, nervo vago; 12', nervo laríngeo recorrente esquerdo; 13, nervo cardíaco torácico; 14', nervo cardíaco cervicotorácico caudodorsal; 14", nervo cardíaco cervicotorácico caudoventral; 21, nervo cardíaco vagal cranial; 21', nervo cardíaco vagal caudal; 22, nervo cardíaco recorrente; 28, plexo cardíaco; E, aorta; O', veia ázigos esquerda; Q, veia cava caudal; R, átrio direito; S', aurícula esquerda; T, ventrículo direito; U, ventrículo esquerdo; Y, tronco pulmonar. (De McKibben e Getty, 1969a.)

veia ázigos esquerda com a artéria pulmonar esquerda, no bovino e ovino. Este gânglio não foi demonstrado nos caprinos. Os nervos cardíacos torácicos esquerdos estão distribuídos, essencialmente, ao longo do percurso do ramo circunflexo da artéria coronária esquerda, sobre o dorso da aurícula esquerda, o *ventrum* do átrio esquerdo, os lados caudal e direito do ventrículo esquerdo, o septo interatrial direito, o septo interventricular direito e a superfície direita caudal do ventrículo direito. No bovino e no ovino, cranialmente, os **nervos cardíacos torácicos direitos**, quando presentes (Figs. 35-63 e 64/13), correm ventralmente ao longo da veia ázigos direita e, a seguir, ao longo da veia cava cranial, até a porção pré-traqueal do plexo cardíaco, parede lateral do átrio direito e áreas adjacentes ao sulco subsinuoso interventricular. Ramificações podem seguir a artéria coronária direita. Um **gânglio intraneural acessório** relativamente constante (Fig. 35-63/27) é encontrado entre o tronco simpático e o coração em um destes nervos cardíacos torácicos direitos (Wolhynski, 1928; McKibben e Getty, 1969a). No bovino, nervos cardíacos torácicos direitos (Fig. 35-57/13) originados do quarto, quinto e do sexto gânglios torácicos, passam ventralmente entre a aorta torácica e o esôfago e unem-se aos nervos cardíacos cervicotorácicos esquerdos, que penetram na porção pré-traqueal do plexo cardíaco. A maioria dos ramos destes nervos estende-se por todo o plexo e ramifica-se ao longo do percurso dos ramos descendente e circunflexo da artéria coronária esquerda, no lado esquerdo do coração. Os nervos que passam ventralmente dos gânglios torácicos direitos, no caprino, não foram demonstrados a olho nu como

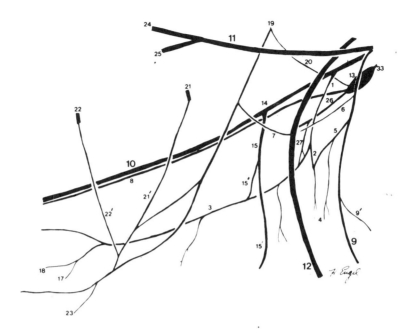

Lado direito

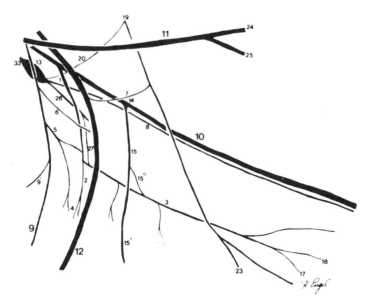

Lado esquerdo

Figura 35-67. Distribuição do sistema nervoso autônomo na região cervical cranial do bovino.

1, Ramo faríngeo (nervo faringoesofágico); 2, ramo cranial de 1; 3, ramo caudal de 1; 4, plexo faríngeo; 5, ramo faríngeo de 9; 6, ramo do seio carotídeo; 7, alça cervical; 8, tronco simpático; 9, nervo glossofaríngeo; 9', ramo para o músculo estilofaríngeo; 10, nervo vago; 11, nervo acessório; 12, nervo hipoglosso; 13, gânglio cervical cranial; 14, gânglio distal do nervo vago; 15, nervo laríngeo cranial; 15', ramo interno de 15; 15", ramo externo de 15; 17, ramo para o músculo cricotireóideo; 18, nervo tireóideo cranial; 19, ramo ventral do primeiro nervo cervical; 20, ramo entre 19 e 13; 21, ramo ventral do segundo nervo cervical; 21', ramo entre 19 e 21; 22, ramo ventral do terceiro nervo cervical; 22', ramo entre 21 e 22; 23, ramo para o músculo omo-hióideo; 24, ramo dorsal de 11; 25, ramo ventral de 11; 26, nervo carótido externo; 27, ramo entre 13 e 3; 33, nervo carótido interno. (De Engle, 1974.)

RUMINANTE

tendo atingido o coração (Perman, 1924; McKibben e Getty, 1970). Eles atingem a veia ázigos direita, o esôfago e a aorta.

O plexo cardíaco dos ruminantes (Fig. 35-66) é semelhante ao descrito para o eqüino, cão e gato. O *gânglio cardíaco do triângulo intervascular esquerdo* (6), no lado esquerdo do plexo cardíaco, é exclusivo no bovino e no ovino. Corresponde ao gânglio de Wrisberg (20, 35) ou ao gânglio cardíaco do homem (Hardesty, 1933; Mizeres, 1963). No bovino ele mede aproximadamente 2 mm × 4 mm × 3 mm.

O **nervo esplâncnico maior**, no bovino, recebe fibras do sexto até o último ou dois últimos ramos comunicantes brancos torácicos e passa, dentro da cavidade abdominal, através do arco lombocostal para unir-se aos plexos adrenal e celiacomesentérico e aos gânglios celíaco e mesentérico cranial (McLeod, 1958). Em seu percurso torácico o nervo esplâncnico situa-se próximo ao tronco simpático torácico, do qual origina-se, e é maior que o tronco principal. O **nervo esplâncnico menor** do bovino, ovino e caprino origina-se do primeiro e do segundo segmentos lombares (Ghoshal e Getty, 1969, 1970a e b). No ovino e no caprino, o nervo esplâncnico torácico origina-se de modo semelhante ao do bovino e deixa o tronco simpático torácico, aproximadamente, no décimo terceiro gânglio torácico (Ghoshal e Getty, 1969 e 1970b). Segmentos lombares caudais também contribuem para a inervação simpática das vísceras abdominais, conforme é descrito nas págs. 1092, 1095, 1098 e 1100.

Parte Parassimpática

A inervação parassimpática do pescoço e do tórax dos ruminantes é de origem cranial e distribuída por ramos do nervo vago.

PARTE CERVICAL

Os gânglios proximais e distais do nervo vago dos ruminantes possuem localizações e funções semelhantes às do cão. O gânglio distal, entretanto, não está tão intimamente associado ao gânglio cervical cranial como ele o é no cão. O tronco simpático cervical, do bovino, mede aproximadamente 1 ou 2 mm de largura e pode ser separado, por todo o seu comprimento, do nervo vago, que mede aproximadamente 4 a 8 mm de largura. Ramos comunicantes passam entre as duas porções do tronco vagossimpático cervical.

No ovino, um terceiro tronco de aproximadamente 0,25 mm de largura acompanha o tronco vagossimpático 4 ou 5 cm distalmente ao nervo laríngeo cranial e, a seguir, une-se ao nervo vago. Este pode ser o nervo depressor. Ramos do nervo vago cervical incluem o nervo faríngeo, o nervo laríngeo cranial e o nervo cardíaco vagal cranial.

RAMO FARÍNGEO. O ramo faríngeo, nos ruminantes, origina-se de modo semelhante ao do eqüino e passa para os músculos faríngeos (Fig. 35-67). O ramo esofágico (caudal) do ramo faríngeo passa caudalmente no esôfago e une-se ao nervo laríngeo cranial e/ou ao recorrente. Todos os três nervos fornecem inervação ao esôfago (Dougherty, et al., 1958).

RAMO LARÍNGEO CRANIAL. O nervo laríngeo cranial origina-se do nervo vago, próximo à separação do tronco simpático do nervo vago. Ele passa ventralmente sobre a superfície lateral da faringe e penetra no forame tireóide cranial, ventralmente ao corno rostral da cartilagem tireóide da laringe. Seu ramo externo une-se ao ramo esofágico do ramo faríngeo e inerva o músculo cricotireóideo, o esôfago e a glândula tireóide.

NERVOS CARDÍACOS VAGAIS CRANIAIS. No bovino, de um a três nervos cardíacos vagais craniais originam-se dos nervos vagos, cranialmente à origem do nervo laríngeo recorrente, em cada lado (Fig. 35-57/21). Ramos de ambos os lados ramificam-se no plexo cardíaco. Os nervos esquerdos também suprem a área do ligamento arterial e a aorta adjacente, o tronco braquiocefálico e o tronco pulmonar. Os nervos cardíacos vagais craniais esquerdos estendem-se ao longo da artéria coronária direita e dos ramos descendente e circunflexo da artéria coronária esquerda, no lado esquerdo do coração. Os nervos cardíacos vagais craniais direitos acompanham o tronco braquiocefálico e a aorta, caudalmente, para ramificarem-se no plexo cardíaco. No caprino, os nervos cardíacos vagais craniais (Fig. 35-59/21) unem-se a outros nervos cardíacos que penetram na porção pré-traqueal do plexo cardíaco. Os nervos cardíacos vagais craniais esquerdos são distribuídos, essencialmente, ao longo dos ramos descendente e circunflexo da artéria coronária esquerda e ao longo da artéria coronária direita. Os nervos direitos inervam, essencialmente, a parede lateral do átrio direito, o lado esquerdo do ventrículo esquerdo, o septo interventricular, a aurícula esquerda, o ventrículo direito e o *ventrum* da aurícula direita.

PARTE TORÁCICA

Cada nervo vago passa ventromedialmente à artéria subclávia e em íntima aposição à parte ventral do membro caudal da alça subclávia, após penetrar na cavidade torácica. O percurso dos nervos vagos, caudalmente, e sua divisão nos ramos e troncos dorsais e ventrais, é semelhante àquela descrita para o eqüino, cão e gato. O nervo vago direito passa dorsalmente ao brônquio traqueal e divide-se nos ramos dorsal e ventral, caudomedialmente à veia ázigos direita, no lado direito do esôfago. O nervo vago esquerdo passa medialmente à veia ázigos esquerda e sobre a face dorsal do brônquio esquerdo, onde divide-se nos ramos dorsal e ventral. No ovino o ramo dorsal direito é maior do que o ramo esquerdo. O tronco vagal dorsal direito é formado ao nível da oitava vértebra torácica e o tronco ventral é formado imediatamente caudal à base do coração, nos ovinos (May, 1964), bovinos (Habel, 1970) e nos caprinos. O tronco vagal ventral é menor do que o tronco dorsal, no bovino (Habel, 1970). Pequenos ramos passam do nervo vago para os vasos pulmonares, brônquios, esôfago e traquéia. Ramos diretos dos ramos vagais dorsais e ventrais ramificam-se no esôfago. Outros ramos dos nervos vago torácicos incluem o nervo laríngeo recorrente, o nervo cardíaco vagal caudal, o nervo bronquial e o nervo esofágico.

SISTEMA NERVOSO DO RUMINANTE

NERVOS LARÍNGEOS RECORRENTES. Os nervos laríngeos recorrentes, nos ruminantes, originam-se e correm de modo semelhante aos do eqüino. Pequenos nervos cardíacos recorrentes originam-se de cada nervo laríngeo recorrente. No bovino, os nervos cardíacos recorrentes esquerdos ramificam-se no dorso do átrio esquerdo e na porção pré-traqueal do plexo cardíaco. Os nervos direitos passam essencialmente para esta última área e para as áreas da parede atrial direita e seio coronário. No ovino (Fig. 35-58/22), dois ou três pequenos **nervos cardíacos recorrentes esquerdos** penetram na porção pré-traqueal do plexo cardíaco e são distribuídos, essencialmente, para a área do seio coronário e ao longo do ramo circunflexo da artéria coronária esquerda, caudalmente, e no lado direito do coração. Um ou dois **nervos cardíacos recorrentes direitos**, no ovino, originam-se quando o nervo laríngeo recorrente corre craniomedialmente ao redor da artéria subclávia direita. Eles unem-se aos nervos cardíacos cervicotorácicos direitos e são distribuídos ao longo do percurso da artéria coronária direita. No caprino (Fig. 35-59/22), os nervos cardíacos recorrentes esquerdos unem-se aos nervos vagos caudais esquerdos ou aos nervos cardíacos direitos e penetram na porção pré-traqueal do plexo cardíaco. Ramos passam ao longo de cada artéria coronária, bem como em qualquer dos lados da veia cava caudal, para suprirem as quatro câmaras do coração. Os nervos cardíacos recorrentes direitos unem-se ao tronco cardíaco formado pelos nervos cardíacos direitos e passam para a parede lateral do átrio direito, lado esquerdo do ventrículo esquerdo, aurícula esquerda, septo interventricular, ventrículo direito e aurícula direita.

Como no eqüino, o nervo laríngeo recorrente através de seu ramo terminal, o nervo laríngeo caudal, inerva todos os músculos intrínsecos da laringe, exceto os músculos cricotireóideos. Os ramos também contribuem para a inervação dos vasos pulmonares, dos brônquios, da parte torácica e cervical da traquéia e do esôfago, dos vasos da bainha carótida e da glândula tireóide.

NERVOS CARDÍACOS VAGAIS CAUDAIS. Nos ruminantes (Figs. 35-57, 58 e 59/21') pequenos nervos cardíacos vagais caudais originam-se de cada nervo vago, caudalmente à origem dos nervos laríngeos recorrentes no nervo vago. No bovino (Fig. 35-60/ ·21) os nervos cardíacos vagais caudais esquerdos correm cranioventralmente dentro da porção pré-traqueal do plexo cardíaco e são distribuídos, essencialmente, para o átrio esquerdo e para o ventrículo nas superfícies caudal e direita do coração. Um a três nervos cardíacos vagais caudais direitos no bovino (Fig. 35-63/21') originam-se imediatamente cranial ao brônquio traqueal e correm ventromedialmente no plexo cardíaco e são distribuídos, essencialmente, nas áreas da parede atrial direita e no

seio coronário. Nos ovinos e nos caprinos (Figs. 35-61 e 62/21), os nervos cardíacos vagais caudais, além de suprirem as áreas descritas para o bovino, correm entre o átrio esquerdo e a veia cava caudal para a área do seio coronário. Os nervos cardíacos vagais caudais direitos dos ovinos e caprinos (Figs. 35-64 e 65/21), além de suprirem áreas semelhantes àquelas supridas no bovino, passam ao longo da artéria coronária direita e dos ramos descendente e circunflexo da artéria coronária esquerda, no lado esquerdo do coração.

RAMOS BRONQUIAIS. Os nervos bronquiais originam-se de cada nervo vago próximo à superfície dorsal dos brônquios, dos ramos vagais ventrais e como ramos do plexo cardíaco e passam para a árvore bronquial.

RAMOS ESOFÁGICOS. Os ramos esofágicos originam-se diretamente dos nervos vagos, dos ramos vagais e dos troncos vagais para suprirem o esôfago.

BIBLIOGRAFIA

Dougherty, R. W., R. E. Habel and H. E. Bond. 1958. Esophageal innervation and the eructation reflex in sheep. Am. J. Vet. Res. *19*:115–128.

Dyce, K. M., and C. J. G. Wensing. 1971. Essentials of Bovine Anatomy. Lea and Febiger, Philadelphia.

Engel, H. N., Jr. 1974. A Comparative Morphologic Study of the Cervical Autonomic Innervation in the Horse, Ox, Pig, and Dog. M.S. Thesis, Auburn University, Auburn, Alabama 36830.

Ghoshal, N. G., and R. Getty. 1969. Postdiaphragmatic disposition of the pars sympathica and major autonomic ganglia of the goat (*Capra hircus*). Zbl. Vet. Med. *16*:416–425.

Ghoshal, N. G., and R. Getty. 1970a. Postdiaphragmatic disposition of the pars sympathica and major autonomic ganglia of the ox (*Bos taurus*). Jap. J. Vet. Sci. *32*:285–294.

Ghoshal, N. G., and R. Getty. 1970b. Postdiaphragmatic disposition of the pars sympathica and major autonomic ganglia of the sheep. New Zealand Vet. J. *18*:71–78.

Habel, R. E. 1970. Guide to the Dissection of Domestic Ruminants. Ithaca, New York. Published by the author.

Hardesty, I. 1933. The nervous system. In Morris' Human Anatomy, edited by C. M. Jackson. pp. 825–1127, 9th ed. W. B. Saunders Co., Philadelphia.

May, N. D. S. 1964. The Anatomy of the Sheep. 2nd ed., University of Queensland Press, St. Lucia, Brisbane, Queensland.

McKibben, J. S., and R. Getty. 1969a. A study of the cardiac innervation in domestic animals: Cattle. Anat. Rec. *165*:141–152.

McKibben, J. S., and R. Getty. 1969b. A comparative study of the cardiac innervation in domestic animals: Sheep. Acta Anat. *74*: 228–242.

McKibben, J. S., and R. Getty. 1970. A comparative study of the cardiac innervation in domestic animals: The goat. Anat. Anz. *126*:161–171.

McLeod, W. M. 1958. Bovine Anatomy. 2nd ed., Burgess Publishing Co., Minneapolis.

Mizeres, N. J. 1963. The cardiac plexus in man. Am. J. Anat. *112*: 141–151.

Perman, E. 1924. Anatomische Untersuchung über die Herznerven bei den hoheren. Säugetieren und bie Menschen. Zeitschrift Gesamte Anat. *71*:382–457.

Schreiber, J. 1959. Das Ganglion cervicale superius von Bos taurus. Morph. Jahrb. *99*:821–837.

Waites, G. M. H. 1957. The course of the efferent cardiac nerves of the sheep. J. Physiol. *139*:417–433.

Wolhynski, F. A. 1928. Die Herznerven des Kalbes. Zeitschrift Gesamte Anat. *86*:579–607.

INERVAÇÃO AUTÔNOMA ABDOMINAL, PÉLVICA E CAUDAL

N. G. Ghoshal

Parte I — Bovino

PARTE ABDOMINAL

O tronco simpático pós-diafragmático é menos volumoso que seu segmento torácico, pois o nervo esplâncnico maior é freqüentemente bem maior do que o tronco em si. O **nervo esplâncnico maior** origina-se de diversos gânglios (torácicos) dentro da cavidade torácica; sua separação do tronco simpático é evidente ao redor do gânglio do sexto nervo torácico (van den Broek, 1908; Sisson e Grossman, 1953; Dobberstein e Hoffmann, 1964). O nervo esplâncnico maior ou está muito intimamente associado ao tronco simpático ou realiza intercâmbio de fibras com os ramos interganglionares do tronco simpático, no tórax. Entre a última vértebra torácica e a primeira vértebra lombar ele aparentemente deixa o tronco. O percurso abdominal do nervo esplâncnico maior é curto e termina, essencialmente, no plexo adrenal e nos gânglios e plexos celíaco e mesentérico cranial.

O **tronco simpático torácico** penetra na cavidade abdominal dentro do arco lombocostal. O **segmento abdominal** (lombar) varia na espessura. Dentro da metade cranial ambos os troncos situam-se um tanto próximos um do outro, mas tendem a divergir caudalmente (Fig. 35-68). Os ramos interganglionares são subdivididos variavelmente, mas com freqüência são únicos (Frewein, 1962). Entre os ramos comunicantes do último nervo torácico e do primeiro nervo lombar ocorre um gânglio intermédio encaixado no tronco simpático (van den Broek, 1908).

Os **gânglios lombares** são, em geral, fusiformes, exceto os dois primeiros, que são irregularmente estrelados. Eles estão normalmente presentes em cada segmento lombar, embora os dois últimos poderão estar fundidos. Freqüentemente os gânglios são subdivididos, compondo uma larga variação em seu número total. De acordo com a disposição dos gânglios lombares, Frewein (1962) os classifica conforme segue: (1) distribuição segmentar (6 gânglios); (2) fusão incompleta (menos de 6 gânglios); ou (3) subdivisão de um ou mais gânglios (mais de 6 gânglios).

Os **ramos comunicantes** do segmento abdominal são freqüentemente subdivididos. Em qualquer dos lados eles acompanham os vasos lombares, aos quais inervam por intermédio de pequenas ramificações. Eles surgem próximos ao meio dos gânglios lombares, correm transversalmente e unem-se aos nervos espinhais, próximo à sua emergência nos forames intervertebral ou vertebral lateral. Os ramos comunicantes contêm fibras pré-ganglionares (Botár, 1932) que, após originarem-se com um nervo de um segmento, correm oblíqua e caudalmente sobre os discos intervertebrais, profundamente aos músculos sublombares; com freqüência unem-se a um gânglio do segmento caudal ou podem unir-se à parte interganglionar do tronco simpático (Botár, 1932; Ghoshal e Getty, 1970a). A origem e o número dos ramos comunicantes oblíquos varia consideravelmente entre os primeiros cinco segmentos lombares. Às vezes, ramos transversos estendem-se entre o sexto gânglio lombar, de ambos os lados (Botár, 1932; Frewein, 1962).

Os **nervos esplâncnicos lombares** podem estar dispostos em grupos cranial e caudal. O grupo cranial, ou os **nervos esplâncnicos menores** são essencialmente derivados dos primeiros dois segmentos lombares (Dobberstein e Hoffmann, 1964; Schwarze e Schröder, 1965; Ghoshal e Getty, 1970a), do primeiro gânglio lombar (Sisson e Grossman, 1953) ou do último gânglio torácico e do primeiro gânglio lombar (Koch, 1965). Os nervos esplâncnicos menores são representados por um a três filamentos delicados e suas terminações exatas são de difícil revelação a olho nu. Eles aparentemente terminam no plexo adrenal e, possivelmente, no plexo celiacomesentérico e nos gânglios celíaco e mesentérico cranial. O segundo nervo esplâncnico lombar também contribui para o gânglio aórtico-renal e para o plexo renal. Ele também une-se ao terceiro nervo esplâncnico lombar e assim, indiretamente, ao quarto e ao quinto nervos esplâncnicos, para atingir o plexo mesentérico caudal por meio do nervo esplâncnico lombar caudal (grupo caudal). O quarto e quinto nervos esplâncnicos lombares podem subdividir-se variavelmente. Um nervo deixa o tronco simpático no quarto gânglio lombar e inerva as vísceras abdominais caudal e pélvica (Lassoie, 1958). Algumas fibras do quinto nervo esplâncnico lombar vão diretamente para o nervo hipogástrico. O nervo esplâncnico mais caudal deixa o tronco simpático ligeiramente cranial ao primeiro gânglio sacral (van den Broek, 1908).

Principais Plexos e Gânglios Autônomos da Cavidade Abdominal
(Fig. 35-69)

1. O **plexo adrenal** (supra-renal) é uma extensa rede fibrosa situada entre a face profunda da glândula adrenal e o pilar do diafragma. Ele recebe contribuições do nervo esplâncnico maior e dos nervos esplâncnicos menores, que se unem com diversos ramos curtos, mas fortes, do gânglio celíaco. Diversas fibras delicadas do tronco simpático entre o último nervo torácico e o primeiro nervo lombar também estendem-se até ele (van den Broek, 1908). O plexo adrenal está frouxamente ligado ao plexo renal correspondente.

2. O **plexo celiacomesentérico** e os **gânglios celíaco** e **mesentérico cranial:**

O plexo celíaco é mais complexo do que o do eqüino dado o caráter do estômago composto do bovino. O plexo celiacomesentérico representa uma massa difusa de rede fibrosa densa que circunda as origens da artéria celíaca e a artéria mesentérica cranial. Massas ganglionares irregulares de gânglios celíacos e gânglios mesentéricos craniais estão entrelaçadas no plexo celiacomesentérico. Os pares de gânglios celíacos são arredondados e situam-se pró-

SISTEMA LINFÁTICO DO RUMINANTE

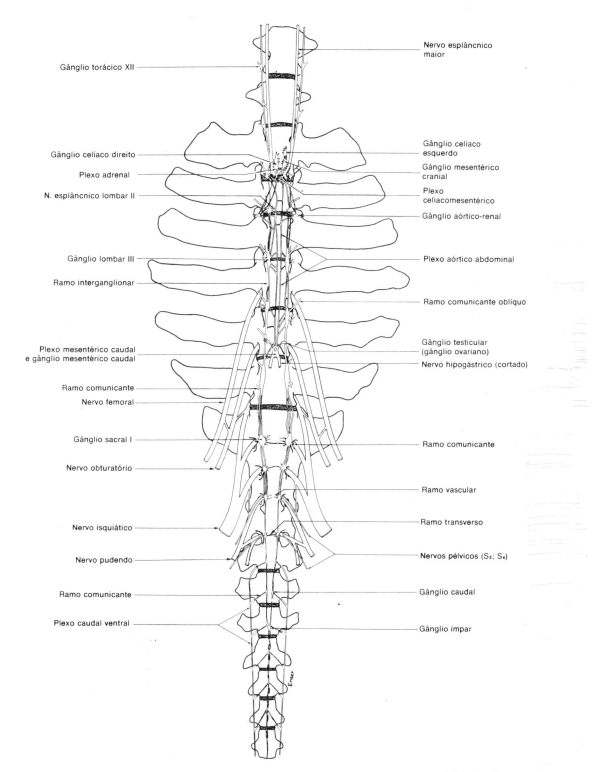

Figura 35-68. Disposição pós-diafragmática da parte simpática e dos principais gânglios autônomos do bovino; vista ventral. (De Ghoshal e Getty, 1970a.)

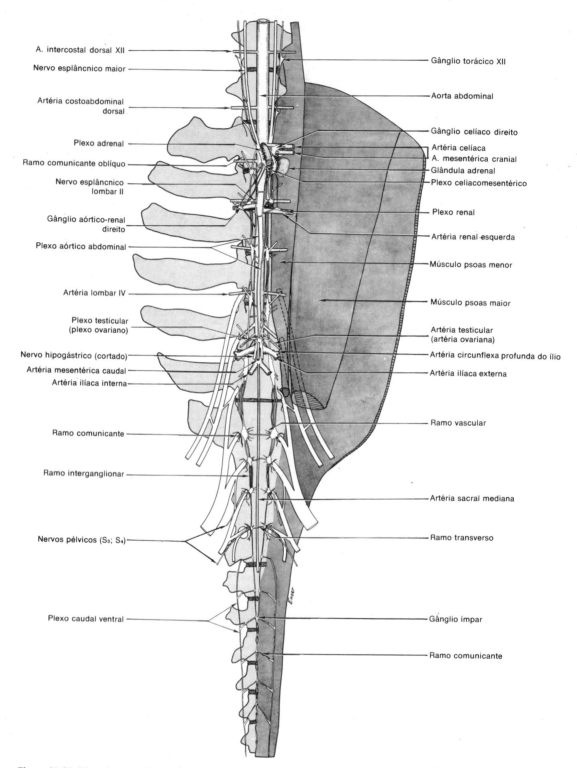

Figura 35-69. Disposição pós-diafragmática da parte simpática e dos principais gânglios autônomos do bovino; vista ventral. (De Ghoshal e Getty, 1970a.)

SISTEMA NERVOSO DO RUMINANTE

ximo da origem da artéria celíaca. O gânglio mesentérico cranial, aparentemente único, é mais longo e está intimamente relacionado com a artéria mesentérica cranial. No lado esquerdo, o gânglio celíaco e o gânglio mesentérico cranial são distintos, embora estejam ligados, um ao outro, por meio de diversas fibras fortes porém curtas. Uma porção do gânglio mesentérico cranial também estende-se ao longo da superfície caudal da artéria correspondente, aparentemente estabelecendo uma ligação frouxa com o gânglio celíaco direito. Ambos os gânglios estão ligados por cordões ganglionares, e são ligados de forma semelhante aos gânglios do lado oposto, de modo que a disposição é flexiforme (Sisson e Grossman, 1953). Os nervos esplâncnicos maior e menor parecem contribuir para o plexo celiacomesentérico e para os gânglios mesentérico cranial e celíaco. As fibras parassimpáticas pré-ganglionares dos troncos vagos dorsais contribuem para o plexo celiacomesentérico. Deste último, ramos viscerais acompanham a artéria correspondente para sua distribuição periférica.

3. Os **gânglios aórtico-renais** situam-se ao longo do percurso da artéria renal desde a aorta abdominal (Frewein, 1962; Ghoshal e Getty, 1970a). Eles derivam fibras do plexo celiacomesentérico, dos gânglios celíaco e mesentérico cranial e do nervo esplâncnico menor (segundo lombar).

4. O **plexo renal** é uma extensa rede fibrosa, frouxamente dispersa que circunda a porção extrarenal da artéria correspondente. Normalmente é par, mas pode ser unilateral ou às vezes estar ausente. Ele está frouxamente ligado ao plexo adrenal correspondente. O plexo renal recebe fibras do gânglio celíaco, do gânglio mesentérico cranial e do gânglio aórtico-renal, do nervo esplâncnico menor (segundo lombar) e, de acordo com Frewein (1962) também fibras do terceiro gânglio lombar. Sua ligação com o plexo intermesentérico é duvidosa. Os ramos viscerais (normalmente de um a três), acompanham os vasos renais ao hilo do rim e ocasionalmente a parte cranial do ureter, sem acompanhar qualquer vaso.

5a. O **plexo** e **gânglio testicular** recebem contribuições, variavelmente, do segundo ao quinto nervos esplâncnicos lombares e do plexo aórtico abdominal. Suas localizações são variáveis, dependendo da origem da artéria testicular na aorta abdominal, especialmente em relação à artéria mesentérica caudal.

Um gânglio testicular muito conspícuo está presente, o qual, entretanto, está freqüentemente fundido com o gânglio mesentérico caudal. Os ramos viscerais correm ao longo da artéria testicular para inervarem o testículo e o epidídimo.

Na túnica albugínea e na túnica vasculosa do testículo, especialmente na primeira, grandes feixes nervosos de espessas fibras mielínicas, com algumas fibras finas e amielínicas, são muitas vezes observadas, que são provavelmente ramos dos troncos nervosos viscerais derivados do plexo testicular (Shioda e Nishida, 1966).

5b. O **plexo ovariano** é o homólogo do plexo testicular, na fêmea. Ele possui uma fonte de fibras quase semelhante. Os ramos viscerais acompanham a artéria correspondente e podem ser subdivididos

no plexo ovariano, no plexo tubárico e no plexo uterino cranial (Frewein, 1962).

6. O **plexo** e **gânglio mesentérico caudal** formam um ânulo fibroso de elementos nervosos ao redor da origem da artéria testicular (ou ovariana) e da artéria mesentérica caudal. Eles recebem contribuições idênticas àquelas do plexo e gânglio testicular (ou ovariano). Além disso, o primeiro gânglio sacral pode contribuir para eles (van den Broek, 1908). O gânglio mesentérico caudal é pequeno e está situado caudalmente à artéria correspondente (Sisson e Grossman, 1953); às vezes eles são pares (Frewein, 1962). As origens da artéria testicular e da artéria mesentérica caudal são variáveis; conseqüentemente, a formação dos plexos acima referidos difere consideravelmente entre espécimes. Entretanto, os ramos viscerais do plexo mesentérico caudal seguem os ramos terminais da artéria correspondente (a saber, a artéria cólica esquerda e a artéria retal cranial) para sua distribuição periférica. Eles compreendem a inervação da parte terminal do intestino grosso, o nervo hipogástrico para o plexo pélvico, às vezes o plexo intermesentérico ligando-se ao gânglio mesentérico cranial, ramos delicados para os plexos ilíaco externo e interno e fibras para o plexo testicular, quando o gânglio testicular estiver fundido com o gânglio mesentérico caudal. Fibras do plexo ilíaco interno vão para o plexo vesicular cranial, plexo uterino (médio) e o plexo uretérico. Eles atravessam o ligamento vesicular lateral ou o ligamento largo do útero. O plexo mesentérico caudal deriva fibras do gânglio celíaco e do gânglio aórtico-renal e dos nervos esplâncnicos lombares e, talvez, também das fibras parassimpáticas pré-ganglionares dos troncos vagos dorsais, através do plexo celiacomesentérico, do gânglio celíaco e do gânglio mesentérico cranial.

7. Parte do **plexo aórtico abdominal**, conhecido como o **plexo intermesentérico**, estende-se entre o plexo celiacomesentérico, o plexo mesentérico caudal e o complexo ganglionar do mesmo nome. O plexo aórtico abdominal está relacionado com a superfície ventrolateral da aorta abdominal, no lado esquerdo, e com a veia cava caudal, no lado direito. Ele corre um tanto separado e medialmente ao segmento abdominal do tronco simpático. Recebe contribuições dos gânglios celíaco e aórtico-renal e dos nervos esplâncnicos lombares e, talvez, também das fibras parassimpáticas pré-ganglionares dos troncos vagos dorsais, através do plexo celiacomesentérico e dos gânglios celíaco e mesentérico cranial que são, porém, de difícil verificação a olho nu.

PARTE PÉLVICA

O **segmento pélvico** (sacral) do tronco simpático gradativamente diminui de espessura e tende a convergir ao correr ao longo da superfície pélvica do sacro, medialmente aos forames sacrais pélvicos. Os ramos interganglionares são, normalmente, subdivididos, mas o segmento é muito conspícuo entre o último gânglio lombar e o primeiro gânglio sacral.

Os **gânglios sacrais** são em número de cinco e apresentam uma disposição segmentar. Eles podem coalescer reduzindo seu número para apenas três (Koch, 1965; Schwarze e Schröder, 1965). São relativamente grandes e de contorno variando de redondo a oblongo. O primeiro gânglio sacral é o maior e, subseqüentemente, há uma gradativa redução no tamanho.

Os **ramos comunicantes** originam-se das superfícies externas dos gânglios sacrais. Eles são curtos e freqüentemente subdividem-se e, após correrem um tanto obliquamente, unem-se aos nervos espinhais correspondentes nos forames sacrais pélvicos. Entretanto, Lassoie (1958) indica a presença de um único ramo comunicante para cada gânglio sacral.

Os **ramos transversos** passam entre as superfícies internas dos gânglios sacrais. Eles são delicados e estão normalmente presentes em todos os segmentos sacrais. Alguns **ramos vasculares** originam-se dos gânglios sacrais, com os ramos transversos, e inervam a artéria sacral mediana.

Principais Plexos e Gânglios Autônomos da Cavidade Pélvica

O **plexo pélvico** é uma extensa rede fibrosa de elementos nervosos na superfície ventrolateral da bolsa retogenital. As células ganglionares estão distribuídas por todo o plexo. O plexo deriva fibras regularmente do terceiro e do quarto segmentos sacrais, com uma contribuição variável quer do segundo ou do quinto segmentos sacrais, ou dos dois, através dos nervos pélvicos. A origem e o percurso dos nervos pélvicos apresentam larga variação, mesmo entre os lados do mesmo espécime. O primeiro segmento sacral pode contribuir, para ele, em casos excepcionais (van den Broek, 1908; Ghoshal e Getty, 1970a).

De acordo com Frewein (1962), os nervos pélvicos são representados por fibras finas que correm ao longo dos ramos comunicantes do tronco simpático pélvico, normalmente no terceiro e quarto segmentos sacrais e, ocasionalmente, no segundo segmento sacral.

Os **nervos pélvicos** correm ventralmente ao longo da superfície lateral dos nervos hipogástricos e ramificam-se, em muitos ramos, antes de penetrarem no plexo pélvico. Além disso, os **nervos hipogástricos** direito e esquerdo, originados do plexo e do gânglio mesentérico caudal, contribuem com fibras simpáticas para o plexo e gânglios pélvicos. Eles correm medialmente à origem da artéria umbilical; aproximadamente ao nível da primeira ou da segunda vértebra sacral subdividem-se. Neste local são conspicuamente ganglionados e correm um tanto medialmente aos nervos pélvicos que têm percurso predominantemente transversal (Frewein, 1962). Através de plexos periféricos secundários, o plexo pélvico inerva todos os demais órgãos pélvicos. Do plexo pélvico e do plexo retal médio, fibras nervosas estendem-se até o nervo isquiático (Spors, 1936) — plexo vesicular caudal, plexo uretérico caudal, plexo uterovaginal etc.

PARTE CAUDAL

O delgado **segmento caudal** (coccígeo) do tronco simpático acompanha a artéria caudal mediana e é normalmente único, além do **gânglio ímpar**. O tronco, após subdividir-se dentro de certos segmentos caudais, pode enroscar-se ao redor da artéria

caudal mediana, que o acompanha de modo plexiforme. O tronco pode ser seguido até a sétima vértebra caudal (Zietzschmann et al., 1943; Lassoie, 1958). O referido tronco é normalmente duplo na porção cranial e único na porção caudal (Botár, 1932). Às vezes os troncos simpáticos caudais unem-se no quarto gânglio caudal e depois separam-se e reúnem-se novamente, no sexto gânglio caudal.

Os **gânglios caudais** são muito pequenos, redondos ou fusiformes e são normalmente observados em alguns segmentos craniais até a sexta vértebra caudal. A localização do **gânglio ímpar** é extremamente variável dentro dos primeiros quatro segmentos caudais.

Os **ramos comunicantes** são muito pequenos e delicados. Das superfícies externa ou lateral dos gânglios caudais, eles prosseguem transversal ou oblíqua e caudalmente para unirem-se, quer diretamente aos ramos ventrais correspondentes dos nervos caudais, ou próximo à união dos ramos ventrais com o plexo caudal ventral (von Schumacher, 1905; Botár, 1932).

Parte II — Ovino

PARTE ABDOMINAL

O tronco simpático pós-ganglionar é menos volumoso e penetra na cavidade abdominal ao atravessar o arco lombocostal. O **nervo esplâncnico maior**, após originar-se de diversos gânglios torácicos dentro da cavidade torácica, corre em íntima proximidade ao tronco simpático torácico e, regularmente, realiza intercâmbio de fibras com os ramos interganglionares deste último. Na realidade, às vezes os ramos interganglionares da região torácica caudal estão fundidos, ao nervo esplâncnico maior, por uma considerável distância (Zintzsch, 1964). Aproximadamente na última vértebra torácica (normalmente T13) o nervo esplâncnico maior aparentemente deixa o tronco simpático, terminando essencialmente no plexo adrenal e no plexo celiacomesentérico. O percurso abdominal do nervo esplâncnico maior é curto (Fig. 35-70).

O **segmento abdominal** (lombar) do tronco simpático não é de espessura uniforme e ambos os troncos tendem a divergirem, um do outro, nos segmentos lombares caudais. Os ramos interganglionares ou são unidos ou estão subdivididos variavelmente, este último podendo ou estar limitado dentro de um segmento ou estender-se além de um segmento (Botár, 1932). Freqüentemente uma descontinuidade, entre o nervo esplâncnico maior e o tronco simpático abdominal, aparece ao nível do gânglio celíaco.

Os **gânglios lombares** normalmente são fusiformes — exceto o primeiro, que é um tanto estrelado, e o último, que é ligeiramente triangular no formato. Muitas vezes eles são por demais difusos para serem identificados a olho nu. Os primeiros três gânglios estendem-se consideravelmente ao longo da parte interganglionar do tronco. No exame microscópico as células ganglionares são observadas nos ramos interganglionares do tronco simpático

SISTEMA NERVOSO DO RUMINANTE

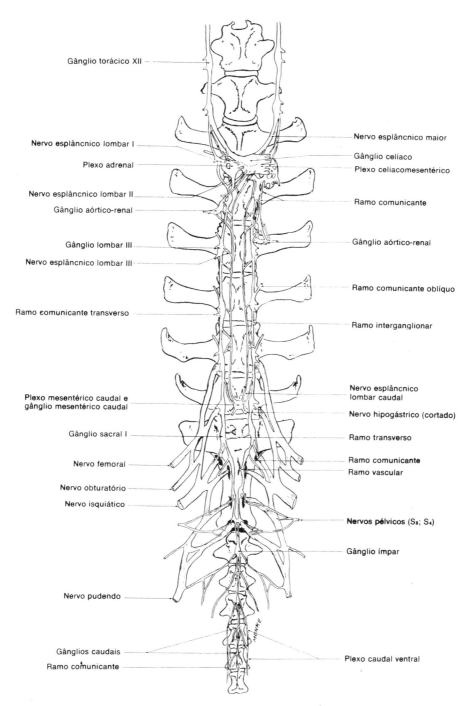

Figura 35-70. Disposição pós-diafragmática da parte simpática e principais gânglios autônomos do ovino; vista ventral. (De Ghoshal e Getty, 1970b.)

(Linzell, 1959). Os gânglios normalmente apresentam uma disposição segmentar, embora sejam gradativamente deslocados caudalmente. Às vezes há cinco ou sete gânglios lombares presentes e, ocasionalmente, o sexto gânglio lombar é contínuo com o primeiro gânglio sacral. Os gânglios lombares estão freqüentemente subdivididos ou fundidos e na maior parte das vezes estão colocados anormalmente (Botár, 1932); quando subdivididos podem ser facilmente confundidos com gânglios lombares adicionais.

Os **ramos comunicantes** são freqüentemente subdivididos e estão dispostos em ambos os lados dos vasos lombares acompanhantes aos quais vascularizam. Após originarem-se, aproximadamente, no meio dos gânglios lombares correm transversalmente e unem-se aos nervos espinhais, próximo à sua emergência nos forames intervertebrais. Os ramos comunicantes oblíquos estão presentes entre os primeiros quatro ou cinco segmentos lombares (Linzell, 1959; Ghoshal e Getty, 1970b) e contêm fibras pré-ganglionares (Botár, 1932). Eles originam-se com um nervo espinhal de um segmento e, após correrem oblíqua e caudalmente, profundamente aos músculos sublombares, normalmente penetram num gânglio do segmento caudal seguinte e, às vezes, unem-se aos ramos interganglionares do tronco. Nos espécimes em que tanto os ramos transversos como os ramos comunicantes oblíquos estão presentes, a ligação dos primeiros ao nervo espinhal correspondente é regularmente proximal ao destes últimos.

Os **nervos esplâncnicos lombares** estão dispostos em grupos cranial (nervos esplâncnicos menores) e caudal. Os **nervos esplâncnicos menores** estão representados por um a três ramos delicados originados, essencialmente, do primeiro segmento lombar e da parte interganglionar ao nível do segundo gânglio lombar e, de acordo com Zintzsch (1964), também dos ramos comunicantes do décimo terceiro segmento torácico (nervos esplâncnicos torácicos caudais). Eles seguem o ramo comunicante do primeiro segmento lombar e prosseguem para o plexo adrenal e, possivelmente, para o plexo celiacomesentérico e para os gânglios celíaco e mesentérico cranial. O grupo caudal dos nervos esplâncnicos lombares possui origens variáveis. Eles são, essencialmente, derivados do segundo ao quarto, ocasionalmente do quinto, segmentos lombares, incluindo os ramos interganglionares do tronco simpático entre eles. Todos tendem a contribuir com fibras para o nervo esplâncnico lombar caudal, conspícuo, e que se estende até o plexo e gânglio mesentéricos caudais (Zintzsch, 1964; Ghoshal e Getty, 1970b). Na ausência de uma contribuição para o nervo esplâncnico lombar caudal, o quinto nervo esplâncnico lombar, freqüentemente, continua diretamente ao plexo e gânglio mesentérico caudal. Os nervos esplâncnicos lombares para o plexo hipogástrico deixam o tronco simpático entre o quarto e o quinto segmentos lombares; como eles também correm paralelos e próximos ao tronco por 1 a 2 cm, podem ser confundidos com o próprio tronco (Linzell, 1959). Um nervo deixa o tronco simpático no quinto ou sexto gânglio lombar para unir-se aos vasos ilíacos

(Linzell, 1959; Zintzsch, 1964). Um ramo visceral inconstante do gânglio anterior, após unir-se a um correspondente do lado oposto, penetra no plexo e gânglio mesentérico caudal (Zintzsch, 1964).

Principais Plexos e Gânglios Autônomos da Cavidade Abdominal
(Fig. 35-71)

1. O **plexo adrenal** (supra-renal) é uma densa rede fibrosa entre a face profunda da glândula adrenal e o pilar do diafragma. Suas fibras são derivadas do nervo esplâncnico maior, e o primeiro e o segundo nervos esplâncnicos lombares que se unem a diversos ramos curtos mas fortes do gânglio celíaco.

2. O **plexo celiacomesentérico** e os **gânglios celíaco** e **mesentérico cranial** formam uma extensa rede fibrosa, ao nível da primeira vértebra lombar, circundando as origens da artéria celíaca e da artéria mesentérica cranial. Os gânglios celíacos, pares, situam-se um tanto caudal em qualquer lado da origem da artéria celíaca, enquanto o gânglio mesentérico cranial, aparentemente único, está na origem da artéria correspondente. Ambos os gânglios precedentes são fundidos variavelmente e estão entrelaçados no plexo celiacomesentérico. O nervo esplâncnico maior e o nervo esplâncnico lombar cranial parecem contribuir para o plexo celiacomesentérico e os gânglios celíaco e mesentérico cranial. Os troncos vagais dorsais contribuem para as fibras parassimpáticas pré-ganglionares.

3. Os **gânglios aórtico-renais** são muito conspícuos e de formato um tanto retangular. Eles situam-se próximos à origem da artéria renal da aorta abdominal. O gânglio aórtico-renal direito está freqüentemente associado ao gânglio celíaco correspondente. Eles recebem fibras do plexo celiacomesentérico, os gânglios celíaco e mesentérico cranial e o segundo nervo esplâncnico lombar.

4. O **plexo renal** deriva suas fibras, essencialmente, dos gânglios celíaco e aórtico-renal e, possivelmente, do segundo nervo esplâncnico lombar, através deste último gânglio.

De acordo com Zintzsch (1964), o plexo renal recebe ramos viscerais de todo o segmento cranial do tronco simpático abdominal, especialmente do primeiro, segundo, terceiro e, às vezes, do quarto gânglio lombar.

Ele é uma rede fibrosa, muito extensa e frouxamente dispersa, da qual os ramos viscerais correm, ao longo dos vasos renais, para atingirem o rim.

5a. O **plexo testicular** não é um plexo no sentido verdadeiro, pois as fibras contribuitórias correm diretamente ao longo da artéria testicular. Ele recebe fibras variavelmente do segundo ao quinto segmentos lombares e dos ramos interganglionares entre os gânglios lombares correspondentes, por meio do nervo esplâncnico lombar caudal. Algumas fibras também atingem o plexo testicular por meio do plexo aórtico abdominal. Pequenos gânglios testiculares, inconstantemente presentes, estão distribuídos dentro do plexo (Zintzsch, 1964).

5b. O **plexo ovariano** recebe uma contribuição quase idêntica à do seu homólogo no macho. As fibras acompanham a artéria ovariana.

SISTEMA NERVOSO DO RUMINANTE 1099

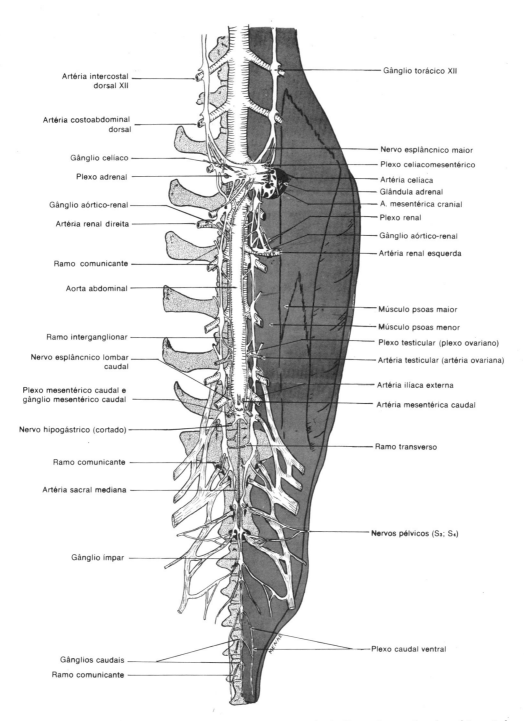

Figura 35-71. Disposição pós-diafragmática da parte simpática e principais gânglios autônomos do ovino; vista ventral. (De Ghoshal e Getty, 1970b.)

6. O **plexo mesentérico caudal** e o **gânglio mesentérico caudal** estão situados ligeiramente caudais à origem da artéria mesentérica caudal; as células ganglionares estão dispersas por todo o plexo. Eles são formados, variavelmente, pela convergência do segundo ao quinto nervos esplâncnicos lombares e pelo plexo aórtico abdominal. Às vezes o quinto nervo esplâncnico lombar estende-se diretamente ao plexo e gânglio mesentérico caudal, enquanto o sexto nervo esplâncnico lombar, inconstantemente encontrado de acordo com Zintzsch (1964), une-se ao nervo correspondente do quinto e prossegue para o plexo e gânglio mesentérico caudal. Linzell (1959) também encontrou um nervo deixando o tronco simpático no sexto gânglio lombar e unindo-se aos vasos ilíacos.

7. O **plexo intermesentérico** é a parte do plexo aórtico abdominal que se estende entre os plexos celiacomesentérico e mesentérico caudal e os gânglios celíaco, mesentérico cranial e mesentérico caudal. Ele representa uma a três fibras nervosas muito delicadas que se originam do tronco simpático entre o segundo ao quarto gânglios lombares. O **plexo aórtico abdominal** está relacionado à superfície ventrolateral da aorta abdominal, correndo um pouco separado da superfície medial do segmento abdominal do tronco simpático. Ele recebe fibras de ambos os gânglios celíacos, dos nervos esplâncnicos lombares e, talvez, também as fibras parassimpáticas pré-ganglionares dos troncos vagos dorsais através do plexo celiacomesentérico e dos gânglios celíaco e mesentérico cranial.

PARTE PÉLVICA

Os **segmentos pélvicos** (sacrais) do tronco simpático gradativamente diminuem de espessura e tendem a convergir ao correrem caudalmente ao longo da superfície pélvica do sacro, medialmente aos forames sacrais pélvicos. O ramo interganglionar entre o último gânglio lombar e o primeiro gânglio sacral é, às vezes, espesso, possivelmente contendo células ganglionares. Ramos viscerais inconstantes do segmento cranial do tronco simpático pélvico e também do último gânglio lombar estendem-se até o plexo hipogástrico ou o plexo pélvico (Zintzsch, 1964).

Os **gânglios sacrais** são um tanto variáveis no tamanho e no formato, e sofrem gradativa redução no tamanho do primeiro para o quarto. O primeiro gânglio sacral é o maior e é irregularmente retangular; o segundo e o terceiro são fusiformes, semelhantes, em geral, aos gânglios lombares; o quarto gânglio sacral é o menor e tende a ser um tanto redondo. Às vezes o primeiro gânglio sacral está fundido ao último gânglio lombar e a massa ganglionar fundida está situada ao nível do disco interveniente entre as vértebras correspondentes. Os quartos gânglios sacrais, de ambos os lados, tendem a aproximar-se um do outro, simulando uma fusão parcial, embora a convergência completa de ambos os troncos simpáticos, na realidade, resulte no primeiro gânglio caudal, formando o **gânglio ímpar** (Ghoshal e Getty, 1970b).

Os **ramos comunicantes** são normalmente únicos (Linzell, 1959) ou subdivididos, e originam-se próximos ao meio das superfícies externas dos gânglios sacrais. Eles são curtos e, após correrem um tanto obliquamente, unem-se aos nervos espinhais correspondentes, próximo aos forames sacrais pélvicos.

Os **ramos transversos**, delicados, ligam as superfícies internas dos gânglios sacrais correspondentes e, de acordo com Zintzsch (1964), normalmente um ramo transverso está presente dentro de cada segmento sacral, exceto que dois ramos transversos estão presentes entre os quartos gânglios sacrais, em determinados casos. O ramo transverso entre os primeiros gânglios sacrais nem sempre está presente. Os delicados **ramos vasculares**, após originarem-se perto dos ramos transversos, inervam a artéria sacral mediana.

Principais Plexos e Gânglios Autônomos da Cavidade Pélvica

O **plexo pélvico** constitui-se numa extensa rede de elementos nervosos na superfície ventrolateral da bolsa retogenital. Células ganglionares estão distribuídas por todo o plexo. O plexo pélvico deriva-se, essencialmente, das fibras parassimpáticas pré-ganglionares do terceiro e quarto segmentos sacrais, com uma pequena e inconstante contribuição do segundo segmento sacral através dos **nervos pélvicos** (Larson e Kitchell, 1958; Linzell, 1959; Zintzsch, 1964; Ghoshal e Getty, 1970b). Os nervos pélvicos são variáveis no número e no tamanho. Eles surgem da superfície medial das raízes do nervo pudendo. Em sua origem compõem-se de aproximadamente cinco nervos que descem como separados para o plexo pélvico.

Zintzsch (1964) descreve, em uma oportunidade, um nervo delgado que surge do ramo ventral do primeiro nervo caudal, o qual ele considera como sendo um nervo pélvico.

Além disso, os **nervos hipogástricos** direito e esquerdo, originados do plexo mesentérico caudal e do gânglio do mesmo nome, contribuem com as fibras simpáticas para o plexo e gânglios pélvicos. Conforme anteriormente citado, os inconstantes ramos viscerais do segmento cranial do tronco simpático pélvico, e também do último gânglio lombar, estendem-se até o plexo hipogástrico ou o plexo pélvico. Todos os outros órgãos pélvicos são inervados por meio de seus plexos periféricos secundários.

PARTE CAUDAL

O delgado **segmento caudal** (coccígeo) do tronco simpático acompanha a artéria caudal mediana e pode ser seguido até o quinto ou sexto segmento caudal, além do qual normalmente afunila-se. O tronco simpático caudal pode ser duplo ou unir-se para formar um tronco único (Botár, 1932; Zintzsch, 1964) ou este último pode subdividir-se em dois, no meio das vértebras caudais, e reunir-se de novo, formando alças entre eles (Ghoshal e Getty, 1970b).

Gânglios caudais muito pequenos estão presentes apenas nos segmentos mais craniais; seu tamanho e formato variam amplamente dependendo do grau de fusão. Freqüentemente, estão fundidos ou tendem a situar-se muito próximos uns dos outros; no

SISTEMA NERVOSO DO RUMINANTE 1101

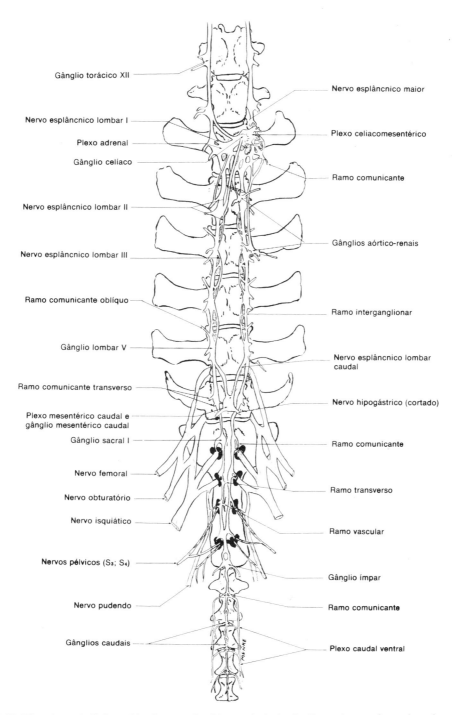

Figura 35-72. Disposição pós-diafragmática da parte simpática e principais gânglios autônomos do caprino; vista ventral.
(De Ghoshal e Getty, 1969.)

último caso, **ramos transversos** normalmente duplos ligam-se aos gânglios caudais dos segmentos respectivos. A ocorrência do **gânglio ímpar** é variável; ele é formado pela fusão dos últimos gânglios caudais (Zintzsch, 1964).

O número variável de **ramos comunicantes**, após originarem-se regularmente dos gânglios caudais, dentro dos primeiros quatro ou cinco segmentos caudais, correm quer oblíqua ou transversal, profundamente ao músculo sacrocaudal ventral, e unem-se ao plexo caudal ventral.

Parte III — Caprino

PARTE ABDOMINAL

O **tronco simpático torácico** penetra na cavidade abdominal entre o músculo psoas menor, lateralmente, e o pilar do diafragma e a coluna vertebral, medialmente, dentro do arco lombocostal. O tronco simpático pós-diafragmático é relativamente delgado. O **nervo esplâncnico maior** origina-se de diversos gânglios dentro da cavidade torácica e, após aparentemente deixar o tronco ao nível do décimo terceiro segmento torácico (Fischer, 1906; Goshal e Getty, 1969), termina essencialmente no plexo celiacomesentérico e no plexo adrenal (Fig. 35-72).

O **segmento abdominal** (lombar) do tronco simpático é razoavelmente uniforme na espessura e tende a inclinar-se no sentido do plano mediano, caudalmente. Os ramos interganglionares estão aparentemente subdivididos em pelo menos dois e, freqüentemente, estão ligados por fibras transversas delicadas e pequenas dentro de determinados segmentos lombares (Botár, 1932; Linzell, 1959; Ghoshal e Getty, 1969).

Os **gânglios lombares** variam tanto no tamanho como no formato. Eles apresentam uma disposição segmentar, mas podem estar um tanto caudalmente deslocados, em determinados segmentos, e muitas vezes são por demais difusos para serem facilmente identificados a olho nu. O primeiro gânglio lombar é estrelado, o último um tanto triangular, e os restantes fusiformes ou arredondados. Eles são, às vezes, perfurados pelos vasos lombares correspondentes (Botár, 1932).

Os **ramos comunicantes** são freqüentemente subdivididos. Os ramos comunicantes oblíquos estão normalmente presentes entre o segundo e quinto segmentos lombares. Eles contêm fibras pré-ganglionares (Botár, 1932; Linzell, 1959). Normalmente originam-se com um nervo espinhal de um segmento e, após correrem oblíqua e caudalmente sobre os discos intervertebrais, profundamente aos músculos sublombares, muitas vezes unem-se aos ramos interganglionares do tronco ou penetram num gânglio do segmento caudal. Dois a três ramos comunicantes oblíquos podem ser encontrados dentro de um segmento lombar (Botár, 1932). Os ramos comunicantes transversos, na região lombar cranial, são às vezes subdivididos em dois e, após correrem nos lados dos vasos lombares correspondentes, unem-se a um nervo espinhal, próximo do forame intervertebral. Os ramos comunicantes transversos contêm, predominantemente, fibras

pós-ganglionares (Botár, 1932; Linzell, 1959) que inervam os vasos lombares acompanhantes. Células aberrantes são encontradas nos ramos lombares Linzell, 1959).

Os **nervos esplâncnicos lombares** estão dispostos nos grupos cranial e caudal. Eles acompanham para distribuição, em geral, os ramos comunicantes dos segmentos lombares respectivos. O grupo cranial ou os **nervos esplâncnicos menores** originam-se essencialmente do primeiro e do segundo segmentos lombares e estendem-se até o plexo adrenal e plexo celiacomesentérico e aos gânglios celíaco e mesentérico cranial. Uma porção do segundo nervo esplâncnico lombar também corre caudalmente até o terceiro gânglio lombar. O grupo caudal de nervos esplâncnicos lombares é derivado, essencialmente, do terceiro ao quinto (ocasionalmente o sexto) segmentos lombares. Eles convergem caudalmente, de modo variável, formando nervos esplâncnicos lombares caudais únicos, que terminam no plexo mesentérico caudal e no gânglio do mesmo nome (Krediet, 1911; Ghoshal e Getty, 1969). Um nervo conspícuo pode originar-se do terceiro gânglio lombar; após correr caudoventralmente ele une-se ao do lado oposto, caudalmente à artéria mesentérica caudal (Fisher, 1904). O sexto nervo esplâncnico lombar prossegue diretamente para os nervos hipogástricos. Além disso, os nervos esplâncnicos lombares para o plexo hipogástrico deixam o tronco simpático abdominal entre o quarto e o quinto segmentos lombares; outro nervo deixa o tronco no sexto segmento lombar e une-se aos vasos ilíacos (Linzell, 1959).

Principais Plexos e Gânglios Autônomos da Cavidade Abdominal
(Fig. 35-73)

1. O **plexo adrenal** (supra-renal) é uma rede fibrosa densa entre a face profunda da glândula adrenal e o pilar do diafragma. Ele deriva fibras dos nervos esplâncnicos maior e menor e diversos ramos, curtos mas fortes, do gânglio celíaco.

2. O **plexo celiacomesentérico** é uma difusa rede fibrosa densa, ao nível da primeira vértebra lombar, circundando as origens da artéria celíaca e da artéria mesentérica cranial. Tanto o gânglio celíaco como o gânglio mesentérico cranial estão entrelaçados no plexo celiacomesentérico. O par de gânglios celíacos situa-se, em qualquer dos lados, um tanto caudal à origem da artéria celíaca e, aparentemente, ao gânglio mesentérico cranial único na origem da artéria correspondente. No lado esquerdo os gânglios celíaco e mesentérico cranial coalescem variavelmente. Tanto o nervo esplâncnico maior como os menores parecem prosseguir para o plexo celiacomesentérico e gânglios celíaco e mesentérico cranial. As fibras parassimpáticas pré-ganglionares atingem o plexo celiacomesentérico por meio dos troncos vagos dorsais.

3. Os **gânglios aórtico-renais** situam-se próximo à origem da artéria renal na aorta abdominal e recebem contribuições do plexo celiacomesentérico, dos gânglios celíaco e mesentérico cranial e do nervo esplâncnico menor.

SISTEMA NERVOSO DO RUMINANTE

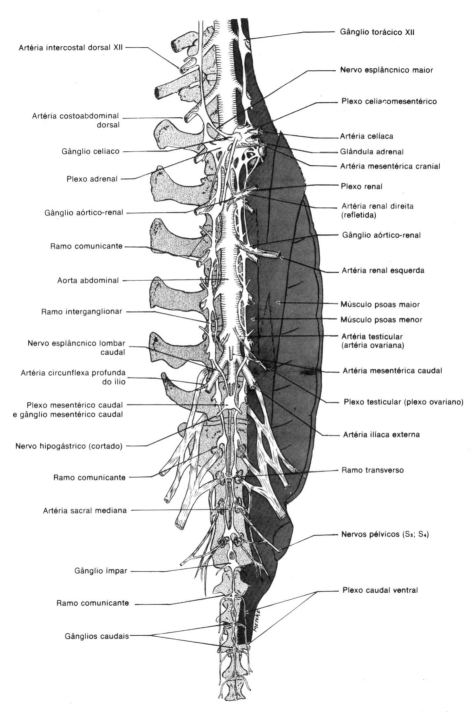

Figura 35-73. Disposição pós-diafragmática da parte simpática e principais gânglios autônomos do caprino; vista ventral.
(De Ghoshal e Getty, 1969.)

1104 RUMINANTE

4. O **plexo renal** é uma rede fibrosa muito extensa, mas frouxamente dispersa, da qual os ramos viscerais acompanham os vasos renais até o rim. Ele deriva fibras, essencialmente, dos gânglios celíaco e aórtico-renal e do nervo esplâncnico menor.

5a. O **plexo testicular** circunda a origem da artéria testicular. Ele normalmente recebe fibras dos nervos esplâncnicos lombares caudais e do plexo aórtico abdominal. O gânglio testicular é único e normalmente é observado no lado esquerdo, no ângulo formado entre a artéria testicular e a aorta abdominal.

5b. O **plexo ovariano** é o homólogo do plexo testicular na fêmea. Ele está presente na parede abdominal dorsal, ao redor da origem da artéria correspondente. A fonte de fibras contribuitivas e a localização do gânglio ovariano assemelham-se, muito de perto, ao equivalente do macho.

6. O **plexo e o gânglio mesentérico caudal** estão localizados ao nível da última vértebra lombar, estando aproximadamente 3 cm caudal à origem da artéria correspondente. O plexo é formado pela convergência dos nervos esplâncnicos lombares caudais e pelo plexo aórtico abdominal. As células ganglionares, formando pequenos agrupamentos ou agregados, estão dispersas por todo o plexo.

Os **nervos hipogástricos** direito e esquerdo estendem-se caudalmente do plexo e do gânglio mesentérico caudal e terminam, dentro da cavidade pélvica, no plexo e gânglios pélvicos. Eles recebem contribuição diretamente do sexto nervo esplâncnico lombar e, de acordo com Krediet (1911), também ramos do primeiro gânglio sacral.

7. O **plexo aórtico abdominal** está relacionado com a superfície ventrolateral da aorta abdominal, correndo um tanto separado da superfície medial dos ramos interganglionares do tronco simpático abdominal. Uma parcela, estendendo-se entre os plexos e gânglios celiacomesentéricos e mesentérico caudal, é denominada de **plexo intermesentérico**. Ele recebe contribuições dos gânglios celíacos direito e esquerdo, dos gânglios aórtico-renais, dos nervos esplâncnicos lombares e, talvez, também fibras parassimpáticas pré-ganglionares dos troncos vagos dorsais, através do plexo celiacomesentérico e dos gânglios celíaco e mesentérico cranial.

PARTE PÉLVICA

O **segmento pélvico** (sacral) do tronco simpático gradativamente diminui de espessura ao prosseguir caudalmente ao longo da superfície pélvica do sacro, medialmente aos forames sacrais pélvicos. Situam-se separados um do outro, no sentido da base do sacro, mas eventualmente tendem a convergir caudalmente. Os ramos interganglionares são normalmente únicos e, de acordo com Linzell (1959), contêm células ganglionares.

Os **gânglios sacrais** estão segmentarmente dispostos. Eles variam no tamanho e apresentam uma redução gradativa do primeiro ao quarto. São um

tanto triangulares e tendem a estar deslocados caudalmente em referência a vértebra correspondente. Os quartos gânglios sacrais, de ambos os lados, situam-se próximos um do outro simulando uma fusão parcial. A convergência completa de ambos os troncos simpáticos pélvicos freqüentemente resulta no quinto gânglio sacral, constituindo o **gânglio ímpar** (Ghoshal e Getty, 1969), embora a ocorrência desta última tenha sido reportada no quarto gânglio sacral por von Schumacher (1905) e Botár (1932).

Os **ramos comunicantes** originam-se regularmente do ângulo externo dos gânglios sacrais triangulares. Eles podem ser únicos ou estar subdivididos, e unem-se aos nervos espinhais correspondentes próximo aos forames sacrais pélvicos. Consistem, predominantemente, de fibras amielínicas (Linzell, 1959).

Os **ramos transversos** são delicados, mas às vezes estendem-se entre as superfícies internas dos gânglios sacrais, dentro do mesmo segmento. Quase no mesmo local, **ramos vasculares** muito delicados podem originar-se dos gânglios sacrais que inervam os vasos sacrais medianos.

Principais Plexos e Gânglios Autônomos da Cavidade Pélvica

O **plexo pélvico** é uma extensa rede fibrosa na superfície ventrolateral da bolsa retogenital. As células ganglionares estão distribuídas por todo o plexo. O plexo deriva fibras, essencialmente, do terceiro e do quarto segmentos sacrais (inconstantemente uma contribuição muito pequena do segundo segmento sacral) através dos **nervos pélvicos**. Além disso, os nervos hipogástricos direito e esquerdo surgem, essencialmente, do plexo e gânglio mesentérico caudal e contribuem com fibras simpáticas para o plexo e gânglios pélvicos. O plexo inerva todos os outros órgãos pélvicos através de seus plexos periféricos secundários.

PARTE CAUDAL

O **segmento caudal** (coccígeo) do tronco simpático estende-se caudalmente do gânglio ímpar, a princípio, como um tronco único e, depois, parece subdividir-se dentro de determinados segmentos caudais, enroscando-se ao redor da artéria caudal mediana. Ele pode, entretanto, ser seguido entre o quinto e sétimo segmentos caudais. Depois, subdivide-se em ramificações muito diminutas.

Os **gânglios caudais** são únicos e rudimentares e visíveis a olho nu nos primeiros dois ou três segmentos caudais.

Os **ramos comunicantes** originam-se regularmente, em cada segmento, do gânglio caudal único correspondente. Após correr transversal ou obliquamente, dentro de cada segmento caudal, unem-se ao plexo caudal ventral, que é variavelmente formado por quatro a sete nervos caudais.

BIBLIOGRAFIA

Botár, J. 1932. Die Anatomie des lumbosacralen und coccygealen Abschnittes des Truncus sympathicus bei Haussäugetiere. Ztschr. Anat. Entwick.-Gesch., 97:382–424.

Dobberstein, J., and G. Hoffmann, 1964. Lehrbuch der vergleichenden Anatomie der Haustiere. Band 3, Leipzig, Germany, S. Hirzel Verlag.

Fischer, J. 1904. Vergleichend-anatomische und histologische Untersuchungen über den N. sympathicus einiger Tiere, insbesondere der Katze und der Ziege. Dissertation, Zürich, Switzerland.

Fischer, J. 1906. Vergleichend-anatomische Untersuchungen über den N. sympathicus einiger Tiere, insbesondere der Katze. Arch. wiss. prakt. Tierheilk. 32:89–106.

Frewein, J. 1962. Die Partes abdominalis, pelvina und coccygea systematis autonomici und deren periphere Geflechte bei Bos taurus L. Morph. Jb., 103:361–408.

Ghoshal, N. G. and R. Getty. 1969. Postdiaphragmatic disposition of the pars sympathica and major autonomic ganglia of the goat (Capra hircus). Zbl. Vet. Med., Reihe A 16:416–425.

Ghoshal, N. G. and R. Getty. 1970a. Postdiaphragmatic disposition of the pars sympathica and major autonomic ganglia of the ox (Bos taurus). Jap. J. Vet. Sci. 32:285–294.

Ghoshal, N. G. and R. Getty. 1970b. Postdiaphragmatic disposition of the pars sympathica and major autonomic ganglia of the sheep (Ovis aries). New Zealand Vet. J. 18:71–78.

Koch, T. 1965. Lehrbuch der Vetinär-Anatomie, Band III, Die Grossen Versorgungs-und Steuerungssysteme. Jena. Germany, VEB Gustav Fischer Verlag.

Krediet, G. 1911. Über die sympathischen Nerven in der Bauch- und Beckenhöhle des Pferdes, der Wiederkäuer (insbesondere der Ziege) und des Hundes. Dissertation, Bern, Switzerland.

Larson L. L. and R. L. Kitchell. 1958. Neural mechanisms in the sexual behaviour. II. Gross neuroanatomical and correlative neurophysiological studies of the external genitalia of the bull and the ram. Am. J. Vet. Res. 19:853–865.

Lassoie, L. 1958. La portion postérieure du système nerveux chez la bête bovine. Ann. med. vet., Bruxelles 102:529–549.

Linzell, J. L. 1959. The innervation of the mammary glands in the sheep and goat with observations on the lumbosacral autonomic nerves. Quart. J. Exp. Physiol. 44:160–76.

Schwarze, E., and L. Schroder, 1965. Kompendium der Veterinär-Anatomie. Band IV. Nervensystem und Sinnesorgane. Hena, Germany, VEB Gustav Fischer Verlag.

Shioda, T. and S. Nishida. 1966. Innervation of the bull testis. Jap. J. Vet. Sci. 28:251–257.

Sisson, S. and J. D. Grossman. 1953. The Anatomy of the Domestic Animals. 4th ed.. W. B. Saunders Co., Philadelphia.

Spors, H. 1936. Welche Nervenbahnen zerstört die Neurektomie. Dissert. Leipzig, Germany.

van den Broek, A. J. P. 1908. Untersuchungen über den Bau des sympathischen Nervensystems der Säugetiere. Part II. Der Rumpf- und Beckensympathicus. Gegenbaurs morph. Jb., 38: 532–589.

von Schumacher, S. 1905. Über die Nerven des Schwanzes der Säugetiere und des Menschen mit besonderer Berücksichtigung des sympathischen Grenzstranges. Sitzungsbericht der Kaiserl. Akademie der Wissenschaften, Vienna, Austria. Mathematisch-Naturwissenschaftliche Klasse XIV (III): 569–604.

Zietzschmann, O., E. Ackernecht and H. Grau, 1943, Ellenberger and Baum: Handbuch der vergleichenden Anatomie der Haustiere. 18th edition, Berlin, Germany, Springer Verlag.

Zintzsch, I., 1964. Morphologische Grundlagen der vegetativen Innervation der Beckenhohlenorgane des Schafes (Ovis aries L.) Der Grenzstrang und die Nn. pelvici. Zbl. vet. med., A. 11:647–676.

CAPÍTULO 36

ÓRGÃOS DOS SENTIDOS DO RUMINANTE E TEGUMENTO COMUM

ÓRGÃO DA VISÃO

C. Diesem

PARTE I — BOVINO

A ÓRBITA

A **órbita** do bovino é circundada por osso (Figs. 26-44, 45, 46 e 47); ela parece possuir uma cobertura óssea mais completa do que a observada no eqüino. A órbita tem aproximadamente 62 a 64 mm de diâmetro e a altura é de 70 a 75 mm. O eixo orbitário e o eixo óptico não coincidem. No bovino os eixos orbitários formam um ângulo de aproximadamente 95 a 100 graus e os eixos ópticos formam um ângulo de aproximadamente 115 a 120 graus. De acordo com Martin (1915) a distância entre as órbitas do bovino é de aproximadamente 160 mm. O olho do bovino destaca-se além da margem da órbita e, provavelmente, com o auxílio dos movimentos oculares, o bovino tem um campo visual aproximado de um círculo completo ou aproximadamente de 360 graus (Prince et al., 1960). A profundidade da órbita é de cerca de 100 mm no bovino.

A parte da órbita formada pelos respectivos ossos do crânio varia nos ruminantes, porque o osso frontal é mais extenso; ele sustenta os chifres e forma a superfície dorsal do crânio, do nível da margem rostral das órbitas até a crista da nuca. Uma outra modificação da órbita do bovino é a projeção da bolha lacrimal, dentro do assoalho ventral rostral da órbita. Esta projeção do osso lacrimal circunda uma extensão do seio maxilar. A cobertura óssea proporcionada pelo osso lacrimal é bastante fina, mas serve como um septo entre o seio maxilar e a órbita.

O osso frontal forma o assoalho da órbita e estende-se ventralmente na parede medial da órbita. Aproximadamente na metade da distância entre a borda rostral e caudal do osso frontal, o processo zigomático é emitido e forma uma projeção dorsal e lateral; este processo une-se ao processo frontal do osso zigomático para formar a margem lateral da órbita. O forame supra-orbitário é observado em localização medial à base do processo; ele é a abertura externa do canal supra-orbitário que tem início dentro da órbita e estende-se até a face dorsal do crânio. Outro forame encontrado na face orbitária do osso frontal é o forame etmoidal; poderá haver mais de um forame etmoidal. O osso frontal forma a margem supra-orbitária que constitui, pelo menos, um terço da margem orbitária e também separa a superfície externa do osso da superfície orbitária. O osso frontal também possui uma *fóvea troclear,* em sua face orbitária, que é o local para a cartilagem troclear; é ao redor desta cartilagem que o tendão do músculo oblíquo dorsal passa antes de inserir-se na face dorsal do bulbo.

O osso lacrimal forma a margem rostral e dorsal da órbita; este osso também possui uma superfície orbitária e facial. O referido osso é mais extenso no bovino do que nos outros animais domésticos, pois ele possui uma extensão caudal e ventral que une o zigomático, o palatino e a maxila para circundar a extensão caudal do seio maxilar e formar a bolha lacrimal. O forame lacrimal e a fossa para o saco lacrimal são observados conduzindo para a superfície rostral da órbita. Eles situam-se medialmente à margem orbitária. O forame lacrimal atravessa a fossa lacrimal, e o ducto nasolateral passa através desta abertura. Outra fossa, na superfície orbitária deste osso, poderá ser encontrada onde o músculo oblíquo ventral tem sua origem. O crânio do bovino poderá apresentar uma incisura na margem orbitária do osso lacrimal. Esta incisura é lateral ou imediatamente ventral à fossa lacrimal. A incisura está apenas a 0,3 a 1,5 cm dorsalmente à sutura lacrimozigomática.

O arco zigomático do bovino está ligeiramente modificado por causa da projeção extensa do processo frontal do osso zigomático, que se une ao processo zigomático do osso frontal para formar a margem lateral da órbita. Este osso forma a margem infra-orbitária e uma parte da margem caudal da órbita.

ÓRGÃOS DOS SENTIDOS DO RUMINANTE E TEGUMENTO COMUM

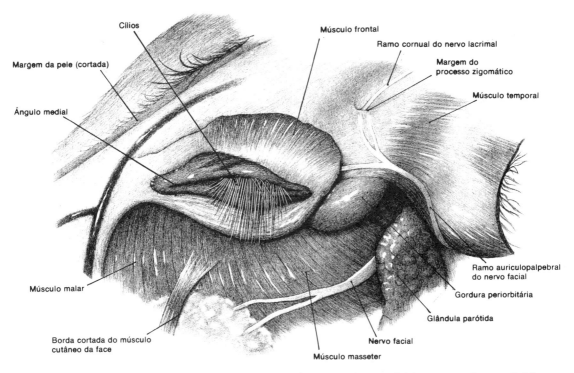

Figura 36-1. Vista superficial da órbita de bovino apresentando os músculos superficiais e os ramos do nervo facial.

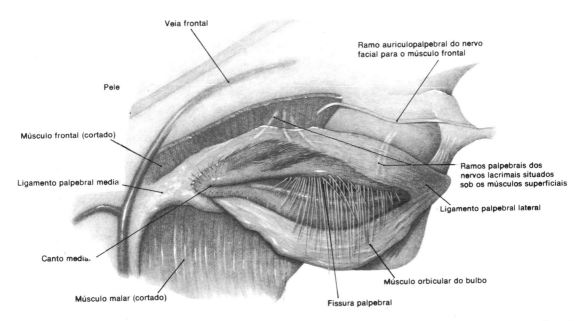

Figura 36-2. Vista da órbita de bovino apresentando as terminações dos nervos lacrimal e facial e as estruturas encontradas nas pálpebras do bovino.

A parte perpendicular do osso palatino forma uma extensa parte da parede ventromedial da órbita. O referido osso possui ainda uma extensa incisura (a incisura esfenopalatina) que se une à maxila para formar o forame esfenopalatino. Ventralmente a este forame encontra-se o forame palatino caudal, próximo à junção da lâmina perpendicular e da lâmina horizontal deste osso. O forame maxilar também está nessa mesma área, porém dentro da maxila.

A maxila situa-se entre os ossos palatino e zigomático e auxilia na formação, com o osso lacrimal, da parede rostroventral da órbita. O seio maxilar no bovino é extenso e não está apenas limitado à maxila, estendendo-se também dentro do osso lacrimal. O forame maxilar abre-se na parte ventral rostral da órbita como a entrada caudal ao canal infraorbitário.

O osso temporal não forma qualquer parte da órbita do bovino, a menos que o processo zigomático da parte escamosa do osso temporal seja considerado como uma proteção para o conteúdo orbitário. Este processo forma a parte caudal do arco zigomático, porém não entra em contato efetivo com as estruturas da órbita.

O osso pré-esfenóide forma a parte medial caudal da órbita. Ela contém diversos forames que dão passagem aos vasos sangüíneos e aos nervos da órbita. A asa do osso basiesfenóide une-se à placa perpendicular do osso palatino para formar a parede ventral medial da órbita.

ÓRGÃOS ACESSÓRIOS DO OLHO
As Pálpebras e a Conjuntiva

As **pálpebras** são bastante espessas e parecem enroladas ou elevadas transversalmente quando observadas no animal vivo. As pálpebras inferiores possuem **cílios,** porém eles são mais curtos e não tão grosseiros quanto os encontrados na pálpebra superior. A pigmentação da pele é maior às margens livres das pálpebras. Os cílios são mais longos nas partes lateral e média da pálpebra superior; na pálpebra inferior os cílios mais longos são encontrados em seu terço medial. Alguns dos cílios da pálpebra superior poderão ter até 30 mm de comprimento (Fig. 36-1).

Os ductos das glândulas társicas são bastante proeminentes; as glândulas em si estão bem incluídas dentro do tecido das pálpebras. Poderá existir aproximadamente 35 destas glândulas na pálpebra superior e aproximadamente 25 na pálpebra inferior. Poderá também haver glândulas mucosas e sudoríferas na conjuntiva. Muitas destas são encontradas próximo à base dos cílios.

O músculo orbicular do bulbo é bem desenvolvido. A sua inserção medial é o forte ligamento pal-

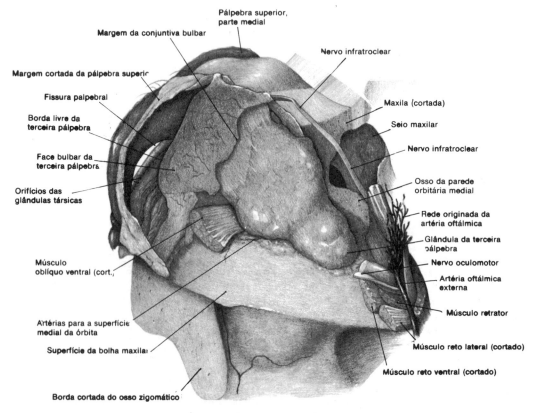

Figura 36-3. Bulbo do olho removido apresentando as estruturas situadas na parte medioventral da órbita.
As superfícies posteriores das pálpebras estão expostas.

ÓRGÃOS DOS SENTIDOS DO RUMINANTE E TEGUMENTO COMUM

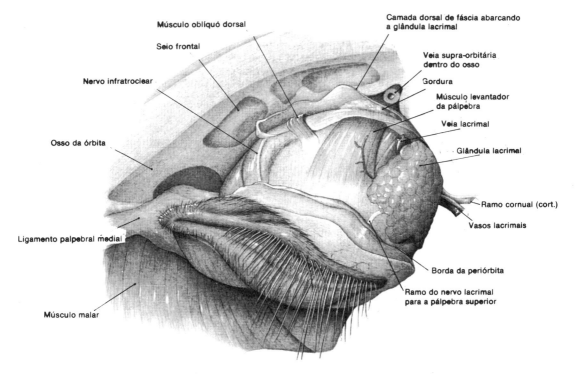

Figura 36-4. Vista dorsal do bulbo do olho apresentando a fáscia que circunda o bulbo e a glândula lacrimal. As estruturas ósseas orbitárias foram removidas.

pebral medial; a inserção lateral é o fraco ligamento palpebral lateral. Há estrias de músculos que se projetam do músculo orbicular para dentro das pálpebras superiores e inferiores, que auxiliam no movimento palpebral. Este tipo de músculo, encontrado nas pálpebras superior e inferior, dá conta de sua aparência enrolada. Próximo ao limbo das pálpebras poderão ser encontradas fibras musculares que seguem um percurso circular ao redor da **fissura palpebral**. Não há nenhum músculo levantador do ângulo medial do bulbo. Os músculos superficiais, que agem no movimento das pálpebras, são o músculo frontal para a pálpebra superior, o músculo malar para a pálpebra inferior e o músculo orbicular do bulbo. O músculo superficial está sob o controle motor do sétimo nervo (Figs. 36-1 e 2).

O músculo levantador da pálpebra superior pode ter, em seu ponto de inserção, 35 mm de largura e suas fibras são prontamente observadas quando elas passam dorsalmente ao músculo reto dorsal. O suprimento nervoso motor para este músculo é feito pelo nervo oculomotor.

As **pontas lacrimais** estão próximas ao ângulo medial do bulbo do olho. Elas são encontradas próximo à superfície posterior das pálpebras, no ponto de origem da conjuntiva palpebral. Estas aberturas não são tão facilmente observáveis no olho do bovino como o são em determinados animais.

A conjuntiva palpebral pode ser pigmentada próximo à margem da pálpebra, porém próximo à sua reflexão no **fórnix** a pigmentação está ausente ou grandemente reduzida. A conjuntiva bulbar pode apresentar considerável pigmentação próximo ao limbo do olho, mas não próximo ao fórnix. A **conjuntiva** do bovino pode conter nódulos isolados de tecido linfático ou glândulas lacrimais acessórias. A distância da margem palpebral até o fórnix da conjuntiva da pálpebra superior é maior do que a distância da margem palpebral até ao fórnix da pálpebra inferior.

A prega de mucosa que cobre a terceira pálpebra pode ser observada no ângulo medial do bulbo do olho. Esta prega cobre uma cartilagem subjacente semelhante a um T. A parte transversa da cartilagem localiza-se mais próxima à borda livre da terceira pálpebra; o seu eixo projeta-se ventromedialmente. Algum tecido conjuntivo poderá estender-se da cartilagem até à vizinhança da fossa troclear.

Circundando a cartilagem e particularmente o seu eixo, encontra-se o tecido glandular da terceira pálpebra (Fig. 36-3). O tecido glandular superficial está disposto em uma parte lobular redonda e uma parte achatada, que parecem cobrir a superfície palpebral do eixo da cartilagem. Martin (1915) declara que a parte arredondada da glândula é serosa em sua maior parte, enquanto que a parte achatada parece ser mista. O tecido glandular profundo, no lado bulbar da cartilagem, é de tamanho variável e consiste em uma parte anterior, que parece ser serosa e que está na glândula da terceira pálpebra. A parte posterior do tecido glandular no lado bulbar da cartilagem parece ao exame histológico ser de natureza mucosa. O músculo oblíquo ventral pode passar sobre o tecido glandular da terceira pálpebra e produzir um sulco. O tecido glandular, tanto na superfície palpebral como na superfície da face bulbar, está circundado por gordura e tecido conjuntivo que liga o tecido conjuntivo da glândula ao eixo da cartilagem da terceira pálpebra.

A **terceira pálpebra** movimenta-se sobre a córnea do bulbo do olho em uma direção dorsolateral. O tecido glandular, associado a esta estrutura, secreta através de diversos ductos que se abrem na superfície bulbar da prega semilunar da conjuntiva (**membrana nictitante**). A secreção das glândulas da terceira pálpebra, semelhante à da glândula lacrimal, deixa o olho através do ducto nasolacrimal.

A borda livre da membrana nictitante, que pode ser pigmentada, pode também possuir nodos linfáticos dispersos sobre sua superfície palpebral, mas não normalmente sobre a superfície bulbar. Glândulas acessórias também podem ser encontradas associadas à terceira pálpebra.

O Aparelho Lacrimal

A principal glândula de secreção associada ao bulbo do olho bovino pode ter de 60 a 70 mm de comprimento, aproximadamente 10 mm de espessura e uma largura de 35 mm. A **glândula lacrimal** tem aparência lobulada, mas possui duas áreas distintas. A parte dorsal é mais espessa do que a parte ventral mais delgada. A glândula pode encobrir as superfícies dorsal e lateral do bulbo do olho e esvaziar-se através de vários ductos, seis a oito ductos maiores e diversos ductos menores, próximo ao fórnix da conjuntiva da pálpebra superior. A margem anterior da glândula está localizada, aproximadamente, a 2 cm caudalmente ao limbo da pálpebra superior (Fig. 36-4).

A glândula lacrimal, normalmente coberta por gordura, é um tanto achatada em virtude de estar comprimida entre a parede orbitária e o bulbo do olho. Septos de tecido conjuntivo são destacados e passam entre as células secretoras serosas dos ductos da glândula. Os septos contêm capilares, macrófagos, plasmócitos e algumas células pigmentares. A **carúncula lacrimal** é observada no ângulo medial do olho. Ela pode possuir uma coloração amarela ou marrom-escura, dependendo em particular da pigmentação do animal. Alguns pêlos podem ser observados surgindo da carúncula, e o aumento pode ser de aproximadamente 5 a 7 mm de diâmetro. Martin (1915) declara que a carúncula pode ter comunicação venosa com uma rede venosa e, como resultado, modificará de tamanho e penetrará no espaço palpebral, mais em uma oportunidade do que em outra, dependendo do grau de enchimento dos vasos sangüíneos.

Os **canais lacrimais** do bovino medem aproximadamente 1 a 1,5 cm de comprimento e possuem um percurso semelhante a um arco, do *ponto lacrimal* ao **saco lacrimal.** O ponto lacrimal quando aberto poderá ter uma abertura externa de 2 a 5 mm de diâmetro. O saco lacrimal, formado pela confluência

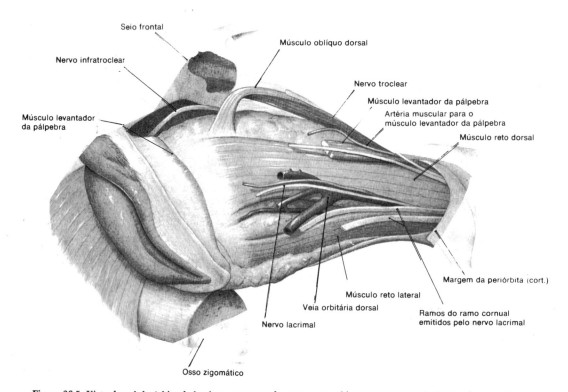

Figura 36-5. Vista dorsal da órbita de bovino apresentando estruturas subjacentes ao músculo levantador da pálpebra.

ÓRGÃOS DOS SENTIDOS DO RUMINANTE E TEGUMENTO COMUM

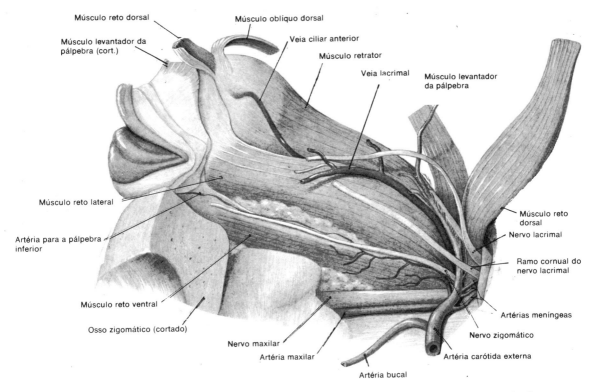

Figura 36-6. Vista ventrolateral do olho de bovino apresentando os nervos na superfície lateral do bulbo do olho.
Os ossos do arco zigomático e parte da margem óssea do forame órbito-rotundo foram removidos.

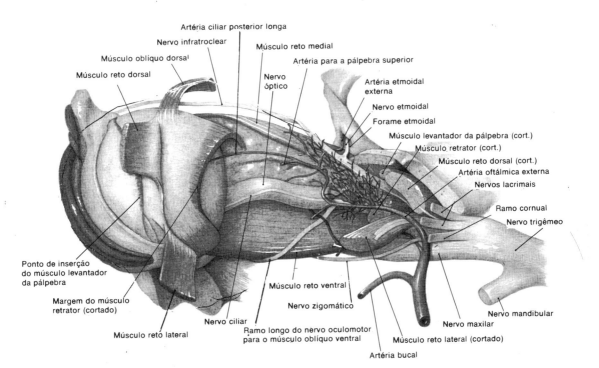

Figura 36-7. Dissecação profunda do olho de bovino apresentando o nervo óptico e os nervos e vasos etmoidais.

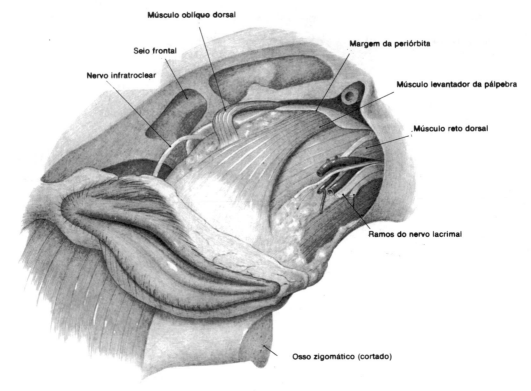

Figura 36-8. Vista dorsal da órbita apresentando os músculos extra-oculares dorsais e os vasos e nervos superficiais.

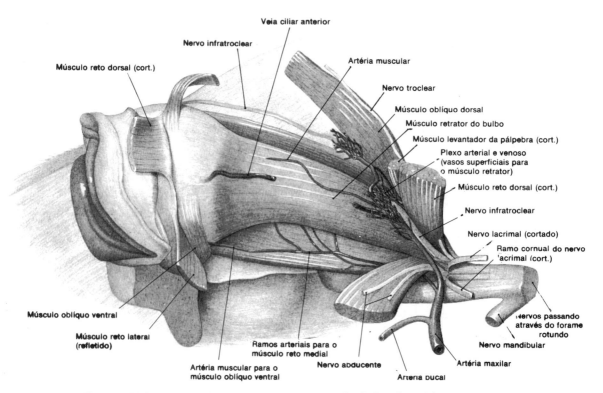

Figura 36-9. Vista lateral do olho de bovino apresentando a distribuição das artérias e nervos musculares.

dos canais lacrimais, pode medir de 5 a 8 mm de diâmetro.

O **ducto nasolacrimal** mede aproximadamente de 12 a 15 cm de comprimento e normalmente assume um percurso reto. A parte caudal do canal corre no osso lacrimal; a parede da parte caudal do canal, espessa, poderá apresentar defeitos e ter espaços abertos, como aqueles observados no ducto nasolacrimal do canino; a parte rostral do ducto tem parede fina. As partes distais do referido ducto seguem sob a mucosa. A parte terminal tem de 3 a 4 mm de largura e é encontrada entre duas lâminas cartilaginosas da cartilagem alar e da projeção rostral da cartilagem parietal; ela se abre próximo à parede lateral da narina; entretanto, é difícil vê-la porque a mesma está situada na superfície medial da prega alar da concha nasal ventral.

A Periórbita e as Fáscias Orbitárias

A **periórbita** forma uma bolsa fascial de duas camadas ao redor da glândula lacrimal. Uma camada de fáscia é dorsal à glândula lacrimal; o músculo oblíquo dorsal e uma camada de gordura também são encontrados nesta bolsa. A camada **profunda** da **fáscia,** afixada na base da cartilagem troclear, após passar sob o músculo reto dorsal e a glândula lacrimal, une-se à camada de **fáscia superficial,** na margem lateral da glândula lacrimal. Anteriormente a periórbita une-se à fáscia da pálpebra superior e ao periósteo da órbita.

Músculos do Bulbo

Os **músculos extrínsecos** do bulbo do bovino não são muito diferentes dos observados em outros animais domésticos (Figs. 36-5 a 10). Os sete músculos da órbita incluem os músculos retos dorsal, ventral, medial e lateral, os músculos oblíquos dorsal e ventral e o músculo retrator do bulbo. Estes músculos extra-oculares estão descritos com detalhes no capítulo sobre Miologia.

BULBO DO OLHO

TÚNICA FIBROSA

ESCLERA. A **esclera** varia de espessura: a parte mais delgada tem 1 mm no equador; a parte mais espessa mede 2 mm na área crivosa e 1,2 a 1,5 mm no limbo. As medidas da esclera são aproximadas, pois existe variação individual. Há células pigmentadas na esclera que se tornam mais numerosas no sentido da camada corióide. A pigmentação da corióide pode ser observada através da esclera e, como resultado, a cor da esclera pode ser mais cinza do que branca; isto é válido próximo ao equador, onde a esclera é mais fina.

CÓRNEA. A **córnea** projeta-se bem além da órbita óssea, no bovino; em decorrência, os olhos aparecem como se fossem ficar deslocados da órbita, em determinadas raças de bovinos. O diâmetro transverso da córnea, maior do que o diâmetro vertical, faz com que a córnea tenha contorno ovóide. O

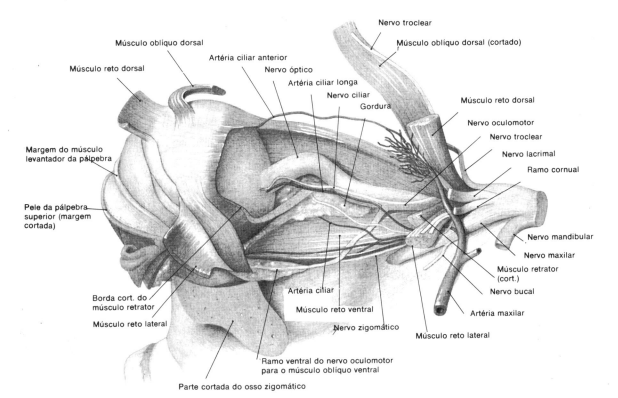

Figura 36-10. Dissecação profunda da órbita de bovino apresentando o nervo óptico e estruturas relacionadas.

diâmetro vertical da córnea pode ter 10 mm próximo à superfície lateral do bulbo; ele aumenta para 22 a 25 mm próximo ao centro do olho, e depois diminui para 15 mm na superfície medial do bulbo. A altura comparada à largura é de 1:1,3 (Martin, 1915). O raio horizontal da curvatura aproxima-se de 16,8 mm e o raio vertical da curvatura é de aproximadamente 14,7 mm. A espessura da córnea não varia tanto como nas outras espécies de animais domésticos; a periferia mede 1,5 a 1,8 mm; o meio da córnea normalmente tem a mesma espessura e mede 1,5 a 2 mm. A maior medida horizontal da córnea é de aproximadamente 30 mm e a maior dimensão vertical é de cerca de 25 mm (Prince et al., 1960).

A córnea possui cinco camadas, da mesma forma que nos outros animais. A camada epitelial está constituída de 14 a 18 camadas de células. As outras camadas da córnea são semelhantes às encontradas nos olhos dos outros animais, medindo a camada endotelial aproximadamente 6 μ. A córnea pode possuir algum pigmento ao redor da periferia. Uma outra modificação do olho do bovino é o plexo venoso da esclera, que não é extenso; o plexo é encontrado entre a córnea e a íris.

TÚNICA VASCULAR

CORIÓIDE. A **corióide** do bovino não é diferente da corióide dos outros animais domésticos, exceto que as camadas são bastante distintas e ela não contém muito tecido conjuntivo pigmentado. A corióide do bovino é muito escura e, em determinadas raças, tais como a Jersey ou Angus, a corióide tem pigmentação particularmente intensa.

O **tapetum** do bovino é um ϕ *tapetum fibrosum* Esta estrutura, de coloração azul-esverdeada, poderá apresentar no seu centro um reflexo avermelhado. De acordo com Martin (1915), o reflexo avermelhado não é observado ao se examinar o tapetum de um adulto; entretanto, no bezerro ele é rapidamente visto.

O tapetum no bovino é aproximadamente triangular, com a base do triângulo cruzando o fundo do olho, dorsalmente ao nervo óptico. O lado medial do triângulo possui maior inclinação do que o lado lateral do mesmo (Lâmina I). O ápice desta área triangular pigmentada é dorsal. Martin (1915) declara que o tapetum ocupa o fundo lateral do bulbo do olho e possui uma listra que se estende medialmente. Esta listra não é detectada quando são feitas fotografias a cores. Justov (1926) observou no embrião em desenvolvimento a estrutura fibrosa do tapetum e declarou que o desenvolvimento se completou durante o período fetal. Martin (1915) afirma que no bovino o fundo do olho parece ser branco ou incolor, mas nos bezerros recém-nascidos o *tapetum fibrosum* é bem definido.

Histologicamente o tapetum parece ser formado de densas fibras de tecido conjuntivo, podendo ser notados capilares que passam, através da camada, para o coriocapilar. O tapetum varia em espessura de 10 μ na periferia até 50 μ no centro.

CORPO CILIAR. Alguns observadores acreditavam que o **corpo ciliar** é melhor desenvolvido no bovino do que no eqüino; entretanto, não há prova fisiológica para demonstrar se esta assertiva é ou não ver-

dadeira. No bovino, enquanto as fibras longitudinais do corpo ciliar são bem desenvolvidas, as fibras musculares radiais e as fibras musculares circulares são muito pouco desenvolvidas; desta forma, a capacidade para a acomodação provavelmente é muito limitada.

Há aproximadamente 90 a 110 grandes **processos ciliares** que medem de 3 a 5 cm de comprimento e que são de largura variável. O corpo ciliar tem sua maior largura lateral e dorsalmente, que são de 10,7 e 10,4 mm, respectivamente, conforme reportado por Prince et al. (1960). A parte medial do corpo ciliar mede aproximadamente 6,6 mm e a parte ventral aproximadamente 9 mm.

A distância da raiz da íris até a *ora ciliar* da retina é de aproximadamente 6,5 mm. Os processos ciliares, observando-se grosseiramente, parecem estar situados próximos à lente ou contactando com a mesma. Entretanto, se forem afastados da lente, fibras zonulares podem ser encontradas entre os proiessos ciliares e a cápsula.

ÍRIS. A **íris** do olho do bovino parece ser escura; na maioria dos bovinos há um grande número de delicadas pregas na íris. A **pupila** tem um contôrno transversalmente oval, e pequenos corpos, os *grânulos irídicos (ϕ corpora nigra)*, encontrados na margem superior da pupila, são componentes normais do olho do bovino; estruturas semelhantes encontradas na margem ventral da pupila são menores. Estes grânulos irídicos encontrados no bovino são menores do que estruturas semelhantes observadas no olho do eqüino. Eles são projeções da íris e estão retidos pelo **músculo esfíncter da pupila.** Estas estruturas contêm tecido conjuntivo, vasos sangüíneos e epitélio, e são semelhantes à *parte irídica da retina*. Os vasos sangüíneos são de parede fina e os capilares são relativamente grandes, de acordo com Martin (1915).

O contorno da pupila variará desde um formato oval, quando a pupila estiver contraída, até um formato redondo quando a pupila estiver muito dilatada. Caso a pupila esteja parcialmente dilatada, seu diâmetro transversal é maior do que seu diâmetro vertical. A pupila do bovino é mantida relativamente imóvel através de fibras musculares, radialmente dispostas, nas posições de três e nove horas; desta maneira, quando a pupila se contrai, a presença das fibras torna-se aparente por causa do formato oval da margem da pupila.

O **círculo arterial maior** na periferia da íris é bem desenvolvido. A íris poderá apresentar pregas em sua face anterior. A espessura da íris varia, sendo a borda livre a mais fina e a raiz mais espessa. Prince et al. (1960) fornecem as seguintes medidas para a íris: borda livre, 0,1 mm; parte central, 1,2 mm; e raiz da íris, 0,45 mm.

A continuação da parte pigmentada da retina sobre a íris faz com que esta última, no bovino, seja pigmentada até uma profundidade de 20 a 80 μ na superfície posterior. Esta pigmentação produz a cor escura notada na íris do bovino.

A TÚNICA NERVOSA

A RETINA. A **retina** do bovino possui o mesmo número de camadas visíveis nas retinas dos outros

ÓRGÃOS DOS SENTIDOS DO RUMINANTE E TEGUMENTO COMUM

animais domésticos, quando os olhos são examinados com um miscroscópio óptico. A retina tem cerca de 0,20 mm de espessura no bovino; entretanto, pequenos vasos, em sua camada interna, podem projetar-se dentro do corpo vítreo até 0,10 a 0,16 mm, além da margem dos componentes celulares da retina. Estes vasos sangüíneos são encontrados na camada de fibras nervosas da retina e, como resultado, fazem com que a camada de células ganglionares torne-se mais comprimida de encontro às outras camadas de células receptoras, mais próximas da periferia da retina (Prince et al., 1960). A camada de células ganglionares da periferia não é extensa; ela poderá ter apenas a espessura de uma célula, porém encerra células gigantes muito grandes. As células ganglionares podem ser classificadas em três tamanhos, como no caso da maioria dos mamíferos. As maiores células podem ter, ocasionalmente, até 40 μ. Prince et al. (1960) fornecem a espessura das outras camadas, como a dos receptores que formam uma camada que tem 26 μ de espessura, com espessura individual dos receptores sendo de 2 μ. Os núcleos mais externos formam uma camada de aproximadamente 36 μ de espessura, e os núcleos internos têm cerca de 20 μ de espessura. Há muito pouco epitélio pigmentado cobrindo o tapetum — este é o caso normal nos animais que possuem um tapetum. O bovino tem um epitélio pigmentado na retina, exceto na área onde a mesma superpõe-se ao **tapetum** (Lâmina I).

O **disco óptico** no **fundo** do olho do bovino, um tanto menor do que o do eqüino, é redondo. As margens do disco podem não estar claramente delineadas, e poderá haver algumas estriações radiais que se estendem do disco sobre o fundo do olho. O disco óptico é o ponto de emergência do nervo óptico após suas fibras haverem penetrado nas camadas externas do bulbo. O disco está localizado aproximadamente 2 mm lateralmente ao meridiano vertical, e cerca de 7 mm ventralmente ao meridiano horizontal.

Dorsalmente e lateral ou medialmente ao disco óptico, uma distinta taça é notada. Esta área deprimida mede 1,5 a 2 mm de diâmetro; o tecido do tapetum forma um anel azul-esverdeado intenso ao redor desta depressão, quando ele é observado em espécime preservado. O tecido do tapetum provavelmente dá contorno a esta área por causa da redução das células da retina, permitindo, assim, que o tapetum se apresente mais brilhante na periferia. A posição exata desta depressão poderá variar, mas ela está localizada normalmente 4 a 9 mm dorsalmente e 2 a 6 mm lateralmente em relação ao disco óptico. Esta depressão está dentro da área do tapetum de alguns fundos de olhos; em outros espécimes ela poderá estar próximo à base do tapetum triangular, quando se observa o fundo de um olho dissecado. O bovino não possui uma fóvea, de acordo com a maioria de anatomistas, mas a área em questão pode ser de imediato observada quando se examina o fundo de olhos preservados.

A disposição dos vasos sangüíneos, no olho do bovino, indica que há de 3 a 4 veias e artérias irradiando-se do disco óptico. A veia e artéria dorsal medial e a veia e artéria ventral medial são bem desenvolvidas; a artéria e veia lateral dorsal parecem ser pequenas. As artérias são menores que as veias. Ramos projetam-se dos vasos ao redor do disco, e estes deixam os vasos principais a ângulos de menos de 90 graus. Muitos dos vasos ao redor da área de disco do fundo do olho têm sua origem dos vasos papilares. Entretanto, alguns dos vasos, nesta área, podem ter sua origem nos vasos da camada coriocapilar.

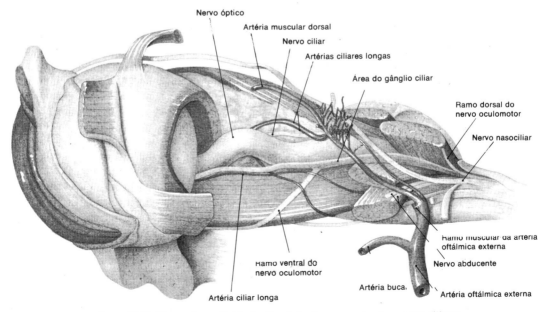

Figura 36-11. Dissecação profunda do olho de bovino apresentando os vasos ciliares.

As veias que surgem da área papilar ventral correm até à área da *ora ciliar da retina*. Elas formam um arco e circundam uma parte da periferia da retina. A veia nasal ventral forma o maior arco e pode circundar metade da periferia do fundo do olho (Martin, 1915).

Martin menciona o fato de que a artéria hialóidea poderá persistir no embrião e, em realidade, poderá ocasionalmente conter sangue. Ela pode projetar-se dentro do humor vítreo por 2,0 a 2,5 mm. Os vasos do fundo do olho não possuem *áreas centrais*, de acordo com Martin (1915). Esta *área central* é mencionada como estendendo-se horizontalmente do disco e situando-se na área entre os vasos dorsal e ventral do fundo do olho. Zurn (1902, citado por Martin, 1915) mencionou uma segunda mácula no bovino, situada 15 a 18 mm dorsolateralmente à extremidade do nervo. A segunda mácula é mencionada como tendo de 2,0 a 2,5 mm de largura e 1,5 mm de altura (Martin, 1915).

As preparações histológicas demonstram artérias que são distinguidas das veias por diferença de cor e estrutura celular. Elas se coram mais intensamente do que as veias, com o PAS-hematoxilina e eosina. Os elementos celulares dos capilares são células endoteliais e murais (indiferenciadas). As células endoteliais dos capilares do bovino contêm muitas partículas de cromatina espessas e escuras.

CÂMARAS DO OLHO

A **câmara anterior do bulbo** está circundada anteriormente pela córnea e posteriormente pela íris e pela lente. Ela comunica-se, através da pupila, com a **câmara posterior do bulbo;** este é um pequeno espaço anular, de seção transversal triangular, que está limitado anteriormente pela íris, posteriormente pela parte periférica da lente e seus ligamentos, e externamente pelos processos ciliares. As câmaras anterior e posterior estão cheias pelo **humor aquoso,** um fluído límpico. A **câmara vítrea** está situada entre a lente e a retina e contém o **corpo vítrea.**

MEIOS DE REFRAÇÃO

A córnea, a lente, o humor aquoso e o corpo vítreo servem, todos eles, como meios de refração, e estão descritos com detalhes na Seção Geral quando não incluídos no capítulo da espécie.

A LENTE. A **lente** do bovino não apresenta grande variação na estrutura quando comparada com a dos outros animais. O diâmetro vertical poderá ser menor do que o diâmetro transversal. O diâmetro transversal pode ser de 17,75 a 18,70 mm; o raio da curvatura, na superfície anterior, mede 11,3 mm; e, na superfície posterior, 9,7 mm (Martin, 1915). A distância da córnea até à superfície anterior da lente é de aproximadamente 4,5 mm, enquanto a distân-

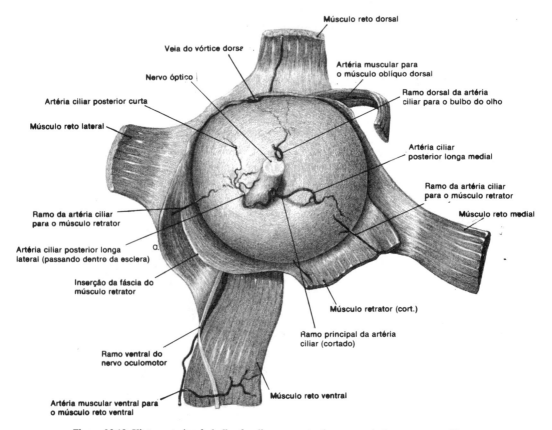

Figura 36-12. Vista posterior do bulbo do olho apresentando o nervo óptico e os vasos ciliares.

ÓRGÃOS DOS SENTIDOS DO RUMINANTE E TEGUMENTO COMUM

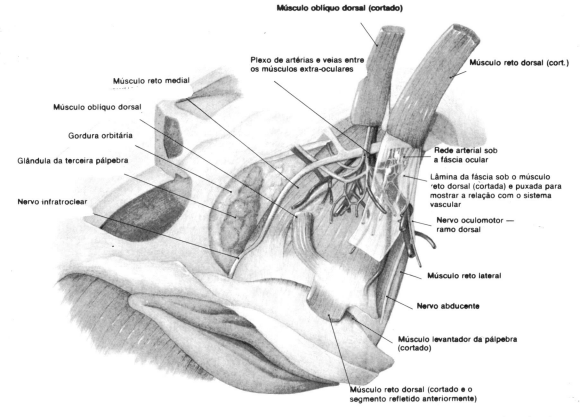

Figura 36-13. Vista dorsal do olho de bovino apresentando o plexo de veias e artérias sob os músculos extra-oculares dorsais e as estruturas na superfície medial da órbita.

cia da córnea até à superfície posterior é de 13,0 a 13,5 mm. O comprimento do eixo anterior ao posterior da lente é de 12 mm. O volume da lente é de aproximadamente 2,0 a 2,75 cc.

O CORPO VÍTREO. O **corpo vítreo** do bovino é mais compacto do que o observado no eqüino. O volume total do corpo vítreo é de 20 a 21 cc; o volume do corpo vítreo comparado ao volume total do olho é de 1:1,5. O corpo vítreo pode ser penetrado pela artéria hialóidea e, em determinados casos, a artéria poderá conter algum sangue. Esta condição não foi observada no bovino adulto.

VASOS E NERVOS DO OLHO. O **suprimento sangüíneo** para o olho vem principalmente da **artéria** oftálmica externa (Fig. 36-11); entretanto, ramos desta artéria poderão comunicar-se, através do *forame órbito-rotundo*, com um ramo que surge da *rede admirável* interna. Estas últimas artérias são bastante pequenas. No bovino a artéria oftálmica externa, que tem sua origem na artéria maxilar, não passa através de um canal alar, porém emite ramos para o olho enquanto percorre a parte ventral da órbita. A artéria oftálmica externa forma uma rede oftálmica no bovino (Fig. 36-7) aproximadamente a 1 cm de sua origem. Esta rede pode emitir ramos musculares para os músculos retos e um ramo que supre as artérias ciliares anteriores. A artéria oftálmica externa, a seguir, fornece um ramo colateral, a artéria lacrimal, que passa entre os músculos reto dorsal e reto lateral para atingir a glândula lacrimal. A artéria oftálmica externa continua então seu percurso; ela poderá apresentar uma flexura caudal e depois uma flexura rostral, antes de se dividir em uma artéria etmoidal e uma artéria supra-orbitária. A artéria temporal superficial também poderá suprir a glândula lacrimal. O ramo lacrimal pode passar rostralmente do ponto de origem, próximo ao da artéria cornual.

As artérias ciliares anteriores surgem dos ramos musculares da artéria oftálmica externa e suprem as estruturas na superfície anterior do olho (Fig. 36-10). O ramo bulbar (Martin, 1915), ou a artéria ciliar conforme é denominada por Prince et al. (1960), corre dorsolateralmente ao nervo óptico, em parte de seu percurso. Ele divide-se nos ramos medial e lateral antes de atingir a área crivosa. Cada parte emite curtas artérias ciliares posteriores. A divisão medial do ramo bulbar divide-se, ao se aproximar do olho, nas artérias ciliares posteriores longas medial e lateral. As artérias ciliares posteriores longas são distinguidas por seu percurso tortuoso. Elas correm anteriormente no bulbo do olho penetrando na esclera antes de atingir o equador (Figs. 36-11 e 12).

A artéria malar é um importante suprimento para as estruturas anteriores do olho. Ela pode suprir a conjuntiva, as pálpebras, através dos ramos mediais da artéria, a carúncula lacrimal, as glândulas da terceira pálpebra e a membrana nictitante. Este vaso passa pela artéria infra-orbitária e depois através de uma fissura na bolha lacrimal para atingir as estruturas acima. A artéria oftálmica interna foi notada como emergindo do forame óptico. Ela penetra na órbita, ventralmente ao nervo óptico; passa para o lado medial do nervo óptico e anastomosa-se com o ramo ciliar da artéria oftálmica externa.

Ramos da **veia** maxilar drenam o olho. Algumas das estruturas superficiais, na superfície medial da órbita, são drenadas pela veia angular do bulbo. O vaso divide-se em um ramo dorsal e um ventral; o ramo dorsal, dentro da órbita, drena a terceira pálpebra, bem como as estruturas lacrimais. O ramo ventral da veia drena a pálpebra ventral e o músculo orbicular do bulbo, anastomosando-se a seguir com ramos venosos do plexo massetérico e da veia facial transversa.

As veias mais profundas da órbita não podem ser observadas até que o tecido periorbitário seja removido. A veia oftálmica, dentro da órbita, destaca alguns ramos que formam uma rede externa situada sob o músculo reto dorsal, na maioria dos casos (Fig. 36-13). Ramos anastomóticos podem passar desta rede para as veias orbitárias ventrais. Uma veia pode ser seguida até esta rede a partir do lado medial da órbita; esta veia segue o percurso do nervo infratroclear. Veias dos músculos oblíquo dorsal, levantador da pálpebra e reto dorsal podem contribuir para esta rede venosa. Prosseguindo distalmente da rede a veia supra-orbitária é observada como continuando o sistema venoso. Diversos ramos, mais profundos e que contribuem para a veia supra-orbitária, são as veias lacrimal e as do vórtice dorsal. A veia supra-orbitária termina ao deixar a órbita e passar para a superfície dorsal do osso frontal através do forame supra-orbitário.

A veia orbitária lateral pode receber algum sangue da veia lacrimal e ramos anastomosantes das veias supra-orbitárias. A referida veia deixa a órbita ao passar entre os músculos reto dorsal e reto lateral, penetra na periórbita e anastomosa-se com a veia oftálmica.

A veia orbitária ventral pode ser par, na parte posterior da órbita. Ela passa entre os músculos reto medial e reto ventral e recebe diversas veias da parte rostral da órbita. O sangue da pálpebra inferior, do músculo oblíquo ventral e da glândula da terceira pálpebra pode ser drenado para a veia orbitária ventral. A veia malar passa da parte ventromedial do olho para unir-se com as veias do vórtice ventral; o sangue venoso desses vasos a seguir flui para a veia orbitária ventral. A veia orbitária ventral e as veias orbitárias laterais formam um tronco comum, próximo ao ápice da órbita.

O **nervo** óptico penetra na órbita através do forame óptico e passa para o bulbo do olho lateralmente ao meridiano vertical e abaixo do meridiano horizontal. Desta forma, ele penetra no quadrante lateral ventral do fundo do olho. O nervo diminui

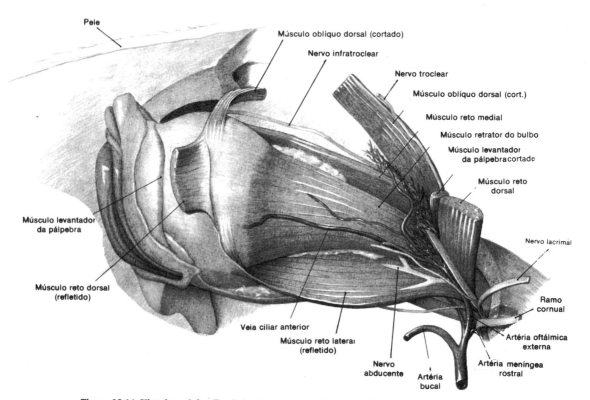

Figura 36-14. Vista lateral do olho de bovino apresentando o curso dos nervos abducentes e troclear.

ÓRGÃOS DOS SENTIDOS DO RUMINANTE E TEGUMENTO COMUM

seu diâmetro ao passar através da esclera e, como resultado, o disco óptico parece menor do que o é no eqüino. O diâmetro do nervo óptico é de aproximadamente 5 mm em uma direção mediolateral e 3 mm em uma direção dorsoventral. (Figs. 36-10 e Lâmina I). O olho, os músculos e órgãos associados também são supridos pelos nervos oculomotor, troclear (Fig. 36-14), ramos abducentes do trigêmeo (Fig. 36-7) e facial. O suprimento autônomo do olho é descrito com detalhes no capítulo sobre Neurologia.

O gânglio ciliar situado ao longo de um ramo do nervo oculomotor localiza-se medialmente ao músculo reto ventral e ventralmente ao nervo óptico (Fig. 36-11). O gânglio recebe fibras de um ramo sensorial do nervo oftálmico, que surge próximo ao ponto onde o nervo oftálmico emite os ramos lacrimal e frontal. De acordo com Ruskell (Prince et al., 1960) esta raiz sensorial segue lateralmente ao nervo óptico e depois dobra ventralmente para atingir o gânglio ciliar. Outras fibras sensoriais deixam os músculos, seguem até o gânglio ciliar e depois passam para o nervo oftálmico através desta raiz sensorial. Curtos ramos ciliares passam do gânglio ciliar para a *área crivosa* e depois penetram na esclera na vizinhança do nervo óptico. Estas fibras então transcorrem anteriormente na parede do bulbo.

PARTE II — OVINO

Os ovinos domésticos pertencem a diversas raças. Na maioria das raças o macho possui chifres, que poderão estar ausentes nas fêmeas, com exceção da raça Dorset, em que tanto o macho como a fêmea possuem chifres. Existem raças mochas de carneiros tais como a Southdown, em que tanto os carneiros como as ovelhas não têm chifres. Um exame dos crânios não revela uma diferença acentuada na órbita óssea dos animais mochos e com chifres.

A ÓRBITA

A **órbita** óssea do ovino tem aproximadamente 37 a 38 mm de largura e aproximadamente 41,2 mm de altura. O ângulo entre os eixos ópticos é de aproximadamente 90 graus (Zietzschmann et al., 1943). O volume da órbita, em comparação com o do bulbo do olho, é de aproximadamente 1,1:1. A profundidade da órbita é de 45 a 50 mm. O ângulo entre os eixos orbitários é de 115 a 120 graus.

A margem orbitária, completamente circundada por osso, é formada pela fusão dos ossos zigomático, frontal e lacrimal. A margem da órbita do ovino é sulcada e áspera. A parte ventral da órbita não é completa, mas ao redor do olho verifica-se que o esfenóide, palatino e a maxila aumentam os ossos frontal, lacrimal e zigomático para completar a proteção óssea para o olho.

O osso frontal forma o teto da órbita e uma parte da parede medial. Os forames associados com este osso são: o forame etmoidal, que é cranial e dorsal ao forame óptico e tem aproximadamente 3 mm de largura e cerca de 2 mm de altura; e o forame supra-orbitário, maior do que o forame etmoidal e situado dorsal e caudalmente a este último. A parte da margem orbitária contribuída pelo osso frontal é serrilhada. O processo zigomático contribuído pelo osso frontal estende-se lateralmente e forma uma boa parte do teto e parte lateral da órbita óssea. O seio frontal, localizado sobre a órbita, está separado dela pela lâmina externa do osso frontal.

O osso pré-esfenóide do crânio do ovino forma a parte mediana caudal da órbita. O forame óptico cede passagem para que o nervo óptico e a artéria oftálmica interna penetrem na órbita. O forame orbitário e o redondo fundem-se no crânio do ovino, da mesma forma que o fazem no crânio do bovino e,

conseqüentemente, a abertura comum é denominada de *forame órbito-rotundo*. A asa e o corpo do osso basiesfenóide formam as margens rostral, ventral e caudal do forame.

O osso palatino, no crânio do ovino, funde-se com o processo pterigóideo do osso basiesfenóide e com o osso pterigóideo para formar uma parte da parede ventromedial da órbita. A parte vertical do osso palatino, além de formar uma parte da parede medial da órbita, também forma uma parte da margem do forame esfenopalatino. O forame esfenopalatino, no crânio do ovino, é muito desenvolvido.

A maxila contribui, em uma pequena área, para a parte ventral rostral da parede da órbita e também se une aos ossos lacrimais e zigomático. A maxila une-se ao osso palatino para formar um sulco que permite ao nervo maxilar passar dentro da parte rostral do crânio.

O osso lacrimal forma uma parte da parede medial e rostral da órbita do ovino. O osso possui uma pequena depressão, na superfície orbitária, denominada de fossa lacrimal. A superfície facial do osso une-se ao osso frontal, dorsalmente e ao osso zigomático, ventralmente. A maior dimensão do osso é rostrocaudal.

O osso zigomático forma a maior parte da margem rostral e ventral da borda da órbita e a parte rostroventral da parede da órbita. O processo temporal do osso zigomático projeta-se caudalmente para encontrar o osso temporal e assim formar o arco zigomático, que confere proteção óssea lateral para a órbita. Este processo une-se ao processo zigomático do osso frontal para formar uma margem orbitária, semelhante àquela observada no bovino (Fig. 26-61).

ÓRGÃOS ACESSÓRIOS DO OLHO
As Pálpebras e a Conjuntiva

As **pálpebras** do ovino são imóveis e bem mais finas do que as pálpebras do bovino; a pálpebra superior é mais delgada do que a inferior. Estas pregas de pele protegem o olho de ferimentos externos; as pálpebras também auxiliam a manter a córnea umedecida e na regulação da quantidade de luz que

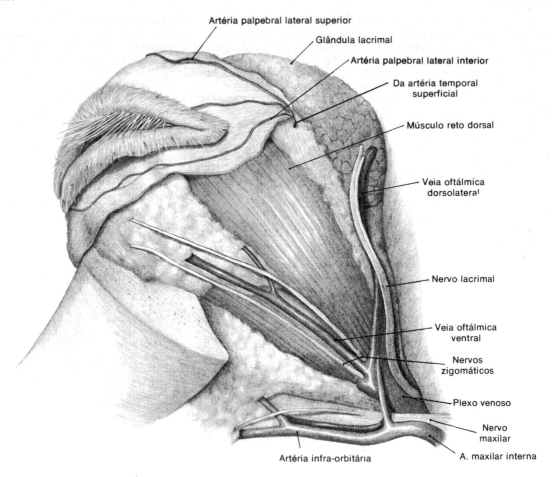

Figura 36-15. Vista ventrolateral do olho de ovino apresentando a glândula lacrimal e a inervação para a glândula lacrimal e para a pálpebra inferior.
O arco zigomático e a mandíbula foram removidos.

penetra no olho. As pálpebras estão unidas nos lados pelos correspondentes **ângulos medial e lateral (comissuras);** a conjuntiva, afixada nas pálpebras, adere intimamente à pálpebra superior. Poderá haver pigmentação aparente no ponto de junção da conjuntiva com as pálpebras; normalmente o ângulo medial das pálpebras é destituído de pigmento, e o ângulo lateral é pigmentado (Sinha, 1965). A **fissura da pálpebra** é de formato elíptico, porém mais larga no sentido do ângulo medial. Ela tem aproximadamente 25 cm de comprimento e aproximadamente de 12 a 13 mm de altura. Os limbos palpebrais, anterior e posterior, não são tão distintos quanto os limites anterior e posterior das margens livres da pálpebra do eqüino.

A pele das pálpebras do ovino pode apresentar uma crista e uma depressão, transversais, quando o tamanho da fissura da pálpebra for aumentado. As bordas da pálpebra contêm **cílios;** há aproximadamente 130 cílios dispostos em três ou quatro fileiras na pálpebra superior (Sinha, 1965). Os cílios estão ausentes ou são curtos no ângulo medial do olho, e tornam-se progressivamente longos no meio da pálpebra e depois mais curtos próximo ao ângulo lateral. Os cílios da pálpebra inferior são mais finos, mais curtos e de número mais reduzido do que aqueles observados na pálpebra superior (Fig. 36-15). Os cílios da pálpebra inferior são em número de aproximadamente 95, e são mais numerosos no meio da pálpebra (Sinha, 1965).

As espessas camadas da pálpebra da superfície externa para a superfície interna são a pele, a subcútis, a camada muscular, a camada tarsofacial e a conjuntiva palpebral. Histologicamente as camadas da pálpebra podem ser subdivididas em um número maior de camadas, tais como a pele, subcútis, muscular estriada, submuscular, subcútis, muscular lisa, subconjuntiva e conjuntiva.

A espessura das pálpebras varia da margem palpebral para a base. A margem da pálpebra tem 2 mm de espessura na pálpebra superior; a área periférica à placa társica tem cerca de 1,3 mm de espessura. A pálpebra inferior é um tanto mais delgada do que a pálpebra superior. A camada da subcútis está intimamente associada à camada muscular das pálpebras; é difícil estabelecer-se uma demarcação entre estas camadas.

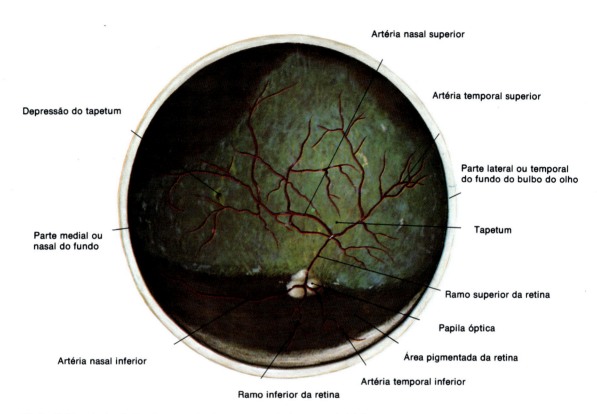

Lâmina I. Vista do fundo do olho esquerdo de um bezerro de dez meses de idade.

Este diagrama apresenta o formato triangular do tapetum e a distribuição das artérias do fundo do olho. As veias não se apresentaram, pois o animal foi sangrado no processo de matança.

ÓRGÃOS DOS SENTIDOS DO RUMINANTE E TEGUMENTO COMUM

Os músculos das pálpebras do ovino são os músculos orbicular do bulbo, levantador da pálpebra, frontal e malar. Estes últimos dois músculos produzem movimentos nas pálpebras superior e inferior, respectivamente, quando exercem uma tração no músculo orbicular do bulbo. O músculo orbicular do bulbo no ovino é fino e elíptico. A parte do músculo que se insere nas margens orbitárias dos ossos lacrimal e frontal e no saco lacrimal é conhecida como a parte lacrimal (músculo de Horner). O músculo levantador da pálpebra superior, no olho do ovino, é um fino músculo; ele tem sua origem na vizinhança da crista pterigóidea do osso basiesfenóide e termina como uma estrutura tendinosa na pálpebra superior (Fig. 36-16). O músculo frontal é encontrado sobre a superfície do osso frontal e sobre o músculo malar, e tem sua origem na fáscia da bochecha; ele sobrepõe-se ao músculo bucinador e insere-se no ligamento palpebral e no músculo orbicular do bulbo.

A camada de tecido conjuntivo das pálpebras está formada pela fáscia társica, fáscia palpebral (superficialmente) e pela fáscia da conjuntiva (no lado bulbar da placa társica). A placa társica da fáscia não é espessa no ovino; entretanto, ela circunda as glândulas társicas (meibomianas). As glândulas társicas estão dispostas como as de muitos outros animais; elas situam-se de maneira que seus eixos longos sejam paralelos uns aos outros e perpendiculares à fissura da pálpebra. A conjuntiva fina, lisa e de cor rósea forma a túnica mucosa que cobre a face bulbar das pálpebras.

A **terceira pálpebra** do ovino é capaz de se estender através de quase toda a abertura palpebral. A **membrana nictitante** consiste na cobertura conjuntiva da cartilagem e no tecido glandular que circunda a base da terceira pálpebra. A cartilagem, dentro da membrana, tem um formato de T, estando a parte mais larga do "T" próxima à margem livre da terceira pálpebra. A conjuntiva, no lado palpebral da cartilagem, reflete-se sobre a carúncula no ângulo medial do olho. O fórnix, formado pela conjuntiva na superfície palpebral, não é extenso. Entretanto, a conjuntiva também se reflete na superfície bulbar da cartilagem, no sentido da córnea, sendo o fórnix aqui bastante profundo. A conjuntiva da terceira pálpebra eventualmente une-se à conjuntiva palpebral das pálpebras superior e inferior. A conjuntiva poderá conter pequenos nódulos linfáticos.

A **glândula nictitante** do ovino é encontrada na superfície palpebral da cartilagem da terceira pálpebra. Esta glândula circunda o corpo da cartilagem hialina encontrada na pálpebra. A glândula mais profunda, que é encontrada no lado bulbar da cartilagem da terceira pálpebra em determinados mamíferos (glândula de Harder), está ausente no ovino. A glândula nictitante sem dúvida desempenha uma parte na lubrificação da córnea, porque ela mede 22

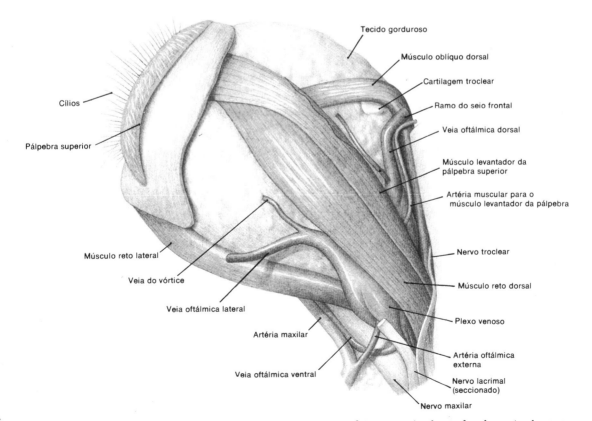

Figura 36-16. Vista dorsal do olho apresentando os vasos e os nervos encontrados entre o músculo reto dorsal e o músculo retrator.

mm de altura, 14 mm de largura e sua espessura máxima é de 4,5 mm (Prince et al., 1960).

A histologia das pálpebras do ovino revela algumas diferenças com relação à dos outros animais domésticos. Três tipos de pêlos são encontrados nas pálpebras do ovino; cílios, pêlos tácteis e pêlos lanosos (Fig. 36-15). Os cílios são encontrados profundamente implantados no tecido e possuem glândulas sudoríferas e sebáceas em sua base. Os pêlos tácteis são sensoriais, ou podem ser citados como pêlos sinusais porque sua base está circundada em um seio vascular; estes pêlos estão associados a um tipo lobulado de glândula sebácea. Os finos pêlos lanosos que são encontrados nas pálpebras de determinadas raças de ovino são finos, enrolados, de vários tamanhos e não possuem uma medula. Eles são muito menos numerosos na borda ciliar da pálpebra do que o são na base. Em determinadas raças estes finos pêlos lanosos estão ausentes. O tamanho das glândulas sebáceas associadas a cada tipo de pêlo varia, as associadas com os pêlos lanosos sendo as menores.

Cada cílio está associado a glândulas sebáceas modificadas denominadas de glândulas de Zeiss. As glândulas associadas à bolsa lacrimal ou infra-orbitária são glândulas sebáceas multilobuladas, grandes e modificadas. As glândulas sudoríferas associadas aos cílios do ovino são glândulas tubulares simples, espiraladas e modificadas, referidas por alguns histologistas como glândulas de Moll.

A subcútis das pálpebras tem alguma gordura no tecido areolar frouxo, próximo da base das pálpebras, mas, em sua maioria, é composta de tecido areolar solto (Sinha, 1965).

A camada de músculo estriado está formada, em sua maior parte, pelo músculo orbicular do bulbo. A camada submuscular está constituída por tecido areolar frouxo e pela aponeurose do músculo levantador da pálpebra superior; esta camada está intimamente aderida na fáscia társica da pálpebra inferior.

O tarso, conforme citado anteriormente, é pouco desenvolvido na pálpebra do ovino. A camada está constituída por fibras colágenas e algumas fibras elásticas. As glândulas do tarso são glândulas sebáceas, que não estão associadas a um folículo piloso; elas estão dispostas de tal modo que os diversos alvéolos esvaziam-se dentro de um ducto central, o qual, por sua vez, desemboca próximo ao limbo da pálpebra. O ducto principal é revestido por epitélio estratificado pavimentoso possuindo de cinco a seis camadas de células próximo à abertura e três a quatro camadas no corpo da glândula (Sinha, 1965).

O músculo liso da pálpebra do ovino estende-se da superfície profunda do músculo levantador da pálpebra superior até o tarso e da camada fibrosa do músculo reto ventral até o tarso, na pálpebra inferior (Sinha, 1965). O músculo liso é semelhante ao músculo de Müller encontrado em determinados primatas.

Uma subconjuntiva e *túnica própria* podem ser observadas histologicamente na pálpebra do ovino. Reações histoquímicas demonstram que as glândulas sebáceas, as glândulas társicas (meibomianas) e as glândulas de Zeiss são de secreção holócrina e lipídica. Observações histoquímicas indicam que as glândulas sudoríferas são apócrinas e secretam um mucopolissacarídeo e um lipídio (Sinha, 1965).

A **conjuntiva** reveste as pálpebras e reflete-se sobre o bulbo do olho no ovino, como o faz nos outros animais domésticos. Ela está interrompida, no ângulo medial do olho, pela membrana nictitante e pela carúncula, caso contrário ela formaria um *cul-de-sac* quase elíptico. A conjuntiva é, para fins descritivos, designada de palpebral, bulbar, nictitante, caruncular ou conjuntiva do fórnix. A conjuntiva palpebral é dividida em três regiões: (1) a conjuntiva marginal, que adere intimamente à margem da pálpebra e é uma área de transição; (2) a conjuntiva társica que cobre a face bulbar do tarso e é bastante fina; e (3) a conjuntiva que está mais próxima à base da pálpebra, frouxamente inserida nos outros tecidos da pálpebra e que conduz para a conjuntiva do fórnix. Esta camada de tecido é formada por oito a 12 camadas de células do epitélio estratificado pavimentoso próximo ao limbo das pálpebras. A parte társica da conjuntiva palpebral do ovino está formada por três a quatro camadas de células, sendo as células superficiais achatadas e as células mais profundas assumindo um formato cuboidal. A parte pós-társica da conjuntiva palpebral ao aproximar-se do fórnix contém mais linfócitos.

A conjuntiva na região do fórnix é bastante variável, sendo as células colunares em certas áreas e cubóides em outras. Esta variação pode ser atribuída à presença de grandes ou pequenas células caliciformes. Há, nesta área, numerosas células adiposas subjacentes à conjuntiva e também muitas células linfóides.

A conjuntiva bulbar não está firmemente inserida na esclera. Há de seis a sete camadas de células próximo do fórnix e 10 a 15 camadas de células próximo à junção córneo-escleral. As células, na superfície da conjuntiva, tornam-se achatadas à medida que se aproximam da referida junção.

As células caliciformes e os linfócitos são de número reduzidos na inserção limbal da conjuntiva bulbar (Sinha, 1965). As células epiteliais que cobrem a córnea são de origem ectodérmica de acordo com Arey (1965). Alguns autores consideram-nas como sendo extensões da conjuntiva. A camada epitelial da córnea tem aproximadamente 50μ de espessura no ovino e está constituída por 10 a 12 camadas de células (Prince et al., 1960). As células caliciformes da conjuntiva dão uma reação PAS-positiva e parecem ser de secreção mucosa.

A conjuntiva nictitante é variável no que se relaciona ao formato das células; ela é um epitélio do tipo estratificada cubóide. A conjuntiva da superfície palpebral da terceira pálpebra pode ter de seis a sete células na profundidade, mas na superfície bulbar ela tem de quatro a cinco células de espessura. Há muitos linfócitos e nódulos linfáticos na superfície profunda da membrana nictitante. Algumas células musculares lisas poderão ser notadas próximo à base da membrana nictitante.

A cartilagem da membrana nictitante é uma cartilagem hialina. O tecido glandular é uma glândula mista tubuloalveolar. A glândula está dividida em lóbulos por septos que contêm vasos sangüíneos, nervos, ductos e algum tecido adiposo. Os ácinos

ORGÃOS DOS SENTIDOS DO RUMINANTE E TEGUMENTO COMUM

mucosos da glândula estão localizados na trabécula e na periferia do lóbulo. O principal ducto da glândula corre na superfície profunda da cartilagem e abre-se na superfície profunda da membrana nictitante logo anteriormente ao fórnix profundo. Para uma descrição mais detalhada da histologia e histoquímica do tecido palpebral do ovino aconselhamos ao leitor consultar os textos de histologia ou as diversas dissertações que foram utilizadas neste tópico (Goldsberry, 1965; Krolling e Grau, 1960; Rohen, 1964; Sinha, 1965; Zietzschmann e Krolling, 1955).

O Aparelho Lacrimal

O aparelho lacrimal inclui a glândula lacrimal, o saco lacrimal e o sistema de ductos que conduzem do olho à área nasal.

A **glândula lacrimal** é achatada e de formato oval; ela possui coloração rósea e está circundada por tecido periorbitário e pelo periósteo da superfície interna da parte supra-orbitária do osso frontal (Fig. 36-15). A glândula está situada, em grande parte, sob o osso frontal e sobrepõe-se ao músculo reto dorsal. A glândula pode estar parcialmente escondida pela gordura que circunda o bulbo. A maior dimensão da glândula lacrimal é 2,8 cm em uma direção mediolateral. O comprimento ântero-posterior da glândula é de aproximadamente 2,0 cm e a espessura é de aproximadamente 5 mm (ela está comprimida entre o osso e o bulbo ocular). A glândula é lobulada e classificada como uma glândula tubuloalveolar mista; assim, ela possui tanto ácinos serosos como mucosos. O epitélio encontrado nos ductos da glândula é de formato cuboidal; alguns dos ductos menores poderão conter células caliciformes.

A aparência histológica e a histoquímica da glândula lacrimal do ovino mostram-na como sendo muito semelhante à glândula nictitante. A glândula lacrimal parece ter as reações características de uma glândula mista quando ela é submetida às técnicas histoquímicas. Alguns autores acham que as duas glândulas podem ter uma origem embriológica comum.

O sistema excretor da glândula lacrimal consiste em dois grandes e quatro a cinco pequenos ductos excretores. Os ductos abrem-se na pálpebra dorsal, anteriormente ao fórnix da conjuntiva. De acordo com Sinha (1965) os ductos excretores, no ovino, consistem em um epitélio estratificado cilíndrico circundado por uma *lâmina própria* bem desenvolvida. Os ductos contêm muitas células caliciformes. O seu diâmetro varia de 60 a 80 μ.

Os *pontos lacrimais* nos ovinos estão presentes nas pálpebras superior e inferior, porém eles não coincidem um com o outro, em posição, quando as pálpebras estão fechadas. Eles estão revestidos por epitélio estratificado pavimentoso não queratinizado e não pigmentado (Sinha, 1965). O tecido fibroso do tarso poderá situar-se ao redor do ponto.

Os **canais lacrimais** tanto começam no ponto respectivo como convergem no sentido do ângulo medial; eles passam através da periórbita e finalmente abrem-se dentro do saco lacrimal. O epitélio dos canais poderá variar de estratificado pavimentoso a estratificado cuboidal, podendo estar presentes algumas células caliciformes.

O **saco lacrimal,** localizado em uma fossa do osso lacrimal, transmite as lágrimas dos canais lacrimais para o canal nasolacrimal ósseo. A periórbita circunda o saco lacrimal; ele está revestido por quatro a cinco camadas de células cubóides intercaladas com células caliciformes.

O **ducto nasolacrimal** passa através do canal lacrimal ósseo, a seguir pelo sulco lacrimal da maxila, indo terminar ou antes abrir-se dentro da superfície dorsal da narina. Quando o ducto deixa o canal lacrimal e penetra no sulco lacrimal, sua superfície medial está coberta por mucosa nasal. O epitélio que reveste o ducto torna-se mais espesso distalmente ao saco lacrimal e aproxima-se da abertura terminal na narina. O epitélio pode variar de 12,5 a 25 a 30 μ. O tecido conjuntivo subjacente contém glândulas mistas podendo a metade distal mostrar considerável vascularização.

A Periórbita e as Fáscias Orbitárias

A **periórbita** é uma camada de tecido fibroso que circunda o bulbo e os músculos extra-oculares. A camada externa é essencialmente o periósteo dos ossos da órbita. Ela contém frouxas fibras colágenas e finas fibras elásticas. A camada interna contém tecido conjuntivo denso e vasos sangüíneos; esta camada é mais espessa lateralmente do que medialmente. A periórbita está afixada ao redor do forame, na parte mais profunda da órbita, e estende-se à frente para inserir-se na margem orbitária e na fáscia társica das pálpebras. As camadas interna e externa da periórbita são separadas para acomodar a glândula lacrimal. A glândula é separada das outras estruturas do olho pela camada mais interna da periórbita.

A periórbita está inserida ao redor do forame orbitário de um modo circular, para formar um anel fibroso. A periórbita é contínua com a camada externa de dura-máter através do forame óptico. Na borda orbitária a periórbita continua com o periósteo dos ossos da face. A periórbita também está inserida na cartilagem troclear.

A fáscia bulbar é bem desenvolvida e continua da junção corneoscleral até à superfície do nervo óptico. Ela segue o nervo óptico e continua através do forame óptico para comunicar-se com as meninges. A fáscia do bulbo é ligada à *vagina bulbi* (cápsula de Tenon), que abraça o músculo retrator do bulbo e passa para a superfície dos músculos retos. A cápsula de Tenon pode ter de 60 a 70 μ de espessura, nas áreas das inserções dos músculos no bulbo.

Músculos Bulbares

Os **músculos extrínsecos** do bulbo do olho do ovino consistem nos quatro músculos retos, os músculos oblíquo dorsal e ventral e o músculo retrator do bulbo (Figs. 36-16, 17 e 18). Os músculos são os mesmos que os observados em outros animais domésticos e estão descritos em detalhes no capítulo sobre Miologia.

BULBO OCULAR

TÚNICA FIBROSA

ESCLERA. A **esclera** do olho do ovino tem espessura variável, sendo maior ao nível do limbo e do pólo posterior do olho. Na parte do fundo do bulbo ela tem aproximadamente 1 mm de espessura; na área do equador mede aproximadamente 0,5 mm de espessura. A esclera pode tornar-se mais fina na área de inserção dos músculos retos. A esclera do ovino pode apresentar pigmentação em sua parte anterior e na camada mais próxima da corióide, porém esta pigmentação varia nas diferentes raças e exemplares.

CÓRNEA. A **córnea** do ovino, como a córnea do eqüino e do bovino, possui maior diâmetro transversal do que vertical. O ovino possui uma córnea piriforme, com a base localizando-se mais próxima do ângulo medial. O diâmetro horizontal da córnea do ovino é de aproximadamente 25 a 28 mm, e o maior diâmetro vertical é de 16 a 18 mm. O centro da córnea pode ser mais delgado do que a periferia. A espessura na periferia pode ser 0,6 mm e no centro da córnea pode ser de 0,45 a 0,5 mm. Ruskell (Prince et al., 1960) declarou que o sistema de drenagem para a câmara anterior pode consistir em um plexo venoso escleral, porém não são notados muitos canais no ovino.

TÚNICA VASCULAR

CORIÓIDE. A **corióide** varia de 0,1 a 1,5 mm de espessura; a demarcação entre a corióde e a esclera não é distinta nos olhos de determinados ovinos, por causa da pigmentação que ocorre na esclera. Os vasos parecem ser relativamente maiores na camada corióidea do ovino do que o são na corióide de outros animais domésticos.

O **tapetum** tem muitas vezes 60 μ de espessura. O fundo do olho do ovino é caracterizado pelo formato do tapetum e pela disposição dos vasos sangüíneos. A maior parte do tapetum situa-se no qua-

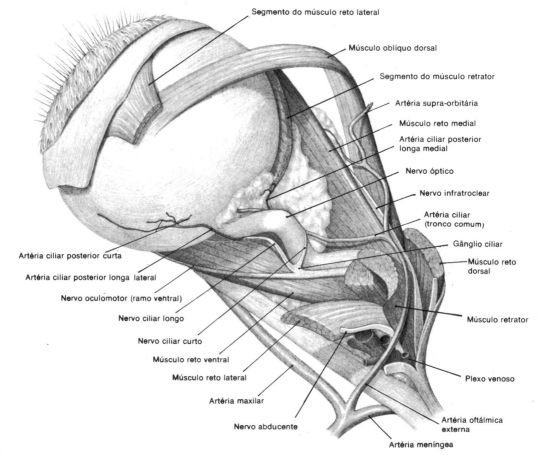

Figura 36-17. Vista dorsolateral do olho de ovino apresentando os nervos e os vasos sangüíneos situados profundamente ao músculo retrator.

ÓRGÃOS DOS SENTIDOS DO RUMINANTE E TEGUMENTO COMUM

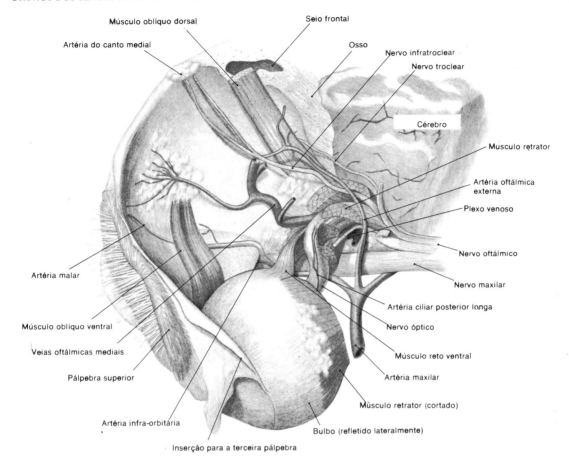

Figura 36-18. Vista dorsal da órbita de ovino apresentando estruturas que se situam dorsal e medialmente ao bulbo do olho.
O bulbo foi girado aproximadamente 180º, no sentido dos ponteiros do relógio, para expor as estruturas da superfície medial da órbita.

drante dorsolateral do olho e para fora do pólo posterior. O tapetum estreita-se medialmente, em uma tira horizontal que corre no sentido da periferia do fundo. A base do tapetum é ventral e está normalmente acima da papila óptica. O ápice do tapetum é dorsal.

A papila óptica está no quadrante ventrolateral do olho. As artérias ciliares curtas emergem ao redor da papila óptica. Elas podem ser em número de 4. A artéria dorsal normalmente divide-se em um ramo nasal superior e um ramo temporal superior; a artéria ventral também se divide em ramos nasal e temporal. As veias apresentam uma divisão semelhante. Grande parte dos vasos podem situar-se medialmente à papila. A área que é lateral à papila está relativamente livre de vasos. Esta normalmente irá cair na área da mácula. Esta é a área de maior sensibilidade. De acordo com Eglitis (Prince et al., 1960), poderá haver cones nesta área, bem como variações nas camadas nucleares e de células ganglionares; outras áreas poderão consistir apenas em bastonetes. A área cribrosa é bastante grossa no ovino.

CORPO CILIAR. O **corpo ciliar,** de espessura variável, é mais espesso dorsal e lateralmente. O corpo ciliar tem uma espessura menor na parte ventral do olho, sendo a parte medial a mais delgada. A espessura do corpo ciliar varia de 5 a 8 mm. O músculo do corpo ciliar do ovino não é tão desenvolvido como o de alguns animais, de modo que é um tanto duvidosa a acomodação do olho do ovino. Os processos ciliares estão inseridos na íris e também no corpo ciliar.

ÍRIS. A **íris** na maioria dos ovinos é de coloração amarela ou dourada e não de cor marrom. A íris contraída é de formato oval, tendo medialmente um diâmetro dorsoventral maior. A **pupila** torna-se circular quando ela está dilatada. Há *grânulos irídicos (corpora nigra* φ*)* associados com a margem pupilar da íris. A íris é de espessura variável, dependendo se é medida em uma parte pregueada ou se ela é medida entre as pregas. A íris é mais espessa na margem ciliar do que na margem pupilar. Os músculos do esfíncter da íris podem ser menos desenvolvidos no ovino do que em outros animais domésticos, porém podem ser encontrados alguns feixes de tecido muscular. Há fibras do músculo dilatador próximo à parte pupilar do olho do ovino. As fibras musculares da íris podem ser de difícil identificação, devido ao fato de que elas são obscurecidas por células pigmentadas situadas na superfície interna da íris. A camada de células pigmentadas pode ter 80 μ de espessura, de acordo com Eglitis (Prince et al., 1960). Os vasos sangüíneos formam uma arcada na periferia da íris; um círculo secundário de vasos é normalmente encontrado na metade da distância entre a periferia da íris e a margem pupilar.

TÚNICA NERVOSA

RETINA. A **retina** varia de espessura, sendo mais espessa onde há um tapetum do que onde o tapetum está ausente. De acordo com Eglitis (Prince et al., 1960) os receptores são principalmente bastonetes e têm cerca de 14 μ de comprimento e aproximadamente 1 μ de largura. Os cones são mais numerosos na periferia da retina; as células ganglionares também são mais numerosas nesta área. O ovino não possui grande número de células ganglionares. As células ganglionares são de três tamanhos: 5 a 8 μ, 8 a 12 μ e 12 a 22 μ. Os vasos da retina projetam-se, por curta distância, dentro do corpo vítreo; eles estão, na maior parte, confinados às camadas de fibras nervosas.

CÂMARAS DO OLHO

A **câmara anterior** do bulbo do olho é circundada anteriormente pela córnea e posteriormente pela íris e lente. Ela comunica-se, através da pupila, com a **câmara posterior** do bulbo do olho; esta é um pequeno espaço anular, de corte transversal triangular, que está limitado anteriormente pela íris, posteriormente pela parte periférica da lente e seus ligamentos e externamente pelos processos ciliares. As câmaras anterior e posterior do bulbo do olho estão ocupadas por **humor aquoso,** um fluido límpido. A **câmara vítrea** está situada entre a lente cristalina e a retina e contém o **corpo vítreo.**

MEIOS DE REFRAÇÃO

A córnea, a lente, o humor aquoso e o corpo vítreo servem todos como meio de refração e são descritos em detalhes na Seção Geral quando não incluídos no capítulo da espécie.

A LENTE. A **lente** da ovelha tem um diâmetro polar de 11 mm; o diâmetro equatorial é de 18 mm. A cápsula da lente é mais espessa na superfície anterior da lente do que na superfície posterior. A espes-

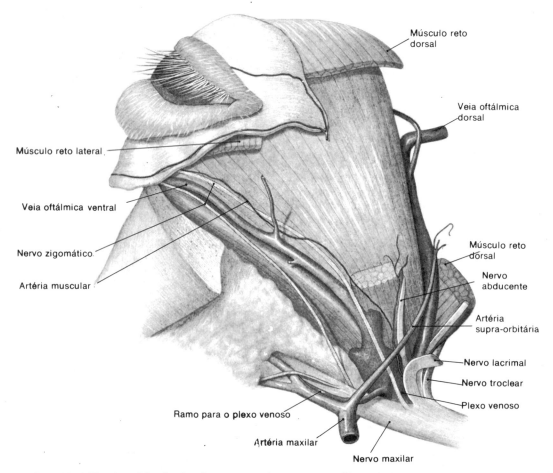

Figura 36-19. Vista lateral do olho de ovino apresentando os nervos craniais que inervam os músculos extrabulbares.

ÓRGÃOS DOS SENTIDOS DO RUMINANTE E TEGUMENTO COMUM

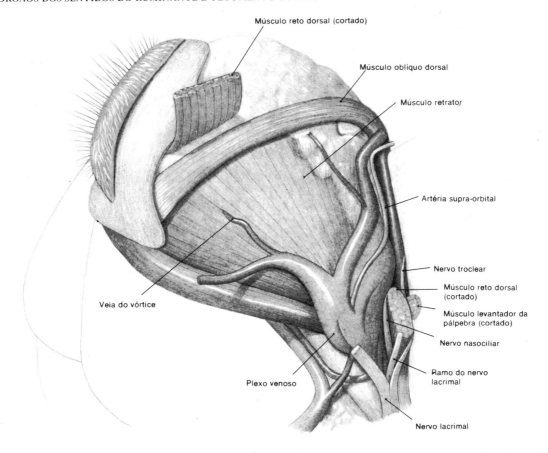

Figura 36-20. Vista dorsal do olho de ovino apresentando os vasos e nervos encontrados entre o músculo reto dorsal e o músculo retrator.

sura da cápsula é de 20 a 30 μ; na superfície posterior a cápsula pode ter 8 a 10 μ de espessura. Não há grandes diferenças na lente do ovino quando ele é comparado com a de outros animais domésticos.

VASOS E NERVOS DO OLHO (Figs. 36-15 a 20). A **artéria** temporal superficial emite ramos palpebrais denominados de artérias palpebrais laterais. Este vaso também supre a glândula lacrimal do ovino, juntamente com a artéria lacrimal. As artérias temporal superficial e a maxilar são, no ovino, os ramos terminais da artéria carótida externa.

Há quatro **veias** principais relacionadas à drenagem da órbita do ovino. Estas quatro veias anastomosam-se de tal modo que existem três saídas para o sangue quando ele deixa a órbita. Os quatro principais troncos venosos são as veias supra-orbitária e as veias orbitárias medial, ventral e lateral (Fig. 36-18). A veia orbitária lateral e às veias supra-orbitárias realizam a drenagem anterior, enquanto a grande veia orbitária deixa o ápice da órbita e recebe as veias dentro da órbita.

O **nervo** maxilar emerge da órbita através do *forame órbito-rotundo* e seus ramos, para o olho, consistem em três ramos zigomáticos. Dois dos ramos zigomáticos são pequenos e surgem do nervo antes dele emergir do *forame órbito-rotundo*. Um dos ramos é encontrado lateralmente ao músculo reto lateral. O percurso detalhado dos nervos está descrito no capítulo sobre Neurologia.

O nervo troclear é o mais dorsal dos nervos que emergem do *forame órbito-rotundo*. Ele é um pequeno nervo, que após passar dorsalmente aos músculos reto dorsal e levantador da pálpebra superior penetra no músculo oblíquo dorsal. O nervo abducente emerge do *forame órbito-rotundo*, no ovino. Ele situa-se ventralmente à parte oftálmica do nervo trigêmeo e supre o músculo retrator e o músculo reto lateral. O nervo óptico é o único nervo cranial que supre a órbita do ovino e que não penetra na órbita através do *forame órbito-rotundo;* ele penetra na órbita através do forâme óptico. O nervo óptico dobra-se lateral e depois dorsalmente antes de dobrar-se ventralmente para penetrar no bulbo ocular. A papila óptica está localizada um pouco lateral e ventralmente ao meridiano horizontal do olho. O nervo óptico é coberto pela fáscia bulbar à medida que se estende rostralmente do forame óptico. Esta fáscia continua com a dura-máter da cavidade cranial. Os ramos do nervo trigêmeo, que suprem o olho e estruturas associadas, estão descritos com detalhes no capítulo sobre Neurologia.

BIBLIOGRAFIA

Adler, F. H. 1965. Physiology of the Eye: Clinical Application. St. Louis, The C. V. Mosby Company.

Arey, L. B. 1965. Developmental Anatomy, A Textbook and Laboratory Manual of Embryology. 7th ed. Philadelphia, W. B. Saunders Company.

Bloom, W., and D. W. Fawcett. 1968. A Textbook of Histology. 9th ed. Philadelphia, W. B. Saunders Company.

Cogan, D. G. 1948. Neurology of the Ocular Muscles. Springfield, Ill., Charles C Thomas.

Diesem, C. 1968. Gross anatomic structure of equine and bovine orbit and its contents. Am. J. vet. Res., 29:1769–1781.

Dobberstein, J. C. A., and G. Hoffmann. 1961. Lehrbuch der vergleichenden Anatomie der Haustiere. Leipzig, S. Hirzel Verlag.

Duke-Elder, Sir S. 1958. System of Ophthalmology. London, Henry Kimpton.

Goldsberry, S. 1965. Histologic and Histochemical Studies of the Protective Apparatus of the Eyes in Hereford and Aberdeen Angus Cattle. Ph.D. Thesis. East Lansing, Michigan State University.

Hare, W. C. D. 1957. A regional method for the complete anesthetization and immobilization of the bovine eye and its associated structures. Canad. J. Comp. Med., 21:228–234.

Justov, N. 1926. Histologischer Bau und Entwickelung des Tapetum fibrosum d. herbivoren Haustiere. Arch. russes Anat. Hist. Embryol., 5.

Krolling, O., and H. Grau. 1960. Lehrbuch der Histologie und vergleichenden mikroskopischen Anatomie der Haustiere. Berlin, Paul Parey.

Lombard, C., and G. Goulard. Histology of the nictitating membrane and conjunctiva in cattle. Rev. Med. Vet., 115:305–326.

Martin, P. 1915. Lehrbuch der Anatomie der Haustiere. Band II, Halfter 2. Stuttgart, Verlag von Schickhardt und Ebner.

Martin, P., and W. Schauder. 1938. Lehrbuch der Anatomie der Haustiere. Band III. Anatomie der Hauswieder Kauer. Stuttgart, Verlag von Schickhardt und Ebner.

Montané, L., E. Bourdelle and C. Bressou. 1949. Anatomie Regionale des Animaux Domestiques. Paris, J. B. Baillière et Fils.

Nickel, R., A. Schummer and E. Seiferle. 1954. Lehrbuch der Anatomie der Haustiere. Band I. Berlin, Paul Parey.

Nichterlein, O. E., and F. Goldby. 1944. An experimental study of optic connexions in the sheep. J. Anat., 78:59–67.

Paule, W. J. 1958. Comparative Histochemistry of the Harderian Gland. Dissertation. Columbus, Ohio State University.

Prince, H., C. D. Diesem, I. Eglitis and G. L. Ruskell. 1960. Anatomy and Histology of the Eye and Orbit in Domestic Animals. Springfield, Ill., Charles C Thomas.

Rohen, J. 1964. Haut and Sinnesorgane. Part 4. Das Auge und Seine Hilfsorgane. Berlin, Springer Verlag.

Sinha, R. D. 1965. A Gross, Histologic and Histochemical Study of the Eye Adnexa of Sheep and Goats. Ph.D. Thesis. East Lansing, Michigan State University.

Trautman, A., and J. Fiebiger. 1952. Fundamentals of the Histology of Domestic Animals. New York, Comstock Publishing Association.

Walls, G. L. 1942. The Vertebrate Eye. Bloomfield Hills, Michigan, Cranbrook Institute of Science.

Wolff, E. 1961. The Anatomy of the Eye and Orbit. New York, McGraw Hill Book Co., Inc.

Zietzschmann, O., E. Ackernecht and H. Grau. 1943. Ellenberger and Baum's Handbuch der vergleichenden Anatomie der Haustiere. 18th ed. Berlin, Springer Verlag.

Zietzschmann, O., and O. Krolling. 1955. Lehrbuch der Entwicklungsgeschichte der Haustiere. Berlin, Paul Parey.

OUVIDO

O **ouvido** ou **órgão da audição** (*organum vestibulocochleare* [*auris*]) consiste em três divisões naturais — ouvido externo, ouvido médio e ouvido interno.

OUVIDO EXTERNO

S. Sisson

O **ouvido externo** compreende: (1) a **orelha,** um órgão semelhante a um funil que coleta as ondas sonoras e as reúne com seus músculos; e (2) o **meato acústico externo,** que conduz estas ondas para a membrana do tímpano, que separa o meato da cavidade do ouvido médio.

A **orelha** é inclinada lateralmente. A parte média é muito mais larga e menos curva do que a do eqüino. O ápice também é largo e não se curva rostralmente. A parte inferior da borda rostral (*margo tragicus*) está dobrada caudalmente e sustenta pêlos longos. A borda caudal (*margo antitragicus*) é fina e regularmente convexa, exceto ventralmente, onde é indentada. A abertura é larga e a superfície côncava apresenta quatro cristas; a superfície convexa apresenta depressões correspondentes. O **processo estilóide** da **cartilagem auricular** é curto e rombudo. As bordas da **cartilagem anular** ϕ estão em contato no lado medial e a borda superior é fendida lateralmente. A **cartilagem escutiforme** é uma placa quadrilátera, muito irregular; ela está situada na superfície lateral do crânio, com sua superfície côncava em contato com a gordura e o músculo temporal.

O **meato acústico externo ósseo** está direcionado medialmente; ele tem aproximadamente duas vezes o comprimento do meato acústico externo do eqüino e afunila-se gradativamente em direção medial.

As principais características especiais dos **músculos da orelha** estão descritos no Capítulo 28.

OUVIDO MÉDIO

Sham S. Gandhi

Parte I — Bovino

O **ouvido médio** do **bovino** está constituído de uma bem desenvolvida cavidade do tímpano na qual as várias estruturas do ouvido médio estão acomodadas. Ela inclui os ossículos do ouvido, seus músculos, a membrana do tímpano, a tuba auditiva e o nervo da corda do tímpano. A disposição geral, no bovino, assemelha-se mais à do caprino do que à do ovino.

A **cavidade do tímpano** pode ser dividida em três partes, embora todas as partes comuniquem-se uma com a outra. O **recesso epitimpânico** dorsal é o menor e muito pequeno no bovino, em comparação com o do ovino e o do caprino. Ele acomoda apenas parte do corpo da bigorna e a cabeça do martelo. A parte média ou **cavidade timpânica própria** é a maior. Ela situa-se ventralmente à *parte tensa* da membrana do tímpano e é muito estreita medialmente, enquanto a parte principal situa-se ventral e lateralmente. Em sua parte ventral, opostamente à *parte tensa,* em sua parede óssea medial, há uma eminência óssea arredondada e bem desenvolvida, o **promontório,** que possui uma abertura esférica, a **janela da cóclea,** orientada dorsalmente, e que está coberta pela membrana secundária do tímpano e acomoda a cóclea. A parte ventral, a **bolha do tímpano,** é bem desenvolvida no bovino. Ela possui uma

ÓRGÃOS DOS SENTIDOS DO RUMINANTE E TEGUMENTO COMUM

abertura elíptica, orientada dorsalmente, e-através da qual se comunica com a cavidade do tímpano propriamente dita.

A **membrana do tímpano,** no bovino, é muito desenvolvida e estende-se da incisura do tímpano até à cavidade do tímpano. A **parte flácida,** muito menor do que a parte tensa, é mais ou menos retangular em formato e contorno, estendendo-se da incisura até o processo lateral do martelo. A **parte tensa** é muito maior e bem desenvolvida. Ela tem um contorno oval, com uma superfície medial altamente elevada, circundada por uma periferia de superfície plana; a borda da periferia é muito mais espessa, elevada e de cor mais clara e forma os limites medial, ventral e lateral da *parte tensa*. O manúbrio do martelo está encaixado na superfície medial da *parte tensa;* ele parece realizar tração nesta superfície; portanto, a superfície medial em sua parte central é fortemente convexa e a superfície lateral é correspondentemente côncava. A parte mais deprimida localiza-se na superfície lateral, ao nível da terminação do manúbrio; portanto, o *umbigo da membrana do tímpano* é muito proeminente, como o é a *estria malear*. A membrana do tímpano é de coloração marromescura, exceto na borda periférica da **parte tensa,** que é bem mais clara.

Os **ossículos do ouvido** estão situados parcialmente no recesso epitimpânico e parcialmente na cavidade do tímpano propriamente dita. Há três ossículos: o martelo, a bigorna e o estribo. Exceto para o manúbrio do martelo, todos os ossos situam-se em um plano medial. O martelo do bovino é comparativamente muito menor do que o dos pequenos ruminantes, enquanto a bigorna é muito desenvolvida. A disposição e as relações destes ossículos no bovino é à mesma que nos pequenos ruminantes.

O **martelo** tem quase 1,5 cm de comprimento e, em relação ao peso corporal, é relativamente menor do que o do ovino e o do caprino. Ele pode ser descrito como possuindo uma cabeça, um colo e um manúbrio, ou cabo. A **cabeça** é muito pequena e está colocada medialmente, completamente coberta pelo corpo da bigorna com o qual se articula. A depressão da cabeça, que é muito proeminente no ovino e no caprino, é quase inconspícua no bovino e parece ser sobreposta pelo corpo da bigorna. A superfície articular é lisamente convexa de lado a lado. O **colo** não é muito evidente; há uma pequena constrição no local onde o colo continua como o manúbrio. Logo acima desta constrição um processo muscular proeminente e bem desenvolvido estende-se medial e dorsalmente, o que dá uma forte inserção ao músculo tensor do tímpano. O processo muscular é mais desenvolvido no bovino do que nos pequenos ruminantes. No mesmo nível em que surge o processo muscular, na superfície medial do colo, surge também o **processo rostral** (longo), bem desenvolvido e que se estende medialmente, sob o músculo tensor do tímpano. O colo continua ventralmente como o **manúbrio** (cabo) do martelo, encaixado na *parte tensa* da membrana do tímpano. Ao nível da constrição em sua superfície caudolateral, surge o **processo lateral,** bem desenvolvido e que se estende dorsolateralmente e está encaixado na membrana do tímpano. O **processo lateral** divide a membrana

do tímpano em duas partes — a *parte flácida* e a *parte tensa*. O manúbrio estende-se ventralmente e parece curvar-se medialmente. Pode-se dizer que possui quatro superfícies. O lado rostral, quando observado através do meato acústico externo, está firmemente inserido na membrana do tímpano, enquanto a superfície caudal é curva e côncava. As superfícies medial e lateral são lisas e côncava e convexa, respectivamente. O manúbrio possui diâmetro quase uniforme em todo seu comprimento, exceto em sua terminação, onde ele é comparativamente mais estreito.

A **bigorna,** no bovino, é um osso bem desenvolvido. Ele situa-se caudalmente ao martelo e pode ser descrito como possuindo um grande e bem desenvolvido corpo convexo com dois ramos divergentes que se estendem rostral e medialmente. O **corpo** articula-se com a cabeça do martelo e é ligeiramente côncavo. Não há nenhuma depressão côncava, bem demarcada, para a adaptação da cabeça. Os dois ramos bem desenvolvidos podem ser denominados, de acordo com seu tamanho relativo, como o **ramo curto** e o **ramo longo.** Ambos os ramos divergem medialmente do corpo da bigorna. O ramo curto estende-se oblíqua e caudalmente dentro da *fossa da bigorna* enquanto o ramo longo, quase o dobro do tamanho do ramo curto, está dobrado ventralmente e se articula com a cabeça do estribo. Ele não possui uma projeção cartilaginosa em sua terminação e se articula com a cabeça do estribo; o processo lenticular está ausente no bovino. A bigorna é o osso mais medial dos ossículos do ouvido, situando-se entre o martelo e o estribo, parcialmente coberta pelo músculo tensor do tímpano ao nível de sua articulação com a cabeça do martelo.

O **estribo,** no bovino, é o menor dos três ossículos e assemelha-se ao do ovino. Ele pode ser descrito como possuindo uma cabeça, um colo, dois ramos, uma base e um pequeno processo muscular. A **cabeça** é mais desenvolvida do que a do estribo do ovino; ela é convexa transversalmente e articula-se com o ramo longo da bigorna. O **colo** é pequeno e um tanto apertado; abaixo do nível de sua junção com a cabeça, de sua superfície caudomedial, ele se estende como um pequeno processo proeminente, o processo muscular do estribo, que fornece inserção para o músculo estapédio. O colo divide-se em dois **ramos — rostral** e **caudal** — separados um do outro por uma pequena depressão. Ambos os ramos parecem ter igual comprimento. Eles unem a base e estão a ela ligados entre si por uma membrana conjuntiva. A **base** é a parte mais larga do estribo e tem pouca projeção em sua superfície caudal. Ela está associada à cobertura cartilaginosa da janela do vestíbulo.

Como nos outros animais domésticos, há apenas dois pequenos músculos associados aos ossículos do ouvido. O **músculo tensor do tímpano** é bem desenvolvido. Ele é de formato irregular, mais estreito em sua inserção e depois de diâmetro distintamente crescente, mais ou menos esférico, afunilando-se caudalmente. Ele cobre parte da bigorna e do martelo e está firmemente unido ao processo muscular, bem desenvolvido, do martelo. No bovino, a inserção para o processo muscular é muscular e não tendinosa, como é o caso do ovino e caprino. O **mús-**

1130   RUMINANTE

culo estapédio, bem menor que o músculo tensor do tímpano, está associado ao estribo.

Parte II — Pequeno Ruminante

A **cavidade do tímpano** é bem menor no ovino do que no caprino. A parte dorsal, o **recesso epitimpânico,** é a menor parte da cavidade e situa-se ao longo do ponto de demarcação entre a *parte flácida* e a *parte tensa* da membrana do tímpano, em seu lado medial; ela mergulha ventralmente dentro da *parte tensa,* no ovino. Esta parte está quase que completamente ocupada pela cabeça, colo e pelo processo rostral ou longo do martelo, juntamente com sua articulação com a bigorna. Em seu lado medial ele é limitado pela parte esférica do músculo tensor do tímpano.

A parte média, a **cavidade do tímpano** propriamente dita, é a maior parte desta cavidade. Ela é muito menor no ovino do que no caprino e, portanto, parece mais profunda em sua extremidade ventral. No ovino ela situa-se ventralmente à *parte tensa* da membrana do tímpano, que forma parte de seu limite dorsal; no caprino ela situa-se medial e caudalmente à *parte tensa,* quando esta forma o limite lateral da cavidade timpânica. Em sua parte caudal há uma membrana timpânica secundária que cobre a janela da cóclea, oval (que parece ser maior no ovino do que no caprino), formada no promontório da parede medial, que acomoda a cóclea e orienta-se rostralmente. A eminência óssea (*promontorium*) é uma proeminência bem desenvolvida e arredondada que se situa opostamente à parte tensa da membrana do tímpano e caudal, medial e ventralmente ao recesso epitimpânico. É bem maior no ovino do que no caprino e é uniformemente convexa. Ela está relacionada, rostralmente, com a bigorna e o estribo.

A parte ventral, a **bolha timpânica,** que corresponde à parte mais ventral da cavidade timpânica, é fortemente côncava em sua superfície interna. Ela continua com a cavidade timpânica propriamente dita, estando situada ventrolateralmente à *parte tensa* da membrana do tímpano.

Toda a cavidade timpânica é revestida por uma túnica mucosa. Em geral, ela parece ser de formato irregular e fortemente côncava, com algumas cristas longitudinais altas e lisas, em sua superfície interna ou medial, enquanto que lateralmente ela é convexa. No ovino a membrana, como um todo, é menor do que a do caprino; ela é de uma coloração róssea clara, esbranquiçada no ovino e escura no caprino. A *parte tensa,* especialmente, é muito mais clara e menor, no ovino, do que no caprino.

A **membrana do tímpano** é um revestimento membranoso bem desenvolvido que se estende da margem das incisuras timpânicas até à cavidade timpânica propriamente dita. Ela pode facilmente ser distinguida em duas partes — a parte flácida e a parte tensa. A **parte flácida** é comparativamente menor e estende-se das margens da incisura timpânica até o processo lateral do martelo. Ela é irregularmente triangular, com sua superfície livre côncava e curva; além, ela se apresenta como uma estrutura membranosa reta e plana. A **parte tensa** situase caudalmente ao processo lateral do martelo. A

forma da *parte tensa* é de um círculo regular situado parcialmente sobre o recesso epitimpânico e formando os limites dorsal e medial da cavidade timpânica propriamente dita, situada quase na metade de seu limite dorsal. A superfíce medial é regularmente convexa; o manúbrio do martelo situa-se sobre a mesma, promovendo tração; portanto, a superfície lateral é côncava. Na superfície externa, ou lateral, logo oposta à terminação do manúbrio, há uma concavidade, o *umbigo da membrana do tímpano.* O manúbrio forma uma impressão na membrana do tímpano semelhante a uma leve estria correndo dorsocaudalmente, a *estria malear.*

Os **ossículos do ouvido** do ovino são muito mais desenvolvidos do que os do caprino. O manúbrio do martelo está em posição lateral; o restante do martelo e a bigorna estão em localização medial, sendo que o estribo é o osso mais medial.

O **martelo,** o maior dos três ossos, tem 1,5 cm de comprimento e está em posição parcialmente medial e parcialmente lateral. O diâmetro do martelo do ovino é quase o dobro do diâmetro do martelo do caprino. Ele possui uma cabeça, um colo e um manúbrio. A **cabeça** medial na posição é bem desenvolvida. Ela é fendida caudalmente, fortemente convexa rostralmente e parcialmente coberta pelo músculo tensor do tímpano. A superfície articular da cabeça e a incisura do martelo são adaptadas para articulação com a superfície rostral do corpo do estribo.

No **caprino,** o **colo,** comparativamente, tem menor diâmetro do que a cabeça, porém é largo e bastante desenvolvido. Ele curva-se lateralmente, o lado lateral sendo convexo e o medial irregularmente côncavo. Do lado medial da parte distal do colo estende-se um **processo rostral** (longo), bem desenvolvido, que se projeta rostral e medialmente. Ele tem quase 1,5 a 2,0 mm de comprimento e é muito delgado; dorsalmente ele está completamente coberto pelo músculo tensor do tímpano e encaixado na membrana timpânica. O **colo** é a parte mais espessa do martelo do **ovino;** há muito pouca constrição em sua junção com a cabeça. Aproximadamente na metade do colo, estendendo-se diretamente rostralmente, há o **processo rostral** (longo, muito desenvolvido), que se situa sobre o músculo tensor do tímpano, logo rostral e medialmente ao pequeno processo muscular. Ao nível da junção do colo com o manúbrio, na superfície livre, há uma protuberância muito pequena e espessa, o **processo muscular.** Ela serve de local de fixação para o tendão do músculo tensor do tímpano. No caprino ela tem quase 0,5 mm de comprimento e possui um gancho, em sua extremidade, através do qual está firmemente afixada ao músculo.

Em ambos os animais o colo continua com o **manúbrio,** que se curva caudalmente e por último medialmente. Ele é maior no ovino do que no caprino. O manúbrio, maior parte do martelo, mostra uma diminuição gradativamente do seu diâmetro. No caprino o processo lateral surge aproximadamente no mesmo nível que o processo muscular; no ovino este processo surge quase 2 mm caudalmente ao processo muscular e no lado oposto. Ele está encaixado na membrana timpânica e marca a linha de

ÓRGÃOS DOS SENTIDOS DO RUMINANTE E TEGUMENTO COMUM

delimitação entre a *parte flácida* e a *parte tensa*. É um processo bem desenvolvido no caprino e tem quase 1 mm de comprimento. No caprino todo o manúbrio está encaixado na membrana timpânica, situado mais no sentido da superfície medial do que no sentido da superfície lateral; ele possui três superfícies. A superfície dorsal é convexa e curva, enquanto a superfície larga é responsável por sua íntima afixação na membrana timpânica. No ovino, parte do manúbrio situa-se superficialmente sobre a membrana timpânica, quase no seu meio; ele possui quatro superfícies. A superfície caudal é livre; a superfície rostral está inserida na parte tensa; a superfície medial inclina-se medialmente, e a superfície lateral curva-se medialmente.

A **bigorna** é uma placa quadrada de quase 1 mm, possuindo dois ramos que se estendem de seus dois ângulos. Ela situa-se caudalmente ao martelo, no recesso epitimpânico. Na superfície dorsal do corpo da bigorna, no caprino, e na superfície rostral do mesmo osso, no ovino, há uma depressão côncava e dentro da qual se encaixa a cabeça do martelo. A superfície articular da bigorna é convexa transversalmente. Ela situa-se entre o martelo e a bigorna, possuindo articulação com ambos, e é o ossículo de localização mais medial. Os dois **ramos** são emitidos nos ângulos caudodorsal e caudoventral da placa quadrada. Eles estão localizados em cada lado de uma crista transversal que forma o limite caudal do recesso epitimpânico. Os dois ramos são de comprimento quase igual no caprino, sendo o ramo longo quase três vezes maior do que o ramo curto no ovino. O ramo curto estende-se caudalmente dentro da *fossa incudis*, situada dorsalmente à crista transversal, enquanto o ramo longo está ligeiramente dobrado ventral e caudalmente, situando-se ventralmente à crista transversal. O ramo longo tem uma projeção cartilaginosa em sua terminação (facilmente observado sob uma lupa), o **processo lenticular,** pelo qual a bigorna articula-se com a cabeça do estribo. O processo lenticular está ausente no ovino.

O **estribo** do **ovino** é um osso bem desenvolvido e em sua aparência geral assemelha-se ao do cão. Ele pode ser descrito como possuindo uma cabeça, um colo, dois ramos, uma base larga e um pequeno processo muscular. A **cabeça** é muito pequena e convexa; é a superfície de articulação com o ramo longo da bigorna. Na superfície caudal medial da cabeça há uma eminência muito pequena para a inserção do músculo estapédio. O osso progressivamente aumenta de diâmetro de sua cabeça para sua base. O **colo** é bem desenvolvido e distinto. O colo continua no sentido da base, subdividindo-se em dois ramos, o **caudal** e o **rostral,** que se estendem para unir a base e são separados um do outro por uma profunda depressão, na superfície medial do estribo. O

ramo rostral está ligeiramente inclinado rostralmente e é mais longo do que o ramo caudal, enquanto que este último é quase reto. Os ramos estão unidos um ao outro e à base por uma membrana conjuntiva. A **base** do estribo é a parte mais larga; ela é achatada e está associada com a cartilagem que cobre a janela do vestíbulo.

O **estribo** do **caprino** é o menor e o mais interno dos ossículos do ouvido. Ele pode ser descrito como tendo uma cabeça, um colo e dois ramos. A **cabeça** é achatada, quando vista dorsalmente, e é a parte mais desenvolvida do osso. O estribo articula-se com o processo lenticular da bigorna por uma superfície articular plana da cabeça. O estribo situa-se no plano horizontal do ouvido médio, com sua cabeça orientando-se caudalmente, com sua base ligeiramente medial; ele está em posição rostral. Os dois **ramos,** muito pequenos, não podem ser observados grosseiramente; são de tamanhos quase iguais. Eles estão ligados um ao outro e à base por uma membrana muito fina. Próximo ao colo, e surgindo do ramo caudal, há um processo muito pequeno que se estende caudalmente e serve de inserção para o músculo estapédio. As várias partes não podem ser diferenciadas grosseiramente.

Há dois pequenos músculos associados aos ossículos do ouvido médio. O maior, o **músculo tensor do tímpano,** é um músculo comparativamente bem desenvolvido e esférico, no caprino; é bem mais largo e arrendondado, em sua parte rostral afunila-se caudalmente. Ele é menor no ovino e de formato irregular. Em ambas as espécies, ele situa-se caudalmente à articulação do martelo com a bigorna e é dorsal a estes ossos. Ele está inserido no processo muscular do martelo por um pequeno tendão reluzente.

O **músculo estapédio** é o menor músculo esquelético. Está associado apenas ao estribo e inserido no processo muscular deste osso. Ele é responsável pela contração caudolateral do estribo.

OUVIDO INTERNO

O **ouvido interno** dos ruminantes possui essencialmente a mesma disposição encontrada no eqüino.

Suprimento Sangüíneo e Nervoso

O principal suprimento arterial para o ouvido é feito através das **artérias** auricular caudal e temporal superficial. Ele é drenado pelas **veias** satélites. A **inervação** é feita por ramos do nervo mandibular do nervo trigêmeo, ramos dos nervos facial e vestibulococlear, ramo auricular do nervo vago e pelo grande nervo auricular do segundo nervo cervical.

TEGUMENTO COMUM
S. Sisson

A espessura da pele (cútis) do **bovino** é maior do que a de qualquer outro dos demais animais domésticos; em geral ela tem de 3 a 4 mm de espessura; na raiz da cauda e na ponta do jarrete ela tem cerca de

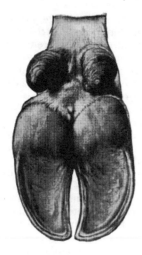

Figura 36-21. Úngulas do bovino; aspecto palmar.
(De Ellenberger et al., 1907)

5 mm de espessura e no peito, 6 a 7 mm de espessura. (A proeminência variavelmente desenvolvida na parte cranial da região peitoral conhecida como o "peito" consiste em uma prega de pele que contém, caudalmente, uma massa composta de trabéculas, fibrosas e grosseiras, e gordura.)

As **glândulas cutâneas** são de menor número e menos desenvolvidas do que no eqüino. Exceto ao redor das aberturas naturais, na ponta do jarrete e na superfície flexionada do boleto, as **glândulas sudoríferas** não formam uma espiral, mas estão aumentadas na extremidade profunda e são variavelmente flexuosas. As **glândulas sebáceas** são mais desenvolvidas ao redor das aberturas naturais e no úbere, porém não há nenhuma nas tetas. As **glândulas nasolabiais** formam uma espessa camada sob a pele nua do focinho. Elas são glândulas tubulosas compostas e estão revestidas por epitélio cúbico. As aberturas de seus ductos excretores são facilmente observadas.

Os **pêlos** são extremamente variáveis na cor e tamanho nas diferentes raças e nos diferentes indivíduos. O pêlo da região frontal é muitas vezes encarapinhado, especialmente no macho. Não há crina, e os longos pêlos da cauda ocorrem apenas na extremidade, onde eles formam a "vassoura" *(cirro da cauda)*.

As **úngulas (cascos),** em número de quatro em cada membro, cobrem as extremidades dos dígitos (Fig. 36-21). Os cascos dos dígitos principais acompanham, de modo geral, o formato das falanges distais, e cada um pode ser considerado como possuidor de três superfícies: a superfície abaxial é convexa transversalmente e marcada por cristas paralelas à borda coronal. Sua parte dorsal é côncava

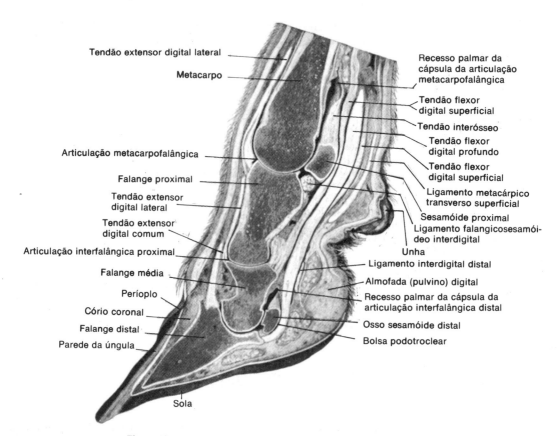

Figura 36-22. Secção sagital da parte distal do membro torácico do bovino.

transversalmente, e o ângulo que ela forma com o solo é de aproximadamente 30 graus. A superfície interdigital é côncava e fendida; ela toca a unha oposta apenas em suas extremidades. A superfície basal ou da sola consiste em duas partes, a saber, uma sola ligeiramente côncava, que é pontuda dorsalmente e que se alarga palmarmente ou plantarmente, e um proeminente bulbo córneo delgado e macio, que é contínuo acima com a pele. A úngula pode ser considerada como consistindo em três partes — o perioplo, parede e sola (Fig. 36-22). O perioplo circunda a borda coronal na forma de uma faixa plana que tem aproximadamente 1,5 cm de largura, exceto nos calcanhares, onde ela se alarga para cobrir toda a superfície. A parede forma a maior parte da parte abaxial do casco e é refletida dorsalmente sobre a superfície interdigital. Ela adelgaça-se no sentido do bulbo ou calcanhar, o qual parece, conforme dito acima, consistir em uma fina expansão do perioplo. A sola ocupa o ângulo de inflexão da parede; ela continua, sem demarcação, com o perioplo do bulbo. O cório do perioplo sustenta papilas relativamente longas. O cório coronal é bem menos desenvolvido do que o do eqüino e suas papilas são curtas. As lamelas são muito mais estreitas e mais numerosas do que no eqüino; lamelas secundárias não estão presentes. O cório da sola não está delimitado palmar ou plantarmente do perioplo; suas papilas são muito pequenas e próximas uma da outra. O cório dos bulbos é separado do tendão flexor por uma massa de tecido elástico e gorduroso análogo à almofada (pulvino) digital do eqüino. As papilas aqui são longas e muitas vezes compostas.

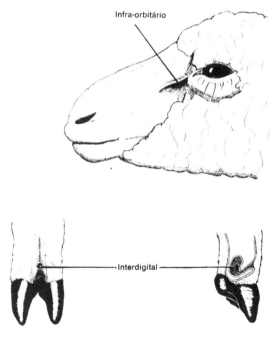

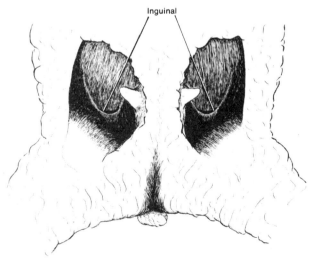

Figura 36-23. Seios cutâneos do ovino.

Os dígitos acessórios sustentam curtas cápsulas córneas cônicas que se assemelham, de modo geral, às dos principais dígitos e possuem um cório semelhante, que cobre uma ou duas falanges vestigiais nodulares. A partir destas, uma faixa fibrosa desce obliquamente na superfície palmar ou plantar de cada dígito principal e se insere abaixo da falange distal e ossos sesamóides, enviando fibras também para a almofada elástica do calcanhar.

Os **chifres** (*cornos*) circundam os processos dos ossos frontais (exceto nas raças mochas). Eles variam grandemente no tamanho, forma e curvatura. A raiz ou base do chifre (*base do corno*) possui uma borda fina que é contínua com a epiderme comum. Ela é coberta por uma fina camada de córnea macia, similar ao perioplo do casco do eqüino. Próximo à raiz do chifre ela é abarcada por anéis variáveis. No sentido do ápice a espessura do chifre aumenta até tornar-se praticamente uma massa sólida. O chifre consiste essencialmente em tubos que estão muito próximos uns dos outros exceto nos anéis, onde há mais substância córnea intertubular. O cório do chifre está unido ao processo córneo por periósteo que é atravessado por numerosos vasos sangüíneos. O cório na base do corno é espesso e sustenta papilas longas e delgadas; no corpo do corno ele torna-se fino e as papilas são menores, mas aumentam no tamanho apicalmente. Lâminas papilares rudimentares também ocorrem.

A **pele** (*cútis*) do **ovino** varia na espessura de 0,5 a 3 mm, diferindo grandemente na espessura e em outras particularidades, nas várias raças. Nos Merinos grandes pregas ocorrem no pescoço. **Seios cutâneos** (*sinus cutanei*) estão presentes em determinadas situações (Fig. 36-23). O **seio infra-orbitário** ou lacrimal (*sinus infraorbitalis*) é uma invaginação de aproximadamente 1,5 cm de profundidade, que está situada rostralmente ao ângulo medial do olho. Ele sustenta finos pêlos espalhados, dentro dos folículos dos quais se abrem grandes glândulas sebáceas compostas; glândulas espiraladas também estão presentes. A secreção das glândulas é gordurosa e forma quando seca uma cobertura amarela e pegajosa na pele. A **bolsa inguinal** (ou mamária) é muito mais extensa e está situada na região inguinal, em ambos os sexos. A pele da bolsa sustenta finos pêlos espalhados e contém glândulas sebáceas bem desenvolvidas e glândulas espirais extremamente grandes. Uma lâmina elástica da túnica abdominal está inserida na pele na parte mais profunda da bolsa. O **seio interdigital** (*sinus interdigitalis*) é uma peculiar invaginação tubular do tegumento que se abre na parte dorsal da fenda interdigital. Em corte sagital ele lembra um tubo amassado de 2,5 a 3 cm de comprimento e aproximadamente 6 a 7 mm de diâmetro. O seio estende-se distalmente e palmar ou plantarmente e depois curva-se fortemente próximo e entre as extremidades distais das falanges proximais. Sua extremidade cega profunda é um tanto dilatada. A subcútis forma uma cápsula a seu redor. A pele da bolsa é fina e pálida; ela sustenta finos pêlos incolores, cujos folículos recebem a secreção de diversas glândulas sebáceas. As glândulas espiraladas são compostas e muito grandes; elas se abrem dentro dos folículos pilosos ou diretamente dentro do seio. A secreção das glândulas é uma substância gordurosa incolor. A pele está coberta em parte por lã (*pili lanei*) semelhante ao pêlo em estrutura, mas é mais fina e encarapinhada e normalmente não contém células medulares. Os folículos da lã são curvos e estão dispostos mais ou menos distintamente em grupos de 10 ou 12, diversos dos quais se abrem juntos na superfície. Uma parte considerável da face e dos membros está coberta por pêlos curtos e rígidos; pêlos longos ocorrem, mais ou menos intercalados, entre a lã. As úngulas assemelham-se às do bovino. Os **cornos,** quando presentes, são mais ou menos prismáticos, distintamente anelados, e variam no comprimento e curvatura nas diferentes raças. Sua estrutura é semelhante à dos chifres do bovino.

ÓRGÃO DO OLFATO

O **órgão do olfato** (*organum olfactus*) dos ruminantes assemelha-se, em geral, ao órgão do olfato do eqüino.

ÓRGÃO DO GOSTO

O **órgão do gosto** (*organum gustus*) dos ruminantes assemelha-se, em geral, ao órgão do gosto do eqüino.

BIBLIOGRAFIA

Baldwin, B., F. Bell and R. Kitchell. 1959. Gustatory nerve impulses in ruminant ungulates. J. Physiol. *146*:14–15P.

Ellenberger, W., H. Baum and H. Dittrich. 1907. Handbuch der Anatomie der Tiere für Künstler. Bd. I. Rind Atlas. 2nd ed. Leipzig, T. Weicher.

Kablov, G. A. 1960. Histology of skin and its innervation in cattle. Sborn. Trud. Kharkov, vet. Inst. 24:92–99.

Naumova, N. A. 1960. Structure of hair skin in cattle and its innervation. Sborn. Trud. Kharkov. vet. Inst. 24:100–107.

Pan, Y. S. 1964. Variation in hair characters over the body in Sahiwal Zebu and Jersey cattle. Austr. J. Agric. Res. *15*:346–356.

Ryder, M. L. 1962. The histological examination of skin in the study of the domestication of sheep. Z. Tierzuchtung Zuchtungsbiologie 77:168–171.

Von Brunn, A. 1892. Die Endigung der Olfactoriusfasern im Jacobson'schen Organe des Schafes. Arch. mik. Anat., 39:651–652.